SOINS
INFIRMIERS
EN MÉDECINE-CHIRURGIE

2e ÉDITION

SOINS INFIRMIERS
EN MÉDECINE-CHIRURGIE

2e ÉDITION

BRUNNER • SUDDARTH

Traduit et adapté
par
Michèle Drissen
et
René Drissen

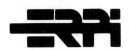 **ÉDITIONS DU RENOUVEAU PÉDAGOGIQUE INC.**

8925, boulevard Saint-Laurent, Montréal (Québec)   H2N 1M5

Cet ouvrage est une version française de *Textbook of Medical-Surgical Nursing* (5ᵉ édition), par Lillian S. Brunner et Doris S. Suddarth, publié et vendu à travers le monde avec la permission de J.B. Lippincott Company, Philadelphia, U.S.A., détenteur des droits de vente et de reproduction.

Supervision éditoriale : Michel Therrien
Révision linguistique : Sylvie Chapleau avec la collaboration de Serge Alary, Antonine Cimon, Marie-Paule Gagnon, Hélène Larue et France Lemay
Photocomposition : Graphiti barbeau, tremblay inc.

Photo de la couverture: Louis Pépin, *Québec Science*

Les auteurs et l'éditeur ont essayé d'assurer, dans la mesure du possible, que les indications et la posologie des médicaments sont conformes aux recommandations et à la pratique en vigueur lors de la publication de cet ouvrage. Cependant, étant donné l'évolution constante des recherches, les modifications des règlements gouvernementaux et les informations nouvelles au sujet des médicaments, nous prions le lecteur de vérifier l'étiquette-fiche de chaque médicament afin de s'assurer de l'exactitude de la posologie, et de se renseigner sur les contre-indications et les précautions. Cela est particulièrement important en ce qui concerne les nouveaux médicaments et les médicaments peu utilisés.

Dépôt légal : 2ᵉ trimestre 1985
Bibliothèque nationale du Québec
Bibliothèque nationale du Canada
Imprimé au Canada

ISBN 2-7613-0002-5

7890 II 98765432
2156 ABCD

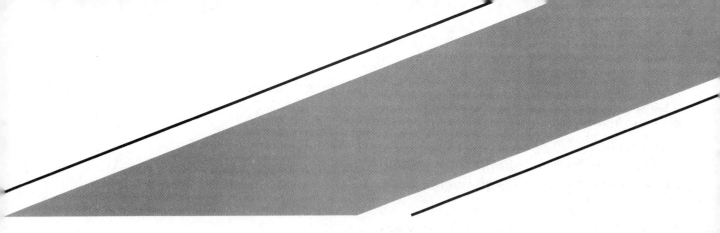

Préface

La deuxième édition de Soins infirmiers en médecine-chirurgie tient compte des découvertes les plus récentes dans des domaines aussi divers que la biologie, la physique, la technologie et la psychologie du comportement. De plus, elle a été révisée et améliorée de façon à refléter les nouvelles tendances de la pratique infirmière. L'infirmière est aujourd'hui appelée à jouer un nouveau rôle qui consiste non seulement à prodiguer des soins, mais aussi à promouvoir la prévention de la maladie, à assurer le maintien de la santé et à faire l'éducation du client pour que celui-ci prenne en charge ses propres soins.

Le but de cet ouvrage est de fournir aux étudiantes-infirmières les principes de base des soins en médecine-chirurgie et de les aider à mettre ces principes en pratique de la façon la plus professionnelle possible. Pour bien comprendre ce qu'est la santé, l'infirmière doit aussi connaître les affections physiques et psychologiques ainsi que leurs répercussions sur tout l'être humain. Forte de toutes ces connaissances, l'infirmière est en mesure de rassembler les données nécessaires à l'établissement du traitement du client et à l'évaluation continue de son état de santé.

Par ailleurs, les auteures estiment que le but de leur ouvrage ne sera atteint que si les principes et les techniques sont appliqués dans une perspective d'individualisation et d'humanisation des soins.

APPROCHE UTILISÉE

Les auteures pensent que la meilleure approche pour soigner une personne dans son intégralité est la démarche de soins infirmiers. Cette démarche comprend :

■ *L'évaluation initiale et les diagnostics infirmiers ;*

- La planification et les interventions nécessaires à l'atteinte d'objectifs spécifiques ;
- L'évaluation finale des résultats obtenus par rapport aux objectifs du client.

La démarche de soins infirmiers est appliquée dans cet ouvrage aux situations cliniques les plus importantes.

PRINCIPALES MODIFICATIONS

La deuxième édition de Soins infirmiers en médecine-chirurgie a été augmentée de quelque 300 pages afin de tenir compte des nouvelles tendances de la pratique infirmière ainsi que de l'état actuel des connaissances dans le domaine médical. Ces modifications apparaissent, entre autres, dans les parties suivantes.

La première partie (Les besoins et les soins de santé) est tout à fait nouvelle. Elle souligne l'importance du rôle de l'infirmière dans le système de soins de santé, présente en détail la démarche de soins infirmiers et décrit les responsabilités de l'infirmière face au client.

La deuxième partie (La santé et la maladie : aspects bio-physiques) et la troisième partie (La santé et la maladie : aspects psychosociaux) traitent plus en profondeur des causes de la maladie et mettent en lumière les aspects tant physiques que psychologiques et sociaux de la santé. Un chapitre complet est consacré à l'étude du stress, lequel constitue une cause importante des problèmes de santé dans la société contemporaine. De nouveaux chapitres sont consacrés à la nutrition, aux phases de la vie adulte et à la sexualité.

La cinquième partie (Les soins infirmiers périopératoires) décrit, étape par étape, les soins infirmiers au client qui subit une intervention chirurgicale.

Chacune des parties consacrées aux affections d'un système de l'organisme comporte un rappel d'anatomie et/ou de physiologie. L'étude des affections propres à chacun des systèmes a été restructurée et enrichie de un ou même de plusieurs chapitres.

Puisque les problèmes du système immunitaire, comme les allergies et les affections du tissu conjonctif, commencent à être mieux connus et qu'ils sont de plus en plus répandus, une nouvelle partie (Les soins infirmiers et les affections du système immunitaire) leur a été consacrée.

La présente édition de Soins infirmiers en médecine-chirurgie montre, tant par l'originalité de son approche que par la richesse de son contenu, que les sciences infirmières sont en perpétuelle évolution.

L'Éditeur

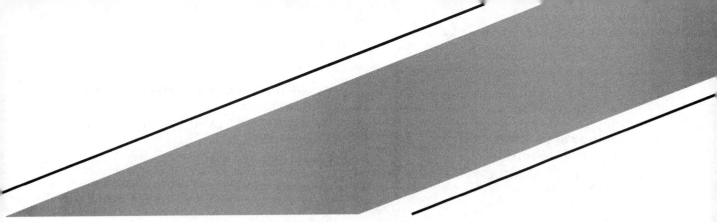

Table des matières

Première partie

Les besoins et les soins de santé

1

Les soins infirmiers dans le monde actuel : généralités et mise en application

□ DÉFINITION DES SOINS INFIRMIERS

Depuis des décennies, de nombreuses personnalités du domaine infirmier ont tenté de définir, selon une conception universelle, la notion de soins. Une telle tentative demeure aussi illusoire aujourd'hui qu'elle l'était il y a plus d'un siècle, alors que débutait l'ère dite moderne des soins infirmiers. Année après année, on a cherché à préciser les rôles et les fonctions de l'infirmière. On a décrit la nature des services à promouvoir, le milieu dans lequel le métier s'exerce, les qualités de la personne responsable des soins et les caractéristiques propres aux soins infirmiers par rapport aux autres disciplines du domaine de la santé. Cependant, on n'a pas encore réussi à proposer une définition globale des soins infirmiers, c'est-à-dire une définition qui s'applique aussi bien aux soins dispensés dans les agglomérations urbaines qu'à ceux dispensés dans le Grand Nord ou sur une plate-forme de forage.

En 1858, Florence Nightingale écrivait que le but réel des soins infirmiers était d'« amener le malade à des conditions meilleures afin que la nature puisse le guérir » ; depuis, on a défini l'acte de soigner aussi bien comme un art que comme une science. Alors qu'au tout début, on mettait l'accent sur les soins à donner au malade, on insiste aujourd'hui aussi bien sur le maintien et l'amélioration de la santé que sur la prévention de la maladie.

Parmi les définitions classiques, celle qui fut formulée par Virginia Henderson, en 1966, limite la fonction fondamentale de l'infirmière à ce qui suit :

> Aider l'individu, malade ou bien portant, à poursuivre ses activités afin de maintenir ou de recouvrer une bonne santé (ou encore afin de mourir paisiblement) tout comme s'il était seul, armé uniquement de sa force, de sa volonté et de ses connaissances ; et accomplir cela de manière à lui faire retrouver son indépendance aussi rapidement que possible [1].

Tout ce qui a été écrit depuis n'a été que tentatives pour définir avec toujours plus de précision la fonction spécifique de l'infirmière par rapport aux autres spécialités du domaine des soins de santé. La plupart de ces formulations tendent à axer la profession sur les besoins de l'individu malade ou en santé ; d'un point de vue holistique, ces besoins sont aussi bien d'ordre physique que d'ordre émotif, psychologique, intellectuel, social et spirituel. Une telle définition a été présentée par Yura et Walsh en 1978 :

> Donner des soins, c'est établir une relation avec le client et sa famille, que ce soit par l'observation, l'aide, la communication, les conseils ou l'éducation ; l'infirmière contribue à maintenir la santé à son meilleur ; elle procure des soins jusqu'à ce que le client soit apte à assumer ses responsabilités et à satisfaire ses besoins fondamentaux. Au besoin, elle lui porte assistance avec compassion durant ses derniers moments [2].

À cause de cette diversité des définitions, l'infirmière (ou le groupe auquel elle appartient) a le choix de souscrire à l'une ou à l'autre de celles-ci, d'en combiner les éléments ou de formuler sa propre définition ; en faisant ce choix, l'infirmière doit tenir compte de la philosophie et des directives fournies par l'Ordre des Infirmières et Infirmiers, tant au niveau national que provincial. Quel que soit ce choix, elle devra considérer l'individu comme une entité, c'est-à-dire selon un point de vue holistique.

En résumé :

- Soigner peut être défini comme un acte qui vise à répondre aux besoins de l'individu malade ou en santé, en tenant compte de tous les aspects de sa capacité de fonctionnement.
- Le but des soins consisterait à promouvoir, à maintenir et à restaurer la santé, tout en considérant les facteurs d'ordre biologique, psychologique et social liés à la santé et à la maladie, cela dans le respect des besoins et des droits du client.

1. V. Henderson. *The Nature of Nursing*, New York, Macmillan, 1966.

2. H. Yura et W.B. Walsh. *The Nursing Process*, 3e éd., Appleton-Century-Crofts, 1978.

☐ SOINS INFIRMIERS ET SYSTÈME DE DISTRIBUTION DES SOINS

Définition de la santé

La profession infirmière vise essentiellement à répondre aux besoins de santé des individus. Aussi, les soins doivent-ils évoluer en même temps que les besoins. Les changements sans précédent survenus dans la structure de notre société, dans son style de vie, dans les découvertes scientifiques et technologiques, ont modifié le processus de la maladie et les approches thérapeutiques traditionnelles, de même que le concept de santé et ce que la société attend des professionnels de la santé. Aujourd'hui, on considère que la santé est plus qu'un droit humain fondamental; elle est devenue un sujet de préoccupation publique, une priorité nationale et un champ d'action politique.

Notre système de santé a été, par tradition, un système orienté vers la maladie. La tendance actuelle est de mettre plutôt l'accent sur la santé et de la promouvoir. L'Organisation mondiale de la santé définit la santé ainsi : « Un état de complet bien-être physique, mental et social, et pas seulement l'absence de maladie et d'infirmité » [3]. Cependant, une telle définition ne peut indiquer la variation dans les degrés de bonne et de mauvaise santé. Le concept de «continuum santé-maladie», décrit en premier par Dunn en 1961, a grandement influencé les objectifs poursuivis par les personnes œuvrant dans le domaine de la santé. En situant la santé et la maladie sur un continuum graduel, on perçoit l'individu comme n'étant ni en parfaite santé ni complètement malade. On considère plutôt que l'état de santé est en perpétuel changement; cet état peut passer d'un niveau d'excellence à un niveau de déficience tel que la mort devient imminente. Ainsi, une personne peut présenter simultanément des degrés de santé et des degrés de maladie. Un individu atteint d'une maladie chronique ne peut répondre aux attentes définies par l'O.M.S. Cependant, selon le concept de santé-maladie, cet individu peut accéder à un haut niveau de bien-être s'il réussit à faire un compromis entre sa volonté d'être bien portant et les contraintes de sa maladie.

Durant les cinquante dernières années, les problèmes de santé des Nord-Américains ont changé d'une manière significative. La majorité de ces problèmes ne sont plus de nature infectieuse ou aiguë mais plutôt de nature chronique. Presque 50% de la population en est atteinte. Ce changement a provoqué une plus grande sensibilisation envers la santé, son amélioration et sa prise en charge par chaque individu. On met davantage l'accent sur la prévention et le maintien de la santé que sur la guérison seulement. De ce fait, on a développé une grande variété de techniques et de programmes, comme le dépistage multiple, le monitorage, les programmes de santé mentale et d'adaptation au milieu, la prévention des accidents et l'éducation du public en matière de nutrition et de santé. L'intérêt croissant pour la prise en charge de sa propre santé est mis en évidence par la multitude de publications traitant de la santé et des soins médicaux, ainsi

que par le grand nombre de conférences et de débats publics. On organise des programmes d'éducation centrés sur l'amélioration de la santé, la prévention et le contrôle de la maladie, les autosoins et l'utilisation du système de distribution des soins. En outre, plusieurs groupes ou associations voient à assurer les droits et l'autonomie des personnes nécessitant des soins prolongés (malades chroniques, handicapés, personnes âgées, etc.).

Dans les milieux de la santé, on a pour objectif principal de privilégier un système de distribution des soins accessibles à tous et à un prix acceptable. Il va sans dire que l'établissement d'un tel système a d'importantes répercussions politiques et sociales, du fait qu'il exige une participation active aussi bien de la part des consommateurs que des politiciens et des professionnels de la santé.

Concept de l'amélioration et du maintien de la santé

Les professionnels de la santé doivent savoir ce que l'on entend exactement par être bien portant, et ce que cela signifierait pour la société que d'être libérée des préoccupations de la maladie. On devrait examiner l'état de santé de chaque client en se demandant ce qu'il devrait et pourrait être. Une telle conception implique que la santé doit être affermie, maintenue et préservée par des efforts constants. Car la bonne santé n'est pas un état définitif; elle exige que l'on rassemble toute son énergie pour chercher à atteindre le degré maximal de bien-être.

Hoffman (1972) a soutenu que « le prochain progrès en matière de santé ne viendrait pas d'un accroissement du nombre de médecins ou d'hôpitaux, ou encore de nouvelles découvertes, mais d'une meilleure éducation de la population [...] Il faut que la population nord-américaine soit convaincue du fait que, dans le domaine de la santé, le mode de vie est le deuxième facteur important, après l'hérédité. La pollution individuelle est encore plus importante que la pollution de l'environnement. » Les mauvaises habitudes alimentaires, le manque d'exercice, l'usage du tabac et des drogues, les accidents et le manque d'hygiène sont tous des facteurs liés au mode de vie et à ses effets sur la santé. Les spécialistes de la santé doivent donc être sensibilisés aux changements à apporter dans les comportements afin de promouvoir la santé. Le but à atteindre est d'inciter les individus à améliorer leur mode de vie, ce qui devrait les mener à un meilleur état de santé.

Système de distribution des soins
Système en perpétuelle évolution

Le système de distribution des soins se transforme rapidement en fonction des besoins de la société et de ses changements. Une multitude de facteurs d'ordre social et législatif sont à l'origine des variations dans les habitudes de soins. Les changements qui surviennent dans la population en général entraînent des besoins différents en matière de santé. Ainsi, la croissance démographique a en partie contribué au développement de services publics de santé perfectionnés et à une meilleure alimentation. Parallèlement à la croissance démographique, on assiste à une variation dans la composition de la population. La baisse du taux de natalité,

---

3. Préambule de la Constitution de l'Organisation mondiale de la santé (O.M.S.).

amorcée vers les années 50, et l'augmentation de la longévité, causée par un perfectionnement des soins médicaux, font que notre société compte moins de jeunes et davantage d'adultes. La mobilité des individus varie également. Le développement des systèmes de transport a accéléré cette mobilité. La grande majorité des habitants réside dans des zones urbaines surpeuplées. Avec l'urbanisation, on assiste à une double migration : les groupes défavorisés vers le centre des villes, la classe moyenne vers les banlieues. À cause de ces changements, les soins que requièrent les personnes d'un groupe d'âge donné ou d'une localité donnée affectent l'efficacité des moyens traditionnels de distribution des soins et nécessitent une adaptation du système tout entier.

Les progrès technologiques sont apparus en plus grand nombre ces derniers temps qu'aux époques plus reculées. L'avènement de l'électronique a révolutionné le travail manuel en faisant accomplir par la machine ce qui auparavant était exécuté par les humains. Le développement de systèmes de communication très sophistiqués permet à la plupart des parties du monde d'être mises en relation. On a mis au point une variété de moyens pour stocker, traiter et distribuer l'information. De tels progrès scientifiques et technologiques sont eux-mêmes sujets à des changements rapides et deviennent ainsi vite désuets.

Public et qualité des soins

Le public est de plus en plus intéressé à s'informer sur les soins et sur les moyens de se maintenir en santé. La télévision, les journaux, les magazines non spécialisés et les autres moyens de communication y ont grandement contribué. La prise de conscience du public face à la santé s'est accrue ; on est de plus en plus convaincu que la santé et les soins constituent un droit fondamental pour tous et non un privilège pour quelques élus. Les professionnels de la santé portent une attention croissante aux aspirations du public en matière de santé.

☐ INFIRMIÈRE ET SERVICES DE SANTÉ

La profession infirmière doit se modifier et s'adapter aux besoins et aux nouvelles aspirations en matière de santé. Les soins primaires, qu'on dit aussi soins de première ligne (ou ceux qu'un client reçoit lors de son premier contact avec le système de distribution des soins), représentent un moyen d'investigation unique pour l'infirmière. Le plus souvent, son premier contact avec un client est un moment de communication privilégié. Ainsi, les soins itinérants et les soins préventifs sont appelés à prendre de plus en plus d'ampleur et intéressent grandement la profession infirmière. Celle-ci voit sa fonction élargie du fait qu'elle nécessite un travail d'équipe avec les autres professionnels de la santé et une meilleure collaboration avec le médecin. Une telle évolution entraîne aussi des changements dans le rôle des autres responsables de la santé.

Puisque les services de santé sont offerts aussi bien à l'extérieur qu'à l'intérieur de l'hôpital, les infirmières peuvent travailler dans des unités sanitaires aussi nombreuses que variées : centres médicaux spécialisés, unités sanitaires itinérantes, centres de consultations externes, cliniques, centres locaux de services communautaires (CLSC) ; elles peuvent aussi travailler en association, ou de façon autonome, ou encore dans des organismes de la santé. Un tel élargissement du champ d'action de l'infirmière exige une compétence parfaite pour mener à bien les entrevues, faire les observations pertinentes, effectuer les examens cliniques et porter des jugements, mettre en œuvre les nouvelles techniques, comprendre les divers types de comportement, recueillir les données et résoudre les problèmes des individus, des familles et des groupes. En outre, l'infirmière doit participer davantage aux décisions et à l'évaluation des résultats thérapeutiques. Pour acquérir la maîtrise de ces fonctions, l'infirmière doit, tout au long de sa carrière, chercher à poursuivre et à enrichir sa formation.

☐ RÔLES DE L'INFIRMIÈRE

Que ce soit en institution ou en milieu communautaire, l'infirmière doit assumer des rôles variés tant sur les plans de la pratique que sur ceux du leadership ou de la recherche. Même si chaque rôle comporte des responsabilités spécifiques, chacun présente des aspects variés qui sont reliés et qui se retrouvent dans toutes les fonctions du domaine infirmier. Chaque rôle doit aussi être exécuté de manière à répondre aux besoins immédiats ou futurs du client.

Rôle de praticienne

Le rôle de praticienne concerne les actes que l'infirmière doit poser pour assumer sa responsabilité première qui est de répondre aux besoins exprimés par le client, les membres de sa famille et son entourage. Ce rôle est prédominant dans la distribution des soins dits primaires, secondaires et tertiaires. Il ne peut être réalisé que par l'utilisation de la « démarche des soins infirmiers », qui est le processus le plus important en soins infirmiers.

Parce que ce processus est fondamental et qu'il comprend un rapport éducateur-éduqué significatif, les chapitres 2 et 3 seront consacrés à son étude. Une lecture attentive de ces chapitres aidera l'infirmière à développer son habileté de praticienne.

Rôle de leadership

Le leadership a été traditionnellement perçu comme devant être assumé par des infirmières possédant des titres imposants qui les investissent d'autorité et qui les placent naturellement à la tête de groupes d'infirmières ou de professionnels des soins infirmiers. Cependant, la définition du leadership dans le domaine infirmier proposée par Yura, Ozimek et Walsh en 1976, élargit ce concept en l'appliquant à toutes les fonctions du domaine infirmier. L'infirmière exerce son leadership en dirigeant les actions de ses collègues vers la réalisation d'objectifs précis. Le rôle de leadership en soins infirmiers procède de quatre éléments principaux : l'esprit de décision, la facilité à créer des échanges personnels, l'influence et le sens du compromis. Chacun de ces éléments intervient à des degrés divers, selon l'objectif poursuivi au cours du processus. Une communication efficace est essentielle au fonctionnement du processus. Ainsi, le rôle de leadership consisterait, pour une infirmière, à intervenir dans le réseau des relations interpersonnelles pour modifier le comportement de ses collègues.

L'infirmière exerce son rôle de leadership auprès d'un nombre plus ou moins grand d'individus, selon les circonstances. Ainsi, elle peut aider un client ou sa famille à changer de mode de vie, aider des groupes ou des communautés à abandonner certaines pratiques, ou encore, aider des groupes d'infirmières et d'autres professionnels de la santé dans leurs interventions auprès de clients ou de groupes de clients dont on veut modifier certaines habitudes. Elle peut également user de son leadership pour inciter des couches particulières de la population à changer d'habitudes par l'intermédiaire de lois, de campagnes publicitaires, de programmes éducatifs, etc. Ainsi, la portée de son rôle de leadership est vaste.

Dans une unité de soins intensifs, là où l'infirmière doit jouer son rôle de praticienne face à un client ou à un groupe de clients, son rôle de leader peut être quelque peu subtil. Elle agira principalement comme la porte-parole du client en prévoyant et en identifiant ses besoins si celui-ci se révèle incapable de les formuler lui-même. Non seulement elle ne doit pas ignorer ces besoins mais elle doit aussi être en mesure d'en informer ses collègues afin que tous les efforts soient coordonnés pour aboutir au succès.

En dehors du centre hospitalier, les personnes qui relèvent de l'autorité de l'infirmière sont plus indépendantes et plus aptes à décider des habitudes de santé qui leur conviennent. Pour cette raison, le rôle de leadership de l'infirmière pourra être encore plus complexe qu'à l'intérieur d'un centre hospitalier. Ses habiletés à jouer ce rôle devront s'adapter aux différentes conditions du milieu, en particulier à celles qui touchent aux besoins ainsi qu'à leurs satisfactions. Les valeurs culturelles, les mentalités, les ressources du milieu et l'influence des leaders des divers groupes sont autant de facteurs que l'infirmière doit prendre en considération si elle désire changer les habitudes des membres d'une communauté.

Rôle dans le domaine de la recherche

Le domaine de la recherche en soins infirmiers a été traditionnellement réservé aux académiciens, aux spécialistes des soins infirmiers, aux étudiants de niveau universitaire ainsi qu'aux chercheurs des autres disciplines. On vient de reconnaître que les infirmières ont un rôle important à jouer dans le domaine de la recherche, bien qu'elles n'aient pas toutes un diplôme d'études supérieures.

La principale tâche de la recherche dans le domaine des soins infirmiers est de formuler les théories qui pourraient servir de fondements scientifiques à la pratique des soins. D'autres études seront nécessaires pour évaluer les effets réels de ces interventions. Sans ces efforts, la science des soins infirmiers ne pourrait se développer et on ne pourrait faire une analyse scientifique des changements à apporter.

C'est la responsabilité de chaque infirmière d'assumer un rôle dans le domaine de la recherche. Celle qui a été formée à la méthode scientifique peut utiliser ses connaissances et habiletés pour commencer à mener à bien des travaux de recherche. Cela ne signifie pas que l'infirmière qui ne participe pas à de tels travaux ne puisse jouer un rôle important dans la recherche. Chacune a un certain potentiel pour faire de la recherche et un certain devoir de s'y adonner. Toute infirmière doit constamment être sensibilisée aux problèmes des soins et aux grandes questions d'ordre pratique, ce qui peut servir de point de départ à la recherche. Celle qui fournit directement les soins est souvent en meilleure position pour identifier les problèmes et les questions. Sa perspicacité clinique est un atout majeur. L'infirmière a aussi la responsabilité de collaborer à des travaux de recherche en cours. Elle peut faciliter la collecte des données ou la réaliser elle-même. Elle peut aussi être amenée à expliquer à des professionnels de la santé ou à des clients la portée d'une recherche entreprise par une autre infirmière.

Par-dessus tout, l'infirmière doit utiliser les résultats des recherches pour les mettre en pratique. La recherche pour la recherche est dénuée de sens. C'est ainsi que l'utilisation des résultats peut faire avancer la science des soins infirmiers, ces résultats ne pouvant être utiles que s'ils sont vérifiables dans la pratique. L'infirmière ne peut ignorer continuellement les études relatives à son propre champ clinique. Le personnel infirmier de chaque département de santé et de chaque unité de soins devrait manifester un grand intérêt pour la poursuite de la recherche et un enthousiasme certain pour l'utilisation des résultats. On doit aussi voir à la diffusion des résultats des travaux sinon l'impact sur les soins en est diminué.

☐ EMPLOI DU TERME « CLIENT »

Le terme « patient » a été traditionnellement employé pour désigner l'individu à qui l'on donne des soins. Comme ce terme a une certaine connotation de soumission ou de dépendance, de plus en plus d'infirmières préfèrent utiliser le terme « client », qui se réfère davantage à une situation d'égalité ou d'interdépendance. On privilégie donc le terme « client » tout au long de ce livre, mais en laissant à chaque infirmière le choix du terme qui lui convient le mieux.

Problèmes du client

Le client est incontestablement le personnage central du système de santé. Lorsque le client se présente au centre hospitalier, ou dans un quelconque établissement de santé, et qu'il manifeste un ou plusieurs troubles (il appert qu'un nombre croissant de clients souffrent de plusieurs troubles à la fois), il vient aussi en tant qu'individu, membre d'une famille et citoyen de la communauté. Il est, sans doute, accablé par bon nombre de préoccupations personnelles amplifiées et conditionnées par sa maladie. Les problèmes auxquels il est confronté sont probablement, pour lui, inéluctables et insurmontables : problèmes qui demandent une solution qu'il est incapable de trouver seul ; problèmes dont il se sent seul responsable et qu'il ne tient pas à exprimer. Il peut être totalement absorbé par des problèmes dont les conséquences sont mineures, alors qu'il en laisse de côté d'autres d'une très grande importance pour sa maladie. La principale tâche de l'infirmière consiste à aider le client à identifier clairement ses problèmes, à en garder l'essentiel, à les situer à leur juste place et à y chercher une solution satisfaisante.

Tableau 1-1   Principales causes de décès chez les femmes et les hommes : Canada, 1982

Causes	Femmes			Hommes		
	Nombre de décès	Taux pour 100 000 habitants	Rang	Nombre de décès	Taux pour 100 000 habitants	Rang
Toutes les tumeurs malignes	18 515	149,0	2	23 449	192,1	2
Diabète sucré	1 694	13,6	7	1 328	10,9	7
Maladies cardiaques	25 527	205,4	1	33 856	277,4	1
Maladies vasculaires cérébrales	8 186	65,9	3	6 334	51,9	5
Athérosclérose	1 809	14,6	6	1 302	10,7	8
Maladies de l'appareil respiratoire (excluant les maladies infectieuses et parasitaires)	4 664	37,5	4	7 574	62,1	4
Maladies chroniques et cirrhose du foie	799	6,4	8	1 590	13,0	6
Anomalies congénitales	646	5,2	9	823	6,7	10
Causes de mortalité périnatale à l'exclusion des mortinaissances	609	4,9	10	904	7,4	9
Tous les accidents et effets adverses (y compris les séquelles)	4 120	33,1	5	10 045	82,3	3
Toutes les autres causes	9 790	78,8		10 849	88,9	
Total :	76 359	614,4		98 954	803,4	

Source : Statistique Canada. *Mortalité : Liste sommaire des causes*, Ottawa, Ministre des Approvisionnements et Services Canada, 1984.

Symptôme inquiétant

Pour le client qui présente des symptômes, c'est son symptôme le plus évident qui le préoccupe le plus. S'il suffoque, le soulagement de sa gêne respiratoire constitue son besoin le plus pressant. La dyspnée est son souci majeur. Pour évaluer ce symptôme et le soulager efficacement, l'infirmière doit connaître correctement les données physiopathologiques inhérentes à la dyspnée du client. Ce symptôme est-il causé par une congestion pulmonaire, par une pneumonie, par une pleurésie ou par l'asthme ? Le client souffre-t-il d'obstruction respiratoire ? Doit-il être placé dans la position haute ou dans la position basse de Fowler ? Ou doit-il être étendu à plat ? Doit-il recevoir de l'oxygène ? Doit-on pratiquer une succion trachéale ? Une intubation endotrachéale est-elle requise ? Doit-on lui administrer un sédatif, ou cette médication est-elle totalement contre-indiquée dans son cas ? Un examen minutieux peut convaincre l'infirmière que la respiration du client, bien qu'anormalement rapide et profonde, se fait sans gêne et sans effort indu. En d'autres termes, ce client particulier n'est pas dyspnéique mais hyperpnéique. L'hyperpnée est un symptôme totalement différent de la dyspnée et les problèmes qu'elle entraîne sont tout aussi différents. Est-ce un cas d'hyperventilation hystérique, d'acidose diabétique ou d'intoxication médicamenteuse ? Les réponses appropriées à ces questions, et à toutes les autres questions pertinentes, servent à établir un diagnostic exact et un traitement efficace ; elles peuvent même, dans certains cas, sauver la vie du client.

Chaque étape dans les soins à offrir au client doit être le fruit d'un effort concerté de la part des membres d'une même équipe, équipe où l'infirmière joue un rôle déterminant. Dans cet effort commun, ses observations cliniques constituent l'une de ses plus importantes contributions. Plus l'infirmière connaît et comprend les symptômes de la maladie, plus ses observations sont pertinentes et utiles. L'infirmière doit être capable de déterminer en quoi un symptôme révèle la présence d'une anomalie. Elle doit aussi se tenir au courant des types de maladie présents dans la communauté et connaître les caractéristiques de la population qu'elle soigne. Le tableau 1-1 donne les causes principales de décès au Canada, indiquant ainsi les problèmes cliniques rencontrés le plus souvent dans la pratique des soins infirmiers.

Besoins fondamentaux du client

Un certain nombre de besoins fondamentaux sont communs à tous les êtres humains et, en conséquence, exigent satisfaction. De tels besoins demandent à être satisfaits selon un ordre de priorité ; certains sont plus pressants que d'autres. Cependant, dès que l'individu a satisfait un besoin essentiel, il passe à un besoin d'un niveau plus élevé. Selon la hiérarchie établie par Maslow[4], les cinq besoins humains fondamentaux sont, par ordre de priorité, les suivants : (1) les besoins physiologiques ; (2) les besoins de sûreté et de sécurité ; (3) les besoins d'appartenance et d'affection ; (4) les besoins d'estime d'autrui et d'estime de soi et (5) le besoin d'actualisation de soi, ce qui comprend le besoin d'auto-accomplissement, le besoin de connaître et de comprendre ainsi que les besoins esthétiques (*Figure 1-1*). Les besoins de niveau inférieur demeurent toujours, mais lorsqu'ils sont suffisamment comblés, l'individu est capable d'accéder à des besoins d'ordre supérieur. Celui qui aspire à ces besoins d'ordre supérieur montre des signes de santé psychologique et de bien-être.

---

4. A.H. Maslow. *Motivation and Personality*, New York, Harper, 1954.

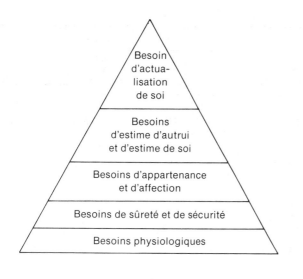

Figure 1-1 Besoins humains fondamentaux selon la hiérarchie de Maslow.

Besoins physiologiques

Les besoins physiologiques sont l'élément moteur du comportement humain et ils commandent les mécanismes qui maintiennent l'*homéostasie*, c'est-à-dire l'équilibre du milieu interne de l'organisme (voir le chapitre 4) : régulation des fonctions respiratoire, nutritive et excrétrice, maintien de la teneur en eau des tissus, ajustement de la température du corps et fonctionnement de nombreux mécanismes protecteurs. On peut y ajouter les besoins de repos et de sommeil ainsi que l'évitement de la douleur. Si la sexualité est considérée comme une motivation fondamentale, elle n'est pas essentielle à la survie.

Les besoins physiologiques sont très impérieux ; s'ils ne sont pas satisfaits, ils l'emportent sur l'esprit conscient. Par exemple, si un client doit restreindre son ingestion de liquides pour des raisons thérapeutiques, la soif monopolisera son attention. Il ne pensera qu'à boire, il se plaindra constamment d'avoir soif et demandera maintes fois à l'infirmière et au médecin quand on lui permettra d'absorber des liquides. Pendant cette période, il est peu probable que le côté esthétique de son environnement préoccupe le client. Dès que sa soif sera étanchée, il prendra conscience d'autres besoins ; il pourra alors être ennuyé par l'absence d'intimité.

Besoins de sûreté et de sécurité

Dès que les besoins physiologiques sont satisfaits, se font sentir les besoins de sûreté et de sécurité, qui sont aussi bien d'ordre psychologique que physique. L'adulte normal est capable de se protéger lui-même ; habituellement, il ne se sent pas en danger. Il est relativement à l'abri de la mort. Il a une certaine sécurité d'emploi. Ses assurances et son compte d'épargne lui fournissent un sentiment de sécurité économique.

La maladie représente naturellement une menace. La personne malade peut se montrer craintive à l'égard des différentes personnes qui entrent dans sa chambre pour y exercer des activités qui ne lui sont pas familières. Les examens de diagnostic et les méthodes thérapeutiques peuvent accroître cette peur. Le client veut se sentir à l'abri et en sécurité et, bien qu'il n'exprime pas ses sentiments dans ces termes-là, il veut que l'équipe de santé soit consciente de son insécurité. Pour aider à protéger le client du danger qu'il ressent, l'infirmière doit connaître la nature de sa maladie et être au courant de toutes les complications possibles. Si des complications survenaient, elle serait capable de donner des soins intelligents. Le rôle de l'infirmière face à ce sentiment d'insécurité est expliqué plus en détail au chapitre 9.

Besoins d'appartenance et d'affection

Une fois ses besoins physiologiques satisfaits et son sentiment de sécurité établi, le client manifestera ses besoins d'appartenance et d'affection. Tout individu, malade ou en bonne santé, désire la compagnie des autres et leur considération. Puisqu'une personne a besoin de sa famille ou, à défaut, d'amis, elle apprécie habituellement le moindre signe d'amitié. L'infirmière avisée aura constamment à l'esprit cette nécessité et lui accordera toute son importance dans l'intérêt du client. Dans le but de préserver le bon moral du client et par conséquent d'aider à sa guérison, elle cherchera la coopération de la famille. L'identification et l'interprétation des habitudes du client sont essentielles pour percevoir les signes d'insatisfaction dans ses besoins d'appartenance et d'affection. Il peut rester calme, résigné et accommodant ou bien il peut réclamer de l'attention en faisant constamment des demandes, en posant des questions et en étant généralement importun. Par l'interprétation exacte de ces attitudes, l'infirmière peut intervenir de façon à ce que le client se sente peu à peu accepté. L'établissement d'objectifs communs avec le client et sa famille permet à ceux-ci de sentir qu'ils sont des membres importants de l'équipe de santé.

Besoins d'estime d'autrui et d'estime de soi

Par nature, l'être humain recherche la compagnie d'autrui et fuit la solitude. La maladie le retire d'un monde relativement agréable et le transplante dans un environnement étrange qu'il n'a pas désiré et qui ne lui est pas familier, environnement dans lequel il se sent impuissant et seul. Auparavant membre actif de la société, il est maintenant en position de dépendance. Le client a besoin de garder l'estime de soi. Il a besoin d'être reconnu en tant qu'individu, avec sa personnalité propre. L'infirmière professionnelle, pénétrée de l'idée que chaque individu a sa valeur propre et mérite le respect, veille à ce que ce besoin soit satisfait. Elle prend le temps d'écouter le client et, dans la mesure où celui-ci le désire et où elle en a la possibilité, elle participe à la conversation. Elle s'intéresse à tous les sujets qui semblent importants pour le client ; par son attention, sa prévenance et sa gentillesse, elle montre au client qu'il est estimé de son entourage et que l'on s'intéresse à ses besoins et à ses problèmes.

Lorsque le client n'a pas comblé ses besoins d'estime d'autrui et de soi-même, il peut présenter des signes de dépendance, de manque de confiance, d'inaptitude ou d'incapacité. L'infirmière doit aider le client à acquérir les habiletés et les connaissances qui combleront ses besoins d'estime.

Besoin d'actualisation de soi

Selon Maslow, environ 1% seulement de la population adulte atteint ce niveau d'auto-actualisation. Les personnes issues de milieux défavorisés ou qui présentent des carences socio-affectives ne peuvent atteindre ce niveau. Pour diverses raisons aussi, plusieurs personnes se satisfont des besoins de niveaux inférieurs et n'aspirent pas à s'actualiser.

Besoin d'auto-accomplissement. Une fois que le client a satisfait ses besoins physiologiques, qu'il se sent en sécurité, estimé et accepté, ses élans créateurs peuvent maintenant se manifester. Pendant une courte période d'hospitalisation, ce besoin ne sera probablement pas frustré. Toutefois, on doit donner au client qui souffre d'une maladie de longue durée, l'occasion d'exprimer sa créativité et de se sentir utile.

Besoin de connaître et de comprendre. Ce besoin constitue une force très puissante. Une personne intelligente cherche de l'information, l'organise, l'analyse, et en recherche la signification. En général, les clients veulent connaître le contenu de leur dossier, la nature de leur maladie et ses conséquences. Des explications trop brèves ou trop vagues les contrarient. Beaucoup de clients sont instruits et ont une bonne connaissance des fonctions du corps humain. Cependant, alors qu'une partie de leur information peut être positive, une autre partie peut être erronée ; c'est alors qu'une clarification s'impose. L'éducation du client fait partie des responsabilités de l'infirmière ; c'est un autre rôle important de la profession. Pour enseigner correctement et efficacement, l'infirmière doit avoir une connaissance approfondie du sujet, savoir s'exprimer et avoir des notions de pédagogie. Même si elles sont simplifiées pour en faciliter la compréhension, les explications doivent avoir un sens pour être bien acceptées par le client. Il est entendu qu'une telle approche dépend de l'état physique et émotionnel du client, de son intelligence, de son expérience en tant que client, de sa prise de conscience de la situation ainsi que de son besoin plus ou moins pressant de connaître et de comprendre.

L'infirmière doit aussi prévoir les conséquences possibles de ses remarques intentionnelles et éviter toute inexactitude de sa part ou toute incompréhension de la part du client.

Besoins esthétiques. Les besoins esthétiques varient en importance d'un individu à l'autre mais, pour tous les clients, un environnement ordonné et beau est le plus favorable. Le client dont la sensibilité esthétique est très développée sera gêné par des gravures de mauvais goût, par des sons et des odeurs désagréables et par le désordre. On contribuera à son bien-être en lui permettant de se procurer les agréments qu'il désire (fleurs, livres, musique, etc.).

Remarque

Pour conclure cet exposé, il est bon de faire remarquer que la plupart des besoins d'un individu moyen, malade ou bien portant, ne peuvent être satisfaits qu'en partie. L'infirmière qui a la responsabilité d'aider le client à résoudre ses problèmes doit en être consciente. Si elle constate que certains problèmes du client ne peuvent pas être totalement résolus, elle doit l'aider à accepter d'une façon lucide, objective, réaliste et équilibrée une solution imparfaite, si celle-ci est la meilleure qui puisse être réalisée. Elle doit l'aider à vivre avec son problème.

☐ RÉSUMÉ

Tout au long de ce chapitre, on a décrit l'évolution de la profession infirmière. Beaucoup d'exemples ont montré l'importance de l'infirmière en tant que membre de l'équipe de santé. Au cours des années, l'infirmière s'est efforcée de passer d'un rôle de subordonnée face aux autres membres de l'équipe, et en particulier face au médecin, à un rôle de type communautaire. Par la pratique et la recherche, elle fait ses premiers pas dans la formulation de concepts et de théories, et ses compétences professionnelles sont plus clairement énoncées. Il devient de plus en plus évident que l'infirmière dispense des soins qui sont exclusifs à sa profession. Cependant, on reconnaît toujours l'importance de la collaboration avec les autres professionnels de la santé afin de répondre à tous les besoins des clients en matière de soins.

2

La démarche de soins infirmiers

La démarche de soins infirmiers est considérée comme l'essence même des soins infirmiers. C'est une approche délibérée de résolution de problèmes pour faire coïncider les besoins des clients et les soins de santé. Bien que les étapes de la démarche aient été délimitées de multiples façons par les spécialistes, les points communs de toutes les définitions sont: l'évaluation initiale, la planification, l'exécution et l'évaluation. Ces composantes fondamentales peuvent être utilisées pour définir la démarche de soins infirmiers comme suit:

1. Identification systématique des problèmes du client afin d'établir les diagnostics infirmiers.
2. Planification des soins pour résoudre les problèmes.
3. Exécution ou supervision de l'exécution du plan de soins.
4. Évaluation de l'efficacité du plan de soins dans la résolution des problèmes.

- La démarche de soins infirmiers est donc un processus de collecte de données et de prise de décision qui comprend une évaluation et des modifications subséquentes, dont le but est la résolution des problèmes du client.

La division de la démarche de soins infirmiers en quatre composantes ou étapes distinctes permet de mettre l'accent sur les actes infirmiers importants accomplis par l'infirmière quand elle doit résoudre les problèmes de soins des clients. Cependant, elle doit se rappeler que la démarche est un tout cyclique, les étapes pouvant être reliées, interdépendantes et récurrentes (*Figure 2-1*).

☐ ÉVALUATION INITIALE

L'évaluation initiale commence lors de la première rencontre entre le client et l'infirmière. Elle comprend la collecte systématique de toute donnée concernant les besoins actuels ou éventuels du client en matière de santé, ainsi que l'utilisation de ces données pour l'établissement des diagnostics infirmiers.

- Les diagnostics infirmiers servent ensuite de base à l'établissement du plan de soins.

L'infirmière doit évaluer d'une façon sensible et continue, et être toujours consciente des besoins du client et de l'efficacité des soins qu'il reçoit.

Histoire du client (antécédents)

L'identification des besoins actuels ou potentiels d'un client en matière de santé est obtenue au moyen d'une entrevue, de l'histoire du client et de l'examen physique. L'histoire du client est utilisée pour déterminer l'état de santé ou de maladie du client et est plus complète quand elle fait partie d'une entrevue planifiée.

L'entrevue est un dialogue entre le client et l'infirmière sur un plan très personnel. L'entrevue est un art qui requiert du bons sens, de la perspicacité, du tact et de l'expérience. Elle implique que l'on oriente adroitement l'entretien avec le client de façon à obtenir des informations à son sujet. La façon dont l'infirmière se comporte avec le client détermine, dans une large mesure, la quantité et la qualité des informations reçues. La faculté de lui témoigner un intérêt sincère permet d'établir une relation de respect et de confiance mutuelle. Dans la mesure du possible, on doit veiller à ce que le client se sente à l'aise et lui assurer une certaine intimité pendant l'entrevue. Les principes à respecter durant l'entrevue sont les suivants: (1) écouter et questionner; (2) observer et interpréter; (3) synthétiser; (4) incorporer les informations obtenues dans le plan de soins. Pour connaître davantage le client, il faut parler peu et écouter beaucoup. Il faut l'écouter avec des oreilles «qui entendent». Que dit-il? Il ne faut pas lui «mettre les mots dans la bouche», d'autant plus qu'un malade est très influençable. On doit le laisser raconter son histoire à sa propre façon. Bien que plusieurs points puissent être soulevés, il est bon de chercher le principal sujet de préoccupation. Une personne communique aussi avec ses gestes, avec son attitude, avec l'expression de son visage et avec d'autres formes de comportement difficiles à percevoir.

Démarche de soins infirmiers

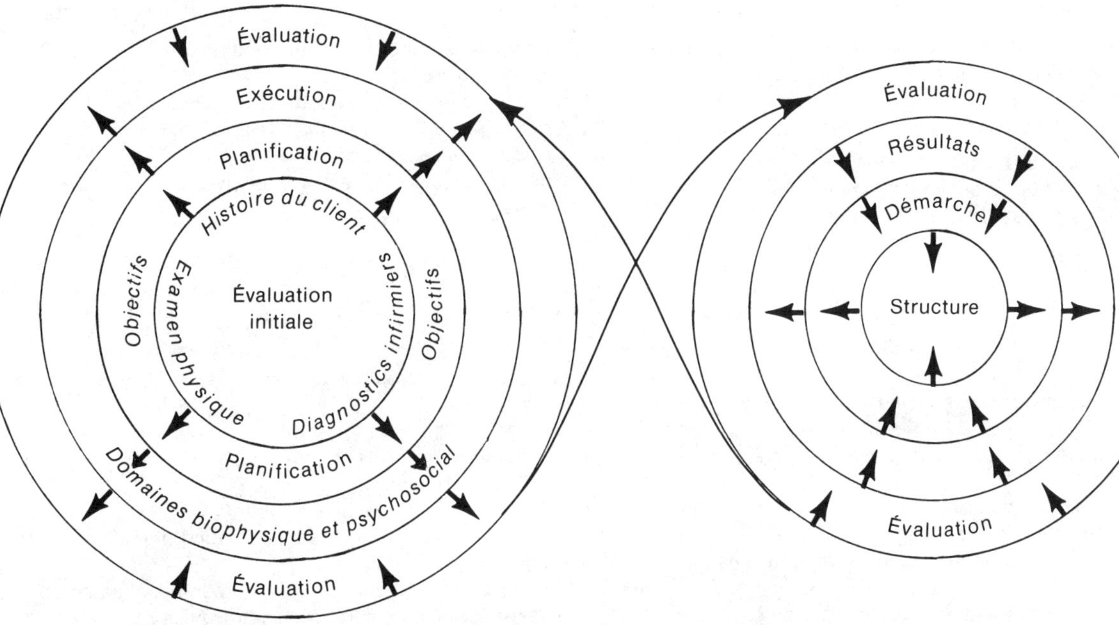

Figure 2-1 Démarche de soins infirmiers. La démarche de soins infirmiers proprement dite est représentée dans le cercle de gauche. Le cercle de droite indique le modèle d'organisation dans lequel la démarche a lieu.

Il faut donner le temps au client, sans l'interrompre, de dire pourquoi il a besoin d'aide. Presque tous les clients sont anxieux ; ils peuvent le dissimuler assez bien, mais l'anxiété est toujours là. Il faut prévoir les inquiétudes du client et essayer de les calmer au cours de la conversation. Toutes les questions doivent être pertinentes. Le client est en droit d'attendre quelque chose de chaque entrevue. Il doit surtout sentir qu'on le comprend.

L'utilisation d'un guide peut aider l'infirmière à obtenir une information pertinente ou faciliter le déroulement de l'entrevue. Plusieurs guides ont été établis par des infirmières ou des associations. Certains centres hospitaliers ont mis au point des guides spécifiques afin d'obtenir les informations pertinentes à leurs clients. Les guides types d'un centre hospitalier tendent à refléter la philosophie du centre, sa conception de l'individu, de la santé et des soins infirmiers. Ces guides ne sont rien d'autre que des guides. Ils sont destinés à conduire l'entrevue, mais peuvent être adaptés aux réponses du client, à ses problèmes et à ses besoins. Au fur et à mesure que l'infirmière devient plus expérimentée dans les entrevues, elle doit s'efforcer de faire son propre guide, celui-ci lui permettant d'atteindre une certaine facilité d'adaptation et de souplesse, nécessaires à l'obtention de l'information pertinente. Cette information pertinente doit refléter une évaluation globale du client, de ses besoins fondamentaux et de son état de santé ou de maladie. Plusieurs guides peuvent servir à la recherche des besoins fondamentaux. La hiérarchie des besoins humains établie par Maslow et les huit stades humains établis par Erikson sont deux exemples de modèles qui peuvent servir de base dans l'identification de tous les besoins du client : physiques, psychologiques, émotionnels, intellectuels, sociaux, culturels et spirituels. Les questions proposées dans l'encadré 2-1

peuvent aider pour l'entrevue, mais les questions que l'on pose sont habituellement déterminées par les réactions de chaque client.

Quelquefois, le client peut remplir lui-même le questionnaire. Dans ce cas, l'infirmière conserve la responsabilité de vérifier et de clarifier les informations avec le client, et de rechercher toute information supplémentaire permettant d'identifier les besoins de soins du client. Grâce à l'entrevue, l'infirmière a l'occasion d'intervenir auprès du client, non seulement dans la recherche des données, mais aussi pour lui manifester intérêt, soutien et compréhension.

Examen physique

L'examen physique du client peut se faire avant, pendant ou après l'histoire ; cela dépend de son état physique et émotionnel, de sa réaction à la maladie et à l'hospitalisation, et des priorités dues à son état. Le but de l'examen physique est l'identification des paramètres physiologiques qui indiquent un besoin de soins. L'examen sert à déterminer les modifications et les restrictions physiques du client, ainsi que les atouts qui peuvent compenser ces restrictions.

- Pour que l'examen physique soit efficace, l'infirmière doit maîtriser les techniques d'inspection, de palpation, de percussion et d'auscultation ; elle doit également avoir une connaissance de base sérieuse en anatomie, en physiologie et en symptomatologie de la maladie présentée par le client.

L'examen physique est un élément important de la démarche de soins infirmiers, et il requiert la connaissance de techniques spécifiques. Pour cette raison, il doit être continuellement amélioré. L'infirmière doit apprendre à

Encadré 2-1   Suggestions d'entrevue avec les clients

Principe directeur: Au début de l'entrevue, se concentrer sur ce qui inquiète le plus le client: Quels sont ses symptômes et ses sujets de plaintes? Pourquoi cherche-t-il de l'aide maintenant?

Qu'est-ce qui vous amène à l'hôpital?
Qu'est-ce qui vous incommode le plus?
Décrivez votre situation au moment de l'apparition de la maladie.
Croyez-vous que vous allez mieux ou moins bien (le fil directeur: amélioration ou détérioration)?
Qu'est-ce qui, d'après vous, vous a rendu malade?
Comment vous soignez-vous à la maison lorsque vous êtes malade?
Dans quelle mesure cette maladie affecte-t-elle votre existence quotidienne? Depuis quand?
Quels sont les facteurs qui aggravent ou améliorent votre condition?
Prenez-vous des médicaments?
Faites-vous des allergies (aliments, médicaments)?
Avez-vous des problèmes d'élimination (intestinale ou urinaire)?
Quelle est votre plus grande préoccupation?
Vous a-t-on donné des informations au sujet des examens et du traitement?

Principe directeur: Chercher à connaître le cadre de vie du client et ses expériences antérieures afin de déterminer ses besoins*.

Où demeurez-vous?
Avez-vous une famille?

Vers quel membre de la famille vous tournez-vous quand vous avez besoin d'aide?
Quel genre de métier exercez-vous? Ou bien, si quelqu'un d'autre est soutien de famille, quel genre de travail fait-il?
Votre maladie a-t-elle affecté votre travail?
Quels sont vos loisirs, activités et divertissements préférés?

Principe directeur: S'assurer de ce qui peut être fait pour soutenir le client et l'aider à utiliser au mieux ses ressources. Quels sont ses défauts? Ses limites? Ses forces?

Quels aliments préférez-vous et quels sont ceux que vous n'aimez pas?
Quelles sont vos habitudes de sommeil?
  À quelle heure vous couchez-vous régulièrement?
  Aimez-vous avoir une veilleuse?
  Combien d'oreillers utilisez-vous?
Quelles sont vos habitudes d'élimination (intestinale, urinaire)?
Avez-vous des difficultés à voir, à entendre, à marcher?
Quelles sont vos préférences personnelles?
  Vous couchez-vous tard?
  Buvez-vous de l'eau glacée ou de l'eau du robinet?
Aimeriez-vous qu'un membre de votre famille ou qu'un ami reste auprès de vous?
Qu'est-ce qui vous ennuie le plus dans votre séjour à l'hôpital?
Qu'est-ce qui vous manque le plus?
Combien de temps pensez-vous rester à l'hôpital?
Que peut faire le personnel infirmier, qui vous soit le plus utile?

* Au cours de l'entrevue, on peut déterminer le milieu social, le niveau de culture et de formation du client et son aptitude à apprendre. On obtient des renseignements sur sa situation financière par ses vêtements et ses effets personnels, par la chambre qu'il occupe et les données que l'on trouve dans son dossier.

observer avec des yeux qui voient, des oreilles qui entendent, des mains qui sentent, et doit savoir interpréter les résultats de l'examen. Les observations spécifiques à chaque état pathologique sont données dans les chapitres appropriés.

Autres données de base

Après l'histoire du client et l'examen physique, l'infirmière cherche d'autres informations pertinentes auprès de la famille du client, auprès de ses proches, auprès des membres de l'équipe médicale, et dans le dossier du client. Ces informations peuvent être obtenues avant l'histoire ou l'examen physique, selon l'état du client. Peu importe l'ordre, l'infirmière utilise toutes les sources possibles de renseignements pour compléter son évaluation. Il est primordial qu'elle étudie le dossier de santé du client pour déterminer le problème qui l'a amené à demander de l'aide.

Un diagnostic provisoire a en général été établi par le médecin au moment de l'admission du client à l'hôpital. Il est absolument nécessaire de comprendre les processus physiopathologiques inhérents à ce diagnostic. La « conversation thérapeutique » ne remplace pas la compréhension des faits précis qui ont résulté d'un processus physiologique défectueux, la connaissance du traitement et de ses raisons ainsi que des complications éventuelles. Cette connaissance aidera l'infirmière à prévoir les problèmes qui pourront

survenir, à établir une approche de soins adéquate, et à participer avec l'équipe médicale d'une manière cohérente.

Diagnostics infirmiers

Après la recherche et l'identification, l'infirmière formule des diagnostics infirmiers. Aussitôt après avoir complété l'histoire du client et l'examen physique, elle organise, analyse, synthétise et résume les données accumulées et détermine les besoins du client en soins infirmiers.

- Les problèmes de santé, actuels ou potentiels, susceptibles d'être traités par l'infirmière, sont identifiés comme étant des diagnostics infirmiers.

Il n'existe pas encore, en soins infirmiers, de taxinomie standard des diagnostics.

☐ PLANIFICATION

Quand les diagnostics infirmiers sont posés, la planification de la démarche infirmière commence. Cette étape comprend:

1. Le choix de priorités dans les diagnostics.
2. La spécification des objectifs du personnel infirmier, qu'ils soient à court, moyen ou long terme.
3. L'identification des interventions infirmières spécifiques à chaque objectif.

4. L'inscription des diagnostics, des objectifs, des interventions et des résultats escomptés dans le plan de soins.

C'est donc durant cette étape de la démarche que l'infirmière identifie les besoins de santé qui peuvent être le mieux satisfaits par les autres membres de l'équipe.

Choix des priorités

L'établissement des priorités parmi les diagnostics infirmiers doit être fait conjointement avec l'infirmière, le client ou les membres de sa famille. Tout désaccord à propos des priorités doit être résolu. Les problèmes les plus critiques doivent passer en premier. La hiérarchie des besoins de Maslow fournit un modèle pour la détermination des problèmes prioritaires. Ce modèle indique que les besoins physiques viennent en premier ; on pourvoit ensuite aux besoins les plus urgents des autres niveaux (voir figure 1-1).

Établissement des objectifs

Le choix des priorités établi, il faut identifier les objectifs à court, moyen et long terme ainsi que les moyens pour y parvenir. Le client et sa famille doivent être inclus dans ce processus. Les objectifs à court terme sont d'un intérêt immédiat et sont atteints rapidement. Les objectifs à moyen et long terme demandent plus de temps et comprennent généralement la prévention des complications et des problèmes de santé ultérieurs, l'éducation à la santé et la réadaptation. Par exemple, les objectifs concernant un client atteint d'un diabète non contrôlé et pour qui le diagnostic est « manque au régime alimentaire relié à un défaut de compréhension du système d'échange diabétique » pourraient être établis comme suit :

Objectif à court terme : absorption orale et tolérance d'un régime de 6 280 kJ distribué en trois repas et un goûter

Objectif à moyen terme : planification des repas d'une semaine, établie selon le système d'échange diabétique

Objectif à long terme : respect du régime prescrit

Aussi souvent que possible, le client et sa famille doivent participer aux décisions concernant les interventions infirmières pour atteindre les objectifs. Leur participation favorise la coopération dans l'exécution des soins. L'identification des interventions appropriées et de leurs objectifs dépend de la reconnaissance, par l'infirmière, des forces ainsi que du potentiel du client et de sa famille. Elle doit tenir compte de leur compréhension des changements physiopathologiques vécus par le client et de ses réactions émotives, psychologiques et intellectuelles face à la maladie. De même, les connaissances de l'infirmière en soins infirmiers, son expérience clinique et sa conscience des ressources disponibles assurent la validité de ses interventions.

Détermination des résultats escomptés

Les résultats escomptés des interventions infirmières sont établis en termes de comportement du client et ils doivent être réalistes et mesurables. Le critère standard de résultat, établi par le centre de santé pour la population cible, et applicable au client, doit être utilisé aussi souvent que possible. Cependant, selon le potentiel spécifique du client, il peut être nécessaire d'adapter ces critères pour qu'ils soient réalistes. Il faut également préciser la période de temps critique à l'intérieur de laquelle le client doit atteindre ces résultats.

- Les résultats qui définissent le comportement escompté du client doivent servir de base à l'évaluation de l'efficacité des interventions infirmières.
- Les périodes de temps critique fournissent un cadre pour déterminer l'efficacité des interventions et l'existence d'un besoin de soins additionnels ou modifiés.

Planification en équipe

L'exécution de tous les aspects de l'étape de planification est idéalement une activité de groupe. L'infirmière collabore avec les autres membres de l'équipe de soins, le client, sa famille et avec les personnes-ressources d'un centre de santé.

En participant à cette planification, l'infirmière se rend compte que chacun a un rôle important et respecté. Naturellement, c'est le médecin qui met sur pied le programme médical ; il constitue, en outre, un conseiller utile, un précieux éducateur et une personne-ressource. Une infirmière clinicienne, lorsqu'elle est disponible, peut aussi apporter une contribution significative.

Puisque le client est la raison d'être du plan de soins, il devrait collaborer à son élaboration, l'objectif ultime étant d'aider le client à s'aider lui-même, ce qui signifie qu'on le considère comme un être ayant une valeur propre et qu'on respecte son droit à l'autodétermination. Puisque le plan de soins est établi à partir de ses besoins et de ses capacités, le client a le droit d'exprimer ce qu'il ressent et de donner son opinion sur les soins qu'il doit recevoir. On doit le tenir au courant de son état de santé actuel (quand c'est possible), de tout changement apporté au plan de soins, du rôle du personnel affecté à ses soins et des ressources dont il peut disposer.

Il est important de se rappeler que le client est membre d'une famille que la maladie affecte en créant de nouveaux besoins aux autres membres. On peut en tenir compte dans la planification, en leur posant des questions sur les réactions du client et en leur donnant des informations sur le programme de soins et sur les résultats qu'on attend du traitement. La famille peut aussi faire des observations pertinentes et offrir des suggestions efficaces.

Un autre aspect de la planification des soins est la prise en considération du fait que le client appartient à une communauté. On devra tenir compte des unités communautaires qui s'occupent du client, dans la planification. Ce qui signifie que même les infirmières qui occupent des postes administratifs (surveillante, infirmière-chef, chef d'équipe) doivent connaître les services communautaires offerts au client à sa sortie de l'hôpital. On peut mettre ces agences au courant des objectifs à atteindre et des décisions prises quant au genre de services dont on aura besoin. Plusieurs villes ou quartiers possèdent un répertoire où sont notés

Encadré 2-2   Exemple de plan de soins

M. Michel Lafleur, avocat de 40 ans, fut admis à l'unité de soins à la demande de son médecin. Une série d'examens gastro-intestinaux faite le jour précédent avait mis en évidence un ulcère du duodénum. Une brève hospitalisation fut planifiée pour décider de la thérapie à suivre. À l'admission, M. Lafleur se montra anxieux du fait que l'hospitalisation dérangeait son plan de travail et qu'il avait à préparer une cause importante. L'histoire du client révéla que, depuis de nombreux mois, M. Lafleur souffrait de douleurs au niveau de l'épigastre, qu'il décrivait comme des brûlures et des rongements. La douleur était aiguë juste avant le repas et diminuait avec la prise d'aliments. Il prenait à l'occasion des antiacides mais il oubliait de les prendre à heures régulières. Il n'avait pas constaté de sang dans ses selles. Il qualifiait son mode de vie de «chargé et parfois même mouvementé», son plan de travail étant très rigoureux et sa vie familiale très occupée (sa femme et lui se partageant la responsabilité d'élever deux adolescents). Il précisait qu'il fumait deux paquets de cigarettes par jour, buvait de trois à cinq tasses de café quotidiennement et prenait de l'alcool lors de rencontres sociales. À l'admission, ses signes vitaux étaient les suivants : PA 136/75, P 92, R 22, T 37, 2° C. Son médecin avait prescrit : régime normal ; Amphogel — 30 mL toutes les 2 h ; cimétidine (Tagamet) — 300 mg lors des repas ainsi qu'au coucher ; toutes les selles à analyser pour surveiller la présence de sang.

Diagnostics infirmiers

Douleur reliée à l'acidité gastrique et à l'érosion des muqueuses

Stress émotionnel dû aux responsabilités au travail et à la maison

Possibilité de non-respect du régime thérapeutique

Objectifs

À court terme :
  Soulager la douleur

À moyen terme :
  Commencer à changer le mode de vie pour diminuer le stress

À long terme :
  Modifier le mode de vie pour réduire les agents stressants d'ordre émotionnel et environnemental
  Respect du régime thérapeutique

Interventions infirmières	Critères de résultats	Période critique *	Résultats
Soulager la douleur, l'inconfort et favoriser la guérison			
Établir un horaire q 2 h pour l'absorption d'Amphogel	Prendre lui-même l'Amphogel q 2 h	24 h	Le client a pris l'Amphogel toutes les 2 h quand il était éveillé ; le client a demandé une provision supplémentaire d'Amphogel au bon moment
	Supprimer la douleur	24 h	N'avait plus mal après 2 h de traitement
Surveiller la constipation comme effet secondaire de l'Amphogel	Absence de constipation	24 h	Mouvement intestinal normal 24 h et 48 h après l'admission
Surveiller les effets secondaires du Tagamet : diarrhée, douleurs musculaires, étourdissements, éruption, bradycardie	Absence d'effets secondaires du Tagamet	48 h	Aucune apparence d'effets secondaires du Tagamet après 48 h
Suggérer un régime équilibré qui n'entraîne ni douleur ni fatigue	Absorption adéquate d'aliments des quatre groupes de base	48 h	Absorption de quantités adéquates d'aliments des quatre groupes de base 24 h après l'admission
	Évite les aliments et les liquides qui causent la douleur	24 h	Continue à boire 2 tasses de café par jour
	Mange à heures régulières	24 h	Se plaint de distension abdominale après les repas ; soulagée quand il passe à 6 petits repas par jour
Évaluer les signes et symptômes de complications :			
TPR, PA, q 4 h	Signes vitaux dans les limites normales	24 h	Signes vitaux stables 24 h après l'admission T 36,8° C-37° C P 74/min-86/min R 14/min-20/min, amplitude normale, PA 118/70-128/74

* Ces périodes ne sont pas standardisées mais elles correspondent aux besoins du client.

Encadré 2-2 Exemple de plan de soins (*suite*)

Interventions infirmières	Critères de résultats	Période critique	Résultats
	Absence de sang dans les selles	24 h	Pas de sang dans les selles
Favoriser une atmosphère contribuant au repos physique et mental : Suggérer l'alternance de périodes de repos et d'activité	Alternance de périodes de repos et d'activité	24 h	Repos au lit : 1 h le matin, 2 h l'après-midi ; débranche le téléphone pendant ses périodes de repos Se réveille quelquefois la nuit ; 8 h de sommeil ininterrompu après avoir pris 30 mg de Dalmane au coucher
Suggérer une réduction du nombre de visiteurs ainsi qu'une diminution des causes de stress	Réduction du nombre de visiteurs aux membres de la famille ; et à quelques amis ; visites de courte durée	24 h	Sa femme et ses fils sont venus le voir 2 h l'après-midi et 2 h le soir ; le client a demandé à des amis de remettre leurs visites après sa sortie de l'hôpital
	Éviter les causes de stress	24 h	Sa femme et ses fils sont conscients qu'il faut abaisser son degré de stress ; ils informent le client de ce qui se passe à la maison et évitent les sujets générateurs de stress
Aider le client à modifier son mode de vie afin de réduire le stress Discuter des relations existant entre le stress émotionnel et le fonctionnement physiologique	Décrire le stress excessif comme responsable de la dégradation du fonctionnement physiologique	48 h	A décrit avec exactitude la relation entre le stress excessif et la formation d'un ulcère
Suggérer au client d'identifier les causes de stress	Identifier les facteurs du mode de vie qui produisent le stress	48 h	A identifié les agents stressants suivants : Ses propres exigences au travail — incapacité de confier des responsabilités aux autres Engagement trop grand dans les activités sportives et scolaires de ses garçons et dans les organismes communautaires
Suggérer au client d'identifier les modifications de son mode de vie nécessaires pour réduire le stress	Identifier les modifications du mode de vie nécessaires pour réduire le stress	48 h	A identifié des façons de partager les responsabilités du travail avec des collègues A identifié le besoin d'abaisser ses heures de travail de 12 h à 8 h ou 9 h par jour et de diminuer le travail en fin de semaine A identifié des façons d'être moins actif dans les organisations sportives de ses fils A identifié le besoin de diminuer son engagement dans les organismes communautaires
	Discuter des modifications du mode de vie avec les membres de la famille (Voir le plan d'enseignement (p. 21)	48 h	La famille le soutient dans les ajustements de son mode de vie
Assurer le respect du régime thérapeutique			

tous les services disponibles : centres locaux de services communautaires, services d'infirmières à domicile, services d'aide ménagère, cantines ambulantes, assistance sociale et services des loisirs, etc. La connaissance de ces ressources et des moyens d'y faire appel est très utile au client qui devra recevoir des soins prolongés.

Rédaction du plan de soins

La phase de planification aboutit à la rédaction du plan de soins par l'infirmière professionnelle. Ce plan sert à communiquer l'information suivante à tous les membres de l'équipe de soins :

1. Les diagnostics infirmiers et leurs priorités.
2. Les objectifs des interventions infirmières.
3. Les interventions infirmières exprimées sous forme d'ordonnances infirmières.
4. Les critères de résultats qui identifient le comportement escompté du client.
5. La période de temps critique à l'intérieur de laquelle chaque résultat doit être atteint.

L'information donnée dans le plan de soins doit être rédigée de façon concise et systématique, afin d'en faciliter l'utilisation par le personnel affecté aux soins. De l'espace doit être réservé à l'inscription de la réaction du client aux interventions (les résultats). Le plan de soins est sujet à changement parce que l'état du client évolue, ses problèmes varient, la priorité des problèmes change, la solution des problèmes s'effectue, ou parce qu'une information supplémentaire sur l'état du client est recueillie. Au fur et à mesure que les interventions sont exécutées, les réactions du client sont évaluées et inscrites, et le plan de soins est modifié selon les besoins. Un plan de soins bien établi, continuellement à jour, est la plus grande assurance pour le client que ses problèmes seront résolus et ses besoins de base satisfaits. (L'encadré 2-2 donne un exemple de plan de soins.)

☐ EXÉCUTION DU PLAN DE SOINS

L'exécution suit la rédaction du plan de soins. L'infirmière en a la responsabilité, mais elle fait participer le client, sa famille ainsi que les autres membres de l'équipe de soins et de l'équipe de santé quand c'est nécessaire ; de plus, elle en assume la coordination.

- Le plan de soins sert de base à l'exécution.
- Les objectifs à court, moyen et long terme servent de but à l'exécution du plan de soins.
- Tout au long de l'intervention, l'infirmière évalue les réactions du client aux soins.
- Des modifications au plan sont faites selon l'état, les problèmes et les réactions du client, et selon les changements de priorités nécessaires.

L'exécution inclut toutes les interventions qui peuvent aider le client à résoudre ses problèmes et à satisfaire ses besoins. Certains de ces besoins ont déjà été étudiés (p. 7) et les besoins spécifiques de certains états pathologiques seront exposés dans les chapitres correspondants.

Principales catégories d'interventions

Les activités du plan de soins comprennent les soins d'hygiène, les efforts pour assurer un certain confort physique et psychologique, le contrôle des fonctions respiratoires et excrétrices, l'apport et l'aide à l'ingestion d'aliments, de liquides et de substances nutritives, l'organisation de l'environnement, l'éducation en matière de santé, l'établissement d'une relation thérapeutique et une foule d'autres techniques thérapeutiques. L'infirmière détermine les mesures de soins à prendre, mesures fondées sur des données physiologiques.

Cette connaissance de la physiologie doit être constamment recherchée, assimilée et appliquée. Voici un exemple clinique :

> Un client souffrant de bronchiectasie est exténué par des quintes répétées de toux non productive. D'habitude, on en aurait avisé le médecin, qui aurait prescrit un médicament contre la toux. Une infirmière plus autonome, utilisant ses compétences fondées sur une compréhension de la maladie, auscultera les poumons du client à l'aide d'un stéthoscope, localisera le site de la congestion, déterminera la position de drainage et aidera le client à adopter la posture qui permettra l'expectoration du mucus. Le médecin est averti et son programme médical suivi.

- Toutes les interventions répondent à des objectifs précis axés sur le client. Elles sont fondées sur des principes scientifiques et sont faites avec compassion, assurance et empressement.

Attribution de certaines tâches

L'infirmière peut confier certaines tâches à d'autres membres de l'équipe de soins, mais elle doit connaître leurs capacités et leurs limites, choisir la personne la plus apte et surveiller son travail. Chaque membre de l'équipe de soins doit connaître tous les renseignements nécessaires au bon accomplissement de sa tâche, de façon à ce que le client en soit toujours le centre d'intérêt.

De nombreuses personnes de l'équipe de soins et de l'équipe médicale prennent part aux soins du client. Afin d'en assurer la coordination et le suivi, les renseignements concernant les réactions du client aux soins et tout changement au plan doivent être transmis oralement et par écrit aux personnes intéressées. Une mise à jour continuelle du plan de soins est d'une importance primordiale pour assurer la coordination et la continuité des soins.

Enregistrement des résultats

La phase d'exécution du plan est achevée quand les interventions sont terminées et que les réactions du client ont été enregistrées. Les enregistrements sont faits de manière précise et objective ; ils doivent :

- être reliés aux diagnostics infirmiers,
- décrire les interventions infirmières et les réactions du client,
- inclure tout renseignement pertinent supplémentaire.

L'évaluation ne peut être faite qu'à partir d'un enregistrement exact. Les informations écrites permettent d'évaluer

Encadré 2-3 Étapes de la démarche de soins infirmiers

Évaluation initiale

1. Faire l'histoire du client (antécédents).
2. Effectuer l'examen physique.
3. Interroger la famille ou les proches du client.
4. Étudier le dossier médical.
5. Formuler les diagnostics infirmiers.
   a) Organiser, analyser, synthétiser et résumer les données recueillies.
   b) Identifier les problèmes de soins du client.
   c) Identifier les caractéristiques déterminantes des problèmes de soins.
   d) Identifier les causes des problèmes de soins.
   e) Établir de façon concise et précise les diagnostics infirmiers.

Planification

1. Attribuer les priorités aux diagnostics infirmiers.
2. Spécifier les objectifs.
   a) Déterminer les objectifs à court, moyen et long terme.
   b) Énoncer les objectifs en termes réalistes et mesurables.
3. Identifier les interventions infirmières convenant à l'atteinte des objectifs.
4. Établir les critères de résultats.
   a) S'assurer que les résultats escomptés sont réalistes et mesurables.
   b) Identifier les périodes critiques pour l'atteinte des résultats.
5. Rédiger le plan de soins.

a) Inclure les diagnostics infirmiers, les objectifs, les interventions et les critères de résultats.
b) Écrire tous les renseignements de façon précise et systématique.
c) Tenir le plan de soins à jour, de manière souple, afin de répondre aux problèmes et besoins changeants du client.
6. Faire participer le client, sa famille, ses proches ainsi que les membres de l'équipe médicale et de l'équipe de soins à tous les aspects de la planification.

Exécution

1. Mettre le plan de soins à exécution.
2. Coordonner les activités de l'ensemble client, famille, proches, équipes médicale et de soins.
3. Enregistrer les réactions du client aux soins.

Évaluation

1. Recueillir les données objectives.
2. Comparer les résultats du comportement du client aux critères de résultats. Déterminer le degré d'atteinte des objectifs.
3. Faire participer le client, sa famille, ses proches, les équipes médicales et de soins à l'évaluation.
4. Identifier les modifications à apporter aux diagnostics infirmiers, aux objectifs, aux interventions et aux critères de résultats.
5. Continuer toutes les étapes de la démarche : évaluation initiale, planification, exécution et évaluation.

les réactions du client aux interventions infirmières, c'est-à-dire de vérifier si les résultats escomptés ont été obtenus.

☐ ÉVALUATION

L'évaluation est le stade final de la démarche de soins infirmiers. Le plan de soins sert de base à l'évaluation ; les diagnostics infirmiers, les objectifs, les interventions infirmières et les critères de résultats en fournissent les lignes directrices.

L'évaluation doit répondre aux questions suivantes :

- Les diagnostics infirmiers étaient-ils exacts ?
- Le client a-t-il atteint les résultats escomptés ?
- Le client a-t-il atteint les résultats dans le temps prévu ?
- Les problèmes de soins du client ont-ils été résolus ?
- Les besoins de soins du client ont-ils été satisfaits ?
- Les interventions ont-elles été retenues, modifiées ou supprimées ?
- De nouveaux problèmes, pour lesquels des interventions n'étaient pas prévues, ont-ils surgi ?
- Quels facteurs ont influencé la réussite ou l'échec des objectifs ?
- A-t-il fallu réassigner des priorités ?
- Les objectifs et les critères de résultats ont-ils été changés ?

Les données objectives qui répondent à ces questions doivent être recueillies auprès de toutes les sources disponibles (le client, sa famille ou ses proches, les membres de l'équipe médicale ou de soins). Ces données, inscrites au dossier, doivent être recueillies à partir de l'observation directe du client.

Recherche de qualité

Dans la démarche de soins infirmiers, l'évaluation a toujours été la partie la plus négligée. Cependant, durant les dix dernières années, l'accent mis sur la responsabilité professionnelle a fait ressortir l'importance de l'évaluation des soins.

Les systèmes d'évaluation de la qualité des soins comportent trois dimensions : la structure, la démarche et les résultats (voir la figure 2-1) :

- *Structure :* organisation à l'intérieur de laquelle les soins sont donnés.
- *Démarche :* exécution des tâches, fonctions et activités en soins infirmiers.
- *Résultats :* bien-être du client, résultat final des soins fournis.

L'évaluation de ces trois dimensions interdépendantes est très importante car elle permet de trouver un moyen d'améliorer constamment les soins infirmiers dans une recherche de qualité.

☐ RÉSUMÉ

L'encadré 2-3 présente un résumé de la démarche de soins infirmiers.

3

L'éducation du client en matière de santé

□ ÉDUCATION SANITAIRE ACTUELLE

L'un des plus grands défis qu'ont à relever aujourd'hui les membres de la profession infirmière est de renseigner le public au sujet de la santé. À cet égard, les infirmières deviennent de plus en plus conscientes de leur rôle d'enseignantes. On considère l'éducation sanitaire comme une fonction indépendante de la pratique de l'infirmière et comme une responsabilité primordiale de sa profession. Plusieurs codes de déontologie incluent l'enseignement dans la fonction de l'infirmière.

- L'éducation sanitaire est une composante essentielle des soins infirmiers ; elle vise la promotion, le maintien et le rétablissement de la santé ainsi que l'adaptation aux séquelles de la maladie.

L'accent mis sur le besoin d'une telle éducation au cours des dernières années provient probablement du fait que plusieurs responsables de la santé ont cru que le public avait le droit d'exiger et de recevoir des soins de santé adéquats, y compris une partie éducative. Cela reflète aussi l'émergence d'un public mieux informé qui se pose plus de questions pertinentes quant à la santé, aux soins et aux services offerts. La culture nord-américaine accorde beaucoup d'importance à la responsabilité de l'individu quant au maintien et à la promotion de sa propre santé. Les membres de l'équipe de soins, et particulièrement les infirmières, doivent fournir au public une éducation sanitaire adéquate.

Les malades chroniques forment aujourd'hui le groupe ayant le plus besoin d'éducation sanitaire. Leur nombre ne cesse de croître. De nombreux responsables croient que ces malades sont en droit de recevoir autant d'informations que possible au sujet de leur état de santé afin qu'ils puissent participer activement à leur propre traitement. L'éducation sanitaire peut aider l'individu à s'adapter à sa maladie en l'incitant à coopérer et en lui apprenant à résoudre les problèmes auxquels il doit faire face lorsqu'il est confronté à des situations nouvelles. Elle peut aussi prévenir la réhospitalisation, situation fréquente lorsque la personne ne sait pas comment traiter sa maladie.

- Le but de l'éducation sanitaire est de renseigner les gens sur les façons de vivre le plus sainement possible, c'est-à-dire sur les efforts à faire pour demeurer en santé le plus longtemps possible.

Tout contact entre l'infirmière et le client doit être considéré comme une occasion de lui fournir des renseignements. Le client a le droit de décider s'il désire ou non apprendre mais l'infirmière a la responsabilité de lui présenter l'information dont il a besoin pour prendre une décision, et de le motiver à apprendre.

□ RESPECT DU TRAITEMENT

L'infirmière, par l'éducation du client, essaie de promouvoir le respect du traitement. L'expression habituelle « suivre un traitement » suggère que le client joue un rôle passif. Le terme « respect » indique que le client joue un rôle actif en modifiant son comportement face à sa santé.

Le client doit apporter une ou plusieurs modifications à son mode de vie ; il peut avoir besoin de prendre des médicaments, de suivre un régime, de restreindre ses activités, d'observer sur lui des signes ou des symptômes de maladie, de pratiquer des règles d'hygiène particulières, d'évaluer périodiquement son état de santé et de suivre une multitude d'autres mesures thérapeutiques et préventives. Le fait que plusieurs clients ne respectent pas le traitement prescrit ne peut être ignoré ni minimisé. Le pourcentage de ceux qui respectent le traitement est généralement très faible, spécialement si celui-ci est complexe ou de longue durée. De nombreuses études ont été faites pour trouver les caractéristiques des clients non coopératifs et pour déterminer les raisons qui les poussent à ne pas respecter leur traitement mais elles ne furent pas concluantes. Aucun facteur prépondérant ne semble être la cause de cette non-coopération ; il semble plutôt qu'un grand nombre de variables interdépendantes déclenchent cet état de fait. Ce sont les suivantes :

- Variables démographiques telles que l'âge, le sexe, la race, le statut économique et l'éducation.
- Variables inhérentes à la maladie, comme la gravité et le type de thérapie à suivre.
- Variables psychosociales comme l'intelligence, l'attitude face aux professionnels de la santé ainsi que l'acceptation ou le refus de la maladie.

La connaissance seule de la santé et de sa promotion, de la maladie et de sa prévention n'est pas un stimulus suffisant pour garantir le respect intégral du traitement. Il a été toutefois prouvé que ce respect augmentait chez ceux qui avaient suivi des programmes d'enseignement et des méthodes actives. Le non-respect du traitement est un problème important et il est nécessaire d'y remédier afin que les clients puissent participer adéquatement à leur traitement et recouvrer leur pleine santé.

Le rôle que joue l'infirmière en renseignant les clients et en les incitant à suivre leur traitement est très grand. Elle a la responsabilité de déterminer tous les facteurs qui peuvent diminuer la bonne volonté du client et d'utiliser cette information pour élaborer et instaurer un plan d'enseignement.

□ NATURE DE L'ENSEIGNEMENT ET DE L'APPRENTISSAGE

Lorsqu'on définit l'apprentissage comme l'acquisition de connaissances, de comportements ou de techniques, et l'enseignement comme l'action d'aider une autre personne à apprendre, il devient évident que le processus enseignement-apprentissage nécessite une participation active de la part de l'enseignant et de l'élève. Le but est d'atteindre l'objectif désiré, tel qu'un changement de comportement. L'enseignant n'apporte pas de connaissances à l'étudiant mais il aide celui-ci à les acquérir. On ignore, en général, comment s'effectue le processus d'apprentissage et comment il est modifié par la méthode d'enseignement. Si aucune théorie n'a été avancée à ce sujet, on a identifié certains principes et certaines règles.

Capacité d'apprentissage

Plusieurs facteurs peuvent influencer le client et son mode d'apprentissage. Les plus importants sont la capacité physique et émotive à apprendre, ainsi que le désir d'expérimenter.

La *capacité physique* est d'une importance vitale car tant que le client n'est pas physiquement apte à apprendre, toute tentative pour lui enseigner quelque chose sera inutile et frustrante. Un client qui ressent une douleur aiguë est incapable de fixer son attention sur autre chose que sa douleur. De même, un client qui a le souffle court concentrera son énergie sur sa respiration plutôt que sur ce qu'il devra apprendre.

- La hiérarchie des besoins de Maslow aide à comprendre le principe de capacité physique d'apprentissage.

La *capacité émotive* influence la motivation du client à apprendre. Tant que l'individu n'a pas accepté sa maladie et le fait qu'elle représente une menace, il ne peut être réceptif aux conseils. Si son traitement ne lui paraît pas acceptable ou qu'il entre en conflit avec son style de vie, le client peut se refuser à apprendre. Tant qu'il ne reconnaît pas ce besoin et qu'il se sent inapte à apprendre, tout effort pour le renseigner peut être déjoué. Cependant, il n'est pas toujours sage d'attendre qu'il devienne émotivement prêt à recevoir des conseils — ce moment peut ne jamais arriver tant que des efforts ne seront pas faits par l'infirmière pour stimuler le désir d'apprendre. La maladie, ou la menace qu'elle représente, est habituellement accompagnée d'anxiété et de stress. L'infirmière qui connaît les réactions du client face à la maladie peut donner des explications et des instructions simples afin de faire disparaître l'anxiété et de le motiver à apprendre. Puisque l'apprentissage nécessite un changement de comportement, il naît normalement une anxiété légère qui peut motiver utilement.

- On peut accroître la capacité du client en créant une atmosphère détendue et en établissant avec lui des objectifs d'apprentissage réalistes ; ainsi, le client éprouvera une sensation d'accomplissement qui est elle-même une motivation à apprendre.

La rétroaction sert également de motivation à l'apprentissage. Quand le client réussit, l'infirmière l'encourage ; quand il échoue, elle lui apporte une critique constructive.

La *capacité à mettre en pratique* ce qu'il a appris dépend des expériences passées du client ; les expériences éducatives antérieures ou les expériences personnelles vont influencer son mode d'apprentissage. Un individu ayant peu d'éducation ne comprendra peut-être pas les instructions qui lui sont présentées, mais cela n'est pas toujours le cas. Une personne ayant eu des difficultés d'apprentissage dans le passé peut hésiter à faire de nouvelles tentatives en ce sens. Certains comportements indispensables au rétablissement d'une bonne santé nécessitent un bagage de connaissances, d'aptitudes physiques et d'attitudes positives. Si la personne n'a pas le bagage requis, l'apprentissage peut être très difficile et très lent. Ainsi, un client ignorant les bases d'une bonne alimentation ne comprendra pas les restrictions propres à un certain régime. De même, celui qui n'a pas l'habitude de prévoir sera incapable d'apprécier certains aspects de la médecine préventive et celui qui considère celle-ci sans intérêt rejettera les conseils qui lui seront donnés.

Cette capacité de mise en pratique est reliée de près à la capacité émotive puisque la motivation est stimulée par l'évaluation personnelle de son besoin d'apprendre et par l'accomplissement de tâches éducatives qui sont familières, intéressantes et significatives.

- Avant de commencer un programme d'enseignement, l'infirmière doit évaluer les capacités physiques et émotives d'apprentissage du client de même que son niveau de connaissance des comportements nécessaires à l'apprentissage. Ces informations deviennent la base des objectifs à atteindre, ceux-ci permettant de motiver le client à apprendre.
- La participation du client à l'établissement d'objectifs acceptables par lui-même et par l'infirmière encourage le client à être actif dans le processus d'apprentissage et à partager les responsabilités de ses progrès.

Atmosphère d'apprentissage

Bien qu'un enseignant ne soit pas toujours nécessaire, la plupart des clients qui tentent d'acquérir de nouveaux comportements en matière de santé auront besoin des services d'une infirmière-ressource, au moins pendant un certain temps. Leur relation pourra être formelle ou informelle, selon la méthode et les techniques d'enseignement les plus appropriées.

L'infirmière facilite l'apprentissage en contrôlant les facteurs extérieurs qui en affectent l'acquisition comme la température de la pièce, l'éclairage, le niveau de bruit, etc. Le moment choisi pour l'enseignement doit être adapté aux besoins du client. Prévoir une séance lorsque le client est fatigué, lorsqu'il appréhende une procédure de diagnostic ou un traitement, ou lorsqu'il a de la visite, n'est pas une bonne façon de créer une atmosphère propice à l'enseignement. L'horaire des séances doit être déterminé en fonction des visites des membres de la famille si ces derniers sont inclus dans le plan d'enseignement.

Techniques d'enseignement

L'apprentissage est aussi facilité par le choix des techniques et des méthodes d'enseignement les plus appropriées aux besoins du client.

Les *cours magistraux* et l'*explication* sont fréquemment utilisés, mais ils devraient être accompagnés de discussions. Celles-ci sont importantes car elles fournissent au client l'occasion d'exprimer ses sentiments et ses préoccupations, de poser des questions ou de clarifier certaines informations qu'il n'aurait pas comprises.

L'*enseignement en groupe* est valable pour certains clients car il leur permet non seulement de recevoir l'information nécessaire mais aussi de se sécuriser grâce à la présence des autres membres du groupe. Ceux qui ont des problèmes ou des besoins d'apprentissage similaires ont l'occasion de s'identifier les uns aux autres et ainsi de recevoir un soutien moral et un encouragement. Toutefois, il est bon de savoir que tous ne se sentent pas bien au sein d'un groupe et ne peuvent donc bénéficier de telles expériences.

La *démonstration* et la *mise en pratique* sont souvent essentielles, surtout lorsque des techniques doivent être acquises. L'infirmière montre d'abord le type de technique et laisse au client tout le loisir de s'exercer. Lorsqu'un équipement spécial est nécessaire tel que des seringues à insuline, des sacs à colostomie, des pansements, etc., l'infirmière doit fournir au client le même équipement que celui qu'il utilisera après avoir quitté l'hôpital. Le fait d'apprendre à utiliser un type d'équipement et d'avoir à en utiliser un autre dépasse les capacités de la plupart des clients.

Des *outils pédagogiques* sont disponibles pour aider l'infirmière dans sa tâche ; ils comprennent livres, brochures, images, films, diapositives, cassettes, modèles ou instructions programmées. Ils se révèlent d'un grand service lorsqu'ils sont utilisés adéquatement. L'infirmière doit en vérifier le contenu avant de les présenter au client, afin d'être certaine qu'ils répondront à ses besoins.

La *répétition* et le *suivi* sont aussi des facteurs importants à considérer, car l'apprentissage est souvent long. Le client doit avoir assez de temps pour assimiler ses connaissances et les consolider. Une seule séance d'information n'est jamais suffisante. Des sessions subséquentes sont nécessaires pour augmenter sa confiance et sa capacité à apprendre, ce qui permet aussi à l'infirmière d'évaluer les progrès du client et de prévoir des séances additionnelles, si nécessaire. Il est aussi important de s'assurer que le client n'éprouve pas de difficulté à appliquer à la maison ce qu'il a appris à l'hôpital. Aussi l'infirmière doit-elle prévoir un certain suivi du client après sa sortie du centre hospitalier.

☐ DÉMARCHE ENSEIGNEMENT-APPRENTISSAGE ET DÉMARCHE DE SOINS INFIRMIERS

La démarche enseignement-apprentissage est une partie intégrante de la démarche de soins infirmiers. En considérant les principes de l'enseignement et ceux de l'apprentissage, on utilise les étapes de la démarche de soins infirmiers (évaluation initiale, planification, exécution et évaluation) afin de répondre aux besoins du client et des membres de sa famille.

Évaluation initiale

L'évaluation initiale comprend la collecte des données concernant les besoins et la capacité d'apprentissage du client et de sa famille. Tous les facteurs, intérieurs ou extérieurs, qui affectent la capacité d'apprentissage doivent être évalués. Des guides d'évaluation peuvent être utiles pour obtenir des informations pertinentes ; si certains d'entre eux sont très vagues et concernent la santé en général, d'autres sont spécifiques à certains traitements ou à l'évolution d'une maladie. Ils servent à faciliter la collecte des données mais doivent être adaptés au client. Après avoir terminé la collecte, l'infirmière analyse les données et en fait la synthèse ; elle détermine ensuite les besoins d'apprentissage du client. Les diagnostics infirmiers spécifiquement reliés à ces besoins sont donc établis succinctement et servent de guide à l'infirmière pour instaurer un plan d'enseignement.

Planification

La planification suit la même séquence que celle de la démarche en soins infirmiers :

1. Attribuer des priorités aux diagnostics infirmiers.
2. Spécifier les objectifs d'apprentissage à court, moyen et long terme.
3. Identifier les techniques d'enseignement appropriées pour atteindre les objectifs.
4. Justifier les diagnostics, les objectifs, les stratégies et les résultats escomptés, dans le plan d'enseignement.

L'attribution des priorités parmi les diagnostics doit se faire en collaboration avec le client et sa famille. On doit considérer l'importance des besoins d'apprentissage du client, les besoins urgents devant être prioritaires. Ensuite, on doit identifier les objectifs d'apprentissage ainsi que les techniques d'enseignement ; des études ont montré que

Encadré 3-1   Exemple de plan d'enseignement[a]

L'évaluation des besoins d'enseignement et d'apprentissage de M. Lafleur révèle les points suivants :

Connaissances élémentaires des relations entre le stress et les processus physiologiques
Usage de stimulants qui suractivent les sécrétions gastriques (c.-à-d., café, tabac, alcool)
Repas à heures irrégulières
Non-respect antérieur d'un horaire régulier pour prendre des antiacides
Mode de vie causant un stress excessif

Diagnostic infirmier

Non-respect potentiel du traitement, relié à un manque de connaissances et au mode de vie

Objectifs

À court terme : Respecter la médication et le régime alimentaire

À moyen terme : Cesser l'usage de substances qui suractivent les sécrétions gastriques

À long terme : Modifier son mode de vie afin de réduire les agents stressants dus à l'émotivité et à l'environnement

Stratégies d'enseignement	Critères de résultats	Période critique[b]	Résultats
Expliquer et discuter des sujets suivants avec le client et sa femme :			
• Horaire précis pour prendre des antiacides	Prendre des antiacides q 2 h–4 h durant les périodes d'éveil	Pendant et après l'hospitalisation	Se fait expliquer les raisons justifiant la nécessité de prendre régulièrement les antiacides et les repas, et d'éviter les excitants gastriques
• Régularité des repas	Respecter l'horaire régulier pour prendre les repas		Identifie les façons de favoriser la régularité des des repas et la prise d'antiacides au travail et à la maison Fait participer son épouse à la planification des heures de repas
• Suppression des aliments et des boissons qui causent les douleurs	Éviter les aliments et les boissons qui peuvent causer des douleurs Éviter les températures extrêmes pour les aliments et les boissons Éliminer le café		Substitue du café décaféiné au café ordinaire 2 jours après l'admission
• Suppression du tabac	Cesser de fumer	Pendant et après l'hospitalisation	Se limite à ½ paquet de cigarettes par jour 48 h après l'admission ; contacte un organisme spécialisé dans le traitement du tabagisme afin de participer au programme
• Signes et symptômes de récurrence de l'ulcère	Identifier les signes et les symptômes de récurrence de l'ulcère	48 h	Identifie exactement les signes et les symptômes

a. Relatif à l'exemple de plan de soins donné à l'encadré 2-2, p. 14-15.
b. Ces périodes ne sont pas standardisées mais elles correspondent aux besoins du client.

Encadré 3-1   Exemple de plan d'enseignement (*suite*)

Stratégies d'enseignement	Critères de résultats	Période critique	Résultats
Discuter de la nécessité de changer le mode de vie avec le client et sa femme	Diminuer les heures de travail Planifier des périodes de repos et de relaxation Diminuer les responsabilités face aux activités sportives des enfants en les partageant avec d'autres parents Diminuer la participation aux organisations communautaires en partageant les responsabilités avec les autres membres	Pendant et après l'hospitalisation	Travaille avec son épouse pour changer les habitudes et réduire le stress : fait participer les enfants Dresse avec son épouse un programme d'activités pour la semaine et les fins de semaine, y incorpore des périodes de repos et de relaxation ; prend conscience de la flexibilité du programme
Faire part à l'infirmière du bureau du médecin que le client a besoin d'encouragement	Respecter le régime thérapeutique, y compris la prise de médicaments et les changements dans le mode de vie	Première visite au médecin après le congé	

l'enseignement est plus efficace lorsque les objectifs du client sont semblables à ceux de l'infirmière. L'apprentissage doit débuter par l'établissement d'objectifs appropriés à la situation et tenir compte de la capacité du client à les atteindre. Les objectifs doivent être individualisés et convenir à l'infirmière, au client et à sa famille. Cette participation du client et de ses proches facilite leur coopération dans l'implantation du plan d'enseignement.

Les résultats escomptés des stratégies d'enseignement sont fondés sur le comportement du client. Chaque effort est fait en vue de développer des critères de résultats réalistes et mesurables. L'échéancier des résultats est clairement établi. Les critères de résultats et l'échéancier serviront de base pour évaluer l'efficacité des stratégies d'enseignement.

Durant la planification, l'infirmière tiendra compte de la séquence selon laquelle les sujets seront présentés au client. Une ébauche est souvent utile pour planifier cette séquence et pour assurer que toutes les informations requises seront incluses. C'est aussi pendant cette phase que l'infirmière sélectionnera les outils pédagogiques qu'elle utilisera. Cette planification se termine par la rédaction du plan d'enseignement. Ce plan contient les informations suivantes :

1. Les diagnostics infirmiers reliés aux besoins d'apprentissage du client ainsi que les priorités accordées aux diagnostics.
2. Les objectifs de la stratégie d'enseignement.
3. La stratégie d'enseignement présentée sous forme de directives.

4. Les résultats escomptés qui identifient les comportements attendus du client.
5. L'échéancier au cours duquel les résultats devront être atteints.
6. Les réactions du client (qui devront être inscrites sur le plan).

Les règles qui s'appliquent lors de la rédaction et de la révision du plan de soins s'appliquent aussi au plan d'enseignement. (Pour un exemple de plan d'enseignement, voir l'encadré 3-1. Noter qu'il n'est pas différent du plan de soins infirmiers, mais qu'il en est la suite.)

Exécution

En plus du client et de sa famille, les autres membres de l'équipe de santé participent à cette étape. Leurs activités sont coordonnées par l'infirmière à partir du plan d'enseignement.

• Il est important d'être flexible et d'évaluer continuellement les réactions du client face à la stratégie et de modifier le plan d'enseignement, si nécessaire.

Il est très souhaitable que l'infirmière utilise son imagination pour entretenir la motivation du client ; elle doit prévoir ses besoins d'apprentissage après son départ de l'hôpital. Ce n'est qu'ensuite qu'elle pourra l'aider à adapter chez lui ses connaissances. Cette phase prend fin dès que les stratégies sont complétées et lorsque les réactions du client sont enregistrées. Ces dernières permettront l'évaluation des progrès par rapport aux résultats escomptés.

Évaluation

L'évaluation sert à mesurer si les objectifs fixés ont été atteints ; elle permet aussi de répondre aux mêmes questions que celles de la démarche de soins infirmiers mais en insistant sur l'enseignement et l'apprentissage. La question « Que peut-on faire pour améliorer l'enseignement ? » demeure la plus importante. Les réponses détermineront les changements à apporter au plan d'enseignement.

Il ne faut jamais supposer qu'un individu a appris quelque chose parce qu'il a reçu un enseignement. L'apprentissage ne suit pas automatiquement l'enseignement. Une série de techniques ont été utilisées pour mesurer les changements de comportement prouvant qu'il y a eu apprentissage. Cela comprend l'observation directe du comportement en utilisant une échelle d'évaluation, une liste de pointage, des exemples concrets qui décrivent le comporte-

ment ainsi que des mesures indirectes comme les tests oraux ou écrits. L'évaluation du comportement acquis (mesure directe) est la technique la plus valable dans la plupart des cas. Toutefois elle doit être accompagnée, si possible, de mesures indirectes. Lorsqu'on utilise plusieurs techniques, la fiabilité des résultats est accrue car, seule, chacune présente une source potentielle d'erreurs.

L'utilisation de telles techniques n'est que le début de l'évaluation ; elle est suivie par l'interprétation des données et par l'élaboration des jugements de valeur sur l'enseignement et l'apprentissage. Cela doit se faire périodiquement pendant et après le programme d'enseignement. L'évaluation posthospitalière de l'apprentissage est très souhaitable mais n'est pas toujours réalisable faute de temps, d'argent et de personnel. Toutefois, la coordination des efforts et les échanges d'informations entre le personnel de l'hôpital et celui du milieu communautaire rendent l'évaluation plus facile.

Encadré 3-2   Guide de l'enseignement au client

Évaluation initiale

1. Évaluer dans quelle mesure le client est prêt à s'instruire en matière de santé.
   a) Quels sont ses comportements et ses croyances · dans ce domaine ?
   b) Quelles sont les adaptations psychosociales qu'il doit faire ?
   c) Est-il prêt à apprendre ?
      Est-il capable d'apprendre à changer ses comportements ?
      De quelle information additionnelle à son sujet a-t-on besoin ?
      Qu'attend-il ?
2. Formuler les diagnostics infirmiers reliés aux besoins du client en matière d'apprentissage.
   a) Organiser, analyser, synthétiser et résumer les données acquises.
   b) Identifier les problèmes d'apprentissage du client, leurs caractéristiques et leurs causes.
   c) Établir avec précision les diagnostics infirmiers.

Planification

1. Assigner une priorité aux diagnostics.
2. Spécifier les objectifs d'apprentissage à court, moyen et long terme.
3. Identifier les stratégies d'enseignement appropriées pour atteindre les objectifs.
4. Établir les critères de résultats.
5. Rédiger le plan d'enseignement.
   a) Inclure les diagnostics, les objectifs, les stratégies et les critères de résultats.
   b) Diviser l'information à donner d'une manière logique.
   c) Noter les points importants.
   d) Choisir les outils pédagogiques appropriés.
   e) Garder le plan à jour, le maintenir flexible afin de satisfaire les besoins d'apprentissage toujours variables du client.

6. Faire participer le client, sa famille ou ses proches, l'équipe infirmière et les autres membres de l'équipe de santé à tous les aspects de la planification.

Exécution

1. Mettre le plan en application.
2. Bien connaître le matériel utilisé.
3. Utiliser un langage que le client peut comprendre.
4. Utiliser les outils pédagogiques appropriés.
5. Utiliser le même équipement que celui qu'utilisera le client après son congé.
6. Encourager le client à participer activement à son apprentissage.
7. Enregistrer les réactions du client face à l'enseignement donné.

Évaluation

1. Recueillir les données objectives.
   a) Observer le client.
   b) Poser des questions pour s'assurer de sa compréhension.
   c) Utiliser des échelles d'évaluation, des listes de de contrôle, des exemples anecdotiques et des tests écrits, lorsque nécessaire.
2. Comparer les comportements atteints à ceux qui sont souhaités. Déterminer dans quelle mesure les objectifs ont été atteints.
3. Faire participer le client, sa famille ou ses proches ainsi que les membres des services de santé et de soins à l'évaluation.
4. Identifier les modifications à apporter au plan d'enseignement.
5. Faire appel à des services ou à des organisations appropriés pour renforcer l'apprentissage après le congé du client.
6. Poursuivre toutes les étapes de la démarche d'enseignement : évaluation initiale, planification, exécution et évaluation.

• On doit se rappeler que l'évaluation n'est pas la dernière étape de la démarche car l'information recueillie doit être utilisée pour corriger les techniques d'enseignement de manière à améliorer les réactions du client et les résultats du plan d'enseignement.

Tout comme dans la démarche de soins infirmiers, les étapes de la démarche d'enseignement sont cycliques et récurrentes. Chaque étape fait progresser et est reliée aux précédentes. L'évaluation continue assure l'efficacité de la démarche et met en valeur la qualité de l'enseignement.

L'encadré 3-2 fournit des données susceptibles d'aider l'infirmière à utiliser la démarche enseignement-apprentissage.

Deuxième partie

La santé
et la maladie :
aspects biophysiques

4

L'homéostasie et les processus physiopathologiques

Lorsque l'organisme est menacé ou souffre d'une lésion, il réagit par des changements fonctionnels et structurels, adaptatifs ou non adaptatifs. Les mécanismes de défense que l'organisme peut mettre en œuvre feront toute la différence entre l'adaptation et la non-adaptation, la santé et la maladie. La physiologie est l'étude des activités fonctionnelles du corps et de ses différents organes. La *physiopathologie* est l'étude des *troubles* fonctionnels de l'organisme. Les *mécanismes* sont les modèles de réaction produits par les différents organes du corps dans la poursuite d'un but commun. Il peut s'agir de mécanismes compensatoires visant à rétablir l'équilibre perturbé, comme l'hyperpnée qui corrige une insuffisance en oxygène et un excès d'acide lactique à la suite d'une course accélérée. Il peut s'agir aussi de mécanismes physiopathologiques comme l'insuffisance cardiaque qui, en raison de la rétention d'eau et de sodium et de la pression veineuse élevée qu'elle provoque, entraîne des complications supplémentaires. Ces mécanismes engendrent l'apparition de signes que l'infirmière peut observer ou de symptômes que le client lui-même peut signaler. En fonction de ces observations et de la connaissance des processus physiologiques en cause, l'infirmière peut déceler l'existence d'un trouble physiologique et déterminer quel sera son propre rôle au cours du traitement.

☐ ÉQUILIBRE DYNAMIQUE : L'ÉTAT STABLE

On doit situer les mécanismes physiologiques dans le contexte de l'organisme considéré comme un tout. L'être humain, en tant que système vivant, est soumis à la fois aux conditions du milieu interne et du milieu externe. Ces deux types de milieu échangent en permanence des renseignements et des substances. À l'intérieur de l'organisme lui-même, chaque organe, chaque tissu et chaque cellule constituent chacun un système ou un sous-système qui fait partie d'un ensemble et qui possède ses milieux interne et externe propres entre lesquels se produisent des échanges de renseignements et de substances (*Figure 4-1*). Le but des interactions des sous-systèmes de l'organisme est de produire un équilibre dynamique ou un état stable afin que chaque élément soit en harmonie avec les autres, tout comme l'être humain, qui sur le plan individuel, cherche à vivre en accord avec ses semblables. Afin de mieux saisir le concept d'état stable, nous décrirons en détail les principes de constance du milieu interne, d'homéostasie et d'adaptation.

Constance du milieu interne, homéostasie et adaptation

L'éminent physiologiste français du XIXe siècle, Claude Bernard, posait un principe biologique majeur lorsqu'il

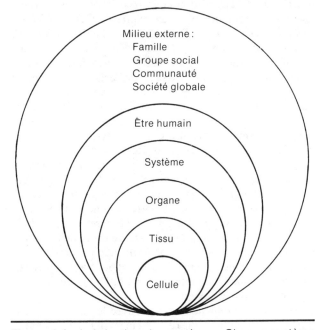

Figure 4-1 Imbrication des systèmes. Chaque système est considéré comme un sous-système qui fait partie intégrante d'un système plus vaste (suprasystème). Ici, le plus petit système est la cellule, qui est l'élément de base de tous les autres.

écrivait que « la condition d'une vie libre est la *constance* ou la stabilité du milieu interne », en dépit des variations du milieu externe. Par milieu interne, il désignait le liquide qui baigne les cellules de l'organisme et selon lui, la constance était maintenue par les processus physiologiques et biochimiques ; son principe sous-entendait l'existence d'un processus statique.

Par la suite, Walter B. Cannon inventa le terme *homéostasie* afin de décrire cette constance ; ce terme introduisait un processus évolutif dans le concept même de constance. Les travaux de Cannon se situent dans une perspective plus large que ceux de Claude Bernard puisqu'ils mettent l'accent sur l'importance du contrôle nerveux involontaire des réactions physiochimiques aux stimuli.

Dubos (1965) a poussé plus loin l'étude de la nature changeante ou dynamique des réactions. Il a distingué deux concepts complémentaires, l'homéostasie et l'adaptation, tous deux indispensables à la survie de l'organisme. L'homéostasie désigne « les réglages nécessaires que l'organisme doit effectuer rapidement » afin de conserver sa composition interne « dans les limites définies avec précision pour chaque organisme ». Cela signifie que « la constance absolue » est « un concept purement théorique » : il existe plusieurs gammes de réactions acceptables aux stimuli parmi lesquelles l'organisme peut choisir. Par ailleurs, *l'adaptation* désigne les réactions de l'individu afin qu'il puisse fonctionner normalement selon les « variations du milieu ». Le principal sujet de préoccupation de Dubos était la survie de l'être humain et son adaptation à un environnement physique en constante évolution.

Maintien de l'état stable

En raison de l'application de la théorie des systèmes aux sciences du comportement, les expressions *état stable* ou *équilibre dynamique*, utilisées dans ce chapitre, décrivent cette condition indispensable à la cohérence et à l'harmonie du milieu interne et du milieu externe. Le maintien de l'état stable, qui est nécessaire à la santé de l'organisme, est placé sous le contrôle des processus de régulation de l'organisme, qui peuvent être volontaires ou involontaires. Afin de réagir aux stimuli internes ou externes, l'organisme met en œuvre ces mécanismes compensatoires. Ceux-ci peuvent être qualifiés d'adaptatifs aussi longtemps qu'ils suffisent à maintenir l'état stable. Si la réaction compensatoire est inadéquate, la stabilité est menacée, la fonction sera perturbée et les mécanismes physiopathologiques se déclencheront. Ces derniers peuvent entraîner une maladie et, en outre, ils resteront actifs tant qu'elle durera. La *maladie* constitue une menace pour la stabilité du milieu interne ; elle désigne tout processus ou événement qui, entraînant un changement dans le milieu interne, aboutit à une perte de fonction cellulaire et limite la liberté de l'individu dans son action sur le monde extérieur.

On peut établir une analogie avec le balancier d'une horloge. Tant qu'il oscille régulièrement d'un côté à l'autre, en maintenant l'horloge à l'heure juste, le mécanisme est stable ou en équilibre dynamique. Si quelqu'un incline l'horloge, il est possible que le balancier se déplace plus fortement d'un côté ou de l'autre, sans que la précision de l'horloge n'en soit considérablement faussée. Mais si

l'horloge est inclinée de nouveau, le mouvement du balancier deviendra encore plus asymétrique et ce déséquilibre sera accentué à chaque oscillation par la masse même du balancier. L'aptitude fonctionnelle de l'horloge à indiquer l'heure juste se dégradera progressivement et pourra même être complètement détruite si aucune intervention extérieure ne remédie à cette situation.

Rôle de l'infirmière

Il est essentiel que l'infirmière prenne conscience du fait que le moment où son intervention a le plus de chance de rétablir la santé du client est celui où les processus compensatoires naturels de l'individu fonctionnent encore. Par conséquent, elle doit être en mesure de relier les signes et les symptômes observables à l'état physiologique dont ils témoignent. Cela lui permettra de déterminer à quel stade du continuum santé-maladie se trouve le client : entre la santé et la compensation d'une part, et le processus physiopathologique et la maladie d'autre part. Par conséquent, si une femme d'âge mûr se présentait pour un bilan de santé et qu'on constatait un excès de masse associé à une pression artérielle de 135/85, l'infirmière lui conseillerait vraisemblablement de suivre un régime alimentaire et de faire de l'exercice. Elle devrait l'encourager à perdre de la masse, à surveiller son absorption de sodium (qui pourrait affecter l'équilibre hydrique de son organisme) et à limiter sa consommation de caféine en raison de l'effet stimulant de cette substance. L'infirmière devrait également discuter avec la cliente des moyens dont celle-ci dispose pour réduire le stress de la vie quotidienne. Le but essentiel des activités de la cliente sera de contrôler sa pression artérielle et d'éviter l'hypertension.

La connaissance de la symptomatologie et de la physiologie est d'autant plus nécessaire qu'il existe un nombre trop considérable de maladies pour qu'on puisse se souvenir de chacune d'elles. Cependant, le nombre des processus physiologiques est limité. Si l'on possède une connaissance suffisante de ces processus, il sera possible de déterminer les anomalies ou le degré de risque de l'état du client afin d'intervenir efficacement.

☐ PROCESSUS PHYSIOPATHOLOGIQUES AU NIVEAU CELLULAIRE

Les processus physiopathologiques décrits dans cet ouvrage peuvent se dérouler à tous les niveaux de l'organisme. (Ils peuvent aussi être observés au sein des sociétés et des populations, mais le présent chapitre traitera uniquement de la physiologie de l'individu.) Si la cellule est la plus petite unité ou le plus petit sous-système (les tissus étant des ensembles de cellules, les organismes des ensembles de tissus, etc.), les processus de l'état normal et de l'état pathologique, de l'adaptation et du défaut d'adaptation peuvent tous se dérouler au niveau cellulaire. De fait, on décrit les processus pathologiques au niveau infracellulaire ou moléculaire. On peut alors définir la cellule comme une unité évoluant sur un continuum santé-maladie et capable de modifier sa structure et ses fonctions. En d'autres termes, la cellule normale peut se modifier en cellule adaptée, en cellule lésée ou malade, puis finalement en cellule morte (*Figure 4-2*).

Nature des changements

Les changements d'état peuvent survenir rapidement et être difficilement décelables, étant donné les limites particulières ou subtiles qui caractérisent chaque état. Le bronzage, par exemple, est une réaction adaptative de la peau à l'exposition aux rayons du soleil. Toutefois, une exposition prolongée peut provoquer un coup de soleil, endommager et même détruire quelques cellules, comme le révèle la desquamation de la peau.

Les premières transformations, difficilement décelables, se produisent au niveau moléculaire ou infracellulaire et ne deviennent évidentes que lorsque les fonctions ou les structures du milieu interne stable sont atteintes. Dans le cas de cellules endommagées, certaines transformations peuvent être réversibles, alors que d'autres sont critiques et entraînent la mort. De plus, l'état d'adaptation est généralement un niveau fonctionnel inférieur puisqu'il est maintenu par l'utilisation de réserves d'énergie, ou encore par un changement morphologique de cellules spécialisées en cellules moins spécialisées ou moins différenciées.

Réactions aux stimuli et aux agents stressants

La manière dont les tissus et les cellules réagissent aux stimuli ainsi que leur vitesse de réaction diffèrent selon les types de tissus et de cellules. En effet, certains tissus ou certaines cellules sont plus sensibles que d'autres à un type donné de stimulus ou de stress. Ainsi, les cellules du muscle cardiaque répondent plus rapidement à l'hypoxie que les cellules musculaires lisses. La capacité d'adaptation d'une cellule donnée et son état physiologique sont des facteurs déterminants de sa réaction aux stimuli.

Le type ou la nature de l'agent stressant, sa durée et sa gravité sont aussi des facteurs déterminants de la réaction de la cellule. Par exemple, on peut acquérir une tolérance aux barbituriques par l'absorption régulière de faibles doses, alors qu'une forte dose peut entraîner un état d'inconscience et même la mort.

Rôle de l'infirmière

Les organes peuvent accomplir une vaste gamme d'activités : le rythme cardiaque peut passer de 60 à 150 battements par minute, le volume respiratoire de 0,3 L à 150 L par minute. Ainsi, la facilité de compensation et d'adaptation de l'organisme aux différentes conditions du milieu est remarquable. Une lésion peut être réversible jusqu'à un certain point ; les premiers changements morphologiques à se manifester peuvent être perçus comme « les premières traces de la maladie ; lorsque la lésion est bénigne, ces traces peuvent disparaître » (Boyd et Sheldon, 1980). Pour la santé du client, il est impérieux de déceler ces premiers changements.

☐ CONTRÔLE DE LA STABILITÉ DU MILIEU INTERNE : SYSTÈMES DE RÉGULATION

La notion de cellule sur un continuum de fonction et de structure (voir la figure 4-2) comprend la relation qui existe entre la « cellule normale », la « cellule adaptée » et les mécanismes de compensation. Ces mécanismes comprennent les processus de régulation qui interviennent continuellement à l'intérieur du corps pour maintenir l'équilibre dynamique ou la stabilité de milieu interne.

Processus de rétroaction négative

Dans le processus de rétroaction négative, on décèle des écarts par rapport à un point de référence initial ou à un niveau d'adaptabilité préétabli et ces écarts déclenchent une réaction dans laquelle l'action compense l'écart. La pression artérielle, l'équilibre acido-basique, le taux de glycémie, la température corporelle et l'équilibre des liquides et des électrolytes sont des exemples de paramètres régularisés par de tels mécanismes de compensation. Chaque paramètre possède ses limites pour un fonctionnement optimal. S'il y a excès ou carence, le processus de rétroaction négative se déclenchera, causant ainsi un retour au niveau optimal.

Pour bien illustrer le processus de rétroaction négative d'un système de contrôle peu élaboré, prenons l'exemple du dispositif de régulation de la température dans une pièce fermée. On ouvre la porte et un courant d'air froid vient réduire la température de la pièce. Un thermomètre décèle aussitôt cette baisse de température, qui est retransmise à un thermostat. Ce dernier compare la température transmise par le thermomètre avec une température de référence préréglée. Comme la température de la pièce est inférieure à celle-ci, le thermostat signale à la chaudière de se mettre en

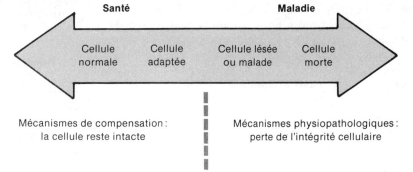

Figure 4-2 La cellule évolue sur un continuum santé-maladie. Les changements qui surviennent au sein de la cellule ne sont pas aussi faciles à discerner que nous le montre le schéma. Le point où les mécanismes de compensation font place aux mécanismes physiopathologiques n'est pas clairement défini.

marche, ce qui a pour effet de faire monter la température de la pièce. Le thermostat enregistre cette nouvelle température et si elle atteint la température de référence, la chaudière reçoit le message d'arrêter. C'est ce qu'on appelle la *rétroaction négative*, c'est-à-dire une suite d'actions dont le but est de contrecarrer l'effet d'un stimulus ou d'une perturbation. Elle ne modifie en rien la perturbation, elle agit seulement sur sa conséquence. Dans l'exemple donné plus haut, la porte n'était pas fermée, mais son effet de refroidissement était compensé par l'action chauffante de la chaudière.

Organes d'homéostasie ou de régulation. La majorité des systèmes de contrôle du corps humain sont intégrés au niveau de l'encéphale dans les systèmes nerveux et endocrinien. Les activités de contrôle nécessitent la détection des écarts par rapport au point de référence prédéterminé et la stimulation des réactions de compensation dans les muscles et les glandes. Les principaux organes affectés sont le cœur, les poumons, les reins, le foie, le tube digestif et la peau. Sous l'effet d'un stimulus, ces organes modifient le rythme de leur activité ou la quantité des sécrétions qu'ils produisent. C'est la raison pour laquelle on les a appelés organes d'homéostasie ou de régulation.

Réactions locales : boucles de rétroaction. Outre les réponses régularisées par le système décrit plus haut, il existe des réactions locales constituées de petites boucles de rétroaction au sein d'un groupe de cellules ou de tissus. Les cellules décèlent un changement dans leur environnement immédiat et déclenchent une action pour neutraliser cet effet. Par exemple, l'accumulation d'acide lactique dans un muscle soumis à un effort, stimulera la dilatation des vaisseaux sanguins dans cette région de manière à augmenter le débit sanguin et à améliorer la distribution d'oxygène ainsi que l'élimination des déchets.

Le système de contrôle, par les boucles de rétroaction, permet un équilibre dynamique, une stabilité du milieu interne, grâce à l'action continue et variable des organes de régulation et par les échanges permanents de substances chimiques entre les cellules, le liquide interstitiel et le sang à travers tout le corps. Par exemple, une augmentation de la concentration en dioxyde de carbone du liquide extracellulaire entraîne une augmentation de la ventilation pulmonaire, laquelle, à son tour, cause une diminution de la concentration en dioxyde de carbone. Une augmentation de la concentration en dioxyde de carbone cause une augmentation de la concentration en ions hydrogène dans le sang. Cette augmentation est décelée par des chimiorécepteurs situés dans le centre de régulation respiratoire du bulbe rachidien. Cette activité entraîne une augmentation du taux de décharge des neurones inspiratoires, lesquels innervent le diaphragme et les muscles intercostaux et entraînent une augmentation de la fréquence respiratoire. L'excès de dioxyde de carbone est expiré, la concentration en ions hydrogène revient à la normale et les neurones chimiorécepteurs ne sont plus stimulés.

Rétroaction positive. Avant de terminer cet exposé, il convient de mentionner un autre type de rétroaction, la rétroaction positive. Celle-ci perpétue la chaîne de phénomènes mis en mouvement par la perturbation initiale. Le

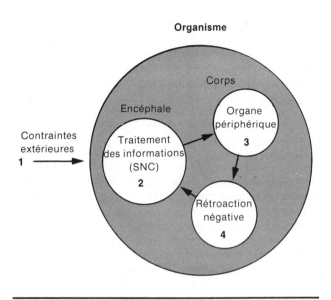

Figure 4-3 Schéma de dérèglement de Schwartz. (*Source* : GE Schwartz, « Psychosomatic disorders and biofeedback : A psychological model of disregulation », dans *Psychopathology : Experimental Models*, par Jack D. Maser et Martin E.P. Seligman, WH Freeman and Company. Copyright © 1977.)

mécanisme de compensation ne se met pas en branle et le système se déséquilibre de plus en plus ; des troubles cellulaires et, plus tard, la désintégration s'ensuivent. (Il existe toutefois quelques exceptions, telles que les mécanismes de coagulation du sang chez les humains).

Schéma de dérèglement

À partir du principe de rétroaction négative qui tiendrait lieu de processus régulatoire des systèmes de contrôle biologique, Schwartz (1977) a élaboré un schéma pour expliquer le dérèglement des tissus entraînant la maladie. Lorsque les mécanismes de rétroaction négative sont rompus ou que les contraintes du milieu deviennent excessives, les modèles normaux d'adaptation de l'organisme ne fonctionnent plus ; Schwartz parle alors de *dérèglement*, de là sa désignation de *schéma de dérèglement* (*Figure 4-3*).

Dans ce schéma, c'est l'encéphale qui sert de voie d'accès finale à la coordination et à la régulation des processus biologiques. Le schéma de Schwartz se révèle particulièrement utile pour expliquer les troubles psychosomatiques dans lesquels une mauvaise régulation est partiellement responsable d'un dérèglement physiologique.

Le schéma comporte quatre étapes et le dérèglement peut survenir au cours de l'une ou l'autre d'entre elles.

Première étape : contraintes extérieures (stress). L'organisme est constamment exposé à des contraintes extérieures. Celles-ci peuvent être d'ordre social lorsque l'individu est confronté à d'autres gens, ou d'ordre physique lorsqu'il est soumis, par exemple, à des variations thermiques ou atmosphériques. Lorsque les contraintes extérieures deviennent excessives ou insupportables, il peut arriver que l'encéphale ne perçoive pas les signaux qui lui sont transmis par l'organisme : en réaction à la pression exercée sur lui pour remettre un rapport écrit dans les délais prévus, un individu peut passer outre à son besoin de sommeil. La rétroaction négative à l'encéphale peut se traduire par une céphalée causée par le manque de sommeil. Le but du mécanisme de la douleur est d'obliger le cerveau à se reposer. L'encéphale ne fonctionne pas adéquatement pour répondre aux besoins de sommeil de l'individu. Le stress peut donc être un facteur responsable de nombreux troubles : hypertension, ulcères gastro-intestinaux, migraine et autres.

Deuxième étape : traitement des informations transmises au système nerveux central. L'encéphale peut avoir son propre problème de régulation à cause d'une programmation génétique déficiente ou parce qu'il a appris à fournir une mauvaise réaction aux stimuli. Par exemple, si l'individu en question a respecté son échéance et qu'il en a été récompensé, cela peut renforcer son cycle de sommeil inadéquat et devenir ainsi une réaction apprise. Un autre exemple est celui de l'obésité, qui peut être engendrée lorsqu'un individu apprend à ignorer les signaux indiquant que son estomac est plein.

Troisième étape : réaction des organes. Même lorsque les deux premières étapes fonctionnent normalement, la réaction d'un organe périphérique peut être déficiente. Il risque de ne pas réagir suffisamment ou de réagir trop fortement à la stimulation nerveuse que l'encéphale lui envoie. Schwartz relie ce phénomène à la théorie de « l'organe faible ». En réaction à un stress, un organe peut réagir trop violemment et se dérégler. Voilà pourquoi une personne surmenée se plaindra de maux de dos, une autre de troubles gastro-intestinaux alors qu'une troisième souffrira de maux de tête. Ce genre de trouble ou de maladie persistera probablement jusqu'à ce que l'encéphale puisse

modifier, d'une façon ou d'une autre, le fonctionnement de l'organe déficient ou assurer lui-même sa compensation. (L'individu doit reconnaître la relation de cause à effet.)

Quatrième étape : rétroaction négative. À la quatrième étape, la rétroaction négative peut se révéler inadéquate et provoquer ainsi la perte d'un mécanisme de protection pour l'organe en cause. Une personne dont le système de réaction à la douleur est absent à cause d'une anomalie génétique risque fort de se blesser, car elle n'éprouve pas la sensation de douleur.

Lorsqu'un problème survient à l'une ou l'autre des étapes mentionnées plus haut, il cause une réaction en chaîne qui affecte les autres étapes. Ainsi, si le rythme cardiaque est déréglé, c'est le système cardio-vasculaire tout entier qui en souffre. Il se peut également qu'il y ait dérèglement à plusieurs étapes simultanément.

Le modèle de Schwartz explique comment on peut utiliser la rétroaction biologique pour modifier l'évolution de la maladie. Ainsi, des techniques de relaxation peuvent abaisser la pression artérielle et le contrôle des ondes alpha peut soulager les migraines. Ce ne sont que deux exemples parmi tant d'autres. Il faudra pousser encore la recherche pour déterminer les effets à long terme des techniques de rétroaction biologique.

☐ ADAPTATION CELLULAIRE ET LÉSIONS

Les cellules sont des unités complexes qui réagissent de façon dynamique aux changements de la vie quotidienne. Elles possèdent des fonctions d'entretien ainsi que des fonctions spécialisées ; par fonctions d'entretien, on entend les devoirs que la cellule a envers elle-même, tandis que les fonctions spécialisées sont celles qu'elle doit assumer en

Tableau 4-1 Adaptation cellulaire

	Changement	Stimulus	Exemple
Hypertrophie	Augmentation du volume cellulaire et du volume de l'organe	Augmentation de la charge de travail	Muscles des jambes d'un coureur Muscles du bras d'un joueur de tennis Muscle cardiaque d'une personne souffrant d'hypertension
Atrophie	Diminution du volume cellulaire et du volume de l'organe	Diminution de : 1. l'usage 2. l'apport sanguin 3. la nutrition 4. la stimulation hormonale 5. l'innervation	Organes sexuels secondaires chez les personnes âgées Membre immobilisé dans un plâtre
Hyperplasie	Augmentation du nombre de nouvelles cellules (accélération mitotique)	Influence hormonale Perte ou destruction des tissus	Transformation de la poitrine chez la jeune fille pubère ou chez la femme enceinte Régénération des cellules hépatiques Nouveaux globules rouges après une perte de sang
Métaplasie	Transformation d'un type de cellule adulte en un autre type (réversible)	Stress imposé à une cellule très spécialisée	Transformation des cellules épithéliales qui tapissent les bronches, en réaction à l'irritation causée par la fumée (les cellules deviennent moins spécialisées)

rapport avec les tissus et les organes dont elle fait partie. Des cellules individuelles peuvent cesser de fonctionner sans que l'organisme ne soit menacé ; cependant, au fur et à mesure que la quantité de cellules mortes augmente, les fonctions spécialisées en sont affectées et la santé de l'individu est alors en danger.

Adaptations courantes

Les cellules peuvent s'adapter au stress du milieu en subissant des transformations structurales et fonctionnelles. Quelques-unes des adaptations les plus courantes sont l'hypertrophie, l'atrophie, l'hyperplasie et la métaplasie (*Tableau 4-1*).

Hypertrophie et atrophie.   L'hypertrophie et l'atrophie affectent le volume des cellules et par conséquent, la taille des organes qu'elles constituent. L'*hypertrophie* compensatoire, qui se traduit par une masse musculaire augmentée, se produit couramment dans les muscles squelettiques et cardiaque sous l'effet d'efforts croissants et prolongés. L'*atrophie* peut être la conséquence d'une maladie, mais on l'associe souvent au vieillissement. Il se produit une diminution de la taille des cellules, et par conséquent de l'organe, qui affecte surtout les muscles squelettiques, les organes sexuels secondaires, le cœur et l'encéphale.

Hyperplasie.   L'*hyperplasie* est une augmentation du nombre de nouvelles cellules dans un organe ou un tissu. Au fur et à mesure que le nombre de cellules s'accroît, le volume augmente. Il s'agit d'une réaction mitotique mais qui peut s'arrêter lorsque cesse le stimulus. Cette particularité la distingue de la néoplasie ou croissance maligne, laquelle se poursuit même une fois qu'a cessé le stimulus. L'hyperplasie peut survenir par suite d'une déperdition biologique ou peut provenir d'un dérèglement hormonal.

Métaplasie.   La *métaplasie* est une transformation cellulaire au cours de laquelle une cellule hautement spécialisée devient une cellule moins spécialisée. Ce changement constitue une mesure de protection car la cellule moins spécialisée résiste mieux au stress qui avait provoqué le changement. Chez les fumeurs, l'épithélium cylindrique cilié qui tapisse les bronches est remplacé par un épithélium pavimenteux. Les cellules pavimenteuses peuvent survivre ; cependant, la perte des cils et du mucus protecteur peut entraîner de graves conséquences.

Ainsi, les adaptations assurent la survie de l'organisme. Elles reflètent les changements d'une cellule normale en réaction au stress. Par contre, si le stress se poursuit, la fonction de la cellule qui s'était adaptée peut cesser et il s'ensuit une lésion cellulaire.

Lésion

La *lésion* est définie comme une dégradation de la régulation ; chaque agent stressant qui diminue la capacité de la cellule ou du système à maintenir l'équilibre de ses processus régulateurs peut entraîner une lésion. Un dommage d'ordre structural ou fonctionnel naît alors ; il peut être réversible et tout rentre dans l'ordre, ou irréversible et la mort survient. Des réglages homéostatiques se manifestent par de petits changements de minute en minute. Grâce à ces adaptations,

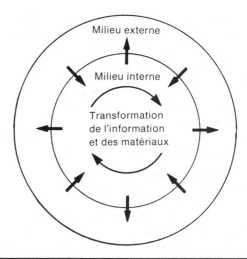

Figure 4-4   Les facteurs causant les dérèglements et les lésions peuvent provenir du milieu interne ou externe. Il peut y avoir excès ou manque d'informations et de matériaux, ce qui peut causer un dérèglement du processus de transformation.

la compensation se produit et l'état stable se rétablit, bien qu'à des niveaux différents la lésion entraîne la perte de l'état stable et que des phénomènes physiopathologiques s'ensuivent.

Les dérèglements et les lésions dans le système (cellule, tissu, organe, organisme) peuvent être causés par le milieu externe et interne (*Figure 4-4*). Les principales causes sont : l'hypoxie, le déséquilibre nutritionnel, les agents physiques, les agents chimiques, les agents infectieux, les mécanismes immunitaires et les anomalies génétiques.

Les causes les plus communes sont l'hypoxie, les agents chimiques et les agents infectieux. La présence d'une lésion préexistante rend le système plus sensible à d'autres atteintes ; par exemple, une oxygénation inadéquate et des déficiences nutritionnelles peuvent augmenter la vulnérabilité à l'infection. Ces agents agissent au niveau cellulaire en endommageant ou en détruisant :

- l'intégrité de la membrane nécessaire à l'équilibre ionique,
- la capacité à transformer l'énergie (respiration aérobie, production d'adénosine-triphosphate (ATP),
- la capacité à synthétiser les enzymes ou d'autres protéines essentielles,
- la capacité de croissance et de reproduction (intégrité génétique).

Hypoxie

L'*hypoxie* est une oxygénation cellulaire inadéquate qui gêne la transformation d'énergie. Elle peut être causée par une mauvaise irrigation d'une région, par une diminution de l'oxygène transporté par le sang (manque d'hémoglobine), par un trouble de ventilation ou un problème respiratoire réduisant la quantité d'oxygène disponible dans le sang, ou encore par un problème au niveau du système enzymatique de la cellule, rendant celle-ci incapable d'utiliser l'oxygène.

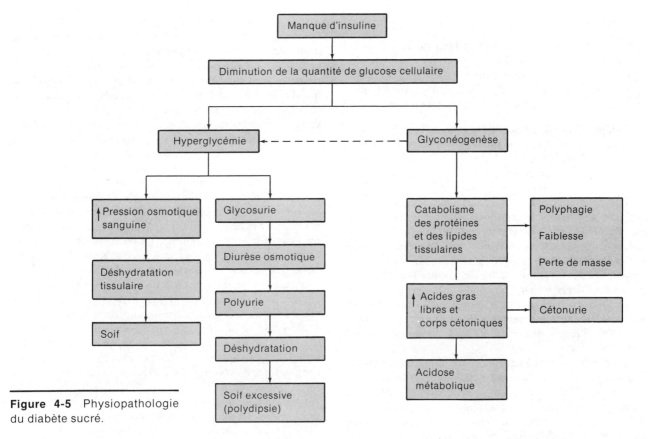

Figure 4-5 Physiopathologie du diabète sucré.

La cause usuelle est l'*ischémie* qui est un apport insuffisant de sang. L'ischémie apparaît souvent dans les lésions du myocarde, l'athérosclérose rendant la circulation artérielle peu efficace. Des caillots intravasculaires (thrombus ou autres corps) gênant la circulation sont les causes communes des accidents cérébro-vasculaires. Les temps extrêmes auxquels les différents tissus peuvent survivre sans oxygène varient : les cellules cérébrales succombent en 3 min à 6 min selon les causes. Si les conditions d'hypoxie progressent lentement, une circulation collatérale peut se développer dans la région ; cependant, ce mécanisme n'est pas très sûr.

Déséquilibre nutritionnel

Le *déséquilibre nutritionnel* consiste en une carence ou en un excès d'un ou de plusieurs nutriments essentiels. Ce déséquilibre se manifeste par une sous-alimentation caractérisée par une consommation inadéquate d'aliments ou de kilojoules, ou par une consommation excessive de kilojoules. Dans le cas de l'obésité, un individu dépasse de 20% ou plus sa masse idéale et la suralimentation surcharge les cellules en lipides. Puisqu'elle exige plus d'énergie pour entretenir les tissus excédentaires, l'obésité exerce une contrainte sur le corps ; elle a été reliée à l'apparition de maladies, plus particulièrement de maladies pulmonaires et cardio-vasculaires.

Des déficiences spécifiques naissent lorsqu'il y a un manque de nutriments essentiels ou une disproportion des nutriments ; les déficiences protéiques ou les avitaminoses en sont des exemples.

Un manque d'énergie entraînant une lésion cellulaire apparaît lorsque la transformation du glucose en énergie ne se produit plus par manque de glucose ou d'oxygène. Un manque d'insuline peut empêcher l'entrée du glucose sanguin dans la cellule. C'est le cas du diabète sucré, lequel représente un dérèglement métabolique responsable d'une déficience nutritionnelle.

Diabète sucré.   La cause du *diabète sucré* demeure inconnue ; dans la plupart des cas, cette maladie est héréditaire. Le diabète sucré a probablement plusieurs causes : anomalie génétique, régime alimentaire et, peut-être, destruction par un virus des îlots pancréatiques produisant l'insuline. Peu importe la cause, lorsqu'il y a un manque d'insuline, des conséquences physiopathologiques surviennent (*Figure 4-5*). L'insuline est essentielle pour faire entrer le glucose dans la cellule. Si l'insuline manque, la nourriture ingérée est transformée en glucose et la glycémie augmente. Comme le glucose ne peut pénétrer dans la cellule, l'organisme l'excrète. À cause de cette charge hypertonique de glucose qui doit être diluée, le liquide intercellulaire est chassé dans la circulation. Il s'ensuit des mictions excessives qui tendent à éliminer le glucose, mais qui causent une soif intense. Comme l'organisme est insuffisamment nourri, le centre nerveux responsable de la satiété envoie le signal de la faim. En même temps, on ressent de la fatigue et de la faiblesse : le corps, éventuellement, puise dans ses propres réserves de protéines et de lipides cellulaires pour tirer de l'énergie, et une perte de masse survient. Les symptômes majeurs du diabète sucré sont la polydipsie (soif excessive), la polyurie (mictions excessives) et la polyphagie (faim excessive).

Agents physiques

Les agents physiques comprennent les températures extrêmes, les radiations, les chocs électriques et les traumatismes physiques ; ces agents peuvent causer des lésions aux cellules ou à l'organisme tout entier. La durée de l'exposition et l'intensité du stress déterminent la gravité du dommage.

Températures très élevées.   Lorsque les températures sont très élevées, indépendamment des causes, l'hypermétabolisme apparaît : augmentation du rythme respiratoire, du rythme cardiaque et du métabolisme basal. Éventuellement, la température élevée cause la coagulation des protéines cellulaires et la cellule meurt. Dans le cas des fièvres d'origine infectieuse, le thermostat hypothalamique peut être bloqué à une température élevée. Ainsi, l'individu s'adapte au chaud et au froid avec une température corporelle de 40° C alors qu'elle devrait se maintenir à une normale de 37° C. Quand la fièvre tombe, le thermostat revient à la normale. En ce qui concerne le coup de chaleur, le fonctionnement du centre thermorégulateur se dégrade et la température interne augmente. Il est urgent que le corps se refroidisse rapidement sinon un léger dommage cérébral peut en résulter.

La réaction locale à une lésion thermique est similaire : il y a augmentation de l'activité métabolique, et si la chaleur croît, les protéines se coagulent, le système enzymatique est détruit et, à l'extrême, la carbonisation se produit. Les brûlures de l'épithélium sont classées comme partiellement profondes si la cicatrisation reste possible et comme profondes si une greffe est nécessaire pour assurer la cicatrisation. L'étendue de la surface touchée détermine le pronostic ; si elle est très importante, le corps tout entier réagit et l'hypermétabolisme se développera comme réaction physiopathologique.

Températures très basses.   Tout comme le froid, les températures très basses créent la vaso-constriction, la circulation se ralentit et des caillots peuvent se former, entraînant l'ischémie dans les tissus touchés. À des températures encore plus basses, des cristaux de glace se forment et la cellule éclate.

Radiations.   Les rayons peuvent être utilisés pour diagnostiquer ou traiter des maladies. En quantités excessives, ils peuvent provoquer des lésions à cause de leur action ionisante. Les chocs électriques peuvent causer des brûlures résultant de la chaleur induite par le passage du courant à travers le corps. Les chocs électriques stimulent aussi les nerfs d'une manière anormale, conduisant, par exemple, à la fibrillation du cœur.

Traumatismes physiques.   Les traumatismes physiques peuvent causer des blessures qui déchirent les cellules et les tissus. La gravité de la blessure, la perte de sang et les dommages causés aux nerfs sont des facteurs importants à considérer dans le pronostic.

Agents chimiques

Les lésions d'origine chimique peuvent être causées par des produits usuels comme la lessive, qui a une action corrosive sur les tissus épithéliaux, ou par des métaux lourds comme le mercure, l'arsenic et le plomb, chacun ayant une action destructrice spécifique. Plusieurs autres produits chimiques peuvent être toxiques selon les quantités, les individus et les tissus ; ce sont aussi bien des composés d'origine intrinsèque que d'origine extrinsèque. Une trop grande quantité d'acide chlorhydrique (HC1) peut endommager la paroi de l'estomac ; une trop grande quantité de glucose peut changer l'équilibre osmotique, modifiant ainsi les proportions de liquide et d'électrolytes, et une trop grande quantité d'insuline peut causer l'hypoglycémie et mener au coma diabétique. Les médicaments, y compris ceux prescrits par le médecin, peuvent causer des empoisonnements. Quelques individus, plus sensibles aux médicaments, manifestent des réactions toxiques à des doses courantes. Avec l'âge, la tolérance aux médicaments tend à diminuer. La polypharmacie (la prise de plusieurs médicaments à la fois), fréquente chez les gens âgés, devient un problème à cause de l'impossibilité de prévoir les résultats de l'association médicamenteuse.

L'alcool (éthanol) est un agent chimique irritant et sa consommation est un problème grandissant dans la société. L'habitude de boire de l'alcool en société prend de l'importance dans le style de vie des jeunes adultes ; les signes de l'intoxication par l'alcool sont bien connus. Dans l'organisme, l'alcool est transformé en acétaldéhyde qui a un effet toxique direct sur les cellules hépatiques, ce qui entraîne des anomalies comme la cirrhose chez les individus prédisposés. Le mauvais fonctionnement des cellules hépatiques crée des complications aux autres organes.

Agents infectieux

Les agents biologiques qui causent des maladies chez l'humain sont les virus, les bactéries, les rickettsies, les mycoplasmes, les champignons, les protozoaires et les nématodes. La gravité de la maladie infectieuse dépend du nombre de micro-organismes pénétrant dans l'organisme, de leur virulence et de la résistance de l'hôte en fonction de l'âge, de son état de santé et de son mécanisme immunitaire. Quelques bactéries, comme celles causant le tétanos et la diphtérie, produisent des exotoxines qui, en circulant, provoquent des dommages aux cellules ; d'autres, comme les bactéries à Gram négatif, relâchent à leur mort des endotoxines ; d'autres enfin, comme le bacille de la tuberculose, induisent des réactions immunitaires. Les virus, à titre d'organismes vivants les plus petits, survivent comme parasites dans les cellules vivantes qu'ils envahissent. Les virus infectent des cellules spécifiques, grâce à un mécanisme compliqué ; ils se multiplient à l'intérieur des cellules puis ils en sortent pour envahir d'autres cellules et s'y multiplier de nouveau. L'organisme produit une réaction immunitaire afin d'éliminer les virus ; les cellules hébergeant les virus peuvent être lésées au cours de ce processus.

Les réactions immunitaires et inflammatoires sont typiquement des réactions physiopathologiques à l'infection.

Mécanismes immunitaires

Le système immunitaire est excessivement complexe ; il sert à défendre l'organisme contre l'invasion de toute cellule ou de tout corps étranger, comme les cellules cancéreuses.

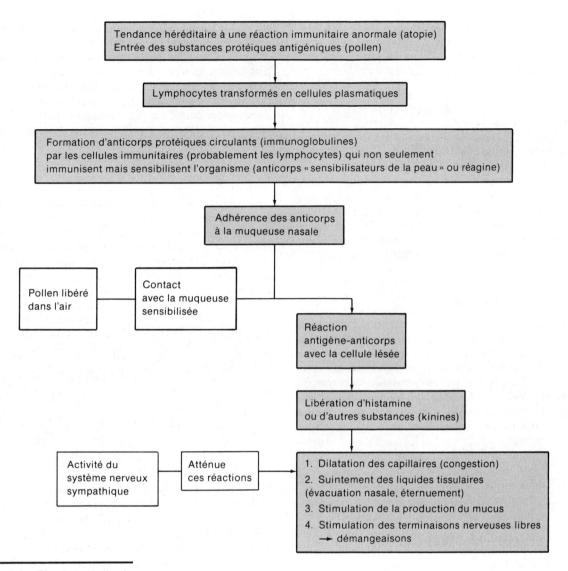

Figure 4-6 Physiopathologie de la rhinite allergique saisonnière due au pollen.

C'est un mécanisme stable, mais comme tous les autres processus d'adaptation, il peut se dérégler, ce qui cause les lésions aux tissus. Fondamentalement, la réaction immunitaire détecte les corps étrangers ; elle fait la distinction entre les cellules de l'organisme et les cellules étrangères, et détruit celles-ci. L'entrée d'un antigène (corps étranger) dans l'organisme entraîne la production d'anticorps qui attaquent et détruisent l'antigène (réaction antigène-anticorps). Le système immunitaire peut être hypoactif ou hyperactif. S'il est hypoactif, les maladies immuno-déficitaires apparaissent ; s'il est hyperactif, des désordres d'hypersensibilité se produisent. Dans ce dernier cas, les antigènes réagissent avec les structures immunitaires (lymphocytes, macrophages, neutrophiles, anticorps ou autres) de telle sorte que les propres cellules de l'organisme sont lésées.

Par exemple, les personnes qui souffrent de rhinites allergiques saisonnières dues au pollen manifestent une hyperréaction aux protéines étrangères sous la forme d'une hypersensibilité (*Figure 4-6*). L'IgE, c'est-à-dire l'immuno-

globuline normalement fabriquée comme anticorps d'un tel allergène, apparaît en quantités excessives. Cet anticorps s'accroche à la muqueuse nasale. Lorsque la protéine étrangère du pollen est de nouveau inhalée, il se produit une réaction anticorps-antigène. L'histamine ainsi que d'autres substances chimiques irritantes sont libérées et des lésions cellulaires en résultent. Celles-ci se manifestent par des sécrétions abondantes, l'œdème de la muqueuse, des éternuements et des démangeaisons locales.

Désordres génétiques

Des polluants de plus en plus nombreux envahissent l'environnement et on étudie leurs effets sur notre structure génétique. Les désordres génétiques comme cause de maladie sont d'un immense intérêt. On a décrit plus de 2 300 caractères héréditaires chez l'humain (Purtilo, 1978). Plusieurs de ces caractères subissent des mutations qui n'ont aucun effet reconnaissable, comme l'absence d'une seule enzyme ; d'autres sont à l'origine d'anomalies congénitales beaucoup plus graves, comme le syndrome de Down. L'anémie falciforme, l'hémophilie et la phénylcétonurie sont des exemples de maladies causées par des anomalies génétiques.

Mort de la cellule

Chacune des lésions mentionnées plus haut peut occasionner la mort de la cellule. La membrane cellulaire s'altère et il en résulte une invasion d'ions sodium et calcium puis d'eau, ce qui cause un œdème, et les transformations énergétiques cessent. Les influx nerveux ne sont plus transmis ; les muscles ne se contractent plus. Lorsque les cellules se rompent, les enzymes du lysosome s'échappent et détruisent les tissus ; les cellules meurent et la nécrose survient.

Réactions aux lésions

En réaction aux lésions induites par les agents mentionnés auparavant, naît une réaction locale consistant en une inflammation et en une réparation. Rappelons qu'à la suite d'une lésion, la membrane cellulaire est endommagée, l'équilibre ionique est brisé et les excitants chimiques se diffusent vers les tissus. La mort de quelques cellules peut aussi se produire localement ; à la suite d'une piqûre d'abeille, par exemple, quelques cellules sont lésées et d'autres sont détruites.

Inflammation

Trois phénomènes se produisent dans le cas d'une inflammation :

1. Vaso-dilatation et circulation sanguine plus rapide.

2. Perméabilité vasculaire accrue.

3. Infiltration des leucocytes dans la région lésée.

À la suite de la vaso-dilatation et de l'augmentation du courant sanguin, la *rougeur* et la *chaleur* se développent. Il s'ensuit un engorgement du vaisseau et le liquide s'échappe dans les tissus environnants, causant ainsi une *enflure*. La *douleur* et l'*engourdissement* sont vraisemblablement dus à la pression de l'enflure sur les terminaisons nerveuses et, peut-être aussi, à l'irritation des substances chimiques comme les kinines qui sont libérées par les cellules lésées. Les cinq signes caractéristiques de l'inflammation sont la rougeur, la chaleur, l'enflure, la douleur et l'engourdissement. Ils apparaissent à l'endroit d'une piqûre d'abeille, par exemple ; ils peuvent aussi apparaître dans le cas d'un infarctus du myocarde ou d'un ulcère gastro-duodénal. Vous pouvez observer une miniréaction (hyperhémie) en grattant votre bras avec l'ongle ; notez comme la réaction est rapide.

L'inflammation aiguë est de courte durée, deux semaines ou moins, et se manifeste principalement par des changements hyperhémiques et exsudatifs (formation de pus, leucocytes morts et débris cellulaires). L'inflammation chronique est la réaction soutenue qui se produit lorsque l'agent responsable ou le stimulus persiste. Dans la réaction chronique, la phase d'exsudation se calme et d'autres types cellulaires, les lymphocytes, prolifèrent.

La réaction locale peut être confinée à l'endroit de la lésion, comme dans la piqûre d'un moustique ; seuls les signes et symptômes locaux apparaissent alors. Par ailleurs, si la lésion est plus sérieuse, une réaction systémique peut aussi se produire. La fièvre, l'augmentation des signes vitaux et la leucocytose sont les indices d'une telle réaction.

Réparation

Le processus de réparation se déclenche presque en même temps que la lésion ; il se confond vraiment avec l'inflammation. La cicatrisation s'amorce après que les débris de l'inflammation ont été enlevés. Elle peut se faire par *régénération*, c'est-à-dire par la prolifération des cellules de même type que celles qui ont été détruites ou encore par *remplacement* par des cellules d'un autre type, habituellement celles du tissu conjonctif, ce qui entraîne la formation d'une cicatrice.

Cicatrisation par régénération. La capacité des cellules à se régénérer dépend de leur labilité, de leur permanence ou de leur stabilité. Les cellules *labiles* sont celles qui se multiplient constamment pour remplacer les cellules mortes à la suite d'un processus physiologique normal. C'est le cas des cellules de l'épithélium de la peau et de la paroi du tube digestif. Les cellules *permanentes* comprennent les neurones, c'est-à-dire les cellules nerveuses sans les axones. La destruction d'un neurone est une perte permanente mais les axones peuvent se régénérer. La régénération du tissu doit se produire selon un modèle fonctionnel, spécialement par la croissance de nombreux axones, pour que l'activité réapparaisse. Les cellules *stables* ont une capacité latente à se régénérer. Au cours d'un processus physiologique normal, il n'y a pas de perte de substance et le remplacement n'est pas nécessaire, mais s'il y a dommage ou destruction, elles sont aptes à se régénérer. C'est le cas des cellules des reins, du foie, du pancréas et de certaines autres glandes de l'organisme.

Cicatrisation par remplacement. La cicatrisation par remplacement se fait de deux manières : par première intention ou par deuxième intention. Dans le cas de la *cicatrisation par première intention*, la blessure est propre et sèche et les contours sont nets comme ceux d'une incision chirurgicale. Il ne se forme qu'une petite cicatrice et la blessure est généralement guérie en une semaine. Dans le cas de la *cicatrisation par deuxième intention*, le blessure est plus grande, l'ouverture, plus importante et il y a davantage de matières nécrotiques. La blessure se remplit de bas en haut par du tissu de granulation. Le processus de réparation prend plus de temps et il en résulte une perte de la fonction spécialisée. Les personnes qui ont souffert d'infarctus du myocarde présentent des ECG anormaux parce que le signal électrique ne peut traverser le tissu conjonctif de remplacement.

Comme il a été mentionné plusieurs fois dans ce chapitre, la condition physique de l'individu, l'environnement et la gravité des lésions influencent le processus et son résultat, c'est-à-dire ici, les mécanismes d'inflammation et de réparation.

□ UN PROCESSUS PHYSIOPATHOLOGIQUE REPRÉSENTATIF : LA MALADIE CARDIAQUE HYPERTENSIVE

Il est dommage que les mots et les images ne puissent suffire à décrire les conditions du client atteint de maladie cardiaque hypertensive, que ce soit moment après moment ou jour après jour au cours de la phase aiguë, ou encore semaine après semaine dans le cas de la maladie chronique. L'équipe de santé connaît bien tous les problèmes rencontrés par le client : les changements physiologiques, les relations avec sa famille et l'équipe de soins, les soucis exprimés ou non, l'anxiété et l'influence de toute sa vie sur le développement et l'évolution de sa maladie. Ces variables ne peuvent être représentées par un diagramme simple ; cependant, ce sont des facteurs importants influençant l'évolution de la maladie.

Mécanismes de régulation de la pression artérielle

Un bref résumé de ces mécanismes facilitera la compréhension de la maladie cardiaque hypertensive. La régulation de la pression est due à des contrôles nerveux et hormonaux complexes qui agissent sur le débit cardiaque et sur la résistance périphérique. Cette relation est exprimée par l'équation suivante :

Pression artérielle moyenne = Débit cardiaque

× Résistance périphérique totale

Le débit cardiaque est fonction du débit systolique et du rythme cardiaque. La résistance périphérique est fonction du diamètre des artérioles. Si celui-ci diminue (vaso-constriction), la résistance périphérique augmente ; dans le cas contraire (vaso-dilatation), elle diminue.

La régulation primaire de la pression artérielle est sous le contrôle des barorécepteurs du sinus carotidien et de la crosse de l'aorte qui transmettent les influx aux centres nerveux sympathiques de la moelle. Quand la pression artérielle augmente, les terminaisons des barorécepteurs sont excitées, ce qui inhibe le centre sympathique qui envoie moins d'influx ; il en résulte une réduction du rythme cardiaque, une dilatation des artérioles et un retour de la pression artérielle à sa valeur initiale. L'inverse se produit lorsque la pression chute. Les barorécepteurs ne contrôlent que temporairement la pression sanguine.

Nous allons décrire un autre mécanisme dont l'effet est à long terme. La rénine, produite par les reins lorsque leur flux sanguin diminue, déclenche la sécrétion d'angiotensine I, qui se transforme en angiotensine II ; celle-ci fait augmenter la pression sanguine par constriction directe des artérioles. Il y a aussi stimulation indirecte de la sécrétion d'aldostérone, laquelle entraîne la rétention de sodium et d'eau. L'eau fait augmenter le volume du liquide extra-cellulaire qui, en retour, accroît le retour veineux, ce qui cause une augmentation du débit systolique, donc du débit cardiaque. Les reins eux-mêmes présentent un mécanisme intrinsèque qui augmente la rétention de sodium et d'eau.

Lorsqu'il se produit une perturbation *permanente* qui cause une constriction des artérioles, la résistance péri-

phérique totale augmente et la pression artérielle moyenne s'élève. Face à cette perturbation permanente, le débit cardiaque augmente pour maintenir le système en équilibre (voir l'équation). Cela est nécessaire pour surmonter la résistance périphérique, car il faut continuer d'assurer l'apport d'oxygène et de nutriments aux cellules ainsi que le retrait des déchets cellulaires. Pour augmenter le débit cardiaque, le système nerveux sympathique stimule le cœur afin qu'il batte plus rapidement ; cela entraîne une augmentation du débit systolique par vaso-constriction sélective des organes périphériques qui retournent une plus grande quantité de sang au cœur. Dans l'hypertension chronique, les barorécepteurs sont réglés à un niveau plus élevé et ils réagissent comme si ce niveau correspondait à la normale.

Initialement, ce mécanisme est compensatoire ; cette adaptation exige cependant une surcharge de travail de la part du cœur. En même temps, une dégénérescence peut se produire dans les artérioles sujettes à une forte pression continue. Cette dégénérescence se produit dans tous les organes, y compris le cœur, ce qui contribue à diminuer l'irrigation sanguine du myocarde. Pour chasser le sang, le cœur doit être assez puissant pour surmonter la pression qui existe à l'entrée de l'aorte. En réaction à cette surcharge de travail, le ventricule gauche s'hypertrophie. Il se dilate éventuellement et le cœur s'élargit. Ces deux changements structuraux sont adaptatifs et ils améliorent le débit systolique. Au repos, ces mécanismes compensatoires peuvent être effectifs, mais à l'effort, le cœur ne peut répondre aux demandes du corps ; le client est très fatigué et il a le souffle court.

Le moment où la compensation cesse et où la lésion ou l'insuffisance commence est manifeste. Avec les demandes accrues apparaissent des changements dans la répartition du flux sanguin, ce qui se manifeste par un flux réduit au niveau des reins. Cela stimule le mécanisme rénine-angiotensine-aldostérone, qui à l'origine était un mécanisme compensatoire, mais qui aggrave maintenant la faiblesse du cœur en augmentant le volume du liquide extra-cellulaire et la résistance périphérique. Le cœur est engorgé de sang qu'il ne peut chasser et l'insuffisance ventriculaire gauche se produit, ce qui a des effets positifs et négatifs. Les effets positifs sont dus au débit faible, qui ralentit la perfusion des tissus et active les mécanismes de rétention de sodium et d'eau dans les reins et les glandes, entraînant une rétroaction positive au cœur affaibli. Les effets négatifs sont dus au remplissage moins rapide du ventricule gauche, ce qui augmente la pression diastolique terminale. Cette augmentation de pression se répercute dans l'oreillette gauche et dans les veines pulmonaires, entraînant la congestion des capillaires pulmonaires. Les échanges gazeux sont perturbés et le liquide passe des capillaires aux alvéoles, causant ainsi un œdème pulmonaire. À l'auscultation des poumons, on peut entendre des râles ; une dyspnée et une orthopnée sérieuses peuvent se présenter ainsi que de la toux ; l'œdème fait apparaître des crachats roses et écumeux. Éventuellement, cette évolution touchera le cœur droit et entraînera une insuffisance ventriculaire droite ainsi que la congestion dans les veines et les organes drainés par les veines caves. Le système est alors en insuffisance totale et la mort est imminente.

La cause initiale de l'augmentation de la résistance périphérique est inconnue dans le cas de l'hypertension primaire ou essentielle, bien qu'on ait incriminé un grand nombre d'agents responsables. Le mécanisme pathologique était l'hypoxie causée par l'insuffisance du système circulatoire. Dans les dernières étapes, l'œdème pulmonaire diminuait aussi la saturation du sang en oxygène.

□ RÔLE DE L'INFIRMIÈRE

Dans l'évaluation du client qui réclame des soins de santé, les signes objectifs seront les premiers indicateurs des processus physiologiques en cours. Est-ce que le rythme cardiaque, le rythme respiratoire et la température sont normaux ? Sinon, sont-ils des signes provisoires ? Existe-t-il d'autres indicateurs de troubles sérieux ? Quelle est la pression sanguine ? Est-elle haute ou basse ? Y a-t-il des problèmes de locomotion, de sensibilité ? Le client montre-t-il des difficultés d'orientation ou des pertes de mémoire ? Y a-t-il des lésions ou des déformations sérieuses ? Des signes plus tardifs des mécanismes internes seront mis à jour par les résultats de laboratoire concernant les électrolytes, l'azote sanguin provenant de l'urée, le glucose sanguin et les analyses d'urine. En posant des diagnostics infirmiers, il est nécessaire de relier les symptômes et les plaintes exprimés par le client aux signes physiques observés.

D'autres chapitres traiteront plus en profondeur de certains problèmes particuliers et de leurs traitements infirmiers. On a répété plusieurs fois dans ce chapitre que la condition du malade et son environnement étaient deux des trois facteurs de prédiction des résultats de santé. Ces deux facteurs sont relatifs au modèle de santé de l'individu. L'infirmière a la responsabilité d'identifier les modèles de santé de l'individu traité. Si ces modèles ne peuvent permettre à l'individu d'atteindre son équilibre physiologique, psychologique et social, l'infirmière est obligée, avec l'aide et le consentement du client, de trouver des moyens pour atteindre cet équilibre. En résumé, pour évaluer les modèles de santé d'un individu et pour intervenir si un problème existe, il ne faut jamais oublier que la physiologie humaine dépend de nombreux facteurs et que l'évaluation que l'on en fait doit être globale.

5

L'adaptation au stress

Le stress, terme difficile à définir, revêt une signification différente selon les individus. Il représente pour les uns une *émotion bouleversante* et pour les autres la *cause* ou le *stimulus* qui déclenche une émotion. L'emploi de ce terme a créé tellement de problèmes qu'il a incité un chercheur à recommander qu'on en abandonne l'usage (Mason, 1975). En 1976, Hans Selye, parfois surnommé le « père du stress », affirmait d'abord que « le stress est surtout le taux d'usure du corps ». Il modifiait plus tard cette définition pour la suivante : « Le stress est un état manifesté par un syndrome spécifique qui est la somme de tous les changements non spécifiques induits à l'intérieur d'un système biologique. » Selye est un endocrinologue qui a étudié le stress sa vie durant. George Engel (1960), travaillant sur les maladies psychosomatiques, a défini le stress psychologique comme :

> « tous les processus qui, provenant de l'environnement ou de l'individu lui-même, imposent à l'organisme une demande ou une exigence dont la satisfaction nécessite un travail ou une activité mentale avant l'intervention de tout autre système » [1].

L'étude du stress et de l'adaptation au stress a été poursuivie par des chercheurs de différentes disciplines selon leurs points de vue personnels. En général, les recherches en physiologie ont d'abord traité des réactions adaptatives au stress, alors que celles en psychologie s'orientaient davantage sur les facteurs prédisposants et sur les causes déclenchantes du stress. La sociologie a recherché les conséquences du stress et de l'adaptation au stress, au point de vue de la famille et du groupe, ainsi que la façon dont la famille et le groupe pouvaient avoir de l'influence sur l'individu stressé.

À partir de cela, des infirmières dans le domaine de la recherche ont proposé des modèles destinés à unifier quelques-unes de ces approches et ont étudié le stress et

l'adaptation au stress d'un point de vue holistique (Sutterley et Donnelly, 1982); des infirmières théoriciennes ont aussi proposé des modèles de soins fondés sur une conception plus large de l'adaptation (Roy, 1976; Newman, 1974; Rogers, 1970).

Approche holistique. Selon cette approche, le corps, l'intelligence et l'esprit constituent une entité qui se reflète dans le comportement de chaque individu. Si nous voulons évaluer le mode de comportement d'un individu, nous devons nous rendre compte qu'il caractérise l'individu tout entier et non une partie, ce qui est un principe fondamental en soins infirmiers.

Du point de vue historique, l'approche holistique a connu un essor au début du siècle grâce aux recherches en médecine psychosomatique. Autrefois, on considérait l'intelligence, le corps et l'esprit comme des entités indépendantes; le corps était soigné par les médecins qui « saignaient » et « examinaient la bile », l'intelligence par les magiciens ou les occultistes et l'esprit par les membres du clergé. Il était séduisant d'attribuer la maladie à une cause unique qui pouvait être éliminée. On ne tenait pas compte des relations entre les nombreuses conditions nécessaires et suffisantes qui entraînaient la maladie. Des études sur les maladies psychosomatiques révèlent l'interaction entre le corps et l'esprit dans tous les aspects de la santé et de la maladie. Elles confirment que le stress émotionnel peut contribuer aux déséquilibres physiologiques et inversement. En effet, quand on ressent de la joie ou de la tristesse, des changements physiologiques apparaissent comme faisant partie de l'événement.

☐ STRESS ET ADAPTATION : DÉFINITIONS
Stress

Le *stress* est un état causé par un changement dans l'environnement; ce changement représente un défi, une menace ou un dommage pour l'équilibre dynamique de

---

1. G. Engel. « Health and disease », *Perspectives in Biology*, 3 : 4 (été 1960), p. 459 à 485.

l'individu. Il s'agit d'un déséquilibre réel et sensible de la capacité à faire face à une nouvelle situation. Le changement, ou le stimulus, se nomme *agent stressant* et sa nature est très variable : ce qui peut produire du stress chez l'un n'aura aucun effet chez un autre et un événement qui stresse un individu à un moment et à un endroit donnés ne produira aucun effet à un autre moment et à un autre endroit chez le même individu.

Le stress est conditionné par deux facteurs : la capacité à s'adapter et l'aide reçue du milieu social. Le but désiré est l'adaptation ou l'ajustement face au changement afin que l'individu retrouve son équilibre et qu'il ait la capacité de faire face aux nouvelles demandes.

Adaptation

L'adaptation est un processus constant qui se produit de la naissance à la mort. Tout au cours de notre vie, nous passons par des stades de « bonne » ou de « mauvaise » santé ; de telles notions sont bien relatives. Nous sommes constamment confrontés à des agents stressants qui mettent à l'épreuve notre capacité à répondre à nos besoins et à nous maintenir en équilibre ; la santé est due à une adaptation positive aux agents stressants, alors que la maladie est causée par l'échec ou la mésadaptation face à de tels agents. Selon Dubos (1965), « la santé chez les humains signifie plus qu'un état d'adaptation passive de l'organisme aux conditions physico-chimiques du milieu extérieur ; elle nécessite que la personnalité puisse s'exprimer avec créativité ». Dubos décrivait la vie humaine comme le résultat de la juxtaposition de trois types de déterminants : (1) les caractéristiques universelles de la nature humaine, « qui sont inscrites dans sa chair et ses os », (2) les conditions de chaque situation donnée et (3) la capacité humaine de faire des choix et de contrôler ses propres actions.

Parce que le stress et l'adaptation peuvent exister à des degrés différents, il est possible d'en faire l'étude au niveau de la cellule, du tissu et de l'organe. Le biologiste étudie principalement les composants cellulaires et les sous-systèmes du corps. On peut aussi faire l'étude du stress et de l'adaptation au niveau de l'individu, de la famille, du groupe et de la société ; c'est ainsi que le sociologue parle d'adaptation des groupes dans le sens où leur organisation se transforme en fonction des exigences de leur environnement physique et social. L'adaptation est un processus permanent ayant pour objectif l'harmonie avec l'environnement. Pour chaque système, la croissance et la reproduction sont les buts désirés. Un des objectifs majeurs des soins infirmiers est d'aider et de favoriser les efforts de l'individu en vue d'une adaptation saine.

☐ AGENTS STRESSANTS

Tout individu fonctionne à un certain niveau considéré comme son niveau d'adaptation. Cet individu sera régulièrement confronté à des changements qui contribuent à la croissance et qui améliorent la qualité de vie. Cet état de bien-être peut être détruit par un certain nombre d'agents stressants, entraînant un déséquilibre physiologique et psychologique qui pourrait conduire à la maladie, s'il était grave et prolongé.

Agents physiologiques. Les sources de stress peuvent être sommairement classées en agents physiologiques et en agents psychosociaux. Voici les agents qui ont été catalogués par Robbins et Angell (1976) et qui peuvent être considérés comme des agents physiologiques : agents chimiques (médicaments, poisons, alcool), agents physiques (chaleur, froid, radiations, chocs électriques, blessures), agents infectieux (virus, bactéries, champignons), mécanismes immunitaires défectueux, désordres génétiques, déséquilibre nutritionnel et hypoxie. Tous ces agents ont à la fois un effet général et un effet spécifique. L'effet spécifique ainsi que l'affection qui en découle feront l'objet d'un autre chapitre ; seul l'effet général, soit la réaction au stress, sera traité ici.

Agents psychosociaux. La liste des agents psychosociaux est longue et comprend bien plus que ce qui peut être considéré comme une « usure courante ». Antonovsky (1979) a décrit 11 catégories qui sont résumées ici :

1. *Accidents et survivants :* La victime, la personne responsable et les proches du blessé se sont tous sentis menacés bien que différemment.
2. *L'expérience des autres dans notre contexte social :* Nous existons en relation avec les autres et tout ce qui leur arrive nous affecte.
3. *Les horreurs de l'histoire :* Auschwitz, la guerre du Viêt-Nam, Hiroshima.
4. *Les conflits psychiques internes et inconscients ainsi que l'anxiété :* Cette catégorie inclut les besoins biologiques comme la faim, la soif, la sexualité et les forces décrites par Freud.
5. *La peur de l'agression, de la mutilation et de la destruction :* Le besoin de survivre engendre la lutte pour obtenir le pouvoir ou une place dans la société, ce qui crée en nous un élément de peur.
6. *Les événements qui font l'histoire et qui nous sont présentés jusque dans notre salon :* Par la dramatisation et la couverture vivante des événements, les médias d'information nous propulsent dans le temps et dans l'espace. La guerre, l'esclavage, le viol et le vol nous apparaissent clairement et représentent des menaces.
7. *Les changements qui se produisent dans notre monde :* Il ne s'agit pas seulement des changements, mais de la rapidité de ces changements (démographiques, économiques, technologiques), comme l'écrivait Toffler dans *Le choc du futur*.
8. *Les crises psychosociales des différents stades de développement :* Celles-ci ont été décrites par Erikson comme inhérentes aux phases du cycle de la vie humaine.
9. *Les autres crises normatives de la vie : changements de rôle, socialisation inadéquate, surcharge, sous-utilisation.* Cette catégorie comprend tous les événements qui se produisent lorsqu'on joue un nouveau rôle social ; l'éventail est large et englobe les événements de changements dans le style de vie qui seront étudiés plus tard. Lorsqu'un individu change de rôle, il est très probable qu'il ait peur de ne pas être adapté socialement au changement. La surcharge est communément considérée comme un agent stressant ; cependant, il a été prouvé que la sous-utilisation des capacités en était également un.

10. *Les conflits reliés aux relations sociales :* Antonovsky les appelait « conflits internes quotidiens ancrés dans l'organisation sociale et culturelle de chaque société ».

11. *La distance entre les objectifs inculqués par la culture et les moyens structurés par la société :* Toutes les sociétés présentent cet agent stressant potentiel, la distance entre les objectifs et les moyens ; peu d'entre elles possèdent à la fois les moyens et la sagesse nécessaires pour atteindre le but (Antonovsky, 1979).

Événements et stress. Les relations entre les événements et la maladie ont été entrevues par Adolph Meyer qui, vers 1930, utilisait des « cartes de vie » avec ses clients, chez qui il observait une relation entre leurs maladies et les événements critiques de leur vie. Harold Wolff, poursuivant dans le même sens, concluait que les gens constamment stressés présentaient un taux élevé d'incidence de maladies psychosomatiques. Plus récemment, Holmes et Rahe ont dressé une échelle d'évaluation des événements critiques. En tenant compte de la quantité d'événements récents et de la valeur totale qu'ils représentent, on peut prédire la maladie avec une grande probabilité. Les événements de l'échelle correspondent aux événements qui nécessitent un changement dans le mode de vie de l'individu ; la variable « changement » est importante, car elle demande un réajustement. À cause des problèmes méthodologiques créés par la première échelle intitulée « Liste des événements récents », on la modifia et on l'intitula « Questionnaire concernant les changements récents de la vie » (Tausig, 1982). Ce questionnaire comprend 118 éléments concernant la mort, la naissance, le mariage, le divorce, la promotion, la rétrogradation, les disputes sérieuses, les vacances, etc. ; tous représentent aussi bien des événements désirables qu'indésirables.

Ces études ont tenté d'identifier la nature des événements stressants et de leur assigner une valeur normative. Analysant ces résultats, Dohrenwend et Dohrenwend ont retenu trois caractéristiques plus fréquemment associées à un événement reconnu comme stressant : (1) changements dans le mode de vie, en mieux ou en pire, (2) le fait qu'il soit non désirable, (3) le fait qu'il bouleverse. Cela n'exclut pas les autres caractéristiques qui contribuent au stress.

Quant à l'étiologie, une question s'était posée : « Parmi les agents psychosociaux ou physiologiques, lesquels sont les plus importants ? » En réponse, Rahe (1975) compara leurs contributions relatives à la manière de « deux échelles mobiles sur une règle de calcul ». Dans certaines maladies comme le botulisme, la toxine est si puissante que l'échelle des facteurs physiologiques est à sa valeur maximale et celle des facteurs psychologiques à zéro. À l'inverse, pour des maladies telles que des douleurs lombaires ou des céphalées, les facteurs psychologiques ont la plus forte valeur. La plupart des maladies se situent entre ces deux extrêmes, « la cause essentielle provenant à la fois des facteurs psychosociaux et physiologiques ».

Résumé. Les agents stressants créent une modification dans l'équilibre de l'individu. Chacun présente une certaine limite d'adaptation ; les changements situés en deçà de cette limite correspondent à sa capacité d'existence. Les changements situés au-delà de cette limite entraînent le déséquilibre et exigent un réajustement ; ces réajustements peuvent conduire à un nouveau niveau d'adaptation, augmentant le répertoire des réactions d'adaptation. Le stress soudain peut dépendre du nombre d'événements ou de changements apparaissant simultanément, de l'amplitude et de la qualité de ces changements. La qualité des changements peut être influencée par le degré de contrôle que l'individu exerce sur ce qui arrive et par le fait qu'il s'agisse ou non d'un événement prévu ou attendu.

Les sources de stress décrites ici peuvent être des événements passagers ou des contraintes perpétuelles. Pearlin et ses assistants (1981) ont expliqué comment agissent ces deux sources majeures de stress. Cela peut se produire de deux manières. Un événement en apparence insignifiant peut engendrer une réaction de « c'est la goutte qui fait déborder le vase » ; il fait ainsi ressurgir de vieux problèmes et crée le malaise. Dans l'autre cas, les événements critiques s'ajoutent aux contraintes perpétuelles, créant de nouveaux problèmes ou intensifiant les contraintes préexistantes pour finalement déclencher le stress.

En plus des événements critiques et des contraintes perpétuelles, il y a une autre facette aux causes du stress, celle qui touche au concept de soi, en particulier la maîtrise et l'estime de soi (Pearlin et al., 1981). On entend par maîtrise le contrôle qu'a un individu sur sa propre vie, et par estime de soi, la valeur qu'il s'accorde. Lorsque les contraintes nocives persistent, sans être modifiées par les efforts de l'individu, et que le contrôle est menacé ou perdu, le concept de soi est ébranlé. La combinaison des événements critiques, des contraintes persistantes et de la diminution du concept de soi conduit au stress.

☐ RESSOURCES PALLIATIVES : ADAPTATION ET SOUTIEN SOCIAL

Les moyens communément employés pour pallier le mécanisme du stress sont de deux types : l'adaptation et le soutien social. Ces deux moyens sont utilisés pour réduire, éviter ou éliminer le stress et ses causes. Il est important de comprendre qu'on peut intervenir à plusieurs moments : avant l'apparition de l'événement stressant, après celui-ci mais avant qu'il n'ait déclenché le stress et pendant la situation de stress elle-même. Dans le dernier cas, l'intervention aura plus de succès si elle est faite avant que l'individu ne perde le concept de soi et que l'échec ne se produise. L'infirmière aura les responsabilités suivantes : l'éducation, pour promouvoir des comportements sains évitant le stress, et l'utilisation de techniques de contrôle de stress. Ces responsabilités seront expliquées plus loin dans le chapitre. On doit insister sur le fait que toutes les sortes de stress ne sont pas mauvaises ; un peu de stress est même nécessaire pour accroître le fonctionnement adaptatif. Selye appelle *eustress* le « stress positif » et *détresse* le « stress négatif ».

Adaptation

La plupart des recherches touchant aux mécanismes d'adaptation ont été faites par des psychologues intéressés par les processus cognitifs. Les travaux de Lazarus sont importants à ce sujet. Lazarus identifie le stress à un processus de transaction dans lequel l'individu est en relation continuelle avec son environnement, l'un subissant l'influence de l'autre (Folkman et Lazarus, 1980). Ainsi, l'événement et la réaction qui en découle sont continuellement modifiés par deux processus que Lazarus identifie comme l'évaluation et le modèle d'adaptation.

Évaluation.   L'évaluation est le « processus cognitif par lequel on juge un événement par rapport à ce qui est en jeu (*évaluation primaire*), et par rapport aux ressources d'adaptation et aux choix disponibles (*évaluation secondaire*) ». Durant l'évaluation primaire, on peut identifier la situation comme stressante ou non stressante. Les situations stressantes sont celles où apparaît un dommage ou une perte, celles qui sont menaçantes si le dommage ou la perte est anticipé, et celles dans lesquelles on peut se battre avec l'espoir de gagner. Le degré de stress est déterminé en comparant ce qui est en jeu et ce que l'individu peut faire pour en venir à bout. Lazarus a défini l'adaptation comme « des efforts de compréhension et de comportement propres à dominer, supporter ou réduire les demandes internes et externes et les conflits entre elles ».

Modèle d'adaptation.   Pearlin et ses assistants (1981) ont établi que de tels efforts comprennent des stratégies pour modifier les situations engendrant le stress, pour changer la compréhension de la situation afin que le danger soit réduit et pour contrôler les symptômes du stress. La réaction aux différents agents stressants peut varier selon les circonstances. Cependant, avec le temps, l'individu peut développer un modèle typique de comportement d'adaptation. Ce modèle sera influencé par la personnalité de l'individu, sa culture et ses expériences. L'adaptation sera efficace si l'individu maintient un équilibre psychologique sans excitation neuro-endocrinienne prolongée et excessive.

Soutien social

Il semble évident que le soutien social joue un rôle efficace de modérateur du stress (Henry et Stephens, 1977). Cobb (1976) définit le soutien social comme de l'information appartenant à une ou plusieurs des trois catégories suivantes. Dans la première catégorie, on persuade le sujet qu'on l'aime et qu'on tient à lui. Cela se produit surtout entre deux personnes chez qui existent une confiance et un attachement réciproques, se traduisant par l'aide apportée à l'une et à l'autre dans la satisfaction de leurs besoins. Ce *soutien affectif* existe le plus souvent dans une relation conjugale, mais on peut également le rencontrer entre l'infirmière et son client.

Dans la seconde catégorie, le sujet est amené à croire qu'il est estimé et qu'on reconnaît sa valeur. On peut faire cela en public de façon à bien montrer au client la place appréciable qu'il occupe dans le groupe. La conception qu'il a de sa valeur grandit alors ; ce genre de soutien est appelé *soutien de l'estime*.

Dans la troisième catégorie d'information, on fait prendre conscience au sujet qu'il fait partie d'un réseau de communication et d'aide mutuelle. Cela signifie que l'information est partagée par les membres du réseau, qu'ils la connaissent tous et qu'ils sont tous conscients qu'elle est partagée. Cette information est de deux types : les communications, qui sont « l'essence de l'histoire » (ce qui arrive, qui

est affecté, etc.) et la connaissance que les biens et services sont disponibles aux membres sur demande (par exemple, un individu peut appeler un ami en cas d'urgence). Cobb insiste sur le fait que le soutien social encourage le comportement indépendant ; il n'entraîne pas la dépendance.

Le soutien social commence dans l'utérus ; il continue à travers l'attachement manifesté par les parents et se développe par les relations avec la famille, les pairs et la communauté au fur et à mesure que l'individu grandit. Plusieurs théories sociologiques confirment l'existence de stress et de maladies quand la structure familiale est rompue de sorte qu'il n'y a plus d'autorité ou de hiérarchie stable, que les limites territoriales ne sont plus bien définies, et qu'il y a un manque d'attachement profond.

Soutien social et adaptation

Le soutien social facilite plus ou moins les comportements d'adaptation de l'individu, selon la nature du soutien (Pearlin et al., 1981). Les individus peuvent avoir beaucoup de relations, mais le soutien nécessaire n'est fourni que lorsqu'il existe un profond « niveau d'attachement et d'intérêt et non seulement quand on effleure simplement la vie des uns et des autres ». Les qualités essentielles à un réseau de communication sont l'échange de réflexions intimes et la présence de confiance et de solidarité.

Nuckolls et ses assistants (1972) ont démontré l'effet évident du soutien social. Dans une étude sur des femmes enceintes, ils ont observé un taux de complications plus élevé chez les femmes qui avaient subi de nombreux changements de mode de vie avec un faible soutien social, que chez celles qui avaient reçu un grand soutien social. Le premier groupe avait 91% de complications et le second 33%. Norbeck et ses assistants (1981), reconnaissant la valeur de la théorie du soutien social en soins infirmiers, ont élaboré un questionnaire servant à identifier les genres de systèmes de soutien social utilisés par les clients.

☐ MANIFESTATIONS DU STRESS

L'individu doit donc faire face quotidiennement à des changements dans son environnement, qu'ils soient d'origine physiologique, psychologique ou sociale. Il évalue ces changements ; si la demande n'est pas trop forte (par exemple, des changements homéostatiques) et si ces modifications se situent à l'intérieur du champ de ses ressources d'adaptation, l'individu *perçoit* ces changements comme non stressants ; il fait de légers ajustements et retrouve son équilibre. S'il ne possède pas les ressources pour venir à bout des agents stressants, ou si les enjeux sont trop grands, son équilibre est perturbé et un état de stress s'installe. Le degré de stress produit va dépendre de la nature, de la durée et de l'intensité de l'agent stressant. En retour, la nature des réactions engendrées dependra du degré de stress (de léger à grave).

Réaction au stress

La perception de l'agent stressant est coordonnée par les structures cérébrales et peut être consciente ou inconsciente.

Suivant la perception, il y a d'abord une réaction globale, un état généralisé d'anxiété comportant une activation psychoneuro-endocrinienne. À mesure que la personne a plus de temps pour évaluer l'agent stressant, et les ressources disponibles pour y faire face, elle produit une réaction plus spécifique. L'anxiété va passer d'une réaction diffuse à une émotion particulière : joie-peine, peur-colère, acceptation-méfiance, surprise-attente ; les réactions endocriniennes deviennent plus spécifiques et les réactions émotionnelles et physiologiques suivent un modèle plus précis. La perception et la réaction sont entremêlées et arrivent simultanément ; elles ne peuvent pas être distinguées, sauf pour les fins de la discussion. La réaction au stress a, à la fois, des composantes émotionnelles et physiologiques et on peut en voir les manifestations dans le comportement de l'individu ou dans ce qu'il en rapporte. Pendant que l'individu fait face à la situation, il l'évalue continuellement ; faire face à la situation et l'évaluer deviennent une activité cyclique fournissant une rétroaction à la perception de la situation. Si l'individu réussit, il s'adapte ; s'il échoue, il peut développer un modèle de réactions non appropriées aux situations, ou une maladie dite d'adaptation. Il s'agit aussi d'une période où l'individu est particulièrement vulnérable aux autres agents stressants. La séquence des processus d'adaptation au stress est décrite à la figure 5-1.

Perception du stress : réaction esprit-corps

La recherche psychosociale s'intéresse aux causes du stress : quels sont les événements stressants dans la vie et quelles sont les ressources que possède l'individu pour s'adapter à la situation stressante ? La recherche physiologique, elle, traite des conséquences : quelles sont les réactions neurophysiologiques qui se présentent dans le stress ? Comment les causes et les conséquences sont-elles liées ? On ne le sait pas, mais on pense que l'excitation émotive, ou l'impact psychologique, d'agents nocifs ou stressants déclenche les réponses neuro-endocriniennes (Mikhail, 1981). En 1831, James Johnson, un médecin de Londres, reconnaissait la relation existant entre l'esprit et le corps :

« Un accès brusque de passion, une sensation passagère de peur, un trait de génie inattendu, en résumé n'importe quelle émotion forte peut causer des palpitations, des tremblements musculaires, un arrêt des fonctions digestives et une irrégularité dans la circulation sanguine à travers la machine vivante [2]. »

Dans la perception du stress, on reçoit une sensation et on lui donne une signification ; la connaissance du stress sous-entend qu'on y a pensé. La perception et la connaissance du stress s'organisent dans l'encéphale ; le corps et l'esprit ne font qu'un, les émotions laissent des séquelles physiologiques et les maladies physiologiques déclenchent des émotions. Restak (1979) compare l'encéphale à « un casino international visité par des gens du monde entier. Chaque personne entre au casino avec sa propre monnaie. Pour jouer, il doit la changer en monnaie du casino ». De la même manière, tous les stimuli internes et externes arrivant à l'encéphale doivent être convertis en impulsions électrochimiques qui sont « la monnaie de l'encéphale ». Différents stimuli sont enregistrés dans différentes zones de l'encéphale selon différents modèles ; l'encéphale interprète ces modèles et y réagit. Ainsi, il contrôle et régularise les activités du corps.

2. O. Tanner. *Stress*, New York, Time Life Books, 1976, p. 10.

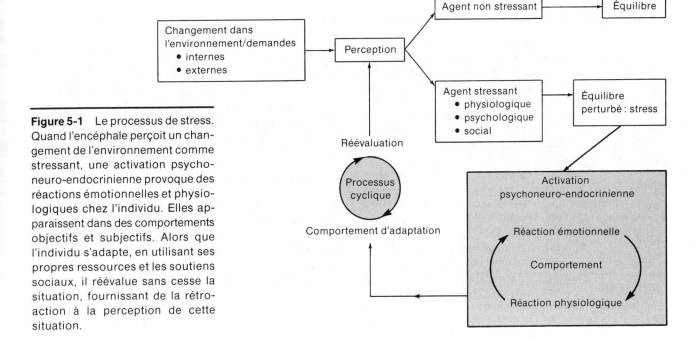

Figure 5-1 Le processus de stress. Quand l'encéphale perçoit un changement de l'environnement comme stressant, une activation psychoneuro-endocrinienne provoque des réactions émotionnelles et physiologiques chez l'individu. Elles apparaissent dans des comportements objectifs et subjectifs. Alors que l'individu s'adapte, en utilisant ses propres ressources et les soutiens sociaux, il réévalue sans cesse la situation, fournissant de la rétroaction à la perception de cette situation.

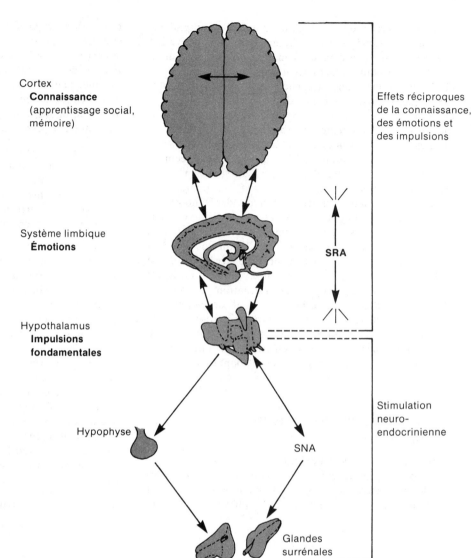

Cortex
Connaissance
(apprentissage social,
mémoire)

Effets réciproques
de la connaissance,
des émotions et
des impulsions

Système limbique
Émotions

SRA

Hypothalamus
**Impulsions
fondamentales**

Stimulation
neuro-
endocrinienne

Hypophyse

SNA

Glandes
surrénales

Figure 5-2 L'évaluation des changements dans l'environnement nécessite la participation de plusieurs niveaux de l'encéphale. Le niveau supérieur, ou cortex, est plus développé que les deux autres niveaux ; en plus de la connaissance, il peut contrôler les émotions et les impulsions fondamentales. La partie inférieure du schéma décrit la réaction, soit la stimulation neuro-endocrinienne (l'hypothalamus contrôle l'hypophyse et le système nerveux autonome). Il est à remarquer que d'autres glandes sont également touchées par les hormones hypophysaires ; cependant, les glandes surrénales jouent un grand rôle dans le stress. (SRA = système rénine — angiotensine ; SNA = système nerveux autonome)

Interprétation des stimuli par l'encéphale

La figure 5-2 présente un modèle qui explique l'organisation fonctionnelle de l'encéphale dans l'interprétation des stimuli. Ce modèle peut être considéré comme une hiérarchie de communication et de contrôle du système hypophyse-glandes surrénales. Il y a trois niveaux fonctionnels : l'interprétation des impulsions fondamentales et des besoins se fait au niveau inférieur ; les émotions sont interprétées au niveau intermédiaire et la connaissance au niveau supérieur.

L'hypothalamus est situé au centre, entouré du système limbique et des hémisphères cérébraux. Il intègre les mécanismes autonomes qui maintiennent la constance chimique interne du corps. Avec le système limbique, l'hypothalamus régularise également les comportements émotifs et instinctifs. L'hypothalamus est fait d'un certain nombre de noyaux et le système limbique contient le noyau amygdalien, l'hippocampe et le noyau septal, ainsi que d'autres structures. On pense qu'elles réagissent toutes différemment aux stimuli et que chacune a une réaction spécifique à un stimulus. Les fonctions cognitives appartiennent aux hémisphères céré-

braux : la pensée, l'apprentissage, la mémoire. Le système limbique est relié aux hémisphères cérébraux et au tronc cérébral. De plus, la formation réticulée, réseau de cellules qui forment un système de communication à deux voies, s'étend depuis le tronc cérébral jusqu'au mésencéphale et au système limbique. Ce réseau contrôle l'état d'alerte ou d'éveil du corps ; il envoie des signaux jusqu'au cortex et relaie des signaux depuis le cortex jusque vers le bas. Ces signaux sont capables de modifier l'information reçue et son traitement.

Évaluation des changements

La connaissance, les émotions et les impulsions fondamentales nous renseignent sur la présence d'un agent stressant. Les émotions sont des phénomènes complexes, de nature mentale et physiologique : elles englobent la sensation elle-même ou l'affect, la prise de conscience de l'affect et peut-être même de sa cause (la connaissance), la poussée vers l'action, et enfin des changements physiques (Ganong, 1979). L'évaluation cognitive de l'agresseur potentiel détermine le type et l'intensité de la réaction émotionnelle.

Quel que soit le résultat de l'évaluation primaire, la réaction est intégrée dans l'hypothalamus. Ou bien il n'y a pas d'agent stressant et l'hypothalamus maintient l'équilibre, ou bien il y a agent stressant et il active les réactions de l'hypophyse, des glandes surrénales et du système autonome.

Théorie de l'évolution des émotions

L'adaptation de l'être humain s'est faite avec l'évolution de son cerveau. Cette évolution fournit une base théorique à l'explication du développement des émotions et des relations entre les émotions, les pensées et le comportement (McLean, 1976; Plutchik, 1980). McLean divise l'encéphale en trois parties (Restak, 1979). Il nomme la partie la plus ancienne et la plus profonde « complexe R », et l'associe au cerveau reptilien qui contient les comportements innés déjà programmés et variables selon les espèces. La couche suivante, ou système limbique, est beaucoup plus évoluée. L'addition de ce système au cerveau des animaux inférieurs introduit les émotions de peur et de fureur, de plaisir et de douleur, et apporte de la motivation à leur comportement ainsi qu'un apprentissage rudimentaire. Autour de ces deux structures, et encore plus évolué, se trouve le néocortex des humains. Il permet la capacité cognitive, l'apprentissage et la mémoire. Chaque couche de l'encéphale accroît le contrôle et la faculté d'adaptation. En général, les pensées, les émotions et le comportement sont en harmonie; cependant, ils peuvent être déréglés et mal interprétés, consciemment ou non. Par exemple, si vous avez vécu une situation et que chaque couche de l'encéphale l'a interprétée différemment, il en est résulté une distorsion entre vos sensations et ce que vous avez dit, pensé ou fait; il se peut même que vos pensées et vos sensations n'aient aucun rapport avec la réalité qui vous entoure.

Les humains sont tellement programmés par leur héritage évolutif que leur réaction à un stimulus peut être parfaitement incongrue.

Réaction neuro-endocrinienne

Deux modèles de réactions générales sont déclenchés en cas de stress: la réaction du complexe système sympathique — médullo-surrénales (S–MS) et la réaction du complexe hypophyse — cortico-surrénales (H–CS). La première est une réaction nerveuse et la deuxième, une réaction hormonale; la première agit plus rapidement et est plus courte que la deuxième. Les deux sont contrôlées par l'hypothalamus. Cependant, certains types de stress peuvent stimuler le système nerveux sympathique (SNS) sans la participation de l'hypothalamus; par exemple, dans un cas grave et soudain d'hypotension, les centres cardio-vasculaires de la moelle vont intégrer la réaction initiale.

Réaction du complexe système sympathique — médullo-surrénales (S–MS): « combat ou fuite ». Dans les situations d'urgence, le SNS libère d'un seul coup (Janong, 1979) de la noradrénaline à ses terminaisons nerveuses qui sont en contact direct avec les organes qu'elles stimulent. L'effet de cette décharge prépare l'individu à faire face à l'urgence. Cette réaction fut d'abord décrite par Walter B. Cannon, qui l'appela *réaction de combat ou fuite*; elle correspond au mécanisme de survie de nos ancêtres. On y note un accroissement de l'activité mentale en même temps qu'un état général d'excitation. Le rythme cardiaque augmente, ainsi que la pression artérielle à cause de la vaso-constriction périphérique, ce qui assure une meilleure alimentation des organes vitaux. Le taux de glucose sanguin s'accroît et apporte plus d'énergie. Les pupilles sont dilatées et l'activité mentale excitée. Les vaisseaux sanguins cutanés sont contractés afin de limiter le saignement en cas de blessure. Subjectivement, il est probable que l'individu ressente qu'il a les pieds froids, les mains et la peau moites, des frissons, des palpitations et un nœud à l'estomac. L'individu semble tendu, ses muscles du cou, des épaules et du dos sont crispés; sa respiration peut être rapide et superficielle, son diaphragme est contracté.

Tableau 5-1 Situation d'urgence: réaction du complexe système sympathique-glandes surrénales

Effet	But	Mécanisme
↑ Rythme cardiaque ↑ Pression artérielle	Meilleur approvisionnement des organes vitaux	Augmentation du débit cardiaque à cause de l'accroissement de la contractilité myocardique et du rythme cardiaque; augmentation du retour veineux (vaso-constriction périphérique)
↑ Glucose sanguin	Augmentation de l'énergie disponible	Accélération de la glycogénolyse musculaire et hépatique ainsi que de la lipolyse des tissus adipeux (triglycérides)
↑ Activité mentale	État d'alerte	Activation du système rénine-angiotensine
↑ Tension des muscles squelettiques	Préparation à l'action, fatigue diminuée	Excitation des muscles; dérivation du sang des viscères abdominaux vers les muscles
↑ Respiration (peut être rapide et superficielle)	Provision d'oxygène pour la production d'énergie	
↑ Coagulation du sang	Prévention des hémorragies en cas de blessure	Vaso-constriction des vaisseaux superficiels

En plus de son effet direct, le SNS stimule les médullo-surrénales qui libèrent de l'adrénaline et de la noradrénaline dans le courant sanguin. Leur action est semblable à celle du SNS et elles entretiennent et prolongent son effet. L'adrénaline et la noradrénaline produisent des effets métaboliques tels que l'hyperglycémie et stimulent l'activité métabolique (Ganong, 1979). Le tableau 5-1 résume les effets de la réaction S–MS.

Réaction du complexe hypophyse — cortico-surrénales (H–CS). Cette réaction est activée par les facteurs de libération sécrétés par différentes cellules de l'hypothalamus. Le plus important facteur à intervenir dans le stress est le facteur de libération de la corticotropine (CRF : *corticotropin–releasing factor*) qui stimule l'hypophyse et fait libérer la corticostimuline (ACTH : *adrenocorticotropic hormone*) ; ensuite, l'ACTH stimule les cortico-surrénales qui produisent des corticoïdes, principalement des glucocorticoïdes tels que la cortisone. L'ACTH stimule également la production de minéralocorticoïdes comme l'aldostérone ; cependant, la production d'aldostérone est d'abord faite par le système rénine-angiotensine du rein (SRA). La cortisone stimule la glycogénèse, qui augmente le taux de glucose sanguin, apportant de l'énergie à toutes les cellules du corps. Les glucocorticoïdes inhibent également la réaction inflammatoire aux blessures des tissus et suppriment la réaction immunitaire. Ces derniers effets peuvent être à la fois bénéfiques et nuisibles. Par exemple, en présence d'une infection bactérienne, les glucocorticoïdes réduisent la fièvre, les signes et symptômes disparaissent, mais les bactéries ne sont pas affectées et se répandent à travers le corps. En supprimant la réaction immunitaire, les glucocorticoïdes empêchent la libération de l'histamine. Ils sont donc utiles dans le soulagement des symptômes des réactions allergiques, telles que l'enflure, l'éternuement, la démangeaison et les symptômes d'autres maladies dans lesquelles l'immunité joue un rôle. La réaction H–CS prend de quelques minutes à quelques heures pour paraître évidente, tandis que l'effet S–MS agit en quelques secondes. Cette réaction a été appelée *réaction Selye*, d'après Hans Selye, dont les recherches sur les effets des cortico-surrénales furent capitales pour l'étude du stress.

Les hormones et les catécholamines décrites plus haut produisent les effets les plus importants dans la réaction au stress ; cependant, la sécrétion d'autres hormones est également affectée. L'hormone antidiurétique (ADH : *antidiuretic hormone*), l'aldostérone et l'hormone de croissance voient leur sécrétion accrue. L'ADH et l'aldostérone favorisent la rétention d'eau et de sodium, ce qui constitue une réaction d'adaptation en cas d'hémorragie ou de perte liquidienne à cause d'une transpiration exagérée. L'hormone de croissance est antagoniste de l'action de l'insuline et elle soutient l'effet de l'adrénaline dans la mobilisation des lipides, contribuant ainsi à l'augmentation du glucose sanguin. Le glucagon augmente en cas de stress (Vander et al., 1975). En ce qui concerne les autres hormones (insuline, hormones sexuelles et thyroïdiennes), la preuve n'est pas aussi claire : l'effet est variable selon l'agent stressant et les circonstances (Selye, 1976 b).

Le tableau 5-2, d'après Plutchik (1980), montre la succession des événements qui conduisent au développement d'une émotion : l'événement déclencheur, l'interprétation, la sensation, le comportement et l'effet. On peut également concevoir que chaque émotion possède deux pôles opposés tels que la joie et la tristesse ; la joie suppose la possession ou le gain tandis que la tristesse suppose une perte.

☐ SELYE ET LE SYNDROME GÉNÉRAL D'ADAPTATION (SGA)

Il est important de comprendre la théorie de Hans Selye à cause de sa grande influence sur l'étude du stress. En 1936, Selye a décrit un syndrome se manifestant par l'hypertrophie des cortico-surrénales, par l'involution du thymus, de la rate, des ganglions lymphatiques et des autres structures lymphatiques et par l'apparition d'ulcères sérieux et saignants dans l'estomac et le duodénum. Il a qualifié ce syndrome de « réaction non spécifique » aux divers agents nocifs. À partir de là, il a conçu une théorie d'adaptation au stress biologique appelée *syndrome général d'adaptation (SGA)*.

Phases du SGA. Le SGA comprend trois phases : la réaction d'alarme, la phase de résistance et la phase d'épuisement. Pendant la réaction d'alarme ou phase aiguë, les réactions des complexes S–MS et H–CS sont activées. La réaction d'alarme est défensive et anti-inflammatoire, mais limitée par sa nature. Il est impossible de vivre en continuel état d'alarme (la mort s'ensuivrait) et l'individu passe à la seconde phase, la phase de résistance, où il s'adapte à l'agent stressant nocif. Dans la première phase, les cortico-surrénales hypertrophiées se vident peu à peu de leurs

Tableau 5-2 Développement d'une émotion

Événement déclencheur	Interprétation	Sensation	Comportement	Effet
Menace	« Danger »	Peur, terreur	Courir ou se sauver	Protection
Obstacle	« Ennemi »	Colère, fureur	Mordre, frapper	Destruction
Époux(se) potentiel(le)	« Possession »	Joie, extase	Courtiser, faire l'amour	Reproduction
Perte d'un être cher	« Isolement »	Tristesse, chagrin	Réclamer de l'aide	Réintégration
Devenir membre d'un groupe	« Ami »	Acceptation, confiance	Apprivoiser, participer	Affiliation

Source : R. Plutchik. « A general psychoevolutionnary theory of emotion », dans R. Plutchik et G. Kellerman (éd.), *Emotion, Theory, Research and Experience*, vol. 1, New York, Academic Press, 1980.

réserves (catabolisme) ; dans la seconde phase, la résistance se développe et les cortico-surrénales se remplissent (anabolisme). Si l'exposition au même agent stressant est prolongée, l'énergie d'adaptation est perdue, les signes de la réaction d'alarme réapparaissent et l'individu meurt. Les phases un et deux de ce syndrome se répètent, à différents degrés, tout au long de la vie, chaque fois que l'individu est exposé à des agents stressants.

Selye a comparé le SGA au processus de la vie. Pendant l'enfance (la première phase), l'enfant est vulnérable, car il a peu de causes de stress ; il développe donc peu de réactions adaptatives. Durant la phase suivante, l'adulte a fait face à de nombreux événements stressants et a développé de la résistance. Dans la phase finale, la vieillesse, l'accumulation de stress et l'usure de l'organisme amoindrissent encore les facultés d'adaptation de l'individu, la résistance tombe et éventuellement la mort survient (Selye, 1976 b).

Syndrome local d'adaptation (SLA).   Selon la théorie de Selye, il y a également un *syndrome local d'adaptation*, constitué d'une réaction inflammatoire et de la réparation du tissu atteint. Cela ne se produit que dans le cas d'une blessure locale, telle qu'une piqûre d'abeille ; dans le cas d'une émotion, le cortex cérébral entre en jeu. « Même si la zone affectée n'est pas petite et qu'il s'agit du cortex cérébral, du métabolisme général ou du système réticulo-endothélial, il y a une réaction primaire locale » (Selye, 1976 b). Selon la gravité de la blessure, des stimuli sont envoyés au système nerveux pour provoquer la réaction du complexe hypothalamus — H-CS ; il s'agit du SGA ou de la réaction systémique au stress. Les hormones des corticosurrénales sont relâchées et superposent leur effet au SLA.

Selye a insisté sur le fait que le stress est la réaction non spécifique commune à tous les agents stressants, qu'ils soient physiologiques, psychologiques ou sociaux. Le fait que différentes demandes soient interprétées par différentes personnes comme étant des agents stressants s'explique par les nombreux facteurs de conditionnement existant dans l'environnement. Ces facteurs déterminent également les différences de tolérance au stress, certains individus développant des maladies d'adaptation (hypertension, migraines, etc.) pendant que d'autres ne semblent pas affectés (Selye, 1976 b).

Points de vue récents.   Au début de ses recherches, Selye utilisait des agents stressants physiques puissants ; aves les nouvelles techniques de détection des hormones, plusieurs agents stressants d'intensité différente ont été utilisés et des modèles de réaction multihormonale ont été trouvés. Ces modèles indiquent qu'il existe différentes réactions aux stimuli — la *spécificité des stimuli* — et que les individus se construisent un modèle caractéristique de réaction, valable d'un type de stress à l'autre — la *spécificité de la réaction individuelle* (Bootzin et Acocella, 1980). Cette information a entraîné certains chercheurs à s'interroger sur la théorie de la non-spécificité de Selye (Mikhail, 1981). On pense que la réaction non spécifique est provoquée non par divers stimuli mais plutôt par un seul facteur, l'excitation émotionnelle, dont le degré affecte l'intensité de la réaction hormonale et par conséquent, de la réaction de l'individu (Mason, 1975).

Selye (1975) acceptait qu'il y ait différentes manifestations, mais il déclarait qu'elles étaient dues aux facteurs de conditionnement qui augmentaient ou inhibaient la réaction. Ces facteurs sont internes (prédisposition génétique, âge, sexe) et externes (médicaments, régime alimentaire, conditions de vie). L'interaction de l'agent (avec son effet stressant et son effet spécifique) et de l'individu (avec ses différents conditionnements exogènes ou endogènes) produit des manifestations différentes. « Les notions fondamentales relatives à la non-spécificité, au rôle important joué par le complexe hypothalamus — H-CS et au syndrome stéréotypé non spécifique restent les mêmes » (Selye, 1975).

☐ RÉACTIONS NON ADAPTÉES

Les mécanismes identifiés par Cannon et Selye servent d'adaptation aux situations menaçantes. Ces mécanismes peuvent être à la fois bénéfiques et nuisibles. Selon Dubos (1965), ce sont des réminiscences de l'évolution humaine qui « ne répondent plus aux besoins de la vie dans les sociétés civilisées ». Nous utilisons le même mécanisme de « combat ou fuite » que nos ancêtres dans la réaction à un stimulus émotionnel relié à un danger.

> « Quelle que soit la situation, qu'elle corresponde à un danger physique réel ou simplement à une crise émotionnelle, la nature et l'intensité des changements anticipés ainsi que les réactions provoquées dans le corps sont restées les mêmes chez l'homme moderne que chez son ancêtre du paléolithique. [3] »

Quand le corps s'est préparé physiologiquement à agir et qu'il ne le fait pas, le résultat est certainement frustrant et préjudiciable à la santé. Par exemple, des parents qui attendent dans le couloir de l'hôpital les résultats de la grave opération subie par leur enfant seront sans doute plus épuisés que le chirurgien qui a effectué le travail. L'anxiété les a préparés pour le « combat ou fuite » et ils ne peuvent faire ni l'un ni l'autre. En eux naît alors une lutte, de la frustration et de la tension qui drainent autant d'énergie que le travail physique.

La réaction de « combat ou fuite » stimule l'activité des médullo-surrénales et du système sympathique. Quand elle est prolongée ou accélérée, il existe un état d'excitation chronique, une hypertension occasionnée par la rénine et les changements artériosclérotiques peuvent entraîner une maladie cardio-vasculaire. Dans la « réaction Selye », les hormones des cortico-surrénales sont les agents primaires ; quand elle est prolongée ou excessive, on voit apparaître des comportements de retrait et de dépression. La production continue de cortisone peut diminuer la réaction immunitaire et entraîner l'apparition d'infections ou de tumeurs. En décrivant ces modèles, Henry et Stephen (1977) ont déclaré que les deux modèles de comportements extrêmes sont ceux de domination ou de soumission excessives. D'autres modèles de réaction endocrinienne peuvent être reliés à une mauvaise adaptation.

---

3. R. Dubos. *Man Adapting*, New Haven, Yale University Press, 1965, p. 30.

Mécanismes d'adaptation : facteurs de risque

D'après Lazarus (1980), les mécanismes d'adaptation eux-mêmes peuvent s'ajouter à des problèmes sociaux, psychologiques et physiologiques, augmentant ainsi les risques de maladie, souvent par dommage direct aux tissus. Par exemple, l'usage d'alcool ou de drogues pour soulager le stress peut attaquer le foie ; les rapports sociaux et le bien-être psychologique peuvent aussi être affectés. Fumer endommage les poumons, la suralimentation et la sous-alimentation peuvent avoir de sérieuses conséquences nutritionnelles. Tout cela augmente la vulnérabilité du corps à une maladie ultérieure.

Une seconde façon, plus indirecte, d'augmenter les risques de maladie dans l'adaptation au stress met en jeu « les effets corporels, sur le milieu interne, de la mobilisation nécessaire aux mécanismes d'adaptation » (Lazarus, 1980). Par exemple, les personnes de type A sont énergiques, elles aiment la compétition et sont orientées vers le succès ; on peut dire que la vie de ces personnes est une suite de réactions de « combat ou fuite ».

Une troisième façon d'augmenter le risque de maladie par les mécanismes d'adaptation est appelée « palliative » par Lazarus. Ce type peut être représenté par une femme qui sent une masse dans un de ses seins ; elle nie l'importance de son malaise et retarde sa visite chez le médecin. L'intention des attitudes palliatives d'adaptation est de contrôler la menace, mais en fait, elles accentuent les risques d'une maladie plus grave à cause du retard qu'elles causent (Lazarus, 1980).

Les mécanismes de défense de l'ego sont « foncièrement une stratégie d'adaptation pour transiger avec les conflits reliés à une émotion » (Plutchik, 1980). Par exemple, si vous êtes en colère contre quelqu'un, au lieu de faire une scène qui pourrait entraîner des menaces ou des représailles mettant en danger votre image, vous allez probablement prendre un bouc émissaire moins dangereux ou passer votre colère en faisant un bon exercice physique. Les mécanismes de défense de l'ego comprennent un aspect inconscient, en ce sens que le comportement n'est pas toujours le résultat d'un processus délibéré de la pensée. Des conflits internes continus et la répression des émotions peuvent conduire à la maladie mentale.

Indices de stress

La mesure des indicateurs de stress a fait d'énormes progrès depuis les premières années d'expériences dans le domaine et aide chaque jour à la compréhension de ce phénomène complexe. Ainsi, les analyses de sang et d'urine révèlent les changements des taux d'hormones. Les autres indices de stress peuvent être décelés par les taux sanguins de catécholamines, de corticoïdes, d'ACTH, et par une chute des éosinophiles. Le rapport créatine/créatinine du sang ainsi que l'augmentation du cholestérol et des acides gras libres peuvent aussi servir à mesurer le stress (Selye, 1976 a).

On peut également mesurer l'activité cérébrale à l'aide de l'électro-encéphalogramme, de la pression artérielle et du rythme cardiaque ainsi que de la conductibilité électrique de la peau par sa résistance galvanique (mesure de la

Encadré 5-1   Indices de stress

Irritabilité générale, hyperexcitation ou dépression
Sécheresse de la bouche et de la gorge
Envie très forte de crier ou de courir et de se cacher
Fatigue rapide, perte d'intérêt
Anxiété diffuse, sans trop savoir pourquoi
Sursaute facilement
Bégaiement ou autres difficultés de langage
Hypermobilité : incapable de tenir en place
Symptômes gastro-intestinaux : « papillons » dans l'estomac, diarrhée, vomissement
Changement dans le cycle menstruel
Perte ou augmentation de l'appétit
Utilisation accrue de médicaments tels que les tranquillisants ou les psychostimulants
Prédisposition aux accidents
Comportement perturbé
Cœur qui bat très fort
Comportement impulsif, instabilité émotive
Incapacité à se concentrer
Sensation d'irréel, de faiblesse ou d'étourdissement
Tension, état d'alerte
Tremblements, tics nerveux
Rires nerveux
Grincements de dents
Insomnie
Transpiration
Augmentation de la fréquence des mictions
Tension musculaire et migraine
Mal au cou et au dos
Augmentation du tabagisme
Penchant pour l'alcool et les drogues
Cauchemars

Source : H. Seyle. *Stress in Health and Disease*, Woburn, Butterworths, 1976. Reproduit avec la permission de l'éditeur.

transpiration, qui augmente en cas de stress — une méthode utilisée dans le détecteur de mensonges).

En plus de ces signes mesurables, il existe de nombreux autres indices de stress observables par autrui ou par l'individu lui-même (voir l'encadré 5-1). Avec le temps, l'individu acquiert un mode de comportement caractéristique en temps de stress, qui le renseigne sur son état de déséquilibre. Les chercheurs ont préparé plusieurs questionnaires pour identifier l'état de stress chez un individu, ou sa tendance à être stressé (un trait de personnalité).

Maladies de l'adaptation

Les réactions au stress par les systèmes sympathique et endocrinien servent à l'adaptation ; leur but est de ramener l'équilibre chez l'individu. Ces réactions peuvent durer quelques minutes, quelques heures ou quelques jours et la perturbation qu'elles créent est réversible. Cependant, quand on parle de « maladies de l'adaptation », il s'agit de maladies dans lesquelles la réaction au stress joue un rôle étiologique prédominant et qui apparaissent comme des maladies irréversibles. Les passages précédents ont identifié les mécanismes engendrant ces maladies. D'autres chapitres en traiteront plus en détail.

Selye (1976 a) donne la liste suivante des principales perturbations :

Hypertension, maladies du cœur et des vaisseaux sanguins, maladies du rein, éclampsie, polyarthrite rhumatoïde, maladies inflammatoires de la peau et des yeux, infections, allergies, maladies de l'hypersensibilité, maladies nerveuses et mentales, troubles sexuels, maladies digestives, maladies métaboliques, cancer et maladies de la résistance en général [4].

Certaines maladies sont dues « à un excès de défense et d'autres à un excès de réactions corporelles de soumission ». On doit toujours garder en tête le concept holistique de l'influence de facteurs multiples dans ces maladies. Une excitation émotive peut entraîner des réactions neuro-endocriniennes ; une rétroaction positive peut continuer à stimuler la production des hormones ; les réactions corporelles entretiennent alors l'excitation émotive et c'est le cercle vicieux. D'autres mécanismes régulateurs, qui n'étaient pas en cause au départ, peuvent entrer en jeu et contribuer à des troubles ultérieurs.

☐ DIMINUTION DU STRESS

Trois facteurs influencent donc le développement et l'effet du stress :

1. Les caractéristiques biologiques et psychologiques de l'individu.
2. Le contexte social et l'environnement dans lesquels a lieu l'événement ou la situation.
3. Les stratégies d'adaptation de l'individu.

Les infirmières doivent tenir compte de ces trois facteurs dans les moyens qu'elles utilisent pour réduire et contrôler le stress, non seulement pour leurs clients mais aussi pour elles-mêmes.

Dans notre société, on insiste de plus en plus sur la qualité de la vie ; ce concept inclut la promotion de la santé, l'abaissement du stress et la prévention de la maladie. Dans cette optique, « prévenir » devient plus important que « guérir ».

Évaluation des risques pour la santé

En permettant d'examiner les habitudes individuelles et de recommander des changements quand la santé est en danger, l'évaluation des risques devient une activité qui favorise une bonne santé. Les questionnaires servent à recueillir les informations suivantes :

1. Données démographiques : âge, sexe, race, origine ethnique.
2. Antécédents personnels et familiaux.
3. Éléments du mode de vie :
   - nourriture, sommeil, exercice, usage de tabac et de boisson alcoolisée, conduite automobile, etc. ;
   - agents stressants au travail ;
   - rôle de l'entourage et agents stressants qui lui sont associés.

4. Mesures physiques :
   - pression artérielle ;
   - taille, masse ;
   - analyses de sang et d'urine.
5. Appartenance ou non à un groupe à haut taux de risque, tel qu'une famille sujette au cancer.

Les renseignements personnels sont comparés aux données de risque de la population moyenne, et les facteurs de risque sont identifiés et soupesés. L'information fournie par cette analyse inclut les éléments suivants (Doerr et Hutchins, 1981 ; Goetz et McTyre, 1981) :

1. L'âge chronologique et l'âge de risque de la personne.
2. L'âge capacitaire, c'est-à-dire ce que peut accomplir la personne en changeant son mode de vie.
3. Une liste des principaux risques de santé de la personne et des suggestions de changements.

Rôle de l'infirmière

Bien que la collecte des données soit habituelle dans l'histoire du client, l'analyse contrôlée des risques n'est pas courante. La mise au point d'une banque de données est nécessaire pour fournir l'information essentielle à la prise de décision concernant les soins du client.

Pour réduire le stress et prévenir les problèmes de santé du client, les infirmières peuvent faire l'évaluation du risque et l'éducation du client en vue d'améliorer ses comportements. Chez les clients qui ont *déjà* des problèmes de santé, il peut y avoir un certain degré de stress et l'infirmière peut *prévoir* des modifications à partir de la réaction au stress. Par exemple, un client subira, après une opération, des changements dans l'équilibre des liquides et des électrolytes correspondant à la réaction neuro-endocrinienne générale. On peut lui mentionner que cette réaction a un effet de boule de neige. Bien qu'elle n'affecte pas le rein, la vaso-constriction induite par le stress fait décroître l'afflux sanguin au rein, ce qui stimule le mécanisme rénine-angiotensine et provoque une augmentation d'aldostérone avec rétention d'eau et de sodium. Au plan psychosocial, si un individu a l'habitude de réagir au stress par le retrait et par l'inexpressivité, il y a de fortes probabilités qu'il présente le même comportement dans cette situation.

Comportements d'adaptation

L'individu est en interaction constante avec son environnement tant interne qu'externe ; pour une croissance physiologique et psychosociale maximale, les changements sont donc constants et nécessaires. La réaction aux changements nécessite de l'énergie d'adaptation ; il faut régulariser l'utilisation de l'énergie afin d'en conserver une réserve suffisante. En faisant cela, l'individu réduit son stress. Les méthodes décrites ici peuvent être utilisées par l'infirmière pour contrôler son propre stress ou pour aider le client à contrôler le sien.

Les fonctions d'adaptation ont été énumérées comme suit :

- Modification de la situation engendrant le stress.

---

4. H. Selye. *The stress of life*, New York, McGraw-Hill, 1976, p. 169-170.

- Modification de la compréhension du problème pour réduire la menace.
- Contrôle des symptômes produits par le stress.

Les moyens d'assurer ces fonctions comprennent un changement d'emploi si le lieu de travail est une source de trop grand stress. Grâce à l'évaluation de la santé, l'infirmière peut détecter les agents stressants du client. Cependant, le contrôle du stress ne peut se faire sans motivation ou sans prise en charge et en conséquence le client doit participer activement à l'évaluation, à l'identification et au contrôle de ses sources de stress. En même temps, il doit identifier ses points forts et miser dessus, pour améliorer son estime de soi et renforcer les aspects positifs de son comportement.

Les modifications de la compréhension d'un problème exigent qu'on prenne du recul face à une situation ou qu'on cherche à la voir sous un angle différent. On doit réévaluer son comportement compulsif et ses habitudes, comme celle qui consiste à se donner des échéances et à regarder continuellement sa montre.

Il est important de contrôler les symptômes du stress. Un individu doit être capable de prévoir la formation de stress et d'anticiper ses réactions : tension musculaire, irritabilité, etc. Cela devrait lui donner le signal d'un changement d'activité. Le stress engendre le stress : une migraine causée par la tension musculaire ou, pour citer un exemple plus grave, un ulcère gastro-duodénal, ajoute un autre agent stressant qui nourrit l'excitation cognitive et neuro-endocrinienne.

Méthodes de réduction du stress

Il existe de nombreuses méthodes de réduction du stress, mais il faut se rappeler que chaque individu a sa propre réaction au stress, donc sa propre façon de le réduire.

Autorégulation du stress.   En 1982, Sutterley a décrit six voies d'autorégulation du stress :

1. Nutrition.
2. Exercice, activité physique, divertissement.
3. Contrôle musculaire, kinésiologie.
4. Méditation, imagination créatrice.
5. Communication, aménagement du temps.
6. Démarche de groupe, systèmes de soutien.

Une nutrition et un repos convenables ainsi que de l'exercice physique régulier améliorent le bien-être tout en développant la résistance aux agents stressants. De plus, l'exercice physique permet un contrôle de la masse, diminue la sensation de fatigue ou de routine et augmente la tolérance à l'effort chez les clients atteints d'angine de poitrine et de maladie artérielle périphérique ; certaines études indiquent qu'il peut prévenir les crises cardiaques et même aider à prévenir l'athérosclérose prématurée (Paul, 1979). Les activités de plein air et les loisirs ont des effets bénéfiques reconnus.

Rétroaction biologique.   Le but de la rétroaction biologique est d'améliorer le contrôle du système nerveux sympathique et si possible, de faire baisser la pression artérielle, de contrôler le rythme cardiaque ainsi que de

prévenir les migraines et l'hyperactivité gastrique. On utilise un appareil électronique pour étudier une fonction biologique ; par exemple, le galvanomètre sert à mesurer la conductibilité de la peau. Cette information est amplifiée et retournée à la personne qui essaie ensuite de modifier le fonctionnement de l'appareil d'une certaine façon. Par exemple, en se relaxant et en faisant abaisser le taux de transpiration de ses mains, la personne doit essayer de changer la tonalité de l'appareil. L'activité qui produit ce changement modifie le fonctionnement biologique. Avec de l'entraînement et du renforcement, l'individu apprend à contrôler l'activité sans l'appareil. Le modèle de Schwartz, décrit au chapitre 4, est un exemple de rétroaction biologique. Schwartz a appliqué cette technique surtout dans le traitement de l'hypertension. Quelques personnes souffrant de migraines ont mis au point une technique « en imaginant leurs mains chaudes », ce qui théoriquement fait passer le sang de la tête aux mains. L'efficacité à long terme de telles techniques est encore à l'étude.

Réaction de relaxation.   Benson (1975) a décrit ce qu'il appelle la *réaction de relaxation*, état de calme opposé à l'état d'excitation du stress. Quatre éléments sont nécessaires pour produire cette réponse : un environnement tranquille, une position confortable, une attitude passive et un objet mental ou un mantra, tel qu'un mot, un son ou une phrase pour occuper le cerveau et éloigner ainsi les pensées. Par exemple, on peut répéter le même mot, silencieusement ou non. En s'asseyant dans un endroit calme et en pratiquant la relaxation de 15 min à 20 min une ou deux fois par jour, un individu devrait être capable d'abaisser ses niveaux de stress. D'autres techniques, telles que le yoga et la méditation, produisent la réaction de relaxation. Certaines personnes utilisent le son d'un ruisseau de montagne ou d'une musique agréable en même temps que la relaxation pour les aider à atteindre l'état souhaité. La relaxation progressive est une autre technique qui fait alterner la tension et le relâchement musculaire, de façon à ce que l'individu puisse comparer les deux effets ; elle se termine par une période de complète relaxation. On peut également utiliser le massage ; Longworth (1982) a démontré l'efficacité du massage du dos par mouvements lents chez des clients en état de forte excitation émotionnelle et physiologique.

Il est important que l'infirmière détermine quel type d'activité convient le mieux à elle et à son client, dans le processus de réduction du stress et qu'elle en favorise l'utilisation régulière.

Soutien social.   Pour compléter l'information déjà donnée sur l'importance du soutien social, voici la fonction du réseau social (Hamburg et Killilea, 1979) :

1. Le maintien d'une identité sociale positive.
2. Le soutien affectif.
3. L'aide matérielle et les services tangibles.
4. L'accès à l'information.
5. La possibilité de nouvelles rencontres et de nouveaux rôles.

L'émotion — anxiété, peur, culpabilité — qui accompagne le stress est désagréable et elle peut continuer à croître s'il n'y a pas d'intervention. Le soutien affectif de la famille et des proches apporte à l'individu l'amour et l'impression qu'il y a partage du fardeau. Pouvoir exprimer ouvertement ses émotions à quelqu'un peut aider à maîtriser la situation. Les infirmières peuvent fournir ce genre de soutien ; cependant, il est important qu'elles identifient le système de soutien social de l'individu et qu'elles l'encouragent à l'utiliser. Les personnes seules ou celles qui se replient sur elles-mêmes en période de stress présentent un grand risque d'échec dans leur adaptation.

L'anxiété peut aussi fausser la capacité d'un individu à traiter l'information. La perception est réduite, les pensées peu claires et la réalité transformée. Pour quelque temps, ce brouillard cognitif est adaptatif et il aide l'individu à tolérer un danger. Cependant, l'individu doit tôt ou tard faire face à la réalité. Il doit chercher de l'information et des conseils auprès de gens qui peuvent l'aider à analyser le danger et à développer une stratégie pour le contrôler. L'entourage immédiat peut également aider l'individu à garder la maîtrise de la situation et à conserver sa propre estime.

Le public est de plus en plus conscient de l'utilité des groupes de soutien. Certains groupes ont été fondés par des parents d'enfants atteints de leucémie, par des clientes mastectomisées, par des victimes du cancer et par d'autres personnes atteintes de maladies graves. Les groupes qui représentent les familles monoparentales, les alcooliques anonymes, les épouses d'alcooliques, les toxicomanes, les parents d'enfants maltraités, etc., favorisent les rencontres et le soutien mutuel. Les groupes de soutien civique, religieux ou professionnel sont actifs dans la communauté. Le fait d'appartenir à un groupe dont les membres ont des problèmes semblables a un effet stimulant sur l'individu et favorise la liberté d'expression ainsi que l'échange d'idées. Il existe également des groupes de rencontres ou de développement de la personnalité et des groupes de croissance qui aident les individus à modifier leur comportement habituel.

En raison de sa nature, l'être humain a la capacité de faire des choix et d'exercer un certain contrôle sur les stratégies utilisées pour sa survie. L'infirmière peut jouer un rôle important en influençant ces choix.

6

Les liquides et les électrolytes : équilibre et déséquilibre

☐ HOMÉOSTASIE DES LIQUIDES ET DES ÉLECTROLYTES

Pour que les cellules puissent accomplir leurs nombreuses activités physiologiques, l'oxygène et les nutriments doivent leur être continuellement fournis et les déchets du métabolisme doivent être constamment enlevés. Les cellules baignent dans un milieu liquide et les substances hydrosolubles peuvent traverser la membrane cellulaire dans les deux directions. Les déchets cellulaires traversent le liquide interstitiel jusqu'au système vasculaire et sont transportés aux poumons, au foie ou aux reins pour y être excrétés ou désintoxiqués. L'oxygène et les substrats métaboliques sont simultanément transportés par le sang jusqu'aux cellules. Par conséquent, des changements anormaux du volume ou du contenu du liquide vasculaire dérèglent les fonctions cellulaires. De même, une fonction cellulaire défectueuse peut rapidement altérer le liquide environnant. Pour cette raison, la maladie est habituellement accompagnée par des déséquilibres hydro-électrolytiques et acido-basiques.

Eau

La composante principale du milieu liquide est l'eau, qui constitue de 45% à 60% de la masse corporelle (*Figure 6-1*). La moitié environ de cette eau est contenue dans les muscles ; le reste est distribué entre les os, le sang, la peau et les autres tissus. Puisque les femmes ont une plus grande proportion de tissu adipeux par rapport au tissu musculaire que les hommes, leur contenu en eau est légèrement inférieur. Chez les deux sexes, le remplacement des muscles par du tissu adipeux au cours du vieillissement conduit à une diminution graduelle du contenu aqueux de l'organisme.

Environ 55% de l'eau se trouve dans les cellules ; c'est le liquide intracellulaire. Un homme en bonne santé dont la masse est de 70 kg contient 42 L d'eau, dont 25 L à l'intérieur de ses cellules.

Le reste de l'eau (45%) est extra-cellulaire (c'est-à-dire situé hors des membranes cellulaires). Cette eau comprend le liquide sanguin, le liquide interstitiel qui entoure les cellules, les sécrétions (gastro-intestinales et autres) et le liquide contenu dans les tissus solides. Le volume sanguin vasculaire est d'environ cinq litres, dont trois litres de plasma ; le reste est composé principalement de leucocytes, d'érythrocytes et de plaquettes. Le volume du liquide interstitiel est d'environ huit litres. Le liquide transcellulaire comprend les sécrétions digestives, la transpiration, le liquide céphalo-rachidien et les sécrétions de la membrane synoviale et de la plèvre. Le volume du liquide transcellulaire est estimé à un litre en tout temps, à cause de la réabsorption continuelle du liquide sécrété. Environ cinq litres d'eau sont contenus dans les os, dans les tissus conjonctifs et dans les autres tissus solides.

En résumé, le volume du liquide extra-cellulaire est de 17 L, alors que celui du liquide intracellulaire est de 25 L. Du fait que l'eau contenue dans les tissus solides ne bouge presque jamais, elle est souvent ignorée dans les calculs. Par conséquent, on estime que le tiers de l'eau contenue dans l'organisme est extra-cellulaire, et les deux tiers intracellulaires.

Ingestion et excrétion d'eau

Sur une base quotidienne, la quantité d'eau ingérée doit être égale à la quantité excrétée (*Tableau 6-1*). Environ 2 600 mL d'eau sont perdus chaque jour (24 h) par l'organisme dont 1 500 mL sont excrétés sous forme d'urine, à un taux approximatif de 60 mL par heure. L'eau contenue dans les selles ajoute un autre 200 mL. L'évaporation par les parties humides de la peau et par les voies respiratoires cause une perte d'environ 900 mL. Tout ce liquide appelé « perte insensible » ne comprend pas la transpiration visible. Lorsqu'il y a beaucoup de transpiration, le volume total d'eau excrétée excède nettement 2 600 mL. Dans des conditions normales, l'eau ingérée compense l'excrétion : 1 400 mL sont ingérés en liquide, 850 mL sont contenus dans la nourriture, et 350 mL sont produits par l'oxydation des nutriments.

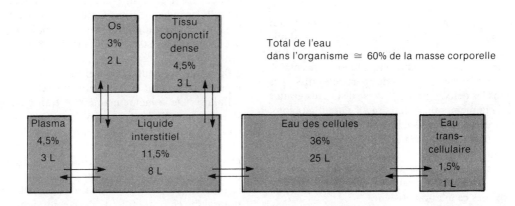

Figure 6-1   Distribution de l'eau dans le corps d'un homme normal de 70 kg. Les pourcentages indiquent la fraction de masse corporelle contenue dans chaque milieu. (*Source* : B.D. Rose, *Clinical Physiology of Acid-Base and Electrolyte Disorders*, New York, McGraw-Hill, 1977, p. 16, Copyright © 1977, McGraw-Hill. Utilisé avec la permission de McGraw-Hill Book Company.)

Ions et autres particules

L'eau de l'organisme contient des cellules, des fragments de cellules, des protéines, ainsi que de nombreuses autres substances dissoutes qui interagissent chimiquement. Les particules électriquement chargées sont appelées *ions*. Les substances pouvant se dissocier pour former des ions sont nommées *électrolytes*. Les ions sont soit chargés positivement (*cations*), soit négativement (*anions*). Globalement, il y a autant de charges positives que de charges négatives, et les solutions sont électriquement neutres. Les électrolytes en solution sont exprimés en équivalents (Eq) ou en milliéquivalents (mEq), car ils se combinent chimiquement entre eux proportionnellement à leur nombre de charges ioniques (valence).

Il y a autant d'ions dans le liquide intracellulaire que dans le liquide extra-cellulaire, mais les concentrations de chaque type d'ions sont différentes dans les deux milieux. Le cation le plus important du liquide intracellulaire est le potassium, alors que les anions les plus nombreux sont le phosphate et les protéines. Dans le liquide extra-cellulaire,

le sodium est le cation le plus important, alors que le chlorure et le bicarbonate sont les anions qui rétablissent l'équilibre. Les ions contenus dans chaque liquide sont énumérés au tableau 6-2.

Mécanismes responsables du maintien de la distribution normale des liquides et des électrolytes
Diffusion

Une multitude de processus permettent de maintenir la distribution normale des ions et des liquides. Le premier de ceux-ci est la *diffusion*, qui favorise le mouvement des particules gazeuses dissoutes d'une région concentrée vers une région qui l'est moins. Quoique entièrement passive, la diffusion est un mécanisme fondamental de transport des substances à travers le corps. À cause de la lenteur de ce processus, le réseau vasculaire est organisé de manière à minimiser la distance entre les cellules et les vaisseaux sanguins.

Tableau 6-1   Équilibre hydrique quotidien typique chez un homme normal

Apport d'eau (mL/jour)		Excrétion d'eau (mL/jour)	
Source		*Source*	
Eau ingérée	1 400	Urine	1 500
Eau contenue dans la nourriture	850	Peau	500
		Voies respiratoires	400
Eau produite par oxydation	350	Selles	200
Total	2 600	Total	2 600

Source : B. D. Rose. *Clinical Physiology of Acid-Base and Electrolyte Disorders*, New York, McGraw-Hill, 1977, p. 34, Copyright © 1977, McGraw-Hill. Utilisé avec la permission de McGraw-Hill Book Company.

Tableau 6-2   Ions contenus dans les liquides de l'organisme (par ordre décroissant de concentration)

	Liquide intracellulaire	Liquide extra-cellulaire
Cations	Potassium	Sodium
	Magnésium	Calcium
	Sodium	Potassium
	Calcium	Magnésium
Anions	Phosphates	Chlorures
	Protéines	Bicarbonates
	Sulfates	Protéines
	Bicarbonates	Acides organiques
	Chlorures	Phosphates
		Sulfates

Osmose

Lorsqu'il s'applique à l'eau, le mécanisme décrit plus haut est appelé *osmose*. Dans ce cas, l'eau se déplace d'une région pauvre en ions (c'est-à-dire une solution diluée) vers une région riche en ions (c'est-à-dire une solution concentrée). Il en résulte que les concentrations des particules dissoutes sont égales dans les deux régions. À cause de la plus grande perméabilité de la membrane cellulaire à l'eau qu'aux ions, le déplacement de l'eau entre les liquides extra-cellulaire et intracellulaire est un moyen fondamental de garder égales les concentrations de ces deux liquides. Une des conséquences de l'osmose est le changement de volume des cellules : si l'eau entre dans les cellules, celles-ci grossissent, et si elle en sort, les cellules rapetissent.

Les deux forces qui déterminent la quantité d'eau transférée d'un milieu à l'autre sont la pression hydrostatique et la pression osmotique. La *pression hydrostatique* est liée à la masse du liquide dans une colonne. La *pression osmotique* est liée à la présence de particules en solution. Si un liquide contenant des particules est séparé d'un liquide qui n'en contient pas par une membrane perméable à l'eau seulement, l'eau se déplacera par osmose vers le liquide qui contient des particules. La pression hydrostatique générée par ce mouvement tendra à pousser l'eau dans la direction opposée. Éventuellement, le déplacement de l'eau vers le liquide contenant des particules sera contrebalancé par la pression hydrostatique ; la pression mesurée à ce moment est la pression osmotique de la solution.

La pression osmotique est mesurée en osmoles ou, lorsque les concentrations sont faibles, en milliosmoles (1/1 000 d'osmole). Une *osmole* est la masse (en grammes) d'une substance qui se dissout en un nombre standardisé de particules. Ainsi, on préfère décrire la tendance d'une substance à favoriser l'osmose plutôt que son activité chimique.

Osmolarité et osmolalité.   Deux autres termes sont reliés à la concentration des particules en solution : l'osmolarité et l'osmolalité. L'*osmolarité* est liée au nombre de particules contenues dans le volume total de la solution ; on la mesure en litres. Un terme similaire mais un peu plus précis est l'*osmolalité*, qui spécifie le nombre de particules par unité de masse ; on la mesure en kilogrammes. Lorsque la concentration de particules dans une solution augmente, l'osmolarité et l'osmolalité augmentent aussi. Les deux termes sont utilisés dans le même sens. Dans ce chapitre, nous parlerons d'osmolalité.

Forces électriques

Un autre facteur qui influence la distribution d'eau et d'électrolytes est la charge électrique transportée par les ions. En général, les ions se déplacent de manière à maintenir un nombre égal de charges positives et négatives de chaque côté d'une membrane semi-perméable.

Transport actif

Tous les processus décrits jusqu'à maintenant sont passifs, c'est-à-dire qu'ils ne requièrent aucune énergie. Le bilan est l'égalité des charges électriques et des concentrations de particules entre les différents liquides. Toutefois, pour que les cellules puissent transmettre des impulsions électriques, la concentration ionique de celles-ci doit être différente de la concentration externe. Des mécanismes de transport actif qui utilisent de l'énergie pour attirer le potassium dans les cellules augmentent la concentration d'ions potassium du liquide intracellulaire et diminuent celle du liquide extra-cellulaire. De la même manière, le transport actif extrait le sodium des cellules, pour en augmenter la concentration dans le liquide extra-cellulaire. À cause de ces différences de concentration, un potentiel électrique naît à travers la membrane cellulaire. La transmission neuromusculaire des impulsions résulte d'une activité électrique pendant laquelle le sodium pénètre rapidement dans la cellule alors que le potassium en sort. Ces déplacements ioniques rapides et répétitifs, appelés *potentiels d'action*, sont essentiels au maintien de la vie.

Détermination de l'osmolalité du sérum

Le résultat global de tous ces mécanismes est de garder la même osmolalité dans le liquide extra-cellulaire que dans le liquide intracellulaire, même si les ions spécifiques qui déterminent l'osmolalité dans chaque milieu sont différents. Les ions qui contribuent le plus à l'osmolalité sont ceux qui sont les plus abondants. Dans le liquide extra-cellulaire, les ions sodium composent la plupart des charges positives. Celles-ci sont équilibrées par un nombre égal d'ions négatifs. Ainsi, le sodium compte pour environ la moitié de toutes les particules chargées, et en doublant la valeur du sodium sérique, on arrive à estimer l'osmolalité sérique. Puisque l'osmolalité est égale dans les deux compartiments, la concentration du sodium sérique reflète aussi l'osmolalité intracellulaire.

Même si les électrolytes sont les principaux éléments déterminant l'osmolalité, d'autres substances y contribuent aussi. L'effet du glucose peut être ignoré tant que sa quantité dans le sérum est normale. Les protéines du plasma composent une partie des charges négatives qui équilibrent le sodium. Ces protéines plasmatiques ne pouvant pas se déplacer librement à travers les parois des vaisseaux, leur concentration est plus élevée dans le milieu vasculaire que dans le milieu interstitiel ; cela crée une pression osmotique qui pousse le liquide dans les vaisseaux. Cette pression exercée par les protéines du plasma pour retenir le liquide dans les vaisseaux est appelée *pression osmotique colloïdale* ou *pression oncotique*.

Solutions isotoniques, hypotoniques et hypertoniques.   Lorsque toutes les contributions à l'osmolalité sont additionnées, l'osmolalité du sérum se situe entre 275 mOsm/kg et 290 mOsm/kg. Les solutions peuvent être classées selon la différence entre leur osmolalité et celle du liquide extra-cellulaire. Une solution ayant la même osmolalité que le liquide extra-cellulaire est appelée solution *isotonique*. Une telle solution demeure à l'intérieur du milieu extra-cellulaire. Le tiers est distribué dans le milieu vasculaire et les deux tiers dans le milieu interstitiel. Un liquide ayant une osmolalité inférieure ou supérieure à celle du sérum sera respectivement hypotonique ou hypertonique. Un tiers des liquides *hypotoniques* est situé dans le milieu extra-cellulaire, le reste étant à l'intérieur des cellules. Ils sont associés au gonflement des cellules. Lorsque des liquides *hypertoniques* sont ajoutés au milieu vasculaire, l'osmolalité extra-cellulaire devient plus grande que celle du liquide intracellulaire. Par conséquent, l'eau se déplace du liquide intracellulaire vers le liquide extra-cellulaire, et les cellules se rétractent.

Régulation du volume et de l'osmolalité

Même si l'ingestion d'eau et d'électrolytes peut varier d'un jour à l'autre, le volume et la composition des liquides internes demeurent relativement stables si l'organisme est en bonne santé. Une variété de mécanismes homéostatiques maintiennent l'équilibre des liquides corporels en dépit des conditions changeantes de l'environnement.

Régulation du volume extra-cellulaire

Le besoin de perfusion des tissus organiques nécessite un apport constant de sang. À l'aide de certains mécanismes, reliés les uns aux autres, le système nerveux autonome maintient le volume sanguin constant.

Des changements dans les états vasculaires sont ressentis par des zones nerveuses spécialisées qui réagissent à une augmentation de la pression ou du volume sanguin par une tension mécanique. Ces récepteurs sont appelés *barorécepteurs*. Même si les barorécepteurs sont situés dans de nombreuses parties du corps, ceux des artères carotides et de la crosse de l'aorte sont les plus fréquemment décrits. Lorsque le volume sanguin diminue, la tension sur les barorécepteurs diminue aussi et le message envoyé au tronc cérébral se transforme. L'activité du système nerveux parasympathique diminue, et celle du système nerveux sympathique augmente. À l'intérieur du cœur, l'activité sympa-

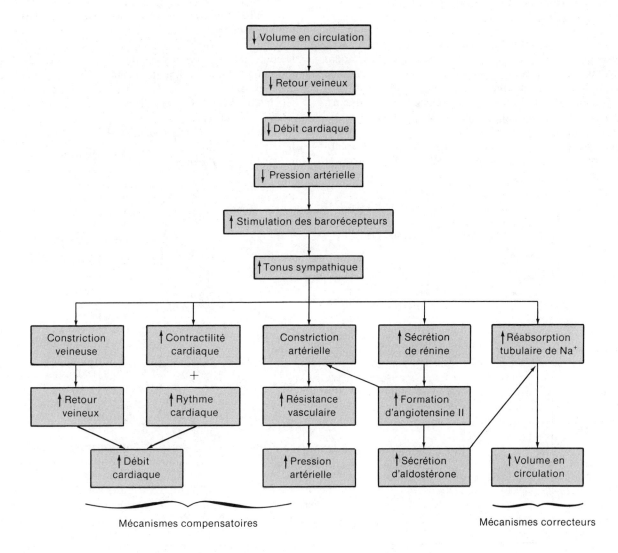

Figure 6-2   Réaction à une diminution du volume extra-cellulaire. Lorsque le volume sanguin baisse, des mécanismes compensatoires et correcteurs sont activés par le système nerveux autonome. (*Source* : B.D. Rose. *Clinical Physiology of Acid-Base and Electrolyte Disorders*, New York, McGraw-Hill, 1977, p. 143, Copyright © 1977, McGraw-Hill. Utilisé avec la permission de McGraw-Hill Book Company.)

thique est contrôlée principalement par l'adrénaline et accroît le rythme et la contractilité cardiaques. La réponse vasculaire, contrôlée principalement par la noradrénaline, se traduit par la contraction des parois artérielles et veineuses. Cela réduit au maximum le volume vasculaire, qui correspond alors à 70% du volume veineux. Une diminution du volume sanguin affecte aussi les reins, qui libèrent une enzyme, la rénine. Par une série d'étapes, la rénine stimule la sécrétion d'aldostérone, qui accroît la réabsorption d'eau et de sodium en proportions isotoniques, ce qui augmente le volume sanguin. Ces mécanismes sont résumés sommairement à la figure 6-2.

Une augmentation de la pression et du volume sanguins mène à des effets opposés. Les activités parasympathiques prédominent et poussent le volume circulant et la pression à diminuer.

Régulation de l'osmolalité extra-cellulaire

L'osmolalité du sérum est contrôlée par l'hormone antidiurétique (ADH : *antidiuretic hormone*), synthétisée dans l'hypothalamus et emmagasinée dans le lobe postérieur de l'hypophyse. Des modifications de l'osmolalité sont ressenties par des récepteurs situés dans l'hypothalamus. Lorsque l'osmolalité augmente, l'ADH est libérée et agit sur les tubules distaux et les canaux collecteurs des reins, qui deviennent plus perméables à l'eau. Ainsi, la réabsorption d'eau est plus forte que celle des électrolytes et

l'urine qui est excrétée est concentrée. La soif est stimulée de la même manière et l'apport d'eau augmente. Il en résulte que, par ces deux processus, l'osmolalité retourne à la normale.

L'ADH est aussi sécrétée lorsque le volume sanguin décroît sévèrement. Cela a pour but de maintenir un volume sanguin suffisant pour perfuser les tissus (*Figure 6-3*).

Lorsque l'osmolalité du sérum décroît, la sécrétion d'ADH est réduite. La perméabilité des tubules distaux et des canaux collecteurs des reins diminue, et l'excès d'eau est excrété dans l'urine.

☐ DÉSÉQUILIBRES HYDRO-ÉLECTROLYTIQUES

Un déséquilibre des liquides corporels peut se refléter dans le volume ou dans l'osmolalité ; même si ces perturbations se produisent simultanément, on les traitera séparément.

La terminologie utilisée pour décrire les modifications de volume et d'osmolalité des liquides peut être une source de confusion. Les synonymes d'augmentation ou de diminution de volume des liquides incluent : excédent ou déficit salin, expansion ou contraction isotonique, excédent ou déficit de liquide extra-cellulaire, hypervolémie ou hypovolémie. Voici quelques synonymes de modifications de l'osmolalité du sérum : excédent et déficit d'eau, excédent et déficit intracellulaire, hyponatrémie et hypernatrémie, intoxication par l'eau et déshydratation.

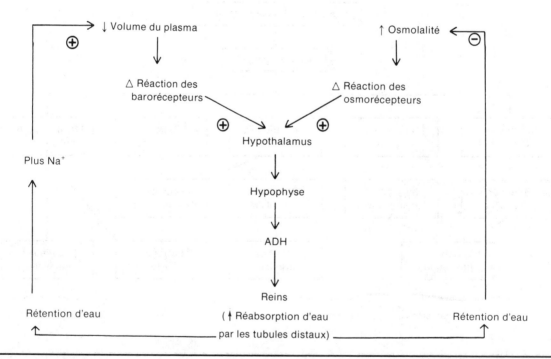

Figure 6-3   Mécanisme de rétention d'eau par l'ADH. L'augmentation de l'osmolalité sérique est le facteur qui stimule le plus la sécrétion d'ADH. Le stimulus secondaire est la baisse importante du volume extra-cellulaire. (*Source* : J.S. Rokosky et J. Shaver. « Fluid and electrolyte balance », dans S.L. Underhill et al., *Cardiac Nursing*, Philadelphie, J.B. Lippincott, 1982, p. 90.)

Variations du volume du liquide extra-cellulaire

Excédent du volume du liquide extra-cellulaire (excédent salin, expansion isotonique, hypervolémie, excédent de liquide extra-cellulaire)

Une augmentation du volume du liquide extra-cellulaire se produit lorsqu'un liquide isotonique est administré ou retenu en excès. Cet effet est illustré à la figure 6-4 *B*, qui décrit graphiquement ce qui se passe lorsqu'on ajoute trois litres de liquide isotonique. Un litre est distribué dans le milieu vasculaire, et deux litres dans le volume interstitiel. Puisque le liquide est isotonique, l'osmolalité extra-cellulaire reste la même que celle du liquide intracellulaire, et il n'y a pas d'échange d'eau entre les deux milieux.

Causes. Un excédent du volume extra-cellulaire peut être causé par l'administration d'un liquide intraveineux à un taux supérieur à la capacité d'excrétion rénale. Le risque est plus élevé chez les individus ayant des fonctions rénales déficientes, chez les enfants et chez les personnes âgées. Un excédent du volume du liquide extra-cellulaire peut aussi résulter d'une maladie des reins qui restreint l'excrétion d'eau et de sodium. L'insuffisance cardiaque globale et la cirrhose du foie peuvent altérer la circulation dans les reins, causant une augmentation compensatoire de la réabsorption d'eau et de sodium. La rétention de liquides qui suit l'administration de fortes doses de corticostéroïdes résulte de l'accroissement de la concentration d'aldostérone.

Manifestations cliniques. Les effets d'un excédent du volume extra-cellulaire se produisant dans l'espace vasculaire sont l'élévation de la pression artérielle et du pouls, la distension des veines du cou et l'augmentation de la pression veineuse centrale. Un excédent du volume du liquide interstitiel cause l'œdème. Un litre d'eau a une masse de 1 kg. Par conséquent, un gain rapide de masse est souvent une indication d'une augmentation du volume du liquide extra-cellulaire. Lorsqu'il est assez important, l'excédent de volume peut dépasser la capacité de pompage du ventricule gauche. Conséquemment, le liquide remonte dans les poumons, et un œdème pulmonaire s'ensuit. Puisque l'osmolalité du sérum ne varie pas, sa concentration en sodium ne sera pas affectée. Si l'excédent se développe rapidement, l'hématocrite peut décroître, car la concentration de globules rouges dans le sang aura diminué.

Traitement. Un excédent du volume du liquide extra-cellulaire est traité selon sa gravité. Les liquides isotoniques intraveineux, comme une solution saline à 0,9% ou une solution de lactate Ringer, sont utilisés. De plus, l'apport alimentaire de sodium est souvent diminué, car il a tendance à accroître la rétention d'eau. Dans les cas plus graves, l'usage de diurétiques peut être nécessaire pour éliminer le liquide en excès.

Évaluation et interventions de l'infirmière. Un rôle important de l'infirmière est de déterminer le degré de risque et, lorsque nécessaire, d'évaluer l'excédent de volume extra-cellulaire. Les méthodes d'évaluation spécifiques consistent à prendre note de la masse quotidienne, des ingesta et des excreta, et à surveiller l'apparition d'œdème sur les jambes des clients qui peuvent se déplacer ou au niveau de la région sacrée chez ceux qui demeurent alités. La circonférence de l'abdomen et des extrémités est mesurée, car une augmentation par rapport à la normale est un signe d'œdème même si celui-ci n'est pas détectable avec l'empreinte du doigt (œdème qui prend le godet). Lorsqu'on suspecte un œdème pulmonaire, on ausculte les poumons pour détecter les sons anormaux.

En plus d'administrer les diurétiques et d'effectuer les autres ordonnances médicales, l'infirmière doit améliorer le bien-être du client et continuer à le renseigner sur son problème. Par exemple, l'élévation de la tête du lit facilite

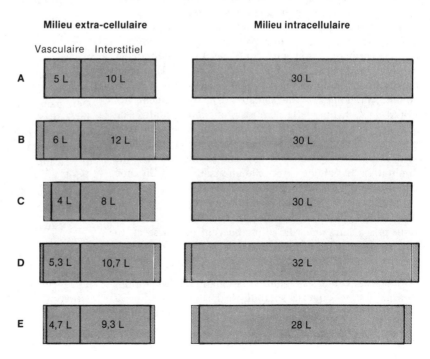

Figure 6-4 A) La distribution normale des liquides est d'environ ⅓ dans le milieu extra-cellulaire (⅓ vasculaire pour ⅔ interstitiel) et de ⅔ dans le milieu intracellulaire. Pour 45 L, la distribution est de 15 L extra-cellulaires (5 L vasculaires pour 10 L interstitiels) et de 30 L intracellulaires. **B)** On ajoute 3 L de solution isotonique qui se rendent dans le milieu extra-cellulaire. **C)** On retire 3 L de solution isotonique qui quittent le milieu extra-cellulaire. **D)** On ajoute 3 L d'eau pure ; 1 L s'ajoute au milieu extra-cellulaire et 2 L au milieu intracellulaire. **E)** On retire 3 L d'eau pure ; 1 L quitte le milieu extra-cellulaire et 2 L le milieu intracellulaire.

généralement la respiration des personnes ayant un œdème pulmonaire. Les renseignements concernant le régime alimentaire peuvent inciter le client à diminuer son apport de sel.

Déficit du volume du liquide extra-cellulaire (déficit salin, contraction isotonique, hypovolémie, déficit de liquide extra-cellulaire)

Un déficit du volume du liquide extra-cellulaire se produit lorsqu'un liquide isotonique est perdu par l'organisme. La figure 6-4 *C* illustre le fait que lorsque trois litres de liquide isotonique sont enlevés, un litre est perdu par l'espace vasculaire, et deux litres le sont par le liquide interstitiel. Puisque l'osmolalité extra-cellulaire demeure la même, il n'y a pas d'échange d'eau entre les liquides intracellulaire et extra-cellulaire.

Causes.　La cause la plus évidente d'un déficit du volume extra-cellulaire est la perte de sang, qui peut être immédiatement apparente ou non. Une autre cause est l'élimination excessive par les reins. Elle peut se produire lors d'une faiblesse rénale, ou être une conséquence d'une absorption de diurétiques. Au lieu d'être éliminé, le liquide extra-cellulaire peut être emprisonné dans une des cavités corporelles. L'expression *accumulation cœlomique* est utilisée pour décrire ce phénomène qui peut résulter de brûlures, de cirrhose du foie ou de péritonite.

Manifestations cliniques.　La chute de pression artérielle causée par un changement de position est un signe important. La pression artérielle est prise lorsque le client est couché, puis assis, et finalement debout. Normalement, le système nerveux sympathique contrebalance l'action de la gravité qui cause l'accumulation de sang dans certaines régions. Lorsque le volume extra-cellulaire baisse, l'activité du système sympathique n'est pas suffisante pour maintenir constant le volume sanguin et la pression décroît lorsque le client se relève. Si le fait de changer de position (couchée, puis assise et debout) cause soit une augmentation du rythme cardiaque, soit une chute de 15 mmHg de la pression systolique, soit une chute de 10 mmHg de la pression diastolique, on doit suspecter une diminution du volume du liquide extra-cellulaire. Un affaissement des veines du cou, une perte de masse, une augmentation de l'hématocrite et de la concentration d'albumine sérique, et une pression veineuse centrale plus faible que la normale en sont d'autres symptômes. Lorsqu'elle est importante, une diminution du volume extra-cellulaire peut causer un choc hypovolémique.

Les pertes dans l'espace cœlomique causent aussi un déficit vasculaire. Toutefois, à cause du fait que le liquide reste pris à l'intérieur du corps, un gain de masse et un œdème peuvent se produire simultanément.

Traitement.　Le but de la thérapie est le retour à la normale du volume sanguin en circulation. Des liquides isotoniques, tels que la solution de lactate Ringer et la solution saline à 0,9%, sont administrés par voie intraveineuse. Pour le client en état de choc à cause d'une hémorragie, une transfusion sanguine est indiquée.

Évaluation et interventions de l'infirmière.　L'infirmière doit questionner le client au sujet de saignements, de vomissements, de traitements diurétiques, ou d'autres types de pertes de liquides qu'il a subis. La pression sanguine à des postures variées doit être prise fréquemment chez les clients à risques. Des informations supplémentaires peuvent être acquises en regardant les veines du cou, en mesurant l'hématocrite et le taux d'albumine sérique, et en mesurant une éventuelle perte de masse. Le volume et le contenu de l'urine doivent aussi être vérifiés fréquemment. Lorsque le volume vasculaire diminue, les reins inadéquatement alimentés réabsorbent plus d'eau et de sodium, et le volume de l'urine diminue progressivement.

La position du corps est importante pour faire affluer le sang au cerveau et pour maintenir en circulation un volume de sang adéquat. Les clients en état de choc doivent être couchés à plat, ou avec les jambes surélevées. La position de Trendelenburg ne doit pas être utilisée, car elle restreint les mouvements du diaphragme. Les personnes à risque chronique de déficit extra-cellulaire, celles qui suivent une thérapie diurétique à long terme par exemple, risquent de s'évanouir lorsqu'elles essayent de se lever. On doit leur apprendre à faire des exercices pour les jambes et à se lever lentement.

Déséquilibres de l'osmolalité

Contrairement aux gains et pertes de liquides isotoniques, qui n'affectent que le volume extra-cellulaire, des modifications de l'osmolalité des liquides de l'organisme affectent à la fois les milieux extra-cellulaire et intracellulaire. Chaque fois que l'osmolalité d'un milieu est modifiée, l'eau se déplace pour la rétablir. Ainsi, l'osmolalité des deux milieux est modifiée de la même manière.

Diminution de l'osmolalité sérique (excédent d'eau, excédent de liquide intracellulaire, hyponatrémie, intoxication par l'eau)

La figure 6-4 *D* illustre ce qui se passe lorsque trois litres d'eau sans électrolytes sont ajoutés au liquide extra-cellulaire : un litre reste dans le liquide extra-cellulaire (un tiers dans l'espace vasculaire, et deux tiers dans le liquide interstitiel) et deux litres se déplacent vers le milieu intracellulaire. Les deux milieux contiennent maintenant un liquide anormalement dilué. Le liquide additionnel du milieu intracellulaire force les cellules à grossir. Puisqu'un faible pourcentage de l'eau demeure à l'intérieur de l'espace vasculaire, les effets de l'augmentation du volume extra-cellulaire ne sont pas perceptibles.

Causes.　Une diminution de l'osmolalité du sérum peut être causée par une sécrétion excessive d'ADH par le lobe postérieur de l'hypophyse, ce qui crée une plus grande rétention d'eau sans électrolytes par les reins. L'augmentation de la sécrétion d'ADH peut être causée par des situations stressantes, telles que la douleur, un traumatisme, une opération et quelques maladies malignes pendant lesquelles la tumeur sécrète une substance ressemblant à l'ADH. Dans la plupart des cas, on ne peut prendre, par voie orale, assez d'eau pour diminuer l'osmolalité du sérum, à moins que l'excrétion rénale de l'eau exempte d'électrolytes soit perturbée. Cependant, la perfusion rapide de liquide hypotonique peut produire cet effet.

Manifestations cliniques. Chaque fois que l'osmolalité extra-cellulaire décroît, l'eau se déplace passivement vers le milieu intracellulaire jusqu'à ce que l'osmolalité des deux milieux soit égale. À cause du fait que la concentration ionique a diminué dans le milieu extra-cellulaire, la concentration sérique du sodium baisse sous la normale. Puisque l'eau se déplace vers l'intérieur des cellules, le volume de celles-ci augmente. Le gonflement des cellules du cerveau amène un déséquilibre des fonctions nerveuses. La nausée et les maladies sont des symptômes fréquents qui indiquent que la concentration en sodium du sérum est inférieure à 125 mEq/L. Lorsque la condition s'aggrave, des modifications de l'état mental, telles que la confusion ou un comportement anormal, se produisent et, si aucune correction n'est apportée, les convulsions et le coma s'ensuivent. En général, de telles modifications de l'activité mentale surviennent lorsque le déséquilibre de l'osmolalité se développe rapidement.

Traitement. Le principal traitement utilisé pour rétablir l'osmolalité sérique réduite consiste à restreindre l'apport d'eau et des autres solutions sans électrolytes. Les liquides ingérés oralement et ceux qui sont administrés par voie parentérale sont rigoureusement limités jusqu'à ce que la concentration sérique du sodium soit redevenue normale. À cause du fait que les cellules du cerveau s'adaptent partiellement à une baisse d'osmolalité, les solutions hypertoniques qui déshydratent les cellules ne sont utilisées qu'en dernier recours.

Évaluation et interventions de l'infirmière. Dans le cas des clients à risques, la plus importante technique d'évaluation consiste à mesurer fréquemment la concentration de sodium dans le sérum. La présence de symptômes neurologiques accompagnés d'une diminution de la concentration sérique du sodium sont des signes importants d'une baisse d'osmolalité. En plus de l'eau du robinet, les liquides ingérés oralement devant être interdits incluent tous ceux dont la concentration en sodium est faible (café, thé et la plupart des jus). Les solutions intraveineuses de 5% de dextrose dans l'eau sont aussi proscrites. Quoique le dextrose contenu dans ces solutions permette à celles-ci d'être administrées par intraveineuse sans faire éclater les globules rouges, ce sucre est métabolisé rapidement, ne laissant dans la solution que de l'eau sans électrolytes.

Augmentation de l'osmolalité sérique (déficit aqueux, déficit de liquide intracellulaire, hypernatrémie, déshydratation)

La figure 6-4 *E* montre que lorsque trois litres d'eau sans électrolytes sont extraits de l'organisme, un litre est enlevé au milieu extra-cellulaire (un tiers vient de l'espace vasculaire et deux tiers du liquide interstitiel) et deux litres proviennent du liquide intracellulaire. L'osmolalité des deux milieux augmente. La perte de l'eau intracellulaire cause une rétraction des cellules. Toutefois, la proportion du liquide extra-cellulaire enlevée est si faible qu'elle est imperceptible.

Causes. Normalement, une augmentation de l'osmolalité déclenche la sensation de soif, contrôlée par l'hypothalamus. De l'eau est ingérée, et l'osmolalité redevient normale. Si la personne est incapable de satisfaire sa soif (si elle est comateuse, par exemple), l'osmolalité du sérum continuera d'augmenter. Le diabète insipide est associé à une déficience de la sécrétion d'ADH, et peut provenir (temporairement ou de manière permanente) d'un traumatisme ou d'une maladie du cerveau. Un énorme volume d'urine est excrété et l'osmolalité sérique augmente progressivement. L'excrétion d'un grand volume d'urine diluée peut aussi être due à certaines formes d'insuffisance rénale, les reins ne pouvant plus concentrer l'urine. Lors de l'administration par gavage de nourriture riche en protéines, la surcharge osmolaire demande une grande quantité d'urine pour rejeter les produits du métabolisme. Si le malade est incapable de satisfaire sa soif et si une quantité adéquate d'eau ne lui est pas fournie, l'osmolalité sérique augmentera.

Manifestations cliniques. Le déplacement de l'eau vers le milieu extra-cellulaire cause une rétraction des cellules. Lorsque le volume des cellules de l'encéphale diminue, des perturbations mentales semblables à celles résultant d'une diminution de l'osmolalité sérique peuvent se produire.

Traitement. L'augmentation de l'osmolalité du sérum est traitée par l'administration d'eau sans électrolytes jusqu'à ce que la concentration sérique du sodium soit redevenue normale. Cette administration doit se faire graduellement pour éviter des convulsions et d'autres complications neurologiques.

Évaluation et interventions de l'infirmière. Le premier signe d'une augmentation de l'osmolalité du sérum est une augmentation de la concentration du sodium dans le sérum, qui doit être fréquemment mesurée chez les clients à risques. Une évaluation de l'état mental, des ingesta et des excreta, et des mesures de la densité relative de l'urine fournissent des informations supplémentaires. Les liquides utilisés pour traiter une augmentation de l'osmolalité du sérum comprennent tous les liquides sans sodium ingérés oralement et les solutions à 5% de dextrose dans l'eau administrées par voie intraveineuse. Une prophylaxie, chez les clients inconscients ou chez ceux qui sont nourris par gavage, est possible en calculant les pertes d'eau et en administrant la quantité d'eau nécessaire.

Déséquilibres simultanés du volume et de l'osmolalité

Des déséquilibres du volume et de l'osmolalité des liquides de l'organisme coexistent fréquemment. Chaque déséquilibre est diagnostiqué et traité séparément grâce aux techniques décrites plus haut.

Perte de volume extra-cellulaire et augmentation de l'osmolalité sérique

Ces deux problèmes font habituellement suite à la perte de liquides transcellulaires. Bien que ces sécrétions fassent partie du liquide extra-cellulaire, elles ont généralement une plus faible concentration en électrolytes que les liquides vasculaire et interstitiel (*Tableau 6-3*). Par conséquent, une perte importante de ces liquides cause une perte d'eau proportionnellement plus élevée que lors d'une perte de liquide isotonique, ce qui cause à la fois un déficit du volume extra-cellulaire et une augmentation de l'osmolalité sérique. Le déficit du volume extra-cellulaire est diagnostiqué d'après les variations de la pression artérielle du client selon les postures et d'après les autres manifestations du manque de liquide vasculaire. On le traite par un apport de liquide isotonique. Une augmentation de la concentration du sodium indique une hausse de l'osmolalité du sérum ; on la traite avec de l'eau administrée par voie orale ou avec une solution de dextrose à 5% par voie intraveineuse.

Certaines mesures prophylactiques peuvent être prises pour prévenir le développement de déficits importants. Par exemple, une personne souffrant de vomissements et de diarrhée a besoin d'un apport de liquides isotoniques et hypotoniques. Si cette personne est en mesure de prendre des liquides par voie orale, on doit lui suggérer de boire des liquides sans électrolytes, tels que le thé, et certains liquides contenant du sodium, tels que des bouillons à base de viande. De même, les clients sous succion nasogastrique ont besoin d'un traitement par intraveineuse comportant des liquides isotoniques et hypotoniques. C'est pour cette raison qu'on fait souvent alterner les solutions hypotoniques et isotoniques.

Perte de volume extra-cellulaire et diminution de l'osmolalité sérique

Cette situation peut se présenter si seules des solutions hypotoniques sont utilisées pour traiter les problèmes mentionnés au paragraphe précédent. Puisque le déficit du volume extra-cellulaire n'a pas été corrigé par l'apport de liquides isotoniques, il persiste. Éventuellement, l'apport de liquides hypotoniques fait baisser l'osmolalité, ce qui se manifeste par une diminution de la concentration sérique du sodium.

Ces problèmes peuvent aussi résulter d'une perte importante de liquide extra-cellulaire. L'hormone antidiurétique est libérée dans le but de faire augmenter le volume de liquide présent dans l'organisme. Cette suite d'événements se produit lors d'un choc hypovolémique grave.

Le traitement consiste en partie à diminuer le déficit de liquide extra-cellulaire par l'apport de liquide isotonique ainsi que par la restriction d'eau et d'autres liquides hypotoniques.

Excédent de volume extra-cellulaire et baisse de l'osmolalité sérique

La rétention de liquide isotonique est une caractéristique des maladies chroniques comme l'insuffisance cardiaque et hépatique, qui diminuent le volume de sang circulant même si le volume extra-cellulaire total augmente. Éventuellement, la sécrétion d'ADH augmente de façon à compenser le manque de liquide en circulation. Le traitement nécessite une diminution de l'apport de liquides isotoniques et hypotoniques. À ce stade, la maladie est grave et les traitements sont plus ou moins efficaces.

Excédent de volume extra-cellulaire et diminution de l'osmolalité sérique

Cette association de problèmes peut résulter d'une restriction excessive d'eau dans la situation précédente ou de l'administration d'une trop grande quantité de solution hypertonique. L'osmolalité redevient normale lorsqu'on administre au client de l'eau ou d'autres solutions hypotoniques. Les liquides isotoniques continuent à être proscrits.

☐ DÉSÉQUILIBRES IONIQUES

Lors du potentiel d'action cellulaire, qui permet la transmission d'impulsions électriques, les ions sodium pénètrent dans la cellule et les ions potassium en sortent. D'autres ions (le calcium, en particulier) influencent le seuil pour lequel une action potentielle est enrayée. Un gradient électrique est généré par la différence entre les concentrations ioniques intracellulaire et extra-cellulaire. Par conséquent, des modifications de la concentration des ions du liquide extra-cellulaire conduisent souvent à des changements de l'excitabilité des cellules de tout l'organisme.

Potassium

Une quantité équivalente à 98% du potassium de l'organisme est située dans les cellules, et seulement une faible fraction se trouve dans le liquide extra-cellulaire. Par conséquent, des petites fluctuations de la concentration du potassium extra-cellulaire (concentration normale : 3,0 mEq/L à 5,3 mEq/L) modifient de façon marquée le

Tableau 6-3 Teneurs moyennes en électrolytes des liquides transcellulaires

Milieu	Na^+ (mEq/L)	K^+ (mEq/L)	Cl^- (mEq/L)	HCO_3^- (mEq/L)
Salive	33	20	34	0
Sucs gastriques *	60	9	84	0
Bile	149	5	101	45
Suc pancréatique	141	5	77	92
Liquide iléal	129	11	116	29
Liquide cœcal	80	21	48	22
Liquide céphalo-rachidien	141	3	127	23
Sueur	45	5	58	0

* La concentration en Cl^- est supérieure à la concentration en Na^+ et en K^+ pour 15 mEq/L, ce qui représente largement la sécrétion de H^+ par les cellules pariétales.

Source : B.D. Rose, *Clinical Physiology of Acid-Base and Electrolyte Disorders*, New York, McGraw-Hill, 1977, p. 22. Copyright © 1977, Mc-Graw-Hill. Utilisé avec la permission de McGraw-Hill Book Company.

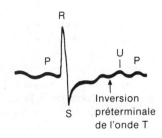

Figure 6-5 Électrocardiogramme lors de l'hypokaliémie. Noter l'augmentation de la hauteur de l'onde U. (Voir un modèle d'électrocardiogramme normal à la figure 25-4.)

rapport entre le potassium intracellulaire et le potassium extra-cellulaire, et affectent la transmission neuromusculaire. En modifiant la quantité de potassium sécrété dans l'urine, les reins contrôlent l'équilibre du potassium. Cette régulation est importante, car l'apport dans la nourriture varie d'un jour à l'autre. La plupart des aliments, sauf certains qui sont très raffinés, contiennent du potassium. Les apports de potassium se situent entre 1 875 mg et 5 625 mg par jour.

Déficit en potassium : hypokaliémie

Causes. Puisque le potassium est contenu dans une grande variété d'aliments, l'ingestion orale est rarement inadéquate à moins d'une augmentation de l'excrétion rénale. L'élimination par les reins est accrue par plusieurs diurétiques et par l'aldostérone. Le vomissement et la diarrhée accroissent les pertes de potassium par le tube digestif. L'hypokaliémie peut aussi résulter d'un déplacement du potassium extra-cellulaire vers le liquide intracellulaire, déplacement qui ne serait pas suivi d'une élimination effective par l'organisme. Une cause majeure de ce type de déplacement est l'alcalose, qui est décrite plus loin dans ce chapitre.

Manifestations cliniques. L'hypokaliémie fait augmenter la différence entre les taux extra-cellulaire et intracellulaire de potassium. Il devient alors de plus en plus difficile pour les cellules d'atteindre le seuil à partir duquel les potentiels d'action peuvent se produire. La conséquence de cette altération de la transmission neuromusculaire est le développement d'une faiblesse musculaire généralisée. La faiblesse des muscles squelettiques se fait généralement sentir d'abord dans les jambes, puis progresse jusqu'au tronc. Lorsque la concentration du potassium dans le sérum baisse en dessous de 1,5 mEq/L, la faiblesse des muscles respiratoires peut causer l'apnée. Les symptômes de faiblesse de la musculature lisse gastro-intestinale incluent l'anorexie, les nausées, les vomissements et la constipation. Une altération de la conduction des influx nerveux dans le cœur peut causer des arythmies. Une multitude de changements peuvent survenir dans le tracé de l'électrocardiogramme ; le plus caractéristique est l'apparition des ondes U (*Figure 6-5*). L'hypokaliémie prédispose le malade au développement d'une intoxication digitalique. C'est pour cette raison que les clients traités à la digitaline

et à un diurétique éliminant le potassium reçoivent régulièrement des suppléments de potassium. Les fonctions rénales sont aussi affectées par l'hypokaliémie. Les reins deviennent moins sensibles à l'ADH, et une grande quantité d'urine diluée est excrétée.

Traitement. Si possible, les suppléments de potassium doivent être apportés par l'alimentation. Par exemple, on doit renseigner les personnes qui prennent des diurétiques éliminant le potassium sur la nécessité de manger des aliments riches en potassium. Voici une liste de quelques aliments riches en potassium (plus de 400 mg [10 mEq] par portion [1]) :

Avocat, ½
Banane, 1 moyenne
Cantaloup, 230 mL
Dattes, 10 moyennes
Figues sèches, 5 moyennes
Poisson maigre, 85 g
Jus de pamplemousse, 230 mL
Melon Honeydew, 230 mL
Mélasse, 30 mL
Nectarine, 1 grosse
Jus d'orange, 230 mL
Pomme de terre, cuite ou bouillie, 1 moyenne
Prunes, 10 moyennes
Jus de pruneaux, 175 mL
Fèves soya cuites, 115 mL
Jus de tomate sans sel, 230 mL

Les substituts du sel sont un autre moyen de remplacement, car le potassium est l'ion substitué au sodium dans ces préparations. Les suppléments pharmacologiques peuvent se prendre oralement ou par voie intraveineuse. Avant d'administrer des suppléments de potassium, il faut vérifier si l'excrétion d'urine est adéquate. Puisque les préparations orales ont un goût amer et peuvent causer une irritation du tube digestif, elles doivent être diluées. Certaines formes de potassium intraveineux peuvent causer un arrêt cardiaque si elles sont administrées trop rapidement. Pour cette raison, le potassium est dilué de manière à ce que sa concentration ne dépasse pas 40 mEq/L ; sous cette forme, il est administré à un taux de 16 mEq à 20 mEq par heure.

1. *Source* : C.W. Suitor et M.F. Hunter. *Nutrition : Principles and Application in Health Promotion*, Philadelphie, J.B. Lippincott, 1980, p. 448.

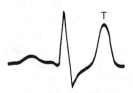

Figure 6-6 Électrocardiogramme lors de l'hyperkaliémie. Noter l'élargissement du complexe QRS, la diminution de l'amplitude de l'onde P et l'augmentation de l'amplitude de l'onde T. (Voir un modèle d'électrocardiogramme normal à la figure 25-4.)

Excès de potassium : hyperkaliémie

Causes.   L'insuffisance rénale est la cause la plus fréquente d'hyperkaliémie. Le déplacement du potassium du liquide intracellulaire vers le liquide extra-cellulaire résultant d'une acidose (décrite plus loin dans ce chapitre) en est une autre. Lorsqu'une destruction massive de tissu se produit, comme lors de brûlures, de blessures avec broyage ou d'autres types de traumatismes, de grandes quantités de potassium sont libérées dans le liquide extra-cellulaire.

Manifestations cliniques.   Paradoxalement, l'hypo-kaliémie et l'hyperkaliémie causent toutes les deux une faiblesse musculaire. Dans le cas de l'hyperkaliémie, la différence entre les concentrations extra-cellulaire et intra-cellulaire du potassium diminue ; les potentiels d'action cellulaires peuvent ainsi avoir lieu plus facilement. Cependant, la capacité des cellules à se repolariser est rapidement affectée et elles ne peuvent plus déclencher les influx nerveux. La faiblesse des muscles squelettiques devient grave lorsque la teneur en potassium du sérum atteint 8 mEq/L. À l'intérieur du cœur, la transmission des influx nerveux est aussi affectée. Les changements majeurs du tracé de l'ECG incluent une augmentation de l'amplitude de l'onde T, un élargissement du complexe QRS et, au stade terminal, l'apparition d'ondes sinusoïdales (*Figure 6-6*). La mort est causée par la fibrillation ventriculaire ou par un arrêt cardiaque.

Traitement.   Le traitement de l'hyperkaliémie dépend à la fois de sa cause et de sa gravité. Un traitement d'urgence est nécessaire lorsque la concentration du potassium dans le sérum excède 8 mEq/L ou lorsque la faiblesse musculaire ou des changements de l'électrocardiogramme apparaissent. Dans de telles circonstances, des mesures sont prises pour contrer temporairement les effets du potassium ou pour le ramener à l'intérieur des cellules. Des administrations intraveineuses de calcium, de glucose et d'insuline, ou de bicarbonate, produisent cet effet. Ces techniques sont aussi utilisées lorsque le potassium intracellulaire s'est déplacé vers le milieu extra-cellulaire sans que la quantité totale de potassium dans l'organisme ne dépasse la normale. Quand les concentrations extra-cellulaire et intracellulaire du potassium sont élevées, des efforts sont faits pour accroître son excrétion. Dans ce cas, on administre des résines échangeuses de cations comme le sulfonate de polystyrène sodique (Kayexalate), qui augmentent la quantité de potassium excrétée dans les selles, et par la dialyse rénale. Les personnes ayant une hyperkaliémie persistante, telles que celles qui sont atteintes d'insuffisance rénale chronique, doivent limiter leur apport alimentaire en potassium. Puisque le potassium est présent dans presque tous les aliments, ces restrictions alimentaires sont difficiles à accepter. Les médicaments qui contiennent du potassium, tels que la pénicilline potassique, doivent aussi être évités. Le maintien d'un apport énergétique adéquat et des exercices physiques réguliers aident à éviter le catabolisme des tissus, qui peut augmenter le taux de potassium dans le sérum.

Calcium

La plus grande partie du calcium est contenue dans les os et dans les dents, où celui-ci a un rôle de fortifiant. Toutefois, la petite quantité située dans le liquide extra-cellulaire a d'importantes et nombreuses fonctions physiologiques. Elle affecte le seuil à partir duquel les potentiels d'action peuvent avoir lieu et est nécessaire à la contraction des muscles squelettiques. De plus, de très petites quantités de calcium sont essentielles à la coagulation sanguine normale.

Un peu moins de la moitié du calcium plasmatique capable d'accomplir une fonction existe sous forme ionisée. Le reste est lié aux protéines du plasma et, quoique inactif, constitue une réserve de calcium. À moins qu'un équipement de laboratoire spécialisé ne soit utilisé, la concentration du calcium mesurée tient compte à la fois du calcium ionisé et de celui lié aux protéines. Le taux normal de calcium se situe entre 8,5 mg/dL et 10,5 mg/dL. Ce taux varie normalement de manière inversement proportionnelle à celui du phosphate : lorsque la concentration du calcium dans le sérum augmente, celle du phosphate diminue, et vice versa. Le taux de calcium est largement contrôlé par l'action combinée de l'hormone parathyroïdienne et de la vitamine D. Lorsque la teneur en calcium du sérum chute, ces substances augmentent l'absorption du calcium par le tube digestif et sa mobilisation à partir des os, et la teneur en calcium du sérum retourne à la normale. L'apport quotidien recommandé de calcium est de 800 mg pour les adultes.

Déficit en calcium : hypocalcémie

Causes.   La déficience en hormone parathyroïdienne est une des causes d'hypocalcémie. Les quatre glandes parathyroïdes sont situées immédiatement derrière la glande thyroïde. Leur extraction par inadvertance est une complication rare de la thyroïdectomie. Une autre cause de l'hypocalcémie est une mauvaise absorption de la vitamine D par le tube digestif. Ce problème peut accompagner une série de perturbations causant une altération de l'absorption de vitamines liposolubles. Lors de transfusions sanguines massives, le citrate contenu dans le sang pour éviter sa coagulation peut se lier au calcium et causer l'hypocalcémie. Une augmentation du calcium lié aux protéines plasmatiques peut aussi entraîner une hypocalcémie. Dans ce cas, la teneur en calcium du sérum est normale, mais sa portion active est diminuée.

Manifestations cliniques.   Une diminution du taux de calcium dans le sérum diminue le seuil des potentiels d'action, et les cellules peuvent ainsi transmettre plus facilement les influx nerveux. Les symptômes sont l'engourdissement, les démangeaisons, des clonies, des crampes et des réflexes hyperactifs. Les deux techniques classiques utilisées pour susciter l'hyperactivité résultant d'un déficit calcique sont le *signe de Chvostek* et le *signe de Trousseau*. Pour vérifier la présence du signe de Chvostek, on percute le nerf facial à l'avant de l'oreille et on observe si la bouche se crispe ; pour le signe de Trousseau, on compresse par à-coups le brassard du tensiomètre durant trois minutes à un niveau maintenu entre la pression diastolique et la pression systolique. Le test est positif lorsqu'un spasme du

poignet se produit et que la main se plie (main d'ac-
coucheur). Lorsqu'elle est très grave, l'hypocalcémie peut
causer la tétanie, des spasmes involontaires des muscles
squelettiques et, éventuellement, un arrêt cardiaque.

Traitement. Les clients présentant des risques d'hypocalcémie, tels que ceux venant de subir une thyroïdectomie, doivent être observés attentivement et la teneur en
calcium de leur sérum doit être mesurée. Des diminutions
légères de ce taux peuvent être corrigées par l'administration orale de sels calciques ou de vitamine D. Si le déficit
calcique est assez important pour causer la tétanie ou des
problèmes cardio-vasculaires, des injections intraveineuses
de calcium sont nécessaires. Les personnes ayant des déficits
chroniques en calcium doivent être renseignées sur les
aliments riches en calcium. Voici une liste de quelques-uns
de ces aliments [2] :

Produits laitiers (seuls ou en tant qu'ingrédients)
Fromage
Crème
Crème glacée
Lait
Yogourt

Autres aliments (en grande quantité)
Brocoli
Chou vert
Chou rouge
Saumon en conserve
Sardines
Tofu
Navets

Excès de calcium : hypercalcémie

Causes. L'hypercalcémie est une complication courante et sérieuse du cancer, particulièrement lorsque la
tumeur a envahi les os. Une immobilité prolongée provoque
une dégradation osseuse, ce qui cause une augmentation de
la concentration sérique du calcium. Elle peut aussi être
causée par l'hyperparathyroïdisme.

Manifestations cliniques. L'hypercalcémie modifie
le seuil électrique des membranes cellulaires, rendant les
potentiels d'action plus difficiles à obtenir. Un excès de
calcium a donc un effet dépressif sur la conduction nerveuse
et sur les contractions musculaires. Une faiblesse musculaire, une baisse du tonus musculaire et des symptômes
gastro-intestinaux, tels que la nausée et l'anorexie, en sont
des conséquences fréquentes. Puisque l'hypercalcémie
accompagne une dégradation osseuse excessive, des fractures pathologiques peuvent s'ensuivre. La filtration de
l'excès de calcium par les reins peut mener à la formation de
calculs rénaux et provoquer ainsi une déficience rénale. Le
calcium peut aussi se déposer dans les tissus mous. Dans le
cœur, les effets de l'hypercalcémie sont similaires à ceux de
la digitaline : des arythmies se produisent et peuvent mener
à un arrêt cardiaque.

Traitement. Plusieurs méthodes permettent de traiter
l'hypercalcémie. L'une d'elles consiste à administrer des
liquides isotoniques et des diurétiques de manière à favoriser l'excrétion de calcium par l'urine. La calcitonine, une
hormone produite par la thyroïde, peut aussi être administrée. Les corticostéroïdes inhibent l'absorption du calcium
et forcent celui-ci à se déplacer vers l'intérieur des cellules.
Le bicarbonate de sodium favorise l'association du calcium
avec les protéines et diminue ainsi la portion active du
calcium dans le sang.

De même, l'administration de phosphate diminue le
taux de calcium dans le liquide extra-cellulaire. Pour un
traitement à long terme, des préparations orales de phosphate sont utilisées. Dans des situations d'urgence, du
phosphate peut être injecté par voie intraveineuse. Toutefois, le phosphate est contre-indiqué dans certains cas, le
plus fréquent étant l'insuffisance rénale chronique. Dans ce
cas, l'excrétion du phosphate est diminuée, et le taux de
calcium est initialement bas. Comme réaction compensatoire, la sécrétion d'hormone parathyroïdienne augmente,
ce qui a pour résultat d'augmenter le taux de calcium.

Les personnes souffrant d'hypercalcémie chronique
doivent éviter les aliments riches en calcium. Elles doivent
apprendre à boire beaucoup de liquides pour minimiser les
probabilités de formation de calculs rénaux calciques.
Lorsque l'hypercalcémie est causée par l'immobilité, on
doit favoriser l'exécution de certains exercices passifs.
Puisque l'excès de calcium favorise l'action de la digitaline,
l'administration de celle-ci aux clients hypercalcémiques
n'est pas recommandée.

Phosphate

L'organisme contient du phosphore sous la forme de
nombreux sels phosphatés. À l'intérieur des cellules, les
ions phosphate constituent la majorité des charges négatives qui équilibrent les ions potassium chargés positivement. Le phosphate intracellulaire est aussi essentiel pour
plusieurs aspects du métabolisme, en tant que constituant
des enzymes qui contrôlent la distribution d'oxygène ainsi
que le transfert d'énergie et en tant que constituant des os. Le
phosphate intracellulaire et extra-cellulaire aide à neutraliser les acides produits pendant le métabolisme cellulaire.
Le taux de phosphate extra-cellulaire augmente quand celui
du calcium diminue, et inversement, si bien que la somme
des deux ions reste constante. La régulation du taux de
phosphate est contrôlée principalement par la vitamine D et
par l'hormone parathyroïdienne, ces deux substances stimulant l'absorption intestinale du phosphate et sa libération par les os. L'hormone parathyroïdienne favorise
aussi l'excrétion du phosphate par les reins, un mécanisme
qui aide à augmenter le taux de calcium dans le sérum.
Normalement, l'augmentation de l'absorption gastro-intestinale du phosphate compense son excrétion rénale. La
concentration normale du phosphate dans le sérum varie de
2,6 mg/dL à 4,8 mg/dL. Un taux normal de phosphate est
maintenu par l'ingestion quotidienne d'environ 800 mg.

Déficit en phosphate : hypophosphatémie

Causes. La malnutrition est une cause importante
d'hypophosphatémie. Une absorption inadéquate de phos-

---

2. *Source :* C.W. Suitor et M.F. Hunter. *Nutrition : Principles and Application in Health Promotion*, Philadelphie, J.B. Lippincott, 1980, p. 448.

phore par le tube digestif peut être provoquée par les vomissements, par la diarrhée ou par une déficience en vitamine D. S'ils sont ingérés en grande quantité, plusieurs antiacides se combinent au phosphate et produisent un effet similaire. L'alcoolisme en est une autre cause importante, particulièrement lorsqu'il est accompagné de malnutrition ou si l'alcool est supprimé subitement. L'hyperparathyroïdisme cause une trop grande excrétion de phosphate dans l'urine. À cause de l'importance du processus de réparation des tissus qui accompagne une suralimentation intraveineuse, le phosphate passe dans les cellules, et son taux dans le sérum peut diminuer.

Manifestations cliniques.   Puisque le phosphate se trouve dans toutes les cellules, une diminution de sa concentration a des effets très étendus. À l'intérieur du système nerveux central, les conséquences d'une telle baisse peuvent varier de l'irritabilité mentale à des convulsions ou au coma. Les muscles squelettiques s'affaiblissent. Une quantité inadéquate de phosphate dans les os peut mener à l'ostéomalacie, une forme de ramollissement des os. Les troubles cellulaires peuvent atteindre les cellules sanguines et peuvent affecter l'oxygénation, la coagulation sanguine et la phagocytose.

Traitement.   Le phosphate doit être administré préventivement aux clients à risques comme à ceux qui subissent une suralimentation intraveineuse. Les suppléments pharmacologiques peuvent être administrés par voie orale ou parentérale. Dans les cas d'hypophosphatémie légère, les clients peuvent manger les aliments riches en phosphore. Voici une liste de quelques aliments riches en phosphore[3] :

> Viandes
> Lait
>
> *Aliments contenant du phosphate ou de l'acide phosphorique ajouté lors de la fabrication*
> Boissons gazeuses (contenant de l'acide phosphorique)
> Fromages traités
> Croustilles
> Pouding instantané
> Viandes préparées, comme le saucisson de Bologne, le bacon canadien et les hot-dogs
> Desserts congelés
> Vinaigrettes

Excès de phosphate : hyperphosphatémie

Causes.   L'hyperphosphatémie est provoquée de manière générale par l'insuffisance rénale, qui empêche l'excrétion du phosphate dans l'urine. Elle peut aussi être causée par l'hypoparathyroïdisme. Une cause plus rare est l'acromégalie, une maladie de l'hypophyse qui accroît l'activité osseuse.

Manifestations cliniques.   À cause de la relation de réciprocité existant entre le phosphate et le calcium, une augmentation du taux de phosphate est habituellement associée à l'hypocalcémie. Toutes les manifestations décrites pour l'hypocalcémie peuvent se produire. Des cristaux de calcium et de phosphate peuvent aussi être déposés dans les reins et dans les tissus mous.

Traitement.   Les aliments riches en phosphate doivent être évités. Les antiacides contenant de l'aluminium se lient au phosphate et permettent son excrétion dans les selles. Si les reins fonctionnent normalement, les diurétiques peuvent aider à éliminer l'excédent de phosphate. Dans les cas d'insuffisance rénale, la dialyse peut être utilisée.

Magnésium

La plus grande partie du magnésium se retrouve à l'intérieur des cellules, où celui-ci active les enzymes et joue un rôle dans le métabolisme des glucides et des protéines. Le magnésium est en relation avec le calcium ; un excès ou un déficit de magnésium produit des effets similaires à ceux causés par un excès ou un déficit de calcium. L'excrétion du magnésium est contrôlée par les reins. L'aldostérone favorise son excrétion, alors que l'hormone parathyroïdienne l'inhibe. La concentration normale de magnésium dans le sérum se situe entre 1,4 mEq/L et 2,2 mEq/L. Les besoins alimentaires quotidiens en magnésium sont de 350 mg pour les hommes et 300 mg pour les femmes.

Déficit en magnésium : hypomagnésémie

Causes.   L'excrétion excessive de magnésium dans l'urine peut être due à l'alcoolisme, à un traitement aux diurétiques, ou à une augmentation du taux d'aldostérone. Une malnutrition prolongée ou des conditions menant à une mauvaise absorption gastro-intestinale peuvent aussi causer l'hypomagnésémie.

Manifestations cliniques.   Comme dans le cas de la déficience en calcium, un déficit en magnésium accroît l'excitabilité des nerfs. Des symptômes tels que l'engourdissement et les démangeaisons ainsi que les crampes musculaires et la tétanie peuvent apparaître, et les signes de Chvostek et de Trousseau peuvent être provoqués. On croit que l'hypomagnésémie peut rendre toxique la digitaline, un effet qui se produit souvent en conjonction avec un déficit en potassium. Les concentrations de calcium et de potassium baissent lorsqu'il y a hypomagnésémie.

Traitement.   Les clients souffrant d'hypomagnésémie peuvent manger des aliments riches en magnésium. Le sulfate de magnésium peut être administré par voie orale, intramusculaire ou intraveineuse, selon la cause et la gravité du déficit. Voici une liste de quelques aliments riches en magnésium[4] :

> | | |
> |---|---|
> | Banane | Légumineuses |
> | Chocolat | Noix |
> | Raisins | Orange |
> | Légumes verts | Beurre d'arachide |

3.   *Sources :* L.S. Boykin. *Nutrition in Nursing*, New York, Medical Examination Publishing Company, 1975, p. 163 ; C.W. Suitor et M.F. Hunter. *Nutrition : Principles and Application in Health Promotion*, Philadelphia, J.B. Lippincott, 1980, p. 313.

4.   *Source :* E. Goldberger. *A Primer of Water, Electrolyte and Acid-Base Syndromes*, 6e éd., Philadelphie, Lea & Febiger, 1980, p. 359.

Excès de magnésium : hypermagnésémie

Causes. L'hypermagnésémie est habituellement causée par l'insuffisance rénale. Lorsque la capacité des reins à excréter le magnésium est déficiente, l'administration de magnésium, même en petite quantité, sous forme d'antiacides ou de laxatifs peut causer un excès de magnésium.

Manifestations cliniques. Une élévation modérée du taux de magnésium dans le sérum peut causer une hypotension due à la dilatation périphérique des vaisseaux sanguins. Lorsque cette concentration augmente encore plus, l'assoupissement, la perte des réflexes tendineux profonds, le coma et, ultimement, l'arrêt cardiaque, se produisent.

Traitement. Les clients souffrant d'insuffisance rénale doivent limiter leur apport alimentaire de magnésium et doivent aussi éviter de prendre des antiacides et des laxatifs contenant du magnésium. Du calcium peut être perfusé pour neutraliser temporairement l'action du magnésium. La dialyse rénale retire le magnésium du sérum.

Sodium

La mesure du taux de sodium dans le sérum reflète la proportion de sodium et d'eau dans le liquide extra-cellulaire plutôt que la vraie quantité de sodium présent. Puisque l'excrétion et la réabsorption du sodium se produisent simultanément à celles de l'eau, une hausse ou une baisse du taux de sodium provoque généralement une augmentation ou une perte de volume du liquide extra-cellulaire. Ces variations du taux de sodium dans le sérum représentent donc des modifications de l'osmolalité cellulaire, comme décrit plus tôt dans ce chapitre. Le taux normal de sodium dans le sérum se situe entre 135 mEq/L et 148 mEq/L.

Chlore

Pour préserver la neutralité électrique du liquide extra-cellulaire, le sodium et le chlore sont réabsorbés ou excrétés simultanément. Ainsi, les modifications de la concentration de chlore sont semblables à celles de la concentration de sodium. Dans le liquide gastrique, toutefois, la concentration de chlore est supérieure à ce qu'elle est dans le plasma, si bien que les vomissements ou la succion gastro-intestinale conduisent à une plus grande perte de chlore que de sodium. Dans ce cas, le chlore n'est pas disponible pour sa réabsorption avec le sodium et l'ion bicarbonate est absorbé à la place. Il en résulte l'alcalose, décrite plus loin dans ce chapitre. Le taux de chlore dans le sérum se situe entre 98 mEq/L et 106 mEq/L.

☐ HOMÉOSTASIE ACIDO-BASIQUE

Le degré d'acidité d'une solution est exprimée en pH, défini comme le logarithme inverse de la concentration en ions hydrogène. Les substances qui donnent des ions hydrogène lors des réactions chimiques sont *acides*. Celles qui acceptent les ions hydrogène sont *alcalines* ou *basiques*. Le sang artériel est légèrement alcalin, son pH normal se situant entre 7,35 et 7,45. Un pH inférieur à 6,8 ou supérieur à 7,8 est incompatible avec la vie. Par conséquent, une série de mécanismes homéostatiques interagissent pour maintenir le pH à l'intérieur des limites normales.

Production acide normale

Sur une base quotidienne, l'excès d'acide produit par l'organisme doit être neutralisé ou éliminé pour maintenir un pH alcalin. Cet acide est composé principalement d'*acide carbonique*, formé lorsque le carbone des aliments est oxydé pour donner du dioxyde de carbone. Ce dioxyde de carbone se combine avec l'eau pour former l'acide carbonique, comme indiqué dans l'équation suivante :

$$CO_2 + H_2O \rightleftarrows H_2CO_3 \rightleftarrows HCO^- + H^+$$

L'acide carbonique est faible, c'est-à-dire qu'il se dissocie immédiatement en ions bicarbonate et hydrogène. Toutes ces réactions sont réversibles, comme cela est indiqué par les flèches dans les deux directions. Lorsque le dioxyde de carbone est rejeté par les poumons, la quantité d'acide carbonique pouvant être produite diminue. Pour cette raison, le dioxyde de carbone est considéré comme un acide et l'acide carbonique comme volatil, puisque son principal constituant peut être expiré.

Une petite partie de l'acide produit chaque jour n'est pas d'origine carbonique. Le métabolisme des protéines contenant du soufre produit de l'acide sulfurique et celui des phospholipides donne de l'acide phosphorique. Ces acides ne sont pas volatils, car ils ne sont pas excrétés par les poumons, mais exclusivement par les reins.

Neutralisation et élimination de l'acide de l'organisme

L'homéostasie acido-basique est maintenue par quatre systèmes reliés entre eux : les tampons extra-cellulaires, les poumons, les reins, et les tampons cellulaires. Un *tampon* est un produit chimique qui, lorsqu'il est présent dans une solution, atténue le changement de pH résultant de l'addition d'un acide ou d'une base. Les tampons captent ou libèrent des ions hydrogène ; on peut donc les considérer comme des éponges chimiques.

Tampons extra-cellulaires

Quantitativement, le tampon *bicarbonate-acide carbonique* est le plus important de l'organisme. Cette association d'un acide faible et d'une base faible forme des sels lorsqu'une base forte ou un acide fort s'ajoute au liquide extra-cellulaire. Par exemple, lorsque de l'acide chlorhydrique est ajouté à la solution, la réaction suivante se produit :

$$HCl + NaHCO_3 \rightarrow H_2CO_3 + NaCl$$

L'acide chlorhydrique fort est transformé en sel neutre et en acide carbonique qui, puisqu'il est faible, se dégrade immédiatement pour donner du dioxyde de carbone, excrété par les poumons. Un échange similaire se produit lorsqu'une base forte, comme l'hydroxyde de sodium, est ajoutée au liquide extra-cellulaire :

$$NaOH + H_2CO_3 \rightarrow NaHCO_3 + H_2O$$

La base forte est ainsi transformée en une base plus faible, le bicarbonate de sodium.

Un autre tampon est le *phosphate*, dont les sels peuvent absorber ou libérer des ions hydrogène. Un acide fort est converti en acide faible par un sel de phosphate, qui devient légèrement acide :

$$HCl + Na_2HPO_4 \rightarrow NaH_2PO_4$$

L'addition d'une base forte transforme le sel de phosphate en une forme légèrement plus alcaline :

$$NaOH + NaH_2PO_4 \rightarrow Na_2HPO_4 + H_2O$$

Les *protéines plasmatiques*, chargées négativement et existant sous forme de sels acides ou alcalins, agissent aussi comme tampons. Elles peuvent donc soit donner, soit accepter des ions hydrogène, tout comme les sels de phosphate. Tous ces tampons agissent dans les secondes qui suivent l'addition d'un acide ou d'une base.

Régulation respiratoire

En modifiant la ventilation, les poumons peuvent excréter ou retenir le dioxyde de carbone et ainsi maintenir le pH à un niveau normal. Lorsque le taux de dioxyde de carbone dans le sang artériel augmente, sa diffusion dans le liquide céphalo-rachidien influence le bulbe rachidien qui accroît la fréquence et la profondeur des respirations. L'excès de dioxyde de carbone est donc rejeté par les poumons. Inversement, une diminution du taux de dioxyde de carbone fait diminuer la fréquence et la profondeur des respirations. L'adaptation respiratoire commence dans les quelques minutes qui suivent un déséquilibre acido-basique, mais sa capacité à normaliser le pH est limitée.

Régulation rénale

La capacité des reins à excréter les acides ou à réabsorber les bases est presque illimitée, et cela est accompli par trois mécanismes. Le premier, la *réabsorption de bicarbonate*, s'effectue par un processus indirect dans lequel les ions sodium et bicarbonate sont réabsorbés en échange d'ions hydrogène. Les ions hydrogène sont réabsorbés à leur tour, et le cycle se répète. Un second processus, la formation d'*acide titrable*, concerne la transformation de sels phosphatés alcalins en leur forme acide, comme décrit plus haut. L'hydrogène est excrété de l'organisme par ce mécanisme. Finalement, l'acide est excrété par le *mécanisme ammoniacal*. L'ammoniac (NH_3) formé par les cellules rénales est converti en ion ammonium (NH_4^+) et est excrété en même temps que le chlore. La réaction du rein pour la transformation de l'état acido-basique ne sera pas maximale avant plusieurs jours mais pourra persister indéfiniment.

Tampons cellulaires

Les tampons intracellulaires contribuent de différentes façons à l'homéostasie acido-basique. Le tamponnage par le phosphate et les protéines se produit dans les cellules tout comme dans le liquide extra-cellulaire. De plus, l'hémoglobine des globules rouges forme un composé avec les ions hydrogène durant son transport par les veines jusqu'aux poumons. Dans les os, le carbonate (CO_3^{2-}) est le tampon le plus abondant. Lorsqu'un acide est ajouté au plasma, le carbonate des os est libéré dans le liquide extra-cellulaire. Inversement, l'addition d'une base entraîne un dépôt accru de carbonate dans les os. Un dernier mécanisme de tamponnage cellulaire comporte l'échange d'ions hydrogène et potassium entre les cellules et le liquide extra-cellulaire. Dans une situation d'acidose, les ions hydrogène entrent dans les cellules alors que le potassium en sort. L'alcalose cause le mouvement inverse.

Mesure des gaz du sang artériel

La relation entre le pH du sang artériel et son contenu en acide et en base s'exprime dans les résultats de l'analyse des gaz du sang artériel, et peut correspondre à l'équation :

$$pH = \frac{Pa_{CO_2}}{HCO_3^-}$$

La Pa_{CO_2} est la pression partielle du dioxyde de carbone. Étant donné que l'acide carbonique se dissocie rapidement en dioxyde de carbone et en eau, la Pa_{CO_2} est une bonne mesure de l'acidité artérielle. La valeur de HCO_3^- indique la quantité de base présente. Pour maintenir un pH alcalin normal, il faut 20 fois plus de base que d'acide. Tant que le rapport base/acide correspond à 20:1, le pH ne varie pas. Par exemple, lorsqu'une augmentation de l'acide dans l'organisme est accompagnée d'une augmentation proportionnelle des bases, le pH reste normal. Ce processus, par lequel le pH est maintenu à la normale, se nomme *compensation*.

Interprétation de l'analyse des gaz du sang artériel

Puisque l'excrétion de l'acide carbonique est effectuée principalement par les poumons, une modification de la Pa_{CO_2} reflète une perturbation d'origine respiratoire. Un changement de la quantité de HCO_3^- indique un problème non causé par un dérèglement respiratoire. Pour décrire les changements de la Pa_{CO_2}, on utilise les termes suivants : acidose et alcalose respiratoires ou acidose et alcalose carboniques. Les désordres qui ne sont pas d'origine respiratoire sont appelés acidose et alcalose métaboliques ou acidose et alcalose non carboniques.

Quoique certaines manifestations cliniques suggèrent l'alcalose ou l'acidose, la mesure des gaz du sang artériel est le seul moyen de confirmer un déséquilibre acido-basique. Il est donc important pour les infirmières de bien savoir interpréter ces mesures. Une méthode d'analyse des gaz du sang artériel est présentée à l'encadré 6-1.

Prélèvement d'un échantillon pour l'analyse des gaz du sang artériel

Les échantillons nécessaires à l'analyse des gaz sanguins sont habituellement obtenus par ponction artérielle. Cette technique risque de causer une hémorragie ou des dommages aux nerfs voisins et elle ne doit jamais être utilisée par une personne qui la possède mal. Le prélèvement d'un échantillon de sang pour l'analyse des gaz est plus compliqué qu'une simple prise de sang artériel. Pour éviter des changements dans sa composition, l'échantillon est recueilli dans une seringue héparinisée, l'air y est intégralement chassé et la seringue est placée dans un contenant de glace pour son transport jusqu'au laboratoire. On applique une pression ferme au point de ponction pendant au moins 5 min pour éviter la formation d'un hématome. La température du client, de même que le pourcentage d'oxygène qu'il respire influencent le résultat de l'analyse des gaz sanguins. Ces données sont donc inscrites sur la fiche d'instructions envoyée au laboratoire.

☐ DÉSÉQUILIBRES ACIDO-BASIQUES

Déséquilibres métaboliques

Acidose métabolique

Causes. Plusieurs facteurs peuvent causer un gain relatif en acide non carbonique. Lorsque les cellules manquent d'oxygène, comme lors d'un état de choc, le métabolisme anaérobie engendré forme de l'acide lactique. Des corps cétoniques sont produits lors de l'acidocétose résultant d'une déficience en insuline. Si des poisons, tels le méthanol, sont ingérés, plusieurs acides toxiques s'accumulent dans l'organisme. Certaines maladies rénales graves peuvent diminuer l'excrétion des ions hydrogène. La diarrhée peut causer l'acidose métabolique à cause de la perte des ions bicarbonate sécrétés par le pancréas.

Manifestations cliniques. Les signes et symptômes de l'acidose métabolique naissent des réactions des différents tissus à une baisse du pH. L'augmentation de la pression artérielle et du rythme cardiaque sont deux réactions cardio-vasculaires d'alarme. Si le pH devient inférieur à 7,15, la contractilité du cœur décroît, ce qui peut causer des arythmies potentiellement fatales. Les conséquences neurologiques peuvent aller de la léthargie au coma. L'hyperkaliémie est aussi causée par le mouvement du potassium hors des cellules lorsque l'hydrogène y entre. Une respiration rapide et profonde indique que la compensation respiratoire est commencée.

Quand l'acidose métabolique n'est pas encore compensée, le pH et le taux de HCO_3^- artériels baissent, mais la Pa_{CO_2} est normale. Lorsque la compensation respiratoire

Encadré 6-1 Analyse des gaz du sang artériel

1. Regarder le pH. Pour cette analyse, seul un pH de 7,4 est considéré comme normal, même si le pH se situe habituellement entre 7,35 et 7,45.

   Un pH inférieur à 7,4 indique une acidémie.
   Un pH supérieur à 7,4 indique une alcalémie.

2. Regarder la Pa_{CO_2} (normale : de 35 mm Hg à 45 mm Hg). Si la Pa_{CO_2} est normale, il n'y a pas de problème respiratoire, ni de compensation respiratoire d'un problème métabolique.

   Les valeurs anormales de la Pa_{CO_2} sont interprétées en fonction du pH :
   ↑ Pa_{CO_2} plus ↓ pH : acidose d'origine respiratoire
   ↑ Pa_{CO_2} plus ↑ pH : rétention respiratoire de CO_2 pour compenser une alcalose métabolique
   ↓ Pa_{CO_2} plus ↑ pH : alcalose d'origine respiratoire
   ↓ Pa_{CO_2} plus ↓ pH : élimination respiratoire de CO_2 pour compenser une acidose métabolique

3. Regarder le HCO_3^- (normale : de 22 mEq/L à 26 mEq/L). Si la quantité de HCO_3^- est normale, il n'y a pas de problème métabolique, ni de compensation métabolique d'un problème respiratoire.

   Les quantités anormales de HCO_3^- sont interprétées en fonction du pH :
   ↓ HCO_3^- plus ↓ pH : acidose d'origine métabolique
   ↓ HCO_3^- plus ↑ pH : rétention rénale de H^+ ou élimination rénale de HCO_3^-, pour compenser une alcalose respiratoire
   ↑ HCO_3^- plus ↑ pH : alcalose d'origine métabolique
   ↑ HCO_3^- plus ↓ pH : rétention rénale de HCO_3^- ou élimination rénale de H^+, pour compenser une acidose respiratoire

4. Utiliser les résultats obtenus plus haut pour diagnostiquer un éventuel déséquilibre acido-basique. Les problèmes possibles comprennent l'acidose respiratoire (ou hypoventilation) compensée ou non compensée, l'alcalose respiratoire (ou hyperventilation) compensée ou non compensée, l'acidose métabolique compensée ou non compensée et l'alcalose respiratoire compensée ou non compensée. Des troubles respiratoires et métaboliques peuvent apparaître simultanément. Si la Pa_{CO_2}, la quantité de HCO_3^- et le pH sont normaux, l'état acido-basique est normal.

5. Regarder la Pa_{O_2} (normale : 80 mm Hg chez les personnes âgées, au niveau de la mer ; 100 mm Hg chez les jeunes adultes, au niveau de la mer). Une Pa_{O_2} inférieure à la normale indique une hypoxémie.

Source : J.S. Rokoskey. « Assessment of the Individual with Altered Respiratory Function », *Nurs Clin North Am*, 16 (1981), p. 198.

commence, la Pa_{CO_2} baisse et le pH remonte un peu. Cependant, la compensation respiratoire ne peut pas corriger complètement la baisse du pH.

Traitement. L'identification des mécanismes causant l'acidose métabolique permet au médecin d'élaborer un plan d'intervention approprié. Pendant ce temps, l'acidose doit être contrée pour éviter une baisse du pH pouvant être fatale. Lorsque le pH est maintenu au-dessus de 7,20, il n'y a habituellement pas de conséquences cardio-vasculaires. L'administration intraveineuse de bicarbonate de sodium permet d'augmenter le pH.

En réaction, le tamponnage cellulaire fait sortir le potassium des cellules et y fait entrer l'hydrogène. Les clients atteints d'acidose développent donc de l'hyperkaliémie, dont le traitement dépend de sa gravité et aussi du pH. Une légère hyperkaliémie accompagnée d'une baisse significative du pH ne requiert pas d'intervention immédiate. Toutefois, le client dans cet état sera sujet à de l'hypokaliémie une fois que le pH sera redevenu normal. Lorsque l'hyperkaliémie est grave, les conséquences peuvent être fatales, même si le contenu total de l'organisme est normal. Cette situation est traitée par des techniques qui ramènent le potassium à l'intérieur des cellules.

Évaluation et interventions de l'infirmière. Les manifestations cardio-vasculaires et neurologiques décrites plus haut doivent être surveillées chez les clients présentant des risques d'acidose métabolique. Les déséquilibres acido-basiques ne peuvent être confirmés que par la mesure des gaz du sang artériel. Les personnes présentant des risques de façon chronique doivent être informées sur les situations qui les prédisposent à l'acidose métabolique. Par exemple, on peut aider un client diabétique à prévenir l'acidocétose en lui enseignant qu'une infection augmente ses besoins en insuline.

Pour les clients dont l'acidose métabolique a été confirmée, les soins visent à en traiter la cause, sous la supervision d'un médecin. De plus, l'infirmière doit prévoir des soins facilitant la compensation respiratoire. Il est particulièrement important de placer le client dans une position qui assure une expansion maximale de la cage thoracique.

Alcalose métabolique

Causes. La perte d'acide chlorhydrique de l'estomac par vomissements ou par succion gastro-intestinale est une cause évidente d'alcalose métabolique. Si du bicarbonate de sodium est ingéré en grande quantité comme remède à un malaise gastrique, ou si trop de bicarbonate est administré par voie parentérale pour corriger une acidose métabolique, une alcalose métabolique se produira.

L'alcalose métabolique est souvent associée à la perte simultanée d'électrolytes et de volume extra-cellulaire. Les reins réagissent normalement à un déficit de liquide extra-cellulaire en exagérant la réabsorption de sodium et d'eau. Lorsque le volume extra-cellulaire et la quantité d'ions chlore diminuent, la réabsorption du sodium dépend encore plus de la sécrétion des ions potassium et hydrogène. Puisque davantage d'ions hydrogène sont sécrétés, le bicarbonate est réabsorbé en plus grande quantité, et l'alcalose

métabolique s'ensuit. L'hypokaliémie cause l'alcalose métabolique par un processus similaire.

Manifestations cliniques. L'alcalose métabolique accroît la proportion de calcium extra-cellulaire lié aux protéines. Cela fait apparaître des symptômes d'hypocalcémie et, fréquemment, des symptômes d'hypokaliémie à cause de la perte de ces électrolytes et du tamponnage. Tous ces symptômes ont été décrits précédemment.

Une alcalose métabolique non compensée est diagnostiquée lorsqu'on note une augmentation du pH et de la concentration de HCO_3^-, avec une Pa_{CO_2} normale. Quand le rythme et le volume respiratoires diminuent, la Pa_{CO_2} augmente. La compensation respiratoire n'est jamais complète.

Traitement. En plus de traiter les autres causes sous-jacentes, on doit corriger l'hypochlorémie, l'hypokaliémie et la baisse du volume extra-cellulaire. Dans certains cas, ces mesures ne corrigent pas l'alcalose, et de l'acétazolamide (Diamox) doit être administrée pour accroître l'excrétion rénale de bicarbonate.

Le tamponnage cellulaire compense l'hypokaliémie causée par la perte de potassium. Si une grande quantité de potassium a été perdue et si le pH augmente de manière significative, ces effets combinés peuvent entraîner une hypokaliémie menaçant la vie de l'individu. Un apport de potassium et une correction du pH sont nécessaires.

Évaluation et interventions de l'infirmière. Comme nous venons de le décrire, la perte de liquide extra-cellulaire, de potassium ou de chlore prédispose au développement de l'alcalose métabolique. Pour cette raison, on doit surveiller les signes d'hypokaliémie et de déficit du volume extra-cellulaire, de même que ceux d'alcalose métabolique, surtout chez les clients qui subissent une succion gastro-intestinale ou qui suivent un traitement par diurétiques. On doit mesurer régulièrement les concentrations en chlore et en potassium.

En renseignant les clients, l'infirmière peut éviter le développement de l'alcalose métabolique. Par exemple, le liquide perdu par vomissements doit être remplacé par des liquides contenant du sodium, du potassium et du chlore, tels que du bouillon salé ou du jus d'orange. Une personne n'ayant pas pu absorber de liquides depuis plusieurs jours devrait consulter un médecin. Les clients doivent aussi savoir qu'il ne faut pas prendre de bicarbonate de soude (« soda à pâte ») comme antiacide.

Déséquilibres respiratoires
Acidose respiratoire

Causes. L'hypoventilation, synonyme d'acidose respiratoire, est caractérisée par une élimination inadéquate du dioxyde de carbone contenu dans le sang artériel. Plusieurs troubles spécifiques peuvent en être la cause. Quoique toutes les déficiences respiratoires graves puissent causer l'acidose respiratoire, la bronchopneumopathie chronique obstructive (BPCO) est la plus commune. Une expansion insuffisante de la cage thoracique, une paralysie du diaphragme causée par une lésion de la moelle épinière, des fractures multiples des côtes ou des anomalies congénitales telles que la scoliose peuvent avoir cet effet. Le contrôle neurologique de la respiration peut être temporairement arrêté par une surdose de médicaments. L'hypoventilation peut aussi être causée par une diminution des soupirs ou des souffles profonds périodiques, problème temporaire à la suite d'une incision chirurgicale de la poitrine ou de la partie supérieure de l'abdomen.

Manifestations cliniques. Les manifestations cardio-vasculaires, neurologiques ou reliées au potassium décrites dans le cas de l'acidose métabolique se produisent aussi ici. Les effets neurologiques sont cependant plus prononcés dans le cas de l'acidose respiratoire, à cause de la diffusion rapide du dioxyde de carbone dans le liquide céphalo-rachidien. Le mal de tête, une vision embrouillée, ainsi que d'autres symptômes neurologiques sont souvent accentués le matin, car l'élimination du dioxyde de carbone est moindre pendant le sommeil. Quand la concentration de dioxyde de carbone devient très élevée, elle intervient dans l'échange alvéolaire d'oxygène. Ainsi, une acidose respiratoire sévère peut causer de l'hypoxémie.

L'acidose respiratoire non compensée se manifeste dans le sang par une baisse du pH, une augmentation de la Pa_{CO_2} et un taux normal de HCO_3^-. La compensation rénale se développe pendant plusieurs jours, et elle augmente la concentration de HCO_3^-. Elle est très efficace et ramène le pH à une valeur presque normale.

Traitement. Le but principal du traitement est d'améliorer la ventilation afin qu'une quantité adéquate de dioxyde de carbone puisse être expirée. Les causes de l'hypoventilation doivent être identifiées et traitées. Puisque la compensation rénale réajuste le pH à un niveau presque normal, l'acidose respiratoire chronique ne fait pas appel à un traitement autre que celui du trouble sous-jacent. Dans un cas aigu, cependant, une ventilation mécanique peut être nécessaire pour éliminer l'excès de CO_2 et pour maintenir le pH à une valeur acceptable. On administre de l'oxygène en cas d'hypoxémie grave, et l'hyperkaliémie est traitée de la même manière que dans l'acidose métabolique.

Évaluation et interventions de l'infirmière. Les situations causant des risques d'acidose respiratoire doivent être prévues, et on doit surveiller l'hypoventilation chez les clients à risques. Le rythme et la profondeur de la respiration doivent être observés, car des respirations rapides et super-ficielles ne déplacent que très peu d'air.

Les interventions de l'infirmière peuvent fréquemment éviter une acidose respiratoire grave. Les clients présentant les plus grands risques sont ceux ayant une maladie pulmonaire chronique, qui sont obèses ou qui fument. Ceux-ci seront astreints à des exercices énergiques pour augmenter l'expansion pulmonaire : respirations profondes fréquentes, utilisation du spiromètre et marche. Ceux dont l'acidose respiratoire est confirmée suivront le même traitement.

Quand cette acidose est accompagnée d'une hypoxémie grave, l'oxygène sera utilisé. La BPCO peut mener à une acidose respiratoire chronique telle que le centre bulbaire devient insensible au taux élevé de dioxyde de carbone. À la place, le manque d'oxygène semble être le meilleur moyen de stimuler la respiration et on administre donc l'oxygène à petites doses afin de maintenir ce mécanisme.

Alcalose respiratoire

Causes. Un synonyme d'alcalose respiratoire est *hyperventilation*, ce qui signifie qu'il y a eu plus de dioxyde de carbone expiré que produit. Les causes peuvent être d'origine psychologique ou physiologique. L'anxiété peut causer une respiration rapide et profonde. Plusieurs états physiopathologiques sont accompagnés par de l'anxiété et peuvent causer de l'hyperventilation. La douleur en est un exemple. Des modifications du contrôle neurologique de la ventilation peuvent être causées par une surdose de médi-caments ou peuvent être dues à un trouble du centre respiratoire bulbaire. Lorsque le taux d'oxygène du sang artériel diminue, l'hyperventilation est un mécanisme compensatoire important pour accroître l'apport d'oxygène. Finalement, l'alcalose respiratoire peut être causée par une ventilation mécanique trop rapide.

Manifestations cliniques. Une augmentation simul-tanée du rythme et du volume respiratoires est un symptôme important. Comme cela a été décrit pour l'alcalose méta-bolique, des changements dans la liaison du calcium aux protéines se produisent et peuvent causer de l'hypocalcémie. Puisque des modifications du taux de CO_2 affectent rapidement le liquide céphalo-rachidien, ces effets sont habituellement plus marqués dans le cas de l'alcalose respiratoire que dans celui de l'alcalose métabolique. Des étourdissements et des troubles de la conscience se pro-duisent pour la même raison. Dans ce cas aussi, l'hypo-kaliémie est due à l'échange de potassium et d'hydrogène entre les cellules et le liquide extra-cellulaire.

L'alcalose respiratoire non compensée se manifeste dans le sang par une augmentation du pH, une baisse de la Pa_{CO_2} et une concentration normale de HCO_3^-. Quand la compensation rénale se développe, le taux de HCO_3^- diminue et le pH redevient à peu près normal, car cette compensation est très efficace.

Traitement. Le traitement dépend de la cause. Si l'hyperventilation est une réaction physiologique à l'hypoxé-mie, les efforts pour baisser le rythme et le volume de la respiration ne sont pas appropriés. On doit plutôt chercher à corriger l'hypoxémie. Lorsque l'hyperventilation est entièrement d'origine psychologique, il faut aider les clients à ralentir leur rythme respiratoire. Occasionnellement, l'alcalose respiratoire est causée par le mauvais ajustement d'un ventilateur mécanique, qui entraîne une trop grande élimination de CO_2. Il suffit de réajuster le ventilateur pour remédier à la situation.

Évaluation et interventions de l'infirmière. Chez les clients présumément atteints d'alcalose respiratoire, on doit évaluer l'hypoxémie, qui peut en être la cause. Si l'hypoxémie est réelle, on fournit de l'oxygène et on corrige le déséquilibre physiologique sous-jacent. L'infirmière doit veiller à ce que le client soit dans une position permettant une respiration efficace et elle doit réduire les causes de besoins supplémentaires en oxygène, telles que la douleur ou une augmentation de la température. Si la cause n'est pas d'origine physiologique, on devrait aider le client à ralentir sa respiration. L'usage du toucher, le contrôle de la douleur et une attitude calme sont des exemples d'inter-ventions qui peuvent être efficaces. Quelquefois, le fait de respirer dans un sac refermé autour du nez et de la bouche soulage les symptômes.

Résumé

En identifiant les personnes à risques, l'infirmière peut planifier des soins pour enrayer le développement de déséquilibres hydro-électrolytiques ou acido-basiques. Les problèmes, confirmés ou non, sont corrigés en collaboration avec le médecin. Pendant ce temps, une évaluation continue est essentielle pour assurer l'efficacité du traitement. Le tableau 6-4 résume ces problèmes et leur traitement.

☐ REMPLACEMENT DES LIQUIDES ET DES ÉLECTROLYTES

But

La plupart des maladies modifient l'équilibre acido-basique ou hydro-électrolytique. Les déséquilibres des liquides vont de la légère perte de sang qui suit une intervention chirurgicale mineure à la perte massive et à la redistribution complexe des liquides et des électrolytes qui suivent un traumatisme majeur. De même, les déséquilibres acido-basiques

Tableau 6-4   Types de déséquilibres hydro-électrolytiques et acido-basiques

Déséquilibre	Facteurs de risque	Manifestations cliniques	Traitement
Excédent de volume extra-cellulaire	Administration intraveineuse excessive de solution isotonique Insuffisance rénale Insuffisance cardiaque Cirrhose du foie Administration à long terme de corticostéroïdes	Gain de masse rapide Pression artérielle (PA) élevée Augmentation du pouls Augmentation de la pression veineuse centrale (PCV) Œdème Distension des veines du cou Crépitations à l'auscultation des poumons Baisse de l'hématocrite	Restriction des liquides isotoniques Restriction du sodium alimentaire
Déficit du volume extra-cellulaire	Perte de sang Diurèse excessive Retenue de liquide dans une cavité corporelle (accumulation coelomique)	Baisse de la PA posturale Perte de masse Oligurie Baisse de la PVC Affaissement des veines du cou Augmentation de l'hématocrite et du taux d'albumine	Administration de liquides isotoniques
Diminution de l'osmolalité sérique	Sécrétion excessive d'ADH Administration excessive de solutions hypotoniques intraveineuses	Nausées Malaise Confusion mentale Convulsions Baisse du taux de sodium dans le sérum	Restriction de l'apport d'eau
Augmentation de l'osmolalité sérique	Incapacité de réagir à la soif Eau non disponible Diabète insipide Administration par gavage de nourriture riche en protéines sans la quantité d'eau nécessaire Fièvre élevée prolongée	Nausées Malaise Confusion mentale Convulsions Augmentation de la teneur en sodium du sérum	Administration d'eau pure
Perte de volume extra-cellulaire et augmentation de l'osmolalité sérique	Perte de liquides transcellulaires par : vomissements diarrhée succion nasogastrique diaphorèse abondante	Voir *déficit du volume extra-cellulaire* et *augmentation de l'osmolalité sérique*	
Perte de volume extra-cellulaire et diminution de l'osmolalité sérique	Remplacement des pertes de liquides transcellulaires uniquement par un liquide hypotonique Choc	Voir *déficit du volume extra-cellulaire* et *diminution de l'osmolalité sérique*	

Tableau 6-4 Types de déséquilibres hydro-électrolytiques et acido-basiques (*suite*)

Déséquilibre	Facteurs de risque	Manifestations cliniques	Traitement
Excédent de volume extra-cellulaire et diminution de l'osmolalité sérique	Cirrhose du foie grave Insuffisance cardiaque grave	Voir *excédent de volume extra-cellulaire* et *diminution de l'osmolalité sérique*	
Excédent de volume extra-cellulaire et augmentation de l'osmolalité sérique	Trop grande restriction d'eau en cas d'excédent de volume extra-cellulaire et de diminution de l'osmolalité sérique	Voir *excédent de volume extra-cellulaire* et *augmentation de l'osmolalité sérique*	
Hypokaliémie	Diurétiques éliminant le potassium Hyperaldostéronisme Vomissements Diarrhée Alcalose	Faiblesse des muscles squelettiques Faiblesse des muscles respiratoires Arythmies cardiaques Ondes U sur l'ECG Intoxication digitalique Nausées Vomissements Constipation Polyurie	Administration de potassium par voie orale ou parentérale
Hyperkaliémie	Insuffisance rénale Acidose Destruction massive de tissus	Faiblesse des muscles squelettiques Arythmies cardiaques Ondes T pointues sur l'ECG	Administration intraveineuse de calcium, de glucose et d'insuline, ou de bicarbonates Résine échangeuse de cations (Kayexalate) Dialyse rénale
Hypocalcémie	Déficience ou ablation des parathyroïdes Mauvaise absorption de la vitamine D Mauvaise absorption du calcium Hyperphosphatémie Hypomagnésémie Pancréatite aiguë Alcalose	Engourdissements Démangeaisons Clonies Crampes Tétanie	Administration de calcium par voie orale ou parentérale Administration de vitamine D
Hypercalcémie	Métastase osseuse Immobilité Hyperparathyroïdisme Myélome multiple Sarcoïdose	Faiblesse des muscles squelettiques Diminution du tonus musculaire Nausées Anorexie Fractures pathologiques Calcification des tissus mous Calculs rénaux Arythmies cardiaques Intoxication digitalique	Administration de liquides isotoniques Administration de diurétiques Administration de calcitonine, de corticostéroïdes ou de phosphate Restriction de l'apport de calcium alimentaire
Hypophosphatémie	Malnutrition Malabsorption Antiacides Alcoolisme Hyperparathyroïdisme Suralimentation intraveineuse Traitement de l'acidocétose diabétique par insuline	Irritabilité mentale Convulsions Coma Faiblesse des muscles squelettiques Ostéomalacie Modification de la numération des globules blancs et des globules rouges ainsi que du fonctionnement des plaquettes	Administration de phosphate par voie alimentaire ou parentérale

.../

Tableau 6-4   Types de déséquilibres hydro-électrolytiques et acido-basiques (*suite*)

Déséquilibre	Facteurs de risque	Manifestations cliniques	Traitement
Hyperphosphatémie	Insuffisance rénale Hypoparathyroïdisme Acromégalie	Symptômes de l'hypocalcémie Calculs rénaux	Restriction de l'apport alimentaire de phosphate
Hypomagnésémie	Alcoolisme Thérapie diurétique Hyperaldostéronisme Malabsorption	Manifestations similaires à celles de l'hypocalcémie Baisse de la teneur sérique en calcium et en potassium Intoxication digitalique	Administration de magnésium par voie alimentaire ou parentérale
Hypermagnésémie	Insuffisance rénale	Hypotension Somnolence Perte ou faiblesse des réflexes tendineux profonds Coma	Restriction de l'apport alimentaire de magnésium Administration de calcium par voie intraveineuse
Acidose métabolique	Choc Acidocétose diabétique Ingestion de toxine Diarrhée Insuffisance rénale	Augmentation de la PA (au début) Augmentation du pouls (au début) Arythmies cardiaques Léthargie Coma Respiration rapide et profonde Hyperkaliémie Analyse des gaz du sang artériel avant compensation : $\downarrow pH$, $\downarrow HCO_3^-$, $PaCO_2$ normale Analyse des gaz du sang artériel après compensation : $\downarrow pH$, $\downarrow HCO_3^-$, $\downarrow PaCO_2$	Administration de bicarbonate par voie intraveineuse
Alcalose métabolique	Vomissements Succion gastro-intestinale Ingestion massive de bicarbonate de sodium Hypochlorémie Hypokaliémie Hyperaldostéronisme	Symptômes d'hypocalcémie Hypokaliémie Respiration lente et superficielle Analyse des gaz du sang artériel avant compensation : $\uparrow pH$, $\uparrow HCO_3^-$, $PaCO_2$ normale Analyse des gaz du sang artériel après compensation : $\uparrow pH$, $\uparrow HCO_3^-$, $\uparrow PaCO_2$	Administration de liquides isotoniques Administration d'acétazolamide (Diamox)
Acidose respiratoire	Maladies parenchymateuses pulmonaires Lésion de la moelle épinière Fractures multiples des côtes Anomalies congénitales de la cage thoracique Surdosage de médicaments Perte des soupirs Respiration superficielle, peu importe la cause	Augmentation de la PA (au début) Accélération du pouls (au début) Mal de tête Vision trouble Astérixis Myoclonie Léthargie Coma Arythmies cardiaques Hyperkaliémie Analyse des gaz du sang artériel avant compensation : $\downarrow pH$, HCO_3^- normal, $\uparrow PaCO_2$ Analyse des gaz du sang artériel après compensation : $\downarrow pH$, $\uparrow HCO_3^-$, $\uparrow PaCO_2$	Augmenter le volume de la respiration Ventilation mécanique

Tableau 6-4 Types de déséquilibres hydro-électrolytiques et acido-basiques (*suite*)

Déséquilibre	Facteurs de risque	Manifestations cliniques	Traitement
Alcalose respiratoire	Anxiété Douleur Dommage aux centres respiratoires du tronc cérébral Hypoxémie Ventilation mécanique excessive Hyperventilation, peu importe la cause	Symptômes d'hypocalcémie Étourdissements Troubles de la conscience Hypokaliémie Analyse des gaz du sang artériel avant compensation : ↑ pH, HCO_3^- normal, ↓ $PaCO_2$ Analyse des gaz du sang artériel après compensation : ↑ pH, ↓ HCO_3^-, ↓ $PaCO_2$	Administration d'oxygène en cas d'hypoxémie Aide pour respirer lentement (si non hypoxémique) Ajustement du ventilateur mécanique

peuvent être assez faibles pour ne pas être détectés, mais ils peuvent aussi altérer considérablement les fonctions cellulaires. Lorsqu'une correction de ces déséquilibres est nécessaire, la voie orale est évidemment la plus sécuritaire et la moins traumatisante. Si toutefois l'altération est importante ou prolongée, ou si la personne est incapable de boire et de manger, un traitement par intraveineuse est indiqué. En dépit de la grande variété de situations nécessitant un tel traitement, certains principes majeurs guident le remplacement des liquides par intraveineuse. Une description générale des solutions intraveineuses, des procédés pour installer et maintenir les perfusions intraveineuses, et des complications majeures du traitement par intraveineuse complètent ce chapitre.

Types de solutions intraveineuses

Le choix d'une solution intraveineuse dépend du but qu'elle doit atteindre. Généralement, les liquides intraveineux sont administrés pour atteindre un ou plusieurs des objectifs suivants :

- Fournir l'eau, les électrolytes et les nutriments nécessaires aux besoins quotidiens.
- Remplacer les déficits en eau et en électrolytes.
- Fournir un médium pour l'administration de médicaments intraveineux.

Les solutions intraveineuses contiennent du dextrose ou des électrolytes mélangés avec de l'eau. De l'eau pure ne doit jamais être administrée par intraveineuse, car elle pénètre rapidement dans les globules rouges et les fait éclater.

Une grande variété de solutions intraveineuses sont disponibles dans le commerce.

Les solutions sont souvent identifiées selon leur osmolalité : elles sont isotoniques si leur osmolalité est la même que celle du sang, hypotoniques si elle est inférieure, ou hypertoniques si elle est supérieure. Le tableau 6-5 classe les différentes solutions intraveineuses selon ces trois catégories.

Liquides isotoniques

L'osmolalité des liquides isotoniques est à peu près la même que celle du liquide extra-cellulaire et ils ne modifient pas le volume des globules rouges. La composition de ces liquides peut toutefois être différente de celle du liquide extra-cellulaire.

Une solution aqueuse de dextrose à 5% a une osmolalité sérique de 252 mOsm/L. Après l'administration, le glucose est rapidement métabolisé et cette solution initialement isotonique devient donc hypotonique et se disperse : un tiers dans le liquide extra-cellulaire et le reste dans les cellules. Ainsi, cette solution est utilisée pour fournir de l'eau et pour corriger une augmentation de l'osmolalité sérique. Un litre de cette solution fournit moins de 800 kJ et constitue donc un apport énergétique minime.

L'osmolalité totale d'une solution saline normale (0,9% de chlorure de sodium) est de 308 mOsm/L. Puisque l'osmolalité est due entièrement aux électrolytes, la solution demeure à l'extérieur des cellules. C'est pour cette raison qu'une solution saline normale est souvent utilisée pour traiter un déficit du volume extra-cellulaire. Cette solution ne contient que du sodium et du chlore, sa composition n'est donc pas la même que celle du liquide extra-cellulaire.

Plusieurs autres solutions contiennent divers ions en plus du sodium et du chlore, leur composition ressemblant plus à celle du liquide extra-cellulaire. Par exemple, la solution de Ringer contient du potassium et du calcium en plus du chlorure de sodium, et la solution de lactate Ringer contient des précurseurs du bicarbonate en plus. Ces solutions sont mises sur le marché, avec de légères variations, sous différents noms.

Liquides hypotoniques

Le rôle de ces solutions est de remplacer le liquide transcellulaire, qui est hypotonique par rapport au plasma. On utilise souvent des liquides hypotoniques (une solution saline contenant 0,45% de chlorure de sodium, par exemple) pour remplacer la perte de liquide gastrique causée par des vomissements ou par une succion nasogastrique. Des solutions contenant plusieurs électrolytes sont aussi disponibles.

Liquides hypertoniques

Quand du dextrose à 5% est ajouté à une solution saline normale ou à une solution de Ringer, l'osmolalité totale excède celle du liquide extra-cellulaire. Le dextrose est

Tableau 6-5   Composition de certaines solutions intraveineuses

Solutions	Dextrose (mOsm/L)	Électrolytes (mEq/L)							Total (mOsm/L)	mOsm ajoutées par les électrolytes[b]
		Na$^+$	K$^+$	Ca^{2+}	Mg^{2+}	Cl$^-$	HPO$_4^{3-}$	HCO$_3^-$[a]		
Solutions isotoniques										
Dextrose à 5%	252	—	—	—	—	—	—	—	252	0
Solution saline normale (0,9% de NaCl)	—	154	—	—	—	154	—	—	308	308
Dextrose à 25% dans une solution saline à 0,45%	126	77	—	—	—	77	—	—	280	154
Solution de Ringer	—	147	4	5	—	156	—	—	309	309
Solution de lactate Ringer	—	130	4	3	—	109	—	28	272	272
Polysal (Cutter)	—	140	10	5	3	103	—	55	312	312
Solutions hypotoniques										
Solution saline à 0,45%	—	77	—	—	—	77	—	—	154	154
Normosol-M (Abbott)	—	40	13	—	3	40	—	16	110	110
Solutions hypertoniques										
Dextrose à 5% dans une solution saline normale	252	154	—	—	—	154	—	—	560	308
Ionosol MB avec dextrose à 5% (Abbott)	252	25	20	—	3	22	3	23	344	92
Solution saline hypertonique (3,0% de NaCl)	—	513	—	—	—	513	—	—	1026	1026

a. HCO$_3^-$ ou son précurseur.
b. Le glucose est rapidement métabolisé et n'entraîne aucun effet marqué.

rapidement métabolisé et seule la solution isotonique demeure. Ainsi, l'effet sur le liquide intracellulaire est temporaire. De la même manière, on ajoute souvent 5% de dextrose aux solutions hypotoniques contenant plusieurs électrolytes. Lorsque le dextrose est métabolisé, ces solutions se dispersent sous la forme de liquides hypotoniques.

Des solutions plus riches en dextrose, contenant 50% d'eau et 50% de dextrose par exemple, sont données pour combler les besoins énergétiques de l'individu. Ces solutions sont fortement hypertoniques et doivent être administrées dans les veines centrales, où elles sont diluées par le grand flux sanguin.

Les solutions salines hypertoniques font sortir l'eau des cellules. Si elles sont administrées trop rapidement ou en trop grande quantité, elles peuvent créer un excédent de volume extra-cellulaire et causer un œdème pulmonaire. Elles sont donc utilisées avec prudence et seulement lorsque l'osmolalité sérique a diminué dangereusement.

Autres substances administrées par voie intraveineuse

Lorsque le tube digestif ne peut recevoir de nourriture, les besoins nutritifs de l'individu sont souvent comblés par voie intraveineuse. L'administration parentérale de fortes con-

centrations de glucose, de protéines ou de lipides est discutée au chapitre 33.

Plusieurs médicaments sont aussi fournis par intraveineuse, soit par perfusion, soit directement dans la veine. Puisque les substances intraveineuses circulent rapidement, leur administration par cette voie est potentiellement dangereuse. Les taux de perfusion et les concentrations recommandées pour ces médicaments sont décrits dans les textes spécialisés dans ce domaine.

☐ SOINS INFIRMIERS AU COURS DU TRAITEMENT PAR VOIE INTRAVEINEUSE

Ponction veineuse

C'est à l'infirmière que revient la responsabilité de bien sélectionner le point de ponction, le type de canule et de bien introduire celle-ci dans la veine. Le choix du point de ponction et de la canule dépend du type de solution à administrer, de la durée prévue du traitement, de l'état général du client et de l'accessibilité des veines.

Choix du point de ponction.   Plusieurs points de ponction peuvent être utilisés pour un traitement par voie intraveineuse, mais la facilité d'accès et les risques potentiels varient de l'un à l'autre. Les veines des extrémités (dites périphériques) sont ordinairement les seuls endroits utilisés par les infirmières. Puisqu'elles sont relativement sûres et faciles d'accès, les veines des extrémités supérieures sont les plus fréquemment utilisées. Les veines du bras et de la main

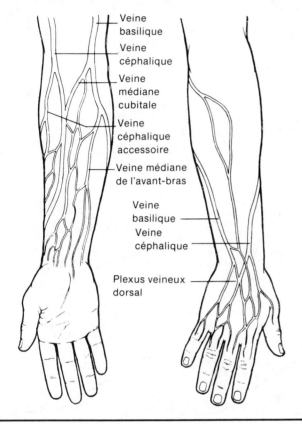

Veine basilique
Veine céphalique
Veine médiane cubitale
Veine céphalique accessoire
Veine médiane de l'avant-bras
Veine basilique
Veine céphalique
Plexus veineux dorsal

Figure 6-7 Points de ponction pour l'insertion de canules intraveineuses servant à l'administration parentérale de liquides ou à une transfusion sanguine.

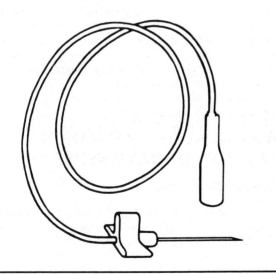

Figure 6-8 Aiguille type papillon. (*Source* : N. M. Metheny et W. D. Snively. *Nurses' Handbook of Fluid Balance*, 3e éd., Philadelphie, J. B. Lippincott, 1979, p. 179.)

sont montrées à la figure 6-7. Les veines des jambes ne doivent être utilisées qu'exceptionnellement, sinon jamais, à cause du risque élevé de thrombophlébite. Les veines centrales les plus fréquemment choisies par les médecins pour insérer une canule sont les veines sous-clavière et jugulaire interne. On peut utiliser ces larges vaisseaux même lorsque les veines périphériques sont affaissées ; de plus, ils permettent d'administrer des solutions à forte osmolalité. Toutefois, les risques sont plus élevés : on peut par inadvertance pénétrer dans une artère ou dans l'espace pleural.

Les bras et les mains doivent être examinés attentivement avant de choisir un point spécifique pour la perfusion. L'endroit choisi ne doit pas perturber la mobilité du client. Ainsi, le pli du coude est évité, sauf en dernier ressort. Le point de ponction le plus distal du bras ou de la main est d'abord utilisé ; les perfusions subséquentes ont lieu de plus en plus en amont. La veine doit être palpée pour vérifier son élasticité et l'absence de nœuds durs pouvant indiquer une thrombose.

Matériel utilisé. Trois principaux types de canules sont disponibles : l'aiguille type papillon, l'aiguille insérée dans un cathéter de plastique (angiocathéter) et l'aiguille contenant un cathéter de plastique (intracathéter). L'aiguille type papillon est une courte aiguille métallique munie d'ailettes en plastique. Cette aiguille est facile à insérer, mais elle cause souvent l'infiltration des tissus parce qu'elle est fine et rigide (*Figure 6-8*). Selon la marque, il existe diverses appellations pour l'aiguille insérée dans un court cathéter de plastique. L'insertion demande une étape supplémentaire pour faire pénétrer le cathéter dans la veine (*Figure 6-9*), mais comme l'infiltration se produit moins souvent, on préfère cette sorte de canule à l'aiguille type papillon. La troisième sorte est l'aiguille qui contient un cathéter de plastique appelé intracathéter ; elle est disponible en longues tailles et est pratique pour les veines centrales, mais il est difficile d'insérer le cathéter dans la veine (*Figure 6-10*).

Information du client. Sauf dans des situations d'urgence, on doit préparer le client à la perfusion intraveineuse. Une brève description de la méthode de perfusion, une information sur la durée prévue de la perfusion et les restrictions d'activité sont d'importants sujets à traiter. On doit aussi donner au client l'occasion d'exprimer ses craintes. Par exemple, certaines personnes croient qu'elles mourront si de petites bulles d'air pénètrent dans leurs veines. Après avoir pris conscience de cette crainte, l'infirmière doit expliquer que seule l'administration rapide d'une grande quantité d'air est fatale.

Préparation du point de ponction. Puisque l'infection est la complication majeure pouvant résulter d'un traitement intraveineux, une asepsie stricte est essentielle pendant la ponction veineuse. En plus du nettoyage des mains et de l'utilisation de matériel stérile, une préparation minutieuse du point de ponction est importante. Le point de ponction doit être nettoyé du centre vers la périphérie avec une solution iodée pendant 60 s. La solution reste sur la peau pendant deux minutes, puis elle est enlevée avec un tampon alcoolisé. Dans le cas de clients allergiques à l'iode, on nettoie vigoureusement la peau avec de l'alcool.

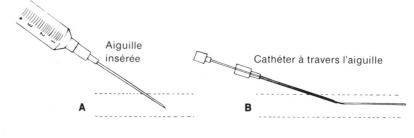

Figure 6-9 Insertion d'un angiocathéter. (*Source* : W. Kaye. « Intravenous techniques », dans *Textbook of Advanced Cardiac Life Support*, Dallas, American Heart Association, 1981, chap. XII, p. 1 à 12. Reproduit avec la permission de l'American Heart Association, Inc.)

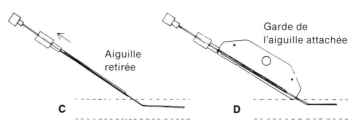

Figure 6-10 Insertion d'un intracathéter. (*Source* : W. Kaye, « Intravenous techniques », dans *Textbook of Advanced Cardiac Life Support*, Dallas, American Heart Association, 1981, chap. XII, p. 1 à 12. Reproduit avec la permission de l'American Heart Association, Inc.)

Entrée dans la veine. L'encadré 6-2 présente les principales étapes de la ponction veineuse. Dans le cas de veines très petites ou particulièrement fragiles, des modifications à cette technique peuvent être nécessaires. On peut trouver des solutions de rechange dans des articles ou dans des manuels spécialisés dans ce domaine.

Surveillance du traitement par voie intraveineuse

Le maintien de la perfusion intraveineuse est une responsabilité de l'infirmière, qui doit avoir une connaissance des solutions administrées et du débit requis. De plus, l'infirmière doit faire attention aux complications locales et systémiques pouvant survenir chez le client.

Facteurs modifiant le débit des liquides intraveineux

Le débit d'une perfusion intraveineuse est sujet aux mêmes principes qui gouvernent le mouvement des liquides en général.

- Le débit est directement proportionnel à la hauteur de la colonne de liquide.

  L'augmentation de la hauteur du contenant de la perfusion améliore parfois un débit paresseux.
- Le débit est directement proportionnel au diamètre de la tubulure.

  Le presse-tube règle le débit en modifiant le diamètre de la tubulure. De plus, le débit sera plus élevé dans les canules de gros calibre que dans celles de petit calibre.
- Le débit est inversement proportionnel à la longueur de la tubulure.

  L'ajout d'une rallonge à la tubulure diminuera le débit.
- Le débit est inversement proportionnel à la viscosité du liquide.

  Des solutions intraveineuses visqueuses, comme le sang, nécessitent une canule de plus gros calibre que l'eau ou les solutions salines.

Surveillance du débit

À cause des nombreux facteurs influençant le débit, une solution ne se déversera pas toujours à la vitesse qu'elle

Encadré 6-2   Marche à suivre pour installer une perfusion intraveineuse

MARCHE À SUIVRE	RAISON

Préparation

1. Vérifier l'ordonnance de traitement par voie intraveineuse et l'étiquette de la solution, identifier le client.
2. Expliquer le procédé au client.

3. Se laver les mains.
4. Choisir le point de ponction.

5. Choisir l'aiguille ou le cathéter.

6. Relier le sac ou le flacon à la tubulure et faire circuler la solution à travers la tubulure pour enlever l'air ; couvrir l'extrémité de la tubulure.
7. Ajuster la hauteur et la position du lit ainsi que l'éclairage.

Raison

1. Des erreurs graves peuvent être évitées par une vérification attentive.
2. Une meilleure compréhension de la part du client augmente son confort et sa coopération.
3. L'asepsie est essentielle pour éviter une infection.
4. Un bon choix du point de ponction augmente les chances de réussite de la perfusion et préserve la veine.
5. La longueur et le calibre de la canule doivent être appropriés au point de ponction et au but de la perfusion.
6. Le matériel doit être attaché immédiatement après avoir réussi la ponction veineuse afin d'éviter la coagulation.
7. Une position adéquate améliore les chances de succès et assure le confort du client.

Procédé

1. Appliquer un garrot entre 5 cm et 15 cm au-dessus du point de ponction ; prendre le pouls radial sous le garrot.
2. Nettoyer le point de ponction en le frottant avec une solution iodée pendant 60 s, en mouvement circulaire vers l'extérieur ; laisser sécher 2 min, puis nettoyer avec un tampon imbibé d'alcool. (Si le client est allergique à l'iode, frotter avec de l'alcool à 70%.)
3. Avec la main libre, retenir le membre et utiliser un doigt ou le pouce pour tendre la peau au-dessus du vaisseau.
4. Tenir l'aiguille de biais à un angle de 45°, percer la peau pour atteindre la veine, mais ne pas la pénétrer.
5. Diminuer l'angle de l'aiguille jusqu'à ce qu'elle soit presque parallèle à la peau, puis pénétrer dans la veine soit directement par-dessus, soit par le côté.
6. Si un retour de sang est visible, conserver l'angle d'insertion et enfoncer l'aiguille.

   Étapes additionnelles si on utilise un cathéter :
   a) Faire pénétrer l'aiguille de 0,6 cm après avoir réussi la ponction veineuse.
   b) Tenir la garde de l'aiguille et glisser le cathéter dans la veine. Ne *jamais* réinsérer l'aiguille dans un cathéter de plastique ou tirer le cathéter dans l'aiguille.
   c) Enlever l'aiguille en pressant légèrement la peau au-dessus de l'extrémité du cathéter ; maintenir la garde du cathéter en place.
7. Desserrer le garrot et attacher la tubulure ; desserrer suffisamment le presse-tube pour permettre le goutte à goutte.
8. Mettre une gaze stérile (5 cm × 5 cm) sous la garde de la canule.
9. Fixer l'aiguille fermement avec du ruban adhésif.

10. Appliquer un onguent antiseptique sur le point de ponction et le couvrir avec une gaze stérile et du ruban adhésif ou avec un *Band-Aid.*

1. Le garrot distend la veine et la rend plus facile à pénétrer ; il ne doit jamais être serré assez fort pour bloquer le flux sanguin artériel.
2. Une asepsie stricte et une préparation minutieuse du point de ponction sont essentielles pour éviter une infection.

3. Appliquer une pression sur la veine aide à la stabiliser.

4. L'angle permet de réduire les dommages à la peau et à la veine.
5. Ces deux étapes évitent de transpercer la paroi postérieure de la veine.

6. Le retour de sang peut ne pas se produire si la veine est petite ; cette position diminue les risques de percer l'autre paroi de la veine.

   a) En avançant doucement l'aiguille, on est assuré que le cathéter a pénétré dans la veine.
   b) Réinsérer l'aiguille ou tirer le cathéter vers l'arrière peut endommager le cathéter et causer une embolie.

   c) Une pression légère évite le saignement avant que la tubulure ne soit attachée.

7. La tubulure doit être attachée rapidement pour éviter la coagulation sanguine dans la canule.

8. La gaze agit comme un champ stérile.

9. Une canule stable risque moins d'être délogée ou d'irriter la veine.
10. L'onguent réduit les risques d'infection ; le ruban adhésif peut servir de garrot.

Encadré 6-2   Marche à suivre pour installer une perfusion intraveineuse (*suite*)

MARCHE À SUIVRE	RAISON
11. Attacher avec du ruban adhésif une petite boucle de la tubulure au-dessus du pansement.	11. La boucle évite le retrait de l'aiguille si la tubulure est tirée par inadvertance.
12. Identifier sur le pansement le type et la longueur de la canule, la date d'insertion et ses initiales.	12. L'identification facilite l'évaluation et assure que l'aiguille sera enlevée de manière appropriée.
13. Calculer le taux d'écoulement des gouttes, et régler le débit de la perfusion.	13. Le débit doit être réglé avec soin pour éviter qu'il ne soit trop rapide ou trop lent.
14. Inscrire au dossier le point de ponction, le type d'aiguille utilisé et l'heure de l'installation.	14. Ces renseignements sont nécessaires pour faciliter les soins et pour des raisons légales.

avait originellement. Par conséquent, les perfusions intra-veineuses doivent être surveillées fréquemment pour s'assurer que le liquide est administré à la vitesse désirée. Le flacon ou le sac doit être muni d'une bande de sparadrap afin de noter très rapidement la quantité exacte qui a été perfusée. Le débit doit être mesuré au début de la perfusion puis vérifié au moins une fois par heure. Pour ce faire, le nombre de gouttes de solution par millilitre doit être connu. Ce nombre varie selon le matériel utilisé et il est normalement imprimé sur l'emballage de celui-ci. La formule suivante permet de calculer le débit en gouttes par minute :

$$\frac{\text{gttes/mL (du matériel utilisé)}}{60 \text{ (min/h)}} \times \frac{\text{volume}}{\text{horaire}} = \text{gttes/min}$$
$$\text{total}$$

Une variété de pompes à perfusion sont disponibles pour aider à contrôler le débit des liquides intraveineux. Ces pompes sont utiles lorsque des médicaments puissants, tels que l'héparine, sont perfusés. Elles n'éliminent cependant pas le besoin de vérifier régulièrement l'état de la perfusion.

Complications
Débit trop rapide ou trop lent

Surveiller le débit de la perfusion signifie plus que respecter l'horaire d'administration. Selon la nature et le débit du liquide injecté et selon l'état du client, un des déséquilibres décrits dans les sections précédentes peut se développer. Par exemple, une personne âgée privée de liquides risque fortement de subir un déficit de volume extra-cellulaire, car les mécanismes compensatoires normaux face à un changement de volume sont moins efficaces chez les gens âgés. De plus, ces clients sont aussi vulnérables à un excédent de volume extra-cellulaire si les liquides intra-veineux sont injectés trop rapidement. Même si le maintien du débit prescrit est un moyen de prévenir les complications, les clients ne réagissent pas toujours comme prévu à ce débit. Par conséquent, il est nécessaire de vérifier régulièrement l'osmolalité et le volume des liquides de l'organisme. Les signes et symptômes à surveiller sont décrits dans la section sur les troubles hydro-électrolytiques.

Infection

La figure 6-11 illustre les diverses sources possibles de contamination par des microorganismes lors d'une perfusion

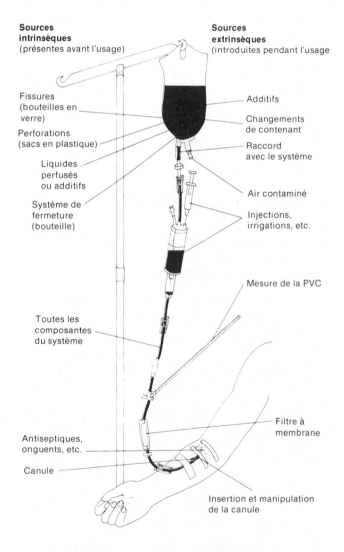

Figure 6-11   Sources potentielles de contamination des systèmes de perfusion intraveineuse. (*Source* : D. G. Maki. *Preventing infection in intravenous therapy, Hospital Practice.* Dessin de N.L. Gaham)

intraveineuse. L'infection est un risque majeur du traitement intraveineux ; elle peut être bénigne (légère infection au point de ponction) ou plus grave (dissémination des micro-organismes via le flux sanguin). Les mesures pour prévenir une infection doivent être prises au moment de la ponction et pendant tout le temps de la perfusion. En voici quelques-unes :

- Lavage soigné des mains avant tout contact avec une partie du système de perfusion ou avec le client.

- Examen des flacons ou des sacs : des fissures, des fuites ou des suspensions peuvent indiquer que la solution est contaminée.

- Asepsie stricte.

- Ancrage solide de la canule pour éviter le va-et-vient.

- Inspection journalière du point de ponction et remplacement des pansements stériles (l'application d'un onguent antiseptique sur le point de ponction est une précaution supplémentaire).

- Enlèvement de la canule au premier signe d'inflammation locale.

- Remplacement de la canule toutes les 48 h si possible.

- Remplacement le plus tôt possible d'une canule insérée pendant une situation d'urgence, où l'asepsie a été négligée.

- Remplacement du flacon ou du sac ainsi que de tout le système de perfusion toutes les 48 h, ou toutes les 24 h lorsque du sang ou des produits lipidiques sont perfusés.

Phlébite et thrombophlébite

Deux complications qui se développent fréquemment au point de ponction sont l'inflammation veineuse, appelée *phlébite*, et l'inflammation veineuse accompagnée de formation d'un caillot sanguin, appelée *thrombophlébite*. Plusieurs facteurs semblent contribuer à ces phénomènes. Les solutions acides (par exemple, le dextrose dans l'eau) et certains médicaments (par exemple, le chlorure de potassium) irritent fortement les veines. Les cathéters en plastique, lorsqu'ils sont laissés en place pendant plus de 24 h, risquent plus de causer une phlébite que les aiguilles en métal. Le mouvement du cathéter dans la veine provoque l'irritation de la veine. La présence de bactéries autour de l'extrémité du cathéter est un autre facteur d'irritation.

En plus de causer une irritation locale, qui peut être grave, la phlébite et la thrombophlébite peuvent causer des complications systémiques. Le risque d'infection sérieuse est fortement relié à la présence d'une phlébite. Dans le cas d'une thrombophlébite, une partie du caillot peut se détacher et causer une embolie pulmonaire. Ce risque est beaucoup plus grand dans les extrémités inférieures ; c'est pourquoi les perfusions ne doivent pas être effectuées dans les jambes.

On voit donc l'utilité de détecter très tôt les symptômes de phlébite et de thrombophlébite. L'inspection quotidienne du point de ponction est essentielle. La phlébite est décelée par la présence d'une rougeur ou d'une enflure au point de ponction, ou lorsque celui-ci est douloureux au toucher. Dans le cas d'une thrombophlébite, la veine est généralement dure et noueuse. Si l'un ou l'autre de ces symptômes est présent, la perfusion doit être arrêtée immédiatement. Une application locale de chaleur aide à soulager la douleur dans les cas moins graves.

Embolie gazeuse

Lorsque de l'air est introduit en grande quantité dans la circulation, il gêne le flux sanguin et agit comme un embole. Le malade devient alors cyanosé, hypotendu et insensible. L'accumulation d'air dans le ventricule droit peut faire entendre un son chuintant appelé souffle de moulin. La quantité d'air nécessaire pour causer une embolie gazeuse fatale chez l'humain n'est pas connue, mais il semble que le rythme auquel l'air est administré est plus important que la quantité absolue. On estime que 200 mL d'air administrés à un taux se situant entre 70 mL/s et 105 mL/s peuvent être fatals. Le volume contenu dans la tubulure d'un système n'est que de 5 mL à 10 mL. Par conséquent, la présence de quelques bulles d'air dans la tubulure ne représente pas un danger grave. Les perfusions sous pression et celles qui sont données dans une veine centrale sont plus souvent associées à l'embolie gazeuse que les perfusions périphériques données par gravité.

De nombreuses questions sont posées au sujet de la quantité d'air pouvant entrer dans les veines sans risquer une embolie. Voici certaines règles à suivre pour éviter une embolie :

- Éliminer l'air contenu dans les tubes avant de commencer la perfusion.

- Arrêter la perfusion avant que le flacon ne soit complètement vide. Puisque les sacs en plastique se contractent en se vidant, ils ne sont pas une source importante d'air. Par contre, de l'air pénètre dans les contenants en verre lorsqu'ils se vident de leur solution.

- S'assurer que tous les raccords entre les diverses parties du système sont étanches.

- Garder le presse-tube à une hauteur inférieure à celle du cœur du client. Si le presse-tube est maintenu à ce niveau, la pression hydrostatique à l'intérieur de la veine contrecarrera la pression gravitationnelle du perfuseur.

- Si possible, laisser un bout de la tubulure pendre sous le niveau du membre, ce qui constituera une barrière supplémentaire contre l'entrée de l'air.

- Lorsqu'une embolie gazeuse est suspectée, arrêter immédiatement la perfusion et tourner le client sur son côté gauche, la tête en bas. Cette position ralentit le débit d'air dans les veines et permet aux bulles d'air de monter dans le ventricule droit et de ne pas pénétrer dans l'artère pulmonaire. De l'oxygène doit être administré au client.

- Précautions additionnelles lorsqu'une veine centrale est utilisée :

    Lorsque le cathéter est inséré ou lorsque les tubes sont changés, placer le client dans la position de Trendelenburg et lui apprendre à faire le mouvement de Valsalva. Cet exercice augmente la pression intra-thoracique et diminue la possibilité que de l'air ne soit aspiré par la veine.

Coller tous les raccords avec du sparadrap pour minimiser les risques de décrochage accidentel.

Vérifier que les raccords soient bien fixés avant de déplacer le client.

Faire effectuer au client le mouvement de Valsalva lorsqu'on ôte le cathéter et couvrir le point de ponction avec un pansement occlusif.

Infiltration locale

Si l'aiguille se déplace et que le liquide pénètre dans les tissus sous-cutanés plutôt que dans la veine, la perfusion doit être arrêtée et reprise à un autre endroit. L'infiltration se détecte facilement si la région de la ponction est plus grosse que la région identique du membre opposé. Toutefois, l'infiltration n'est pas toujours aussi évidente. On commet souvent l'erreur de croire qu'un écoulement de sang vers le tube est une preuve que l'aiguille se trouve bien dans la veine. Si le cathéter a transpercé la paroi du vaisseau, le liquide intraveineux s'infiltrera dans les tissus en plus de couler dans la veine. Le moyen le plus fiable pour confirmer l'infiltration est d'appliquer un garrot au-dessus de l'endroit de la perfusion et de le tourner suffisamment pour freiner le débit veineux. Si la solution continue à s'écouler malgré l'obstruction de la veine, c'est un signe qu'il y a infiltration.

Arrêt de la perfusion

Le retrait de la canule intraveineuse est associé à deux dangers possibles : l'hémorragie et l'embolie par cathétérisme. Pour éviter un saignement excessif, une éponge stérile et sèche doit être appliquée lorsque la canule est enlevée. Une pression ferme doit être appliquée jusqu'à ce que le sang s'arrête de couler. Si une partie du cathéter se détache, il peut voyager jusqu'au ventricule droit et bloquer le flux sanguin. Pour éviter ce genre de complication pendant le retrait de la canule, le type et la longueur de cette canule doivent être connus avant l'arrêt de la perfusion. On doit retirer soigneusement les cathéters de plastique et en mesurer la longueur afin de s'assurer qu'aucun fragment ne s'est détaché.

☐ RÉSUMÉ

L'administration des liquides intraveineux est souvent effectuée par les infirmières. Bien qu'il soit utilisé fréquemment et soit une importante forme de traitement, le traitement par voie intraveineuse est associé à divers dangers sérieux, comme l'infection, l'embolie et les déséquilibres hydro-électrolytiques. En respectant les techniques d'asepsie lorsqu'on touche à l'appareillage, en appliquant les principes concernant le débit et en évaluant fréquemment l'état du client, l'infirmière peut réduire la probabilité que ces complications n'apparaissent.

7

Les soins infirmiers et la nutrition

□ RÔLE DE L'INFIRMIÈRE EN SOINS NUTRITIONNELS

Les soins nutritionnels sont très importants pour le maintien de la santé. Pour cette raison, les professionnels de la santé, et plus particulièrement les infirmières, doivent considérer la nutrition comme une part importante des soins.

Une certaine somme de connaissances qui découlent des sciences biologiques, physiques et psychosociales permet à l'infirmière d'évaluer l'état de santé d'un client et en même temps d'identifier les problèmes qui relèvent réellement des soins infirmiers.

La relation d'aide que l'infirmière établit avec le client est à multiples facettes; elle nécessite une participation mutuelle dans l'évaluation, le choix du plan de soins, sa mise en application et l'évaluation des activités centrées sur un objectif. L'infirmière a l'occasion de poser un diagnostic en soins infirmiers relatifs à la nutrition parce qu'elle peut observer les réactions du client face à son régime alimentaire. Elle doit souvent planifier les soins poursuivis à la maison en organisant des séances de consultation avec les membres de la famille du client, en leur suggérant une aide extérieure ou en leur procurant, si possible, la documentation appropriée aux spécifications du régime. De plus, l'infirmière aide à maintenir la communication avec les divers membres de l'équipe de santé en vue d'une meilleure coordination des activités.

Selon le diagnostic, le client recevra un régime adéquat afin de maintenir le bon fonctionnement des tissus et de l'organisme. Un tel régime devra accélérer la guérison et renforcer la résistance à l'infection. Bien que la satisfaction des besoins nutritionnels du client soit le résultat des efforts coordonnés de l'équipe médicale et des diététiciens, l'infirmière est celle qui passe un temps considérable à procurer des services directs au client et à établir un bon rapport avec lui.

□ IMPORTANCE DE LA NUTRITION

La qualité de l'apport nutritif a des effets directs sur les fonctions physiques et mentales. Une alimentation correcte conduit à une activité mentale efficace et à la concentration. D'un autre côté, une alimentation inadéquate lors de la période de croissance peut conduire à des dommages permanents quant à la taille et à la composition chimique de l'encéphale. Tous les nutriments sont indispensables au maintien d'un corps sain : les glucides (hydrates de carbone) sont la source essentielle de l'énergie cellulaire ; les protéines sont nécessaires à la construction des muscles et à l'activité enzymatique pour la combustion du glucose ; les vitamines sont indispensables à de nombreuses fonctions du corps, comme le montre la grande variété de symptômes relatifs aux déficiences vitaminiques (*Tableau 7-1*).

Déficiences nutritionnelles primaire et secondaire

La déficience peut être due au manque d'un ou de plusieurs nutriments dans l'alimentation. Ce type de déficience est qualifié de *primaire* ; il est causé par des habitudes alimentaires pauvres, une ignorance des effets nutritifs particuliers, un choix non diversifié des aliments, un apport alimentaire insuffisant ou encore par des mesures inadéquates de conservation de la nourriture.

Même si le régime est suffisant en quantité et en qualité, d'autres facteurs peuvent causer une déficience nutritionnelle. Ce type de déficience est qualifié de *secondaire* ou de conditionnel ; il provient des causes suivantes :

1. Facteurs concernant l'ingestion : troubles du tube digestif, dents absentes, anorexie, diarrhée.
2. Facteurs concernant l'absorption : achlorhydrie, opération du tube digestif, troubles biliaires, utilisation fréquente d'huile minérale, parasitisme.

Tableau 7-1 Symptômes dus à des déficiences vitaminiques

Vitamine	Symptômes de déficience
Vitamine A (rétinol)	Cécité nocturne ; kératinisation des tissus épithéliaux ; xérophtalmie ; développement anormal des os et des dents
Vitamine D (calciférol)	Rachitisme infantile ; retard dans la dentition ; ostéomalacie chez l'adulte
Vitamine E (α-tocophérol)	Hémolyse des globules rouges ; anémie moyenne ; protection des acides gras non saturés
Vitamine K	Temps de coagulation prolongé ; maladie hémorragique chez le nouveau-né ; tendances à saigner lors des maladies biliaires ou des interventions chirurgicales
Vitamine B_1 (thiamine)	Appétit faible, atonie du tube digestif, déficience en acide chlorhydrique ; dépression ; apathie ; béribéri ; fatigue, névrite ; paralysie ; œdème ; défaillance cardiaque
Vitamine B_2 (riboflavine)	Commissures des lèvres craquelées (chéilite) ; desquamation écailleuse autour de la bouche ; glossite ; irritation de l'œil ; photophobie ; vascularisation cornéenne
Niacine (nicotinamide, acide nicotinique)	Dermatose (en particulier dans les zones exposées à la lumière) ; névrite ; confusion ; peau écailleuse, pellagre
Vitamine B_6 (pyridoxine)	Irritabilité nerveuse, convulsions, dermatose ; anémie
Vitamine B_9 (acide folique, vitamine Bc, folate)	Anémie mégaloblastique ; diarrhée ; troubles digestifs
Vitamine B_{12} (cobalamine)	Anémie pernicieuse à cause d'un manque génétique du facteur intrinsèque ; dégénérescence neurologique ; besoins ou déficiences chez les végétariens stricts
Vitamine C (acide ascorbique)	Scorbut : gencives rouges, enflées et saignantes ; cicatrisation lente des blessures, fragilité des capillaires ; hémorragies sous-cutanées

3. Facteurs concernant l'utilisation des nutriments : maladies hépatiques, diabète sucré, hypothyroïdisme, maladies pernicieuses, alcoolisme, thérapies à base d'antimétabolites et de sulfamides.
4. Facteurs qui font augmenter les besoins nutritifs : fièvre, hyperthyroïdisme, brûlures, croissance, grossesse, lactation.
5. Facteurs qui augmentent l'excrétion : polyurie, transpiration excessive, thérapie diurétique.
6. Facteurs qui augmentent la destruction des nutriments : empoisonnement par le plomb, achlorhydrie, thérapie à base de sulfamides, usage fréquent de substances alcalines.

Si on n'intervient pas, les effets de la déficience deviennent progressifs et entraînent un épuisement des réserves, des lésions anatomiques et des changements chimiques et fonctionnels.

Certains signes ou symptômes de la déficience sont faciles à noter à cause de leur spécificité. Cependant, il existe des signes physiques qui n'ont aucun rapport avec la pauvreté du régime alimentaire et qui doivent être distingués soigneusement des déficiences nutritionnelles. Certains d'entre eux peuvent découler d'autres facteurs comme la mauvaise hygiène, l'exposition au soleil ou encore de troubles systémiques. Un signe physique qui suggère une anomalie nutritionnelle devrait être considéré comme un indice plutôt que comme un diagnostic. Par exemple, certains signes qui semblent indiquer une déficience nutritionnelle peuvent être les symptômes de troubles endocriniens, de maladies infectieuses ou de troubles de la digestion, de l'absorption, de l'excrétion ou de la mise en réserve des nutriments dans l'organisme.

☐ ÉVALUATION DE LA NUTRITION ET CONSULTATION

L'évaluation de l'état nutritionnel peut être déterminée par l'une ou l'autre des méthodes suivantes :

- Examen médical et clinique.
- Mesures anthropométriques.
- Tests biochimiques.
- Régime alimentaire.

Examen clinique

L'état nutritionnel se reflète aisément dans l'apparence d'un individu. Bien que le signe physique le plus évident soit une masse normale en fonction de la taille, de la charpente et de l'âge, certains signes physiques peuvent servir d'indicateurs comme les cheveux, la peau, les dents, les gencives, les muqueuses, la bouche et la langue, les muscles squelettiques, l'abdomen, les extrémités inférieures et la glande thyroïde (*Tableau 7-2*).

Mesures anthropométriques. Les mesures anthropométriques concernent plus communément la taille, la masse et la circonférence du triceps, de la surface sous-scapulaire et du bras. Lorsque toutes ces mesures font partie d'une collecte de données, on utilise un équipement, des méthodes et des tables standard. Bien que de telles mesures servent à identifier les cas de sous-alimentation, elles peuvent aussi détecter les cas d'obésité. (Voir le tableau 7-7 concernant l'épaisseur des replis de peau, la circonférence du bras et des muscles ; voir aussi tableau 7-3 pour la masse idéale à l'âge adulte.)

Évaluation biochimique

L'évaluation biochimique montre à la fois le taux d'un nutriment dans un tissu et toute anomalie du métabolisme dans l'utilisation des nutriments. Ces résultats proviennent d'analyses sanguines (protéines sériques, albumine et globulines sériques, hémoglobine, vitamine A, carotène et vitamine C du sérum) et d'analyses d'urine (créatinine, thiamine, riboflavine, niacine et iode). Quelques-uns de ces tests permettent de vérifier si l'absorption de certains éléments a été optimale même s'il n'y a pas de symptômes cliniques de déficience. (Le tableau 7-8 suggère un guide pour l'interprétation des données sanguines.)

Évaluation de la nourriture ingérée

Cette évaluation porte sur la quantité et la qualité de la nourriture ainsi que sur la fréquence de consommation d'un certain type d'aliments. Les méthodes habituelles utilisées pour déterminer la consommation individuelle comprennent la fiche alimentaire et la mémorisation des dernières 24 h. Ces méthodes sont discutées avec le client et expliquées lors de son évaluation alimentaire.

Fiche alimentaire. On l'utilise plus souvent dans les études portant sur l'état nutritionnel. On demande à la personne de faire la liste des aliments consommés pendant une période variant de 3 à 7 jours, et on explique comment les identifier et les décrire exactement. Cette méthode paraît être de loin la plus précise ; elle dépend en outre de l'intégrité et de la capacité du sujet à estimer la quantité d'aliments.

Mémorisation des dernières 24 h. On demande au sujet de se rappeler tous les aliments consommés le jour précédent et d'en estimer les quantités. L'information obtenue par cette méthode n'est pas toujours représentative. C'est pour cette raison qu'on demande à la fin de l'entrevue si les repas pris le jour précédent sont typiques. En vue d'obtenir des renseignements supplémentaires, on demande la fréquence de consommation de certains groupes d'aliments.

Les données biochimiques et celles obtenues sur les aliments ingérés fournissent plus de renseignements que l'examen clinique. Celui-ci n'est pas assez précis pour déceler les déficiences à moins qu'elles ne soient si graves que les symptômes paraissent évidents. Une alimentation insuffisante pendant une assez longue période peut abaisser les niveaux biochimiques de l'organisme et faire apparaître, s'il n'y a pas d'intervention nutritionnelle, des symptômes caractéristiques.

Évaluation nutritionnelle

Une fois les données initiales obtenues, on doit évaluer l'alimentation du point de vue nutritif. Une première méthode consiste à utiliser un bon tableau de la composition des aliments. Le régime alimentaire est évalué en grammes et en milligrammes pour chacun des nutriments. La valeur nutritive totale est alors comparée à un autre tableau donnant les besoins quotidiens en éléments nutritifs (*Tableau 7-4*) ; l'évaluation nutritionnelle est exprimée en pourcentage par rapport à ce qui est recommandé.

Une seconde méthode d'évaluation consiste à comparer les données obtenues avec celles qui sont fournies par le *Guide alimentaire canadien*, lequel porte sur les quatre groupes d'aliments recommandés (*Figure 7-1*).

Tableau 7-2 Signes physiques indicateurs de l'état nutritionnel

Partie du corps	Signes de bonne nutrition	Signes de mauvaise nutrition
Cheveux	Brillants, lustrés, cuir chevelu ferme et sain	Ternes et secs, cassants, dépigmentés, aisément arrachables
Face	Couleur uniforme de la peau ; apparence saine	Peau sombre sur les joues et sous les yeux ; peau flasque, visage enflé
Yeux	Vifs, clairs et humides	Membranes pâles et sèches (xérophtalmie) ; taches de Bitot, vascularité accrue, cornée molle (kératomalacie)
Lèvres	Franchement roses, douces	Enflées et bouffies (chéilite), lésions anguleuses aux commissures
Langue	Rose foncé en apparence, surface papillaire apparente	Lisse, enflée, rouge vif, douloureuse, papilles atrophiées
Dents	Droites, écartées, absence de carie, claires	Cavitaires, tachetées (fluorose), disproportionnées
Gencives	Fermes et roses	Spongieuses, saignant aisément, rougeâtres latéralement, en retrait
Glande thyroïde	Non apparente	Apparente (goître simple)
Peau	Douce, colorée, humide	Rude, sèche, écailleuse, enflée, pâle, sans couche adipeuse
Ongles	Fermes, roses	En forme de cuillère, ridés
Squelette	Posture normale, absence de malformation	Posture anormale, côtes apparentes ; jambes arquées ou genoux cagneux
Muscles	Bien développés, fermes	Flasques, tonus faible, amaigris et sous-développés
Extrémités	Rigides	Faibles et tendres ; présence d'œdème
Abdomen	Creux	Gonflé
Système nerveux	Réflexes normaux	Réflexes rotulien et achilléen faibles ou absents

Le choix de la méthode dépend des buts que l'on vise. Si le conseiller en nutrition est intéressé à connaître la nature et la valeur des apports quotidiens, comme la vitamine A, le fer ou le calcium, il suivra la première méthode. Si le but de l'évaluation est d'améliorer le régime alimentaire, le conseiller utilisera les données fournies par la

Tableau 7-3 Masses idéales selon l'*Association des médecins traitant l'obésité* (AMTO) *

	HOMME				FEMME		
Taille (m)	Masse (kg)			Taille (m)	Masse(kg)		
	Petite ossature	Moyenne ossature	Grande ossature		Petite ossature	Moyenne ossature	Grande ossature
1,57	58–61	59–64	63–68	1,47	46–50	49–55	54–59
1,60	59–62	60–65	64–69	1,50	47–51	50–56	54–61
1,63	60–63	61–66	64–71	1,52	47–52	51–57	55–62
1,65	61–64	62–67	65–73	1,55	48–54	52–59	57–64
1,68	62–64	63–68	66–74	1,57	49–55	54–60	58–65
1,70	63–66	64–70	68–76	1,60	50–56	55–61	59–67
1,73	64–67	66–71	69–78	1,63	52–58	56–63	61–68
1,75	64–68	67–73	70–80	1,65	53–59	58–64	62–70
1,78	65–70	68–74	72–82	1,68	54–60	59–65	64–72
1,80	66–71	70–75	73–83	1,70	56–62	60–67	65–74
1,83	68–73	71–77	74–85	1,73	57–63	62–68	66–76
1,85	69–74	73–79	76–87	1,75	59–64	63–69	68–77
1,88	70–76	74–81	78–89	1,78	60–66	64–71	69–78
1,90	72–78	76–83	80–92	1,80	61–67	66–72	70–80
1,93	73–80	78–85	82–94	1,83	63–68	67–73	72–81

Détermination du type d'ossature

Mettre le bras en extension et plier l'avant-bras à angle droit. Les doigts tendus, tourner le poignet vers l'intérieur. À l'aide d'un compas à mesurer, noter la distance qui sépare les deux proéminences osseuses de part et d'autre du coude. Si l'on ne dispose pas d'un compas à mesurer, placer le pouce et l'index de l'autre main sur les proéminences osseuses et en noter la distance à l'aide d'une règle ou d'un ruban à mesurer. Comparer les résultats avec ceux du tableau ci-contre, qui indiquent les valeurs correspondantes pour une ossature moyenne. Si les résultats sont inférieurs à ceux du tableau, l'ossature est faible ; si ces résultats sont supérieurs, l'ossature est grande.

HOMME		FEMME	
Taille (m)	Largeur du coude (mm)	Taille (m)	Largeur du coude (mm)
1,57–1,60	64–73	1,47–1,50	57–64
1,63–1,70	67–73	1,52–1,60	57–64
1,73–1,80	70–76	1,63–1,70	60–67
1,83–1,90	70–79	1,73–1,80	60–67
1,93	73–83	1,83	64–70

* La masse idéale est établie sur une personne portant des souliers et des vêtements d'intérieur. Les statistiques utilisées pour les compagnies d'assurance-vie sont sensiblement les mêmes.

Source : AMTO. *Traiter l'obésité, c'est traiter toute la personne*, Longueuil.

méthode de mémorisation des dernières 24 h puis il s'en référera aux quatre groupes d'aliments du *Guide alimentaire canadien* pour prescrire un régime adéquat ou excédentaire.

Lors d'une entrevue, on pourrait obtenir d'autres renseignements sur les méthodes de préparation des repas, la provenance des aliments, leur marque, les habitudes de cuisson, les sortes de suppléments vitaminiques ou minéraux et le type de revenus.

Conduite d'une entrevue

Il est important que l'interviewer établisse des rapports de respect et de confiance avec le client. Le succès de l'entrevue, destinée à obtenir des informations pertinentes à l'évaluation des habitudes alimentaires, dépend de la qualité de la communication.

Dans les premières étapes de l'entrevue, on en explique le but. Par la suite, on utilise des voies d'exploration non directives permettant au répondant d'exprimer ce qu'il ressent et ce qu'il pense. En même temps, on l'encourage à fournir des réponses précises.

La manière de poser une question influence le degré de coopération du répondant. À cette fin, on doit accepter de revenir sur une question sans montrer de désapprobation, que ce soit par le commentaire ou par l'expression du visage. Par exemple, si le répondant dit : « Nous prenons du serpent à sonnette en guise de hors-d'œuvre », on ne montrera ni stupeur ni dégoût par la parole ou l'expression.

Parfois, une série de questions est nécessaire pour obtenir l'information dont on a besoin. Considérons le dialogue suivant :

Tableau 7-4 Apports quotidiens d'éléments nutritifs recommandés

	Âge (ans)	Masse (kg)	Taille (m)	Protéines (g)	Vitamines liposolubles			Vitamines hydrosolubles							Minéraux					
					Vita-mine A (ER)[a]	Vita-mine D (μg cholé-calci-férol)[b]	Vita-mine E (mg α-to-cophérol)	Vita-mine C (mg)	Thia-mine (mg)	Ribo-flavine (mg)	Nia-cine (EN)[c]	Vita-mine B$_6$ (mg)	Vita-mine B$_9$ (μg)	Vita-mine B$_{12}$ (μg)	Ca (mg)	P (mg)	Mg (mg)	Fe (mg)	Zn (mg)	I (μg)
Nourrisson	0,0 à 0,5	6	—	kg × 2,2[d]	400	10	3	20[e]	0,3	0,4	5	0,3	40	0,3	500[b]	250[f]	50[f]	7[f]	4[f]	35[f]
	0,5 à 1,0	9	—	kg × 2,0	400	10	3	20	0,5	0,6	6	0,4	60	0,3	500	400	50	7	5	50
Enfant	1 à 3	13	0,90	22	400	10	4	20	0,7	0,8	9	0,8	100	0,9	500	500	75	8	5	70
	4 à 6	19	1,10	27	500	5	5	20	0,9	1,1	12	1,3	100	1,5	500	500	100	9	6	90
Garçon	7 à 9	27	1,29	33	700	2,5	6	30	1,1	1,3	14	1,6	100	1,5	700	700	150	10	7	110
	10 à 12	36	1,44	41	800	2,5	7	30	1,2	1,5	17	1,8	100	3,0	900	900	175	11	8	130
	13 à 15	51	1,62	52	1000	2,5	9	30	1,4	1,7	19	2,0	200	3,0	1200	1200	250	13	10	140
	16 à 18	64	1,72	54	1000	2,5	10	30	1,6	2,0	21	2,0	200	3,0	1000	1000	300	14	12	160
Fille	7 à 9	27	1,29	33	700	2,5	6	30	1,1	1,3	14	1,4	100	1,5	700	700	150	10	7	110
	10 à 12	38	1,45	40	800	2,5	7	30	1,1	1,4	15	1,5	100	3,0	1000	1000	200	11	9	120
	13 à 15	49	1,59	43	800	2,5	7	30	1,1	1,4	15	1,5	200	3,0	800	800	250	14	10	110
	16 à 18	54	1,61	43	800	2,5	6	30	1,1	1,3	14	1,5	200	3,0	700	700	250	14	11	110
Homme	19 à 35	70	1,76	56	1000	2,5	9	30	1,5	1,8	20	2,0	200	3,0	800	800	300	10	10	150
	36 à 50	70	1,76	56	1000	2,5	8	30	1,4	1,7	18	2,0	200	3,0	800	800	300	10	10	140
	51 et plus	70	1,76	56	1000	2,5	8	30	1,4	1,7	18	2,0	200	3,0	800	800	300	10	10	140
Femme	19 à 35	56	1,61	41	800	2,5	6	30	1,1	1,3	14	1,5	200	3,0	700	700	250	14	9	110
	36 à 50	56	1,61	41	800	2,5	6	30	1,0	1,2	13	1,5	200	3,0	700	700	250	14	9	100
	51 et plus	56	1,61	41	800	2,5	6	30	1,0	1,2	13	1,5	200	3,0	700	700	250	9	9	100
Grossesse	—	—	—	+20	+100	+2,5	+1	+20	+0,2	+0,3	+2	+0,5	+50	+1,0	+500	+500	+25	+19	+3	+15
Lactation	—	—	—	+24	+400	+2,5	+2	+30	+0,4	+0,6	+7	+0,6	+50	+0,5	+500	+500	+75	+19	+7	+25

a. 1 ER (équivalent rétinol) correspond, chez les humains, à une activité biologique égale à celle de 1 μg de rétinol (3,3 UI) ou 6 μg de B-carotène (10 UI).

b. 1 μg de cholécalciférol équivaut à l'activité de 1 μg d'ergocalciférol (40 UI de vitamine D).

c. 1 EN (équivalent niacine) correspond à 1 mg de niacine ou à 60 mg de tryptophane.

d. Apport protéique recommandé de 2,2 g/kg de masse corporelle pour les nourrissons depuis la naissance jusqu'à deux mois, et de 2,0 g/kg de masse corporelle pour ceux âgés de 3 à 5 mois. L'apport en protéines recommandé pour les nourrissons depuis la naissance jusqu'à 11 mois suppose la consommation de lait maternel ou de protéines de qualité équivalente.

e. Des rations beaucoup plus élevées sont peut-être souhaitables pour les nourrissons, durant la première semaine de vie, afin de les prémunir contre la tyrosinémie néonatale.

f. Si l'apport chez les enfants au sein peut être en deçà de la ration recommandée, il est néanmoins considéré comme suffisant.

g. Un apport total recommandé de 15 mg par jour durant la grossesse et la lactation suppose la présence de réserves suffisantes de fer. Si l'on soupçonne que celles-ci sont insuffisantes, on recommande de prendre un supplément de fer.

Source: Santé et Bien-être social Canada. *Standards de Nutrition au Canada*, 1975.

Mangez chaque jour des aliments choisis dans chacun de ces groupes

Les besoins énergétiques varient selon l'âge, le sexe et le type d'activité. Les menus équilibrés d'après le guide fournissent entre 1 000 et 1 400 calories. Pour augmenter l'apport énergétique, augmentez les quantités consommées ou ajoutez des aliments d'autres catégories.

lait et produits laitiers

Enfants jusqu'à 11 ans	2-3 portions
Adolescents	3-4 portions
Femmes enceintes et allaitantes	3-4 portions
Adultes	2 portions

Prendre du lait écrémé, partiellement écrémé ou entier, du lait de beurre, du lait en poudre ou évaporé, comme boisson ou comme ingrédient principal dans d'autres plats. On peut également remplacer le lait par du fromage.

Exemples d'une portion

250 ml (1 tasse) de lait, yogourt ou fromage cottage

45 g (1½ once) de fromage cheddar ou de fromage fondu

Les personnes qui consomment du lait non enrichi devraient prendre un supplément de vitamine D.

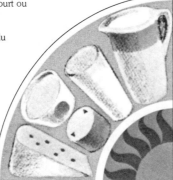

viande et substituts
2 portions

Exemples d'une portion

60 à 90 g (2 à 3 onces après cuisson) de viande maigre, de volaille, de foie ou de poisson

60 ml (4 c. à table) de beurre d'arachides

250 ml (1 tasse après cuisson) de pois secs, de fèves sèches ou de lentilles

80 à 250 ml (1/3 à 1 tasse) de noix ou de graines

60 g (2 onces) de fromage cheddar, fondu ou cottage

2 oeufs

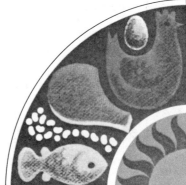

pain et céréales
3-5 portions

à grains entiers ou enrichis. Choisir des produits à grains entiers de préférence.

Exemples d'une portion

1 tranche de pain

125 à 250 ml (½ à 1 tasse) de céréales cuites ou prêtes à servir

1 petit pain ou muffin

125 à 200 ml (½ à ¾ tasse après cuisson) de riz, de macaroni ou de spaghetti

fruits et légumes
4-5 portions

Inclure au moins deux légumes.

Manger des légumes et des fruits variés — cuits, crus ou leur jus. Choisir des légumes jaunes, verts ou verts feuillus.

Exemples d'une portion

125 ml (½ tasse) de légumes ou de fruits

125 ml (½ tasse) de jus

1 pomme de terre, carotte, tomate, pêche, pomme, orange ou banane, de grosseur moyenne

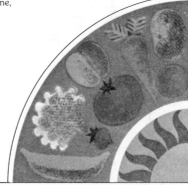

Figure 7-1   Guide alimentaire canadien. Remarque : Un apport énergétique quotidien de 1 000 calories à 1 400 calories équivaut à 4 200 kJ à 5 900 kJ.

Tableau 7-5   Fiche de mémorisation des dernières 24 h (pour adultes)

Nom : *Mme Saint-Jean*   Date de retour : *04/14*   Jour du retour : *Mardi*
Âge : *24 ans*   Homme _____   Femme __✓__   Occupation : *Femme au foyer*
Taille (m) : *1,63*   Masse (kg) : *67*   Masse idéale (kg) : *56*   % de la masse idéale : *119%*

Heure d'ingestion	Nature de l'aliment	Quantité en unités usuelles
6 h	Café	1 tasse
	Sucre	1 c.à t.
	Crème	2 c.à s.
8 h	Flocons de maïs	1 tasse
	Lait entier	1/2 tasse
12 h	Sandwich	
	Pain blanc	2 tranches
	Beurre d'arachide	2 c.à s.
	Pomme	1 petite
	Café	1 tasse
	Sucre	1 c.à t.
	Crème	2 c.à s.
15 h	Coca-cola, régulier	1 bouteille (280 mL)
	Tablette de chocolat aux amandes	
18 h 30	Filet de plie frit	85 g
	Haricots verts	1/2 tasse
	Pommes de terre bouillies	1 (moyenne)
	Laitue	1 tasse
	Vinaigrette française	2 c.à s.
	Muffin	1 (petit)
	Café	1 tasse
	Sucre	1 c.à t.
	Crème	2 c.à s.
22 h 30	Gâteau au chocolat (diamètre : 20 cm)	1 part (1/16)
	Coca-cola, régulier	1 (360 mL)

Fréquence de consommation d'aliments variés	Nombre de fois par		
	jour	semaine	mois
Lait entier	—	4	—
Lait écrémé	—	—	—
Yogourt	—	3	—
Fromage	—	3	—
Crème glacée	—	5	—
Bœuf	—	4	—
Porc	—	—	1
Veau	—	—	1
Poisson	—	1	—
Volaille	—	3	—
Œufs	—	5	—
Crème	3	—	—
Beurre	—	3	—
Margarine	3	—	—
Huile	1	—	—
Vinaigrette	1	—	—
Légumes	—	—	—
Verts, jaunes	1	—	—
Agrumes	—	3	—
Légumes secs	—	—	—
Haricots	—	1	—
Pois chiches	—	—	1
Lentilles	—	—	—
Pommes de terre	1	—	—
Pain	3	—	—
Pâtes	—	4	—
Riz	—	—	—
Gâteaux	1	—	—
Tartes	—	4	—
Tablette de chocolat	1	—	—
Confitures	—	5	—
Sucre	3	—	—
Boisson alcoolisée	—	—	—
Boisson gazeuse	3	—	—
Café, thé	3	—	—
Croustilles	1	—	—
Supplément vitaminique	—	—	—
Supplément en minéraux	—	—	—

Interviewer : « À quelle heure vous êtes-vous levée hier matin ? »

Répondante : « À 7 h. J'ai pris une tasse de café en lisant le journal. »

Interviewer : « Avez-vous ajouté quelque chose dans votre café ? »

Répondante : « Seulement une cuillerée à thé de sucre, rien d'autre. »

Interviewer : « Avez-vous pris quelque chose d'autre avec votre café ? »

Répondante : « Non, pas à ce moment, car je prends mon petit déjeuner plus tard, vers 7 h 30, une fois que j'ai terminé la lecture de mon journal. »

En tentant d'obtenir de l'information sur la nature et la quantité des aliments ingérés à un moment particulier, on ne devrait pas poser de question suggestive, comme :

Tableau 7-6   Régime idéal d'une femme au foyer âgée de 25 ans, basé sur les quatre groupes alimentaires du Guide alimentaire canadien *

Groupe	Quantité
Lait et produits laitiers	Idem moins 1,5 tasse
Viande et substituts	Idem moins 1/2 portion
Fruits et légumes	
Fruits (riches en vitamine C)	Idem moins 1 portion
Légumes (riches en vitamine A)	Idem
Pain et céréales	Idem
Aliments divers	Kilojoules supplémentaires :
	Sucre
	Crème
	Coca-cola
	Vinaigrette
	Gâteau au chocolat
	Tablette de chocolat

* Régime établi à partir des données du tableau 7-5.

« Avez-vous pris du sucre et de la crème avec votre café ? » Il devrait en être de même concernant la taille des portions. À la place, les questions devraient être énoncées de manière à déterminer plus précisément les quantités d'aliments. Par exemple, pour connaître indirectement la taille d'un hamburger, on pourrait poser la question suivante : « Quelle quantité de bœuf haché avez-vous achetée ? » Une autre méthode pour déterminer les quantités consiste à les comparer avec des portions types de viande, de gâteau ou de tarte ou avec des mesures communes comme la tasse, la cuillère, etc. (ou selon la capacité des contenants lorsqu'il s'agit de boissons embouteillées).

Évaluation de la consommation d'aliments

Le tableau 7-5 donne le détail d'un exemple de mémorisation pour les dernières 24 h. Cet exemple concerne une jeune femme de 24 ans ; il donne des informations sur l'heure de chaque repas, la nature des aliments et la quantité de chacun, mesurée comme l'on fait à la maison. Le tableau 7-6 fournit une évaluation de ses habitudes alimentaires par rapport au *Guide alimentaire canadien*. Le bilan indique que le régime de Mme Saint-Jean est adéquat pour le groupe « pain et céréales » ainsi que pour les aliments riches en vitamine A ; par contre, son alimentation est légèrement faible en protéines et faible en ce qui concerne les aliments riches en calcium et en vitamine C.

D'autre part, le régime de Mme Saint-Jean présente un abus d'aliments fortement énergétiques ; cela se reflète dans sa masse, qui dépasse de 19% la norme acceptable et c'est assez pour la qualifier d'obèse.

Planification des soins nutritionnels

Un plan d'action devrait être basé sur les résultats de l'évaluation et sur l'histoire du client. D'après l'exemple précédent, l'objectif à poursuivre est de convaincre Mme Saint-Jean de réduire sa masse en suivant un régime amaigrissant. L'évaluation nutritionnelle doit donc être axée sur :

- la sélection appropriée d'aliments pour un régime équilibré,
- la quantité appropriée d'aliments pour un contrôle de la masse.

Afin d'aider le client à comprendre la nécessité d'un bon régime pour le maintien de la santé, le plan de nutrition devrait inclure une discussion sur le rôle des nutriments de chacun des quatre groupes d'aliments ainsi que sur leurs quantités respectives. Dans le cas plus spécifique de Mme Saint-Jean, il serait préférable d'accroître la consommation d'aliments appartenant au groupe des produits laitiers et d'ajouter des fruits comme le citron, afin de rétablir l'équilibre en calcium et en vitamine C.

Discuter des aliments contenant des « kilojoules vides » aide à rendre efficace un plan de contrôle de la masse, car c'est la consommation fréquente de tels aliments qui conduit à un surplus de masse.

Les premières rencontres de planification, qui ont permis de clarifier les objectifs, facilitent grandement la consultation nutritionnelle et plus tard l'évaluation du progrès.

Consultation diététique basée sur les besoins du client

Dès que l'évaluation diététique est terminée, il est important d'en discuter les résultats avec le client. On doit insister sur les aspects positifs du régime et faire des suggestions quant à l'utilisation du *Guide alimentaire canadien*.

Dans le cas de Mme Saint-Jean, on pourrait lui faire les suggestions suivantes :

1. Planifier les repas pour une semaine en s'inspirant du *Guide alimentaire canadien*.
2. Apprendre à choisir des aliments substituts en portions proportionnelles au nombre de kilojoules prescrits pour une diminution de masse.
3. Faire preuve d'imagination pour planifier des collations faiblement énergétiques, en choisissant des fruits et des aliments à faible teneur en kilojoules.

Les instructions doivent être claires et simples, dans un langage adapté aux connaissances du client. Les conseils doivent être fournis par un diététicien ; l'infirmière, comme membre de l'équipe de santé, devrait aider le client à acquérir des connaissances et devrait le motiver à suivre le régime prescrit.

On peut utiliser des méthodes d'enseignement variées pour atteindre les objectifs. S'il existe des cours en nutrition, le client peut apprendre seul en toute quiétude ; si l'on utilise l'apprentissage en groupe, plusieurs personnes peuvent partager leurs expériences sur un problème commun, comme celui de l'amaigrissement, s'encourager et considérer d'une façon plus positive la poursuite du programme diététique. Des instructions individuelles peuvent être données pour traiter des problèmes spécifiques d'un client. Un tel enseignement pourrait être accompagné de conseils pratiques sur la planification individuelle, comme une liste diététique et des tableaux servant à noter les pertes de masse. De la documentation additionnelle, disponible sous forme de feuillets et de brochures, serait très utile durant les périodes de rencontres.

En résumé, l'infirmière joue un rôle important en aidant la personne à respecter son régime alimentaire. Elle doit consulter un diététicien ou un nutritionniste, ou encore leur référer le client. Lorsqu'il est question d'un traitement à suivre en milieu communautaire, l'infirmière devrait s'assurer que le client est autonome et qu'il a la capacité d'accepter ou de rejeter le plan de soins. L'infirmière doit aussi obtenir l'entière collaboration du client dans la fixation des objectifs de planification de façon à s'assurer du respect du régime prescrit.

Évaluation de la consultation

On évalue le succès des conseils nutritionnels en fonction des changements d'habitudes du client. Ainsi, si Mme Saint-Jean substitue des fruits aux sucreries lors des collations quotidiennes, c'est une preuve du succès de la consultation. On peut également vérifier la connaissance acquise par le client en lui faisant passer un test avant et après la consultation. La perte de masse réelle est une autre façon de mesurer si l'objectif est atteint.

L'évaluation entraîne aussi une réévaluation, une replanification et un retour sur l'enseignement quand l'état du client change ou ne montre aucune amélioration. Dans ce dernier cas, il faut réviser le plan, reprendre l'enseignement ou trouver des solutions à la situation. Il faut comprendre que les changements d'habitudes se font lentement et que le client, comme tout être humain, a des droits, des valeurs et un certain mode de vie.

En même temps qu'elle fait l'évaluation des progrès, l'infirmière conseillère évaluera sa propre efficacité en fonction des standards des pratiques professionnelles.

☐ NUTRITION DU CLIENT

Beaucoup d'états maladifs engendrent des troubles métaboliques qui aboutissent à un bilan azoté négatif. Lorsque, en plus, le client souffre d'anorexie, cela conduit à la malnutrition. On sait que celle-ci a une influence sur la cicatrisation, qu'elle accroît la sensibilité à l'infection et qu'elle contribue à prolonger l'hospitalisation.

Butterworth cite de nombreux exemples de négligences nutritionnelles dans les hôpitaux. Il signale que la malnutrition d'origine médicale ou thérapeutique est devenue un facteur significatif pour déterminer l'issue d'une maladie chez beaucoup de clients. Parmi ces pratiques indésirables, on peut retenir :

- l'utilisation prolongée du glucose et de la thérapie saline intraveineuse,
- la suppression des repas à cause de tests diagnostiques,
- l'utilisation de tubages en quantité inadéquate et à contenu incertain,
- l'erreur à reconnaître les besoins nutritionnels accrus résultant de blessures ou de maladies.

Beaucoup de médicaments influencent également l'état nutritionnel du client. Certains peuvent avoir un effet spécifique en diminuant l'appétit, d'autres peuvent irriter les muqueuses, et d'autres enfin peuvent causer des nausées et des vomissements. Quelques médicaments peuvent aussi agir sur la flore intestinale ou affecter directement l'absorption des aliments et ainsi entraîner des malnutritions secondaires.

Le corps à l'état d'inanition peut convertir les protéines en glucose pour obtenir son énergie ; cela se traduit par une perte de tissu musculaire. Le *bilan azoté* est un indice sensible de gain ou de perte de protéines. On dit qu'un adulte a un bilan azoté équilibré lorsque le gain en azote (par alimentation) égale la perte (par miction, défécation et transpiration). Le bilan azoté est positif lorsque le gain est supérieur à la perte ; il indique une croissance des tissus telle qu'elle apparaît durant la grossesse, l'enfance, le rétablissement postopératoire et la reconstitution de tissus perdus. Le bilan azoté négatif signale que les tissus sont détruits plus rapidement qu'ils ne sont remplacés. Il peut apparaître à la suite d'une fièvre, d'une intervention chirurgicale, de brûlures, d'autres maladies débilitantes ou encore par inanition. Par exemple, un bilan azoté négatif de 1 g indique une perte de 6,25 g de protéines ou de 25 g de tissu musculaire. Ainsi, un bilan azoté négatif de 10 g par jour durant 10 jours pourrait signifier la perte de 2,5 kg de tissu musculaire.

Évaluation nutritionnelle du client hospitalisé

L'évaluation nutritionnelle du client hospitalisé comprend les paramètres suivants :

1. Mesures anthropométriques :
   - masse/taille,
   - épaisseur du repli de peau au niveau du triceps,
   - circonférences des muscles du bras et de l'avant-bras.
2. Tests biochimiques :
   - albumine,
   - transferrine,
   - énumération lymphocytaire totale,
   - créatinine/index de taille,
   - analyses d'urine (sodium, potassium, urée, créatinine).

La *perte de masse* est un indice extrêmement important d'un apport insuffisant en kilojoules. Chez le client en état d'inanition moyenne, une perte de masse indique une perte croissante de protéines d'origine cellulaire. En ce qui concerne les mesures anthropométriques qui évaluent la malnutrition protéique, les meilleurs indicateurs sont : l'épaisseur du repli de la peau au niveau du triceps (*Figure 7-2*), qui indique les réserves en graisses, et la circonférence des muscles (*Figure 7-3*), qui indique l'état protéique du tissu musculaire (*Tableau 7-7*).

Des *niveaux faibles d'albumine sérique et de transferrine* permettent de mesurer les déficits en protéines viscérales chez l'adulte ; ces valeurs sont exprimées en pourcentage par rapport aux valeurs normales (*Tableau 7-8*). Ces deux mesures indiquent le degré de malnutrition. Des mesures en série permettent d'évaluer les résultats de la thérapie nutritionnelle.

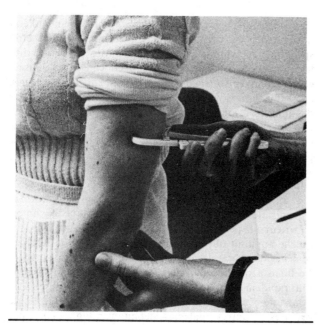

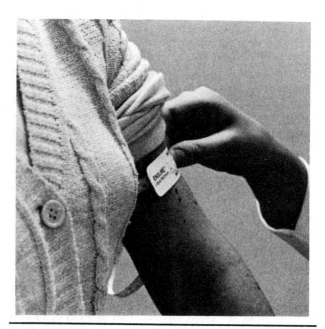

Figure 7-2 Compas pour mesurer l'épaisseur d'un pli de peau. (Photographie : Doug Herdman/Kettering Medical Center)

Figure 7-3 Mesure de la circonférence de la musculature du bras. (Photographie : Doug Herdman/Kettering Medical Center)

De *faibles quantités de leucocytes* chez le client hospitalisé souffrant de malnutrition aiguë, due au stress et à une alimentation pauvre en kilojoules, sont associées à une altération de l'immunité cellulaire.

L'information relative à l'*équilibre électrolytique* permet d'évaluer la fonction rénale en tant que réponse métabolique aux électrolytes introduits. Le rapport créatinine/index de taille, calculé sur une période de 24 h, évalue les tissus métaboliquement actifs et indique le taux d'épuisement en protéines, en comparant la masse du corps escomptée pour la taille à la masse cellulaire réelle.

L'infirmière clinicienne peut prendre part au choix nutritif en utilisant son propre guide nutritionnel si l'hôpital n'en possède pas. Un tel guide d'évaluation peut aider à identifier les clients qui nécessitent une évaluation diététique

approfondie. Les résultats peuvent ensuite être communiqués au diététicien et au reste de l'équipe pour une évaluation postérieure ou pour une intervention clinique en diététique.

Catégories de diagnostic en malnutrition

C'est à partir des données de l'évaluation que l'on détermine le type de malnutrition, lequel servira de base à la planification d'un régime alimentaire adéquat pour le client hospitalisé. Le tableau 7-9 donne la classification des états nutritionnels.

Bien que chaque client à problème nutritionnel ne soit pas obligé de suivre une thérapie diététique, l'infirmière doit voir à ce que des complications secondaires d'ordre nutritionnel ne se développent pas lors du plan de soins.

Tableau 7-7 Mesures anthropométriques : Valeurs standard à des niveaux de déficience variés (adultes)

	Standard (mm)	Déficience à			
		10%	20%	30%	40%
Pli au niveau du triceps					
Homme	12,5	11,3	10,0	8,8	7,5
Femme	16,5	14,9	13,2	11,6	9,9
Circonférence du bras					
Homme	29,3	26,3	23,4	20,5	17,6
Femme	28,5	25,7	22,8	20,0	17,1
Circonférence du muscle					
Homme	25,3	22,8	20,2	17,7	15,2
Femme	23,2	20,9	18,6	16,2	13,9

Source : C.E. Butterworth et G.L. Blackburn. « Hospital Malnutrition », *Nutrition Today*, 10 : 2 (mars-avril 1975), p. 11-12.

Tableau 7-8 Guide d'interprétation des constantes sanguines *

	Niveaux			
	déficient	faible	acceptable	élevé
Total des protéines du plasma : g/100 mL	<6	6-6,4	6,5-6,9	≥7
Albumine sérique (par électrophorèse) : g/100 mL	<2,8	2,8-3,51	3,52-4,24	≥4,25
Globuline sérique (% de protéines sériques) :				
Alpha$_1$			4-7	
Alpha$_2$			9-11	
Bêta			11-15	
Gamma			12-16	
Hémoglobine, g/100 mL :				
Homme	<12,0	12-13,9	14-14,9	≥15
Femme (non enceinte, non en lactation : ≥13 ans)	<10,0	10-10,9	11-14,4	≥14,5
Enfant (3-12 ans)	<10,0	10-10,9	11-12,4	≥12,5
Hématocrite, pourcentage :				
Homme	<36	36-41	42-44	45
Femme (non enceinte, non en lactation ; ≥13 ans)	<30	30-37	38-42	≥43
Enfant (3-12 ans)	<30	30-33,9	34-36,9	≥37
Acide ascorbique du plasma : mg/100 mL	<0,1	0,1-0,19	0,2-0,39	≥0,4
Vitamine A du plasma : μg/100 mL	<10	10-19	20-49	≥50
Carotène du plasma : μg/100 mL	3	20-39	40-99	≥100
Riboflavine des globules rouges : μg/100 mL	<10	10-14,9	15-19,9	≥20

* Sauf pour les particules, les teneurs en nutriments du sérum des enfants diffèrent peu de celles des adultes. À l'exception de l'hémoglobine et de l'hématocrite, les teneurs sériques des constituants du sang chez les femmes pubères sont comparables à celles des hommes.
Source: Interdepartmental Committee on Nutrition for National Defense. *Manual for Nutrition Surveys*, 2e éd.

L'encadré 7-1 donne l'exemple de l'intervention qu'une infirmière peut faire en rapport avec le plan de travail de l'équipe de soins et le dossier du client orienté vers des problèmes (DCOP).

Suralimentation

Parfois, la faiblesse du client est telle qu'il lui est impossible de se nourrir suffisamment pour satisfaire ses besoins métaboliques ; on intervient alors en utilisant des tubages pour assurer l'alimentation, avec un tube nasogastrique ou avec des tubes introduits par œsophagostomie, gastrostomie ou jéjunostomie. L'alimentation se fait par gravité ou encore par pompage.

Le rythme d'écoulement doit être réglé afin de ne pas dépasser 50 mL/h. Il est important d'y veiller afin de prévenir tout symptôme de surcharge.

On doit choisir le type de tube en fonction de son osmolalité. L'osmolalité idéale doit être similaire à celle du sang, tout au moins au début, et doit être élevée par la suite. La plupart des valeurs d'osmolalité varient de 500 mOsm/L d'eau à 1000 mOsm/L d'eau, la dilution devant être appropriée avant l'administration du traitement.

Les dosages peuvent être faits à la maison ou au centre hospitalier selon les besoins du client.

On a récemment commercialisé de nombreux dosages correspondant à des formules spécifiques : sans lactose, basse teneur en résidus ou basse teneur en sodium.

L'infirmière joue un rôle important en contrôlant le gavage et en notant toute anomalie dans le processus, ou tout symptôme inusité qui pourrait apparaître.

La suralimentation parentérale totale (SPT) est prescrite lorsque la voie orale est impraticable à la suite d'une obstruction ou d'une intervention chirurgicale, lorsque la déglutition est impossible ou lorsque les perfusions sont inefficaces.

Les causes exigeant la SPT sont les suivantes :

- Incapacité d'être alimenté par voie orale ou par tubage (brûlures majeures, cancers de l'œsophage et de l'estomac).

- Possibilité d'être alimenté par voie orale ou par tubage, mais insuffisamment pour maintenir un état anabolique

Tableau 7-9 Classification des états nutritionnels

Éléments mesurés		États		
		bon	moyen	faible
Albumine	% (g)	3,5-3	<3-2,5	<2,5
Transferrine	% (mg)	200-180	<180-160	<160
Numération lymphocytaire		1800-1500	<1500-900	<900
Pli au niveau du triceps	% de déficit			
Circonférence du bras	% de déficit	>5-15	>15-30	>30
Circonférence du muscle	% de déficit			

Source: M.V. Kaminski et A. L. Winborn. *Nutritional Assessment Guide*, Midwest Nutrition, Education and Research Foundation Inc., 1978.

Date : 85/02/14

Problème : Difficultés à mastiquer et à avaler causées par une radiothérapie de la région pharyngienne.

Données subjectives

M. R., homme d'un certain âge, refuse de se nourrir. Se plaint de difficultés à mastiquer et à avaler ainsi que d'un manque de goût. Après une ou deux bouchées, repousse le plateau. Préfère prendre quelques gorgées de lait de temps en temps. Se sent faible et répond avec indifférence aux encouragements de son infirmière.

Données objectives

Taille : 1,58 m ; masse à l'admission : 58 kg ; masse actuelle : 52 kg
Albumine sérique : 2,5 g/100 mL
Hémoglobine : 11 g/100 mL
Hématocrite : 36%
Régime prescrit : 7530 kJ

Évaluation

La radiothérapie a causé de la sensibilité et de la sécheresse à la bouche ; il en a résulté une «cécité buccale» ou manque de goût. Plus tard, l'incapacité à accepter la nourriture a causé un amaigrissement progressif. Le degré moyen de malnutrition qu'il a développé a contribué à sa faiblesse et a affecté son moral.

Plan de soins

En attendant que la sensibilité et la sécheresse de la bouche diminuent, discuter et montrer les soins de la bouche au client et suggérer, après avoir consulté le médecin, des préparations valables et disponibles pour soulager la sécheresse, spécialement durant les périodes de repas. Ensuite, consulter le diététicien pour lui donner des aliments plus attirants, comme de la nourriture avec crème et sauces pour faciliter la déglutition. Pour favoriser l'appétit, présenter des aliments ayant un bon arôme pour compenser le manque de goût. Entre les repas, lui faire prendre par petites gorgées des liquides à forte énergie et à forte teneur en protéines, telles que du lait fouetté ou des préparations de commerce afin d'accroître la quantité ingérée. Parler fréquemment avec le client pour l'encourager à décrire ses sensations et à choisir son menu. L'encourager par d'autres moyens à conserver un bon moral.

(entérite consécutive à une irradiation, syndromes de malabsorption, maladie de Crohn).

- Capacité d'ingérer par voie orale mais refus de la part du client (cas d'une personne âgée après l'opération, de l'adolescent anorexique et du malade psychiatrique en dépression prolongée).
- Impossibilité d'alimenter le client par voie orale ou par tubage (pancréatite aiguë, fistule entérocutanée ou diarrhée chronique).

- Amaigrissement exigeant un apport supplémentaire d'énergie sous forme d'électrolytes, de vitamines et de minéraux. À la suite d'une perte de protéines, le client exige un supplément de protéines plus important. Son métabolisme étant perturbé, il requiert des produits destinés à l'oxydation et la synthèse intracellulaires.

La durée de la SPT varie selon chaque client et elle ne doit pas être déterminée à l'avance. Elle dépend de l'étendue et de la nature de la lésion ou de la maladie, du taux de cicatrisation et du bilan azoté.

Le dosage de la SPT est prescrit par le médecin, qui se base sur le rapport d'évaluation initiale ; il le modifie aussi souvent que nécessaire pour l'ajuster au régime thérapeutique et à l'état du client.

Exigences nutritionnelles en alimentation parentérale

L'énergie requise pour le maintien du métabolisme quotidien est estimée entre 126 kJ/kg et 146 kJ/kg avec un rapport azote/kilojoules de 1/1 250. Pour la nutrition anabolique, l'estimation varie de 167 kJ/kg à 188 kJ/kg par jour avec un rapport azote/kilojoules de 1/840. Ces dernières valeurs semblent satisfaire la plupart des clients.

Le *glucose*, sucre le plus important du point de vue physiologique, est fourni au client sous SPT en concentration de 20% à 40%. Cette concentration est nécessaire afin de répondre aux exigences quotidiennes de 12 560 kJ, ceci sans apport de lipides. Pour les besoins en graisses, les intralipides, une émulsion de gras, ont été approuvés par la *Food and Drug Administration* et ont été utilisés avec succès dans l'alimentation parentérale. Ils contiennent essentiellement des acides gras. Pour les clients nécessitant entre 10 460 kJ et 14 650 kJ, la concentration varie de 1,5 mg/kg à 2,5 mg/kg. Il va de soi qu'on doit prendre en considération les besoins et la gravité de la maladie du client chez qui on administre des lipides par voie parentérale.

La quantité d'*azote* nécessaire à un bilan azoté équilibré est approximativement de 8 g/jour (comme 1 g d'azote correspond à 6,25 g de protéines, la masse de protéines produite sera de : $8 \times 6,25 = 50$ g/jour). Le bilan azoté positif chez la plupart des clients peut atteindre de 12 g/jour à 13 g/jour (ou : 12 ou $13 \times 6,25 = 75$ g ou 81 g de protéines). En cas de brûlures ou de septicémie, la masse en protéines doit être fortement augmentée pour atteindre un bilan azoté équilibré. Les sources d'azote pour l'alimentation parentérale sont les hydrolysats protéiques, les acides aminés en cristaux, le sang entier et l'albumine sérique. Pour la SPT, on utilise un mélange d'acides aminés afin que les huit acides aminés essentiels soient présents en quantité adéquate et en équilibre approprié et que les besoins et la protéinosynthèse soient maintenus.

Les *vitamines* sont nécessaires au métabolisme des acides aminés, des lipides et des glucides. Elles sont fournies par voie parentérale en même quantité que par voie orale. Habituellement, on ajoute une injection multivitaminique à une concentration de 1,4 mL/L de solution glucose-acide aminé.

Les *électrolytes* et les *minéraux* sont d'importants nutriments. Un déficit en sodium diminue l'utilisation des protéines et le potassium est essentiel à une meilleure dilution du glucose. Le calcium sert à la minéralisation des os et au fonctionnement normal des glandes parathyroïdes. Selon les besoins du client, on peut ajouter, entre autres éléments, des phosphates, des chlorures et des acétates.

Ces mélanges sont préparés à la pharmacie de l'hôpital sous la hotte à flux laminaire d'air stérilisé.

La plupart des solutions utilisées lors d'une SPT sont hypertoniques. Elles sont environ six fois plus concentrées que le sang, et sont administrées par la veine sous-clavière droite ou la veine jugulaire externe. C'est dans cette région de grand débit sanguin que la dilution est la plus rapide, ce qui minimise les risques de phlébite et de thrombose.

Rôles de l'infirmière

Les principaux rôles de l'infirmière en thérapie parentérale sont les suivants :

- L'infirmière clinicienne en suralimentation participe aux évaluations nutritionnelles, suit les progrès du client et contrôle les complications possibles.
- L'infirmière coordinatrice subit un entraînement pour aider à insérer le cathéter et pour distribuer les solutions sans aucun danger.

Il existe des défis pour les infirmières qui travaillent en équipes multidisciplinaires dans un service de traitement diététique ; leur participation à l'éducation, à la recherche et au service dans cette branche nouvelle et active aidera à réduire la morbidité et la mortalité chez les clients hospitalisés.

Troisième partie

La santé et la maladie : aspects psychosociaux

8

Le cycle de la vie adulte

Durant les 75 dernières années, la recherche s'est principalement consacrée à l'étude de l'enfance, de l'adolescence et de la vieillesse ; elle s'est beaucoup moins intéressée à l'étude du jeune adulte et de l'adulte d'âge moyen.

Le développement, au cours de la vie adulte, se déroule selon des processus simultanés de changements et de continuité. Ce chapitre traite des aspects stressants causés par les transformations, les transitions et les tâches qui caractérisent la vie adulte.

☐ PHASES DE LA VIE ADULTE

C'est en 1976 que les chercheurs commencèrent à étudier la vie adulte. Les recherches et les théories portèrent sur les phases du développement de l'adulte et sur la signification d'être un adulte. Le tableau 8-1 présente les différentes phases de la vie adulte.

Il faut noter que les âges ne sont qu'une indication ; cela tient à la fois aux différences dans les théories du développement et à la difficulté d'appliquer les mêmes concepts à tous.

En plus de se demander ce qu'est un adulte, on peut se poser trois questions :

- Que doit-on espérer au cours de notre développement ?
- Ce qui nous arrive est-il normal ?
- Y aura-t-il de l'ordre dans notre vie adulte comme il y en a eu pendant notre enfance et notre adolescence ?

Les événements et les problèmes majeurs de la vie adulte, tout comme ses joies, ses peines et ses réalisations, sont autant de sujets de recherche.

Jeune adulte (18 ans à 29 ans)
Transition adolescent-jeune adulte (18 ans à 22 ans)

Cette phase de transition inquiète de nombreux jeunes. On leur a appris qu'ils devraient quitter le monde pré-adulte, se séparer de leurs parents financièrement, socialement et psychologiquement afin de devenir indépendants. Mais pour ces jeunes, les parents apportent la sécurité et représentent la seule « vraie famille » qu'ils auront. Pour certains jeunes, le mariage est un moyen de rompre le cordon ombilical et d'acquérir l'indépendance ; malheureusement, dans cette optique, le mariage a peu de chances de réussite.

En même temps qu'il se sépare de sa famille, le jeune adulte se détache de ses amis d'adolescence et abandonne le culte des héros.

Toutes ces renonciations (parents, amis) et les transformations qu'elles entraînent peuvent créer chez le jeune adulte un sentiment d'insécurité, d'anxiété et de crainte face à l'avenir.

Entrée dans le monde adulte (23 ans à 29 ans)

Cette phase, bien que plus tranquille que la précédente, est caractérisée par la confrontation du jeune adulte avec la réalité et par l'effondrement des mythes de l'enfance.

Critique des mythes de l'enfance. Pendant l'enfance, les efforts, même infructueux, sont encouragés. Dans le monde adulte, il faut apprendre que les efforts doivent être couronnés de succès pour être appréciés et qu'il ne suffit pas de bien agir pour être récompensé. Le jeune adulte doit s'habituer à prendre des décisions sans l'intervention de ses parents et à ne jamais compter sur eux dans l'établissement d'un projet. L'idée que les parents sont toujours disponibles pour prêter secours accentue la dépendance et retarde l'accès à la maturité.

L'un des mythes les plus difficiles à dissiper est qu'il n'existe qu'une seule bonne manière de faire les choses. Le jeune adulte doit abandonner l'idée que la bonne volonté et l'approche raisonnable des situations assurent la réussite de toute entreprise. C'est également l'âge auquel l'individu apprend à faire des compromis, à distinguer les éléments superficiels des éléments essentiels et à se dessiner un idéal de vie. Le jeune adulte doit avoir confiance en lui et en ses

Tableau 8-1   Phases et étapes du cycle de la vie adulte

Phase	Étape	Âge
Jeune adulte (18 ans à 29 ans)	1. Transition adolescent-jeune adulte	18 ans à 22 ans
	2. Entrée dans le monde adulte	23 ans à 29 ans
Adulte d'âge moyen (30 ans à 45 ans)	3. Trentaine	30 ans à 33 ans
	4. Maturité	34 ans à 40 ans
	5. Crise du milieu de la vie	41 ans à 45 ans
Adulte d'âge mûr (46 ans à 65 ans)	6. Entrée dans le monde des adultes d'âge mûr	46 ans à 50 ans
	7. Cinquantaine	51 ans à 55 ans
	8. Sérénité de l'adulte d'âge mûr	56 ans à 65 ans
Adulte d'âge avancé (66 ans à 75 ans)	9. Transition de l'âge mûr à l'âge avancé	66 ans à 70 ans
	10. Adulte d'âge avancé	71 ans à 75 ans
Vieillesse (76 ans et plus)		

décisions et ne pas attendre que les autres lui apportent la plénitude.

Recherche de l'identité.   En plus d'avoir à se confronter avec les mythes de l'enfance, le jeune adulte doit explorer intensément les structures de sa vie et les modifier si nécessaire. C'est le moment où il élargit son champ d'expériences, vit certaines aventures, choisit une carrière, joue un rôle social ou décide de se marier.

Établissement de relations.   Ce n'est qu'après avoir développé son identité qu'un individu peut atteindre un degré d'intimité avec les autres. C'est souvent à cette période que le jeune adulte crée un lien plus profond avec une autre personne, se marie ou décide de vivre une forme de relation.

Adulte d'âge moyen (30 ans à 45 ans)
Trentaine (30 ans à 33 ans)

La trentaine est une phase de transition et de remise en question. L'adulte découvre ou redécouvre des sentiments refoulés, des capacités, des intérêts et des objectifs qu'il avait ignorés ou profondément cachés jusqu'à présent. Il sait que s'il veut changer sa vie, il faut qu'il le fasse maintenant, sinon il restera fixé aux engagements de la vingtaine. L'adulte dans la trentaine analyse ses possibilités avec réalisme ; c'est souvent la phase au cours de laquelle il brise les anciennes restrictions, change son mode de vie et même choisit une nouvelle carrière. C'est une phase agitée, quelquefois accompagnée de dépression, et qui aboutit à une certaine stabilité.

Maturité (34 ans à 40 ans)

La maturité est une phase beaucoup plus calme que la trentaine. L'adulte jette un regard sévère sur ce qui est réellement important ; il devient sérieux, se fixe des objectifs majeurs et organise sa vie autour de choix bien déterminés. Pour beaucoup de gens, c'est la phase pendant laquelle ils établissent leurs racines, achètent une maison et deviennent casaniers. La vie s'organise autour de l'éducation des enfants, le romantisme du mariage s'estompe dans la routine quotidienne et on observe souvent un déclin dans la satisfaction du couple.

Au travail, l'adulte a une préoccupation majeure : sa promotion. Il entre souvent en conflit avec des adultes plus âgés qui détiennent le pouvoir : c'est la période de compétition. Malgré ces difficultés, l'individu grandit et tente de consolider sa position tant au travail qu'à la maison.

Crise du milieu de la vie (41 ans à 45 ans)

Vers 40 ans, l'individu constate qu'il atteint le milieu de la vie et prend conscience qu'il est sur le déclin. C'est une phase de crise et de grande anxiété, mais c'est une phase très importante, car elle marque le passage entre le début de la maturité et l'âge mûr. La durée de la crise est variable selon les individus ; la plupart des femmes la traversent entre 35 ans et 40 ans et la plupart des hommes, entre 40 ans et 45 ans.

Évaluation du passé.   L'individu ressent de l'ennui et de l'insatisfaction et remet sérieusement sa vie en question. Il est confronté avec le temps qui lui reste et il veut l'utiliser au maximum. Il fait le bilan de ses réalisations et s'aperçoit souvent qu'elles ne le satisfont pas, qu'elles sont très éloignées de ses ambitions de jeunesse et qu'il a bâti sa vie sur des illusions. Cette phase peut s'accompagner d'anxiété, de dépression, de modifications de l'humeur et de perte de l'estime de soi. Mais pour atteindre la maturité, l'adulte doit abandonner ses illusions et devenir plus réaliste et plus pratique.

Adaptation au changement.   Pendant cette phase, les couples vivent souvent des moments particulièrement difficiles ; leur rythme, leur développement intellectuel et émotionnel peuvent être devenus différents. Quelquefois, les conjoints se séparent ou adoptent un mode de vie qui les satisfait mieux. Les enfants grandissent et quittent le foyer, les parents meurent ou deviennent dépendants. L'adulte d'âge moyen doit s'adapter aux changements qui surviennent dans son travail ; s'il ne veut pas être dépassé par de plus jeunes, il doit accepter les innovations. Tous ces changements affectent l'individu qui doit s'y adapter.

Les changements physiques commencent à se manifester : cheveux blancs, rides, presbytie, moins grande résistance. L'individu est confronté à la mort de ses parents ou de ses proches et il constate avec plus d'acuité qu'il peut lui aussi mourir.

Peu à peu, l'individu réévalue ses objectifs, ses valeurs et ses rôles ; sa personnalité change, il adopte des valeurs plus « intérieures » et il est plus conscient de son identité.

Adulte d'âge mûr (46 ans à 65 ans)
Entrée dans le monde des adultes d'âge mûr (46 ans à 50 ans)

L'individu qui sort de la crise du milieu de la vie regarde cette crise comme un élément du cycle de la vie. Il cesse de blâmer les autres pour ses problèmes personnels, accorde moins d'importance à la compétition et se centre sur d'autres intérêts. Cependant, le travail est sa plus grande source de stress.

Cette phase de maturation est caractérisée par la concentration sur le moi intérieur, par le développement personnel et par le réexamen de sa compétence. Certaines personnes ont l'impression de ne plus être responsables de leur destin ; elles se sentent piégées, anxieuses, accablées devant les événements, incapables d'agir et plongent dans une profonde dépression. D'autres, au contraire, ont triomphé des difficultés, se sont adaptées, se sentent au meilleur de leurs capacités et prêtes à se donner de nouveaux défis.

Changements physiques et physiologiques. Généralement, les changements physiques surviennent graduellement et affectent psychologiquement les individus selon l'importance qu'ils accordent à leur apparence extérieure. Quant aux changements physiologiques, ils n'entraînent pas nécessairement de graves problèmes de santé. La perte de l'acuité sensorielle se fait lentement et ne présente pas pour l'individu un handicap majeur. Pour certains individus, cette dégradation de leur corps devient dramatique.

Fonctionnement psychologique. L'adulte reconnaît qu'il appartient au groupe d'âge qui est considéré comme le plus puissant. Même si la société est centrée sur la jeunesse, elle reste sous le contrôle et le pouvoir de l'adulte. Celui-ci est très conscient de sa situation dans un contexte social très complexe, mais sa préoccupation majeure est la recherche de « l'essentiel » plutôt que de « l'utile ».

Relations avec les autres générations. L'une des principales sources de stress psychologique de l'adulte est la distance qui le sépare des autres générations, particulièrement celle des jeunes, qui a de la difficulté à comprendre l'évolution de l'adulte. Si on est attentif à l'enfant et au vieillard que chacun porte en soi, on peut arriver à dépasser les barrières qui tendent à séparer les générations. Cela est très important, car l'un des plus grands enrichissements de la vie est d'avoir des relations authentiques et humaines avec les gens de tous âges.

Productivité ou stagnation. Pour Erikson, l'adulte d'âge mûr doit choisir entre la productivité et la stagnation. La productivité est le souci de guider la nouvelle génération et de l'aider à s'établir. L'adulte doit assumer un certain rôle de leadership auprès des plus jeunes pour leur faire acquérir une plus grande indépendance et une plus grande assurance. Il doit apprendre à rallier autour de lui, en les éduquant, ceux qui lui succéderont. S'il assume ces responsabilités de l'âge mûr, l'individu augmente ses capacités et enrichit ses relations interpersonnelles. Cependant, s'il refuse, il devient inactif, éprouve de l'ennui et un sentiment de non-croissance : c'est la stagnation. Sa vie lui semble alors remplie d'obligations lourdes et il n'éprouve aucune satisfaction de lui-même.

L'individu qui a traversé avec succès les phases de la vie jusqu'à l'âge mûr parvient à la période la plus productive. Quelle qu'ait été sa vie, il formule de nouveaux objectifs et regarde vers l'avenir.

Cinquantaine (51 ans à 55 ans)

À la cinquantaine, on ne peut ignorer le grisonnement des cheveux, les rides, les douleurs et les maux fréquents, les muscles tendus par des activités qui, les années précédentes, n'avaient causé qu'un minimum de stress physique. Pour certains individus, cette phase correspond à un désenchantement total ; la vie perd graduellement toute signification et la contribution à la société est réduite au minimum. Pour d'autres, c'est le moment de continuer à travailler aux tâches entreprises tout en planifiant un mode de vie qui leur convient ; c'est aussi le moment de définir la valeur ultime de la vie et d'essayer d'atteindre une certaine forme d'immortalité en laissant un héritage aux générations futures. Certains adultes mettent tous leurs espoirs dans leurs enfants et ont ainsi l'impression qu'ils continueront à vivre à travers eux ; d'autres lèguent leurs biens à des œuvres de charité ou à des groupes qui représentent la continuité ; d'autres enfin lèguent leur œuvre littéraire, picturale ou scientifique.

Sérénité de l'adulte d'âge mûr (56 ans à 65 ans)

Pour la plupart des gens, la cinquantaine est la phase de plein accomplissement, mais on atteint la sérénité de l'adulte d'âge mûr lorsqu'on accepte qu'il existe autant d'avantages que d'inconvénients à vieillir. L'adulte d'âge mûr se rend compte que, durant sa jeunesse, il était vif, en pleine croissance, héroïque et plein de potentiel, mais aussi qu'il était impulsif et qu'il manquait d'expérience et de sagesse. En vieillissant, il peut encore être vif et plein de potentiel, tout en étant sage et fort, psychologiquement et socialement. C'est à cette phase de la vie que l'adulte d'âge mûr peut redécouvrir plusieurs intérêts demeurés latents pendant les années où il était occupé à élever sa famille ou à bâtir sa carrière. Il peut se consacrer à certains violons d'Ingres, transformer des loisirs en travail sérieux et libérer ainsi des énergies nouvelles.

Adulte d'âge avancé (66 ans à 75 ans)

Transition de l'âge mûr à l'âge avancé (66 ans à 70 ans)

Cette phase est souvent marquée par la dégradation physique ; les changements psychologiques qui y sont associés varient selon les individus. Le fait qu'on ait moins de mémoire, qu'on soit plus lent à accomplir ses tâches ou qu'on ait plus de difficulté à se mouvoir annonce la vieillesse. Même si on est relativement en bonne santé et qu'on demeure physiquement actif, on doit constamment avoir sa situation à l'esprit. La pensée de la maladie ou de la mort nous poursuit à cause des expériences vécues par la famille et par les amis.

La tâche majeure à cet âge est de se maintenir assez jeune. L'individu qui entre dans cette phase n'a pas toujours intériorisé le fait qu'il est en train de vieillir.

La retraite signifie le désengagement des activités professionnelles ; elle a une très grande importance sociale puisqu'elle indique que l'individu passe d'un statut productif à un statut de dépendance économique. La perte de la reconnaissance, du pouvoir et de l'autorité peut devenir traumatisante puisqu'on doit renoncer au rôle qu'on a joué pendant des années. Cependant, prendre sa retraite ne signifie pas perdre sa valeur ; au contraire, c'est l'occasion de faire un travail valable, qui résulte plus de son énergie créatrice que des pressions sociales et des contraintes financières. Une personne retraitée peut choisir un travail ou une activité qui corresponde à ses besoins et qui lui apporte de grandes satisfactions personnelles.

Adulte d'âge avancé (71 ans à 75 ans)

Cette phase annonce soit le déclin, soit une nouvelle occasion de se développer. L'individu qui entre dans cette phase sent qu'il a probablement accompli la majeure partie, sinon la totalité de son œuvre. Tout ce qu'il avait à faire pour la société a été fait et il a trouvé un moyen de se garantir « l'immortalité ». Maintenant, l'évaluation ultime de sa vie doit être terminée. En s'efforçant d'atteindre l'intégrité personnelle par l'acceptation de soi et de sa vie, l'individu évite l'amertume et le désespoir des dernières années. Le désespoir intervient lorsqu'on a le sentiment que la vie a été trop courte pour nous permettre la réalisation de nos objectifs et qu'il est trop tard pour y remédier.

Vieillesse (76 ans et plus)

La vieillesse est la diminution de la capacité à s'adapter à la vie quotidienne. Souvent, les gens âgés ont de nombreux petits maux, malaises ou maladies qui les rendent plus ou moins dépendants ou qui les plongent dans une assez grande solitude. Les gens âgés doivent lutter pour éviter de sentir qu'ils ne sont plus utiles à rien et qu'ils sont simplement tolérés. Cependant, les personnes âgées qui peuvent conserver leur intégrité et le sens de leur valeur personnelle acceptent bien la vieillesse et sont encore relativement actives. Elles entretiennent certaines relations interpersonnelles qui les stimulent et, si leur famille ne les abandonne pas, elles peuvent trouver en celle-ci un soutien émotionnel.

Si toutes les autres phases de la vie sont fondées sur le développement de mécanismes d'adaptation au futur, celle-ci est fondée sur l'apprentissage de la mort, qui est imminente. Pour continuer à vivre, la personne âgée doit faire la paix avec la mort ; elle doit prendre conscience que la tâche ultime de sa vie est de s'accepter, de s'aimer et d'être prête à affronter la mort.

9

La maladie
en tant qu'expérience humaine

La plupart des gens ne pensent pas au fait qu'ils pourraient tomber malades pour longtemps ou avoir un accident qui changerait leur vie. Un des plus grands espoirs des Nord-Américains est d'avoir une vie longue et florissante de santé. Cependant, ils auront peut-être à faire face à des transformations difficiles et douloureuses de leur état de santé.

L'expérience de la maladie fait se cristalliser tout un ensemble de sentiments et de réactions, comme l'anxiété, l'agressivité, la dénégation, la honte, la culpabilité et le doute. Les clients et leur famille doivent s'adapter aux difficultés inhérentes à chacune des phases de la maladie. Des symptômes douloureux et inquiétants conduisent aux tests diagnostiques et au traitement médical; on se pose souvent avec anxiété des questions sur le pronostic, les changements corporels et sur la réaction d'autrui. L'hospitalisation est une source importante de stress. Bien qu'elle soit nécessaire et parfois vitale, elle plonge l'individu dans un environnement peu familier, souvent apeurant, où il se sent vulnérable. Les maladies aiguës exigent un traitement immédiat, tandis que les maladies chroniques engendrent un mode de vie différent, créant ainsi un avenir incertain.

Les malades sont souvent sensibles et vulnérables. Toute leur vie est bouleversée, du moins temporairement. Ils doivent lutter pour ne pas céder au souvenir d'expériences antérieures, alors qu'ils ont à faire face à la réalité immédiate et un avenir qui leur apparaît incertain. Les problèmes de mortalité, de dépendance, de confiance et d'identité se posent avec acuité.

L'infirmière est la personne la plus proche du client. Grâce à sa compréhension et à son savoir-faire, elle apporte une aide précieuse au client soucieux de maintenir sa sécurité, son estime de soi et son intégrité. Elle aide ainsi le client et sa famille à faire face à la crise que représente la maladie.

Une lésion ou une maladie grave représente toujours plus qu'un inconvénient ou une simple douleur physique. Les objectifs d'un individu (famille, travail, revenu, mobilité, image corporelle, mode de vie) peuvent être complètement modifiés. Que les changements soient provisoires ou permanents, la situation peut se transformer en crise pour l'individu, une crise qui affecte la famille et les amis. La satisfaction des besoins émotionnels du client est certainement ce qui épuise le plus l'infirmière. Elle doit faire face aux besoins du client avec beaucoup de compréhension et doit posséder une grande capacité d'adaptation, sinon l'effet cumulatif des demandes des clients peut être accablant et conduire à des problèmes personnels et professionnels.

Afin d'aider le client, sa famille et l'équipe de soins tout en s'aidant elle-même, l'infirmière doit connaître :

- les phases habituelles de la maladie et les différentes réactions émotionnelles du client durant ces phases ;
- les principaux mécanismes d'adaptation à une lésion ou à une maladie spécifique ;
- les mécanismes d'adaptation les plus souvent employés par le client et sa famille ;
- les facteurs sociaux et psychologiques qui facilitent ou empêchent l'adaptation ;
- ses propres réactions face aux différents agents stressants et ses propres mécanismes d'adaptation.

☐ PHASES DE LA MALADIE

Le passage d'un état de santé normal à la maladie est une expérience complexe et particulière à chaque individu. En plus d'avoir à rétablir son équilibre physiologique, le client a deux tâches principales à accomplir: (1) modifier son image corporelle, le concept de soi, ses relations avec autrui et son travail et (2) se réajuster de manière réaliste aux limites imposées par la maladie. Ce travail doit commencer dans le lieu où la personne subit un traitement pour sa maladie.

Dans le cycle de la maladie, la plupart des gens passent par trois phases: (1) le passage de la santé à la maladie, (2) la période de maladie proprement dite et (3) la convalescence. La durée et la nature de chaque phase varient selon les individus, en fonction de leur personnalité, du trouble dont ils sont atteints et des changements occasionnés dans leur vie.

Première phase

L'apparition de symptômes s'accompagne souvent de sensations déplaisantes, d'une perte de vigueur et de résistance, et d'une diminution de la capacité de fonctionner. Certains symptômes tels que les douleurs thoraciques, la mauvaise digestion ou les céphalées peuvent augmenter en fréquence et en intensité. La personne essaie de combattre l'anxiété qui apparaît à l'aide de ses mécanismes d'adaptation habituels. Pour écarter l'idée de la maladie, un individu se plongera dans des activités sociales multiples ou fera des heures supplémentaires au travail. Un autre, au contraire, deviendra passif et recherchera la solitude en souhaitant que ses symptômes disparaissent. Une personne craignant le diagnostic peut retarder la consultation médicale, surtout si elle soupçonne quelque chose de sérieux, comme un cancer. L'inquiétude, la culpabilité, la honte et le déni sont les sentiments qui prédominent durant cette phase initiale.

Si les symptômes persistent, la personne sera obligée de recourir à l'aide d'un médecin. Elle peut se montrer hésitante et perplexe à l'égard de l'examen clinique et des tests diagnostiques, et manquer ou annuler ses rendez-vous. Elle peut ne pas suivre les premiers conseils du médecin ou ne pas prendre les médicaments prescrits. Certains clients recherchent l'avis de plusieurs médecins, car ils espèrent découvrir « le vrai problème » ou obtenir la preuve que le diagnostic antérieur était faux.

La personne qui subit une catastrophe soudaine, comme une crise cardiaque ou un accident cérébro-vasculaire, passe instantanément de l'état de santé à la maladie. Sa préoccupation immédiate est que l'aide n'arrivera pas à temps, ou que les personnes étrangères qui s'occupent d'elle et dont elle dépend ne sont pas compétentes. La famille aura les mêmes craintes, mais elle n'a guère le temps d'envisager d'autres solutions. Cette appréhension se manifeste par des exigences multiples, le refus de collaborer ou d'accepter le traitement proposé et une attitude méfiante envers ceux qui veulent l'aider et leurs méthodes. Pour remédier à ce genre de réaction, il est préférable de communiquer avec les proches et le médecin traitant. Des explications précises sur les interventions nécessaires et des démonstrations de l'habileté technique des soignants assureront le client qu'il reçoit des soins adéquats.

Le rôle de l'infirmière lorsque le client et sa famille sont dans la phase dite de choc, d'incrédulité et de déni sera de les écouter attentivement. Elle ne doit certes pas encourager le client dans son déni, mais elle doit d'abord lui laisser affronter la situation de cette manière. L'infirmière doit être quelqu'un qui s'efforce de comprendre le client et de l'aider. Elle dirige le client dans son environnement immédiat et répond aux questions du mieux qu'elle peut.

Deuxième phase

Durant la deuxième phase, le client accepte la maladie. Il reconnaît qu'il est malade et qu'il a besoin de l'aide des autres, particulièrement du personnel infirmier et médical. Il adopte le rôle de client ; il se désintéresse temporairement de ses responsabilités habituelles et met toute son application à guérir. À ce stade, l'intérêt qu'il porte aux événements courants ainsi qu'à sa famille et à ses amis devient très restreint. Le client est centré sur lui-même, ses symptômes et son traitement ; sa dépendance augmente. On parle alors de régression, car le client retourne à un stade de développement antérieur sur les plans affectif et social.

Jusqu'à un certain point, la régression est nécessaire pour que la personne accepte de rester alitée, de suivre un régime et d'attendre la guérison. Les individus naturellement indépendants peuvent trouver cela très difficile. Ils peuvent préférer continuer à nier leur état et ils peuvent refuser les traitements ou les interrompre prématurément. Au contraire, certains clients sont tellement satisfaits de leur dépendance qu'ils désirent la conserver définitivement. Cette situation leur apporte donc ce qu'on appelle un « gain secondaire ».

Quand ils sont en phase aiguë, les clients ont besoin de beaucoup d'aide. Les étudiantes infirmières ont souvent peur que le client ne compte trop sur elles. L'infirmière doit évaluer la phase de la maladie, les besoins de dépendance du client et son besoin d'une personne en qui il peut avoir confiance. L'infirmière doit aussi évaluer son propre besoin de sentir que quelqu'un dépend d'elle. L'infirmière peut aider le client à traverser les différentes phases de la maladie, jusqu'à ce qu'il devienne autonome.

Durant la phase de maladie, le client peut se mettre en colère, se sentir coupable ou montrer du ressentiment. Il peut critiquer les soins qu'il reçoit et attaquer ceux qui les prodiguent. L'infirmière devra toujours comprendre qu'il s'agit de sa façon de prendre la situation en main et elle devra essayer de voir clair en lui. Elle l'encouragera à s'exprimer, sans juger, moraliser ou discuter.

Quand ils sont malades, les clients se sentent souvent impuissants et découragés. L'infirmière est responsable des soins, mais elle doit aussi tenir compte des différences entre les individus et donner au client l'occasion de prendre des décisions et d'assumer ses responsabilités quand cela est possible. Lorsque le client est rassuré sur la compétence de l'infirmière, sur sa disponibilité et sur l'intérêt qu'elle lui porte, il devient moins anxieux et plus apte à accepter la dépendance. Le client peut par contre ressentir un sentiment de perte et être très déprimé. Il peut pleurer la perte de sa santé ou de sa vigueur ou bien la perte d'une partie de son corps ou d'une fonction corporelle. Il peut même être en train de se préparer à la mort (voir p. 116-117).

Troisième phase

La phase de convalescence constitue la troisième phase du cycle de la maladie. La guérison peut avoir lieu avant que le client ne se sente tout à fait bien. Dans la première phase de la maladie, il y a un décalage entre l'apparition des symptômes physiques et l'acceptation de la maladie ; dans la dernière phase, on retrouve le même décalage. La guérison nécessite qu'on sorte de l'état de dépendance et de régression pour reprendre ses responsabilités d'adulte et ses relations normales avec autrui. Même si certaines personnes ont de la difficulté à abandonner le rôle de malade, la plupart cherchent à recouvrer la santé. Elles peuvent avoir peur d'appliquer leurs nouvelles habiletés, surtout si la maladie ou le traitement ont provoqué des changements majeurs dans le travail et les relations avec la famille. L'infirmière peut aider le client en jouant un rôle analogue à celui des parents pour un adolescent. L'infirmière diminue progressivement sa protection et s'efforce de guider, de conseiller et d'encourager le client à progresser. Elle se retire graduellement, prête à rassurer le client s'il y a lieu, mais en le poussant à utiliser ses nouvelles habiletés. Elle intervient seulement en cas d'erreurs de jugement importantes. Le client sent l'assurance de l'infirmière et en est rassuré, surtout si elle ne s'attend pas à des résultats idéaux ou parfaits.

Au cours de cette période, l'infirmière peut aider le client à retrouver le goût de vivre, à améliorer ses relations avec sa famille et à faire des projets pour l'avenir. L'infirmière peut faire appel à une association de personnes souffrant de la même maladie ou atteintes du même handicap. Par exemple, elle peut demander à un membre d'une association de laryngectomisés de rendre visite à un client qui doit subir une laryngectomie. Le client pourra ainsi recevoir du soutien et des conseils pratiques de la part d'une personne qui partage son handicap. Au début, le client peut être tellement anxieux ou peiné qu'il ne peut profiter de cette aide. L'infirmière l'encourage à accepter l'aide qu'on lui offre. Il est important de se rappeler que chacun est différent et que certaines personnes préfèrent ne pas se joindre à des groupes de ce genre. Ces personnes peuvent être incapables de reconnaître publiquement qu'elles sont « différentes ».

☐ ADAPTATION À LA MALADIE

À quoi doivent s'adapter le client et sa famille quand il tombe malade ? Moos et Tsu ont identifié les tâches suivantes :

1. Adaptation aux symptômes, aux malaises et à l'incapacité causés par la maladie ou par la blessure.
2. Contrôle du stress occasionné par l'hospitalisation et par le traitement.
3. Établissement et maintien de bonnes relations avec les équipes médicales de soins infirmiers et autres.
4. Préservation d'une image de soi satisfaisante, maintien d'un sentiment de compétence et de contrôle.
5. Adaptation aux sensations troublantes engendrées par la maladie et par le traitement.
6. Maintien des relations avec la famille et les amis malgré le changement de rôle.
7. Préparation à un avenir incertain, avec ses possibilités d'aggravation de la perte, de guérison ou de mort.

Ces tâches d'adaptation surviennent souvent simultanément ou reviennent au cours des différentes phases de la maladie.

Les phases de transition entre la santé et la maladie, puis le retour à la santé, sont très visibles lorsqu'une personne a souffert d'une maladie aiguë et qu'elle a réagi favorablement au traitement. L'adaptation à une maladie chronique peut être découpée en phases similaires : incrédulité, prise de conscience, réorganisation et résolution. Lorsque l'adaptation à la maladie chronique est réussie, le sujet est capable d'accepter l'état spécifique dans lequel il se trouve, ou de s'y résigner. Il reconnaît la nécessité d'effectuer des changements dans sa vie. Bien qu'il ait traversé des périodes de désespoir, de colère et de mépris de soi, il se perçoit comme une personne de valeur à qui il arrive d'avoir à dépendre des autres.

L'adaptation à une maladie chronique est un processus long et continu. Son importance dépend du genre de maladie, du degré d'incapacité qu'elle entraîne et de la personnalité du client. Certaines maladies chroniques sont relativement stables ; d'autres ont des périodes de rémission spectaculaires et des périodes de dégradation lentes ; d'autres sont fatales. L'imprévu est la marque de la maladie chronique, tant en ce qui concerne les symptômes, l'efficacité du traitement, l'espoir de rémission et la réussite médicale, que les réactions des autres. Les clients sont souvent tiraillés entre l'acceptation de leurs limites et l'envie de les repousser.

Besoins émotionnels fondamentaux

Tout le monde a les mêmes besoins émotionnels fondamentaux : l'amour, la confiance, l'autonomie, l'identité, l'estime de soi, la reconnaissance et la sécurité. Ils ont été résumés par Schutz comme besoins interpersonnels d'être accepté, d'exercer un pouvoir et d'être aimé. La non-réalisation d'un de ces besoins fait naître des sensations désagréables telles que l'anxiété, la colère, la solitude et le doute de soi.

Les besoins interpersonnels s'expriment aussi bien dans un groupe que dans une relation à deux. Ils se manifestent chez les clients d'une unité de soins et au sein de leurs familles. Ces besoins sont également présents dans les relations entre les membres de l'équipe de soins et ont une grande influence sur l'ambiance et sur le fonctionnement d'une unité.

Ces besoins se chevauchent et sont continus. Le besoin d'être accepté apparaît en général au début d'une relation, tandis que les besoins d'exercer un pouvoir et d'être aimé se manifestent lorsque la relation est établie. Le sentiment d'être accepté est lié au fait de se sentir « au sein de » ou « en dehors de » ; le sentiment d'exercer un pouvoir est lié au fait de se sentir « inférieur » ou « supérieur » et le sentiment d'être aimé, au fait de se sentir « éloigné » ou « proche ». En général, l'individu réussit à établir des rapports harmonieux entre lui et les autres dans ces trois domaines. Mais la maladie et l'hospitalisation viennent rompre cet équilibre et le client est soumis à de nouvelles formes de stress.

Besoin d'être accepté

Le besoin d'être accepté se définit en termes de comportement comme le besoin d'établir et de maintenir des relations satisfaisantes avec d'autres personnes. Il nécessite une capacité réciproque d'ouverture aux autres. Le désir d'être accepté reflète le besoin plus profond de se prouver à soi-même sa valeur et son utilité. Le besoin d'être accepté suggère la formation d'un groupe d'individus et l'on parle alors de « collaboration », d'« interaction », d'« appartenance », d'« adhésion » et de « communication ». L'absence d'acceptation s'exprime par des mots comme « exclu », « ignoré », « retiré », « distant » et « isolé ». Le besoin d'être accepté se manifeste par le désir d'attirer l'attention et l'intérêt sur soi. Les « exigences » d'un client qui sonne fréquemment et qui monopolise le personnel par de longues conversations peuvent démontrer son besoin profond de se faire accepter. Le même besoin peut être présent chez l'infirmière qui prend comme un affront l'attitude d'un client qui ignore ses efforts pour entamer une conversation ou qui la traite comme une domestique.

Le besoin de prestige et d'accession à un haut rang social fait partie du besoin d'être accepté; l'individu a besoin qu'on lui porte attention, qu'on le reconnaisse et qu'on le distingue des autres. Une personne est vraiment acceptée lorsqu'elle a été comprise, c'est-à-dire lorsque quelqu'un s'est donné la peine de chercher et de découvrir ses caractéristiques, ses goûts et ses aversions.

Lorsqu'un individu entre en milieu hospitalier, il cherche d'abord à être accepté. Le personnel saura-t-il qui il est? Sera-t-il traité en tant qu'individu et pas seulement comme un cas parmi d'autres — « chambre 111 » ou « le nouveau cardiaque »? Les consignes du centre hospitalier privent souvent le client de tout signe extérieur de prestige ou de statut social; ses vêtements et effets personnels, jusqu'à son dentier, peuvent lui être retirés. Il reçoit une sorte d'uniforme, la « chemise d'hôpital », dont il peut avoir honte. On peut l'accabler de questions sur sa vie privée. On attend de lui qu'il s'intègre au « groupe » que forment les autres clients, mais on ne lui donne que peu d'explications sur ce qu'il doit faire. Lorsqu'il est nécessaire d'isoler un client, l'infirmière doit veiller à ce que son besoin d'être accepté soit satisfait.

Une autre façon d'aider à l'intégration du client sera de l'intéresser à son environnement physique. L'infirmière peut s'informer des questions du client au sujet de son traitement. Elle peut lui expliquer quelles sont ses responsabilités professionnelles et ce qu'elle est en mesure de faire pour l'aider.

Le client qui se tient à l'écart et qui ne recherche pas la compagnie des autres peut souffrir d'un sentiment d'exclusion. Dans ce cas, il ne parle ni à ses compagnons de chambre, ni à l'infirmière, et passe de longs moments à dormir ou derrière ses rideaux tirés. Cette régression et cet isolement sont souvent nécessaires pour l'adaptation à la maladie et pour la guérison, mais ils ne doivent pas s'étendre sur une trop longue période. Ce que l'on peut prendre pour de l'indifférence ne fait parfois que masquer une profonde anxiété devant les relations avec autrui. Le client peut craindre que les autres l'ignorent et ne lui marquent aucun intérêt; aussi prend-il les devants en feignant de se désintéresser d'eux et d'aimer la solitude. Les clients qui se sentent abandonnés et isolés, loin de leur famille et amis, qui croient avoir tellement changé qu'on ne les aimera plus ou qui se sentent rejetés et ignorés par le personnel médical et infirmier, peuvent perdre toute envie de lutter. L'infirmière a un rôle particulier à jouer pour leur redonner confiance en eux et en leur guérison.

Le choix de l'endroit où l'on placera le client est basé sur l'ampleur de son besoin d'être accepté. Serait-il mieux dans une chambre avec trois autres personnes? À quelle distance du poste devrait-il être? Ce choix est particulièrement important pour les clients hospitalisés durant une longue période.

Besoin d'exercer un pouvoir

Un autre besoin essentiel de l'être humain est d'exercer un pouvoir. C'est le besoin d'établir et de maintenir des relations satisfaisantes avec les autres au sujet du pouvoir, de la prise de décisions et de l'autorité. Cela suppose le respect de sa compétence et de ses responsabilités propres ainsi que le respect de celles des autres. Les termes « domination », « influence », « patron », « soumission », « leader », « refus de collaboration » et « admirateur » sont utilisés à ce sujet. La possibilité d'exercer un pouvoir signifie la possibilité de diriger les autres et de prendre son propre avenir en charge alors que l'abandon de tout pouvoir signifie l'abandon de ses responsabilités face à soi-même.

Lorsqu'un individu arrive au centre hospitalier, il doit composer avec son besoin d'exercer un pouvoir. Non seulement il ressent le besoin d'être accepté, mais il doit laisser d'autres personnes décider du moment où il se lève, où il va aux toilettes et de ce qu'il mange. Les règlements du centre hospitalier peuvent lui refuser toute possibilité de prendre des décisions. Le client qui abandonne son pouvoir de décision se cramponne au personnel infirmier, n'a aucune initiative et demande sans cesse ce qu'il doit faire et comment le faire. Ce comportement renforce son sentiment d'incompétence, d'irresponsabilité et d'impuissance. L'infirmière doit aider le client à assumer ses responsabilités et à prendre des décisions au sujet des soins qu'il reçoit.

À l'opposé de ce comportement, on trouve le client qui ne fait que se rebeller et qui s'efforce d'exercer son autorité. Même un client qui semble solide, compétent et responsable n'est pas à l'abri du découragement. Pour se libérer de ses doutes et de ses craintes, il saisit toutes les occasions; c'est ainsi qu'il a du mal à accepter de rester au lit ou de suivre les prescriptions du médecin. L'infirmière doit évaluer son propre besoin d'exercer un pouvoir lorsqu'elle se trouve en présence de clients, de collègues ou de médecins.

Besoin d'être aimé

Le troisième besoin essentiel est le besoin d'être aimé. C'est le besoin d'établir avec une autre personne une relation d'échange fondée sur l'affection réciproque. Les mots qui lui sont associés sont « amour », « entente », « amitié » et « intimité ». Lorsqu'il n'y a pas d'affection, on parle de « haine », d'« aversion » ou d'« antipathie ». C'est en général à la famille, au conjoint et aux amis proches qu'il revient de répondre aux besoins affectifs d'un sujet. Lorsque la maladie ou l'hospitalisation prive le client de cette affection, il peut souffrir d'une carence affective. Lorsqu'on entretient des rapports affectifs avec une personne, on lui confie ses inquiétudes, désirs et sentiments les plus intimes. À l'hôpital, le client peut se tourner vers l'infirmière pour lui confier ces choses, surtout si la famille n'est pas là ou est trop anxieuse pour être disponible. La différence entre une relation sociale et une relation professionnelle est que la première comporte un échange mutuel satisfaisant tandis que dans la deuxième, les besoins du client sont la seule préoccupation de l'infirmière. Toutefois, il existe un certain besoin d'affection mutuelle entre l'infirmière et le client, surtout si l'hospitalisation est très longue.

Image de soi et image corporelle

Chacun se fait une image mentale et sociale de soi à partir de ses nombreuses expériences présentes ou passées et de ce qu'il anticipe pour l'avenir. Une blessure ou une grave maladie vient bouleverser cette image et les adaptations

nécessaires peuvent alors affecter le sens de l'identité personnelle. Les gens se classent souvent eux-mêmes comme
courageux ou poltrons en ce qui concerne l'endurance à la
douleur ; pleurer ou crier peut leur sembler un signe de
faiblesse. Pour certains, une incapacité majeure peut être un
défi à relever. Par contre, d'autres se considèrent comme
des infirmes, ce qui accentue leur incapacité et les stigmatise.
L'image corporelle, un aspect important de l'image de soi,
est souvent affectée par une maladie physique.

Concept d'image corporelle

La notion d'image corporelle est utile pour comprendre la
complexité des réactions des individus aux changements
survenant dans leur état de santé. L'image corporelle est la
perception globale, en constante évolution, que l'on a de
son moi physique, considéré comme une entité distincte.
Une telle perception se fonde aussi bien sur les sensations et
sur le fonctionnement interne que sur les informations
reçues de l'extérieur. La société détermine des normes
quant à l'apparence physique et au comportement. La
perception de l'image corporelle agit aux niveaux conscient et
inconscient.

L'intégration des expériences reliées à l'utilisation du
corps prend un temps assez considérable. Les années de
formation de l'enfance sont très importantes du point de
vue de l'élaboration de l'image corporelle de base et de son
influence sur la personnalité. Pendant la période où l'enfant
est porté, caressé, nourri, distrait et qu'il apprend à être
propre, il acquiert graduellement les notions liées à la
capacité d'utiliser son corps, à l'amour-propre et au sens de
l'identité. À travers les impressions sensorielles, la mobilité
et le contact, il fait l'expérience du plaisir, de la douleur, de
la honte, de l'échec ou de la fierté d'avoir accompli quelque
chose, tout en découvrant ses limites et ses capacités. À
mesure que le jeune enfant s'aperçoit qu'il est un individu
distinct des autres, la conscience qu'il a de son propre corps
et de sa relation avec l'extérieur se précise. De même, il se
rend compte qu'il peut contrôler ses muscles dans les
fonctions de locomotion, dans la rétention et le relâchement
de la vessie et de l'intestin, dans la coordination motrice et
dans la parole. Au cours de cette période, la maîtrise qu'il
acquiert lui procure un sentiment de fierté et d'estime de
soi. S'il ne peut en être ainsi, parce qu'il n'a pas le contrôle
de soi ou qu'il y a surprotection parentale, il peut avoir à
l'égard de son corps une attitude d'insatisfaction, de mépris
et de honte. La maladie rend l'individu dépendant et lui
enlève le contrôle de son corps. Cette situation réveille, chez
les personnes de tout âge, plusieurs des conflits et perceptions
liés à l'image corporelle. Ainsi, la honte ressentie par une
personne défigurée ou difforme dérive de l'impression
d'être petit, laid ou faible ressentie par l'enfant. Très tôt,
l'individu apprend l'importance que la société attribue à la
jeunesse, à la santé et à la beauté.

Menace à l'image corporelle. En milieu hospitalier,
il est très fréquent que l'image corporelle et, par conséquent,
l'estime de soi, se trouvent menacées. Des sentiments de honte,
d'incapacité et de culpabilité peuvent naître chez le client,
selon la façon dont il interprète la situation. Il devient
anxieux et mal à l'aise lorsqu'on blesse sa pudeur et qu'on

s'ingère dans sa vie intime. Le client peut souffrir d'avoir à
exposer son corps aux yeux de tous, durant l'examen
clinique ou les soins tels que le lavement et l'insertion de
sondes, même si cela fait partie du traitement. L'estime de
soi peut être également détériorée lorsque le client doit
recourir au bassin de lit ou parler de ses problèmes d'intestin
ou de vessie. Cette question est cruciale dans les cas de
colostomie ou d'iléostomie.

L'image corporelle de l'individu est profondément
altérée lorsqu'il y a amputation, chirurgie de la face, des
mains ou des organes génitaux, régions particulièrement
liées à l'identité et à l'estime de soi. D'autres parties du
corps peuvent avoir une signification symbolique inconsciente
pour la personne, et elle peut réagir de façon inattendue à
des changements externes relativement mineurs.

Outre les brusques changements survenant dans la
structure corporelle et le fonctionnement de l'organisme à
la suite d'un accident ou d'une intervention chirurgicale,
d'autres changements plus subtils peuvent être amenés par
des maladies à évolution progressive, comme l'arthrite,
l'obésité et la sclérose en plaques. Même les changements
corporels normaux, comme ceux qui se produisent durant
la puberté et la grossesse, posent des problèmes d'altération
de l'image corporelle. La prise de conscience, par l'adolescent,
des modifications de son corps peut être douloureuse. Le
teint, la masse et le développement des caractères sexuels
primaires et secondaires sont liés étroitement au sentiment
que l'on a de sa valeur et de son attrait sexuel.

Des modifications de l'image corporelle peuvent résulter
des effets secondaires de médicaments qui donnent un
faciès lunaire, qui altèrent les caractères sexuels secondaires
ou qui font apparaître du poil sur le visage. L'image
corporelle peut aussi être affectée par les réactions de
l'organisme à la radiothérapie ou par le changement de
couleur de la peau (comme dans l'ictère).

L'évolution de la technologie médicale exige que l'infirmière se tienne au courant des nouvelles approches pour
être en mesure d'aider les clients. La personne qui souffre
d'insuffisance rénale chronique doit intégrer le « rein artificiel »
dans son image corporelle. Les transplantations d'organes
soulèvent encore un autre problème du point de vue de
l'image corporelle. Que ressent une personne dont le cœur
est celui d'un autre ? Comment peut-on imaginer que
certaines parties du corps puissent continuer à vivre après
qu'une personne ait été déclarée cliniquement morte ?

Interventions de l'infirmière. Pour être en mesure
de comprendre la notion d'image corporelle, l'infirmière
doit connaître ses propres réactions devant la maladie, la
mutilation, la défiguration et les changements du fonctionnement corporel. Devant de telles anomalies, l'anxiété, le
dégoût ou la pitié sont souvent les premières émotions
ressenties. L'infirmière doit assumer ses émotions si elle
veut être capable d'aider le client. Celui-ci a le droit de
compter sur les connaissances de son infirmière, sur son
impartialité et sur son désir de l'aider. Le client se base
souvent sur les réactions de l'infirmière pour vérifier s'il est
encore digne d'intérêt, malgré le changement de son apparence ou du fonctionnement de son corps.

L'infirmière doit connaître la signification des changements corporels pour l'individu. Il lui faut aussi tenir

compte de la famille du client, car l'adaptation devrait être mutuelle. Dans l'élaboration du plan de soins, l'infirmière doit évaluer l'ampleur du soutien que la famille peut apporter au client pour l'aider à s'adapter au changement, à accepter la réalité et à résoudre des problèmes pratiques. Elle doit déterminer ses propres interventions pour soutenir la famille et réagir aux efforts du client. Elle peut se préparer aux réactions de chagrin, de désolation et de colère devant les changements survenus dans l'apparence physique et les fonctions corporelles. Elle ne doit pas détruire l'espoir nécessaire à chacun, et elle doit aider le client à parcourir les étapes conduisant vers une réadaptation complète.

Adaptation sociale.   Une fois que le client a commencé à modifier son image corporelle pour s'adapter aux changements, qu'il est rassuré quant à sa valeur en tant qu'individu et qu'il se sent accepté au sein du milieu hospitalier, il lui faut affronter la société et s'y adapter. Il y sera sans doute victime d'un certain ostracisme. Parce qu'elle côtoie sans cesse la maladie, l'infirmière peut oublier les réactions négatives que provoquent les maladies et les infirmités chez la majorité des gens. Les stéréotypes privent l'individu de son identité propre et le transforment en « handicapé ». La personne ayant un handicap physique évident sera soumise à diverses tensions dans ses rapports interpersonnels. Elle peut devenir un objet de curiosité. On pourra lui poser des questions indiscrètes sur son état ou le traiter comme s'il était totalement impuissant.

Si le problème n'est pas trop visible, on peut en diminuer l'importance par certaines mesures, comme le port d'une prothèse pour une femme mastectomisée. Bien qu'il soit nécessaire que le client parle de sa santé, du fonctionnement de son corps et de ses difficultés d'adaptation avec le personnel de soins de santé et avec sa famille, il ne devrait pas s'y attarder outre mesure avec d'autres personnes moins intimes.

La personne qui essaie de s'adapter à des modifications de son corps souffre souvent d'insécurité sur les plans physique et social. Une personne physiquement normale ne se pose pas de questions sur la hauteur des marches des autobus et elle est capable de lire un menu. Par contre, une personne atteinte d'un handicap physique doit faire preuve de vigilance face à l'environnement ; une personne en fauteuil roulant doit trouver des toilettes assez grandes pour qu'elle puisse y manœuvrer ; un diabétique doit calculer ce qu'il lui est possible de consommer lors d'un cocktail ; une personne qui se déplace avec des béquilles peut se découvrir incapable de franchir des portes tournantes. L'adaptation nécessite de l'énergie, de l'ingéniosité et de la persistance. L'individu limite parfois ses déplacements et ses activités afin de ne pas se trouver devant des situations imprévisibles ; cette stratégie peut toutefois l'empêcher de vivre pleinement.

Les réactions des gens envers une personne handicapée sont ambiguës et conflictuelles. L'handicapé doit faire face à l'acceptation et au rejet, à la sympathie et à la pitié, à la confiance et à la crainte, à la curiosité et à la répulsion, à l'intérêt et à l'indifférence. Il ne sait donc pas toujours comment les personnes étrangères l'accueilleront. De plus, il manque souvent de confiance en lui-même car le processus d'adaptation et d'acceptation de soi est souvent mal assuré.

Réactions émotionnelles à la maladie et au traitement

La maladie aiguë ou chronique, et le traitement qu'elle nécessite, déclenchent de nombreuses émotions désagréables. Les émotions les plus fréquentes chez le client et sa famille sont l'anxiété, la colère, le chagrin, l'espoir, la honte, la culpabilité, le courage, l'orgueil, le désespoir, l'amour, la dépression, l'impuissance, l'envie, la solitude et la foi. Les membres de l'équipe de soins ressentent également ces émotions. La façon de les vivre et de les exprimer dépend de la personnalité, de la perception de la situation et du soutien des autres. Il n'y a pas de bonne ou de mauvaise manière de se sentir au sujet d'une maladie grave. Les infirmières peuvent prévoir les réactions et aider le client et sa famille à exprimer leurs sentiments de façon constructive.

Anxiété

L'anxiété est une réaction normale au stress ou à une menace. C'est une réaction émotionnelle face à un danger réel ou imaginaire, qui se manifeste aux niveaux psychologique et physiologique et qui apparaît dans le comportement. Anxiété et peur sont deux termes souvent utilisés comme synonymes. Pourtant, la peur se rapporte généralement à une menace spécifique, tandis que l'anxiété est due à une menace non déterminée. La personne qui vit dans l'anxiété peut ressentir un malaise, de l'appréhension et une vague crainte. À cela peut s'ajouter un sentiment d'impuissance et d'insatisfaction, combiné à un sentiment d'aliénation et d'insécurité. L'intensité de ces émotions est variable, elle peut être relativement faible mais elle peut aussi être assez forte pour causer la panique. L'anxiété augmente ou diminue en fonction des rapports interpersonnels.

L'anxiété apparaît lorsque le fonctionnement de l'organisme est menacé et qu'il y a risque de mort physique ou de désintégration de l'image de soi. Souvent, la menace affecte ces deux aspects : la personne qui est anxieuse en raison d'une douleur aiguë peut aussi être anxieuse à cause de son manque de courage ou de sa situation de dépendance. La maladie et l'hospitalisation engendrent l'anxiété car elles font surgir les menaces suivantes : danger de mort, de perte de la santé et de l'intégrité du corps ; exposition et gêne ; malaise dû à la douleur, au froid, à la fatigue et aux changements de régime ; privation sexuelle ; restriction des mouvements ; solitude ; interruption ou perte de ses moyens d'existence ; crise financière imminente ; perte de l'estime des autres, rejet et risque d'être tourné en ridicule en raison de cette situation ; comportement aberrant et imprévisible des représentants de l'autorité dont dépend le bien-être du sujet ; insatisfaction de ses buts et de ses aspirations ; confusion et incertitude quant au présent et à l'avenir ; séparation d'avec sa famille et ses amis.

Les réactions physiologiques à l'anxiété sont surtout des réactions du système nerveux autonome et constituent des réactions de défense. Elles consistent en une augmentation des rythmes cardiaque et respiratoire, des variations de la pression artérielle et de la température, un relâchement des muscles lisses de la vessie et de l'intestin, une peau moite et froide, l'augmentation de la transpiration, la dilatation des pupilles et la sécheresse de la bouche. Les réactions de l'organisme à une légère anxiété facilitent l'apprentissage et augmentent la capacité d'agir et de fonctionner ; mais, à mesure que l'anxiété s'intensifie, les capacités d'analyse diminuent, la perception est réduite ou déformée et la possibilité de concentration est aussi considérablement diminuée. L'infirmière doit être capable d'évaluer le degré d'anxiété chez son client pour pouvoir l'aider à le diminuer. Une personne très anxieuse souffre beaucoup et se sent très mal à l'aise, elle a de la difficulté à donner et à recevoir des informations. Au point de vue de sa santé, elle analyse peu et amplifie ou déforme ce qu'elle entend.

Les manifestations caractéristiques de l'anxiété reflètent la personnalité. Une personne anxieuse peut se tenir à l'écart, ne pas parler, s'agiter, jurer, parler ou plaisanter avec excès, faire preuve d'agressivité verbale ou physique, se plaindre ou pleurer. Les moyens dont on dispose pour réduire l'anxiété, ou du moins tenter de la réduire, varient selon les individus et la situation. L'un des inconvénients de l'immobilité et de l'isolement forcés est que le sujet, habitué à combattre son anxiété par des moyens actifs, ne peut les utiliser en milieu hospitalier et doit en chercher d'autres.

Interventions de l'infirmière. L'intervention de l'infirmière dans les cas d'anxiété comporte quatre étapes :

1. L'infirmière doit savoir discerner l'anxiété chez le client. Elle connaît les situations qui peuvent provoquer l'anxiété et elle est capable d'identifier les signes physiologiques et émotionnels d'anxiété.
2. L'infirmière incite le client à prendre conscience de son anxiété et à l'exprimer.
3. Si la cause de l'anxiété est externe (comme une mauvaise adaptation à l'unité ou l'incapacité de supporter des bruits ou des spectacles inhabituels), l'infirmière peut prendre des mesures pour améliorer la situation, ou, si ce n'est pas possible, elle peut aider le client à comprendre et à surmonter ses réactions. Elle incite le client à parler de ce qu'il ressent, en lui posant des questions telles que : « Pouvez-vous me raconter ce qui s'est passé ? » ou « Qu'est-ce qui se passe ? ». Le client a souvent besoin d'aide pour décrire ses réactions et exprimer ses pensées. Il n'est pas certain que l'infirmière reçoive une explication si elle demande directement « Pourquoi êtes-vous anxieux ? » Le client peut avoir trop peur ou être trop incertain pour pouvoir le dire, il se peut qu'il ne sache pas pourquoi il est anxieux ou, encore, il peut s'offenser de cette curiosité.
4. L'infirmière aide le client à faire face à ce qui représente dans le cas présent une menace spécifique. Elle peut l'aider à réexaminer la situation et à analyser sa réaction. Le simple fait de parler d'une émotion peut en diminuer l'intensité. L'infirmière s'informe auprès du client de ce qu'il fait habituellement lorsqu'il est anxieux et elle l'aide à utiliser des moyens semblables si c'est possible. La présence physique de l'infirmière peut être utile, comme peuvent l'être le toucher, les soins physiques et le ton de voix.

L'appréhension du client qui se remet d'une intervention chirurgicale se manifeste par son anxiété quant au succès de l'opération et quant à ses chances de survie durant la période postopératoire incertaine, douloureuse et dérou-tante. Les soins infirmiers spécialisés prodigués dans la salle de réveil et dans l'unité de soins intensifs doivent tenir compte de la peur que provoquent chez le client l'isolement, les bruits et les appareils étranges ainsi que la perte du contrôle de son corps et de ses émotions.

La maladie et son traitement engendrent de l'anxiété. Pour beaucoup de gens, des conflits antérieurs sont revécus. Il y a souvent une grande incertitude quant à l'avenir. Parfois, l'infirmière se sent impuissante à réduire l'anxiété du client, mais elle peut du moins éviter de l'empirer. Pour certains clients, aller mieux et quitter l'hôpital peut être une source d'anxiété. L'infirmière doit alors les aider en les incitant à mobiliser leur énergie et à retrouver leur aptitude à prendre des décisions et à faire face à leurs responsabilités.

L'infirmière, peu importe le lieu dans lequel elle travaille, compose continuellement avec l'anxiété. Le fait de côtoyer chaque jour la vie, la mort et toutes les étapes intermédiaires entraîne chez elle des craintes conscientes ou inconscientes devant sa propre vulnérabilité. La reconnaissance, la réussite et l'estime sont très importantes pour elle ; elle doit pouvoir dire qu'elle a fait tout ce qui était en son pouvoir. L'infirmière peut être obligée de faire face à des situations très angoissantes, surtout lorsqu'elle travaille à l'unité des soins intensifs ou à l'urgence, là où son aptitude à comprendre et à dominer sa propre anxiété, ainsi que celle des clients et de leur famille, peut être vitale.

Colère et hostilité

En plus de l'anxiété, les manifestations de colère sont fréquentes chez le malade. La frustration et l'insatisfaction engendrent souvent l'agressivité. Les termes liés aux différentes formes d'agressivité sont : « irritable », « buté », « antipathique », « hostile », « péremptoire », « hargneux », « défiant », « peu coopératif », « rancunier », « enragé », « furieux » et « indigné ». La colère, terme général pour décrire ce type d'émotion, est une façon de combattre son anxiété, particulièrement en réaction à une menace, à une insulte ou à une blessure. Être hospitalisé veut dire être malade, impuissant, sous le contrôle d'autres individus et subir une série d'agressions, même si celles-ci sont faites dans un but thérapeutique. Lorsqu'un client qui souffre est obligé d'attendre avant de recevoir un analgésique, il peut se mettre en colère. N'importe qui perdrait patience s'il devait être réveillé en pleine nuit pour tousser et prendre de grandes respirations. Les règlements du centre hospitalier, qui restreignent les visites et stipulent l'extinction des lumières à une certaine heure, peuvent ainsi susciter des sentiments de colère. Lorsqu'un nouveau client arrive à l'hôpital ou à la clinique, il ne sait presque rien et s'inquiète au sujet du diagnostic, de son traitement et du pronostic ; comme moyen de défense, il peut se montrer agressif envers les infirmières ou bien se renfermer sur lui-même, être maussade et non communicatif. Les manifestations de colère peuvent diminuer considérablement, à mesure qu'il en sait davantage sur lui-même et qu'il se familiarise avec l'entourage, le personnel et son traitement. En revanche, la colère augmente si la menace grandit et si les besoins du client ne sont pas satisfaits.

Une personne irritable, malheureuse et constamment mécontente d'elle-même et des autres aura le même comportement à l'hôpital. Elle peut être raisonneuse, exigeante, indifférente, sarcastique ou réfractaire aux soins. D'autres façons d'exprimer son agressivité pourront être une extrême familiarité, l'ingratitude et le refus de prendre une décision concernant ses propres soins. Parfois, un client est agressif au point de devenir violent ; il peut jeter son plateau de repas, crier, jurer, faire ou menacer de faire des dégâts. Les manifestations non verbales de colère, tout aussi éloquentes, sont le regard buté, les poings serrés, le sourire de mépris.

Un comportement agressif lié à un état causé par une substance toxique est acceptable ; le client est excusé, car il délire ou « il n'a pas tous ses esprits ». Une hostilité continuelle de la part d'un client pleinement conscient est plus difficile à comprendre et à combattre. Une manifestation de colère peut être la meilleure façon pour l'individu de faire face aux menaces qui l'entourent. Par la colère, il peut essayer de diminuer son sentiment d'impuissance et de dépendance. Dans d'autres situations, la colère peut faire partie du processus de deuil ou signifier que la personne émerge de l'apathie et de la dépression. La colère du client peut disparaître lorsque quelqu'un l'aide à déterminer pourquoi il se sent frustré ou menacé et à prendre les moyens pour lutter contre cette menace.

Il n'est pas rare qu'un individu transfère sa colère sur quelqu'un qui n'est pas la cause réelle de la frustration. Il est souvent risqué d'exprimer son mécontentement et sa colère directement, surtout lorsqu'on se trouve en position de vulnérabilité. Par conséquent, on peut reporter sa colère sur un individu jouant un rôle moins vital ou ne pouvant pas exercer de représailles. Le client peut en vouloir à son médecin, mais il n'exprime pas sa rancœur, de crainte que le médecin ne se désintéresse de lui. Il préfère se fâcher contre l'infirmière et insister ensuite pour qu'elle appelle le médecin. L'infirmière et le médecin peuvent aussi avoir un différend, et l'infirmière se surprendra à rabrouer les aides et à s'impatienter avec les clients. Socialement, les manifestations de colère sont mal acceptées et elles entraînent souvent un sentiment de culpabilité et de honte. Par ailleurs, les démonstrations de colère peuvent prendre divers aspects selon les milieux et les individus, et l'infirmière se sentira déroutée ou bafouée par un comportement considéré comme normal par d'autres individus.

Habituellement, on répond à la colère par la contre-attaque ou la retraite, ou alors en évitant la situation. La première réaction de l'infirmière devant un client en colère sera de le traiter comme elle le ferait dans une situation sociale normale, mais du point de vue thérapeutique, ce n'est pas recommandé. La responsabilité professionnelle de l'infirmière exige qu'elle essaie d'aider le client même si celui-ci est en colère. L'infirmière doit toujours être consciente de ses propres réactions face à la colère. Elle aussi peut être irritée et contrariée. Elle peut se sentir craintive, gênée ou blessée. Lorsqu'un client l'invective, elle peut se croire incapable ou coupable, même si elle a agi comme il le fallait. Elle peut se sentir tellement impuissante qu'elle craindra de soigner le client en colère et qu'elle l'évitera le plus possible. Cela aura pour effet d'augmenter la frustration du client, qui se trouvera délaissé, sans défense et sans personne qui puisse l'aider sur le plan physique et affectif. Un cercle vicieux se sera alors établi.

Interventions de l'infirmière. L'aide au client en colère est basée sur la compréhension de la personne et de sa situation. L'infirmière doit lui permettre de retrouver sa dignité, sa fierté et son estime de soi et l'empêcher de blesser qui que ce soit. Enfin, elle doit l'aider à trouver une façon plus adéquate pour exprimer ses sentiments. Même si elle est en colère ou qu'elle craint le comportement violent du client, l'infirmière doit s'attacher à résoudre son problème plutôt que de l'abandonner ou d'user de représailles. Quelques questions peuvent l'aider à établir l'action à mener dans les cas d'agressivité ou d'hostilité : À quel moment le client devient-il agressif et comment le montre-t-il ? Est-ce que sa colère a un effet sur les soins qu'on lui prodigue ? Pourquoi son comportement est-il gênant ? Comment est-ce que je réagis ? Est-il aussi agressif avec les autres ? Y a-t-il quelqu'un qui s'entend bien avec lui ? Qu'est-ce que cette personne fait qui est différent ? Est-ce que son hostilité a un but précis ? Est-ce que son comportement est en accord avec son comportement habituel ? Dans quelle mesure accepte-t-il de changer ? Que peut-on réellement attendre ? Peut-on attendre une aide de qui que ce soit (médecin, famille, psychiatre, ergothérapeute ou autres clients) ? Si le client se calme, a-t-il un type de comportement plus nocif encore ?

L'apprentissage d'une méthode de travail avec les clients agressifs et hostiles est un aspect difficile mais satisfaisant des soins infirmiers. Le client qui cache derrière la colère un sentiment passager de crainte ou de honte sera très sensible au fait que l'infirmière l'aura assisté dans sa crise sans le condamner, le rejeter ou le punir. Le client dont les marques d'hostilité sont sa façon habituelle de réagir sera très sensible également à un tel comportement de l'infirmière, même s'il ne le montre pas.

Chagrin et deuil

Le chagrin constitue une réaction émotionnelle et complexe à la perte réelle ou anticipée d'une personne ou de quelque chose. La perte peut être celle d'un parent ou d'un ami, d'une partie de son corps, d'un emploi, de la santé ou de la vie. L'angoisse, le désespoir, la colère, la dépression, le remords, la tristesse, l'impuissance, la culpabilité et la solitude sont des sentiments inhérents au chagrin. Le deuil, ou affliction, désigne le processus qui survient à la suite de la perte et qui permet, en fin de compte, de surmonter le chagrin. Les manifestations du chagrin et du deuil varient, selon le contexte social, de l'acceptation stoïque aux pleurs rituels, aux lamentations et aux manifestations publiques.

L'intensité du chagrin et du deuil dépend de l'importance et de la signification de la perte. Le chagrin est plus grand si la perte, surtout dans le cas d'un décès, est soudaine. Il est très profond lorsque la personne survivante était dépendante du défunt ou qu'elle s'est sentie en quelque manière responsable du décès. Une personne qui a connu des séparations pendant sa jeunesse pourra être affectée davantage. L'ambivalence est souvent présente dans la plupart des relations importantes. Plus l'ambivalence est prononcée, plus le chagrin est profond. Des sentiments de culpabilité ou des suppositions irrationnelles sur la cause du décès pourront empêcher la personne de réagir sainement à la situation.

Les étapes qui caractérisent le deuil ressemblent aux étapes de l'adaptation à la maladie : choc et incrédulité, prise de conscience et retour au calme. Devant une perte, la personne affligée se sent défaillir, a la gorge serrée, perd l'appétit et souffre de fatigue, de tension nerveuse et d'angoisse. La conscience est perturbée et des sentiments d'irréalité et d'éloignement se manifestent. Le défunt, ou l'objet perdu, devient un souci et un état de préparation à son retour est présent. Un sentiment de culpabilité peut naître et incite la personne affligée à rechercher ce qui aurait pu être fait pour éviter la perte. L'irritabilité, le désir de solitude et des rapports peu chaleureux avec les autres caractérisent la personne affligée. Souvent, celle-ci diminue ses activités, néglige son apparence et s'agite fébrilement sans but précis. Elle peut même présenter des symptômes similaires à ceux de la personne décédée. Parfois, un individu réagit à la perte de façon intellectuelle. Alors, il continue d'agir et de s'occuper des autres par pur automatisme, s'interdisant toute émotion relative à la perte.

Durant la prise de conscience, l'individu ressent de la douleur, de l'angoisse, une grande tristesse et un sentiment de vide. Les pleurs ou le désir de pleurer sont fréquents et lui attirent la compassion des autres. Cependant, beaucoup de personnes ne se permettent pas de pleurer en public et ont besoin d'intimité pour surmonter leur chagrin.

Lorsque le retour au calme s'instaure, la perte apparaît sous son véritable jour. Dans le cas d'un décès, le fait est rendu incontestable par la tenue des funérailles. Dans le cas d'une amputation, la vue du moignon ne peut être réfutée et les essais de la prothèse confirment la réalité. L'individu affligé entre alors dans la phase d'adaptation à l'absence de la personne ou de l'objet aimés. Il arrive parfois qu'il parle sans cesse de la personne ou de l'objet perdus en l'idéalisant et en ne privilégiant que les bons souvenirs. Petit à petit, ce comportement permet d'atteindre le détachement émotionnel. À mesure que l'individu affligé se libère de l'emprise de son obsession, il commence à s'intéresser à autre chose et à s'occuper d'autrui. Enfin, il se souvient des aspects, autant positifs que négatifs, de la relation et en parle sans émotion.

Interventions de l'infirmière.   Les interventions infirmières visant à aider un client et sa famille à surmonter un chagrin ou un deuil sont : prévoir les réactions à la perte, soutenir les mécanismes normaux d'adaptation et permettre l'extériorisation des sentiments. L'infirmière sait aussi respecter le besoin d'intimité et se montrer disponible quand il le faut. Lorsqu'il s'agit de la perte d'une fonction ou d'une partie du corps, l'infirmière doit établir un plan de soins précis et s'assurer que l'entourage ne sera pas une cause supplémentaire de sous-estimation. Elle tient donc compte de la famille dans l'établissement de ce plan de soins pour en assurer l'efficacité. La présence de l'infirmière et son souci de partager l'expérience douloureuse du client aideront ce dernier à ne pas se sentir abandonné. L'infirmière qui connaît le processus normal du chagrin et du deuil saura dans quel cas une intervention thérapeutique, telle que la psychothérapie, s'avère nécessaire.

Espoir

L'espoir est constitué de pensées et de sentiments qui tirent leur origine de la croyance profondément ancrée en nous qu'il y a toujours des solutions à nos besoins et à nos problèmes. Beaucoup souhaitent et espèrent une vie longue et saine, tant pour eux que pour leurs proches. Une maladie grave soulève le problème de la vulnérabilité et de l'incertitude de l'avenir.

L'espoir combat l'angoisse, la désorientation et l'impuissance ; tous ces sentiments sont liés au désespoir et sont susceptibles d'engendrer un déséquilibre émotionnel et physique. La mort peut survenir par suicide ou simplement par perte du goût de vivre. L'espoir est un catalyseur de la motivation ; il est renforcé par l'encouragement des autres à continuer la lutte. Lorsque les clients entrevoient « la lumière à la fin du tunnel », ils continuent à entretenir des espoirs futurs quant à l'amélioration de leur état. Même chez les clients mourants, l'espoir de soulagement de la souffrance et d'une vie significative immédiate doit être encouragé par l'infirmière.

Interventions de l'infirmière.   Afin d'aider les clients et leurs familles à maintenir ou à recouvrer l'espoir, l'infirmière, les autres membres de l'équipe de soins, les autres clients et l'environnement physique contribuent à créer une atmosphère d'espérance. Cela n'est possible que si les individus ont réfléchi sur le sens de la vie, de la maladie et de la mort. Les sentiments d'espoir, de désespoir et d'impuissance font partie de toute situation que l'infirmière doit affronter. Même en aidant les autres qui sont aux prises avec ces sentiments, l'infirmière doit tenir compte de sa propre attitude face à l'espoir. Si elle se sent désespérée, elle peut en parler avec d'autres pour obtenir de l'encouragement et pour voir plus clair dans la situation. Lorsque les espoirs de guérison d'un client sont déçus, les membres de l'équipe et même de la famille se sentent désorientés, en colère et atterrés.

Changements de rôles

Lorsque les gens tombent malades, leur rôle change. Ce changement de rôle influe sur les interactions et les relations avec les autres. De nouveaux liens doivent être établis et maintenus avec la famille et les amis.

L'un des plus importants changements de rôle est celui qui survient lorsque les parents ne sont plus en mesure de s'occuper de leurs enfants. Il peut même y avoir renversement de rôles, quand les enfants prennent soin de leurs parents. Dans la vie, les parents âgés deviennent de plus en plus dépendants de leurs enfants ; une maladie grave rend cette situation encore plus évidente.

Les changements de rôles sur le plan professionnel peuvent être considérablement modifiés par la maladie. Quand des médecins ou des infirmières deviennent malades, ils ont beaucoup de mal à accepter le rôle de client ; les autres membres de l'équipe de soins ont également de la difficulté à les voir sous ce nouveau jour. Cela est vrai aussi pour les personnes d'un statut social élevé. Celles-ci peuvent demander et obtenir un traitement différent, souvent au détriment de leurs meilleurs intérêts et de ceux de l'unité de soins. Beaucoup de gens estiment leur valeur en fonction de leur aptitude à travailler et à être productifs. S'ils sont obligés de se reposer ou de prendre leur retraite à cause d'une maladie, ils se sentent perdus et privés de liens importants avec les autres. Une réadaptation professionnelle est un élément important du plan de soins pour les clients qui doivent faire des changements majeurs dans leur vie.

Un rôle difficile à accepter pour le client et difficile à affronter pour les autres est celui d'un client en phase terminale ou d'une personne mourante. Pour beaucoup de gens, il s'agit d'un aspect non familier et effrayant de la vie. Ils ne savent pas ce qu'on attend d'eux, ni ce qu'ils doivent dire, ni comment se comporter devant le sombre pronostic. Les professionnels de la santé peuvent s'éloigner des clients lorsqu'ils savent qu'il n'y a plus rien à faire. Les infirmières jouent alors un rôle important pour aider les clients et leur famille à traverser cette période.

Les malades chroniques luttent contre le fait d'être diminués. Ils voudraient être aussi normaux que possible, mais quelquefois c'est très difficile. Ils doivent continuellement penser à leur façon d'agir et de parler aux autres. C'est particulièrement vrai en société ; certaines personnes se retirent tout simplement et se coupent du reste du monde, ce qui entraîne la solitude et la dépression.

□ MÉCANISMES D'ADAPTATION

Les clients, les familles et l'équipe de soins s'efforcent de s'adapter à la maladie grave de plusieurs façons. Ces mécanismes d'adaptation sont souvent les mêmes que ceux utilisés dans d'autres périodes difficiles. Moos et Tsu les ont décrits comme des comportements qui peuvent être appris et pratiqués. Bien qu'ils soient divisés en sept catégories, ces mécanismes sont souvent combinés et varient en efficacité et en pertinence. Aux différentes phases de la maladie, un ou plusieurs mécanismes peuvent dominer.

Dénégation

Lors de la période de dénégation, la gravité de la crise est niée ou minimisée et les sentiments relatifs à celle-ci sont isolés et dissociés. Ce mécanisme consiste à nier les symptômes évidents de la maladie et à négliger la gravité du diagnostic. La première réaction à la perte se manifeste par le choc et l'incrédulité. La dénégation et le refoulement des sentiments accordent un certain répit pour accepter la réalité. Cependant, même si de tels mécanismes permettent à l'individu de se protéger contre l'anxiété envahissante, celui-ci doit, tôt ou tard, faire face à la réalité.

En tant que mécanisme d'adaptation, la dénégation aide à garder un certain équilibre psychologique ; toutefois, elle peut être dangereuse quand elle entraîne l'individu à manquer les rendez-vous médicaux ou à refuser les traitements nécessaires. Une bonne humeur non à propos ou une indifférence totale à l'égard des symptômes peuvent indiquer la dénégation. Si l'anxiété, la dépression ou la colère ne sont pas exprimées alors qu'elles le devraient dans une telle situation, le client aura peut-être recours à la dénégation pour se protéger ou pour protéger les autres. Cela arrive lorsqu'un client est conscient qu'il est en train de mourir, mais qu'il perçoit que les membres de sa famille seraient plus à l'aise s'ils continuaient à se duper mutuellement. Il peut parler de ses peurs et de ses sensations avec l'équipe de soins, amoindrissant ainsi son isolement.

Ces mécanismes de dénégation interviennent aussi parmi les membres de la famille qui ne veulent pas reconnaître la gravité de la situation. Même lorsqu'elle est confrontée à l'éventualité d'une mort imminente, la famille peut nier cette éventualité et agir ou ne pas agir en conséquence.

Interventions de l'infirmière.   L'attitude de refus chez un client peut relever des soins infirmiers. Il faudra alors déterminer dans quelle mesure la dénégation est nocive ou bénéfique. C'est seulement après cela qu'on pourra décider de l'intervention à faire ou à ne pas faire. Habituellement, le refus du client n'est pas contredit de façon directe, parce qu'une telle action ne ferait que renforcer la dénégation ou laisserait la personne sans défense. L'infirmière ne doit ni encourager, ni contredire le refus du client. Elle demeure prête à aider le client lorsqu'il changera d'attitude et se décidera à voir la réalité en face.

C'est par le même mécanisme de dénégation que l'infirmière elle-même arrive à confronter les sentiments douloureux que suscitent chez elle la maladie, les amputations et la mort. Avec les autres professionnels de la santé, elle peut avoir besoin de ce moyen de défense pour continuer à travailler dans des unités à haut risque. Lorsqu'elle exprime ses sentiments à d'autres personnes, elle peut affronter avec plus de réalisme des situations difficiles et, ainsi, aider les clients et leur famille à faire face à leurs problèmes.

Recherche d'informations

Ce mécanisme d'adaptation suppose (1) la recherche d'informations pertinentes qui soulagent l'anxiété causée par de fausses idées ou par l'incertitude et (2) l'utilisation efficace de ses propres ressources intellectuelles. Le client et sa famille sont souvent soulagés lorsqu'ils sont renseignés sur la maladie, le traitement et l'évolution probable. À partir de là, ils peuvent planifier et entreprendre des actions efficaces. En entendant parler de traitements qui ont réussi pour d'autres, le client et la famille sont encouragés ; lorsqu'on leur fournit les faits exacts et qu'on dissipe les malentendus et les peurs, leurs tourments diminuent. Pour atténuer son sentiment d'impuissance, on peut également donner au client une idée du temps nécessaire à certaines réactions. Un client informé est plus apte à participer à son traitement.

Demande de soutien moral

Par ce mécanisme, le client demande à être rassuré et soutenu moralement par sa famille, ses amis, l'équipe médicale ou infirmière, tout en conservant une impression de maîtrise de la situation. Le client est souvent effrayé, anxieux et il peut se sentir vraiment seul. Un mécanisme d'adaptation acceptable consiste à rechercher l'attention et l'encouragement des autres afin de conserver l'espoir. Que son incapacité soit temporaire ou permanente, le client a besoin de se sentir maître de lui-même.

Le client peut être encouragé par des personnes qui ont des problèmes semblables. Les groupes de soutien pour le client et sa famille sont utiles dans l'expression des sentiments et dans la mise en commun de solutions pratiques et de moyens efficaces d'adaptation. On rassure le client en lui disant que la coopération avec l'équipe de santé est utile pour vaincre les difficultés de la maladie.

Quelquefois, les médecins et les infirmières utilisent des tactiques provoquant la honte ou la culpabilité afin d'inciter le client à accepter le traitement. De telles tactiques sont généralement inefficaces ; le client se sent encore plus démoralisé et cherche ailleurs une aide médicale.

Participation aux soins

Lorsqu'un client apprend comment participer à ses soins, il acquiert un sentiment de capacité et d'efficacité. Il peut apprendre à se soigner, même après une maladie ou une blessure très graves. La fierté qu'il éprouve à s'aider lui-même lui permet de conserver sa propre estime et diminue son sentiment d'impuissance. Quant aux membres de la famille, ils peuvent également apprendre comment aider le client ; le fait d'agir diminuera alors chez eux l'anxiété et le sentiment de culpabilité. L'infirmière a un rôle primordial à jouer lors de cet apprentissage.

Fixation d'objectifs concrets et réalistes

La tâche globale d'adaptation à une maladie grave semble insurmontable. Cependant, en divisant la tâche en objectifs simples et réalistes, le client prend des risques de plus en plus grands et réussit ; sa motivation est préservée. Le sentiment d'impuissance décroît lorsque le client constate le résultat de ses efforts. Au lieu de se tracasser à propos des résultats ou de l'avenir, la personne agit de façon positive. Un apprentissage s'avère nécessaire pour atteindre des objectifs à long terme.

Participation au choix du traitement

Il y a généralement plusieurs solutions à la plupart des problèmes. Le fait de le savoir aide une personne à se sentir moins impuissante ; elle l'apprend grâce à une préparation mentale et une discussion avec les autres. L'infirmière aide le client et sa famille à élargir le champ dans lequel ils peuvent prendre des décisions. La planification réduit le sentiment d'impuissance en évitant les répétitions de « que va-t-il arriver si... ».

La participation au choix du traitement est souvent utilisée simultanément avec la recherche d'informations. Elle aide à diminuer l'anxiété en préparant l'avenir. Lorsqu'un client se rappelle comment il a été capable de maîtriser d'autres difficultés, il accroît sa confiance en lui-même.

Quand il y a un choix parmi plusieurs modalités de traitement, il est important d'en discuter avec le client. Les professionnels de la santé ne savent pas toujours quelle est la meilleure solution ; ils donnent des informations d'après leurs connaissances et leurs expériences passées. La décision finale revient toujours au client et à sa famille. Le client peut avoir des idées bien précises sur ce qu'il désire faire durant les phases finales de sa vie.

Ce mécanisme d'adaptation est très important dans le cas des clients dont certaines parties ou certaines fonctions de leur corps ont subi des changements profonds. Ceux-ci ont besoin de répéter ce qu'il y a à faire dans différentes situations sociales ; l'équipe de soins leur sert alors d'audi-

toire. Des groupes de clients ou d'autres individus peuvent également utiliser des jeux de rôles pour s'entraider.

Recherche de la signification de la maladie

La maladie est une expérience humaine. Plusieurs ont constaté qu'une maladie grave a été un point tournant dans leur vie tel qu'une nouvelle orientation spirituelle ou une approche philosophique différente de la vie. Les clients trouvent de l'encouragement quand ils croient que leurs souffrances ont une signification ou qu'elles sont utiles aux autres. C'est pourquoi ils participent souvent à des projets de recherche ou à des programmes de formation. Des récits de maladie émouvants ont été écrits par des clients, par leurs familles ou par les membres de l'équipe de soins. Ces récits apportent espoir et inspiration. Des pièces de théâtre, des films, des drames télévisés ont permis à des millions de gens de partager quelques-uns des plus beaux moments de courage et de compassion humaine.

Des familles ont été unies par la maladie d'une façon douloureuse mais très significative. Beaucoup de ceux qui ont survécu à des maladies graves ont apporté des changements dans leurs valeurs et leurs priorités ; ils ont souvent manifesté un plus grand intérêt pour autrui et pour la beauté de la nature. Après une maladie grave, certaines personnes trouvent un sens dans l'entraide par l'intermédiaire de groupes de soutien ou d'action politique, ou en entrant dans une profession médicale.

Facteurs qui favorisent ou empêchent l'adaptation

Une maladie physique grave peut constituer une crise sérieuse dans la vie d'un individu et de sa famille. Dans toute crise, une personne a l'impression que les obstacles sont insurmontables, que les moyens habituels sont insuffisants et qu'il faut de nouvelles approches. La maîtrise de la crise conduit à une plus grande intégration de soi, à la compréhension, et à la confiance dans les autres.

Les *agents stressants* qui rompent l'équilibre de l'individu sont soit biologiques, soit psychosociaux. Souvent, ces deux types d'agents stressants s'entrecoupent puisque les uns influent sur les autres. La maladie et les blessures sont des *agents stressants biologiques*. Le degré d'atteinte est important mais la signification pour l'individu l'est tout autant. Le manque de sommeil, la mauvaise alimentation, la déshydratation, les médicaments et la douleur sont d'autres agents stressants biologiques qui retardent l'adaptation aux difficultés présentes et nouvelles.

Les *agents stressants psychosociaux* englobent les problèmes interpersonnels avec la famille et les proches, le statut professionnel, la situation financière, les circonstances de la vie et les problèmes légaux. L'âge de la personne a aussi un effet important sur la maladie. Quelquefois, les problèmes psychosociaux perdent de l'importance face à une maladie aiguë et à une mort imminente. Dans plusieurs cas, les mécanismes d'adaptation sont affaiblis à mesure que de nouveaux problèmes sont créés par la maladie.

Les *caractéristiques personnelles* d'un individu sont : l'âge, l'intelligence, la personnalité, les croyances philosophiques et religieuses, et les expériences passées d'adaptation aux difficultés, principalement celles associées à une maladie. Toutes ces caractéristiques influencent la personne quant à la perception de sa maladie et de ses ressources pour affronter les problèmes.

Le soutien social influe sur la manière avec laquelle une personne s'adapte à la maladie. Il y a d'abord les soutiens interpersonnels, c'est-à-dire les personnes à qui le malade s'adresse. Les amis intimes et les membres compréhensifs de la famille jouent un rôle essentiel dans la guérison. Les personnes seules ou les clients dont les liens familiaux sont perturbés subissent un plus grand stress face à la maladie. L'équipe professionnelle de santé fait partie du système de soutien. Comme l'infirmière est très proche et qu'elle est nécessairement la plus active dans la démarche de soins, elle devient, pour le client, le soutien vital pendant le traitement et la période incertaine de la maladie. Elle est à l'écoute des besoins d'aide additionnelle du client et peut coordonner les efforts de la famille, du prêtre, des autres clients, des psychiatres, des psychothérapeutes et du service social.

L'environnement physique peut aider ou nuire à l'adaptation du client. La surcharge et la privation sensorielles, l'isolement, les aspects non familiers et effrayants du centre hospitalier constituent des éléments qui nuisent à l'adaptation. Quelquefois, le seul fait de reconnaître qu'ils causent un stress peut rassurer le client et sa famille.

Les *mécanismes fondamentaux d'adaptation* peuvent être modifiés à cause des circonstances entourant la maladie. La douleur, la fatigue et l'immobilité entravent les méthodes actives de relaxation. Parfois, des personnes importantes vers qui le client se tourne habituellement ne sont pas disponibles, et une mobilité restreinte peut réduire sa capacité à leur rendre visite. Généralement, les familles de grands malades sont aussi très anxieuses, ce qui les empêche de répondre adéquatement à celui qu'elles aiment. On peut remarquer une intensification des mécanismes habituels d'adaptation du client lorsque la communication, les comportements et les méthodes d'interaction avec les autres sont perturbés. Un isolement excessif, les multiples réclamations, la désorientation, la dépression et les comportements de manipulation sont les signes de l'intensification des mécanismes d'adaptation du client.

☐ ÉVALUATION DES BESOINS PSYCHOSOCIAUX

L'infirmière rencontre le malade au cours de nombreuses phases de la maladie et du traitement. Souvent, elle n'a pas une vue d'ensemble de la situation. Dans le cas d'une maladie aiguë, elle voit le client et sa famille en situation de crise, sans connaître ce qui a précédé ou ce qui suivra. Selon Strauss, les malades auraient au moins trois biographies ayant une signification dans leur maladie : (1) l'expérience chronologique de la personne avec la maladie ; (2) le traitement suivi avec une aide médicale antérieure (justifié ou non) ; (3) la biographie sociale de son histoire avec sa famille, ses amis, ses collègues de travail et les étrangers. Les membres de l'équipe de soins connaissent souvent peu ces biographies, bien que celles-ci puissent influer sur le traitement et sur la guérison de façon certaine.

Histoire psychosociale

L'*histoire psychosociale* est l'évaluation organisée des événements importants de la vie de l'individu ; on l'appelle souvent *histoire du client* ou *profil du client*. L'histoire psychosociale est une biographie spécifique de l'individu, depuis avant sa naissance (antécédents héréditaires) jusqu'au moment de l'évaluation, qui tient compte des phases importantes de son développement. Le futur anticipé fait aussi partie des données. L'histoire psychosociale aborde les points tournants, les bornes importantes. Les maladies significatives, physiques et mentales, vécues par le client et les membres de sa famille, ont un effet important sur la situation présente.

L'histoire psychosociale est obtenue grâce à l'entrevue initiale et aux contacts supplémentaires. L'infirmière se doit de connaître les éléments d'une évaluation psychosociale. Celle-ci décrit le client dans le contexte de sa vie et identifie les problèmes et les éléments positifs. L'infirmière peut obtenir et utiliser cette information en même temps qu'elle prodigue des soins au client. Elle parle avec le client de façon orientée afin de déterminer les besoins d'aide de ce dernier.

Dans plusieurs cas, il s'agit d'entrevues effectuées pendant l'administration des soins. Le contact continue pendant toute la maladie : le temps consacré correspond aux besoins du client. Le client dans un état critique n'est pas capable de communiquer plus que ses besoins présents. Il n'est pas nécessaire d'obtenir tout en même temps. Au fur et à mesure que la relation infirmière-client se développe, le client se sent plus confiant et parle de choses représentant plus d'intérêt pour lui. C'est d'autant plus vrai que la personne qui écoute le fait avec intérêt, compassion et sans porter de jugement. L'infirmière parle également avec les membres de la famille et évalue leurs besoins psychosociaux. Dans l'incertitude et le stress de la maladie, de nombreuses personnes désirent parler avec leurs aides professionnelles.

Examen de l'état mental

En plus de l'histoire psychosociale, l'infirmière se doit de surveiller l'état mental du client. L'examen mental a pour but d'évaluer les façons de penser, de ressentir et d'agir d'une personne. C'est à la fois un inventaire descriptif des comportements et une méthode pour organiser et enregistrer les observations des comportements. Les problèmes sont identifiés, et les diagnostics déterminent le plan de soins. Beaucoup d'aspects de l'état mental apparaissent dans la façon de s'exprimer et dans le comportement. Des questions précises sont nécessaires pendant un examen formel ou quand il y a un besoin d'éclaircissement, de mise à jour ou d'information supplémentaire. Des clients souffrant de maladies physiques graves présentent souvent des changements dramatiques dans leur état mental quand ils se remettent d'une opération ou quand ils délirent. Le client qui présente une histoire de maladie mentale peut faire une rechute à cause du stress engendré par la maladie. La confusion peut croître jusqu'à des comportements extrêmes, tant qu'elle n'est pas reconnue et soignée. Les membres de la famille ont besoin d'être rassurés quant aux changements de l'état psychologique de leur proche.

☐ ASPECTS DE LA COMMUNICATION

Les maladies physiques graves ou chroniques posent de nombreux problèmes au client et à sa famille. L'infirmière parle avec le client pour (1) identifier ses besoins, (2) clarifier les malentendus et (3) l'aider à exprimer ses craintes et à expliquer ses réactions face à la situation. Le fait de se confier à quelqu'un peut soulager l'inquiétude. L'infirmière se préoccupe des effets de la maladie dans la vie courante du client. En même temps, elle ne doit pas s'ingérer dans la vie privée du client et ne doit lui parler que si cela peut lui être utile.

Dans la relation infirmière-client entrent en ligne de compte le médecin, la famille, les autres clients, l'équipe de santé dans son ensemble et la société en général. Cette relation se fonde sur la communication, échange complexe et dynamique de messages verbaux ou non verbaux.

Pour qu'il y ait communication, il faut nécessairement que les signes transmis soient intelligibles. Pour se faire comprendre, un individu doit d'abord se connaître, être conscient de ses besoins, pouvoir parler la langue d'usage et s'exprimer clairement ; il doit de plus avoir quelques notions sur ce qu'il est convenu de faire en pareille situation. Pour comprendre les autres, un individu doit être capable d'observer et d'analyser un comportement. Pour qu'une relation s'établisse, il est essentiel de se faire comprendre et de comprendre les autres. Un client dont le français présente des lacunes, qui parle une langue étrangère ou qui, pour des raisons psychologiques et physiques, ne peut s'exprimer convenablement pose un problème à l'infirmière.

Le processus de la communication peut se diviser en quatre éléments : (1) *je* (2) *vous* (3) *communique quelque chose* (4) *dans cette situation*. Pour repérer un blocage de communication, il suffira de déterminer à quel niveau de la communication se produit l'interférence.

L'émetteur du message, *je*, est conditionné par un certain nombre d'éléments comme son âge, son sexe, sa position sociale, sa situation de famille, son métier, ses facultés intellectuelles, sa condition physique (surtout l'état de son système nerveux et des organes nécessaires à la communication), sa personnalité et son état affectif présent.

Quant à celui qui reçoit le message, *vous*, son comportement est conditionné par les mêmes facteurs qui conditionnent le comportement de celui qui émet. Pour comprendre le comportement d'un client, il faut savoir écouter, être disponible et posséder un certain degré de sensibilité. Il arrive souvent que les préjugés, les malentendus ou l'inquiétude empêchent l'infirmière de saisir correctement le message d'un client.

Le message, *communique quelque chose*, est composé de signes verbaux ou non verbaux qui peuvent se compléter ou se contredire. Le client qui répond « Oh ! je vais bien ! Je n'ai rien », alors qu'il ne cesse de s'agiter en se tordant les mains et en soupirant fréquemment, illustre bien la contradiction possible entre les signes verbaux et non verbaux.

Le contexte de la communication, *dans cette situation*, sous-entend la position sociale du client, la maladie elle-même, les règlements de l'hôpital et l'environnement immédiat. La connaissance des antécédents culturels et des valeurs du client est de plus en plus considérée comme primordiale dans le milieu hospitalier. Lorsque le client entre dans le monde de l'hôpital, il peut se sentir écrasé et désorienté par ce changement de situation. Le rôle de l'infirmière est alors de guider le client dans sa nouvelle situation. Elle doit aussi l'informer des services professionnels qu'elle peut lui offrir. Beaucoup de gens oublient que l'infirmière a reçu une formation en ce sens et qu'elle souhaite les aider en répondant à tous leurs besoins. En effet, sa compétence ne se limite pas aux soins traditionnels liés à la santé physique ; elle peut aussi être utile au client en lui apprenant à se soigner, en contribuant à sa réadaptation, en assurant la liaison avec les autres services et, dans certains cas même, en lui servant de conseillère sur le plan psychique.

L'individu qui, dans les premiers temps de l'adaptation à la maladie, réagit à son mal en le niant, ne recherche ni n'accepte d'information précise sur son état ou son traitement. Dans ce cas, l'infirmière ne pourra exercer efficacement son rôle d'enseignante. C'est en fonction du comportement du client, des questions qu'il pose ou qu'il évite et de ses réactions aux changements dans son état de santé, que l'on détermine son ouverture d'esprit et ses besoins. De son côté, le client est très sensible aux réactions du personnel infirmier et médical. Le client cherche à interpréter les messages non verbaux en fonction de son pronostic, surtout lorsque celui-ci n'est pas favorable.

La fonction spécifique de l'infirmière est assurément d'aider le client à conserver son énergie. Cela consiste à aider le client à accepter sa maladie et le traitement, par des soins attentifs et réconfortants. Les soins cliniques proprement dits se conjuguent donc à une certaine forme de réconfort, qui consiste à communiquer, à rassurer, à comprendre, à protéger et tout simplement à manifester sa présence. Lorsque le client est gravement malade, la relation débute généralement sans qu'il y ait échange de paroles. Mais un simple contact physique, un ton de voix doux et rassurant, tout comme la seule présence de l'infirmière, indiquent au client qu'il n'est pas seul et qu'on prend soin de lui. Dans certains cas même, l'infirmière peut faire preuve d'imagination. Ainsi, un client racontait : « Le pire dans ma laryngectomie était que je ne pouvais pas dire ce dont j'avais besoin ; heureusement, l'*ardoise magique* était là ! »

☐ RÉACTIONS DE L'INFIRMIÈRE FACE À LA MALADIE

L'infirmière a de nombreuses réactions émotives face aux clients et à leurs familles lors d'une crise causée par la maladie. Ses réactions les plus fréquentes sont la frustration, l'anxiété, la colère, l'espoir, la culpabilité, la compassion, l'impuissance, l'amour, le désespoir, le dégoût, l'envie et l'orgueil. Ces réactions sont stimulées par un ensemble de facteurs tels que les caractéristiques personnelles de l'infirmière, ses tâches et ses obligations professionnelles, les complications de la maladie et la personnalité du client. Les réactions de l'infirmière ne concernent pas seulement le client et sa famille, mais également les autres membres de l'équipe de soins. La maladie d'un client peut aussi raviver chez elle le souvenir d'expériences personnelles ou d'expériences vécues par des membres proches de sa famille.

L'infirmière doit s'adapter aux nombreuses fluctuations dans l'état de santé des clients, en particulier avec les clients « difficiles », avec ceux qui ne réagissent pas au traitement et avec ceux qui meurent. Il y a un facteur de haut risque quand on travaille dans des unités telles que la salle d'urgence, les soins intensifs, la pouponnière pour prématurés et dans les salles où bon nombre de clients meurent. L'infirmière doit apprendre à concilier l'idéalisme appris à l'école infirmière et la réalité du travail quotidien. Même quand elles identifient des besoins psychosociaux chez les clients, beaucoup d'infirmières se sentent accablées par l'aide à apporter ou prétextent qu'elles n'ont pas le temps. Pourtant, la guérison et le fonctionnement optimal des malades graves dépendent de leur capacité à faire face aux problèmes. Une attention sensible de l'infirmière aux besoins émotifs des clients et de leurs familles facilite le traitement et rend leur séjour à l'hôpital moins pénible.

L'infirmière doit être consciente de ses réactions émotives face aux situations cliniques. Si elle a des difficultés d'adaptation et qu'elle se sent envahie par le stress, l'infirmière risque de subir un « burn out », phénomène qui se manifeste par une détresse personnelle, une indifférence à la souffrance des autres et qui souvent la conduit à abandonner le travail ou la profession. Les infirmières qui connaissent bien leurs réactions sont plus en mesure d'aider les autres.

☐ CLIENTS « DIFFICILES »

De nombreux clients font face aux tâches difficiles et souvent effrayantes de l'adaptation à la maladie. Quelques-uns sont admirables de courage et de dignité. D'autres font simplement du mieux qu'ils peuvent.

Quelques clients ne s'adaptent pas à la maladie ou au traitement comme on s'y attendrait : ce sont les *clients difficiles*. Lorsque l'infirmière et l'équipe de soins sont à bout de ressources devant de tels cas, ils doivent se rencontrer afin de discuter de la situation. Une consultation est souvent indiquée avec un psychiatre, une équipe de liaison ou un spécialiste en psychiatrie clinique. Ces personnes peuvent aider à clarifier les problèmes, à suggérer des approches différentes, à rassurer l'équipe et le client, à fournir une psychothérapie à court terme et à évaluer les besoins en médicaments psychotropes. Il faut toujours se rappeler que les clients difficiles sont des clients qui ont de graves problèmes.

Problèmes de cognition, d'affectivité et de comportement

Groves et Kucharski, de l'Hôpital général du Massachusetts, classent les problèmes des clients en trois catégories :

1. *Problèmes d'ordre cognitif :* délire, dénégation, psychose, difficulté à assimiler des informations.
2. *Problèmes de l'affect :* anxiété, hostilité, dépression, apathie.
3. *Problèmes de comportement :* refus de coopérer, retrait, dépendance, agressivité, manipulation.

La cognition désigne le processus de la connaissance chez l'individu. C'est une façon de penser et donc de réagir. La perception, la mémoire, la compréhension et le jugement sont également des composantes de la cognition. Ce processus est souvent affecté par la maladie et le traitement, comme on peut l'observer chez les clients atteints de délire ou de démence. L'approche thérapeutique consiste à reconnaître la cause de l'altération. Quand celle-ci est identifiée, on peut prendre les mesures nécessaires : clarification du traitement médical, changement de l'environnement, changement de médicaments, etc.

Les perturbations de l'affect (des émotions) sont sources de problèmes lorsqu'elles sont très intenses. Elles peuvent avoir été provoquées par l'exacerbation d'une maladie mentale antérieure, ou par une réaction à la maladie ou au traitement. Une très grande anxiété provient de plusieurs sources ; le thérapeute cherche la cause principale et aide le client à reprendre le contrôle, en discutant de la situation avec celui-ci et sa famille, en apportant les changements nécessaires et en prescrivant des médicaments s'il y a lieu.

Les problèmes de comportement sont directement reliés aux problèmes d'ordre cognitif et de l'affect. Une dépression grave afflige le client et entrave sa guérison. Elle peut également précéder un comportement suicidaire. Une mauvaise interprétation du traitement entraîne la panique et un comportement agressif. Les clients montrent leur insatisfaction de diverses manières : s'enfuir de l'hôpital, refuser le traitement médical, consommer des drogues et de l'alcool ou encore manifester un comportement sexuel anormal.

L'extrême dépendance entraîne des interactions difficiles entre le client et l'équipe de soins. Le client crie, se plaint, vitupère jusqu'à ce qu'il soit rassuré. Il peut demander des services, des médicaments contre la douleur, bien au-delà de ses besoins. Les clients dépendants sont souvent manipulateurs, ils dressent les membres de l'équipe les uns contre les autres. Ils peuvent également montrer de la colère et de l'hostilité, ouvertement ou non. L'infirmière se sent frustrée, en colère et désespérée lorsqu'elle rencontre de tels clients.

Interventions de l'infirmière. L'approche thérapeutique d'un client présentant un comportement perturbé commence par une évaluation de la situation du point de vue à la fois de l'équipe et du client. Une communication claire est indispensable. L'équipe satisfait les besoins du mieux qu'elle peut et permet au client d'exercer un contrôle interpersonnel ou de s'isoler sans être puni ou abandonné. Durant la crise de la maladie, des médicaments tels que les tranquillisants et les anxiolytiques peuvent aider les clients à maîtriser leurs sentiments ou leur comportement.

L'infirmière peut s'inspirer de la théorie de l'apprentissage pour venir en aide au client. Selon cette théorie, un comportement appris et mis en pratique doit être renforcé, c'est-à-dire récompensé. Il existe un système de récompenses et de punitions (même si l'on n'en est pas conscient) dans tous les systèmes sociaux, y compris le système hospitalier. Le client amène avec lui ses propres normes de comportement en fonction desquelles il réagit à son nouvel environnement.

Si un client est considéré comme « difficile » à cause de son comportement, l'infirmière cherche à déterminer : (1) la cause de son comportement inadapté afin de voir dans quelle mesure cela nuit à sa guérison et sa réadaptation,

(2) par qui son comportement est renforcé et de quelles façons et (3) quels renforcements peuvent être modifiés pour améliorer son comportement. Parallèlement, l'infirmière doit examiner sa propre façon d'agir pour voir si, à son insu, elle n'est pas pour quelque chose dans cette situation insatisfaisante. Le comportement de l'infirmière peut influencer celui du client d'une façon positive ou négative. Pour l'influencer positivement, l'infirmière doit accorder du temps au client, se montrer attentive, lui sourire, lui montrer de l'intérêt en discutant avec lui, lui apporter à manger, lui accorder certains privilèges (lui frictionner le dos, par exemple) et lui donner, au besoin, des médicaments. Par ailleurs, des comportements de l'infirmière, comme froncer les sourcils, ne pas répondre au client et l'ignorer, peuvent déclencher un comportement négatif.

Réactions psychosomatiques

La connaissance de la relation qui existe entre les réactions émotionnelles et physiques est grandissante. C'est un domaine complexe et encore mal compris que les médias ont simplifié au point que des termes comme « psychosomatique », « neurotique », « imaginaire », « feinte », « simulation », « psychogène » et « somatopsychique » sont employés à tort et à travers.

L'anxiété est une réaction à la fois émotive et physiologique. Beaucoup de gens cherchent à faire traiter des symptômes causés par de l'anxiété chronique ou continue. L'anxiété peut être la réaction à des facteurs de la réalité présente, tels que le travail ou le mariage ; elle peut aussi provenir de problèmes non résolus en matière de sexualité, de dépendance ou d'agressivité.

Maladies psychosomatiques. Une réaction d'anxiété, au cours de laquelle les symptômes se groupent au niveau d'un seul système, est décrite dans la nomenclature comme *réaction psychophysiologique* avec des réactions autonomes et viscérales (ex. : « réaction psychophysiologique, cardio-vasculaire », si les symptômes sont surtout d'ordre cardiaque). N'importe quel système organique peut être affecté. Lorsque des changements structuraux réels se produisent, la condition est dite *maladie psychosomatique*, résultat d'une combinaison de facteurs émotionnels et physiologiques. Certains problèmes considérés comme résultant de facteurs psychosomatiques sont : l'ulcère gastro-duodénal, la colite ulcéreuse, l'hyperthyroïdie, l'asthme bronchique, l'hypertension essentielle et la névrodermite. La fréquence et la gravité de ces maladies font ressortir la nécessité de mieux comprendre la relation qui existe entre le corps et l'esprit.

Hypocondrie. Un autre signe de l'existence sous-jacente d'un conflit émotionnel qui s'exprime par des symptômes physiques est l'*hypocondrie*. Un client souffrant d'hypocondrie est perpétuellement inquiet pour sa santé, ne cesse de se plaindre et parle constamment de lui-même. Il se comporte peut-être ainsi parce qu'il cherche à satisfaire ses besoins de dépendance. L'infirmière doit étudier ses réactions face aux plaintes et aux exigences d'un tel client. La frustration et la colère sont en général les sentiments qu'on ressent face à ce genre de client. L'infirmière est souvent irritée par l'attitude de quelqu'un qui refuse de la sorte ses

responsabilités d'adulte. Faire part de son mécontentement au client n'aidera certes pas, puisqu'il lutte déjà pour maintenir son équilibre. L'infirmière doit être consciente de son ressentiment afin d'éviter de négliger le client et de ne pas lui prodiguer les soins nécessaires. Par ailleurs, si elle cherche à satisfaire tous les besoins inassouvis du client, elle aura tôt fait de le trouver insatiable. Il faut trouver un compromis efficace, ce qui constitue une sorte de défi avec ce type de client. On ne connaît que peu d'éléments efficaces dans les soins infirmiers pour le client hypocondriaque. La préoccupation excessive de son corps avec idéation inhabituelle peut être le signe de perturbations émotionnelles plus graves, comme la dépression psychotique ou la schizophrénie. C'est par une analyse adéquate des besoins et l'évaluation du comportement que l'infirmière peut contribuer à l'élaboration d'un traitement approprié.

Réactions de conversion. D'autres réactions physiques, de nature émotionnelle, sont les *réactions de conversion*. La conversion est un mécanisme défensif du moi par lequel l'anxiété se trouve supprimée ou diminuée grâce à sa transformation en symptôme physique. Le symptôme peut être lié directement au conflit émotionnel ; la main qui allait frapper devient paralysée, les yeux qui regardaient l'objet défendu deviennent aveugles. Dans la plupart des cas, le conflit et la signification symbolique du symptôme sont complexes, déguisés et difficiles à éclaircir. Ces clients arrivent en milieu hospitalier pour un diagnostic différentiel. Une réaction de conversion peut survenir après une maladie organique ; elle marque le désir de retrouver l'état de dépendance et de sécurité (les gains secondaires) que l'on avait connu alors.

Généralement, les symptômes d'une réaction de conversion imitent les troubles du système nerveux volontaire ou ceux des organes des sens. Les plus fréquents sont des troubles sensoriels et moteurs. Les troubles sensoriels comprennent l'anesthésie, la paresthésie et la douleur. La perte de l'ouïe et de la vue est plus fréquente que la perte des autres sens. Les troubles moteurs comportent la paralysie, surtout des membres et des mécanismes de la parole, et les mouvements incontrôlés tels que les tics et les convulsions non physiologiques. Si le diagnostic du symptôme est celui d'une réaction de conversion, il faudra recourir au traitement psychiatrique. L'aide de l'infirmière est importante ; elle observe attentivement le comportement du client, y compris ses réactions envers les autres personnes. Elle doit se souvenir que l'apparition des symptômes est inconsciente chez une personne présentant une réaction de conversion ; le client ne feint pas et ses symptômes ne sont pas imaginaires. C'est sa façon de réagir à la situation présente ; il peut trouver une façon plus adéquate de le faire avec une aide professionnelle.

Perturbations de l'orientation. Les troubles de l'orientation sont fréquents chez les clients hospitalisés dans un service de médecine-chirurgie. Le syndrome cérébral aigu, qui peut provenir d'une réaction à l'anesthésie, d'une infection, de troubles chirurgicaux ou métaboliques, d'une intoxication par les drogues ou par l'alcool, ou d'une atteinte cérébrale comme un traumatisme crânien, donne souvent lieu au délire. Le délire est un désordre des facultés intellectuelles et de la conscience, qui se manifeste par la perte du sens de l'orientation et par la confusion. Il provient d'une interférence dans les processus métaboliques cérébraux et commence par une phase aiguë, mais réversible. Les premiers signes sont l'agitation, l'inquiétude et la méfiance, qui se transforment rapidement en gesticulation, excitation et désarroi. Le client a souvent des hallucinations. Ces visions déformées de la réalité sont extrêmement effrayantes, de sorte que le comportement désespéré du client nécessite une intervention infirmière avertie et des soins adéquats. Le client qui se remet d'une chirurgie cardiaque, par exemple, peut délirer. Il faut absolument libérer le client de sa peur et de son anxiété excessive, non seulement pour des raisons émotionnelles, mais aussi dans le but de ne pas aggraver une situation déjà éprouvante.

Les soins infirmiers à prodiguer à un client atteint de délire consistent à le réorienter de façon constante, à lui parler calmement et à laisser la lumière allumée pendant la nuit. Il est préférable que ce soient toujours les mêmes infirmières qui le soignent, car elles lui donnent, par la répétition des mêmes mots et des mêmes actions, l'impression qu'il est en sécurité et bien soigné. Elles l'aident en lui disant qu'elles comprennent sa peur et qu'il s'agit de réactions normales à sa maladie qui disparaîtront. Les hallucinations causées par un désordre organique sont souvent violentes et effrayantes. Le client qui a des hallucinations visuelles peut aussi avoir des hallucinations tactiles qui lui donnent l'impression qu'on le touche ou l'illusion que des insectes se promènent sur lui.

Le traitement du syndrome cérébral aigu a pour but d'éliminer les agents causals. Il consiste à assurer l'hydratation, la nutrition et la médication appropriées. Parfois, l'usage de contrainte s'avère nécessaire pour garder le client au lit, bien que cette action puisse effrayer et irriter ce dernier.

L'infirmière veille à ce que le client ne se blesse pas, ni ne blesse les autres, lorsqu'il délire et qu'il a une fausse vision des choses. Certains clients ont déjà passé à travers une fenêtre non sécuritaire.

Après une crise de délire, le client peut ressentir de l'angoisse et de la honte parce qu'il a perdu la maîtrise de lui-même. Il craint d'avoir agi d'une façon inappropriée, d'avoir blessé quelqu'un ou d'avoir été vulgaire et obscène. Il craint aussi de s'être livré à des confidences et d'avoir dévoilé des secrets sur lui-même. Dans un tel cas, l'infirmière l'encourage à parler de ses craintes et le rassure ; elle lui explique que son comportement est compréhensible dans sa situation et que ses confidences seront gardées. À cause du caractère honteux de la situation, il faut préserver les droits, la dignité et l'intimité du client.

Le *syndrome cérébral chronique* peut provenir d'une détérioration du tissu cérébral, à la suite d'un syndrome cérébral aigu, d'infections prolongées telles que la syphilis, de l'administration de fortes doses de tranquillisants pendant de longues périodes, de troubles circulatoires tels que l'artériosclérose cérébrale, de perturbations convulsives, de perturbations de croissance, du métabolisme ainsi que de nutrition, d'un néoplasme cérébral, de facteurs prénataux et de maladies dont la cause est encore inconnue, telles que la sclérose en plaques. Le terme *démence* désigne le comportement résultant d'une anomalie cérébrale chronique et irréversible qui s'accompagne d'un désordre des facultés intellectuelles dû aux modifications de structure. Le délire et la démence sont caractérisés par une perte des facultés : défaut de mémoire et du sens de l'orientation (temps, lieu et reconnaissance des individus) ; jugement perturbé. Les soins infirmiers et les traitements à long terme tiennent compte des forces et des limites de l'individu. Un environnement adéquat et la simplification de sa vie pourront l'aider à vivre pleinement.

☐ LE MOURANT ET LA MORT

La mort d'un individu est personnelle, tout comme sa vie l'a été. Un problème important à surmonter pour comprendre la mort est le fait que celle-ci représente, dans notre culture, un tabou et une expérience non familière. Elle l'est d'autant plus aujourd'hui, car la majorité des gens meurent au centre hospitalier ou dans des centres d'accueil pour personnes âgées, plutôt qu'à la maison. Un grand nombre d'étudiantes-infirmières ont leur premier contact avec la mort pendant leur stage clinique en soins médico-chirurgicaux.

La seule pensée de la mort fait peur à beaucoup de gens. Lorsqu'on est en bonne santé, elle semble presque impossible. Peu importent les croyances religieuses, tout être a de la difficulté à s'imaginer qu'il n'existe pas dans le monde. L'infirmière est profondément engagée en faveur de la vie et de la santé. Le client mourant vient compromettre cet engagement. Le personnel médical et les infirmières réagissent à la mort d'un client, parce que celle-ci représente la faillite de leurs soins. Bien que rien ne puisse inverser l'irrémédiable processus, le client et sa famille doivent quand même recevoir de l'aide pendant la phase terminale.

Il y a plusieurs façons de faire face à la mort. Selon les études faites par Kübler-Ross, une personne qui fait face à la mort passe par cinq phases : le refus et le désir de solitude, la révolte, la négociation, la dépression et l'acceptation. Les cinq phases ne se suivent pas toujours dans le même ordre : souvent, elles s'entremêlent ou se chevauchent. Le client et sa famille traversent les cinq phases, tantôt en progressant, tantôt en régressant.

Refus et désir de solitude

Il est difficile d'accepter le fait que la mort est proche. La réaction habituelle est de s'isoler et d'attendre que d'autres moyens de défense soient maîtrisés. La phase de refus donne de l'espoir. Souvent, le client est prêt à accepter le fait qu'il va mourir, mais la famille continue de le nier. Cela empêche le client d'en parler avec les membres de sa famille. La phase de refus et de désir de solitude est interrompue lorsque le client se met à penser à ses affaires personnelles inachevées, à ses finances, à son conjoint, à ses enfants et à ses proches.

Révolte

La phase suivante est celle de la colère. La question « Pourquoi moi ? » n'exige pas de réponse. L'infirmière vient en aide au client en étant présente à son chevet et en l'écoutant. Le comportement du client pendant cette phase est difficile, car rien de ce qu'on fait ne peut le satisfaire.

L'infirmière s'attend à cette réaction colérique du client, qui n'est pas vraiment dirigée contre elle. Le client exprime ainsi sa révolte et son impuissance. Après avoir manifesté ces sentiments, il est en mesure de passer à la phase de négociation.

Négociation

La phase de négociation, ou marchandage, est une étape au cours de laquelle le mourant essaie de conclure un pacte. Souvent, ce pacte se fait avec Dieu, le médecin ou l'infirmière : « Si je peux vivre assez longtemps pour être en mesure d'assister aux noces de mon fils, je veux bien mourir ensuite. » Dans la mesure du possible, on doit satisfaire les requêtes du client.

Dépression

La quatrième phase est celle de la dépression : le mourant est pleinement conscient de son état. Ses mécanismes de défense ne sont plus efficaces ; il donne libre cours à son affliction et à son angoisse. En pleurant, il obtient le soutien de ceux qu'il aime ou de l'infirmière. Cette phase le conduit sereinement vers l'acceptation de la mort.

Acceptation

C'est un temps de paix relative. Le client semble revenir sur son passé et entrevoir un avenir inconnu. Souvent, il parle peu, mais aime sentir une présence à ses côtés. Si la douleur est soulagée, la personne qui a accepté la mort désire souvent avoir des contacts profonds qui la réconfortent.

Interventions de l'infirmière

Pour être en mesure d'aider efficacement le client mourant et sa famille, l'infirmière doit évaluer ses propres sentiments face à la mort. Un principe fondamental des sciences infirmières est que chaque client doit être considéré comme un individu et traité avec respect et dignité. Dans la pratique toutefois, des études ont révélé que le rang social d'une personne détermine le type de traitement qu'elle recevra à l'approche de la mort. Les critères d'âge, de couleur ou de statut social, le charme personnel et les accomplissements antérieurs influent sur le traitement du client et provoquent souvent des sentiments d'abandon, d'isolement et de solitude ressentis à divers degrés par le mourant. Souvent, l'infirmière représente, pour le mourant, le lien le plus important avec la vie. Son rôle est non seulement d'assurer, dans la mesure du possible, le bien-être du mourant mais aussi d'aider et de réconforter la famille. Assister celui qui agonise est très éprouvant pour l'infirmière. Si celle-ci doit travailler dans des services où les morts sont fréquentes, il est important qu'elle puisse se confier à ses collègues pour obtenir tout le soutien dont elle a besoin.

10

La sexualité humaine

□ SOINS INFIRMIERS ET SEXUALITÉ

Pour procurer efficacement des soins dans le domaine de la sexualité, l'infirmière doit être capable de répondre aux trois exigences suivantes : (1) avoir des connaissances de base adéquates en matière de sexualité, (2) faire une auto-évaluation de sa propre sexualité et (3) adopter une approche centrée sur la personne.

Connaissances de base adéquates. L'acquisition de connaissances sur la sexualité est un processus qui dure toute la vie. Dans la dernière décennie, la sexualité a été redéfinie dans une perspective holistique ; on l'a reconnue comme une composante importante de l'interaction entre la personne et son environnement. Afin de distinguer les réactions saines des réactions malsaines, l'infirmière doit avoir une bonne connaissance du développement psycho-sexuel, des mécanismes de reproduction, des différents comportements sexuels, des réactions sexuelles chez les clients malades et de l'influence des événements sur la sexualité.

Auto-évaluation de sa sexualité. L'auto-évaluation de sa sexualité est un processus critique conduisant à une plus grande prise de conscience de ses attitudes, valeurs et croyances personnelles. Celles-ci proviennent de l'éducation religieuse, des valeurs culturelles, des croyances familiales, des mythes et des tabous sociaux.

L'auto-évaluation de sa sexualité peut être faite de diverses façons. Des questionnaires sur ses attitudes (face à la contraception, à l'avortement), ses comportements (masturbation, homosexualité) et son mode de vie (libération sexuelle, mariage, union libre) permettent à l'infirmière de découvrir ses attitudes personnelles, ainsi que les points forts et les limites du travail clinique en ce qui concerne la sexualité.

L'infirmière peut approfondir la connaissance de l'une ou l'autre de ses attitudes en recourant à l'introspection, aux discussions en groupe ou aux jeux de rôles. Le journal de bord comprenant le plan de soins et la démarche peut révéler l'incapacité de l'infirmière à intervenir d'une façon valable. Des conflits peuvent surgir lorsque les habitudes et les valeurs de l'infirmière diffèrent de celles du client.

Approche centrée sur la personne. Cette approche facilite le traitement des problèmes sexuels, car elle permet de reconnaître les différences individuelles et elle aide le client à faire ses propres choix. L'infirmière doit faire preuve d'attention, de tolérance et d'authenticité dans les relations avec son client ; cela lui permettra ainsi d'adapter la démarche infirmière aux soins en matière de sexualité. L'infirmière et le client doivent se sentir à l'aise lorsqu'ils parlent de sexualité.

□ RÔLE DE L'INFIRMIÈRE

Le rôle de l'infirmière est de fournir un environnement thérapeutique favorisant une sexualité saine. En tant qu'éducatrice ou conseillère, l'infirmière peut aider le client à acquérir des connaissances et des comportements normaux ; elle peut aussi l'aider à se préparer aux changements qui surviendront dans sa sexualité tout le long de sa vie. Par la démarche de soins, elle est capable de faire une évaluation significative, d'identifier la nature des problèmes, de planifier, de faire les interventions appropriées et d'évaluer l'efficacité des soins.

□ DÉVELOPPEMENT DE LA SEXUALITÉ

Tout commence dès la conception : l'ovule, qui porte le chromosome X, est apparié au spermatozoïde qui contient soit le chromosome X, soit le chromosome Y. Cette rencontre détermine ainsi le sexe génétique. Lorsque le chromosome X de l'ovule est apparié au chromosome X du spermatozoïde, l'embryon est féminin ; si le chromosome X de l'ovule est apparié au chromosome Y du spermatozoïde en présence d'androgènes, l'embryon est masculin. Tous les embryons sont féminins jusqu'à la sixième semaine ; dès que les androgènes apparaissent, le fœtus XY devient masculin. Des déviations dans le développement sexuel peuvent être causées par des erreurs chromosomiques ou par des troubles hormonaux. Après la naissance, le développement sexuel est influencé par le comportement des gens lors du processus de socialisation.

Notre développement sexuel dépend de notre perception de la féminité ou de la masculinité et de notre façon de l'exprimer. Les définitions suivantes aideront à préciser de tels énoncés.

Le *genre* désigne le comportement psychologique dont les deux composantes sont le sexe biologique et l'identification à un genre.

Le *sexe biologique* désigne les différences fondamentales anatomiques et physiologiques entre l'homme et la femme — différenciation chromosomique, sécrétions hormonales, différenciation des organes sexuels internes et externes.

L'*identification à un genre* désigne la perception qu'un individu a de lui-même en tant qu'homme ou femme. Cette perception est déterminée en grande partie par les valeurs culturelles. C'est vers 18 mois que s'établit l'identification au genre. À la puberté, les hormones et leurs effets morphologiques, l'érotisme et l'image corporelle amènent l'individu à s'identifier à un genre ; cette identification est presque définitive à la fin de l'adolescence (Money et Ehrhart, 1972).

Le *rôle lié au genre* désigne la façon par laquelle un individu exprime son identification à un genre. C'est un comportement acquis par imitation du parent du même sexe et par complément au parent de sexe opposé. L'interaction complexe des récompenses et des punitions parentales n'est pas à négliger. Le rôle lié au genre doit être constamment redéfini tout au long de la vie.

Par tradition, dans notre culture occidentale, la masculinité et la féminité font référence à un comportement stéréotypé restreint au rôle sexuel. « Être homme » est synonyme de force, d'agressivité, de logique et d'indépendance ; par contre, « être femme », c'est être faible, soumise, dépendante et émotive. Les rôles stéréotypés liés au genre ont beaucoup changé sous l'influence des mouvements féministes. Le genre correspond maintenant à un continuum dans lequel la possession de traits masculins ne diminue pas la féminité et vice-versa. Le terme « unisexe » sous-entend à la fois des caractéristiques masculines et féminines et une plus grande égalité entre les sexes (Bem, 1974).

L'*attirance sexuelle* désigne le choix d'un partenaire sexuel. On peut être hétérosexuel (attirance pour le sexe opposé), homosexuel (attirance pour le même sexe) ou bisexuel (attirance pour les deux sexes à la fois).

Afin de pouvoir venir en aide à tous les groupes d'âge, l'infirmière doit avoir de bonnes connaissances du développement psychosexuel : stades de développement, évolution sexuelle, comportements sexuels, problèmes sexuels courants et champs d'intervention.

Le tableau 10-1 présente un résumé du développement psychosexuel ; il doit servir uniquement de guide d'évaluation. Le plan suivi s'inspire des travaux d'Erikson ; dans tous les cas, on doit tenir compte des différences individuelles (Erikson, 1963).

☐ MODÈLES DE RÉACTIONS SEXUELLES

Les travaux de Master et Johnson montrent que la réaction sexuelle comporte quatre phases (Master et Johnson, 1966) dont le mode de progression va de la phase d'excitation à celle de la résolution en passant par un plateau et par l'orgasme. La vaso-congestion et la myotonie sont les deux réactions physiologiques fondamentales responsables de la réaction sexuelle.

La *vaso-congestion* est due au remplissage des vaisseaux dans certaines régions spécifiques du corps et des organes génitaux ; elle entraîne un changement de volume et un changement de couleur de ces zones. La *myotonie* est la tension accrue des muscles volontaires et involontaires. La myotonie et la vaso-congestion sont le résultat de la stimulation sexuelle ; elles commencent pendant l'excitation, augmentent jusqu'à un maximum durant l'orgasme et régressent lors de la résolution.

Le désir qui précède l'excitation est contrôlé par le système limbique et est grandement influencé par la testostérone. Ainsi, tout ce qui inhibe la production de testostérone peut inhiber le désir sexuel. Un individu qui se sent stressé ou menacé, qui souffre ou qui a peur, n'éprouve vraisemblablement aucun désir sexuel (Kaplan, 1974).

Phase d'excitation

L'excitation peut être causée par des stimuli externes (visuels, auditifs, tactiles et olfactifs) ou internes (fantasmes et souvenirs).

Réactions chez la femme. Le premier signe d'excitation chez la femme est la lubrification du vagin par transsudation de liquide venant des vaisseaux des parois vaginales. Les deux tiers internes du vagin s'allongent et se dilatent, les parois deviennent rouge violacé, sombres et lisses ; l'utérus commence à se redresser. Les grandes lèvres s'amincissent et s'aplatissent chez la nullipare ; elles se gonflent de sang chez la multipare, doublent de volume et font saillie à cause de la vascularisation accrue pendant la grossesse. Les petites lèvres enflent par engorgement de sang, ce qui prolonge éventuellement le vagin.

Les mamelons s'érigent par la contraction involontaire des fibres musculaires de l'aréole. Les seins augmentent de volume par engorgement de sang veineux. Le clitoris grossit en se congestionnant également ; le processus de cette tumescence est très semblable à celui du pénis, bien qu'il ne se produise pas aussi rapidement.

Chez la femme plus âgée, le clitoris garde son haut degré de sensibilité mais la capacité d'expansion du vagin décroît, car les parois s'amincissent et s'adoucissent ; il en résulte moins de protection pour la vessie et l'urètre durant le rapport sexuel, ce qui prédispose la femme âgée à souffrir de cystite. La lubrification se ralentit et peut même diminuer jusqu'à causer la *dyspareunie* (douleurs durant le rapport sexuel) ; un lubrifiant soluble dans l'eau peut aider à soulager ce symptôme.

Réactions chez l'homme. Durant la phase d'excitation, le pénis devient tumescent (érection), ce qui prend de quelques secondes à quelques minutes. Le scrotum se

Tableau 10-1 Résumé des stades du développement psychosexuel et intervention infirmière

Tâches	Évolution sexuelle	Comportements sexuels	Problème sexuel	Intervention
Nourrisson (0 à 18 mois) **Conflit : confiance ou méfiance**				
Besoin de recevoir et de donner de l'affection	Sensibilité à un environnement chaud et plein d'amour	Pelotonnement, étreinte, baisers	Privation de contacts tactiles	Insister sur l'importance du contact physique étroit et de ce qui s'y associe.
	Sensibilité orale, lèvres, langue, bouche (stade oral)	Succion	Privation orale (sevrage précoce)	Expliquer la signification du sevrage précoce et de ce qui y est associé : succion du pouce, difficulté émotive.
Début de l'interprétation des attentes des autres personnes importantes	Sensibilité génitale : érection potentielle ; orgasme potentiel chez les deux sexes	Stimulation des organes génitaux par les autres ou par soi ; érection et premiers orgasmes	Soucis et craintes des parents	Clarifier les attitudes et les croyances des parents face à eux-mêmes. Expliquer la nature primaire de la réaction : centres supérieurs de l'encéphale peu développés. Insister sur le fait que le comportement est normal et ne peut causer de tort à l'enfant.
Développement d'un système de communication	Fait sentir qu'il a mal ou qu'il est bien	Reconnaît les parties de son corps selon les valeurs des parents et les inflexions de la voix	Image corporelle	Insister sur l'importance relative du corps de l'enfant d'une manière positive.
Établissement des différences et début de la socialisation : peut différencier un étranger d'un membre de sa famille	Se distingue bien des autres Renforcement de l'identification au genre	Commence à démontrer de la masculinité ou de la féminité S'identifie au sexe correspondant du parent	Identification floue, rôle sexuel restrictif, stéréotype, codage (bleu pour le garçon, rose pour la fille), jouets restrictifs	L'enfant a besoin d'un contact étroit avec une personne pour s'identifier à un genre. Le stéréotypage du rôle sexuel peut être évité en considérant l'enfant comme un individu.
Trottineur (18 mois à 3 ans) **Conflit : autonomie ou honte et doute**				
Commence à aller à la toilette	Apprend à contrôler les sphincters de l'anus et de l'urètre (stade anal)	Plaisir sensuel lors de l'élimination	Entraînement sévère pour aller à la toilette	Expliquer les problèmes reliés à l'entraînement sévère : comportement compulsif, anxiété face à la castration. Indiquer des méthodes différentes d'entraînement.
Commence à participer à titre de membre de la famille	Développe plus à fond son identification au genre	Imite le comportement du parent du même genre	Anxiété face au comportement qu'il doit tenir en tant que garçon ou fille	Éviter les rôles sexuels stéréotypés en donnant des choix concernant les vêtements, les jouets ; s'intéresser à l'enfant en tant qu'individu.
Communique avec les autres en dehors des membres de sa famille	Apprend à différencier les corps des deux sexes	Montre de l'intérêt pour le corps des autres enfants	Souci parental	Clarifier les attitudes, les valeurs et les croyances.
	Établit le concept de l'image corporelle	Identifie les parties du corps et peut poser des questions	Image de soi appauvrie : peut considérer les organes sexuels comme « sales »	Apprendre le vocabulaire qui favorise l'acceptation de son corps et qui concerne les parties génitales, la reproduction et l'élimination.

Tableau 10-1 Résumé des stades du développement psychosexuel et intervention infirmière (*suite*)

Tâches	Évolution sexuelle	Comportements sexuels	Problème sexuel	Intervention
Développe un comportement d'autonomie	Sensibilité des organes génitaux Érection potentielle Orgasme potentiel	Comportements sensuels, érotiques : masturbation, attitudes d'autosatisfaction à l'aide de jouets et d'objets	Souci des parents	Mettre l'accent sur le fait que le développement sexuel est tout à fait normal. Clarifier les valeurs, les attitudes et les croyances.

Âge préscolaire (4 ans à 6 ans)
Conflit : initiative ou culpabilité

Tâches	Évolution sexuelle	Comportements sexuels	Problème sexuel	Intervention
Participe activement comme membre de la famille	Complexe d'Œdipe (attachement au parent du sexe opposé)	Affection d'ordre physique : intérêt envers le corps des parents ; fantasme vis-à-vis des parents ; peut mettre les vêtements de ses parents	Attachement excessif au parent ; attitude de séduction du parent face à l'enfant ; hostilité du parent de même sexe	Proposer des attitudes différentes de celle de parent « séducteur ». Inciter les parents à suivre des cours du soir (pour éviter les messages confus aux enfants).
	Apprend à composer avec l'autre parent : identification au parent du même sexe ; découvre les rôles sexuels			Expliquer que les changements de comportement sexuel peuvent être liés à cet attachement excessif. Suggérer une consultation.
Répond aux attentes des autres ; le sens de la moralité commence à être compris et bien établi	Curiosité envers le sexe : le pénis et le clitoris deviennent des parties importantes pour le plaisir sexuel (stade phallique) ; capacité de percevoir les odeurs sexuelles	Augmentation de l'autosatisfaction : on « joue au docteur », on se caresse et on regarde le corps des autres enfants ; on pose des questions à propos des organes génitaux et de la reproduction	Soucis des parents ; l'enfant doit apprendre à refouler ses pulsions sexuelles et ses comportements afin d'être accepté par les autres.	Une réaction trop vive conduit à la culpabilité ; aller au devant de la curiosité sexuelle ; insister sur l'importance de répondre aux questions sans inclure de jugement. Employer le vocabulaire adéquat : pénis, vagin, etc.

Âge scolaire (6 ans à 12 ans)
Conflit : travail ou infériorité

Tâches	Évolution sexuelle	Comportements sexuels	Problème sexuel	Intervention
Indépendance croissante vis-à-vis de la famille en ce qui a trait à l'amour et à l'aide ; commence à comprendre les relations avec ses pairs	Contact étroit avec ceux ou celles du même sexe ; développement d'amitiés	Expérience homosexuelle ; mais jeux sexuels communs avec le sexe opposé	Si réprimandes sévères : culpabilité	Rassurer les parents en leur expliquant qu'un tel comportement sexuel est normal.
	Curiosité ouverte à propos du sexe	Discussion du sexe avec ses pairs	Informations confuses ou effrayantes	Dissiper les mythes en donnant une information exacte sur la reproduction.
	Orgasme potentiel (chez les deux sexes), quelques filles commencent à être menstruées	Masturbation mutuelle, auto-stimulation	Craintes à cause du manque d'information	
Reconnaît les transformations de son corps	Augmentation de la conscience de soi ; intérêts pour la croissance de son corps	Comparaison de la croissance de son corps avec celle de ses pairs	Souci à propos de la croissance du corps de l'enfant	Découvrir les antécédents sexuels d'une façon détendue et confidentielle : Que sais-tu sur la naissance d'un bébé ?

Tableau 10-1 Résumé des stades du développement psychosexuel et intervention infirmière (*suite*)

Tâches	Évolution sexuelle	Comportements sexuels	Problème sexuel	Intervention
				Quand tu as des questions à poser sur la sexualité, à qui t'adresses-tu ? As-tu des questions sur la sexualité ? As-tu noté des changements à propos de ton corps ? Comment ressens-tu ces changements ?
Se réfère aux attitudes, aux croyances et aux valeurs sociales, religieuses et familiales	Intériorise le système de valeurs sexuelles ; apprend le contrôle de soi	Apprend à être inventif ; peut utiliser l'argot pour parler des valeurs « choquantes »	Test des limites ; comportement obsessionnel, anti-social ; répression	Conseiller la thérapie familiale : les restrictions imposées par les parents peuvent créer chez l'enfant une faible estime de soi. Ne pas imposer de restrictions retarde la formation d'un système de valeurs.
	Comprend les concepts de masculinité et de féminité	Continue à définir le rôle sexuel lors des activités familiales ou extra-familiales	Rôle sexuel strictement stéréotypé par les parents : ils peuvent décourager le garçon à développer une habileté « féminine » et la fille à avoir des activités sportives	Faire des suggestions pour limiter les stéréotypes dans l'apprentissage des rôles sexuels. Respecter les préférences de chaque enfant.

Début de l'adolescence (12 ans à 15 ans) et fin de l'adolescence (15 ans à 18 ans)
Conflit : formation d'identité ou confusion d'identité

Tâches	Évolution sexuelle	Comportements sexuels	Problème sexuel	Intervention
Reconnaît et accepte les changements physiques et l'image corporelle	Fille : premières menstruations ; développement des seins ; distribution de graisse sur les hanches et les cuisses ; augmentation de la taille de l'utérus ; croissance des poils pubiens Garçon : éjaculation ; augmentation du volume des testicules ; croissance des poils pubiens et de la barbe ; mue de la voix et pollution nocturne	Comparaisons des modifications du corps entre les pairs de même sexe ; fantasmes en relation avec le corps	Anxiété due au changement de l'image corporelle	Discuter des relations entre l'image corporelle et le développement sexuel et de la façon dont ces changements sont perçus par l'individu. Les adolescents ont à la fois du mal et du plaisir à observer ces changements en entier.
Développe des relations étroites avec ses pairs des deux sexes ; développe une relation personnelle profonde avec le sexe opposé	Apprend l'intimité ; relations hétérosexuelles ; développe des engouements passagers	Contacts hétérosexuels : baisers, caresses, masturbations mutuelles ; fantasmes hétérosexuels. La moitié des adolescents désirent avoir une relation sexuelle.	Performances ; orgasme ; virginité ; anxiété	Faire une approche directe et confidentielle pour connaître les antécédents sexuels : As-tu des relations sexuelles ? À quelle fréquence ? Comment trouves-tu cela ? Fournir des conseils sur le contrôle des naissances, sur les MTS, le test de Pap,

Tableau 10-1 Résumé des stades du développement psychosexuel et intervention infirmière (*suite*)

Tâches	Évolution sexuelle	Comportements sexuels	Problème sexuel	Intervention
			Masturbation mécanique et compulsive	l'auto-examen des seins ou des testicules. Peut représenter la fuite d'un problème : donner des conseils.
Parvient à jouer le rôle de l'homme ou de la femme	Prise de conscience du processus d'intégration des sensations sexuelles	Les garçons se regroupent entre eux pour faire du sport ; les filles se regroupent entre elles.	Des changements sexuels peuvent faire surface : homosexualité, transsexualité ; bisexualité.	Fournir une explication du rôle sexuel : Que signifie pour toi « être une femme », « être un homme » ? Insister sur ce qui est normal. Si des problèmes existent, suggérer de consulter des conseillers en sexualité.
Cherche à établir une relation d'égalité avec les parents	Exprime ses sensations sur sa propre sexualité	Réagit aux interdits des parents	Soucis des parents ; rupture dans la communication ; culpabilité	La communication est essentielle. Les parents ne doivent pas prendre au sérieux un engouement passager. Des problèmes relatifs au « deux poids, deux mesures » peuvent faire surface. Les interdits retardent le développement.

Jeune adulte (20 ans à 45 ans)
Conflit : intimité à deux ou solitude

Tâches	Évolution sexuelle	Comportements sexuels	Problème sexuel	Intervention
Stabilise l'image de soi	Acceptation de son propre corps ; possibilité de grossesse	Être à l'aise lorsque l'on est nu en présence du partenaire sexuel	Homme : anxiété face à la taille de son pénis Femme : anxiété face à la grosseur de ses seins Pour les deux : conscience de soi ; honte	Insister sur le fait que la taille du pénis ou la grosseur des seins n'a rien à voir avec le plaisir sexuel. L'image négative de soi peut nuire à l'établissement des relations sexuelles.
Établit des modèles de comportements sexuels	Conception mature de sa propre sexualité ; le rôle de genre continue à être défini ; établissement de l'orientation sexuelle et du mode de vie sexuelle	Ajustement hétérosexuel : bisexualité, homosexualité, célibat, masturbation, cohabitation, monogamie, mariage, relation extra-conjugale	Ambivalence du rôle de genre : identité, orientation sexuelle, « panique face à l'homosexualité », sensation d'être prisonnier de l'orientation sexuelle	Découvrir les antécédents : comment vous sentez-vous face à votre identification de genre, votre rôle et votre orientation sexuels ? Chercher à connaître les sentiments face au partenaire sexuel. Discuter des problèmes d'intimité et de solitude ; identifier ce que chacun considère comme normal dans les relations sexuelles.
	Apprend à donner et à recevoir du plaisir	Expérimentation de différents modes d'expression sexuelle	Ennui ; manque d'expérience ; incapacité à communiquer ses besoins sexuels à son partenaire, manque d'information	Expliquer l'évolution des réactions sexuelles. Discuter des modèles de comportements sexuels. Identifier les causes de soucis ; consultations possibles.

Tableau 10-1   Résumé des stades du développement psychosexuel et intervention infirmière (*suite*)

Tâches	Évolution sexuelle	Comportements sexuels	Problème sexuel	Intervention
Manifeste le désir ou le refus d'avoir des enfants	Prend des décisions concernant la grossesse	Contrôle de la reproduction ; maintient l'intégrité des organes génitaux ; test de Pap, précautions face aux MTS, à l'auto-examen des seins ou des testicules	Grossesse non désirée ; peur de l'examen gynécologique ; manque d'information concernant les MTS et le contrôle des naissances	Connaître les antécédents sexuels et la méthode anticonceptionnelle utilisée et fournir des suggestions. Connaître les réactions face à la grossesse ; indiquer les précautions à prendre pour réduire les risques de MTS.
Formule une philosophie de la vie et fonde un système de valeurs	Applique son système de valeurs au domaine de la sexualité	Le comportement reflète les valeurs individuelles, les attitudes et les croyances	Les besoins sexuels ne sont pas satisfaits à cause de croyances strictes et inflexibles.	Nécessité de clarifier les valeurs : absolues — sexualité pour la reproduction ; hédonistes — plaisir ; relativistes — actions jugées selon les effets.

Âge adulte (45 ans à 65 ans)
Conflit : productivité ou stagnation

Tâches	Évolution sexuelle	Comportements sexuels	Problème sexuel	Intervention
Reconnaît et accepte les changements physiques et émotifs	Diminution de la production d'hormones. Ménopause : atrophie du vagin, perte de la muqueuse vaginale ; symptômes vaso-moteurs — bouffées de chaleur, irritabilité, fatigue, modification des parties génitales externes et des tissus des seins Andropause : lenteur de l'érection ; érection de courte durée et diminution de la puissance d'éjaculation	Accent mis sur la qualité plutôt que sur la quantité des relations sexuelles ; la fréquence peut diminuer ; la relation est fondée sur l'amour et la confiance ; réaffirmation de l'acceptation de soi.	Anxiété face à la perte de vitalité et à la diminution de l'attirance sexuelle et crainte de perdre son partenaire ; possibilité que l'activité sexuelle cesse à cause de l'absence de sécrétions vaginales ; crise de l'image de soi ; dépression et dénégation ; souci de l'homme : perte de la vigueur et de la virilité	Donner des conseils pour le futur. Expliquer les modifications des réactions sexuelles en fonction de l'âge. Pour la femme postménopausée, recommander un lubrifiant vaginal. Une activité sexuelle régulière augmentera la capacité de la performance sexuelle.
S'adapte à l'indépendance des enfants	S'adapte au phénomène de la « maison vide » ; redéfinit les rôles sexuels	Essaie de rétablir le type de relation qui prévalait avant la naissance des enfants ; recherche d'activités pour amorcer de nouvelles relations ; renonce à surveiller les enfants	Tend à continuer à surveiller les enfants	Mettre l'accent sur le maintien de la relation avec le conjoint ou le partenaire.

Maturité avancée (plus de 65 ans)
Conflit : intégrité de l'ego ou désespoir

Tâches	Évolution sexuelle	Comportements sexuels	Problème sexuel	Intervention
Continue à maintenir une relation étroite et amoureuse avec le conjoint	Accepte le ralentissement des réactions sexuelles, développe différentes façons de parvenir au plaisir sexuel	Modifie ses habitudes sexuelles : relations sexuelles le matin plutôt que le soir ; stimulation manuelle ou buccale ; fantasmes ; accent mis sur l'attouchement, l'étreinte, les baisers sensuels	Se conforme aux mythes sociaux dominants concernant la procréation ; manque d'information ; image stéréotypée et rigide de la vieille personne	Le besoin d'une intimité sexuelle et le mode d'expression sexuelle ne changent pas avec l'âge. Expliquer les modifications physiologiques concernant les réactions sexuelles en fonction de l'âge.

Tableau 10-1 Résumé des stades du développement psychosexuel et intervention infirmière (*suite*)

Tâches	Évolution sexuelle	Comportements sexuels	Problème sexuel	Intervention
S'adapte à la maladie ou à la mort du conjoint ou d'un ami	Apprend des modèles sociaux nouveaux; découvre de nouvelles façons de parvenir au plaisir sexuel	Cohabitation; relation homosexuelle, masturbation; relation hétérosexuelle, remariage	Culpabilité; anxiété; dépression; isolement; abandon de toute relation sexuelle	Découvrir les antécédents sexuels: Avez-vous une sexualité active? Évaluer les modèles et les plaisirs sexuels. Nécessité de clarifier l'échelle des valeurs. Permettre au client de continuer à vivre ses habitudes sexuelles.
Maintient une relation d'interdépendance avec les enfants	Continue à entretenir de bonnes relations	Continue à satisfaire ses besoins sexuels	Manque de solitude dans l'environnement; réactions des enfants: anxiété, jalousie, colère	Aider le client à maintenir son indépendance. Quelques enfants ont peur de l'exploitation des parents. Quelques-uns sont des « guetteurs de testament ». Recommander les arrangements légaux.

rétracte et s'épaissit; en même temps, les testicules se rapprochent du périnée grâce à la contraction des muscles associés aux cordons spermatiques.

Chez 25% des hommes et 74% des femmes, vers la fin de la phase d'excitation et au début de la phase de plateau, apparaît une rougeur maculo-papuleuse de la peau due à sa réaction vaso-congestive superficielle. La pression sanguine et le rythme cardiaque commencent à augmenter.

Chez l'homme plus âgé, la réaction sexuelle se ralentit. Même si l'excitation tarde à venir, il peut stimuler sa partenaire et continuer à se maintenir à un haut niveau d'excitation. Chez l'homme de 50 ans et plus, l'érection prend deux à trois fois plus de temps à se produire et l'érection complète ne se fera qu'au moment de l'orgasme. Chez les deux sexes, les réactions de vaso-congestion et de myotonie diminuent d'intensité et les changements de coloration qui y sont associés sont moins apparents.

Phase de plateau

La durée de la phase de plateau dépend de l'efficacité de l'excitation, de l'âge de l'individu et du désir d'atteindre l'orgasme. Si quelques stimuli négatifs sont ressentis, la phase de résolution peut se produire sans qu'il y ait orgasme. Durant le plateau, la tension musculaire, le rythme cardiaque et la pression sanguine augmentent.

Réactions chez la femme. Le tiers inférieur du vagin se distend et se raccourcit, les petites lèvres demeurent engorgées et forment la plate-forme orgasmique. Le clitoris se rétracte sous le prépuce mais se maintient à un haut degré de sensibilité. Les glandes de Bartholin sécrètent une petite quantité de substance mucoïde.

Chez la femme plus âgée, l'engorgement des lèvres ainsi que la dilatation du vagin décroissent mais la réaction constrictive aidant à la formation de la plate-forme orgasmique continue.

Réactions chez l'homme. Le pénis augmente de diamètre et le gland s'assombrit. Les testicules se collent au périnée et augmentent de volume par vaso-congestion. Du liquide prééjaculatoire est sécrété par les glandes de Cowper.

Chez les deux sexes, la myotonie augmente et se manifeste par des contractions volontaires et involontaires au niveau des bras, des jambes, du cou, de la face, du rectum et des fesses; il se produit des spasmes aux poignets et aux chevilles; la femme peut contracter les muscles pubo-coccygiens (exercices de Kegel) pour augmenter le plaisir sexuel.

Chez l'homme plus âgé, le soulèvement testiculaire et les modifications du scrotum diminuent. Le contrôle de l'éjaculation augmente; par contre, l'homme âgé peut avoir des difficultés à atteindre l'érection complète; la phase de résolution se produit alors sans orgasme.

Phase orgasmique

Durant la phase orgasmique, la vaso-congestion et la myotonie atteignent un maximum puis diminuent au cours des contractions involontaires à travers le corps entier. On peut décrire des stades successifs chez les deux sexes.

Réactions chez la femme. L'orgasme commence par une sensation intense au niveau du clitoris et du pelvis; le second stade est marqué par une surproduction de chaleur provenant de la région pelvienne et se diffusant dans le corps entier. Au cours du troisième et dernier stade se produisent des contractions rythmiques et involontaires de la plate-forme orgasmique et de l'utérus, causant une sensation de palpitation.

La réaction orgasmique varie grandement d'une femme à une autre de même que d'un orgasme à l'autre chez une même femme. Une recherche récente aurait montré que quelques femmes peuvent éjaculer. La tache de Grafenberg, une surface grande comme une pièce de monnaie et située sur la face antérieure de la paroi vaginale, sécrète un liquide analogue au liquide prostatique grâce à la stimulation durant l'orgasme (Addiego, 1981).

Des orgasmes multiples se produisent lorsque les tensions sexuelles ne tombent pas au-dessous de celles de la phase de plateau et que la stimulation continue.

Le *status orgasmus* se produit lorsque l'orgasme est maintenu durant 20 s à 1 min.

Réactions chez l'homme.   La réaction orgasmique comprend deux stades. Dans le premier, les vésicules séminales et l'ampoule prostatique se contractent rythmiquement, émettant du liquide séminal dans la portion prostatique de l'urètre et causant un besoin d'éjaculation inévitable.

Dans le second stade, le sperme s'écoule par une série de contractions rythmiques dans le méat urétral distendu ; l'homme a conscience des contractions de l'urètre, ainsi que du volume de sperme émis.

Chez les deux sexes, il y a des contractions musculaires au niveau de la face, des cuisses, des fesses et du sphincter anal. Les signes vitaux atteignent leur maximum : respiration — 40/min ; rythme cardiaque — 110 à 180 ; pression systolique — 30 mm Hg à 100 mm Hg, au-dessus de la normale ; pression diastolique — 20 mm Hg à 50 mm Hg au-dessus de la normale.

La durée de l'orgasme diminue chez les gens âgés. Chez la femme, le nombre de contractions utérines diminue ; chez l'homme, il n'y a qu'une simple expulsion de liquide séminal, en même temps que l'émission et la force d'éjaculation diminuent.

Phase de résolution

La phase de résolution est caractérisée par un relâchement de la tension musculaire et par le retour des organes au stade de non-stimulation. Il y a un retour physiologique vers la phase de plateau puis vers la phase d'excitation, qui peut durer de 10 min à 15 min. Si l'orgasme ne s'est pas produit, la phase de résolution peut durer 12 h, bien que cela ne puisse causer aucun dommage à l'individu. Parallèlement à cette phase, il existe chez l'homme une période réfractaire qui ne lui permet plus d'avoir une autre érection.

Chez les individus âgés des deux sexes, la résolution est plus rapide et chez l'homme, la période réfractaire s'allonge.

☐ DÉRÈGLEMENTS SEXUELS ET SANTÉ

Les problèmes sexuels résultent de l'interaction complexe de l'individu et de son environnement. L'approche holistique demande que les facteurs biologiques, psychologiques et environnementaux soient considérés pour aboutir à une évaluation précise du degré de santé sexuelle de l'individu.

Kaplan (1974) estime que de 3% à 20% des dérèglements sexuels ou des réactions sexuelles anormales ont une cause purement organique. Les facteurs biologiques comprennent les troubles anatomiques et physiologiques qui inhibent une ou plusieurs phases de la réaction sexuelle humaine. La période de désir (ou libido) est affectée par la douleur, la fatigue et la dépression ainsi que par les dommages causés

aux centres supérieurs de l'encéphale, en particulier à ceux du système limbique. Tout facteur qui détériore l'environnement hormonal nécessaire (par exemple, le niveau des androgènes sanguins) influence le désir sexuel.

La myotonie et la vaso-congestion peuvent être modifiées par une maladie ou un traumatisme qui affecte le système nerveux autonome et le système cardio-vasculaire. Une blessure, une intervention chirurgicale et une maladie aiguë ou chronique peuvent influencer la réaction sexuelle d'une façon directe ou indirecte.

Les médicaments peuvent agir aussi en interférant avec les mécanismes hormonaux, neurologiques ou circulatoires.

La majorité des dérèglements sexuels sont d'ordre psychologique et sont causés à la fois par des facteurs intra et extra-personnels. Les facteurs intrapersonnels comprennent le développement, la pensée et son mode de fonctionnement, l'humeur, l'affectivité et l'image corporelle. Les facteurs extra-personnels comprennent la communication, les modes d'expression sexuelle, l'attraction physique pour un partenaire et les conflits avec celui-ci (valeurs, comportements, croyances, rôle sexuel et préférences). Les problèmes sexuels causés par des facteurs psychologiques peuvent être accentués par la maladie ou survenir même chez des personnes en bonne santé. Ces facteurs affectent la réaction sexuelle en provoquant la diminution de la libido ainsi que l'inhibition conjuguée ou non de la myotonie et de la vaso-congestion.

Les facteurs environnementaux ayant un effet négatif sur le fonctionnement sexuel peuvent provenir de modifications dans le mode de vie ou être dus aux événements eux-mêmes. Les individus hospitalisés, placés en institution ou isolés socialement, peuvent avoir des difficultés à satisfaire leurs besoins sexuels. Un adulte d'âge avancé vivant avec ses enfants et ses petits-enfants est limité dans l'expression de sa sexualité.

La mort du conjoint, ou le divorce, peut forcer un adulte à développer de nouveaux modes d'expression sexuelle. Si l'individu est incapable de s'adapter, il peut réprimer, éviter ou supprimer toute forme de vie sexuelle.

Les clients qui sont hospitalisés peuvent être influencés par la combinaison de ces facteurs biologiques, psychologiques et environnementaux. L'intervention thérapeutique est basée sur l'identification des problèmes issus de l'interaction de tous ces facteurs.

☐ ÉVALUATION DE LA SEXUALITÉ

L'évaluation de la sexualité du client s'effectue en accumulant des données tant subjectives qu'objectives. Une information essentielle provenant des antécédents médicaux et sexuels, de l'examen physique et des analyses de laboratoire apporte une contribution importante aux données de base.

Antécédents sexuels

La connaissance des antécédents sexuels du client permet à l'infirmière de discuter de sexualité d'une façon ouverte ; le client doit sentir qu'il s'adresse à une professionnelle avertie.

Cette information peut être obtenue en même temps que l'histoire médicale, après les antécédents obstétricaux ou génito-urinaires. En reliant les antécédents sexuels et médicaux, l'infirmière est capable d'aborder des sujets de plus en plus délicats pour le client.

Le style de l'entrevue ne devrait pas sous-tendre de jugement. Si le client perçoit une communication verbale ou non verbale négative, il risque de se censurer. Le vocabulaire utilisé devrait être approprié à l'âge de la personne et à son éducation. On devrait éviter d'utiliser des euphémismes qui entraîneraient inévitablement des ambiguïtés. Des questions indirectes sont préférables comme point de départ des discussions. Ainsi, quand on s'adresse à un adolescent, il est préférable de lui demander : « Qu'as-tu appris sur la masturbation ? » plutôt que : « Te masturbes-tu ? »

Le client peut éprouver beaucoup d'anxiété, de culpabilité et d'embarras durant l'entrevue ; les conditions dans lesquelles celle-ci a lieu sont extrêmement importantes. Le confort, l'intimité, la tranquillité et l'assurance verbale ou non verbale d'une entière confidentialité sont essentielles à une bonne communication. L'encadré 10-1 présente les éléments de l'évaluation sexuelle d'un adulte.

Les antécédents sexuels de l'adulte peuvent être amorcés par la question générale : « Avez-vous une vie sexuelle active ? » Si la réponse est négative, l'infirmière devra diriger ses questions vers :

- les expériences sexuelles passées et les raisons de l'interruption,
- le degré de satisfaction de la situation présente.

La personne peut être satisfaite de la situation actuelle mais peut encore se soucier du comportement sexuel des membres de sa famille ou de ses amis. Une invitation à poser des questions sur n'importe quel aspect de la sexualité est alors appropriée. L'infirmière peut fournir des conseils ou des informations selon la situation du client. De même, elle peut donner de l'information sur les médicaments, les maladies et leurs effets sur la physiologie sexuelle.

Si le client mène une vie sexuelle active et si le cadre et la situation sont appropriés, l'infirmière peut explorer les six domaines suivants :

1. La variété et la fréquence des relations sexuelles (y compris le choix du ou de la partenaire ainsi que le degré d'appétit sexuel).
2. La satisfaction ressentie dans le fonctionnement sexuel actuel (comprenant : la stimulation et la lubrification suffisantes chez la femme, la capacité d'avoir une érection et de contrôler l'éjaculation chez l'homme ; la capacité des deux partenaires à obtenir un orgasme satisfaisant et sans douleur).
3. Le rôle et la satisfaction du ou de la partenaire (y compris tous les aspects touchant à la compatibilité sexuelle et sociale).
4. L'histoire du couple.
5. Les effets des événements de la vie sur la physiologie sexuelle (viol, décès du conjoint, vieillesse, médication, maladie, contraception, etc.).
6. L'invitation à donner des informations en ce qui a trait à la sexualité.

Encadré 10-1 Éléments d'une évaluation en sexualité

Identification
Âge	Situation de famille
Scolarité	Revenu
Date de naissance	Emploi

Problème principal

Antécédents médicaux
État de santé général	Maladies
Maladies d'adulte	psychiatriques
Interventions	Blessures
chirurgicales	Hospitalisation
Médicaments habituels	

Habitudes
Régime alimentaire	Exercices
Consommation d'alcool,	Sommeil
de drogues	

Contexte familial

Antécédents personnels et sociaux
Renseignements sur le	Origine ethnique
passé	Famille
Antécédents urbains ou	Situation dans la
ruraux	vie courante
Religion	

Antécédents obstétricaux
Histoire génito-urinaire

Évolution sexuelle

Examen physique

Un relevé plus détaillé des antécédents est fait lorsque le client identifie un problème. Ce relevé peut traiter des domaines suivants :

1. L'éveil à la sexualité (influence des parents, des pairs et de la religion sur les valeurs, les comportements et les croyances).
2. L'évolution de la sexualité et des expériences sexuelles au cours de l'adolescence (puberté, masturbation, émissions nocturnes, menstruations, premier rapport sexuel et fantasmes).
3. Les antécédents sexuels avant et après le mariage (relations extra-conjugales, techniques utilisées, fréquence des rapports conjugaux, etc.).
4. Les antécédents au problème actuel (commencement, durée, gravité, facteurs qui déclenchent et facteurs qui soulagent).

Cette information doit être rapportée dans les propres mots du client (Leiblum et Rosen, 1980).

L'établissement des antécédents sexuels est un processus dynamique d'échanges d'informations entre le client et l'infirmière. Cela fournit l'occasion de détruire certains mythes et d'explorer des sujets d'intérêt que la personne n'a jamais pu aborder auparavant.

Examen physique

L'examen physique donne l'occasion à l'infirmière de créer un cadre thérapeutique favorisant l'éducation sexuelle.

Durant l'examen, l'infirmière peut enseigner à une cliente la méthode de l'auto-examen des seins, les exercices de Kegel, les objectifs du test de Pap, les moyens efficaces de contraception et les habitudes à prendre pour réduire les risques de contracter une maladie transmise sexuellement (MTS). On peut apprendre à un client à s'auto-examiner les testicules, à réduire les risques de contracter une MTS et à prendre des moyens efficaces de contraception.

Pendant l'examen physique, l'infirmière doit veiller au confort et à l'intimité du client et donner des explications avec tact et sensibilité.

Les gens susceptibles d'avoir des problèmes sexuels sont ceux qui : (1) sont inconscients des changements sexuels propres à chaque groupe d'âge, particulièrement durant l'adolescence et l'âge mûr ; (2) ont des problèmes de comportement et de communication ; (3) vivent des situations dramatiques (viol, décès du conjoint) ; (4) subissent des changements dans leur image corporelle (intervention chirurgicale) ; (5) souffrent de traumatismes anatomiques ou physiologiques ; (6) prennent des médicaments qui affectent leur sexualité ; (7) changent de mode de vie (hospitalisation).

Anon propose un modèle de thérapie sexuelle fondé sur quatre types d'intervention et qui peut être adapté à la pratique infirmière (1974).

1. La *permission*. On peut éviter certains problèmes à un individu en lui donnant la permission d'avoir des pensées d'ordre sexuel, des fantasmes, des comportements sexuels, etc. On fait ainsi disparaître la culpabilité. C'est une intervention préventive.

2. L'*information limitée* aux besoins spécifiques de l'individu. Elle peut être préventive ou curative. On peut, par exemple, aider l'adolescent à détruire les mythes et les informations erronées concernant les MTS, et à prendre des mesures efficaces pour réduire les risques de contracter une MTS.

3. Les *conseils pratiques* ou la suggestion d'une méthode thérapeutique précise. On peut suggérer, par exemple, à une femme en fin de ménopause d'utiliser un lubrifiant soluble dans l'eau afin d'atténuer les troubles de la vaginite atrophique.

4. La *thérapie intensive*. Elle s'adresse à une personne qui présente des problèmes de comportement et de communication conduisant à des dérèglements de la sexualité.

☐ INTERVENTIONS DANS LES PROBLÈMES DE SANTÉ AFFECTANT LA SEXUALITÉ

Modifications de l'image corporelle et sexualité

Pour comprendre les effets de la maladie sur la sexualité, on doit étudier : (1) les effets de la maladie sur l'image corporelle, (2) les mécanismes habituels d'adaptation et (3) l'influence spécifique de la maladie sur les réactions sexuelles.

L'image corporelle, qui est la perception de son propre corps, débute dès la prime enfance et continue la vie durant. Celle-ci est liée à l'identification sexuelle, au rôle sexuel et aux modes de comportement sexuel.

Dans notre société, il existe des standards quant à la perfection du corps ainsi que du visage de l'homme et de la femme. On accorde une valeur élevée à l'apparence physique. Les conflits naissent dès que l'image de soi n'est plus conforme à l'image idéale. Lorsqu'on subit une perte anatomique ou physiologique ou lorsqu'on est défiguré, la perception de soi et les relations interpersonnelles se modifient.

La maladie peut modifier la perception qu'a une personne de sa normalité, ce qui donne une image de soi négative et crée un sentiment d'insécurité. Certains individus peuvent même être atteints de dépression parce qu'ils n'acceptent pas les changements dans leur image corporelle. La dépendance, liée à l'adaptation au rôle de malade, peut être accompagnée d'un sentiment d'impuissance et de perte de contrôle qui se répercute sur la sexualité normale. La dénégation prolongée et la culpabilité peuvent empêcher l'individu de rendre son image plus positive.

L'anxiété apparaît lorsqu'on perçoit le changement corporel comme ayant un effet négatif sur le rôle, l'identité et le comportement sexuels. Les rôles stéréotypés tenus traditionnellement par l'homme et la femme peuvent être incompatibles avec une structure ou une fonction dégradée. Les modèles classiques de comportements sexuels ne sont plus possibles. Les mythes, les informations erronées, les attitudes et les valeurs négatives peuvent empêcher l'individu de trouver un mode d'expression sexuelle nouveau ; ce changement s'avère pourtant nécessaire chez ceux qui souffrent de modifications anatomiques et physiologiques.

L'importance de la réaction à l'image corporelle dégradée dépend aussi de la partie affectée, de la signification ou du symbolisme qui y est attaché et de la perception qu'a l'individu de la manière avec laquelle les autres remarqueront le changement. Généralement, plus la partie affectée est visible, plus la réaction émotive est importante. En outre, si cette partie du corps a un rapport étroit avec l'identité sexuelle (par exemple, le cœur chez l'homme et l'utérus ou le sein chez la femme), l'effet sur l'image de soi sera très important. Une personne qui sent que son partenaire sexuel réagit avec dégoût à la vue de son infirmité peut craindre le rejet. Elle aurait tendance à éviter ce qui a trait au sexe, à renoncer à une vie sexuelle normale et à rechercher l'isolement.

La relation entre les partenaires sexuels est le facteur le plus important à considérer, après la maladie. Dans la relation conjugale, une diminution de l'activité sexuelle causée par la maladie, par le manque de communication ou par l'image corporelle négative est source de frustration et d'irritabilité. Le partenaire sexuel peut diminuer ses marques d'affection de peur que la relation sexuelle incommode le malade. Si ce malaise n'est pas discuté, il en résulte colère et hostilité.

L'évaluation du client qui a subi des modifications de son image corporelle porte aussi sur les effets de telles modifications sur la considération et l'estime de soi, sur le rôle et l'identité sexuels, sur le comportement sexuel ainsi que sur les mécanismes d'adaptation de l'individu.

L'intervention infirmière a pour objectifs généraux de débarrasser le client de ses sentiments négatifs, de clarifier les informations erronées et les mythes (avec le client et son conjoint, séparément ou ensemble), de l'encourager à reconnaître ses attributs sexuels et ses capacités et d'élargir son champ d'expériences sexuelles.

Deux principaux états peuvent modifier l'image de soi : l'infarcissement du myocarde et la mastectomie.

Infarcissement du myocarde

Pour le client, l'infarcissement du myocarde est un risque de problèmes sexuels. La peur d'une mort soudaine ou de l'impuissance, la sensation d'émasculation, la dépendance croissante due au rôle de malade et la diminution de l'activité générale peuvent inciter le client à mener une vie sexuelle très réduite.

Le danger réel d'une mort soudaine durant l'acte sexuel est minime, bien qu'il soit un peu plus élevé si la relation se fait avec un partenaire inhabituel dans des conditions stressantes (une relation extra-conjugale, par exemple). L'énergie dépensée durant le rapport sexuel est identique à celle qui est requise pour monter deux étages. Selon la gravité du dommage cardiaque, la plupart des clients qui ont subi un infarctus peuvent reprendre une activité sexuelle normale après que la tolérance à l'exercice a été évaluée, ce qui prend de 8 à 12 semaines.

L'évaluation doit se baser sur des facteurs tels que le type d'activité sexuelle, le moment et la fréquence, l'alcool et la nourriture consommés, l'occurrence antérieure de l'angine de poitrine, les symptômes antérieurs de fatigue, le manque de sommeil et les médicaments prescrits.

Les conseils donnés aux cardiaques ont un effet significatif sur la fréquence et la qualité de leur comportement sexuel subséquent. Une fois que la peur de la mort a été dissipée, le client peut désirer faire l'amour avec l'infirmière. L'infirmière peut profiter de cette occasion pour amorcer l'éducation sexuelle du client. Elle peut lui conseiller de recommencer ses activités sexuelles aussitôt que son état sera revenu à la normale.

La consultation conjugale est utile pour détruire les mythes et pour clarifier les informations erronées. Les renseignements concernant la normalité des réactions sexuelles ainsi que l'étendue du dommage cardiaque et ses conséquences sur l'acte sexuel peuvent faire partie du plan d'enseignement.

Le client doit entreprendre sa nouvelle vie sexuelle dans un endroit qui lui est familier et dont la température n'est ni trop haute, ni trop basse. La nourriture et l'alcool ne devraient pas être pris trois heures au moins avant la relation sexuelle.

Le client qui souffre d'angine de poitrine doit prendre un comprimé de nitroglycérine avant la relation. Des jeux préliminaires peuvent suppléer à l'affaiblissement de l'activité du client.

On doit informer le client de la nécessité de s'auto-évaluer et de cesser toute relation si des signes inquiétants apparaissent, du moins tant que le médecin n'aura pas été consulté. C'est le cas des signes d'angine qui se manifestent pendant ou après la relation, des palpitations prolongées qui surviennent 15 min après, de la somnolence ou de la fatigue qui apparaît le jour suivant, ainsi que des rythmes cardiaque et respiratoire élevés qui persistent 20 min après la relation.

Les médicaments utilisés par le cardiaque comprennent des antihypertenseurs, des antidépresseurs, des tranquillisants, des hypnotiques et des ganglioplégiques. Ils peuvent causer une diminution de l'appétit sexuel ou de la libido et altérer la vaso-congestion et la myotonie. Le client devrait en être informé.

Le client qui éprouve des difficultés sexuelles faisant suite à un infarcissement cardiaque (troubles d'érection, éjaculations prématurées, troubles durant l'orgasme) devrait subir une autre évaluation. Un problème sexuel peut être dû à une vaso-congestion anormale consécutive à une attaque cardio-vasculaire, à l'absorption de médicaments, à de l'anxiété, à une dépression, à la crainte d'échouer ou à de la fatigue.

Mastectomie

Chez beaucoup de femmes, les seins sont le symbole de la féminité, de l'attirance et du désir sexuels. Le cancer du sein et la peur d'en mourir, le changement de l'image corporelle et la crainte du rejet créent de multiples problèmes d'adaptation chez une femme qui doit subir la mastectomie. La dénégation, la dépression et la colère qui en résultent font partie du processus d'affliction. La femme peut aussi ressentir de la culpabilité si elle perçoit la mastectomie comme une punition face à une activité sexuelle qu'elle considère excessive ou inappropriée (une relation extra-conjugale, par exemple). Le conjoint peut aussi éprouver de la culpabilité s'il croit qu'il est responsable du dommage causé aux seins lors de la relation amoureuse. La qualité de la relation conjugale avant la mastectomie a une influence sur le type de relation qui s'établira après l'opération.

La consultation en matière de sexualité et le renchérissement de la communication entre les partenaires durant l'hospitalisation peuvent avoir un effet positif sur la vie sexuelle après l'opération.

L'infirmière peut commencer la consultation avant l'opération, dès qu'elle considère que la cliente est prête à l'entreprendre. Elle doit aussi la rassurer en lui disant que la mastectomie n'a aucun effet sur sa capacité à réagir sexuellement. Les éléments de l'évaluation comprennent la relation conjugale, l'effet du changement de l'image corporelle sur le rôle et sur l'identité sexuels, l'importance des seins dans la phase d'excitation, l'identification des organismes et des personnes-ressources, la capacité de la cliente à exprimer ses besoins et ses préoccupations, et les antécédents sexuels.

Pour respecter l'approche centrée sur la personne, l'infirmière peut décider si la présence du conjoint est nécessaire lors de l'évaluation initiale. Sinon, il est recommandé de conseiller le conjoint à part.

Durant la période postopératoire, le conjoint doit être présent pour fournir un support additionnel ; il pourra ainsi prévenir tout délai de confrontation et toute dénégation prolongée. La communication, l'attouchement et les caresses devraient se produire très tôt après l'opération.

La femme et son conjoint peuvent craindre que la blessure ne s'ouvre pendant une relation sexuelle. On devrait les informer qu'en prenant des positions adéquates, la relation sexuelle peut avoir lieu au bout d'une semaine. Les positions les plus confortables sont généralement celles de « lui sur elle » ou « de côté ». On ne préconise pas l'utilisation d'une prothèse pendant une relation sexuelle pour rehausser l'acceptation de soi.

Une femme qui n'a pas de partenaire peut ne pas se sentir sexuellement attirante ; elle peut aussi avoir une faible estime de soi, tout comme la femme mariée. Cependant, elle ne pourra bénéficier du même support que cette dernière. Il est très important que la femme seule dépasse le stade de dénégation et qu'elle se fasse très tôt durant la convalescence une image de soi positive afin d'éviter de se sentir abandonnée quand elle regagnera son foyer.

Pour favoriser l'établissement de l'image corporelle positive, on peut suggérer à la femme de se regarder nue dans le miroir ; cela a pour effet de la désensibiliser peu à peu et de l'amener à explorer tous les sentiments suscités par les changements de son image corporelle. Le conflit entre la perception imaginaire et réelle sera ainsi minimisé. On peut aussi lui suggérer de faire des exercices destinés à réveiller les sensations et le plaisir ; ainsi, un massage doux avec l'eau de la douche et des caresses peuvent faire retrouver peu à peu le plaisir de la sensualité.

L'infirmière peut demander à la cliente de faire le dessin de son propre corps ; cela peut l'aider à exprimer tous ses sentiments face à son corps mutilé. L'infirmière peut alors en profiter pour souligner les aspects positifs de son corps.

L'auto-examen du sein devrait être enseigné à la cliente mastectomisée, car il y a trois fois plus de risques qu'un cancer se développe sur l'autre sein. Une détection précoce peut diminuer le risque de décès.

Problèmes de santé affectant la sexualité

Lésions de la moelle épinière

La majorité des victimes d'accidents de la moelle épinière sont des adolescents et des jeunes adultes, ce qui représente un défi pour le personnel qui dispense des soins en matière de sexualité. La lésion et les effets qu'elle entraîne sur l'estime de soi, sur l'image de soi, sur le comportement sexuel et sur les relations interpersonnelles compromettent sérieusement le bien-être physique et psychologique de l'individu. La réhabilitation de la sexualité débute lorsque la personne hospitalisée n'éprouve plus de crainte face à la mort.

Les deux variables à considérer dans la planification de la réhabilitation sont l'importance de la lésion et le nombre de nerfs touchés (lésion totale ou partielle). Les clients ayant des lésions au niveau des nerfs moteurs supérieurs présentent généralement une augmentation de l'état spasmodique, une exagération des réflexes et des érections à caractère réflexogène. Ceux qui ont des lésions au niveau des nerfs moteurs inférieurs présentent de la flaccidité et une diminution des réflexes. Les érections d'origine psychologique sont possibles mais moins fréquentes.

Les érections réflexogènes peuvent être stimulées par manipulation des organes génitaux ou par une vessie pleine ; elles se produisent chez les hommes en santé lors du sommeil paradoxal (« phase à mouvements oculaires rapides »). Le stimulus est transmis du pénis à la région sacrée de la moelle par l'intermédiaire des nerfs sympathiques jusqu'au pelvis. La femme ressent la lubrification vaginale à caractère réflexogène et l'engorgement de la région pelvienne à partir de la stimulation des structures du périnée.

Les érections psychogènes se produisent grâce aux centres supérieurs de l'encéphale dont les influx se rendent aux organes génitaux par l'intermédiaire des nerfs sympathiques thoraco-lombaires. Ces érections sont plus courantes lors des lésions des nerfs moteurs inférieurs à cause des influx qui quittent la moelle au-dessus du niveau de la lésion. L'arc réflexe est interrompu et les érections réflexogènes ne sont plus possibles lorsque les nerfs moteurs inférieurs subissent des lésions totales. Le tableau 10-2 met en évidence les effets des deux types de lésions totales sur les réactions sexuelles. Il est essentiel que la personne atteinte fasse preuve de patience et de réalisme en ce qui concerne son activité sexuelle.

Comarr et Gunderson (1975) donnent les critères d'évaluation suivants pour distinguer les lésions totales ou partielles des nerfs moteurs inférieurs et supérieurs après que le choc médullaire s'est apaisé.

- *Lésion totale des nerfs moteurs supérieurs :* absence de sensibilité ou de contrôle volontaire du sphincter anal externe ; évidence du tonus de ce sphincter et réflexe bulbo-caverneux positif.
- *Lésion partielle des nerfs moteurs supérieurs :* sensibilité tactile légèrement positive ou réactions à la piqûre d'une épingle en partie diminuées ; perte de contrôle volontaire du sphincter anal externe ; bon tonus de ce sphincter et réflexe bulbo-caverneux positif.
- *Lésion complète des nerfs moteurs inférieurs :* absence de sensibilité, de contrôle volontaire ou de tonus du sphincter anal externe ; absence de réflexe bulbo-caverneux.
- *Lésion partielle des nerfs moteurs inférieurs :* sensibilité partielle ; absence de contrôle volontaire du sphincter anal externe ; absence de tonus de ce sphincter ou absence de réflexe bulbo-caverneux.

L'individu souffrant de lésions partielles éprouve moins de problèmes neurologiques et devrait obtenir un coït avec moins de difficulté. On doit cependant tenir compte de la situation de chaque individu dans toute réhabilitation de la sexualité.

Le client souffrant d'une lésion de la moelle épinière peut être dérangé par une foule de mythes concernant sa

Tableau 10-2 Effets des lésions totales sur les réactions sexuelles

Phases	Nerfs moteurs supérieurs (C_1, D_{12})	Nerfs moteurs inférieurs (D_{12}, S_4)
Excitation (psychogène)	Aucune érection psychogène Aucune lubrification vaginale Autres manifestations déclenchées par les fibres supérieures à la lésion ; modification de la pression artérielle, de la respiration, des pulsations Modification des seins, rougissement des organes sexuels	Érection psychogène Lubrification vaginale Stimuli visuels, auditifs et olfactifs ; rêves et fantasmes
Plateau (réflexogène)	Érection réflexogène déclenchée par les caresses du pénis, le changement de cathéter, la vessie pleine. (Lorsque la lésion touche les niveaux D_5 et D_6, il n'y a pas d'érection, ce qui est sans doute dû à une vascularisation insuffisante de la moelle.) Lubrification vaginale réflexogène et engorgement pelvien par stimulation du périnée	Absence de réflexe Interruption des réflexes
Orgasme	Éjaculation rare Orgasmes « psychologiques »	L'éjaculation et l'orgasme se produisent plus fréquemment. La puissance d'éjaculation est variable.

Source : R.C. Geiger. « Neurophysiology of sexual response in spinal cord injury », dans D. Bullard et V. Knight, *Sexuality and Physical Disability*, St-Louis, C.V. Mosby, 1981.

sexualité et son comportement sexuel. La consultation commencera par l'identification des véritables soucis du client et par la dissipation des mythes et des informations erronées. Les tabous culturels, religieux et sociaux associés à la relation anale ou orale devraient faire l'objet de discussions. Les conseils d'ordre conjugal sont recommandés ; si le client s'y oppose, on peut s'adresser à l'épouse privément.

On devrait inclure dans le plan d'enseignement les nombreux principes relatifs aux réactions sexuelles dans le cas de lésions de la moelle. L'excitation provoquée par les pensées, par les fantasmes et par la stimulation manuelle dans les régions situées au-dessus du niveau de la lésion, n'entraîne pas de réaction sexuelle et inversement, les réactions sexuelles réflexogènes se produisent sans que le client en ait une conscience intellectuelle.

Même si les érections sont plus fréquentes dans le cas de lésions des nerfs moteurs supérieurs, elles n'entraînent pas de plaisir sexuel. En outre, l'orgasme peut se produire d'une façon purement cérébrale, sans qu'il y ait eu de stimulation sexuelle ou de signes physiques de réactions sexuelles. Les fantasmes, l'autosuggestion, les lectures et les films érotiques peuvent augmenter la possibilité de parvenir à l'« orgasme fantôme ».

Les régions se prêtant à la stimulation manuelle dépendent du niveau de la lésion. Les individus atteints de lésions des nerfs moteurs supérieurs ont une capacité d'érection analogue à celle des individus atteints de lésions des nerfs moteurs inférieurs ; cependant, ces derniers ont des zones de sensibilité plus étendues. Très souvent, les régions telles que le cou, les oreilles et les seins, qui étaient auparavant insensibles, deviennent très sensibles à la suite d'une stimulation accrue. Les zones d'hypersensibilité tactile au niveau de la lésion peuvent provoquer un immense plaisir sexuel.

Les lésions de la moelle entraînent généralement la stérilité chez l'homme mais non chez la femme. Le niveau responsable de la sensibilité de l'utérus se situe à la sixième vertèbre dorsale (D_6) ; si la lésion est à ce niveau, la sensation lors du travail sera absente.

Les problèmes d'insatisfaction sexuelle peuvent survenir à la suite de l'absence d'un partenaire, de l'impossibilité de s'engager dans une vie sexuelle traditionnelle, de l'inexpérience sexuelle avant la lésion et du fait de se percevoir comme asexué.

L'éducation sexuelle persuasive peut aider à diminuer l'intensité de ces problèmes. La confidence et la communication adroite sont essentielles pour établir une relation sexuelle nouvelle ou pour modifier celle déjà existante.

Une personne souffrant d'une lésion de la moelle doit être encouragée à adopter de nouveaux modes de comportements sexuels. Les régions d'hypersensibilité peuvent être découvertes par différents essais de stimulation. Une bonne communication aide la personne à exprimer ce qui lui convient le mieux.

Une sonde à demeure peut être mise en place et laissée durant la relation sexuelle. L'état spasmodique d'un client atteint d'une lésion des nerfs moteurs supérieurs peut être atténué par l'administration d'antispasmodiques avant la relation, même s'il peut en résulter une diminution de la sensibilité.

Même atteints de la plus profonde impuissance, les clients sont capables de vivre leur sexualité ; par l'éducation et l'entraînement, ils peuvent atteindre un haut degré de satisfaction sexuelle. La réhabilitation sexuelle dépend de la confiance en soi, d'un partenaire sexuel désiré et d'une équipe de soins compréhensive et bien informée.

Diabète sucré

Le diabète cause des troubles d'érection chez la moitié des hommes et des troubles de l'orgasme chez un tiers des femmes. Chez les deux sexes, le désir sexuel n'est généralement pas diminué. Il n'y a pas de lien nettement défini entre le contrôle de la maladie et le problème sexuel. En outre, l'impuissance passagère peut être surmontée par le contrôle du diabète. L'homme diabétique peut aussi, à l'occasion, éprouver des problèmes d'éjaculation rétrograde et d'éjaculation précoce ; la femme diabétique peut éprouver de la dyspareunie accompagnée d'une vaginite causée généralement par *Candida albicans*.

Les causes de tels problèmes sont complexes : neuropathie diabétique, micro-angiopathie du diabète chronique, diminution des androgènes et des gonadotrophines hypophysaires, atrophie des testicules et vaginite à Candida.

Les causes psychogènes comprennent l'adaptation à la maladie chronique, la dépendance, la dépression, la diminution de l'estime de soi et l'anxiété.

Habituellement, l'apparition d'un problème sexuel se produit tôt chez l'homme ; parfois, le problème sexuel survient des années après le diagnostic. Chez la femme, cela peut prendre de trois à six ans (Green, 1979). Chez les deux sexes, les troubles organiques se développent graduellement, alors que les troubles psychogènes débutent brutalement à la suite d'un événement précis ou à cause d'une personne. L'absence d'érection réflexogène, sans qu'on observe de modification importante de la libido, élimine toute cause à caractère psychogène.

Chez le diabétique, la stérilité est causée par l'éjaculation rétrograde, par des problèmes d'éjaculation et par une diminution du nombre de spermatozoïdes ainsi que du volume de sperme émis.

Bien que généralement non stérile, la femme diabétique connaît des avortements spontanés et donne un grand nombre de mort-nés et de bébés trop gros. Elle peut aussi présenter des malformations aux ovaires.

Les facteurs d'évaluation comprennent l'histoire des antécédents sexuels, l'examen physique détaillé, les mécanismes d'adaptation, des analyses de laboratoire pour distinguer les problèmes de fertilité des problèmes de contrôle de la maladie et le type de relation conjugale existante.

Les conseils débutent avec l'histoire des antécédents sexuels. Les mythes et les informations erronées doivent être dissipés et la culpabilité soulagée. La consultation conjugale est recommandée aux personnes mariées. On discutera de l'hérédité et des conséquences de la maladie sur la fertilité et sur le fonctionnement sexuel. Si le couple est réceptif, on étudie des techniques pour vaincre les difficultés de la pénétration et pour augmenter la stimulation.

On recommande aux femmes souffrant de dyspareunie d'utiliser un lubrifiant soluble dans l'eau. De plus, toute infection à Candida doit être traitée. On recommande aussi aux femmes diabétiques de porter des slips en coton, d'éviter les bas-culottes et de s'insérer du yogourt nature dans le vagin de façon à y maintenir un *p*H acide et à prévenir de nouvelles infections.

Le client diabétique qui souffre de problèmes sexuels à caractère psychogène doit suivre une thérapie.

Hypertension

L'hypertension seule ne semble pas créer d'effets négatifs sur les réactions sexuelles et aucune restriction concernant l'activité sexuelle n'est nécessaire.

Le refus silencieux du régime thérapeutique par les hypertendus est fréquemment attribué aux problèmes sexuels induits par les médicaments.

Les antihypertenseurs entraînent la vaso-dilatation et diminuent le débit cardiaque en agissant sur le système sympathique périphérique ou central. Les conséquences sur les réactions sexuelles sont, chez l'homme, la diminution de la libido, les difficultés d'érection, l'éjaculation rétrograde et la diminution de l'intensité orgasmique. Plusieurs antihypertenseurs bloquent, chez la femme, l'ovulation et suppriment les menstruations, causant ainsi la stérilité.

Une histoire détaillée des antécédents sexuels et un examen physique complet sont nécessaires pour déterminer si le problème sexuel est dû à un antihypertenseur, à un autre type de médicament, à une autre cause organique (le diabète, par exemple), ou à des facteurs psychologiques. Si le problème, à son début, est lié à l'augmentation de la dose ou à un changement de médicament plutôt qu'à un facteur psychogène ou pathologique apparent, ce problème est vraisemblablement causé par la médication. Ainsi, le propranolol (Indéral) à fortes doses entraîne l'impuissance, et la réserpine (Serpasil) bloque l'ovulation. Comme les antihypertenseurs précédents, les antidépresseurs comme l'imipramine (Tofranil) bloquent l'innervation des glandes sexuelles ; il en est de même des amphétamines qui diminuent la libido.

Une personne qui souffre de problèmes sexuels causés par des antihypertenseurs doit être prévenue du fait que des médicaments existent pour pallier ces inconvénients. Il est nécessaire de signaler que des réactions inverses aux réactions sexuelles normales peuvent se produire mais qu'elles varient grandement selon les individus.

Des techniques de soulagement du stress, telles que la relaxation profonde, le yoga, les exercices pour malades cardiaques et l'adhésion volontaire à un régime thérapeutique, peuvent atténuer la nécessité de prendre de fortes doses d'antihypertenseurs et améliorer la réaction sexuelle.

Troubles de la sexualité

Problèmes sexuels à caractère psychogène

La réaction sexuelle est sous le contrôle du système nerveux autonome. Sous les effets du stress et de l'anxiété, le système sympathique domine le système parasympathique, rendant impossible la relaxation indispensable à la réaction sexuelle. La vaso-congestion et la myotonie peuvent être inhibées soit en même temps, soit séparément. Ce type de trouble engendre des réactions sexuelles inadéquates.

Masters et Johnson estiment que 50% des couples ont besoin d'aide à cause de problèmes sexuels (1966). Les causes sont complexes. L'encadré 10-2 énumère les principales causes psychogènes. Les clients présentant quelques-unes de ces causes risquent de souffrir de problèmes sexuels.

Les problèmes sexuels sont qualifiés de primaires ou de secondaires. Un individu qui n'a jamais ressenti de réaction normale souffre de *problèmes primaires*. Les *problèmes* dits *secondaires* se produisent lorsque des réactions sexuelles normales se sont produites au moins une fois dans le passé. Le début du problème dépend du moment, des circonstances ou de la personne.

Encadré 10-2 Facteurs psychogènes des problèmes sexuels

Facteurs internes

Développement

Relation de conflit parent-enfant
Attitude familiale trop négative face au sexe
Expérience sexuelle traumatisante

Image de soi et image corporelle

Image corporelle négative
Conflit d'identité sexuelle
Conflit de rôle sexuel
Conflit de préférence sexuelle
Faible estime de soi

Humeur et émotion

Culpabilité
Dépression
Anxiété face à la performance
Phobies : peur du sexe, de la grossesse, de l'orgasme, du rejet

Domaine intellectuel

Mauvaise information
Mythes
Croyances sociales négatives

Facteurs interpersonnels

Incapacité de communication
Colère et hostilité envers le partenaire
Méfiance
Identification stéréotypée des rôles sexuels
Attitudes, valeurs et croyances conflictuelles

Il existe une variété de réactions individuelles pour chaque problème. Elles peuvent constituer un continuum selon la fréquence et la gravité de la réaction anormale.

Problèmes sexuels chez l'homme

Les *troubles de l'érection* se produisent lorsque la vaso-congestion est déficiente. Ils se manifestent par une incapacité d'érection, une érection partielle ou une érection extra-vaginale. L'existence d'une érection réflexogène élimine la cause organique.

L'*éjaculation précoce* se produit lorsque l'individu est incapable de contrôler volontairement l'éjaculation et qu'une fois excité, il atteint l'orgasme avant ou peu après l'intromission. C'est le trouble le plus fréquemment rencontré chez l'homme.

L'*éjaculation rétrograde* est l'inhibition involontaire du réflexe éjaculatoire. Les réactions variées comprennent l'éjaculation occasionnelle, l'éjaculation due à l'autostimulation ou encore l'incapacité totale d'éjaculer quelles que soient les circonstances.

Problèmes sexuels chez la femme

Le *trouble orgasmique* se produit lorsque le contrôle involontaire du réflexe orgasmique conduit à l'incapacité d'atteindre l'orgasme (analogue à l'éjaculation rétrograde). Les réactions variées comprennent l'incapacité totale d'atteindre l'orgasme quelles que soient les circonstances et la capacité de l'atteindre grâce à l'autostimulation ou à la stimulation par un partenaire. Cette dernière réaction est appelée *insuffisance orgasmique coïtale* et fait l'objet de controverse, car on ne peut assurer qu'elle soit réellement un trouble.

La thérapie sexuelle est à recommander. La cause organique est éliminée par les analyses de laboratoire et par l'examen physique complet. Le pronostic de la thérapie varie en fonction de la gravité du problème et des causes sous-jacentes. Lorsqu'il existe un conflit profondément enraciné ou de la culpabilité, une psychanalyse ou une psychothérapie à long terme peut être nécessaire.

Inhibition du désir sexuel

Les *problèmes de désir sexuel* diffèrent des autres problèmes parce que les clients présentent de l'anxiété, de l'hostilité et des mécanismes de défense plus intenses. Le résultat est une diminution de la libido (Kaplan, 1979). Les causes organiques comprennent la dépression, le stress, les médicaments, la maladie et des taux de testostérone peu élevés.

L'*aversion sexuelle* est la peur de l'activité sexuelle ; l'individu évite donc toute relation. Cette phobie peut être accompagnée de réactions vaso-motrices (diaphorèse, nausées, diarrhées et palpitations).

Les problèmes de désir sexuel nécessitent une psychothérapie. Les chances de réussite d'une thérapie sexuelle intensive et brève sont faibles.

Lorsqu'elle identifie un problème sexuel chez son client, l'infirmière utilise l'approche centrée sur la personne pour déterminer si l'individu recherche de l'aide pour régler son problème. S'il en est ainsi, le client doit suivre une thérapie sexuelle. Le succès de la thérapie sera évalué par la satisfaction de l'individu face au thérapeute, à la thérapie, au soulagement du problème et à l'amélioration de la relation sexuelle.

Quatrième partie

Les soins infirmiers : aspects et défis particuliers

11

Principes et techniques de réadaptation

☐ RÉADAPTATION FONCTIONNELLE

Ce n'est pas d'après les sommets atteints qu'il faut juger des mérites d'un individu, mais plutôt d'après le nombre de difficultés qu'il a dû surmonter pour arriver là où il est.

D'après Archibald Rutledge

La réadaptation (ou rééducation) fonctionnelle est un processus dynamique qui tend à permettre à un individu malade et souffrant d'une infirmité de parvenir au meilleur rendement possible sur les plans physique, mental, psychologique, économique et social. Plus il ira loin dans cet effort, plus il sera indépendant sur les plans économique et social. La réadaptation constitue ce qu'on appelle les soins de troisième ligne, la première ligne étant la prévention, la deuxième ligne, le diagnostic et le traitement, et la troisième ligne, la convalescence et la réadaptation. La méthode de réadaptation moderne permet à un client de s'adapter à son invalidité en apprenant à exploiter toutes ses ressources et à renforcer les aptitudes qui lui restent pour compenser l'incapacité avec laquelle il doit vivre. Une véritable réadaptation signifie donc un profond changement dans les valeurs du client.

Depuis la fin des années 40, on a mis en œuvre des programmes de réadaptation dans la plupart des centres médicaux. Un grand nombre d'établissements ont des services très bien équipés ; cependant, on peut organiser des soins de réadaptation même dans un petit centre hospitalier, avec un minimum de personnel et de matériel. Le client et tous ceux qui travaillent avec lui doivent avoir une attitude positive et faire preuve de détermination et de patience afin de parvenir à leurs objectifs, à travers les nombreuses étapes qui vont de l'inactivité à l'activité. L'accent mis sur ces programmes a des avantages économiques évidents ; l'individu rééduqué pourra reprendre un emploi et n'aura plus besoin de recevoir d'aide sociale. Il participera à nouveau à la vie active et ne sera plus dépendant de la société. Fait

encore plus important, on aide l'individu à trouver un mode de vie satisfaisant, qui préserve son individualité. On lui permet d'acquérir une force intérieure à partir de ses propres ressources et d'atteindre un certain bonheur ainsi que la capacité d'affronter les problèmes de la vie quotidienne.

La tendance en réadaptation est de s'occuper non seulement des handicapés physiques et mentaux et de ceux qui ont besoin d'un réajustement émotionnel (y compris les clients atteints de cancer), mais aussi des personnes âgées et de celles des milieux sociaux les plus défavorisés.

En milieu hospitalier, on évalue le client et ses problèmes afin d'établir un programme lui permettant d'atteindre une autonomie qui tiendra compte de ses aptitudes et de ses aspirations. On insiste sur les aptitudes, qu'on développe pour compenser l'infirmité. Puisque chaque client a ses propres ressources et aptitudes, le programme doit être individualisé. Le but ultime est d'obtenir un fonctionnement optimal dans la routine de tous les jours, c'est-à-dire dans les activités de la vie quotidienne. Le but de la réadaptation doit être réaliste et tenir compte, en premier lieu, des capacités du client et, ensuite, de ses incapacités. Par ce genre de programme, on fournit une motivation au client et on l'aide à retrouver une place à part entière dans la société.

☐ ÉQUIPE DE RÉADAPTATION

La réadaptation requiert une équipe qui se compose de personnes capables de travailler ensemble et de poser les actes spécialisés pouvant être nécessaires au client. L'équipe multidisciplinaire comprend des membres de différentes disciplines de la santé, chacun apportant sa contribution propre. Le groupe a des réunions fréquentes pour évaluer les progrès du client et pour apporter les changements nécessaires au programme.

Le *client* est le membre clé de l'équipe de réadaptation. Il participe à l'établissement des objectifs et, en apprenant et en améliorant son programme de réadaptation, il arrive éventuellement à reprendre sa vie en main.

L'*infirmière en réadaptation* doit élaborer un plan de soins basé sur les objectifs du client et coordonner le travail des autres membres de l'équipe en fonction de ces objectifs. Elle veille au rétablissement et au maintien de la santé physique et psychosociale du client ; elle voit aussi à prévenir d'éventuelles complications. L'infirmière établit une relation étroite avec le client ; elle est responsable des soins de sa peau, de son bien-être physique, de son alimentation et de son excrétion, de son mode de déplacement et du soutien psychosocial ; elle assure aussi l'éducation du client et de sa famille. Les fonctions de l'infirmière en réadaptation sont les suivantes :

- Recueillir des données sur l'état de santé.
- Établir un diagnostic infirmier (identifier les problèmes, les restrictions, et les méthodes d'adaptation qui s'y rattachent).
- Établir les objectifs des soins infirmiers (les buts vers lesquels les actions infirmières seront orientées).
- Déterminer les moyens à prendre pour atteindre les objectifs (établissement des priorités, type d'intervention, etc.).
- Mettre en œuvre le plan de soins.
- Évaluer le plan en fonction des objectifs fixés.
- Réévaluer et changer l'ordre des priorités ; établir de nouveaux objectifs ; réviser le plan de soins.

C'est au *médecin traitant* qu'il revient d'établir le diagnostic et d'assurer un traitement aux buts réalistes ; il dirige aussi le programme thérapeutique.

Le *physiatre* est un médecin spécialiste en médecine physique et en réadaptation. Il détermine le fonctionnement physique du client et les progrès que l'on peut espérer ; il supervise le programme de réadaptation.

Le *physiothérapeute* éduque et supervise le client pendant les exercices qui ont pour but de renforcer ses muscles affaiblis et de prévenir des infirmités. Il enseigne au client de nouveaux moyens de locomotion et de transport, et de nouvelles activités quotidiennes.

Le *psychologue* évalue les motivations, les conceptions et les attitudes du client face à son incapacité. Il peut aussi discuter avec la famille du client afin de l'aider à faire face aux problèmes directement reliés à l'incapacité du client. Il aide enfin à diminuer le stress chez les membres de l'équipe de soins.

L'*ergothérapeute* conçoit des projets pratiques de réadaptation du client qui développeront son sens de la coordination et maintiendront son intérêt.

Le *travailleur social* évalue le passé et le statut socio-économique du client ; il aide celui-ci et sa famille à s'adapter à l'environnement social.

Le *conseiller en orientation* fait passer des tests au client afin de déterminer ses intérêts et ses aptitudes et de lui faire commencer une formation professionnelle appropriée. Il aide aussi le client à planifier un changement d'emploi et l'avise des emplois disponibles.

L'*ingénieur en réadaptation* utilise les ressources technologiques pour concevoir et construire des instruments pouvant aider les personnes gravement handicapées à se déplacer. Il peut aussi dessiner et fabriquer des orthèses et des prothèses.

Le *sexologue* diagnostique et traite les problèmes sexuels des personnes handicapées. Ce rôle peut être assumé par le travailleur social, l'infirmière, le psychologue ou un autre professionnel de la santé qui y a été préparé.

On sous-estime souvent l'importance de la réadaptation. Il existe beaucoup d'individus handicapés dont les activités sont limitées, beaucoup de personnes âgées (dont le nombre augmente) qui ont besoin de services de réadaptation. Tout individu, quels que soient son problème et le diagnostic, a droit à des soins de réadaptation.

La réadaptation fait partie intégrante des fonctions de l'infirmière et doit commencer dès le premier contact avec le client. Toute maladie grave comporte une menace d'infirmité. Si un client est hospitalisé pour des brûlures et qu'une contracture apparaît, sa convalescence prendra plus de temps. Les incapacités ne sont pas statiques, mais ont tendance à s'aggraver, et certaines complications liées à l'inactivité peuvent produire plus de douleur et d'inconfort chez le client que la maladie ou le traumatisme original.

Tous les hôpitaux n'ont pas un service de physiothérapie et de réadaptation ; cependant, les principes de la réadaptation font partie intégrante des soins de tous les clients. La façon dont l'infirmière doit appliquer ces principes sera analysée dans les pages qui suivent. Les aspects particuliers de la réadaptation, selon le type d'affection, seront également analysés dans les différents chapitres de cet ouvrage.

☐ CONSÉQUENCES PSYCHOLOGIQUES D'UN HANDICAP

Un handicap physique donne souvent lieu à des troubles psychologiques importants chez le client. Son image corporelle se trouve perturbée et le client entre en conflit avec lui-même. Une partie de son corps s'est détériorée. Il se rend compte qu'il ne peut plus faire ce qu'il faisait auparavant. Sa taille et sa façon de se tenir peuvent avoir changé, comme son état d'esprit. Sa position dans la société peut avoir changé. Il peut se percevoir comme un citoyen de second ordre, comme une personne dévaluée. En somme, il se sent différent.

Le handicap peut entraîner misère et privations pour l'individu, selon le métier qu'il exerçait, sa personnalité, son milieu culturel, son statut social et le soutien qu'il reçoit de sa famille ou d'autres personnes.

Un individu passe habituellement par une gamme de réactions émotionnelles lorsqu'il est atteint d'une incapacité physique. La première réaction qui se manifeste est la confusion, la désorganisation ou la dénégation. Le client est en état de conflit. Il doit faire face à des problèmes de dépendance forcée et de perte de l'estime de soi ; il a l'impression que son intégrité personnelle et celle de sa famille sont menacées. Le client peut refuser d'accepter ses nouvelles limites et, parfois, il est trop confiant quant à une guérison rapide. Ses faux espoirs l'amènent à entendre seulement ce qu'il veut bien entendre. Il se referme souvent sur lui-même et devient infantile dans ses exigences. Le mécanisme de dénégation peut être utile jusqu'à un certain point, mais il faut éventuellement que le client accepte la réalité.

Le client peut ensuite sombrer dans une phase de tristesse et de dépression, dans laquelle il déplore la perte d'une fonction ou d'une partie de son corps. (Une privation sensorielle ou un manque de stimulation de la part de l'entourage peuvent aussi causer la dépression.) Son comportement est alors régressif. Cette phase dépressive semble être nécessaire pour l'adaptation du client à son handicap. Par conséquent, on ne doit pas encourager inutilement le client. Une telle approche pourrait provoquer un comportement hostile de la part du client; il vaut mieux le laisser parler de son handicap et l'écouter attentivement.

Le client peut passer par une phase de colère pendant laquelle il rejette le blâme sur les autres. Ce comportement vise souvent la famille et le personnel de santé, qui capitulent face à ses demandes ou qui cherchent à s'en éloigner.

Après les phases de dépression et de colère, le client passe généralement par une période d'adaptation et d'ajustement. Avec le temps, il se familiarise avec son état et peut mieux le tolérer. Alors qu'il réajuste son image corporelle et qu'il modifie l'ancienne conception qu'il avait de lui-même, il mobilise son énergie dans le but de s'adapter physiquement. Le client parvient à accepter un certain degré de dépendance et il n'est pas offensé lorsqu'on lui rend service. Il commence à prendre conscience de l'inutilité du désespoir et il sait qu'il doit s'adapter aux aspects permanents de son incapacité, tout en s'efforçant de combattre ses faiblesses temporaires.

Afin de faciliter son adaptation, le client finit par accepter les limites imposées par son incapacité et il se consacre entièrement au programme de réadaptation. C'est à partir de ce stade de réadaptation qu'il commence à songer à son avenir et à se donner des buts réalistes.

Il ne faut pas oublier que chaque client réagit d'une manière différente. Ainsi, plusieurs passent de l'acceptation au chagrin et ils manifestent de la colère ou de la dépression longtemps après que la phase normale de chagrin devrait être résolue. Chaque situation nouvelle (le retour à la maison, le début de la réadaptation professionnelle, le début d'une nouvelle relation) rappelle au client ses limites, le changement de son image corporelle et la réalité de sa situation. Ainsi, même si la personne handicapée fait des progrès et accroît son indépendance, elle doit continuellement surmonter sa peine et faire face à son besoin de croître tout au long de sa vie.

D'autres clients n'acceptent pas leur incapacité et gaspillent leur énergie vitale en se révoltant en vain contre des altérations irrémédiables. D'autres encore l'ignorent et ne font aucun effort pour intégrer dans leur vie quotidienne les capacités qui n'ont pas été touchées par la maladie ou le traitement. D'autres enfin réagissent avec excès et font croire à la « bonne humeur » et au « courage ». Bien qu'« ignorer » son invalidité semble être une réaction saine, elle représente un refus de l'invalidité qui empêche le client d'effectuer le moindre geste qui pourrait l'aider. Quand une personne ne réagit pas au moment opportun, cela peut indiquer qu'elle ne s'adapte pas adéquatement. De tels clients ont souvent besoin de l'aide d'un psychologue ou d'un psychiatre.

En général, le rôle de l'infirmière consiste à évaluer la réaction du client (et de sa famille) face à son handicap, en mettant toujours l'accent sur ses acquis et sur les forces qui lui restent. Elle doit aussi l'écouter, l'encourager et partager ses satisfactions et ses victoires, au fur et à mesure qu'il progresse dans sa réadaptation. Grâce au soutien et à l'esprit d'initiative des membres de l'équipe de réadaptation, le client pourra atteindre des résultats optimaux.

□ SEXUALITÉ DE LA PERSONNE HANDICAPÉE

On reconnaît de plus en plus les droits et les problèmes sexuels des handicapés. La sexualité ne se résume pas seulement à l'activité sexuelle biologique; elle comprend aussi l'idée que se fait l'individu de sa masculinité ou de sa féminité, la façon dont il est perçu par les autres et sa manière de réagir face à eux.

La sexualité est un sujet très intime; le client peut éprouver une certaine réticence à en discuter. Le professionnel concentre naturellement ses efforts sur l'acquisition de l'autonomie et il a souvent tendance à oublier que la sexualité fait aussi partie de la personnalité du client. Le client doit être capable d'identifier ses problèmes sexuels s'il veut acquérir le sentiment de valorisation essentiel à sa complète réadaptation. Le personnel médical, les membres de la famille et la communauté doivent admettre que les personnes handicapées sont des êtres humains sexués ayant besoin de contacts sociaux et d'intimité sexuelle.

Les problèmes habituels des handicapés comprennent l'accès limité à l'information au sujet de la sexualité, le manque d'occasions de nouer des relations amicales ou affectives, une mauvaise image de soi et un manque d'activités sociales.

Les problèmes sexuels du client doivent être identifiés par une approche personnalisée. Il faut laisser le client parler de son anxiété reliée au sexe. Il peut avoir besoin d'éducation sexuelle supplémentaire ou avoir besoin de communiquer et de s'affirmer; il peut enfin demander de consulter un thérapeute sexuel.

□ PRINCIPES ET PRATIQUE DES SOINS INFIRMIERS EN RÉADAPTATION

Les complications les plus fréquentes qui menacent le client, en cas de prolongation de la maladie ou d'incapacité, sont les contractures, les escarres ainsi que les problèmes urinaires et intestinaux.

Les contractures surviennent quand les muscles ne sont pas utilisés ou quand les articulations ne servent pas à pleine capacité. La contracture est habituellement une atrophie musculaire qui entraîne des difformités. On peut prévenir celles-ci si on connaît leur origine et si on a recours à des moyens préventifs.

Lorsque les tissus sont mal irrigués et qu'ils manquent d'exercice, ils tendent à se détériorer et à s'atrophier. Par des mesures adéquates, on peut combattre et prévenir les altérations tissulaires et les escarres.

Les problèmes urinaires et intestinaux peuvent résulter de la maladie, d'un traumatisme ou d'un choc. Par une rééducation individuelle et une attention continue dans le rétablissement d'une élimination régulière, on peut atteindre de bons résultats.

Les objectifs principaux de l'infirmière en réadaptation sont les suivants :

1. Prévention des difformités et des complications.
2. Éducation et soutien du client (et de sa famille) dans les activités de la vie quotidienne.
3. Promotion de la continuité des soins.

☐ PRÉVENTION DES DIFFORMITÉS ET DES COMPLICATIONS

On peut souvent prévenir les difformités et les complications de la maladie ou du traumatisme par l'adoption de bonnes positions au lit, par le changement fréquent de position et par l'exercice.

Positions

On doit tourner le client fréquemment s'il n'y a pas de contre-indications. Les raisons de ces changements de positions sont :

Prévenir les contractures.
Stimuler la circulation et prévenir les thrombophlébites, les escarres de décubitus et l'œdème des membres.
Favoriser l'expansion pulmonaire.
Améliorer le drainage des sécrétions des voies respiratoires.
Supprimer l'effet de la pression sur certaines régions corporelles.

Les positions les plus fréquentes que le client prend au lit sont les positions de décubitus dorsal, latéral et ventral. Les principes essentiels d'alignement corporel, nécessaires pour le maintien de ces positions, sont décrits ici.

Décubitus dorsal

1. La tête est alignée avec la colonne vertébrale, latéralement et sur la face antéro-postérieure.
2. La position du tronc est telle qu'elle réduit la flexion des hanches.
3. Les bras sont fléchis au coude avec les mains reposant sur l'abdomen.
4. Les jambes sont droites avec un petit coussin sous les creux poplités.
5. Les talons sont suspendus entre le matelas et le repose-pieds pour maintenir les pieds en flexion dorsale.
6. Les orteils sont en position verticale.
7. Des rouleaux trochantériens sont placés sous les grands trochanters, pour éviter la rotation externe de la hanche.

Décubitus latéral

1. La tête est alignée sur la colonne vertébrale.
2. Le corps est dans l'alignement et ne fait pas une courbe.
3. La hanche supérieure est légèrement en avant et un oreiller la soutient en légère abduction.

4. Un oreiller soutient le bras supérieur, qui est fléchi au niveau du coude et de l'épaule.

Décubitus ventral

1. La tête tournée sur le côté est en alignement avec le reste du corps.
2. Les bras sont en abduction et en rotation externe au niveau des articulations des épaules ; les coudes sont en flexion.
3. Un petit soutien plat est placé sous le bassin, à partir de l'ombilic jusqu'au tiers supérieur de la cuisse.
4. Les membres inférieurs demeurent en position neutre.
5. Les orteils pendent derrière l'extrémité du matelas.

Exercices thérapeutiques

L'exercice fait travailler les muscles, les nerfs, les os et les articulations ainsi que les systèmes cardio-vasculaire et respiratoire. *La reprise du fonctionnement dépend de la force de la musculature qui contrôle les articulations.* Le médecin prescrit les exercices thérapeutiques, et le client les exécute avec l'aide et sous la surveillance d'un physiothérapeute ou d'une infirmière. Les objectifs généraux sont d'augmenter la mobilité, de renforcer et de rééduquer les muscles déficients, de recouvrer un mouvement aussi normal que possible (afin de prévenir les difformités), d'améliorer l'endurance et la coordination, et de stimuler les fonctions des organes et des systèmes de l'organisme.

L'exercice sert aussi à susciter l'intérêt du client et à lui redonner un sentiment de bien-être. L'exercice aide à changer un état d'esprit pessimiste et dépressif en optimisme et en bonne humeur. Le client doit comprendre le but de l'exercice. On utilise souvent la rétroaction biologique conjointement avec les exercices pour augmenter la force et la mobilité du client.

L'exercice, fait correctement, aide (1) à maintenir et à augmenter la force musculaire, (2) à maintenir la fonction articulaire, (3) à prévenir les difformités, (4) à stimuler la circulation, et (5) à augmenter la force et l'endurance. Il existe cinq types d'exercices : passif, actif assisté, actif, de résistance et isométrique. La description, le but et l'action de chacun sont résumés dans le tableau 11-1.

Exercices d'amplitude de mouvement

L'amplitude de mouvement est le déplacement d'une articulation jusqu'à sa pleine amplitude dans tous les plans possibles. Normalement, le médecin ou le physiothérapeute fait les tests d'amplitude pour déterminer les mouvements possibles dans la région de l'articulation. Les tests aident à établir des objectifs positifs et réalistes.

Chaque articulation du corps a une amplitude de mouvement normale. Il existe beaucoup de perturbations musculo-squelettiques et neurologiques dans lesquelles les articulations perdent leur amplitude normale, deviennent raides et produisent une incapacité permanente. S'il y a limitation de l'amplitude de mouvement, il y a altération des fonctions de l'articulation et du muscle qui active l'articulation. Afin de prévenir des difformités douloureuses, on doit faire des exercices d'amplitude de mouvement,

Tableau 11-1 Exercices thérapeutiques

Exercice	Description	Buts	Action
Passif	Exercice exécuté par le physiothérapeute ou l'infirmière, sans l'aide du client.	Conserver autant que possible l'amplitude de mouvement des articulations ; maintenir la circulation.	Stabiliser l'articulation proximale et soutenir la partie distale. Mobiliser l'articulation continuellement, lentement et doucement en respectant l'amplitude de mouvement normale. Éviter de provoquer la douleur.
Actif assisté	Exercice exécuté par le client, avec l'aide du physiothérapeute ou de l'infirmière.	Encourager la fonction musculaire normale.	Soutenir la partie distale et encourager le client à exécuter activement les mouvements d'amplitude de l'articulation. On donne seulement l'aide nécessaire pour accomplir l'action. Des périodes adéquates de repos doivent suivre de courtes périodes d'activité.
Actif	Exercice exécuté par le client, sans aide. Les activités sont : se retourner d'un côté sur l'autre, du dos sur l'abdomen, et se glisser vers le haut ou le bas du lit.	Augmenter la force musculaire.	Lorsque la chose est possible, les exercices actifs doivent se faire contre la gravité. Les articulations reçoivent l'amplitude de mouvement maximale sans aide. (On doit s'assurer que le client ne fait pas un autre mouvement de l'articulation que le mouvement prévu.)
De résistance	Exercice actif exécuté par le client qui travaille contre une résistance produite par des moyens manuels ou mécaniques.	Augmenter la résistance et la force musculaire.	Le client pousse l'articulation jusqu'à une amplitude normale de mouvement, tandis que le thérapeute résiste légèrement au début et ensuite progressivement, en augmentant la résistance. On peut utiliser des sacs de sable et des poids, en les appliquant au point distal de l'articulation affectée. Les mouvements doivent se faire d'une façon continue.
Isométrique	Contraction et relaxation d'un muscle en alternance en gardant le membre en position fixe ; cet exercice est exécuté par le client.	Maintenir la force lorsqu'il y a immobilisation d'une articulation.	Contracter ou resserrer le muscle autant que possible, sans bouger l'articulation ; tenir pendant quelques secondes, puis relâcher et détendre. Respirer profondément.

lorsque cela est permis, pour maintenir ou augmenter l'amplitude maximale d'une articulation.

On doit commencer ces exercices aussitôt que l'état clinique du client le permet. On planifie les exercices d'amplitude de mouvement pour chaque individu, car de nombreuses différences existent dans la capacité de mouvement chez les individus, suivant leur taille et leur âge.

Technique. Le client doit prendre une position confortable, en décubitus dorsal, les bras le long du corps et les genoux en extension. Dans chaque position prise pendant l'exercice, on maintient une bonne posture. Le niveau du lit doit être assez haut pour permettre à l'infirmière d'atteindre facilement la partie où doit porter l'exercice. À moins d'une indication contraire, le client doit amener l'articulation à son amplitude maximale environ trois fois pendant l'exercice qui, lui, doit se faire au moins une fois par jour. On tient le membre au niveau de l'articulation, que l'on déplace de façon continue, lentement, doucement, dans toute son amplitude. Si l'articulation est douloureuse, comme dans l'arthrite, on soutient le membre au niveau du muscle. On ne doit pas dépasser l'amplitude normale de mouvement. On doit donc arrêter le mouvement dès qu'il y a douleur. Lorsqu'il y a un spasme musculaire, on doit remuer l'articulation lentement jusqu'au point de résistance. On exerce ensuite une légère pression jusqu'au relâchement musculaire.

En exécutant les exercices d'amplitude de mouvement, on doit tenir compte des os se situant au-dessus et au-dessous de l'articulation à mouvoir. Par exemple, lorsqu'on effectue des exercices d'amplitude de mouvement du coude, on doit stabiliser l'humérus pendant que le radius et le cubitus bougent dans leur amplitude normale de mouvement, au niveau de l'articulation du coude. (Voir les encadrés 11-1 et 11-2 pour les mouvements des articulations et une série d'exercices adaptés, et l'encadré 11-3 pour la définition des termes.)

Obstacles à l'exercice

Peur et douleur.   La capacité d'un client à suivre une série d'exercices peut être gênée par la peur et par la douleur. Celles-ci augmentent la tension et peuvent causer des spasmes musculaires et la contraction des ligaments des articulations. Si on n'y remédie pas, la peur et la douleur peuvent causer la rigidité des articulations, restreindre l'amplitude normale des mouvements, causer des contractures musculaires et perturber la coordination musculaire. Ainsi, la *douleur* à la poitrine chez les opérés du sein ou du thorax, ou chez ceux qui ont subi des brûlures au thorax, les porte à maintenir les bras fléchis en adduction et les avant-bras en flexion sur la poitrine ou sur l'abdomen. Si cette position est maintenue pendant longtemps, il peut en résulter des raideurs articulaires de l'épaule et du coude. De même, les spasmes des grands pectoraux et des biceps peuvent être à l'origine du raccourcissement, de la rigidité ou de la contracture de ces muscles. Le poids des bras sur la poitrine ou sur l'abdomen nuit à l'expansion de la cage thoracique. Il s'ensuit une ventilation respiratoire insuffisante.

La *peur*, telle qu'on l'observe chez ceux qui ont subi une opération du cœur, du thorax ou du sein, ou qui souffrent d'une infection pulmonaire ou de brûlures à la cage thoracique, provoque souvent des réactions de défense. Ces clients prennent des positions de protection contraignantes par nature et qui empêchent un bon alignement corporel.

Prévention de la rotation externe de la hanche

Les clients alités pendant longtemps peuvent souffrir d'une rotation externe de la hanche. La hanche est une énarthrose (articulation à surfaces sphériques) qui a tendance à tourner vers l'extérieur lorsque le client est en position de décubitus dorsal. On peut utiliser un rouleau trochantérien, allant de la crête iliaque jusqu'à mi-cuisse, pour prévenir cette difformité (*Figure 11-1*). Placé correctement, un rouleau trochantérien sert d'appui mécanique pour prévenir la projection du grand trochanter.

Encadré 11-1   Amplitude de mouvement

Colonne cervicale

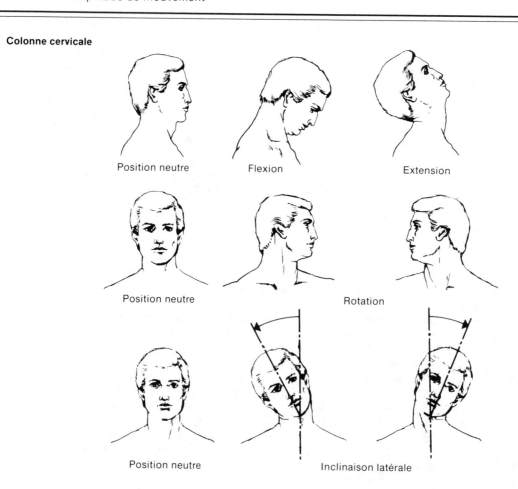

Position neutre   Flexion   Extension

Position neutre   Rotation

Position neutre   Inclinaison latérale

Encadré 11-1 Amplitude de mouvement (*suite*)

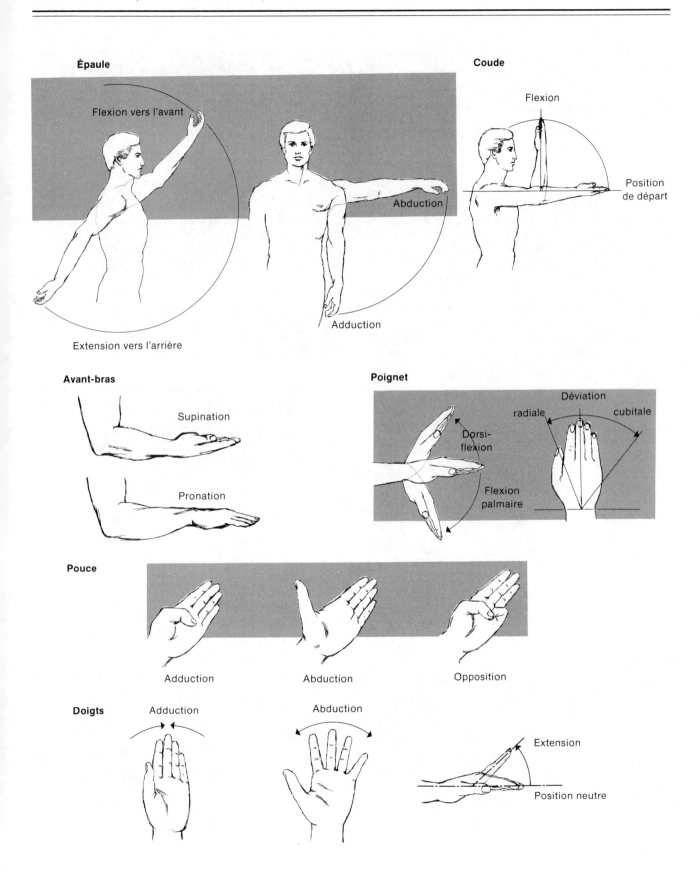

Épaule

Flexion vers l'avant

Abduction

Adduction

Extension vers l'arrière

Coude

Flexion

Position de départ

Avant-bras

Supination

Pronation

Poignet

Déviation

radiale   cubitale

Dorsi-flexion

Flexion palmaire

Pouce

Adduction   Abduction   Opposition

Doigts   Adduction   Abduction

Extension

Position neutre

Encadré 11-1   Amplitude de mouvement (*suite*)

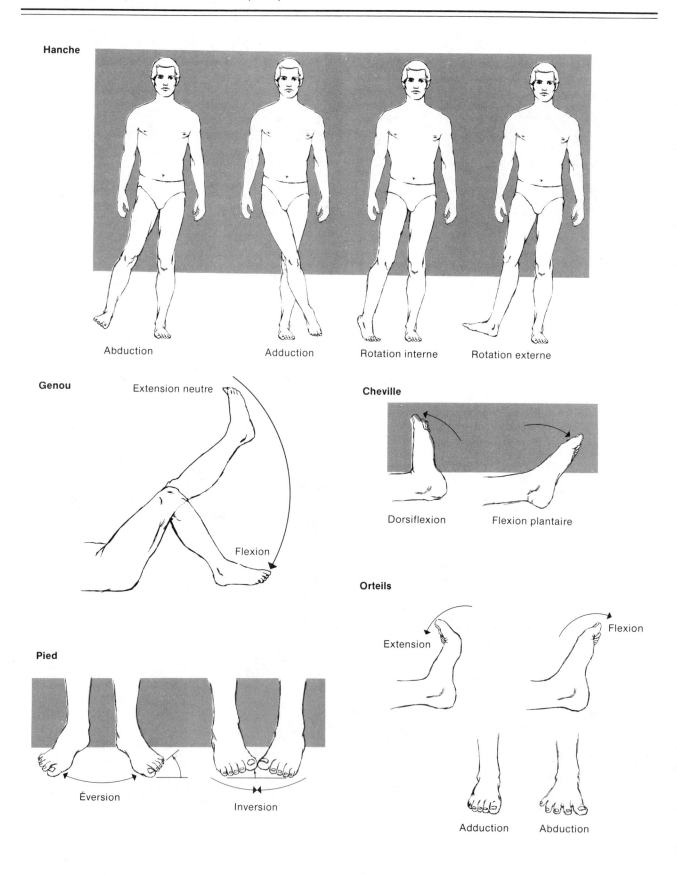

Hanche

Abduction   Adduction   Rotation interne   Rotation externe

Genou

Extension neutre

Flexion

Cheville

Dorsiflexion   Flexion plantaire

Orteils

Extension   Flexion

Pied

Éversion   Inversion

Adduction   Abduction

Encadré 11-2 Exercices d'amplitude de mouvement

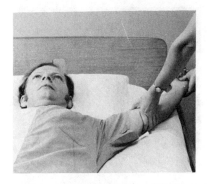

Abduction de l'épaule. Mouvoir le bras, du côté jusqu'au-dessus de la tête. Ramener le bras à la position neutre sur le côté (adduction).

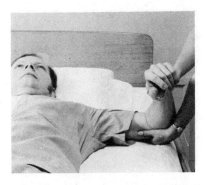

Rotation interne de l'épaule. Le bras au niveau de l'épaule, le coude fléchi à 90°, la paume vers le bas, tourner le haut du bras jusqu'à ce que la paume et l'avant-bras soient vers l'arrière.

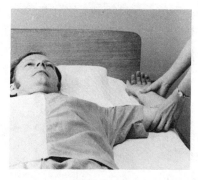

Rotation externe de l'épaule. Le bras au niveau de l'épaule, le coude fléchi à 90° et la paume vers le bas, tourner le haut du bras jusqu'à ce que la paume et l'avant-bras soient vers l'avant.

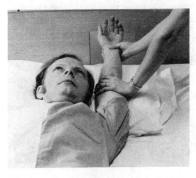

Flexion de l'épaule. Mouvoir le bras, par en avant et par en haut, jusqu'à ce qu'il soit le long de la tête.

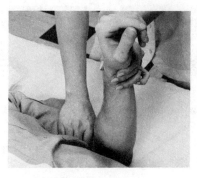

Pronation de l'avant-bras. Le coude à la ceinture et le bras fléchi à un angle de 90°, tourner la main pour que la paume soit tournée vers le bas.

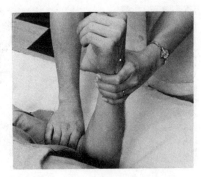

Supination de l'avant-bras. Le coude à la ceinture et le bras fléchi à un angle de 90°, tourner la main pour que la paume soit tournée vers le haut.

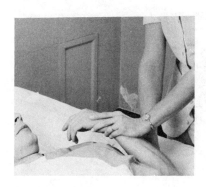

Flexion du coude. Fléchir le coude en ramenant l'avant-bras et la main vers l'épaule. Ensuite, ramener l'avant-bras et la main à la position neutre (bras rectiligne).

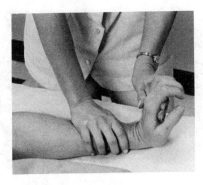

Extension du poignet.

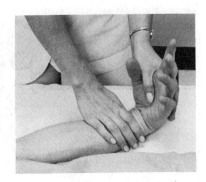

Flexion du poignet. Fléchir le poignet pour que la paume soit tournée vers l'avant-bras. Redresser à la position neutre.

Encadré 11-2 Exercices d'amplitude de mouvement (*suite*)

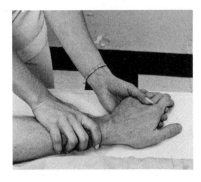

Déviation cubitale. Mouvoir la main de côté, pour que le côté du petit doigt se rapproche de l'avant-bras.

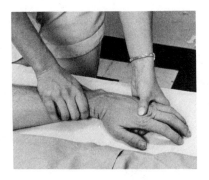

Déviation radiale. Mouvoir la main de côté, pour que le côté du pouce se rapproche de l'avant-bras.

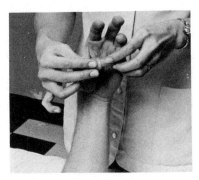

Opposition du pouce. Mouvoir le pouce, pour toucher le petit doigt.

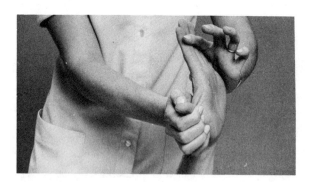

Extension des doigts.

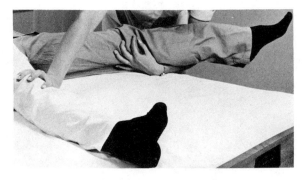

Abduction-adduction de la hanche. Mouvoir la jambe aussi loin que possible vers l'extérieur. Ramener la jambe de l'abduction à la position neutre et par-dessus l'autre jambe aussi loin que possible.

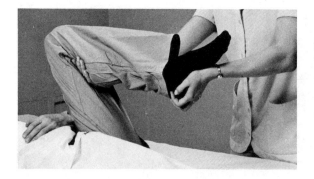

Flexion de la hanche et flexion du genou. Fléchir la hanche en remontant la jambe aussi loin que possible. Ramener la jambe fléchie à la position neutre.

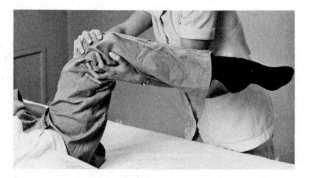

Rotation interne-externe de la hanche. Avec un mouvement vers l'intérieur, tourner la jambe pour que les orteils soient à l'intérieur. Ensuite, mouvoir la jambe vers l'extérieur pour que les orteils soient à l'extérieur.

Encadré 11-2 Exercices d'amplitude de mouvement (*suite*)

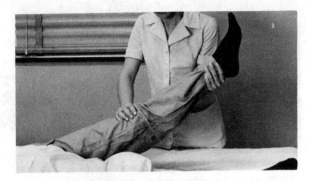

Extension des muscles longs de la partie postérieure de la cuisse (tendon latéral du biceps fémoral). Redresser la jambe et soulever.

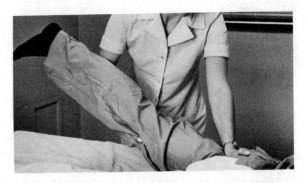

Hyperextension de la hanche. Mettre le client en décubitus ventral et mouvoir la jambe vers l'arrière, aussi loin que possible.

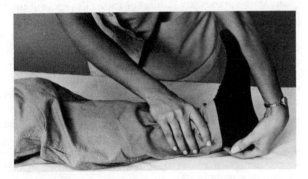

Dorsiflexion du pied. Mouvoir le pied vers le haut et vers la jambe. Mouvoir ensuite le pied vers le bas en l'éloignant de la jambe (flexion plantaire).

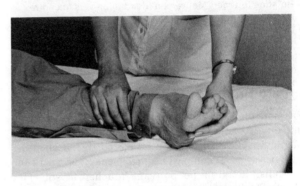

Inversion et éversion du pied. Mouvoir le pied pour que la plante soit vers l'extérieur (éversion). Ensuite, mouvoir le pied pour que la plante soit vers l'intérieur (inversion).

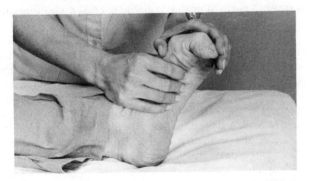

Flexion des orteils. Fléchir les orteils vers la plante du pied.

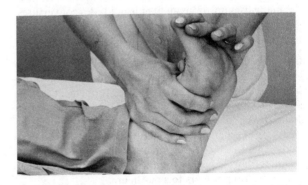

Extension des orteils. Redresser les orteils et les ramener vers la jambe, aussi loin que possible.

Encadré 11-3 Définitions

Abduction Mouvement qui écarte un membre du plan médian du corps.

Adduction Mouvement qui rapproche un membre du plan médian du corps.

Flexion Mouvement d'une articulation afin que son angle diminue.

Extension Mouvement de retour suivant une flexion ; l'angle de l'articulation augmente.

Inversion Mouvement qui tourne la plante du pied vers l'intérieur.

Éversion Mouvement qui tourne la plante du pied vers l'extérieur.

Dorsiflexion Mouvement qui fléchit le pied vers la jambe.

Flexion plantaire Mouvement qui fléchit le pied vers la plante.

Pronation Rotation de l'avant-bras qui oriente la paume de la main vers le bas.

Supination Rotation de l'avant-bras qui oriente la paume de la main vers le haut.

Rotation Mouvement d'une partie du corps autour de son axe.

Rotation interne Mouvement de rotation vers le centre.

Rotation externe Mouvement de rotation vers l'extérieur.

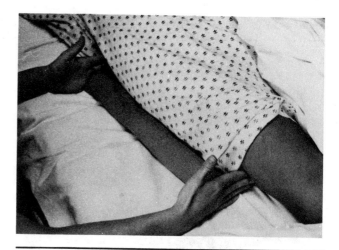

Figure 11-1 Installation d'un rouleau trochantérien. (Source : J. Farrell. *Illustrated Guide to Orthopedic nursing*, Philadelphie, J.B. Lippincott, 1982.)

Prévention de la flexion plantaire (pied tombant)

La flexion plantaire est une difformité dans laquelle la plante du pied est fléchie (la cheville se plie en direction de la plante du pied). Si cet état n'est pas corrigé, le client ne pourra pas appuyer son pied normalement et marchera sur ses orteils, le talon ne pouvant toucher le sol. Des contractures des muscles jumeaux du triceps sural et soléaire ou une perte de flexibilité du tendon d'Achille sont à l'origine de cette difformité.

- Les facteurs qui contribuent à cette difformité sont les suivants : le repos au lit prolongé, le manque d'exercice, les mauvaises positions au lit et le poids des couvertures sur les orteils.

Afin de prévenir cette difformité, on utilise un repose-pieds ou des oreillers pour maintenir la plante des pieds perpendiculaire aux jambes chez le client en décubitus dorsal. La plante du pied doit reposer fermement sur le repose-pieds ou l'oreiller. On place aussi des rouleaux trochantériens pour maintenir les jambes en position neutre. On encourage le client à fléchir et à étendre (replier et étirer) les pieds et les orteils fréquemment ainsi qu'à faire pivoter les chevilles (dans le sens des aiguilles d'une montre et dans le sens contraire) plusieurs fois par heure.

Prévention et traitement des escarres de décubitus

Pathogenèse

Les *escarres de décubitus* (plaies de lit, ulcères de décubitus) sont des régions de tissus mous infarcis à cause de la

pression. Cette pression est exercée sur la peau et sur les tissus sous-cutanés par l'objet sur lequel ils reposent (matelas, chaise, plâtre, etc.). Il y a compression des petits vaisseaux qui irriguent la peau et les tissus sous-jacents, ce qui cause une anoxie ou une ischémie tissulaire. Les tissus cutanés se déchirent ou sont détruits, ce qui entraîne une destruction progressive des tissus mous du dessous. Une fois que la peau est déchirée, il se forme un ulcère douloureux et très lent à guérir. L'invasion par une multitude de microorganismes (streptocoques, staphylocoques, *Pseudomonas æruginosa, Escherichia coli, Proteus*) et les infections secondaires sont difficiles à éviter. Il se dégage de la lésion un écoulement malodorant, qui est le produit de l'invasion bactérienne et de la dégradation des tissus. Si la lésion est grande, elle cause une perte continuelle de sérum qui peut enlever à l'organisme ses réserves de protéines. Si la plaie est infectée, elle peut s'étendre profondément dans le fascia, les muscles et les os en de nombreux sinus irradiants. Une infection systémique peut donc se développer facilement, surtout à partir d'une invasion de bacilles à Gram négatif dans la circulation sanguine.

D'autres facteurs contribuent au développement d'escarres (*Encadré 11-4*). L'anémie, si elle est causée par une hémorragie, une carence alimentaire ou une infection, diminue la capacité de l'organisme à transporter de l'oxygène et prédispose à la formation d'une plaie. Les clients souffrant de carence alimentaire manquent d'azote, de phosphore, de soufre et de calcium, ce qui produit une dégradation des tissus et une perte de masse. La prédisposition des clients aux escarres de décubitus doit être évaluée dès leur admission à l'hôpital.

D'autres perturbations métaboliques peuvent aussi contribuer à la diminution du taux de protéines. Les personnes qui souffrent d'un syndrome de malabsorption peuvent souffrir d'une déficience protéique et d'une anémie grave à la suite d'un manque d'absorption d'acide folique. Chez les diabétiques, les tissus perdent de leur résistance et se blessent facilement. Beaucoup de personnes souffrent d'une carence en vitamine C qui n'est pas évidente. Dans toutes

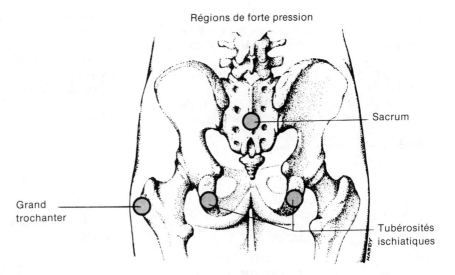

Régions de forte pression

Sacrum

Grand trochanter

Tubérosités ischiatiques

Figure 11-2 Régions où la forte pression peut provoquer des escarres de décubitus.

ces affections, il y a évidence d'une carence protéique (sous la forme d'un taux d'albumine sérique bas) qui prédispose à l'escarre de décubitus lors d'une maladie.

La paralysie motrice, accompagnée d'une atrophie musculaire, entraîne une diminution de l'épaisseur des tissus situés entre la peau et l'os ; cela prédispose aussi aux escarres de décubitus. Le client paralysé a tendance à rester couché dans une certaine position, avec le poids du corps concentré sur de petites régions de la peau. Cette pression entraîne l'affaissement des vaisseaux sanguins, ce qui entrave le flot sanguin et cause une escarre de décubitus en très peu de temps. Si le client a souffert d'une perte sensorielle, il ne sentira pas la douleur et la pression, et ne sera pas conscient que la peau se brise.

La force de cisaillement est créée par la combinaison de deux forces : la force de gravité, qui tire le corps du client vers le pied du lit, et la force créée par la friction à la surface de la peau. Les forces de cisaillement, en tirant sur les tissus, étirent et blessent les tissus et les vaisseaux sanguins. Ce type de force s'exerce quand on tire le client pour l'asseoir dans le lit, quand le client glisse dans le lit ou sur la chaise ou quand le client se déplace dans le lit en frottant ses talons ou ses coudes sur le matelas. Pour prévenir cela, on doit

Encadré 11-4 Facteurs de risque pour le développement d'escarres de décubitus

Pression prolongée
Immobilité, mobilité réduite
Perte de réflexes protecteurs, déficience motrice ou sensorielle
Forces de cisaillement, friction, traumatisme
Malnutrition, hypoprotéinémie, déficiences vitaminiques, anémie
Incontinence
Sécheresse ou humidité excessive de la peau, macération
Œdème, mauvaise perfusion de la peau
Infection
Vieillesse, débilitation
Causes matérielles : plâtre, matériel inadéquat pour la traction et la contrainte, lit ou siège inapproprié

soulever le client et non le traîner dans le lit ou dans la chaise. On peut aussi utiliser des peaux de mouton qui semblent protéger le client de l'effet des forces de cisaillement.

Les autres causes des escarres de décubitus sont les suivantes : l'œdème, qui gêne la circulation et entrave l'apport d'éléments nutritifs aux cellules ; l'humidité et la friction, qui irritent la peau et la rendent moins résistante aux blessures ; les changements physiologiques de la peau, surtout chez les clients âgés, qui diminuent la production de sébum.

En résumé, les causes fondamentales des escarres de décubitus sont la pression (*Figure 11-2*), l'entrave à la circulation et le manque d'exercice.

Évaluation des manifestations cliniques

Le premier signe d'une escarre de décubitus potentielle est l'apparition d'un érythème (rougeur) de la peau, qui pâlit lorsqu'on exerce une pression. La température de la peau augmente à cause de la vaso-dilatation. La rougeur devient ensuite sombre, d'apparence cyanotique bleu-gris, ce qui est causé par l'occlusion des capillaires de la peau et un affaiblissement sous-cutané. Des cloques et des fissures apparaissent sur la peau, et la nécrose survient. Une petite escarre peut cacher un problème plus grave. Les tissus mous profonds, les bourses séreuses, les muscles, les tendons, et même les os ou les articulations peuvent être atteints. Si l'escarre persiste depuis longtemps ou si elle s'est ouverte et refermée plusieurs fois, une induration secondaire (durcissement du tissu) se produit et l'apport sanguin à la région est affaibli par la scarification des tissus sous-jacents. Des poches d'infection profondes sont souvent présentes. Elles peuvent être recouvertes par une croûte foncée qui retarde la guérison.

■ ÉVALUATION INITIALE

- Surveiller la présence d'érythème sur chaque endroit subissant une pression.

  Appuyer sur la région. Surveiller le pâlissement. Noter le temps pendant lequel l'hyperémie persiste après la cessation de la pression.

- Palper la région.
    La température de la peau a-t-elle augmenté ?
- Vérifier si certaines régions de peau sont sèches, moites ou fendillées.
- Prendre les pouls périphériques pour vérifier l'état de la circulation.
- Vérifier dans le dossier du client l'hématocrite ainsi que les taux d'hémoglobine et d'albumine sérique.

Problèmes du client et diagnostics infirmiers

Selon les manifestations cliniques, l'histoire du client, les facteurs de risque et l'évaluation, les problèmes infirmiers du client comprennent une altération potentielle de la peau, causée par la pression.

■ PLANIFICATION ET INTERVENTION

Le client et l'infirmière ont comme objectif de prévenir l'apparition d'escarres. Celles-ci se développent à une vitesse alarmante — en 2 h à 4 h sur les endroits où s'applique une pression continue. Des complications sérieuses peuvent survenir chez tous les clients, ce qui prolonge la convalescence et impose un énorme fardeau physique et économique.

Le meilleur traitement des escarres de décubitus est la prévention. Lorsqu'on sait que seulement la peau et de petites quantités de graisse sous-cutanée protègent les proéminences du corps destinées à supporter la masse, on comprend facilement que la majorité des escarres se produisent à ces endroits : région sacrée et région coccygienne, grands trochanters et tubérosités ischiatiques, surtout chez les personnes qui doivent rester assises pendant de longues périodes (voir la figure 11-2). Les autres proéminences osseuses pouvant subir des escarres sont les genoux, le condyle médian du tibia, la tête du péroné, les malléoles, les talons et les coudes.

Buts

Les buts des interventions de l'infirmière se résument à :

1. Soulager ou supprimer la pression
2. Stimuler la circulation
3. Garder la peau propre et en bonne santé
4. Assurer la nutrition

Soulagement de la pression. Le client a besoin de changer souvent de positions et d'éviter les positions qui produisent une pression excessive. Ces mesures empêchent que le flux sanguin ne soit gêné trop longtemps, ce qui nuirait à l'alimentation de la peau. Le changement de position du client permet au flux sanguin de reprendre et aide les tissus à se remettre de la pression.

- On doit donc tourner le client toutes les heures ou toutes les deux heures.

Le client doit prendre alternativement les positions latérales, dorsale et ventrale, à moins d'une contre-indication. En plus de se tourner régulièrement, il doit changer fréquemment la position de ses chevilles, de ses coudes et de ses épaules. Sa peau doit être inspectée à chaque changement

de position, et on doit en surveiller la température. Si on note la présence d'une rougeur ou de chaleur, il faut supprimer la pression sur cette région.

Pour éviter l'effet de la pression, on peut utiliser un des nombreux dispositifs mécaniques qui supportent des régions spécifiques du corps, ou qui redistribuent uniformément la pression. Lorsque l'état du client ne permet pas qu'il se tourne, un matelas à pression alternante recouvert d'une mousse de 2,5 cm d'épaisseur est très utile. Les nombreux petits compartiments qui s'emplissent et se vident d'air de façon alternée produisent la constriction suivie de la dilatation des vaisseaux sanguins superficiels de la peau. La pression sur une partie en particulier en est diminuée et l'apport sanguin est augmenté.

Pour les clients dont les proéminences osseuses sont sensibles à la pression, il existe une grande variété de coussinets et de supports pouvant être placés sur le matelas. Le coussinet en gel réduit la pression, car il a la même consistance que les tissus adipeux humains et il « obéit » à la masse du client. Les coussins doux et absorbants sont aussi très utiles, car leur douceur et leur élasticité assurent une distribution égale de la pression de même qu'une absorption de l'humidité ; cela permet d'éviter les plissements de la peau et la friction. On peut protéger les proéminences osseuses en insérant des coussinets de gel ou de caoutchouc mousse ou des peaux de mouton sous le sacrum, les trochanters, les talons, les coudes, les omoplates et l'arrière de la tête, lorsqu'il y a pression sur ces sites. Les grands morceaux de peau de mouton aident à distribuer la pression sur une plus grande surface, absorbent l'humidité, permettent une bonne circulation d'air et réduisent la friction. Le client ne doit jamais être placé sur un matelas mal aéré recouvert de plastique ou de tout autre matériau imperméable.

On préconise l'utilisation de coussinets d'eau ou de lits d'eau pour traiter les escarres. Quand le corps du client s'enfonce dans le liquide, une plus grande surface supporte la masse du client et diminue ainsi le rapport masse/unité de surface. (Le principe de Pascal dit que la masse d'un corps flottant sur un système liquide s'étend d'une façon égale sur toute la surface de soutien.) La masse du corps se trouve ainsi allégée et chaque partie du corps reçoit moins de pression. Toutefois, la couverture de plastique qui recouvre le lit d'eau peut engendrer des forces de cisaillement. Le centre de réadaptation de l'hôpital Rancho Los Amigos a mis au point un lit composé de plusieurs liquides et n'offrant pas de résistance au déplacement, appelé souvent système de support à liquide très dense. Le client flotte sur un lit de liquide, composé d'argile à bentonite et de baryte. Ce liquide étant deux fois plus dense que l'eau, la pression est également répartie et est moins forte sur la surface du corps, car la moitié de celui-ci est dans le liquide et le reste à l'extérieur.

La technique des ponts est un autre moyen de supprimer la pression sur les proéminences osseuses. Elle consiste à placer des oreillers à des positions judicieusement choisies. Tout comme un pont est supporté par des piliers pour permettre la circulation par-dessous, le corps peut être supporté par des oreillers pour laisser de l'espace entre les proéminences osseuses et le matelas. Pour les pieds et les extrémités, un repose-pieds ou un oreiller supportera la

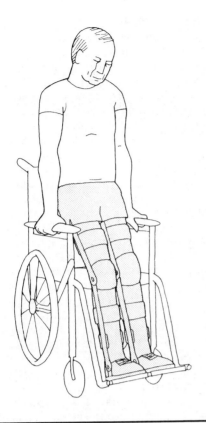

Figure 11-3 Soulèvement avec appui sur les bras dans un fauteuil roulant, afin de prévenir les escarres ischiatiques. Pour le paraplégique, ce mouvement doit devenir une habitude. Toutes les 30 min, il doit se soulever et demeurer hors de contact avec le siège pendant 60 s. (Source: G.G. Hirschberg, L. Lewis et P. Vaughan. *Rehabilitation*, Philadelphie, J.B. Lippincott)

literie et réduira ainsi la pression. Pour protéger les talons, on doit placer un morceau de caoutchouc mousse de 2,5 cm d'épaisseur entre un drap doux bien propre et le matelas.

On ajuste les coussins des fauteuils roulants selon des techniques de mesure de pression et selon les besoins de l'individu. On doit rappeler au client de déplacer son corps fréquemment et de se lever pendant quelques secondes toutes les 30 min lorsqu'il est assis dans un fauteuil roulant (*Figure 11-3*).

Stimulation de la circulation. Puisque la stimulation de la circulation soulage l'ischémie tissulaire, qui est la cause des escarres de décubitus, on encourage le client à demeurer actif. Les exercices actifs et passifs améliorent le tonus musculaire, vasculaire et cutané. On doit faire marcher le client lorsque la chose est possible, puisque le degré de mobilité est un critère important du pronostic et du traitement. L'activité stimule aussi les processus métaboliques et contribue au bon moral. Pour stimuler le flux sanguin, on masse fréquemment et doucement la peau avec une lotion, mais uniquement lorsque les tissus ne sont pas endommagés. La circulation peut être stimulée en tournant le client ou, lorsque c'est possible, en l'inclinant d'un côté puis de l'autre. L'usage d'un lit berçant ou d'une table basculante aide aussi à stimuler la circulation.

Soins de la peau et hygiène générale. On doit prévenir la macération de la peau par des soins d'hygiène méticuleux. On doit laver la peau avec de l'eau et un savon doux et, avec une serviette douce, l'éponger pour l'assécher. On lubrifie ensuite la peau avec une lotion émolliente pour la garder douce et souple. Il est souhaitable que le client contribue aux soins de sa peau. On doit l'inciter à inspecter souvent sa peau afin d'y découvrir d'éventuels signes de pression. On doit lui apprendre à utiliser un miroir pour examiner les régions postérieures, s'il est paraplégique ou s'il a une autre perturbation neuromusculaire. Il doit se masser et passer doucement la main sur les proéminences osseuses, ce qui aide au retour veineux, diminue l'œdème et augmente le tonus vasculaire. On doit veiller à ce qu'il n'y ait dans le lit aucun corps étranger, car ils irritent la peau. Le drap du dessous et l'alèse doivent être bien tendus pour éviter les faux plis.

Soutien nutritionnel. L'état nutritionnel du client doit être adéquat et un équilibre d'azote positif doit être maintenu. Les escarres de décubitus se développent plus vite et résistent davantage au traitement chez le client qui souffre d'une carence alimentaire. Un régime à haute teneur protéique, avec suppléments de protéines, peut être utile. Il peut être nécessaire de donner des préparations de fer et des transfusions de sang, car le taux d'hémoglobine est un critère important dans l'apparition des escarres. La vitamine C est essentielle pour la guérison et pour assurer la vitalité des tissus.

■ ÉVALUATION

Résultats escomptés

Pour prévenir la formation d'escarres de décubitus, il faut:

1. Éviter la pression.
   a) Changer de position toutes les heures ou toutes les deux heures.
   b) Passer de la position de décubitus dorsal à la position latérale, à la position de décubitus ventral.
   c) Dormir sur le ventre le plus souvent possible.
   d) Utiliser le trapèze pour se soulever du lit chaque 30 min, lorsqu'on est éveillé.
   e) Se lever de son siège ou de son fauteuil roulant chaque 30 min.
   f) Utiliser un système d'avertissement pour se rappeler de soulager la pression.
   g) Insister sur l'importance d'un apport adéquat de protéines et de vitamine C.
2. S'observer soi-même pour détecter des signes de rougeur et de changement de température de la peau.
   a) Utiliser un miroir pour examiner les régions difficiles à voir.
   b) Examiner les genoux, les chevilles, les coudes et les autres régions accessibles à chaque changement de position.

Traitement

Si une escarre de décubitus apparaît, il faut continuer à utiliser les moyens préventifs d'une façon plus rigoureuse. L'essentiel du traitement consiste à supprimer toute pression et toute tension au niveau de la région affectée, à favoriser le retour du flux sanguin et de la fonction cellulaire, et à prévenir la nécrose des tissus plus profonds. La guérison des escarres nécessite la réparation des tissus conjonctifs et épithéliaux. On stimule le processus métabolique en gardant le client aussi actif que possible. La pression doit être enlevée ; si la lésion se situe sur la surface postérieure, le client doit passer plus de temps allongé sur le ventre et sur les côtés. Un régime à haute teneur en vitamines et en protéines favorise la guérison. L'organisme perd des liquides et des protéines qui s'écoulent des plaies, ce qui place le client dans un état catabolique et le prédispose au problème grave d'une infection secondaire.

Les clients atteints d'escarres souffrent généralement de malnutrition, d'hypoprotéinémie et de déficience en vitamines. On corrige la déficience en protéines pour guérir l'escarre et on augmente la consommation de glucides pour « économiser » les protéines et fournir une source d'énergie. On ajoute des protéines au régime, qui peut être complété par des gavages. La guérison des plaies nécessite aussi du collagène. Or, l'acide ascorbique (vitamine C) est nécessaire à la formation de collagène. Par conséquent, les clients souffrant d'escarres ont besoin d'un apport supplémentaire de vitamine C. Un supplément de zinc peut aussi stimuler la guérison des plaies chez les clients souffrant d'une déficience en zinc. On nettoie la plaie quotidiennement pour enlever les micro-organismes pathogènes et stimuler la régénération de l'épithélium. On enlève aussi les produits nécrotiques (même les tissus osseux), car les tissus morts facilitent le développement de l'infection, ralentissent la granulation et retardent la guérison. On fait le débridement par dissection chirurgicale ou par électrocautère. On prélève des tissus profonds pour en faire des cultures et déterminer la nature des micro-organismes qui infectent la plaie. Généralement, les plaies des clients hospitalisés contiennent un mélange de bactéries à Gram positif et à Gram négatif. On utilise des agents oxydants (peroxyde d'hydrogène, par exemple) dans le cas d'infections anaérobies. On peut également faire le nettoyage local avec des solutions salines normales, des solutions d'acide acétique, de Dakin à 50 %, etc. Si une croûte recouvre la plaie, on l'enlève pour estimer la profondeur de la destruction des tissus et pour favoriser la pénétration de l'agent topique.

Après que la plaie a été nettoyée, on peut appliquer plusieurs médicaments topiques. La grande variété d'agents disponibles prouve que le meilleur médicament n'a pas encore été trouvé : protecteurs de la peau, vaporisations antiseptiques, vaporisations contenant des corticostéroïdes et des antibiotiques, etc. Les préparations topiques à base de collagénase utilisent un agent topique enzymatique débridant qui dissout les tissus morts et les exsudats purulents sans endommager le tissu de granulation. Ce débridement chimique est très efficace lorsqu'il est utilisé avec l'hydrothérapie et il favorise la croissance du tissu de granulation. L'onguent est appliqué sur une compresse de gaze stérile, placée ensuite sur la plaie. Un film de plastique ou un pansement Telfa fixé avec du ruban adhésif en papier n'est pas irritant pour la plupart des peaux. On enlèvera tout excès d'onguent sur la peau normale. Si la plaie est infectée, on applique sur l'endroit lésé un agent antibactérien avant le traitement enzymatique à la collagénase.

Les dextranomères (Debrisan) contiennent des grains poreux et secs. Lorsqu'ils sont déposés sur la plaie, les grains hydrophiles (qui absorbent l'eau) absorbent les protéines, les bactéries, les produits de dégradation du fibrinogène en fibrine et les toxines ; cela enlève donc les débris et permet la croissance du tissu de granulation.

L'utilisation d'une éponge de gélatine absorbante placée à la base de la plaie s'est aussi révélée utile. Cette éponge, qu'on change chaque jour, est faite d'une matière synthétique dont la consistance rappelle celle du tissu adipeux humain. Elle fournit donc une couche de « graisse artificielle » sur une proéminence osseuse.

Il existe un autre type de préparation topique : un film auto-adhésif transparent et élastique qui est utilisé sur les plaies superficielles ou profondes. La texture de ce film est similaire à celle de la peau, perméable à l'air et imperméable à l'eau. Il est appliqué à la surface de la peau et laissé en place de 5 à 7 jours. On répète le traitement jusqu'à ce que la plaie soit guérie.

On a utilisé avec succès différents moyens thérapeutiques physiques comme l'air, la lumière solaire, les bains tourbillons, les rayons ultraviolets et les ultrasons. On a aussi utilisé l'oxygène directement sur la plaie (oxygénothérapie hyperbare), ce qui facilite la cicatrisation, supprime l'hypoxie de la surface de la plaie et stimule la croissance capillaire, la croissance du tissu de granulation et la guérison des tissus épithéliaux.

Une intervention chirurgicale peut s'avérer nécessaire dans le cas où la plaie ne réagit pas au traitement conventionnel. Plusieurs techniques chirurgicales sont utilisées pour refermer la plaie. Si la plaie ne se draine pas convenablement, on effectue une incision et un drainage ; on peut également greffer de la peau, des lambeaux de muscles ou de tissus myocutanés pour refermer la plaie. Quelquefois, l'ulcère, le tissu scarifié, les bourses séreuses et le tissu osseux peuvent être enlevés avant que la guérison ne survienne.

Les escarres de décubitus peuvent être récurrentes, et on doit les surveiller et les traiter immédiatement.

□ SOUTIEN DU CLIENT DANS LES ACTIVITÉS DE LA VIE QUOTIDIENNE

Activités de la vie quotidienne

Les activités de la vie quotidienne (AVQ) sont celles que doit accomplir le client chaque jour pour subvenir à ses besoins. Elles sont donc la clé de la réintégration sociale. Les AVQ comprennent l'hygiène personnelle, l'habillement, l'alimentation, l'élimination, l'entrée et la sortie du lit, l'utilisation du fauteuil roulant, la marche (quand c'est possible) et l'accomplissement d'activités manuelles.

FEUILLE D'ACTIVITÉS DE LA VIE QUOTIDIENNE (AVQ)

	Évaluation du fonctionnement du client		
	Aide complète	Aide partielle	Indépendant

Activités prescrites

Amplitude de mouvement

Mise en position

Utilisation de la table
basculante

  Degré

  Période de temps

Exercices

  Respiration

  Équilibre

  Marche avec béquilles

  Barres parallèles

  Escalier

Autres informations

Appareils ou prothèses

Marche

Période de temps debout permise

Rééducation vésicale et intestinale

Horaire pour le bain et la toilette

Problèmes de la parole

Apprentissage d'activités

Nom :

Diagnostic :

Infirmière
en réadaptation :

Capacités fonctionnelles

1. Fléchit le cou

2. Lève la main à la tête

3. Lève la main derrière la tête

4. Étend le bras à l'extérieur, au niveau de l'épaule

5. Place l'avant-bras en supination, en pronation

6. Saisit des objets

7. Commence à pouvoir saisir

8. Ferme le poing

9. Ouvre le poing

10. Fléchit et étend le genou

11. Touche le plancher lorsque assis

12. Se croise les genoux lorsque assis (avec ou sans l'aide des mains)

13. Se déplace de la position assise à la position debout (en se tenant ou non à un support)

14. Marche

Figure 11-4 Sur la feuille véritable, il y a suffisamment d'espace sous chaque élément pour écrire des notes.

- Le but du client est de prendre soin de lui-même sans dépendre des autres.
- Le but de l'infirmière est de renseigner, de soutenir et de guider le client lorsqu'il accomplit ces activités.

Ce programme commence en même temps que le processus de réadaptation. Moins un muscle est utilisé, plus il s'affaiblit et plus il devient atrophié. Le client doit apprendre qu'il perdra ce dont il ne se sert pas.

Pour que l'enseignement des méthodes pour acquérir l'autonomie soit efficace, il faut que le client soit motivé. Il faut l'amener à développer cette attitude : « Je préfère le faire moi-même. » L'infirmière enseigne et guide, mais c'est le client qui fait le travail. Les techniques visant à l'autonomie doivent être souples et adaptées aux besoins du client et à son mode de vie, puisqu'il existe de grandes différences entre les individus. On doit se rappeler qu'il existe plus d'une façon d'atteindre l'autonomie. Cette pratique demande du bon sens et un peu d'ingéniosité de la part de l'infirmière, car beaucoup de clients ne s'acquittent pas facilement de ces activités ordinaires. Une simple manœuvre demande souvent beaucoup de concentration et d'efforts.

Il est possible de déterminer les limites du client en utilisant une feuille des « Activités de la vie quotidienne » (AVQ) pour évaluer sa capacité à accomplir certaines activités (*Figure 11-4*). Un autre avantage de ce guide est qu'il montre au client le progrès qu'il fait d'un jour à l'autre ; cela peut être un stimulant moral valable. Lorsqu'on peut montrer au client le progrès accompli, cette évidence est en elle-même une incitation à continuer. La feuille des AVQ sert aussi à maintenir le personnel au courant des activités que le client peut faire seul et de celles pour lesquelles il a besoin d'aide.

Avant de commencer un programme d'AVQ, l'infirmière doit connaître l'état du client, sa capacité fonctionnelle, le but de son traitement ainsi que le détail des soins qu'on lui prodigue. Elle doit aussi se renseigner sur le milieu familial du client et son niveau d'éducation afin de savoir quel soutien la famille peut lui apporter.

Enseignement des activités de la vie quotidienne

Il existe plusieurs façons d'enseigner une tâche. Voici une méthode d'enseignement :

1. Définir le but de l'activité ; en comprendre l'objet.
2. Évaluer les méthodes pouvant être utilisées pour accomplir la tâche. (Exemple : il existe plusieurs façons de mettre un vêtement.)
3. Déterminer ce que peut faire le client en le regardant faire.
4. Évaluer les mouvements nécessaires pour accomplir la tâche.
5. Encourager le client à exercer les muscles nécessaires à l'exécution des mouvements composant l'activité.
6. Choisir des activités qui favorisent des mouvements fonctionnels faciles des membres supérieurs et inférieurs. (Exemples : se laver, tenir de gros objets.)
7. Inclure progressivement des activités qui demandent des mouvements plus raffinés. (Exemples : boutonner ses vêtements, tenir les ustensiles pour se nourrir.)

8. Augmenter la période d'activité autant et aussi rapidement que le client peut le tolérer.
9. Faire exécuter et pratiquer l'activité dans une situation réelle.
10. Encourager le client à accomplir chaque activité en utilisant ses capacités au maximum, tout en tenant compte de son incapacité.
11. Soutenir le client en louant les efforts et les actes accomplis.

La feuille des AVQ est une feuille d'information pour ceux qui donnent les soins au client. Les données inscrites sur cette feuille servent à informer chaque membre de l'équipe de réadaptation sur les activités que le client peut accomplir. Elles servent aussi d'indice de progrès. Par exemple, lorsqu'on a déterminé que le client peut se laver seul, on le note sur la feuille des AVQ. L'infirmière qui est responsable des soins du client regarde cette feuille le matin et note ce qu'il est capable de faire ainsi que les activités qu'il apprend. Ainsi, le client ne régresse pas puisque toute l'équipe travaille au même objectif.

La feuille des activités de la vie quotidienne (*Figure 11-4*) est un exemple d'évaluation du fonctionnement du client. Ces activités sont des indications sur les buts à atteindre. Si le client peut s'asseoir et lever les mains jusqu'à sa tête, il peut probablement commencer à se laver. L'infirmière détermine les activités que le client pourra faire en lui demandant d'exécuter certains mouvements.

Appareils d'adaptation (matériel d'aide personnelle). L'équipement d'adaptation aide le client à accomplir ses activités quotidiennes. Il peut être conçu et fabriqué par le client, l'infirmière ou la famille, ou il peut être acheté tout fait. Le client aura à s'adapter s'il rencontre des difficultés pour s'acquitter d'une activité. Il peut souvent apprendre une nouvelle méthode. Si le client ne peut pas se toucher la tête, peut-être qu'il le pourra s'il la penche vers l'avant. Si on ne peut changer la méthode, on peut utiliser des appareils d'adaptation. On peut, par exemple, adapter un long manche à un peigne, adapter une grosse poignée à une cuillère ou faire d'autres modifications semblables. Ceux qui sont limités dans le mouvement des mains, des poignets et des bras, peuvent apprécier des objets comme une brosse à dents électrique, qui améliore leur hygiène buccale. On doit être attentif pour découvrir parmi les gadgets mis sur le marché ceux qui peuvent être utiles aux handicapés. Il existe aussi des appareils facilitant la mobilité des personnes paralysées et paralysées cérébrales ; des aides pédagogiques ; des outils professionnels ; des aides personnels ; et des appareils aidant à l'écriture, à la dactylographie et à la communication. Il y a aussi une grande variété d'instruments électroniques qui aident les personnes gravement handicapées à fonctionner en dépendant moins des autres.

Aide au client qui recommence à marcher

Utilisation d'une table basculante

Il est essentiel au fonctionnement physiologique normal que la masse corporelle repose sur les os longs. Afin de prévenir les complications de l'immobilité, la position verticale avec appui du poids sur les os longs est souhaitable aussitôt que possible. Cette position prévient la décalcification des os, ce qui aide à maintenir un équilibre acidobasique normal et à prévenir les calculs rénaux ; elle stimule aussi la circulation vers les membres inférieurs.

Certains problèmes, tels que les lésions de la moelle épinière, l'hypotension orthostatique, les dommages au cerveau ou les incapacités qui obligent le client à demeurer couché très longtemps, empêchent celui-ci de se tenir debout normalement. Une table basculante peut être d'une extrême utilité dans de telles situations. Cette table peut être inclinée graduellement de la position horizontale à la position verticale, permettant ainsi au client d'atteindre la position verticale. Cela facilite aussi le conditionnement du système vasculaire ; l'entraînement au support de son poids et au maintien de son équilibre prévient le syndrome d'atrophie par non-utilisation. Avant de placer le client sur la table, on lui met un bas-culotte élastique compressif ou une bande abdominale (Scultet) serrée confortablement, et des bandages élastiques appliqués des orteils aux aines. La compression de l'abdomen prévient une accumulation sanguine dans la région splanchnique, l'hypotension orthostatique qui suit et une circulation cérébrale inadéquate. La compression des jambes soutient la paroi des vaisseaux sanguins et prévient l'accumulation sanguine dans les jambes ainsi que le développement d'œdème.

Le changement de la position couchée à la position debout provoque une baisse de la pression artérielle systolique. C'est pour cette raison qu'on installe le sphygmomanomètre avant de commencer à incliner la table. On doit le faire progressivement, et quelqu'un doit demeurer aux côtés du client. Si le client ressent un étourdissement et que sa pression artérielle baisse, on doit le ramener à la position horizontale. On doit observer s'il y a pâleur, diaphorèse, tachycardie et nausées, qui sont les signes d'une circulation cérébrale insuffisante. On augmente l'inclinaison de la table de 5° à 10° à la fois. La tolérance du client et le degré voulu d'appui de la masse déterminent l'angle d'inclinaison. On doit veiller à ce que le client ne soit pas en position verticale trop longtemps, surtout s'il ne peut remuer ses membres inférieurs. La station debout prolongée peut causer une escarre en dessous des pieds. Ceux-ci doivent être protégés avec une paire de chaussures bien ajustées.

Déplacements

Le déplacement est le transfert du client d'un meuble ou d'une pièce d'équipement à une autre (par exemple, du lit à la chaise ou du lit au fauteuil roulant).

Aussitôt que le client a la permission de se lever de son lit, on commence les déplacements. Il est important que le client fasse des exercices de traction pour fortifier les extenseurs du bras et de l'épaule alors qu'il est encore alité. Ces exercices ont pour but de rendre le client capable de se soulever et de mouvoir son corps dans différentes directions. Voici une méthode simple et efficace :

1. On fait asseoir le client droit dans son lit.
2. On place un livre sous chaque main.
3. On dit au client de pousser vers le bas sur les livres, ce qui lui fait soulever sa masse corporelle.

Encadré 11-5 Aider le client à sortir de son lit

Technique pour placer le client sur le bord du lit

- Déplacer la tête et les épaules du client vers le bord du lit.
- Déplacer les pieds et les jambes vers le bord du lit. (Le client est maintenant dans une position courbée qui donne une bonne amplitude de mouvement aux muscles latéraux du tronc.)
- Placer les deux bras sous les hanches du client. (Avant la prochaine manœuvre, vous devez contracter vos muscles dorsaux et abdominaux.)
- Redresser le dos en déplaçant le client vers vous.

Technique pour asseoir le client sur le bord du lit

- Placer une main sous les épaules du client.
- Dire au client de pousser sur ses coudes, dans le matelas, en même temps que vous soulevez ses épaules d'une main et que, de l'autre, vous faites glisser ses jambes en dehors du lit. (La gravité attire les jambes vers le bas, ce qui facilite le soulèvement du tronc.)

Technique pour aider le client à se mettre debout

- Placer correctement les pieds du client.
- Faire face au client, les mains empoignant fermement chaque côté de la cage thoracique.
- Pousser un genou contre un genou du client.
- Faire basculer le client vers l'avant lorsqu'il prend la station debout. (Votre genou pousse contre celui du client lorsqu'il arrive à la station debout.)
- S'assurer que les genoux du client sont « bloqués » (en extension) pendant qu'il est debout. (Le fait de bloquer les genoux constitue une mesure de sécurité chez les clients qui sont faibles ou qui ont été alités très longtemps.)
- Laisser *suffisamment de temps* au client pour qu'il puisse trouver son équilibre.
- Faire pivoter le client pour que le siège du fauteuil soit directement derrière ses jambes et qu'il puisse s'y asseoir.

Puisque l'infirmière est souvent la personne qui aide les clients faibles ou invalides à sortir du lit, il est important qu'elle se familiarise avec les techniques pour placer et asseoir le client sur le bord du lit, et pour l'aider à se lever. Les étapes de chacune de ces techniques sont énumérées à l'encadré 11-5.

Avant d'apprendre au client à se déplacer, on doit évaluer sa capacité à se déplacer d'un endroit à un autre. Le client doit toujours se déplacer vers son côté le plus fort. L'infirmière lui explique la technique du déplacement et le client est alors prêt à essayer d'accomplir cette activité (*Figure 11-5*).

Utilisation d'une planche de déplacement. Si les muscles dont le client se sert pour se soulever hors du lit ne sont pas assez forts pour assumer la résistance de la masse du corps, on peut utiliser une planche de déplacement légère et polie qui servira de pont entre le lit et le fauteuil. Le client doit pouvoir se soulever pour glisser le long de la planche. On peut aussi utiliser la planche ou un banc pour un déplacement d'une chaise aux toilettes ou à la baignoire.

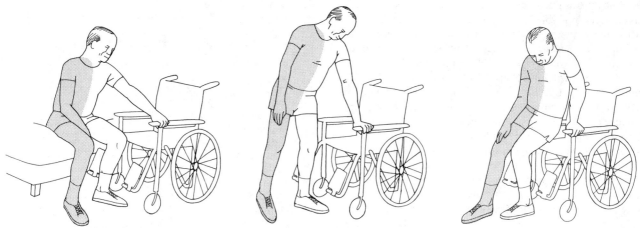

A) Déplacement du lit au fauteuil avec support de la masse corporelle par un des membres inférieurs. Le client se lève, pivote jusqu'à ce que le siège soit directement derrière ses jambes et s'assoit.

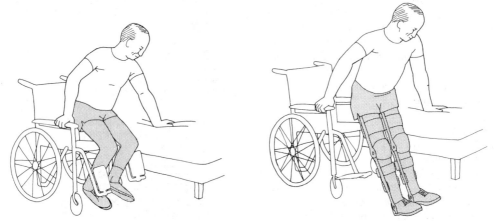

B) *À gauche*, déplacement du fauteuil au lit sans support de la masse corporelle. *À droite*, avec des orthèses.

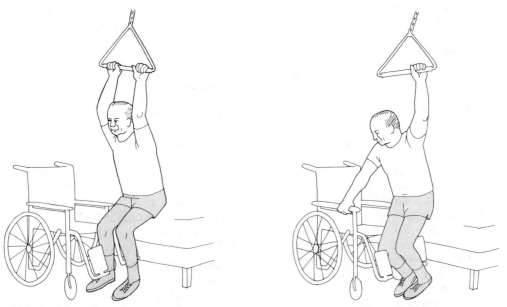

C) *À gauche*, déplacement du fauteuil au lit sans support de la masse corporelle avec le trapèze (méthode de traction). *À droite*, méthode combinée de déplacement sans support de la masse corporelle.

Figure 11-5   Méthodes de déplacement du lit au fauteuil roulant. Le fauteuil a les freins bloqués. (*Source* : G.G. Hirschberg, L. Lewis et P. Vaughan. *Rehabilitation*, Philadelphie, J.B. Lippincott.)

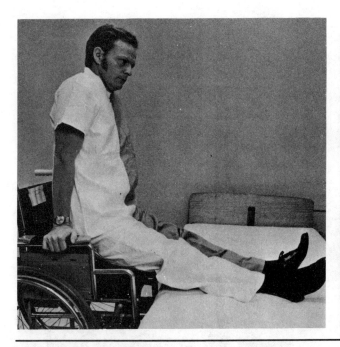 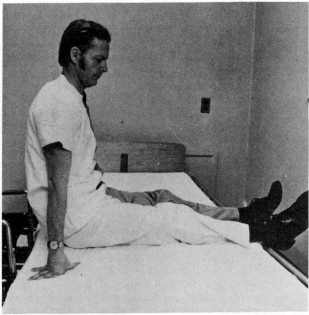

Figure 11-6 Déplacement vertical d'un client paraplégique. Le fauteuil roulant fait face au lit, les freins bloqués et les repose-pieds baissés. Le client pousse sur la paume des mains et soulève son corps en le glissant vers le lit. Cette méthode ne nécessite pas le support de la masse corporelle et permet au client de se déplacer au même niveau. Le client qui s'exerce et qui se maintient en bonne forme physique peut parvenir à se déplacer vers un niveau plus élevé ou plus bas.

- On place une extrémité de la planche de déplacement sous les fesses du client et l'autre bout sur la surface jusqu'à laquelle il doit se déplacer (par exemple, la chaise).
- On lui dit de pousser, avec les mains, pour soulever sa masse et pour déplacer ses fesses en glissant sur la planche jusqu'à l'autre surface.

On utilise d'autres méthodes pour déplacer un client du lit à une chaise roulante lorsqu'il ne peut pas se tenir debout. La figure 11-5 montre des déplacements avec ou sans support de la masse corporelle par le client, et la figure 11-6 montre un déplacement vertical d'un client paraplégique.

Préparation à la marche

Le fait de pouvoir remarcher est un stimulus moral de premier ordre. Le client doit reprendre des forces et être en bonne condition physique pour se préparer à la marche, que ce soit avec des orthèses, une canne ou des béquilles. *L'exercice est la base de la préparation.* En faisant des exercices sur un matelas et aux barres parallèles, le client développe l'équilibre et la coordination nécessaires, et renforce ses muscles. Les exercices de préparation suivants peuvent être enseignés par l'infirmière.

Pour renforcer les muscles nécessaires à la marche, on utilise la *contraction des quadriceps*. Les quadriceps entourent aussi l'articulation du genou, et le renforcement de ces muscles diminue les contractures de flexion ou l'instabilité du genou. Le client contracte ses quadriceps en essayant de pousser les creux poplités contre le matelas et

en soulevant les talons. Il maintient la contraction des muscles pendant 5 s et relâche pendant 5 s. Toutes les heures, il doit répéter cet exercice de 10 à 15 fois. Dans la *contraction des muscles fessiers*, il contracte ou resserre les fesses ensemble pendant 5 s et relâche pendant 5 s, et répète l'exercice.

Les *exercices de traction* aident à renforcer les muscles des membres supérieurs nécessaires pour manipuler la canne, les béquilles ou l'ambulateur utilisé au début de la marche. Dans la position assise, le client soulève son corps de la chaise en poussant les mains contre le siège ou le matelas. On doit aussi l'encourager à faire des exercices de traction lorsqu'il est en position de décubitus ventral. On lui enseigne à *élever les bras* au-dessus de la tête et à les abaisser lentement en tenant des poids. On augmente graduellement la masse des poids. Il peut *renforcer ses mains* en froissant du papier journal et en pressant une balle de caoutchouc. Agripper un trapèze en *soulevant* le corps est un autre moyen efficace de conditionnement.

Usage des béquilles

Dans le cas du traitement des diverses formes d'arthrite, de la plupart des fractures du membre inférieur ou d'une intervention à la jambe, particulièrement une amputation, les béquilles fournissent le support et l'équilibre et constituent un bon moyen de locomotion. L'art de marcher avec des béquilles suppose un apprentissage que le client doit faire très tôt, car il ne s'agit pas d'une habileté héréditaire. La marche avec des béquilles nécessite une grande dépense énergétique ainsi qu'un effort cardio-vasculaire intense.

La première chose à faire est de développer la force au niveau des muscles des épaules et des membres supérieurs qui portent la masse du client lors de l'usage des béquilles. Le client doit faire des exercices pour augmenter la force et la coordination de ces muscles avant de recommencer à marcher ; il doit ensuite faire des exercices d'équilibre entre des barres parallèles.

Les groupes de muscles suivants sont importants pour la marche avec des béquilles :

- Muscles abaisseurs des épaules : stabiliser le haut des bras et éviter un déplacement des épaules.
- Muscles adducteurs des épaules : maintenir le haut des béquilles contre la poitrine.
- Muscles fléchisseurs, extenseurs et abducteurs des bras (au niveau de l'épaule) : bouger les béquilles en avant, en arrière et sur le côté.
- Muscles extenseurs des avant-bras : éviter une flexion ou une courbure ; importants pour soulever le corps dans la démarche balancée.
- Muscles extenseurs des poignets : appuyer le poids du corps sur la barre d'appui.
- Muscles fléchisseurs des doigts et du pouce : serrer la barre d'appui.

La préparation psychologique est aussi très importante. Elle se développe même avant que le besoin se fasse sentir. Le client est traité selon ses besoins individuels et la méthode d'approche est dirigée vers lui. Son âge, ses intérêts, ses projets et le pronostic dans son cas sont autant de facteurs à considérer.

Dimensions des béquilles.   Les béquilles ajustables sont pratiques, parce que la maladie peut causer des changements aux muscles et aux articulations, ou parce que le client peut faire des progrès qui nécessitent un support et une démarche différents.

Pour déterminer la longueur des béquilles d'un client debout, on place ce dernier contre le mur, les pieds légèrement écartés et éloignés du mur. On trace une marque à 5 cm à l'extérieur de l'extrémité de l'orteil, puis une autre à 15 cm devant la première. On mesure la distance entre ce point et un point à 5 cm en dessous de l'aisselle.

Pour déterminer la longueur des béquilles d'un client couché, on mesure la distance entre le pli antérieur de l'aisselle et la plante du pied, puis on ajoute 5 cm. Une autre méthode consiste à déterminer la taille du client, de laquelle on soustrait 40 cm.

La barre d'appui doit permettre une flexion du coude de 20° à 30°. Le poignet est en extension et la main est en flexion dorsale. Le client doit porter des souliers confortables qui ont une semelle ferme. Les béquilles doivent être munies d'un embout en caoutchouc avant d'être mesurées.

Le maintien d'une posture droite est essentiel à la marche avec béquilles. Avant de marcher, le client doit apprendre à garder son équilibre en se tenant debout, près d'une chaise, sur la jambe non atteinte. L'infirmière explique et montre au client comment il doit manipuler les béquilles avant qu'il essaye de le faire lui-même.

Position des béquilles.   La position du trépied est la position de base des béquilles. Les béquilles reposent entre 20 cm et 25 cm en avant et vers l'extérieur des orteils du client. Cette position offre le support le plus solide et le plus

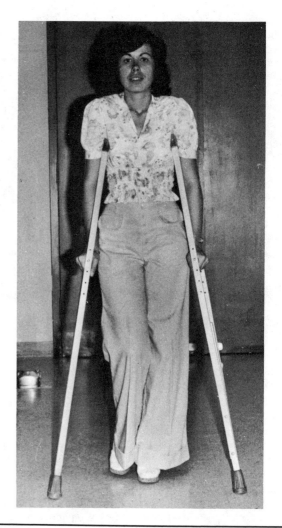

Figure 11-7   Position du trépied. À noter que la masse du corps est supportée par les paumes des mains et non pas par les aisselles. (Reproduit avec la permission du National Orthopedic and Rehabilitation Hospital.)

équilibré. Plus le client est grand, plus la base doit être large et plus le client est petit, plus la base doit être étroite.

Le client doit apprendre à supporter sa masse sur les barres d'appui des béquilles (*Figure 11-7*). S'il supporte sa masse sur les traverses axillaires des béquilles, celles-ci compriment les nerfs du plexus brachial et peuvent causer une paralysie (paralysie des béquillards). L'utilisation de caoutchouc mousse sur les traverses axillaires réduit quelque peu la pression exercée sur les membres supérieurs et sur la cage thoracique.

Le client doit ensuite apprendre à déplacer son corps. La technique de marche choisie dépend du genre d'incapacité du client. L'infirmière doit savoir si le client peut s'appuyer ou non sur le côté lésé ou s'il doit utiliser les béquilles pour se soutenir et pour maintenir son équilibre.

Techniques de marche.   Le choix d'une technique de marche avec béquilles dépend de la nature et de la gravité de l'incapacité du client, de son état physique, de la force de ses bras et de son tronc, et de son équilibre

Encadré 11-6 Techniques de marche avec béquilles

Marche à quatre temps

La technique des quatre mouvements alternatifs peut se pratiquer lorsque la masse du corps peut être portée par les deux jambes. Elle assure une certaine sécurité et un équilibre maximal, parce qu'il y a toujours trois points de contact avec le sol ; cette technique est lente, parce qu'il faut constamment déplacer le corps.

Séquence
1. Béquille droite.
2. Pied gauche.
3. Béquille gauche.
4. Pied droit.

Marche à deux temps

La technique des deux mouvements alternatifs est plus rapide, puisqu'il n'y a que deux points de contact à la fois avec le sol.

Séquence
1. Avancer la béquille droite et le pied gauche.
2. Déplacer la masse et, simultanément, avancer la béquille gauche et le pied droit.

Marche à trois temps

La marche à trois temps est encore plus rapide, mais elle demande plus de force et d'équilibre. Le client doit pouvoir supporter toute la masse de son corps avec ses bras.

Séquence
1. Avancer simultanément la jambe la plus faible et les deux béquilles.
2. En appuyant la plus grosse partie de la masse du corps sur les béquilles, avancer le membre inférieur le plus fort.

Marches balancées

Marche balancée simple

Séquence
1. Faire porter la masse sur la jambe saine.
2. Avancer les deux béquilles simultanément.
3. En se penchant en avant, balancer le corps de façon à prendre position juste à égalité des béquilles.

Marche balancée projetée

Séquence
1. Avancer les deux béquilles simultanément.
2. Soulever les deux jambes et balancer son corps en avant, de façon à atterrir en avant des béquilles.
3. Ramener les béquilles en avant, rapidement pour prévenir un déséquilibre.

---

corporel. Habituellement, le client apprend deux techniques de marche. Le passage d'une technique à l'autre soulage la fatigue, puisque chaque démarche nécessite l'utilisation d'une combinaison différente de muscles. (Si un muscle se contracte continuellement sans relâchement, la circulation sanguine dans cette région est diminuée.) Le client utilise une technique plus rapide pour gagner de la vitesse et a recours à une technique plus lente dans les lieux encombrés.

Toutes les démarches commencent par la position du trépied. Les démarches les plus souvent employées sont la marche à quatre temps, à deux temps, à trois temps, balancée et projetée ; elles sont expliquées dans l'encadré 11-6.

Le client ne s'exerce pas à la marche avec béquilles trop longtemps, surtout s'il a été alité pendant une longue période de temps. Des signes, comme la transpiration ou l'essoufflement, indiquent que la leçon sur les béquilles doit cesser et que le client doit se reposer ou réintégrer son lit.

Autres techniques d'utilisation des béquilles. Avant que le client quitte le centre hospitalier, il est important de s'assurer s'il peut ou non s'habiller seul, s'asseoir sur une chaise et se relever, entrer ou sortir par une porte, monter et descendre un escalier ou une rampe, monter et descendre d'une voiture, d'un taxi ou d'un véhicule de transport en commun.

Voici quelques-unes des techniques devant être enseignées au client :

S'asseoir sur une chaise
1. Saisir les béquilles par les barres d'appui afin d'assurer l'équilibre.
2. Fléchir légèrement le tronc en avant, en s'asseyant.

Se lever
1. S'avancer vers le bord de la chaise, la jambe la plus forte sous le siège.
2. Placer les deux béquilles dans la main du côté du membre atteint.
3. Appuyer sur les barres d'appui en se redressant.

Descendre un escalier
1. S'avancer autant que possible sur la marche.
2. Avancer les béquilles sur la marche plus basse. Avancer d'abord la jambe la plus faible, puis la jambe la plus forte. De cette façon, le membre inférieur le plus fort partage avec les bras le travail de soulever et d'abaisser le corps.

Monter un escalier
1. Avancer la jambe la plus forte jusqu'à la prochaine marche.
2. Ensuite, avancer les béquilles et le membre le plus faible. (La jambe la plus forte monte en premier et descend en dernier.) Pour s'en souvenir, on dit qu'on va « en haut avec la forte, en bas avec la faible ».

Marche avec une canne

La canne aide le client à mieux équilibrer sa marche et à éviter la fatigue, en lui fournissant un point d'appui. Elle diminue la pression exercée sur les articulations qui supportent le corps et évite la pression et l'usage indus de la jambe non atteinte. Pour déterminer la longueur d'une canne, le client doit fléchir son coude à un angle de 30° et tenir la canne à 15 cm à côté du cinquième orteil. Il faut ajuster la canne pour que le manche soit à peu près au niveau du grand trochanter. La canne ajustable en aluminium, terminée par une extrémité légèrement évasée faite d'anneaux concentriques et flexibles, offre la stabilité optimale, absorbe les chocs et permet au client de marcher plus rapidement sans trop se fatiguer.

Technique de la marche avec une canne

1. Tenir la canne avec la main opposée à la jambe atteinte.
2. Avancer la canne en même temps que la jambe atteinte.
3. Garder la canne près du corps pour empêcher toute inclinaison du corps, et s'appuyer sur la canne lorsque la jambe non atteinte commence à se déplacer.
4. Si, pour une raison quelconque, le client est incapable d'utiliser la canne du bon côté, il peut la tenir du côté de la jambe atteinte et la déplacer en même temps que celle-ci.

Monter et descendre des escaliers
avec une canne

1. Monter la marche avec la jambe non atteinte.
2. Placer alors la canne et la jambe atteinte sur la marche.
3. Faire l'inverse pour descendre un escalier. (La jambe non atteinte monte la première et descend la dernière.)

Aide au client qui doit porter une prothèse ou une orthèse

La *prothèse* est le remplacement artificiel d'une partie du corps. L'*orthèse* est un appareil orthopédique utilisé pour fournir un support ou un alignement, pour prévenir ou corriger des difformités et pour améliorer le fonctionnement du corps. Cette catégorie d'appareils comprend les fauteuils roulants et les systèmes de contrôle de l'environnement (appareils ou systèmes améliorant la qualité de vie des personnes gravement handicapées). Le prothésiste et l'orthésiste font l'ajustement de ces appareils seulement sur ordonnance du médecin[1].

Interventions de l'infirmière

L'infirmière joue un rôle essentiel dans la phase préparatoire au port d'une prothèse, en aidant le client à adopter une attitude réaliste et non désespérée ; elle essaie aussi de prévenir les difformités afin de minimiser le temps requis entre la guérison des tissus et l'ajustement d'une prothèse. Dans l'amputation d'un membre, le physiologue (ou l'infirmière) est chargé de l'application du pansement sur le moignon. Le bandage est appliqué de façon à produire le rétrécissement et la forme de moignon qui permettent l'ajustement le plus efficace de la prothèse (voir l'encadré 58-4).

Aide et enseignement au client utilisant des orthèses

L'*orthèse* est un appareil de support qui protège les muscles affaiblis ; elle prévient et corrige des difformités ; elle immo-

bilise et protège une articulation blessée ou malade ; elle protège les tissus douloureux, enflammés ou en voie de guérison ; elle améliore le fonctionnement ; et elle soulage la douleur. Ainsi, les orthèses supportent, corrigent et protègent ; elles sont dynamiques (avec des ressorts, des câbles et des bandes élastiques) et préventives.

Les indications pour le port d'une orthèse sont la douleur, la faiblesse ou la paralysie d'une partie du corps. On fabrique les appareils selon l'ordonnance médicale. Depuis quelques années, on utilise des produits synthétiques, surtout les thermoplastiques, pour les orthèses. Elles fonctionnent bien, sont plus légères, et leur belle apparence les rend plus acceptables au client. Les bandes Velcro sont aussi de plus en plus utilisées.

L'infirmière doit encourager le client à suivre les conseils d'un physiothérapeute ou d'un orthésiste compétent, jusqu'à ce qu'il puisse utiliser sa prothèse avec facilité. Cela nécessite du temps, de l'entraînement et des ajustements. Il est aussi important d'encourager le client à porter l'orthèse de la manière indiquée, de veiller à ce qu'elle ne soit pas trop serrée et que des problèmes de peau ou des escarres ne se développent pas à cause d'elle.

On doit insister sur les points suivants lorsqu'on renseigne le client sur l'entretien de son orthèse :

1. Lorsqu'on n'utilise pas l'orthèse, la placer bien alignée sur la table ou sur le plancher ou l'appuyer sur un mur ; l'alignement de l'appareil peut être faussé si on l'accroche.
2. L'alignement de l'appareil peut se modifier à l'usage ; il faut donc le vérifier fréquemment. Vérifier aussi la longueur de l'orthèse. Les articulations de l'appareil doivent coïncider avec les articulations du corps.
3. Avant de mettre l'appareil en place, vérifier les parties ; visser les vis, remplacer les vis manquantes et vérifier les boucles et les courroies.
4. Il peut arriver que les parties en métal ou en plastique exercent des pressions sur les tissus. Après avoir enlevé l'appareil, examiner la peau afin de s'assurer qu'il n'y a pas de rougeurs.
5. Garder le talon et la semelle des souliers en bon état.
6. Nettoyer et sécher l'orthèse, lorsque cela est nécessaire, le soir.
7. Nettoyage des parties en plastique :
   a) Les essuyer avec un linge humide.
   b) Ne pas les huiler.
8. Nettoyage des parties métalliques :
   a) Enlever la rouille ou la corrosion à l'aide d'une laine d'acier.
   b) Enlever la saleté des articulations en métal et des fermetures à l'aide d'un nettoyeur à pipe trempé dans un dissolvant.
   c) Nettoyer les parties métalliques à l'aide d'un dissolvant.
   d) Appliquer une légère couche de cire pour prévenir la rouille.
   e) Huiler les articulations métalliques à l'aide d'un compte-gouttes ou d'un cure-dents.
9. Faire examiner l'appareil régulièrement.

---

1. Les prothèses spécifiques sont décrites plus loin dans ce volume, lorsque l'état clinique qui les nécessite est analysé (ex. : les prothèses des membres pour le client qui a subi une amputation et les prothèses du sein pour la cliente qui a subi une mastectomie radicale). On peut obtenir plus d'informations au sujet des appareils orthopédiques et des prothèses en s'adressant au Centre de réadaptation du Québec, à Montréal, ou à un centre de réadaptation local ou régional.

Adaptation à la fatigue

Puisqu'il est fatigant et inconfortable de vivre avec un handicap physique, la personne handicapée est sujette à la fatigue. Elle doit faire face quotidiennement à ses incapacités physiques, et la frustration amène une lassitude mentale et physique. La peur de tomber est toujours présente, et la mobilité demeure souvent un défi permanent à relever. La marche avec des béquilles ou des prothèses (ou des orthèses) exige une grande dépense d'énergie.

Il peut être utile d'enseigner aux clients les points suivants, afin qu'ils réduisent leur dépense d'énergie et qu'ils conservent leurs forces pour améliorer leur style de vie.

1. Établissement des buts et des priorités
   - Mettre de l'ordre dans les priorités ; éviter les activités non essentielles.
   - Planifier et mesurer les activités.
     Planifier chaque journée.
     Répartir les gros travaux sur toute la semaine.
     Organiser le travail ; garder à la portée de la main les appareils nécessaires.
     Garder le travail en face de soi.
   - Se reposer avant d'entreprendre une tâche difficile.
   - Arrêter avant que la fatigue ne s'installe.
   - Poursuivre le programme de conditionnement physique pour renforcer les muscles.
2. Organisation du milieu ambiant
   - Devenir bien organisé.
   - Garder les objets personnels à la même place, afin de pouvoir les retrouver avec le minimum d'efforts.
   - Placer les appareils dans une boîte ou un panier.
   - Utiliser des techniques de conservation d'énergie et de simplification du travail.
   - Utiliser un équipement d'adaptation, des dispositifs ou des techniques axés sur la débrouillardise et sur l'économie de travail.
   - Prendre des précautions.
3. Maîtrise de sa destinée
   - Faire face à la réalité de son handicap.
   - Mettre l'accent sur les points forts.
   - Garder un esprit ouvert.
   - Chercher des moyens originaux de faire face aux problèmes.
   - Maintenir et améliorer la santé générale.
   - Prévoir des moments de loisir.

Aide au client qui a des problèmes d'élimination

Le client handicapé a souvent des problèmes d'incontinence urinaire et intestinale. Le contrôle sphinctérien de la vessie et de l'intestin est une fonction importante de l'organisme ; l'incontinence peut gêner l'acceptation sociale de l'individu et réduire son autonomie. Les clients doivent être rééduqués lorsque ces fonctions ont été perturbées.

Rééducation vésicale

L'incontinence ne doit pas être considérée comme irrémédiable, quel que soit l'individu, car la rééducation vésicale est la solution dans la plupart des cas. Celle-ci relève de l'infirmière.

L'incontinence vraie peut être causée par des problèmes urologiques évidents ou par une maladie neurologique soit congénitale, soit acquise. L'incontinence neurologique et son traitement sont étudiés au chapitre 40.

Pour les clients qui souffrent d'incontinence due à d'autres causes, le secret de la rééducation vésicale est :

- Apport liquidien adéquat (2 500 mL par jour) ;
- Établissement d'un horaire de miction.

Un horaire précis indique les moments où le client doit essayer de vider sa vessie. Au début de la rééducation, l'intervalle entre les mictions est court (entre 1,5 h et 2 h). Au fur et à mesure que la capacité vésicale augmente, l'intervalle est accru. On suggère de donner une certaine quantité de liquides toutes les 2 h. Après avoir bu, le client attend 30 min et, ensuite, il essaye d'uriner. Il augmente graduellement l'intervalle entre les mictions. (Il est préférable de lui donner une plus grande quantité de liquides pendant la journée et de diminuer les apports après 17 h.)

Le client doit retenir ses urines pendant les intervalles indiqués par l'horaire établi. Ordinairement, il existe une relation entre boire, manger, faire des exercices et uriner, de sorte que le client attentif établira rapidement son propre horaire d'ingestion de liquides. Il doit consigner par écrit l'horaire de ses mictions, ce qui fournit un dossier complet sur l'heure et la quantité de liquides ingérés ainsi que sur l'heure et la quantité de chaque miction. Pour faciliter la miction, le client se tient soit debout, soit assis avec les cuisses en flexion, le dos ainsi que les pieds appuyés. L'augmentation de la pression par le massage de la vessie ou par une position assise et penchée vers l'avant contribue à déclencher la miction.

Dans le cas d'un client âgé et confus, l'infirmière surveille pour déterminer les moments où celui-ci est incontinent et pour l'amener aux toilettes avant que la miction involontaire ne se produise. Elle doit lui créer un environnement qui réduise la monotonie le plus possible, et l'informer de l'heure et de l'endroit où il se trouve. Elle essaye d'augmenter le nombre des contacts sociaux du client en étendant l'environnement social de ce dernier au-delà des quatre murs de sa chambre. L'utilisation d'un réveille-matin, réglé à des intervalles réguliers pendant la journée et quelquefois pendant la nuit, est un moyen simple de rappeler au client d'uriner. Le client doit accepter le programme et avoir le désir sincère de reprendre le contrôle de son sphincter. Cela peut prendre plusieurs semaines de sorte que le client et l'infirmière doivent être patients et persévérants. Il importe donc de signaler le moindre progrès et d'encourager le client à continuer ses efforts vers l'autonomie et à être fidèle aux exercices et à l'ergothérapie, car l'ennui et la frustration peuvent mener à l'incontinence. Il faut aussi l'encourager à prendre des décisions et à accomplir des tâches significatives. Le client doit porter ses propres vêtements puisque cela contribue à augmenter son estime de soi et sa dignité, et à prévenir un comportement régressif.

L'utilisation de couches est déconseillée en tout temps, car elle entraîne un effet psychologique de régression plutôt que de progression.

Rééducation intestinale

Les objectifs d'un programme de rééducation intestinale sont de développer des habitudes intestinales régulières et de prévenir l'incontinence fécale, l'occlusion et l'irrégularité.

- L'établissement de la régularité (un moment spécifique et défini pour l'évacuation fécale) est une étape fondamentale de la rééducation intestinale qui nécessite l'assistance du réflexe de défécation.

Tout essai d'évacuation doit se faire quotidiennement à la même heure (à plus ou moins 15 min). Pour aider efficacement l'évacuation intestinale, on peut stimuler le péristaltisme ainsi que les réflexes gastrocoliques et duodénocoliques. Le client doit donc faire en sorte que l'heure de son évacuation intestinale suive un repas pris à heure régulière. Le meilleur moment est après le petit déjeuner. Par contre, si des habitudes sont déjà prises, on doit les suivre.

L'activité physique aide à l'activité péristaltique et à la défécation. Le régime alimentaire doit comprendre des fibres (légumes, fruits, son, céréales) pour prévenir la constipation et stimuler le péristaltisme, et un apport liquidien quotidien entre 2 L et 4 L, à moins que d'autres maladies existantes le contre-indiquent. L'absorption quotidienne de 120 mL de jus de pruneau ou de jus de figue, 30 min avant un repas, aide en cas de constipation.

L'habitude réflexe doit être créée, au début de la maladie du client, à l'aide de la régularité. On peut utiliser des moyens mécaniques pour y parvenir. Une trentaine de minutes précédant l'heure fixée pour l'évacuation intestinale, on introduit un suppositoire de glycérine dans le rectum afin de stimuler le réflexe anorectal. Après l'intervalle prescrit, on encourage le client à essayer d'évacuer l'intestin. Il doit se tenir en position normale pour la défécation, si la chose est possible. On lui enseigne à faire des efforts et à contracter ses muscles abdominaux. Si c'est nécessaire, il peut se pencher vers l'avant pour augmenter la pression intra-abdominale. On peut lui enseigner aussi à appliquer une pression manuelle sur la paroi abdominale pour aider à la défécation.

Lorsque cette routine est bien établie, il ne sera probablement plus nécessaire d'utiliser une stimulation mécanique avec un suppositoire. Dans quelques semaines, le client aura une évacuation intestinale quotidienne et régulière.

☐ PROMOTION DE LA CONTINUITÉ DES SOINS

Le but d'un système d'orientation est d'assurer la continuité des soins, après la sortie du client du centre hospitalier. L'idéal est de commencer à établir un plan de sortie dès l'arrivée du client au centre hospitalier. L'équipe de réadaptation évalue le potentiel fonctionnel du client ; elle en tient compte lors de la planification de la sortie.

C'est en général l'infirmière de l'unité de santé communautaire qui, par ses observations judicieuses, établit les soins de réadaptation dont aura besoin le client. En rendant visite au client au centre hospitalier, l'infirmière de l'unité de santé communautaire peut évaluer les adaptations qu'il faudra faire à la maison. Il peut s'avérer nécessaire d'aider la famille à choisir, à improviser ou à emprunter de l'équipement à d'autres organismes. On doit prévoir, avec le client, les mesures à prendre pour faire face aux problèmes qui peuvent survenir. Avant sa sortie du centre hospitalier, le client peut connaître « l'anxiété de la séparation », en prenant conscience qu'il quitte un lieu où il était protégé. Pour l'aider à passer cette phase, l'infirmière lui accorde tout le soutien et l'encouragement dont il a besoin.

Le système de soutien du client (famille et amis) est évalué et tous les efforts sont faits pour que le retour à la maison soit réussi. La famille aura besoin d'en savoir le plus possible au sujet de l'état du client et des soins qu'il nécessitera, afin qu'elle ne craigne pas son retour à la maison. Il faut évaluer l'attitude de la famille envers le client, l'incapacité de ce dernier et son retour à domicile. L'infirmière en santé communautaire s'assure qu'à la maison, le client ne régresse pas et qu'il peut maintenir le niveau d'indépendance acquis au centre hospitalier.

On ne doit pas s'attendre à ce que toutes les familles participent aux programmes ardus d'exercices et d'entraînement physique dont un client a besoin, ou aient les ressources et la stabilité nécessaires pour s'occuper d'une personne gravement handicapée. Même une famille stable peut être dépassée par les dépenses physiques, émotionnelles, économiques et énergétiques requises par la présence d'une personne handicapée. La famille peut avoir besoin d'un conseiller familial pour discuter des sentiments et des attitudes (rejet, évitement, aversion) envers le membre de la famille handicapé.

L'infirmière en santé communautaire consulte la liste « Activités de la vie quotidienne » du client pour connaître exactement les activités que celui-ci peut accomplir. Elle poursuivra l'enseignement qu'il a reçu et l'aidera à atteindre des buts réalistes. Le niveau d'adaptation du client à son milieu familial et à la communauté dépend, d'une part, de la confiance et de l'estime de soi développées pendant son programme de réadaptation et, d'autre part, de l'acceptation et des réactions de la famille, de l'employeur et des membres de la communauté. Les personnes gravement handicapées ont de plus en plus tendance à vouloir vivre de façon autonome, mais elles ont besoin d'entraînement.

Si un client est envoyé dans un centre d'hébergement, il doit apporter sa liste « Activités de la vie quotidienne », afin d'informer le personnel des activités qu'il peut accomplir seul. Le personnel continue à encourager la famille à rendre visite au client, à participer à ses activités et à l'amener à la maison pendant les fins de semaine et les jours de congé.

Le ministère de la Santé et du Bien-Être et le ministère des Affaires sociales offrent des services qui permettent aux personnes handicapées ou désavantagées par leur âge avancé ou par d'autres états, de bénéficier de l'aide dont elles ont besoin pour obtenir un emploi. La Régie de l'assurance-maladie du Québec prend en charge les dépenses en rapport avec les examens diagnostiques et les soins médicaux, chirurgicaux, psychiatriques, hospitaliers, quand ils sont prescrits par un médecin. Les prothèses et les orthèses sont aussi défrayées. Il existe enfin des organismes subventionnés pour l'orientation, la rééducation, le placement et les consultations périodiques qui aident le client à choisir et à acquérir une formation professionnelle.

12

Les soins aux personnes âgées

La *gériatrie*, c'est-à-dire la science des soins aux personnes âgées, occupe une place essentielle dans la formation de l'infirmière. Les problèmes de traitement et de réadaptation inhérents à la vieillesse sont uniques et complexes. Donc, tout le domaine de la *gérontologie*, c'est-à-dire l'étude du processus du vieillissement et de ses effets sur les individus, prend de plus en plus d'importance.

Le vieillissement est un processus normal de changement en fonction du temps de vie. Il touche tous les aspects de l'organisme et se caractérise par la perte d'efficacité fonctionnelle et par la capacité décroissante de lutter contre le stress. Le vieillissement ne se produit pas nécessairement d'une façon continue ou synchrone, mais il entraîne des modifications physiologiques, psychologiques et sociales qui influencent le comportement et le potentiel d'adaptation de l'individu. La vieillesse est une étape normale du développement et en représente la phase terminale. Le vieillissement n'arrive pas seulement aux autres, c'est une expérience personnelle unique et de grande valeur qui touche celui qui a la chance de vivre assez longtemps. La personne qui vieillit en beauté est sans doute celle qui possède une bonne capacité d'adaptation au changement. D'autres facteurs tels que l'environnement, l'éducation, les composantes socioculturelles et l'état de santé jouent un rôle déterminant dans ce processus.

Dans le passé, la société a eu tendance à négliger les problèmes des gens âgés, peut-être parce que les signes du vieillissement sont apparents et qu'ils augmentent l'anxiété des plus jeunes face à leur propre mortalité. De plus, il y a eu une certaine répugnance à investir temps et effort pour des « vieillards » du fait même qu'ils étaient proches de leur fin. Cependant, au fur et à mesure qu'on a réduit et éliminé les effets débilitants de la maladie, de l'incapacité et des divers problèmes sociaux, on s'est mis à considérer la créativité, l'expérience, la vision de la vie et le jugement comme des processus qui continuent à se produire même au cours du vieillissement.

À la suite de recherches et d'observations récentes, on a proposé de nouvelles conceptions qui tiennent compte des aspects qualitatifs et quantitatifs de la vie. On considère la génération actuelle des personnes âgées comme celle des « aînés actifs ». Les progrès scientifiques font entrevoir une espérance de vie plus longue et une qualité de vie grandement améliorée. Cette *qualité de vie* devrait être le souci principal des médecins, des psychiatres, des psychologues, des travailleurs sociaux, des gens d'église et des infirmières.

☐ THÉORIES DU DÉVELOPPEMENT ET ASPECTS DU VIEILLISSEMENT

Certains modèles du développement mettent en évidence l'existence de points tournants dans les dernières années de la vie et tiennent compte des facteurs sociaux, psychologiques et biologiques en fonction des groupes d'âge.

Les théories de Buhler, Jung et Erikson, qui semblent être les plus considérées, ont en commun le thème de l'accomplissement personnel durant la seconde moitié de la vie.

Les théories de Buhler ont été établies à partir des quelque 400 biographies et autobiographies qu'il a réunies vers 1930 à Vienne. Sa méthode d'analyse a mis en évidence une progression des phases d'après les événements, les comportements et les accomplissements personnels.

Buhler considère la période de 45 ans à 65 ans comme une phase d'auto-évaluation des efforts fournis pour atteindre les objectifs fixés dans la jeunesse. La période des 65 ans et plus en est une de prise de conscience de la réussite ou de l'échec; les années restantes sont destinées à continuer les activités antérieures ou à satisfaire les besoins de l'enfance. À la suite de son étude, Buhler a conclu que l'évaluation faite par l'individu (atteinte ou non de l'accomplissement) est un facteur plus important d'adaptation à la vieillesse que le déclin biologique et l'insécurité. Pour un individu, l'impression d'avoir atteint ses objectifs ainsi que le plein accomplissement peut servir de bilan de toute sa vie.

Jung ne discernait pas de signification particulière à la vieillesse dans notre société. D'après lui, un grand nombre de personnes atteignent un âge avancé avec des espoirs insatisfaits ; il est « fatal » que celles-ci regardent en arrière. Il faut à tout prix que ces personnes aient un idéal qui leur permette de vivre la deuxième partie de leur vie avec autant de motivation que dans la première partie. Jung a suggéré que, dans la seconde moitié de la vie, l'individu s'oriente vers une exploration intérieure intense qui donne un sens profond à sa vie et qui lui fasse accepter la mort.

Erikson a émis l'idée que la vie comporte huit phases, chacune d'elles représentant un point tournant pour l'individu. Cette théorie fut reprise par Peck, qui espérait définir plus précisément les moments cruciaux dans la vie de l'adulte ou du vieillard. Selon cette théorie, l'individu de 40 ans à 50 ans met en doute ses valeurs, préférant la sagesse à la puissance physique. Ceux qui se cramponnent à leur puissance physique déclinante deviennent de plus en plus déprimés, tandis que les personnes qui utilisent leurs capacités mentales comme ressources premières réussissent apparemment mieux leur vieillesse. À cette période de la vie, si les hommes et les femmes se considèrent davantage comme des individus et des compagnons et qu'ils mettent moins d'accent sur l'élément sexuel, ils pourront vivre une relation conjugale d'une très grande profondeur et revaloriser leur union. Les gens dans la quarantaine doivent être plus ouverts ; ils doivent aussi se trouver des amis pour remplacer les enfants qui ont quitté la maison, les parents ou les vieux amis qui sont partis ou qui sont décédés.

Les gens qui se dirigent vers la vieillesse ont trois façons d'y faire face. Tout d'abord, ils peuvent s'intéresser à des sujets variés afin qu'à leur retraite ou lors du départ de leurs enfants, ils puissent s'engager dans des activités qui leur donnent pleine satisfaction. Ensuite, les gens âgés peuvent trouver du réconfort dans les relations humaines pour oublier la maladie et les douleurs corporelles. Enfin, la personne âgée doit trouver une signification gratifiante à sa vie dans l'avenir de sa famille, de ses idées ou de ses créations.

Les théoriciens considèrent la première partie de la vie comme une période de croissance et d'expansion, et la dernière, comme une période de retraite intérieure et d'introspection. Les tâches de la deuxième partie de la vie comportent la recherche de la signification et de la plénitude de la vie ainsi que des réflexions sur la mort prochaine.

Différents types de vieillissement

Vieillissement biologique.   Les premiers signes du vieillissement biologique sont les cheveux blancs, les rides, la perte de l'acuité visuelle et auditive. Par contre, pour la plupart des gens, le changement le plus important est l'extrême vulnérabilité à la maladie et la lenteur du rétablissement. Pour chacun, le vieillissement biologique dépend d'un ensemble de facteurs comme l'hérédité, les moyens financiers et la bonne santé. Cependant, ses conséquences semblent secondaires pour la plupart des gens.

Vieillissement psychologique.   Le vieillissement psychologique est lié au rôle que l'individu s'assigne à un certain âge. Les deux grandes menaces pour une personne âgée sont la perte de l'estime de soi et une peine grandissante causée par les décès de parents ou d'amis.

La condition des personnes âgées dans une société tournée vers la jeunesse continue à être étudiée et la démarche de la consultation en gérontologie est maintenant reconnue comme une forme spécialisée d'aide. L'aide en ce domaine est axée sur les réactions individuelles d'adaptation.

Contrairement à l'opinion courante, les personnes âgées ne sont ni incapables, ni inactives, ni déficientes intellectuellement et sexuellement. Elles ne passent pas leur temps à se plaindre, à raconter leurs souvenirs, à parler de maladies, ni à suivre des enterrements.

On doit encourager la personne âgée à se voir dans une période de croissance dynamique plutôt que dans une période de détérioration rapide. Si elle se perçoit avec un avenir et un potentiel, la personne âgée pourra réfléchir sur son passé sans ruminer, et conserver de l'espoir pour le futur.

L'impression d'une perte psychologique s'intensifie quand la personne vieillit, que sa vitalité baisse tandis que sa vulnérabilité augmente. Beaucoup de personnes âgées se mettent en colère quand elles se sentent impuissantes devant des événements apparemment incontrôlables (quand, par exemple, on cherche à brimer leur personnalité).

Très souvent, la personne âgée souhaite être traitée comme une personne digne et autonome. Elle ne veut pas être tolérée, traitée avec faveur ou condescendance, ni être perçue comme un animal familier. Les gens qui travaillent avec des personnes âgées ou qui les soignent ne devraient pas les traiter d'« adorables petites vieilles » ou de « chers petits vieux ». Ils doivent les écouter attentivement, diriger leur attention sur le moment présent et discuter avec elles de leurs projets ; les personnes âgées sentiront ainsi qu'elles sont considérées comme des personnes dotées chacune d'une entité propre.

Vieillissement d'origine sociale.   La société impose des rôles aux gens dès qu'ils atteignent un certain âge. Dans notre société, les personnes âgées ne sont plus considérées comme des membres à part entière ; on les traite souvent comme des êtres « irrécupérables ». Elles auront malheureusement tendance à intérioriser une telle perception.

Un certain nombre de recherches actuelles démontrent qu'une très grande proportion des changements de mentalité et d'attitudes chez les personnes âgées ne proviennent pas du vieillissement biologique mais plutôt des rôles qui leur sont imposés par la société. Elles entendent souvent dire dans leur entourage qu'elles sont physiquement, socialement, sexuellement et intellectuellement handicapées et encore qu'elles sont lentes à comprendre les événements et rigides dans leur façon de penser ou de se comporter.

Notre société dévalue les gens une fois qu'ils ont quitté les rangs des « productifs ». Elle met systématiquement à la retraite les travailleurs qui ont atteint l'âge fatidique de 65 ans. Le système scolaire a de tout temps conditionné les gens à un rôle axé sur le travail ; aussi, quand ils prennent leur retraite, la société a tendance à les classer comme « non existants ». De plus, on croirait qu'elle les conditionne à fuir et à se cacher jusqu'à leur mort. Il est important de noter que, chez la plupart des gens, la combinaison des vieillissements d'ordre psychologique et d'origine sociale est plus destructrice que le vieillissement biologique.

☐ PROFIL DE LA PERSONNE ÂGÉE

On pense généralement que la vieillesse commence à 65 ans, mais cet âge a été délimité dans le but de répondre à des fins sociales (retraite) et fiscales (régime des rentes). Certains spécialistes en gérontologie nomment « jeunes âgés » les personnes entre 65 ans et 74 ans et « vieux âgés », celles qui dépassent 75 ans.

En 1976, on comptait au Canada 1,9 million de personnes de 65 ans et plus, soit 9% de la population. On prévoit qu'il y en aura 3,2 millions en 2001, soit 11% de la population. C'est le groupe d'âge qui augmente le plus à l'heure actuelle. L'espérance de vie était, en 1980, de 76 ans pour un homme et de 78 ans pour une femme. Plus une personne est âgée, plus grande est la probabilité qu'elle vive longtemps. Le phénomène du vieillissement de la population est dû principalement aux progrès de la médecine qui ont réduit la mortalité infantile et qui ont permis à plus de gens d'atteindre un âge avancé. Une analyse des statistiques révèle que parmi les gens âgés, le groupe des 75 ans et plus est celui qui croît le plus rapidement.

Parmi les gens âgés, on compte plus de femmes que d'hommes à cause de leur espérance de vie plus longue. Comme la plupart des femmes sont plus jeunes que leurs maris et qu'elles leur survivent généralement quelques années, environ 23% d'entre elles se retrouvent veuves entre 60 ans et 64 ans, et le pourcentage augmente à environ 70% pour celles au-dessus de 70 ans. Beaucoup de veuves vivent seules et disposent d'un revenu inférieur au seuil de la pauvreté.

L'image classique du vieillard frêle vivant dans une résidence pour personnes âgées est trompeuse. En effet, les vieillards restent, pour la plupart, dans la communauté et, le plus souvent, ils vivent seuls. Cette tendance est plus forte chez les femmes non seulement à cause de l'augmentation du veuvage, mais aussi à cause de leur plus grande sécurité financière (rentes, pensions privées, avantages de l'assurance-maladie, etc.).

Effets du vieillissement sur les services de santé

Les personnes de 75 ans et plus ont besoin de ressources supplémentaires pour résoudre les problèmes physiques ou psychologiques propres à leur âge. Évidemment, les « vieux âgés » ont plus de problèmes que les « jeunes âgés ». Les personnes de 75 ans et plus passent environ 4,5 fois plus de temps dans les centres hospitaliers de courte durée que la moyenne nationale et 70% de plus que les personnes de 65 ans à 74 ans. Selon les statistiques du MAS, dans les centres d'accueil publics du Québec en 1979, 48,5% de la population totale était composée de gens de 75 ans et plus, dont 71,2% de femmes et 28,8% d'hommes, alors que la tranche d'âge des 65 ans à 74 ans ne constituait que 11,6% de la population totale, dont 7,6% de femmes. Voilà pourquoi on enregistre une demande accrue de services pour les gens de 75 ans et plus.

Facteurs économiques affectant la personne âgée

Le revenu de l'individu a un effet déterminant aussi bien sur la qualité de son existence que sur sa santé. Les personnes âgées font partie des couches de population à faible revenu. Même si certaines d'entre elles sont riches, la plupart des personnes âgées ne bénéficient pas de l'amélioration du niveau de vie à laquelle elles ont contribué. Presque un quart d'entre elles ont un revenu plus bas que le seuil de pauvreté. Toute personne qui est mise à la retraite ou qui prend sa retraite subit une importante baisse de revenu. Le couple âgé ou l'individu âgé doit ordinairement subsister avec la moitié du revenu dont dispose le jeune couple ou le jeune célibataire. Les consommateurs âgés dépensent proportionnellement plus que les jeunes en ce qui concerne la nourriture, le logement et les soins médicaux. Par contre, ils dépensent proportionnellement moins que les jeunes en ce qui concerne le transport, les vêtements, l'ameublement et les loisirs. Ce n'est pas parce qu'ils en ont moins besoin que d'autres ; tout simplement, c'est parce qu'ils ne peuvent s'en permettre davantage.

Les dépenses en soins de santé prennent une place prépondérante dans le budget de la personne âgée. Cela tient principalement au fait que leurs besoins en ce domaine sont quasi permanents, étant donné les malaises ou les maladies qui les accablent. Les dépenses relatives aux soins de santé sont trois fois et demie plus importantes que celles des moins de 65 ans.

Les changements qui surviennent dans la population et le nombre croissant de personnes âgées ont suscité des réajustements importants dans la planification socio-économique. Les attitudes individuelles doivent également être modifiées. On doit inculquer à la jeunesse la nécessité de coopérer avec les personnes âgées.

Logement de la personne âgée

De plus en plus, les organismes privés ou publics mettent à la disposition des personnes âgées des logements qui tiennent compte de leurs besoins particuliers, c'est-à-dire des logements qui comportent moins de risques d'accidents, qui sont faciles à entretenir, qui sont d'une grandeur modeste et qui sont situés non loin des centres commerciaux.

La plupart des pays ont mis sur pied des régimes de prestations de la vieillesse qui assurent aux personnes âgées un revenu minimum annuel et qui permettent à celles qui sont très pauvres d'avoir un logement décent. Cela intéresse tout particulièrement les infirmières qui œuvrent dans le domaine de la santé communautaire ainsi que les professionnels paramédicaux qui se consacrent aux vieillards et à leurs problèmes.

Afin d'aider les personnes âgées qui ont des problèmes d'adaptation à leur environnement, particulièrement celles qui ont plus de 70 ans, on doit voir à ce que certaines mesures de sécurité soient instaurées : éclairage adéquat, rampes dans les endroits stratégiques, plancher non glissant et pièces de plain-pied. Dans certains cas, on doit aussi voir à préparer des repas et à dispenser des soins médicaux ou infirmiers.

☐ CHANGEMENTS PHYSIOLOGIQUES ACCOMPAGNANT LE VIEILLISSEMENT

Le processus du vieillissement varie selon les individus, les facteurs héréditaires et environnementaux étant liés à la longévité. Des études approfondies et systématiques ont révélé certains aspects du processus de vieillissement. Le vieillissement se produit à tous les niveaux du fonctionnement de l'organisme : niveaux cellulaire, organique et systémique. Il semblerait que, en laboratoire, les cellules aient une longévité bien définie ; elles ne se divisent pas indéfiniment mais présentent une capacité mitotique décroissante avec l'âge. Ainsi, les cellules d'une personne âgée n'ont plus le même rendement qu'auparavant. Quelques recherches montrent que les cellules vieillissent et meurent, car elles perdent la capacité à réparer les dommages résultant de leur propre métabolisme ou des effets de l'environnement.

D'une façon globale, *la perte cellulaire et la perte de réserves physiologiques sont les caractéristiques dominantes du vieillissement*. De telles pertes peuvent atteindre tous les organes, à cause de la diminution qualitative et quantitative des unités fonctionnelles, d'une coordination moins efficace de ces unités ou d'une combinaison de ces facteurs.

Il existe de grandes différences dans le vieillissement ; les divers systèmes ne vieillissent pas au même rythme ; cependant, l'effet global se voit par les fonctions qui se détériorent.

Modifications de l'homéostasie

L'homéostasie est la capacité de l'organisme à maintenir un milieu interne stable (voir le chapitre 4). Ce mécanisme complexe maintient l'équilibre des liquides et des électrolytes, de la pression sanguine, de la température et de l'absorption d'aliments. La vie de l'organisme dépend de l'intégrité cytophysiologique et de la stabilité du milieu interne. Tant que l'homéostasie existe, l'organisme est capable de réagir et de s'adapter au stress. Cependant, en vieillissant, ce mécanisme perd de son efficacité et l'énergie de réserve diminue. L'organisme peut fonctionner adéquatement lorsqu'il est au repos ou qu'il est en activité modérée durant de courtes pédiodes, mais lorsque du stress se produit à la suite d'un traumatisme ou d'une infection, la réserve énergétique diminue ou disparaît. Tout cela rend l'individu plus vulnérable aux maladies. Une détérioration physiologique s'ensuit ; le rétablissement est de plus en plus long. Afin de s'adapter aux changements physiologiques, la personne âgée doit donc restreindre ses activités.

Modifications du système nerveux

Le système nerveux est grandement affecté par le processus du vieillissement, en particulier par la diminution de l'activité cellulaire. À 80 ans, les cellules de l'encéphale diminuent de moitié par rapport à 40 ans, ce qui entraîne une diminution de la masse de l'encéphale. (Cependant, les réserves de l'encéphale peuvent compenser cette déficience.) Il est étonnant d'apprendre que la diminution des neurones commence très tôt dans la vie et qu'elle affecte à la fois l'encéphale et la moelle épinière. Il y a atrophie progressive des circonvolutions, qui entraîne un élargissement et un approfondissement des sillons. On note aussi une diminution de l'apport sanguin au cerveau. Les modifications du système nerveux et de son approvisionnement sanguin constituent deux facteurs ayant un effet sur les changements de personnalité de la personne âgée. Cela peut expliquer le fait que le vieillissement s'accompagne souvent d'une perte de mémoire (la mémoire à court terme surtout), d'une réflexion plus lente, d'un réveil plus matinal et d'opinions plus catégoriques. Les tests d'intelligence révèlent que les personnes âgées ne subissent pas de diminution de cette faculté ; seules les personnes de 75 ans et plus mettent plus de lenteur à répondre. Ces tests ont aussi montré que les personnes fortement scolarisées et très intelligentes ne présentaient pas ou peu de détérioration intellectuelle en vieillissant en autant que les tests n'étaient pas faits sous pression. Beaucoup de gens restent inventifs jusqu'à un âge très avancé.

Modifications des sens

Le vieillissement est responsable, à divers degrés, de la détérioration des sens (odorat, goût, audition, vue), d'une diminution de la perception de la douleur (ce qui inclut le toucher) et du ralentissement des mécanismes régulateurs de la température corporelle.

Détérioration des sens.   La diminution de l'odorat et du nombre de papilles gustatives entraîne parfois une perte d'appétit ; la diminution de la soif peut conduire à la déshydratation, à un déséquilibre des liquides et, en conséquence, à des comportements confus.

La détérioration de l'ouïe, qui débute par l'incapacité à entendre les sons de hautes fréquences, entraîne une difficulté à discerner les sons de la voix et ceux de l'environnement. Cela peut provoquer le retrait et l'isolement de certaines personnes âgées.

La vue se détériore par réduction de l'acuité visuelle et de l'accommodation aux éblouissements, par une diminution marquée de la vision nocturne et du champ périphérique. Cela est particulièrement frustrant, car la lecture et la télévision demeurent les activités favorites de beaucoup de personnes âgées qui sont alors incapables de les poursuivre longtemps. Pour pallier ces difficultés visuelles, l'infirmière doit voir à ce que la personne âgée dispose d'un éclairage suffisant (ni trop fort, ni trop faible) et d'une veilleuse ; elle doit aussi prendre des précautions lorsqu'une personne âgée est déplacée d'une pièce éclairée à une pièce sombre afin de donner le temps à l'œil de s'habituer à passer du jour à la nuit. La majorité des problèmes ophtalmologiques de la vieillesse sont la presbytie (difficulté à voir nettement ce qui est proche), les troubles des glandes lacrymales, les cataractes, la dégénérescence maculaire, le glaucome, la rétinopathie diabétique et le décollement de la rétine. De nouvelles méthodes de diagnostics par instrumentation et la thérapie médicale et chirurgicale contribuent à réhabiliter la vision.

Perception de la douleur et régulation de la température.   La perception de certains types de douleur diminue et la distinction entre la douleur d'une partie du corps et celle d'une autre devient plus difficile. En fait, la personne âgée peut ne ressentir aucune douleur pour certaines maladies aiguës telles que l'infarctus du myocarde, la pneumonie, l'appendicite et la péritonite.

Les mécanismes régulateurs de la température sont moins fiables et les activités génératrices de chaleur diminuent. Lors d'une infection, la personne âgée peut subir une diminution de chaleur plutôt qu'une augmentation. On doit donc surveiller les changements apparaissant sur le visage et toute accélération du rythme respiratoire, comme signes possibles d'infection chez la personne âgée.

Modifications cardio-vasculaires

Chez la personne âgée, le cœur est capable de pomper efficacement dans des situations normales, mais à cause d'un manque de réserves physiologiques, il réagit difficilement à un stress soudain comme une perte de sang, une alimentation parentérale excessive ou un effort trop rapide. Lorsque l'homéostasie normale est perturbée, il peut se développer une insuffisance cardiaque, des arythmies et une ischémie du myocarde.

Les signes d'artériosclérose deviennent cliniquement observables, lorsque la maladie a atteint un stade avancé. À mesure que le corps vieillit, les artères se modifient, d'un point de vue chimique et anatomique, avec augmentation des dépôts de cholestérol, d'autres lipides et de calcium. Les fibres élastiques se durcissent petit à petit, se fendent et se fragmentent. La plupart des troubles circulatoires des personnes âgées sont dus à ce problème. La pression artérielle chez la personne âgée peut varier. On ne doit pas confondre ce phénomène avec l'hypertension artérielle dans laquelle l'augmentation *persiste* lors de l'évaluation de la pression systolique et diastolique.

Modifications respiratoires

La plupart des modifications respiratoires proviennent d'une perte d'élasticité des tissus entourant les alvéoles et les conduits alvéolaires, ainsi que des variations du diamètre antéro-postérieur de la cage thoracique à cause de la calcification des côtes et des vertèbres. Il y a aussi des modifications dans les tissus pulmonaires, une diminution importante de la capacité respiratoire et une réduction de la taille et de la structure des poumons, de même qu'un affaiblissement des muscles respiratoires. Toutefois, la capacité de ventilation des poumons répond suffisamment aux besoins des activités ordinaires. L'adulte âgé ne devrait pas manifester de symptômes d'une maladie respiratoire chronique ou d'une infection aussi longtemps que son état de santé semble normal.

Modifications de la fonction rénale

La fonction rénale se détériore avec l'âge à cause de la diminution du nombre de glomérules ainsi que d'une réduction de la filtration et de la fonction tubulaire. La quantité de sang qui atteint le rein est réduite par la diminution du débit cardiaque et par l'augmentation de la résistance périphérique. À cause de toutes ces modifications,

le rein devient un système d'évacuation de déchets moins efficace, ce qui diminue son rendement quant au contrôle de l'homéostasie. Cependant, la capacité initiale des réserves du rein est si grande que, dans des circonstances normales, il continue à fonctionner adéquatement toute la vie durant.

Modifications du métabolisme

Au cours du vieillissement, le taux de métabolisme basal diminue et la quantité d'oxygène que les tissus utilisent est réduite. À cause des changements qui surviennent dans le processus métabolique de la personne âgée, les résultats des tests de tolérance au glucose tendent à être similaires à ceux d'une personne diabétique. Si l'on appliquait les critères relatifs aux tests de tolérance au glucose, dans l'évaluation de la personne âgée, on trouverait 50% de diabétiques. Donc, on ne peut se fier aux tests de tolérance au glucose, chez les personnes âgées, à moins qu'on ne les applique à des diabétiques reconnus. Des tables d'interprétation de ces tests sont disponibles.

Modifications de l'appareil digestif. Chez certaines personnes âgées, la digestion est entravée par une combinaison de facteurs comprenant la perte des dents ou un dentier mal ajusté, un affaiblissement du mécanisme de déglutition ou une diminution des sécrétions d'enzymes et de suc gastrique. L'absorption des nutriments et des sels minéraux peut aussi être atténuée, tout comme la motilité gastro-intestinale. La constipation est fréquente ; les causes habituelles sont le manque de fibres et de volume alimentaire ainsi que les habitudes d'élimination plutôt paresseuses.

Modifications de l'appareil musculo-squelettique

Il y a généralement une atrophie lente et constante de la musculature en particulier au niveau du tronc et des extrémités. À cause de la perte de puissance musculaire, la force, l'endurance et l'agilité diminuent. Les os perdent graduellement du calcium, deviennent poreux et s'allègent. À cause de cette fragilité du squelette, les chutes sont spécialement dangereuses. Les ligaments se calcifient, s'ossifient et les articulations se raidissent à cause de l'érosion des surfaces cartilagineuses. Des changements dans la forme des cavités articulaires peuvent entraîner une dégénérescence. De telles modifications provoquent une diminution de la taille et conduisent parfois à une posture fixe ainsi qu'à la capacité réduite de se mouvoir. On peut cependant prévenir ou corriger plusieurs de ces incapacités. Des exercices peuvent ralentir ces modifications. Puisque l'inactivité aggrave celles-ci, on doit encourager la personne âgée à demeurer active sur le plan physique, tout en tenant compte de ses limites. Elle doit aussi conserver un régime alimentaire équilibré et s'assurer un apport suffisant de protéines, de calcium et de vitamines.

Modifications de la peau et du tissu conjonctif

La peau est l'une des premières structures à subir des modifications avec l'âge. Au cours du vieillissement, il y a perte du tissu de support sous-cutané, de sorte que la peau s'amincit. La perte de cette graisse sous-cutanée donne à la peau son apparence caractéristique : plis, pattes d'oie, rides et relâchement. Les cheveux tombent ; la pigmentation de la peau et des cheveux change. Le purpura et des ecchymoses peuvent apparaître à cause de la plus grande fragilité du derme et des vaisseaux sous-cutanés, et de la perte des tissus supportant les capillaires. Des traumatismes mineurs entraînent aisément des meurtrissures.

Le derme devient relativement sec et perd de sa résistance et de son élasticité. La peau est habituellement sujette à la siccité et à la démangeaison. La diminution du lit capillaire et l'atrophie des glandes sont deux facteurs qui rendent la personne âgée plus sensible au froid, à la chaleur et au savon.

Les personnes âgées devraient se protéger en évitant des expositions prolongées au soleil, qui hâtent l'évolution des caractéristiques du vieillissement de la peau et qui peuvent favoriser le cancer tel que l'épithélioma basocellulaire. Elles doivent aussi éviter les traumatismes mineurs, puisque la peau guérit plus lentement. Cela est surtout important dans le cas de la personne diabétique et de la personne souffrant de mauvaise circulation à cause de l'athérosclérose des membres inférieurs.

Modifications du système reproducteur et de l'activité sexuelle

Les changements physiologiques qui viennent avec la ménopause influent sur la sexualité des femmes âgées. L'atrophie du canal vaginal et la diminution de ses sécrétions peuvent conduire à une irritation locale, à un saignement et à des douleurs lors des relations sexuelles ; ce problème est traitable. Chez les hommes âgés, la capacité d'aboutir à la pleine érection est diminuée et retardée, et la fréquence des éjaculations est réduite. Fréquemment, ces modifications physiologiques sont associées à des modifications psychologiques.

Bien qu'il y ait diminution globale de l'activité sexuelle avec l'âge, un bon nombre de personnes âgées désirent et ont une activité sexuelle. Les désirs et les capacités sexuels, même modifiés, peuvent jouer un rôle important. Des études ont démontré que l'activité sexuelle chez la personne âgée dépend du comportement et des expériences sexuels antérieurs ainsi que de la disponibilité du partenaire. Le fait que la majorité des femmes âgées soient veuves expliquerait la diminution de leur intérêt sexuel.

☐ SOINS PRÉVENTIFS ET MAINTIEN DE LA SANTÉ CHEZ LA PERSONNE ÂGÉE

Les soins préventifs sont très importants, car la résistance de la personne âgée est moindre et toute détérioration de l'homéostasie peut entraîner de graves conséquences. Les soins préventifs consistent donc à maintenir la personne âgée en santé, à détecter la maladie dès le début et à prévenir toute détérioration de son état de santé.

Les gens qui s'occupent des personnes âgées et qui les soignent doivent avoir des sentiments positifs au sujet du potentiel de santé de celles-ci. (On doit avoir la « couenne dure » pour vivre si longtemps.) Les personnes âgées doivent apprendre à se maintenir en santé. Le mieux serait sûrement de pouvoir dépister la maladie et fournir les soins curatifs dans les années prégériatriques, pour prévenir les maladies invalidantes. Les infirmières qui ont des capacités spéciales, une formation et de l'intérêt en gériatrie font de grands pas dans la promotion des soins de santé chez la personne âgée.

Évaluation de l'état de santé

Les personnes âgées se présentent rarement d'elles-mêmes pour un examen physique, car elles ont tendance à considérer les symptômes sérieux comme de simples signes de vieillesse. De plus, l'incapacité de se mouvoir, le manque d'argent, la diminution de la sensibilité à certains types de douleurs et la dépression sont autant de facteurs qui portent ces personnes à se négliger.

Il existe plusieurs techniques d'évaluation qui permettent de déceler et d'identifier les personnes âgées menacées. L'une d'entre elles est axée sur un programme de dépistage automatisé. Le profil de santé du client est obtenu à l'aide de l'histoire médicale antérieure associée à certains paramètres physiologiques. Cette technique utilise des procédés automatisés et des analyses par ordinateur. Les résultats et les données sont informatisés et facilement accessibles. Ainsi, cette technique évalue le degré de bien-être du client et identifie l'éventualité d'une maladie ainsi que son déroulement probable. Tous ces renseignements sont mis en parallèle avec ceux obtenus lors de l'examen clinique, car les symptômes de la maladie sont modifiés avec l'âge. En effet, beaucoup de problèmes ne deviennent évidents que lorsqu'ils sont rendus à un stade très avancé.

Plusieurs experts pensent qu'un examen physique complet, y compris des analyses de sang, d'urine et des selles, devrait être effectué tous les ans. L'électrocardiogramme est d'une importance primordiale pour mettre à jour des anomalies cardiaques souvent non perçues par le client âgé, à cause de sa perception de la douleur altérée ou diminuée. La radiographie pulmonaire est également importante pour mettre en évidence l'insuffisance cardiaque globale, l'affection pulmonaire chronique, la tuberculose, le cancer, la grosseur du cœur ainsi que les altérations des gros vaisseaux sanguins et des structures osseuses du thorax. Des tests sur la fonction pulmonaire évaluent les effets de certaines maladies comme l'emphysème. Le test de Papanicolaou décèle, chez la femme âgée, le cancer du col ; la tonométrie permet de détecter le glaucome. Il est important de surveiller les variations de masse chez la personne âgée, car toute perte de masse peut indiquer la présence d'un cancer. Les problèmes de vision et d'audition doivent être corrigés, car toute privation d'un des sens entraîne une vieillesse difficile.

D'autres mesures positives du maintien de la santé sont les suivantes : le contrôle de la masse, l'exercice, une nutrition saine, l'abandon de la cigarette et la prévention des accidents. Tous ces facteurs contribuent à la longévité et à une qualité de vie supérieure.

Soutien nutritionnel

La malnutrition, les contraintes économiques et les maladies sous-jacentes sont autant de facteurs qui rendent le régime alimentaire d'une personne âgée inadéquat. La nutrition peut avoir un effet extraordinaire sur le maintien de la santé, la prévention de la maladie de même que sur son traitement. En général, les besoins nutritionnels, à cet âge, sont identiques à ceux de l'adulte mature, mis à part l'apport énergétique qui devrait être moindre. Cet apport est diminué du tiers à cause de la réduction, avec l'âge, de la masse, du taux du métabolisme et de l'activité physique. Cependant, il doit être suffisant pour maintenir une masse normale et pour éviter soit un surplus, soit une insuffisance de masse. Par contre, le taux de mortalité serait moindre chez les personnes âgées qui présentent un léger surplus de masse.

Des études de diététique démontrent que le calcium, la thiamine, l'acide ascorbique et la vitamine A sont les nutriments qui font le plus défaut chez les personnes du troisième âge.

Avec l'âge, la quantité de protéines du corps diminue, ce qui se reflète dans la perte de masse des muscles squelettiques. Quelques chercheurs recommandent que l'apport en protéines soit augmenté de 10% jusqu'à 14%. Bien que le métabolisme protéique décroisse avec l'âge, nous n'avons aucune donnée relative aux besoins en acides aminés. Le stress physique et psychologique peut entraîner un équilibre négatif en azote. Les problèmes de l'absorption et les variations de métabolisme de la personne âgée diminuent l'efficacité de l'utilisation de l'azote. C'est d'ailleurs pour ces raisons que l'apport en protéines doit être évalué pour chaque individu. L'apport recommandé est de un gramme de protéines par kilogramme de masse idéale.

L'apport vitaminique soulève une controverse. Les quelques recherches effectuées suggèrent qu'un apport supplémentaire de vitamines ne soit pas nécessaire. La personne âgée peut réagir à un supplément de vitamines, car son apport vitaminique est habituellement faible.

Parmi les minéraux, c'est le calcium qui devrait être fourni en doses supplémentaires, car il existe une forte incidence d'ostéoporose chez les femmes âgées.

L'addition d'une quantité modérée de fibres au régime alimentaire soulage la constipation et la flatulence, deux problèmes fréquents chez les personnes âgées.

Les déficiences nutritionnelles sont aussi causées par l'isolement social, le manque d'intérêt à faire la cuisine et à manger, et par des problèmes de ravitaillement. Les mains faibles et tremblottantes de la personne âgée rendent hasardeuses certaines préparations de plats. Les repas sont un événement social, et bien des moments agréables de la vie sont liés à la nourriture. Lorsque le facteur social est absent et que la personne vit seule, elle risque de ne pas prendre ses repas régulièrement. Bien des personnes se contentent de repas peu coûteux, qu'elles peuvent préparer sans le moindre effort. Celles qui sont au seuil de la pauvreté ne peuvent se procurer les aliments dont elles ont besoin. Par conséquent, la proportion de glucides dans leur régime est excessive, comme c'est le cas dans les régimes « toasts et café », et la consommation de protéines bien inférieure à ce qu'elle devrait être.

La perte d'intérêt pour les aliments est accélérée par des changements physiologiques tels que la diminution de la production de salive et l'incapacité de mâcher convenablement à cause d'un manque de dents ou d'une prothèse mal ajustée ; c'est pour cette dernière raison que les personnes âgées ont tendance à prendre des aliments à base de purées et des sucreries.

La perte d'appétit est souvent causée par la diminution du nombre de papilles gustatives (plus de 50%), par la diminution de l'odorat et par la difficulté à avaler.

Des stimulants pris au début du repas, tels que les jus de fruits et les soupes à base d'extraits de viande, contribuent à augmenter l'appétit. Le client souffrant d'anorexie augmente son apport de nourriture en prenant de fréquentes collations nutritives. Lorsque l'infirmière suggère au client un régime alimentaire qui répond à un problème spécifique, elle doit tenir compte des habitudes alimentaires de celui-ci. Le simple fait que le client soit âgé ne signifie pas que la nourriture doive être molle ; il est par contre important qu'elle soit invitante et agréable au palais.

Un repas pris à l'occasion d'une rencontre sociale est important pour le bien-être physique et mental. On doit donc encourager le client à manger avec les autres, quel que soit le motif ou l'occasion.

Activité physique

L'exercice est un moyen de prévenir le vieillissement prématuré. Beaucoup de problèmes de santé chez les personnes âgées sont causés par un manque d'exercice et par une sensibilité plus grande au stress. L'inactivité est un danger sérieux à cet âge ; la faiblesse ou la rigidité des muscles posturaux principaux finit par causer des problèmes de déplacement. L'exercice entretient le tonus musculaire et il est efficace pour prévenir les maladies cardio-vasculaires ; il augmente les aptitudes et la vitalité, et présente des avantages psychologiques. Cependant, il n'y a aucune preuve qu'il accroisse la longévité.

Le but de l'entraînement physique est de rendre les dernières années de vie plus actives et plus productives. Un programme systématique d'exercices axé sur la relaxation des muscles tendus et le raffermissement des muscles mous constitue un plan de reconditionnement utile. Habituellement, on devrait commencer par des exercices de relaxation pour aboutir progressivement aux exercices de raffermissement ; chaque exercice ne devrait pas se répéter plus de deux ou trois fois afin d'éviter le raidissement des articulations, et son intensité devrait augmenter graduellement. Un programme individualisé et sous surveillance médicale peut être appliqué aussi bien aux personnes alitées qu'aux autres.

Prévention des accidents

Un grand nombre de personnes âgées de 65 ans et plus meurent chaque année à la suite de blessures accidentelles. Presque toutes les infirmières ont vu des personnes âgées et frêles admises au centre hospitalier avec une fracture de la hanche. Les conséquences sont très graves : incapacité prolongée, escarres de décubitus, sonde à demeure, dépression et mort. Pour une vieille personne, la chute signifie « le commencement de la fin ». Les personnes âgées de 65 ans et plus comptent pour 24% des victimes d'accidents mortels. Pour celles-ci, l'hospitalisation à la suite d'un accident dure environ 13,5 jours, alors qu'elle ne dure que huit jours pour les autres.

La plupart des accidents ont lieu à la maison et la chute en est la principale cause. Pour aider la personne âgée à éviter les accidents, on suggère que :

1. Tous les escaliers soient munis d'une rampe.
2. La baignoire, la salle de douche et le cabinet de toilette aient une barre de soutien.
3. Les souliers soient adéquats et les lacets bien attachés ; les pantoufles trop larges entraînent des risques.
4. Les objets personnels et les objets d'usages fréquents soient placés à la portée de la main, afin d'éviter à la personne de grimper ou de se pencher.
5. Les piétons âgés soient prudents si leur vision et leur audition sont détériorées.

Des précautions devront être prises en cas d'urgence pour les personnes seules et pour les handicapés. La méthode du contact téléphonique quotidien peut être utile, pour que les personnes âgées, sujettes à des chutes brusques, ne gisent pas indéfiniment sur le plancher. Les numéros à composer en cas d'urgence devraient être placés bien en vue et en gros caractères ou, encore, pré-enregistrés pour les gens à vision très faible.

☐ PROBLÈMES DE SANTÉ CHEZ LA PERSONNE ÂGÉE

Maladie et vieillissement

Les personnes âgées sont plus vulnérables à la maladie, à cause de facteurs tels que des réserves physiologiques réduites, un mécanisme d'homéostasie moins souple et des mécanismes de défense affaiblis. C'est d'ailleurs pourquoi les maladies chroniques sont souvent appelées « les compagnons de la personne âgée ». La majorité des personnes de plus de 65 ans souffrent d'au moins une maladie chronique. Les perturbations les plus fréquentes sont : maladie cardiaque, tumeur maligne, maladie cérébro-vasculaire (surtout la démence sénile et l'accident vasculaire cérébral), grippe et pneumonie. La cardiopathie ischémique est la maladie cardiaque la plus fréquente. Le cancer du tube digestif, surtout du côlon, est aussi très fréquent. En général, le cancer évolue plus lentement chez la personne âgée.

La maladie chez la personne âgée ne présente pas les signes et les symptômes classiques. Les manifestations cliniques d'usage peuvent être absentes, atténuées ou déguisées, de sorte que des signes et des symptômes atypiques apparaissent. Les affections sont souvent négligées et attribuées à la vieillesse et à la sénilité. Bien que les réserves physiologiques soient réduites, beaucoup de maladies sont encore curables ou prévisibles et certaines d'entre elles peuvent même être ralenties. Il est donc nécessaire de distinguer celles qui sont causées par des agressions physiques ou par des changements associés à l'âge de celles qui sont dues aux effets des revers socio-économiques et des crises personnelles.

Un nombre important des incapacités associées à la vieillesse surviennent à la suite d'une maladie vasculaire dégénératrice, l'artériosclérose. La multiplication des petites thromboses des artères du cortex cérébral est responsable des détériorations mentales chez un certain nombre de clients que l'on dit « séniles ». Lorsque de telles occlusions se produisent, le client n'est plus capable de compléter ses pensées et ses observations, il ne se souvient pas des événements récents, il devient de plus en plus irritable, il manifeste des signes de régression infantile et, enfin, il réagit moins à son entourage. Par ailleurs, la personne âgée peut mourir brusquement ou souffrir d'une incapacité grave dans le cas de l'occlusion soudaine d'une artère artérioscléreuse importante de l'encéphale ou d'une hémorragie cérébrale. Une autre complication de l'artériosclérose est l'artériopathie oblitérante des membres inférieurs qui conduit à la claudication intermittente et, éventuellement, à la gangrène, infection nécessitant souvent l'amputation d'une jambe ou des deux jambes.

Les artères coronaires et rénales sont prédisposées à l'artériosclérose. La personne âgée est d'autant plus sujette aux affections cardiaques, telles que l'angine, l'insuffisance coronaire aiguë, l'infarctus du myocarde, l'arythmie et l'insuffisance cardiaque, qui peuvent limiter considérablement ses efforts physiques. La perturbation de la fonction rénale peut conduire à une insuffisance rénale chronique.

Les perturbations gastro-intestinales se produisent souvent chez la personne âgée, à cause de la réduction de l'apport sanguin au tube digestif, des modifications neuro-musculaires de dégénérescence, des altérations de la paroi intestinale, des pertes de sécrétions ou de maladies néoplasiques. Dans le cas d'une diminution du péristaltisme de l'œsophage, à cause de fonctions musculaires et nerveuses réduites, la personne âgée a de la difficulté à avaler, ce qui peut conduire à la pneumonie de déglutition.

- À cause des difficultés à avaler, il est nécessaire d'incliner la tête du lit lorsqu'on nourrit un client âgé qui ne peut s'asseoir.

Des urgences relatives à l'abdomen, telles qu'une hémorragie interne ou une obstruction intestinale, ne présentent pas toujours les symptômes classiques. L'évanouissement peut signaler une hémorragie gastro-intestinale ; parfois, une obstruction intestinale ne présente aucun signe, mais elle constitue quand même un problème grave. En général, les perturbations gastro-intestinales créent des problèmes de nutrition et de thérapie symptomatique.

Une infection pulmonaire chez la personne âgée est un cas d'urgence grave, à cause de l'incapacité du malade à rejeter ses sécrétions. Les clients souffrant d'emphysème pulmonaire chronique ont souvent des complications respiratoires après une maladie, une intervention chirurgicale ou un traumatisme.

- La confusion est souvent le premier signe d'une infection respiratoire.
- Les sédatifs et les médicaments sont administrés avec précaution, car ils rendent le client vulnérable à l'insuffisance respiratoire et ils suppriment le réflexe de la toux.
- Même une infection respiratoire « mineure » nécessite un traitement vigoureux.

D'autres perturbations qui se produisent souvent chez la personne âgée sont : les lésions atrophiques et ulcéreuses de la peau et des membranes muqueuses, et l'hypertrophie de la prostate avec obstruction urinaire. La description de ces perturbations et de certaines autres perturbations dégénératives est donnée ailleurs dans le manuel.

Chutes chez la personne âgée

Les chutes sont responsables d'un bon nombre de morts accidentelles chez les personnes âgées. Pour celles-ci, une chute est une expérience effrayante, car elle peut conduire à l'immobilisation, à la pneumonie et à la perte complète de la capacité à se déplacer. Les chutes peuvent résulter d'une dégradation physiologique (associée à l'âge) de l'équilibre postural (en particulier, le balancement), d'une détérioration du SNC, d'un étourdissement, d'une hypotension posturale, d'un bloc cardiaque et d'une arythmie. Souvent, la chute se produit lorsque la personne âgée se dépêche pour aller à la toilette.

L'ostéoporose représente un danger particulier; l'os, en se décalcifiant, s'amincit et devient fragile, ce qui occasionne des fractures graves telles que la fracture de la hanche, la fracture de Pouteau-Colles, de même que les fractures par tassement de la colonne vertébrale. Les articulations sont très souvent atteintes d'arthrose, maladie chronique douloureuse limitant le mouvement du dos et des articulations de support. L'articulation rongée peut céder et être alors responsable d'une chute.

- Chez toute personne âgée qui tombe, il faut soupçonner une fracture.

Pour réduire la fréquence des chutes chez les personnes âgées hospitalisées, on recommande de suivre les conseils suivants [1]:

1. Implanter un traitement ou un programme de réhabilitation.
2. Évaluer l'habileté du client et le surveiller fréquemment au cours de la première semaine d'hospitalisation, période durant laquelle beaucoup de chutes se produisent.
3. Placer le client hémiplégique ou souffrant d'une incapacité dans un fauteuil roulant équipé d'une ceinture de sécurité, d'un oreiller et d'un plateau fixé solidement.
4. Garder les couloirs libres de tout objet ou équipement de service.
5. Veiller à ce que le client porte des souliers à semelles antidérapantes.
6. Stabiliser le plateau du lit, le placer pour qu'on l'atteigne facilement et l'immobiliser lorsqu'on s'en sert.
7. Utiliser des lits bas munis de ridelles basses pour les clients confus ou agités.
8. Utiliser des chaises solides à accoudoirs, dont la hauteur du siège est convenable pour se lever et pour s'asseoir.
9. Conseiller au client de se lever lentement, même s'il doit se rendre à la toilette rapidement.
10. Utiliser une caméra de télévision pour surveiller constamment les zones où se trouvent les clients agités et pour identifier et prévenir les situations dangereuses.

1. *Source*: P. Sehested et T. Severin-Nielsen. «Falls by hospitalized elderly patients: Causes, prevention», *Geriatrics*, 32 (avril 1978), p. 101 à 108.

Santé mentale de la personne âgée

Les besoins psychologiques de tout individu comprennent le respect, la sécurité et l'estime de soi, ainsi que le besoin de se sentir apprécié et valorisé par les autres. Ces besoins sont menacés lors des périodes de stress et de crises. Dans le cas de la personne âgée, la maladie rend plus difficile la satisfaction de ces besoins. Même en l'absence d'une maladie sérieuse, la personne âgée est vulnérable au stress émotionnel et mental, car la sensation de perte peut naître de la mort d'un ami ou d'un proche, de la retraite, de modifications somatiques ou d'un affaiblissement de la santé et des facultés mentales. Une mauvaise adaptation durant cette période peut provoquer des maladies aussi bien de nature organique qu'émotionnelle.

Bien que la plupart des gens conservent leur compétence intellectuelle, l'incidence des troubles psychiatriques et cognitifs augmente avec l'âge; quelques-uns d'entre eux sont des traces de conflits qui n'ont jamais été résolus durant la vie. On estime entre 15% et 25% le nombre des personnes âgées souffrant de troubles psychiatriques modérés ou graves. Plus de la moitié de ceux qui vivent dans les centres d'accueil souffrent de démence sénile. Beaucoup manifestent des signes de régression et se tournent vers l'alcool ou vers la drogue en réaction à la douleur, au chagrin et au désespoir. D'autres troubles mentaux qui font leur apparition plus tardivement sont la dépression, la démence sénile et la paranoïa. Les symptômes psychiatriques chez la personne âgée peuvent aussi résulter de désordres métaboliques, toxiques, infectieux, cardio-pulmonaires ou médicamenteux. Même un changement soudain de l'environnement ou une simple hospitalisation peuvent entraîner la confusion chez une personne âgée, qui était alerte antérieurement, et transformer un client légèrement confus en un psychotique. Malheureusement, les problèmes psychiatriques sont souvent délaissés et les variations mentales sont faussement considérées comme partie du processus du vieillissement.

Dépression

La dépression est le trouble émotionnel le plus commun chez les personnes âgées. Elle peut aussi être due à des facteurs biochimiques ou endogènes. La dépression et le chagrin sont habituels, car les pertes sont inévitables. Cette accumulation de pertes — décès d'êtres chers, perte de choses et manque d'espoir — épuise les ressources internes de l'individu et sa capacité d'adaptation. La dépression causée par les pertes peut aisément être négligée et confondue avec une maladie mentale d'origine organique ou physique. Le client manifeste de la colère, de la dénégation, du retrait ou une quelconque réaction de mésadaptation qui l'éloigne davantage de la réalité. Il devient excessivement impuissant et dépendant. Les plaintes d'ordre physique peuvent masquer ses véritables sentiments. À cet âge, la dépression se manifeste habituellement par des sentiments d'apathie, d'inquiétude, de vide, qui peuvent être confondus avec des changements relatifs à la sénilité. Dans le cas de toute dépression et en particulier de celle associée à la culpabilité, il y a risque de suicide. Le suicide, chez les personnes âgées, est relié aux maladies physiques, à l'isolement social et au chagrin ; il est plus fréquent chez les hommes et en particulier chez l'homme de 80 ans et plus.

Traitement.   La maladie dépressive a une tendance naturelle à se dissiper. Le traitement devrait être aussi rigoureux pour la personne âgée que pour la jeune. Des antidépresseurs sont prescrits à petites doses au début ; ensuite, le dosage est augmenté peu à peu. Pour les dépressions résultant principalement de pertes, l'approche thérapeutique est celle de l'empathie ; en lui prêtant une oreille attentive et en le comprenant, on peut aider le client à considérer sa dépression comme issue d'un problème humain. Parfois, le traitement se réduit à aider le client à compléter le processus de deuil. Un service de santé mentale communautaire peut lui apporter une aide très bénéfique. Toutefois, de tels services ne peuvent se substituer à des liens émotionnels. La présence d'un confident et les contacts personnels servent à augmenter la confiance et la propre estime du client. Le client sérieusement dépressif peut nécessiter l'hospitalisation, surtout s'il présente des tendances suicidaires.

Démence sénile
(syndrome cérébral chronique)

Le terme démence est utilisé lorsque des signes et des symptômes de dérèglement intellectuel, quels qu'en soient les causes et les mécanismes pathophysiologiques, apparaissent ensemble ou en combinaison. La démence proviendrait de la dégradation diffuse du tissu cérébral. À long terme, les troubles les plus communs de la fonction cognitive (l'attention, la capacité d'apprendre, la mémoire) chez les personnes âgées constituent les traits caractéristiques de la démence sénile (souvent appelée maladie de Alzheimer). La maladie d'Arnold Pick et le syndrome de Creutzfeld-Jakob mènent aussi à la démence.

Bien que la démence sénile atteigne surtout les personnes âgées de 65 ans et plus, elle peut quand même se manifester plus tôt dans la vie. Les changements neuropathologiques sont associés à des modifications de la fonction cognitive : pertes de neurones, enchevêtrements des neurofibrilles, variations de granules vasculaires, présence de plaques séniles dans l'encéphale. Le client présente une détérioration graduelle de la mémoire, qui au départ semble mineure et presque imperceptible et qui est souvent négligée et confondue avec la conséquence d'une maladie physique ou d'un bouleversement émotionnel. Peu à peu, il y a une détérioration de l'intellect et du jugement, une désorientation et l'apparition d'émotions superficielles et labiles. Des changements de comportement, l'irritabilité, la colère, l'agitation et la dépression apparaissent parfois et peuvent être une réaction à la démence sénile ou le résultat d'une perte de fonction cérébrale. Normalement, la capacité de l'individu à prendre soin de lui, à entrer en relation avec les autres et à s'adapter aux situations extérieures diminue peu à peu. La succession et la fréquence de ces changements varient d'un client à l'autre.

La démence sénile détruit la personnalité et constitue une source d'angoisse et de frustration pour le client et pour ceux qui l'aiment. Cette maladie et les troubles qui en découlent sont associés à un fort taux de mortalité et à une espérance de vie fortement raccourcie. Il s'agit peut-être, en importance, de la cinquième cause de mortalité en Amérique du Nord, puisque la mort peut provenir d'une pneumonie, du manque de soins et des effets des médicaments qui peuvent causer des problèmes cardio-vasculaires et neurologiques et contribuer à la malnutrition et à la déshydratation.

Traitement des démences

Le but du traitement est d'alléger le stress psychosocial et d'améliorer l'état de santé générale du client. Malheureusement, le traitement ne peut arrêter la détérioration progressive de la fonction cérébrale. Les clients atteints légèrement peuvent être très conscients de leurs déficiences intellectuelles et réagir avec anxiété à la perte de leur personnalité. Certains médicaments, comme les agents anxiolytiques ou les antidépresseurs, aident à contrôler les troubles de comportement et à augmenter les sensations subjectives. La médication peut aussi améliorer le sommeil.

Le client a besoin de soutien de la part de sa famille et de la société. Un comportement négatif et le rejet de la part de ceux dont il dépend entraînent plus d'anxiété encore, de la dépression et un comportement bizarre, en même temps qu'ils accentuent ses sentiments d'insécurité, de non-valorisation et de perte d'estime de soi.

Un but important du traitement est de veiller à ce que le client fonctionne par lui-même le plus longtemps possible. Une vie ordonnée et routinière contribue à augmenter le sentiment de sécurité. Le comportement sénile n'est ni excusé, ni encouragé. L'accent est surtout mis sur le moment présent. L'entourage du client aide ce dernier à maintenir ses activités sociales aussi longtemps que possible. Lorsque les problèmes deviennent trop difficiles pour la famille, le client peut être placé en institution. Dans une telle situation, l'approche infirmière face au client en état de confusion est résumée dans l'encadré 12-1 ; le lecteur pourra se reporter à des ouvrages spécialisés en soins infirmiers psychiatriques pour de plus amples informations. L'infirmière peut renseigner le client et sa famille sur les services ou organismes capables de leur venir en aide.

Syndrome cérébral aigu
(délire ou états de confusion aiguë)

Le syndrome cérébral aigu est un état psychiatrique temporaire dont la cause est une agression physiologique ou anatomique du tissu cérébral. Les troubles apparaissent soudainement et sont potentiellement réversibles. Ils sont associés à une maladie physique aiguë ou à des troubles physiologiques, à des problèmes cardio-vasculaires, à des facteurs neurologiques, à des troubles cérébro-vasculaires, à de la déshydratation, à un déséquilibre électrolytique, à la toxicité de l'alcool ou des médicaments et à une grande variété d'infections. Cette maladie est habituellement accompagnée d'une diminution de la fonction cognitive et du délire.

- Une cause physique sous-jacente doit être soupçonnée chez tout client qui présente des changements *soudains* de fonctionnement intellectuel.

Encadré 12-1 Approche infirmière du client âgé et « confus »

A. Des changements dans l'état mental sont le premier signe de maladie.
   1. Chercher une cause physique sous-jacente chez tout client qui montre un changement *soudain* dans son fonctionnement intellectuel.
   2. La confusion et la désorientation peuvent être les premiers signes d'un problème : infection (pneumonie, par exemple), insuffisance cardiaque, occlusion d'une artère coronaire, déséquilibre électrolytique, accident vasculaire cérébral, déshydratation, anémie, tumeur maligne.

B. Le vieillissement n'est pas synonyme de sénilité. La démence sénile est une maladie de *dégénérescence* chez la personne âgée.

C. Déterminer quand et comment la confusion s'est développée.
   1. À quel moment le client s'est-il conduit normalement pour la dernière fois ?
      a) Y a-t-il d'autres symptômes ? Quelle est la fréquence des mictions ? de la toux ? des douleurs ?
      b) Quels médicaments ont été prescrits ? (Demander à les voir.)
   2. Évaluer le client.

   État physique
      a) Noter le rythme respiratoire et le pouls ; prendre la température.
      b) Vérifier l'état d'hydratation : langue, tissus turgescents.
      c) Vérifier l'existence d'un œdème périphérique.
      d) Noter des changements de couleur.
      e) Noter l'évidence de lésions.

   État mental
      a) Comment vous sentez-vous maintenant ?
      b) Quelle est la date précise ?
      c) Quel âge avez-vous ?
      d) Quelle est votre date de naissance ?
      e) Où demeurez-vous ?

D. Un nouvel environnement peut conduire à l'état sénile ou confus sans causes physiologiques.
   1. Être optimiste sur la tournure des événements ; agir comme si le comportement était temporaire.
   2. Accepter la personne telle qu'elle est, sans la juger ni la critiquer.
   3. Maintenir le contact visuel.
   4. Prêter attention à ce que le client dit. Souvent, une personne que l'on considère confuse ne l'est que durant un laps de temps très court et beaucoup de phrases qu'elle dit ont du sens.
   5. Faire de petits commentaires significatifs et continuer à discuter avec le client.
   6. Expliquer plusieurs fois de suite au client la situation.
   7. Avoir avec lui des contacts courts mais fréquents.
   8. Appeler le client par son nom toutes les fois qu'il y a contact ; le toucher lorsqu'on lui parle.

a) S'adresser à lui directement.
b) Poser les questions à l'aide de phrases simples et courtes.
   9. Montrer au client votre insigne d'identification.
   10. Communiquer une attitude thérapeutique, prêter attention, sourire, discuter et toucher.

E. Donner l'impression d'être ami avec le client.
   1. Tenir le client au courant du temps et de l'endroit.
      a) Lui rappeler chaque matin et aussi souvent que nécessaire le temps, la date et l'endroit.
      b) Placer dans le champ de vision du client un calendrier et une horloge de lecture facile.
   2. Encourager la famille à apporter des photographies, des albums de famille, etc., car les objets familiers favorisent la notion de continuité, constituent un aide-mémoire et procurent sécurité et confort.
   3. Utiliser des images, de la musique, des dessins colorés, des plantes d'intérieur, etc., pour améliorer le décor.
   4. Lire les grands titres des journaux ; parler des faits d'actualité.
   5. Amener le client à l'extérieur.
   6. Donner au client de quoi s'occuper les mains et l'esprit.
   7. Garder la chambre bien éclairée pour réduire la confusion et la crainte ; allumer l'éclairage intérieur à la tombée du jour (la nuit aggrave la situation).
   8. Maintenir un environnement calme. Supprimer toute cause de stress.
   9. Organiser les visites afin d'éviter l'isolement.
      a) Placer le visiteur de telle façon que le client puisse le voir et le toucher.
      b) Demander les services d'une personne bénévole, si la famille ne peut venir.

F. Respecter les droits territoriaux du client.
   1. Ne pas déplacer ses effets et objets personnels.
   2. Éviter de lui faire changer de chambre.
   3. Mettre ses affaires personnelles là où il peut les voir et les utiliser.

G. Encourager le client à jouer un rôle *satisfaisant* et *actif.*
   1. L'encourager à utiliser *chaque jour* des effets propres et attrayants. Le port de vêtements de nuit entraîne la confusion du jour et de la nuit (suggérer des cadeaux de dernière mode).
   2. Veiller à ce qu'il mette des souliers et non des pantoufles.
   3. L'encourager à *marcher* plutôt qu'à utiliser le fauteuil roulant, ce qui limite davantage son environnement.
   4. L'encourager à manger à une table plutôt que sur un coin de lit.
   5. Veiller à ce qu'il porte ses lunettes, sa prothèse auditive, son dentier ou autres.
   6. S'assurer qu'il boive suffisamment.

Encadré 12-1   Approche infirmière du client âgé et « confus » (*suite*)

H. Essayer de diminuer l'anxiété et l'agitation du client.
   1. Essayer de « garder le contact par les mains » : attouchement, caresse, étreintes. Beaucoup de personnes âgées n'ont personne pour les toucher.
   2. Utiliser les bains chauds, le lait chaud, les massages du dos, la compréhension et la compassion, comme moyens thérapeutiques.
   3. Rassurer le client régulièrement.

I. Éviter d'adopter un comportement sénile.
   1. Ne pas acquiescer avec des réponses confuses.
   2. Ne pas laisser le client divaguer. Le ramener tout de suite à la réalité.
   3. Être cohérent. Chaque membre de l'équipe de soins devrait connaître les objectifs de l'infirmière et suivre la même approche.
   4. Planifier ses activités quotidiennes et respecter le programme pour le sécuriser.

Le traitement de ce syndrome consiste à soigner la maladie qui est à l'origine du trouble ou à supprimer l'agent toxique qui en est la cause. Un traitement spécifique vise à diminuer ou à faire disparaître la cause responsable de la confusion : microbicides contre les infections, retrait des médicaments, correction des liquides ou des électrolytes ainsi que des déséquilibres métaboliques, soulagement du blocage fécal, correction de l'insuffisance cardiaque et traitement de l'accident vasculaire cérébral. Des médicaments, comme les phénothiazines, dont l'effet calmant agit surtout au niveau des centres nerveux inférieurs, sont administrés. Les interventions infirmières bénéfiques sont décrites dans l'encadré 12-1.

☐ SOINS À LA PERSONNE ÂGÉE

Les soins infirmiers en gériatrie constituent un défi croissant dans le monde actuel. Comme les gens âgés forment une partie de plus en plus importante de la clientèle de l'infirmière, on doit faire appel à toutes ses ressources scientifiques et humaines. L'infirmière doit non seulement faire face aux nombreux problèmes médicaux et besoins en soins infirmiers qui surviennent simultanément, mais elle doit aussi faire face aux problèmes psychologiques et socio-économiques. En général, il faut passer 20% plus de temps avec une personne âgée qu'avec une autre. Lorsqu'on soigne une personne âgée faible, atteinte de plusieurs maladies demandant des traitements différents, on doit faire appel à un niveau d'évaluation plus élevé, à plus de jugement clinique et à plus de talent. Les soins en gériatrie demandent une compréhension de la condition humaine empreinte de compassion, de patience et de respect. En même temps, on peut acquérir une certaine sagesse en s'occupant de personnes qui ont une riche expérience humaine et qui ont traversé les grandes crises sociales, économiques et personnelles. L'approche de la personne âgée doit être fondée en premier lieu sur la reconnaissance et le respect de son individualité.

Évaluation infirmière

Pour comprendre le client dans sa totalité, l'infirmière recueille les données nécessaires à l'élaboration du plan de soins. La meilleure façon d'obtenir des informations est de parler avec le client. L'objectif est de répondre à la question : « *Quels sont les points forts et les points faibles de ce client ?* »

Après s'être assise auprès du client pour le regarder dans les yeux, l'infirmière lui parle lentement et clairement. Écouter le client raconter sa vie peut être long, car la personne âgée a généralement un temps de réponse plus lent. On doit également noter les attitudes non verbales comme les expressions du visage ou du corps. Le simple fait de toucher le client peut le rassurer.

La liste de questions suivante peut servir de guide pour l'évaluation du client âgé.

Facteurs physiologiques
Comment s'y prend-il pour décrire ses activités durant une journée type ?
Est-ce qu'il prend soin de lui-même et dans quelle mesure ?
Quelles sont ses capacités physiques ?
Quel est le niveau de sa force musculaire et quelle est sa capacité de coordination ?
Est-ce qu'il voit et entend bien ?
Quelles sont ses habitudes concernant les domaines suivants : alimentation, sommeil, élimination et activités quotidiennes ?
Qu'entend-il par bonne digestion ?
Que doit-il faire pour maintenir ou reprendre sa capacité fonctionnelle ?

Facteurs socio-économiques
Quels sont ses antécédents ?
Combien de contacts personnels a-t-il en une journée ?
Quelle est sa structure familiale ?
Combien de personnes vivantes reste-t-il dans sa famille ?
Qui lui rend visite ?
Quelles sont ses croyances religieuses ?
Comment organise-t-il sa vie ?
Ses activités sont-elles limitées à cause de difficultés de transport ? à cause d'un environnement à fort taux de criminalité ?
Est-il économiquement indépendant ?
Quel est son niveau d'indépendance ?
Participe-t-il à la vie communautaire ou à des activités de la communauté ?

Qu'est-ce qui, dans son environnement, peut l'aider à conserver son indépendance économique ?

Facteurs psychologiques
Est-il alerte et optimiste ?
Quels problèmes personnels le préoccupent le plus ?
Quelle est son attitude face au vieillissement ?
Quelle est son attitude envers lui-même ? Sent-il qu'on a encore besoin de lui ? qu'il est encore utile ?
Quelles défenses psychologiques utilise-t-il ?
Quels sont ses goûts, ses activités et ses besoins ?
Quels sont ses projets et ses espoirs ?

Tous ces facteurs influencent la réaction du client face à sa maladie et à l'hospitalisation. Plus l'infirmière connaît son client, plus elle le soignera efficacement. Les problèmes de la personne âgée sont plus marqués ; la possibilité de les résoudre en est diminuée. L'infirmière est peut-être la seule personne qui peut l'aider à identifier ses problèmes, à y faire face et à les résoudre.

Aspect psychosocial

En accueillant un nouveau client, l'infirmière lui fait sentir qu'il est le bienvenu et qu'il est chez lui. Si celui-ci est dans un état satisfaisant, elle le présente à ses voisins. Dès cette première rencontre, l'infirmière peut remarquer certains troubles : surdité, tremblement des membres, raideur des articulations, etc. Les personnes âgées sont plus facilement affectées que les jeunes par un changement de milieu ; le centre hospitalier, avec sa routine impersonnelle, peut créer chez eux un sentiment d'insécurité, ce qui pourrait occasionner certains troubles émotionnels. Une infirmière compréhensive peut faire beaucoup pour aider le client dans cette phase de transition entre le domicile et le centre hospitalier. Par exemple, elle peut l'aider à s'adapter en utilisant le sens du toucher. Lui prendre la main pendant qu'on lui donne des explications ou lui toucher l'épaule lui donne le sentiment qu'on s'occupe de lui. Beaucoup de personnes âgées ont perdu tous leurs contacts sociaux et l'infirmière peut être la seule personne qui s'occupe d'elles.

Le client qui a subi un choc affectif à cause du changement de milieu peut manifester des états temporaires d'anxiété, de confusion et de désorientation. Il peut avoir un comportement sénile, sans cause physiologique. On peut classer trop vite le client comme sénile alors qu'il n'est que craintif, dépressif et qu'il se sent désespérément inutile. Lorsqu'il présente des symptômes et un comportement de sénilité (confusion, incontinence, etc.), on doit agir comme si cette situation était temporaire. L'infirmière doit s'efforcer d'être positive et supposer que la situation va s'améliorer.

Les changements devraient être réduits au minimum de façon à diminuer le stress psychologique. Le personnel devrait rester le même, l'environnement simple et prévisible et quelques objets personnels devraient toujours rester bien en vue. La *routine normale* devrait être notée sur le plan de soins et être respectée afin de rassurer le client. Comme il est parfois difficile à la personne âgée de se souvenir des noms, des lieux et des événements récents, surtout lorsque la situation engendre de l'anxiété, comme lors d'une hospitalisation, l'infirmière devrait s'identifier lors de chaque

rencontre. Pour minimiser la confusion que peut éprouver le client à l'occasion d'une hospitalisation, la famille et les amis sont invités à garder le contact et à faire des visites fréquemment.

La personne âgée est influençable. Il faut rappeler au client qu'il a réussi dans le passé et que chaque période de la vie comporte ses problèmes, ses avantages et ses récompenses. On l'accepte tel qu'il est et on l'assure qu'il y a des personnes qui l'aiment et qui l'aideront s'il en a besoin. En manifestant du respect et de l'amitié à l'égard de la personne âgée, on peut lui redonner confiance en elle-même et l'aider à utiliser toutes les ressources dont elle dispose.

La personne âgée craint l'isolement et la dépendance, tout comme les douleurs et les angoisses qui s'ensuivent. Aussitôt que le client entre au centre hospitalier, on doit déjà penser à organiser et à planifier sa sortie. Cela dissipe beaucoup la crainte toujours présente de l'invalidité, de la dépendance et de la mort. *Toutes les activités infirmières doivent être axées sur l'autonomie du client, c'est-à-dire sur sa capacité à se soigner lui-même.*

L'infirmière perspicace sait reconnaître les différences qui existent entre les vieillards. Certains, même s'ils sont âgés et diminués physiquement, sont très alertes mentalement et sont jeunes d'esprit ; ils ont un bon sens de l'humour, une bonne philosophie de la vie. D'autres, par contre, ont un esprit de contradiction, sont mornes et déprimés. Le tempérament du client influence le progrès du traitement. L'infirmière cherche alors à faire une observation intelligente de ces différentes manifestations, ce qui l'aidera à vérifier si les objectifs de son plan de soins sont réalistes.

Une routine bien établie peut produire chez certaines personnes âgées une impression de sécurité. S'il sait que telle chose arrivera à tel moment déterminé, le client pourra mieux organiser son temps. L'infirmière montre au client qu'elle lui accorde de l'importance lorsqu'elle l'aide à se procurer les choses qui font partie des « petits plaisirs de la vie » : radio, télévision, journaux, lettres, etc. La personne âgée a moins tendance à vivre dans le passé, si le présent est rempli par une activité intéressante.

Médication

Les personnes âgées prennent plus de médicaments que les autres avec une moyenne annuelle de 13 ordonnances et renouvellements. Une ordonnance sur quatre est destinée à une personne qui a dépassé 65 ans ; il ne faut pas être surpris qu'un vieillard puisse montrer des réactions bien différentes aux médicaments et à leurs interactions que les personnes plus jeunes. Une étude montrait que 59% des gens âgés atteints de maladies chroniques commettaient des erreurs en prenant des médicaments prescrits et que 25% faisaient des erreurs graves.

Aspects physiologiques

Chez les personnes âgées, il existe une grande variété de réactions dans l'absorption, la distribution, le métabolisme et l'élimination des médicaments. Ces réactions sont dues à la capacité réduite du foie, des reins ainsi que des systèmes circulatoire et nerveux de lutter contre les effets de certains médicaments. Plusieurs médicaments sont excrétés par les

Tableau 12-1   Exemples de maladies ou de troubles qui peuvent avoir un effet sur l'activité des médicaments (dégradation pharmacocinétique), chez la personne âgée

Maladies ou troubles	Effets
Absorption	
Sténose du pylore	Le ralentissement du vidage gastrique peut entraîner une insuffisance de concentration des médicaments.
Ulcère gastrique	
Vagotomie (chirurgicale ou chimique)	
Gastroparésie diabétique	
Syndrome de malabsorption grave	L'absorption du médicament peut diminuer.
Achlorhydrie	L'absorption de certains médicaments fondamentaux, qui nécessitent un *p*H stomacal légèrement acide pour se dissoudre complètement, peut être réduite.
Distribution	
Insuffisance cardiaque globale	Les médicaments peuvent ne pas être distribués adéquatement aux organes, ce qui expose le cœur ou l'encéphale, par exemple, à des concentrations excessives (cas de la lidocaïne, de la procaïnamide et de la théophylline).
Hypoalbuminémie	En ce qui concerne les médicaments liés fortement à l'albumine, des concentrations faibles d'albumine sérique peuvent entraîner la toxicité si la concentration plasmatique des médicament libres demeure élevée (cas de la prednisone, de la phénytoïne et de la phénylbutazone).
Amputations	Si l'on ne tient pas compte de la masse des muscles enlevés par amputation, cela peut entraîner la toxicité des médicaments qui ont une incidence sur les tissus non adipeux (cas de la digoxine, de la gentamicine et de la kanamycine).
Excrétion rénale	
Dérèglement du rein	Les médicaments qui sont restés intacts après avoir été éliminés dans l'urine peuvent atteindre des niveaux toxiques si aucune précaution n'est prise pour diminuer la dose ou pour l'administrer moins fréquemment. Comme le degré de perturbation glomérulaire et tubulaire varie selon la néphropathie, les relations linéaires observées fréquemment entre la créatinine et le coefficient d'épuration du médicament ne s'appliquent pas aux médicaments excrétés par les tubules.

reins dont les fonctions glomérulaires et tubulaires sont réduites.

- Le personnel infirmier devrait connaître les médicaments fréquemment utilisés qui sont excrétés principalement par voie rénale. Une estimation de la fonction rénale devrait être faite avant de donner des médicaments.
- Il est important de savoir aussi que la baisse du débit cardiaque peut diminuer la vitesse de livraison du médicament à l'organe cible ou au tissu de mise en réserve.
- Des changements dans l'appareil digestif peuvent affecter le traitement par médicaments chez certains clients âgés ; la diminution du nombre de cellules de la muqueuse et la lenteur de la motilité gastrique peuvent empêcher le médicament de se rendre dans le plasma et d'atteindre les concentrations tissulaires désirées ; la lenteur du vidage gastrique a des effets indésirables sur les médicaments qui sont acidophiles ou qui sont transformés par la muqueuse stomacale. Une dimi-

nution de la motilité et de l'activité intestinales peut amoindrir le contact avec la surface d'absorption de cette muqueuse.
- À cause de ce ralentissement du métabolisme, les concentrations de médicaments peuvent augmenter dans les tissus et le plasma, ce qui peut prolonger leur action.

Parce que les différents systèmes de son organisme fonctionnent moins bien, la personne âgée peut présenter des réactions paradoxales ou inhabituelles, des réactions toxiques et des complications. De plus, les multiples problèmes médicaux qui l'affectent exigent une médication variée. Le tableau 12-1 présente des exemples de maladies ou de troubles qui peuvent avoir un effet sur l'activité médicamenteuse de la personne âgée.

Aspects nutritionnels

On ne doit jamais oublier que les médicaments ont une influence sur l'état nutritionnel, qui peut déjà être affecté

Tableau 12-1 Exemples de maladies ou de troubles qui peuvent avoir un effet sur l'activité des médicaments (dégradation pharmacocinétique), chez la personne âgée (*suite*)

Maladies ou troubles	Effets
Insuffisance cardiaque globale	La diminution significative du débit cardiaque peut entraîner une forte chute du débit sanguin rénal et, à faible échéance, une forte réduction du taux de filtration glomérulaire. On doit diminuer les doses de médicaments qui devront être excrétés par les reins.
Métabolisme des médicaments	
Hépatites : Puisque les caractéristiques physiopathologiques des hépatites aiguës et chroniques sont très variées, il est évident que leurs effets sur les médicaments sont différents. Hépatite aiguë : Nécrose hépatocellulaire primaire avec diminution subséquente de l'activité des enzymes métabolisant les médicaments. La circulation hépatique est généralement considérée comme normale et la concentration de l'albumine sérique demeure inchangée.	La capacité de métaboliser les médicaments peut être perturbée durant une crise d'hépatite virale. De plus, il n'existe aucune corrélation entre les tests conventionnels de la physiologie hépatique et la prolongation de l'efficacité du médicament. Le rétablissement complet après une hépatite virale est suivi en général d'un retour à la capacité de métaboliser les médicaments.
Hépatite chronique : Il se produit souvent une fibrose, une réduction de la circulation hépatique et une baisse des concentrations d'albumine sérique. L'activité des enzymes métabolisant les médicaments peut demeurer normale ou diminuer selon les degrés d'hyperplasie hépatocellulaire compensatoire.	La capacité de métaboliser les médicaments peut être grandement affectée. Cependant, la variabilité des taux de ce métabolisme est liée aux causes de la maladie. Par contre, il existe rarement de relation entre cette capacité et les tests biochimiques de la fonction hépatique. Quel que soit le type de maladie, l'administration des médicaments qui sont principalement éliminés par le foie demande des évaluations cliniques et de laboratoire pour ajuster les dosages.
Insuffisance cardiaque globale	Chez les clients qui souffrent d'un débit cardiaque faible, on peut prévoir des diminutions proportionnelles de circulation sanguine dans le foie. De plus, dans l'insuffisance du cœur droit, l'augmentation de la pression auriculaire droite est directement transmise aux veines hépatiques, ce qui tend à congestionner le foie avec, en plus, une nécrose possible des cellules hépatiques. On doit diminuer les dosages des médicaments qui doivent être éliminés du plasma par le métabolisme du foie.

Source : W. Reichel : *Clinical Aspects of Aging*, Baltimore, Williams & Wilkins, 1978.

par un régime, une maladie chronique et son traitement. Les médicaments diminuent l'appétit, causent des nausées, irritent l'estomac et affectent l'absorption des nutriments, en plus d'altérer l'équilibre des électrolytes et le métabolisme des glucides et des lipides. L'état nutritionnel peut être modifié par les antiacides (qui causent une avitaminose en thiamine), les purgatifs (qui diminuent l'absorption), les corticostéroïdes (qui diminuent le calcium sérique par effet sur son absorption), l'aspirine (associée à la déficience en acide folique), les phénothiazines et les dépresseurs tricycliques (augmentant l'appétit et faisant gagner de la masse).

Effets secondaires possibles

Les médicaments peuvent créer de sérieux problèmes à la personne âgée.

- Il faut donner en plus petites doses les médicaments tels que les sédatifs et les hypnotiques, puisqu'ils peuvent conduire à la confusion, au délire, aux hallucinations, à l'agitation bruyante ou non. Il faut prendre des mesures particulières lorsqu'on administre les opiacés, puisqu'ils agissent comme dépresseurs respiratoires.
- On doit déterminer le rythme respiratoire avant d'administrer un opiacé prescrit ; s'il y a moins de 10 respirations par minute, on ne doit pas donner le médicament. On ne doit pas administrer un opiacé pendant plus de 72 h, à moins qu'il ne soit prescrit spécifiquement, car ce médicament crée l'accoutumance.
- Il faut tenir compte des effets secondaires des analgésiques qu'on utilise habituellement, quand cela concerne la personne âgée. Bien que les salicylates soient bien tolérés, ils produisent le salicylisme, l'épuisement électrolytique et des saignements graves résultant du

temps de Quick prolongé. La phénacétine, un analgésique fréquemment utilisé sans ordonnance, peut être néphrotoxique et mener à la toxicomanie.

- Si on utilise les tranquillisants, l'infirmière doit être consciente que certains d'entre eux, comme les phénotiazines, peuvent causer l'hypotension, la dépression cérébrale et accentuer l'état d'agitation. Les tranquillisants fiables, comme le méprobamate et le chlordiazépoxide, sont utiles pour soulager les symptômes d'anxiété chez le client non alité et pour calmer le client alité en proie au délire. Cependant, les médicaments ont une faible marge thérapeutique, de sorte qu'ils peuvent aggraver l'agitation ou le comportement agressif de certains clients.

- Dans les cas de dépression, d'apathie et de léthargie, on peut prescrire des stimulants du système nerveux central. On donne ces médicaments en petites doses, puisqu'ils ont tendance à accentuer la confusion et la paranoïa chez les clients qui présentent le syndrome cérébral chronique. Les antidépresseurs tricycliques peuvent causer de la tachycardie, des arythmies cardiaques et des troubles de conduction.

- De petites doses de digitaline peuvent causer des arythmies ainsi que des symptômes gastro-intestinaux et mentaux, qui surviennent sans avertissement, puisque le système de conduction cardiaque est généralement moins efficace chez la personne âgée. De plus, la digitaline est moins bien tolérée à cause du fonctionnement rénal moins efficace, de la diminution du potassium myocardique et de la réduction de la masse corporelle. Des suppléments de potassium et une étroite surveillance du dosage sont alors nécessaires.

- La digoxine a un effet fatal sur le cœur. On prescrit des diurétiques pour combattre les déficiences cardiaques ; ils peuvent entraîner une réduction du volume sanguin et un épuisement électrolytique.

En donnant des conseils au client concernant les médicaments qu'il doit prendre, il faut parler lentement et clairement, car il peut avoir subi une perte de mémoire, mal entendre et mal voir ; il faut lui préciser l'utilité de chaque médicament et ses effets secondaires, puis écrire tous ces conseils.

Le client pense souvent que le traitement adéquat n'a pas été donné tant qu'un médicament n'a pas été prescrit. Cette façon de penser est malheureusement très répandue. Il faut bien faire comprendre au client que la santé se maintient par une alimentation appropriée, par un programme quotidien d'activités et par des examens médicaux périodiques. Les médicaments ne doivent jamais être considérés comme des substituts aux soins et aux auscultations. On doit faire participer le client à son régime thérapeutique, dans la mesure où celui-ci est assez simple à suivre.

Le client ne doit pas avoir l'impression qu'on lui fait prendre des médicaments ; il doit, dans la mesure du possible, les prendre lui-même. Afin d'éviter qu'un médicament lui colle dans la gorge, le client doit l'avaler avec une gorgée d'eau. Lorsqu'un client a déjà fait une menace ou une tentative de suicide, l'infirmière doit s'assurer qu'il a bien avalé le médicament (comprimé ou capsule) et qu'il ne l'a pas retenu entre la joue et la gencive.

Interventions infirmières globales

Régulation de la température

Chez les personnes âgées, la régulation de la température est moins efficace, la tolérance au froid est nulle et l'hypothermie est fréquente. L'infirmière doit palper la peau du client, surtout celle des extrémités, pour vérifier la chaleur interne ; elle doit voir aussi à ce que la température de la pièce soit adéquate. Elle peut mettre des couvertures supplémentaires à sa disposition. Les clients qui souffrent d'une maladie cardio-vasculaire sont sujets aux coups de chaleur. L'infirmière voit à maintenir la température et l'humidité de la pièce à un niveau confortable à l'aide d'un ventilateur, d'un climatiseur, d'un humidificateur ou d'un déshumidificateur.

Soins hygiéniques

En vieillissant, la peau perd de son élasticité ; le client âgé est plus enclin à avoir des escarres de décubitus ou des plaies de lit. Souvent, le client âgé est content de demeurer simplement au lit sans bouger. Il faut l'encourager à changer de position et à bouger fréquemment. (Voir la section qui traite de la prévention des escarres à la page 148.)

On assiste aussi à la réduction de la production du sébum, de la sueur et de la capacité de la peau à retenir l'humidité, ce qui fait craqueler la peau. Au lieu de déconseiller au client de prendre des bains, l'infirmière lui recommande plutôt de continuer d'en prendre en lubrifiant sa peau à l'aide d'un émollient (Aquacare) qui aide à conserver l'humidité. Elle doit aussi s'assurer que le client rince bien l'eau savonneuse qui reste sur sa peau ; le savon peut provoquer une désintégration cellulaire, particulièrement entre les orteils et les doigts ainsi que dans les endroits où il y a des plis. Les bains d'eau chaude, les bains de mousse et l'utilisation de savons à base de détergents sont à éviter car ils aggravent la sécheresse de la peau. Le prurit sénile résulte des modifications atrophiques de l'épiderme et des tissus d'origine dermique. On traite des soins du prurit au chapitre 49.

Soins des pieds

Les soins des pieds sont essentiels au maintien de la mobilité, du bien-être physique et de l'autonomie de la personne âgée. Les troubles les plus communs sont les callosités, les oignons, les problèmes d'ongles, les cors et les infections fongiques. Les pieds ont subi l'usure normale du temps et des traumatismes. À mesure que les problèmes locomoteurs surviennent, les changements biochimiques se produisent. Cette situation se complique par l'apparition du diabète, de l'œdème et de l'ischémie vasculaire périphérique, ce qui augmente la vulnérabilité à l'infection.

Dans l'évaluation du client, l'infirmière tient compte des problèmes aux pieds qui lui sont signalés par les plaintes du client et des signes de troubles systémiques. La peau est l'une des premières structures à montrer une dégénérescence reliée à la vieillesse. Les questions suivantes peuvent servir à évaluer l'état des pieds et des extrémités inférieures.

- La peau des extrémités est-elle fine et lustrée ?
- Y a-t-il perte des poils du dessus des pieds ? au devant des jambes ?
- Le client se plaint-il de douleur ? de paresthésie ? La douleur est-elle plus intense la nuit ? Disparaît-elle en marchant ? Apparaît-elle au repos ?
- La pigmentation est-elle brunâtre ? Y a-t-il desquamation ? rougeur ?
- La peau est-elle marbrée ?
- Les extrémités sont-elles froides ?
- Le client se plaint-il d'engourdissements ? de picotements ? de brûlures ?
- Le pouls est-il faible, au ralenti ou nul ?

Soins des ongles du pied. L'épaississement et la déformation des ongles du pied sont le produit d'une insuffisance vasculaire, d'un changement de régime alimentaire et d'une blessure à la matrice de l'ongle. Avant de couper les ongles, le pied doit être trempé dans l'eau tiède de 10 min à 15 min. Cela ramollit l'ongle, le débarrasse de ses débris, diminue la possibilité d'infection et facilite la détente du client. On assèche le pied en l'épongeant avec un linge plutôt qu'en le frictionnant vigoureusement, ce qui pourrait blesser la peau délicate, atrophique ou ischémique.

- S'asseoir face au client (son pied devant être placé sur un repose-pied).
- Observer les ongles, vérifier la température, la texture et la coloration de la peau ; détecter spécialement les bris de la peau et les signes d'infection, de rougeur et d'œdème.
- Différencier l'ongle de son lit, en utilisant une curette. (Le mode de croissance de quelques ongles peut être altéré ; il devient alors difficile de distinguer l'ongle même de son lit.)
- Appliquer un antiseptique autour de l'ongle avant de le couper. Souvent, les ongles sont si épais qu'un amincissement est nécessaire avant de pouvoir les couper. On peut y arriver en les frottant avec un papier émeri.
- N'utiliser seulement que des pinces à ongles stérilisées, en partant d'une extrémité et en coupant par petites sections tout autour de l'ongle. Procéder lentement, sans efforts brusques.
- Couper l'ongle pour qu'il repose librement et sans pression sur son lit. Son extrémité pourrait correspondre au bout du doigt de pied et les bordures devraient être adoucies avec un papier émeri.
- Utiliser une curette pour débrider avec soin autour et sous le plateau de l'ongle. Les débris peuvent causer une certaine gêne.
- Appliquer de nouveau un antiseptique.
- Éviter de couper l'ongle si la force est nécessaire, si le pied laisse suinter une matière purulente, s'il est gangreneux ou, encore, si un néoplasme subunguéal est suspecté.
- Les pieds d'un diabétique doivent être soignés par un spécialiste, un podiatre de préférence.

Soins dentaires et soins de la bouche

La perte des dents est habituellement due à une dégénérescence des structures alvéolo-dentaires : gencives, os alvéolaire et membranes périodontiques. La majorité des gens âgés n'ont plus de dents naturelles et remédient à ce problème par le port d'un dentier. Cependant, certains d'entre eux ne portent le dentier qu'à l'occasion, parce qu'ils souffrent d'un ulcère traumatique ou qu'ils ont besoin de le réajuster, voire même de le remplacer. Plusieurs personnes croient à tort qu'elles n'ont pas besoin de consultation dentaire après que leurs dents ont été remplacées par un dentier.

Les problèmes de la bouche faisant l'objet de plaintes sont : la bouche sèche, un goût anormal et des sensations de brûlures (dues à l'atrophie des bourgeons gustatifs, à la déshydratation, à une sécrétion salivaire réduite, à une carence en fer et en vitamines du complexe B, ainsi qu'à des taux d'œstrogènes faibles). Ces ennuis peuvent résulter de mauvaises habitudes alimentaires, qui entraînent par la suite une dégénérescence des tissus de la bouche.

En gérontologie, les soins dentaires de la personne âgée comprennent principalement un régime alimentaire approprié, le nettoyage quotidien des dents et des gencives ainsi que la motivation à se donner des soins et à obtenir des services adéquats en soins dentaires. Les soins dentaires visent à préserver les dents restantes et à mettre au point des procédés de reconstruction (modification des dispositifs déjà existants ou ajout de nouveaux dispositifs, ajustement des dentiers partiels ou complets, etc.). Si une personne âgée n'a pas porté de dentier depuis un certain temps, on doit lui conseiller de continuer ainsi, tant qu'on ne s'est pas assuré que son régime alimentaire comprend tous les nutriments adéquats, car une bonne alimentation est essentielle à la santé des structures buccales.

L'usure des gencives et le mouvement du dentier accentuent l'espace entre les dents. La brosse à dents ne suffit pas à retirer les particules alimentaires incrustées ; les cure-dents et la soie dentaire le permettent. La brosse à dents électrique est efficace surtout lorsque la personne qui l'utilise souffre de tremblements, de paralysie ou d'autres troubles physiques. Les personnes dont les lèvres et la langue sont fissurées, à cause d'une faible sécrétion salivaire, doivent boire beaucoup d'eau et se donner des bains de bouche calmants. Malheureusement, on ne peut rien faire pour corriger ce problème si les glandes salivaires sont au stade de dégénérescence.

On doit considérer le dentier comme une prothèse. Il faut le nettoyer à l'aide de pâte à dentier non abrasive et de brosse à dentier. Les particules alimentaires qui nourrissent les bactéries et les levures parviennent à se loger dans les régions recouvertes par le dentier. On doit laisser reposer le dentier dans l'eau fraîche toute la nuit.

L'infirmière doit superviser les soins dentaires du client qui est confiné au lit. Par une bonne évaluation de l'état de la bouche du client, l'infirmière voit à répondre aux besoins nutritionnels du client, détermine s'il a besoin d'un dentiste et cherche à prévenir toute infection. Elle doit absolument faire consulter un dentiste à tout client dont la bouche présente des signes d'irritation chronique, d'ulcération, de blanchissement et d'épaississement.

Problèmes d'élimination

Beaucoup de gens âgés sont préoccupés par l'élimination intestinale et souffrent de constipation à cause de la diminution de la motilité gastro-intestinale, de la réduction de la sécrétion de mucus, des modifications du tonus musculaire et de l'élasticité du côlon, ainsi que des changements apportés au régime alimentaire.

On peut sûrement réduire la constipation et l'incontinence intestinale par une rééducation systématique. Au centre hospitalier, il est plus facile et agréable d'utiliser la chaise d'aisance près du lit que le bassin de lit. On ne doit pas utiliser une sonde à demeure pour traiter l'incontinence urinaire ; des preuves démontrent que le cathétérisme est un moyen d'introduire des micro-organismes dans les voies urinaires. On doit déterminer la cause de l'incontinence urinaire. Si on ne trouve aucun problème pathologique, les facteurs à considérer sont la crainte, le retrait ou la solitude.

- L'expérience faite dans les institutions de soins prolongés a démontré qu'un programme systématique de rééducation de la vessie et des intestins, associé à des exercices, à la marche et à des activités sociales, peut diminuer la fréquence de l'incontinence d'une façon remarquable.

Affaiblissement sensoriel

Approximativement 30% des gens âgés ont des problèmes d'ouïe, que ce soit par perte fonctionnelle d'une seule oreille ou par non-discernement de certains sons. Quel que soit le problème, l'infirmière se fera comprendre clairement à l'aide de gestes ou de signes simples. La plupart des malentendants répugnent à attirer l'attention sur leur surdité ; il revient donc à l'infirmière de prendre l'initiative de découvrir ce handicap ou un autre. Certains moyens de communiquer avec un client souffrant d'une perte de l'ouïe sont expliqués au chapitre 52.

La *diminution de la vue* expose le client âgé aux accidents. Il doit y avoir des barres de soutien dans la salle de bain et les pièces doivent être bien éclairées (cela est particulièrement nécessaire, durant la nuit, pour le parcours qui va du lit à la salle de bain). On soulève les côtés du lit du client âgé pour lui rappeler de rester au lit la nuit. Les côtés du lit sont aussi utiles pour se redresser lorsqu'il veut s'asseoir et pour se tourner dans le lit.

Apparence

Une belle apparence remonte le moral et aide à se sentir bien. La personne âgée est quelquefois portée à se négliger ; un mot d'encouragement peut l'aider à penser à son apparence.

Les hommes comme les femmes aiment porter de jolis vêtements. Ils apprécient aussi l'effet d'une touche de couleur. Même des hommes très conservateurs peuvent aimer les pyjamas de couleurs vives. Une petite fleur sur le revers de la robe de chambre les réjouira. Une coupe de cheveux et un rasage ont le même effet chez un homme que le rouge à lèvres chez une femme. Presque tous les gens trouvent rafraîchissant le parfum de la poudre de talc et de l'eau de toilette, surtout si c'est un parfum qui convient à la personne. L'infirmière trouvera sûrement quelque chose qui saura égayer un client âgé.

Activité physique et réadaptation

Le but de la réadaptation chez la personne âgée est de lui faire retrouver son autonomie et d'améliorer sa capacité de se déplacer, si c'est possible. Pour atteindre ce but, il est essentiel de recourir à un programme d'exercices qui tienne compte de la tolérance du client.

Dès que le client en est capable, on l'encourage à marcher. On lui enseigne la bonne façon d'utiliser les appareils de soutien comme les ambulateurs, les béquilles ou la canne. On lui explique aussi l'importance du maintien d'une bonne position et les moyens d'y parvenir.

La personne âgée doit éviter l'immobilisation prolongée, au lit ou même assise, à cause de ses nombreux dangers : il faut changer la position du client même si celui-ci n'en a pas envie. La chaise berçante est plus utile que la chaise droite ou que la chaise trop rembourrée. La chaise berçante est un appareil thérapeutique peu coûteux ; elle s'obtient facilement et elle permet à toutes les personnes âgées, excepté les plus faibles, de faire de l'exercice avec dignité en tout temps. L'utilisation des muscles du mollet et de l'avant-bras améliore le retour veineux et fait augmenter le débit cardiaque. Il y a aussi augmentation de la ventilation pulmonaire et diminution des risques de congestion pulmonaire hypostatique. Du point de vue psychologique, « se bercer » est accepté socialement ; de sa chaise berçante, la personne âgée peut participer aux activités du foyer et faire partie de la famille.

Loisirs

Selon Piersol et Bortz, « La société qui encourage la recherche pour préserver la vie est responsable de ce supplément de vie. La science ne doit pas seulement ajouter des années à la vie, mais elle doit aussi ajouter de la vie aux années. »

Le divertissement est plus que le simple fait de s'amuser. C'est quelque chose de fondamental pour le bien-être physique et mental. Peu importe l'âge ou la faiblesse d'une personne, le désir d'atteindre la dignité fournie par l'accomplissement d'activités utiles n'est jamais perdu.

Dès que le client est capable de participer à une activité de groupe ou d'entreprendre un projet individuel, l'infirmière l'y encourage. Elle peut demander l'aide d'autres personnes telles qu'un ergothérapeute, un bénévole ou des membres de la famille, qui l'aideront à organiser des activités propres à intéresser le client, à maintenir son enthousiasme et à le rendre conscient de sa valeur personnelle. L'atteinte de ces objectifs est d'une grande importance dans le processus thérapeutique.

Aucun programme de réadaptation ne réussit s'il ne se poursuit pas au-delà des murs de l'hôpital. On peut planifier la continuité des soins avec l'infirmière en santé communautaire ou avec d'autres organismes communautaires, aussi bien qu'avec la famille du client. Il arrive souvent que le client en gériatrie n'ait pas de famille qui puisse l'accueillir. Dans ce cas, l'adaptation peut être difficile. En règle générale, plus le changement de milieu de vie est harmonieux, plus la reprise de la vie normale sera facile.

Encadré 12-2 Principes directeurs des soins infirmiers à la personne âgée

1. L'infirmière identifie les points forts du client et cherche à les mettre à contribution pour son rétablissement.

2. L'infirmière respecte l'individualité de chaque client, eu égard à ses expériences, à ses besoins et à ses buts.

3. L'infirmière fixe des buts réalistes et compréhensibles pour le client, afin de l'aider à acquérir un sentiment d'accomplissement et d'utilité. Pour cela, elle :
   • établit les buts avec la participation du client, lorsque la chose est possible ;
   • informe le client au sujet des objectifs du plan de soins ;
   • lui donne confiance en ses propres ressources internes.

4. Afin de faire participer le client à l'établissement du plan de soins, l'infirmière :
   • détermine les points forts du client avant la première rencontre ;
   • le consulte sur ses préférences ;
   • se concentre surtout ce qu'il est capable de faire ;
   • lui demande son opinion ;
   • l'encourage à choisir et à prendre des décisions ;
   • évite de prendre des décisions à sa place, ce qui pourrait abaisser l'estime de soi, augmenter la dépendance et la dépression ;
   • le soutient pendant ses périodes d'anxiété, en se montrant attentive à ses moindres progrès ;
   • l'encourage à demeurer actif.

5. Les activités infirmières doivent se faire « avec le client » et non « pour le client ».

6. Le traitement médical et les soins infirmiers doivent être modifiés selon les limites physiologiques d'un client âgé.

7. L'infirmière aide le client à affirmer sa personnalité, de façon à préserver son identité et à l'inciter à la maîtrise de soi. Pour y parvenir, elle :
   • encourage le client à utiliser les effets personnels qui l'aident à faire le lien entre le passé et le présent ;
   • respecte son droit à l'autonomie ;
   • lui laisse du temps pour exprimer ses sentiments ;
   • l'aide à garder les faveurs de la société ;
   • l'aide à se familiariser avec l'idée de la mort.

8. L'infirmière assure le maintien des forces vitales de la personne âgée, afin de lui épargner la détérioration physique, affective et mentale. Pour y parvenir, elle :
   • encourage le client à relever des défis ; elle l'incite à établir le plus de contacts possible avec autrui ;
   • trouve des moyens de lui éviter la solitude et l'isolement ;
   • l'encourage à maintenir son corps et son esprit en éveil, par diverses activités physiques et mentales ;
   • discute avec lui des sujets qui l'intéressent ;
   • connaît ses préférences ; accepte ses particularités ;
   • lui donne l'occasion d'accomplir des tâches quotidiennes (arroser les fleurs, laver ses chaussettes, etc.) ;
   • le fait participer à une activité récréative significative ;
   • lui donne l'occasion d'attendre quelque chose avec plaisir.

9. L'infirmière aide le client à développer ses capacités.
   • Elle lui suggère des activités qui présentent un intérêt permanent.
   • Elle n'essaie pas de changer le caractère et le type de comportement d'une vie entière.
   • Elle lui laisse du temps pour écouter, pour apprendre et pour s'adapter.
   • Elle l'aide à trouver de nouveaux moyens pour maintenir son indépendance.

Rôle de la famille

Il est exagéré de penser que les gens âgés sont rejetés par leur famille ; ils ne sont ni ignorés par elle ni considérés comme des étrangers par leurs enfants. La coopération de la famille devrait être engagée aussitôt que possible dans le traitement du client pour assurer les soins au cours de la convalescence, pour le protéger des complications possibles et pour empêcher toute récidive de la maladie. On fournit des renseignements sur le vieillissement pour aider les familles à mieux comprendre et à améliorer leurs relations avec les membres plus âgés de la famille.

Une crise apparaît lorsque la santé mentale ou physique du parent âgé commence à décliner. Son incapacité à être indépendant oblige ses enfants à prendre une décision critique. Lorsque ce changement de rôle se produit, de la culpabilité et de la colère, des conflits non résolus, des contraintes financières et des pressions sociales peuvent apparaître. L'infirmière doit comprendre que la famille est vraisemblablement prise entre des sentiments ambivalents face au sort du parent. La famille peut faire appel à des services de soutien (aide familiale, cantine roulante, infirmière de santé communautaire) ou alors elle peut planifier un suivi plus serré du parent âgé par la famille. Si la personne âgée continue à être dépendante, un centre de soins prolongés ou une maison de retraite pourraient être la solution. L'un des enfants peut décider d'accueillir le parent chez lui, bien que des conflits puissent naître à cause du manque d'espace et d'intimité, des visites d'amis (qu'il s'agisse d'amis des enfants ou de ceux du parent), des dépenses, des loisirs, des vacances, de l'éducation des petits-enfants ou de la gestion des tâches ménagères. De tels conflits devraient être prévus, identifiés et discutés, et des étapes devraient être fixées pour résoudre ces problèmes au plus tôt. L'infirmière peut aider à fournir un climat thérapeutique dans lequel la famille peut y voir plus clair, réduire l'anxiété et la culpabilité, faire des choix, et établir des priorités. Les soins infirmiers pour les personnes âgées sont résumés dans l'encadré 12-2.

☐ INTERVENTION CHIRURGICALE CHEZ LA PERSONNE ÂGÉE

Même si elle impose du stress physique et psychologique, l'intervention chirurgicale sera très bien tolérée par la personne âgée à cause de l'amélioration des techniques d'évaluation, des méthodes chirurgicales, des techniques d'anesthésie et des moyens de surveillance électronique. Pendant l'évaluation préopératoire, l'intervention chirurgicale et la période postopératoire, on doit garder à l'esprit le fait que la personne âgée a moins de réserves fonctionnelles (la capacité pour l'organe de retrouver son activité normale après une perturbation de son équilibre). Les conditions requises pour assurer le succès d'une intervention chirurgicale chez la personne âgée sont : (1) une évaluation et un traitement préopératoires convenables, (2) une anesthésie et une intervention chirurgicale effectuées avec une prudence exceptionnelle, et (3) des soins postopératoires méticuleux. Les risques d'une intervention chirurgicale chez la personne âgée sont proportionnels au nombre et à la gravité des maladies présentes ainsi qu'à la nature et à la durée de l'intervention.

Aspects psychologiques

L'assurance du client sera augmentée si on lui fait comprendre que l'intervention chirurgicale qu'il va subir est moins dangereuse que le problème qu'elle est destinée à résoudre. Les années qu'il a vécues ont tendance à augmenter sa capacité d'adaptation aux situations de crises. Par ailleurs, il ne faut pas penser que la vie lui est indifférente. Les personnes âgées, comme les plus jeunes, sont attachées à la vie et elles sont plus conscientes, à cause de leur âge, du peu de temps qu'il leur reste à vivre. Le client peut avoir besoin d'explications et d'encouragement répétés. Le but est d'obtenir sa collaboration active. Pour cela, une approche prévenante et bienveillante s'impose. La préparation psychologique consiste à donner des informations simples et sans détour sur ce qui arrivera avant et après l'intervention.

Évaluation préopératoire

On fait une évaluation préopératoire minutieuse pour déterminer la capacité du client à s'adapter au stress opératoire et pour corriger, autant que possible, les problèmes présents. Tous les médicaments que le client prend devraient être apportés à l'hôpital afin qu'on vérifie si certains d'entre eux pourraient réagir avec les anesthésiques et produire des effets secondaires dangereux.

On donne des conseils particuliers en ce qui concerne la respiration profonde et les mouvements des extrémités ; on explique au client les raisons pour lesquelles ces activités sont nécessaires.

La préparation préopératoire de la personne âgée exige une évaluation méticuleuse des systèmes cardio-vasculaire, respiratoire et urinaire ainsi que de l'état nutritionnel et de l'hydratation. Bien que le client ait pu être hospitalisé à cause d'une maladie particulière, on rencontre fréquemment d'autres maladies dégénératrices touchant les organes vitaux. L'idéal serait d'en éliminer toutes les déficiences avant l'intervention chirurgicale ; en pratique, certains compromis s'imposent. Une fois la collecte des données et l'évaluation complétées, les membres de l'équipe de santé qui sont concernés discutent de l'anesthésie, de l'intervention et des activités post-opératoires.

Évaluation de l'état cardio-vasculaire. Les maladies cardio-vasculaires constituent les anomalies les plus communes chez la personne âgée. On détermine l'état du cœur et des vaisseaux sanguins et on fait des électrocardiogrammes de routine. On détermine aussi le niveau de résistance à l'effort afin de pouvoir évaluer les réserves cardio-vasculaires et les réactions au stress qui surviennent avant et après l'exercice.

En cas d'athérosclérose, le cœur, l'encéphale et les reins sont très sensibles à la diminution encore plus importante de la perfusion et de l'oxygénation que l'anesthésie peut provoquer. L'ECG mettra en évidence une hypertrophie du cœur ou des anomalies de conduction. On peut contrôler les arythmies cardiaques et améliorer l'insuffisance cardiaque globale par un traitement préopératoire, mais on ne peut pas modifier les autres manifestations de l'artériosclérose. On considère la cardiopathie ischémique comme la maladie cardiaque la plus grave pour ce groupe d'âge : sa présence augmente le risque opératoire. On traite les symptômes de l'angine avant l'intervention chirurgicale.

Le taux de mortalité est augmenté par l'existence d'arythmies, d'insuffisance cardiaque, d'insuffisance coronarienne et d'hypertension diastolique grave. Pour le client qui présente une insuffisance cardiaque, le traitement préopératoire comprend de la digitaline dosée avec soins, des diurétiques (en prenant soin d'éviter la déshydratation) ainsi que la restriction de sodium et le repos au lit. Comme pour les autres clients, on arrête l'administration de tranquillisants, de réserpine, de propanolol et des inhibiteurs de la monoamine-oxydase, de préférence 10 jours avant l'opération. (Sous l'effet du stress, ces agents peuvent produire des altérations des réactions cardio-vasculaires.) Si le client est hypertendu, on contrôle la pression artérielle et on la maintient si possible au-dessous de 160/100 mm Hg.

Évaluation du système vasculaire périphérique. Il existe chez la personne âgée différents degrés d'insuffisance artérielle et d'ischémie tissulaire. La grande fatigabilité et l'engourdissement d'une extrémité lors d'un exercice sont communs. Avant l'intervention, on devrait évaluer et noter les pouls périphériques ; pouls temporal, carotidien, brachial, radial, fémoral, poplité, pédieux et tibial postérieur des deux côtés.

C'est à l'infirmière de veiller à ce que le client ne prenne pas une position qui permette la stase veineuse ou la pression sur les vaisseaux sanguins. On devra donc dire au client d'éviter de s'asseoir avec les jambes croisées ou pendantes. On ne doit pas soulever la tête et le pied du lit en même temps, puisque cette position encourage la stase veineuse dans les veines du bassin. Le port de bas élastiques pendant toute la durée de l'hospitalisation aide à garder le sang veineux dans la circulation profonde. Le client devrait marcher le plus possible puisque l'activité améliore la circulation.

Évaluation de l'état respiratoire. Chez tout opéré, il existe un certain risque de problèmes pulmonaires. Ce risque est particulièrement important chez les personnes âgées à cause des changements subis par les poumons et par la cage thoracique au cours du vieillissement; les poumons perdent de leur élasticité et la compliance thoracique diminue, ce qui cause une réduction progressive de la capacité vitale.

L'évaluation préopératoire comprend l'histoire du client, l'examen physique, la radiographie du thorax, l'étude des fonctions pulmonaires et l'analyse des gaz du sang artériel. Si la dyspnée se produit à la suite d'un test de stress, on devra déterminer si elle est due à un problème cardiaque, à une maladie pulmonaire sous-jacente ou aux deux causes en même temps.

Tout en donnant les soins au client, il faut porter attention à la nature et à la qualité des respirations, au souffle court, à la toux et aux expectorations ainsi qu'aux complications du tabagisme. L'infection, les problèmes d'hydratation et la rétention des sécrétions sont autant de facteurs de risques que l'on doit traiter avant l'intervention chirurgicale.

- Après l'intervention chirurgicale, l'infirmière devra s'assurer que l'hydratation est adéquate et vérifier par auscultation de la poitrine s'il y a rétention de sécrétions. Elle doit aussi inciter le client à faire fréquemment des respirations profondes et à tousser, afin de prévenir les complications respiratoires, ainsi qu'à marcher le plus tôt possible.

Évaluation de la fonction rénale. Les perturbations urinaires et les troubles de la fonction rénale sont fréquents chez la personne âgée. Entre 50 ans et 80 ans, l'élimination de l'urée diminue de 50%. Avant l'intervention chirurgicale, on fera le test de la créatinine sérique et celui de l'azote uréique sanguin pour identifier les troubles rénaux afin que des mesures adéquates puissent être prises pour éviter l'insuffisance rénale; on procède aux autres tests selon les directives. Chez l'homme, les problèmes génito-urinaires qu'on observe fréquemment sont les suivants : le rétrécissement urétral et l'urétrite, l'hypertrophie de la prostate et la prostatite. Avant l'intervention, il est sage d'apprendre au client à utiliser l'urinal lorsqu'il est couché, car la miction peut représenter un réel problème pendant la période postopératoire.

Liquides, électrolytes et traitement nutritionnel

On doit compenser les déficits liquidiens et électrolytiques avant l'intervention chirurgicale. Le potassium sérique sera évalué car une teneur faible accroît les possibilités d'arythmie ventriculaire et d'intoxication digitalique. Lorsqu'on fait une transfusion à un client âgé, on devrait surveiller la pression veineuse centrale. On se guidera sur le débit urinaire dans la correction de l'état de déshydratation.

On doit remédier à une déficience nutritionnelle en apportant l'énergie et les protéines nécessaires au méta-bolisme; il faut, de plus, éviter la perte d'azote. On donnera, si nécessaire, des repas complémentaires par voie orale ou par gavage. On contrôlera la masse, l'équilibre des liquides et des électrolytes, de même que les fonctions rénale et hépatique.

Médication préopératoire

Les buts d'une médication préopératoire sont de calmer le client et de réduire les sécrétions. Du fait que la sensibilité aux médicaments est accrue chez les personnes âgées, on suivra une approche prudente et l'on donnera généralement des doses plus faibles : aucune médication ne devra être donnée au client très malade ou très affaibli. Le client prendra ses médicaments très tôt le matin de l'opération à cause de la lenteur de son absorption.

Anesthésie

Le choix de l'anesthésie dépend de la durée de l'intervention chirurgicale, de l'état du client, de l'expérience et de la préférence de l'anesthésiste. La pression partielle en oxygène du sang artériel peut s'abaisser temporairement durant l'induction anesthésique, l'intubation et le détubage et causer de l'arythmie. Tous les agents anesthésiques par inhalation sont des dépresseurs du système respiratoire et du myocarde.

L'anesthésie locale, la rachianesthésie en particulier, est nécessaire dans les cas de résertion transurétrale, d'herniorraphie inguinale et d'interventions orthopédiques, ainsi que pour les clients à risques qui pourraient mal supporter l'anesthésie générale. On doit se rappeler que même si les vaisseaux de la personne âgée ne sont presque plus élastiques, une chute brusque de la pression artérielle peut se produire .

Si la chute de la pression est brusque et se prolonge, il peut en résulter une insuffisance circulatoire qui peut à son tour causer l'ischémie et la thrombose cérébrales, suivies d'embolie, d'infarctus et d'anoxémie. Il est donc très important de maintenir à un niveau normal la pression artérielle chez ces patients.

Il faut se rappeler qu'une élévation soudaine de la pression artérielle, due à la perfusion trop rapide de liquides ou à la perfusion d'une trop grande quantité de liquides, peut causer l'œdème pulmonaire.

Soins postopératoires

Les soins postopératoires immédiats sont les mêmes chez les personnes âgées que chez les autres personnes, mais avec un soutien additionnel dans les cas où les fonctions des systèmes cardio-vasculaire, pulmonaire et rénal sont altérées.

- Les personnes âgées sont plus sujettes au choc. Il est donc nécessaire de surveiller le pouls, le rythme de la respiration, la pression artérielle et le débit urinaire (on mesure la pression veineuse centrale et on demande l'analyse des gaz du sang artériel, si cela est indiqué), afin de détecter toute déviation par rapport aux paramètres établis avant l'intervention.

On doit transporter lentement et avec précaution le client de la table d'opération à son lit tout en contrôlant les effets de ce déplacement sur la pression artérielle et en surveillant les signes d'hypoxie. On devra prêter une attention spéciale à maintenir le client au chaud du fait que la température du corps chez la personne âgée est sujette à fluctuer. On doit changer fréquemment la position du client, non seulement pour son confort (le maintien d'une même position peut être douloureux), mais aussi pour prévenir les complications pulmonaires et circulatoires.

Prévention des complications

Il est important de prévenir les complications puisque le client âgé a une marge de réserve réduite. Les complications postopératoires mènent à d'autres complications. Le premier système à faire défaut est celui qui est déjà défectueux. La personne âgée ne peut tolérer une période de stress prolongé.

Choc postopératoire.   La mort due au choc survient plus fréquemment chez les clients de plus de 60 ans que chez les clients plus jeunes. La personne âgée ne peut tolérer une réduction du volume sanguin ou l'hypotension, même pour une courte période, surtout parce que le cœur et les vaisseaux sanguins ne se contractent pas aussi facilement. Un problème de plus, chez le client qui a des artères sclérosées et rétrécies et qui développe une hypotension due au choc, est une réduction importante de la perfusion des vaisseaux coronaires et cérébraux. On doit donc maintenir la pression artérielle aussi près que possible de ce qui est normal pour ce client. La débit urinaire, qui indique un volume sanguin et une perfusion adéquats, devrait se maintenir entre 15 mL et 25 mL par heure.

Lors du traitement du choc par le remplacement des liquides, il est important de surveiller la pression veineuse centrale afin d'éviter une surcharge de la circulation, qui créerait un fardeau inutile pour le cœur.

Pour le traitement du choc, voir les pages 302 à 304.

Complications respiratoires.   La pneumonie est la complication respiratoire qu'on rencontre le plus souvent chez la personne âgée. Les facteurs qui y contribuent sont la diminution de l'expansion pulmonaire, la faiblesse, la rigidité relative de la cage thoracique et la dépression du réflexe de la toux par les médicaments.

- Pour prévenir les complications respiratoires, on prend les moyens suivants : changement fréquent de position, lever précoce, recours à de petites doses d'analgésiques, aspiration des sécrétions des voies respiratoires et exercices respiratoires.

Le bâillement est efficace pour prévenir ou corriger l'atélectasie. Prendre une grande respiration et la tenir aussi longtemps que possible aide à augmenter la ventilation. Si on ne peut aspirer toutes les sécrétions des voies respiratoires par la succion, il peut devenir nécessaire de pratiquer une trachéotomie temporaire pour aider le client à respirer.

Distension gastro-intestinale et occlusion intestinale. On rencontre ces deux types de complications à la suite d'une blessure grave ou d'une intervention intra-abdominale de même que durant les maladies systémiques et abdomi-

nales. Les hémorragies rétropéritonéale et intra-abdominale, l'absence de tonus du gros intestin et la rétention des matières fécales peuvent déclencher l'occlusion intestinale (arrêt de la motilité intestinale). Les narcotiques, qui réduisent le péristaltisme, peuvent aussi provoquer l'occlusion intestinale. Une cause courante de la distension gastro-intestinale postopératoire est la rétention d'air qui a été avalé.

- Afin de prévenir la distension postopératoire, on introduit un tube nasogastrique dans la lumière stomacale. Le traitement de l'occlusion intestinale s'effectue par décompression à l'aide d'une intubation dans l'intestin grêle. Il faut se souvenir que, chez le client âgé, un tube nasogastrique à demeure peut causer l'érosion et la perforation de l'œsophage et peut empêcher le retrait des sécrétions bronchiques. De plus, la succion nasogastrique n'est guère tolérée à cet âge.

Chez les personnes âgées, le péristaltisme du côlon est paresseux ; il en résulte souvent une évacuation incomplète, d'où rétention des matières fécales dans l'anse sigmoïde et dans le rectum. L'absorption des liquides du bol fécal laisse une masse dure irritant l'intestin et qui donne parfois lieu à de petites selles fréquentes, une pseudodiarrhée. Un toucher rectal révélera une masse fécale dans le rectum. Lorsque cette masse est brisée par les doigts ou au moyen de lavements, les symptômes disparaissent.

Hydratation.   L'hydratation et le remplacement des pertes électrolytiques en période postopératoire sont les mêmes chez le sujet âgé que chez tout autre client. De grandes quantités de potassium sont perdues immédiatement après l'intervention à cause de la fièvre, de l'acidose ou de la dégradation des tissus. Il existe certaines précautions à prendre lorsqu'on administre des liquides parentéraux au client âgé.

- Quelques heures après l'intervention, on soulève la tête et les épaules du client pendant le traitement par intraveineuse, afin de réduire la pression de la circulation pulmonaire et d'éviter un œdème pulmonaire.
- On doit administrer les perfusions et les transfusions lentement, puisque le cœur et le système circulatoire de la personne âgée ne peuvent tolérer la surcharge. S'il existe un doute, la mesure de la pression veineuse centrale révélera une surcharge vasculaire.
- La personne âgée a d'habitude besoin d'encouragement pour qu'elle boive suffisamment de liquides. Une diurèse d'un litre ou plus indique qu'elle a un apport suffisant de liquides. Il va sans dire qu'il faut noter les ingesta et les excreta.

Soulagement de la douleur postopératoire.   On peut soulager la douleur postopératoire en donnant des petites doses de narcotiques comme la codéine. Les effets secondaires des narcotiques sont dangereux ; ils dépriment la ventilation respiratoire et diminuent la circulation. On devrait administrer les médicaments en quantité suffisante pour soulager la douleur, mais non au point d'empêcher le client de faire des exercices. Il est de beaucoup préférable que le client soit actif au lieu de se trouver dans un état de stupeur provoqué par les sédatifs. Si l'on rassure le client, il pourra aussi se détendre plus facilement.

Exercice et lever.   L'activité au lit et hors du lit est nécessaire au rétablissement du client.

- Les exercices au lit consistent à se tourner d'un côté vers l'autre, à fléchir et à étendre les jambes et les bras, à respirer profondément et à tousser volontairement.
- Lorsqu'il se lève de son lit, le client devrait se tourner du côté opéré et plier les genoux en les remontant. Pendant qu'il met les jambes hors du lit, l'infirmière l'aide à prendre la position assise.
- On doit éviter les positions assises, qui augmentent la stase veineuse des membres inférieurs. *Par lever, on veut dire que le client marche, et non qu'il s'assoit dans un fauteuil.*

On doit surveiller étroitement le client qui avait déjà des problèmes cardio-vasculaires et pulmonaires ; l'abus de ses forces peut causer une détérioration de son état. On augmente graduellement la période hors du lit. La stabilité des signes vitaux est un moyen de connaître les réactions du client à l'exercice et à la marche.

Convalescence

La convalescence peut s'avérer difficile chez la personne âgée, parce que les forces ne lui reviennent que lentement. Le client âgé a surtout besoin de beaucoup de patience. Certains spécialistes préconisent une journée de convalescence pour chaque décennie de l'âge du client, dans le cas d'une maladie aiguë. Les clients trouvent souvent cela difficile à accepter.

On doit faire tous les efforts possibles pour que la personne âgée conserve de l'intérêt pour les gens et pour les choses. La préoccupation majeure pour le client et sa famille est de savoir comment il sera soigné après sa sortie de l'hôpital. Naturellement, ce problème relève des responsables de l'admission. Le client peut avoir peur de retourner vivre seul chez lui parce que ses enfants n'ont pas assez de place pour l'accueillir. Si le client doit rester seul, le problème de l'isolement peut croître à cause de la diminution des activités après l'intervention.

Par ailleurs, il faut encourager la personne âgée à apprendre à suffire à ses besoins afin de devenir autonome. L'infirmière évite d'exercer sur elle une protection exagérée mais, en même temps, elle la soutient lorsqu'elle dresse des plans pour l'avenir.

13

L'expérience de la douleur

La douleur affecte et inquiète les gens plus qu'une simple maladie; c'est d'ailleurs la douleur qui, le plus souvent, les amène à consulter le médecin. La plupart des problèmes médicaux et chirurgicaux étudiés dans ce livre sont associés à la douleur, qu'elle provienne de la maladie, des tests diagnostiques ou des méthodes thérapeutiques.

Ironiquement, on connaît peu de chose sur la douleur. L'*algologie*, ou l'étude de la douleur, est une science nouvelle. La plupart des experts considèrent la douleur comme un phénomène mystérieux, qui échappe à toute définition précise. Néanmoins, il semble qu'elle se compose de trois éléments: (1) un stimulus, physique ou mental, (2) une sensation physique de souffrance et (3) la réaction de la personne qui en fait l'expérience.

Le médecin doit essayer de trouver pourquoi le client se plaint d'éprouver de la douleur, en en recherchant la cause et en la traitant. L'infirmière prête assistance au médecin dans ce but mais, puisqu'elle passe plus de temps auprès du client que tout autre membre de l'équipe de soins, elle a l'occasion de contribuer d'une façon significative au réconfort du client et au soulagement de sa douleur. L'infirmière, en plus d'aider le médecin, contribue grandement au soulagement de la douleur. Cependant, soulager la douleur ne veut pas dire en trouver la cause et la guérir.

Quand l'infirmière soigne un client souffrant, il importe qu'elle adopte le point de vue du client sur la douleur, car le client ne doute pas de sa souffrance (à moins qu'il ne soit un faux malade). L'important pour l'infirmière est de *considérer toute douleur comme vraie*, quelle qu'en soit la cause.

Dans cette perspective, et du point de vue des soins infirmiers, on peut définir la douleur ainsi: *tout mal physique dont le client se plaint, toutes les fois qu'il affirme le ressentir*. Cette définition comporte deux aspects importants qui concernent l'infirmière.

En premier lieu, l'infirmière doit croire en la douleur du client. Elle ne fait pas l'erreur de penser que le client ne souffre pas, parce qu'on ne peut trouver de cause à sa douleur ou parce que celle-ci n'a pas d'origine physique. Étant donné que certaines sensations douloureuses sont causées ou entretenues par l'état mental ou psychologique,

le client peut les ressentir réellement. La douleur n'est pas seulement une idée ou un effet de son imagination. De plus, la douleur induite par des états psychologiques tels que l'anxiété est souvent accompagnée de changements physiques (baisse du débit sanguin ou tension musculaire, par exemple). La plupart des sensations douloureuses sont le résultat de deux ensembles de stimuli: (1) stimuli physiques et (2) stimuli mentaux ou émotionnels. En conséquence, pour faire l'évaluation de la douleur, on doit obtenir de l'information à la fois sur ses causes physiques, mentales et émotionnelles. L'intervention de l'infirmière tentera de diminuer ces causes.

Le second aspect concerne l'expression même de la douleur par le client. Certains clients ne peuvent pas ou ne veulent pas verbaliser leur douleur. Donc, il est du ressort de l'infirmière d'obtenir de l'information de la part du client et d'observer les nombreux signes non verbaux qui indiquent la présence de la douleur, mais aussi toutes les expériences que le client rapporte au sujet de sa douleur.

Certains clients nient l'existence de la douleur et posent alors un problème différent d'évaluation. Tout comme il est important de croire le client qui admet sa douleur, il est également important d'être vigilant envers ceux qui nient leur douleur. En réalité, ils ont mal, mais ils ont très souvent peur de devenir accoutumés aux narcotiques. Si une infirmière soupçonne l'existence de la douleur chez un client qui la nie (parce que la maladie est habituellement douloureuse ou bien que le client fronce les sourcils quand il bouge), elle doit chercher avec lui la raison qui le pousse à nier la douleur, par exemple la peur d'un traitement supplémentaire.

☐ ÉVALUATION INFIRMIÈRE

L'évaluation du client qui souffre comprend:

- l'identification du type de douleur: aiguë ou chronique,
- l'identification des phases de l'expérience de la douleur,
- l'observation des réactions de comportement du client,
- l'identification des facteurs influençant la douleur et la réaction du client face à celle-ci.

Une évaluation approfondie est de la plus haute importance. L'infirmière doit tout savoir sur la douleur et sur les effets de celle-ci sur le client. Elle peut se heurter à certains problèmes : difficulté du client à exprimer sa douleur, négation de la douleur, réactions minimes ou même absence de réactions face à celle-ci.

Douleur aiguë et douleur chronique

Les spécialistes de la douleur ont identifié deux types de douleur : la douleur aiguë et la douleur chronique. Leurs différences influent à la fois sur l'évaluation et sur l'intervention de l'infirmière.

Les appellations *aiguë* et *chronique* sont des classifications par rapport au temps, c'est-à-dire par rapport à la durée de la douleur. La douleur aiguë est de courte durée et la douleur chronique est prolongée. Une douleur aiguë ne signifie pas nécessairement une douleur « vive » ; une telle douleur peut varier de faible à intense.

Douleur aiguë. La *douleur aiguë* est très fréquente. Il s'agit d'un épisode douloureux pouvant durer jusqu'à six mois. Généralement, elle survient au cours d'une maladie organique ou d'une lésion, bien qu'on constate des douleurs aiguës pendant la guérison. Au fur et à mesure que la guérison avance, la douleur s'estompe puis disparaît graduellement.

Les blessures ou les maladies qui occasionnent une douleur aiguë peuvent nécessiter un traitement ou bien guérir spontanément. Par exemple, une piqûre au doigt peut guérir sans traitement et la douleur s'estomper rapidement, en quelques minutes. Dans un cas plus sérieux, comme une appendicite, il peut être nécessaire de faire une intervention chirurgicale. Dans ce cas, la douleur diminue au fur et à mesure de la guérison de la lésion.

Douleur chronique. La *douleur chronique* est une douleur pouvant durer six mois et plus. La délimitation de six mois est arbitraire, mais elle permet de faire une distinction pratique entre les deux types de douleur. En outre, une douleur aiguë peut présenter toutes les caractéristiques d'une douleur chronique avant que les six mois ne soient écoulés ; certaines douleurs aiguës peuvent aussi s'étendre sur une période de plus de six mois. Néanmoins, après six mois, la majorité des douleurs présentent les mêmes caractéristiques que la douleur chronique.

Voici quatre types courants de douleur chronique, c'est-à-dire d'expérience de la douleur prolongée : (1) la douleur aiguë récurrente, (2) la douleur associée à d'évidents problèmes pathologiques périphériques, (3) la douleur bénigne chronique associée à un problème pathologique central ou périphérique et (4) le syndrome de douleur bénigne, chronique, insoluble.

Douleur aiguë récurrente : c'est une douleur intermittente. Le client a des épisodes de douleur parfaitement bien définis, entrecoupés d'intervalles sans douleur. Cependant, ces épisodes peuvent revenir pendant des années. C'est pourquoi on les considère souvent comme un type de douleur chronique. Voici quelques exemples de douleurs aiguës récurrentes : migraines, crises d'anémie falciforme et crises de polyarthrite rhumatoïde.

Douleur associée à des problèmes pathologiques périphériques : elle peut être de durée limitée ou illimitée. Un exemple de ce type de douleur à durée limitée est la douleur reliée au cancer. La douleur peut être de durée limitée, si le client guérit après quelques mois de traitements douloureux, ou bien s'il meurt à cause de la maladie. Dans les deux cas, la douleur n'est pas supposée durer indéfiniment. Un exemple de douleur à durée illimitée serait celle associée à l'arthrose.

Douleur bénigne chronique (DBC) : elle peut être causée par un problème pathologique central ou périphérique (cerveau et moelle épinière). La maladie est souvent peu définie, mais elle n'est pas menaçante pour la vie. (Bénigne signifie non maligne.) Un exemple de DBC d'origine pathologique centrale serait le syndrome post-accident vasculaire cérébral faisant suite à un infarctus cérébral. Le tic douloureux est un exemple de problème pathologique central et périphérique. La douleur du bas du dos, un exemple très courant de la DBC, peut être causée par un problème périphérique comme l'ischémie des muscles ou par un problème central comme la tension musculaire causée par les émotions. Aussi longtemps que le client fonctionne bien dans la vie quotidienne malgré sa douleur, celle-ci fait partie de la catégorie de la DBC.

Syndrome de douleur bénigne, chronique, insoluble : il a les mêmes caractéristiques que la DBC, mais le client s'adapte moins bien. Par exemple, un client qui a un mal de dos peut commencer à utiliser sa douleur pour éviter de régler ses problèmes d'emploi ou de couple. Éventuellement, il peut ne pas faire face à son travail et à son mariage.

☐ PHASES DE L'EXPÉRIENCE DE LA DOULEUR

Le client peut passer par une seule phase ou bien par les trois phases de l'expérience de la douleur :

1. l'appréhension de la douleur,

2. la sensation de la douleur,

3. les conséquences de la douleur.

Chacune de ces phases doit être étudiée puisqu'elles requièrent toutes une intervention infirmière. De plus, le client qui ressent une douleur relativement persistante et chronique peut passer par des formes modifiées de ces phases quand la douleur augmente ou diminue d'intensité.

L'appréhension de la douleur est souvent moins supportable pour le client que la sensation douloureuse elle-même. De plus, ce qui se passe ou ne se passe pas durant la phase d'appréhension a une profonde influence sur la réaction du client vis-à-vis de la sensation douloureuse.

Parmi les trois phases, celle qui est la plus fréquemment négligée est probablement la phase qui concerne les conséquences de la douleur. Cependant, une observation minutieuse peut révéler un certain nombre de réactions indiquant des sentiments tels que la peur, l'embarras ou la culpabilité. Ces sentiments peuvent durer de quelques heures à quelques mois après que la sensation de la douleur a cessé.

☐ RÉACTIONS À LA DOULEUR

Les réactions du client, durant les trois phases d'expérience de la douleur, peuvent être de tous ordres : manifestations physiologiques, déclarations ou comportements verbaux, expressions faciales, mouvements corporels, contacts physiques avec autrui ou modifications dans les réactions face au milieu extérieur. De telles réactions varient beaucoup d'une personne à l'autre et, chez la même personne, d'un moment à l'autre.

Lorsque l'infirmière observe les types de réactions chez le client, elle le fait dans le but d'identifier les points suivants :

1. La phase de l'expérience de la douleur où se trouve le client, c'est-à-dire l'appréhension, la sensation ou les conséquences.
2. L'intensité de la douleur du client. Chaque fois qu'elle le peut, l'infirmière doit évaluer à quel point le client souffre à l'aide de barèmes préétablis : par exemple, douleur légère, modérée, intense ou très intense ; ou encore, 0 à 10 (0 indiquant l'absence de douleur et 10, la douleur la plus intense).
3. La tolérance du client à une sensation douloureuse donnée. La tolérance à la douleur désigne l'intensité ou la durée maximale de la douleur qu'une personne peut supporter.
4. Les caractéristiques de la sensation douloureuse. Celles-ci comprennent la localisation (voir la figure 13-1 pour la délimitation des surfaces corporelles sur lesquelles se projette la douleur de différents organes : douleur irradiée), la durée, la fréquence (période d'augmentation et de diminution de l'intensité ou de l'existence de la douleur), et le caractère (par exemple, un fourmillement, une brûlure ou un endolorissement).
5. Les effets de la douleur dans la vie quotidienne (sommeil, appétit, concentration, relations avec les autres et mouvement physique). La douleur aiguë est souvent associée à l'anxiété, la douleur chronique à la dépression.
6. Comment le client pense pouvoir être aidé à mieux supporter la douleur. Beaucoup de clients ont des idées précises sur les facteurs pouvant augmenter ou diminuer l'intensité de la douleur ou la rendre plus tolérable.
7. Les éléments qui sont liés de près ou de loin à la douleur du client : problèmes financiers, pronostic, difficultés à remplir un rôle, changements dans son image corporelle, etc.

Adaptation des réactions à la douleur

L'évaluation des données physiologiques et du comportement concernant la douleur est quelquefois difficile, sinon impossible, durant les périodes d'adaptation. Pendant cette période, les signes observables de l'existence et de la nature de la douleur peuvent être absents ou minimes. Certains clients s'adaptent selon un modèle contraire au modèle de la douleur aiguë. Il faut donc éviter de porter un jugement erroné sur un client simplement « parce qu'il n'agit pas comme s'il avait mal » (*Figure 13-2*).

Sans s'en rendre compte, la plupart des membres de l'équipe médicale se réfèrent au modèle de la douleur aiguë. Il est fréquent qu'une infirmière ou un médecin mette en doute l'état d'un client qui dit calmement : « J'ai une douleur atroce dans la jambe droite. » On se méprend souvent lorsqu'on croit que *tous les clients souffrants* manifestent quelques-unes des réactions associées à la douleur aiguë. De telles réactions peuvent être physiologiques : augmentation du pouls et de la respiration, pâleur et transpiration. Le client en phase de douleur aiguë peut aussi pleurer, gémir, froncer les sourcils, immobiliser une partie du corps, serrer le poing, ou se cacher.

Les réactions d'un client face à une douleur aiguë soudaine ne sont pas nécessairement les mêmes que lorsque

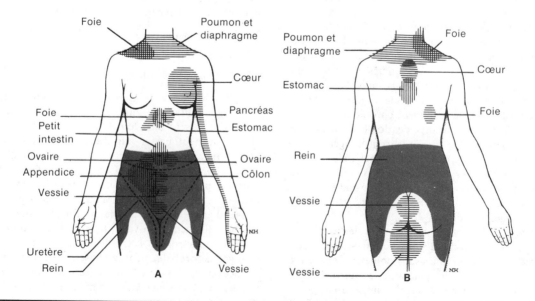

Figure 13-1 Irradiation de la douleur. **A)** Vue antérieure. **B)** Vue postérieure. (*Source* : E.E. Chaffee et E.M. Greisheimer. *Basic Physiology and Anatomy*, 3e éd., Philadelphie, J.B. Lippincott.)

la douleur dure depuis quelques minutes ou qu'elle devient chronique. Évidemment, le corps ne peut supporter une forte réaction physiologique à la douleur pendant des semaines ou des années, ou même pendant plusieurs heures.

De plus, d'autres manifestations du comportement peuvent changer radicalement. La fatigue causée par la douleur permanente peut épuiser le malade qui devient alors incapable de pleurer ou de gémir. Il peut dormir, même avec une douleur intense. Certains clients peuvent même sembler détendus et engagés dans diverses activités, parce qu'ils sont passés maîtres dans l'art de se distraire de la douleur. Il est malheureux qu'on mette en doute la sincérité d'un client qui a réussi à amoindrir l'effet de la douleur chronique sur sa vie. Celui-ci peut en éprouver beaucoup d'amertume.

En dépit du type de réajustement fait par le client souffrant de douleur chronique, toute douleur qui se prolonge sur une certaine période de temps entraîne des comportements typiques d'incapacité. Le client est habituellement incapable de poursuivre les activités et les relations interpersonnelles qu'il avait auparavant. Cela peut aller du simple retrait de sa participation à des sports jusqu'à l'incapacité de prendre soin de lui (se déshabiller, par exemple).

Évaluation des effets nocifs de la douleur

On doit insister sur les effets nocifs de la douleur. Souvent, le premier effet d'une sensation douloureuse est un signal d'avertissement utile. La douleur nous avertit qu'il y a lésion et que nous devons faire des efforts pour la traiter ou pour en prévenir une autre. Après ce premier signal, l'existence de la douleur devient une expérience inquiétante et souvent dangereuse. Une douleur prolongée ou chronique peut empêcher la réadaptation après une maladie ; la douleur elle-même peut aussi devenir une incapacité. Une douleur prolongée peut entraîner une dépression, une fatigue permanente à cause de l'impossibilité de bien dormir, un gain de masse, des problèmes de concentration, une perte d'emploi, un divorce ou d'autres problèmes interpersonnels.

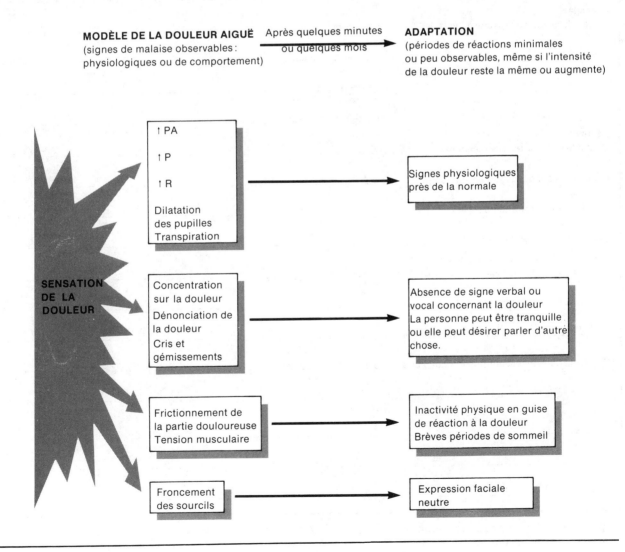

Figure 13-2 Exemples d'adaptation des réactions à la douleur.

ÉVALUATION DE LA DOULEUR

Nom _____

Chambre _____

Âge _____

Diagnostic _____

Infirmière _____

Médecin _____

Date de la première rencontre _____

Médication pour la douleur _____

Localisation
Indication par le client de la zone douloureuse _____

Qualité
Description de la douleur par le client _____

Intensité
Niveau de la douleur sur une échelle de 0 à 10 : en ce moment _____

1 h après la médication _____

maximum de douleur _____

minimum de douleur _____

Début
Quand la douleur a-t-elle commencé ? _____

À quel moment de la journée survient-elle ? _____

À quelle fréquence apparaît-elle ? _____

Combien de temps dure-t-elle ? _____

Point de vue du client sur la douleur
Qu'est-ce qui rend la douleur plus supportable ? _____

Qu'est-ce qui empire la douleur ? _____

Y a-t-il des symptômes qui lui sont associés ? _____

Qu'est-ce qui a aidé à contrôler la douleur dans le passé ? _____

Qu'est-ce que la douleur empêche le client de faire ? _____

Plan

_____

_____

_____

Figure 13-3   Formulaire d'évaluation de la douleur. (*Source* : *Nursing '81* (mars 1981). Reproduit avec la permission de Interned Communications, Inc., Springhouse, PA 19477, Copyright ©1981. Tous droits réservés.)

La douleur aiguë peut retarder la guérison d'une maladie aiguë associée à la douleur. Elle peut déranger la quantité et la qualité du sommeil, faire perdre l'appétit, réduire l'ingestion de liquides et causer des nausées et des vomissements. Depuis des années, on a reconnu les bienfaits du repos et de la nutrition dans la guérison des maladies. Quand la douleur dérange le sommeil et l'absorption alimentaire, le client est privé de ses ressources naturelles pour guérir. De plus, les nausées, les vomissements ou l'ingestion insuffisante de liquides sont des menaces potentielles à l'équilibre des liquides et des électrolytes.

Pour évaluer l'existence de la douleur, sa nature et ses effets inquiétants et dangereux, l'infirmière doit poser des questions spécifiques et faire des observations attentives. Des questions générales ne sont pas suffisantes. Pour plusieurs raisons, les clients ont tendance à donner des rapports incomplets et imprécis sur leur expérience de la douleur, sauf lorsque l'infirmière exige plus de détails.

Guides d'évaluation

On peut faire une première évaluation de la douleur à l'aide du formulaire présenté à la figure 13-3. Si l'identification de l'endroit douloureux est difficile, on peut utiliser les dessins de la figure 13-4. Une fois complétés, ces formulaires font partie du dossier du client. Au fur et à mesure que l'infirmière gagne de l'expérience dans l'évaluation de la douleur, il est évident qu'elle améliore ses instruments d'évaluation.

Dans la mesure du possible, l'information devrait provenir du client ; la famille peut ajouter des détails à ceux du client. Cependant, il ne faut pas oublier que seul le client peut ressentir sa douleur ; en conséquence, il est le seul à pouvoir l'évaluer. N'importe quelle échelle verbale ou numérique peut être utilisée à la condition que ce soit toujours la même. L'échelle suggérée sur la feuille d'évaluation est de 0 à 10 (0 = aucune douleur ; 10 = douleur la plus intense possible).

Facteurs préexistants influençant la douleur

Tous les aspects de l'expérience de la douleur sont sujets à l'influence d'un grand nombre de facteurs. Ces facteurs peuvent augmenter ou diminuer l'intensité de la douleur perçue, augmenter ou diminuer la tolérance du client à la douleur, et donner naissance à un certain type de réactions plutôt qu'à un autre.

Certains facteurs proviennent de circonstances immédiates ; d'autres, décrits ici, faisaient déjà partie du potentiel physique et émotionnel du client avant le commencement de la douleur. Nous ne nous arrêterons ici que sur quelques-uns de ces facteurs préexistants qui, à la fois, influencent l'expérience de la douleur vécue par le client et gênent la compréhension qu'en a l'infirmière.

Mécanismes neurophysiologiques de la douleur

Des structures neuro-anatomiques spécifiques sont engagées dans la transformation d'un stimulus en une sensation

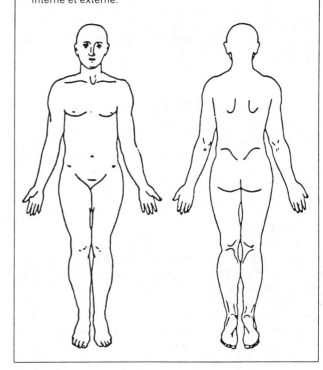

Où se situe votre douleur ?

Marquez, s'il vous plaît, sur les dessins ci-dessous, les endroits où vous ressentez de la douleur. Inscrivez E si la douleur est externe, I si elle est interne, près des endroits que vous marquez. Inscrivez IE si la douleur est à la fois interne et externe.

Figure 13-4 Localisation de la douleur. L'utilisation d'un dessin pour localiser la douleur aide s'il y a plus d'un site douloureux ou si la localisation est difficile à décrire verbalement. Si le client ne marque pas lui-même, il peut montrer les endroits douloureux sur son corps et l'infirmière les marque au fur et à mesure. (*Source :* R. Melzack. « The McGill pain questionnaire : Major properties and scoring methods », *Pain*, 1 : 277–299, p. 280.)

perçue comme douloureuse par le client. Malheureusement, cela peut faire croire, à tort, qu'il y a une relation directe et invariable entre un stimulus et l'apparition de la douleur. Ainsi, l'infirmière pourrait s'attendre à voir tous les clients exposés au même stimulus (ex. : appendicectomie) ressentir la même intensité douloureuse. Cela *n'est pas* vrai. Des lésions semblables ne produisent pas toujours des sensations douloureuses comparables. Si l'infirmière ne comprend pas cela, elle aura tendance à croire qu'un client ressent une douleur alors qu'il n'en ressent aucune, ou qu'il ne souffre pas ou légèrement, lorsqu'il ressent une douleur intense.

Il n'y a pas d'unanimité quant aux mécanismes neurologiques qui sont à la base de la sensation de douleur. Les trois théories les plus fréquemment acceptées sont : (1) la théorie de la spécificité, (2) la théorie du modèle, et (3) la théorie du contrôle de seuil.

Ces théories ne s'excluent pas mutuellement, et aucune n'est considérée comme entièrement précise et complète.

Cependant, chacune apporte une contribution à la compréhension de la perception de la douleur occasionnée par un stimulus spécifique.

La théorie du contrôle de seuil fournit une base particulièrement utile à la compréhension de l'individualité de l'expérience douloureuse. Elle suggère que l'existence et l'intensité de la douleur dépendent d'activités neurologiques variées comprenant la transmission de signaux du cortex et du thalamus. Ces structures envoient des signaux qui englobent les sensations et les souvenirs de l'individu en même temps que ses influences culturelles.

Endorphines et enképhalines

Le terme *endorphine* est la combinaison de deux mots : endogène et morphine. Il signifie « morphine à l'intérieur ». Récemment, on a découvert que le corps humain fabrique ses propres provisions d'endorphines et d'enképhalines, une autre substance semblable à la morphine. (On utilise quelquefois ces deux mots comme synonymes.) Quand le corps libère ces substances, un de leurs effets est le soulagement de la douleur.

Les endorphines et les enképhalines soulagent probablement la douleur par le même mécanisme que la morphine et les autres narcotiques, mais ce mécanisme n'est pas encore éclairci. En bref, les endorphines ou les enképhalines inhibent probablement les influx qui seraient éventuellement ressentis comme douloureux. Les endorphines et les enképhalines sont des peptides trouvés en fortes concentrations dans le système nerveux central.

Le fait que ces substances existent dans le corps a plusieurs conséquences possibles en pratique clinique. D'abord, il aide à expliquer pourquoi différentes personnes ressentent des douleurs d'intensités différentes à partir de stimuli semblables. Il y a probablement des différences constitutionnelles dans les taux d'endorphines émis, ainsi que des facteurs situationnels, tels que l'anxiété, qui influencent l'émission des endorphines. Évidemment, ceux qui ont plus d'endorphines sentent moins la douleur que les autres.

Ensuite, certaines techniques peuvent soulager la douleur, du moins en partie, en permettant la libération d'endorphines. Des études préliminaires ont prouvé que les placebos, l'acupuncture et la stimulation électrique transcutanée des nerfs peuvent causer la libération des endorphines.

Enfin, d'autres méthodes de soulagement de la douleur, telles que les images mentales, peuvent aider l'individu à libérer ses propres endorphines.

Influences culturelles

Dès l'enfance, l'individu apprend et intériorise des normes concernant la douleur, c'est-à-dire ce que les autres attendent et tolèrent de la part de celui qui souffre. C'est ainsi qu'il apprendra, par exemple, qu'une blessure éprouvée lors de la pratique d'un sport n'est pas aussi douloureuse qu'une blessure causée par un accident imprévu, ou encore, que la dernière justifie que l'on souffre plus. Au cours des expériences qui l'ont exposé à de multiples stimuli, il apprend à discerner parmi ceux-ci lesquels sont supposés être douloureux et, en conséquence, quelles réactions sont préférables. C'est ce qu'il apprendra des adultes qui le forment, d'après leur comportement à son égard. Ils peuvent l'ignorer, le punir, ou encore le louer, selon son comportement et leurs propres croyances. Puisque celles-ci varient d'une culture à l'autre, il est évident que, devant une douleur de même intensité, les clients n'auront pas nécessairement les mêmes réactions.

L'apprentissage de la douleur, d'un point de vue culturel, se poursuit durant toute la vie et se laisse rarement modifier par les valeurs d'une autre culture. Ainsi, un individu deviendra adulte avec la ferme conviction que sa façon de ressentir la douleur et d'y réagir est la seule qui soit juste et normale.

Supposons qu'une infirmière élevée dans tel ou tel milieu culturel doive s'occuper d'un client qui souffre et qui appartient à une autre culture. Dans la culture d'où provient l'infirmière, la tendance peut être d'éviter les expressions de douleur comme les pleurs, les plaintes et les gémissements, de rechercher un soulagement immédiat à la douleur, d'en donner une description utile ainsi que de faire confiance aux professionnels de la santé. Cette infirmière pourra avoir tendance à ignorer une expression de douleur ou à se montrer sceptique si la douleur se manifeste selon un mode propre aux origines culturelles du client qui gémit, se plaint, refuse les mesures de soulagement de la douleur qui ne guérissent pas la cause de cette douleur, et, finalement, ne montre qu'une confiance limitée dans l'habileté du médecin. Un client d'une troisième culture pourrait agir différemment, ou agir de la même façon, mais pour des raisons différentes.

Plusieurs autres attitudes peuvent varier d'une culture à une autre : le désir d'être seul ou celui d'avoir de la compagnie, l'attitude devant le diagnostic, etc. La connaissance des valeurs de son propre groupe culturel, et des différences qui existent avec celles des autres cultures, aide l'infirmière à mieux comprendre le client. Son évaluation sera d'autant plus précise qu'elle s'attendra à trouver toute une variété de réactions et d'attitudes. Ses interventions pour soulager la douleur seront également plus efficaces puisqu'elles seront planifiées en fonction des croyances et des valeurs du client.

On recommande néanmoins à l'infirmière qui s'engage dans une étude approfondie de ce que l'on doit attendre, selon sa culture, chez un client qui souffre, de se méfier des études traitant de ce sujet qui, du fait de leur conception, ont tendance à donner les caractéristiques pour un groupe socio-culturel donné. Cela pourrait faire croire à l'infirmière que chaque client peut être classé une fois pour toutes selon son appartenance culturelle. Les expériences individuelles sont beaucoup trop variées pour qu'on accepte une telle pratique. Il sera plus juste d'utiliser ces informations pour aider à éclaircir son jugement sur tel ou tel comportement. Ainsi, chaque fois que l'infirmière s'occupe d'un client, elle doit essayer de déterminer s'il désire être seul avec sa douleur, ou non, et pourquoi. Cela sera plus utile pour la planification de soins individualisés que d'essayer de le classer comme membre d'un groupe socio-culturel et d'en déduire ses besoins ou ses habitudes en lui attribuant ceux de ce groupe.

Expériences antérieures de la douleur

Il peut être tentant et apparemment logique d'attendre d'une personne qui a déjà souffert qu'elle soit moins anxieuse ou plus résistante à la douleur. On peut le remarquer de temps en temps, mais pour la majorité des clients, c'est le contraire qui se produit.

Sans doute que plus le client a souffert, plus il redoute une autre expérience douloureuse. Il peut également être moins bien disposé à endurer la douleur et vouloir un soulagement plus rapide. Il faut comprendre que, malheureusement, beaucoup de clients qui souffrent ne reçoivent pas toujours un soulagement satisfaisant. Ainsi, le client qui a connu de nombreuses expériences de souffrance peut apprendre à craindre l'escalade de la douleur et la possibilité de ne pas être soulagé. De plus, une fois qu'un client connaît de vives douleurs, il sait exactement à quel point une douleur peut devenir atroce. D'un autre côté, le client qui n'a jamais vraiment souffert ne sait pas de quoi avoir peur !

Quelquefois, l'effet d'expériences douloureuses antérieures est le résultat de l'accumulation de nombreux événements douloureux que le client a connus tout au long de sa vie. Pour d'autres, les expériences ont été plus ou moins constantes comme dans le cas de douleurs chroniques et persistantes. Le client qui endure la douleur depuis des mois ou des années peut souffrir, en plus, des effets inhérents à ce type d'expérience ; sa personnalité peut subir un changement, il peut devenir irritable, déprimé, isolé et les autres peuvent le trouver désagréable.

Les effets indésirables de l'expérience passée obligent l'infirmière à être attentive à toutes les expériences de douleur du client. Si sa douleur est régulièrement soulagée, rapidement et correctement, il sera peut-être moins craintif et plus apte à tolérer une douleur future.

☐ INTERVENTIONS DE L'INFIRMIÈRE

Plan de soins

Une fois établie l'information concernant le client, on peut planifier des soins individualisés. *Premièrement, l'infirmière essaie de modifier les facteurs qui ont une influence sur la nature de la sensation douloureuse et ceux qui augmentent l'intensité des réactions du client qui souffre.* Bien sûr, certains facteurs influençants ne peuvent ou ne doivent pas être modifiés. Par exemple, si le facteur responsable de la sensation douloureuse est la pression produite par une tumeur maligne non opérable, il ne peut pas être éliminé. La tumeur maligne ne peut tout simplement pas être enlevée. Cependant, dans certains cas, une position adéquate, la chimiothérapie ou encore la radiothérapie pourraient diminuer la pression exercée. Comme exemple de facteur influant qu'il ne faut pas modifier, on donnera les réactions particulières du client à la douleur, telles qu'elles lui ont été inculquées par sa culture.

Puisqu'il ne paraît pas être possible ni souhaitable de modifier certaines réactions du client face à la douleur, *la deuxième phase du plan de soins consiste à déterminer les réactions appropriées au comportement et aux attitudes du client face à la douleur.* Ainsi, un client peut avoir appris par ses expériences personnelles et culturelles que la réaction la plus digne et la plus naturelle face à une expérience de la douleur est de ne pas partager ses sentiments et ses sensations. Un autre client, au contraire, peut vouloir décrire de façon détaillée ses sentiments et sa douleur. Les approches infirmières utiles et appropriées vis-à-vis de ces deux clients vont différer d'une façon marquée.

Après l'examen de ce qui peut être fait pour aider le client vivant une expérience de la douleur, *la troisième phase du plan de soins consiste à choisir les objectifs appropriés pour l'intervention infirmière.* Aussi souvent que possible, le client est mis au courant de ces objectifs. Pour certains clients, l'objectif peut être une élimination complète de la douleur, ce qui est rarement réaliste pour la plupart des clients. Ces objectifs peuvent être une diminution de l'intensité, de la durée ou de la fréquence de la douleur et une diminution de l'ampleur de l'effet préjudiciable de la douleur sur le client. Par exemple, la douleur peut faire perdre l'appétit et le sommeil et ainsi retarder la guérison d'une maladie aiguë. Les objectifs peuvent alors être de favoriser de bonnes nuits de sommeil et une plus grande ingestion d'aliments nutritifs. Une douleur prolongée peut diminuer la qualité de la vie en influençant le travail ou les relations interpersonnelles. Un des objectifs pourrait alors être de diminuer les absences au travail.

On peut atteindre ces objectifs à l'aide de moyens pharmacologiques ou de moyens non pharmacologiques non envahissants. Dans la phase aiguë de la maladie, le client peut être passif quant aux mesures entreprises pour soulager sa douleur, mais quand il retrouve l'énergie mentale et l'énergie physique suffisantes, il peut se prendre en main et utiliser des techniques telles que la relaxation ou l'image guidée. Ainsi, au fur et à mesure que le client va mieux, on peut diminuer la médication et augmenter l'utilisation des mesures non envahissantes ainsi que leur prise en charge par le client.

Traitement de l'anxiété liée à la douleur

L'anxiété peut avoir une influence profonde sur la sensation de douleur, il est donc important d'étudier en détail ce qui peut être fait pendant les trois phases de l'expérience de la douleur — l'appréhension, la sensation et les conséquences.

Phase d'appréhension. Durant la phase d'appréhension de la douleur, il est bon que le client ressente un certain degré d'anxiété face à une épreuve douloureuse imminente, afin qu'il cherche des méthodes utiles pour l'affronter. Ce degré d'anxiété se manifeste quelquefois par l'inquiétude du client au sujet de la douleur prévue. En général, on peut provoquer cette anxiété en informant le client du moment où sa douleur se produira, de sa localisation, de son intensité et de sa durée. L'infirmière canalise ensuite cette anxiété en aidant le client à apprendre diverses mesures de soulagement de la douleur (voir p. 196 à 199).

Le fait de renseigner le client au sujet des mesures de soulagement de la douleur semble empêcher une augmentation de l'anxiété lorsque les sensations douloureuses débutent. En d'autres termes, lorsque la douleur commence, le client sait qu'il peut faire quelque chose pour s'aider. Ainsi, la douleur n'entraînera pas autant d'inquiétude qu'elle l'aurait fait dans le cas d'un client ne sachant rien des mesures pouvant soulager la douleur. On peut donc conclure que le client qui connaît l'existence de ces mesures possède probablement un meilleur contrôle sur ses sensations douloureuses. Ce contrôle semble jouer un rôle dans l'évaluation de la douleur par le client ; il l'envisage comme étant moins menaçante.

Il arrive que certains clients ne manifestent pas le niveau voulu d'anxiété, après avoir été mis au courant d'un événement douloureux imminent. Deux réactions extrêmes peuvent survenir : une anxiété intense ou une absence totale d'anxiété. L'infirmière peut employer la désensibilisation (qui est une forme de thérapie de comportement) comme méthode pour présenter l'information à un client très anxieux.

Afin d'utiliser la désensibilisation, l'infirmière dresse d'abord un tableau des divers stimuli propres à effrayer le client. Elle fournit ensuite un environnement agréable et relaxant, discute avec le client du stimulus le moins effrayant, et remonte dans la hiérarchie des stimuli jusqu'à ce que le client montre des signes d'anxiété. À l'apparition de ceux-ci, elle revient à un stimulus moins effrayant. Ce procédé est utilisé à plusieurs reprises, jusqu'à ce que l'anxiété du client reprenne un niveau modéré en face du stimulus le plus effrayant.

D'autres techniques peuvent aussi être efficaces pour réduire l'anxiété : la prescription de tranquillisants, la concentration de l'attention du client sur un problème particulier ou l'élimination d'une source d'anxiété, par exemple, en aidant un parent anxieux à devenir moins anxieux. Dans certains cas, il peut être nécessaire de remettre à plus tard une épreuve douloureuse jusqu'à ce que l'anxiété du client soit diminuée.

L'individu qui manifeste peu ou pas du tout d'anxiété face à une douleur imminente, peut tout simplement savoir par ses expériences antérieures qu'il a une grande tolérance à la douleur. Cependant, certains clients qui démontrent peu ou pas d'anxiété n'acceptent pas le fait qu'ils peuvent souffrir. Lorsque la douleur survient, ces clients sont portés à être très anxieux et éprouvent une grande difficulté à s'adapter à la douleur. On ne connaît pas encore trop bien l'aide qu'on peut leur apporter ; on ignore s'il est préférable ou non de les prévenir avant une expérience douloureuse. Lorsqu'une information précise sur la douleur est donnée au client et qu'elle ne produit pas d'anxiété, l'information qui suivra devrait être brève et générale. On insistera sur les mesures pouvant soulager la douleur.

Lorsque l'infirmière pense que le manque d'anxiété chez le client reflète une tendance à refuser l'information lui annonçant qu'il va souffrir, elle devrait lui demander s'il veut ou non recevoir de plus amples informations. D'après les connaissances actuelles, il semble que sa décision doive être respectée. Cependant, le client doit être étroitement surveillé, afin de pouvoir relever toute montée d'anxiété marquée à l'approche de l'épreuve douloureuse. En ce qui concerne les interactions entre le client modérément ou très anxieux, on se reportera aux suggestions antérieures, selon le niveau d'anxiété observé.

À certains moments, l'infirmière peut être tentée de ne pas dire au client qu'il ressentira une douleur ou que celle-ci pourra être plus intense qu'il ne semble le prévoir. Elle peut penser qu'une telle information le rendra plus anxieux et elle peut avoir raison, car la perspective de la douleur suscite habituellement un sentiment d'anxiété. L'infirmière doit se rendre compte que cette anxiété est nécessaire et elle doit aider le client à l'utiliser de façon constructive, c'est-à-dire en lui apprenant les mesures de soulagement de la douleur. Afin de s'entraîner à affronter une épreuve douloureuse, le client doit d'abord savoir qu'il pourra souffrir. Ne pas avertir le client d'une douleur imminente est probablement une erreur, sauf dans les cas suivants : (1) lorsque l'expérience antérieure montre que l'anxiété du client atteint un niveau incontrôlable qui l'empêche d'apprendre à affronter sa douleur s'il en est averti d'avance, (2) lorsque le client demande précisément de ne pas être averti à l'avance et que cette demande a été bien examinée avec le client, ou (3) lorsque l'expérience antérieure révèle que le fait de parler au client de la douleur et de lui enseigner les moyens de la soulager détériore son mécanisme de dénégation, de telle sorte qu'il ne lui reste pas d'autre mécanisme d'adaptation pour faire face à ce stress.

L'information que l'infirmière donne au client, au sujet de l'efficacité des mesures de soulagement de la douleur, peut aussi influencer le niveau d'anxiété du client face à l'expérience douloureuse. L'infirmière peut prévenir une augmentation de l'anxiété en expliquant brièvement au client le type général de soulagement attendu selon la mesure utilisée. Par exemple, si le client s'attend à ce que la diversion ou la morphine élimine entièrement sa douleur, son inquiétude pourra grandir si l'effet désiré n'est pas obtenu. Ces mesures de soulagement, ainsi que plusieurs autres, n'éliminent pas en général la sensation de douleur et peuvent même ne pas en diminuer l'intensité. Elles ont plutôt tendance à augmenter le niveau de tolérance du client ou à lui rendre la douleur beaucoup moins gênante.

Sensation de la douleur. Pendant cette phase de l'expérience de la douleur, lorsque le client ressent des sensations douloureuses, il est souhaitable de réduire au minimum son anxiété. Lorsqu'il est anxieux, le client a tendance à percevoir la douleur comme plus intense ou à y être moins tolérant, ce qui en retour crée une plus grande anxiété. Ainsi, une réaction en chaîne s'établit, le client devient plus anxieux et ressent une plus grande douleur ou devient progressivement moins tolérant à la douleur.

Évidemment, il est très important d'interrompre ce processus le plus tôt possible, car de faibles niveaux d'anxiété ou de douleur sont beaucoup plus faciles à contrôler que des niveaux élevés. Par conséquent, on doit utiliser les mesures de soulagement de la douleur avant que celle-ci ne s'aggrave. Plusieurs clients croient qu'ils ne doivent avoir recours à ces mesures que lorsque l'intensité de la douleur atteint ou excède leur niveau maximal de tolérance. Il est conseillé d'expliquer aux clients que le soulagement ou le contrôle de la douleur est plus efficace s'ils utilisent les mesures de soulagement de la douleur avant que celle-ci ne devienne insupportable.

En établissant une relation avec le client et en lui donnant des renseignements, l'infirmière peut traiter efficacement l'anxiété qui apparaît pendant les phases d'appréhension et de sensation de la douleur (voir p. 196). Presque

Tableau 13-1   Interventions infirmières auprès du client faisant l'expérience de la douleur

Intervention infirmière	Explication	Exemple d'intervention
1. Établir une relation avec le client qui souffre.	Agir conjointement avec le client en le considérant comme une personne à part entière, croire ce qu'il dit expérimenter, et respecter ses réactions et attitudes face à la douleur.	Dire au client que vous croyez ce qu'il dit à propos de sa douleur.
2. Renseigner le client sur la douleur et sur son soulagement	Utiliser une variété de modalités sensorielles, chez le client, dans le but de lui faire comprendre son expérience de la douleur.	Expliquer la nature et la localisation de la douleur, en appliquant une pression et en tirant la peau à l'endroit où le client aura une incision.
3. Utiliser la situation client-groupe	Utiliser les principes de fonctionnement d'un petit groupe pour renseigner le client et sa famille sur l'expérience de la douleur.	Deux clientes souffrant d'arthrite et leurs maris discutent avec l'infirmière des modifications à apporter aux activités ménagères après la sortie du centre hospitalier.
4. S'occuper des personnes qui ont un contact avec le client	Aider les autres personnes à atteindre leur potentiel maximal afin d'aider le client dans l'expérience de la douleur.	Parler seule avec la femme d'un client, qui montre de l'inquiétude en présence de son mari lorsqu'il se plaint d'une douleur abdominale non diagnostiquée.
5. Utiliser la stimulation cutanée	Utiliser des stimuli de nature, de durée et d'intensité variées sur différentes régions de la peau.	Appliquer un vibrateur sur la tête et sur le cou pour soulager le mal de tête.
6. Fournir une diversion à la douleur	Obtenir du client une participation aux stimuli et des réactions sensorielles.	Aider le client à employer la respiration apprise pour un changement de pansement douloureux.
7. Encourager la relaxation	Utiliser diverses techniques pouvant aider le client à éviter la fatigue et à atteindre une relaxation musculo-squelettique.	Aider le client à utiliser la respiration lente et rythmée.
8. Utiliser l'analgésie par «image guidée»	Aider le client à s'imaginer un événement agréable ou à utiliser un moyen de se débarrasser de la douleur.	Aider le client à imaginer que la douleur s'en va lorsqu'il expire.
9. Administrer des agents pharmacologiques	Expliquer au client quels médicaments peuvent soulager la douleur et les lui donner ; aider le médecin à déterminer les besoins du client en analgésiques.	Donner des analgésiques de façon préventive.
10. Réduire les stimuli nocifs	Utiliser diverses techniques pour réduire la transmission des impulsions douloureuses au cortex cérébral.	Soutenir une incision abdominale durant la toux et la respiration profonde.
11. Recourir à l'aide des autres professionnels	Aider le client, sa famille et son médecin à identifier les besoins d'une aide supplémentaire lors d'une expérience de la douleur ; aider le client et sa famille à obtenir cette aide et à l'utiliser de façon optimale.	Suggérer au client que le prêtre pourrait l'aider à clarifier ses inquiétudes (à réduire son anxiété), dans le cas où il serait porté à croire que sa douleur est une punition pour des péchés commis.
12. Accorder de l'attention au client	Identifier le client qui aurait besoin de la simple présence de l'infirmière ou de quelqu'un d'autre.	Trouver un volontaire pour rester au chevet d'un client qui ne veut pas être seul lors d'une expérience de la douleur.
13. Faire comprendre au client que la source des stimuli douloureux a été atténuée ou diminuée	Au moment approprié, faire comprendre au client que l'on tente de diminuer ou d'éliminer la cause de sa douleur.	Dire au client qu'on vient de retirer l'aiguille ayant servi à sa ponction lombaire et qu'il ne reste qu'à lui nettoyer le dos.
14. Prêter assistance au client durant une expérience douloureuse	Identifier les besoins du client et l'aider à assimiler, autant intellectuellement qu'émotionnellement, son expérience de la douleur.	Discuter avec le client de ce qu'il a ressenti et de ce qu'il pensait la journée d'avant, lors de son infarctus.

Source : M. McCaffery. *Nursing Management of the Patient with Pain*, 2ᵉ éd., Philadelphie, J.B. Lippincott, 1979.

toutes les interventions de l'infirmière visant le soulagement de la douleur contribuent d'une certaine façon à l'utilisation ou à la diminution de l'anxiété.

Conséquences de la douleur.   Durant cette phase, quand la sensation de douleur se calme, on espère que l'anxiété du client diminuera aussi. Sinon, certaines techniques peuvent aider le client à assumer l'expérience de la douleur (voir le tableau 13-1).

Pour de nombreux clients, l'expérience de la douleur continue après que la sensation a cessé ou s'est estompée. Certains clients persistent à craindre la douleur simplement parce qu'ils ignorent si elle va réapparaître. Il suffit de faire comprendre au client qu'on a diminué ou supprimé la source des stimuli nocifs pour qu'il évite d'attendre avec anxiété un éventuel retour de la douleur.

La plupart des clients ne semblent pas oublier facilement la douleur dès qu'elle n'est plus ressentie ou appréhendée. Le client peut être troublé par ses réactions face à la douleur ou s'inquiéter de l'opinion qu'en a formé l'entourage. Il peut avoir des idées sombres et quelque peu effrayantes sur la cause de sa douleur ou sur son traitement. Son impression de sécurité et sa maîtrise de soi peuvent être remises en cause après qu'il ait ressenti une douleur plus intense qu'il ne l'avait jamais cru possible. Le client qui ne souffre plus d'une douleur chronique peut se sentir désorienté et se demander ce qu'il va devenir sans sa douleur. Dans la phase des conséquences, le client peut aussi soudainement commencer à trembler ou à transpirer ; il peut avoir des nausées, des vomissements ou des frissons. Certains clients font des cauchemars sur leur expérience de la douleur pendant des semaines ou des mois après qu'elle a pris fin. Il semble donc évident que les soins à apporter au client qui souffre, surtout en ce qui a trait à la maîtrise de l'anxiété, vont bien au-delà des phases d'appréhension et de sensation de la douleur.

☐ MESURES NON ENVAHISSANTES DU SOULAGEMENT DE LA DOULEUR

Peut-être par manque de temps ou de connaissances, de nombreux clients et membres de l'équipe de santé ont tendance à considérer les analgésiques comme la méthode la plus importante dans le soulagement de la douleur. Pourtant, il y a beaucoup d'autres activités qui peuvent être employées. Le tableau 13-1 indique diverses catégories de ces activités.

Le but de ce tableau est simplement de donner un aperçu à l'infirmière de la variété des activités d'aide possibles pour les clients qui souffrent. Ce résumé *n'est pas* destiné à fournir des connaissances suffisantes pour préparer l'infirmière à utiliser toutes ces mesures. Pour acquérir ces connaissances, l'infirmière se reportera à des textes spécialisés. Grâce à la lecture et à la pratique, l'infirmière peut apprendre à utiliser ces activités avec les clients.

Certaines des interventions énumérées au tableau 13-1 seront étudiées ici plus en détail. L'expression « non envahissante » signifie simplement qu'il n'y a pas de pénétration physique. Habituellement, les méthodes non envahissantes

de soulagement de la douleur n'entraînent que de faibles risques en comparaison des analgésiques. Bien que ces mesures ne soient pas nécessairement un substitut aux analgésiques, pour des épisodes brefs de douleur (de quelques secondes ou minutes) elles peuvent suffire ou être appropriées. Dans d'autres cas, particulièrement quand il s'agit d'une douleur forte qui dure des heures ou des jours, la combinaison de médicaments et de certaines techniques non envahissantes peut être la meilleure façon de soulager la douleur.

Relation infirmière-client et enseignement

Ce sont les deux mesures de base qui peuvent réellement apaiser la douleur en l'absence de toute autre mesure. Bien sûr, chacun peut valoriser l'efficacité de toute autre méthode utilisée avec le client. Certains aspects de la relation et de l'enseignement aident à réduire l'anxiété du client face à la douleur, et comme on l'a signalé ci-dessus, la diminution de l'anxiété aboutit habituellement au soulagement de la douleur soit en faisant baisser l'intensité de la douleur, soit en la rendant plus tolérable au client.

La confiance est également essentielle dans la relation infirmière-client. Pour l'aider à réduire son anxiété, il est bon de dire au client que l'on croit ses plaintes, parce que certains clients dépensent beaucoup de temps et d'énergie à essayer de convaincre les autres qu'ils ont mal. Peut-être que leur douleur est mise en doute parce qu'on n'en trouve pas la cause ou parce que leur comportement n'est pas typique de ce qu'en attend l'équipe de soins. Le fait de dire à un client « je sais que vous avez mal, je veux seulement mieux comprendre votre douleur », lui laissera souvent l'esprit en paix.

Dès le début de sa première rencontre avec un client qui souffre, l'infirmière doit lui dire qu'elle veut l'aider à soulager sa douleur. Souvent, le client ne sait vers qui se tourner pour demander de l'aide. En effet, les sociologues ont noté qu'il y a rarement une personne de l'équipe de santé vraiment tenue responsable du soulagement de la douleur. Cependant, quand l'infirmière dit très simplement « Dites-le-moi lorsque vous commencerez à avoir mal, pour que je puisse vous aider », elle indique rapidement au client qu'elle se sent concernée et qu'elle assume d'une certaine façon la responsabilité de l'aider dans sa douleur.

L'infirmière fournit aussi au client l'information essentielle à propos du contrôle de sa douleur. Le client a besoin de savoir, par exemple, que la douleur devrait être signalée dès son apparition. Trop souvent le client attend aussi longtemps qu'il peut endurer la douleur avant de la signaler ; elle est alors intense et l'anxiété du client est très élevée. Le client doit savoir qu'il est beaucoup plus facile de prévenir la douleur intense et la panique que de les soulager lorsqu'elles existent.

Stimulation cutanée

Selon la théorie du contrôle de seuil, la stimulation des fibres nerveuses de grand diamètre dans la peau peut réduire l'intensité de la douleur et permettre la libération des endorphines. On peut stimuler la peau de multiples

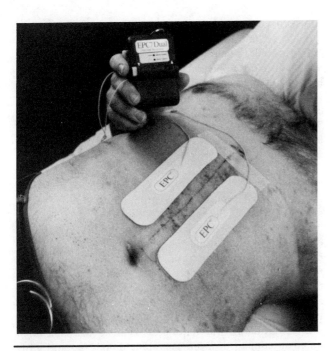

Figure 13-5 Stimulation électrique transcutanée des nerfs utilisée dans le soulagement de la douleur post-opératoire. (*Source*: R. Melzack. « The McGill pain questionnaire: Major properties and scoring methods », *Pain*, 1 : 277–299, p. 280.)

façons ; par tâtonnements, l'infirmière trouvera la meilleure manière de soulager la douleur (qualité, intensité, lieu et durée de la stimulation).

On peut provoquer différentes sensations cutanées quand on applique les mesures suivantes : pression, vibration, chaleur, froid, bain, lotion, crème mentholée, et stimulation électrique transcutanée des nerfs. La stimulation électrique transcutanée n'est pas aussi facilement accessible que les autres méthodes, mais il a été démontré qu'elle pouvait être très utile à la fois pour les douleurs aiguës et pour les douleurs chroniques, et son utilisation commence à être répandue. Elle est constituée d'une unité alimentée par une pile, avec des électrodes qui s'appliquent sur la peau pour produire des picotements, des vibrations ou une sensation de bourdonnement dans la région douloureuse (*Figure 13-5*).

L'application locale de froid sur une partie douloureuse est une méthode peu utilisée mais souvent très efficace. Le froid soulage la douleur plus rapidement que la chaleur et a un effet plus long. Contrairement à la croyance populaire, le froid ne cause pas nécessairement une contraction musculaire. En fait, le froid ralentit la conduction des influx qui maintiennent le tonus et peut ainsi entraîner une relaxation musculaire. Donc, le froid n'est pas seulement recommandé pour ralentir les saignements, les enflures, mais aussi simplement pour soulager la douleur.

Quand on emploie la stimulation cutanée, on l'applique à différentes régions du corps, généralement sur ou près du site de la douleur. Quelquefois, on doit éviter la stimulation directe au point de la douleur, car elle augmente la souf-france. Si la stimulation de la peau près du site de la douleur est inefficace ou douloureuse, on peut stimuler le côté opposé du corps (*stimulation contralatérale*). Par exemple, la douleur liée à l'épicondylite (« tennis elbow ») sur le côté gauche peut être soulagée aussi bien ou même mieux en appliquant de la crème mentholée au coude droit qu'au gauche. C'est une technique particulièrement utile quand la région douloureuse n'est pas accessible, à cause d'un plâtre par exemple, ou quand le membre entier est blessé ou brûlé.

L'intensité de la stimulation est généralement modérée ; trop faible, elle a tendance à chatouiller ou à incommoder ; trop forte, elle peut être douloureuse.

En général, la durée de la stimulation cutanée et les intervalles entre chaque application varient considérablement. Certains clients sont soulagés pendant quelques heures ou quelques jours après la stimulation cutanée, d'autres seulement pendant l'application. Pour ces derniers, l'utilisation d'une crème mentholée ou d'une unité de stimulation électrique transcutanée permanente est un moyen efficace de leur fournir une stimulation continuelle sans gêner leurs activités. L'unité de stimulation peut être portée 24 h par jour.

Diversion

La diversion est le moyen par lequel on fait concentrer l'attention du client ailleurs que sur sa douleur ; ce peut être une méthode efficace de soulagement. La diversion agit en atténuant la perception de l'intensité de la douleur ou en augmentant la tolérance à la douleur. La douleur a tendance à attirer l'attention du client, mais si la personne en est moins consciente ou y porte moins d'attention, elle sera évidemment moins dérangée et pourra davantage tolérer la douleur.

Il existe plusieurs degrés et types de diversion ; on peut simplement éviter la monotonie, ou on peut utiliser des activités physiques ou mentales très compliquées. Lorsque les stimuli de l'environnement sont insuffisants en nombre, en type ou en variation, les seuils de régulation des sensations du client ont tendance à diminuer. Cela permet apparemment à la personne d'utiliser davantage les impulsions d'entrée disponibles et, en conséquence, elle devient alors plus sensible à une impulsion d'entrée telle que la douleur.

Si le client qui souffre est soumis à une restriction sensorielle, le soulagement de la douleur peut se produire lorsque l'infirmière fournit des stimuli compensant la monotonie de l'environnement. Cela constitue une légère forme de diversion qui concentre le client sur un sujet autre que ses sensations douloureuses. L'infirmière favorise tout simplement un environnement plus « normal » pour le client. On distrait le client en minimisant les bruits étranges, en lui faisant de brèves, mais fréquentes, visites en lui apportant des casse-croûte ou en lui apprenant les exercices physiques appropriés à son état. Les exercices physiques sont un moyen particulièrement efficace de diminuer les effets de la privation sensorielle.

On peut employer des formes d'excitation sensorielle plus intenses et plus délibérées pour distraire le client pendant de courts épisodes de douleur intense tels qu'une ponction de moelle osseuse ou un débridement de plaie, ou encore pendant des périodes plus longues de douleur modérée ou intense. Certains clients peuvent être soulagés grâce à la diversion pendant plusieurs heures.

Les membres de l'équipe de santé ne comprennent pas toujours très bien la valeur des techniques de diversion dans le soulagement de la douleur. Ils pensent que si le client peut oublier sa douleur grâce à une distraction, c'est qu'il n'a pas aussi mal qu'il veut bien le faire croire. Par exemple, l'infirmière peut se tromper en pensant que le client n'a pas mal, simplement parce qu'il rit ou qu'il parle avec des visiteurs. Pourtant, la diversion est une méthode efficace dans le soulagement de la douleur. Si on doute que le client souffre simplement parce qu'il utilise efficacement la distraction, cela peut amener le client à cesser d'utiliser cette méthode.

L'efficacité de la distraction sera proportionnelle au degré d'effort du client pour recevoir et créer une impulsion sensorielle autre que la douleur. Généralement, le soulagement de la douleur augmente directement avec la participation active du client, la quantité de stimulations sensorielles utilisées et l'intérêt du client pour ces dernières. Par exemple, écouter et regarder une partie de base-ball tout en tenant les points distraira davantage le client de sa douleur que ne pourraient le faire une ou deux de ses activités. Il est plus efficace de faire appel à plusieurs sens, tels que la vue, l'ouïe et le mouvement, que d'utiliser seulement un ou deux des sens. Si le client préfère le base-ball au football, les stimuli reliés au base-ball le distrairont davantage de la douleur que les stimuli associés au football.

L'augmentation de la complexité des distractions au fur et à mesure que la douleur croît n'aura d'effet que jusqu'à une certaine intensité de douleur. En cas de douleur intense, le client sera incapable de se concentrer suffisamment pour s'engager dans des activités mentales ou physiques très compliquées.

Beaucoup de clients inventent leurs propres stratégies de diversion : ils peuvent fredonner, calculer mentalement des problèmes mathématiques, ou regarder une émission captivante à la télévision. L'infirmière encourage ces efforts et aide le client à les poursuivre.

Pour des épisodes brefs mais très douloureux, il peut s'avérer nécessaire d'enseigner une technique de diversion même aux clients faibles, fatigués et somnolents. Cette technique combine la friction rythmique et la concentration visuelle : le client a les yeux ouverts, il fixe un endroit précis du plafond ou du mur et frotte une partie de son corps. Au début la friction peut être faite par l'infirmière, ensuite celle-ci peut prendre la main du client et le guider dans la friction, faite d'un mouvement ferme et circulaire sur la peau nue. Le regard fixe et la friction assurent une source stable d'entrée visuelle et tactile avec une concentration sur le rythme. Si ce n'est pas suffisant, on demande au client de respirer lentement ; le client peut chanter en lui-même : « J'inspire doucement, j'expire doucement ». Des données sensorielles multiples, combinées au rythme et à la concentration respiratoire, permettent la réussite des techniques de diversion.

L'écoute active est également une autre technique de diversion, très utile dans le cas de clients fatigués, ou chez qui la douleur dure plus longtemps que plusieurs minutes. Le client peut utiliser un magnétophone avec écouteurs, il peut

choisir une cassette de musique rapide et écouter en marquant le rythme avec les doigts ou la tête. Pour ajouter une entrée visuelle, il peut fixer un objet, ou en fermant les yeux imaginer, par exemple, une danse sur cette musique. Quand la douleur augmente, il peut augmenter le volume de la musique. Par exemple, un client brûlé à qui l'on doit changer les pansements, peut utiliser cette méthode de distraction pour rendre plus tolérable l'expérience douloureuse.

Relaxation

La relaxation des muscles squelettiques peut réduire l'intensité de la douleur ou augmenter la tolérance à la douleur. Toutefois, il arrive souvent que l'on combine à la relaxation d'autres mesures de soulagement telles que les analgésiques ou les coussins chauffants afin d'accroître leur efficacité. De nombreuses personnes apprennent les techniques de relaxation pour résister au stress de la vie. Certains centres offrent aux adultes des programmes d'éducation en méditation transcendantale, en yoga, en hypnose, en thérapie musicale et une foule d'autres activités potentiellement relaxantes. Si un client connaît déjà une technique de relaxation, l'infirmière peut tout simplement lui suggérer de l'utiliser en cas de douleur.

La plupart des clients souffrant de douleur chronique doivent apprendre une méthode de relaxation et l'employer régulièrement plusieurs fois par jour. Chez beaucoup de clients, la douleur chronique entraîne la fatigue et la tension musculaire, et des périodes régulières de relaxation deviennent donc nécessaires. Quelquefois la tension musculaire contribue directement à l'intensification de la douleur.

La respiration abdominale à rythme lent et régulier est une technique simple de relaxation. Le client ferme les yeux et imagine l'entrée et la sortie de l'air dans ses poumons. Il commence par une respiration profonde et lente, puis lente et non forcée au rythme de six à neuf respirations par minute. Le client peut maintenir un rythme constant en comptant lentement en lui-même (1, 2, 3) quand il inspire et (1, 2, 3) quand il expire. Il termine cet exercice par une respiration profonde. Lorsque l'infirmière montre cette technique au client, il est utile qu'elle compte à voix haute au début, et que le client garde les yeux ouverts pour la regarder respirer en même temps que lui.

La respiration lente et rythmée peut également être utilisée comme technique de distraction. Elle ne peut être relaxante pour le client que lorsqu'il s'est entraîné et en a acquis la maîtrise.

Pour aider le client tendu par une douleur intense, on peut lui donner les instructions suivantes : « Serrez les poings, prenez une grande respiration et maintenez-la. Quand vous expirez, sentez-vous devenir tout mou. Maintenant, bâillez. »

Image mentale guidée

On peut définir la thérapie de *l'image mentale guidée* comme l'utilisation de l'imagination d'une façon particulière en vue d'obtenir un effet particulier ; soit, ici, la relaxation et le soulagement de la douleur. L'utilisation d'images variées peut modifier des fonctions corporelles sur lesquelles nous ne semblons pas avoir de contrôle direct ou conscient. La plupart des gens ont déjà vécu cela sous forme de palpitations ou de transpiration accrue quand une image mentale inquiétante arrive à l'esprit juste avant de s'endormir. Bien que des images de cette sorte provoquent une réaction de stress, certaines autres images semblent induire des réactions de relaxation ou de soulagement de la douleur. L'enseignement et l'explication de cette technique demandent un temps considérable à l'infirmière, et le client doit également investir beaucoup de temps et d'énergie pour s'y entraîner. C'est pourquoi «l'image guidée» est plus souvent enseignée aux clients souffrant de douleurs chroniques bien qu'elle soit aussi efficace pour les douleurs aiguës. Pour pouvoir apprendre, le client doit être capable de se concentrer, d'utiliser son imagination et de suivre les instructions. Évidemment, cette technique ne convient pas aux clients qui ont subi un dommage au cerveau. Ce n'est pas non plus le moment de l'enseigner lorsque le client est fatigué, qu'il est sous l'effet des sédatifs ou qu'il souffre beaucoup. Une forme simple de la technique de l'image guidée consiste à combiner la respiration rythmique lente et une image mentale de relaxation et de confort. Les yeux fermés, le client imagine qu'à chaque fois qu'il expire lentement, il expulse la tension musculaire et les malaises, laissant ainsi un corps détendu et à l'aise. Une autre forme de cette technique est de suggérer au client qu'il imagine une boule d'énergie de guérison, semblable à une lumière blanche, située sur sa poitrine ou dans ses poumons. Chaque fois qu'il inspire, il imagine que l'air envoie la boule dans la zone douloureuse; et chaque fois qu'il expire, il imagine que la boule sort de son corps, emportant avec elle la douleur et la tension. Elle entre à nouveau dans son corps, mais purifiée, et retourne dans la zone douloureuse, et ainsi de suite.

Généralement, on demande au client de s'entraîner à l'image guidée environ cinq minutes et cela trois fois par jour. Plusieurs jours d'entraînement peuvent s'écouler avant que le client ne soit capable de réduire l'intensité de sa douleur avec cette technique, mais le bienfait peut durer des heures. La plupart des clients sentent les effets relaxants de l'image guidée dès la première fois qu'ils l'essaient.

☐ MÉDICATION POUR LE SOULAGEMENT DE LA DOULEUR

Que la douleur soit aiguë ou chronique, il faut respecter certaines lignes de conduite lorsque des médicaments sont recommandés pour soulager la douleur. D'habitude, la médication est plus efficace quand on utilise une approche préventive et quand on adapte la dose et la fréquence aux besoins du client. La seule façon sûre et efficace d'administrer des narcotiques est d'observer la réaction de l'individu.

Approche préventive

L'approche préventive vise à administrer les médicaments (les analgésiques en particulier) avant que la douleur ne survienne, si elle peut être prévue, ou sinon, au moins avant

qu'elle ne devienne très intense. Si on pense que la douleur va survenir quotidiennement et pendant presque 24 h, il faudra donner les médicaments selon un horaire régulier couvrant les 24 h. Même si un analgésique est prescrit au besoin, l'infirmière peut le donner par mesure préventive, en autant que la fréquence est respectée. C'est une méthode préférable à l'approche habituelle qui peut exiger que le client souffre et demande son médicament au lieu de se voir offrir celui-ci avant de commencer à souffrir.

Une approche préventive comporte de nombreux avantages. De petites doses suffisent à soulager une douleur faible ou à prévenir l'apparition d'une douleur. Ainsi, la dose totale par 24 h sera plus faible. Cette approche aide aussi à empêcher l'accoutumance aux analgésiques et à diminuer la gravité des effets secondaires comme la somnolence et la constipation. De plus, le soulagement de la douleur peut être plus complet avec une approche préventive. Par exemple, il n'y aura pas de phase aiguë de douleur et le client passera moins de temps à souffrir. Avec une approche «au besoin», le client souffre, obtient son analgésique et attend qu'il fasse effet. Sur une période de 24 h, il peut ainsi passer de nombreuses heures à souffrir.

Un meilleur contrôle de la douleur obtenu avec une approche préventive réduit la probabilité que le client ne développe une obsession pour le médicament. Certains membres de l'équipe de santé ont l'impression que moins on utilise de narcotiques, moins les clients qui souffrent de douleurs aiguës risquent d'en devenir dépendants. Cependant, cette croyance n'est pas fondée. Au contraire, il semble évident qu'un client qui souffre et qui ne peut avoir son analgésique court beaucoup plus de risques de devenir obsédé par le médicament que le client qui le reçoit avant que la douleur ne devienne insupportable.

Doses individualisées

Il est nécessaire d'individualiser les doses et la fréquence des médicaments parce que les clients les absorbent et les métabolisent différemment, et qu'il y a des ajustements à faire selon l'intensité de la douleur. Il n'est pas du tout surprenant qu'un certain dosage de narcotique, donné à des intervalles spécifiques, soit efficace pour un client et tout à fait inapproprié pour un autre. Pourtant, on prescrit trop souvent des analgésiques, spécialement des narcotiques, de manière très uniformisée et inflexible. L'infirmière doit se rappeler qu'il n'y a pas de nombre magique de milligrammes ou d'heures entre les doses. Par exemple, quand un client métabolise 100 mg de mépéridine IM en deux heures, on doit comprendre qu'il s'agit d'un phénomène physiologique bien connu, et non d'un problème d'abus de drogues.

Parce qu'on craint de créer une accoutumance ou de causer une dépression respiratoire, on a tendance à sous-utiliser les narcotiques dans le traitement des douleurs aiguës ou chroniques en phase terminale d'une maladie. Cela ne fait que provoquer des souffrances inutiles. Même avec un usage prolongé de narcotiques, on ne crée qu'une incidence de 3 % d'accoutumance. De plus, de petites doses ne sont pas obligatoirement des doses sûres. Des clients ayant reçu de 25 mg à 50 mg de mépéridine IM ont eu une détresse respiratoire grave, tandis que d'autres n'ont pas montré de signes de somnolence ou de détresse respiratoire après en avoir reçu 200 mg.

Donc, à des fins de sécurité et de soulagement de la douleur, il est essentiel d'observer les effets des narcotiques, surtout quand on les donne pour la première fois à un client ou quand on apporte un changement au dosage ou à la fréquence. On peut faire ces observations d'une façon simple en ayant une feuille de route sur laquelle on indique la date et l'heure, le taux de douleur (échelle de 0 à 10), les mesures de soulagement, les effets secondaires et l'activité du client. À intervalles réguliers, par exemple une heure après l'injection, on demande au client d'évaluer sa douleur (de 0 à 10). On peut aussi noter le rythme respiratoire ainsi que tout autre changement physiologique pertinent. Par exemple, on donne une première dose de 75 mg de mépéridine IM à un client qui vient d'être opéré. Au cas où la douleur n'a pas diminué après 1 h, que le client est raisonnablement alerte et que son état respiratoire, sa pression artérielle ainsi que son pouls sont bons, un changement dans l'analgésie est recommandé. La dose de mépéridine est sûre pour ce client mais elle ne soulage pas la douleur. On doit donc lui donner une autre dose de mépéridine.

Voies d'administration pour douleur modérée à intense

Les voies d'administration les plus courantes pour les narcotiques sont les voies intramusculaire et sous-cutanée. Cependant, il y a d'autres possibilités. Si le client n'a pas droit à des prises orales, ou s'il vomit, on peut utiliser la voie intraveineuse ou rectale. Les douleurs postopératoires, par exemple, sont effectivement soulagées par des suppositoires de 10 mg d'oxymorphone (Numorphan : 2 suppositoires totalisant 10 mg fournissent une analgésie équivalente à celle de 10 mg de morphine IM ou de 75 mg de mépéridine IM). Pour les clients qui ont des problèmes de saignement comme dans l'hémophilie, on recommande la voie rectale.

On administre les narcotiques intraveineux en une seule fois, ou lentement sur une période de 5 min à 10 min, ou en goutte-à-goutte en utilisant un perfuseur. Ce dernier fournit un niveau plus stable d'analgésie, et on le recommande quand on doit contrôler la douleur sur une période de 24 h, comme c'est le cas le premier jour après une intervention chirurgicale ou pour un client cancéreux dont la douleur est permanente et qui ne peut rien prendre par la bouche. Des études préliminaires montrent que la majorité des clients n'absorbent pas bien la mépéridine IM pendant les huit premières heures qui suivent l'intervention, et que la voie intraveineuse est plus sûre et plus efficace dans le soulagement de la douleur.

Si le client peut prendre la médication par la bouche, on préfère cette voie à toutes les autres parce que c'est une méthode facile, moins envahissante et moins douloureuse que les injections. On peut soulager une douleur intense avec des narcotiques oraux *si* les doses sont assez élevées. Les clients qui souffrent de douleurs chroniques devraient recevoir des analgésiques oraux dans toute la mesure du possible. On donne effectivement de nombreux narcotiques par la bouche pour des douleurs intenses. Les doses orales de narcotiques équivalentes à 10 mg de morphine IM ou à

75 mg de mépéridine IM sont : 10 mg à 20 mg de méthadone ; 30 mg à 60 mg de morphine ; 4 mg à 8 mg d'hydromorphone (Dilaudid). Chez les clients en phase terminale dont la douleur est chronique, les doses doivent être graduellement augmentées à cause de la douleur croissante et de l'accoutumance à l'analgésie. Pour la majorité de ces clients, une augmentation de la dose apporte un soulagement supplémentaire (il n'y a pas de plafond à l'analgésie par les narcotiques puissants), et les plus fortes doses ne sont pas létales (le client s'accoutume à la détresse respiratoire et à la somnolence tout comme à l'analgésie).

Le « cocktail de Brompton » était autrefois une substance orale très populaire pour le soulagement des clients en phase terminale. C'est un liquide fait de la combinaison de plusieurs ingrédients : un narcotique, un antiémétique, un stimulant du système nerveux central, de l'alcool et un aromatisant. L'expérience a montré que de telles combinaisons ne sont pas recommandées pour tous les clients et que l'efficacité de ce mélange était due plus à la façon dont il était donné qu'à ce qu'il contenait ; il était administré régulièrement sur 24 h dans une approche préventive.

Médicaments à utiliser

Dans le cas de douleur aiguë ou chronique, il est sage d'utiliser l'aspirine, l'acétaminophène (Tylenol, Datril) ou les plus puissants anti-inflammatoires non stéroïdes comme l'ibuprofène (Motrin), dans la mesure possible. Ces médicaments fournissent une analgésie non narcotique sans la somnolence et la constipation qui accompagnent souvent les narcotiques. Quand les narcotiques sont nécessaires, il est logique de donner un analgésique non narcotique en même temps parce que son effet diminue le dosage de narcotique à employer. L'aspirine, l'acétaminophène et les autres anti-inflammatoires non stéroïdes produisent l'analgésie au niveau du système nerveux périphérique pour soulager la douleur, tandis que les narcotiques agissent d'abord au niveau du système nerveux central.

Pour les clients qui ont une douleur chronique, qu'elle soit d'origine bénigne ou maligne, on recommande l'utilisation des antidépresseurs tricycliques. D'habitude, ils ne sont pas indiqués pour la douleur aiguë ; cependant, les clients souffrant de douleur chronique sont presque toujours déprimés. Ces médicaments ont un effet antidépresseur après environ 14 jours. Puisqu'ils ont un effet sédatif et que la dose quotidienne totale doit être donnée au coucher, ils aident dans le soulagement des troubles du sommeil. Il a été découvert récemment que les antidépresseurs tricycliques ont probablement un effet analgésique après 10 jours d'administration régulière. Ainsi les clients bénéficient-ils d'un certain niveau d'analgésie non narcotique.

Le narcotique injectable prescrit le plus couramment est sans doute la mépéridine. Cependant, il y a plusieurs indices qui pourraient faire reconsidérer cette pratique. La mépéridine est d'action rapide et elle est très irritante pour les tissus, ce qui explique que le soulagement de la douleur nécessite de fréquentes injections (toutes les 2 h ou 3 h). De plus, la mépéridine est plus toxique qu'on ne l'avait pensé. Des effets neuropsychiatriques comme la désorientation, les sensations bizarres et les hallucinations sont relativement graves avec l'administration parentérale de mépéridine. À

Encadré 13-1   Marche à suivre pour les soins infirmiers au client qui souffre

Évaluation initiale

A. Évaluer les réactions du client qui souffre.
1. Identifier si la douleur est aiguë ou chronique.
2. Identifier la phase ou les phases (appréhension, sensation, réaction) expérimentées par le client.
3. Durant chaque phase de l'expérience de la douleur, observer toutes les réactions du client, en utilisant les points suivants :
   a) Manifestations physiologiques
   b) Déclarations verbales
   c) Comportement verbal
   d) Expressions du visage
   e) Mouvements corporels
   f) Contacts physiques avec autrui
   g) Modifications dans la réponse au monde extérieur
   h) Adaptation des réactions physiologiques et émotionnelles.
4. Se fonder sur les réactions du client pour déterminer les points suivants :
   a) Gravité de la douleur
   b) Tolérance à la douleur
   c) Caractéristiques, comme la région, la durée, le rythme, et la nature
   d) Effets nuisibles de la douleur sur la guérison
   e) Ce dont le client croit avoir besoin pour soulager sa douleur
   f) Inquiétude du client à l'égard de sa douleur
   g) Modèles de comportement du client, c'est-à-dire les comportements qui ont tendance à se répéter chez lui

B. Évaluer les facteurs qui influencent chacun des points suivants :
1. La présence de chaque phase dans l'expérience de la douleur.
2. La nature de la sensation ou des sensations douloureuses.
3. Les réactions du client, y compris ses inquiétudes et ses croyances.

Analyse

Classer les résultats les plus pertinents de l'évaluation initiale.
1. Identifier les phases de l'expérience de la douleur chez le client, la nature de la (ou des) sensation(s) douloureuse(s), et les facteurs influençant l'existence des phases et la nature de la (ou des) sensation(s) douloureuse(s).

2. Décrire les réactions du client dans chaque phase de l'expérience de la douleur et identifier les facteurs pouvant expliquer son comportement.
3. Formuler les problèmes du client et les diagnostics infirmiers.

Planification et exécution

Planifier et exécuter les interventions infirmières pouvant aider le client qui souffre.
1. Énoncer des objectifs réalisables pour les interventions infirmières.
2. Se reporter aux types d'interventions qui suivent, pour choisir et appliquer celle qui convient pour minimiser les facteurs influençant les expériences et le comportement du client dans chaque phase de la douleur.
   a) Établir une relation avec le client qui souffre
   b) Expliquer au client ce que sont la douleur et son soulagement
   c) Utiliser ce que l'on sait du groupe d'appartenance du client
   d) S'occuper des personnes qui entrent en contact avec le client
   e) Utiliser la stimulation cutanée
   f) Fournir de la distraction à la douleur
   g) Inciter à la relaxation
   h) Utiliser « l'image guidée »
   i) Administrer des agents pharmacologiques
   j) Réduire les stimuli nocifs
   k) Utiliser l'aide des autres professionnels
   l) Assurer une présence
   m) Expliquer au client que la cause des stimuli nocifs a été supprimée ou diminuée
   n) Aider le client à s'adapter à l'expérience de la douleur
3. Choisir un certain nombre d'interventions à effectuer, en se rappelant de la nécessité d'établir une relation avec le client qui souffre et de la nécessité de le renseigner sur la douleur pour que toute mesure de soulagement soit efficace.

Évaluation

Évaluer l'efficacité des interventions infirmières.
1. Comparer les réactions du client avant l'intervention avec celles qui suivent l'intervention.
2. Modifier l'intervention selon les résultats de l'évaluation et les changements survenus dans l'état du client.

cause de l'accumulation du métabolite normépéridine, de multiples doses de mépéridine, surtout chez les clients qui souffrent d'insuffisance rénale, peuvent causer des effets excitants tels que des contractions spasmodiques, de l'irritabilité et des convulsions. Aucun de ces problèmes n'a été observé avec la morphine qui peut remplacer de façon acceptable la mépéridine.

La pratique courante de donner avec les narcotiques des soi-disant potentiateurs peut aussi causer des problèmes.

Les plus fréquemment prescrits pour l'administration parentérale sont probablement la prométhazine (Phenergan) et l'hydroxyzine (Vistaril). Les études et la pratique clinique ont montré que la prométhazine est hautement sédative ; ce n'est pas un stimulateur de l'analgésie par narcotique mais en revanche c'est un stimulateur de la détresse respiratoire et de l'hypotension, et elle peut même augmenter la perception de l'intensité de la douleur. L'hydroxyzine, au contraire, a quelques propriétés analgésiques mais est extrêmement irritante et douloureuse quand elle est donnée par voie intramusculaire. Elle doit être administrée par la méthode de l'injection en Z (voir p. 598). En réalité, il n'existe probablement pas de potentiateurs de l'analgésie par narcotique. La plupart du temps, on obtient tout simplement l'analgésie grâce à des médicaments connus comme étant des analgésiques, narcotiques et non-narcotiques.

□ SERVICES SPÉCIAUX

Durant la dernière décennie, plusieurs cliniques de la douleur ont ouvert leurs portes aux clients souffrant de douleur chronique. Elles utilisent une approche multidisciplinaire et offrent une variété de méthodes dans le soulagement de la douleur. La thérapie peut comprendre la rétroaction biologique, l'acupuncture, le blocage nerveux, l'hypnose, l'entraînement autogène, la thérapie de groupe, la médication, la thérapie physique, la consultation en nutrition, etc. Tous les centres de la douleur n'offrent pas la même approche. Certaines cliniques ou centres traitent le client sur une base externe, tandis que d'autres l'admettent dans une unité de contrôle de la douleur.

Certains hôpitaux ont ouvert des unités de soins palliatifs pour traiter et soulager les malades en phase terminale. Un de leurs premiers objectifs est le contrôle de la douleur. Malheureusement, il n'y a pas encore assez de ces unités pour prendre soin de tous les malades qui en auraient besoin.

□ ÉVALUATION DE L'EFFICACITÉ DES MESURES DE SOULAGEMENT DE LA DOULEUR

Afin de déterminer objectivement l'efficacité des interventions visant à aider le client à moins souffrir, on compare les réactions du client avant l'intervention à celles qu'on observe après l'intervention. Après l'intervention, l'infirmière évalue une seconde fois les réactions du client, en suivant essentiellement le même processus que lors de l'évaluation initiale. Par la suite, on refait une évaluation à intervalles réguliers.

Évaluation

C'est le résultat de cette comparaison qui révèle l'efficacité des mesures de soulagement de la douleur. C'est à ce résultat qu'on se réfère pour décider de poursuivre ou de modifier les interventions.

Le résultat escompté de l'intervention infirmière peut se traduire par une ou plusieurs des possibilités suivantes (chacune ayant plusieurs manifestations possibles) :

1. Diminution de l'intensité de la douleur :
   a) Intensité de la douleur plus faible qu'avant l'intervention (sur une échelle de 0 à 10).
   b) Intensité de la douleur plus faible pendant de plus longues périodes.
2. Augmentation de la tolérance à la douleur, manifestée par le comportement suivant :
   a) Le client dit que la douleur ne le gêne pas autant qu'avant l'intervention.
   b) Le client dit qu'il porte moins attention à la douleur.
   c) Le client passe moins de temps à parler de sa douleur.
3. Augmentation de son fonctionnement ou de sa qualité de vie, manifestée par les comportements suivants :
   a) Le client est assez alerte et soulagé pour s'engager dans des activités importantes pour sa guérison (boire, tousser, bouger).
   b) Le client dort toute la nuit.
   c) Le client passe plus de temps hors de son lit.
   d) Le client passe plus de temps au travail.

L'encadré 13-1 présente un résumé de la marche à suivre pour planifier les soins au client qui souffre.

14

Les soins infirmiers en cancérologie

Les soins infirmiers en cancérologie [1] appartiennent à un domaine des plus complets qui couvre tous les groupes d'âge et toutes les spécialités infirmières ; ils sont distribués dans une variété de milieux y compris la maison, la communauté, les centres hospitaliers et les centres de réadaptation. Cependant, ce n'est que durant la dernière décennie que ce champ des soins infirmiers est devenu une spécialité qui s'est développée en parallèle avec la cancérologie et les progrès dans les traitements des cancers.

La portée, les responsabilités et les objectifs liés aux soins infirmiers en cancérologie sont aussi divers et aussi complexes que ceux des autres spécialités en soins infirmiers. C'est un défi tout spécial de soigner les cancéreux. L'infirmière doit être préparée à soutenir l'individu et la famille qui traversent un large éventail de difficultés marquées par des bouleversements d'ordre physique, émotionnel, social, culturel et spirituel. Afin d'atteindre les résultats désirés, l'infirmière doit d'abord identifier ses propres réactions face au cancer et fixer d'une manière réaliste les objectifs qui peuvent être atteints. Le fait que le terme *cancer* soit perçu dans notre société comme synonyme de mort et de douleur est assez significatif. L'infirmière a la responsabilité de soutenir ses clients cancéreux d'une manière réaliste. L'encadré 14-1 délimite les principaux domaines de responsabilité de l'infirmière qui soigne une personne cancéreuse.

Les soins infirmiers en cancérologie exigent une approche organisée et systématique en matière de soins au client, approche guidée par des règles de pratique. Celles-ci servent de trame pour établir les mécanismes de l'évaluation. La démarche de soins infirmiers est le moyen par lequel tout est mis en opération. De plus, la démarche de soins infirmiers fournit à l'infirmière un moyen sûr pour déterminer son niveau de connaissance au sujet des soins à fournir. Dans chaque situation, elle évalue les connaissances du client, elle pose les diagnostics infirmiers, elle planifie, elle intervient et elle évalue les résultats de ses interventions. L'infirmière applique cette démarche à elle-même afin de

s'assurer que son niveau de préparation est suffisant pour guider les clients et leur famille.

□ PHYSIOPATHOLOGIE DE L'ÉVOLUTION MALIGNE

On doit voir le cancer comme un processus pathologique qui s'amorce lorsque des cellules anormales se développent à partir de cellules normales de l'organisme, par un mécanisme de changement encore mal compris. Au début de la maladie, ces cellules anormales prolifèrent d'abord dans un secteur localisé. Mais bientôt, elles se mettent à s'étendre et produisent des changements dans les tissus et atteignent les vaisseaux lymphatiques et sanguins qui les mènent dans les autres régions de l'organisme où elles forment des métastases.

Bien qu'il soit possible de décrire ce processus pathologique en termes généraux, comme nous venons de le faire, il est à noter que le mot « cancer » ne désigne pas une seule maladie à cause unique : il englobe plutôt un groupe de maladies distinctes avec des causes, des manifestations, des traitements et des pronostics différents.

De façon à comprendre la physiopathologie du cancer de même que les raisons qui poussent à choisir un traitement spécifique, jetons un rapide coup d'œil sur la structure et sur les fonctions de la cellule normale et comparons-les au comportement aberrant de la cellule cancéreuse.

Structure, croissance et fonction de la cellule

L'unité fondamentale de la vie est la cellule à partir de laquelle l'organisme est entièrement constitué. La cellule vivante possède beaucoup de fonctions : (1) La membrane cellulaire est sélectivement perméable aux électrolytes, à l'eau, aux nutriments et aux composés chimiques variés. (2) Les organites (les mitochondries, par exemple) convertissent l'énergie des liaisons chimiques pour permettre les

---

1. Les termes *oncologie* et *carcinologie* sont aussi employés comme synonymes de *cancérologie*.

Encadré 14-1   Responsabilités de l'infirmière qui soigne le client cancéreux et sa famille

- Faire accepter l'idée que le cancer est une maladie chronique qui présente des poussées évolutives plutôt qu'une maladie qui est seulement synonyme de mort et de souffrance.
- Évaluer son propre niveau de connaissances quant à la physiopathologie de la maladie.
- Utiliser les résultats des recherches et appliquer les pratiques de soins au client cancéreux et à sa famille.
- Identifier les personnes à haut risque pour le développement d'un cancer.
- Évaluer les besoins en soins infirmiers.
- Évaluer les besoins, les désirs et les capacités d'apprentissage du client cancéreux.
- Évaluer le réseau de soutien social du client.
- Identifier les problèmes de l'individu et de sa famille vis-à-vis des soins infirmiers.
- Planifier des interventions appropriées avec le client et sa famille.
- Aider la personne à identifier ses forces et ses limites.
- Aider la personne à se fixer des objectifs de soins à court et à long termes.
- Exécuter un plan de soins qui corresponde au régime de soins médicaux et qui soit cohérent avec les objectifs fixés.
- Collaborer avec les membres de l'équipe multidisciplinaire pour favoriser la continuité des soins.
- Évaluer les objectifs et les résultats des soins avec le client, sa famille et les membres de l'équipe multidisciplinaire.
- Réévaluer et replanifier les soins selon les résultats de l'évaluation finale.

activités cellulaires. (3) Les réactions enzymatiques, comme les synthèses chimiques et la dégradation des molécules, se produisent à l'intérieur de la cellule. (4) La cellule peut se reproduire. (5) L'ADN est responsable du contrôle, du développement et de la différenciation cellulaire. (6) La cellule peut se défendre contre les variations de l'environnement et les forces qui menacent l'intégrité de sa structure.

D'une manière analogue, le corps humain tout entier présente des mécanismes assurant chacune de ces six fonctions, sauf que le fonctionnement spécialisé et les systèmes de contrôle sont beaucoup plus développés. Pourtant, tout cela doit découler de l'information codifiée des acides nucléiques et ceci à partir d'une cellule unique, l'ovule fertilisé. Les principes émis dans le domaine de la biologie cellulaire sont variés, riches et complexes et ce qui suit n'en est qu'une infime représentation.

On trouvera un résumé des sous-unités cellulaires et de leurs fonctions dans l'encadré 14-2.

Contrôle des réactions biochimiques cellulaires : rôle des acides nucléiques

Le contrôle et la direction des événements chimiques assurent l'ordre et la continuité de la vie cellulaire. Les protéines constituent les briques de la maison cellulaire, c'est-à-dire qu'elles sont les catalyseurs, les organisateurs et les contrôleurs des réactions chimiques. Les protéines sont formées grâce à l'action combinée des acides nucléiques du noyau (ADN) et de ceux du cytoplasme (ARN) sur les acides aminés. Toute l'information nécessaire à la vie biochimique de la cellule, en temps et en lieu, se trouve dans les gènes et est transformée en molécules protéiques.

Les réponses à quelques questions fondamentales facilitent la compréhension de ce processus : Qu'est-ce que l'acide désoxyribonucléique (ADN)? Dans quel sens peut-on le considérer comme une banque de données ? De quelle manière s'effectue la lecture de l'information pour la synthèse des protéines? L'ADN est constitué de trois types de molécules : du phosphate, du désoxyribose (sucre à cinq carbones) et une variété de bases puriques et pyrimidiques. Ces molécules sont agencées en longs brins, et forment des éléments répétitifs le long des brins (*Figure 14-1*). La partie principale de chaque brin est constituée de phosphates et de sucres liés les uns aux autres. Les brins, au nombre de deux, s'enroulent vers la droite pour former une hélice. Les bases puriques, adénine et guanine, et les bases pyrimidiques, thymine et cytosine, sont distribuées en paires séquentielles très spécifiques. Cet arrangement des bases constitue le code destiné à la synthèse des protéines.

La plus grande partie de l'information sur le rôle de l'ADN dans l'hérédité et la synthèse des protéines a été obtenue par l'étude des brins d'ADN chez les virus et les bactéries (procaryotes) dans lesquels chaque chromosome est formé d'un brin circulaire unique et dont la masse moléculaire est d'environ un million. Il est probable que cette information peut s'appliquer aux chromosomes humains plus complexes dont les brins ont une masse moléculaire approchant un milliard. L'explication qui suit concerne le matériel procaryotique.

L'unité de codification (codon) est constituée de trois bases formant un triplet. Une vingtaine d'acides aminés sont codés par plus d'un seul triplet ; trois codons servent à déterminer la longueur de la chaîne protéique et à signaler quand commencer et quand terminer la synthèse. C'est l'acide ribonucléique (ARN) contenu dans les nucléoles et dans le cytoplasme qui sera porteur du code de l'ADN. L'ARN, comme l'ADN, est une hélice faite de sucres, de phosphates et de bases, sauf que le sucre à cinq carbones est du ribose et que la base pyrimidique uracile remplace la thymine. De plus, l'ARN est constitué d'un brin unique plutôt que double. L'ARN se présente sous trois formes : l'ARN messager, l'ARN ribosomal et l'ARN de transfert, chacun ayant sa fonction propre.

Le modèle de la synthèse des protéines peut se présenter comme suit :

L'hélice d'ADN se déroule partiellement au niveau d'une section correspondant à un gène qui contrôle la synthèse d'une protéine donnée. Des molécules de ribose, de phosphates et de bases s'alignent contre les unités correspondantes de l'ADN et une enzyme ARN polymérase joint ces molécules pour construire l'ARN messager. Celui-ci, détenteur du code, passe dans le cytoplasme et s'attache à l'ARN ribosomal. Ceci permet à l'ARN messager d'induire l'alignement des acides aminés dans la séquence déterminée par le code. Les acides aminés sont transportés à l'ARN

Encadré 14-2 Structure et fonctions de la cellule

Membrane cellulaire

La membrane cellulaire est formée d'une mosaïque de lipides et de protéines globulaires qui agit comme frontière entre la cellule et son environnement. Elle permet le transport dans les deux sens des substances chimiques grâce aux moyens suivants :

1. Diffusion d'une région de forte concentration vers une région de faible concentration.
2. Capture de molécules en des sites particuliers et transport de celles-ci à travers la membrane grâce à des « protéines porteuses » ou à des enzymes spécifiques.
3. Utilisation de l'énergie chimique par les « protéines porteuses » pour faire passer des ions dans le sens inverse du gradient chimique (le potassium vers l'intérieur, le sodium vers l'extérieur).
4. Capture de substances par des replis de la membrane et formation de sacs qui éclatent à l'intérieur ou à l'extérieur de la cellule (pinocytose).

La membrane peut aussi « reconnaître » les substances étrangères au moyen des immunoglobulines qui quittent la cellule et se combinent aux antigènes pour amorcer une série de réactions chimiques nommées réactions antigène-anticorps, lesquelles sont importantes pour l'immunité.

Réticulum endoplasmique

Le réticulum endoplasmique est constitué d'un réseau de protéines tubulaires et vésiculaires ; c'est le site de la synthèse de molécules variées nécessaires à la cellule. Dans sa portion lisse ou agranulaire, le réticulum endoplasmique assure la synthèse des lipides (en particulier des triglycérides), des pigments biliaires, la conversion du glycogène en glucose (glycogénolyse) et la détoxication des médicaments. La portion granulaire est parsemée de ribosomes faits d'acides ribonucléiques ; elle constitue le site de la synthèse des protéines.

Appareil de Golgi

L'appareil de Golgi, structure variable et très lâche, constitue probablement une forme particulière du réticulum endoplasmique ; c'est le lieu de formation de molécules sécrétoires (agencées le plus souvent en granules) comme les enzymes digestives du pancréas et de l'intestin grêle. Certaines enzymes digestives restent dans la cellule à l'intérieur de petits sacs à membrane lipoprotéique appelés lysosomes. Leur fonction est de digérer les substances étrangères (bactéries) ayant pénétré dans la cellule ou la cellule elle-même si elle meurt (cytolyse).

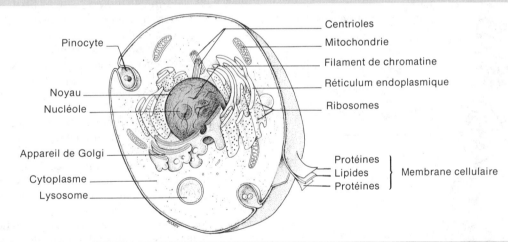

Mitochondrie

C'est un organite (petit organe) contenant des cloisons formées à partir de sa membrane et qui contiennent des enzymes. Sa fonction est de transférer l'énergie des liaisons hydrogène à l'adénosine-diphosphate (ADP) pour la transformer en adénosine-triphosphate (ATP). Cette énergie permettra des activités cellulaires telles que le transport des molécules, la contraction des protéines (dans les muscles) et la synthèse de composés chimiques. C'est une réaction de combustion qui permet d'obtenir cette énergie ; l'hydrogène se combine à l'oxygène pour former de l'eau et le carbone se combine à l'oxygène pour former du dioxyde de carbone. Lorsque l'ATP cède son énergie, elle se convertit en *adénosine-monophosphate* (AMP), laquelle est aussitôt prête à accepter l'énergie d'un lien hydrogène pour se reconvertir en ATP. La mitochondrie capture l'énergie pour assurer un travail chimique au moyen d'un métabolisme oxydant.

Structures spécialisées de certaines cellules

Microtubules : structures protéiques des cils ou des spermatozoïdes qui assurent la locomotion.

Myofibrilles : structures protéiques capables de se raccourcir ou de s'allonger comme dans les cellules musculaires.

Centrioles

Les centrioles sont composés d'un complexe de courtes baguettes formant deux cylindres creux, situé généralement près du noyau. Durant la division cellulaire, les centrioles migrent aux pôles opposés du noyau et agissent comme les centres de formation des microtubules qui constituent le fuseau et les asters au cours de la métaphase de la mitose. Les centrioles produisent les cils et les flagelles.

Encadré 14-2 Structure et fonctions de la cellule (*suite*)

Noyau

Le noyau est un organite contenant l'acide désoxyribonucléique (ADN), isolé du cytoplasme par une membrane dérivée du réticulum endoplasmique. L'ADN, à cause de sa propriété de fixer intensément les colorants, est nommé *chromatine* ; celle-ci peut paraître dispersée ou en nœuds, ou encore, comme c'est le cas lors de la mitose, sous forme de bâtonnets que l'on nomme *chromosomes*, lesquels sont formés des *gènes*. Ces derniers contrôlent la synthèse des protéines cellulaires selon les informations contenues dans les brins d'ADN. Ainsi, le noyau contient la banque de données et le système de contrôle qui dirigent les réactions biochimiques à la base de la vie cellulaire.

Nucléole

Le nucléole est une sous-structure du noyau, présente en nombre variable, qui contient des fibres et de l'acide ribonucléique ; ce dernier est un élément formé au cours des séquences d'événements chimiques qui prennent naissance dans le noyau et qui aboutissent à la synthèse des protéines dans le cytoplasme.

Produits de l'activité cellulaire

Les produits de l'activité cellulaire comprennent : des gouttelettes de lipides formées dans la cellule ou, comme c'est le cas de l'intestin, absorbées par la cellule ; des granules (enzymes ou histamine) dans les macrophages, etc. ; du glycogène ou «amidon cellulaire» ; et de petits filaments.

Eau et substances solubles

La cellule contient de grandes quantités de sodium, de potassium, d'urée, de glucose, de protéines et d'anions.

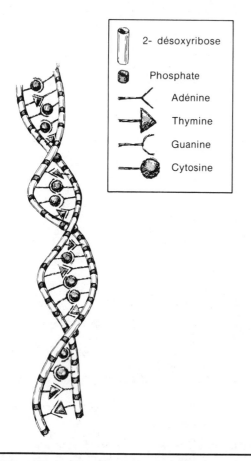

2- désoxyribose

Phosphate

Adénine

Thymine

Guanine

Cytosine

Figure 14-1 Représentation schématique de l'arrangement en échelle spiralée des nucléotides constituant les molécules d'ADN. On pense qu'il faut de 500 à 1000 « barreaux » pour former un seul gène et qu'il y a plus de 1000 gènes dans chaque chromosome. (*Source* : E.E. Chaffee et E.M. Greisheimer : *Basic Physiology and Anatomy*, Philadelphie, J.B. Lippincott.)

ribosomal grâce à l'ARN de transfert spécifique à chaque acide aminé. Quand tous les acides aminés sont alignés, des enzymes les relient les uns aux autres et la chaîne protéique est constituée. Il existe des milliers de formes d'ARN messagers, environ une soixantaine d'ARN de transfert et quelques-unes d'ARN ribosomal.

L'enroulement et le déroulement de l'ADN, la longueur de la séquence ainsi que les signaux de départ et d'arrêt de la synthèse font partie du processus de synthèse des protéines. L'ADN peut aussi se reproduire par l'enzyme ARN polymérase.

Durant la reproduction des cellules, que ce soit en vue de la croissance ou du remplacement des tissus, l'ADN se reproduit. Au cours de la duplication, les brins se déroulent, se doublent et se séparent en deux groupes, chacun contenant un matériel génétique identique : c'est ce qu'on appelle la *mitose*. Il en résulte deux cellules à structure et à hérédité semblables, chacune contenant la structure de l'ADN qui se trouvait à l'origine dans l'ovule fertilisé. Les cellules sexuelles (ovules et spermatozoïdes) ne contiennent que la moitié du matériel génétique (réduction chromatique par méïose). La fécondation de l'ovule ramène l'ADN à 46 chromosomes, mais le potentiel héréditaire est différent puisque le matériel génétique de deux individus se trouve combiné.

Cycle cellulaire

Les tissus comprennent trois populations de cellules : (1) les cellules à division continue (cellules souches de la mœlle osseuse, cellules des cryptes de l'intestin grêle), (2) les cellules qui ne se divisent pas (neurones) et (3) les cellules en repos (celles du foie, cellules de la thyroïde), qui ont la capacité de se reproduire lorsqu'elles sont stimulées d'une manière appropriée.

La mitose est l'événement référentiel du cycle cellulaire, au cours duquel les chromosomes se divisent en deux pour être distribués dans les cellules-filles grâce aux microtubules contractiles des asters. Le cycle s'étend du milieu de la mitose d'une cellule au milieu de la mitose des cellules-filles. Par rapport à l'ADN, le cycle est marqué par deux événements : la synthèse de l'ADN, qui est invisible (période S), et la mitose, qui est visible ; les périodes subséquentes sont des périodes de repos pour ce qui concerne l'ADN. On identifie ces phases comme suit : S (synthèse de l'ADN), G_0 (phase de repos), G_1 (début de la synthèse des protéines), G_2 (synthèse de l'ARN et suite de la synthèse des protéines) et M (métaphase). Pour les cellules du côlon humain, le temps est réparti comme suit : S, 25 h ; G_1, 15 h ; G_2, 3 h ; M, 1 h.

Cancer, ADN et cycle cellulaire

Le cancer peut être considéré comme un changement malheureux dans le processus ou dans le contrôle de la duplication de l'ADN (mutation). On a étudié de nombreux mécanismes possibles : (1) incorporation d'ADN viral à la structure génétique ; (2) variations dans les mécanismes de répartition de l'ADN et (3) variations dans la structure de l'ADN causées par des radiations, des produits chimiques, des maladies métaboliques et des lésions cellulaires récurrentes. Les cellules dont l'ADN s'est altéré entrent dans le cycle cellulaire actif et, libérées des contrôles physiologiques, se reproduisent indéfiniment.

Principes du traitement du cancer

Le but du traitement du cancer est de détruire toutes les cellules cancéreuses sans causer de dommages aux cellules normales. La cellule en division active, en particulier pendant la synthèse ou la duplication de l'ADN, est plus sensible aux effets toxiques des produits chimiques et des radiations (rayons X, isotopes radioactifs ou radium). La mise au point de médicaments antitumoraux a pour objectif la modification de la structure et de la synthèse de l'ADN ou de la synthèse des protéines, ce qui empêche la duplication des cellules.

Durant la chimiothérapie, toutes les cellules qui sont en phase S sont vulnérables. Lorsqu'un grand nombre de cellules cancéreuses sont en phase S comparativement à un petit nombre de cellules normales, la chimiothérapie peut être efficace pour détruire la tumeur. Les agents dirigés vers la synthèse de l'ARN et des protéines (comme les antibiotiques et les alcoylants) ne sont pas spécifiques, car toutes les cellules sont actives si on les considère sous cet angle. Il est évident que les cellules à divisions continues sont extrêmement sensibles à l'action des agents anticancéreux, ce qui explique les effets secondaires comme l'anémie, la diminution de la numération leucocytaire et la diarrhée.

L'un des aspects principaux de la recherche actuelle est de trouver des agents chimiques capables de synchroniser les cellules cancéreuses de façon à ce qu'elles soient toutes dans la phase S au même moment ; ainsi le traitement antitumoral atteindrait un maximum d'efficacité. Il faut aussi trouver des moyens de limiter le plus possible les effets des agents anticancéreux à la tumeur elle-même.

Les recherches au sujet de la synthèse de l'ADN et des protéines ainsi que du cycle cellulaire ont permis d'élaborer une bonne base théorique pour la mise au point de nouveaux produits, en particulier de ceux qui interviendraient sur des cibles anatomiques uniques ou des réactions chimiques spécifiques.

☐ CLASSIFICATION DES KYSTES ET DES TUMEURS

Kystes

Un kyste est une accumulation anormale de liquide à l'intérieur d'une poche ou d'une paroi. Les kystes peuvent se former de plusieurs façons. Lorsque la sortie d'une glande s'obstrue et que la glande continue à sécréter, un *kyste de rétention* se forme. Les débris d'organes fœtaux peuvent sécréter un liquide qui entraîne souvent la formation d'un kyste d'un volume considérable, surtout s'il se développe dans les organes pelviens de la femme. Ce type de kyste est dit *épidermoïde*. Une extravasation de sang dans les tissus peut s'entourer d'une paroi bien définie et former un *kyste par extravasation*.

Des parasites, surtout *Tænia echinococcus (Echinococcus granulosus)* ou ver solitaire, peuvent donner naissance à des kystes. Ceux-ci, appelés *kystes hydatiques*, sont souvent volumineux et se trouvent habituellement dans le foie.

Il faut, lorsque c'est possible, pratiquer l'ablation d'un kyste, pour ne pas risquer qu'il ne devienne une tumeur maligne. Les kystes s'infectent souvent ; l'excision et le drainage sont alors nécessaires.

Tumeurs

Une tumeur est une nouvelle formation de tissu (néoplasme) dans laquelle les cellules ne cessent de se multiplier de façon anarchique. Selon l'aspect macroscopique d'une tumeur, on la dit *exophytique* si elle croît vers l'extérieur de la surface, *verruqueuse* si elle croît le long de la surface, ou *infiltrante* si, dès le début, elle envahit les tissus.

Tumeurs bénignes ou non malignes

Certaines tumeurs sont entourées par une capsule et demeurent localisées dans leurs tissus d'origine ; elles perturbent leurs hôtes en ce qu'elles exercent une pression sur les structures avoisinantes et qu'elles prennent aux tissus normaux le sang qui leur est nécessaire. Ces tumeurs croissent habituellement lentement et, une fois excisées, elles ne réapparaissent généralement pas. De telles tumeurs sont appelées bénignes ou non malignes.

Tumeurs malignes

D'autres néoplasmes ne sont pas entourés d'une capsule et se développent en envahissant les tissus voisins. Ces *tumeurs malignes* gagnent les vaisseaux sanguins et lymphatiques et s'infiltrent rapidement le long de ces canaux. Il arrive souvent que des cellules se séparent de ces tumeurs ; le sang et la lymphe les transportent alors vers d'autres parties de l'organisme où elles donnent naissance à des foyers secondaires.

Il faut rechercher ces foyers secondaires dans le filtre lymphatique le plus proche, les ganglions lymphatiques. Les cellules sont retenues dans ces ganglions et elles commencent à former une tumeur indépendante identique à la tumeur initiale. C'est pourquoi on examine attentivement l'aisselle chez toute femme atteinte d'un cancer du sein, afin de déceler une hypertrophie des ganglions lymphatiques, car le flux lymphatique du sein voyage vers les ganglions lymphatiques axillaires.

Les cellules cancéreuses qui gagnent les vaisseaux sanguins atteignent ainsi les organes dans lesquels le sang veineux passe à travers un lit capillaire ; c'est ainsi que des tumeurs secondaires apparaissent aux poumons à la suite d'un cancer du sein, ou au foie où le sang veineux a transporté des cellules provenant d'une tumeur dans l'abdomen. Le transport des cellules cancéreuses d'un endroit à un autre est appelé métastase. Dans le langage courant, on appelle aussi *métastases* les tumeurs secondaires elles-mêmes. Les cellules qui constituent ces tumeurs se développent rapidement et ressemblent, lorsqu'on les étudie au microscope, aux cellules embryonnaires. Elles envahissent les tissus avoisinants au point qu'il est pratiquement impossible d'enlever toutes les cellules cancéreuses ; les tumeurs malignes ont, de ce fait, tendance à récidiver après que la plus grande partie des cellules cancéreuses ont été éliminées.

La croissance rapide de la tumeur et des métastases altère la vitalité de l'hôte, ce qui entraîne une perte rapide de masse et de force. Ces tumeurs saignent facilement, ce qui réduit le nombre des globules rouges et entraîne l'anémie. Dans les derniers stades, le client est maigre, pâle et faible, l'ombre de lui-même, et cet envahissement de tout l'organisme aboutit souvent à la mort par *cachexie*.

Étant donné qu'une tumeur bénigne à l'origine peut devenir maligne, il est préférable, dans la plupart des cas, d'exciser toutes les tumeurs dès leur apparition. Le tableau 14-1 présente une comparaison entre les différentes caractéristiques des tumeurs bénignes et malignes.

Tableau 14-1 Comparaison entre les tumeurs bénignes et les tumeurs malignes

	Tumeurs bénignes	Tumeurs malignes
Type de cellules	Cellules adultes	Cellules jeunes
Activité mitotique	Faible	Habituellement importante
Ressemblance avec le tissu d'origine ; morphologie	Tissu très proche du tissu d'origine	Tissu moins différencié que le tissu d'origine — les cellules sont souvent anaplasiques
Encapsulement	Souvent présent	Jamais présent
Taux de croissance	Expansion lente	Infiltration rapide
Propagation	Aucune, restent localisées	Forme des métastases se propageant par les voies lymphatique et sanguine
Récurrence	Ne réapparait pas après ablation	Tend à réapparaître après ablation à cause de l'infiltration
Destruction tissulaire	Perturbent l'hôte seulement par la pression qu'elles exercent sur les structures avoisinantes	Entraîne la perte de masse et la fatigue, l'anémie, la cachexie et, éventuellement, la mort

Classement selon les tissus atteints

On classe les néoplasmes selon le type de tissu aux dépens duquel ils se sont formés (*Tableau 14-2*). Au stade embryonnaire, il exite trois types de tissu à partir desquels tous les autres sont formés : (1) l'endoderme, (2) le mésoderme et (3) l'ectoderme.

L'*endoderme* est le tissu qui forme la muqueuse de l'appareil respiratoire, la muqueuse gastro-intestinale et la muqueuse génito-urinaire.

Le *mésoderme* forme les muscles, les os, les aponévroses et le tissu conjonctif.

L'*ectoderme* forme la peau, les follicules pileux et les glandes sudoripares ainsi que l'ensemble du système nerveux.

Tissus complexes Certaines tumeurs, que l'on attribue à un développement embryonnaire inadéquat, sont constituées de plusieurs types de tissus embryonnaires. On les appelle *tératomes* ou *dermoïdes* lorsque deux types de tissus coexistent ; on les rencontre fréquemment lors d'interventions au niveau des ovaires ou des testicules. Elles peuvent renfermer des os, des dents et des muscles, pro-

venant du mésoderme, ainsi que des poils, de la peau et des glandes sous-cutanées, provenant de l'ectoderme.

Les néoplasmes se composent en général de plusieurs tissus et on les qualifie, suivant leur composition, d'adéno-fibrome, de fibrolipome, d'ostéosarcome, etc.

☐ INCIDENCE DES DIFFÉRENTES TUMEURS MALIGNES

On comprendra l'importance du problème que posent les tumeurs malignes au médecin et à l'infirmière en examinant certaines données relatives à leur incidence. En effet, le cancer a causé 39 510 décès au Canada en 1980. De plus, les tumeurs malignes se classent au deuxième rang des causes de décès, immédiatement après les maladies cardiaques. Aux États-Unis, un décès sur cinq, chez les adultes, est causé par un cancer. On croit que des milliers de vies pourraient être sauvées si les victimes du cancer en identifiaient les premiers signes et se faisaient soigner aussitôt. Aujourd'hui, parmi les personnes atteintes de cancer, une sur trois seulement est sauvée, mais une sur deux aurait pu l'être, si le diagnostic avait été établi plus tôt et le traitement plus adéquat. Le cancer affecte les hommes et les femmes de tous âges et de toutes races. Tous les organes du corps peuvent être touchés (*Tableau 14-3*).

Tableau 14-2   Classification des cellules tumorales

Origine des cellules	Cellules bénignes	Cellules malignes
Épithélium	Papillome	Cancer-carcinome
Épithélium cutané	Verrue	
Épithélium glandulaire	Polype	Épithélioma basocellulaire
	Adénome	Adénocarcinome
Tissu endothélial		Endothéliome
Vaisseaux sanguins	Hémangiome	Angiosarcome
	Tumeur glomique	Hémangio-endothéliome
	Hémangiopéricytome	Hémangiopéricytome malin
Vaisseaux lymphatiques	Lymphangiome	Lymphangiosarcome
Tissu lymphoïde		Lymphosarcome
Tissu conjonctif		
Tissu fibreux	Fibrome	Fibrosarcome
Tissu adipeux	Lipome	Liposarcome
Cartilage	Chondrome	Chondrosarcomes primaire et secondaire
	Ostéochondrome	
	Chondroblastome	
	Enchondrome	
Os	Ostéome	Ostéosarcome
	Ostéome ostéoïde	
	Ostéoblastome	
Éléments de la moelle :		
Cellules hématopoïétiques		Plasmocytome
		Sarcome d'Ewing
		Réticulosarcome
Tissu musculaire	Myome	Myosarcome
Muscle lisse	Léiomyome	Léiomyosarcome
Muscle strié	Rhabdomyome	Rhabdomyosarcome
Tissu nerveux		
Fibres nerveuses	Neurome	Sarcome neurogène
Cellules ganglionnaires	Ganglioneurome	Neuroblastome
Cellules gliales	Gliome *	Glioblastome
Méninges	Méningiome	
Néoplasme pigmenté	Nævus	Mélanome malin
Notochorde		Chordome
Origine incertaine	Tumeur à cellules géantes	Tumeur à cellules géantes
		Adamantinome

* Certains considèrent le gliome comme une tumeur maligne.

□ CAUSES, PRÉVENTION ET CONTRÔLE DU CANCER

Aux États-Unis, on a mis l'accent sur la prévention et le contrôle du cancer par l'application du *National Cancer Act* en 1971. L'objectif était d'utiliser la recherche pour découvrir des moyens de réduire la morbidité et la mortalité causées par le cancer grâce à :

- la prévention du plus grand nombre de cancers possible ;
- l'apport d'un maximum de soins palliatifs aux clients qui ne peuvent être guéris ;
- la réadaptation des clients traités afin d'obtenir un état aussi normal que possible.

Depuis une dizaine d'années, des progrès continus ont été faits dans ce domaine à cause de nombreux facteurs tels que les suivants : les gens s'intéressent de plus en plus à leur santé ; les centres de traitement du cancer ont lancé des campagnes de prévention ; des projets particuliers comme l'enseignement de l'auto-examen des seins ont été instaurés. Auparavant, on insistait sur l'interruption du processus pathologique. Aujourd'hui, on accepte généralement le fait que l'on puisse prévenir le développement de quelques types de cancer en modifiant les habitudes des individus et les facteurs de l'environnement. L'exemple le plus frappant est naturellement celui des relations entre le tabagisme et le cancer du poumon.

Il est urgent que les infirmières utilisent une variété de moyens pour augmenter la prise de conscience du public sur les facteurs touchant à la prévention et au contrôle du cancer. Cela peut s'effectuer par l'éducation sur la santé, les programmes pour le maintien de la santé, la divulgation des résultats significatifs de la recherche et, généralement, en faisant appel aux concepts inhérents à la prévention et au contrôle. Afin de parvenir à ces résultats, il est essentiel de connaître les causes, les signes, les symptômes et les facteurs de risque du cancer.

Les principaux signes permettant de soupçonner un cancer sont les suivants :

- Changements dans les habitudes d'élimination urinaire et intestinale
- Blessure qui ne guérit pas
- Saignement ou écoulement inhabituel
- Masse au sein ou ailleurs
- Indigestions ou difficulté à avaler
- Changements dans l'apparence d'une verrue ou d'un grain de beauté
- Toux ou enrouement persistants

Tableau 14-3   Incidence des principaux sièges de cancer selon le sexe au Québec en 1980

Hommes		Femmes	
Siège	Incidence (%)	Siège	Incidence (%)
Poumon	20,8	Sein	24,8
Prostate	12,7	Côlon	8,9
Peau	8,8	Peau	7,6
Côlon	6,8	Corps de l'utérus	6,3
Vessie	6,5	Poumon	5,5
Rectum	4,6	Col de l'utérus	4,5
Estomac	4,5	Autres	42,4
Larynx	3,6		
Autres	31,7		

Source : Ministère des Affaires sociales, Québec.

Les causes se regroupent généralement en quatre catégories : (1) physiques, (2) chimiques, (3) génétiques et (4) virales.

Causes physiques

Les facteurs physiques associés au cancer sont l'exposition aux radiations et les irritations physiques. Les cancers induits par radiations proviennent d'une exposition aux ultra-violets et aux agents ionisants. La source principale des radiations UV est l'exposition excessive aux rayons solaires. On sait qu'une exposition excessive aux rayons du soleil, surtout chez les personnes au teint clair, entraîne un risque croissant d'épithélioma spinocellulaire, d'épithélioma basocellulaire et de mélanome. Les radiations émises lors de certains procédés de diagnostic et de la radiothérapie peuvent être nocives, tout comme celles qui sont émises par les centrales nucléaires et celles qui sont inhérentes à certains milieux de travail. On ne connaît pas les doses exactes de radiations qui produisent certains effets, ce qui rend difficile la détermination des normes de sécurité. Il est certain que des facteurs tels que la santé de l'individu, ses capacités immunologiques et hormonales, les conditions de l'environnement, de même que la région exposée, influencent les réactions produites par l'exposition aux radiations. On ignore encore quel est le mécanisme exact qui déclenche le cancer dans ce cas. Les professionnels des soins de santé doivent être conscients des dangers éventuels de l'exposition aux radiations et ils doivent conseiller les gens sur les moyens de minimiser au mieux l'exposition et de se protéger contre les effets nocifs des radiations. (Voir le chapitre 15 pour un exposé plus détaillé sur les radiations.)

Les *irritants physiques*, comme les implants faits de cellophane, de nylon, de polyvinyle ainsi que d'autres matières semblables, causent des sarcomes chez les animaux de laboratoire. Des recherches ont montré que c'est la présence de l'objet et non sa nature chimique qui est l'agent cancérigène. On continue à effectuer des recherches dans cette voie.

Agents chimiques cancérigènes

Avec les années, on a associé au cancer de plus en plus de composés chimiques, tels les hydrocarbures aromatiques polycycliques (goudron), les amines aromatiques, les aminostilbènes, l'uréthane, les colorants azoïques, les nitrosamines, les lactones et des métaux comme le nickel, le fer, le béryllium, le chrome, l'arsenic et l'amiante. Les insecticides agricoles, les herbicides, les engrais et les agents de conservation sont d'autres agents chimiques cancérigènes.

Additifs alimentaires et cancer.   Bien que les nitrites soient utilisés comme additifs alimentaires dans plusieurs pays, on pense qu'ils réagissent avec les amines pour former des agents cancérigènes. Une réglementation est nécessaire pour réduire ou limiter l'utilisation de ces substances dans l'industrie alimentaire.

Environnements industriels.   Dans certaines industries insalubres, il existe des conditions qui semblent conduire au développement du cancer. C'est le cas des industries chimiques et des compagnies traitant l'amiante où l'incidence des cancers du poumon, du foie et de la vessie est plus forte que dans les industries dites propres.

Produits pharmaceutiques.   Certains cancers apparaissent aujourd'hui chez des clients qui ont été soignés, il y a 20 ans, avec des médicaments à base d'arsenic, par exemple. On a récemment déterminé comme carcinogène le stilbœstrol, médicament administré il y a 15 ans à 20 ans à certaines femmes enceintes, car quelques-uns de leurs enfants ont présenté, au moment de la puberté, une adénose vaginale, précurseur du carcinome vaginal.

Cigarette et cancer.   La cigarette a été reconnue comme favorisant non seulement le cancer du poumon, mais aussi celui de la bouche, du pharynx, de l'œsophage, de la région proximale de l'estomac et de la vessie. Le fait de moins fumer peut contribuer à augmenter les chances d'un individu de ne pas être victime du cancer.

Alcool et cancer.   On sait que l'alcool peut entraîner le cancer. De plus, les personnes qui combinent cigarette et alcool présentent un risque accru de cancer de la bouche, du larynx et de l'œsophage, là où les deux substances interagissent. (Il faut cependant noter que le risque est plus fort chez les gros buveurs même s'ils ne sont pas fumeurs.) Ce phénomène est peut-être dû au fait que l'alcool agit à la fois comme agent cancérigène principal et comme cocancérigène avec la cigarette ou, encore, il peut provenir des altérations qui résultent de la malnutrition ou des autres problèmes de santé associés à l'alcoolisme et au tabagisme.

Facteurs génétiques

Les connaissances sur les aspects génétiques du cancer sont encore incomplètes et ne permettent pas, pour le moment, de se prononcer sur une prévention efficace à exercer dans cette voie. Cependant, il semble qu'il y ait une prédisposition héréditaire ou une tendance familiale à être atteint du cancer ; les personnes dont les proches parents sont atteints de cancer du sein, de l'estomac, du côlon, de l'utérus ou du poumon, sont plus susceptibles que d'autres d'être atteintes du même cancer.

De plus, les cancers à tendance familiale semblent apparaître avant l'âge habituel et ont une forte incidence bilatérale (cancer des seins, phéochromocytomes, tumeurs de Wilms). Quand on compare les gens dont les familles présentent une histoire de cancer aux gens qui ne sont pas dans ce cas, on note une transmission héréditaire à caractère autosomique dominant et un risque accru de cancer. Il est urgent d'identifier ces familles à risque pour le cancer et de les en avertir. C'est un domaine fertile pour la recherche infirmière et les interventions qui en découleront.

Causes virales

Bien que les virus puissent jouer un rôle dans l'apparition du cancer, on n'a pas encore démontré avec évidence qu'il y avait une relation étroite entre virus et cancer. Une théorie propose que le virus est incorporé au patrimoine génétique de la cellule, ce qui provoquerait des altérations conduisant au cancer dans les générations suivantes de la cellule. On trouve un exemple de ce mécanisme chez le virus d'Epstein-Barr qui est lié au développement du lymphome de Burkitt chez les habitants des régions tropicales d'Afrique et de Chine méridionale. On ne comprend pas tout à fait pourquoi l'incidence de cette maladie est faible dans les pays comme les États-Unis. Les raisons possibles peuvent être l'état du système immunitaire de l'individu et les maladies générales auxquelles il est exposé ; il existe en Afrique beaucoup de maladies telles la malaria et la schistosomiase. D'autres cancers peut-être liés aux virus sont le cancer du col de l'utérus, qui pourrait être associé au virus de l'herpès simplex, et la maladie de Hodgkin. D'autres recherches sont nécessaires dans chacun de ces domaines.

Autres causes

Il est évident qu'on est encore loin d'avoir identifié les causes de bien des cancers très communs. Certains facteurs alimentaires pourraient jouer un rôle significatif dans le développement des cancers du côlon, du sein et de l'estomac. Cependant, la recherche dans ce domaine est retardée par la difficulté qu'on a à relier avec certitude la cause à l'effet au sujet d'aliments ingérés pendant de nombreuses années par l'individu. Les chercheurs portent aussi une attention grandissante aux effets du stress psychologique ; celui-ci serait au moins un facteur causal supplémentaire dans le développement du cancer. Finalement, les recherches en immunologie pourraient faciliter la compréhension des causes du cancer.

□ DIVERSITÉ DES TRAITEMENTS ANTICANCÉREUX

Le traitement du cancer a été et continuera d'être une entreprise très complexe. Le traitement unimodal est remplacé par le traitement combiné ou *traitement adjuvant*, par lequel deux ou plusieurs modalités de traitement peuvent être combinées (intervention chirurgicale, radiothérapie, chimiothérapie, hormonothérapie ou immunothérapie). On peut aussi utiliser deux ou plusieurs formes d'une même modalité de traitement. En chimiothérapie, par exemple, on peut choisir deux ou plusieurs substances qui ont des effets similaires sur les cellules mais des mécanismes d'action et des toxicités différents. Avec le traitement adjuvant, on tente de bloquer le cycle normal des cellules cancéreuses sous plusieurs angles possibles afin d'en tuer le plus grand nombre. Mais cette approche touche également les cellules saines. Les agents chimiothérapeutiques ne sont généralement pas sélectifs ; ils ne peuvent pas faire la différence entre une cellule saine et une cellule malade. Cependant, plusieurs de ces agents sont beaucoup plus toxiques pour les cellules cancéreuses que pour les cellules normales. Ces agents ont un effet plus important sur les cellules à prolifération rapide comme les cellules cancéreuses et les cellules de la mœlle osseuse, des muqueuses, de la peau ainsi que des cheveux. Les réactions au traitement de chaque individu doivent être étroitement surveillées pour vérifier l'occurrence de toxicités dangereuses. Lorsqu'on combine la chimiothérapie avec une autre forme de traitement comme la radiothérapie, les effets toxiques peuvent être amplifiés. On prêtera une attention supplémentaire à la fréquence et au dosage lorsqu'on utilise plusieurs approches.

Le traitement adjuvant représente l'approche la plus large pour le traitement du client cancéreux. Le choix des modalités de traitement est effectué par une équipe multidisciplinaire comprenant le médecin du client, un cancérologue soit médecin soit chirurgien, un radiologiste en cancérologie, une infirmière en cancérologie, un pharmacien, un thérapeute en réadaptation et peut-être aussi les membres d'une équipe de recherche. Les modalités du traitement sont présentées au client et à sa famille afin d'être approuvées. Durant ce processus l'infirmière s'engage activement et sert d'avocate au client. Elle aide le client et sa famille en répondant à leurs questions et elle sert de lien entre eux et les membres de l'équipe multidisciplinaire. Afin de pouvoir remplir ce rôle, l'infirmière doit bien comprendre les raisons qui ont amené le choix du traitement et les objectifs de chaque modalité.

Intervention chirurgicale

L'excision chirurgicale complète des tissus cancéreux représente la meilleure méthode de traitement. L'approche chirurgicale peut être employée pour le traitement primaire, pour l'établissement du diagnostic comme mesure prophylactique, comme mesure palliative ou pour la reconstruction.

Intervention chirurgicale comme traitement primaire. Le but de l'intervention chirurgicale comme première modalité de traitement est d'enlever toute la tumeur (ou autant que l'on peut, par dégrossissage) ainsi que les tissus environnants touchés, y compris les ganglions lymphatiques de la région. Contrairement à ce qui se faisait par le passé, le but n'est pas d'enlever le plus de cellules cancéreuses possible. On sait aujourd'hui que la croissance et la dissémination des cellules cancéreuses ont produit des micrométastases bien avant que le client n'ait commencé le traitement. Il n'est donc pas très réaliste d'enlever de grandes marges de tissus dans l'espoir de se débarrasser de toutes les cellules cancéreuses ; cela pourrait être fait en coordonnant d'autres approches thérapeutiques. Mais il existe certains cancers qui, traités chirurgicalement dès les premiers stades, sont curables ; c'est le cas des cancers de la peau et du testicule.

Intervention chirurgicale pour l'établissement du diagnostic. On peut pratiquer une intervention chirurgicale dans le but d'établir le diagnostic ; on effectue alors une *biopsie*, c'est-à-dire l'excision d'une portion de tissu que l'on suppose en croissance anormale. Les méthodes les plus utilisées sont les méthodes par excision, par incision et la méthode par l'aiguille.

La *méthode par excision* est la plus fréquemment utilisée pour les biopsies de la peau, des voies respiratoires supérieures ainsi que des portions supérieures et inférieures du tube digestif. Dans ces endroits, il est souvent possible d'enlever toute la tumeur, ce qui diminue le risque d'essaimage des cellules cancéreuses et permet au pathologiste d'examiner la tumeur en entier. La *méthode par incision* est utilisée lorsque la masse tumorale est trop étendue pour être enlevée. Il est important que la biopsie soit représentative de la tumeur afin que le pathologiste puisse poser un diagnostic sûr. Ces deux méthodes sont souvent pratiquées par endoscopie.

L'*incision chirurgicale* peut aussi être faite pour déterminer l'étendue du cancer. C'est une facette importante du diagnostic qui permet un meilleur choix des modalités de traitement. Le système TNM (T = *tumor*, N = *lymph nodes* et M = *metastases*) permet de classer une lésion primaire et son degré d'extension. L'encadré 14-3 présente une description du système TNM.

On peut noter que d'autres systèmes de classification sont utilisés pour des maladies comme le mélanome malin, la maladie de Hodgkin et les lymphomes, mais leurs descriptions sortent du cadre de ce chapitre.

La biopsie par aspiration est utilisée lorsqu'une masse suspecte est découverte. Cette technique présente autant d'avantages que d'inconvénients. Elle est rapide, peu coûteuse, facile à réaliser et ne cause au client qu'un malaise temporaire. En général, avec l'équipement couramment utilisé, le tissu avoisinant la tumeur n'est touché qu'au minimum, ce qui diminue les risques d'essaimage de la tumeur. Même le plus habile des cytologistes peut, en pratiquant la biopsie, rater la tumeur ou encore ne pas prélever suffisamment de tissu pour qu'on en fasse l'étude des types cellulaires. On utilise la biopsie par aspiration pour les lésions du poumon, du sein, du foie et du rein. (On ne doit jamais faire une biopsie dans le testicule. Si une lésion est suspectée, l'orchiectomie est le meilleur traitement.)

On doit tenir compte de plusieurs facteurs dans le choix de la méthode. Si le diagnostic confirme un cancer, le type de traitement à considérer est de la plus grande importance. La région désignée pour être traitée chirurgicalement comprend la zone où la biopsie a été faite afin que l'on puisse ôter toute cellule qui aurait été délogée lors de cette biopsie. De plus, il faut tenir compte de l'état du client. Il est essentiel de faire une évaluation nutritionnelle, respiratoire, rénale et hépatique pour déterminer la méthode de traitement la plus appropriée. Si la méthode de biopsie ainsi que l'intervention chirurgicale qui suivra exigent une anesthésie générale, on devra considérer les effets de ce type d'anesthésie sur l'individu. Avant que le traitement ne soit choisi définitivement, on devra en discuter avec le client et sa famille ; il faut que les intéressés soient aussi détendus que possible et qu'on leur donne du temps pour réfléchir à ce qui a été discuté.

Intervention chirurgicale prophylactique.   Une intervention chirurgicale prophylactique consiste à pratiquer l'ablation des lésions susceptibles de dégénérer en cancer. Ainsi, on excise les petites tumeurs, comme les polypes, qui se développent fréquemment dans le côlon. On effectue maintenant des interventions chirurgicales prophylactiques plus « agressives » dont les deux plus communes sont la colectomie et la mastectomie chez les individus à haut risque du fait de leurs antécédents personnels et familiaux. Ces deux approches ne sont offertes que très sélectivement aux clients, car on en ignore encore les effets physiologiques et psychologiques à long terme. Des informations appropriées ainsi que des conseils préopératoires et une surveillance postopératoire devraient être fournis.

Intervention chirurgicale palliative.   Lorsque la guérison n'est plus un objectif réalisable, on établit un nouvel objectif ; le traitement vise alors à apporter le plus de confort possible au client afin qu'il puisse vivre aussi longtemps que possible d'une manière satisfaisante et productive. Qu'il vive encore longtemps ou non, on insistera sur la qualité de vie du client, qu'elle soit définie par sa famille ou par lui-même.

L'intervention chirurgicale palliative a donc pour but de soulager les complications du cancer, comme les ulcérations, les obstructions, les hémorragies, la douleur ou l'infection. Ce type d'opération comprend l'anesthésie par blocage nerveux et la cordotomie pratiquées dans les cas de douleur irréductible, la résection d'une tumeur pour traiter l'obstruction intestinale ainsi que la mastectomie pour les ulcérations du sein. Il existe d'autres genres de mesures palliatives. On utilise fréquemment la radiothérapie pour diminuer le volume d'une tumeur, ralentir sa croissance et soulager la douleur. De plus, on peut prescrire la chimiothérapie et les traitements à base d'hormones. On peut aussi effectuer l'ablation chirurgicale des glandes endocrines, qui auraient tendance à favoriser la croissance des tumeurs, comme c'est le cas de l'hypophyse, des médullo-surrénales, des ovaires et des testicules.

Chirurgie reconstructive.   La chirurgie reconstructive s'effectue après l'intervention chirurgicale curative ou radicale et on la tente dans l'espoir d'un meilleur retour de fonctionnement ou d'un meilleur effet esthétique. Elle peut être faite en une seule fois ou en plusieurs. On recommande une délibération et des évaluations préopératoires. Le chirurgien qui doit effectuer la reconstruction est contacté avant l'hospitalisation. Ainsi, la femme à qui on fera une

---

Encadré 14-3   Classification TNM des cancers

T - Taille de la tumeur primaire
N - Extension aux ganglions lymphatiques
M - Métastases à distance

Les symboles suivants complètent cette classification :

Tumeur
TO - Pas de tumeur accessible à l'examen clinique
TIS - Cancer *in situ*
T1, T2, T3, T4 - Degrés d'augmentation de la taille et de l'extension de la tumeur

Ganglions
NO - Pas d'extension aux ganglions lymphatiques notée à l'examen clinique
NX - On ne peut faire l'examen clinique des ganglions lymphatiques de la région
N1, N2, N3, N4 - Degrés de progression dans l'envahissement ganglionnaire

Métastases
MO - Pas de signe clinique de métastase à distance
M1, M2, M3, M4 - Degrés de progression des métastases

Il est possible de grouper les désignations TNM en un petit groupe de stades cliniques. Le groupement par stade et par région est recommandé.

Source : American Cancer Society.

reconstruction du sein doit voir le chirurgien plasticien avant son hospitalisation pour la mastectomie. Cette approche permet à la femme d'envisager l'avenir plus positivement, au moment où elle ne voit plus que mutilation et mort. Le chirurgien plasticien peut ainsi avoir une meilleure idée de l'aspect normal des seins et faire connaissance avec la cliente. L'infirmière doit connaître les besoins sexuels de la femme et les conséquences que peut entraîner sur sa sexualité une image corporelle altérée. Il est donc nécessaire d'en discuter avec la cliente et sa famille. Ce cas n'est qu'un exemple de reconstruction. Pour chaque situation, on doit évaluer au mieux les besoins de l'individu.

Immunothérapie

L'immunothérapie est généralement considérée comme un adjuvant aux trois types de traitement primaire (traitement chirurgical, chimiothérapie et radiothérapie).

Bien que le principe de l'immunothérapie soit connu depuis très longtemps, ce n'est que durant les dernières décennies qu'on y a porté plus d'attention en tant que modalité de traitement. Comme toutes les autres formes de traitement, elle constitua un espoir pour l'avenir. Malheureusement, l'intérêt pour cette approche et l'efficacité des techniques ont été fluctuants. Plusieurs raisons expliquent cela : ce qu'avant on considérait comme un simple problème de suppression du système immunitaire est en réalité un réseau d'événements très complexes. Si l'on considère que le cancer est immunosuppresseur, on peut croire qu'il serait enrayé par la réduction ou la disparition des causes de la déficience immunitaire et par la stimulation du système immunitaire. Bien que cette conception ait du mérite, on ne connaît toujours pas l'origine du cancer. Une double question se pose donc : Est-ce l'immunosuppression qui permet au cancer d'apparaître ou est-ce le cancer qui cause l'immunosuppression ? Si la réponse à la seconde question est positive, on doit alors se demander ce qui empêche le système immunitaire de considérer la cellule cancéreuse comme une cellule étrangère. En sachant cela, on pourrait mieux comprendre les principes de l'immunothérapie. On tente donc d'identifier des antigènes spécifiques situés à la surface des cellules tumorales afin de mettre au point des anticorps correspondants qui pourraient les neutraliser. C'est ce qu'on tente de faire avec les anticorps monoclonaux, anticorps hautement spécifiques, qu'on espère pouvoir un jour utiliser pour diagnostiquer et traiter le cancer.

On a, de plus, prêté une grande attention à l'approche non spécifique de l'immunothérapie. L'interféron et le BCG sont utilisés dans ce but. On cherche par là à stimuler le système immunitaire de l'individu plutôt que de s'attaquer à la tumeur même. Les résultats de cette stratégie sont variables et des recherches additionnelles seront utiles pour déterminer son efficacité dans l'avenir.

Chimiothérapie

Le traitement du cancer par la chimiothérapie a débuté durant les années 40 avec l'utilisation des androgènes, des œstrogènes et de la moutarde à l'azote. Bien qu'on ait découvert d'autres agents dans les années 50 et 60, les années 70 marquèrent un arrêt. On espère que durant les années 80, il y aura un nouvel essor.

L'augmentation du nombre d'agents chimiothérapeutiques fut accompagnée du développement d'une approche plus éclairée dans les modalités de traitement. Les attitudes face à la chimiothérapie sont devenues plus positives et on ne la considère plus comme une stratégie de dernier recours ; bien au contraire, on la considère comme faisant partie intégrale du traitement du cancer. Le praticien est maintenant capable de définir l'objectif de la chimiothérapie, que ce soit la guérison, la rémission ou le soulagement palliatif. Les résultats du traitement de certaines maladies néoplasiques par l'usage d'agents chimiothérapeutiques sont présentés au tableau 14-4. De plus, on peut pratiquer la chimiothérapie seule ou en complément de la chirurgie, de la radiothérapie ou de l'immunothérapie. Il est certain que l'un des avantages de la chimiothérapie est son efficacité systémique. Elle représente la meilleure défense contre les métastases. D'un autre côté, elle ne peut discerner la cellule saine de la cellule cancéreuse. Le choix des substances est très important afin de maximiser les effets thérapeutiques tout en minimisant les effets toxiques.

Le but fondamental est d'attaquer les cellules cancéreuses lorsqu'elles se trouvent dans leur phase la plus vulnérable. Beaucoup de techniques courantes reposent sur le fait que les cellules se trouvent, à un moment précis, à des stades différents de leur cycle de développement. On combine donc différents types de médicaments afin de détruire le plus de cellules possible. On les administre à des moments bien déterminés afin de leur permettre de s'attaquer à des cellules qui commencent à proliférer. Avant de prescrire des agents chimiothérapeutiques, on doit tenir compte des facteurs suivants :

1. Quelle est la nature de la tumeur ?

2. Cette thérapie va-t-elle être utilisée comme adjuvant ou bien fait-on appel à elle parce que les autres méthodes ont échoué ?

3. Dans quelle mesure chacun des médicaments est-il efficace pour ce client en particulier ?

4. Quelle est la quantité adéquate à administrer en tenant compte de la taille et de la masse du client, sans perdre de vue que la marge est étroite entre le dosage thérapeutique et le niveau toxique ?

5. Combien de temps doit-on allouer entre les administrations successives afin que les tissus puissent se rétablir après les effets toxiques ?

6. Quels sont les effets secondaires indésirables et en particulier l'étendue des dommages causés à la moelle en ce qui touche la diminution du nombre de globules blancs et rouges ainsi que des plaquettes ?

7. Est-ce que les fonctions du foie seront affectées par le catabolisme hépatique des médicaments ?

8. Est-ce que les fonctions rénales seront touchées lorsque les médicaments seront excrétés par les reins ?

9. Quelles autres substances pourront être utilisées, simultanément ou non, afin de produire le maximum d'efficacité ?

Classification des agents utilisés en chimiothérapie anticancéreuse

La classification des médicaments utilisés dans le traitement du cancer est basée sur le mécanisme d'action : les catégories principales sont les alcoylants, les antimétabolites, les antibiotiques, les hormones, les alcaloïdes et d'autres médicaments divers y compris ceux qui sont encore au stade expérimental. Notez que cette classification diffère d'un endroit à l'autre et que ce qui suit traite des méthodes les plus fréquemment utilisées.

Agents alcoylants polyvalents. Ces produits ont évolué à la suite du développement des armes chimiques et en particulier de la moutarde azotée. On peut en distinguer quatre types : les alcoylants classiques, les nitrosourées, les

Tableau 14-4 Réactions des maladies néoplasiques à la chimiothérapie

Réactions, type de cancer	Médicaments utilisés	Taux de réactions (%)	Survivance des malades qui réagissent au traitement (%)
Survie prolongée ou guérison			
Tumeurs du trophoblaste	Méthotrexate, dactinomycine, vinblastine	70 RC[a]	Guérison
Tumeur de Burkitt	Cyclophosphamide	50 RC	Guérison
Tumeurs des testicules			
Séminome	Cyclophosphamide, radiothérapie	45 RC, 45 RP[b]	Guérison : 30
Autres	Chlorambucil, méthotrexate, bléomycine, dactinomycine, mithramycine, cis-diamine-dichloroplatinum (cisplatine), vinblastine, cis-platinum (C)[c]	90 RC	Rémission prolongée : 15 à 30
Tumeur de Wilm	Dactinomycine avec intervention chirurgicale et radiothérapie, vincristine (C)	30 à 40 RC 80 à 90	Guérison Guérison au stade précoce
Neuroblastome	Cyclophosphamide, adriamycine, procarbazine vincristine (C)	> 50 5 à 80	Stade avancé Survivance à long terme, selon le stade
Soulagement palliatif avec prolongation de la vie			
Cancer de la prostate	Œstrogènes, castration	70	Légère augmentation
Cancer du sein	Alcoylants, fluorouracile, méthotrexate, adriamycine, androgènes, œstrogènes, prednisone, nafoxidine, tamoxifen, vincristine (C)	60 à 80	Augmentation
Leucémie myéloblastique aiguë	Arabinosylcytosine et thioguanine, daunorubicine, prednisone (C)	65	Augmentation
Leucémie lymphocytaire chronique	Alcoylants, prednisone	50	Augmentation probable
Leucémie lymphoblastique aiguë	Mercaptopurine, méthotrexate, daunorubicine, prednisone, L-asparaginase, 1,3-bis (2-chloro-éthyl)-1-nitrosourée, vincristine (C)	90 RC	Guérison : 50
Lymphosarcome infantile	Mêmes que pour la leucémie lymphoblastique aiguë	> 90	Augmentation certaine
Maladie de Hodgkin Stades IIB, IIIB et IV	Moutarde azotée (Mustargen), adriamycine, bléomycine, prednisone, 5-(3,3-diméthyl-1-triazène)-imidazole-4-carboxamide, procarbazine, vincristine, vinblastine (C)	65 à 85 RC	Guérison : 50 à 70
Lymphosarcome	Alcoylants, nitrosourée, prednisone (C)	50	Augmentation probable
Sarcome ostéogénique	Méthotrexate-facteur citrovorum (leucovorine calcique), adriamycine (C)	20	Augmentation (au stade avancé) Augmentation notable avec radiothérapie adjuvante (au stade précoce)

Tableau 14-4   Réactions des maladies néoplasiques à la chimiothérapie (*suite*)

Réactions, type de cancer	Médicaments utilisés	Taux de réactions (%)	Survivance des malades qui réagissent au traitement (%)
Cancer du poumon à petites cellules	Cyclophosphamide, adriamycine, vincristine, prednisone	70 à 80	Augmentation (12 à 14 mois)
Soulagement palliatif avec prolongation de la vie incertaine			
Leucémie granulocytaire chronique	Alcoylants, mercaptopurine, hydroxyurée	90	Trois ans
Myélome multiple	Alcoylants, prednisone, 1,3-bis (2-chloro-éthyl)-1-nitrosourée, vincristine (C)	60	
Ovaire	Alcoylants, cis-diamine-dichloro-platinum	30 à 40	
Endomètre	Progestatifs	25	
Soulagement palliatif incertain			
Poumon	Alcoylants	30 à 40	Brèves réactions
Tête et cou	Alcoylants, méthotrexate-facteur citrovorum (leucovorine calcique), bléomycine, cis-diamine-dichloro-platinum (cisplatine)	20 à 30	Brèves réactions
Gros intestin	Arabinosylcytosine, fluorouracile, mitomycine C 1 (2-chloro-éthyl)-3 (4-méthyl cyclohexyl)-1-nitrosourée (C)	15 à 20	
Estomac	Arabinosylcytosine, fluorouracile, mitomycine C (C)	9	
Pancréas	Fluorouracile, adriamycine, mitomycine (cellules des îlots de Langerhans : streptozotocine)	<10 (80 - traitement de l'hypoglycémie)	
Foie	Fluorouracile	<10	
Col de l'utérus	Alcoylants, bléomycine	20	
Mélanome	Alcoylants, 5-(3,3-diméthyl-1-triazène)-imidazole-4-carboxamide, vinblastine	20	
Cortico-surrénales	O,p'-dichloro-diphényl dichloroéthane	Soulagement du syndrome de Cushing	
Sarcome des tissus mous	Méthotrexate-facteur citrovorum (leucovorine calcique), adriamycine	20	
Chimiothérapie locale			
Injection endocavitaire pour extension récurrente	Alcoylants, fluorouracile, guinacrine, tétracycline	Extensions contrôlées, 50	
Injection intrathécale pour leucémie méningée	Arabinosylcytosine, méthotrexate	80 — valables pour 2 mois (fait partie de la thérapie combinée pour la leucémie aiguë)	
Perfusion extra-corporelle pour le cancer des extrémités	Alcoylants	Réactions irrégulières et incertaines	
Perfusion continue pour le cancer de la tête et du cou, du foie et du bassin	Fluorouracile, méthotréxate-facteur citrovorum (leucovorine calcique)	Réactions irrégulières et incertaines	

a. RC : Réaction complète au traitement.
b. RP : Réaction partielle au traitement.
c. C : La chimiothérapie combinée est efficace.
Source : I.H. Krakoff. « Cancer chemotherapeutic agents », *CA-A Cancer Journal for Clinicians*, 31 3 (mai-juin 1981), American Cancer Society.

antibiotiques (qui seront traités séparément) et les diverses substances semblables aux alcoylants. Leur action la plus efficace semble être d'interrompre la duplication de l'ADN, ce qui affecte l'intégrité de la cellule, l'empêche de croître et la fait mourir. C'est pour cette raison qu'on considère ces substances comme des agents non spécifiques du cycle cellulaire. Malheureusement, leurs effets ne touchent pas uniquement les cellules cancéreuses mais aussi les cellules à prolifération rapide du tube digestif, du système respiratoire, de la mœlle osseuse, de la peau et des glandes sexuelles. Les effets secondaires et leurs degrés de toxicité varient en fonction des systèmes les plus touchés (par exemple, des nausées, des vomissements, de la diarrhée, la stomatite ainsi que la dépression de la fonction hématopoïétique de la mœlle osseuse).

Antimétabolites.   On pense généralement que les antimétabolites ont une action spécifique sur le cycle cellulaire puisqu'ils interviennent surtout durant la phase S. Ils inhibent l'action des enzymes qui catalysent la synthèse des acides nucléiques. Les antimétabolites agissent en substituant des agents synthétiques (antagonistes de l'acide folique, de la purine ou de la pyrimidine) dans la chaîne métabolique. Les signes et les symptômes de toxicité sont similaires à ceux des alcoylants.

Antibiotiques.   Ces substances sont produites par la fermentation microbienne et empêchent la synthèse de l'ARN et de l'ADN ; elles n'ont pas d'action spécifique sur le cycle cellulaire. Leur toxicité est semblable à celle des alkylants. De plus, certains antibiotiques peuvent provoquer une toxicité cardiaque lorsqu'ils sont donnés à fortes doses. Enfin, beaucoup de ces agents sont des vésicants qui causent des réactions tissulaires graves en cas d'extravasation.

Hormones.   La modification de l'environnement hormonal est un objectif majeur dans le traitement de certains types de maladies néoplasiques. Cette destruction s'effectue par la résection du tissu reconnu comme stimulant la croissance tumorale ou par l'utilisation de substances qui bloquent ou inhibent l'activité hormonale. Les principaux agents hormonaux de cette catégorie comprennent les œstrogènes, les progestatifs, les androgènes, les corticostéroïdes et les anti-œstrogènes. Les interventions chirurgicales que l'on pratique comprennent la médullo-surrénalectomie, l'ovariectomie, l'orchiectomie et l'hypophysectomie. Beaucoup de ces hormones ont peu ou pas d'effets secondaires ou toxiques. Cependant, certaines peuvent causer des altérations de la sexualité résultant des changements de l'image corporelle.

Alcaloïdes végétaux.   La vincristine et la vinblastine sont extraites de la pervenche. Ces agents semblent agir en affectant l'activité des protéines microtubulaires durant la mitose. On pense qu'elles empêchent aussi la synthèse des protéines et des acides nucléiques. Ces substances alcaloïdes ont donc une action spécifique. Malheureusement, on en limite la quantité à administrer du fait de leur neurotoxicité. De plus, l'effet secondaire le plus significatif est la dépression de la fonction hématopoïétique de la mœlle osseuse (dépression médullaire). L'extravasation peut causer des dommages graves aux tissus locaux.

Substances diverses.   On place dans cette catégorie les agents dont on n'a pu encore identifier le type d'activité ou qui sont si complexes qu'ils ne peuvent être classés parmi les autres catégories. En voici quelques exemples : l'asparaginase, enzyme utilisée contre la leucémie lymphoïde, l'hydroxyurée qui agit comme un antimétabolite et qu'on utilise contre la leucémie et la procarbazine, agent spécifique de la phase S qui agit contre les lymphomes et la maladie de Hodgkin.

Médicaments au stade expérimental et essais cliniques.   Les médicaments au stade expérimental sont des substances dont l'efficacité et la toxicité n'ont pas encore été déterminées chez les humains. Les essais chez l'animal semblent être significatifs et ces substances pourraient être bientôt utilisées chez l'humain. Mais avant que ces médicaments puissent être approuvés, ils doivent subir encore de nombreux essais cliniques.

Voir le tableau 14-5 et la figure 14-2 pour la liste des agents myélodépressifs.

Méthodes d'administration

Il est possible d'administrer les agents chimiothérapeutiques par voie orale, intraveineuse, intramusculaire ou intra-artérielle, selon le type de médicament et le type de cancer. De plus, il est possible d'injecter de grandes concentrations de médicaments directement dans les vaisseaux sanguins qui irriguent un organe. Il est aussi possible d'injecter de grandes quantités de médicaments dans une région isolée ou dans une extrémité ; c'est ce qu'on appelle la *perfusion régionale*. Les doses administrées par le biais de ces deux méthodes sont plus fortes que ce qui pourrait être toléré par le corps en entier. Il est nécessaire de préparer tout spécialement le client qui doit subir un traitement chimiothérapeutique intra-artériel ou une perfusion régionale. Dans les deux cas, une intervention chirurgicale est nécessaire.

Perfusion régionale.   La perfusion régionale nécessite des soins particuliers avant, pendant et après l'intervention.

Préparation du client.   Dès son admission et avant l'opération, on pèse le client, car les quantités de médicaments chimiothérapeutiques et d'héparine à administrer seront déterminées en fonction de la masse corporelle. On effectue aussi des analyses de sang et d'urine ainsi que des examens radiographiques. La préparation du client à l'intervention chirurgicale demande également que l'on réponde à ses questions sur la perfusion. C'est la responsabilité du médecin d'informer le client sur ce qu'il peut attendre du traitement, y compris ses effets secondaires.

Procédé.   Dans la salle d'opération, la région atteinte est isolée de la circulation systémique et la quantité prescrite de médicament est perfusée. Un cathéter est placé dans l'artère choisie et relié à la tubulure et au contenant de la perfusion. Le taux de perfusion se contrôle par le brassard du sphygmomanomètre ou par la pompe à perfusion. Pendant toute l'opération, on fait des garrots ou des ligatures pour prévenir les risques d'infiltration du médicament dans la circulation systémique. Il va de soi qu'il est plus facile de prévenir l'infiltration quand il s'agit d'une extrémité.

Tableau 14-5   Incidence et chronologie de la dépression médullaire causée par les agents chimiothérapeutiques

Catégories d'agents	Exemples	Dépression médullaire	Jour du nadir	Période de dépression médullaire significative	Autres effets secondaires limitant le dosage
I. Agents alcoylants	Moutarde azotée Melphalan Cyclophosphamide (CTX) Chlorambucil	Oui	6e au 8e	4 à 10 jours	Nausées, vomissements CTX : cystite
II. Antimétabolites	Méthotrexate Fluorouracile Mercaptopurine Cytosine arabinoside	Oui	6e au 9e	4 à 12 jours	Stomatite, anomalies rénales et hépatiques
III. Antibiotiques	Adriamycine (AD) Actinomycine	Oui	10e au 14e	4 à 7 jours	AD : toxicité cardiaque[b]
	Blémycine (BLM)[a]	Non	—	—	BLM : toxicité pulmonaire[b], dermatite, fièvre
IV. Alcaloïdes végétaux	Vinblastine	Oui	4e au 7e	3 à 10 jours	Neurotoxicité
	Vincristine[a]	Non	—	—	
V. Autres	Dacarbazine[a]	À l'occasion	—	—	
	Stéroïdes[a]	Non	—	—	Nausées, vomissements, syndrome grippal
	Nitrosourées-BCNU, CCNU, méthyl-CCNU[b]	Oui	20e au 25e	10 à 40 jours	STZ : Néphrotoxicité
	Streptozotocine (STZ)[a]	Non	—	—	

a. Aucune dépression médullaire avec des quantités thérapeutiques.
b. Dose cumulative maximale limitée.
Source : J.J. Lokich. « Managing chemotherapy-induced marrow suppression in cancer », *Hospital Practice*, 11 (août 1976), p. 63.

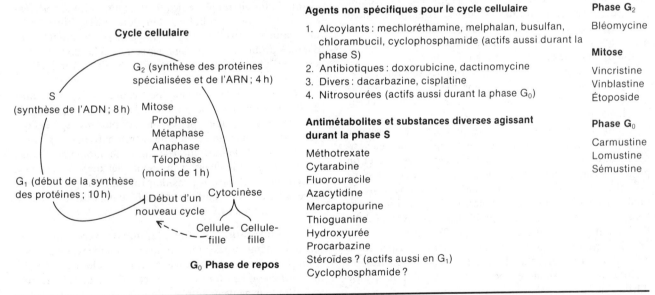

Cycle cellulaire

G$_2$ (synthèse des protéines spécialisées et de l'ARN ; 4 h)

S (synthèse de l'ADN ; 8 h)

Mitose
Prophase
Métaphase
Anaphase
Télophase
(moins de 1 h)

G$_1$ (début de la synthèse des protéines ; 10 h)

Début d'un nouveau cycle

Cytocinèse

Cellule-fille   Cellule-fille

G$_0$ **Phase de repos**

Agents non spécifiques pour le cycle cellulaire

1. Alcoylants : mechloréthamine, melphalan, busulfan, chlorambucil, cyclophosphamide (actifs aussi durant la phase S)
2. Antibiotiques : doxorubicine, dactinomycine
3. Divers : dacarbazine, cisplatine
4. Nitrosourées (actifs aussi durant la phase G$_0$)

Antimétabolites et substances diverses agissant durant la phase S

Méthotrexate
Cytarabine
Fluorouracile
Azacytidine
Mercaptopurine
Thioguanine
Hydroxyurée
Procarbazine
Stéroïdes ? (actifs aussi en G$_1$)
Cyclophosphamide ?

Phase G$_2$

Bléomycine

Mitose

Vincristine
Vinblastine
Étoposide

Phase G$_0$

Carmustine
Lomustine
Sémustine

Figure 14-2   Action des agents chimiothérapeutiques sur les phases du cycle cellulaire. On donne, pour les médicaments figurant au tableau 14-5, la phase durant laquelle ils sont le plus actifs. Tous les médicaments sont actifs durant tout le cycle cellulaire, mais les antimétabolites sont plus efficaces lorsqu'une grande partie des cellules tumorales sont dans la phase S, alors que les alcaloïdes végétaux sont plus efficaces durant la métaphase. Aucune catégorie n'est aussi efficace (selon des doses relatives) que les alcoylants durant la phase de repos (G$_0$). La durée de chaque phase est une valeur moyenne. (*Source :* R.T. Dorr et W.L. Fritz. *Cancer chemotherapy Handbook*, 1980, et Smith et Thier, *Pathophysiology*, 1981.)

Lorsqu'il s'agit d'introduire par voie percutanée un cathéter dans une artère majeure (infusion intra-artérielle), il est nécessaire de suivre son cheminement par fluoroscopie. Cette méthode possède l'avantage de ne pas demander d'intervention chirurgicale importante, et il est possible de la répéter à intervalles réguliers. Les voies fréquemment employées pour les extrémités inférieures sont les artères et les veines iliaque, fémorale et poplitée ; pour les extrémités supérieures, l'artère et la veine axillaire et pour la région pelvienne, l'aorte abdominale ainsi que la veine cave inférieure (voir les figures 14-3 et 14-4).

Pour la perfusion du foie, un cathéter en téflon est placé dans l'artère hépatique et attaché à une pompe portative. Cette technique permet qu'on poursuive le traitement même après le départ du client de l'hôpital. Le client portera alors la pompe sous ses vêtements.

On pratique les perfusions régionales dans les cas de cancer de la tête et du cou, de l'estomac et du foie. Ce traitement est habituellement réservé au client qui a subi le maximum de radiothérapie et toutes les interventions possibles. Il provoque les mêmes effets secondaires que la chimiothérapie systémique puisqu'une partie des médicaments passe dans la circulation générale.

Soins infirmiers. On doit expliquer le plan de traitement au client, en tenant compte du fait que ce dernier a déjà probablement subi plusieurs autres modalités de traitement pour son cancer. Le client a besoin de soutien, de compréhension et d'encouragements.

Après l'administration de l'agent chimiothérapeutique, des analyses de sang sont effectuées fréquemment afin d'évaluer la dépression médullaire. Il est important d'examiner fréquemment les tissus de la région avoisinante pour déceler toute réaction, comme un érythème, un œdème léger, des vésications ou des pétéchies. Tout changement notable sera enregistré et minutieusement décrit. La douleur n'est pas un problème en général mais, si elle existe, elle peut indiquer une lésion grave d'un tissu normal.

On doit encourager le client à soigner sa bouche. De plus, l'infirmière fournira des soins spéciaux dans les cas d'ulcères de la bouche, de mucosités, d'escarres et de problèmes de déglutition.

Dans les cas de difficultés respiratoires, on fera une trachéostomie. Les sécrétions oropharyngées sont succionnées. On note avec précision les ingesta et les excreta et on prescrit une diète hautement énergétique. En cas de lésions buccales et de difficultés à avaler, on donnera de la nourriture sous forme de bouillies, de la nourriture pour bébés, par exemple. Lorsque les problèmes buccaux empêchent l'alimentation orale, des gavages sont effectués.

Si la perfusion doit être temporairement suspendue à cause d'une diminution des leucocytes ou des plaquettes, on maintiendra le système en perfusant une solution à base d'héparine.

On place sous observation un client qui a subi une perfusion aortique afin de déceler les signes de malaise, de nausées, de vomissements, ainsi que les hausses de température, de pression artérielle et du pouls (noter les signes d'une réaction hypotensive). Le client reçoit des liquides par voie intraveineuse durant les premières 48 h ; l'infirmière se doit d'enregistrer avec précision le total des ingesta et des excreta. Il est important de tourner le client fréquemment, car les zones de pression se forment facilement. Ces clients ont besoin d'un soutien émotionnel. Pour ceux qui ont subi une intervention chirurgicale, on suivra les principes des soins postopératoires.

Soins infirmiers aux clients recevant des agents chimiothérapeutiques

Réactions toxiques. L'infirmière doit connaître les signes de toxicité des médicaments chimiothérapeutiques ainsi que les réactions du client à ce type de médicament. Elle doit savoir aussi que ces signes peuvent apparaître avec plus ou moins d'intensité, selon les clients, et qu'ils peuvent varier aussi selon le médicament. L'évaluation de l'efficacité thérapeutique d'un médicament nécessite non seulement que l'on connaisse l'action du médicament, mais aussi que l'on connaisse les effets anticipés. Il est important de savoir si ces effets sont immédiats ou retardés. L'infirmière devra faire appel à toutes ses ressources afin de prévenir et de minimiser les réactions adverses qui pourraient survenir.

Administration plus sûre des médicaments. Lorsque le médicament est une substance qui pourrait causer des dommages aux tissus en cas d'extravasation, on doit être très prudent dans le choix de la veine et pendant l'administration. La région choisie doit permettre la fixation de l'aiguille de façon à ce qu'elle reste en place si le membre est bougé. On doit préférer les plus gros vaisseaux aux plus petits afin de minimiser l'irritation chimique de la surface interne de la veine.

Lorsqu'il est contre-indiqué d'injecter directement dans la veine un médicament donné, on effectue une perfusion avant d'administrer le médicament ou on utilise une dérivation (en Y) de la tubulure. On doit éviter d'injecter le médicament dans l'extrémité qui a déjà été atteinte par d'autres problèmes pathologiques comme à la suite de la dissection d'un ganglion lymphatique, d'un hématome, d'une cicatrisation ou d'une sclérose.

Quand on installe une perfusion, il est préférable d'utiliser l'aiguille type papillon. Une seule piqûre de la peau et du vaisseau est préférable aux piqûres répétées qui peuvent entraîner un hématome et traumatiser la région.

Pendant l'administration de l'agent chimiothérapeutique, il faut observer le client et lui demander de le signaler s'il ressent des malaises. En cas de problèmes, il peut devenir nécessaire de cesser l'administration du médicament et de la reprendre à un autre endroit.

Extravasation La fuite des liquides vers les tissus se produit même si les précautions mentionnées auparavant sont prises. Les signes locaux comprennent les rougeurs, les marbrures ou l'enflure ; la destruction tissulaire, la nécrose et la douleur peuvent en résulter.

Dès que l'extravasation est suspectée, on doit arrêter la perfusion intraveineuse. Les procédés pour arrêter l'extravasation diffèrent d'une situation à l'autre. Habituellement, on refroidit avec de la glace l'endroit de l'infiltration. On peut injecter de la cortisone ou une solution isotonique, ou encore un antidote spécifique, par exemple le thiosulfate de sodium lorsqu'il y a extravasation de Mustargen. L'infirmière

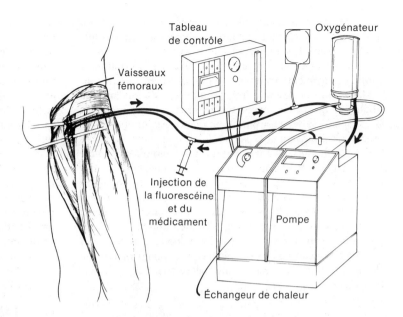

Figure 14-3 Matériel utilisé en salle d'opération pour la perfusion d'un des membres inférieurs. On met à nu les vaisseaux, on injecte de l'héparine dans la circulation systémique et on met les canules en place. Les tubes sont branchés à la pompe de l'oxygénateur. La circulation sanguine est placée en circuit fermé après l'application du garrot au-dessus du point d'insertion des canules. Du sang entier sert à amorcer la pompe et à faire débuter la perfusion. Les flèches indiquent la direction suivie par le médicament et la fluorescéine; celle-ci servant à suivre la progression de la perfusion dans l'obscurité à l'aide de la lampe de Wood. (Reproduit avec la permission de Peter R. Jochimsen, M.D.)

doit savoir quels sont les médicaments vésicants et les soins prévus par le centre hospitalier en cas d'extravasation.

La phlébite et la nécrose peuvent survenir même si la perfusion intraveineuse est interrompue rapidement et si les interventions adéquates sont pratiquées. La douleur pose un problème additionnel et l'intervention infirmière comprend l'application de compresses et l'administration d'analgésiques appropriés. Malheureusement, certaines régions nécrosées peuvent être gravement atteintes et nécessiter une intervention chirurgicale.

Nutrition. L'état nutritionnel peut être affecté par les nausées, les vomissements et l'anorexie. Les pertes en électrolytes et en nutriments essentiels peuvent perturber le fonctionnement de la cellule au moment où les demandes métaboliques sont importantes. On peut apporter un soutien nutritionnel en donnant des casse-croûtes, des suppléments et de petits repas, constitués des aliments que le client préfère. Des vérifications fréquentes de la masse révéleront les changements dus à une nutrition inadéquate.

Prévention de l'infection. L'infection peut survenir à la suite des problèmes provoqués par le traitement. On peut en minimiser les effets par de bons soins préventifs. Les systèmes à perfusion intraveineuse, les cathéters ainsi que les lésions de la peau et des muqueuses, représentent autant de sources d'infection. Il est nécessaire de mettre l'accent sur la prévention.

Soins de la bouche. Bien qu'on ne puisse empêcher la stomatite, l'infection qui en découle peut être évitée grâce à des soins méticuleux de la bouche. Il est essentiel que l'infirmière connaisse (par le biais de l'histoire du client) les problèmes buccaux et dentaires dont le client a déjà souffert. Dès que l'état buccal est établi, il est réévalué deux fois par jour afin d'identifier l'origine des problèmes et d'instaurer les mesures nécessaires. On évalue la couleur, l'humidité et l'intégrité des lèvres, de la langue et des muqueuses. On doit aussi être attentif à l'odeur, aux amas de nourriture, aux régions glandulaires enflées, à la quantité de salive et à toute variation dans le goût et dans la facilité à avaler.

Avant que les complications ne surviennent, il faut instituer le brossage régulier des dents après chaque repas et avant le coucher, en plus des rinçages réguliers de la bouche. Par contre, l'application de jus de citron, d'huile minérale ou de glycérine n'est pas recommandée parce que ces substances ont tendance à recouvrir les microorganismes plutôt qu'à les éliminer, à diminuer la sécrétion de salive et à changer le pH de la bouche. La sécheresse buccale, complication

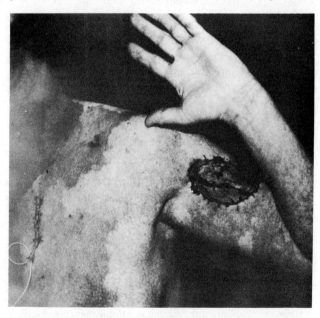

Figure 14-4 Un cathéter intra-artériel est installé dans le tronc thyro-cervical, de telle façon que le médicament agisse sur le membre supérieur gauche. On a pris la photographie dans l'obscurité après que la fluorescéine a été injectée. La zone claire montre la zone perfusée par le médicament alors que les zones sombres n'ont pas été touchées. Ce client a subi une excision au bras à la suite d'un mélanome malin récurrent. (Reproduit avec la permission de Peter R. Jochimsen, M.D.)

fréquente chez les clients qui ne respirent pas par le nez ou qui sont de gros fumeurs, peut être soignée par des produits qui font office de salive artificielle.

Enfin, les sucettes glacées à la nystatine (produit antifongique) peuvent être utilisées à la place des suspensions orales ; non seulement le froid a un effet calmant, mais la libération de la nystatine est beaucoup plus importante que par suspension orale ; de plus, la substance est plus longtemps en contact avec la muqueuse.

On doit conseiller au client d'éviter la nourriture épicée qui peut aggraver les douleurs buccales. Les dentiers devraient être bien ajustés, pour éviter l'irritation. Les boissons alcoolisées devront être diluées et le tabagisme réduit pour diminuer la gravité des symptômes. Une des façons d'atténuer la douleur causée par l'ingestion de nourriture est de suggérer au client de faire des bains de bouche ou d'utiliser des rince-bouche à base de lidocaïne (Xylocaine) au moment des repas pour anesthésier la muqueuse buccale.

Besoins psychosociaux. Le plus grand besoin psychosocial engendré par la chimiothérapie est le besoin de retrouver l'estime de soi et une image corporelle acceptable. Ainsi, les effets de la chimiothérapie sur le système pileux peuvent provoquer de l'alopécie. Le client qui a perdu ses cheveux peut être extrêmement déprimé, jusqu'à refuser tout contact avec autrui. L'infirmière doit insister sur le caractère temporaire de cet état et préciser que les cheveux repousseront. En attendant, l'infirmière peut conseiller le port d'une perruque, de foulards ou de chapeaux. Il ne faut pas oublier que ce problème a un effet aussi important chez les hommes que chez les femmes.

Grâce à ses connaissances sur les effets des médicaments antinéoplasiques, l'infirmière devrait être capable de reconnaître chez certains clients des réactions telles que la dépression, les malaises, l'euphorie, etc. On devra alors rassurer le client en lui faisant savoir que ces réactions ne sont pas d'origine psychotique et qu'elles disparaîtront dès la fin du traitement.

Attitude. Il est inévitable que la chimiothérapie entraîne une certaine toxicité ; le but du traitement est d'obtenir le maximum d'effets bénéfiques pour le minimum d'effets toxiques. L'infirmière doit s'interroger sur ses sentiments face à ce mode de traitement et aux malaises qu'il cause. Son attitude personnelle devant le client et la famille est d'une importance extrême et influencera la qualité des soins qu'elle sera capable de prodiguer au client.

On doit espérer que le client ressente une diminution de la douleur ainsi qu'une augmentation du bien-être, qu'il retrouve l'espoir et que sa vie soit prolongée. L'infirmière doit continuellement s'efforcer de s'améliorer afin d'avoir une attitude plus juste et d'être capable de donner des soins efficaces au client qui reçoit une chimiothérapie contre le cancer.

Isolement par la technique de la barrière inversée

Les soins au client dont les défenses immunitaires ont été gravement endommagées par l'action chimiothérapeutique, représentent un défi pour l'infirmière. Les soins pour un tel client comprennent des mesures strictes d'asepsie, des me-sures d'isolement et une prophylaxie antibiotique. Le National Institute of Health des États-Unis a mis au point un module de protection par flux laminaire d'air stérilisé ; il constitue une barrière inversée qui évite au client subissant une chimiothérapie intraveineuse intensive, tout contact avec les micro-organismes exogènes et qui diminue, par conséquent, les possibilités d'infection.

Le flux d'air continu (30 m par min) empêche que les micro-organismes présents dans l'air n'atteignent le client. L'infirmière ou le visiteur peuvent se tenir à l'extérieur de la région d'isolement sans contaminer le client. Le personnel qui pénètre dans le module doit revêtir une blouse stérile, un bonnet, un masque, des gants stériles ainsi que des couvre-chaussures. Ce module donne au client une plus grande liberté de mouvement et l'environnement est plus normal que ce qu'il était avec le système qu'on utilisait auparavant (« île de vie »).

☐ SOINS INFIRMIERS AU CLIENT CANCÉREUX

Rappelons l'importance des fonctions de l'équipe interdisciplinaire face au client et à sa famille. Puisque des décisions complexes doivent être prises, l'infirmière joue un rôle important en assurant un contact intime entre le client, sa famille et tous les membres de l'équipe.

La maladie représente toujours une crise pour la personne. Le diagnostic du cancer cause une rupture épouvantable dans la vie de l'individu. L'infirmière doit prendre conscience de l'effet qu'un diagnostic de cette gravité peut avoir sur l'individu et sur sa famille. La relation établie avec eux doit se poursuivre durant toute la maladie. Beaucoup d'unités de cancérologie assurent une continuité des soins grâce à une équipe d'infirmières qui suivent le client depuis le tout début. Sans égard à la méthode de distribution des soins, un des objectifs doit être celui d'en assurer la continuité.

Les besoins spécifiques du cancéreux peuvent être regroupés en besoins psychologiques, physiologiques, socioculturels et spirituels. On pourra répondre à ces besoins en suivant la démarche présentée à l'encadré 14-4.

Afin de planifier des soins pour les cancéreux, l'infirmière devra faire preuve d'assez d'habileté pour répondre aux besoins qui risquent d'être les plus gravement compromis.

☐ ASPECTS PSYCHOLOGIQUES DES SOINS INFIRMIERS AU CLIENT CANCÉREUX

Approche psychosociale optimiste

À cause de la variété des cancers (plus de 100), le diagnostic de cancer ne doit jamais impliquer une issue fatale. Plusieurs types de cancer sont curables ; d'autres peuvent être « guéris » si le traitement est précoce.

Il est généralement accepté que, dans le domaine de la cancérologie, le client a le droit de connaître le diagnostic et de participer aux décisions relatives à son traitement.

Encadré 14-4 Soins au client cancéreux

Évaluation initiale

1. Le client est-il conscient de l'évolution de sa maladie ? Comment accepte-t-il le diagnostic et les procédés thérapeutiques, leurs risques, leurs effets secondaires et les résultats escomptés ?
2. Quel est l'état nutritionnel du client selon ses habitudes alimentaires ? Quelle quantité de liquides et de nourriture prend-il ? Des problèmes d'anorexie, de nausées, de vomissements, de diarrhée et de constipation existent-ils ? Quels sont les effets de la stomatite ? De l'immobilité ? Des difficultés à avaler ? etc.
3. Comment le client élimine-t-il ? Utilise-t-il des laxatifs ? Des antidiarrhéiques et des antiémétiques ?
4. L'infection est-elle possible ou déjà présente à la suite de problèmes buccaux (stomatite), de cathétérisme, de blessures ou d'immunité diminuée ?
5. Existe-t-il des traces de sang dans les urines, les selles, les crachats et les régions ecchymosées ?
6. Le client a-t-il de l'énergie ? Est-il actif ? Est-il souvent somnolent ?
7. Y a-t-il de la douleur, des malaises ? Quels médicaments ou quels analgésiques ont été prescrits au client et lesquels tolère-t-il ? A-t-il d'autres moyens de dominer sa douleur ? Quels sont ses mécanismes d'adaptation habituels ? Quel type de soutien reçoit-il ?

Planification des objectifs et des interventions

A. Surveiller la croissance cancérigène
   1. Préparer le client pour l'intervention chirurgicale, la radiothérapie et/ou la chimiothérapie.
      a) Aider aux examens diagnostiques visant à déceler la présence de métastases.
      b) Combattre les infections locales et systémiques.
      c) Remédier à l'anémie existante et aux déséquilibres électrolytiques.
      d) Réconforter le client.
         (1) Lui expliquer le traitement afin de l'aider à mobiliser ses fonctions intellectuelles et ses défenses pour surmonter le stress à venir.
         (2) Le rassurer et le soutenir.
         (3) L'écouter et le réconforter lorsqu'il exprime son inquiétude.
   2. Aider au traitement, comme prescrit.
      a) Traitement chirurgical
      b) Radiothérapie
      c) Chimiothérapie
      d) Immunothérapie

B. Reconnaître la possibilité de complications pouvant contribuer aux malaises du client et à sa maladie, et recourir aux mesures préventives et thérapeutiques
   1. Mal des rayons
      a) Administrer la vitamine B, comme prescrit.
      b) Administrer les sédatifs, les antihistaminiques et les antiémétiques.
      c) Présenter des petits repas fréquents à haute teneur énergétique et protéique.
      d) Augmenter l'apport liquidien.
      e) Noter les réactions du client.
   2. Diarrhée
      a) Donner une diète à faible taux de résidus.
      b) Utiliser des suppositoires analgésiques.
      c) Donner des lavements d'huile pour adoucir la muqueuse rectale.
      d) Administrer les antidiarrhéiques comme prescrit.
   3. Réactions cutanées
      a) Observer la peau pour déceler la présence d'érythème.
      b) Appliquer de l'huile ou de la crème douce à l'endroit de l'irradiation.
      c) Protéger la peau du soleil, de la chaleur, des traumatismes et des vêtements serrés.
      d) Éviter l'irritation du savon et de l'eau.
      e) Observer l'apparition de télangiectasie (dilatation permanente des capillaires et des petites artères).
   4. Dépression médullaire
      a) Noter les résultats des tests de laboratoire.
      b) Observer l'apparition de saignements.
      c) Protéger le client contre l'infection.
      d) Offrir des rince-bouche médicamenteux pour soulager la muqueuse buccale.
   5. Infection
      a) Prendre la température à intervalles réguliers, car chez les clients cancéreux la fièvre révèle une infection.
      b) Surveiller les clients atteints de tumeurs hématologiques ainsi que ceux sous chimiothérapie, pour déceler des signes d'infection causée par la granulocytopénie et la lymphopénie.
      c) Administrer les antibiotiques, comme prescrit ; les bacilles à Gram négatif causent la plupart des infections chez les clients cancéreux.
      d) Donner des bains d'éponge à l'alcool et appliquer des compresses froides sur la tête ; inciter à boire, administrer des médicaments antipyrétiques pour assurer un certain confort.
   6. Hémorragie
      a) Surveiller le client cancéreux en phase terminale pour déceler la présence de :
         (1) Thrombocytopénie
         (2) Troubles de la fonction plaquettaire
         (3) Nécrose et desquamation de la tumeur
         (4) Ulcération ou envahissement et rupture des vaisseaux
      b) Faire des transfusions de plaquettes ou de sang entier, comme prescrit.
      c) Administrer les anticoagulants (héparine), comme prescrit.
   7. Anémie
      a) Évaluer la faiblesse du client ainsi que les symptômes d'anémie causée par :
         (1) Perte sanguine
         (2) Hémolyse
         (3) Myélophtisie (atrophie de la moelle épinière)
         (4) Érythropoïèse inadéquate

Encadré 14-4 Soins au client cancéreux (*suite*)

b) Préparer le client à recevoir une transfusion de sang entier ou de culot globulaire afin de maintenir un taux d'hémoglobine supérieur à 8 g.
8. Malnutrition
   a) Évaluer la perte de masse et l'anorexie du client.
   b) Corriger les déséquilibres électrolytiques.
   c) Employer les suppléments vitaminiques.
   d) Faire des perfusions d'hydrolysats de protéines, de glucose et de vitamines, comme prescrit.

C. Soulager la douleur chez le client
1. Chercher à comprendre l'état émotionnel du client, ses rapports avec sa famille et le climat émotionnel à la maison.
2. Évaluer la nature, l'intensité et la durée de la douleur ainsi que la réaction du client à celle-ci.
3. Déterminer le point d'origine de la douleur, car tous les symptômes manifestés par le client ne proviennent pas nécessairement de son cancer.
4. Assurer un maximum de confort au client (le tourner, le bouger, le lever).
5. Déterminer les ressources physiques disponibles à la maison.
6. Administrer les analgésiques, comme prescrit.
   a) Employer les médicaments spécifiques contre les nausées et les vomissements.
   b) Administrer des agents ataraxiques pour calmer la crainte et l'appréhension.
   c) Employer des compresses chaudes et froides, comme indiqué.
   d) Administrer des sédatifs et des hypnotiques afin de favoriser le sommeil.
   e) Appliquer des anesthésiques locaux, si la situation le justifie.
   f) Administrer des relaxants musculaires ainsi que des antispasmodiques ; employer des médicaments non narcotiques, si possible, ou le dosage le plus faible de narcotiques.
   g) Administrer des médicaments analgésiques, en cas de douleur plus intense.
   h) Employer des tranquillisants pour donner un sentiment de bien-être.
7. Aider au traitement chirurgical pour soulager la douleur.
   a) Préparer le client pour les injections d'alcool qui bloquent les voies nerveuses et atténuent la sensation de douleur.
   b) Préparer le client pour le traitement des nodules douloureux cliniquement accessibles.
      (1) Excision
      (2) Injection d'un agent alcoylant
      (3) Infiltration anesthésique ou interruption neurochirurgicale de l'apport sensoriel
   c) Préparer le client à la radiothérapie locale pour les lésions profondes.
   d) Préparer le client à une neurectomie présacrale lorsque la douleur viscérale prédomine.

e) Préparer le client à une cordotomie lorsque la douleur s'avère irréductible.
8. Bien expliquer au client qu'on va soulager sa douleur.
9. Voir le chapitre 13 pour les autres notions thérapeutiques et psychologiques se rapportant au contrôle de la douleur.

D. Contrôler l'odeur nauséabonde
1. Éliminer l'odeur à sa source.
2. Encourager le client à maintenir une bonne hygiène personnelle.
3. Irriguer les lésions externes au sérum physiologique (si prescrit).
4. Faire les irrigations vaginales prescrites s'il existe un écoulement provenant de lésions vaginales.
5. Garder la région périnéale rasée, s'il y a des pertes malodorantes.
6. Changer les compresses périnéales fréquemment ; les enlever et les envelopper dans un papier ; les placer ensuite dans un contenant fermé, à l'extérieur de la chambre.

E. Contrôler les saignements
1. Observer l'accélération du pouls.
2. Observer la quantité et la couleur du sang.
3. Appliquer une pression digitale lorsque l'endroit est facilement accessible.
4. Faire un tamponnement rectal ou vaginal.
5. Préparer le client pour la cautérisation et la ligature des vaisseaux exposés, si nécessaire.

F. Contrôler la fréquence et l'incontinence urinaires
1. Mettre en œuvre un programme de contrôle vésical.
2. Faire un bilan adéquat des ingesta et des excreta.
3. Soigner méticuleusement la région périnéale.
4. Surveiller la formation de fistules vésico-vaginales ou recto-vaginales.
5. Installer une sonde vésicale si toutes les autres mesures ont échoué.

G. Prévenir la constipation
1. Encourager l'ingestion de liquides et de repas réguliers.
2. Astreindre le client à un régime de jus de pruneau et lui administrer des suppositoires à la glycérine.

H. Réduire l'œdème dû au blocage des vaisseaux lymphatiques
1. Encourager le mouvement et l'exercice.
2. Élever les extrémités œdémateuses.
3. Employer les mesures nécessaires pour éviter les escarres de décubitus.
   a) Supprimer les pressions.
   b) Favoriser la circulation aux endroits affectés.
   c) Faire faire des exercices d'amplitude de mouvement pour les membres.

I. Aider le client à faire face à sa situation
1. Aider le client à se sentir compris.
2. Aider le client à voir clair dans ses sentiments.

Encadré 14-4 Soins au client cancéreux *(suite)*

3. Accepter les mécanismes psychologiques de défense qu'il utilise.
4. Reconnaître que la perte de ses ressources, chez le client, conduit à la faiblesse, à la peur et à la colère.
5. Encourager le client à exprimer ses sentiments et à parler de sa situation.
6. Développer une relation de soutien avec le client.
7. Chercher par tous les moyens à préserver l'ego du client.
   a) L'encourager à prendre des décisions et à faire des choix.
   b) Répondre à ses questions.
   c) L'écouter.
   d) Établir un horaire incluant de courtes périodes de repos.
   e) L'encourager à demeurer actif et à poursuivre des activités qui l'intéressent.
8. L'aider à retrouver l'estime de soi en lui offrant de l'aide et en ne tenant pas compte de ses propos illogiques ou de ses marques d'hostilité.
9. Manifester de l'intérêt pour un être humain qui souffre, en lui prodiguant des soins de qualité et en lui assurant un certain bien-être.

J. Maintenir le client dans une condition physique et émotionnelle maximale
   1. Donner une diète à haute teneur énergétique et protéique (alimentation par gavage, si prescrit).
   2. Maintenir l'apport énergétique en donnant des collations.
   3. Administrer les suppléments vitaminiques et hématiniques.
   4. Pratiquer les transfusions sanguines, comme prescrit.

5. Inciter à des périodes de repos régulières et organiser des sorties au grand air.
6. Faire en sorte que le client soit aussi actif que possible, pour qu'il conserve sa résistance et ne soit pas affaibli.
7. Aider le client à surmonter les périodes d'anxiété et de stress.
8. Garder une attitude chaleureuse et optimiste.
9. Encourager l'expression verbale.
10. Faire de petits « extras » pour le client.
11. Faire participer la famille au plan de soins.

Évaluation

Résultats escomptés

1. Le client adhère au régime thérapeutique, car il comprend l'évolution de la maladie et les raisons du traitement.
2. Le client conserve un état nutritionnel optimal grâce à l'injection d'aliments riches en nutriments essentiels, à la prise de suppléments pour augmenter l'apport nutritionnel et à l'évitement des aliments contre-indiqués par le régime thérapeutique.
3. Le client a une élimination régulière.
4. Le client se protège contre l'infection et les lésions grâce aux soins de la bouche et des cathéters ainsi qu'à la surveillance des saignements possibles.
5. Le client modifie son mode de vie pour compenser la diminution de ses activités et utilise les moyens adéquats pour augmenter et maintenir ses forces physiques.
6. Le client suit les thérapies offertes et utilise des stratégies d'adaptation pour obtenir un certain confort.

Cependant, de nombreux facteurs doivent être pris en considération, comme il sera indiqué dans la prochaine section.

La façon dont le client réagira en apprenant qu'il est atteint d'un cancer dépend souvent de la philosophie de la vie et de ses vues sur la vie et la mort. Le plus grand secours pourra venir d'un réconfort spirituel. L'infirmière doit veiller à ce que le client reçoive l'aide spirituelle dont il a besoin.

Une fois le diagnostic du cancer établi, la meilleure façon d'accepter la maladie est de vivre pleinement le moment présent. Faire des projets d'avenir ne fait qu'ajouter aux doutes et aux peurs ; organiser et vivre sa vie au jour le jour donne des résultats tangibles d'accomplissement. Le client a conscience d'être toujours vivant et a le sentiment de prolonger sa vie. Au contraire, s'il projette son point de référence dans un an, la vie, si on la regarde de haut, apparaît raccourcie et limitée. Il peut s'avérer utile de diviser le temps en périodes limitées par les visites chez le médecin. Ces unités de temps sont des quantités que le client peut apprécier et auxquelles il peut faire face.

La perspective d'une percée dans le traitement du cancer se rapproche de jour en jour. De nombreuses heures d'études et d'analyses s'ajoutent quotidiennement aux

centaines de milliers de dollars dépensés en recherche. Demain pourrait être le jour où des réponses significatives ouvriront la voie à un traitement curatif de plusieurs types de cancer.

Dans le traitement moderne du cancer, il peut arriver que les interventions chirurgicales extensives et la radiothérapie produisent des changements défigurants ou mutilants, difficilement acceptables pour le client. Les problèmes ainsi créés peuvent être la question cruciale, avant même l'opération, lorsqu'on doit déterminer quelle part de la vérité le client doit connaître au sujet de sa maladie et de son opération ; cette détermination est fonction du client et de sa personnalité.

Comme les interventions chirurgicales et les autres traitements anticancéreux ont une influence sur le mode de vie du client, il est important de l'aider à s'adapter aux éventuelles altérations. Sa façon de s'adapter dépendra de ses critères en matière de comportement, d'image corporelle, et de la valeur qu'il donne à certaines parties de son corps ainsi qu'à ses relations avec autrui — sociales et sexuelles. Le cancer et le traitement qui lui est lié peuvent gravement perturber le processus d'adaptation du client et entraîner un état dépressif, avant qu'il ne trouve la façon adéquate de se comporter dans sa nouvelle situation.

Le processus d'adaptation doit débuter durant la période préopératoire. Les clients ont particulièrement besoin d'être réconfortés et rassurés afin d'avoir confiance en l'habileté du chirurgien et au personnel du milieu hospitalier. Lorsque le client accueille avec confiance et espoir l'intervention chirurgicale, des résultats excellents sont à prévoir du point de vue psychologique. Cependant, s'il arrive en étant persuadé que l'opération va être douloureuse, qu'il sera défiguré ou mutilé, il est presque certain qu'il manifestera des signes de dépression et qu'il se sentira très faible en période postopératoire. Les signes postopératoires de dépression peuvent être des troubles de sommeil, une perte d'appétit et d'autres manifestations qui peuvent durer pendant un certain temps. Dans ces moments de dépression, les clients peuvent penser que l'infirmière, les médecins et les autres membres de l'équipe de soins leur manifestent de l'hostilité.

Le client qui n'a pas participé à la planification du traitement peut se montrer totalement découragé et avoir le sentiment d'être abandonné. Dans cet état d'inquiétude, il se tourne souvent vers d'autres personnes pour solliciter de l'aide, des conseils, du réconfort et être rassuré. Cet état est habituellement temporaire et l'infirmière, qui est la plus proche du client, peut être d'une aide inestimable durant cette période de réadaptation. La gentillesse, la chaleur et la compréhension donnent au client la sécurité dont il a besoin.

Parmi les membres de l'équipe de soins, l'infirmière est la personne qui a le plus de contact avec le client durant son hospitalisation. Par conséquent, c'est vers elle qu'il se tourne le plus souvent pour chercher du réconfort et de la compréhension aussitôt après l'opération chirurgicale. Si l'infirmière sait répondre à ses besoins, non seulement elle diminuera la tension et l'inquiétude chez le client, mais elle influera également sur ce que le client pense de l'hôpital.

En résumé, l'état psychologique d'un client cancéreux est celui de quelqu'un qui doit faire face à un conflit fondamental quant à sa sécurité et à son estime de soi. Ces questions relèvent de la compétence des professionnels. L'infirmière est très bien placée pour aider le client à surmonter la dépression et l'anxiété ainsi qu'à retrouver un état fonctionnel normal après l'opération.

Gravité du pronostic

Que se passe-t-il dans l'esprit d'un client qui souffre d'une maladie qui pourrait être fatale ? Quels sont ses espoirs et ses craintes ? Comment, presque intuitivement, soupçonne-t-il la vérité et par quels mécanismes psychologiques est-il à l'abri du désespoir ? Quelles informations doit-il recevoir sur sa maladie et son issue probable ? Que doit-on lui répondre s'il demande une estimation juste sur son état et sur le pronostic ? Que doit-on dire à sa famille ? Quelles sont les responsabilités de l'infirmière en ce qui concerne la communication à la famille du diagnostic et du pronostic ?

Ces questions et d'autres encore posent chaque fois un problème aux médecins et aux infirmières qui sont responsables de clients sérieusement atteints. Il est possible de répondre à certaines d'entre elles sans équivoque, avec une certaine certitude, et sans réserves importantes. Par contre, on répondra aux autres en employant des généralités qui, si elles sont valables dans leur fondement, pourront néanmoins être interprétées de diverses façons ; le choix de ces formules sera fonction de l'éthique du médecin, de la famille et de l'état du client.

Tout d'abord, en ce qui concerne la relation infirmière-client et infirmière-famille, on peut affirmer que quelle que soit l'information à donner concernant le diagnostic, définitif ou non, l'infirmière ne doit jamais la transmettre au client et à sa famille avant d'avoir préparé cette action et d'en avoir discuté avec le médecin. De plus, elle doit donner les mêmes espoirs que le médecin quant au pronostic et pas davantage. Enfin, toutes remarques de sa part, ayant un rapport avec le diagnostic, le pronostic ou le traitement, devront être prudentes et en accord avec le point de vue du médecin et ses intentions. Cette attitude est très importante, car rien n'ébranle plus la confiance et le bon moral d'un client que l'impression d'un manque de consistance dans le traitement, et rien n'est plus dangereux pour la réussite de celui-ci que le désarroi et le doute chez le client. Il va sans dire que l'infirmière, dans ses propos et dans ses actions, s'efforcera de montrer sa sincérité et un certain optimisme ; quelles que soient la tristesse de la situation et la gravité du pronostic, l'infirmière peut se montrer très encourageante sans pour autant dépasser les limites de la réalité ou ses responsabilités professionnelles.

Généralement, des mécanismes psychologiques de protection sont mis en œuvre chez les clients atteints de maladie mortelle et donnent de bons résultats ; grâce à ceux-ci, bon nombre de ces clients ne cèdent pas à l'angoisse et à la dépression, même si de toute évidence l'issue est fatale et imminente. La nature exacte de ces mécanismes varie probablement selon l'individu et la situation. Le fait qu'un client passe de la volonté farouche de vivre à une acceptation totale de l'idée qu'il va mourir, voire au désir même de mourir, représente un aspect de ce processus d'adaptation psychologique qui apparaît chez les clients en phase terminale. Mais, dans la plupart des cas, il ne semble pas qu'il y ait désir de mourir. Au contraire, tout porte à croire que le désir de vivre persiste avec une grande ténacité, la pensée de la mort étant apparemment tout à fait absente de la conscience.

C'est pourquoi il est assez rare que le médecin ou l'infirmière aient à décider s'ils diront ou non la vérité, car on ne la leur demande pas souvent. Il arrive qu'un client continue à poser des questions directes et cela, apparemment, avec une bonne raison, liée peut-être à la conduite de ses affaires personnelles ou à ses obligations familiales. Dans de telles circonstances, certains médecins se sentiront autorisés à donner une évaluation complète du cas et à se montrer catégoriques dans leurs conclusions. Ces révélations doivent s'accompagner d'un soutien émotionnel.

On doit mettre au courant de la situation dans sa totalité les membres de la famille et les associés qui demandent des informations explicites. Il est aussi important d'informer un parent proche sur l'évolution possible de la maladie, dès le début des soins. Il devient alors inutile de révéler la vérité sur leur état aux personnes atteintes de maladies incurables. Il est important de raffermir l'optimisme et non de le détruire, si l'on veut mener à bien les soins que l'on doit prodiguer au client et leur garder leur objectif humanitaire.

Facteurs esthétiques

Les tumeurs faciales sont souvent peu agréables à la vue, ce qui rend le client très susceptible au sujet de son apparence. On doit couvrir de telles lésions si possible et accentuer d'autres traits du client afin de détourner l'attention du site tumoral. Il est possible de réaliser ceci par une apparence soignée, des vêtements attrayants, etc. On peut remplacer les lumières vives de la chambre par des lumières plus tamisées, de façon que les zones de lumière et d'ombre puissent atténuer les régions enlaidies. C'est à l'infirmière d'imaginer comment elle peut aider le client à supporter ce problème.

L'un des aspects les plus déplaisants du cancer est l'odeur nauséabonde qui apparaît tôt ou tard à cause de la nécrose des tissus. Il faut veiller à la propreté du client et de sa chambre. L'infirmière doit changer les pansements fréquemment, les enlever rapidement de la chambre du client et les déposer dans un contenant en métal jusqu'à ce qu'on les envoie à l'incinérateur. Elle doit aussi remplacer la literie et les vêtements du client dès qu'ils sont souillés. L'utilisation de compresses absorbantes peut aider, lorsque l'écoulement est abondant. Il est important de bien aérer la chambre du client.

Si des désodorisants sont nécessaires, des huiles comme l'huile de géranium, l'huile d'eucalyptus ou l'huile d'orange pourront être utilisées. Nilodor a une odeur agréable et durable, et on peut appliquer 1 ou 2 gouttes sur le pansement ou sur la literie. La poudre de charbon de bois dans une compresse, ou une solution de permanganate de potassium (1 : 2000) aident souvent. Le peroxyde de zinc activé est aussi efficace pour nettoyer et désodoriser ces plaies. Des produits commerciaux peuvent être vaporisés ou utilisés avec des désodorisants électriques afin d'absorber les odeurs ; ils sont tout à fait satisfaisants.

L'infirmière doit essayer de garder une attitude psychologique saine devant la mort. Elle est souvent la personne vers qui le client se tourne quand il veut parler de lui, de ses craintes, de ses espoirs, etc. Les capacités d'écouter et de rassurer sont des qualités très appréciées du client. Même si celui-ci manifeste de l'hostilité et de la rébellion, l'infirmière, par sa tolérance, lui montre qu'elle ne l'abandonne pas, malgré son comportement. Il lui appartiendra peut-être de découvrir la raison de ces sautes d'humeur et elle pourra l'aider à les résoudre.

Ergothérapie

Les statistiques montrent que la maison familiale est l'endroit le plus propice pour prodiguer les soins au client et ce, pour plusieurs raisons. En effet, l'environnement lui est familier, et il peut voir ses amis et sa famille. Il peut accomplir certains travaux ménagers et ainsi sentir qu'il est utile, ou bien il peut avoir une activité personnelle, comme s'occuper d'un poisson tropical ou d'un jardin miniature, etc. La famille est responsable de ses soins et peut ainsi suivre son évolution, ce qui n'est pas toujours le cas dans une institution.

Pour les clients qui n'ont pas de famille, on doit rechercher le meilleur environnement possible. L'infirmière peut aider le client à trouver les agences qui régleront ses problèmes socio-économiques.

Pour une vue d'ensemble des soins à prodiguer au client atteint d'un cancer en stade avancé, voir l'encadré 14-4.

☐ UNITÉS DE SOINS PALLIATIFS

Les unités de soins palliatifs, intégrées à certains grands hôpitaux, servent uniquement aux clients arrivés en phase terminale. Les chambres sont coquettes, décorées de couleurs plaisantes et aménagées comme à la maison. On y donne des soins pour procurer du bien-être au client. Les médicaments anti-douleur sont distribués sous forme de liquides au goût agréable et les demandes spéciales du client sont honorées dans la mesure du possible.

Chaque client doit décider s'il préfère être à la maison ou à l'unité de soins palliatifs. S'il préfère la maison, un membre de l'équipe de soins lui rendra visite quotidiennement pour lui apporter aide et confort, ainsi qu'à sa famille. S'il a choisi l'hôpital, il ne restera jamais seul, même si aucun membre de sa famille ne peut demeurer avec lui. Les soins ne se terminent pas avec la mort du client ; les unités de soins palliatifs ont aussi des programmes d'aide à la famille en deuil.

☐ SOINS INFIRMIERS AU CLIENT ATTEINT DE CANCER AVANCÉ

Certains spécialistes déclarent que le facteur le plus important dans le traitement d'un client en phase terminale est la qualité des soins infirmiers. Changer fréquemment la literie, veiller à la propreté du client et s'assurer qu'il est au chaud sont des activités qui contribuent au soulagement de beaucoup de douleurs. Au cours de ces soins, le danger le plus fréquent est celui d'une hémorragie due à l'érosion des vaisseaux par la tumeur elle-même, à une nécrose secondaire ou à la desquamation causée par la radiothérapie. Dans certains cas, l'infirmière peut arrêter le saignement par une pression des doigts. Dans les cas d'hémorragies qu'on ne peut contrôler par des mesures locales, on doit veiller à ce que le client reste étendu et avertir le médecin. L'infirmière doit avoir à sa disposition le matériel nécessaire pour traiter le choc et l'hémorragie (voir p. 300 à 306).

Activité

Le client peut marcher aussi longtemps que possible, mais c'est à l'infirmière de reconnaître s'il est préférable qu'il reste au lit. Dans ce cas, des exercices simples ou passifs peuvent être indiqués.

Douleur

On utilise les médicaments pour contrôler la douleur afin qu'elle ne soit pas un symptôme continu. Cela signifie qu'il faut trouver un analgésique et un dosage capables de faire disparaître la douleur et d'empêcher sa réapparition. Les analgésiques se donnent selon un horaire continu. On applique les mêmes critères pour les sédatifs, les antidépresseurs et les tranquillisants.

15

Les soins infirmiers en radiologie, en radiothérapie et en médecine nucléaire

En médecine, les radiations servent habituellement à poser un diagnostic, à donner un traitement et à faire de la recherche. Ces différents types d'utilisation requièrent l'emploi d'appareils radioscopiques et radiographiques, d'isotopes radioactifs naturels ou artificiels et d'appareils à particules de haute énergie.

La radiothérapie utilisée dans le traitement du cancer détruit les cellules cancéreuses et prévient leur diffusion. Chez l'individu dont le cancer a atteint un stade de développement tel qu'aucun traitement n'est efficace, les radiations constituent une mesure palliative qui réduit les souffrances.

Il est important de connaître la nature des radiations, d'une part, pour diminuer la crainte qu'elles suscitent et, d'autre part, pour promouvoir les mesures de sécurité qui doivent être suivies lors de leur utilisation.

☐ NOTIONS PHYSIQUES SUR LES RADIATIONS

Radioactivité

Tout dans l'univers, y compris l'être humain, est exposé constamment aux radiations. Ce phénomène omniprésent, appelé radioactivité naturelle, fait partie de l'équilibre naturel et il ne présente aucun danger biologique. Vers 1895, des chercheurs scientifiques ont découvert les rayons X et, l'année suivante, ils ont établi l'existence de la radioactivité. Depuis lors, des progrès significatifs ont été réalisés dans l'étude des radiations.

La stabilité d'un atome est assurée par la force d'attraction s'exerçant entre les protons et les neutrons, les deux types de particules constituant le noyau. Dans le cas des éléments lourds (atomes possédant de gros noyaux), cette stabilité est précaire. Pour atteindre un état stable, les atomes de ces éléments, appelés éléments instables, dégagent de l'énergie sous la forme des rayonnements alpha (α), bêta (β) et gamma(γ). Ce phénomène est la *radioactivité*.

L'encadré 15-1 donne les différentes unités de mesure utilisées en radiologie.

Radio-isotopes

Les atomes d'un même élément possèdent le même nombre de protons, de sorte qu'ils ont tous les mêmes propriétés chimiques et physiques. Cependant, il existe des atomes de même nombre atomique (nombre de protons) mais de nombres de masse différents (nombre total de protons et de neutrons). Les éléments dont les atomes présentent cette

Encadré 15-1   Unités de la radiologie (SI)

Becquerel (Bq)	Unité d'activité radionucléaire correspondant à une désintégration par seconde d'un élément radioactif. Elle remplace le curie (Ci) : 1 Ci = 37 GBq
Coulomb par kilogramme (C/kg)	Unité de quantité de rayonnement X ou γ telle que l'émission corpusculaire qui lui est associée produise, dans 1 kg d'air, des ions transportant une quantité d'électricité (positive ou négative) égale à 1 C. Elle remplace le roentgen (R) : 1 R = $2,58 \times 10^{-4}$ C/kg
Gray (Gy)	Unité de dose absorbée de rayonnement ionisant qui correspond à une énergie d'un joule (1 J) absorbée dans 1 kg de matière. Elle remplace le rad : 1 rad = 0,01 Gy
Sievert (Sv)	Unité d'équivalent de dose correspondant à la dose engendrée par un rayonnement X de 200 kV à 250 kV. Elle remplace le rem : 1 rem = 0,01 Sv

caractéristique sont appelés *isotopes*. Leurs noyaux comptent le même nombre de protons mais des nombres différents de neutrons, ce qui modifie leurs masses. On identifie un isotope par son nombre de masse. Par exemple, dans le cas du cobalt 59 ($^{59}_{27}$ Co), le nombre total des protons et des neutrons est égal à 59. Il s'agit d'un isotope stable, car le rapport entre les nombres de protons et de neutrons est optimal. À l'aide de réacteurs nucléaires et d'accélérateurs de particules de haute vitesse, il est possible de bombarder un isotope stable, tel que le $^{59}_{27}$ Co, avec des neutrons libres. Lorsqu'un neutron est absorbé par le noyau, l'isotope $^{60}_{27}$ Co est formé. Il s'agit d'un élément radioactif qui émet un rayonnement. Le cobalt 60 est utilisé en radiothérapie.

La plupart des radio-isotopes émettent des *rayonnements de particules* (corpuscules nucléaires possédant une masse et un volume) et des *rayonnements électromagnétiques* (rayons sans masse). Les *rayonnements* α et β sont formés respectivement par des particules α (noyaux d'hélium) et par des particules β (électrons). Ils constituent les principales radiations émises par les éléments radioactifs. Ils voyagent à de très grandes vitesses et possèdent beaucoup d'énergie.

Les *rayons X* sont un exemple typique de radiations électromagnétiques. Ils sont formés d'ondes de très haute énergie qui se propagent à une très grande vitesse. Lorsque le rayonnement électromagnétique provient d'un isotope radioactif naturel ou artificiel, au lieu d'un appareil à rayons X, il est appelé *rayon γ*.

Ces quatre rayonnements (α, β, γ, et X) agissent sur les cellules vivantes des tissus en produisant l'ionisation ou la transmutation des atomes. Si l'intensité de la radiation et l'ionisation résultante ne dépassent pas certaines limites, ni la cellule ni l'organisme ne subiront de dommages irréversibles. Cependant, si la radiation atteint un certain niveau élevé, la cellule est altérée et peut même être détruite. Lorsqu'une telle ionisation se produit dans les cellules constituant les gonades, des mutations génétiques peuvent avoir lieu. Les effets radioactifs sont cumulatifs et l'ionisation produite dans les cellules est irréversible.

Chaque rayonnement a un pouvoir de pénétration particulier (*Figure 15-1*). Les rayons α peuvent être arrêtés par une feuille de papier, alors que les rayons β peuvent être bloqués par une mince feuille de métal. Dans les tissus, le pouvoir de pénétration des rayons ne dépasse pas 15 mm d'épaisseur. Par contre, les rayons γ sont très pénétrants. Non seulement ils traversent le corps humain, mais aussi ils peuvent causer des dommages aux personnes qui se trouveraient près du client.

- En fait, l'importance des altérations ou de la destruction des tissus dépend de la région irradiée et de la nature, de l'intensité ainsi que de la durée de la radiation.

Dégradation radioactive ou désintégration

La vitesse à laquelle les atomes émettent leurs radiations (c'est-à-dire qu'ils se désintègrent) varie d'un isotope à l'autre. La *demi-vie* d'un élément radioactif correspond au temps (heures, jours, mois, années) qu'il faut pour que seulement la moitié d'une quantité donnée de cet élément soit toujours radioactive. Ainsi, la demi-vie de l'iode 131

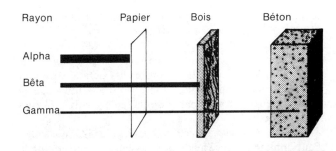

Figure 15-1 Pénétrations relatives des rayons alpha, bêta et gamma. (*Source*: U.S. Atomic Energy Commission.)

($^{131}_{53}$ I) est légèrement supérieure à 8 jours, alors que celle du radium 226 ($^{226}_{88}$ Ra) est supérieure à 1 600 années. Lorsqu'on administre à un client une substance radioactive sous forme non scellée, on doit aussi tenir compte de la durée de l'effet radioactif chez le client, ou de la « demi-vie biologique ». Celle-ci dépend de la manière dont l'organisme réagit à la substance irradiée. La demi-vie efficace d'un isotope radioactif est donc la combinaison des demi-vies physique et biologique. Les isotopes radioactifs qui possèdent une demi-vie relativement longue sont administrés sous une forme scellée. Ils peuvent être enlevés et réutilisés. Le cobalt, dont la demi-vie est de 5 ans, en est un exemple.

☐ EFFETS BIOLOGIQUES ET APPLICATION CLINIQUE

Effet des radiations sur les tissus

La radiation ionisante est nocive pour les tissus vivants; il est donc important de faire un choix judicieux entre les avantages que l'on peut tirer d'une exposition aux radiations et les risques d'altération des tissus. Les facteurs dont on doit tenir compte sont:

1. *La fréquence.* L'irradiation est moins nocive pour les tissus, lorsque la dose prescrite est administrée en plusieurs fois sur une longue période de temps, plutôt qu'en une seule fois.
2. *Les zones d'exposition du corps.* Plus la surface irradiée est grande, plus le danger est grand.
3. *La sensibilité cellulaire.* Les cellules à division rapide et sans fonction particulière sont plus sensibles que les cellules qui ne se divisent pas ou qui sont très différenciées (par exemple, les lymphocytes et les cellules génitales sont plus sensibles aux radiations que les cellules nerveuses ou musculaires).
4. *Les variations biologiques.* Certains individus sont plus sensibles que d'autres aux radiations; par exemple, les personnes en bonne santé sont plus sensibles que les personnes sous-alimentées. Il est à noter que les cellules cutanées, qui sont plus résistantes aux radiations, sont guéries du cancer lorsqu'une quantité suffisante de radiation est utilisée.

Le fait que la lésion s'étende à tous les composants du tissu irradié et qu'elle affecte surtout les cellules à multiplication rapide (soit les cellules responsables de la réparation et de la régénération des tissus) explique la lenteur de la guérison et l'étendue de la cicatrice.

La *peau* est d'autant plus vulnérable aux lésions qu'elle est la première exposée aux radiations. La guérison traîne souvent en longueur et les changements permanents sont habituellement importants. Donc, il est essentiel que la peau des clients traités par radiothérapie reçoive tous les soins adéquats.

La *moelle osseuse* est un des tissus les plus radiosensibles. Tout dommage causé à la moelle osseuse est sans doute la complication la plus mortelle résultant d'un excès de radiations. L'interruption du fonctionnement de la moelle osseuse entraîne, dans les sept à huit jours suivants, une baisse du nombre de plaquettes circulantes, qui atteint des taux thrombopéniques. Cela provoque la diathèse hémorragique, qui nécessite une transfusion de plaquettes. L'agranulocytose apparaît au bout de deux jours et accroît la sensibilité à l'infection bactérienne, qui peut être aussi dangereuse que la thrombopénie. Grâce à un traitement antibiotique, le client reçoit une certaine protection contre la sepsie.

La cataracte peut être causée par une exposition prolongée des yeux aux rayons X ou aux rayonnements de neutrons. La fibrose diffuse des poumons peut également être le résultat d'une irradiation mal faite du thorax. Des dommages au fœtus dans l'utérus et des malformations congénitales peuvent résulter d'une irradiation entre la deuxième et la sixième semaine de gestation.

Effets à court terme. Si la plus grande partie du corps d'une personne a été exposée à des radiations intenses (plus de 1 Sv) pendant une courte période de temps, cette partie présentera les symptômes du *mal des rayons* (voir le tableau 15-1). Le mal des rayons se déroule de la façon suivante : (1) prodrome : nausées, vomissements et malaises ; (2) latence : les symptômes persistent ; (3) maladie : malaise général, perte des cheveux et des poils, hémorragie (purpura, pétéchies, épistaxis, etc.), pâleur, diarrhée, inflammation de la gorge et de la bouche ; (4) guérison ou mort.

Effets à long terme. Les effets à long terme relèvent surtout du domaine de la santé publique, car un nombre important d'individus sont exposés à de faibles niveaux de radiation pendant une longue période de temps. L'exemple classique est celui des femmes qui, au début des années 1920, enduisaient les cadrans de montres et d'horloges d'une peinture lumineuse (peinture contenant du radium). Quelques années plus tard, des sarcomes ostéogéniques sont apparus à cause de l'effet cancérigène du radium. Un autre exemple est celui des survivants d'Hiroshima qui présentent encore les effets d'une exposition à des radiations faibles.

Lorsque les gonades sont exposées aux radiations, les effets à long terme ne se manifestent pas chez l'individu, mais ils apparaissent plutôt dans sa descendance. Des mutations génétiques peuvent être transmises aux générations ultérieures. Les conséquences tardives les plus sérieuses des dommages causés par les radiations sont une susceptibilité accrue, la métaplasie maligne et l'apparition de cancer aux endroits qui ont été irradiés dans le passé. Ce rapport de cause à effet est corroboré par : l'apparition de plus en plus courante de carcinomes de la peau, des os et des poumons

après des périodes latentes de plus de 20 ans suivant l'exposition aux radiations ; la proportion de plus en plus élevée de carcinomes de la glande thyroïde après une période de sept ans ou plus suivant l'irradiation (faible dose) du thymus durant l'enfance ; l'augmentation des cas de leucémie causés par l'irradiation de tout le corps, à n'importe quel âge.

Des recherches effectuées sur les insectes et sur de petits animaux ont permis de déduire, par analogie, que les radiations comportent des risques importants d'altérations à long terme qui apparaissent sous forme de mutations génétiques dans le plasma germinal irradié. Les arguments statistiques et les recherches analogiques mis à part, on doit reconnaître le danger des radiations et leur capacité à produire des mutations génétiques. En conséquence, l'adoption de précautions contre l'exposition excessive ou inutile aux radiations s'impose. De plus, tous les moyens de protection possibles doivent être pris pour se protéger contre les dommages causés par les radiations.

☐ DÉTECTION DE LA RADIATION, CONTRÔLE ET PRÉCAUTIONS

Détection et contrôle de la radiation

Bien que les radiations soient très puissantes, il est impossible de les percevoir directement par les sens. Cependant, leur capacité d'ionisation de la matière au travers de laquelle elles passent nous permet de les détecter et de les mesurer à l'aide d'instruments spéciaux. Le fonctionnement de ces instruments est relativement simple : ils enregistrent le nombre de rayons ou de particules qui traversent le dispositif de détection en un temps donné. Ces instruments, tels que les compteurs Geiger, détectent donc la radioactivité et en mesurent l'intensité générale.

En plus d'être capables de provoquer l'ionisation, les radiations impressionnent les plaques et les pellicules photographiques, comme la lumière le fait. Toute personne qui travaille dans un milieu où sont présentes des radiations porte un dosifilm (dosimètre individuel). Lorsque le film est développé, il est possible de déterminer la dose absorbée. La connaissance de la quantité de radiations absorbées est très importante. À l'intérieur de certaines limites, les cellules vivent très bien, même si elles sont exposées d'une façon continue aux radiations (il y a d'ailleurs toujours une quantité de radioactivité ambiante). Par contre, une trop forte exposition aux radiations peut provoquer des dommages physiques et même la mort.

Au Canada, et dans la majorité des pays, des lois exigent que les sources et appareils radioactifs ne soient utilisés que par des personnes qui en connaissent le principe et le fonctionnement et qui se conforment à certaines normes et conditions d'opération. Lorsque ces normes sont suivies scrupuleusement, elles protègent tous ceux qui sont exposés aux radiations lors de leur travail, contre les effets à court et à long termes. En général, sauf si elle travaille dans

Tableau 15-1   Résumé des effets cliniques des doses aiguës de radiation ionisante

	Dose infraclinique	Dose thérapeutique : 1 Sv à 10 Sv			Dose létale : plus de 10 Sv	
Dose	0 Sv à 1 Sv	1 Sv à 2 Sv	2 Sv à 6 Sv	6 Sv à 10 Sv	10 Sv à 50 Sv	Plus de 50 Sv
	—	Surveillance clinique	Traitement efficace	Traitement prometteur	Traitement palliatif	
Incidence des vomissements	Nulle	1 Sv : 5 % 2 Sv : 50 %	3 Sv : 100 %	100 %	100 %	
Temps d'attente	—	3 h	2 h	1 h	30 min	
Organe principal	Aucun	Tissus hématopoïétiques			Tube digestif	Système nerveux central
Signes caractéristiques	Aucun	Leucopénie modérée	Leucopénie grave, purpura, infection, perte des cheveux et des poils (au-dessus de 3 Sv)		Diarrhée, fièvre, perturbation de l'équilibre électrolytique	Convulsions, tremblements, ataxie, léthargie
Période critique après l'exposition	—	—	4 à 5 semaines		5 à 14 jours	1 h à 48 h
Traitement	Réconfort	Réconfort, surveillance hématologique	Transfusion sanguine, administration d'antibiotiques	Possibilité d'une transplantation de la moelle osseuse	Maintien de l'équilibre électrolytique	Administration de sédatifs
Pronostic	Excellent	Excellent	Bon	Réservé	Sans espoir	
Convalescence	Aucune	Quelques semaines	1 à 12 mois	Longue	—	
Incidence de décès	Aucune	Aucune	0 % à 80 % (variable)	80 % à 100 % (variable)	90 % à 100 %	
Imminence du décès	—	—	2 mois		2 semaines	2 jours
Cause du décès	—	—	Hémorragie, infection		Collapsus cardio-vasculaire	Insuffisance respiratoire, œdème cérébral

Source : U.S. Dept. of Defense. The Effect of Nuclear Weapons, Washington, D.C., Supt. of Documents, p. 291.

le service de radiologie, l'infirmière n'a pas à connaître les doses spécifiques et les seuils d'exposition ; elle n'a qu'à respecter les recommandations données par le radiologiste du centre hospitalier, lorsqu'un client subit des radiations. L'exposition aux radiations n'est, le plus souvent, qu'épisodique et légère. Dans le cas des clients traités en médecine nucléaire, les précautions à prendre sont plus astreignantes (voir les encadrés 15-2 à 15-4 à la fin de ce chapitre).

Prévention des effets nocifs des radiations

Des améliorations au matériel radiodiagnostique sont apportées constamment. Des règles ont été établies, plus rigides que par le passé, au sujet de l'utilisation et de la fréquence des examens radiologiques. Les examens radiologiques visant à déceler une grossesse ou à effectuer une pelvimétrie sont déconseillés, tout comme le sont les études aux rayons X faites en l'absence de maladie. Le problème le plus important concernant l'établissement de règles destinées à prévenir les effets nocifs des radiations est l'éducation des médecins généralistes qui possèdent des appareils radiologiques, mais qui sont inexpérimentés en radiologie.

Enfin, il faut souligner que les bienfaits des radiations ne doivent pas être refusés à un client atteint d'un néoplasme radiosensible, sous prétexte qu'il y a des risques d'effets néfastes à long terme. À cause de la publicité intensive qui a été faite au sujet des dangers des retombées radioactives et des radiations en général, l'inquiétude vis-à-vis des complications éventuelles de la radiothérapie (exposition aux rayons X et utilisation de radio-isotopes) est grande parmi la population. L'infirmière est en mesure de calmer les esprits des clients qui manifestent des craintes au sujet de la radiothérapie et qui sont prêts à la refuser sous prétexte qu'elle présente des risques.

Précautions à prendre contre les rayons X

Pour des raisons de sécurité, le client, le thérapeute, l'infirmière, le technicien en radiologie et tout autre membre du personnel pouvant être présents lors d'une radiographie, d'une radioscopie ou d'une radiothérapie doivent respecter scrupuleusement certaines règles, dont les suivantes :

- Personne ne doit se trouver dans la pièce où le client subit un traitement aux rayons X ou une radiographie.
- Le matériel radioscopique et la méthode utilisée doivent empêcher toute fuite de radiations.
- Toute personne se trouvant dans la chambre radioscopique doit se protéger contre les radiations diffuses en portant un tablier de plomb et, si nécessaire, des gants imprégnés de plomb.
- La protection complète des glandes sexuelles du client, pendant la radiographie et la thérapie aux rayons X, se fait par l'intermédiaire d'un revêtement de plomb approprié.
- Le symbole indiquant la présence de matière radioactive doit être bien en vue, afin d'attirer l'attention de tout le personnel sur les précautions à prendre.

Il est important que l'infirmière connaisse ces règles et leurs buts afin de pouvoir les expliquer au client.

Lorsqu'un client est exposé aux rayons X, il doit savoir pourquoi on le laisse seul pendant qu'il suit le traitement, qu'un technicien se tient tout près pour l'observer par une fenêtre ou par l'intermédiaire d'un circuit fermé de télévision. Par ailleurs, il faut lui dire qu'il peut parler au technicien par un système d'intercommunication. Il est bon de se rappeler que les radiations externes ne peuvent rendre le client radioactif. Il est impossible qu'il soit un danger radioactif pour lui-même, pour les autres clients ou pour l'infirmière.

☐ RADIOLOGIE DIAGNOSTIQUE

Les examens radiologiques utilisés à des fins diagnostiques ont pris de plus en plus de place dans le système médical. Ils permettent de détecter les modifications dans la structure ou la fonction de tissus endommagés par une maladie ou par une blessure. Très souvent, l'évaluation du client requiert donc un examen radiologique.

Les techniques de base employées dans les examens radiologiques aux rayons X intéressent directement l'infirmière. Dans certains examens, le rôle de l'infirmière est très actif et son action peut influer sur le succès ou la faillite des examens, selon qu'elle a effectué ou non certaines tâches spécifiques préliminaires. Par exemple, l'infirmière peut préparer le client en apaisant ses craintes et en s'assurant qu'il a bien reçu la médication nécessaire au bon moment. Une bonne connaissance des principes radiodiagnostiques et des buts de certains examens spécifiques est d'ailleurs très importante pour comprendre le client et ses problèmes.

Il est important de comprendre non seulement les possibilités de l'examen radiologique à des fins diagnostiques, mais aussi les conditions d'exposition et les facteurs économiques soulevés. À l'heure actuelle, un des buts de la radiologie est de réduire au minimum l'exposition de la population aux radiations diagnostiques. Une des façons d'atteindre ce but est l'application stricte de toutes les mesures de sécurité appropriées.

La dose de radiation et ses effets bénéfiques ou potentiellement dangereux doivent être pris en considération. Souvent, les clients demandent à l'infirmière s'ils ne reçoivent pas trop de rayons X. En général, les doses — pour fins de diagnostic — sont relativement infimes, bien que l'on doive quand même faire attention à l'exposition des glandes sexuelles. Si une simple exposition lors d'un examen ne pose pas trop de problème, une exposition prolongée ou cumulative pendant les années de fertilité peut devenir hasardeuse et avoir des conséquences d'une grande portée. Des données scientifiques, recueillies à partir de l'expérimentation sur les animaux, viennent confirmer ce souci. La conclusion logique est donc de minimiser l'exposition aux radiations, chaque fois que c'est possible, et d'examiner tous les effets malencontreux. Ainsi, puisque les radiations sont nocives pour le fœtus, il est préférable de faire une radiographie non urgente lorsqu'une femme est menstruée, ce qui assure que celle-ci n'est pas enceinte.

Finalement, un jugement médical responsable équilibrera les avantages et les risques potentiels d'un examen radiologique. Tout examen inutile doit être considéré sous l'étiquette « trop de rayons X ». Cependant, tout examen radiodiagnostique et tout traitement importants doivent être faits.

Rayons X : nature de l'image

Comme on l'a souligné déjà, les rayons X font partie du spectre électromagnétique. Les rayons sont produits dans un tube cathodique : les électrons sont émis par une cathode chauffée (filament), puis ils sont accélérés vers une anode. Quand les électrons frappent l'anode, de l'énergie est produite sous la forme de rayons X. À partir de l'anode, les rayons X traversent un collimateur qui élimine les radiations inutiles (*Figure 15-2*). Le rayon pénètre dans les tissus du client et ressort pour frapper un film ou un écran fluorescent. Une image radiographique est alors obtenue. Dans le cas de la radioscopie, l'image sur l'écran fluorescent est obtenue à l'aide de miroirs ou d'un écran de télévision.

Film radiographique

Le film radiographique est composé d'une feuille de plastique recouverte, des deux côtés, d'une émulsion d'halogénure d'argent sensible à la lumière et aux rayons X. Pendant l'exposition et le développement du film, des modifications physico-chimiques se produisent. Le noircissement du film permettant l'apparition d'une image est causé par l'effet,

sur l'halogénure d'argent, des radiations qui ont atteint le film après avoir traversé l'objet examiné.

Absorption différentielle

La quantité d'énergie atteignant le film dépend des différentes capacités d'absorption des tissus. On considère fondamentalement quatre densités pour la radiographie : l'air, les tissus adipeux, les tissus mous et les os. L'absorption dépend à son tour de la densité du tissu et du volume irradié. Une épaisseur donnée d'os absorbera plus de radiations que la même épaisseur de muscle (tissu mou), alors qu'une épaisseur donnée de tissu adipeux absorbera plus de radiations qu'un volume identique d'air. C'est ce qui permet la démarcation des structures anatomiques à l'intérieur du corps.

Quand les tissus à observer ont une densité à peu près égale, comme c'est le cas des vaisseaux dans un tissu mou ou de la lumière de l'intestin, il est nécessaire d'avoir recours à un produit de contraste artificiel de plus grande densité, ou à un agent naturel de contraste de faible densité comme l'air. Cela permet de délimiter la lumière de n'importe quel tube ou viscère creux contenant l'agent de contraste, améliorant ainsi la capacité de diagnostic. L'étude radiographique du tube digestif, de la vésicule biliaire, des bronches, des reins, du canal rachidien, de l'appareil génito-urinaire, des vaisseaux sanguins, etc., dépend, dans chaque cas, de l'ingestion ou de l'injection d'un agent de contraste.

Tomographie. La tomographie est un examen radiographique également connu sous le nom de planigraphie ou laminagraphie. C'est une méthode qui permet d'examiner une seule couche ou un seul plan de tissu en rendant flous les plans situés au-dessus ou au-dessous de la zone explorée. Elle consiste à faire bouger simultanément le tube à rayons X et la cassette contenant le film, en relation géométrique avec le plan observé. Géométriquement, le plan du foyer représente le point d'appui du mouvement du tube et du film, c'est-à-dire la seule région qui ne bouge pas par rapport au tube et au film. Ce procédé est souvent utile pour brouiller tous les rebords confus ou superposés. Une même région de l'organisme peut ainsi être examinée à différents niveaux de profondeur, ce qui permet de faire apparaître clairement des structures qui autrement seraient demeurées obscures. Ainsi, une tumeur obstruant partiellement la lumière bronchique ou une ostiolyse dans une partie de la colonne vertébrale peuvent être plus clairement visualisées à l'aide de cette technique.

Examen radiographique du thorax

L'examen radiographique du thorax est très important dans le diagnostic des maladies pulmonaires et dans l'évaluation des anomalies du contenu du médiastin, y compris celles du cœur et de la cage thoracique. Il n'est pas seulement utile pour l'évaluation du client au moment de l'examen, mais il peut servir également de point de repère dans l'évolution d'une maladie. Même si la radiographie du thorax fait souvent découvrir des lésions non détectables par d'autres moyens, elle ne doit pas supplanter l'histoire clinique et l'examen physique.

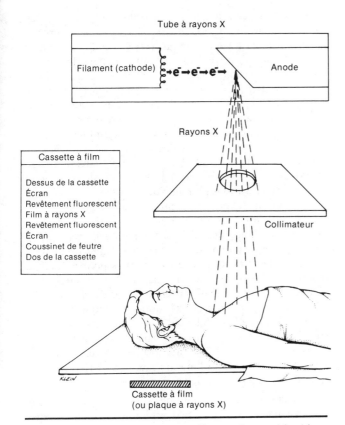

Tube à rayons X

Filament (cathode) → e⁻ → e⁻ → e⁻ → Anode

Rayons X

Cassette à film

Dessus de la cassette
Écran
Revêtement fluorescent
Film à rayons X
Revêtement fluorescent
Écran
Coussinet de feutre
Dos de la cassette

Collimateur

KLEIN

Cassette à film
(ou plaque à rayons X)

Figure 15-2 Source de rayons X et radiographie. L'encadré décrit la composition de la cassette contenant le film.

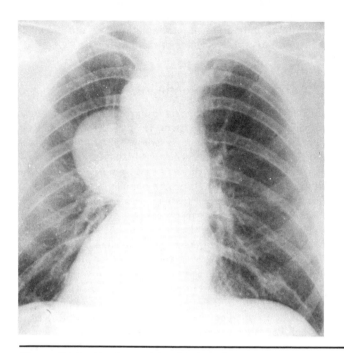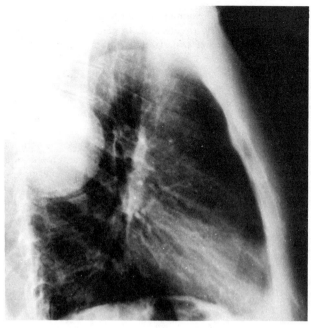

Figure 15-3   Radiographies PA (postéro-antérieure) et latérale révélant la présence d'une grosse masse dans la partie postérieure gauche du thorax. Il s'agit d'une métastase « en boulet de canon » d'un liposarcome provenant de la cuisse gauche.

L'examen habituel du thorax comprend les positions postéro-antérieure (PA) et latérale (*Figure 15-3*). Celles-ci sont généralement prises lorsque le film est placé à une distance de deux mètres. Le client doit inspirer profondément ou modérément au moment de l'examen pour réduire la distorsion et pour permettre le grossissement de l'image.

On peut obtenir une multitude d'informations à partir d'une radiographie du thorax : mesure des structures thoraciques ; visualisation des poumons et des vaisseaux pulmonaires ; visualisation de la trachée et des bronches grâce à l'air qu'elles contiennent. On peut voir clairement le cœur et ses cavités, surtout quand l'œsophage est rempli de liquide baryté qui délimite la surface postérieure du cœur. Lorsque les tissus mous et la cage thoracique peuvent être observés, les structures médiastinales ne sont pas visibles à cause du manque de contraste à l'intérieur du médiastin. Cependant, des processus pathologiques, tels qu'un néoplasme ou un kyste bronchogénique, peuvent être observés à cause de la position anormale de certaines structures.

Des clichés spéciaux, pris dans différentes positions, serviront à l'évaluation plus complète d'une anomalie soupçonnée. La tomographie du thorax sera utile pour exposer l'anatomie détaillée du poumon et de ses vaisseaux ou pour découvrir une caverne tuberculeuse. Quelquefois la radioscopie est utilisée pour faire l'évaluation du thorax, particulièrement pour différencier les structures vasculaires des structures non vasculaires, pour étudier le mouvement diaphragmatique ou pour localiser une lésion. Des examens radioscopiques servent aussi à effectuer une bronchographie, qui consiste à opacifier une partie de l'arbre bronchique afin d'évaluer l'étendue d'une maladie connue, comme la bronchiectasie, ou pour vérifier la présence d'une maladie soupçonnée, comme une tumeur du poumon.

Examens radiographiques de l'abdomen

Très souvent, les examens radiographiques de l'abdomen sont faits dans la position antéro-postérieure et complétés par une vue en position debout (*Figure 15-4*). Lorsque le client ne peut pas se tenir debout, on peut utiliser la position du décubitus latéral : le client est couché sur le côté, la cassette posée en arrière et le rayon dirigé à travers le corps sur un plan horizontal. La vue latérale directe sert, par exemple, dans le cas d'un anévrisme abdominal calcifié.

Grâce aux examens radiographiques abdominaux, de nombreux problèmes peuvent être vérifiés : occlusion intestinale, accumulation de liquides intra-abdominaux (ascite ou abcès), calculs de la vésicule biliaire ou du système urinaire et autres calcifications pathologiques. Des organes comme le foie, les reins et la rate peuvent être visualisés. Par contre, le pancréas est plus difficile à voir ; dans le cas d'un problème pathologique, il apparaît habituellement sur la radiographie à cause du déplacement des autres organes.

Des agents de contraste sont utilisés pour évaluer la fonction ou les détails anatomiques des lumières des voies biliaires, gastro-intestinales et génito-urinaires. Par exemple, il faut utiliser une substance de contraste opaque pour faire apparaître des calculs biliaires non opaques ou pour diagnostiquer un mauvais fonctionnement de la vésicule biliaire. Dans le cas d'un ulcère, la substance de contraste s'y accumule et les parois de l'intestin entourant l'ulcère peuvent en indiquer la nature bénigne ou maligne.

L'examen radiographique de la région rétropéritonéale, en particulier celle du pancréas, est toujours difficile à cause du manque de contraste naturel (air ou tissus adipeux). On utilise alors l'échographie et la tomographie assistée par ordinateur.

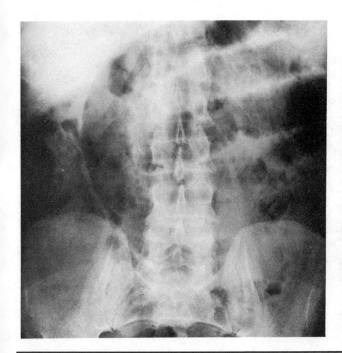 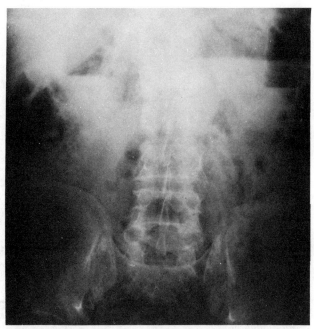

Figure 15-4 Radiographies abdominales en position couchée et en position debout. Les flèches indiquent de nombreuses anses de l'intestin grêle dilatées par de l'air ou du liquide, confirmant ainsi le diagnostic d'occlusion intestinale.

Radiographies du squelette

Les radiographies du squelette sont très utiles dans l'examen des fractures et de leur processus de guérison. Cependant, pour les tissus mous des articulations tels que les cartilages, un agent de contraste est injecté dans l'articulation (*arthrographie*).

L'image radiographique du squelette est d'une importance décisive pour établir ou pour éliminer un diagnostic de troubles nutritionnels et endocriniens, compliqués par le dérèglement du métabolisme des protéines et du mécanisme de la fixation du calcium et du phosphore. La radio-clarté anormale des os indique une déminéralisation du squelette ; elle est une caractéristique du rachitisme, de l'hyperparathyroïdie et de la myélomatose, par exemple. Il est possible d'identifier les différents types d'arthrites grâce à des changements radiographiques caractéristiques. La maladie osseuse de Paget et l'ostéoporose font apparaître des régions de plus forte densité osseuse. Les radiographies du squelette permettent aussi de diagnostiquer l'intoxication chronique au plomb ou l'hypervitaminose A. Les lymphomes et les carcinomes ou les sarcomes métastatiques se manifestent souvent par des lésions ostéolytiques ou ostéoblastiques. Les sites les plus fréquents de maladies métastatiques dans le squelette sont les zones où la moelle osseuse est active et, par conséquent, où l'irrigation sanguine est très forte, comme dans le crâne, le bassin et les vertèbres.

Tomographie assistée par ordinateur

Le détail et la structure interne d'un objet peuvent être mathématiquement reconstitués à partir de l'information obtenue de nombreuses projections prises sous différents angles. Cette technique est utilisée en astronomie, en microscopie électronique et en tomographie assistée par ordinateur.

Dans la tomographie assistée par ordinateur, différentes vues du même plan sont prises et les données obtenues sont calculées, évaluées et présentées sous forme d'une image en coupe.

L'image provient du faisceau de rayons X qui a traversé le corps sous différents angles. Les lectures de l'atténuation du faisceau de rayons X sont enregistrées par des détecteurs et accumulées dans l'ordinateur. Ces données sont calculées et reconstituées sous forme d'une image. L'échelle de gris de chaque portion de la coupe dépend du degré d'absorption des rayons X. L'image est projetée sur un oscilloscope ou sur un moniteur de télévision et peut être enregistrée sur un film radiographique ou polaroïd.

Il existe des appareils qui peuvent littéralement scruter le corps, de la tête au pied. Chaque balayage dure de 2 s à 8 s et l'épaisseur examinée se mesure en millimètres.

La *tomographie de la tête* permet d'observer les tumeurs du cerveau, les hémorragies intracrâniennes et les ischémies, les anomalies congénitales, les infections, l'hydrocéphalie, les maladies démyélinisantes et les maladies affectant les yeux, les oreilles et la gorge. La figure 15-5 illustre la différence entre la tomographie assistée par ordinateur de la tête d'un client normal et celle d'un client ayant subi un traumatisme crânien important. La tomographie assistée par ordinateur a grandement contribué à la diminution de la mortalité et de la morbidité dans les cas de traumatisme crânien.

Lorsque le client subit une tomographie assistée par ordinateur de la tête et du corps, une substance de contraste est souvent administrée par voie intraveineuse pour augmenter la précision du diagnostic et pour caractériser certaines

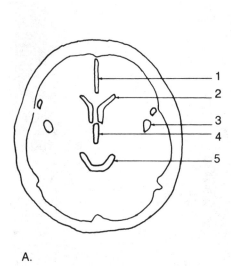 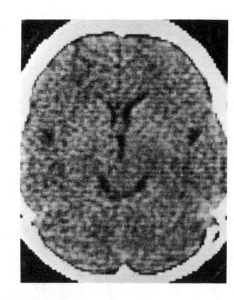 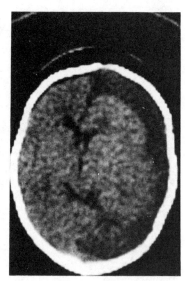

Figure 15-5   Tomographies assistées par ordinateur. (*Source* : Robert A. Simmerman, M.D., Hospital of the University of Pennsylvania.)

A) Schéma explicatif de (**B**).
1. Scissure interhémisphérique entre les deux lobes frontaux de l'encéphale
2. Corne frontale
3. Corne temporale
4. Troisième ventricule
5. Quatrième ventricule

B) Tomographie assistée par ordinateur de l'encéphale au niveau des cornes frontales. Voir (**A**) pour les détails anatomiques.

C) Tomographie assistée par ordinateur de l'encéphale illustrant un traumatisme crânien. Remarquer la zone moyennement opaque aux rayons X (zone la plus sombre) entourant l'encéphale sur la droite. Il s'agit d'un hygroma sous-dural chronique causé par un saignement après le traumatisme. Noter le déplacement de la ligne médiane de l'encéphale vers la gauche. Le système ventriculaire est dilaté (comparer avec **B**).

lésions. Dans ce cas, les clients ne doivent rien prendre par la bouche à cause des nausées et vomissements qui surviennent chez certaines personnes. Il est important de connaître la sensibilité du client à la substance de contraste ; les risques sont faibles (moins de 0,05 %) : réaction anaphylactique, insuffisance rénale (la substance de contraste est contre-indiquée dans le cas d'un client atteint de plasmocytome), hypotension et insuffisance cardiaque. Les clients chez lesquels le taux de complications est le plus haut sont les personnes âgées, les diabétiques ou ceux qui souffrent d'une maladie hépatique ou rénale. Les services de tomographie assistée par ordinateur doivent être préparés à répondre aux urgences neurologiques et cardio-respiratoires. Les substances de contraste ne sont donc pas sans danger ; l'histoire médicale et allergique du client doit être faite avec précision.

La tomographie assistée par ordinateur peut être faite sur presque n'importe quelle partie du corps, dont les poumons et les plèvres, le médiastin, le foie, la vésicule et les voies biliaires, le pancréas, la rate, les voies urinaires, les glandes surrénales, la région rétro-péritonéale, le bassin et les membres. La figure 15-6 représente une tomographie assistée par ordinateur mettant en évidence un pseudo-kyste pancréatique.

L'examen de la colonne vertébrale par ce procédé s'est avéré utile pour effectuer le diagnostic des lésions de la moelle épinière et pour éviter la myélographie chez certains clients souffrant d'une hernie discale lombaire.

La tomographie assistée par ordinateur a eu un profond effet sur la pratique médicale et aura probablement un plus grand impact dans l'avenir. Elle évite un grand nombre de tests, réduit le temps d'hospitalisation, remplace des examens beaucoup plus envahissants et diminue la nécessité de la chirurgie exploratoire.

Radiologie envahissante

Une partie de la radiologie diagnostique, dans laquelle les soins infirmiers sont importants, est la radiologie chirurgicale. Ce nouvel aspect de la radiologie comprend plusieurs procédés envahissants : biopsie percutanée guidée par tomographie assistée par ordinateur ou par échographie, cholangiographie transhépatique, drainage d'abcès par cathéter,

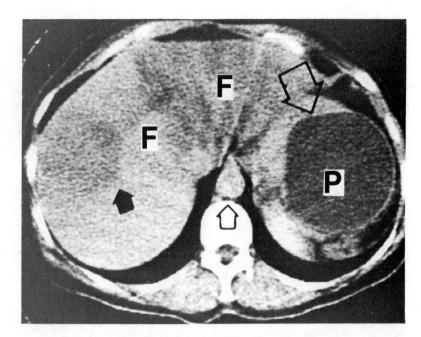

Figure 15-6 Tomographie assistée par ordinateur du pancréas. Remarquer la présence d'un pseudo-kyste (P) bien circonscrit (sombre) sur le côté gauche du client (zone de radio-clarté sombre). La petite flèche noire indique les zones de radio-clarté moyenne dues à des infiltrations grasses dans le foie (F) causées par une cirrhose. La petite flèche blanche, placée sur la vertèbre lombaire, indique l'aorte abdominale supérieure.

dilatation par ballonnet d'artères étroites ou obstruées (angioplastie transluminale). Le soutien de l'infirmière est essentiel au cours de ces procédés, car ceux-ci présentent des risques et les clients sont souvent très malades.

L'*artériographie* (opacification des artères par injection d'une substance radio-opaque par cathéter) fournit toujours des informations essentielles au chirurgien. Les cliniciens et les chercheurs sont constamment à la recherche de méthodes qui fournissent le plus possible d'information et le moins possible de risques et d'inconfort pour le client. Une technique nouvelle se révèle très prometteuse : l'*angiographie par soustraction numérique*. Des programmes d'ordinateur sont utilisés pour analyser les images filmées de l'artère, pour corriger le grossissement ainsi que la distorsion et pour calculer les mesures voulues. Cette nouvelle technique permettra des études plus sûres et moins coûteuses dans le cas des clients qui seront au début d'une maladie vasculaire.

Échographie

Les ultrasons (sons de haute fréquence inaudibles) sont utilisés largement comme moyen de diagnostic. Les ultrasons sont produits par un transducteur et convertis en un faisceau moléculaire qui entre dans le corps. Un faible pourcentage du faisceau est réfléchi au transducteur par les interfaces des tissus de différentes densités. Plus grande est la différence de densités des tissus à l'interface, plus il y a de sons réfléchis au transducteur.

L'onde sonore réfléchie rebondit au transducteur qui enregistre le temps qu'elle prend pour revenir et quelle proportion de l'onde originale revient. Ces renseignements permettent d'avoir une idée exacte de la profondeur.

Lorsque le transducteur est glissé sur la peau, il produit une image transversale à deux dimensions de cette partie du corps. Les échos arrivent des interfaces des différents tissus, à la fois à l'extérieur et à l'intérieur des organes sous-jacents. L'enregistrement de la profondeur et de l'intensité de ces échos produit une image en coupe illustrant les contours et les structures internes des organes.

Puisqu'ils sont homogènes, les liquides ne retournent pas d'échos internes. Les ultrasons sont donc très efficaces pour distinguer des kystes solides ou liquides.

Il y a de très grandes différences entre la densité des tissus mous et celle de l'air ou des interfaces des os ; les ultrasons ne pénètrent pas les os et l'air. Le baryum aussi réfléchit les ultrasons. C'est pourquoi l'échographie n'est pas utilisée dans les examens du thorax et qu'il est nécessaire de bien préparer le client pour un examen abdominal.

- Quand une échographie abdominale est prévue, le client doit être à jeun et préparé à l'aide d'un médicament antiflatulent comme le diméthicone.
- L'échographie doit être faite avant des examens au baryum (repas baryté ou lavement baryté).
- L'hydratation du client doit être bonne, car le son est alors mieux transmis.

L'échographie jouit d'un vaste domaine d'applications : l'encéphale, la glande thyroïde, le cou, le cœur, le thorax (pour les épanchements pleuraux), le foie, la vésicule et les voies biliaires, le pancréas, la région rétro-péritonéale, l'aorte, les reins et le bassin. Pour effectuer l'examen initial d'une masse abdominale, on choisit souvent l'échographie. La figure 15-7 représente l'échogramme d'une vésicule biliaire normale et celui d'une vésicule contenant des calculs.

☐ RADIOTHÉRAPIE

Principes et buts de la radiothérapie

La radiothérapie est une spécialité médicale consacrée aux soins et au traitement du cancer au moyen des radiations ionisantes. Les radiations ionisantes sont des ondes électromagnétiques générées par des radio-isotopes comme le

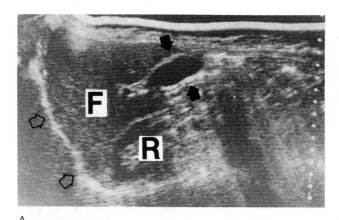
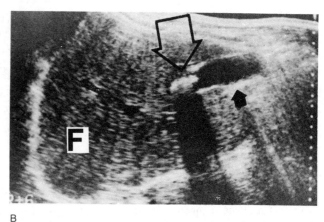

Figure 15-7   A) Échogramme d'une vésicule biliaire normale illustrant la coupe longitudinale à la droite de la ligne médiane. La zone tubulaire sans écho (petites flèches noires) représente la vésicule biliaire normale dans sa relation habituelle avec le foie (F) et le rein droit (R). Les petites flèches blanches indiquent la zone d'écho du diaphragme. **B)** Calculs biliaires (même coupe qu'en A). Observer la vésicule biliaire (indiquée par la petite flèche noire), des échos importants et un ombrage acoustique dans la partie supérieure (grosse flèche blanche) indiquant la présence de calculs. Le foie (F) et le diaphragme (petite flèche blanche) sont aussi visibles.

cobalt, le radium et le césium, ou par des appareils électro-mécaniques comme les accélérateurs linaires et les bêta-trons. Des particules chargées sont également utilisées et des appareils sont maintenant disponibles pour l'application médicale des faisceaux de neutrons, de protons et de mesons π. Les traitements aux rayons X peuvent être faits par un *faisceau externe* (appareil au cobalt et accélérateur linéaire comme celui illustré à la figure 15-8), par une *méthode intracavitaire* (intra-utérine et intravaginale) ou par une *méthode interstitielle* (implants radioactifs). Souvent, un traitement externe est combiné à un traitement interne pour tenter de guérir une maladie locale ou régionale, ou pour soulager les symptômes et les signes d'une maladie avancée, tels que la douleur, les saignements ou une obstruction.

Toutes les cellules malignes ont une caractéristique commune : leur capacité illimitée de profilération, dont la vitesse varie selon le type de tumeur. Les radiations ionisantes agissent d'une façon non spécifique sur la division cellulaire ; si un dommage létal est fait à une cellule par les radiations, celle-ci sera incapable de se reproduire avec succès. Cependant, la cellule ne meurt pas immédiatement, car il peut se produire encore un nombre important de divisions cellulaires s'étendant sur une période de quelques heures à quelques mois. Cela explique que des tumeurs traitées par les radiations peuvent prendre assez de temps avant de régresser. Les cellules malignes ont généralement la même capacité à réparer les dommages causés par les radiations que les cellules normales, mais elles ne peuvent se repeupler aussi efficacement. C'est cette différence qui rend possible l'éradication des tumeurs par les rayons X, tout en préservant les tissus normaux adjacents. Le radiothérapeute tente, par divers moyens, d'accroître le rapport entre la tolérance des tissus normaux et la destruction de la tumeur : (1) choix judicieux du champ à traiter ; (2) fréquence des doses de radiations ; (3) utilisation combinée de l'irradiation avec la chirurgie et la chimiothérapie.

Tandis que les tumeurs causent des problèmes en remplaçant les tissus normaux, les tumeurs malignes ont en plus la *capacité de faire des métastases* en se disséminant par le flot sanguin et par le système lymphatique. La connaissance du modèle possible de dissémination d'une tumeur spécifique permet au radiothérapeute et aux autres membres de l'équipe de soins de planifier le traitement approprié. Si les traitements par radiations sont choisis, le radiothérapeute identifiera les portes d'entrée du traitement pour circonscrire ces sites. On

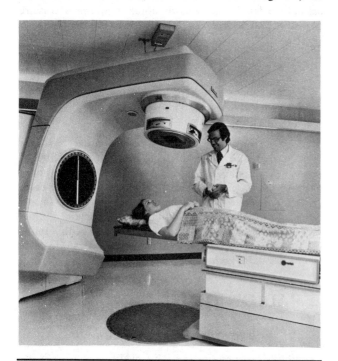

Figure 15-8   Clinac 6 ×. Accélérateur linéaire de 6 MeV utilisé en radiothérapie. (Reproduit avec la permission de Varian.)

utilisera différentes doses selon le type de tumeur et selon l'étendue de la tumeur principale et des métastases.

La radiothérapie peut être combinée à la chirurgie, aussi bien avant qu'après l'intervention avec ou sans chimiothérapie. Dans la radiation préopératoire, les objectifs sont : (1) la réduction de la possibilité d'une récurrence locale par la destruction des cellules malignes périphériques mieux oxygénées qui n'auraient pas été enlevées par la chirurgie ; (2) la diminution du volume de la tumeur pour faciliter la chirurgie ; (3) la diminution de la probabilité d'envahissement par les métastases au moment de l'intervention. L'irradiation postopératoire est utilisée dans le cas d'une tumeur résiduelle ou d'une grande probabilité de récurrence locale. Une telle irradiation peut englober le site de la tumeur originelle ainsi que les sites des ganglions lymphatiques adjacents. Le moment et la fréquence de l'irradiation associée à la chirurgie dépendent de chaque cas et ils sont déterminés par le radiothérapeute en accord avec le chirurgien et le cancérologue.

Dans la radiothérapie moderne, un *simulateur de traitement* sert à déterminer les *portes d'entrée du traitement*, c'est-à-dire la zone spécifique à traiter. Le simulateur de traitement ne possède pas seulement les mêmes caractéristiques mécaniques et optiques que l'unité de traitement, mais il peut aussi prendre des films à rayons X d'une grande qualité pour établir le diagnostic. À partir de ces films, le radiothérapeute, en accord avec les spécialistes en physique des radiations et en dosimétrie, établit un traitement minutieux. De cette manière, les mesures et les doses sont précises pour le volume cible.

Début de la radiothérapie

Une fois que les portes d'entrée et la dose de radiations ont été déterminées, le client commence à suivre une radiothérapie qui peut être brève ou prolongée. De petites lésions, telles que des cancers superficiels de la peau, sont traitées avec de fortes doses de radiations sur une courte période de temps, tandis que des lésions profondes et étendues requièrent des programmes variant de quelques semaines à quelques mois. L'administration de la dose totale prévue par petites quantités quotidiennes est appelée *fractionnement*. Elle est employée par le radiothérapeute pour préserver l'intégrité des tissus normaux adjacents. Le programme de radiothérapie traditionnel s'étend du lundi au vendredi, cinq jours par semaine, avec une dose quotidienne variant de 1,5 Gy à 3 Gy. Le *gray* (Gy) est l'unité de dose absorbée par un tissu ; il est équivalent à un joule par kilogramme. Pendant la thérapie, le radiothérapeute et l'infirmière surveillent régulièrement la tolérance du client et la réponse de la maladie au traitement.

Le fait d'employer de fortes doses de radiations pour les tumeurs profondes et de protéger les structures vitales telles que la moelle épinière, le cœur, les reins et l'intestin, a compté pour beaucoup dans les récents progrès de la lutte contre le cancer. Des maladies comme la maladie de Hodgkin, le cancer du col de l'utérus, les séminomes, les tumeurs de la petite enfance (comme la tumeur de Wilms) et les rhabdomyosarcomes ont une très grande probabilité de guérison par la radiothérapie. Les appareils à haute tension envoient leur dose maximale profondément dans les tissus,

réduisant ainsi au minimum les dommages sérieux à la peau tels que ceux engendrés par les appareils à basse tension utilisés dans le passé. Les appareils à basse tension envoient leur énergie maximale dans la peau et les tissus sous-cutanés, limitant la dose totale reçue par une tumeur profonde ; ils ne sont donc plus utilisés dans le cas d'une radiothérapie curative. Un autre progrès, la collimation du faisceau, limite la dispersion, néfaste aux autres tissus et accroît ainsi la tolérance du client au traitement.

Effets secondaires de la radiothérapie

Les effets secondaires de la radiothérapie dépendent largement de la quantité de tissus normaux qui se trouvent dans le champ des radiations. Dans le cas d'une maladie circonscrite et au premier stade, les radiations sont limitées à la tumeur et à quelques tissus environnants, ce qui entraîne des effets secondaires minimes. Dans le cas d'une maladie à un stade plus avancé, les volumes traités sont plus importants et les effets secondaires croissent en proportion. Lorsque les doses quotidiennes ou totales augmentent, les réactions aiguës ou chroniques peuvent augmenter également.

Rôle de l'infirmière

Préparation physique et psychologique

En tant que membre important de l'équipe de traitement du cancer, l'infirmière aide à préparer le client à la radiothérapie et au stress émotionnel qui lui est associé. Elle essaie de faire disparaître les craintes habituelles et de traiter les effets secondaires. Les clients atteints d'une maladie maligne peuvent considérer la radiothérapie comme un traitement de phase terminale. L'infirmière doit être consciente de cette crainte et établir l'évaluation ainsi que le plan de soins en conséquence, en soulignant le fait que la radiothérapie est souvent curative et qu'elle améliore fréquemment la qualité de la vie. L'infirmière et le médecin doivent se mettre d'accord sur la meilleure façon d'expliquer le but du traitement au client et à sa famille.

Les séances de radiodiagnostic et de radiothérapie ont quelques ressemblances : le client ne doit pas bouger et quelquefois il doit être immobilisé ; la période de traitement est relativement courte (2 min à 3 min) et le client ne ressent rien ; durant le traitement, tout le personnel quitte la salle pour éviter d'être exposé aux radiations. Le fait de se trouver seul dans une salle au milieu d'un équipement impressionnant peut effrayer le client, à moins que l'infirmière ne l'ait rassuré et qu'elle ne lui ait fourni des explications. Il est également important d'informer le client que le traitement ne le rendra pas radioactif, à moins que la substance radioactive n'ait été absorbée ou placée dans certaines cavités du corps (exemple : radium intra-utérin dans le cas des cancers du col de l'utérus).

Il se peut que le radiothérapeute marque sur la peau les bords et le centre de la zone à irradier. Il faudra faire attention à ce que ces marques soient enlevées seulement avec la permission du radiothérapeute.

Le cours du traitement peut éventuellement être modifié ; un tel changement peut déranger le client et il est du devoir de l'infirmière d'aider ce dernier et sa famille à comprendre les raisons de cette modification au plan.

Réactions cutanées

Dans les zones irradiées, la peau devient fragile et rougit. Il faut avertir le client de ne pas appliquer de crèmes, de lotions, de cosmétiques ou de poudres parce que ces produits pourraient augmenter l'irritation ; il faut aussi éviter les essuyages vigoureux ou l'usage de vêtements collants. La région irritée doit rester sèche et être à l'air le plus souvent possible. La *fécule de maïs* permet un excellent assèchement et n'augmente pas la réaction à la radiation. Même longtemps après une radiothérapie, le client doit éviter les irritations causées par la friction ou par l'exposition au soleil.

Réactions systémiques

La réaction individuelle à la radiothérapie varie. Les effets secondaires dépendent de la nature et de l'étendue de la maladie ainsi que de la zone irradiée. Le client doit signaler tout symptôme à l'équipe médicale. De nombreuses réactions physiques sont temporaires et peuvent être soulagées par la médication et par les soins infirmiers.

Pendant le traitement, les clients doivent avoir une bonne *nutrition* ; très souvent, un régime équilibré et des suppléments vitaminiques sont nécessaires parce que certains individus souffrent d'anorexie. D'autres, qui suivent un traitement pour la tête, pour le cou ou pour le thorax, peuvent souffrir de pharyngite ou d'œsophagite et, par conséquent, ont besoin d'aliments mous, de purées et de boissons à forte teneur en kilojoules. On peut avoir recours, temporairement, à une suralimentation pour maintenir le bilan azoté positif.

Lorsque la radiothérapie touche la partie supérieure du tube digestif, les effets secondaires possibles sont l'*assèchement de la bouche*, la *perte du goût* et l'*émission de crachats épais*. Ces effets secondaires sont fréquents et souvent de longue durée. On y remédiera par des irrigations de la bouche à l'aide d'une solution saline ou d'une solution de bicarbonate, surtout après les repas.

Les *nausées* et les *vomissements* sont surtout ressentis par les clients qui reçoivent une radiothérapie dans les régions supérieure ou médiane de l'abdomen et rarement par ceux qui la reçoivent en dehors de ces zones. On recommande alors des antiémétiques tels que ceux de la série des phénothiazines, un choix judicieux de boissons et d'aliments agréables, des repas petits mais fréquents et un soutien permanent de l'équipe de soins.

Dans le cas de clients recevant une radiothérapie pour le bassin ou pour la partie inférieure de l'abdomen, les principaux effets secondaires sont la *diarrhée* et les *crampes abdominales*. Le traitement consiste à maintenir l'équilibre des liquides, à prescrire un régime faible en fibres et à donner des antispasmodiques.

Une cystite aiguë, causée par l'irradiation du bassin, peut avoir comme symptômes la *dysurie* et des *envies fréquentes et urgentes d'uriner*. Une fois que l'infection a été éliminée, des antispasmodiques et des anesthésiques locaux des voies urinaires ont des effets bénéfiques.

La *fatigue* et la *faiblesse* proviennent souvent d'une radiothérapie prolongée. Cette fatigue peut être temporaire, variant de quelques semaines à quelques mois. Durant cette période, l'activité normale doit être entrecoupée de moments de repos et de relaxation. L'infirmière peut souvent aider le client à traverser ces jours difficiles en montrant qu'elle comprend son découragement et son manque de ressources.

La *perte des cheveux*, à cause de l'irradiation, ne se produit que dans la zone traitée. De plus, les cheveux repoussent dans les trois mois qui suivent la fin de la radiothérapie.

En résumé, l'infirmière joue un rôle important pendant la radiothérapie : elle calme les craintes et les appréhensions du client et facilite les progrès de ce dernier durant le traitement. Plus la communication entre le radiothérapeute, l'infirmière et le client sera bonne, plus la réussite du traitement sera grande.

☐ MÉDECINE NUCLÉAIRE

Concepts fondamentaux

La médecine nucléaire est devenue, de la spécialité mineure qu'elle était, une spécialité à part entière possédant son programme de formation propre et son conseil de spécialité. Cette croissance rapide a été possible grâce à la mise au point d'appareils qui donnent des images de meilleure qualité, et de produits pharmacoradioactifs perfectionnés. Les procédés de la médecine nucléaire sont simples à réaliser ; ils produisent relativement peu d'effets secondaires chez le client et donnent des informations très importantes que les autres procédés ne peuvent fournir. De plus, ils diminuent la nécessité de techniques de diagnostic plus complexes et plus envahissantes. Tout le personnel médical, qui a la charge des clients, doit avoir une connaissance de base des produits pharmacoradioactifs, des instruments utilisés et des résultats escomptés des procédés de la médecine nucléaire. Bien que cette section traite essentiellement des techniques de visualisation, elle aborde les examens *in vivo*, l'usage thérapeutique des radio-isotopes et les précautions à prendre.

Produits pharmacoradioactifs

Les produits pharmacoradioactifs contiennent un radionuclide (noyau atomique d'un radioélément) qui est utilisé pour localiser un organe ou un système du corps (diagnostic), ou pour irradier un organe ou un système (traitement). Les produits pharmacoradioactifs servent aussi à la recherche sur les constituants organiques en laboratoire (*in vitro*). Étant donné qu'on utilise ces agents en quantités minimes, on n'observe aucune réaction pharmacologique. L'atome radioactif se désintègre en émettant de l'énergie sous deux formes : *radiations de particules*, telles que les particules α et β (radiations non pénétrantes), et *radiations électromagnétiques*, telles que les rayons X et les rayons γ (radiations pénétrantes). Les radiations électromagnétiques servent à poser un diagnostic, tandis que les radiations de particules servent à faire un traitement interne.

La plupart des radioéléments utilisés en médecine proviennent de réacteurs nucléaires ou de cyclotrons. Les radioéléments ayant des demi-vies très courtes (moins de 2 h) ont un usage limité, à cause de la diminution rapide de leur activité. Les radioéléments ayant des demi-vies très longues (mois) ont été remplacés par des radioéléments à demi-vie relativement courte, à cause de l'exposition importante du client aux radiations et des dangers pour l'environnement.

Dans la majorité des cas, le radioélément constitue seulement une partie du produit pharmacoradioactif, servant de « marqueur » pour rendre possibles la mesure et la détection. Dans ce cas, le comportement chimique et biologique de la substance marquée détermine son rôle dans le procédé. Les mécanismes de localisation sont les suivants : transport actif (scintigraphie de la glande thyroïde avec de l'iode radioactif), phagocytose (scintigraphie du foie avec des particules colloïdales radioactives), séquestration (scintigraphie de la rate avec des globules rouges), blocage capillaire (scintigraphie des poumons avec des macro-agrégats d'albumine radioactifs), diffusion simple ou diffusion d'échange (scintigraphie des os avec du phosphore radioactif) et localisation par compartiments (scintigraphie du cœur avec des globules rouges radioactifs).

De tous les radioéléments disponibles dans les services de médecine nucléaire, le technétium 99m ($^{99m}_{43}$Tc) est le plus couramment utilisé dans la pratique de la médecine nucléaire aujourd'hui. La préférence accordée au $^{99m}_{43}$Tc est due à sa courte demi-vie (6 h), au fait qu'il n'émet pas de particules, à l'excellence de l'image produite, à son coût raisonnable et à la facilité de s'en procurer.

L'iode 131 ($^{131}_{53}$I) est un autre produit pharmacoradioactif utilisé couramment. Il est important de remarquer qu'avant d'administrer tout produit marqué à l'iode 131, le client doit recevoir 10 gouttes d'une solution de Lugol pour bloquer la glande thyroïde, quelques heures avant l'administration de l'agent ; il est conseillé de continuer l'administration de la solution de Lugol une fois par jour pendant deux jours (sauf dans le cas d'un examen de la glande thyroïde). D'autres éléments sont également utilisés : ce sont les isotopes radioactifs du thallium, du xénon, du gallium, du krypton, et l'indium et du phosphore.

Appareils

Deux types fondamentaux d'appareils sont utilisés dans les laboratoires de médecine nucléaire :

1. Des appareils destinés à réaliser des tests *in vivo*, dans lesquels un dispositif mesure la radioactivité des différents organes, depuis l'extérieur du client.
2. Des appareils utilisés pour réaliser des tests *in vitro*, lorsque des produits pharmacoradioactifs sont ajoutés à un échantillon de sang ou d'urine, etc., pour déterminer la quantité d'une substance spécifique présente.

En médecine nucléaire de routine, le compteur à scintillation est le détecteur le plus couramment utilisé dans les deux types d'appareils. Les instruments les plus usuels pour effectuer des tests *in vivo* se divisent en trois catégories principales : (1) les sondes immobiles, (2) les scintillateurs et (3) les caméras.

Avec les instruments modernes et les nouveaux produits pharmacoradioactifs, la plupart des procédés de médecine nucléaire requièrent de 30 min à 45 min, bien qu'il puisse y avoir un certain délai dans l'apparition de l'image après l'administration du produit pharmacoradioactif, pour permettre à ce dernier de se fixer au maximum.

Scintigraphie de certains organes

Glande thyroïde

Puisque l'iode radioactif a été l'un des premiers radioéléments disponibles, la glande thyroïde a été un des premiers organes à être étudié en médecine nucléaire. Aujourd'hui, un grand nombre de tests (*in vivo* et *in vitro*) portant sur la glande thyroïde sont possibles.

Test de fixation de l'iode radioactif. Le test de fixation de l'iode radioactif est une épreuve basée sur la capacité de la glande thyroïde à fixer et à retenir l'iode. Il est possible d'utiliser des systèmes de détection externe pour déterminer le pourcentage de fixation de l'iode, à un moment donné. Dans la plupart des laboratoires, on demande au client d'être à jeun depuis la veille.

Avant d'effectuer le procédé, le personnel médical doit interroger le client sur les points suivants.

1. Toutes études antérieures faites avec un agent de contraste radiographique iodé (pyélogramme intraveineux, cholécystogramme oral), toute application topique de composés contenant de l'iode (Betadine), toute ingestion orale d'iodure et de médicaments contenant de l'iode (médicaments antitussifs). Tous ces agents augmentent la réserve en iode de l'organisme et diminuent ainsi la fixation du traceur par la glande thyroïde.
2. Tout usage antérieur de médicaments antithyroïdiens (propylthiouracile et méthimazole). Ceux-ci ont un impact sur la fonction thyroïdienne.
3. Toute administration de préparations thyroïdiennes, comme les extraits thyroïdiens et les préparations de thyroïde synthétiques. Ces préparations interfèrent aussi avec la fixation de la dose de traceur administrée.

Dans la plupart des laboratoires, on mesure habituellement la fixation de l'iode entre la 2e et la 4e heure et à la 24e heure, et on l'exprime en pourcentage de la quantité d'iode fixé par rapport à la dose totale administrée. Cette épreuve est plus fiable dans les cas d'hyperthyroïdie que dans ceux d'hypothyroïdie ; elle doit être utilisée conjointement avec les autres épreuves de la fonction thyroïdienne, pour assurer un diagnostic précis dans de nombreuses formes d'affections thyroïdiennes.

Scintigraphie de la glande thyroïde. La glande thyroïde fixe et retient l'iode pendant une période de temps suffisante pour en obtenir des images excellentes par les techniques de scintillation. L'iode 131 a été le premier produit pharmacoradioactif utilisé pour effectuer la scintigraphie de la glande thyroïde. Cependant, au cours des dernières années, il a été remplacé dans plusieurs laboratoires par le technétium 99m ($^{99m}_{43}$ Tc) sous forme de pertechnétate, qui est fixé comme l'iode, mais qui est ensuite relâché par la glande thyroïde. Comme dans le cas du test de fixation de l'iode radioactif, les médicaments antithyroïdiens, l'iode exogène et certains autres médicaments peuvent empêcher la fixation d'une quantité suffisante d'iode radioactif et de technétium 99m par la glande thyroïde. Récemment, l'iode 123 ($^{123}_{53}$ I) s'est avéré le meilleur agent pour effectuer les examens de la glande thyroïde. Il n'émet pas de rayons β et il produit une plus faible irradiation qui donne d'excellentes images ; il est donc supérieur à l'iode 131 pour réaliser des examens diagnostiques.

La forme de la glande thyroïde normale varie d'un individu à l'autre. Chez la majorité des individus, les deux lobes de la glande thyroïde sont attachés au milieu par un pont appelé isthme. Les scintigraphies anormales indiquent habituellement un changement dans la dimension, la forme et la position de la glande thyroïde. Les régions d'hyperfonctionnement sont appelées zones de nodules chauds, tandis que les régions d'hypofonctionnement sont appelées zones de nodules froids. La scintigraphie est utile dans l'évaluation des nodules thyroïdiens, des carcinomes et des masses dans la région de la langue, du cou et du médiastin.

Système respiratoire

La scintigraphie pulmonaire de perfusion a fait son apparition en 1963. Depuis ce temps, elle a été grandement utilisée pour faire l'examen des clients atteints de maladies pulmonaires et surtout ceux atteints d'embolie pulmonaire. La scintigraphie pulmonaire de perfusion se fait par l'injection intraveineuse de particules dont le diamètre est supérieur à 10 µm. Ces particules sont emprisonnées dans les artérioles ou les capillaires des poumons lors de leur premier passage. Ainsi, il est possible de faire une analyse convenable, immédiatement après l'introduction des particules.

Les agents les plus fréquemment utilisés pour la scintigraphie pulmonaire de perfusion sont les macro-agrégats d'albumine marqués à l'iode 131 ou au technétium 99m. Lorsqu'on se sert des macro-agrégats d'albumine marqués à l'iode 131, il est nécessaire d'administrer au client une solution de Lugol, plusieurs heures avant la scintigraphie, pour réduire l'effet des radiations sur la glande thyroïde.

Une radiographie pulmonaire immédiatement avant ou après la scintigraphie permet de faire une comparaison. Dans le cas d'une embolie pulmonaire, la scintigraphie révèle la présence de régions non perfusées qui apparaissent normales à la radiographie. Chez les clients dont la radiographie pulmonaire indique une pneumonie, une tuberculose et/ou d'autres maladies pulmonaires, la scintigraphie pulmonaire de perfusion révèle des anomalies qu'il ne faut pas prendre pour une embolie pulmonaire. La reprise de la scintigraphie pulmonaire dans les 7 à 10 jours suivant le diagnostic initial est très importante pour le suivi du client, car la plupart des caillots commencent à se résorber après s'être logés dans les artères pulmonaires. Les scintigraphies des clients emphysémateux présentent aussi des régions anormales. Cependant, les radiographies pulmonaires de la plupart d'entre eux sont normales. Dans de telles situations, il est nécessaire de procéder à un autre examen, en utilisant le xénon 133 ($^{133}_{54}$ Xe). Cet examen consiste en l'inhalation de xénon 133, qui a été introduit dans un système clos tel qu'un spiromètre. Grâce à cet examen, les régions d'emphysème apparaîtront comme des régions de pauvre ventilation. Chez les clients souffrant d'embolie pulmonaire, la ventilation des régions de l'embolie est intacte. Dans le cas d'une excision de tissu pulmonaire, la scintigraphie pulmonaire de perfusion est utile pour mesurer la perfusion et le fonctionnement des poumons avant l'opération.

Visualisation du myocarde

Au cours des dernières années, les techniques utilisant les radio-isotopes ont beaucoup amélioré l'évaluation des problèmes cardio-vasculaires. L'injection intraveineuse des composés marqués au technétium 99m permet d'évaluer la circulation à travers le système veineux, le cœur droit, les poumons, le cœur gauche, l'aorte et les branches aortiques. Une autre technique semblable permet de détecter et d'évaluer, d'une façon non envahissante, les shunts cardiaques.

Environ 20 min après l'injection intraveineuse de pyrophosphate non radioactif et de pertechnétate de technétium 99m, les globules rouges deviennent des marqueurs radioactifs. Un électrocardiographe, relié à une caméra de scintillation et à un ordinateur, permet d'obtenir des images du volume sanguin du cœur pendant le cycle cardiaque. Grâce à ces images, on peut observer le mouvement des parois du cœur et faire le calcul de la fraction d'éjection (pourcentage de sang éjecté entre la fin de la diastole et la fin de la systole) pendant la contraction du cœur. Ces études se combinent avec des exercices pour évaluer le fonctionnement et la réserve cardiaques.

L'utilisation des agents traceurs permet de visualiser les anomalies du myocarde. Ainsi, l'injection intraveineuse du thallium 201 et sa fixation par le myocarde fournissent une image de la perfusion des différentes parties du cœur. On obtient plusieurs images prises sous des angles différents, qui permettent d'évaluer séparément les différentes parties du cœur. L'utilisation principale de ces procédés est l'évaluation de l'insuffisance coronarienne. Chez une personne normale, la répartition des traceurs est homogène au cours des périodes de repos et d'exercice. Chez les personnes souffrant d'insuffisance coronarienne, l'image est, selon le rétrécissement des artères coronaires, soit normale, soit anormale en période de repos. Cependant, après un exercice, des zones de moindre perfusion apparaissent dans le myocarde. Cet examen complète l'électrocardiogramme d'effort. Les images sont prises très peu de temps après l'injection du radio-isotope thallium 131 et, ensuite, quatre heures plus tard. La scintigraphie au thallium permet aussi de détecter rapidement les infarctus du myocarde.

On utilise également, pour la détection de l'infarctus du myocarde, le groupe des agents traceurs de la substance osseuse (voir le système squelettique à la page 242). Bien que le pyrophosphate de technétium 99m soit surtout utilisé, n'importe lequel des phosphates marqués au technétium 99m est satisfaisant. Ceux-ci sont absorbés par la zone de l'infarctus et les régions avoisinantes. Cette absorption est attribuée aux dépôts calcifiés dans ces régions. Les meilleurs résultats sont obtenus quand on fait l'examen dans un délai d'un à sept jours après le début des symptômes. Il faut attendre de 1,5 h à 3 h après l'injection intraveineuse pour prendre l'image. Depuis la fabrication de caméras de scintillation portatives, il est possible de faire ces examens au chevet du malade.

On a mis au point récemment une sonde cardiaque qui permet de mesurer plusieurs fois la fraction d'éjection du cœur. Il s'agit d'un instrument portatif qui permet aussi de faire les mesures au chevet du malade.

Tous ces procédés, qui peuvent être utilisés plusieurs fois avec un minimum d'inconfort et de risque, réduisent l'utilisation des cathétérismes cardiaques ou des autres méthodes envahissantes dont la répétition serait inacceptable.

Scintigraphie du foie

Il existe deux sortes de scintigraphie du foie ; la première met en évidence les changements anatomiques, alors que la seconde permet d'évaluer la perméabilité des voies biliaires. Afin de délimiter le foie, on utilise des particules qui sont phagocytées par le système réticulo-endothélial du foie. Le soufre colloïdal marqué au technétium 99m est l'agent le plus utilisé. Les scintigraphies sont obtenues environ 10 min après l'injection intraveineuse des particules. Aucune préparation n'est nécessaire pour cet examen. Lorsque le soufre colloïdal marqué au technétium 99m est employé, la rate apparaît aussi sur les scintigraphies. Normalement, la distribution de l'activité est homogène à travers l'organe. Le foie est un organe plastique, dont les dimensions changent.

Chez les clients porteurs de métastases, des zones d'activité moindre apparaissent superposées à un champ d'activité normale. Cependant, les anomalies du foie sont non spécifiques, de sorte qu'elles peuvent être présentes dans tout état pathologique tel qu'un abcès ou un kyste, etc. On remarque, dans les cas de mauvais fonctionnement du foie (cirrhose), une activité non homogène.

Évaluation des voies biliaires

Les principaux produits pharmacoradioactifs utilisés dans l'évaluation des voies biliaires sont les acides iminodiacétiques marqués au technétium 99m et le rose Bengale marqué à l'iode 131. Avant les examens à l'iode 131, une solution de Lugol doit être administrée au client. Les cellules hépatiques éliminent les produits pharmacoradioactifs qui sont ensuite excrétés par les voies biliaires dans les voies digestives. Tous ces examens sont indiqués lorsque l'on soupçonne qu'une douleur adbominale provient de la vésicule biliaire. Les traceurs au technétium 99m sont injectés par voie intraveineuse et les images sont obtenues une heure après. Si la vésicule biliaire n'apparaît pas, on reprend des images 2 h ou 4 h après. Si, au bout d'une heure, la vésicule biliaire apparaît, on élimine le diagnostic de cholécystite aiguë ; si, au contraire, l'image de la vésicule biliaire tarde à apparaître, il s'agit sans doute d'une cholécystite aiguë ou chronique. Cet examen permet aussi d'évaluer le drainage postopératoire des voies biliaires ainsi que le reflux entéro-hépatique. Le rose Bengale marqué à l'iode 131 est encore

employé dans l'évaluation de l'atrésie des voies biliaires chez le nouveau-né ayant une jaunisse.

Rate

Jadis, on utilisait des globules rouges endommagés par la chaleur ou par des produits chimiques et marqués au chrome ou au mercure radioactifs pour effectuer les scintigraphies de la rate. De nos jours, le soufre colloïdal marqué au technétium 99m est utilisé, car le système réticulo-endothélial du foie l'absorbe, ce qui permet de visualiser la rate et le foie en même temps. La rate normale a une forme ovoïde ou la forme d'une virgule. La scintigraphie est utile pour en déterminer la grandeur, la forme et la position. On a aussi utilisé cette technique pour détecter des lésions occupant l'espace intrasplénique, comme une tumeur maligne, un hématome causé par une rupture, un infarctus, des lacérations ou une rupture.

Pancréas

Bien qu'on l'utilise rarement aujourd'hui, la scintigraphie du pancréas a été utile dans la détection du cancer du pancréas. L'agent utilisé pour cette étude est la méthionine marquée au sélénium 75, que le pancréas absorbe. Le pancréas normal apparaît dans une variété de formes et sans anomalies sur les scintigraphies. Les régions anormales sont dépourvues d'activité. Ces anomalies sont non spécifiques, la moitié d'entre elles étant causées par des maladies autres que le cancer.

Hémorragie gastro-intestinale

Les hémorragies du tube digestif sont des problèmes graves ; leur emplacement rend souvent le diagnostic difficile, même avec les techniques envahissantes et modernes, telles que l'artériographie et l'endoscopie. La scintigraphie de l'hémorragie gastro-intestinale utilise le soufre colloïdal marqué au technétium 99m, le même agent que dans les scintigraphies du foie et de la rate. Les images séquentielles sont prises après une injection intraveineuse de l'agent et l'examen ne dure que 20 min à 30 min. Le site de l'hémorragie apparaît comme un foyer de forte radioactivité. Les globules rouges marqués au technétium 99m servent aussi à faire cet examen. La technique des radio-éléments ne détecte pas seulement les hémorragies artérielles, qui peuvent apparaître à l'artériographie, mais aussi les hémorragies veineuses et les saignements lents.

Évacuation gastrique

La mesure de l'évacuation du contenu gastrique sert à évaluer l'ampleur de certaines maladies systémiques. Les composants liquides ou solides d'un repas sont évacués à des vitesses différentes. Chaque phase peut être identifiée par traceur : le jus d'orange, par le soufre colloïdal marqué au technétium 99m ou l'indium 111 ($_{49}^{111}$I) ; le blanc d'œuf cuit, le foie de poulet, le gruau et le steak haché, par le soufre colloïdal marqué au technétium 99m.

Pour l'examen, le client doit être à jeun ; en général, l'évaluation de l'évacuation gastrique prend entre 1 h et 2 h, bien que quelquefois elle dure plus longtemps. Si le client vomit pendant ou après l'examen, mais avant que l'évacuation gastrique ne soit complète, les matières vomies sont considérées comme radioactives.

Reins

En médecine nucléaire, deux groupes d'agents sont utilisés pour évaluer les reins. Le premier groupe se compose de radioéléments fixés par le rein pendant plusieurs heures et qui permettent de délimiter le parenchyme rénal. Ce sont les composés chimiques marqués au technétium 99m, comme l'ascorbate de fer DTPA. Le second groupe comprend des agents fonctionnels dont l'hippuran marqué à l'iode 131, qu'on a largement utilisé en médecine nucléaire. Ces produits pharmacoradioactifs traversent les tubules assez rapidement et délimitent le système de drainage. Les scintigraphies sont généralement obtenues de 1 h à 3 h après l'injection intraveineuse de ces produits. Avant l'introduction de l'hippuran radioactif, il est nécessaire d'administrer une solution de Lugol au client. Les scintigraphies réalisées avec des agents marqués au technétium 99m montrent une configuration uniforme du rein. Les régions anormales (cancers, kystes, etc.) apparaissent sans activité. Les études normales faites avec l'hippuran et le DTPA indiquent une accumulation uniforme, progressive et symétrique du traceur dans le rein et, plus tard, dans le bassinet, les uretères et la vessie. Lorsque la fonction rénale est anormale, il se produit un délai dans l'apparition de cet agent dans la région rénale. Parfois, des scintigraphies faites dans les 24 h permettent de compléter l'étude. Les études à l'hippuran et au DTPA sont utiles pour la détection d'une obstruction des uretères. On a aussi utilisé cet agent pour faire l'évaluation de l'hypertension rénale.

Cystographie permictionnelle

La cystographie permictionnelle aux radio-isotopes peut être employée pour évaluer le flux de l'urine, de la vessie aux uretères et aux reins. Dans la méthode directe, on place un cathéter dans l'urètre et on y introduit un agent marqué au technétium 99m jusqu'à la distension complète de la vessie. Le client urine ensuite dans un bassin du lit sous observation de la caméra de scintillation. Dans la méthode indirecte, le $^{99m}_{43}$Tc DTPA est injecté par voie intraveineuse. Quand le client sent la distension maximale de sa vessie, il urine dans le bassin de lit sous observation de la caméra de scintillation. Cet examen ne donne pas les renseignements anatomiques obtenus à l'aide d'une radiographie, mais il fournit des informations utiles et soumet le client à seulement 1 % à 2 % de l'exposition aux radiations utilisée en radiographie.

Système nerveux

L'étude de l'encéphale est fondée sur le fait que les lésions intracrâniennes altèrent la barrière sanguine cérébrale, ce qui permet au produit pharmacoradioactif de se localiser dans la lésion ou autour de celle-ci. Elle est surtout utile pour la détection et pour la localisation des tumeurs cérébrales primaires ou secondaires, aussi bien que d'une maladie cérébro-vasculaire. Le pertechnétate marqué au technétium 99m est, aujourd'hui, l'agent de choix. De 20 min à 30 min avant l'administration de l'agent, le client doit prendre une solution de perchlorate. Cela a pour effet d'inhiber la fixation de l'agent par le plexus choroïde, ce qui pourrait fausser l'interprétation des scintigraphies. Dans certains laboratoires, on obtient, après l'injection intraveineuse rapide en bolus du produit marqué au technétium 99m, plusieurs images séquentielles de la perfusion cérébrale. Celles-ci s'ajoutent à l'information obtenue des scintigraphies statiques, prises habituellement 1 h à 2 h après l'administration de l'agent pharmacoradioactif.

Normalement, il n'y a pas d'activité dans les hémisphères cérébraux. Chez les clients atteints d'une tumeur cérébrale ou victimes d'un accident vasculaire cérébral, la région de la lésion apparaît radioactive en comparaison de l'encéphale normal. Dans le cas d'un client ayant une tumeur cérébrale, les lésions sont visibles lorsque la première scintigraphie est prise. Par contre, dans le cas des clients victimes d'un accident vasculaire cérébral, la scintigraphie effectuée immédiatement après l'accident est habituellement normale. Au cours des 7 à 10 jours suivants, la scintigraphie montrera des régions de fixation irrégulière du radioélément. L'encéphalite est décelée précocement à l'aide de la scintigraphie cérébrale.

Système squelettique

La présence des agents en quête de substance osseuse a été observée dans presque toutes les lésions osseuses, y compris les tumeurs malignes, l'ostéomyélite et les fractures en voie de guérison. Ces agents sont le calcium, le strontium, le fluor et des composés marqués au technétium 99m. La formation osseuse réactive autour des lésions osseuses serait responsable de ce phénomène. Lorsque les agents marqués au technétium 99m sont utilisés, aucune préparation spéciale n'est requise. Le client doit seulement uriner avant la scintigraphie car les reins éliminent ces agents dans la vessie. La scintigraphie est effectuée 2 h à 4 h après l'injection du produit pharmacoradioactif. Dans le cas d'un client normal, elle indique un schéma de fixation uniforme dans la colonne vertébrale, dans les côtes et dans les autres os plats. Les régions de croissance active, comme les portions terminales des os longs, présentent une plus grande activité. Les régions anormales apparaissent comme plus actives que les régions normales. Les scintigraphies osseuses évaluent facilement l'étendue de cancers primaires osseux (ostéosarcome, sarcome d'Ewing). Chez les clients atteints de tumeurs malignes, les métastases osseuses, si elles sont présentes, sont clairement délimitées sur les scintigraphies osseuses. Celles-ci constituent un mode d'investigation très précis pour détecter très tôt des lésions osseuses, surtout lorsque les radiographies de routine sont négatives.

Dans le cas de l'ostéomyélite, la scintigraphie osseuse peut donner une image variable au début de la maladie, mais elle apporte des indications plusieurs jours ou plusieurs semaines avant que n'apparaissent des changements à la radiographie. Un diagnostic précoce réduit la morbidité de la maladie. La scintigraphie osseuse est très utile pour localiser des fractures de stress et des fractures traumatiques sans déplacement, et pour évaluer la guérison d'une fracture en absence de soudure.

La scintigraphie osseuse sert également à évaluer les douleurs articulaires. Dans les cas de l'arthrite rhumatoïde, de l'arthrite septique et de la goutte, elle révèle des anomalies.

Tissus mous

La localisation des infections est une tâche ardue ; pour en déterminer le foyer, on peut utiliser le citrate de gallium 67 ($^{67}_{31}$ Ga) et des leucocytes marqués à l'indium 111 ($^{111}_{49}$ In). Dans l'examen au gallium 67, le client reçoit l'injection intraveineuse. La scintigraphie est faite 6 h (facultatif), 24 h et 48 h après l'injection. Des images supplémentaires peuvent être nécessaires 72 h ou 96 h après l'injection. Habituellement, le client reçoit un laxatif avant la scintigraphie, parce que les produits pharmacoradioactifs sont excrétés par le gros intestin. Le gallium se localise non seulement dans les foyers d'injection mais aussi dans les sarcoïdes et les tumeurs malignes. L'examen aux leucocytes marqués à l'indium 111 commence par une phlébotomie stérile du client. Les leucocytes du client sont alors récupérés et mis en incubation avec l'indium 111. Les leucocytes marqués sont ensuite réinjectés au client ; 24 h plus tard, la scintigraphie est obtenue. L'examen aux leucocytes marqués à l'indium 111 évite les interférences associées au tube digestif qui, de temps en temps, donnent des images confuses lors de l'examen au gallium 67.

Résonnance magnétique nucléaire et tomographie par émission de positons

Résonnance magnétique nucléaire (RMN)

La *résonnance magnétique nucléaire (RMN)* est une technique qui fait ressortir non seulement les grands traits anatomiques (comme les radiographies des structures osseuses), mais aussi les différences dans la composition chimique (particulièrement dans les cas des nombreux composés à base d'hydrogène présents dans les tissus vivants).

Le tomographe à RMN est un immense électro-aimant en forme de beignet qui peut contenir une partie ou la totalité du corps du client. À l'intérieur du champ magnétique, les noyaux d'hydrogène s'alignent en rangées parallèles oscillantes. Ensuite, ils sont irradiés par une impulsion magnétique courte (4 MHz à 15 MHz) et ils sont déplacés sur le côté. Après l'arrêt de l'impulsion, ils reprennent leur position et réémettent une partie de l'énergie qu'ils avaient absorbée. Cet écho électromagnétique est capté par des récepteurs sensibles ; un ordinateur analyse les signaux et présente une image en coupe de la zone étudiée.

Puisque les os sont invisibles à la RMN, le procédé est particulièrement efficace pour des régions telles que la base du crâne, l'intérieur de la colonne vertébrale : il est tout aussi efficace pour les parois internes des vaisseaux sanguins. Les tissus cancéreux apparaissent si bien que les images de ces cellules anormales peuvent indiquer si la tumeur est en croissance ou en régression. La RMN peut même évaluer les liquides en circulation et aide donc au diagnostic dans le cas des maladies circulatoires, des hémorragies dans le liquide céphalo-rachidien et d'une pression intracrânienne croissante.

Le gros avantage de la RMN est que le client n'est pas exposé aux radiations ou à une méthode envahissante ; par contre, son gros inconvénient est de ne produire que des images stables.

Tomographie par émission de positons (TEP)

La *tomographie par émission de positons (TEP)* est aussi une nouvelle technique de diagnostic ; elle fait apparaître les changements séquentiels dans l'activité métabolique de n'importe quelle section du corps. Les images sont produites après l'injection d'un composé radioactif relié au glucose sanguin. L'appareil est fait d'une rangée de détecteurs de rayons γ reliés à un ordinateur, qui analyse les signaux et qui fait apparaître les zones de forte concentration en glucose sur un écran vidéo en couleurs.

La tomographie par émission de positons permet non seulement d'étudier le métabolisme dans des organes tels que le pancréas, le foie, les poumons et le cœur, mais aussi de faire le diagnostic des troubles de l'encéphale.

Épreuves « in vivo »

Mesure de la masse des globules rouges

La mesure de la masse des globules rouges exige le marquage des globules rouges du client avec le chrome 51 ($^{51}_{24}$ Cr). Entre 10 mL à 15 mL de sang du client sont prélevés et ajoutés à une solution anticoagulante (acide citrique, citrate de soude, dextrose). Le chrome 51 radioactif est ensuite ajouté et le tout est conservé à la température de la pièce durant 30 min. Pendant ce temps, le chromate traverse la membrane du globule rouge et se lie à l'hémoglobine. Ce phénomène n'a lieu que lorsque la valence du chrome est de + 6. Quand l'acide ascorbique est ajouté au bout de 30 min, la valence du chrome non marqué passe de + 6 à + 3. Une petite partie de cette préparation est gardée comme témoin et le reste est injecté au client. Après 10 min à 15 min, un nouvel échantillon de sang est prélevé. La radioactivité de l'échantillon et du témoin est mesurée. À partir de ces mesures, la masse des globules rouges est calculée selon la formule suivante :

$$\text{Masse des globules rouges} = \frac{\text{Radioactivité totale des globules rouges marqués injectés}}{\text{Radioactivité/mL des globules rouges après le mélange}}$$

Volume du plasma

Pour déterminer le volume du plasma, on utilise une solution déjà préparée d'iode 131 ou d'albumine marquée à l'iode 123. La plus grande partie de la solution est injectée dans le sang du client, alors que le reste est gardé comme témoin pour les calculs ultérieurs. Quinze jours plus tard, un échantillon de sang est prélevé et le volume du plasma est calculé selon la formule suivante :

$$\text{Volume du plasma} = \frac{\text{Radioactivité du traceur injecté}}{\text{Radioactivité/mL de plasma après le mélange}}$$

Le volume du plasma peut également être déterminé indirectement, après le calcul de la masse des globules rouges, selon le procédé décrit plus haut. De cette façon, l'hématocrite du client sert à calculer le volume du plasma.

Volume sanguin

Le volume sanguin peut être mesuré à l'aide des globules rouges marqués et de l'albumine marquée à l'iode. Cependant, pour simplifier, le volume sanguin total se calcule indirectement si on fait la somme de la masse des globules rouges et du volume du plasma.

Longévité et séquestration des hématies

La mesure de la longévité des hématies (globules rouges) est importante dans certains problèmes hématologiques où l'on soupçonne une vie brève des globules rouges. Un échantillon de sang du client est marqué au chrome 51 selon le procédé décrit pour le calcul de la masse des globules rouges. Toute la préparation est injectée dans le sang du client. Des échantillons de sang sont prélevés trois fois par semaine, pendant deux semaines et, si cela est nécessaire, deux fois par semaine pendant les deux semaines suivantes. À partir de ces échantillons, la demi-vie des globules rouges est calculée. Les globules rouges normaux vivent à peu près 120 jours (demi-vie : 60 jours) dans la circulation. À cause de l'élution du chrome 51 des globules rouges, le temps de survie normal obtenu est à peu près la moitié de ce nombre (demi-vie de 28 à 30 jours).

Chez les clients dont les globules rouges ont une vie relativement brève (anémie hémolytique), la demi-vie calculée par cette technique est inférieure à la normale. Le rôle de la rate dans la destruction des globules rouges est souvent important dans le traitement des clients atteints d'anémie hémolytique. S'il y a évidence d'une capture excessive des globules rouges par la rate, on peut procéder à l'ablation de cet organe afin de réduire la destruction de ceux-ci. Grâce aux globules rouges marqués au chrome 51, il est possible d'observer l'hémolyse dans la région de la rate et du cœur. À partir des mesures effectuées dans ces deux régions, il est possible de déterminer la séquestration des hématies.

Test de Schilling

Le suc gastrique de certains individus ne contient pas le facteur intrinsèque, qui est essentiel à l'absorption de la vitamine B_{12}. Le client à jeun reçoit une petite dose orale de vitamine B_{12} marquée au cobalt 57. La collecte des urines commence aussitôt. Une heure plus tard, 1 g de vitamine B_{12} non radioactive est injecté par voie intramusculaire, afin de saturer les tissus et, ainsi, de réduire la possibilité d'absorption par le foie ou par d'autres organes de la vitamine B_{12} marquée. La radioactivité des urines recueillies au cours des 24 h est mesurée afin de déterminer le pourcentage de radioactivité qui a été excrétée dans les urines. La mesure n'est valable que si toute l'urine de cette période a été recueillie. Les individus normaux excrètent, en 24 h, de 8 % à 40 % de la radioactivité injectée, alors que ceux souffrant d'anémie pernicieuse n'en excrètent que de 0 % à

3 %. On peut obtenir une preuve de ce diagnostic en ajoutant le facteur intrinsèque à la vitamine B_{12} marquée au cobalt 57. À cette deuxième phase de l'examen, l'absorption de la vitamine B_{12} s'approche de la normale.

Chez les clients atteints d'un défaut d'absorption dans l'intestin grêle, l'addition du facteur intrinsèque ne corrige pas le pourcentage de radioactivité excrétée dans les urines. Quelquefois, le test est repris après une antibiothérapie pour vérifier si le manque d'absorption n'est pas causé par une surabondance de bactéries.

Une technique double a été mise au point ; elle utilise le chrome 57 avec le facteur intrinsèque et le chrome 58 sans le facteur, ce qui permet de faire les deux premières étapes du test de Schilling simultanément et réduit ainsi le temps de l'examen.

Traitement aux radio-isotopes

Les radio-isotopes peuvent être administrés par différentes voies dans le traitement de troubles très variés, tels que (1) l'hyperthyroïdie, (2) le cancer de la glande thyroïde, (3) la maladie de Vaquez ou polyglobulie essentielle et (4) un épanchement malin des cavités pleurales et péritonéales. Les radio-isotopes utilisés émettent des rayons β, qui sont plus destructeurs que les rayons γ.

Hyperthyroïdie

Dans le traitement de l'hyperthyroïdie et du cancer de la glande thyroïde, on utilise surtout l'iode 131. Dans le cas de l'hyperthyroïdie, il suffit souvent d'une dose relativement petite pour entraîner la guérison. Certains clients ont besoin d'au moins deux traitements pour que le résultat soit satisfaisant. Quelques mois ou quelques années après le traitement, de nombreux clients souffrent d'hypothyroïdie, qui nécessite un traitement substitutif.

Cancer de la glande thyroïde

Les traitements aux radio-isotopes du cancer de la glande thyroïde sont généralement donnés après l'ablation du

Encadré 15-2   Grande quantité de substances radioactives

Précautions à prendre

Avertir immédiatement le service des radio-isotopes :

En cas de doute sur la sécurité de la méthode employée
Dans tout cas d'urgence
Si une complication inattendue arrive
En cas de décès :
   Avant les soins post mortem
   Avant l'autopsie
   Avant que le cadavre ne soit emporté
Durant la journée : appeler le service des radio-isotopes du département de radiologie
Durant la nuit : appeler le radiologue de garde

Encadré 15-3 Règles générales de protection contre les radiations

---

À tout le personnel

Étendue du danger

1. Le degré de danger concernant le client qui a reçu des radio-isotopes dépend de la quantité et de la sorte de substances administrées, du lieu et du mode d'administration et, enfin, du temps écoulé depuis l'administration.
2. La quantité de radio-isotopes reçue par les clients après une radiothérapie ou un radiodiagnostic se classe ainsi :

	Demi-vie inférieure à 15 h	Demi-vie supérieure à 15 h
Faible dose	Moins de $7,4 \times 10^6$ Bq	Moins de 370×10^6 Bq
Dose moyenne	De 7,4 à 185×10^6 Bq	Plus de 370×10^6 Bq
Forte dose	Plus de 185×10^6 Bq	

Identification des clients qui ont reçu des radio-isotopes

1. Faibles doses
   a) Les clients peuvent contenir de petites quantités de radio-isotopes après les radiodiagnostics. Le radiothérapeute indique, sur le dossier, la dose et le type de radiations.
   b) Ces clients reçoivent l'attention et les soins habituels, sans qu'il y ait de danger appréciable pour le personnel.
2. Doses moyennes et fortes doses
   Les clients qui contiennent des quantités moyennes ou fortes de substances radioactives constituent parfois un danger de radiations, si certaines précautions simples ne sont pas suivies. Les clients peuvent être traités à l'aide de radio-isotopes systémiques tels que ceux administrés en solutions (iode 131, or 198 colloïdal, phosphore 32) ou ceux encapsulés (radium 226, radon 222, césium 137, iode 125, californium 252, or 198, iridium 192). Pour être sûr que ces clients sont identifiés, on indique, sur leur dossier, la dose et le type de radiations reçues. De plus, pour assurer la sécurité des soins de ces clients, on doit suivre les points suivants :

a) Une liste de précautions à suivre, qui fournit les règles spéciales à observer, est annexée au dossier.
b) Les dossiers des clients doivent avoir une étiquette spéciale portant le symbole de la radioactivité.
c) Tous les clients qui contiennent de fortes doses de substances radioactives doivent porter un bracelet placé par le radiothérapeute qui a administré le radio-isotope. Le bracelet indique la date d'administration, la nature et la dose de radioactivité.
d) Une étiquette spéciale doit être attachée au lit de chaque client ayant reçu une forte dose de radiations.

- QUAND VOUS VOYEZ LE SYMBOLE DE RADIOACTIVITÉ SUR UN DOSSIER, SUR UN CLIENT OU SUR UN LIT D'UN CLIENT, VOUS AVEZ LA RESPONSABILITÉ DE CHERCHER, DE LIRE ET DE SUIVRE LES CONSIGNES DONNÉES DANS LA LISTE DE PRÉCAUTIONS À PRENDRE.

Excreta radioactifs

1. Il peut y avoir de la radioactivité dans les excreta de tous les clients qui ont reçu des substances radioactives, sauf si celles-ci ont été encapsulées.
   - Dans tous les autres cas, on peut éviter la contamination en portant des gants de caoutchouc quand on manipule tous les excreta des clients. Si du linge a été mouillé par les excreta, il faut avertir le service de médecine nucléaire.
2. Dans certains cas, il faut conserver les excreta des clients dans des contenants fournis par le département de radiologie. Des instructions sont alors données. Quand c'est possible, le client peut lui-même recueillir son urine.

Congé des clients qui ont reçu des radio-isotopes

Aucun client qui a reçu une forte dose de radiations ne peut obtenir son congé du centre hospitalier avant le temps et la date indiqués dans la liste de précautions. Des dispositions spéciales doivent être prises avec le physicien nucléaire quant aux clients traités à l'iode 125.

---

cancer et après la thyroïdectomie partielle ou totale. Les radio-isotopes sont administrés en deux étapes. Dans la première, l'irradiation à l'aide d'une forte dose d'iode 131 est suffisante pour rendre le client hypothyroïdien. Dans la seconde étape, l'irradiation par une autre forte dose a pour but de détruire les cellules cancéreuses primaires et les métastases.

- L'urine des clients cancéreux, qui ont été traités avec une forte dose d'iode 131, est radioactive pendant plusieurs jours et doit être manipulée avec soin pour réduire les risques d'exposition aux radiations et pour empêcher la contamination.

Maladie de Vaquez (polyglobulie essentielle)

La maladie de Vaquez est traitée à l'aide d'une petite dose de phosphore 32 administrée par voie intraveineuse. L'effet désiré, c'est-à-dire la réduction progressive de l'hématopoïèse, est généralement obtenu quelques semaines plus tard. Les clients ne sont pas radioactifs, car le phosphore 32 n'émet pas des particules β.

Épanchements malins

L'administration intracavitaire d'agents radioactifs n'est valable que dans le cas des épanchements dans les cavités

Encadré 15-3   Règles générales de protection contre les radiations (*suite*)

Mort des patients contenant des substances radioactives

1. Si un client contenant plus de 0,185 GBq de substance radioactive systémique meurt au centre hospitalier, le médecin signant le certificat de décès doit indiquer (d'après le dossier et le bracelet) que le client contient de la radioactivité et en informer le médecin pathologiste et le service de médecine nucléaire.
2. Si un client contenant une substance radioactive encapsulée meurt, il faut avertir le physicien nucléaire.
3. S'il n'y a pas d'autopsie et que le corps contienne plus de 1,11 GBq de radioactivité systémique, le médecin signant le certificat de décès doit avertir le service de médecine nucléaire afin qu'un compte rendu adéquat soit préparé pour le directeur funéraire.
4. S'il y a une autopsie et que le corps contient plus de 0,185 GBq de radioactivité systémique, le médecin pathologiste devra prendre des précautions spéciales pour faire l'autopsie.

Méthodes médicales particulières

Dans le cas où il faudrait retirer les liquides radioactifs du client, des méthodes médicales particulières seront nécessaires. Le service de médecine nucléaire donnera des conseils pour que le procédé soit sécuritaire.

Chirurgie d'urgence

Si un client contenant une forte dose de radioactivité systémique doit subir une opération urgente, il faut avertir le service de médecine nucléaire.

Admission des clients qui doivent être traités avec des radio-isotopes encapsulés

À cause du danger de radiations inhérent à l'admission de clients qui doivent recevoir certains radio-isotopes, les procédés suivants sont conseillés.
1. Le médecin doit prévenir le bureau des admissions quand il admet des clients.

2. L'employé à l'admission doit assigner une chambre privée au client qui doit recevoir des radio-isotopes encapsulés.
3. L'employé à l'admission doit assigner une chambre privée au client qui doit recevoir une dose d'iode 131 supérieure à 0,296 GBq.
4. L'employé à l'admission doit assigner une chambre privée ayant le plus de murs extérieurs possible, à un client qui doit recevoir une application de californium 252.
5. Les médecins responsables doivent confirmer AVANT l'application radioactive que l'environnement du client est tel qu'aucun danger de radiations n'existe.

Surveillance de l'entourage

L'entourage des clients traités avec de fortes doses de radioactivité doit être surveillé attentivement à l'aide d'un détecteur convenable, afin qu'aucun membre de la population ne reçoive une dose de radiations dépassant 10 mSv. Les rapports de la surveillance doivent être insérés dans le dossier du client et une copie doit être envoyée au Bureau de surveillance des radiations. Quand le client quitte le centre hospitalier, le département de radiologie doit effectuer une vérification afin qu'aucun danger de radiations ne demeure.

Restrictions quant aux visites

À moins d'indication contraire, il n'y a aucune restriction quant aux visites des clients contenant des substances radioactives.

Dangers de radiations

Quand toute situation inhabituelle associée aux radio-isotopes systémiques peut constituer un danger de radiations, il faut appeler le médecin responsable du service de médecine nucléaire. Dans le cas des clients traités avec des radio-isotopes encapsulés, il faut appeler le service de physique de la radiothérapie.

Avec la permission du Hospital of the University of Pennsylvania.

pleurales et péritonéales. Le phosphore 32 produit seulement des rayons β qui ne se limitent qu'au corps du client. Il peut diminuer les épanchements. Il est administré à l'aide d'un cathéter ou d'une aiguille parfaitement mis en place.

- On doit surveiller très étroitement les clients pendant plusieurs jours, pour qu'il n'y ait pas de fuite de liquide au niveau du cathéter ou de toute autre région. Toute fuite doit être immédiatement signalée à l'équipe du laboratoire de médecine nucléaire et au bureau de contrôle des radiations de l'institution.

Protection contre les radiations et soins des clients ayant reçu des substances radioactives

Nous sommes tous exposés à une certaine quantité de radiations provenant de l'environnement, que ce soit celles des substances naturelles, de nos propres corps ou des rayons cosmiques. De plus, la plupart d'entre nous sommes exposés aux radiations provenant des radiodiagnostics, des retombées radioactives des essais nucléaires, de la peinture lumineuse des cadrans de montre, etc. D'autres personnes, enfin, sont plus exposées à cause de la nature de leur travail.

Encadré 15-4 Précautions à prendre contre les radiations

Aux infirmières et au personnel de soins

1. Il est très important de fournir au client, qui est source de radioactivité, des soins infirmiers adéquats et, en même temps, de limiter au maximum le niveau d'exposition aux radiations. Pour ce faire, il faut lire et suivre toutes les règles générales de cette section et consulter la « liste de précautions à prendre » insérée dans le dossier du client.

2. Les radiations dans l'entourage du client n'entraînent pas de danger appréciable pour le personnel du centre hospitalier, sauf dans le cas des clients qui ont reçu une forte dose (voir p. 244) de substance radioactive. Bien que le danger soit très mince, il ne faut pas rester dans l'entourage immédiat (moins d'un mètre) des clients qui ont reçu une forte dose plus longtemps qu'il n'est nécessaire pour fournir les soins requis. Une infirmière peut rester au chevet d'un client traité au radium pendant 10 h avant que son exposition ne dépasse la dose moyenne des individus exposés occasionnellement pendant un an. Il faut noter que l'exposition aux radiations diminue au fur et à mesure que la distance par rapport au client augmente. À une distance d'un mètre, il faudrait 40 h pour que la dose annuelle recommandée soit dépassée. Toute infirmière exposée fréquemment aux radiations doit être surveillée continuellement par le Bureau de contrôle des radiations.
   - Quand c'est nécessaire, on doit émettre des instructions limitant le temps passé par l'infirmière auprès du client.

3. Les liquides corporels et les excreta des clients qui ont reçu des radio-isotopes (sauf les sources encapsulées) doivent être considérés comme radioactifs.
   - Éviter le contact direct avec le sang, l'urine, les matières vomies et les autres liquides corporels. Porter des gants de caoutchouc s'il doit y avoir contact.
   - Si la literie ou les vêtements du client sont mouillés par les liquides corporels, et donc contaminés par la radioactivité, avertir le service de médecine nucléaire et les mettre en réserve pour que le service de médecine nucléaire en évalue la radioactivité.
   - Si les pansements couvrant le point d'injection de l'or 198 deviennent tachés, avertir le service de médecine nucléaire.
   - Se laver les mains après avoir baigné le client. Porter des gants de caoutchouc pour donner d'autres soins personnels au client. Les clients qui ont reçu de fortes doses d'iode 131 ne doivent pas être baignés durant les 24 h après l'administration de la radioactivité.
   - Les bassins de lit doivent être manipulés avec des gants de caoutchouc et lavés à grande eau avant d'être réutilisés. Pour les clients qui ont reçu une forte dose d'iode 131, le bassin doit être parfaitement lavé à chaque fois, et le client doit toujours avoir le même.
   - Si quelque chose est renversé, l'essuyer immédiatement. Récupérer tous les liquides et le torchon utilisé. Avertir le service de médecine nucléaire pour que toutes les mesures soient prises afin d'évaluer tout danger possible.

4. Chez les clients traités avec des sources de radioactivité encapsulées, les aiguilles, les perles ou les capsules contenant les radio-isotopes peuvent quelquefois être délogées ou déplacées. Dans ce cas, avertir immédiatement le service de physique de la radiothérapie. Ces sources peuvent être manipulées en toute sécurité avec des pinces ou des forceps mais elles ne doivent jamais être prises ou touchées directement.

5. Si un client qui contient plus de 0,185 GBq de source radioactive systémique meurt, il faut avertir le service de médecine nucléaire. Si un client contenant des radio-isotopes encapsulés meurt, il faut avertir le service de physique de la radiothérapie. Observer toutes les règles spéciales et générales de cette section pour préparer le client à la morgue. Marquer clairement les étiquettes qui seront placées sur le cadavre, sur le linceul et sur la porte de la glacière « Attention : radioactivité ».

Avec la permission du Hospital of the University of Pennsylvania.

Cette section donne des suggestions et des lignes de conduite pour contrôler l'exposition aux radiations et réduire les dangers de l'utilisation des radio-isotopes dans les hôpitaux. Quand les substances radioactives sont bien contrôlées, les risques sont minimes. Cependant, sans contrôle, ces substances pourraient être dangereuses pour les clients, pour le personnel de soins et pour le public.

Les radiations ne peuvent être ni vues, ni senties. Il est donc important que le personnel qui travaille près des sources de radiations observe des règles de sécurité. La meilleure façon d'assurer des soins adéquats aux clients, tout en protégeant le personnel, est de comprendre et de suivre scrupuleusement les conseils donnés dans cette section. C'est la responsabilité de tout le personnel, qui est exposé aux radiations, de prendre de telles précautions. Les encadrés 15-2 à 15-4 résument les précautions à prendre dans l'utilisation de grandes quantités de substances radioactives, les règles générales de protection et, enfin, les recommandations spécifiques aux infirmières et au personnel de l'équipe de soins.

Cinquième partie

Les soins infirmiers périopératoires

☐ RÔLES PÉRIOPÉRATOIRES DE L'INFIRMIÈRE

On englobe sous le qualificatif « périopératoire » tout ce qui concerne les trois phases de l'intervention chirurgicale, c'est-à-dire les phases préopératoire, peropératoire et postopératoire. Chacune d'elles débute et se termine à un moment particulier, et comprend un vaste éventail d'attitudes et d'activités que l'infirmière doit suivre au cours de la démarche de soins infirmiers (voir l'encadré à la page suivante).

Dans la *phase préopératoire*, le rôle de l'infirmière débute dès que la décision d'opérer est prise et s'achève lorsque le client est sur la table d'opération. La nature de ses activités consiste dans l'évaluation de base du client soit à l'hôpital, soit à la maison ; cette évaluation comprend une entrevue et une préparation du client en vue de l'anesthésie qu'il recevra et de l'opération qu'il subira. Ce rôle peut aussi se limiter à faire une évaluation préopératoire dans la salle d'attente ou dans le bloc opératoire.

Dans la *phase peropératoire*, le rôle de l'infirmière commence au moment où le client est admis au service de chirurgie et se termine lorsqu'il arrive à la salle de réveil. Son activité peut être de commencer la perfusion, d'administrer les médicaments par voie intraveineuse et d'effectuer les contrôles physiologiques durant toute l'intervention aussi bien que d'assurer la sécurité du client. Son rôle peut aussi se limiter à tenir la main du client durant l'induction de l'anesthésie générale, à remplir le rôle d'instrumentiste ou à aider à installer le client sur la table d'opération en utilisant les principes de l'alignement corporel.

Dans la *phase postopératoire*, le rôle de l'infirmière débute lorsque le client est admis à la salle de réveil et se termine avec l'évaluation des suites opératoires soit à l'hôpital même, soit à la maison. Elle évalue l'état postopératoire : les effets des anesthésiques, les conséquences de l'intervention sur l'image corporelle ou sur les fonctions, la perception de la famille quant à l'opération pratiquée. Le rôle de l'infirmière peut se limiter à communiquer des informations pertinentes à propos du client au personnel de la salle de réveil ou de l'unité de soins chirurgicaux.

Nous donnerons plus de détails dans les trois chapitres qui suivent.

Exemples d'activités infirmières touchant les rôles périopératoires

PHASE PRÉOPÉRATOIRE

Évaluation

À la maison ou au centre hospitalier
1. Commencer l'évaluation initiale
2. Planifier les méthodes d'enseignement appropriées aux besoins du client
3. Faire participer la famille à l'entrevue

À l'unité de soins chirurgicaux
1. Compléter l'évaluation préopératoire
2. Coordonner les renseignements à fournir au client avec le personnel infirmier
3. Expliquer le déroulement des phases périopératoires
4. Établir un plan de soins

À la salle d'opération
1. Évaluer le niveau de conscience du client
2. Revoir les fiches d'information
3. Identifier le client
4. Vérifier si tout est prêt dans la salle d'opération

Planification

Déterminer un plan de soins

Soutien psychologique

1. Dire au client ce qui se passe
2. Déterminer l'état psychologique
3. Avertir le client avant les stimuli nocifs
4. Se tenir près du client, le toucher durant les préparatifs et l'induction de l'anesthésie
5. Communiquer l'état émotionnel du client aux membres appropriés de l'équipe de soins

PHASE PEROPÉRATOIRE

Maintien de la sécurité

1. S'assurer que l'instrumentation est correcte et prête à l'utilisation
2. Surveiller la position du client :
   a) pour assurer l'alignement fonctionnel
   b) pour que la région à opérer soit bien exposée
   c) pour maintenir la position durant toute l'intervention
3. Installer les dispositifs de maintien du client
4. Fournir un soutien physique

Monitorage physiologique

1. Évaluer les effets d'une perte excessive de liquides sur le client
2. Distinguer les données cardio-pulmonaires normales et anormales
3. Noter les variations du pouls, du rythme respiratoire, de la température et de la pression artérielle

Monitorage psychologique (avant l'induction de l'anesthésie et si le client est conscient)

1. Fournir un soutien émotionnel au client
2. Continuer à évaluer l'état émotionnel du client
3. Communiquer l'état émotionnel du client aux autres membres de l'équipe de soins

Soins infirmiers

1. Contribuer à la sécurité physique du client
2. Maintenir des conditions d'asepsie
3. Utiliser efficacement les ressources humaines

PHASE POSTOPÉRATOIRE

Communication de l'information peropératoire

1. Donner le nom du client
2. Préciser le type d'intervention subie
3. Indiquer les moyens utilisés : drain, cathéters, par exemple
4. Établir les limites physiques
5. Spécifier les troubles résultant de l'opération
6. Rappeler le niveau de conscience du client avant l'opération
7. Indiquer le matériel nécessaire

Évaluation postopératoire

À la salle de réveil
Déterminer les réactions immédiates du client à l'intervention

À l'unité de soins chirurgicaux
1. Évaluer l'efficacité des soins infirmiers à la salle d'opération
2. Déterminer le degré de satisfaction du client au sujet des soins donnés durant les phases périopératoires
3. Évaluer les produits utilisés sur le client à la salle d'opération
4. Déterminer l'état psychologique du client
5. Aider à planifier la sortie du centre hospitalier

À la maison et/ou au centre hospitalier
1. Demander au client sa perception de l'opération : les effets des anesthésiques, la répercussion sur l'image corporelle, les déformations et l'immobilisation
2. Déterminer la perception de la famille quant à l'opération.

Source : « Operating room nursing : Perioperative role », AORN Journal, mai 1978.

16

Les soins préopératoires

☐ VUE D'ENSEMBLE

■ ÉVALUATION INITIALE

Les facteurs physiques et psychologiques ainsi qu'un grand nombre de paramètres permettent d'identifier les problèmes du client et de faire un diagnostic.

Problèmes du client et diagnostics infirmiers

D'après les données recueillies au cours de l'histoire du client, il est possible d'identifier les problèmes majeurs suivants : l'information insuffisante on inexacte concernant les anesthésiques ; les soucis, la dépression ainsi que la crainte du diagnostic, des résultats de l'intervention chirurgicale et de la douleur postopératoire ; les facteurs de risque reliés au mode de vie comme les problèmes de masse, le tabagisme et les allergies ; la crainte de blessures et d'infections dues à l'hospitalisation (infections nosocomiales) ou de toute autre complication.

■ PLANIFICATION ET INTERVENTION

Objectifs

Principaux objectifs du client :

1. Correction ou traitement d'un problème physique qui requiert une intervention chirurgicale ;
2. Soulagement de l'anxiété, des soucis et de la dépression ;
3. Acceptation de l'intervention chirurgicale et préparation ;
4. Acceptation et tolérance des médicaments préanesthésiques et des substances anesthésiques ;
5. Protection contre les blessures, les infections nosocomiales et les complications.

Principaux objectifs de l'infirmière :

1. Aider le client à comprendre les aspects physiques et psychosociaux de l'intervention chirurgicale ;

2. Informer le client et sa famille des conditions, du déroulement et des suites de l'intervention ;
3. Renseigner le client sur certains procédés qui pourraient l'aider à réduire les complications postopératoires, à augmenter son bien-être et à recouvrer plus rapidement la santé ;
4. Préparer physiquement et psychologiquement le client au processus de l'anesthésie et de l'opération ;
5. Collaborer avec les autres membres de l'équipe de santé dans la coordination de toutes les tâches préopératoires.

■ ÉVALUATION

Résultats escomptés

Tous les objectifs de l'infirmière sont orientés de sorte que le client :

1. Soit opéré pour un problème anatomique ou physiologique (ce qui est d'abord la responsabilité du médecin). L'infirmière aidera à la réalisation de cet objectif ;
2. Soit soulagé de son anxiété, de ses soucis et de sa dépression :
   a) en prévenant ses amis qu'il cherche à faire corriger un problème ;
   b) en le tranquillisant après une visite des membres de l'équipe de santé.
3. Accepte l'intervention et s'y prépare :
   a) en formulant la nécessité de l'opération ;
   b) en participant volontairement aux préparatifs ;
   c) en questionnant le personnel sur les événements de dernière minute ;
   d) en demandant la visite du prêtre ;
   e) en décrivant le genre d'exercices qu'il aura à exécuter à la suite de l'anesthésie ;
   f) en vérifiant les informations concernant les soins postopératoires ;
   g) en racontant aux membres de sa famille, de façon positive, l'opération à venir.

4. Accepte et tolère les substances préanesthésiques et anesthésiques avec le minimum de difficultés et de complications :
   a) en répondant volontairement aux questions ;
   b) en demandant des renseignements à l'anesthésiste sur le type d'anesthésie et sur les moyens utilisés ;
   c) en acceptant les médicaments préanesthésiques ;
   d) en comprenant les raisons de la prémédication ;
   e) en restant au lit et en expliquant à l'infirmière pourquoi les ridelles sont levées ;
   f) en se relaxant et en fermant les yeux durant le transport à la salle d'opération.

5. Évite les blessures, les infections nosocomiales et les complications :
   a) en comprenant que les membres de sa famille ne peuvent lui rendre visite s'ils ont des infections des voies respiratoires supérieures ;
   b) en ayant des signes vitaux normaux ;
   c) en ayant la peau intacte, sans coupure ni usure ;
   d) en ayant la vessie vide avant d'entrer en salle d'opération ;
   e) en ne présentant aucun symptôme d'infection des voies respiratoires supérieures.

☐ ÉVALUATION PSYCHOSOCIALE PAR L'INFIRMIÈRE

Une réaction émotive, manifeste ou non, normale ou anormale, précède toute intervention chirurgicale. Par exemple, l'anxiété préopératoire vient du fait que le client anticipe une expérience qui pourra perturber le rôle habituel qu'il tient dans la vie, l'image qu'il se fait de lui ou son existence elle-même. L'importance de la réaction du client dépend de plusieurs facteurs, qui comprennent tous les désagréments et les sacrifices qu'il pressent, qu'ils soient d'ordre physique, financier, psychologique, spirituel ou social, et la façon dont il voit les conséquences de l'intervention. Y aura-t-il une amélioration de son état actuel ? Sera-t-il invalide ? Est-ce seulement une mesure temporaire, dans le cas d'une maladie chronique ?

Une partie importante de l'évaluation sociale est de déterminer le rôle des membres de la famille et des proches du client, ainsi que la valeur et les relations de tous les systèmes de support disponibles. Le degré de fonctionnement habituel et les activités d'une journée type du client sont d'autres éléments qui pourront l'aider dans la planification de ses soins et de sa réadaptation.

Anxiété préopératoire et interventions de l'infirmière

Du point de vue psychologique, on sait que si l'esprit n'est pas en paix, il aura des effets directs sur le fonctionnement du corps. Il est donc important de connaître l'anxiété que vit le client. En tenant compte des antécédents, l'infirmière pourra découvrir les facteurs qui auront une influence sur le déroulement de l'expérience chirurgicale. Il ne fait aucun doute que chacun de nous appréhende une opération : peur de l'inconnu, de la mort, de l'anesthésie et du cancer. On peut y ajouter la crainte de perdre son emploi, la nécessité d'assumer les charges familiales ou la possibilité d'invalidité permanente ; on peut ainsi subir une tension énorme devant la perspective d'une opération. Les bouleversements émotionnels prennent toute leur importance dans la maladie. L'infirmière qui sait cela sera plus indulgente et plus compréhensive.

Chaque individu exprime ses craintes de façon différente. Par exemple, une personne peut exprimer son anxiété en posant beaucoup de questions, en les répétant sans cesse, même lorsqu'elle a obtenu une réponse. Une autre personne peut réagir en se renfermant en elle-même, en évitant tout contact et en s'obstinant à lire un livre. Une autre encore ne cessera de parler de choses insignifiantes. De tels comportements cessent souvent de façon abrupte lorsque le client se tourne vers l'infirmière et lui dit : « Comme vous le voyez, je suis un peu nerveux au sujet de mon opération. » C'est dans de telles périodes qu'il faut se montrer disponible à tout besoin de communication éventuel. Ignorer les craintes du client, en disant : « Il n'y a pas de raison d'avoir peur », ferme d'emblée toute possibilité de communication et le client recourra à ses propres moyens pour se libérer de ses craintes.

Le refus d'établir une relation satisfaisante laisse le client bouleversé, désorienté, voire même incapable de suivre des directives simples. Souvent, ce que l'infirmière ou le médecin a mentionné dans une conversation prend des proportions gigantesques. Ainsi, si une opération doit être reportée en raison d'un horaire chargé et que l'on dit simplement au client qu'« il y a eu un incident », cela peut l'inquiéter et lui faire croire qu'une détérioration de son état est la cause de ce délai.

Examinons les causes de la crainte que peut connaître le client avant l'intervention chirurgicale.

La *crainte de l'anesthésie* était justifiée autrefois, quand on savait peu de chose sur le contrôle et sur les effets des anesthésiques. Mais aujourd'hui, avec les méthodes perfectionnées, les anesthésiques éprouvés et les anesthésistes habiles, les risques sont minimes. L'aisance avec laquelle le client accepte l'anesthésie, de nos jours, est attribuée à la préparation physique et psychologique qu'il reçoit. Une période difficile d'induction et les malaises du réveil causés par l'anesthésique sont attribuables à une mauvaise préparation. Dans ses rapports quotidiens avec chaque client, l'infirmière peut faire beaucoup pour lui éviter certaines appréhensions et dissiper les doutes qu'ont pu lui mettre dans l'esprit de fausses informations. L'anesthésiste qui visite le client, la veille de l'opération, établit un climat de confiance en répondant à ses questions et en dissipant ses craintes ; le client accepte alors plus volontiers l'anesthésie.

Souvent, la crainte de l'anesthésie en dissimule une plus profonde, celle *de la douleur ou de la mort*. Vais-je sentir le bistouri ? Si je m'éveille, qu'arrivera-t-il ? Le client a besoin d'être bien rassuré sur le fait que l'anesthésiste est constamment à ses côtés pour s'occuper de tout cela. Certains chirurgiens refusent d'opérer le client qui est convaincu qu'il va mourir. C'est là une crainte qui peut exister et qu'il n'est pas facile d'écarter. Ici encore, l'heureuse influence de l'infirmière, son tact et sa persuasion pourront le convaincre que ses craintes sont exagérées ; l'infirmière qui y réussit rend un grand service à son client.

La *crainte de l'inconnu* est la pire de toutes. Une partie de cette crainte résulte du fait que le client croit qu'on ne lui dit pas tout au sujet de son diagnostic ou de sa maladie. Donc, plus le client comprend ce qui va probablement se passer, plus il lui est facile de s'y préparer. L'infirmière peut faire beaucoup pour apaiser les craintes du client et l'amener à une certaine tranquillité d'esprit. Le client exprime souvent ses craintes et ses inquiétudes à l'infirmière, mais il les cache au chirurgien. Dans ces circonstances, l'infirmière parle au chirurgien, en dehors de la chambre du client, de ces manifestations d'anxiété.

Cette crainte particulière de l'inconnu peut être allégée si le client a déjà eu une expérience positive dans le passé. En la comparant avec l'opération à venir, le client peut s'apercevoir que ses craintes ne sont pas justifiées.

La *crainte d'une mutilation ou d'une altération de l'image corporelle* est plus fréquente qu'autrefois parce que, dans plusieurs cas, les techniques chirurgicales sont devenues plus radicales.

De nos jours, on insiste davantage sur la jeunesse, la beauté corporelle et les vêtements attrayants, comme on peut le vérifier par les annonces dans les revues et à la télévision. En conséquence, la plupart des clients voient avec angoisse toute modification du corps qui pourrait résulter d'une intervention chirurgicale, même la cicatrice de l'incision.

La *crainte de cesser* ses activités habituelles, de se séparer de sa famille et de ses amis peut aggraver les inquiétudes et les anxiétés du client qui va subir une intervention chirurgicale.

En plus des craintes mentionnées ci-dessus, le client a encore bien d'autres sujets d'*inquiétude*. Il peut s'agir de difficultés pécuniaires, de responsabilités familiales et d'obligations professionnelles ; en plus, il peut craindre un pronostic défavorable ou une incapacité physique ultérieure. C'est à l'infirmière d'analyser ces ennuis et, si elle croit que l'aide d'une assistante sociale est nécessaire, elle doit y recourir. Si les inquiétudes viennent de la crainte d'un pronostic défavorable, il faut en informer le médecin.

Lorsque quelques-unes de ces craintes ont été exprimées, exposées et étudiées selon leur importance, il est bon et même essentiel d'amener le client à dire comment il voit l'intervention chirurgicale qu'il doit subir, de lui faire exprimer ce qu'il pense de son importance, quant à l'avenir immédiat et plus lointain. La plupart des craintes correspondent à une peur plus profonde de perdre le contrôle de soi-même, physiquement ou socialement. Le client peut craindre de perdre une partie de son indépendance, de sa dignité et de sa faculté de faire face au monde extérieur. L'infirmière peut être bien placée pour provoquer l'expression de ces inquiétudes. Il est important d'établir une bonne communication entre l'infirmière et le chirurgien, car ils travaillent ensemble pour préparer le client à l'intervention.

Permettre un certain degré d'inquiétude aide dans la préparation psychologique à l'agression qui va suivre et est meilleur que l'absence de toutes craintes préalables. Un minimum d'information qui éveille une certaine crainte permet au client d'augmenter sa tolérance à l'agression, en lui permettant de mettre en place des moyens efficaces de faire face à ses problèmes. L'absence d'inquiétude empêchera le client de se préparer psychologiquement au choc qui va suivre, ce qui l'amènera à moins bien supporter la situation critique.

La *préparation spirituelle* ne doit pas être ignorée. Peu importe les appartenances religieuses du client, l'infirmière doit reconnaître que la foi en un Être suprême peut être aussi efficace, d'un point de vue thérapeutique, qu'un médicament. Tout doit être mis en œuvre pour lui procurer l'aide spirituelle dont il a besoin. Cela peut se faire par des prières en commun, par la lecture d'un passage des Saintes Écritures, ou en ayant recours à un ministre du culte. La foi a un grand pouvoir de soutien ; on doit donc respecter les croyances de chaque individu.

Il arrive souvent que le client doive attendre un certain temps avant d'être opéré ; il sera bon alors de lui procurer des *distractions*, telles que la lecture, la radio, la télévision, l'artisanat ou les jeux. L'infirmière peut favoriser la rencontre avec des individus qui ont les mêmes centres d'intérêts. Souvent, ils peuvent s'aider mutuellement.

Le moyen le plus facile, pour l'infirmière, de dissiper les craintes du client est peut-être de savoir l'*écouter*. En parlant avec lui et en utilisant les méthodes de l'entrevue, l'infirmière peut recueillir des renseignements utiles. Le client est enclin à faire des confidences à une infirmière qui lui témoigne de la sympathie et de la compréhension.

On doit considérer chaque client comme un individu qui a ses craintes et ses espoirs, qui diffèrent des craintes et des espoirs d'une autre personne. Pour comprendre et aider un client, il faut parfois s'y prendre d'une manière toute différente de celle qu'on a employée pour un autre. Il faut prendre le temps de répondre aux questions et offrir le soutien psychologique qui assurera une bonne convalescence. Le client dormira mieux, il sera moins craintif ; il aura moins de rétention urinaire après l'opération et il aura moins besoin d'anesthésiques et d'analgésiques. Il guérira plus vite et son hospitalisation sera de plus courte durée.

Dénégation de l'anxiété. L'exposé précédent sur l'anxiété préopératoire souligne les problèmes les plus communs du client avant l'opération. La réaction opposée, qui est de dénier tout sentiment d'anxiété, présente aussi des inconvénients pour un traitement efficace, car, dans un tel cas, la personne remarque des signes ou des symptômes anormaux, mais ne consulte pas tout de suite pour recevoir des traitements. Ce refus se rencontre fréquemment chez les personnes qui reçoivent soudainement une information qui va bouleverser leur vie. Ce refus ne dure habituellement que quelques jours ou quelques semaines, mais celui-ci et le retard qu'il implique peuvent avoir des conséquences graves. Dans ce domaine, la responsabilité de l'infirmière s'étend à toutes les relations qu'elle établit avec les membres de la communauté. Toute anomalie remarquée chez une personne devrait être vérifiée aussitôt que possible par une personne compétente des services de santé.

☐ ÉVALUATION DE L'ÉTAT PHYSIQUE GÉNÉRAL

Avant de commencer le traitement, le client subit un examen clinique, au cours duquel on note les signes vitaux et on établit les critères de base auxquels on se référera par la suite. Des examens de laboratoire sont effectués — notamment une numération globulaire — ainsi que des examens radiologiques, des analyses gastriques, des biopsies tissulaires et des examens des selles et des urines. L'infirmière a un rôle important à jouer dans le déroulement de ces examens, en expliquant au client leur valeur diagnostique. Elle peut aussi faire des observations importantes durant l'examen clinique ou au cours du bain, comme la découverte d'éruptions ou d'escarres, celles-ci ayant une influence sur l'état du client.

Les contacts préliminaires avec le personnel, pendant l'observation et les examens de diagnostic, donnent au client l'occasion de poser des questions et de discuter avec ceux qui le soigneront. Dans leurs efforts pour établir une bonne relation avec le client, le médecin et l'infirmière se feront un devoir de respecter les sentiments et les besoins de celui-ci.

Évaluation de l'état nutritionnel

On évalue les besoins nutritionnels par la masse et la taille du client, le repli de peau au niveau du triceps, la circonférence du bras, la concentration en protéines sériques et l'équilibre en azote.

Protéines et vitamines.   Puisque les protéines sont essentielles à la réparation des tissus, la malnutrition en protéines et en kilojoules doit être corrigée. Une carence en protéines peut être due à l'anorexie (fréquente chez les personnes âgées), à une maladie chronique affaiblissante, au cancer ou à des vomissements fréquents. De mauvaises habitudes alimentaires, qui excluent presque totalement la viande et les œufs, peuvent aussi en être la cause. Il peut aussi y avoir perte de protéines due à une brûlure grave ou aux écoulements des plaies ou des abcès.

La reconstitution protéique est un processus lent ; elle peut prendre plusieurs jours ou plusieurs semaines. Elle peut se faire grâce à : (1) un régime alimentaire riche en protéines (viande, lait, œufs et fromage), en glucides et en kilojoules, mais à faible teneur en lipides ; (2) une ingestion supplémentaire de liquides, comme du lait enrichi de lait écrémé en poudre ou (3) des hydrolysats de protéines donnés par voie orale ou par infusion. Un traitement parentéral hypertonique peut se faire au moyen de tubes en polyéthylène que l'on introduit dans la veine sous-clavière, par exemple, après incision de celle-ci. (Voir la section traitant de la suralimentation, à la page 673.)

Les vitamines sont essentielles et ont un rôle propre. La thiamine (vitamine B_1) est nécessaire à l'assimilation des glucides et au bon fonctionnement de la fonction digestive. Une carence en vitamine B_1 apparaît dans les troubles digestifs chroniques et dans les maladies du foie. L'acide ascorbique (vitamine C) est essentiel à la cicatrisation des plaies et à la formation de collagène. La vitamine K est essentielle à la coagulation sanguine et à la production de prothrombine. On peut administrer ces vitamines par voie orale ou parentérale.

Un déséquilibre électrolytique provient de pertes liquidiennes. Le remplacement de ces liquides est décrit au chapitre 6. L'infirmière note les apports et les pertes, et

inscrit quotidiennement la masse du client. Des évaluations périodiques sont faites pour noter les progrès du client et sa préparation à l'intervention chirurgicale. Les caries dentaires et une mauvaise hygiène buccale contribuent à l'affaiblissement général et doivent être corrigées. (Voir le chapitre 31.)

Encourager le client à manger, en lui servant des petits repas appétissants, est une autre tâche de l'infirmière. Si le client subit un traitement parentéral ou entéral, ou s'il est alimenté par gastrostomie ou par perfusion, il a besoin de distraction et d'encouragement lorsqu'il est déprimé. Le mode d'ingestion des liquides dépend du genre de thérapie de remplacement. Si l'on utilise une sonde nasale, les liquides se prennent plus facilement en position assise. Si l'alimentation se fait par gastrostomie, on préférera une position demi-assise ou position de Fowler.

La déshydratation, l'hypovolémie et les déséquilibres en électrolytes sont courants et doivent être compensés avec un soin particulier. Le degré de gravité est souvent difficile à déterminer. Lorsqu'on prépare le client à l'opération, il est souvent nécessaire de prendre du temps pour combler les carences afin qu'il soit dans le meilleur état possible.

Obésité.   Si le client est obèse et si la période préopératoire le permet, le médecin ordonnera la mise sur pied d'un programme systématique destiné à réduire la masse du client pour diminuer le risque chirurgical. L'obésité aggrave les risques de complications. Pendant l'intervention, les tissus adipeux ont peu de défense contre l'infection ; le chirurgien doit ainsi faire face à des problèmes supplémentaires, d'ordre mécanique et technique, et les infections de déhiscence et des plaies sont plus fréquentes. Ces clients sont difficiles à soigner à cause de leur masse ; ils respirent difficilement lorsqu'ils sont couchés sur le côté et sont donc sujets à l'hypoventilation et à des complications pulmonaires postopératoires, à la distension et aux phlébites. En plus, la fréquence des maladies cardio-vasculaires, endocriniennes, hépatiques et biliaires est plus élevée chez les obèses. On estime que 13,6 kg de masse excédentaire nécessitent 40,2 km de vaisseaux sanguins en plus. Il est évident qu'il y a augmentation des exigences du cœur.

Usage de narcotiques, de médicaments et d'alcool. Les individus qui prennent des médicaments et de l'alcool ont tendance à cacher leurs habitudes. On remarque souvent des infections ou des marques sur leur corps. Ces individus demandent une attention méticuleuse, une grande patience et on doit faire preuve d'un certain septicisme devant leurs réponses.

L'individu en état d'intoxication aiguë peut se blesser. Dans le cas d'une intervention mineure, on pratique une anesthésie locale ou régionale ; pour une blessure plus grave, on remet, si possible, l'intervention à plus tard. Autrement, il faudra insérer un tube dans l'estomac et faire une succion afin de prévenir le vomissement et l'aspiration qui se produiraient lors de l'anesthésie générale.

La personne qui a des antécédents d'alcoolisme chronique souffre souvent de malnutrition et d'autres problèmes systémiques ; en conséquence, les risques chirurgicaux sont plus élevés. En fonction de cela, on peut s'attendre à du delirium tremens de deux à trois jours après l'opération ; le taux de mortalité dans ce cas est assez important.

Évaluation de la fonction respiratoire

Le client qui doit être opéré doit avoir une fonction respiratoire optimale. Tout client doit s'interdire de fumer de quatre à six semaines avant l'opération. Ceux qui subiront une intervention à l'abdomen ou à la poitrine devront faire des exercices respiratoires et apprendre à se servir d'un spiromètre.

Puisqu'il est essentiel de maintenir une ventilation adéquate pendant toutes les phases de l'intervention chirurgicale, celle-ci sera contre-indiquée au client souffrant d'une infection respiratoire. Les difficultés respiratoires augmentent la possibilité d'atélectasie, de bronchopneumonie et d'insuffisance respiratoire lorsqu'il y a anesthésie générale. On évalue les clients qui ont des problèmes pulmonaires en mesurant la fonction respiratoire et en déterminant les taux des gaz sanguins afin de noter l'étendue de l'insuffisance. On donne des antibiotiques contre les infections.

Évaluation de la fonction cardio-vasculaire

L'objectif de cette évaluation est de s'assurer que le système cardio-vasculaire est prêt à satisfaire les besoins liquidiens, nutritifs et gazeux durant toute la période périopératoire.

Lorsque le client manifeste les symptômes d'une maladie cardio-vasculaire, une plus grande attention est requise au cours des différentes interventions, puisque la marge de sécurité est diminuée. Selon la gravité des symptômes, on peut reporter l'intervention à une date ultérieure, jusqu'à ce que le traitement médical puisse avoir une efficacité maximale. Parfois, on peut modifier le traitement chirurgical selon le degré de tolérance envisagé pour le client. Par exemple, chez un client obèse présentant une cholécystite obstructive aiguë, des troubles diabétiques et une insuffisance coronarienne, on pourra faire un drainage de la vésicule biliaire et retirer les calculs, et limiter là l'intervention.

Il est très important, chez le client qui souffre de troubles cardio-vasculaires, d'éviter les changements de position brusques, l'immobilisation prolongée, l'hypotension ou l'hypoxie, et la surcharge cardio-vasculaire par des liquides ou du sang.

Évaluation des fonctions hépatique et rénale

L'objectif est de s'assurer que les médicaments, les anesthésiques, les déchets métaboliques et les toxines seront adéquatement éliminés de l'organisme.

Le *foie* est un organe important de la transformation métabolique des composés anesthésiques. C'est pourquoi toute maladie hépatique a un effet sur la réussite de l'anesthésie. Un haut taux de mortalité chirurgicale est associé aux maladies hépatiques aiguës; il est donc préférable d'améliorer l'état hépatique avant une opération. Il existe de nombreux tests de la fonction hépatique qui en permettent une évaluation sérieuse. (Voir le chapitre 36.)

Le *rein* est chargé d'excréter les médicaments anesthésiques et leurs métabolites. On attache une importance particulière au métabolisme hydrique et acido-basique.

L'opération est contre-indiquée lorsque le client est atteint de néphrite aiguë, d'insuffisance rénale aiguë avec oligurie ou anurie, et d'autres problèmes rénaux aigus, à moins que l'intervention ne soit vitale ou absolument nécessaire pour améliorer la fonction urinaire, comme c'est le cas pour une uropathie obstructive.

Évaluation de la fonction endocrinienne

Si le diabète n'est pas contrôlé, le risque principal est l'hypoglycémie, qui peut se produire pendant l'anesthésie ou en période postopératoire. Une ingestion insuffisante de glucides ou un surdosage d'insuline amènent l'hypoglycémie. D'autres risques possibles, mais qui se produisent plus lentement, sont l'acidose et la glycosurie. Généralement, les risques chirurgicaux ne sont pas plus élevés pour un client dont le diabète est contrôlé que pour un non-diabétique. (Voir le chapitre 37.)

Évaluation de la fonction immunologique

L'infirmière doit déterminer si le client a, dans son profil, une histoire d'allergie en vérifiant les points suivants :

- réactions allergiques antérieures,
- sensibilité à certains médicaments,
- types de réactions à ces médicaments,
- agents allergènes et réactions,
- réaction à une transfusion sanguine antérieure,
- médicaments actuellement utilisés,
- asthme (devra être souligné à l'anesthésiste).

L'immunosuppression est maintenant fréquente à la suite de la thérapie par les stéroïdes, de la transplantation rénale, de la radiothérapie anticancéreuse et de la chimiothérapie. On recherchera le moindre symptôme et la moindre élévation de température. Ces clients ne pouvant tolérer d'erreur dans la technique opératoire, l'asepsie devra être faite très méticuleusement.

Évaluation des effets dus au vieillissement

Les normes habituelles utilisées pour un adulte en bonne santé doivent être modifiées pour ceux qui atteignent un âge avancé.

L'infirmière doit se rappeler que, chez la personne âgée, les réactions au traumatisme sont moins prononcées et qu'elles débutent plus lentement. La personne âgée tolère mal la déshydratation. Il faut tenir compte de son état chronique, qu'il s'agisse de diabète, d'anémie, d'obésité, d'hypoprotéinémie, etc. Certains médicaments sont dangereux parce qu'ils sont mal tolérés. La scopolamine, la morphine et les barbituriques peuvent causer de la confusion, de la désorientation et même de l'excitation et de l'appréhension. D'autres médicaments ont un effet cumulatif. Les habitudes liées au sommeil, à l'alimentation ainsi qu'à l'usage de l'alcool, des laxatifs et des « somnifères » pris chaque soir, ne doivent pas être négligées ou ignorées (voir plus loin).

Évaluation des médicaments pris antérieurement

Il est important de connaître les médicaments que le client a l'habitude de prendre. Les médicaments puissants ont un effet sur les fonctions physiologiques ; l'action de tels médicaments sur l'agent anesthésique peut avoir des conséquences graves, comme provoquer de l'hypotension artérielle et un collapsus cardio-vasculaire.

L'anesthésiste détermine les effets possibles de ces médicaments et tient compte de la durée du traitement, de l'état du client et de la nature de l'intervention envisagée. Les médicaments qui ont une certaine importance sont énumérés ci-après.

Corticostéroïdes. Il n'est pas recommandé d'interrompre cette médication avant l'intervention chirurgicale. L'interruption soudaine de la thérapie peut causer un collapsus cardio-vasculaire si le traitement vise à régler un problème chronique depuis un certain temps. Il est préférable de fournir une légère surdose immédiatement avant et après l'opération.

Diurétiques. Le groupe thiazide, surtout, peut causer une dépression respiratoire excessive pendant l'anesthésie ; cela provient d'un déséquilibre hydro-électrolytique.

Phénothiazides. Ces médicaments peuvent augmenter l'action hypotensive de l'anesthésie.

Antidépresseurs. Les inhibiteurs de la monoamine oxydase (MAO), en particulier, augmentent l'effet d'hypotension de l'anesthésie.

Insuline. On doit tenir compte de l'interaction de l'insuline et des anesthésiques quand un client diabétique subit une intervention chirurgicale.

Antibiotiques. Les médicaments dont l'appellation se termine par « mycine », tels que la néomycine, la kanamycine et, moins fréquemment, la streptomycine peuvent créer des problèmes. Lorsqu'ils sont combinés à un médicament curarisant pour relâcher les muscles, il y a interruption de la transmission nerveuse, et une paralysie respiratoire peut entraîner l'apnée. Dripps et ses collègues attirent l'attention sur les possibilités d'insuffisance respiratoire « se produisant le plus souvent chez les malades atteints de péritonite lorsque les antibiotiques sont injectés au moment de la fermeture de la plaie. Les difficultés respiratoires surviennent dans la salle de réveil [1] ». Pour toutes ces raisons, il est important que les antécédents concernant les médicaments soient connus de l'infirmière et de l'anesthésiste.

Résumé des facteurs de risque

L'objectif majeur est de rassembler le plus de facteurs positifs possible. Chaque effort tend à stabiliser les conditions qui retarderaient un réveil calme. Lorsque l'équilibre est menacé à cause de facteurs négatifs, les risques augmentent tout comme les complications postopératoires (voir l'encadré 16-1). Par ailleurs, le tableau 16-1 présente différentes catégories d'interventions chirurgicales.

---

1. *Source :* R.D. Dripps et al. *Introduction to Anesthesia*, 5e éd. Philadelphie, W.B. Saunders, 1977, p. 32.

Encadré 16-1 Facteurs de risque lors de toute intervention chirurgicale

Facteurs systémiques
  Hypovolémie
  Déshydratation et déséquilibre électrolytique
  Carences nutritionnelles
  Âge avancé ou bas âge
  Infection
  Situation de toxicité
  Anomalies immunologiques

Maladies respiratoires

Maladies rénales

Maladies hépatiques

Grossesse
  Réserve physiologique maternelle diminuée
  Risque de maladie fœtale

Maladies cardio-vasculaires
  Maladie coronarienne
  Déficience cardiaque
  Arythmies
  Hypertension
  Port d'une prothèse valvulaire cardiaque
  Thromboembolie
  Diathèse hémorragique
  Maladies vasculaires cérébrales

Troubles endocriniens
  Diabète
  Troubles des glandes cortico-surrénales
  Dérèglements thyroïdiens

□ CONSENTEMENT OPÉRATOIRE

Avant que le chirurgien n'ait le droit d'opérer, il doit obtenir le consentement du client. Un tel document écrit, dont se porte garant le chirurgien, l'infirmière ou toute autre personne autorisée, protège le client contre une intervention qui serait faite sans son accord ; il protège également le chirurgien et le centre hospitalier contre des réclamations éventuelles au sujet d'une intervention non autorisée.

Avant de demander l'accord du client, il convient de l'informer de ce que le chirurgien se propose de faire, en termes clairs et précis, au moyen de schémas ou de représentations si c'est nécessaire. Ordinairement, le chirurgien est celui qui donne les explications. Il devra aussi signaler au client les complications possibles, parler de la défiguration, de l'invalidité, des éléments que l'on va retirer et de ce à quoi il faut s'attendre dans les périodes postopératoires immédiate et éloignée. On doit demander le consentement pour chaque opération, pour chaque intervention qui nécessite la pénétration d'une cavité corporelle (cystoscopie, paracentèse, etc.) et chaque fois que l'on fait une anesthésie générale, comme dans la réduction fermée d'une fracture.

Le client signe lui-même l'accord préopératoire s'il est majeur et sain d'esprit. S'il est mineur ou s'il est inconscient ou irresponsable, un membre responsable de la famille ou son tuteur donnera son accord. S'il est un mineur émancipé (marié ou s'il gagne sa vie de façon indépendante, c'est-

Tableau 16-1 Classification des interventions chirurgicales selon le critère de l'urgence

Classification	Moment de l'opération	Exemples
1. *Intervention très urgente* Requiert immédiatement de l'attention	Immédiatement	Brûlure grave Fracture importante Fracture du crâne Blessure par arme à feu Obstruction intestinale ou obstruction de la vessie Hémorragie grave Traumatisme grave de l'œil
2. *Intervention urgente* Requiert promptement de l'attention	En moins de 24 h à 48 h	Infection aiguë de la vésicule biliaire Calculs rénaux ou urétéraux Hémorroïdes qui saignent ou tumeur utérine Cancer
3. *Intervention nécessaire* Requiert une opération	Planifier une hospitalisation dans quelques semaines ou quelques mois	Cataracte Intervention pratique à la glande thyroïde Amygdalectomie Problèmes de la vésicule biliaire, sans inflammation aiguë Hypertrophie de la prostate, sans obstruction de la vessie Fusion de la colonne vertébrale Difformités osseuses
4. *Intervention possible* Pourrait avoir une opération	Aucun danger s'il n'y a pas opération	Réparation d'une cicatrice Hernie simple Réparation vaginale Kystes superficiels
5. *Intervention facultative* Selon le désir du client	Préférence personnelle	Chirurgie esthétique

à-dire qu'il travaille et demeure à l'extérieur du foyer de ses parents), il peut signer son propre consentement. Il faut garder à l'esprit que l'on doit suivre les lois provinciales et les règlements propres à chaque centre hospitalier. En cas d'urgence, le chirurgien peut décider qu'il est essentiel d'opérer, sans le consentement du client, afin de lui sauver la vie. Par contre, il faut faire tous les efforts pour entrer en contact avec la famille. Dans une telle situation, un consentement par téléphone ou par télégramme peut suffire.

Aucun client ne doit se sentir obligé de signer un consentement opératoire. Il a le droit de refuser une opération. Si c'est le cas, on doit avertir le chirurgien pour qu'il puisse prendre d'autres mesures, par exemple, donner des explications supplémentaires au client et à sa famille ou remettre l'opération à une date ultérieure plus favorable.

- On place le consentement bien en évidence sur le dossier du client. Ce dossier accompagne le client au bloc opératoire.

☐ INTERVENTION INFIRMIÈRE PRÉOPÉRATOIRE

Les deux objectifs des soins préopératoires visent à :

- Préparer le client pour son opération dans les meilleures conditions physiques et psychosociales possibles ;
- Faire tout ce qui pourra éliminer ou réduire les inconvénients ou les complications postopératoires.

La planification des soins, la préparation du client et les soins qu'on lui donne avant l'opération sont guidés par l'idée qu'il est un être à la fois unique et complexe. On réduit au minimum la durée de l'hospitalisation préopératoire non seulement par souci d'économie, mais aussi pour diminuer les risques d'infections nosocomiales.

Les détails de la préparation à donner en vue d'une opération varient selon les chirurgiens et selon les centres hospitaliers, mais le principe général demeure le même : que le client soit aussi propre que possible, aussi bien à l'extérieur qu'à l'intérieur, et faire cela en le fatiguant le moins possible tant du point de vue physique que psychique.

Les raisons de la préparation préopératoire sont évidentes. Il faut enrayer toutes les sources possibles d'infection, d'où la nécessité d'une propreté scrupuleuse de la région opératoire. Il faudra veiller à ce que l'intestin et la vessie soient vides, pour éviter l'incontinence sous l'influence de l'anesthésie et pour empêcher une incision accidentelle de leur paroi, ce qui arrive quelquefois dans une opération abdominale quand ces organes sont distendus. C'est surtout vrai dans le cas de la vessie, ce qui explique pourquoi on doit toujours veiller à ce qu'elle soit vide lorsque le client se rend au bloc opératoire pour une laparotomie.

Toute préparation préopératoire doit se faire de façon à être la plus efficace et la plus précise possible.

- On ne doit jamais se montrer hésitant devant le client, sinon il peut perdre immédiatement toute confiance et, quand la confiance est perdue, elle ne se regagne pas facilement.
- Il faut déterminer à l'avance, avec exactitude, les opérations à faire et les exécuter d'une façon systématique.
- Si le client semble angoissé par le traitement, il faut lui expliquer ce qu'on se propose de faire.
- Il faut effectuer sa tâche sans précipitation, consciencieusement et proprement ; le bruit, la confusion, la précipitation fatiguent le client.

Durant toute cette période, l'une des responsabilités les plus importantes de l'infirmière est d'observer très attentivement le client afin de déceler le moindre signe défavorable. Chaque éternuement, chaque reniflement et chaque toussotement doit être noté, car ces quelques symptômes peuvent entraîner des complications pulmonaires postopératoires.

Aliments et liquides

Lorsque l'opération est prévue pour le matin, le repas de la veille peut être ordinaire et léger. On peut donner de l'eau sans restriction jusqu'à quatre heures avant l'intervention. On doit insister auprès des clients déshydratés, surtout auprès des personnes âgées, pour qu'ils boivent beaucoup avant l'intervention chirurgicale. De plus, on doit administrer les liquides par voie intraveineuse aux malades qui ne peuvent boire. Si l'opération est prévue pour l'après-midi et qu'elle ne concerne pas les organes digestifs, le client peut prendre un repas léger au petit déjeuner. Le plus souvent, on suspend toute absorption d'aliments ou d'eau à minuit la veille de l'opération, cela dans le but d'éviter l'aspiration.

L'aspiration se produit lorsqu'un aliment ou un liquide est régurgité de l'estomac et qu'il est introduit dans le système respiratoire. Les matières inhalées agissent comme des substances étrangères. Elles sont irritantes, elles causent des réactions inflammatoires et, en même temps, elles gênent et empêchent même les échanges gazeux. L'aspiration est une complication grave, le taux de mortalité pouvant atteindre de 60 % à 70 %. Lorsqu'on prévoit une obstruction possible, un tube gastrique est mis en place.

Préparation de l'intestin

On donne un lavement chaud, la veille de l'opération, et on peut le répéter s'il n'y a pas de résultat. Si son état le permet, le client évacue le lavement dans la cuvette de la salle de bain plutôt que dans le bassin de lit.

Préparation préopératoire de la peau

Le but de la préparation préopératoire de la peau est de la rendre aussi propre et aussi aseptique que possible, sans causer d'irritation ou de blessures, et sans nuire à sa fonction protectrice et à son pouvoir subséquent de cicatrisation.

Lorsque la période préopératoire le permet, comme c'est le cas dans les interventions qui ne se font pas en urgence, on nettoie la région de la peau où se fera l'incision avec un savon détersif-germicide durant plusieurs jours avant l'opération, pour diminuer le nombre de microbes de la peau.

Avant l'intervention, le client peut prendre un bain chaud relaxant ou une douche avec du savon à la Bétadine. Souvent, à cause de l'horaire du centre hospitalier, il doit le faire la veille, mais il est préférable que ce soit le plus près possible du moment de l'opération pour éviter tout risque de contamination de la peau autour de la plaie chirurgicale. L'application d'un shampoing, la veille, est opportune, à moins que l'état du client ne puisse le permettre.

Il est préférable de ne pas raser les poils de la peau recouvrant la région de la future incision. On utilisera plutôt un dépilatoire. Le rasoir peut blesser la peau et permettre ainsi l'invasion par les bactéries. En outre, *plus le temps est long entre le rasage et l'opération, plus le risque d'une infection postopératoire est grand.* Une peau très propre et non rasée est moins sujette à être infectée. Quelques chirurgiens préfèrent que les poils soient enlevés. On peut utiliser un rasoir électrique qui sectionne les poils à 1 mm ou 2 mm de l'épiderme, ce qui évite toute blessure.

Si le règlement du centre hospitalier exige qu'on rase les poils, on explique au client qu'on va le raser et on le met dans une position confortable sans l'exposer indûment. On enlève tout adhésif ou toute substance grasse avec une éponge imbibée de benzine ou d'éther, si le client en tolère l'odeur et la froide température. On utilise une lame neuve aiguisée pour enlever tous les poils de la région opératoire, sur une surface assez grande pour réduire les risques d'infection.

Le rasage peut se faire par une équipe spéciale, par l'infirmière qui s'occupe du client ou par une personne de la salle d'opération. On utilise un plateau à rasage jetable après usage. On doit éviter toute égratignure et on doit signaler toute éruption cutanée à cause des risques d'infection.

Crème dépilatoire.   Les produits chimiques (crèmes dépilatoires) peuvent être utilisés en toute sécurité pour la préparation de la peau du client en chirurgie. S'il y a une possibilité d'allergie, il vaut mieux faire un test préalable. On peut couper les poils longs avant d'appliquer la crème, comme mesure économique, puisqu'on a alors besoin de moins de crème.

La crème dépilatoire se présente dans un tube repliable. On presse le tube pour en extraire la crème, que l'on étend avec un abaisse-langue, ou une main gantée, en une couche lisse de 1,25 cm d'épaisseur sur toute la région opératoire. On laisse la crème sur la peau pendant 10 min et on l'enlève ensuite doucement avec un abaisse-langue ou avec plusieurs gazes humides. Lorsqu'on a enlevé toute la crème et les poils, on lave la peau avec de l'eau et du savon et on l'assèche en tamponnant.

Les avantages d'une crème dépilatoire pour la préparation de la peau sont nombreux. La peau est propre, lisse et intacte. On élimine les éraflures, les abrasions, les coupures et les poils enlevés inadéquatement. Le client se sent plus à l'aise, il a moins d'appréhension et il trouve souvent cette méthode plus relaxante. On peut laisser le client se préparer lui-même pour certaines interventions chirurgicales choisies. Les crèmes dépilatoires sont efficaces et sans risque lorsque le client est agité ou peu coopératif. Cette méthode n'est pas plus coûteuse que les autres. Un inconvénient est la réaction temporaire de la peau sur les régions rectales et scrotales, chez quelques clients.

☐ ENSEIGNEMENT PRÉOPÉRATOIRE AU CLIENT

L'objectif de l'enseignement préopératoire est de familiariser le client avec les résultats postopératoires escomptés comme :

1. Une période de récupération facilitée ;
2. L'acquisition d'une sensation de bien-être avec un minimum de crainte devant l'inconnu ;
3. Une diminution des besoins en analgésiques ;
4. Une absence de complications ;
5. Une durée d'hospitalisation plus courte.

On sait quelle importance a l'enseignement au client qui doit subir une opération. On doit l'informer en le considérant comme un individu à part entière, c'est-à-dire en tenant compte de ses inquiétudes, de ses besoins et de ses espoirs. Ce qu'il sait n'est pas forcément ce que sait un autre client. Lorsqu'on a mis en évidence ces différences et qu'on a évalué les besoins spécifiques, on peut organiser un programme d'enseignement et l'appliquer au moment propice. Si l'on donne au client les informations essentielles plusieurs jours avant que ce ne soit nécessaire, il se peut qu'il ne s'en souvienne pas. Si on le renseigne juste avant l'opération, il ne peut être réceptif de façon optimale, surtout s'il a reçu un traitement préventif.

Si l'enseignement se fait lorsque le client est réceptif et qu'il peut participer à son apprentissage, l'information lui sera plus utile au moment où il en aura besoin. En fait, les renseignements sont échelonnés sur une certaine période de temps et se donnent avec la préparation physique du client. Souvent, il apprend en posant des questions. L'infirmière juge de la quantité d'informations qu'il semble vouloir et dont il a besoin. Dans certains cas, il vaut mieux ne pas donner trop d'explications.

Il est préférable de décrire au client les sensations qu'il aura à expérimenter plutôt que de lui donner des renseignements imprécis. Par exemple, on préférera lui dire que la prémédication lui rendra la tête légère et le plongera dans la somnolence plutôt que de lui raconter qu'il se sentira plus relaxé. Dès qu'il sait ce qui l'attend, il peut prévoir ses réactions, ce qui lui permettra d'atteindre un plus haut degré de relaxation.

Toux et respiration profonde

L'infirmière montre au client comment prendre une inspiration profonde et comment expirer lentement. Elle lui explique que le but de cet exercice est de promouvoir la ventilation pulmonaire et l'oxygénation sanguine après l'anesthésie générale. Le client se place en position assise pour permettre une expansion pulmonaire maximale. Après qu'il s'est exercé à prendre de grandes respirations à plusieurs reprises, on lui enseigne comment inspirer profondément, expirer par la bouche, prendre une courte inspiration et tousser profondément (*Encadré 16-2, A et B*).

Si le client doit subir une incision abdominale ou thoracique, l'infirmière lui montre comment soutenir la plaie pour minimiser la pression et contrôler la douleur. Il met les paumes de ses mains ensemble, en entrecroisant les doigts. En plaçant les mains sur la région de l'incision, elles servent d'éclisse efficace lorsqu'il tousse. On doit aussi lui dire que la douleur sera contrôlée par des analgésiques. Lorsqu'on prend une inspiration profonde avant de tousser, on stimule le réflexe de la toux. Il est essentiel de tousser pour mobiliser les sécrétions afin de les cracher. Le fait de ne pas tousser peut causer une pneumonie hypostatique et d'autres complications pulmonaires.

Mobilité du malade et exercices

On montre au client comment se tourner d'un côté à l'autre, en prenant la position de Sims. On utilisera cette position en période postopératoire (même avant qu'il ne soit conscient) et on la changera toutes les deux heures pour améliorer la circulation, prévenir la stase veineuse et permettre une meilleure ventilation pulmonaire.

Les exercices des extrémités sont l'extension et la flexion des articulations du genou et de la hanche (comme pédaler à bicyclette en position de décubitus latéral). On fait une rotation de la cheville, comme si l'on voulait tracer le plus grand cercle possible avec le gros orteil (*Encadré 16-2, C et D*). On doit aussi faire les exercices d'amplitude de mouvement pour l'épaule et le coude. Au début, on aide le client et on lui rappelle qu'il doit faire ces exercices, mais ensuite on l'encourage à les faire lui-même.

L'infirmière doit toujours utiliser une bonne mécanique corporelle et doit enseigner à son client à faire de même. On doit veiller au maintien du bon alignement corporel, dans n'importe quelle position. Le maintien du tonus musculaire facilitera le lever et la marche après l'opération.

Médicaments et contrôle de la douleur

On a dit au client qu'il recevrait une prémédication, pour l'aider à se détendre, et qu'il se sentirait peut-être engourdi. On l'a aussi averti qu'il pourrait avoir soif. Pendant la période postopératoire, il peut s'attendre à recevoir des analgésiques pour enrayer la douleur et se sentir mieux, mais cela ne l'empêchera pas de reprendre ses activités et de maintenir une ventilation pulmonaire adéquate.

On peut prescrire des antibiotiques à titre préventif à des moments bien particuliers. On choisit fréquemment les céphalosporines en raison de leur faible toxicité et de leur large spectre d'action.

Autres informations

Le client est plus à l'aise s'il sait à quel moment de la période postopératoire il peut attendre la visite de sa famille ou de ses amis. Cela le réconforte de savoir qu'on informera

Encadré 16-2   Enseignement préopératoire au client

A. Respiration diaphragmatique

La respiration diaphragmatique signifie l'aplatissement du dôme du diaphragme pendant l'inspiration, ce qui amène un gonflement de la partie supérieure de l'abdomen quand l'air entre. Pendant l'expiration, on contracte les muscles abdominaux et le diaphragme.

1. Pratiquer dans la même position que celle qui sera prise dans le lit après l'opération: semi-Fowler, soutenu dans le lit avec des oreillers qui soutiennent bien le dos et les épaules.
2. Placer légèrement les mains sur les côtes inférieures, les poignets relâchés, les ongles contre la partie inférieure du thorax afin de ressentir le mouvement (*A*).
3. Expirer lentement et complètement, pendant que les côtes vont vers la ligne médiane, en descendant et vers l'intérieur.
4. Prendre ensuite une respiration profonde par le nez et la bouche, laissant l'abdomen se relâcher au fur et à mesure que les poumons se remplissent d'air.
5. Compter jusqu'à 5 en tenant l'inspiration.
6. Expirer et permettre à la *totalité* de l'air de sortir par le nez et la bouche.
7. Répéter 15 fois, avec une courte pause après chaque groupe de 5 respirations.
8. Pratiquer cela 2 fois par jour en période préopératoire.

B. Toux

1. En position assise au lit, se pencher un peu en avant, entrecroiser les doigts et placer les mains sur le siège de l'incision pour servir d'éclisse pendant la toux (*B*).
2. Respirer avec le diaphragme, comme on l'a décrit en *A*.
3. La bouche légèrement ouverte, inspirer profondément.
4. Tousser pendant 3 respirations courtes.
5. Ensuite, en gardant la bouche ouverte, prendre une respiration profonde et rapide, et tousser fortement 1 ou 2 fois. Cela facilitera l'expulsion des sécrétions des poumons. Il se peut qu'on se sente mal à l'aise, mais cela ne fera aucun mal à l'incision.

C. Exercices des jambes

1. Reposer dans la position semi-Fowler et faire les exercices simples qui suivent pour améliorer la circulation.
2. Fléchir le genou et lever le pied. Tenir le pied élevé pendant quelques secondes, allonger ensuite la jambe, puis l'abaisser sur le lit (*C*).
3. Répéter 5 fois avec une jambe, puis avec l'autre.
4. Faire ensuite des cercles avec les pieds en hyperextension, amener les orteils ensemble, aller vers le haut et ensuite vers l'extérieur (*D*).
5. Répéter 5 fois.

D. Tourner sur le côté

1. Tourner sur le côté, la jambe supérieure plus fléchie que la jambe inférieure et appuyée sur un oreiller.
2. Prendre le côté du lit avec la main pour s'aider à tourner sur le côté.
3. Pratiquer la respiration diaphragmatique et la toux, une fois tourné sur le côté.

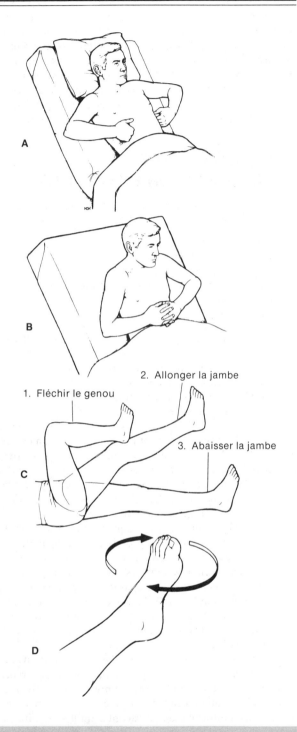

E. Sortir du lit

1. Tourner sur le côté.
2. S'appuyer sur une main pour se soulever en faisant pivoter les jambes hors du lit.

F. Usage de l'urinal (pour les hommes)

Si le repos au lit est nécessaire pour un certain temps, l'infirmière expliquera comment on se sert de l'urinal au lit.

sa famille des phases aiguës de son expérience chirurgicale. Il peut aussi aimer savoir qu'une aide spirituelle est disponible s'il le désire.

Si le client sait à l'avance qu'il aura un appareil respiratoire, des tubes de drainage ou d'autres appareils spéciaux, il les acceptera plus facilement et sans trop d'inquiétude durant la période postopératoire.

☐ PRÉPARATION PRÉOPÉRATOIRE IMMÉDIATE

On transporte le client à la salle d'opération de 30 min à 60 min avant de commencer l'anesthésie. Le matin de l'intervention, l'infirmière s'assure que le client porte la chemise courte requise, ouverte dans le dos et non attachée. Parfois, on lui met aussi de longs bas jusqu'aux genoux. De plus, lorsque ses cheveux sont longs, on les divise en deux tresses, on enlève toutes les épingles et l'on recouvre complètement la tête et les cheveux d'un bonnet de coton. On examine la bouche, on enlève les prothèses dentaires, la gomme à mâcher, ou tout autre élément, afin d'éviter qu'ils ne tombent dans le pharynx pendant l'induction de l'anesthésie et qu'ils obstruent la respiration.

Le client ne peut porter de bijoux à la salle d'opération ; il doit même enlever son alliance. Toutefois, si le client a des objections réelles, il peut la conserver, mais on doit la fixer solidement avec du diachylon. Les objets de valeur et les prothèses dentaires sont clairement identifiés au nom du client et mis dans un endroit sûr, selon les pratiques du centre hospitalier.

Le client doit uriner avant de quitter sa chambre pour la salle d'opération, sauf dans les cas d'urologie. La vessie doit être vide, mais on n'aura recours au cathéter que dans les cas d'urgence, ou s'il est souhaitable d'avoir une sonde à demeure pour assurer une vessie non distendue pendant l'opération. Dans ce cas, on relie la sonde à un sac de drainage par circuit fermé. On mesure la quantité d'urine et on la note ainsi que l'heure de la miction, sur la feuille de vérification préopératoire ou sur la feuille d'observation de l'infirmière.

Chez les clients qui ont des troubles vasculaires pouvant conduire à une thrombose veineuse grave, on utilisera des bas élastiques et on maintiendra les jambes élevées. Cependant, cette pratique est sujette à controverses ; certaines études la recommandent alors que d'autres n'en démontrent aucun effet bénéfique [2].

Médication préopératoire

Le but de la médication préopératoire est de réduire l'anxiété du client afin de faciliter l'induction et le maintien de l'anesthésie. On donne de l'atropine pour diminuer les sécrétions et la bradycardie, dont le réflexe est commandé par le nerf vague. Comme pour les autres éléments, la médication préopératoire est prescrite selon les besoins particuliers de chaque individu.

Barbituriques. Comme sédatif, on utilise souvent les *barbituriques*, surtout le pentobarbital (Nembutal) et le sécobarbital (Seconal sodique). En doses sédatives, ces médicaments ne produisent pas d'hypotension ou de dépression respiratoire. L'infirmière doit savoir que des études ont montré que la visite rassurante de l'anesthésiste et de l'aide-anesthésiste, la veille de l'intervention, est plus calmante que n'importe quel barbiturique. Malgré tout, la veille de l'opération, on donne habituellement un hypnotique pour éviter l'insomnie causée par le nouvel environnement, la crainte de l'opération et les bruits du centre hospitalier.

Opiacés. On prescrit la morphine et la mépéridine (Demerol) avant une opération afin de diminuer la quantité d'anesthésique général. Ces médicaments produisent l'analgésie chez les clients qui souffrent de douleurs préopératoires. Par contre, une dose analgésique peut déprimer la respiration et augmenter le risque d'acidose respiratoire et de pneumonie d'aspiration. Une dose complète peut causer l'hypotension, les nausées, les vomissements, la constipation et la distension abdominale.

Anticholinergiques. Les médicaments de ce type peuvent être prescrits pour réduire les sécrétions des voies respiratoires et pour éviter ou traiter le ralentissement dangereux du rythme cardiaque durant l'anesthésie. On les donne également pour diminuer la formation des sécrétions au moment de l'induction de l'anesthésie et de l'intubation. L'atropine est le plus populaire des médicaments prescrits. On ne la donne pas aux clients atteints de glaucome, de thyréotoxicose ou de certaines formes de tachycardie.

Les alcaloïdes de la belladone (atropine et scopolamine) ont des effets variés sur le pouls ainsi que d'autres inconvénients ; c'est pour ces raisons qu'un composé d'ammonium quaternaire, le glycopyrrolate (Robinul), lui aussi anticholinergique, gagne en popularité parce que ce médicament est un antisialogogue (qui réduit les sécrétions) deux fois plus puissant et qui agit trois fois plus longtemps.

Moment adéquat pour administrer un médicament. La médication préopératoire devrait se donner de 45 min à 75 min avant de commencer l'anesthésie. Il est donc important que l'infirmière donne cette médication à l'heure prescrite, sinon l'effet aura disparu ou, ce qui se produit plus souvent, elle n'aura pas commencé à agir lorsqu'on commencera l'anesthésie.

Après avoir reçu la médication préopératoire, le client doit garder le lit parce qu'il se sentira étourdi et somnolent. On remonte les ridelles du lit si on lui donne de l'atropine ou du Robinul ; on peut le prévenir qu'il se sentira la bouche sèche. L'infirmière fait une observation stricte pour détecter toutes réactions anormales aux médicaments. Un environnement calme aide le malade à se détendre.

Il arrive souvent que les opérations soient retardées ou que l'horaire soit changé, et il devient impossible de prescrire la médication préopératoire pour une heure précise. Dans ces cas-là, la médication préopératoire se donne « sur appel » de la salle d'opération. Bien que ce procédé soit loin d'être idéal et doive être évité, chaque fois que la chose est possible, l'infirmière effectue sa tâche en donnant la prémédication aussitôt qu'elle reçoit l'appel. Il faut de 15 min à 20 min pour préparer le client pour la salle

2. *Source :* D.S. Rosengarten et al. « The failure of compression stockings (Turbigrip) to prevent deep venous thrombosis after operation », *Br. J. Surg.* (avril 57), p. 296–299.

Encadré 16-3 Vérifications préopératoires

Cocher à l'endroit approprié.

La veille

_____ Identification du client au moyen du bracelet

_____ Préparation psychologique :
   a) ex. resp. — mobilisation — calmant
   b) prémédication — 1er lever — drainage
   c) anesthésie — aumônier

_____ Consentement opératoire et anesthésique

_____ Rasage

_____ Brossage orthopédique

_____ Lavement

_____ Ongles sans vernis

_____ Examens :	Faits	Au dossier
Urines	_____	_____
Formule sanguine	_____	_____
Sédimentation	_____	_____
Azotémie	_____	_____
Glycémie	_____	_____
Gr. Rh.	_____	_____
Épreuve de compatibilité croisée	_____	_____
Temps de Quick	_____	_____
Bilan ionique	_____	_____
ECG	_____	_____
Radiographie pulmonaire	_____	_____
Autres	_____	_____

_____ Dossier antérieur

_____ Feuille anatomo-patho. (adressographiée)

_____ Radiographie pulmonaire (film spécifique à demander sur F. 242)

_____ Aumônier avisé

Remarques :

Signature de l'infirmière   Date

Le matin

_____ Chemise d'hôpital et bas

_____ Bijoux enlevés

_____ Maquillage enlevé

_____ Prothèses dentaires enlevées (identifiées dans récipient et eau)

_____ Vider vessie

_____ Sonde vésicale

_____ Prémédication

_____ T, P, R inscrits

_____ Vérification des examens prescrits, si incomplets la veille

_____ Dossier antérieur

_____ Dossier terminé

Remarques :

Signature de l'infirmière   Date

Salle d'opération

_____ Permis opératoire

_____ Formule sanguine

_____ ECG

_____ Radiographie pulmonaire

_____ Vérification de l'identité du client (dossier, bracelet)

Remarques :

Signature de l'infirmière   Date

d'opération. Si on lui donne la prémédication avant de s'occuper des autres détails de la préparation, il bénéficiera au moins partiellement de la médication préopératoire, et il aura une anesthésie et une opération plus faciles.

Vérification préopératoire

L'encadré 16-3 présente une liste de vérifications préopératoires. Le dossier complété accompagne le client à la salle d'opération. On y inclut le consentement opératoire, les résultats de toutes les analyses de laboratoire et des examens radiologiques ainsi que les observations de l'infirmière. On place sur le dossier, en toute évidence, tout renseignement de dernière minute qui pourrait avoir une influence sur l'anesthésie ou sur l'opération.

Transport au bloc opératoire

On transporte le client à la salle d'opération dans son lit ou sur une civière. Il doit se tenir à l'aise et avoir suffisamment de couvertures pour le protéger des courants d'air durant son passage dans les corridors. On permet un petit oreiller sous la tête. Les couvertures qui recouvrent le client sur la civière doivent être de dimension suffisante pour être repliées sous les pieds et les épaules. Le client devrait être accompagné à la salle d'opération par une infirmière qu'il connaît. Un préposé aux malades demeure aux côtés du client jusqu'à ce qu'un membre du personnel de la salle d'opération, ordinairement l'anesthésiste, vienne le remplacer. On remet le dossier à l'anesthésiste ou à une infirmière de la salle d'opération. On ne le laisse jamais aux mains du client.

Il est important que quelqu'un reste toujours auprès du client en période préopératoire. On ne doit pas le laisser seul, bien qu'on lui ait administré des médicaments et qu'il puisse sembler sommeiller et être en sécurité sur une civière dont les courroies sont bien attachées. Il est préférable de transporter le client directement à la salle d'anesthésie où on l'accueillera en l'appelant par son nom ; il aura alors l'impression d'être entre bonnes mains. Cet endroit doit être tranquille pour que la médication préopératoire ait son effet maximal. On doit lui éviter d'entendre des sons indésirables ou des conversations qu'il peut mal interpréter, exagérer ou qu'il n'entenda qu'à demi.

On sait que la préparation du client à l'opération dure déjà depuis quelque temps et que, même s'il a parfois les yeux fermés, nombre de pensées peuvent traverser son esprit et l'inquiéter ; peut-être se pose-t-il des questions ou exagère-t-il les choses. Il doit donc y avoir constamment auprès de lui quelqu'un qui puisse répondre à ses questions et le rassurer au besoin.

On peut rassurer le client par des mots, mais aussi par une simple expression du visage, un geste, ou en lui serrant la main. C'est important pour le client de voir un visage familier, soit celui de l'infirmière qui l'a aidé à se préparer à l'opération, soit celui de l'infirmière qui l'a reçu à la salle d'opération et qui lui a dit qu'elle serait auprès de lui pendant l'intervention ainsi que dans la salle de réveil, ou encore celui de l'anesthésiste qui lui a fait une visite la veille et qui a discuté avec lui de l'anesthésie et de sa méthode.

☐ FAMILLE DU CLIENT

Dans la plupart des centres hospitaliers, on met une salle d'attente à la disposition de la famille du client qui subit une opération. Cette salle peut être meublée de fauteuils confortables, d'un téléviseur, d'un téléphone et d'un distributeur de collations légères. Il est possible qu'un bénévole demeure avec les membres de la famille, leur remonte le moral, leur serve du café et même les informe des progrès de l'intervention. Après l'opération, le chirurgien peut rencontrer les membres de la famille dans ce lieu, prendre un café avec eux et les informer des résultats de l'opération.

La famille ne doit pas juger de la gravité de l'opération selon sa durée. Le client peut rester à la salle d'opération plus longtemps que prévu pour les raisons suivantes :

1. Ordinairement, on appelle le client quelque temps avant le moment prévu pour l'opération.
2. L'anesthésiste fait souvent d'autres préparations qui peuvent prendre de 30 min à 60 min.
3. Parfois, le chirurgien prend plus de temps que prévu pour l'intervention précédente, ce qui retarde le début de l'intervention suivante.
4. Après l'intervention chirurgicale, on peut garder le client dans la salle de réveil pour s'assurer qu'il sorte bien de l'anesthésie.

Ceux qui attendent le client à sa sortie du bloc opératoire doivent savoir à quoi s'attendre lorsqu'il arrive (transfusion sanguine, succion, tube nasal, tube endo-trachéal, tente à oxygène, tube de trachéostomie, etc.). Ce n'est pas à l'infirmière d'informer la famille, si le pronostic s'avère négatif, même si le client a de bonnes chances de s'en sortir.

Les soins peropératoires

☐ PRÉPARATION DU CLIENT POUR L'ANESTHÉSIE

Anesthésiste et client

Le client devant subir une opération s'inquiète ordinairement du genre d'anesthésie qu'on va lui faire. Des amis ou des parents lui ont fait part de leur propre expérience ou de ce qu'ils avaient entendu dire ; souvent, le client s'est fait une opinion sur les avantages et les inconvénients des diverses méthodes d'anesthésie en usage. C'est pourquoi il est bon que l'anesthésiste fasse une visite au client, la veille de l'opération, d'abord pour se présenter, puis pour expliquer qu'il tient à dissiper les craintes et les appréhensions que le client peut avoir. Il discute du choix de l'agent anesthésique ; le client a alors l'occasion de décrire ses propres allergies ainsi que les médicaments qu'il prend habituellement et qui pourraient influencer ce choix (voir p. 254).

Pendant cette visite importante, l'anesthésiste détermine l'état des poumons du client, il s'informe de toute infection pulmonaire antérieure et demande au client s'il fume ou non. L'anesthésiste se préoccupe aussi de l'état physique général, parce que celui-ci peut avoir une influence sur les méthodes de l'anesthésie (*Tableau 17-1*).

Cette rencontre avant l'opération affermit la confiance du client et lui permet de reconnaître un visage familier lorsqu'il arrive au bloc opératoire. L'incertitude et l'anxiété sont allégées et l'on peut espérer que tout se passera bien.

Dans la salle d'anesthésie, on porte le client sur la table d'opération et l'on procède à un dernier et bref examen de son état, notant en particulier la tension artérielle, le pouls et la respiration. L'administration de l'anesthésique se fait dans la salle d'opération.

Tableau 17-1   Classification de l'état physique préopératoire pour l'anesthésie

État physique	Description	Exemple
I. Bon	Aucune maladie organique, aucune perturbation systémique	Hernies et fractures non compliquées
II. Moyen	Perturbation systémique modérée	Atteinte cardiaque légère (I et II), diabète léger
III. Pauvre	Perturbation systémique grave	Diabète mal contrôlé, complications pulmonaires, atteinte cardiaque (III)
IV. Grave	Maladie systémique menaçant la vie	Maladies rénales graves, maladies cardiaques graves (IV), décompensation
V. Moribond	Peu de chance de survie, mais opération tentée en désespoir de cause	Embolie pulmonaire massive, rupture; d'anévrisme abdominal avec choc grave
VI. Critique	Tous les états précédents, mais en situation d'extrême urgence	Hernie jusqu'ici sans complication, mais qui est devenue étranglée, et accompagnée de nausées et de vomissements

Source : American Society of Anesthesiology, Inc. *Codes for the Collection and Tabulation of Data Relating to Anesthesia, Inhalation Therapy and Therapeutic Diagnostic Blocks.*

L'anesthésiste est un spécialiste particulièrement compétent dans l'art et l'exercice de l'anesthésiologie. Après avoir consulté le chirurgien, il choisit l'agent anesthésique, s'occupe des problèmes techniques liés à son administration et surveille l'état du client durant l'opération. Ce « partage » des responsabilités est tout à l'avantage du client.

Durant l'opération, en plus de noter la tension artérielle, le pouls et la respiration, l'anesthésiste contrôle aussi l'électrocardiogramme ainsi que l'électro-encéphalogramme, le pneumogramme, l'épreuve de saturation d'oxygène du sang, le pH sanguin, la concentration des gaz pulmonaires et la température corporelle. Au cas où les mécanismes physiologiques naturels se révéleraient incapables de fonctionner dans des limites sûres, l'anesthésiste peut avoir recours à un appareillage qui assure la respiration et la circulation artificielles et qui oxygène le sang.

Types d'anesthésie

L'*anesthésie* entraîne un état de narcose, une analgésie, une relaxation et une perte des réflexes. L'anesthésie par inhalation demeure la plus populaire parce qu'on peut la contrôler. C'est la ventilation pulmonaire qui règle en grande partie l'inhalation et l'élimination de l'anesthésique. Plus l'anesthésie est profonde et longue, plus il faut d'anesthésique, et vice-versa.

Les anesthésiques peuvent se diviser en deux groupes selon qu'ils entraînent : (1) une insensibilisation complète (anesthésie générale) ou (2) une insensibilisation partielle (anesthésie locale, régionale, épidurale ou rachidienne).

On peut produire l'anesthésie générale par inhalation, par injection intraveineuse ou par administration rectale.

Tableau 17-2 Liquides volatils utilisés comme anesthésiques généraux

Agent	Administration	Avantages	Inconvénients	Remarques
1. Éther diéthylique	Masque ouvert; inhalation	Excellent relaxant musculaire Grande marge de sécurité Peu coûteux Relativement non toxique Utilisé pour tout type d'opération	Explosif Induction lente : 10 min Longue période de réveil ; l'élimination prend 8 h Irritant pour la peau, les yeux Peut causer de l'acidose métabolique Cause des nausées et des vomissements Inflammable	Protéger les yeux en les gardant fermés S'attendre à des nausées et à des vomissements — tourner la tête sur le côté pour prévenir l'aspiration des vomissements Prendre des mesures de sécurité en ce qui regarde l'inflammabilité
2. Halothane (Fluothane)	Masque ; inhalateur spécial	Ni explosif ni inflammable Période d'induction rapide et douce Utile dans presque tout type d'opération Peu de nausées et de vomissements postopératoires	Requiert une compétence dans l'administration pour prévenir un surdosage Peut causer des lésions hépatiques Peut produire de l'hypotension Son administration nécessite un inhalateur spécial.	Nécessite une étroite surveillance de la pression artérielle postopératoire, en plus de la surveillance du pouls et de la respiration
3. Méthoxyflurane (Penthrane)	Masque ; inhalateur spécial	Non inflammable Nausées et vomissements postopératoires rares Action analgésique continue, pour plusieurs heures après l'opération Excellent relâchement musculaire	Requiert une compétence dans l'administration Peut occasionner des troubles rénaux Odeur désagréable	Action dépressive prolongée en période postopératoire, demande une observation étroite du personnel de la salle de réveil
4. Enflurane (Éthrane)	Inhalation	Induction et réveil rapides Analgésique puissant Non inflammable et non explosif	Dépression respiratoire peut survenir rapidement avec des anomalies de l'EEG Non compatible avec l'adrénaline	Surveiller toute dépression respiratoire L'administration avec l'adrénaline peut causer une fibrillation ventriculaire.
5. Isoflurane (Forane)	Inhalation	Induction et réveil rapides Relaxation musculaire profondément marquée	Profonde dépression respiratoire	Surveiller de près la respiration et l'aider au besoin

Les *liquides volatils* qui produisent l'anesthésie par l'inhalation de leurs vapeurs sont l'éther, l'halothane, le trichloroéthylène et l'enflurane. On les administre avec de l'oxygène et habituellement avec de l'oxyde nitreux (*Tableau 17-2*).

On administre les *gaz* anesthésiques par inhalation, toujours en combinaison avec de l'oxygène. Ce sont l'oxyde nitreux et le cyclopropane (*Tableau 17-3*).

Ces anesthésiques gazeux et volatils, une fois inhalés, pénètrent dans le sang à travers les capillaires pulmonaires. En concentration suffisante, ils exercent une action dépressive sur le système nerveux central, qui se caractérise par une perte de toute connaissance et de toute sensibilité. Quand on cesse l'administration de l'anesthésique, la vapeur ou le gaz s'élimine par les poumons au cours de la respiration.

Facteurs physiques et physiologiques

Les anesthésiques généraux produisent l'anesthésie parce qu'ils arrivent à l'encéphale à une pression partielle élevée. Pendant l'induction et les premières phases de maintien, on a besoin d'une grande quantité d'anesthésique, parce qu'il passe dans la circulation et se dépose dans les différents tissus. Au fur et à mesure que ces dépôts deviennent saturés, on peut maintenir l'anesthésie en donnant une moins grande quantité d'anesthésique, puisqu'il y a équilibre entre l'encéphale, le sang et les autres tissus du corps. Il en résulte que tout ce qui peut diminuer la circulation sanguine périphérique, comme une vaso-constriction ou une situation de choc, peut diminuer la quantité requise d'anesthésique. De même, lorsque la circulation sanguine périphérique est anormalement augmentée, comme chez le client agité ou craintif, les tissus cérébraux reçoivent une plus petite quantité d'anesthésique. L'induction est donc plus lente et une plus grande quantité d'anesthésique est requise.

Méthodes d'administration. On peut donner les anesthésiques liquides en mélangeant leurs vapeurs à l'oxygène ou à l'oxyde nitreux et l'oxygène. Le client inhale le mélange à l'aide d'un tube ou d'un masque.

Dans la technique endotrachéale, on introduit un tube de plastique, ou de caoutchouc mou, dans la trachée soit en éclairant le larynx au moyen d'un laryngoscope, soit en y allant à tâtons. On peut l'introduire par le nez ou par la bouche (*Figure 17-1*).

Phases de l'anesthésie par inhalation

On divise généralement l'anesthésie générale en quatre phases, dont chacune présente des signes bien définis. On observe généralement le mieux ces phases avec l'éther, alors qu'avec les narcotiques et les inhibiteurs neuromusculaires (relaxants), plusieurs d'entre elles ne se produisent pas.

Phase I : Début de l'anesthésie. Le client inhale la vapeur anesthésique et ressent aussitôt une sensation de chaleur dans tout le corps; il est étourdi et paraît se détacher du monde. Il entend des sons de cloche, un bourdonnement dans les oreilles et, bien qu'il soit encore conscient, il constate qu'il ne peut bouger facilement ses membres. À ce stade, les bruits sont grandement exagérés, même le chuchotement et les sons semblent extrêmement forts et irréels. Pour cette raison, on doit éviter tout bruit et tout mouvement inutiles au début de l'anesthésie.

Phase II : Excitation. Cette phase se manifeste de différentes façons, soit par des efforts de lutte, des cris, des paroles, des chantonnements, des rires ou même des pleurs, mais on peut souvent l'éviter par des suggestions judicieuses, faites avant de commencer l'anesthésie, et par l'administration régulière et lente du médicament. Les pupilles sont dilatées, mais elles se contractent à la lumière; le pouls est rapide et la respiration irrégulière.

Durant cette phase, parce que le client ne peut pas contrôler ses mouvements, l'anesthésiste, toujours aidé d'une infirmière ou d'un infirmier, doit se tenir prêt, à tout moment, à contrôler les mouvements du client. Une courroie est en place par-dessus les cuisses et les mains doivent être

---

Tableau 17-3 Gaz utilisés comme anesthésiques généraux

Agent	Administration	Avantages	Inconvénients	Remarques
1. Oxyde nitreux (N_2O)	Inhalation par masque semi-fermé	Induction et réveil rapides Ininflammable Utile, avec de l'oxygène, pour les interventions chirurgicales de courte durée Utile avec d'autres agents pour tout type d'opération	Relaxant musculaire pauvre Anesthésique faible Peut produire l'hypoxie	Utile surtout en association avec d'autres agents Prendre des précautions avec les «autres agents»
2. Cyclopropane (C_3H_6)	Inhalation par masque fermé	Bon relaxant musculaire Utile pour tout type d'opération Induction et réveil rapides Grande marge de sécurité Agréable	Explosif Dépresseur puissant; requiert donc compétence pour son administration Cause parfois l'arythmie cardiaque Peut causer des broncho-spasmes et de l'acidose	Prendre des précautions contre les explosifs Peut causer de l'hypoten-sion, donc un contrôle de la pression artérielle postopératoire est important

prêtes pour une intraveineuse. Le client repose toujours sur une toile conductrice afin d'éviter les brûlures lors d'une diathermie, d'un électrocardiogramme, etc. On ne doit toucher le client que pour le retenir, mais on ne doit jamais toucher le siège de l'opération.

Phase III : Anesthésie chirurgicale.   On atteint le stade d'anesthésie chirurgicale en continuant l'administration des vapeurs ou du gaz. Le malade est maintenant complètement sans connaissance, il repose tranquillement sur la table, les muscles relâchés et la plupart des réflexes abolis. Les pupilles sont petites, mais conservent leur propriété de se contracter à la lumière. La respiration est régulière, le pouls est normal et fort, et la peau est rose ou légèrement congestionnée. Avec une bonne administration de l'anesthésique, on peut maintenir cette phase durant des heures, et cela, en un ou plusieurs plans (1, 2, 3, 4) selon l'importance de l'anesthésie requise.

Phase IV : Stade critique.   On arrive à ce stade lorsqu'on administre une trop grande quantité d'anesthésique. La respiration devient superficielle, le pouls faible, filiforme ; les pupilles deviennent largement dilatées et ne se contractent plus à la lumière. La cyanose se développe progressivement et, si l'on n'intervient pas rapidement, la mort survient aussitôt. Si cette phase devait se produire, on doit arrêter immédiatement l'administration de l'anesthésique et pratiquer la respiration artificielle. On peut administrer des stimulants pour la circulation, lors d'un surdosage d'anesthésique, mais on le fait rarement. On peut utiliser un antagoniste du narcotique, si ce dernier en est la cause.

Pendant l'administration de l'anesthésique, il n'y a pas de division claire et nette entre les phases. Le client passe graduellement d'une phase à l'autre et c'est seulement par une surveillance étroite des symptômes démontrés par le client que l'anesthésiste peut contrôler la situation. Les indices les plus valables de l'état du client sont : l'état des pupilles, la tension artérielle et les rythmes cardiaque et respiratoire.

Autres changements physiologiques

D'autres phénomènes physiologiques non mentionnés accompagnent l'administration d'un anesthésique. Certains anesthésiques, particulièrement l'éther, provoquent une hypersécrétion de mucus et de salive.

On peut diminuer cet effet par l'administration préopératoire d'atropine. Les vomissements et la régurgitation surviennent souvent, surtout si le client arrive au bloc opératoire avec un estomac rempli. Au moindre signe de gargouillement, on tourne la tête du client sur le côté ; on abaisse la tête de la table et l'on se procure un bassin réniforme pour recueillir les vomissements. Un appareil à succion doit toujours être disponible.

La température du client peut baisser pendant l'anesthésie. On doit donc prendre toutes les précautions possibles pour prévenir le refroidissement du client. On doit avoir à portée de la main des couvertures de coton chaudes. Le métabolisme du glucose se fait mal et il peut en résulter de l'acidose.

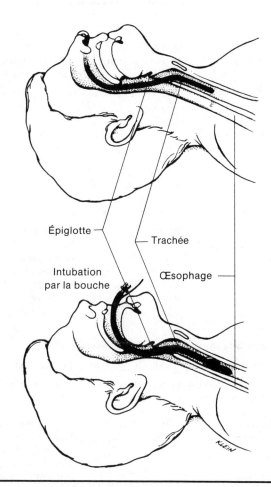

Intubation par le nez

Épiglotte —
— Trachée

Intubation par la bouche
Œsophage —

Figure 17-1   Anesthésie endotrachéale. (*En haut*) Cathéter nasal en bonne position. (*En bas*) Cathéter buccal en position avec le ballon gonflé. Dans ces deux méthodes, le cou est hypertendu pour permettre le passage de l'air.

En plus de surveiller les dangers que présente l'anesthésique lui-même, l'anesthésiste doit aussi prévenir l'asphyxie. Les causes peuvent être les suivantes : des corps étrangers dans la bouche, un spasme des cordes vocales, le renversement de la langue ou l'aspiration des vomissements, de salive, ou du sang. On peut éviter ces complications en utilisant un tube endotrachéal muni d'un ballon.

Inhibiteurs neuromusculaires (ou relaxants musculaires)

Les *inhibiteurs neuromusculaires* bloquent la transmission de l'influx nerveux à la jonction neuromusculaire des muscles striés. On les utilise afin d'obtenir la relaxation des muscles au cours des opérations abdominales ou thoraciques et celle des muscles oculaires au cours des opérations portant sur les yeux, de faciliter l'intubation endotrachéale, de traiter les spasmes du larynx et de faciliter les mouvements respiratoires.

Les premiers relaxants musculaires utilisés sur une grande échelle furent les curarisants purifiés ; on a isolé la

Tableau 17-4 Relaxants neuromusculaires et agents dépolarisants

Relaxant musculaire	Action	Avantages	Inconvénients	Usages et commentaires
Chlorure de tubocurarine (D-tubocurarine; Curare)	Maximum de 30 min à 60 min	50 % à 70 % excrétés sans transformation dans les 3 h à 6 h	Réaction semblable à l'histamine Hypotension Résistance accrue à l'intubation Érythème	Contre-indiqué en cas d'allergie, d'asthme
Gallamine (Flaxedil)	Cinq fois moins efficace que le curare 25 % plus courte que celle du curare Bloque le ganglion vagal dans le cœur	100 % excrétés sans transformation	Tachycardie	Utilisée sans danger avec le cyclopropane ou l'halothane
Bromure de pancuronium (Pavulon)	Semblable à celle du curare, mais cinq fois plus puissante Dure de 60 min à 85 min	Sûr, stable Bon relaxant musculaire Neutralisé par la néostigmine et l'atropine		Excellent dans les situations exigeant une relaxation complète À éviter en cas de myasthénie grave ou de maladie rénale À éviter chez les clients sensibles au bromure

Agents de blocage neuromusculaires dépolarisants

Ils reproduisent l'action de l'acétylcholine à la jonction neuromusculaire.

L'acétylcholine est déchargée presque immédiatement après la libération → repolarisation du muscle. Lorsque ces agents sont utilisés, le muscle strié se dépolarise.

Relaxant musculaire	Action	Avantages	Inconvénients	Usages et commentaires
Succinylcholine (Anectine; Sucostrin)	Rapide : de 3 min à 5 min	Idéale pour l'intubation endotrachéale, la réduction des fractures ; traitement du spasme laryngé	Contre-indiqué chez les clients qui ont peu de pseudocholinestérase Bradycardie et arythmies variées à la seconde injection intraveineuse Peut causer la fasciculation musculaire — douleurs	Traitement du spasme laryngé Traitement des réactions toxiques causées par les anesthésiques locaux Traitement de l'état asthmatique
Bromure de décaméthonium (Syncurine)	Début : de 30 s à 40 s Durée : de 15 min à 20 min	Excrété sans changement par les reins	Fasciculation légère des muscles masséters et des muscles jumeaux Difficulté à s'opposer à son action	Dépolarisation des régions terminales aplanies

tobocurarine comme élément actif. Depuis, on a introduit la succinylcholine, à cause de son action plus rapide que celle du curare, ainsi que de nombreuses autres substances (*Tableau 17-4*). Le relaxant musculaire idéal devrait :

1. Ne pas avoir d'action dépolarisante, avoir une action dont le début et la durée sont semblables à ceux de la succinylcholine, mais sans en avoir les inconvénients ;
2. Avoir une durée d'action qui se situe entre celles de la succinylcholine et du pancuronium ;
3. N'avoir aucun effet cumulatif ni aucun effet cardiovasculaire ;
4. Être métabolisé et non dépendant de l'élimination rénale.

Anesthésie par injection intraveineuse de barbituriques

L'injection intraveineuse de diverses substances, telles que le thiopental, peut aussi produire l'anesthésie générale (*Tableau 17-5*). Un barbiturique à action rapide, le thiopental sodique (Pentothal), est l'anesthésique qu'on emploie le plus souvent pour cette méthode. Cette substance amène une perte de connaissance en moins de 30 s.

Avantages. L'induction de l'anesthésie est agréable ; il n'y a pas de bourdonnements, ni les grondements et les étourdissements qui accompagnent ordinairement l'administration d'un anesthésique par inhalation. C'est pour cette raison que l'anesthésie par injection intraveineuse est

Tableau 17-5 Anesthésiques à usage intraveineux

Agent	Administration	Avantages	Inconvénients	Remarques
Barbituriques				
Thiopental sodique (Pentothal)	Injection intra-veineuse (ou rectale)	Induction rapide Non explosif Nécessite peu d'équipement Faible incidence de nausées et de vomissements post-opératoires	Dépresseur respiratoire puissant Relaxant pauvre Produit parfois la toux, l'éternuement et le spasme laryngé Pas utile chez l'enfant à cause de la petitesse des veines	Requiert une observation intelligente et étroite à cause de l'action rapide et puissante de la médication
Narcotiques				
Chlorhydrate de mépéridine (Demerol)	Injections intra-veineuse, sous-cutanée, intra-musculaire	Action rapide À cause de son effet spasmolytique, c'est un médicament idéal pour les opérations des conduits biliaires, du côlon descendant et du rectum; toxicité aisément neutralisée; excrétion facile	Ralentissement de la respiration Réactions défavorables: vertiges, nausées et vomissements	Chez quelques individus, l'histamine peut être sécrétée; traitement par la diphénydramine (Benadryl)
Morphine (à hautes doses)	Injection intra-veineuse	N'est pas un dépresseur cardiaque	Peut abaisser la pression artérielle en diminuant la résistance vasculaire systémique Ne produit pas une anesthésie valable Ne produit pas une relaxation musculaire adéquate	De l'hypotension orthostatique peut apparaître après l'injection

Note: La *neuroleptoanalgésie* est causée par la combinaison d'un narcotique synthétique à action de courte durée (fentanyl) avec une butyrophénone (dropéridol). Le client devient très somnolent; il répond au commandement de la voix, même si l'analgésie est profonde.

Important: La combinaison produit une vasodilatation périphérique suivie d'une diminution de la pression artérielle. Si elle est administrée rapidement, il peut apparaître de la rigidité des muscles striés et un trouble respiratoire est possible.

Agent	Administration	Avantages	Inconvénients	Remarques
Fentanyl (Sublimaze: semblable chimique-ment à la mépéridine)	Injection intra-veineuse	De 75 à 100 fois plus puissant que la morphine; agit 25% plus longtemps que la morphine (en intraveineuse) Faible effet sur le système cardio-vasculaire	À très forte dose, effet inhibiteur alpha-adrénergique	Courte durée d'action due à une distribution plus rapide et à un métabolisme hépatique plus actif que pour les autres narcotiques

Note: *Effet de dissociation* — Sous analgésie, le client ne semble pas être endormi ou anesthésié, mais plutôt dissocié de son entourage.

.../

la méthode de choix chez les clients qui ont fait l'expérience d'autres procédés. L'action est de courte durée et le client se réveille en ayant peu de nausées ou de vomissements. On administre souvent le thiopental ajouté à d'autres agents anesthésiques lors d'interventions de longue durée.

L'anesthésique intraveineux a l'avantage d'être non explosif, de nécessiter peu d'équipement et d'être facile à administrer. Les faibles risques de nausées ou de vomissements postopératoires rendent la méthode utile lors d'une intervention chirurgicale à l'œil, dans laquelle les efforts de

Tableau 17-5   Anesthésiques à usage intraveineux (*suite*)

Agent	Administration	Avantages	Inconvénients	Remarques
Kétamine (Ketalar; Ketaject)	Injections intra- veineuse et intra- musculaire	Induction rapide et action de courte durée; souvent utilisée avec l'oxyde nitreux Utile en cas d'hypotension risquée; peut être administrée comme analgésique ou anesthésique	Peut causer une élévation de la pression sanguine et une respiration dépressive Possibilité d'hallucinations Possibilité de vomissements et d'aspiration	Éviter la stimulation verbale, visuelle ou tactile, car cela peut entraîner une aberration psychique. Le dropéridol et le diazépam peuvent faire disparaître un tel phénomène. Noter les signes de dépression respiratoire Garder l'équipement de réanimation à portée de la main
Tranquillisants				
Benzodiazépines Diazépam (Valium) Chlordiazépoxide (Librium)	Injections intra- veineuse et intramusculaire Voie orale	Action sédative préopératoire Tranquillisant préopératoire durant l'anesthésie régionale Hypnose durant l'induction	Absorption imprévisible par voie intramusculaire	Thrombophlébite possible par intraveineuse (la veine centrale est alors préférée)
Dropéridol (Inapsine)	Injection intraveineuse	Action de longue durée	Faible action antihistaminique; effet inhibiteur alpha- adrénergique; inhibition des voies dopaminergiques ganglionnaires fondamentales. Rigidité extra-pyramidale possible ressemblant au syndrome parkinsonien	Tranquillisant fondamental Garder les solutions et les vasopresseurs en intraveineuses disponibles pour l'hypotension

vomissements mettent en danger la vision de l'œil opéré. Cette méthode est recommandée dans les interventions de courte durée, mais on s'en sert moins souvent dans la chirurgie abdominale. On ne la recommande pas chez les enfants, qui ont de petites veines et qui sont plus sujets à l'obstruction respiratoire. Dans les deux cas, les raisons sont évidentes.

Inconvénients.   Le thiopental est un puissant dépresseur du centre de la respiration, et c'est là que réside son principal danger. Seul un anesthésiste compétent et averti doit l'administrer, et seulement lorsqu'on dispose d'un moyen d'administrer l'oxygène immédiatement si besoin est. On a noté parfois des éternuements, de la toux et des spasmes du larynx.

Anesthésie rachidienne (ou spinale)

On ne doit jamais oublier que durant l'anesthésie rachidienne, régionale ou locale, le client est éveillé et a connaissance de ce qui se passe autour de lui. Sur la table d'opération, il remarque toutes les conversations irréfléchies, les bruits inutiles et les odeurs désagréables qui pourraient provenir du personnel de la salle d'opération. Il faut insister sur le calme. On ne prononce pas le diagnostic à haute voix, si le client ne doit pas le connaître immédiatement.

On peut provoquer l'anesthésie des membres inférieurs, de l'abdomen et même de la cage thoracique en faisant pénétrer des anesthésiques dans l'espace sous-arachnoïdien. En utilisant les principes d'asepsie, on fait une ponction rachidienne et on introduit la médication diluée par l'aiguille. Aussitôt que l'injection est terminée, on met le client sur le dos et on lui applique des courroies sur les épaules. En règle générale, on abaisse la tête et les épaules suivant le degré d'anesthésie que l'on désire. La vitesse de réaction de l'anesthésique ainsi que son amplitude dépendent de la quantité injectée, de la rapidité de l'injection, de la position du client après l'injection et de la masse volumique de la substance. Si sa masse volumique est supérieure à celle du liquide céphalo-rachidien, c'est-à-dire *hyperbare*, le médicament passe dans l'espace sous-arachnoïdien; dans le cas contraire, si la substance est *hypobare*, elle quitte l'espace sous-arachnoïdien. C'est à l'anesthésiste d'en faire le contrôle.

En quelques minutes, l'anesthésie et la paralysie surviennent, d'abord aux orteils et au périnée, puis elles s'étendent graduellement aux jambes et à l'abdomen. Les médicaments dont on se sert le plus souvent sont la

Tableau 17-6 Anesthésiques locaux utilisés pour l'anesthésie rachidienne

Agent	Avantages (comprend tous les agents)	Inconvénients (comprend tous les agents)
Procaïne (Novacain) Tétracaïne (Pontocaïne) Lidocaïne (Xylocaïne)	Administration facile pour un médecin Peu coûteux Requiert un minimum d'équipement Induction rapide Provoque une excellente relaxation musculaire	Baisse rapide de la pression artérielle, à moins d'une surveillance étroite et d'un traitement avec un médicament comme l'éphédrine, etc. Si l'anesthésie rachidienne s'étend au thorax, le client peut avoir des difficultés respiratoires. Occasionnellement, il y a des complications postopératoires, comme la céphalée ; méningite et paralysie rares

procaïne, la tétracaïne (Pontocaïne) et la lidocaïne (Xylocaïne) (*Tableau 17-6*).

Les nausées, les vomissements et la douleur surviennent assez souvent pendant une intervention chirurgicale sous anesthésie rachidienne. En règle générale, ces inconvénients surviennent à la suite de l'effet de traction qui est exercé sur divers organes, surtout ceux de la cavité abdominale. On peut éviter ces réactions par l'administration intraveineuse d'une solution faible de thiopental, en même temps qu'une inhalation d'oxyde nitreux.

Lorsqu'une concentration élevée d'anesthésique atteint la partie supérieure de la cage thoracique et la région cervicale de la moelle épinière, une paralysie respiratoire temporaire, partielle ou complète, peut survenir. On traite cette complication en maintenant la respiration de façon artificielle jusqu'à ce que l'effet du médicament sur les nerfs de la respiration soit disparu.

Des complications postopératoires telles que les céphalées, la paralysie ou la méningite peuvent apparaître, ces deux dernières étant extrêmement rares. Plusieurs facteurs sont responsables des céphalées : le calibre de l'aiguille rachidienne employée, l'écoulement de liquide dans l'espace sous-arachnoïdien au niveau du site de la ponction, l'agitation du client et son degré d'hydratation. Toute mesure ayant pour effet d'augmenter la pression cérébro-spinale aide à soulager la céphalée. Ces mesures consistent à maintenir le client couché à plat et calme, à pourvoir à l'hydratation de son organisme, à appliquer une bande abdominale serrée et à injecter du liquide dans l'espace sous-arachnoïdien.

Soins infirmiers après une anesthésie rachidienne. En plus de contrôler la pression artérielle et d'observer étroitement ces clients, l'infirmière doit noter le moment où le client commence à se mouvoir et où il y a retour de la sensibilité au niveau des jambes et des orteils. Lorsqu'il y a retour complet de la sensibilité dans les orteils (le client ressent une piqûre d'épingle), on peut considérer que le client est complètement remis des effets de l'anesthésique rachidien.

Anesthésie rachidienne continue ou « en série ». Pendant l'opération, on peut laisser le bout d'un cathéter de plastique dans l'espace sous-arachnoïdien pour injecter plus d'anesthésique si c'est nécessaire. Cette technique permet un meilleur contrôle du dosage. Par contre, il y a une plus grande possibilité de complications postanesthésiques, comme la céphalée, à cause du cathéter.

Anesthésie épidurale ou péridurale. Ce type d'anesthésie est réalisé en injectant l'anesthésique local dans l'espace péridural (entre les parois du canal rachidien et la dure-mère). L'intérêt de cette approche a augmenté à cause d'un désir de trouver une méthode d'anesthésie sans les séquelles neurologiques indésirables, surtout la céphalée, qui se manifestent parfois après l'injection sous-arachnoïdienne.

Les avantages de l'anesthésie épidurale semblent être l'absence de complications neurologiques et une moins grande perturbation de la pression artérielle. Un des inconvénients est l'introduction de l'anesthésique dans l'espace péridural plutôt que dans l'espace sous-arachnoïdien, ce qui présente un plus grand problème technique. Un autre inconvénient est la difficulté à contrôler le niveau d'anesthésie.

Anesthésie régionale

L'anesthésie régionale est une forme d'anesthésie locale dans laquelle on injecte l'agent anesthésique à l'intérieur ou autour d'un tronc nerveux, pour anesthésier la région innervée par ces nerfs. L'effet dépend du type de nerf touché. Les fibres motrices sont les plus grosses et leur enveloppe de myéline est la plus épaisse, tandis que les fibres sympathiques sont les plus petites et elles ont une enveloppe mince. Les fibres sensorielles se situent entre les deux. Donc, il est moins facile de bloquer les nerfs moteurs et plus facile de bloquer les nerfs sympathiques par une anesthésie locale. On ne peut considérer le client remis tant que l'anesthésique a un effet sur les trois systèmes (moteur, sensoriel et autonome). Il existe de nombreux types d'anesthésie régionale, qui varient selon les différents groupes de nerfs que l'on veut ainsi atteindre.

Blocage du plexus brachial. Le blocage du plexus brachial produit l'anesthésie du bras.

Anesthésie paravertébrale. L'anesthésie paravertébrale produit l'anesthésie des nerfs rachidiens qui innervent le thorax, la paroi abdominale et les extrémités.

Anesthésie caudale. Un blocage du plexus sacré (blocage caudal) produit l'anesthésie de la région pelvienne et parfois de la partie inférieure de l'abdomen.

Anesthésie locale par infiltration

L'anesthésie par infiltration consiste à injecter l'agent anesthésique directement dans les tissus où l'on fera

Tableau 17-7   Anesthésiques locaux

Agent	Administration et action	Avantages	Inconvénients	Usages et remarques
Amides				
Lidocaïne (Xylocaïne) et mépivacaïne (Carbocaïne)	Topique ou par injection	Action rapide Durée d'action plus longue que celle de la procaïne Ne cause pas d'irritation locale	Allergie occasionnelle	Utilité topique pour la cystoscopie En injection pour les soins et les opérations dentaires Attention aux réactions fâcheuses — somnolence, respiration dépressive
Bupivacaïne (Marcaïne)	Infiltration Inhibe le nerf périphérique Épidurale	Durée d'action de 2 à 3 fois plus longue que celles de la lidocaïne ou de la mépivacaïne	Utiliser avec précaution chez les individus allergiques ou sensibles aux médicaments	Période d'analgésie persistante après le retour des sensations ; par conséquent, besoins réduits d'analgésiques puissants
Étidocaïne (Duranest)	Infiltration Inhibiteur			Puissance plus grande et action plus prolongée que celles de la lidocaïne
Esters				
Procaïne (Novocain)	Injections sous-cutanée, intramusculaire, intraveineuse ou rachidienne	Peu toxique Peu coûteuse	Quelques allergies Éruptions cutanées Stabilité faible	Attention à certaines réactions ; BP, bradycardie, pouls faible Administrée avec l'adrénaline cause une vaso-constriction, ralentissant ainsi l'absorption et prolongeant le blocage nerveux
Tétracaïne (Pontocaïne)	Topique Infiltration Inhibiteur des nerfs	Semblables à ceux de la procaïne	Semblables à ceux de la procaïne	Dix fois plus puissante que la procaïne Utilisée généralement avec l'adrénaline

l'incision. On l'effectue souvent en association avec une anesthésie loco-régionale par l'injection d'une solution anesthésique à la racine des nerfs de la région intéressée. L'anesthésie locale est préférée pour plusieurs raisons :

1. Elle est simple, économique et ne comporte pas de risque d'explosion. Le matériel nécessaire est minime et les soins postopératoires sont diminués.
2. On évite les effets indésirables de l'anesthésie générale.
3. Elle est idéale pour les interventions superficielles et de courte durée.

Dans les opérations concernant les viscères abdominaux, on ne peut obtenir une anesthésie complète par infiltration, ou par blocage local de la paroi abdominale antérieure, parce que l'anesthésique n'atteint pas les nerfs qui innervent les viscères. Pour cette raison, on doit faire une nouvelle injection dans la région des nerfs splanchniques qui innervent les organes abdominaux, à l'exception de ceux du bassin. Cette injection se pratique soit dans le dos (anesthésie splanchnique postérieure), soit devant, après l'ouverture de l'abdomen.

Une anesthésie locale comprend souvent l'administration d'adrénaline. L'adrénaline a la propriété de produire une constriction locale des vaisseaux sanguins ; il en résulte une absorption moins rapide de l'anesthésique et une durée plus longue de son action locale. On évite aussi l'absorption dans la circulation sanguine, ce qui pourrait entraîner des convulsions. Le tableau 17-7 présente les divers anesthésiques locaux.

Contre-indications.   L'anesthésie locale est préférable chaque fois qu'on peut la pratiquer. Cependant, elle est contre-indiquée dans le cas de clients excessivement nerveux et angoissés. Le choc émotionnel éprouvé par ces individus durant l'anesthésie locale peut leur faire du tort. Le client qui demande à être endormi réagit rarement bien à une anesthésie locale.

L'anesthésie locale n'est pas indiquée dans certains types d'opérations, telles que la mastectomie radicale, à cause du nombre d'injections nécessaire et de la quantité requise d'anesthésique.

Technique. La technique à suivre pour faire une anesthésie locale n'a rien de compliqué. Dans les cas ordinaires, le nécessaire se réduit à :

1. Des solutions d'anesthésique local en concentrations variées (de O,5 % à 2 %) ;
2. Un récipient stérile ou un verre à médicament stérile ;
3. Des seringues ainsi que des aiguilles qui s'y adaptent bien, le tout stérile ;
4. Des éponges et des toiles stériles.

On prépare la peau comme pour une opération et, avec une aiguille de petit calibre, on injecte un peu d'anesthésique dans les tissus sous-cutanés. Cela produit une tache blanche un peu soulevée. On injecte alors l'anesthésique dans la peau, devant l'aiguille, aussi loin qu'on se propose de faire l'incision afin de l'anesthésier. Puis on utilise une aiguille plus longue et plus grosse afin que l'anesthésique s'infiltre dans les tissus plus profonds. L'action du médicament est presque immédiate, de sorte qu'on peut commencer l'opération dès que l'injection est faite. L'anesthésie dure de 0,75 h à 3 h selon l'anesthésique et la dose d'adrénaline.

☐ HYPOTENSION ARTIFICIELLE DURANT UNE OPÉRATION

À certains moments de l'opération, il est souhaitable d'abaisser la pression artérielle pour réduire l'hémorragie, permettant ainsi une intervention plus rapide et une moins grande perte de sang. Cette technique a connu un certain succès en neurochirurgie, dans la dissection radicale du cou et dans la chirurgie radicale du bassin.

L'hypotension artificielle est produite par inhalation ou par injection intraveineuse de médicaments qui agissent sur le système sympathique et sur la musculature lisse périphérique. L'agent anesthésique par inhalation utilisé le plus souvent est l'halothane. En plus, on utilise d'autres moyens pour diminuer la pression artérielle, comme le maintien de la tête en position élevée, l'application d'une pression effective au niveau des voies aériennes et l'administration d'un inhibiteur ganglionnaire tel que le pentolinium (Ansolysen) ou le nitroprussiate de sodium (Nipride).

☐ HYPERTHERMIE MALIGNE PENDANT L'ANESTHÉSIE GÉNÉRALE

On a noté des cas d'hyperthermie grave durant des interventions chirurgicales, avec une température dépassant 43,3° C. Le taux de mortalité se situe autour de 60 % à 70 %. Les raisons de ce phénomène semblent être en relation avec un trouble biochimique des muscles striés mettant en cause la distribution du calcium. Cependant, une surveillance attentive peut prévenir et parfois minimiser l'élévation de la température. Dès que l'hyperthermie apparaît, on arrête l'anesthésie et l'opération. Les moyens de combattre la température élevée sont l'utilisation de la couverture réfrigérante, l'injection en perfusion d'une solution de sérum physiologique rafraîchie, l'administration d'oxygène en concentration élevée et l'administration d'hydrogéno-carbonate de sodium pour combattre l'acidose métabolique. Ces moyens exigent le monitorage : électrocardiogramme, sonde de température, mise en place de tubes artériels et veineux et cathétérisme de la vessie.

☐ POSITIONS SUR LA TABLE D'OPÉRATION

La position que doit prendre le client sur la table d'opération dépend de l'intervention qu'il a à subir, aussi bien que de sa condition physique (*Figure 17-2*). Il y a certains facteurs à considérer :

1. Le client doit se trouver dans une position aussi confortable que possible, qu'il soit éveillé ou endormi.
2. Le champ opératoire doit être découvert comme il convient.
3. La circulation ne doit pas être gênée par une mauvaise position ou par une pression indue sur une partie du corps.
4. La respiration du client ne doit être aucunement gênée, soit par la pression des bras reposant sur la poitrine, soit par un vêtement trop serré autour du cou ou de la poitrine.
5. Les nerfs doivent être protégés contre toute compression. Une mauvaise position des bras, des mains, des jambes ou des pieds peut causer des lésions graves ou de la paralysie. Les épaulières doivent être bien rembourrées pour prévenir une lésion nerveuse irréversible, surtout lorsqu'on utilise la position de Trendelenburg.
6. On doit accorder au client toute la considération qu'il mérite en tant qu'être humain, surtout aux personnes très maigres, aux vieillards ou aux obèses.
7. En cas d'excitation, on devra retenir *délicatement* le client avant l'induction.

Position de décubitus dorsal. La position ordinaire est la position couchée sur le dos, un bras le long du côté de la table, la paume de la main vers le bas ; l'autre bras est fermement maintenu à un appui-bras pour une injection intraveineuse (*Figure 17-2A*). On utilise cette position pour la plupart des interventions chirurgicales de l'abdomen, excepté pour celles de la vésicule biliaire et du bassin et pour les opérations décrites ci-dessous.

Position de Trendelenburg. On emploie ordinairement cette position pour les opérations de la partie inférieure de l'abdomen et du bassin. On obtient ainsi une bonne exposition des organes en refoulant les intestins dans la partie supérieure de l'abdomen. Dans cette position, on baisse la tête et le tronc, sans fléchir à la taille, afin que le corps forme un angle avec le plan horizontal. Les genoux sont fléchis par une « brisure » du segment inférieur de la table. On retient le client dans cette position au moyen de courroies rembourrées passées sous les épaules (*Figure 17-2B*).

Position gynécologique. Dans cette position, le client est couché sur le dos. Les jambes et les cuisses sont fléchies à angles droits. On maintient cette position en

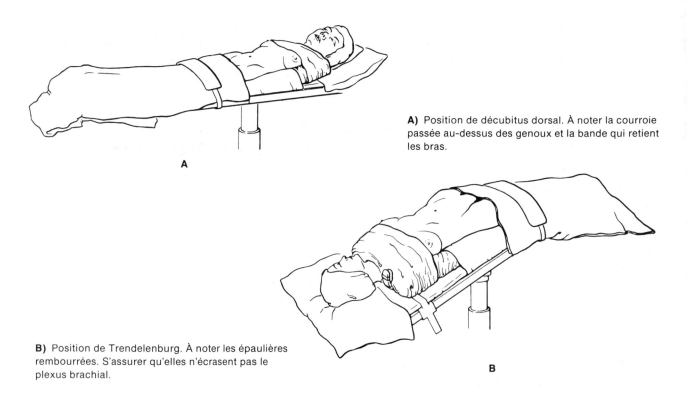

A) Position de décubitus dorsal. À noter la courroie passée au-dessus des genoux et la bande qui retient les bras.

B) Position de Trendelenburg. À noter les épaulières rembourrées. S'assurer qu'elles n'écrasent pas le plexus brachial.

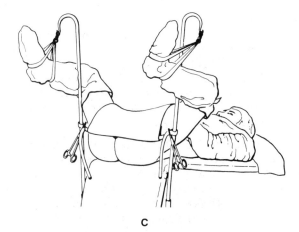

C) Position gynécologique. À noter les hanches dépassant le bord de la table.

D) Position de Sims (pour une opération du rein). La table est brisée de façon à séparer l'espace qui se trouve entre les dernières côtes et le bassin. La jambe de dessus est étendue ; la jambe de dessous est fléchie aux articulations du genou et de la hanche ; un oreiller a été placé entre les jambes. À noter le sac de sable qui sert de soutien à la cage thoracique.

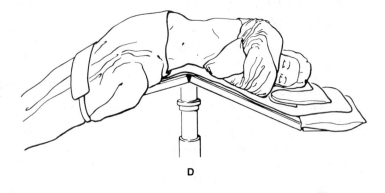

Figure 17-2   Positions du client sur la table d'opération.

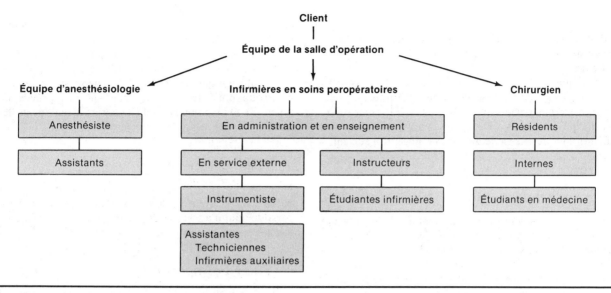

Figure 17-3   Composition de l'équipe opératoire.

soutenant les pieds dans des étriers. Presque toutes les opérations périnéales, rectales et vaginales requièrent cette position (*Figure 17-2C*).

Opérations du rein.   On place le client sur le côté, en position de Sims, avec un sac à air épais de 12,5 cm à 15 cm sous la région lombaire, ou on le place sur une table à segments articulés (*Figure 17-2D*).

Opérations abdomino-thoraciques et du thorax.   La position varie selon l'opération envisagée. Le chirurgien et l'anesthésiste placent le client dans la position appropriée sur la table d'opération.

Opérations du cou.   Pour ces opérations, par exemple celles concernant la thyroïde, on place le client sur le dos, le cou légèrement étendu par un oreiller sous les épaules, la tête et la poitrine surélevées afin de réduire la pression veineuse.

Opérations du crâne et du cerveau.   Ces interventions exigent des positions et des appareils spéciaux, fixés selon le choix du chirurgien qui opère.

☐ SOINS INFIRMIERS PEROPÉRATOIRES

Dans la salle d'opération, le client est le centre d'intérêt et d'activité ; ses réactions psychologiques seront surveillées dès son arrivée, et ce, jusqu'à l'induction de l'anesthésie.

Pendant toute l'intervention, l'infirmière agit comme l'avocate du client. Elle lui prodigue ses soins depuis le moment où elle le prépare à l'opération et lui donne les renseignements dont il a besoin jusqu'à sa période de convalescence, en passant par les phases préopératoire, peropératoire et le réveil après l'anesthésie. Tout au long de ce continuum, *le client, sa sécurité, sa compréhension des soins qu'il reçoit et les besoins biophysiques et psychosociaux qu'il exprime sont prioritaires.* L'opération étant généralement une expérience unique dans la vie d'un individu, il a besoin de sentir que quelqu'un prend en charge son intérêt,

particulièrement au moment où il ne peut prendre lui-même de décisions. (Voir l'encadré 17-1.)

Dès que le client arrive en salle d'opération, trois groupes différents de personnes se préparent à lui donner des soins : (1) l'anesthésiste et ses assistants qui lui administrent l'anesthésique et l'installent sur la table d'opération ; (2) le personnel infirmier qui s'occupe de la salle, qui est responsable de la sécurité et du bien-être de l'opéré, qui coordonne plusieurs activités du personnel opérant, qui s'occupe de certains soins sous les ordres de l'instrumentiste et qui s'occupe du service externe et (3) le chirurgien et ses assistants (*Figure 17-3*). Au cours de l'intervention, l'état du client doit être communiqué aux membres de ces trois groupes pour assurer des soins optimaux. De plus, chaque événement pertinent, comme une hémorragie inattendue, une observation nouvelle, un problème liquidien ou électrolytique, un état de choc ou des difficultés respiratoires en salle de réveil, doit être noté et communiqué.

☐ PRINCIPES D'ASEPSIE PÉRIOPÉRATOIRE

Comme on l'a noté précédemment, pour chaque étape du processus périopératoire, on veillera en priorité à protéger le client contre l'infection, source principale de toute complication. Pour y parvenir, il faudra se plier rigoureusement aux principes d'asepsie.

Le succès sera acquis en observant une stérilisation parfaite du matériel chirurgical *avant* l'intervention et en prenant toutes les précautions possibles contre l'infection *pendant* et *après* l'opération, et ce, jusqu'à ce que la plaie soit cicatrisée.

Tout est prévu pour que ces conditions soient les meilleures possibles. La salle d'opération est située dans une section de l'hôpital à l'abri de toute particule contaminante, de la poussière ou de tout autre polluant, des radiations, du bruit, etc. Le choix des matériaux de construction, les dimensions de la salle et le système de circulation de l'air doivent respecter les normes du code du bâtiment. On doit vérifier périodiquement le système électrique, l'équipement anesthésique et les gaz qu'on utilise ainsi que les sorties d'urgence.

Bien que l'infection de la plaie chirurgicale soit causée par les bactéries de l'épiderme ou par une infection déjà existante, c'est au personnel de la salle d'opération de suivre les principes d'asepsie afin de minimiser les risques. Ces principes sont décrits en détail dans les pages qui suivent.

Protocoles

Phase préopératoire

Avant l'opération, on stérilise tout le matériel chirurgical, y compris les instruments, les aiguilles, les fils de sutures, les vêtements, les gants, les couvertures, etc., c'est-à-dire tout ce qui sera en contact avec la plaie et les tissus exposés. De plus, le chirurgien, les assistants et le personnel infirmier doivent se brosser les mains et les avant-bras avec du savon et de l'eau (*Encadré 17-2*), endosser des blouses à manches

longues et mettre des gants stériles. Ils se couvrent la tête et les cheveux d'un bonnet et ils portent un masque sur le nez et la bouche pour éviter que les bactéries des voies respiratoires supérieures ne contaminent la plaie. On applique un agent antiseptique sur la peau du client, sur une surface beaucoup plus étendue que celle qu'on a prévue pour l'incision. On recouvre le reste du corps du malade de draps stériles.

Phase peropératoire

Pendant l'intervention, toute personne « préparée » ne doit pas toucher ce qui n'a pas été stérilisé et, inversement, toute personne qui n'a pas subi les mesures d'asepsie ne doit pas toucher ce qui a été stérilisé.

Phase postopératoire

Après l'intervention, on protège la plaie d'une contamination possible au moyen de pansements stériles et on la nettoie

Encadré 17-1 Démarche infirmière en salle d'opération

Évaluation initiale

A. L'infirmière se base sur les données du client pour identifier les facteurs susceptibles de modifier les soins et s'en sert comme lignes directrices pour établir un plan de soins individualisé.
1. Identifier le client.
2. Vérifier :
   a) l'exactitude du consentement opératoire ;
   b) si les antécédents de santé et l'examen physique sont complétés ;
   c) les résultats des examens diagnostiques ;
   d) les antécédents et l'évaluation en soins infirmiers.
3. Compléter l'évaluation initiale immédiatement avant l'opération sur les points suivants :
   a) état physiologique (état de santé, de conscience, etc.) ;
   b) état psychosocial (impressions, degré d'anxiété, problèmes de communication, mécanismes d'adaptation, etc.) ;
   c) état physique (région à opérer, état de la peau et efficacité de la préparation, rasage ou dépilation, articulations, etc.).

Planification

A. L'infirmière interprète les renseignements usuels pour les incorporer dans le plan de soins.
1. Âge, taille, sexe, technique chirurgicale, type d'anesthésie prévue, noms du chirurgien, de l'anesthésiste et des autres membres de l'équipe.
2. Présence de l'équipement nécessaire au chirurgien.
3. Besoins de médicaments non courants, de sang, d'instruments, etc.
4. Préparation de la chambre du client, de l'équipement à compléter ainsi que de l'instrumentation, du matériel pour les sutures, les pansements.

B. L'infirmière identifie les conditions de la salle d'opération susceptibles d'influencer négativement le client au point de vue :
1. Physique :
   a) température et humidité de la salle ;
   b) dangers électriques ;
   c) contamination possible (poussières, souillures de sang ou de suppuration sur le plancher ou le matériel ; chevelure non recouverte, parures ou bijoux du personnel, souliers « souillés ») ;
   d) circulation exagérée.
2. Psychosocial
   a) bruits ;
   b) non-respect de la personne ;
   c) sensation d'abandon — aucun accompagnateur dans la salle d'attente ;
   d) « babillage » intempestif.

Interventions

A. L'infirmière doit donner les soins infirmiers pour subvenir en priorité aux besoins du client.
1. Préparer le matériel à succion.
2. Préparer le matériel de surveillance des signes vitaux.
3. Aider à l'insertion des tubes (artériels, de Swan-Ganz, PVC, IV).
4. Assurer le bien-être physique du client.
5. Placer correctement le client en vue de l'anesthésie et de la technique opératoire ; maintenir l'alignement corporel.
6. Suivre les étapes de la technique opératoire :
   a) effectuer le lavage chirurgical des mains et se déplacer de façon adéquate autour de la table d'opération ;
   b) prévoir l'équipement et le matériel nécessaires avant qu'on en ait besoin.
7. Suivre les procédés établis, par exemple :
   a) s'occuper du sang et des produits sanguins et connaître leur utilisation ;

avec une solution saline stérile et des antiseptiques chaque fois qu'on change les pansements. On veille particulièrement à protéger la plaie non encore cicatrisée en évitant de la mettre en contact avec un objet non stérilisé. Pour les plaies qui s'infectent, il est nécessaire de se débarrasser des micro-organismes en ôtant ou en débridant les tissus morts. Pour prévenir une nouvelle infection, on doit maintenir une asepsie rigoureuse au cours du traitement.

Si l'infection est déjà avancée, on prescrit des bactéricides spécifiques, on réchauffe le corps et on met en place un système de drainage pour permettre de mieux éliminer les microbes.

Contrôles de l'environnement

En plus de ces protocoles, l'application des principes d'asepsie exige le ménage de la salle d'opération. On nettoie fréquemment les planchers et les surfaces horizontales avec du détergent et de l'eau ou avec un germicide ; on inspecte régulièrement l'équipement de stérilisation pour assurer son efficacité. On ne fait plus la stérilisation du linge près de la salle d'opération, mais dans un service central (ou, souvent, on utilise du matériel stérile préemballé) ; cependant, on nettoie et l'on stérilise les instruments dans une unité proche de la salle d'opération. On utilise le matériel stérile préemballé comme matériel d'appoint.

Encardé 17-1 Démarche infirmière en salle d'opération (*suite*)

---

b) prendre soin des spécimens, des tissus et des cultures et savoir les manipuler ;

c) aseptiser la peau ;

d) mettre sa blouse soi-même et aider le chirurgien à endosser la sienne ;

e) mettre les gants selon la méthode ouverte et la méthode fermée ;

f) compter les éponges, les instruments, les aiguilles et le matériel spécial ;

g) aseptiser le matériel pour certaines techniques ;

h) savoir manipuler le cathéter urinaire ;

i) préparer les pansements et les drains.

8. Faire part au chirurgien, à l'anesthésiste ou à l'infirmière responsable de toute situation anormale et agir de façon à la contrôler ou à la rétablir.

9. Utiliser judicieusement le matériel, par mesure d'économie.

10. Aider le chirurgien et l'anesthésiste à suivre leur plan de soins.

B. L'infirmière coordonne les activités des autres membres du personnel (la liste n'est pas exhaustive).

1. Radiologie, laboratoire ou unité de soins intensifs, personnel de l'étage chirurgical.

2. Techniciens auxiliaires, techniciens de laboratoire, etc.

3. Pharmacien.

4. Personnel auxiliaire de la salle d'opération et personnel non professionnel.

C. L'infirmière informe le client en ce qui concerne son opération.

1. Lui décrire chaque sensation qu'il éprouvera.

2. Communiquer avec lui pour réduire son anxiété en :

a) le touchant de la main ;

b) le regardant ;

c) lui donnant l'assurance qu'elle sera près de lui en salle d'opération ;

d) le rassurant avec réalisme.

D. L'infirmière agit comme avocate du client en :

1. Lui assurant une certaine intimité physique ;

2. Maintenant la confidentialité ;

3. Lui procurant sécurité physique et bien-être.

E. L'infirmière vérifie le bon fonctionnement de tout l'équipement habituel utilisé en salle d'opération et celui qui est destiné à un usage particulier (y compris les autoclaves).

F. L'infirmière participe aux conférences portant sur les soins du client.

G. L'infirmière note toute observation et toute action appropriée sur des formules adéquates, y compris le dossier du client.

H. L'infirmière communique, oralement ou par écrit, avec le personnel infirmier de la salle de réveil et de chirurgie externe (si c'est le cas) au sujet de l'état de santé du client au départ de la salle d'opération.

Évaluation finale

L'infirmière doit :

A. Évaluer l'état du client immédiatement après sa sortie de la salle d'opération, par exemple :

1. État respiratoire : respiration facile (naturelle ou assistée) ;

2. État de la peau : couleur, absence d'éraflures, de brûlures, de contusions ;

3. Fonctionnement des tubages : perfusions, drains, cathéters, tube nasal — absence de boucles, de corps obstructifs, etc. ;

4. État des coussins stabilisateurs ;

5. Pansements : état d'épongement, fixation sûre, mais pas trop serrée, etc. ;

B. Identifier les pratiques de soins non sûres et intervenir d'une façon appropriée ;

C. Participer à l'évaluation de la sécurité de l'environnement, par exemple l'équipement, la propreté, etc. ;

D. Noter tout comportement anormal ou tout problème ;

E. Démontrer sa compétence dans le domaine de l'asepsie et des pratiques en soins spécialisés ;

F. Accepter les responsabilités légales inhérentes aux soins périopératoires.

(Adapté des procédés et pratiques du Memorial Hospital Medical Center de Long Beach, Californie)

Beaucoup de salles d'opération sont équipées de systèmes de circulation d'air à écoulement laminaire capables de filtrer à un fort pourcentage la poussière et les bactéries. Destinés en premier lieu à l'équipement spatial, ces systèmes sont munis de filtres à haut rendement pouvant filtrer plus de 99 % des particules mesurant au moins 0,3 μm. Ces systèmes changent l'air environ 200 fois par heure, alors que les climatiseurs ne le font que 12 fois par heure.

Malheureusement, en dépit de toutes ces précautions, il arrive que des plaies s'infectent et ces infections se manifestent quelques jours ou quelques semaines après l'opération sous la forme d'infection de l'incision ou d'abcès.

- La conscience professionnelle et une surveillance constante dans l'application de l'asepsie peuvent empêcher les problèmes causés par l'erreur humaine.

Santé et tenue vestimentaire dans la salle d'opération

Toutes les personnes qui travaillent en salle d'opération doivent être en bonne santé. Un rhume, une gorge irritée, des doigts infectés sont autant de sources de contamination et doivent être signalés. On a découvert, par exemple, que des plaies infectées chez les personnes opérées avaient été causées par le léger mal de gorge d'une infirmière qui se trouvait en salle d'opération. Ainsi est-il compréhensible qu'il faille signaler sans délai le moindre mal.

Vêtements.   On ne doit jamais porter de vêtements de ville dans la salle d'opération, mais seulement des uniformes propres et destinés à la salle d'opération. On ne doit pas porter ces uniformes en dehors de la salle d'opération. Des instructions écrites décrivent ce à quoi toute personne doit se conformer. Les uniformes sont rangés près de la salle d'opération et on ne peut aller les chercher qu'en empruntant un corridor extérieur. On se change à l'entrée et à la sortie de la salle d'opération.

Des vêtements, pantalons et combinaisons de coton bien ajustés, sont disponibles dans une variété de styles. Les pantalons doivent être serrés aux chevilles par des cordons ou des bandes élastiques afin de retenir les organismes provenant du périnée et des jambes. Les chemises et les ceintures doivent être insérées dans les pantalons afin d'éviter tout contact accidentel avec les régions stérilisées. Toutes les fois qu'une personne entre dans la salle d'opération, elle doit se vêtir de vêtements nouveaux ; lorsqu'elle les ôte, ceux-ci sont empaquetés et envoyés à la buanderie de l'hôpital.

Masques.   On doit porter le masque en tout temps dans la salle d'opération afin de minimiser la contamination de l'air. Des gouttelettes riches en micro-organismes, provenant de l'oropharynx et du nasopharynx, doivent être retenues et filtrées. C'est pour cela que le masque doit être étanche à l'air ; en même temps, il ne doit empêcher ni de respirer, ni de parler, ni de voir ; il doit être petit et confortable. On doit éviter les expirations forcées produites par le bavardage, les rires, les éternuements et la toux, car cela ajoute des organismes sur le masque. Des masques à jeter très efficaces, à plus de 95 % de filtration, sont disponibles et sont bien supérieurs aux masques de gaze. On change le masque après chaque opération et on ne doit jamais le porter en dehors du service de chirurgie ; le masque perd beaucoup de son efficacité lorsqu'il est humide. On ne doit jamais le laisser pendre autour du cou. Lorsqu'on l'enlève, on ne manipule que les cordons afin d'éviter la contamination des mains. On attache les cordons de façon à être à l'aise : ceux du haut, à l'arrière de la tête, et ceux du bas, à l'arrière de la nuque.

Bonnet.   Le bonnet doit recouvrir complètement les cheveux (tête, nuque et barbe) de telle façon que les mèches de cheveux, les épingles, les pinces, les pellicules ou la poussière ne tombent pas sur les champs stériles. Les différents types de bonnets disponibles ne s'effilochent pas, ressemblent à du tissu et sont jetables.

Souliers.   On doit porter des souliers confortables qui assurent un bon support ; les chaussures de tennis, les sandales, les bottes et les sabots sont interdits, car ils sont dangereux et difficiles à nettoyer. On enveloppe les souliers de couvre-chaussures de toile ou jetables qui conduisent l'électricité et qui servent de prise de terre pour le porteur. Certains de ces couvre-chaussures sont munis de cordons noirs qu'on place à l'intérieur du soulier, en contact avec la plante du pied. On ne porte les couvre-chaussures qu'une seule fois et on les quitte dès qu'on sort de la zone délimitée. Des conductomètres sont habituellement placés à l'entrée de la salle d'opération.

Fonctions infirmières peropératoires

À la salle d'opération, les infirmières doivent exercer deux types de fonctions : l'une est d'assurer le service externe et l'autre consiste à s'occuper des instruments (voir l'encadré 17-1).

L'*infirmière du service externe* s'occupe de la salle d'opération, de la sécurité et des besoins du client en supervisant les activités du personnel et les conditions matérielles, en vérifiant la propreté, la température, l'humidité, la luminosité, le bon fonctionnement de l'équipement et la présence des instruments et du matériel. Elle observe et surveille l'opéré durant toute l'intervention pour s'assurer qu'il n'a besoin de rien et que ses droits sont respectés. Elle doit également coordonner les activités du personnel spécialisé (laboratoire, radiologie, médecine, etc.) ; elle contrôle en plus les mesures d'asepsie afin d'éviter les incidents techniques.

L'*instrumentiste* s'occupe de la préparation aseptique de l'opération (*Encadré 17-2*). Elle installe les tables stériles, prépare le matériel pour les sutures, les ligatures ainsi que l'équipement spécial. Elle aide le chirurgien et ses assistants en prévoyant les instruments dont ils ont besoin, les éponges, les drains, etc. ; elle mesure la durée de l'anesthésie ainsi que celle de l'ouverture de la plaie. Vers la fin de l'opération, elle vérifie l'équipement et le matériel afin de s'assurer que toutes les aiguilles, les éponges et les instruments sont de retour. De plus, elle étiquette et envoie les spécimens au laboratoire. L'exécution de ces fonctions exige des connaissances en asepsie, en anatomie et en histologie, une prise de conscience des objectifs de l'intervention, de l'habileté à prévoir les besoins du personnel médical et la capacité de faire face à toute situation urgente.

Encadré 17-2 Conseils pour le lavage avant une opération

Action	**Raison**
1. Les ongles doivent être coupés courts et sans vernis ; on nettoie tout spécialement l'espace situé sous l'ongle avec un cure-ongle stérile.	1. Le nettoyage peut écailler le vernis à ongle, fournissant un terrain propice à la reproduction des microbes.
2. On utilise une brosse douce, mais aux soies raides, ou l'une des nombreuses variétés d'éponges jetables en polyuréthane imprégnées de savon.	2. Ces mesures facilitent l'enlèvement de la peau morte, de la terre et des microbes incrustés.
3. Il existe de nombreux détergents valables, tels ceux à base d'iode.	3. Une solution bactéricide à large spectre est préférable là où prédominent les infections nosocomiales à Gram négatif.
4. On doit se savonner vigoureusement les mains et les avant-bras et les rincer fréquemment. Aucune substance chimique ne peut se substituer au nettoyage mécanique et consciencieux de la peau.	4. On se débarrasse des microbes de deux façons : a) d'une façon mécanique ou physique, b) d'une façon chimique par l'action de solution antiseptique.
5. La durée du brossage est déterminée en fonction d'un temps limite fixé selon les règles précises de nettoyage des différentes parties, ou encore en comptant un certain nombre de gestes répétitifs pour chaque partie à nettoyer. On doit suivre un procédé pratique, sûr et efficace. L'humidité et la chaleur à l'intérieur des gants de chirurgie fournissent un milieu de culture idéal pour les bactéries ; il est donc essentiel de procéder à un nouveau nettoyage entre les opérations.	5. Il est important que chacun accorde une attention consciencieuse au moindre détail. On suivra donc la politique du centre hospitalier.
6. La fin du nettoyage est suivie d'un rinçage complet. On jette le savon et la brosse ou on les dépose dans des contenants appropriés. On ferme le robinet à l'aide du coude ou du genou. On garde les mains au-dessus des coudes et éloignées du corps.	6. Cette position des mains permet à l'eau de s'écouler vers les coudes et d'éviter ainsi que l'eau en provenance du dessus des coudes ne s'écoule vers les mains propres.
7. En se séchant les mains, on évite que la serviette ne soit en contact avec la blouse ou un autre uniforme. La main puis l'avant-bras sont asséchés en allant des doigts vers le coude ; on procède de la même façon pour se sécher l'autre main et l'autre avant-bras, en se servant d'une partie sèche de la serviette.	7. En allant des doigts vers le coude, on évite que les sources de contamination situées au-dessus du coude ne se rendent aux mains et aux avant-bras.

Règles fondamentales d'asepsie chirurgicale

Règles générales

- Toute surface ou article stérile ne peut être en contact qu'avec une autre surface ou un autre article stérile ; s'il en va autrement, les zones stérilisées seront contaminées.
- On considère tout objet comme non stérile s'il existe un doute quant à son degré de stérilisation.
- On attribue à chaque opéré son propre matériel stérile. On doit mettre de côté tout matériel stérile non utilisé et le stériliser de nouveau avant de s'en servir.

Règles personnelles

- Toute personne « aseptisée » doit rester dans la zone de l'opération. Si l'une d'entre elles quitte la salle, elle perd son état d'asepsie. Pour revenir sur les lieux, elle doit recommencer le procédé de nettoyage, d'habillage, etc.
- Seule une faible région du corps peut être véritablement rendue stérile ; elle comprend la partie antérieure qui va de la taille aux épaules et celle qui va des avant-bras à l'extrémité des gants.
- C'est pour cette raison qu'on doit garder les mains gantées vers l'avant et au-dessus de la taille.
- Dans certains centres hospitaliers, on utilise un survêtement enveloppant qui augmente la surface stérilisée.
- Le personnel appelé à circuler à l'extérieur et celui qui n'est pas en état d'asepsie doivent demeurer à l'extérieur de la zone opératoire, à une distance raisonnable afin de ne rien contaminer.

Drapage

- Pour draper la table ou le client, on tient le drap stérile bien au-dessus de la surface à recouvrir et on le dépose de l'avant vers l'arrière.
- On ne considère comme véritablement stérile que la surface horizontale du drap, alors que ce qui pend ne l'est pas.
- On maintient les draps stériles en place par des pinces ou du matériel adhésif ; on ne doit pas les déplacer durant l'opération. Une déchirure ou un trou fait dans le drap rend la zone sous-jacente non stérile. On doit donc remplacer le drap.

Livraison du matériel stérile

- Les paquets sont enveloppés et scellés de manière à être ouverts aisément et sans risque de contaminer le contenu.

- Le matériel stérile, y compris les solutions, est posé sur un champ stérile, ou est manipulé par le personnel « aseptisé ».

- On ne considère pas comme véritablement stériles les coins des emballages et la partie extérieure des goulots des bouteilles et des flacons.

- Les bras « aseptisés » du personnel circulant ne doivent jamais passer la limite de la zone aseptisée. Tout article stérile doit être posé près des limites de cette aire.

Liquides

- On doit verser les solutions stériles à partir d'une hauteur suffisante pour éviter le contact accidentel avec le contenant ou le bassin récepteur, mais non à partir d'une hauteur telle qu'elles éclaboussent une surface non stérile et qu'elles rebondissent dans le flacon, créant ainsi une contamination du liquide.

Les soins postopératoires

18

Les soins infirmiers en période postopératoire ont pour objectifs de rétablir l'équilibre physiologique de l'opéré, de lui éviter toute souffrance et de prévenir toute complication. Une observation attentive et une intervention immédiate aideront le client à retrouver le plus rapidement et le plus sûrement possible un fonctionnement normal et un certain bien-être.

On doit faire tout ce qui est possible pour *prévoir* et *prévenir* les problèmes de la période postopératoire. Les soins postopératoires ne le cèdent en importance qu'à l'opération elle-même.

☐ TRANSPORT DU CLIENT À PARTIR DE LA TABLE D'OPÉRATION

On transporte le client de la table d'opération à son lit ou à la civière avec le moins de délai possible et avec toute la protection désirable contre le froid. Chaque fois qu'on bouge un client qui vient d'être opéré, il faut se rappeler sur quelle partie du corps l'opération a été pratiquée. Beaucoup de plaies sont refermées en tendant considérablement la peau, aussi faut-il prendre les mesures nécessaires pour ne pas exercer une tension supplémentaire sur les sutures. Ainsi, dans le cas d'une intervention sur la glande thyroïde, on ne laissera pas tomber la tête du client en arrière ; dans les mastectomies, on maintiendra le bras du côté opéré près du corps ; après les néphrectomies, on ne permettra pas au client de se coucher sur le côté atteint.

Des risques graves d'hypotension peuvent se présenter lorsqu'on change la position du client, par exemple de la position gynécologique à la position horizontale, de la position latérale à la position dorsale, de la position ventrale à la position dorsale, et même lors du transfert du client anesthésié jusqu'à la civière. On doit donc mouvoir le client lentement et avec soin.

Aussitôt que le client est placé sur la civière ou dans son lit, on le recouvre de couvertures légères, disposées auparavant sur la civière. On enlève la chemise humide et souillée ; on lui met une chemise sèche et on replie les couvertures sur les côtés et au pied du lit. Sur la civière, on retient le client au moyen de courroies au-dessus des genoux et aux coudes. Les courroies ont un double emploi : elles maintiennent les couvertures en place et limitent les mouvements du client, au cas où il connaîtrait une phase d'excitation en se réveillant de l'anesthésie. On relève les ridelles pour une meilleure protection du client.

Transport à la salle de réveil

Le transport du client à la salle de réveil se fait sous la responsabilité de l'anesthésiste accompagné d'un membre de l'équipe chirurgicale et même de l'infirmière attachée aux soins du client. Ils agissent rapidement, tout en portant une attention spéciale à la sécurité, au bien-être et à l'état général de l'opéré. On manipule avec soin les divers tubages et les différents récipients afin qu'ils continuent à jouer leur rôle.

☐ SALLE DE RÉVEIL

La salle de réveil se situe aussi près que possible du bloc opératoire. On y retrouve : (1) des infirmières spécialisées dans les soins postopératoires immédiats ; (2) des anesthésistes et des chirurgiens ; (3) des appareils, des médicaments et des liquides de remplacement. Dans cette salle, les nouveaux opérés reçoivent les meilleurs soins possibles, administrés par un personnel des plus compétents.

La salle de réveil doit être calme et propre. Tout appareil qui ne sert pas doit être enlevé. Elle peut aussi avoir : (1) des murs et un plafond peints d'une couleur pâle et agréable ; (2) un éclairage indirect ; (3) un plafond insonorisé ; (4) du matériel choisi de façon à assourdir ou à éliminer les bruits, par exemple des bassins réniformes en matière synthétique, des pare-chocs en caoutchouc aux lits et aux tables ; et (5) des cloisons de verre permettant d'isoler les opérés bruyants. Ces accessoires ont une valeur psychologique importante et certaine pour le client, et on peut se les procurer sans beaucoup de frais supplémentaires.

L'équipement inclut tout ce qui peut faciliter la respiration du client : l'oxygène, des laryngoscopes, le nécessaire à trachéotomie, des instruments bronchiaux, des sondes, des poumons mécaniques et des dispositifs de succion. Il est essentiel aussi d'avoir le matériel nécessaire pour suppléer aux besoins de la circulation, comme des sphygmomanomètres et des stéthoscopes, du matériel à injection parentérale, du sang, des succédanés du plasma, des plateaux pour les injections intraveineuses et les dissections, le chariot d'urgence pour l'arrêt cardiaque, un défibrillateur, des cathéters veineux et des garrots. On doit aussi avoir sous la main du matériel à pansements, des narcotiques, des médicaments d'urgence, de même que les instruments à cathétérisme et l'équipement pour le drainage. Les appareils de surveillance électronique donnent une évaluation précise et instantanée de l'état du client.

Les lits de la salle de réveil doivent être sûrs et permettre d'accéder facilement au client. On doit pouvoir déplacer ces lits facilement, en incliner la tête et en remonter le pied afin de pouvoir donner la position nécessaire en cas d'état de choc. Ils possèdent des accessoires qui facilitent les soins, tels qu'un support pour la tige à perfusion intraveineuse, des ridelles, des freins aux roues et un dispositif pour placer le dossier.

La température de la pièce doit se situer entre 20° C et 22,2° C. La pièce doit être bien aérée, mais sans courant d'air.

Le client demeure dans la salle de réveil jusqu'à ce que les effets de l'anesthésie se soient dissipés, c'est-à-dire jusqu'à ce que sa pression artérielle soit stable, qu'il ait une bonne respiration et qu'il ait atteint un état de conscience convenable.

☐ SOINS POSTOPÉRATOIRES IMMÉDIATS

L'infirmière de la salle de réveil reçoit l'opéré et vérifie les points suivants avec le médecin : (1) état général — âge, pression artérielle, pouls, respiration, voies respiratoires ; (2) type d'opération ; (3) type d'anesthésie ; (4) problème survenu en salle d'opération et qui demanderait des soins particuliers (par exemple, hémorragie grave, état de choc, arrêt cardiaque) ; (5) existence d'une maladie non soupçonnée avant (s'il y a malignité, a-t-on averti le client ou sa famille ?) ; (6) mise en place de tubes, de drains, de cathéters, de solutés et d'autres moyens de soutien ; (7) complications à craindre ; (8) symptômes particuliers à surveiller ; (9) directives écrites concernant les soins immédiats à prodiguer ; et (10) tout ce que le chirurgien ou l'anesthésiste veulent qu'on leur rapporte.

Fiche d'observations postanesthésiques

Dans plusieurs centres hospitaliers, on utilise un système d'enregistrement des données relatives à l'état général de l'opéré afin de déterminer le moment où il pourra quitter la salle de réveil. Au fur et à mesure que le client se réveille, on évalue son état et l'on porte les observations et les remarques sur une fiche spéciale. Selon l'évolution des progrès, le client est ramené à sa chambre ou conduit à la salle des soins intensifs.

Examen de l'état respiratoire

- *Les dangers majeurs de la période postopératoire immédiate sont le choc et l'hypoxémie causés par des troubles respiratoires.*

On peut généralement éviter le choc en administrant à temps, par voie intraveineuse, des liquides, du sang et des médicaments appropriés. On peut traiter les *troubles respiratoires* au fur et à mesure qu'ils se présentent ou, mieux encore, les éviter par des soins préventifs. Ces perturbations se présentent presque exclusivement chez les clients qui ont été soumis à une anesthésie prolongée ou profonde. Les clients qui ont reçu un anesthésique local ou de l'oxyde nitreux se « réveillent » ordinairement quelques minutes après leur départ de la salle d'opération. Par contre, les clients qui ont eu une anesthésie prolongée restent complètement inconscients, avec relâchement total des muscles. Ce relâchement s'étend aux muscles du pharynx, de sorte que lorsque le client se couche sur le dos, la mâchoire inférieure et la langue tombent en arrière, fermant ainsi plus ou moins complètement les voies respiratoires (*Figure 18-1A*). Les signes de cette difficulté sont l'étouffement, les respirations bruyantes et irrégulières et, après peu de temps, une coloration bleue de la peau (cyanose).

- Pour traiter l'obstruction pharyngée, on renverse la tête en arrière et l'on exerce une pression en avant sur l'angle de la mâchoire inférieure, comme si l'on voulait faire passer les dents du bas devant celles du haut (*Figure 18-1 B, C*).

Cette manœuvre tire la langue vers l'avant et ouvre les voies respiratoires. Quelquefois, il peut devenir nécessaire de saisir la langue avec de la gaze et de la tirer vers l'avant pendant quelque temps. Cette manœuvre prévient l'obstruction respiratoire, et on devrait la maintenir aussi longtemps qu'il est nécessaire, jusqu'à ce que le client ait repris suffisamment ses fonctions réflexes pour lui permettre de respirer normalement.

Il arrive souvent que l'anesthésiste laisse un « tube à air » de caoutchouc dur ou de plastique dans la bouche (*Figure 18-2*) ou un cathéter nasal de caoutchouc dans le nez. Ces deux procédés maintiennent un libre passage de l'air. On ne devrait pas les enlever tant qu'il n'y a pas de signes (un haut-le-cœur, par exemple) annonçant le retour des réflexes.

Parfois, un client peut arriver à la salle de réveil en ayant encore un tube endotrachéal ; il peut avoir besoin d'une ventilation mécanique continue. L'infirmière aidera alors à la préparation du respirateur et aux procédés de sevrage et de détubage.

Il n'est pas rare qu'une difficulté respiratoire provienne d'une sécrétion excessive de mucus. En tournant la tête de côté, on permet au liquide accumulé de s'écouler par le côté de la bouche. Si les dents du client sont serrées, on peut ouvrir sa bouche selon la méthode décrite à la figure 18-3, *A*. Si un vomissement se produit, on doit tourner la tête de

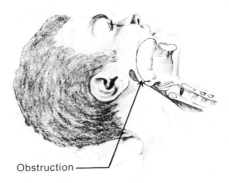

Obstruction

A) Il y a toujours une obstruction pharyngée lorsque le cou est fléchi, et presque toujours lorsque la tête est en position neutre.

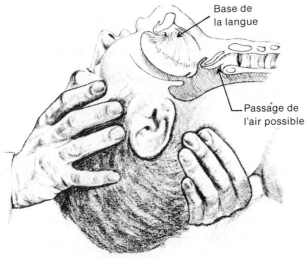

Base de la langue

Passage de l'air possible

B) Renverser la tête en arrière pour permettre d'étirer les structures de la partie antérieure du cou ; cette position soulève la langue pour dégager la paroi pharyngienne postérieure.

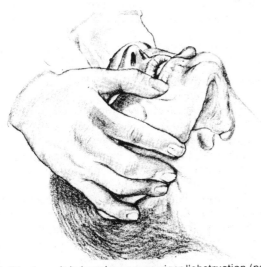

C) Il faut ouvrir la bouche pour corriger l'obstruction (par une sorte de soupape) du passage nasal pendant l'expiration, ce qui se présente chez 30 % des clients inconscients. On ouvre la bouche du client (en séparant les lèvres et les dents) et on place la mâchoire inférieure en avant pour que les dents inférieures soient en avant des dents supérieures. Pour incliner la tête, on tire vers le haut avec les doigts placés sous les branches montantes du maxillaire inférieur.

Figure 18-1 Traitement de l'obstruction hypopharyngée. (Reproduit avec la permission de *Nursing Update*, mai 1972.)

côté et fournir un bassin réniforme pour recevoir les vomissements. On essuie la figure avec un tampon de gaze ou des mouchoirs en papier.

On doit faire la succion du mucus ou des vomissures obstruant le pharynx ou la trachée avec un tube à succion en métal (*Figure 18-3, B*) ou un cathéter nasal qu'on introduit dans le rhinopharynx ou l'oropharynx. La plupart des salles de réveil sont munies d'appareils de succion qui servent à cet usage. Il n'y a aucun danger dans l'introduction du cathéter dans le nasopharynx ou l'oropharynx et on peut le faire pénétrer en toute sécurité jusqu'à 15 cm ou 20 cm, si on atteint les sécrétions à ce niveau. On peut administrer l'oxygène par masque, par tente ou par cathéter nasal.

• L'infirmière doit se rappeler un point très important : la seule façon de savoir avec certitude si le client respire ou non est de placer la paume de sa main près du nez et de la bouche du client afin de sentir son expiration. Les mouvements du thorax et du diaphragme ne signifient pas nécessairement que le client respire.

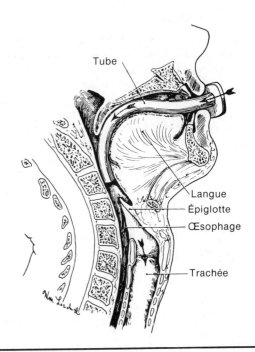

Tube

Langue
Épiglotte
Œsophage

Trachée

Figure 18-2 Schéma illustrant une méthode par laquelle on prévient, au moyen d'un tube, la difficulté respiratoire après l'anesthésie. Le tube passe au-dessus de la base de la langue et laisse entrer l'air dans le pharynx au niveau de l'épiglotte. Les clients reviennent souvent de la salle d'opération avec un « tube à air » en place. On doit le laisser en place jusqu'à ce que le client se remette suffisamment pour pouvoir respirer normalement. Ordinairement, lorsque que le client reprend connaissance, le tube cause de l'irritation ; il faut alors l'enlever.

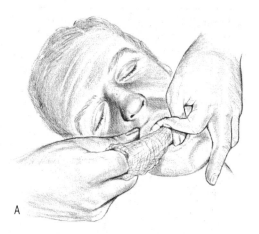 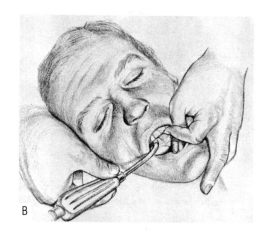

Figure 18-3   A) Pour maintenir un bon passage de l'air, il peut être nécessaire de nettoyer la bouche à la main ou par succion. Si les dents sont serrées, on place le pouce sur les dents inférieures et l'index sur les dents supérieures ; on ouvre la bouche en croisant le pouce et l'index pour avoir plus de prise. Si les dents sont très serrées, on met le bout de l'index derrière la dernière molaire et on soulève. Les circonstances peuvent ne permettre qu'un nettoyage manuel, comme le montre l'illustration. Lorsque c'est possible, on utilise un tube à succion métallique (**B**) ou un cathéter. Un appareil de succion, assez puissant pour enlever les matières semi-solides du pharynx, produit une pression négative d'au moins 300 mm Hg s'il est obstrué et un flux d'au moins 30 L/min s'il est ouvert. (Reproduit avec la permission de *Nursing Update*, mai 1972.)

Autres tâches

La fonction de l'infirmière attachée à la salle de réveil n'est pas limitée à s'affairer autour du lit, à prendre des mesures de sécurité et à atténuer la douleur. Elle doit également comprendre la valeur du soutien psychologique. Si l'infirmière n'a jamais vu l'opéré, elle a un sérieux handicap au départ. Au contraire, l'infirmière qui connaît le client pour l'avoir accompagné durant les phases préopératoire et peropératoire peut plus facilement offrir un soutien valable. En l'absence d'une semblable continuité des soins, les observations pertinentes des infirmières précédentes aident l'infirmière de la salle de réveil à reconnaître les besoins particuliers de chaque opéré.

☐ OBJECTIFS DES SOINS POSTOPÉRATOIRES

Les objectifs des soins postopératoires peuvent se résumer comme suit :

1. Aider le client à maintenir une fonction respiratoire optimale.
2. Évaluer l'état cardio-vasculaire et corriger toute anomalie.
3. Assurer le confort et la sécurité du client.
4. Assurer l'homéostasie en maintenant l'équilibre hydro-électrolytique, la nutrition et l'excrétion.
5. Favoriser la cicatrisation et éviter ou contrôler l'infection.
6. Favoriser la reprise des activités par des exercices, des déplacements et la réadaptation.
7. Contribuer au bien-être psychosocial du client et de sa famille.

8. Noter toutes les étapes de la démarche de soins infirmiers et signaler toutes les données pertinentes.

1er objectif : Maintenir une fonction respiratoire optimale

Dans la section précédente, nous avons exposé la technique du maintien du libre passage de l'air.

Position du client.   Tant que le client n'est pas conscient, le lit reste plat. À moins de contre-indication, on place le client inconscient sur le côté, le dos appuyé sur un oreiller, le menton poussé vers l'avant, afin de minimiser les risques d'aspiration. Les genoux sont fléchis afin de diminuer la tension exercée sur les sutures abdominales.

Libération des voies respiratoires.   Si le client vomit, on le tourne sur le côté et l'on enregistre la nature et la quantité des matières vomies. Puis on lui essuie les lèvres et la bouche avec des mouchoirs de papier ou des compresses de gaze et l'on humecte ses lèvres pour soulager la soif.

Lorsqu'on doit faire fréquemment la succion des sécrétions du rhinopharynx et de l'oropharynx, on se munit d'un cathéter propre, en plastique ou en caoutchouc, que l'on nettoie dans un contenant d'eau. On doit prendre des précautions pour pratiquer une succion de la gorge chez les clients qui ont subi une amygdalectomie, puisque l'irritation de la région opératoire peut causer des saignements et augmenter les malaises.

On encourage l'opéré à tousser pour déloger les bouchons muqueux ; le soutien au niveau de l'incision abdominale ou thoracique aidera le client à vaincre sa peur de voir la plaie s'ouvrir. Par contre, il faut se rappeler que tousser est contre-indiqué pour l'individu qui vient de subir une intervention à l'œil ou une chirurgie plastique.

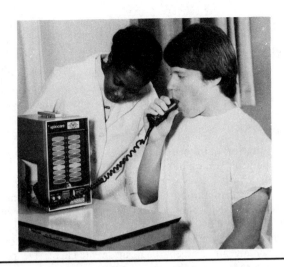

Figure 18-4   Spiromètre de stimulation.

Expansion pulmonaire.   Il existe plusieurs techniques qui favorisent l'expansion des poumons et les échanges gazeux. Par exemple, un client qui bâille ou qui prend une inspiration profonde et soutenue crée une pression intra-thoracique négative de −40 mm Hg, ce qui entraîne une augmentation du volume pulmonaire jusqu'à sa capacité totale. Durant ce processus, les pressions de l'oreillette droite et de l'artère pulmonaire diminuent, alors que le retour veineux et le débit cardiaque augmentent.

Stimulation par la spirométrie.   C'est une méthode par laquelle le client prend des inspirations profondes et soutenues et voit en même temps les résultats de ses efforts directement sur le spiromètre. Il est ainsi encouragé à inspirer profondément pour augmenter l'expansion volon-taire des poumons (*Figure 18-4*).

L'exerciseur à respiration stimulée est un exemple de ce type d'équipement; c'est un appareil électrique qui fonc-tionne par rétroaction. Lorsque le client inspire, le circuit électrique numérique lui donne une approximation de sa performance respiratoire. Il y a enregistrement automatique du nombre d'essais effectués et l'exerciseur est réglé à un nombre préétabli par le client. Ce nombre est illuminé sur le tableau et indique donc au client son objectif à atteindre. Lorsque le client inspire, les résultats les plus faibles s'allument en premier, puis les plus forts, et cela, jusqu'à ce qu'il atteigne l'objectif désiré. Les avantages de cet équipe-ment sont les suivants : (1) le client est encouragé à par-ticiper activement à son propre traitement; (2) il donne l'assurance que l'exercice est approprié physiologiquement et qu'il peut être répété; (3) il enregistre la fréquence de la performance, ce qui fournit des données pour l'évaluation faite par l'infirmière, le médecin et le thérapeute; (4) c'est un appareil prophylactique qui aide à prévenir les compli-cations; et (5) il est rentable pour son prix.

Respiration au moyen d'un respirateur à pression positive intermittente (RPPI).   On a beaucoup utilisé ce système pour améliorer la ventilation pulmonaire. Cependant, on continue à étudier son efficacité dans la diminution des complications postopératoires. Souvent, lors de son utili-sation, le client n'est pas prévenu qu'il lui faut retenir sa respiration à la fin de l'inspiration et qu'il doit tousser à la fin de l'exercice. Ces oublis rendent le respirateur inutile. De plus, lorsqu'il est mal utilisé, il peut causer une ingurgitation d'air, entraînant une dilatation de l'estomac et compromettant davantage la ventilation. La technique qui consiste à *souffler dans des bouteilles d'eau* est couram-ment utilisée; on en étudie aussi l'efficacité pour la réduction des complications respiratoires postopératoires. Lorsqu'on l'utilise correctement, c'est-à-dire lorsque le client prend des inspirations profondes et soutenues et lorsqu'il rejette l'air lentement, on parvient à accroître la capacité résiduelle fonctionnelle. Malheureusement, le client souffle l'air en prêtant plus d'attention à l'expiration qu'à l'inspiration, ce qui entraîne une rapide diminution du volume pulmonaire et résulte en une fermeture des conduits d'air.

Inhalations de dioxyde de carbone.   Une autre méthode utilisée moins fréquemment pour stimuler les respirations profondes est de faire inhaler du dioxyde de carbone au client. Ce procédé s'effectue au moyen d'un masque relié à une bouteille de gaz ou simplement en apprenant au client à respirer dans un sac de papier. La plupart des études indiquent que le volume courant n'est pas augmenté jusqu'à la capacité respiratoire totale et qu'il peut se produire de l'hypoxémie. À cause de cela, le volume réel de dioxyde de carbone respiré est incertain et peut même être dangereux pour les personnes atteintes de maladies cardio-pulmonaires.

Doxapram.   Finalement, chez les clients *incapables* de coopérer à de tels exercices respiratoires, le doxapram peut être utile. C'est un stimulant respiratoire sélectif, donné en injection intraveineuse, qui stimule les chimio-récepteurs carotidiens, lesquels interviennent pour augmen-ter le taux et l'amplitude de la ventilation. (Voir la section traitant des complications respiratoires à la page 307.)

Résultat escompté: Maintien d'une fonction respi-ratoire optimale. Le client :

- présente des paramètres normaux de fonction respira-toire (sons clairs, rythme régulier, gaz artériels normaux, radiographie pulmonaire normale);
- réussit ses exercices respiratoires de grande amplitude;
- utilise le spiromètre de stimulation comme prévu.

2e objectif : Évaluer l'état cardio-vasculaire

L'évaluation de l'état cardio-vasculaire se fait par la surveillance des symptômes de choc et d'hémorragie. Les principaux éléments observés sont l'apparence du client, le pouls, la respiration, la pression artérielle, la température, la pression veineuse centrale et les gaz sanguins. Les deux derniers sont surveillés si l'état du client l'exige. On note le pouls et la respiration à de fréquents intervalles pendant les deux premières heures et toutes les demi-heures pendant les deux heures suivantes. Par la suite, la fréquence est moindre si les résultats sont stables. On prend la pression artérielle aussi souvent que nécessaire.

- On signale immédiatement toute température supérieure à 37,7° C et inférieure à 36,1° C, tout rythme respiratoire supérieur à 30 et inférieur à 16 ainsi que toute pression systolique inférieure à 90.

Il faut connaître la pression artérielle habituelle ou préopératoire du client pour faire des comparaisons valables.

- Une pression qui baisse de 5 mm Hg à 10 mm Hg à chaque lecture indique un problème.

L'état général du client est évalué et noté ; on tient compte de la coloration (normale ou cyanosée), de l'état de sa peau (froide et moite ou chaude et très humide) et de la quantité de mucus dans la gorge et les narines.

Résultats escomptés : (1) Maintien de l'intégrité du fonctionnement cardio-vasculaire ; (2) Atteinte des niveaux préopératoires des paramètres suivants :

- pression artérielle, pouls, rythme respiratoire et température ;
- pression veineuse centrale ;
- pouls périphériques ;
- coloration de la peau et température.

3e objectif : Confort et sécurité du client

Le client peut être agité lorsqu'il se remet de l'anesthésie. Autant que possible, on n'utilisera pas la contrainte, mais on doit l'empêcher de se blesser. Ordinairement, une perfusion intraveineuse est en cours. Si le bras est soutenu par une attelle, l'aiguille restera en place. Cependant, le client peut enlever l'aiguille en la tirant avec son autre main.

Si on a placé le client entre des couvertures, on doit les enlever quand il est remis de l'anesthésie — lorsque la température, le pouls et la respiration se maintiennent à la normale —, ou lorsqu'elles causent une transpiration excessive. Le lit de l'opéré doit être fait de telle façon que le client repose entre les draps lorsqu'on enlève les couvertures. La fraîcheur des draps donne au client une sensation de bien-être. Cependant, on doit prendre soin que le changement ne soit pas trop brusque. On doit se rappeler que le client qui a reçu un anesthésique est sensible aux courants d'air. On doit se rappeler aussi que le client obèse transpire abondamment et perd donc du liquide et du sel beaucoup plus rapidement que celui dont la masse est normale.

Embarrassé par les pansements, les attelles et les appareils de drainage, le client est presque incapable de changer de position, ce qui peut entraîner des escarres de décubitus et une pneumonie hypostatique, entre autres complications.

- On doit changer la position toutes les deux heures au moins et même davantage s'il y a signe d'inconfort.

Comme mesures élémentaires de confort, on peut retourner l'oreiller pour maintenir une surface fraîche ; fournir un bon soutien aux mains et aux bras, ainsi qu'aux pieds pour que le client puisse détendre les muscles des pieds et étirer les orteils.

Le client qui se réveille après l'anesthésie trouve agréable et calmant d'avoir des linges froids sur le front et, quand il n'a pas le droit de boire, des compresses fraîches sur les lèvres. Quand c'est possible, on peut lui frictionner doucement le dos avec une lotion ou de l'alcool.

- *On ne doit jamais frictionner vigoureusement les extrémités* avec de l'alcool, car on risque de déloger un thrombus qui pourrait entraîner une embolie et la mort.

Agitation et inconfort. L'agitation est un symptôme postopératoire qu'on ne doit pas traiter à la légère. La cause la plus commune est probablement le malaise général provenant du maintien de la même position sur la table d'opération, de la manipulation des tissus par le chirurgien et de la réaction du corps à l'anesthésique. On peut soulager ces malaises en donnant la sédation postopératoire prescrite et en changeant souvent la position du client. De plus, l'infirmière évaluera d'autres causes qui peuvent contribuer au malaise, comme un pansement serré et souillé. Elle soulagera le client en ajoutant des pansements ou en les changeant. Elle mesure les urines, les note et remarque la présence ou l'absence de rétention urinaire. Il faut éviter une distension vésicale. Dans la mesure du possible, il faut aider le client à prendre une position relativement normale. On essaiera les différentes techniques pour faciliter la miction avant d'avoir recours à un cathétérisme.

D'autres causes de malaise sont la flatulence et le hoquet. Pour les reconnaître et les traiter, voir la page 292. La cause la plus sérieuse de l'agitation est probablement l'hémorragie. Voir l'information à ce sujet, à la page 305.

Douleur. Bien des facteurs psychologiques comprenant la motivation, l'affectivité, la connaissance et l'émotion peuvent influer sur l'expérience de la douleur. Des recherches récentes ont montré comment la perception, l'éducation, la personnalité, les facteurs ethniques et culturels ainsi que l'environnement peuvent jouer sur l'anxiété, la dépression et la douleur. Le degré de douleur postopératoire dépend de l'état physiologique et psychologique du client, de son niveau de tolérance, de la région opérée, du type d'opération, de l'étendue du traumatisme opératoire, du type d'anesthésique et de son mode d'administration.

On doit aussi prendre en considération l'information qu'a reçue le client pour lui donner confiance et le soutenir psychologiquement.

En ce qui concerne le besoin de narcotiques, environ un tiers des opérés souffre d'une douleur importante, un autre tiers d'une douleur modérée et l'autre tiers d'une douleur insignifiante ou ne souffre pas du tout ; ce qui ne signifie pas pour ces derniers que la douleur est inexistante, mais que des mécanismes psychodynamiques activateurs apparaissent et empêchent de ressentir la douleur (théorie du seuil et transmission nociceptive bloquée). Il est intéressant de noter qu'un tiers des clients est soulagé grâce à un placebo et que les personnes âgées souffrent moins que les jeunes adultes.

On prescrit ordinairement des injections hypodermiques de morphine, de Dilaudid, de Demerol ou de méthadone pour soulager la douleur et calmer l'agitation. Une telle ordonnance est ordinairement notée *p.r.n.* (du latin *pro re nata*, à l'occasion, au besoin), pour un certain nombre de doses. Le moment où il convient d'administrer ces médicaments est souvent laissé à l'appréciation de l'infirmière, mais on doit savoir que la douleur, dans les premières 24 h postopératoires, requiert des narcotiques pour le soulagement et on ne doit pas refuser de donner ces médicaments lorsque le client souffre. Le site opératoire est souvent douloureux quoi que l'on fasse ; cependant, les suggestions suivantes peuvent aider à soulager temporairement le malaise général et augmenter l'efficacité de l'injection hypodermique lorsqu'on l'administre : changer la position du client, laver son visage ou frictionner son dos avec une lotion rafraîchissante.

Résultat escompté : Obtention du confort et de la sécurité. Le client :

- se repose durant de longues périodes ;
- est soulagé de sa douleur grâce aux analgésiques ;
- réagit normalement aux stimuli ;
- atteint un niveau normal de conscience.

4ᵉ objectif : Assurer l'homéostasie

Équilibre liquidien. Lorsque l'on doit faire la collection des liquides drainés, il vaut mieux fixer tous les appareils de drainage comme le tube nasal, les tubes à cholécystostomie ou à cholédochostomie, les cathéters, les drains à entérostomie et les tubes thoraciques. Pour les tubes à drainage sous l'eau, comme ceux qu'on utilise après la thoracotomie, on doit avoir sous la main des clamps pour fermer le tube afin que l'air ne puisse entrer dans la poitrine au cas où le récipient serait accidentellement dérangé ou l'appareil débranché.

Si cela est permis, on devrait offrir de l'eau en petites quantités lorsque les nausées cessent. Si le client tolère bien de petites quantités d'eau, on peut augmenter graduellement la quantité donnée en une fois. L'eau est meilleure froide ou chaude, autrement elle peut occasionner des nausées. Parfois, un grand verre d'eau ne fera aucun tort au client, même si celui-ci est nauséeux, mais on ne devrait jamais le donner sans ordonnance. D'autres fois, le client demande de la glace et, ordinairement, on peut lui en donner en petites quantités sans inconvénients. Si l'ordonnance stipule que le client ne doit rien prendre par la bouche, on enveloppe de la glace dans une gaze et on s'en sert pour rafraîchir et humecter les lèvres.

Régime alimentaire. Après l'opération, plus rapidement le client pourra tolérer son régime alimentaire habituel, plus vite il retrouvera un fonctionnement gastro-intestinal normal. La meilleure méthode de s'alimenter est de le faire par la bouche, ce qui stimule les sucs digestifs et favorise la fonction gastrique et le péristaltisme intestinal. Les exercices au lit ou le lever précoce aident aussi le processus digestif et préviennent les douleurs dues à l'accumulation des gaz et la constipation. La mastication de la nourriture prévient la parotidite (inflammation des glandes parotides), problème postopératoire qui était courant autrefois chez les clients déshydratés qui avaient aussi une mauvaise hygiène buccale.

Chaque client devrait, individuellement, établir le rythme de son retour à un régime normal. Le genre d'opération et le type d'anesthésie influencent sûrement et directement ce rythme. Lorsque le client est complètement remis des effets de l'anesthésie et qu'il n'est plus nauséeux, on peut prévoir la façon de rétablir un régime alimentaire normal.

Ordinairement, après une opération, le client désire d'abord des liquides et les tolère bien. On peut donc lui donner de l'eau, des jus de fruits, du thé sucré au citron, en augmentant la quantité s'il ne vomit pas. On devra lui donner les liquides froids, ni glacés ni tièdes. Puisque les liquides donnent peu de kilojoules et qu'ils sont bien tolérés, on ajoute graduellement de la gélatine, du lait caillé, des crèmes (flans) et on peut même ajouter graduellement des rôties beurrées, du lait et des soupes crémeuses. Si le client tolère bien la nourriture molle, on peut lui donner des aliments solides.

On devrait fournir au client un régime alimentaire bien équilibré composé des aliments qu'il a choisis et qu'il préfère. Habituellement, il lui faut de deux jours à trois jours pour retrouver son appétit. Il est donc important, du point de vue thérapeutique, de lui présenter des plateaux attrayants et appétissants.

- Lorsque l'intervention chirurgicale a porté sur l'appareil digestif, on ne donne ni liquide ni aliment avant le retour du péristaltisme.

L'infirmière peut déterminer le retour des sons du péristaltisme intestinal en auscultant l'abdomen avec un stéthoscope. Elle note les résultats pour qu'on puisse prescrire la modification appropriée du régime alimentaire.

Ordinairement, on insère une sonde nasale ou gastro-intestinale après une intervention sur l'appareil digestif et on la laisse en place pendant les premières 24 h à 48 h. Ces tubes décompressifs enlèvent la flatulence et les sécrétions. On doit veiller à maintenir un bon équilibre hydro-électrolytique et on essaie d'atteindre ce niveau nutritionnel par l'administration parentérale de liquides et peut-être même par la suralimentation (voir le chapitre 33).

Lorsqu'on ne donne rien par la bouche en période postopératoire, le client requiert des soins buccaux méticuleux.

Miction. Le temps pendant lequel on peut laisser un client sans uriner, après une opération, varie beaucoup avec le genre d'intervention chirurgicale qu'il a subie. Après les opérations abdominales et gynécologiques, on peut attendre de 8 h à 10 h (quelquefois moins) avant de recourir au cathétérisme ; dans d'autres cas, on peut attendre de 16 h à 18 h.

- Généralement, il faut tout tenter pour éviter l'utilisation d'un cathéter.

Il faut essayer tous les moyens connus pour aider le client à uriner — faire couler l'eau, appliquer de la chaleur, etc. Il ne faut jamais donner le bassin de lit froid. Lorsqu'un client se plaint de ne pas être capable d'utiliser le bassin de lit, il peut être permis d'utiliser la chaise d'aisance plutôt que d'avoir recours au cathétérisme. On permet parfois aux hommes de s'asseoir ou de se tenir debout près du lit, mais il faut prendre des précautions pour prévenir un accident dû à une chute ou à une perte de connaissance.

- On doit mesurer la quantité de toutes les urines, produites par miction naturelle ou par cathétérisme, et la noter au dossier.
- On doit garder un bilan des ingesta et des excreta pour tous les clients qui ont subi une opération des voies urinaires ou une intervention complexe, ou pour tous les clients âgés ou gravement malades.

Défécation.   On inscrit au dossier chaque défécation. Quand les intestins ne fonctionnent pas spontanément tous les deux jours, on donne un lavement évacuant. En règle générale, on ne prescrit pas de purgatif au client en période postopératoire, surtout dans les cas d'interventions abdominales.

Résultat escompté: Maintien de l'équilibre hydro-électrolytique, de la nutrition et de l'élimination. Le client :

- augmente graduellement l'absorption des liquides ;
- maintient une bonne élimination urinaire ;
- reprend un régime alimentaire normal ;
- recouvre une fonction intestinale active ;
- urine normalement sans cathétérisme.

5e objectif : Favoriser la cicatrisation

On vérifie les pansements de temps en temps pour rechercher les signes d'une hémorragie excessive ou d'un écoulement anormal. Pour les incisions faites à la face antérieure du corps, on surveillera la région postérieure correspondante, car le sang, par gravité, a tendance à s'y accumuler. On ajoute des pansements si nécessaire et on notera l'heure au dossier.

Voir la section traitant des pansements et des soins de plaies aux pages 297 à 300.

Infections nosocomiales.   Entre 10 % et 15 % des clients opérés sont atteints d'infections au niveau de l'incision, des voies urinaires, de la circulation sanguine et des voies respiratoires. En voici les raisons :

- L'altération de la peau et des muqueuses par l'introduction de tubes et de cathéters, par le processus pathologique ou par l'intervention chirurgicale ;
- La diminution de la résistance causée par l'anesthésie et l'opération ;
- L'environnement humain de l'opéré comprend des personnes malades, ce qui le prédispose aux infections ;
- Les micro-organismes qui causent les infections nosocomiales sont très résistants : *Staphylococcus aureus*, *Escherichia coli*, *Serratia marcescens*, *Pseudomonas*, *Klebsiella pneumoniae*, *Enterobacteriaceae* et *Proteus* ;
- Le lavage inefficace des mains et la négligence.

Dans chaque centre hospitalier, on doit faire un effort très particulier pour contrôler les infections grâce à un programme d'éducation intensive qui touchera tous les employés. Habituellement, il existe un comité très actif (comprenant un épidémiologiste) chargé d'établir des règlements et des directives visant au contrôle des infections et d'en surveiller l'application. Un lavage consciencieux des mains est essentiel pour chaque personne qui entre en contact avec les clients et qui va de l'un à l'autre. On doit exercer un contrôle judicieux sur les infections des voies respiratoires supérieures et sur les lésions de la peau. L'une des causes les plus communes des infections est la contamination par les injections intraveineuses (voir la section traitant des méthodes de contrôle à la page 78). Un rétablissement postanesthésique efficace marqué par un bon réflexe de la toux, de fréquentes rotations et une respiration profonde évite que les sécrétions ne soient retenues et ne causent l'atélectasie, la congestion pulmonaire et la pneumonie. On évite la transmission des organismes pathogènes en stérilisant toutes les aiguilles, les canules, etc., y compris l'équipement utilisé pour les soins respiratoires. On prescrit des antibiotiques d'une manière préventive lorsqu'on découvre des zones d'infection et des antibiotiques spécifiques contre les micro-organismes identifiés lorsqu'il y a une infection. L'infirmière a un rôle clé à jouer dans le contrôle de l'infection en utilisant une technique parfaite et en contrôlant consciencieusement les autres membres de l'équipe.

Résultat escompté: L'intégrité de la peau est obtenue :

- La peau ne présente ni rougeur, ni chaleur, ni œdème dans la zone de l'incision ;
- La plaie ne suinte pas ou presque pas ;
- On applique du beurre de cacao ou un onguent calmant, tel que prescrit ;
- On identifie tout de suite les symptômes d'hématome, de lésion ou d'infection ;
- On change le pansement quand c'est nécessaire.

6e objectif : Favoriser la reprise des activités

Position du client.   Après l'opération, on peut placer le client dans une variété de positions afin de lui procurer du confort et de rendre sa douleur tolérable.

Position dorsale.   Le client repose sur le dos et sa tête n'est pas surélevée. C'est la position dans laquelle on place la plupart des clients immédiatement après l'opération. On tourne la tête de côté pour faciliter l'évacuation de tout vomissement et pour en prévenir l'aspiration dans les poumons. Les couvertures du lit ne devraient pas entraver les mouvements des orteils et des pieds.

On peut employer cette position lorsque le drainage n'exige pas la position de Fowler. On croit que lorsque le client est couché à plat dans son lit, sa respiration est plus libre, et qu'il est aussi plus facile de le tourner. Ces deux avantages sont importants dans la prévention des complications respiratoires.

Position latérale ou position de Sims.   Le client repose sur un côté, le bras de dessus vers l'avant et le bras de dessous le long du corps. La jambe de dessous repose légèrement fléchie et la jambe de dessus est fléchie à la cuisse et au genou. La tête repose sur un oreiller, et on place un second oreiller longitudinalement sous le genou fléchi. On utilise cette position lorsqu'il est désirable de changer souvent la position pour faciliter l'écoulement des cavités, comme la cavité thoracique et celle de l'abdomen, et prévenir des complications postopératoires pulmonaires, respiratoires et circulatoires.

Position de Fowler.   De toutes les positions que l'on fait prendre au client, la plus fréquente et en même temps la plus difficile à maintenir est la position de Fowler. La faute que l'on commet, dans la plupart des cas, est d'essayer d'adapter le client au lit plutôt que le lit au client. On soulève le tronc du client jusqu'à un angle de 60° C à 70° C. C'est une position assise confortable. On place le client ayant un drainage abdominal dans la position de Fowler aussitôt qu'il a repris connaissance, mais on doit prendre de grandes précautions en levant la tête du lit.

- Il n'est pas rare qu'un client se sente faible quand on lève la tête du lit ; pour cette raison, on contrôle étroitement le rythme de son pouls et sa coloration. S'il se plaint d'un étourdissement, on doit abaisser la tête du lit lentement.

Cependant, si son état est bon, on peut lever la tête du lit au bout d'une heure ou deux.

L'infirmière doit s'assurer que le client est en bonne position et qu'il se sente bien. Souvent, une personne petite ne se sent pas à l'aise dans un lit ordinaire d'hôpital sans l'addition d'oreillers. On recommande de mettre un soutien sous les pieds pour empêcher le client de glisser au fond du lit, pour prévenir le fléchissement du pied et pour que le client se sente plus en sécurité.

C'est la tâche de l'infirmière de veiller continuellement au bon maintien de la position de Fowler. Quelle que soit la perfection de la position qu'on lui aura donnée, de même que des appuis que l'on aura ajoutés au moyen d'oreillers, le client finira par glisser vers le pied du lit avec le temps. Donc, il est nécessaire de le remonter souvent dans le lit et de replacer les oreillers.

Position semi-Fowler.   On utilise cette position pour soulager la tension musculaire après une réparation d'une hernie inguinale ou d'une hernie abdominale. On obtient cette position en soulevant la tête du client de 25 cm à 30 cm et en lui fléchissant les genoux.

Lever et déplacements.   On permet à la plupart des opérés de se lever dans les 24 h à 48 h qui suivent l'opération et on les encourage à le faire.

- L'avantage d'un lever précoce est qu'il diminue les complications comme l'atélectasie, la pneumonie hypostatique, les troubles gastro-intestinaux et les problèmes circulatoires.

L'atélectasie et la pneumonie hypostatique sont relativement rares chez le client qui se lève. La marche favorise les échanges respiratoires et aide à prévenir la stase des sécrétions bronchiques dans les poumons. La distension postopératoire est presque absente, par suite de l'augmentation du tonus gastro-intestinal, et, par conséquent, les lavements ne sont pas nécessaires.

La thrombophlébite et la phlébothrombose sont moins fréquentes, puisque la marche augmente la vitesse de la circulation dans les extrémités, prévenant ainsi une stase de la circulation veineuse. L'enseignement clinique aussi bien que les expériences ont prouvé que le temps de guérison des plaies abdominales était plus court avec la marche précoce, et que le taux d'éviscération postopératoire était moindre dans une série de cas où le lever postopératoire était

précoce. Les statistiques indiquent aussi une diminution de la douleur. Des études comparatives démontrent que le rythme cardiaque et la température reviennent à la normale plus tôt, lorsque le client essaie de reprendre ses activités préopératoires normales aussitôt que possible. Enfin, cela diminue la durée d'hospitalisation du client.

Cependant, il ne faut pas exagérer le lever précoce. C'est l'état du client qui doit le déterminer et l'on doit suivre une certaine progression dans les étapes qui vont conduire le client à se lever.

1. On commence par l'asseoir presque droit dans le lit, jusqu'à ce que disparaisse toute sensation d'étourdissement. On obtient cette position en levant la tête du lit.
2. Ensuite, on peut l'asseoir complètement droit et le retourner, de façon que ses jambes pendent sur le bord du lit.
3. Après cette préparation, on peut l'aider à se tenir debout près du lit.

Lorsqu'il s'habitue à la position verticale, il peut faire quelques pas. L'infirmière demeure à ses côtés pour le soutenir physiquement et moralement. Il faut prendre soin de ne pas fatiguer le client, et la durée des premiers levers variera selon le genre d'opération qu'il a subie, son état physique et son âge.

Exercices au lit.   Lorsqu'un lever précoce n'est pas possible, par suite des circonstances déjà mentionnées. des *exercices au lit* permettent d'atteindre, jusqu'à un certain point, les mêmes effets désirables. Les exercices généraux devraient commencer aussitôt que possible après l'opération, de préférence au cours des premières 24 h. On devra en surveiller l'exécution pour s'assurer qu'ils sont bien faits. Ces exercices visent à favoriser la circulation sanguine, à prévenir le développement de contractures et d'autres difformités, et à permettre le retour le plus complet des fonctions physiologiques. Ces exercices sont les suivants :

1. Des exercices de respiration profonde pour une expansion complète des poumons.
2. Des exercices d'amplitude de mouvement des bras, en accordant une attention spéciale à l'abduction et la rotation externe de l'épaule.
3. Des exercices des mains et des doigts.
4. Des exercices des pieds, pour prévenir le fléchissement des pieds et les difformités des orteils, et pour faciliter le maintien d'une bonne circulation. Une boule de plastique sous les couvertures peut aider le client à se rappeler qu'il doit exercer les muscles de ses jambes. Prendre la boule avec les orteils contracte les muscles du mollet, stimule la circulation et diminue la stase veineuse.
5. Des exercices pour préparer le client au lever et à la marche.
6. Des exercices de contraction des muscles abdominaux et fessiers.

Résultat escompté :   Reprise des activités. Le client :

- alterne repos et activité ;

- augmente progressivement le nombre de déplacements ;
- reprend des activités normales dans un temps prédéterminé.

7ᵉ objectif : Contribuer au bien-être psychosocial

Presque tous les opérés ont besoin d'un soutien psychologique au début de la période postopératoire. Quand l'état du client est jugé satisfaisant, on permet à un membre proche de sa famille de venir lui rendre visite pendant un court instant ; ainsi la famille est rassurée et le client se sent plus tranquille.

Les questions que pose le client à son réveil traduisent souvent ses sentiments et sa pensée. Il indique peut-être ses soucis au sujet des résultats de l'intervention qu'il a subie ou de l'avenir qui lui est réservé. Quoi qu'il en soit, l'infirmière doit être en mesure de répondre à ses questions en le rassurant, sans entrer dans les détails. La période qui suit immédiatement l'opération n'est pas le moment de discuter de la nature de l'opération ou de son pronostic. D'autre part, il ne faut pas non plus ignorer ces questions, car elles peuvent donner des indices quant au choix de la méthode concernant le traitement futur et la réadaptation.

Résultats escomptés : Atteinte et maintien d'un bien-être psychosocial. Le client :

- participe à ses propres soins ;
- veille au maintien d'une bonne apparence ;
- parle positivement de projets futurs ;
- pose des questions relatives à la reprise de ses relations sexuelles ;
- éprouve du bonheur en voyant des amis et sa famille.

8ᵉ objectif : Noter et signaler les données pertinentes

La signification des symptômes notés lors de l'évaluation est affaire de jugement. Si l'on considère les éléments séparément, un signe peut paraître peu important, mais vu dans un contexte plus vaste, il peut être un élément de compréhension indispensable.

Quelques règles générales peuvent aider l'infirmière à porter des jugements de valeur judicieux. Naturellement, chaque symptôme grave est toujours très important.

- On doit considérer chaque symptôme apparemment léger qui a tendance à se répéter ou à s'aggraver. Par exemple, le hoquet n'a d'importance que s'il est durable.
- Un symptôme apparemment sans conséquence en lui-même peut, s'il est associé à d'autres, être le signe d'un certain danger. Par exemple, un soupir qui se répète peut ne rien signifier, mais s'il s'accompagne d'une grande fatigue, d'une pâleur croissante, d'un pouls qui s'accélère, etc., il devient l'un des signes cliniques annonciateurs d'hémorragie grave.
- Tout changement qui détériore l'état du client de façon progressive et permanente doit être pris très au sérieux, même s'il n'y a pas d'autres symptômes évidents.
- On ne doit négliger aucune plainte ni aucune remarque du client.

Il faut noter des informations justes et concises non seulement pour informer tout le personnel médical et infirmier, mais aussi pour satisfaire aux exigences médico-légales.

Si l'on doit appeler le médecin pour une raison quelconque, on doit avoir sous la main toutes les informations nécessaires avant de prendre le téléphone, y compris les plus récents signes vitaux et les lectures faites aux appareils de contrôle. Il est même conseillé d'avoir le dossier du client avec les rapports infirmiers afin de pouvoir répondre à n'importe quelle question.

☐ MALAISES POSTOPÉRATOIRES

Vomissements — Aspiration

Autrefois, les vomissements étaient chose courante en période postopératoire, surtout avec l'emploi de l'éther comme agent anesthésique. Cependant, avec l'apparition d'autres agents anesthésiques et des médicaments antiémétiques, le vomissement est devenu un phénomène postopératoire moins fréquent, même si une ventilation inadéquate pendant l'anesthésie peut augmenter l'incidence des vomissements. Le vomissement qui survient quand le client se réveille de l'anesthésie est souvent un essai pour soulager l'estomac du mucus et de la salive déglutis pendant la période de l'anesthésie.

Les autres causes de vomissements postopératoires incluent une accumulation de liquide dans l'estomac, le gonflement de l'estomac et l'ingestion d'aliments et de liquides avant le retour du péristaltisme. Les facteurs psychologiques peuvent aussi jouer un rôle ; si le client s'attend à vomir après l'opération, il aura ordinairement des vomissements. Donc, l'enseignement préopératoire peut aider à minimiser la possibilité des vomissements en période postopératoire.

Lorsque les vomissements sont probables, à cause de la nature de l'intervention, on insère une sonde nasale à l'avance et on la laisse en place pendant l'intervention chirurgicale et la période postopératoire immédiate. Autrement, on ne fera qu'un traitement symptomatique. Certains spécialistes pensent que la plupart des antiémétiques (habituellement des dérivés de la phénothiazine) amènent plus d'effets indésirables, comme l'hypotension et la dépression respiratoire. Si un médicament est requis, on prescrit souvent des barbituriques de courte action.

- Le rôle le plus important de l'infirmière, lors de vomissements, est d'empêcher l'aspiration des vomissements, car cela provoquerait l'asphyxie et la mort (voir aux pages 307 à 310).

Ces précautions sont même nécessaires avant que le client ne commence à vomir. Après l'enlèvement de la canule, on tourne le client sur le côté pour fournir un drainage efficace de la gorge et aider à empêcher la langue de se retourner vers l'arrière et d'irriter le pharynx ou éventuellement d'obstruer le passage de l'air.

- Au moindre signe de nausée, on tourne le client complètement sur le côté pour augmenter le drainage de la bouche.

Si le client est en position ventrale, position utilisée en général pour l'enfant après une amygdalectomie, la position même fournit un drainage adéquat de la bouche. Cependant, pour faciliter la respiration, on peut placer un oreiller sous l'abdomen afin de permettre l'expansion du thorax.

Il n'y a aucun traitement dans le cas de vomissements, sauf rincer la bouche et ne donner aucun liquide pendant quelques heures. Le danger majeur, comme nous l'avons déjà indiqué, est l'aspiration des vomissements.

Dans des cas d'urgence, lorsqu'un client qu'on amène en salle d'opération n'a pas l'estomac vide, quelques anesthésistes administrent des anti-acides par voie orale afin de contrer le syndrome de l'aspiration acide. Autrement, si l'acide des vomissements est aspiré dans les poumons, il provoque une crise semblable à l'asthme, accompagnée de spasmes bronchiques graves et de sifflements. Par la suite, les clients peuvent souffrir d'une pneumonite et d'un œdème pulmonaire et devenir extrêmement hypoxiques.

On ne doit pas négliger une régurgitation gastrique silencieuse, car elle apparaît plus souvent qu'on ne pense. On a étudié l'importance du pH dans l'étiologie de l'aspiration acide et il est préférable d'administrer avant l'opération un antagoniste récepteur d'hydrogène, comme la cimétidine.

Distension abdominale

La distension abdominale postopératoire est un autre problème fréquent. Le traumatisme infligé aux organes abdominaux par la manipulation durant l'intervention chirurgicale produit une perte du péristaltisme normal pendant 24 h à 48 h, selon le type de l'intervention subie et son importance. Bien que rien ne soit alors donné par la bouche, l'air et les sécrétions gastro-intestinales pénètrent dans l'estomac et l'intestin et, le péristaltisme étant momentanément aboli, ils s'accumulent dans les anses intestinales, produisant de la distension et causant le ballonnement ou les douleurs abdominales dont le client se plaint. Les gaz s'accumulent le plus souvent dans le côlon ; donc, on peut soulager le client en lui insérant un tube rectal ou en lui administrant un petit lavement (*Figure 18-5*).

Après une opération abdominale majeure, on peut éviter la distension en demandant au client de se tourner, de faire des exercices et de se mouvoir fréquemment ou en utilisant un tube gastrique ou intestinal afin de permettre l'expulsion, de l'estomac et de la partie supérieure de l'intestin, de l'air avalé (qui est responsable en grande partie des gaz qui produisent le ballonnement). Chez certains clients, l'ingurgitation d'air fait partie d'une réaction d'anxiété. Si l'on reconnaît ces caractéristiques, on peut laisser un tube gastrique de succion plus longtemps qu'à l'ordinaire, jusqu'au retour d'une activité péristaltique complète (l'évacuation des gaz).

Soif

La soif est un symptôme ennuyeux qui se fait sentir après l'administration de plusieurs anesthésiques généraux, et même après certains cas d'anesthésie locale. La sécheresse de la bouche et du pharynx, causée par l'inhibition des sécrétions des muqueuses après la médication préopératoire habituelle d'atropine, en est en grande partie la cause. Beaucoup de clients opérés sous anesthésie locale se plaignent d'avoir soif pendant l'intervention. De plus, il y a une perte considérable des liquides de l'organisme par suite de la transpiration, de l'augmentation des sécrétions des muqueuses des poumons et d'une perte de sang, de sorte que le facteur du déséquilibre liquidien est aussi une cause de soif. Pour combattre cette perte de liquides, on administre des solutés par voie intraveineuse au cours des premières heures postopératoires. Même si l'on donne une quantité adéquate de liquides par ce procédé, cela ne soulage pas toujours la soif.

Les clients qui ont la bouche sèche et collante demandent à boire ; aussi peut-on, dans la plupart des cas, donner des liquides aussitôt que les nausées et les vomissements postopératoires ont cessé. De petites gorgées d'eau ou de thé chaud additionné de jus de citron dissolvent mieux le mucus que ne le fait l'eau froide. La glace concassée semble

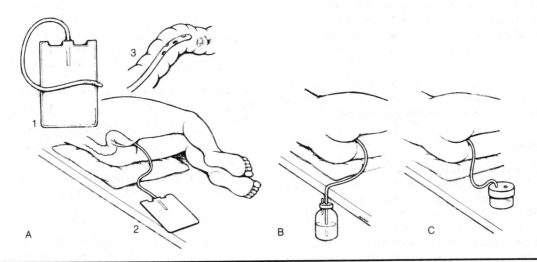

Figure 18-5 Intubation rectale. **A)** 1 — tube rectal relié au sac de plastique ; 2 — tube en position, le client couché sur le côté gauche ; 3 — portion agrandie du côlon descendant montrant les bulles de gaz qui seront expulsées par le tube. **B)** Tube relié à une bouteille d'eau munie d'un évent. **C)** Tube relié à un récipient de plastique.

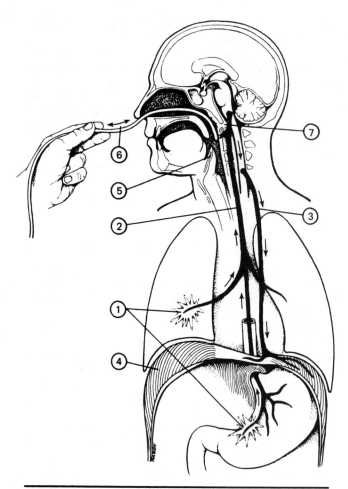

Figure 18-6 Contrôle du hoquet. Les irritations au niveau du thorax ou de l'abdomen (1) sont transmises par le nerf vague (2). L'arc réflexe s'achève par la transmission des influx au diaphragme par le nerf phrénique (3). Le diaphragme (4) se contracte alors et déclenche une inspiration soudaine ; celle-ci est aussitôt interrompue par la fermeture rapide de la glotte (5). C'est le hoquet.

L'introduction du cathéter French n° 16 (6) dans le rhinopharynx sur une longueur de 7,5 cm à 10 cm stimule les ramifications pharyngées du nerf vague (7) et interrompt l'arc réflexe ; le hoquet cesse.

augmenter la soif et laisse la bouche plus desséchée. Aussitôt que le client peut prendre des quantités suffisantes d'eau par voie orale, on arrête l'administration parentérale.

Hoquet

Parfois, le hoquet apparaît à la suite d'une intervention abdominale. Souvent, les attaques bénignes et transitoires cessent spontanément ou disparaissent après un traitement très simple. Lorsque le hoquet persiste, il produit une angoisse considérable et a des effets graves tels que les vomissements, un déséquilibre acido-basique et liquidien, la malnutrition, l'épuisement et, éventuellement, l'éviscération de la plaie.

Les spasmes intermittents du diaphragme produisent le hoquet. Il se traduit par un bruit caractéristique (un « hic »

perceptible) résultant de la vibration des cordes vocales fermées qui se fait par le passage brusque de l'air dans les poumons. La cause de ce spasme du diaphragme peut être toute irritation du nerf phrénique, depuis son origine dans la moelle épinière jusqu'à ses ramifications terminales sous la surface du diaphragme. Cette irritation peut être (1) directe, comme la stimulation du nerf lui-même par un estomac flatulent, une péritonite ou un abcès sous-diaphragmatique, une distension abdominale, une pleurésie ou des tumeurs dans la cavité thoracique qui exercent une pression sur les nerfs ; (2) indirecte, comme la toxémie ou l'urémie qui stimule le centre phrénique ; ou (3) réflexe, comme l'irritation causée par un drain, l'exposition au froid, la consommation de liquides très chauds ou très froids, ou l'obstruction intestinale.

Traitement. Le grand nombre de remèdes proposés pour le soulagement du hoquet démontre qu'aucun traitement n'est efficace dans tous les cas. Le meilleur traitement, évidemment, consiste à en supprimer la cause, ce qui peut être facile dans certains cas, par exemple, le lavage gastrique pour la flatulence, le raccourcissement ou l'enlèvement d'un tube de drainage qui cause une irritation, ou d'un bandage adhésif autour de la cavité thoracique, dans le cas d'une pleurésie. Dans d'autres cas, il est impossible d'en supprimer la cause ; alors, on essaie de traiter le hoquet lui-même. Le traitement le plus ancien, le plus simple et probablement le plus efficace consiste à retenir sa respiration pendant que l'on boit de grandes gorgées d'eau froide.

Après une étude de ce problème, un groupe d'anesthésistes a recommandé l'application de certains traitements, du plus simple au plus vigoureux, jusqu'à ce que le client soit soulagé. Leurs suggestions, dans l'ordre donné, sont les suivantes :

1. Une pression des doigts sur les globes oculaires, exercée sur les paupières fermées pendant plusieurs minutes.
2. Provoquer le vomissement.
3. Un lavage gastrique.
4. L'injection intraveineuse d'atropine.
5. L'inhalation du dioxyde de carbone, en inspirant et en expirant dans un sac de papier, ou en utilisant une bouteille de ce gaz.
6. Si tous ces moyens ne réussissent pas, un blocage du nerf phrénique.
7. En dernier ressort, un écrasement du nerf phrénique.

Les médicaments du groupe de la phénothiazine, en particulier la Thorazine, ont été utiles à l'occasion. On a aussi proposé d'interrompre l'arc réflexe qui aboutit au spasme intermittent du diaphragme en introduisant un cathéter de caoutchouc de 7,5 cm à 11 cm dans le pharynx. On peut introduire ce cathéter par le nez ou par la bouche pour chatouiller le pharynx (*Figure 18-6*).

Constipation

Les causes de la constipation qui suit les interventions chirurgicales peuvent être bénignes ou graves. L'irritation et le traumatisme qu'on a fait subir aux intestins, pendant l'opération, peuvent inhiber les mouvements intestinaux pendant plusieurs jours, mais la fonction péristaltique se rétablit ordinairement après le troisième jour, à la suite d'un lever précoce, d'un simple lavement et d'un régime alimentaire un peu plus généreux. Une inflammation locale, une péritonite ou un abcès peuvent causer la constipation ; le traitement est alors dirigé contre la cause.

- On a décrit la constipation comme un des symptômes de l'obstruction intestinale.

On doit se rappeler aussi que plusieurs individus sont des constipés chroniques qui admettent avoir l'habitude de prendre quelque laxatif tous les jours depuis plusieurs années. On doit s'efforcer de corriger ces habitudes intestinales aussitôt que possible. Cependant, dans certains cas, surtout chez les personnes âgées, ces efforts peuvent être vains. L'huile de paraffine ou les lavements réussissent ordinairement assez bien à libérer la dernière portion de l'intestin.

- Il ne faut jamais administrer de médicaments cathartiques sans une ordonnance du médecin.

Fécalome. Le fécalome est une des causes de constipation postopératoire que l'on peut éviter. Cette complication est due à la négligence et ne devrait jamais se produire. Dans la majorité des cas, on peut prévenir ce problème par le lever précoce et par la surveillance d'apports appropriés de liquides et d'aliments. Ceux chez qui elle se présente sont ordinairement des personnes qui ont dépassé l'âge moyen, qui sont quelque peu affaiblies par l'opération et qui n'ont eu que des selles insuffisantes depuis plusieurs jours. Les lavements semblent donner des résultats satisfaisants, mais le client continue ordinairement à être ballonné et ses malaises abdominaux persistent. Souvent, il dit sentir le besoin d'aller à la selle, mais il n'en ressent aucun soulagement. La diarrhée peut survenir et persister ; elle est causée par l'irritation exercée sur la partie inférieure du rectum et du sigmoïde par les matières fécales qui y sont retenues. On en fait facilement le diagnostic en introduisant dans le rectum l'index recouvert d'un doigt de gant. On palpe ainsi une masse fécale durcie qui remplit le rectum.

Traitement. Le traitement consiste en l'évacuation de la masse fécale. Des lavements composés de 180 mL d'huile de paraffine (lavement huileux) parviennent souvent à amollir la masse et à en favoriser l'évacuation. Cependant, ce traitement peut ne pas réussir dans le cas de masses très dures. Il faut alors les briser avec l'index recouvert d'un doigt de gant ou en injectant dans le rectum de 30 mL à 60 mL de peroxyde d'hydrogène. L'écume que produit le médicament tend à briser les matières fécales et le client peut alors réussir à les évacuer.

Diarrhée

La diarrhée est rare durant la période postopératoire. Lorsqu'elle survient, le client peut avoir de 5 à 10 petites selles liquides par jour. L'infirmière doit le signaler immédiatement au médecin. Le fécalome semble être la cause la plus fréquente de cette complication chez les personnes âgées.

L'irritation locale, comme un abcès pelvien, est la cause la plus fréquente de la diarrhée qui survient après les opérations au cours desquelles on a constaté une péritonite. En faisant un toucher rectal, on constatera une masse sensible qui pointe dans le rectum. On a ordinairement recours au drainage chirurgical, bien que ces abcès se rompent quelquefois spontanément et que le pus s'écoule dans le rectum.

☐ SOIN DES PLAIES

On peut décrire une *plaie* comme une interruption de la continuité des cellules et la *cicatrisation* constitue alors la réparation de cette continuité.

Quand des plaies se produisent, il peut en résulter (1) la perte immédiate totale ou partielle de la fonction d'un organe ; (2) une réaction d'agression d'origine sympathique ; (3) une hémorragie et la coagulation ; (4) la contamination bactérienne (lorsque la numération bactérienne atteint $10^3/cm^3$, les moyens de défense de l'organisme sont habituellement efficaces ; une plaie infectée en contient généralement de $10^7/cm^3$ à $10^9/cm^3$) ; et (5) la mort des cellules. L'asepsie faite avec soin est le moyen le plus important pour réduire au minimum ces effets et permettre le succès du soin des plaies.

Classification des plaies

On peut classifier les plaies comme suit : (1) les plaies linéaires, (2) les plaies contuses, (3) les plaies lacérées et (4) les plaies punctiformes, selon l'instrument ou l'objet qui les a causées.

Les *plaies linéaires* sont des incisions produites par un instrument tranchant, par exemple celles que fait le chirurgien au cours de toute opération.

Tableau 18-1 Phases de la cicatrisation

Phases	Autres noms de ces phases	Durée
Inflammation	Latence Exsudation	de 1 jour à 4 jours
Prolifération	Tissus fibrinoplastique et conjonctif	de 5 jours à 20 jours
Maturation	Différenciation Résorption Remodelage Plateau	de 21 jours à quelques mois et même à quelques années

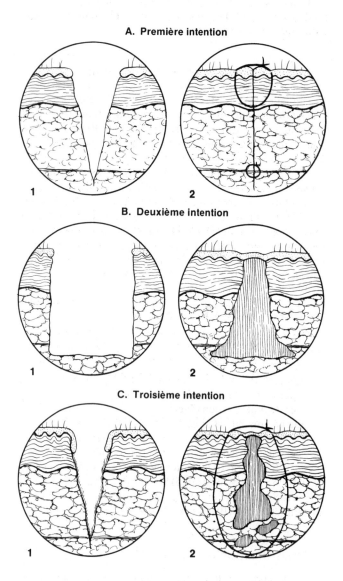

A. Première intention

1   2

B. Deuxième intention

1   2

C. Troisième intention

1   2

Figure 18-7 Représentation schématique de la cicatrisation par première, deuxième et troisième intention. Lorsqu'une incision franche est faite à travers l'épiderme, le derme et le tissu sous-cutané (A,1), elle se referme immédiatement et se cicatrise sans complication ; une quantité minime de tissu cicatriciel réunit fermement les lèvres de la plaie (A,2). Pour les plaies largement ouvertes avec perte de tissu (B,1), les facteurs dominants sont la contraction et l'épithélialisation. La soudure épiderme-derme est anormale et fragile ; la cicatrice est grande et les bords déformés (B,2). Lorsque la plaie demeure ouverte pendant quelques jours et n'est refermée que plus tard (C,1), la cicatrice initiale est plus grande que dans la cicatrisation par première intention (C,2). Mais en peu de temps la cicatrisation par troisième intention s'épithélialise et se remodèle pour ressembler à la cicatrisation par première intention. (*Source:* J.D. Hardy, *Rhoads Textbook of Surgery*, 5e éd. Philadelphie, J.B. Lippincott.)

Les *plaies contuses* sont produites par un corps émoussé et se caractérisent par une lésion importante des tissus mous, une hémorragie et de la tuméfaction.

Les *plaies lacérées* ont des bords déchiquetés et irréguliers, comme celles qui sont faites par le verre, le fil de fer barbelé, etc.

Les *plaies punctiformes* ne présentent qu'une petite ouverture de la peau et peuvent être causées par une balle ou un poignard.

Lorsque les plaies sont contaminées, on ne les ferme qu'après avoir retiré tous les tissus nécrosés et tout agent infectieux. Il faut donc faire une véritable opération pour exciser tous les tissus contaminés et nécrosés. C'est ce qu'on appelle le *débridement*. Il est souvent indiqué d'insérer un petit drain, avant de suturer la plaie, afin de prévenir l'accumulation de sang ou de lymphe, ce qui retarderait la cicatrisation.

Physiologie de la cicatrisation

La régénération cellulaire, la prolifération cellulaire et la production de collagène sont des processus continus qui se chevauchent et qui assurent la cicatrisation de la plaie. La réaction des tissus à une lésion passe par trois phases : l'inflammation, la prolifération et la maturation (*Tableau 18-1*).

Phase d'inflammation. Des réactions vasculaires et cellulaires se produisent immédiatement lorsque le tissu est coupé ou blessé. Il y a vaso-constriction avec dépôt d'un caillot fibrino-plaquettaire pour contrôler le saignement. Cela dure de 5 min à 10 min et il s'ensuit une vaso-dilatation des veinules. La microcirculation perd de sa puissance puisque la noradrénaline est détruite par les enzymes intracellulaires. L'histamine et la sérotonine sont libérées et agissent directement sur la circulation capillaire.

Lorsque la microcirculation est lésée, des anticorps, des protéines plasmatiques, des électrolytes, des compléments et de l'eau se répandent dans l'espace vasculaire pendant deux jours à trois jours et entraînent l'œdème, la chaleur, la rougeur et la douleur.

Les granulocytes sont les premiers leucocytes à apparaître. Leur nombre diminue s'il n'y a pas d'infection ; les monocytes qui se transforment en macrophages englobent les débris et les transportent hors de la région. La neutralisation antigène-anticorps se produit.

Les cellules basales aux bords de la plaie entrent en mitose et les cellules-filles migrent. En même temps, des enzymes protéolytiques sont sécrétées pour dissoudre les amorces de caillots. L'ouverture se comble progressivement et les lèvres de la plaie se rapprochent en 24 h à 48 h. À ce moment, la migration cellulaire est remplacée par la mitose.

Phase de prolifération. Les fibroblastes se multiplient et forment un treillis pour les cellules migrantes. Les cellules épithéliales se constituent en bourgeons aux extrémités de la plaie et se développent en réseaux capillaires pour assurer l'alimentation du nouveau tissu de granulation.

Le collagène est le premier élément contribuant au remplacement du tissu conjonctif. Les fibroblastes commencent à synthétiser du collagène et des mucopolysaccharides. En deux à trois semaines, les chaînes d'acides aminés constituent des fibres qui s'allongent et s'épaississent pour former un réseau bien structuré de faisceaux serrés. La synthèse du collagène réduit le nombre de capillaires. Le collagène diminue par la suite de manière à ne remplacer que celui qui est détruit. Il en résulte une force de tension croissante. Cependant, après deux semaines, la plaie n'est consolidée que de 3% à 5%. Vers la fin du premier mois, cette force de tension n'atteint que de 35% à 59% pour ne jamais dépasser de 70% à 80% par la suite.

Phase de maturation. Trois semaines après la blessure, les fibroblastes commencent à quitter la plaie. La cicatrice semble large, mais les fibrilles de collagène se réorganisent en position serrée. Cela, ainsi que la déshydratation, réduit la cicatrice, mais en accroît la résistance. La maturation continue et en 10 semaines à 12 semaines la résistance est à son maximum, sans jamais atteindre ce qu'elle était avant la blessure.

Formes de cicatrisation

Du point de vue chirurgical, on décrit les plaies en fonction des cicatrisations par première, deuxième et troisième intention.

Cicatrisation par première intention. Les plaies aseptiques s'accompagnent d'un minimum de destruction tissulaire et d'une coaptation adéquate, comme avec des sutures, et guérissent avec un minimum de réaction tissulaire « par première intention » (*Figure 18-7, A*). Le tissu de granulation n'est pas visible lorsqu'une plaie se cicatrise par première intention et la cicatrice est minime.

Cicatrisation par deuxième intention. Dans une plaie où il y a eu formation de pus (suppuration) ou dont les bords n'ont pas été rapprochés, le processus de cicatrisation est moins simple et plus lent. Lorsqu'on incise un abcès, il s'affaisse partiellement, mais les cellules mortes et mourantes qui forment la paroi continuent à se répandre dans la cavité. C'est la raison pour laquelle on insère souvent un tube de caoutchouc, un tissu de caoutchouc ou encore de la gaze dans la cavité de l'abcès, pour permettre un écoulement facile du pus. Le tissu nécrotique se désintègre et s'élimine progressivement, et la cavité de l'abcès se remplit d'un tissu mou, rosé et sensible qui saigne facilement. Il se compose de capillaires minuscules à paroi mince qui se forment à partir de vaisseaux plus gros et chaque bourgeon s'entoure de cellules qui formeront le tissu conjonctif. Ces bourgeons charnus (qu'on appelle aussi tissu de granulation) croissent jusqu'à ce qu'ils remplissent la région du tissu détruit (*Figure 18-7, B*). Les cellules qui entourent les capillaires changent de forme : de rondes qu'elles étaient, elles s'allongent, s'amincissent pour s'entrelacer et constituer une *cicatrice*. La guérison est complète lorsque les cellules de la peau (épithélium) recouvrent le tissu de granulation. Ce processus de réparation s'appelle la *cicatrisation par granulation*. Il se produit lorsqu'il y a formation de pus ou qu'il y a eu une perte de tissus pour une raison ou pour une autre.

Cicatrisation par troisième intention. Si une plaie profonde n'a pas été suturée tôt ou si elle se rouvre après avoir été fermée et qu'elle doive être suturée une seconde fois, deux surfaces de tissu de granulation sont mises en contact. Il en résulte une cicatrice plus grande et plus profonde (*Figure 18-7, C*).

Facteurs généraux qui influencent la cicatrisation

Les tissus maniés avec soin au cours d'une opération se cicatrisent plus vite que ceux qui sont manipulés brusquement. Il est également important de ne pas mettre de poudre d'amidon ou de talc (provenant des gants) sur la plaie, car les corps étrangers peuvent empêcher une cicatrisation normale.

Les facteurs qui ralentissent le processus de cicatrisation sont nombreux. Citons l'âge avancé, l'œdème, certains médicaments qui masquent la présence d'une infection (les corticostéroïdes) ou causent l'hémorragie (les anticoagulants), et une trop grande activité de la part du client, laquelle peut empêcher les bords de la plaie de se rapprocher et en retarder la cicatrisation.

Des troubles systémiques comme le choc hémorragique ou la septicémie, accompagnés d'acidose et d'hypoxie, ont un effet dépressif sur le fonctionnement cellulaire et influencent directement la cicatrisation. La déficience rénale et les maladies hépatiques retardent aussi la réparation tissulaire, de même que la thérapie immunosuppressive et la chimiothérapie anticancéreuse.

Les antibiotiques spécifiques ou à large spectre sont efficaces s'ils sont donnés immédiatement avant l'intervention aux malades atteints d'une maladie spécifique ou contaminés par des bactéries. L'utilisation d'antibiotiques aux abords de la plaie dès que celle-ci est refermée n'a pas d'efficacité à cause de la coagulation intravasculaire. Si l'infection apparaît, on fait des cultures spécifiques pour déterminer l'antibiotique qui aura le plus d'efficacité.

Des facteurs locaux peuvent aussi influencer la cicatrisation d'une plaie, comme une mauvaise technique dans l'application des pansements : pansement saturé que l'on ne change pas assez souvent, pansement trop petit qui ne protège pas bien contre l'infection, ou encore pansement trop serré qui gêne l'arrivée du sang dans la région lésée (voir la section traitant des pansements à la page 297).

Effets des soins sur la cicatrisation

La bonne alimentation, la propreté, le repos et la position du client déterminent la vitesse de cicatrisation et sont la responsabilité de l'infirmière (voir l'encadré 18-1).

Phase d'inflammation

Hémostase. À la suite d'une opération ou d'une blessure, il est essentiel de contrôler le saignement avant que la cicatrisation ne commence. L'accumulation de sang fait apparaître des espaces morts de même que des cellules mortes qui doivent être enlevés. Il se crée ainsi un milieu de culture pour l'infection. Un tel saignement exige qu'on fasse une nouvelle incision et qu'on ligature les vaisseaux.

Hypovolémie. Une insuffisance du volume sanguin entraîne la vaso-constriction et réduit l'apport d'oxygène au niveau de la plaie. On doit surveiller ce déficit volumique

Encadré 18-1   Méthodes destinées à diminuer l'incidence de l'infection des plaies

Méthode	**Raison**
Préopératoire	
Raccourcir la durée de l'hospitalisation préopératoire.	Réduit l'exposition du client aux infections nosocomiales.
Traiter les infections déjà présentes.	Les infections, comme les infections respiratoires, peuvent causer des complications pulmonaires.
Limiter l'étendue de la région rasée.	Moins il y a de coupures ou d'estafilades, moins il y a de risques d'infection.
Écourter la période entre le rasage et l'opération.	Plus la période est longue, plus grande est la possibilité d'infection.
Nettoyer complètement le champ opératoire — douche à la Betadine la veille au soir et nettoyages répétés avant l'opération avec des antiseptiques.	Réduction au minimum des bactéries et des agents de contamination de la peau.
Peropératoire	
Asepsie parfaite.	Toute erreur dans la technique d'asepsie peut causer l'infection en introduisant des agents de contamination.
Enlever toute trace de poudre ou de talc des gants stérilisés.	Les corps étrangers, comme le talc ou la poudre d'amidon, introduits dans une plaie peuvent retarder la cicatrisation.
Contrôler le saignement grâce à une hémostase méticuleuse.	Le fer ferrique augmente l'infection bactérienne.
Éliminer les drains des plaies propres.	Les drains causent un taux élevé d'infection.
Retarder la fermeture des plaies contaminées.	La cicatrisation doit progresser de la base vers l'extérieur — autrement, un foyer d'infection se développe.

(déficience circulatoire) et on doit le corriger (pression veineuse centrale et pression de l'artère pulmonaire). Pour contrôler ce déficit, il est nécessaire de remplacer les liquides par une solution colloïdale ou cristalloïde.

Oxygénation des tissus. Les fonctions respiratoire et cardio-vasculaire normales assurent l'oxygénation suffisante du micro-environnement de la plaie chirurgicale. L'infirmière encourage le client à prendre des inspirations profondes et soutenues et à contrôler sa toux pour excréter les sécrétions pulmonaires qui s'accumulent. Des drains et des appareils de succion portatifs peuvent faciliter le processus, sinon les micro-organismes se reproduisent à cause du riche milieu de culture et la peau peut se nécroser.

Prévention des agents agresseurs de la plaie. Une forte toux, la manœuvre de Valsalva et le vomissement peuvent causer de la tension sur une plaie abdominale. L'intervention infirmière la meilleure est de favoriser la rotation, le déplacement et l'usage de médicaments antiémétiques.

Nutrition optimale. Des troubles métaboliques causés par les réactions au stress peuvent apparaître lorsque les plaies sont étendues. La sécrétion d'insuline peut être inhibée et la glycémie peut s'élever. Une surveillance étroite du taux de glucose sanguin servira à indiquer les déficits en insuline. La déplétion d'énergie d'origine protéique, qui est commune, peut également être corrigée. On maintient l'équilibre positif en azote par une thérapie nutritionnelle parentérale (voir à la page 673). Parfois, à la suite de cette thérapie, la peau peut sécher et l'alopécie peut apparaître, ce qui est un signe

de déficience lipidique. On peut corriger ces troubles par l'administration d'une émulsion grasse ou par l'application cutanée d'huile de tournesol.

On peut donner des suppléments de vitamines A et C à ceux qui souffrent de déficiences nutritionnelles ; c'est le cas des personnes âgées qui vivent seules et qui n'ont pas une alimentation bien équilibrée.

Le fait de mettre au repos la partie opérée ou l'organe traité, selon sa localisation et sa fonction, favorise également la cicatrisation ; cela permet à la circulation sanguine de transporter les nutriments, les leucocytes, les anticorps et les autres éléments et aussi d'enlever les produits du métabolisme tissulaire.

Phase fibrinoplastique

Maintien de la stabilité de la plaie. On suit certaines des méthodes préopératoires utilisées pour diminuer les risques d'infection (*Encadré 18-1*). Les clients qui présentent un haut risque d'infection ont besoin d'être surveillés plus étroitement : les obèses, les diabétiques insulino-dépendants et les individus qui sont sous l'effet d'agents stéroïdes ou cytotoxiques ou qui l'ont été récemment.

On soupçonne une infection de la plaie si la température s'élève entre le quatrième jour et le septième jour. Dans ce cas, on effectue un contrôle particulier. Lorsqu'il y a une possibilité d'infection de la plaie, on peut utiliser une fine mèche de gaze que l'on remplace trois fois par jour jusqu'à ce que les lèvres de la peau se referment.

Buts d'un pansement efficace

On applique un pansement sur une plaie pour une ou plusieurs des raisons suivantes : (1) favoriser un milieu sain pour la cicatrisation ; (2) absorber l'écoulement ; (3) immobiliser la région blessée ; (4) protéger la plaie et les nouveaux tissus épithéliaux ; (5) prévenir la contamination et la souillure par les selles, les vomissements et l'urine ; (6) favoriser l'hémostase par compression sans que le pansement adhère, afin d'éviter l'involution des nouveaux tissus ; (7) maintenir les conditions d'humidité adéquates en surface ; et (8) assurer le bien-être physique et mental du client.

On nettoie doucement la ligne de suture et on la tamponne avec du peroxyde d'hydrogène dilué de moitié, toutes les quatre heures, jusqu'à ce que l'écoulement cesse. Lorsqu'on enlève les fils de suture (avant le septième jour), on en enlève d'abord un sur deux et on les remplace par des bandelettes adhésives stériles afin de renforcer la ligne d'incision (*Figure 18-8*). Plus tard, on tamponne cette ligne avec de la teinture de benjoin, jusqu'à ce que la cicatrisation soit complétée.

On a remplacé les pansements par certaines autres méthodes, comme la vaporisation de matière plastique, qui semblent satisfaisantes lorsqu'il s'agit d'une plaie propre et sèche. Ces pansements durent ordinairement de cinq jours à sept jours. Selon le produit utilisé, on le retire soit en soulevant la pellicule, soit à l'aide d'un dissolvant. Sur une plaie propre et sèche, il semble superflu de se préoccuper de la capacité d'absorption du pansement, puisqu'il n'y a pas de sécrétions. La texture, le confort et peut-être la protection contre les microbes (bien que cette dernière soit une condition préalable discutable) sont les éléments à considérer, plutôt que la capacité d'absorption d'un tel pansement.

On a fait des essais avec des produits comme le polyéthyl-glycol liquide et l'hydrone en poudre, utilisés pour plastifier la plaie ; ils sont souples, transparents et perméables.

Malgré les avantages et les inconvénients décrits plus haut, la plupart des chirurgiens préfèrent appliquer un pansement au moment de l'opération et un second pansement de quatre jours à six jours plus tard, après l'enlèvement des fils de suture. Les fils de soie noire, de nylon ou de laiton ou encore les agrafes métalliques qui servent à rapprocher les lèvres de la plaie ont perdu leur utilité après la sixième ou la septième journée ; c'est pourquoi on les enlève.

Ces pansements n'ont pas d'autre but que de protéger la plaie contre les frottements, et ils donnent au client un sentiment de sécurité qu'il n'a pas si la plaie n'est pas recouverte d'un pansement.

Technique d'un pansement chirurgical

À cause des risques de contamination et de propagation de l'infection, la technique la plus sûre et la plus souhaitable consiste à utiliser un plateau à pansements stérile pour chaque client. On peut utiliser un chariot à pansements où est rangé tout le nécessaire à pansements ordinaires ; le matériel stérile est enveloppé séparément, y compris des contenants individuels pour les solutions antiseptiques.

Responsabilité de l'infirmière. L'infirmière doit se tenir à la disposition du chirurgien pour l'aider à changer les pansements ; cela pour plusieurs raisons :

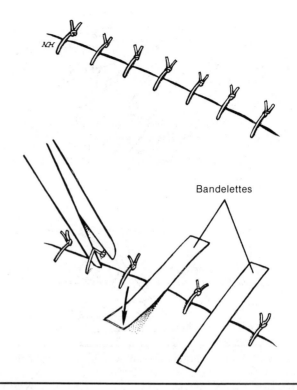

Figure 18-8 Mise en place des bandelettes adhésives stériles.

1. Le travail en équipe assure au client de meilleurs soins.
2. L'infirmière qui a vu faire le pansement est mieux renseignée sur son client et peut, en conséquence, lui donner des soins plus adéquats.
3. L'infirmière peut fournir du matériel stérile additionnel, si besoin est, et peut s'assurer que le matériel contaminé est bien jeté.
4. Bien que le premier pansement après une opération soit toujours fait par le chirurgien, l'infirmière peut se charger des pansements suivants.
5. L'infirmière doit noter au dossier, avec le même soin que pour les médicaments ou les traitements, l'état des pansements chirurgicaux et les observations à ce sujet, comme tout changement survenu au niveau de l'incision.

Préparation du client. On doit avertir le client qu'on va changer son pansement et qu'il ne s'agit là que d'un procédé simple qui ne cause que peu d'ennuis. *Il ne faut pas faire les pansements à l'heure des repas.* Pour les clients en salles, on tirera les rideaux afin que tout se fasse en privé. Si le pansement répand une mauvaise odeur, ou s'il s'agit d'un client plus sensible que d'ordinaire, il est préférable d'emmener le lit dans la salle de traitements, loin des autres clients. On ne découvrira pas le client plus qu'il ne faut et on respectera sa pudeur. On ne parle jamais de l'incision comme d'une « cicatrice », car certains clients considèrent la cicatrice comme étant nécessairement laide ou indésirable.

Retrait du ruban adhésif. On enlève le ruban adhésif en le tirant parallèlement à la surface de la peau et non à angle droit (*Figure 18-9*). Il existe des dissolvants non

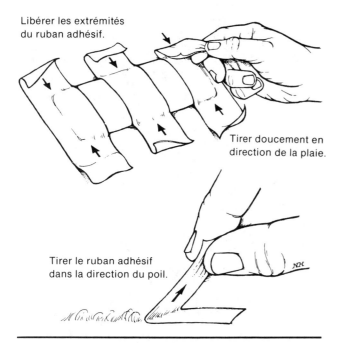

Libérer les extrémités du ruban adhésif.

Tirer doucement en direction de la plaie.

Tirer le ruban adhésif dans la direction du poil.

Figure 18-9   Technique pour enlever le ruban adhésif.

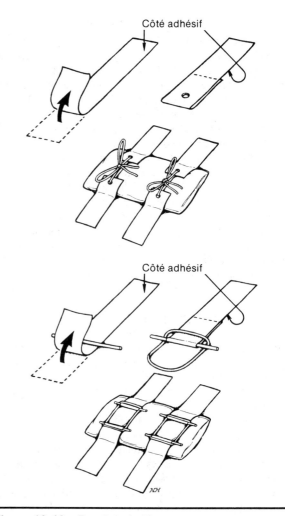

Côté adhésif

Côté adhésif

Figure 18-10   Bandes de Montgomery.

irritants, vendus en vaporisateurs (bombes aérosol), qui permettent d'enlever les diachylons rapidement et sans douleur.

On enlève le pansement souillé et les tampons utilisés pour nettoyer l'incision avec une pince non stérilisée, et on les dépose dans un sac de plastique que l'on brûle. On ne prend jamais un pansement souillé avec les mains non gantées à cause du danger de contamination. On place les instruments qui ont servi à changer le pansement dans un contenant tel qu'un bassin réniforme, et non sur une surface où la contamination de régions propres est possible. Si les instruments sont jetables après usage, on les met dans le récipient approprié.

Pansement simple.   Pour un pansement ordinaire, un plateau stérile à usage individuel contient ordinairement des ciseaux, une pince à pansements, une pince hémostatique, un stylet ou une sonde cannelée, des tampons de coton, des compresses de gaze et peut-être un contenant à solution. Lorsque le plateau est ouvert convenablement, la personne qui change le pansement saisit un tampon à l'aide d'une pince et le tient au-dessus d'un bassin réniforme pendant qu'une autre personne y verse une petite quantité de l'antiseptique désiré. Quand la plaie et la peau qui l'entoure sont bien nettoyées avec l'antiseptique, on enlève les fils de suture et on applique un nouveau pansement que l'on fixe avec des bandes de diachylon.

Il existe du diachylon chirurgical pour les clients qui sont allergiques au caoutchouc du diachylon ordinaire. Le diachylon chirurgical de marque 3M (le Micropore) a une structure poreuse, il permet la ventilation et prévient la macération. Dans certains cas, on laisse plus longtemps les sutures profondes (sutures de tension).

- *Si l'on a quelque doute au sujet de la stérilité d'un instrument ou d'un pansement, on les considère comme contaminés.*

- *En aucun cas l'infirmière ne doit toucher des pansements souillés avec des mains non gantées.*

Pansement des plaies drainées.   Il peut être nécessaire de panser une plaie drainée dans les 24 h qui suivent l'opération. Il n'y a rien de plus ennuyeux pour un client qu'un pansement imbibé des liquides de drainage. Il sèche sur les bords, il durcit et devient irritant ; de plus, il s'en dégage souvent une odeur désagréable, pour ne pas dire nauséabonde. L'infirmière peut améliorer la situation en changeant les couches superficielles du pansement à de fréquents intervalles entre les renouvellements complets.

Lorsqu'il faut changer le pansement tous les jours, il est préférable de se servir de bandes de Montgomery ou d'un pansement lacé plutôt que de bandes ordinaires de ruban adhésif (*Figure 18-10*). Ces pansements ne doivent pas être trop serrés afin que celui du dessous puisse absorber l'écoulement.

Quand les bords de la plaie s'entrouvrent et que la gaze adhère aux tissus, on peut éviter beaucoup de souffrance au client en humectant les pansements avec du peroxyde d'hydrogène. Dans ce cas, on se munit d'une seringue, d'un bol contenant la solution et d'un bassin pour que la solution ne souille pas le lit.

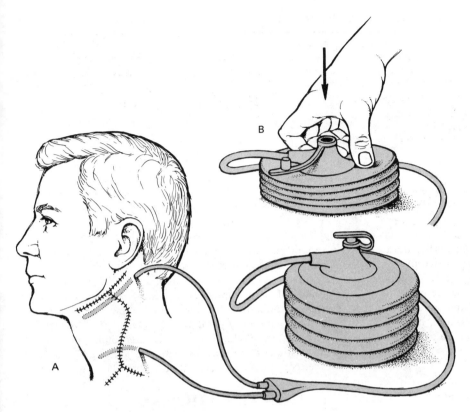

Figure 18-11 Appareil de succion portatif. **A**) Deux cathéters perforés drainent la région incisée après un curage ganglionnaire cervical radical. L'écoulement se fait au moyen d'un tube en Y vers un récipient qu'on vide par le sommet dès qu'il est plein. **B**) Pour reprendre le drainage, on rétablit la pression négative de succion en comprimant le récipient puis en remettant le bouchon.

Lorsque l'infirmière raccourcit les *drains*, elle doit avoir une épingle de sûreté qu'elle introduit dans le nouveau bout du drain. Quand le chirurgien enlève complètement les drains, il insère souvent à leur place un morceau de caoutchouc ou une mèche pour empêcher la plaie de se fermer trop rapidement. Il doit donc avoir ces objets à sa disposition pour pouvoir s'en servir au besoin.

Le liquide qui s'écoule d'une plaie contaminée est fréquemment une cause d'irritation pour la peau environnante. On peut souvent prévenir cet inconvénient en la protégeant au moyen d'un onguent ou d'un pansement. La gaze vaselinée, la nitrofurazone (rouleau de Furacin) ou l'onguent d'oxyde de zinc sont les préparations préférées.

Lorsque l'écoulement des plaies contient des enzymes digestives, comme il arrive dans les cas de fistules pancréatiques ou intestinales, d'iléostomie et de cæcostomie, on doit recourir à des moyens plus efficaces pour protéger la peau. Dans certains cas, on peut faire une succion constante de l'écoulement contenant des enzymes au moyen d'un appareil de succion portatif. Dans d'autres cas, on peut protéger la peau par l'application d'onguents très adhérents, tels que l'onguent d'oxyde de zinc ou une pâte d'un mélange d'hydroxyde d'aluminium et de kaolin (Protogel) ou encore d'hydroxyde de magnésium et d'aluminium (Maalox). Ces produits ont tous un effet émollient sur la peau et un effet neutralisant sur les enzymes des sécrétions. On doit appliquer ces médicaments sur une peau parfaitement sèche.

Quand un tube à succion est relié au drain, il faut fréquemment vérifier si le tube n'est pas noué ou enroulé, ce qui nuirait à l'écoulement des sécrétions.

Appareil de succion portatif. Le principe de l'appareil de succion portatif consiste à faire une succion légère et constante de la plaie afin d'effectuer le drainage du liquide séro-sanguinolent et de permettre à la peau de s'accoler au tissu sous-jacent. Cet appareil est muni de multiples petits tubes perforés, en polyéthylène inerte, qu'on insère dans la région à drainer à la salle d'opération ; on ferme ensuite la plaie complètement (*Figure 18-11*). On peut relier cet appareil à un appareil de succion électrique ou le laisser tel quel comme unité indépendante, selon la nature de la succion requise et selon qu'on utilise ou non l'irrigation goutte-à-goutte.

L'appareil portatif a des avantages sur l'appareil de succion traditionnel. Il est silencieux, prend peu de place et est jetable après usage. Il est léger et il permet au client de se déplacer.

Dernière étape de l'application du pansement. On fixe les pansements au moyen de ruban adhésif. Il y en a de plusieurs variétés et de différentes largeurs. Certains clients ont une peau sensible à la matière adhésive ; dans ces cas, il est préférable d'employer du ruban hypo-allergène.

La bonne façon d'appliquer le ruban adhésif est de le placer au milieu du pansement et de fixer ensuite les deux bouts du ruban de chaque côté du pansement, en appliquant une tension égale, en allant du milieu vers l'extérieur (*Figure 18-12*). Malheureusement, on utilise fréquemment une mauvaise méthode pour appliquer le ruban adhésif ; on fixe un bout du ruban à la peau et on le tire ensuite fermement au-dessus du pansement, souvent en plissant et en étirant la peau en même temps. Il en résulte une tension continuelle

Tableau 18-2 Réactions cardio-pulmonaires au cours des formes graves de chocs

	Pression capillaire pulmonaire	Résistance vasculaire systémique	Débit cardiaque	Consommation d'oxygène
Choc hypovolémique	↓	↑	↓	↓
Choc septique hyperdynamique	±	↓	↑	±
Choc septique hypodynamique	↓	↑	↓	↓
Choc cardiogène	↑	↑	↓	↓
Choc neurogène	↓	↓	±	↓

Légende : ↓ = en baisse ; ↑ = en augmentation ; ± = en baisse, en augmentation ou normal.
Source : J.E. Dunphy et L.W. Way. *Current Surgical Diagnosis and Treatment,* Los Altos, Californie, Lange Medical Publishers, 1981.

avec effet de cisaillement, ce qui fait glisser l'épiderme d'un côté et le sépare trop tôt des couches sous-jacentes.

Un aérosol de silicone, que l'on trouve dans le commerce, peut être vaporisé sur l'adhésif qui fixe le pansement ; le silicone rend le pansement imperméable à l'eau. Le client peut donc se baigner ou faire de la natation, et la région est protégée des risques de contamination. La pulvérisation est

Mauvaise mise en place — traumatise la peau

Bonne mise en place — Exercer une pression légère dans les deux directions en s'éloignant de la blessure.

Bonne mise en place — Le ruban adhésif recouvre les extrémités.

Aux articulations, appliquer le ruban adhésif perpendiculairement au plan du mouvement.

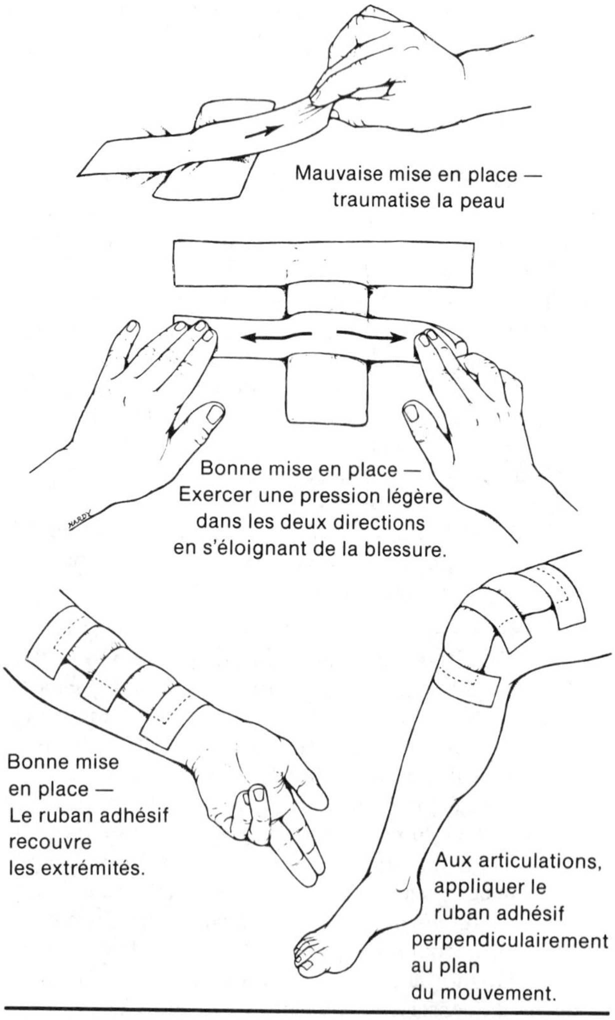

Figure 18-12 Mise en place du ruban adhésif.

sans odeur, sans couleur, ne tache pas, elle est ininflammable, stable à la chaleur et hypo-allergène.

Des bandes élastiques adhésives (Elastoplast, Micro-foam-3M) sont employées pour fixer les pansements sur les régions mobiles, comme le cou et les membres, ou encore comme pansements compressifs. Quand le pansement est terminé, on enveloppe les pansements souillés dans un sac de plastique et on les dépose dans une poubelle à pansements avec couvercle, en attendant de les jeter dans l'incinérateur.

☐ COMPLICATIONS POSTOPÉRATOIRES

Les dangers que comportent les interventions chirurgicales ne se limitent pas à l'intervention elle-même ; il faut aussi prendre en considération les risques réels de complications postopératoires qui peuvent prolonger les convalescences et même nuire considérablement au succès de l'intervention chirurgicale. L'infirmière joue un rôle important dans la prévention et le traitement précoce des complications. Nous étudierons les signes et les symptômes des complications postopératoires les plus communes. Dans chacun de ces cas, nous mettrons en lumière les meilleures méthodes de prévention ainsi que les traitements ordinaires.

Il faut toujours avoir présent à l'esprit que le client que l'on soigne est avant tout un être humain, auquel il faut porter autant d'attention qu'à l'intervention chirurgicale qu'il a subie.

État de choc

Une des complications les plus graves qui peuvent survenir à la suite des opérations est l'état de choc, que l'on peut décrire comme un manque d'oxygénation cellulaire accompagné d'un défaut d'élimination des déchets du métabolisme. Le choc peut se produire en présence de plusieurs sortes de maladies importantes, comme une hémorragie, un traumatisme, des brûlures, une infection et une maladie cardiaque, et il résulte d'un mauvais fonctionnement de la circulation à trois niveaux : le cœur, la résistance périphérique et le volume sanguin. Même s'il existe plusieurs sortes de chocs, un choc se définit avant tout comme le résultat d'une mauvaise distribution du sang aux organes vitaux, ou l'incapacité pour les tissus de ces organes d'utiliser l'oxygène et les autres nutriments.

Encadré 18-2   Physiopathologie de l'état de choc

Lorsque l'organisme est agressé comme c'est le cas pour l'hémorragie, les brûlures étendues et l'insuffisance cardiaque, un mécanisme compensatoire apparaît. Les cortico-surrénales sécrètent des catécholamines causant la vaso-constriction dans les organes les plus importants comme les reins, le foie, les intestins, etc., afin que plus de sang parvienne au cœur et au cerveau.

Conséquences physiopathologiques de l'état de choc

Les effets les plus importants des différents types de chocs s'exercent sur la microcirculation (artérioles, capillaires et veinules) qui réagit au choc par une série d'étapes. La première est l'hypovolémie qui se produit par la contraction des sphincters précapillaires (*Figure 18-13,A*). La pression capillaire chute et les liquides passent dans l'espace vasculaire, ce qui augmente le volume sanguin. Par cette action compensatrice, le volume sanguin revient à la normale et les sphincters précapillaires se relâchent. Cependant, si le choc dure plus longtemps, le rétablissement est retardé et la phase suivante, la détresse cellulaire, débute (*Figure 18-13,B*). Les shunts artérioveineux s'ouvrent et le sang artériel se jette directement dans le système veineux. Entretemps, les cellules contenues dans le segment dévié de la

microcirculation dépendent pour leur énergie du métabolisme anaérobie. Pour ces cellules, l'apport en glucose et en oxygène est grandement réduit et les déchets, comme le lactate, augmentent. L'histamine est libérée, ce qui force les sphincters postcapillaires à se contracter. La circulation capillaire est considérablement réduite et le réseau se contracte, laissant peu de capillaires ouverts. Dans la phase de décompensation (*Figure, 18-13,C*), juste avant la mort des cellules, l'acidose (*p*H sanguin en diminution) force le sphincter précapillaire à s'ouvrir. Le liquide et les protéines passent dans l'espace interstitiel et les capillaires se dilatent à cause des hématies agglutinées (vase globulaire). Les globules blancs et les plaquettes se rassemblent dans les veinules où l'acidose est plus profonde. La circulation continue à alimenter en oxygène les parties vitales du cœur et du cerveau. Dans la phase de rétablissement (*Figure 18-13,D*), si le volume sanguin est rétabli durant la phase de décompensation avant que les effets sur la microcirculation soient envore réversibles, les cellules gravement lésées peuvent être réparées. Les agrégats cellulaires peuvent être filtrés par les poumons et dans la circulation systémique. Cependant, s'il y a une surabondance de cellules mortes, la mort secondaire en découle.

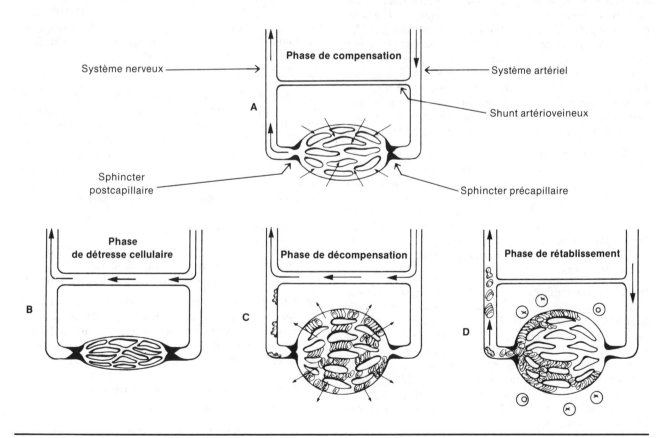

Figure 18-13   Changements dans la microcirculation lors de l'état de choc. (Source : J.E. Dunphy et L.W. Way. *Current Diagnosis and Treatment*. Los Altos, Californie, Lange Medical Publishers.)

Les chocs peuvent être de type hypovolémique, cardiogène, neurogène ou septique. Le tableau 18-2 résume les changements rattachés à chacun d'eux.

Le taux de catécholamines (adrénaline et noradrénaline) augmente durant l'état de choc et ces hormones semblent dominer lorsque l'état est grave. Elles causent la constriction des artérioles de la peau, des tissus sous-cutanés et des reins, et la dilatation des artérioles des muscles striés et du foie. Le débit cardiaque s'élève par augmentation du rythme cardiaque et de la contractilité du myocarde. Il y a constriction des grosses veines, ce qui accroît le retour veineux. L'état de choc stimule la sécrétion des corticostimulines hypophysaires (ACTH), ce qui augmente la concentration sanguine des glucocorticoïdes. L'activité croissante du système rénine-angiotensine fait augmenter le taux des minéralocorticoïdes. Le glucagon et l'hormone antidiurétique(ADH) sont libérés. Les endorphines sont sécrétées en même temps que les corticostimulines et elles agissent comme les opiacées en abaissant la pression sanguine.

Des taux élevés d'adrénaline, de cortisol et de glucagon, et des taux faibles d'insuline (sa concentration augmente, mais pas autant que celle de ses antagonistes) stimulent le catabolisme. L'oxygène est moins utilisé par suite d'une diminution du débit cardiaque et d'une insuffisance insulinique. La figure 18-13 et l'encadré 18-2 illustrent les variations microcirculatoires durant l'état de choc.

Choc hypovolémique. Une diminution du volume liquidien due à une perte de sang, de plasma ou d'eau, cause le choc hypovolémique. Il y a fréquemment une diminution du volume liquidien après une intervention chirurgicale. Parfois, la perte de sang durant l'opération est plus considérable qu'on ne le croyait. De plus, la manipulation des tissus peut causer un traumatisme local et provoquer une perte de sang et de plasma, entraînant ainsi une diminution du volume sanguin en circulation. Le choc hypovolémique se caractérise par une baisse de la pression veineuse, une augmentation de la résistance périphérique et de la tachycardie. (Voir le tableau 18-3 pour les symptômes additionnels.)

Choc cardiogène. Le choc cardiogène résulte d'une défaillance cardiaque ou de conditions qui entravent la fonction du cœur (défaillance de la fonction « pompe » du cœur, qui cause une diminution du débit cardiaque), comme l'infarctus du myocarde, les arythmies, la tamponade cardiaque, l'embolie pulmonaire, l'hypovolémie avancée ou l'anesthésie épidurale ou générale. L'augmentation de la pression du réseau veineux et de la résistance périphérique en sont les signes.

Choc neurogène. Le choc neurogène est le résultat d'une insuffisance de la résistance artérielle, comme celle qui est provoquée par l'anesthésie rachidienne ou la quadriplégie. Il est caractérisé par une chute de la pression artérielle due à la stase sanguine dans les vaisseaux capacitifs dilatés (vaisseaux capables de changer leur capacité de volume). L'activité cardiaque augmente et de ce fait maintient un débit normal (débit systolique), ce qui facilite le remplissage du système vasculaire dilaté qui essaie de préserver la pression de perfusion.

Choc septique. Le choc septique est, le plus souvent, causé par une septicémie à Gram négatif (infection, périto-

Tableau 18-3 Classification et symptômes du choc hypovolémique

	Choc léger	Choc modéré	Choc grave
Pourcentage de la perte du volume sanguin	Jusqu'à 20 %	De 20 % à 40 %	40 % ou plus
Dimunition de la perfusion	Peau, tissus adipeux, muscles squelettiques, os	Foie, intestins, reins	Encéphale, cœur
Pouls	Rapide	Rapide — faible, filant	Très rapide — irrégulier
Respiration	Profonde et rapide	Superficielle et rapide	Encore plus superficielle et plus rapide
Pression artérielle	120/80	Pression systolique de 60 mm Hg à 90 mm Hg	Pression systolique inférieure à 60 mm Hg
Peau	Fraîche, pâle	Froide, pâle, humide	Froide, moite, lèvres et ongles cyanosés
Débit urinaire	Plus de 50 mL/h	De 10 mL/h à 25 mL/h	10 mL/h ou moins → anurie
Niveau de conscience	Anxieux, mais orienté et éveillé	Agité, confusion, vertige	Léthargie → comateux

nite, etc.). Au début, le client a de la fièvre, un pouls rapide et puissant, un rythme respiratoire rapide ; sa pression artérielle est normale ou en légère baisse. La peau est rouge, chaude et sèche. Si l'infection n'est pas traitée, le choc hypovolémique, accompagné d'une dépression de la fonction cardiaque, apparaît. La première phase du choc septique est appelée choc hyperdynamique et la deuxième phase (choc hypovolémique) est appelée choc hypodynamique.

Manifestations cliniques

Même s'il existe un grand nombre de causes à l'état de choc (traumatisme, infections systémiques, mauvais fonctionnement cardiaque), les manifestations cliniques se ressemblent.

- Les signes classiques du choc sont les suivants : pâleur ; peau froide et humide ; respiration rapide ; ischémie des paupières, des lèvres, des gencives et de la langue ; pouls rapide et filant ; et, habituellement, pression artérielle basse et urine concentrée.

Évaluation médicale et infirmière du client en état de choc

Avant de commencer tout traitement, il faut déterminer les causes de la perte de volume et évaluer l'état des voies respiratoires. L'observation comprendra les points suivants :

1. Respiration.   L'hyperventilation est un signe précoce du choc septique.

2. Peau.   Une peau froide, pâle et moite indique une vaso-constriction, avec une augmentation de la résistance des artérioles qui suggère un choc hypovolémique. Dans les chocs septique et neurogène, on peut voir une peau rouge et chaude qui indique une diminution de la résistance des artérioles.

3. Pouls et pression artérielle.   Seuls, ces signes ne sont pas des références fiables de la gravité du choc, mais la progression de leur aggravation est significative. C'est-à-dire que la baisse de ces deux paramètres toutes les 5 min à 15 min indique un choc. Un pouls de 80 battements par minute et une pression artérielle de 120/80 sont normaux. Lorsque la pression systolique se situe entre 90mm Hg et 60 mm Hg, chez l'individu qui a une pression normale, le choc est bien avancé. Chez la personne hypertendue, une baisse de 30 mm Hg de la pression systolique habituelle est un signe de choc.

4. Débit urinaire.   Puisque le débit urinaire est un des indices les plus significatifs d'une bonne irrigation des organes vitaux, on recommande de laisser une sonde à demeure chez le client qui est sujet au choc. Une chute de la pression et du flot dans l'artère rénale produit une vaso-constriction de l'artère rénale qui entraîne une diminution de la filtration glomérulaire et une diminution du débit urinaire. Le débit urinaire normal est de 50 mL/h. Un excreta d'urine de 30mL/h ou moins (oligurie ou anurie) suggère une défaillance cardiaque ou un remplacement inadéquat du volume.

5. Pression veineuse centrale.   La pression veineuse centrale (PVC) permet d'évaluer le volume sanguin qui revient au cœur et la capacité de l'oreillette et du ventricule droits de propulser le sang. Elle est précieuse pour guider le remplacement du volume vasculaire lorsque l'on considère également les autres paramètres : signes vitaux, état cardio-pulmonaire, etc. Une PVC normale est de 5 cm à 12 cm d'eau. On prend de nombreuses lectures pour déterminer la variation : une lecture proche de zéro peut indiquer une hypovolémie (si l'état s'améliore avec une perfusion intraveineuse donnée rapidement, l'hypovolémie est confirmée). Une lecture supérieure à 15 cm peut correspondre à une hypervolémie, à une vaso-constriction ou à une défaillance cardiaque congestive.

Des lectures de la pression de l'oreillette gauche sont encore plus utiles. Certaines unités de soins intensifs possèdent l'équipement nécessaire pour mesurer la pression de l'artère pulmonaire (PAP) et le coefficient de pression capillaire pulmonaire (PCP), qui est la pression de l'oreillette gauche. Ils indiquent la capacité du cœur, en tant que pompe, d'une façon plus précise. (Voir le chapitre 24 aux pages 457-458).

6. Gaz artériels.   Des paramètres utiles, sur le plan thérapeutique, sont les pressions partielles en oxygène (Pa_{O_2}) et en dioxyde de carbone (Pa_{CO_2}). Une pression artérielle en oxygène de moins de 60 mm Hg indique une réserve respiratoire marginale (voir le tableau 18-4 pour les valeurs normales). Une Pa_{CO_2} supérieure à 45 mm Hg

Tableau 18-4   Valeurs normales

Mesure	Valeur normale
Pouls	80/min
Pression artérielle	120/80
Débit urinaire	50 mL/h
Pression veineuse centrale	De 5 cm à 12 cm (H_2O)
PAP	De 10 mm Hg à 20 mm Hg
PCP	De 14 mm Hg à 18 mm Hg
Gaz artériels	100 mm
Pa_{O_2}	40 mm Hg
Pa_{CO_2}	7,4
Lactate sérique	12 mg/100 mL
Hématocrite	De 35 % à 45 %

indique une hypoventilation grave. Dans le choc, la Pa_{CO_2} se situe ordinairement autour des valeurs normales.

7. Lactate sérique.   En 1964, Peretz a démontré la corrélation étroite, chez une personne en état de choc, entre le taux de lactate sérique artériel et la survie. Plus tard, on a mis en évidence une corrélation entre l'augmentation du lactate et les besoins d'oxygène ; plus le taux de lactate sérique est élevé (le taux normal est de 12 mg/100 mL), plus grand est le besoin d'oxygène.

8. Hématocrite.   L'hématocrite sert à déterminer le type de liquide à utiliser pour le remplacement. (On doit répéter cette analyse à plusieurs reprises, car il faut plusieurs heures pour évaluer la quantité de sang perdu.) Si le taux d'hématocrite est supérieur à 55, on donne du plasma et une solution saline. Si l'hématocrite est de 20 ou moins, on doit donner du sang. Le transport d'oxygène se fera à son maximum lorsque l'hématocrite se situe entre 35 et 45.

9. Niveau de conscience.   Le niveau de conscience peut varier. Le client peut être éveillé dans un état de choc léger, ou être étourdi dans un état de choc moyen. À mesure que l'état s'aggrave, le client devient léthargique et réagit seulement aux stimuli douloureux. Le choc est dit irréversible lorsque le client ne réagit plus aux stimuli.

Encadré 18-3   Matériel nécessaire pour le traitement du choc

Pour analyses sanguines :	Sphygmomanomètre et stéthoscope
Temps de prothrombine	Sonde à demeure ; urinomètre
Groupe sanguin et test de compatibilité croisée	Matériel à succion
	Matériel pour l'oxygénothérapie (nasale)
Hémoglobine	
Hématocrite	
pH	Plateau à PVC ; plateau de Swan-Ganz
BUN (azote uréique sanguin)	Défibrillateur
Électrolytes sériques	Canule à intraveineuse
Taux d'acide lactique	Solution de lactate Ringer

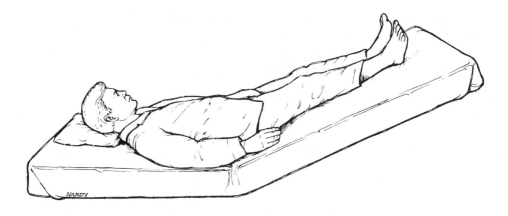

Figure 18-14   Mise en position correcte du client qui manifeste des signes de choc. On soulève les membres inférieurs à environ 20° en gardant les genoux droits, le tronc horizontal et la tête légèrement élevée.

Traitement et soins infirmiers de l'état de choc

Prévention.   La meilleure façon de traiter le choc est de le prévenir en préparant convenablement le client, préparation mentale aussi bien que physique, et en prévoyant toute complication pouvant survenir pendant et après l'opération. On doit donc avoir sous la main le matériel nécessaire au traitement du choc (*Encadré 18-3*). Il faut choisir le type d'anesthésie qui convient le mieux, après avoir étudié le client et la maladie dont il souffre. On doit disposer d'une réserve de sang et de plasma s'il devenait nécessaire de faire une perfusion. On doit déterminer avec exactitude la perte sanguine ou l'estimer d'une façon intelligente.

- Si la quantité de sang perdu excède 500 mL, cela signifie habituellement qu'on doit effectuer une compensation.

Il est évident que l'on doit tenir compte des circonstances et du cas particulier que représente le client lorsqu'on décide du traitement de remplacement. Une personne âgée, mal nourrie, en aura encore plus besoin que le client en bonne santé.

On doit s'efforcer de maintenir au minimum le traumatisme opératoire. Après l'opération, on doit éviter les facteurs qui peuvent provoquer un état de choc. On maîtrise la douleur en rendant le client le plus à l'aise possible et en se servant de narcotiques à bon escient. On doit éviter de découvrir le client et utiliser des couvertures légères non chauffées afin de prévenir la vaso-dilatation. Dans la salle de réveil, des infirmières spécialement formées aux soins postopératoires immédiats peuvent surveiller le client qui se remet de l'anesthésie et lui donner les soins nécessaires. De plus, une pièce calme présente l'avantage de diminuer la fatigue mentale. Tout déplacement du client se fait doucement. On le place dans la position dorsale pour faciliter la circulation sanguine. On continue à surveiller les signes vitaux jusqu'à ce que le client se réveille, c'est-à-dire lorsqu'il n'y a plus de risque de choc.

Traitement.   (Voir la section traitant du traitement d'urgence du choc au chapitre 58.) On garde le client au chaud, en évitant cependant une trop grande chaleur afin de prévenir une dilatation des vaisseaux cutanés et de priver les organes vitaux de sang. On pratique une perfusion de solution de lactate Ringer. On place le client en position dorsale, les jambes élevées, comme le montre la figure 18-14. (On évite la position de Trendelenburg.) On contrôle constamment l'état respiratoire et circulatoire : la respiration, le pouls, la pression artérielle, la peau, le débit urinaire, l'état de conscience, la pression veineuse centrale (et, s'ils sont disponibles, la PAP, la PCP et le débit cardiaque).

Pour traiter un choc, il faut tout d'abord en chercher la cause et la corriger, si possible.

1. *Le premier objectif du traitement est de s'assurer que le passage de l'air est adéquat.* Lorsque la ventilation se fait convenablement, on fait les dosages des gaz artériels pour déterminer si la fonction pulmonaire est adéquate, et on administre de l'oxygène par un cathéter nasal ou par un tube endotrachéal (*Encadré 18-4*).

2. *Le deuxième objectif est de rétablir le volume sanguin.* Normalement, 20 % du volume sanguin total se trouve dans les capillaires, 10% dans le système artériel et le reste dans les veines et le cœur. Au cours du choc, les capillaires se dilatent pour s'adapter au volume accru de sang.

Deux types de liquides sont utilisés : les cristalloïdes et les colloïdes. Les *cristalloïdes* sont des solutions électrolytiques qui diffusent dans les espaces interstitiels. La solution de lactate Ringer en est un exemple. C'est une solution tampon dans laquelle le lactate est métabolisé et l'excès d'ions hydrogène, neutralisé.

Trois parties de la substance cristalloïde sont abandonnées dans le territoire extra-vasculaire, pour une partie qui reste dans le système vasculaire. Cela signifie que, chaque fois que l'on administre 2 000 mL de solution, le volume vasculaire augmente de 500 mL. Dans le choc hémorragique, on administre les cristalloïdes au début afin de diminuer la viscosité sanguine et de faciliter la microcirculation. Après analyse de sang (groupe sanguin et test de compatibilité), on administre du sang pour apporter de l'oxygène aux tissus.

Les *colloïdes* sont le sang, le plasma, l'albumine sérique et les succédanés du plasma, comme le dextran. Ceux-ci demeurent dans le territoire intravasculaire. On doit administrer du sang du même groupe que celui du client, plutôt que le sang du groupe O-Rh-négatif. Le choc dû aux brûlures nécessite de grandes quantités compensatrices de colloïdes.

3. *Le troisième objectif est d'administrer des vaso-dilatateurs.* Les vaso-presseurs ne sont pas utilisés parce qu'ils ont tendance à intensifier la vaso-constriction du lit de la microcirculation. Leur utilisation prolongée peut causer des dommages irréversibles aux tissus des reins, des poumons, du foie et du tube digestif.

On administre des vaso-dilatateurs pour diminuer la résistance périphérique, ce qui diminue le travail du cœur et augmente le débit cardiaque et l'irrigation tissulaire. On utilise ordinairement le nitroprussiate de sodium (Nipride) qui stimule la contractilité du myocarde et diminue la résistance périphérique. Dans certains centres hospitaliers, on préconise l'usage des stéroïdes ; dans d'autres, on utilise des combinaisons d'agents thérapeutiques tels que la phentolamine (Rogitine) et le bitartrate de lévartérénol (Levophed). Certains médecins croient que l'on ne devrait pas traiter le choc hypovolémique par des substances vaso-actives. Elles augmenteraient la résistance vasculaire et diminueraient l'irrigation tissulaire, aggravant ainsi les effets du choc.

Les soins infirmiers requièrent une surveillance constante de la pression artérielle lorsqu'on utilise un vaso-dilatateur. On garde le client dans une position dorsale, bien à plat, pendant leur administration. Si la pression artérielle systolique baisse à moins de 70, on arrête le médicament et on augmente les liquides.

4. *Le quatrième objectif est de fournir un soutien psychologique et de minimiser la dépense d'énergie du client.* Il faut assurer le repos du client et évaluer ses réactions au traitement. On lui offre un soutien moral et on le rassure pour diminuer son inquiétude. On administre avec précaution les sédatifs prescrits contre la douleur afin de ne pas déprimer davantage la circulation. On garde le client au chaud parce que l'hypothermie augmente la saturation d'hémoglobine, mais diminue l'oxygénation tissulaire. Cependant, on doit maintenir un bon équilibre, parce que l'hypothermie influence aussi la circulation périphérique. On change la position du client toutes les deux heures et on l'encourage à prendre des respirations profondes afin de favoriser une fonction cardio-pulmonaire optimale. Les exercices et les massages légers aident à prévenir les escarres de décubitus.

5. *Le cinquième objectif est de prévenir les complications.* On observe tous les paramètres et on surveille étroitement le client pendant les 24 h qui suivent le choc, au cas où des complications surviendraient. L'œdème périphérique et pulmonaire, causé par une surcharge liquidienne, est la complication la plus fréquente due à une administration de liquides plus rapide que ce que l'organisme peut accepter (voir la section traitant de l'œdème pulmonaire à la page 537).

Hémorragie

Classification

L'hémorragie est dite (1) *primaire*, quand elle survient pendant l'opération ; (2) *intermédiaire*, quand elle se produit

Encadré 18-4 Indications pour l'intubation et pour la ventilation mécanique

Indications pour l'intubation[a]

Incapacité de maintenir le passage de l'air
Ventilation inadéquate avec le masque à 40 % O_2
Rythme respiratoire >35/min
PaO_2 <70 mm Hg[b]
$PaCO_2$ >45 mm Hg[b]
Capacité vitale 15 mL/kg
Puissance inspiratoire maximale inférieure à - 25 cm H_2O

Critères pour le détubage[c]

Capacité de maintenir le passage de l'air
Ventilation adéquate avec canule nasale à 30 % O_2
Rythme respiratoire < 20/min
PaO_2 >70 mm Hg
$PaCO_2$ <45 mm Hg
Capacité vitale > 10 mL/kg
Puissance inspiratoire maximale supérieure à - 25 cm H_2O

a. Les tendances de ces valeurs sont plus importantes que les valeurs absolues.
b. Ces valeurs supposent la préexistence de fonctions respiratoires normales.
c. Dans le cas étudié, TOUS ces critères devraient être atteints avant le détubage.
Source : J.E. Dunphy et L.W. Way. *Current Surgical Diagnosis and Treatment*, 5e éd., Los Altos, Californie, Lange Medical Publishers, 1981, p. 179.

dans les premières heures qui suivent l'opération ; elle est due à la pression artérielle qui reprend son niveau normal et qui déloge ainsi les caillots qui étaient restés adhérents à l'intérieur des vaisseaux mal suturés ; et (3) *secondaire*, quand elle survient quelque temps après l'opération ; elle est causée par une ligature qui se détache à la suite d'une infection, par une suture insuffisante, ou par l'érosion d'un vaisseau due à l'application d'un tube à drainage.

On utilise souvent un autre système de classification selon le type de vaisseau touché. L'hémorragie *capillaire* se reconnaît à un suintement général et lent ; l'hémorragie *veineuse* sort à gros bouillons de couleur foncée ; l'hémorragie *artérielle* a une couleur écarlate et se produit par jets à chaque battement du cœur.

Quand l'hémorragie se produit à la surface et qu'elle est apparente, elle est dite *externe* ; quand elle est invisible, comme celle qui se produit dans la cavité péritonéale, elle est dite *interne*.

Manifestations cliniques

L'hémorragie présente un syndrome plus ou moins défini, suivant la quantité de sang perdu et la rapidité de son écoulement. Le client est anxieux, agité, ne tient pas en place ; il a soif ; sa peau est froide, humide et pâle. Le pouls devient plus rapide, la température tombe, les respirations se font plus rapides et profondes, elles ressemblent souvent au halètement de quelqu'un qui manque d'air. Si l'hémorragie continue, le débit cardiaque diminue, la pression artérielle ainsi que l'hémoglobine du sang baissent rapidement, les lèvres et les conjonctives pâlissent, des points noirs apparaissent devant les yeux, des sons de cloche se font entendre dans les oreilles et le client s'affaiblit, mais garde sa connaissance jusqu'au moment de mourir.

Traitement

Les signes d'une hémorragie qui survient après une opération sont confondus avec les effets de l'anesthésique et du choc ; ainsi, le traitement du client est pratiquement identique à celui que nous avons déjà décrit au sujet du choc ; (1) mettre le client dans la position du choc (*Figure 18 -14*) et (2) administrer de la morphine pour calmer le client. Il faut toujours examiner la plaie pour repérer, si possible, le siège de l'hémorragie. Un coussinet de gaze stérile et un bon bandage, avec élévation du membre, bras ou jambe, sont indiqués.

- Les procédés thérapeutiques de base sont la transfusion sanguine et la recherche de la cause de l'hémorragie.
- Quand on administre les liquides en injections intraveineuses dans les cas d'hémorragie, il faut se rappeler qu'une trop grande quantité de liquide ou une administration trop rapide peuvent élever la pression artérielle au point que l'hémorragie peut recommencer, à moins qu'elle n'ait été bien maîtrisée.

Phlébite fémorale ou thrombose

Physiopathologie

La phlébite fémorale ou thrombose survient le plus souvent à la suite des opérations portant sur la région inférieure de l'abdomen ou au cours de maladies septiques graves, comme la péritonite ou la rupture d'un ulcère. Il se produit une inflammation de la veine, avec formation d'un caillot sanguin ; cette affection peut être bénigne ou grave. Cette complication peut être attribuée aux causes suivantes : une lésion veineuse causée par la compression de courroies durant l'opération ; un coussin ou un rouleau sous les genoux ; une concentration du sang à la suite d'une perte liquidienne ou d'une déshydratation ; ou, plus communément, une circulation sanguine ralentie dans le membre touché, résultant d'un métabolisme moins élevé et d'une dépression de la circulation après l'opération. Il est probable que plusieurs de ces facteurs peuvent agir concurremment pour causer la thrombose. L'affection se présente le plus souvent à la jambe gauche.

Le premier symptôme est ordinairement une douleur ou une crampe au mollet (*Figure 18-15*). Une pression exercée à cet endroit éveille de la douleur et, le lendemain ou le surlendemain, il se produit un gonflement douloureux de toute la jambe, qui s'accompagne souvent d'une fièvre légère et quelquefois de frissons et de transpiration. Le gonflement est dû à un œdème qui prend le godet à la suite d'une pression. La région antéro-médiane de la cuisse devient le siège d'une sensibilité marquée.

Une forme plus bénigne de la même affection porte le nom de *phlébothrombose*, caractérisée par un caillot intravasculaire sans inflammation marquée de la veine. Le caillot se forme ordinairement dans les veines du mollet, et les symptômes sont souvent presque inexistants, si ce n'est une légère sensibilité du mollet. Le danger qui peut résulter de ce genre de thrombose, c'est que le caillot peut se déplacer et produire une embolie. On croit que la plupart des embolies pulmonaires surviennent de cette façon (*Figure 18-15*).

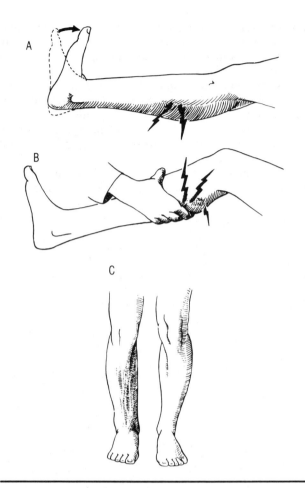

Figure 18-15 Évaluation par l'infirmière des signes et des symptômes d'une phlébothrombose. Les signes d'une phlébothrombose du mollet sont : **A**) signe d'Homans, douleur dans le mollet lors de la flexion du pied, la jambe en extension ; **B**) sensibilité des muscles du mollet à une pression légère ; **C**) œdème léger autour de la cheville et proéminence des veines. (*Source :* J.A. Gius. *Fundamentals of General Surgery.* Chicago, Year Book Medical Publishers.)

Traitement médical et soins infirmiers

Le traitement de la thrombophlébite ou de la phlébothrombose peut être considéré comme (1) préventif et (2) actif.

Traitement préventif. On doit s'efforcer de prévenir la formation d'un thrombus. Il existe plusieurs moyens, tels que : l'administration adéquate de liquides après l'opération pour prévenir la concentration du sang ; les exercices des jambes ; l'application de bandages sur les jambes ; le lever précoce de façon à prévenir la stagnation du sang dans les veines des membres inférieurs. Dans quelques centres hospitaliers, on utilise des doses faibles d'héparine dans un but prophylactique afin de prévenir la thrombose veineuse grave et l'embolie pulmonaire majeure qui font généralement suite aux opérations. Mais on n'a pas encore généralisé cette méthode.

On peut enseigner les exercices des jambes avant l'opération. Le client en prendra lui-même l'initiative s'il connaît leur importance dans la prévention des complications circulatoires. Pour éviter la formation d'un thrombus, on ne devrait pas appliquer de courroies aux jambes, à la salle de réveil, surtout avec les civières munies de ridelles. Non seulement les courroies sont-elles contraignantes, mais elles peuvent gêner et altérer la circulation.

Un autre moyen préventif important est d'éviter l'emploi de coussins en rouleau ou toute forme d'élévation qui peut causer une constriction des vaisseaux sous les genoux. On recommande même au client de ne pas s'asseoir sur le bord du lit, les jambes ballantes, ce qui peut être dangereux, car la pression exercée sous les genoux peut entraver la circulation.

Traitement actif.   Certains chirurgiens croient que la ligature des veines fémorales constitue une méthode thérapeutique efficace. La raison qui justifie ce procédé thérapeutique est de prévenir l'embolie pulmonaire en éliminant la cause (les thrombi qui pourraient se détacher des veines fémorales et circuler dans le sang).

Le traitement par les anticoagulants se révèle très efficace dans la prophylaxie et le traitement de la phlébite et de la phlébothrombose. L'héparine, donnée goutte à goutte par voie intraveineuse ou dans une solution huileuse par voie sous-cutanée profonde, diminue rapidement la coagulabilité du sang; on l'utilise le plus souvent quand on veut obtenir à plusieurs reprises le temps de coagulation du sang pour en contrôler l'administration. On emploie le dicoumarol ou d'autres médicaments qui ont une action semblable et répondent au même but. On le donne par voie orale, mais son effet ne se fait sentir qu'après environ 24 h. Son dosage quotidien dépend de l'estimation journalière du temps de prothrombine du sang (voir aussi à la page 594).

Un traitement, à la fois prophylactique et actif, de la phlébite et de la thrombose consiste en l'application de bandages élastiques enveloppant les jambes, des orteils à l'aine, ou le port de bas élastiques (bas anti-emboliques). Ces bandages préviennent l'enflure et la stagnation du sang dans les veines des jambes et soulagent la douleur, dans le cas de phlébite de la jambe. Cependant, pour être efficaces, ils doivent être utilisés en corrélation avec l'élévation et les exercices des jambes. Un lever précoce est utile pour le client, mais l'infirmière doit aussi être consciente du problème qui peut apparaître lorsque le client qui a un ventre proéminent ne fait que quelques pas et s'assied ensuite les jambes pendantes: la pression de l'abdomen bloque la circulation veineuse. De nombreuses recherches récentes sur la valeur des bandages élastiques suggèrent qu'un danger existe lorsqu'on ne les applique pas correctement. Dans certains centres hospitaliers, on n'en préconise pas le port chez l'opéré.

Embolie pulmonaire

Un *embole*, ou embolus, est un corps étranger dans le courant sanguin, constitué par un caillot de sang qui, détaché de l'endroit où il était fixé, est entraîné dans la circulation.

Losque le caillot est transporté vers le cœur, il pénètre dans l'arc pulmonaire, où il oblitère l'artère principale ou l'une de ses branches. Les symptômes qui se manifestent alors comptent parmi les plus brutaux et les plus dramatiques

Encadré 18-5   Facteurs de risque causant des complications respiratoires postopératoires

Type d'intervention chirurgicale — Toutes les formes d'intervention abdominale ont une plus grande incidence comparativement aux interventions périphériques.
Localisation de l'incision — Plus l'incision est proche du diaphragme, plus l'incidence de complications pulmonaires est élevée.
Problèmes respiratoires avant l'opération.
Âge — Risques plus importants au-dessus de la quarantaine.
Infection.
Obésité — Masse supérieure à 110 % de la masse idéale.
Repos prolongé au lit.
Durée de l'opération supérieure à 3 h.
Aspiration.
Déshydratation.
Malnutrition.
Hypotension et état de choc.

qui peuvent survenir en chirurgie. Le client, qui vivait une convalescence en tous points normale, se met subitement à crier parce qu'il ressent à la poitrine une douleur vive et acérée; il devient haletant, cyanosé et angoissé. Les pupilles se dilatent, des sueurs froides apparaissent, le pouls devient rapide et irrégulier, puis imperceptible, et la mort survient le plus souvent. Si la mort ne se produit pas en moins d'une demi-heure, on peut espérer une guérison.

Heureusement, l'embolie pulmonaire est généralement moins grave que ce que nous venons de décrire et on la voit venir par une faible dyspnée et une arythmie peu importante ou une douleur thoracique qui semble inoffensive. L'infirmière doit faire preuve d'une grande vigilance pour détecter le moindre signe d'embolie afin de la traiter dès le début et d'éviter l'embolisation ultérieure.

- C'est pour éviter l'embolie pulmonaire que l'on insiste sur le lever précoce, aussitôt que possible après l'opération.

(Voir la section traitant des soins infirmiers et thérapeutiques aux pages 426–428).

Complications respiratoires

Les complications respiratoires comptent parmi les plus fréquentes et les plus graves auxquelles doit faire face l'équipe chirurgicale.

L'expérience a montré qu'on peut les prévenir, en grande partie, par une observation et un enseignement attentifs avant l'opération, et en prenant toutes les précautions possibles pendant et après l'opération. Il est reconnu que les clients qui présentent quelque affection respiratoire avant l'opération sont bien plus sujets à souffrir de complications graves après l'opération. C'est pour cette raison que le chirurgien prudent ne fera que les opérations les plus urgentes chez les clients qui se présentent avec une affection aiguë des voies respiratoires. L'infirmière peut rendre service en attirant l'attention du chirurgien, avant l'opération, sur quelque symptôme que ce soit, comme la toux, l'éternuement, la congestion des conjonctives, l'écoulement nasal, etc. (Voir l'encadré 18-5.)

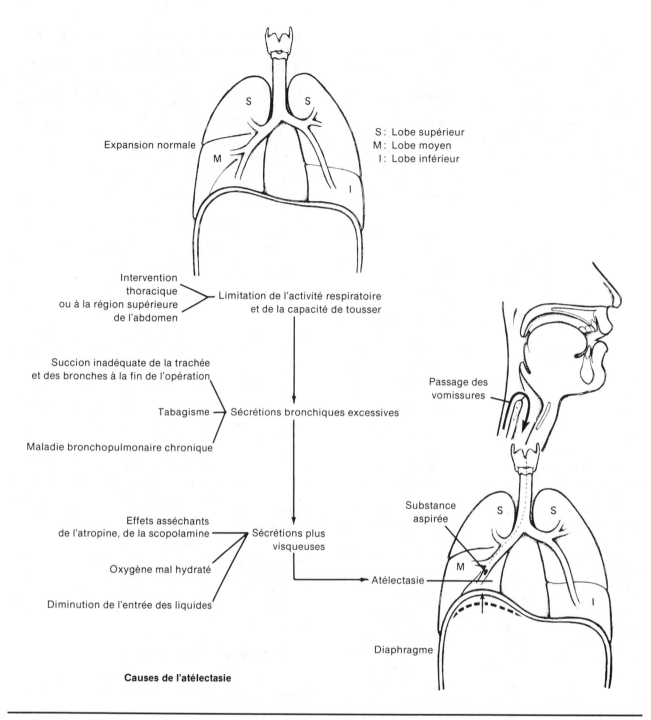

S : Lobe supérieur
M : Lobe moyen
I : Lobe inférieur

Expansion normale

Intervention
thoracique
ou à la région supérieure
de l'abdomen

Limitation de l'activité respiratoire
et de la capacité de tousser

Succion inadéquate de la trachée
et des bronches à la fin de l'opération

Tabagisme

Sécrétions bronchiques excessives

Maladie bronchopulmonaire chronique

Effets asséchants
de l'atropine, de la scopolamine

Oxygène mal hydraté

Diminution de l'entrée des liquides

Sécrétions plus
visqueuses

Passage des
vomissures

Substance
aspirée

Atélectasie

Diaphragme

Causes de l'atélectasie

Figure 18-16   Atélectasie.

Pendant et après l'opération, on s'efforcera de prévenir le refroidissement et de garder le client au chaud. La succion du nasopharynx immédiatement après l'opération, dans la salle de réveil, débarrasse le client des sécrétions qui pourraient causer une gêne respiratoire durant la période postopératoire. Quelquefois, s'il arrive que le client ne puisse cracher, on fait la succion des sécrétions à l'aide du bronchoscope ; chez les clients très faibles où l'accumulation des sécrétions devient une complication, il peut être nécessaire de faire une trachéotomie, ce qui permettra à l'infirmière de faire la succion des sécrétions directement de la trachée, par la canule à trachéotomie.

Après une opération à la partie supérieure de l'abdomen, la capacité pulmonaire totale est diminuée pour les raisons suivantes :

1. La respiration profonde peut être douloureuse.
2. Les mouvements abdominaux qui accompagnent la respiration sont normalement deux fois plus grands que ceux de la cage thoracique. Après l'opération, ils sont largement inhibés.

3. Les respirations profondes et spontanées sont abolies (elles se produisent normalement toutes les 5 min à 10 min).

4. Les soupirs sont aussi supprimés.

Nous verrons ici brièvement les complications respiratoires. Pour plus de détails, voir les chapitres 21 et 22.

Atélectasie.   Quand un amas de mucus obstrue entièrement l'une des bronches, il se produit un collapsus du tissu pulmonaire situé au-delà de l'obstruction et il en résulte une *atélectasie* massive (voir aussi à la page 346). Le diagramme de la figure 18-16 fait ressortir les principaux facteurs qui prédisposent à l'atélectasie postopératoire.

Bronchite.   Cette complication pulmonaire peut survenir à n'importe quel moment après une opération, ordinairement au cours des cinq ou six premiers jours. Les symptômes varient selon la maladie. Une simple bronchite se manifeste par de la toux avec expectoration abondante de mucopus, mais sans beaucoup d'élévation de température ni d'accélération du pouls.

Bronchopneumonie.   Parmi les complications pulmonaires les plus fréquentes, la bronchopneumonie tient peut-être le second rang. En plus d'une toux, avec expectoration abondante, on remarque une élévation considérable de la température ainsi qu'une accélération du pouls et de la respiration.

Pneumonie lobaire.   La pneumonie lobaire est une complication postopératoire moins fréquente. Elle débute ordinairement par un frisson, suivi d'une température élevée, d'un pouls et d'une respiration rapides. La toux peut être légère ou absente, mais la gêne respiratoire, les joues congestionnées et l'apparence maladive évidente du client constituent un ensemble de signes cliniques qui sont bien caractéristiques. La maladie, à laquelle s'ajoute la complication de la plaie opératoire, suit son cours.

Congestion pulmonaire hypostatique.   La congestion pulmonaire hypostatique est un état qui survient chez les clients âgés ou trop faibles. Elle est due à l'affaiblissement du cœur et du système vasculaire, qui cause une stagnation des sécrétions à la base des deux poumons. Elle se produit le plus souvent chez les personnes âgées qui ne se meuvent pas suffisamment. Les symptômes sont souvent peu apparents pendant un certain temps ; ils se limitent peut-être à une légère élévation de la température, à une accélération minime du pouls et de la respiration et à un peu de toux. L'examen physique démontre de la matité et des râles à la base des poumons. Si l'on n'intervient pas, le client peut mourir.

Pleurésie.   La pleurésie survient assez fréquemment après une opération. Son principal symptôme est une douleur aiguë, comme un coup de poignard, que le client éprouve à la poitrine du côté affecté ; cette douleur est particulièrement pénible quand il veut prendre une respiration profonde. Il y a aussi une légère élévation de la température, une accélération du pouls et des mouvements respiratoires plus rapides et plus superficiels qu'à l'ordinaire.

Traitement médical et soins infirmiers des complications pulmonaires

L'infirmière consciente de toutes les complications respiratoires possibles est plus apte à prendre les mesures préventives citées précédemment (pages 259-260). Elle peut orienter ses efforts afin de combattre les problèmes respiratoires particuliers, si elle en reconnaît les signes et symptômes. Ce n'est pas seulement la première journée postopératoire qui l'intéresse, mais toute la première semaine de la convalescence du client, qui demande une observation étroite et des soins attentifs. Les signes précoces d'une température élevée, d'un pouls et d'une respiration accélérés sont significatifs. Ces signes sont associés ou non à une douleur thoracique, à de la dyspnée ou à de la toux ; cependant, le client peut être agité et anxieux. Ces indices sont importants et on doit les rapporter.

Mesures pour assurer une oxygénation complète des poumons.   Le traitement prophylactique de ces états inclut des moyens susceptibles d'assurer une ventilation complète des poumons. L'infirmière doit demander au client de prendre au moins 10 inspirations profondes toutes les heures. Certains chirurgiens recommandent souvent des traitements par pression positive intermittente (RPPB) ou l'emploi d'un appareil (spiromètre, bouteille à souffler, Respirex) dans lequel le patient souffle afin d'obtenir une expansion complète de ses poumons (voir l'exposé détaillé à la page 285). Le fait de tourner le client d'un côté et de l'autre contribue parfois à le faire tousser et à lui faire expulser un amas de mucus, ce qui aide à sa guérison. Quelquefois, on peut aussi faire la succion des sécrétions à l'aide d'un bronchoscope.

Le taux plus élevé du métabolisme, l'oxygénation pulmonaire plus complète et l'amélioration générale de toutes les fonctions, grâce au lever précoce du client, ont amené de nombreux chirurgiens à considérer le lever comme une des meilleures mesures prophylactiques contre les complications pulmonaires. Quand l'état de la plaie et l'état général du client le permettent, il n'est pas rare que l'on autorise le client à se lever, le premier jour ou le deuxième jour après l'opération, sinon le jour même. Cette façon d'agir est particulièrement utile pour prévenir les complications pulmonaires chez les personnes âgées.

Indications de mesures spécifiques.   Une des méthodes les plus efficaces pour traiter la *bronchite* consiste en l'inhalation de vapeur ou de buée froide, au moyen d'un humidificateur électrique. Lorsqu'elle en fait l'usage, l'infirmière doit s'assurer qu'il contient de l'eau en quantité suffisante. De plus, elle le placera de façon à ne pas brûler le client.

Dans les cas de *pneumonie lobaire* et *bronchopneumonie*, on encourage le client à prendre des boissons ; on lui administre aussi des expectorants et des antibiotiques. Il faut surveiller la flatulence et la prévenir si possible afin d'éviter une gêne respiratoire et cardiaque supplémentaire.

Dans les cas de *pleurésie*, on administre des analgésiques, on fait des applications de chaleur ou de froid ou, si c'est nécessaire, on provoque un blocage régional intercostal avec de la procaïne pour soulager les symptômes. On cherche à découvrir la présence d'un autre trouble sous-jacent (infarctus, pneumonie).

Une *pleurésie avec épanchement* peut être une complication secondaire d'une pleurésie primitive. Dans ces cas, il devient nécessaire de faire des ponctions pleurales fréquentes.

Souvent, la complication pulmonaire de la *congestion pulmonaire hypostatique* devient plus grave que l'état chirurgical lui-même ; dans ce cas, le traitement chirurgical passe au second plan et le traitement de la pneumonie hypostatique devient l'objectif premier.

À cause de la diminution de l'oxygénation dans plusieurs complications pulmonaires, ce qui entraîne une moins grande quantité d'oxygène dans le sang, on a recours à l'oxygénothérapie dans plusieurs centres hospitaliers. Les principes de cette thérapie et les soins à donner sont exposés aux pages 348-349.

Troubles urinaires

Rétention urinaire

La rétention urinaire peut survenir à la suite de toute opération, mais elle se produit surtout après les opérations au rectum, à l'anus et au vagin, après les herniorraphies ainsi que les opérations à la région inférieure de l'abdomen. On en attribue la cause à un spasme du sphincter de la vessie.

Traitement infirmier.   Il arrive souvent que des clients soient incapables d'uriner quand ils sont couchés, mais ils le peuvent sans difficulté quand on leur permet de s'asseoir ou de se tenir debout. Quand la station debout n'entrave pas le résultat de l'opération, on peut permettre aux hommes de se tenir debout à côté du lit, et aux femmes de s'asseoir sur le bord du lit, les pieds reposant sur une chaise ou sur un tabouret. Pour de nombreux clients, cependant, on ne peut pas prendre pareille liberté ; il faut alors recourir à d'autres moyens pour les faire uriner. Il y a des gens qui ne peuvent pas uriner quand il y a une autre personne dans la chambre. Il faut les laisser seuls, après leur avoir donné un bassin de lit, ou un urinal, qu'on aura pris soin de réchauffer.

Souvent, le bruit ou la vue de l'eau qui coule peut aider à relâcher, par action réflexe, le spasme du sphincter de la vessie. Chez la femme, on peut faciliter la miction en lui donnant un bassin de lit qui contient de l'eau chaude ou en faisant une irrigation du périnée avec de l'eau chaude. On peut aussi recourir efficacement à un petit lavement chaud. Si la rétention de l'urine se maintient pendant quelques heures, le client éprouve une grande douleur à la région inférieure de l'abdomen et on peut souvent palper la vessie et en voir le contour qui distend la région inférieure de la paroi abdominale.

Quand on a épuisé tous les moyens traditionnels, il faut recourir au cathétérisme. Si le client a uriné juste avant l'opération, on peut en retarder l'emploi, dans la plupart des cas, de 12 h à 18 h. Le recours au cathétérisme comporte deux inconvénients : (1) le danger de produire de l'infection dans la vessie avec cystite consécutive ; (2) l'expérience a montré que le client à qui l'on a fait un cathétérisme une fois en aura besoin de nouveau.

Certains clients peuvent avoir la vessie bombée et se plaindre de malaises à la région inférieure de l'abdomen, et pourtant ils évacuent de petites quantités d'urine à de fréquents intervalles. L'infirmière avertie ne saurait en conclure que la vessie fonctionne normalement. Le passage de 30 mL à 60 mL d'urine à des intervalles de 15 min à 30 min est plutôt le signe d'une vessie distendue. C'est justement cet état qui cause le passage intermittent de petites quantités d'urine. C'est ce qu'on appelle une « miction par regorgement ». Le cathétérisme soulage le client en lui permettant d'évacuer de 600 mL à 900 mL d'urine. L'« incontinence de rétention » est une rétention incomplète, qui se manifeste par le passage de l'urine goutte à goutte, pendant que la vessie demeure distendue. La distension exagérée est préjudiciable à la vessie ; le cathétérisme est indiqué dans ces cas. Il existe un facteur psychique évident dans la rétention urinaire.

Parfois, après une grande opération, le chirurgien prévoit des problèmes urinaires et introduit une sonde à demeure pendant que le client est encore sous anesthésie. Ordinairement, le chirurgien désire qu'on l'avertisse, s'il coule moins de 30 mL/h dans le contenant calibré.

Incontinence urinaire

L'incontinence urinaire est une complication fréquente chez les gens âgés ; elle se produit à la suite d'une opération ou après un accident suivi d'un choc. On peut probablement l'attribuer à de la faiblesse, avec perte de la tonicité du sphincter de la vessie. Ce symptôme disparaît souvent avec le retour de la santé et quand la tonicité musculaire est revenue à l'état normal.

Traitement.   Voir la section traitant de l'apprentissage du contrôle de la vessie par réflexe chez le client présentant de l'incontinence urinaire, à la page 161.

Infection urinaire

Voir l'exposé au chapitre 40.

Complications gastro-intestinales

Problèmes nutritionnels

Une opération du tube digestif rompt fréquemment le processus physiologique de la digestion et de l'absorption. Les complications peuvent prendre diverses formes selon la localisation et l'étendue de l'opération. Par exemple, une opération de la région buccale entraîne des problèmes de mastication et de déglutition, et demande qu'on modifie le régime alimentaire en conséquence. D'autres opérations, comme la gastrectomie, la résection de l'intestin grêle, l'iléostomie, la colostomie, etc., ont un effet plus grave et exigent une attention plus grande en matière de nutrition (voir le tableau 18-5).

Obstruction intestinale

L'obstruction intestinale (occlusion) est une complication qui peut survenir après une opération dans la région inférieure de l'abdomen et au bassin, plus particulièrement lorsque le

Tableau 18-5 Soutien diététique des complications les plus communes après un traitement chirurgical

Type d'intervention	Complications	Soutien diététique
Intervention radicale à l'oropharynx	Difficulté à mastiquer et à avaler	*Diète:* Consistance liquide — par gavage *Liquides par voie orale:* jus de fruit si tolérés Café, thé, gélatine, crème glacée
Gastrectomie	Petit estomac: syndrome de décharge Remplissage épigastrique, distension; pâleur, transpiration, tachycardie, hypotension, diarrhée	Peu de glucides Lipides avec modération Beaucoup de protéines Petits repas fréquents Injections périodiques de vitamine B_{12}
Résection de l'intestin grêle	Absorption faible Perte de masse (la capacité d'absorption s'améliore avec le temps)	*Immédiatement après l'opération:* alimentation parentérale à longue échéance *Plus tard:* alimentation par voie orale riche en protéines et en aliments fortement énergétiques, peu de lipides Triglycérides à chaîne moyenne
Iléostomie Colostomie	Perte initiale d'eau et d'électrolytes	Remplacement quotidien des électrolytes, diète entièrement liquide et riche en protéines
Dérivation chirurgicale de l'intestin	Pour le soulagement de la douleur et de l'obstruction Syndrome de malabsorption Mauvaise digestion, diarrhée	Alimentation par la voie naturelle Riche en protéines et en vitamine C Vitamines et minéraux adéquats

Source: K. Valassi. « Nutritional management of cancer patients in a variety of therapeutic regimens », *Arch. Phys. Med. Rehab.*, vol. 58.

drainage s'est avéré nécessaire. Les symptômes apparaissent généralement entre le troisième jour et le cinquième jour, mais ils peuvent apparaître plus tard, parfois même des années après l'opération. La cause est l'obstruction du contenu intestinal par une anse qui a été tordue par l'inflammation ou qui a évolué en péritonite.

Généralement, la température et le pouls n'augmentent pas. La douleur est très localisée en un point que l'infirmière doit noter parce que ce point désigne l'anse intestinale qui se trouve juste au-dessus de l'obstruction.

Habituellement, les crises de douleur persistent et se font de plus en plus rapprochées. Lorsqu'on place un stéthoscope sur l'abdomen, les sons fournissent la preuve des mouvements très actifs de l'intestin, tout spécialement au moment d'une crise. Le contenu intestinal, incapable d'avancer, dilate les replis de l'intestin et retourne dans l'estomac d'où il est vomi. Les vomissements et la distension croissante deviennent donc des symptômes dominants. Chez certains clients, le hoquet précède les vomissements. Les intestins ne se contractent plus et les lavements ressortent presque clairs, indiquant qu'une très faible quantité du contenu intestinal a atteint le gros intestin. À moins que l'obstruction ne soit traitée, le client continue à vomir, la distension tend à augmenter, le pouls augmente et la mort survient par empoisonnement.

Traitement. On peut parfois prévenir la distension au-dessus de l'obstruction en pratiquant un drainage à succion constante avec les tubes Miller-Abbott, Harris ou Cantor ou encore avec un simple tube naso-gastrique. Dans ce dernier cas, la réaction inflammatoire au niveau de l'obstruction peut diminuer et le blocage disparaître. Cependant, on doit parfois opérer. De plus, on donne des solutions prescrites par injections intraveineuses. (Voir la section traitant de l'occlusion intestinale pour un exposé plus détaillé sur le traitement et les soins postopératoires aux pages 728 à 731).

Complications de la plaie

Hématome (hémorragie)

L'infirmière doit connaître l'endroit où l'incision a été faite chez son client, ce qui lui permet d'examiner les pansements et d'y rechercher des signes d'hémorragie, à différents intervalles au cours des premières 24 h qui suivent l'opération. Si la plaie saigne d'une façon exagérée, l'infirmière prévient immédiatement le chirurgien. Quelquefois, l'écoulement de sang se produit dans la plaie, sous la peau. Habituellement, cette hémorragie s'arrête spontanément, par suite de la formation de caillots à l'intérieur de la plaie. Si le caillot est petit, il sera résorbé; il ne demande donc aucun traitement. Si le caillot est plus gros, il soulève les bords de la plaie; il doit être enlevé sinon la guérison sera retardée. On enlève d'abord quelques points de suture, on évacue le caillot, puis on introduit une mèche de gaze dans la plaie. La guérison se fait alors par granulation, ou on peut faire de nouveaux points de suture.

Infection

Le *Staphylococcus aureus* est l'agent causal de beaucoup d'infections postopératoires des plaies. D'autres agents d'infections peuvent être l'*Escherichia coli*, le *Proteus vulgaris*, l'*Aerobacter aerogenes*, le *Pseudomonas aeruginosa* et parfois

Local	Général
Contamination de la plaie	Débilitation
Corps étranger	Déshydratation
Technique de suture inadéquate	Malnutrition
Tissu dévitalisé	Anémie
Hématome	Âge avancé
Espace « mort »	Obésité importante
	État de choc
	Durée de l'hospitalisation préopératoire
	Durée de l'opération
	Maladies associées (par exemple, diabète)

d'autres microbes (voir la section traitant des infections
nosocomiales au chapitre 60). La prévention est surtout
axée sur l'asepsie rigoureuse dans les soins de la plaie et
dans la technique chirurgicale. De plus, la propreté et la
désinfection de l'environnement sont importantes. Quand
une plaie est contaminée, le processus inflammatoire commence ordinairement à se manifester au bout de 36 h à 48 h.
Le pouls s'accélère, la température monte et la plaie devient
légèrement sensible, tuméfiée et chaude. Quelquefois, quand
l'infection est profonde, les symptômes locaux peuvent être
complètement inexistants. Quand le chirurgien diagnostique
une infection de la plaie, il enlève ordinairement un ou deux
points de suture et, en suivant les principes d'asepsie, il en
écarte les lèvres avec une paire de ciseaux à pointe mousse
ou avec une pince hémostatique. Après avoir ouvert la
plaie, il la draine avec un tube de caoutchouc ou avec une
mèche de gaze. De plus, plusieurs chirurgiens utilisent une
solution antiseptique chaude quelconque pour laver la
plaie. Le chirurgien demande de faire une culture des agents
infectieux, puis il prescrit les antibiotiques appropriés. Il
peut être nécessaire de continuer d'appliquer des pansements
humides et chauds, suivant la prescription (*Encadré 18-6*).

Rupture (déchirure, éviscération, déhiscence, éventration)

Cette complication est particulièrement grave dans les cas
de plaies abdominales. La rupture peut provenir d'un
relâchement des sutures, d'une infection et, le plus souvent,
d'une distension exagérée des tissus; elle peut aussi être
causée par la toux. Elle peut aussi se produire à cause de
l'âge avancé et de la présence d'une maladie pulmonaire ou
cardiaque chez le client ayant subi une opération abdominale.

Le premier symptôme est habituellement un flot de
liquide péritonéal sérosanguin qui jaillit de la plaie.
La rupture de la plaie peut survenir subitement, les anses
intestinales sortant de la cavité abdominale. Une pareille
catastrophe s'accompagne de grandes douleurs, et souvent,

de vomissements. Le client a l'impression que quelque
chose a cédé. Quand l'écartement des lèvres de la plaie ne se
fait que lentement, les intestins peuvent sortir peu à peu ou
demeurer en place, et le symptôme présent peut être
l'écoulement soudain d'une quantité importante de liquide
péritonéal dans le pansement.

- Quand une rupture de la plaie se produit, il faut en
  avertir immédiatement le chirurgien. On recouvre les
  anses intestinales de gaze stérilisée imbibée de solution
  saline stérile.

Une bande abdominale (sculter) bien appliquée est un
excellent moyen de prévenir ces accidents; on l'emploie
souvent dès le premier pansement, particulièrement chez les
personnes dont la paroi abdominale est faible et lâche. On
applique souvent cette bande lorsqu'on veut obtenir un
support ferme après une rupture de la plaie. Une carence en
vitamines, en protéines plasmatiques ou en chlorures doit
être corrigée.

Chéloïde

Une cicatrice, même d'apparence normale, tend souvent à
se développer de façon excessive (chéloïde). Parfois, le
chéloïde se produit sur toute la surface de la cicatrice;
d'autres fois, il n'apparaît qu'en certains points. Chez
certains individus, cette tendance au chéloïde ne peut ni
s'expliquer, ni être prévue, ni être évitée.

On a fait beaucoup de recherches en vue de la prévention
et de la guérison de cette condition. Une fermeture soignée
de la plaie, une hémostase complète, un pansement occlusif,
sans pression exagérée sur les lignes de suture, sont autant
de moyens pour contrer cette ennuyeuse complication de la
plaie.

Psychose postopératoire

La psychose postopératoire (aberrations mentales) peut
avoir une origine physiologique ou psychologique. On
reconnaît comme facteurs physiques de l'altération postopératoire du système nerveux central, l'anoxie cérébrale, la
thromboembolie et le déséquilibre hydro-électrolytique.
Des facteurs émotifs tels que la crainte, la douleur et la
désorientation peuvent contribuer à la dépression et à
l'anxiété postopératoires.

Les individus les plus susceptibles de perturbations
psychologiques sont les personnes âgées et ceux qui viennent
d'un milieu social défavorisé. Une intervention chirurgicale
qui va entraîner une défiguration ou une opération pour le
cancer prédisposent aussi à des problèmes émotifs intenses.
Les pansements qui empêchent de voir, ou l'immobilisation
nécessaire, dans le cas d'un plâtre du tronc, peuvent aussi
apporter des changements de comportement à cause de la
diminution des stimuli sensoriels.

Les séquelles d'ordre psychique semblent se produire
surtout chez les personnes qui ont subi une opération à
cœur ouvert. Plusieurs facteurs sont liés de façon significative
à l'altération neurologique. Ce sont : l'âge (plus la personne
est âgée, plus il y a de risque), la durée de la circulation
extra-corporelle (plus elle est longue, plus il y a de probabilité), une pression artérielle moyenne de moins de 50 mm Hg

pendant la perfusion et la possibilité d'une embolie gazeuse. On croit même que l'effet émotionnel lié à la vision de l'unité des soins intensifs peut contribuer au délire qui suit une cardiotomie.

Interventions infirmières préopératoires et postopératoires

Avant l'opération, on doit bien informer le client de ce à quoi il doit s'attendre après l'intervention. En maintenant des contacts fréquents avec le client, en le rassurant et en évaluant ses réactions et ses idées, on peut recueillir des informations significatives au sujet de son état psychologique. L'usage judicieux de narcotiques peut aussi réduire son état de confusion et de désorientation.

On peut aider le client à accepter l'entourage étranger en l'orientant quant à l'heure, au jour et à l'endroit où il se trouve. Des études montrent qu'un enseignement préopératoire consciencieux auprès du client et de sa famille aide à faire face aux nombreuses agressions psychologiques qui peuvent survenir après l'opération. De plus, une attitude bienveillante du personnel a un effet positif sur le client.

Dans les cas de psychose manifeste, le client peut avoir besoin de tranquillisants puissants. Puisque la psychose postopératoire se produit, il est utile de dire au client, quand on discute de ce sujet avec lui, que ce n'est que transitoire. Si un client a des fantasmes ou des hallucinations, on peut souvent le rassurer en lui disant que ces aberrations ne sont pas le fait d'un état mental déficient et qu'elles ne sont que passagères.

Contrainte. Dans les soins postopératoires de ces clients, l'infirmière fera bien d'expliquer au client qu'il lui faut garder le lit jusqu'à ce que le chirurgien lui permette de se lever. Il arrive souvent que les clients soient tentés de se lever pour uriner ou pour aller chercher à boire plutôt que de déranger l'infirmière. Cette façon d'agir peut être cause de complications graves que quelques mots d'explication suffiraient à prévenir. Cependant, certains clients, surtout les personnes âgées et les clients désorientés, peuvent ne pas comprendre ces renseignements. La méthode la plus simple de contrainte consiste à se servir d'un lit pourvu de ridelles sur les côtés. Cela permet au client de se mouvoir à volonté dans son lit, mais l'empêche d'en sortir et de se faire mal.

La chambre doit être éclairée de façon à réduire les hallucinations visuelles. Il est souhaitable qu'un membre de la famille demeure avec le client autant que possible ; la présence d'une autre personne a un effet rassurant et tranquillisant.

En vue de protéger aussi bien le client que l'infirmière, on doit, dans les cas de délire, recourir à un quelconque mode de contrainte. L'effet psychologique d'une contrainte peut être grave ; c'est pourquoi il ne faut y avoir recours qu'*en dernier ressort*. On doit d'abord essayer tous les autres moyens pour calmer le client. On doit l'isoler des autres clients quand la chose est possible. On retire de sa portée tout objet avec lequel il pourrait se blesser.

Quand on applique une contrainte, on doit s'efforcer de maintenir le client dans une position naturelle et confortable, et éviter de trop serrer les membres retenus, afin de ne pas nuire à la circulation. On doit éviter l'application d'une contrainte à la poitrine, si possible. L'apparition de cyanose à la main ou au pied indique que l'application est trop serrée. Les appareils doivent être soigneusement rembourrés pour ne pas causer d'irritation de la peau ni de plaies. La peau en dessous de ces appareils fera l'objet de fréquents examens ; on la lavera avec soin et on la frictionnera au moins toutes les deux ou trois heures. Même si l'on utilise une contrainte, on ne laissera jamais le client sans surveillance. Tout client qui subit l'application d'une contrainte doit être l'objet d'une attention constante de la part de l'infirmière.

Délire

Le délire postopératoire survient quelquefois chez divers groupes de clients. Les types les plus communs de délire sont les suivants : délire toxique, délire traumatique et délire alcoolique (délirium tremens).

Délire toxique. Le délire toxique s'associe à des signes et à des symptômes d'intoxication générale. Ces clients sont gravement atteints : ils ont ordinairement une température élevée et un pouls rapide, la figure est congestionnée, les yeux sont brillants et hagards. Ils sont très agités, ils cherchent souvent à sortir de leur lit et ils déplacent continuellement les couvertures. Ils présentent de la confusion mentale à un degré élevé. On rencontre cet état le plus souvent chez les clients souffrant de péritonite générale ou d'autres septicémies.

Le traitement consiste à faciliter l'élimination en favorisant la consommation de liquides ; on combat la cause de cet état par une thérapeutique antimicrobienne. Cependant, il arrive parfois que le client meure.

Délire traumatique. Le délire traumatique est un état mental provoqué par un traumatisme soudain, de quelque nature que ce soit ; on le rencontre surtout chez des personnes très nerveuses. La maladie peut se présenter sous forme de grande excitation, comme celle que l'on rencontre chez les maniaques, ou bien sous forme de simple confusion accompagnée d'hallucinations, ou encore sous forme de dépression mélancolique. Le traitement consiste à administrer des médicaments sédatifs, comme l'hydrate de chloral, le paraldéhyde et la morphine. Ce état qui a commencé brusquement se termine ordinairement de la même façon.

Délirium tremens. Les gens qui ont fait usage d'alcool pendant longtemps sont de très mauvais sujets du point de vue chirurgical. Non seulement leur résistance est-elle bien inférieure à celle d'une personne normale, mais l'alcool a aussi lésé presque tous leurs organes. Ces clients réagissent toujours mal à l'anesthésie.

Après l'opération, l'état du client peut être bon pendant quelques jours, puis, à cause de la privation prolongée de l'alcool, il devient agité, nerveux et il s'irrite pour les moindres choses. Les traits du visage prennent une expression complètement changée, son sommeil est mauvais et souvent troublé par des cauchemars. Quand le médecin ou l'infirmière l'approche, il semble se réveiller brusquement et il demande : « Qui êtes-vous ? » et, après qu'on lui a dit où il est, il paraît reprendre son état normal pour un court laps de temps. Ce sont là autant de symptômes qu'il convient de surveiller chez les clients alcooliques, car un traitement actif à ce stade peut prévenir un délire plus violent.

Le délirium tremens apparaît brusquement ou progressivement. Après une période d'agitation, de nervosité, de demi-délire, le client finit par perdre tout contrôle sur ses facultés mentales ; il est alors « sous le coup des horreurs les plus terribles ». Son esprit est en chaos complet, il est la proie de toutes sortes d'idées. Il parle sans répit, cherche à sortir du lit, essaie de se libérer des hallucinations, du sentiment de crainte et de persécution qui l'assaillent continuellement. Si on tente de lui appliquer une contrainte, il peut se débattre comme un fou et se blesser ou en blesser d'autres. Il est évident qu'à ce stade le sujet est malade. Il ne dort pas, transpire abondamment, tremble de tous ses membres. Finalement, après plusieurs heures de torture, il tombe dans une stupeur profonde.

Traitement et soins infirmiers.   Lorsque la chose est possible, le traitement de ces clients doit commencer deux ou trois jours avant l'opération, en activant l'élimination par les reins, les intestins et la peau. On continue le traitement après l'opération, surtout si quelques signes avant-coureurs de délire se présentent. On a alors recours aux sédatifs ou aux tranquillisants. On a pu démontrer que la principale cause de ce symptôme, chez les alcooliques chroniques, réside dans la diminution des réserves glucidiques de l'organisme, de même que dans une ingestion insuffisante de vitamines. C'est pourquoi on fait des perfusions intraveineuses de solutions glucosées et on administre des vitamines, sous forme concentrée, par la bouche et par injection.

Sixième partie

Les soins infirmiers et les affections respiratoires

19

Les affections des voies respiratoires supérieures

☐ PROBLÈMES DU NEZ

Épistaxis (hémorragie nasale)

Physiopathologie. L'*épistaxis* est causée par la rupture de minuscules vaisseaux distendus dans la muqueuse de la paroi nasale, rarement dans le tissu très vascularisé recouvrant les cornets. Cette affection se situe le plus souvent dans la partie antérieure de la cloison nasale, où trois gros vaisseaux passent dans la cavité nasale : (1) l'artère ethmoïdale antérieure dans la partie avant de la voûte nasale, (2) l'artère sphénopalatine dans la région postéro-supérieure et (3) les rameaux de l'artère maxillaire (le plexus veineux situé à l'arrière de la paroi latérale sous le cornet inférieur).

L'épistaxis peut survenir à la suite d'un accident ou d'une maladie, mais la cause la plus fréquente des petits saignements de nez est le « curage ». D'autres causes peuvent être une déviation de la cloison, une cloison perforée, un cancer, ou un choc. L'épistaxis peut aussi se produire comme symptôme de fièvre rhumatismale aiguë, de sinusite aiguë, d'hypertension artérielle et de maladies hémorragiques.

Traitement d'urgence. En procédant aux soins d'urgence, il faut se rappeler qu'on fait cesser le saignement en plaçant le client dans une position telle qu'il a le tronc surélevé, ce qui favorise la vaso-constriction de la muqueuse nasale. On demande au client de ne pas parler et de respirer par la bouche. Il doit comprimer la partie externe molle du nez contre la cloison pendant 5 min à 10 min. Il faut également imbiber de l'ouate avec un médicament local vaso-constricteur comme la phényléphrine (Neo-Synephrine) et l'insérer dans la narine.

On conseille au client de ne pas se moucher durant et après un saignement de nez ; on lui procure des mouchoirs et un bassin réniforme dans lequel il pourra expectorer le sang qui s'accumule dans le rhinopharynx. Si ces mesures échouent, il faut signaler le problème au médecin qui peut contrôler l'épistaxis en appliquant de l'adrénaline aqueuse (rapport 1 : 1 000) sur une boule de coton, en l'insérant dans la narine près de la source de saignement et en exerçant une légère pression. Si le site est visible, le médecin peut ensuite cautériser le saignement en utilisant un cautère électrique (après injection d'un anesthésique local) ou un agent chimique, tel que le nitrate d'argent en bâton, une perle d'acide chromique ou de l'acide trichloroacétique.

Traitement subséquent. Les objectifs du traitement subséquent sont de soulager la douleur, de trouver le site de l'hémorragie et de contrôler le saignement.

Soulagement de la douleur. Si la douleur est vraiment fatigante, on peut administrer, mais judicieusement, de la morphine, ou bien insérer de la ouate imbibée d'une solution de cocaïne et d'adrénaline afin de contracter la muqueuse nasale.

Recherche du siège de l'hémorragie. Cette recherche peut être difficile et on ne trouve quelquefois que la zone de saignement. On utilise une source lumineuse dont les rayons sont parallèles à la ligne de vision, comme le miroir frontal, afin d'examiner les espaces étroits et profonds de la cavité nasale. Si l'hémorragie provient des régions postérieures, il faut insérer de l'ouate imbibée de médicament dans la narine, afin de diminuer l'écoulement et de faciliter l'examen. On peut également faire la succion du sang et des caillots pour dégager le champ à examiner. L'investigation se fait à la zone antéro-inférieure, à la zone antéro-supérieure, à la zone postéro-supérieure et enfin, à la zone postéro-inférieure. Malgré tout, on ne peut réellement observer que 60 % de la cavité nasale.

Contrôle de l'hémorragie. Il arrive cependant qu'on ne réussisse pas à repérer l'origine du saignement. Dans ce cas, on vaporise, dans le nez, un anesthésique local et un décongestionnant, puis on insère un tampon vaseliné (en gaze). On peut aussi faire un tamponnement dans la région postérieure du nez en utilisant l'une des méthodes présentées à la figure 19-1. On peut augmenter la compression en mouillant la gaze. Ce tamponnement peut rester en place pendant 48 h ou jusqu'à 5 ou 6 jours, si nécessaire.

Encadré 19-1   Anatomie des voies respiratoires supérieures

Nez

Le nez comprend deux conduits séparés, au milieu, par la cloison nasale (septum). Ces conduits s'ouvrent à l'extérieur par les narines et se prolongent en arrière dans le rhinopharynx. Entre ces deux orifices, le flux d'air se répand dans les fosses nasales sur les parois desquelles font saillie trois cornets nasaux, et sur lesquelles s'ouvrent les sinus de la face, cavités situées dans les os creux qui entourent ces fosses.

Sinus de la face

Les sinus de la face sont : le sinus frontal situé à la base du front entre et au-dessus des yeux ; le groupe des cellules ethmoïdales, antérieur et postérieur, situé le long de la voûte des narines ; le sinus sphénoïdal qui s'ouvre à l'arrière ; et, de chaque côté du nez, le sinus maxillaire. Le même type d'épithélium cilié qui recouvre les passages nasaux recouvre aussi les sinus de la face. Le rôle principal des sinus est de donner à la parole sa sonorité et son timbre. On connaît la voix « nasale » des personnes souffrant de rhume de cerveau ou de sinusite.

Cornets nasaux

Les cornets nasaux, qui doivent leur nom à leur apparence de coquille, sont destinés, par leur forme et par leur position, à augmenter la surface de la muqueuse des conduits nasaux et à obstruer légèrement le flux d'air qui passe à travers eux. Les organes de l'odorat sont situés dans l'épithélium olfactif, qui recouvre la voûte du nez et les cornets nasaux supérieurs.

Le flux d'air qui entre par les narines est dévié vers le haut jusqu'à la voûte du nez, pour décrire une courbe avant de retomber dans le rhinopharynx. Il entre ainsi en contact avec une grande partie de la muqueuse humide et tiède qui retient presque toute la poussière et les microbes présents dans l'air inspiré. Cet air est humidifié et réchauffé à la température du corps, et mis en contact avec des nerfs sensitifs, dont certains distinguent les odeurs alors que d'autres provoquent des éternuements afin de rejeter la poussière irritante.

Pharynx

Le pharynx est la gorge. Il est limité, au-dessous, par le larynx et par la partie supérieure de l'œsophage. Son prolongement supérieur est le rhinopharynx, dans lequel s'ouvrent les narines postérieures et les trompes d'Eustache des oreilles moyennes. Le nez et le rhinopharynx sont recouverts du même type d'épithélium cilié que la trachée et l'arbre bronchique ; mais le pharynx, qui sert à la fois de passage respiratoire et de passage pour les aliments, est recouvert d'épithélium pavimenteux.

Amygdales et végétations adénoïdes

Les amygdales sont deux organes lymphoïdes situés de chaque côté du pharynx. Les végétations adénoïdes, ou amygdales pharyngiennes, prolifèrent sur la voûte du rhinopharynx. Les amygdales et les adénoïdes sont seulement deux éléments d'une masse de même tissu lymphoïde qui tapisse entièrement la gorge. Ces organes sont des maillons importants de la chaîne des ganglions lymphatiques destinés à protéger l'organisme contre les invasions bactériennes entrant par le nez et la gorge.

Larynx

Le larynx est une structure cartilagineuse, tapissée d'épithélium pavimenteux, formant l'extrémité supérieure de la trachée. Les cordes vocales obéissent à des attaches musculaires et sont tendues dans sa lumière. En haut, l'épiglotte, sorte de soupape à clapet, empêche l'entrée des aliments et des liquides. La fonction du larynx est de permettre la phonation.

- Sinus frontal
- Cellules ethmoïdales
- Sinus maxillaire
- Cornets
- Ouverture du sinus maxillaire
- Sinus sphénoïdal
- Végétations adénoïdes
- Trompe d'Eustache
- Amygdales palatines
- Amygdales linguales
- Épiglotte
- Œsophage
- Cordes vocales
- Trachée

(Illustration : D'après « Patient Education Chart material », *Medical Times*, 80 Shore Road, Port Washington, N.Y. 11050.)

Rhinite

Physiopathologie.   La rhinite est une lésion inflammatoire de la muqueuse du nez. C'est parfois une manifestation allergique (on parle alors de «rhinite allergique», voir chap. 47), mais elle est ordinairement due à une infection. La variété la plus commune d'infection responsable de la rhinite est le coryza (rhume banal, rhume de cerveau). La rhinite apparaît souvent au stade primaire de la rougeole et de quelques autres infections virales spécifiques. La rhinite bactérienne est causée par une bactérie à Gram positif et elle se caractérise par un écoulement nasal purulent. L'infection est souvent secondaire à une infection virale des voies respiratoires supérieures. Si elle n'est pas soignée, la rhinite peut entraîner une sinusite, une otite moyenne, une bronchite et une pneumonie.

Dans la rhinite aiguë, la muqueuse nasale est congestionnée, enflée et œdémateuse pendant un certain temps, puis elle revient rapidement à la normale. Cependant, après des crises répétées, particulièrement dans les cas de sinusite chronique, l'enflure est opiniâtre et le client souffre de «catarrhe chronique». Ces personnes disent qu'elles sont «sujettes aux rhumes». En fait, si on exclut les crises de rhinite allergique, ces crises sont des aggravations du même «rhume».

Si la rhinite chronique se prolonge, celle-ci conduit à un dépôt anormal de tissu conjonctif sur la muqueuse du nez, ce qui l'épaissit considérablement et cause de l'hypertrophie; la cloison nasale peut alors présenter des ergots et des polypes. L'atrophie de la muqueuse nasale, du cartilage et des os qui tapissent les conduits nasaux peut se produire. Il en résulte que les passages deviennent de larges cavernes vides où un exsudat, qui adhère aux parois, dégage une odeur désagréable. On parle alors d'*ozène* ou de *punaisie*.

Traitement et soins infirmiers.   Dans le cas de la rhinite virale aiguë, le traitement symptomatique comprend des médicaments vaso-constricteurs topiques ou systémiques pour dégager les voies nasales, des analgésiques pour le mal de tête, et le repos. On recommande aux adultes d'éviter les foules.

Il faut dire au client de ne pas se moucher trop fort, ni trop fréquemment. Il doit se moucher en ouvrant la bouche

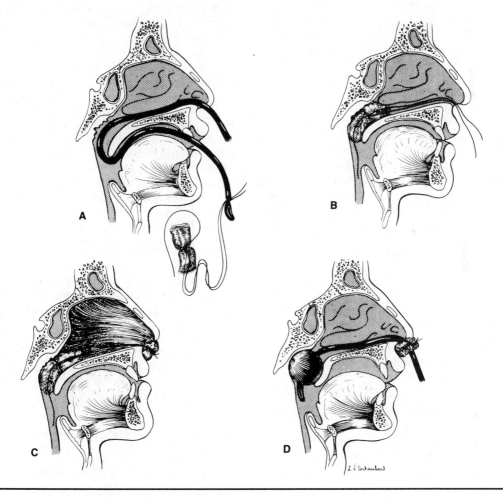

Figure 19-1 Contrôle d'une hémorragie nasale postérieure par tamponnement. **A)** Insertion du cathéter et de la compresse. **B)** Mise en place de la compresse et retrait du cathéter. **C)** Mise en place d'une compresse externe attachée à la première pour la maintenir. **D)** Autre méthode utilisant un cathéter à ballon au lieu d'une compresse de gaze. (Reproduit avec la permission de: J.E. Dunphy et L.W. Way (éd.). *Current Surgical Diagnosis & Treatment*, 5ᵉ éd., Copyright © 1981 par Lange Medical Publications, Los Altos, California.)

légèrement et en soufflant par les deux narines pour égaliser la pression.

Obstruction nasale

L'obstruction du passage de l'air par les narines est souvent le fait d'une déviation de la cloison nasale, ou bien de l'hypertrophie des cornets nasaux, ou encore d'une pression exercée par des polypes, petites tumeurs en forme de grappes, qui se forment sur la muqueuse des sinus, particulièrement sur l'ethmoïde. Cette obstruction peut dégénérer en infection chronique du nez et provoquer de fréquentes crises de rhinopharyngite. L'infection s'étend souvent aux sinus du nez (petites cavités situées le long de la muqueuse et remplies d'air, qui débouchent dans le nez). Lorsqu'une sinusite se forme et que le drainage de ces cavités est arrêté (à cause de la difformité et de l'enflure de la muqueuse du nez), le client éprouve de la douleur à l'endroit où le sinus est affecté.

Traitement.   Le traitement de l'obstruction nasale consiste à inhiber l'endroit où une infection chronique se présente. Chez plusieurs clients, c'est une allergie nasale sous-jacente qu'il faut traiter. Parfois, une opération radicale visant à drainer les sinus s'avère nécessaire. De telles opérations dépendent du type d'obstruction nasale. Elles sont ordinairement exécutées sous anesthésie locale.

Si une déviation de la cloison est la cause de l'obstruction, le chirurgien fait une incision dans la muqueuse et il la dégage de l'os ; il retire ensuite la partie déviée de l'os et le cartilage avec des pinces spéciales. Le chirurgien met la muqueuse en position normale et il la maintient en faisant un tamponnement compact. Celui-ci est habituellement vaseliné afin de faciliter son retrait, 24 h à 36 h plus tard. On appelle cette opération *résection sous-muqueuse*.

L'ablation des polypes du nez, aux points d'implantations, se fait par le nez, à l'aide d'un serre-nœud métallique. On traite l'hyperthrophie des cornets nasaux en faisant des applications astringentes qui les contractent de chaque côté du nez.

Après ces interventions, on élève la tête du lit afin de favoriser le drainage et de soulager le malaise du client dû à l'œdème. On doit donner des soins oraux fréquents, parce que le client ne respire que par la bouche.

Fractures du nez

Les fractures de nez sont ordinairement causées par un choc violent. Elles n'ont pas de conséquences graves, mais la difformité qui en résulte peut provoquer une obstruction nasale et un défigurement.

Évaluation et manifestations cliniques.   On doit faire un examen interne du nez afin de vérifier s'il y a une fracture de la cloison ou un hématome sous-muqueux. Si l'hématome n'est pas drainé, il peut se transformer en abcès, entraîner la dégénérescence du cartilage de la cloison (chondrolyse) et créer une difformité du nez appelée « nez en selle ».

Sous la violence du choc, il se produit immédiatement une épistaxis abondante ; le sang s'écoule par les narines et dans le pharynx. Les tissus mous adjacents au nez enflent fortement et créent une difformité très apparente.

Si un liquide clair s'écoule par une narine, il faut penser à une fracture de la lame criblée avec épanchement de liquide céphalo-rachidien. Puisque ce liquide contient du glucose, on peut le différencier facilement du mucus nasal en utilisant des bâtonnets réactifs (Dextrostix).

Traitement et soins infirmiers.   En général, on peut contrôler le saignement par l'application de compresses froides. La radiographie sert à déterminer le déplacement des os fracturés et à vérifier si la fracture ne s'étend pas jusqu'au crâne. Sous anesthésie locale ou intraveineuse, il est possible de remettre les fragments en place et de les maintenir au moyen d'un tampon, que l'on place à l'intérieur du nez, ou par des attelles externes. L'important, dans la réduction de cette fracture, est de reconstituer les passages de l'air à l'intérieur du nez et de replacer les os de façon que le sujet ne soit pas défiguré. Quand la réduction est terminée, il faut diminuer l'enflure qui s'ensuit, en faisant des applications de compresses glacées, tout en maintenant le client en position assise.

Chirurgie plastique du nez

Le nez est un organe si proéminent dans la figure que sa difformité peut considérablement affecter le client ; celle-ci peut être congénitale ou due à une maladie ou à un accident.

On peut corriger les difformités congénitales par des opérations simples (rhinoplastie) qui consistent à redresser ou à allonger le nez ; on le fait soit en enlevant un os qui a mauvaise apparence, soit en ajoutant de nouveaux tissus (ordinairement du cartilage costal). On fait les incisions de façon qu'elles ne soient pas apparentes. Dans le cas de difformités qui résultent d'un accident ou d'une maladie, on a recours à différents genres de chirurgie plastique. On a recours à différents types de greffes de peau pour recouvrir les défectuosités qu'ont laissées les cicatrices ou les tumeurs malignes. Dans certains cas, on se sert de prothèses qui peuvent être modelées et maintenues en place par des lunettes (voir la section traitant de la rhinoplastie au chapitre 49).

Soins infirmiers.   Avant l'intervention chirurgicale, on peut prendre une photographie du visage et du nez du client pour servir de repère et pour s'assurer qu'on atteint les objectifs du traitement.

Après l'opération, on maintient habituellement le client couché sur le dos, la tête légèrement surélevée. On applique souvent des compresses glacées pour diminuer le saignement, l'enflure et les douleurs. On peut fixer une éclisse au nez et, dans certains cas, on place des pansements compressifs sur les yeux.

- La principale complication postopératoire est l'hémorragie.

Le crachat ou le vomissement de sang (on se rappelle que du sang s'écoule aussi dans le pharynx) est un autre indice d'hémorragie nasale. Une déglutition fréquente, suivie d'éructation, peut indiquer qu'il y a accumulation de sang dans l'estomac.

Dans les cas où il y a eu anesthésie locale, le sang peut quelquefois descendre goutte à goutte dans la gorge, sans que le client soit assez conscient pour faire le mouvement de déglutition.

- Si le saignement est excessif ou continu, ou si d'autres symptômes d'hémorragie apparaissent, il faut prévenir le chirurgien et préparer le matériel suivant : un nouveau tamponnement, une source de lumière, un miroir frontal, un spéculum nasal et des pinces à tamponnement.

Le jour de l'opération, on donne au client une alimentation liquide ; après l'opération, on lui donne ce qu'il désire. Les sédatifs sont souvent nécessaires le jour et la nuit de l'opération ; passé ce temps, le besoin n'existe pratiquement pas. Le client est souvent porté à se moucher parce qu'il a l'impression d'avoir le nez plein, mais, si on lui explique que ce malaise provient du tamponnement, il évitera de le faire. Il doit attendre la permission du chirurgien avant de pouvoir se moucher. Habituellement, on enlève le tamponnement 24 h après l'opération.

Convalescence et éducation du client. L'enflure et la décoloration persistent quelques jours, mais, vers la fin de la première semaine, elles auront diminué. Le retour à des activités normales se fait après deux semaines. Durant ce temps, le client ne doit pas soulever de charges trop lourdes.

Le client doit s'astreindre au suivi du médecin pendant un certain temps ; il doit aussi éviter toute pression sur le nez pendant quelques semaines, comme le port de lunettes. Si le client porte des verres de contact, il doit consulter son chirurgien pour savoir quand il pourra recommencer à les porter.

☐ INFECTIONS SPÉCIFIQUES DES VOIES RESPIRATOIRES SUPÉRIEURES

Rhume de cerveau (rhume banal)

L'expression « rhume de cerveau » est celle que les clients utilisent le plus souvent pour décrire les symptômes d'une infection respiratoire supérieure.

Manifestations cliniques et physiopathologie. Les symptômes du rhume de cerveau sont l'écoulement nasal, l'obstruction nasale, le mal de gorge, les éternuements, un malaise, de la fièvre, des frissons et, souvent, des maux de tête et des douleurs musculaires. La toux augmente au fur et à mesure que le rhume progresse. Plus spécifiquement, le terme « rhume » sert à désigner le coryza aigu infectieux et afébrile. Plus largement, ce mot est utilisé pour désigner une infection respiratoire supérieure aiguë ; quant aux termes tels que rhinite, pharyngite, laryngite, rhume de poitrine et autres, ils décrivent plutôt les endroits spécifiques où apparaissent les troubles.

Les symptômes du rhume de cerveau durent de cinq jours à deux semaines. Si la fièvre persiste et que des symptômes diasthésiques s'ajoutent aux symptômes respiratoires, il ne s'agit plus d'un rhume de cerveau, mais d'un autre type d'infection des voies respiratoires supérieures plus aigu. Un certain nombre de virus (au-dessus de 100) sont connus pour produire les symptômes du rhume de cerveau et environ 10 % des rhumes semblent être associés à plus d'un virus à la fois. Les allergies qui affectent le nez peuvent aussi faire croire à des symptômes de rhume.

Santé communautaire et importance sociale. Les rhumes sont très contagieux ; les virus qui les causent peuvent se propager environ deux jours avant que les symptômes n'apparaissent et durant la première partie de la phase symptomatique. Les rhumes atteignent 15 % de la population active durant l'hiver ; ils représentent 50 % des causes d'absentéisme au travail et ils sont responsables de 25 % du temps de travail perdu.

Trois vagues de rhumes affectent annuellement la population nord-américaine : au début de l'automne (à la rentrée des classes), au milieu de l'hiver et au printemps. L'immunité après guérison est variable et dépend de plusieurs facteurs qui comprennent tout d'abord la résistance naturelle de l'hôte et le type de virus impliqué dans le rhume. Une infection bactérienne secondaire dans les oreilles, le nez, les sinus, les bronches et les poumons, est la complication majeure qui peut survenir après un rhume.

Traitement. La méthode à suivre pour traiter le rhume de cerveau comprend une ingestion adéquate de liquides, du repos, la prévention des refroidissements, des décongestionnants nasaux aqueux, de la vitamine C, des bronchodilatateurs et des expectorants, au besoin. Des gargarismes à l'eau tiède salée apaisent le mal de gorge, alors que l'acide acétylsalicylique soulage les symptômes généraux. Les antibiotiques ne sont pas indiqués pour un rhume de cerveau sans complications.

L'utilisation de mouchoirs jetables après usage, le fait de se couvrir la bouche lorsque l'on tousse et l'évitement des foules sont des mesures efficaces pour la prévention de la propagation du rhume.

Herpès

Le virus de l'herpès produit l'herpès labial (bouton de fièvre, aphte). De petites vésicules, individuelles ou groupées, font éruption sur les lèvres, la langue, les joues et le pharynx. Celles-ci se rompent et produisent des ulcères superficiels douloureux qui sont recouverts d'une membrane grise.

L'herpès apparaît souvent en association avec d'autres infections fébriles, telles que la pneumonie à streptocoque, la méningite à méningocoque, et la malaria. Le virus demeure latent dans les cellules des lèvres, ou du nez, et est activé par des maladies fébriles. Aucun agent chimiothérapeutique connu n'a pu encore avoir raison du virus de l'herpès. Les analgésiques et la codéine sont utiles pour soulager la douleur et les malaises. Des anesthésiques topiques comme la lidocaïne (Xylocaïne visqueuse) ou la dyclonine (Dyclone) apportent également un soulagement. L'application de lotions ou de liquides astringents peut aider à sécher les lésions.

Sinusite

Les sinus sont affectés dans une grande proportion des infections des voies respiratoires supérieures. Les sinusites guérissent rapidement, quand les ouvertures des sinus dans les conduits nasaux sont libres. Cependant, si l'écoulement est obstrué par une cloison déviée, par des cornets nasaux hypertrophiés, par des ergots ou par des polypes, la sinusite peut persister comme une infection secondaire à long terme, ou elle peut empirer en un processus suppuratif aigu.

Sinusite aiguë

Évaluation et manifestations cliniques. La sinusite aiguë peut affecter un ou plusieurs sinus. Si tous sont infectés, on parle de *pansinusite*. La douleur est le symptôme majeur de la sinusite aiguë et sa localisation est importante pour le diagnostic ; l'infirmière doit donc s'en informer. Dans la *sinusite frontale*, le client se plaint de céphalées frontales ; dans la *sinusite ethmoïdale*, la douleur est ordinairement située dans et autour des yeux ; dans la *sinusite maxillaire*, la douleur se situe sur le côté du nez et est accompagnée souvent de maux de dents à la mâchoire supérieure du côté correspondant ; quant à la *sinusite sphénoïdale*, elle se manifeste par une céphalée occipitale. À part ces localisations spécifiques, la douleur peut être projetée à un autre point, à la région frontale, par exemple. La congestion et l'écoulement nasaux sont ordinairement présents. Le client ressent un malaise général, en plus de la douleur. La fièvre, si elle est présente, n'est pas très importante, même dans le cas d'une infection suppurative aiguë (ou empyème) d'un sinus. L'*Hæmophilus influenzæ* est la bactérie la plus courante dans les sinus ; il y a peu de corrélation entre les bactéries trouvées dans le nez et celles des sinus.

- Le type le plus grave de sinusite est l'empyème d'un sinus frontal, car il peut se rompre vers l'arrière et provoquer un abcès cérébral.

On doit établir avec soin les antécédents du client et faire une évaluation diagnostique, pour rejeter toute possibilité de désordres locaux ou systémiques tels que tumeurs, fistules, allergies et infections virales.

Traitement et interventions infirmières. Les objectifs du traitement sont le soulagement de la douleur, le resserrement de la muqueuse nasale et le contrôle de l'infection. On commence en administrant de la codéine, de la mépéridine (Demerol) ou, occasionnellement, de la morphine, l'aspirine n'étant pas assez efficace. Le repos au lit et l'établissement de mesures pour favoriser le drainage des sinus complètent le traitement. On applique des compresses humides chaudes sur le sinus atteint, quatre fois par jour. De plus, on utilise souvent des instillations nasales ou des vaporisations de chlorhydrate de phényléphrine (Neo-Synephrine, 0,25 %) et des décongestionnants oraux comme la pseudoéphédrine ou un médicament vaso-constricteur similaire. Selon le type de microbe responsable de l'infection et l'étendue de celle-ci, on peut apprendre au client à faire un traitement local, à intervalles réguliers (allant de 1 à 4 h), jusqu'au retour de l'écoulement. L'utilisation de la pénicilline hâte habituellement la guérison et diminue les risques de complications qui suivent l'extension d'une sinusite bactérienne. Dans les tout premiers stades, si on pense qu'une allergie est à la base du processus inflammatoire, un agent antihistaminique (par exemple, le chlorhydrate de tripélennamine [Pyribenzamine]) administré en doses orales peut être bénéfique, du moins pour traiter les symptômes.

Sinusite chronique

Physiopathologie et manifestations cliniques. La sinusite chronique se manifeste ordinairement par une obstruction nasale persistante, causée par l'écoulement et l'œdème de la muqueuse nasale. Le client tousse, à cause de l'écoulement constant dans le rhinopharynx, et se plaint de migraines pouvant s'aggraver le matin, au réveil. La fatigue est également fréquente, ainsi que l'apathie et le nez bouché.

Traitement. Le traitement de la sinusite chronique comprend des mesures pour faciliter le drainage, une thérapie antibactérienne et antiallergique. Une humidité accrue, des inhalations de vapeur, un apport accru de liquides, et des applications locales de chaleur favorisent l'écoulement. On peut essayer l'application locale de médicaments vaso-constricteurs, comme les vaporisateurs ou les gouttes nasales.

- Cependant, un abus ou une utilisation prolongée des vaso-constricteurs peut aggraver la rhinite et la sinusite, en provoquant une autre congestion qui conduira à un autre abus.

Les gouttes nasales à base d'huile sont à éviter. On peut obtenir, dans toute pharmacie, de la solution physiologique de Ringer stérile qui, utilisée avec une douche nasale, est une méthode apaisante pour nettoyer le nez. Les difformités de structure qui obstruent l'orifice du sinus peuvent nécessiter l'attention du chirurgien : les polypes peuvent exiger l'excision ou la cautérisation, une cloison déviée peut devoir être enlevée, de même qu'un orifice trop étroit peut devoir être élargi.

Pour le drainage du sinus maxillaire, on fait l'incision le long de la ligne de la gencive supérieure, au-dessus des canines (opération de Caldwell-Luc). Pour drainer le sinus frontal, on fait une incision au niveau du tiers interne du sourcil. Une nouvelle technique chirurgicale consiste en une incision au-dessus de la ligne des sourcils, l'exploration des sinus, l'ablation des tissus malades et l'oblitération du sinus avec du tissu adipeux abdominal.

Prévention des infections respiratoires supérieures

La prévention de la plupart des infections des voies respiratoires supérieures est difficile, car elles peuvent être causées par une multitude de facteurs. On ne peut généralement pas identifier l'agent pathogène, et il n'existe pas de vaccins sauf pour quelques rares cas. Les allergies, les maladies de la cloison et des cornets nasaux, les problèmes affectifs, et diverses maladies systémiques peuvent être des facteurs prédisposants, dans les cas isolés. Les mesures hygiéniques suivantes aideront les défenses de l'organisme et réduiront la sensibilité aux infections respiratoires :

- Développer des habitudes saines — alimentation nutritive, exercice physique, repos et sommeil adéquats.
- Éviter les abus de cigarette et d'alcool.

- Corriger la sécheresse de l'air par une humidification appropriée dans les maisons, spécialement durant les températures froides.
- Éviter les polluants de l'air (poussière, produits chimiques), si possible.
- Éviter les refroidissements, spécialement des pieds ; le refroidissement abaisse la résistance.
- Se faire administrer un vaccin contre la grippe, selon la prescription du médecin.

□ PROBLÈMES DU PHARYNX ET DES AMYGDALES

Pharyngite aiguë

La pharyngite aiguë, causée par plusieurs virus et bactéries, est une inflammation avec fièvre de la gorge. La membrane pharyngienne devient rouge feu ; les follicules lymphoïdes de la gorge et les amygdales sont enflés et tachetés d'exsudats, et les ganglions lymphatiques cervicaux peuvent devenir sensibles et hypertrophiés. Les infections virales sans complications se calment ordinairement rapidement, de 3 à 10 jours après leur apparition. Mais la pharyngite causée par des bactéries très virulentes, comme les streptocoques du groupe A ou le staphylocoque doré hémolytique, est une maladie plus grave durant sa phase aiguë, et bien plus importante pour ce qui est des complications qu'elle peut entraîner. Ces complications sont la sinusite, l'otite moyenne, la mastoïdite, l'adénite cervicale, la fièvre rhumatismale et la néphrite. Une culture, à partir d'un prélèvement fait dans la gorge, permet de déterminer le microorganisme en cause (*Figure 19-2*). Une fois celui-ci connu, on peut prescrire le traitement approprié. Si un membre d'une famille a une infection à streptocoques, tous les autres membres doivent avoir une culture pharyngée, qu'ils présentent des symptômes ou non. Ceux qui auront une culture positive devront être traités à la pénicilline.

Soins infirmiers. Le client doit rester au lit durant le stade fébrile de sa maladie. Il a besoin de périodes de repos quand il est sur pied. On doit respecter les mesures d'asepsie médicale afin de prévenir la propagation de l'infection. On doit examiner la peau une ou deux fois par jour pour déceler une éruption possible, car la pharyngite aiguë peut précéder une maladie contagieuse.

Il peut être nécessaire, en plus des cultures pharyngées, d'obtenir des prélèvements du nez et de faire des hémocultures pour une investigation plus poussée, afin de déterminer la nature de l'organisme en cause.

Des gargarismes à l'eau tiède salée ou des irrigations sont faits, selon la gravité de la lésion et l'intentisé de la douleur. Les bienfaits de ce traitement dépendent du degré de la chaleur appliquée, et l'infirmière doit s'assurer que la température de la solution est assez élevée pour être efficace. Les limites de tolérance varient avec chaque client, ordinairement entre 40,6 °C et 43,3 °C. Une irrigation de la gorge, faite de façon appropriée, est un moyen efficace pour réduire le spasme dans les muscles pharyngiens et pour soulager la douleur de la gorge. Cependant les résultats peuvent être moins que satisfaisants, si le but du traitement

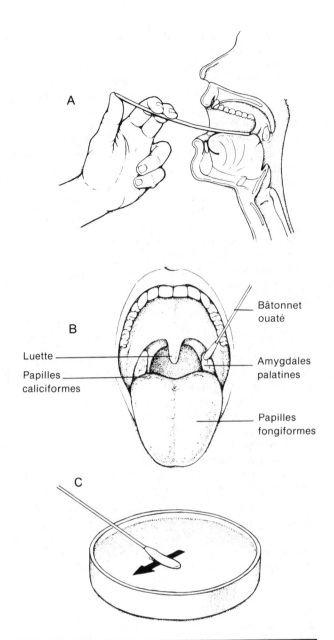

Figure 19-2 Prélèvement dans la gorge pour une culture. Lorsque le client est sujet aux réactions nauséeuses, il est préférable de lui faire fermer les yeux ; le client anticipe moins le haut-le-cœur et celui-ci est moins important. **A)** Tenir l'abaisse-langue pour que le pouce soulève une extrémité pendant que les doigts appuient au milieu. **B)** Frotter vigoureusement un bâtonnet ouaté sur les amygdales et le pharynx. **C)** Passer le bâtonnet ouaté sur de la gélose au sang et placer le contenant à l'incubateur pendant 24 h.

et la technique de l'irrigation ne sont pas bien compris par le client. L'infirmière doit donc expliquer le traitement au client pour qui l'irrigation de la gorge est une nouvelle expérience.

On peut apporter un soulagement au mal de gorge par l'application d'un collier de glace et l'administration de médicaments analgésiques, par exemple l'acide acétylsalicylique ou l'acétaminophène toutes les 3 h à 6 h et, si c'est nécessaire, le sulfate de codéine, 3 à 4 fois par jour. On peut calmer la toux persistante et douloureuse qui accompagne souvent la pharyngite aiguë par des médicaments antitussifs, renfermant de la codéine ou du bitartrate d'hydrocodone (Hycodan). On peut prescrire un barbiturique tel que le pentobarbital (Nembutal) comme somnifère, avant le coucher.

Si une cause bactérienne est soupçonnée ou mise en évidence, le traitement peut comprendre l'administration d'agents antimicrobiens. Pour les streptocoques du groupe A, la pénicilline est le médicament de choix. Pour ceux qui sont sensibles à la pénicilline mais résistants à la tétracycline ($\frac{1}{5}$ des streptocoques du groupe A et la plupart des staphylocoques dorés sont résistants à la tétracycline), il vaut mieux utiliser l'érythromycine. Le traitement aux antibiotiques doit durer au moins dix jours.

Un régime diététique à base de liquides ou de purées est donné durant la période aiguë de la maladie, selon l'appétit du client et l'intensité de la douleur à la déglutition. Quelquefois, la gorge est tellement douloureuse qu'il est impossible d'absorber des liquides en quantité suffisante ; il faudra alors les administrer par voie intraveineuse. On doit encourager le client à boire jusqu'à sa limite de tolérance ; l'apport minimal durant le stade fébrile doit être de 2 500 mL ou plus chaque jour. Le succès sera mieux assuré si les raisons de l'ingestion de liquides sont expliquées de façon adéquate au client. On doit considérer ses goûts personnels et les satisfaire si possible.

L'hygiène buccale peut aider à soulager le client et prévient les fissures des lèvres et la pyodermite autour de la bouche, quand une infection bactérienne est présente.

Convalescence et enseignement au client.   La reprise des activités est permise progressivement. Un contrôle est indiqué chez les clients souffrant d'une infection au streptocoque hémolytique, à cause de l'apparition possible de complications telles que la néphrite et la fièvre rhumatismale, dans les 2 à 3 semaines qui suivent la guérison de la pharyngite. L'extension locale d'une pharyngite, apparemment sans problèmes majeurs, peut se développer sous forme de sinusite, d'otite moyenne, de mastoïdite ou d'adénite cervicale. La température doit être prise matin et soir, tous les jours, jusqu'à ce que la convalescence soit finie, et on doit familiariser le client ou sa famille avec les symptômes qui demandent une surveillance puisqu'ils pourraient révéler des complications.

Pharyngite chronique

Incidence, physiopathologie et manifestations cliniques.   Cette maladie est commune chez les adultes qui travaillent dans des entourages poussiéreux, parlent beaucoup et souffrent de toux chronique. Elle apparaît aussi très souvent chez les fumeurs et les personnes abusant de l'alcool.

Trois types de pharyngites chroniques sont connus : (1) hypertrophique, caractérisée par un épaississement général et une congestion de la membrane muqueuse pharyngienne ; (2) atrophique, probablement le stade plus avancé du type 1 (la membrane est mince, blanchâtre, luisante et, à certains moments, ridée) ; et (3) granulaire chronique, avec de nombreux follicules lymphatiques enflés sur la paroi pharyngienne.

Les clients souffrant d'une pharyngite chronique se plaignent d'encombrement et d'irritation constants de la gorge, de mucus s'accumulant dans la gorge et pouvant être expulsé en toussant, ainsi que de difficultés à avaler.

Traitement et enseignement au client.   Le traitement de la pharyngite chronique comprend la suppression de l'alcool et du tabac, le repos de la voix, et la correction des problèmes pulmonaires, cardiaques ou des voies respiratoires supérieures, qui pourraient être responsables de la toux chronique.

On peut soulager la congestion nasale par des instillations ou vaporisations nasales contenant du sulfate d'éphédrine, du chlorhydrate de phényléphrine (Néo-Synephrine) ou du sulfate de tuaminoheptane (Tuamine) dans une solution saline. Dans les premiers stades, si l'on soupçonne une allergie, on donne un agent antihistaminique comme le chlorhydrate de tripelennamine (Pyribenzamine), toutes les 4 h à 6 h, par voie orale. L'aspirine ou l'acétaminophène s'avèrent efficaces dans le soulagement des malaises. Le client évite le contact avec les autres, du moins jusqu'à ce que la fièvre se calme complètement, afin d'empêcher que ne se propage l'infection.

Affections des amygdales et des végétations adénoïdes

Amygdales

Les amygdales sont deux structures formées de tissu lymphatique situées de chaque côté de l'oropharynx ; elles sont souvent le siège d'infections aiguës. L'amygdalite chronique se produit plus rarement et peut être prise pour un autre trouble, comme l'allergie, l'asthme et la sinusite. Un examen clinique complet et une étude des antécédents sont effectués pour déterminer les possibilités d'une relation avec un trouble systémique. On fait une culture des micro-organismes prélevés sur les amygdales pour déterminer la présence d'une infection bactérienne, et on commence ensuite un traitement médical avec les antibiotiques appropriés.

D'habitude, on procède à l'amygdalectomie seulement si le traitement médical échoue et qu'il y a hypertrophie grave ou un abcès périamygdalien qui obstrue le pharynx, rendant la déglutition difficile et menaçant les voies respiratoires. Les amygdales hypertrophiées en soi ne sont pas une raison valable d'ablation ; la plupart des enfants ont normalement de grosses amygdales, mais elles diminuent de volume à mesure que l'enfant grandit.

Malgré le débat permanent sur le bien-fondé de nombreuses amygdalectomies, c'est encore l'intervention chirurgicale (non diagnostique) la plus répandue.

Végétations adénoïdes

Les végétations adénoïdes sont des masses de tissus lymphoïdes anormalement grosses situées près du centre de la paroi postérieure du rhinopharynx. Des végétations adénoïdes de grosseur inhabituelle peuvent causer une obstruction nasale. En tant que trouble chronique, l'hypertrophie des adénoïdes peut entraîner la respiration par la bouche, des maux d'oreille, un écoulement des oreilles, des rhumes de cerveau fréquents, de la bronchite, une haleine fétide, l'altération de la voix, le ronflement, et une respiration bruyante. L'infection des végétations adénoïdes accompagne souvent l'amygdalite aiguë.

L'extension de l'infection à l'oreille moyenne, par la trompe d'Eustache, peut provoquer une otite moyenne aiguë. Les complications possibles de celle-ci sont la rupture spontanée du tympan et l'extension de l'infection jusqu'aux cellules mastoïdiennes, causant une mastoïdite aiguë. L'infection peut aussi demeurer dans l'oreille moyenne, comme processus chronique, et conduire éventuellement à une surdité permanente. Par conséquent, si l'adénoïdite n'est pas enrayée par les antibiotiques et que des accès fréquents d'otite moyenne suppurative causent une perte de l'ouïe, il est important pour le client de subir un examen audiométrique complet (voir chap. 52). S'il y a une baisse de l'acuité auditive, une adénoïdectomie peut diminuer la fréquence des otites moyennes.

Amygdalectomie et adénoïdectomie

L'amygdalectomie et l'adénoïdectomie ne sont faites que dans les cas suivants : fréquentes amygdalites ; hypertrophie des amygdales et des végétations adénoïdes causant une quasi-obstruction ; accès répétés d'otite moyenne purulente ; perte d'audition due à une otite moyenne sérieuse reliée à l'hypertrophie des amygdales et des végétations adénoïdes ; ou dans des cas d'exacerbation de l'asthme, de l'arthrite ou du rhumatisme articulaire aigu. Ces opérations ne doivent jamais être faites en cas d'infection aiguë ou si le client souffre de leucémie, d'anémie aplasique ou d'hémophilie.

Soins infirmiers postopératoires et interventions de l'infirmière. Durant la période immédiate qui suit l'opération et durant la période de rétablissement, le client demande des soins infirmiers continus, à cause du risque important d'hémorragie. On administre ordinairement de l'atropine au client qui a subi une anesthésie générale, afin de diminuer la quantité de sécrétions muqueuses. Après l'opération, la position la plus confortable est le décubitus ventral, avec la tête tournée sur le côté pour permettre l'écoulement des sécrétions de la gorge. On n'enlève pas le tube oropharyngien tant que le client ne montre pas que son réflexe de déglutition est revenu. On applique de la glace autour du cou et on donne au client un bassin et des mouchoirs pour recueillir les expectorations de sang et de mucus.

Le saignement peut être rouge vif, si le client le crache immédiatement. Cependant, il est souvent avalé ; il prend alors une couleur brune, par suite de l'action exercée par l'acidité du suc gastrique.

- Si le client vomit du sang modifié en grandes quantités, ou s'il crache du sang d'un rouge vif à de fréquents intervalles, ou encore si la vitesse du pouls et la température augmentent et que le client est agité, le chirurgien doit être averti immédiatement. L'infirmière aura à sa disposition une source de lumière, un miroir frontal, de la glace, des pinces hémostatiques courbes, et un bassin à déchets.

Il arrive de temps en temps qu'il soit nécessaire de suturer ou de ligaturer le vaisseau qui saigne. Dans ces cas, il faut ramener le client en salle d'opération et le mettre sous anesthésie.

S'il n'y a pas de saignement, on donne au client de l'eau et des morceaux de glace aussitôt qu'il en demande. On dit au client d'éviter de trop parler et de tousser, ce qui peut provoquer de la douleur à la gorge. Des gargarismes alcalins sont utiles pour lutter contre le mucus épais qui peut être présent après une amygdalectomie.

On maintiendra un régime liquide ou semi-liquide pendant plusieurs jours, on excluera le jus d'orange ou de citron et les autres acides. La crème glacée, les sorbets, les desserts gélatinés, les poudings et le yogourt sont des aliments recommandés.

Enseignement au client. Le client peut sortir du centre hospitalier le lendemain de son opération, mais on le gardera à la maison pendant plusieurs jours pour lui permettre de compléter sa convalescence. Ce qui veut dire prendre beaucoup de repos, manger des aliments mous, boire des liquides et ne reprendre que graduellement ses occupations. On signalera tout saignement au médecin ; une hémorragie secondaire peut survenir une semaine après l'opération.

Abcès périamygdalien (phlegmon périamygdalien)

Évaluation et manifestations cliniques L'abcès périamygdalien est un abcès qui se forme au-dessus de l'amygdale, dans les tissus du pilier antérieur et du voile du palais. En général, il est secondaire à l'infection amygdalienne. En plus des symptômes de l'infection, on rencontre des symptômes locaux, comme une difficulté à avaler (dysphagie), une voix rauque, un écoulement de salive et une douleur locale. L'examen révèle une enflure marquée du voile du palais, à tel point que l'orifice pharyngien devient souvent à moitié obstrué.

Traitement. On peut soulager considérablement les clients au moyen d'irrigations de la gorge et de fréquents gargarismes avec une solution saline ou alcaline, à une température de 40,6°C à 43,3°C. Ce traitement hâte l'évolution de l'abcès.

L'abcès doit être ouvert aussitôt que possible. On vaporise d'abord un anesthésique topique sur la muqueuse qui recouvre l'enflure, puis on injecte un anesthésique local. Après avoir pratiqué une petite incision, on y insère les bouts d'une pince hémostatique à pointes mousses, qu'on écarte en les retirant. Cette opération s'effectue plus facilement lorsque le client est en position assise, parce qu'il peut plus facilement expectorer le pus et le sang qui s'accumulent dans le pharynx. Le client se sent presque immédiatement soulagé. Le traitement postopératoire consiste dans l'administration de gargarismes chauds à 1 h ou 2 h d'intervalle, pendant 24 h à 36 h.

Certains laryngologistes préconisent l'amygdalectomie bilatérale pour un abcès périamygdalien ; ils prétendent que ceci est nécessaire pour prévenir les récidives et éliminer les sacs d'infection asymptomatique non soupçonnés.

Les antibiotiques, ordinairement la pénicilline, sont très efficaces contre ce genre d'infection ; si on les administre au début de la maladie, l'abcès peut se résorber. On évite alors l'incision. Si l'on administre les antibiotiques plus tard, on doit drainer l'abcès, mais les réactions inflammatoires disparaissent rapidement.

□ PROBLÈMES DU LARYNX

Le larynx sert de passage à l'air, entre le pharynx et la trachée. Sa charpente particulière lui permet aussi de contrôler l'entrée de la trachée, en agissant sur le flux d'air et en empêchant que toute substance autre que l'air ne pénètre dans les conduits inférieurs. Quand un corps étranger touche la muqueuse laryngée, le réflexe de la toux est déclenché. L'expiration de l'air à travers le larynx permet à celui-ci de devenir un organe de la parole, les vibrations des cordes vocales créant les sons. La formulation des sons se fait grâce au pharynx, au palais, aux dents, à la langue et aux lèvres. On peut regarder directement à l'intérieur du larynx avec un laryngoscope, ou indirectement avec un miroir laryngien (*Figure 19-3*).

Laryngite

Évaluation et manifestations cliniques. L'inflammation du larynx se produit à la suite d'un abus de la voix, ou fait partie d'une infection respiratoire supérieure. Une infection isolée atteignant seulement les cordes vocales peut aussi en être la cause.

La *laryngite aiguë* se manifeste par une raucité ou une perte complète de la voix (aphonie) et par une toux importante.

La *laryngite chronique*, marquée par une raucité persistante, peut être le résultat d'accès répétés de la laryngite aiguë. Elle est parfois une complication de sinusite chronique et de la bronchite chronique. Une inhalation fréquente de gaz irritants, l'usage excessif de tabac ou d'alcool, ou une utilisation trop fréquente de la voix (chez les orateurs, par exemple) peuvent provoquer cet état. Un examen laryngoscopique est toujours indiqué chez un client présentant une laryngite chronique, afin d'éliminer la possibilité de tuberculose ou de tumeur du larynx.

Traitement. Pour une laryngite aiguë, le traitement consiste à prendre du repos au lit, à faire des inhalations (vapeur ou aérosol) et à s'abstenir de parler et de fumer. Si la laryngite fait partie d'une infection respiratoire plus étendue, due à un microorganisme bactérien, ou si elle est grave, on a recours à une chimiothérapie antibactérienne appropriée.

Dans le cas d'une laryngite chronique, le traitement est le repos de la voix, l'élimination de toute infection primaire des voies respiratoires primaires et la suppression de la cigarette.

Obstruction du larynx

L'*œdème du larynx* (ou de la glotte) est un trouble grave, souvent fatal. Le larynx est une boîte rigide qui ne s'étire pas, et l'espace intérieur entre les cordes vocales, où l'air doit passer, est étroit. L'enflure de la muqueuse du larynx peut donc obstruer complètement cet orifice et produire l'étouffement. L'œdème de la glotte se produit rarement chez les clients présentant une laryngite aiguë, parfois chez les clients souffrant d'urticaire et plus fréquemment dans les cas d'inflammations importantes de la gorge, par exemple, dans l'érysipèle et la fièvre scarlatine. C'est parfois une cause de mort dans l'anaphylaxie grave (œdème angioneurotique).

Lorsque la cause est une réaction allergique, le traitement comprend l'application d'un sac de glace autour du cou et l'administration d'adrénaline 1 : 1 000 par voie sous-cutanée ou de corticostéroïdes.

Il arrive souvent que des *corps étrangers* soient aspirés dans le pharynx, le larynx ou la trachée ; ils causent alors un double problème. D'abord, ils obstruent les voies respiratoires, gênent la respiration et peuvent entraîner l'asphyxie ; ensuite, s'ils descendent dans les bronches, ils causent des symptômes d'irritation comme la toux croupale, les expectorations muqueuses ou sanguinolentes et les crises de dyspnée. Les signes cliniques et les radiographies confirment le diagnostic.

Dans les cas d'urgence, quand les signes d'asphyxie sont évidents, un traitement immédiat doit être entrepris. Si le corps étranger est situé dans le pharynx, on peut souvent le déloger avec le doigt. S'il est situé dans le larynx ou la trachée, on doit essayer de le dégager par des poussées

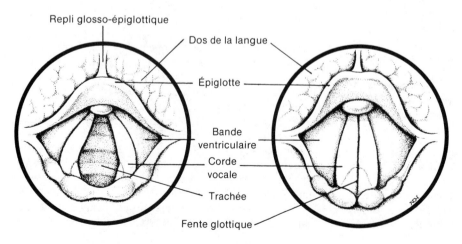

Repli glosso-épiglottique

Dos de la langue

Épiglotte

Bande ventriculaire

Corde vocale

Trachée

Fente glottique

Figure 19-3 Intérieur du larynx vu au laryngoscope : *à gauche*, la fente glottique grande ouverte ; *à droite*, la fente glottique fermée. (*Source* : E.E. Chaffee et I.M. Greisheimer. *Basic Physiology and Anatomy*, 3e éd., Philadelphie, J.B. Lippincott.)

abdominales. Si les efforts n'aboutissent pas, il faut faire immédiatement une trachéotomie.

- Pour effectuer les poussées adbominales (ou manœuvre de Heimlich), se tenir derrière la personne, placer les deux bras autour de sa taille, une main saisissant l'autre poignet. Puis exercer, rapidement et fermement, une forte pression sur le diaphragme de la victime en allant légèrement vers le haut, juste en dessous des côtes. La pression devrait comprimer les poumons et expulser le corps étranger.

Cancer du larynx

S'il est détecté de façon précoce, le cancer du larynx est facilement guérissable. Il se produit environ 8 fois plus fréquemment chez les hommes que chez les femmes et plus communément chez les hommes de 50 à 65 ans. Ce cancer représente environ 3 % à 5 % de tous les cancers.

Les facteurs contribuant au cancer du larynx sont des irritants comme la fumée de cigarette, l'alcool, les efforts vocaux, la laryngite chronique, les vapeurs nocives et les prédispositions familiales (*Figure 19-4*).

■ ÉVALUATION INITIALE

Manifestations cliniques. Une tumeur maligne peut se former sur les cordes vocales (cancer intrinsèque) ou ailleurs dans le larynx (cancer extrinsèque). On note assez tôt l'enrouement chez le client qui a un cancer intrinsèque, puisque la fermeture des cordes vocales est entravée par la tumeur. L'altération de la voix n'est pas un signe précoce du cancer intrinsèque ; cependant, le client peut se plaindre de douleurs et de brûlures à la gorge lorsqu'il boit des liquides chauds et des jus d'agrumes. Plus tard, on palpe une masse dans le cou. On peut remarquer aussi de la dysphagie (difficulté à avaler), de la dyspnée, de l'enrouement et une haleine fétide. L'hypertrophie des ganglions latéraux du cou, la perte de masse, la faiblesse générale, et une douleur irradiant vers l'oreille peuvent tous faire soupçonner une métastase.

Une laryngoscopie directe permet de voir complètement le larynx et de faire une biopsie de la tumeur. Celle-ci peut atteindre les régions sous-glottique, glottique et sus-glottique et avoir des formes différentes. L'importance de la tumeur doit être déterminée puisque le traitement en dépend.

On évalue la mobilité des cordes vocales ; si elle est limitée, la tumeur atteint sans doute le tissu musculaire, les autres tissus et même les voies respiratoires. Pour déterminer l'étendue de la tumeur, il faut palper les ganglions lymphatiques et la glande thyroïde.

La scintigraphie et le laryngogramme sont très efficaces pour évaluer l'étendue de la tumeur.

Problèmes du client et diagnostics infirmiers

Selon les manifestations cliniques et l'évaluation diagnostique, les problèmes du client en ce qui concerne les soins infirmiers peuvent être les suivants : les changements de la voix reliés à l'empiètement de la tumeur sur les cordes vocales ; la déglutition difficile à cause de l'atteinte du pharynx ; l'anxiété

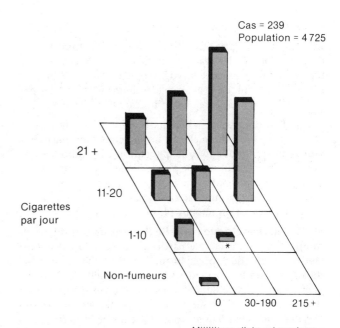

Cas = 239
Population = 4 725

Cigarettes par jour
21 +
11-20
1-10
Non-fumeurs

0   30-190   215 +

Millilitres d'alcool par jour

* non significatif

Figure 19-4 Risques de cancer du larynx chez les hommes en fonction de la consommation d'alcool et de cigarettes. (*Source* : D.G.McCoy, S.S. Hecht et E.L. Wynder. *The roles of tobacco, alcohol, and diet in the etiology of upper alimentary and respiratory tract cancers*, Preventive Medicine, 9 : 5, septembre 1980, p. 622–629.)

et peut-être la dépression à l'annonce du diagnostic du cancer ; la perte de la voix due à l'atteinte de la glotte et à l'ablation du larynx ; les problèmes de communication reliés à la laryngectomie et à la réadaptation de la voix.

■ PLANIFICATION ET INTERVENTION

Objectifs

Les objectifs du client sont : l'amélioration de sa voix, la possibilité de communiquer, l'éradication ou le contrôle du cancer, l'évitement des complications et le respect du traitement.

Les principaux objectifs du traitement sont les suivants :

1. Amélioration de la qualité de vie.
2. Arrêt de la progression de la maladie.
3. Réadaptation du client à la communication, après la radiothérapie ou l'opération.
4. Surveillance du client pour l'apparition de métastases ou de récurrence de la maladie.

L'approche thérapeutique comprend : (1) le soutien psychologique, (2) la préparation à l'opération, (3) les soins postopératoires attentifs, (4) la réadaptation à la parole, (5) les autosoins de la trachéostomie et (6) la compréhension des principes d'hygiène et des soins d'urgence.

Traitement

Le traitement varie selon l'étendue de la tumeur. La détermination de la localisation exacte et de l'étendue de la tumeur est faite par une laryngoscopie directe, une biopsie et des radiographies, avant que le traitement particulier par radiation ou par chirurgie ne soit prescrit.

1. Radiothérapie.   Lorsque la lésion ne touche qu'une seule corde vocale et qu'elle est normalement mobile (c'est-à-dire qu'elle bouge avec la phonation), la radiothérapie donne de bons résultats. De plus, ces clients conservent une voix presque normale. Quelques-uns peuvent développer une chondrite ou une sténose; un petit nombre peut nécessiter une laryngectomie plus tard.

2. Laryngectomie partielle (laryngofissure, thyrotomie).   La laryngectomie partielle est recommandée dans les premiers stades, spécialement dans le cancer intrinsèque du larynx (limité aux cordes vocales) et procure un taux de guérison de plus de 80 %. L'opération consiste à diviser en deux le cartilage thyroïde du larynx, en faisant une section dans la ligne médiane du cou, et à enlever la partie de la corde vocale qui est atteinte par la tumeur. Quelquefois, on laisse un tube, ou canule, à trachéotomie (voir à la page 385) dans la trachée lorsqu'on referme la plaie; on l'enlève généralement au bout de quelques jours.

3. Laryngectomie sus-glottique (horizontale).   La laryngectomie sus-glottique est employée dans certains cas de tumeurs extrinsèques. Après résection de la tumeur, on laisse une partie suffisante du larynx afin que les cordes vocales restent intactes et que leur fonction soit maintenue. Pendant l'opération, on pratique un curage ganglionnaire cervical radical sur le côté affecté. Le client a de la difficulté à avaler pendant les deux premières semaines qui suivent l'opération. Le grand avantage de cette opération est la conservation de la voix; par contre, il peut y avoir récurrence locale, c'est pourquoi les clients sont choisis scrupuleusement.

4. Laryngectomie totale.   Pour le cancer extrinsèque du larynx (extension au-delà des cordes vocales), on effectue une laryngectomie totale, ce qui veut dire qu'on enlève aussi le cartilage thyroïde, les cordes vocales et l'épiglotte. De nombreux chirurgiens préconisent aussi le curage ganglionnaire cervical radical du côté de la lésion, même si l'on ne peut pas palper de ganglions lymphatiques. Jusqu'à 35 % des clients présentent des métastases dans les ganglions latéraux du cou, ce qui explique cette recommandation. Évidemment, le problème est plus important quand la lésion touche les structures médianes ou les deux cordes vocales. Avec ou sans curage ganglionnaire, une laryngectomie requiert une trachéostomie permanente (*Figure 19-5*) pour éviter toute aspiration d'aliments ou de liquides dans les voies respiratoires.

5. Laryngectomie totale avec laryngoplastie.   Dans cette procédure délicate, effectuée en trois étapes (opération

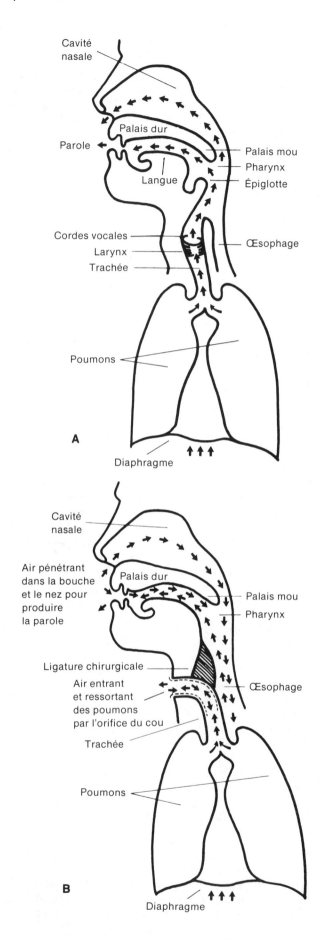

Figure 19-5   Diagramme montrant la direction de l'écoulement de l'air avant (**A**) et après (**B**) une laryngectomie totale. (*Source*: American Cancer Society.)

Assai), un tube dermique est façonné avec la partie supérieure de la trachée et abouché dans le laryngopharynx. En fermant l'ouverture de la trachéostomie permanente avec son doigt, le client peut expirer l'air par le tube dermique vers la cavité pharyngienne. Le son produit est transformé en parole presque normale, de beaucoup supérieure à la parole œsophagienne.

Interventions de l'infirmière

Préparation à l'intervention chirurgicale. Pour planifier des soins infirmiers appropriés, il est important de consulter le chirurgien à propos de la nature de l'opération prévue pour chaque client. Chez certains clients, la parole est perdue, alors que chez d'autres, elle ne l'est pas. Donc, le plan des soins infirmiers est basé sur le plan du traitement chirurgical.

Comme une intervention chirurgicale sur le larynx est habituellement effectuée à cause d'une tumeur pouvant être maligne, l'infirmière doit souvent s'occuper d'un client qui s'inquiète pour plusieurs raisons : Le chirurgien pourra-t-il enlever complètement la tumeur ? Est-ce cancéreux ? Est-ce que je vais mourir ? Serai-je encore capable de parler ? C'est pourquoi la préparation psychologique du client est aussi importante que sa préparation physique. S'il doit subir une laryngectomie complète, le client doit savoir qu'il perdra complètement sa voix naturelle, mais qu'avec de l'entraînement, il sera en mesure d'entretenir une conversation normale. (Il ne sera pas capable de chanter, de rire ou de siffler.) Jusqu'à ce qu'il reçoive cet entraînement, le client doit savoir qu'il peut rejoindre l'infirmière par la lumière d'appel et qu'il peut communiquer par écrit durant la phase postopératoire immédiate.

Le médecin décrit la nature de l'intervention et dit au client qu'il perdra sa capacité de phonation. On doit le rassurer en lui disant qu'il suivra un programme de réadaptation et en lui faisant rencontrer un orthophoniste avant l'intervention.

Une bonne hygiène de la bouche est indispensable avant l'opération. Des antibiotiques sont ordinairement prescrits pour diminuer les risques d'infection. Chez les hommes, les soins préopératoires comprennent le rasage de la barbe et des poils jusqu'aux mamelons.

Soins infirmiers postopératoires. Si une laryngofissure a été pratiquée, un tube à trachéotomie est en place pour 2 à 3 jours (voir à la page 385). Le médecin peut insérer un tube nasogastrique ; on nourrit alors le client avec les mêmes précautions qui s'imposent dans le cas d'une gastrostomie (voir à la page 668). Simultanément, on peut faire un traitement par intraveineuse. On commence souvent à donner les repas par la bouche dès le premier jour après l'opération, si le client accepte de manger. Il faut avertir le client qu'il doit éviter de parler pendant les 2 à 3 premiers jours ; il pourra ensuite commencer à murmurer, avant la reprise graduelle de l'utilisation de la voix.

Le client qui a subi une laryngectomie totale a probablement un tube à laryngectomie. (Dans certains centres hospitaliers, on ne l'utilise pas, dans d'autres seulement d'une façon temporaire, dans la plupart d'une façon permanente.) Il ne faut pas oublier que le tube à laryngectomie (plus court mais de diamètre plus grand que le tube à trachéotomie) est la seule voie respiratoire du client. Les soins de ce tube sont les mêmes que ceux du tube à trachéotomie.

Lorsque le client est remis de l'anesthésie, il est préférable de le placer dans la position de Fowler ou de semi-Fowler, pour une meilleure efficacité respiratoire. Si le client manifeste de l'agitation, une difficulté respiratoire, de l'appréhension ou une augmentation du pouls, il faut penser à des problèmes respiratoires ou circulatoires. Les médicaments qui ralentissent le rythme respiratoire doivent être évités. Comme pour les autres opérés, il faut retourner le client régulièrement et lui rappeler qu'il doit tousser et respirer profondément. Le lever précoce aide aussi à la prévention de l'atélectasie et de la pneumonie.

Pour éliminer l'air et les liquides de l'espace mort, on installe des drains ou on utilise un appareil de succion portatif. L'écoulement est observé, mesuré et enregistré ; si les quantités sont inférieures à 50 mL/jour ou 60 mL/jour, des drains sont retirés.

L'ouverture de la trachéostomie est soigneusement lavée tous les jours avec une solution saline ou du peroxyde d'hydrogène dilué et on applique un onguent antibiotique sur l'ouverture et sur l'incision chirurgicale.

Des suppléments vitaminiques et des perfusions intraveineuses sont souvent nécessaires pour maintenir l'équilibre liquidien, électrolytique et nutritionnel. Puisque le client utilise souvent une ardoise magique pour communiquer, il faut savoir quelle main il emploie pour écrire, afin d'installer les perfusions intraveineuses du côté opposé. Si le client utilise des feuilles de papier pour communiquer, il faut les jeter pour assurer son intimité. Si le client est incapable d'écrire, il faudra lui fournir une série de cartes-messages. Tant que le client est incapable de parler, le téléphone de la chambre reste débranché.

La nutrition sera assurée par un tube passé dans la pharyngostomie cervicale ou par un tube nasogastrique. Généralement, après l'opération, le médecin installe un tube nasogastrique pour permettre l'alimentation liquide. Par la suite, on permet ordinairement à l'infirmière d'enlever ce tube et de le remettre en place, puisqu'il ne peut pas pénétrer dans la trachée, cette dernière étant maintenant suturée à la peau d'une façon permanente. Après quelques jours, le client peut apprendre à introduire son tube et à s'alimenter. Il est impératif de conserver une bonne hygiène buccale. Après environ 7 jours, alors que l'incision est cicatrisée, le chirurgien peut permettre au client de commencer à prendre ses aliments par la bouche. Il commence alors à être capable d'éructer ; environ 1 h après les repas, l'infirmière doit lui faire penser à rejeter ainsi les gaz de son estomac. Ces éructations deviennent par la suite de simples explosions d'air venant de l'œsophage et pouvant servir à la parole. À ce moment, l'orthophoniste aide le client à rendre la parole aussi intelligible et aussi normale que possible.

- Pendant la période postopératoire, il faut surveiller attentivement l'apparition d'une complication grave, la rupture de l'artère carotide, surtout s'il y a infection de la plaie. Si cela arrive, il faut exercer une pression directe sur l'artère, appeler à l'aide et réconforter le client jusqu'à ce que le vaisseau soit ligaturé.

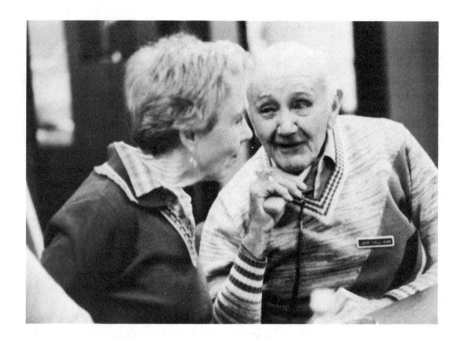

Figure 19-6 Un visiteur spécial. Durant la période de rétablissement, un ancien laryngectomisé peut rendre visite à un nouveau laryngectomisé. Ce visiteur utilise la parole œsophagienne et répond aux questions écrites par le client. Un tel contact avec un ancien client peut être très efficace pour encourager un nouveau client lorsqu'il en a le plus besoin. (*Source*: American Cancer Society, New Jersey Division, Inc. Middlesex County Unit, et Larynx Visitation Program.)

Le tube à laryngectomie peut être enlevé lorsque l'ouverture de la trachéostomie est parfaitement guérie, ordinairement de 3 à 6 semaines après l'opération.

Enseignement au client laryngectomisé

Réadaptation de la parole. On doit assurer le client que l'on peut faire beaucoup pour lui par un programme de réadaptation. L'idéal serait que l'orthophoniste rencontre le client avant l'opération, pour le conseiller et pour confirmer les informations données par le médecin. L'orthophoniste assure le client que grâce à la rééducation de la parole, il pourra parvenir à maîtriser la parole laryngienne ou œsophagienne, ou à utiliser un des différents types de larynx artificiels.

Le client qui a subi une laryngectomie partielle n'a pas beaucoup de difficultés; au bout de quelques jours, sa voix s'améliore. Par contre, celui qui a subi une laryngectomie totale est souvent dépressif et a besoin d'encouragements. La réadaptation est faite par une équipe comprenant le chirurgien, l'infirmière, la famille du client, des personnes qui ont subi la même intervention (*Figure 19-6*) et l'orthophoniste.

Il existe deux méthodes pour apprendre à parler après une laryngectomie. La première méthode repose sur la parole laryngienne ou œsophagienne. Le client prend de l'air dans sa bouche et, par la compression des lèvres ou par une forte articulation de consonnes explosives telles que « p », « t », ou « k », il peut charger d'air ou gonfler son œsophage. Lorsque l'air arrive dans la partie supérieure de l'œsophage, la pression augmentée à ce point est relâchée et produit une vibration ou un son. Cette vibration est produite au rétrécissement entre le pharynx et l'œsophage. La voix produite est de basse tonalité parce que la nouvelle glotte, d'où les sons sont maintenant émis, est différente des cordes vocales normales. Après quelques mois, la nouvelle parole devient automatique et l'individu n'a plus à prendre une quantité d'air appropriée avant de parler.

Une autre méthode de phonation après une laryngectomie est l'utilisation d'un larynx artificiel. La plupart des laryngectomisés sont capables d'apprendre la méthode œsophagienne de production de la voix; cependant, si le client est incapable de parvenir à s'exprimer par la parole œsophagienne, pour diverses raisons (emphysème avancé, asthme, sténose de l'œsophage, perte de l'ouïe, etc.), on peut utiliser un larynx artificiel. Une grande variété de larynx artificiels existent. L'un d'eux consiste en un vibrateur, alimenté par des piles électriques, qu'on place contre le côté du cou. Quand on le fait fonctionner, l'air dans la bouche reçoit des vibrations et le client articule d'une façon à peu près normale.

Un autre appareil, aussi alimenté par des piles électriques, utilise un tube en plastique inséré dans le côté et bien à l'arrière de la bouche, qui procure une source de sons continuelle dans la bouche. L'individu ne fait qu'articuler ce son en le formant d'une façon normale, ce qui permet d'obtenir des paroles audibles.

Les laryngectomisés peuvent avoir recours à l'aide fournie par plusieurs organismes comme l'Association des laryngectomisés, l'Association des laryngectomisés du Québec et le Salon d'entraide des laryngectomisés.

Soins de la trachéostomie. L'infirmière communique de l'optimisme au client en l'assurant qu'il sera capable de continuer la plupart de ses activités préopératoires. Le client a besoin d'informations particulières au sujet de sa trachéostomie (voir à la page 385). Il va cracher fréquemment de larges quantités de mucus à travers cette ouverture. Comme l'air passe directement dans la trachée, sans avoir été chauffé et humidifié par la muqueuse respiratoire, l'arbre trachéobronchique sécrète des quantités excessives de mucus afin de compenser. Donc, le client aura des épisodes fréquents de toux, et il sera quelque peu troublé par cette toux rauque et productive. Cependant, on doit l'assurer que ces problèmes diminueront avec le temps, à mesure que la muqueuse trachéobronchique s'adaptera à la modification physiologique.

Quand le client tousse, l'ouverture a besoin d'être essuyée et nettoyée de tout mucus. De plus, il doit laver deux fois par jour la peau qui entoure l'ouverture de la trachéostomie. Si une croûte se produit, on peut lubrifier la peau avec un onguent (prescrit par le médecin) et enlever les croûtes avec des pinces à épiler stériles. Il est nécessaire de faire porter une bavette devant la trachéostomie, afin d'empêcher le mucus de souiller les vêtements. Comme bavette, on peut utiliser un simple pansement de gaze ou de tout autre tissu poreux, fixé au cou par du ruban adhésif.

Procurer une humidification adéquate de l'environnement est un des facteurs les plus importants dans la diminution de la toux et de la production de mucus, ainsi que dans la formation de croûtes autour de l'ouverture de la trachéostomie. Des humidificateurs mécaniques, des vaporisateurs à bruine froide ou à vapeur sont des sources excellentes d'humidification ; elles sont absolument essentielles au confort du client. On doit établir un système d'humidification au domicile, *avant que le client ne quitte l'hôpital*. L'air climatisé peut être difficile à supporter pour le client nouvellement laryngectomisé ; l'air peut être trop froid ou trop sec et, par conséquent, trop irritant.

Modifications du goût et de l'odorat. Le client peut s'attendre à subir une diminution des sens du goût et de l'odorat, durant un certain temps, après l'intervention. Parce qu'il respire directement dans la trachée, l'air ne passe pas du nez vers les récepteurs olfactifs. Parce que le goût et l'odorat sont étroitement reliés, ses perceptions gustatives sont modifiées. Cependant, avec le temps, l'individu accepte ordinairement ce problème et son olfaction s'adapte aux besoins.

Mesures d'hygiène. Le client doit prendre des précautions particulières lors d'une douche, afin d'empêcher l'eau d'entrer dans la trachéostomie. Le port d'une bavette de plastique relâchée ou le maintien d'une main au-dessus de l'ouverture est efficace. Cependant, la nage n'est pas recommandée, parce que le laryngectomisé peut se noyer sans même se mouiller le visage. Il doit aviser les coiffeurs et les esthéticiennes de veiller à ce que le fixatif pour cheveux, les cheveux coupés, les poils de barbe et la poudre ne pénètrent pas dans l'ouverture de la trachéostomie ; ils pourraient l'obstruer, l'irriter ou provoquer une infection.

Loisirs. La distraction et l'exercice sont importants. Le laryngectomisé peut, sans danger, jouer au golf, aux quilles et aux cartes ainsi qu'aller au spectacle et faire de la marche. Une certaine modération est indiquée, afin de prévenir la fatigue. En effet, lorsqu'il est fatigué, le laryngectomisé a plus de difficulté à parler avec sa nouvelle voix. À de tels moments, il peut facilement se décourager et devenir déprimé.

Suivi médical et soins d'urgence. Il est important que le laryngectomisé voie son médecin régulièrement, pour des examens cliniques et pour demander des conseils sur tout problème lié à son programme de convalescence. Il doit aussi porter une carte d'identité sur laquelle sont indiquées les méthodes particulières de réanimation qui devraient être utilisées dans son cas, ainsi que le nom d'une personne à avertir en cas d'urgence.

■ **ÉVALUATION**

Résultats escomptés

Le client réussit à :

1. Améliorer ses problèmes vocaux
   a) Arrêter de fumer.
   b) Voir le rapport entre de bonnes mesures d'hygiène et la propreté de la bouche et de l'ouverture de la trachéostomie.
   c) Suivre les conseils de l'orthophoniste.
   d) Utiliser chaque nouvelle technique d'apprentissage de la parole pour communiquer avec le conjoint.
   e) Verbaliser la façon dont le problème vocal peut être amélioré en suivant le plan de soins ou en maîtrisant son propre programme de rééducation de la parole.

2. Communiquer
   a) Utiliser une ardoise magique jusqu'à ce que le médecin lui permette de chuchoter.
   b) Dire quelles sont les solutions pour remplacer la voix inaudible : sonnette, cartes-messages, signes, lecture sur les lèvres, aides électroniques.
   c) Dire quelles sont les méthodes disponibles pour réapprendre à parler : parole œsophagienne, larynx artificiel.

3. Éliminer ou contrôler le cancer
   a) Se soumettre à une laryngectomie ou à toute autre intervention nécessaire.
   b) Arrêter de fumer.
   c) Verbaliser l'intention d'éviter tout danger : bombes aérosol, plastiques qui brûlent, pièces enfumées.
   d) Rapporter tout signe précurseur du cancer : changements des habitudes urinaires et intestinales, blessure qui ne guérit pas, etc.

4. Respecter le programme thérapeutique
   a) Montrer une bonne compréhension des principes d'hygiène dans l'entretien de l'ouverture de la trachéostomie.
   b) Utiliser une feuille de contrôle pour le changement des pansements, le nettoyage de l'ouverture et les auto-soins.
   c) Pratiquer la méthode de parole prescrite en plus d'aller aux rendez-vous avec l'orthophoniste.
   d) Faire participer le conjoint aux activités précédentes et s'organiser pour augmenter le taux d'humidité de leur domicile.
   e) Montrer sa compréhension des symptômes qui nécessitent une attention médicale.

5. Éviter les complications
   a) Faire la démonstration d'une méthode pratique et méticuleuse pour le nettoyage et le changement du tube à laryngostomie.
   b) Recouvrir l'ouverture de l'abouchement de façon sûre pendant la douche ou le rasage.
   c) Exprimer le malaise occasionné par le conditionnement de l'air pendant la période de convalescence : trop froid, trop sec, trop irritant.
   d) Prendre des rendez-vous pour des examens de suivi avec une infirmière spécialisée, un orthophoniste et un médecin.
   e) Porter une carte indiquant les mesures à prendre en cas d'urgence et la personne à appeler.

20

L'évaluation de la fonction respiratoire

☐ RAPPEL DE PHYSIOLOGIE

Les cellules de l'organisme tirent leur énergie vitale de l'oxydation des glucides, des lipides et des protéines. Comme dans n'importe quel type de combustion, l'oxygène est indispensable. Certains tissus d'organes vitaux comme l'encéphale ou le cœur ne peuvent survivre bien longtemps sans un apport permanent d'oxygène. Le dioxyde de carbone produit par l'oxydation dans les tissus doit être éliminé pour éviter l'accumulation de déchets acides.

Le transport de l'oxygène et du dioxyde de carbone est assuré par la circulation sanguine. Aucune cellule n'est très éloignée d'un vaisseau capillaire ; la mince paroi de celui-ci laisse passer l'eau et les gaz dissous. La concentration de l'oxygène dans les tissus, où il est utilisé par le métabolisme cellulaire, est inférieure à sa concentration dans le sang à l'intérieur des capillaires. Ainsi, l'oxygène se diffuse à travers les parois des capillaires vers le liquide interstitiel, puis à travers la membrane cellulaire dans le hyaloplasme, où il est utilisé par les mitochondries pour la respiration cellulaire. Le passage du dioxyde de carbone se fait en sens inverse, depuis la cellule jusqu'au sang. Ce mouvement se fait également par diffusion puisque la concentration du dioxyde de carbone est plus grande à l'intérieur de la cellule (à cause du métabolisme) que dans le sang. Un adulte moyen au repos utilise environ 250 mL d'O_2/min et produit environ 200 mL de CO_2/min. Après un exercice violent, ces valeurs peuvent décupler. Dans les échanges d'O_2 et de CO_2 au niveau des capillaires, le sang artériel perd environ 25 % de son oxygène, tandis que son contenu en dioxyde de carbone augmente d'environ 15 %.

Après ces échanges au niveau des capillaires, le sang entre dans les veines (où il est appelé sang veineux) et il est emporté jusqu'aux capillaires des poumons. La concentration d'oxygène dans le sang à l'intérieur des capillaires pulmonaires est plus faible qu'elle ne l'est dans les gaz pulmonaires. L'oxygène se diffuse donc des gaz pulmonaires vers le sang des capillaires. Le dioxyde de carbone, dont la concentration est plus grande dans le sang que dans les gaz pulmonaires, se diffuse du sang vers les gaz. Le mouvement de l'air frais entrant et sortant par les voies respiratoires (ventilation) fournit l'oxygène aux poumons et les débarrasse du dioxyde de carbone. Ce processus d'échanges entre l'air atmosphérique et les cellules de l'organisme s'appelle respiration.

Anatomie des poumons

Les poumons sont des structures élastiques situées à l'intérieur du thorax, sorte de chambre hermétique dont les parois peuvent se distendre. Le mouvement de respiration entraîne les parois du thorax et sa base, le diaphragme, et il fait tour à tour augmenter et diminuer la capacité thoracique. Lorsque la capacité thoracique est augmentée, l'air est forcé de pénétrer dans le thorax, parce que la pression y est plus basse. Il passe à travers la trachée, les bronches et il gonfle les poumons. Lorsque le thorax s'affaisse et retrouve son volume précédent, les poumons élastiques se dégonflent aussi, projetant l'air à l'extérieur par les bronches et la trachée.

Chaque poumon est enveloppé par une membrane souple et glissante appelée *plèvre*. Celle-ci s'étend et recouvre la paroi intérieure du thorax et la surface supérieure du diaphragme. La plèvre est toujours humidifiée par un peu de liquide, ce qui permet aux deux feuillets pleuraux, la *plèvre pariétale* (qui tapisse les parois du thorax) et la *plèvre viscérale* (qui adhère aux poumons), de frotter librement l'un contre l'autre.

Le *médiastin* est la paroi qui divise la cavité thoracique en deux moitiés. Il est constitué de deux couches de plèvre entre lesquelles se trouvent toutes les structures thoraciques, sauf les poumons.

Chaque poumon est divisé en *lobes*. Le poumon gauche comprend le lobe supérieur et le lobe inférieur, tandis que le poumon droit est fait de trois lobes, supérieur, moyen et inférieur. Chaque lobe est subdivisé en deux à cinq lobules. Les lobes sont séparés par des scissures interlobaires faites de la continuité de la plèvre. La figure 20-1 présente le schéma des voies respiratoires et des lobes pulmonaires.

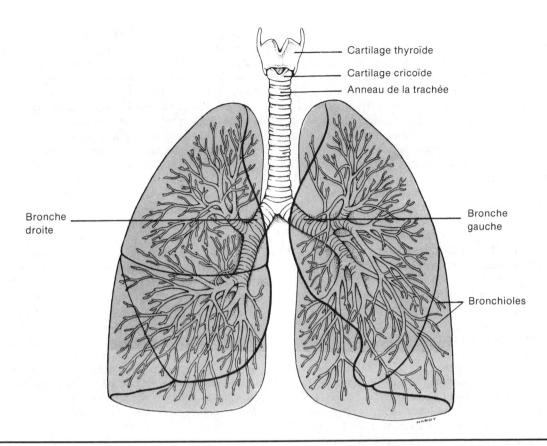

Cartilage thyroïde

Cartilage cricoïde

Anneau de la trachée

Bronche droite

Bronche gauche

Bronchioles

Figure 20-1   Larynx, trachée et arbre bronchique (vue antérieure). (*Source*: E.E. Chaffee et E.M. Greisheimer. *Basic Physiology and Anatomy*, 3ᵉ éd., Philadelphie, J. B. Lippincott.)

Les conduits par lesquels les gaz entrent dans les alvéoles et en sortent sont appelés *bronchioles*. Celles-ci se rejoignent pour former des bronches de plus en plus grosses et enfin une bronche principale pour chaque poumon. Les deux bronches principales s'unissent pour former la trachée, qui est prolongée par l'oropharynx et la bouche. Les parois des voies respiratoires contiennent des muscles lisses qui, grâce à leur contraction, peuvent modifier le diamètre des conduits. Ces muscles lisses sont innervés par les systèmes nerveux parasympathique et sympathique. À l'intérieur des voies respiratoires, des glandes sécrètent du mucus dans la lumière des conduits. Les bronches et les bronchioles sont recouvertes de cellules épithéliales ciliées. Ces cils assurent un balayage permanent qui permet l'évacuation du mucus et de toute substance étrangère par la bouche.

Le poumon humain est fait d'un grand nombre (300 millions) de petits sacs d'air, appelés *alvéoles*, à peine visibles à l'œil nu (environ 0,25 mm de diamètre). Leurs parois élastiques sont tapissées d'une seule couche de cellules épithéliales et contiennent un réseau de capillaires pulmonaires. Certaines cellules des parois alvéolaires sécrètent une substance contenant un lipide qui se répand sur toute la surface alvéolaire. Cette fine couche est appelée *surfactant alvéolaire*. Ces alvéoles sont en si grand nombre que, si leurs parois (la surface respiratoire) étaient accolées pour former une seule grande couche, ils couvriraient une surface de plus de 75 m².

Mécanismes respiratoires

Pendant l'inspiration, l'air de l'extérieur passe dans la trachée, les bronches, les bronchioles et les alvéoles. Pendant l'expiration, les gaz alvéolaires suivent le chemin inverse.

On appelle *mécanismes respiratoires* l'ensemble des facteurs responsables de l'entrée et de la sortie de l'air dans les poumons. L'air circule d'une zone de haute pression vers une zone de basse pression. Pendant l'inspiration, la contraction du diaphragme et des autres muscles respiratoires augmente le volume de la cavité thoracique, ce qui abaisse la pression intrathoracique à un niveau inférieur à la pression atmosphérique. L'air est donc aspiré par la trachée et les bronches vers les alvéoles.

Pendant une expiration normale, les muscles respiratoires se décontractent et la cavité thoracique diminue de volume. La pression alvéolaire est alors supérieure à la pression atmosphérique et l'air passe des poumons dans l'atmosphère.

Le débit de l'air inspiratoire ou expiratoire est égal à la différence entre la pression atmosphérique et la pression alvéolaire divisée par la résistance des voies respiratoires :

Débit d'air = Pression/Résistance

La résistance dépend du diamètre des voies respiratoires ; tout processus qui modifie ce diamètre affecte donc la résistance des voies respiratoires et le débit d'air pour une différence de pression donnée. Les facteurs les plus courants qui modifient le diamètre des bronches sont : la contraction des muscles lisses des bronches, comme dans l'asthme ; l'épaississement de la muqueuse bronchique, comme dans la bronchite chronique ; ou l'obstruction d'une voie respiratoire par du mucus, une tumeur ou un corps étranger. La perte de l'élasticité pulmonaire, comme on la trouve dans l'emphysème, peut également modifier le diamètre bronchique puisque le tissu conjonctif pulmonaire entoure les voies respiratoires et leur permet de rester ouvertes pendant l'inspiration et l'expiration. Si la résistance augmente, l'effort respiratoire devra être plus grand pour atteindre un niveau normal de ventilation.

La différence entre la pression intrathoracique et la pression atmosphérique est responsable non seulement de l'entrée et de la sortie de l'air des poumons, mais aussi de la tension du tissu pulmonaire lui-même. La pression requise pour faire varier le volume du poumon dépend de l'élasticité du tissu pulmonaire. La *compliance pulmonaire* est la mesure de l'élasticité pulmonaire. La compliance se mesure habituellement dans des conditions stables.

Un poumon de forte compliance se détend facilement sous la pression tandis qu'un poumon de faible compliance demande une pression plus forte que la normale. Les principaux facteurs responsables de la compliance pulmonaire sont : le tissu conjonctif (collagène et élastine) et la tension superficielle des alvéoles. La tension superficielle des alvéoles se maintient normalement à un bas niveau grâce au surfactant alvéolaire. Une augmentation du tissu conjonctif ou de la tension superficielle alvéolaire entraîne une compliance faible. Dans le syndrome de détresse respiratoire du nouveau-né (maladie des membranes hyalines), on note une altération du surfactant et une fermeté des poumons (compliance faible). Dans la fibrose pulmonaire, le tissu conjonctif prolifère et la compliance s'abaisse. Des poumons de compliance faible demandent une plus grande dépense d'énergie pour assurer un niveau normal de ventilation.

Circulation pulmonaire

Presque tout le sang qui sort du cœur passe par les capillaires pulmonaires pour échanger ses gaz avec les alvéoles. La pression artérielle pulmonaire est d'environ 25 mm Hg à la systole, tandis qu'elle est de 120 mm Hg dans les artères du reste du corps. Puisque le débit est pratiquement le même dans la circulation pulmonaire et dans la circulation systémique, la résistance au flux sanguin est environ cinq fois plus faible dans les vaisseaux pulmonaires que dans la circulation systémique. Chez un individu en position debout, le flux sanguin est légèrement plus faible au sommet des poumons qu'à leur base à cause de la gravité.

Un faible pourcentage du débit cardiaque, même chez des gens normaux, court-circuite les alvéoles, ne participe pas aux échanges gazeux et retourne au cœur gauche où il se mêle au sang oxygéné. Cette fraction du débit cardiaque qui court-circuite les alvéoles ventilés constitue une dérivation appelée *shunt droite-gauche*.

Le lit capillaire pulmonaire a un rôle métabolique important, qui comprend la régulation de la concentration de nombreux composés vaso-moteurs présents dans le sang.

Le poumon retire de la circulation et rend inactives la sérotonine et la noradrénaline (de puissants vaso-constricteurs). L'endothélium pulmonaire a des propriétés sélectives puisqu'il ne retire pas du sang les composés à structure similaire tels que l'histamine et l'adrénaline. Le poumon convertit l'angiotensine I (un composé inactif) en angiotensine II, grâce à l'enzyme de conversion située sur l'endothélium des capillaires pulmonaires. La bradykinine peut être inactivée par la même enzyme. Ces fonctions métaboliques de l'endothélium ne sont pas spécifiques au poumon et se produisent dans d'autres lits capillaires. Cependant, à cause de la grande surface endothéliale des capillaires pulmonaires et parce que le flux sanguin cardiaque passe complètement par les poumons, ceux-ci deviennent le lieu le plus important de ces processus métaboliques.

Les poumons possèdent des mécanismes qui aident à régulariser le flux sanguin en fonction de la ventilation. Quand la ventilation diminue dans une région du poumon, la concentration d'oxygène dans les alvéoles diminue. L'hypoxie qui en résulte entraîne la constriction des vaisseaux sanguins, qui à leur tour ralentissent le flux sanguin. De cette façon, le flux sanguin et la ventilation sont mieux équilibrés. Quand l'irrigation d'une région pulmonaire diminue, la concentration du dioxyde de carbone dans les alvéoles diminue. L'hypocapnie cause la constriction des bronchioles locales, ce qui diminue la ventilation de la région et la régularise en fonction du flux sanguin.

☐ ÉVALUATION DIAGNOSTIQUE DE LA FONCTION RESPIRATOIRE

Le client qui éprouve des problèmes thoraciques peut subir l'un ou l'autre des examens diagnostiques présentés ci-dessous.

Radiographies du thorax

Le tissu pulmonaire normal est transparent aux rayons X ; les zones obscures correspondant aux tumeurs, aux corps étrangers, etc., sont décelables à l'examen radiologique. Une radiographie du thorax peut révéler un trouble pulmonaire évolutif du poumon, même s'il y a absence de symptômes. On fait la radiographie après une profonde inspiration, parce que c'est lorsqu'ils sont bien aérés que les poumons sont le plus visibles. Le diaphragme est à son plus bas niveau et l'expansion du poumon est visible. Des radiographies après une expiration peuvent mettre en évidence un pneumothorax ou l'obstruction d'une artère importante.

Tomographie.   La tomographie permet d'obtenir des images de sections des poumons à différents niveaux. Elle donne une analyse détaillée du parenchyme pulmonaire et du médiastin. C'est un examen valable pour mettre en évidence des lésions, des calcifications ou des cavités à l'intérieur d'une lésion.

Tomographie assistée par ordinateur.   Dans cette méthode, les poumons sont balayés en couches successives par un étroit faisceau de rayons X. Une image obtenue par ordinateur nous donne les degrés d'absorption des tissus du plan balayé. Cette méthode permet de montrer la cage thoracique en sections transversales et de distinguer les petites différences dans la densité des tissus, ce qui met en évidence les lésions qui n'auraient pu être détectées par la radiographie conventionnelle. La tomographie peut être employée dans la détection de nodules pulmonaires, de petites tumeurs adjacentes aux surfaces pleurales, non visibles avec une radiographie pulmonaire de routine. Elle peut également permettre la découverte d'anomalies médiastinales, d'adénopathie hilaire, difficiles à visualiser par d'autres techniques (voir p. 233).

Tomographie par émission de positons. Dans cette méthode, on recourt à la physique des hautes énergies et aux techniques assistées par ordinateur pour étudier le fonctionnement cellulaire chez une personne vivante. Le client reçoit, par inhalation ou par injection, un isotope radioactif (à demi-vie courte) d'un élément qu'on trouve naturellement dans le corps (oxygène, azote, carbone, fluor). Le radio-isotope émet des particules nommées positons (un électron chargé positivement). Quand un positon rencontre un électron, les deux sont détruits et deux rayons γ sont émis. Ces explosions d'énergie sont enregistrées par l'appareil et l'ordinateur détermine la localisation de la substance radioactive dans le corps. Cette méthode est particulièrement utile pour mesurer quantitativement la perfusion pulmonaire régionale ou pour étudier la relation perfusion-ventilation (voir p. 243).

Radioscopie. La radioscopie aide à évaluer l'état d'une lésion déjà identifiée aux rayons X, pour voir si celle-ci est pulsatile. La radioscopie permet aussi d'étudier la dynamique pulmonaire (le mouvement des structures pulmonaires et du diaphragme) et de détecter les variations régionales de la ventilation.

Repas baryté. Le repas baryté met en évidence l'œsophage, fait apparaître son déplacement et l'empiètement sur sa lumière par des anomalies cardiaques, pulmonaires ou médiastinales.

Bronchographie. Un bronchogramme donne une image de l'arbre bronchique et d'autres régions choisies. Un opacifiant radiologique est instillé directement dans la trachée, dans les bronches et dans l'arbre bronchique, et il recouvre la muqueuse. C'est un test diagnostique de toute maladie qui modifie le calibre ou le libre passage de l'arbre bronchique ou qui y cause des déplacements. Il révèle les anomalies de l'arbre bronchique et il est important dans le diagnostic de la bronchiectasie, étant donné que les sections atteintes ne peuvent être visualisées par aucune autre méthode.

Pour réduire la possibilité d'aspiration du contenu gastrique, il vaut mieux faire l'examen quand le client est à jeun. La médication préopératoire inclut de l'atropine pour diminuer les sécrétions et la bradycardie, et du diazépam (Valium) comme tranquillisant.

Un anesthésique topique est vaporisé dans le nez, la bouche et le pharynx postérieur, afin de prévenir l'étouffement et la toux lorsque le tube est introduit. On peut instiller la substance de contraste en goutte à goutte sur la glotte, en l'introduisant lentement à travers un tube dans la trachée, ou en l'injectant avec une aiguille percutanée dans la trachée, en dessous de la glotte.

Aide de l'infirmière. Après un tel examen, le client ne doit absorber ni nourriture ni liquides jusqu'à ce qu'il retrouve le réflexe de la toux. Après le retour du réflexe, l'infirmière doit encourager le client à tousser et à nettoyer son arbre bronchique. Un drainage postural peut être requis. Une légère élévation de température se produit fréquemment après cet examen.

Examens angiographiques des vaisseaux pulmonaires

L'angiographie pulmonaire consiste à injecter rapidement une substance radioopaque dans les vaisseaux du thorax. On peut y parvenir de différentes façons : en faisant une injection à l'aide d'une aiguille ou d'un cathéter ; en introduisant un cathéter dans l'artère pulmonaire principale ou dans l'une de ses ramifications ; ou en insérant un cathéter dans une grosse veine ou dans une veine cardiaque proximale de l'artère pulmonaire.

Les examens comprennent l'angiographie pulmonaire, l'angiocardiographie, l'aortographie, l'artériographie bronchique, l'angiographie de la veine cave supérieure et l'azygographie. L'angiographie pulmonaire est le plus souvent employée pour diagnostiquer une maladie thromboembolique du poumon, une anomalie congénitale du système vasculaire pulmonaire et pour déceler une vascularisation anormale provenant de tumeurs.

Examens endoscopiques

Bronchoscopie. La bronchoscopie permet d'examiner directement le larynx, la trachée et les bronches à l'aide d'un bronchoscope rigide (endoscope). Dans la pratique, les deux sont utilisés souvent de façon interchangeable.

Les *raisons diagnostiques* de la bronchoscopie sont : (1) examiner les tissus ou les sécrétions accumulées ; (2) déterminer la localisation et l'étendue d'un problème pathologique, et la biopsie diagnostique ; (3) déterminer si une tumeur peut être réséquée et (4) trouver les sites d'hémorragie (source d'hémoptysie).

Une bronchoscopie peut avoir des *raisons thérapeutiques* : (1) dégager les corps étrangers de l'arbre trachéobronchique ; (2) enlever les sécrétions qui obstruent l'arbre trachéobronchique, quand le client est incapable de les éliminer ; (3) administrer le traitement postopératoire, dans le cas d'atélectasie, et (4) détruire ou exciser une lésion.

Le *fibroscope* est un appareil mince, flexible qui peut être dirigé dans les petites bronches (*Figure 20-2*). Grâce à sa petite dimension, à sa flexibilité et à son excellent système optique, il permet une meilleure observation des voies respiratoires périphériques et il est remarquable dans le diagnostic des lésions pulmonaires. Des examens cytologiques peuvent être faits sans intervention chirurgicale. La bronchoscopie par fibres optiques possède d'autres avantages : elle est mieux tolérée que la bronchoscopie rigide ; elle permet la biopsie de tumeurs qui étaient auparavant inaccessibles ; elle est plus sûre pour les grands malades ; elle peut être faite soit au chevet du malade, soit

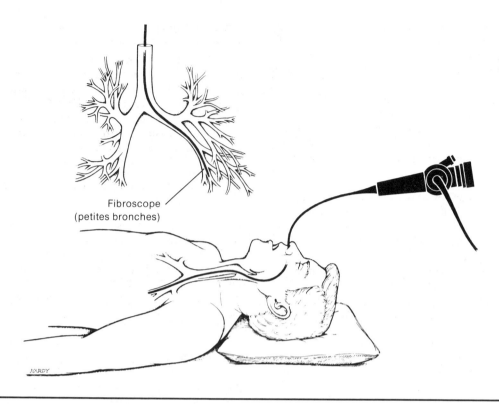

Fibroscope
(petites bronches)

Figure 20-2   Bronchoscopie à l'aide d'un fibroscope.

par le tube endotrachéal ou par le tube à trachéotomie chez les clients branchés sur respirateur et pour lesquels il doit y avoir libre passage de l'air ; enfin, elle permet une intubation directe du lobe supérieur droit, ce qui est impossible avec le bronchoscope rigide.

L'*endoscope* est un tube métallique creux, muni d'une lumière à son extrémité ; il est utilisé surtout pour dégager des corps étrangers, pour faire la succion des sécrétions épaisses, pour rechercher la source d'une forte hémoptysie ou pour faire des examens chirurgicaux endobronchiques (*Figure 20-3*).

Les complications possibles de la bronchoscopie sont : les réactions à l'anesthésique local, l'infection, l'aspiration, le bronchospasme, l'hypoxémie, le pneumothorax et l'hémorragie.

Rôle de l'infirmière.   Un consentement signé est requis pour cet examen. Nourriture et liquides sont proscrits pendant les 6 h qui précèdent l'examen pour réduire le risque d'aspiration quand les réflexes sont bloqués. On dit au client ce qu'il va subir, afin de diminuer sa crainte et de corriger ses appréhensions. On donne des médicaments préopératoires (d'habitude de l'atropine et un sédatif ou un narcotique) pour inhiber la stimulation vagale (protection contre les dangers de bradycardie, les arythmies, l'hypotension), pour supprimer le réflexe de la toux, pour calmer le client et pour le soulager de son anxiété.

- *Attention :* un sédatif donné à un client souffrant d'insuffisance respiratoire peut déclencher un arrêt respiratoire.

On enlève les verres de contact, les prothèses dentaires et autres. On peut faire l'examen sous anesthésie locale, ou sous anesthésie générale quand on utilise l'endoscope.

Si l'on a recours à l'anesthésie locale, on vaporise dans le pharynx un anesthésique topique (la lidocaïne — Xylocaïne) et la solution est administrée goutte à goutte sur l'épiglotte, sur les cordes vocales et dans la trachée, pour diminuer le réflexe de la toux et la douleur. On peut administrer le diazépam (Valium) par voie intraveineuse, pour accentuer la sédation et l'amnésie.

Après l'examen, on ne donne rien au client par la bouche jusqu'au retour du réflexe de la toux, parce que le sédatif préopératoire et l'anesthésie locale affaiblissent le réflexe laryngé et la déglutition pendant plusieurs heures. Quand le client recommence à tousser, on peut lui donner de la glace concassée et même des liquides. Il faut surveiller la confusion et la léthargie chez les personnes âgées, problèmes sans doute causés par les fortes doses de lidocaïne administrées pendant l'examen. Toute difficulté respiratoire doit être signalée aussitôt de même que toute manifestation de cyanose, d'hypotension, de tachycardie, d'arythmie, d'hémoptysie et de dyspnée.

Œsophagoscopie.   L'œsophagoscopie permet de visualiser l'intérieur de l'œsophage au moyen d'un tube lumineux. Elle est employée pour déloger les corps étrangers, pour examiner des lésions de l'œsophage telles qu'un ulcère, un diverticule et une tumeur, et souvent pour établir un diagnostic positif par le prélèvement de petits fragments de tissu destinés à un examen microscopique (biopsie). Les soins avant et après l'examen sont les mêmes que ceux de la bronchoscopie.

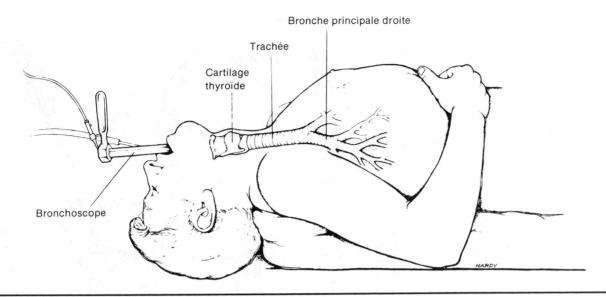

Bronche principale droite

Trachée

Cartilage
thyroïde

Bronchoscope

Figure 20-3   Introduction du bronchoscope rigide (endoscope).

Thoracoscopie.   La *thoracoscopie*, ou *pleuroscopie*, est un examen diagnostique de la cavité pleurale à l'aide d'un endoscope. Par un espace intercostal, on fait une petite incision dans la cavité pleurale. Après la succion du liquide présent, on introduit le fibroscope dans la cavité pleurale pour en examiner la surface. On peut ainsi faire des biopsies de lésions par vision directe. Après l'examen, on installe un tube thoracique pour faire un drainage fermé de la cavité pleurale.

Médiastinoscopie.   Voir la section traitant de la biopsie des ganglions lymphatiques à la page 342.

Examen des crachats

L'examen des crachats peut servir à identifier les micro-organismes présents ou à mettre en évidence des cellules malignes. Il peut aussi servir à déterminer les allergies particulières (dans lesquelles il y a une augmentation des éosinophiles). On peut demander des examens périodiques des crachats, chez les clients qui reçoivent des antibiotiques, des stéroïdes et des immunosuppresseurs pendant de longues périodes, étant donné que ces substances augmentent les risques d'infection. Un frottis direct est fait pour déceler la présence de bactéries pathogènes. On utilise la culture des crachats dans le diagnostic, pour déterminer la sensibilité aux médicaments et pour orienter le traitement.

Les crachats peuvent être obtenus par expectoration. Si le client ne peut cracher spontanément, on peut le forcer à tousser en lui faisant inspirer un irritant en aérosol comme une solution saline sursaturée, du propylène glycol ou toute autre substance en nébuliseur. On peut également récolter des crachats par la succion endotrachéale, la bronchoscopie, le brossage bronchique, la succion transtrachéale et par la succion gastrique en ce qui concerne les bacilles de la tuberculose. Généralement, les échantillons du matin sont les plus révélateurs.

Le client doit se nettoyer le nez et la gorge, et se rincer la bouche pour diminuer la contamination du crachat. Ensuite, il prend quelques respirations profondes, tousse et expectore dans un récipient stérile.

On doit envoyer l'échantillon immédiatement au laboratoire ; si on le laisse à la température ambiante pendant quelques heures, il peut être contaminé par des micro-organismes tels que *Mycobacterium tuberculosis*.

Souvent, on fait une analyse qualitative afin de déterminer si les sécrétions sont constituées de salive, de mucus ou de pus. Habituellement, les sécrétions se séparent en deux couches qui se voient tout de suite, si l'on utilise un contenant en verre conique. Un échantillon jaune vert indique souvent une infection (bronchite ou pneumonie).

On procède à l'analyse quantitative en remettant au client un récipient spécial dans lequel il expectore. On pèse l'échantillon 24 h plus tard ; on en décrit la quantité et l'aspect, puis on note le tout. Pour se débarrasser de l'échantillon, on l'enveloppe dans un papier et on l'envoie à l'incinérateur. Afin de prévenir les odeurs, on couvre tous les récipients à crachats. On jette les tissus nauséabonds qui ont servi à essuyer la bouche et on assure une bonne aération de la pièce. Il est évident que les soins d'hygiène buccale sont particulièrement importants chez ces clients.

On procède à la succion transtrachéale du crachat en introduisant un cathéter mince dans une petite incision de la paroi cricoïde de la trachée (*Figure 20-4*). L'aiguille ayant permis l'insertion du cathéter est retirée, laissant le cathéter en place. On injecte de 2 mL à 5 mL de solution saline stérile pour ramollir les sécrétions et stimuler la toux. L'échantillon est alors retiré avec une seringue et placé dans un tube à culture. Puis, on enlève le cathéter et on appuie pendant 5 min à 10 min sur l'incision afin de diminuer le saignement et l'emphysème sous-cutané.

On utilise aussi cette technique pour favoriser la toux et l'expectoration chez les clients thoracotomisés ou chez ceux qui n'ont plus ce réflexe. Dans ce cas, on laisse le cathéter en place pour instiller régulièrement une solution saline.

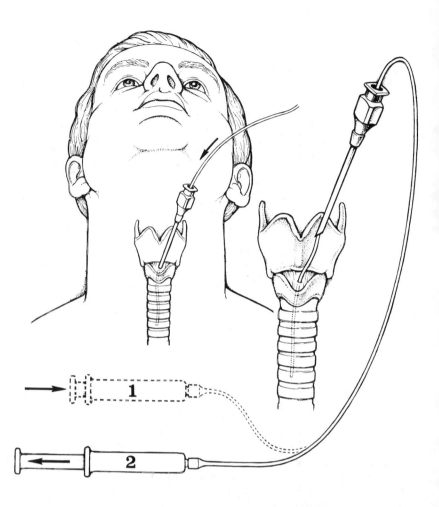

Figure 20-4 Succion transtrachéale. Après l'introduction du cathéter, l'aiguille est retirée, laissant le cathéter en place. (1) Une solution saline stérile (2 mL à 5 mL) est injectée dans le cathéter pour ramollir les sécrétions et stimuler la toux. (2) L'échantillon est ensuite aspiré dans la seringue.

La succion transtrachéale évite l'oropharynx, ce qui empêche l'échantillon d'être contaminé par la flore buccale, surtout par les bactéries anaérobies. Cette technique est particulièrement utile chez les clients qui, à cause d'un déficit immunitaire, sont atteints de pneumonie et ne peuvent cracher.

L'infirmière doit surveiller le client pendant plusieurs heures après l'examen à cause de complications possibles comme l'hémorragie intratrachéale, l'hypoxémie, les arythmies cardiaques, le pneumomédiastin et l'emphysème sous-cutané.

Analyse du liquide pleural (thoracentèse)

L'espace interpleural contient normalement une petite quantité de liquide pleural que l'on peut ponctionner par thoracentèse ou à l'aide d'un tube à thoracotomie. La *thoracentèse* (ou thoracocentèse) consiste à faire la succion du liquide pleural dans un but diagnostique et thérapeutique (*Figure 20-5*). On fait souvent, en même temps, une biopsie de la plèvre à l'aide d'une aiguille. Les soins au malade qui subit une thoracentèse sont présentés dans l'encadré 20-1. L'examen du liquide pleural peut comprendre les tests suivants: coloration de Gram avec culture et antibiogramme, coloration de Ziehl-Neelsen avec culture, numération cellulaire différentielle, cytologie, *p*H, masse volumique, protéines totales et lacticodéshydrogénase (LDH).

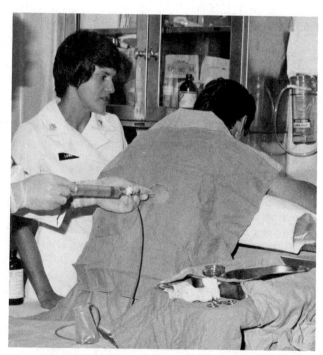

Figure 20-5 Client subissant une thoracentèse diagnostique. (Avec la permission du Walter Reed Army Medical Center, Washington, D.C.)

Encadré 20-1   Guide pour assister le client qui subit une thoracentèse

La thoracentèse (succion de liquide ou d'air de la cavité pleurale) est pratiquée chez les clients qui présentent des problèmes variés. Il peut s'agir d'une mesure diagnostique ou thérapeutique dans le but :

1) de retirer du liquide ou de l'air de la cavité pleurale ;
2) de pratiquer une succion du liquide pleural pour fins de diagnostic ;
3) de faire une biopsie pleurale ;
4) d'instiller un médicament dans l'espace interpleural.

Intervention de l'infirmière

1. S'assurer au préalable que les radiographies pulmonaires ont été demandées et faites, et que la formule de consentement a été signée.

2. Déterminer si le malade est allergique aux anesthésiques locaux. Administrer la sédation prescrite.
3. Renseigner le malade sur l'examen qu'il va subir et obtenir sa collaboration. Expliquer au client :
   a) le genre d'examen ;
   b) l'importance de demeurer immobile ;
   c) les sensations de pression ou de poussée qu'il ressentira ;
   d) qu'après l'examen, il ne ressentira plus rien.
4. Installer le malade confortablement et bien l'appuyer. Si possible, le redresser et le placer dans l'une des positions suivantes :
   a) Assis sur le bord du lit, les pieds appuyés ; les bras et la tête placés sur des oreillers sur la table de chevet ;
   b) Entourant une chaise de ses bras et la tête reposant sur le dossier de la chaise ;
   c) Étendu sur le côté non atteint, le lit élevé de 30° à 45°, s'il ne peut s'asseoir.
5. Assister et rassurer le malade au cours de l'examen.
   a) Préparer le malade à la sensation de froid ressentie au contact de la solution antiseptique et à la sensation de pression causée par l'infiltration de la substance anesthésique.
   b) Demander au malade de ne pas tousser.
6. Découvrir le thorax en entier. Le site de la succion est établi par une radiographie du thorax et par la percussion. S'il y a présence de liquide dans la cavité pleurale, le site de la thoracentèse est déterminé par une radiographie, par une échographie et par un examen physique, avec une attention particulière à l'endroit où la percussion est la plus faible.
7. Le procédé se fait dans de bonnes conditions aseptiques. Après avoir désinfecté la peau, le médecin injecte lentement un anesthésique local, à l'aide d'une aiguille de petit calibre, dans l'espace intercostal.

8. Le médecin introduit l'aiguille à thoracentèse, toujours munie de son pilote ou mandrin. Lorsque l'espace interpleural est atteint, le mandrin est enlevé et on peut faire la succion avec la seringue.

Raison

1. Les radiographies antéro-postérieures et latérales servent à localiser le liquide et l'air dans la cavité pleurale, et à déterminer le site de ponction avec plus de facilité. On peut faire une échographie, quand le liquide est accumulé en petites poches, afin de choisir le meilleur point de succion.

3. Les explications facilitent la collaboration du client. Il faut l'aider à tout mettre en œuvre pour obtenir le succès désiré, et lui permettre de poser des questions et d'exprimer ses inquiétudes.

4. La position assise facilite l'évacuation du liquide qui ordinairement se localise à la base du thorax. Une position confortable aide le malade à se détendre.

5. Un mouvement brusque et imprévisible peut causer un traumatisme à la plèvre viscérale, ce qui peut occasionner un traumatisme au poumon.

6. S'il y a présence d'air dans la cavité pleurale, la thoracentèse sera faite au niveau du 2e ou 3e espace intercostal vis-à-vis du milieu de la clavicule. L'air s'élève dans le thorax parce que la densité de l'air y est plus faible que celle du liquide.

7. Une papule intradermique se forme lentement ; une injection rapide cause de la douleur. La plèvre pariétale est très sensible et doit être bien imprégnée de l'anesthésique avant que l'aiguille à thoracentèse ne passe à travers. Pour réduire le risque de lacération artérielle, l'aiguille est insérée dans l'espace intercostal au-dessus de la côte la plus basse.

Encadré 20-1   Guide pour assister le client qui subit une thoracentèse (*suite*)

Intervention de l'infirmière	Raison
a) Une seringue de 40 mL, dotée d'un adaptateur à trois voies (cran d'arrêt), est reliée à l'aiguille (un bout de l'adaptateur est ajusté à l'aiguille, l'autre au tube qui conduit le liquide aspiré au récipient collecteur).	8. a) Lorsqu'une quantité importante de liquide est retirée, un adaptateur à trois voies sert à éviter l'introduction de l'air dans la cavité pleurale.
b) Si une quantité considérable de liquide est retirée, l'aiguille est gardée en place sur la paroi du thorax, à l'aide d'une petite pince hémostatique.	b) La pince hémostatique stabilise l'aiguille. Une douleur subite ressentie au thorax ou à l'épaule peut signifier que la plèvre viscérale ou la plèvre diaphragmatique est irritée par la pointe de l'aiguille.
9. Lorsque l'aiguille est retirée, on exerce une compression au site d'injection et un petit pansement stérile est mis en place.	
10. Le client est mis au repos. On fait généralement une radiographie après la thoracentèse.	10. La radiographie permet de vérifier s'il n'y a pas de pneumothorax.
11. Noter la quantité totale, la qualité, la couleur et la viscosité du liquide retiré. Si demandé, préparer des des échantillons du liquide pour examen de laboratoire. Il peut être nécessaire d'ajouter une petite quantité d'héparine dans plusieurs récipients afin d'éviter la coagulation. Un récipient avec formaline peut être requis, si on fait une biopsie.	11. Le liquide peut être limpide, séreux, sanguin, purulent, etc.
12. Observer le malade à intervalles réguliers afin de déceler l'un ou l'autre des symptômes suivants : augmentation du rythme respiratoire, défaillance, vertige, sensation de serrement dans le thorax, toux incontrôlable, crachats teintés de sang, pouls rapide et signes d'hypoxémie.	12. Un pneumothorax, un pneumothorax sous-tension, un emphysème sous-cutané, ou une infection pyogène peuvent survenir à la suite d'une thoracentèse. L'œdème pulmonaire ou la détresse cardiaque peut se produire lorsque, pendant la succion d'une grande quantité de liquide, il s'effectue un passage d'une partie de ce liquide dans le médiastin.

Biopsie pleurale

La biopsie pleurale peut être faite par une biopsie à l'aiguille de la plèvre ou par une pleuroscopie (examen visuel de l'espace pleural à l'aide d'un fibroscope). On fait une biopsie pleurale quand on ne connaît pas la cause d'un exsudat pleural et quand on veut faire une culture ainsi qu'une coloration de tissu pathologique afin de déceler la présence de tuberculose ou de champignons.

Examens de la fonction pulmonaire

Les examens de la fonction pulmonaire servent à détecter les anomalies de la fonction respiratoire et leur étendue. Les examens comprennent les mesures suivantes : volume des poumons, ventilation, capacité de diffusion, échanges gazeux, élasticité pulmonaire, résistance des voies respiratoires et répartition des gaz dans le poumon.

Les tests les plus récents font appel à des techniques de mesure beaucoup plus sophistiquées. On fait des examens de la fonction pulmonaire dans de nombreux cas :

- pour suivre l'évolution d'une maladie respiratoire chez un client ;
- pour évaluer la réaction d'un client à un traitement ;
- pour dépister des maladies industrielles chez les mineurs du charbon ou de l'amiante ou chez les ouvriers exposés à des fumées, des poussières ou des gaz nocifs ;

- avant une opération, chez les clients devant subir une intervention au thorax ou à l'abdomen, chez ceux qui ont des antécédents de tabagisme et de toux, chez ceux qui sont obèses, chez ceux qui ont 70 ans et plus et chez ceux qui sont atteints de maladie pulmonaire.

La plupart des examens de la fonction pulmonaire nécessitent un type de spiromètre qui indique simultanément le volume expiré et le temps. Ces examens utilisent de plus en plus l'assistance de l'ordinateur ; certains appareils peuvent effectuer plus de 100 examens. Dans les petits centres hospitaliers, on peut, grâce à un transmetteur de données, envoyer les informations concernant les tests à un ordinateur central pour analyse.

Il est nécessaire de faire plusieurs tests puisqu'il est impossible d'évaluer la fonction pulmonaire par une simple mesure. Généralement, les résultats sont interprétés selon l'écart qui les sépare de la normale en tenant compte de la taille, de la masse, de l'âge et du sexe du client. Les manuels d'utilisation de l'équipement fournissent des monogrammes sur lesquels on peut trouver les valeurs normales.

À cause de la grande étendue des valeurs normales, les tests de la fonction pulmonaire ne peuvent détecter précocement des changements locaux. Le client qui ressent des symptômes de problèmes respiratoires (dyspnée, respiration sifflante, toux, crachats abondants) devrait subir une évaluation complète même si les résultats des examens de la fonction pulmonaire s'avèrent « normaux ».

Tableau 20-1 Examens de la fonction pulmonaire

Description	Terminologie	Abréviation	Remarques
Volume d'air expiré après la plus grande inspiration	Capacité vitale	CV	Elle peut être normale ou réduite dans les cas de bronchopneumopathie chronique obstructive (BCO).
Capacité vitale obtenue après une expiration maximale forcée	Capacité vitale forcée	CVF	Ce volume est souvent réduit de façon significative dans une BCO à cause de l'air emprisonné.
Volume de gaz expiré au cours d'une certaine période, lors de l'exécution d'une capacité vitale forcée	Volume expiratoire forcé (t = temps en secondes)	VEF_t, généralement: VEF_1	C'est un indice valable de l'importance de l'obstruction du conduit respiratoire.
VEF_t exprimé en pourcentage de la capacité vitale forcée	Rapport entre le volume expiratoire forcé et la capacité vitale forcée	$VEF_t/CVF\%$, généralement: $VEF_1/CVF\%$	Il s'agit d'une autre manière d'exprimer la présence ou l'absence d'une obstruction des voies respiratoires.
Débit moyen pour une portion spécifique du volume forcé d'air expiré, ordinairement entre 200 mL à 1200 mL.	Débit expiratoire forcé	$DEF_{200\,mL-1200\,mL}$	Auparavant appelé débit expiratoire maximal; il indique une grosse obstruction des voies respiratoires.
Débit moyen pendant la moitié du volume expiratoire forcé	Débit expiratoire forcé	$DEF_{25\%-75\%}$	Auparavant appelé débit mi-expiratoire maximal. Cette valeur est diminuée dans les cas de faible obstruction des voies respiratoires.
Débit moyen pendant la dernière partie de la CVF	Débit expiratoire forcé	$DEF_{75\%-85\%}$	Valeur diminuée dans les cas d'obstruction des plus petites voies respiratoires.
Volume d'air expiré pendant une période déterminée d'effort maximal répété	Aération volontaire maximale	AVM	Auparavant appelée capacité respiratoire maximale. Un facteur important pour la recherche de la tolérance à l'exercice.

Source: American Lung Association. *Chronic Obstructive Pulmonary Disease*, 1973.

Les gens qui habitent dans des régions éloignées et qui sont incapables de se déplacer vers un grand centre médical peuvent maintenant subir une évaluation respiratoire par téléphone. Grâce à des transmetteurs, à des écrans cathodiques et à des unités de traitement de données, un client peut subir un ensemble d'examens pulmonaires. Un médecin aide le client à passer ses tests depuis la région éloignée tandis qu'un spécialiste interprète les données à l'hôpital central. Un tel programme présente de nombreux avantages: il réduit le coût et le temps du voyage du client, offre les services d'un expert aux communautés qui ne peuvent se le permettre, et pourvoit le client et l'hôpital local du meilleur équipement disponible.

Le tableau 20-1 énumère et décrit les examens de la fonction pulmonaire les plus fréquemment utilisés.

Analyse des gaz artériels

On effectue les mesures du pH sanguin, des pressions de l'oxygène artériel et du dioxyde de carbone chez les clients qui ont des problèmes respiratoires et chez ceux qui ont besoin d'oxygénothérapie. Les analyses des gaz artériels déterminent à quel degré les poumons peuvent s'approvisionner en oxygène et se débarrasser du dioxyde de carbone. On peut aussi, par les analyses des gaz artériels, déterminer dans quelle mesure les reins peuvent réabsorber ou excréter les ions bicarbonates, afin de garder un pH normal. L'analyse des gaz artériels permet également de vérifier si les poumons ont été endommagés après un traumatisme thoracique (voir la page 376 qui traite de la mesure des gaz artériels et de la technique de ponction artérielle).

Examens diagnostiques par radio-isotopes (scintigraphie pulmonaire)

On fait une *scintigraphie pulmonaire de perfusion* en injectant un radio-isotope (technétium) dans une veine périphérique, puis en prenant une scintigraphie du thorax et du corps pour repérer la radiation. Les particules d'isotopes passent à travers le cœur droit et s'étendent dans les poumons en proportion du débit sanguin de cette région, donnant en même temps une mesure de la perfusion sanguine à travers le poumon. Cette technique est utilisée cliniquement pour mesurer l'intégrité des vaisseaux pulmonaires par rapport au débit sanguin et pour évaluer les anomalies du débit sanguin dans le cas, par exemple, d'embolie pulmonaire (voir p. 240). Il faut informer le client qu'il passera de 20 min à 40 min étendu sous la caméra, avec un masque lui couvrant le nez et la bouche, pendant l'examen.

La *scintigraphie de ventilation* est faite après la scintigraphie pulmonaire de perfusion. Le client aspire profondément un mélange d'oxygène et de gaz radioactif (xénon, krypton). La scintigraphie détecte les anomalies de la ventilation surtout chez les clients dont la ventilation est différente d'un endroit à l'autre, comme c'est le cas dans l'emphysème. La *scintigraphie au gallium* permet de détecter l'inflammation des poumons.

Biopsies des poumons

Quand une radiographie pulmonaire n'est pas concluante ou révèle une région de densité pulmonaire indiquant une infiltration ou une lésion, il vaut mieux faire un examen histologique pour déterminer la nature de la lésion. Il existe plusieurs techniques de biopsie pulmonaire qui ne nécessitent pas d'opération tout en fournissant une excellente information : (1) le brossage bronchique par cathéter, (2) la biopsie percutanée à l'aiguille et (3) la biopsie pulmonaire transbronchique.

Le *brossage bronchique par cathéter* est effectué à l'aide d'un fibroscope introduit dans la bronche sous surveillance radioscopique. Une petite brosse est fixée à l'extrémité d'un fil métallique flexible, inséré dans le fibroscope. En vision directe, la zone suspecte est brossée en un mouvement de va-et-vient, si bien que les cellules se détachent et adhèrent à la brosse. Le cathéter peut être rempli de solution saline afin de récupérer plus de substance pour des examens supplémentaires. Puis, on enlève la brosse du fibroscope et on fait une préparation microscopique. Quelquefois, on coupe la brosse, que l'on envoie au laboratoire pour un examen plus complet.

Cette méthode est très utile pour les évaluations cytologiques des lésions pulmonaires ou pour l'identification d'organismes pathogènes (*Nocardia, Aspergillus, Pneumocystis carinii*, etc.). Cet examen est particulièrement utile chez les malades en suppression immunologique.

L'infirmière doit s'assurer que la formule de consentement a été signée et que le client a bien compris le déroulement de l'examen. Après l'intervention, le client aura un léger mal de gorge et une hémoptysie passagère et il ne pourra prendre ni liquide ni nourriture pendant quelques heures. Les complications qui peuvent survenir sont les réactions à l'anesthésique, le laryngospasme, l'hémoptysie et plus rarement le pneumothorax.

Le brossage bronchique peut également se faire par l'introduction d'un cathéter à travers la membrane cricothyroïdienne. Après l'examen, le client doit, chaque fois qu'il tousse, mettre un pouce sur l'orifice de l'incision afin d'empêcher l'air d'envahir les tissus environnants.

La *biopsie percutanée à l'aiguille* est effectuée avec une aiguille tranchante, ou par succion avec une aiguille de type rachidien, qui retire un échantillon pour examen histo-

logique. La *biopsie pulmonaire transbronchique* se fait avec des pinces coupantes introduites par un fibroscope. Cette méthode est recommandée quand on soupçonne une lésion pulmonaire et que les examens des crachats ou des brossages bronchiques sont négatifs.

Avant l'examen, on administre de la mépéridine, on nettoie et anesthésie la peau, et on fait une petite incision. On insère l'aiguille à biopsie dans la plèvre tandis que le client retient sa respiration au milieu d'une expiration. Sous surveillance radioscopique, on guide l'aiguille dans la région de la lésion et on en prélève un fragment. Les complications qui peuvent survenir sont le pneumothorax, l'hémorragie pulmonaire et l'empyème.

Biopsies des ganglions lymphatiques

Les ganglions lymphatiques du scalène sont emprisonnés dans le coussin de graisse qui entoure le muscle scalène antérieur. Ils drainent les poumons et le médiastin et peuvent avoir des modifications histologiques en cas de maladie intrathoracique. Quand, au cours de l'examen physique, on peut palper ces ganglions, une biopsie s'impose pour détecter une maladie pulmonaire, la maladie de Hodgkin, une sarcoïdose, une maladie fongique, la tuberculose ou un carcinome.

La *médiastinoscopie* est un examen endoscopique du médiastin, qui consiste à faire l'exploration et la biopsie des ganglions lymphatiques médiastinaux sans avoir recours à une thoracotomie. La biopsie est effectuée à travers une incision sus-sternale. La médiastinoscopie permet de détecter des maladies pulmonaires et de faire des biopsies.

La *médiastinotomie antérieure* offre de meilleures possibilités de diagnostic que la médiastinoscopie. On fait une incision dans la région du 2e ou du 3e cartilage costal, puis on explore le médiastin et on fait une biopsie des ganglions lymphatiques. Après l'examen, il faut installer un drain thoracique. Cette méthode diagnostique est particulièrement intéressante pour savoir si on peut réséquer ou non une lésion pulmonaire.

☐ ÉVALUATION DES SYMPTÔMES DES AFFECTIONS RESPIRATOIRES

Les principaux symptômes des maladies respiratoires sont la toux, la production de crachats, la dyspnée, la douleur thoracique et l'hémoptysie. Les symptômes systémiques des affections bronchopulmonaires sont l'anorexie, la fièvre, la perte de masse, la fatigue, les malaises, la faiblesse et la transpiration. Ces manifestations cliniques varient selon la durée et la gravité de la maladie. En rassemblant, en analysant et en interprétant les données concernant ces malades, on essaye de trouver l'endroit lésé, de déterminer la qualité, la quantité, la chronologie et les facteurs qui aggravent ou diminuent le problème.

Toux

La toux provient de l'irritation des muqueuses des voies respiratoires. Le stimulus qui provoque la toux peut provenir d'un processus infectieux ou d'un produit irritant répandu dans l'air, comme la fumée, les substances polluantes, la poussière ou un gaz. « Le réflexe de la toux est le chien de garde du poumon » ; c'est la principale protection contre l'accumulation des sécrétions dans les bronches et les bronchioles.

Par ailleurs, la présence de toux peut indiquer une maladie pulmonaire sérieuse. Le genre de toux est aussi un indice. Une toux irritante et sèche est caractéristique d'une infection virale des voies respiratoires supérieures. La laryngotrachéite produit une toux irritante et aiguë. Les lésions trachéales produisent une toux métallique. Une toux sèche et aiguë se produit souvent au cours des premiers stades des infections virales qui affectent les voies respiratoires basses et supérieures. Une toux importante ou changeante peut indiquer un cancer bronchopulmonaire. Une douleur pleurale au thorax, accompagnée de toux, peut être signe d'une atteinte (musculo-squelettique) de la plèvre ou de la paroi thoracique.

Évaluation de l'infirmière. Évaluer la nature de la toux. Est-elle sèche ? douloureuse ? métallique ? sifflante ? grasse ? tenace ? Noter l'horaire de la toux. Tousser la nuit est un premier signe d'une insuffisance du cœur gauche ou de l'asthme bronchique. Tousser le matin en émettant des crachats peut faire penser à une bronchite. Une toux qui empire lorsque le malade est couché peut indiquer un écoulement postnasal (sinusite). Tousser après avoir mangé peut être le fait d'une aspiration de nourriture dans l'arbre trachéobronchique. Une toux récente est généralement liée à un processus infectieux aigu.

Production de crachats

Une toux violente cause un spasme bronchique, une obstruction, une irritation des bronches et peut même entraîner une syncope. Une toux forte, répétée, incontrôlable et sans sécrétions peut être dangereuse. Mais, généralement, un client qui tousse pendant assez longtemps, produit des sécrétions et crache. La production de crachats est une réaction du système respiratoire à un irritant permanent et peut être associée à une rhinorrhée. L'infirmière, en examinant les crachats, aura un indice de l'état du malade :

- sécrétions purulentes en grande quantité (épaisses, jaunes, vertes), ou changement de la couleur des sécrétions : possibilité d'infection bactérienne ;
- crachats de couleur rouille : pneumonie bactérienne (si le client ne reçoit pas d'antibiotiques) ;
- crachats légers, mucoïdes : bronchite virale ;
- augmentation graduelle des sécrétions : bronchite chronique, bronchiectasie ;
- crachat muqueux rosé : tumeur du poumon ;
- sécrétions rosées, abondantes, spumeuses, remontant souvent dans la gorge : œdème pulmonaire ;
- sécrétions nauséabondes, respiration difficile : abcès pulmonaire, bronchiectasie, infection à fusospirochète ou autre organisme anaérobie.

Rôle de l'infirmière. Si les crachats sont trop épais pour être excrétés, il est nécessaire de les liquéfier par une bonne hydratation (en buvant beaucoup d'eau) et par l'inhalation de solutions aérosols. Celles-ci peuvent être projetées par n'importe quel type de nébuliseur. (Les méthodes servant à aider le client à tousser de façon productive sont expliquées à la page 355.) La cigarette est tout à fait contre-indiquée, car elle paralyse l'activité des cils vibratiles, augmente la production des sécrétions bronchiques, occasionne une inflammation et une hyperplasie de la muqueuse et réduit la production de surfactant. Le drainage bronchique est alors inefficace. Si le client cesse de fumer, son volume de crachats sera moindre et sa résistance aux infections s'améliorera.

L'appétit du client peut être diminué à cause de l'odeur des crachats et du goût qu'ils laissent dans la bouche. L'hygiène buccale, un entourage adéquat et un choix judicieux d'aliments stimuleront son appétit. Le client se nettoie la bouche et la rince ; quelque temps avant un repas, on enlève les récipients à crachats et les bassins réniformes. Le client qui boit un jus d'agrumes au début d'un repas a la sensation d'une « bouche fraîche », ce qui stimule son intérêt pour les autres aliments du repas.

Dyspnée

La *dyspnée* (essoufflement) est un symptôme commun à plusieurs maladies pulmonaires et cardiaques, en particulier lorsque le poumon devient plus rigide et que le passage de l'air est plus difficile. Le ventricule droit du cœur est atteint, à la longue, dans les maladies pulmonaires, parce que celui-ci doit pomper le sang à travers le poumon. Une dyspnée soudaine peut indiquer un pneumothorax (présence d'air dans la cavité pleurale), si le client était auparavant en bonne santé. Un essoufflement brusque, chez un client en période postopératoire, peut indiquer une embolie pulmonaire. L'orthopnée (incapacité de respirer autrement qu'en position assise) est caractéristique d'une congestion pulmonaire d'origine cardiaque. Une respiration courte, accompagnée d'un sifflement expiratoire, se rencontre dans une bronchopneumopathie chronique obstructive (asthme, bronchite, emphysème). Une respiration sifflante provient d'un rétrécissement des voies respiratoires ou d'une obstruction localisée d'une bronche majeure, par une tumeur ou un corps étranger. Quand l'inspiration et l'expiration sont toutes les deux sifflantes, et que le client ne souffre pas d'insuffisance cardiaque, il s'agit probablement d'asthme. Le « souffle court » est souvent lié à la tension et à l'anxiété. En général, une maladie aiguë du poumon produit une dyspnée plus importante que celle rencontrée dans les maladies chroniques du poumon.

Évaluation de l'infirmière. L'infirmière doit déterminer les circonstances qui occasionnent la dyspnée du client. Quel degré d'effort déclenche une respiration courte ? La toux y est-elle associée ? La dyspnée est-elle causée par d'autres symptômes ? Est-elle apparue d'une façon soudaine ou graduelle ? À quel moment du jour ou de la nuit est-elle apparue ? Est-elle plus marquée lorsque le client est couché à plat dans son lit ? Arrive-t-elle lorsque le client est au repos ? durant l'exercice ? durant la marche ? en montant des escaliers ? en courant ?

Douleur thoracique

La douleur thoracique qui accompagne les maladies pulmonaires peut être vive, en coup de poignard et intermittente, ou lancinante, sourde et persistante. Elle est habituellement ressentie du côté de la lésion, mais elle peut irradier ailleurs, par exemple au cou, au dos et à l'abdomen. La douleur thoracique est ressentie chez les clients souffrant de pneumonie, d'embolie pulmonaire avec infarctus pulmonaire et de pleurésie ; elle est un symptôme tardif du cancer bronchopulmonaire. Dans le cas d'un cancer, la douleur peut être lancinante et persistante à cause de l'envahissement de la paroi thoracique, du médiastin ou de la colonne vertébrale.

Les maladies pulmonaires ne causent pas toujours une douleur thoracique, car les poumons et la plèvre viscérale ne possèdent pas de nerfs sensitifs et sont insensibles à la douleur. Quant à la plèvre pariétale, elle est riche en nerfs sensitifs, qui sont stimulés par l'inflammation et par le rétrécissement de la membrane. La douleur pleurale est vive et apparaît brusquement à l'inspiration : le client la décrit comme un « coup de poignard ». Il se sent mieux lorsqu'il est couché sur le côté atteint ; cette position immobilise la paroi thoracique, ce qui restreint l'expansion ainsi que les contractions du poumon, et réduit la friction de la plèvre atteinte de ce côté. La douleur associée à la toux peut être diminuée par une immobilisation manuelle de la cage thoracique (*Figure 21-5*).

Évaluation de l'infirmière.   On détermine la nature, l'intensité et l'irradiation de la douleur ; on observe les facteurs qui la déclenchent. On détermine s'il existe une relation entre la douleur et la position du client. On évalue les effets de l'inspiration et de l'expiration sur la douleur (voir p. 446 à 448).

Les analgésiques soulagent efficacement la douleur thoracique, mais ils peuvent déprimer le centre respiratoire ou producteur de la toux. Pour soulager une douleur extrême, on peut faire une anesthésie régionale en injectant de la procaïne le long des nerfs intercostaux qui innervent la région douloureuse.

Hémoptysie

L'*hémoptysie* (expectoration de sang provenant de l'arbre respiratoire) est un symptôme de maladie pulmonaire ou cardiaque. Elle varie du crachat teinté de sang à l'hémorragie massive et soudaine, et elle exige toujours un examen détaillé. Les causes les plus courantes sont : (1) l'infection pulmonaire (bronchite, bronchiectasie, tuberculose), (2) le cancer du poumon, (3) les lésions du cœur et des vaisseaux, (4) les lésions des artères ou des veines pulmonaires et (5) une embolie et un infarctus pulmonaire. L'hémoptysie est soudaine, intermittente ou continuelle. Plusieurs examens sont faits pour en déterminer la cause : examen du sang, angiographie du thorax, radiographie du thorax et bronchoscopie. L'étude des antécédents et l'examen clinique sont requis pour établir un diagnostic de maladie, qu'il s'agisse d'une petite quantité de sang dans un crachat ou d'une hémorragie massive. L'importance de la cause n'est pas nécessairement proportionnelle à la quantité de sang expectoré.

Évaluation de l'infirmière.   On détermine d'où vient le sang. Provient-il des gencives, du nasopharynx, des poumons ou de l'estomac ? L'infirmière est souvent la seule à pouvoir en témoigner. Les points suivants doivent servir de guide lors des observations et de la consignation au dossier. Chez les clients dont les crachats proviennent du nez ou du nasopharynx, les expectorations sont habituellement précédées de nombreux reniflements et du sang peut apparaître aux narines. Le sang provenant du poumon est en général rouge clair, spumeux et mêlé de crachats. Les premiers symptômes sont : une sensation de picotement dans la gorge, un goût salé, une sensation de brûlure ou de bouillonnement dans le thorax et, peut-être, une douleur thoracique qui porte le malade à immobiliser le côté atteint. Le mot *hémoptysie* s'applique uniquement à une toux sanglante qui provient d'une hémorragie pulmonaire. Le sang expectoré a un *p*H alcalin (supérieur à 7,0).

Par ailleurs, si l'hémorragie provient de l'estomac, le sang est vomi plutôt qu'expectoré (*hématémèse*). Le sang qui a été en contact avec le suc gastrique est souvent si noir qu'on dit qu'il a l'aspect « marc de café ». Ce sang a un *p*H acide (inférieur à 7,0).

Traitement médical et soins.   Un client qui a subi une hémoptysie, quelle qu'en soit la cause, est mis au repos complet. Il doit reposer sur le côté atteint (si celui-ci est connu) pour éviter toute aspiration dans le poumon en question. Il reçoit un sédatif pour soulager son anxiété. Le client peut éprouver le besoin de tousser pour rejeter le sang accumulé dans le poumon, mais il faudra contrôler une toux sérieuse avec des médicaments. L'hémoptysie est un des symptômes les plus effrayants qu'un client puisse connaître ; aussi, l'infirmière doit consacrer beaucoup de temps à ce dernier afin de lui donner confiance et de lui apporter de l'aide. Une approche calme est la première étape du traitement.

Dans le cas d'une augmentation soudaine de l'hémorragie, il faut procéder rapidement à une intubation endotrachéale pour faciliter le passage de l'air, sinon la mort peut survenir par obstruction des voies respiratoires. On doit préparer le matériel nécessaire à une laryngoscopie et à une bronchoscopie d'urgence, afin de dégager les caillots et de trouver le site de l'hémorragie. Si le malade montre des signes d'asphyxie, on utilise un cathéter à ballonnet pour bloquer le site de l'hémorragie. On maintient les signes vitaux par l'injection intraveineuse de liquides, des transfusions sanguines et une oxygénation supplémentaire. Malgré tout, une intervention chirurgicale peut s'avérer nécessaire.

Hippocratisme digital

L'hippocratisme digital en tant que symptôme d'une maladie pulmonaire se voit chez les clients atteints d'hypoxie chronique, d'infections pulmonaires chroniques (bronchiectasie) et de cancer du poumon. Au début, ce problème peut se manifester par la spongiosité du lit unguéal et la perte de l'angle du lit unguéal.

Accumulation d'air et de liquide dans la cavité pleurale

L'*hydrothorax* est un épanchement séreux dans la cavité pleurale. Il peut survenir dans les cas d'insuffisance car-

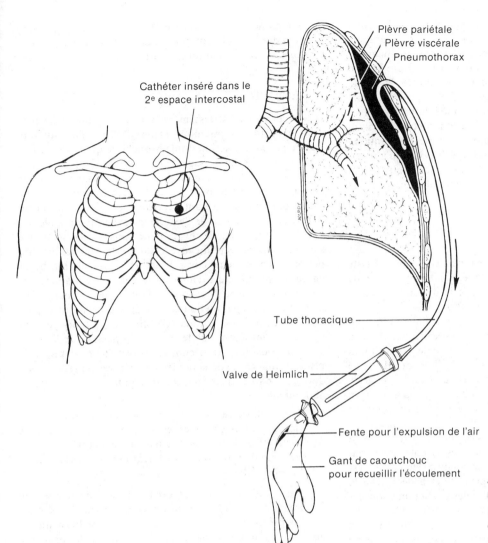

Cathéter inséré dans le
2ᵉ espace intercostal

Plèvre pariétale
Plèvre viscérale
Pneumothorax

Tube thoracique

Valve de Heimlich

Fente pour l'expulsion de l'air

Gant de caoutchouc
pour recueillir l'écoulement

Figure 20-6 Traitement du pneumothorax spontané à l'aide d'un système de drainage portatif.

diaque ou rénale, de maladie du foie ou du pancréas, de tumeur au poumon ou à la plèvre, etc. La présence de liquide peut nuire à la respiration au point d'exiger l'aspiration de ce liquide par thoracentèse (voir à la page 412 pour le traitement de l'épanchement pleural).

Le *pneumothorax* (épanchement d'air dans la cavité pleurale) peut se produire spontanément à cause de la rupture d'une bulle au poumon; il peut aussi survenir après une thoracentèse, une biopsie pleurale, ou une biopsie percutanée à l'aiguille. Il peut être secondaire à une infection ou être le résultat de la forte pression positive d'un respirateur à la fin de l'expiration. Il peut aussi se produire après un traumatisme, l'air entrant dans la cavité pleurale par la plaie ou par le poumon blessé.

L'*hémothorax* (épanchement de sang dans la cavité pleurale) survient également dans les cas de traumatismes thoraciques. La succion de l'air et du sang permet une réexpansion du poumon et un retour à un état physiologique plus normal. (Le pneumothorax et l'hémothorax causés par les blessures du thorax sont étudiés à la page 437.)

Le *pneumothorax spontané* est l'apparition soudaine d'air dans la cavité pleurale après la rupture de la plèvre viscérale ou de bulles d'emphysème. Il peut survenir chez des adolescents en bonne santé et chez de jeunes adultes qui n'ont pas de maladie pulmonaire aussi bien que chez les personnes âgées souffrant d'une maladie pulmonaire chronique. Le client se plaint d'une douleur soudaine à la poitrine et d'une dyspnée plus ou moins grave.

Le traitement dépend de la cause du pneumothorax, de sa taille et de sa durée. Si le pneumothorax est léger et si le client est relativement asymptomatique, aucune intervention n'est requise. Cependant, si la région atteinte est plus grande, il faut retirer l'air par thoracentèse. S'il y a une fuite d'air, il faudra insérer dans la cavité pleurale un tube thoracique relié à un système de drainage. Dans certains cas de pneumothorax spontané, surtout pour les cas récurrents, il faudra faire une thoracotomie et une abrasion pleurale.

Certains clients souffrant de pneumothorax spontané peuvent être traités en clinique externe à l'aide d'un tube de drainage intercostal et d'une valve de Heimlich. On insère un cathéter French n° 16 ou un tube thoracique Argyle n° 12 dans le 2ᵉ espace intercostal chez les hommes et dans le 5ᵉ chez les femmes (pour des raisons esthétiques). Le tube thoracique peut être relié provisoirement à un système de drainage sous eau alors que le client est mis sous observation durant quelques heures. On prend ensuite une radiographie et si le poumon reprend peu à peu de l'expansion, on arrête le drainage sous eau et on relie une valve de Heimlich au tube thoracique. La valve permet de drainer la cavité pleurale sans succion (*Figure 20-6*). Le client peut alors retourner chez lui, et on lui recommande de tousser et de faire la manœuvre de Valsalva (expiration forcée en fermant la glotte), ce qui augmente la pression intrathoracique et facilite l'expulsion de l'air. Aussitôt que le poumon a repris toute son expansion, on enlève le tube thoracique (3 à 4 jours) et on encourage le client à reprendre ses activités normales.

Chylothorax

Le chylothorax est un épanchement de chyle dans la cavité pleurale. (Le chyle est un liquide laiteux fait de lymphe et de graisses émulsionnées; il provient de la digestion et entre dans le système veineux par le canal thoracique.)

Le chylothorax peut survenir à la suite d'une tumeur au poumon ou au médiastin ou après une blessure pénétrante à la poitrine. Il y a même des exemples de chylothorax survenus après un bâillement ou un étirement. Il arrive qu'une intervention chirurgicale cause un épanchement de chyle dans la cavité pleurale. (Pendant une opération au cœur et aux gros vaisseaux ou une résection du poumon gauche, le canal thoracique est sujet à des lésions, car il traverse la colonne vertébrale vers la gauche entre la 5e et la 7e vertèbre dorsale.) Généralement, les symptômes apparaissent alors qu'une assez grande quantité de chyle s'est déjà accumulée dans la cavité pleurale et a déclenché la dyspnée. Les données radiographiques et cliniques sont les mêmes que dans le cas d'un épanchement pleural. Le diagnostic final ne peut être établi que lorsqu'on retire du liquide blanc et laiteux par thoracentèse ou par un tube à thoracostomie.

Les objectifs du traitement sont de réduire la formation de chyle et de redonner au poumon tout son volume. En mettant le client au repos et en le maintenant sous suralimentation intraveineuse, on réussit à réduire le courant

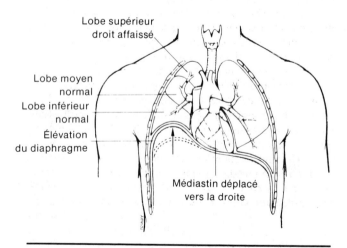

Lobe supérieur droit affaissé

Lobe moyen normal

Lobe inférieur normal

Élévation du diaphragme

Médiastin déplacé vers la droite

Figure 20-7 Atélectasie (voir également la figure 18-16, à la page 308).

de la lymphe et le volume de chyle. Quant à l'expansion pulmonaire, on l'obtient grâce à des thoracentèses répétées ou par l'insertion d'un tube à thoracostomie.

Atélectasie

L'atélectasie est l'affaissement d'un lobule ou d'une plus grande partie du poumon (*Figure 20-7*). Elle peut être causée par l'obstruction d'une bronchiole qui a pour fonction de favoriser le passage de l'air vers ou depuis l'alvéole avec laquelle elle communique. L'air alvéolaire est donc emprisonné et est résorbé par le courant sanguin, et ainsi, toute communication étant interrompue, son remplacement par de l'air provenant de l'extérieur devient impossible. En conséquence, la partie du poumon ainsi isolée se trouve sans air; elle rétrécit et cause le surgonflement du reste du poumon (emphysème compensateur). L'obstruction bronchique étant une cause d'atélectasie, celle-ci peut donc aussi être consécutive à l'inhalation d'un corps étranger. Elle peut être causée par un bouchon de mucus épais qui ne peut pas être délogé par la toux. Certaines conditions peuvent augmenter les risques de fermeture du passage de l'air; ce sont: la position de décubitus dorsal, le blocage de la respiration à cause de la douleur, la dépression respiratoire due aux narcotiques et aux relaxants et la distension abdominale.

- L'atélectasie causée par l'obstruction des bronches par des sécrétions épaisses et tenaces est le mécanisme habituel de l'affaissement massif, rencontré occasionnellement en période postopératoire et chez les clients alités et débiles.

Chez ces personnes, il existe un état de dépression respiratoire chronique, une incapacité de prendre des respirations profondes et, peut-être, des sécrétions bronchiques abondantes ou non expectorées. Les tumeurs des bronches se manifestent souvent par une atélectasie résultant de leur croissance obstructive.

L'atélectasie peut être la conséquence d'une pression exercée sur le tissu pulmonaire, qui réduit son expansion normale à l'inspiration. Une telle pression peut être due à une accumulation de liquide à l'intérieur du thorax (épanchement pleural), à de l'air dans la cavité pleurale (pneumothorax), à un cœur très gros, à un péricarde distendu par du liquide (épanchement péricardique), à une tumeur thoracique ou à un soulèvement du diaphragme causé par une pression abdominale. En pareil cas, il y a un manque d'espace à l'intérieur du thorax et, étant donné que le tissu pulmonaire spongieux est très facile à comprimer, le poumon s'affaisse sans opposer de résistance. Aux endroits où il est comprimé, le poumon ne contient plus d'air (il est dit atélectasique), et l'efficacité de la fonction pulmonaire est réduite d'autant.

- L'atélectasie causée par la pression se rencontre le plus souvent chez les clients qui présentent un épanchement pleural à cause d'une insuffisance cardiaque ou d'une infection pleurale.

Évaluation initiale et manifestations cliniques. Si l'affaissement se produit soudainement et qu'il concerne une portion suffisante de tissu pulmonaire, on peut prévoir les symptômes suivants : dyspnée marquée, cyanose, prostration, douleur pleurale qui se projette à la partie inférieure du thorax. La fièvre se rencontre souvent. La tachycardie et la dyspnée sont évidentes. Le client adopte une position caractéristique : assis droit dans son lit ; il est anxieux, cyanosé et sa respiration est difficile. La paroi thoracique du côté atteint bouge très peu, ou pas du tout, alors que du côté opposé, l'expansion semble exagérée. Les poumons qui se sont affaissés à cause de l'obstruction d'une bronche doivent être regonflés aussi vite que possible, afin d'éviter les complications courantes que sont la pneumonie et l'abcès pulmonaire.

Traitement et soins infirmiers. L'objectif des soins est d'améliorer la ventilation pulmonaire et de retirer les sécrétions. Si l'atélectasie a été causée par un épanchement pleural ou un pneumothorax sous-tension, le liquide ou l'air peuvent être retirés à l'aide d'une aiguille. Si l'obstruction bronchique en est la cause, on doit y remédier, afin de permettre à l'air d'entrer de nouveau dans le poumon. Les moyens d'y parvenir comprennent la succion des sécrétions, l'encouragement du client à tousser et l'utilisation du nébuliseur à ultrasons suivis du drainage postural et de la percussion du thorax. On tourne le client fréquemment, afin de favoriser la toux. Si possible, on l'aide à se lever et à marcher pour essayer de déplacer les sécrétions et de le faire cracher. Si ces moyens ne réussissent pas à déloger l'obstruction, on a recours à la bronchoscopie. Il peut même être nécessaire d'employer l'intubation endotrachéale et la ventilation assistée pendant quelques jours.

Prévention. Tous les clients en état de stupeur, débiles, ou sous forte sédation, doivent être tournés souvent dans leur lit, cette technique permettant une meilleure expansion thoracique du côté surélevé. On doit les encourager à tousser et à respirer profondément (au moins toutes les deux heures) pour prévenir et guérir l'atélectasie. L'utilisation du spiromètre de stimulation et les respirations profondes permettent une inhalation de plus grand volume ; cet accent mis sur l'inspiration est nécessaire pour diminuer la possibilité de fermeture des voies respiratoires. L'usage judicieux de la succion nasopharyngée et nasotrachéale est aussi une aide précieuse pour stimuler le malade à tousser, ce qui favorise l'expectoration des sécrétions tenaces (voir à la page 309 pour l'atélectasie postopératoire).

☐ AUTOSOINS ET PRÉVENTION DES MALADIES RESPIRATOIRES

Plusieurs facteurs contribuent au développement des maladies respiratoires ; ce sont : l'usage du tabac, la pollution de l'air, l'exposition professionnelle aux poussières, fumées et gaz, et les infections des voies respiratoires.

Le tabagisme est la cause la plus importante des maladies pulmonaires, surtout du cancer des poumons, de l'emphysème et de la bronchite chronique. Les fumeurs de cigarettes ont un taux de mortalité nettement plus élevé que les non-fumeurs. Une cigarette allumée dégage environ 4 000 composés, qui peuvent être classés en gaz ou en particules. Le monoxyde de carbone (gaz), la nicotine et le goudron (particules) sont probablement les éléments les plus dangereux dans l'usage du tabac. La plupart des cas de cancer bronchopulmonaire sont attribuables à l'inhalation de polluants cancérigènes (fumée, substances toxiques) par des sujets prédisposés. L'inhalation de la fumée de cigarette affaiblit la fonction des macrophages alvéolaires et diminue le mouvement ciliaire. Cela aboutit à une réduction du nettoyage trachéobronchial, mécanisme qui normalement permet de sortir les particules des voies respiratoires. L'inhalation de la fumée de cigarette augmente également la résistance au passage de l'air.

L'inhalation par les non-fumeurs de la fumée des cigarettes, pipes et cigares des autres (ce que l'on pourrait appeler « le tabagisme passif ») a également des effets sur leur santé. Le tabagisme passif est dangereux pour les personnes allergiques à la fumée du tabac ou pour celles qui souffrent de maladies respiratoires. Un grand nombre de personnes souffrent de crises d'asthme causées par la fumée de tabac. Des recherches indiquent également que les maladies respiratoires sont deux fois plus fréquentes chez les enfants dont les parents fument à la maison que chez ceux dont les parents sont non-fumeurs.

La pollution de l'air est également un danger pour la santé. L'air peut être pollué par des centaines de substances, mais généralement cinq de celles-ci sont particulièrement surveillées ; ce sont le monoxyde de carbone (CO), le dioxyde de soufre (SO_2), les particules totales suspendues dans l'air, l'ozone (O_3) et le dioxyde d'azote (NO_2). Les principaux problèmes de pollution proviennent des polluants de l'air émis par les véhicules à moteur et les systèmes à combustion. Quand l'air est très pollué, le taux de morbidité et de mortalité augmente chez les personnes qui souffrent de maladies pulmonaires chroniques.

L'exposition aux substances toxiques de l'environnement (amiante, produits chimiques employés en agriculture), peut entraîner des problèmes respiratoires importants. Les pneumoconioses peuvent être presque entièrement évitées par le maintien d'un environnement de travail sain. Les risques de maladies respiratoires professionnelles sont augmentés par le tabagisme.

On remarque une relation entre les maladies aiguës de la petite enfance et la fréquence accrue de toux et de maladie pulmonaire chronique à l'âge adulte. Ainsi, des enfants asthmatiques arrivent à l'âge adulte avec une fonction respiratoire affaiblie, qui s'aggravera s'ils fument.

L'élimination du tabagisme, la préservation d'un environnement sain et le traitement rapide des infections des voies respiratoires aident à la préservation de la fonction respiratoire et à la prévention des maladies respiratoires.

21

Les soins aux clients atteints de troubles respiratoires

☐ TRAITEMENTS PARTICULIERS DES AFFECTIONS RESPIRATOIRES

On a recours à une grande variété de types de traitement dans le soin des clients atteints de diverses affections respiratoires. Les formes les plus courantes comprennent l'oxygénothérapie, le traitement par nébuliseur, les techniques de ventilation forcée ainsi que la physiothérapie thoracique, comme le drainage postural, la percussion et la vibration, les exercices respiratoires et le conditionnement physique. D'autres traitements sont exposés dans le chapitre 22.

Oxygénothérapie

L'oxygénothérapie est un traitement qui consiste à administrer de l'oxygène à une concentration de pression plus grande que celle de l'air ambiant. Elle est particulièrement utile dans le traitement des états d'hypoxémie qui résultent d'une diminution de l'oxygène dans le sang. Le but de l'oxygénothérapie est de traiter l'hypoxémie tout en diminuant le travail du système respiratoire et le stress myocardique. Le transport d'oxygène aux tissus dépend de plusieurs facteurs : le débit cardiaque, la quantité d'oxygène artériel, la concentration d'hémoglobine et les besoins du métabolisme. On prend en considération toutes ces données lorsqu'on envisage l'oxygénothérapie. (Voir, au chapitre 20, la physiologie de la respiration et le transport de l'oxygène.)

Évaluation initiale du client. Un changement dans la respiration du client indique souvent que l'oxygénothérapie est nécessaire. L'hypoxémie se manifeste par des troubles mentaux (mauvais jugement, agitation, confusion, perte de sensibilité, coma), de la dyspnée, une augmentation de la pression artérielle, une modification du rythme cardiaque, des arythmies, une cyanose et un refroidissement des extrémités. On ne peut pas considérer la cyanose comme un signe clinique d'hypoxie, car elle n'apparaît que dans les cas d'hypoxémie grave. De plus, on peut ne pas la détecter chez les clients anémiques ou chez ceux dont la cyanose est causée par une vaso-constriction périphérique superficielle.

Les signes et les symptômes du besoin en oxygène dépendent de la rapidité avec laquelle ces besoins se font sentir. La progression rapide de l'hypoxie occasionne certaines modifications du système nerveux central, car les centres les plus élevés sont plus sensibles au manque d'oxygène. L'image clinique peut faire penser à un état d'ébriété, car le client fait preuve d'un manque de coordination et de jugement. Une hypoxie qui se maintient pendant un certain temps (comme dans la bronchopneumopathie chronique obstructive et l'insuffisance cardiaque chronique) occasionne de la fatigue, des étourdissements, de l'apathie, de l'inattention et un ralentissement du temps de réaction. Le besoin en oxygène est évalué d'après l'analyse des gaz du sang artériel (voir à la page 376) et d'après l'examen clinique.

Précautions. Un excès d'oxygène peut avoir un effet toxique sur les poumons et sur le système nerveux central ou agir comme dépresseur de la ventilation, surtout dans les bronchopneumopathies chroniques obstructives (voir aux pages 415 à 424). Chez ces clients, c'est une diminution de l'oxygène sanguin, plutôt qu'une élévation de la concentration de dioxyde de carbone, qui stimule la respiration. Par conséquent, une administration soudaine d'oxygène concentré annulera l'impulsion respiratoire créée par l'état d'abaissement chronique du niveau d'oxygène chez ces malades. Cela peut causer une augmentation progressive de la P_{CO_2} artérielle, état qui conduit éventuellement à la mort par narcose au dioxyde de carbone (voir aux pages 379 à 383). L'oxygène doit donc être administré avec grand soin et ses effets doivent être évalués pour chaque client.

En règle générale, pour les clients ayant des problèmes respiratoires, on ne doit administrer de l'oxygène que pour atteindre une P_{O_2} artérielle de 60 mm Hg. À ce niveau, le sang est saturé à 80% ou 90% et une P_{O_2} supérieure n'ajoutera guère plus d'oxygène aux globules rouges ou au plasma. En donnant plus d'oxygène au client, on risque de provoquer un arrêt respiratoire.

Quand on utilise l'oxygène, par n'importe quelle méthode, on doit toujours surveiller les besoins en oxygène du client : troubles mentaux, état de conscience modifié, couleur anormale, transpiration, changements de la pression artérielle et augmentation des rythmes cardiaque et respiratoire.

On doit prendre également des précautions en manipulant l'équipement nécessaire à l'administration d'oxygène. L'oxygène étant une matière combustible, il y a toujours danger de feu lorsqu'on l'utilise. On doit donc placer des écriteaux « Défense de fumer » lorsqu'on fait usage d'oxygène. De plus, il est important de savoir que l'équipement d'oxygénothérapie peut être une source d'infection bactérienne croisée. Les circuits respiratoires doivent être changés et stérilisés quotidiennement.

Modes d'administration de l'oxygène

L'oxygène est dispensé à partir d'une bouteille ou d'un réservoir central. Un régulateur de pression est nécessaire pour diminuer la pression de l'oxygène à un niveau qui en permette l'utilisation, tandis que le débitmètre régularise le débit de l'oxygène en litres par minute. L'oxygène est humidifié en passant par un système d'humidification, ce qui prévient la sécheresse des muqueuses de l'arbre respiratoire.

L'administration d'oxygène peut se faire par diverses méthodes : la canule nasale, le cathéter oropharyngé et différents types de masques. On peut également l'administrer directement par le tube endotrachéal grâce à une pièce en « T » ou à un sac à hyperventilation. La méthode utilisée dépend de la concentration d'oxygène requise. C'est pour cette raison qu'il est préférable de choisir la méthode d'oxygénothérapie après avoir obtenu l'analyse des gaz du sang artériel, qui renseigne sur l'état d'oxygénation du client et sur son équilibre acido-basique.

On utilise la *canule nasale* lorsque le client requiert une concentration en oxygène faible ou moyenne sans qu'une grande précision soit nécessaire. Cette méthode est facile à employer et permet au client de se mouvoir dans son lit, de tousser, de parler et de manger sans interrompre le débit d'oxygène. Les débits plus élevés que 6 L/min peuvent occasionner une déglutition d'air et causer une irritation de la muqueuse nasale et pharyngée.

Le *cathéter oropharyngé* est utilisé pendant de courtes périodes pour administrer des concentrations d'oxygène moyennes ou moyennement fortes. Pour insérer le cathéter, on mesure la distance entre le bout du nez et le lobe de l'oreille. On lubrifie le cathéter à l'aide d'un lubrifiant aqueux et on l'introduit par le nez dans l'oropharynx. On vérifie la position du cathéter dans l'oropharynx (à l'aide d'un abaisse-langue et d'une lampe de poche). On le retire légèrement de façon qu'on ne voie pas le bout du cathéter. Il ne doit pas aller plus loin que la glotte, afin de prévenir la distension gastrique. On s'assure que le malade ne tousse pas, n'a pas de nausées et n'avale pas d'air pendant ce traitement. On fixe le cathéter sur le nez ou sur le visage à l'aide de ruban adhésif hypo-allergène. On change le cathéter toutes les 8 h ou 12 h, et on change de narine pour éviter l'incrustation du cathéter et l'ulcération de la muqueuse nasale. Cette méthode d'administration d'oxygène peut occasionner de l'inconfort et l'irritation de la muqueuse nasale ; elle est de moins en moins utilisée. Lorsqu'on administre de l'oxygène par voie nasale (par canule nasale ou par cathéter oropharyngé), le pourcentage d'oxygène qui atteint les poumons varie avec la profondeur et le rythme de la respiration.

On utilise un *masque* lorsque de fortes concentrations d'oxygène sont nécessaires, pendant la phase aiguë de certaines maladies. Un sac à réinhalation permet au client d'inhaler une forte concentration d'oxygène provenant d'un sac réservoir. Des perforations de chaque côté du masque servent pour l'exhalation. Le masque doit être ajusté fermement pour assurer une étanchéité entre le visage et le masque. Le masque est placé sur le visage du client et le débit est ajusté (tel que prescrit), de façon que le sac ne s'affaisse pas au cours du cycle inspiratoire. Lorsqu'on utilise un sac bien ajusté, on peut obtenir des concentrations d'oxygène inspiré de 30 % à 60 %.

Les inconvénients du masque facial sont les problèmes qu'il pose pour manger, boire et parler. De plus, il est assez inconfortable, surtout si on doit l'employer pendant une assez longue période.

Le *masque venturi* a été conçu pour administrer une concentration en oxygène contrôlée avec précision. Il est fait de façon à laisser passer un débit constant d'air ambiant mêlé à une concentration fixe d'oxygène. On l'utilise essentiellement pour les clients qui souffrent de bronchopneumopathie chronique obstructive. Le masque venturi fournit un débit d'air élevé, avec contrôle de l'apport d'oxygène, ce qui permet d'obtenir une concentration basse d'oxygène, à un débit correspondant aux besoins du client. L'excès de gaz s'échappe par les perforations du sac réservoir et entraîne avec lui le dioxyde de carbone expiré. Le masque venturi fournit une concentration constante en oxygène, indépendamment du rythme ou de l'amplitude respiratoire.

Lorsqu'on utilise un masque, il faut vérifier s'il cause une irritation de la peau du visage. De plus, le masque doit être suffisamment serré pour éviter que l'oxygène ne s'échappe vers les yeux. On enlève le masque pour permettre au client de manger, de boire, de prendre des médicaments, etc., et de se reposer du masque qui devient très inconfortable après un certain temps.

Le *masque à aérosol* (ou à nébuliseur) fournit de l'oxygène à une concentration de 35 % ou plus. Cet oxygène est humidifié par l'aérosol et il peut être réchauffé ou non.

Techniques de ventilation forcée

On peut aider mécaniquement l'expansion pulmonaire par un appareil qui incite le client à respirer profondément (spiromètre de stimulation) ou qui aide le client à gonfler ses poumons (respirateur à pression positive intermittente ou RPPI). Les deux méthodes utilisées se nomment : spirométrie de stimulation et ventilation au moyen d'un respirateur à pression positive intermittente.

Spirométrie de stimulation

Le spiromètre de stimulation est un appareil qui donne une rétroaction visuelle au client pour l'aider à inspirer lentement et profondément afin de gonfler ses poumons au

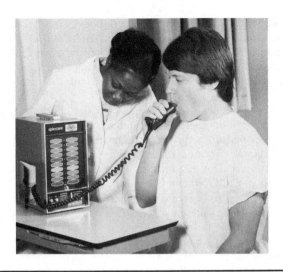

Figure 21-1 Le spiromètre de stimulation incite le client à inspirer au maximum. Les avantages de ce type de traitement sont les suivants : l'utilisation de gaz comprimés n'est pas nécessaire, la plupart des modèles sont peu coûteux, le client peut travailler seul puisque l'appareil est doté de mécanismes de contrôle.

maximum (*Figure 21-1*). On l'utilise dans la prévention et le traitement de l'atélectasie surtout chez les clients qui viennent de subir une intervention chirurgicale. Le client est assis ou en position de demi-Fowler afin que les mouvements du diaphragme soient le plus grand possible. Cependant, le client pourrait faire ce traitement dans n'importe quelle position. On ajuste le volume courant du spiromètre selon le mode d'emploi du fabricant (souvent 500 mL pour commencer). L'appareil doit mesurer un volume de plus en plus grand au fur et à mesure que le client respire de plus en plus profondément. Le client prend une profonde inspiration à partir de l'embout, fait une pause au maximum de l'inspiration, puis il expire. Pour éviter la fatigue, il respire plusieurs fois de manière normale avant de recommencer. Le volume courant est augmenté régulièrement, si le client le tolère. On lui demande de tousser après une expiration profonde, car des sécrétions peuvent se détacher et doivent être expectorées. Le spiromètre est doté d'un compteur qui indique le nombre de respirations effectuées ; un client fait généralement dix respirations en une heure.

Ventilation au moyen d'un respirateur à pression positive intermittente. La ventilation au moyen d'un RPPI est la respiration d'air ou d'oxygène (ou d'un mélange des deux) à une pression supérieure à la pression atmosphérique pour permettre le gonflement des poumons pendant l'inspiration. On utilise cette méthode chez les clients incapables de respirer profondément par eux-mêmes ou pour donner des médicaments en aérosol aux clients pour lesquels des méthodes plus simples sont insuffisantes.

Physiothérapie thoracique

La physiothérapie thoracique comprend le drainage postural, l'encouragement à la toux productive, les exercices respiratoires, la percussion et la vibration. La physiothérapie thoracique a comme objectifs l'expulsion des sécrétions, l'amélioration de la ventilation et l'augmentation de l'efficacité des muscles respiratoires.

Drainage postural (Drainage bronchial fragmenté)

Le *drainage postural* consiste à utiliser différentes positions dans le but de favoriser l'expulsion des sécrétions grâce à l'action de la force de gravité. Les sécrétions sortent des bronchioles affectées, passent dans les bronches et la trachée, et sont expulsées par la toux ou la succion. Le drainage postural est une méthode utilisée pour prévenir ou guérir l'obstruction bronchique.

Les sécrétions ont tendance à s'accumuler dans le lobe inférieur des poumons, parce que le client adopte habituellement la position assise. En le mettant tour à tour dans différentes positions (*Figure 21-2*), la force de gravité favorise le drainage des bronchioles vers la bronche primaire et la trachée. Les sécrétions sont alors expectorées en toussant. Des inhalations d'un bronchodilatateur prescrit, avant le drainage postural, favorisent le drainage de l'arbre bronchique.

Des exercices de drainage postural peuvent être faits pour n'importe lequel des segments du poumon. Habituellement, les lobes inférieur et moyen du poumon se vident plus facilement lorsque la tête est basse ; le lobe supérieur, lorsque la tête est haute. Le client est mis dans cinq positions, une pour le drainage de chaque lobe ; tête basse, en décubitus ventral, en décubitus latéral droit et gauche, et assis bien droit.

Rôle de l'infirmière. L'infirmière doit connaître le diagnostic, les segments et les lobes pulmonaires affectés, l'état cardiaque ainsi que toute déformation de la cage thoracique ou de la colonne vertébrale du client. On doit ausculter la poitrine avant le traitement pour déterminer les zones à drainer et après le traitement pour en vérifier l'efficacité.

Le drainage postural est habituellement fait de deux à quatre fois par jour, avant les repas (pour éviter les nausées, les vomissements et l'aspiration) et au coucher. Si un médicament bronchodilatateur, de l'eau ou une solution saline en aérosol sont prescrits, on les administre avant le drainage postural, afin de réduire les bronchospasmes, de liquéfier les sécrétions et de combattre l'œdème de la paroi bronchique. Il faut installer le client le plus confortablement possible dans chacune des positions, et placer un bassin réniforme et des papiers-mouchoirs à sa portée. On explique au client qu'il doit demeurer dans chaque position pendant 5 min à 10 min. On l'encourage à respirer lentement par le nez et à expirer par la bouche, avec les lèvres pincées, pour élargir les voies respiratoires et drainer les sécrétions dans chacune des positions. Si le client est incapable de tolérer une position, on l'aide à prendre une position légèrement modifiée. Entre chacune des positions, on demande au client de tousser de la manière suivante :

1. S'asseoir et se pencher légèrement vers l'avant, ce qui permet de tousser plus fort.

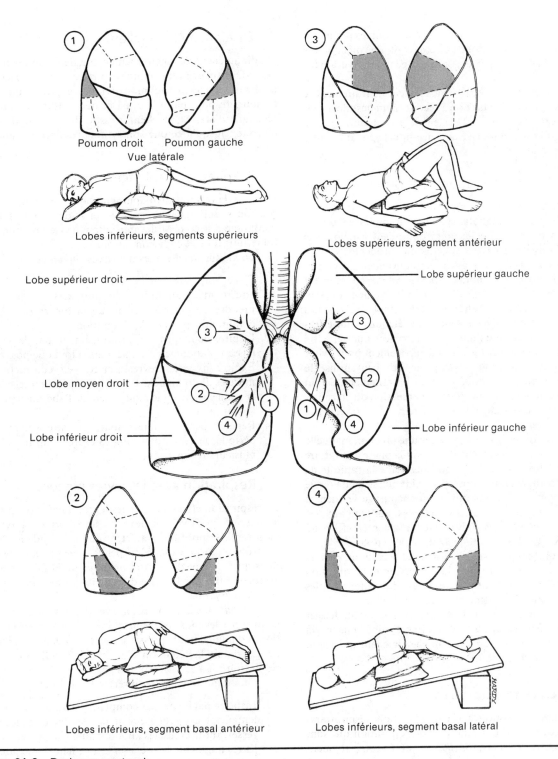

Poumon droit   Poumon gauche
Vue latérale

Lobes inférieurs, segments supérieurs

Lobes supérieurs, segment antérieur

Lobe supérieur droit

Lobe supérieur gauche

Lobe moyen droit

Lobe inférieur droit

Lobe inférieur gauche

Lobes inférieurs, segment basal antérieur

Lobes inférieurs, segment basal latéral

Figure 21-2 Drainage postural.

2. Garder les genoux et les hanches fléchis afin de favoriser la détente et de diminuer la tension sur les muscles abdominaux pendant la toux.

3. Inspirer lentement et profondément par le nez et expirer par la bouche (lèvres pincées) plusieurs fois.

4. Tousser deux fois pendant chaque expiration, tout en contractant l'abdomen avec force pendant chaque toux.

Si le client ne peut tousser, il faut faire la succion mécanique des sécrétions.

Il peut être utile de faire la percussion et la vibration du thorax pour déloger les sécrétions bronchiques et les bouchons de mucus qui adhèrent aux bronchioles et aux bronches, afin de les entraîner dans la direction du drainage.

Après le drainage, on doit noter la quantité, la couleur, la viscosité et la qualité du produit de l'expectoration. On doit examiner la coloration et le pouls du client les premières fois que ces exercices sont effectués ; il est quelquefois nécessaire d'administrer de l'oxygène pendant le drainage postural.

Si les crachats ont une mauvaise odeur, le traitement se fait loin des autres clients et on a recours à un désodorisant. Après le drainage postural, le client est encouragé à se brosser les dents et à utiliser un rince-bouche, avant d'aller se reposer au lit.

Percussion et vibration du thorax

Pour favoriser le rejet des sécrétions épaisses, l'infirmière ou le thérapeute peut tapoter (percussion) ou faire vibrer le thorax. La percussion et la vibration aident à déloger le mucus qui adhère aux bronchioles et aux bronches.

La *percussion* consiste à frapper doucement et rythmiquement la paroi du thorax correspondant au segment pulmonaire visé. La paume de la main forme une coupe et les doigts sont tendus et serrés les uns contre les autres. Les poignets sont alternativement fléchis et étendus pour effectuer un tapotement indolore. On peut placer une serviette sur la section du thorax où se fait le tapotement pour éviter l'irritation et la rougeur de la peau. Le client utilise la respiration diaphragmatique pendant le traitement, ce qui l'aide à se détendre. Il faut éviter la percussion du sternum, de la colonne vertébrale, du foie, des reins, de la rate, et des seins chez la femme.

La *vibration* consiste à appliquer une pression manuelle et des frémissements sur le thorax durant la phase expiratoire de la respiration. Cette technique augmente la rapidité de l'expiration du volume courant et aide aussi à libérer le mucus. Après 3 ou 4 vibrations, on encourage le client à tousser, en se servant de ses muscles abdominaux (la contraction des muscles abdominaux augmente l'efficacité de la toux). Un horaire de toux et d'expectorations ainsi qu'une hydratation forcée réduisent les sécrétions chez la plupart des clients. On répète la percussion et la vibration selon la tolérance du client et les effets du traitement ; les séances durent habituellement de 20 min à 30 min.

Après la percussion et la vibration, on inscrit au dossier tout changement des bruits respiratoires. (Voir à la page 398 pour la percussion et la vibration chez le client qui reçoit une ventilation mécanique.)

Exercices respiratoires

Les exercices respiratoires (ou rééducation respiratoire) sont des exercices et des pratiques de respiration qui sont destinés à corriger les insuffisances respiratoires, à augmenter l'efficacité de la respiration et à diminuer l'effort respiratoire.

Ces exercices ont pour but de favoriser le gonflement alvéolaire maximum et la détente musculaire, de diminuer l'anxiété, d'éliminer l'incoordination des mouvements des muscles respiratoires, de ralentir le rythme respiratoire ainsi que de diminuer l'effort respiratoire. Une respiration lente et rythmée aide à contrôler l'anxiété éprouvée par le client dyspnéique. On peut faire les exercices respiratoires dans plusieurs positions puisque la distribution de l'air et la circulation pulmonaire varient selon la position du thorax.

Enseignement au client

On dit au client de respirer lentement, de façon régulière et détendue afin de favoriser une expiration plus efficace et un meilleur vidage du poumon. On lui explique qu'il doit toujours respirer par le nez, parce que ce filtre humidifie et réchauffe l'air. Si le client s'essouffle, on lui demande d'arrêter, jusqu'à ce que son rythme respiratoire soit contrôlé.

Respiration diaphragmatique

Le *but* de la respiration diaphragmatique est d'augmenter le rôle du diaphragme dans la respiration. La respiration diaphragmatique peut devenir automatique, avec une pratique suffisante et de la concentration.

On donne au client les directives suivantes :

1. Placer une main sur l'estomac (juste sous les côtes) et l'autre main au milieu du thorax. Cela permet de prendre conscience des mouvements et du rôle du diaphragme pendant la respiration.
2. Inspirer lentement et profondément par le nez, en laissant l'abdomen s'avancer aussi loin que possible.
3. Expirer avec les lèvres pincées, en contractant les muscles abdominaux. Exercer une pression ferme avec la main en suivant le mouvement de l'abdomen pendant l'expiration.
4. Répéter pendant une minute et faire suivre d'une période de repos de 2 min. S'exercer durant 30 min, plusieurs fois par jour.

Respiration avec les lèvres pincées

La respiration effectuée avec les lèvres pincées (respiration à pression positive) améliore le transport de l'oxygène, favorise la respiration lente et profonde, et aide le client à contrôler sa respiration même pendant les périodes de stress physique. Ce type de respiration prévient l'affaissement des alvéoles causé par la perte d'élasticité pulmonaire dans les cas d'emphysème.

Le *but* de la respiration avec les lèvres pincées est d'entraîner les muscles respiratoires, de prolonger l'expiration et d'augmenter la pression exercée pendant l'expiration, ce qui réduit la rétention d'air et la résistance des voies respiratoires à l'écoulement des gaz.

On donne au client les directives suivantes :

1. Inspirer par le nez en comptant jusqu'à trois, expirer lentement et régulièrement par les lèvres pincées, en resserrant les muscles abdominaux. (Le pincement des lèvres augmente la pression intratrachéale ; expirer par la bouche offre moins de résistance à l'air expiré.)
2. Compter jusqu'à sept, tout en prolongeant l'expiration par les lèvres pincées.
3. S'asseoir sur une chaise ; croiser les bras sur l'abdomen. Inspirer par le nez (compter jusqu'à trois) ; expirer lentement par les lèvres pincées, tout en se penchant vers l'avant ; compter jusqu'à sept.
4. Tout en marchant :
   a) inspirer en avançant de deux pas ;
   b) expirer par les lèvres pincées en faisant quatre ou cinq pas.

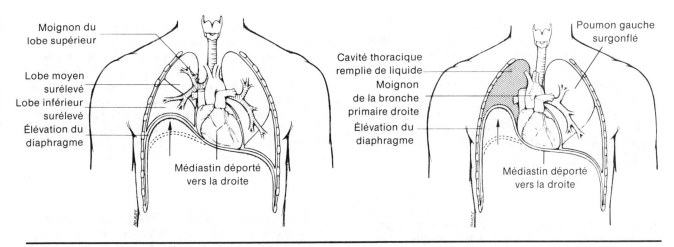

Figure 21-3 Techniques opératoires. À gauche : lobectomie. À droite : pneumonectomie.

Beaucoup de clients nécessitent un supplément d'oxygène à faible débit lorsqu'ils font des exercices respiratoires.

☐ CHIRURGIE THORACIQUE

Techniques opératoires

Voir la figure 21-3.

Lobectomie. Lorsque seul un secteur du poumon est atteint, une lobectomie (ablation d'un lobe du poumon) est pratiquée. Cette intervention, plus fréquente que la pneumonectomie, peut être faite pour un cancer bronchopulmonaire, une bulle géante d'emphysème, une tumeur bénigne, une métastase, la bronchiectasie et les infections fongiques.

Une incision de thoracotomie est faite à l'endroit précis du lobe à réséquer. Lorsqu'on entre dans la plèvre, le poumon s'affaisse, et les vaisseaux du lobe et de la bronche sont ligaturés et sectionnés. Après l'ablation du lobe atteint, les lobes sains sont regonflés. On laisse souvent deux tubes thoraciques pour le drainage (*Figure 21-4*). Le tube supérieur fait sortir l'air et le tube inférieur laisse s'écouler le liquide. Il arrive qu'un seul tube bien placé soit nécessaire. Le tube thoracique est relié à un appareil de drainage pendant plusieurs jours.

Pneumonectomie. L'ablation d'un poumon entier (pneumonectomie) est pratiquée dans les cas de cancer quand il est impossible d'enlever la lésion par une autre méthode, mais elle peut aussi être faite pour la tuberculose extensive unilatérale, des abcès pulmonaires multiples ou la bronchiectasie. L'ablation du poumon droit est plus dangereuse que celle du poumon gauche parce qu'il est beaucoup plus vascularisé ; son ablation impose donc un stress physiologique plus grand.

Une incision de thoracotomie postéro-latérale ou antéro-latérale est faite et, quelquefois, on résèque une côte. L'artère pulmonaire et les veines pulmonaires sont ligaturées et sectionnées.

La bronche primaire est divisée et le poumon enlevé. Le moignon bronchique est suturé et, habituellement, on ne laisse aucun drain, car l'accumulation de liquide dans l'hémithorax vide est voulue.

Segmentectomie (résection d'un segment). Certaines lésions affectent un seul segment du poumon. Les segments bronchopulmonaires sont des subdivisions du poumon qui fonctionnent individuellement. Ils sont maintenus par un tissu conjonctif fragile ; les progrès de la maladie peuvent se limiter à un seul segment. On prend soin

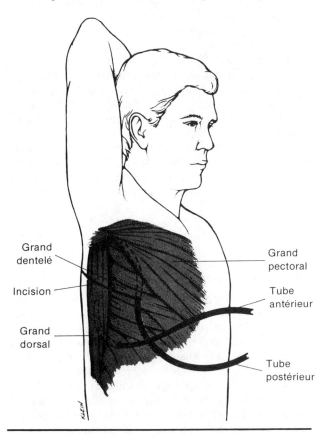

Figure 21-4 Drainage postopératoire du thorax. Le tube supérieur du drainage est employé pour laisser échapper l'air des fuites du poumon réséqué. Le haut est ancré dans la plèvre pariétale, près de l'apex pulmonaire et sort par l'extrémité antérieure de l'incision. Le tube inférieur est habituellement réservé à l'écoulement sérosanguin.

de protéger le plus de tissu pulmonaire sain et fonctionnel possible, surtout chez les clients qui ont déjà une réserve cardio-vasculaire limitée. On peut enlever un seul segment de n'importe quel lobe, sauf du lobe moyen droit; il n'est formé que de deux petits segments et on l'enlève complètement. Du côté gauche, il existe une lingula qui correspond au lobe moyen droit. Ce segment peut être enlevé comme les autres segments ou par *lingulectomie*. La lingula est souvent en cause dans la bronchiectasie.

Résection cunéiforme.   La résection d'une petite lésion bien délimitée peut se faire sans tenir compte des plans intersegmentaires. On draine habituellement la cavité pleurale à cause de la possibilité d'une fuite d'air ou de sang. Cette technique est utilisée pour les biopsies pulmonaires et pour l'excision de petits nodules périphériques.

Résection bronchoplastique.   La résection broncho-plastique est une technique selon laquelle on excise seulement une bronche lobaire avec une partie de la bronche droite ou de la bronche gauche. La bronche distale est anastomosée à la bronche proximale ou à la trachée.

■ ÉVALUATION PRÉOPÉRATOIRE

Un client qui subit une intervention chirurgicale thoracique nécessite une évaluation initiale et un traitement très méticuleux. Les opérations thoraciques ne sont pas seulement grandes en étendue mais elles peuvent se compliquer de troubles ventilatoires obstructifs. Les détails du traitement préopératoire peuvent être d'une plus grande importance que pour d'autres genres d'interventions, car ces opérations ont une plus grande portée et présentent une marge de sécurité plus faible.

Heureusement, les poumons ont une bonne réserve fonctionnelle. Les méthodes modernes d'anesthésie, l'habileté chirurgicale et les soins postopératoires intensifs ont rendu possibles les interventions thoraciques plus importantes.

Les objectifs des soins préopératoires sont (1) de s'assurer que le client possède une réserve fonctionnelle suffisante pour survivre à l'opération et (2) de s'assurer que le client est dans les meilleures conditions possibles pour l'opération.

Évaluation diagnostique.   On fait une série de tests préopératoires pour déterminer l'état du client et pour évaluer ses forces et ses faiblesses. L'évaluation initiale commence par l'histoire du client et son examen physique — les bases de l'évaluation préopératoire. L'apparence générale du client, son comportement et son état mental indiquent s'il présente un risque chirurgical significatif.

On prend la décision de faire une résection pulmonaire à partir de l'état cardio-vasculaire et de la réserve pulmonaire du client. Les examens de la fonction pulmonaire (surtout le volume pulmonaire et la capacité vitale) sont faits pour déterminer si la résection envisagée laissera suffisamment de tissu pulmonaire fonctionnel. On analyse également les gaz du sang artériel pour avoir une image plus complète de la capacité fonctionnelle des poumons. Les tests de tolérance à l'exercice permettent de déterminer si le

client qui doit subir une pneumonectomie sera capable de supporter l'ablation complète d'un poumon.

On utilise les examens préopératoires comme base de comparaison pendant la période postopératoire et pour identifier toute anomalie non soupçonnée. Ces examens comprennent : une radiographie pulmonaire, un ECG (pour l'artériosclérose du cœur et les problèmes de conduction), l'analyse de l'azote uréique sanguin (BUN) et de la créatinine sérique (pour la fonction rénale), l'hyperglycémie provoquée ou le glucose sanguin (pour le diabète) ainsi que l'évaluation des électrolytes sanguins, des protéines sériques et du volume sanguin.

Évaluation infirmière.   L'auscultation pulmonaire donne une idée de l'intensité des bruits respiratoires dans les différentes régions des poumons. Lorsqu'on ausculte le thorax, il est important de noter si les bruits respiratoires sont normaux, ce qui indique un libre passage de l'air vers les poumons ou venant des poumons. (Dans les cas d'emphysème, on n'entend que peu ou pas de bruits respiratoires à l'auscultation.) Les râles, les rhonchi, les sifflements et l'hyperrésonance sont notés, ainsi que la diminution du mouvement diaphragmatique. La diminution unilatérale des bruits respiratoires et les rhonchi peuvent provenir d'une occlusion des bronches par des bouchons muqueux. On peut mettre en évidence la présence de sécrétions en demandant au client de tousser pendant l'auscultation et en notant tout signe de rhonchi ou de respiration sifflante. L'évaluation de l'infirmière peut également comprendre les renseignements suivants :

- Quels sont les signes et les symptômes présents : toux, expectoration (quantité), hémoptysie, douleur thoracique, dyspnée ?
- Le client fume-t-il ? Depuis combien de temps ? En quelle quantité ?
- Quelle est la tolérance cardio-pulmonaire du client quand il se repose, mange, prend un bain ou marche ?
- Quel est son rythme respiratoire ? Quel degré d'effort entraîne la dyspnée ?
- Quel est l'âge physiologique du client, par exemple son apparence générale, son acuité mentale, son comportement, son état nutritionnel ?
- Y a-t-il d'autres problèmes médicaux, allergies, etc. ?
- Quels sont ses goûts et ses aversions ?

Problèmes du client et diagnostics infirmiers

À partir des manifestations cliniques et des données de l'évaluation initiale, l'infirmière connaît les problèmes de soins infirmiers du client. Ils peuvent comprendre : des problèmes respiratoires reliés à une atteinte de la fonction pulmonaire et à une diminution de la capacité pulmonaire à cause de la résection de la tumeur ; de la douleur et de l'inconfort dus à une incision douloureuse, à des bandages protecteurs, à la toux, et à la présence de tubes thoraciques ; un handicap musculo-squelettique causé par l'intervention chirurgicale ; l'anxiété reliée au résultat de l'opération, à la peur de la récurrence de la maladie et à la possibilité de changements permanents du mode de vie.

■ SOINS INFIRMIERS PRÉOPÉRATOIRES

Amélioration de la ventilation et de la fonction respiratoire. Un des principaux objectifs en phase préopératoire est d'améliorer la ventilation alvéolaire et de réduire les sécrétions autant que possible. Le traitement comprendra donc: l'interdiction de fumer, la fumée étant un irritant bronchial; l'absorption de liquides et l'humidification pour détacher des sécrétions; l'utilisation de bronchodilatateurs pour soulager les bronchospasmes; le drainage postural et la percussion thoracique pour l'expulsion des sécrétions. On mesure quotidiennement la quantité des sécrétions chez les clients qui expectorent beaucoup, afin de vérifier s'il y a une diminution des sécrétions. On donne des médicaments antimicrobiens contre l'infection. En temps normal, une personne inspire jusqu'à sa capacité pulmonaire totale plusieurs fois par heure. Mais chez les clients ayant subi une intervention chirurgicale au thorax, l'inspiration profonde est douloureuse et on peut craindre des complications atélectasiques. Pour les éviter, on utilise un spiromètre de stimulation et un nébuliseur à ultrasons aussi bien quand le client est couché sur le côté que lorsqu'il est dans la position assise.

Enseignement préopératoire au client. L'infirmière informe le client de ce qui l'attend pendant la phase postopératoire; il aura sans doute des tubes thoraciques et des bouteilles de drainage, on lui administrera de l'oxygène pour l'aider à respirer et peut-être sera-t-il obligé d'utiliser un respirateur. L'infirmière lui explique aussi l'importance des changements de position fréquents pour le drainage des sécrétions pulmonaires.

Pendant la phase postopératoire, le client devra se soumettre à un horaire de périodes de toux pour expulser les sécrétions. Il faudra donc le lui expliquer, ainsi que la technique de la toux, en l'avertissant que c'est une période désagréable. L'infirmière lui enseignera comment placer ses mains, un oreiller ou une serviette pliée sur l'incision pour la protéger.

Technique de la toux
1. Asseoir le client, les genoux fléchis et le corps légèrement penché vers l'avant.
2. Tenir l'incision avec les mains; plus tard le client pourra soutenir lui-même la région douloureuse d'une pression ferme des mains ou avec un oreiller, ou encore, avec une couverture roulée pendant qu'il toussera.
3. Demander au client de faire trois petites respirations suivies d'une inspiration profonde (en inhalant lentement et également, par le nez).
4. Demander au client de contracter (resserrer) l'abdomen et de tousser deux fois avec force, la bouche ouverte et la langue sortie.
5. Si le client est incapable de s'asseoir, l'aider à s'allonger sur le côté, les hanches et les genoux fléchis.

Technique du souffle bruyant
Le « souffle bruyant » est l'expulsion de l'air par la glotte grande ouverte. Cette technique peut aider le client dont le volume expiratoire est diminué ou le client qui refuse de tousser à cause d'une trop forte douleur.

1. Montrer au client comment faire une inspiration diaphragmatique profonde et comment expirer très fort, en un souffle rapide, clair et bruyant.
2. Entraîner le client à expirer par petits souffles, puis à progresser vers un seul souffle fort et bruyant.
3. Ce type d'expiration forcée accroît l'expansion pulmonaire et aide au gonflement alvéolaire.

Soutien psychologique. Habituellement, on alloue plusieurs jours pour la période préopératoire, ce qui permet à l'infirmière de parler avec son client. En l'écoutant, l'infirmière peut être capable d'évaluer son attitude au sujet de sa maladie et du traitement proposé. Il peut avoir des réactions significatives: la crainte d'une hémorragie à cause des crachats sanguinolents; le malaise causé par la toux chronique et la douleur thoracique; la peur de la mort à cause de la dyspnée et de la tumeur.

L'infirmière peut aider le client à surmonter plusieurs de ses craintes et à mobiliser toutes ses fonctions intellectuelles pour s'adapter au stress de l'intervention chirurgicale. L'infirmière corrige toutes les fausses impressions du client, le rassure sur la compétence de l'équipe chirurgicale et sur la solidité de sa plaie, et répond honnêtement aux questions concernant la douleur et l'inconfort. L'infirmière commencera le traitement et le contrôle de la douleur avant l'opération, en informant le client que lui-même peut surmonter bien des problèmes postopératoires en suivant certaines procédures de routine telles que la respiration profonde, la toux, l'expectoration et le changement fréquent de position.

■ PLANIFICATION ET INTERVENTION

Quelle que soit la technique chirurgicale, certains objectifs et certains problèmes sont communs à tous les clients ayant subi une intervention chirurgicale thoracique.

Objectifs

Les objectifs du client sont:

1. L'amélioration de la respiration.
2. Le soulagement de la douleur et de l'inconfort.
3. L'absence de handicap à l'épaule et au bras affectés.
4. Le soulagement de l'anxiété.

Après l'opération, l'objectif principal de l'infirmière est de rétablir aussi rapidement que possible une fonction cardio-pulmonaire normale chez le client. Les principaux objectifs de soins de l'infirmière seront donc: (1) de maintenir les voies respiratoires fonctionnelles; (2) d'assurer une expansion maximale au tissu pulmonaire sain; (3) de déceler les symptômes précoces de complications fâcheuses et (4) de procurer des soins de soutien et de réadaptation.

Maintien du passage de l'air. On peut utiliser tous les moyens possibles pour maintenir le passage de l'air dans les voies respiratoires. Tout d'abord, on doit faire la succion des sécrétions de l'arbre trachéobronchique avant d'enlever le tube endotrachéal. En fait, on devra faire la succion de toutes les sécrétions jusqu'à ce que le client puisse tousser et cracher. Les clients qui ont subi une thoracotomie ont toujours de grandes quantités de sécrétions endotrachéales à cause du traumatisme de l'opération, de la diminution de la ventilation pulmonaire et de l'altération du réflexe de la toux. Des sécrétions excessives occasionnent une obstruction des voies respiratoires en provoquant l'absorption de l'air alvéolaire et l'affaissement du poumon et, par la suite, une atélectasie, une pneumonie ou une insuffisance respiratoire.

Technique de succion endotrachéale
(Cette technique nécessite une stérilité parfaite et on doit l'apprendre sous la supervision d'un expert.)

1. Placer le client en position assise ou semi-Fowler. Attacher le cathéter stérile à un tube en « Y » ou en « T », lequel est branché à un appareil à succion.
2. Oxygéner le client durant plusieurs minutes avant chaque séance de succion.
3. Donner au client une compresse et lui demander de maintenir sa langue en extension ; cela fait avancer l'épiglotte. Si le client ne peut le faire, demander à une autre personne.
4. Introduire un cathéter lubrifié (avec un gel soluble dans l'eau) dans la narine vers le pharynx. Surveiller l'extrémité du cathéter : elle doit être dans la partie inférieure du pharynx.
5. Demander au client de prendre une grande respiration. Cela ouvre l'épiglotte et permet au cathéter de s'avancer dans la direction de la pression négative engendrée par l'inspiration.
6. Avancer le cathéter dans la trachée seulement pendant l'inspiration.
7. Appliquer la succion par intermittence en fermant l'extrémité ouverte du tube en « Y » ou en « T » avec un doigt et, doucement, faire tourner le cathéter entre le pouce et l'index.
8. La succion ne doit pas durer plus de 5 s à 10 s, car un arrêt cardiaque peut survenir si le client est mal oxygéné.
9. Pendant qu'on retire le cathéter, on pratique une succion douce pour nettoyer la paroi trachéale des sécrétions.
10. Ventiler le client avec de l'oxygène pendant quelques minutes avant d'introduire de nouveau le cathéter (si c'est nécessaire). Surveiller le pouls.

On donne de l'oxygène humidifié à la plupart des clients thoracotomisés à cause de l'hypoxémie secondaire au shunt anormal. Le mécanisme de ventilation est modifié à cause de la douleur et des pansements du côté opéré. La capacité vitale du client peut diminuer d'environ 30 %. C'est pour cela qu'on utilise souvent la ventilation mécanique jusqu'à ce que le client puisse respirer adéquatement par lui-même. L'analyse des gaz du sang artériel ainsi que l'évaluation clinique sont les paramètres qui permettent de déterminer la nécessité d'un respirateur. Les soins du malade ayant besoin d'un respirateur sont expliqués aux pages 387 à 399.

Surveillance infirmière.   L'infirmière surveille la pression sanguine, le pouls et la respiration toutes les 15 min, ou plus souvent si nécessaire. Pour évaluer si les poumons se remplissent bien, on observe la coloration du client ainsi que le caractère et la profondeur de sa respiration. La fréquence et le rythme cardiaques sont surveillés par l'auscultation et l'électrocardiographie, car les arythmies importantes sont fréquentes après les interventions chirurgicales cardiaques et thoraciques. Les arythmies peuvent se produire n'importe quand mais elles surviennent surtout entre le deuxième et le sixième jour après l'opération. Les arythmies sont plus fréquentes chez les clients âgés de plus de 50 ans et chez ceux qui ont subi une pneumonectomie ou une opération à l'œsophage. Quand c'est nécessaire, on intervient immédiatement par des mesures régulatrices du rythme (propanolol ; stimulation cardiaque ; défibrillation électrique synchronisée).

On laisse en place un cathéter artériel pour faciliter la mesure fréquente des gaz sanguins, des électrolytes sériques, de l'hémoglobine, de l'hématocrite et de la pression artérielle. On surveille la pression veineuse centrale pour détecter rapidement l'hypovolémie.

Technique de la toux.   Le client doit tousser efficacement, sinon la toux entraînera l'épuisement et la rétention des sécrétions, ce qui conduit à l'atélectasie et à la pneumonie. Pour être efficace, la toux doit être basse, profonde et contrôlée. Comme il est difficile de tousser en décubitus dorsal, l'infirmière aide le client à s'asseoir sur le bord du lit, les pieds appuyés sur une chaise. Le client devra tousser au moins toutes les heures (voir à la page 352) pendant les premières 24 h et quand ce sera nécessaire après. Si on entend des râles, il faut faire une percussion thoracique en même temps que la toux de routine jusqu'à ce que les poumons soient clairs. Pour diminuer la douleur pendant la toux, l'infirmière soutient fermement la plaie et appuie sur le côté opposé (*Figure 21-5*).

Après avoir aidé le client à tousser, l'infirmière écoute les deux poumons antérieurement et postérieurement à l'aide d'un stéthoscope pour savoir s'il y a des changements dans les bruits respiratoires. Une diminution des bruits peut être le signe d'un affaissement ou d'une hypoventilation alvéolaires. Un spiromètre de stimulation pourra aider le client à prendre des inspirations profondes et soutenues, tandis qu'une aérosolthérapie réduira l'épaisseur des sécrétions.

Contrôle de la douleur.   Après une thoracotomie, la douleur peut être intense, selon le type d'incision, la réaction du client à la douleur et sa capacité à y faire face. L'inspiration profonde est vraiment très douloureuse après une thoracotomie. La douleur peut entraîner des complications postopératoires si elle empêche le client de respirer profondément et de tousser ou si elle limite davantage les mouvements de la cage thoracique, diminuant ainsi la ventilation. Immédiatement après l'opération, mais avant que l'incision ne soit refermée, le chirurgien peut faire un blocage des nerfs avec un anesthésique local à action prolongée ; cela réduit la douleur postopératoire et améliore la fonction pulmonaire. On donne de petites doses intraveineuses de narcotiques pour soulager la douleur tout en permettant au client de participer à la respiration profonde, à la toux et aux efforts de déplacement. Il est important d'éviter de trop fortes doses de narcotiques qui pourraient déprimer le système respiratoire.

- Attention : ne pas confondre l'agitation de l'hypoxie avec l'agitation causée par la douleur. La dyspnée, la

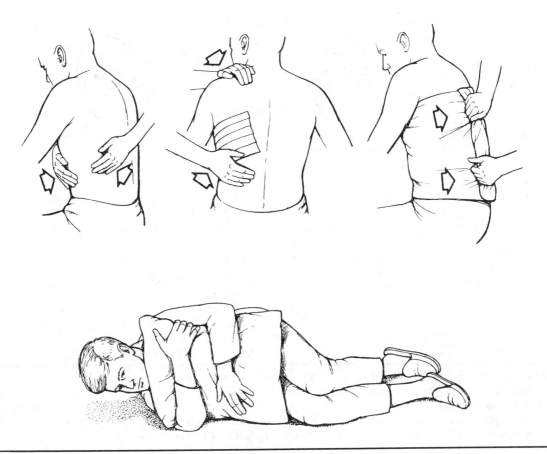

Figure 21-5   Techniques pour soutenir l'incision pendant la toux, chez le client qui a subi une chirurgie thoracique. En haut à gauche : les mains de l'infirmière soutiennent l'incision devant et derrière. On demande au client de prendre plusieurs respirations profondes, d'inhaler et de tousser avec force. Au milieu : placer une main sur l'épaule et exercer une pression vers le bas, pendant qu'on soutient fermement la plaie de l'autre main. On demande au client de prendre plusieurs respirations profondes, d'inhaler et de tousser avec force.

fatigue, l'augmentation du rythme respiratoire, l'augmentation de la pression artérielle et la tachycardie sont des signes d'insuffisance respiratoire imminente.

Position du client.   Quand le client est conscient et que sa pression artérielle est stable, on élève la tête de son lit de 30° à 40°. Cela facilite une meilleure ventilation et permet à l'air résiduel d'atteindre la portion supérieure de l'espace pleural, d'où il peut sortir par le tube thoracique supérieur.

L'infirmière consulte le chirurgien pour connaître la meilleure position pour le client. Celui qui a une réserve respiratoire limitée ne pourra se coucher sur le côté intact, car ainsi il diminuerait la ventilation du côté opéré. Il faudra varier la position, de couchée à demi-assise, car le maintien d'une seule position favorise la rétention des sécrétions dans la partie déclive des poumons. Après une pneumonectomie, le côté opéré devrait être déclive pour que le liquide pleural reste au-dessous du niveau du moignon bronchique.

Technique pour tourner le client sur le côté

1. Demander au client de plier les genoux et de prendre appui avec les pieds.

2. Demander au client de tourner ses épaules et ses hanches vers l'autre côté du lit en même temps qu'il pousse avec ses pieds.

3. Poser le bras du client sur sa poitrine dans la direction où il doit être tourné, et lui demander d'agripper la ridelle avec sa main.

4. Tourner le client en le roulant « tout d'une pièce » pour éviter une torsion de la poitrine et un étirement de l'incision qui seraient douloureux.

Lever.   Si on a pu prévenir le choc efficacement et que le client n'a pas de maladie cardiaque ou de limitation de la réserve cardio-vasculaire, il peut sortir du lit le lendemain soir de l'opération (selon l'ordonnance). Les tubes de drainage étant bien fixés, l'activité n'a pas besoin d'être restreinte. On commence les exercices posturaux et respiratoires dès qu'ils sont prescrits pour produire une meilleure ventilation pulmonaire, pour rétablir le mouvement et le tonus musculaire dans la ceinture scapulaire et dans le tronc, et pour maintenir une posture normale (*Figure 21-6* et *Tableau 21-1*). On prend régulièrement des radiographies pour s'assurer de la pleine expansion des poumons et pour écarter la possibilité de toute collection indésirable d'air ou de liquide.

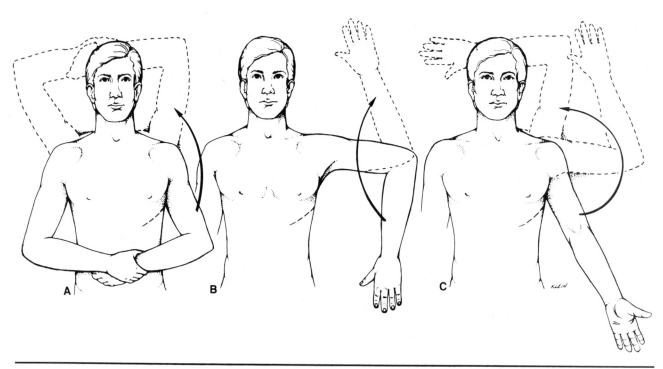

Figure 21-6   Après une intervention thoracique, les exercices du bras et de l'épaule rétablissent le mouvement, évitent le raidissement douloureux de l'épaule et améliorent la force musculaire. **A)** Tenir la main du côté opéré avec l'autre main, paumes vers l'intérieur. Lever les bras vers l'avant, vers le haut et au-dessus de la tête en prenant une grande inspiration. Expirer en baissant les bras. Répéter cinq fois. **B)** Lever le bras sur le côté, vers le haut et vers le bas. **C)** Placer le bras sur le côté. Lever le bras jusqu'au-dessus de la tête. Ces exercices peuvent aussi être faits au lit.

Liquides et nutrition.   Pendant l'opération ou immédiatement après, le client reçoit une transfusion sanguine suivie d'une perfusion intraveineuse, jusqu'à ce que le volume sanguin puisse être réévalué. Le débit est lent (10 mL/h), surtout lorsque la réserve cardio-pulmonaire est limitée ou que le lit vasculaire pulmonaire a été fortement diminué, comme dans la pneumonectomie.

- Attention : *l'œdème pulmonaire causé par une perfusion trop importante représente un danger réel.* Les symptômes précoces de cette complication sont la cyanose, la dyspnée, les râles, les gargouillements dans le thorax et les expectorations écumeuses. Il s'agit d'un cas d'urgence qui doit être rapporté immédiatement.

Drainage thoracique.   Le mécanisme de la respiration normale est basé sur le principe de la pression négative. (La pression dans la cavité thoracique est plus basse que la pression de l'air extérieur, amenant l'air à se précipiter à l'intérieur de la cavité thoracique pendant l'inspiration.) Quand le thorax est ouvert, il y a une perte de pression négative qui peut conduire à l'affaissement des poumons. Une accumulation d'air, de liquide ou d'autres substances dans la cage thoracique peut gêner la fonction cardio-pulmonaire et même causer l'affaissement des poumons. Les substances qui s'accumulent dans l'espace pleural peuvent être : de la fibrine (sang coagulé) ; des liquides (liquides séreux, sang, pus, chyle) ; et des gaz (air en provenance des poumons, de l'arbre trachéobronchique ou de l'œsophage).

L'incision chirurgicale de la paroi thoracique cause presque toujours un certain degré de pneumothorax. L'air et le liquide se rassemblent dans l'espace pleural, ce qui diminue l'expansion des poumons et l'échange d'air. Le vide doit être fait dans le thorax pour rétablir la pression négative après l'opération. C'est pour cette raison qu'on place des tubes thoraciques dans l'espace interpleural. Ces tubes sont suturés à la peau et branchés à un appareil de drainage, afin d'enlever l'air résiduel et de drainer le liquide de l'espace interpleural et de l'espace médiastinal. Cela aide le poumon qui reste (ou la portion de poumon) à se regonfler.

Un système de drainage thoracique doit pouvoir retirer tout ce qui s'accumule dans l'espace interpleural afin que la fonction cardio-pulmonaire redevienne normale. Il y a plusieurs sortes de systèmes de drainage thoracique dans le commerce, mais la plupart d'entre eux utilisent le principe du drainage scellé sous eau. (Cependant, le drainage conventionnel scellé sous eau a l'avantage d'être moins cher, de permettre de voir quand la fuite d'air s'arrête et donc d'enlever le tube aussitôt.) Le tube thoracique est attaché à une bouteille contenant de l'eau. L'eau agit comme un clapet antiretour qui permet à l'air et au liquide provenant du thorax du client de s'écouler vers le bas, mais qui empêche l'air de remonter. L'encadré 21-1 présente les soins du client qui subit un drainage thoracique.

Principes du drainage thoracique.   On peut distinguer trois types de système de drainage thoracique (*Figure 21-7*).

Tableau 21-1 Exercices musculaires destinés à rétablir le fonctionnement après une intervention chirurgicale au thorax

Muscle atteint par la thoracotomie	Fonction	Activités pour rétablir la fonction
Trapèze	Sert à l'extension du bras, à l'abduction et à l'extension d'atteinte.	Étendre le bras en haut et en arrière ; sur le côté et en arrière ; sur le côté en bas et en arrière.
Rhomboïde	Adduction et légère élévation de la clavicule.	Placer les mains derrière le dos. Pousser les coudes aussi loin que possible.
Grand dorsal	Abaisse l'épaule.	S'asseoir droit dans un fauteuil ; placer les mains sur les bras du fauteuil directement en opposition aux deux côtés du corps. Presser les mains vers le bas, tout en rentrant l'abdomen en dedans et en s'étirant vers le haut à partir de la taille. Inspirer pendant l'élévation du corps, jusqu'à ce que les coudes soient en extension complète. Garder cette position un moment, et commencer à expirer tout en s'asseyant lentement dans la position initiale.
Grand dentelé	Fait faire la rotation à la clavicule et la fixe à la cage thoracique.	Étendre le bras au-dessus de la tête et « pousser » vers l'extérieur.

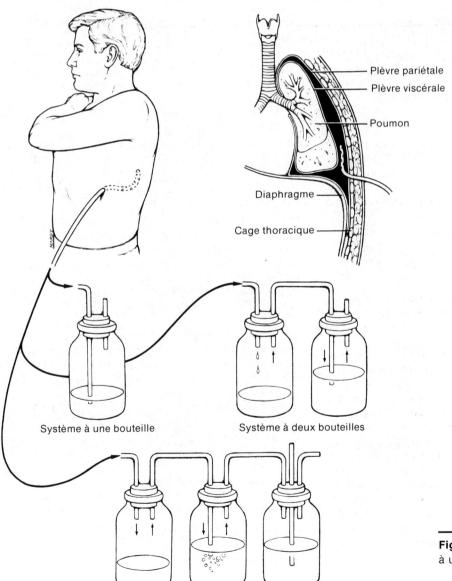

Plèvre pariétale
Plèvre viscérale
Poumon
Diaphragme
Cage thoracique

Système à une bouteille

Système à deux bouteilles

Système à trois bouteilles

Figure 21-7 Systèmes de drainage à une, deux et trois bouteilles.

Encadré 21-1 Guide des soins au client soumis à un drainage thoracique scellé sous eau

On utilise un tube de drainage intrapleural après la plupart des interventions intrathoraciques. Une suture maintient un ou deux cathéters dans l'espace pleural. Ces cathéters sont reliés à un système de drainage. Les buts du drainage sont :

1. Évacuer les solides, les liquides et les gaz de l'espace interpleural ou de la cage thoracique et de l'espace médiastinal.
2. Faciliter la réexpansion du poumon et redonner une fonction cardiorespiratoire normale après une opération, un traumatisme ou une maladie.

Intervention de l'infirmière	Raison
1. Attacher le tube de drainage, qui provient de l'espace interpleural, à la tubulure qui conduit au long tube dont l'extrémité se trouve sous eau (solution saline normale).	1. Le drainage scellé sous eau permet à l'air de s'échapper et au liquide de s'écouler dans la bouteille à drainage. L'eau agit comme un clapet antiretour ; elle empêche l'air de retourner dans l'espace interpleural.
2. Poser du ruban adhésif aux endroits où les tubes sont reliés. Certains branchements tiennent sans ruban. a) Le tube doit être à environ 2,5 cm sous le niveau de l'eau. b) Le petit tube est ouvert à l'air ambiant.	2. On colle les points d'embranchement des tubes pour s'assurer que le circuit est fermé afin de rétablir une pression intrapleurale négative. a) Si le tube est immergé trop profondément sous l'eau, une pression intrapleurale plus haute est nécessaire pour expulser l'air. b) Le petit tube constitue un évent, car il laisse échapper l'air de la bouteille.
3. Indiquer le niveau initial de liquide, à l'aide de ruban adhésif, à l'extérieur de la bouteille de drainage. Indiquer toutes les heures, ou chaque jour, l'augmentation (la date et l'heure) du niveau de drainage.	3. Ces mesures démontrent la quantité de liquide perdu et la rapidité avec laquelle le liquide est recueilli dans la bouteille de drainage. Ces données servent de base pour le calcul du volume de sang à remplacer, si le liquide est du sang. Du sang apparaîtra dans la bouteille de drainage en période postopératoire immédiate ; s'il y en a trop, il faudra réopérer. Le drainage diminue progressivement durant les premières 24 h.
4. Le tube ne doit pas se couder ou entraver les mouvements du client.	4. Une torsion, des boucles ou une compression du tube de drainage peuvent produire un reflux et retourner le produit dans la cavité pleurale ou empêcher le drainage de l'espace interpleural.
5. Encourager le client à s'installer confortablement. Favoriser un bon alignement corporel. Lorsque le client est en position latérale, placer une serviette roulée sous le tube pour éviter que le corps du client ne le comprime. Inviter le client à changer de position fréquemment.	5. On change la position du client fréquemment pour faciliter le drainage, et on maintient un bon alignement corporel afin de prévenir les difformités posturales et les contractures. Une bonne position aide la respiration et favorise un meilleur échange d'air. On peut donner un analgésique pour améliorer le confort et la respiration profonde.
6. Plusieurs fois par jour, faire faire des exercices d'amplitude de mouvement au bras et à l'épaule du côté atteint. Il peut être nécessaire de donner un analgésique.	6. Les exercices permettent d'éviter l'ankylose de l'épaule et aident à réduire la douleur et les malaises postopératoires.
7. Exercer une légère compression descendante sur le tube en direction de la bouteille de drainage, toutes les heures.	7. Cette compression descendante prévient l'obstruction du tube par des caillots sanguins ou de la fibrine. Une attention constante au maintien de l'efficacité du tube facilite l'expansion précoce du poumon et réduit les complications futures.
8. S'assurer que la fluctuation du niveau du liquide dans le long tube de verre est toujours présente.	8. La fluctuation du niveau de l'eau dans le tube démontre qu'il existe une communication entre la cavité pleurale et la bouteille de drainage, fournit une indication valable sur l'efficacité du système de drainage et permet de jauger la pression intrapleurale.

Encadré 21-1 Guide des soins au client soumis à un drainage thoracique scellé sous eau *(suite)*

Intervention de l'infirmière	Raison
9. La fluctuation du liquide dans le tube arrête quand : a) Le poumon s'est regonflé. b) Le tube est bouché par des caillots ou de la fibrine. c) Une boucle déclive s'est formée. d) Le moteur à succion ou la succion murale ne fonctionnent pas normalement.	
10. Surveiller les fuites d'air dans le système de drainage ; elles provoquent la formation constante de bulles d'air dans la bouteille scellée sous eau. a) Signaler toute formation exagérée de bulles dans la bouteille scellée sous eau. b) Dans le cas de fuites d'air, on ne fait les compressions descendantes des tubes thoraciques que sur ordre du chirurgien.	10. Les fuites et l'accumulation d'air dans la cavité pleurale peuvent occasionner un pneumothorax sous-tension.
11. Observer et noter immédiatement tout signe de respiration rapide et superficielle, de cyanose, de compression du thorax, d'emphysème sous-cutané ou d'hémorragie.	11. Plusieurs problèmes peuvent causer ces signes et symptômes : un pneumothorax sous-tension, une déviation du médiastin, une hémorragie, une forte douleur à la plaie, un embole pulmonaire et une tamponade cardiaque. Ces complications peuvent nécessiter une intervention chirurgicale.
12. Encourager le client à respirer profondément et à tousser souvent. S'il se plaint de douleur à la plaie, lui donner des analgésiques.	12. Les respirations profondes et la toux aident à élever la pression intrapleurale, à évacuer les sécrétions de l'arbre trachéobronchique et à vider l'espace interpleural, ce qui permet la réexpansion du poumon et la prévention de l'atélectasie.
13. Stabiliser les bouteilles de drainage sur le sol ou sur un support spécial. *Avertir les visiteurs et le personnel de ne pas manipuler le matériel ni déplacer les bouteilles de drainage.*	13. Si une partie de l'appareil est endommagée, le circuit fermé de drainage sera détruit et le client pourra être en danger, à cause de l'accumulation d'air dans l'espace interpleural et de l'affaissement du poumon qui en résulte. Le système de drainage doit être fermé hermétiquement pour rétablir la pression négative intrapleurale.
14. Lorsque le client doit être transporté, placer les bouteilles de drainage au-dessous du niveau du thorax (aussi près du plancher que possible), s'il est sur une civière. Si le tube se débranche, couper les extrémités contaminées, insérer un embranchement stérile et le fixer au système de drainage.	14. On place l'appareil de drainage à un niveau plus bas que le thorax du client afin de prévenir tout reflux du liquide dans l'espace pleural.
15. Lorsqu'on assiste le chirurgien pour le retrait du tube : a) Demander au client de faire la manœuvre de Valsalva (expiration forcée avec la glotte fermée, en retenant sa respiration). b) On pince et on enlève rapidement le tube thoracique. c) Simultanément, on met un petit pansement (vaseliné) imperméable à l'air qu'on couvre entièrement avec une compresse de gaze de 10 cm × 10 cm, elle-même recouverte et retenue par du ruban adhésif.	15. Le tube thoracique est enlevé tel qu'indiqué lorsque le poumon est regonflé (de 24 h à plusieurs jours). Pendant le retrait du tube, la précaution principale consiste à éviter l'introduction d'air dans la cavité pleurale et à prévenir l'infection.

Encadré 21-2   Aide au client qui subit une intervention chirurgicale au thorax

Défi : Une attention méticuleuse doit être accordée aux soins préopératoires et postopératoires des clients qui subissent une intervention chirurgicale au thorax, car ces opérations sont importantes, une maladie pulmonaire obstructive peut être présente, et la marge de sécurité est souvent réduite.

Objectif préopératoire : Favoriser le meilleur conditionnement possible du client en vue de l'intervention chirurgicale.

A. Évaluer l'état préopératoire du client, son potentiel physique et ses faiblesses.
   1. Aider le client qui subit des examens diagnostiques
      a) Histoire et examen physique.
      b) Radiographie du thorax.
      c) Étude de la fonction pulmonaire (voir à la page 340) afin de s'assurer que le client aura suffisamment de tissu pulmonaire fonctionnel après l'opération.
      d) Examens diagnostiques spéciaux requis.
      e) Examens des valeurs de base pour découvrir toute anomalie existante et pour fournir des éléments de comparaison pendant la période postopératoire, lorsque nécessaire :
         — ECG : pour révéler la présence d'une cardiopathie artérioscléreuse ou d'un défaut de conduction ;
         — BUN (azote uréique sanguin), créatinine sérique : pour obtenir une évaluation sommaire de la fonction rénale ;
         — Glucose sanguin ou tolérance au glucose afin de détecter un diabète latent ;
         — Électrolytes sanguins, examen des protéines sériques et évaluation du volume sanguin, tel que demandé ;
         — Étude des gaz du sang artériel : pour déterminer la présence d'hypoxémie/hypercapnie.
   2. Évaluation infirmière du client
      a) Quels sont les signes et symptômes présents ? Toux, expectoration, hémoptysie, douleur thoracique ?
      b) Quelle est son histoire concernant le tabagisme ? Depuis combien de temps fume-t-il ? En quelle quantité fume-t-il ?
      c) Quelle est sa tolérance cardio-pulmonaire pendant le bain, l'alimentation, la marche, etc. ?
      d) Quel est l'âge physiologique du client ? — son apparence générale, son acuité mentale, son comportement, son état nutritionnel ?
      e) Quels sont ses autres problèmes de santé ?
      f) De quelle façon respire-t-il ?
      g) Quelle dose d'effort cause la dyspnée chez lui ?
      h) Quels sont ses goûts et ses aversions ?
B. Améliorer la ventilation alvéolaire et l'ensemble des fonctions respiratoires.
   1. Encourager le client à cesser de fumer parce que la cigarette augmente l'irritation bronchique.
   2. Utiliser tous les moyens pour diminuer les sécrétions pulmonaires

   a) Mesurer les crachats tous les jours, chez les clients qui ont un volume important de sécrétions, afin de déterminer s'il va en diminuant.
   b) Enseigner au client à tousser avec la glotte fermée afin d'augmenter la pression intrapulmonaire.
   c) Humidifier l'air afin de liquéfier les sécrétions.
   d) Administrer des bronchodilatateurs pour réduire les bronchospasmes.
   e) Donner des antibiotiques contre l'infection.
   f) Encourager la respiration profonde par l'utilisation d'un spiromètre de stimulation.
   g) Donner des traitements à l'aide d'un RPPI, afin d'améliorer la ventilation pulmonaire.
   h) Faire faire le drainage postural aux clients qui ont une production accrue de mucus.
   i) Enseigner la respiration diaphragmatique avant l'opération.
   j) Déterminer un horaire d'exercices respiratoires qui font appel aux muscles abdominaux (voir à la page 352).
C. Évaluer l'état cardio-vasculaire et pulmonaire afin de prévoir et de prévenir les complications.
   1. Étudier les résultats des examens diagnostiques afin de constater s'il existe des anomalies.
   2. Observer le client et ses réactions au cours des activités de la vie quotidienne.
   3. Administrer des médicaments aux clients qui présentent une insuffisance cardiaque.
   4. Corriger l'anémie, la déshydratation et l'hypoprotéinémie, par des perfusions intraveineuses, l'alimentation par gavage ou des transfusions sanguines, tel que prescrit.
D. Préparer le client à l'expérience chirurgicale, en le rassurant, en lui donnant des explications, et par des soins préopératoires compétents.
   1. Préparer le client aux événements de la période postopératoire
      a) Toux et respiration de routine.
      b) Présence du tube thoracique et des bouteilles de drainage.
      c) Oxygénothérapie ; thérapie par respirateur.
      d) Moyens employés pour soulager les malaises.
      e) Exercices des jambes ; exercices d'amplitude de mouvement de l'épaule affectée.
      f) Mesures d'adaptation (respiration profonde, déplacement, analgésiques) aux malaises postopératoires.
   2. Encourager l'expression des besoins psychologiques et de sécurité.
   3. Vérifier si la formule de consentement a bien été signée.

Encadré 21-2 Aide au client qui subit une intervention chirurgicale au thorax (*suite*)

Objectif postopératoire : Rétablir la fonction cardio-vasculaire normale le plus vite possible

A. Garder les voies respiratoires libres.

B. Surveillance constante du client.
   1. Prendre la pression artérielle, mesurer le pouls et la respiration toutes les 15 min, ou plus souvent si demandé, en augmentant les intervalles graduellement, selon l'état clinique du client.
   2. Évaluer les caractéristiques de la respiration et la coloration du client.
   3. Évaluer les caractéristiques du liquide recueilli dans les bouteilles de drainage.
   4. Élever la tête du lit à un angle de 30° ou 40°, dès que le client est bien orienté et que sa pression artérielle est stabilisée.

C. Faire la succion des sécrétions jusqu'à ce que le client puisse les expectorer efficacement. (Les sécrétions endotrachéales sont très abondantes après une thoracotomie, à cause du traumatisme infligé à l'arbre trachéobronchique pendant l'opération, de la diminution de la ventilation pulmonaire et de la diminution du réflexe de la toux.)
   1. Continuer l'aspiration trachéale chez les clients semi-comateux, afin de prévenir l'atélectasie.
   2. Les indications pour la succion trachéale sont déterminées lors de l'auscultation. (Voir à la page 356 pour la technique de la succion endotrachéale.)
   3. Surveiller les changements dans la couleur et la consistance des sécrétions. Des sécrétions liquides et claires ne sont pas rares ; l'opacification ou la coloration des sécrétions peut signifier une déshydratation ou une infection.

D. Surveiller l'ECG du client, car les arythmies cardiaques sont plus fréquentes après une opération thoracique (surtout les fibrillations et les extrasystoles auriculaires). Un client qui a subi une pneumonectomie est plus sujet aux irrégularités cardiaques.

E. Donner de l'oxygène pendant la phase postopératoire immédiate, afin d'assurer une oxygénation maximale. La respiration est déprimée et les sécrétions résiduelles dans les voies respiratoires peuvent empêcher partiellement les échanges gazeux. Un contrôle par l'analyse des gaz du sang artériel sera peut-être nécessaire.

F. Encourager les exercices de respiration profonde/soupirs pour obtenir un gonflement maximum des poumons et pour ouvrir les voies respiratoires.

G. Administrer une aérosolthérapie pour diminuer la viscosité des sécrétions.

H. Écouter les deux côtés du thorax, à l'aide d'un stéthoscope, afin de déceler tout changement dans les bruits respiratoires.

   1. Les bruits respiratoires sont-ils normaux, indiquent-ils un libre passage de l'air, allant aux poumons ou en sortant ?
   2. Les bruits respiratoires sont-ils lointains ? Y a-t-il des sifflements ou des râles ?

I. Encourager et favoriser une routine de toux efficace.
   1. Asseoir le client sur le bord du lit, les pieds appuyés sur une chaise, si son état le permet.
   2. Soutenir son thorax fermement du côté opéré, contre le côté opposé afin de réduire la douleur incisionnelle (voir la figure 21-7).
   3. Enseigner au client à tousser avec la glotte fermée (en contractant les muscles abdominaux), pour augmenter la pression intrapulmonaire.
   4. Aider le client à tousser, au moins toutes les heures ou toutes les 2 h, pendant les premières 24 h, et lorsque nécessaire par la suite.

J. Maintenir la surveillance et le bon fonctionnement du système de drainage thoracique. *
   1. Contrôler le système de drainage thoracique, qui est utilisé pour éliminer l'air résiduel ou le liquide, à la suite d'une thoracotomie.
   2. Vérifier la quantité et les caractéristiques des produits drainés tout de suite après l'opération et, ensuite, à intervalles réguliers. Le drainage devrait diminuer au bout de 12 h.
   3. La persistance de drainage sanguin indique une hémorragie. Se préparer à une transfusion sanguine et peut-être à une nouvelle opération pour faire une hémostase.
   4. Voir l'encadré 21-1 pour le résumé des tâches de l'infirmière dans les soins au client soumis à un drainage scellé sous eau.

K. Procurer un soulagement intelligent de la douleur, puisqu'elle limite l'expansion thoracique et diminue la ventilation.
   1. L'intensité de la douleur varie avec le genre d'incision, la réaction du client et sa capacité de s'adapter à la douleur.
   2. Les narcotiques et les analgésiques peuvent aider le client à tousser plus efficacement.
   3. Les narcotiques et les analgésiques peuvent rendre le client trop somnolent pour tousser.
   4. Surveiller tout signe de dépression respiratoire.
   5. Aider le client qui a subi un blocage du nerf intercostal pour contrôler la douleur.

L. Enregistrer la diurèse horaire : le client excrète au moins 30 mL d'urine par heure, après l'opération.

M. Administrer le sang et les liquides parentéraux plus lentement, après l'intervention au thorax (l'œdème pulmonaire est causé par une surcharge de liquides et demeure un danger constant) ; après une pneumonectomie, le système vasculaire pulmonaire a été réduit considérablement.

---

* Le client qui a subi une pneumonectomie n'a pas de drainage thoracique scellé sous eau parce qu'il est souhaitable que l'espace pleural se remplisse de liquide, ce qui provoque éventuellement l'oblitération de cet espace.

Encadré 21-2   Aide au client qui subit une intervention chirurgicale au thorax (*suite*)

N. Varier la position du client après la thoracotomie.
1. Installer le client en position horizontale, à intervalles réguliers, sauf si cette mesure occasionne de la dyspnée.
2. La position semi-Fowler permet à l'air résiduel de s'élever dans la cavité pleurale et d'être rejeté par le tube thoracique supérieur.
3. Le client qui a une réserve respiratoire limitée peut être incapable de se retourner sur le côté non opéré, car cela peut diminuer l'aération du côté opéré.

O. Prévoir et prévenir les complications.
1. Hémorragie.
2. Arythmies et complications cardiaques.
3. Pneumonite, atélectasie.
4. Complications respiratoires.
5. Insuffisance rénale.
6. Œdème pulmonaire.
7. Distension gastrique (utiliser le tube nasogastrique durant les premières 24 h, tel qu'indiqué).

P. Rétablir l'amplitude normale de mouvement et le fonctionnement de l'épaule et du tronc.
1. Enseigner les exercices respiratoires pour faire bouger le thorax (voir la page 352).
2. Encourager les exercices musculaires pour favoriser l'abduction et la mobilisation de l'épaule.
3. Faire lever et marcher le client, aussitôt que les systèmes pulmonaire et circulatoire sont compensés.
4. Encourager la reprise progressive des activités, selon les capacités du client.

Q. Aspects de l'enseignement au client.
1. Il existera une douleur intercostale pendant un certain temps, laquelle peut être soulagée par l'application de chaleur locale et par un analgésique oral.
2. La faiblesse et la fatigue sont fréquentes pendant les premières trois semaines après une thoracotomie.
3. Le client doit faire plusieurs fois par jour des exercices d'amplitude de mouvement du bras et de l'épaule du côté affecté.

Système de drainage à une bouteille. L'extrémité du tube de drainage venant du client trempe dans l'eau, ce qui permet l'écoulement de l'air et des liquides de l'espace pleural mais empêche l'air de retourner dans le thorax. Le fonctionnement du drainage dépend de la gravité, de la mécanique de la respiration et, si on le désire, de la succion par vide contrôlé.

Le tube venant du client est immergé à environ 2,5 cm sous le niveau de l'eau contenue dans la bouteille. Une soupape permet à l'air qui s'écoule des poumons de s'échapper. Quand le client respire, le niveau de l'eau varie ; il monte si le client inspire et descend si le client expire. Il se peut que l'on voie des bulles à l'extrémité du tube de drainage. La présence de bulles indique soit une fuite d'air des poumons ou des autres tissus, soit une fuite dans le système de drainage.

Système de drainage à deux bouteilles. Le système de drainage à deux bouteilles est composé de la même bouteille scellée sous eau que le drainage à une bouteille avec, en plus, une autre bouteille pour recueillir le liquide. Le drainage se fait de la même façon que dans le premier système, mais les liquides drainés n'augmentent pas le volume d'eau dans la bouteille scellée.

Un drainage efficace dépend de la gravité ou de la succion ajoutée au système. Pour créer la succion, on branche la source de vide (souvent intégrée au mur) à l'évent de la bouteille scellée sous eau. L'intensité de la succion est réglée par la jauge murale.

Système de drainage à trois bouteilles. Ce système est semblable en tous points au précédent, sauf qu'on y ajoute une troisième bouteille pour contrôler la succion. On détermine la force de la succion grâce à la profondeur d'immersion du tube d'évent. (Par exemple, une immersion de 10 cm correspond à une succion d'eau de 10 cm appliquée au client.)

Comme dans les systèmes à une et à deux bouteilles, le drainage du système à trois bouteilles dépend de la gravité ou de la succion. La force de succion de ce système est contrôlée par la bouteille-manomètre. Le moteur de succion mécanique ou la succion murale crée et maintient une pression négative dans tout le système de drainage fermé.

La bouteille-manomètre règle la quantité de vide à l'intérieur du système. Cette bouteille contient trois tubes : (1) un tube court, au-dessus du niveau de l'eau, vient de la bouteille scellée sous eau ; (2) un autre tube court communique avec la source de vide, le moteur à succion ou la succion murale ; et (3) le troisième tube est un long tube immergé qui s'ouvre à l'air libre. C'est ce troisième tube qui règle la quantité de vide à l'intérieur du système, selon la profondeur à laquelle il est immergé — généralement 20 cm.

Quand le vide à l'intérieur du système est plus grand que la profondeur d'immersion du tube, l'air extérieur est aspiré dans le système. On voit alors apparaître des bulles dans la bouteille-manomètre, ce qui indique que le système fonctionne parfaitement.

- *Note :* Quand le moteur ou le système mural est fermé, on doit ouvrir le système de drainage à l'air libre pour que l'air intrapleural puisse s'échapper du système. Pour cela, on débranche le tube qui était relié à la source de succion.

■ ÉVALUATION

Résultats escomptés

Le client réussit à :

1. Améliorer sa respiration
   a) Avoir une toux grave, profonde et contrôlée pour que les poumons atteignent un maximum d'expansion.
   b) Utiliser le spiromètre toutes les heures pendant qu'il est éveillé.
   c) Avoir un rythme respiratoire normal sans dyspnée.
2. Être soulagé de la douleur et de l'inconfort
   a) Demander un médicament contre la douleur; mais s'attend à quelques malaises pendant la respiration profonde et la toux de routine.
   b) Retenir son incision avec les mains pendant qu'il tousse.
   c) Respirer de manière contrôlée pendant les soins douloureux, après la toux, etc.
3. Améliorer le fonctionnement musculaire de l'épaule et du bras affectés
   a) Étendre son bras et l'amener derrière la tête trois fois par jour, puis augmenter ce rythme.
   b) Se tenir devant un miroir pour surveiller sa posture.
4. Faire face à l'anxiété
   a) Parler de ses craintes et de ses attentes avec les membres de l'équipe de soins.
   b) Lire les recommandations à suivre après la sortie de l'hôpital.
   c) Écouter les explications.
   d) Parler des objectifs du traitement et de ses responsabilités personnelles face à l'atteinte des objectifs.
   e) Discuter avec un travailleur social de son avenir professionnel.

Complications des interventions chirurgicales au thorax

Les complications survenant après une intervention chirurgicale au thorax comprennent les arythmies, les hémorragies, l'insuffisance respiratoire, une fuite d'air persistante et une fistule bronchopulmonaire. L'atélectasie, causée par la rétention des sécrétions, par la fermeture ou le blocage des voies respiratoires et par l'altération du surfactant, représente aussi un danger. Une distension gastrique peut également survenir. Toutes ces complications peuvent augmenter les risques d'infarctus du myocarde ou d'insuffisance cardiaque. L'infection de l'espace laissé par une résection pulmonaire peut survenir de quelques semaines à quelques années après l'opération.

Réadaptation

La réadaptation commence avant l'opération. L'objectif est d'aider le client à retrouver une capacité fonctionnelle la plus grande possible. Une grande partie des muscles de la ceinture scapulaire ayant été sectionnée pendant la thoracotomie, le client doit bouger le bras et l'épaule en faisant de grands mouvements (voir la figure 21-6 et le tableau 21-1).

Le client doit apprendre à allonger le bras puis à l'amener derrière la tête. Cela accélère le rétablissement de la fonction musculaire affectée par l'incision, la douleur et le pansement, tout en réduisant la douleur et les malaises ultérieurs, particulièrement la croissance d'adhérences. Toutes les articulations doivent rester souples. On encourage le client à se tenir droit pour qu'il retrouve une posture normale. Il existe d'autres mesures de réadaptation comme les exercices et l'entraînement respiratoires, qui permettent d'améliorer l'efficacité de la fonction pulmonaire.

Planification du congé et enseignement au client

On conseille au client de:

1. Être conscient que:
   a) Pendant un certain temps, il subsistera une douleur intercostale qui pourra être soulagée par des analgésiques oraux et par une application locale de chaleur.
   b) Pendant les trois semaines qui suivent la thoracotomie, la faiblesse et la fatigue sont courantes. Il faut alterner la marche ou les autres activités avec de fréquentes petites périodes de repos.
2. Continuer les exercices de respiration profonde pendant les premières semaines passées à la maison.
3. S'exercer à un bon alignement corporel, de préférence devant un grand miroir.
4. Pratiquer les exercices appris à l'hôpital: les mouvements du bras et de l'épaule doivent être faits plusieurs fois par jour pour éviter l'ankylose de l'épaule.
5. Éviter de soulever des objets de plus de 10 kg avant la guérison complète; les muscles thoraciques peuvent demeurer faibles de trois à six mois après l'opération.
6. Marcher à un pas modéré, puis augmenter peu à peu le temps et la distance. Être persistant.
7. Arrêter immédiatement toute activité qui cause une fatigue anormale, qui rend la respiration plus courte ou qui engendre de la douleur.
8. Se tenir loin de tous les irritants pulmonaires (fumée, vapeurs, pollution de l'air):
   a) Éviter tout ce qui peut causer des quintes de toux.
   b) S'asseoir dans les sections «non-fumeurs» des endroits publics.
9. Recevoir un vaccin annuel contre la grippe si le médecin le prescrit.
10. Être fidèle aux rendez-vous avec le chirurgien ou la clinique.

Résumé

Voir l'encadré 21-2 pour un résumé des soins infirmiers au client qui subit une intervention chirurgicale au thorax.

22

Les soins respiratoires intensifs

Un grand pourcentage des clients requérant des soins intensifs nécessitent une aide pour maintenir l'ouverture des voies respiratoires et la ventilation. Le but de ce chapitre est d'améliorer la compréhension de ces problèmes, afin d'assurer les meilleurs soins aux personnes gravement atteintes. On y trouve une description détaillée des techniques de soins respiratoires, de même que les facteurs fondamentaux prédisposant les clients à ces problèmes.

Tout d'abord, il est nécessaire que l'infirmière connaisse la terminologie de base et certaines notions en matière de soins respiratoires.

☐ TERMINOLOGIE ET NOTIONS DE PHYSIOLOGIE LIÉES AUX SOINS RESPIRATOIRES

Principes de la ventilation

Selon la définition la plus simple, la ventilation désigne le mouvement d'entrée et de sortie de l'air des poumons, qui se produit durant l'inspiration et l'expiration.

Inspiration. L'air passe de l'atmosphère aux poumons en réponse à un gradient de pression. Tandis que l'air est inspiré dans les poumons, le diaphragme et les muscles intercostaux se contractent, ce qui rend la pression intrapleurale encore plus négative. Cette pression négative dilate les alvéoles, provoquant alors l'entrée d'air dans les poumons. L'inspiration d'air s'arrête lorsqu'il s'établit un équilibre entre la pression des voies respiratoires et la pression intrapleurale.

Expiration. Normalement, l'expiration est passive. Lorsque les muscles inspiratoires se relâchent, la contraction des poumons chasse l'air à l'extérieur. L'expiration d'air cesse lorsque le gradient de pression entre la pression alvéolaire et la pression intrapleurale disparaît.

Volume courant et espace mort

Le volume courant est la quantité d'air inspiré pendant une respiration normale ; il est généralement de 7 mL à 8 mL par kilogramme de masse corporelle. Une partie seulement du volume courant pénètre dans les alvéoles ; le reste occupe les voies respiratoires (nez, bouche, pharynx, larynx, trachée, bronches et bronchioles) et se nomme espace mort. Le volume d'air occupant l'espace mort ne participe pas à l'échange gazeux ; on l'appelle *espace mort anatomique* ; il est d'environ 150 mL chez un adulte normal. Quand l'apport de sang aux alvéoles cesse pour une raison quelconque, l'air contenu dans les alvéoles ne participe pas aux échanges gazeux. Ces alvéoles constituent alors un espace mort qu'on appelle *espace mort physiologique* ; chez un adulte normal, il est insignifiant.

Ventilation alvéolaire

La ventilation alvéolaire est la différence de volume entre le volume courant et l'espace mort anatomique. Elle est très importante parce qu'elle représente la partie du volume courant nécessaire aux échanges gazeux. Le dioxyde de carbone se diffuse très rapidement à travers la membrane alvéolaire ; sa concentration dans le sang est donc un excellent indice d'une bonne ventilation alvéolaire. On obtient cette concentration en mesurant la pression partielle du dioxyde de carbone dans le sang artériel (Pa_{CO_2}). Quand la quantité de dioxyde de carbone produite par l'activité cellulaire demeure constante, la ventilation alvéolaire est inversement proportionnelle à la Pa_{CO_2}. Si la Pa_{CO_2} dépasse 40 mm Hg, cela indique une hypoventilation alvéolaire ; au contraire, quand la ventilation alvéolaire augmente et que la Pa_{CO_2} descend au-dessous de 40 mm Hg, cela indique une hyperventilation. Pour les clients gravement malades, on considère qu'une Pa_{CO_2} située entre 30 mm Hg et 50 mm Hg est acceptable.

Ventilation minute

Le volume d'air total inspiré par le nez et la bouche en une minute se nomme *ventilation minute*. La ventilation minute se divise en ventilation alvéolaire et en ventilation d'espace mort, dont la distribution normale est de deux tiers aux alvéoles et d'un tiers à l'espace mort.

Capacité vitale

La capacité vitale correspond au volume *maximal* de gaz pouvant être chassé des poumons par un effort volontaire, après une inspiration maximale. On mesure la capacité vitale en demandant au client d'inspirer aussi profondément que possible et d'expirer au complet dans un spiromètre. La capacité vitale normale est d'environ 70 mL/kg de masse corporelle.

La capacité vitale peut être diminuée dans la plupart des cas de maladies pulmonaires, de distension abdominale, d'obésité, de faiblesse musculaire, de traumatisme à la poitrine et d'intervention chirurgicale au haut de l'abdomen ou au thorax.

Force inspiratoire

La respiration profonde peut être diminuée ou éliminée par la dépression du système nerveux central, la maladie ou les médicaments. Lorsque cela se produit, la capacité vitale n'est pas une mesure utile, parce qu'un effort coopératif conscient est nécessaire pour cette épreuve. Chez les clients inconscients ou non coopératifs, on mesure la force inspiratoire au lieu de la capacité vitale. La *force inspiratoire* est la pression négative maximale que le client peut exercer contre une voie aérienne obstruée. La force inspiratoire normale est de –100 cm H_2O.

Capacité résiduelle fonctionnelle (CRF)

La capacité résiduelle fonctionnelle est le volume de gaz contenu dans les poumons à la fin d'une expiration normale. La CRF est généralement de 2,5 L mais elle varie selon l'âge, la taille, la masse, le sexe et la charpente du corps. La CRF est moindre en position couchée qu'en position debout et diminue encore plus quand la tête est penchée vers le bas. Dans les cas d'insuffisance respiratoire aiguë, elle est très nettement diminuée, tandis qu'elle augmente chez les clients atteints d'emphysème.

Capacité de fermeture

Les petites voies respiratoires (0,5 mm à 0,9 mm de diamètre) peuvent s'affaisser facilement. Elles restent ouvertes grâce à la tension exercée par les tissus fibreux qui les entourent mais seulement si le volume pulmonaire dépasse une certaine valeur. Si le volume pulmonaire est inférieur à cette valeur, les petites voies respiratoires s'affaissent.

Le volume pulmonaire auquel un nombre significatif de petites voies respiratoires s'affaissent s'appelle *capacité de fermeture*. Celle-ci est d'environ 2 L chez un jeune adulte en bonne santé. Comme le volume pulmonaire à la fin d'une expiration normale (CRF) est d'environ 2,5 L, les petites voies respiratoires demeurent toujours ouvertes.

Avec l'âge, la capacité de fermeture s'accroît et peut devenir supérieure à la CRF ; cela entraîne l'affaissement d'un certain nombre de voies respiratoires à la fin d'une expiration normale et la mauvaise ventilation de certaines alvéoles. Dans le syndrome de détresse respiratoire, l'affaissement est important et entraîne l'hypoxie.

Compliance

La *compliance* pulmonaire représente la variation du volume pulmonaire observée pour une variation de pression d'une unité. C'est la mesure de l'élasticité pulmonaire. Plus la compliance est faible, plus la variation du volume pulmonaire est petite à cause de la résistance du poumon.

La variation de pression est la différence de pression entre les alvéoles et la plèvre au début et à la fin de l'inspiration. Dans la pratique, on ne mesure généralement pas la pression pleurale et, par conséquent, on ne calcule pas non plus la compliance pulmonaire. Cependant, la compliance totale des poumons et de la cage thoracique est facile à calculer. Des variations soudaines de la compliance thoracique sont rares et quand elles surviennent, la raison en est généralement évidente (exemple : un bandage thoracique trop serré). Des variations de la compliance totale des poumons et de la cage thoracique reflètent donc souvent des variations de la compliance pulmonaire. Plus la résistance est grande, plus la pression requise pour ventiler les poumons devra être forte et plus la compliance sera faible. Au fur et à mesure que l'état des poumons s'améliore, la compliance augmente et la pression nécessaire pour ventiler les poumons diminue.

Diffusion

La *diffusion* est le phénomène physique par lequel les gaz traversent la membrane alvéolaire. Les gaz se déplacent d'une région de forte pression vers une région de faible pression. La pression de l'oxygène est d'environ 104 mm Hg dans les alvéoles et de 40 mm Hg dans le sang veineux. L'oxygène passe donc des alvéoles vers le sang. La pression du dioxyde de carbone est d'environ 40 mm Hg dans les alvéoles et de 45 mm Hg dans le sang veineux. Le dioxyde de carbone passe donc du sang veineux vers les alvéoles.

Perfusion

La *perfusion* est le remplissage des capillaires pulmonaires par du sang veineux. Le sang provient de la circulation générale, arrive au ventricule droit du cœur et est envoyé aux poumons par l'artère pulmonaire. Celle-ci se divise en deux branches qui irriguent les poumons.

Dans l'artère pulmonaire, la pression systolique est d'environ 22 mm Hg et la pression diastolique, d'environ 8 mm Hg, ce qui semble faible comparativement aux 120 mm Hg et 80 mm Hg de l'aorte. Par conséquent, dans la position debout, la pression de l'artère pulmonaire est insuffisante pour lutter contre la force de gravité et conduire le sang jusqu'au sommet du poumon. Ainsi, quand un individu est dans la station debout, chaque poumon est divisé en trois parties : une partie supérieure pauvre en sang, une partie médiane avec un apport moyen de sang, et une partie inférieure riche en sang. Quand la personne se tourne sur le côté, la partie déclive reçoit plus de sang.

La perfusion est influencée également par la pression alvéolaire. Les capillaires pulmonaires sont serrés entre les alvéoles ; si la pression alvéolaire est forte, les capillaires sont coincés. Selon la pression, certains s'affaissent et d'autres se rétrécissent.

La pression de l'artère pulmonaire, la force de gravité et la pression alvéolaire influencent la perfusion. Dans les affections pulmonaires, ces facteurs varient et la perfusion des poumons peut devenir vraiment déficiente.

Sang dérivé (Shunt)

Normalement, 2 % environ du sang pompé par le ventricule droit ne se rend pas dans les capillaires alvéolaires et ne participe donc pas aux échanges gazeux. Cette fraction de sang est appelée *sang dérivé* ou *shunt*. Il retourne au cœur gauche par les veines bronchiques, les veines pleurales et les veines de Thébésius. Dans certaines maladies du cœur et des gros vaisseaux (communication interventriculaire, persistance du canal artériel) et dans certaines affections pulmonaires (œdème pulmonaire, atélectasie), la quantité de sang dérivé est supérieure à 2 %.

Le sang dérivé, qui contient la même quantité d'oxygène que le sang veineux, se mélange au sang artériel qui revient des alvéoles. Le contenu en oxygène du sang artériel dépend aussi bien du contenu lui-même que de la proportion de sang dérivé et de sang artériel. Quand la quantité de sang dérivé dépasse 20 %, elle entraîne une très grave hypoxie qui n'est guère améliorée par la respiration d'oxygène à 100 %, car l'oxygène n'entre pas en contact avec le sang dérivé.

Répartition de la ventilation et de la perfusion

La ventilation est le volume de gaz qui pénètre dans les poumons, et la perfusion est le remplissage, par le sang, des capillaires alvéolaires. Nous avons vu que la pression de l'artère pulmonaire, la force de gravité et la pression alvéolaire produisent la perfusion inégale du poumon. Nous verrons maintenant certains facteurs qui conduisent à une ventilation inégale du poumon et à une mauvaise coordination de la ventilation et de la perfusion. Les principaux facteurs qui contrôlent la répartition de la ventilation sont :

1. L'ouverture des voies respiratoires.
2. Les variations locales de la compliance pulmonaire.
3. La force de gravité.

Tout facteur qui réduit le diamètre des voies respiratoires (œdème, inflammation, sécrétions, bronchospasme) augmente la résistance au passage de l'air et diminue la ventilation des alvéoles correspondants. De même, toute zone dans laquelle la compliance locale est diminuée reçoit moins de ventilation que les zones environnantes restées plus souples.

L'effet de la gravité sur la ventilation est complexe. La masse du poumon est répartie à l'intérieur de la cage thoracique de manière à ce que la pression intrapleurale soit moins négative à la base (–2,5 cm H_2O) qu'au sommet du poumon (–10 cm H_2O), dans la station debout. Cependant,

la pression à l'intérieur des voies respiratoires est la même dans tout le poumon. Par conséquent, les alvéoles du sommet du poumon sont plus grands que ceux de la base du poumon. En reliant ces faits à la relation pression-volume du poumon, il devient clair qu'au début de l'inspiration, la plus grande partie du volume courant est répartie à la base du poumon. Quand on est debout, le poumon reçoit donc plus de sang et d'air à la base qu'au sommet.

Pour que les échanges gazeux soient à leur maximum, la perfusion de chaque alvéole doit être combinée à une ventilation optimale. En plus de la relation pression-volume du poumon, d'autres mécanismes tels que les modifications du diamètre des voies respiratoires et des capillaires assurent une bonne coordination entre la ventilation et la perfusion du poumon normal.

Une mauvaise coordination de la ventilation et de la perfusion conduit à l'hypoxie et semble être la principale cause de l'hypoxie postopératoire et de la plupart des insuffisances respiratoires. Les effets de la mauvaise coordination sont semblables à ceux du sang dérivé, mais ils peuvent être corrigés par l'inhalation d'oxygène pur.

Pression partielle

La pression partielle est la pression exercée par chacun des gaz composant un mélange et est proportionnelle à la concentration de ce gaz dans le mélange. La pression totale exercée par un mélange gazeux est égale à la somme des pressions partielles.

L'air est un mélange d'azote (78,62 %), d'oxygène (20,84 %), de traces de dioxyde de carbone (0,04 %), de vapeur d'eau (0,05 %), d'hélium, d'argon, etc. La pression atmosphérique au niveau de la mer est de 760 mm Hg. À partir de ces données, on peut calculer les pressions partielles de l'azote et de l'oxygène. La pression partielle de l'azote est de $760 \times 79\% = 600$ mm Hg et celle de l'oxygène est de $760 \times 21\% = 160$ mm Hg.

Voici une liste d'expressions reliées à la pression partielle :

P : pression
P_{O_2} : pression partielle d'oxygène
P_{CO_2} : pression partielle de dioxyde de carbone
PA_{O_2} : pression partielle de l'oxygène alvéolaire
PA_{CO_2} : pression partielle du dioxyde de carbone alvéolaire
Pa_{O_2} : pression partielle de l'oxygène artériel
Pa_{CO_2} : pression partielle du dioxyde de carbone artériel
Pv_{O_2} : pression partielle de l'oxygène veineux
Pv_{CO_2} : pression partielle du dioxyde de carbone veineux
P_{50} : pression de l'oxygène à une concentration en hémoglobine de 50 %

Lorsque l'air entre dans la trachée, il devient saturé en vapeur d'eau. Celle-ci déplace quelques-uns des gaz de sorte que la pression à l'intérieur du poumon est la même qu'à l'extérieur (760 mm Hg). La vapeur d'eau exerce une pression de 47 mm Hg quand elle sature un mélange de gaz à la température du corps (37° C). L'azote et l'oxygène exercent donc une pression de 713 mm Hg (760 – 47). Dans les alvéoles, le dioxyde de carbone s'ajoute et la pression est répartie ainsi : vapeur d'eau = 47 mm Hg ; azote = 659 mm Hg

(74,9 %) ; oxygène = 104 mm Hg (13,6 %) ; dioxyde de carbone = 40 mm Hg (5,3 %).

Quand un gaz est mis en contact avec un liquide, le gaz se dissout dans le liquide jusqu'à ce qu'un équilibre soit atteint. Le gaz dissous exerce une pression partielle. À l'équilibre, la pression partielle du gaz dans le liquide est la même que dans le mélange gazeux. Dans le poumon, la membrane alvéolaire très fine sépare le sang veineux et l'oxygène alvéolaire. L'oxygène se diffuse à travers cette membrane pour se dissoudre dans le sang jusqu'à ce que la pression partielle de l'oxygène dans le sang soit la même que dans les alvéoles (104 mm Hg). Puisque le sang veineux contient le dioxyde de carbone fabriqué par les cellules, la pression partielle du dioxyde de carbone y est plus élevée que dans les gaz alvéolaires. Dans le poumon, le dioxyde de carbone se diffuse donc du sang veineux vers les gaz alvéolaires. À l'équilibre, la pression partielle du dioxyde de carbone dans le sang et dans les gaz alvéolaires est la même (40 mm Hg).

Voici un résumé des changements de pression partielle (en mm Hg) :

	Air atmosphérique	Air trachéal	Air alvéolaire
P_{H_2O}	3,7	47,0	47,0
P_{N_2}	597,0	563,4	569,0
P_{O_2}	159,0	149,3	104,0
P_{CO_2}	0,3	0,3	40,0
Total=	760,0	760,0	760,0

Bicarbonate.   Une troisième composante du sang, importante dans l'évaluation de la fonction respiratoire, est le bicarbonate (HCO_3), qui agit principalement comme tampon dans le maintien de l'équilibre acido-basique correspondant au pH sanguin (concentration des ions hydrogène dans le sang.) Le pH sanguin normal se situe entre 7,38 et 7,44. Un excès en ions hydrogène provoque une diminution du pH qui devient inférieur à 7,38 (acidose), alors qu'un déficit en ions hydrogène provoque l'augmentation du pH au-dessus de 7,44 (alcalose). Le rôle du bicarbonate dans la régulation de la concentration des ions hydrogène peut s'exprimer chimiquement comme suit :

$$CO_2 + H_2O \rightleftarrows H_2CO_3$$
(dioxyde)   (acide
de carbone)   carbonique)

$$\rightleftarrows H^+ + HCO_3^-$$
(ion   (ion
hydrogène)   bicarbonate)

La relation du bicarbonate au dioxyde de carbone peut également se vérifier à partir de cette formule, et c'est cette relation qui a un rapport direct avec l'évaluation de la fonction respiratoire. Dans les concentrations sanguines normales, le rapport bicarbonate/acide carbonique (dioxyde de carbone dissous) est de 20 contre 1. S'il y a un excès de dioxyde de carbone, causé par une diminution de la fonction respiratoire (acidose respiratoire), l'équilibre entre le bicarbonate et l'acide carbonique est perturbé. Les reins tentent alors de rétablir le rapport normal en excrétant moins ou pas du tout de bicarbonate. Pour plus d'explications sur le rôle du bicarbonate dans le transport du CO_2, voir à la page 371.

Transport de l'oxygène

L'oxygène et le dioxyde de carbone sont transportés simultanément, en vertu de leur capacité de se dissoudre dans le sang ou de se combiner avec quelques-uns des éléments du sang.

L'oxygène est transporté dans le sang sous deux formes : (1) en tant qu'O_2 dissous en solution physique dans le plasma ; (2) en combinaison avec l'hémoglobine des globules rouges sanguins (oxyhémoglobine). Chaque 100 mL de sang artériel contient 0,3 mL d'oxygène dissous dans le plasma et 19 mL d'oxygène combiné à l'hémoglobine. Notez que le volume d'O_2 transporté par l'hémoglobine est beaucoup plus important que celui transporté en solution physique.

Le volume d'oxygène dissous en solution physique dans le plasma varie proportionnellement à la Pa_{O_2}. Par exemple, on constate que pour une Pa_{O_2} de 10 mm Hg, 0,03 mL d'oxygène se dissout dans 100 mL de plasma. À 20 mm Hg, on obtient le double de cette quantité, et, à 100 mm Hg, 10 fois cette quantité. La quantité d'oxygène dissous en solution physique est donc directement proportionnelle à la pression partielle, et ceci est vrai pour n'importe quelle élévation de la pression d'oxygène. Par exemple, dans une chambre hyperbare dans laquelle un sujet respire de l'oxygène à une pression de trois atmosphères, la Pa_{O_2} sera de 2 000 mm Hg. L'oxygène dissous sera de 6 mL d'oxygène par 100 mL de sang.

Le volume d'oxygène combiné à l'hémoglobine dépend aussi de la Pa_{O_2}, mais seulement jusqu'à une Pa_{O_2} de 150 mm Hg. Au-dessus de cette Pa_{O_2}, l'hémoglobine est saturée à 100 %, ce qui signifie que l'hémoglobine ne peut plus recevoir d'oxygène supplémentaire. Quand l'hémoglobine est saturée à 100 %, 1 g d'hémoglobine est combiné à 1,34 mL d'oxygène. Donc, chez une personne ayant 14 g % d'hémoglobine, chaque 100 mL de sang contient environ 19 mL d'oxygène combiné avec l'hémoglobine. Si la Pa_{O_2} est inférieure à 150 mm Hg, le pourcentage d'hémoglobine saturée en oxygène est plus bas. Par exemple, à une Pa_{O_2} de 100 mm Hg (valeur normale) la saturation est de 97 %, et à une Pa_{O_2} de 40 mm Hg, la saturation est de 70 %.

La courbe de dissociation de l'oxyhémoglobine (*Figure 22-1*) donne le rapport existant entre la pression partielle d'oxygène et le taux de saturation de l'hémoglobine. La forme inhabituelle de la courbe de dissociation de l'oxyhémoglobine est un avantage pour le client grâce à plusieurs facteurs.

1. Si la P_{O_2} artérielle diminue de 100 mm Hg à 80 mm Hg, à cause d'une affection pulmonaire ou cardiaque, l'hémoglobine du sang artériel demeurera pratiquement saturée au maximum (94 %) et les tissus ne souffriront pas d'anoxie.

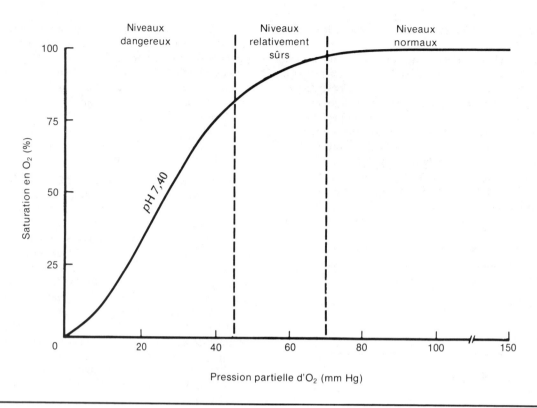

Figure 22-1   Courbe de dissociation de l'oxyhémoglobine montrant les niveaux de *p*H normaux, relativement sûrs et dangereux.

2. Lorsque le sang artériel passe dans les capillaires tissulaires et est exposé à la pression tissulaire de l'oxygène (environ 40 mm Hg), l'hémoglobine procure de grandes quantités d'oxygène qui sera utilisé par les tissus.

Courbe de dissociation de l'oxyhémoglobine

La courbe de dissociation de l'oxyhémoglobine indique les méthodes utilisées par l'organisme pour distribuer l'oxygène dans les tissus, de telle sorte que l'oxygène obtenu par les poumons soit mis en réserve et distribué de manière que les tissus en aient suffisamment. La courbe de dissociation de l'oxyhémoglobine présentée à la figure 22-1 est divisée en trois régions : (1) niveaux normaux — la Pa_{O_2} est supérieure à 70 mm Hg ; (2) niveaux relativement sûrs — la Pa_{O_2} est entre 45 mm Hg et 70 mm Hg ; (3) niveaux dangereux — la Pa_{O_2} est inférieure à 40 mm Hg.

La figure 22-2 montre que pour un *p*H normal de 7,40, la pente de la courbe se trouve entre une Pa_{O_2} de 40 mm Hg (hémoglobine saturée à 75%) et de 20 mm Hg (hémoglobine saturée à 33%). P_{50} indique la pression d'oxygène (27 mm Hg) pour l'hémoglobine saturée à 50%. Lorsqu'on parle de changements dans la Pa_{O_2} et dans la saturation, on parle de changements dans la P_{50}.

La courbe de dissociation de l'oxyhémoglobine se déplace vers la droite ou vers la gauche, selon la présence des facteurs suivants : CO_2 ; concentration en ions hydrogène (acidité) ; température ; 2,3-diphosphoglycérate ; et stéroïdes.

Une augmentation de ces facteurs peut causer un déplacement de la courbe vers la droite, de sorte que l'apport d'oxygène aux tissus est plus grand pour une même Pa_{O_2}. Une diminution de ces facteurs peut entraîner un déplacement de la courbe vers la gauche, renforçant ainsi le lien entre l'oxygène et l'hémoglobine, ce qui a pour résultat la diminution de l'apport d'oxygène aux tissus avec la même Pa_{O_2}. Sur le diagramme, la courbe normale (courbe du milieu) montre que la saturation à 75% se produit à une Pa_{O_2} de 40 mm Hg. Si la courbe se déplace vers la droite, la même saturation (75%) se produit à une Pa_{O_2} plus élevée (57 mm Hg). Si la courbe se déplace vers la gauche, la saturation à 75% se produit à une Pa_{O_2} de 25 mm Hg.

Signification clinique.   Avec un taux d'hémoglobine normal de 15 g/100 mL et un niveau de Pa_{O_2} de 40 mm Hg (saturation en oxygène à 75%), la quantité d'oxygène arrivant aux tissus est adéquate, mais il n'y a pas de réserve. S'il se présente un problème majeur (par exemple : bronchospasme, aspiration, hypotension ou arythmie cardiaque) qui réduit l'apport d'oxygène provenant des poumons, l'hypoxie tissulaire survient. La valeur normale de la Pa_{O_2} se situe entre 60 mm Hg et 80 mm Hg (90% de saturation). Ce niveau d'oxygénation fournit un excédent d'oxygène de 15%, disponible aux tissus.

Dans le transport de l'oxygène, il faut tenir compte du débit cardiaque, qui détermine la quantité d'oxygène fournie au corps. Le flux d'oxygène est la quantité d'oxygène fournie au corps par minute. Par exemple, chez une personne ayant une concentration en hémoglobine de 14 g% et une saturation de l'hémoglobine de 97%, chaque 100 mL de

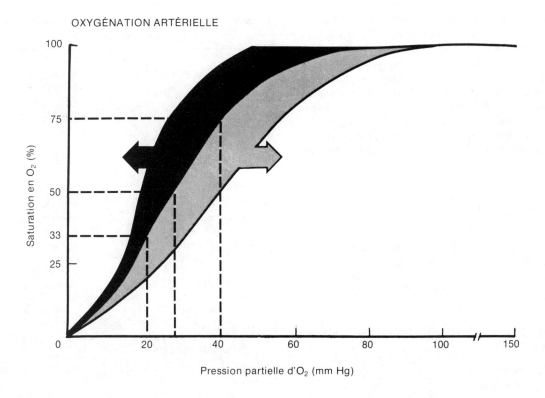

OXYGÉNATION ARTÉRIELLE

Figure 22-2 Affinité oxygène-hémoglobine. Un pH normal montre la pente raide de la courbe entre une P_{O_2} de 40 mm Hg (hémoglobine saturée à 75 %) et de 20 mm Hg (hémoglobine saturée à 33 %). Le diagramme montre que pour l'hémoglobine saturée à 75 %, la P_{O_2} est de 57 mm Hg. Lorsque la courbe se déplace vers la gauche, la P_{O_2} sur le diagramme est de 25 mm Hg. La P_{50} est normalement de 27 mm Hg. Un déplacement vers la droite donne une P_{50} plus élevée et un déplacement vers la gauche donne une P_{50} plus basse. (*Source* : d'après B. Shapiro. *Clinical Application of Blood Gases*, Year Book Medical Publishers.)

sang artériel contient $(14 \times 1{,}34 \times 0{,}97) = 18{,}2$ mL d'oxygène combiné à l'hémoglobine. Chaque litre de sang contient 182 mL d'oxygène. Si le débit cardiaque est de 5 L/min, le flux d'oxygène est de 910 mL/min (182×5). Si le débit cardiaque tombe à 2,5 L/min, le flux d'oxygène tombe à 450 mL. C'est pourquoi les mesures du débit cardiaque sont si importantes. Tout l'oxygène fourni au corps n'est pas utilisé ; en fait seulement 250 mL/min sont employés. Le reste de l'oxygène retourne au cœur droit, et la P_{O_2} du sang veineux baisse à 40 mm Hg.

Transport du dioxyde de carbone

Simultanément à la diffusion de l'oxygène du sang vers les tissus, le dioxyde de carbone se diffuse dans la direction opposée (par exemple, depuis les cellules tissulaires jusqu'au sang) et est transporté aux poumons pour être excrété. La quantité de dioxyde de carbone en transit est ce qui détermine en priorité l'équilibre acido-basique de l'organisme. Généralement, seulement 6 % du CO_2 veineux est retiré, et une quantité suffisante demeure du côté artériel pour exercer une pression de 40 mm Hg. La majeure partie du dioxyde de carbone (95 %) pénètre dans les globules rouges sanguins. La petite partie (5 %) qui demeure dissoute

dans le plasma (P_{CO_2}), est le facteur critique déterminant le mouvement d'entrée ou de sortie du dioxyde de carbone du sang. Le dioxyde de carbone dissous prend la forme d'acide carbonique (H_2CO_3), un acide volatil, c'est-à-dire qu'il subit des réactions chimiques le transformant de liquide en un gaz (en CO_2). Cela explique pourquoi la concentration sanguine d'acide carbonique (H_2CO_3) est contrôlée par la ventilation alvéolaire. C'est ici que le bicarbonate exerce son influence comme force stabilisante. Notez, encore, la relation entre l'acide carbonique (H_2CO_3), la concentration en ions hydrogène ($pH \pm$ ou pH) et le bicarbonate (HCO_3) dans la formule chimique :

$$CO_2 + H_2O \rightleftharpoons H_2CO_3 \rightleftharpoons H^+ + HCO_3^-$$

Le bicarbonate et l'hémoglobine, dans les globules rouges sanguins, permettent le transport de grandes quantités de dioxyde de carbone dans le sang, avec peu ou pas de changements du pH. Ce tamponnage est essentiel et se produit parce que 30 % du dioxyde de carbone est transporté directement sur l'hémoglobine et que 65 % est tamponné par l'hémoglobine à travers le mécanisme du bicarbonate. Le rapport existant entre la concentration de bicarbonate plasmatique (principalement contrôlée par les reins) et la concentration de l'acide carbonique plasmatique (principalement contrôlée par les poumons) détermine le pH.

La relation entre le dioxyde de carbone transporté par le composé bicarbonate de sodium ($NaHCO_3$) et celui qui est en solution physique dissoute dans le plasma (P_{CO_2}) est d'extrême importance. On appelle le premier CO_2 lié (ou fixé) et l'autre CO_2 dissous. Dans des conditions normales, le rapport du CO_2 lié au CO_2 dissous est remarquablement constant à 20 : 1. Un tel rapport est essentiel pour maintenir l'équilibre acido-basique sanguin normal. (La concentration en ions bicarbonate dans le plasma est principalement contrôlée par le système rénal, mais, à un degré moindre, elle est aussi affectée par le système respiratoire.)

Le processus entier du transport de l'oxygène et du dioxyde de carbone, et de la formation de bicarbonate (HCO_3), se résume comme suit :

Niveau tissulaire

1. Le CO_2 entre dans les globules rouges, se combine avec l'H_2O pour former l'acide carbonique (H_2CO_3).
2. Au même instant, l'hémoglobine relâche de l'oxygène aux tissus et devient de l'hémoglobine réduite.
3. Le H_2CO_3 se dissocie en ions H^+ et bicarbonate (HCO_3^-).
4. L'hémoglobine réduite et le HCO_3^- sont transportés par le système veineux aux poumons.

Niveau pulmonaire

1. L'hémoglobine réduite prend de l'O_2 et libère des ions H^+.
2. Le HCO_3^- se combine avec les ions H^+ pour donner du H_2CO_3.
3. Le H_2CO_3 se dissocie en $H_2O + CO_2$ (air expiré).

Pour résumer le transport gazeux respiratoire, il est important d'insister sur le fait que les multiples processus décrits ne se produisent pas selon des phases intermittentes, mais qu'ils se produisent rapidement, simultanément et continuellement.

☐ ÉVALUATION INITIALE DES CLIENTS NÉCESSITANT DES SOINS RESPIRATOIRES INTENSIFS

Le monitorage est une partie vitale des soins respiratoires intensifs. Une identification rapide, une évaluation exacte et des interventions adéquates dépendent entièrement d'une surveillance de très grande qualité. La tendance actuelle s'oriente vers des techniques de monitorage de plus en plus précises.

On doit mesurer constamment les signes vitaux — pression artérielle, rythme cardiaque, rythme respiratoire, température. Des électrocardiogrammes fréquents sont nécessaires. Les clients sous respirateur doivent subir une radiographie pulmonaire tous les jours. On doit vérifier souvent les électrolytes sériques, l'hématocrite, l'hémoglobine et le nombre de leucocytes. On note la masse chaque jour, ainsi que les ingesta et les excreta de tous les liquides, afin de surveiller l'équilibre liquidien. (Voir l'encadré 22-1.)

Encadré 22-1 Paramètres à surveiller durant les soins respiratoires intensifs

Monitorage de base	**Radiographie pulmonaire**
Pression artérielle	
Rythme cardiaque	**Équilibre liquidien**
Rythme respiratoire	
Température	Ingesta
Électrocardiogramme	Excreta
	Masse
Paramètres respiratoires	
	Tests sanguins
Auscultation thoracique	Électrolytes
Volume courant	Hémoglobine et hématocrite
Capacité vitale	Numération leucocytaire
Force respiratoire	
Compliance	
Concentration de l'oxygène inspiré	**Analyse d'urine**
Différence entre la pression d'oxygène artériel et la pression d'oxygène alvéolaire	**Paramètres cardio-vasculaires**
	Pression capillaire pulmonaire
	Débit cardiaque

Auscultation thoracique

Les soins du client gravement atteint nécessitent l'observation et l'auscultation fréquentes du thorax. Il s'agit de savoir si les bruits de la respiration sont présents ou non. La présence des bruits d'une respiration normale est la preuve que l'air entre dans les poumons. L'absence de bruits respiratoires, en des endroits où l'on devrait les entendre, suggère que, même si la perfusion est présente, les alvéoles ne reçoivent pas d'air. Une auscultation en série du thorax va permettre à l'infirmière de confirmer la présence de l'échange d'air, de savoir quand une succion trachéobronchique est nécessaire et de prévenir les catastrophes ventilatoires. Tout changement des facteurs précédents indique que le traitement a besoin d'être modifié.

Préparation du client

L'auscultation attentive du client nécessite quelques préparatifs :

- La pièce doit être aussi calme que possible afin qu'aucun bruit ne vienne empêcher d'entendre le son de la respiration du client.
- La pièce doit être à une bonne température afin que le client ne frissonne pas, ce qui pourrait gêner l'audition des bruits respiratoires.
- Réchauffer le diaphragme du stéthoscope en le tenant dans la paume de la main avant de le placer sur le thorax du client.
- Placer fermement le diaphragme sur le thorax du client afin d'améliorer la transmission des sons, et demander au client de respirer profondément par la bouche.

- Si possible, demander au client de s'asseoir, les bras et les épaules légèrement penchés en avant. Cette position permet une expansion maximum du thorax tout en exposant une grande surface pulmonaire à l'examen.

- Commencer l'auscultation par le sommet des poumons, en allant du haut vers la base des poumons et en comparant les deux côtés du thorax. Écouter un cycle complet de respiration à chaque endroit parce que la durée et la qualité du bruit respiratoire peuvent varier entre l'inspiration et l'expiration.

- Ausculter l'avant et l'arrière du thorax, à cause de la forme des poumons ; les segments antérieurs et moyens s'entendent mieux par l'avant, alors que les segments de la base des poumons s'entendent mieux par l'arrière.

Signification des bruits respiratoires

Bruits respiratoires normaux. Il y a trois catégories de bruits respiratoires normaux : (1) les bruits vésiculaires, (2) les bruits bronchiques ou trachéaux et (3) les bruits broncho-vésiculaires.

Les *bruits vésiculaires* (ou murmure vésiculaire) sont entendus dans la plupart des endroits du poumon. Ils peuvent se comparer à de légers bruissements. L'inspiration prédomine sur l'expiration ; les bruits vésiculaires sont aigus pendant l'inspiration, alors qu'ils sont plus graves, plus courts et plus faibles pendant l'expiration.

On entend normalement les *bruits bronchiques ou trachéaux* au-dessus de la trachée et des grosses bronches. L'inspiration est aiguë et plus forte que l'expiration. L'expiration dure en fait plus longtemps que l'inspiration. Sa tonalité est plus aiguë et d'intensité plus grande ; cela donne un son strident et tubulaire.

Les *bruits broncho-vésiculaires* représentent une phase intermédiaire. Ils sont normalement entendus antérieurement, dans le deuxième espace intercostal, et postérieurement, dans la région interscapulaire. Il arrive souvent qu'on les entende aussi à l'extrémité du lobe moyen droit. L'inspiration est semblable à ce qu'elle était dans les bruits vésiculaires. L'expiration est ici aussi forte, aussi longue et aussi aiguë que l'inspiration.

Bruits respiratoires anormaux. Les râles sont des bruits anormaux additionnels ou adventices ; ils sont toujours pathologiques. On peut les subdiviser (1) en rhonchi, bruits rudes continuels, et (2) en râles humides, petits crépitements interrompus. Ces bruits anormaux indiquent la présence de liquide quelque part dans le tractus respiratoire. Le liquide ou l'exsudat peut résulter d'une infection, d'une inflammation, d'une aspiration, d'un œdème ou de la rétention de sécrétions.

- La présence de rhonchi indique une maladie des grosses bronches. Des râles humides, moyens et fins indiquent une maladie bronchique ou alvéolaire. Les rhonchi sont ordinairement entendus plus tôt au cours de l'inspiration que les râles, parce que le bruit est produit quand la colonne d'air inspirée rencontre l'exsudat dans sa location anatomique.

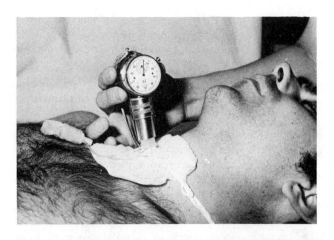

Figure 22-3 Spiromètre de Wright adapté à une canule à trachéotomie dont le manchon est gonflé. Le petit cadran mesure le volume courant et la capacité vitale. Le grand cadran mesure la ventilation minute.

Évaluation du volume pulmonaire

Volume courant

Le volume courant est le volume d'air de chaque respiration. Pour le mesurer au chevet du malade, on utilise le spiromètre de Wright (*Figure 22-3*).

Si le client respire à l'aide d'un tube endotrachéal ou d'une canule à trachéotomie, on fixe le spiromètre au tube ou à la canule et on lit le volume expiré sur le cadran. Chez les autres clients, le spiromètre est fixé à un masque facial qui recouvre parfaitement le nez et la bouche. Il existe également des spiromètres électroniques qui donnent des lectures numériques des volumes pulmonaires.

Le volume courant peut varier d'une respiration à l'autre. C'est pourquoi il faut prendre plusieurs mesures et qu'il faut noter les extrêmes ainsi que le volume courant moyen. Le volume courant normal est de 7 mL à 8 mL pour chaque kilogramme de masse corporelle. Lorsqu'il descend plus bas que 5 mL/kg, la ventilation mécanique est habituellement nécessaire.

Modèle de ventilation

Le modèle normal de ventilation comprend environ 6 à 10 respirations profondes (ou soupirs) par heure, chacune étant d'un volume considérablement plus important que le volume courant. Si aucune respiration ne dépasse le volume courant, cela entraîne un affaissement des alvéoles, étant donné que tous les alvéoles ne s'ouvrent pas avec chaque respiration. L'affaissement des alvéoles (atélectasie) a pour résultat la non-ventilation de certaines régions alors que le flux sanguin continue, ce qui fait que l'espace mort physiologique augmente.

Une ventilation par volumes courants faibles et sans soupirs peut produire une micro-atélectasie en moins d'une heure, mais des respirations profondes périodiques permettent de maintenir ouverts tous les alvéoles. C'est pour cette raison que l'on encourage les clients en période postopératoire à respirer profondément et que l'on utilise l'appareil de respiration à pression positive intermittente pour augmenter le volume courant.

Enseignement au client. Quand on enseigne au client à respirer profondément, il faut avoir en mémoire les points suivants :

- Insister sur l'inspiration. Les techniques d'expiration (bouteilles, gants, toux) peuvent produire un affaissement alvéolaire, la pression pleurale devenant plus forte que la pression dans les voies respiratoires. La toux de routine est recommandée seulement pour les clients dont les voies respiratoires sont encombrées de sécrétions.
- Insister sur des inspirations forcées et soutenues. Si une profonde inspiration est maintenue pendant quelques secondes, les niveaux d'oxygène pulmonaire sont plus élevés. Un spiromètre de stimulation, quand il est bien utilisé, peut permettre de prolonger la période de gonflement alvéolaire. Quand un client est incapable de se servir du spiromètre, on lui demande d'inspirer profondément et de compter jusqu'à trois à la fin de l'inspiration, en gardant la glotte ouverte.
- Les positions sont importantes. La capacité résiduelle fonctionnelle est moindre en position couchée. Demander au client de s'asseoir au bord du lit avec les jambes pendantes ou en position de semi-Fowler. La partie supérieure du corps doit être détendue pour permettre une expansion pulmonaire maximum. Tenir les bras du client sur ses côtés ou sur son abdomen afin qu'il ne les utilise pas pour se soutenir. Lui demander de fléchir légèrement les genoux pour relâcher les muscles abdominaux.

Rythme respiratoire

L'adulte normal au repos a un rythme respiratoire de 18 à 20 respirations par minute. À part quelques soupirs occasionnels, la respiration est assez régulière.

- La respiration lente s'associe à une pression intra-crânienne élevée, à une lésion au cerveau ou à un surdosage de drogues et de médicaments.
- La respiration rapide se voit dans les cas de pneumonie, d'œdème pulmonaire, d'acidose métabolique, de septicémie et de fracture des côtes.

La ventilation mécanique est nécessaire quand le rythme respiratoire se situe hors des limites normales (14 à 25). Certains clients qui respirent spontanément peuvent faire un arrêt respiratoire, par exemple dans le cas de lésions cérébrales ou après une opération au cerveau. Ces clients nécessitent donc une surveillance constante de la respiration.

Ventilation minute

Le volume courant et le rythme respiratoire ne sont pas, séparément, des indices très sûrs d'une bonne ventilation parce qu'ils varient largement d'une respiration à l'autre. Ensemble, cependant, ils sont importants parce qu'ils permettent de déterminer la ventilation minute, très utile pour la détection de l'insuffisance respiratoire. La ventilation minute est le volume d'air expiré par minute ; elle est égale au produit du volume courant et du rythme (ou fréquence) respiratoire, selon l'équation suivante :

$$\frac{\text{Ventilation}}{\text{minute}} = \frac{\text{Volume}}{\text{courant}} \times \frac{\text{Rythme}}{\text{respiratoire}}$$

Dans la pratique, on ne calcule pas la ventilation minute, on la mesure directement avec un spiromètre. La ventilation minute peut diminuer pour les raisons suivantes :

- Un problème qui limite la transmission des influx nerveux du cerveau aux muscles respiratoires, comme un traumatisme de la moelle épinière, un accident vasculaire cérébral, des tumeurs, une myasthénie grave, le syndrome de Guillain et Barré et la poliomyélite.
- Une dépression des centres respiratoires du bulbe rachidien comme dans le cas d'un surdosage d'anesthésique ou de narcotique.
- Une affection pulmonaire qui :
  limite le mouvement du thorax : cyphoscoliose
  limite le mouvement du poumon : épanchement pleural, pneumothorax
  diminue la quantité de tissu pulmonaire fonctionnel : maladies pulmonaires chroniques, œdème pulmonaire grave.

Quand la ventilation minute décroît, la ventilation alvéolaire décroît aussi tandis que la Pa_{CO_2} augmente.

- Attention : ne pas se fier à l'examen visuel du rythme et de la profondeur des mouvements respiratoires du client. Ceux-ci peuvent paraître normaux ou exagérés, mais le client peut ne déplacer que l'air nécessaire à ventiler son espace mort.

Ventilation alvéolaire

Une ventilation minute adéquate ne signifie pas nécessairement que la ventilation alvéolaire est suffisante. Normalement, les échanges gazeux requièrent les deux tiers de la ventilation minute et l'espace mort utilise le tiers restant :

$$\begin{array}{ccc} \text{Ventilation} & \text{Ventilation} & \text{Espace} \\ \text{minute} = & \text{alvéolaire} + & \text{mort} \\ 3/3 & 2/3 & 1/3 \end{array}$$

Une diminution de la ventilation minute ou une augmentation de l'espace mort diminuent donc le volume de la ventilation alvéolaire.

Le corps tend à garder la Pa_{CO_2} à 40 mm Hg en maintenant la ventilation alvéolaire, et donc l'élimination du CO_2, à peu près constante. Si l'espace mort augmente, la ventilation minute doit donc augmenter aussi pour compenser la perte causée par la ventilation de l'espace mort. Si le client ne peut augmenter sa ventilation minute, la ventilation alvéolaire baisse, le dioxyde de carbone s'accumule dans le corps et la P_{CO_2} augmente.

L'espace mort augmente généralement à cause d'anomalies de la ventilation et de la circulation produites par l'atélectasie, la pneumonie, l'œdème pulmonaire et la bronchopneumopathie chronique obstructive.

- Il faut se rappeler que la plupart des clients peuvent doubler leur ventilation minute au repos pour maintenir une ventilation alvéolaire adéquate quand l'espace mort augmente. Au delà de ce niveau, ils se fatiguent.

Quand la ventilation minute dépasse 10 L/min, il faut utiliser la ventilation mécanique. On ajuste alors le volume courant et le rythme respiratoire pour fournir une ventilation minute qui maintient la Pa_{CO_2} à 40 mm Hg. Quelquefois, une Pa_{CO_2} plus élevée ou plus basse est nécessaire.

Évaluation de la capacité respiratoire

On peut faire facilement les tests de capacité respiratoire au chevet du malade en mesurant la capacité vitale, le volume expiratoire forcé, la force inspiratoire et la compliance. Ces tests sont particulièrement importants pour les clients qui risquent d'avoir des complications pulmonaires : ceux qui viennent de subir une intervention chirurgicale abdominale ou thoracique, ceux qui ont subi une longue anesthésie, ceux qui ont déjà une maladie pulmonaire et ceux qui sont âgés.

Les clients dont l'expansion thoracique est limitée par l'obésité ou la distension abdominale et ceux qui sont incapables de respirer à fond à cause de la douleur post-opératoire ou des sédatifs, ont un volume courant faible. La ventilation assurée par un volume courant faible sans soupirs peut produire l'affaissement alvéolaire. La capacité fonctionnelle résiduelle chute, la compliance est réduite et le client doit respirer plus rapidement pour conserver le même degré d'oxygénation de ses tissus. Tous ces événements sont encore accentués chez les clients qui souffrent déjà de maladies pulmonaires et chez les personnes âgées dont la compliance des voies respiratoires est réduite par la fermeture plus rapide des petites voies respiratoires pendant l'expiration.

Capacité vitale

On mesure la capacité vitale en demandant au client d'inspirer au maximum et d'expirer de toutes ses forces dans un spiromètre. La capacité vitale normale dépend de l'âge, du sexe, de la constitution et de la masse.

- La plupart des clients peuvent avoir une capacité vitale double de leur volume courant. Si la capacité vitale est inférieure à 10 mL pour chaque kilogramme de masse corporelle, le client est trop faible pour respirer normalement et il faudra l'assister avec un respirateur mécanique.

La capacité vitale forcée (CVF) est obtenue quand la capacité vitale est expirée à une vitesse maximum. La plupart des clients expirent 75% de leur capacité vitale en une seconde (volume expiratoire maximum seconde ou VEMS). Une diminution du VEMS indique une circulation anormale de l'air dans les poumons. Si la CVF et le VEMS d'un client sont proportionnellement réduits, son expansion pulmonaire maximum est gênée quelque part. Si le VEMS est beaucoup plus réduit que la CVF, le client a une obstruction des voies respiratoires.

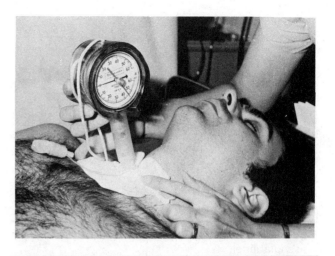

Figure 22-4   Mesure de la force inspiratoire. Le manomètre de force inspiratoire est adapté à la canule à trachéotomie. Le manchon de la canule à trachéotomie doit être gonflé. Fermer l'ouverture de l'adaptateur, entre la trachéotomie et le manomètre, de sorte que les voies respiratoires soient obstruées à l'inspiration. La force inspiratoire négative se reflète à –45 cm de pression d'H_2O. Il faut permettre au client de respirer, entre chacune des mesures, en ouvrant l'ouverture de l'adaptateur.

Force inspiratoire

La force inspiratoire mesure l'effort fourni par le client pendant l'inspiration. Cette mesure ne requiert pas la coopération du client et est donc utile chez les personnes inconscientes. Le matériel nécessaire pour cette épreuve comprend (1) un manomètre pouvant mesurer les pressions négatives et (2) un adaptateur pouvant se relier à un masque d'anesthésie ou à un tube endotrachéal à manchon gonflable. On y attache le manomètre, et les voies respiratoires sont alors complètement obstruées (*Figure 22-4*). Cette technique dure de 10 s à 20 s, pendant que l'on enregistre sur le manomètre l'effort inspiratoire du client. La force inspiratoire normale est de –100 cm H_2O. Si la pression négative enregistrée après 15 secondes d'obstruction des voies respiratoires est inférieure à –25 cm H_2O, il faut utiliser la ventilation mécanique parce que le client manque de force musculaire pour respirer profondément ou tousser efficacement.

Compliance

Quand un client est assisté d'un respirateur mécanique, on peut facilement et rapidement évaluer sa facilité à respirer en mesurant sa compliance. On divise le volume courant donné au client par la pression maximum requise pour lui donner ce volume d'air. Si le client est sous pression positive en fin d'expiration (PPFE), on doit soustraire cette pression de la pression maximum exercée pendant la ventilation.

Par exemple, si le volume courant est de 450 mL et la pression maximum de 15 cm H_2O, la compliance est de 450/15, c'est-à-dire de 30 mL/cm H_2O. Mais si on a besoin

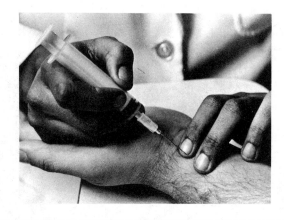

Figure 22-5   Ponction artérielle pour l'analyse des gaz du sang artériel.

d'une pression de 20 cm d'eau pour donner plus tard le même volume, la compliance a diminué (450/20 = 22,5 mL/cm H$_2$O).

L'estimation de la compliance étant faite pendant que l'air circule dans les poumons, elle reflète les changements de la résistance au passage de l'air aussi bien que la compliance pulmonaire et thoracique. Dans le pneumothorax, l'hémothorax, l'épanchement pleural et la plupart des maladies pulmonaires aiguës, la compliance est faible. Quand on veut évaluer l'évolution du syndrome de détresse respiratoire, la mesure de la compliance est utile.

- Une baisse rapide de la compliance indique une résistance au passage de l'air comme c'est le cas avec l'accumulation de sécrétions. Une réduction graduelle de la compliance indique des troubles qui restreignent l'expansion pulmonaire, comme l'épanchement pleural ou l'atélectasie.

Évaluation des échanges gazeux

Gaz du sang artériel

On doit mesurer souvent les pressions de l'oxygène et du dioxyde de carbone artériels (Pa_{O_2}, Pa_{CO_2}) ainsi que le pH, quand on soigne les clients souffrant d'affections respiratoires. La Pa_{O_2} indique le degré d'oxygénation du sang et la Pa_{CO_2} indique si la ventilation alvéolaire est adéquate. Chaque fois qu'il y a des modifications à la concentration de l'oxygène inspiré, au volume courant ou au rythme respiratoire, on doit mesurer les gaz du sang artériel après 20 min à 30 min pour permettre l'équilibration des gaz alvéolaires et sanguins.

Pour l'analyse des gaz, il faut environ 3 mL de sang artériel. On fait une ponction artérielle dans une région où le pouls est bien palpable (artère radiale, brachiale ou fémorale).

Procédé
- Avec la main gauche, tâter le trajet de l'artère et palper pour la pulsation avec le majeur et l'index. Maintenir,

avec l'autre main, une aiguille n° 20 et une seringue en verre héparinisée (0,05 mL d'héparine sodique à 1 % pour chaque mL de sang) à un angle de 90° avec la peau. Appuyer le poignet sur la surface pour permettre un meilleur contrôle de l'aiguille.
- Avec la main droite, insérer l'aiguille entre le majeur et l'index de la main gauche, en direction de l'artère qui bat (*Figure 22-5*). Il est plus facile d'obtenir un échantillon avec une seringue de verre, puisque la pression artérielle pousse elle-même le piston de la seringue, diminuant par le fait même l'incidence d'entrée d'air dans l'échantillon. Après avoir obtenu le sang, appliquer une pression au site de ponction pendant au moins 5 min, pour éviter la formation d'un hématome.
- Fermer la seringue et placer l'échantillon de sang dans un récipient de glace, en attendant l'analyse. Une basse température diminue le métabolisme et réduit le risque d'altération des valeurs de l'oxygène, du dioxyde de carbone et du pH.

Précautions
1. Utiliser la technique d'asepsie.
2. Éviter les ponctions fréquentes au même endroit, à cause du danger de dilatation anévrismale locale.
3. Ne pas insérer l'aiguille plus profondément que 0,5 cm (à moins que ce ne soit nécessaire) puisque, dans la plupart des cas, l'artère se situe près de la surface.
4. Connaître l'anatomie, afin d'éviter un traumatisme des nerfs adjacents.
5. Rechercher la présence de l'artère cubitale, avant de ponctionner l'artère radiale.

Si on doit faire plusieurs examens des gaz artériels, on peut laisser un cathéter dans l'artère radiale bien que cela puisse gêner la circulation sanguine dans l'artère. Avant d'installer le cathéter, on fait le test d'Allen pour vérifier la circulation sanguine de l'artère cubitale afin de s'assurer que la main sera irriguée même si l'artère radiale est bloquée. Le test ou épreuve d'Allen consiste à rendre la main blême, à comprimer l'artère radiale et à surveiller la circulation sanguine revenant dans la main par l'artère cubitale. Ainsi, même si l'artère radiale était bloquée par une thrombose, la circulation collatérale serait assurée. Le test d'Allen se fait de la manière suivante :

- Si le client est conscient, l'infirmière lui demande de serrer le poing pendant qu'elle comprime les artères radiale et cubitale au poignet. Elle demande ensuite au client de desserrer le poing et elle observe la paume de la main qui devient blême. L'infirmière décomprime l'artère cubitale tout en maintenant la pression sur l'artère radiale et surveille le retour de la coloration de la peau. Si la circulation dans l'artère cubitale est bonne, la paume de la main se colorera instantanément.
- Si le client est inconscient, l'infirmière lui élève la main et la serre jusqu'à ce qu'elle devienne blême. Elle compresse les artères radiale et cubitale puis abaisse la main du client. Elle continue ensuite selon le processus décrit au paragraphe précédent.

Dans les unités de soins intensifs, on utilise très couramment les cathéters artériels à demeure, car ils servent à la fois à la surveillance hémodynamique, au monitorage précis de la pression systolique et diastolique et à l'échantillonnage des gaz artériels. On peut contrôler l'oxygénation d'une manière moins envahissante en utilisant l'oxymétrie de l'oreille et les capteurs percutanés. La pièce d'oreille pour oxymétrie est un appareil qui analyse la transmission de la lumière à travers le pavillon de l'oreille. Ce procédé est fondé sur la différence des spectres d'absorption de l'oxyhémoglobine et de l'hémoglobine réduite, ce qui permet d'apprécier le taux d'oxygène contenu dans le sang, à travers la peau. Les concentrations d'oxygène mesurées par l'oxymétrie correspondent tout à fait aux résultats obtenus par les méthodes directes. L'oxymétrie est particulièrement utile pour contrôler les niveaux de la P_{O_2} chez les clients atteints de bronchopneumopathie chronique obstructive et qui sont sujets à la narcose par le CO_2 pendant l'oxygénothérapie.

On obtient les mesures percutanées de la P_{O_2} en chauffant la peau et en mesurant la P_{O_2} avec une électrode de détection de l'oxygène. Chez les adultes en bonne santé, les mesures percutanées de l'O_2 reflètent bien les niveaux de la Pa_{O_2}. Cependant, l'oxymétrie et la mesure percutanée ne donnent pas de bons résultats pour les clients ayant des problèmes hémodynamiques parce que la réduction du débit cardiaque ou une mauvaise circulation créent une stase veineuse et une désaturation d'oxygène.

On peut également mesurer le dioxyde de carbone de manière moins envahissante en obtenant des échantillons de gaz expirés et en utilisant un analyseur de CO_2 à infrarouges ou un spectromètre de masse pour évaluer la pression du dioxyde de carbone alvéolaire. Dans plusieurs cas, les P_{CO_2} de la fin de l'expiration demeurent stables par rapport aux Pa_{CO_2} et peuvent être utilisées pour détecter l'hypoventilation et pour évaluer la tolérance du client à des techniques telles que l'intubation ou la détubation ainsi que l'installation ou le sevrage du respirateur.

Concentration d'oxygène inspiré

L'air que nous respirons contient 21 % d'oxygène par volume ; la fraction de l'oxygène dans l'air inspiré est donc 0,21. La fraction de l'oxygène inspiré ($F_I O_2$) peut augmenter si on ajoute de l'oxygène à l'air inspiré (voir l'oxygénothérapie en cas d'insuffisance respiratoire). Si la $F_I O_2$ est insuffisante, l'hypoxie et la mort peuvent survenir. Si la $F_I O_2$ est trop élevée, elle peut entraîner une toxicité inutile. Pour s'assurer que la $F_I O_2$ est bonne, on peut utiliser de temps en temps un analyseur qui mesure la concentration d'oxygène dans les gaz inspirés.

Différence de pression entre l'oxygène alvéolaire et l'oxygène artériel

La différence de pression de l'oxygène entre les gaz alvéolaires (PA_{O_2}) et le sang artériel (Pa_{O_2}) mesure l'efficacité du poumon en tant qu'oxygénateur. On obtient facilement un échantillon de sang pour mesurer la Pa_{O_2}. Malheureusement, on ne peut obtenir un échantillon de gaz alvéolaire pour mesurer la PA_{O_2}. Cependant, si on connaît les valeurs de la

$F_I O_2$ et de la Pa_{CO_2}, on peut calculer une valeur acceptable de PA_{O_2}, d'après la formule :

$$PA_{O_2} = (713 \times F_I O_2) - (Pa_{CO_2} \times 1,25)$$

Exemple : Si un homme respirant l'air ambiant ($F_I O_2 = 0,21$) a une Pa_{CO_2} de 40 mm Hg, alors sa PA_{O_2} est de 99,73 mm Hg :

$$PA_{O_2} = (713 \times 0,21) - (40 \times 1,25) = 99,73$$

On peut résumer la différence de pression entre l'oxygène alvéolaire et l'oxygène artériel par la formule :

$$P(A-a)_{O_2} = PA_{O_2} - Pa_{O_2}$$

Le poumon normal est un oxygénateur efficace dont la gamme normale de $P(A-a)_{O_2}$ s'étend de 5 mm Hg à 15 mm Hg. Les shunts et la mauvaise coordination de la ventilation et de la perfusion rendent le poumon inefficace en tant qu'oxygénateur. Cela devient évident lorsque la $P(A-a)_{O_2}$ augmente.

Pression capillaire pulmonaire (PCP)

Pour obtenir la pression capillaire pulmonaire (ou pression artérielle pulmonaire bloquée), on utilise un cathéter cardiaque spécial appelé cathéter de Swan-Ganz. C'est un cathéter à double lumière (*Figure 22-6*). La plus grande des deux lumières est ouverte aux deux extrémités et on l'utilise pour mesurer les pressions et prélever des échantillons de sang artériel pulmonaire. Cette lumière doit être continuellement mouillée avec une solution d'héparine. On utilise l'autre lumière pour gonfler un ballon situé à l'extrémité du cathéter et contenant environ 1 mL d'air. Quand il est gonflé, son diamètre est de 11 mm à 13 mm et il entoure et cache l'extrémité du cathéter.

On insère le cathéter dans une grosse veine périphérique, avec monitorage continu de l'ECG et de la pression veineuse par la lumière du cathéter. Quand l'extrémité du cathéter entre dans le thorax, le tracé de la pression veineuse fluctue avec la respiration. On gonfle alors le ballon et on fait avancer le cathéter. La circulation sanguine transporte le ballon comme s'il était un embole et guide le cathéter à travers l'oreillette droite et la valvule tricuspide, vers le ventricule droit et l'artère pulmonaire. Pendant toute l'insertion, le tracé de la pression (*Figure 22-6*) reflète la position du ballon et de l'extrémité du cathéter. Le ballon finit par s'arrêter (comme un embole) dans l'une des branches de l'artère pulmonaire, où il obstrue la circulation sanguine ; on dit qu'il est bloqué. La pression enregistrée alors est la pression capillaire pulmonaire (ou pression artérielle pulmonaire bloquée).

Le ballon sert à : (1) guider le cathéter ; (2) couvrir l'extrémité du cathéter pour empêcher l'irritation du myocarde et diminuer ainsi l'incidence des arythmies ; (3) obtenir la pression capillaire quand il est gonflé et la pression artérielle pulmonaire quand il est dégonflé.

Pour mesurer la pression de l'artère pulmonaire et la PCP, il faut un moniteur avec un oscilloscope, un transducteur et un câble, et une tubulure à pression. Les capuchons du transducteur peuvent être réutilisables ou jetables ; certains ont même les robinets et les tubes déjà assemblés.

Dans le système le plus simple de mesure de la pression, un sac pressurisé contenant une solution intraveineuse d'héparine est relié à un système de distribution continue. L'une des extrémités du système de distribution est reliée au cathéter de Swan-Ganz et l'autre extrémité au capuchon du transducteur rempli de liquide; le transducteur est relié au moniteur par un câble. Le transducteur détecte les changements dans la pression du client et les transforme en un signal électrique qui apparaît sur l'oscilloscope du moniteur. Quand le cathéter est inséré, on le suture en place et on applique un pansement stérile. Plus tard, on doit surveiller attentivement tout signe d'infection à l'endroit de l'insertion.

Pour obtenir une bonne courbe des ondes de l'artère pulmonaire, il faut s'assurer que:

- Les branchements des tubes sont bien faits.
- Les branchements électriques entre le transducteur et le moniteur sont serrés.
- Le sac pressurisé contient suffisamment de liquide.
- Le capuchon du transducteur est bien vissé et exempt de fentes.

- Il n'y a pas de bulles d'air dans le capuchon du transducteur ou dans les tubes.
- Le haut du transducteur est à peu près au niveau de l'oreillette droite du client.
- Le moniteur est bien calibré pour que les mesures soient exactes.
- La tête du lit du client est dans la même position à chaque fois qu'on prend des mesures.

Lorsqu'on mesure la PCP, il faut:

- Gonfler le ballon lentement pour éviter qu'il n'éclate.
- Arrêter le gonflement du ballon aussitôt que l'onde de pression capillaire apparaît.
- Ne pas introduire plus de 1,5 mL d'air dans le ballon.
- Éviter de laisser le ballon gonflé pendant plus de deux cycles respiratoires, afin d'éviter une perforation de l'artère pulmonaire.
- Lire les PCP à la fin de l'expiration.
- Permettre un dégonflement passif du ballon (retirer l'air manuellement peut endommager le ballon).

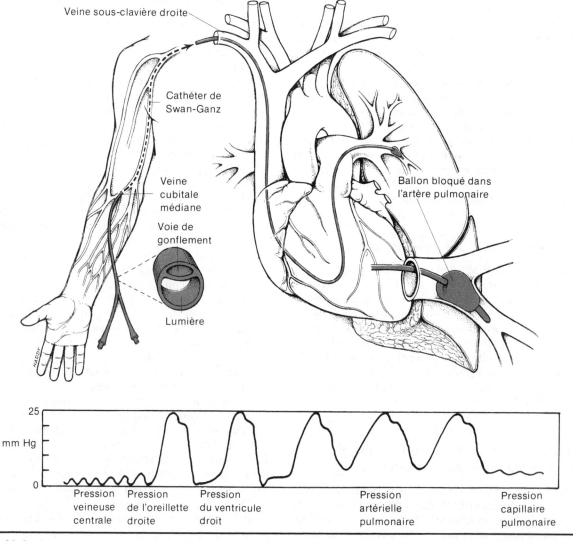

Figure 22-6 Insertion d'un cathéter de Swan-Ganz. La position du cathéter est reflétée par les tracés de la pression. On obtient la pression capillaire pulmonaire en gonflant le ballon.

- Garder le ballon dégonflé quand il n'est pas utilisé pour éviter un infarcissement pulmonaire.

- Quand le cathéter est introduit depuis un certain temps dans la personne, il ramollit ; il peut alors être entraîné vers une artère plus petite et la bloquer, même si le ballon n'est pas gonflé. Afin de détecter ce phénomène très tôt, il faut surveiller le tracé de la pression artérielle pulmonaire continuellement. Si le tracé disparaît, il faut irriguer le cathéter avec la solution héparinisée ; si ce n'est pas suffisant, il faut retirer le cathéter de quelques centimètres jusqu'à ce que le tracé réapparaisse.

Le contrôle de la PCP est important pour deux raisons. D'abord, c'est l'un des facteurs qui contrôle le changement des liquides dans le poumon. La PCP normale est d'environ 6 mm Hg à 12 mm Hg. Si elle dépasse 18 mm Hg, la sortie des liquides des capillaires entraînera une congestion pulmonaire. Un œdème pulmonaire survient quand la PCP dépasse la normale de 20 mm Hg ou 30 mm Hg.

La deuxième raison est que la PCP renseigne sur la pression de l'oreillette gauche et donc indirectement sur le fonctionnement du ventricule gauche. Quand on combine les mesures de la PCP et du débit cardiaque, on peut tirer des conclusions importantes sur l'état cardio-vasculaire. Un débit cardiaque faible et une PCP élevée (plus de 20 mm Hg) indiquent une insuffisance ventriculaire gauche (si la valvule mitrale est normale). La mesure de la PCP permet de diagnostiquer la tamponade cardiaque, l'embolie pulmonaire et l'insuffisance mitrale aiguë.

Débit cardiaque

Le débit cardiaque est le volume de sang distribué aux tissus en une minute par le cœur. L'introduction d'un cathéter de Swan-Ganz à trois lumières muni d'un thermistor (appareil électronique sensible à la chaleur) a rendu la mesure du débit cardiaque relativement simple. La troisième lumière de ce cathéter s'ouvre avant l'extrémité du cathéter et on l'utilise pour mesurer la pression veineuse centrale (PVC) ou pour administrer des liquides. Le thermistor est situé à 4 cm de l'extrémité du cathéter et il mesure la température du sang qui y circule.

Quand on injecte de 5 mL à 10 mL de solution froide dans le tube à PVC du cathéter, la solution se mélange à un peu de sang, qui est donc refroidi. Ce sang refroidi est expulsé dans l'artère pulmonaire où la chute de température est détectée par le thermistor. Les signaux électriques provenant du thermistor peuvent servir à tracer une courbe (courbe de thermodilution) ou peuvent être traités par un circuit intégré qui donnera le débit cardiaque sous forme numérique.

La quantité d'éléments nutritifs et d'oxygène distribués aux tissus dépend du débit cardiaque. La quantité d'oxygène contenue dans le débit cardiaque est appelée *flux d'oxygène*. Le flux d'oxygène dépend de la concentration de l'hémoglobine (mg%), de la saturation en oxygène de l'hémoglobine (déterminée par la Pa_{O_2} et la P_{50}) et du débit cardiaque.

Le débit cardiaque dépend du fonctionnement du cœur, de la tonicité des vaisseaux sanguins et du volume sanguin. Un volume sanguin faible peut provenir d'une perte de sang en cas d'accident, d'intervention chirurgicale majeure, d'hémorragie d'un ulcère gastrique, de varices œsophagiennes ou de diverticulite. Le volume sanguin peut également diminuer à cause d'une perte liquidienne comme c'est le cas dans l'occlusion intestinale, la péritonite, la diarrhée grave, le diabète, l'insuffisance rénale chronique, la dialyse ou l'utilisation inadéquate de diurétiques. Peu importe la cause d'une baisse de volume sanguin, elle entraîne toujours une baisse du débit cardiaque.

Un mauvais fonctionnement cardiaque est souvent causé par une cardiopathie ischémique, de l'hypertension, ou des problèmes vasculaires. L'hypoxie elle-même peut entraîner un mauvais fonctionnement cardiaque et établir ainsi un cercle vicieux. Il y a insuffisance cardiaque quand le fonctionnement du cœur est tellement faible que le débit cardiaque est insuffisant pour répondre aux besoins de l'organisme.

Un débit cardiaque faible est souvent la cause de l'état grave d'un client et est un problème constant pour les soins. L'usage des respirateurs mécaniques et de la PPFE (voir à la page 383) peut aussi entraîner une diminution du débit cardiaque. Puisque le débit des ventricules droit et gauche doit être semblable, la perfusion pulmonaire est égale au débit cardiaque. Lorsque le débit cardiaque baisse, la perfusion pulmonaire baisse aussi et peut entraîner l'hypoxie. Pour ces raisons, on mesure fréquemment le débit cardiaque.

L'encadré 22-1 présente les différents paramètres à surveiller dans les affections respiratoires graves.

☐ CAUSES DE L'INSUFFISANCE RESPIRATOIRE

Une insuffisance respiratoire se produit à chaque fois que les échanges gazeux dans les poumons ne correspondent pas à la consommation d'oxygène et à la formation de dioxyde de carbone par les cellules. Il en résulte une baisse de la Pa_{O_2} (hypoxémie) et une augmentation de la Pa_{CO_2} (hypercapnie).

Il faut distinguer l'insuffisance respiratoire aiguë de la crise aiguë survenant au cours de l'insuffisance respiratoire chronique. L'insuffisance respiratoire aiguë apparaît chez un individu dont les poumons étaient anatomiquement et physiologiquement normaux avant le début de la présente maladie. L'insuffisance respiratoire chronique se manifeste chez les individus souffrant de maladies pulmonaires chroniques telles que la bronchite chronique, l'emphysème et l'anthracosilicose (maladie des mineurs de charbon). Ces personnes s'habituent à l'aggravation graduelle de l'hypoxie et de l'hypercapnie. Après une insuffisance respiratoire aiguë, le poumon retrouve habituellement son état original. Dans l'insuffisance respiratoire chronique, les détériorations anatomiques sont irréversibles. On soigne différemment ces deux types d'insuffisance respiratoire, mais on ne parlera ici que de l'insuffisance respiratoire aiguë.

Les causes de l'insuffisance respiratoire aiguë sont nombreuses et peuvent être divisées en plusieurs catégories. L'une des principales catégories comprend les maladies dans lesquelles l'insuffisance respiratoire provient d'une mauvaise ventilation ; au début, le poumon demeure anatomiquement normal. L'obstruction des voies respiratoires supérieures est une cause majeure de mauvaise ventilation. Ses causes, son diagnostic et son traitement sont expliqués aux pages 383 à 387.

Une dépression du système nerveux central peut aussi provoquer une mauvaise ventilation. Le centre respiratoire est situé à la partie inférieure du tronc cérébral (protubérance annulaire et bulbe rachidien). La dépression du centre respiratoire peut provenir d'une blessure à la tête, d'un surdosage de drogues ou de médicaments, d'accidents vasculaires cérébraux, de tumeurs de l'encéphale, d'une encéphalite, d'une méningite, de l'hypoxie et de l'hypercapnie. Chez ces clients, la respiration devient lente et superficielle, et un arrêt respiratoire peut même survenir dans les cas graves.

Les influx nerveux en provenance du centre respiratoire suivent les nerfs depuis le tronc cérébral et la moelle épinière, jusqu'aux récepteurs situés dans les muscles respiratoires. Toute maladie des nerfs, de la moelle épinière, des muscles ou de la fonction neuromusculaire reliée à la respiration, peut affecter la ventilation. La polyradiculonévrite, la myasthénie grave, les lésions au segment cervical de la moelle épinière et la poliomyélite sont des exemples de telles maladies.

Après une opération, surtout une intervention thoracique majeure ou une intervention abdominale supérieure, on doit surveiller attentivement la ventilation pour éviter l'insuffisance respiratoire. Les raisons de cette surveillance sont nombreuses. L'effet des anesthésiques (morphine, pentothal, dropéridol) dure longtemps. Ils dépriment la respiration par leur propre effet ou en augmentant l'effet des narcotiques administrés pour diminuer la douleur. La douleur dans les régions thoracique et abdominale empêche le client de tousser et de respirer profondément. Pendant l'anesthésie, on utilise souvent des médicaments qui paralysent les muscles. Certains clients ont du mal à dégrader et à éliminer ces médicaments ; leur effet est donc plus long et les clients restent faibles pendant la période postopératoire. Les anomalies dans le rapport ventilation/perfusion interviennent aussi dans l'insuffisance respiratoire suivant une intervention chirurgicale.

L'épanchement pleural, l'hémothorax et le pneumothorax gênent également la ventilation en empêchant l'expansion des poumons. Ces trois accidents sont généralement causés par une maladie pulmonaire ou pleurale.

Les accidents de la route, parce qu'ils causent des blessures importantes, entraînent souvent des insuffisances respiratoires aiguës. Dans ce type d'accidents, les blessures à la tête, la perte de conscience ainsi que l'hémorragie nasale et buccale peuvent causer l'obstruction des voies respiratoires supérieures et la dépression respiratoire. La fracture des côtes, l'hémothorax et le pneumothorax causés par l'accident sont responsables d'une mauvaise ventilation. Le volet thoracique peut aussi causer une insuffisance respiratoire.

Plusieurs maladies pulmonaires aiguës peuvent entraîner l'insuffisance respiratoire aiguë. La pneumonie, qu'elle soit virale ou bactérienne, est sans doute la plus courante de ces maladies. La pneumonite chimique est une pneumonie produite par l'inhalation de vapeurs irritantes ou l'aspiration de substances gastriques acides. L'asthme bronchique, l'atélectasie, l'embolie pulmonaire et l'œdème pulmonaire sont d'autres causes de l'insuffisance respiratoire aiguë.

Syndrome de détresse respiratoire de l'adulte (SDR)

La plupart des clients souffrant d'insuffisance respiratoire aiguë guérissent avec un bon traitement de la ventilation et de l'oxygénation. Cependant, certains ne réagissent pas au traitement. Ils souffrent d'une hypoxie grave (Pao_2 à 50 mm Hg) en dépit d'une bonne ventilation avec de l'oxygène à 100%. Ces symptômes sont causés par une lésion étendue au lit capillaire alvéolaire. Ce tableau clinique forme ce qu'on appelle le syndrome de détresse respiratoire de l'adulte.

Manifestations cliniques

Le portrait clinique du syndrome comprend d'abord une maladie grave sans problème pulmonaire, puis une période de latence pendant laquelle les anomalies pulmonaires sont minimes et, enfin, une affection respiratoire progressive avec dyspnée et hypoxie. La radiographie pulmonaire montre une atteinte bilatérale des poumons entraînant un œdème pulmonaire.

Le SDR arrive souvent à la suite d'une pneumonie ou du choc. La pneumonie peut être causée par un virus, mais aussi par des microorganismes comme les bactéries, les rickettsies ou les leptospires. La pneumonite chimique est provoquée par l'inhalation de vapeurs toxiques ou par l'aspiration de substance gastrique acide. Le choc est dû généralement à une perte sanguine importante mais peut aussi être causé par la septicémie.

Le choc par perte sanguine peut se produire dans plusieurs circonstances : accident de la route, blessure par balle, hémorragie pendant un accouchement, rupture d'un anévrisme aortique, rupture d'une varice œsophagienne, ulcère gastrique et intervention chirurgicale majeure. Le SDR de l'adulte peut suivre aussi une embolie graisseuse massive, une pancréatite aiguë, des transfusions sanguines massives, et la circulation extracorporelle pendant une opération à cœur ouvert.

Physiopathologie

Malgré la diversité des causes, le portrait clinique, la physiopathologie et la pathologie sont semblables. Le SDR apparaît de 6 h à 48 h après le début de la maladie. Le rythme respiratoire augmente (tachypnée) et peut atteindre 40 respirations par minute. Chaque respiration est superficielle et difficile (dyspnée) et peut être accompagnée de geignements expiratoires. On peut observer un tirage intercostal et sus-sternal pendant l'inspiration. L'élargissement des ailes du nez et la contraction des muscles accessoires de la respiration sont d'autres signes de détresse respiratoire.

On peut noter une cyanose qui résiste à l'oxygénothérapie. L'hypoxie cérébrale se manifeste par de l'anxiété, de la confusion, de l'irritabilité, un manque de coopération, de la somnolence et une baisse de l'acuité mentale. L'hypoxie du cœur se manifeste par de la tachycardie, des arythmies et de l'hypotension.

Au début de l'insuffisance respiratoire, l'auscultation ne donne pas d'indications, mais plus tard on entend une respiration bronchique. La radiographie pulmonaire montre au début des infiltrations alvéolaires inégales dans les deux poumons, mais elles deviennent plus diffuses par la suite.

Même si le client reçoit de l'oxygène à 100%, sa Pa_{O_2} reste basse (généralement aux environs de 50 mm Hg). La $P(A-a)_{O_2}$ s'agrandit et un shunt de plus en plus grand conduit à une très grave hypoxie. La capacité résiduelle fonctionnelle (CRF) est nettement diminuée. Quand elle tombe au-dessous du niveau de la capacité de fermeture, les petites voies respiratoires se ferment, l'air des alvéoles correspondants est absorbé et ceux-ci deviennent atélectasiques. L'oxygène ne peut atteindre les capillaires alvéolaires et le sang qui passe dans ces capillaires constitue le sang dérivé.

On peut constater également un œdème pulmonaire (liquide dans les alvéoles) et un œdème interstitiel (liquide dans le tissu pulmonaire) qui contribuent à l'hypoxie. Tous ces changements amènent le poumon à devenir plus rigide (compliance faible).

Le syndrome de détresse respiratoire de l'adulte conduit très souvent à la mort ; cependant, l'utilisation de la pression positive en fin d'expiration (PPFE) a augmenté le taux de survie.

Traitement de l'insuffisance respiratoire

Les principes du traitement de l'insuffisance respiratoire aiguë sont les suivants :

1. Soigner la cause.
2. Maintenir le passage de l'air dans les voies respiratoires.
3. Fournir une bonne ventilation.
4. Fournir le maximum d'oxygène.
5. Faire la physiothérapie thoracique.

Le traitement de la cause peut comprendre l'évacuation de la cavité pleurale, la prescription d'antibiotiques contre l'infection, la prescription d'antidotes aux médicaments ou aux drogues ou la diminution de la pression intra-crânienne élevée, etc. Certaines maladies, l'asthme bronchique et l'œdème pulmonaire par exemple, nécessitent un traitement spécial. Pour d'autres maladies, comme la polyradiculo-névrite et la poliomyélite, on doit attendre que la maladie guérisse.

Pour maintenir un bon passage de l'air dans les voies respiratoires, on devra peut-être faire une intubation endo-trachéale ou une trachéotomie. Une fois que le passage est libre, on évalue la ventilation en mesurant le rythme respiratoire, le volume courant, la capacité vitale, la force inspiratoire et la Pa_{CO_2}. Selon les résultats, on laisse le client respirer spontanément, ou on l'aide avec un respirateur (*Tableau 22-1*) et on le surveille dans l'unité de soins intensifs.

La Pa_{O_2} indique alors le degré d'oxygénation.

Administration d'oxygène

La concentration de l'oxygène dans l'air est de 21% ; on l'exprime également en fraction de l'oxygène inspiré (F_IO_2 = 0,21). La F_IO_2 peut être augmentée par l'addition d'oxygène à l'air inspiré. On doit toujours humidifier l'oxygène pour éviter l'assèchement des voies respiratoires supérieures ou des sécrétions. Lorsque le client respire spontanément,

Tableau 22-1   Indications pour l'assistance respiratoire

		Valeurs acceptables	Physiothérapie thoracique Oxygénothérapie Monitorage étroit	Intubation endotrachéale Trachéotomie Ventilation
Force musculaire	1. Rythme respiratoire par min	12–25	25–35	> 35
	2. Capacité vitale mL/kg (masse corporelle idéale)	70–30	30–15	< 15
	3. Force inspiratoire en cm d'H_2O négatifs	100–50	50–25	< 20
Oxygénation	Différence de pression entre l'oxygène alvéolaire et artériel en mm Hg[a]	50–200	200–350	> 450
	P_{O_2} en mm Hg	100–75 air	200–75 avec masque	< 70
Ventilation	P_{CO_2} en mm Hg	35–45	45–60	> 60[b]

a. Après 15 min d'O_2 à 100%.
b. Sauf dans les cas d'hypercapnie chronique.
Source : H. Pontoppidan. « Treatment of respiratory failure in non thoracic trauma », *J. Trauma*, 8 (1968), p. 940.
Identification des complications respiratoires : Le tableau 22-1 montre des lignes directrices pratiques et objectives dans l'évaluation clinique de l'état respiratoire du client. (*La tendance du changement des valeurs est d'une extrême importance.*) La 1re colonne indique les valeurs d'un niveau normal acceptable. La 2e colonne donne les valeurs limites où la physiothérapie thoracique, l'oxygénothérapie et le monitorage étroit sont indispensables. La 3e colonne donne les valeurs qui indiquent la nécessité de recourir à l'intubation, à la trachéotomie ou à la ventilation assistée.

Tableau 22-2 Guide pour évaluer la F_IO_2 chez l'adulte qui reçoit de l'oxygène par un appareil à faible débit

A. Canule nasale ou cathéter 100% d'O_2		B. Masque à oxygène 100% d'O_2		C. Masque avec sac réservoir 100% d'O_2	
Débit en litres	F_IO_2 en %	Débit en litres	F_IO_2 en %	Débit en litres	F_IO_2 en %
1	24	5-6	40	6	60
2	28	6-7	50	7	70
3	32	7-8	60	8	80
4	36			9	90
5	40			10	99+
6	44				

Note : On suppose un modèle de respiration normal. En se référant à ces données de base sur la concentration d'oxygène administrée, il est possible d'augmenter ou de diminuer la concentration d'oxygène inspirée, dans des limites assez prévisibles, en corrélation avec les résultats de l'analyse des gaz du sang artériel.

on utilise une canule nasale, un cathéter nasal ou un masque pour administrer l'oxygène.

Lorsqu'on utilise la canule nasale ou le cathéter nasal, la F_IO_2 varie de 0,24 à 0,44 (24% à 44%).

La F_IO_2 dépend :

1. du débit d'oxygène ;
2. du degré de la respiration buccale ;
3. de l'ouverture du passage nasal ;
4. de la profondeur d'insertion du cathéter nasal.

Le tableau 22-2 présente la F_IO_2 obtenue par différents débits d'oxygène donné par une canule nasale ou par un cathéter. Quand on prélève du sang pour mesurer les gaz artériels, il faut toujours noter le débit d'oxygène ou, mieux encore, mesurer la F_IO_2 avec un analyseur d'oxygène. Pour obtenir un échantillon du gaz inspiré bien mélangé, il peut être nécessaire de passer une petite canule dans le pharynx.

Les masques sont préférables quand on doit donner de l'oxygène à une forte concentration ou à une concentration très précise. Il existe plusieurs sortes de masques : le masque aérosol, le masque venturi et le masque avec sac réservoir. Le masque aérosol est léger et acceptable pour la plupart des clients. Il fournit une concentration d'oxygène de 60% à 80% à un débit de 8 L/min à 10 L/min d'oxygène à 100%. Le débit doit être égal ou plus grand que la ventilation minute du client. Le tableau 22-2 (*B*) indique la relation entre le débit et la F_IO_2.

Certains masques sont assemblés à un sac réservoir qui se remplit d'oxygène et sert de réserve d'oxygène. Ces masques peuvent être pourvus de valves qui empêchent le gaz expiré d'entrer dans le réservoir et d'être à nouveau inspiré par le client. Avec ces masques, la concentration d'oxygène inspiré est généralement supérieure à 60% (*Tableau 22-2, C*).

Pour que les masques aérosols et les masques à réservoir fonctionnent correctement, on doit les adapter parfaitement au visage du client.

Les masques venturi utilisent le principe de Venturi. Ils sont faits de façon à ce que l'oxygène qui pénètre soit mélangé à de l'air ambiant pour donner la concentration d'oxygène désirée. Ils peuvent fournir des concentrations d'oxygène de 24%, 26%, 35% ou 40%. Les masques venturi n'ont pas besoin d'être adaptés fermement au visage.

Si le client a un tube endotrachéal ou une trachéotomie, il faut une barre en T (raccord de Briggs) pour administrer l'oxygène (*Figure 22-7*). Les voies respiratoires supérieures étant court-circuitées, l'air inspiré doit être humidifié.

Le pourcentage d'oxygène inspiré par le client dépend (1) du réglage de la valve de dilution du nébuliseur, (2) du débit du nébuliseur, (3) du tube réservoir fixé à la branche expiratoire, et (4) de l'effort inspiratoire du client.

Le réglage de la valve de dilution donne la limite supérieure de la concentration d'oxygène inspirée. Cette concentration peut être réduite par l'air attiré dans la branche expiratoire pendant l'effort inspiratoire du client. En augmentant le débit du nébuliseur et en utilisant un tube réservoir sur la branche expiratoire, on peut réduire ou supprimer la dilution de l'air.

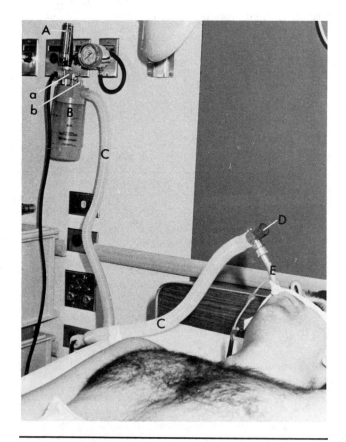

Figure 22-7 Barre en T. Les lettres correspondent aux éléments suivants : **A**) débitmètre d'oxygène ; **B**) nébuliseur — **a**) chauffage, **b**) valve de dilution ; **C**) tube à usage unique ; **D**) barre en T (un tube réservoir de 50 mL à 200 mL peut être attaché à D ; **E**) tube endotrachéal.

Humidification

L'air que nous respirons contient de l'humidité, c'est-à-dire de l'eau sous forme de vapeur. La quantité de vapeur d'eau contenue dans l'air varie avec les conditions atmosphériques et influence notre bien-être. Un certain volume d'air à une certaine température ne peut pas contenir plus qu'une certaine quantité de vapeur d'eau, et quand il en contient le maximum, on dit qu'il est saturé à 100%.

Si on élève la température d'un échantillon d'air, on devra ajouter de la vapeur d'eau pour le saturer à 100%. Quels que soient la température et le degré de saturation de l'air que nous respirons, il devient saturé à 100% à la température du corps quand il passe par le nez et qu'il atteint la partie inférieure de la trachée.

L'oxygène disponible sur le marché est complètement dépourvu de vapeur d'eau (sec à 100%). On doit avoir recours à des humidificateurs pour le rendre agréable à respirer et pour éviter l'assèchement des voies respiratoires et des sécrétions. Si le client utilise ses voies respiratoires, il suffit d'un humidificateur simple pour ajouter de la vapeur d'eau à l'oxygène et les voies respiratoires du client le satureront à 100%. Dans un humidificateur simple, l'oxygène traverse de l'eau. L'efficacité de l'humidificateur est accrue par diverses méthodes qui rendent les bulles très petites. Il existe plusieurs sortes d'humidificateurs simples, jetables après usage, qui produisent une saturation de 80% à 100% (l'oxygène saturé à 100% à la température de la pièce devient saturé à 37% à la température du corps à moins qu'on ajoute plus de vapeur d'eau).

Un client qui respire par un tube endotrachéal ou par une trachéotomie récente doit recevoir de l'air saturé à 100% à la température du corps. L'eau est chauffée dans l'humidificateur à une température supérieure à celle du corps, puis l'oxygène humidifié est refroidi à la température du corps quand il passe dans le tube de distribution. Plusieurs respirateurs mécaniques utilisent cette technique.

On peut également utiliser un nébuliseur pour fournir de l'humidité. Un nébuliseur produit des petites particules d'eau dont certaines s'évaporent. Un *aérosol* est la suspension de petites particules dans un gaz. Il y a plusieurs sortes de nébuliseurs. Le nébuliseur Puritan peut fournir un aérosol pendant longtemps. Il capte également l'air ambiant qui dilue l'oxygène. En ajustant la valve du nébuliseur, on peut donner de l'oxygène à 40%, 60%, 70% ou 100%. Quand le nébuliseur est réglé à 40% et à 10 L d'oxygène à 100% par minute, le nébuliseur fournit chaque minute 40 L d'oxygène à 40% avec des particules d'eau.

Pression positive en fin d'expiration (PPFE)

L'expression pression positive en fin d'expiration (PPFE) signifie que la pression des voies respiratoires reste supérieure à la pression atmosphérique à la fin de l'expiration. Normalement, à la fin de l'expiration (spontanée ou mécanique), la pression des voies respiratoires est égale à la pression atmosphérique. La pression des voies respiratoires est mesurée en centimètres d'eau (cm H_2O). Les limites habituelles de la PPFE sont de 5 cm H_2O à 15 cm H_2O; cependant, on peut aussi utiliser des valeurs supérieures (20 cm H_2O à 35 cm H_2O).

Un client sous respirateur mécanique peut recevoir une PPFE. Un tel client a alors une pression positive des voies respiratoires pendant l'inspiration et l'expiration, ainsi qu'à la fin de l'expiration. On emploie l'expression « respiration en pression positive continue » (RPPC) pour décrire cette situation. Quand la PPFE est employée chez un client qui respire spontanément, on l'appelle « respiration spontanée en pression positive continue » (RSPPC).

Cependant, on peut régler la PPFE pour que, chez un client ayant une respiration spontanée, la pression des voies respiratoires soit égale à la pression atmosphérique pendant l'inspiration.

Quand on emploie la PPFE, la capacité résiduelle fonctionnelle (CRF) augmente, ce qui évite la fermeture des petites voies respiratoires. La PPFE sert d'attelle pour les voies respiratoires, diminue le shunt et améliore la compliance. Le résultat final est l'amélioration de l'oxygénation, comme le prouvent la diminution de la $P(A-a)O_2$ et la réduction de la F_IO_2 à des niveaux moins toxiques.

L'utilisation de la PPFE peut produire des effets indésirables. Quand on donne une PPFE de plus de 5 cm H_2O, il peut survenir une chute du débit cardiaque.

- La quantité d'oxygène transporté aux tissus par minute (flux d'oxygène) dépend autant du débit cardiaque que du degré d'oxygénation. On doit faire attention de ne pas réduire le flux d'oxygène en diminuant le débit cardiaque.

Les autres complications causées par la PPFE sont le pneumothorax, le pneumomédiastin et l'emphysème interstitiel.

☐ OBSTRUCTION DES VOIES RESPIRATOIRES SUPÉRIEURES

Les voies respiratoires supérieures sont la trachée, le larynx, le pharynx, le nez et la bouche. Il est vital que ces voies soient toujours libres. Le réflexe de déglutition, le réflexe de la toux et la tonicité des muscles du larynx et du pharynx assurent le maintien du libre passage de l'air.

Cependant, il peut arriver que les voies respiratoires soient obstruées par des particules alimentaires, des vomissures, des caillots de sang, ou toute autre particule qui entre dans la trachée.

L'épiglottite, l'œdème laryngé, le cancer du larynx et l'abcès périamygdalien peuvent obstruer les voies respiratoires par les masses qu'ils font sur les parois. Des sécrétions épaisses peuvent aussi causer l'obstruction. Quelquefois, l'obstruction des voies respiratoires est causée par un affaissement des parois, comme dans le goitre rétrosternal, l'hypertrophie des ganglions lymphatiques du médiastin, les hématomes et les anévrismes thoraciques. L'obstruction des voies respiratoires supérieures est très courante chez les clients inconscients ou comateux qui perdent leurs réflexes protecteurs ainsi que la tonicité des

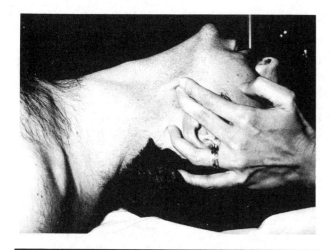

Figure 22-8 Pour supprimer l'obstruction des voies respiratoires supérieures, mettre la tête en hyperextension et pousser la mandibule vers l'avant.

muscles pharyngés; leur langue tombe vers l'arrière et obstrue les voies respiratoires.

Évaluation infirmière de l'obstruction des voies respiratoires supérieures

Si les voies respiratoires supérieures sont obstruées, les symptômes suivants se produisent:

1. L'inspiration cause un tirage des parties supérieures du thorax, du sternum et des espaces intercostaux.
2. L'expiration est caractérisée par une protrusion saccadée et une contraction prolongée, assez soutenue, des muscles abdominaux, suivie d'une relaxation de courte durée avant une autre contraction.
3. Un mouvement de va-et-vient du thorax et de l'abdomen peut s'ensuivre (combinaison de 1 et 2). (Comme les muscles inspiratoires se contractent, une dépression thoracique en résulte, alors que les muscles abdominaux relaxés sont poussés vers le haut par saccades. La contraction laborieuse et prolongée des muscles abdominaux produit l'expiration, causant une poussée saccadée du thorax vers le haut.)
4. Des secousses de la trachée ou un tirage de la fourchette sternale peuvent se produire.

Traitement de l'obstruction des voies respiratoires supérieures

Aussitôt qu'on diagnostique une obstruction des voies respiratoires supérieures, on doit prendre les mesures suivantes:

- On ouvre la bouche du client pour voir si la langue est tombée en arrière ou s'il y a des sécrétions, des caillots sanguins ou des particules qui obstruent les voies respiratoires. On doit faire la succion des sécrétions et enlever les particules avec des pinces ou par succion.

- L'extension de la tête est le moyen le plus simple de soulager l'obstruction des voies respiratoires supérieures causée par la chute de la langue vers l'arrière. La tête doit être en extension à l'articulation occipito-atloïdienne. Cela augmente la distance entre le menton et la colonne cervicale, plaçant ainsi les muscles qui supportent la langue sous tension et tirant la langue vers l'avant.
- Si l'extension simple de la tête ne suffit pas à libérer les voies respiratoires, la mâchoire doit être forcée vers l'avant. Le but de cette manœuvre est de placer encore plus de tension sur la musculature qui supporte la langue. On réussit mieux cette manœuvre en se plaçant debout, derrière le client, et en plaçant les bouts de l'index et du majeur de chaque côté, le long de la branche montante de la mandibule. On soulève celle-ci vers le haut en exerçant une pression sur les branches montantes et en étendant simultanément la tête vers l'arrière dans une position d'hyperextension (*Figure 22-8*). Les doigts et la paume des deux mains sont placés de chaque côté du visage, pour maintenir l'hyperextension de la tête.
- Si cette manœuvre n'est pas adéquate et qu'une obstruction des voies respiratoires subsiste, on peut insérer un tube aérien dans la bouche du client ou effectuer une intubation endotrachéale. L'inconscience et la perte des réflexes protecteurs des voies respiratoires requièrent l'intubation endotrachéale, afin de maintenir les voies respiratoires ouvertes et de prévenir l'aspiration. Un soulagement temporaire s'obtient lorsqu'on tire la langue vers l'extérieur de la bouche avec une gaze épaisse.
- Si la ventilation assistée est nécessaire, on pratique d'abord la ventilation manuelle au masque et au ballon, avant de passer à l'intubation et à la ventilation

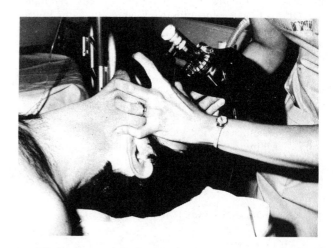

Figure 22-9 Ventilation manuelle au masque et au ballon. La tête est en hyperextension et le masque est scellé au visage en appuyant le pouce gauche sur l'arête du nez et l'index sur le menton. Les trois autres doigts tirent le menton et la mandibule vers le haut pour maintenir la tête en hyperextension. La main droite comprime ensuite le ballon.

mécanique. Le masque est maintenu fermement sur le visage du client avec la main gauche ; le pouce appuie sur l'arête du nez, pendant que l'index appuie autour des lèvres. Les autres doigts de la main gauche tirent sur le menton à l'angle de la mâchoire pour maintenir la tête en hyperextension (*Figure 22-9*). La main droite gonfle les poumons en comprimant périodiquement le ballon.

Intubation endotrachéale

L'expression intubation endotrachéale désigne l'insertion d'un tube (ou sonde) dans la bouche ou le nez jusque dans la trachée. C'est ce qu'on fait pour établir une voie respiratoire lorsque le client a des difficultés respiratoires qu'on ne peut traiter par des méthodes plus simples. C'est la méthode de choix dans les soins d'urgence. On peut utiliser l'intubation endotrachéale comme moyen d'assister la respiration, chez les clients qui ne peuvent conserver par eux-mêmes un passage de l'air adéquat (clients comateux ou présentant une obstruction des voies respiratoires supérieures). L'intubation endotrachéale fournit aussi une voie excellente pour faire la succion des sécrétions de l'arbre trachéobronchique.

On passe ordinairement le tube endotrachéal au moyen d'un laryngoscope. Le tube est muni d'un manchon gonflable qui prévient les fuites entre la paroi externe du tube et la paroi de la trachée, ce qui réduit les risques d'aspiration. On peut introduire de l'oxygène réchauffé et humidifié par le tube ou le relier au matériel de ventilation. On peut laisser une intubation endotrachéale en place pendant 72 h. Ensuite, on doit envisager une trachéotomie.

Comme tout autre mode de traitement, le tube endotrachéal et la canule à trachéotomie comportent des inconvénients. Premièrement, le tube est inconfortable. De plus, le réflexe de la toux est déprimé, parce que la fermeture de la glotte est entravée. Cela empêche la production de la haute pression intrathoracique des voies respiratoires, nécessaire à la toux expulsive. Les sécrétions ont tendance à devenir épaisses et visqueuses, parce que l'effet d'humidification et de réchauffement des voies respiratoires supérieures a été court-circuité. Le réflexe de déglutition est aussi affaibli, à cause de son inhibition prolongée et du traumatisme mécanique dû à la présence du tube endotrachéal ou de la canule à trachéotomie. Une ulcération et un rétrécissement du larynx ou de la trachée peuvent se développer. Enfin, le client est incapable de parler.

Pour la conduite des soins infirmiers au client sous intubation endotrachéale, voir l'encadré 22-2.

Trachéotomie — Trachéostomie

La trachéotomie est une intervention au cours de laquelle on fait une ouverture dans la trachée. La canule qu'on place dans la trachée s'appelle canule à trachéotomie. Lorsque les bords de la trachée sont suturés à la peau (comme pendant une laryngectomie totale), on parle alors de trachéostomie.

Encadré 22-2   Soins infirmiers au client sous intubation endotrachéale

1. Vérifier la symétrie de l'expansion thoracique.
   a) Ausculter les bruits respiratoires du thorax antérieur et postérieur, bilatéralement.
   b) Faire cela immédiatement et toutes les 30 min à 1 h.
2. Assurer une humidité élevée.
   a) On doit voir une vapeur visible provenant de la barre en T ou de la branche inspiratoire du respirateur.
   b) La concentration d'oxygène est prescrite par le médecin selon les résultats de l'analyse des gaz du sang artériel.
3. Fixer le tube sur le visage avec du ruban adhésif et marquer l'extrémité proximale pour maintenir la position.
   a) Couper le bout proximal du tube s'il est plus long que 7,5 cm, afin de prévenir tout tortillement.
   b) On doit mettre en place un tube aérien afin de stabiliser le tube endotrachéal et d'empêcher le client de le mordre.
4. Si le manchon n'est pas du type à basse pression, dégonfler le manchon toutes les 2 h.
   a) Faire la succion du tube endotrachéal et de l'oropharynx, avant de dégonfler le manchon.
   b) Utiliser une technique stérile pour la succion et les soins de la voie respiratoire, afin de prévenir la contamination iatrogénique et l'infection.

5. Faire « soupirer » ou surgonfler le client toutes les heures, pour ouvrir les alvéoles atélectasiques.
   a) On utilise un ballon autogonflable, si le client est sous une barre en T ou sous un ventilateur à pression contrôlée.
   b) Les respirateurs volumétriques ont un mécanisme de soupir incorporé.
6. Veiller à l'hygiène buccale et faire la succion de l'oropharynx, lorsque nécessaire.
7. Pour détuber le client (retirer le tube) :
   a) Préparer un masque avec ballon autogonflable, au cas où il faudrait une assistance ventilatoire immédiatement après le détubage.
   b) Faire la succion de l'arbre trachéobronchique et de l'oropharynx avant de dégonfler le manchon.
   c) Donner de l'oxygène pour quelques respirations et retirer le tube.

Soins après le retrait du tube endotrachéal

1. Administrer de l'humidité chaude et de l'oxygène par un masque.
2. Surveiller le rythme respiratoire et la qualité des excursions thoraciques. Noter tout stridor, changement de couleur et changement dans la vigilance mentale ou la personnalité.
3. Faire tousser ou faire faire les exercices de respiration profonde pendant les quelques jours qui suivent.

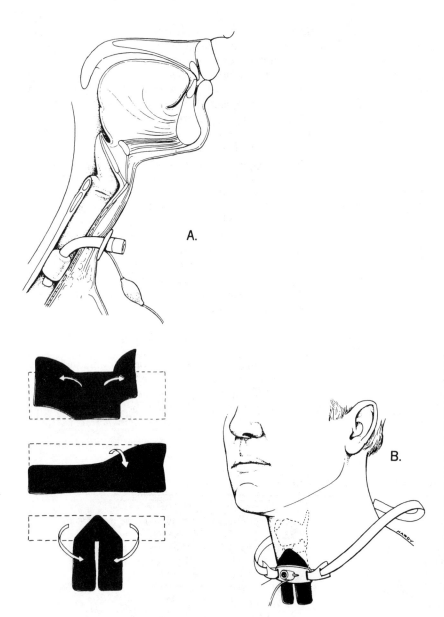

Figure 22-10 **A**) Le manchon de la canule à trachéotomie s'ajuste bien aux parois de la trachée. La pression doit être assez élevée pour assurer un ajustement serré, sans causer une sténose. **B**) Le schéma de gauche montre comment déplier et replier un carré de gaze (il ne doit pas être coupé, car les fils pourraient être aspirés). Il faut changer la compresse aussi souvent que nécessaire. Noter comment les rubans sont attachés à la plaque de la canule à trachéotomie. Cela élimine un nœud qui créerait de la pression sur le cou. Les rubans s'attachent sur le côté du cou ; à l'arrière, un nœud serait gênant pour se coucher.

À moins d'indications contraires, les soins infirmiers pour la trachéostomie récente sont les mêmes que pour la trachéotomie.

On fait une trachéotomie pour détourner une obstruction des voies respiratoires supérieures, pour enlever les sécrétions trachéobronchiques, pour permettre l'utilisation de la ventilation mécanique, pour prévenir l'aspiration des sécrétions buccales ou gastriques chez le client inconscient ou paralysé (en séparant la trachée de l'œsophage), et pour remplacer un tube endotrachéal. Il y a beaucoup de processus morbides et de situations d'urgence qui nécessitent une trachéotomie.

L'intervention est faite ordinairement à la salle d'opération ou dans une unité de soins intensifs, où l'on peut bien contrôler la ventilation du client. On fait l'ouverture au 2e ou au 3e anneau trachéal. Une fois la trachée à découvert, une canule (ou tube) à trachéotomie avec manchon, de taille appropriée, est insérée (*Figure 22-10*). Le manchon est un accessoire gonflable fixé à la canule ou au tube endotrachéal, qui permet d'obtenir l'étanchéité nécessaire pour la ventilation mécanique.

On fixe le tube à trachéotomie à l'aide de ruban adhésif autour du cou du client. Généralement, on place de la gaze stérile entre le tube et la peau (*Figure 22-10, B*).

Soins postopératoires immédiats. Il faut continuellement évaluer et surveiller le client. On doit faire la succion des sécrétions pour laisser libre l'ouverture nouvellement faite (voir plus loin). Lorsque les signes vitaux sont stables, on place le client en position de semi-Fowler pour faciliter la respiration et le drainage, pour minimiser l'œdème et pour éviter l'étirement de la plaie. On donne les analgésiques et les sédatifs avec précaution, car ils pourraient déprimer le réflexe de la toux.

Il faut aussi soulager la crainte du client ; il faut le rassurer, car il peut avoir très peur de s'asphyxier pendant qu'il dort. Comme il ne peut pas parler, il faut laisser près de lui du papier et un crayon ou une ardoise magique, ainsi qu'une sonnette ou une petite cloche.

Succion de la trachéotomie

Il est nécessaire de faire la succion des sécrétions du client, puisque le mécanisme de la toux n'est pas aussi efficace avec une trachéotomie.

La succion de la trachéotomie est exécutée toutes les 1 h à 2 h, ou lorsque des sécrétions sont présentes. Une succion inutile peut entraîner un bronchospasme et causer un traumatisme mécanique à la muqueuse trachéale.

Tout équipement venant en contact direct avec les voies respiratoires du client doit être stérile, afin de prévenir les infections pulmonaires et systémiques. On utilise le matériel suivant : (1) des cathéters à succion stériles, (2) des gants stériles, (3) une seringue de 5 mL à 10 mL (4) de la solution saline normale, versée dans un bocal stérile, pour l'irrigation, (5) le ballon autogonflable réservé au client (réanimateur manuel), avec de l'oxygène supplémentaire (on doit changer le ballon tous les jours afin de réduire les risques d'infection) et (6) l'appareil de succion.

- Expliquer le procédé au client, avant de commencer. Rassurer le client pendant la succion, puisqu'il sera sûrement très anxieux au sujet de la possibilité d'étouffer et de son incapacité à communiquer.
- On commence par se laver les mains. On ouvre ensuite le paquet qui contient le cathéter et les gants stériles. On relie le cathéter à l'appareil de succion avant de mettre les gants. Si c'est nécessaire, il est permis de toucher un bout du cathéter avec la main nue, puisque cette surface n'entrera pas dans les voies respiratoires du client. Mettre un gant sur la main qui guidera le cathéter à succion. Tenir le paquet ouvert avec la main non gantée et retirer le cathéter du paquet avec la main gantée, en faisant attention de ne pas le contaminer. Mouiller le bout du cathéter avec la solution saline pour le lubrifier.
- Une infirmière effectue la succion pendant qu'une autre infirmière s'occupe de la ventilation et de l'oxygénation avec le ballon autogonflable. Avant de dégonfler le manchon, il faut faire une succion autour du pharynx pour enlever le contenu gastrique régurgité et les autres sécrétions qui pourraient s'y trouver. Jeter le cathéter.
- Retirer le tube de la ventilation mécanique ou de la barre en T. On doit fixer le bout libre de ce tube au respirateur, sans le contaminer. Dégonfler ensuite le manchon.
- Gonfler les poumons du client avec le ballon autogonflable contenant de l'oxygène supplémentaire, afin de prévenir l'hypoxie et le collapsus cardio-vasculaire soudain durant la succion. Insérer profondément dans les voies respiratoires un second cathéter stérile. Appliquer ensuite une succion, tout en retirant et en tournant doucement le cathéter hors de l'arbre bronchique. (Faire la succion des sécrétions superficielles d'abord.) La succion ne doit pas dépasser 10 s à 15 s, car le client peut devenir hypoxique avec arythmies ultérieures et arrêt cardiaque. Après chaque succion, donner au client une respiration avec de l'oxygène, à l'aide du respirateur ou du ballon autogonflable. Il faut toujours gonfler le manchon de la canule à trachéotomie avant de donner cette respiration.

- Instiller 2 mL à 3 mL de solution saline stérile dans la trachée.
- Il est important de ne pas fatiguer le client. Quand la succion est terminée, remettre le client sous ventilateur et regonfler le manchon jusqu'à ce que la fuite d'air disparaisse. Écouter les bruits respiratoires bilatéralement avec un stéthoscope. La respiration doit être calme et essentiellement sans effort en fin d'inspiration. Vérifier le volume courant expiré et l'expansion thoracique.

L'encadré 22-3 résume les soins au client ayant subi une trachéotomie.

☐ VENTILATION MÉCANIQUE

■ ÉVALUATION INITIALE

Le respirateur mécanique est un appareil respiratoire à pression positive qui peut maintenir la respiration, automatiquement, pendant des périodes prolongées. Son utilisation est indiquée lorsque le client est incapable de maintenir un niveau viable de dioxyde de carbone artériel et/ou d'oxygène artériel par la respiration spontanée.

Le guide suivant, pour l'évaluation de la fonction clinique et pulmonaire des clients sous ventilation mécanique, aidera l'infirmière à soigner le client de façon intelligente et lui permettra de déterminer de façon précoce ses problèmes et ses progrès.

Évaluation générale
1. Évaluer le niveau de conscience. L'agitation peut constituer un signe précoce d'hypoxie alors que la somnolence peut signifier une augmentation de la P_{CO_2} due à l'hypoventilation. Déterminer si la somnolence est due à l'hypoventilation ou au manque de sommeil, ce qui se produit souvent dans les unités de soins intensifs, à cause d'interruptions fréquentes du sommeil pour la surveillance des signes vitaux, les ponctions veineuses et l'administration des médicaments. Une vérification des gaz artériels révélera la présence ou l'absence d'une augmentation de la P_{CO_2}.
2. Déterminer le degré de détresse respiratoire. Observer le degré de force musculaire que le client déploie lorsqu'il respire.
3. Surveiller la température du client. Le début, le degré et le type d'élévation de température montreront le progrès du client et sa réponse au traitement. Une température élevée cause une consommation accrue d'oxygène. Des températures très basses peuvent causer un certain degré de dépression cardio-respiratoire ou d'arythmie.

Évaluation de la fonction respiratoire
1. Vérifier le rythme respiratoire.
2. Noter la couleur.

3. Ausculter le thorax. (Noter l'entrée de l'air et la présence ou l'absence de bruits additionnels.)
4. Noter les fonctions pulmonaires cliniques :
   a) Volume courant
   b) Capacité vitale
   c) Ventilation minute
   d) Force inspiratoire
5. Noter la couleur, la quantité et la consistance des expectorations.
6. Noter la qualité de l'effort pour tousser, par sa capacité de faire remonter les sécrétions.
7. Humidifier les gaz inspirés. Un faible taux d'humidité cause le dessèchement et l'épaississement des sécrétions pulmonaires.
8. Vérifier, sur le respirateur, les changements de la pression des voies respiratoires. Une diminution de la pression des voies respiratoires peut être causée par une fuite entraînant une baisse du volume courant. Une augmentation de la pression des voies respiratoires peut se produire à cause de :
   a) Sécrétions
   b) Obstruction des voies respiratoires
   c) Œdème pulmonaire
   d) Bronchospasme
   e) Pneumothorax
   f) Volet thoracique
9. Vérifier les résultats des radiographies pulmonaires.
10. Vérifier les résultats de laboratoire
    a) Culture et antibiogramme des sécrétions trachéo-bronchiques, tous les 3 jours
    b) Formule leucocytaire et différentielle
11. Évaluation des gaz artériels : P_{O_2}, P_{CO_2}, pH, excès ou déficit basique, hémoglobine ou hématocrite.

Évaluation des fonctions cardio-vasculaire et rénale
1. Pression artérielle systémique

Encadré 22-3   Soins au client ayant subi une trachéotomie

Soins de la trachéotomie	Raison
A. Manchon gonflable 1. Une canule avec manchon gonflable est requise pour la ventilation mécanique prolongée.	1. Le but du manchon est d'empêcher l'air de s'échapper durant la ventilation à pression positive et de prévenir l'aspiration trachéale du contenu gastrique. Une bonne obturation est indiquée par la disparition du gargouillement rude de l'air venant de la gorge.

2. Types de manchon
    a) Manchon à basse pression (préféré)
 	
    b) Manchon à haute pression
	2.
	    a) Les manchons à basse pression exercent une pression minimale sur la muqueuse trachéale, réduisant ainsi le danger d'ulcération trachéale et de rétrécissement. Le dégonflement périodique n'est pas nécessaire.
	    b) On recommande le dégonflement périodique du manchon à haute pression, pour permettre un retour de la circulation dans la paroi trachéale.

3. Indications pour le dégonflement du manchon	3. a) Permis durant la ventilation spontanée, s'il n'y a pas de danger d'aspiration. b) Le dégonflement périodique pendant 2 min à 3 min toutes les 1 h à 2 h, est possible durant la ventilation contrôlée s'il y a un échange d'air satisfaisant et s'il y a encore expansion du thorax. Le dégonflement est contrôlé par l'ajustement du volume et du débit d'air sur le ventilateur. Si le client a les poumons rigides, en dépit de l'ajustement respiratoire, l'échange d'air ne sera pas satisfaisant lorsque le manchon sera dégonflé, puisque les pressions des voies respiratoires doivent être élevées. Chez ces clients, le manchon doit donc demeurer gonflé.
B. Pansement et soins de la peau	B. On change le pansement à trachéotomie au besoin, afin de garder la peau propre et sèche. Éviter qu'un pansement humide ou souillé ne demeure sur la peau.

Encadré 22-3 Soins au client ayant subi une trachéotomie (*suite*)

Soins de la trachéotomie	Raison

Soins de la trachéotomie

1. Se laver les mains.
2. Expliquer le procédé au client.

3. Enlever les rubans si on les a souillés en les détachant.
4. Tenir la canule en place et remplacer les rubans immédiatement.

5. Nettoyer la région de la trachéotomie avec de l'eau et une solution de peroxyde.
6. Fixer la canule à trachéotomie avec des rubans propres. Faire une fente horizontale à 2,5 cm de l'extrémité du ruban. Passer cette extrémité dans l'ouverture de la plaque de la canule. Passer l'autre extrémité du ruban dans la fente, tirer et attacher à l'autre ruban sur le côté du cou.
7. Enlever le pansement souillé et le jeter.
8. Mettre des gants stériles.
9. Nettoyer la plaie avec des applicateurs stériles ou des compresses humidifiées avec du peroxyde d'hydrogène dilué.
10. Nettoyer entièrement le rebord de la canule à trachéotomie avec une compresse stérile humidifiée avec du peroxyde d'hydrogène dilué. Éviter que la solution n'entre dans la trachéotomie.
11. Appliquer de l'onguent Neosporin ou Betadine sur les bords de la plaie.
12. Placer un pansement à trachéotomie stérile sous les rubans et sous la plaque de la canule à trachéotomie, afin que l'incision soit bien couverte (*Figure 22-10, B*).

C. Changement de la canule à trachéotomie
   1. Après 3 à 5 jours.

   2. Seul un médecin expérimenté peut changer une trachéotomie récente.
   3. L'infirmière peut changer la canule à trachéotomie lorsque l'ouverture ne se referme plus immédiatement.
   4. Tenir prêt le matériel de réanimation.

   5. Procédé :
      a) Faire la succion de la trachéotomie et de l'oropharynx.
      b) Couper les rubans.
      c) Enlever la canule à trachéotomie.
      d) Insérer la nouvelle canule à trachéotomie à l'aide d'un guide pour cathéter, en suivant la courbure de la canule jusqu'à ce qu'elle soit en place.
      e) Retirer le guide, gonfler le manchon et attacher les rubans.
      f) Appliquer un pansement à trachéotomie.

Raison

2. Un client qui a subi une trachéotomie est anxieux et a besoin d'être rassuré et soutenu.

4. La canule à trachéotomie peut être délogée par un mouvement ou une forte toux. Il est difficile de réinsérer la canule dans une trachéotomie récente. Le délogement de la canule peut constituer un accident fatal.

10. L'entrée de liquide dans la trachéotomie irrite les voies respiratoires.

12. Les pansements qui s'effilochent ne sont pas utilisés autour de la trachéotomie, à cause de la possibilité que des fils n'entrent dans la trachée, ce qui pourrait causer une obstruction ou la formation d'un abcès. On utilise des pansements spéciaux qui n'ont pas tendance à s'effilocher.

1. Dépend de la quantité de croûtes et de sécrétions épaisses qui adhèrent à la canule à trachéotomie.
2. Cela peut causer des problèmes respiratoires. L'ouverture originale peut être difficile à retrouver.

4. Au cas où il se produirait des problèmes respiratoires au cours du changement de la canule.

2. Rythme cardiaque
3. Pression veineuse centrale
4. ECG
5. Équilibre liquidien et électrolytique
6. Hypokaliémie et hyperkaliémie
7. Présence d'ostomies
8. Diurèse horaire et densité de l'urine
9. Créatinine sérique et BUN (azote uréique sanguin)
10. Protéines totales

Évaluation de l'état neurologique
1. Fonction motrice et sensorielle
2. Dimension des pupilles et réaction à la lumière

Problèmes du client et diagnostics infirmiers

À partir des manifestations cliniques, de l'histoire du client et des données de l'évaluation diagnostique, les problèmes du client peuvent comprendre : une modification ou une altération potentielle de la fonction respiratoire reliée à un problème physiologique ; une altération potentielle de l'homéostasie cérébrale et cardio-vasculaire reliée à l'hypoxie ou à l'hypercapnie ; un mauvais synchronisme potentiel avec le respirateur à cause de sécrétions abondantes, d'une faible F_1O_2, d'hypercapnie, d'une mauvaise ventilation minute, d'un œdème pulmonaire ou d'anxiété ; un délai potentiel dans la capacité d'être sevré du respirateur, relié à une dépendance psychologique ou physiologique au traitement.

■ PLANIFICATION ET INTERVENTION

Objectifs

Les objectifs principaux du client sont les suivants :

1. L'amélioration de la fonction respiratoire avec le respirateur.
2. L'atteinte et le maintien du niveau de réaction qu'il avait avant la maladie.
3. L'atteinte et le maintien de la stabilité du fonctionnement cardio-vasculaire.
4. L'ajustement au respirateur par des respirations en synchronisme avec le respirateur.
5. Un sevrage réussi du respirateur, du manchon, de la canule et de l'oxygène.

Soins du client et interventions infirmières. De nombreux facteurs doivent être pris en compte dans le traitement du client sous respirateur mécanique. Le tableau 22-3 et l'encadré 22-4 résument ces facteurs que l'infirmière doit considérer lorsqu'elle donne les soins au client.

Réglage du respirateur. Le respirateur est réglé de façon que le client soit confortable et « en phase » avec l'appareil (*Figure 22-11*). On recherche toute altération minime des dynamiques cardio-vasculaires et pulmonaires normales. Les gaz du sang artériel doivent être satisfaisants, et l'auscultation du thorax doit indiquer un bon échange gazeux bilatéral.

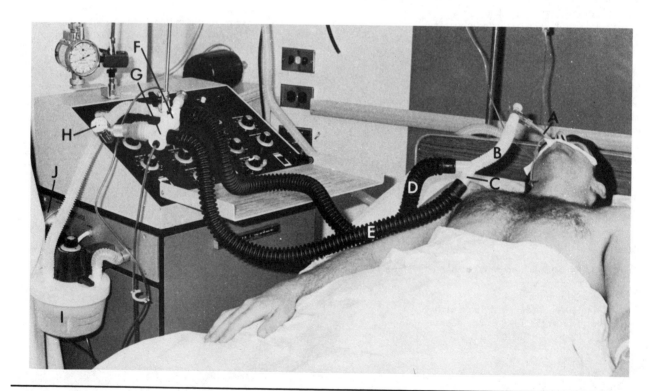

Figure 22-11   Client sous respirateur mécanique MAI. Les lettres correspondent aux éléments suivants : **A)** tube endotrachéal ; **B)** espace mort mécanique ; **C)** raccord en Y ; **D)** tube inspiratoire ; **E)** tube expiratoire ; **F)** valve inspiratoire ; **G)** valve expiratoire ; **H)** spiromètre de Wright ; **I)** humidificateur cascade ; **J)** bouton pour la PPFE (pression positive en fin d'expiration).

Tableau 22-3 Soins au client sous respirateur

Type de respirateur

1. Respirateur à volume contrôlé (MAI, Ohio 560, Emerson). Donne le volume courant réglé avec diverses pressions.
2. Respirateur à pression contrôlée. Donne la pression réglée avec divers volumes courants.

Fraction de l'oxygène inspiré

L'interprétation de la P_{O_2} dépend de la concentration de l'O_2 inspiré. Valeurs normales :
1. F_1O_2 — air ambiant 21 % d'O_2
   P_{O_2} — 100 mm Hg, ou 105 mm Hg moins la moitié de l'âge du client
2. F_1O_2 — 100 %
   P_{O_2} — 500 mm Hg

Volume courant

10 mL à 15 mL pour chaque kilogramme de masse corporelle.

Rythme respiratoire

10/min à 12/min

Réglage de la sensibilité

1. Une sensibilité élevée indique qu'il suffit d'une très faible pression négative pour déclencher l'appareil.
2. Ne pas permettre au client de produire plus de –2 cm H_2O pour déclencher l'appareil.

Type de ventilation

1. Contrôlée. L'appareil ventile le client d'après le réglage des volumes courants et le rythme respiratoire. Ces clients ont ordinairement besoin d'une médication avec morphine, curare ou pancuronium.
2. Assistée contrôlée. Le client déclenche l'appareil.

Rapport inspiration-expiration

1. Doit être de 1 : 3, 1 : 2 ou 1 : 1 (1 s d'inspiration pour 3 s d'expiration, etc.).
2. L'inspiration ne doit jamais être plus longue que l'expiration, parce que le retour veineux au côté droit du cœur se produit à l'expiration. Une inspiration prolongée empêche le retour veineux et peut causer de l'hypotension.

3. Les clients souffrant d'une maladie pulmonaire obstructive ont besoin d'un temps d'expiration plus long, pour garder les bronches ouvertes et permettre à une plus grande quantité d'air de sortir.

Ventilation minute

Volume courant × rythme respiratoire par min.
Normale = 6 L/min à 8 L/min

Pression des voies respiratoires

Normale = 15 cm H_2O à 20 cm H_2O
S'il y a une fuite d'air, on remarque une basse pression des voies respiratoires. On remarque une haute pression des voies respiratoires dans les cas suivants :
1. Augmentation des sécrétions
2. Obstruction des voies respiratoires
3. Bronchospasmes
4. Œdème pulmonaire
5. Pneumothorax
6. Volet thoracique
7. Client en déphasage avec le respirateur

Soupir

1. Les poumons sont surgonflés périodiquement pour ouvrir les alvéoles affaissées.
2. Le soupir est donné par l'appareil ou par ventilation manuelle.
3. Le volume du soupir est de 3 fois le volume courant, toutes les 5 min à 10 min.

Espace mort mécanique

Désigne le volume de tubage entre l'adapteur du tube endotrachéal, ou de la canule à trachéotomie, et le raccord en Y.
But : 1. Réinspirer le CO_2 expiré.
2. Sert d'adapteur flexible de la canule à trachéotomie au raccord en Y, évitant ainsi l'inconfort du client lors d'un mouvement.
Précautions : Le volume de l'espace mort mécanique ne doit pas être plus grand qu'un tiers du volume courant réglé, spécialement à 21 % de F_1O_2, parce qu'une concentration d'oxygène hypoxique peut en résulter à cause de la dilution du CO_2 expiré. On ne doit pas l'utiliser pour corriger une alcalose métabolique.

Débit lent

1. Ouvre plus d'alvéoles parce qu'il y a une plus grande égalité de distribution du débit de l'air dans les voies respiratoires.
2. Si la vitesse du débit est trop lente, elle prolonge l'inspiration et peut empêcher le retour veineux.

Débit rapide

1. Raccourcit le temps d'inspiration.
2. Peut ne pas ouvrir du tout les alvéoles atélectasiques à cause d'un débit de gaz privilégiant les alvéoles ayant une résistance moindre.

Retard expiratoire

1. Utilisé seulement sur l'ordre du médecin.
2. Garde les bronchioles terminales ouvertes, prévenant ainsi une fermeture précoce à l'expiration ; plus d'air peut donc être expiré.

Humidité et température

1. On procure de l'humidité réchauffée à tous les clients intubés ou trachéotomisés, pour éviter des sécrétions épaisses et visqueuses.
2. Une évaluation clinique quotidienne de la viscosité des sécrétions du client sert de guide pour vérifier l'efficacité de l'humidification et de la nébulisation.

Pression positive en fin d'expiration

1. On maintient une pression positive de 5 cm H_2O, 10 cm H_2O ou 15 cm H_2O en fin d'expiration, au lieu d'une pression normale de 0 cm H_2O.
2. Augmente la capacité résiduelle fonctionnelle.

Synchronisation du client avec le respirateur

1. Le temps inspiratoire et expiratoire du client doit être synchronisé avec celui du respirateur.
2. L'asynchronisme (déphasage) d'avec le respirateur a pour résultats une hémodynamique cardio-pulmonaire modifiée et cause des arythmies, de l'hypotension et une augmentation de la pression des voies respiratoires.

Il est recommandé de se conformer aux règles suivantes dans le réglage initial du respirateur pour un client.

1. Régler l'appareil pour fournir le volume courant requis (10 mL/kg à 15 mL/kg).
2. Ajuster l'appareil pour fournir 100% d'oxygène inspiré ou ce qui est nécessaire pour maintenir la $P_{a}O_2$ entre 70 mm Hg et 100 mm Hg.
3. Noter le pic de la pression inspiratoire.
4. Ajuster le rapport inspiration-expiration. Selon les critères ci-dessus, faire un réglage qui procure des gaz artériels satisfaisants, avec un volume courant adéquat et un rapport inspiration-expiration au minimum de pression des voies respiratoires.
5. Si le client n'est pas sous contrôle, régler la sensibilité afin que le client puisse déclencher l'appareil avec un minimum d'effort. Ajuster la fréquence pour procurer une P_{CO_2} normale (38 mm Hg à 42 mm Hg).
6. Enregistrer la ventilation minute et mesurer la P_{CO_2}, le pH et la P_{O_2}, après 20 min de ventilation à une concentration de 100% d'O_2 inspiré. Estimer la concentration d'O_2 inspiré requise pour maintenir la P_{O_2} entre 70 mm Hg et 100 mm Hg.
7. Une fois obtenus les résultats des gaz artériels avec 100% d'oxygène inspiré, ajuster la F_1O_2 en conséquence et revérifier la P_{O_2}. On peut alors évaluer la F_1O_2 d'entretien.
8. De l'espace mort mécanique additionnel peut être requis pour maintenir une P_{CO_2} artérielle normale, quand des volumes courants importants sont utilisés.
9. Utiliser un réglage de 100% de F_1O_2 pour suivre le progrès de l'état pulmonaire. On peut estimer un shunt

---

Encadré 22-4 Résumé : Soins infirmiers au client sous respirateur mécanique

1. L'infirmière doit assurer une présence constante lorsque le client est sous respirateur mécanique.
2. Prendre les signes vitaux toutes les 5 min à 30 min : pression artérielle, pouls et respiration, pression veineuse centrale et température.
3. Ausculter fréquemment le thorax (toutes les 15 min). Noter tout changement dans les bruits respiratoires.
4. Faire la succion de l'arbre trachéobronchique lorsque nécessaire. Faire la succion autour du pharynx, avant le dégonflement du manchon. Utiliser une technique stérile dans les soins des voies respiratoires et la succion. Noter les bruits respiratoires additionnels et la qualité de l'échange d'air, avant et après la succion trachéobronchique. Noter la couleur et la quantité des sécrétions retirées.
5. Dégonfler périodiquement le manchon du tube endotrachéal ou de la canule à trachéotomie, s'il est à haute pression. Regonfler le manchon jusqu'à un volume identique. Vérifier, en même temps, s'il n'y a pas de fuite d'air. Arrêter le gonflement quand la fuite d'air a pratiquement disparu.
6. Nettoyer la tubulure du cathéter artériel avec une solution saline héparinisée à toutes les heures ou maintenir une microperfusion lente et continue.
7. Faire un bilan hydrique total toutes les 8 h.
8. Noter la densité de l'urine et la diurèse horaire.
9. Donner les soins d'hygiène buccale, toutes les 4 h à 8 h, à tous les clients débiles ou paralysés.
10. Donner les soins des yeux, toutes les 12 h, aux clients paralysés et comateux. Utiliser un onguent lubrifiant et fixer les paupières fermées.
11. Changer le matériel pour l'inhalothérapie tous les jours.
12. Noter la pression en fin d'expiration et le volume courant toutes les heures.
13. Vider l'eau condensée dans le tubage ventilatoire au besoin.
14. Vérifier l'efficacité de l'humidificateur toutes les 2 h. S'assurer qu'il y a une vapeur visible, si on utilise un nébuliseur.
15. Enregistrer le volume de l'humidificateur et le remplir toutes les 8 h. Quand le remplissage est nécessaire, vider l'eau résiduelle et la remplacer par de l'eau distillée stérile. Le vidage aide à prévenir l'accumulation de *Pseudomonas* qui croissent dans les endroits chauds et humides.
16. Vérifier la température de l'air inspiré aussi souvent que nécessaire. La température de l'air inspiré doit être aussi près de la température corporelle que possible, afin de procurer davantage d'humidité. Une augmentation de la température corporelle se produit si l'air est à une température plus élevée que la température du corps.
17. Vérifier les conduits d'oxygène et les débitmètres toutes les heures, pour s'assurer qu'ils sont bien reliés et qu'ils fonctionnent comme prescrit.
18. Changer la position du client alité toutes les 2 h lorsqu'il est éveillé, ou toutes les heures (sur 24 h) s'il est comateux.
19. Coordonner la physiothérapie thoracique avec le changement de position, la succion des voies respiratoires, et les traitements en respiration à pression positive intermittente. La fréquence en est déterminée par l'état clinique du client.
20. Faire des exercices passifs d'amplitude de mouvement pour toutes les articulations des clients paralysés ou comateux plusieurs fois par jour. Porter une attention spéciale aux soins de la peau des parties déclives.
21. Évaluer les signes neurologiques toutes les heures lorsque indiqué.
22. Noter la quantité et la qualité du liquide qui s'écoule de la sonde nasogastrique et des ostomies.
23. Envoyer toutes les selles au laboratoire pour analyse au gaïac, ce qui permet d'évaluer tout saignement précoce causé par des ulcères de stress.
24. Peser le client tous les jours.
25. Aider le client à se lever aussitôt que possible.
26. Donner un régime selon la tolérance. Ceci dépend de la gravité de la maladie.
27. Planifier les soins infirmiers de façon que le client ait des périodes de sommeil ininterrompues.
28. Avertir immédiatement le médecin s'il se produit un changement dans le niveau de conscience ; le tenir informé de l'apparition de tachycardie, de bradycardie, d'hypotension, de confusion, d'agitation, de selles goudronnées, d'arythmie, de pression veineuse centrale élevée ou basse, ou de ventilation laborieuse.

Tableau 22-4 Facteurs qui portent le client à lutter contre le respirateur

Problème	Intervention de l'infirmière
1. Augmentation des sécrétions Respirateur à volume contrôlé : la pression des voies respiratoires augmente mais le volume courant est maintenu. Respirateur à pression contrôlée : les sécrétions provoquent la toux ou entraînent une augmentation de la pression intrapulmonaire, ce qui fait opposition à la pression réglée sur le respirateur ; il y a donc réduction du volume inspiratoire. Un volume courant réduit favorise une atélectasie progressive et un shunt.	1. Faire la succion aussi souvent que nécessaire. 2. Ventiler manuellement avec le ballon autogonflable toutes les heures, pendant 5 min à 10 min. 3. Physiothérapie thoracique. 4. Changements fréquents de position. 5. Humidification et nébulisation adéquates. 6. Pour le respirateur à pression contrôlée : ajuster la vitesse du débit et régler la pression pour maintenir une expansion thoracique adéquate et une entrée d'air satisfaisante à l'auscultation. 7. Si la succion de la trachée n'améliore pas la mise en phase avec le respirateur, appeler le médecin.
2. F_IO_2 basse : peut se manifester au début par de la tachycardie, de l'hyperventilation ou des arythmies.	1. Mesurer la concentration d'oxygène inspiré et les gaz artériels. 2. Appeler l'inhalothérapeute pour vérifier l'exactitude de la F_IO_2 administrée. 3. Appeler le médecin pour le diagnostic différentiel et le traitement.
3. Hypercapnie : peut se manifester au début par de l'hyperventilation, de la tachycardie, des arythmies, une augmentation de la pression artérielle et de la somnolence.	1. Mesurer les gaz artériels. 2. Appeler l'inhalothérapeute pour vérifier l'espace mort mécanique, la précision des valves et le fonctionnement du respirateur. 3. Appeler le médecin pour le diagnostic différentiel et le traitement.
4. Ventilation minute inadéquate	1. Mesurer le volume courant expiré et le rythme respiratoire si la ventilation minute est plus basse que 6 L/min. Augmenter l'administration des volumes courants à 10 mL/kg à 15 mL/kg, avec un rythme de 10/min à 12/min. 2. Appeler l'inhalothérapeute pour vérifier le bon fonctionnement du respirateur. 3. Appeler le médecin pour le diagnostic différentiel et le traitement.

5. Œdème pulmonaire — peut se manifester comme suit :
a) Haute pression des voies respiratoires.
b) Compliance faible.
c) Sécrétions trachéales.
   1) Sécrétions écumeuses rosées et mousseuses.
   2) Liquide aqueux abondant et rouge clair.
d) Veines du cou distendues.
e) Couleur sombre, cyanosée.
f) Thorax plein de râles humides.
g) Tachycardie, hypotension.
h) Agitation marquée.
	1. F_IO_2 à 100%.
	2. Ventiler manuellement avec le ballon autogonflable. Utiliser le respirateur à volume contrôlé et la PPFE (pression positive en fin d'expiration).
	3. Faire la succion de la trachée.
	4. Élever la tête du lit (position assise).
	5. Appeler le médecin. Donner le traitement médicamenteux tel que prescrit.

physiologique vrai à partir des gaz artériels et d'une F_IO_2 à 100%.

- Écarter la possibilité d'un collapsus imminent, chaque fois que le client est en « déphasage » avec l'appareil. Le client en déphasage présente en général de l'hypoxémie, une fuite d'air, une obstruction, ainsi qu'un débit, une ventilation minute ou un rapport inspiration-expiration inadéquats.

Si, après avoir corrigé la situation, le client est encore en déphasage avec le respirateur ou qu'il respire trop vite, on donne alors les sédatifs et des relaxants musculaires pour procurer une ventilation optimale.

Facteurs portant le client à «lutter contre le respirateur». Le client est en synchronisme avec le respirateur quand l'expansion de l'air coïncide avec la phase inspiratoire de l'appareil et que l'expiration se produit passivement. Le client « lutte » contre le respirateur quand il est en déphasage avec l'appareil. Cela se présente (1) quand le client essaie d'inspirer durant la phase expiratoire mécanique du respirateur, (2) quand le respirateur est déclenché plus souvent que 18 fois/min ou (3) quand il y a un effort musculaire abdominal augmenté et saccadé.

Les facteurs suivants contribuent à ce problème : augmentation des sécrétions, F_IO_2 basse, hypercapnie, ventilation minute inadéquate et œdème pulmonaire. On doit corriger ces problèmes (*Tableau 22-4*) avant que le sédatif

Tableau 22-5 Problèmes qui menacent la vie du client pendant qu'il est sous ventilation mécanique

Appeler le médecin dès qu'il survient un problème qui met la vie du client en danger, en respectant l'ordre des priorités suivantes :

Priorité I Évaluer l'état actuel du client et le comparer à une observation faite plus tôt :

1. Niveau de conscience.
2. Degré de détresse.
3. Couleur.
4. Degré de distension des veines du cou.
5. Expansion thoracique.
6. Mouvements abdominaux.

Priorité II Faire correspondre les pressions des voies respiratoires sur l'appareil, la pression veineuse centrale, le rythme du pouls, et les bruits respiratoires bilatéraux (entendus par auscultation du thorax).

Priorité III Débrancher le tube qui relie le client au respirateur et le ventiler avec le ballon autogonflable à haute F_IO_2.

Noter : 1. Compliance et expansion thoracique en relation avec la quantité de pression insufflée.
2. Temps expiratoire.
3. Bruits respiratoires bilatéraux.

Priorité IV 1. Passer un cathéter par le tube endotrachéal et détecter un éventuel point de résistance ou d'obstruction.
2. Faire la succion autour du pharynx d'abord, puis dégonfler le manchon et noter s'il y a amélioration de l'échange d'air, le manchon étant dégonflé. (Cela se produit si l'obstruction est due au manchon.)

Priorité V Si la ventilation est bonne avec le ballon autogonflable, vérifier l'appareil, pendant qu'une autre personne ventile le client manuellement.

Problème	Évaluation initiale	Intervention infirmière
Fuite au niveau des voies respiratoires 1. Problème lié au client : 　a) Gonflement inadéquat du manchon. 　b) Mauvais ajustement de la canule à trachéotomie (rubans lâches autour du cou). 　c) Des changements dans la position du client peuvent créer une fuite autour de la trachéotomie. 2. Problème lié au respirateur 　a) Tubes du respirateur mal ajustés ou déconnectés. 　b) Mauvais fonctionnement des valves inspiratoire et expiratoire. 　c) Humidificateur mal scellé.	Les manifestations cliniques dépendent de l'importance de la fuite. *Signes précoces* 1. Expansion thoracique absente ou inadéquate. 2. Bruits respiratoires absents ou diminués. 3. Anxiété marquée du client conscient. 4. a) Respirateur à pression contrôlée : l'inspiration est prolongée ou continue. 　b) Respirateur à volume contrôlé : cycle normal. 5. Pression des voies respiratoires à zéro ou très réduite. 6. Déclenchement de l'alarme sonore sur certains appareils. 7. Le volume expiré mesuré est réduit. *Signes tardifs* 1. Arythmie　　3. Cyanose 2. Hypotension　4. Mort	1. Débrancher le tube qui relie le client au respirateur. 2. Gonfler le thorax du client à une F_IO_2 élevée, à l'aide d'un ballon autogonflable. 3. Rechercher la cause de la fuite provenant du client et de l'appareil. Une fois la cause corrigée, l'expansion thoracique est adéquate. 　a) Le volume expiré, mesuré avec le spiromètre de Wright, doit correspondre au volume courant, au cadran de l'appareil. 　b) On réduit le volume courant, au cadran, de 3 mL par cm H_2O de pression maximum des voies respiratoires causée par la compression de gaz dans le système.
Obstruction des voies respiratoires	Les manifestations varient en fonction de : 1. Respirateur à pression contrôlée. 2. Respirateur à volume contrôlé. 3. Présence ou absence de force musculaire. 4. Obstruction partielle ou complète des voies respiratoires.	1. Débrancher le tube qui relie le client au respirateur. Vérifier et corriger l'obstruction. 2. Utiliser un ballon autogonflable, noter la compliance. 3. Une obstruction partielle requiert une plus grande pression pour l'expansion thoracique. 4. Une obstruction complète empêche le gonflement du thorax ou du ballon. 5. Dans l'obstruction partielle, l'expiration est caractérisée par une expansion retardée et réduite du ballon.
1. Obstruction complète des voies respiratoires chez un client qui est sous respirateur et qui n'a aucune force musculaire.	1. Respirateur à pression contrôlée : la pression préréglée des voies respiratoires est facilement atteinte, sans aucune expansion thoracique visible ou échange d'air inspiratoire ou expiratoire à l'auscultation. Le temps inspiratoire est très court.	

Tableau 22-5 Problèmes qui menacent la vie du client pendant qu'il est sous ventilation mécanique (*suite*)

Problème	Évaluation initiale	Intervention infirmière
2. Obstruction complète des voies respiratoires chez un client qui est sous respirateur et qui a une certaine force musculaire.	2. Respirateur à volume contrôlé : une augmentation aiguë de la pression des voies respiratoires se produit sans expansion thoracique ou échange d'air audible. Il n'y a pas d'effort musculaire visible au thorax ou à l'abdomen. 1. Comme 1 et 2 si le client n'a aucune force musculaire. 2. Mouvement de va-et-vient du thorax et de l'abdomen. (Durant l'inspiration, le thorax est déprimé. À l'inspiration, il y a une protrusion saccadée ainsi qu'une contraction prolongée et soutenue des muscles abdominaux, suivie d'une relaxation brève avant une autre protrusion et contraction.) 3. Utilisation des muscles accessoires de la respiration. 4. Anxiété extrême et détresse respiratoire. 5. Augmentation initiale de la pression artérielle et du pouls : plus tard, diminution de la pression artérielle et du rythme du pouls. 6. Le client est en déphasage avec l'appareil.	6. Passer le cathéter dans le tube endotrachéal, ou la canule à trachéotomie, et déceler d'éventuels points de résistance ou d'obstruction. 7. Noter l'amélioration de la pression des voies respiratoires et l'expansion thoracique, pendant que l'on fait les manœuvres suivantes pour soulager l'obstruction : a) Faire la succion à l'intérieur du tube et autour du pharynx. Dégonfler le manchon. b) Redresser la position du tube pour relâcher les régions entortillées dans le pharynx, la bouche ou les raccords. c) Placer la tête en hyperextension, si la tête du client est en flexion. d) Ajuster la canule à trachéotomie pour qu'elle soit serrée. (Un ajustement lâche entraîne une fuite d'air et une obstruction possible de la lumière contre la paroi.) Si le client ventile bien à l'aide du ballon, l'obstruction peut provenir de l'appareil. e) Drainer l'eau condensée se trouvant dans la boucle du tubage du respirateur. f) Vérifier les valves. g) Déterminer si les raccords sont mauvais ou mal réglés.
Hémothorax Le sang s'accumule dans la cavité pleurale, causant un collapsus du poumon et de l'hypovolémie ou un choc.	1. L'auscultation du thorax révèle l'absence de bruits respiratoires à la base et au niveau médian du poumon (du côté affecté). 2. Augmentation de la pression des voies respiratoires. 3. Signes d'hémorragie et d'hypovolémie (c'est-à-dire, augmentation de la fréquence du pouls et diminution de la pression artérielle). 4. Une radiographie pulmonaire va révéler une région dense du côté affecté.	1. Si le client est en déphasage avec l'appareil : a) Débrancher le respirateur. b) Ventiler manuellement à l'aide du ballon autogonflable, à des concentrations élevées d'oxygène inspiré. c) Appeler le médecin. 2. Si le client est en synchronisme avec le respirateur, appeler le médecin. 3. En attendant, distinguer des autres situations qui constituent une menace lorsque le client est sous respirateur (voir le reste de ce tableau). 4. Aider dans les opérations suivantes : a) Drainage thoracique. On insère le trocart aux 5e et 6e espaces intercostaux dans la ligne médio-axillaire. b) Rétablir le volume sanguin avec du sang et des liquides. c) Se préparer à une éventuelle exploration chirurgicale thoracique pour ligaturer le ou les vaisseaux qui saignent.

Tableau 22-5   Problèmes qui menacent la vie du client pendant qu'il est sous ventilation mécanique (*suite*)

Problème	Évaluation initiale	Intervention infirmière

Physiopathologie du pneumothorax sous-tension
1. Toute communication directe ou indirecte d'une bronche, d'une bronchiole ou d'une alvéole avec la cavité pleurale produit un pneumothorax fermé.
2. La plèvre viscérale forme un clapet qui permet à l'air d'entrer dans la plèvre au moment de l'inspiration et l'empêche de sortir à l'expiration.
3. L'augmentation progressive de la quantité d'air augmente la pression intrapleurale.
4. L'augmentation progressive de la pression intrapleurale affaisse le poumon du côté affecté.
5. Le médiastin se déplace vers le côté opposé. Cela fait s'entortiller ou s'affaisser les grandes veines, ce qui gêne considérablement le remplissage cardiaque.
6. La mort survient rapidement, à moins de corriger promptement le pneumothorax sous-tension.
	1. Début aigu de détresse respiratoire pendant que le client est sous respirateur.
	2. Thorax
	  a) Pneumothorax sous-tension unilatéral.
	    Examen : expansion thoracique inégale. Auscultation :
	    1) Bruits respiratoires inégaux.
	    2) Bruits respiratoires absents ou éloignés, du côté affecté.
	    3) Inspiration : râles courts et crépitants.
	    4) Expiration : bruits respiratoires absents ou râles crépitants étouffés et brefs.
	  b) Pneumothorax bilatéral. Mêmes signes que plus haut, mais des deux côtés.
	3. Augmentation progressive rapide de la pression des voies respiratoires. *Respirateur à volume contrôlé :* une augmentation de la pression des voies respiratoires apparaît sur le manomètre. *Respirateur à pression contrôlée :* atteint la pression maximum avec peu d'expansion alvéolaire. Temps inspiratoire court.
	4. Veines du cou distendues.
	5. Augmentation de la pression veineuse centrale.
	6. Hypotension.
	7. Une thoracocentèse diagnostique aux 2e et 3e espaces intercostaux repousse le piston de la seringue à cause de l'augmentation de la pression intrathoracique.
	8. Radiographie pulmonaire : révèle le pneumothorax et le déplacement possible de la trachée vers le côté non affecté.
	9. Emphysème sous-cutané.
		1. Débrancher le tube qui relie le client au respirateur.
		2. Ventiler manuellement le client à l'aide du ballon autogonflable.
		3. Appeler le médecin.
		4. Aider le médecin dans l'insertion des tubes thoraciques avec système de drainage scellé sous eau.

Volet thoracique (dû à un traumatisme)	Ces signes et symptômes vont se manifester si le client est sous ventilation spontanée ou sous respirateur à pression contrôlée inadéquat. 1. Augmentation progressive de la détresse respiratoire ; augmentation du rythme respiratoire et réduction des volumes courants. 2. Augmentation de l'utilisation de tous les muscles accessoires de la respiration. 3. a) Inspiration : à l'expansion thoracique, le volet thoracique s'enfonce, diminuant la capacité de produire la pression intrapleurale négative nécessaire pour tirer l'air dans les poumons.	1. Ventiler manuellement à l'aide du ballon autogonflable. 2. Aspirer les sécrétions. 3. Appeler le médecin. 4. Relier le client au respirateur à volume contrôlé.

Tableau 22-5   Problèmes qui menacent la vie du client pendant qu'il est sous ventilation mécanique (*suite*)

Problème	Évaluation initiale	Intervention infirmière
	b) Expiration : le volet thoracique fait saillie vers l'extérieur, altérant donc la capacité d'expirer. Dans les cas graves de volet thoracique, l'air peut se déplacer inutilement d'un côté à l'autre. 4. Accumulation de sécrétions due à la diminution de la capacité de les expectorer. 5. Rhonchi et divers degrés de râles notés à l'auscultation thoracique. 6. Veines du cou distendues. 7. Augmentation de la pression veineuse centrale. 8. Augmentation initiale du débit cardiaque, de la pression artérielle et du rythme du pouls, suivie d'une baisse de la pression artérielle et du rythme du pouls lorsque le client ne peut plus compenser. 9. Réduction progressive de la PaO_2. 10. Signes progressifs d'hypoxémie : agitation suivie de somnolence menant au coma et à la mort.	
Tamponade cardiaque (accumulation excessive de liquide dans l'espace péricardique). 1. Une augmentation de la pression intrapéricardique cause une compression de la veine cave et des oreillettes, ce qui gêne le retour veineux au cœur. 2. La compression cardiaque diminue le débit cardiaque, ce qui mène à une réduction du remplissage coronarien. 3. Ce sont des facteurs qui prédisposent à l'hypoxie du myocarde et à la défaillance myocardique.	1. Augmentation progressive de la pression veineuse centrale. Veines du cou distendues (signe pathognomonique). 2. Bruits cardiaques éloignés. 3. Fatigue paisible. 4. Diminution de la pression artérielle et de la pression différentielle. 5. Signes d'insuffisance respiratoire, mais la ventilation mécanique aggrave l'hypotension.	1. Appeler le médecin. 2. Aider à la péricardiocentèse (voir à la page 549).

ou le relaxant musculaire prescrit ne soit donné au client. Sinon, le problème de base est masqué et l'état du client continue à se détériorer.

Les problèmes qui mettent la vie du client en danger requièrent, évidemment, une correction immédiate (*Tableau 22-5*). Ainsi, l'infirmière doit être constamment en état d'alerte pour pouvoir détecter d'éventuelles difficultés et intervenir immédiatement.

■ ÉVALUATION

Résultats escomptés

Le client réussit à :

1. Améliorer sa fonction respiratoire avec le respirateur :
   a) Respirations synchrones avec le respirateur ;
   b) Gaz du sang artériel à l'intérieur des valeurs normales ;
   c) Sécrétions minimes, peu épaisses et claires ;
   d) Radiographie pulmonaire sans traces d'atélectasie ;
   e) Atteinte et maintien d'une couleur normale de la peau et des lits unguéaux ;
   f) L'auscultation indique un bon échange gazeux bilatéral.
2. Atteindre et maintenir son niveau de réaction d'avant la maladie :
   a) Se situe dans le temps et l'espace, reconnaît les gens ;
   b) Réagit correctement aux demandes verbales ;
   c) Communique bien, par gestes ou par écrit ;
   d) Pupilles rondes, régulières, égales et sensibles à la lumière.
3. Atteindre et maintenir la stabilité de son fonctionnement cardio-vasculaire :

a) Pression artérielle normale, au même niveau qu'avant la maladie ;
b) Fréquence et rythme du pouls comme avant la maladie, pas d'arythmies ;
c) Ingesta et excreta liquidiens dans des limites normales ;
d) Électrolytes sériques normaux.

4. S'ajuster au respirateur par des respirations synchrones :
a) Gaz artériels dans les limites normales ;
b) Échange gazeux bilatéral normal ;
c) Volume courant et rapport inspiration-expiration normaux ;
d) Expansion thoracique coïncidant avec l'inspiration ;
e) Coopère dans les techniques qui améliorent la ventilation (exemple : succion) ;
f) Participe correctement aux mesures de soins physiques ;
g) Se repose entre les traitements.

Sevrer le client du respirateur

Le sevrage se fait en quatre étapes. Le client est sevré graduellement : (1) du respirateur, (2) du manchon, (3) du tube ou de la canule, et (4) de l'oxygène.

Sevrage du respirateur. On doit faire le sevrage de la ventilation mécanique aussitôt que possible, pour la sécurité du client. Il est essentiel que la décision soit prise du point de vue physiologique et non mécanique. Une compréhension totale de l'état clinique du client est requise pour prendre cette décision.

On commence le sevrage quand le client se remet de la phase aiguë de ses problèmes médicaux et chirurgicaux, et quand les causes de l'insuffisance respiratoire sont suffisamment corrigées. L'estimation des capacités ventilatoires du client doit se fonder sur ce qui suit :

1. Une capacité de produire une ventilation minimum de 15 mL/kg de masse corporelle, soit un volume, ou une capacité vitale, deux fois aussi important que le volume courant normal de repos. Le volume minimal requis est ordinairement de 1 000 mL environ, chez l'adulte normal.
2. Une force inspiratoire d'au moins –20 cm de pression d'eau. On peut utiliser occasionnellement le volume courant comme critère additionnel. Si on utilise le volume courant, il doit être mesuré pendant la respiration calme du client. Ne pas demander au client de prendre une respiration profonde, parce que le volume ainsi obtenu est difficile à interpréter, puisqu'il est entre son volume courant réel et sa capacité vitale.
3. Un rapport minimal de 2 entre la capacité vitale et le volume courant est nécessaire avant que le sevrage ne soit tenté.

Quand le médecin décide que le client a une capacité ventilatoire adéquate, on peut commencer le sevrage. Les paramètres de base sont notés : (1) capacité vitale, (2) force inspiratoire, (3) rythme respiratoire, (4) volume courant au repos, (5) ventilation minute, (6) gaz artériels, (7) F_IO_2.

Le client est alors relié à la barre en T, en ventilation spontanée, avec de l'oxygène chauffé et humidifié. La F_IO_2, ou fraction de la concentration de l'oxygène inspiré, dépend de la dernière Po_2 artérielle satisfaisante du client. Il ne faut pas arrêter l'oxygénothérapie en même temps que l'on arrête l'assistance mécanique de la ventilation. Il est insensé de penser que le client va arriver à fournir le travail de la respiration s'il doit aussi répondre à l'augmentation des demandes cardio-vasculaires causée par la diminution des concentrations d'oxygène inspiré. Durant le processus de sevrage, on doit continuer à administrer de l'oxygène au client, qu'il soit ou non sous respirateur.

On peut augmenter ou diminuer la F_IO_2 soit en ajustant le réglage de la valve de dilution, soit en ajoutant ou en réduisant le tube réservoir. Pendant que le client est sous la barre en T, on doit assurer une surveillance étroite. Un réconfort psychologique est nécessaire.

Il est essentiel de se fier à la tendance des résultats obtenus plutôt qu'à des résultats isolés lorsqu'on évalue les facteurs suivants : (1) capacité vitale, (2) force inspiratoire, (3) rythme respiratoire, (4) volume courant au repos, (5) ventilation minute, (6) gaz artériels, (7) F_IO_2.

On doit faire la deuxième série de gaz du sang artériel 20 min après que le client a été mis en ventilation spontanée, à une F_IO_2 constante. (Il faut 15 min à 20 min pour que l'équilibration artérielle alvéolaire se fasse.)

Pendant que le client est sous la barre en T, on doit l'observer pour tout signe d'hypoxémie ou d'augmentation de la fatigue, dont les indices sont : (1) la bradycardie, les extrasystoles ventriculaires, ou tout signe d'une augmentation de l'irritabilité cardiaque, (2) l'agitation, (3) un rythme respiratoire supérieur à 35/min et (4) une respiration laborieuse. La fatigue ou l'épuisement se manifeste, au début, par une augmentation du rythme respiratoire associée à une réduction graduelle du volume courant. Plus tard, il y a ralentissement du rythme respiratoire.

On doit continuer l'analyse en série des gaz du sang artériel et les mesures périodiques de : (1) la force inspiratoire, (2) la capacité vitale, (3) le volume courant, (4) le rythme respiratoire et (5) la ventilation minute, jusqu'à ce qu'ils soient stables, à des niveaux satisfaisants. La fréquence de ces mesures dépend du progrès clinique du client.

L'apparition des signes d'épuisement et d'hypoxémie, correspondant avec la détérioration des mesures précédentes, suggère le besoin d'un support ventilatoire immédiat. On doit replacer le client sous respirateur toutes les fois que se manifestent des signes de fatigue ou de détérioration.

Les clients qui ont eu besoin d'une aide ventilatoire, pendant une courte période, sont ordinairement détubés après 2 h ou 3 h de sevrage, et on permet la ventilation spontanée avec un masque fournissant de l'oxygène humidifié. Les clients qui ont eu une assistance ventilatoire prolongée requièrent ordinairement un sevrage plus graduel, sur une période de quelques jours. On peut les sevrer dans la journée d'abord, et les placer sous respirateur la nuit.

Lorsque le client est en ventilation spontanée, on peut ajuster la valve de dilution, la vitesse du débit, et le tube réservoir d'après les résultats des gaz du sang artériel. On doit donner un traitement au moyen d'un respirateur à pression positive intermittente (RPPI) à toutes les heures durant la journée, pendant que le client est en ventilation spontanée avec la barre en T et aussi après qu'on ait enlevé le tube endotrachéal.

Certains clients sont difficiles à sevrer de la ventilation mécanique. Un dispositif incorporé au respirateur, et appelé VII (ventilation imposée intermittente), permet au client de respirer spontanément comme il le désire, mais impose un surgonflement à intervalles réguliers. La ventilation imposée intermittente est indiquée si le client remplit tous les critères pour le sevrage, mais qu'il n'arrive pas à maintenir une respiration spontanée adéquate pendant de longues périodes. Quand on commence la ventilation imposée intermittente, on règle l'appareil à un débit lent, mais avec un volume courant plus grand que l'activité respiratoire spontanée du client. On peut ensuite l'ajuster pour maintenir des gaz artériels satisfaisants.

Après la mise en route de la ventilation imposée intermittente, on fait et on note les déterminations suivantes en série: (1) rythme respiratoire, (2) ventilation minute, (3) volume courant, (4) F_IO_2, et (5) gaz du sang artériel.

S'il n'y a pas détérioration dans ces paramètres, et, à mesure que le volume courant du client s'améliore, on diminue progressivement le débit du respirateur et on permet au client de compter plus sur la respiration spontanée, jusqu'à ce que le sevrage soit fini.

Une fois réussi, le sevrage du respirateur doit être énergiquement suivi de soins pulmonaires intensifs. Il faut continuer (1) l'oxygénothérapie (2) l'évaluation des gaz du sang artériel, (3) les traitements avec respirateur à pression positive intermittente (RPPI), (4) la physiothérapie thoracique, et (5) une hydratation et une humidification adéquates. Ces clients ont encore une fonction pulmonaire minimale et ont besoin d'un vigoureux traitement de soutien, avant de revenir à la normale.

Sevrage du manchon. Pendant que le client est sous respirateur, on garde le manchon gonflé pour éviter l'aspiration et prévenir une fuite d'air, ce qui permet une expansion thoracique adéquate. Les clients ayant subi une trachéotomie doivent exercer leur larynx par phonation (même si aucun son ne sort), afin de maintenir les réflexes pharyngé et laryngé.

Sevrage du tube ou de la canule. On peut enlever la canule à trachéotomie ou le tube endotrachéal, si les critères suivants sont présents: (1) la ventilation spontanée est adéquate, (2) les réflexes pharyngé et laryngé sont actifs, (3) le client maintient un passage de l'air adéquat, avale, bouge sa mâchoire ou serre les dents, et (4) la toux volontaire est efficace pour remonter les sécrétions. Si les sécrétions trachéobronchiques ne peuvent être expectorées, on a besoin de la canule à trachéotomie pour en faire la succion. Chez ces clients, on utilise une canule à trachéotomie fenêtrée pour minimiser la résistance à l'écoulement d'air. La présence du tube endotrachéal ou de la canule à trachéotomie empêche la fermeture de l'épiglotte, rendant ainsi la toux moins forte.

Avant le sevrage du client de la canule à trachéotomie, on lui fait faire un essai de respiration par la bouche ou par le nez. On accomplit ceci par: (1) le remplacement de la canule par une plus petite, afin de réduire la résistance à l'écoulement d'air et le dégonflement du manchon ou (2) par le retrait de la canule à trachéotomie.

Sevrage de l'oxygène. Ceci est la dernière étape. Le client a été sevré du respirateur, du manchon et du tube ou de la canule. On a vérifié sa fonction respiratoire et on lui donne l'oxygène d'après le résultat des déterminations des gaz du sang artériel. La F_IO_2 est alors graduellement réduite jusqu'à ce que la Po_2 soit entre 70 mm Hg et 100 mm Hg lorsque le client respire l'air de la pièce. Si la Po_2 est inférieure à 70 mm Hg, de l'oxygène supplémentaire est nécessaire.

Évaluation

Résultats escomptés

Le client réussit à se sevrer du respirateur, du manchon et de l'oxygène:

a) Il assume graduellement sa respiration pendant le sevrage.
b) Il maintient sa stabilité cardio-vasculaire pendant le sevrage.
c) Les gaz sanguins restent dans des limites normales pendant le sevrage.
d) Il augmente graduellement la période de temps sans respirateur, sans détresse respiratoire ou cardio-vasculaire et sans anxiété.
e) La radiographie pulmonaire ne montre pas d'aspiration ou d'atélectasie.
f) Les réflexes pharyngés et laryngés reviennent après le retrait du tube ou de la canule.
g) Il tousse efficacement après le retrait du tube ou de la canule.
h) Il se passe complètement d'oxygène tout en maintenant sa Po_2 entre 70 mm Hg et 100 mm Hg.

☐ PHYSIOTHÉRAPIE THORACIQUE EN SOINS INTENSIFS

Il existe plusieurs sortes de physiothérapie thoracique; ce sont: la relaxation, les exercices de respiration, les exercices posturaux et de mobilisation, le drainage postural et les vibrations de la cage thoracique. Ces techniques peuvent être utilisées pour des problèmes médicaux et chirurgicaux.

On encourage le client à respirer profondément et à tousser efficacement. Pour cela, on lui apprend à se relaxer et à éviter de se soutenir l'abdomen ou la poitrine quand la plaie est stabilisée. Pendant la respiration, le client doit inspirer lentement, retenir son inspiration maximum et avoir un volume inspiratoire maximum. On encourage le client à faire des exercices plusieurs minutes toutes les heures, pendant les trois ou quatre jours qui suivent l'opération.

Quand on constate la présence de sécrétions, d'atélectasie ou de pneumonie chez les clients qui ont des problèmes médicaux ou chirurgicaux, il faut faire un drainage postural. Le client s'installe de façon à ce que le drainage des sécrétions soit aidé par la force de gravité. La figure 21-2 montre les différentes positions de drainage postural pour chaque lobe pulmonaire. Le client s'installe dans la bonne position et on effectue les exercices d'inspiration maximum soutenue et les vibrations de la cage thoracique pendant l'expiration, ou bien on pose des ventouses sur la zone affectée. Le plan de soins peut être modifié selon la tolérance du client et les contre-indications médicales.

Autre méthode de soins : gonflement du ballon

La technique du gonflement du ballon nécessite deux personnes, une pour gonfler les poumons du client, l'autre pour exécuter des vibrations sur la cage thoracique du client pendant l'expiration. La technique est la suivante :

- Le client est couché sur le côté et l'infirmière lui gonfle les poumons avec le ballon de réanimation manuelle. On doit maintenir le volume de gonflement maximum à un plateau pendant une seconde pour permettre aux alvéoles mal ventilés de se remplir.
- À la fin de la période de gonflement, juste avant que la pression du ballon ne soit relâchée, le physiothérapeute ou l'inhalothérapeute (ou l'infirmière) doit comprimer le thorax, pour augmenter la fréquence du débit expiratoire de pointe et aider à mobiliser les sécrétions. On continue cette compression vibratoire (produite en plaçant les mains sur la cage thoracique et en tendant les muscles des bras et des épaules) jusqu'à la fin de l'expiration. Ceci aide à déloger les sécrétions des parois bronchiques, d'où elles sont expulsées en toussant ou par succion stérile.
- On effectue environ 4 à 6 cycles de gonflement-expiration. Ensuite, on effectue la succion. Cependant, dès qu'on entend des sécrétions, on arrête les gonflements et on pratique une succion.
- Entre chaque cycle, le physiothérapeute écoute avec un stéthoscope, pendant que l'infirmière gonfle les poumons. L'entrée d'air doit être suffisante. On continue cette opération tant que des sécrétions bruyantes sont présentes et que le client tolère le traitement.
- Quand un côté du thorax est dégagé, on tourne le client et on fait la même chose de l'autre côté.

Cette opération doit être faite par des personnes entraînées ; si on ne peut coordonner la ventilation manuelle avec les efforts respiratoires du client, il peut y avoir une augmentation de la pression des voies respiratoires, un bronchospasme, une toux exagérée et une augmentation du niveau d'agitation du client. Si la technique aboutit aux complications ci-dessus, ou si le client est ventilé par PPFE, ou si son état est instable, il est préférable de simplement exercer des soupirs, cinq ou six fois, par le respirateur mécanique, après avoir instillé une solution saline et effectué des vibrations sur la cage thoracique.

- On doit se montrer prudent avec les clients qui ne peuvent pas tolérer des quintes de toux vigoureuses, comme ceux qui souffrent d'une insuffisance cardiaque globale, ceux qui ont souffert récemment d'un infarctus du myocarde et ceux qui ont une forte tendance au bronchospasme. La physiothérapie thoracique est aussi

contre-indiquée en présence d'hypotension, de signes vitaux instables, de catastrophes médicales et chirurgicales et de dialyse.

☐ PROBLÈME CLINIQUE DE L'ASPIRATION

L'aspiration est l'inhalation du contenu de l'estomac ; elle peut causer la mort. L'aspiration peut se produire à cause de la perte des réflexes protecteurs des voies respiratoires, comme chez les clients qui sont inconscients, soit à la suite de l'ingestion de drogues ou d'alcool, soit à la suite d'un accident vasculaire cérébral ou d'un arrêt cardiaque, soit quand le mauvais fonctionnement de la sonde nasogastrique permet au contenu gastrique de s'écouler autour du tube, ce qui entraîne une aspiration silencieuse.

L'inhalation massive du contenu gastrique, si elle n'est pas traitée, va, dans l'espace de quelques heures, produire un syndrome qui s'aggrave progressivement, de la tachycardie, à la dyspnée, à la cyanose, à l'hypotension et, finalement, à la mort. Les principaux facteurs responsables du taux de morbidité et de mortalité, après aspiration du contenu gastrique, sont le volume du contenu gastrique aspiré et sa nature. Un estomac plein contient des particules solides d'aliments. Si ceux-ci sont aspirés, le problème provient alors du blocage mécanique des voies respiratoires et de l'infection secondaire. Un estomac à jeun contient des sucs gastriques qui, s'ils sont aspirés, peuvent s'avérer destructeurs pour les alvéoles et les capillaires. La présence de contamination fécale (vue le plus souvent dans l'obstruction intestinale) augmente le taux de mortalité, à cause des endotoxines produites par les organismes intestinaux qui peuvent être absorbées dans tout le système, ou à cause du matériel protéique épais trouvé dans le contenu intestinal qui peut obstruer les voies respiratoires, menant à l'atélectasie et à une invasion bactérienne secondaire.

Une pneumonite chimique peut se développer après l'aspiration et entraîner la destruction des cellules endothéliales alvéolo-capillaires, avec un épanchement consécutif des liquides riches en protéines dans les espaces interstitiels et intra-alvéolaires. Ceci provoque la perte de surfactant qui, à son tour, cause une fermeture précoce des voies respiratoires. Finalement, l'altération des échanges d'oxygène et de dioxyde de carbone cause l'insuffisance respiratoire.

En résumé, l'infirmière doit se souvenir des points suivants :

1. L'aspiration massive est fatale.
2. Une petite aspiration localisée, après une régurgitation, peut causer pneumonie et détresse respiratoire.
3. La régurgitation silencieuse passe souvent inaperçue ; elle pourrait donc être plus commune que l'on pense.

Mesures préventives

Lorsque les réflexes font défaut.   Il est probable que l'aspiration se produise si le client ne peut pas coordonner adéquatement ses réflexes glottique, laryngé et de la toux. Ce risque augmente si le client a un abdomen distendu, s'il est en décubitus dorsal et s'il a les membres supérieurs immobilisés par des perfusions intraveineuses ou par des contraintes. Une personne normale, lorsqu'elle vomit, peut prendre soin de ses voies respiratoires en s'asseyant ou en se tournant sur le côté et en coordonnant ses réflexes respiratoires, nauséeux, glottiques et de la toux. Si ces réflexes fonctionnent, on ne doit pas insérer un tube aérien oral. Si un tube aérien est en place, il faut le retirer lorsque le client a des nausées, afin de ne pas stimuler le réflexe nauséeux pharyngé et favoriser le vomissement et l'aspiration. On doit exécuter la succion par cathéter des sécrétions orales, avec un minimum de stimulation pharyngienne, tout en étant quand même efficace.

Durant l'alimentation par gavage. On doit installer le client qui reçoit une alimentation par gavage en position assise, durant son repas et pendant les 30 min suivantes, pour permettre à l'estomac de se vider partiellement. De petites quantités données à basse pression aident à prévenir l'aspiration.

Avec un retard du temps de vidage de l'estomac. Un estomac plein peut causer l'aspiration, à cause d'une augmentation de la pression intra ou extra-gastrique. Les situations cliniques suivantes causent un retard du temps de vidage de l'estomac et peuvent contribuer à l'aspiration : l'obstruction intestinale ; l'augmentation des sécrétions gastriques durant l'anxiété, le stress ou la douleur ; ou une distension abdominale causée par l'iléus, l'ascite, la péritonite, les drogues, les maladies graves ou l'accouchement.

Après une intubation endotrachéale prolongée. Une intubation endotrachéale prolongée peut affaiblir les réflexes laryngés et glottiques, à cause de la non-utilisation. Les clients ayant subi des trachéotomies prolongées doivent faire des exercices de phonation et exercer leurs muscles laryngés. On doit faire la succion du pharynx avant de dégonfler le manchon, pour prévenir l'aspiration de matériau régurgité. Il faut se rappeler que la mauvaise administration des traitements en respiration à pression positive intermittente (RPPI), par masque, peut dilater l'estomac et favoriser l'aspiration.

23

Les affections des voies respiratoires inférieures

☐ INFECTIONS PULMONAIRES

Trachéo-bronchite aiguë

La trachéo-bronchite aiguë, inflammation de la muqueuse de la trachée et de l'arbre bronchique, fait souvent suite à une infection des voies respiratoires supérieures. Un client qui fait une infection virale présente moins de résistance et peut facilement être victime d'une infection bactérienne secondaire. Un traitement adéquat des infections des voies respiratoires supérieures constitue l'un des facteurs primordiaux dans la prévention de la bronchite aiguë. Outre l'infection, l'inhalation de produits irritants, de gaz ou d'autres polluants, peut aussi produire des irritations bronchiques aiguës.

Manifestations cliniques. Les symptômes présentés par le client sont causés par des sécrétions muco-purulentes provenant de la muqueuse bronchique congestionnée et œdémateuse. Au début, le client a une toux sèche, irritante, et expectore une petite quantité de sécrétions muqueuses. Il se plaint de douleurs sternales causées par la toux, et présente de la fièvre, une céphalée et un malaise général. À mesure que l'infection progresse, les crachats sont plus importants et purulents, et la toux devient grasse.

Traitement. Le traitement est symptomatique. Les observations de l'infirmière sont donc très importantes pour déterminer le plan de traitement. Le client est mis au repos au lit. L'application de chaleur humide sur le thorax soulage la douleur. L'inhalation de vapeur chaude ou froide aide à soulager l'irritation laryngée et trachéale. On augmente la pression de vapeur (teneur en humidité) dans l'air, afin de réduire l'irritation.

On ne doit pas donner d'antitussif, ou n'en donner qu'avec prudence, lorsque la toux devient productive. Les antihistaminiques, en particulier, peuvent être très asséchants, ce qui rend les sécrétions plus difficiles à expectorer. On peut administrer un expectorant, comme l'iodure de potassium, et augmenter l'apport de liquide pour liquéfier les sécrétions visqueuses et tenaces. L'antibiothérapie est indiquée lorsque les crachats deviennent purulents, parce qu'à ce moment il y a souvent présence de *Streptococcus pneumoniæ* et d'*Hæmophilus influenzæ*.

Une des premières tâches de l'infirmière est de conseiller au client d'éviter le surmenage, qui risque d'entraîner une rechute ou d'aggraver l'infection. Les personnes âgées sont sujettes aux bronchopneumonies. Elles sont souvent incapables de tousser efficacement et ainsi elles ont tendance à retenir les sécrétions muco-purulentes. Ces clients doivent être fréquemment changés de position ; il faut les faire asseoir à intervalles fréquents. Un milieu adéquat doit être prévu pour la convalescence après que l'infection a été jugulée, afin d'éviter une rechute.

Infections pulmonaires

Pneumonie

La pneumonie est une inflammation du tissu pulmonaire causée habituellement par des agents infectieux. Elle est classée selon son agent causal, s'il est connu, c'est-à-dire qu'il peut s'agir d'une pneumonie *bactérienne, fongique, virale* ou *lipoïdique*. Il existe aussi une pneumonie *chimique*, due à l'ingestion de kérosène ou à l'inhalation de gaz irritants. Le poumon radiothérapique peut survenir après une radiothérapie pour un cancer du sein ou du poumon et apparaît habituellement au moins six semaines après la fin de la radiothérapie. La pneumonie par *aspiration* a été étudiée à la page 400.

Si une portion importante d'un ou plusieurs lobes est atteinte, la maladie est appelée *pneumonie lobaire*. La *bronchopneumonie* suppose que le processus pathologique de la pneumonie s'est répandu par foyers disséminés ayant débuté dans une ou plusieurs régions localisées à l'intérieur des bronches pour s'étendre au parenchyme pulmonaire adjacent. La bronchopneumonie est plus fréquente que la pneumonie lobaire.

En général, les malades qui souffrent de pneumonie bactérienne souffrent également d'une maladie aiguë ou chronique sous-jacente qui diminue leurs moyens de défense. Il arrive plus souvent que la pneumonie soit causée par la flore endogène du client dont la résistance a été diminuée, ou bien qu'elle soit la conséquence de l'aspiration de la flore buccale. Bien que la plupart des infections virales se produisent chez des personnes d'abord en bonne santé, la pneumonie bactérienne suit souvent une maladie virale. Récemment, on a pu observer que de plus en plus d'individus ont des moyens de défense inefficaces contre les infections : c'est le cas de ceux qui reçoivent des corticostéroïdes ou d'autres médicaments immunosuppresseurs, de ceux qui sont traités par des antibiotiques à large spectre d'action, de ceux qui sont atteints du syndrome de l'immunodéficience acquise et, enfin, de ceux qui nécessitent des techniques de soutien cardio-pulmonaire. Ces clients, qui ont un système immunitaire déficient, contractent souvent une pneumonie à cause de micro-organismes peu virulents. De plus, un nombre de plus en plus grand de malades dont les défenses sont altérées contractent à l'hôpital des pneumonies causées par des bacilles à Gram négatif (*Klebsiella, Pseudomonas, Escherichia coli, Enterobacteriaceæ, Proteus, Serratia*). La pneumonie peut également être causée par les coques à Gram positif, les microbes anaérobies, les mycobactéries, les nocardias, les virus, les chlamydias, les fongus et les agents parasitaires. Le tableau 23-1 présente les pneumonies les plus fréquentes ainsi que leurs manifestations cliniques, leur traitement et leurs complications.

Prévention et personnes à risques

L'infirmière doit bien connaître les facteurs et circonstances qui prédisposent une personne à la pneumonie, de façon à identifier les sujets à risques et à assurer les soins prophylactiques.

- Tout état entraînant la production de mucus ou l'obstruction bronchique et faisant obstacle au drainage normal du poumon (cancer, bronchopneumopathie chronique obstructive), prédispose l'individu à la pneumonie.
- Tout client qui présente un déficit immunitaire est un sujet à risques.
- Tout client à qui on permet de demeurer étendu au lit pendant de longues périodes, immobile et respirant de manière superficielle, est fortement vulnérable à la bronchopneumonie.
- Toute personne dont le réflexe de la toux est affaibli (à cause de médicaments ou de faiblesse) ou qui a aspiré, pendant une période d'inconscience (traumatisme crânien, anesthésie), un corps étranger ayant pénétré dans ses poumons ou, encore, dont le réflexe de déglutition est anormal, est très susceptible de faire une bronchopneumonie.
- Les personnes qui ne peuvent rien prendre par voie buccale ou qui reçoivent des antibiotiques sont sujettes à une augmentation de la flore microbienne pharyngée et sont donc à risques. Chez celles qui sont très malades, ce sont les bactéries à Gram négatif qui se logent dans l'oropharynx.
- Les personnes qui s'enivrent souvent sont particulièrement prédisposées à cette infection, étant donné que l'alcool supprime les réflexes de l'organisme, la mobilisation des leucocytes et le mouvement ciliaire trachéobronchique.
- Toute personne devant recevoir un sédatif doit d'abord faire l'objet d'une évaluation quant à la fréquence et à l'amplitude de sa respiration. Le médicament ne doit pas être administré en présence d'une respiration diminuée parce qu'il y a alors risque d'une accumulation des sécrétions bronchiques et d'une pneumonie subséquente.
- La succion fréquente des sécrétions chez les clients inconscients ou qui présentent une faiblesse du réflexe de la toux et du réflexe nauséeux constitue une mesure préventive importante parce qu'elle diminue la possibilité d'aspiration ou d'accumulation des sécrétions dans le poumon, ce qui réduit par le fait même le risque de bronchopneumonie.
- La pneumonie postopératoire doit être prévue chez les personnes âgées et prévenue par des mouvements fréquents, des séances de toux provoquée et des exercices respiratoires.
- Il est essentiel de décontaminer quotidiennement l'équipement utilisé pour les soins respiratoires.

Pneumonie bactérienne (*Streptococcus pneumoniæ*)

La pneumonie à *Streptococcus pneumoniæ* est la plus courante et se rencontre surtout l'hiver et au printemps, lorsque les infections des voies respiratoires sont plus fréquentes. Elle peut se présenter sous forme de pneumonie lobaire ou de bronchopneumonie à tout âge. Il y a souvent des antécédents d'affection respiratoire récente.

Streptococcus pneumoniæ, l'agent infectieux le plus souvent responsable de la pneumonie bactérienne, est un coque à Gram positif, encapsulé et immobile, qui réside naturellement dans les voies respiratoires supérieures. *S. pneumoniæ* est couramment appelé pneumocoque.

Physiopathologie. Au point de vue physiologique, la pneumonie est un problème de ventilation. Les pneumocoques arrivent aux alvéoles où la réaction inflammatoire produit une sécrétion qui se répand dans les espaces aériens. Les globules blancs, surtout des neutrophiles, gagnent aussi les alvéoles ; le segment pulmonaire présente donc une structure plus solide parce que les espaces aériens se remplissent. Certaines régions des poumons ne peuvent être adéquatement ventilées à cause des sécrétions, d'un œdème des muqueuses et d'un bronchospasme. Ces facteurs causent l'occlusion partielle des bronchioles et des alvéoles, ce qui fait chuter la pression de l'oxygène alvéolaire. Le sang veineux qui arrive aux poumons traverse la région sousventilée et ressort du poumon vers le cœur gauche sans avoir été oxygéné. Essentiellement, le sang est dérivé (shunt) du cœur droit vers le cœur gauche. Le mélange de sang oxygéné et de sang non oxygéné entraîne l'hypoxémie artérielle.

Manifestations cliniques. Le début de la pneumonie à pneumocoque est rapide. Le client est parcouru subitement d'un grand frisson, sa température s'élève rapidement

Tableau 23-1 Pneumonies fréquemment rencontrées

Type (bactérien)	Agent pathogène	Manifestations
Pneumonie à streptocoque	*Streptococcus pneumoniæ*	Peut résulter d'une infection respiratoire antérieure Début soudain avec frissons et tremblements Élévation brusque de la température; tachypnée Toux avec expectorations purulentes ou rouillées Douleur pleurétique aggravée par la toux Matité à la percussion du thorax, râles, bruits bronchiques Confusion mentale; peut s'avérer le seul signe révélateur chez les gens âgés
Pneumonie à staphylocoque	*Staphylococcus aureus*	Souvent après une infection virale Début insidieux par une toux avec expectorations de mucus jaunâtre, strié de sang Début soudain si le client est hors de l'hôpital Fièvre Douleur pleurétique Variation du pouls; peut ralentir en fonction de la température
Pneumonie à klebsiella	*Klebsiella pneumoniæ (Bacille de Friedlander — bacille encapsulé aérobie à Gram négatif)*	Début brusque avec forte fièvre, frissons, douleur pleurétique, hémoptysie Dyspnée, cyanose Crachats hémoptoïques gélatineux Prostration profonde et toxicité
Pneumonie à pseudomonas	*Pseudomonas æruginosa*	Anxiété, confusion Cyanose, bradycardie Renversement de la courbe de température diurne
Maladie des légionnaires	*Legionella pneumophila*	Signes avant-coureurs: douleur abdominale et diarrhées Fièvre élevée, frissons, toux, douleur thoracique, tachypnée
Pneumonie à l'agent Pittsburg	*Legionella micdadei*	Fièvre, myalgies, toux non productive, dyspnée, douleur pleurétique possible Infiltrations alvéolaires disséminées visibles à la radiographie pulmonaire

Tableau 23-1 Pneumonies fréquemment rencontrées (*suite*)

Tableau clinique	Traitement	Complications
Lésions d'herpès sur la face et les lèvres Affecte un ou plusieurs lobes	Pénicilline G Autres médicaments possibles: érythromycine, clindamycine, céphalosporines, autres types de pénicilline, triméthoprime/ sulfaméthoxazole	Choc Épanchement pleural Surinfections Péricardite Otite moyenne
Rencontrée souvent en milieu hospitalier La pneumonie à staphylocoque est une infection nécrosante Le traitement doit être sérieux et prolongé à cause de la tendance de cette maladie à détruire le tissu pulmonaire L'organisme peut développer rapidement une résistance au médicament Période de convalescence habituellement prolongée	Nafcilline, méthicilline, clindamycine, vancomycine, céphalothine	Épanchement et pneumothorax Abcès pulmonaire Empyème Méningite
Tendance à attaquer les hommes âgés atteints d'une maladie chronique, affaiblis et alcooliques, et ceux qui souffrent de bronchopneumopathie chronique obstructive La nécrose tissulaire apparaît rapidement dans le poumon avec, parfois, formation de cavités Peut avoir une évolution fulgurante vers l'issue fatale Taux de mortalité élevé	Gentamicine, cefazoline, tobramycine	Abcès pulmonaires multiples avec formation de kystes Toux persistante et expectoration demeurant pendant une longue période Empyème Péricardite
Généralement acquise à l'hôpital Personnes sujettes à cette maladie: celles qui souffrent déjà d'une maladie pulmonaire, de cancer (surtout la leucémie), celles qui ont subi des homogreffes, des brûlures, les personnes affaiblies, celles qui ont une antibiothérapie prolongée et celles qui subissent une trachéotomie ou des succions Le matériel servant aux soins respiratoires peut être contaminé par ces micro-organismes.	Gentamicine, carbénicilline	Possibilité d'envahir les parois vasculaires pour causer des hémorragies et l'infarctus pulmonaire Taux de mortalité élevé
Touche particulièrement les personnes de plus de 50 ans, qui fument et qui ont une maladie sous-jacente qui peut augmenter la probabilité d'infection	Érythromycine	Insuffisance respiratoire
Peut être acquise à l'hôpital Généralement observée chez les clients immunodéprimés	Érythromycine, rifampine, triméthoprime/ sulfaméthoxazole	Touche plusieurs lobes Consolidation bilatérale fréquente Taux de mortalité élevé; convalescence clinique lente

Tableau 23-1 Pneumonies fréquemment rencontrées (*suite*)

Type (bactérien)	Agent pathogène	Manifestations
Pneumonie à mycoplasme	*Mycoplasma pneumoniæ*	Début graduel ; fortes céphalées, toux irritante, sèche avec crachats mucoïdes peu abondants Anorexie ; malaise Fièvre ; congestion nasale, mal de gorge
Pneumonie virale	Virus grippaux Virus para-influenza Virus respiratoire syncytial Adénovirus Virus de la varicelle, de la rubéole, de l'herpès simplex ; cytomégalovirus ; virus Epstein-Barr	Toux Symptômes prononcés de céphalées graves, d'anorexie, de fièvre et de myalgie
Pneumonie à *Pneumocystis carinii*	*Pneumocystis carinii*	Début insidieux Dyspnée croissante et toux non productive Tachypnée qui évolue rapidement en tirage intercostal, battement des ailes du nez et cyanose Diminution de la pression de l'oxygène artériel La radiographie révèle une pneumonie diffuse et bilatérale intersticielle
Pneumonie fongique	*Aspergillus fumigatus*	Fièvre hectique, toux productive, douleur thoracique, hémoptysie La radiographie révèle une grande variété d'anomalies comme l'infiltration, la consolidation, la cavitation et l'empyème

(39,5°C à 40,5°C), il présente une douleur thoracique en coup de poignard aggravée par la respiration et la toux. Il semble très atteint et présente une tachypnée marquée (25/min à 45/min), accompagnée d'un geignement expiratoire et d'un battement des ailes du nez ; il utilise aussi les muscles accessoires de la respiration. Il se couche souvent sur le côté atteint, dans un effort pour immobiliser son thorax. Le pouls est rapide et bondissant. Les joues sont rouges et les yeux brillants, les lèvres et les lits unguéaux sont cyanosés. Le client préfère être à demi-assis dans son lit, à cause de sa toux qui est courte, douloureuse et incessante. Il transpire considérablement et est souvent cyanosé. Les crachats sont purulents et souvent teintés de sang, ou rouillés.

La résistance aux infections et aux organismes considérés jusqu'à présent comme non sérieusement pathogènes diminue fortement chez les clients qui souffrent d'un cancer ou qui subissent un traitement immunosuppressif. Ces clients présentent d'autres symptômes, comme la fièvre, des crépitations et des signes physiques de stabilisation lobaire (vibrations vocales, respiration bronchique et matité à la percussion).

Chez les personnes plus âgées, ou chez celles qui présentent une bronchopneumopathie chronique obstructive, les symptômes peuvent survenir insidieusement. Les expectorations purulentes sont parfois le seul signe de pneumonie chez ces clients. Il est difficile de déceler des changements importants dans leur état étant donné qu'ils ont déjà une fonction pulmonaire altérée. Il faut évaluer ces clients à partir de comportements inhabituels, de modifications de leur état mental, d'un état de prostration et de la présence d'une insuffisance cardiaque. On peut observer du délire avec agitation, surtout chez les alcooliques.

Diagnostic. Le diagnostic est établi à partir des antécédents (particulièrement d'infection respiratoire récente), de l'examen clinique, des radiographies du thorax, de l'hémoculture (il y a souvent invasion des vaisseaux sanguins) et de l'examen des crachats.

Tableau 23-1 Pneumonies fréquemment rencontrées (*suite*)

Tableau clinique	Traitement	Complications
Plus fréquente chez les enfants et les jeunes adultes ainsi que chez les gens âgés vivant en milieu hospitalier Forte réaction de fixation du complément (augmentation des anticorps dans la réaction de fixation du complément)	Érythromycine, tétracycline	Toux persistante, méningo-encéphalite, polynévrite, arthrite monoarticulaire, péricardite, myocardite
Chez la majorité des gens, la grippe commence comme un coryza aigu ; d'autres ont une bronchite, une pleurésie, etc., alors que d'autres présentent des symptômes gastro-intestinaux Risque d'attraper la grippe parmi la foule ou au contact direct d'individus	Traitement symptomatique Les antibiotiques actuellement sur le marché n'ont aucun effet Vaccination préventive recommandée aux personnes à risques (gens âgés de plus de 65 ans, ceux qui souffrent d'une maladie cardiaque ou respiratoire chronique, de diabète et d'autres troubles du métabolisme)	Surinfection bactérienne Bronchopneumonie Péricardite, endocardite
Chez les individus dont l'immunité est diminuée et chez les homosexuels mâles Les agents s'attaquent aux poumons de ceux dont le système immunitaire est amoindri par un cancer ou la leucémie ou qui suivent un traitement immunosuppresseur pour un cancer, à la suite d'une transplantation ou pour une maladie du collagène Fréquemment associée aux infections virales (cytomégalovirus), bactériennes et fongiques	Triméthoprime/sulfaméthoxazole	État gravissime Pronostic réservé, car il s'agit d'une complication d'un trouble sous-jacent très grave
Chez les individus qui souffrent de neutropénie, *Aspergillus* peut être contracté en surinfection	Amphotéricine B	Taux de mortalité élevé Invasion des vaisseaux et destruction des tissus pulmonaires par voie directe ou par infarcissement vasculaire

- Pour le prélèvement d'un bon échantillon de crachat, le client doit se rincer la bouche avec de l'eau afin de diminuer le risque de contamination par la flore buccale normale. Il doit ensuite respirer profondément plusieurs fois de suite, puis tousser à fond et expectorer dans un contenant stérile.

On obtient également des crachats par succion trachéale (voir à la page 337) ou par bronchoscopie à l'aide d'un fibroscope (voir à la page 335), dans le cas de clients qui ne peuvent expectorer ou qui sont sous l'effet de calmants, et chez ceux dont les mécanismes immunitaires sont anormaux ou qui ont été atteints d'une pneumonie à la suite d'une antibiothérapie ou au cours d'une hospitalisation.

Problèmes du client et diagnostics infirmiers

À partir des manifestations cliniques et des données ayant servi à établir le diagnostic, les principaux problèmes des clients en rapport avec les soins infirmiers comprennent l'insuffisance respiratoire associée à l'infection du parenchyme pulmonaire ; les complications reliées au processus pneumonique ; et le non-respect possible du programme thérapeutique et préventif en raison de connaissances insuffisantes.

■ PLANIFICATION ET INTERVENTION

Objectifs

1. Amélioration de la fonction pulmonaire.
2. Prévention des complications.
3. Respect du programme thérapeutique et préventif.

Traitement. Le traitement de la pneumonie est fondé sur l'administration d'un antibiotique approprié, choisi d'après les résultats d'une coloration de Gram minutieuse. La pénicilline G est généralement l'antibiotique de choix contre *S. pneumoniæ*. On peut également utiliser d'autres médicaments comme l'érythromycine, la clindamycine, les céphalosporines et d'autres types de pénicilline ainsi que le triméthoprime/sulfaméthoxazole.

Soins infirmiers.   On garde le client au lit jusqu'à ce que l'infection montre des signes de rémission. On l'observe avec attention et continuellement, jusqu'à ce que son état clinique s'améliore. Des complications mortelles peuvent apparaître au cours des premiers jours de traitement aux antibiotiques. On surveille le client afin de déceler une fièvre récurrente. Un drainage incomplet ou une mauvaise circulation au poumon peut réduire la quantité d'antibiotique qui atteint l'organisme pathogène. Une fièvre tenace ou récurrente peut être causée par une allergie au médicament (vérifier s'il y a éruption cutanée), une résistance ou une réponse lente de l'organisme au médicament, une surinfection, un épanchement pleural infecté ou une pneumonie due à un organisme inhabituel (*Pneumocystis carinii* ou fongus).

- Si la pneumonie tarde à guérir, il faut envisager la possibilité d'un carcinome sous-jacent des bronches.

Élimination et contrôle des sécrétions.   Les sécrétions qui sont retenues gênent les échanges gazeux et ralentissent la résolution de la maladie. Il est conseillé d'augmenter l'apport liquidien (en deçà du seuil de la réserve cardiaque), ce qui rend les sécrétions plus claires et plus filantes, et remplace la perte d'eau causée par la fièvre, la diaphorèse, la déshydratation et la dyspnée. On humidifie l'air pour détacher les sécrétions et pour améliorer la ventilation pulmonaire. Un masque facial à air ou à oxygène pressurisé envoie du gaz chaud et humide à l'arbre bronchique et liquifie les sécrétions. Le client est encouragé à tousser de la manière suivante :

1. En inspirant lentement par le nez.
2. En expirant et en toussant fortement tout en contractant l'abdomen, ce qui resserre la glotte et fait augmenter la pression intrapulmonaire.

La physiothérapie thoracique (percussion et drainage postural) permet également de détacher les sécrétions. On soumet le thorax à des vibrations et à une percussion et on place le client dans une position qui permet de drainer le poumon atteint. Le drainage postural utilise la force de gravité qui fait écouler les sécrétions des petites bronches vers les plus grosses pour qu'elles soient expectorées ou qu'on en fasse la succion. Si le client est trop faible pour tousser efficacement, on doit retirer le mucus par succion nasotrachéale ou bronchoscopique.

Oxygénation.   Le client qui est hypoxémique doit recevoir de l'oxygène. L'analyse des gaz artériels détermine ses besoins en oxygène et évalue l'efficacité de l'oxygénothérapie. Les personnes qui souffrent de bronchopneumopathie chronique obstructive ne doivent jamais recevoir de fortes concentrations d'oxygène; cela peut diminuer la ventilation alvéolaire en enlevant aux clients le seul facteur déclenchant de ventilation, et entraîner une décompensation respiratoire. Certains malades ont besoin d'assistance respiratoire comme l'intubation endotrachéale, l'inspiration de fortes concentrations d'oxygène et la pression positive en fin d'expiration (PPFE). (*Voir le chapitre 22*).

Soulagement de la douleur.   On soulage la douleur pleurétique par la codéine ou le blocage d'un nerf intercostal. On évalue l'état de conscience du client, avant d'administrer des sédatifs ou des tranquillisants, de façon à reconnaître tout signe ou symptôme d'une méningite à pneumocoque. L'agitation, la confusion et l'agressivité peuvent être causées par l'hypoxémie cérébrale, et, dans de tels cas, les sédatifs sont contre-indiqués.

On évite de supprimer le réflexe de la toux. Toutefois, une hypoxémie importante peut faire suite à une quinte de toux paroxystique, surtout chez les clients déjà atteints de problèmes cardiaques. On contrôle les quintes de toux paroxystique non productive avec de la codéine. Il peut toutefois y avoir contre-indication chez les clients souffrant de bronchopneumopathie chronique obstructive, chez qui les opiacés ou les dépresseurs du système nerveux central augmentent l'hypoventilation.

La distension abdominale peut être douloureuse pour les malades qui ont avalé de l'air pendant les crises graves de dyspnée. L'élévation du diaphragme gêne les mouvements respiratoires. On insère un tube nasogastrique si le client souffre de dilatation aiguë de l'estomac.

Régime alimentaire.   Au début, le client dyspnéique est anorexique et préfère un régime liquide. Lorsque son état s'améliore, on lui offre un régime normal. On donne un régime alimentaire hyposodé aux personnes qui présentent une insuffisance cardiaque.

Surveillance des complications.   Les clients répondent habituellement au traitement dans les 24 h à 48 h qui suivent le début de l'antibiothérapie. Les complications de la pneumonie comprennent l'*hypotension* et le *choc* (surtout dans les affections bactériennes à Gram négatif chez les personnes âgées). Ces complications se rencontrent principalement chez les clients qui n'ont reçu aucun traitement spécifique, chez ceux qui ont été très peu traités ou l'ont été trop tard, qui ont reçu une chimiothérapie à laquelle l'organisme en cause était résistant, ou qui souffrent d'une maladie préexistante qui complique la pneumonie.

Pour combattre le collapsus périphérique et maintenir une bonne pression artérielle, on peut donner par voie intraveineuse un médicament vaso-constricteur, sous forme de perfusion continue et à un débit qu'on ajuste selon la réponse de la pression artérielle. On peut administrer des corticostéroïdes par voie parentérale pour combattre le choc et la toxicité chez les clients atteints de pneumonie qui sont très malades et semblent en danger de succomber à l'infection.

L'atélectasie (qui provient de l'obstruction d'une bronche par des sécrétions accumulées) peut survenir à n'importe quelle étape de la pneumonie aiguë. L'épanchement pleural (voir à la page 412) est aussi très fréquent et peut signaler le début d'un empyème. Pour évaluer la présence d'un épanchement pleural, il est nécessaire d'effectuer une thoracocentèse. Pour contrôler l'infection pleurale, on installe un tube thoracique qui assure un bon drainage de l'empyème.

Le délire est une autre complication et constitue une urgence médicale, lorsqu'il se produit. Il peut être causé par l'hypoxie, la méningite, ou le délirium tremens de l'alcoolisme. Au client qui délire, on donne de l'oxygène, une bonne hydratation, une légère sédation, et on le garde sous surveillance constante. L'insuffisance cardiaque, les arythmies, la péricardite et la myocardite sont d'autres complications de la pneumonie.

La pneumonie étant une complication de la grippe, on recommande à tous les clients à risques de se faire vacciner annuellement contre la grippe. L'encadré 23-1 résume les soins à donner aux clients atteints de pneumonie bactérienne.

Éducation du client. Le client reprend peu à peu ses activités dès que la fièvre cesse, bien qu'il puisse ressentir de la fatigue, de la faiblesse et même de la dépression. Le client continue à faire ses exercices respiratoires pour dégager ses poumons et en favoriser l'expansion. On lui demande de retourner à la clinique ou au cabinet du médecin pour subir des radiographies pulmonaires de vérification.

L'infirmière explique au client qu'il vaut mieux qu'il arrête de fumer, car la cigarette supprime l'activité ciliaire trachéobronchique qui est le premier mécanisme de défense pulmonaire. En outre, elle irrite les cellules muqueuses des bronches et inhibe l'action des cellules macrophages alvéolaires (phagocytes). Il faut aussi avertir le client d'éviter la fatigue, les changements brusques de température et l'absorption excessive d'alcool qui diminue la résistance de l'organisme. L'infirmière révise avec le client les principes d'une bonne nutrition et d'un bon repos, car la pneumonie rend le client sujet à d'autres infections respiratoires. Il serait bon que le client se fasse vacciner contre la grippe, car celle-ci peut augmenter les risques d'une pneumonie bactérienne secondaire causée surtout par les staphylocoques, *Hæmophilus influenzæ* et *Streptococcus pneumoniæ*.

Le client doit demander un avis médical pour recevoir le vaccin contre *Streptococcus pneumoniæ* (Pneumovax). Ce vaccin est efficace contre la plupart des maladies à pneumocoques, et il assure une immunité durant trois à cinq ans; c'est pourquoi il est recommandé aux clients à hauts risques : ceux qui ont subi une splénectomie, ceux qui souffrent de drépanocytose et de maladies chroniques des poumons, du cœur, des reins, etc.

■ ÉVALUATION

Résultats escomptés

Le client:
1. Améliore sa fonction respiratoire.
   Atteint des niveaux acceptables pour les paramètres suivants :
   1) Pression des gaz artériels à 60 mm Hg
   2) Température normale
   3) Pouls et respiration dans des limites normales
   4) Poumons clairs à l'auscultation
   5) Enregistre son absorption liquidienne
2. N'a pas de complications.
   a) Fait ses exercices respiratoires pour dégager ses poumons et faciliter leur expansion.
   b) Prend les médicaments antimicrobiens prescrits.
   c) Coopère avec le personnel soignant qui contrôle son état (signes vitaux, analyse des gaz artériels, radiographies pulmonaires, etc.).

d) Expectore ses sécrétions.
3. Respecte le programme thérapeutique et préventif.
   a) Prend conscience des facteurs qui contribuent à l'évolution de la pneumonie.
   b) Songe à se joindre à un groupe de soutien pour cesser de fumer.
   c) Prend un rendez-vous pour une radiographie pulmonaire et pour se faire vacciner contre la grippe.
   d) Affirme qu'il va éviter la fatigue en alternant des périodes de repos avec des activités qu'il augmentera progressivement.

Syndromes de pneumonies atypiques

Les syndromes de pneumonies atypiques comprennent des pneumonies [1] liées au mycoplasme, à la psittacose, à la fièvre Q, à la maladie des légionnaires et à des virus (*Tableau 23-1*).

Mycoplasma pneumoniæ est la principale cause de la pneumonie atypique primitive. Les mycoplasmes sont des micro-organismes entourés d'une triple membrane, sans paroi cellulaire; ils ne se cultivent que sur des milieux particuliers, mais ils sont différents des virus. *Mycoplasma pneumoniæ* affecte plus souvent les adolescents et les jeunes adultes.

Il se propage probablement par des gouttelettes de salive infectées, projetées par la toux, lors des contacts de personne à personne. Souvent, ces clients développent de l'agglutinine froide dans le sérum, mais on peut y trouver également des anticorps contre les mycoplasmes.

L'infiltrat inflammatoire est plutôt interstitiel qu'alvéolaire. Il s'étend à tout le système respiratoire, incluant les bronchioles. Généralement, il présente les mêmes caractéristiques que la bronchopneumonie, mais des maux d'oreilles et des myringites virales sont également fréquentes.

Manifestations cliniques. Souvent, le client a présenté une infection des voies respiratoires supérieures et les symptômes de pneumonie sont apparus progressivement. Les symptômes les plus évidents sont une toux harassante et improductive, une sensation d'oppression thoracique, des courbatures générales et une prostration, ainsi qu'une douleur à la trachée lors de la toux. Après quelques jours, un crachat muqueux ou muco-purulent est expectoré. Le client se plaint de céphalée qui est aggravée par la toux.

Planification et intervention. L'objectif des soins infirmiers est de favoriser le repos et le confort du client. Des inhalations humides et chaudes aident à soulager l'irritation bronchique. *Mycoplasma pneumoniæ* répond bien à l'érythromycine et à la tétracycline. Les autres pneumonies atypiques sont d'origine virale et la plupart ne répondent pas aux antibiotiques. Des inhalations humides et chaudes aident à soulager l'irritation bronchique. Les soins infirmiers et les traitements (sauf le traitement antibiotique) sont les mêmes que ceux qui sont donnés au client qui fait une pneumonie bactérienne (voir aux pages 410-411).

---

1. Il est à noter que le terme pneumonie est employé ici dans le sens de pneumopathie.

Encadré 23-1   Guide des soins au client atteint de pneumonie bactérienne

Objectifs, interventions et explications

A. Contribuer à la collecte des données afin d'aider le laboratoire à identifier l'agent causal:
   1. Étude bactériologique des crachats.
      a) Aviser le client de tousser de façon productive, afin que les sécrétions viennent des bronches.

      Le traitement antimicrobien spécifique dépend de la nature et de la sensibilité de l'organisme, identifiées par la culture et l'antibiogramme effectués sur l'échantillon de crachats.

      b) Si le client est trop malade pour expectorer, on fait une succion à l'aide d'un cathéter, ou une succion transtrachéale.

      La succion trachéale peut provoquer une quinte de toux paroxystique, laquelle produira des crachats.

      c) Recueillir le crachat dans un contenant stérile.
   2. Hémogramme et analyse d'urine.
   3. Hémoculture.
   4. Radiographies du poumon en position postéro-antérieure et latérale.

B. Fournir un traitement spécifique pour l'élimination de l'organisme en cause:

   Le traitement de la pneumonie dépend de l'agent causal et du drainage des sécrétions purulentes.
   Les pneumocoques sont très sensibles à l'action de la pénicilline.

   1. Donner les antibiotiques prescrits, selon l'horaire établi.
      a) La pénicilline est ordinairement le médicament de choix.
      b) La clindamycine, l'érythromycine, etc., peuvent être données au client allergique à la pénicilline.
   2. Observer le client pour voir s'il souffre de nausées, vomissements, diarrhée, prurit anal, éruptions cutanées et de réactions des tissus mous.

C. Évaluer la réponse du client au traitement:
   1. Prendre la température et la pression artérielle aux 4 h et plus souvent si indiqué.

      Des complications léthales peuvent survenir au début du traitement antimicrobien.
      La courbe de température est un bon indicateur de la réponse du client au traitement et de l'évolution de son état. L'hypotension notée au début de la maladie peut indiquer de l'hypoxie ou une bactériémie.

      a) Surveiller la fièvre récurrente ou continue, causée par une allergie aux médicaments, une résistance ou une réaction lente au traitement, un traitement antimicrobien inadéquat, une surinfection ou par la pneumonie qui ne se guérit pas.

      On donne les salicylates avec précaution, parce qu'ils occasionnent une baisse de température et empêchent l'évaluation juste de la courbe de température.

   2. Surveiller les problèmes de collapsus de la circulation périphérique.

      S'il y a présence d'hypotension, il y a une baisse dans l'oxygénation du cerveau et du cœur, ce qui peut avoir des conséquences sérieuses.

      a) Combattre le choc immédiatement et avec vigueur, à l'aide des amines pressives, des liquides intraveineux et du sang.
      b) Administrer la pénicilline intraveineuse, s'il y a état de choc.
   3. Surveiller l'apparition de délire chez le client.

      Le délire est signe d'un état très grave; il peut être occasionné par une hypoxie, une méningite, ou le délirium tremens de l'alcoolisme.

   4. Ausculter le thorax afin de noter s'il y a des crépitations ou des signes de consolidation et d'épanchement pleural.

D. Soulager et réconforter le client:
   1. Aider le client à tousser de façon productive.
      a) Tenir le thorax du client pendant qu'il tousse.

      La diminution du réflexe de la toux peut occasionner la rétention des sécrétions et conduire à l'atélectasie.
      Les personnes âgées ont un réflexe de la toux diminué et requièrent des moyens plus importants (succion, bronchoscopie) pour retirer les sécrétions.

      b) Donner la codéine, comme prescrit.

Encadré 23-1 Guide des soins au client atteint de pneumonie bactérienne (*suite*)

c) Une augmentation de l'humidité dans l'air ambiant liquéfie les sécrétions et améliore la ventilation. Encourager une grande absorption de liquides.

Une bonne hydratation liquéfie le mucus et joue le rôle d'un expectorant efficace.

d) Employer le drainage postural et la percussion pour détacher les sécrétions.

2. Réduire la douleur pleurétique.

a) On utilise les applications chaudes ou froides, selon la prescription.

b) On assiste le client lors du blocage du nerf intercostal avec de la procaïne.

c) Les analgésiques sont administrés avec précaution, pour prévenir la dépression du réflexe de la toux et du centre respiratoire du système nerveux central.

d) Traiter la toux sèche et le laryngospasme avec de l'eau en aérosol.

La douleur et la toux sont causées par l'invasion pleurale par le pneumocoque. Le malaise qu'occasionne la douleur pleurétique peut causer des problèmes de ventilation. La douleur thoracique porte le client à respirer superficiellement; l'aération des alvéoles est diminuée et contribue au déséquilibre ventilation-perfusion et produit de l'hypoxémie.

3. Maintenir un bon équilibre hydrique et électrolytique.

a) On donne 2 000 mL à 3 000 mL de liquide par jour.

b) On administre des liquides et des électrolytes par voie intraveineuse si le client est très malade ou s'il vomit.

Les pertes liquidiennes sont élevées à cause de la fièvre, de la déshydratation, de la dyspnée et de la diaphorèse.

4. On donne de l'oxygène tel qu'indiqué pour la dyspnée, les troubles circulatoires ou le délire.

a) Surveiller les gaz du sang artériel pour évaluer l'efficacité de l'oxygène et déterminer les besoins en oxygène.

L'agitation, la confusion et l'agressivité peuvent être causées par l'hypoxie cérébrale.
Un client souffrant de pneumonie et d'une bronchopneumopathie chronique obstructive préexistante (bronchite, emphysème) est sujet à la narcose au CO_2 lorsqu'il reçoit de l'oxygène. On peut avoir besoin de ventilation mécanique pour les clients ayant une insuffisance ventilatoire chronique.

E. Surveiller les signes de complication :

1. Épanchement pleural ; atélectasie
2. Hypotension et choc
3. Guérison retardée
4. Surinfection : bactériémie, péricardite, méningite
5. Délire toxique (urgence médicale)
6. Insuffisance cardiaque, arythmies
7. Insuffisance respiratoire aiguë

Un nombre important de clients atteints de pneumonie souffrent de complications. Les clients doivent répondre au traitement durant les premières 24 h à 48 h.

F. Enseigner au client la prévention des maladies pulmonaires :

1. La fatigue, la faiblesse et la dépression peuvent se prolonger après la pneumonie.
2. Essayer de cesser de fumer.

La cigarette supprime l'action ciliaire trachéobronchique qui représente la première ligne de défense des poumons ; la cigarette irrite aussi les cellules muqueuses des bronches, et inhibe la fonction des phagocytes alvéolaires.

3. Augmenter sa résistance naturelle (repos suffisant et bonne nutrition).

4. Se faire vacciner contre la grippe et contre le pneumocoque.

5. Éviter la fatigue, les refroidissements et la consommation excessive d'alcool, qui diminuent la résistance à la pneumonie.

6. Signaler au médecin tout signe ou symptôme d'infection respiratoire.

L'individu qui a déjà fait un épisode de pneumonie est par la suite plus prédisposé aux infections respiratoires. La grippe augmente la prédisposition à la pneumonie bactérienne secondaire.
Les rhumes et les infections des voies respiratoires supérieures peuvent occasionner des invasions bactériennes des voies respiratoires inférieures.

7. Inciter le client à passer ses examens de contrôle, après sa guérison et son départ du centre hospitalier.

8. Éviter de retenir la toux ou d'aspirer les sécrétions.

La pneumonie se rencontre souvent associée à d'autres affections pulmonaires, comme le cancer du poumon.

Pleurésie

La pleurésie (pleurite) est l'inflammation des plèvres viscérale et pariétale. Lorsque ces membranes enflammées se frottent l'une contre l'autre au cours de la respiration (surtout pendant l'inspiration), il en résulte une douleur forte, aiguë, «en coup de couteau». La douleur peut devenir très faible ou absente lorsqu'on retient sa respiration, ou bien elle peut se localiser ou s'irradier à l'épaule ou à l'abdomen. Plus tard, lorsque le liquide pleural se forme, la douleur diminue. Au début de la période sèche, le frottement pleural peut être entendu au stéthoscope, mais il disparaît plus tard, lorsque le liquide apparaît et sépare les deux surfaces rudes.

La pleurésie peut survenir au début ou en cours d'évolution de la pneumonie ou de la tuberculose, à la suite d'un trauma au thorax, d'un infarctus ou d'une embolie pulmonaires, d'un cancer primaire ou métastatique, au cours d'une maladie virale appelée pleurodynie épidémique, et après une thoracotomie.

Des examens radiologiques et des examens minutieux des crachats, ainsi que l'examen du liquide pleural obtenu par thoracentèse, et, éventuellement, une biopsie pleurale sont indiqués afin de découvrir les autres états sous-jacents.

Traitement.   L'objectif du traitement est de découvrir la maladie sous-jacente qui est à l'origine de la pleurésie. Dès que la maladie sous-jacente est traitée (pneumonie, infarctus), l'inflammation guérit habituellement. Il faut, en même temps, surveiller les signes d'épanchement pleural : essoufflement et diminution de l'excursion locale de la paroi thoracique.

Puisque la douleur présentée par le client à l'inspiration est réelle, l'infirmière essaiera de le réconforter par des conseils pour soulager cette douleur. Elle peut apprendre au client à se coucher sur le côté atteint, de façon à immobiliser la paroi du thorax, ce qui aura pour effet de diminuer l'étirement de la plèvre. L'infirmière peut, en outre, montrer au client comment immobiliser la cage thoracique avec la main lorsqu'il tousse.

Les analgésiques prescrits et les applications de froid ou de chaleur soulagent les symptômes. Un médicament anti-inflammatoire, l'indométhacine, peut soulager la douleur tout en permettant au client de tousser efficacement. Si la douleur est aiguë, le client nécessitera peut-être un blocage intercostal à la procaïne. Le client est souvent anxieux et a besoin que l'infirmière le comprenne et veille à son bien-être.

Épanchement pleural

L'épanchement pleural est une accumulation de liquide dans la cavité pleurale ; il est généralement secondaire à d'autres maladies. Normalement, la cavité pleurale contient une petite quantité de liquide (5 mL à 15 mL) qui agit comme lubrifiant pour les surfaces viscérale et pariétale des plèvres. Dans certaines affections du thorax ou certaines maladies systémiques, du liquide peut s'accumuler dans la cavité pleurale à un point tel qu'il peut devenir cliniquement évident ; l'épanchement est toujours un signe pathologique. L'épanchement peut être un liquide relativement clair (transsudat ou exsudat) ou encore du sang, du pus ou du chyle. Un *transsudat* (passage du plasma à travers les parois intactes des capillaires) se produit quand le mécanisme de formation ou de réabsorption du liquide pleural est modifié, généralement par déséquilibre de la pression oncotique ou hydrostatique. Un transsudat signale la présence sous-jacente d'une ascite ou d'une insuffisance cardiaque ou rénale. Un *exsudat* (extra-vasation d'un liquide dans des tissus ou une cavité) provient habituellement d'une inflammation bactérienne ou de tumeurs des surfaces pleurales. En général, on fait la différenciation à partir de la teneur en protéines et de l'activité de la lacticodéshydrogénase. L'épanchement pleural peut être une complication de la tuberculose, de la pneumonie, de l'insuffisance cardiaque, de l'infection pulmonaire virale et des tumeurs néoplasiques. En fait, 50% des clients atteints de cancer du poumon présentent un épanchement pleural. Chez un client sur quatre, l'épanchement pleural est secondaire au carcinome.

Manifestations cliniques.   Les manifestations cliniques sont habituellement celles qui sont causées par les maladies sous-jacentes ; la pneumonie cause de la fièvre, des frissons et une douleur thoracique, tandis qu'un épanchement d'origine maligne produit de la dyspnée et de la toux. L'accumulation de liquide se manifeste par l'essoufflement et une augmentation de la fréquence du pouls. On entend un son sourd ou une matité lors de la percussion de la région où se situe le liquide ; les bruits respiratoires sont lointains ou absents. La présence de liquide est confirmée par les résultats de la radiographie du thorax, de l'échographie, de l'examen physique et de la thoracentèse. Le liquide obtenu est analysé afin de découvrir la maladie causale sous-jacente. On fait les analyses suivantes : cultures bactériennes, coloration de Gram, coloration des bacilles résistant aux acides (pour la tuberculose), numérations érythrocytaire et leucocytaire, examens chimiques (glucose, amylase, lacticodéshydrogénase, protéines) et pH.

Traitement.   Les objectifs du traitement sont de découvrir la cause sous-jacente, d'éviter le retour de l'accumulation de liquide, et de soulager les malaises et la dyspnée. Un traitement spécifique est entrepris pour la maladie sous-jacente (insuffisance cardiaque, cirrhose, etc.).

On fait une thoracentèse pour retirer le liquide, pour recueillir un échantillon à analyser et pour soulager la dyspnée. Cependant, si la cause de l'épanchement est une tumeur maligne, le liquide peut s'accumuler à nouveau en quelques jours ou en quelques semaines. Des thoracentèses répétées occasionnent de la douleur, une perte de protéines et d'électrolytes et, quelquefois, entraînent un pneumothorax. Dans ce cas, on installe au client un drain thoracique relié à un système de drainage scellé sous eau ou à un appareil de succion pour vider l'espace pleural et permettre la réexpansion des poumons. Quelquefois, pour boucher l'espace pleural et prévenir une nouvelle accumulation de liquide, on installe de la tétracycline, des isotopes radioactifs, des médicaments cytotoxiques ou autres irritants chimiques. Après l'administration des médicaments, on pince le tube et on aide le client à bouger dans tous les sens pour que le médicament se répande uniformément sur les surfaces pleurales. Puis on desserre le tube et on continue le drainage thoracique pendant plusieurs jours pour éviter que le liquide ne s'accumule à nouveau et pour permettre l'oblitération de l'espace pleural par la formation d'adhérences entre les plèvres. Les épanchements causés par des tumeurs malignes peuvent être traités au moyen de plusieurs autres méthodes : la radiothérapie de la paroi thoracique, la pleurectomie chirurgicale et le traitement diurétique.

Si le liquide pleural est un exsudat, on utilise des méthodes de diagnostic plus complexes, afin de déterminer la cause de l'épanchement avant de commencer le traitement.

☐ ABCÈS PULMONAIRE

Pathogenèse. L'*abcès pulmonaire* est une lésion nécrotique contenant du pus caractérisée par la formation d'une cavité. Il peut survenir à la suite de l'aspiration de matières vomies ou de substances infectées (sécrétions nasotrachéales ; sang). Après l'aspiration, une pneumonite apparaît et la région pulmonaire se creuse à cause du pouvoir nécrosant des micro-organismes ; l'abcès pulmonaire évolue alors très rapidement. Un abcès pulmonaire peut être secondaire à une obstruction bronchique causée par une tumeur ; il se produit une stase des sécrétions, avec infection ou nécrose de la tumeur. L'abcès pulmonaire peut également être une séquelle de pneumonie nécrosante, de tuberculose, d'embolie pulmonaire, de trauma thoracique ou de néoplasme bronchique.

Au stade initial, cette cavité dans le poumon peut ou non communiquer avec une bronche ; éventuellement, toutefois, l'abcès devient entouré ou « encapsulé » par une paroi de tissu fibreux, sauf en un ou deux points où le processus nécrotique s'étend jusqu'à la lumière de quelque bronche ou à l'espace pleural et établit, de ce fait, une communication avec l'arbre respiratoire, la cavité pleurale ou les deux. Lorsque l'abcès communique avec l'arbre respiratoire, le pus est évacué de manière continue, sous forme de crachats. Si la communication se fait avec l'espace pleural, cela cause un empyème. Lorsque les deux genres de communications se présentent, on est en présence d'une *fistule bronchopleurale*.

Manifestations cliniques. La plupart des clients ont une toux qui produit une petite quantité de crachats, une fièvre légère et des malaises. Avec le temps, les crachats deviennent importants, purulents et nauséabonds, avec de l'hémoptysie dans certains cas. Cela se produit souvent lorsqu'une communication bronchique est établie et que l'abcès commence à se vider. Le client peut se plaindre d'une douleur thoracique de type pleurétique. Parfois, les symptômes sont aigus ; on observe alors frissons, forte fièvre, toux et malaise. L'examen physique révèle un bloc de condensation et un épaississement pleural, de la matité à la percussion, ainsi que la disparition des bruits respiratoires.

Le diagnostic est confirmé par la radiographie, la culture des crachats, l'observation directe avec le bronchoscope ; cet examen est toujours indiqué, afin d'écarter la possibilité d'une tumeur ou d'un corps étranger dans le poumon.

Mesures préventives. Les principes suivants sont de nature à diminuer le risque d'une affection pulmonaire suppurée :

1. Au client qui subit une extraction dentaire alors que ses gencives et ses dents sont infectées, on doit administrer une antibiothérapie appropriée, avant toute manipulation dentaire.
2. On enseigne au client les règles d'une bonne hygiène dentaire et buccale parce que les bactéries anaérobies jouent un rôle dans la pathogenèse de l'abcès pulmonaire.
3. On administre un traitement antimicrobien aux clients atteints de pneumonie.
4. On pratique une bronchoscopie lorsqu'on soupçonne l'aspiration de corps étrangers.
5. Certains clients peuvent aspirer des corps étrangers et avoir un abcès pulmonaire ; ce sont ceux dont les réflexes de la toux et de la fermeture de la glotte sont amoindris ou qui ont des problèmes de déglutition.
6. Les autres clients à risques sont ceux dont l'état de conscience est altéré par l'anesthésie, ceux qui souffrent de troubles du système nerveux central (crises d'épilepsie ou accident vasculaire cérébral), les toxicomanes, les alcooliques, ceux qui souffrent de maladie de l'œsophage et ceux qui sont nourris à l'aide d'un tube nasogastrique.

Traitement. Le *traitement a pour objectifs* (1) de supprimer l'infection et (2) d'assurer un bon drainage de l'abcès pulmonaire.

D'habitude, on obtient des échantillons de crachats grâce à une succion transtrachéale, car un crachat expectoré est contaminé par la flore de la bouche et des gencives. Dans un abcès pulmonaire, plusieurs espèces de bactéries sont habituellement présentes. On administre l'antibiothérapie selon les résultats de la culture des crachats et de l'antibiogramme, et ce, pendant une longue période. Les antibiotiques devant pénétrer dans le tissu nécrotique et dans le liquide de l'abcès, on les administre généralement en fortes doses par voie intraveineuse.

Un bon drainage de l'abcès pulmonaire est obtenu par le drainage postural avec percussion, toux et exercices respiratoires. Quelquefois, une bronchoscopie s'avère nécessaire pour drainer l'abcès.

Une infection chronique engendre un état catabolique qui nécessite, pour la guérison, un régime alimentaire hyperprotéiné et hyperénergétique.

Quand le client présente des signes d'amélioration (température normale, diminution de la leucocytose, disparition de l'infiltrat, diminution de la taille de la cavité, absence de liquide), on lui donne les antibiotiques par voie orale plutôt que par voie intraveineuse. L'antibiothérapie doit durer de six à douze semaines ; si le traitement est interrompu trop tôt, il peut y avoir une rechute.

L'intervention chirurgicale n'est recommandée que si le traitement médical ne réussit pas, c'est-à-dire que la cavité ne guérit pas, que l'infection persiste ou qu'il y a hémoptysie. On pratique alors une résection pulmonaire (lobectomie) quand l'abcès a des parois épaisses et un contenu purulent. Si le client ne peut supporter une intervention thoracique, on peut pratiquer une thoracotomie avec tube (voir à la page 354, pour les soins au client subissant une intervention chirurgicale au thorax).

Éducation du client. Après l'opération, il peut s'écouler une période assez longue avant que la plaie ne se ferme complètement. Dans bien des cas, il peut être nécessaire d'apprendre à un membre de la famille à changer le pansement assez souvent, afin de prévenir l'excoriation de la peau et les odeurs désagréables. On dirige le client vers l'infirmière des soins à domicile ou vers d'autres associations qui aideront la famille à résoudre les problèmes qui pourraient survenir. On encourage le client à être patient, car les preuves de guérison sont lentes à apparaître à la radiographie. Le client devrait recevoir des conseils d'ordre diététique, afin qu'il puisse atteindre et maintenir un état nutritionnel optimal.

☐ EMPYÈME

L'empyème est une accumulation de pus dans la cavité pleurale. Au début, le liquide pleural est peu épais, avec une numération leucocytaire faible, mais, peu à peu, il devient fibreux et purulent, jusqu'à finir par enfermer le poumon dans une épaisse membrane exsudative.

Dans la plupart des cas, l'empyème est secondaire à une autre infection pulmonaire. Les micro-organismes envahissent l'espace pleural par communication proximale ou à la suite de la rupture d'un abcès pulmonaire. L'empyème se produit quelquefois à la suite d'une intervention chirurgicale thoracique ou d'une plaie pénétrante au thorax. L'aspect de l'exsudat varie selon l'organisme en cause.

Manifestations cliniques. Le client présente de la fièvre, une douleur pleurale, de la dyspnée, de l'anorexie et une perte de masse. L'auscultation du thorax révèle l'absence de bruits respiratoires et une matité à la percussion ainsi que des vibrations vocales diminuées. Si le client a reçu une antibiothérapie, les manifestations cliniques peuvent être modifiées. Le diagnostic est établi à partir des radiographies pulmonaires et de la thoracentèse.

Traitement. Le traitement a pour objectif de drainer la cavité pleurale et de permettre la pleine expansion des poumons. Le traitement consiste en un bon drainage et en l'administration de fortes doses d'antibiotiques spécifiques à l'organisme causal.

Le drainage du liquide pleural ou du pus dépend du stade de la maladie et il est fait par :

1. Aspiration à l'aiguille (thoracentèse) si le liquide n'est pas trop épais ;
2. Drainage thoracique fermé, à l'aide d'un tube intercostal de gros calibre fixé à un système de drainage scellé sous eau (voir aux pages 358 et 364) ;
3. Drainage ouvert après la résection d'une côte pour retirer la plèvre épaissie, le pus et les débris, et réséquer tout autre tissu pulmonaire malade sous-jacent.

Si l'inflammation dure depuis longtemps, un exsudat peut s'être formé autour du poumon et en empêcher l'expansion normale. On devra en faire l'ablation chirurgicale par décortication. (Voir la conduite de soins après une thoracotomie.) Le tube de drainage est laissé en place jusqu'à ce que l'espace rempli de pus ait été oblitéré complètement, sinon il y aura récurrence. On vérifie par radiographies l'oblitération complète de l'espace pleural. Ce processus peut être long. Les exercices respiratoires, surtout les exercices d'expiration contre une résistance, aident à recouvrer la fonction respiratoire normale.

☐ BRONCHIECTASIE

La bronchiectasie est la dilatation chronique des bronches et des bronchioles. Plusieurs causes peuvent en être responsables : les infections pulmonaires et l'obstruction des bronches ; l'aspiration de corps étrangers, de vomissements ou de matières provenant des voies respiratoires supérieures ; une pression extrinsèque par des tumeurs, des vaisseaux sanguins dilatés ou des ganglions lymphatiques hypertrophiés. Certaines personnes sont prédisposées à la bronchiectasie en raison de maladies respiratoires contractées dans leur enfance : la rougeole, la grippe, la tuberculose et la déficience en immunoglobuline A (IgA). Après une opération, la bronchiectasie se produit lorsque le client tousse de façon non productive, ce qui produit de l'atélectasie causée par les bouchons de mucus obstruant les bronches.

Physiopathologie. Les infections endommagent la paroi des bronches, qui perdent ainsi leur charpente de soutien, et produisent une sécrétion épaisse qui peut obstruer les bronches. Une toux importante distend la paroi en permanence. L'infection s'étend au tissu péribronchique de sorte que, dans la bronchectasie sacciforme, chaque tube dilaté constitue pratiquement un abcès pulmonaire dont l'exsudat s'écoule librement dans les bronches. Les lobes inférieurs sont les plus fréquemment touchés.

La rétention des sécrétions et l'obstruction entraînent finalement l'affaissement de la partie distale du poumon (atélectasie). Une cicatrisation inflammatoire ou une fibrose remplacent le tissu pulmonaire fonctionnel. Au bout d'un certain temps, le client présente une insuffisance respiratoire avec diminution de la capacité vitale, diminution de la ventilation et une augmentation du rapport volume résiduel/capacité pulmonaire totale. On observe aussi un mauvais échange des gaz inspirés (déséquilibre ventilation-perfusion) et de l'hypoxémie.

Manifestations cliniques. Les symptômes caractéristiques de la bronchiectasie comprennent la toux chronique et la production de crachats en grande quantité. Un pourcentage élevé de personnes âgées atteintes de cette maladie présentent de l'hémoptysie. On observe aussi, fréquemment, la présence d'hippocratisme digital. Le client est sujet aux infections respiratoires répétées.

Chez de nombreuses personnes, la bronchiectasie passe inaperçue, car elle est confondue avec la bronchite chronique simple. Un indice fiable est une histoire prolongée de toux productive accompagnée de crachats qui demeurent négatifs pour la présence du bacille tuberculeux. Le diagnostic s'établit à l'aide de la bronchographie et de la bronchoscopie (voir à la page 335). Ces examens fournissent la preuve de la présence ou de l'absence d'une dilatation bronchique.

Mesures préventives. Toutes les infections respiratoires doivent être soignées rapidement. Les sécrétions bronchiques peuvent être enlevées (expectorants, drainage postural, bronchoscopie thérapeutique), afin d'éviter la bronchiectasie. Si un enfant présente une toux tenace et de la fièvre, il faut presser la famille de consulter un médecin. On doit tourner les personnes inconscientes (du décubitus dorsal au décubitus latéral), pour permettre le drainage des segments pulmonaires. On doit continuer les programmes éducatifs qui encouragent la vaccination contre la coqueluche et la rougeole (qui peuvent conduire à la bronchiectasie), de façon à éviter ces infections virales graves.

Traitement. Le traitement a pour objectif de prévenir et de maîtriser l'infection ainsi que de favoriser le drainage bronchique, afin de débarrasser le poumon de ses sécrétions. Les antibiotiques, choisis d'après une culture des expectorations, permettent de maîtriser l'infection. On peut instaurer un traitement permanent aux antibiotiques, en alternant les familles de médicaments. Certains médecins utilisent les antibiotiques pendant tout l'hiver, ou en présence d'infection aiguë des voies respiratoires supérieures.

Le drainage postural des bronches est essentiel parce qu'il réduit la quantité de sécrétions et le degré d'infection dans les zones affectées par la bronchiectasie. (Il arrive parfois que la bronchoscopie soit nécessaire pour retirer les sécrétions muco-purulentes.) Pour aider à détacher les sécrétions, on peut effectuer une percussion, ou poser des ventouses sur la région thoracique affectée.

On débute par de courtes périodes de drainage postural et on en augmente la durée graduellement. On peut donner des bronchodilatateurs aux personnes qui souffrent de maladies obstructives des voies respiratoires. Les clients atteints de bronchiectasie souffrent habituellement de bronchite associée. Les bêtasympathicomimétiques peuvent être utilisés pour favoriser la dilatation des bronches et augmenter le transport muco-ciliaire des sécrétions.

Pour favoriser l'expectoration des crachats, on en augmente la liquéfaction au moyen d'agents administrés en aérosol à l'aide d'un nébuliseur et par un apport accru de liquides par voie orale. La tente faciale est idéale pour procurer de l'humidité supplémentaire pour les aérosols. Le client doit s'abstenir de fumer, car il empêche ainsi le drainage des bronches en paralysant l'action ciliaire, augmente les sécrétions bronchiques et cause de l'irritation à la muqueuse, ce qui produit une hyperplasie des glandes à mucus.

L'intervention chirurgicale peut être indiquée pour les clients qui continuent d'expectorer beaucoup et font des rechutes répétées de pneumonie ou d'hémoptysie, malgré un traitement adéquat, dans la mesure où l'affection ne touche qu'une ou deux sections du poumon dont l'ablation peut être faite sans produire d'insuffisance respiratoire. Le traitement chirurgical a pour objectif de conserver le tissu pulmonaire normal et d'éviter des complications infectieuses.

On peut faire l'ablation de tout le tissu atteint, à condition que la fonction pulmonaire soit conservée après l'intervention. Il peut être nécessaire d'enlever une partie d'un lobe (segmentectomie), un lobe (lobectomie), ou un poumon entier (pneumonectomie).

La segmentectomie consiste à faire l'ablation d'une section anatomique d'un lobe pulmonaire. Le principal avantage est que seul le tissu malade est enlevé et qu'on conserve une grande portion de tissu pulmonaire sain. La bronchographie aide à délimiter la partie à enlever. L'opération est précédée d'une période de préparation d'une extrême importance. L'objectif est d'assécher l'arbre trachéo-bronchique (de le rendre aussi sec que possible), afin d'éviter toute complication (atélectasie, pneumonie, fistule bronchopleurale et empyème). Cela est obtenu par drainage postural, ou, si l'abcès est bien situé, par succion directe à l'aide du bronchoscope. On entreprend un traitement antibactérien.

Les soins postopératoires sont les mêmes que pour tous les clients ayant subi une intervention chirurgicale au thorax (voir aux pages 354 à 365).

Éducation du client. On enseigne au client les exercices de drainage postural. On l'encourage à avoir une hygiène dentaire régulière et à éviter tous les irritants pulmonaires (fumée de cigarette, vapeurs toxiques). Le client doit surveiller ses crachats et signaler tout changement dans leurs caractéristiques et leur quantité. Leur diminution est tout aussi importante que leur augmentation. La vaccination antigrippale est un moyen préventif important. D'autres aspects de l'éducation du client sont étudiés à la section traitant de l'emphysème.

☐ BRONCHOPNEUMOPATHIE CHRONIQUE OBSTRUCTIVE

L'expression *bronchopneumopathie chronique obstructive* (BPCO) décrit un groupe d'affections qui s'accompagnent d'obstruction chronique au passage de l'air qui pénètre ou sort du poumon. L'*obstruction des voies respiratoires* est un rétrécissement diffus des conduits aériens qui augmente la résistance au passage de l'air. Ces affections comprennent la bronchite chronique, l'emphysème et l'asthme. La personne souffrant de BPCO présente : (1) un excès de sécrétion de mucus dans l'arbre bronchique, état non relié à une cause particulière (bronchite); (2) une dilatation des espaces aériens aux extrémités des bronchioles terminales, avec destruction des parois alvéolaires et perte d'élasticité du poumon (emphysème); et (3) un rétrécissement plus ou moins grave des voies bronchiques (asthme). Il en résulte un changement dans la dynamique des voies respiratoires, c'est-à-dire une perte d'élasticité et une obstruction au passage de l'air. Il existe souvent un chevauchement de ces états. La bronchite et l'emphysème sont vus dans les pages qui suivent et l'asthme est traité au chapitre 47, puisque le facteur déclenchant dans l'asthme est d'origine allergique.

Les résultats de plusieurs études confirment la théorie que veut que la BPCO soit une maladie liée à des facteurs génétiques et environnementaux; la cigarette et la pollution de l'air contribuent à son apparition. C'est une maladie qui peut s'étendre sur 20 à 35 années. Elle apparaît assez tôt au cours de la vie et progresse lentement; elle est présente plusieurs années avant l'apparition des premiers symptômes cliniques et des premiers changements dans la fonction pulmonaire.

☐ BRONCHITE CHRONIQUE

Manifestations cliniques et physiopathologie. La bronchite chronique est caractérisée par des sécrétions muqueuses très abondantes, de la toux et de la dyspnée accompagnée d'infections récurrentes des voies respiratoires inférieures, avec une diminution de la capacité du poumon à se ventiler. Le principal problème du client est la production très abondante d'un exsudat inflammatoire qui obstrue ses bronchioles et cause une toux tenace et productive, et un essoufflement. Cette irritation constante amène une hypertrophie des glandes à mucus, une hyperplasie des cellules caliciformes et l'augmentation de la quantité de mucus, qui bouche les bronches. Les alvéoles adjacents sont lésés et deviennent fibreux. Avec le temps, des changements irréversibles peuvent survenir et causer l'emphysème et la bronchiectasie.

Une grande variété d'infections virales, bactériennes ou à mycoplasmes peuvent occasionner des épisodes aigus de bronchite. Cette maladie se rencontre chez les personnes qui fument beaucoup ou qui sont exposées à la pollution atmosphérique, qui provoque une sécrétion anormale de mucus et entrave la fonction ciliaire. Les facteurs liés à l'hérédité et les réactions aux allergènes jouent aussi un rôle dans son évolution. C'est au cours des mois d'hiver qu'on remarque des phases aiguës de bronchite chronique. Chez certaines personnes, l'inhalation d'air froid cause un bronchospasme. La bronchite évolutive aboutit presque toujours à une bronchopneumopathie chronique obstructive.

Mesures préventives.   Parce que la bronchite chronique est une maladie invalidante, on doit tout mettre en œuvre pour la prévenir. Il est important d'éviter tous les irritants des voies respiratoires, en particulier la cigarette. Les personnes sujettes aux infections respiratoires doivent recevoir un vaccin antigrippal contre les agents viraux courants et un vaccin contre *Streptococcus pneumoniæ*. Toutes les personnes atteintes d'infections respiratoires aiguës doivent recevoir un traitement adéquat, incluant les antibiotiques choisis d'après les résultats des cultures et des antibiogrammes et cela, dès l'apparition des premiers crachats purulents.

Traitement.   Les principaux objectifs du traitement sont de conserver l'efficacité de l'arbre bronchique périphérique, de faciliter l'excrétion des sécrétions bronchiques et de prévenir l'incapacité. On surveille les changements dans l'aspect des crachats (nature, couleur, quantité, viscosité) et dans la toux. On traite les infections bactériennes par une antibiothérapie établie d'après les antibiogrammes.

Afin de faciliter l'excrétion des sécrétions bronchiques, on administre des bronchodilatateurs pour réduire les bronchospasmes et l'obstruction des voies respiratoires; ainsi, la diffusion des gaz et l'aération alvéolaire sont améliorées. Le drainage postural et la percussion du thorax qui suivent le traitement se sont avérés très utiles. L'eau (donnée par voie orale, ou par voie parentérale si le bronchospasme est trop important) constitue une partie importante du traitement, car une bonne hydratation aide le client à expectorer ses sécrétions. On peut entreprendre un traitement aux stéroïdes lorsque le client ne répond pas aux autres traitements plus traditionnels. Dans certains cas, où il existe une bronchiectasie sous-jacente, le drainage postural est très important. Le client doit cesser de fumer, car les inhalations de fumée causent une bronchoconstriction, la

paralysie de l'activité ciliaire et l'inactivation des surfactants. Les fumeurs sont aussi plus sujets aux infections bronchiques. Fondamentalement, le traitement médical, l'organisation des soins et l'enseignement au client ressemblent beaucoup à ceux qui s'adressent aux clients atteints d'emphysème pulmonaire.

☐ EMPHYSÈME PULMONAIRE

L'*emphysème pulmonaire* est une maladie pulmonaire complexe et destructrice, caractérisée par la destruction des alvéoles, la dilatation des espaces aériens et la diminution de l'assistance respiratoire fournie par le parenchyme pulmonaire. L'emphysème apparaît comme le dernier stade d'une maladie qui a progressé lentement durant de nombreuses années. Quand le client ressent des symptômes, sa fonction pulmonaire est souvent déjà affectée de façon irréversible. L'emphysème est, avec la bronchite chronique obstructive, l'une des principales causes d'incapacité, et la plus fréquente cause de mortalité attribuable aux maladies respiratoires.

Le tabagisme est la principale cause de l'emphysème. Cependant, chez un faible pourcentage de clients, il y a une prédisposition familiale à l'emphysème, associée à une anomalie des protéines plasmatiques, la déficience de l'alpha-1-antitrypsine. L'individu congénitalement sensible réagit aux influences du milieu (la cigarette, la pollution de l'air, les agents infectieux, les allergènes) et quelquefois présente des symptômes chroniques d'obstruction, comme l'emphysème. Il est de première importance que ces personnes soient identifiées au plus tôt, pour permettre la consultation génétique et pour qu'on puisse modifier les facteurs de l'environnement, de façon à retarder ou à prévenir la manifestation des symptômes de la maladie.

Physiopathologie

Dans l'emphysème, l'obstruction se situe au niveau des voies respiratoires où les bouchons de mucus et le rétrécissement, dus aux lésions inflammatoires, se localisent. Plus tard, l'obstruction est causée par une perte des tissus de soutien des voies respiratoires (l'élasticité du poumon), ce qui amène un affaissement des bronches pendant l'expiration. Il y a dilatation de tous les petits conduits aériens et coalescence (fusion) des alvéoles, avec perte d'élasticité et augmentation de l'espace mort. L'alvéole est le lieu où le sang veineux et l'air ambiant se combinent pour terminer un processus d'échange gazeux. Afin que cet échange soit efficace, les alvéoles doivent être bien ventilés. Une obstruction bronchique ou une expansion inégale du poumon, avec mauvaise répartition de l'air dans le poumon, nuit à l'aération des alvéoles.

L'individu souffrant d'emphysème est atteint d'obstruction chronique (une augmentation marquée dans la résistance des voies respiratoires) au passage de l'air entrant et sortant des poumons. Les poumons sont dans un état d'hyperexpansion. Pour faire entrer et sortir l'air des poumons, il faut une pression négative pendant l'inspiration et une pression positive suffisante durant toute l'expiration. Au repos, le poumon demeure gonflé. Au lieu d'être une

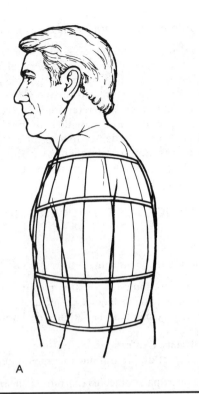 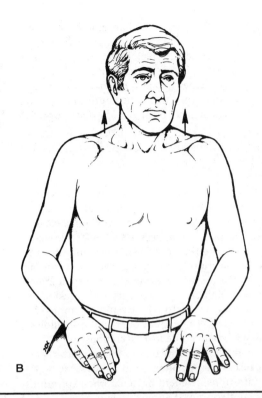

A   B

Figure 23-1 Comparaison des signes typiques d'emphysème pulmonaire. **A)** « Thorax en tonneau », signe habituel rencontré chez le client qui souffre d'emphysème et qui fait ressortir l'augmentation du diamètre antéro-postérieur. **B)** Autre attitude du client atteint d'emphysème, qui montre l'élévation de la ceinture scapulaire et la rétraction du creux sus-claviculaire pendant l'inspiration.

action involontaire, l'expiration devient une action musculaire. Le client s'essouffle de plus en plus ; le thorax devient rigide et les côtes restent figées aux articulations. La dilatation de la cage thoracique et la perte de l'élasticité pulmonaire causent chez de nombreux clients l'aspect classique du « thorax en tonneau » (*Figure 23-1, A*). Quelquefois, le thorax en tonneau est causé par une cyphose dorsale. Certains clients se penchent pour respirer et utilisent les muscles respiratoires accessoires. On note une rétraction du creux sus-claviculaire pendant l'inspiration (*Figure 23-1 B*). Chez les clients dont la maladie est avancée, on note également une contraction des muscles abdominaux pendant l'inspiration. Il y a une diminution progressive de la capacité vitale. Le dégonflement complet devient de plus en plus difficile, et finalement impossible. La capacité vitale totale peut être normale, mais la capacité vitale par seconde est faible. Le client mobilise l'air plus lentement et sans résultat, et doit faire beaucoup d'efforts pour le faire.

Les alvéoles distendus pendant longtemps commencent à se briser. À mesure que les parois alvéolaires sont détruites (processus accéléré par les infections récurrentes), la surface interne du poumon, c'est-à-dire la surface disponible pour l'échange de l'oxygène et du dioxyde de carbone entre l'atmosphère et le sang, diminue continuellement. Aux derniers stades de la maladie, il se présente des problèmes d'élimination du dioxyde de carbone et l'augmentation de la pression du dioxyde de carbone cause une *acidose respiratoire* plus ou moins importante. Il existe aussi des problèmes de diffusion de l'oxygène entraînant une saturation insuffisante du sang artériel en oxygène.

À mesure que les parois alvéolaires continuent de se rompre, le lit capillaire pulmonaire diminue. Le débit de la circulation pulmonaire augmente et le ventricule droit est forcé de maintenir une pression sanguine élevée dans l'artère pulmonaire. Ainsi, l'insuffisance cardiaque droite (cœur pulmonaire) est une des complications de l'emphysème. La présence d'œdème des jambes (œdème déclive), de distension des veines du cou, ou de douleur dans la région du foie suggère une insuffisance cardiaque.

Les sécrétions augmentent et sont retenues, à cause de l'impossibilité de tousser assez fort pour les expectorer. Les infections aiguës et chroniques ont beaucoup d'emprise sur des poumons emphysémateux, ce qui aggrave encore le problème de ventilation.

Classification. Il existe deux types principaux d'emphysème, classés selon les changements qui affectent les poumons : (1) l'emphysème panlobulaire ou panacinaire et (2) l'emphysème centrolobulaire ou centro-acinaire.

Dans l'*emphysème panlobulaire ou panacinaire*, il y a destruction des bronchioles, des canaux alvéolaires et des alvéoles. Tous les espaces aériens à l'intérieur du lobule sont plus ou moins dilatés. Le client typique a un thorax très distendu et une dyspnée marquée à l'effort ; il garde un teint « rose » et demeure bien oxygéné, jusqu'à ce que la maladie soit en phase terminale.

Dans l'*emphysème centrolobulaire ou centro-acinaire*, les changements pathologiques surviennent surtout au centre des lobules secondaires tandis que les régions périphériques des acini sont saines. Souvent, un changement dans le rapport ventilation-perfusion produit une hypoxie chronique, de l'hypercapnie et de la polyglobulie. Cela entraîne la cyanose, l'œdème périphérique et l'insuffisance respiratoire. En plus du traitement expliqué dans les pages suivantes, le client suit un traitement diurétique pour l'œdème. Le même client peut présenter les deux formes d'emphysème.

■ ÉVALUATION INITIALE

Manifestations cliniques.   La dyspnée est le symptôme révélateur de l'emphysème; son début est insidieux. Généralement, les antécédents révèlent que le client a été un gros fumeur pendant plusieurs années, qu'il souffre de toux chronique, de respiration sifflante et d'essoufflement, surtout au cours des infections respiratoires. Au bout d'un certain temps, le client trouve que même le plus petit effort, comme de se pencher pour attacher un soulier, lui occasionne dyspnée et fatigue (dyspnée d'effort). Le poumon emphysémateux ne se contracte pas à l'expiration, et les bronchioles ne se vident pas suffisamment de leurs sécrétions.

Le client présente alors des réactions inflammatoires et des infections causées par l'accumulation de ces sécrétions. À la suite des infections, le client présente une expiration sifflante. Il se plaint souvent d'anorexie, de faiblesse et de perte de masse.

Évaluation diagnostique.   Les symptômes présentés par le client et les découvertes cliniques à l'examen physique constituent les premiers signes permettant d'identifier le problème de l'individu. Les autres moyens d'investigation comprennent la radiographie, les tests de fonction pulmonaire (particulièrement la spirométrie) et l'analyse des gaz du sang artériel (pour évaluer la ventilation et les échanges gazeux pulmonaires) ainsi que l'électrocardiogramme pour voir les effets sur le cœur.

Les observations de l'infirmière, l'histoire du client et les notes qui suivent l'évolution doivent suffire à se faire une idée du client et de sa maladie :

- Depuis quand éprouve-t-il des difficultés respiratoires ?
- Quelle est la fréquence de son pouls et de sa respiration ?
- Ses respirations sont-elles régulières ?
- Est-ce que le client contracte ses muscles abdominaux pendant l'inspiration ?
- Utilise-t-il les muscles accessoires de la respiration ?
- L'effort augmente-t-il la dyspnée ?
- Quelle est sa limite de tolérance à l'effort ?
- Présente-t-il de la cyanose ?
- Les veines du cou sont-elles gonflées ?
- Tousse-t-il ?
- Quelle est la couleur, la quantité et la consistance de ses expectorations ?
- Quel est son état de conscience ?
- Est-il anxieux ou en état de stupeur ?
- À quel moment de la journée se plaint-il le plus de fatigue et d'essoufflement ?
- Est-ce que ses habitudes alimentaires ou de sommeil ont changé ?
- Que sait-il au sujet de sa maladie et de son état ?

Problèmes du client et diagnostics infirmiers

À partir des manifestations cliniques et des données servant à établir le diagnostic, les principaux problèmes des clients en rapport avec les soins infirmiers se situent au niveau de l'insuffisance respiratoire attribuable à la maladie pulmonaire obstructive et à la rétention des sécrétions; de la difficulté de se soigner à cause de la dyspnée; de la fatigue, de l'anorexie et de la dépression reliées à l'hypoxie; et des infections respiratoires fréquentes attribuables au non-respect du programme thérapeutique et à l'exposition à divers polluants.

■ PLANIFICATION ET INTERVENTION

Objectifs

Les objectifs du client sont :

1. L'amélioration de la fonction respiratoire.
2. La capacité de se soigner lui-même.
3. Le soulagement de la fatigue, de l'anorexie et de la dépression.
4. L'absence d'infections respiratoires.
5. Le respect du programme thérapeutique.

Les principaux objectifs du traitement sont d'améliorer la qualité de la vie, de ralentir la progression de la maladie et de soigner l'obstruction des voies respiratoires pour diminuer l'hypoxie. L'approche thérapeutique comprend : (1) des mesures visant à améliorer la ventilation et à diminuer l'effort respiratoire, (2) la prévention et le traitement rapide des infections, (3) les techniques de physiothérapie pour conserver et améliorer la ventilation pulmonaire, (4) le maintien de conditions environnementales propres à faciliter la respiration, (5) une aide psychologique, et (6) un programme d'éducation du client (*Figure 23-2*).

Mesures visant à améliorer la ventilation et à diminuer l'effort respiratoire

Sécrétions bronchiques.   Le traitement de l'emphysème a comme objectif principal de diminuer la quantité et la viscosité des crachats afin d'améliorer la ventilation pulmonaire et les échanges gazeux. Tous les irritants pulmonaires doivent être éliminés, surtout la cigarette qui est la plus grande source d'irritation pulmonaire. Le client doit absorber une grande quantité de liquide (2,5 L à 3 L par jour) pour diluer les sécrétions et compenser la perte liquidienne occasionnée par la respiration buccale.

L'inhalation d'eau vaporisée humidifie l'arbre bronchique, liquéfie les crachats et facilite leur expectoration.

Bronchodilatateurs.   Le bronchospasme, présent dans plusieurs formes de maladies pulmonaires, provoque la diminution du calibre des bronchioles, la stase des sécrétions et l'infection. (On détecte le bronchospasme par l'auscultation au stéthoscope.)

On administre des bronchodilatateurs, pour dilater les conduits aériens, en réduisant l'œdème de la muqueuse bronchique et le spasme musculaire, diminuant ainsi l'obstruction des voies respiratoires. Les bronchodilatateurs comprennent les agonistes des récepteurs β-adrénergiques

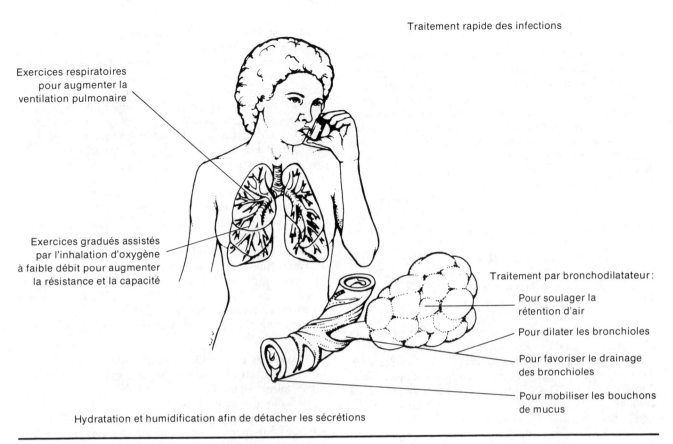

Traitement rapide des infections

Exercices respiratoires pour augmenter la ventilation pulmonaire

Exercices gradués assistés par l'inhalation d'oxygène à faible débit pour augmenter la résistance et la capacité

Traitement par bronchodilatateur :

Pour soulager la rétention d'air

Pour dilater les bronchioles

Pour favoriser le drainage des bronchioles

Pour mobiliser les bouchons de mucus

Hydratation et humidification afin de détacher les sécrétions

Figure 23-2 Soutien au client atteint d'emphysème.

(métaprotérénol, isoprotérénol) et les méthylxanthines (théophylline, aminophylline) dont les mécanismes d'action bronchodilatatrice sont différents. On administre les bronchodilatateurs par voie orale, sous-cutanée, rectale ou par nébulisation. Les aérosols pressurisés, les nébuliseurs manuels, les nébuliseurs à pompe, ou le RPPI distribuent des médicaments sous forme de brouillard. Ces bronchodilatateurs peuvent produire des effets secondaires tels que la tachycardie, les arythmies cardiaques et une excitation du système nerveux central. Les méthylxanthines peuvent entraîner des problèmes gastro-intestinaux comme la nausée et les vomissements. Les effets secondaires étant courants, on ajuste le dosage pour chaque client selon sa tolérance et sa réaction clinique. Pour cela, l'évaluation de l'infirmière est un guide important. On mesure l'amélioration du débit expiratoire et on évalue la diminution de la dyspnée pour vérifier le soulagement du bronchospasme.

Pour aider à la bronchodilatation, on utilise des mucolytiques et des bronchodilatateurs salins en aérosols. Les particules du brouillard aérosol doivent être assez petites pour que le médicament pénètre profondément dans l'arbre trachéobronchique.

Les aérosols administrés par nébuliseur soulagent le spasme bronchique, diminuent l'œdème de la muqueuse et liquéfient les sécrétions bronchiques. Cela facilite le processus de dégagement des bronches, aide à contrôler l'inflammation et améliore la fonction de ventilation. Les nébuliseurs

manuels et les aérosols à dose calculée apportent au client un soulagement rapide. Les nébuliseurs électriques et les nébuliseurs actionnés à l'air sont utiles si le client présente une ventilation faible. L'amélioration de la saturation du sang artériel en oxygène et la diminution du dioxyde de carbone qu'il contient aident à soulager le client de son hypoxie et de sa fatigue respiratoire constante. Les traitements par nébuliseur à oxygène doivent être donnés avec beaucoup de précautions aux clients qui présentent une pression de CO_2 et dont la respiration est stimulée par l'hypoxie. On a tendance à utiliser de moins en moins la RPPI, surtout pour les soins à domicile. On donne l'inhalothérapie par nébuliseur avant les repas pour améliorer la ventilation pulmonaire et ainsi réduire la fatigue causée par le repas. Après l'inhalation de bronchodilatateurs en aérosol, on conseille au client de respirer de la vapeur d'eau pour liquéfier les sécrétions. Ensuite, il toussera et fera ses exercices de drainage postural pour expectorer les sécrétions. L'infirmière doit aider le client pour que cela ne soit pas épuisant.

Chez le client incapable de tousser ou de dégager ses sécrétions, il faudra les retirer à l'aide d'un bronchoscope. Lorsque le client souffre d'insuffisance respiratoire aiguë (voir à la page 379), une intubation endotrachéale ou une trachéotomie est nécessaire pour retirer efficacement les sécrétions, pour prévenir les bouchons muqueux et pour fournir une ventilation assistée.

Prévention et traitement de l'infection

On doit contrôler les infections bronchiques afin de réduire l'œdème inflammatoire et de permettre à la muqueuse bronchique de retrouver son action ciliaire normale. Les infections respiratoires banales, qui n'ont aucune conséquence chez la personne dont les poumons sont normaux, peuvent causer des modifications fatales de la fonction pulmonaire chez la personne emphysémateuse. La toux associée à une infection bronchique entraîne un cercle vicieux qui cause d'autres dommages au poumon, une nouvelle progression des symptômes, un bronchospasme plus important et une susceptibilité plus grande aux infections bronchiques. L'infection compromet la fonction pulmonaire et est une cause fréquente d'insuffisance respiratoire.

Dans l'emphysème, l'infection ne se manifeste pas de la même manière qu'ailleurs dans l'organisme. Il faut informer le client qu'il doit consulter immédiatement son médecin s'il remarque une décoloration de ses expectorations, car toute modification dans les caractéristiques ou la couleur des crachats, de même que la présence de pus, constituent un signe d'infection. Il doit savoir que toute aggravation de ces symptômes (augmentation de l'oppression thoracique, de la dyspnée et de la fatigue) est aussi un indice d'infection et doit être signalée. Des stéroïdes peuvent être administrés à certains clients gravement atteints. Les infections virales représentent un danger pour ces malades, parce qu'elles sont souvent suivies d'infections dues à *Streptococcus pneumoniæ* et à *Hæmophilus influenzæ*, etc.

Le client est généralement traité par des antimicrobiens : tétracycline, ampicilline, amoxicilline, triméthoprime avec sulfaméthoxazole. Ce traitement aux antimicrobiens est utile pour les épisodes récurrents de bronchite purulente et diminue la durée de la fièvre, de la toux, etc.

Les personnes sujettes aux infections respiratoires doivent se faire vacciner contre la grippe et contre *Streptococcus pneumoniæ*. Elles doivent éviter de sortir quand la pollution ou le taux de pollen est très élevé, ou quand le temps est chaud et humide.

Physiothérapie thoracique

Les techniques de physiothérapie thoracique comprennent des exercices respiratoires et des exercices de conditionnement physique général, qui ont pour but de conserver et d'augmenter la ventilation pulmonaire.

Exercices respiratoires et rééducation.   La plupart des personnes qui présentent une bronchopneumopathie chronique obstructive ont une respiration superficielle, haute, rapide et non efficace. Ce genre de respiration thoracique haute peut être transformé en respiration costale et diaphragmatique par des exercices et de la pratique. L'entraînement à la respiration diaphragmatique diminue le rythme respiratoire et la capacité résiduelle fonctionnelle et augmente le volume courant et la ventilation alvéolaire.

La respiration avec les lèvres pincées ralentit l'expiration, prévient l'affaissement des unités pulmonaires et aide le client à contrôler le rythme et la profondeur de sa respiration. Ce type de respiration l'aide à se défendre et le rend capable de contrôler la dyspnée et le sentiment de panique qui l'accompagne.

Un client souffrant d'emphysème a des moments précis dans la journée où sa tolérance à l'effort est diminuée. Le matin, par exemple, il sera souvent incapable de se raser ou de faire sa toilette, parce que les sécrétions bronchiques et l'œdème se sont accumulés dans les poumons pendant la nuit lorsqu'il était couché. Les activités requérant l'élévation des bras au-dessus du thorax peuvent occasionner des malaises. Le client se sentira plus apte à poursuivre ses occupations une heure ou deux après le lever. C'est le client qui, aidé de l'infirmière, planifie ses soins et l'horaire qui lui convient pour le bain et le rasage. Une boisson chaude l'aidera à expectorer et à raccourcir la période de mise en train qui suit le lever.

Une autre période difficile, où sa tolérance est moindre, survient immédiatement après les repas, en particulier après le repas du soir. La fatigue des occupations de la journée, associée à une distension abdominale, diminue la tolérance à l'effort. Le client se plaint alors de fatigue ; c'est une façon différente de dire « je suis essoufflé » : la dyspnée est la cause réelle de sa fatigue.

Exercices et conditionnement physique.   Il existe une relation étroite entre la bonne forme physique et la bonne forme respiratoire. Un programme graduel d'exercices et de conditionnement physique, comprenant le tapis roulant, la bicyclette sur place, les marches, etc., s'est avéré efficace pour augmenter l'endurance au travail et à l'effort. Il est recommandé au client d'avoir une activité physique qu'il peut faire régulièrement et de façon soutenue. Il est possible, pour le client qui requiert de l'oxygénothérapie pendant l'activité physique, de se procurer un appareil à oxygène, léger et portatif. De nombreux clients peuvent retourner au travail avec ce type d'oxygénothérapie continue. Ce moyen de réadaptation améliore la qualité de la vie.

Oxygénothérapie continue

Chez certains clients souffrant d'une BPCO avancée, on peut utiliser un débit faible mais continu d'oxygène pour soulager l'hypoxémie associée au cœur pulmonaire et à l'érythrocytose secondaire qu'on ne peut corriger par les moyens classiques. Cette méthode de traitement peut soulager les symptômes du client et améliorer la qualité de son existence. Le client peut recevoir l'oxygène à la maison sous forme comprimée ou liquide. Des appareils portatifs à oxygène permettent au client de travailler et de voyager. L'infirmière rassure le client en lui disant qu'il ne risque pas de « s'accoutumer » à l'oxygène ; elle lui explique les précautions à prendre lorsqu'il utilise l'oxygène (personne ne doit fumer) et l'informe de la nécessité d'avoir régulièrement une analyse des gaz artériels.

Aide psychosociale

Tous les facteurs qui entravent la respiration normale sont générateurs d'anxiété, d'appréhension, de dépression et de modifications du comportement. Un grand nombre de clients sont épuisés au moindre effort. L'essoufflement constant et la fatigue rendent parfois le client irritable et anxieux au plus haut point. Son inactivité forcée (et le changement des fonctions et des tâches familiales dû à la perte de son emploi), la frustration occasionnée par l'effort nécessaire pour respirer et le fait de prendre conscience qu'il est atteint d'une maladie prolongée et implacable, peuvent amener le client à réagir par la colère, la dépression ou un comportement exigeant. Sa capacité sexuelle peut être compromise, ce qui diminue l'estime de soi.

Il est important que l'infirmière, sans donner trop d'espoir au client, l'encourage et le garde actif dans les limites de sa tolérance. L'accent doit être mis sur la maîtrise des symptômes et l'augmentation de l'estime de soi, de la confiance et du bien-être. Des soins de soutien de la part du médecin et de l'infirmière, ainsi qu'un enseignement continuel et motivant, l'aident quelque peu à supporter un fardeau écrasant.

Enseignement au client

Pour pouvoir mieux vivre, il est essentiel que le client connaisse le processus de sa maladie. Un des principaux points de l'enseignement consiste à lui faire accepter des objectifs réalistes à court et à long termes. Si le client est gravement atteint, l'objectif du traitement est de conserver au maximum la fonction pulmonaire actuelle et de soulager ses symptômes le plus possible. Si l'atteinte est bénigne, l'objectif est d'augmenter sa tolérance aux exercices et de prévenir toute perte accrue de la fonction respiratoire. On doit dire au client ce qui l'attend. Lui et ceux qui le soignent doivent faire preuve de patience dans la poursuite de ces objectifs. Un résumé de l'enseignement dans les cas d'emphysème est donné à l'encadré 23-2.

Encadré 23-2 Éducation du client souffrant d'emphysème

L'enseignement au client emphysémateux constitue l'un des aspects les plus importants de son traitement. Il devient un participant actif dans l'élaboration de son programme thérapeutique lorsqu'il comprend les buts du traitement et qu'il a les directives qui lui permettent de les réaliser.

Objectif : Améliorer la qualité de vie

I. Retarder la progression de la maladie.
   A. Éviter les irritants respiratoires : fumée de cigarette, pollens, fumée, aérosols, poussière, froid.
      1. Arrêter de fumer et éviter les pièces enfumées.
      2. Éviter le balayage, l'époussetage et l'exposition à la peinture, aux aérosols, aux agents de blanchiment et autres irritants respiratoires ; utiliser un masque en cas d'exposition à la poussière.
      3. Aérer la cuisine.
      4. Rester à la maison avec l'air climatisé quand le taux de pollution est élevé.
      5. Éviter les températures extrêmes (froid-chaud) afin de ne pas aggraver l'obstruction bronchique et la production de sécrétions.
         a) Éviter les changements brusques de température.
         b) Par temps froid, mettre un masque ou un foulard sur le nez et la bouche afin de réchauffer l'air inspiré.
   B. Prévenir et éliminer les infections bronchiques.
      1. Éviter les contacts avec les personnes ayant des infections respiratoires ; une infection respiratoire aggrave les symptômes et peut produire des dommages irréversibles.
      2. Éviter les foules et les endroits mal aérés.
      3. Reconnaître et signaler *rapidement* tout symptôme d'infection respiratoire — douleur thoracique, changement dans les sécrétions (quantité, couleur, aspect), difficulté respiratoire accrue, mal de gorge, fièvre, frissons.

4. Prendre les antibiotiques prescrits au premier signe d'infection.
   a) Avoir toujours les médicaments à la maison.
   b) Faire régulièrement des cultures de crachats quand l'antibiothérapie est de longue durée.
5. Se faire vacciner contre la grippe pour diminuer la probabilité d'infection.
6. Avoir une bonne hygiène buccale ; utiliser une brosse à dents, la soie dentaire et un rince-bouche.
7. Éviter tout ce à quoi on est sensible ou allergique.
   C. Réduire les sécrétions bronchiques.
      1. Prendre une quantité adéquate de liquides (8 à 10 verres par jour) pour liquéfier les sécrétions bronchiques et les expectorer plus facilement. Inscrire la quantité de liquide absorbée chaque jour.
      2. Prendre des bronchodilatateurs seulement comme prescrit.
      3. Faire les exercices de drainage postural.
         a) Rester dans chaque position pendant 5 min à 10 min.
         b) Faire la toux de routine après chaque position.
      4. Utiliser les nébuliseurs pour détacher les sécrétions.
      5. Continuer à pratiquer la respiration profonde et lente, avec pleine expiration.
      6. Éviter les médicaments qui suppriment la toux et assèchent les sécrétions (antihistaminiques, anticholinergiques).
   D. Maintenir un état de santé aussi bon que possible.
      1. Avoir de bonnes habitudes alimentaires — les personnes souffrant de BPCO peuvent avoir

Encadré 23-2 Éducation du client souffrant d'emphysème *(suite)*

une perte de masse musculaire à cause d'un mauvais état nutritionnel, d'un mauvais appétit, d'une déplétion de potassium, d'une rétention de sodium, et de déshydratation.

2. Suivre un régime alimentaire riche en protéines et avec une absorption suffisante de minéraux, de vitamines et de liquides.

3. Éviter les liquides et les aliments trop chauds ou trop froids qui pourraient provoquer une toux irritante.

4. Éviter les aliments difficiles à mastiquer (ce qui fatigue) et ceux qui produisent de la flatulence, car ils provoquent une distension abdominale et restreignent le mouvement du diaphragme.

5. Prendre cinq à six petits repas par jour pour éviter l'essoufflement pendant et après le repas.

6. S'il y a essoufflement pendant les repas, se reposer avant et après.

7. Ne pas manger quand on est bouleversé ou en colère.

8. Éviter la déplétion potassique — les personnes souffrant de BPCO ont tendance à avoir des taux de potassium faibles ; il se peut qu'ils prennent des diurétiques.

   a) Surveiller la faiblesse, l'engourdissement, le picotement des doigts, les crampes aux jambes.

   b) Les aliments riches en potassium sont les bananes, les fruits secs, les dattes, les figues, le jus d'orange, le jus de raisin, le lait, les pêches et les pommes de terre.

9. Diminuer le sodium tel que recommandé.

10. Utiliser les ressources communautaires (cantines roulantes) si on est trop faible.

E. Éviter les activités qui essoufflent.

1. Vivre en tenant compte des limites qu'impose l'emphysème.

2. Apprendre à se détendre et à travailler lentement. Essayer de trouver un travail sédentaire si le travail actuel est trop exigeant.

3. Éviter une trop grande fatigue, car c'est un des facteurs causant la détresse respiratoire.

4. Adapter ses activités à sa capacité.

5. Respirer lentement avec les lèvres pincées pendant les périodes de dyspnée ou d'exercice physique.

6. Essayer de s'adapter au stress émotionnel de façon positive — un tel stress déclenche des crises de dyspnée.

7. Étudier son mode de vie et éviter les activités qui gaspillent de l'énergie.

8. Faire de l'exercice pour améliorer sa condition physique.

F. Comprendre l'importance de conserver la fonction respiratoire existante.

1. Devenir familier avec la nature de la maladie et les raisons du programme thérapeutique.

2. Accepter le fait que les traitements et la surveillance médicale doivent se poursuivre le reste de la vie.

II. Augmenter la ventilation pulmonaire.

A. Suivre les traitements de manière logique et constante.

1. Apprendre à assembler et à démonter les appareils.

2. Se donner les traitements au lever et avant les repas quand c'est recommandé.

3. Utiliser le nébuliseur avant les événements susceptibles de déclencher les symptômes.

4. Prendre la quantité exacte de médicaments prescrits par le médecin.

5. Inspirer et expirer de façon aussi régulière que possible pendant le traitement.

6. Essayer de tousser de façon *productive* après le traitement.

   a) Respirer lentement et profondément avec le diaphragme.

   b) Retenir la respiration pendant plusieurs secondes.

   c) Tousser — deux toux courtes, forcées, avec la bouche ouverte ; la première toux détache le mucus et la deuxième le fait sortir.

   d) Faire une pause et inspirer en reniflant lentement ; une inspiration forte peut déclencher une toux inefficace qui est une consommation inutile d'énergie.

   e) Se reposer.

7. Se nettoyer la bouche après chaque traitement.

8. Laver le matériel tous les jours pour éviter la contamination et une infection secondaire.

   a) Assécher correctement le matériel avant de le réassembler.

   b) Ne jamais réutiliser les médicaments, les solutions ou l'eau laissés dans un humidificateur ou un nébuliseur.

B. Faire des exercices respiratoires pour renforcer les muscles respiratoires, pour diminuer la fatigue, et pour aider à vider davantage les poumons.

1. Apprendre l'importance d'une respiration lente et détendue.

2. Apprendre la respiration diaphragmatique et la respiration avec les lèvres pincées (voir à la page 352).

3. Contrôler la respiration pendant un travail plus difficile.

   a) Respirer lentement, profondément avec le diaphragme.

   b) Faire le travail en expirant avec les lèvres pincées.

4. Faire sérieusement la respiration avec les lèvres pincées pendant les épisodes de dyspnée et de stress.

5. Répéter les mesures pour réduire l'essoufflement avant que ces épisodes ne surviennent.

6. Maintenir un bon tonus musculaire en faisant des exercices régulièrement.

7. Suivre un horaire quotidien d'exercices progressifs : marche, bicyclette d'entraînement. Utiliser un supplément d'oxygène si nécessaire.

On doit dire au client d'éviter la chaleur et le froid excessifs. La chaleur augmente la température corporelle et, par conséquent, les besoins corporels en oxygène ; le froid favorise les bronchospasmes. La haute altitude aggrave l'hypoxie. Les bronchospasmes peuvent aussi être déclenchés par les polluants atmosphériques tels que les vapeurs, la fumée, la poussière, la poudre de talc et la charpie.

La protection du poumon est essentielle à un bon fonctionnement pulmonaire. On est formel quant à l'interdiction de la cigarette chez l'emphysémateux. L'usage de la cigarette nuit à la fonction des phagocytes et affecte le mécanisme de balayage ciliaire des voies respiratoires, lequel a pour fonction de garder les voies respiratoires libres d'irritants, de bactéries et d'autres corps étrangers. Ce mécanisme est l'un des principaux mécanismes de défense de l'organisme. Lorsque ce mécanisme de nettoyage est endommagé par la cigarette, il en résulte une obstruction au passage de l'air, qui demeure emprisonné derrière le passage obstrué. Les sacs alvéolaires sont très distendus et la capacité pulmonaire de l'individu est diminuée. La cigarette irrite aussi les cellules caliciformes et les glandes à mucus. L'accumulation de mucus cause encore plus d'irritation, d'infection et d'altération de la capacité pulmonaire. Souvent le client n'est pas conscient de ce qui lui arrive, jusqu'au moment où il s'aperçoit qu'un effort physique supplémentaire lui occasionne une difficulté respiratoire. À ce moment-là, le dommage peut être irréversible. Le client souffrant d'emphysème doit donc cesser de fumer pour toujours. Il existe plusieurs façons de contrôler le tabagisme : la *prévention*, l'arrêt et des modifications du comportement (malheureusement tous les clients ne sont pas capables d'arrêter de fumer).

Les clients souffrant d'emphysème doivent accepter de restreindre leurs activités et, si possible, de vivre dans un climat où on rencontre peu de changements de température et d'humidité. On évitera les situations de stress qui peuvent provoquer un accès de toux ou des problèmes émotionnels.

■ ÉVALUATION

Résultats escomptés

Le client réussit à :

1. Améliorer sa fonction respiratoire
   a) Arrêter de fumer.
   b) Verbaliser que le pollen, les vapeurs, les gaz, la poussière, les températures extrêmes et l'humidité sont des irritants respiratoires qui doivent être évités.
   c) Avoir un système de vérification pour prendre les bronchodilatateurs.
   d) Être capable de nettoyer et d'utiliser le matériel de traitement respiratoire.
   e) Tousser moins souvent.
   f) Utiliser la technique de respiration avec les lèvres pincées pendant les périodes de stress et de dyspnée.
   g) Signaler que le conjoint a appris à faire la percussion et la vibration après que le client a effectué le drainage postural.
   h) Avoir un système de vérification pour contrôler s'il a bien bu huit verres de liquide par jour.
   i) Montrer des signes de diminution de l'effort respiratoire.
2. Être capable de se soigner lui-même
   a) Avoir un horaire planifié lui permettant de faire des activités à son rythme.
   b) Utiliser la respiration contrôlée pendant qu'il se baigne, se penche pour lacer ses chaussures, etc.
   c) Lire des articles concernant les moyens à prendre pour conserver son énergie.
3. Être soulagé de la fatigue, de l'anorexie et de la dépression
   a) Se reposer avant et après les repas.
   b) Manger six petits repas par jour pour éviter l'essoufflement.
   c) Connaître les activités qui occasionnent l'essoufflement et la fatigue.
   d) Marcher et augmenter graduellement le temps de marche et la distance, pour améliorer sa condition physique.
   e) Penser à se joindre à un groupe de soutien pour les clients emphysémateux.
4. Ne pas avoir d'infection respiratoire
   a) Savoir que les éléments suivants sont les premiers signes d'infection respiratoire : augmentation de l'essoufflement ; changements dans l'aspect, la couleur et la quantité des crachats ; nervosité ; irritabilité ; et fièvre légère.
   b) Garder une certaine quantité d'antimicrobiens à prendre aux premiers signes d'infection.
   c) Verbaliser qu'il doit se tenir éloigné des personnes atteintes d'un rhume.
5. Respecter le programme thérapeutique
   a) Pouvoir expliquer sa maladie, ce qui l'empire et ce qui l'améliore.
   b) Verbaliser qu'il doit préserver sa fonction pulmonaire existante en respectant son programme thérapeutique.
   c) Avoir un rendez-vous pour recevoir une orientation professionnelle.

□ CŒUR PULMONAIRE

Le cœur pulmonaire est un état dans lequel le ventricule droit s'hypertrophie (avec ou sans insuffisance) à cause de maladies qui affectent la structure ou la fonction du poumon ou son système vasculaire. Toute maladie qui affecte le poumon et qui est accompagnée d'hypoxémie peut conduire au cœur pulmonaire. Les bronchopneumopathies chroniques obstructives (emphysème, bronchite chronique) dans lesquelles les modifications des voies respiratoires et les sécrétions réduisent la ventilation alvéolaire, sont les principales causes du cœur pulmonaire. Les autres causes sont les états qui restreignent ou empêchent la fonction ventilatoire, et entraînent l'hypoxie ou l'acidose (difformités de la cage thoracique ; obésité massive) ou les états qui réduisent le lit vasculaire pulmonaire (hypertension artérielle pulmonaire primitive ; embolie pulmonaire). Certains problèmes du système nerveux, des muscles respiratoires, de la cage thoracique et de l'arbre artériel pulmonaire, peuvent être également responsables du cœur pulmonaire.

Physiopathologie.   Une maladie pulmonaire déclenche des réactions en chaîne qui, avec le temps, produisent l'hypertrophie et l'insuffisance du ventricule droit. Tout état qui prive les poumons d'oxygène peut causer l'hypoxémie (diminution de la concentration de l'oxygène artériel) et l'hypercapnie (augmentation du dioxyde de carbone dans le sang), et aboutit à l'insuffisance ventilatoire. L'hypoxie et l'hypercapnie des voies respiratoires entraînent une vasoconstriction artérielle pulmonaire, et peuvent être associées à une réduction du lit vasculaire pulmonaire, comme c'est le cas dans l'emphysème et l'embolie pulmonaire. Le résultat est une résistance accrue du circuit pulmonaire et une augmentation de la pression artérielle pulmonaire (hypertension pulmonaire). Il y a hypertension pulmonaire quand la pression artérielle pulmonaire systolique au repos excède 30 mm Hg, que la moyenne excède 15 mm Hg et que la pression diastolique excède 10 mm Hg. Dans le cœur pulmonaire, on a déjà vu des pressions moyennes de 45 mm Hg ou plus. Il peut alors se produire une hypertrophie du ventricule droit qui peut conduire à l'insuffisance du ventricule droit. En résumé, le cœur pulmonaire provient d'une hypertension pulmonaire qui entraîne l'hypertrophie du cœur droit à cause du travail accru nécessaire pour pomper le sang contre la résistance élevée du système vasculaire pulmonaire.

Manifestations cliniques.   Généralement, les symptômes du cœur pulmonaire sont ceux de la maladie pulmonaire sous-jacente. La bronchopneumopathie chronique obstructive produit de l'essoufflement et de la toux. Quand il y a insuffisance du ventricule droit, le client montre les signes suivants : œdème des pieds et des jambes, distension des veines du cou, hypertrophie du foie, épanchement pleural, ascite, et souffle cardiaque. La narcose au dioxyde de carbone provoque des céphalées, de la confusion et de la somnolence.

Traitement.   Les objectifs du traitement sont d'améliorer la ventilation du client et de soigner à la fois la maladie pulmonaire sous-jacente et les manifestations de la maladie cardiaque. Dans la BPCO, les voies respiratoires doivent être ouvertes pour permettre un meilleur échange gazeux. Avec un meilleur transport de l'oxygène, l'hypertension pulmonaire qui conduit au cœur pulmonaire s'améliore. En résumé, le poumon doit être traité d'abord. On donne de l'oxygène pour réduire la pression de l'artère pulmonaire et la résistance vasculaire pulmonaire. Bien qu'on étudie à l'heure actuelle le meilleur horaire d'oxygénothérapie, on a noté une meilleure survie des clients souffrant d'une grave hypoxie et une plus grande réduction de leur résistance vasculaire pulmonaire avec une oxygénothérapie continue de 24 h/jour. Une amélioration substantielle de l'état du client requiert de quatre à six semaines d'oxygénothérapie, généralement pratiquée chez lui. Pour vérifier la qualité de la ventilation alvéolaire et pour surveiller le débit de l'oxygène, il faut évaluer régulièrement les gaz artériels.

L'hygiène des bronches, l'administration de bronchodilatateurs et la physiothérapie thoracique améliorent également la ventilation. Si le client est en période d'insuffisance respiratoire, il peut nécessiter une intubation endotrachéale et une ventilation mécanique (voir à la page 387). Si le client souffre d'insuffisance cardiaque, il faut d'abord soigner l'hypoxémie et l'hypercapnie pour améliorer le travail et le débit cardiaques. De plus, on met le client au repos au lit, on restreint son absorption de sodium et on lui donne un diurétique pour réduire l'œdème périphérique (pour abaisser la pression de l'artère pulmonaire en diminuant le volume sanguin total) et la charge circulatoire du cœur droit. On peut donner de la digitaline si le client souffre aussi d'une insuffisance du ventricule gauche, d'une arythmie supraventriculaire ou d'une insuffisance du ventricule droit qui ne réagit pas à un autre traitement de l'hypertension pulmonaire. On donne la digitaline avec précaution, car il semble que le cœur pulmonaire augmente la sensibilité à la toxicité de la digitaline.

Ces clients présentant très souvent des arythmies, on les surveille par ECG. On soigne les infections respiratoires, car elles aggravent le cœur pulmonaire. Le pronostic dépend de la réversibilité ou de l'irréversibilité du processus hypertensif. (Les soins au client souffrant d'insuffisance respiratoire sont décrits à la page 379.)

Éducation du client.   Il y a une relation entre le tabagisme, l'infection, la pollution atmosphérique et le cœur pulmonaire ; l'infirmière doit donc conseiller au client d'arrêter de fumer, d'éviter les polluants atmosphériques et de faire traiter rapidement les infections respiratoires. L'infirmière signale à la famille que l'agitation, la dépression, l'insomnie ainsi qu'un caractère irritable et colérique peuvent accompagner la maladie, mais que tous ces comportements s'améliorent avec un retour à la normale des valeurs des gaz artériels.

☐ PROBLÈMES DE RESPIRATION PENDANT LE SOMMEIL

Des anomalies respiratoires peuvent survenir pendant le sommeil. Certains clients, qui ont une bonne oxygénation sanguine quand ils sont éveillés, souffrent d'hypoxémie pendant qu'ils dorment. L'*apnée* est un arrêt de la respiration pendant plus de 15 s. On considère qu'il y a *syndrome d'apnée du sommeil* quand on évalue en laboratoire au moins 30 épisodes d'apnée pendant sept heures de sommeil nocturne, à la fois pendant le sommeil paradoxal (ou sommeil à mouvements oculaires rapides) et pendant le sommeil lent. Pendant les épisodes d'apnée, on note une désaturation d'oxygène évidente.

L'apnée du sommeil peut être classée en trois catégories : (1) *centrale* — arrêt simultané de l'écoulement de l'air et des mouvements respiratoires ; (2) *obstructive* — absence d'écoulement de l'air par occlusion pharyngée, et (3) *mixte* — combinaison de l'apnée centrale et de l'apnée obstructive pendant le même épisode.

Le client, généralement un homme, ronfle bruyamment, s'arrête de respirer pendant 15 s ou plus, puis s'éveille brusquement avec un ronflement retentissant quand son niveau d'oxygène sanguin tombe. Le client peut avoir de dix épisodes d'apnée en une heure jusqu'à plusieurs centaines par nuit. Ce syndrome peut sérieusement éprouver le cœur et les poumons. L'âge et l'obésité peuvent entraîner des altérations de la respiration et la désaturation d'oxygène pendant la nuit.

On ne traite le syndrome que s'il a des complications : graves arythmies, effets cardio-vasculaires chroniques, perte de mémoire et affaiblissement intellectuel. La plupart des clients souffrant d'apnée obstructive sont obèses ; dans ce cas, il faut leur prescrire un régime amaigrissant. Selon les problèmes du client, on peut donner des antidépresseurs tricycliques ou des stimulants respiratoires, ou on peut pratiquer une trachéostomie pour dévier l'obstruction. Pour certains clients, l'administration nocturne d'oxygène soulage l'hypoxémie ; quant aux clients souffrant d'apnée centrale, ils peuvent être aidés par l'implantation d'un stimulateur du nerf phrénique.

☐ EMBOLIE PULMONAIRE

L'*embolie pulmonaire* est l'obstruction d'une ou de plusieurs artères pulmonaires par un thrombus (ou des thrombi) provenant d'un endroit quelconque du système veineux ou du côté droit du cœur et transporté au poumon après avoir été délogé de son lieu d'origine. Ceci produit un infarctus du tissu pulmonaire à cause d'une interruption de l'irrigation sanguine du cœur. L'embolie pulmonaire est un problème courant, surtout chez les personnes âgées et chez celles qui viennent d'être opérées. Elle peut même survenir chez des personnes apparemment en bonne santé.

La majorité des thrombi proviennent des veines profondes des jambes. Ils peuvent aussi venir des veines du bassin ou de l'oreillette droite. Une stase veineuse ou un ralentissement de la circulation sanguine par une détérioration des parois vasculaires (surtout la tunique endothéliale), ainsi qu'une modification du mécanisme de la coagulation sanguine, sont des facteurs favorisant la thrombogenèse veineuse.

Physiopathologie

Après une obstruction embolique massive des artères pulmonaires, l'espace mort alvéolaire s'accroît puisque la zone affectée, bien que ventilée, reçoit peu ou pas d'irrigation sanguine. De plus, des substances vaso-actives et broncho-constrictrices sont libérées par le caillot. L'action de ces substances, combinée au déséquilibre du rapport ventilation-perfusion, cause un mélange et un shunt veineux.

Les conséquences hémodynamiques se traduisent par l'augmentation de la résistance vasculaire pulmonaire en raison de la diminution de la taille du lit vasculaire pulmonaire, par l'augmentation conséquente de la pression artérielle pulmonaire et, finalement, par l'augmentation du travail ventriculaire droit afin de maintenir l'irrigation sanguine pulmonaire. Lorsque le ventricule droit est appelé à fournir un travail qui excède sa capacité, il s'ensuit une insuffisance ventriculaire droite entraînant une diminution du débit cardiaque suivie d'une chute de la pression artérielle systémique et de l'état de choc.

Mesures préventives et facteurs de risque

La meilleure méthode de traitement est la prévention. Les efforts sont dirigés vers la prévention de la stase veineuse chez les clients alités, par le lever précoce et par des exercices passifs et actifs des jambes. Lorsque les jambes sont bougées, les muscles des jambes aident à augmenter la circulation veineuse.

Il faut éviter la stase veineuse dans les extrémités, ce qui pourrait être causé par une position déclive des jambes, une position assise prolongée, et des vêtements trop serrés. On ne doit pas permettre au client de laisser pendre ses jambes lorsqu'il s'assoit au bord de son lit ; ses pieds devraient être appuyés sur le plancher ou sur une chaise. On demande aussi au client de ne pas se croiser les jambes.

La stase veineuse peut être réduite par le port de bas élastiques qui compriment le système veineux superficiel et augmentent la rapidité de la circulation veineuse profonde en redirigeant le sang vers les veines profondes. Cependant, une simple élévation des jambes (au-dessus du niveau du cœur) avec une flexion des genoux favorise la circulation veineuse. Certains spécialistes croient que les bas élastiques ne sont pas nécessaires si les jambes sont élevées.

Le risque d'embolie pulmonaire est présent chez tous les clients, mais particulièrement chez ceux qui sont prédisposés à un ralentissement du retour veineux. Ce sont les cas de traumatisme du bassin (surtout chirurgical) et des extrémités inférieures (surtout les fractures de la hanche), d'obésité, d'antécédents de maladie thromboembolique, de varices, de grossesse, d'insuffisance cardiaque, d'infarctus du myocarde et de maladie maligne. Les gens âgés et ceux qui viennent de subir une intervention chirurgicale sont également sujets à avoir un retour veineux plus lent. L'encadré 23-3 énumère les facteurs qui aggravent les risques d'embolie pulmonaire.

On donne une grande quantité de liquides, car la déshydratation prédispose à l'embolie. Les cathéters intra-veineux (pour le traitement parentéral ou pour mesurer la PVC) ne doivent pas être laissés dans les veines trop longtemps. L'administration d'anti-agrégants plaquettaires (aspirine, dipyridamole) diminue la possibilité de thrombo-embolie.

Pour les clients de plus de 40 ans qui n'ont pas de problèmes hémostatiques, on recommande, avant une intervention chirurgicale majeure au thorax ou à l'abdomen, l'administration de faibles doses d'héparine pour diminuer la formation postopératoire de thrombi profonds et d'embolie pulmonaire. On donne l'héparine par injection sous-cutanée deux heures avant l'opération, et toutes les 12 h jusqu'à ce que le client quitte le centre hospitalier. On pense que de faibles doses d'héparine renforcent l'activité de l'antithrombine III qui est un important inhibiteur plasmatique du facteur X. (Ce traitement n'est pas recommandé aux clients qui présentent un processus actif de thrombose et à ceux qui vont subir une intervention orthopédique majeure, une prostatectomie ouverte ou une opération à l'œil ou au cerveau.)

Évaluation du risque de thrombose

L'infirmière doit rechercher chez les clients à risques le signe d'Homans, lequel peut indiquer une thrombose imminente des veines des jambes (voir aux pages 306-307).

Encadré 23-3 Embolie pulmonaire : personnes présentant des risques

Les états et événements suivants prédisposent à la thrombophlébite et à l'embolie pulmonaire.

Stase veineuse (ralentissement de la circulation sanguine dans les veines)

Immobilisation prolongée
Position assise pendant une longue période
Varices

Hypercoagulabilité (à cause de la thromboplastine qui s'échappe des tissus après une blessure ou une opération)

Blessure
Tumeur
Numération plaquettaire accrue (polycythémie ; splénectomie)

Maladies de l'endothélium veineux

Thrombophlébite
Maladie vasculaire
Corps étranger (cathéters à intraveineuse ou à PVC)

Certains états pathologiques (combinaison de stase, de problèmes de coagulation et de lésion veineuse)

Maladie cardiaque (surtout l'insuffisance cardiaque)
Traumas (surtout fracture de la hanche, du bassin, de la colonne vertébrale et des extrémités inférieures)
Période postopératoire ou post-partum
Diabète
Bronchopneumopathie chronique obstructive
Embolie pulmonaire antérieure

Autres états prédisposants

Âge avancé
Obésité
Grossesse
Utilisation de contraceptifs oraux
Antécédents de thrombophlébite
Vêtements trop serrés

1. On couche le client sur le dos.
2. On lève la jambe et on met le pied en dorsiflexion.
3. On note s'il y a douleur au mollet pendant cet examen (signe d'Homans positif), ce qui peut indiquer une thrombose veineuse profonde.
4. Une autre épreuve consiste à percuter la crête du tibia afin de déceler l'exacerbation d'une douleur latente.
5. Poser un brassard à pression autour du mollet du client et gonfler. Les réactions suivantes sont significatives : douleur pendant le gonflement du brassard (80 mm Hg à 100 mm Hg), sensibilité le long d'une veine, douleur dans la région du mollet ou du pied, œdème de la cheville ou du mollet. Comparer les résultats des deux jambes.
6. Surveiller les veines palpables et enflées. Une évidence clinique de phlébite dans une jambe ne signifie pas

nécessairement que c'est le siège de l'embole ; celui-ci peut se trouver dans l'autre jambe, même si elle semble normale à l'examen.

■ ÉVALUATION INITIALE

Manifestations cliniques.   Les symptômes d'embolie pulmonaire dépendent de la taille du thrombus et du lieu de l'occlusion de l'artère pulmonaire. Généralement, la dyspnée est présente dans l'embolie pulmonaire. Une embolie importante obstruant la bifurcation de l'artère pulmonaire peut produire une douleur rétrosternale soudaine, une dyspnée marquée, un pouls rapide et faible, un choc, une syncope et la mort soudaine.

Si au moins une branche des artères pulmonaires est obstruée, le client éprouve de la dyspnée, une douleur rétrosternale légère, de l'anxiété, de la faiblesse et une tachycardie. Habituellement, ces symptômes résultent d'un infarctus pulmonaire. On peut rencontrer aussi de la fièvre, de la toux et de l'hémoptysie. La respiration du client est accélérée, d'une façon disproportionnée à la fièvre et à la tachycardie. Si les artères pulmonaires terminales sont obstruées, une douleur de type pleurétique apparaît, associée à la toux et à l'hémoptysie. De multiples petits embols peuvent se loger dans les artérioles, occasionnant des petits infarctus multiples. L'image clinique fait penser à la bronchopneumonie ou à l'insuffisance cardiaque. Quelquefois, la maladie se manifeste de façon atypique, avec peu de signes et de symptômes, tandis que d'autres fois elle ressemble à des problèmes cardio-pulmonaires variés.

Évaluation diagnostique.   On peut soupçonner un diagnostic d'infarctus pulmonaire chez les clients qui ont des symptômes de dyspnée, de pleurésie, de toux, d'hémoptysie, de tachycardie, de pâleur et, peut-être, des signes de choc, surtout s'il existe une phlébite à la jambe ou si le client est en phase postopératoire.

La radiographie pulmonaire peut révéler des changements subtils ou non spécifiques. La bronchoconstriction peut causer une diminution locale des bruits respiratoires et un sifflement, tandis qu'une perte de surfactant cause de petits râles dans la région pulmonaire affectée. Une scintigraphie et une angiographie pulmonaires confirment généralement la présence d'embols. On effectue l'analyse des gaz du sang artériel, les examens de la fonction pulmonaire et un phlébogramme pour détecter les thrombi « silencieux » dans les jambes. Un électrocardiogramme indique également les changements causés par l'embolie. Cependant, il est nécessaire de comparer les résultats avec un ECG antérieur pour déterminer s'il y a réellement une corrélation entre les changements observés et l'embolie soupçonnée.

Problèmes du client et diagnostics infirmiers

À partir des manifestations cliniques et des données de l'évaluation diagnostique, les principaux problèmes du client comprennent l'anxiété et les malaises reliés à la dyspnée et à la douleur thoracique ; les modifications de la fonction respiratoire reliées aux perturbations hémodynamiques associées à l'embolie pulmonaire et à la détérioration du lit vasculaire pulmonaire ; la probabilité de perturbation du débit cardiaque causée par une résistance pulmonaire accrue et une insuffisance possible du cœur droit ; et la possibilité d'hémorragie liée au traitement thrombolytique et anticoagulant.

■ PLANIFICATION ET INTERVENTION

Objectifs

Les principaux objectifs du client sont :

1. Le soulagement de l'anxiété et des malaises.
2. L'amélioration de la fonction respiratoire.
3. L'amélioration du travail du cœur.
4. L'absence d'hémorragie.

Traitement d'urgence

L'embolie pulmonaire est une véritable urgence médicale ; l'état du client a tendance à se détériorer rapidement. L'objectif immédiat du traitement et des soins est de stabiliser le système cardio-respiratoire. La majorité des clients qui succombent à une embolie pulmonaire massive meurent dans les deux heures qui suivent l'embolie.

- On administre immédiatement de l'oxygène par voie nasale pour soulager l'hypoxémie, la détresse respiratoire et la cyanose.
- On installe une perfusion intraveineuse pour pouvoir administrer les médicaments et les liquides qui seront nécessaires.
- On fait une angiographie pulmonaire, des analyses hémodynamiques, la détermination des gaz du sang artériel et des scintigraphies pulmonaires. Une élévation soudaine de la résistance pulmonaire accroît le travail du ventricule droit, ce qui peut entraîner une insuffisance aiguë du cœur droit et un choc cardiogène.
- Si le client a une embolie importante et est hypotendu, on insère un cathéter urétral à demeure pour surveiller son volume urinaire.
- On traite l'hypotension par perfusion intraveineuse lente d'isoprotérénol (qui a un effet dilatateur sur les vaisseaux pulmonaires et les bronches) ou de dopamine.
- L'insuffisance du ventricule droit survenant rapidement, on surveille continuellement l'ECG.
- On administre du bicarbonate de sodium pour corriger l'acidose métabolique. Quand c'est nécessaire, on donne des glucosides digitaliques, des diurétiques intraveineux, des antiarythmiques.
- On prélève des échantillons de sang pour mesurer les électrolytes sériques, l'azote uréique sanguin (BUN), la numération globulaire et l'hématocrite.
- Si l'évaluation clinique et les gaz du sang artériel en indiquent la nécessité, on place le client sous respirateur à volume contrôlé.
- De petites doses de morphine intraveineuse soulagent l'anxiété du client, atténuent ses malaises thoraciques, l'aident à accepter le tube endotrachéal et facilitent son adaptation au respirateur mécanique.

Médicaments pour le traitement de l'embolie pulmonaire

Le but des médicaments est avant tout de supprimer le thrombus ou l'embole et de rétablir l'efficacité du système circulatoire, puis ensuite de prévenir toute récurrence.

Le traitement de l'embolie pulmonaire ne fait pas encore l'objet d'un consensus. Bien que le traitement par anticoagulants (héparine ; warfarine sodique) ait été traditionnellement le principal traitement des thromboses veineuses aiguës et de l'embolie pulmonaire, la thérapie thrombolytique (urokinase, streptokinase) détruit les thrombi dans le système veineux profond et les emboles dans la circulation pulmonaire, ce qui favorise une disparition plus rapide des thrombi et des emboles et le rétablissement de la circulation pulmonaire normale. Cela conduit à la normalisation des troubles hémodynamiques ainsi qu'à une diminution de l'hypertension pulmonaire. Ainsi, à long terme, la thérapie thrombolytique prévient les dommages aux valvules veineuses (syndrome postphlébitique) et les dommages permanents au lit vasculaire pulmonaire, complications fréquentes chez les clients soignés seulement avec des anticoagulants. La thérapie thrombolytique réduit également la probabilité d'une hypertension pulmonaire permanente. Bien que les hémorragies soient un effet secondaire non désirable, on préconise les agents thrombolytiques pour les clients qui souffrent d'une thrombose veineuse profonde proximale (thrombose de la veine poplitée ou des veines profondes des cuisses et du bassin) et pour les clients dont les emboles pulmonaires ont modifié l'hémodynamique ou ont obstrué l'irrigation sanguine d'un lobe ou de nombreux segments.

Avant la perfusion des thrombolytiques, on fait les tests suivants : le temps de thrombine (TT), le temps de céphaline-kaolin (TCK), le temps de prothrombine (TP), l'hématocrite et la numération plaquettaire. Pendant le traitement, on évite toutes les méthodes envahissantes non essentielles, sauf la délicate ponction veineuse faite avec une aiguille n° 22 ou n° 23 et qui sert à la surveillance thérapeutique. Les analyses essentielles des gaz artériels doivent être faites sur une extrémité supérieure et on doit comprimer le siège de la ponction avec le doigt pendant au moins 30 min après le test. Le client est placé au repos absolu au lit. On installe des pansements compressifs sur les endroits antérieurement affectés. On prend les signes vitaux toutes les quatre heures pendant la perfusion. Aucun médicament ne doit être ajouté à la bouteille contenant les thrombolytiques. On effectue le TT et le TCK trois ou quatre heures après le début de la perfusion pour vérifier l'activation du système fibrinolytique. Au cas où une hémorragie incontrôlable survient, on arrête la perfusion. Si c'est nécessaire, du sang frais, un culot globulaire, un cryoprécipité, ou du plasma congelé peuvent remplacer la perte sanguine et renverser la tendance hémorragique.

Quand la perfusion est terminée (sa durée varie selon l'agent utilisé et l'état du client), on administre des anticoagulants au client. Les anticoagulants freinent ou arrêtent le processus thrombotique sous-jacent, ce qui prévient la récurrence. On administre de l'héparine, qu'on contrôle selon les méthodes standard, puis on donne de la warfarine

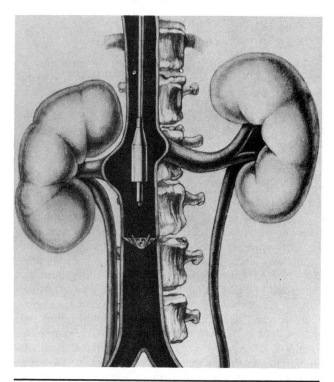

Figure 23-3 Obstruction de la veine cave inférieure afin de prévenir une embolie pulmonaire. Un filtre en forme de parapluie est comprimé à l'intérieur d'un cathéter-applicateur et est inséré par une incision dans la veine jugulaire interne. On le fait progresser sous fluoroscopie afin de vérifier sa position sous les veines rénales. Le filtre se fixe à la paroi de la veine cave inférieure après avoir été éjecté de l'applicateur, qui est ensuite retiré. (Mobin-Uddin Vena Cava Umbrella Filter. Avec la permission de Edwards Laboratories Division of American Hospital Supply Corp.)

sodique. Le traitement anticoagulant est décrit aux pages 580-581.

Intervention chirurgicale

Si le client souffre d'une hypotension persistante, de choc ou de détresse respiratoire, si la pression de l'artère pulmonaire est très élevée, si les angiogrammes révèlent l'obstruction d'une grande partie des vaisseaux pulmonaires, il faut sans doute pratiquer une embolectomie. Cette opération nécessite une thoracotomie avec une dérivation cardio-pulmonaire (voir au chapitre 27).

L'occlusion de la veine cave inférieure est une autre technique chirurgicale employée lorsqu'une embolie pulmonaire est récurrente malgré un traitement médical adéquat (ou quand le client ne supporte pas le traitement anticoagulant). Cette méthode prévient l'acheminement des thrombi délogés vers les poumons, tout en permettant une circulation sanguine normale. Cela peut être fait par ligature totale ou par application d'une pince en Teflon sur la veine cave, afin de diviser la lumière de la veine cave en plusieurs petits canaux, sans entraver le courant sanguin. L'usage de dispo-

sitifs trans-veineux, pour obstruer ou filtrer le sang à travers la veine cave inférieure, est une mesure de sécurité pour la prévention d'une embolie pulmonaire récurrente. Une de ces techniques nécessite l'insertion d'un dispositif en forme de parapluie dans la veine jugulaire interne par une incision faite au cou (*Figure 23-3*). On introduit le dispositif dans la veine cave supérieure, dans l'oreillette droite puis dans la veine cave inférieure où il est laissé en position ouverte. Le parapluie perforé permet le passage du sang, mais empêche le passage de gros thrombi.

Après l'intervention, on surveille la pression de l'artère pulmonaire et le débit urinaire du client. On surveille le siège de l'insertion pour qu'il n'y ait ni hématome, ni infection. On doit maintenir une pression artérielle adéquate pour que les organes vitaux soient irrigués convenablement. Pour prévenir la stase veineuse périphérique et l'œdème des extrémités inférieures, on élève le pied du lit. Quand le client a la permission de se lever, on l'encourage à marcher, à porter des bas élastiques et à faire des exercices isométriques. La position assise n'est pas recommandée, car la flexion de la hanche comprime les grosses veines des jambes.

Embolectomie par cathéter trans-veineux. Il existe une technique qui consiste à introduire, par la veine fémorale, un cathéter muni d'une ventouse jusque dans l'artère pulmonaire atteinte. Le chirurgien aspire ensuite l'embole et maintient la succion pour conserver l'embole dans la ventouse pendant qu'il retire le cathéter par le cœur droit et le sort par l'incision de la veine fémorale. En même temps, le chirurgien installe souvent un filtre dans la veine cave inférieure pour éviter toute récurrence.

Éducation du client

Le client reçoit les recommandations suivantes :

- Pendant le traitement aux anticoagulants, surveiller les contusions et les saignements et se protéger contre les chocs qui peuvent causer des contusions.
- Utiliser une brosse à dents aux soies souples.
- Ne pas prendre d'aspirine ou d'antihistaminiques en même temps que le Coumadin. Toujours vérifier avec le médecin avant de prendre tout médicament, même les médicaments en vente libre.
- Continuer à porter les bas élastiques aussi longtemps que recommandé.
- Éviter les laxatifs, car ils affectent l'absorption de la vitamine K.
- Éviter de s'asseoir les jambes croisées et éviter la position assise prolongée.
- Pendant un voyage, changer de position régulièrement, marcher de temps en temps, et faire des exercices des jambes et des chevilles dans la position assise. Boire une grande quantité de liquide pendant le voyage pour éviter la concentration du sang due à la perte de liquides.
- Signaler immédiatement au médecin toute selle foncée ou goudronneuse.
- Porter un bracelet (ou une carte) d'identification indiquant qu'on reçoit une anticoagulothérapie.

■ ÉVALUATION

Résultats escomptés

Le client :

1. Est soulagé de son anxiété et de ses malaises
   a) Demande au besoin les médicaments pour le soulagement de la douleur.
   b) Est soulagé de la douleur quand il prend de la morphine.
   c) Exprime sa confiance dans le programme thérapeutique et l'équipe de soins.
2. Améliore sa fonction respiratoire
   a) Ne montre pas de signes de dyspnée ou de tachypnée.
   b) A des bruits respiratoires normaux à l'auscultation.
   c) A des analyses des gaz artériels qui se situent dans les limites normales.
3. Montre une amélioration du travail cardiaque
   a) N'a pas les veines du cou distendues, le foie gonflé ou un œdème périphérique.
   b) N'a pas de tachycardie, de rythme de galop ou de bruits pulmonaires accentués.
   c) A des pouls pédieux palpables.
   d) A des bruits cardiaques normaux à l'auscultation.
   e) Ne montre aucun signe d'insuffisance ventriculaire droite à l'ECG.
4. N'a pas d'hémorragie
   a) Comprime les points de ponction après chaque test de laboratoire.
   b) Verbalise les raisons des nombreux examens de laboratoire.
   c) Comprend l'auto-surveillance des saignements ; dit qu'il va signaler au médecin toute contusion importante et toute apparition de sang dans les urines ou dans les selles.
   d) Porte un bracelet d'identification signalant qu'il prend des anticoagulants.

☐ SARCOÏDOSE

La *sarcoïdose* est une granulomatose systémique d'origine inconnue. Elle peut envahir n'importe quel organe ou tissu, mais on la retrouve généralement dans les poumons, les ganglions lymphatiques, le foie, la rate, la peau, les yeux, les os des phalanges et les glandes parotides. La maladie, qui commence généralement entre 30 ans et 40 ans, est assez courante et apparaît dans toutes les parties du monde.

Les clients souffrant de sarcoïdose présentent parfois un grand nombre d'anomalies immunologiques. Les premières manifestations cliniques se situent généralement dans la cage thoracique, et comprennent l'essoufflement, la toux, une douleur vague dans le thorax et la congestion. La radiographie montre une adénopathie hilaire et des lésions miliaires et nodulaires disséminées dans les poumons. Les granulomes peuvent disparaître ou se transformer en tissu fibreux. En dehors du thorax, la maladie peut se manifester par de l'uvéite, des douleurs articulaires, de la fièvre et des lésions granulomateuses de la peau, du foie, de la rate, des reins et du système nerveux central. Le client souffre alors de fatigue, de fièvre, d'anorexie, de perte de masse et de douleurs articulaires.

La biopsie de la peau et des ganglions lymphatiques confirme le diagnostic et révèle des granulomes non caséeux. Les tests de la fonction pulmonaire sont anormaux s'il y a diminution de la fonction pulmonaire.

Il n'y a pas de traitement spécifique pour la sarcoïdose, le cours normal de la maladie étant la guérison. Les corticostéroïdes peuvent aider certains clients par leur effet anti-inflammatoire qui soulage les symptômes et améliore la fonction des organes. Ce traitement est particulièrement utile pour les clients qui ont une atteinte oculaire ou myocardique et pour ceux qui souffrent d'une maladie pulmonaire importante compromettant la fonction respiratoire, ou d'hypercalcémie. On peut donner de l'isoniazide aux clients qui ont des tests à la tuberculine positifs.

☐ MALADIES PULMONAIRES PROFESSIONNELLES

Dans certaines professions, l'exposition à des poussières organiques ou minérales et à des gaz nocifs (vapeurs, aérosols) peut entraîner des maladies pulmonaires. L'effet de l'inhalation de ces substances dépend de la composition de la substance inhalée, de ses propriétés irritantes ou antigéniques (qui déclenchent une réaction immunologique), de la dose inhalée, de la durée de l'inhalation et de la réponse de l'hôte (sensibilité de l'individu à l'irritant). Le nombre des maladies professionnelles s'accroît à cause des substances industrielles nouvelles et non éprouvées et des produits chimiques (présumés non dangereux). Le problème peut être aggravé par le tabagisme qui semble avoir un effet synergique sur les maladies professionnelles et augmenter les risques de cancer du poumon chez les gens exposés à l'amiante.

Mesures préventives et protection de la santé

En premier lieu, tous les efforts doivent être faits pour réduire l'exposition du travailleur aux produits industriels. Le lieu de travail doit être suffisamment ventilé pour expulser les agents nocifs de la zone de respiration du travailleur. Un système de contrôle de la poussière permet d'éviter nombre de pneumoconioses ; il comprend la ventilation, l'arrosage pour que la poussière ne se répande pas, et le nettoyage efficace et fréquent du plancher. On doit analyser régulièrement des échantillons d'air. Les substances toxiques doivent être enfermées pour éviter leur concentration dans l'air. Les travailleurs doivent porter des dispositifs de protection (masques, casques, respirateurs industriels) pour avoir un apport d'air sain quand ils travaillent dans une atmosphère toxique. Tous les employés doivent subir des examens de contrôle réguliers, surtout ceux qui présentent un fort risque de maladie professionnelle (hypersensibilité et asthme). Le risque de contracter une maladie grave (cancer) reliée au tabagisme est augmenté dans les industries où la concentration de certains gaz, vapeurs, poussières, liquides ou autres substances toxiques, est insalubre. Des programmes d'éducation enseignent au travailleur à être responsable de sa santé, à arrêter de fumer et à se faire vacciner contre la grippe. Ces programmes ont un rôle important dans la prévention des maladies pulmonaires professionnelles.

Pneumoconioses

Les pneumoconioses sont des détériorations non néoplasiques des poumons résultant de l'exposition à la poussière inorganique. Les pneumoconioses les plus courantes sont la silicose, l'amiantose et la pneumoconiose du mineur de charbon (anthracosilicose).

Silicose.   La silicose est une maladie pulmonaire chronique causée par l'inhalation de poussière de silice (particules de dioxyde de silicium). La croûte terrestre étant formée de silice et de silicates, il y a exposition à cette poussière dans la plupart des mines (charbon, étain, cuivre, argent, or, uranium; carrières d'ardoises, de grès; construction de tunnels). D'autres travailleurs sont exposés à la poussière de silice : dans la taille des pierres, les usines d'abrasifs et de poterie, et les fonderies. Quand les particules de silice, qui ont des propriétés fibrogéniques, sont inhalées, il se produit des lésions nodulaires à travers les poumons. Avec le temps, les nodules grossissent et se fusionnent. Les masses denses qui se forment dans la partie supérieure des poumons entraînent une perte de volume du parenchyme pulmonaire. L'emphysème secondaire provoque des troubles ventilatoires obstructifs et restrictifs. La formation de cavités (ou cavernes) est probablement causée par l'association avec la tuberculose. Il faut généralement 10 à 20 ans d'exposition avant qu'apparaissent le début de la maladie et l'essoufflement. La destruction fibrotique du tissu pulmonaire conduit à l'emphysème, à l'hypertension pulmonaire et au cœur pulmonaire.

Il n'y a pas de traitement spécifique pour la silicose ; on en soigne les complications. Les mesures préventives sont orientées vers la protection des travailleurs contre l'inhalation de poussière de silice. Quand il y a des lésions cavitaires ou une fibrose avancée, de nombreux médecins soignent les clients pour la tuberculose, même si les cultures sont négatives.

Amiantose.   L'amiantose est caractérisée par une fibrose pulmonaire diffuse causée par l'inhalation de poussière d'amiante. L'emploi de l'amiante est presque indispensable dans l'industrie moderne et l'amiante a des milliers d'usages. De nombreux travailleurs sont exposés à sa poussière, dans les mines et les usines, dans les travaux de démolition et de toiture, etc. Des matériaux tels que les bardeaux, le ciment, les tuiles de vinyle-amiante, les peintures et les vêtements ignifuges, les garnitures de freins, les filtres, etc., contiennent tous de l'amiante. Le risque apparaît surtout dans la fabrication, le découpage et la démolition de matériaux contenant de l'amiante.

Les fibres d'amiante sont inhalées et entrent dans les alvéoles qui, avec le temps, sont obstruées par le tissu fibreux qui entoure les particules d'amiante. La plèvre devient fibreuse, s'épaissit et forme des plaques. Physiologiquement, l'affection se manifeste par des troubles ventilatoires restrictifs, avec diminution du volume pulmonaire, diminution des échanges gazeux et hypoxémie. Le client souffre de dyspnée progressive, de douleur thoracique

faible ou modérée, d'anorexie et de perte de masse. Quand la maladie progresse, on note une insuffisance respiratoire et un cœur pulmonaire. Un nombre important de travailleurs exposés à la poussière d'amiante meurent d'un cancer du poumon, surtout ceux qui fument. En plus du cancer du poumon et de l'amiantose, l'exposition à la poussière d'amiante peut produire des maladies pleurales non malignes, des mésothéliomes malins diffus, et sans doute des néoplasmes d'autres tissus. Il faut éviter au maximum l'exposition aux poussières d'amiante et *les travailleurs de l'amiante doivent absolument cesser de fumer.*

Il n'y a pas de traitement efficace pour l'amiantose. On soigne les infections et les maladies pulmonaires qui lui sont associées. Chez les clients qui souffrent de très graves anomalies du transport gazeux, une oxygénothérapie continue peut améliorer la résistance à l'effort.

Anthracosilicose ou pneumoconiose des mineurs de charbon.   L'anthracosilicose (« poumon noir ») est une sorte de maladie respiratoire observée chez les mineurs de charbon. Une accumulation de poussière de charbon dans les poumons cause une réaction du tissu pulmonaire. Les mineurs sont exposés à des poussières qui sont un mélange de charbon, de kaolin, de mica et de silice. La première réaction physiologique au dépôt de la poussière dans les alvéoles et les bronchioles est une augmentation des macrophages qui phagocytent les particules et les transportent aux bronchioles terminales d'où elles sont éliminées par le nettoyage muco-ciliaire. Avec le temps, le mécanisme de nettoyage est incapable de suffire à la quantité excessive de poussière et les macrophages s'agglutinent dans les bronchioles et les alvéoles. Les fibroblastes apparaissent et un réseau de réticuline entoure les macrophages chargés de poussière. Les bronchioles et les alvéoles deviennent encombrés de poussière de charbon, de macrophages et de fibroblastes, ce qui conduit à la formation de la macule du charbon, première lésion de la maladie. (Les macules apparaissent comme des points noirs sur les poumons.) Quand les macules grossissent, les bronchioles affaiblies se dilatent et un emphysème local se développe.

Le client atteint d'anthracosilicose avancée a de grandes lésions de tissu fibreux dense contenant une substance noire. Ces masses détruisent les vaisseaux sanguins et les bronches du lobe affecté. Le client souffre de dyspnée, de toux, de production de sécrétions, et crache des quantités variées de liquide noir (mélanoptysie), particulièrement s'il fume. Éventuellement, l'insuffisance respiratoire puis le cœur pulmonaire apparaissent. Le traitement est symptomatique. (Voir aussi le traitement de l'emphysème aux pages 420 à 423.)

Autres problèmes causés par l'inhalation de substances

Exposition aux poussières organiques.   L'inhalation de poussières organiques produit des réactions d'hypersensibilité au niveau des alvéoles. Le meilleur exemple est la *maladie du poumon de fermier* causée par l'exposition au foin moisi qui contient des actinomycètes thermophiles (*Micropolyspora fœni, micromonospora vulgaris*). Cela induit une réaction inflammatoire avec granulome interstitiel des tissus pulmonaires. Une exposition intense de quelques heures cause des frissons, de la fièvre, des malaises, de la myalgie, de l'arthralgie, une oppression thoracique, une toux sèche et de la dyspnée.

Le traitement consiste à éloigner le client de toute exposition future. On peut administrer des corticostéroïdes pour diminuer la toxicité systémique et favoriser la guérison de la maladie pulmonaire. Le client reçoit de l'oxygène, un traitement aux bronchodilatateurs et le monitorage physiologique nécessaire.

Inhalation de gaz irritants. L'inhalation de gaz, d'aérosols ou de vapeurs est un danger inhérent à de nombreuses professions. La nature du gaz, la durée et l'intensité de l'exposition sont les facteurs qui déterminent le type de problèmes qui peuvent survenir. Dans les usines, le chlore, l'ammoniac, le dioxyde de soufre, l'ozone, le dioxyde d'azote, le phosgène et la fumée produisent des symptômes variant de la simple irritation des surfaces muqueuses jusqu'à la lésion pulmonaire fatale.

Les gaz et les brouillards irritants produisent des lésions par asphyxie, toxicité systémique, mécanismes immunologiques ou dommages directs aux alvéoles. L'inhalation de dioxyde d'azote ou de soufre est particulièrement dangereuse parce qu'elle occasionne des changements physiologiques conduisant à l'œdème pulmonaire. En général, le traitement des clients ayant inhalé des gaz irritants est non spécifique. Il faut éloigner le client de l'agent, assurer un bon passage de l'air dans les voies respiratoires, donner une oxygénation sous surveillance étroite, administrer des antibiotiques de façon préventive et utiliser les techniques employées dans le traitement de l'insuffisance respiratoire.

☐ TUMEURS DU POUMON

Une tumeur du poumon peut être *primaire*, c'est-à-dire qu'elle apparaît dans le poumon ou le médiastin, ou elle peut être une métastase provenant d'un autre siège tumoral. Les tumeurs métastatiques des poumons ne sont pas rares, parce que le courant sanguin apporte des cellules cancéreuses, libérées de cancers primaires localisés ailleurs dans l'organisme. De telles tumeurs croissent dans et entre les alvéoles et les bronches, qu'elles écartent dans leur croissance. Ce processus peut s'effectuer lentement et ne causer que peu ou pas de symptômes.

Les tumeurs primaires du poumon peuvent être bénignes ou malignes. La plupart d'entre elles proviennent de l'épithélium bronchique. Les adénomes bronchiques, qui croissent lentement, sont habituellement bénins, mais ils sont très vascularisés et, par conséquent, occasionnent des saignements et des obstructions bronchiques. Le cancer broncho-pulmonaire est une tumeur maligne qui provient de la bronche. Une telle tumeur est épidermoïde, habituellement localisée dans une bronche importante. Elle peut aussi être un adénocarcinome, qui surgit plus haut dans le poumon. Il existe aussi plusieurs types intermédiaires ou non différenciés de cancers du poumon, qu'on identifie par le type cellulaire.

Cancer du poumon (cancer broncho-pulmonaire)

Le cancer du poumon est la première cause de décès par cancer chez les hommes et la deuxième cause chez les femmes. Il augmente plus rapidement chez les femmes que chez les hommes et dépassera bientôt le cancer du sein comme première cause de décès par cancer. Le taux de survie est faible ; chez à peu près 70% des clients, la maladie est répandue aux ganglions lymphatiques et à d'autres endroits au moment où le cancer est diagnostiqué.

Il a déjà été avancé que le cancer tend à survenir dans le poumon à un siège de cicatrisation antérieure (tuberculose ; fibrose).

Classification et stades. On distingue quatre types importants et très différents de cancer du poumon. Ce sont : les carcinomes épidermoïdes (cellules épithéliales), les carcinomes anaplasiques à petites cellules, les adénocarcinomes, et les carcinomes à grandes cellules (indifférenciés). L'encadré 23-4 présente la classification des tumeurs du poumon par type histologique d'après l'Organisation mondiale de la santé. De nombreuses tumeurs contiennent plus d'un type cellulaire. Les différents types de cellules ont des comportements biologiques différents et ont une influence sur le pronostic. Les traitements varient donc selon les types cellulaires.

Le stade de la tumeur désigne l'étendue anatomique de la tumeur et indique la présence ou l'absence d'invasion des ganglions lymphatiques régionaux, et la présence ou l'absence de métastases. On identifie le stade par une étude histologique, une biopsie des ganglions lymphatiques et une médiastinoscopie. L'identification du stade est essentielle pour savoir si la résection de la tumeur peut être tentée. Le pronostic est plus favorable pour les cancers épidermoïdes et les adénocarcinomes, tandis que les cancers à petites cellules ont un pronostic défavorable.

Personnes à risques. Le cancer broncho-pulmonaire est 10 fois plus fréquent chez les fumeurs, et son apparition dépend de la durée et de l'intensité du tabagisme. Le carcinome épidermoïde, qui touche la plus grosse bronche, atteint presque exclusivement les gros fumeurs (un paquet par jour). De rares cas de ce genre de cancer ont été décelés chez des non-fumeurs. Le tableau 23-2 présente la fréquence de cinq des cancers du poumon les plus courants chez les hommes et les femmes, chez les fumeurs et les non-fumeurs (personnes qui n'ont jamais fumé). Pour des raisons inconnues, l'incidence de l'adénocarcinome augmente plus rapidement que celle des autres types de cancer.

L'adénocarcinome des bronches périphériques n'est associé à aucune cause connue et survient également chez les fumeurs et chez les non-fumeurs. L'exposition professionnelle à l'amiante, aux poussières radioactives, à l'arsenic et à certains plastiques est un autre facteur de risque. On a signalé que le risque de cancer du poumon est 92 fois plus grand chez les personnes exposées à la fumée de cigarette et à la poussière d'amiante. Les personnes à haut risque qui continuent à fumer doivent subir régulièrement des radiographies pulmonaires et des analyses de crachats, afin que le cancer du poumon soit détecté assez tôt pour être guérissable.

Encadré 23-4   Tumeurs du poumon : types histopathologiques

I. Carcinomes épidermoïdes
II. Carcinomes anaplasiques à petites cellules
   1. Cellules de type fusiforme
   2. Cellules de type polygonal
   3. Petites cellules (en grains d'avoine) semblables aux lymphocytes
   4. Autres
III. Adénocarcinomes
   1. Broncho-pulmonaire
     a) acinaire } avec ou sans formation de
     b) papillaire } mucine
   2. Bronchio-alvéolaire
IV. Carcinomes à grandes cellules
   1. Tumeurs solides avec contenu semblable à la mucine
   2. Tumeurs solides sans contenu semblable à la mucine
   3. Carcinomes à cellules géantes
   4. Carcinomes à cellules claires
V. Carcinomes épidermoïdes et adénocarcinomes combinés
VI. Tumeurs carcinoïdes
VII. Tumeurs des glandes bronchiques
   1. Cylindromes
   2. Tumeurs muco-épidermoïdes
   3. Autres
VIII. Tumeurs papillaires sur l'épithélium de surface
   1. Épidermoïdes
   2. Épidermoïdes avec cellules caliciformes
   3. Autres
IX. Tumeurs mixtes et carcinosarcomes
   1. Tumeurs mixtes
   2. Carcinosarcomes de type embryonnaire (blastomes)
   3. Autres carcinosarcomes
X. Sarcomes
XI. Non classifiés
XII. Mésothéliomes
   1. Localisés
   2. Diffus
XIII. Mélanomes

Source : L. Dreyberg, A.A. Liebow et E.A. Vehlinger. *Histological Typing of Lung Tumors*, Genève, Organisation mondiale de la santé, 1967.

■ ÉVALUATION INITIALE

Manifestations cliniques.   Les tumeurs du système broncho-pulmonaire affectent le revêtement interne des voies respiratoires, le parenchyme pulmonaire, la plèvre ou la paroi thoracique. La maladie commence de façon insidieuse (pendant plusieurs décennies) et est souvent asymptomatique jusque vers la fin de son évolution. Les signes et les symptômes dépendent du siège et de l'étendue de la tumeur, du degré d'obstruction et de l'existence de métastases régionales ou éloignées.

Le symptôme le plus fréquent est la toux, résultant probablement de l'irritation causée par la tumeur. On l'ignore souvent, car elle est confondue avec la « toux de cigarette ». Commençant comme une toux sèche et non productive, elle produit plus tard un crachat épais et purulent alors qu'une infection secondaire survient.

- En conséquence, une toux dont les caractéristiques changent doit faire soupçonner un cancer du poumon.

Une sibilance dans le thorax (qui se produit lorsqu'une bronche devient partiellement obstruée par la tumeur) est notée chez 20% des clients. Des crachats sanguins ou la présence de filets sanguins dans les crachats sont fréquents, surtout le matin, et sont causés par le passage des crachats sur la surface ulcérée de la tumeur. Chez certains clients, une fièvre récurrente, causée par l'infection persistante d'un foyer de pneumonite distal de la tumeur, est un symptôme précoce. De fait, le cancer du poumon peut être soupçonné chez les personnes qui présentent des infections répétées des voies respiratoires supérieures. La douleur est une manifestation tardive et est souvent liée à une métastase osseuse. Si la tumeur s'étend aux structures adjacentes et aux ganglions lymphatiques régionaux, le client peut souffrir de douleur et d'oppression thoraciques, d'enrouement (atteinte du nerf laryngé inférieur), de dysphagie, d'œdème de la tête et du cou et de symptômes d'épanchement pleural ou péricardique. Les métastases se situent généralement dans les ganglions lymphatiques, les os, l'encéphale, le poumon contralatéral et les glandes surrénales. Les symptômes généraux de fatigue, d'anorexie, de perte de masse et d'anémie apparaissent plus tard.

Évaluation diagnostique.   Si le client qui a des symptômes de maladie pulmonaire est un gros fumeur, on doit soupçonner un cancer du poumon. Les radiographies vérifient la densité pulmonaire, la présence d'un nodule périphérique solitaire (lésion nummulaire), l'atélectasie et l'infection. L'examen cytologique d'un crachat frais, obtenu par la toux ou par un lavage salin, permet de rechercher les cellules malignes. La bronchoscopie avec un fibroscope permet une étude détaillée des segments bronchiques, l'identification de l'endroit d'origine des cellules malignes et l'étendue probable de l'intervention chirurgicale prévue. Depuis peu, on effectue une bronchoscopie en fluorescence pour détecter des cancers broncho-pulmonaires petits et précoces. L'hématoporphyrine injectée dans le système est absorbée par les cellules malignes et donne une lueur rouge fluorescente quand on l'examine sous lumière violette.

Les scintigraphies pulmonaires font partie du travail diagnostique. Une scintigraphie osseuse ou une étude de la moelle osseuse détectent les métastases osseuses ; la scintigraphie hépatique vérifie l'étendue des métastases au foie. La détection des métastases du système nerveux central se fait grâce à des scintigraphies cérébrales, à la tomodensitométrie et autres méthodes de diagnostic neurologique. On emploie la médiastinoscopie pour évaluer l'étendue de la tumeur aux ganglions lymphatiques hilaires du poumon droit, tandis qu'il faut faire une médiastinotomie pour avoir accès aux ganglions lymphatiques hilaires du poumon gauche.

Avant l'intervention chirurgicale, on évalue le client pour déterminer si la tumeur est réséquable et s'il peut supporter la détérioration physiologique consécutive à une telle opération. Des tests de fonction pulmonaire combinés avec des scintigraphies de perfusion spontanée déterminent si le client aura une réserve pulmonaire adéquate après l'opération. Il est important de connaître la capacité du client à faire circuler l'air (capacité vitale, VEMS), car il devra absolument pouvoir tousser efficacement après l'opération.

Problèmes du client et diagnostics infirmiers

À partir des manifestations cliniques et des données de l'évaluation diagnostique, et en plus des problèmes du client ayant subi une intervention chirurgicale au thorax (voir à la page 361), les principaux problèmes du client comprennent la toux, la dyspnée et la douleur thoracique liées à l'obstruction des voies respiratoires ; l'envahissement des tissus ou la résection pulmonaire ; l'anxiété et la dépression liées au diagnostic de cancer ; et les soucis causés par le changement de mode de vie relié aux effets de la maladie.

■ PLANIFICATION ET INTERVENTION

Objectifs

Les objectifs du client sont :

1. Le soulagement de la toux, de la dyspnée et de la douleur thoracique.
2. La capacité de faire face à l'anxiété et à la dépression.
3. L'amélioration de la qualité de vie.

Traitement

L'objectif du traitement est de fournir au client la probabilité maximum de guérison. Le traitement dépend du type de cellules, du stade de la maladie (étendue anatomique) et de l'état physiologique (surtout l'état cardiaque et pulmonaire) du client. En général, le traitement comprend la chirurgie, la radiothérapie, la chimiothérapie et l'immunothérapie, employées séparément ou en association.

Chirurgie. La résection chirurgicale est la méthode préférée pour les clients qui ont des tumeurs localisées sans évidence de métastase et dont la fonction cardio-pulmonaire est adéquate. (Habituellement, l'opération des cancers à petites cellules n'est pas recommandée, car cette tumeur croît rapidement et fait très tôt des métastases qui se répandent largement.) Malheureusement, de nombreux clients qui souffrent d'un cancer broncho-pulmonaire sont déjà inopérables au moment du diagnostic. L'intervention habituelle pour les petites tumeurs pulmonaires, qui semblent guérissables, est la lobectomie (ablation d'un lobe du poumon). Un poumon entier peut être enlevé (pneumonectomie), en plus des autres procédures opératoires, comme la résection des ganglions lymphatiques médiastinaux. Avant l'intervention chirurgicale, on doit déterminer la réserve cardio-pulmonaire du client. (Voir aux pages 354 à 365 pour les soins préopératoires et postopératoires au client qui subit une intervention chirurgicale au thorax.)

Radiothérapie. La radiothérapie peut guérir un petit pourcentage de clients. Elle est utile lorsqu'il s'agit de néoplasmes radiosensibles, qui ne peuvent pas être réséqués. Les tumeurs à petites cellules et épidermoïdes sont habituellement sensibles aux radiations. On peut utiliser la radiothérapie comme traitement palliatif afin de réduire la taille de la tumeur et de soulager la pression qui s'exerce sur les organes vitaux. Elle peut aussi atténuer les symptômes causés par les métastases de la moelle épinière, la compression de la veine cave supérieure, etc. Chez certains clients, une irradiation préventive de l'encéphale permet de tuer les métastases microscopiques. On peut obtenir une rémission de la toux, de la douleur thoracique, de la dyspnée, de l'hémoptysie et des douleurs des os et du foie. Le soulagement des symptômes peut durer de quelques semaines à plusieurs mois, et améliore la qualité du temps qui reste à vivre.

Les rayons sont toxiques pour le tissu normal qui se trouve dans le champ de la radiation. Les complications sont l'œsophagite, la pneumonite, et la fibrose pulmonaire qui détériore la capacité de ventilation et de diffusion et qui réduit sensiblement la réserve pulmonaire. L'irradiation affecte aussi le cœur de différentes façons.

On doit surveiller l'état nutritionnel du client, les signes d'anémie, le contrôle de l'infection ainsi que les effets psychologiques du traitement. (Voir aux pages 237-238, pour le rôle de l'infirmière dans les soins au client soumis à la radiothérapie.)

Tableau 23-2 Apparition de cinq types importants de cancer du poumon chez les fumeurs et chez les non-fumeurs

Type	Total	Hommes		Femmes	
		Fumeurs	Non-fumeurs	Fumeuses	Non-fumeuses
Épidermoïde	992	892	7	80	13
À petites cellules	640	533	4	100	3
Adénocarcinomes	760	492	39	128	101
À grandes cellules	466	389	16	46	15
Bronchio-alvéolaire	68	35	4	13	16
Total	2 926	2 341	70	367	148

Source : E.C. Rosenow et D.T. Carr. « Bronghogenic Carcinoma », reproduit avec permission de *CA-A Cancer Journal for Clinicians*, 29, p. 235, 1979. Copyright © American Cancer Society, Inc., 1979.

Chimiothérapie.   Actuellement, on utilise la chimiothérapie pour modifier les modèles de croissance de la tumeur, pour soigner les clients qui ont des métastases éloignées, en combinaison avec le traitement chirurgical ou la radiothérapie, ou pour les clients ayant un cancer à petites cellules. L'association de deux ou plusieurs médicaments peut être plus bienfaisante que les traitements avec un seul agent chimiothérapeutique. Un grand nombre de médicaments semblent avoir une action sur le cancer du poumon. Des combinaisons variées des médicaments suivants sont présentement essayées : le chlorhydrate de doxorubicine (Adriamycin), le cyclophosphamide (Cytoxan), la cisplatine, la vincristine et la lomustine. Le choix dépend de la grosseur des cellules de la tumeur et de la spécificité du médicament pour une phase du cycle cellulaire. Ces agents sont toxiques et ont une très petite marge de sécurité. La chimiothérapie peut être un palliatif, surtout contre la douleur, mais elle ne guérit pas et prolonge rarement la vie. Elle présente un certain intérêt pour la réduction de la pression exercée par la tumeur et pour le traitement des métastases à l'encéphale, à la moelle épinière et au péricarde. (Voir aux pages 213 à 220, pour la chimiothérapie dans le traitement du cancer.)

Immunothérapie.   On a observé que les réactions immunologiques sont supprimées chez les gens atteints de cancer du poumon et que cela affecte le pronostic. On peut essayer l'immunothérapie pour tenter de renverser cette immunosuppression. L'objectif de l'immunothérapie est de restaurer ou d'augmenter les mécanismes normaux de défense contre la tumeur. On peut introduire un vaccin vivant, le BCG (bacille Calmette-Guérin), dans l'espace pleural (par un tube thoracique ou une thoracentèse), ou on peut faire une immunisation cutanée par scarification. On espère ainsi qu'une infection bactérienne locale déclenchera une activation régionale du système immunitaire, laquelle détruira les cellules tumorales qui ont échappé à la résection chirurgicale. Environ 14 jours après l'injection du BCG, on donne de l'isoniazide pour éviter la multiplication des bacilles du BCG. Le levamisole a été utilisé pour restaurer l'activité du système immunitaire, dans l'espoir que cette réactivation détruise les cellules malignes. On surveille les résultats de l'immunothérapie par des tests cutanés et des cultures de lymphocytes. Bien que cette méthode de traitement n'en soit qu'à ses débuts et que ses mécanismes d'action ne soient pas très bien compris, elle a été clairement bienfaisante pour des clients atteints de cancer du poumon.

■ ÉVALUATION

Résultats escomptés

Le client :

1. Est soulagé de la toux, de la dyspnée et de la douleur thoracique
   a) Remarque une diminution de la toux, de la dyspnée et de la douleur thoracique.
   b) Montre une amélioration de sa résistance.
   c) Affirme que les malaises ont diminué.
   d) Exprime les malaises et les effets secondaires dus aux traitements (radiothérapie/chimiothérapie).

(Voir l'évaluation après une intervention chirurgicale au thorax aux pages 364-365.)
2. Surmonte l'anxiété et la dépression
   a) Communique ses sentiments à propos du cancer du poumon.
   b) Parle de ses craintes spécifiques.
   c) Est capable de confier ses sentiments et ses problèmes à sa famille ou à un ami.
   d) Tient un journal où il écrit ses sentiments à propos de la maladie.
   e) Identifie les systèmes de soutien utilisés antérieurement en temps de crise.
   f) A le numéro de téléphone d'un spécialiste en santé mentale au cas où le stress émotionnel deviendrait trop accablant.
3. Améliore la qualité de sa vie
   a) Verbalise ses sentiments à propos des pertes et des mécanismes compensatoires.
   b) Parle de la nécessité de rester actif et de continuer ses activités habituelles.
   c) Identifie les passe-temps et les occupations récréatives qu'il peut poursuivre.
   d) Parle de l'importance du maintien d'un bon état nutritionnel.

Tumeurs du médiastin

La plupart des tumeurs médiastinales sont adjacentes à des structures vitales et présentent un mode de croissance imprévisible. Elles comprennent les tumeurs neurogènes, les tumeurs thymiques, les tumeurs mésodermiques et les tumeurs endocrines. Les tumeurs du thymus représentent le taux le plus élevé de tumeurs malignes.

Les *kystes* du médiastin sont souvent petits lorsque bénins. Des kystes dermoïdes se développent parfois et peuvent causer des ulcères dans les voies respiratoires.

Manifestations cliniques.   Presque tous les symptômes de tumeurs médiastinales sont dus à la pression exercée par cette masse sur des organes intrathoraciques importants. Parmi ces symptômes de pression, on note : une douleur thoracique ; une paroi thoracique bombée ; de l'orthopnée (signe précoce de pression sur la trachée, sur une bronche principale, sur le nerf laryngé inférieur ou le poumon) ; des palpitations cardiaques, des crises d'angine et d'autres problèmes circulatoires ; de la cyanose ; le syndrome de la veine cave supérieure (c'est-à-dire œdème de la face, du cou et des extrémités supérieures) et une distension prononcée des veines du cou et de la paroi thoracique (évidence d'occlusion des grosses veines du médiastin par une compression extravasculaire ou une invasion intravasculaire) ; et de la dysphagie due à la pression exercée contre l'œsophage.

Diagnostic.   Les radiographies sont très utiles dans le diagnostic des tumeurs et des kystes médiastinaux. Des clichés pris de côté et en oblique, et une tomographie aident à situer la tumeur.

Les tomodensitométries sont utilisées pour détecter les thymomes cachés et définir les masses anormales.

La biopsie d'un ganglion lymphatique hypertrophié, prélevé au-dessus de la clavicule ou pendant une médiastinoscopie, peut révéler le diagnostic. Des analyses de sang servent à écarter la possibilité de leucémie, et les examens des crachats, à éliminer la tuberculose.

Traitement. Un grand nombre de tumeurs médiastinales sont bénignes et opérables. Le siège de la tumeur dans le médiastin dicte le type d'incision à faire. La plupart des incisions sont des sternotomies médianes. Les soins sont les mêmes que pour tout client qui subit une intervention chirurgicale au thorax (voir aux pages 354 à 365). Les complications sérieuses, bien que peu fréquentes, sont l'hémorragie, les lésions aux nerfs phrénique et laryngé inférieur, et l'infection. Si la tumeur est maligne et infiltrante, la radiothérapie et la chimiothérapie sont les modalités de traitement habituelles lorsque l'ablation chirurgicale est impossible.

☐ ASPIRATION D'UN CORPS ÉTRANGER DANS LE POUMON

Il arrive assez fréquemment que des corps étrangers soient aspirés dans le poumon, surtout chez les enfants. L'objet va se loger le plus souvent dans la grosse bronche droite, car elle est plus verticale que la bronche gauche. Cependant, un corps étranger peut entrer dans n'importe quelle partie du poumon, selon la taille et les caractéristiques de l'objet, la position de la personne au moment de l'aspiration et selon que l'objet a pu être délogé ou non par la toux.

L'obstruction complète d'une bronche, du larynx ou de la trachée par un corps étranger peut causer la mort instantanément. Ce qui se produit, c'est que les lobes communiquant avec la bronche obstruée s'affaissent, alors que l'air qu'ils contiennent est absorbé dans le courant sanguin. Quelquefois, le corps étranger agit comme une soupape permettant à l'air d'entrer pendant l'inspiration (le diamètre de la bronche s'agrandit) mais empêchant la sortie de l'air pendant l'expiration (le diamètre de la bronche diminue). Une radiographie à l'inspiration et à l'expiration aidera dans cette circonstance, puisque le poumon ou le segment pulmonaire ne se dégonfle pas complètement au-delà de l'obstruction.

Un petit objet, comme une épingle, une punaise, ou une dent dans une bronche, occasionne des problèmes, non pas à cause de l'obstruction de la bronche, mais à cause de l'infection. Pendant les quelques minutes qui suivent l'aspiration, on note des symptômes d'étouffement, des haut-le-cœur et de la toux. Mais ces symptômes, souvent mineurs, disparaissent et, après quelque temps, sont oubliés. Pendant des semaines, le seul problème qui persiste est la toux. Les substances telles que les arachides, les grains de maïs, etc., produisent une bronchite grave, accompagnée de tous les symptômes et signes d'une pneumonite grave. Selon que le corps étranger est composé de matériaux organiques ou inorganiques, des signes d'emphysème par obstruction, d'atélectasie ou d'abcès pulmonaire apparaissent éventuellement.

Traitement. On fait passer une radiographie au client afin de vérifier la présence et la position du corps étranger (les corps étrangers se déplacent souvent). Le pronostic est grave, à moins que le corps étranger ne soit rapidement enlevé, car il arrive très rarement qu'il soit rejeté spontanément. Par conséquent, la bronchoscopie est indiquée lorsqu'on soupçonne l'aspiration d'un corps étranger.

Prévention. La prévention est très importante et consiste à enseigner aux enfants à ne pas se mettre de petits objets, tels que pièces de monnaie, boutons et capuchons de stylos-bille, dans la bouche. De plus, on ne laisse jamais d'épingles à ressort ouvertes sur un oreiller, près du bébé et on ne permet pas à un enfant de jouer avec une boîte de boutons. On doit renseigner les parents sur ces aspects de l'éducation des enfants et l'exemple qu'ils donnent à leurs enfants est un élément important de leurs responsabilités à ce sujet.

☐ TRAUMATISMES THORACIQUES

Les blessures thoraciques peuvent causer des troubles plus ou moins graves de la fonction cardio-respiratoire selon la partie de ce mécanisme complexe qui est atteinte. Ainsi, une chute sur la paroi de la baignoire peut causer une fracture d'une ou deux côtes accompagnée de douleur, mais très peu de problèmes respiratoires, alors qu'un accident d'automobile, dans lequel le conducteur de l'automobile est projeté sur le volant, peut causer un écrasement du thorax avec des blessures cardiaques et pulmonaires pouvant être rapidement fatales. Environ 25% des décès reliés à un traumatisme sont causés par les blessures thoraciques mêmes et, dans 50% des autres décès, le traumatisme thoracique est un des facteurs importants conduisant à la mort. *Le traumatisme thoracique est souvent associé à d'autres blessures, surtout des fractures majeures, des lésions cérébrales et un traumatisme abdominal.* Dans les accidents à très grande vitesse, une force de cisaillement brutale s'exerce sur les structures intrathoraciques à cause de la décélération rapide. Tous les organes, surtout les poumons, sont comprimés à l'intérieur de la cage thoracique. Les chutes, les écrasements, les coups, les blessures par couteau ou par balle, sont d'autres causes de traumatismes thoraciques.

Les conséquences les plus graves des traumatismes thoraciques sont l'insuffisance respiratoire aiguë due à des lésions de la paroi thoracique, des voies respiratoires, du diaphragme et des poumons, et le choc attribuable à des lésions extrathoraciques ou touchant les gros vaisseaux. Souvent, l'insuffisance respiratoire aiguë et le choc sont associés, ce qui entraîne fréquemment la mort.

Évaluation et traitement immédiats. Dans le traitement des blessures au thorax, on essaie de corriger les troubles cardio-respiratoires causés par le traumatisme. D'abord, on apprécie la liberté des voies aériennes. On évalue les signes d'obstruction, tirage sternal, stridor, sibilance et cyanose. Quand l'apport d'oxygène au cortex cérébral diminue, des signes d'hostilité, d'irritabilité et d'agitation apparaissent chez le client. Pour restaurer et maintenir la fonction cardio-respiratoire, on crée un passage adéquat pour l'air et on assure la ventilation. (Cela comprend la stabilisation et le rétablissement de l'intégrité de la paroi thoracique, la correction d'un pneumothorax

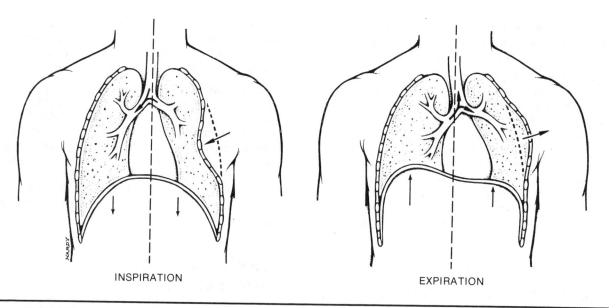

Figure 23-4   Effets physiopathologiques du volet thoracique.

ouvert, la décompression d'un pneumothorax ou d'un hémothorax et l'élimination de la tamponade cardiaque.) On corrige l'hypovolémie et le débit cardiaque faible. Ces traitements, ainsi que la maîtrise de l'hémorragie, sont assurés simultanément par l'équipe de la salle d'urgence. Le client est complètement dévêtu afin qu'on n'oublie pas de blessures. On inspecte et on palpe d'abord le thorax en entier. De nombreuses blessures du thorax sont associées à des lésions crâniennes et abdominales qui requièrent des soins. Il est essentiel d'effectuer des évaluations et des réévaluations pour voir si le client réagit au traitement et pour détecter les premiers signes de détérioration de son état.

Les principes du traitement sont les mêmes que ceux qui sont employés pour soigner le client qui a subi une intervention chirurgicale au thorax (voir aux pages 354 à 365).

Fractures des côtes

Les fractures des côtes sont les blessures thoraciques les plus courantes, et on doit les prendre au sérieux, car elles peuvent occasionner une contusion pulmonaire (voir à la page 438). De telles blessures arrivent souvent chez les personnes d'âge mûr et chez les personnes âgées qui peuvent déjà avoir une capacité vitale réduite. Les côtes le plus souvent cassées se situent de la cinquième à la neuvième côte. Si les fragments d'os sont poussés vers l'intérieur, les bords ébréchés de la côte peuvent lacérer le poumon, la rate ou le foie et causer un hémothorax, un pneumothorax ou un hémopneumothorax.

Si le client est conscient, il ressentira une douleur très forte, une sensibilité à la palpation et des spasmes musculaires au niveau de la fracture. La toux, la respiration profonde et les mouvements aggraveront ces symptômes. Afin de diminuer sa douleur, le client respirera superficiellement et évitera les soupirs, les respirations profondes, la toux et les mouvements, ce qui entraînera une ventilation diminuée,

un affaissement des alvéoles non aérées, une atélectasie subséquente, une pneumonite et, enfin, l'hypoxémie. Le client étant réticent à tousser, les sécrétions s'accumulent et peuvent aussi entraîner l'atélectasie. L'insuffisance respiratoire peut être le résultat d'un tel cycle. Après un traumatisme brutal au thorax, on doit faire des analyses en série des gaz artériels pour savoir si le poumon a été endommagé.

Traitement.   S'il n'y a pas de complications (pneumothorax, hémothorax), l'objectif des soins est de soulager la douleur pour que le client puisse respirer efficacement. On peut donner des sédatifs pour soulager la douleur et permettre la respiration profonde et la toux. L'infirmière soutient avec ses mains (ou avec une serviette enveloppée autour de la poitrine du client) la région blessée, et encourage le client à respirer profondément et à tousser. On peut aussi soulager la douleur par un blocage des nerfs intercostaux responsables de la transmission de la douleur. Le blocage des nerfs supprime aussi la contracture douloureuse des muscles qui limite l'amplitude respiratoire. On fait les injections près du bord inférieur de la côte. Si c'est nécessaire, on peut utiliser des narcotiques à petites doses individualisées et avec précaution parce qu'ils ont tendance à supprimer la toux et à déprimer la respiration. La douleur s'atténue d'habitude en cinq à sept jours et on peut contrôler les malaises avec des analgésiques non narcotiques. La plupart des fractures des côtes guérissent en trois à six semaines.

Volet thoracique

Le volet thoracique (ou volet costal) entraîne une perte de sensibilité de la paroi thoracique, ce qui occasionne des problèmes respiratoires (*Figure 23-4*). Il est la conséquence de fractures multiples des côtes ou du sternum. Lorsque ceci se produit, une partie du thorax n'a plus d'embranchement osseux avec la cage thoracique. Une détresse respiratoire grave accompagne généralement le volet thoracique.

Physiopathologie. Pendant l'inspiration, le thorax se gonfle, mais la partie détachée (le volet) a un mouvement paradoxal qui le pousse vers l'intérieur. Cela diminue la pression intrapleurale négative nécessaire pour aspirer l'air. Le médiastin se déplace du côté resté normal. Pendant l'expiration, la pression intrathoracique étant supérieure à la pression atmosphérique, le volet se bombe vers l'extérieur, et diminue la capacité du client d'expirer. En même temps, le médiastin se déplace du côté atteint. Cette action paradoxale (l'air se déplace entre les poumons) entraîne une augmentation de la ventilation de l'espace mort, la rétention des sécrétions des voies respiratoires, l'augmentation de la résistance et de la compliance pulmonaire et la réduction de la ventilation alvéolaire. La respiration paradoxale se traduit par une ventilation inadéquate ; la contusion pulmonaire provoque de l'hypoxie et un pneumothorax ou un hémothorax associés à la douleur ; quant à l'atélectasie, elle constitue un facteur important entraînant l'insuffisance respiratoire.

On fait le diagnostic par palpation et par inspection de *tout* le thorax et en recherchant un mouvement paradoxal.

Traitement. Il existe plusieurs modalités de traitement, selon le degré de perturbation de la fonction respiratoire. Quand une petite partie seulement du thorax est affectée, les objectifs sont de nettoyer les voies respiratoires (par la toux, la respiration profonde, une succion légère) afin d'aider les poumons à se gonfler, et de soulager la douleur par un blocage des nerfs intercostaux, un blocage épidural du thorax ou par l'utilisation judicieuse de narcotiques en injection intraveineuse.

Pour des volets thoraciques légers ou modérés, certains médecins recommandent : de traiter la contusion pulmonaire en diminuant les liquides et en administrant des diurétiques, des corticostéroïdes et de l'albumine ; de soulager la douleur ; d'utiliser la physiothérapie pulmonaire ; d'exercer une surveillance étroite et constante du client.

Dans le cas d'un volet thoracique grave, on fait une intubation endotrachéale et on utilise la ventilation mécanique avec un respirateur à volume contrôlé ou la pression positive en fin d'expiration (PPFE) pour soutenir par l'intérieur la paroi thoracique (stabilisation pneumatique interne) et pour corriger les anomalies des échanges gazeux. Tous ces moyens aident à traiter la contusion pulmonaire sous-jacente, servent à stabiliser la cage thoracique pour guérir les fractures, et améliorent la ventilation alvéolaire et le volume intrathoracique en diminuant l'effort de la respiration. Cependant, ce mode de traitement requiert une intubation endotrachéale et l'aide d'un respirateur pendant un temps assez long.

Hémothorax et pneumothorax

Les blessures graves au thorax s'accompagnent souvent d'une accumulation de sang dans la cavité thoracique (hémothorax), provenant de vaisseaux sanguins intercostaux déchirés et de lacérations aux poumons, ou d'une fuite d'air provenant du poumon blessé dans la cavité pleurale (pneumothorax). Souvent, on trouve du sang et de l'air dans la cavité thoracique (hémopneumothorax). Le poumon, de ce côté du thorax, est comprimé et ne peut remplir sa fonction normale.

La gravité du problème dépend de la quantité de sang et de la vitesse de l'hémorragie. Une succion du sang ou de l'air, à l'aide d'une aiguille ou par un tube à drainage thoracique, permet au poumon de se regonfler et de poursuivre sa fonction respiratoire. L'intervention chirurgicale est nécessaire si l'hémorragie continue à un débit excédant 300 mL/h durant trois ou quatre heures, si le débit augmente ou s'il est impossible d'évacuer le sang de l'espace pleural.

Drainage par tube thoracique. On insère un tube (cathéter) de grand diamètre dans le deuxième ou le cinquième espace intercostal sous l'aisselle. Cette opération entraîne une décompression rapide et efficace de la cavité pleurale (drainage du sang ou de l'air).

Pneumothorax sous-tension

Chez certains clients, l'air provenant du poumon lacéré ou d'une petite ouverture dans la paroi thoracique peut être attiré dans la cavité pleurale. Dans l'un ou l'autre des cas, l'air qui entre dans la cavité thoracique avec chaque inspiration y reste emprisonné ; il ne peut être rejeté par le conduit aérien normal ou par la petite ouverture dans le thorax. Il se crée ainsi une pression (tension) dans l'espace pleural, qui produit un affaissement du poumon et peut même pousser le cœur et les gros vaisseaux du côté non atteint du thorax. Cela entrave non seulement la respiration mais aussi la fonction circulatoire, parce qu'avec l'augmentation de la pression intrathoracique, le retour veineux au cœur se fait moins bien et cause une diminution du débit cardiaque et une perturbation de la circulation périphérique. Un débit cardiaque diminué entraîne un arrêt cardiaque. Le tableau clinique présente une respiration de Kussmaul, de l'agitation, de l'hypotension et de la cyanose.

- *Le soulagement du pneumothorax sous-tension constitue une mesure d'urgence.*

On fait une thoracentèse pour réduire la pression positive ou « tension » à l'intérieur du thorax. Si le poumon se dilate et si la fuite est enrayée, tout autre drainage devient inutile. Si la fuite persiste, on s'en rend compte par l'incapacité de faire évacuer l'air qui s'accumule de façon continue pendant la thoracentèse ; on doit alors avoir recours à une évacuation continue de l'air, à l'aide d'un tube thoracique de gros calibre relié à un système de drainage scellé sous eau (thoracotomie par tube).

En cas d'urgence, on peut transformer un pneumothorax sous-tension en un pneumothorax simple en insérant dans l'espace pleural une grosse aiguille qui diminue la pression et fait sortir l'air du thorax. Par la suite, on insère un tube thoracique que l'on branche à un appareil de succion pour enlever l'air et le liquide restant et permettre la réexpansion pulmonaire.

Plaies ouvertes au thorax (pneumothorax ouvert)

Un pneumothorax ouvert suppose une ouverture dans la paroi thoracique, assez grande pour laisser passer l'air librement vers l'intérieur et vers l'extérieur de la cavité thoracique à chaque effort pour respirer. La précipitation de l'air à travers l'ouverture dans la paroi thoracique produit un bruit de succion. Chez ces clients, non seulement le poumon est affaissé, mais les composantes du médiastin (le cœur et les gros vaisseaux) sont poussées vers le côté non atteint à chaque inspiration, et vers le côté opposé à chaque expiration. Ce phénomène s'appelle *flutter médiastinal* et cause de sérieux problèmes circulatoires.

- *L'arrêt de l'écoulement de l'air à travers l'ouverture dans la paroi thoracique constitue un moyen de sauver la vie du client.*

Dans une telle situation d'urgence, on utilise n'importe quoi d'assez gros pour obstruer l'ouverture, comme une serviette, un mouchoir, ou la paume de la main. Si le client est conscient, on lui dit d'inhaler et de garder l'air en forçant contre une glotte fermée. Cette mesure aide à la réexpansion du poumon et au rejet de l'air provenant du thorax. Au centre hospitalier, on bouche l'ouverture à l'aide de compresses vaselinées. On applique ensuite un pansement compressif. Généralement, on insère un tube thoracique relié à un système de drainage pour évacuer l'air et le liquide.

Plaies pénétrantes au thorax

Les plaies par arme blanche (poignard, couteau, etc.) sont une cause fréquente des plaies pénétrantes au thorax et sont souvent associées à des abus d'alcool ou de drogues. L'apparence externe de la plaie est souvent trompeuse, car même une petite plaie comme celle qui est faite par un pic à glace peut être accompagnée de pneumothorax, d'hémothorax, de tamponade cardiaque et d'hémorragie grave et continue.

L'objectif immédiat du traitement est de restaurer et de maintenir la fonction cardio-pulmonaire. Après qu'on a rétabli un bon passage de l'air et une bonne ventilation, on surveille le choc, puis on examine les blessures intrathoraciques et intra-abdominales. On déshabille le client complètement pour ne pas oublier de blessures. Il y a un fort risque de lésions intra-abdominales avec les plaies par coup de poignard au-dessous du cinquième espace intercostal, et la mort peut survenir par hémorragie totale ou par infection intra-abdominale.

Après l'évaluation des pouls périphériques, on installe une perfusion intraveineuse. On prélève du sang pour l'analyse, l'identification du groupe sanguin et l'épreuve de compatibilité croisée. En même temps, on installe le tube pour la pression veineuse centrale, ainsi qu'un cathéter à demeure pour prélever des échantillons d'urine et pour mesurer le volume urinaire.

On soigne le choc avec des solutions colloïdales, des cristalloïdes, du sang ou des vaso-presseurs, selon l'état du client. On peut faire des radiographies pulmonaires ou d'autres démarches diagnostiques (radiographies de l'œsophage, plaque simple de l'abdomen, artériographie), selon les besoins du client.

Chez la plupart des clients ayant des plaies pénétrantes au thorax, on insère un tube thoracique dans l'espace pleural pour assurer une réexpansion rapide et continue des poumons. Souvent, ce tube va permettre l'évacuation complète de l'hémothorax et diminuer le risque d'un hémothorax coagulé. Le tube thoracique permet également la découverte rapide d'une hémorragie intrathoracique qui rendrait nécessaire une exploration chirurgicale.

Si le client a une plaie pénétrante au cœur, aux gros vaisseaux, à l'œsophage ou à l'arbre trachéobronchique, il faut faire une intervention chirurgicale. Une plaie intra-abdominale nécessite également une exploration chirurgicale.

Contusion pulmonaire

Une contusion pulmonaire est une lésion au parenchyme pulmonaire; celle-ci cause un épanchement de sang ou de liquide, et peut survenir chaque fois qu'il y a compression ou décompression rapide de la paroi thoracique (par exemple, lors d'une blessure causée par un volant d'automobile ou par l'effet de souffle produit par un coup de feu).

Physiopathologie. Le principal problème pathologique est l'accumulation de liquide dans les espaces interstitiel et intra-alvéolaire. On pense qu'une blessure au parenchyme pulmonaire et à son réseau capillaire occasionne une fuite de plasma et de protéines sériques. Les protéines sériques extravasculaires exercent une pression osmotique qui accentue la perte liquidienne à partir des capillaires. Le sang, l'œdème et les débris cellulaires (provenant des réactions cellulaires à la blessure) entrent dans le poumon et s'accumulent dans les bronchioles et dans les alvéoles où ils affectent l'efficacité des échanges gazeux. La résistance vasculaire pulmonaire augmente, ainsi que la pression de l'artère pulmonaire. Le client souffre d'hypoxie générale et de rétention de dioxyde de carbone. Quelquefois, la contusion pulmonaire apparaît du côté opposé au point d'impact; c'est la contusion par contrecoup.

Manifestations cliniques. La contusion pulmonaire peut être légère, modérée ou grave. La mesure des gaz artériels détermine l'efficacité des échanges gazeux, tandis que la radiographie pulmonaire révèle l'infiltration. Le client souffre de tachypnée, de tachycardie, de râles audibles à l'auscultation, de douleur pleurétique, et d'abondantes sécrétions parfois sanglantes, parfois teintées de sang.

Traitement. Dans les cas de contusion légère, on utilise la nébulisation de brouillard par ultrasons pour rendre les sécrétions fluides. Ces dernières sont ensuite retirées par drainage postural, physiothérapie et succion endotrachéale. Les narcotiques et les blocages des nerfs intercostaux permettent de maîtriser la douleur. Un poumon endommagé étant susceptible de s'infecter, on donne généralement un traitement antimicrobien. L'oxygénothérapie par masque ou par canule dure de 24h à 36h. On restreint l'absorption de liquides, car on pense que la lésion est causée par une collection anormale de liquides dans les interstices du poumon.

Dans les cas de contusion modérée, en plus des symptômes ci-dessus, le client a une grande quantité de mucus, de sérum et de sang dans l'arbre trachéobronchique. Il tousse constamment, mais est incapable d'expulser ses sécrétions. Ce client requiert habituellement une intubation endotrachéale par tube avec manchon gonflable. On le place ensuite en respiration mécanique avec une faible concentration d'oxygène et une pression positive en fin d'expiration (PPFE) ; cela maintient la pression et permet aux poumons de rester gonflés. Pour réduire l'œdème, on prescrit des diurétiques. Un tube nasogastrique soulage la distension gastro-intestinale. L'acidose métabolique est corrigée avec du bicarbonate de sodium par voie intraveineuse. Il faut faire de fréquentes cultures des sécrétions trachéobronchiques.

Dans les cas de contusion grave, le client souffre de respiration rapide, de tachycardie, de cyanose, d'agitation, de combativité et de toux continuelle avec des sécrétions mucoïdes, écumeuses et hémoptoïques. On traite ce client énergiquement par intubation endotrachéale, soutien respiratoire, plasma ou albumine (pour maintenir une pression oncotique normale et prévenir la fuite des liquides hors des capillaires pulmonaires), diurétiques, restriction des liquides et peut-être aussi par une administration prophylactique d'antimicrobiens. Pour soigner l'hypovolémie, on donne au client du sang entier ou du plasma frais congelé. (Voir également le traitement du syndrome de détresse respiratoire de l'adulte, au chapitre 22.)

Les complications de la contusion pulmonaire sont les infections, surtout la pneumonie dans le segment atteint étant donné que les liquides et le sang qui s'épanchent dans les espaces alvéolaires et interstitiels constituent un excellent milieu de culture.

Tamponade cardiaque

La tamponade cardiaque est une compression cardiaque qui résulte d'une accumulation de liquide dans le sac péricardique résultant habituellement d'une contusion ou d'une plaie pénétrante au thorax. (Une perforation du cœur est souvent mortelle.) La tamponade cardiaque peut également survenir après un cathétérisme cardiaque diagnostique, une angiographie ou l'insertion d'un stimulateur cardiaque, ces techniques pouvant produire des perforations du cœur et des gros vaisseaux. L'épanchement péricardique peut avoir d'autres causes, telles que les métastases au péricarde (venant de tumeurs malignes des seins et des poumons), les lymphomes, la leucémie, l'urémie et les fortes doses de radiation au thorax.

Physiopathologie. Si la formation du liquide est lente, le péricarde se dilate sans produire de symptômes cliniques notables, jusqu'à ce qu'il y ait assez de liquide pour élever la pression intrapéricardique. Un épanchement rapide gêne le remplissage ventriculaire et modifie la circulation. Il y a alors une réduction du débit cardiaque et un mauvais retour veineux au cœur, ce qui peut entraîner un collapsus circulatoire.

Les symptômes dépendent de la rapidité d'accumulation du liquide. Les signes importants à surveiller sont la baisse de la pression artérielle, l'augmentation de la pression veineuse (veines du cou distendues), et les bruits cardiaques distants (assourdis) en raison de l'altération du remplissage diastolique. Le pouls paradoxal (pression artérielle systolique qui chute et fluctue avec la respiration) peut survenir dès le début de la tamponade cardiaque. Le client peut être anxieux, confus, agité et peut présenter de la dyspnée, de la tachypnée et une douleur précordiale. La pression veineuse centrale est élevée. Cependant, la pression veineuse peut être basse ou normale si des blessures concomitantes ont fait perdre beaucoup de sang au client.

Traitement. Pour les perforations du cœur, on fait une thoracotomie puis une cardiorraphie (suture du muscle cardiaque) pour arrêter l'hémorragie, soulager la tamponade, et réparer les autres lésions et lacérations. (Voir les soins à donner au client qui subit une intervention chirurgicale au cœur, chapitre 27, et au client qui subit une intervention au thorax, chapitre 21.) La péricardiocentèse, ponction du liquide péricardique à l'aide d'une aiguille (chapitre 28), est effectuée pour gagner du temps avant l'intervention chirurgicale. La décompression du sac péricardique permet au cœur de reprendre son travail avec efficacité.

Emphysème sous-cutané

Lorsque le poumon ou les voies respiratoires sont blessés, l'air peut s'introduire entre les couches de tissu, jusqu'à une certaine distance sous la peau. Les tissus produisent alors une sensation de crépitation à la palpation. De plus, la présence d'air sous-cutané déforme la figure, le cou, le corps et le scrotum. Heureusement, l'emphysème sous-cutané n'est pas en lui-même une complication grave. L'air sous-cutané est absorbé spontanément, si la fuite est traitée ou cesse subitement. L'inhalation de fortes concentrations d'oxygène améliore la réabsorption de l'air sous-cutané en diluant l'azote du sang et en augmentant sa diffusion depuis les tissus sous-cutanés vers la circulation. Dans les cas graves, lorsque l'emphysème sous-cutané est très étendu, on assure la liberté des voies respiratoires par une trachéotomie.

Septième partie

Les soins infirmiers et les affections cardio-vasculaires, circulatoires et hématologiques

24

L'évaluation de la fonction cardio-vasculaire

L'évaluation infirmière d'un client atteint d'une maladie cardiaque est basée sur ses antécédents cliniques, sur un examen physique complet et sur l'interprétation des épreuves relatives au fonctionnement cardiaque. L'évaluation faite avec compétence, la planification des soins infirmiers et la compréhension des objectifs des épreuves de diagnostic sont fondées sur une parfaite connaissance de l'anatomie, de la physiologie et de la physiopathologie cardiaque.

☐ RAPPEL D'ANATOMIE ET DE PHYSIOLOGIE

Le cœur est un muscle creux protégé par un sac fibreux, le péricarde, et il est situé entre les poumons dans un espace appelé médiastin. La fonction du cœur est de faire circuler du sang vers les tissus pour leur apporter de l'oxygène et des nutriments, et aussi pour les débarrasser du dioxyde de carbone ainsi que d'autres déchets issus du métabolisme. Pour jouer ce rôle, le cœur est composé de deux pompes : celle de droite, ou cœur droit, chasse le sang vers les poumons grâce à l'artère pulmonaire et celle de gauche, ou cœur gauche, envoie du sang au reste de l'organisme grâce à l'artère aorte.

Le pompage du sang est assuré par la contraction des parois musculaires du cœur (*systole*), suivie d'un relâchement de celles-ci (*diastole*). Pour un cœur adulte normal, il faut compter de 70 à 80 battements par minute, chaque battement correspondant à une succession systole-diastole.

Anatomie du cœur

Cavités. Les parties droite et gauche du cœur sont constituées chacune de deux cavités ou chambres : la plus petite, ou *oreillette*, reçoit le sang provenant des veines et la plus grosse, ou *ventricule*, éjecte le sang dans l'artère. C'est le ventricule gauche qui est responsable du battement dit apical et qu'on ressent généralement bien du côté gauche de la poitrine. La figure 24-1 montre la position des quatre cavités cardiaques.

Valvules. Les valvules cardiaques forcent le sang à circuler dans une seule direction. Chaque valvule est constituée de deux à trois feuillets de tissus fibreux (cuspides). On distingue les valvules *auriculo-ventriculaires* et les *valvules artérielles*.

Valvules auriculo-ventriculaires. Ces valvules séparent les oreillettes des ventricules. La *valvule tricuspide* (trois cuspides) se situe dans la partie droite du cœur et la *valvule mitrale* ou *bicuspide* (deux cuspides), dans la partie gauche.

Valvules artérielles. On les qualifie de semi-lunaires ou de sigmoïdes à cause de la forme des feuillets. Ces valvules séparent les ventricules des artères correspondantes ; il existe ainsi une *valvule pulmonaire* et une *valvule aortique*.

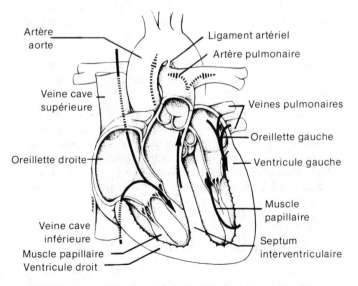

Figure 24-1 Coupe du cœur. Les flèches indiquent la direction suivie par le sang. (*Source :* E.E. Chaffee et E.M. Greisheimer. *Basic Physiology and Anatomy*, Philadelphie, J.B. Lippincott.)

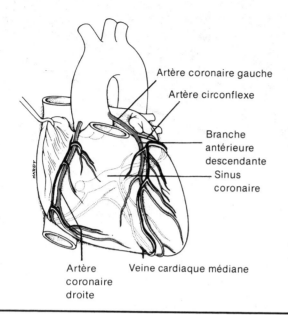

Figure 24-2 Emplacement des artères coronaires provenant de l'artère aorte et parcourant la surface du cœur. Le sinus coronaire et quelques veines cardiaques apparaissent en pointillés. (*Source :* E.E. Chaffee et E.M. Greisheimer. *Basic Physiology and Anatomy*, Philadelphie, J.B. Lippincott.)

Muscles papillaires et cordages tendineux.   Ces structures musculaires et fibreuses relient l'extrémité des cuspides constituant les valvules auriculo-ventriculaires à la paroi des ventricules. Leur rôle est d'empêcher les cuspides d'être repoussées dans les oreillettes à la suite de chaque systole ventriculaire.

Artères coronaires.   Les artères coronaires prennent naissance juste après les valvules semi-lunaires de l'artère aorte. Elles ont pour rôle de répondre aux besoins métaboliques des parois musculaires cardiaques ; elles comprennent l'*artère coronaire gauche*, qui se subdivise en une branche antérieure descendante et en une branche circonflexe, et l'*artère coronaire droite*. Contrairement aux autres artères, les artères coronaires ne reçoivent du sang que durant la diastole (*Figure 24-2*).

Muscle cardiaque.   Au point de vue histologique, le *muscle cardiaque* est constitué de fibres striées, qui sont aussi sous le contrôle du système nerveux autonome. Ces fibres forment un syncitium (fibres interreliées), ce qui leur permet de se contracter et de se relâcher avec une certaine coordination. Le muscle cardiaque lui-même est appelé *myocarde* ; sa paroi interne est l'*endocarde* et sa paroi externe, l'*épicarde*.

Système de conduction

La contraction du myocarde est déclenchée par un système conducteur d'impulsions électriques dont la fréquence est réglée par des cellules spécialisées, situées à la jonction de la veine cave supérieure et de l'oreillette droite. Cet amas de cellules constitue le *nœud sino-auriculaire (SA)*, qui fonctionne comme un stimulateur cardiaque (*pacemaker*). Ce nœud SA émet normalement de 60 à 100 impulsions électriques par minute lorsque l'individu est au repos, mais cette fréquence peut augmenter en fonction des besoins de l'organisme.

Le signal électrique émis par le nœud SA est transmis par les cellules de l'oreillette droite à un second nœud situé près de la valvule tricuspide et appelé *nœud auriculo-ventriculaire (AV)*. Les cellules du nœud AV émettent de 40 à 60 impulsions électriques par minute. Chacune de ces impulsions est transmise à un faisceau de fibres musculaires (*faisceau de His*) situées dans la cloison interventriculaire. Près de la pointe du cœur, le faisceau de His se subdivise en une branche droite et en une branche gauche dont les fibres sont appelées *fibres de Purkinje (Figure 24-3)*.

Si le nœud SA fonctionne mal, le nœud AV prend la relève ; si les deux nœuds cessent de jouer leur rôle de « pacemaker », le myocarde continue à battre à une fréquence de 40 battements par minute, ce qui correspond à la fréquence intrinsèque des impulsions électriques émises par les cellules du myocarde.

Physiologie du cœur

Couple électromécanique

Dans la cellule cardiaque, il existe normalement une différence de polarité électrique entre la surface externe de la membrane, qui est chargée positivement, et la surface interne, qui est chargée négativement. Quand le milieu interne de la cellule devient moins négatif, il se produit une *dépolarisation* qui permet à la cellule de se contracter. Il suffit qu'une seule cellule se dépolarise pour qu'une cellule voisine en fasse autant et ainsi de suite jusqu'à ce que le myocarde tout entier se contracte. La *repolarisation* se produit lorsque la cellule retourne à son état initial (plus négatif), ce qui entraîne le myocarde à se relâcher.

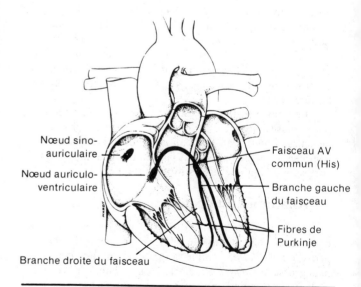

Figure 24-3 Système conducteur du cœur. (*Source :* E.E. Chaffee et E.M. Greisheimer. *Basic Physiology and Anatomy*, Philadelphie, J.B. Lippincott.)

Durant la dépolarisation, la perméabilité de la membrane cellulaire aux ions (sodium, chlore, calcium et potassium) varie. L'une de ces variations résulte d'une augmentation de la perméabilité aux ions calcium, qui peuvent alors mieux pénétrer dans la cellule, ce qui force celle-ci à se contracter. Après un temps relativement court, la tension électrique de la membrane retourne à sa valeur initiale ; le calcium accumulé à l'intérieur de la cellule est alors enlevé et la cellule se décontracte. C'est cette interaction qui existe entre les variations de la tension membraneuse et la réaction de la cellule musculaire qu'on appelle *couplage électromécanique*.

Contrairement aux muscles lisses et squelettiques, le muscle cardiaque présente une période réfractaire prolongée durant laquelle il ne peut être stimulé de nouveau pour se contracter. Ce phénomène réfractaire protège le cœur contre une contraction soutenue (tétanie), qui serait alors responsable d'un arrêt cardiaque.

En temps normal, le couplage électromécanique et la contraction cardiaque dépendent de la composition du liquide extracellulaire, qui elle-même varie en fonction de la composition du sang. Un changement dans la concentration du calcium sanguin altère la contraction du myocarde ; un changement dans la concentration du potassium sanguin affecte la tension électrique normale de la cellule cardiaque.

Dynamique de la circulation

Le principe selon lequel le sang est chassé du cœur et y retourne est basé sur le fait qu'il circule d'une région de haute pression vers une région où la pression est plus faible. La pression provient de la contraction des ventricules. Au niveau du cœur gauche, le sang est chassé dans l'artère aorte lorsque la pression ventriculaire est supérieure à la pression artérielle. Lorsque ces deux pressions s'équilibrent, la valvule aortique se referme et le débit du ventricule gauche s'arrête. Le sang aortique augmente la pression dans cette artère, ce qui force le sang à circuler dans les autres artères, dans les capillaires, puis dans les veines. Le sang retourne à l'oreillette droite, car la pression auriculaire est inférieure à la pression veineuse. De la même façon, un gradient de pression force le sang à gagner les poumons par l'artère pulmonaire, puis à retourner vers l'oreillette gauche. Les gradients de pression dans la circulation pulmonaire sont beaucoup moins élevés que dans la circulation systémique parce que la résistance des vaisseaux pulmonaires est moindre.

Vers la fin de la diastole, la paroi auriculaire se contracte en réaction à un signal émis par le nœud SA. Cette contraction augmente la pression auriculaire, ce qui force le sang à passer dans les ventricules. À ce moment, les ventricules se contractent à la suite de l'impulsion électrique émise par le nœud SA quelques millièmes de seconde avant (systole). Durant la systole, la pression ventriculaire force les valvules auriculo-ventriculaires à se fermer et le sang, qui ne peut plus retourner dans les oreillettes, passe dans les artères. À la fin de la systole, la paroi ventriculaire se décontracte et la pression dans les ventricules baisse rapidement au-dessous de la pression auriculaire, ce qui permet aux ventricules de se remplir de nouveau, et le cycle

recommence. On appelle *pression systolique* la pression maximale qui règne dans les ventricules au cours du cycle cardiaque ; la *pression diastolique* est la pression minimale.

Origine des bruits cardiaques. En temps normal, un bruit cardiaque est causé par la fermeture d'une valvule. Le premier bruit cardiaque (B_1) correspond à la fermeture des valvules auriculo-ventriculaires et le second bruit cardiaque (B_2) à celle des valvules semi-lunaires. Il est à noter que la valvule pulmonaire se ferme un peu après la valvule aortique ; c'est pourquoi, dans certaines conditions, il est facile d'entendre séparément la fermeture de la valvule aortique (bruit A_2) un peu avant la fermeture de la valvule pulmonaire (bruit P_2).

La systole correspond à l'intervalle entre les bruits B_1 et B_2. Cet intervalle est plus court que celui entre les bruits B_2 et B_1, qui correspond à la diastole (*Figure 24-4*).

Débit cardiaque

Le *débit cardiaque* désigne le volume de sang pompé par un ventricule en une minute. Le débit cardiaque est égal au débit systolique multiplié par le rythme cardiaque. Le *débit systolique* est le volume de sang pompé par un côté du cœur, par battement. Le débit systolique moyen est de 75 mL et le rythme cardiaque varie entre 70 et 80 battements par minute. Par conséquent, au repos, le débit cardiaque est de l'ordre de 5 L à 6 L (75 mL par contraction multiplié par 70 battements par minute = 5250 mL/min = 5,25 L/min).

Contrôle du rythme cardiaque. Le rythme cardiaque est dû à des réflexes dont les centres se situent dans le système nerveux autonome. Les fibres parasympathiques issues du nerf vague ralentissent le rythme cardiaque alors que les fibres sympathiques l'accélèrent. Toutes ces fibres exercent leurs effets sur le nœud SA. L'équilibre entre ces deux systèmes réflexes détermine le rythme cardiaque. Celui-ci varie aussi en fonction de la concentration sanguine des catécholamines des glandes surrénales de même qu'en fonction de la concentration de l'hormone thyroïdienne, dont les effets sont semblables à ceux des catécholamines.

Contrôle du débit systolique. Le débit systolique dépend : (1) de la contractilité intrinsèque du myocarde, (2) du degré de tension du myocarde avant qu'il ne se contracte et (3) de la pression que le myocarde aura à vaincre pour chasser le sang au cours de la systole.

La contractilité intrinsèque augmente grâce aux catécholamines, à l'activité des fibres sympathiques et à certains médicaments comme la digitaline. Elle diminue à la suite d'hypoxémie et d'acidose.

La durée de la période précédant la contraction systolique dépend du volume de sang qui demeure dans le ventricule en fin de diastole ; ce volume de sang constitue ce qu'on appelle la *précharge*. Plus cette précharge est élevée, plus le débit systolique est important.

La pression que le ventricule gauche doit vaincre correspond à la pression qui règne dans l'aorte ; celle que le ventricule droit doit vaincre correspond à la pression qui règne dans l'artère pulmonaire. Plus ces pressions artérielles sont élevées, plus la tension des parois ventriculaires durant

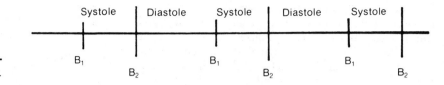

Figure 24-4   Bruits normaux du cœur.

la systole sera importante. Cette tension est appelée *post-charge* ; plus celle-ci est élevée, moins le débit systolique sera fort.

Le débit systolique augmente en fonction de l'effort, du retour veineux (augmentation de la précharge), de la contractilité et de la diminution de la postcharge (due à la vaso-dilatation périphérique ainsi qu'à la baisse de la pression aortique).

□ ANTÉCÉDENTS CLINIQUES

Le type d'information à recueillir sera différent s'il s'agit d'un client atteint d'une maladie aiguë ou d'un cardiaque chronique. Un client souffrant d'un infarctus du myocarde à la phase aiguë a besoin de soins médicaux et infirmiers immédiats pour lui sauver la vie (par exemple, le soulagement du malaise thoracique et de l'ischémie ou la prévention de l'arythmie) plutôt que de subir une longue entrevue. On lui pose peu de questions, mais celles-ci doivent être bien choisies : malaise ressenti à la poitrine et symptômes qui y sont rattachés (comme le souffle court et les palpitations), type d'allergie aux médicaments et habitudes concernant le tabac. En même temps, on prend son pouls, sa pression artérielle et on s'apprête à lui faire une intraveineuse. Ce n'est que lorsque l'état du client est stabilisé qu'on le questionne davantage.

Dans le cas d'une crise aiguë, on accorde toute son attention au cœur lui-même et au débit cardiaque. Dans le cas d'une athérosclérose coronarienne, le client éprouve un malaise thoracique (angine de poitrine ou infarctus du myocarde), de la fatigue et de l'essoufflement. Le débit urinaire diminue à cause de la défaillance ventriculaire gauche accompagnée d'une diminution du débit cardiaque. Il aura des palpitations et des vertiges (arythmies causées par l'ischémie, l'anévrisme, le stress et le déséquilibre électrolytique), de l'œdème causé par la défaillance du ventricule droit, une hypotension posturale avec étourdissements et de légères céphalées dues à la thérapie diurétique, qui fait perdre énormément de sels. Le client souffrant d'un trouble valvulaire présente les symptômes de la défaillance cardiaque, de l'arythmie et des douleurs thoraciques.

Tous les malaises thoraciques ne sont pas forcément liés à l'ischémie myocardique. Certaines caractéristiques permettent de distinguer un malaise bénin d'un malaise plus sérieux pouvant être mortel ; chacun est donc traité différemment. Le tableau 24-1 résume les caractéristiques de l'angine de poitrine, de l'infarctus du myocarde et de la péricardite. La figure 24-5 illustre les différents types de douleur ressentie. Cependant, on doit se rappeler quatre points importants :

- Il existe peu de relations entre la gravité de la douleur thoracique et la gravité de ses causes.
- Il y a une faible corrélation entre la localisation de cette douleur et son lieu d'origine.
- Le client peut présenter simultanément plusieurs problèmes.
- Chez le client atteint d'athérosclérose coronarienne, on suppose que la douleur thoracique est secondaire à l'ischémie, jusqu'à preuve du contraire.

Pour recueillir facilement des informations subjectives concernant les antécédents cardio-vasculaires, on peut poser au client certaines des questions qui suivent. Cependant, il est important de formuler des questions appropriées à la situation et de poursuivre plus à fond si un éclaircissement s'impose.

1. Respiration
   - Êtes-vous toujours essoufflé ?
   - Depuis combien de temps ?
   - Que faites-vous pour rendre votre respiration plus facile ?
   - Qu'est-ce qui la rend plus difficile ?

Tableau 24-1   Caractères distinctifs de l'angine de poitrine, de l'infarctus du myocarde et de la péricardite

	Caractéristiques et durée des symptômes de la douleur	Facteurs de déclenchement
Angine de poitrine	Compression étouffante qui diminue au bout de 1 min à 10 min	Effort, émotion, action de manger, froid
Infarctus du myocarde	Survient spontanément Écrasement et serrement plus graves et plus prolongés que pour l'angine De 15% à 25% des cas sont imperceptibles	En association possible avec le vertige, la diaphorèse et la nausée Ne semble pas relié à l'émotion et à l'effort
Péricardite	Douleurs aiguës et intermittentes intensifiées par la déglutition, la toux et la rotation du tronc Débute soudainement	En association possible avec l'inspiration et les mouvements du tronc

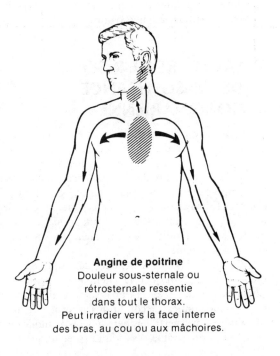

Angine de poitrine
Douleur sous-sternale ou
rétrosternale ressentie
dans tout le thorax.
Peut irradier vers la face interne
des bras, au cou ou aux mâchoires.

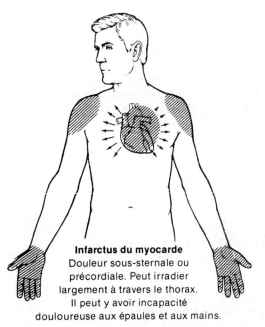

Infarctus du myocarde
Douleur sous-sternale ou
précordiale. Peut irradier
largement à travers le thorax.
Il peut y avoir incapacité
douloureuse aux épaules et aux mains.

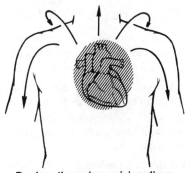

Douleur thoracique péricardique
Douleur sous-sternale ou à gauche du sternum.
Peut-être perçue dans la région épigastrique
et peut être renvoyée au cou, au bras et au dos.

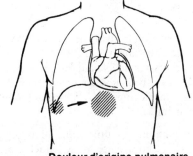

Douleur d'origine pulmonaire
La douleur provient de la partie inférieure de la plèvre.
Peut être renvoyée au bord costal ou à la partie
supérieure de l'abdomen. La douleur peut être localisée.

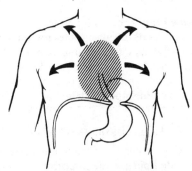

Douleur œsophagienne
*Hernie hiatale, œsophagite par reflux
gastro-œsophagien.* Douleur
sous-sternale. Peut se propager
autour du thorax, vers les épaules.

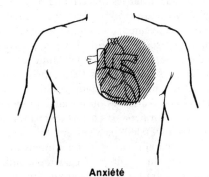

Anxiété
Douleur à la partie supérieure gauche du thorax ;
peut être variable ; pas d'irradiation.
Évaluation pour hyperventilation,
soupirs respiratoires et palpitations.
Le client peut se plaindre d'engourdissement
et de picotement aux mains et à la bouche.

Figure 24-1   Évaluation de la douleur thoracique.

- Depuis combien de temps est-ce un problème pour vous ?
- Quel type d'activités n'êtes-vous plus capable de faire ?
- Prenez-vous des médicaments pour vous aider à mieux respirer ?
- Certains d'entre eux font-ils réellement effet ?
- À quel moment préférez-vous les prendre ?

2. Circulation (On utilisera la même démarche que ci-dessus.)
   - Malaises thoraciques [1]
   - Gain ou perte de masse
   - Œdème des mains, des pieds ou des jambes, ou de la région sacrée si le malade est alité
   - Vertige
   - Fatigue
   - Céphalées légères
   - Palpitations
   - Manifestations de l'hypertension
   - Mains et pieds froids alors qu'il fait chaud

3. Miction
   - La quantité d'urine est-elle normale pour vous ?
   - Urinez-vous toujours la nuit ?
   - Combien de fois ?
   - À quel moment avez-vous noté un changement ?
   - Prenez-vous un diurétique ?
   - Quand le prenez-vous ?

4. Aspect mental
   - Réfléchissez-vous toujours aussi vite qu'avant ? Votre pensée est-elle toujours aussi claire ?
   - Riez-vous ou criez-vous de joie autant qu'avant ?
   - À quel moment avez-vous noté un changement ?
   - Prenez-vous un médicament qui pourrait modifier votre raisonnement ?

Ce genre d'informations est utile pour planifier les soins individuels du client hospitalisé, pour l'aider à organiser sa convalescence et pour le renseigner d'une façon appropriée. En connaissant la façon dont le client perçoit sa maladie et ses conséquences sur la vie de tous les jours, l'infirmière peut mieux identifier les objectifs de réadaptation ou les stratégies en vue de modifier certaines activités projetées. Puisque des changements au régime alimentaire seront probablement prescrits (diminution de sel, des graisses saturées et des apports énergétiques), il faut chercher à connaître les préférences alimentaires (y compris celles qui sont imposées par la culture et l'origine ethnique), les habitudes alimentaires (les conserves ou les mets préparés par rapport à la nourriture fraîche, la cuisine de restaurant au lieu de la cuisine familiale), le type d'épicerie fréquentée et le responsable qui préparera les repas. La connaissance de la situation financière du client peut également aider l'infirmière à conseiller un traitement exigeant des médicaments peu coûteux et, malgré tout, efficaces. L'infirmière doit connaître les facteurs de risque de l'insuffisance coro-

narienne afin d'aider le client à changer ses habitudes qui peuvent contribuer à l'aggravation de la cardiopathie.

☐ FACTEURS DE RISQUE DE L'INSUFFISANCE CORONARIENNE

L'insuffisance coronarienne est liée à certains facteurs de risque dont on recherche actuellement les causes physiologiques. Pour rendre efficace l'enseignement donné au client, il est nécessaire de reconnaître ces facteurs, d'évaluer leur importance selon certains critères et d'interpréter les données fournies par l'étude de ces facteurs. Cependant, il n'existe aucun consensus en ce qui concerne les mesures à prendre pour modifier efficacement ces facteurs chez les clients déjà atteints.

On peut classer les facteurs de risque de nombreuses façons. Afin d'éduquer le client et le professionnel, les catégories énumérées ci-après sont établies à partir de facteurs inévitables, de conditions athérogènes individuelles (inévitables chez certaines personnes), du mode de vie et des symptômes de troubles vasculaires précliniques.

Facteurs de risque inévitables

Des recherches ont montré que les facteurs dits inévitables dépendent de ceux qui peuvent être évités et ils sont donc modifiés, jusqu'à un certain point.

Âge et sexe. L'insuffisance coronarienne est hautement associée à l'âge. L'incidence de l'insuffisance coronarienne augmente régulièrement chez l'homme ; elle est en hausse chez la femme après la ménopause, tout en demeurant moindre que chez l'homme.

Antécédents familiaux. L'hérédité semble être un bon facteur de prédiction. Les personnes qui sont dans ces conditions doivent connaître les autres facteurs de risque afin de modifier certaines habitudes pour limiter l'aggravation du processus.

Origine ethnique. L'hypertension est plus fréquente chez les hommes noirs que chez les hommes blancs. Cependant, l'ethnie, dans son sens large, comprend le mode de vie aussi bien que l'origine ethnique. Bien qu'on ne puisse changer l'origine ethnique, on peut modifier le mode de vie associé à des cultures particulières.

Conditions athérogènes individuelles

Les conditions athérogènes individuelles comprennent les taux élevés de lipides et de lipoprotéines sériques, l'hypertension et l'intolérance au glucose. Elles peuvent être modifiées quelque peu.

Taux élevés de lipides et de lipoprotéines sériques. Un taux de cholestérol élevé accroît le risque d'insuffisance coronarienne. Un régime alimentaire riche en cholestérol et en graisses saturées augmente le taux de cholestérol. Cependant, cette incidence reste controversée, car la cholestérologénèse ne semble pas affectée par le régime alimentaire.

---

1. Puisque certains clients n'admettent pas toujours ressentir une « douleur », on utilisera des termes équivalents pour distinguer le type de malaise. Les clients utilisent souvent les expressions suivantes : étranglement, resserrement, raideur, endolorissement, compression, lourdeur, mal qui s'étend, étouffement, indigestion et brûlures.

On n'a pas défini le taux normal de cholestérol sérique, mais la norme établie chez les Nord-Américains est de beaucoup supérieure à celle des Orientaux. Pour prédire le risque d'insuffisance coronarienne, on mesure maintenant le taux de lipoprotéines sériques au lieu du taux de triglycérides sériques. Le cholestérol sérique à taux élevé de lipoprotéines est particulièrement important et, fait intéressant, on croit que ce taux *élevé* exerce un effet protecteur contre l'évolution athérosclérotique. Le taux de lipoprotéines ne dépend pas du régime alimentaire mais il augmente grâce à l'activité physique. Les femmes ont un taux supérieur à celui des hommes.

Hypertension. L'hypertension semble accélérer l'évolution de l'athérosclérose et causer l'apparition plus rapide de l'ischémie myocardique, de l'insuffisance cardiaque et de la crise cardiaque. Il est recommandé de maintenir la pression artérielle aussi près que possible de 140/90.

Intolérance au glucose. C'est un signe de diabète sucré et on sait que cette intolérance apparaît chez les gens qui souffrent d'athérosclérose. Des études récentes ont montré que chez la femme, plus que chez l'homme, c'est le facteur de risque le plus important d'insuffisance coronarienne. On ne considère pas cette intolérance comme un facteur isolé, car la plupart des diabétiques ont une pression artérielle élevée ainsi qu'un fort taux de cholestérol sérique et ils sont généralement obèses.

Mode de vie. L'usage de la cigarette, l'inactivité physique, l'obésité, les variations de masse, le stress émotionnel et l'usage de contraceptifs oraux sont autant de facteurs de risque.

Usage de la cigarette. C'est un facteur de risque aussi important chez l'homme que chez la femme, qui cause plus de décès par infarctus ou par arrêt cardiaque soudain que le cancer du poumon ou la bronchopneumopathie chronique obstructive. Le danger dépend du nombre de cigarettes fumées et de l'âge auquel on a commencé à fumer (indice exprimé en nombre de paquets fumés × nombre d'années) ainsi que de l'habitude d'inhaler la fumée. À cause du fait qu'ils n'avalent généralement pas la fumée, les fumeurs de pipe ou de cigare courent un risque moins grand, à moins qu'ils ne soient d'anciens fumeurs de cigarette qui ont conservé l'habitude d'inhaler. Le risque d'insuffisance coronarienne est réduit lorsqu'on cesse de fumer et, après 10 ans, le risque de décès égale celui des non-fumeurs.

Inactivité physique. La plupart des praticiens pensent que l'exercice physique a le mérite de prévenir l'insuffisance coronarienne ou d'en minimiser l'évolution. On a montré que la mortalité due à l'infarctus du myocarde peut diminuer chez le client qui participe aux programmes de rééducation cardiaque. On ne sait pas pourquoi l'activité physique protège contre l'insuffisance coronarienne, mais des données récentes ont montré que les taux de cholestérol riche en lipoprotéines étaient plus élevés chez les hommes physiquement très actifs que chez les autres.

Obésité et variation de masse. Le risque d'insuffisance coronarienne ainsi que la mortalité sont accrus chez l'individu obèse ou qui a un surplus de masse. Un individu souffre d'obésité lorsque le rapport masse/taille dépasse de 20% la valeur idéale. Il est difficile de reconnaître ce facteur comme seule cause possible, car beaucoup d'obèses sont plus âgés, ont une pression artérielle élevée et un taux élevé de cholestérol sérique. On doit également noter que des variations très grandes de masse sont fortement reliées à l'incidence et au taux de mortalité de la maladie coronarienne.

Stress émotionnel. Ce facteur est aussi important chez l'homme que chez la femme. Bien que le stress soit associé de près au mode de vie « à l'américaine », on doit se rappeler qu'il est présent dans presque toutes les situations et que ce qui est une cause de stress pour les uns ne l'est pas pour d'autres. La différence réside dans la manière d'y faire face, surtout lorsqu'on ne considère pas l'exercice physique comme un idéal à atteindre. Bien que beaucoup d'éléments du mode de vie soient cause de stress, c'est l'individu agressif, ambitieux, compétitif, préoccupé par la mort, impatient et pressé par le temps qui est le plus en danger. Ce type de personnalité est un facteur de risque touchant autant de femmes que d'hommes.

Usage des contraceptifs oraux. L'infarctus du myocarde est rare chez la femme jeune et en santé. Chez celle-ci, l'usage de contraceptifs oraux (œstrogènes et progestérone) est associé à un risque élevé d'infarctus. L'usage du tabac est en synergie avec l'usage de contraceptifs oraux ; une femme qui fume et qui prend des contraceptifs oraux voit ses risques d'insuffisance coronarienne et de mort s'accroître énormément.

Signes précurseurs de la maladie cardio-vasculaire

Les signes précurseurs de la maladie cardio-vasculaire comprennent les variations de l'hypertrophie ventriculaire gauche détectées par l'électrocardiographie (signe commun chez le client qui fait de l'hypertension), ainsi que les changements non spécifiques de l'onde T sur l'électrocardiogramme pris au repos. On peut modifier cette hypertrophie en parvenant à faire baisser la pression artérielle.

Facteurs de risque combinés

Plus il y a de facteurs de risque, plus l'insuffisance coronarienne se développe. La combinaison de tous les facteurs a un effet synergique. Les associations pour les maladies cardiaques fournissent au clinicien une méthode simple pour prédire un risque coronarien et pour inciter le client à modifier certaines habitudes.

☐ ÉVALUATION PHYSIQUE

L'examen physique devrait confirmer les données obtenues lors de l'évaluation initiale. Un personnel expérimenté dans l'examen physique effectue les observations de base à l'admission. Dans le cas d'une maladie cardiaque aiguë, l'examen porte sur les signes vitaux habituels (toutes les 4 h ou plus, si nécessaire). À mesure que l'état du client s'améliore, l'évaluation se fait à chaque changement de l'équipe de travail, puis une fois par jour jusqu'à ce que le client puisse retourner chez lui. Ce sont les infirmières qui passent 24 h avec le client qui sont les mieux qualifiées pour identifier les changements qui s'opèrent. Il est important de les identifier au plus tôt afin d'empêcher que la situation ne s'aggrave. L'infirmière de l'unité de soins cardiaques qui téléphone au médecin pour lui dire que le client « ne va pas tout à fait bien » manque de crédibilité par rapport à celle qui identifie « un troisième bruit (B_3) physiologique (ou bruit de galop protodiastolique), des râles bilatéraux à mi-chemin au-dessus des régions postérieures pulmonaires et une distension des jugulaires de 14 cm d'eau ». Tout changement observé doit être noté au dossier et communiqué au médecin.

L'évaluation cardiaque doit comprendre l'évaluation

- de l'état général du client,
- de la puissance de pompage du cœur,
- des volumes et des pressions de remplissage,
- du débit cardiaque,
- des mécanismes compensateurs.

Les facteurs qui dénotent une diminution de la contractilité sont la pression différentielle réduite, la dilatation cardiaque, l'existence de souffles et le rythme galopant.

On estime les volumes et les pressions de remplissage au degré de distension des jugulaires, à l'existence ou non de crépitations, d'œdème périphérique et de variations de la pression artérielle lors du changement de position.

Le débit cardiaque est évalué grâce au rythme cardiaque, à la pression différentielle, à la résistance vasculaire périphérique, au débit urinaire et aux manifestations du système nerveux central (SNC).

Les mécanismes compensateurs qui aident à maintenir le débit cardiaque sont, par exemple, l'augmentation des volumes de remplissage et celle du rythme cardiaque.

L'examen doit s'effectuer logiquement du haut vers le bas et, avec de la pratique, il peut prendre environ 10 min : (1) état général, (2) pression artérielle, (3) pouls, (4) mains, (5) tête et cou, (6) cœur, (7) poumons, (8) abdomen, (9) pieds et jambes.

État général

Les observations porteront sur le degré de détresse, le niveau de conscience et la cohérence de la pensée, cohérence qui dénote l'état de la circulation cérébrale. Les membres de la famille peuvent faire part d'un changement subtil de comportement. L'infirmière doit noter le degré d'anxiété du client, non seulement pour le rassurer, mais aussi pour en évaluer l'effet sur le système cardio-vasculaire.

Pression artérielle

Pour mesurer correctement la pression artérielle, il est nécessaire que :

- la taille du brassard soit appropriée ;
- le sphygmomanomètre soit bien calibré ;
- le bras du client soit au niveau du cœur ;
- les mesures soient effectuées aux deux bras et que les mesures subséquentes soient faites au bras dont la pression est la plus élevée ;

- la position du client et le bras qui a servi aux mesures soient notés ;
- l'existence d'un trou auscultatoire soit considérée, en particulier chez le client dont la pression est élevée. Afin d'éviter de mesurer une pression systolique faussement basse, il faut palper avant de prendre la mesure.

Pression différentielle. La pression différentielle (différence entre la pression systolique et la pression diastolique) donne une idée du débit systolique, de la vitesse d'éjection et de la résistance vasculaire systémique. Cette pression ne peut être retenue pour évaluer la capacité du client à maintenir son débit cardiaque. Si la pression différentielle d'un client cardiaque tombe au-dessous de 30 mm Hg, une réévaluation de l'état cardio-vasculaire est conseillée.

Variations de la pression artérielle selon les positions. L'hypotension posturale (orthostatique) se produit lorsque la pression artérielle chute après qu'on s'est relevé rapidement ; elle s'accompagne habituellement de vertige, de céphalée ou d'une syncope. Bien qu'il existe plusieurs causes de l'hypotension posturale, les trois plus communes observées chez le cardiaque sont le manque important de sodium, les mécanismes inadéquats de la vaso-constriction et une insuffisance du système autonome. Les variations de la pression artérielle selon les positions, ainsi que les antécédents cliniques déjà notés, peuvent aider le clinicien à les différencier. Il faut se rappeler les points suivants :

- Placer le client en position de décubitus dorsal, et aussi à plat que le permettent les symptômes, pendant 10 min avant de mesurer la pression artérielle initiale et le rythme cardiaque.
- Toujours prendre les mesures en position allongée avant la position debout.
- Toujours noter le rythme cardiaque et la pression artérielle pour chaque position (couchée, assise ou debout).
- Ne jamais ôter le brassard entre les changements de position, mais vérifier s'il est placé correctement.
- Noter les valeurs pendant que le client est assis au bord du lit, les jambes pendantes et, si nécessaire, lorsqu'il est debout à côté du lit.
- Attendre de 1 min à 3 min après chaque changement de position avant d'effectuer les mesures.
- Surveiller tout signe de détresse et, si nécessaire, remettre le client au lit avant de poursuivre les mesures.
- Noter tout signe ou symptôme qui accompagne chaque changement de position.

Les changements de position font augmenter le rythme cardiaque pour compenser la diminution du débit systolique et pour maintenir le débit cardiaque. Les autres réactions normales sont une légère diminution de la pression systolique équivalente à 15 mm Hg et une légère diminution, de 5 mm Hg à 10 mm Hg, de la pression diastolique.

On peut soupçonner un manque de sels (à la suite d'un traitement diurétique, par exemple) lorsque, en réaction aux positions assise ou debout, le rythme cardiaque augmente et que la pression systolique baisse de 15 mm Hg, ou encore que la pression diastolique diminue de 10 mm Hg. Il est difficile de faire la différence entre un manque de sels et une vaso-constriction inadéquate au moment des changements de position lorsqu'on évalue seulement les signes vitaux. Lorsqu'il y a un manque de sels, les réflexes qui maintiennent le débit cardiaque (augmentation du rythme cardiaque et de la vaso-constriction périphérique) se produisent normalement, mais la pression artérielle diminue à cause de la perte de liquide extra-cellulaire. Lorsque la vaso-constriction est inadéquate, le rythme cardiaque se réajuste en conséquence, mais la pression artérielle diminue à cause de la vaso-constriction périphérique qui faiblit. Le tableau suivant est un exemple d'enregistrement des pressions artérielles montrant soit un manque de sels, soit une vaso-constriction inadéquate.

Position	Pression artérielle (mm Hg)	Rythme cardiaque (battements par minute)
couchée	120/70	70
assise	100/55	90
debout	98/52	94

En cas d'insuffisance du système autonome, le rythme cardiaque ne peut augmenter pour compenser les effets de la pesanteur en position debout. La vaso-constriction périphérique peut ne pas se produire ou diminuer. Voici un exemple d'enregistrement :

Position	Pression artérielle (mm Hg)	Rythme cardiaque (battements par minute)
couchée	150/90	60
assise	100/60	60

Pouls radial

On mesure l'amplitude et le rythme du pouls radial. Il est normal si l'onde pulsatile est rapide et douce. Si la pulsation est courte et faible, c'est un signe de diminution de la pression différentielle, due à une réduction du débit systolique et à une augmentation de la résistance vasculaire. L'augmentation de la pression différentielle est marquée par un pouls bondissant et de forte amplitude.

Rythme cardiaque. On peut déterminer le rythme d'après le pouls radial. Si le rythme est irrégulier, on doit compter le nombre de pulsations pendant une minute au niveau de la pointe du cœur et au niveau du radius. On doit noter chaque écart entre les deux niveaux. La différence se produit lorsqu'il y a fibrillation auriculaire et que les contractions ventriculaires sont prématurées. Si la différence est grande, il est nécessaire que les comptages soient effectués par deux personnes au cours d'une même minute.

Mains

Chez le client cardiaque, les éléments les plus importants à noter sont les suivants :

- La cyanose périphérique signifie que le débit sanguin périphérique diminue, donnant plus de temps à la

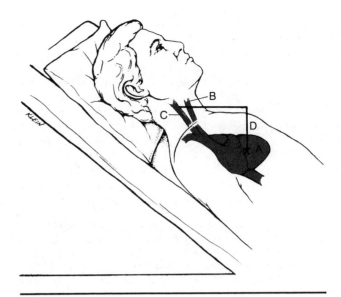

Figure 24-6 Mesure non envahissante de la pression veineuse centrale (PVC). **A)** Axe phlébostatique. **B)** Veine jugulaire interne. **C)** Veine jugulaire externe. **D)** La distance (en centimètres) séparant verticalement le ménisque de l'axe phlébostatique donne la PVC en cm H_2O.

molécule d'hémoglobine pour se libérer de son oxygène. Cela se produit par la vaso-constriction des vaisseaux superficiels lorsqu'il fait froid ou, encore, dans des situations pathologiques qui entraînent la diminution de la circulation sanguine, par exemple le choc cardiogène.

- La pâleur est un signe d'anémie ou d'une résistance vasculaire systémique accrue.
- Le temps de remplissage des capillaires donne un estimé du débit périphérique. En temps normal, le remplissage est instantané ; s'il est plus lent, c'est un signe d'insuffisance cardiaque.
- La température et l'humidité des mains sont contrôlées par le système autonome. En temps normal, les mains sont chaudes et sèches ; sous l'effet du stress, elles deviennent froides et humides. Dans le choc cardiogène, les mains sont froides et moites.
- L'œdème diminue la plasticité de la peau.
- La déshydratation et l'âge réduisent la turgescence de la peau.
- L'hippocratisme digital est dû à une non-saturation chronique de l'hémoglobine, comme c'est le cas pour la cardiopathie congénitale.

Tête et cou

Tête. En examinant le client cardiaque, on doit observer les lèvres et le lobe des oreilles pour détecter la cyanose périphérique, et les muqueuses buccales pour détecter la cyanose centrale. Dans ce dernier cas, l'hémoglobine n'est pas complètement saturée d'oxygène ; cela entraîne une maladie sérieuse des poumons ou du cœur, comme dans l'œdème pulmonaire. La cyanose périphérique accompagne toujours la cyanose centrale.

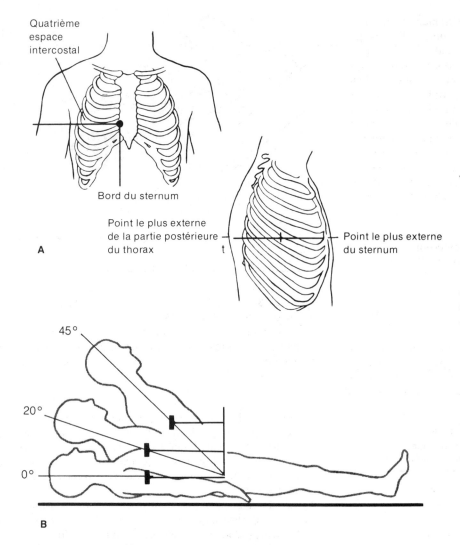

Quatrième
espace
intercostal

Bord du sternum

Point le plus externe
de la partie postérieure
du thorax

Point le plus externe
du sternum

A

B

45°

20°

0°

Figure 24-7 Axe phlébostatique et niveau phlébostatique. **A**) L'axe phlébostatique est l'intersection des deux lignes de référence : (1) une première ligne qui joint le quatrième espace intercostal au sternum, passant à l'extérieur du corps au-dessous des aisselles ; (2) une seconde ligne symétrique par rapport aux surfaces antérieure et postérieure du thorax. **B**) Le niveau phlébostatique est la ligne horizontale qui coupe l'axe phlébostatique. Le transducteur ou le point zéro du manomètre doit être au même niveau que l'axe afin de prendre des mesures précises. Lorsque le client passe de la position allongée à plat aux autres positions inclinées, le thorax se déplace ainsi que le niveau de référence ; le niveau phlébostatique demeure horizontal par rapport au même point de référence. (*Source :* J. Shinn et al. *Heart Lung,* 8 : 2, p. 324, 1979.)

Cou.   La distension de la veine jugulaire est due à une augmentation du remplissage cardiaque et à une élévation de la pression du cœur droit. C'est ce que l'on remarque en dernier lors d'une insuffisance ventriculaire gauche. Les veines jugulaires sont semblables à des manomètres et on peut les utiliser pour évaluer la pression veineuse centrale (PVC), qui reflète la pression auriculaire droite, ou la pression en fin de diastole ventriculaire droite. Pour mesurer la distension de la veine jugulaire :

- On place le client en position allongée, mais le dos surélevé pour lui assurer un certain confort.
- On détermine le niveau du cœur par rapport à l'axe phlébostatique, à l'intersection du quatrième espace intercostal et de la ligne antéro-postérieure moyenne (*Figures 24-6* et *24-7*).
- On repère les veines du cou (l'une ou l'autre des veines jugulaires internes ou externes). Le sang indique le niveau correspondant à la PVC lorsque les veines sont pincées par le doigt au niveau de la mâchoire.
- On ne doit pas tendre les veines en premier ; on doit retenir le sang au niveau d'une valvule de la jugulaire.
- On incline le dos du client de telle manière qu'on puisse voir le ménisque au-dessous de l'angle du maxillaire.

- On mesure verticalement la distance entre l'axe phlébostatique et le ménisque avec un ruban à mesurer. La distance en centimètres correspond à la PVC (*Figure 24-6, D*). La distension jugulaire normale varie entre 4 cm et 10 cm d'eau.

Cœur

On examine la région précordiale (région thoracique recouvrant le cœur). Le client cardiaque présente les anomalies suivantes :

- *Choc systolique anormal.* Normalement, le choc systolique ou battement apexien est localisé dans le cinquième espace intercostal au milieu de la ligne médioclaviculaire. Par exemple, la dilatation du ventricule gauche, due à une insuffisance ventriculaire, est évidente si le choc systolique est situé au-dessous du cinquième espace ou en dehors de la ligne médioclaviculaire. À la palpation, on ne sent le choc systolique que dans un seul espace intercostal. Si on le perçoit dans deux ou dans plusieurs espaces intercostaux adjacents, on peut diagnostiquer une dilatation ventriculaire gauche. Si l'on trouve deux zones nettement séparées, avec un

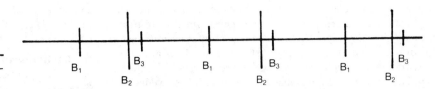

Figure 24-8 B$_3$ de galop suivant immédiatement le B$_2$.

mouvement paradoxal, on peut soupçonner un anévrisme ventriculaire.

- *Bruits de remplissage diastolique (bruits de galop B$_2$ et B$_4$).* (Voir les figures 24-8 et 24-9.) Ces bruits indiquent une diminution de la régularité ventriculaire causée probablement par l'ischémie, l'insuffisance cardiaque ou la cardiopathie hypertensive. On perçoit mieux les bruits de galop en plaçant la membrane du stéthoscope au niveau de l'apex, le client étant couché sur le côté gauche.
- *Souffle systolique.* Dans le cas d'une insuffisance coronarienne, le souffle cardiaque le plus fréquent est le souffle holosystolique (qui se produit durant la systole) de la régurgitation mitrale. Le retour du sang du ventricule gauche par la valvule mitrale se produit si les muscles papillaires deviennent ischémiques et qu'ils ne sont plus capables de se contracter normalement. Ce souffle est plus intense au niveau de l'apex et peut être perçu avec le diaphragme du stéthoscope.
- *Frottement péricardique.* On rencontre communément la péricardite transitoire chez le client qui souffre d'un infarctus aigu ou qui a subi une opération à cœur ouvert. C'est avec le diaphragme du stéthoscope qu'on entend le frottement péricardique, le client se tenant droit et penché en avant.

Poumons

L'examen respiratoire chez le client cardiaque montre fréquemment :

- *De la tachypnée.* On peut noter une respiration rapide et superficielle chez l'individu atteint d'une insuffisance cardiaque, qui éprouve des douleurs ou qui est extrêmement anxieux.
- *Une respiration de Cheyne-Stokes.* Le client qui souffre d'une insuffisance ventriculaire gauche grave peut présenter une respiration de Cheyne-Stokes. La durée de la période d'apnée est particulièrement longue.
- *De l'hémoptysie.* Des crachats roses et écumeux indiquent un œdème pulmonaire aigu.
- *De la toux.* Une toux sèche et pénible, due à l'irritation des petites voies respiratoires, est fréquente chez l'individu souffrant d'une congestion pulmonaire causée par une insuffisance cardiaque.
- *Des crépitations.* Une insuffisance cardiaque ou une atélectasie (associée à un alitement, à une douleur ischémique ou aux effets d'une médication contre la douleur, ou de sédatifs) donnent souvent naissance à des crépitations. On perçoit d'abord les crépitations à la base des poumons (à cause de l'effet de la pesanteur sur l'accumulation du liquide et de la diminution de la ventilation des tissus des parties inférieures), mais elles peuvent s'étendre à toutes les parties du poumon.
- *Une respiration sifflante.* La compression de petites voies respiratoires par l'œdème pulmonaire interstitiel peut causer la respiration sifflante. Des agents bêta-bloqueurs tels que le propranolol peuvent accélérer le rétrécissement, en particulier chez les clients souffrant d'une maladie pulmonaire secondaire.

Abdomen

Chez le client cardiaque, il est nécessaire :

- *De déterminer le volume du foie.* Il y a engorgement du foie à cause de la diminution du retour veineux due à une insuffisance ventriculaire droite. Le foie grossit, s'affermit, se distend et devient lisse. On peut constater le reflux hépato-jugulaire en pressant le foie avec fermeté pendant 30 s à 60 s et en notant l'augmentation de la distension jugulaire à 1 cm près.
- *D'évaluer l'hypertrophie de la vessie.* Le débit urinaire est fonction du débit cardiaque. Chez un client qui n'a pas uriné ou qui en est incapable, il faut toujours évaluer la distension vésicale avant d'entreprendre d'autres mesures.

Pieds et jambes

Beaucoup de maladies cardiaques sont reliées aux maladies vasculaires périphériques ou à un œdème périphérique secondaire à l'insuffisance ventriculaire droite. Par conséquent, il faut évaluer, chez tout individu cardiaque, la normalité de la circulation artérielle périphérique et du retour veineux. De plus, la thrombophlébite est une complication associée à l'alitement et elle demande un contrôle soigné. (Voir le chapitre 29.)

☐ ÉPREUVES DIAGNOSTIQUES ET TECHNIQUES

Des épreuves diagnostiques sont nécessaires pour confirmer les données obtenues par l'entrevue ou par l'examen. Si

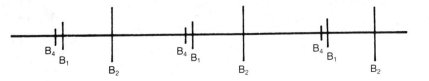

Figure 24-9 B$_4$ de galop précédant immédiatement le B$_1$.

quelques-unes d'entre elles sont faciles à interpréter, d'autres doivent être interprétées par des experts. On doit fournir aux clients des explications de base sur toutes les épreuves. Pour certaines d'entre elles, il est nécessaire de donner des instructions particulières avant de les exécuter, et l'infirmière qui en contrôle le déroulement doit exercer une surveillance spéciale.

Épreuves de laboratoire

Des épreuves de laboratoire sont exigées pour une variété de raisons : pour aider à poser le diagnostic de l'infarctus aigu du myocarde (l'angine de poitrine ne peut être confirmée ni par les analyses d'urine ni par les analyses de sang) ; pour mesurer les anomalies biochimiques du sang, qui pourraient influencer le pronostic chez le client cardiaque ; pour évaluer le degré d'inflammation du processus ; pour sélectionner les facteurs de risque associés à l'insuffisance coronarienne athérosclérotique ; pour déterminer les données de base avant que la thérapie ne débute ; pour évaluer le taux de médicaments et pour repérer chaque anomalie. On compile tous les résultats d'analyse. Étant donné le nombre de méthodes utilisées, on fait appel à des laboratoires particuliers pour les constantes biologiques.

Enzymes et isoenzymes cardiaques

L'infarctus aigu du myocarde peut être confirmé par la présence de taux anormalement élevés d'enzymes et d'isoenzymes sériques. Les enzymes sont libérées par toutes les cellules qui meurent et, par conséquent, elles ne sont pas spécifiquement en relation avec l'organe précis qui a été atteint. Certaines isoenzymes, cependant, proviennent seulement des cellules du muscle cardiaque et reflètent particulièrement bien la mort du muscle cardiaque. Du fait que différentes enzymes sont libérées dans le sang à des périodes variées suivant l'infarctus du myocarde, il est important d'évaluer le moment auquel on effectue une prise de sang par rapport au début du malaise thoracique. Si on fait la prise de sang trop tôt, la quantité d'enzymes n'est pas trop élevée ; si on la fait trop tard, les enzymes peuvent déjà être revenues à leur point de départ. (Voir le tableau 24-2 pour le temps de parcours des enzymes.) Les enzymes choisies pour diagnostiquer l'infarctus aigu du myocarde sont la créatine-kinase (CK) et son isoenzyme, la CK-MB, ainsi que la lacticodéshydrogénase (LDH) et ses isoenzymes.

Créatine-kinase et ses isoenzymes. La créatine-kinase est considérée comme l'indicateur le plus sensible et le plus sûr des enzymes cardiaques. Il existe trois iso-

enzymes : la CK-MM (muscle strié), la CK-MB (muscle cardiaque) et la CK-BB (tissu cérébral). Habituellement, la CK-MB, ou CK-2, est absente du sérum.

Lacticodéshydrogénase et ses isoenzymes. La lacticodéshydrogénase n'est pas aussi fiable que la CK. Cependant, comme elle culmine plus tard et qu'elle reste plus longtemps à un taux élevé, la LDH constitue une épreuve utile chez les clients atteints d'un infarctus aigu du myocarde qui ont retardé leur entrée à l'hôpital. Il existe cinq enzymes, mais deux seulement (LDH_1 et LDH_2) sont importantes pour le diagnostic de l'infarctus aigu du myocarde. Celles-ci prédominent dans le cœur, les reins et l'encéphale, mais le taux de la LDH_2 est supérieur à celui de la LDH_1. Lorsque les pourcentages sont inversés, c'est un signe d'infarctus aigu du myocarde.

Analyses sanguines

Électrolytes sériques. Les électrolytes sériques peuvent influencer le pronostic chez un client souffrant d'infarctus aigu du myocarde ou d'une autre maladie cardiaque. Le sodium sérique dénote un équilibre hydrique relatif. Le potassium sérique est un indicateur de la fonction rénale et on peut le réduire grâce aux agents diurétiques. Lorsqu'il diminue, le potassium cause l'irritabilité cardiaque et prédispose le client recevant une préparation de digitaline à devenir allergique à celle-ci. L'augmentation du potassium sérique a un effet dépressif sur le cœur. Le calcium est nécessaire à la coagulation sanguine et à l'excitabilité des muscles.

Azote uréique. L'azote uréique (BUN : *blood urea nitrogen*) est un produit du métabolisme terminal des protéines et il est excrété par les reins. Chez le cardiaque, un taux élevé d'azote uréique peut refléter une filtration rénale réduite (à cause de la diminution du débit cardiaque) et un manque de sels (à cause d'un traitement diurétique).

Glucose. Il est important d'évaluer la glycémie, car beaucoup de clients cardiaques sont atteints de diabète sucré. Le glucose sanguin peut être en légère augmentation dans les situations de stress lorsque l'adrénaline endogène est mobilisée.

Lipides et lipoprotéines. On peut mesurer les taux de cholestérol et de triglycérides pour évaluer les risques d'apparition d'une athérosclérose. Le client doit être à jeun pour cette épreuve. Le stress peut influencer les résultats.

On peut faire une évaluation des risques en mesurant le taux de lipoprotéines, en particulier s'il existe des antécédents familiaux de cardiopathies ou tout simplement pour diagnostiquer une anomalie spécifique des lipoprotéines. Des taux faibles de cholestérol riche en lipoprotéines et des taux élevés de cholestérol pauvre en lipoprotéines augmentent le risque d'athérosclérose coronarienne.

Radiographie et radioscopie thoraciques

Une *radiographie* permet de localiser le cœur, d'en déterminer la taille et les contours. Elle révèle la présence de calcifications dans le cœur et dans le péricarde, ainsi que

Tableau 24-2 Temps de parcours des enzymes cardiaques

Enzyme	Début	Temps maximal	Retour à la normale
CK	De 3 h à 6 h	24 h	De 72 h à 96 h
LDH	24 h	De 48 h à 72 h	De 7 jours à 10 jours

l'existence de changements physiologiques dans la circulation pulmonaire. Si elle n'aide pas à diagnostiquer un infarctus aigu du myocarde, elle peut confirmer l'existence de certaines complications comme l'insuffisance cardiaque congestive. La radiographie permet aussi de vérifier la bonne mise en place de cathéters cardiaques comme ceux du stimulateur cardiaque (*pacemaker*) ou de l'artère pulmonaire.

La *radioscopie* donne une image du cœur sur un écran radioluminescent. On peut y visualiser les pulsations cardiaques et vasculaires et repérer les contours anormaux du cœur. La radioscopie est utile pour suivre la mise en place des électrodes du stimulateur introduit par intraveineuse et le trajet du cathéter pendant le cathétérisme cardiaque.

Électrocardiographie

L'*électrocardiogramme* (ECG) est une représentation visuelle de l'activité électrique du cœur telle qu'elle apparaît dans les modifications du potentiel électrique au niveau de la peau. L'ECG est enregistré sous forme de graphique sur une bande de papier, ou il apparaît sur l'écran d'un oscilloscope. Afin de faciliter l'interprétation de l'ECG, les données concernant l'âge du client, son sexe, sa pression artérielle, sa taille, sa masse, les symptômes et la médication (spécialement la digitaline et les médicaments antiarythmiques) doivent accompagner la prescription de l'ECG. L'électrocardiographie est particulièrement utile pour déterminer les conditions qui gênent le fonctionnement du cœur telles que : rythme perturbé, trouble de conduction, augmentation du volume des cavités du cœur, présence d'infarctus du myocarde et déséquilibre électrolytique. Cette technique sera vue plus en détail au chapitre 25.

Épreuve d'effort

L'*épreuve d'effort* constitue un moyen non envahissant d'évaluer certains aspects de la fonction cardiaque. Elle permet de rechercher les variations ischémiques sur l'ECG, d'identifier la maladie cardiaque ischémique, d'évaluer des clients souffrant de douleurs thoraciques, de vérifier les résultats des traitements subis et de bâtir des programmes d'activités physiques adaptés à chaque individu.

Les exercices se font sur un tapis roulant, sur une bicyclette ergométrique ou sur des marches à monter et à descendre. On varie les exercices en augmentant la vitesse du tapis roulant, en inclinant le tapis ou en augmentant la tension de la bicyclette. On pose les électrodes de l'ECG sur la peau du client et on enregistre les tracés avant, pendant et après l'exercice. On contrôle la pression artérielle, la température de la peau, l'état physique et l'aggravation de la douleur thoracique, pendant et après l'exercice.

On prévient le client de ne pas fumer, de ne pas manger et de ne pas boire durant les quatre heures qui précèdent l'épreuve et de porter des souliers de marche confortables. La femme doit porter un soutien-gorge qui assure un support adéquat. Après l'épreuve, on oblige le client à se reposer, à éviter tout stimulant, toute nourriture et tout changement important de température (par exemple, les douches trop chaudes ou trop froides, les promenades par temps froid).

Vectocardiographie

Le *vectocardiogramme* donne une vision tridimensionnelle des lignes de champs électriques du cœur : plans horizontal ou oblique, frontal, sagittal gauche ou latéral gauche. Cette méthode aide à mieux interpréter l'ECG et fournit des informations plus détaillées dans certains secteurs de diagnostic cardiaque.

Cathétérisme cardiaque

Le *cathétérisme cardiaque* est un procédé par lequel on introduit un ou plusieurs cathéters dans le cœur et les vaisseaux pour (1) mesurer la concentration (tension), le degré de saturation et la pression d'oxygène dans les diverses cavités cardiaques ; (2) détecter les dérivations ; (3) prélever des échantillons de sang pour analyses et (4) déterminer les débits cardiaque et pulmonaire. On utilise aussi cette méthode pour évaluer la douleur thoracique du client (angine instable) et pour évaluer l'état cardiaque avant une opération du cœur. Pour visualiser les artères coronaires, on combine le cathétérisme avec l'angiographie. On contrôle le procédé au moyen d'un oscilloscope et, durant toute la séance, on tient prêt un équipement de réanimation.

L'*angiographie* est une technique selon laquelle on injecte un colorant dans le système vasculaire, aux endroits appropriés, pour délimiter le cœur et les vaisseaux. On fait aussi un cinéangiogramme (images mobiles apparaissant sur un écran fluoroscopique intensifié) qui enregistre le passage de la substance de contraste à travers l'arbre vasculaire. Cette méthode permet de déterminer les structures anormales comme les occlusions, les malformations, les fistules ou le fonctionnement anormal des valvules cardiaques. L'angiographie est particulièrement utile pour identifier les lésions coronariennes obstructives.

Angiocardiographie sélective. L'angiocardiographie sélective est l'injection, par un cathéter, d'une substance de contraste directement dans l'une des cavités du cœur, dans les artères coronaires ou dans un gros vaisseau. L'angiocardiogramme est enregistré au moyen d'un appareil à clichés rapides ou d'une caméra.

Aortographie. L'aortographie est une forme d'angiocardiographie qui délimite l'orifice de l'aorte et des artères majeures qui y prennent naissance. Dans l'aortographie thoracique, on utilise une substance de contraste pour étudier la crosse de l'aorte et ses gros vaisseaux, en faisant une série de radiographies. On peut faire une approche translombaire, fémorale rétrograde ou brachiale rétrograde.

Artériographie coronarienne. Pour faire une artériographie coronarienne, on introduit un cathéter radio-opaque dans l'artère brachiale droite (par une artériotomie) ou dans l'artère fémorale (par voie cutanée) jusque dans l'aorte ascendante, puis dans l'artère coronaire appropriée. On suit la progression du cathéter sur un écran radioscopique. On utilise l'artériographie coronarienne comme moyen d'évaluation avant une intervention chirurgicale sur les artères coronaires. On l'utilise aussi pour étudier les anomalies congénitales des artères coronaires.

Cathétérisme du cœur droit.   Le *cathétérisme du cœur droit* comprend le passage d'un cathéter radio-opaque par une veine fémorale ou cubitale jusque dans l'oreillette droite, le ventricule droit et le système vasculaire pulmonaire. Cette technique se fait à l'aide d'un fluoroscope qui permet la visualisation directe. On mesure et on enregistre la pression de l'oreillette droite et l'on prélève un échantillon de sang afin de déterminer l'hématocrite et la saturation en oxygène. On passe ensuite le cathéter par la valvule tricuspide et l'on répète les mêmes opérations à l'intérieur du ventricule droit. On introduit finalement le cathéter aussi loin que possible dans l'artère pulmonaire, par la valvule sigmoïde pulmonaire, où l'on prélève un échantillon « capillaire » et où l'on mesure et enregistre la pression « capillaire » (souvent appelée pression capillaire pulmonaire ou pression artérielle pulmonaire bloquée). On retire alors le cathéter.

Le cathétérisme du cœur droit est considéré comme une méthode relativement sûre. Les complications, lorsqu'elles se présentent, comprennent les arythmies cardiaques, les spasmes veineux, l'infection au point d'insertion du cathéter, la perforation cardiaque et, rarement, l'arrêt cardiaque.

Cathétérisme du cœur gauche.   Le *cathétérisme du cœur gauche* se fait généralement par cathétérisme rétrograde du ventricule gauche ou par cathétérisme transseptal de l'oreillette gauche. Dans le premier cas, on insère le cathéter sous contrôle visuel direct, dans l'artère brachiale droite (artériotomie) et on le fait cheminer sous contrôle radioscopique vers l'aorte ascendante jusqu'au ventricule gauche. On peut aussi l'introduire par voie percutanée au niveau de l'artère fémorale.

Dans l'approche transseptale, on introduit le cathéter par la veine fémorale droite (par voie percutanée ou par incision de la veine saphène) dans l'oreillette droite. On introduit ensuite dans le cathéter une longue aiguille recourbée avec laquelle on perfore la cloison septale séparant l'oreillette droite et l'oreillette gauche. On enlève l'aiguille et on glisse le cathéter jusque dans le ventricule gauche sous contrôle radioscopique. Dans chacune de ces deux techniques, le contrôle du client se fait grâce à l'ECG.

Le cathétérisme du cœur gauche donne une information hémodynamique, c'est-à-dire qu'il permet de mesurer le débit et la pression du cœur gauche. Le plus souvent, il est exécuté afin d'évaluer l'état des valvules mitrale ou sigmoïde aortique, ou encore des artères coronaires. On l'utilise également pour évaluer les clients avant et après une opération cardiaque. Normalement, on procède au cathétérisme du cœur droit avant celui du cœur gauche. Les complications possibles sont la perforation, par l'aiguille, du muscle cardiaque ou de l'aorte, ou l'embolie systémique causée par la présence du cathéter.

Après l'intervention, on retire lentement le cathéter, on recoud l'artère, on referme l'incision et l'on met un pansement.

Interventions infirmières

Les responsabilités de l'infirmière avant le cathétérisme sont les suivantes :

- Garder le client à jeun à partir de minuit la veille.
- Prévenir le client qu'il sera couché sur une table rigide pendant environ 2 h.
- Prévenir le client qu'il pourra ressentir quelque chose durant le processus. Le client prévenu pourra mieux supporter l'intervention.

Il peut entendre comme des bruits sourds (palpitations) dans la poitrine causés par les extrasystoles qui se produisent presque toujours, en particulier lorsque l'extrémité du cathéter touche le myocarde. Durant l'angiographie, lorsque la substance de contraste a été injectée dans le cœur droit, il peut éprouver un besoin impérieux de tousser.

L'injection de la substance de contraste dans la partie gauche du cœur peut produire une sensation de chaleur, en particulier à la tête, qui disparaît après une minute ou moins.

Les interventions infirmières après le cathétérisme comprennent les étapes suivantes :

- Surveiller l'incision afin de déceler la formation d'un hématome et vérifier le pouls au niveau de l'extrémité utilisée (pouls pédieux, pouls tibial postérieur et pouls radial) ; cette vérification s'effectue toutes les quinze minutes durant une à deux heures, puis toutes les heures ou toutes les deux heures jusqu'à ce que le pouls redevienne stable.
- Évaluer la température et la couleur de l'extrémité, toute plainte de douleur, l'engourdissement ou les sensations de picotements dans l'extrémité pour déterminer les symptômes de l'insuffisance artérielle. Communiquer rapidement les changements.
- Surveiller les arythmies sur l'écran de contrôle ou faire attention au rythme cardiaque apical et prendre le pouls pour noter les changements.
- Si le protocole l'exige, veiller à ce que le client reste au lit en bougeant peu l'extrémité utilisée, jusqu'au lendemain matin.
- Avertir immédiatement de toute plainte due à un malaise thoracique.
- Une gêne est prévisible au point d'insertion. Administrer un médicament contre la douleur selon la prescription.

Échocardiographie

Les ultrasons sont des ondes acoustiques qui se propagent à des fréquences supérieures à un million de Hertz. Dans l'*échocardiographie*, les sons de très haute fréquence traversent la paroi thoracique et rebondissent sur le cœur pour être ensuite enregistrés. On émet les ultrasons par un transducteur manuel, chargé de convertir une forme d'énergie en une autre, et qu'on passe contre la poitrine. On enregistre simultanément l'ECG pour capter tout événement qui surviendrait au cours du cycle cardiaque.

Les échos sont transmis à un oscilloscope et enregistrés sur films. C'est le même principe que celui du sonar qu'on utilise dans les sous-marins pour détecter les bateaux. C'est une méthode sûre et elle donne des informations semblables, sous plusieurs aspects, à celles obtenues par l'angiocardiographie. Elle est donc très utile dans le diagnostic et la différenciation des souffles cardiaques. Un échocardiogramme permet de détecter une dilatation cardiaque, un épaississement des parois ou du septum, ou un épanchement péricardique. Il permet aussi l'étude des mouvements des valvules prosthétiques du cœur.

Phonocardiographie

La *phonocardiographie* est l'enregistrement graphique des bruits cardiaques, des ondes pulsatiles et de leur relation avec le temps. Elle aide à identifier les bruits et les souffles variés, à en mesurer le temps avec précision et à les différencier. Elle permet un enregistrement permanent pour effectuer une comparaison ultérieure.

Études radio-isotopiques

Les études radio-isotopiques sont utiles pour détecter l'infarctus du myocarde et la diminution de la circulation cardiaque, et pour évaluer la fonction ventriculaire gauche. On injecte les radio-isotopes par voie intraveineuse; les examens par scintigraphie se font grâce à une caméra à scintillation à rayons gamma (voir le chapitre 15).

Image d'un infarctus du myocarde. Le pyrophosphate de technétium ($^{99m}_{43}$Tc) est absorbé dans les régions touchées par l'infarctus du myocarde. Cette technique, connue comme l'identification de la zone d'hyperactivité, est plus fiable lorsque l'infarctus est étendu.

Évaluation de la circulation cardiaque. On utilise le thallium 201 pour évaluer la circulation dans les vaisseaux qui sont trop étroits pour être vus grâce à l'artériographie coronarienne. On combine cette technique avec une épreuve d'effort pour comparer la circulation cardiaque en cours d'exercice et au repos. Dans cette technique, les « zones d'hypoactivité » correspondant au manque de circulation cardiaque indiquent les zones infarciées.

Scintigraphie de la réserve sanguine. Pour la scintigraphie de la réserve sanguine du cœur, on utilise un ordinateur afin d'analyser le rendement du ventricule gauche. On peut calculer la fraction d'éjection en faisant la différence entre la quantité du traceur radioactif qui se trouve dans le volume ventriculaire de fin de diastole et celle qui se trouve dans le volume résiduel ventriculaire. Cette épreuve permet également d'évaluer le rendement du ventricule gauche au repos et à l'effort.

Monitorage hémodynamique

Monitorage de la pression veineuse centrale

La pression veineuse centrale (PVC) est la pression régnant dans l'oreillette droite ou dans les veines caves. Elle correspond à la force de remplissage du ventricule droit et indique la capacité du cœur droit de disposer de la masse sanguine. Elle sert de guide pour remplacer le liquide chez les clients sérieusement malades et elle permet d'évaluer la quantité de sang qui circule avec efficacité. La PVC est utile pour la nutrition parentérale totale (suralimentation), la chimiothérapie de longue durée et le traitement liquidien.

C'est par la PVC qu'on détecte l'insuffisance ventriculaire. La plupart des insuffisances ventriculaires droites dépendent des insuffisances ventriculaires gauches. Ainsi, une augmentation de la PVC est un signe *tardif* de l'insuffisance ventriculaire gauche.

La PVC mesure la dynamique et le changement. Il est plus utile de mesurer la variation de la PVC pour évaluer le volume veineux ou les troubles de la fonction cardiovasculaire que d'effectuer une simple mesure de la PVC. Une PVC faible indique une hypovolémie, qui se confirme lorsqu'une intraveineuse rapide améliore l'état du client. L'hypervolémie ou la faible contractilité du cœur peuvent causer une augmentation de la PVC.

On rase et on nettoie le point de ponction avec un antiseptique. On peut faire une anesthésie locale. On introduit le cathéter dans une veine du bras ou du cou et on le pousse dans la veine cave supérieure juste au-dessus de l'oreillette droite ou dans celle-ci. On applique immédiatement un onguent antiseptique et un pansement stérilisé. On change le pansement, le sac, le manomètre et les tubes toutes les 24 h.

La pression vasculaire se mesure par la hauteur de la colonne d'eau d'un manomètre. Lorsqu'on évalue la PVC, il est très important que le point zéro du manomètre soit bien en place par rapport à l'axe phlébostatique (voir la figure 24-7). Dès que la position est prise, on fait une marque à l'encre sur la poitrine. Quand on utilise l'axe phlébostatique, la PVC est correctement mesurée si le client est en position de décubitus dorsal. La PVC normale est de 4 cm à 10 cm d'eau. L'infection et l'embolie gazeuse sont les complications les plus communes du contrôle de la PVC.

Monitorage des pressions artérielle pulmonaire et capillaire pulmonaire

La pression artérielle pulmonaire est le reflet des pressions du côté gauche du cœur et elle est plus utile que la PVC pour évaluer une insuffisance ventriculaire gauche. Ce n'est que dans les unités de soins cardiaques ou dans les autres unités de soins intensifs que l'on contrôle la pression artérielle pulmonaire.

On introduit un cathéter flottant muni d'un ballon gonflable dans une grosse veine qui mène à la veine cave supérieure et à l'oreillette droite. On gonfle le ballon, et le cathéter est entraîné rapidement par la circulation; il traverse la valvule tricuspide, le ventricule droit, la valvule sigmoïde pulmonaire et il s'engage dans une des deux artères pulmonaires. Lorsque le cathéter atteint une artère plus étroite, on dégonfle le ballon et l'on fixe le cathéter par des sutures.

C'est un transducteur et un moniteur électronique qui évaluent les pressions artérielles pulmonaires systolique et diastolique. La pression normale est de 25/9 mm Hg avec une moyenne de 15 mm Hg. Quand le ballon est gonflé, le cathéter est « coincé » dans l'artère pulmonaire. Les pressions mesurées correspondent à la pression de fin de diastole du ventricule gauche. À ce moment, la valvule mitrale est ouverte et la pression capillaire pulmonaire est la même que celles de l'oreillette et du ventricule gauches, *sauf* si le client souffre d'un trouble mitral ou d'une hypertension pulmonaire. La pression capillaire pulmonaire est une pression moyenne et elle varie normalement de 4,5 mm Hg à 13 mm Hg.

Les soins sont semblables à ceux que l'on donne pour la PVC. Pour nettoyer le cathéter, on utilise une solution saline héparinée qui s'écoule en petites quantités grâce à un sac pressurisé et à un mécanisme distributeur. Comme pour la PVC, il est essentiel de placer le transducteur au niveau de l'axe phlébostatique pour obtenir des lectures exactes. On utilise la même technique pour évaluer le débit cardiaque. L'infection, la rupture de l'artère pulmonaire, le tortillement du cathéter, l'arythmie et l'embolie gazeuse sont les complications possibles.

Monitorage intra-artériel systémique

On contrôle la pression artérielle systémique pour évaluer directement et d'une façon continue les pressions artérielles chez les clients en phase critique souffrant d'hypertension ou d'hypotension grave. On utilise également des cathéters artériels pour l'analyse des gaz artériels et pour prélever des échantillons de sang en série. Cette technique ne s'utilise que dans les unités de soins intensifs.

Dès que l'on a choisi un point d'insertion artérielle (radial, brachial, fémoral ou pédieux), on doit vérifier l'état de la circulation collatérale avant de mettre en place le cathéter. On fait la vérification soit par le test de Allen, soit par le test aux ultrasons Doppler ; si la circulation collatérale n'existe pas et si l'artère utilisée devient obstruée, l'ischémie et l'infarctus de la région la plus éloignée du point d'insertion peuvent se produire. La préparation du point d'insertion et les soins à y apporter sont les mêmes que pour les cathéters utilisés en vue d'une PVC. La solution pour le nettoyage du cathéter est semblable à celle qu'on emploie pour le cathéter de l'artère pulmonaire. On attache un transducteur et on mesure les pressions en millimètres de mercure. L'obstruction locale avec ischémie distale, l'hémorragie externe, les ecchymoses massives, l'embolie gazeuse, une perte de sang, la douleur, le spasme artériel ou l'infection sont des complications qui peuvent survenir.

25

Les électrocardiogrammes et les arythmies cardiaques

Le présent chapitre traite des notions fondamentales d'électrocardiographie. On y démontre l'utilité de diagnostiquer l'infarctus du myocarde, les déséquilibres électrolytiques, les effets ainsi que la toxicité des médicaments et les arythmies.

☐ PRINCIPES DE L'ÉLECTROCARDIOGRAPHIE

L'*électrocardiogramme* (ECG) est un test qui aide à diagnostiquer bien des maladies et qui fournit des informations vitales sur l'état d'un client et sur l'évolution de sa maladie. L'ECG est un enregistrement graphique de l'activité électrique du cœur. La formation et la conduction des influx nerveux dans le cœur produisent de faibles courants électriques qui parcourent le corps tout entier. La différence de potentiel entre une région positive et une région négative du corps peut être mesurée par un galvanomètre, instrument comprenant un fil métallique passant entre les pôles d'un électro-aimant. Quand le courant parcourt le fil, l'instrument se trouve sous l'effet du champ magnétique. L'électrocardiographe contient un galvanomètre sensible aux variations de potentiel de la peau; le signal est amplifié et enregistré en fonction du temps sur un papier spécialement quadrillé.

Conduction électrique dans le cœur

L'influx électrique normal du cœur, qui s'inscrit sur l'électrocardiogramme et qui provoque les contractions cardiaques, part du nœud sino-auriculaire (SA), également appelé nœud sinusal de Keith et Flack. Ce dernier est situé à la partie supérieure de l'oreillette droite. Après avoir été engendré dans le nœud SA, l'influx parcourt les oreillettes et active leur contraction ainsi que la poussée du sang dans les ventricules. Puis, l'influx atteint le nœud auriculo-ventriculaire (AV), à la jonction des oreillettes et des ventricules. L'influx est alors ralenti, puis il parcourt les branches gauche et droite des fibres de Purkinje, jusque dans les ventricules qui se contractent alors (*Figure 25-1*).

Le nœud SA et le nœud AV sont tous deux reliés aux deux systèmes nerveux qui contrôlent la vitesse des battements cardiaques. Le système nerveux sympathique accélère la vitesse des battements cardiaques, alors que le système nerveux parasympathique les ralentit. (Le nerf vague constitue le système parasympathique cardiaque.)

Les 12 dérivations de l'ECG

Un ECG normal correspond à 12 dérivations : trois dérivations bipolaires, trois dérivations unipolaires périphériques et six dérivations précordiales.

Les trois dérivations bipolaires : D_1, D_2 et D_3. Les trois dérivations bipolaires représentent la différence de potentiel entre deux sites choisis. La dérivation D_1 correspond à la différence de potentiel entre le bras gauche et le bras droit. La dérivation D_2 correspond à la différence de potentiel entre la jambe gauche et le bras droit. La dérivation D_3 correspond à la différence de potentiel entre la jambe gauche et le bras gauche. Le *triangle d'Einthoven* (1913) est construit selon l'équation suivante : $D_2 = D_1 - D_3$. Si les dérivations D_1, D_2 et D_3 forment entre elles des bissectrices, une figure de référence triaxiale apparaît (*Figure 25-2, A, B*). Chaque dérivation est à 60° d'une autre.

Les trois dérivations unipolaires périphériques. Les trois dérivations unipolaires additionnelles des extrémités sont : aV_R pour le bras droit, aV_L pour le bras gauche et aV_F pour la jambe gauche. Les dérivations unipolaires correspondent à la différence de potentiel entre un endroit donné et la valeur moyenne des potentiels des deux autres endroits. Ainsi, aV_R correspond à la différence de potentiel entre le bras droit et la valeur moyenne des potentiels de la jambe gauche et du bras gauche; aV_L correspond à la différence de potentiel entre le bras gauche et la valeur moyenne des potentiels de la jambe gauche et du bras droit; aV_F correspond à la différence de potentiel entre la jambe gauche et la valeur moyenne des potentiels du bras droit et du bras gauche. On peut surajouter ces trois dérivations à la

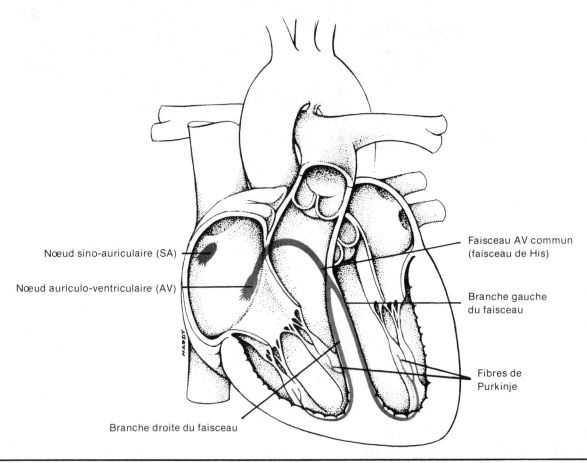

Figure 25-1 Système conducteur. Relations entre les composantes du tissu nodal. (*Source :* E.E. Chaffee et E.M. Greisheimer. *Basic physiology and Anatomy*, 3e éd. Philadelphie, J.B. Lippincott.)

figure triaxiale de référence, qui deviendra alors hexa-axiale ou à double triaxe (*Figure 25-2, C, D*). Chaque dérivation est alors à 30° d'une autre.

Les six dérivations précordiales. Les six dernières dérivations correspondent aux dérivations unipolaires précordiales (thorax) et sont appelées dérivations « V » (V₁, V₂, etc.). La figure 25-3 montre les positions correspondantes.

Généralement, le papier à électrocardiogramme se déplace à la vitesse de 25 mm/s. Chaque petit carreau horizontal correspond à 0,04 s. Un grand carreau, qui comprend horizontalement cinq petits carreaux, correspond à 0,20 s. Verticalement, un grand carreau correspond à 5 mm. Dix millimètres valent un millivolt (mV). L'ECG est calibré verticalement à 1 mV dans le but de le normaliser (*Figure 25-4*).

Ondes, complexes d'ondes et intervalles électrocardiographiques

Un ECG est composé de plusieurs éléments, appelés ondes, soit : l'onde P, le complexe QRS, l'onde T, le segment ST, l'intervalle P-R et l'onde U, parfois présente, qui dénote une anomalie.

L'*onde P* correspond à la dépolarisation du muscle auriculaire. Son amplitude est normalement de 2,5 mm ou

moins, en hauteur, et elle dure environ 0,11 s. L'onde Q est la première déflexion négative après l'onde P ; sa durée est inférieure à 0,03 s et son amplitude est 25% plus faible que celle de l'onde R. L'onde R est la première déflexion positive après l'onde P ; l'onde S est la première déflexion négative après l'onde R (voir la figure 25-4).

Le *complexe QRS*, qui débute avec l'onde Q et qui s'achève avec l'onde S, correspond à la dépolarisation du muscle ventriculaire. Lorsque l'amplitude d'une onde est inférieure à 5 mm, verticalement, on emploie les lettres minuscules q, r et s. Lorsqu'elle est supérieure à 5 mm, on emploie les lettres majuscules Q, R et S. Tous les complexes QRS ne peuvent présenter les deux types d'amplitude à la fois.

L'*onde T* correspond à la repolarisation ventriculaire. Elle fait suite au complexe QRS et sa déflexion est semblable à celle du complexe. Si l'onde U est présente, elle suit l'onde T. Son existence est le signe d'une anomalie électrolytique.

Le *segment ST* correspond à la repolarisation ventriculaire précoce ; il débute avec la fin de l'onde S (point J) et se termine avec le début de l'onde T.

L'*intervalle P-R* est compris entre le début de l'onde P et le début de l'onde Q, ou le début de l'onde R si l'onde Q est absente ; il correspond au temps que met l'influx à

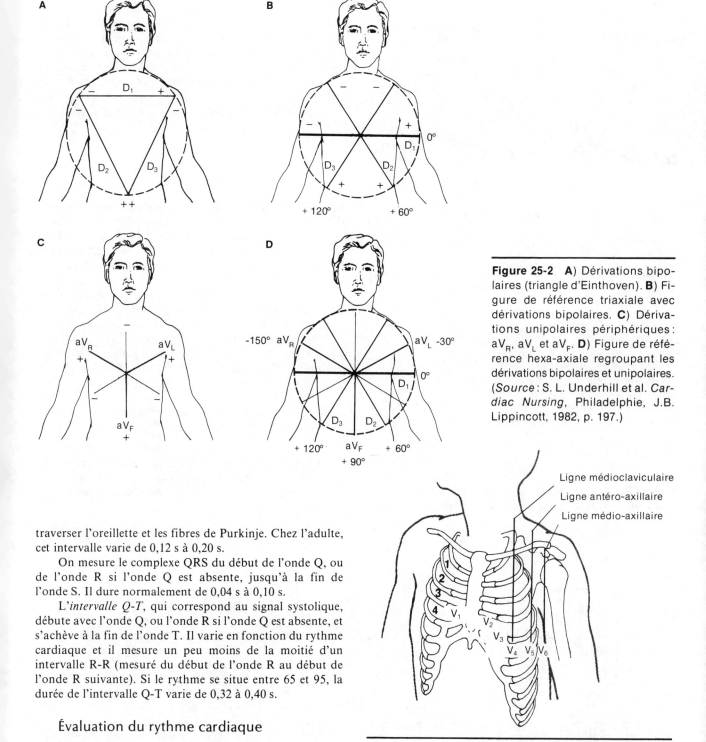

Figure 25-2 A) Dérivations bipolaires (triangle d'Einthoven). **B**) Figure de référence triaxiale avec dérivations bipolaires. **C**) Dérivations unipolaires périphériques : aV$_R$, aV$_L$ et aV$_F$. **D**) Figure de référence hexa-axiale regroupant les dérivations bipolaires et unipolaires. (*Source*: S. L. Underhill et al. *Cardiac Nursing*, Philadelphie, J.B. Lippincott, 1982, p. 197.)

Figure 25-3 Les six positions classiques des électrodes par rapport aux six dérivations précordiales : V$_1$ = quatrième espace intercostal, à droite du sternum ; V$_2$ = quatrième espace intercostal, à gauche du sternum ; V$_3$ = à mi-chemin entre les positions V$_2$ et V$_4$; V$_4$ = cinquième espace intercostal, sur la ligne médioclaviculaire ; V$_5$ = même niveau que V$_4$, sur la ligne antéroaxillaire ; V$_6$ = mêmes niveaux que V$_4$ et V$_5$, sur la ligne médio-axillaire. (*Source*: M. Bernreiter. *Electrocardiography*. Philadelphie, J. B. Lippincott, p. 23.)

traverser l'oreillette et les fibres de Purkinje. Chez l'adulte, cet intervalle varie de 0,12 s à 0,20 s.

On mesure le complexe QRS du début de l'onde Q, ou de l'onde R si l'onde Q est absente, jusqu'à la fin de l'onde S. Il dure normalement de 0,04 s à 0,10 s.

L'*intervalle Q-T*, qui correspond au signal systolique, débute avec l'onde Q, ou l'onde R si l'onde Q est absente, et s'achève à la fin de l'onde T. Il varie en fonction du rythme cardiaque et il mesure un peu moins de la moitié d'un intervalle R-R (mesuré du début de l'onde R au début de l'onde R suivante). Si le rythme se situe entre 65 et 95, la durée de l'intervalle Q-T varie de 0,32 à 0,40 s.

Évaluation du rythme cardiaque

On peut évaluer le rythme cardiaque, à partir du tracé de l'ECG, par de nombreuses méthodes. La première et la plus exacte, lorsque le rythme est régulier, consiste à compter les intervalles de 0,04 s (0,04 s équivaut à un petit carreau) entre deux ondes R et à diviser 1 500 par le nombre d'intervalles obtenu, puisqu'il y a 1 500 petits carreaux sur un tracé de 1 min (*Figure 25-5, A*).

On utilise la méthode suivante lorsque le rythme est irrégulier. On compte le nombre d'intervalles R-R durant 6 s et on multiplie le nombre obtenu par 10. Des lignes

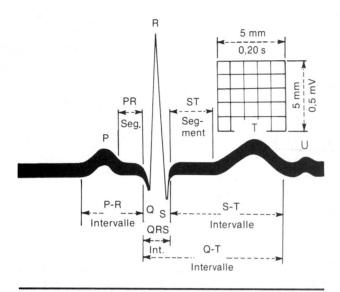

Figure 25-4 Éléments d'un électrocardiogramme.

électriques dans toutes les directions. Plus de 80 % d'entre eux sont annulés par des forces opposées et ceux qui ne le sont pas sont enregistrés. Le secteur moyen, à un moment donné du cycle cardiaque, correspond à la somme des potentiels électriques ; il en est de même pour la grandeur, la direction et la polarité moyennes. Les secteurs moyens P, QRS et T peuvent également être calculés et ils sont habituellement orientés vers le bas et vers la gauche.

Marche à suivre pour obtenir un électrocardiogramme

Pour obtenir un tracé, on place les électrodes sur le corps du client, comme on l'indique à la figure 25-6. Ces positions permettent d'obtenir les six premières dérivations. Pour assurer un bon contact entre la peau et les électrodes, on dispose celles-ci sur une surface plane juste au-dessus des poignets et des chevilles et on met une pâte conductrice ou un tampon imbibé d'alcool sous chacune des électrodes. On ajuste fermement la courroie afin de maintenir l'électrode en place, mais sans trop la serrer pour ne pas pincer la peau et pour ne pas diminuer la circulation. Pour enregistrer chacune des dérivations, on tourne le bouton correspondant situé sur l'électrocardiographe. On obtient ensuite les six dérivations V, pour les six positions précordiales, en tournant le sélecteur en position « V ». Certains électrocardiographes permettent d'enregistrer trois ou six dérivations à la fois.

Chaque ECG devrait comporter les renseignements suivants :

1. Le nom et le numéro d'identification du client ;
2. L'endroit, la date et l'heure de l'enregistrement ;
3. L'âge, le sexe du client ainsi que le type de médicaments qu'il prend ;

verticales apparaissent à la partie supérieure du papier à électrocardiogramme et elles correspondent à des intervalles de 3 s (15 grands carreaux sur l'horizontale). On compte les intervalles R-R et non les complexes QRS, sinon le rythme serait inexact, car trop rapide (*Figure 25-5, B*).

Axe moyen

La formation de l'influx commence habituellement dans le nœud SA. La conduction de cet influx à travers tout le cœur aboutit à la propagation de milliers de potentiels

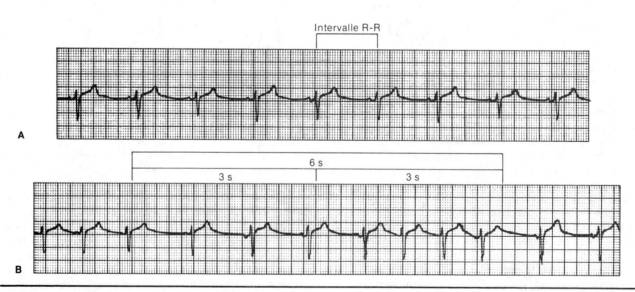

Figure 25-5 **A)** Évaluation du rythme cardiaque régulier. Il y a environ 25 petits carreaux entre deux ondes R. Le rythme est de 60, car 1 500 ÷ 25 = 60. Cela revient au même si l'on considère qu'il y a cinq grands carreaux entre deux ondes R. **B)** Évaluation du rythme cardiaque irrégulier. En 6 s, il y a environ sept intervalles R-R. Le rythme est de 70, car 7 × 10 = 70. (*Source :* S.L. Underhill et al. *Cardiac Nursing*, Philadelphie, J.B. Lippincott, 1982, p. 201.)

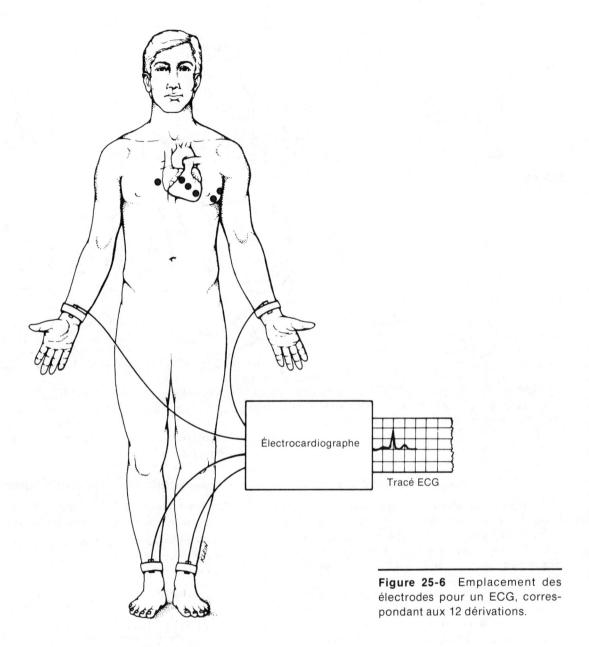

Figure 25-6 Emplacement des électrodes pour un ECG, correspondant aux 12 dérivations.

4. L'origine ethnique, les mensurations, la pression artérielle, les diagnostics cliniques émis, l'état clinique ainsi
que les médicaments absorbés comme les phénothiazines;

5. Chacune des positions prises par le client durant
l'enregistrement, ou l'existence de difformités thoraciques, d'amputation, de détresse respiratoire ou de
tremblement musculaire.

Électrocardiographe

En plus de fournir des informations sur les douze dérivations,
l'ECG peut servir à d'autres fins. On peut contrôler d'une
façon continue une dérivation de l'ECG sur un oscilloscope
à écran fluorescent. Le tracé correspondant peut être
transcrit afin de procurer un enregistrement permanent. Le
contrôle électronique continu de l'ECG est particulièrement
utile dans une unité de soins cardiaques (ou unité coronarienne) afin de détecter les arythmies.

On peut contrôler une des dérivations de l'ECG à l'aide
d'un petit magnétophone et l'enregistrer sur une bande
magnétique durant 24 h. Ainsi, le client est sous surveillance
jour et nuit pour qu'on puisse détecter les arythmies ou
l'existence d'une ischémie cardiaque. Ce magnétophone,
qui pèse environ 1 kg, se porte sur l'épaule. Le client note
ses activités en précisant le moment où il ressent des
symptômes et le type d'activité qu'il fait. On examine
ensuite la bande enregistrée à l'aide d'un tomodensitomètre
ou scanographe, on l'analyse et on l'interprète. Les données
obtenues sont utiles pour diagnostiquer les arythmies, les
ischémies cardiaques, pour évaluer un traitement à partir de
médicaments contre l'arythmie ou l'angine, et pour vérifier
l'efficacité d'un stimulateur cardiaque (*pacemaker*).

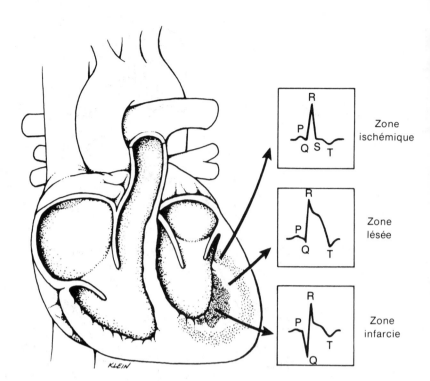

Figure 25-7 Tracés correspondant aux effets de l'ischémie, de la lésion et de l'infarctus.

On peut transmettre un ECG par télémétrie (par lignes téléphoniques), libérant ainsi le client du câble de l'oscilloscope. On peut ainsi surveiller le tracé à des kilomètres à la ronde.

Ischémie, lésion et infarctus du myocarde

Ischémie et lésion du myocarde. L'ischémie du myocarde cause l'étalement et l'inversion de l'onde T à cause de la repolarisation tardive anormale. Il est possible que la zone ischémique reste dépolarisée alors que les régions adjacentes sont de nouveau au repos. On voit le changement dans les dérivations les plus près de la face touchée du cœur. L'ischémie cause également des variations du segment ST. Quand il y a lésion du péricarde, les cellules touchées se dépolarisent normalement, mais elles se repolarisent plus rapidement que les cellules saines. Ainsi, le segment ST est plus incliné. Si la lésion du myocarde touche l'endocarde, le segment ST s'aplatit d'un millimètre ou plus, dans les dérivations où l'électrode positive se situe face à la région lésée. En cas de lésion, l'aplatissement du segment ST est horizontal ou incurvé vers le bas pour une durée de 0,08 s.

Infarctus du myocarde. Habituellement, l'infarctus du myocarde produit des ondes Q anormales en moins de un à trois jours à cause de l'absence du courant de dépolarisation du tissu nécrotique et des courants opposés venant des autres parties du cœur. L'onde Q anormale dure 0,04 s ou plus et montre une amplitude égale au quart de l'onde R (pourvu que l'onde R dépasse elle-même 5 mm). En cas d'infarctus transpariétal, qui touche les trois tuniques du cœur, il y a lésion et variations ischémiques (*Figure 25-7*). L'élongation du segment ST dure de quelques jours à deux semaines. L'onde T s'agrandit et reste symétrique durant 24 h, puis s'inverse en moins de un à trois jours pendant une à deux semaines. Après un infarctus, c'est le segment ST qui est souvent le premier à redevenir normal (une à six semaines), puis l'onde T (quelques semaines à quelques mois). Les anomalies de l'onde Q demeurent généralement permanentes (*Figure 25-8*).

Déséquilibres électrolytiques

Les déséquilibres électrolytiques influencent aussi l'ECG. Nous avons traité de ces anomalies au chapitre 6.

Hypokaliémie. L'hypokaliémie (concentration sérique en ions K^+ inférieure à 3 mEq/L) peut entraîner les changements suivants :

1. L'onde U est égale ou supérieure à l'onde T (*Figure 25-9*) ;
2. Il y a diminution de l'onde T (aplatissement et inversion) ;
3. L'onde P est pointue dans les dérivations D_2, D_3 et aV_F ;
4. Le segment ST raccourcit et s'abaisse (effet semblable à celui de la digitaline) ;
5. Manifestation de contractions ectopiques ventriculaires (extrasystole) ;
6. L'intervalle Q-T s'allonge.

L'hypokaliémie augmente l'action de la digitaline.

Hyperkaliémie. L'hyperkaliémie (contraction sérique en ions K^+ supérieure à 5 mEq/L) peut entraîner les changements suivants (*Figure 25-10*) :

1. Les concentrations supérieures à 6 mEq/L ou 7 mEq/L produisent des ondes T hautes, étroites, en forme de tente et symétriques ;
2. Avec une concentration supérieure à 7 mEq/L, les ondes P s'aplatissent et s'élargissent ; elles disparaissent complètement avec une concentration supérieure à 8,8 mEq/L ;

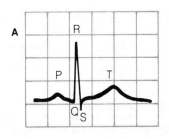
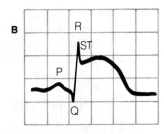
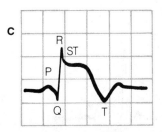

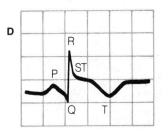
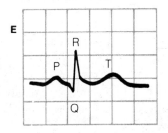

Figure 25-8 Différents ECG correspondant à l'infarctus du myocarde. **A**) Tracé normal. **B**) Quelques heures après l'infarctus, le segment ST s'élève. **C**) Quelques jours plus tard, l'onde T s'inverse et l'onde Q peut s'agrandir. **D**) Quelques semaines plus tard, le segment ST redevient presque normal. **E**) Pour terminer, l'onde T se rétablit, mais l'onde Q peut demeurer anormale d'une façon permanente.

3. Il se produit un bloc auriculo-ventriculaire, habituellement du premier degré ;
4. Avec une concentration supérieure à 6,5 mEq/L, le complexe QRS s'élargit à cause de l'extension de l'onde S dans le précordium latéral (V_5-V_6) ; si la cause n'est pas traitée, le client peut passer d'une bradycardie sinusale à un bloc AV du premier degré qui, par les rythmes

jonctionnel et idioventriculaire, peut se terminer par la fibrillation ventriculaire ou l'asystole ;
5. L'intervalle Q-T raccourcit.

Hypocalcémie. L'hypocalcémie (concentration sérique en Ca^{2+} inférieure à 6,1 mg/100 mL) peut produire les effets suivants (*Figure 25-11*) :

1. L'intervalle Q-T s'allonge ; le segment ST augmente et dure plus longtemps ;
2. L'onde T s'aplatit ou s'inverse ;
3. Il y a des arythmies.

Hypercalcémie. L'hypercalcémie (concentration sérique en Ca^{2+} supérieure à 16 mg/100 mL) peut, tout comme la digitaline, produire les effets suivants :

1. L'intervalle Q-T raccourcit ; les segments ST s'affaissent et raccourcissent ;
2. L'onde T s'inverse ;
3. Il y a arythmies ventriculaires.

Le client qui souffre de déséquilibres en potassium et en calcium peut ou non présenter un ECG avec les changements mentionnés. Cependant, si ces changements existent, l'infirmière doit soupçonner des anomalies électrolytiques

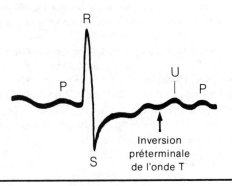

Figure 25-9 ECG de l'hypokaliémie. L'hypokaliémie se manifeste par l'aplatissement de l'onde T, l'abaissement du segment ST, l'inversion préterminale de l'onde T et l'augmentation d'amplitude de l'onde U.

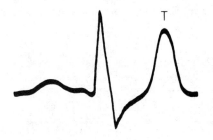

Figure 25-10 ECG de l'hyperkaliémie. L'onde T devient haute, symétrique et en forme de tente. Le segment ST s'abaisse, l'onde U disparaît, l'onde P s'aplatit et les intervalles P-R et QRS s'allongent.

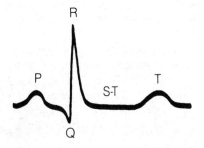

Figure 25-11 ECG de l'hypocalcémie. L'hypocalcémie se manifeste par la prolongation de l'intervalle Q-T et du segment ST. Les ondes T demeurent normales.

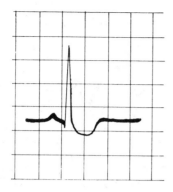

Figure 25-12 Effets de la digitaline. Noter l'apparence arrondie et en cuillère du segment ST.

et elle doit les considérer en fonction des antécédents du client.

Magnésium. La concentration du magnésium (Mg^{2+}) ne semble pas influencer le tracé de l'ECG. Les changements produits par l'hypocalcémie sont amplifiés si la concentration en Mg^{2+} est basse et ils tendent à être inversés si la concentration augmente au-dessus de la normale.

Effets des médicaments sur l'ECG

Digitaline. La digitaline ralentit le rythme cardiaque (effet chronotrope négatif) et la conduction AV (effet dromotrope négatif). Elle peut aussi :

1. Diminuer le temps d'activation du ventricule ;
2. Raccourcir l'intervalle Q-T ;
3. Causer l'affaissement des segments ST (*Figure 25-12*) ;
4. À fortes doses, diminuer l'amplitude de l'onde T, causer la bradycardie sinusale (rythme inférieur à 50) et prolonger l'intervalle P-R de plus de 0,24 s ;
5. À fortes doses, causer des extrasystoles ventriculaires, auriculaires et jonctionnelles (bigéminisme), ainsi que des anomalies de la conduction ;
6. Augmenter l'amplitude de l'onde U.

Quinidine et procaïnamide. La quinidine et la procaïnamide entraînent les effets suivants :

1. L'intervalle P-R augmente légèrement ;
2. Le complexe QRS s'élargit, prolongeant ainsi l'intervalle Q-T ; des doses thérapeutiques peuvent entraîner la formation du complexe QRS durant 0,11 s ;

3. L'onde T s'affaisse, s'élargit et dessine une encoche ;
4. Des doses toxiques peuvent produire un bloc SA ou AV, des arythmies ventriculaires et augmenter de moitié la durée du complexe QRS ;
5. L'onde T s'inverse.

☐ ARYTHMIES

On peut déterminer, à partir d'un ECG, une arythmie, c'est-à-dire tout rythme cardiaque dont le battement sinusal est anormal dans des conditions ordinaires. Une arythmie peut être due à une formation modifiée de l'influx ou à une conduction anormale de l'influx, ou aux deux. Les caractéristiques d'un rythme sinusal normal sont (*Figure 25-13*) :

1. Fréquence : de 60 à 100 battements par minute ;
2. Ondes P : précèdent chaque complexe QRS ; intervalle P-R normal (0,12 s à 0,20 s) ;
3. Complexe QRS : intervalle généralement normal (de 0,04 s à 0,10 s) ;
4. Conduction : normale à travers l'oreillette, le nœud AV et les ventricules.

Arythmies provenant du nœud sinusal

Bradycardie sinusale

La bradycardie sinusale peut être due à une stimulation du nerf vague, à une intoxication par la digitaline, à une augmentation de la pression intracrânienne ou à un infarctus touchant l'artère du nœud SA. On l'observe aussi chez les athlètes très entraînés, chez les personnes souffrant beaucoup, chez celles qui prennent des médicaments (propranolol, réserpine, méthyldopa), dans les cas de déficiences endocriniennes (myxœdème, maladie d'Addison, panhypopituitarisme), dans l'anorexie mentale, dans l'hypothermie et après une lésion chirurgicale du nœud SA.

Les caractéristiques de cette arythmie sont les suivantes (*Figure 25-14*) :

1. Fréquence : de 40 à 60 battements par minute ;
2. Ondes P : précèdent chaque complexe QRS ; intervalle P-R normal ;
3. Complexe QRS : généralement normal ;
4. Conduction : généralement normale ;
5. Rythme : régulier.

Les caractéristiques de la bradycardie sinusale sont les mêmes que celles d'un rythme sinusal normal, sauf en ce qui

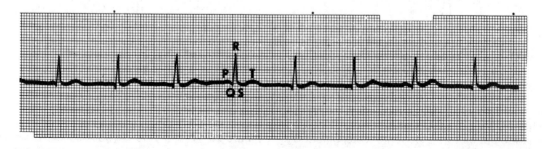

Figure 25-13 Électrocardiogramme normal.

concerne la fréquence. Si le ralentissement de la fréquence cause des variations hémodynamiques, qui entraînent la syncope (défaillance due à une circulation insuffisante au cerveau), l'angine ou une arythmie ectopique, on doit y remédier en augmentant la fréquence. Si c'est la stimulation par le nerf vague qui en est la cause, on doit essayer de l'empêcher ; si c'est l'intoxication par la digitaline, on doit cesser le traitement. Lorsque l'atropine ne peut augmenter la fréquence, le nerf vague ne peut être mis en cause.

Tachycardie sinusale

La tachycardie sinusale peut être due à la fièvre, à une perte importante de sang, à l'anémie, à un état de choc, à un effort, à une insuffisance cardiaque globale, à la douleur, à un état d'hypermétabolisme, à l'anxiété et à des médicaments sympathomimétiques ou parasympatholytiques. Les caractéristiques de cette arythmie sont les suivantes (*Figure 25-15*) :

1. Fréquence : de 100 à 180 battements par minute ;
2. Ondes P : précèdent chaque complexe QRS ; peuvent être marquées par l'onde T précédente ; intervalle P-R normal ;
3. Complexe QRS : intervalle généralement normal ;
4. Conduction : généralement normale ;
5. Rythme : régulier.

Les caractéristiques de la tachycardie sinusale sont les mêmes que celles d'un rythme sinusal normal, sauf en ce qui concerne la fréquence.

On traitera directement la cause première. La pression du sinus carotidien peut ralentir efficacement la fréquence de façon temporaire. Elle peut même éliminer les autres arythmies. Lorsque la fréquence augmente, le temps de remplissage diastolique diminue et réduit le remplissage de l'artère coronaire et celui du ventricule (préremplissage diastolique diminué).

Arythmie sinusale

L'arythmie sinusale est un phénomène normal et représente le rythme cardiaque le plus fréquent. Elle survient ordinairement chez les jeunes ou chez les personnes âgées, en particulier chez ceux dont la fréquence cardiaque est basse, ou après une augmentation du tonus vagal causée par la digitaline ou la morphine. On ne la rencontre pas chez le nouveau-né, mais elle est fréquente chez les clients dont la respiration est du type Cheyne-Stokes. La fréquence sinusale augmente au cours de l'inspiration et diminue au cours de l'expiration.

Cette arythmie est caractérisée par les changements suivants (*Figure 25-16*) :

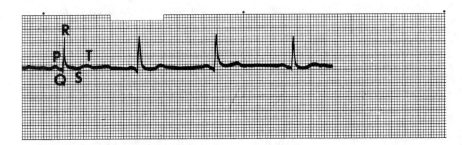

Figure 25-14 Bradycardie sinusale.

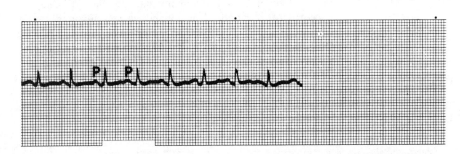

Figure 25-15 Tachycardie sinusale.

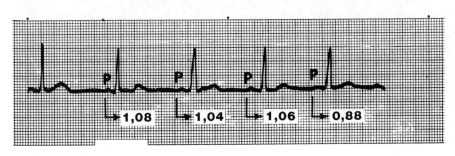

Figure 25-16 Arythmie sinusale.

Généralement, aucun traitement n'est nécessaire, mais on peut faire disparaître ce type d'arythmie en augmentant la fréquence par des activités physiques ou par des médicaments sympathomimétiques.

1. Fréquence : de 60 à 100 battements par minute ;
2. Ondes P : précèdent chaque complexe QRS ; intervalle P-R normal ;
3. Complexe QRS : généralement normal ;
4. Conduction : généralement normale ;
5. Rythme : peut être relié ou non au rythme respiratoire (augmente avec l'inspiration et diminue avec l'expiration). C'est en mesurant les intervalles R-R que l'on peut le mieux remarquer cette irrégularité.

Arrêt du nœud sinusal

L'arrêt du nœud sinusal peut être dû à une pression du sinus carotidien, à une stimulation du nerf vague, au vomissement, à l'effort de défécation, au mauvais fonctionnement du nœud sinusal ou de l'artère du nœud sinusal par suite d'un infarctus aigu, à une intoxication par la digitaline ou à des formes dégénératives de la fibrose.

Un arrêt sinusal au cours d'un rythme sinusal normal montre les caractéristiques suivantes :

1. Fréquence ventriculaire : généralement de 60 à 100 battements par minute, mais fréquemment semblable à celle de la bradycardie (moins de 60) ;
2. Ondes P : lorsqu'elles existent, l'intervalle P-R est généralement normal. S'il survient un échappement nodal en provenance de la jonction ou du ventricule, l'onde P peut ne pas exister ou peut s'inverser avant ou après le complexe QRS ;
3. Complexe QRS : absent durant l'arrêt sinusal jusqu'à ce que l'échappement nodal apparaisse ;
4. Conduction ventriculaire : généralement normale lorsqu'elle se produit ;
5. Rythme : irrégulier. L'échappement nodal provenant de la jonction et des ventricules est fréquent. On évalue la variation en mesurant les intervalles R-R. Les intervalles P-P peuvent varier.

On régularise la fréquence cardiaque et on élimine la cause.

Arythmie provenant de l'oreillette

Les arythmies auriculaires peuvent être causées par des contractions auriculaires prématurées (CAP), un centre de commande instable ou CCI (*wandering atrial pacemaker*), une tachycardie auriculaire à foyers multiples (TAM), une tachycardie auriculaire paroxystique (TAP), un flutter auriculaire, une fibrillation auriculaire et un fibrillo-flutter auriculaire.

Contractions auriculaires prématurées (CAP)

Les contractions auriculaires prématurées peuvent être dues à l'irritation du muscle auriculaire par la caféine, l'alcool et la nicotine ; à une tension du myocarde auriculaire, comme dans le cas d'une insuffisance cardiaque globale ; au stress et à l'anxiété ; à l'hypokaliémie ; à l'ischémie auriculaire, à une lésion ou à un infarctus ; à un état d'hypermétabolisme.

Les caractéristiques des contractions auriculaires prématurées sont les suivantes (*Figure 25-17*) :

1. Fréquence : de 60 à 100 battements par minute ;
2. Ondes P : elles ont généralement une morphologie différente de celle des ondes P qui prennent naissance dans le nœud SA. Une autre zone auriculaire est devenue excitable (automaticité accrue) et réagit avant le moment normal de réaction du nœud SA. L'intervalle P-R peut varier par rapport à ceux qui sont déclenchés par le nœud SA ;
3. Complexe QRS : peut être normal, aberrant ou absent. Si les ventricules ont terminé leur cycle de repolarisation, il peut correspondre au stimulus précoce émis par l'oreillette ;
4. Conduction : généralement normale ;
5. Rythme : régulier, sauf lorsque se produisent les CAP. L'onde P peut devancer son temps normal et ne pas présenter une phase de repos compensateur complète (le temps compris entre deux complexes successifs est inférieur à la durée de deux intervalles R-R).

Les contractions auriculaires prématurées se produisent fréquemment dans un cœur normal. Le client dit que son cœur saute un battement. Il peut exister un manque de pulsation (la différence entre les fréquences pulsatiles radiale et apicale). Si les CAP sont rares, aucun traitement n'est nécessaire. Si elles sont fréquentes (plus de six par minute) ou qu'elles se produisent durant la repolarisation auriculaire, c'est peut-être un signe d'arythmies plus sérieuses, comme une fibrillation auriculaire. Il est alors nécessaire d'en soigner directement la cause.

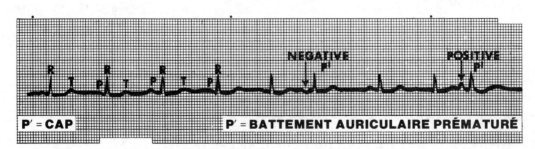

Figure 25-17 Contraction auriculaire prématurée.

Centre de commande instable (CCI)

Il existe un centre de commande instable lorsqu'il y a une variation du tonus vagal au niveau du nœud SA ou lorsqu'il y a des changements dans la stimulation du sympathique. Le client n'a pas conscience de son arythmie. Le centre de commande instable présente les caractéristiques suivantes (*Figure 25-18*):

1. Fréquence: de 60 à 100 battements par minute (si la fréquence est supérieure à 100, c'est un cas de tachycardie auriculaire à foyers multiples);
2. Ondes P: peuvent varier d'un influx à l'autre quant à la taille et à la forme. Le stimulus provenant du nœud SA ou de la zone voisine peut donner des ondes P d'aspect normal. Si le centre cardiaque d'automatisme se dérègle plus près du nœud AV, les ondes P s'aplatissent et s'inversent au besoin. L'intervalle P-R varie selon le rapprochement du centre cardiaque d'automatisme par rapport au nœud AV. On peut voir au moins trois ondes P différentes;
3. Complexe QRS: généralement normal;
4. Conduction: normale du nœud AV aux ventricules;
5. Rythme: les intervalles R-R peuvent varier à cause des variations des intervalles P-R.

Ce cas ne demande généralement pas de soins. Il faut surveiller les signes d'intoxication par la digitaline. Quand la diminution de la fréquence cardiaque modifie sérieusement le débit cardiaque, on peut utiliser les médicaments sympathomimétiques ou parasympatholytiques. Si la fréquence dépasse 100 battements par minute (cas de la tachycardie auriculaire à foyers multiples), on élimine directement la cause et on diminue la fréquence grâce à un médicament comme le propranolol.

Tachycardie auriculaire paroxystique (TAP)

La tachycardie auriculaire paroxystique est caractérisée par un début subit ainsi qu'un arrêt subit. Le rythme peut s'emballer par suite d'une émotion ou d'une fatigue, à cause du tabac, de la caféine, de l'alcool ou des médicaments sympathomimétiques. Ce cas de tachycardie n'est généralement pas associé à une cardiopathie d'origine organique. La fréquence rapide peut déclencher une angine due au remplissage réduit de l'artère coronaire. Le débit cardiaque diminue et l'insuffisance cardiaque globale peut se produire. Souvent, le client ne peut supporter ce rythme pendant de longues périodes.

Les caractéristiques de la tachycardie auriculaire paroxystique sont les suivantes (*Figure 25-19*):

1. Fréquence: de 150 à 250 battements par minute;
2. Ondes P: de ectopiques et faibles à grossièrement normales; peuvent se produire lors de l'onde T précédente; l'intervalle P-R raccourcit (inférieur à 0,12 s);
3. Complexe QRS: généralement normal, mais peut présenter une distorsion si la conduction est anormale;
4. Conduction: généralement normale;
5. Rythme: régulier.

Le client peut ne pas être conscient de ce trouble. On traitera la cause et on diminuera la fréquence cardiaque avec de la morphine. Une pression sur le sinus carotidien ralentit la fréquence ou fait cesser l'attaque, ce qui est, en général, plus efficace que la digitaline ou les vaso-presseurs. Ces derniers agissent par réflexe sur le sinus en élevant la pression artérielle, ce qui ralentit la fréquence. On peut utiliser la digitaline à action rapide et, en cas d'échec, on peut essayer le propranolol ou la quinidine. Il est nécessaire de rétablir le rythme sinusal si le client ne peut supporter une fréquence aussi rapide.

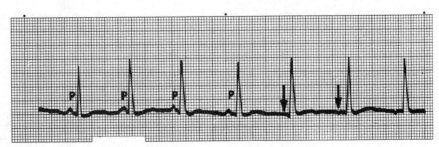

Figure 25-18 Centre de commande instable (CCI).

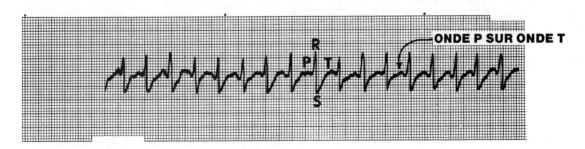

Figure 25-19 Tachycardie auriculaire paroxystique (TAP).

Flutter auriculaire

Le flutter auriculaire, ou « tremblottement » rapide et régulier de l'oreillette, est généralement associé aux cardiopathies rhumatismale et athéroscléroscléreuse, à la thyréotoxicose, au cœur pulmonaire aigu, à l'insuffisance cardiaque globale et à l'infarctus du myocarde. Pour toute fréquence qui atteint 150 battements par minute, on peut soupçonner un flutter auriculaire.

Les caractéristiques du flutter sont les suivantes :

1. Fréquence : la fréquence auriculaire varie de 250 à 350 battements par minute, mais elle se maintient généralement autour de 300. La fréquence ventriculaire entraîne divers degrés de blocs, comme 2/1 (deux influx auriculaires pour une réaction ventriculaire) ou 4/1, mais rarement 3/1 (*Figure 25-20*). La structuration du bloc peut varier, surtout si l'on a commencé le traitement ;
2. Ondes P : elles sont marquées par l'apparition régulière d'ondes F (ondes flutter visibles entre les ondes R) donnant l'aspect de dents de scie ou de piquets de clôture. Habituellement, une onde F apparaît dans le complexe QRS ;
3. Complexe QRS : généralement normal, sauf si la conduction est anormale ;
4. Conduction : généralement normale ;
5. Rythme : généralement régulier, mais des irrégularités dans la structuration du bloc sont fréquentes.

On traite la cause en diminuant la réaction ventriculaire et l'excitabilité du muscle auriculaire. Si l'on administre de la quinidine, la conduction 1/1 peut se produire à moins qu'il n'existe un effet dromotrope négatif. En massant le sinus carotidien, on masque les ondes flutter et on augmente la fréquence du flutter. L'énergie utilisée pour rétablir le rythme sinusal varie de 10 J à 50 J.

Fibrillation auriculaire

La fibrillation auriculaire (contractions désorganisées et non coordonnées des fibres musculaires de l'oreillette) est généralement associée aux cardiopathies athéroscléreuse et rhumatismale, à l'insuffisance cardiaque globale, à la thyréotoxicose, au cœur pulmonaire et à la cardiopathie congénitale.

Les caractéristiques de la fibrillation auriculaire sont les suivantes (*Figure 25-21*) :

1. Fréquence : fréquence auriculaire, de 350 à 600 battements par minute ; réaction ventriculaire, de 120 à 200 battements par minute ;
2. Ondes P : non perceptibles ; ondulations irrégulières limitées par des ondes « f » ; on ne peut pas mesurer l'intervalle P-R ;
3. Complexe QRS : généralement normal ;
4. Conduction : généralement normale dans les ventricules. Elle est caractérisée par une réaction ventriculaire irrégulière, parce que le nœud AV est incapable de réagir à la fréquence auriculaire rapide. Les influx transmis forcent les ventricules à réagir irrégulièrement ;
5. Rythme : irrégulier et généralement rapide jusqu'à ce qu'il soit contrôlé. Son irrégularité est due à la conduction cachée à l'intérieur du nœud AV.

La réaction ventriculaire rapide réduit le temps de remplissage du ventricule et diminue le débit systolique. Le coup de pouce fourni par l'oreillette, lequel représente de 25 % à 30 % du débit cardiaque, est aussi perdu. L'insuffisance cardiaque globale suit fréquemment. La fibrillation auriculaire à ondulations amples (fréquence auriculaire plus lente) se transforme plus facilement que la fibrillation à ondulations fines (fréquence auriculaire plus rapide). Il apparaît également un manque de pulsation. On élimine la

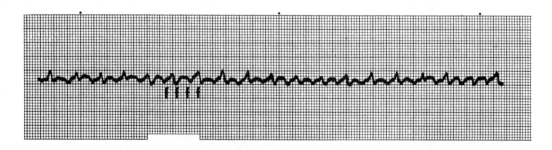

Figure 25-20   Flutter auriculaire accompagné d'un bloc 2/1.

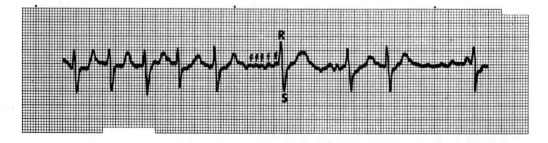

Figure 25-21.   Fibrillation auriculaire.

cause en diminuant l'excitabilité de l'oreillette et la fréquence de la réaction ventriculaire. On soigne le client présentant une fibrillation auriculaire chronique par des anticoagulants pour éviter la thromboembolie au niveau de l'oreillette.

On remarque parfois un mélange de flutter auriculaire et de fibrillation auriculaire que certains appellent fibrillo-flutter auriculaire. D'autres rapprochent ce phénomène de la fibrillation auriculaire à ondulations amples. Il est préférable d'utiliser la fibrillation auriculaire tant qu'on n'a pas identifié les critères du flutter.

Syndrome de la tachycardie-bradycardie

Le syndrome de la tachycardie-bradycardie est caractérisé par des arythmies tachycardiques (fibrillation auriculaire paroxystique, flutter ou tachycardie) suivies d'un bloc SA ou d'un arrêt sinusal qui entraîne des crises d'Adams-Stokes. Il existe une certaine corrélation entre ce syndrome et l'athérosclérose coronarienne, l'amyloïdose, l'insuffisance rénale accompagnée d'urémie et les traumatismes faisant suite à une opération à cœur ouvert. Certains ont confondu syndrome tachycardie-bradycardie et maladie du sinus, mais ce n'est pas tout à fait exact. La maladie du sinus comprend une variété d'arythmies sinusales et auriculaires, ce qui correspond seulement à un nœud sinusal « malade ». Dans le syndrome de la tachycardie-bradycardie, non seulement le nœud sinusal est malade, mais les influx du nœud AV sont amoindris.

La bradycardie marquée (fréquence cardiaque aussi faible que 20 battements par minute ou systole prolongée à 10 s) entraîne l'ischémie cérébrale. De légères céphalées, des vertiges, des syncopes et des convulsions peuvent donc survenir. La tachycardie peut causer des palpitations, de la faiblesse, ou une douleur thoracique. On la soigne par la quinidine, la procaïnamide, la digitaline et le propranolol ; on maintient la fréquence cardiaque normale grâce à un stimulateur cardiaque.

Arythmies provenant de la jonction

Les arythmies provenant de la jonction (région entourant le nœud AV et située entre les oreillettes et les ventricules) comprennent le rythme jonctionnel, les contractions jonctionnelles prématurées, la tachycardie d'accélération et la tachycardie paroxystique.

Rythme jonctionnel

Le rythme jonctionnel peut se produire à la suite d'une intoxication par la digitaline ou d'une maladie du nœud sinusal ; il en résulte une diminution de fréquence du nœud sinusal. La fréquence sinusale est si faible que la jonction peut rivaliser avec le centre cardiaque d'automatisme. Les caractéristiques d'une anomalie du rythme sont les suivantes :

1. Fréquence : de 40 à 60 battements par minute ;
2. Ondes P : généralement inversées et se produisent avant, pendant et après le complexe QRS, selon la position du centre cardiaque d'automatisme dans le tissu jonctionnel ; ce tissu retarde la conduction antérograde et rétrograde ;
3. Complexe QRS : normal ;

4. Conduction : généralement, c'est le tissu jonctionnel qui stimule les oreillettes ; il en résulte une onde P inversée (c'est la conduction rétrograde). La conduction dirigée vers les ventricules est généralement normale (c'est la conduction antérograde) ;
5. Rythme : généralement régulier.

Il n'est pas nécessaire de soigner ce type d'anomalie, à moins que la fréquence cardiaque ne dérange d'une façon marquée le débit cardiaque. Si la diminution du débit cardiaque entraîne une douleur thoracique, une syncope ou des arythmies, on administre des médicaments sympathomimétiques ou parasympatholytiques. On devrait cesser la digitaline. La quinidine, la procaïnamide, la phénytoïne, le propranolol, l'hyperkaliémie et l'excitation du nerf vague dépriment les centres émetteurs du tissu jonctionnel.

Contractions jonctionnelles prématurées

Les contractions jonctionnelles prématurées (CJP) sont causées par l'augmentation de l'excitabilité du tissu jonctionnel. L'excitabilité se produit à la suite d'une intoxication par la digitaline ou d'une maladie coronarienne ; il en résulte une diminution de la circulation dans l'artère du nœud AV. Les caractéristiques des contractions jonctionnelles prématurées sont les suivantes :

1. Fréquence : de 60 à 100 battements par minute si le rythme fondamental correspond au rythme sinusal normal ;
2. Ondes P : peuvent se produire avant, pendant ou après le complexe QRS, selon la position du centre cardiaque d'automatisme dans le tissu jonctionnel. Les intervalles P-R varient et sont plus courts que la normale (inférieurs à 0,12 s) ;
3. Complexe QRS : normal ou non ;
4. Conduction : les oreillettes sont stimulées par conduction rétrograde ; la conduction ventriculaire est généralement normale ;
5. Rythme : irrégulier. Le repos compensateur est généralement incomplet. Aucun soin n'est entrepris. On supprime la digitaline. Si le nombre de contractions jonctionnelles prématurées dépasse fréquemment six par minute, on peut prescrire un médicament antiarythmique.

Rythme jonctionnel accéléré et tachycardie paroxystique jonctionnelle

Pour ces anomalies, l'excitabilité de la région jonctionnelle augmente et la fréquence s'accélère ; les caractéristiques sont les suivantes :

1. Origine : le tissu jonctionnel ;
2. Fréquence : pour le rythme jonctionnel, de 60 à 100 battements par minute. Pour la tachycardie paroxystique, de 100 à 250 battements par minute ;
3. Ondes P : la position de l'onde P par rapport au complexe QRS peut varier selon l'emplacement du centre cardiaque d'automatisme dans le tissu jonctionnel. Sa forme varie également. Lorsqu'elle existe, elle est généralement inversée ;

4. Complexe QRS : normal ou non ;
5. Conduction : rétrograde vers l'oreillette ; normale dans les ventricules ;
6. Rythme : régulier.

On doit supprimer la digitaline avant qu'il n'y ait intoxication. Si le client n'est pas traité par la digitaline, on peut lui en donner pour augmenter le temps de conduction AV. Si le client ne peut supporter la fréquence, comme les symptômes d'un débit cardiaque réduit le démontrent, il est nécessaire de rétablir le rythme sinusal. On fait un ECG de ce type d'arythmie afin de le différencier d'une tachycardie sinusale ou d'une tachycardie auriculaire paroxystique. Lorsque le rythme jonctionnel accéléré se produit à la suite d'un trouble de conduction de la branche du faisceau AV, il est difficile de différencier ce type de rythme de celui qui caractérise la tachycardie ventriculaire.

Arythmies provenant du ventricule

Les arythmies provenant du ventricule sont causées par des contractions prématurées, un bigéminisme, une tachycardie accélérée, un flutter, une fibrillation ventriculaire et une asystole.

Contractions ventriculaires prématurées (CVP)

Les contractions ventriculaires prématurées sont causées par une augmentation de l'automatisme des cellules de la paroi ventriculaire, faisant suite à une intoxication par la digitaline, à une hypoxie, à une tension du myocarde, à une hypokaliémie, à une fièvre, à une acidose, à un effort ou encore à une augmentation du taux de catécholamines.

Les contractions ventriculaires prématurées ne sont pas graves en elles-mêmes et, généralement, le client ressent seulement des palpitations. Cependant, on peut craindre l'apparition d'arythmies ventriculaires plus graves.

Chez le client qui souffre d'infarctus aigu, les contractions ventriculaires prématurées annoncent la tachycardie et la fibrillation ventriculaires : (1) lorsque leur fréquence dépasse six par minute ; (2) lorsqu'elles sont à foyers multiples ; (3) lorsqu'elles sont groupées par deux ou par trois et (4) lorsqu'elles se superposent à l'onde T (onde R sur onde T).

Les caractéristiques des contractions ventriculaires prématurées sont les suivantes (*Figure 25-22*) :

1. Fréquence : de 60 à 100 battements par minute ;
2. Onde P : peut être complètement cachée par le complexe QRS du battement prématuré. Le rythme sinusal est généralement continu et le repos compensateur est complet. Si l'onde P prématurée se produit avant le complexe QRS, l'influx correspond probablement à un battement prématuré supraventriculaire (qui provient de l'oreillette ou de la jonction) accompagné d'aberration, mais non à une contraction ventriculaire prématurée ;
3. Complexe QRS : généralement étendu, bizarre et d'une durée supérieure à 0,10 s. Peut provenir d'un seul foyer ventriculaire ou encore de foyers multiples ; dans ce dernier cas, sa morphologie est grandement variée.
4. Conduction : rétrograde à l'occasion à travers le tissu jonctionnel ou l'oreillette ;
5. Rythme : irrégulier.

Pour diminuer cette excitabilité du myocarde, on doit rechercher la cause et, si possible, la corriger. Un médicament antiarythmique est utile pour un traitement immédiat ou de longue durée.

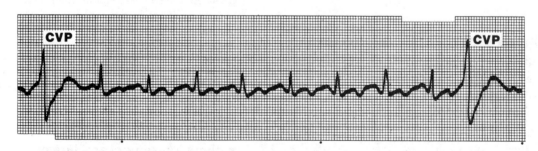

Figure 25-22 Contractions ventriculaires prématurées et occasionnelles.

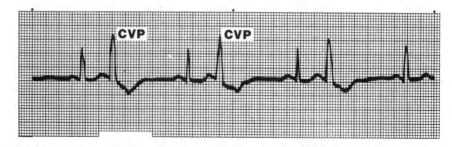

Figure 25-23 Bigéminisme ventriculaire.

Bigéminisme ventriculaire

Le bigéminisme ventriculaire est fréquemment associé à l'excès de digitaline, à la maladie coronarienne, à l'infarctus aigu et à l'insuffisance cardiaque globale. Le terme *bigéminisme* se rapporte à un état dans lequel chacun des battements est prématuré.

Les caractéristiques du bigéminisme ventriculaire sont les suivantes (*Figure 25-23*) :

1. Fréquence : généralement inférieure à 90 battements par minute ;
2. Ondes P : les caractéristiques sont identiques à celles de la contraction ventriculaire prématurée ;
3. Complexe QRS : étendu et bizarre. Le repos compensateur est complet ;
4. Conduction : le battement sinusal est provoqué par la conduction provenant du nœud sinusal, mais les contractions ventriculaires prématurées qui se produisent en alternance partent des ventricules ; la conduction peut être rétrograde à travers le tissu jonctionnel ou l'oreillette.
5. Rythme : irrégulier.

On utilise le terme *trigéminisme* lorsque trois battements successifs comprennent deux battements ectopiques pour un battement normal et le terme *tétragéminisme* lorsque quatre battements successifs comprennent trois battements ectopiques pour un battement normal.

Le traitement du bigéminisme ventriculaire est semblable à celui de la contraction ventriculaire prématurée. Puisque la cause sous-jacente du bigéminisme ventriculaire est fréquemment l'intoxication par la digitaline, il est nécessaire d'éliminer l'intoxication ou de la traiter.

Rythme ventriculaire accéléré et tachycardie ventriculaire

Tout comme la contraction ventriculaire accélérée, ces arythmies sont causées par l'augmentation de l'excitabilité du myocarde. Elles sont généralement associées à la maladie coronarienne, aux cardiopathies athéroscléreuse et rhumatismale, et elles précèdent la fibrillation ventriculaire. La tachycardie ventriculaire est extrêmement dangereuse et peut être considérée comme un cas d'urgence. Le client est généralement conscient de ce rythme rapide et il est assez anxieux. Les caractéristiques de ces deux types d'arythmies sont les suivantes (*Figure 25-24*) :

1. Fréquence : rythme ventriculaire accéléré, de 40 à 110 battements par minute ; tachycardie ventriculaire, de 150 à 200 battements par minute ;
2. Ondes P : généralement marquées par le complexe QRS ; lorsqu'elles sont perceptibles, elles n'accompagnent pas nécessairement le complexe QRS. Les contractions ventriculaires sont dissociées des contractions auriculaires ;
3. Complexe QRS : même morphologie que celle des contractions ventriculaires prématurées. Étendu et bizarre ; les ondes T sont en direction opposée. Un battement ventriculaire peut surgir au cours du complexe QRS. Trois contractions ventriculaires prématurées ou plus, à la suite, constituent une tachycardie ventriculaire ;
4. Conduction : prend naissance dans le ventricule avec rétrogradation possible vers le tissu jonctionnel et l'oreillette ;
5. Rythme : généralement régulier, mais on peut assister à une tachycardie ventriculaire irrégulière. Le rythme ventriculaire est rapide. Les ondes P, lorsqu'elles se produisent, présentent une fréquence plus lente et elles sont régulières. Le rythme auriculaire est dissocié du rythme ventriculaire.

Le traitement varie selon la tolérance du client à ce rythme rapide. On doit déterminer la cause de l'excitabilité du myocarde et la corriger, si possible. On peut utiliser des médicaments antiarythmiques. On doit rétablir le rythme sinusal si le débit cardiaque est fortement réduit.

Rétablissement du rythme sinusal

Le rétablissement du rythme sinusal s'effectue pour régulariser les arythmies caractérisées par les complexes QRS ; c'est une technique de choix usuelle. Le client est conscient et il donne son consentement. On lui administre généralement du diazépam par voie intraveineuse avant de rétablir le rythme sinusal, ce qui facilite l'anesthésie. L'énergie utilisée varie entre 25 J et 400 J. On supprime la digoxine 48 h avant le rétablissement du rythme sinusal afin d'éviter que les arythmies ne surviennent pas la suite.

On met le synchroniseur en marche. Le défibrillateur est synchronisé avec le moniteur cardiaque afin qu'une décharge électrique se produise avant la dépolarisation ventriculaire (complexe QRS). Si le défibrillateur n'est pas synchronisé, il peut se décharger pendant la phase de vulnérabilité (onde T) et entraîner une tachycardie ou une fibrillation ventriculaire. On met le synchroniseur en marche

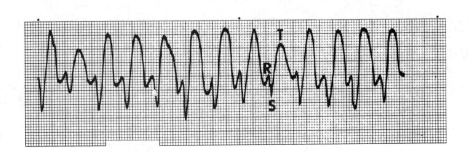

Figure 25-24 Tachycardie ventriculaire.

de telle manière que la décharge ait lieu immédiatement après le début du complexe QRS suivant. On doit maintenir la « décharge » jusqu'à ce que le synchroniseur déclenche la défibrillation.

Si la fibrillation ventriculaire se produit après le rétablissement du rythme sinusal, on doit recharger immédiatement le défibrillateur, arrêter le synchroniseur et recommencer la défibrillation. Après usage, on doit arrêter le défibrillateur afin d'éviter la décharge accidentelle des électrodes. On arrête l'oxygénation durant le choc précordial, si possible, pour éviter un danger d'incendie.

Le traitement est réussi lorsque le rythme sinusal est rétabli, que les pulsations périphériques et la pression artérielle sont normales. On doit maintenir le passage de l'air et évaluer l'état de conscience du client. On prend les signes vitaux tous les quarts d'heure durant une heure, toutes les demi-heures durant les deux heures suivantes, puis toutes les quatre heures.

Flutter ventriculaire

Le flutter ventriculaire montre toutes les caractéristiques de la tachycardie ventriculaire bien que la fréquence soit plus rapide. Le tableau clinique est exactement le même que celui de la paralysie ventriculaire. Le client peut être cyanosé et en état de convulsion. Les battements cardiaques sont inaudibles et le pouls est imperceptible. La respiration cesse. Cette arythmie est fatale si les soins ne sont pas donnés immédiatement.

Les caractéristiques du flutter ventriculaire sont les suivantes (*Figure 25-25*) :

1. Fréquence : de 200 à 400 battements par minute ;
2. Ondes P : invisibles ;
3. Complexes QRS : rapides, bizarres et semblables à des piquets de clôture. Les ondes T sont invisibles ;

4. Conduction : prend naissance dans les ventricules. Elle est rétrograde vers le nœud AV et l'oreillette ;
5. Rythme : irrégulier.

Le traitement du flutter ventriculaire est semblable à celui de la tachycardie ventriculaire. Cependant, c'est une anomalie qui est extrêmement dangereuse, car la circulation est arrêtée. Cette arythmie devient fatale si on ne la rétablit pas immédiatement. C'est pourquoi le traitement ne comprend pas de médicaments. Le choc précordial est la première intervention à faire et, en l'absence du médecin, c'est l'équipe de soins infirmiers qui doit la faire immédiatement. Si l'on ne dispose pas facilement d'un défibrillateur, on pratique le massage cardiaque externe, on aide la ventilation et l'on commence tout de suite à soutenir le client grâce à des médicaments donnés par intraveineuses. Lorsque l'infirmière présente a de la difficulté à distinguer si l'arythmie est une tachycardie ou un flutter ventriculaire, son principal souci sera de surveiller comment le client supporte son arythmie et elle devra soigner l'arythmie selon le degré de tolérance du client.

Fibrillation ventriculaire

La fibrillation ventriculaire se manifeste par un frissonnement rapide et inefficace des ventricules ; on ne perçoit ni le battement cardiaque, ni le pouls, ni la respiration. On peut confondre ce trouble avec un autre type d'arythmie. Un mauvais fonctionnement du moniteur peut produire le même effet, mais, dans ce cas, le tableau clinique du client dessine le diagnostic de la fibrillation ventriculaire. Cette arythmie est généralement fatale si on ne la soigne pas immédiatement, puisque seulement 5 % des cas se rétablissent spontanément.

Les caractéristiques de la fibrillation ventriculaire sont les suivantes (*Figure 25-26*) :

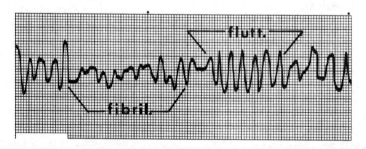

Figure 25-25   Flutter ventriculaire.

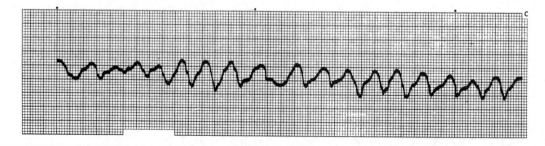

Figure 25-26   Fibrillation ventriculaire.

1. Fréquence : rapide, non coordonnée et inefficace ;
2. Ondes P : invisibles ;
3. Complexe QRS : ondulation rapide et irrégulière sans forme définie (foyers multiples). Les ventricules montrent seulement un frissonnement ;
4. Conduction : foyers localisés dans les ventricules, mais plusieurs foyers émettent des influx en même temps, si bien que la conduction manque d'organisation. Absence de contractions ventriculaires ;
5. Rythme : extrêmement irrégulier et sans aucune coordination ; ne présente aucun signe particulier.

Le traitement immédiat est la défibrillation de 200 J à 400 J. Un synchroniseur ne pourrait agir sur un rythme aussi désorganisé, car l'appareil ne pourrait se baser sur aucune onde prédominante. On défibrille immédiatement après le début d'une fibrillation ventriculaire ou d'une tachycardie ventriculaire sans prendre le pouls périphérique. La défibrillation dépolarise complètement toutes les cellules du myocarde et fait cesser l'activité électrique chaotique ; cela permet au nœud SA de reprendre le contrôle du rythme cardiaque sans que le myocarde ne souffre d'anorexie ou d'acidose, ce qui, dans un tel cas, rendrait tout essai impossible.

On applique les électrodes sur la poitrine de la façon suivante : une des électrodes est placée à droite de la partie supérieure du sternum, au-dessous de la clavicule droite ; l'autre électrode est placée juste à gauche de l'apex du cœur (*Figure 25-27*).

Afin que la peau n'offre aucune résistance au passage du courant et qu'il ne se produise aucune brûlure, on place entre l'électrode et la peau une compresse de gaze imbibée de sérum physiologique ou de pâte conductrice ; on peut aussi appliquer un tampon adhésif imbibé de gelée conductrice. On prend garde de mettre en contact les deux électrodes afin d'éviter toute décharge électrique. Si l'on a utilisé la gaze imbibée de sérum physiologique, on pourra continuer le massage cardiaque sans que les mains glissent sur la peau, ce qui est un problème lorsqu'on utilise la pâte conductrice.

- Exercer une pression suffisante sur les électrodes afin d'assurer un excellent contact avec la peau.
- Ne laisser personne toucher le client ou le lit lorsque le défibrillateur fonctionne.
- Puis décharger le défibrillateur de 200 J à 400 J selon la masse du client (de 3,5 J/kg à 6,0 J/kg).

La défibrillation ne pourra se produire que si le synchroniseur est arrêté, car un complexe QRS est nécessaire pour la défibrillation synchronisée, et la fibrillation ventriculaire ne présente aucun complexe QRS. Après la défibrillation, on doit surveiller le moniteur cardiaque et le pouls pour s'assurer que le rythme sinusal est revenu.

En cas d'échec, on doit immédiatement commencer la réanimation cardio-respiratoire. Si la fibrillation est faible, on utilise l'adrénaline et le bicarbonate de sodium. L'adrénaline intensifie la fibrillation, ce qui rend plus facile la défibrillation. On utilise les vaso-presseurs pour supporter la pression artérielle. On ne devra jamais arrêter le massage cardiaque externe et la ventilation assistée pendant plus de 5 s durant la réanimation (voir le chapitre 26).

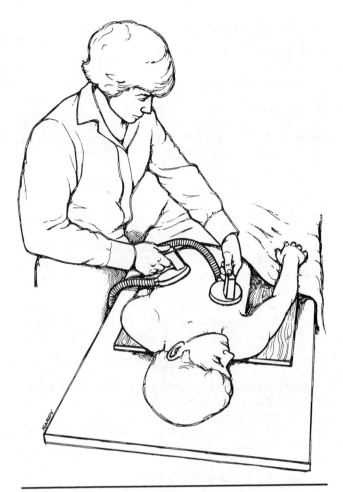

Figure 25-27 Mise en place des électrodes pour la défibrillation ventriculaire.

Asystole ventriculaire

Les complexes QRS sont absents au cours de l'asystole ventriculaire. On ne détecte ni battements cardiaques, ni pouls, ni respiration. Cette arythmie est fatale si on ne la soigne pas immédiatement. Les caractéristiques de l'asystole ventriculaire sont les suivantes :

1. Fréquence : aucune ;
2. Ondes P : visibles, mais ne viennent ni du nœud AV ni des oreillettes ;
3. Complexe QRS : absent ;
4. Conduction : possible, mais à travers les oreillettes seulement ;
5. Rythme : aucun.

La réanimation cardio-respiratoire est nécessaire pour maintenir le client en vie. Pour diminuer tout stimulus vagal, on administre 0,5 mg d'atropine par voie intraveineuse. On peut également administrer de l'adrénaline à des intervalles de 5 min. On peut donner de l'hydrogénocarbonate de sodium. Puisque l'adrénaline et le bicarbonate de sodium sont incompatibles, on ne doit pas les mélanger. Il peut être nécessaire de faire l'implantation d'un stimulateur cardiaque par voie thoracique ou veineuse (voir le chapitre 28).

□ ANOMALIES DE LA CONDUCTION

Bloc AV du premier degré

Le bloc AV du premier degré est souvent associé aux cardiopathies organiques, ou il peut être causé par la digitaline. On le rencontre fréquemment chez les clients souffrant d'un infarctus de la partie inférieure du cœur, lorsque l'artère du nœud AV est touchée.

Les caractéristiques du bloc AV du premier degré sont les suivantes (*Figure 25-28*) :

1. Fréquence : variable, généralement comprise entre 60 et 100 battements par minute ;
2. Ondes P : précèdent chaque complexe QRS. L'intervalle P-R dure plus de 0,2 s ;
3. Complexes QRS : suivent chaque onde P et sont généralement normaux ;
4. Conduction : elle se fait avec retard lorsqu'elle passe entre le tissu jonctionnel et le réseau de Purkinje, et elle prolonge l'intervalle P-R. La conduction ventriculaire est normale ;
5. Rythme : généralement régulier.

Cette arythmie est importante, car elle peut entraîner des formes plus graves de blocs cardiaques. On la considère souvent comme un signal d'alarme. On doit surveiller de près le client, au moyen d'un moniteur, afin de déceler toute évolution du bloc.

Bloc AV du deuxième degré (ou bloc de Mobitz du type I)

Le bloc AV du deuxième degré (ou bloc de Mobitz du type I, ou périodes de Luciani-Wenckebach) est généralement associé aux cardiopathies organiques et il est souvent dû à une intoxication par la digitaline. Il est souvent accompagné d'un infarctus qui touche l'artère du nœud AV.

Les caractéristiques du bloc du deuxième degré sont les suivantes (*Figure 25-29*) :

1. Fréquence : variable, généralement de 60 à 100 battements par minute ;
2. Ondes P : précèdent chaque complexe QRS. L'intervalle P-R s'allonge démesurément jusqu'à ce que le complexe QRS ait chuté, et ensuite le cycle recommence ;
3. Complexe QRS : suivent la plupart des ondes P, sauf lorsque le complexe QRS a chuté ;
4. Conduction : l'intervalle P-R s'allonge considérablement jusqu'à ce que l'influx ne traverse plus les ventricules à cause d'un blocage localisé entre le tissu jonctionnel et le réseau de Purkinje ;
5. Rythme : irrégulier, puisque l'intervalle P-R raccourcit de plus en plus jusqu'à ce que le complexe QRS chute.

On doit éliminer l'intoxication par la digitaline. Selon les variations hémodynamiques produites, il est nécessaire de régulariser la fréquence cardiaque.

Bloc AV du deuxième degré (ou bloc de Mobitz du type II)

Le bloc AV du deuxième degré, ou bloc de Mobitz du type II, est également causé par une cardiopathie organique, par un infarctus au niveau de l'artère nodale AV et par une intoxication par la digitaline. Ce type de bloc entraîne une diminution de la fréquence cardiaque et généralement une diminution du débit cardiaque.

Les caractéristiques du bloc du deuxième degré (bloc de Mobitz du type II) sont les suivantes (*Figure 25-30*) :

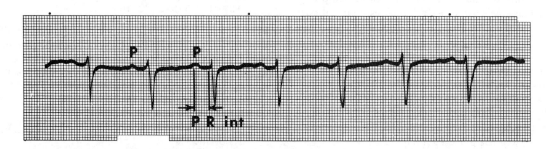

Figure 25-28 Bloc AV du premier degré.

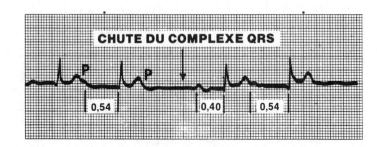

Figure 25-29 Bloc du deuxième degré (ou bloc de Mobitz du type I ou périodes de Luciani-Wenckebach).

1. Fréquence : de 30 à 55 battements par minute. La fréquence auriculaire peut être deux, trois et même quatre fois plus rapide que la fréquence ventriculaire ;
2. Ondes P : il y a deux, trois et même quatre ondes P pour chaque complexe QRS. La durée de l'intervalle P-R est généralement normale ;
3. Complexe QRS : généralement normal ;
4. Conduction : un ou plusieurs influx ne traversent pas les ventricules ;
5. Rythme : généralement lent et régulier. Une irrégularité est due au fait que le bloc varie de 2/1 à 3/1 ou plus.

On doit augmenter la fréquence cardiaque pour maintenir un débit cardiaque normal. L'intoxication par la digitaline doit être éliminée et on doit cesser les médicaments dépresseurs du myocarde.

Bloc AV du troisième degré (ou bloc complet)

Le bloc AV du troisième degré (ou bloc complet) est également associé aux cardiopathies organiques, à l'intoxication par la digitaline et à l'infarctus. Il y a diminution marquée de la fréquence cardiaque, donc une moins grande quantité de sang qui parvient aux organes vitaux comme l'encéphale, le cœur, les reins, les poumons et la peau.

Les caractéristiques du bloc complet (bloc AV du troisième degré) sont les suivantes :

1. Origine : les influx prennent naissance dans le nœud SA, mais ils ne sont pas acheminés par les fibres de Purkinje. Ils sont complètement bloqués. Un rythme d'échappement provenant de la zone de jonction ou de celle du ventricule succède à celui du centre cardiaque d'automatisme ;

2. Fréquence : fréquence auriculaire de 60 à 100 battements par minute ; fréquence ventriculaire, de 40 à 60 battements par minute si le rythme d'échappement provient de la jonction, de 20 à 40 battements par minute si le rythme d'échappement provient du ventricule (*Figure 25-31*) ;

3. Ondes P : les ondes P provenant du nœud SA sont régulières, mais elles ne sont pas associées aux complexes QRS ;

4. Complexes QRS : morphologie supraventriculaire normale si le rythme d'échappement provient de la jonction ; ils ne sont pas reliés aux ondes P. Les complexes QRS se produisent régulièrement. Si le rythme d'échappement provient du ventricule, le complexe QRS dure plus de 0,1 s ; il est large et frissonnant. Ces complexes QRS ont la même morphologie que ceux des CVP ;

5. Conduction : le nœud SA réagit et les ondes P sont visibles. Elles sont toutes bloquées et ne sont pas acheminées vers les ventricules. Les rythmes d'échappement provenant de la jonction traversent normalement les ventricules. Ceux qui proviennent des ventricules sont ectopiques et présentent une morphologie aberrante ;

6. Rythme : généralement lent, mais régulier.

On doit augmenter l'irrigation des organes vitaux, c'est-à-dire augmenter la fréquence du rythme d'échappement. On peut augmenter le rythme jonctionnel grâce à un agent parasympatholytique (anticholinergique) et le rythme ventriculaire grâce à un agent sympathomimétique. De plus, on peut installer temporairement un stimulateur cardiaque par voie veineuse.

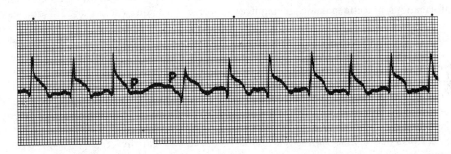

Figure 25-30 Bloc AV du deuxième degré (ou bloc de Mobitz du type II).

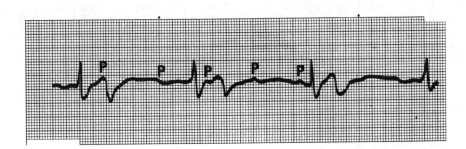

Figure 25-31 Bloc AV du troisième degré (ou bloc complet).

26

Les soins infirmiers dans l'unité coronarienne

☐ UNITÉ CORONARIENNE

L'unité coronarienne est une partie du centre hospitalier, équipée d'un appareillage électronique particulier destiné à surveiller les clients souffrant de troubles cardio-vasculaires réels ou potentiels. Les infirmières qui. y travaillent sont spécialisées en soins cardio-vasculaires. Depuis l'apparition des unités coronariennes, dans les années 60, le taux de mortalité chez les cardiaques n'a cessé de diminuer et, dans le cas de l'infarctus du myocarde, par exemple, cette baisse a varié de 10 % à 24 %. L'objectif fondamental d'une unité coronarienne est de prévenir, de détecter et de soigner les arythmies cardiaques qui étaient, à l'origine, la cause première des mortalités par infarctus du myocarde. (Nous donnerons plus d'informations sur cette maladie au chapitre 28.)

L'unité coronarienne est en général une aile du centre hospitalier dont les accès sont limités. Elle offre un environnement calme, dont la température est contrôlée, et contient souvent des chambres à un lit. On y trouve un équipement pour la réanimation et des appareils de surveillance électronique pour l'électrocardiographie (moniteurs cardiaques). L'équipement de base comprend un oscilloscope pour chaque client, situé près de son lit, et un oscilloscope à multiples canaux, dans la salle des infirmières, qui rend compte des électrocardiogrammes individuels de chaque client.

L'aspect le plus important d'une unité coronarienne, hormis son équipement, est certainement l'équipe d'infirmières spécialisées qui travaillent dans ce décor inhabituel. Elles doivent être parfaitement préparées pour contrôler, diagnostiquer et intervenir sans avoir à consulter le médecin si une situation d'urgence se produit. Elles doivent avoir des connaissances de base en anatomie, en physiologie et en physiopathologie du système cardio-vasculaire ; de plus, elles doivent être familières avec les méthodes et les objectifs du traitement médical, et avec les soins infirmiers appropriés. De plus, elles doivent être capables de faire une évaluation initiale, de poser un diagnostic, de bâtir un plan de soins et de l'évaluer. L'infirmière attachée à une unité coronarienne

doit se sensibiliser aux besoins psychologiques particuliers du client, de sa famille et des membres de l'équipe. Le succès du traitement est directement proportionnel aux connaissances, aux habiletés et au dévouement de l'équipe des infirmières.

☐ SOINS DU CLIENT SOUFFRANT D'UN INFARCTUS DU MYOCARDE

L'unité coronarienne accueille les personnes souffrant d'un infarctus réel ou potentiel. L'occlusion coronarienne ou « crise cardiaque » se produit lorsque les artères coronaires, chargées de fournir le sang au myocarde, ont une telle difficulté à remplir leur rôle qu'elles ne peuvent plus maintenir en vie le muscle cardiaque. Les deux artères coronaires prennent naissance à la base de l'aorte lorsque celle-ci quitte le ventricule gauche. L'artère coronaire droite irrigue le cœur et, chez la majorité des gens, la face inférieure du ventricule gauche. L'artère coronaire gauche présente deux embranchements principaux qui irriguent l'oreillette gauche et le reste du ventricule gauche, et le septum interventriculaire. Il y a maladie coronarienne lorsque se produit l'obstruction totale ou partielle de ces vaisseaux. L'athérosclérose, principale cause de la maladie coronarienne, est caractérisée par le rétrécissement de la lumière artérielle, dû à des dépôts complexes connus sous le nom d'« athéromes ». L'obstruction du vaisseau se produit, et la partie du myocarde alimentée par ce vaisseau devient ischémique et finit par se nécroser. L'activité électrique cesse et les arythmies létales surviennent.

Les arythmies sont des complications fréquentes de l'infarctus du myocarde. L'objectif premier de l'unité coronarienne était de permettre la surveillance de l'activité électrique du cœur afin d'identifier les irrégularités du rythme et de prendre des mesures immédiates souvent vitales. Aujourd'hui, les soins donnés dans une unité coronarienne sont axés sur la prévention, la reconnaissance précoce et le traitement des arythmies, l'identification et le traitement des complications secondaires. Le chapitre 25 a traité des arythmies.

■ ÉVALUATION INITIALE

L'évaluation de l'infirmière est l'un des aspects les plus importants de tous les soins que le client reçoit dès son admission à l'unité coronarienne. Cette évaluation sert à établir l'information de base touchant l'état présent du client afin que tous les troubles soient immédiatement notés. Elle doit se faire méthodiquement et être complète ; son objectif est d'identifier la priorité des besoins du client cardiaque.

L'évaluation systématique du client comprend l'histoire détaillée du client et surtout la description des symptômes : douleur thoracique, dyspnée, palpitations, faiblesse (syncope) ou sueurs (diaphorèse). Chacun d'eux doit être évalué en fonction du moment, de la durée, des événements déclencheurs et des facteurs de soulagement.

De plus, plusieurs éléments de l'examen physique sont directement reliés aux besoins du client qui arrive à l'unité coronarienne. En voici la liste :

1. Pouls radial. On mesure la fréquence, le rythme et l'intensité. Ces trois éléments peuvent mettre en relief plusieurs troubles cardio-vasculaires. Par exemple, un pouls radial rapide, régulier et faible indique un débit cardiaque réduit et un faible volume de sang ; un pouls lent, régulier et fort peut indiquer un bloc cardiaque ; enfin, un pouls irrégulier indique une arythmie.

2. Pression jugulaire. L'évaluation de la pression dans ce vaisseau donne une idée concrète de la pression du

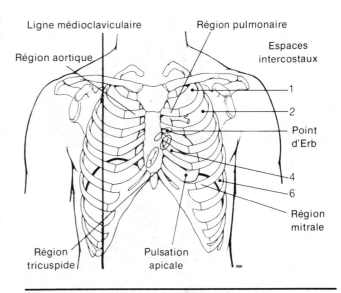

Figure 26-2 Localisation du battement apexien (5e espace intercostal dans la ligne médioclaviculaire).

côté droit du cœur. Une augmentation de la pression veineuse peut indiquer que le cœur est trop faible pour pomper le sang et pour le chasser dans les artères. On fait l'examen lorsque le client est au repos, la tête et le tronc maintenus à 45°. Lorsque la pression est normale, on peut voir la turgescence de la veine légèrement au-dessus de la clavicule. On doit noter toute turgescence plus importante (*Figure 26-1*).

3. Localisation du cœur. Au moyen de la palpation, on peut évaluer la taille du cœur en le localisant. Le battement apexien, souvent considéré comme l'endroit où la pulsation est maximale, est ressenti le mieux au niveau du 5e espace intercostal, dans la ligne médioclaviculaire (*Figure 26-2*). Un battement ressenti plus à gauche et plus bas peut indiquer une augmentation du volume du ventricule gauche.

4. Bruits cardiaques. L'auscultation au moyen d'un stéthoscope permet d'identifier les bruits du cœur et d'en faire l'interprétation. Le stéthoscope doit être de bonne qualité et en excellent état de fonctionnement. La partie que l'on applique contre la poitrine est munie d'un côté en forme de cloche pour les sons graves et d'un diaphragme pour les sons aigus. Il est important d'appliquer le côté en forme de cloche légèrement sur la peau et fermement contre le diaphragme afin d'écouter correctement les bruits. Le premier bruit (B_1) s'entend bien au-dessus de la base et correspond au début de la systole ; on l'identifie en premier. Le second bruit (B_2) est émis à la base du cœur et correspond au début de la diastole (*Figure 26-3*). On note tout bruit anormal comme un troisième bruit (B_3), ou galop ventriculaire, et un quatrième bruit (B_4), ou galop auriculaire ou présystolique. Le B_1 et le B_2 sonnent comme les syllabes toc-tac. Le B_1 (toc) est plus intense à la pointe du cœur et le B_2 (tac) l'est à la base. Le B_3 suit de près le B_2 et, ensemble, les trois bruits ressemblent au mot Ken-tuck-y (B_1 — B_2 — B_3). Le B_4 qui précède le B_1 prend une cadence analogue à celle du mot Ten-nes-see (B_4 — B_1 — B_2). On note d'autres

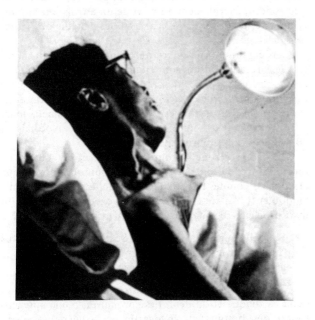

Figure 26-1 Chez ce client en position semi-inclinée, on peut voir la turgescence des veines du cou montrant que le cœur est incapable de pomper adéquatement tout le sang veineux. (Reproduit avec la permission de l'American Heart Association.)

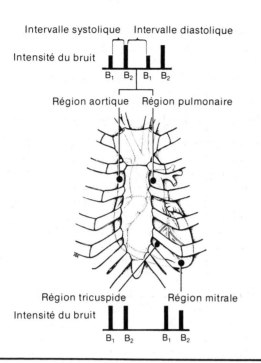

Figure 26-3 Identification des premier et second bruits cardiaques.

bruits, c'est-à-dire des souffles, que produit le sang lorsqu'il traverse une zone de rétrécissement ou qu'il reflue par une valvule déficiente. Toutes les infirmières attachées à une unité coronarienne doivent être capables de distinguer parfaitement les bruits et les souffles.

5. Œdème. On évalue le client en recherchant les signes d'œdème causé par l'incapacité accrue du cœur de pomper avec efficacité. C'est au niveau des extrémités, en particulier de la région prétibiale ou de la région sacrée, qu'on peut le mieux l'identifier. Un foie hypertrophié est également le signe d'un état circulatoire défaillant; on le palpe dans le quadrant supérieur droit.

Cette évaluation initiale sert non seulement à établir les besoins prioritaires et à fournir des données de base pour un plan de soins infirmiers, mais également à amorcer une relation entre le client et l'infirmière, ce qui peut instaurer un climat de confiance dans l'unité coronarienne.

Problèmes du client et diagnostics infirmiers

Basés sur les données fournies par les antécédents de santé du client, y compris les manifestations cliniques et l'évaluation diagnostique, les problèmes potentiels majeurs comprennent : les malaises thoraciques (irradiant dans le bras, dans le cou, dans la mâchoire, dans les épaules et dans le dos) reliés à une circulation coronarienne réduite ou absente; les arythmies potentielles et les troubles de conduction reliés aux besoins en oxygène du myocarde; les détériorations respiratoires (essoufflement, dyspnée, orthopnée et dyspnée nocturne paroxystique) reliées à une insuffisance possible du ventricule gauche; l'irrigation

réduite des organes vitaux, liée à la diminution du débit cardiaque; l'anxiété et la peur de la mort, liées au diagnostic de l'infarctus du myocarde.

■ PLANIFICATION ET INTERVENTION

Objectifs

1. Soulager la douleur thoracique.
2. Éviter les arythmies et les difficultés respiratoires en maintenant le débit cardiaque pour répondre aux demandes en oxygène.
3. Détecter tôt les problèmes possibles par le monitorage continu.
4. Réduire le stress et l'anxiété.

Interventions infirmières

Monitorage cardiaque dans une unité coronarienne. Le client admis à l'unité coronarienne est relié à un moniteur cardiaque. On applique les électrodes sur la poitrine selon les dérivations sélectionnées pour le monitorage.

La zone de la peau choisie pour la mise en place de l'électrode doit être plane, propre (nettoyée à l'alcool), asséchée avec de la gaze, rasée et légèrement poncée pour diminuer toute résistance. On applique ensuite la pâte conductrice et l'électrode, et on règle le système d'alarme à 30 % au-dessus et au-dessous de la fréquence cardiaque du client; on branche l'émetteur du « bip bip » dans la chambre du client et on branche le système d'alarme.

Les artéfacts du monitorage peuvent provenir de mouvements volontaires ou involontaires, de la mauvaise préparation de la peau, de la sécheresse des électrodes et de la mauvaise mise à la masse. On change assez souvent les électrodes (généralement au bout de un à trois jours) pour éviter une irritation de la peau et pour obtenir des tracés sans artéfacts.

On explique brièvement au client la raison du monitorage cardiaque durant son séjour à l'unité coronarienne et on répond à toutes ses questions. On évalue la fréquence cardiaque, le rythme et la conduction d'une façon continue, car la plupart des arythmies se déclarent dans les deux jours à trois jours qui suivent un infarctus aigu du myocarde, et 90 % de ces clients auront des arythmies.

Les soins seront surtout préventifs, et on tentera de reconnaître et de contrôler les facteurs qui prédisposent aux arythmies, comme l'hypokaliémie, l'acidose, l'hypoxémie, la douleur, l'anxiété, la température et les tensions du myocarde causées par l'insuffisance cardiaque globale.

• Si l'on veut réduire la mortalité causée par un infarctus du myocarde, il faut identifier très tôt les arythmies et les soigner rapidement et énergiquement.

Les arythmies peuvent résulter d'une diminution du débit cardiaque et du débit des coronaires, d'une augmentation des besoins du myocarde en oxygène et d'une prédisposition aux arythmies létales. On doit constamment surveiller le moniteur cardiaque afin de détecter très tôt les arythmies et de les soigner immédiatement pour éviter que des problèmes ne surviennent par la suite (voir le chapitre 25).

Signes vitaux et perfusion intraveineuse. On prend la pression artérielle, le pouls, le rythme respiratoire et la température buccale ou rectale. On introduit un cathéter par voie intraveineuse (angiocathéter ou intracathéter) s'il n'est pas déjà en place. On n'utilise une aiguille type papillon que de façon temporaire, jusqu'à ce qu'une voie intraveineuse plus stable soit établie. La voie intraveineuse est utilisée pour les médicaments contre la douleur et ceux qu'on donne en cas d'urgence. On peut coiffer ces voies intraveineuses ; on injecte de 10 à 100 unités d'héparine dans 1 mL de sérum physiologique toutes les huit heures et après chaque injection de médicaments pour maintenir la perméabilité. On peut aussi administrer une solution de dextrose à 5 % en perfusion continue à un rythme qui permet de garder la veine ouverte. Une explication simple du déroulement de l'opération aide la plupart des clients.

Malaise thoracique et dyspnée. Si le client se plaint d'un malaise thoracique, on lui donne un analgésique. L'anxiété associée à la douleur augmente la consommation d'oxygène du myocarde. Pour diminuer ces besoins en oxygène, on donne du sulfate de morphine par voie intraveineuse, en petites doses de 1 mg à 5 mg. La morphine, dont l'effet est vagotonique, ne sera pas administrée au client qui souffre d'un bloc auriculo-ventriculaire ou d'une bradycardie sinusale. La morphine diminue la pression artérielle, la fréquence cardiaque et la fréquence respiratoire. Si la fréquence cardiaque est inférieure à 70, on choisira la mépéridine. L'oxygène administré à raison de 2 L/min à 4 L/min par un cathéter nasal double peut calmer le malaise thoracique en augmentant l'apport d'oxygène au myocarde. La dyspnée peut également causer de l'anxiété et elle peut être soulagée par l'oxygène ; celui-ci peut également retarder la transformation du myocarde ischémique en tissu nécrotique. Ce précieux avantage ainsi que les mécanismes physiologiques fondamentaux demeurent inexplicables. L'analyse des gaz artériels est utilisée pour évaluer l'efficacité de l'oxygénothérapie et pour évaluer l'équilibre acide-base.

Le repos au lit, le dos semi-incliné, ou dans un fauteuil pour cardiaque aide à soulager le malaise thoracique et la dyspnée. La position tête relevée est bénéfique pour les raisons suivantes : (1) le volume courant est amélioré, car la pression du contenu abdominal sur le diaphragme est diminuée, et le passage de l'oxygène se fait donc mieux ; (2) le drainage des lobes pulmonaires supérieurs est meilleur ; (3) le retour veineux vers le cœur (la précharge) et le débit cardiaque sont diminués, ce qui réduit le travail du cœur.

Autres facteurs de l'évaluation. Tout au long de ce processus d'admission, l'infirmière évalue l'état cardio-vasculaire, rénal, respiratoire, neurologique (degré de conscience) et psychologique du client, et elle en fait le rapport. Ces données servent de ligne directrice. Elle donne des explications au client sur les activités de l'unité coronarienne et sur l'appareillage utilisé afin de calmer son anxiété et, par le fait même, de diminuer la consommation d'oxygène du myocarde. Les visites de la famille et des amis peuvent soit causer de l'anxiété, soit la réduire. L'infirmière a la responsabilité d'évaluer les effets des visites sur le client ; elle peut alors intervenir en conséquence. Les règlements propres à chaque unité coronarienne varient en fonction des soins individuels dispensés.

Soins. En général, les soins médicaux ont pour but de diminuer la douleur, de prévenir la fibrillation ventriculaire et les arythmies létales, de conseiller le repos ou l'exercice, de limiter l'alimentation, de prévenir et de soigner l'anxiété.

Besoins en oxygène du myocarde

Il faut du temps au myocarde pour se remettre d'une lésion causée par un infarctus du myocarde. Pour l'aider, il faut diminuer son besoin en oxygène. La taille de l'infarctus est déterminée par la demande d'oxygène des régions ischémiques et blessées, et par l'apport d'oxygène à ces régions.

Pour diminuer le besoin en oxygène du myocarde, on doit : (1) imposer le repos au lit et permettre des levers progressifs ; (2) aider le client pendant ses activités quotidiennes et (3) contrôler l'environnement pour minimiser le stress.

Repos au lit. Le repos au lit est important pour accélérer la guérison, mais l'immobilité peut entraîner des complications. Dans le cas d'un infarctus simple, l'activité progresse du repos au lit, à la position assise sur le bord du lit puis dans un fauteuil, pour se terminer par le déplacement. La durée de chaque exercice augmente selon la tolérance du client.

Activités quotidiennes. Les activités quotidiennes peuvent poser un problème au client indépendant, car il devient alors dépendant de l'infirmière qui l'aide.

Il est important de laisser au client le plus d'indépendance possible afin qu'il retrouve sa confiance en lui-même, ce qui facilite la guérison psychologique et physiologique. On modifie les activités en fonction des besoins de l'individu. Au chapitre 28, nous présentons les principes de rééducation à suivre après un infarctus du myocarde.

Conseils sur le régime alimentaire. On permet au client de se nourrir lui-même. Le régime choisi devra :

1. Minimiser le travail du myocarde pour favoriser l'équilibre en oxygène ;
2. Maintenir un volume extra-cellulaire normal ;
3. Réduire au minimum la douleur et le malaise.

On recommande les principes diététiques suivants durant la phase aiguë :

1. Éviter les repas copieux ; ils augmentent potentiellement l'alimentation sanguine des viscères et, par conséquent, le travail postprandial du cœur.
2. Réduire au minimum le volume du contenu stomacal pour éviter le vomissement et l'aspiration en cas d'urgence cardiaque.
3. Éviter les stimulants du myocarde tels que la caféine et la théobromine.
4. Éviter la nourriture et les boissons bouillantes ou glacées pour empêcher des arythmies possibles.
5. Éviter autant que possible les aliments causant la constipation et l'effort de défécation qui en résulte ; cela pourrait prédisposer le client à des variations du rythme vagal cardiaque.
6. Limiter les aliments qui produisent habituellement des gaz excessifs comme les haricots secs, les autres légumes secs et le jus de pomme.

7. Offrir un régime riche en potassium à tous les clients, exceptés à ceux qui souffrent d'insuffisance rénale. Donner un supplément de potassium à ceux qui sont en traitement diurétique de perte potassique.

Danger de la manœuvre de Valsalva.   Durant le repas, le client doit poser les bras sur la table de lit pour éviter d'exécuter inconsciemment la manœuvre de Valsalva. Au cours de cette manœuvre, l'air force le passage de l'épiglotte obstruant l'entrée du larynx, ce qui augmente la pression intrathoracique jusqu'à environ 80 mm Hg; en même temps, le retour veineux se fait plus difficilement (précharge diminuée), ce qui entraîne une diminution du débit cardiaque. Lorsque l'air forcé est libéré, la pression intra-thoracique diminue et la précharge augmente, ce qui crée une surcharge de travail pour le cœur. On doit donc apprendre au client qu'il lui faut éviter de retenir sa respiration pour que la manœuvre de Valsalva ne puisse pas se produire; il devra respirer la bouche grande ouverte toutes les fois qu'il entreprendra une activité risquant de s'accompagner d'une telle manœuvre. Ces activités sont la rotation au lit, l'atteinte d'un objet, le vomissement, l'action de tirer quelque chose, la défécation et l'action de tousser.

Conseils pour la défécation.   L'utilisation assistée d'un fauteuil d'aisance roulant est préférable à un bassin de lit. Ce fauteuil permet de prendre une position plus naturelle, ce qui facilite le travail des muscles de la défécation (muscles abdominaux et sphincter anal). L'absorption importante de liquide empêche la constipation. L'utilisation de produits qui ramollissent les selles évite les efforts et empêche que la manœuvre de Valsalva ne se produise.

Hygiène.   Dès le premier jour, il faut faire la toilette du client et on doit l'aider à prendre un bain durant les quatre jours suivants. Si l'infarctus est léger, il peut prendre une douche chaude après qu'il a quitté l'unité. Une douche chaude est préférable à une douche bouillante, car l'eau trop chaude entraîne une vaso-dilatation et une forte diminution de la précharge et du débit cardiaque. Sous la douche, le client a souvent besoin d'un siège et il peut demander de l'aide pour se laver. On discute de ces activités avec le client et le médecin afin de connaître leurs préférences et d'établir un plan de soins réaliste.

Monitorage intraveineux.   Au moment du bain quotidien, on examine la région de l'intraveineuse afin de déceler les signes d'inflammation (rougeur, œdème et chaleur) et on note les observations au dossier du client. On nettoie la région avec un antiseptique et une crème anti-biotique, et on applique un pansement stérile. Si la région de l'intraveineuse est enflammée, on introduit un nouveau cathéter dans une aute veine avant de clore l'ancienne. On change l'endroit de l'intraveineuse au moins tous les trois jours. On examine également les points d'application des électrodes, on vérifie si la peau n'est pas irritée et on la nettoie avec de l'eau et du savon. On choisit d'autres endroits pour appliquer de nouvelles électrodes.

Réduction du stress.   Une ambiance calme et une atmosphère optimiste réduisent d'autant le stress. L'équipe infirmière doit faire preuve d'efficacité et de compétence dans les soins qu'elle donne. On place le client dans l'environnement qui lui convient le mieux pour réduire au minimum son stress; on peut aussi lui administrer du diazépam au besoin.

■ ÉVALUATION INITIALE

On trouve, dans l'encadré 26-1, les résultats escomptés à la suite de l'évaluation initiale d'un client souffrant d'un infarctus léger. On y délimite les problèmes majeurs, les interventions infirmières et les raisons scientifiques. On y suggère un plan de soins aussi individualisé que possible. Ce plan de soins ne peut être considéré comme un plan standard, mais il fournit un exemple de démarche infirmière.

Départ de l'unité coronarienne

S'il ne présente aucune complication, le client quitte l'unité au bout de trois à cinq jours. On arrête l'oxygénation nasale et la perfusion intraveineuse, et l'on transfère le client en fauteuil roulant à une unité de soins intermédiaires ou à l'unité de soins médicaux. On prévient le client qu'il est transféré, ainsi que la famille, et on leur donne les raisons de ce transfert. Pour assurer une continuité des soins, on prévient l'unité dans laquelle le client est transféré et on transmet par écrit le plan de soins, le régime imposé par le médecin et les progrès du client.

Soins post-unité coronarienne.   Lorsque le client quitte l'unité coronarienne, les risques de complications sont grandement diminués. La différence entre l'unité intermédiaire et l'unité de soins médicaux réside dans l'intensité et dans la constance de l'évaluation du fonctionnement cardiaque et des complications possibles. Dans l'unité intermédiaire, par exemple, on surveille d'une façon continue, par télémétrie, la fréquence cardiaque du client; dans l'unité de soins médicaux, le client est moins fréquemment surveillé. La partie du centre hospitalier destinée aux soins intermédiaires doit être voisine de l'unité coronarienne ou en continuité avec celle-ci; cela permet d'utiliser avec efficacité la main-d'œuvre et les ressources physiques, et facilite le transfert du client à ces unités de soins. On doit y compter un nombre de lits au moins égal ou supérieur de 50 % au nombre de lits qui se trouvent dans l'unité coronarienne. Dans l'unité intermédiaire, les appareils de surveillance électronique et ceux qui servent à la réanimation sont semblables à ceux qui se trouvent dans l'unité coronarienne. Dans certains centres hospitaliers, l'unité de soins intermédiaires n'est pas réservée uniquement aux clients qui quittent l'unité coronarienne, mais à tous ceux qui souffrent de maladies cardio-vasculaires, car ils peuvent ainsi bénéficier de l'appareillage qui s'y trouve.

L'administration de soins intermédiaires doit être pleinement intégrée à celle de l'unité coronarienne pour assurer la continuité. L'entraînement et la compétence des infirmières de cette unité doivent être semblables à ceux des infirmières de l'unité coronarienne. Durant cette période, le client acquiert davantage d'indépendance dans ses activités quotidiennes.

Encadré 26-1   Soins infirmiers dans une unité coronarienne — infarctus du myocarde sans complication

Intervention de l'infirmière	Raison	Critères d'évaluation
Premier problème : Malaise thoracique		(Pour tous les éléments se rapportant à ce problème)
1. Tout d'abord, évaluer et mesurer les éléments suivants, et en faire le rapport au médecin :	1. Ces données permettent de déterminer les causes et les effets du malaise et fournissent les éléments de comparaison par rapport aux symptômes qui apparaîtront après le traitement.	Le soulagement du malaise se produit au bout de 15 min à 30 min.
		Le client paraît à l'aise :
a) La description du malaise par le client, comprenant la localisation, l'irradiation, la durée des douleurs et les facteurs qui en sont la cause.	a) Bien des conditions sont reliées à ce malaise. Il y a des études cliniques caractéristiques de la douleur ischémique.	a) il semble reposé ;
b) Les effets du malaise sur la fonction hémodynamique du système cardio-vasculaire au niveau du cœur, de l'encéphale, des reins et de la peau.	b) L'infarctus diminue la contractilité du myocarde et la corrélation ventriculaire ; il peut produire des arythmies en favorisant le rétablissement de l'automatisme. Le débit cardiaque est réduit, la pression artérielle et l'irrigation des organes diminuent. Pour maintenir le débit cardiaque, la fréquence cardiaque augmente à titre de mécanisme compensateur.	b) la fréquence respiratoire, la fréquence cardiaque et la pression artérielle reviennent à la normale ;
		c) la peau est chaude et sèche. On doit détecter les effets du malaise thoracique sur l'hémodynamisme cardio-vasculaire en maintenant dans des limites acceptables : la fréquence cardiaque, le rythme et le degré de conduction ; la pression artérielle ; l'état de conscience ; le débit urinaire ; les taux sériques d'azote uréique et de créatinine ; la couleur, la température et le degré d'humidité de la peau.
2. Enregistrer les douze dérivations à l'ECG pour déterminer l'étendue de l'infarctus ou de l'angine.	2. Un ECG effectué durant la sensation de douleur aide à diagnostiquer une augmentation de l'étendue de l'ischémie, de la lésion, de l'infarctus et de l'angine.	
3. Donner de l'oxygène selon la prescription.	3. Ce supplément d'oxygène améliore l'alimentation du myocarde si son degré réel de saturation est inférieur à la normale.	
4. Administrer des narcotiques et des analgésiques selon la prescription, et évaluer d'une façon continue la réaction du client.	4. Les narcotiques soulagent le malaise thoracique en diminuant l'anxiété et en augmentant la sensation de bien-être. Les effets secondaires peuvent être dangereux et l'état du client devra être évalué constamment.	
5. Assurer le repos physique ; utiliser le fauteuil d'aisance roulant ; relever l'arrière du lit ; donner une diète liquide si elle est tolérée ; soutenir les bras durant les activités des membres supérieurs ; donner des produits qui ramollissent les selles. Apprendre au client à expirer en faisant des mouvements pour éviter la manœuvre de Valsalva, et à s'entraîner à la relaxation. Les visites seront autorisées en fonction des réactions du client.	5. Le repos physique réduit la consommation d'oxygène du myocarde. La crainte et l'anxiété accélèrent la réaction au stress ; il en résulte une augmentation des taux de catécholamines endogènes, ce qui augmente la consommation d'oxygène. De plus, l'augmentation d'adrénaline abaisse le seuil de tolérance à la douleur, laquelle augmente la consommation d'oxygène du myocarde.	

Encadré 26-1 Soins infirmiers dans une unité coronarienne — infarctus du myocarde sans complication (*suite*)

Intervention de l'infirmière	Raison	Critères d'évaluation
Procurer une ambiance de repos et calmer la crainte ainsi que l'anxiété en aidant d'une façon calme et compétente.		
6. Favoriser le confort physique du client en lui donnant des soins fondamentaux.	6. Le confort physique favorise la sensation de bien-être et diminue l'anxiété.	

Deuxième problème : Arythmies latentes et troubles de conduction

Intervention de l'infirmière	Raison	Critères d'évaluation
1. Répéter les soins notés en 3, 5 et 6 du premier problème.	1. Raisons identiques à 3, 5 et 6 du premier problème.	1 et 2. Idéalement, en l'absence d'arythmie, la fréquence sinusale normale est maintenue ou rétablie ; on peut également maintenir ou rétablir la fréquence, le rythme et la conduction du cœur selon la normale du client.
2. Donner des médicaments antiarythmiques par mesure préventive.		
3. À l'aide du moniteur cardiaque, évaluer d'une façon continue la fréquence, le rythme et la conduction ; noter les résultats toutes les quatre heures et avant d'administrer des médicaments à effets cardio-vasculaires. Déterminer les conséquences de l'arythmie sur la pression artérielle et sur l'irrigation du cœur, de l'encéphale et des reins ; communiquer toute variation importante au médecin.	3. La détection précoce des arythmies permet de commencer la thérapie et peut prévenir l'arythmie létale. L'arythmie peut produire la diminution du débit cardiaque, l'hypotension et la réduction de l'irrigation des organes vitaux.	3, 4 et 5. Rétablissement préalable de la fréquence du rythme et de la conduction cardiaque (chapitre 24). Toutes les arythmies et tous les troubles de conduction sont détectés dès qu'ils surviennent et ils ne doivent pas évoluer vers la fibrillation ventriculaire ou l'asystole.
4. Administrer les antiarythmiques ou les autres médicaments selon la prescription donnée ou selon la politique du centre hospitalier ; évaluer d'une façon continue les réactions à la thérapie.		
5. Faire un ECG à 12 dérivations à chaque variation du rythme.	5. Un ECG complet aide à diagnostiquer les arythmies, les troubles de conduction et les dommages additionnels causés au myocarde.	
6. Évaluer l'état du client pour déterminer les autres causes d'arythmies ou de troubles de conduction : a) Faire une évaluation cardio-vasculaire ; b) Prendre une radiographie thoracique ;	6. a)b) Les données obtenues par les antécédents, l'examen clinique et les analyses de laboratoire aident à diagnostiquer les étapes de la maladie (comme une insuffisance ventriculaire gauche ou une embolie pulmonaire) qui peuvent causer les arythmies par hypoxie ou tension du myocarde. Une radiographie fournit des informations sur la mise en place de cathéters intracardiaques. Une mauvaise mise en place irrite mécaniquement le myocarde et cause des arythmies.	6. a)b)c) Bruits cardiaques et pulmonaires normaux avec absence de bruits secondaires. Le potassium sérique se maintient entre 3,6 mEq/L et 5,5 mEq/L ; le calcium entre 4,6 mEq/L et 5,5 mEq/L et l'hémoglobine entre 12 mg/100 mL et 18 mg/100 mL. Les taux de médicaments doivent demeurer dans des limites thérapeutiques. La radiographie est normale. On détecte assez tôt la mauvaise mise en place des cathéters intracardiaques.

Encadré 26-1 Soins infirmiers dans une unité coronarienne — infarctus du myocarde sans complication (*suite*)

Intervention de l'infirmière	Raison	Critères d'évaluation
c) Faire des analyses de sang veineux (pour les électrolytes, l'hémoglobine et les taux de médicaments) et de sang artériel (pour les gaz).	c) Un déséquilibre électrolytique (en particulier du potassium et du calcium) peut entraîner des arythmies et des troubles de conduction. L'hémoglobine réduite diminue la capacité de transport de l'oxygène. L'hypoxie, l'acidose, l'alcalose et la toxicité des médicaments ou leur taux très bas peuvent être cause d'arythmies et de troubles de conduction.	

Troisième problème : Difficultés respiratoires (essoufflement, dyspnée, orthopnée)

1. Dès le début et toutes les quatre heures, et lorsqu'il y a malaise thoracique, évaluer et mesurer les bruits anormaux (en particulier les bruits de galop B_3 et B_4, et le souffle holosystolique causé par le dysfonctionnement du muscle papillaire du ventricule gauche), les murmures vésiculaires anormaux (en particulier les crépitations) et les difficultés du client à exécuter certaines activités, et en faire part au médecin.	1. Ces données servent à diagnostiquer l'insuffisance ventriculaire gauche, les bruits de remplissage durant la diastole (bruits de galop B_3 et B_4), qui résultent de la diminution de la capacité du ventricule gauche associée à l'infarctus. Le dérèglement du muscle papillaire (à la suite de son infarcissement) peut entraîner une régurgitation mitrale et une réduction du débit systolique conduisant à l'insuffisance ventriculaire gauche. Les crépitations (se produisant généralement à la base des poumons) peuvent signifier une congestion pulmonaire causée par une augmentation des pressions du cœur gauche. Les relations entre symptômes et activités servent à la fois de guide pour prescrire certaines activités, et de base pour renseigner le client.	(Pour tous les éléments se rapportant à ce problème) Le client ne se plaint pas d'essoufflement, de dyspnée à l'effort, d'orthopnée ou de dyspnée nocturne paroxystique. La fréquence respiratoire demeure inférieure à 20 respirations par minute à l'effort et à 16 respirations par minute au repos. La coloration de la peau est normale. La PaO_2 et la $PaCO_2$ sont normales. La fréquence cardiaque est inférieure à 100 battements par minute et la pression artérielle est normale pour ce genre de client. Radiographie normale.
2. Répéter les soins 5 et 6 du premier problème.	2. Raisons identiques à 5 et 6 du premier problème.	
3. Régime entièrement liquide pour 24 h, sur prescription médicale.	3. La digestion entraîne un débit cardiaque accru, ce qui augmente la consommation d'oxygène du myocarde. Un régime entièrement liquide facilite la digestion, car il élimine le besoin de mâcher, ce qui exige moins d'effort cardiaque.	
4. Apprendre au client : a) à suivre le régime prescrit (par exemple, le pourquoi du peu de sodium, du peu de kilojoules) ;	4. a) Un régime faible en sodium diminue le volume extra-cellulaire, ce qui réduit la précharge et la postcharge, et fait baisser la consommation d'oxygène du cœur. Chez le client obèse, la réduction de masse diminue le travail du cœur et améliore le volume courant.	

Encadré 26-1   Soins infirmiers dans une unité coronarienne — infarctus du myocarde sans complication (*suite*)

Intervention de l'infirmière	Raison	Critères d'évaluation
b) à suivre le programme d'activités.	b) Le programme d'activités est déterminé individuellement pour maintenir la fréquence cardiaque et la pression artérielle dans des limites de sécurité.	

Quatrième problème : Irrigation réduite des organes vitaux en fonction de la diminution du débit cardiaque

1. Dès le début et toutes les quatre heures, et lorsqu'il y a malaise thoracique, évaluer et mesurer les points suivants, et en faire part au médecin : a) l'hypotension ; b) la tachycardie et les autres arythmies ; c) le degré de fatigue ; d) les variations de l'état de conscience (se servir des renseignements fournis par la famille) ; e) la diminution du débit urinaire (inférieur à 250 mL/8 h) ; f) les extrémités froides, moites et cyanosées.	1. Ces données servent à déterminer un état relié au faible débit cardiaque. Un ECG pris lors de la sensation de douleur peut permettre de diagnostiquer une évolution de l'ischémie du myocarde, de la lésion, de l'infarctus et de l'angine.	(Pour les éléments 1 et 2) La pression artérielle demeure dans les limites acceptables. Idéalement, le rythme sinusal normal sans arythmie est maintenu entre 60 et 100 battements par minute sans autre arythmie. Pas de plainte de fatigue en rapport avec l'activité prescrite. Le client demeure alerte et conscient ; aucune modification de la personnalité.
2. Répéter les soins 5 et 6 du premier problème.	2. Raisons identiques à 5 et 6 du premier problème.	Le débit urinaire est supérieur à 250 mL/8 h. Les extrémités demeurent chaudes et sèches et montrent une couleur normale.

Cinquième problème : Anxiété et peur de la mort

1. Évaluer et mesurer les degrés d'anxiété du client et de sa famille, et leur moyen de s'adapter ; en faire part au médecin.	1. Ces données fournissent de l'information sur le bien-être psychologique et servent de ligne directrice pour comparer avec les symptômes qui apparaîtront après les soins. Les causes d'anxiété sont variables et personnelles ; elles peuvent comprendre la maladie aiguë, l'hospitalisation, la douleur, l'interruption des activités quotidiennes à la maison et au travail, les changements dans le rôle et dans l'image de soi à cause de la maladie et du manque d'aide financière. L'infirmière devra réduire la peur et l'anxiété des membres de la famille, car elles peuvent être transmises au client.	(Pour tous les éléments se rapportant à ce problème) Le client montre moins d'anxiété. Lui et sa famille discutent de leurs anxiétés et de leurs peurs concernant la mort. Ils paraissent moins anxieux. Le client est reposé, sa fréquence respiratoire est inférieure à 16 par minute, sa fréquence cardiaque inférieure à 100 par minute sans battements ectopiques, la pression artérielle est normale, la peau est chaude et sèche. Il participe activement à un programme de réadaptation progressive. Il s'entraîne à des techniques de réduction du stress.
2. Répéter les soins 5 et 6 du premier problème.	2. Raisons identiques à 5 et 6 du premier problème.	
3. Évaluer le besoin de consultation spirituelle et s'adresser à la personne compétente.	3. Si le client trouve un réconfort dans la religion, la consultation spirituelle peut aider à diminuer l'anxiété et la peur.	
4. Permettre au malade et à sa famille d'exprimer leur anxiété et leur peur :	4. Une anxiété non dissipée augmente la consommation d'oxygène du myocarde.	

Encadré 26-1   Soins infirmiers dans une unité coronarienne — infarctus du myocarde sans complication (*suite*)

Intervention de l'infirmière	Raison	Critères d'évaluation
a) en montrant un intérêt sincère; b) en créant une atmosphère favorable; c) en facilitant la communication par l'attention, la réflexion et les conseils.		
5. Organiser un horaire flexible pour les visites afin que les membres de la famille puissent aider à réduire le degré d'anxiété du client.	5. La présence des membres de la famille aide à réduire à la fois l'anxiété du client et la leur.	
6. Encourager le client à participer activement à un programme de réadaptation cardiaque donné par un centre hospitalier.	6. La réadaptation cardiaque prescrite peut aider à éliminer la peur de la mort, réduire l'anxiété et augmenter la sensation de bien-être.	
7. Enseigner des techniques de réduction du stress.	7. Les techniques de réduction du stress peuvent aider à réduire la consommation d'oxygène du myocarde et à augmenter la sensation de bien-être.	

Source: S.L. Underhill et al. *Cardiac Nursing*, Philadelphie, J.B. Lippincott, 1982.

☐ COMPLICATIONS MAJEURES DE L'INFARCTUS DU MYOCARDE

En plus des arythmies, les complications majeures d'un infarctus du myocarde comprennent l'insuffisance cardiaque globale, l'état de choc, l'embolie pulmonaire et le bloc cardiaque. Elles sont le résultat de l'ischémie et de la nécrose du myocarde.

Insuffisance cardiaque globale

L'insuffisance cardiaque globale est un syndrome de réactions physiologiques qui surviennent lorsque le cœur a de la difficulté à maintenir une circulation sanguine adéquate. À l'unité coronarienne, la cause première de l'insuffisance cardiaque globale est la destruction importante du myocarde à la suite d'un infarctus. On croit qu'après un infarctus du myocarde, tous les clients souffrent plus ou moins d'insuffisance cardiaque globale, dont la gravité dépend de la surface de l'infarcissement (pour plus de détails, voir le chapitre 28). On a montré que des mesures de la fonction circulatoire durant un infarctus du myocarde étaient valables pour le monitorage du client et qu'on les utilisait dans les cas d'infarctus complexes du myocarde. La pression artérielle et le débit cardiaque sont les deux mesures que l'on prend le plus souvent. On évalue la pression sanguine de l'oreillette droite en mesurant la pression veineuse centrale (PVC); on évalue celle de l'oreillette gauche en mesurant la pression de l'artère pulmonaire (pression capillaire pulmonaire ou pres-

sion artérielle pulmonaire bloquée). On détermine le débit cardiaque grâce au cathéter de l'artère pulmonaire. On mesure la pression veineuse et le débit cardiaque avec le cathéter de Swan-Ganz (voir chapitre 22) que l'on fait glisser du côté droit du cœur vers l'artère pulmonaire (*Figure 26-4*). Ce cathéter permet de mesurer la pression ventriculaire gauche de fin de diastole; c'est l'indicateur le plus exact pour identifier l'insuffisance du cœur gauche. (Nous donnons les principales méthodes utilisées pour le monitorage hémodynamique du cathétérisme de Swan-Ganz et de la pression veineuse centrale aux encadrés 26-2 et 26-3.)

Soins.   Les principaux objectifs pour soigner l'insuffisance cardiaque globale sont les suivants :

1. Permettre au cœur de se reposer (pour diminuer les besoins du cœur en oxygène).
2. Réduire la quantité de sang qui circule (pour diminuer les besoins du cœur en oxygène).
3. Augmenter le débit sanguin en raffermissant la contraction musculaire ou en diminuant la résistance périphérique.

Pour atteindre ces objectifs, on place le client au lit, la tête du lit surélevée. On donne un traitement diurétique (pour diminuer le volume sanguin); on administre parfois de la digitaline pour augmenter les contractions du myocarde.

- Les clients souffrant d'un infarctus du myocarde sont sensibles à la digitaline et on doit surveiller les troubles du rythme lorsqu'on utilise ce médicament.

L'oxygène est également tout indiqué. Le nitroprussiate est un vaso-dilatateur qu'on utilise dans les situations cliniques graves. Dans une unité coronarienne, on l'emploie pour l'insuffisance ventriculaire gauche. Dans le cas d'un ventricule défaillant, le nitroprussiate améliore l'action hémodynamique en réduisant l'impédance à l'éjection ventriculaire gauche (postcharge), ce qui entraîne l'augmentation du débit cardiaque. On peut également utiliser la nitroglycérine pour freiner le retour veineux vers le cœur (précharge) et pour diminuer l'impédance à l'éjection ventriculaire gauche. On croit que la réduction des besoins en oxygène du myocarde peut diminuer l'ampleur de l'infarctus ; cette hypothèse fait l'objet de vastes recherches cliniques.

Lorsqu'un client est traité par le nitroprussiate ou par la nitroglycérine, la responsabilité de l'infirmière est de surveiller strictement l'état circulatoire en observant la pression cardiaque interne mesurée avec le cathéter de Swan-Ganz et le cathéter artériel. Lorsqu'on ne peut utiliser ces méthodes, on mesure fréquemment la pression systémique par des méthodes standard ; on évalue minutieusement les signes cliniques de faible irrigation tissulaire, comme les variations de l'état mental et du débit urinaire. Puisque ces médicaments sont de puissants vaso-dilatateurs, le problème majeur est l'hypotension accompagnée d'une oxygénation inadéquate des tissus ; l'infirmière doit être consciente de ce danger.

- Puisque ces médicaments sont communément utilisés dans le traitement de l'insuffisance cardiaque globale, l'infirmière doit bien connaître les problèmes qu'ils entraînent et elle doit respecter les conclusions apportées par les résultats cliniques des tests.

Choc cardiogène

Le choc cardiogène (manque de puissance), dernière étape du dérèglement ventriculaire, se produit lorsque l'infarctus du myocarde a endommagé grandement le ventricule gauche. Le pouvoir contractile du muscle s'affaiblit et il en résulte une diminution marquée du débit cardiaque avec irrigation très réduite des organes vitaux (cœur, encéphale et reins). Le degré de dérèglement de la pompe est en relation avec l'étendue des dommages causés au muscle cardiaque.

Physiopathologie.   Les symptômes du choc cardiogène reflètent la nature cyclique de l'état physiopathologique. L'infarctus réduit le débit cardiaque, ce qui entraîne une diminution de la pression artérielle dans les organes vitaux. La circulation des artères coronaires est réduite, ce qui retarde l'alimentation en oxygène du myocarde ; il en résulte de l'ischémie, et la capacité de pompage du cœur s'affaiblit. Le « cercle vicieux » s'est ainsi installé.

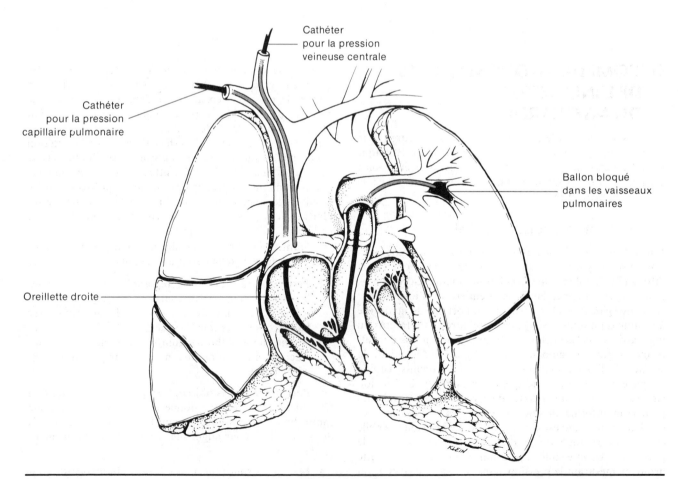

Figure 26-4   Cathéter pour la pression veineuse centrale et cathéter pour l'artère pulmonaire (Swan-Ganz) en place. Le choix de l'emplacement dépend de l'état cardiaque du client.

Encadré 26-2   Marche à suivre pour le monitorage hémodynamique — cathétérisme de Swan-Ganz

Intervention de l'infirmière	Raison
Phase préparatoire	
1. Expliquer le déroulement de l'opération au client, à sa famille et à ses proches.	1. Prévenir le client qu'il sentira le cathéter passer dans sa veine et que cela est normal.
2. Surveiller les signes vitaux et appliquer les électrodes pour l'ECG.	
3. Placer le client dans une position confortable; c'est la position de base.	3. Si le client ne peut s'allonger à plat, noter l'angle d'inclinaison afin d'en tenir compte lors des lectures de pression.
4. Mettre en place l'équipement selon les directives du manufacturier. a) Un transducteur est nécessaire pour le cathéter artériel; enregistreur, amplificateur et purgeur. b) Les appareils à pression sont calibrés et purgés selon les directives du manufacturier. c) On gonfle le ballon d'air, puis on le dégonfle. On peut également le gonfler d'air dans de l'eau ou du sérum physiologique stériles pour vérifier les fuites (présence de bulles).	4. a) Les systèmes de monitorage varient énormément. La complexité de l'équipement exige une compréhension des appareils utilisés. b) La purge du système de cathétérisme assure la perméabilité et chasse les bulles d'air. c) Le ballon doit être intact.
5. Raser et préparer la peau au point d'introduction.	
Phase d'exécution (par le médecin)	
1. On insère le cathéter de Swan-Ganz dans la veine jugulaire interne ou dans la veine sous-clavière, ou encore dans d'autres veines facilement accessibles soit par voie percutanée, soit par incision de la veine.	1. La jugulaire interne est une voie d'accès facile pour pénétrer dans le système veineux central.
2. On fait glisser le cathéter dans la veine cave supérieure. Les oscillations de l'onde de pression indiquent à quel moment l'extrémité du cathéter se trouve dans la zone thoracique. On demande au client de tousser.	2. On suit la mise en place du cathéter grâce aux ondes, à leurs caractéristiques et à leurs variations. La toux produit des déflexions dans le tracé de la pression au moment où l'extrémité du cathéter se trouve dans le thorax.
3. Lorsque le cathéter se trouve dans la veine cave supérieure, on gonfle le ballon et on le fait glisser lentement.	3. La quantité d'air à insuffler est indiquée sur le cathéter.
4. C'est grâce au ballon gonflé à son extrémité que le cathéter est entraîné par le flux sanguin vers le ventricule droit. À partir de là, il est entraîné jusqu'au tronc commun de l'artère pulmonaire. Les pressions au niveau de l'extrémité du cathéter sont enregistrées continuellement et le forme des ondes permet de suivre la migration du cathéter à travers les diverses cavités du cœur.	4. Surveiller l'ECG pour y déceler l'irritation du ventricule au moment de l'entrée du cathéter. Prévenir le médecin de tout signe d'arythmie.
5. Grâce au sang circulant, le cathéter est dirigé vers l'artère bronchique. Lorsqu'il atteint un vaisseau dont le diamètre est semblable ou légèrement inférieur à celui du ballon gonflé, il est arrêté. C'est la position du blocage, qui permet de mesurer la pression capillaire pulmonaire ou la pression artérielle pulmonaire bloquée.	5. Avec le cathéter en position de blocage, le ballon bloque la circulation se rendant aux poumons, et la pression capillaire bloquée qui en découle est égale à la pression auriculaire gauche moyenne.
6. On enregistre la pression lorsque le ballon est bloqué dans le lit vasculaire pulmonaire. Une pression capillaire bloquée moyenne située entre 14 mm Hg et 18 mm Hg indique certainement un fonctionnement optimal du ventricule gauche.	6. La pression bloquée renseigne sur le degré de congestion pulmonaire; elle est étroitement reliée à la pression auriculaire gauche ou à la pression ventriculaire gauche de fin de diastole (en l'absence d'un mauvais fonctionnement de la valvule mitrale).

Encadré 26-2   Marche à suivre pour le monitorage hémodynamique — cathétérisme de Swan-Ganz (*suite*)

Intervention de l'infirmière	Raison
	C'est un paramètre valable pour évaluer la fonction cardiaque. Des pressions de remplissage inférieures de 8 mm Hg à 10 mm Hg en cas de lésion aiguë sont souvent associées à une réduction du débit cardiaque, à l'hypotension ou à la tachycardie.
7. On dégonfle le ballon ; le cathéter se rétracte spontanément dans une artère pulmonaire plus grosse ; on peut alors mesurer la pression artérielle pulmonaire systolique, diastolique et moyenne.	7. La pression pulmonaire systolique normale varie de 15 mm Hg à 25 mm Hg et la pression diastolique, de 8 mm Hg à 12 mm Hg. La pression normale moyenne de l'artère pulmonaire (pression approximative de l'artère pulmonaire durant tout le cycle cardiaque) varie de 10 mm Hg à 20 mm Hg.
8. On fixe en place le cathéter.	8. On met un onguent bactéricide autour du point d'introduction que l'on recouvre d'un pansement stérile.
9. On maintient la perméabilité du cathéter par une irrigation lente et continue.	9. On prend une radioscopie pulmonaire pour s'assurer de la position du cathéter ; on s'y référera après l'introduction du cathéter de Swan-Ganz.

Pour effectuer la lecture d'une pression bloquée

1. Arrêter le goutte-à-goutte.	1. Le transducteur convertit l'onde de pression en une onde électronique qui s'inscrit sur un écran.
2. Gonfler lentement le ballon jusqu'à ce que la pression artérielle pulmonaire fasse place à la pression pulmonaire bloquée. Dès que la pression bloquée apparaît sur l'écran, arrêter l'entrée de l'air. Ne pas introduire plus d'air dans le ballon que ce qui est spécifié.	2. On mesure seulement par intermittence la pression capillaire bloquée. Ne pas laisser le cathéter en position de blocage lorsque le client est seul ou lorsqu'on ne fait aucune mesure.
3. Dégonfler le ballon dès que la lecture est effectuée.	3. Il peut se produire un infarctus segmentaire du poumon si on laisse le ballon gonflé pendant de longues périodes.

Phase du suivi

1. Surveiller quotidiennement l'état du point d'introduction du cathéter. Signes d'infection, œdème, saignement. Faire une culture toutes les 48 h.	1. Tout corps étranger (comme le cathéter) introduit dans le système vasculaire augmente les risques d'infection.
2. Noter la date et l'heure du changement de pansement et du changement du tube à intraveineuse.	
3. Noter la couleur, la température, le remplissage capillaire et la sensibilité des extrémités.	3. L'ischémie (avec perte possible des doigts) peut se produire à la suite d'une circulation artérielle inadéquate.
4. Prendre le pouls.	
5. Surveiller les complications : embolie pulmonaire, arythmies, bloc cardiaque, blessure de la valvule tricuspide, nouage intracardiaque du cathéter, thrombophlébite, infection, rupture du ballon, rupture de l'artère pulmonaire.	

Pour enlever le cathéter

1. S'assurer que le ballon est dégonflé.	
2. Ne pas exercer de force ou de traction excessive ; appliquer un pansement compressif sur le point d'introduction.	2. On examinera périodiquement le point d'introduction pour y déceler un saignement possible.

Encadré 26-3 Marche à suivre pour le monitorage hémodynamique — pression veineuse centrale

Intervention de l'infirmière	Raison
Phase préparatoire	
1. Assembler l'équipement selon les directives du manufacturier.	
2. Expliquer au client que le déroulement de l'opération est semblable à celui d'une intraveineuse et qu'il pourra bouger dès que le cathéter pour la pression veineuse centrale sera en place.	2. Pour rassurer le client.
3. Placer le client en position confortable. C'est la position de base qu'on utilisera pour les lectures subséquentes.	3. Le client conservera la même position lors de chaque lecture. Les lectures erronées sont causées par les changements de position, la toux ou les tensions.
4. Raccorder le manomètre à l'extrémité du tube à intraveineuse. Le point zéro du manomètre doit être au niveau de l'oreillette droite. Tracer la ligne médio-axillaire avec un stylo à encre indélibile.	4. L'oreillette droite est sur la ligne médio-axillaire qui se trouve au tiers de la distance entre les parois thoraciques antérieure et postérieure. La ligne médio-axillaire sert de point de référence externe pour le point zéro du manomètre qui doit coïncider avec l'oreillette droite.
5. Raccorder le cathéter à un robinet à trois voies qui communique avec un relais (pour injection d'héparine ou de solution saline) et avec le manomètre (l'appareil de mesure).	5. On peut également relier le cathéter à un transducteur et à un moniteur électrique muni d'un lecteur numérique ou d'un lecteur à ondes calibré pour la pression veineuse centrale.
6. Commencer l'écoulement intraveineux et remplir le le manomètre à 10 cm au-dessus de la marque prévue (ou jusqu'à ce que le niveau de 20 cm d'eau soit atteint). Tourner le robinet et remplir le tube à intraveineuse.	
7. Nettoyer le point d'introduction. Introduire le cathéter par voie transcutanée ou par dénudation directe de la veine dans la veine cubitale antérieure ou dans la veine sous-clavière, ou encore dans la veine jugulaire interne ou externe jusqu'à l'entrée de l'oreillette droite après avoir traversé la veine cave supérieure.	7. Si l'on choisit d'introduire le cathéter dans la veine sous-clavière ou dans la jugulaire interne, il faut que le client ait la tête en position basse pour augmenter le remplissage veineux et pour réduire le risque d'embolie gazeuse. La fluoroscopie ou la radioscopie thoracique confirme la bonne mise en place du cathéter.
8. Dès l'entrée du cathéter dans le thorax, on observe une chute de la pression veineuse au cours de l'inspiration, alors qu'elle augmente au cours de l'expiration.	8. Le niveau de liquide varie selon la respiration ; il s'élève rapidement lors de la toux et d'une tension.
9. Le monitorage par ECG doit être exécuté durant l'introduction du cathéter.	9. Lorsque l'extrémité du cathéter touche la paroi de l'oreillette droite (ou du ventricule droit), les impulsions peuvent devenir aberrantes et le rythme cardiaque se perturber.
10. On fixe le cathéter et on le suture, puis on applique un pansement stérile.	10. Noter sur le pansement la date et l'heure de l'introduction du cathéter.
11. On règle la perfusion afin qu'elle s'écoule goutte-à-goutte, lentement et de façon continue, dans la veine.	11. Si la perfusion s'écoule trop rapidement, la pression veineuse peut s'élever démesurément.
Mesure de la pression veineuse centrale (PVC)	
1. Placer le client dans la meilleure position et vérifier le point zéro. La pression intravasculaire est prise au centre de l'oreillette droite par rapport à la pression atmosphérique, qui représente le point zéro ou point de référence externe.	1. Le point zéro, qui représente le point de référence pour le manomètre, doit être à la même hauteur que l'oreillette droite dont le centre se trouve à l'intersection de la ligne médio-axillaire et du 4e espace intercostal.
2. Régler le point zéro du manomètre au niveau de l'oreillette droite.	2. Chacun des membres du personnel chargé de prendre la pression veineuse centrale doit utiliser le même point zéro.

Encadré 26-3   Marche à suivre pour le monitorage hémodynamique — pression veineuse centrale (*suite*)

Intervention de l'infirmière	Raison
3. Tourner le robinet pour faire passer la solution dans le manomètre, le remplissant jusqu'au niveau de 20 cm à 25 cm ; puis tourner le robinet afin que la solution du manomètre coule dans la veine du client.	
4. La colonne de liquide du manomètre baisse ; noter le niveau auquel la solution se stabilise ; ce niveau correspond à la pression veineuse centrale. Noter également la position exacte du client.	4. La colonne de liquide baisse jusqu'à s'équilibrer avec la pression veineuse centrale du client. La pression veineuse centrale correspond à la hauteur de la colonne de liquide du manomètre lorsqu'il y a communication directe entre le cathéter et le manomètre. La respiration cause des fluctuations au niveau du liquide du manomètre, fluctuations qui prouvent qu'aucun caillot de sang ne se trouve dans le circuit.
5. La pression veineuse centrale peut varier entre 5 cm d'eau et 12 cm d'eau. (L'unanimité n'est pas faite quant aux valeurs absolues.)	5. La variation de la pression veineuse centrale sert à indiquer si le volume sanguin veineux est adéquat et si la fonction cardio-vasculaire est perturbée. La pression veineuse centrale est une mesure dynamique dont les valeurs varient d'un client à l'autre. Les soins donnés au client ne reposent pas sur une seule lecture, mais sur une série de lectures effectuées selon l'état clinique.
6. Évaluer l'état physique du client. Des mesures qui varient fréquemment (interprétées en fonction de l'état du client) servent de guide pour détecter si le cœur peut supporter sa charge sanguine ou s'il se produit de l'hypovolémie ou de l'hypervolémie.	6. On interprète la pression veineuse centrale en fonction du tableau clinique complet dont les mesures sont prises toutes les heures : débit urinaire, fréquence cardiaque, pression artérielle, débit cardiaque. a) Une pression veineuse centrale proche de zéro indique une hypovolémie qui est confirmée si la perfusion rapide améliore l'état du client. b) Une pression veineuse centrale qui dépasse de 15 cm d'eau à 20 cm d'eau peut être causée par une hypervolémie ou par une contractilité cardiaque faible.
7. Tourner de nouveau le robinet pour que la solution coule de la bouteille aux veines du client.	7. Entre deux lectures, la solution s'écoule très lentement vers le cathéter, sans passer par le manomètre.

Phase du suivi

1. Surveiller les complications causées par : a) l'introduction du cathéter : pneumothorax, hémothorax, hématomes, tamponnade cardiaque ; b) un cathéter veineux à demeure : embolie gazeuse, embolie par cathétérisme, infection.	1. L'incidence des complications augmente rapidement en fonction de la durée du cathétérisme. On doit évaluer l'apparition d'une douleur anormale et la soigner en conséquence.

2. Continuer à surveiller le point d'introduction et poursuivre l'asepsie.
   a) Examiner le point d'entrée deux fois par jour pour prévenir une infection locale causée par la phlébite. Si c'est le cas, enlever immédiatement le cathéter.
   b) Changer les pansements.
   c) Noter la date et l'heure du changement.
   d) Faire une culture de l'extrémité du cathéter lorsque celui-ci est enlevé.

Remarque très importante : Un cathétérisme pour la pression veineuse centrale est une source potentielle de septicémie.

- Les symptômes classiques du choc cardiogène sont : pression artérielle basse, pouls rapide et faible, anoxie cérébrale se manifestant par la confusion et l'agitation et débit urinaire diminué.

Les arythmies sont fréquentes et elles sont causées par une oxygénation réduite du myocarde. Comme dans l'insuffisance cardiaque globale, l'emploi du cathéter de Swan-Ganz pour mesurer la pression ventriculaire gauche est important afin d'évaluer la gravité du problème et de dresser un plan de soins. L'augmentation continuelle de la pression du ventricule gauche de fin de diastole, accompagnée d'une chute de la pression artérielle, indique une insuffisance du cœur à fonctionner comme une pompe efficace.

Soins. Bien des approches existent pour soigner le choc cardiogène. On corrige chaque arythmie majeure, car les arythmies peuvent être responsables du choc. Si l'on soupçonne un volume intravasculaire faible (hypovolémie), on traite le client par des perfusions qui augmentent le volume. En cas d'hypoxie, on donne de l'oxygène, souvent sous pression positive, lorsque la circulation est insuffisante pour répondre aux demandes tissulaires.

On choisit un traitement par les médicaments en fonction du débit cardiaque et de la pression artérielle moyenne. Quant aux médicaments spécifiques, il subsiste des controverses concernant la meilleure approche. On choisit les catécholamines, qui élèvent la pression artérielle et qui augmentent le débit cardiaque. Cela, cependant, tend à accroître le travail du cœur. On fait des recherches sur des médicaments vaso-dilatateurs qui contrent la résistance à la circulation et qui réduisent ainsi le travail du cœur. C'est cette dernière approche qui reçoit le plus d'assentiment.

Un autre traitement consiste à employer des moyens qui aident le sang à circuler. Celui que l'on utilise le plus fréquemment est le ballonnet intra-aortique. Ce principe repose sur l'utilisation de la contre-pulsation interne pour augmenter le pompage cardiaque ; on gonfle et on dégonfle un ballonnet mis en place dans l'aorte thoracique descendante (*Figure 26-5*). Le système est relié à une boîte de contrôle afin qu'il y ait synchronisation avec l'électrocardiogramme. Le monitorage hémodynamique est également important pour déterminer la condition circulatoire du client pendant l'utilisation du ballonnet. Celui-ci se gonfle durant la diastole ventriculaire et se dégonfle durant la systole, à la même fréquence que celle du cœur. Ce moyen amplifie la diastole, et la circulation est accrue dans les artères coronaires ainsi que dans le myocarde, alors que le travail ventriculaire gauche diminue. Les statistiques montrent que l'utilisation rapide de cette méthode abaisse le taux de mortalité causée par le choc cardiogène.

Interventions de l'infirmière. Avec un taux de mortalité de 90 %, on considère le choc cardiogène comme la complication la plus grave de l'infarctus aigu du myocarde chez le client hospitalisé. Un client souffrant de cette complication exige une surveillance et des soins infirmiers constants. Il est essentiel de faire une évaluation sérieuse en mesurant les paramètres hémodynamiques et en notant les entrées de liquide et le débit urinaire. On surveille de près les arythmies, que l'on corrige immédiatement.

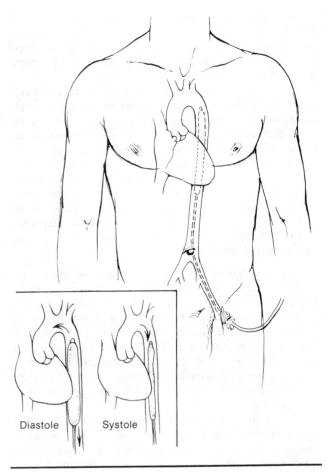

Diastole   Systole

Figure 26-5 Mise en place du ballonnet intra-aortique. Celui-ci se gonfle durant la diastole et se dégonfle durant la systole.

Autres complications

Embolie pulmonaire. L'immobilité accrue du client et la circulation défaillante qui suivent l'infarctus du myocarde contribuent au développement de thromboses intracardiaque et intravasculaire. Dès que le client peut bouger, un thrombus peut se détacher (le thrombus détaché se nomme *embole*) et être entraîné jusqu'aux poumons.

La douleur thoracique, la cyanose, l'essoufflement, une respiration rapide et l'hémoptysie caractérisent l'embolie pulmonaire. L'embole pulmonaire bloque la circulation d'une partie du poumon, qui devient une zone d'infarctus pulmonaire. La douleur ressentie est généralement pleurétique, c'est-à-dire qu'elle s'amplifie lors de l'inspiration et qu'elle diminue lorsque le client retient sa respiration. Cependant, la douleur cardiaque demeure continue. Les soins à donner dans ce cas se trouvent résumés aux pages 420 à 423.

L'embolie systémique provient du ventricule gauche et l'obstruction vasculaire qui en découle se manifeste par une attaque ou un infarctus rénal. Elle empêche l'irrigation d'une extrémité. L'infirmière doit savoir qu'une telle complication peut se présenter ; elle doit aussi être capable d'identifier les symptômes et de les noter.

Rupture du myocarde. Lorsque l'infarctus s'étend à travers le muscle cardiaque, celui-ci peut se rompre, entraînant la mort immédiate dans la plupart des cas. Bien qu'assez rare, cette rupture peut survenir dans la première semaine qui suit un infarctus du myocarde.

La mort est causée par la tamponade cardiaque, c'est-à-dire par l'hémorragie qui survient dans l'espace péricardique. Les mesures qui permettent de sauver la vie du client consistent à faire une péricardiocentèse (succion de la cavité péricardique) et à réparer le myocarde. On détecte cet état en notant la turgescence soudaine des veines du cou, la diminution des bruits cardiaques et une réduction de la pression artérielle lors de l'inspiration. On pratique la péricardiocentèse en insérant une longue aiguille n° 18 (aiguille spinale) juste à la gauche de l'appendice xiphoïde et en la dirigeant sous la cage thoracique vers l'épaule gauche (pages 549-550.)

Bloc cardiaque. Le bloc cardiaque fait suite à un infarctus aigu du myocarde et est causé par une lésion du système de conduction qui interfère avec l'influx normal des oreillettes aux ventricules. La lésion se produit au-dessus ou au-dessous du nœud auriculo-ventriculaire. La lésion de la zone inférieure est la plus grave. En cas de bloc du second ou du troisième degré, il y a ralentissement du rythme cardiaque et réduction du débit cardiaque. Tout cela accélère l'apparition de l'insuffisance cardiaque globale, du choc cardiogénique et de la mort.

La stimulation artificielle est le traitement de choix (pages 540 à 543). On l'utilise de plus en plus, bien que cette méthode continue à être controversée quant à son efficacité à réduire le taux de mortalité dans les cas de bloc cardiaque. L'infirmière travaillant à l'unité coronarienne doit s'attendre à prendre soin de clients ayant un stimulateur cardiaque et elle doit être avertie de la complication la plus commune, c'est-à-dire de l'arythmie ventriculaire entraînant l'arrêt cardiaque ; l'équipement d'urgence doit toujours être disponible.

☐ SOINS D'URGENCE LORS D'UN ARRÊT CARDIAQUE

L'arrêt cardiaque est la complication de l'infarctus du myocarde et il exige une intervention immédiate. C'est un arrêt soudain de l'efficacité cardiaque à faire circuler le sang. Cet arrêt est ordinairement causé par la défaillance du système de conduction due à l'altération du myocarde. L'arrêt cardiaque qui se produit dans l'unité coronarienne est le plus souvent précédé de contractions ventriculaires prématurées entraînant la fibrillation ventriculaire. Celle-ci est un mouvement continu et inefficace du muscle cardiaque, que l'on compare à un « frisson ».

On doit poser immédiatement le diagnostic afin de rétablir le fonctionnement efficace du cœur avant que l'anoxie ne cause un dommage cérébral irréversible. La perte de conscience immédiate est le principal symptôme, les autres étant l'absence du pouls carotidien ou fémoral, l'absence de signes cardiaques audibles, l'absence de murmures vésiculaires, les convulsions, la dilatation des pupilles et un teint gris cendré. Le moniteur cardiaque montre une ligne ondulante dans le cas de fibrillation ventriculaire ou une ligne plane dans le cas d'asystole ventriculaire.

Dès qu'on est témoin d'un arrêt cardiaque, on doit tenter le coup de poing précordial. Ce simple coup rapide et sec sur la partie moyenne du sternum peut déclencher un petit stimulus électrique capable de rétablir le battement cardiaque. S'il se révèle inefficace, on pratique directement la défibrillation électrique. Si l'équipement n'est pas disponible ou en attendant qu'il le soit, on commence la réanimation cardio-respiratoire. La défibrillation électrique est traitée à la page 475.

Réanimation cardio-respiratoire

La réanimation cardio-respiratoire consiste à maintenir les voies respiratoires libres, à assurer la ventilation artificielle par le bouche-à-bouche et la circulation artificielle par le massage cardiaque externe.

La conduite à suivre au moment d'un arrêt cardiaque chez les clients surveillés à l'aide d'un moniteur est la suivante :

1. Donner un seul coup de poing précordial.
2. Garder à vue le moniteur pour vérifier le rythme cardiaque et pour contrôler le pouls carotidien.
3. Donner un choc électrique aussitôt que possible s'il y a fibrillation ventriculaire ou tachycardie ventriculaire sans pulsation (voir aux pages 474-475).
4. Incliner la tête si le pouls est absent et faire quatre insufflations d'air rapides et profondes.
5. Vérifier de nouveau le pouls carotidien.
6. Commencer une ou deux séances de réanimation si le pouls est toujours absent (*Figure 26-6*).

• **Remarque :** On doit insister sur le fait qu'il ne faut absolument pas perdre de temps à attendre les effets du coup de poing précordial ou à en donner d'autres.

Le premier but de la réanimation cardio-respiratoire est de permettre le passage de l'air. Enlever tout objet qui obstruerait le passage et relever la mâchoire. Introduire un tube oropharyngé s'il y en a un de disponible. Pratiquer le bouche-à-bouche à une fréquence de 12 ventilations par minute. On peut également employer la technique du sac ou du masque.

L'étape suivante est le massage cardiaque externe. On doit l'exécuter après avoir placé le client sur une surface dure. On place une main à plat sur la moitié inférieure du sternum, à 3,8 cm de la pointe de l'appendice de xiphoïde et en direction de la tête. On place l'autre main sur la première en prenant garde que les doigts ne touchent pas la paroi thoracique. En gardant les coudes bien droits, on presse de toute sa masse sur le sternum pour le déprimer de 4 cm à 5 cm, puis on relâche ; on conserve un rythme régulier de 60 par minute.

Lorsque deux personnes sont disponibles, la première s'occupe du massage et la seconde de la ventilation, à raison d'une insufflation toutes les cinq compressions (voir la figure 26-6). Si une seule personne fait la réanimation, la fréquence est de deux insufflations toutes les quinze compressions.

Réanimation cardio-respiratoire

Étapes fondamentales — chez l'adulte

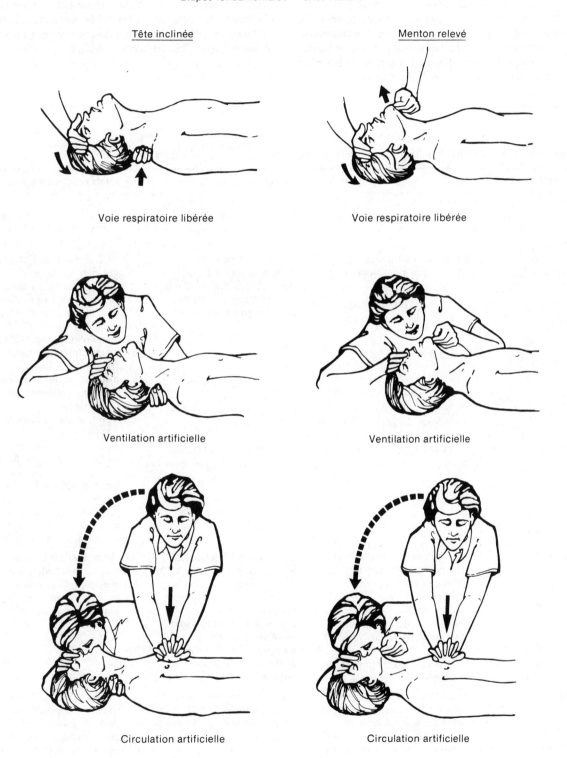

Tête inclinée

Menton relevé

Voie respiratoire libérée

Voie respiratoire libérée

Ventilation artificielle

Ventilation artificielle

Circulation artificielle

Circulation artificielle

Figure 26-6 Réanimation cardio-respiratoire. (*Source : Supplement to Journal of the American Medical Association*, 1er août 1980. Copyright 1980, American Medical Association. Reproduit avec la permission de l'American Heart Association.)

On ne cesse la réanimation qu'après avoir constaté l'état cardiaque et cérébral. Lorsque la réanimation est réussie, l'infirmière doit continuer à surveiller l'état du client, car un autre arrêt cardiaque peut suivre. Le monitorage électrocardiographique doit se poursuivre pour déceler toute arythmie afin de la corriger immédiatement. On doit rétablir l'équilibre acido-basique et le maintenir. On commence le monitorage hémodynamique si on ne l'a pas fait auparavant. On donne des médicaments choisis avec soin durant et après la réanimation (*Tableau 26-1*).

L'infirmière attachée à une unité coronarienne doit prendre conscience que les autres clients qui sont témoins d'un arrêt cardiaque vivent une expérience difficile ; ceux-ci peuvent manifester une certaine colère ou refuser de s'identifier à la victime. Ces réactions sont des mécanismes de défense utiles. À la suite d'un tel événement, si le client en fait la demande expresse, on doit lui donner un sédatif à condition que son état le permette.

Tableau 26-1   Médicaments essentiels employés au cours de l'arrêt cardio-respiratoire

Médicament	But	Dosage	Effets secondaires et remarques
Oxygène	Correction de l'hypoxémie.	De 4 L/min à 10 L/min.	Aucun dommage aux poumons lorsque la durée est inférieure à 24 h.
Bicarbonate de sodium (NaHCO$_3$)	Correction de l'acidose métabolique et respiratoire.	1 mg/kg donné par voie intraveineuse au début. 0,5 mg/kg toutes les 10 min à 15 min. L'analyse des gaz artériels guide le dosage.	$HCO_3 + H \rightleftarrows H_2CO_3 \rightleftarrows CO_2 + H_2O$ Puisque la production de CO_2 augmente, une ventilation adéquate est exigée. Une quantité excessive de NaHCO$_3$ conduit à l'alcalose métabolique avec déplacement de la courbe de dissociation de l'oxyhémoglobine. La distribution de l'oxygène aux tissus est perturbée par voie de conséquence. Développement possible d'hyperosmolalité. Les catécholamines et les sels de calcium ne doivent pas être ajoutés aux perfusions de bicarbonate, car il en résulte une inactivation. À cause de la valeur élevée du *p*H du bicarbonate, on ne doit pas le mélanger à des médicaments.
Adrénaline	Augmentation de la pression de la perfusion durant le massage cardiaque. Augmentation de la contractilité du myocarde. Stimulation des contractions spontanées (exemple : en asystole). Augmentation de la fibrillation ventriculaire (FV).	De 0,5 mg à 1 mg par voie intratrachéale (de 5 mL à 10 mL d'une solution à 1/10 000). Répéter toutes les 5 min si nécessaire. Si les voies trachéale et veineuse sont inutilisables, on doit administrer le médicament avec précaution par la voie intracardiaque.	On ne doit pas ajouter directement l'adrénaline à une perfusion de bicarbonate, car les catécholamines sont inactivées par une solution alcaline.
Atropine	Accélération de la fréquence cardiaque par effet chronotrope positif qui favorise un effet parasympatholytique (diminution du tonus vagal) et par effet dromotrope positif qui accélère la conduction auriculo-ventriculaire.	0,5 mg par voie intraveineuse. À répéter toutes les 5 min si nécessaire jusqu'à un total de 2 mg.	Cette augmentation de la fréquence cardiaque a un effet délétère dans le cas d'un infarctus aigu du myocarde. On ne doit donner de l'atropine que si la bradycardie entraîne des changements hémodynamiques.

Tableau 26-1   Médicaments essentiels employés au cours de l'arrêt cardio-respiratoire (*suite*)

Médicament	But	Dosage	Effets secondaires et remarques
Lidocaïne	Suppression des arythmies ventriculaires. Augmentation du seuil pour la fibrillation ventriculaire.	1 mg/kg par voie intraveineuse, suivi d'une perfusion à raison de 1 mg/min à 4 mg/min.	Dépression du myocarde et de la circulation : variations dans le fonctionnement du système nerveux central : assoupissements, désorientation, acuité auditive diminuée, paresthésie, crispation des muscles et agitation. Crises d'épilepsie partielle ou essentielle.
Procaïnamide	Suppression des arythmies ventriculaires ; peut être efficace là où la lidocaïne ne peut rien.	100 mg par voie intraveineuse toutes les 5 min à une fréquence de 20 mg/min jusqu'à 1 g si nécessaire pour contrôler l'arythmie. Perfusion à raison de 1 mg/min à 4 mg/min.	Hypotension. Élargissement du complexe QRS et allongement des intervalles P-R et Q-T. Bloc auriculo-ventriculaire et arrêt cardiaque.
Tosylate de brétylium	Augmentation de la fibrillation ventriculaire. Suppression des arythmies.	Pour la fibrillation ventriculaire, 5 mg/kg non dilués si donnés rapidement par voie intraveineuse. Puis si la fibrillation persiste, on augmente à 10 mg/kg et le choc se répète. Pour la tachycardie ventriculaire, 500 mg pour 50 mL et 5 mg/kg à 10 mg/kg par voie intraveineuse durant 8 min à 10 min. La seconde dose de 5 mg/kg à 10 mg/kg peut être donnée dans les deux heures si l'arythmie persiste, et, si nécessaire, toutes les 6 h à 8 h. On peut administrer le médicament en perfusion continue à un rythme de 2 mg/min.	Augmentation initiale passagère de la pression artérielle et du rythme cardiaque suivie d'une diminution. Le débit cardiaque et la précharge ne subissent pas de changement. Vomissement après une injection rapide. Hypotension orthostatique. Contre-indiqué dans l'intoxication par la digitaline, sauf dans la fibrillation ventriculaire réfractaire.
Vérapamil	Suppression de quelques tachycardies supraventriculaires ; ralentissement des réactions ventriculaires dans le flutter et fibrillation ventriculaire. Ralentissement de la conduction à travers le nœud auriculo-ventriculaire.	De 0,075 mg/kg à 0,15 mg/kg (maximum : 10 mg) par voie intraveineuse durant 1 min à 3 min ; 0,15 mg/kg (maximum : 10 mg) 30 min après la première dose si nécessaire. (En 30 min, la dose cumulative ne doit pas excéder 15 mg.)	Hypotension temporaire. Inotrope négatif. Vaso-dilatateur des artères coronaires et des vaisseaux périphériques. Contre-indiqué avec les médicaments bêta-bloquants.
Chlorure de calcium	Stimulation spontanée du myocarde ou augmentation de la force contractile du myocarde par effet inotrope positif, par augmentation de l'excitabilité ventriculaire et par prolongation de la systole.	De 5 mg/kg à 7 mg/kg de solution de chlorure de calcium (Ca^{2+}) à 10% (de 3,4 mEq à 6,8 mEq). Peut être répété toutes les 10 min. Pour le gluceptate de calcium, de 5 mL à 7 mL (de 4,5 mEq à 6,3 mEq) et pour le gluconate de calcium, de 10 mL à 15 mL (de 4,8 mEq à 7,2 mEq).	Synergie du calcium et de la digoxine. Le mélange du calcium et du bicarbonate forme un précipité de carbonate ; chacun doit donc être donné séparément.
Morphine	Soulagement de la douleur. Traitement de l'œdème pulmonaire (diminue le retour veineux vers le cœur).	De 2 mg à 5 mg par voie intraveineuse toutes les 5 min à 10 min (15 mg par 15 mL de solution intraveineuse).	Dépression respiratoire. Hypotension.

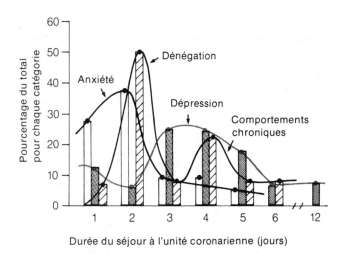

Figure 26-7 Diagramme hypothétique relatif à l'apparition des réactions émotives et comportementales chez le client d'une unité coronarienne. (Reproduit avec la permission de l'American Heart Association.)

☐ PROBLÈMES PSYCHOLOGIQUES DANS UNE UNITÉ CORONARIENNE

Durant la phase aiguë

L'une des responsabilités de l'infirmière d'une unité coronarienne est d'identifier les problèmes psychologiques des clients souffrant d'un infarctus du myocarde et de prévenir ces problèmes lorsque c'est possible. Elle doit aider le client et sa famille à vaincre ces difficultés. Les réactions typiques d'un client à la suite d'un infarctus du myocarde sont : l'anxiété, la dénégation, la dépression et les habitudes de comportements chroniques (*Figure 26-7*).

Anxiété. L'anxiété apparaît probablement dès l'admission à l'unité coronarienne. Elle est causée par la mort qu'on envisage ou par les symptômes précurseurs, comme la gêne respiratoire, les douleurs thoraciques aiguës et les complications de l'infarctus du myocarde (arythmies, cardioversion ou installation d'un stimulateur cardiaque). Le client est « effrayé », il craint la mort, la souffrance et l'environnement qui lui est étranger. Bien qu'il paraisse tendu, agité et inquiet, il peut exprimer ou ne pas exprimer ses sentiments et ses inquiétudes. L'infirmière doit lui expliquer les soins qu'on va lui prodiguer et le rassurer en faisant ressortir les facteurs positifs dans une telle situation. On lui donne des médicaments pour soulager la douleur et des sédatifs aussi fréquemment que possible.

Dénégation. La dénégation est la seconde réaction psychologique prévisible qui apparaît dès le deuxième ou le troisième jour d'hospitalisation ; elle peut être consciente ou non. Le client peut commencer par nier qu'il a eu une crise cardiaque ou il peut dire que le diagnostic est erroné. On ne comprend pas l'efficacité d'un tel mécanisme de

défense. Les infirmières doivent prendre conscience que la dénégation est une réaction fréquente qui peut calmer le client, même si son état est sérieux. On n'aide pas le client en insistant sur le fait que sa dénégation est insensée. Malgré tout, l'infirmière doit être honnête en expliquant au client son état afin de rétablir la réalité de la situation.

Dépression. La dépression survient trois ou quatre jours après l'infarctus du myocarde, juste après la phase de dénégation lorsque la réalité de la maladie s'est installée. À ce moment, le client a dépassé le stade critique et il commence à considérer les changements que la maladie apporte à son mode de vie. Il remet en question sa conception et sa perception de lui-même, il s'inquiète de savoir s'il pourra gagner sa vie ou retrouver sa place dans la société, et il doute de sa capacité de poursuivre ses activités familiales. Il est intéressant de noter que les femmes surmontent mieux la dépression que les hommes. Pour l'infirmière, la meilleure conduite à adopter durant cette phase est de prêter une attention particulière aux problèmes qu'exprime le client et de répondre à ses questions aussi honnêtement que possible.

Habitudes de comportement chroniques. Après la dépression, le client peut adopter des habitudes chroniques qui reflètent des problèmes de comportement. L'un de ces comportements s'observe chez le client qui tente de quitter l'hôpital malgré l'avis du médecin. Cela est attribué au fait que le client pense qu'il n'est pas sérieusement malade. Il fait preuve de dénégation et se plaint d'être à l'unité coronarienne. Souvent, sa femme, le prêtre et ses enfants arrivent à le convaincre qu'il a intérêt à y demeurer. Plus grave encore est le comportement de certains clients à l'égard du personnel infirmier féminin. Leurs paroles ou leurs gestes, à nette connotation sexuelle, reflètent l'anxiété quant à leur rôle de « mâle ». Les infirmières doivent combattre ce genre de harcèlement tout en le considérant comme un symptôme d'anxiété.

Anxiété relative au transfert

On doit préparer le client à son transfert de l'unité coronarienne, où il reçoit des soins spécialisés, vers une unité de soins infirmiers où il retrouvera plus d'indépendance. Les rapports client-infirmière sont renforcés et le client se sent plus vulnérable. Les symptômes du stress peuvent apparaître, y compris l'insomnie, les arythmies et une extension de l'infarctus. On a trouvé, chez les clients transférés, une augmentation des catécholamines de l'urine, ce qui suppose un stress grandissant. Le personnel de l'unité coronarienne doit faire des efforts pour préparer le client au transfert. D'autres soins sont donnés au client qui a été transféré et ils seront exposés aux pages 528-529.

Stress du personnel infirmier

Les infirmières qui travaillent dans une unité coronarienne montrent fréquemment un haut degré de stress. Bien qu'on ait identifié de nombreuses raisons, la cause principale semble être le fait qu'elles soignent continuellement des clients en phase critique qui demandent une surveillance constante. On a relevé d'autres causes comme les surcharges de travail, les responsabilités trop nombreuses, le manque de communication avec les médecins et les professionnels des autres unités, l'espace de travail limité et le manque de continuité dans les programmes d'éducation. Le haut degré de stress qui règne dans les unités coronariennes est souvent la cause du taux de « roulement » élevé du personnel infirmier, ce qui peut se révéler coûteux pour le centre hospitalier en raison des frais qu'entraîne la préparation des infirmières qui doivent y travailler. L'une des meilleures méthodes permettant de diminuer le stress dans les unités coronariennes est d'en identifier les causes par des discussions de groupes dans l'unité même, par l'éducation interne ou par d'autres activités semblables.

27

Les soins infirmiers en chirurgie cardio-vasculaire

Depuis que, dans les années 40, on a réussi une opération sur une valvule du cœur, les progrès continus de la technologie associés à ceux du diagnostic, de l'anesthésie et de la chirurgie ont rendu possibles certaines opérations destinées à corriger plusieurs cardiopathies congénitales, à effectuer des pontages coronariens, à réséquer les foyers d'arythmies et à faire des transplantations cardiaques. En 1978, aux États-Unis, on a pratiqué 95 000 pontages coronariens et 33 000 interventions valvulaires. La quantité de ces dernières a diminué au même rythme que l'incidence du rhumatisme articulaire aigu. Les nombreux pontages coronariens peuvent être attribués au perfectionnement de la cinéangiographie, des techniques de circulation extra-corporelle et des techniques d'anesthésie.

Dans ce chapitre, nous décrivons la pathologie, les techniques chirurgicales et les soins relatifs aux adultes cardiaques. Nous ne traitons pas des affections cardiaques congénitales, lesquelles sont traitées dans tout bon manuel de pédiatrie.

☐ TECHNIQUES CARDIO-VASCULAIRES

Circulation extra-corporelle

On pratique plusieurs interventions cardiaques pendant que le client est placé en dérivation cardio-pulmonaire partielle ou totale (circulation extra-corporelle). On utilise cette technique lorsque l'opération exige une visualisation directe à travers une incision du cœur (remplacement de valvules) ou qu'elle demande que le cœur soit arrêté (pontage coronarien). Dans cette technique, on relie le client à un appareil (cœur-poumon artificiel) constitué d'une pompe mécanique qui simule le pompage naturel du ventricule gauche et d'un oxygénateur qui joue le rôle des poumons. On retire le sang de la circulation systémique par des canules introduites dans les veines caves inférieure et supérieure. Par gravité ou à l'aide d'une pompe, le sang veineux passe dans un réservoir, puis dans un filtreur, il traverse ensuite l'oxygénateur et l'échangeur de chaleur, et il retourne enfin au client par une canule introduite dans l'aorte ascendante ou dans l'artère fémorale. Le sang oxygéné est utilisé par les tissus et il est retourné ensuite à la pompe ou au cœur-poumon artificiel (*Figure 27-1*).

Plusieurs chirurgiens placent une canule de décharge dans le ventricule gauche pour drainer lentement et par intermittence le sang provenant de la circulation pulmonaire et retournant au cœur gauche. Le drainage du sang par cette issue empêche la distension du ventricule gauche qui pourrait conduire à l'augmentation des pressions pulmonaires et à l'infiltration transcapillaire de liquides dans les poumons.

Bien qu'il existe de nombreux modèles d'appareils, ceux qu'on utilise le plus souvent, aujourd'hui, sont munis d'un oxygénateur à bulles ou à membrane. L'oxygénateur à bulles fait barboter l'oxygène dans une longue colonne de sang située dans un compartiment. Le sang est écumeux lorsqu'il atteint le sommet du compartiment et il est écumé lorsqu'il passe sur une laine d'acier ou un filet en polypropylène enduit de silicone anti-écume. L'oxygénateur à membrane est muni d'une membrane semi-perméable qui débarrasse le sang des produits de déchets, dont le dioxyde de carbone, et l'enrichit d'oxygène, éliminant l'interface directe des gaz sanguins, ce qui se produit avec l'oxygénateur à bulles. L'oxygène traverse la membrane et passe dans le sang, comme il le fait dans le processus physiologique normal entre les alvéoles et les capillaires pulmonaires.

Quoique certains médecins préfèrent l'oxygénateur à membrane parce qu'il diminue l'interface gazeuse du sang, il semble exister peu de différence clinique entre les deux types d'oxygénateurs. Actuellement, le plus utilisé est l'oxygénateur à bulles.

La dissection aortique causée par la canulation est une complication possible de la circulation extra-corporelle. D'autres complications secondaires peuvent apparaître : des détériorations de la fonction rénale et de la fonction respiratoire, des troubles nerveux et une hémorragie posto-pératoire. Ces complications découlent de maladies sous-jacentes, d'une circulation ralentie, d'une surcharge de liquide ou d'une héparinothérapie imparfaite.

Durant l'opération, on surveille l'irrigation des tissus par l'intermédiaire de l'électrocardiogramme, de la pression artérielle, de la pression auriculaire gauche, du débit urinaire et des gaz artériels. L'anesthésiste et le responsable de la pompe à perfusion font cette surveillance.

Commissurotomie mitrale (valvulotomie)

La sténose mitrale, ou rétrécissement de l'orifice valvulaire, survient à la suite d'un épaississement ou d'une perte de souplesse des valves cardiaques (cuspides) et des cordons tendineux. Une cicatrisation progressive, accompagnée d'une déformation et d'une calcification, entraîne la soudure des commissures de la valvule et la contraction des cordons tendineux. Le rétrécissement de l'orifice qui en résulte gêne le passage du sang. L'oreillette gauche se dilate et s'hyper-trophie, et la pression pulmonaire augmente dans la plupart des cas, ce qui occasionne une forte résistance vasculaire pulmonaire et, à des degrés divers, une insuffisance du cœur droit.

On observe la sténose mitrale presque exclusivement chez les personnes souffrant d'endocardite rhumatismale. Il est rare qu'elle soit causée par l'absence congénitale d'un des muscles papillaires. Certains clients présentent de la dyspnée associée à une augmentation des pressions artérielles pulmonaires, alors que d'autres souffrent d'hémoptysie et d'œdème pulmonaire. À un stade plus avancé, on peut voir apparaître une forte résistance vasculaire pulmonaire, une insuffisance du cœur droit et une baisse du débit cardiaque. En plus de la dyspnée, de la fatigue et de la faiblesse, il est fréquent de voir un œdème périphérique et un engorgement hépatique. Plusieurs clients atteints de sténose mitrale permanente présentent une fibrillation auriculaire causée par la dilatation de l'oreillette gauche. De plus, cette arythmie diminue le remplissage du ventricule gauche et le débit cardiaque, parce que la contraction auriculaire n'est plus coordonnée avec le remplissage ventriculaire. La fibril-lation auriculaire et la dilatation de l'oreillette forcent le sang à stagner dans l'oreillette, favorisant la formation de thrombi qui, en se décrochant, entraînent l'embolie systé-mique ou pulmonaire.

Le traitement consiste tout d'abord à intervenir médica-lement pour réduire l'œdème pulmonaire et l'insuffisance cardiaque, pour éviter les infections cardiaques et pulmo-naires, pour prévenir l'embolie et pour augmenter au maximum le débit cardiaque en contrôlant le rythme car-diaque (voir le chapitre 28). Si les symptômes progressent, il faut stabiliser l'état par un traitement médical et intervenir

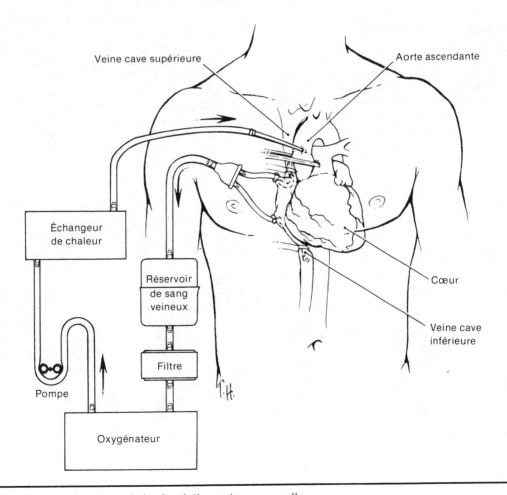

Figure 27-1 Dessin schématique de la circulation extra-corporelle.

chirurgicalement par la suite. Si les valves cardiaques sont encore souples, on peut corriger la sténose par commissurotomie en sectionnant les portions soudées de celles-ci. On détermine la souplesse de la valvule par la présence d'un claquement d'ouverture à l'auscultation, et par l'absence de calcification à l'échocardiographie ou à la cinéradiographie.

La commissurotomie mitrale peut se pratiquer sans vision directe de la valvule. On pratique la thoracotomie antéro-latérale. On fait une petite incision dans l'oreillette gauche et on dilate la valvule mitrale avec le doigt ou avec un dilatateur métallique. La dérivation cardio-pulmonaire n'est pas nécessaire. Cependant, on prépare l'appareillage pour la circulation extra-corporelle s'il y a échec de la commissurotomie, si le remplacement de la valvule est nécessaire ou s'il y a des complications demandant une vision directe ou une opération de la valvule.

La commissurotomie mitrale à cœur ouvert se fait par une grande incision de l'oreillette gauche. Cette technique exige la dérivation cardio-pulmonaire. Certains chirurgiens préfèrent cette technique, car ils peuvent observer la présence de thrombi ou de plaques de calcium sur les valves de la valvule mitrale. Ils la préfèrent également lorsqu'ils prévoient l'échec de la commissurotomie, ce qui nécessite alors le remplacement de la valvule. Les taux de complications chirurgicales et de mortalité sont faibles après la commissurotomie mitrale.

Remplacement ou réparation de la valvule mitrale

L'insuffisance mitrale (régurgitation) est causée par la fermeture incomplète de la valvule, ce qui permet le reflux du sang (régurgitation) du ventricule gauche vers l'oreillette gauche durant la systole ventriculaire. Ce sang régurgité retourne au ventricule gauche en même temps que la quantité normale de sang qui se trouve dans l'oreillette au moment de la systole auriculaire, ce qui augmente la quantité de sang que le ventricule doit chasser. Il se produit alors une dilatation et une hypertrophie de l'oreillette et du ventricule gauches.

L'insuffisance mitrale est causée par l'endocardite rhumatismale ou bactérienne. Il se produit une fibrose et une calcification qui épaississent, raccourcissent et déforment les valves, les empêchent de se fermer complètement. Les autres causes comprennent l'ischémie et l'infarcissement des muscles papillaires, la rupture des cordons tendineux, secondaire à l'endocardite infectieuse, et les difformités congénitales.

L'insuffisance mitrale s'accompagne de congestion pulmonaire chronique, de fatigue, d'orthopnée, de dyspnée à l'effort et de palpitations. Des extrasystoles auriculaires ou une fibrillation auriculaire peuvent apparaître par suite de la dilatation de l'oreillette gauche (voir le chapitre 25). Quelques clients souffrent d'œdème pulmonaire et d'hémoptysie, en particulier lorsque l'insuffisance mitrale survient rapidement, lorsqu'il y a infarcissement des muscles papillaires ou rupture des cordons tendineux.

On soigne le plus souvent l'insuffisance mitrale par des médicaments pour augmenter la contractilité du cœur, pour réduire le surplus de pression du ventricule gauche et pour

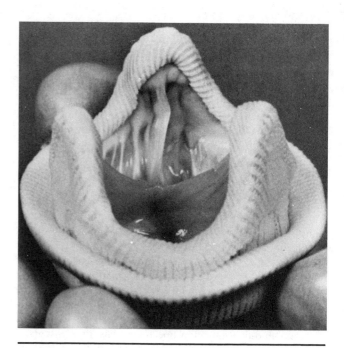

Figure 27-2 Valvule cardiaque porcine.

diminuer l'insuffisance cardiaque (voir le chapitre 28). On pratique l'intervention chirurgicale lorsqu'un dérèglement soudain ou une insuffisance grave apparaissent à la suite d'une rupture des muscles papillaires, ou lorsque l'insuffisance chronique s'accompagne de fatigue, de palpitations ou de dyspnée au moindre mouvement.

Lorsque cela est possible, on répare la valvule mitrale plutôt que de la remplacer afin d'éviter les risques à longue échéance associés aux valvules artificielles. La réparation comprend la reconstruction des valves et de l'anneau. Cette annuloplastie s'accompagne généralement de la suture du tissu valvulaire à un anneau flexible (anneau de Carpenter).

On effectue le remplacement lorsque les valves sont calcifiées et fixes. On fait une sternotomie médiane. On excise la valvule, les cordons tendineux et les muscles papillaires qu'on remplace par une valvule artificielle de Bjork-Shiley, les autres étant le modèle de Starr-Edwards à balle, celui de Lillehei-Caster à disque et la prothèse bicuspide SJM. Les clients porteurs de ces prothèses sont soumis à un traitement par les anticoagulants durant la phase postopératoire pour diminuer les risques d'embolie.

Chez les clients pour qui les anticoagulants sont contre-indiqués, tels que les enfants, les jeunes femmes, les clients âgés et ceux atteints d'un ulcère gastro-duodénal, on pratique des greffes valvulaires. On fait couramment une hétérogreffe de valvule aortique porcine traitée par le glutaraldéhyde et prémontée (*Figure 27-2*).

On pratique la commissurotomie mitrale et l'annuloplastie chez ceux qui souffrent de sténose et d'insuffisance mitrale.

Remplacement de la valvule aortique

On remplace la valvule aortique dans les cas d'insuffisance aortique. La sténose de l'aorte est le rétrécissement de l'orifice valvulaire situé entre le ventricule gauche et l'aorte. Cette sténose peut être causée par le rhumatisme cardiaque, par la présence d'une valvule bicuspide aortique congénitale ou par une calcification d'origine inconnue. Les détériorations causées par le rhumatisme cardiaque comprennent l'épaississement et la fibrose des valves, la soudure des commissures et la calcification de la valvule.

La sténose aortique provient d'une hypertrophie du ventricule gauche et donc d'une diminution de son efficacité. La forte pression systolique du ventricule inhibe le réflexe de vaso-constriction associé à l'effort. La réduction du débit cardiaque qui en découle diminue l'irrigation du cœur et de l'encéphale, entraînant des syncopes, une angine et des tachycardies ou des bradycardies.

La sténose aortique grave entraîne l'insuffisance du ventricule gauche, la réduction du débit cardiaque, l'insuffisance de l'oreillette gauche, l'œdème pulmonaire et, finalement, l'insuffisance du cœur droit. La mort soudaine peut se produire même chez le client ne présentant aucun symptôme, probablement à cause d'une fibrillation ventriculaire.

Le but du traitement médical est d'atténuer l'insuffisance cardiaque globale et l'angine (voir le chapitre 28). On remplace la valvule aortique dans les cas d'insuffisance cardiaque, de syncope et d'angine. Certains médecins remplacent également la valvule chez les clients ne présentant aucun symptôme afin de diminuer les risques de mort subite associés à la sténose.

L'insuffisance valvulaire aortique est due à la fermeture incomplète des valves de la valvule aortique durant la systole ventriculaire. Cette fermeture incomplète permet au sang de refluer (régurgitation) de l'aorte à l'intérieur du ventricule gauche. Dans le rhumatisme cardiaque et l'endocardite bactérienne, les valves épaississent et durcissent, perdent leur souplesse et finissent par se calcifier. Ce processus entraîne une déformation qui empêche le rapprochement des valves de la valvule.

L'insuffisance aortique peut également être causée par une valvule bicuspide congénitale, une rupture d'origine traumatique, un anévrisme disséquant de l'aorte, une aortite syphilitique et une médianécrose kystique de l'aorte. L'aortite syphilitique atteint l'aorte ascendante, causant la dilatation de l'aorte et de l'orifice valvulaire. L'effet du stress sur la valvule entraîne la fibrose des valves, ce qui amplifie l'insuffisance. Les effets des microkystes sur la média de l'aorte au cours de la médianécrose kystique sont la dilatation de la racine aortique, la rupture de l'aorte se transformant en anévrisme ou les modifications du tissu conjonctif. Tous ces changements déforment la valvule aortique de telle façon que les valves ne peuvent plus se rejoindre et la régurgitation se produit.

La régurgitation du sang dans le ventricule gauche cause la dilatation et l'hypertrophie de celui-ci. Le ventricule pompe avec plus de puissance pour expulser le sang, ce qui fait augmenter la pression artérielle systolique. Celle-ci déclenche un réflexe de dilatation des artérioles périphériques, ce qui diminue la résistance vasculaire périphérique ainsi que la pression artérielle diastolique. L'insuffisance aortique est caractérisée par une pression artérielle systolique élevée, une pression artérielle diastolique basse et, par

conséquent, une augmentation de la pression différentielle. Les symptômes associés à la puissance accrue de la systole ventriculaire sont le pouls bondissant, les palpitations et la conscience des pulsations dans le cou. On peut également observer de la dyspnée à l'effort et des étourdissements lors d'un changement brusque de position.

Lorsque l'insuffisance aortique se déclare soudainement sans changements compensateurs, le client souffre d'une insuffisance cardiaque et d'une diminution du débit cardiaque qui peuvent entraîner la mort.

Le remplacement de la valvule est le meilleur traitement chez les clients qui ne présentent pas de symptômes ou chez ceux qui présentent une hypertrophie du ventricule gauche et des variations de pression. On traite l'insuffisance aortique aiguë par des médicaments pour augmenter le débit cardiaque et pour réduire l'insuffisance avant de procéder à un remplacement valvulaire d'urgence.

Le remplacement de la valvule aortique se fait pas sternotomie médiane avec circulation extra-corporelle complète. On enlève le tissu valvulaire par une incision transverse de l'aorte et on installe une prothèse à la place. Les modèles des prothèses insérées sont les suivants : Bjork-Shiley, Lillehei-Caster, SJM et Starr-Edwards. L'opération est suivie d'un traitement anticoagulant pour éviter la thrombophlébite.

Lorsque les anticoagulants sont contre-indiqués, on installe une valvule porcine. Cette hétérogreffe n'entraîne pas la formation de thrombi et n'exige donc pas de traitement anticoagulant, mais le greffon peut dégénérer et nécessiter un nouveau remplacement.

Réparation ou remplacement de la valvule tricuspide

La *sténose tricuspide* montre les mêmes caractéristiques que les autres rétrécissements valvulaires : fibrose et calcification. L'oreillette droite se dilate et l'insuffisance du cœur droit entraîne une congestion veineuse avec cyanose, hépatomégalie, œdème périphérique et ascite.

Les causes sont le rhumatisme cardiaque, l'endocardite bactérienne et les malformations cardiaques congénitales. Dans le rhumatisme cardiaque, la valvule tricuspide est fréquemment rétrécie et inefficace. Les changements qui surviennent sont plus fréquents que dans la sténose mitrale et aussi nombreux que dans la sténose aortique.

Lorsque la sténose tricuspide exige une intervention chirurgicale, on fait plus fréquemment la commissurotomie. Si la valvule est à la fois rétrécie et inefficace, on procède à la commissurotomie et l'annuloplastie. On remplace rarement la valvule, mais lorsque le remplacement s'avère nécessaire, on pose la prothèse artificielle ou la valvule porcine selon ce qui convient le mieux au client.

L'*insuffisance tricuspide* est la fermeture incomplète de la valvule tricuspide durant la systole du ventricule droit (incompétence), ce qui permet au sang du ventricule de revenir vers l'oreillette droite (régurgitation). Cette insuffisance tricuspide provient le plus souvent d'un trouble fonctionnel causé par une insuffisance et une dilatation du cœur à la suite d'une insuffisance mitrale. Cette dilatation cardiaque déforme l'orifice de la tricuspide. L'insuffisance tricuspide peut également être causée par l'endocardite rhumatismale ou bactérienne.

Les symptômes sont identiques à ceux de la sténose tricuspide. Chez le client qui présente ces symptômes, on pratique l'annuloplastie et parfois le remplacement de la valvule. Si l'insuffisance est causée par un trouble fonctionnel, on corrige en premier les défectuosités des autres valvules.

Pour l'annuloplastie de la tricuspide, on utilise un anneau flexible de Carpenter ; l'anneau est modifié pour éviter de toucher la région de la valve septale associée au nœud auriculo-ventriculaire et au faisceau de His. Une autre technique consiste à coudre l'anneau pour rétrécir la valvule (annuloplastie de De Vega). On remplace la valvule tricuspide seulement lorsqu'elle est gravement déformée, sténosée et inefficace.

Maladies de la valvule pulmonaire

Les maladies de la valvule pulmonaire sont rares, sauf lorsqu'elles sont d'origine congénitale. De telles anomalies sont habituellement diagnostiquées et traitées en pédiatrie.

Réparation des lésions traumatiques cardiaques

De telles lésions sont de plus en plus courantes à cause de l'augmentation des accidents de la route et du taux croissant des crimes. Ces lésions sont très variées, comme la lacération d'une artère coronaire, la rupture des cordons tendineux, des muscles papillaires ou des valves cardiaques (contusions). Les chances de survie à des plaies par pénétration (plaies par balle ou par arme blanche) dépendent largement de la localisation de la blessure, de sa taille, et de la possibilité d'un traitement médical et chirurgical d'urgence de la tamponade cardiaque (compression brutale du cœur permettant une rapide accumulation de sang dans le péricarde) ou du choc. La particularité de la lésion détermine le type de traitement à suivre.

Ablation des tumeurs cardiaques

Les tumeurs cardiaques, spécialement les tumeurs primaires, sont rares. La tumeur bénigne la plus commune est le myxome, une tumeur intracavitaire qui se forme sur un pédoncule ou un pédicule. Ses caractéristiques, semblables à celles d'un thrombus, la rendent difficile à diagnostiquer. Cependant, on a réussi avec succès à extraire ces tumeurs. La tumeur cardiaque primaire la plus courante et la plus maligne est le sarcome. Les tumeurs cardiaques malignes secondaires sont habituellement dues à des métastases provenant d'une lésion primaire située ailleurs dans l'organisme.

Réparation de l'aorte ascendante

Les troubles de l'aorte ascendante, particulièrement les anévrismes, se corrigent chirurgicalement en posant un clamp au-dessus de l'anévrisme, en faisant une ablation de la zone atteinte et en la remplaçant par une greffe en téflon ou en dacron.

Péricardectomie

On pratique l'ablation du péricarde fibreux lorsqu'une inflammation ou une infection du péricarde empêche les contractions ou le remplissage du cœur. Une infection, des troubles du tissu conjonctif, des états d'hypersensibilité, des néoplasmes et des traumatismes peuvent causer la péricardite (voir le chapitre 28).

La péricardite constrictive restreint le remplissage du cœur, ce qui réduit le retour veineux et le débit cardiaque. Le client souffre de dyspnée et d'autres troubles qui réduisent le débit cardiaque.

La péricardectomie est l'ablation du péricarde fibreux. On procède très soigneusement et très lentement. On libère d'abord le ventricule gauche afin que l'augmentation de l'écoulement sanguin vers le côté droit ne puisse surcharger les poumons et causer un œdème pulmonaire. Le ventricule gauche pourra aussi s'accommoder au nouveau volume sanguin qu'il recevra lorsque la constriction sera éliminée.

Anévrismectomie du ventricule gauche

Un anévrisme du ventricule gauche est un ballonnement exagéré causé par un affaiblissement de la paroi. Ce type d'anévrisme se produit chez 5 % à 35 % des clients qui souffrent d'un infarctus du myocarde secondaire à la lésion et à la cicatrisation causées par l'infarctus. Dans quelques cas, l'anévrisme rend le cœur inefficace en tant que pompe, ce qui entraîne l'insuffisance cardiaque globale, l'embolie périphérique et des tachycardies difficiles à soigner. On traite chirurgicalement les clients présentant des symptômes en pratiquant l'ablation de la portion dilatée de la paroi ventriculaire (anévrismectomie). Après l'intervention, les réserves cardiaques sont considérablement augmentées et, en général, les arythmies disparaissent.

Ablation des foyers d'arythmies et des dérivations accessoires

Les progrès récents des études d'électrophysiologie faites directement sur le cœur durant les interventions chirurgicales ont permis de localiser le siège des dérivations responsables des arythmies. La cartographie directe du cœur a permis de localiser avec succès les dérivations accessoires associées au syndrome de Wolff-Parkinson-White (WPW). Cette cartographie sert également à localiser les foyers des arythmies auriculaires et ventriculaires, ainsi que ceux des ischémies et des infarctus du myocarde.

La résection chirurgicale du foyer de l'arythmie ou de la dérivation est conseillée si l'arythmie risque d'être mortelle et si elle est réfractaire au traitement médical. Durant la phase préopératoire, on fait une étude électrophysiologique complète en utilisant des cathéters cardiaques qui induisent les arythmies ; on dresse ensuite la carte des activités du cœur et on les enregistre.

L'intervention chirurgicale se fait par sternotomie médiane. On place les électrodes directement sur le cœur, puis on fait un enregistrement. Dans le cas de la tachycardie ventriculaire récurrente qui fait suite à l'infarctus du myocarde, on pratique souvent une anévrismectomie et un pontage coronarien en même temps que la résection de l'endocarde. Dans le cas du syndrome de Wolff-Parkinson-White, on fait une cartographie cardiaque directe pour localiser les dérivations accessoires. Après avoir disséqué les dérivations, on provoque des arythmies et on procède à une nouvelle cartographie pour exclure la présence d'autres dérivations accessoires. Ces techniques exigent l'utilisation du cœur-poumon artificiel. Les soins périopératoires sont semblables à ceux des autres interventions cardiaques.

Traitement chirurgical de la maladie coronarienne

La maladie coronarienne est un rétrécissement et une déformation des artères coronaires qui diminuent l'irrigation du myocarde. L'athérosclérose en est la cause. L'évolution de l'athérosclérose se fait par prolifération des fibres musculaires lisses et par l'accumulation de lipides dans l'intima de la paroi artérielle. On ne connaît pas la cause de l'athérosclérose. Les facteurs de risque qu'on a identifiés comprennent l'hypertension, l'hyperlipidémie, le tabac et l'obésité. Quelques-uns des symptômes associés à la maladie coronarienne sont l'angine, l'infarctus du myocarde et la fibrillation ventriculaire primaire.

Le choix entre le traitement médical et l'intervention chirurgicale a fait l'objet de nombreuses controverses. L'intervention chirurgicale ne peut empêcher l'évolution de la maladie, elle ne prolonge pas la vie et elle ne diminue pas le risque d'un infarctus. Cependant, l'opération réduit l'angine et augmente la tolérance à l'effort ; c'est pourquoi on la préfère donc pour améliorer la qualité de la vie du client.

Le traitement médical est destiné tout d'abord à atténuer la douleur angineuse, à améliorer l'apport de sang et d'oxygène au myocarde, et à réduire les besoins du myocarde en oxygène (voir le chapitre 28). Si le traitement médical est incapable d'enrayer l'angine de poitrine, l'intervention chirurgicale doit être faite ; toutefois, seul le client qui est conscient de la gravité de l'angine décidera s'il doit être ou non opéré.

Les facteurs dont le médecin tient compte pour recommander l'intervention chirurgicale sont la localisation de la sténose de même que son ampleur, et la surface du myocarde, laquelle dépend de l'artère rétrécie et de l'infarctus antérieur qui a pu se produire. L'opération donne de meilleurs résultats chez les clients qui présentent plus de 50 % de sténose du tronc coronaire gauche. La sténose des autres artères coronaires qui représente 70 % et plus d'obstruction doit faire l'objet d'une intervention. Habituellement, l'angine instable, l'angine suivant un infarctus et l'infarctus du myocarde accompagné d'insuffisance ventriculaire gauche ou d'arythmies ventriculaires réfractaires sont traités par intervention chirurgicale. Dans certains centres hospitaliers, on tente de revasculariser le myocarde dans les cas d'infarctus aigu du myocarde sans complication, lorsqu'on pense que l'opération pourra sauver un myocarde ischémique.

On soigne chirurgicalement la maladie coronarienne par revascularisation du myocarde (pontages aortocorona-

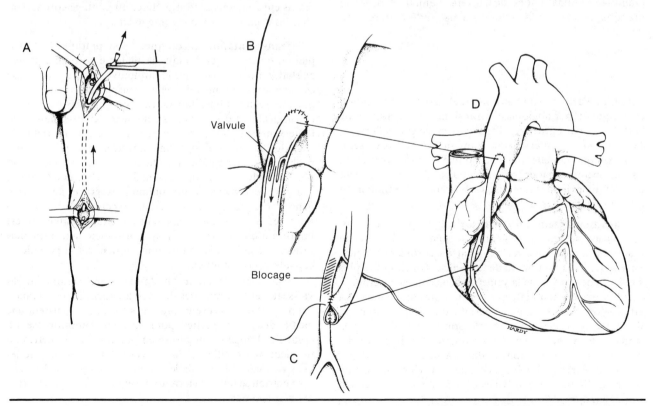

Figure 27-3 Procédé de revascularisation par la veine saphène. **A)** Ablation de la veine saphène de la jambe du client. On inverse la veine afin que les valvules ne gênent pas l'écoulement sanguin. **B)** On suture la partie distale de la veine à l'aorte ascendante. **C)** À un point en aval du blocage, on suture la veine à l'artère coronaire par anastomose termino-terminale. **D)** Le pontage complet rétablit le débit en aval du blocage.

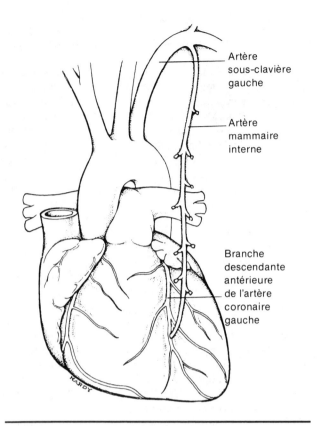

Artère
sous-clavière
gauche

Artère
mammaire
interne

Branche
descendante
antérieure
de l'artère
coronaire
gauche

Figure 27-4 Procédé de revascularisation par l'artère mammaire. Anastomose de l'artère mammaire et de la branche descendante antérieure de l'artère coronaire gauche.

rien et de l'artère mammaire interne), par transplantation cardiaque ou par angioplastie transluminale (dilatation de l'artère coronaire atteinte, à l'aide d'un cathéter à ballonnet). Le moment de l'intervention étant sujet à controverse, il faut expliquer au client et à sa famille les avantages et les risques encourus par ce traitement ou par d'autres. Le client doit définir les limites et les risques tolérables, et le traitement qui lui semble acceptable.

Revascularisation du myocarde.   Le pontage aorto-coronarien se fait en joignant un segment de veine ou d'artère à la racine de l'aorte et à l'artère coronaire affectée, en aval de l'obstruction ou de la sténose. On choisit le plus souvent une portion de la veine saphène comme greffon.

Cette opération s'effectue par sternotomie médiane. La circulation extra-corporelle permet d'arrêter le cœur et d'obtenir ainsi une surface inerte pour l'anastomose de la veine saphène et de l'artère coronaire. On implante les portions de la veine saphène dans la racine aortique par anastomose termino-latérale. On place les veines en position inversée afin que leurs valvules ne gênent pas l'écoulement du sang (*Figure 27-3*).

Il est tout aussi efficace de pratiquer la greffe avec l'artère mammaire (*Figure 27-4*). On observe que l'occlusion postopératoire est moins fréquente avec ce type de greffe. Cependant, du fait que l'artère mammaire est d'une longueur

assez limitée, on ne peut l'utiliser que pour revasculariser la face antérieure du cœur.

Angioplastie coronarienne transluminale percutanée (ACTP).   L'angioplastie transluminale percutanée (ACTP) est préférable au pontage coronarien lorsque la maladie coronarienne n'atteint qu'un seul vaisseau. On la fait chez le client qui souffre d'une angine depuis moins d'un an. La cinéangiographie permet de confirmer que la lésion athéroscléreuse est unique et qu'elle est localisée dans le segment proximal du vaisseau, qu'elle n'est pas calcifiée, qu'il n'y a pas de sténose distale et que la lésion ne se situe pas au niveau d'une bifurcation.

On fait l'ACTP en insérant un cathéter à ballonnet dans l'artère malade; on réduit la sténose en gonflant le ballonnet sous pression contrôlée (*Figure 27-5*). Les soins prodigués avant et après le cathétérisme sont semblables à ceux que l'on donne pour le cathétérisme cardiaque.

Les complications qui font suite à l'ACTP sont l'occlusion brutale par collapsus, spasme ou caillot, la dissection ou la rupture artérielle, ou l'infarctus du myocarde. L'intervention se fait en présence d'un personnel de salle d'opération et en gardant une salle d'opération prête pour une intervention d'urgence. Si une de ces complications survient, on peut alors intervenir en faisant un pontage coronarien.

La durée de l'hospitalisation pour l'ACTP est de deux à quatre jours, et le client peut immédiatement reprendre ses activités. Bien qu'on ne connaisse pas suffisamment les effets à longue échéance de cette technique, ses avantages moins envahissants la font préférer au pontage coronarien, chez les clients qui s'y prêtent le mieux.

Transplantation cardiaque.   On pratique la transplantation cardiaque lorsque la maladie coronarienne est au stade terminal ou lorsque la cardiomyopathie idiopathique est avancée. On ne fait cette transplantation que dans quelques centres hospitaliers, car elle exige des techniques chirurgicales et des soins très complexes, et aussi parce que l'intervention est rare. La transplantation est contre-indiquée chez les clients qui ont une infection ou qui ont des problèmes d'incompatibilité. On ne la recommande pas non plus aux clients qui ont des maladies chroniques, de la cachexie, une hypertension pulmonaire grave, des antécédents d'infarctus pulmonaire et une hyperactivité lymphocytaire, et à ceux qui dépassent la cinquantaine. Il est important que le client accepte émotivement la transplantation et que la famille soit un bon soutien, car la période de convalescence est longue.

On enlève le cœur du donneur en sectionnant les vaisseaux et les oreillettes derrière les auricules cardiaques. En préparant le receveur, plusieurs chirurgiens laissent une partie de ses oreillettes pour faciliter l'anastomose du cœur du donneur. On suture en premier les oreillettes du donneur aux oreillettes du receveur. Puis on connecte les gros vaisseaux et on vide les cavités cardiaques de leur air. L'opération se fait par sternotomie et on utilise la circulation extra-corporelle.

Le premier objectif des soins postopératoires est de prévenir l'infection et le rejet. Le client est placé en salle d'isolement pour éviter l'infection et il reçoit un traitement immunosuppresseur pour minimiser le rejet. Un monitorage électromyographique auriculaire et une biopsie de l'endomyocarde permettent d'évaluer l'efficacité du traitement et de détecter le moindre signe de rejet. On donne les mêmes soins postopératoires que ceux que nous décrirons plus loin dans ce chapitre au sujet des autres interventions cardiaques.

Du fait que les cardiopathies sont nombreuses, que les transplantations sont complexes et que les donneurs sont peu nombreux, on fait beaucoup de recherche pour perfectionner le cœur artificiel. Déjà, on a mis au point des techniques pour aider le cœur lésé jusqu'à ce qu'il guérisse et qu'il puisse reprendre entièrement sa fonction de pompage. La pompe à ballonnet intra-aortique aide efficacement le cœur avant et après l'opération. Cependant, le succès est moindre en ce qui concerne le choc cardiogène réversible. On utilise un dispositif pour venir en aide au cœur gauche jusqu'à ce que le cœur guérisse ou jusqu'à ce qu'un donneur soit disponible pour faire une transplantation (*Figure 27-6*).

Dans quelques cas, on a réussi la transplantation du cœur et des poumons en même temps. Cette technique est avantageuse pour les clients dont la cardiopathie est responsable d'une maladie pulmonaire. On la fait également chez ceux qui ont besoin d'une transplantation des poumons. Dans ce cas, le cœur transplanté doit être disponible à l'avance afin de faire les études nécessaires pour évaluer les

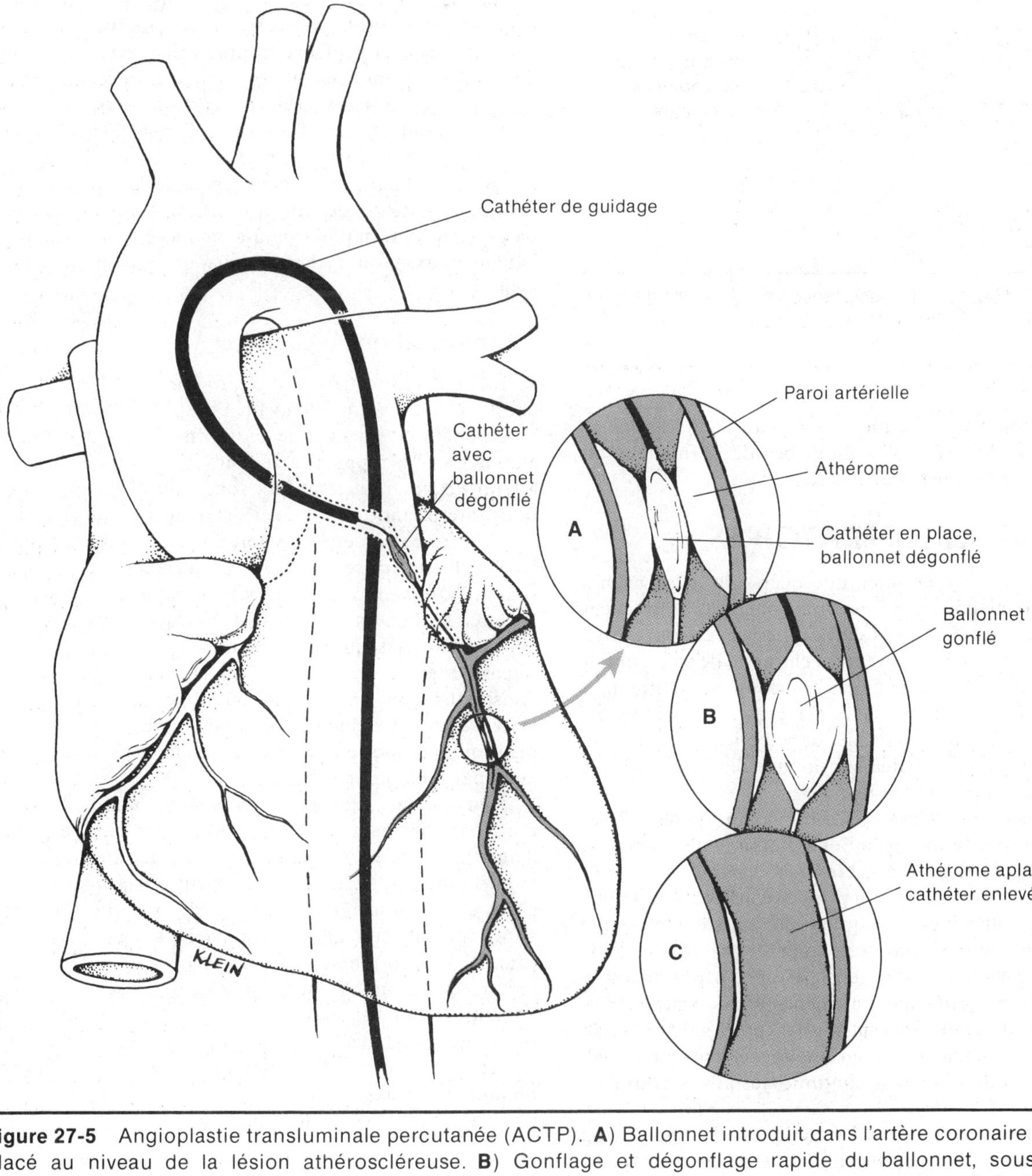

Figure 27-5 Angioplastie transluminale percutanée (ACTP). **A**) Ballonnet introduit dans l'artère coronaire rétrécie et placé au niveau de la lésion athéroscléreuse. **B**) Gonflage et dégonflage rapide du ballonnet, sous pression contrôlée. **C**) L'athérome aplati et le cathéter enlevé, le sang peut continuer à s'écouler sans être gêné. (*Source :* A. Purcell et P.A. Giffin. « Percutaneous transluminal coronary angioplasty », *Am. J. Nurs.*, 81 :9, septembre 1981, p. 1620 à 1626.)

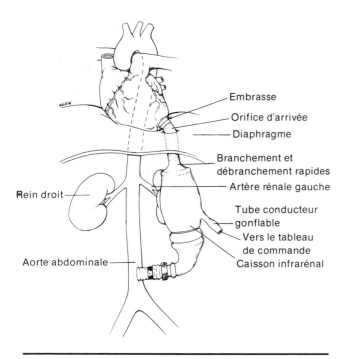

Figure 27-6 Dispositif d'assistance ventriculaire gauche.

risques de rejet. Les variations dans l'auriculogramme et l'étude de la biopsie de l'endomyocarde permettent de détecter très tôt le rejet et de l'éviter.

☐ SOINS PÉRIOPÉRATOIRES

Le cardiaque qui doit subir une opération a les mêmes besoins et demande les mêmes soins que tout autre client qui se fait opérer. Ces soins sont décrits aux chapitres 16 à 18. Mais, comme une intervention chirurgicale au cœur fait énormément peur, on doit prêter beaucoup plus d'attention au client et à sa famille, et on doit les renseigner davantage. Le type d'opération et les risques de complications postopératoires exigent que l'évaluation, la surveillance et les soins physiques soient plus intensifs.

Bien qu'une opération au cœur comporte les mêmes risques que toute autre opération, la crainte qu'on ressent devant cette intervention est exagérée par l'importance qu'on donne au cœur et par la prise de conscience du risque de mort. De plus, il est rare qu'on rencontre une personne ayant subi une opération au cœur et on se demande également dans quelle mesure la personne a pris part à la décision d'être traitée médicalement ou chirurgicalement. L'infirmière doit aider le client à lutter contre sa crainte afin que l'anxiété diminue. Cet appui émotionnel doit commencer avant l'hospitalisation et se continuer jusqu'à la convalescence.

Il faut évaluer les soins physiques en fonction du temps. Avant l'opération, on doit déterminer dans quelle mesure le client est prêt à subir l'intervention et on doit identifier les lignes directrices qui serviront de référence durant la phase postopératoire. Immédiatement après l'opé-

ration, on transporte le client à la salle de réveil ou à l'unité de soins intensifs où l'on peut évaluer la fonction cardiaque de façon continue et commencer rapidement le traitement. L'évaluation se poursuit durant la phase de réadaptation, et c'est à ce moment que l'on enseigne au client à faire sa propre évaluation pour décider de ses activités et parfois des changements à apporter à sa médication.

Soins préopératoires

La phase préopératoire débute avant que le client ne soit hospitalisé. On veille à contrôler les maladies dont il souffre et à maintenir au maximum la fonction cardiaque. On s'intéresse donc au diabète, à l'hypertension, à la broncho-pneumopathie chronique obstructive et aux autres maladies respiratoires, ainsi qu'aux troubles rénaux et hépatiques. On identifie toutes les autres sources d'infections (parodontolyse, lésions cutanées et ulcères de stase) et on les traite. On contrôle l'insuffisance cardiaque, les arythmies et les déséquilibres hydro-électrolytiques pour favoriser la fonction cardiaque. On prend en considération l'anxiété causée par l'attente de l'hospitalisation et de l'opération, et on prescrit un tranquillisant à action légère pour diminuer l'augmentation du rythme cardiaque qui peut aggraver l'état du cœur.

Information au client

Le rôle que l'infirmière doit tenir auprès du client et de sa famille et qui commence avant l'hospitalisation est de les préparer émotivement et de les informer. Ce rôle consiste à établir un bon rapport, à répondre aux questions, à être attentive aux craintes et aux soucis du client, à éclaircir toute interprétation erronée et à expliquer ce qui va arriver.

L'information que l'on doit donner au client est basée sur l'évaluation de ses besoins en ce qui concerne l'hospitalisation, l'intervention chirurgicale (les soins préopératoires, la durée de l'opération, l'état dans lequel il va se trouver après, les visites qu'il pourra recevoir à l'unité de soins intensifs) et la période de convalescence (la durée de l'hospitalisation, le moment où il pourra reprendre ses activités, etc.). On doit également lui expliquer tout changement qu'on apporte aussi bien au traitement médical qu'à la préparation préopératoire.

On demande au client d'éviter de prendre de l'aspirine et tout médicament à base d'aspirine pendant une période d'au moins neuf jours avant l'opération. L'aspirine diminue le phénomène d'agglutination et peut donc prédisposer le client aux hémorragies durant l'opération. Le traitement anticoagulant est généralement arrêté de cinq à sept jours avant l'intervention ; on encourage le client à cesser ou à réduire la consommation de tabac quelques semaines avant l'opération. S'il est traité par la digitaline, on lui prescrit une préparation à action brève et parfois on cesse même le traitement de 36 h à 48 h auparavant. Il peut continuer à prendre des antiarythmiques, des nitrates et du propranolol jusqu'à minuit la veille de l'opération.

Évaluation initiale

Pour une cardiopathie non aiguë, l'hospitalisation se fait seulement de un à deux jours avant l'opération. On complète l'évaluation médicale préopératoire avant l'entrée au centre hospitalier. À ce moment, on fait une nouvelle entrevue pour connaître les antécédents immédiats, un examen physique, une radiographie thoracique, un électrocardiogramme, un dosage des électrolytes sériques, des tests de coagulation, une détermination du groupe sanguin et une épreuve de compatibilité croisée. Toutes ces données permettent d'identifier l'existence d'autres maladies et d'autres troubles cardiaques possibles. L'intervention infirmière est centrée tout d'abord sur l'évaluation de base, sur l'information à fournir au client et elle consiste à continuer sa préparation émotionnelle et physique.

On doit faire une évaluation préopératoire minutieuse et approfondie, car les données serviront de guide pour les comparaisons postopératoires. L'histoire du client comprend une évaluation sociale des rôles de la famille ainsi que des moyens d'aide et une description du degré de fonctionnement habituel du client ainsi que de ses activités spécifiques. Ce type d'informations aide à planifier les soins et le programme de réadaptation.

Lorsque la période d'hospitalisation préopératoire est de très courte durée, l'information que l'on donne au client et à sa famille est plus efficace. L'anxiété augmente avec le processus de l'admission et l'urgence de l'opération. À moins que l'infirmière n'ait rencontré le client avant l'hospitalisation, elle dispose de peu de temps pour établir une relation qui lui permette de l'informer. À ce stade, elle ne peut que renforcer la relation d'aide établie avec le client et sa famille et augmenter leurs connaissances. On oriente l'information en fonction des questions posées par le client, mais sans fournir trop de détails, ce qui augmenterait l'anxiété. On peut lui faire visiter l'unité de soins intensifs ou la salle de réveil, ou bien encore les deux (dans certains centres hospitaliers, on commence par la salle de réveil). Ainsi, lorsque l'opéré se réveille, il n'est pas dépaysé. On explique au client et à sa famille l'utilité des tubes qui sont en place après l'opération. La plupart des opérés doivent rester rattachés à des tubes ou doivent continuer à être ventilés mécaniquement durant les 6 h à 24 h qui suivent l'intervention. On les prévient que cela les empêchera de parler, mais qu'ils n'ont pas à s'inquiéter, car le personnel est entraîné à utiliser d'autres moyens de communication. Le client doit s'attendre à avoir plusieurs perfusions intraveineuses, des cathéters intrathoraciques et une sonde vésicale. Il faut lui expliquer l'utilité et la durée d'utilisation de ces tubes pour le rassurer.

On doit également répondre aux autres questions portant sur les soins postopératoires et sur les processus qu'on doit utiliser. Ainsi, le client doit savoir respirer profondément, tousser, souffler dans un spiromètre à stimulation ou dans un respirateur à pression positive intermittente; avant l'opération, on doit l'entraîner à faire des exercices avec les pieds. À ce moment, les questions que posent les membres de la famille portent sur la durée de l'intervention; ils veulent savoir qui leur annoncera les résultats de l'opération et à quel moment, où ils doivent attendre durant l'intervention, quels sont leurs droits en ce qui concerne les visites dans l'unité de soins intensifs, de quelle manière ils peuvent aider le client avant l'intervention ainsi que dans l'unité de soins intensifs.

Aide psychosociale

La communication et l'information maintiennent le client dans un état d'anxiété acceptable, ce qui l'aide à s'adapter au stress et aux malaises postopératoires. Même s'il montre des signes d'anxiété, le client conserve sa capacité d'écouter et d'apprendre. C'est donc par l'évaluation du degré d'anxiété que commence toute évaluation préopératoire. Si le client montre peu d'anxiété, c'est qu'il fait preuve de dénégation et il est nécessaire qu'il se reprenne en main. Dans le cas contraire, il faut tout faire pour diminuer son anxiété. Il faut également identifier ses peurs et faire son possible pour les diminuer. Les peurs qu'ont la plupart des clients sont les suivantes :

1. Peur de l'inconnu. Il est difficile pour le client d'exprimer ce genre de peur. N'ayant pas déjà été opéré pour le cœur, le client ne peut identifier un aspect particulier responsable de sa peur. Dans ce cas, ses craintes et son anxiété sont générales.

On peut intervenir en comparant cette expérience avec ses expériences passées. On peut lui décrire ce qu'il ressentira. S'il a déjà subi un cathétérisme cardiaque, on peut établir des similitudes et des différences entre celui-ci et l'opération du cœur. On peut aussi l'encourager à parler de ses mauvaises expériences.

2. Peur de la douleur. Le client peut exprimer facilement sa peur de la douleur et son incapacité de la supporter, mais il peut aussi l'exprimer indirectement en posant des questions sur la douleur, sur les médicaments contre la douleur et sur le réveil après l'opération. Il faut l'encourager à en parler et faire des comparaisons avec ses expériences passées ; il faut l'informer sur la sédation préopératoire, l'anesthésie et les analgésiques, le rassurer en lui faisant comprendre que la peur de souffrir est toute naturelle. Il doit admettre qu'il ressentira un peu de douleur, mais qu'il sera étroitement surveillé et qu'il pourra la supporter grâce aux médicaments, aux changements de position et à la relaxation.

3. Peur du changement de l'image corporelle. Beaucoup de clients ont peur d'être marqués par les cicatrices laissées par l'opération. Cette peur est exagérée par la publicité erronée et par le manque d'informations. Le client parle ouvertement de cette crainte ou l'exprime indirectement par le souci de conserver l'amour des autres, ou en mettant l'accent sur la douleur postopératoire. Il faut en discuter avec lui et corriger ses fausses conceptions. Il faut le rassurer en lui disant que les membres de l'équipe de santé lui décriront avec précision les incisions et le processus de cicatrisation.

4. Peur de mourir. Bien des clients expriment leur peur de mourir. Ils laissent percevoir leur souci en posant des questions sur l'opération et sur la phase postopératoire, en demandant qui va s'occuper de leur famille le jour de l'opération, en pleurant en présence des membres de leur famille ou en leur demandant d'attendre à la maison le jour de l'opération. Il faut rassurer ceux qui expriment leur peur de mourir en leur disant que c'est une peur naturelle. Il faut mettre l'accent sur les soins postopératoires et leur répéter les informations jusqu'à ce qu'ils soient persuadés de survivre à l'opération.

Pour ceux qui laissent seulement percevoir leurs soucis malgré les efforts que l'on fait pour les encourager à parler de leur peur, il faut les forcer à s'exprimer (« Avez-vous peur de ne pas passer au travers de l'opération? Beaucoup de personnes qui doivent être opérées pour le cœur pensent à la possibilité de mourir. »). Dès que le client a pu exprimer sa peur, on peut l'aider. En allégeant l'anxiété exagérée, la préparation émotionnelle du client à l'opération diminue les risques de complications postopératoires, facilite l'induction de l'anesthésie et renforce l'engagement du client dans les soins postopératoires et la convalescence.

Préparation physique

La préparation physique du client comprend généralement des douches ou des lavages chirurgicaux avec une solution antiseptique. On lui donne des médicaments pour qu'il puisse dormir la veille de l'opération et des sédatifs avant son départ pour la salle d'opération. À de rares exceptions près, les équipes de chirurgie cardiaque donnent un traitement prophylactique par les antibiotiques, que l'on commence durant la phase préopératoire.

Les clients dont l'état exige une opération d'urgence doivent subir une cinéangiographie et l'intervention dans les heures qui suivent. Puisque ces clients et leur famille n'ont pas eu la chance d'être informés et préparés émotivement, c'est après l'opération qu'on intervient d'une façon particulière afin de leur venir en aide.

Soins opératoires

La plupart des interventions débutent par une sternotomie médiane et, à cause des complications possibles associées à ces opérations, on suit l'opéré par monitorage continu. Avant de commencer, on met en place les électrodes, les cathéters et les sondes à demeure pour faciliter l'évaluation de l'état du client ainsi qu'un éventuel changement de traitement. De plus, on procède à l'intubation et on commence la ventilation assistée. On donne des perfusions intraveineuses pour l'administration des liquides, des médicaments et des composés sanguins.

Avant de refermer le thorax, on évacue l'air et on fait un drainage grâce à des tubes thoraciques placés dans le médiastin et le thorax. On implante les électrodes du stimulateur cardiaque sur la surface de l'oreillette droite et parfois du ventricule droit. Après l'opération, ces électrodes servent à stimuler le cœur et à surveiller les arythmies grâce à une dérivation auriculaire. On laisse en place la plupart des sondes à demeure afin de permettre une surveillance et un traitement continus durant la période postopératoire immédiate.

En plus d'aider au cours de l'opération, de l'anesthésie et du maintien des dispositifs de soutien extra-corporel, les infirmières sont responsables du confort et de la sécurité de l'opéré. Elles doivent aussi apporter un appui émotionnel au client (et à sa famille), le changer de position, voir aux soins de la peau et de la plaie.

Les complications possibles durant les phases opératoire et postopératoire comprennent les arythmies, les hémorragies, l'infarctus du myocarde, les accidents vasculaires cérébraux, l'embolisation, l'insuffisance de certains organes à la suite du choc opératoire, la formation d'embolies et les réactions indésirables aux divers médicaments. Une évaluation avisée de ces complications est de la plus haute importance pour les éviter ou en détecter les symptômes, et pour commencer rapidement le traitement.

Soins postopératoires

La période postopératoire immédiate chez un client ayant subi une intervention cardio-vasculaire présente de nombreux défis à l'équipe de santé. On place le client en position de décubitus dorsal et on l'envoie à l'unité de soins intensifs. On fixe tous les raccords des cathéters et des tubes. On fait une première évaluation postopératoire et on la note au dossier. L'infirmière prévoit les besoins du client et planifie les soins infirmiers en conséquence.

En planifiant les soins (*Figure 27-7* et *Encadré 27-1*), on doit tenir compte des points fondamentaux postopératoires qui suivent :

- Pourvoir à l'oxygénation adéquate des tissus ;
- Évaluer le débit cardiaque ;
- Maintenir l'équilibre hydro-électrolytique ;
- Soulager la douleur ;
- Maintenir une circulation cérébrale adéquate ;
- Surveiller les complications possibles.

Tous les tissus corporels ont besoin d'un apport adéquat d'oxygène et de nutriments pour survivre. Pour parvenir à cette fin après une opération, on peut maintenir l'intubation endotrachéale et la ventilation assistée de 8 h à 48 h, selon les résultats des déterminations des gaz artériels. Les études ont montré qu'on pouvait enlever les tubes dans les 6 h qui suivent l'opération, à condition que l'état du client soit stable. Ce détubage réduit l'anxiété du client quant à sa capacité de communiquer avec le personnel. Le réveil peut se faire de une à deux heures après l'opération. Si tel n'est pas le cas, on doit tenir compte des éventualités suivantes : (1) effets prolongés des médicaments ou des anesthésiques, (2) embolie, (3) hypoxie et (4) souffrance cérébrale antérieure. L'infirmière doit vérifier et maintenir la perméabilité de la sonde endotrachéale : (1) en utilisant le mécanisme de soupir du ventilateur mécanique, ou en utilisant un ventilateur manuel à 100 % d'oxygène, avant et après les succions ; (2) en pratiquant des succions fréquentes afin d'éviter l'accumulation des sécrétions ; (3) en examinant et en rapportant les résultats des déterminations des gaz sanguins, qui sont comparés aux données de base.

Puisque des voies respiratoires libres améliorent l'échange gazeux O_2-CO_2, il faut veiller à ce que la sonde endotrachéale soit bien fixée, pour empêcher qu'elle ne glisse dans la bronche souche droite et qu'elle n'obstrue les voies respiratoires. De plus, il est essentiel de faire des succions fréquentes pour éliminer les sécrétions et les bouchons muqueux. Les changements fréquents de position permettent aussi une meilleure ventilation pulmonaire et améliorent l'irrigation, en donnant aux poumons la possibilité de se dilater davantage. Lorsque l'état du client se stabilise, la position doit être changée toutes les 2 h environ, et l'infirmière doit écouter les murmures vésiculaires pour déceler toute présence de respiration sifflante et d'accumulation de liquide dans les poumons. On incite le client à prendre des respirations

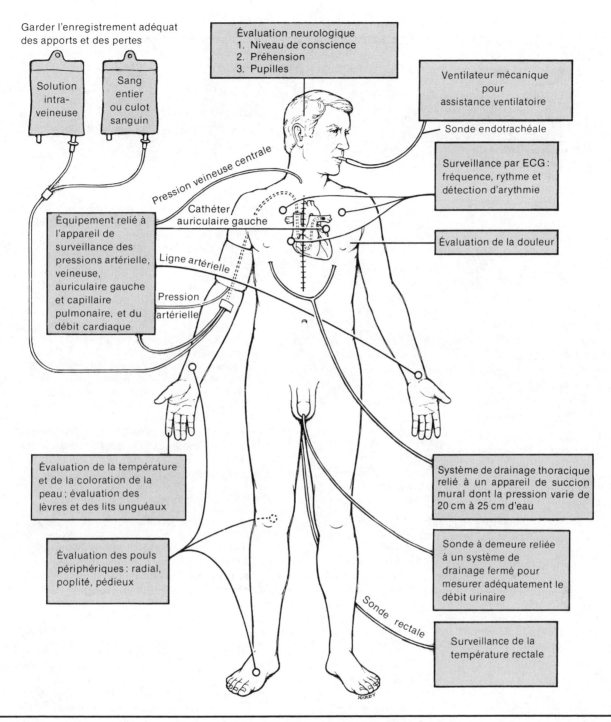

Garder l'enregistrement adéquat des apports et des pertes

Solution intra-veineuse

Sang entier ou culot sanguin

Évaluation neurologique
1. Niveau de conscience
2. Préhension
3. Pupilles

Ventilateur mécanique pour assistance ventilatoire

Sonde endotrachéale

Pression veineuse centrale

Cathéter auriculaire gauche

Surveillance par ECG : fréquence, rythme et détection d'arythmie

Équipement relié à l'appareil de surveillance des pressions artérielle, veineuse, auriculaire gauche et capillaire pulmonaire, et du débit cardiaque

Ligne artérielle

Pression artérielle

Évaluation de la douleur

Évaluation de la température et de la coloration de la peau ; évaluation des lèvres et des lits unguéaux

Système de drainage thoracique relié à un appareil de succion mural dont la pression varie de 20 cm à 25 cm d'eau

Évaluation des pouls périphériques : radial, poplité, pédieux

Sonde à demeure reliée à un système de drainage fermé pour mesurer adéquatement le débit urinaire

Sonde rectale

Surveillance de la température rectale

Figure 27-7 Soins postopératoires en chirurgie cardio-vasculaire.

profondes et à tousser, pour ouvrir les sacs alvéolaires et procurer une augmentation de l'irrigation. On supporte l'incision, en appuyant les mains de chaque côté de la plaie, lorsque le client tousse et respire profondément, à intervalles réguliers.

Lorsque le client a des haut-le-cœur ou « lutte » contre le ventilateur, il est prêt à être détubé. D'autres indications qui nécessitent le détubage sont le volume courant adéquat, la tolérance d'oxygène humidifié à la chaleur et des résultats

de gaz artériels adéquats. Le détubage est effectué dès que l'état de l'opéré est stable. Ce qui signifie que les pressions du client ne doivent pas varier au-delà de 20 % des valeurs préopératoires et qu'elles doivent être suffisamment élevées pour maintenir la circulation périphérique, ce qui est vérifié par le débit urinaire, à condition que ne se produisent pas d'arythmies dangereuses. Durant ce temps, l'infirmière aide au processus de sevrage et, par la suite, au retrait de la sonde.

Encadré 27-1 Soins postopératoires en chirurgie cardiaque

A. **Diagnostic infirmier:** Possibilité d'une ventilation et d'une irrigation inadéquates reliées au traumatisme d'une opération importante du thorax.

Objectif du client: Ventilation, irrigation et oxygénation des tissus adéquates.

Rôles de l'infirmière:
1. Pourvoir à l'oxygénation des tissus et évaluer la fonction respiratoire.
   a) Utiliser la ventilation assistée ou contrôlée (voir à la page 387). L'aide respiratoire est donnée dans les premières 24 h pour assurer le passage de l'air en cas d'arrêt cardiaque, pour réduire le travail du cœur et pour maintenir une ventilation efficace.
   (1) Évaluer la ventilation par l'état clinique du client, par la mesure directe du volume courant et des gaz artériels.
   (2) Vérifier la mise en place de la sonde endotrachéale.
   (3) Ausculter la poitrine pour détecter les murmures vésiculaires. Des crépitations sont le signe d'une congestion pulmonaire; le pneumothorax est caractérisé par une diminution du nombre de murmures vésiculaires ou par leur absence.
   (4) Analyser les gaz artériels (voir à la page 376) dans l'heure qui suit l'opération et selon les besoins par la suite.
   (5) Donner un sédatif approprié au client pour qu'il supporte la sonde endotrachéale et qu'il s'adapte aux sensations de la ventilation.
   (6) Pratiquer la physiothérapie du thorax pour celui qui souffre de congestion pulmonaire afin d'éviter la rétention des sécrétions et l'atélectasie.
      (a) Examiner la radiographie du thorax et ausculter la poitrine pour localiser les zones problématiques.
      (b) Employer des techniques de percussion et de vibration pour permettre l'expectoration des sécrétions.
      (c) Encourager le client à tousser, à respirer profondément et à se tourner pour maintenir le passage de l'air, pour prévenir l'atélectasie et pour faciliter l'expansion des poumons.
   (7) Faire une succion soignée des sécrétions trachéobronchiques (voir à la page 392) La succion prolongée entraîne l'hypoxie et parfois l'arrêt cardiaque.
   (8) Diminuer la quantité de liquides (selon les demandes) pour quelques jours seulement. Il y a danger de congestion pulmonaire à la suite d'une introduction excessive de liquides.
   (9) Prendre une radiographie thoracique, immédiatement après l'opération et quelques jours plus tard, pour évaluer l'état des poumons et détecter l'atélectasie, pour déterminer la taille et la forme du cœur, pour confirmer l'emplacement de la ligne centrale, de la sonde endotrachéale et des drains thoraciques.
   (10) Voir à la page 398 pour le processus de sevrage et le retrait de la sonde endotrachéale.

Évaluation
Résultats escomptés: Ventilation, irrigation et oxygénation tissulaire adéquates.
   a) Voies respiratoires libres.
   b) Gaz artériels dans des limites normales.
   c) Sonde endotrachéale bien en place, comme l'indique la radiographie.
   d) Murmures vésiculaires clairs.
   e) Respirations en synchronisation avec le ventilateur.
   f) Succion adéquate des sécrétions trachéo-bronchiques.
   g) Bonne couleur de la peau et des muqueuses.
   h) Bonne température de la peau.
   i) Acuité mentale correcte par rapport à la quantité de sédatifs et d'analgésiques reçue.

B. **Diagnostic infirmier:** Détérioration du débit cardiaque reliée à la perte de sang et à la fonction du myocarde compromise.

Objectif du client: Rétablissement du débit cardiaque.

Rôles de l'infirmière:
Surveiller l'état cardio-vasculaire pour déterminer l'efficacité du débit cardiaque par monitorage hémodynamique. Faire des lectures en série de la pression sanguine et de la pression artérielle, de la fréquence cardiaque, de la pression veineuse centrale, de la pression auriculaire gauche ou de l'artère pulmonaire à l'aide de modules de surveillance. Évaluer les lectures obtenues en fonction de l'état du client et les noter.
   a) Prendre la pression artérielle toutes les 15 min jusqu'à ce qu'elle redevienne stable. La pression artérielle est l'un des plus importants paramètres physiologiques qui doivent être suivis.
      — Faire une mesure directe (par ligne artérielle, transducteur); c'est la plus exacte.
      — La vaso-constriction extrême qui suit la circulation extra-corporelle empêche de prendre la pression artérielle par auscultation.
   b) Ausculter le cœur afin de découvrir les signes de tamponade cardiaque (bruits cardiaques distants et assourdis), de frottement précordial (péricardite), d'arythmies.
   c) Vérifier les pouls périphériques (pédieux, tibial, radial, brachial, poplité, fémoral et carotidien), pour une vérification supplémentaire de l'action cardiaque.

Encadré 27-1 Soins postopératoires en chirurgie cardiaque (*suite*)

d) Prendre la pression auriculaire gauche et la pression capillaire pulmonaire pour déterminer le volume ventriculaire gauche de fin de diastole et pour évaluer le débit cardiaque (voir à la page 489).
   — Des hausses de pression peuvent indiquer l'insuffisance cardiaque globale et l'œdème pulmonaire.
e) Lire la pression veineuse centrale chaque heure (voir à la page 491) pour connaître le volume sanguin, le tonus vasculaire et l'efficacité du cœur à pomper.
   (1) Une pression veineuse centrale élevée peut être causée par l'hypervolémie, l'insuffisance cardiaque, la tamponade cardiaque. Le ventilateur peut augmenter la pression veineuse centrale.
   (2) Si la baisse de pression sanguine est due au volume sanguin faible, la pression veineuse centrale montrera une baisse correspondante.
   (3) Les *variations* de valeurs sont plus importantes que les lectures isolées.
f) Surveiller le moniteur cardiaque. Les arythmies surviennent fréquemment après l'opération du cœur.
   (1) Les contractions ventriculaires prématurées se produisent le plus souvent à la suite du remplacement d'une valvule et d'un pontage coronarien. On rétablit l'arythmie par la stimulation, la lidocaïne et le potassium.
   (2) L'ischémie, l'hypoxie, un déséquilibre en potassium sérique, un œdème, un écoulement sanguin, des déséquilibres acido-basiques ou électrolytiques, l'intoxication par la digitaline et l'insuffisance du myocarde accompagnent les arythmies.
   (3) Surveiller les autres paramètres en corrélation avec l'information que fournit le moniteur. Un taux faible de potassium sérique peut déclencher des arythmies ventriculaires.
   (4) Voir le chapitre 25 au sujet des arythmies cardiaques.
g) Surveiller quotidiennement les enzymes cardiaques. Leur augmentation peut être un signe d'infarctus du myocarde.
h) Surveiller le débit urinaire toutes les demi-heures ou toutes les heures (sonde à demeure). Le débit urinaire est un indice du débit cardiaque et de l'irrigation rénale.
i) Autres évaluations :
   (1) Observer la muqueuse buccale, les lits unguéaux, les lèvres, les lobes des oreilles et les extrémités pour déceler les signes de cyanose ou un teint bistré, symptômes d'un débit cardiaque faible.
   (2) La peau froide et moite est un signe de diminution du débit cardiaque. Prendre la température et noter la coloration des extrémités.
   (3) Prendre note de la turgescence et du tonus des veines superficielles des pieds ; évaluer les pouls pédieux et fémoral.
   (4) La turgescence des veines du cou et des veines de la face dorsale de la main, lorsqu'elle est élevée au-dessus du niveau du cœur, peut révéler des changements dans les demandes ou une diminution de la capacité cardiaque.
   (5) Prendre la température.

Évaluation

Résultats escomptés : Rétablissement du débit cardiaque. Les paramètres suivants sont stables dans les limites normales :
a) Pression artérielle ;
b) Bruits cardiaques ;
c) Pouls périphériques ;
d) Pression capillaire pulmonaire ;
e) Pression veineuse centrale ;
f) Rythme et fréquence cardiaques ;
g) Enzymes cardiaques ;
h) Débit urinaire.

C. **Diagnostic infirmier :** Développement latent d'un déséquilibre hydro-électrolytique en liaison avec une détérioration du volume sanguin.

Objectif du client : Équilibre hydro-électrolytique.

Rôles de l'infirmière :
1. Maintenir l'équilibre hydro-électrolytique. Un volume sanguin adéquat est nécessaire à l'activité cellulaire optimale ; l'acidose métabolique et le déséquilibre électrolytique peuvent survenir après l'utilisation de la pompe à oxygène.
   a) Limiter les entrées de liquides pour éviter la surcharge.
   b) Noter les entrées et les sorties de liquides. C'est un moyen de déterminer le bilan hydrique positif ou négatif, ainsi que les besoins en liquide du client.
      (1) Les liquides administrés par voie intraveineuse (y compris les solutions introduites par les voies artérielles et veineuses) font partie des entrées.
      (2) Évaluer l'état d'hydratation du client, la pression capillaire pulmonaire, la pression auriculaire gauche et la pression veineuse centrale, la masse, les taux d'électrolytes, l'hématocrite, la turgescence des veines du cou, l'œdème tissulaire, la taille du foie et les murmures vésiculaires.
      (3) Noter le débit urinaire toutes les demi-heures ou toutes les heures.
      (4) Mesurer le drainage postopératoire du thorax — il ne doit pas dépasser 200 mL/h pendant les premières 4 h à 6 h.
         (a) Surveiller l'arrêt soudain du drainage thoracique causé par des tubes tortillés ou bloqués.

Encadré 27-1   Soins postopératoires en chirurgie cardiaque (*suite*)

(b) Voir à la page 360 pour les soins à donner au client ayant un drainage scellé sous l'eau.

2. Être vigilante aux variations d'électrolytes sériques — une concentration particulière des électrolytes est nécessaire aux liquides extra-cellulaires et intracellulaires pour maintenir la vie.

a) *Hypokaliémie* (faible taux de potassium)
   (1) Peut être causée par un apport nutritionnel insuffisant, les diurétiques, les vomissements, un drainage nasogastrique excessif, le stress de l'intervention chirurgicale.
   (2) Les effets d'une baisse de potassium sont les arythmies, l'intoxication par la digitaline, l'alcalose métabolique, l'affaiblissement du myocarde et l'arrêt cardiaque.
   (3) Surveiller les changements particuliers de l'électrocardiogramme.
   (4) Administrer un produit de suppléance du potassium par voie intraveineuse, selon les directives.

b) *Hyperkaliémie* (taux élevé de potassium)
   (1) Peut être causée par un apport nutritionnel excessif, la destruction des globules rouges à l'intérieur de la pompe, l'acidose, l'insuffisance rénale, la nécrose tissulaire et l'insuffisance cortico-surrénalienne.
   (2) Les effets d'une augmentation de potassium sont la confusion mentale, l'agitation, les nausées, les faiblesses et la paresthésie des extrémités.
   (3) Être prête à administrer une résine pour échange ionique ou du sulfonate de polystyrène sodique (Kayexalate) qui lie le potassium, ou administrer du bicarbonate de sodium ou de l'insuline et du glucose par voie intraveineuse pour ramener le potassium du liquide extra-cellulaire dans la cellule.

c) *Hyponatrémie* (faible taux de sodium)
   (1) Peut être causée par une diminution totale du sodium corporel ou par une augmentation de l'apport hydrique qui entraîne la dilution du sodium.
   (2) Évaluer les signes de faiblesses, de fatigue, de confusion, de convulsions et de coma.

d) *Hypocalcémie* (faible taux de calcium)
   (1) Peut être causée par l'alcalose (qui réduit la quantité de Ca^{2+} dans le liquide extra-cellulaire) et par les transfusions sanguines multiples.
   (2) Les symptômes sont : l'engourdissement et le picotement des doigts, des orteils, des oreilles et du nez, le spasme carpo-pédal, les crampes musculaires et la tétanie.
   (3) Donner un traitement substitutif selon les indications.

e) *Hypercalcémie* (taux élevé de calcium)
   (1) Peut causer des arythmies semblables à celles d'une intoxication par la digitaline.

(2) Évaluer les signes d'intoxication par la digitaline.
(3) Commencer le traitement selon la prescription. L'hypercalcémie peut conduire à l'asystole et à la mort.

Évaluation

Résultats escomptés : Rétablir l'équilibre hydro-électrolytique.
a) Électrolytes dans des limites normales.
b) *p*H sanguin entre 7,35 et 7,45.
c) Équilibre entre les entrées et les sorties de liquides.
d) Évaluation des paramètres négatifs responsables de la surcharge liquidienne et de la déshydratation.

D. **Diagnostic infirmier :** Douleur relative au traumatisme opératoire et à l'irritation pleurale causée par les tubes thoraciques.

Objectif du client : Soulagement de la douleur.

Rôles de l'infirmière :
Soulager la douleur causée par la sternotomie et par l'irritation pleurale due aux tubes.
a) Noter la nature, le type, la localisation et la durée de la douleur. La douleur et l'anxiété augmentent la fréquence cardiaque, la consommation d'oxygène et le travail du cœur.
b) Différencier la douleur causée par l'incision de la douleur angineuse.
c) Surveiller l'agitation et l'appréhension pouvant être causées par l'hypoxie ou un débit cardiaque faible. Les analgésiques et les sédatifs sont impuissants à soulager ces problèmes.
d) Administrer les médicaments aussi souvent qu'ils sont prescrits pour réduire la douleur et pour aider le client à accomplir avec succès les exercices respiratoires et les toux d'expectoration.
   (1) Rassurer le client en lui disant que le personnel comprend que le traitement est douloureux et qu'« il est normal d'être en colère ».
   (2) Permettre au client de parler de ce qu'il vit.

Évaluation

Résultats escomptés : Soulagement de la douleur.
a) Administrer les analgésiques selon la prescription.
b) Après l'administration des analgésiques :
   — l'agitation et la douleur diminuent ;
   — les signes vitaux se stabilisent ;
   — le client peut mieux participer aux exercices respiratoires et à la toux d'expectoration.
c) Le client souffre moins de jour en jour.

E. **Diagnostic infirmier :** Modification latente de la conscience, liée à l'hypoxie.

Objectif du client : Stabilité de l'état neurologique.

Encadré 27-1 Soins postopératoires en chirurgie cardiaque (*suite*)

Rôles de l'infirmière :

Évaluer l'état neurologique. L'encéphale est dépendant d'un apport continu de sang oxygéné et il ne fonctionne que grâce à une irrigation adéquate et continue du cœur.

a) La diminution de l'irrigation ou les micro-emboles (poussières de l'air) produisent des dommages au système nerveux central après l'opération.

b) Observer l'apparition des symptômes de l'hypoxie : agitation, céphalées, confusion, dyspnée, hypotension et cyanose.

c) Évaluer à chaque heure l'état neurologique en fonction :

   (1) du degré de réactivité ;

   (2) des réactions aux ordres et aux stimuli douloureux ;

   (3) du diamètre des pupilles et de leur réaction à la lumière ;

   (4) du mouvement des extrémités, de la capacité de préhension.

d) Traiter les convulsions postopératoires.

Évaluation

Résultats escomptés : Stabiliser l'état neurologique.

a) Réponses appropriées aux ordres et aux stimuli douloureux.

b) Notions du temps, de l'espace et des personnes.

c) Pupilles identiques et réagissant à la lumière.

d) Mouvements des extrémités sur commande.

e) Préhension puissante.

F. Autres rôles de l'infirmière

1. Donner des médicaments selon les directives thérapeutiques : vaso-dilatateurs des artères coronaires, antibiotiques, analgésiques, anticoagulants (dans les cas de prothèses valvulaires).

2. Rassurer, donner la notion du temps et de l'espace. Être attentive aux besoins du client pour éviter le délire postcardiotomie (page 516).

Complications après l'intervention

Diagnostic infirmier : Développement latent des complications relatives à une opération thoracique étendue.

Objectif du client : Absence de toute complication.

Rôles de l'infirmière :

1. *Hypovolémie* (diminution du volume sanguin)

   a) La pression veineuse centrale basse est un signe d'hypovolémie.

   b) Évaluer l'hypotension artérielle, la pression veineuse centrale, l'augmentation de la fréquence cardiaque et les pressions auriculaire gauche et capillaire pulmonaire basses.

   c) Se préparer à administrer du sang et des solutions par voie intraveineuse.

2. *Saignement persistant.* Les causes de l'hémorragie sont : l'incision du cœur, la fragilité tissulaire, les traumatismes, les défauts de coagulation ; les troubles de la coagulation sont transitoires après la circulation extra-corporelle ; cependant, il peut y avoir une importante déficience plaquettaire.

   a) Surveiller le drainage rapide et continu du sang. Surveiller la pression veineuse centrale et la pression auriculaire gauche.

   b) Traitement : sulfate de protamine, vitamine K ou composés sanguins.

   c) Se préparer à un retour éventuel en salle d'opération si l'hémorragie persiste depuis 4 h à 6 h (perte de 300 mL/h).

3. *Tamponade cardiaque.* Elle est causée par un saignement dans le sac fibreux péricardique ou par l'accumulation des liquides dans le sac ; il y a alors compression du cœur, ce qui empêche le remplissage normal des ventricules.

   a) Repérer les signes de tamponade ; hypotension artérielle, augmentation de la pression veineuse centrale et de la pression auriculaire gauche ; bruits cardiaques assourdis, pouls faible et filant, turgescence des veines du cou et chute du débit urinaire.

   b) Vérifier si le drainage thoracique diminue ; cela indiquerait que le liquide s'accumule ailleurs.

   c) Se préparer pour la péricardiocentèse (voir à la page 549).

4. *Insuffisance cardiaque* (syndrome du débit faible). Elle est responsable d'une diminution de la distribution du sang aux différents organes. Surveiller la baisse de pression artérielle moyenne, l'augmentation des pressions de remplissage (pression veineuse centrale, pression capillaire pulmonaire, pression auriculaire gauche) et l'augmentation du nombre de tachycardies ; le client peut montrer des signes de fatigue et d'agitation, ses extrémités sont froides et bleutées, les veines se dilatent, la respiration est laborieuse ; il y a œdème tissulaire et ascite.

5. *Infarctus du myocarde*

   a) Les symptômes peuvent être masqués par les malaises habituels de la phase postopératoire.

      (1) Surveiller la diminution du débit cardiaque, alors que le volume du sang circulant et la pression de remplissage sont normaux.

      (2) Faire une série d'électrocardiogrammes et d'analyses d'isoenzymes pour déterminer l'étendue de la lésion causée par l'infarctus.

      (3) Différencier la douleur causée par l'infarctus de celle qui est due à l'incision chirurgicale.

   b) Le traitement est différent selon l'individu. Le degré d'activité postopératoire doit être réduit pour permettre au cœur de se cicatriser.

Encadré 27-1   Soins postopératoires en chirurgie cardiaque (*suite*)

6. *Insuffisance rénale.* Le débit urinaire varie en fonction du débit cardiaque, du volume sanguin, de l'état d'hydratation et de l'état des reins.
   a) Une lésion rénale peut être causée par une irrigation déficiente, une hémolyse, un débit cardiaque faible avant et après une opération à cœur ouvert ; utiliser des vaso-presseurs pour augmenter la pression sanguine.
   b) Mesurer le volume urinaire ; s'il est inférieur à 20 mL/h, c'est un signe de déficience rénale.
   c) Faire des épreuves de densité pour déterminer la capacité des reins de concentrer l'urine dans les tubules rénaux.
   d) Surveiller les taux d'azote uréique et de créatinine sérique, de même que les taux d'électrolytes urinaires et sériques.
   e) Donner des diurétiques à action rapide ou des médicaments inotropes (dopamine, dobutamine) pour augmenter le débit cardiaque et le débit sanguin rénal.
   f) Préparer le client pour une dialyse péritonéale ou une hémodialyse si cela est indiqué (l'insuffisance rénale peut déclencher des arythmies graves).

7. *Hypotension.* Elle peut être causée par la contractilité cardiaque inadéquate et une réduction du volume sanguin, ou par la ventilation assistée (lorsque le client « combat » le respirateur ou lorsqu'on utilise la pression positive en fin d'expiration). Tout cela entraîne une réduction du débit cardiaque.
   a) Surveiller les signes vitaux, la pression auriculaire gauche, la pression veineuse centrale et la pression artérielle.
   b) Surveiller le drainage thoracique. L'hypotension peut être causée par un saignement excessif.
   c) Donner du sang, selon les indications, pour maintenir la pression auriculaire gauche à un niveau qui procure un volume sanguin apte à assurer une bonne irrigation des tissus.

8. *Embolie.* Elle peut résulter d'une lésion de l'intima des vaisseaux, du délogement d'un caillot à partir d'une valvule lésée, d'une stase veineuse aggravée par certaines arythmies, du détachement de thrombi muraux et des problèmes de coagulation.
   a) Les sièges d'embolie les plus fréquents sont les poumons, les artères coronaires, le mésentère, les extrémités, les reins, la rate et l'encéphale.
   b) Selon les sièges, les symptômes de l'embolie sont les suivants :
      (1) Douleur médio-abdominale ou médio-dorsale.
      (2) Douleur, absence de pouls, pâleur, engourdissement, froideur des extrémités.
      (3) Douleur thoracique et détresse respiratoire avec embolie pulmonaire ou infarctus du myocarde.
      (4) Faiblesse musculaire unilatérale, changements pupillaires comme dans l'accident vasculaire cérébral.
   c) Mettre en œuvre les mesures préventives : bas antiemboliques ; éviter les pressions au niveau du creux poplité (éviter de croiser les jambes et d'élever les genoux), faire exécuter des exercices passifs et actifs.

9. *Délire postcardiotomie.* Peut apparaître après une brève période de lucidité.
   a) Les troubles psychiques sont plus fréquents après une opération du cœur accompagnée de la circulation extra-corporelle qu'après une opération générale.
   b) Les signes et les symptômes comprennent le délire (perte de l'orientation, de la mémoire, des fonctions intellectuelles et du jugement), des déformations temporaires de la perception, des hallucinations visuelles et auditives, une perte de l'orientation et des délires paranoïdes.
   c) Les syndromes sont reliés au manque de sommeil, à l'augmentation des sensations, à la perte de notion du jour et de la nuit, à l'incapacité prolongée de parler à cause de l'intubation endotrachéale, à l'âge, à l'état cardiaque avant l'opération, etc.
   d) *Soins infirmiers*
      (1) Aider le client à garder la notion du temps et de l'espace ; expliquer au client les processus qui vont suivre et lui faire comprendre que l'on compte sur sa coopération. Donner des explications répétées sur ce qui lui arrive.
      (2) Lui rappeler ce qu'il a vu avant l'opération, s'il a visité l'unité de soins intensifs avant l'intervention
      (3) Encourager la famille à venir lui rendre visite à intervalles réguliers. Cela aide le client à retrouver le sens des réalités.
      (4) Planifier les soins afin qu'il y ait des périodes de repos concordant avec la nuit et que le sommeil soit ininterrompu.
      (5) Favoriser la mobilité dès que possible.
      (6) Maintenir une ambiance aussi calme que possible. Prévenir les blessures corporelles.
      (7) Rassurer le client et la famille en leur disant que les troubles psychiatriques qui font suite à une intervention chirurgicale au cœur sont généralement temporaires.
      (8) Transférer le client hors de l'unité de soins intensifs dès que possible.
      (9) Permettre au client de « discuter » des événements de cette période. Cela l'aide à mieux accepter cette expérience.

10. *Syndrome postpéricardiotomie.* Ensemble de symptômes qui se manifestent après un traumatisme au cœur et au péricarde, et après un infarctus du myocarde.

Encadré 27-1 Soins postopératoires en chirurgie cardiaque (*suite*)

a) Les causes sont incertaines : anticorps anticardiaques, étiologie virale, etc.

b) Manifestations : fièvre, malaises, arthralgies, dyspnée, épanchement péricardique, épanchement pleural, frottements.

c) Le traitement est symptomatique (repos au lit, aspirine), car la condition est limitée à la maladie, mais la récurrence est fréquente.

11. *Syndrome postperfusion*

a) Signes et symptômes : fièvre, splénomégalie, lymphocytose.

b) Faire une hémoculture. Ce syndrome peut imiter l'endocardite bactérienne ou l'hépatite.

c) Le traitement est symptomatique, car le syndrome est limité à la maladie.

d) Rassurer le client en lui disant qu'il s'agit seulement d'un revers temporaire.

12. *Complications fébriles.* Elles sont probablement causées par une réaction de l'organisme aux lésions tissulaires ou à l'accumulation de sang et de sérum dans les espaces pleural et péricardique.

a) Contrôler la température excessive en utilisant un matelas hypothermique.

b) Surveiller les signes d'atélectasie, d'épanchement pleural ou de pneumonie si la fièvre persiste.

c) Surveiller les signes d'infection des voies urinaires et d'infection de la plaie.

d) Si la fièvre persiste, penser à la possibilité d'endocardite infectieuse (voir à la page 545).

13. *Hépatite*

Évaluation

Résultats escomptés : Absence de complications.

a) Les paramètres suivants sont stables dans des limites normales :
   (1) Pression veineuse centrale ;
   (2) Pression artérielle ;
   (3) Fréquence et rythme cardiaques ;
   (4) Pression capillaire pulmonaire ;
   (5) Bruits cardiaques ;
   (6) Débit urinaire et densité spécifique ;
   (7) Pouls périphériques ;
   (8) Fréquence, volume, rythme et effort respiratoires ;
   (9) Enzymes cardiaques ;
   (10) Électrolytes sériques ;
   (11) Température ;
   (12) Numération globulaire.

b) Le saignement provenant de la région opératoire diminue d'une façon appropriée.

c) L'état neurologique est stable (voir le diagnostic infirmier à la section E).

d) Les échanges avec la famille sont pertinents.

e) L'activité augmente progressivement.

Évaluer le débit cardiaque

Dans l'évaluation de l'état cardiaque du client, l'infirmière observe le débit cardiaque par des examens cliniques et des analyses de routine. Elle observe la pression sanguine, le rythme cardiaque, la pression veineuse centrale, la pression artérielle et la pression auriculaire gauche sur les modules de contrôle, et elle les enregistre. Le cathéter de Swan-Ganz (page 489) introduit dans l'artère pulmonaire donne la pression de remplissage du ventricule gauche en mesurant la pression artérielle pulmonaire et la pression capillaire pulmonaire. En fin de diastole et avant que la systole suivante ne se produise, le lit vasculaire pulmonaire, l'oreillette gauche et le ventricule gauche fonctionnent pendant quelque temps comme une cavité unique. Les variations qui se produisent dans le cœur gauche se reflètent donc dans la pression pulmonaire moyenne et dans la pression capillaire pulmonaire moyenne. Afin de prévenir toute infection, on devra maintenir les régions de cathétérisme dans un état de stérilité absolue.

Comme la fonction cardiaque est reliée à la fonction rénale, on doit mesurer et enregistrer le débit urinaire. Si le débit urinaire diminue à moins de 30 mL/h, cela peut indiquer une diminution du débit cardiaque. De plus, on évalue la densité relative de l'urine (normalement de 1,010 à 1,025), comme pour l'osmolalité de l'urine. La déshydratation se manifeste par un faible débit urinaire et une densité élevée, alors que l'hyperhydratation se manifeste par un débit urinaire élevé et une baisse de la densité.

La croissance et le fonctionnement des cellules corporelles dépendent du débit cardiaque adéquat pour assurer un apport continu de sang oxygéné et pour répondre aux demandes changeantes des organes et de toutes les parties du corps. Puisque les muqueuses buccales, les lits des ongles et les lobes des oreilles comportent un vaste réseau capillaire, on les observe pour détecter la présence de cyanose ou un teint bistré, signes possibles d'une diminution de l'activité cardiaque. Une peau moite ou sèche indique respectivement la vaso-dilatation ou la vaso-constriction. La turgescence des veines du cou ou de la face dorsale de la main, lorsqu'elle est élevée au niveau du cœur, est un signe de changement dans les demandes ou d'une diminution de la capacité cardiaque. Lorsque le débit cardiaque diminue, la peau devient froide, moite, cyanosée ou marbrée. On doit palper régulièrement les pouls périphériques (pédieux, tibial, radial), comme vérification supplémentaire d'embolies. Si ces pouls sont absents, à cause de cathétérisme récent aux extrémités, on palpe les pouls carotidien, brachial, poplité ou fémoral. Les irrégularités de l'activité cardiaque sont aussi des indicateurs de la fonction cardiaque. Les irrégularités de la fonction cardiaque peuvent se produire lorsqu'il existe une diminution de l'irrigation cardiaque. Les arythmies les plus communes, se produisant en période postopératoire, sont la bradycardie, la tachycardie et les battements ectopiques. L'observation continue du moniteur cardiaque, pour déceler des signes éventuels d'arythmies, est essentielle aux soins du client et à la surveillance de son état cardiaque.

Maintenir l'équilibre hydro-électrolytique

Une circulation sanguine d'un volume adéquat est nécessaire au bon fonctionnement cellulaire. De ce fait, on doit évaluer rapidement les ingesta et les excreta, et l'on commence rapidement un traitement substitutif lorsqu'on utilise une feuille d'apports et de pertes pour déterminer le bilan hydrique positif ou négatif. La masse corporelle totale d'un adulte est composée de 50 % à 70 % de liquide. Tout ce qui perturbe le volume ou la composition hydrique peut avoir des effets marqués sur l'homéostasie. On doit inscrire dans les apports tous les liquides intraveineux, incluant les solutions administrées pour nettoyer les cathéters artériels et veineux, de même que celles administrées par le tube nasogastrique. On peut surveiller l'état hydrique du client à l'aide de plusieurs paramètres : lectures de la pression artérielle pulmonaire, de la pression auriculaire gauche et de la pression veineuse centrale (page 491), masse, niveaux électrolytiques, taux d'hématocrite, turgescence des veines du cou, œdème tissulaire, mesure du volume hépatique et auscultation des murmures vésiculaires (râles, sifflements).

On utilise les *drains thoraciques* comme voie d'évacuation du sang et de l'air de la cavité pleurale. Au début, le liquide drainé se compose habituellement de sang et il est abondant, mais il diminue graduellement. Les drains doivent être fermement fixés aux points de raccordement et à la peau ; le récipient collecteur est convenablement placé à un niveau plus bas que le thorax (page 360). On doit comprimer les drains, à intervalles réguliers, afin de maintenir un bon fonctionnement. Pour faciliter le drainage sanguin ou liquidien et pour prévenir l'infiltration, on tourne le client d'un côté et de l'autre ou du côté à la position de décubitus dorsal, puis à la position semi-Fowler. Le contrôle du drainage thoracique en période postopératoire est essentiel. L'écoulement sanguin par le drain ne doit pas dépasser 200 mL/h durant les premières 4 h à 6 h. L'arrêt soudain de l'écoulement peut être dû au pincement ou au blocage des drains thoraciques.

On trouve des *électrolytes* à la fois dans les liquides extra-cellulaires et intracellulaires. Pour maintenir la vie, une concentration spécifique est nécessaire dans ces deux espaces. L'infirmière doit savoir reconnaître tout changement électrolytique sérique et le signaler immédiatement, avant de commencer les traitements prescrits. L'augmentation ou la diminution critique des taux de potassium, de sodium ou de calcium est extrêmement importante.

L'*hypokaliémie* (diminution du taux de potassium) peut être causée par un apport nutritionnel inadéquat, les diurétiques, les vomissements, la diarrhée, un drainage nasogastrique excessif, le stress dû à l'opération — l'augmentation de la sécrétion d'aldostérone conduit à la diminution des ions potassium (K^+) et à l'augmentation des ions sodium (Na^+). Le client doit être surveillé attentivement lorsque le taux de potassium sérique augmente ou diminue (taux normal = 3,5 mEq/L à 5,0 mEq/L). Certains chirurgiens en cardiologie croient qu'il est important de maintenir le taux de potassium égal ou supérieur à 4,5 mEq/L afin d'éviter les arythmies postopératoires. Les effets d'une diminution de potassium sont l'intoxication par la digitaline, les arythmies, l'alcalose métabolique, l'affaiblissement du myocarde et l'arrêt cardiaque. Un changement spécifique possible à l'électrocardiogramme est la présence d'une onde U plus haute que 1 mm. (L'onde U est la déflexion positive après l'onde T.) D'autres signes sont le bloc auriculo-ventriculaire, une onde T aplatie ou inversée, et une diminution du voltage. On administre un produit de suppléance du potassium par voie intraveineuse, selon une fréquence ne dépassant pas 15 mEq/h à 20 mEq/h (de 40 mEq à 120 mEq dilués dans 1 000 mL de solution intraveineuse ; on peut aussi donner une concentration plus élevée par un cathéter central plutôt que par un cathéter périphérique, mais la surveillance doit être plus étroite).

L'*hyperkaliémie* (augmentation du taux de potassium) peut être causée par un apport nutritionnel excessif, la destruction des globules rouges, l'acidose, l'insuffisance rénale, la nécrose tissulaire et l'insuffisance cortico-surréna-lienne. Les effets d'une augmentation de potassium sont la confusion mentale, l'agitation, les nausées, les faiblesses et la paresthésie des extrémités. Les changements électrocardiographiques spécifiques de l'hyperkaliémie sont : une onde T pointue, une augmentation de l'amplitude, un complexe QRS élargi et un intervalle Q-T prolongé. L'infirmière doit être prête à administrer une résine pour échange ionique, du sulfonate de polystyrène sodique (Kayexalate) qui lie le potassium, ou administrer du bicarbonate de sodium ou de l'insuline diluée dans du glucose par voie intraveineuse, pour ramener le potassium du liquide extra-cellulaire dans la cellule.

L'*hypernatrémie* (augmentation du taux de sodium) et l'*hyponatrémie* (diminution du taux de sodium) peuvent apparaître après une intervention chirurgicale cardiaque ; cependant, c'est l'hyponatrémie qui est la plus courante. L'hyponatrémie est due à la diminution totale du sodium corporel ou à l'augmentation de l'apport hydrique causant la dilution du sodium corporel. On doit surveiller chez le client toutes les valeurs sodiques anormales (normalité : Na^+ = 135 mEq/L à 145 mEq/L). On remplace le sodium, selon la prescription médicale, lorsqu'il y a perte réelle corporelle. Les diurétiques sont administrés lorsque la diminution du sodium est due à l'augmentation de l'apport hydrique. On doit observer chez le client les symptômes d'hyponatrémie qui sont : faiblesse, fatigue, confusion, convulsions et coma.

L'*hypocalcémie* (diminution du taux de calcium) est causée par : (1) l'alcalose, qui réduit la quantité de Ca^{2+} dans le liquide extra-cellulaire, et (2) les transfusions sanguines multiples. Lorsqu'on donne une grande quantité de sang citraté, le taux de Ca^{2+} ionisé diminue et certains citrates lient le calcium. On fait la détermination du taux de calcium pour voir s'il se situe dans les limites normales (Ca^{2+} = 9,0 mg/100 mL à 11,5 mg/100 mL). Les symptômes d'une diminution du taux de calcium sont les suivants : (1) engourdissement et picotement des doigts, des orteils, des oreilles et du nez ; (2) spasme carpo-pédal ; (3) crampes musculaires et tétanie. Un traitement substitutif est indiqué immédiatement.

L'*hypercalcémie* (augmentation du taux de calcium) cause des arythmies ressemblant à celles d'une intoxication par la digitaline. Le calcium favorise l'action de la digitaline. L'infirmière doit être attentive aux moindres signes d'intoxication par la digitaline (page 533) et commencer immédiatement le traitement de l'hypercalcémie, car elle peut conduire à l'asystole et à la mort.

Soulager la douleur

La douleur intense peut ne pas apparaître dans la région immédiate de la blessure, mais plutôt dans une région diffuse. Les clients, après une intervention cardiaque, ressentent une douleur causée par la rupture des nerfs intercostaux, le long de l'incision, et par l'irritation de la plèvre par les cathéters thoraciques. Il est essentiel d'écouter et d'observer le client qui pourra donner des informations verbales ou non verbales sur sa douleur. L'infirmière doit noter avec précision la nature, le type, la localisation et la durée de la douleur. (On doit faire une différence entre la douleur due à l'incision et la douleur angineuse.) On administre au client des analgésiques, aussi souvent qu'ils sont prescrits, afin de réduire l'intensité de la douleur et de l'aider à accomplir avec succès les exercices respiratoires et la toux d'expectoration. Si de tels soins ne sont pas donnés, la vie du client est en danger.

La douleur engendre une tension qui stimule la libération d'adrénaline par le système nerveux central et qui provoque la constriction alvéolaire. Certains narcotiques ont un effet dépresseur sur le système respiratoire. Le sulfate de morphine soulage l'anxiété et la douleur, et il prédispose au sommeil, ce qui diminue le métabolisme et le besoin d'oxygène. On doit noter au dossier du client tout effet de soulagement de l'anxiété et de la douleur après l'administration de narcotiques.

Maintenir une circulation cérébrale adéquate

L'encéphale a besoin d'un apport continu de sang oxygéné. Il ne peut faire des réserves d'oxygène et il dépend entièrement d'une irrigation continue du cœur. Il est donc important d'observer le client pour déceler tout symptôme d'hypoxie : agitation, céphalée, confusion, dyspnée, hypotension et cyanose. On contrôle toutes les heures l'état neurologique du client : niveau de conscience, réponses aux ordres verbaux, réaction à la douleur, diamètre des pupilles et leur réaction à la lumière, mouvement des extrémités, capacité de préhension, présence de pouls pédieux et poplité, chaleur et coloration des extrémités. Tout changement dans l'état du client est noté et rapporté immédiatement au chirurgien, puisque cela peut être le début d'une complication postopératoire.

☐ COMPLICATIONS POSSIBLES APRÈS UNE INTERVENTION CHIRURGICALE CARDIO-VASCULAIRE

Hypovolémie. L'hypovolémie peut être le résultat d'une perte de sang au cours de l'opération chirurgicale et, même si le sang est remplacé jusqu'à 10 % de la quantité normale, la perte du volume liquidien extra-cellulaire est plus difficile à évaluer. Les soins infirmiers comprennent l'observation des signes d'hypovolémie : hypotension artérielle et chute de la pression veineuse centrale, avec accéléra-

tion du pouls. L'infirmière doit pouvoir administrer des transfusions sanguines, pour maintenir un équilibre adéquat, et des solutions additionnelles, pour remplacer le déficit électrolytique et protéique.

Saignement persistant. L'hémorragie est le résultat d'une fragilité tissulaire, d'un traumatisme tissulaire ou d'un défaut de coagulation mal connu. Il est donc important de mesurer adéquatement toute perte sanguine. Les traitements appropriés sont l'administration de sulfate de protamine, de vitamine K et de composés du sang (plasma frais surgelé, plaquettes ou facteurs sanguins spécifiques). On transfuse jusqu'à ce que la pression veineuse atteigne de 12 cm à 15 cm d'eau ou jusqu'à ce que la pression auriculaire atteigne de 10 mm Hg à 14 mm Hg. Pendant ce temps, on fait les préparations nécessaires en vue d'un retour éventuel au bloc opératoire.

Tamponade cardiaque. La tamponade cardiaque est causée par une hémorragie interne, dans le sac fibreux péricardique, ou par l'accumulation de liquides qui comprime le cœur et gêne le remplissage des ventricules. Les soins infirmiers incluent l'observation des signes de tamponade (se manifestant par de l'hypotension artérielle, accompagnée de l'augmentation de la pression auriculaire gauche), des bruits cardiaques assourdis, un pouls faible et filant, la turgescence des veines du cou et la chute du débit urinaire. La diminution du drainage thoracique doit faire penser que le liquide s'accumule ailleurs. On fait une radiographie thoracique pour évaluer l'accumulation de liquides au niveau du médiastin. Après s'être assurée du bon fonctionnement des tubes et après avoir vérifié s'ils ne sont pas obstrués ou pincés, l'infirmière prépare le client pour la péricardiocentèse (page 549).

Insuffisance cardiaque. L'insuffisance cardiaque résulte de l'augmentation de la pression hydrostatique créée par le refoulement sanguin dans les vaisseaux (page 531) ; le liquide est alors poussé à l'extérieur dans les espaces extracellulaires. Les soins infirmiers comprennent l'observation des signes d'insuffisance cardiaque : (1) une chute significative de la pression artérielle, (2) une augmentation de la pression veineuse et (3) une tachycardie croissante. Le client peut montrer des signes d'agitation, de malaises, de cyanose périphérique, de distension veineuse, de respiration laborieuse, d'œdème tissulaire et d'ascite. Un traitement rapide, à base de diurétiques et de digitaline, est souvent nécessaire pour prévenir une insuffisance aiguë.

Infarctus du myocarde. En phase postopératoire, l'infarctus du myocarde est toujours possible. Cependant, les symptômes peuvent être masqués par les malaises habituels que connaît le client en phase postopératoire. On peut penser que le client souffre d'infarctus s'il se produit une chute de la pression artérielle en présence d'un volume du sang circulant et d'une pression veineuse normaux. On peut utiliser des vaso-dilatateurs (nitroglycérine) pour inhiber le spasme. Une série d'électrocardiogrammes permet de déterminer la gravité de la situation. Une évaluation attentive de la douleur est importante pour décider si elle provient ou non de l'incision, et on administre des médicaments au client, avec précaution. Le choc, s'il est présent, est traité selon la prescription médicale. Il peut être nécessaire de réduire les activités du client pour donner au cœur le temps de guérir. En plus de la nitroglycérine, on peut utiliser d'autres médicaments comme la phentolamine (Regitine), le camyslate de trimétaphan (Arfonad) et le nitroprussiate.

Insuffisance rénale. Un faible débit cardiaque, avant et après une intervention à cœur ouvert, peut causer un dérèglement rénal. De plus, les altérations subies par les cellules sanguines, durant la circulation extra-corporelle, entraînent l'hémolyse des globules rouges. Cela conduit à l'accumulation de substances toxiques dues à l'incapacité des reins d'excréter leurs produits de déchets. L'utilisation d'agents vasopresseurs, pour augmenter la pression sanguine, peut conduire à la diminution du débit sanguin rénal. Les soins infirmiers consistent à prendre la mesure adéquate du débit urinaire. Une quantité inférieure à 20 mL/h indique une hypovolémie. On procède à des épreuves de densité, pour déterminer la capacité des reins de concentrer l'urine dans les tubules rénaux. Pour augmenter le débit cardiaque et le débit sanguin rénal, on administre des diurétiques à action rapide ou des médicaments inotropes (digitaline, isoprotérénol). L'infirmière doit surveiller les taux d'azote uréique et de créatinine sérique, de même que les électrolytes urinaires et sériques. Il peut être nécessaire de restreindre les liquides et de limiter l'utilisation des médicaments habituellement excrétés par les reins. On prépare le client pour une dialyse péritonéale ou une hémodialyse si cela est indiqué (pages 872 à 880).

Hypotension. L'hypotension peut être causée par la contractilité cardiaque et le volume sanguin inadéquats, et par la ventilation assistée, lorsque le client « lutte » contre le respirateur ou lorsqu'on utilise la pression positive en fin d'expiration, ce qui entraîne une diminution du débit cardiaque. Le volume du sang circulant peut diminuer lorsqu'on cesse la circulation extra-corporelle. Habituellement, lorsque le sang se réchauffe, il se produit une vaso-dilatation et on administre un remplacement liquidien pour procurer un volume sanguin adéquat. Les soins infirmiers incluent la surveillance des signes vitaux, c'est-à-dire la pression auriculaire, la pression veineuse centrale et la pression artérielle. L'enregistrement de la quantité du drainage est essentiel, puisque l'hypotension peut survenir lors d'un drainage thoracique excessif. L'infirmière pourra alors donner du sang, selon les indications, pour maintenir la pression auriculaire gauche à un niveau qui procure un volume du sang circulant adéquat pour assurer une bonne irrigation des tissus. Les symptômes d'œdème pulmonaire seront présents s'il y a augmentation de la pression auriculaire gauche. La tâche de l'infirmière est d'évaluer la pression auriculaire gauche du client et d'aider au traitement du syndrome de débit cardiaque diminué. On tente de maintenir la pression sanguine du client à un niveau souhaitable, en déterminant avec précision les doses et la fréquence des vasopresseurs administrés.

Embolie. Les sites les plus courants d'embolie sont les poumons, les artères coronaires, le mésentère, les extrémités, les reins, la rate et l'encéphale. Les embolies résultent de lésions situées sur la tunique interne des vaisseaux sanguins, du détachement d'un caillot d'une valvule lésée, d'une stase veineuse aggravée par certaines arythmies, du détachement d'un thrombus mural et des problèmes de coagulation. L'embolie gazeuse peut être causée par la circulation extra-corporelle. Les soins infirmiers comprennent la mise en œuvre précoce de mesures préventives : (1) mettre des bas anti-emboliques, (2) éviter de croiser les jambes, (3) éviter d'élever la partie du lit au niveau du creux poplité, (4) éviter de placer des oreillers au niveau de l'espace poplité et (5) commencer des exercices passifs suivis d'exercices actifs, pour promouvoir la circulation et prévenir la perte de tonus musculaire.

Les symptômes d'embolie varient selon les localisations. On doit surveiller les suivants : (1) douleur à la partie médio-abdominale et médio-dorsale ; (2) douleur, absence de pouls, pâleur, engourdissement et froideur des extrémités ; (3) douleur thoracique et détresse respiratoire avec embolie pulmonaire ou infarctus du myocarde et (4) faiblesse musculaire unilatérale, changements pupillaires comme dans l'accident vasculaire cérébral.

Syndrome postperfusion. Le syndrome postperfusion ou syndrome postpéricardiotomie se produit chez environ 10 % à 40 % des opérés cardiaques. On ne connaît pas avec précision son étiologie. La cause la plus fréquente paraît être un traumatisme accompagné de sang résiduel dans le sac fibreux péricardique et se produisant à la suite de l'opération. Ce syndrome est caractérisé par de la fièvre, des douleurs péricardique et pleurale, une dyspnée, un épanchement pleural, un frottement péricardique et de l'arthralgie. Ces signes et ces symptômes peuvent être combinés. On observe une leucocytose en même temps qu'une augmentation de la vitesse de sédimentation. Ces symptômes apparaissent fréquemment après que le client a quitté l'hôpital.

On doit différencier ce syndrome des autres complications postopératoires (douleurs dues à l'incision, infarctus, embolie pulmonaire, endocardite bactérienne, pneumonie ou atélectasie). Le traitement dépend de l'importance des symptômes. Les salicylates et le repos au lit amènent généralement une amélioration rapide ; quant aux autres symptômes, on les soigne au fur et à mesure qu'ils apparaissent.

Psychose. La psychose peut être causée par l'anxiété, la privation de sommeil, l'augmentation des sensations et la confusion entre le jour et la nuit lorsque le client perd la notion du temps. On a découvert que le client qui n'a pas eu la chance d'exprimer son angoisse, en phase préopératoire, est plus susceptible de psychose postopératoire. La psychose peut survenir en phase postopératoire à la suite d'une brève période de lucidité. Les signes caractéristiques de la psychose comprennent : (1) une déviation temporaire des perceptions, (2) des hallucinations visuelles et auditives et (3) une désorientation ainsi qu'un délire paranoïde. L'infirmière doit être attentive aux signes de dénégation et donner au client l'occasion d'exprimer ses émotions durant la phase préopératoire. L'explication de toutes les opérations et de ce que l'on attend du client aide à obtenir sa coopération et à accélérer ses progrès. Lorsque cela est possible, la continuité des soins est souhaitable ; une figure familière et un personnel infirmier ayant la même approche se révéleront avantageux et amélioreront les soins donnés au client. Un plan de soins bien structuré et individualisé servira de ligne directrice pour aider l'équipe d'infirmières à coordonner ses efforts visant au bien-être émotionnel du client.

28

Les affections cardiaques

□ INSUFFISANCE CORONARIENNE (coronaropathie)

Athérosclérose coronarienne

L'athérosclérose coronarienne est le plus commun des troubles cardiaques. Il s'agit d'un état pathologique des artères coronaires. Une accumulation anormale de lipides et de tissu fibreux sur les parois des vaisseaux amène des changements dans la structure et le fonctionnement des artères, ainsi qu'une diminution du débit sanguin au niveau du myocarde. Parmi les causes probables de l'athérosclérose coronarienne, on trouve des modifications dans le métabolisme des lipides, dans la coagulation sanguine, et dans les propriétés biophysiques et biochimiques des parois artérielles.

Physiopathologie. On appelle *athérome* le type de lésion qui est responsable de l'athérosclérose. L'athérosclérose débute par une dégénérescence des lipides, dans la couche profonde de l'intima (tunique interne vasculaire), et peut s'étendre vers la média. Une accumulation de plaques de cholestérol ressemblant à un tas de tissus grisâtres se forme sur la paroi interne des artères, gêne l'absorption d'éléments nutritifs par les cellules endothéliales qui composent la tunique interne, et réduit le débit sanguin en obstruant la lumière des vaisseaux. Il s'ensuit une nécrose et une calcification de l'endothélium vasculaire qui aggravent l'obstruction des vaisseaux et menacent le débit sanguin. La diminution de la lumière des vaisseaux et la rugosité des parois favorisent la formation de caillots, ce qui explique que la coagulation intravasculaire et les maladies thromboemboliques constituent les complications les plus importantes de l'athérosclérose.

On connaît peu de chose sur l'athérogenèse. Parmi les mécanismes possibles, on soupçonne la formation d'un thrombus sur la plaque, suivie d'une organisation fibreuse du thrombus, d'hémorragie dans une plaque et d'une accumulation continue de lipides. La partie fibreuse de la plaque peut se rompre, projetant les débris lipidiques dans la circulation sanguine et entraînant ainsi l'obstruction des artères et des capillaires en aval de cette plaque.

Les artères coronaires sont particulièrement sensibles aux effets de l'athérosclérose. Elles se tordent et se courbent au moment où elles apportent le sang au cœur, créant ainsi des recoins et des angles qui se prêtent parfaitement au développement d'athéromes.

Manifestations cliniques. Les symptômes et les complications de l'athérosclérose coronarienne sont causés par la diminution de la lumière artérielle qui entraîne l'obstruction de l'écoulement sanguin au myocarde. Cet obstacle a pour effet une altération progressive et considérable de toutes les cellules dont la survie dépend des éléments naturels du sang et des autres constituants qu'il transporte. La douleur thoracique est le symptôme le plus important de l'ischémie du myocarde. L'*angine de poitrine* est une douleur thoracique périodique causée par l'ischémie sans que les cellules du myocarde soient lésées de façon irréversible. L'*infarctus du myocarde* est causé par une ischémie plus grave qui entraîne une lésion cellulaire. Le myocarde lésé de façon irréversible dégénère et il est remplacé par du tissu cicatriciel. Si les dommages causés au myocarde s'étendent, le cœur peut éventuellement défaillir, c'est-à-dire qu'il devient incapable de répondre aux besoins du corps en apports sanguins à cause de son débit inadéquat.

L'insuffisance coronarienne peut également se manifester par des variations de l'électrocardiogramme, par l'anévrisme ventriculaire, par les arythmies et par la mort subite.

Facteurs de risque et prévention de l'insuffisance coronarienne

Des études et des observations épidémiologiques révèlent l'existence de facteurs de risque responsables de l'insuffisance coronarienne. Ces facteurs comprennent :

L'hyperlipidémie ;
L'hypertension artérielle ;
L'usage du tabac ;
L'hyperglycémie (diabète) ;
L'obésité ;
L'inactivité physique ;
Les antécédents familiaux positifs ;
Le stress : personnalité de type A ;
L'âge ;
Le sexe : l'homme plus que la femme ;
L'usage de contraceptifs oraux.

Ces facteurs peuvent jouer soit isolément, soit combinés avec d'autres. Plus les facteurs de risque sont nombreux, plus grande est la possibilité que l'insuffisance coronarienne se produise. L'individu exposé devrait subir des examens médicaux périodiques et modifier son mode de vie ainsi que ses habitudes alimentaires.

Hyperlipidémie.   Des études épidémiologiques ont établi l'association entre le taux élevé de lipides sanguins et l'insuffisance coronarienne. Les *lipides* constituent un groupe de substances biochimiques variées d'origine endogène, mais ils proviennent également du métabolisme d'éléments exogènes. Tous les lipides ont la propriété d'être plus solubles dans les graisses ou dans les solvants organiques que dans l'eau. Les principaux lipides du sang sont le cholestérol, les triglycérides (glycérol estérifié par les acides gras libres) et les phospholipides (lipides estérifiés par l'acide phosphorique). Pour qu'ils soient suffisamment solubles dans l'eau, afin d'être transportés par le sang, les lipides sont reliés d'une façon complexe à une variété de protéines ; il se forme alors un complexe qu'on appelle *lipoprotéine*.

On peut séparer les lipoprotéines des protéines par électrophorèse, qui assure la migration des molécules ayant une charge électrique sous l'effet d'un champ électrique, ou par centrifugation à haute vitesse, qui les sépare selon la densité. Chaque méthode a sa propre dénomination, mais nous emploierons le terme électrophorèse, car c'est la méthode la plus couramment utilisée dans un grand nombre de laboratoires cliniques.

Le tableau 28-1 donne les cinq types d'hyperlipidémies et les anomalies lipoprotéiques qui y sont associées. Pour exercer un contrôle du régime alimentaire, il est bon d'identifier l'anomalie lipidique sous-jacente.

D'un point de vue clinique, on peut soupçonner une hyperlipidémie lorsque les taux de cholestérol ou de triglycérides sanguins, à jeun, sont élevés. Le cholestérol et les triglycérides sont les lipides les plus fréquemment associés à l'insuffisance coronarienne.

L'hyperlipidémie peut être primaire ou secondaire. L'hyperlipidémie primaire est d'origine héréditaire et elle est le plus rare des phénotypes. Le type secondaire apparaît en association avec de nombreuses autres maladies comprenant l'hypothyroïdisme, le syndrome néphrotique, le diabète sucré et l'alcoolisme. Le traitement consiste à soigner le trouble fondamental.

Puisque les graisses alimentaires sont un facteur de risque important, il faut donc contrôler les apports de corps gras.

On régularise l'alimentation en modifiant la quantité totale de graisses ou en changeant le type de corps gras ou encore en variant les deux facteurs à la fois. Il faut aider le client à modifier son régime alimentaire en lui donnant des conseils efficaces ; il faut, entre autres, lui faire comprendre les différences entre les acides gras saturés et les acides gras polyinsaturés, le cholestérol, les chaînes mixtes de triglycérides et les autres fractions ; il faut aussi lui expliquer quelles sont leurs fonctions dans l'organisme.

Tableau 28-1   Hyperlipidémies primaires et caractéristiques cliniques qui y sont associées

Phénotype	Lipides dominants	Lipoprotéines dominantes	Caractéristiques cliniques des taux élevés
I (rare)	Triglycérides	Chylomicron	Xanthome Hépatomégalie Pancréatite
II (commun)	Cholestérol	Bêta	Athérosclérose prématurée Xanthome
III (peu commun)	Cholestérol Triglycérides	Bêta à grand étalement	Athérosclérose prématurée Xanthome
IV (peu commun)	Triglycérides	Pré-bêta	Intolérance au glucose Hyperuricémie Athérosclérose prématurée
V (peu commun)	Triglycérides	Chylomicron Pré-bêta	Xanthome Hépatomégalie Pancréatite Intolérance au glucose Hyperuricémie Athérosclérose prématurée

Tableau 28-2 Composition des lipides du plasma

α - lipoprotéines ou lipoprotéines de haute densité

Protéine	35% à 60% *
Phospholipide	34% à 44%
Cholestérol	20% à 28%
Triglycéride	17%

β - lipoprotéines ou lipoprotéines de basse densité

Protéine	20% à 25%
Phospholipide	25%
Cholestérol	46% *
Triglycéride	14%

Lipoprotéines de très basse densité

Protéine	10%
Phospholipide	20%
Cholestérol	5%
Triglycéride	65% *

Chylomicrons (inertes)

Protéine	2%
Phospholipide	6% à 9%
Cholestérol	2%
Triglycéride	85% à 95% *

* Valeur la plus élevée pour chaque type de lipides.

Le tableau 28-1 présente les cinq types de lipides et leurs caractéristiques. Les responsables de cette méthode de classification pensent qu'elle peut aider énormément à prévenir et à contrôler l'insuffisance coronarienne. Pour diminuer le taux anormal de lipides, il n'existe ni régime ni médicament réellement efficaces, mais, chez la plupart des gens qui souffrent d'une telle anomalie, on peut ramener le taux à des valeurs acceptables.

La composition de ces différents lipides est donnée au tableau 28-2. Les α-lipoprotéines (ou lipoprotéines de haute densité) sont plus riches en protéines ; les β-lipoprotéines (ou lipoprotéines de basse densité) sont riches en cholestérol. Les lipoprotéines de très basse densité (pré-β-lipoprotéines) et les chylomicrons sont plus riches en triglycérides.

Pour les clients chez qui le régime alimentaire seul ne peut abaisser le taux de lipides, il existe plusieurs médicaments qui agissent en synergie avec le régime. Ces médicaments forment deux catégories : ceux qui ralentissent la lipoprotéinosynthèse, comme l'acide nicotinique et le clofibrate, et ceux qui augmentent le catabolisme des lipoprotéines, comme la cholestyramine, le sitostérol et la d-thyroxine. On a montré qu'ils sont biochimiquement efficaces en ramenant à la normale la concentration élevée de lipoprotéines et en faisant disparaître certaines anomalies comme le xanthome (papules jaunes dues aux dépôts lipidiques). Le traitement par les médicaments varie en fonction du type d'hyperlipidémie.

La question de l'efficacité du régime alimentaire et des médicaments à rendre réversible l'insuffisance coronarienne est encore à l'étude. On sait que les lipides sont fabriqués dans l'organisme ; dans ce cas, le contrôle diététique ne saurait agir sur le taux de lipides sériques. En résumé, bien que ce contrôle soit controversé, on y recourt grandement.

La recherche des hyperlipidémies primaires prend une grande importance, car des changements diététiques précoces, chez les clients qui en sont atteints, peuvent maintenir la santé. De telles mesures contribuent davantage à la prévention de la coronaropathie qu'à son amélioration.

Modes de comportement des individus prédisposés à la coronaropathie. On croit que le stress et certains comportements contribuent à la pathogénie de l'insuffisance coronarienne (athéroscléreuse). Des études psychobiologiques et épidémiologiques ont montré que l'esprit de compétition, la course contre la montre, l'agressivité et l'hostilité sont les modes de comportement caractéristiques des individus prédisposés à la coronaropathie. Il semble qu'en plus de réduire les autres facteurs de risque comme le tabagisme et les aliments gras, on doive s'efforcer de modifier le mode de vie, le comportement et les habitudes.

Angine de poitrine

Physiopathologie

L'*angine de poitrine* est un syndrome caractérisé par des douleurs très violentes dans la région précordiale et causé par une insuffisance d'irrigation coronarienne entraînant une oxygénation inadéquate du myocarde. L'angine de poitrine est presque toujours due à l'athérosclérose des artères coronaires et elle est presque invariablement associée à une obstruction importante du tronc coronaire. (L'encadré 28-1 donne les caractéristiques des types variés d'angine.)

Encadré 28-1 Variétés d'angine de poitrine

Angor instable
(Angor préinfarctus ; angor accéléré)
Fréquence, intensité et durée des crises angineuses en progression croissante
Danger croissant d'infarctus du myocarde dans les trois à dix-huit mois

Angor stable chronique
Prévisible, stable et se produisant rarement au repos

Angor nocturne
La douleur se produit la nuit, et généralement durant le sommeil ; peut s'atténuer en position assise
Causée fréquemment par l'insuffisance ventriculaire gauche

Angor de décubitus
Survient en position couchée

Angor réfractaire ou état de mal angineux
Angine provoquant une incapacité grave

Angor de Prinzmetal
Douleur angineuse spontanée accompagnée d'une élévation du segment ST (ECG)
Probablement causée par un spasme coronarien
Associé à un risque élevé d'infarctus

De nombreux facteurs peuvent produire la douleur angineuse. Un exercice physique peut précipiter une crise angineuse en augmentant les besoins en oxygène du myocarde. Le froid et même les boissons glacées peuvent causer la vaso-constriction, l'augmentation de la pression artérielle et une demande accrue d'oxygène. Un repas copieux augmente la circulation sanguine dans la région du mésentère et exige davantage du cœur. Le stress ainsi qu'une situation émotive qui provoquent la libération d'adrénaline et l'augmentation de la pression artérielle accélèrent le rythme cardiaque ; c'est ainsi que peut débuter la douleur angineuse. Si la circulation venant du ventricule gauche est bloquée, comme dans la sténose aortique, le myocarde exige un apport croissant d'oxygène.

Manifestations cliniques

L'ischémie du muscle cardiaque produit une *douleur* qui varie en intensité, d'une oppression rétrosternale haute à une douleur atroce, accompagnée d'angoisse et d'une sensation de mort imminente. La douleur est normalement perçue dans la partie supérieure, ou dans les deux tiers du sternum (rétrosternale), et ressentie profondément à travers le thorax. Même si elle est le plus souvent localisée, elle peut irradier dans le cou, les mâchoires, les épaules et dans la partie interne des bras. Le client se plaint d'une sensation persistante d'oppression, de suffocation ou d'étranglement. La douleur peut s'accompagner de faiblesse ou d'engourdissement des mains, des poignets et des bras. En plus de la douleur, le client a la sensation d'une mort imminente et montre l'angoisse caractéristique de l'angine de poitrine, à tel point que la seule présence de cette angoisse permet d'établir le diagnostic.

On pose souvent le diagnostic selon les manifestations cliniques de la douleur et les antécédents du client. Dans certains types d'angines, les changements électrocardiographiques sont utiles pour poser un diagnostic différentiel de l'angine. Les réactions du client à l'effort ou au stress peuvent également être vérifiées au moyen d'un monitorage électrocardiographique durant les exercices à bicyclette ou sur tapis roulant.

■ ÉVALUATION INITIALE

Lorsque le client est hospitalisé, l'infirmière doit observer et enregistrer tous les aspects de ses activités, particulièrement celles qui précèdent ou qui déclenchent les crises de douleur angineuse.

> À quel moment se produisent les crises ?
> Après un repas ?
> Après une activité déterminée ?
> Après la visite d'un membre de la famille ou d'autres personnes ?
> Où est localisée la douleur ?
> Comment le client décrit-il sa douleur ?
> Le début de la douleur a-t-il été brutal ou progressif ?
> Combien de temps a-t-elle duré : secondes ? minutes ? heures ?
> Quelle est la nature de la douleur : persistante ? intermittente ?

> La douleur est-elle accompagnée d'autres symptômes, comme une transpiration, de légers maux de tête, des nausées, des palpitations, l'essoufflement ?
> Combien de temps s'est écoulé entre l'administration de la nitroglycérine et le soulagement de la douleur ?
> De quelle manière la douleur s'est-elle atténuée ?

Un plan de prévention pourra être établi grâce aux observations et aux réponses à ces questions.

Lorsque le client pressent le début d'une crise, il doit cesser toute activité, afin de diminuer au minimum la quantité d'oxygène demandée par le myocarde ischémique. De cette manière, on espère que les besoins en oxygène du myocarde pourront être satisfaits par l'apport limité et que la crise imminente sera évitée.

Problèmes du client et diagnostics infirmiers

Selon les manifestations cliniques, les antécédents et les données établies pour déterminer le diagnostic, les problèmes infirmiers principaux sont axés sur la douleur causée par l'ischémie du myocarde, l'anxiété liée à la peur de mourir et les complications latentes.

■ PLANIFICATION ET INTERVENTION

Objectifs

Les objectifs principaux comprennent :

1. Le soulagement de la douleur ;
2. La réduction de l'anxiété ;
3. L'absence de complications.

Les soins auront pour but de diminuer les besoins en oxygène du myocarde et d'augmenter l'apport d'oxygène.

Réduction des besoins en oxygène du myocarde. Le client doit comprendre le groupe de symptômes et la nécessité d'éviter les activités pouvant provoquer les douleurs angineuses. Les facteurs favorisant la réapparition des douleurs sont l'effort brusque, la marche contre le vent, l'exposition au froid, un choc émotionnel, etc., et il doit apprendre à modifier ses habitudes ou à s'adapter à ces agressions.

Chez certains clients, les crises se produisent surtout le matin. Cette idiosyncrasie entraîne donc un changement dans l'horaire des soins. Dans un premier temps, le client peut essayer de se lever plus tôt le matin, ce qui lui permet d'accomplir ses tâches habituelles sans se presser, comme se raser, se laver, manger et s'habiller. Idéalement, il devrait maintenir ce rythme toute la journée et planifier ses activités pour qu'elles se déroulent lentement, calmement et sans tension. Tous les clients atteints d'angine de poitrine doivent respecter les consignes suivantes : éviter les mouvements brusques, ne pas s'exposer au froid, ne pas fumer, manger régulièrement et légèrement, et maigrir (cas d'obésité). Il faudra cesser tout médicament superflu, en particulier les pilules pour maigrir, les décongestifs nasaux et tous ceux dont les agents augmentent le rythme cardiaque et la pression artérielle. Parmi les autres facteurs pouvant réduire les besoins en oxygène du myocarde, il y a la

Tableau 28-3   Vaso-dilatateurs d'usage courant

Définition : Un vaso-dilatateur est un relaxant qui agit sur les muscles lisses des artérioles et des veinules.
Action : Les dilatateurs des artérioles réduisent la postcharge.
   Les dilatateurs des veinules augmentent la capacité veineuse, ce qui diminue la précharge.
Mise en garde : Hypotension orthostatique ou posturale.
Posologie : Selon (1) la gravité des signes et des symptômes ; (2) la masse corporelle et la constitution morphologique.

Vaso-dilatateur	Action	Rôle de l'infirmière et précautions
Nitroprussiate de sodium	Dilate les artérioles et les veinules. Augmente le débit cardiaque et diminue la congestion pulmonaire. Effet puissant et rapide. Par voie intraveineuse seulement. De courte durée.	L'hypotension est un effet secondaire dangereux. Libère de l'acide cyanhydrique entraînant l'empoisonnement par le cyanure. On devra évaluer les taux de thiocyanates sériques si le client est en traitement pendant plus de quelques jours.
Phentolamine	Relaxant à action directe (artérioles). De courte durée.	Hypotension excessive. Nausées, vomissements, douleurs abdominales. Tachycardie.
Nitrates Dinitrate d'isosorbide	Dilatateurs des veines, principalement. Action de longue durée, donc bon pour un traitement d'entretien.	Céphalées. Hypotension posturale.
Hydralazine	Relaxant des artérioles. Voie orale.	Céphalées d'origine vasculaire. Bouffées congestives, nausées et vomissements.
Prazosine	Effet identique sur la dilatation des artérioles et des veines. Voie orale.	Polyarthralgie, céphalées passagères. Nausées légères, incontinence urinaire, éruptions cutanées transitoires, dépression mentale, bouche sèche, effets de la première dose (par exemple, faiblesse momentanée, vertiges, palpitations ; la syncope se produit rarement après la première dose).

diminution de la pression artérielle, la correction des sténoses mitrales et le traitement de l'hyperthyroïdie.

Traitement pharmacologique : nitroglycérine.   Les nitrates demeurent toujours le traitement de base de l'angine de poitrine. La nitroglycérine réduit la consommation d'oxygène du myocarde, ce qui diminue l'ischémie et soulage la douleur angineuse. La nitroglycérine est un vaso-dilatateur des vaisseaux périphériques ; elle augmente la capacité veineuse dans tout l'organisme ; le retour veineux au cœur est moins important et la pression de remplissage (précharge) est plus réduite. Il se produit également une vaso-dilatation des artérioles, ce qui cause une chute de la pression artérielle (réduction de la postcharge). Ainsi, le myocarde a besoin de moins d'oxygène et il s'établit un équilibre favorable entre l'apport et les besoins.

La *nitroglycérine* à action sublinguale ou celle qu'on peut avaler diminue la douleur ischémique dans les trois minutes qui suivent son absorption.

- On doit dire au client de ne pas remuer la langue ni d'avaler lorsque le comprimé se dissout, mais, si la douleur est intense, il peut briser le comprimé avec ses dents afin d'en activer l'absorption sublinguale.
- Par mesure de précaution, le client doit porter sur lui, en tout temps, ce médicament qu'il conservera dans une bouteille de verre teinté et bien fermée, mais jamais dans un contenant métallique ou de plastique.

La nitroglycérine est volatile et son activité est réduite par la chaleur, l'humidité, l'air, la lumière et le temps. Lorsqu'elle est fraîche, le client peut avoir une sensation de brûlure sous la langue, sa tête lui sembler pleine et bourdonnante. Il faut renouveler ce médicament tous les six mois.

C'est le client lui-même qui fixe la dose qu'il prendra, à condition qu'elle soit la plus faible possible pour soulager la douleur. Il lui est conseillé d'en prendre avant toute activité susceptible de déclencher une douleur. Comme la nitroglycérine diminue le seuil de tolérance du client à l'effort et au stress, lorsqu'elle est utilisée par mesure préventive (par exemple, avant un exercice, avant de monter un escalier ou avant une relation sexuelle), il est donc préférable de la prendre *avant* que la douleur n'apparaisse.

- Le client devra noter combien de temps la nitroglycérine met à soulager la douleur. Si la douleur dure plus de 20 min à 30 min après l'absorption de la nitroglycérine, on doit soupçonner un infarctus du myocarde.

Les effets secondaires de la nitroglycérine comprennent les bouffées congestives, la céphalée pulsatile, l'hypotension et la tachycardie. L'utilisation des nitrates à action prolongée est controversée. Le dinitrate d'isosorbide semble avoir une efficacité de plus de deux heures lorsqu'il se dissout sous la langue, mais son effet est incertain lorsqu'il est avalé.

Pommade topique à la nitroglycérine. La nitroglycérine est également disponible sous forme de pommade à base de lanoline qu'on applique sur la peau et dont l'effet est de protéger contre la douleur angineuse et d'accélérer son apaisement. Cette pommade est particulièrement utile en cas d'angine nocturne ou lorsqu'on fait une activité de longue durée comme le golf, car son effet prolongé dépasse 24 h. On peut en augmenter la dose jusqu'à ce qu'on ait mal à la tête, ou jusqu'à ce qu'un trop grand effet sur la pression artérielle ou le rythme cardiaque se fasse sentir. Des instructions concernant leur emploi accompagnent chacun des produits du commerce.

Le tableau 28-3 donne un résumé des vaso-dilatateurs d'usage courant.

Inhibiteurs β-adrénergiques. Si la douleur thoracique ne disparaît pas malgré le traitement par la nitroglycérine et le changement du mode de vie, on donne au client un inhibiteur β-adrénergique, le chlorhydrate de propranolol (Indéral). Ce médicament semble réduire la consommation d'oxygène du myocarde en bloquant les influx du système sympathique qui se rendent au cœur. Il en résulte une diminution du rythme cardiaque, de la pression artérielle et de la contractilité du cœur. Il s'établit alors un équilibre plus favorable entre les besoins du myocarde en oxygène et la quantité d'oxygène disponible. Cela aide à contrôler la douleur thoracique et permet au client de travailler ou de faire des exercices. On peut donner le propranolol en même temps que le dinitrate d'isosorbide sublingual pour une prophylaxie anti-angineuse ou anti-ischémique. Le propranolol est éliminé par le foie à un taux variable selon chaque individu, et on le prend généralement à intervalles de 6 h. Les effets secondaires comprennent les faiblesses locomotrices, l'hypotension, la bradycardie et la dépression mentale.

Dès qu'on a commencé le traitement par le propranolol, on doit prendre la pression artérielle et le rythme cardiaque (le client en position debout) 2 h après avoir administré le médicament. Si la pression artérielle baisse de façon importante, il faut donner un vaso-presseur. S'il se produit une bradycardie, l'atropine est le médicament de choix. Il est important de se rappeler que le propranolol peut déclencher rapidement l'insuffisance cardiaque et l'asthme.

- Avertir le client de ne pas cesser brusquement de prendre du propranolol, car il est prouvé que, dans ce cas, l'angine peut s'intensifier et que l'infarctus du myocarde peut se développer.

Les antagonistes de l'ion calcium. Les recherches de laboratoire portant sur l'ion calcium et sur ses rôles dans la fonction cardio-vasculaire ont permis de découvrir un groupe de médicaments agissant comme inhibiteurs ou antagonistes du calcium. Ces médicaments possèdent des propriétés qui ont des effets marqués sur les besoins en oxygène du myocarde et sur son alimentation, de là leur valeur dans le traitement de l'angine. Au point de vue physiologique, l'ion calcium agit au niveau cellulaire pour influencer tous les genres de tissus musculaires et il joue un rôle dans la stimulation électrique du cœur.

Les antagonistes de l'ion calcium augmentent l'apport d'oxygène au myocarde en dilatant les parois musculaires lisses des artérioles coronaires ; ils diminuent également les besoins en oxygène du myocarde en réduisant la pression systémique et, par conséquent, le travail du ventricule gauche.

Les deux antagonistes utilisés cliniquement sont la nifédipine et le vérapamil. Leur effet vaso-dilatateur, en particulier sur la circulation coronarienne, combat efficacement l'angine causée par l'angiospasme coronarien (angor de Prinzmetal). Celui qui souffre d'insuffisance cardiaque doit se méfier des antagonistes de l'ion calcium, qui empêchent le calcium d'intervenir sur la contractilité musculaire. Les effets secondaires comprennent l'hypotension qui se produit après l'administration intraveineuse, la constipation, l'intolérance stomacale, les vertiges et les céphalées qui y sont associées.

Les doses thérapeutiques des antagonistes varient d'un individu à un autre et on les administre toutes les 4 h à 6 h.

Contrôle des facteurs de risque. Pour diminuer les besoins en oxygène du myocarde, il est important que le client cesse de fumer, car le tabac engendre la tachycardie et augmente la pression artérielle, ce qui force le cœur à travailler davantage. L'obèse doit perdre de la masse pour réduire également le travail du cœur.

On doit favoriser le conditionnement physique, car il augmente la capacité à l'effort et diminue le rythme cardiaque ainsi que la pression artérielle en réponse à un exercice donné (voir la réadaptation du client cardiaque à la page 529).

Comment augmenter l'apport d'oxygène par le traitement chirurgical

L'angine de poitrine peut persister plusieurs années sous une forme stable avec des crises brèves. Cependant, elle demeure une maladie grave. Durant les stades d'instabilité, les épisodes de douleur thoracique sont plus fréquents et plus intenses, et ils se produisent sans raison apparente. Lorsque les symptômes ne peuvent être contrôlés en dépit d'un choix judicieux de médicaments, on considère qu'une forme quelconque de revascularisation chirurgicale peut corriger le problème en permettant au sang d'alimenter le myocarde ischémique par de nouvelles voies (voir à la page 506).

Angioplastie transluminale percutanée. L'angiographie a rendu possible un procédé moins envahissant de revascularisation des artères coronaires, procédé appelé angioplastie transluminale percutanée (ATP). Le chapitre 27 en présente le procédé, les conditions d'intervention et les complications.

Éducation du client

Les objectifs de l'éducation du client sont de le familiariser avec la cause fondamentale de sa maladie et de lui fournir les renseignements adéquats, surtout s'il doit réorganiser ses habitudes de vie. Ainsi, on peut lui apprendre à réduire la fréquence et la gravité des crises d'angine, à retarder la progression de la maladie sous-jacente et à se protéger des autres complications. Les facteurs soulignés à l'encadré 28-2 sont importants dans l'éducation du client atteint d'angine de poitrine.

Encadré 28-2   Éducation du client souffrant d'une angine de poitrine

Objectif : Promouvoir la qualité de la vie et améliorer la santé.

Résultats escomptés

I. Prévenir une crise angineuse.
  A. User de modération dans toutes les activités.
    1. Participer à un programme quotidien normal d'activités qui n'entraîne ni malaise thoracique, ni dyspnée, ni fatigue.
    2. Faire des exercices avant le travail, après le travail ou avant les repas.
    3. Éviter tout exercice demandant des poussées soudaines d'activité ; éviter tout exercice isométrique.
    4. Éviter toute activité exigeant des efforts difficiles.
    5. Alterner activités et périodes de repos. Certaines formes de fatigue sont normales et temporaires.
  B. Éviter les situations de stress émotionnel.
  C. Éviter la suralimentation.
    1. Prendre des portions moins copieuses.
    2. Éviter l'excès de caféine (café et boissons à base de cola) qui augmente le rythme cardiaque et entraîne l'angine.
    3. Éviter l'exercice physique durant les deux heures qui suivent les repas.
    4. Ne pas prendre de « pilules pour maigrir », de décongestif nasal ou tout autre médicament en vente libre qui peuvent augmenter le rythme cardiaque.
  D. Cesser de fumer, car le tabac augmente le rythme cardiaque, la pression artérielle et le taux de monoxyde de carbone dans le sang.
  E. Éviter autant que possible les températures froides.
    1. Porter un cache-nez lorsqu'il fait très froid afin de réchauffer l'air.
    2. Marcher plus lentement lorsqu'il fait froid.
    3. S'habiller chaudement l'hiver.
II. Faire face à une crise angineuse.
  A. Avoir continuellement sur soi des comprimés de nitroglycérine.
    1. Conserver les comprimés dans un flacon de verre teinté et hermétiquement fermé.
    2. Mettre de côté le coton de remplissage.
    3. Éviter d'ouvrir le flacon sans nécessité.
    4. Éviter de porter le flacon trop près du corps.
    5. Jeter les comprimés au bout de cinq mois.
    6. Les comprimés frais peuvent causer une sensation de brûlure lorsqu'on les place sous la langue.
  B. Placer les comprimés sous la langue dès les premiers signes du malaise thoracique.
    1. Ne pas avaler la salive avant que le comprimé ne soit dissous.
    2. Cesser toute activité et se reposer jusqu'à ce que la douleur disparaisse.
    3. Comprendre l'importance de la station debout pour rendre efficaces les effets de la nitroglycérine.
    4. Si la douleur ne s'est pas atténuée, prendre un autre comprimé au bout de 3 min à 5 min ; si la douleur persiste, appeler le médecin. Si le malaise ne s'est pas apaisé avec le nombre habituel de comprimés ou s'il réapparaît après un court instant, se présenter au service d'urgence du centre hospitalier le plus proche.
  C. Prendre la nitroglycérine comme mesure prophylactique afin d'éviter l'apparition de la douleur lors de certaines activités (monter des escaliers, relations sexuelles).
  D. Être prévenu des effets secondaires de la nitroglycérine : céphalées, bouffées congestives et vertiges.

■ ÉVALUATION

Résultats escomptés

1. Soulagement de la douleur (voir l'encadré 28-2).
2. Réduction de l'anxiété.
   a) Modifier le mode de vie en conséquence.
   b) Comprendre l'évolution de l'angine.
   c) Respecter le régime médical.
   d) Savoir trouver l'aide médicale nécessaire si la douleur persiste ou si elle varie en intensité.
   e) Éviter de rester seul durant les phases douloureuses.
3. Absence de complications.
   a) Présenter un électrocardiogramme normal et un taux d'enzymes cardiaques normal.
   b) Ne pas montrer de signes ou de symptômes d'infarctus aigu du myocarde (voir ci-dessous).

Infarctus du myocarde

L'*infarctus du myocarde* désigne le processus par lequel le tissu myocardique est détruit, dans les régions privées d'un apport sanguin adéquat, à cause d'une diminution de la circulation dans les artères coronaires. Le rétrécissement d'une artère coronaire dû à l'athérosclérose ou, plus rarement, l'obstruction complète d'une artère par un thrombus est la cause de l'irrigation insuffisante des artères coronaires. La diminution du débit coronarien peut aussi être causée par un état de choc ou par une hémorragie et, dans ce cas, il se produit un déséquilibre important entre l'apport d'oxygène au myocarde et ce qui est réclamé.

« Occlusion coronarienne », « crise cardiaque » et « infarctus du myocarde » sont des expressions synonymes, mais la dernière est la plus utilisée. Au Canada, en 1982, on a relevé 49 035 cas d'infarctus du myocarde (28 796 chez les hommes et 20 239 chez les femmes). Parmi ceux-ci, le Québec compte 11 280 cas (6 779 hommes et 4 501 femmes).

On trouvera, à la page 521, la physiopathologie de l'insuffisance coronarienne ; les facteurs de risque sont énumérés aux pages 441 et 521.

Manifestations cliniques

Le client qui présente un infarctus du myocarde est très souvent un homme de plus de 40 ans souffrant d'athérosclérose des artères coronaires et d'hypertension artérielle. Cependant, les crises se produisent aussi chez les femmes et chez les hommes plus jeunes, au début de la trentaine et même de la vingtaine.

Dans la plupart des cas, la douleur survient brutalement et se situe normalement entre la partie supérieure de l'abdomen et la base du sternum. Elle est continue, mais elle peut augmenter régulièrement en intensité jusqu'à ce qu'elle devienne insupportable. C'est une douleur lourde, que l'on dit « en étau », qui peut irradier dans les épaules et dans les bras, mais qui le fait normalement dans le bras gauche. Contrairement à la douleur angineuse, son début est brutal (sans qu'il y ait effort ou émotion particulière) et elle dure plusieurs heures ou plusieurs jours, sans qu'on puisse la soulager par le repos ou l'administration de nitroglycérine. Le pouls peut devenir rapide, irrégulier, faible et même imperceptible. Un rythme de galop peut également se manifester, c'est-à-dire l'accentuation du troisième bruit cardiaque, de sorte que le rythme des trois bruits cardiaques ressemble à celui d'un cheval au galop.

Le client présentant une obstruction aiguë peut être en état de choc ; il a le teint cendré et il transpire abondamment. Les vomissements sont courants. En quelques heures, la température monte, tandis que l'on observe une importante chute de la pression artérielle, une leucocytose de $15\,000$ mm^3 à $20\,000$ mm^3. Dans les 2 h à 12 h qui suivent, on peut noter des changements dans l'électrocardiogramme, mais il se peut qu'ils n'apparaissent qu'au bout de 72 h à 96 h. Ces changements ne révèlent pas seulement la présence de l'infarctus, mais aussi sa localisation. Le taux enzymatique sérique s'élève, et il peut y avoir une corrélation avec l'état clinique du client (voir à la page 454). Même lorsque l'électrocardiogramme est normal, le taux enzymatique sérique élevé indique que des précautions s'imposent dans le traitement de ce client.

Il existe un certain nombre de cas d'infarctus aigu diagnostiqués à partir de l'électrocardiogramme, dans lesquels les clients disent n'avoir ressenti ni douleur ni malaise. On les appelle les infarctus indolores ou silencieux.

Pronostic

La possibilité de guérison dépend de l'importance de l'infarctus. Environ 70% des clients décédés de maladie cardiaque coronarienne athéroscléreuse n'atteignent pas le centre hospitalier. La mort survient dans l'heure qui suit l'apparition des symptômes. Un grand pourcentage des morts *subites* se trouve chez les clients atteints de maladie cardiaque coronarienne athéroscléreuse. D'autres survivent pendant quelques jours et meurent soit d'un choc cardiogène, soit d'arythmie, soit d'une insuffisance cardiaque ou d'autres complications.

Parmi ceux qui peuvent se rendre au centre hospitalier, un pourcentage plus élevé survit, surtout si l'on dispose d'une unité de soins coronariens intensifs. Un infarctus léger peut guérir, avec formation d'une cicatrice, laissant le client assez bien, mais une deuxième obstruction se produit souvent par la suite, ou le client souffre d'insuffisance cardiaque. En fait, un deuxième infarctus, dans les cinq mois suivant un infarctus aigu du myocarde, est très souvent fatal. Parmi les clients qui guérissent, la plupart peuvent reprendre une activité normale.

La période la plus critique chez le client qui souffre d'un infarctus se situe dans les premières 48 h qui suivent la crise. La région de l'infarcissement peut s'étendre durant des heures et même des jours après le début de la crise. C'est durant cette période que survient le décès soudain causé par le choc cardiogène et la fibrillation ventriculaire.

Les soins ont pour objectifs :

- De détecter et de traiter les arythmies ;
- D'adoucir les effets du choc ;
- De soulager la douleur ;
- De laisser reposer le myocarde ;
- De prévenir les complications ;
- De faire une réadaptation physiologique et fonctionnelle ;
- D'enrayer l'évolution de l'athérosclérose, cette lésion qui est fondamentalement responsable de l'infarctus du myocarde.

Puisque le client reçoit normalement ces soins initiaux à l'unité de soins coronariens, se reporter aux pages 478 à 494 du chapitre 26 pour un exposé plus détaillé.

Soins donnés au client qui quitte l'unité coronarienne

Considérations psychologiques.   Les soins infirmiers donnés à l'unité coronarienne sont axés sur la surveillance et le monitorage du client ainsi que sur l'attention qu'on porte à ses besoins. Lorsque le client quitte cette atmosphère de dépendance totale pour une unité régulière, il ne reçoit plus ce type de soins continus. Il devient alors anxieux et irrité. Cette anxiété se manifeste par une douleur thoracique, des céphalées, des vertiges, une certaine agitation et des insomnies. L'infirmière compréhensive peut aller à l'encontre de ce stress et mieux planifier les soins. L'attitude négative du client peut découler en partie de l'intégration incomplète de l'information qu'il a reçue lorsqu'il était encore à l'unité coronarienne.

- Connaître ce que le client sait sur son état et corriger toute erreur. L'aider à identifier ses sources de stress et l'encourager à les atténuer et à extérioriser ses émotions. Il faut, avant tout, être encourageant et optimiste.

L'objectif est d'aider le client à adopter une attitude saine à l'égard de la maladie et de le préparer à se soigner lui-même afin qu'il soit prêt à retourner à la maison.

Considérations physiques.   Après l'unité coronarienne, les repos physique et émotif sont encore ce qu'il y a de plus important sur le plan thérapeutique. On permet généralement au client de se déplacer et de se rendre à la salle de bains. On augmente graduellement les activités physiques, mais on demande au client d'éviter les efforts soudains, y compris la manœuvre de Valsalva (qui entraîne de la tension). On prescrit généralement un régime sans gras et les kilojoules sont contrôlés. On l'incite à ne pas prendre de boissons à base de caféine.

On suit les progrès du client grâce à des électrocardio-grammes répétés et à des analyses d'enzymes sériques. On évalue la fonction cardiaque à partir des signes et des symptômes. La confiance en soi s'établit graduellement et on doit établir une distribution équitable du temps entre le travail, le divertissement et les violons d'Ingres, ce qui permet un retour à un mode de vie normal ou quasi normal.

Durant les deux premières semaines, il faut prévoir au fur et à mesure les multiples risques de complications, y compris les arythmies, la thrombophlébite, l'insuffisance cardiaque et la rupture du myocarde. Il faut être vigilant pour détecter chacune de ces complications, et c'est là une importante responsabilité de l'infirmière.

Réadaptation

Les objectifs de la réadaptation du client ayant subi un infarctus du myocarde consistent à lui redonner un type de fonctionnement aussi proche que possible de la normale et à prévenir de nouvelles crises cardiaques ischémiques. Cela peut se faire par un entraînement physique du client, par l'éducation du client et de sa famille, et par des consultations sur les plans psychosocial et professionnel lorsque c'est nécessaire.

Normalement, la réadaptation cardiaque commence dès le début de la phase aiguë. Dès ce moment, l'infirmière aide le client à acquérir une certaine indépendance, même s'il est encore au repos au lit. On consulte le client sur ses préférences, dans la mesure du possible, et on l'encourage à penser au moment où il reprendra ses activités. Le but ici n'est nullement de changer le mode de vie du client, mais d'apporter les modifications nécessaires. C'est au cours de la phase de récupération qu'il est important de détecter les craintes et les espoirs du client, et de l'aider à mobiliser sa propre énergie pour effectuer ces modifications. Il doit être renseigné sur la nature de sa maladie et être rassuré. La plupart des gens reprennent leurs activités sociales normales. On répondra à toutes les questions avec clarté et franchise, afin que le client puisse avoir confiance, particulièrement en ceux qui lui prodiguent des soins. Les interventions de ce type sont absolument nécessaires pour que le client ne se sente pas un invalide cardiaque.

Il existe une divergence d'opinions quant à la quantité d'activités auxquelles le client peut participer après avoir subi un infarctus du myocarde. Bien que les complications dangereuses se produisent tôt, la cicatrisation ne commence à être visible qu'au début de la troisième semaine. Les débris nécrotiques disparaissent au cours de la quatrième semaine, pendant que la cicatrisation se poursuit. Chez certains clients, la région ischémique persiste donc pendant un espace de temps variable et cela modifie le type d'exercices de chaque individu.

Conditionnement physique. Le conditionnement physique ou l'entraînement physique améliore l'efficacité du cœur et augmente la capacité du client à effectuer un certain travail en ayant une pression artérielle et un rythme cardiaque réduits. Cela diminue les besoins du cœur en oxygène et permet au client de faire plus d'activités avant que les symptômes de l'ischémie cardiaque n'apparaissent

(par exemple, douleur thoracique, variations dans l'électro-cardiogramme). On peut subdiviser le conditionnement physique en trois phases : la phase aiguë, la phase de convalescence (durée supérieure à huit semaines) et la phase d'entretien (toute la vie durant).

Dès que l'état du client est *stable* et que le médecin le permet, on commence la rééducation des bras grâce à une série d'exercices. Des exercices actifs des muscles de la ceinture scapulaire aident à prévenir la douleur de la paroi thoracique antérieure qui pourrait être interprétée comme étant d'origine cardiaque. Le client doit être capable de s'asseoir durant 20 min à 30 min, plusieurs fois par jour, quelque temps après son admission. Dès qu'il en est capable (selon les signes et les symptômes, l'état clinique, l'électro-cardiogramme et le taux d'enzymes sériques), on l'encourage à participer à ses soins. Après un infarctus du myocarde sans complication, on lui permet très tôt de se déplacer sous surveillance. Il commence par marcher, puis il monte des escaliers. L'immobilité prolongée a des effets contraires et contribue également à l'apparition de l'anxiété et de la dépression.

- Durant l'activité physique, on doit évaluer de près et avec soin la douleur thoracique, la dyspnée, les fai-blesses, la fatigue et une augmentation du rythme cardiaque de plus de 20 battements de la normale ou supérieure à 120 battements par minute.
- Surveiller également une baisse de la pression systolique, les arythmies ou les troubles de conduction ainsi qu'une augmentation du déplacement du segment ST ou une anomalie de l'onde T visible sur le moniteur. Si cela se produit, il faut cesser immédiatement l'exercice et réévaluer l'état clinique du client.

Les exercices isométriques sont contre-indiqués parce qu'ils peuvent avoir un effet de pression sur le ventricule gauche et augmenter la pression artérielle, alors qu'en même temps la circulation coronarienne diminue. On doit éviter la manœuvre de Valsalva.

On fait une épreuve d'effort sur tapis roulant, avec surveillance électrocardiographique, pour trouver une ligne directrice qui permettra de planifier un programme d'acti-vités pour le client. On fait une première évaluation avant que le client ne quitte le centre hospitalier, et une seconde évaluation plus complète avant qu'il ne reprenne son travail. Un client qui présente une faible capacité fonction-nelle, accompagnée d'une dépression ischémique du segment ST et des battements prématurés du ventricule, aura besoin d'un programme d'activités différent de celui qui présente une bonne capacité fonctionnelle sans anomalies significa-tives visibles à l'électrocardiogramme. On tient compte également de la capacité physique avant l'infarctus.

En général, on augmente la vitesse de la marche ainsi que la distance à parcourir. Les effets bénéfiques de l'exercice sur la condition cardio-vasculaire dépendent du temps qu'il faut au client pour atteindre et maintenir le rythme cardiaque prescrit pour une période de 15 min. (Le client doit surveiller son pouls durant l'activité physique.)

La phase d'entretien commence de nombreux mois après l'infarctus. L'entraînement suivi auparavant permet

Encadré 28-3 Enseignement au client souffrant d'un infarctus du myocarde

Un client atteint de maladies cardiaques doit apprendre à régler ses activités selon ses propres capacités.

Objectif : Augmenter la qualité de la vie et promouvoir la santé.

Résultats escomptés

I. Modifier les activités durant la convalescence de façon à obtenir la guérison complète.
  A. La cicatrisation du myocarde commence tôt, mais se complète au bout de périodes très variées qui, en général, durent de six à huit semaines.
  B. L'infarctus exige habituellement que le mode de vie soit modifié ; l'adaptation à une crise cardiaque est un processus continu.
    1. Éviter toute activité qui produit la douleur thoracique, la dyspnée et une fatigue excessive.
    2. Éviter les températures extrêmes et la marche contre le vent.
    3. Perdre de la masse si cela est recommandé.
    4. Cesser de fumer.
    5. Alterner exercices et repos. La fatigue est normale et prévisible durant la convalescence.
    6. Utiliser ses forces personnelles pour compenser ses limites.
    7. Prendre trois ou quatre repas par jour, d'égale quantité.
      a) Éviter les repas copieux et pris rapidement.
      b) Diminuer les boissons contenant de la caféine, car celle-ci influence la fréquence et le rythme cardiaques ainsi que la pression artérielle.
      c) Suivre le régime prescrit en modifiant l'apport en aliments énergétiques, en graisses et en sodium.

8. S'efforcer de suivre le régime médical en prenant les médicaments recommandés.
9. Continuer son passe-temps favori pour relâcher la tension.

II. Entreprendre un programme *ordonné* et graduel d'exercices et d'activités de réadaptation à longue échéance.
  A. Faire du conditionnement physique avec des niveaux d'activités progressifs.
    1. Marcher quotidiennement en augmentant la distance et la durée comme il est prescrit.
    2. Surveiller son pouls durant l'activité jusqu'à ce que le maximum d'activité soit atteint.
    3. Éviter les exercices qui tendent les muscles : exercices isométriques et levée de lourdes charges, ou toute activité qui demande un excès brusque d'énergie.
    4. Éviter tout exercice immédiatement après un repas.
    5. Faire des exercices avant le travail, après le travail ou avant de prendre du repos.
    6. Diminuer les heures de travail, surtout au début de la reprise.
  B. Participer à un programme *quotidien* d'exercices que l'on poursuivra tout au long de sa vie.
  C. Faire part au médecin des symptômes suivants lorsqu'ils se produisent :
    1. Pression et douleur thoraciques qui ne disparaissent pas 15 min après avoir pris de la nitroglycérine (se rendre au service d'urgence le plus proche) ;
    2. Dyspnée ;
    3. Évanouissement ;
    4. Battements cardiaques lents ou rapides ;
    5. Pieds et chevilles qui enflent.

---

alors au client de participer à des activités d'endurance, comme le jogging, la course, la natation, la bicyclette, qui sont bénéfiques pour le cœur et les poumons. En général, il est conseillé de faire des mouvements rythmiques et répétitifs (assouplissement, marche, course) qui exigent un effort maximal ou proche du maximum. Il faut éviter les petites poussées d'efforts intensifs qui sont responsables d'une augmentation excessive de la pression artérielle.

Activité sexuelle. Beaucoup de clients craignent que l'activité sexuelle ne soit nuisible au cœur et qu'elle ne déclenche la douleur thoracique. En général, le client peut reprendre ses activités sexuelles lorsqu'il est capable de faire le tour du pâté de maisons en marchant rapidement ou de grimper les escaliers sans ressentir certains symptômes, comme un rythme cardiaque rapide ou une douleur thoracique. Il doit cependant prendre certaines précautions : avoir des rapports sexuels après une nuit de sommeil et lorsqu'il peut se reposer après ; prendre des positions plus passives pour diminuer le travail du cœur ; ne pas avoir de relations sexuelles après avoir pris de l'alcool ou un repas copieux, si cela engendre de l'anxiété et des symptômes anormaux qui peuvent persister.

Éducation du client

À ce stade, certains principes de vie généraux sont normalement prescrits, mais ils varient d'un client à l'autre à cause des considérations pratiques très différentes et des personnalités individuelles. Les principaux éléments sont très souvent le repos, le contrôle des activités et des recommandations concernant le régime alimentaire ainsi que l'usage du tabac.

L'obésité augmente le travail du cœur ; on doit donc la contrôler rapidement et d'une façon permanente. Il faut soigner également l'hypertension qui impose un lourd fardeau au myocarde. Il faut corriger l'anémie. En ce qui concerne l'usage du tabac, il est important d'attirer l'attention sur le fait que la plupart des morts subites qui surviennent chez les clients ayant des antécédents d'infarctus du myocarde sont dues à l'arythmie cardiaque, particulièrement à la fibrillation ventriculaire, et que la majorité de ces individus sont habituellement de grands fumeurs. Le tabac augmente la vaso-constriction périphérique et coronarienne, et il produit des tachycardies. Il est donc logique qu'après un infarctus du myocarde, on conseille au client de cesser de fumer. (Voir l'encadré 28-3.)

□ INSUFFISANCE CARDIAQUE

Physiopathologie

Dans l'insuffisance cardiaque, le cœur est incapable de pomper suffisamment de sang pour répondre aux besoins des tissus en oxygène et en nutriments. Le débit cardiaque est fréquemment inférieur à la normale, bien que l'insuffisance cardiaque puisse apparaître lorsque le débit cardiaque est élevé dans des conditions où les exigences métaboliques des tissus sont anormalement élevées. Il existe deux types prédominants d'insuffisance cardiaque. Le premier type présente un débit cardiaque faible comme caractère principal ; s'il se développe avec gravité et qu'il s'accompagne d'une pression artérielle systémique faible, on le nomme *choc cardiogène*. Le second type, ou *insuffisance cardiaque globale*, est caractérisé par des symptômes reliés principalement à la rétention du liquide dans les poumons ou dans les tissus périphériques.

Le mécanisme sous-jacent de l'insuffisance cardiaque comprend la contractilité défaillante du cœur, qui conduit à un débit cardiaque inférieur à la normale. On peut décrire le débit cardiaque à l'aide de l'équation suivante :

Débit cardiaque = Rythme cardiaque × Débit systolique

Le rythme cardiaque est une fonction du système nerveux autonome. Lorsque le débit cardiaque est en baisse, le système sympathique accélère en premier lieu le rythme cardiaque pour maintenir le débit cardiaque. Lorsque ce mécanisme de compensation ne se produit pas pour maintenir une irrigation adéquate des tissus, c'est le débit systolique qui doit compenser.

En cas d'insuffisance cardiaque, le faible débit cardiaque endommage et inhibe les fibres musculaires du cœur, et le débit systolique devient défaillant. Ce débit systolique, qui représente la quantité de sang pompé à chaque contraction, dépend de trois facteurs : la précharge, la contractilité et la postcharge.

La *précharge* correspond à la notion définie par la loi de Starling concernant le cœur, dans laquelle la quantité de sang qui emplit le cœur est directement proportionnelle à la pression causée par l'allongement des fibres du myocarde. La *contractilité* correspond à une modification de la force de contraction qui se produit au niveau cellulaire et qui n'a aucune relation avec les variations de longueur des fibres du myocarde. La *postcharge* correspond à la pression que le ventricule doit exercer pour pomper le sang malgré le gradient de pression créé par les valvules semi-lunaires. Dans l'insuffisance cardiaque, un ou plusieurs de ces trois facteurs peuvent être assez atténués pour que le débit cardiaque soit insuffisant. La facilité relative à déterminer les valeurs hémodynamiques, grâce à des procédés de surveillance envahissants, a grandement facilité le diagnostic différentiel du problème et la pharmacologie qui en dépend.

L'insuffisance cardiaque dépend le plus souvent de la diminution de la contractilité du cœur. L'athérosclérose coronarienne, l'hypertension artérielle, l'inflammation ou la dégénérescence musculaire sont d'autres conditions sous-jacentes aux troubles de la fonction musculaire. L'athérosclérose coronarienne conduit au dérèglement du myocarde en empêchant l'irrigation normale du cœur. L'anoxie, l'acidose (causée par l'acide lactique) et la privation alimentaire du cœur se produisent. L'infarctus du myocarde (mort des cellules du myocarde) précède fréquemment l'apparition de l'insuffisance cardiaque manifeste. L'hypertension systémique ou pulmonaire (augmentation de la postcharge) exagère le travail du cœur, ce qui, en retour, conduit à l'hypertrophie des fibres du myocarde. On considère que cet effet (l'hypertrophie du myocarde) est un mécanisme compensateur, car il augmente la contractilité du cœur. Cependant, pour des raisons qui ne sont pas claires, ces fibres hypertrophiées ne fonctionnent pas normalement et l'insuffisance s'installe. L'insuffisance cardiaque associée à l'inflammation et à la dégénérescence du myocarde est causée par le dommage direct des fibres du myocarde accompagné d'une baisse de la contractilité.

L'insuffisance cardiaque se produit à la suite d'une maladie cardiaque qui n'atteint que secondairement le myocarde. Les mécanismes en cause comprennent le manque d'irrigation du cœur (par exemple, sténose des valvules semi-lunaires), l'incapacité du cœur à se remplir de sang (par exemple, tamponade du péricarde, péricardite constrictive ou sténose des valvules auriculo-ventriculaires) ou encore le vidage anormal du cœur (par exemple, insuffisance des valvules auriculo-ventriculaires). L'augmentation soudaine de la postcharge due à la pression systémique élevée (hypertension « maligne ») peut provoquer l'insuffisance cardiaque en l'absence d'une hypertrophie du myocarde.

Un grand nombre de facteurs systémiques peuvent contribuer au développement et à l'aggravation de l'insuffisance cardiaque. Le fort taux de métabolisme (par exemple, fièvre, thyrotoxicose), l'anoxie ou l'anémie exigent un débit cardiaque élevé pour satisfaire à la demande systémique en oxygène. L'anoxie ou l'anémie peuvent également diminuer l'apport d'oxygène au myocarde. L'acidose (respiratoire ou métabolique) et les anomalies électrolytiques peuvent affaiblir la contractilité du myocarde. Les arythmies, qui dépendent ou non de l'insuffisance cardiaque elle-même, diminuent l'efficacité de la fonction du myocarde tout entier.

■ ÉVALUATION INITIALE

Manifestations cliniques. Dans l'insuffisance cardiaque, le faible débit entraîne une irrigation réduite des tissus et des extrémités. Il en résulte des vertiges, de la confusion, de la fatigue, une intolérance à l'exercice et à la chaleur, un refroidissement des extrémités et une oligurie. La pression sanguine rénale baisse, ce qui conduit à une libération de rénine par les reins, qui en retour, entraîne la libération d'aldostérone, la rétention de sodium et d'eau, et l'augmentation du volume intravasculaire. Tous ces symptômes annoncent l'insuffisance cardiaque.

L'augmentation du volume intravasculaire est le trait dominant de l'insuffisance cardiaque globale. Dans ce syndrome, la congestion des tissus résulte de l'augmentation des pressions artérielle et veineuse et de la diminution du débit cardiaque. La pression veineuse pulmonaire élevée peut mener à la transsudation de liquide au travers des capillaires pulmonaires (œdème pulmonaire), ce qui se manifeste par de la toux et de la dyspnée. La pression veineuse systémique élevée peut conduire à l'œdème périphérique généralisé et au gain de masse. On considère ce syndrome comme une « insuffisance cardiaque rétrograde ». Chez les clients qui souffrent d'insuffisance cardiaque, les deux types de syndromes coexistent habituellement.

Les deux ventricules peuvent défaillir séparément. Puisque les débits sont synchrones, la défaillance de l'un des ventricules peut conduire à une baisse de l'irrigation tissulaire. Cependant, les types de congestion peuvent différer selon le ventricule qui est défaillant. La congestion pulmonaire prédomine lorsque le ventricule gauche est défaillant, alors que la congestion des viscères et des tissus périphériques prédomine lorsque c'est le ventricule droit qui est défaillant.

Problèmes du client et diagnostics infirmiers

Selon les manifestations cliniques, l'entrevue et le diagnostic, les plus importants problèmes du client comprennent : la baisse de l'état de conscience causée par la diminution de l'oxygénation des tissus cérébraux, la fatigue relative à la baisse de l'oxygénation des autres tissus, la dyspnée causée par l'augmentation du volume du sang circulant et la possibilité accrue de voir se produire des thrombophlébites liées à la stase dans les vaisseaux périphériques.

■ PLANIFICATION ET INTERVENTION

Objectifs

Les objectifs principaux du client comprennent :

1. L'amélioration de l'oxygénation de l'encéphale et des tissus périphériques ;
2. La diminution du volume total du sang circulant ;
3. La diminution des thrombophlébites.

Les objectifs de base du traitement des clients présentant une insuffisance cardiaque globale consistent à :

1. Assurer le repos de l'organisme pour réduire le travail du cœur ;
2. Administrer des médicaments pour renforcer l'action du cœur et, par le fait même, améliorer sa capacité de contraction et ainsi augmenter l'apport sanguin aux tissus ;
3. Éliminer l'accumulation d'eau dans l'organisme en administrant des diurétiques, en établissant un régime alimentaire et en assurant le repos.

Assurer le repos pour réduire le travail du cœur

Lorsqu'on veut diminuer le travail du cœur, il est essentiel que le client soit en état de repos physique et affectif. Le repos diminue le travail du cœur, augmente les réserves cardiaques et diminue la pression artérielle. Le repos en position de décubitus assure également la diurèse en favorisant l'irrigation des reins. De plus, le repos diminue le travail des muscles respiratoires et l'utilisation d'oxygène. Le rythme cardiaque est diminué, ce qui prolonge la période diastolique et améliore ainsi l'efficacité des contractions cardiaques. On étonnera le client en lui disant que chaque jour de repos complet soulage le cœur d'environ 25 000 contractions.

Position.   On peut surélever la tête du lit de 20 cm à 30 cm, ou on peut, dans certains cas, utiliser un fauteuil confortable. Dans cette position, le retour veineux au cœur et aux poumons est diminué (précharge), la congestion pulmonaire est soulagée et la pression du foie sur le diaphragme est minimisée. Les bras doivent être posés sur des oreillers, afin d'éliminer la fatigue qu'occasionne leur poids sur les muscles des épaules. Le client orthopnéique peut s'asseoir sur le bord de son lit, les pieds reposant sur une chaise, la tête et les bras appuyés sur la table mobile et la région lombo-sacrée soutenue par des oreillers. Lorsqu'il y a présence de congestion pulmonaire, la mise en position dans un fauteuil est préférable puisqu'elle favorise le retrait de liquide des poumons. L'œdème, qui se produit habituellement dans les différentes parties du corps, se déplace des extrémités vers les régions sacrées lorsque le client est confiné au lit.

- Il faut se rappeler que le repos au lit comporte des dangers : escarre de décubitus (spécialement chez les clients œdémateux), thrombophlébites et embolies pulmonaires. Le changement fréquent de position, les exercices respiratoires, les bas élastiques et les exercices des membres inférieurs aident à améliorer le tonus musculaire, facilitent le retour veineux au cœur et augmentent l'état de bien-être.

Soulagement de l'anxiété nocturne.   Les clients présentant une insuffisance cardiaque globale sont très souvent sujets à l'angoisse et à l'agitation nocturnes. On peut les soulager en soulevant la tête du lit et en laissant une veilleuse allumée. Pour certains clients, la présence d'un membre de leur famille peut les rassurer. On doit surveiller le client pour détecter toute irrégularité respiratoire comme la respiration de Cheyne-Stokes, phénomène pouvant survenir lors d'insuffisance cardiaque. Si une telle perturbation se présente, il est bon d'essayer les effets d'inhalation d'oxygène, faite selon prescription, tous les soirs, à l'heure du coucher. On peut administrer de l'oxygène durant la phase aiguë, afin de diminuer l'effort respiratoire et d'augmenter le bien-être du client. Le médecin peut prescrire de petites doses de morphine, lors de dyspnée extrême, et de l'hydrate de chloral pour favoriser le sommeil.

- Il est bon de se rappeler que les clients présentant une congestion hépatique ne peuvent pas lutter contre les effets toxiques des médicaments, du moins cette capacité est-elle diminuée ; toute administration de médicaments doit donc se faire avec prudence. Après une anoxie cérébrale avec, en plus, rétention d'azote, le client peut réagir très mal aux soporifiques et manifester de la confusion et de l'angoisse après leur administration. On ne doit pas appliquer des contraintes à ces clients. Les contraintes suscitent habituellement de la résistance de la part du client, ce qui augmente inévitablement le travail du cœur.

Encadré 28-4   Digitaline et glycosides cardiaques

I. Actions de la digitaline

Augmente la force et l'efficacité des contractions cardiaques :

a) Augmente le débit cardiaque en renforçant la contraction ventriculaire ;
b) Ralentit le rythme cardiaque ;
c) Diminue le volume cardiaque ;
d) Diminue la pression veineuse ;
e) Favorise la diurèse ;
f) Ralentit la fréquence ventriculaire en cas d'arythmies supraventriculaires.

II. Usages cliniques

1. Insuffisance cardiaque globale ;
2. Fibrillation auriculaire ; flutter auriculaire ;
3. Tachycardies supraventriculaires ;
4. Avant une intervention chirurgicale cardiaque.

III. Préparation

Le choix d'un médicament dépend de la vitesse de l'effet désiré, de la durée d'action espérée et de la réaction du client. Les doses recommandées varient considérablement.

Voie orale	*Voie parentérale*
Digitaline	Ouabaïne
Digitoxine	Deslanoside (Cédilanide-D)
Digoxine	Digitoxine
Lanatoside C	Digoxine (Lanoxin)
Acétyldigitoxine	
(Acylanid)	
Gitaline (Gitaligin)	

IV. Considérations infirmières et actions

Précaution spéciale : Les risques d'intoxication par la digitaline sont élevés, puisque la marge entre la posologie thérapeutique et la posologie toxique est faible. L'apparition des effets toxiques ne peut pas toujours être prévisible.

1. Surveiller les effets toxiques éventuels : l'arythmie (l'effet toxique le plus important), l'anorexie, les nausées, les vomissements, la bradycardie, la céphalée et les malaises.
2. Évaluer la réponse clinique du client par rapport au soulagement des symptômes (dyspnée, orthopnée, râles, hépatomégalie, œdème périphérique).
3. Les clients âgés peuvent mal tolérer le traitement par la digitaline. Surveiller la bradycardie et l'atteinte du fonctionnement rénal.
4. Surveiller les taux de potassium sérique chez le client qui est traité par la digitaline, et en particulier chez celui qui est traité à la fois par la digitaline et par les diurétiques. Si l'état d'équilibre du potassium n'est pas évalué et corrigé, il y a risque d'arythmies.
5. Rechercher un éventuel déséquilibre électrolytique chez les clients traités par la digitaline : lassitude, apathie, confusion mentale, anorexie, diminution de la diurèse, azotémie.
6. Les facteurs suivants peuvent augmenter la sensibilité à la digitaline : infarctus du myocarde, déplétion de potassium, maladie rénale ou hépatique, traitement par les diurétiques, diarrhée, perte d'appétit, âge avancé, anoxie et hypercapnie dans les maladies pulmonaires, acidose et alcalose.

Si le client insiste pour se lever, il doit alors être installé confortablement dans un fauteuil. À mesure que les circulations cérébrale et systémique s'améliorent, la qualité du sommeil est meilleure.

Éviter le stress.   Le repos est impossible s'il n'y a pas relâchement. La tension affective produit la vaso-constriction, élève la pression artérielle et accélère le rythme cardiaque. Afin d'aider le client à se relaxer, il faut assurer le confort physique et éviter de provoquer des situations d'angoisse et d'agitation. La période de repos doit se poursuivre de quelques jours à quelques semaines jusqu'à ce que l'insuffisance cardiaque globale soit stabilisée.

Administrer des médicaments pour renforcer le travail du cœur

Digitaline.   Les glucosides cardiaques (digitaline), les diurétiques et les vaso-dilatateurs sont à la base du traitement pharmaceutique de l'insuffisance cardiaque globale.

La digitaline augmente la force de contraction du myocarde et ralentit le rythme cardiaque. Les résultats sont : une augmentation du débit cardiaque ; une diminution du volume cardiaque, de la pression veineuse et du volume sanguin ; la diurèse, qui réduit l'œdème. Les effets d'une certaine dose de digitaline dépendent de l'état du myocarde,

de l'équilibre liquidien et électrolytique, et du fonctionnement rénal et hépatique.

Pour obtenir le plein effet du médicament, on doit donner la dose d'attaque de digitaline, et c'est le cas pour les formes plus graves d'insuffisance cardiaque globale. Autrement, on ne donne pas de dose d'attaque, mais une dose d'entretien qui est répétée quotidiennement. Dans les deux cas, on surveille attentivement le client et on ne lui donne chaque jour que la dose suffisante pour remplacer la quantité de médicament qui a été détruite ou excrétée et pour maintenir l'effet sans qu'il y ait d'intoxication. La dose optimale est la quantité qui soulage les symptômes de l'insuffisance cardiaque ou qui ralentit thérapeutiquement la réaction ventriculaire *sans causer d'intoxication*. On observe attentivement le client pour relever les signes et les symptômes d'un soulagement : atténuation de la dyspnée et de l'orthopnée, diminution des râles et soulagement de l'œdème périphérique.

Intoxication par la digitaline.   Les premiers effets d'intoxication par la digitaline sont l'anorexie, les nausées et les vomissements. Il peut y avoir altération du rythme cardiaque, surtout bradycardie, contractions ventriculaires extra-systoliques, bigéminisme (association de deux systoles) et tachycardie auriculaire paroxystique.

Tableau 28-4 Diurétiques communément utilisés

Définition : Les diurétiques sont des agents qui augmentent le débit urinaire.

Action : Dépend du fonctionnement rénal actif. La plupart des diurétiques diminuent la réabsorption des électrolytes par les reins, principalement le sodium ; ils favorisent donc la perte d'eau secondaire.
Dans le traitement de l'hypertension, l'effet d'excrétion du sodium est l'action primordiale.
Dans les états d'œdème, l'eau et les sels sont importants.

Précaution spéciale : Quelques diurétiques peuvent entraîner une déplétion électrolytique, y compris la déperdition de potassium qui est responsable de la fatigue et qui induit des arythmies. Une diurèse importante peut provoquer l'hypovolémie.

Posologie : Selon (1) la masse quotidienne du client ; (2) les signes cliniques et les symptômes ; (3) l'examen physique ; (4) l'état de la fonction rénale.

Diurétiques	Action	Rôle de l'infirmière
Thiazides et dérivés Chlorothiazide (Diuril) Hydrochlorothiazide (HydroDIURIL, Esidrix, Oretic) Méthyclothiazide (Enduron) Polythiazide (Renèse) Chlorthalidone (Hygroton) Quinéthazone (Hydromox)	Augmentent l'excrétion rénale du sodium (natriurie), du potassium, des chlorures, du bicarbonate (urine alcaline) en plus de la perte d'eau « osmotique ». Utilisés principalement dans les états d'œdème et d'hypertension. Généralement utilisés lors d'administration prolongée.	Surveiller la déplétion électrolytique. Surveiller les signes et les symptômes du déséquilibre électrolytique : hyponatrémie, hypokaliémie, alcalose hypochlorée. Des réactions inverses peuvent se produire et se manifester au niveau du tube digestif, du système nerveux central, du sang et du système cardio-vasculaire. Administrer des suppléments de potassium.
Diurétiques d'épargne potassique Spironolactone (Aldactone)	Inhibe l'action de l'aldostérone au niveau des tubules distaux et diminue la réabsorption du sodium et des chlorures. Donne des effets diurétiques graduels. Utilisée dans le traitement des cirrhoses et des œdèmes lorsque les autres diurétiques sont toxiques ou inefficaces.	Surveiller la déplétion électrolytique. Normalement utilisée en combinaison avec des diurétiques thiazides. Surveiller les effets secondaires — éruption cutanée, gynécomastie.
Triamtérène (Dyrenium)	Inhibe la réabsorption des ions sodium en échange des ions potassium et hydrogène dans les tubules distaux.	Normalement utilisé comme complément au traitement par les thiazides. Peut augmenter le taux d'acide urique du sang. Surveiller l'apparition éventuelle de nausées, de vomissements, de diarrhée, de faiblesse, de céphalée et d'éruption cutanée.
Diurétiques puissants Furosémide (Lasix) Acide éthacrynique (Edecrin)	Habituellement utilisés chez les clients qui ne réagissent pas aux diurétiques thiazides. Arrêtent la réabsorption du sodium et de l'eau au niveau des tubules rénaux et interfèrent avec la réabsorption du sodium au niveau de l'anse de Henle ascendante et à la portion proximale du tubule distal. Associés à la perte d'ions sodium, potassium, chlorures et hydrogène (urine acide). L'effet du furosémide est presque immédiat (en 5 min) lorsqu'il est administré par voie intraveineuse.	Surveiller la déplétion électrolytique ; peut entraîner une diurèse importante accompagnée d'hyponatrémie, d'hypokaliémie, d'alcalose hypochlorée et d'un collapsus cardio-vasculaire. Action puissante et rapide. Spécialement utilisés lors d'œdème aigu du poumon. Surveiller les nausées, les vomissements, la diarrhée, l'éruption cutanée, le prurit, les troubles de vision, l'hypotension posturale, les vertiges et la chute des cheveux. Le furosémide est relié chimiquement aux sulfonamides : considérer la possibilité d'allergies. Administrer tôt le matin afin d'éviter la nycturie et la perte de sommeil qui en découle.

- Avant que la digitaline ne soit donnée, on doit vérifier le rythme apical du cœur. Dès que le rythme ralentit trop ou qu'il présente des variations, on cesse le traitement et on avertit le médecin.
- Si cela est prescrit, on évalue le taux de digitaline dans le sérum avant d'administrer le médicament.

L'encadré 28-4 résume les principaux glucosides cardiaques ainsi que leurs actions et les conditions d'administration.

Traitement par les vaso-dilatateurs. Les médicaments vaso-moteurs sont d'un intérêt particulier dans le traitement de l'insuffisance cardiaque. La famille des nitrates est cliniquement la plus utilisée. Les nitrates ont un effet puissant de dilatation sur le lit veineux, alors que leur effet est moindre sur le lit systémique. En périphérie, les réserves veineuse et artérielle diminuent grandement la précharge et la postcharge. Cela permet de normaliser la fonction ventriculaire, et donc d'améliorer le débit cardiaque. Les effets secondaires sont rares.

Le tableau 28-3 résume les autres vaso-dilatateurs les plus utilisés.

Éliminer l'accumulation d'eau (traitement diurétique)

On administre les diurétiques pour favoriser l'élimination du sodium et de l'eau par les reins. Ces médicaments ne sont pas nécessaires si le client réagit bien au repos, au régime hyposodé et à la digitaline.

- Lorsqu'il y a administration de diurétiques, on les donne tôt le matin, de sorte que la diurèse n'interfère pas avec la période de sommeil de la nuit.
- On doit noter les ingesta et les excréta, puisque le client peut perdre un important volume de liquide, même après une seule administration d'un certain diurétique.
- Afin d'évaluer l'efficacité du traitement, on pèse quotidiennement les clients recevant des diurétiques, de préférence à la même heure. De plus, on procède à l'examen de la turgescence de la peau pour détecter des manifestations d'œdème ou de déshydratation. On surveille également la fréquence du pouls.

On détermine la dose en fonction de la masse quotidienne, de la condition physique et des symptômes. Le tableau 28-4 résume les diurétiques d'utilisation commune. C'est le furosémide (Lasix) qui est le plus utilisé, car il dilate les veinules, ce qui en augmente la capacité et réduit ainsi la précharge (retour veineux au cœur).

Effets secondaires. Un traitement diurétique prolongé conduit à l'*hyponatrémie* (carence en sodium sanguin) qui entraîne appréhension, faiblesse, fatigue, malaise, crampes musculaires et pouls rapide et filant.

Des diurèses importantes et fréquentes conduisent également à l'*hypokaliémie* (carence en potassium sanguin). Les signes caractéristiques sont: pouls faible, bruits cardiaques sourds, hypotension, muscles flasques, diminution des réflexes tendineux et faiblesse généralisée. Cela pose de nouveaux problèmes aux clients cardiaques puisque, parmi les complications d'hypokaliémie, il y a faiblesse marquée des contractions cardiaques et précipitation de la toxicité de la digitaline (chez les clients qui en reçoivent); ces deux complications augmentent encore plus les risques d'arythmie.

- C'est grâce à l'évaluation périodique des électrolytes qu'on peut prévenir l'hypokaliémie et l'hyponatrémie.
- Afin de diminuer le risque d'hypokaliémie et ses complications, on administre des suppléments de potassium aux clients qui reçoivent des diurétiques. Les bananes, le jus d'orange, les pruneaux, les raisins, les abricots, les dattes, les figues, les pêches et les épinards sont de bonnes sources alimentaires de potassium.

L'hyperuricémie, la déplétion volumique, l'hyperglycémie et le diabète sucré sont des problèmes également associés à un traitement diurétique.

Le client masculin âgé nécessite une surveillance continue, puisque les risques d'obstruction urétrale causée par l'hypertrophie de la prostate sont élevés dans ce groupe d'âge. On doit rechercher les signes d'une distension vésicale en palpant l'abdomen au-dessus de la vessie.

Régime alimentaire de soutien

Un régime alimentaire de soutien a pour but de diminuer le plus possible le travail du cœur et la tension musculaire, et de maintenir la bonne alimentation du client en tenant compte de ses goûts et de ses habitudes.

Régime sodique. Un régime à faible teneur en sodium est fortement conseillé pour prévenir, maîtriser ou éliminer l'œdème causé par l'hypertension ou l'insuffisance cardiaque globale. Plutôt que de parler de régime « à basse teneur en sel » ou de régime « sans sel », il est préférable de spécifier le terme sodium et d'en préciser la quantité en milligrammes. C'est souvent une source d'erreurs que de confondre sel et sodium, car le sel n'est pas du sodium à 100%; en effet, 1 g de sel ne contient que 393 mg de sodium.

Bien que le sel soit la principale source de sodium, beaucoup d'aliments naturels en contiennent des quantités variées. Ainsi, même si l'on n'ajoute pas de sel en cuisant les aliments, et même si les plats salés sont à éviter, on trouve encore environ 1 000 mg à 2 000 mg de sodium dans le régime quotidien.

Les additifs alimentaires, comme l'alginate de sodium, qui améliore la texture, le benzoate de sodium, qui agit comme préservatif, ou le phosphate disodique, qui améliore la qualité de cuisson de certains aliments, constituent d'autres sources de sodium. Il est donc nécessaire de prévenir les personnes qui suivent un régime à faible teneur en sodium de ne pas acheter de plats tout préparés et de vérifier sur les étiquettes la présence des termes « sel » ou « sodium ». Pour les régimes dont la teneur en sodium doit être inférieure à 1 000 mg, on doit utiliser du lait à faible teneur en sodium ainsi que du pain et du beurre sans sel. Il faut également éviter de prendre des médicaments en vente libre tels que les alcalinisants, les sirops contre la toux, les laxatifs, les sédatifs ou les substituts du sel, car ils contiennent du sodium ou des quantités excessives de potassium. Ces produits ne devront être achetés qu'après avoir consulté le médecin.

Encadré 28-5 Éducation du client souffrant d'insuffisance cardiaque globale

Tout client atteint de maladie cardiaque doit apprendre à régulariser ses activités selon ses réactions individuelles.

Objectif : Prévenir la progression de la maladie et le développement de l'insuffisance cardiaque globale.

Résultats escomptés

I. Vivre dans les limites de ses réserves cardiaques.
  A. Repos adéquat.
    1. Se ménager une période de repos quotidienne régulière.
    2. Réduire les heures de travail, si possible.
    3. Éviter les ennuis d'ordre affectif.
  B. Accepter le fait que l'ingestion de digitaline et la restriction de sodium seront dorénavant inhérentes à sa vie.
    1. Prendre de la digitaline tous les jours, suivant la prescription.
      a) Ne jamais prendre une autre marque de digitaline que celle qui a été prescrite.
      b) Prendre son pouls quotidiennement.
      c) Se faire un « pense-bête » pour s'assurer qu'on a bien pris les médicaments.
    2. Prendre les diurétiques selon la prescription.
      a) Se peser quotidiennement à la même heure pour dépister toute tendance à la rétention d'eau.
      b) Noter tout gain de masse supérieur à 0,9 kg en quelques jours.
      c) Reconnaître les signes et les symptômes de la déplétion potassique ; si le potassium est pris par voie orale, il faut avoir un « pense-bête » pour le diurétique.
    3. Prendre un vaso-dilatateur comme prescrit.
      a) Savoir prendre sa pression artérielle à des intervalles déterminés.

      b) Reconnaître les signes et les symptômes de l'hypotension orthostatique.
  C. Restreindre le sodium dans les limites requises.
    1. Bien connaître le régime prescrit et la liste des aliments permis et défendus.
    2. Examiner les étiquettes pour connaître le contenu en sodium (antiacides, laxatifs, remèdes contre la toux, etc.).
    3. Éviter d'ajouter du sel.
    4. Éviter tout excès de boissons et de nourriture.
  D. Reconsidérer le programme d'activités.
    1. Augmenter progressivement la marche et les autres activités sans qu'elles causent de la fatigue et de la dyspnée.
    2. En général, continuer à maintenir le même rythme d'activités, mais en évitant l'apparition des symptômes.
    3. Éviter les températures extrêmes, car elles augmentent le travail du cœur. L'air climatisé est essentiel sous un climat chaud et humide.
    4. Se rendre régulièrement chez le médecin ou à la clinique.

II. Surveiller tous les symptômes pouvant indiquer la réapparition d'une insuffisance cardiaque globale.
    1. Se souvenir des symptômes déjà ressentis lorsque la maladie s'est déclarée. La réapparition de tels symptômes est un signe de rechute.
    2. Communiquer immédiatement au médecin ou à la clinique les signes et les symptômes suivants :
      a) Augmentation de masse ;
      b) Perte d'appétit ;
      c) Dyspnée lors d'activités ;
      d) Œdème des chevilles, pieds ou abdomen ;
      e) Toux persistante ;
      f) Pollakiurie nocturne.

Lorsque le régime est trop restrictif en graisses et en sodium, le client risque de trouver les aliments insipides et il peut refuser de se nourrir. On remédie à ce problème en ajoutant une variété d'assaisonnements et d'herbes aromatiques pour rehausser la saveur et encourager le client à suivre son régime. On doit faire tous les efforts possibles pour respecter les goûts alimentaires du client.

Éducation du client

Lorsque l'insuffisance globale du client est stabilisée, on l'encourage à reprendre progressivement ses activités quotidiennes et son travail. Son mode de vie doit être aussi normal que possible. Cependant, le client doit quelquefois modifier ses habitudes, son travail et ses relations avec autrui. Toutes les activités susceptibles d'entraîner l'apparition des symptômes doivent être éliminées ou modifiées. On doit l'aider à identifier ses tensions émotionnelles et à découvrir des moyens de s'en libérer.

Trop souvent, les clients reviennent à la clinique ou au centre hospitalier en phase récurrente d'insuffisance car-diaque globale. Non seulement cela crée des problèmes psychologiques, sociologiques et financiers, mais l'impact physiologique est considérable. Des organes qui étaient normaux peuvent être définitivement lésés. Les crises répétées conduisent à la fibrose pulmonaire, à la cirrhose hépatique, à l'hypertrophie de la rate et des reins, et elles peuvent même altérer l'encéphale en raison de l'oxygénation insuffisante en phases aiguës. *L'éducation du client, sa coopération et son intérêt sont nécessaires pour mener à bien le traitement.* Plusieurs rechutes d'insuffisance cardiaque auraient pu être prévenues. Ces crises sont souvent dues à la négligence : omission des médicaments, écarts diététiques, visites médicales insuffisantes, activités physiques excessives et non-observation des symptômes. Voir l'encadré 28-5 pour les informations à donner au client.

Il faut insister sur le fait que les médications contre la toux, les alcalinisants et les autres analgésiques contiennent une assez forte quantité de sodium. Le client doit savoir qu'il ne doit pas les utiliser et aussi qu'il doit se rincer la bouche à l'eau claire après utilisation de dentifrice et de rince-bouche. Dans certaines régions, l'eau potable a une forte teneur en sodium. Le client doit s'informer du contenu de l'eau auprès du service local de santé. Pour aider les personnes âgées, dont la vue est diminuée et dont les doigts sont souvent ankylosés par l'arthrite, on doit s'assurer que les bouteilles de médicaments sont faciles à lire et à ouvrir.

L'insuffisance cardiaque globale peut être contrôlée. Le client ne doit jamais se laisser aller dans son programme de traitement. Un contrôle médical attentif des clients présentant des lésions cardiaques, le maintien de la masse à un niveau correct, la restriction du sodium, la prévention des infections, l'abstinence de café et de tabac, la pratique d'exercices physiques modérés et réguliers sont tous des facteurs importants qui aident à prévenir l'apparition de l'insuffisance cardiaque globale. La correction chirurgicale précoce des troubles valvulaires épargne le cœur et prévient l'insuffisance.

■ ÉVALUATION

Résultats escomptés

1. Améliorer l'oxygénation de l'encéphale et des tissus périphériques.
   a) Être vif et avoir la notion de l'espace, du temps, des individus.
   b) Faire des exercices sans ressentir de fatigue (voir l'encadré 28-5).
2. Diminuer le volume circulatoire total.
   a) Se peser quotidiennement.
   b) Perdre de la masse progressivement, sous surveillance médicale.
   c) Mesurer le débit urinaire.
   d) Ne plus souffrir d'œdème périphérique.
   e) Respecter le régime thérapeutique.
3. Diminuer les risques de thrombophlébite.
   a) Éviter les stations debout ou assise pendant de longues périodes de temps.
   b) Faire bouger ses extrémités si l'on doit demeurer immobile ou alité pendant de longues périodes de temps.
   c) Porter des bas élastiques.
   d) Éviter les vêtements serrés ou trop ajustés, en particulier les chaussettes ou les bas (voir également l'encadré 28-5).

Insuffisance cardiaque globale aiguë ou chronique

L'insuffisance cardiaque aiguë ou chronique exige un traitement additionnel tel que l'utilisation de vaso-dilatateurs qui augmentent le débit cardiaque en dilatant les vaisseaux périphériques et en diminuant l'*impédance* (résistance) de la systole ventriculaire gauche.

Le *nitroprussiate de sodium* est un vaso-dilatateur artériel et veineux qui entraîne une accumulation locale de sang veineux et une réduction de la résistance vasculaire périphérique. Il diminue la pression de remplissage du ventricule gauche et augmente le débit cardiaque. Il y a amélioration de la circulation rénale et de la diurèse. Ce médicament, donné par voie intraveineuse, a une action puissante et

rapide. Le débit est réglé par une pompe à perfusion ou par un régulateur à micro-gouttes, et la concentration est titrée en fonction de la pression artérielle du client. Avec ce type de médicament, il est préférable de surveiller la pression artérielle pulmonaire et le débit cardiaque par monitorage (voir aux pages 377 à 379).

- On cesse la perfusion dès que l'hypotension apparaît, on surélève les jambes et on fournit des liquides par voie intraveineuse afin d'augmenter rapidement le volume sanguin.

Les nitrates à action prolongée (dinitrate d'isosorbide) agissent directement sur les veines, favorisent la réduction de la pression de fin de diastole du ventricule gauche et atténuent la congestion pulmonaire. La pommade à base de nitroglycérine semble avoir un effet semblable. Ces médicaments ont été présentés au tableau 28-3.

La phentolamine agit principalement sur les artérioles pour augmenter le débit cardiaque. L'hydralazine, prise oralement, dilate les artérioles systémiques. La prazosine (Minipress) est un vaso-dilatateur des artérioles et des veines. On utilise ces médicaments pour diminuer l'impédance et pour augmenter le débit cardiaque des clients atteints d'insuffisance cardiaque chronique et qui sont capables de se déplacer.

□ ŒDÈME AIGU DU POUMON

Physiopathologie

L'œdème pulmonaire est l'accumulation anormale de liquide dans les poumons soit dans les espaces interstitiels, soit dans les alvéoles. L'œdème du poumon est le dernier stade de la congestion pulmonaire, dans laquelle les liquides filtrent au travers des capillaires et pénètrent dans les voies respiratoires, occasionnant une dyspnée aiguë. On se rappellera que la congestion pulmonaire survient lorsque le lit vasculaire pulmonaire reçoit une plus grande quantité de sang du ventricule droit que celle que le ventricule gauche peut contenir et éjecter. Le plus léger déséquilibre entre le remplissage du côté droit et l'éjection du côté gauche peut avoir des conséquences graves : par exemple, si, à chaque battement, le ventricule droit chasse une seule goutte de sang de plus que le ventricule gauche, en moins de 3 h, le volume sanguin pulmonaire aura augmenté de 500 mL.

L'œdème pulmonaire qui n'est pas d'origine cardiaque peut avoir plusieurs causes : inhalations toxiques, surdose de médicaments ou œdème pulmonaire d'origine nerveuse. Les soins médicaux consistent à diminuer la circulation pulmonaire et à abaisser la pression artérielle pulmonaire.

L'athérosclérose, la maladie hypertensive, les valvulopathies et les myocardiopathies sont les causes les plus fréquentes de l'œdème pulmonaire. La plupart des clients qui présentent un œdème pulmonaire souffrent de troubles cardiaques chroniques, du type de ceux qui imposent une surcharge au ventricule gauche, comme l'hypertension artérielle ou une maladie valvulaire aortique. L'apparition d'un œdème pulmonaire signifie que la fonction cardiaque est très inadéquate. Il y a augmentation de la pression de fin de

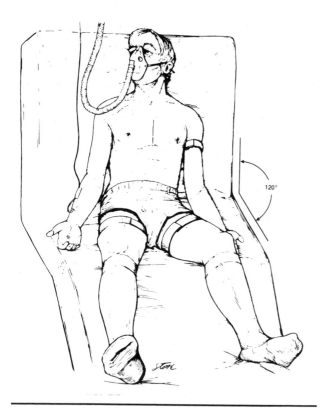

Figure 28-1   On place le client atteint d'œdème pulmonaire en position assise afin de réduire le retour veineux au cœur. L'administration d'oxygène améliore l'anoxémie artérielle et le fonctionnement cardiaque. L'application de tourniquets rotatifs amène une diminution rapide du retour veineux et il peut en résulter des améliorations cliniques importantes. (Reproduit avec la permission de Am. Fam. Physician.)

diastole du ventricule gauche et de la pression veineuse pulmonaire. Cela entraîne une augmentation de la pression hydrostatique qui produit une transsudation de liquide. Un drainage lymphatique imparfait contribue à l'accumulation de liquide dans les tissus pulmonaires.

Les capillaires pulmonaires finissent par s'engorger, en raison de l'excès de sang que le ventricule gauche n'a pu chasser, et ils ne peuvent plus retenir leur contenu. Le liquide, d'abord séreux puis sanguinolent, s'échappe dans les alvéoles adjacents à travers les bronchioles et les bronches communicantes. Il se mélange alors avec l'air, puis il est rejeté par la bouche et les narines par l'agitation respiratoire, produisant ce qu'on appelle le « râle de la mort ». À cause de cette accumulation de liquide, les poumons se raffermissent, ne peuvent plus se dilater, l'air ne peut plus pénétrer et l'anoxie se produit.

Cependant, la mort par œdème pulmonaire est évitable. Un traitement prompt et efficace peut réussir à faire avorter les attaques ; beaucoup de clients survivent à cette complication et bénéficient de mesures préventives. Heureusement, l'œdème pulmonaire ne commence pas brutalement, mais il est précédé de symptômes de congestion pulmonaire. Même une fois bien établi, l'œdème pulmonaire ne progresse pas de façon très rapide vers l'issue fatale ; son évolution peut

demander plusieurs minutes, voire quelques heures, durant lesquelles un traitement peut être mis en œuvre et se révéler efficace.

Manifestations cliniques

L'attaque typique d'œdème pulmonaire se produit la nuit, lorsque le client est couché depuis quelques heures. La position de décubitus augmente le retour veineux au cœur et favorise la résorption du liquide œdémateux des extrémités inférieures. Le sang se dilue et son volume augmente. La pression veineuse augmente et l'oreillette droite se remplit avec une rapidité croissante. Il en résulte une augmentation correspondante du débit du ventricule droit, qui peut dépasser celui du ventricule gauche. Les vaisseaux pulmonaires s'engorgent et commencent à suinter. Pendant ce temps, le client devient agité, oppressé, anxieux et ne peut dormir.

Un début soudain d'asphyxie se produit ainsi qu'une sensation effrayante de suffocation. Les mains deviennent froides et moites, les lits des ongles, cyanosés, et le teint, grisâtre. De plus, le pouls est faible et rapide, et les veines du cou sont turgescentes. La toux incessante produit une quantité croissante d'expectorations mucoïdes. Au fur et à mesure que l'œdème progresse, l'anxiété devient de plus en plus aiguë. Le client est confus et entre en état de stupeur. Il respire bruyamment et présente des râles humides. Il est presque asphyxié par le liquide sanguinolent et écumeux qui se déverse maintenant dans les bronches et la trachée. Il se noie littéralement dans ses sécrétions. Cette situation est précaire et demande une action immédiate.

Traitement

Les objectifs du traitement sont d'améliorer la ventilation et l'oxygénation, de réduire la congestion pulmonaire et d'augmenter le débit cardiaque. Les moyens suivants aident à atteindre ces objectifs.

Position du client.   Une bonne position peut aider à réduire le retour veineux au cœur.

- Placer le client en position assise, les jambes pendantes. Cela permet de diminuer le retour veineux, de réduire le débit du ventricule droit et de décongestionner les poumons.
- Placer ensuite le client en position assise au lit (*Figure 28-1*).

Oxygène.   On donne de l'oxygène à forte concentration par le masque facial pour atténuer l'anoxie et la dyspnée. On doit l'administrer avec une pression suffisamment élevée pour vaincre la barrière de pression constituée par le liquide œdémateux et pour assurer l'oxygénation du sang. Si les signes d'anoxémie persistent, on fournit l'oxygène sous pression positive intermittente ou sous pression positive continue. Si l'insuffisance respiratoire se produit malgré le traitement optimal, il faut avoir recours à l'intubation endotrachéale et à la ventilation mécanique. La pression positive de fin d'expiration est efficace pour diminuer le retour veineux, abaisser la pression capillaire pulmonaire et assurer l'oxygénation. On surveille l'oxygénation en mesurant les gaz artériels.

Morphine   On donne de la morphine par voie intra-veineuse et à petites doses pour réduire l'anxiété et la dyspnée, et pour diminuer la résistance périphérique afin que le sang venant de la circulation pulmonaire puisse être redistribué à la périphérie. Cela a pour effet de diminuer la pression des capillaires pulmonaires et d'atténuer la trans-sudation du liquide.

- On n'administre pas de morphine chez les clients atteints de troubles pulmonaires chroniques, chez les clients dont l'œdème pulmonaire est causé par un accident vasculaire cérébral ou encore lorsqu'il y a choc cardiogène.
- La dépression respiratoire est à surveiller et il faut garder disponible un agent antagoniste de la morphine, le chlorhydrate de naloxone (Narcan).

Diurétiques.   On administre du furosémide ou de l'acide éthacrynique par voie intraveineuse pour produire un effet diurétique rapide. De plus, le furosémide cause la vaso-dilatation et l'accumulation de sang veineux périphé-rique, accompagnées d'une réduction du retour veineux qui se produit avant même l'effet du diurétique. Ainsi, la dyspnée est rapidement atténuée et la congestion pulmonaire diminue. On suggère la mise en place d'une sonde vésicale à demeure puisqu'un important volume d'urine s'accumule en quelques minutes après l'administration de ce puissant diurétique.

- On doit surveiller tout signe de chute de pression artérielle, d'accélération du rythme cardiaque et de diminution du débit urinaire. De tels signes indiquent que la circulation sanguine totale ne tolère pas la diurèse.
- On doit surveiller les signes de rétention urinaire chez les clients qui souffrent d'hypertrophie de la prostate.

Aminophylline.   Lorsque le client a une respiration sifflante et que le bronchospasme semble jouer un rôle important, on doit lui donner de l'aminophylline pour atténuer les spasmes.

- Administrer l'aminophylline *très lentement* par voie intraveineuse, sinon les arythmies, la syncope et la mort subite peuvent survenir.

Tourniquets rotatifs.   L'application de tourniquets rotatifs (ou de garrots pneumatiques gonflables), aux extré-mités, diminue le retour veineux et le débit du ventricule droit, ce qui aide à décongestionner les poumons. L'effet immédiat de cette technique est équivalent au retrait de 1 000 mL de sang.

- Le client doit connaître les buts du traitement et savoir qu'il peut survenir une décoloration de la peau, au niveau des extrémités.
- Au début du traitement, on enregistre la pression artérielle, laquelle servira de base à des comparaisons ultérieures.
- On marque les pouls périphériques si le temps le permet.
- On protège la peau avec une petite serviette et on applique les tourniquets aussi haut que possible, à trois extrémités, c'est-à-dire qu'une extrémité doit rester

libre au cours de chaque période (ne jamais placer un tourniquet sur une extrémité dans laquelle une perfusion intraveineuse est introduite).
- Toutes les 15 min, on libère une extrémité de son tourniquet et on l'applique à l'extrémité libre. À chacune des extrémités, l'écoulement veineux est arrêté pendant une période de 45 min, et libre pendant 15 min. Cependant, la rotation des tourniquets se fait toutes les 5 min chez les personnes âgées ou chez celles dont la circulation sanguine est perturbée, afin de prévenir la gangrène ou d'autres complications.
- La rotation des tourniquets se déroule selon un ordre bien défini : dans le sens des aiguilles d'une montre.
- La surveillance de la pression artérielle, toutes les 2 min à 3 min, est essentielle puisque, chez certains clients, l'utilisation des tourniquets peut provoquer l'hypoten-sion.
- Après la disparition des symptômes, on enlève les tourniquets un par un et toutes les 15 min. L'arrêt simultané de tous les tourniquets peut entraîner la réapparition de l'œdème pulmonaire.
- Après avoir enlevé les tourniquets, il faut examiner chaque extrémité pour évaluer la coloration, la chaleur et la présence d'un pouls palpable.

Lorsqu'on utilise le système rotatif automatique, les garrots pneumatiques se gonflent et se dégonflent automati-quement. L'infirmière suit les directives du manufacturier pour mettre en place les garrots pneumatiques et régler la pression ; elle doit également vérifier l'existence de fuite le long du système. L'évaluation clinique du client est semblable à celle qu'on fait avec les tourniquets à rotation manuelle (voir ci-dessus).

Phlébotomie.   Lorsque le client ne réagit pas favora-blement au traitement, le retrait de 250 mL à 500 mL de sang, par une veine périphérique (phlébotomie ou veinoto-mie), peut aider à diminuer le retour veineux au cœur. La phlébotomie est surtout recommandée lorsque l'œdème pulmonaire fait suite à une hypervolémie résultant de transfusions excessives ou à l'administration d'une trop grande quantité de liquide intraveineux.

La diminution du retour veineux s'accompagne d'une diminution proportionnelle du débit du ventricule droit. En conséquence, la pression artérielle pulmonaire diminue, les vaisseaux pulmonaires se décongestionnent et les capillaires pulmonaires réabsorbent le liquide qui s'est échappé. L'œdème est disparu, le danger immédiat est passé.

Digitaline.   Afin d'améliorer la force de contraction et d'augmenter le débit du ventricule gauche, on administre au client une préparation de digitaline à action rapide. L'amélioration de la contractilité cardiaque augmente le débit cardiaque et la diurèse, et diminue la pression diasto-lique des ventricules. Ainsi, la pression des capillaires pulmonaires et la transsudation du liquide dans les alvéoles diminuent.

- C'est avec une grande prudence qu'on doit donner de la digitaline aux clients qui souffrent d'infarctus aigu du myocarde, car ils sont sensibles à la digitaline et peuvent développer une arythmie due à l'intoxication.

- On mesure le taux de potassium sérique régulièrement, car la diurèse peut avoir provoqué l'hypokaliémie. Si c'est le cas, on donne un supplément de potassium pour prévenir l'intoxication par la digitaline.
- Si le client a été traité par la digitaline, on doit cesser d'administrer le médicament jusqu'à ce qu'il n'y ait plus de risque d'intoxication.

Traitement par les vaso-dilatateurs. On utilise les vaso-dilatateurs pour réduire l'impédance du ventricule gauche. Le médicament permet un vidage ventriculaire plus complet et augmente la capacité veineuse, de sorte que la pression de remplissage du ventricule gauche soit plus faible et que la congestion pulmonaire diminue rapidement. On donne du nitroprussiate de sodium par voie intraveineuse et sa perfusion est soigneusement réglée. On fait un dosage minutieux pour garder la pression systolique artérielle au niveau recommandé et on surveille le client en mesurant la pression des artères pulmonaires (Swan-Ganz, page 377) et le débit cardiaque.

Soutien psychologique. L'anxiété et une peur extrême sont les principales caractéristiques de l'œdème pulmonaire. Ces émotions, qui sont auto-entretenues, détériorent encore plus l'état du client. Rassurer le client et lui procurer des soins infirmiers préventifs font partie du traitement.

Prévention

Comme c'est le cas dans la plupart des complications médicales et chirurgicales, il est plus facile de prévenir l'œdème pulmonaire que de le traiter. Si on veut pouvoir le reconnaître dès le début, lorsque le client ne présente que les signes et les symptômes de la congestion pulmonaire, on doit ausculter quotidiennement les poumons des clients présumément atteints. Les premiers signes de congestion pulmonaire sont la toux sèche et saccadée et la présence d'un troisième bruit cardiaque (B_3). On perçoit le mieux ce bruit à l'apex du cœur lorsque le client est allongé sur le côté gauche.

Au début, on peut corriger la situation grâce à des mesures relativement simples telles que (1) placer le client en position assise, (2) éliminer les tensions physiques et émotionnelles pour diminuer la surcharge du ventricule gauche et (3) administrer de la morphine pour réduire l'anxiété et la dyspnée.

La prévention de l'œdème pulmonaire doit commencer par la prévention de la congestion pulmonaire qui en est la cause. Voir les moyens de prévention de l'insuffisance cardiaque globale, à la page 535, et les différents aspects de l'éducation du client, à l'encadré 28-5.

En plus de cela, on soulève d'environ 25 cm la tête du lit au moyen de blocs. Il est également important d'administrer avec une extrême prudence des perfusions ou des transfusions aux clients cardiaques et aux clients âgés.

- On donne des liquides par voie intraveineuse à un rythme ralenti, le client étant en position assise et étroitement surveillé, afin de prévenir la surcharge circulatoire qui peut provoquer l'œdème aigu du poumon.

Souvent, un traitement chirurgical est nécessaire pour éliminer ou minimiser les défauts valvulaires qui limitent l'entrée ou la sortie du sang, au niveau du ventricule gauche, car ils altèrent le débit cardiaque et prédisposent le client au développement de la congestion pulmonaire et de l'œdème.

☐ ARYTHMIES

Une arythmie est un trouble clinique des battements cardiaques qui peut comprendre des perturbations de la fréquence, du rythme, ou des deux. Les arythmies sont donc des perturbations du système de conduction du cœur et non de la structure cardiaque. On identifie les arythmies selon le lieu d'origine et le mécanisme intéressé. Par exemple, une contraction ventriculaire prématurée prend naissance dans une région du ventricule, et le mécanisme du trouble est la prématurité de contraction. Les détails sur les arythmies se trouvent au chapitre 25.

Traitement par stimulateur cardiaque

Un *stimulateur cardiaque* (*pacemaker*) est un appareil électronique qui envoie des stimuli électriques répétitifs au muscle cardiaque pour maîtriser le rythme du cœur. Il déclenche et maintient le rythme cardiaque lorsque le centre cardiaque d'automatisme ne peut le faire. On utilise un stimulateur cardiaque lorsque le client souffre d'arythmies ou lorsqu'il montre des signes avant-coureurs d'arythmies qui sont responsables de troubles du débit cardiaque (comme dans les bradycardies, en particulier le bloc cardiaque complet, les tachyarythmies et les arythmies qui font suite à un infarctus du myocarde). On installe temporairement un stimulateur pour contrôler le rythme cardiaque au cours d'une opération à cœur ouvert ou durant une thoracotomie.

Composition d'un stimulateur cardiaque

Un stimulateur cardiaque comprend deux parties : (1) le générateur électronique de pulsations, qui contient le circuit et les piles servant à déclencher le signal électrique et (2) les électrodes, qui transmettent les influx au cœur. Les stimuli venant du stimulateur passent par un cathéter-électrode flexible que l'on introduit dans une veine jusqu'au ventricule droit, ou que l'on introduit directement à travers la paroi thoracique. Le générateur est habituellement implanté dans une zone sous-cutanée de la région pectorale ou axillaire, et parfois de la région abdominale.

Les générateurs sont isolés pour les protéger de l'humidité et de la chaleur du corps. Le générateur de pulsations (stimulateur cardiaque) possède : sa propre source d'énergie fournie par des piles au mercure et au zinc, dont la durée varie de trois à quatre ans ; des piles au lithium, dont la durée dépasse 10 ans ; et un stimulateur à énergie nucléaire, au plutonium 238, d'une durée d'au moins 20 ans. Il existe des stimulateurs qui sont rechargeables. Comme les piles s'épuisent (mis à part les appareils à énergie nucléaire ou les piles rechargeables), on doit remplacer périodiquement les générateurs à piles non rechargeables.

Encadré 28-6   Éducation du client porteur d'un stimulateur cardiaque

Résultats escomptés

1. Se rendre chez le médecin ou à la clinique spécialisée à des moments déterminés afin de faire vérifier le rythme du stimulateur cardiaque et son fonctionnement. Ces mesures sont particulièrement importantes durant le premier mois qui suit l'implantation.
   a) Maintenir le programme de surveillance hebdomadaire durant le mois qui suit l'implantation.
   b) Vérifier quotidiennement le pouls. Noter immédiatement toute variation du rythme, ce qui peut être un signe de mauvais fonctionnement du stimulateur.
   c) Reprendre la surveillance hebdomadaire lorsqu'on pressent que les piles s'épuisent. (Le moment de réimplantation dépend du modèle de stimulateur utilisé.)
2. Éviter que le vêtement qui recouvre la région où se trouve le stimulateur soit trop ajusté.
   a) Connaître la raison pour laquelle il y a un léger bombement au niveau de la région d'implantation.
   b) Avertir le médecin si la région devient rouge ou douloureuse.
3. Étudier les instructions du manufacturier et se familiariser avec le stimulateur.
4. Se rendre compte qu'il n'est pas nécessaire de restreindre les activités physiques, sauf les sports de contacts rudes.
5. Porter une carte ou un bracelet d'identité précisant le nom du médecin, le modèle et le numéro du modèle du stimulateur, le nom du fabricant, le rythme du stimulateur et le nom du centre hospitalier où a eu lieu l'implantation.
6. Éviter de s'approcher des fours à micro-ondes, d'un chalumeau pour soudure à arc, d'une puissante génératrice électrique, d'un cautère électrique, d'un appareillage de diathermie (bien qu'actuellement les interférences électriques ne soient pas un problème important).
7. À l'aéroport, présenter sa carte d'identité et exiger un détecteur manuel plutôt que de passer à travers le détecteur à balayage.
8. Se convaincre que l'hospitalisation est nécessaire pour un changement périodique des piles ou de certaines unités du stimulateur.

Modèles de stimulateurs cardiaques

Le modèle le plus utilisé est le stimulateur cardiaque *à la demande* (synchrone et non compétitif avec le centre cardiaque d'automatisme). On le règle sur un rythme déterminé et il stimule le cœur lorsque la dépolarisation ventriculaire naturelle ne se produit pas. Il fonctionne seulement lorsque le rythme naturel du cœur est inférieur à un certain niveau. Le stimulateur cardiaque à rythme *fixe* (non synchrone et compétitif avec le centre cardiaque d'automatisme) stimule le ventricule selon un rythme prédéterminé qui est indépendant de celui du cœur. On l'utilise moins fréquemment, sauf chez les clients qui présentent un bloc cardiaque complet et invariable.

Système de stimulateur temporaire.   Une stimulation temporaire est généralement un procédé d'urgence qui permet d'observer les effets de la stimulation sur la fonction cardiaque et de choisir le rythme de stimulation optimal pour le client avant l'implantation permanente d'un stimulateur cardiaque. On l'utilise chez les clients qui ont fait un infarctus du myocarde avec blocage de conduction, chez les clients en arrêt cardiaque avec bradycardie et asystole, ou chez certains clients en phase postopératoire cardiaque. La stimulation temporaire peut durer des heures, des jours ou des semaines jusqu'à ce que l'état du client s'améliore ou qu'on lui implante un stimulateur cardiaque permanent.

La stimulation temporaire peut se faire soit par voie endocavitaire (voie veineuse), soit par voie transthoracique jusqu'au myocarde. On introduit l'électrode (voie veineuse) sous surveillance radioscopique par une veine périphérique (brachiale, jugulaire interne ou externe, sous-clavière ou fémorale). La pointe du cathéter est placée dans l'apex du ventricule droit. Les complications les plus fréquentes qui peuvent se produire durant l'implantation du stimulateur sont l'arythmie ventriculaire et, bien moins fréquemment, la perforation du cœur. On doit disposer immédiatement d'un défibrillateur.

Soins infirmiers.   Pour compléter le circuit électrique, deux électrodes sont nécessaires. La seconde électrode peut être reliée à la surface de la peau, mais on obtient de meilleurs résultats lorsqu'un cathéter à électrodes bipolaires est utilisé, c'est-à-dire un cathéter qui place les deux électrodes au niveau du ventricule droit.

Le générateur et l'unité de contrôle du stimulateur peuvent être fixés à la taille ou au bras droit du client, en laissant suffisamment de jeu pour que le mouvement du bras ne déplace pas le cathéter. Ni les parties métalliques de la borne ni les fils du stimulateur ne doivent être exposés. Tout métal dénudé doit être recouvert de ruban non conducteur, afin de prévenir des fibrillations ventriculaires accidentelles causées par des courants dispersés. Ceux-ci peuvent facilement atteindre le cœur, s'il y a contact avec des parties exposées de métal conducteur. Des sources de courant aberrantes, provenant d'une défectuosité de l'équipement, peuvent se propager à la surface d'une peau humide et occasionner une fibrillation ventriculaire. *Il est donc important que le client soit placé dans un environnement électriquement sûr.* Tous les appareils de surveillance électronique et l'équipement électrique doivent être reliés à la terre par une prise à trois fiches introduite dans une sortie appropriée.

L'infirmière doit bien connaître les complications qui peuvent survenir durant l'intervention (page 541), ainsi que le mode d'emploi du stimulateur utilisé. On doit surveiller la veine dans laquelle on fait passer l'électrode pour déceler les risques de phlébite. De plus, il peut être nécessaire de

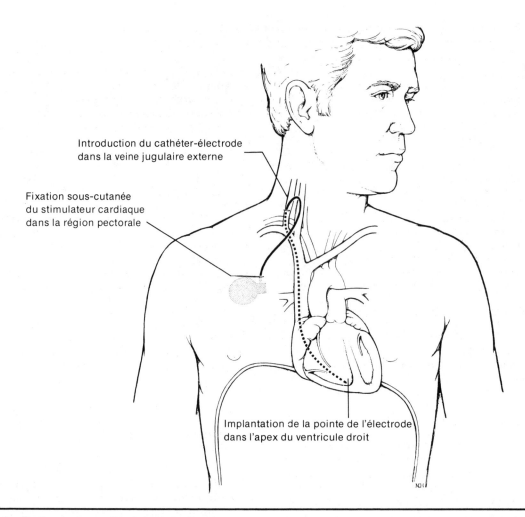

Introduction du cathéter-électrode
dans la veine jugulaire externe

Fixation sous-cutanée
du stimulateur cardiaque
dans la région pectorale

Implantation de la pointe de l'électrode
dans l'apex du ventricule droit

Figure 28-2   Traitement par stimulateur cardiaque.

changer l'amplitude de l'impulsion et de réajuster la fréquence de la stimulation comme mesure d'urgence.

Stimulateur permanent.   Pour une stimulation permanente, on fait passer l'électrode par voie endocavitaire, ou voie veineuse, jusqu'au ventricule droit et on implante le générateur sous la peau de la région pectorale droite ou gauche, ou sous la clavicule (*Figure 28-2*). Cette implantation, dite endocavitaire ou transveineuse, se fait habituellement sous anesthésie locale. Une autre méthode consiste à implanter le générateur dans la paroi abdominale. Dans ce cas, on fait passer l'électrode à travers le thorax jusqu'au myocarde où on le fixe en place. Pour cette méthode, appelée épicardiaque ou myocardiaque, il est nécessaire de faire une thoracotomie pour avoir accès au cœur. On profite souvent d'une opération à cœur ouvert pour utiliser cette méthode. On introduit une autre électrode dans le myocarde par une petite incision de la région sous-xiphoïde, ce qui ne fait qu'une lésion minime au cœur et n'exige aucune suture.

Soins infirmiers.   Après cette opération, le client est sous surveillance électrocardiographique et le rythme du stimulateur peut varier de deux à trois impulsions avant de se stabiliser. On maintient une veine ouverte par une perfusion intraveineuse, afin de combattre la déshydratation et de permettre un accès rapide à la veine en cas d'arythmie. Les informations concernant le modèle du stimulateur cardiaque, la date et l'heure de l'implantation, la localisation du générateur de pulsations, le seuil de stimulation et le rythme imposé doivent être notées au dossier du client et sur une carte à la tête du lit du client.

On surveille le point d'incision sous le pansement compressif, là ou le générateur a été implanté, pour détecter la présence de saignement, la formation d'hématome et l'infection.

On prendra les précautions habituelles pour l'appareillage électrique afin qu'il ne se produise pas de fibrillation ventriculaire. On fera appel à un technicien biomédical, à un électricien ou à une autre personne qualifiée pour s'assurer que le client est en sécurité.

Lorsque le stimulateur est implanté d'une façon permanente, le client a tendance à palper fréquemment le générateur; il faut donc le rassurer pour diminuer ses inquiétudes au sujet du stimulateur cardiaque; même s'il en comprend les avantages, il se sent dépendant, anxieux à propos des changements dans son mode de vie et conscient des ennuis causés par la modification de son image corporelle. Il faut donc avoir une attitude positive lorsqu'on lui parle. On doit l'aider et l'informer que le stimulateur améliore le débit cardiaque et qu'il lui donne, par le fait même, plus d'énergie (voir l'encadré 28-6).

Complications

Les complications associées à l'implantation des stimulateurs cardiaques peuvent se rapporter (1) à leur présence dans l'organisme et (2) à un mauvais fonctionnement. Les complications venant de la présence du stimulateur sont :

1. Une infection locale (septicémie ou formation d'hématome) au point d'incision de la veine ou dans la région sous-cutanée ;
2. Des arythmies — une activité ectopique ventriculaire due à l'irritation de la paroi ventriculaire par l'électrode (le stimulateur peut produire des arythmies déconcertantes) ;
3. Une perforation du myocarde ou du ventricule droit par le cathéter ;
4. Un arrêt brutal de stimulation causé par un seuil ventriculaire trop élevé.

Un mauvais fonctionnement peut être causé par une défaillance d'un ou de plusieurs éléments du système. La majorité des défaillances des stimulateurs proviennent d'un épuisement de la source d'énergie, principalement des piles électriques. Le client doit savoir que le générateur fonctionne avec des piles et que, lorsque celles-ci sont épuisées, il faut faire une nouvelle incision à la même place que l'ancienne. On enlève l'ancien générateur, on connecte le nouveau aux électrodes déjà en place et on le réimplante au même endroit. Cette intervention se fait sous anesthésie locale. La rupture des électrodes ainsi qu'un défaut électronique sont d'autres complications possibles.

Surveillance du stimulateur cardiaque

On a institué des services spécialisés pour surveiller les stimulateurs cardiaques des clients, vérifier les générateurs au point de vue de la puissance et du degré d'épuisement des piles, et observer la forme des pulsations émises. Toutes ces observations se font avec un système d'amplification. Grâce à un équipement spécial, on peut détecter les ruptures de fils et les troubles d'isolation. À chaque visite du client, on fait un électrocardiogramme à 12 dérivations.

Il existe maintenant une méthode de surveillance par téléphone pour évaluer le stimulateur. À l'aide d'appareils spéciaux, la tonalité donnée par le stimulateur est transmise par téléphone à un système de réception d'une clinique spécialisée. Les sons sont convertis en un signal électronique et enregistrés de façon permanente sur un tracé électrocardiographique, et le rythme du stimulateur peut être déterminé avec exactitude. L'interprétation de ces données est faite par un cardiologue ou un chirurgien du système cardio-vasculaire. Cela simplifie le diagnostic de stimulateurs défectueux ou affaiblis et rend plus facile la surveillance des clients éloignés de toute unité d'évaluation.

Progrès accomplis dans la fabrication des stimulateurs cardiaques

Stimulateurs cardiaques à rechargement externe et de longue durée. Il existe maintenant un stimulateur cardiaque dont la pile peut être rechargée extérieurement. Comme les autres types de stimulateurs, ce modèle est implanté sous la peau de la paroi thoracique ou de l'abdomen. Ses fils conducteurs (insérés l'un dans l'autre) sont introduits par une veine, de sorte qu'une extrémité se trouve dans le cœur et l'autre extrémité est rattachée à une pile. Pour recharger la pile, le client met un harnais de toile léger sur son épaule et y attache le chargeur sur la région où est implantée la pile. Le chargeur est lié à un petit module branché sur une douille électrique ordinaire. Lorsqu'on met le chargeur en marche, il se produit à travers la peau un champ électromagnétique qui ranime la cellule énergétique de la pile. Il ne faut que 90 min par semaine pour recharger la pile et cela se fait à domicile.

Stimulateurs cardiaques alimentés à l'énergie nucléaire. Chez un certain nombre de clients et dans certains centres, on procède à l'implantation de stimulateurs cardiaques nucléaires. Ce modèle nucléaire est conçu pour fonctionner pendant au moins de 15 à 20 ans. Le principe de cette source nucléaire est basé sur la thermoélectricité, c'est-à-dire la conversion directe de la chaleur en énergie électrique. Lorsqu'on soude certains métaux, ils forment un thermocouple qui, chauffé à une extrémité, produit un courant électrique. Le thermocouple du stimulateur se compose de deux alliages (cuivre-chrome et nickel-chrome) étirés en brins minces, lesquels sont tressés dans un ruban de verre. La chaleur dégagée par la désagrégation du radio-isotope nucléaire (plutonium 238) est utilisée pour réchauffer une extrémité des fils métalliques. Le courant électrique, comme dans les stimulateurs classiques, passe dans un générateur et produit les stimulations systoliques au cœur, au moyen de fils d'électrodes classiques. L'exposition à la radiation du combustible nucléaire n'est pas dangereuse.

☐ ARRÊT CARDIAQUE

L'*arrêt cardiaque* est défini comme étant l'arrêt soudain et imprévu des battements cardiaques et d'une circulation efficace. Il peut s'ensuivre un arrêt de toutes les fonctions cardiaques, ou une fibrillation ventriculaire.

Les premiers signes sont la perte de conscience immédiate et l'absence de pulsations et de bruits cardiaques audibles. La dilatation des pupilles commence dans les 45 s qui suivent, et il peut y avoir ou non des convulsions.

- Un intervalle approximatif de 4 min a lieu entre l'arrêt de la circulation et l'apparition d'altérations cérébrales irréversibles. Cependant, cela varie avec l'âge. Durant cette période, le diagnostic d'arrêt cardiaque doit être établi, et la circulation restaurée.
- *L'absence de pouls carotidien est le signe le plus sûr d'arrêt cardiaque.* On ne doit pas perdre de temps à essayer de prendre la pression artérielle ou la pulsation.

Tous les détails de la technique de réanimation se trouvent aux pages 494 à 497.

☐ CARDIOPATHIES D'ORIGINE INFECTIEUSE

Physiopathologie

L'endocarde est la couche d'endothélium qui recouvre les cavités cardiaques et le bord des valvules. La majorité des troubles qui s'y rapportent consistent en une inflammation, ou *endocardite*, pouvant être de différentes sortes. Ce sont : (1) l'endocardite rhumatismale, une des nombreuses complications du rhumatisme articulaire aigu ; (2) l'endocardite infectieuse, causée par une invasion bactérienne directe de l'endocarde et particulièrement de la portion qui recouvre les valves des valvules ; et (3) l'endocardite valvulaire, ou cardiopathie valvulaire chronique, qui affecte la structure des valvules cardiaques et qui peut être congénitale ou acquise par suite d'une endocardite rhumatismale ou bactérienne antérieure.

Lorsqu'il y a inflammation d'une partie de l'endocarde, il se forme un caillot de fibrine. Avec le temps, ce caillot se transforme en lésion ulcéreuse. La région ulcérée de l'endocarde s'épaissit, se durcit, se contracte et se déforme. Une série de végétations sur le bord des valvules, indiquant l'endroit d'érosions antérieures, marque le début de l'endocardite et est le signe avant-coureur de la cardiopathie valvulaire chronique.

Deux troubles valvulaires fonctionnels peuvent résulter de ces changements pathologiques : la sténose et la régurgitation. Dans la sténose, l'orifice valvulaire se rétrécit et ne permet plus le passage de quantités normales de sang. Dans la régurgitation, les valvules se recroquevillent, ce qui dilate l'orifice, et les valves cardiaques ne pouvant plus remplir leur fonction de fermeture permettent au sang de refluer.

Endocardite rhumatismale

Physiopathologie.   Le rhumatisme articulaire aigu est une séquelle d'une infection par des streptocoques bêta-hémolytiques de groupe A. On le considère comme une affection que l'on peut prévenir. Le symptôme prédominant du rhumatisme articulaire aigu est la polyarthrite, mais l'altération la plus grave se produit dans le cœur, où chacun des éléments de la structure cardiaque peut devenir le siège d'une réaction inflammatoire importante. Les altérations cardiaques, de même que les lésions des articulations, ne sont pas d'origine infectieuse en ce sens que les tissus ne sont pas envahis et endommagés directement par les microbes destructeurs ; elles apparaissent plutôt en réaction au *streptocoque hémolytique*. Les leucocytes sanguins s'accumulent dans les tissus endommagés et forment des nodules qui sont finalement remplacés par des cicatrices. Le myocarde est touché par ce processus inflammatoire, c'est-à-dire qu'une *myocardite rhumatismale* se développe et affaiblit temporairement la force de contraction cardiaque. Le péricarde est également atteint, c'est-à-dire qu'une *péricardite rhumatismale* se produit lors de la phase aiguë de la maladie. Habituellement, les complications myocardiques et péricardiques ne comportent pas de séquelles sérieuses ; par contre, les effets de l'*endocardite rhumatismale* sont permanents et souvent invalidants.

Manifestations cliniques.   Les premières manifestations de l'endocardite rhumatismale sont de petites végétations transparentes, ressemblant à des grains de la grosseur de la tête d'une épingle, en rangée le long des voiles valvulaires. Ces grains semblent inoffensifs et peuvent disparaître sans léser les valvules, mais, le plus souvent, ils ont des effets sérieux. Ils ne sont que le début d'un processus d'épaississement des feuillets, les rendant un peu plus courts, un peu plus épais que la normale et un peu plus ratatinés sur leurs bords, mais suffisamment pour les empêcher de fermer parfaitement l'orifice de la valvule. Il en résulte une fuite, et on parle alors de régurgitation valvulaire ; la régurgitation mitrale est le trouble le plus fréquent. Chez certains clients, les bords des feuillets de la valvule deviennent adhérents, entraînant le rétrécissement ou la sténose de l'orifice valvulaire. Un faible pourcentage de clients atteints de rhumatisme articulaire aigu peut devenir gravement malade, avec insuffisance cardiaque réfractaire, arythmie grave et pneumonie rhumatismale. Ces clients doivent être soignés dans une unité de soins intensifs.

La plupart des clients récupèrent assez vite, et leur guérison est apparemment complète. Cependant, même s'il ne présente plus de symptômes, le client garde des séquelles qui conduisent souvent à la déformation progressive des valvules. L'importance des altérations cardiaques et même leur existence peuvent ne pas être apparentes à l'examen clinique durant la phase aiguë de la maladie. Cependant, les souffles cardiaques, caractéristiques d'une sténose mitrale, de régurgitation, ou des deux, deviennent audibles à l'auscultation ; chez certains clients, on peut même les percevoir comme des « frémissements » à la palpation. Il semble que le myocarde réussisse, pour un certain temps, à compenser ces défauts valvulaires, en dépit du surplus de travail. Aussi longtemps qu'il en est ainsi, le client demeure en apparence en bonne santé. Cependant, tôt ou tard, le myocarde ne peut plus compenser, et les manifestations de la décompensation sont l'insuffisance cardiaque globale (voir à la page 531).

Traitement.   Les objectifs du traitement consistent à observer et à contrôler les manifestations d'une insuffisance cardiaque globale ou d'une péricardite (menaces à la vie), et de procurer un soulagement symptomatique de toutes les autres manifestations.

Le client atteint d'endocardite rhumatismale doit être au repos strict au lit aussi longtemps que sa température n'est pas normale et que les signes d'endocardite sont encore intenses. Par la suite, il doit rester calme jusqu'à ce que la vitesse de sédimentation globulaire (un indice juste, quoique non spécifique, de l'activité rhumatismale) revienne à la normale. On administre de fortes doses de salicylates afin de supprimer l'activité rhumatismale en freinant les manifestations toxiques, en diminuant les symptômes constitutionnels et en améliorant le bien-être général du client. Chez les clients atteints de cardite, on utilise les corticostéroïdes. Cependant, ce traitement n'a aucun effet sur l'évolution des déformations valvulaires.

Le client atteint d'endocardite rhumatismale, dont le fonctionnement des valvules est déficient, mais dont la maladie est en période de quiescence, ne requiert aucun traitement tant que le cœur réussit à pomper efficacement. Cependant, l'apparition de complications est toujours possible : crises périodiques de rhumatisme articulaire aigu, d'endocardite bactérienne, d'embolie par les végétations ou par des thrombi muraux dans le cœur et d'insuffisance cardiaque. La relation entre les valvulopathies et l'insuffisance cardiaque globale est présentée à la page 550, et son traitement, à la page 532.

Prévention.   La prévention du rhumatisme articulaire aigu se fait par : (1) la prévention des infections par les streptocoques, chez les clients rhumatisants et (2) le traitement précoce et adéquat de toute infection par les streptocoques, chez n'importe quel individu.

On administre de la pénicilline, ou tout autre antibiotique adéquat, comme mesure prophylactique continue, aux clients qui ont des antécédents de rhumatisme articulaire aigu (ou de chorée) ou à ceux qui souffrent de maladies cardiaques rhumatismales. Le client doit reconnaître et accepter le fait qu'il est un client atteint de rhumatisme articulaire aigu et qu'il peut mener une vie normale seulement s'il accepte de se soumettre à certaines contraintes. En regard de ces faits, l'infirmière a donc un rôle important dans l'éducation du client.

Les premières interventions dans la prévention des crises de rhumatisme articulaire aigu sont : (1) de reconnaître les individus atteints d'infections par des streptocoques, (2) de les traiter adéquatement et (3) d'enrayer les épidémies communautaires. Toute infirmière doit bien connaître les signes et les symptômes d'une pharyngite par des streptocoques (voir l'encadré 28-7). *L'unique méthode de diagnostic est la culture de prélèvements du pharynx.*

Endocardite infectieuse

L'*endocardite infectieuse* (bactérienne) est une infection des valvules et de la surface endothéliale du cœur, causée par une invasion directe de bactéries ou d'autres organismes qui conduisent à la déformation des valves valvulaires. Habituellement, l'endocardite infectieuse se produit sur des valvules normales. Les agents pathogènes comprennent les bactéries (streptocoque, entérocoque, pneumocoque, staphylocoque), les levures, les champignons et les rickettsies. L'agent pathogène de la forme subaiguë est habituellement *Streptococcus viridans.*

Causes.   L'endocardite infectieuse subaiguë apparaît en général chez les clients qui ont des antécédents de cardiopathie valvulaire (particulièrement les maladies cardiaques rhumatismales et le prolapsus de la valvule mitrale). Un autre facteur prédisposant est une intervention cardiaque, particulièrement lorsqu'il y a eu mise en place d'une prothèse.

L'endocardite nosocomiale apparaît le plus souvent chez des clients atteints de maladies débilitantes, chez ceux qui ont une sonde vésicale à demeure et chez ceux qui sont en traitement prolongé par les antibiotiques ou les perfusions intraveineuses. Les clients qui reçoivent un traitement par les immunodépresseurs ou par les stéroïdes peuvent faire une endocardite fongique. Donc, l'endocardite infectieuse accompagne souvent un traitement médical et chirurgical ; elle se présente de façon plus courante chez les personnes

Encadré 28-7   Prévention des cardites rhumatismales

La prévention du rhumatisme articulaire aigu est possible. En faisant disparaître le rhumatisme articulaire aigu, on élimine virtuellement la grande maladie cardiaque invalidante, la *cardite rhumatismale*. Chez les clients atteints d'infection streptococcique, l'administration de pénicilline peut prévenir presque toutes les crises primaires de rhumatisme articulaire aigu. Les signes et les symptômes d'une pharyngite streptococcique sont :
  Fièvre (de 38,9° C à 40° C) ;
  Frissons ;
  Mal de gorge (début soudain) ;
  Rougeur diffuse de la gorge avec présence d'exsudat sur l'oropharynx (peut ne pas apparaître avant la deuxième journée) ;
  Ganglions lymphatiques hypertrophiés et sensibles ;
  Douleur abdominale (plus courante chez les enfants) ;
  Sinusite aiguë et otite moyenne aiguë (peuvent être causées par le streptocoque).

âgées, probablement à cause de la diminution des réponses immunologiques aux infections, de l'altération métabolique résultant des changements qui se produisent dans leur corps vieillissant et de l'exploration instrumentale plus fréquente, surtout dans les maladies génito-urinaires. Le nombre d'endocardites par des staphylocoques est élevé chez les toxicomanes et elle atteint en grande partie des valvules normales.

Manifestations cliniques.   Le début de l'endocardite infectieuse est normalement insidieux. Les signes et les symptômes apparaissent lorsqu'il y a destruction des valvules cardiaques, embolie par des fragments de végétations, et que l'infection est intense.

Les manifestations générales comprennent de vagues malaises, de l'anorexie, une perte de masse, la toux, une douleur dorsale et des articulations douloureuses pouvant être pris pour les symptômes de la grippe. La fièvre est intermittente et légère, mais elle peut être absente chez les clients qui reçoivent un traitement par les antibiotiques ou par les corticostéroïdes, chez les clients âgés, ou chez ceux qui souffrent d'insuffisance cardiaque globale ou d'urémie. Chez certains clients, les symptômes se manifestent au niveau de la peau et des ongles. On peut noter des hémorragies linéaires (stries linéaires et hémorragiques) sous les ongles des doigts et des orteils, et des pétéchies peuvent apparaître au niveau des membranes conjonctives et muqueuses. On peut également observer dans le fond de l'œil des hémorragies dont les centres sont pâles (taches de Roth) et qui sont causées par une embolie dans la couche fibreuse du nerf optique. Les nodules d'Osler (lésions douloureuses, élevées, rouges et sensibles des coussinets des doigts et des orteils) peuvent se former ; on pense qu'ils sont secondaires à la vasculite aiguë causée par une réaction immunologique. Les lésions de Janeway sont des zones maculaires hémorragiques qui apparaissent sur les paumes des mains et sur les plantes des pieds ; on pense, aujourd'hui, qu'elles sont dues à une réaction d'hypersensibilité ou à un dépôt de complexe immun.

Les manifestations cardiaques comprennent les souffles cardiaques qui étaient absents au début. Dans la forme aiguë, il peut y avoir des souffles variés qui indiquent des altérations valvulaires causées par des végétations ou par la perforation d'une valvule ou des cordons tendineux. On peut également observer une hypertrophie du cœur ou des signes évidents d'insuffisance cardiaque globale.

Les manifestations au niveau du système nerveux central comprennent les maux de tête, l'ischémie cérébrale temporaire, des lésions neurologiques focales et des accidents vasculaires cérébraux causés par une embolie des artères cérébrales.

L'embolisation peut survenir n'importe quand et peut se manifester dans les autres organes, comme les poumons (pneumonie récurrente, abcès pulmonaires), les reins (hématurie, insuffisance rénale), la rate (douleur du quadrant supérieur gauche), le cœur (infarctus du myocarde), l'encéphale (accident vasculaire cérébral) et les vaisseaux périphériques.

Traitement.   L'objectif du traitement est d'éliminer l'agent pathogène par une posologie adéquate d'un antibiotique approprié. On isole l'agent causal par des hémocultures en série ; on le traite par un bactéricide ou par un autre médicament approprié. On donne l'antibiotique par voie parentérale dans une perfusion intraveineuse continue durant une période de quatre à six semaines. Aussi est-il important de noter sur le plan de soins la date à laquelle on a introduit l'aiguille ou la canule intraveineuse. On surveille l'efficacité du taux sérique de l'antibiotique par de nouveaux titrages. Si le sérum ne montre plus d'action bactéricide, on augmente les doses d'antibiotique ou bien on en choisit un qui soit plus efficace. Il existe de nombreux antibiotiques qu'on peut utiliser, mais la pénicilline demeure habituellement le médicament de choix.

On fait périodiquement des hémocultures pour vérifier l'évolution du traitement. On soigne l'endocardite fongique par l'amphotéricine B et on remplace la valvule.

Évaluation du traitement.   À intervalles réguliers, on surveille la température du client, car c'est grâce à elle qu'on peut déterminer l'efficacité des soins. Cependant, la température élevée peut également être causée par les médicaments. Les bactéries disparaissent dès le début d'une antibiothérapie appropriée, et le client montre alors une sensation de bien-être, un meilleur appétit, et sa léthargie diminue. C'est durant cette période que le client a le plus besoin d'aide sur le plan psychosocial, car, bien qu'il se sente mieux, il reste confiné au centre hospitalier, dépendant d'un traitement intraveineux restrictif.

Complications.   Même si le client réagit positivement aux antibiotiques, l'endocardite peut léser gravement le cœur et les autres organes. L'insuffisance cardiaque et les accidents vasculaires cérébraux irréversibles peuvent survenir avant, pendant et après le traitement. La sténose valvulaire ou la régurgitation, l'usure du myocarde et les anévrismes mycosiques sont quelques-unes des complications possibles. Une foule de complications touchant les autres organes peuvent être causées par une embolie septique ou aseptique, des réactions immunitaires ou une détérioration hémodynamique.

Intervention chirurgicale.   La possibilité de remplacer chirurgicalement une valvule a rendu plus positif le pronostic pour les clients présentant des valvules gravement atteintes. Habituellement, on excise ou on remplace une valvule dans les cas suivants : (1) insuffisance cardiaque globale, par suite d'une complication intéressant la valvule aortique ou la valvule mitrale en dépit d'un traitement médical adéquat ; (2) plusieurs phases graves d'embolie systémique et (3) infections non contrôlées, ou infections à répétition, ou encore endocardite fongique. Un grand nombre de clients qui présentent une endocardite due à une prothèse valvulaire infectée doivent subir un remplacement de valvule.

Prévention.   L'endocardite infectieuse se produit le plus souvent chez les gens qui présentent des anomalies structurales du cœur et des gros vaisseaux, en particulier dans le cas de la cardiopathie valvulaire. Tout phénomène associé aux infections temporaires peut amener les bactéries à se loger dans des valvules lésées ou anormales. *Les personnes exposées sont celles qui souffrent d'anomalies structurales du cœur et des gros vaisseaux, celles qui portent une prothèse valvulaire, celles qui ont une maladie cardiaque congénitale, une cardiopathie rhumatismale, une valvulopathie acquise, une sténose hypertrophique idiopathique ou une sténose sous-aortique.*

On recommande un traitement préventif par les antibiotiques (pénicilline seule, pénicilline et streptomycine, pénicilline et gentamicine) pour les personnes exposées. Ce traitement se fait dans les conditions suivantes :

1. Intervention dentaire causant un saignement des gencives ;
2. Intervention chirurgicale ou exploration instrumentale des voies respiratoires (amygdalectomie, adénoïdectomie, bronchoscopie) ou opération entraînant la rupture des muqueuses respiratoires ; intervention chirurgicale ou exploration instrumentale des conduits génito-urinaires (en particulier, interventions dans l'urètre, y compris le cathétérisme) ou au cours de la manipulation de la prostate ; intervention chirurgicale ou exploration instrumentale du tube digestif et de la vésicule biliaire ;
3. Opération cardiaque avec circulation extra-corporelle dans le cas d'un remplacement valvulaire. Toutes ces recommandations s'appliquent également à la période de convalescence ;
4. Interventions chirurgicales concernant des tissus infectés ou contaminés ;
5. Infections obstétricales (infections puerpérales, avortement septique).

Myocardite

La *myocardite aiguë* est un processus inflammatoire du myocarde. Le cœur étant un muscle, il dépend donc de l'état de chacune de ses fibres musculaires. Lorsque les fibres musculaires sont saines, le cœur peut fonctionner adéquatement en dépit de lésions valvulaires importantes, mais lorsque le muscle est faible, la vie est en danger.

Physiopathologie. La myocardite peut être le résultat d'un processus infectieux, spécifiquement viral, bactérien, mycosique, parasitaire, protozoaire, spirochétien, ou elle peut être produite par un état d'hypersensibilité (rhumatisme articulaire aigu). Ainsi, on peut observer la myocardite chez ceux qui ont des infections systémiques aiguës, chez ceux qui subissent un traitement immunodépresseur ou chez ceux qui souffrent d'endocardite infectieuse. La myocardite peut causer une dilatation du cœur, un thrombus mural, une infiltration des globules sanguins en circulation autour des vaisseaux coronaires et entre les fibres musculaires, et la dégénérescence des fibres musculaires.

Manifestations cliniques. Les symptômes d'une myocardite aiguë dépendent du type d'infection, de l'importance de l'altération du myocarde et de la possibilité de réparation du myocarde. Ils peuvent être légers ou absents. Le client peut se plaindre de fatigue et de dyspnée, de palpitations et de douleur précordiale intermittente. L'examen clinique révèle une hypertrophie cardiaque, des bruits cardiaques affaiblis, un rythme de galop et un souffle systolique. On peut entendre un frottement péricardique, lorsque la myocardite est associée à une péricardite. Il peut également y avoir un pouls alternant, c'est-à-dire un pouls présentant une alternance régulière de battements forts et de battements faibles. La fièvre et la tachycardie sont fréquemment présentes, de même que les manifestations d'une insuffisance cardiaque globale.

Traitement. Lorsque la cause sous-jacente est connue, on donne au client un traitement spécifique, par exemple, la pénicilline contre le streptocoque bêta-hémolytique. Les activités physiques sont restreintes afin de diminuer le travail cardiaque. En fait, le traitement est le même que celui d'une insuffisance cardiaque globale (page 532). On évalue le pouls, les bruits cardiaques et la température pour déterminer la progression éventuelle de la maladie et l'apparition d'une insuffisance cardiaque globale. Puisque les clients atteints de myocardite sont sujets à l'arythmie, on prend le pouls apical. Lorsqu'une arythmie se produit, le client doit être placé dans une unité où il sera continuellement surveillé au moyen d'un moniteur cardiaque. Ainsi, le personnel infirmier, disposant de l'équipement nécessaire, peut intervenir rapidement s'il survient une arythmie qui met en danger la vie du client.

Lorsqu'il y a évidence d'insuffisance cardiaque globale, on administre de la digitaline afin de ralentir le rythme cardiaque et d'augmenter la capacité de contraction du myocarde.

- Les clients atteints de myocardite sont sensibles à la digitaline. L'infirmière doit exercer une surveillance continuelle afin d'évaluer la présence d'intoxication par la digitaline chez le client (arythmie, anorexie, nausée, vomissement, bradycardie, céphalée, malaise).

Le port de bas élastiques et des exercices adéquats aident à la prévention de l'embolie par suite d'une thrombose veineuse et d'un thrombus mural.

Éducation du client. La prévention des maladies infectieuses, par des immunisations appropriées et par des traitements commencés très tôt, semble avoir de l'importance pour diminuer l'incidence de la myocardite. Une augmentation du volume cardiaque peut habituellement faire suite à une myocardite légère. On intensifie graduellement les activités physiques et on invite le client à noter l'apparition de tout symptôme, comme un cœur qui bat rapidement. Il doit éviter de participer à des compétitions sportives et de prendre de l'alcool.

☐ CARDIOMYOPATHIES

Le terme myopathie indique toute maladie affectant les muscles. Les cardiomyopathies sont un ensemble de troubles qui affectent les structures et les fonctions du myocarde. On utilise le terme *cardiomyopathie primitive* lorsque la cause de l'affection est inconnue. Le terme *cardiomyopathie secondaire* implique que l'état du myocarde est consécutif à une maladie connue qui se manifeste aussi en dehors du cœur. Parmi les facteurs pathogènes de la cardiomyopathie, on trouve les maladies artérioscléreuses des artères coronaires, les infections virales, l'alcoolisme, les troubles neuro-musculaires, les affections du tissu conjonctif, la dégénérescence du myocarde, le déséquilibre métabolique, la malnutrition, la vasculite, la grossesse, les agents toxiques, les médicaments et autres causes. Des recherches portant sur les fonctions cellulaires et enzymatiques, sur les agents infectieux et sur les causes immunologiques sont actuellement en cours.

Manifestations cliniques. La plupart des clients atteints d'une infection du myocarde manifestent des signes et symptômes d'insuffisance cardiaque : dyspnée à l'effort, dyspnée nocturne, toux, expectoration et faiblesse. L'examen clinique révèle des signes de congestion veineuse systémique, d'engorgement des veines jugulaires, d'œdème à godet, d'engorgement hépatique et de tachycardie. Le rythme de galop est un signe caractéristique des troubles du myocarde. On l'entend plus facilement avec le stéthoscope lorsque le client est sur le côté gauche. Cependant, l'électrocardiogramme peut être normal, même en présence d'affection du muscle cardiaque.

Traitement. Le repos (physique et moral) est la base du traitement. Le repos diminue le débit cardiaque, la pression artérielle et le volume cardiaque. Un apport de sodium réduit, la digitaline et les diurétiques font partie du traitement. (Voir aux pages 532–537 pour les soins à donner au client atteint d'insuffisance cardiaque globale.)

☐ PÉRICARDITE

La *péricardite* est l'inflammation du péricarde, sac membraneux qui enveloppe le cœur. Elle peut être causée par une maladie banale ou elle peut se développer au cours de diverses infections d'origine médicale ou chirurgicale. Les causes associées à la péricardite sont les suivantes :

1. Causes idiopathiques ou non spécifiques
2. Infections :
   - bactériennes (par des streptocoques, des staphylocoques, des méningocoques, des gonocoques, etc.);
   - virales (par des virus Coxsackie, par les agents de la grippe, etc.);

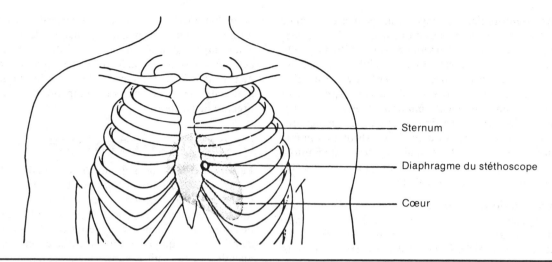

Sternum

Diaphragme du stéthoscope

Cœur

Figure 28-3 Auscultation pour déceler le frottement péricardique.

— mycosiques (par des champignons), par des rickettsies, parasitaires.

3. Troubles du tissu conjonctif : lupus érythémateux systémique, rhumatisme articulaire aigu, arthrite rhumatoïde, périartérite.

4. États d'hypersensibilité : réactions immunitaires, allergies aux médicaments, maladie sérique.

5. Maladies des tissus adjacents : infarctus du myocarde, anévrisme de dissection, maladie pleurale et pulmonaire (pneumonie).

6. Maladies néoplasiques (causées par les métastases cancéreuses venant des poumons, du sein), leucémie ; maladies causées par les rayons ; néoplasies primitives (mésothéliome).

7. Traumatismes ou blessures thoraciques ; chirurgie cardiaque ; cathétérisme cardiaque, implantation d'un stimulateur cardiaque.

8. Troubles rénaux : urémie.

Manifestations cliniques. Le symptôme caractéristique est la *douleur*, et le signe clinique est un *frottement*. La douleur est presque toujours présente dans la péricardite aiguë et elle se situe habituellement au-dessus de la région précordiale, à l'endroit où le cœur est le plus près de la paroi thoracique antérieure. La douleur peut être ressentie sous la clavicule, dans le cou et dans la région scapulaire gauche. La douleur péricardique est accentuée par la respiration, le changement de position au lit, les mouvements rotatifs du cou, et elle est soulagée en position assise. En effet, les clients préfèrent adopter une position penchée vers l'avant ou assise. La dyspnée résulte de la restriction des contractions cardiaques, ce qui provoque une diminution du débit sanguin. Le client peut paraître très malade. Très souvent, la péricardite ne se manifeste que par la fièvre et la production d'un frottement.

Recherche du frottement. Un frottement péricardique survient lorsque les surfaces péricardiques perdent leur liquide lubrifiant à cause de l'inflammation. On peut l'entendre à l'auscultation et il est synchronisé avec les battements cardiaques. La présence du frottement confirme

le diagnostic de péricardite et on doit le rechercher avec assiduité.

● Il faut placer solidement le diaphragme du stéthoscope contre le thorax et écouter à l'angle sternal gauche dans le 4e espace intercostal (*Figure 28-3*). C'est à cet endroit que le péricarde vient en contact avec la paroi thoracique gauche. Le frottement péricardique a un bruit de grattement ou de crissement. Le frottement devient plus fort en fin d'expiration et il s'entend mieux lorsque le client est assis.

Évaluation de l'infirmière. Tout en observant le client, il faut tenter de découvrir si la douleur est influencée ou non par les mouvements respiratoires, avec ou sans passage réel d'air ; par la flexion, l'extension ou la rotation de la colonne vertébrale, y compris le cou ; par les mouvements des épaules et des bras ; ou par la déglutition. L'observation de ces relations est très utile pour établir un diagnostic.

Traitement. Les objectifs portent sur la détermination des causes et sur la spécificité du traitement. Il faut également surveiller la tamponade cardiaque (compression du cœur par le liquide du sac péricardique). Le repos au lit s'impose jusqu'à ce que la fièvre, les douleurs thoraciques et le frottement péricardique disparaissent. Durant la phase aiguë, on peut administrer de la mépéridine ou de la morphine pour soulager la douleur. L'administration de salicylates atténue la douleur et active la réabsorption des liquides chez le client atteint de péricardite rhumatismale. Les corticostéroïdes sont quelquefois utilisés pour contrôler les symptômes, pour activer la résolution du processus inflammatoire du péricarde et pour prévenir la réapparition d'épanchement péricardique.

● Il faut surveiller l'éventualité d'une tamponade cardiaque, en recherchant les trois symptômes principaux : chute de pression artérielle, augmentation de la pression veineuse et bruits cardiaques faibles.

Les clients présentant des infections du péricarde sont traités par l'antibiotique choisi selon l'antibiogramme. La péricardite du rhumatisme articulaire aigu peut réagir à la pénicilline. On utilise l'isoniazide, l'éthambutol, le rifampin et la streptomycine, selon des combinaisons variées (habituellement trois médicaments au début), dans le traitement de la tuberculose compliquée de péricardite. On soigne la péricardite fongique par l'amphotéricine B, et le lupus érythémateux dissiminé par des corticostéroïdes.

Les activités du client augmentent au fur et à mesure que son état s'améliore. Cependant, il doit reprendre le repos au lit dès que la douleur, la fièvre ou le frottement réapparaissent.

Épanchement péricardique

L'*épanchement péricardique* est l'accumulation de liquide dans le sac péricardique. Il peut accompagner une péricardite et une insuffisance cardiaque globale avancée.

Manifestations cliniques. Le signe caractéristique de l'épanchement péricardique est une étendue de la matité, à la percussion, sur toute la paroi thoracique antérieure. Le client se plaint d'une sensation d'obstruction au niveau du thorax ou d'une douleur sous-sternale quelquefois mal définie.

Habituellement, le sac péricardique contient moins que 50 mL de liquide. Le liquide péricardique peut s'accumuler lentement sans symptômes apparents. Cependant, le développement *rapide* d'un épanchement peut dilater le péricarde au maximum, diminuer le débit cardiaque et le retour veineux au cœur, produisant une *tamponade cardiaque* (compression du cœur). (La tamponade cardiaque est traitée à la page 439 avec les blessures thoraciques.) Les signes comprennent une sensation d'oppression précordiale, causée par la dilatation du sac péricardique, et de la dyspnée. La pression artérielle chute et oscille. Elle est très basse à l'inspiration (*pouls paradoxal*), jusqu'au point où le pouls peut ne pas être perceptible. La pression veineuse tend à augmenter (20 cm ou plus), comme le montre la turgescence des veines du cou et l'hépatomégalie. Les bruits cardiaques deviennent faibles en intensité, et il y a présence de signes d'hypertrophie cardiaque et de compression postérieure du poumon gauche. (Voir la figure 28-4 pour l'évaluation de la tamponade cardiaque due à l'épanchement péricardique.)

- Les points importants à noter sont la chute de la pression artérielle, la réduction de la pression différentielle, l'augmentation de la pression veineuse (regarder les veines du cou) et les bruits cardiaques silencieux. *Cette situation met en danger la vie du client et demande une observation étroite et constante.*

Ponction péricardique (péricardiocentèse)

Lorsque la fonction cardiaque est sérieusement altérée, on fait une ponction péricardique afin de retirer le liquide du sac péricardique. Le but majeur est d'atténuer la tamponade cardiaque qui restreint l'action cardiaque. Durant l'opération, il est préférable que le client soit sous surveillance électrocardiographique et que la pression veineuse centrale soit prise. De plus, on doit avoir à sa portée un défibrillateur et le matériel de réanimation.

On relève la tête du lit de 45° à 60° afin de pouvoir introduire plus facilement l'aiguille dans le sac péricardique.

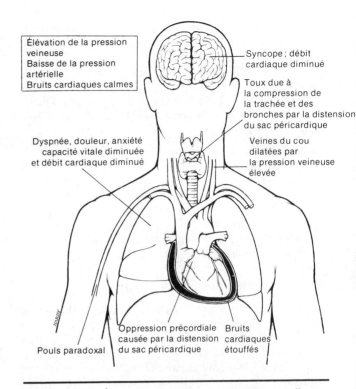

Figure 28-4 Évaluation de la tamponade cardiaque causée par l'épanchement péricardique. Effets physiopathologiques de la tamponade cardiaque.

On introduit une aiguille de gros calibre et l'on commence un lent goutte-à-goutte de solution saline ou glucosée au cas où il serait nécessaire d'administrer rapidement des médicaments ou du sang.

L'aiguille à ponction péricardique est reliée à une seringue de 50 mL par un robinet à trois voies. La dérivation précordiale V_S de l'électrocardiogramme est branchée à la garde de l'aiguille avec des pinces alligator, car le monitorage de l'oscillation électrocardiographique est utile pour déterminer si oui ou non l'aiguille a touché le myocarde. Cela est mis en évidence par une élévation du segment ST ou par la stimulation des contractions ventriculaires prématurées.

Il y a plusieurs endroits où l'on peut faire une ponction péricardique (*Figure 28-5*). On peut introduire l'aiguille dans l'angle entre le rebord costal gauche et l'appendice xiphoïde ; près de l'apex cardiaque ; à gauche du 5e ou du 6e espace intercostal, près du sternum ; ou sur le côté droit du 4e espace intercostal. Puis, lentement, on enfonce l'aiguille jusqu'à ce qu'on obtienne du liquide.

Une chute de la pression veineuse centrale associée à une élévation de la pression artérielle est un signe de soulagement de la tamponade cardiaque et le client en ressent presque toujours l'effet immédiat. S'il y a une importante quantité de liquide péricardique, on peut laisser en place un étroit cathéter pour drainer le saignement ou l'épanchement récurrent.

Il est important de surveiller le liquide sanguin durant l'opération. Le sang péricardique ne se coagule pas facilement, alors que le sang obtenu par ponction involontaire d'une des cavités du cœur se coagule. S'il y a accumulation rapide de sang, une thoracotomie et une cardiorraphie (suture du muscle cardiaque) s'imposent.

On envoie le liquide péricardique au laboratoire pour l'examen des cellules cancéreuses, la culture bactérienne, l'analyse chimique et sérologique, et le comptage cellulaire différentiel. On fait un hématocrite si le liquide contient du sang.

- Après une péricardiocentèse, le client aura besoin de surveillance électrocardiographique pour déterminer la pression artérielle, la pression veineuse et les bruits cardiaques, afin d'évaluer la réapparition possible d'une tamponade cardiaque. Une deuxième ponction est alors nécessaire. Le client doit être dans une unité de soins intensifs. Quelquefois, on traite la tamponade cardiaque par un drainage péricardique ouvert.

Péricardite constrictive chronique

La *péricardite constrictive chronique* est un état pathologique dans lequel il y a épaississement inflammatoire chronique du péricarde, de sorte que le cœur est compressé et qu'il ne peut se dilater à son volume normal. La perte hémodynamique principale est causée par un remplissage ventriculaire restreint.

Souvent, le péricarde se calcifie. La fonction du cœur est donc considérablement restreinte et cela entraîne œdème, ascite et hypertrophie hépatique. L'adhérence du cœur au péricarde peut entraîner la rétraction de la paroi thoracique à chaque battement.

Les causes de la péricardite constrictive chronique sont les infections pyogènes anciennes, les infections postvirales, la tuberculose ou un hémopéricarde.

Les signes et les symptômes sont principalement ceux d'une insuffisance cardiaque globale (voir à la page 532), mais la dyspnée à l'effort demeure le symptôme le plus important.

Le traitement chirurgical, ou péricardectomie, est le seul traitement efficace. L'objectif de cette opération est de libérer les deux ventricules de cette inflammation constrictive et restrictive. (Pour les soins infirmiers du client après une chirurgie cardiaque, voir aux pages 510 à 518.)

☐ VALVULOPATHIES ACQUISES

Le rôle des valvules est de maintenir stable l'écoulement sanguin des oreillettes aux ventricules, et des ventricules aux gros vaisseaux. Un trouble valvulaire peut altérer le fonctionnement normal des valvules par sténose (rétrécissement) de la valvule ou par un défaut de fermeture qui permet le reflux du sang (insuffisance valvulaire, régurgitation ou incompétence).

La plupart des troubles valvulaires proviennent de l'endocardite rhumatismale qui entraîne une détérioration d'une ou de plusieurs valvules cardiaques. La valvule mitrale est la plus fréquemment touchée, suivie de la valvule aortique, de la valvule tricuspide et de la valvule pulmonaire. Lorsque le muscle cardiaque garde toute sa force, l'appareil circulatoire peut s'ajuster d'une manière efficace, même si les valvules sont grandement lésées. Les détails de cet ajustement, appelés *changements compensateurs*, comprennent des modifications du rythme et de la nature des battements cardiaques, des changements sanguins, l'hypertrophie du myocarde, une redistribution du sang dans l'organisme, etc. Tous ces changements atténuent les effets indésirables d'un défaut valvulaire.

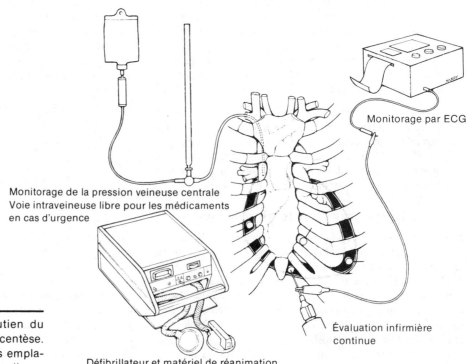

Monitorage par ECG

Monitorage de la pression veineuse centrale
Voie intraveineuse libre pour les médicaments en cas d'urgence

Évaluation infirmière continue

Défibrillateur et matériel de réanimation prêts à fonctionner

Figure 28-5 Système de soutien du client qui subit une péricardiocentèse. Les petits cercles indiquent les emplacements pour la ponction péricardique.

Syndrome du prolapsus de la valvule mitrale

Le *syndrome du prolapsus de la valvule mitrale* est un trouble des valves de la valvule qui rend celle-ci inefficace et qui cause la régurgitation valvulaire. Ce syndrome ne présente aucun symptôme, ou bien il peut progresser rapidement et entraîner une mort subite. Récemment, on l'a diagnostiqué plus fréquemment, sans doute grâce à des méthodes de diagnostic améliorées. Beaucoup d'individus en sont atteints, mais sans présenter de symptômes. On identifie souvent les symptômes durant un examen physique du cœur qui révèle un bruit cardiaque supplémentaire qu'on qualifie de « claquement mitral ». Ce claquement est le signe d'une inefficacité valvulaire accompagnée d'une interruption de l'écoulement sanguin. Ce claquement peut dégénérer en un souffle sur une longue période de temps jusqu'à ce que les valves de la valvule deviennent de moins en moins fonctionnelles. En même temps apparaissent les signes et les symptômes de l'insuffisance cardiaque, comme la régurgitation mitrale qui s'ensuit.

Les soins médicaux consistent à contrôler les symptômes associés. Quelques clients présentent des arythmies analogues à celles que la colère peut faire naître et il faut alors utiliser des agents antiarythmiques. D'autres peuvent présenter une insuffisance cardiaque légère qu'on doit traiter (voir à la page 531). Dans des stades plus avancés, il peut être nécessaire d'effectuer un remplacement de la valvule.

Il est très important de donner à ces individus des informations au sujet du traitement prophylactique par les antibiotiques avant même de commencer les interventions envahissantes qui sont systématiquement une source d'infection (par exemple, traitement dentaire, interventions gastro-intestinales ou génito-urinaires, traitement par intraveineuses, etc.). En cas de doute, on demande au client de consulter son médecin.

Sténose mitrale

La sténose mitrale est l'épaississement progressif et la contracture des valves de la valvule mitrale, avec rétrécissement de l'orifice et obstruction progressive de l'écoulement sanguin. Elle est de loin la plus commune des lésions cardiaques tardives produites par le rhumatisme articulaire aigu.

Physiopathologie. L'endocardite rhumatismale a fait adhérer les feuillets de la valvule mitrale (commissures) et, en raccourcissant les cordons tendineux, a tiré les bords des feuillets presque à la pointe des muscles papillaires, de sorte que l'orifice mitral est grandement rétréci. Normalement, on peut facilement insérer trois doigts par cet orifice, alors que dans les cas de sténose, on peut difficilement y passer un crayon à mine. La sténose mitrale n'affecte pas le ventricule gauche, mais l'oreillette gauche a beaucoup de difficulté à se vider dans le ventricule gauche par l'orifice rétréci. Il en résulte donc une dilatation et une hypertrophie de l'oreillette gauche. Puisque aucune valvule ne protège les veines pulmonaires d'un reflux du sang de cette oreillette, la circulation pulmonaire devient très congestionnée. Par suite de l'élévation anormale de la pression artérielle pulmonaire qui doit être maintenue par le ventricule droit, celui-ci est

soumis à une surcharge non fonctionnelle et finit par être défaillant.

Manifestations cliniques. Les clients atteints de sténose mitrale présentent une fatigue progressive causée par un abaissement du débit cardiaque, une dyspnée à l'effort due à l'hypertension veineuse pulmonaire, de la toux et des infections respiratoires à répétition. L'hémoptysie est un symptôme commun qui résulte également de l'hypertension veineuse pulmonaire.

Le pouls est faible et souvent irrégulier à cause de la fibrillation auriculaire de l'oreillette hypertrophiée. Cette dilatation la rend électriquement instable et il en résulte une arythmie auriculaire permanente. Les méthodes de diagnostic qui aident le cardiologue à poser un diagnostic précis sont la phonocardiographie, l'échocardiographie et le cathétérisme cardiaque accompagné d'une angiographie pour vérifier la gravité de la sténose mitrale.

Traitement. On commence l'antibiothérapie afin de prévenir les récidives rhumatismales, et l'on traite l'insuffisance cardiaque globale en limitant l'absorption de sodium et les activités, et en administrant de la digitaline. Le traitement chirurgical consiste à pratiquer une valvulotomie pour briser l'adhérence des commissures mitrales ou pour remplacer la valvule par une valvule artificielle (voir à la page 502).

Insuffisance mitrale (régurgitation)

L'insuffisance mitrale se produit lorsque la déformation et la déficience de la valvule mitrale empêchent les bords libres de se rejoindre durant la systole. Les cordons tendineux peuvent raccourcir, empêchant la fermeture complète des feuillets. Les mouvements de la valvule sont plus restreints que dans la sténose mitrale, et la calcification de la valvule est habituellement plus étendue. Chez environ la moitié des clients, la régurgitation mitrale est causée par une cardite rhumatismale chronique.

Physiopathologie. Le raccourcissement ou la déchirure d'un ou des deux feuillets de la valvule mitrale empêche la fermeture complète de l'orifice mitral pendant que le ventricule gauche se contracte pour pousser le sang dans l'aorte. Donc, à chaque battement, le ventricule gauche pousse une partie de son sang dans l'oreillette. Celui-ci s'ajoute au sang pulmonaire qui a commencé à s'écouler dans l'oreillette. Il en résulte une dilatation et une hypertrophie de l'oreillette gauche. Le reflux de sang dans le ventricule entrave l'écoulement sanguin à basse pression provenant des poumons. Les poumons se congestionnent alors et ajoutent une tension supplémentaire sur le ventricule droit. Par conséquent, toute fuite au niveau de la valvule mitrale, aussi minime soit-elle, touche toujours les deux poumons et le ventricule droit.

Manifestations cliniques. Les symptômes communs sont la palpitation, la dyspnée à l'effort et la toux dues à la congestion pulmonaire passive et chronique. Le pouls peut être régulier, mais il devient souvent irrégulier à cause des extrasystoles ou de la fibrillation qui peuvent persister indéfiniment.

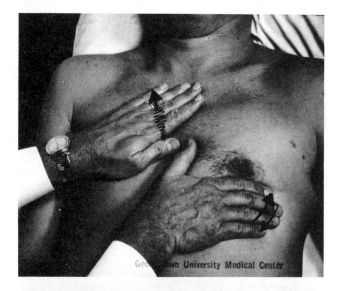

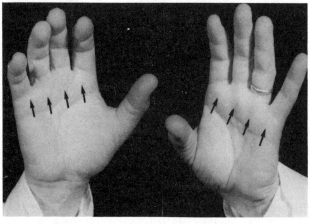

Figure 28-6 Palpation du frémissement de la sténose aortique. Le frémissement se manifeste à la base du cœur et se propage en direction de l'épaule droite et du côté droit du cou. C'est avec les paumes des mains qu'on ressent le mieux les vibrations. (*Source*: P. M. Shah et D.L. Roberts. « Diagnosis and treatment of aortic valve stenosis », dans W. P. Harvey et al. (éd.), *Current Problems in Cardiology*, Chicago, Year Book Medical Publishers, 1977. © 1977 by Year Book.)

Traitement. Le traitement médical est identique à celui de l'insuffisance cardiaque globale (page 532). Le traitement chirurgical est le remplacement de la valvule.

Sténose de la valvule aortique

La *sténose de la valvule aortique* est le rétrécissement de l'orifice entre le ventricule gauche et l'aorte. Chez l'adulte, cette sténose peut être d'origine congénitale, ou elle peut être due au rhumatisme articulaire aigu, ou à la calcification des valves de la valvule, sans qu'on en connaisse la cause. Le rétrécissement se fait progressivement sur une période de plusieurs années à plusieurs décennies.

Physiopathologie. L'obstruction de l'écoulement aortique ajoute une pression sur le ventricule gauche qui manifeste cette surtension par l'épaississement de sa paroi musculaire. Le cœur s'hypertrophie en conséquence, mais lorsque l'obstruction devient trop grave, l'insuffisance cardiaque se produit.

Les feuillets de la valvule aortique s'accolent et ferment partiellement l'orifice entre le cœur et l'aorte. Pour pallier cette obstruction à la circulation, le ventricule gauche se contracte plus lentement, mais avec plus de force, afin de faire passer le sang par ce petit orifice. C'est alors que les mécanismes de compensation commencent à défaillir et que les signes cliniques se développent.

Manifestations cliniques. Que la sténose soit modérée ou grave, le client commence à présenter de la dyspnée à l'effort, ce qui montre que le ventricule gauche lutte contre la congestion pulmonaire. Le vertige et la faiblesse se manifestent par suite d'une irrigation amoindrie de l'encéphale. L'angine de poitrine est fréquente ; elle est causée par des demandes en oxygène qui augmentent et qui sont imposées par la surcharge de travail du ventricule gauche et par l'hypertrophie du myocarde. La pression artérielle est basse et la pression différentielle est souvent réduite à cause de la diminution du débit sanguin.

Lors de l'examen clinique, on entend un souffle systolique au niveau de la région aortique. Les caractéristiques du souffle sont : basse tonalité, rude, râpeux et vibrant. Lorsqu'on pose la main sur la région aortique, on sent une vibration qui est la plus forte de tous les frémissements cardiaques, et qui peut être comparée au ronronnement d'un chat (*Figure 28-6*). Ce ronronnement est lié à la turbulence créée par le passage du sang à travers l'orifice rétréci. L'électrocardiogramme à 12 dérivations prouve l'hypertrophie du ventricule gauche.

La mesure diagnostique jugée la plus adéquate est le cathétérisme du cœur gauche. On enregistre la pression du ventricule gauche et de la base de l'aorte. La pression systolique du ventricule gauche est considérablement plus élevée que celle de l'aorte durant la systole.

Traitement. Les clients qui ont subi un traitement médical sans intervention chirurgicale risquent fort de mourir subitement. L'état de détérioration peut conduire à l'insuffisance cardiaque et à une dégénérescence rapide. Les statistiques ont montré que l'espérance moyenne de vie était de trois à quatre ans à partir du début de la syncope, de deux à trois ans à partir du début de l'angine et de 18 mois à deux ans à partir du début de la dyspnée et de l'insuffisance cardiaque.

Étant donné que les valves de la valvule aortique sont soudées, que ses feuillets deviennent rigides, cicatrisés et calcifiés lorsque l'affection est avancée, l'opération s'impose (remplacement valvulaire) afin de réparer et de restaurer le fonctionnement. (Voir également le chapitre 27 sur les soins du client qui subit une intervention chirurgicale cardiaque.)

Insuffisance aortique (incompétence ; régurgitation)

L'insuffisance aortique est causée par des lésions inflammatoires qui déforment les valves de la valvule, les empêchant d'obturer complètement l'orifice aortique durant la diastole et permettant le reflux du sang de l'aorte dans le ventricule gauche. Ce défaut valvulaire peut faire suite à une endocardite d'origine rhumatismale ou bactérienne, ou il peut être causé par une anomalie congénitale ou par des maladies entraînant la dilatation ou la déchirure de la branche ascendante de l'aorte (syphilis, spondylite rhumatoïde, anévrisme de dissection).

Physiopathologie. À cause de la fuite au niveau de la valvule aortique pendant la diastole, une partie du sang dans l'aorte, toujours sous haute pression, reflue dans le ventricule gauche qui doit s'occuper à la fois du sang provenant de l'oreillette gauche par la valvule mitrale et du sang refoulé par l'aorte. Il en résulte une dilatation du ventricule pour s'ajuster à l'augmentation du volume sanguin, une hypertrophie afin de l'expulser et une élévation de la pression artérielle systolique, causée par un accroissement de la force de contraction. Par un autre réflexe, le système cardio-vasculaire tend à s'accommoder, en relâchant les artérioles périphériques, afin de diminuer la résistance périphérique et, par le fait même, de diminuer grandement la pression diastolique.

Manifestations cliniques. La maladie est insidieuse et se manifeste en premier lieu par un battement cardiaque qui augmente de puissance. Les pulsations de l'aorte sont visibles et palpables dans la région précordiale. Les pulsations des artères du cou sont aussi marquées, la tête balance quelquefois en synchronisme avec le battement cardiaque. Tout cela est causé par le volume considérable de sang chassé du ventricule gauche hypertrophié. La dyspnée à l'effort et la fatigue surviennent. Les signes et les symptômes de l'insuffisance ventriculaire gauche (orthopnée, dyspnée nocturne paroxystique) se produisent en même temps qu'une régurgitation qui va de modérée à grave.

La pression différentielle (la différence entre la pression systolique et la pression diastolique) est considérablement augmentée. Une des caractéristiques de la maladie est la manière avec laquelle le pouls cogne le doigt avec des battements rapides et courts, puis s'affaisse soudainement (coup du marteau dans l'eau ou pouls de Corrigan). La nature de cette onde de pulsation est facilement reconnaissable à son élévation rapide et à son affaissement subit.

Diagnostic. On fait une cinéangiographie en injectant un colorant opaque à la base de l'aorte. Habituellement, on se sert d'un cathéter introduit dans l'artère fémorale. Dans la régurgitation aortique, on peut voir le passage du liquide, de l'aorte au ventricule gauche.

Le mécanisme de compensation peut demeurer excellent pendant assez longtemps, mais lorsque la dilatation du ventricule gauche se produit, une insuffisance mitrale relative survient et une série d'événements conduisent à l'insuffisance cardiaque.

Traitement. Il faut, en tout premier lieu, prévenir l'infection des valves déjà déformées. On établit une prophylaxie antimicrobienne pour toute intervention dentaire, toute forme d'exploration instrumentale et toute opération touchant le système génito-urinaire, le tube digestif inférieur, la vésicule biliaire et pour le drainage des matières infectées.

Le remplacement de la valvule aortique est le meilleur traitement, mais le moment de l'intervention est encore très controversé. (Voir, au chapitre 27, les soins à donner au client qui subit une intervention chirurgicale cardiaque.)

Lésions tricuspidiennes

La *sténose tricuspidienne* est la restriction de l'orifice de la valvule tricuspidienne due à la soudure et à la fibrose des commissures, faisant habituellement suite au rhumatisme articulaire aigu. Elle est le plus souvent associée aux troubles de la valvule mitrale.

L'*insuffisance tricuspidienne* permet la régurgitation de sang du ventricule droit dans l'oreillette droite durant la systole ventriculaire.

Manifestations cliniques. Les symptômes de la régurgitation tricuspidienne sont importants. À chaque battement, le ventricule droit pousse le sang dans deux directions : vers la valvule pulmonaire, ce qui est sa direction normale, et dans l'oreillette droite, du fait de la fuite au niveau de la valvule tricuspidienne. L'écoulement de sang veineux de la circulation systémique est menacé et se manifeste par des signes de cyanose générale et une distension de toutes les veines du corps.

Les grosses veines reçoivent une onde pulsatile semblable à celle que transmet le ventricule gauche aux vaisseaux artériels. On peut donc percevoir des pulsations au niveau du foie, qui est hypertrophié de deux à trois fois son volume normal. Les parois de l'estomac, de l'intestin, des reins et d'autres viscères abdominaux, gonflées de sang veineux, ne peuvent plus remplir adéquatement leurs fonctions et produisent les symptômes de congestion chronique passive. Les jambes et d'autres parties du corps deviennent œdémateuses. Des liquides s'accumulent dans la cavité abdominale (ascite) et dans les cavités pleurales (hydrothorax). Lorsque la compensation cardiaque est adéquate, il en résulte une amélioration de la circulation, une diminution de la congestion viscérale et la disparition presque totale des symptômes.

Traitement. Le traitement est chirurgical ; il consiste à traiter le trouble associé de la valvule mitrale, à faire une valvuloplastie tricuspidienne ou à remplacer la valvule tricuspide.

29

Les affections vasculaires et les problèmes de la circulation périphérique

☐ RAPPEL D'ANATOMIE ET DE PHYSIOLOGIE

L'irrigation, qui assure l'oxygénation et la nutrition des tissus, dépend en partie du bon fonctionnement du système cardio-vasculaire. Un pompage efficace du cœur, des vaisseaux aux propriétés adéquates et un volume sanguin normal sont les facteurs essentiels à une bonne circulation sanguine. Celle-ci subit l'influence du système nerveux ; elle dépend également de la viscosité du sang et des besoins métaboliques des tissus.

Le système vasculaire périphérique comprend la circulation systémique et la circulation pulmonaire, réunies en un système clos et branchées en série au cœur droit et au cœur gauche. Les vaisseaux sanguins fournissent des canaux extensibles qui assurent le transport du sang du cœur aux tissus, et des tissus au cœur. La contraction des ventricules assure la force motrice au mouvement du sang à travers le système vasculaire. Les *artères* distribuent le sang oxygéné du côté gauche du cœur aux tissus, tandis que les *veines* transportent le sang qui a perdu son oxygène des tissus au côté droit du cœur. Les *capillaires*, situés à l'intérieur des tissus, relient le système artériel et le système veineux ; c'est à ce niveau que s'effectuent les échanges des nutriments et des déchets métaboliques entre le système circulatoire et les tissus. Les *artérioles* constituent la liaison entre les artères et les capillaires artériels, alors que les *veinules* constituent la liaison entre les capillaires veineux et les veines. Artérioles, veinules et capillaires forment la microcirculation. La figure 29-1 représente schématiquement le système circulatoire.

Le système *lymphatique* complète la fonction du système circulatoire. Les vaisseaux lymphatiques transportent la lymphe (un liquide semblable au plasma) et le liquide interstitiel (contenant des protéines, des cellules et des débris cellulaires plus petits) des espaces interstitiels aux veines systémiques.

Anatomie du système vasculaire

Artères et artérioles.   Les *artères* sont des structures à paroi épaisse qui transportent le sang du cœur aux tissus. L'aorte, qui prend naissance à la base du ventricule gauche, mesure environ 25 mm de diamètre ; elle est le tronc d'origine de plusieurs ramifications qui, à leur tour, se divisent en vaisseaux plus petits (4 mm) lorsqu'ils atteignent les tissus ; ces derniers se subdivisent en vaisseaux plus fins (30 µm) à l'intérieur des tissus et ils prennent alors le nom d'*artérioles*.

Les parois des artères et des artérioles comprennent trois couches : la tunique interne, ou *intima*, est une fine membrane, recouverte d'une seule couche de cellules endothéliales ; elle représente une surface adéquate pour le sang en circulation. La tunique moyenne, ou *média*, assure la résistance et donne son calibre au vaisseau ; c'est une couche épaisse et forte constituée de fibres musculaires élastiques et de tissu conjonctif. La tunique externe, ou *adventice*, est une couche de tissu conjonctif qui relie les artères aux structures environnantes. Dans les grosses artères, comme l'aorte, la média donne une force considérable aux vaisseaux et leur permet de s'accommoder au débit systolique ; elle régularise l'écoulement du sang. Dans les artères de diamètre plus faible ainsi que dans les artérioles, il existe moins de tissus élastiques, et la média est constituée fondamentalement de fibres musculaires lisses.

Les fibres musculaires lisses, en se contractant et en se relâchant, contrôlent le diamètre des vaisseaux par l'intermédiaire de facteurs chimiques, hormonaux et nerveux. Cette variation du diamètre des artérioles offre une certaine résistance à l'écoulement du sang et les artérioles peuvent ainsi régulariser le volume sanguin et la pression du système artériel, et le débit sanguin vers les capillaires.

La média et l'adventice sont irriguées par des vaisseaux particuliers qui constituent la *vasa vasorum*, alors que l'intima s'alimente à même le sang du vaisseau.

Capillaires.   La paroi des capillaires est constituée d'une seule couche de cellules. Le diamètre d'un capillaire

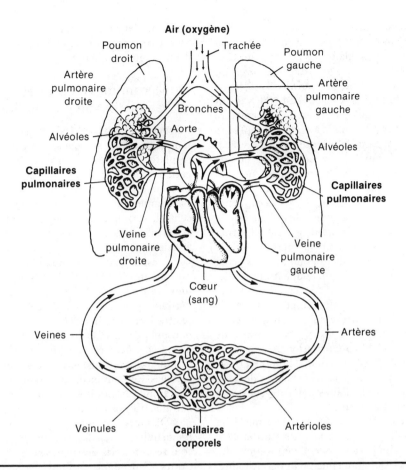

Figure 29-1 Dessin schématique de la circulation systémique. (Commencer au bas du diagramme.) Saturé de dioxyde de carbone, le sang des capillaires passe à travers les veinules et les veines jusqu'à l'oreillette droite du cœur (flèches noires). Il est poussé dans les deux poumons. Après avoir relâché le dioxyde de carbone et recueilli l'oxygène, il retourne à l'oreillette gauche du cœur (flèches en pointillés). De là, le sang est poussé à travers l'aorte dans la circulation corporelle (artères et artérioles) jusqu'à ce qu'il atteigne les capillaires corporels, où il relâche l'oxygène et recueille le dioxyde de carbone (*Source:* National Tuberculosis and Respiratory Disease Association.)

varie de 5 μm à 10 μm, ce qui explique pourquoi les globules rouges sont obligés de se déformer pour traverser ces vaisseaux. Le diamètre des capillaires varie passivement sous l'influence des résistances changeantes des vaisseaux précapillaires et postcapillaires. Un sphincter *précapillaire* est localisé à l'extrémité distale de l'artériole et contrôle ainsi l'écoulement sanguin à l'intérieur des capillaires.

Des *anastomoses artério-veineuses* permettent au sang de passer directement du système artériel au système veineux. Au niveau cutané, ces anastomoses régularisent les échanges de chaleur entre l'organisme et l'environnement.

La densité des capillaires varie d'un tissu à l'autre; le tissu osseux, par exemple, dont le métabolisme est très actif, a un réseau capillaire plus dense que le tissu cartilagineux dont le métabolisme est plus faible.

Veines et veinules. Les capillaires veineux se réunissent pour former des vaisseaux plus gros qu'on nomme *veinules*, lesquelles, à leur tour, s'unissent pour former les veines. Le système veineux a une structure semblable à celle du système artériel. Les veinules correspondent aux artérioles, les veines correspondent aux artères et la veine cave correspond à l'aorte.

Les parois des veines, par rapport à celles des artères, sont moins épaisses et moins musculeuses, bien qu'elles possèdent également trois couches.

Cette pauvreté en fibres musculaires pariétales confère à la veine un grand pouvoir de dilatation, ce qui permet de mettre en réserve de grandes quantités de sang lorsque la pression artérielle est faible. C'est pour cette raison qu'on parle des veines comme de *vaisseaux capacitatifs*. Les veines contiennent environ 75 % du volume total du sang. C'est le système sympathique qui est responsable de la vaso-constriction veineuse, laquelle diminue le volume veineux et augmente ainsi la quantité totale du sang circulant.

Contrairement aux artères, quelques veines sont munies de valvules, car, en général, elles transportent du sang à l'encontre de la force gravitationnelle, comme c'est le cas dans les membres inférieurs. Ces valvules empêchent le sang de refluer lorsqu'il est poussé vers le cœur.

Filtration capillaire et réabsorption

La paroi des capillaires permet des échanges liquidiens continus. Le liquide qui quitte les capillaires pour former le liquide interstitiel a la même composition que le plasma, sauf qu'il ne contient aucune protéine. Les pressions hydrostatique et oncotique du sang et du liquide interstitiel ainsi que la perméabilité du capillaire règlent la quantité et la direction du liquide qui s'échappe du capillaire. En général, la pression artérielle, ou pression hydrostatique, qui règne à l'extrémité du capillaire artériel est relativement élevée si on la compare à celle de l'extrémité du capillaire veineux. Cette pression force le liquide à quitter le capillaire pour se rendre au tissu. Les protéines du plasma exercent une pression osmotique qui tend à ramener le liquide interstitiel vers le capillaire, mais cette pression est moindre que la pression hydrostatique; le liquide ne peut donc pas revenir vers le capillaire. Par contre, au niveau du capillaire veineux, la pression hydrostatique étant plus faible que la pression osmotique, le liquide interstitiel peut retourner dans le capillaire. On peut considérer que presque tout le liquide interstitiel retourne au capillaire, sauf une très petite quantité qui devra gagner la circulation lymphatique. Celle-ci est constituée de capillaires qui convergent vers des vaisseaux lymphatiques traversant des ganglions avant de se jeter dans la circulation veineuse au niveau des veines sous-clavières droite et gauche. Tous ces mécanismes de filtration, de réabsorption et de circulation lymphatique permettent de maintenir un certain volume liquidien tissulaire et de débarrasser les tissus de leurs déchets et de leurs débris. La perméabilité des capillaires demeure constante lorsque les conditions sont normales.

Par contre, si les conditions deviennent anormales, la filtration hors des capillaires excède la réabsorption et le retour lymphatique. Il en résulte une détérioration des parois des capillaires, ce qui en augmente la perméabilité, empêche le drainage lymphatique, augmente la pression veineuse et diminue la pression osmotique des protéines plasmatiques. C'est cette accumulation de liquide dans les tissus qu'on appelle *œdème*.

Résistance hémodynamique

La résistance vasculaire périphérique est la force que les vaisseaux sanguins opposent au sang.

$$R = \frac{8\eta L}{\pi r^4} \quad \text{où :}$$

R = résistance
r = rayon du vaisseau
L = longueur du vaisseau
η = viscosité du sang
8/π = constante

En examinant cette équation, on voit que la résistance est proportionnelle à la viscosité du sang et à la longueur du vaisseau, mais inversement proportionnelle au rayon du vaisseau à la puissance quatre.

Le facteur le plus important à déterminer est le rayon du vaisseau. De petites variations du rayon entraînent des changements importants de la résistance. C'est au niveau des artérioles et des sphincters précapillaires que les vaisseaux subissent les plus grandes variations de rayon. La résistance circulatoire totale est appelée *résistance vasculaire systémique*.

Dans des conditions normales, la viscosité du sang et la longueur du vaisseau ne changent pas énormément. Ces facteurs ne jouent donc pas un rôle important dans le débit sanguin. Cependant, une forte augmentation de l'hématocrite peut accroître la viscosité du sang et réduire ainsi le débit sanguin capillaire.

Mécanismes de régulation de la vascularisation périphérique

Puisque les besoins métaboliques tissulaires varient constamment, même au repos, il est nécessaire qu'un système régulateur intégré et coordonné existe pour adapter l'irrigation d'une région donnée en fonction de ses besoins. Comme on peut s'y attendre, ce mécanisme de régulation est complexe et il est sous l'influence du système nerveux central, des hormones et des composés chimiques qui circulent, mais il ne dépend pas de l'action de la paroi artérielle même.

C'est le système sympathique (adrénergique), dont le médiateur est l'hypothalamus, qui joue le rôle le plus important dans la régulation du calibre des vaisseaux périphériques et, partant, du débit sanguin. Les artères sont relativement très innervées par le sympathique qui est responsable de la vaso-constriction par l'intermédiaire de la noradrénaline. Cette activité du sympathique dépend d'un certain nombre d'agents de stress physiologiques et psychologiques. Certains médicaments ainsi que la sympathectomie, en faisant disparaître l'action du système sympathique, entraînent la vaso-dilatation.

D'autres hormones, comme l'*adrénaline*, sécrétée par les médullo-surrénales, agissent comme la noradrénaline et sont responsables de la constriction des vaisseaux périphériques. Cependant, en faibles concentrations, l'adrénaline cause la dilatation des vaisseaux des muscles squelettiques, du cœur et de l'encéphale. La vaso-constriction artérielle est causée par l'*angiotensine*, substance formée de rénine synthétisée par les reins et d'une protéine sérique. Bien que la concentration sanguine en angiotensine soit faible en général, ses effets vaso-constricteurs sont importants dans certains états physiopathologiques, comme l'insuffisance cardiaque globale et l'hypovolémie.

Des troubles locaux de la circulation sont causés par un certain nombre de substances sanguines aux propriétés vaso-motrices. L'histamine, la bradykinine et certains métabolites musculaires sont des vaso-dilatateurs. Une diminution d'oxygène et de nutriments ainsi que des variations du *p*H peuvent affecter la circulation. La sérotonine, qui est libérée par les plaquettes sanguines, est un vaso-constricteur. La chaleur, appliquée sur la peau, entraîne la vaso-dilatation locale, alors que le froid entraîne la vaso-constriction.

☐ PHYSIOPATHOLOGIE DU SYSTÈME VASCULAIRE

Les maladies vasculaires périphériques sont causées par une diminution de la circulation dans les vaisseaux périphériques. Les effets physiologiques d'une mauvaise circulation sanguine dépendent de l'importance des demandes du tissu en oxygène et en nutriments. Si les besoins tissulaires sont importants, une réduction même légère de la circulation peut ne pas maintenir l'intégrité des tissus; ceux-ci deviennent

Tableau 29-1 Manifestations cliniques de la maladie vasculaire périphérique

Insuffisance artérielle (*embolie*)	Insuffisance veineuse (*thrombose*)
Aiguë	
1. Douleur sérieuse et aiguë	1. Douleur sérieuse, de modérée à aiguë
2. Extrémité froide et pâle	2. Peau chaude; peut être marbrée, pâle ou cyanosée
3. Diminution ou perte des sensations et de la fonction motrice	3. Aucune déficience nerveuse significative
4. Absence de pulsations en aval de l'embole	4. Pulsations présentes ou diminuées
5. Affaissement des veines	5. Veines remplies lorsque les jambes sont pendantes
6. Absence d'enflure (à moins que l'ischémie ne soit très avancée)	6. Habituellement, enflures modérées à importantes et sensibilité sur les veines et les muscles
Chronique	
1. Au repos, la claudication intermittente devient douloureuse et est accompagnée d'une ischémie grave	1. Douleur, sensation de lourdeur, crampes musculaires
2. Extrémité fraîche, pulsations distales diminuées	2. Veines superficielles proéminentes; pieds généralement chauds
3. Guérison retardée des lésions mineures	3. Pigmentation et œdème à la partie inférieure de la jambe
4. Atrophie de la peau et chute des cheveux	4. Desquamation, épaississement et cicatrisation de la peau
5. Pâleur du membre en position relevée Rubor du membre en position déclive	5. Ulcération autour de la cheville
6. Ulcération, gangrène superficielle	

Source: A.M. Harvey (dir.). *The Principles and Practice of Medicine*, 20ᵉ éd. New York, Appleton-Century-Crofts, 1980.

ischémiques, mal nourris et finissent par mourir si la circulation sanguine ne revient pas à la normale.

Insuffisance cardiaque. Si l'action de pompage du cœur est inefficace, la circulation périphérique devient inadéquate. L'insuffisance du cœur gauche produit un mauvais drainage de la circulation pulmonaire et une diminution du débit cardiaque, ce qui rend la circulation artérielle tissulaire inadéquate. L'insuffisance du cœur droit cause la congestion veineuse systémique et une réduction du retour veineux.

Détérioration des vaisseaux. Des athéromes, des thrombi et des emboles peuvent obstruer les artères. Les traumatismes chimiques ou physiques ainsi que les infections ou les inflammations peuvent causer des lésions ou des obstructions subséquentes. Ainsi, une obstruction artérielle soudaine provoque fréquemment une ischémie tissulaire profonde et irréversible, et la mort. Lorsque l'obstruction se développe graduellement, il est plus fréquent de voir naître de nouveaux vaisseaux pour remplacer ceux qui sont détériorés; il se forme alors une circulation collatérale.

Le ralentissement de la circulation veineuse peut être dû à un thrombus, à des valvules veineuses inefficaces ou à une diminution de l'activité de pompage des muscles environnants. Un blocage de la circulation veineuse entraîne une augmentation de la pression veineuse, une augmentation subséquente de la pression hydrostatique des capillaires et une filtration liquidienne causant un œdème. Les tissus œdémateux ne peuvent être nourris adéquatement et sont plus sujets à des détériorations ou à des infections.

L'œdème peut également être causé par une obstruction des vaisseaux lymphatiques résultant d'une tumeur ou d'une lésion provenant d'un traumatisme physique ou d'une inflammation.

☐ ÉVALUATION DE L'INSUFFISANCE CIRCULATOIRE DES EXTRÉMITÉS

Bien que les maladies vasculaires périphériques soient variées, tous les clients qui en souffrent présentent une ischémie et, par conséquent, des symptômes communs. La gravité et la nature de ces symptômes dépendent du type, du stade et de l'étendue de la maladie, de même que de la rapidité avec laquelle se développe le trouble. Le tableau 29-1 présente les caractères distinctifs des insuffisances artérielles et veineuses.

Douleur. Les malades qui souffrent d'une insuffisance artérielle périphérique ressentent une vive douleur, analogue à celle qui est causée par une crampe, au niveau des extrémités après une activité ou un exercice. Cette douleur, qu'on appelle *claudication intermittente*, semble être causée par une accumulation de métabolites dans les tissus ischémiques, laquelle produit des spasmes. La douleur s'estompe au moment du repos, c'est-à-dire lorsque les besoins métaboliques des muscles diminuent. On peut contrôler l'évolution de la maladie en évaluant l'effort que peut fournir le client ou la distance qu'il peut parcourir avant que la douleur ne survienne. Lorsque la douleur se produit au moment du repos, c'est alors un signe d'insuffisance artérielle grave ou d'une maladie veineuse très avancée.

On peut localiser la maladie à partir de l'endroit où se manifeste la claudication. Une douleur au mollet peut indiquer un ralentissement de la circulation dans l'artère fémorale superficielle, alors qu'une douleur dans la cuisse peut provenir d'une obstruction de l'artère pelvienne.

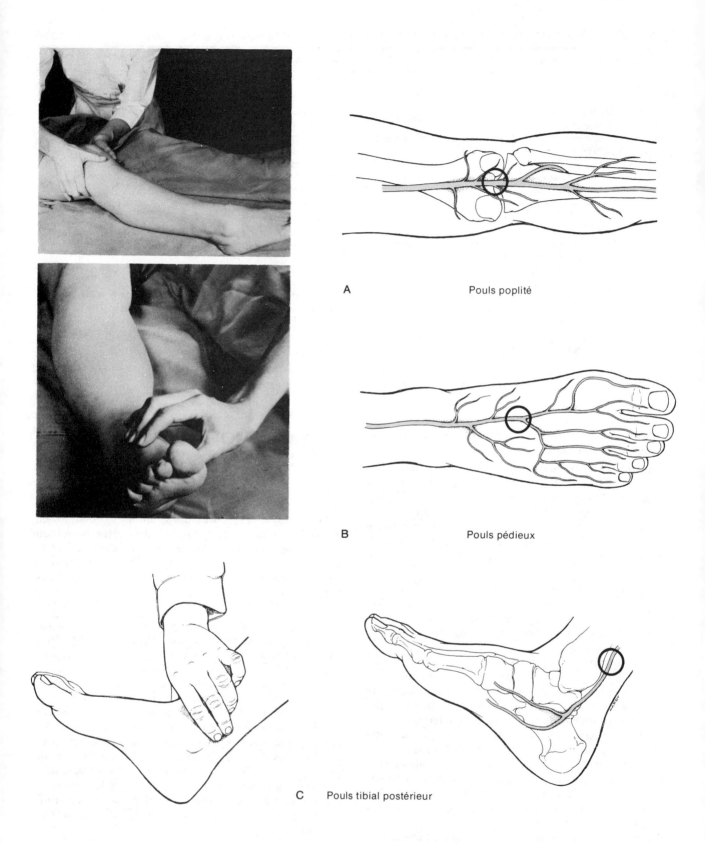

A   Pouls poplité

B   Pouls pédieux

C   Pouls tibial postérieur

Figure 29-2   Prise du pouls périphérique. (Photographies : S. Ajemian. « Bypass grafting for femoral artery occlusion », *American Journal of Nursing*, 67, p. 565.)

Encadré 29-1 Objectifs thérapeutiques et soins infirmiers du client souffrant de problèmes vasculaires périphériques

A. Améliorer la circulation artérielle :
1. Abaisser les extrémités au-dessous du niveau du cœur ;
2. Encourager à marcher modérément et à faire des exercices progressifs ;
3. Faire des exercices posturaux actifs (exercices de Buerger-Allen).

B. Réduire la congestion :
1. Élever les extrémités au-dessus du niveau du cœur ;
2. Éviter les stations debout et assise pendant de longues périodes ;
3. Marcher pour activer la « pompe musculaire ».

C. Améliorer la vaso-dilatation et prévenir la compression vasculaire :
1. Maintenir une température chaude et éviter les refroidissements ;
2. Diminuer l'usage du tabac ou, mieux, cesser de fumer ;
3. Éviter les bouleversements émotionnels et les sources de stress ;

4. Éviter de porter des vêtements trop ajustés et des accessoires trop serrés ;
5. Éviter de croiser les jambes ;
6. Prendre des vaso-dilatateurs ;
7. Prendre des adrénolytiques ;
8. Subir une sympathectomie, comme moyen ultime.

D. Soulager la douleur :
1. Améliorer la circulation ;
2. Prendre des analgésiques.

E. Prévenir les blessures et l'infection, et accélérer la guérison :
1. Éviter toute blessure des extrémités ;
2. Porter des chaussures protectrices et des coussinets sur les régions où s'exerce une pression ;
3. Pratiquer une hygiène rigoureuse : se laver avec un savon neutre, appliquer des lotions corporelles et se couper soigneusement les ongles ;
4. Éviter les égratignures ou les frottements vigoureux ;
5. Bien s'alimenter.

Changements de l'apparence de la peau et variation de la température. Une circulation sanguine normale réchauffe les extrémités en leur donnant une coloration rosée, alors qu'une circulation inadéquate les refroidit et les rend pâles. Une réduction encore plus poussée de la circulation, comme c'est le cas lorsqu'on lève les membres, conduit à une apparence plus claire et plus blanche. Une coloration violacée (rubor) peut apparaître et c'est alors un signe de détérioration grave des artères périphériques qui dénote que ces vaisseaux sont incapables de se contracter et qu'ils demeurent dilatés. La *cyanose*, coloration bleutée de la peau, se produit lorsqu'il y a une réduction de la quantité d'oxyhémoglobine.

La perte des cheveux, les ongles cassants, la peau sèche et écaillée, atrophiée et ulcérée sont d'autres signes d'une réduction nutritionnelle chronique. L'œdème peut être bilatéral ou unilatéral. La transformation en gangrène apparaît après une ischémie grave et prolongée, et elle représente la mort et la nécrose des tissus.

Pulsations. Il est important, pour évaluer l'état de la circulation artérielle périphérique, de déterminer la qualité du pouls périphérique lorsqu'il est palpable (*Figure 29-2*). Le pouls périphérique peu palpable est un signe d'artériopathie oblitérante. Lorsqu'il est absent à la palpation, on emploie l'appareil de Doppler pour détecter l'écoulement périphérique.

Angiographie. C'est par radiographie qu'on obtient des informations sur l'état anatomique des vaisseaux périphériques. On injecte une substance de contraste directement dans le système vasculaire et on observe les vaisseaux au fur et à mesure qu'elle y circule. On arrive ainsi à localiser les obstructions vasculaires ainsi que les anévrismes et l'existence d'une circulation collatérale. En général, le client ressent de la chaleur au moment de l'injection de la substance de contraste, et une irritation locale au point d'injection peut se produire. Il est rare que le client montre une allergie à l'iode contenu dans la substance de contraste. Cette réaction peut se produire immédiatement après l'injection ou lorsque le client retourne à sa chambre. Il peut également apparaître de la dyspnée, des nausées, des vomissements, des sueurs, de la tachycardie et des engourdissements des extrémités. On doit rapporter immédiatement ces réactions. Le traitement consiste en l'administration d'adrénaline, d'antihistaminiques ou de stéroïdes.

Problèmes du client et diagnostic infirmier

Les problèmes qui surviennent le plus fréquemment sont les suivants : l'ischémie, causée par un ralentissement de la circulation périphérique ; la détérioration latente de l'intégrité tissulaire, en relation avec l'ischémie ; le non-respect du programme de réadaptation, dû à un manque d'informations et à une non-acceptation de la nécessité de changer de mode de vie.

☐ PLANIFICATION ET INTERVENTION

Objectifs

1. Augmenter l'apport de sang artériel aux extrémités ;
2. Diminuer la congestion veineuse ;
3. Améliorer la vaso-dilatation ;
4. Faire disparaître la douleur ;
5. Ramener l'intégrité des tissus et la maintenir ;
6. Faire respecter le programme de réadaptation.

L'encadré 29-1 résume les soins donnés à un client souffrant de maladies vasculaires périphériques.

Moyens d'améliorer la circulation et de réduire la congestion veineuse

On améliore la circulation artérielle d'une région du corps en la plaçant à un niveau inférieur à celui du cœur. Pour les membres inférieurs, on relève la tête du lit de 15 cm, ou on fait asseoir le client, ses pieds reposant sur le plancher. La marche ou d'autres exercices modérés et progressifs sont à recommander, car l'exercice musculaire favorise le développement d'une circulation collatérale. On détermine la quantité d'activités en fonction de la douleur ressentie. Le début d'une souffrance est un signe que les tissus manquent d'oxygène et que le client doit prendre du repos avant de continuer son activité.

En cas d'insuffisance veineuse, le client doit élever le plus possible ses jambes au-dessus du niveau du cœur, afin d'améliorer le retour veineux et d'empêcher la stase veineuse. Il doit éviter de rester debout ou assis durant de longues périodes. La marche aide le retour veineux en augmentant l'activité de la « pompe musculaire ». Au lit, le client doit avoir les pieds élevés, ou on lève le pied du lit avec des blocs.

Pour ceux dont les troubles circulatoires se situent au niveau des membres inférieurs, on peut leur prescrire les *exercices de Buerger-Allen* qui consistent à placer les extrémités dans trois positions : jambes élevées, jambes pendantes, puis jambes horizontales. Le client est couché à plat sur le lit, les jambes élevées au-dessus du niveau du cœur durant 2 min à 3 min. Puis le client s'assoit au bord du lit, les jambes relâchées et pendantes, et il fait des exercices de pieds et d'orteils (vers le haut et vers le bas, vers l'intérieur et vers l'extérieur) durant 3 min. Pour terminer, le client se remet à plat sur le lit, les jambes situées au même niveau que le cœur et recouvertes pour conserver la chaleur durant 5 min. La durée de chaque exercice peut varier. La douleur et les changements de coloration indiquent la fin de l'exercice et le repos. On peut répéter ces exercices plusieurs fois par jour.

Malgré tout, il est recommandé de consulter un médecin avant de conseiller au client un programme d'exercices. Les clients qui ont des ulcères, de la cellulite, de la gangrène ou toute obstruction thrombique aiguë doivent demeurer alités, car les exercices risquent d'aggraver la situation.

Amélioration de la vaso-dilatation et prévention de la compression vasculaire

Pour accroître l'irrigation des extrémités, il est important que les artères se dilatent. Mais chez ceux dont les artères sont gravement sclérosées, rigides ou lésées, la dilatation n'est plus possible et il faut donner des médicaments ou intervenir chirurgicalement.

La chaleur favorise le débit artériel en prévenant le frisson et, par conséquent, la vaso-constriction associée à l'exposition au froid. Des vêtements adéquats et un environnement à la bonne température protègent le client contre le frisson. Un bain chaud ou une boisson chaude auront des effets positifs si le frisson survient. Lorsqu'on applique de la chaleur sur les extrémités ischémiques, la température ne doit pas être supérieure à celle du corps. À des températures plus faibles, des brûlures pourront se produire sur les extrémités ischémiques plutôt que sur les membres sains. De plus, une chaleur excessive peut exagérer le métabolisme des extrémités et augmenter les besoins en oxygène ; l'artère malade ne pourra donc pas suffire à la demande. Aussi, le client devra-t-il vérifier la température de son bain, celle de sa bouillotte ou de son coussin chauffant. Ce dernier, appliqué sur l'abdomen, peut déclencher le réflexe de vaso-dilatation aux extrémités, et cette position assure plus de sécurité qu'une application directe sur les extrémités.

La nicotine déclenche des spasmes vaso-moteurs et réduit donc considérablement la circulation au niveau des extrémités. Les fumeurs qui souffrent d'une insuffisance artérielle devront être prévenus des dangers d'une telle habitude et on les encouragera à cesser de fumer. Les émotions stimulent le système sympathique et il en résulte une vaso-constriction périphérique. Bien que le stress émotionnel soit inévitable, on devra le réduire au minimum en améliorant l'environnement du client et en planifiant un programme de soins qui aidera le client à mieux s'adapter au stress.

On devra également éviter de porter des vêtements trop ajustés ou des ceintures, des porte-jarretelles ou des lacets trop serrés, ce qui gêne la circulation. On devra éviter de croiser les jambes afin de ne pas comprimer les vaisseaux des jambes.

Soulagement de la douleur

Il n'est pas rare que la douleur liée aux maladies vasculaires périphériques devienne chronique. Elle limite les activités, dérange le sommeil et diminue la sensation de bien-être ainsi que l'optimisme. Le client devient souvent dépressif, irritable et incapable d'exécuter les traitements prescrits avec toute l'énergie nécessaire. Les analgésiques permettront de diminuer la douleur, et le client sera donc plus en mesure de participer aux traitements destinés à améliorer la circulation, ce qui, par la suite, atténuera la douleur.

Prévention des lésions tissulaires et accélération de la guérison

Les tissus mal nourris sont plus sujets à être lésés et infectés. En cas de lésions, la guérison est retardée ou même impossible, car l'irrigation de la région est diminuée. Les ulcérations infectées et non guérissables sont débilitantes ; elles exigent une hospitalisation prolongée et des soins coûteux. On peut éventuellement songer à l'amputation. Il est donc prioritaire de remédier au plus vite à cette situation.

Toute blessure des extrémités doit être évitée. Des chaussures ou des pantoufles bien ajustées et renforcées protégeront des blessures et des ampoules. Du savon neutre et des lotions corporelles empêchent la peau de sécher et de se craqueler. Les égratignures et les frottements vigoureux peuvent éroder la peau et créer des nids d'invasion bactérienne. Les ongles des doigts et des orteils sont soigneusement coupés droits ; des coussinets protecteurs sur les cors et les callosités préviennent les blessures et réduisent la pression. On communique aux professionnels des soins tout signe d'ampoule, d'ongle incarné, d'infection ou tout autre trouble qui exige un traitement. On aide les clients qui ont de la difficulté à faire l'examen des extrémités.

Une bonne alimentation est essentielle pour accélérer la guérison et éviter les lésions, et on en tiendra compte dans l'établissement d'un programme de prévention. Les vitamines B et C ainsi que des protéines adéquates seront ajoutées au régime alimentaire. Puisque l'obésité impose un plus grand effort au cœur, augmente la congestion veineuse et diminue la circulation, on doit faire suivre un régime pauvre en lipides aux clients qui souffrent d'athérosclérose et on doit consulter le médecin et la diététicienne.

☐ ÉVALUATION

Résultats escomptés

1. La circulation des extrémités sera améliorée si :
   a) les extrémités sont chaudes au toucher ;
   b) les extrémités sont colorées (ni rubor ni cyanose) ;
   c) la douleur musculaire n'apparaît pas lors d'un effort ;
   d) le pouls périphérique est palpable.
2. La congestion veineuse sera diminuée si :
   a) les membres inférieurs sont souvent relevés, comme il est indiqué ;
   b) les positions debout et assise sont évitées sur de longues périodes ;
   c) l'œdème des extrémités diminue.
3. La vaso-dilatation sera améliorée si :
   a) les extrémités sont protégées du froid ;
   b) on évite de fumer ;
   c) on suit un programme d'adaptation au stress ;
   d) on évite de porter des vêtements et des accessoires trop serrés ;
   e) on évite de croiser les jambes.
4. La douleur disparaîtra si :
   a) on suit des mesures pour augmenter la circulation des extrémités ;
   b) on utilise des analgésiques selon la prescription.
5. L'intégrité des tissus sera assurée et maintenue si :
   a) on surveille quotidiennement l'apparition de blessures cutanées ;
   b) on évite les lésions et l'irritation de la peau ;
   c) on porte des chaussures protectrices ;
   d) on respecte une hygiène méticuleuse ;
   e) on suit un régime alimentaire bien équilibré qui contient des protéines adéquates ainsi que des vitamines B et C.
6. Le programme de réadaptation sera respecté si :
   a) on change fréquemment de position comme le prescrit le médecin ;
   b) on exécute les exercices posturaux recommandés par le médecin ;
   c) on prend les médicaments prescrits ;
   d) on évite les vaso-constricteurs (par exemple, vêtements, usage du tabac, jambes croisées) ;
   e) on suit les conseils pour éviter de se blesser ;
   f) on se sert du programme d'adaptation au stress ;
   g) on accepte que l'état puisse être chronique, mais qu'il puisse malgré tout être traité pour amoindrir la symptomatologie.

☐ MALADIES DES ARTÈRES

Artériosclérose et athérosclérose

L'*artériosclérose* est la plus commune des maladies artérielles. Littéralement, elle signifie « durcissement des artères ». C'est un processus diffus caractérisé par un épaississement fibro-musculaire ou endothélial des parois des petites artères et des artérioles. L'*athérosclérose* est un processus général caractérisé par des changements de l'intima des artères. Ces changements comprennent l'accumulation de lipides, de calcium, de composés sanguins, de glucides et de tissus fibreux (athéromes ou plaques). Bien que les processus pathologiques de l'artériosclérose et de l'athérosclérose soit différents, il est rare que l'une de ces maladies apparaisse sans l'autre, et on utilise donc ces termes indifféremment. Puisque l'athérosclérose est un trouble général des artères, elle est également présente ailleurs dans l'organisme lorsqu'elle existe au niveau des extrémités.

Physiopathologie et étiologie.   Les effets directs les plus courants de l'athérosclérose sur les artères sont : un rétrécissement (sténose) de la lumière, une obstruction par thrombose, la formation d'un anévrisme et une rupture. Les effets indirects sont : une mauvaise irrigation des organes alimentés par les artères sclérosées et la fibrose qui en résulte. Toutes les cellules tissulaires très actives nécessitent un apport abondant de nutriments et d'oxygène, et elles sont sensibles à toute diminution de l'apport. Si cette diminution est importante et permanente, ces cellules subissent une nécrose ischémique et sont remplacées par du tissu fibreux qui requiert une moins grande alimentation.

L'athérosclérose atteint surtout les artères principales dans toutes les parties du tronc artériel à différents degrés et d'une manière inégale. Les ramifications artérielles ne sont habituellement touchées qu'à leur bifurcation.

Il existe plusieurs théories qui essaient d'expliquer pourquoi et comment se développe cette maladie. Cependant, aucune n'est satisfaisante et il semble qu'il y ait plusieurs causes qui la déclenchent, mais il est rare qu'elles agissent toutes en même temps.

La morphologie des lésions athéroscléreuses montre trois types différents : des stries lipidiques, une plaque d'athérome et des lésions compliquées. Les *stries lipidiques* sont jaunâtres et lisses, avec de légers reliefs dans la lumière artérielle ; elles sont composées de lipides, en particulier de cholestérol. On ne sait pas si les stries lipidiques favorisent la formation de plaques d'athéromes ni si elles sont réversibles. Elles ne se manifestent pas par des symptômes cliniques.

La *plaque d'athérome* est constituée de cellules musculaires lisses, de collagène, de composés du plasma et de lipides. Elle est gris jaunâtre et forme des reliefs plus ou moins prononcés dans la lumière artérielle, l'obstruant parfois complètement. On pense que cette lésion est irréversible.

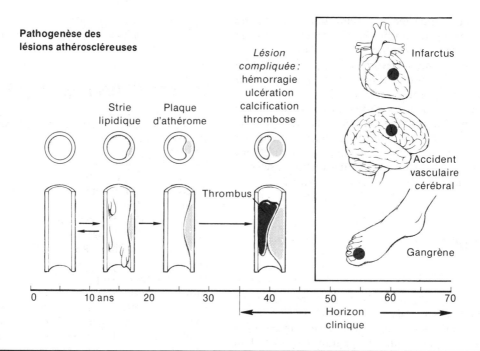

Figure 29-3   Schéma montrant l'évolution de l'athérosclérose. Les stries lipidiques constituent les premières lésions de l'athérosclérose. Plusieurs d'entre elles régressent, alors que d'autres progressent en plaques d'athéromes et finalement en athéromatoses. Celles-ci peuvent se compliquer d'hémorragie, d'ulcération, de calcification ou de thrombose et, finalement, produire un infarctus du myocarde. (*Source :* J.W. Hurst et R.B. Logue. *The Heart*, New York, McGraw-Hill.)

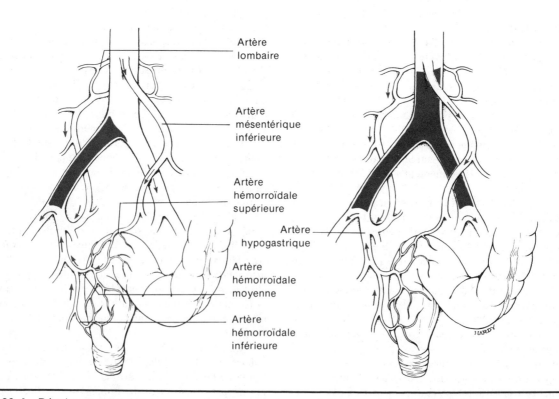

Figure 29-4   Développement des canaux collatéraux en réponse à l'obstruction de l'artère iliaque commune droite et de la bifurcation aortique terminale.

La *lésion compliquée* est presque toujours associée à l'obstruction complète de l'artère, suivie de l'ischémie ou de l'infarcissement de l'organe desservi par le vaisseau atteint. La plaque d'athérome se calcifie et se rompt, produisant une hémorragie avec formation d'un thrombus (*Figure 29-3*).

Le rétrécissement progressif de la lumière artérielle stimule le développement d'une circulation collatérale (*Figure 29-4*). Bien que cette dérivation vasculaire permette une irrigation continue des tissus au-delà de l'obstruction artérielle, elle est souvent insuffisante pour répondre aux besoins métaboliques, et l'ischémie se produit.

Manifestations cliniques. Les symptômes spécifiques et les signes d'athérosclérose dépendent de l'organe ou du tissu atteint. L'athérosclérose coronarienne (cardiopathie), l'angine de poitrine et l'infarctus aigu du myocarde sont étudiés aux pages 521 à 531. Les maladies vasculaires cérébrales, y compris les attaques ischémiques cérébrales transitoires et les accidents vasculaires cérébraux, sont étudiées au chapitre 54. Pour l'athérosclérose de l'aorte, incluant l'anévrisme, voir à la page 566. Les lésions athéroscléreuses des extrémités sont traitées ci-dessous.

Facteurs de risque. Plusieurs facteurs sont responsables du développement de l'athérosclérose. On ne sait pas encore si les modifications de ces facteurs de risque peuvent empêcher le développement des maladies cardio-vasculaires, mais il est évident que le processus peut être ralenti. Les facteurs génétiques sont naturellement inévitables. Cependant, il semble qu'ils puissent être influencés en modifiant les autres facteurs de risque.

Un régime riche en lipides semble être fortement responsable de l'athérosclérose. Environ 39 % des kilojoules proviennent de lipides ingérés. On classe les graisses en lipides *saturés* et en lipides *insaturés*. Les lipides saturés comprennent les graisses d'origine animale comme la viande, le lait, le beurre, les œufs et également les huiles végétales sous forme solide. L'augmentation en cholestérol et en triglycérides sériques et le développement d'une maladie cardio-vasculaire athéroscléreuse sont directement reliés à l'ingestion exagérée de graisses saturées. On trouve également de grandes quantités de triglycérides sériques chez ceux qui ont un régime riche en glucides raffinés (sucre). Par contre, les graisses insaturées, comme l'huile de maïs, l'huile de coton, l'huile de carthame et les graisses de poisson sont capables de réduire le taux de cholestérol et de triglycérides. Selon ces découvertes, il est conseillé de diminuer la quantité de graisses ingérées et de les remplacer par des graisses insaturées.

Afin de réduire les taux de lipides sanguins, on peut recourir à certains médicaments tels que le clofibrate, la cholestyramine, la dextrothyroxine et de fortes doses d'acide nicotinique. En pratique clinique, on utilise exclusivement le clofibrate et l'on continue à en étudier les effets secondaires.

Le tabac, la vie sédentaire, le stress émotionnel, l'obésité et certaines hormones, surtout les œstrogènes, sont autant de facteurs de risque. L'hypertension et le diabète semblent accélérer le processus athéroscléreux. De plus, la caféine et l'alcool peuvent contribuer, d'une façon moindre, au développement de la maladie.

En dépit du fait qu'aucun de ces facteurs à lui seul ne peut être la cause principale de cette maladie, il est clair que plus les facteurs sont nombreux, plus le risque de voir apparaître l'athérosclérose est grand. C'est pourquoi il faut mettre l'accent sur l'élimination des facteurs combinés.

Artériopathie oblitérante périphérique

On rencontre généralement l'insuffisance artérielle des extrémités chez les individus qui ont dépassé la cinquantaine ; elle se situe surtout au niveau des membres inférieurs. En conséquence, le moment où la maladie débute et sa gravité dépendent de la nature et du nombre de facteurs de risque existants. Les lésions obstructives sont généralement confinées à des portions du système artériel qui vont de l'aorte, en aval des artères rénales, jusqu'à l'artère poplitée (*Figure 29-5*).

Manifestations cliniques. Le signe cardinal, seul symptôme spécifique de l'insuffisance artérielle périphérique, est la *claudication intermittente* qui se manifeste par une douleur ou un malaise dans les membres inférieurs (mollet et cuisse), apparaissant à l'effort et disparaissant au repos. Cette douleur est insidieuse au début et elle est causée par l'anoxie du muscle ainsi que l'accumulation de métabolites. Une des caractéristiques de la claudication intermittente est sa réapparition lorsque l'on répète le même type d'exercices.

Une sensation de refroidissement et d'engourdissement des extrémités peut accompagner la claudication ; elle est due à une diminution de la circulation artérielle. À l'examen, les extrémités peuvent être froides et pâles en position élevée, rougeâtres et cyanosées en position déclive. Des variations au niveau de la peau et des ongles, des ulcérations, de la gangrène et une atrophie musculaire peuvent être évidentes. On peut, grâce au stéthoscope, percevoir des bruits produits par la turbulence du flux sanguin au moment où il passe dans une lumière irrégulière et sténosée ou dans un segment vasculaire dilaté (anévrisme). Le pouls périphérique peut être atténué ou absent ; il est important de le prendre aux niveaux fémoral, poplité, tibial postérieur et pédieux.

Une différence dans le rythme de pulsation entre les deux membres ou l'absence d'un pouls normal palpable est un signe évident d'obstruction. Le pouls fémoral, pris au niveau de l'aine, et le pouls tibial postérieur, pris derrière la malléole médiane, sont plus facilement ressentis. Chez le client obèse, il est parfois difficile de palper le pouls poplité derrière le genou ; l'artère pédieuse varie de place et elle est normalement absente chez 7 % de la population (voir la figure 29-2).

Certains clients éprouvent une *douleur de décubitus* qui indique une obstruction grave. La douleur est persistante, sourde ou térébrante, et elle se situe surtout aux extrémités distales. Cette douleur s'amplifie lorsqu'on met le membre à l'horizontale ou lorsqu'on l'élève, alors qu'elle diminue lorsque le membre est en déclive.

Évaluation. On détermine l'existence, la localisation et l'étendue de l'artériopathie oblitérante grâce aux antécédents symptomatiques et à l'examen physique. On observe la coloration des extrémités ainsi que leur température et on prend le pouls. Les ongles sont épais et opaques, la peau est

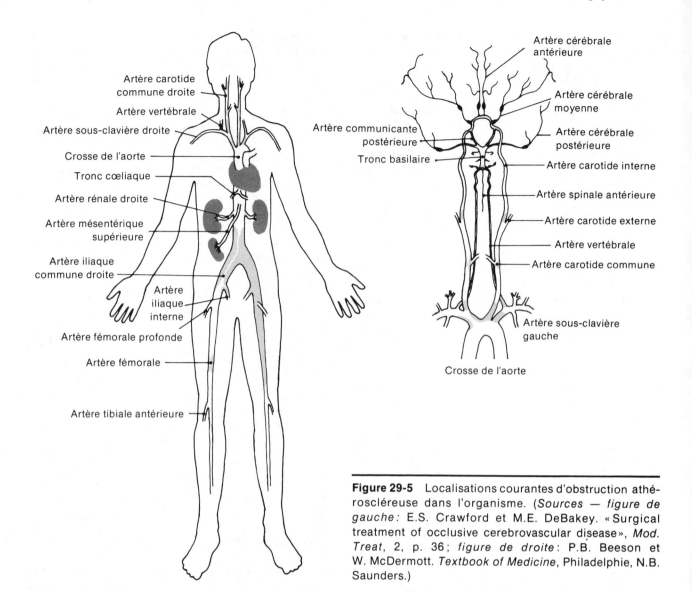

Figure 29-5 Localisations courantes d'obstruction athéroscléreuse dans l'organisme. (*Sources — figure de gauche*: E.S. Crawford et M.E. DeBakey. «Surgical treatment of occlusive cerebrovascular disease», *Mod. Treat*, 2, p. 36; *figure de droite*: P.B. Beeson et W. McDermott. *Textbook of Medicine*, Philadelphie, N.B. Saunders.)

luisante, atrophique et sèche, et montre une croissance pileuse clairsemée. L'artériographie confirme le diagnostic si l'on envisage l'intervention chirurgicale. Pour déterminer les aspects qualitatifs et quantitatifs du problème, on utilise l'appareil Doppler pour se rendre compte de l'écoulement sanguin.

Le Doppler est un stéthoscope électronique grâce auquel on peut entendre l'écoulement sanguin, même lorsque le pouls n'est plus palpable. De plus, on peut mesurer la pression artérielle des extrémités inférieures en associant au Doppler un brassard pneumatique standard. Chez le client atteint d'artériopathie oblitérante, la pression des jambes est inférieure à la pression des bras. On peut, par *oscillométrie*, mesurer des troubles du volume de pulsations à différents endroits des extrémités. Une *épreuve d'effort* détermine la quantité d'activité possible avant que ne débute la claudication intermittente. La *pléthysmographie* contrôle les changements dans le pouls et dans la longueur de la jambe à chaque battement cardiaque. Le *blocage sympathique lombaire* sert à évaluer la circulation périphérique; on le fait en injectant un anesthésique local dans l'espace épidural lombaire pour bloquer les nerfs sympathiques qui se rendent

aux jambes. Puisque ces nerfs contrôlent la tension des muscles lisses des parois vasculaires, leur blocage produit une vaso-dilatation et augmente la température des jambes si les vaisseaux sont sains. Les vaisseaux athéroscléreux sont incapables de vaso-dilatation et la température des jambes n'augmente pas ou très peu. Ce test permet également de déterminer si oui ou non la sympathectomie serait bénéfique au client souffrant d'une mauvaise circulation dans les jambes.

L'angiographie par soustraction numérique est une observation radiologique des artères commandée par ordinateur. Habituellement, une angiographie exige une hospitalisation de deux jours, une journée avant l'examen et une journée après. De plus, il y a risque de blessure vasculaire et d'accident vasculaire cérébral. L'hospitalisation n'est pas nécessaire pour l'angiographie par soustraction numérique et les risques sont moindres. Le client doit cesser de s'alimenter deux heures avant l'examen. Il doit retenir sa respiration à un certain moment et doit rester en position de décubitus dorsal sur la table radiographique.

On choisit habituellement l'artère brachiale pour injecter localement la lidocaïne. On fait une petite entaille dans laquelle on introduit un angiocathéter de calibre 16 qu'on pousse ensuite dans la veine supérieure. Lorsque le client est en position choisie, on injecte une substance de contraste pour la fluoroscopie. À l'aide d'un système vidéo qui intensifie l'image, on observe le vaisseau sur un écran cathodique. Avec l'ordinateur, les images non désirables sont soustraites afin que l'image finale soit intensifiée et grossie. La séance prend de 30 min à 40 min. Après le retrait du cathéter, on applique une pression sur l'entaille durant quelques minutes, puis on demande au client de boire environ 2 L de liquide dans les 24 h qui suivent pour accélérer l'excrétion de la substance de contraste. Il y a rarement d'effet secondaire, sauf une allergie à l'iode de la substance de contraste.

Traitement. Les soins généraux que l'on donne au client qui souffre de troubles artériels périphériques ont déjà été décrits dans ce chapitre et sont résumés dans l'encadré 29-1. Habituellement, le client se sent plus à l'aise pour effectuer quelques exercices du programme. Souvent, si le client suit ce programme tout en perdant de la masse et en cessant de fumer, il peut augmenter sa capacité d'exercices.

Parfois, la *sympathectomie* améliore la circulation collatérale en cas de claudication intermittente. L'excision du ganglion sympathique relâche l'artériole et augmente la circulation. Chez d'autres clients, lorsque la claudication intermittente est très grave, il est utile de pratiquer la *greffe* ou l'*endartériectomie*. Dans le premier cas, on enlève le segment artériel malade pour le remplacer par un segment synthétique ; parfois, on laisse le segment obstrué et on fait un pontage à l'aide d'une greffe. Le matériel utilisé peut être en dacron ou en téflon, ou bien on fait une autogreffe avec la veine saphène. Pour l'endartériectomie, on incise l'artère et l'on « gratte » l'athérome, puis on suture l'artère.

Évaluation infirmière et intervention. L'objectif fondamental est de rétablir et de maintenir une circulation adéquate après avoir effectué l'opération. On prend régulièrement le pouls de l'extrémité. Une disparition du pouls peut être un signe d'obstruction du greffon, et le chirurgien doit en être immédiatement avisé. On doit surveiller la coloration et la température de l'extrémité et on note toute variation. On fait un contrôle continuel du débit urinaire, de la pression veineuse centrale, de l'état mental, de la fréquence du pouls et du volume pulsatile, ce qui permet de repérer très tôt un déséquilibre liquidien. On évite de croiser les jambes ou de les laisser pendantes durant une longue période afin de prévenir la thrombose. L'élévation des jambes réduira l'œdème.

Thromboangéite oblitérante (maladie de Léo Buerger)

La *maladie de Léo Buerger* est un trouble rare ; elle est caractérisée par l'inflammation récidivante des artères et des veines des extrémités, habituellement des extrémités inférieures, et conduit à la formation de thrombus et à l'obstruction des vaisseaux. Le diagnostic différentiel entre la maladie de Buerger et les autres maladies des vaisseaux se fait à partir de l'apparence au microscope. Contrairement à l'athérosclérose oblitérante, la maladie de Buerger ne présente pas de dépôts lipidiques au niveau de l'intima, elle comporte plus de changements au niveau de l'adventice et la thrombose qui en résulte contient beaucoup plus de cellules. La maladie débute dans les petites artères et gagne progressivement les plus grosses. Bien que cette évolution diffère de celle de l'athérosclérose, chez les gens âgés, l'athérosclérose des gros vaisseaux peut faire suite à l'atteinte des plus petits.

Causes et manifestations cliniques. La cause de cette maladie est inconnue. Elle se produit le plus souvent chez les hommes entre 20 ans et 35 ans et elle se rencontre chez toutes les populations et dans toutes les régions du monde. Il existe beaucoup de preuves que le tabac est un facteur, sinon la cause, de la progression de la maladie. En général, les membres inférieurs sont touchés, mais les membres supérieurs le sont également ainsi que les viscères. La thrombophlébite peut se manifester superficiellement. C'est l'artériographie qui confirme la maladie oblitérante.

La douleur est le symptôme prédominant. Le client se plaint de crampes aux jambes, après un exercice (claudication intermittente), qui sont soulagées par le repos (inactivité). Souvent, il y a une forte sensation de brûlure aggravée par les émotions, le froid ou l'usage du tabac. Une douleur dans les doigts, une sensation de refroidissement et une sensibilité au froid sont souvent les premiers symptômes. Différents types de paresthésie peuvent apparaître et le pouls peut diminuer ou même être absent. À mesure que la maladie progresse, la rougeur ou la cyanose des parties apparaît lorsque celles-ci sont abaissées. Les changements de coloration ne touchent parfois qu'une seule extrémité, ou que certains doigts, ou que certaines parties d'un doigt. L'ulcération et la gangrène peuvent se produire.

Traitement et interventions infirmières. Le traitement de la maladie de Buerger est essentiellement le même que celui de l'athérosclérose périphérique. Les principaux objectifs consistent à améliorer la circulation dans les extrémités, à prévenir la propagation de la maladie et à protéger les extrémités des traumatismes et des infections. Continuer à fumer est extrêmement nuisible et l'on recommande au client de cesser complètement.

Du repos, une hydratation adéquate et une hygiène scrupuleuse sont essentiels. Il est recommandé de se laver les pieds chaque jour avec du savon doux et de l'eau chaude. On évite à tout prix les circonstances qui pourraient causer des blessures et de l'infection. Les chaussures, les chaussettes ou les bas doivent être bien ajustés et les pieds, bien protégés du froid. On ne doit pas appliquer des antiseptiques caustiques tels que l'iode, le phénol ou ses dérivés, si la circulation périphérique est inadéquate.

On prescrit rarement des vaso-dilatateurs, car ces médicaments causent seulement la dilatation des vaisseaux sains. Ainsi, les vaso-dilatateurs peuvent détourner le sang des vaisseaux partiellement obstrués, ce qui aggrave encore plus la situation. Le blocage sympathique régional ou la ganglionectomie peut parfois être utile pour produire la vaso-dilatation et augmenter le débit sanguin.

Pronostic. Si la gangrène d'un orteil se produit par suite d'une artériopathie oblitérante dans la jambe, il est

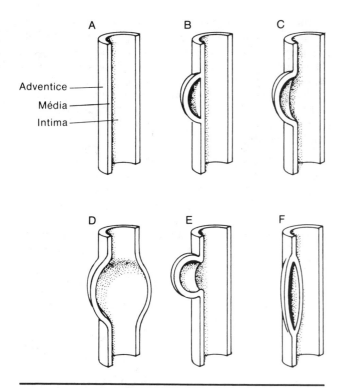

Figure 29-6 Caractéristiques de l'anévrisme. **A)** Artère normale. **B)** Faux anévrisme ou hématome pulsatile. Le caillot et le tissu conjonctif se trouvent à l'extérieur de la paroi artérielle. **C)** Anévrisme vrai. Une, deux ou les trois tuniques peuvent être atteintes. **D)** Anévrisme fusiforme. Dilatation symétrique et en forme de fuseau qui fait un tour complet. **E)** Anévrisme sacciforme. Protubérance bulbeuse unilatérale. **F)** Anévrisme disséquant. C'est habituellement un hématome qui sépare les tuniques de la paroi artérielle.

peu probable que l'amputation de l'orteil ou même du métatarse intermédiaire soit suffisante. Il est habituellement nécessaire d'amputer au-dessous du genou et, dans certaines occasions, au-dessus du genou. On pratique l'amputation dans les cas suivants : aggravation de la gangrène, en particulier lorsqu'elle est humide ; douleur aiguë au repos ; ou sepsie secondaire à la gangrène. Si l'un de ces cas existe et qu'un pontage n'est pas faisable, l'amputation devient nécessaire.

Maladies aortiques

L'aorte est le tronc principal du système artériel ; elle comprend : l'*aorte ascendante* (5 cm contenus dans le péricarde), la *crosse de l'aorte* (portion de l'aorte s'étendant en haut, en arrière et en bas) et l'*aorte descendante*. L'aorte entière est dite *thoracique* (au-dessus du diaphragme) et *abdominale* (sous le diaphragme).

Aortite

L'aortite est l'inflammation de l'aorte, et en particulier de la crosse de l'aorte. Il en existe deux types : la maladie de Takayasu et l'aortite syphilitique. La première, qu'on appelle aussi la thromboaortopathie oblitérante, n'est pas fréquente ; l'aortite syphilitique ne se rencontre presque plus de nos jours.

Maladie de Takayasu.   La maladie de Takayasu est une inflammation chronique de la crosse aortique et de ses ramifications, qui se rencontre principalement chez les jeunes filles ou les jeunes femmes. Cette maladie se manifeste par des symptômes ischémiques touchant les membres supérieurs, l'encéphale et les yeux. Dans les premiers stades, les corticostéroïdes sont efficaces.

Aortite syphilitique.   L'aortite syphilitique, contrairement au type artérioscléreux, débute habituellement avant l'âge de 50 ans. Elle prend naissance à la racine de l'aorte et s'étend sous forme de quelques plaques séparées, dispersées sur la tunique interne normale. Dans la plupart des cas, le processus inflammatoire produit une dilatation modérée de l'aorte, mais il peut causer des complications plus sérieuses comme l'insuffisance aortique, l'anévrisme ou l'obstruction de l'entrée coronarienne. Les symptômes comprennent des sensations d'oppression ou de lourdeur sous-sternales, des sensations d'écrasement de la poitrine ou des crises de douleurs atroces. Des crises de dyspnée soudaines et de courte durée peuvent également se produire.

Anévrismes aortiques

Classification des anévrismes.   Un anévrisme est une dilatation locale qui se forme dans une zone affaiblie de la paroi d'une artère (*Figure 29-6*). Un *anévrisme mycotique* est un très petit anévrisme causé par une infection locale. Un *anévrisme sacciforme* est un peu plus important, mais encore limité en étendue à un seul côté du vaisseau. Si tout le segment artériel se dilate, c'est un *anévrisme fusiforme*. Un anévrisme est toujours sérieux, car il peut se rompre, déclenchant une hémorragie et entraînant la mort.

La cause la plus fréquente est l'athérosclérose. Cependant, une blessure pariétale, une infection pyogène ou syphilitique, et un défaut congénital de la paroi peuvent également permettre à l'anévrisme de se développer.

Anévrisme de l'aorte thoracique

L'athérosclérose est responsable d'environ 85% des cas d'anévrisme de l'aorte thoracique. Ils se produisent surtout chez les hommes entre 40 et 70 ans. C'est au niveau de l'aorte thoracique que l'anévrisme disséquant se développe le plus fréquemment. Environ un tiers des clients meurent par suite d'une rupture.

Manifestations cliniques.   Les symptômes varient et dépendent de la rapidité avec laquelle l'anévrisme se dilate et de ses effets sur les organes intrathoraciques avoisinants. La plupart ne présentent aucun symptôme. La *douleur* est habituellement le symptôme le plus important. Elle est généralement constante et térébrante, mais l'individu ne la perçoit que lorsqu'il est couché en position du décubitus dorsal. D'autres symptômes marqués sont la *dyspnée*, le résultat de la pression du sac sur la trachée, sur une bronche principale ou sur le poumon lui-même ; la *toux*, fréquemment paroxystique et rauque (toux de l'oie) ; la *raucité* et

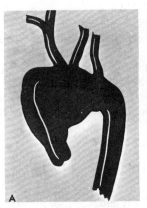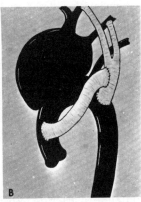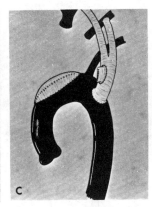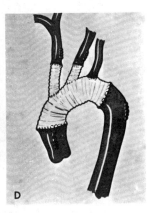

Figure 29-7 **A**) Localisation et étendue de l'anévrisme aortique. **B**) Méthode de traitement utilisant une greffe de pontage temporaire pour maintenir la circulation aortique normale durant l'excision de l'anévrisme. **C**) Technique complétée par l'angioplastie (pièce greffée) pour réparer le segment excisé de la crosse aortique et la conversion de la greffe de pontage temporaire de l'artère carotide commune gauche et du tronc brachio-céphalique en greffe permanente. **D**) Les greffes de pontage temporaire, utilisées pour maintenir la circulation aortique durant l'excision et la greffe de remplacement de l'anévrisme, sont complètement enlevées et la greffe aortique est insérée. (*Source*: M.E. DeBakey. «Changing concepts in vascular surgery», figures 12B, 12E, 13C et 13D. *J. Cardiov. Surg.*, 1, p. 3 à 44.)

l'affaiblissement de la voix, ou l'aphonie complète (pression sur le nerf laryngé inférieur gauche) ; et la *dysphagie* due à la pression sur l'œsophage.

Les signes de compression d'une grosse veine thoracique sont la dilatation des veines superficielles du thorax, du cou ou des bras, l'œdème de la paroi thoracique et, très souvent, la cyanose. Les pupilles peuvent être inégales, à cause de la pression sur la chaîne cervicale sympathique. L'évaluation diagnostique de l'anévrisme aortique thoracique se fait principalement par radioscopie.

Traitement. Pour traiter les anévrismes de l'aorte thoracique, on peut opter pour les soins médicaux ou pour l'opération, en tenant compte du type d'anévrisme. Le but de l'opération est d'enlever le segment affaibli et de le remplacer par un greffon (*Figure 29-7*). L'opéré requiert une surveillance constante de l'unité de soins intensifs.

Le traitement médical comprend un contrôle strict de la pression artérielle et une réduction de la pulsation au niveau de l'aorte. On maintient la pression systolique entre 100 mm Hg et 120 mm Hg par des médicaments antihypertensifs comme la réserpine ou la guanéthidine. On utilise le propranolol pour diminuer la contractilité du cœur.

Anévrisme aortique abdominal

La cause la plus commune d'anévrisme aortique abdominal est l'athérosclérose. La syphilis est présente chez moins de 1 % des clients. Il y a quatre fois plus d'hommes atteints que de femmes, et cet anévrisme est plus courant après 60 ans. S'il n'est pas traité, il en résulte une rupture et la mort.

Physiopathologie. Le trait commun à tous les anévrismes est la dégradation de la média vasculaire due à une faiblesse congénitale, à une blessure ou à la maladie. Dès qu'un anévrisme se développe, sa tendance est de s'étendre.

Manifestations cliniques et diagnostic. Environ les deux cinquièmes de ces clients présentent des symptômes, les autres n'en présentent aucun. Quelques clients sentent leur « cœur battre » dans l'abdomen lorsqu'ils sont couchés. Le symptôme le plus courant est la *douleur abdominale*, qui peut être persistante ou intermittente, et souvent localisée à la région abdominale moyenne ou inférieure, à la gauche de la ligne médiane. Le second symptôme le plus commun est la *douleur lombaire basse*. C'est un symptôme sérieux qui signifie habituellement que l'anévrisme se répand rapidement ou qu'une rupture est imminente. Le client peut parfois se plaindre de ressentir une masse abdominale ou un battement abdominal. Plus de la moitié de ces clients souffrent d'hypertension. Un fait intéressant est la comparaison de la pression artérielle du bras à celle de la cuisse. Ordinairement, la pression artérielle systolique de la cuisse est inférieure à celle du bras d'environ 15 mm de Hg ou plus. Chez environ les trois quarts des clients présentant un anévrisme aortique abdominal, la pression systolique de la cuisse est anormalement basse comparée à celle du bras.

Le signe le plus important de cet anévrisme est la présence d'une tumeur abdominale pulsatile. On peut détecter un bruit systolique au-dessus de la tumeur. Si l'anévrisme est calcifié, la radiographie abdominale confirme le diagnostic. D'autres moyens comme l'aortogramme abdominal, l'ultrasonographie ou l'angiographie par soustraction numérique peuvent confirmer la présence d'un anévrisme.

Traitement. Lorsque l'anévrisme s'étend, il y a une forte probabilité qu'il se rompe. L'intervention chirurgicale reste le traitement de choix pour un anévrisme plus grand que 5 cm de diamètre ou pour celui qui tend à s'agrandir. On pratique alors une résection et un pontage par greffe synthétique (*Figure 29-8*). Bien que cette opération soit considérée comme majeure, le taux de mortalité ne dépasse pas 5 %.

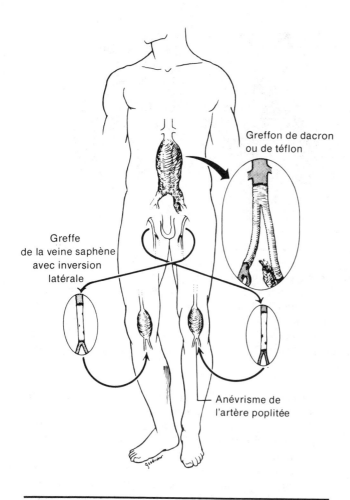

Greffon de dacron
ou de téflon

Greffe
de la veine saphène
avec inversion
latérale

Anévrisme de
l'artère poplitée

Figure 29-8 Traitement chirurgical d'un anévrisme de l'aorte abdominale touchant les artères iliaques et d'un anévrisme bilatéral symptomatique des artères poplitées. On fait la résection des artères iliaques et on remplace le segment de l'aorte abdominale par un greffon de téflon. Les segments des artères poplitées sont remplacés par des greffons des veines saphènes qui semblent fonctionner bien mieux que le greffon synthétique. (*Source*: J.D. Hardy et al. «Aneurysms of the popliteal artery», reproduit avec la permission de *Surgery, Gynecology, & Obstetrics*, mars 1975, 140, p. 402.)

Les soins préopératoires sont basés sur le fait que l'anévrisme peut se rompre et que le client peut présenter des troubles cardio-vasculaires, cérébraux et pulmonaires secondaires à l'athérosclérose. Il est donc nécessaire d'évaluer la capacité fonctionnelle de tous les organes. On doit commencer immédiatement les soins médicaux adéquats pour stabiliser les fonctions physiologiques. Les soins postopératoires comprennent une surveillance intense des fonctions respiratoire, cardio-vasculaire, rénale et nerveuse. Après le stade critique de la convalescence, on doit prescrire un programme d'exercices et le client doit éviter de rester longtemps assis.

Les signes de rupture de l'anévrisme comprennent une douleur dorsale intense et constante, une chute de la pression artérielle, une diminution des globules rouges, une augmentation des globules blancs et un abdomen mou. Après une rupture rétropéritonéale d'un anévrisme, on peut noter la présence d'hématomes dans le scrotum, le pénis ou le périnée. L'insuffisance cardiaque et un bruit retentissant indiquent une rupture de la veine cave inférieure. La rupture qui se produit dans la cavité péritonéale est rapidement fatale. De 50% à 75% des interventions chirurgicales pratiquées pour un anévrisme qui se rompt sont mortelles.

Anévrisme disséquant de l'aorte

Physiopathologie. En de rares occasions, l'aorte atteinte d'artériosclérose présente une déchirure de la tunique interne, due à un type de dégénérescence médiane. (La médionécrose cystique semble être due à une prédisposition génétique.) Elle est souvent associée à l'hypertension et elle est trois fois plus commune chez les hommes que chez les femmes, entre 40 et 70 ans. Les anévrismes disséquants sont extrêmement dangereux et entraînent la mort s'ils ne sont pas soignés.

La déchirure de l'intima permet le passage du sang dans la substance de la paroi aortique. Un gros hématome se forme alors dans la paroi artérielle, qui peut s'étendre considérablement, provoquant une douleur aiguë et persistante. La mort est plus fréquemment causée par la rupture externe de l'hématome.

Manifestations cliniques et évaluation initiale. Une telle dissection amène le cisaillement et l'obstruction des artères ramifiantes de l'aorte dans la région touchée par un tel processus. La déchirure se produit le plus souvent dans la région de la crosse aortique. La dissection de l'aorte peut progresser vers l'arrière dans la direction du cœur, causant l'obstruction de l'ouverture des artères coronaires et conduisant à l'hémopéricarde ou à l'insuffisance aortique. Ou encore, elle peut progresser dans la direction opposée, causant l'obstruction des artères nourrissant le système digestif, les reins, la moelle épinière et même les jambes.

Les symptômes débutent soudainement. Le client se plaint d'une douleur aiguë et persistante ressemblant à un «arrachement» ou à un «déchirement» dans la poitrine ou sous les omoplates. De plus, le client pâlit, sue et présente de la tachycardie. La pression artérielle est élevée et non mesurable, ou nettement différente d'un bras à l'autre. Les autres symptômes varient en fonction de la localisation et de l'étendue de la dissection. Le diagnostic précoce est rendu difficile à cause du tableau clinique très varié. L'aortographie et les ultrasons viennent en aide pour poser un meilleur diagnostic. Selon le type d'anévrisme, on choisit le traitement médical ou chirurgical et l'on suit les mêmes principes que ceux qui sont destinés aux anévrismes aortiques thoraciques (voir à la page 566).

Autres anévrismes

On peut trouver des anévrismes dans les vaisseaux périphériques, le plus souvent causés par l'athérosclérose. Ils peuvent toucher des vaisseaux tels que l'artère rénale, l'artère sous-clavière ou, le plus souvent, l'artère poplitée, au niveau du genou. De plus, ils peuvent être bilatéraux.

L'anévrisme produit une tumeur pulsatile et une perturbation de la circulation périphérique distale. La douleur et l'œdème se produisent à cause de la pression exercée sur les veines et les nerfs adjacents. Il est possible de réparer chirurgicalement ces anévrismes par des greffes de remplacement.

Embolie artérielle

Physiopathologie. L'embolie artérielle provient d'un thrombus qui se forme dans les cavités du cœur par suite d'une fibrillation auriculaire, d'un infarctus du myocarde, d'une maladie vasculaire ou d'une insuffisance cardiaque chronique. Ce thrombus se détache et est transporté du cœur gauche dans le système vasculaire où il peut obstruer une artère qui est trop petite pour permettre son passage. L'embolie peut également se développer dans l'athérosclérose avancée de l'aorte due aux rugosités et même aux ulcérations des plaques athéromateuses. Les séquelles de cette embolie dépendent principalement de la taille de l'embole, de l'organe atteint et de l'état des vaisseaux collatéraux. L'effet immédiat est l'arrêt de la circulation. Le caillot peut grossir en amont ou en aval de l'obstruction. Un spasme vaso-moteur secondaire peut contribuer à l'ischémie. L'embole peut se fragmenter et entraîner l'occlusion de vaisseaux situés plus en aval.

L'embolie tend à survenir au niveau des bifurcations artérielles et des rétrécissements dus à l'athérosclérose. En plus des grosses artères des membres, les artères cérébrales, mésentériques, rénales et coronaires sont également touchées.

Manifestations cliniques. Les symptômes de l'embolie artérielle aiguë sont la douleur aiguë et la perte de fonction. La douleur est intense et la perte de fonction est à la fois motrice et sensorielle. Un mouvement des extrémités peut augmenter considérablement la douleur. Le pouls distal disparaît et l'extrémité devient pâle, marbrée et engourdie. Les veines superficielles s'affaissent, car la circulation diminue aux extrémités. Par suite de l'ischémie, une ligne saillante colorée et une différence de température peuvent apparaître en aval de l'obstruction.

Traitement. Lorsqu'un vaisseau important est atteint, on pratique l'*embolectomie* (*Figure 29-9*). On fait l'incision du vaisseau et on enlève le caillot. Le succès de l'opération dépend de la durée de l'ischémie. Après 6 h à 10 h, la nécrose musculaire apparaît et il est trop tard pour sauver l'extrémité. Avant l'opération, le client doit rester au lit, les jambes légèrement inclinées de 15° vers le bas. La partie malade doit rester à la température de la pièce et être protégée des blessures. On place des ridelles rembourrées, des oreillers entre les jambes et des arceaux pour soutenir le drap afin qu'il ne touche pas aux extrémités.

Le traitement médical consiste à utiliser des anticoagulants, comme l'héparine, pour prévenir la propagation du caillot et diminuer la nécrose musculaire. Des agents thrombolytiques, comme la streptokinase et l'urokinase, accélèrent la destruction de l'embole. Il suffit d'une légère dose de chlorhydrate de papavérine pour soulager la douleur qui accompagne le spasme vaso-moteur.

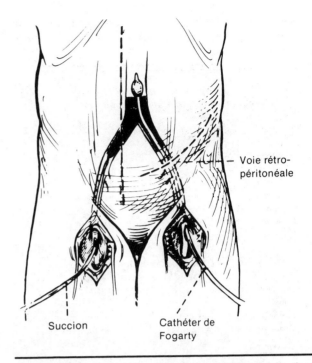

Voie rétro-péritonéale

Succion

Cathéter de Fogarty

Figure 29-9 On peut pratiquer l'embolectomie de la bifurcation aortique par voie abdominale, ou d'une manière rétrograde par les artères fémorales au moyen de la succion ou d'un cathéter de Fogarty. (*Source*: Rhoads et al. *Surgery*, Philadelphie, J.B. Lippincott, 1970.)

Soins infirmiers postopératoires. C'est durant la période postopératoire qu'on encourage le client à mouvoir sa jambe afin de stimuler la circulation et de prévenir la stase. L'infirmière collabore avec le chirurgien pour choisir le type d'activité appropriée à chaque client. L'administration d'anticoagulants se poursuit pendant un certain temps après l'opération afin de prévenir la thrombose de l'artère opérée et de diminuer le développement de thrombi à l'endroit de l'embole. L'infirmière doit constamment vérifier si la plaie chirurgicale ne présente pas de saignements lors de l'administration d'anticoagulants.

Thrombose artérielle

La *thrombose artérielle* peut aussi obstruer gravement une artère. Le caillot se développe lentement en un endroit athéromateux ainsi qu'au niveau d'un anévrisme. La thrombose artérielle aiguë se manifeste comme l'obstruction par embolie. Cependant, le traitement est plus délicat, car l'obstruction artérielle se produit au niveau d'un vaisseau en dégénérescence. L'opération reconstructive doit être plus étendue que dans le cas d'une embolie.

Affections angiospastiques

Maladie de Raynaud

La maladie de Raynaud est une forme de vaso-constriction intermittente des artérioles qui se manifeste par un refroidissement, une douleur, une pâleur et, occasionnellement,

Encadré 29-2 Identification de l'hypertension, dans la population générale, basée sur la pression artérielle diastolique en mm Hg

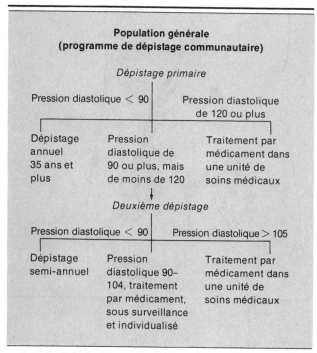

Source: *Task Force 1 Report to the National Hypertension Information and Education Advisory Committee.*

une ulcération de l'extrémité des doigts. On en ignore les causes, bien que certains clients semblent souffrir de troubles immunologiques. Les crises se déclenchent à la suite d'émotions, ou elles sont causées par une extrême sensibilité au froid. La maladie est plus fréquente chez les femmes de 16 à 40 ans et elle se produit beaucoup plus souvent en climat froid et durant les mois d'hiver. Si la vaso-constriction est légère, la circulation arrive à se faire. Cependant, le sang peut stagner et les doigts deviennent cyanosés (bleus). Si le spasme est grave, les doigts prennent une coloration blanc mat. Après réchauffement, un hyperémie de réaction se produit et les doigts rougissent. On décrit donc le changement de couleur caractéristique du phénomène de Raynaud comme bleu, blanc et rouge. Cette atteinte tend à être symétrique et bilatérale.

On utilise l'expression *phénomène de Raynaud* lorsqu'il s'agit de crises localisées et intermittentes de vaso-constriction des fines artères des extrémités, entraînant des changements de coloration et de température. Ce phénomène est généralement unilatéral et touche seulement un ou deux doigts. Il n'indique habituellement pas l'état de tout le système vasculaire périphérique.

Le pronostic de la maladie de Raynaud varie : chez certains clients, elle disparaît peu à peu ; chez d'autres, elle s'aggrave lentement ; chez d'autres, enfin, elle reste stationnaire. La sécrétion de catécholamines à la jonction neuro-artériolaire semble régler la vaso-constriction.

Soins infirmiers. L'objectif majeur pour contrôler la maladie de Raynaud est d'éviter les stimuli responsables de la vaso-constriction. On tentera d'éviter les situations pouvant bouleverser le client. Il peut être anxieux au sujet de complications sérieuses comme la gangrène et l'amputation, et on le rassurera à ce propos, car elles sont rares pour ce type de maladie. Il devra par contre cesser de fumer.

Le client doit éviter de s'exposer au froid et, dans les régions où certains mois sont très froids, il doit rester à l'intérieur le plus possible. Il doit manipuler les objets tranchants avec grand soin pour éviter les blessures. On prescrit parfois des vaso-dilatateurs, comme la réserpine et les autres dérivés de rauwolfia, bien que leur efficacité soit variable.

Cependant, dans les cas sérieux, l'interruption des nerfs sympathiques, par l'ablation des ganglions sympathiques ou par la division de leurs rameaux, est le seul moyen d'apporter une certaine amélioration.

☐ HYPERTENSION

Incidence et signification

La maladie vasculaire hypertensive se définit comme une persistance des niveaux de pression artérielle, la pression systolique étant supérieure à 150 mm Hg et la pression diastolique, supérieure à 90 mm Hg. L'hypertension est une cause majeure d'insuffisance cardiaque, d'accident vasculaire cérébral et d'insuffisance rénale. On l'appelle le « tueur silencieux », parce que très souvent la personne ne manifeste aucun symptôme ; 50 % des gens atteints d'hypertension l'ignorent. Lorsqu'un client fait de l'hypertension , il doit faire vérifier fréquemment sa pression artérielle, puisque cet état dure toute la vie.

Environ 20 % de la population adulte présente de l'hypertension. Plus de 90 % de ces personnes souffrent d'hypertension *essentielle* (primaire), c'est-à-dire de cause inconnue. Les autres présentent de l'hypertension de cause spécifique, comme un rétrécissement rénovasculaire ou une maladie du parenchyme rénal. Les formes les plus rares incluent les tumeurs surrénales, produisant de l'aldostérone, et le phéochromocytome.

L'hypertension est associée à plusieurs états pathologiques, comme la thyrotoxicose ou la prééclampsie, et elle se traite lorsque la maladie sous-jacente est corrigée. C'est à partir de ces faits qu'on a établi des programmes de dépistage des individus prédisposés à l'hypertension (voir l'encadré 29-2).

L'hypertension essentielle est, à ses débuts, un processus intermittent (à la fin de la trentaine jusqu'au bout de la cinquantaine) qui à la longue devient permanent. Parfois, elle débute d'une façon soudaine et aiguë, puis elle évolue de façon accélérée et « maligne », avec une rapide détérioration de l'état du client.

La surexcitation par le café, par le tabac et par les médicaments stimulateurs de même que les perturbations affectives et l'obésité jouent un rôle important, bien que cette affection soit surtout héréditaire. Elle atteint plus souvent les femmes que les hommes, mais les hommes, spécialement les Noirs, tolèrent plus difficilement cette maladie.

Une hypertension prolongée altère les vaisseaux sanguins et plus spécialement ceux des yeux, du cou, des reins et de l'encéphale. Les conséquences habituelles de l'hypertension non contrôlée et prolongée sont une diminution de la vision, l'obstruction coronarienne, l'insuffisance cardiaque globale, l'insuffisance rénale et les accidents vasculaires cérébraux.

La raison fondamentale d'une élévation de la pression est l'augmentation de la résistance périphérique contrôlée au niveau des artérioles, mais les causes de cette augmentation de la résistance sont peu connues. La pharmacothérapie vise à réduire la résistance périphérique, donc à diminuer la pression artérielle et, en même temps, à relâcher la tension sur le système vasculaire.

Physiopathologie de l'hypertension essentielle (primaire)

Le centre vaso-moteur se situe dans le bulbe rachidien. Les faisceaux du système nerveux sympathique partent de ce centre vaso-moteur, descendent à travers la moelle épinière et sortent de la colonne vertébrale pour se diriger vers les ganglions sympathiques situés dans le thorax et dans l'abdomen. La stimulation du centre vaso-moteur déclenche l'influx nerveux qui descend par le système nerveux sympathique vers les ganglions sympathiques. À ce moment, les neurones préganglionnaires libèrent de l'acétylcholine, qui stimule les fibres nerveuses postganglionnaires dans les vaisseaux sanguins, où la sécrétion de noradrénaline provoque la constriction des vaisseaux. Plusieurs facteurs influencent la réaction des vaisseaux sanguins à ces stimuli vaso-constricteurs. Les individus hypertensifs sont très sensibles à la noradrénaline, bien qu'on n'en connaisse pas encore la raison.

Chez le client hypertensif, plusieurs facteurs ralentissent les réactions vaso-motrices et vaso-constrictrices, par exemple, l'anxiété et la peur.

Les glandes surrénales sont stimulées en même temps que le système nerveux sympathique en réaction à des stimuli d'ordre émotif. Les médullo-surrénales sécrètent l'adrénaline, qui cause la vaso-constriction. Les cortico-surrénales sécrètent le cortisol ainsi que d'autres stéroïdes qui peuvent exagérer la réaction de vaso-constriction des vaisseaux. La vaso-constriction réduit le débit sanguin dans les reins et déclenche donc la sécrétion de rénine qui, à son tour, permet la libération d'un puissant vaso-constricteur, l'angiotensine ; celle-ci stimule la sécrétion d'aldostérone par le cortex surrénal. Cette hormone provoque la rétention d'eau et de sodium par les tubules rénaux, ce qui augmente le volume intravasculaire. Tous ces facteurs tendent à maintenir l'état hypertensif.

■ ÉVALUATION INITIALE

Manifestations cliniques. À l'examen physique, on ne trouve aucune autre anomalie qu'une pression artérielle élevée, mais des changements se produisent dans la rétine : hémorragies, exsudats, rétrécissement des artérioles et, dans certains cas graves, œdème papillaire.

Les individus hypertensifs ne présentent aucun symptôme, et ce, durant plusieurs années. Les symptômes paraissent indiquer des troubles vasculaires, et les manifestations particulières dépendent des organes desservis par les vaisseaux touchés. La maladie coronarienne accompagnée d'angine de poitrine semble être la suite la plus courante chez l'individu hypertensif. Il se produit une hypertrophie du ventricule gauche, en réaction au surcroît de travail du ventricule qui doit se contracter alors que la pression systémique est énorme. Lorsque le cœur devient incapable de soutenir ce supplément de travail, il s'ensuit une insuffisance cardiaque. Des changements pathologiques surviennent au niveau des reins, comme la nycturie et l'azotémie (augmentation de l'azote uréique du sang et de la créatinine). Des complications vasculaires cérébrales entraînent l'apparition d'un accident vasculaire cérébral ou d'une crise d'ischémie momentanée, qui conduisent à l'hémiplégie temporaire, à la syncope ou à la perte de la vue. Chez les individus hypertensifs, 80 % des accidents vasculaires cérébraux et des ischémies momentanées entraînent l'infarctus cérébral.

Diagnostic. Il est nécessaire de faire un examen physique complet, comprenant une évaluation neurologique. On examine le fond de l'œil ; les examens de laboratoire révèlent quels organes sont touchés. On évalue l'hypertrophie du ventricule gauche par l'électrocardiogramme ; on décèle la présence de protéines dans les urines par l'analyse d'urines. L'incapacité du rein de concentrer les urines et l'augmentation d'azote uréique sanguin sont deux manifestations pouvant survenir. On fait certains examens comme le rénogramme, le pyélogramme par voie intraveineuse, l'artériogramme rénal, l'exploration fonctionnelle rénale séparée et la détermination des taux de rénine afin d'identifier les clients atteints de maladie réno-vasculaire. On évalue également l'existence d'autres facteurs de risque.

■ PLANIFICATION ET INTERVENTION

Objectifs

1. Arrêter la progression des modifications vasculaires.
2. Faire respecter le régime thérapeutique.

L'objectif du traitement est de ramener la pression artérielle à un niveau aussi normal que possible sans entraîner d'effets indésirables. On doit insister sur la grande importance du maintien du traitement afin qu'il soit le plus efficace possible.

Pour atteindre ces objectifs, l'infirmière doit conseiller et informer le client à propos des changements dans son mode de vie, de la prise des médicaments et du régime alimentaire, et elle doit encourager le client à suivre tout le programme thérapeutique en lui donnant toute l'information nécessaire.

Traitement. Le type de traitement varie en fonction de l'individu et on le détermine selon le degré d'hypertension, les complications du moment, le nombre et l'importance des facteurs de risque, et les ressources personnelles, financières et physiques du client pour qu'il puisse suivre le traitement prescrit. Si l'hypertension est légère, l'approche la plus bénéfique reste un traitement médical modéré comme le contrôle du sel et du cholestérol, la perte de

Tableau 29-2 Chimiothérapie de l'hypertension — médicaments antihypertenseurs

Objectif : Maintenir la pression artérielle dans les valeurs normales, c'est-à-dire à moins de 90 mm Hg (diastole), par les moyens les plus simples et les plus sûrs, qui n'entraînent pas d'effets secondaires chez chaque client.

Médicaments	Action majeure	Avantages	Contre-indications	Effets et intervention infirmière
I. Diurétiques oraux A. Chlorthalidone (Hygroton) Quinéthazone (Hydromox) Chlorothiazide (Diuril) Hydrochloro-thiazide (Esidrix ; Hydro Diuril)	Au début du traitement : Diminution du volume sanguin, du flux sanguin rénal et du débit cardiaque Diminution des fluides extra-cellulaires Équilibre sodique négatif (de la natriurèse), hypokaliémie légère Affectent directement les muscles lisses vasculaires	Efficaces par voie orale Efficaces lors d'administration prolongée Légers effets secondaires Stimulent les autres médicaments antihypertenseurs Inhibent la rétention du sodium des autres médicaments antihypertenseurs	Goutte Sensibilité aux médicaments dérivés des sulfonamides Perturbation grave de la fonction rénale	Sécheresse de la bouche, soif, faiblesse, somnolence, léthargie, douleur musculaire, fatigue musculaire, tachycardie, troubles gastro-intestinaux L'hypotension orthostatique peut être accentuée par l'alcool, les barbituriques ou les narcotiques Parce que les thiazides causent la perte de sodium, le client doit surveiller l'apparition d'hypotension posturale, surtout l'été (Manger des bretzels salés par temps chaud peut provoquer ce mécanisme) Administrer un supplément de potassium
B. Diurétiques dits de l'« anse » Furosémide (Lasix) Acide éthacry-nique (Edecrin)	Diminution du volume Inhibent la réabsorption du sodium et de l'eau au niveau rénal S'opposent à l'action de l'aldostérone Inhibiteurs compétitifs de l'aldostérone	Action rapide Blocage puissant À être utilisés seulement lorsque les thiazides sont inefficaces	Mêmes que pour les thiazides	La diminution du volume est rapide — diurèse profonde Déplétion des électrolytes — doivent être remplacés Soif, nausée, vomissement, éruption cutanée, hypotension posturale Goût sucré dans la bouche, sensation de brûlure dans la bouche et l'estomac
C. Diurétiques d'épargne potassique Spironolactone (Aldactone) Triamtérène (Dyrenium)	Inhibiteurs compétitifs de l'aldostérone Agissent sur les tubules distaux indépendamment de l'aldostérone	Spironolactone efficace dans le traitement de l'hypertension qui accompagne l'aldostéronisme primaire La spironolactone et le triamtérène retiennent le potassium	Maladies rénales Azotémie Maladies hépatiques graves	Somnolence, léthargie, céphalée — diminuer le dosage Diarrhée et autres symptômes gastro-intestinaux — administrer après les repas Éruption cutanée, urticaire Confusion mentale, ataxie — diminuer le dosage Gynécomastie (sauf pour le triamtérène)
II. Réserpine (alcaloïde de Rauwolfia serpentina)	Perturbation de la mise en réserve intracellulaire de la noradrénaline	Diminue le pouls pour arrêter la tachycardie provoquée par l'hydralazine	Antécédents de dépression Psychose Obésité Sinusite chronique Ulcère peptique	Peut causer une dépression importante : rapporter toutes manifestations puisqu'il sera peut-être nécessaire d'en cesser l'administration Congestion nasale pouvant nécessiter des vaso-constricteurs nasaux Augmentation de l'appétit — surveiller de plus près le régime Récidive d'ulcère gastro-duodénal

Tableau 29-2 Chimiothérapie de l'hypertension — médicaments antihypertenseurs (suite)

Médicaments	Action majeure	Avantages	Contre-indications	Effets et intervention infirmière
III. Méthyldopa (Aldomet)	Inhibiteur de la dopa-décarboxylase	Efficace chez les clients non contrôlés par la thiazide-réserpine (avec ou sans hydralazine) Utile chez les clients atteints d'insuffisance rénale Ne diminue pas le débit cardiaque ou le flux sanguin rénal Ne provoque pas l'oligurie	Maladies hépatiques	Somnolence, étourdissement Sécheresse de la bouche, congestion nasale (incommodante au début, puis disparaît) Anémie hémolytique (réaction d'hypersensibilité) — test de Coombs positif — n'exige pas toujours l'arrêt de l'administration du médicament
IV. Chlorhydrate d'hydralazine (Aprésoline)	Diminue la résistance périphérique, mais, concurremment, élève le débit cardiaque Agit directement sur les muscles lisses des vaisseaux sanguins	Utilisé comme 3e médicament lorsque le client ne réagit pas à la thiazide-réserpine, à la thiazide-méthyldopa et à la thiazide-guanéthidine	Maladies des artères coronaires ou angine Insuffisance cardiaque globale Hypersensibilité	Céphalée, tachycardie, dyspnée et rougeur du faciès peuvent survenir — peuvent être prévenues en administrant de la réserpine Œdème périphérique peut nécessiter des diurétiques Peut produire un syndrome ressemblant à du lupus érythémateux
V. Médicaments récemment approuvés: Propranolol (Indéral)	Inhibe le système nerveux sympathique (récepteurs β-adrénergiques), en particulier les nerfs sympathiques qui vont au cœur et qui diminuent la pression artérielle et le rythme cardiaque	Abaisse la fréquence du pouls chez le client qui présente de la tachycardie et une pression élevée ; est utile comme médicament additionnel à ceux qui agissent au niveau du neuro-effecteur vasculaire	Asthme bronchique Rhinite des allergies Insuffisance du ventricule droit causée par l'hypertension pulmonaire Insuffisance cardiaque globale	Dépression marquée par l'insomnie, la lassitude, des faiblesses et de la fatigue Légères céphalées et nausées occasionnelles, vomissements et détresse épigastrique Agranulocytose et purpura thrombocytopénique possibles, mais peu fréquents
Prazosine (Minipress)	Vaso-dilatateur périphérique agissant directement sur les vaisseaux ; semblable à l'hydralazine	Action directe sur le vaisseau ; efficace en cas de réactions adverses à l'hydralazine	Angine de poitrine et maladie coronarienne Tachycardie, si le propranolol et un diurétique n'ont pas été pris auparavant	Vomissements et diarrhées occasionnels, mictions fréquentes et collapsus cardio-vasculaire, en particulier, s'il est donné en plus de l'hydralazine dont la dose n'a pas été diminuée Assoupissement, manque d'énergie et faiblesses occasionnels
Chlorhydrate de clonidine (Catapres)	Mode d'action non compris, mais agit sur le SNC, peut-être par la stimulation due aux α-adrénergiques au niveau de l'encéphale, en diminuant la pression artérielle	Peu ou pas d'effet orthostatique Modérément puissant et parfois efficace lorsque les autres médicaments ne parviennent pas à abaisser la pression	Maladie coronarienne aiguë, grossesse, enfant	Sécheresse de la bouche, assoupissement, apaisement, fatigue et céphalées occasionnelles Anorexie, malaises avec vomissements, troubles hépatiques légers. Éruptions cutanées, rêves et cauchemars, insomnie et anxiété ont été signalés, mais sont rares

Tableau 29-2 Chimiothérapie de l'hypertension — médicaments antihypertenseurs (*suite*)

Médicaments	Action majeure	Avantages	Contre-indications	Effets et intervention infirmière
VI. Guanéthidine (Ismelin)	Prévient le relâchement du transmetteur sympathique, la noradrénaline Dépresseur de l'activité adrénergique Diminue les réserves tissulaires Cause l'infiltration veineuse Diminue la fréquence du pouls, le débit cardiaque et le flux sanguin rénal	Très puissante	Phéochromocytome parce qu'elle accroît largement les effets vaso-moteurs des catécholamines	Hypotension orthostatique grave accentuée par l'alcool, les exercices et la température chaude Éviter de se lever rapidement ou de rester debout trop longtemps Diarrhées, nausées, nycturie Inhibition de l'éjaculation, renseigner sur les risques de perturbation des fonctions sexuelles Fatigue et vertige; évanouissement

masse, des activités régulières, l'abstinence de tabac et un traitement antistress.

Lorsque cette approche se révèle inefficace ou que la pression diastolique demeure supérieure à 105 mm Hg, il est nécessaire d'avoir recours aux médicaments. Le choix d'un médicament approprié ou le choix d'une combinaison de médicaments se fait en fonction de chaque individu. Dans une approche préparatoire, on essaie le médicament le plus efficace, qui produit le moins d'effets secondaires et qui a le plus de chance d'être toléré par le client. Le tableau 29-2 présente les divers médicaments pour le traitement de l'hypertension.

Éducation du client. Il faut énormément d'énergie de la part du client pour suivre le traitement prescrit. L'effort ne semble pas toujours justifié, surtout lorsqu'il ne présente aucun symptôme sans médication, mais qu'il éprouve des effets secondaires avec des médicaments. Il faut beaucoup de supervision, d'éducation et d'encouragements pour que le client accepte son hypertension et son traitement. On doit faire des compromis sur quelques points du programme afin de réussir à atteindre les objectifs prioritaires.

Il est important d'insister sur les relations qui existent entre le traitement et le contrôle de la maladie hypertensive. Le diététicien doit explorer toutes les voies possibles pour modifier les habitudes d'ingestion de sel et de graisses, et on doit fournir au client une liste des aliments et des boissons pauvres en sel. Les succédanés du sel sont facilement disponibles et peu coûteux. Les boissons à base de caféine doivent être prises modérément. L'alcool agit en synergie avec les médicaments prescrits et le client doit en être averti. Certains clients tirent avantage à faire partie de groupes pour contrôler leur masse, pour cesser de fumer et pour apprendre à dominer le stress. D'autres ont besoin de plus d'aide de la part de leur famille et de leurs amis.

Pour que le client puisse continuer lui-même le programme prescrit, on lui fournit des informations écrites sur les effets attendus des médicaments et sur les effets secondaires. Lorsque les effets secondaires se produisent, le client doit savoir quand il peut obtenir de l'aide et à qui il peut s'adresser. De plus, on doit prévenir le client que l'hypertension peut se manifester de nouveau s'il cesse subitement de prendre ses médicaments. Il est possible également que les médicaments entraînent des troubles sexuels.

On enseigne parfois au client à prendre sa pression artérielle à la maison (*Figure 29-10*). Certains responsables des soins pensent que cette mesure pousse le client à prendre davantage soin de lui-même et soulignent le fait que l'arrêt des médicaments entraîne une augmentation de la pression. Il est difficile de faire comprendre à certains clients que la pression artérielle est normalement variable et qu'elle ne reste pas toujours au même niveau.

■ ÉVALUATION

Résultats escomptés

1. Pour que l'état vasculaire ne se détériore pas, il est nécessaire :
   a) de maintenir la pression artérielle à un niveau acceptable grâce aux médicaments et au régime alimentaire prescrits ;
   b) de ne pas montrer de signes d'angine de poitrine ;
   c) que l'électrocardiogramme n'indique aucune hypertrophie du ventricule gauche ;
   d) que les taux d'azote uréique et de créatinine sérique soient normaux ;
   e) que les troubles rétiniens ne progressent pas ;
   f) qu'il n'y ait aucun symptôme d'infarctus cérébral.
2. Pour faire respecter le régime thérapeutique, il faut :
   a) faire comprendre les raisons de chacun des aspects du régime ;
   b) engager la famille dans les prises de décision pour modifier le mode de vie tel que l'exige le régime ;

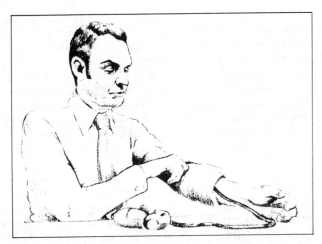

Maintenir le bras au même niveau que le cœur et ajuster fermement le brassard, mais sans trop le serrer. Il ne devrait pas être nécessaire de l'ajuster de nouveau lors d'une autre prise de mesure, mais seulement de le glisser pour le mettre et le retirer.

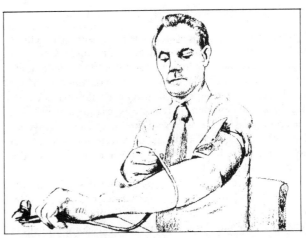

Si le brassard ne présente pas de compartiment pour le stéthoscope, on peut utiliser deux bandes élastiques glissées au niveau du coude pour maintenir le diaphragme du stéthoscope.

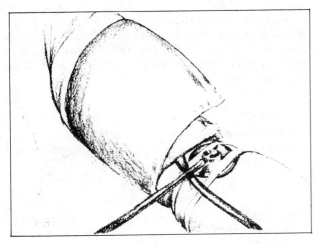

Placer le diaphragme, comme ci-dessus, sur la face antérieure du bras, juste au-dessus de la saignée du coude. Fermer la valve de la poire, puis gonfler le brassard avec la poire. Écouter attentivement avec le stéthoscope. Dès que le brassard compresse l'artère, le sang s'arrête de couler momentanément ; on n'entend plus aucun battement cardiaque. Augmenter la pression d'environ 20 mm Hg à 30 mm Hg au-dessus de la dernière pulsation entendue.

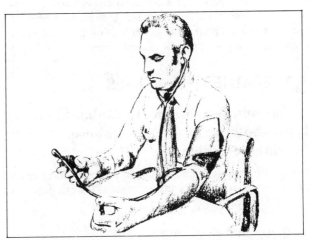

Ouvrir lentement la valve pour décompresser le brassard ; écouter pour percevoir le premier bruit du cœur qui propulse le sang dans les artères. Le manomètre indique alors la pression systolique. Continuer à réduire la pression jusqu'à ce que le bruit s'estompe. Lorsqu'on ne le perçoit plus, le manomètre indique la pression diastolique qui est la pression ordinaire dans les artères. Noter immédiatement les valeurs des deux pressions.

Figure 29-10 Comment prendre sa pression artérielle. (*Source : Patient Care magazine*. Copyright © 1977, Patient Care Publications Inc., C.T. Darien.)

c) exiger que le régime alimentaire prescrit soit suivi en ce qui concerne la diminution du sel, du cholestérol et des kilojoules ;

d) inviter le client à perdre de la masse ;

e) que le client participe à un programme régulier d'exercices ;

f) que le client prenne sa pression artérielle quotidiennement ;

g) que le client prenne ses médicaments selon la prescription ;

h) que le client mentionne au médecin les effets secondaires des médicaments avant de cesser de les prendre ;

i) que le client s'abstienne de fumer, de prendre du café et de l'alcool ;

j) que le client utilise les ressources communautaires disponibles pour atténuer le stress et s'y adapter le mieux possible ;

k) faire comprendre au client les raisons pour lesquelles il est nécessaire de poursuivre le régime, même si les symptômes de l'hypertension disparaissent ;

l) que le client soit suivi cliniquement et qu'il prenne régulièrement rendez-vous avec le médecin.

Crises d'hypertension

Parfois, de graves augmentations de la pression artérielle se produisent et demandent une intervention rapide. Ces crises d'hypertension surgissent chez ceux dont la maladie a été peu contrôlée ou chez ceux dont les médicaments ont été brutalement interrompus. La gravité de l'insuffisance de l'organe atteint détermine la rapidité avec laquelle la pression doit être abaissée. L'existence d'une insuffisance grave du ventricule gauche ou d'un trouble cérébral indique la nécessité de faire baisser la pression artérielle au cours des prochaines 24 h à 48 h.

On choisira les médicaments qui ont des effets immédiats. Le nitroprussiate par voie intraveineuse a un effet vaso-dilatateur de courte durée et on l'emploie pour traiter la crise à son début. Les autres médicaments comprennent la réserpine (Serpasil), le méthyldopa (Aldomet), la phentolamine (Rigitine), le diazoxide (Hyperstat) et l'hydralazine (Aprésoline). La plupart de ces puissants médicaments sont activés par les diurétiques. Lorsqu'on les utilise, il faut surveiller de très près la pression artérielle et l'état cardio-vasculaire durant tout le traitement. Une chute précipitée de la pression artérielle peut survenir et on doit intervenir immédiatement pour prévenir le choc.

☐ MALADIES DES VEINES

Thrombose veineuse, thrombophlébite, phlébothrombose et thrombose veineuse profonde

Bien que ces termes ne correspondent pas nécessairement à une même maladie, on les utilise souvent les uns pour les autres à des fins cliniques.

Physiopathologie et causes

Bien que la cause exacte de la *thrombose veineuse* demeure obscure, on croit que trois facteurs jouent un rôle significatif dans son développement : stase veineuse, lésion d'une paroi vasculaire et trouble de coagulation. Deux de ces facteurs suffisent à produire une thrombose. La stase veineuse survient lorsque l'écoulement du sang est retardé, comme c'est le cas dans l'insuffisance cardiaque ou le choc ; lorsque les veines restent dilatées, comme à la suite d'un traitement par les médicaments ; et lorsque les muscles squelettiques se contractent peu, comme dans le cas de l'immobilité, de la paralysie des membres ou d'une anesthésie. Le repos au lit semble réduire d'au moins 50 % la circulation dans les jambes.

La rupture de la tunique interne d'un vaisseau sanguin crée un emplacement pour la formation d'un caillot. Une blessure directe à un vaisseau comme cela arrive après une fracture ou une luxation, une maladie quelconque qui s'attaque à une veine, l'irritation chimique d'une veine due à un médicament injecté par voie intraveineuse peuvent toutes causer des lésions aux veines.

L'augmentation de la coagulabilité du sang apparaît chez le client qui cesse brusquement de prendre des anti-coagulants. Les contraceptifs oraux et un grand nombre de dyscrasies mènent à l'hypercoagulabilité.

La *thrombophlébite* est l'inflammation de la paroi d'une veine avec formation d'un caillot. Lorqu'un caillot se développe dans une veine sans qu'il y ait d'inflammation, on utilise le terme *phlébothrombose*. La thrombose veineuse peut se produire dans n'importe quelle veine, mais en particulier dans celles des membres inférieurs, autant dans les veines superficielles que dans les veines profondes. Parmi les veines superficielles, c'est la veine saphène qui est le plus souvent touchée et, parmi les veines profondes, ce sont les veines iliaques, fémorales, poplitées et les petites veines des mollets.

Un thrombus veineux est constitué d'un agrégat de plaquettes fixées à la paroi vasculaire et d'une excroissance en forme de queue qui contient de la fibrine, des globules blancs et beaucoup de globules rouges. Cette « queue » peut grossir et s'étendre à l'aval du courant sanguin à mesure que de nouvelles couches d'éléments constituants du caillot s'ajoutent. Le danger réside dans le fait qu'une partie de ce caillot peut se détacher et aller obstruer un vaisseau pulmonaire. Le thrombus peut se fragmenter spontanément au moment où le caillot subit une dissolution naturelle ou à cause d'une augmentation de la pression veineuse, comme lorsqu'on se lève brusquement ou lorsqu'on fait une activité après être resté trop longtemps inactif. D'autres complications provoquées par la thrombose veineuse sont décrites à la figure 29-11.

Évaluation

Manifestations cliniques. Au moins un tiers de ceux qui souffrent de thrombose veineuse des membres inférieurs

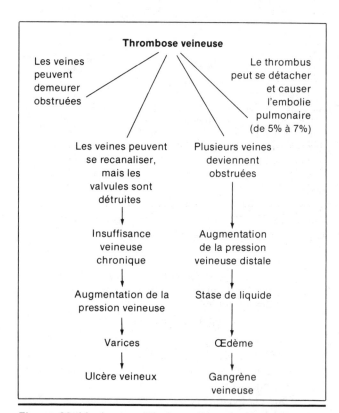

Figure 29-11 La gravité d'une thrombose veineuse se manifeste promptement.

ne présentent aucun symptôme. Chez les autres, les symptômes sont variés et sont non spécifiques de la thrombophlébite. Cependant, malgré cette incertitude, on continue toujours à chercher l'existence de signes cliniques.

L'obstruction des veines *profondes* des jambes donne naissance à des œdèmes et à des enflures des extrémités. On détermine l'importance de l'enflure en évaluant, avec un ruban à mesurer, la circonférence de l'extrémité à différents niveaux. Les enflures bilatérales sont difficiles à mettre en valeur. La peau de la jambe atteinte se réchauffe, et les veines superficielles deviennent proéminentes. La sensibilité du membre apparaît plus tardivement et elle est causée par l'inflammation de la paroi veineuse qu'on peut sentir par une palpation légère. Le signe d'*Homans* est la présence d'une douleur au mollet après une brusque dorsiflexion du pied ; il n'est pas spécifique à la thrombose veineuse profonde, car il peut se manifester pour une toute autre raison. Dans certains cas, des signes d'embolie pulmonaire constituent les premiers symptômes d'une thrombose veineuse profonde.

La thrombose des veines superficielles est douloureuse et rend la région atteinte sensible, rougeâtre et chaude. Il est rare que le thrombus se détache et qu'il cause une embolie. On peut donc se soigner à la maison en restant au repos, les jambes surélevées, et en prenant des analgésiques, et peut-être aussi des agents anti-inflammatoires.

Établissement du diagnostic.   La *phlébographie* (veinographie) comporte l'injection d'une substance de contraste dans le système veineux par une veine de la partie dorsale du pied. Le diagnostic est basé sur le non-remplissage d'un segment d'une veine et sur la déviation de l'agent de contraste vers des vaisseaux collatéraux. Cette méthode cause une inflammation brève, mais douloureuse, de la veine.

Une autre méthode consiste à mesurer les modifications survenant dans la vitesse de l'écoulement sanguin, au niveau des veines des jambes, par le *vélocimètre à effet Doppler ultrasonore*. Lorsqu'on place la sonde Doppler sur les veines qui sont obstruées, le Doppler indique un écoulement sanguin diminué, par comparaison avec l'extrémité opposée, ou absent. Cette méthode est peu coûteuse, mais elle requiert de l'habileté de la part de l'opérateur.

La scintigraphie au fibrinogène marquée à l'iode 125 est une méthode récente de diagnostic qui permet de détecter précocement une thrombose veineuse. Le fibrinogène injecté par voie intraveineuse se concentre dans le caillot en formation ; il devient radioactif et on peut ainsi en suivre plus facilement l'évolution.

Mesures préventives

Bas élastiques.   Une mesure de prophylaxie est l'utilisation de bas élastiques, habituellement prescrits pour les clients qui doivent limiter leurs activités, particulièrement les clients alités. Ces bas exercent une pression constante et uniformément répartie sur toute la surface du mollet.Ils réduisent le calibre des veines superficielles des extrémités inférieures, augmentant ainsi l'écoulement sanguin dans les veines profondes. L'infirmière doit savoir que n'importe quel type de bas, y compris les bas élastiques, peut devenir un tourniquet s'il est appliqué inadéquatement, c'est-à-dire

enroulé fermement à la partie supérieure, provoquant ainsi la stase plutôt que de la prévenir. On doit retirer les bas pendant un certain temps, au moins deux fois par jour. À ce moment, on doit examiner la peau, pour déceler tout signe d'irritation, et le mollet pour y déceler une éventuelle sensibilité. On doit avertir le médecin de tout changement cutané ou de tout signe de sensibilité.

Des recherches récentes ont montré que les bas élastiques avaient peu d'efficacité, à moins qu'on ne les utilise en association avec d'autres traitements préventifs.

Positions et exercices.   Lorsque le client est alité, les jambes et les pieds doivent être élevés périodiquement au-dessus du niveau du cœur. Cette position permet aux veines superficielles et tibiales de se vider rapidement et de demeurer vides. Avant et après une intervention chirurgicale, il faut instituer un programme d'exercices actifs et passifs, particulièrement ceux intéressant les muscles du mollet, afin d'augmenter l'écoulement veineux. Le premier lever doit se faire le plus tôt possible pour prévenir la stase veineuse. Les exercices respiratoires sont essentiels puisqu'ils augmentent la pression négative du thorax, ce qui aide les grosses veines à se vider.

Compression veineuse intermittente.   Bien que peu communément utilisée, la compression veineuse intermittente qui se fait à l'aide de brassards ou de bottes pneumatiques peut prévenir la thrombose veineuse profonde. La botte est constituée d'un revêtement intérieur doux en plastique et d'un revêtement extérieur rigide qui sont tous deux assemblés par le haut et le talon. Lorsqu'on exerce une pression uniforme, on a l'impression d'avoir les jambes qui flottent. Une succession de gonflements et de dégonflements de la botte entraîne une compression répétée intermittente du pied et de la jambe. On utilise cette méthode durant l'opération et la période postopératoire jusqu'à ce que le client puisse marcher. Pour permettre les soins de la peau, l'infirmière enlève les bottes chaque jour. Bien que les bottes de compression veineuse intermittente puissent être portées longtemps sans que le client éprouve de malaise, leur utilisation est contre-indiquée chez les clients qui souffrent de thrombophlébite grave ou chez qui on soupçonne une thrombose veineuse profonde.

Évaluation infirmière

Les clients dont les antécédents montrent des veines variqueuses, de l'hypercoagulation, des maladies cardio-vasculaires, ceux qui viennent de subir une opération ou d'être blessés, ceux qui sont obèses, ceux d'un certain âge et les femmes qui prennent des contraceptifs oraux appartiennent au groupe dit à haut risque.

L'infirmière doit :

- Demander au client si ses jambes sont douloureuses, s'il souffre de troubles fonctionnels ou d'œdème ;
- Examiner chaque membre inférieur, de l'aine au pied, en notant s'il y a assymétrie et en mesurant également la circonférence du mollet (un signe précoce de l'œdème est l'engorgement de la concavité située derrière la malléole médiane) ;
- Noter toute augmentation de température de la jambe malade (pour évaluer les différences de température

Tableau 29-3   Thrombophlébite

	Thrombophlébite superficielle	Thrombophlébite profonde

Manifestations cliniques	Enflure locale ; avec des masses et des nœuds
	Rouge, sensible, induration locale
		«Lourdeur» en position debout
		Douleur aux jambes sous forme de crampes
		Œdème :
		    Thrombus des veines du mollet — aucun
		    Thrombus des veines fémorales — léger à
		    modéré
		    Thrombus des veines ilio-fémorales —
		    important
		Signe d'Homans positif

Évaluation diagnostique	Phlébographie pour éliminer la possibilité de thrombose veineuse profonde	Étude du flux sanguin (remplissage, vidage) Phlébographie pour déterminer : présence de phlébite, recanalisation, étendue de l'obstruction
Traitement	Repos au lit Compresses chaudes et humides Élévation des jambes Bas élastiques après la phase aiguë Héparine (administration intermittente ou continue) Acétaminophène (contre la douleur) Antibiotique si nécessaire Si les veines profondes ne sont pas obstruées, les veines superficielles phlébitiques peuvent être enlevées.	Repos au lit Compresses chaudes et humides Élévation du pied du lit d'environ 15 cm Opération possible pour prévenir le développement d'embolie

plus efficacement, se rafraîchir les mains dans l'eau froide, les assécher puis les placer simplement sur les chevilles, puis sur les mollets) ;

- Repérer les régions sensibles et les thromboses existantes (mises en évidence par des portions veineuses cordées) en palpant soigneusement la jambe avec trois ou quatre doigts, en avançant et en reculant la main, de la cheville au genou, puis en remontant jusqu'à l'aine.

Traitement médical

Le traitement médical a pour objectif d'empêcher le thrombus de se propager, ce qui peut déclencher une embolie pulmonaire, et d'éviter la réapparition d'une thromboembolie.

On y réussit grâce à des anticoagulants, comme l'héparine, qu'on injecte par voie intraveineuse soit à intervalles réguliers, soit d'une manière continue. Le dosage du médicament se fait selon le temps de céphaline.

On continue le traitement par l'héparine pendant 10 à 12 jours jusqu'à ce que l'organisation du caillot se soit faite. On commence alors un traitement anticoagulant par voie orale pour une prévention à longue échéance.

Dans plusieurs centres hospitaliers, on préfère le traitement thrombolytique (fibrinolytique), car il est efficace pour détruire les caillots. On le commence dans les trois jours qui suivent l'obstruction artérielle aiguë. La streptokinase et l'urokinase, toutes deux d'origine biologique, donnent des résultats identiques, mais l'urokinase coûte plus cher que la streptokinase. Ces deux agents thrombolytiques sont contre-indiqués dans le cas d'un clou hémo-

statique en position stratégique et en voie de se détacher. Si une hémorragie se produit et qu'on ne peut l'arrêter, on cesse l'administration du médicament. Parfois, on utilise le dextran pour diminuer la viscosité du sang et l'accumulation de globules chez le client qui présente une thrombose veineuse profonde. Le dextran peut produire des allergies et c'est pour cette raison qu'il n'est pas très utilisé.

En plus du traitement par les anticoagulants, on peut conseiller le repos au lit, l'élévation du membre malade, le port de bas élastiques et des analgésiques. Habituellement, le repos au lit est nécessaire durant les 5 à 7 jours qui suivent une thrombose veineuse profonde. C'est à peu près le temps nécessaire pour que les symptômes inflammatoires s'atténuent et que le thrombus se forme. Le client porte des bas élastiques dès qu'il commence à se déplacer. Il est préférable de marcher plutôt que de rester debout ou de s'asseoir longtemps. Au lit, on recommande également des exercices de dorsiflexion du pied que l'on fait contre un repose-pied.

Des compresses chaudes et humides appliquées sur l'extrémité malade diminuent l'inconfort associé à la thrombose veineuse profonde. Des analgésiques légers apportent un soulagement additionnel. Le tableau 29-3 est un résumé des soins apportés en cas de thrombophlébite.

Traitement chirurgical.   Le traitement chirurgical est nécessaire lorsque : (1) le client ne peut recevoir d'anticoagulants ; (2) le danger d'embolie pulmonaire est élevé ; (3) le drainage veineux est tellement perturbé qu'une altération permanente des extrémités peut se produire. On choisit la thrombectomie comme moyen chirurgical.

Tableau 29-4   Comparaison entre l'héparine et les coumariniques

	Héparine sodique	Coumariniques
Action physiologique	Interfère avec la réaction de coagulation en plusieurs points, mais agit principalement comme un antagoniste de la thrombine.	Inhibent la formation de prothrombine à partir de la vitamine K, transformation qui se produit dans le foie.
Action thérapeutique		
Avantages	Utilisée principalement lors de traitement de courte durée (peut être utilisée pour traitement de longue durée). Action rapide et prévisible. Peut être utilisée aussi bien à l'extérieur de l'organisme qu'à l'intérieur ; peut être utilisée dans certains procédés de dialyse et en remplacement du citrate de sodium dans le sang des donneurs.	Utilisés pour les traitements de longue durée. Si administrés par voie orale, sont bien absorbés par l'appareil digestif. Force uniforme des médicaments due à la production synthétique. Moins coûteux que l'héparine. Facteur de contrôle meilleur que l'héparine sodique. La warfarine sodique est absorbée plus complètement que la bishydroxycoumarine.
Inconvénients	Doit être administrée par voies parentérale, intraveineuse ou dans les tissus adipeux par voie sous-cutanée. Quelques clients ont manifesté des réactions allergiques, une perte de cheveux transitoire ou de l'ostéoporose (après quelques mois de traitement).	Période latente prolongée (de 2 à 3 jours) avant l'apparition des effets. Durée de l'action anticoagulante imprévisible (certains cas persistent jusqu'à 3 semaines).
Administration	Vérifier d'abord le temps de coagulation et de prothrombine. Vérifier le temps de coagulation toutes les 4 h à 6 h avant de répéter la dose d'héparine. Le but est d'élever le temps de coagulation de 2 à 3 fois le contrôle normal (1er temps de coagulation). *Voie sous-cutanée :* moins recommandée à cause de l'absorption irrégulière, de la ponction possible des vaisseaux et de l'inconfort. La dose thérapeutique moyenne quotidienne est de 20 000 à 30 000 unités soit par *perfusion continue* au moyen d'une pompe à perfusion, soit en doses divisées par *injection intraveineuse intermittente* toutes les 4h à 6 h. *Traitement prolongé :* Peut être administrée par voie sous-cutanée profonde (dans les tissus adipeux) à la partie inférieure de l'abdomen. Utiliser une aiguille courte, de petit calibre et bien pointue (de calibre nº 25-27, 1,25 cm–1,60 cm de longueur). Pincer les tissus adipeux et insérer l'aiguille comme un dard en faisant un angle de 90º à la surface de la peau. Après l'injection, ne pas frotter le point, mais presser fermement avec un tampon d'alcool. Changer d'endroit à la partie inférieure de l'abdomen pour chaque injection. **Remarque :** Éviter l'administration intramusculaire d'héparine à cause de la probabilité d'un hématome local et d'irritation des tissus.	Vérifier d'abord le temps de coagulation et de prothrombine (voir ci-dessous). Warfarine : administrer une dose initiale de 15 mg à 25 mg. Le 2e jour, administrer une dose légèrement inférieure (10 mg). Ajuster les doses ultérieures selon les dosages de prothrombine chaque jour. Dose moyenne : 5 mg par jour. On peut obtenir le niveau thérapeutique de l'hypoprothrombinémie en 3 à 4 jours.
Antidote	Cesser l'administration d'héparine. Sulfate de protamine (agit comme une base pour neutraliser l'héparine acidique). Transfusion sanguine lors d'hémorragie.	Administrer des préparations de vitamine K : • pour contrôler un saignement léger : comprimés de phytonadione (Mephyton, vitamine K$_1$ synthétique), par voie orale • pour contrôler un saignement de modéré à grave : solution de phytonadione (Aqua-MEPHYTON), par voie intraveineuse ou intramusculaire

Le *temps de prothrombine* se mesure en secondes ou en % de la normale.

Normale : 12,5 s ou 100 %.
Niveau thérapeutique désiré : De 25 s à 30 s lorsque le contrôle est de 12 s (approximativement 1,5 à 2,5 fois le contrôle en secondes). Lorsque le temps de prothrombine est mesuré en % de la normale, le niveau thérapeutique désiré est de 20 % à 30 %.

Encadré 29-3 Contre-indications au traitement par les anticoagulants (facteurs de risque)

Manque de coopération de la part du client
Saignement aux niveaux suivants :
- gastro-intestinal
- génito-urinaire
- respiratoire

Dyscrasies hémorragiques
Anévrismes
Blessure grave
Alcoolisme
Utilisation contraignante de médicaments
Opération récente ou imminente portant sur :
- les yeux
- la mœlle épinière
- le cerveau

Maladies hépatiques ou rénales graves
Hémorragie vasculaire cérébrale récente
Infections
Ulcérations ouvertes
Métier ou occupation comportant un certain danger

Traitement anticoagulant de la thromboembolie

Le *traitement anticoagulant* consiste à administrer un médicament afin de retarder le temps de coagulation du sang, de prévenir la formation d'un thrombus en phase postopératoire, et d'arrêter l'extension du thrombus lorsqu'il est formé. Les anticoagulants ne peuvent dissoudre un thrombus qui est déjà formé.

Les moyens de prévention ou de diminution de la coagulation sanguine du système vasculaire sont indiqués chez les clients souffrant de thrombophlébite ; chez les clients prédisposés à la récidive de la formation d'embolie ; chez les clients souffrant d'œdème persistant des jambes, secondaire à l'insuffisance cardiaque ; et chez les clients âgés immobilisés pour une période de temps assez longue, à cause d'une fracture de la hanche. Le traitement habituel consiste en l'administration d'héparine seule ou combinée, ou d'anticoagulants coumariniques, qui diminuent l'activité du mécanisme de coagulation (voir le tableau 29-4).

Administration

La *perfusion par pompage continu* est encore la méthode qu'on préfère pour administrer l'héparine, à condition d'avoir des moyens appropriés et un personnel entraîné pour en assurer la surveillance. On préfère cette méthode, car il semble que le danger d'hémorragie soit moindre. Le dosage se fait selon la masse du client et selon la tendance à saigner, établie d'après des épreuves de coagulation. En cas d'insuffisance rénale, les doses sont plus faibles. L'infirmière vérifie périodiquement si le tube n'est pas coudé ou s'il n'y a pas de fuites ; de plus, elle doit s'assurer que la dose exacte a été administrée. On fait des épreuves périodiques de coagulation et on évalue l'hématocrite. On surveille les saignements des gencives, les ecchymoses et l'apparition de douleur, ces symptômes indiquant une dose excessive d'anticoagulants.

L'*injection intraveineuse intermittente* est un second moyen d'administrer l'héparine toutes les 4 h sous forme diluée. On utilise une aiguille type papillon qu'on introduit à l'extrémité du tubage.

On administre les *anticoagulants oraux*, comme le Coumadin, selon le temps de prothrombine. Ce traitement est efficace lorsque le temps de prothrombine est de 1,5 à 2 fois le temps normal.

Précautions et évaluations infirmières. *La principale complication du traitement anticoagulant est l'apparition d'hémorragie spontanée n'importe où dans l'organisme.* L'hémorragie rénale se manifeste par une hématurie microscopique et elle est souvent le premier signe d'une dose excessive d'anticoagulant. L'infirmière doit observer la présence éventuelle de contusion, d'épistaxis ou de saignement des gencives qui sont aussi des signes précoces d'hémorragie. On peut rapidement neutraliser les effets de l'héparine en administrant du sulfate de protamine par voie intraveineuse. La quantité requise est approximativement le double de la dose précédente d'héparine. Il est cependant plus difficile de combattre les effets des anticoagulants coumariniques, mais l'administration de phytonadione et peut-être de plasma ou de sang entier frais est une mesure efficace.

Comme les anticoagulants interagissent avec un grand nombre d'autres médicaments, il est nécessaire d'établir un horaire strict pour les administrer sans qu'il y ait danger. Les salicylates, les stéroïdes anabolisants, l'hydrate de chloral, le glucagon, le chloramphénicol, la néomycine, la quinidine et la phénylbutazone (Butazolidine) augmentent l'efficacité des anticoagulants oraux. Il est prudent d'étudier l'interaction des médicaments chez les clients qui prennent des anticoagulants oraux particuliers. Les contre-indications au traitement par les anticoagulants sont données dans l'encadré 29-30.

Enseignement au client sur les anticoagulants oraux

Il faut insister sur l'importance de prendre la dose exacte du médicament et au moment spécifique prescrit. Le client doit se présenter périodiquement pour des examens sanguins, afin de déterminer le mécanisme de coagulation sanguine et de réajuster les doses, si c'est nécessaire. On doit donner les directives suivantes :

- Prendre les comprimés d'anticoagulants à heure régulière, généralement entre 8 h et 9 h ;
- Porter sur soi un moyen d'identification spécifiant le nom de l'anticoagulant utilisé ;
- Ne prendre aucun des médicaments suivants sans le consentement du médecin : vitamines, antibiotiques, aspirine, huile minérale et phénylbutazone (Butazolidine) ;
- Se souvenir que l'alcool peut modifier la réaction de l'organisme à un anticoagulant ;
- Éviter les manies alimentaires, les régimes draconiens ou toute modification exagérée dans la manière de se nourrir ;
- Ne pas prendre de Coumadin sans autorisation du médecin ;

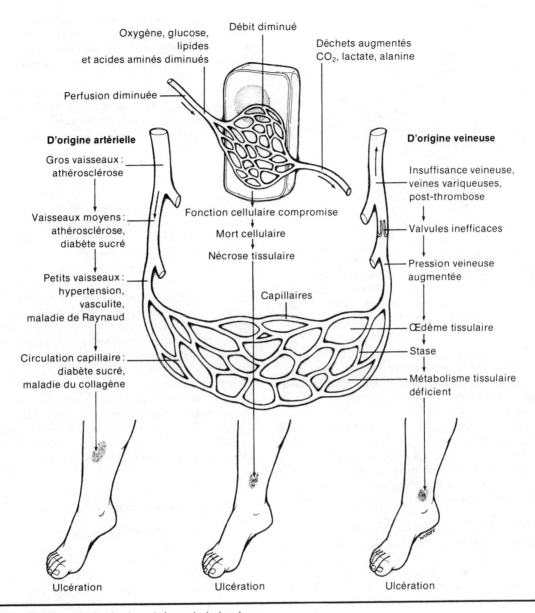

Figure 29-12 Physiopathologie des ulcères de la jambe.

- Ne pas cesser de prendre du Coumadin (s'il est permis) sans accord du médecin ou de l'infirmière ;
- Lorsque l'on consulte un autre médecin, un dentiste ou un podiatre, lui dire que l'on prend des anticoagulants ;
- Consulter son médecin avant de se faire extraire une dent ou de subir une intervention chirurgicale ;
- Avertir le médecin dès l'apparition d'un des signes suivants :
  — faiblesse, étourdissement ou fatigue accrue,
  — céphalées intenses ou douleur gastrique,
  — urine rouge ou brune,
  — tout saignement, comme les coupures qui n'arrêtent pas de saigner,
  — contusion qui s'étend, saignements de nez ou tout saignement inhabituel se produisant n'importe où,
  — selles noires ou rouges,
  — éruptions cutanées,
  — début de grossesse ;

- Être extrêmement prudent pour éviter toute blessure qui causerait une hémorragie.

Insuffisance veineuse chronique

Physiopathologie et manifestations cliniques

L'insuffisance veineuse est causée par l'inefficacité valvulaire des veines superficielles et profondes des jambes. Cette incapacité fonctionnelle des valvules se produit partout où la pression veineuse augmente durant de longues périodes, comme c'est le cas dans la thrombose veineuse profonde.

Puisque les parois veineuses sont moins épaisses et plus élastiques que celles des artères, elles se distendent aussitôt que la pression veineuse augmente fortement. À ce moment,

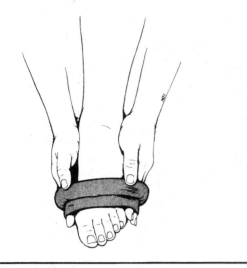

Figure 29-13 Pour mettre un bas de soutien, on doit le rouler, l'écarter avec les mains et le dérouler en partant du pied vers la cheville, puis vers le mollet. Il est préférable de mettre le bas lorsqu'on est au lit.

les valves des valvules veineuses permettent moins d'étanchéité, ce qui donne lieu à un retour ou à un reflux du sang. Il en résulte donc une stase veineuse et un œdème.

Lorsque les veines profondes des jambes présentent une insuffisance valvulaire à la suite d'un thrombus, le syndrome postphlébitique apparaît. Il est caractérisé par une stase veineuse chronique qui conduit à l'œdème, à la décoloration, à la douleur, à certaines dermatoses et à certains ulcères. Les veines superficielles peuvent se dilater. Ce trouble est de longue durée, difficile à soigner et souvent invalidant.

Les ulcères de stase se développent par suite de la rupture de petites veines cutanées et des ulcérations qui s'ensuivent. Lors de la rupture, les globules rouges se répandent dans les tissus environnants, puis dégénèrent en libérant un pigment brunâtre dans les tissus. Cette pigmentation et ces ulcérations apparaissent dans la région de la malléole médiane. La peau s'assèche, se craquelle et démange ; les tissus sous-cutanés sont rendus fibreux et s'atrophient. Les risques de blessures et d'infection augmentent.

On associe les ulcères de la jambe à d'autres facteurs qui touchent la circulation des membres inférieurs (*Figure 29-12*). Cependant, pour tous ces ulcères, les complications latentes et les principes de traitement sont semblables.

Traitement et enseignement au client

On soigne le client qui souffre d'insuffisance veineuse en diminuant la stase veineuse et en prévenant les ulcérations. Les activités qui annulent la force gravitationnelle et la compression des veines superficielles par des bas élastiques augmentent la circulation veineuse.

On élève fréquemment les jambes au-dessus du niveau cardiaque durant la journée (au moins 30 min toutes les 2 h). La nuit, on lève le pied du lit de 15 cm. On encourage le client à marcher plutôt qu'à s'asseoir ou à rester debout.

En position assise, le client doit éviter de compresser les espaces poplités, comme c'est le cas en croisant les jambes ou en laissant les jambes pendre sur les côtés du lit. Il doit éviter les ceintures trop serrées ou les porte-jarretelles trop ajustés.

La compression élastique des jambes diminue l'accumulation locale de sang veineux et favorise le retour veineux au cœur. Aussi doit-on recommander le port des bas élastiques aux personnes qui souffrent d'insuffisance veineuse. Il faut veiller à ce que le bas assure une pression plus forte au pied et à la cheville qu'au genou et à l'aine. Si le bas est trop serré ou s'il a tendance à s'entortiller, un effet de tourniquet se produit, ce qui aggrave l'accumulation de sang veineux. On doit remettre les bas après une période d'élévation des jambes, lorsque le volume veineux est à son plus bas niveau. Nous décrivons, à la figure 29-13, la manière de mettre des bas élastiques.

On doit veiller à protéger les membres des moindres traumatismes. La peau doit rester propre, sèche et douce. On doit communiquer au professionnel de la santé le moindre signe d'ulcération afin qu'elle soit soignée et suivie. On peut employer une variété d'agents topiques et de savons en même temps que les traitements de lavage et d'excision des débris d'une plaie afin de guérir les ulcères des jambes. On vise ainsi à enlever les tissus mortifiés et à garder la plaie propre et humide pendant que la cicatrisation se fait. Il est important de manipuler doucement le membre malade et de le protéger des tissus rêches. Une alimentation adéquate est essentielle. Parfois, il est bénéfique d'appliquer un pansement occlusif sur une plaie propre. Nous décrivons plusieurs types d'application à la figure 29-14.

Ulcères de la jambe

L'ulcère de la jambe est une excavation de la peau produite par une escarre de tissu nécrotique inflammatoire. La cause la plus fréquente est une déficience vasculaire soit veineuse, soit artérielle. On estime que les ulcères postphlébitique et variqueux représentent environ 70 % de tous les ulcères des jambes. Les autres 30 %, comme ceux qui sont causés par les brûlures, l'anémie à hématies falciformes et les désordres neurogènes, ne sont pas d'origine veineuse. Parmi les 70 %, environ les deux tiers sont postphlébitiques. Les ulcères veineux se situent habituellement au-dessus de la cheville (malléole), alors que les ulcères artériels se situent plus loin de la cheville et peuvent même apparaître beaucoup plus haut.

Les difficultés que l'infirmière éprouve à soigner ces clients sont grandes, que ce soit au centre hospitalier ou au domicile du client. Le problème physique est souvent de longue durée et cause un épuisement important des ressources physiques, affectives et économiques du client.

Physiopathologie. L'ulcère de la jambe est généralement causé par une mauvaise oxygénation et une sousalimentation des tissus. Lorsque le métabolisme cellulaire ne peut maintenir l'équilibre énergétique, la cellule meurt (nécrose). La détérioration des vaisseaux, quels qu'ils soient, influe sur les fonctions cellulaires et conduit à la formation des ulcères (voir la figure 29-12).

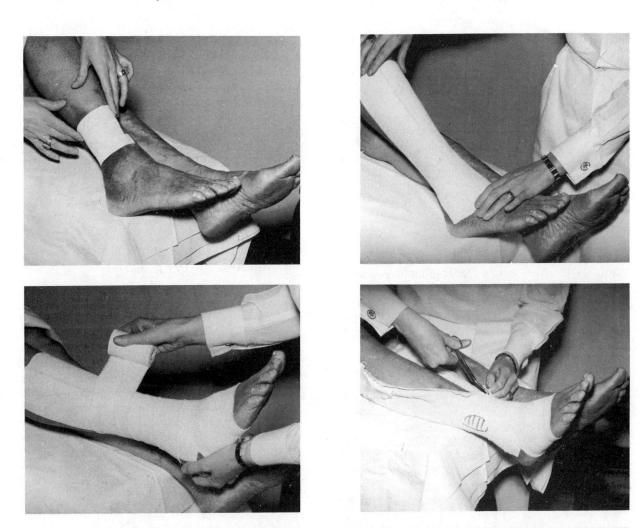

Figure 29-14 Bandage Elastoplast. **A)** Après avoir appliqué l'onguent, recouvrir l'ulcère de Telfa ou d'autre bandage non adhésif et maintenir en place par du diachylon hypoallergène lorsque le diachylon utilisé habituellement irrite la peau. **B)** Les bandages Elastoplast procurent support et protection. **C)** Faire un tour complet autour du pied, puis monter en spirale, en appliquant une pression ferme et uniforme, et attacher avec sécurité sous le genou. **D)** Après quelques jours, enlever le bandage avec précaution, puisque le moindre traumatisme peut causer une blessure. (*Source :* S. Wilson, « Chronic leg ulcers », *Amer. J. Nurs.*, 67, p. 98.)

Évaluation et manifestations cliniques. Parce qu'il existe plusieurs causes d'ulcères, il est important de diagnostiquer adéquatement la cause première afin de prescrire un traitement approprié. Les antécédents médicaux du client sont importants pour déterminer si l'insuffisance est veineuse ou artérielle. On doit évaluer les symptômes de douleur, de fatigue, de lourdeur et d'enflure aux jambes. On vérifie attentivement la pulsation aortique, iliaque, fémorale, poplitée et pédieuse. On note l'érythrose de déclivité (signe de la chaussette). On cherche aussi les signes d'œdème à godet chronique ou de tout autre type d'œdème. L'artériographie et la phlébographie permettent un diagnostic plus précis. Les examens de laboratoire aident à déterminer si l'infection est la cause première de l'ulcère ; des cultures peuvent être nécessaires.

Traitement. Les objectifs du traitement peuvent être atteints avec succès en traitant l'ulcère lui-même.

1. *Contrôler l'infection.* Puisque tout ulcère est infecté, il est nécessaire d'établir un drainage déclive. On utilise un traitement antimicrobien systémique basé sur les données de la culture et sur la sensibilité. L'application d'antibiotiques topiques ne s'est pas révélée aussi efficace qu'on l'espérait.

2. *Obtenir la guérison en gardant la plaie propre.* Il faut nettoyer très délicatement. On utilise un savon doux, de l'eau tiède et des boules de coton. Pour enlever les débris nécrosés, on peut utiliser du peroxyde d'hydrogène. Le débridement peut se faire à l'aide d'instruments pour couper les tissus morts, ou par l'application de pansements de fibres imbibés d'eau physiologique isotonique sur le siège de l'ulcère. Lorsque le pansement est sec, on l'enlève en même temps que les débris qui y adhèrent.

Certains médecins préfèrent le traitement fibrinolytique par des enzymes ; on utilise alors des pommades aux

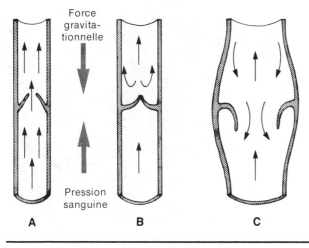

Figure 29-15   A,B) Valvule *efficace* montrant le sens de l'écoulement sanguin lorsque la valvule est ouverte (A) et fermée (B), permettant l'écoulement sanguin contre la force gravitationnelle. **C)** Valvule *déficiente*, le sang est incapable de circuler vers le cœur.

enzymes pour soigner l'ulcère. On applique cette pommade sur l'ulcère, mais non sur la peau saine qui l'entoure. On recouvre la plaie pommadée d'une compresse imbibée d'eau salée qu'on a pris soin d'essorer, puis on applique une gaze et une bande. Durant les trois ou quatre premiers jours, on répète le traitement toutes les 4 h, puis toutes les 8 h. Lorsque du tissu de granulation rose apparaît, on ne met plus que des pansements d'eau salée.

Une méthode plus récente consiste à utiliser des perles très poreuses de 0,1 mm à 0,3 mm de diamètre composées de dextranomère (Debrisan) qui ont la propriété d'absorber les sécrétions de la plaie constituées de bactéries, de tissus nécrosés et de protéines dégradées. Les perles changent de couleur en fonction de l'agent infectieux. Lorsque les perles sont saturées de sécrétions, elles prennent une couleur gris jaunâtre qui indique qu'elles ne peuvent plus rien absorber. On les remplace alors par une nouvelle couche.

3. *Assurer le repos.* Dans les cas d'insuffisance artérielle, on peut améliorer le débit sanguin en élevant la tête du lit sur des blocs de 7,5 cm à 15,0 cm. S'assurer que cette élévation n'augmente pas l'œdème déclive, car cela doit être évité. On peut également utiliser des diurétiques.

4. *Corriger les troubles d'ordre nutritionnel.* On doit déterminer les carences nutritives et maintenir une alimentation adéquate en vitamines (en particulier la vitamine C), en protéines et en minéraux (fer).

5. *Revasculariser les tissus par reconstruction artérielle.* La revascularisation aorto-iliaque, aorto-fémorale ou fémoro-poplitée est souvent efficace pour corriger l'insuffisance artérielle.

Veines variqueuses

Incidence

Les veines variqueuses (varices) sont des veines superficielles, tortueuses et anormalement dilatées. Les varices sont dues à une insuffisance des valvules veineuses (*Figure 29-15*). Elles se produisent le plus souvent dans les extrémités inférieures, dans les veines saphènes ou à la partie inférieure du tronc. Cependant, elles peuvent survenir ailleurs dans l'organisme, comme les varices œsophagiennes (voir à la page 759).

Une personne sur cinq dans le monde souffre de veines variqueuses. Il semble que l'on puisse parler d'une prédisposition selon le métier, puisque l'incidence de ce problème est plus élevée chez les vendeurs, les coiffeurs, les esthéticiennes, les opérateurs d'ascenseur, les infirmières et les dentistes. Une faiblesse héréditaire de la paroi veineuse peut contribuer à l'apparition de ce problème : il n'est pas rare que plusieurs membres d'une même famille en souffrent.

Physiopathologie et manifestations cliniques

Les veines variqueuses peuvent être dues à des facteurs primaires (sans corrélation avec les veines profondes) ou secondaires (en liaison avec une obstruction des veines profondes). Le retour du sang veineux entraîne la stase veineuse. On ne ressent aucun symptôme si seules les veines superficielles sont touchées ; par contre, au point de vue esthétique, les veines dilatées n'ont rien d'attirant. Les symptômes habituels sont des douleurs gênantes, des crampes musculaires et une fatigue croissante des muscles des membres inférieurs.

Lorsque l'obstruction veineuse entraîne la formation de varices, les signes et les symptômes sont semblables à ceux de l'insuffisance veineuse chronique : œdème, douleur, pigmentation et ulcérations. Les risques de blessure et d'infection sont plus grands.

Évaluation

L'examen diagnostique le plus commun est l'*épreuve de Brodie-Trendelenburg*. Il s'agit d'une épreuve pour mettre en évidence le reflux sanguin par des valvules déficientes des veines superficielles et des ramifications qui communiquent avec les veines profondes des jambes. On couche le client sur le dos et on élève la jambe atteinte afin de vider les veines. On applique ensuite un tourniquet à la partie supérieure de la cuisse pour oblitérer les veines et on demande au client de se mettre debout. Si les valvules des veines communicantes sont déficientes, le sang s'écoule dans les veines superficielles à partir des veines profondes. Si, au moment où l'on retire le tourniquet, le sang s'écoule rapidement d'en haut dans les veines superficielles, cela signifie que les valvules des veines superficielles sont également déficientes. On utilise cette épreuve pour déterminer le type de traitement qui doit être recommandé pour les veines variqueuses.

L'*épreuve de Perthes* indique si le système veineux plus profond et les veines communicantes sont encore efficaces. On applique un tourniquet juste au-dessus du genou et on demande au client de marcher. Si les varices disparaissent, c'est que les vaisseaux sont efficaces ; si, au contraire, les vaisseaux ne se vident pas et qu'ils se dilatent davantage, c'est signe d'insuffisance ou d'obstruction.

D'autres épreuves diagnostiques existent pour détecter la présence de veines variqueuses ; ce sont le vélocimètre à effet Doppler ultrasonore, la phlébographie et la pléthys-mographie. Le *vélocimètre à effet Doppler ultrasonore* détecte le reflux sanguin dans les veines superficielles à cause des valvules déficientes lorsque se produit une compression de la portion supérieure de la jambe. La *phlébographie* se fait par injection d'une substance opaque dans les veines de la jambe afin que le contour veineux puisse être observé aux rayons X lorsque la jambe est en mouvement. La *pléthys-mographie* permet de mesurer les variations du volume sanguin veineux.

Moyens préventifs et informations

Il faut éviter ce qui peut causer la stase veineuse, comme des jarretières serrées ou une gaine constrictrice qui obstruent l'écoulement veineux, particulièrement lorsque la personne qui les porte doit rester assise ou debout pendant longtemps, ou lorsqu'elle a l'habitude de croiser les jambes au niveau des cuisses. On doit souvent changer de position, élever les jambes lorsqu'elles sont fatiguées et marcher pendant quelques minutes, toutes les heures, pour favoriser une meilleure circulation. Il est préférable de monter les escaliers plutôt que d'utiliser l'ascenseur, dans le but d'améliorer la circulation. La natation est également un bon exercice pour les jambes. Dans les cas de veines variqueuses primaires, il peut être nécessaire de porter des bas de soutien ou élastiques, selon les indications du médecin. Le client obèse devra perdre de la masse.

Traitement chirurgical

L'opération des varices est nécessaire lorsque les veines profondes deviennent nettement protubérantes. Dès que le diagnostic est établi, on pratique la ligature de la veine saphène sous anesthésie générale. On ligature la veine très haut dans l'aine, là où la veine saphène rejoint la veine fémorale. On fait alors une incision au niveau de la cheville, puis on passe une tige de métal ou de plastique dans toute la longueur de la veine (éveinage.) Les ramifications de la veine saphène se séparent de leurs jonctions (*Figure 29-16*). Durant toute l'opération, on maintient la pression et l'élé-vation de la jambe pour que le saignement soit le plus faible possible.

Soins infirmiers postopératoires. Après l'interven-tion, on maintient continuellement en place une compression élastique de la jambe pour environ une semaine. Il est nécessaire de faire des exercices, des mouvements des jambes et d'élévation des pieds, de 24 h à 48 h après l'opération. On devrait commencer à marcher et il est encore contre-indiqué de rester debout ou de s'asseoir.

Les analgésiques aident le client à remuer les extrémités. On inspecte les bandages pour les signes de saignement, en particulier au niveau de l'aine. Des sensations de « piqûres d'épingles ou d'aiguilles » ou une hypersensibilité au toucher peuvent être un signe de blessure temporaire ou permanente d'un nerf, survenue durant l'opération, car la veine saphène et le nerf saphène sont très proches l'un de l'autre.

Après sa sortie du centre hospitalier, le client doit porter des supports élastiques pendant très longtemps et on planifie un soutien adéquat. Il est nécessaire aussi de faire des exercices des jambes, et la mise au point d'un plan

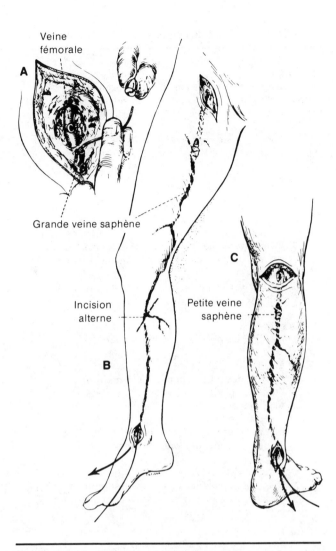

Figure 29-16 Ligature et éveinage de la grande veine saphène et de la petite veine saphène. **A)** Les ramifications de la veine saphène ont été ligaturées et la veine saphène a été ligaturée à la jonction saphéno-fémorale. **B)** Insertion du tire-veine au niveau de la cheville remontant jusqu'à l'aine. La veine est tirée de haut en bas. Il peut être nécessaire de pratiquer plusieurs incisions pour retirer les masses variqueuses séparées. **C)** La petite veine saphène est tirée de sa jonction avec la veine poplitée, en un point postérieur à la malléole externe. (*Source:* Rhoads et al. *Surgery*, Philadelphie, J.B. Lippincott.)

individuel de traitement se fera en collaboration avec le médecin et le client.

Sclérothérapie. Pour la *sclérothérapie*, on injecte dans la veine un irritant chimique comme le tétradécyl sulfate de sodium à 3 % (Sotradecol). Cet agent irrite la paroi veineuse et produit localement une phlébite et une fibrose, obstruant ainsi la lumière vasculaire. Ce traitement peut être utilisé seul ou en combinaison avec la ligature ou l'éveinage. La sclérose est palliative et non curative. Après l'injection de l'agent sclérosant, on applique aussitôt un bandage élastique de compression. Ce traitement n'est valable que pour

Encadré 29-4   Soins des pieds et des jambes en cas de problèmes vasculaires périphériques

Propreté
1. Se laver les pieds au moins une fois par jour.
2. Utiliser de l'eau chaude et du savon doux.
3. Les sécher soigneusement, en particulier entre les orteils.
   Éponger avec une serviette, mais ne jamais frotter.

Chaleur
1. Porter un pantalon de coton, car il est confortable et absorbe l'humidité.
2. Protéger les pieds du froid qui réduit la circulation.
3. Éviter d'appliquer de la chaleur sur les pieds ou sur les jambes sans autorisation du médecin ou de l'infirmière.
4. Éviter de se baigner dans l'eau froide.
5. Éviter les coups de soleil.

Sécurité
1. Protéger les pieds en faisant des exercices au sol.
2. Éviter la foule.
3. Prendre des précautions en se coupant les ongles de pied :
   a) Tremper les pieds dans l'eau chaude durant 10 min pour assouplir les ongles ;
   b) Les ongles doivent être coupés droits ; éviter de les couper trop près de l'orteil.

Confort
1. Porter des chaussures qui laissent suffisamment d'espace aux orteils et dans lesquelles on se sent parfaitement à l'aise.

2. Appliquer de la poudre en cas de moiteur des pieds.
3. Appliquer une fine couche de lanoline si les pieds sont secs et écailleux.

Prévention de la constriction des vaisseaux
1. Éviter les porte-jarretelles qui pourraient couper la circulation.
2. Ne jamais croiser les jambes.
3. Placer un oreiller sous les couvertures au pied du lit pour éviter que celles-ci ne compressent les orteils.
4. Placer de la laine d'agneau entre les orteils si ceux-ci ont tendance à frotter l'un contre l'autre.

Exercices physiques
La marche stimule la circulation et améliore la cicatrisation des tissus.

Conseils d'ordre médical
1. Signaler l'apparition de rougeurs, d'ampoules, d'enflures et de douleurs.
2. Signaler le développement du pied d'athlète, de desquamation et de démangeaisons entre les orteils.
3. Ne jamais appliquer de médicaments sur les pieds et sur les jambes sans autorisation du médecin.

Tabac
Éviter le tabac sous quelque forme que ce soit (cigarette, pipe, cigare), car il aggrave l'état vasculaire périphérique.

environ six semaines. Il est important de marcher pour maintenir l'écoulement sanguin dans l'extrémité, et on doit encourager le client à le faire.

Si le client ressent une sensation de brûlure durant une ou deux nuits dans la jambe traitée, un sédatif léger et la marche peuvent le soulager. On enlève le bandage pour la première fois sous la supervision du médecin. Puisque le bain est un problème durant cette période, on place la jambe couverte de bandages dans un sac de plastique pour permettre au client de prendre une douche.

L'encadré 29-4 présente un résumé des soins appropriés (pieds et jambes) en cas de problèmes vasculaires périphériques.

□ SYSTÈME LYMPHATIQUE

Le système lymphatique est un ensemble de vaisseaux se ramifiant dans presque toutes les parties de l'organisme. Ces vaisseaux débutent sous la forme de capillaires lymphatiques drainant les espaces interstitiels. Ils s'unissent pour former les vaisseaux lymphatiques qui, à leur tour, passent à travers les ganglions lymphatiques, pour finalement se déverser dans le grand canal thoracique qui est relié à la veine jugulaire du côté gauche du cou. La *lymphe* est le liquide qui se trouve dans les vaisseaux lymphatiques. Le *liquide interstitiel* se trouve à l'extérieur des vaisseaux, dans les espaces intercellulaires. Le système lymphatique de la cavité abdominale maintient un écoulement régulier du chyle (aliments gras digérés), de la muqueuse intestinale au canal thoracique. Dans d'autres régions de l'organisme, ses fonctions sont plus locales. Par exemple, les vaisseaux lymphatiques de la tête aboutissent à des groupes de ganglions lymphatiques localisés dans le cou, et ceux dés extrémités dans les ganglions axillaires et dans les ganglions de l'aine.

Évaluation par lymphangiographie

Il est possible de visualiser le système lymphatique par un examen radiologique, en injectant une substance de contraste directement dans les vaisseaux lymphatiques des mains et des pieds. Cette technique est un moyen de déceler des ganglions lymphatiques atteints de carcinome métastatique, de lymphome, ou infectés en des régions qui ne sont accessibles que par l'intervention chirurgicale directe.

La première étape consiste à localiser un vaisseau lymphatique dans chaque pied (ou main), en injectant par voie intradermique du colorant bleu d'Evans entre le premier et le second orteil (doigt). Au bout de 15 min à 20 min, on incise la peau en amont du point d'injection. Le segment lymphatique teinté de bleu est identifié, isolé, canulé avec une aiguille de calibre 25-30 et on y injecte très lentement une substance de contraste contenant de l'iode et de l'huile (Ethiodol). On injecte environ 10 mL de solution dans le pied (ou 5 mL dans la main), à une vitesse ne dépassant pas 7 mL/h. On fait une radiographie à la fin de l'injection, au bout de 24 h, et régulièrement ensuite, si c'est nécessaire.

En plus de sa valeur diagnostique dans les cas de maladie lymphatique inconnue, la lymphangiographie est un moyen de mettre en évidence la présence et l'étendue des métastases chez les clients que l'on sait atteints de cancer. De plus, puisque les ganglions lymphatiques lymphomateux retiennent la substance de contraste de 4 à 6 semaines après l'injection, tout changement dans leur taille, pouvant survenir en réponse à l'irradiation ou à la chimiothérapie, peut être mesuré et servir de critère pour déterminer les effets thérapeutiques.

Lymphangite et lymphadénite

La lymphangite est une inflammation aiguë des canaux lymphatiques. Elle provient le plus souvent d'un foyer d'infection dans une extrémité. Ordinairement, elle est causée par le streptocoque. La strie rouge caractéristique, s'étendant le long du bras ou de la jambe à partir d'une plaie infectée, souligne le trajet des canaux lymphatiques lorsqu'ils se vident.

Les ganglions situés sur le trajet des canaux lymphatiques deviennent hypertrophiés, enflammés et sensibles (lymphadénite aiguë), ils peuvent devenir nécrosés et former des abcès (lymphadénite suppurative). Les ganglions le plus souvent touchés sont ceux de l'aine, de l'aisselle ou de la région cervicale.

Parce que ces infections sont presque toujours causées par des organismes contrôlables rapidement par les antibiotiques, il est rare de les voir progresser jusqu'à former des abcès. Les crises récidivantes de lymphangite sont souvent associées au lymphœdème progressif.

Lymphœdème — Éléphantiasis

Le *lymphœdème* est l'engorgement des tissus des extrémités, dû à l'augmentation du volume lymphatique (causée par une obstruction); il est spécialement marqué lorsque le membre est en position déclive. Le lymphœdème congénital (lymphœdème præcox) est le type le plus fréquent et il est causé par l'hypoplasie du système lymphatique du membre inférieur. Ce sont les femmes qui sont généralement touchées par cette maladie qui fait sa première apparition entre 15 et 25 ans.

L'obstruction peut se situer à la fois dans les ganglions lymphatiques et dans les canaux lymphatiques; quelquefois dans le bras, après une mastectomie radicale pour cancer; et dans la jambe, associée à des veines variqueuses ou à une phlébite chronique. Dans les cas de phlébite chronique, le blocage lymphatique est dû à une lymphangite chronique. Dans les pays tropicaux, on rencontre fréquemment des blocages lymphatiques dus à des vers parasites (*Filaire*). Lorsque l'œdème chronique est présent, les crises d'infection aiguë, caractérisées par de l'hyperthermie aiguë et des frissons, se produisent fréquemment. Ces infections conduisent à la fibrose chronique, à l'épaississement des tissus sous-cutanés et à l'hypertrophie cutanée.

L'œdème chronique d'une extrémité, qui ne diminue que très légèrement lorsque l'extrémité est élevée, s'appelle *éléphantiasis*.

Traitement. Il existe trois types de traitements traditionnels du lymphœdème : les soins physiques, le coumarin et l'opération. On peut chasser la lymphe des tissus mous en compressant manuellement l'extrémité du membre. De cette manière, le drainage se fait vers la circulation. Des exercices actifs et passifs sont aussi très utiles. On peut également se servir d'appareils qui assurent une compression mécanique par air pulsé.

Le coumarin et d'autres médicaments semblables chassent les protéines des espaces interstitiels. La disparition des protéines diminue la pression oncotique des protéines tissulaires et permet ainsi à la lymphe de retourner vers les capillaires, ce qui réduit le lymphœdème.

L'opération a pour but de réduire la taille du membre et d'améliorer son apparence, de diminuer l'incidence des inflammations et de limiter les changements cutanés secondaires associés au lymphœdème chronique. Une première technique consiste à exciser le tissu sous-cutané malade et à recouvrir la plaie d'une greffe de peau. L'autre technique consiste à transférer les canaux lymphatiques superficiels dans le système lymphatique profond à l'aide d'un lambeau de peau intact afin de constituer un conduit pour le drainage lymphatique.

Une mesure palliative consiste à employer des diurétiques en même temps qu'on fait l'élévation et la compression élastique du membre malade. Cependant, l'usage de diurétiques est controversé, car ceux-ci sont incapables de chasser les protéines.

En période postopératoire, on soigne la peau greffée et les lambeaux de la manière habituelle. On peut donner des antibiotiques pour une période de cinq à sept jours. Il est essentiel de maintenir le membre élevé et de surveiller toute complication : nécrose du lambeau, hématome ou abcès sous le lambeau et phlegmon.

30

Les affections hématologiques

☐ RAPPEL DE PHYSIOLOGIE

Le système hématologique comprend le sang et les régions productrices de sang, y compris la moelle osseuse et les ganglions lymphatiques. Le sang est un liquide spécialisé composé d'éléments figurés en suspension dans le plasma sanguin. Les cellules sanguines comprennent les hématies, ou érythrocytes (globules rouges dont le nombre atteint 5 millions/mm^3), et les leucocytes (globules blancs dont le nombre atteint en général 5 000/mm^3 à 10 000/mm^3). Ainsi, la proportion est d'environ 500 à 1 000 hématies pour un leucocyte. De petits fragments cellulaires anucléés qu'on appelle plaquettes (il y en a normalement 150 000/mm^3 à 450 000/mm^3 de sang) sont également en suspension dans le plasma. Ces composants cellulaires occupent en général de 40 % à 45 % du volume sanguin. La proportion du sang occupée par les hématies constitue l'*hématocrite*. Le sang apparaît comme un liquide épais, opaque et rouge ; sa couleur est due à l'hémoglobine contenue dans les globules rouges.

Le volume de sang chez l'humain est d'environ 5 L et représente approximativement de 7 % à 10 % de la masse corporelle. Le sang est mis en circulation continue grâce au système vasculaire et il sert de liaison entre tous les organes en apportant aux cellules l'oxygène absorbé au niveau des poumons et les nutriments provenant du tube digestif, pour assurer le métabolisme cellulaire.

Le sang transporte également des déchets issus du métabolisme ; il les conduit vers les poumons, la peau, le foie et les reins afin qu'ils y soient transformés et éliminés de l'organisme. Le sang transporte des hormones, des anticorps et d'autres produits de la sécrétion interne vers leur lieu d'utilisation ou d'action.

Afin de remplir toutes ses fonctions, le sang doit rester en phase liquide. À cause de cette fluidité, il existe un danger constant qu'une blessure entraîne une fuite de sang hors du système vasculaire. Pour pallier cet inconvénient, un mécanisme compliqué de coagulation intervient en cas de nécessité pour réparer toute fuite hors des vaisseaux. Lorsqu'on extrait du sang du corps, la coagulation s'effectue, à moins qu'un anticoagulant ne soit ajouté au sang. Le liquide qui demeure après la coagulation se nomme *sérum*.

Une coagulation excessive est également dangereuse, car le caillot peut empêcher le sang de se rendre aux tissus. Pour prévenir cette complication, le corps possède un mécanisme fibrinolytique qui dissout ultérieurement le caillot qui s'est formé dans le vaisseau.

Moelle osseuse

La moelle osseuse occupe l'intérieur des os spongieux et de la cavité médullaire des os longs qui forment le squelette. La moelle représente de 4 % à 5 % de la masse corporelle et constitue aussi l'un des tissus les plus étendus de l'organisme. La moelle peut être rouge ou jaune. La moelle rouge est le lieu actif de production des globules sanguins et constitue le tissu hématopoïétique principal (qui produit du sang). La moelle jaune est composée principalement de graisse et elle est inactive dans la production des éléments figurés du sang. Durant l'enfance, une grande proportion de la moelle est rouge. Au cours du vieillissement, une grande partie de cette moelle rouge se transforme en moelle jaune, mais elle conserve son pouvoir hématopoïétique, qui servira en cas de besoin. Chez l'adulte, la moelle rouge se trouve principalement dans les côtes, dans la colonne vertébrale et dans les os plats.

La moelle est un tissu excessivement vascularisé qui est constitué de tissu conjonctif comprenant des cellules libres. Parmi celles-ci, on trouve des cellules souches qui sont les précurseurs de deux lignées cellulaires différentes. La lignée myéloïde donne naissance aux hématies, à plusieurs variétés de leucocytes et aux plaquettes. La lignée lymphoïde donne naissance aux lymphocytes.

Hématies

Un globule rouge normal est un disque biconcave et sa forme ressemble à celle d'une balle molle comprimée entre deux doigts. Il a un diamètre d'environ 8 μm, mais il est si flexible qu'il est capable de passer facilement par les capillaires qui n'ont que 4 μm de diamètre. Son volume est d'environ 90 μm³. Sa membrane est si fine que des gaz comme l'oxygène et le dioxyde de carbone peuvent aisément se diffuser à travers elle. Les globules rouges à maturité sont composés principalement d'hémoglobine puisque celle-ci constitue 97 % de la masse cellulaire. Ce globule n'a pas de noyau et les enzymes qu'il contient sont peu nombreux en comparaison des autres cellules de l'organisme. Cette grande quantité d'hémoglobine permet au globule de remplir sa principale fonction qui est de transporter l'oxygène des poumons aux tissus.

L'hémoglobine est une protéine dont la masse est de 64 000. Cette molécule est constituée de quatre sous-unités dont chacune contient un fragment d'un hème rattaché à une chaîne de globines. L'hème contient du fer et a la propriété de pouvoir fixer l'oxygène puis de le libérer. Lorsque l'hémoglobine est combinée avec de l'oxygène, elle forme l'*oxyhémoglobine*. Cette molécule est d'un rouge plus clair que l'hémoglobine réduite (sans oxygène), si bien que le sang artériel est rouge vif comparativement au sang veineux. Il y a 15 g d'hémoglobine pour 100 mL de sang ou 30 μm d'hémoglobine pour 1 million d'hématies.

Production des hématies (érythropoïèse).   Les érythroblastes sont issus des cellules souches de la moelle. L'érythroblaste est une cellule nucléée qui, au cours du processus de maturation dans la moelle osseuse, se charge d'hémoglobine et perd progressivement son noyau. C'est à ce stade qu'il prend le nom de *réticulocyte*. Plus tard, cette cellule se transforme en hématie en perdant sa coloration sombre et en se rétrécissant. L'hématie mûre est alors libérée dans la circulation. Lorsque l'érythropoïèse s'effectue trop rapidement, des réticulocytes ainsi que d'autres cellules immatures sont libérés précocement dans la circulation.

La différenciation des cellules souches à potentialités multiples de la moelle en érythroblastes se fait grâce à l'érythropoïétine, substance produite en grande partie par les reins. En cas d'hypoxie, par exemple lorsqu'on se rend en haute altitude ou lorsqu'une grave hémorragie se produit, le taux d'érythropoïétine augmente et la production de globules rouges est fortement stimulée.

Au cours de la formation normale d'hématies, la moelle a besoin de fer, de vitamine B$_{12}$, d'acide folique, de pyridoxine (vitamine B$_6$) ainsi que d'autres facteurs. Si l'un de ces facteurs est absent durant l'érythropoïèse, la production de globules rouges diminue et l'anémie se produit.

Mise en réserve et métabolisme du fer.   La masse totale de fer dans l'organisme, chez l'adulte moyen, est d'environ 3 g, et la plus grande partie de ce fer se trouve dans l'hémoglobine ou dans l'un de ses produits de dégradation. On absorbe habituellement environ 0,5 mg à 10 mg de fer quotidiennement pour remplacer les pertes dues à la défécation. La femme doit absorber un surplus de 2 mg pour remplacer la perte due à ses menstruations. Une carence en fer, chez l'adulte, indique généralement une perte de sang causée soit par une hémorragie, soit par des menstruations excessives.

La concentration du fer dans le sang est normalement de 0,5 μg/mL à 2,0 μg/mL. En cas de carence en fer, les réserves de la moelle sont rapidement utilisées, la synthèse d'hémoglobine est freinée et les globules rouges produits sont chétifs et pauvres en hémoglobine.

Métabolisme de la vitamine B$_{12}$ et de l'acide folique.   La vitamine B$_{12}$ et l'acide folique sont essentiels à la synthèse de l'ADN dans plusieurs tissus, mais un déficit en l'une de ces vitamines a un effet important sur l'érythropoïèse. Cette avitaminose se caractérise par la production de globules énormes qu'on appelle mégaloblastes. À cause de cette anomalie, plusieurs de ces cellules demeurent emprisonnées dans la moelle et il se produit une anémie mégaloblastique.

La vitamine B$_{12}$ se combine à un facteur intrinsèque produit par l'estomac, et le complexe ainsi formé est absorbé par la partie terminale de l'iléon. Quant à l'acide folique, il est absorbé au début de l'intestin grêle.

Destruction des globules rouges.   La longévité moyenne d'un globule rouge qui circule dans le sang est de 120 jours. Dès que les globules rouges sont âgés, le système réticulo-endothélial (en particulier le foie et la rate) les retire du sang. Les cellules réticulo-endothéliales produisent un pigment, appelé bilirubine, à partir de l'hémoglobine libérée des globules rouges détruits. La bilirubine est un déchet excrété par la bile. Le fer libéré de l'hémoglobine durant la formation de bilirubine est transporté par le sang grâce à une protéine, la transferrine, vers la moelle où il servira de nouveau à la production d'hémoglobine.

Rôle des hématies.   La fonction principale des globules rouges est de transporter l'oxygène des poumons aux tissus. Les hématies sont capables de remplir cette fonction uniquement à cause de leur forte concentration en hémoglobine. Si l'hémoglobine n'existait pas, la capacité de transport d'oxygène du sang ne serait que de 1 %, et les besoins métaboliques de l'organisme ne seraient pas respectés. L'oxygène se fixe à l'hémoglobine dans les poumons et forme l'oxyhémoglobine qui est transportée par le sang artériel. L'oxygène est ensuite libéré au niveau des tissus. Dans le sang veineux, l'hémoglobine fixe les ions hydrogène produits par le métabolisme cellulaire et sert donc de tampon à l'excès d'acide.

Leucocytes

Les leucocytes comprennent deux grandes catégories de cellules : les granulocytes (60 %) et les mononucléaires (40 %). Les leucocytes se distinguent facilement des hématies par la présence d'un noyau, par leur plus grande taille et par différentes propriétés de coloration.

Granulocytes.   Les granulocytes sont caractérisés par la présence de granulations dans leur cytoplasme. Le diamètre cellulaire du granulocyte est généralement de deux à trois fois plus grand que celui de l'hématie. On divise les granulocytes en trois sous-groupes qui se distinguent entre eux par leurs propriétés de coloration lorsqu'on les examine au microscope. Les éosinophiles montrent des granulations cytoplasmiques rouge vif, alors que celles des basophiles sont bleu foncé. Le troisième sous-groupe, qui est de loin le plus important, est constitué par les neutrophiles dont les granulations prennent une teinte violet terne. Le noyau du granulocyte à maturité possède de deux à quatre lobes reliés entre eux par de fins filaments de matière nucléaire ; c'est pour cette raison qu'on qualifie ces cellules de polynucléaires. Quant au granulocyte immature, il possède un noyau ovoïde unilobé et on l'appelle granulocyte non segmenté. Ordinairement, ces formes non segmentées ne représentent qu'un faible pourcentage des granulocytes en circulation, bien que leur nombre puisse augmenter énormément dans des conditions où le taux de production des polynucléaires s'élève. La quantité de granulocytes circulants, chez l'individu en santé, est relativement constante, mais, en cas d'infection, un grand nombre est rapidement libéré dans la circulation. On pense que la production de granulocytes à partir des cellules souches est contrôlée d'une manière semblable à celle qui régularise la production d'hématies par l'érythropoïétine.

Leucocytes mononucléaires.   Les leucocytes mononucléaires (lymphocytes et monocytes) possèdent un noyau à un seul lobe et un cytoplasme sans granulation. Chez l'adulte, on compte environ 30 % de lymphocytes et 5 % de monocytes parmi tous les leucocytes. Les lymphocytes mûrs sont de petites cellules dont le cytoplasme est peu abondant. Ils sont produits principalement par les ganglions lymphatiques et par les tissus lymphoïdes de l'intestin, de la rate et du thymus à partir de cellules précurseurs qui dérivent des cellules souches médullaires. Les monocytes sont les plus gros des leucocytes. Ils sont produits par la mœlle osseuse et donnent naissance aux histiocytes tissulaires qui comprennent les cellules de Kupffer du foie, les macrophages du péritoine, les macrophages alvéolaires et les autres composants du système réticulo-endothélial.

Rôle des leucocytes.   Le rôle des leucocytes est de protéger l'organisme des invasions bactériennes et des autres corps étrangers. Le rôle fondamental des polynucléaires neutrophiles est d'ingérer les corps étrangers (phagocytose). Les neutrophiles arrivent au lieu d'invasion une heure après le début de l'inflammation et commencent à phagocyter, mais leur vie est de courte durée. L'arrivée des monocytes est plus tardive, mais leur action phagocytaire est de longue durée.

La fonction fondamentale des lymphocytes est de produire des substances qui aident à attaquer les corps étrangers. Les lymphocytes-T, formant l'un des deux sous-groupes de lymphocytes, tuent directement les cellules étrangères ou bien libèrent une sorte de lymphokines, substances chimiques qui augmentent l'activité des cellules phagocytaires. Les lymphocytes-B, formant le second sous-groupe, produisent des anticorps, protéines qui détruisent les substances étrangères par différents mécanismes.

Le rôle des basophiles et des éosinophiles est de mettre en réserve des substances puissantes comme l'histamine, la sérotonine et l'héparine. La libération de tels produits gêne l'apport sanguin aux tissus, comme c'est le cas durant l'inflammation ; ces substances aident à mobiliser les mécanismes de défense de l'organisme. En cas d'allergie, le nombre d'éosinophiles augmente, ce qui prouve que ces cellules jouent un rôle dans la réaction d'hypersensibilisation.

Plaquettes

Les plaquettes sont de petites particules de 2 µm à 4 µm de diamètre, qui se trouvent dans le plasma sanguin circulant.

Elles proviennent de la fragmentation (par pincement du cytoplasme et de la membrane) de certaines cellules géantes de la moelle qu'on nomme mégacaryocytes. La production des plaquettes est régularisée par la thrombopoïétine.

Les plaquettes jouent un rôle essentiel dans le contrôle de la coagulation. Lorsqu'une lésion vasculaire se produit, les plaquettes se rassemblent à son niveau. Des substances libérées par les granulations plaquettaires ou d'autres globules forcent les plaquettes à s'agréger les unes aux autres pour former un clou plaquettaire qui arrête temporairement l'hémorragie. D'autres substances libérées par les plaquettes activent des facteurs de coagulation présents dans le plasma.

Coagulation sanguine

La coagulation du sang est un processus par lequel les composants du sang sont transformés en un matériau semi-solide appelé caillot sanguin. Celui-ci est constitué fondamentalement de globules pris au piège dans un réseau de fibrine. Celle-ci est formée à partir de protéines plasmatiques, par suite d'une série de réactions chimiques complexes.

Bien des facteurs sont importants dans la réaction en cascade qui aboutit à la formation de fibrine. Le tableau 30-1 donne une liste de ces facteurs et la figure 30-1 montre un diagramme qui explique les mécanismes intrinsèques et extrinsèques qui donnent naissance à la fibrine. Lorsqu'un tissu est lésé, le mécanisme extrinsèque est activé par la libération, à partir du tissu, d'une substance qu'on appelle thromboplastine. Par suite d'une série de réactions, la prothrombine se transforme en thrombine qui, à son tour, catalyse la transformation de fibrinogène en fibrine. L'ion calcium (facteur IV) est un cofacteur nécessaire à plusieurs de ces réactions. La coagulation par le mécanisme intrinsèque se déclenche lorsque le collagène bordant les vaisseaux est exposé. Les facteurs de coagulation agissent par séquence jusqu'à ce que, comme avec le mécanisme extrinsèque, la fibrine apparaisse. Bien que plus lente, cette séquence est probablement plus souvent responsable de la coagulation *in vivo*. Le mécanisme intrinsèque est également responsable de l'amorçage de la coagulation du sang qui vient en contact avec du verre ou d'autres surfaces étrangères comme c'est le cas lorsqu'on met du sang dans un tube à essai. C'est pour cette raison qu'on utilise souvent des anticoagulants lorsqu'on prélève du sang pour l'analyse chimique ou pour d'autres examens. Les types d'anticoagulants utilisés sont soit le citrate, qui lie le calcium plasmatique, ou l'héparine, qui empêche la transformation de la prothrombine en thrombine. On ne peut pas employer le citrate *in vivo*, parce que la liaison du calcium plasmatique est mortelle, alors qu'on peut utiliser l'héparine *in vivo*. Le dicoumarol et les anticoagulants coumariniques peuvent s'utiliser cliniquement, car ils empêchent la production de nombreux facteurs de coagulation.

Le système fibrinolytique, composé de plasmine et d'autres enzymes protéolytiques, peut ultérieurement dissoudre les caillots intravasculaires. Cette dissolution se produit lors de la réparation des tissus, et le système vasculaire revient à son état normal.

Tableau 30-1 Facteurs de coagulation

Numéros officiels	Noms	Synonymes récents
I	Fibrinogène	I (fibrinogène)
II	Prothrombine	II (prothrombine)
III	Thromboplastine tissulaire	III (thromboplastine tissulaire)
IV	Ion calcium	IV (ion calcium)
V	Facteur labile	V (facteur labile)
		VI : FP$_3$ (facteur plaquettaire)
		VI : FP$_4$
VII	Facteur stable	VII (facteur stable)
VIII	Facteur antihémophilique	VIII : FAH (facteur antihémophilique A)
		VIII : FVW (facteur de von Willebrand)
		VIII : RAg (facteur antigène)
IX	Facteur de Christmas	IX (facteur de Christmas)
		IX (facteur antihémophilique B)
X	Facteur Stuart-Prower	X (facteur Stuart-Prower-Delia)
XI	Thromboplastine plasmatique (antécédent)	XI (antécent de thromboplastine plasmatique)
XII	Facteur de Hageman	XII : FH (facteur de Hageman)
		XII : PK (prékallikréine, Fletcher)
		XII : KFMM (kininogène à forte masse molaire)
XIII	Facteur stabilisant de la fibrine	XIII : facteur stabilisant de la fibrine

Les chiffres romains et les noms des deux colonnes de gauche sont acceptés par le Comité international des facteurs de coagulation. À noter l'absence du facteur VI. Les synonymes de la colonne de droite représentent les facteurs que l'on reconnaît depuis peu de temps, mais qui ne sont pas encore acceptés officiellement.

Source : D. Green. «General considerations of coagulation proteins», *Ann. Clin. Lab. Sci.*, 8 : 2, p. 95–105, 1978.

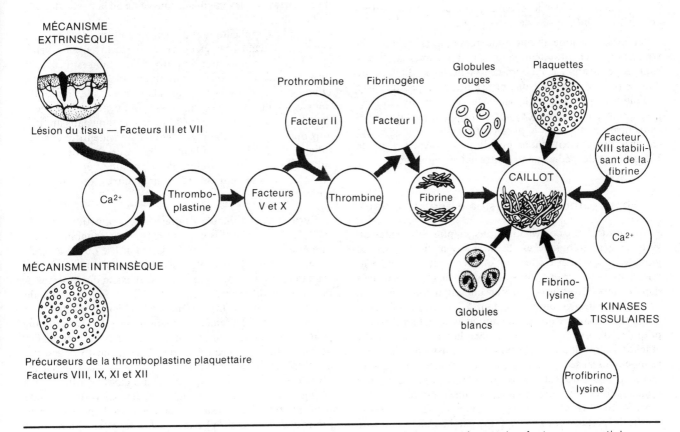

Figure 30-1 Mécanisme de la coagulation sanguine. Le schéma ci-dessus présente les facteurs essentiels pour transformer le sang en une gelée solide. La totalité de cette réaction en chaîne de la transformation du fibrinogène (protéine plasmatique) en fibrine (caillot) a lieu au siège de la lésion vasculaire. (*Source :* I. Feller et C. Archambeault, *Nursing the Burn Patient.* Ann Arbor, Michigan. The Institute for Burn Medicine.)

Plasma sanguin

La partie liquide qui subsiste après le retrait de tous les éléments cellulaires se nomme *plasma sanguin*. Le plasma contient des ions, des protéines ainsi que d'autres substances. Si on laisse le plasma se coaguler, on obtient un autre liquide, le *sérum*. Le sérum a essentiellement la même composition que le plasma, sauf que son fibrinogène et plusieurs de ses facteurs de coagulation ont été enlevés.

Protéines plasmatiques.   Les protéines plasmatiques sont surtout composées d'albumine et de globulines. Ces dernières comprennent les globulines alpha, bêta et gamma qui sont isolées lors d'une épreuve de laboratoire qu'on appelle électrophorèse des protéines sériques. Toutes ces fractions globuliniques sont faites de protéines différentes. Les gammaglobulines, formées principalement d'anticorps, sont appelées immunoglobulines. Ces protéines sont produites par les lymphocytes et les plasmocytes (cellules lymphoïdes qu'on peut considérer comme le terme de la différenciation des lymphocytes B). Les protéines importantes des fractions alpha et bêta sont les globulines de transport et les facteurs de coagulation fabriqués par le foie. Les globulines de transport se lient à des substances variées qu'elles véhiculent partout. Par exemple, la globuline fixant la thyroxine (*thyroxin-binding globuline — TBG*) transporte la thyroxine, et la transferrine véhicule le fer. Les facteurs de coagulation, y compris le fibrinogène, demeurent sous forme inactivée dans le plasma jusqu'à ce qu'ils soient activés par le mécanisme de la coagulation.

L'albumine joue un rôle important dans le maintien du volume liquidien du système vasculaire. Les parois capillaires sont imperméables à l'albumine; la présence d'albumine dans le plasma crée donc une pression osmotique qui force le liquide à rester dans le vaisseau. L'albumine, qui est produite par le foie, peut se lier à beaucoup de substances souvent présentes dans le plasma. De cette façon, elle agit comme transporteur d'ions métalliques, d'acides gras, de bilirubine et de médicaments, entre autres substances.

Physiopathologie du système hématologique

Anémies.   Une des affections les plus fréquentes du système hématologique est la diminution du nombre de globules rouges. Cette affection, qu'on appelle anémie, peut être causée soit par une sous-production de globules rouges dans la moelle osseuse, soit par une augmentation de la destruction des globules circulants. La sous-production d'hématies peut être due à un manque de cofacteurs servant pour l'érythropoïèse, tels que l'acide folique, la vitamine B_{12} et le fer. La production d'hématies peut aussi être réduite si la moelle osseuse est détruite, par une tumeur ou par des médicaments, ou si elle est insuffisamment stimulée à cause d'un manque d'érythropoïétine, comme c'est le cas dans l'insuffisance rénale chronique. Quant à la destruction accrue des globules rouges, on soupçonne soit une suractivité du système réticulo-endothélial (par exemple, hypersplénisme), soit une production de globules rouges anormaux (par exemple, anémie à hématies falciformes). Les anémies conduisent à l'hypoxie tissulaire, car les globules rouges et

l'hémoglobine qu'ils contiennent jouent un rôle important dans l'oxygénation des tissus.

Troubles de la coagulation.   On attribue les troubles de la coagulation à un manque de plaquettes ou de facteurs de coagulation. La fonction des plaquettes peut être déficiente par suite de l'insuffisance de la moelle osseuse, de l'hypersplénisme ou du transport anormal des plaquettes. Une sous-production des facteurs de coagulation par le foie entraîne habituellement leur déficience dans le plasma. L'hémophilie est une affection héréditaire qui résulte de l'absence des facteurs VIII et IX. (Voir l'encadré 30-1 pour les problèmes courants des clients atteints d'affections hématologiques.)

☐ TECHNIQUES D'EXAMEN DU SANG

Méthodes de prélèvement sanguin

Ponction veineuse.   La plupart des études hématologiques se font sur du sang veineux que l'on prélève habituellement d'une veine antébrachiale. Cependant, chez les personnes obèses ou chez celles dont les veines sont thrombosées par la chimiothérapie, il peut être nécessaire d'effectuer le prélèvement sur une veine de la partie dorsale de la main.

Après l'application d'un garrot autour du bras, les veines de l'avant-bras et de la main ressortent. La veine choisie pour la ponction doit être droite, non sinueuse, et bien fixée au tissu sous-cutané pour qu'elle ne roule pas. D'une main, on tire la peau sous la veine, et, de l'autre, on pousse l'aiguille sous la peau et on la fait pénétrer lentement dans la veine. On place immédiatement le sang dans un tube approprié au type d'analyse requise. On identifie chaque tube à l'aide d'une couleur codée pour spécifier quelle substance on a dû ajouter. Pour certaines épreuves, on laisse le sang se coaguler et, pour d'autres, on ajoute un anticoagulant.

Ponction capillaire digitale.   La ponction digitale est fréquemment utilisée pour les frottis sanguins et les numérations. Pour cette méthode, on utilise du sang capillaire, mais, pratiquement, les résultats sont identiques à ceux obtenus avec du sang veineux. Il existe des lancettes à ponction de différentes formes. Elles font des ponctions de 1 mm à 2 mm. On obtient de meilleurs résultats en réchauffant préalablement la main du client et en utilisant la pulpe de l'index ou du majeur pour la ponction. On nettoie d'abord la peau avec de l'alcool, puis on l'assèche avec un coton sec et propre. S'il demeure de l'alcool au niveau de la peau, la morphologie des globules rouges sera changée. Les gouttes de sang obtenues par cette méthode peuvent être déposées sur une lame ou une lamelle de verre pour des frottis périphériques. Le sang capillaire peut également être recueilli dans des pipettes graduées à globules rouges et blancs, et dans des tubes à microhématocrite.

Les épreuves hématologiques les plus fréquentes sont décrites à l'encadré 30-2.

Encadré 30-1   Problèmes courants des clients atteints d'affections hématologiques

Problème	Soins infirmiers
Fatigue et faiblesse	Planifier les soins pour garder toute son énergie au client. Procurer de fréquentes périodes de repos. Favoriser la marche, selon la tolérance. Éviter les activités troublantes et le bruit. Favoriser une nutrition optimale.
Tendance hémorragique	Garder le client au repos durant une hémorragie. Appliquer une pression légère sur les sièges hémorragiques. Appliquer des compresses froides aux sièges hémorragiques, quand cela est indiqué. Ne pas déloger les caillots. Utiliser des aiguilles de petit calibre lors d'administration de médicaments par injection. Soutenir le client durant une transfusion. Surveiller l'apparition du moindre signe d'hémorragie interne. Garder le matériel nécessaire à une trachéotomie près du client ayant une hémorragie de la gorge ou de la bouche.
Lésions ulcéreuses de la langue, des gencives et des muqueuses	Éviter les boissons et les aliments irritants. Procéder fréquemment aux soins d'hygiène buccale avec des solutions douces et rafraîchissantes. Utiliser des applicateurs ou des brosses à dents douces. Garder les lèvres lubrifiées. Donner les soins de la bouche avant et après les repas.
Dyspnée	Soulever la tête du lit. Utiliser des oreillers pour soutenir le client en position orthopnéique. Administrer de l'oxygène lorsque cela est nécessaire. Prévenir les efforts inutiles. Éviter les aliments producteurs de gaz.
Douleurs osseuses et articulaires	Utiliser un cerceau de lit pour éviter la pression par les couvertures. Appliquer les compresses chaudes ou froides selon la prescription. Pourvoir à l'immobilisation articulaire lorsqu'elle est prescrite.
Fièvre	Donner des bains d'éponge rafraîchissants. Administrer les médicaments antipyrétiques prescrits. Favoriser l'ingestion de liquides, si cela n'est pas contre-indiqué. Maintenir la température de l'environnement fraîche.
Prurit ou éruptions cutanées	Couper les ongles du client. Utiliser le savon avec prudence. Appliquer des lotions émollientes lors des soins de la peau.
Anxiété du client et de sa famille	Expliquer la nature, les difficultés et la limitation des activités associées aux procédés de diagnostic et aux traitements. Écouter le client. Montrer une attitude sympathique. Favoriser la relaxation et le bien-être du client. Se rappeler les préférences individuelles du client. Encourager la famille à participer aux soins du client. Créer une ambiance agréable pour la famille lors des visites au client.

Prélèvement de la moelle osseuse

Chez l'adulte, le prélèvement de la moelle osseuse se fait habituellement au niveau du sternum ou à la crête iliaque. Le client ne requiert aucune préparation, si ce n'est une explication du procédé et, chez les clients très anxieux, on administre de la mépéridine (Demerol) ou un tranquillisant faible. Il est extrêmement important que le médecin et l'infirmière décrivent et expliquent les opérations, au fur et à mesure qu'elles se déroulent. On nettoie d'abord la peau, comme pour toute intervention chirurgicale mineure. On

fait ensuite une anesthésie locale en injectant de la lidocaïne (Xylocaine) à travers la peau et les tissus sous-cutanés jusqu'au périoste. On introduit l'aiguille à ponction de la moelle osseuse, munie d'un stylet, jusqu'à ce que l'on sente que l'aiguille a traversé le cortex externe pour entrer dans la cavité de la moelle. On retire alors le stylet, on attache une seringue et on prélève 0,5 mL de sang et de moelle. On doit avertir le client que la succion provoque toujours une brève douleur.

Si une biopsie de la moelle est nécessaire, on procède à l'extraction après la succion, avec une aiguille spéciale. Il

Encadré 30-2   Tests hématologiques les plus fréquents

Test	Définition
Numération globulaire	Comprend la numération des globules rouges, des globules blancs et des plaquettes (ce dénombrement est effectué pour 1 mm³ de sang veineux) ; on fait également une formule leucocytaire, pourcentage de chacune des catégories de cellules sanguines nucléées (c'est-à-dire, % de polynucléaires, % de lymphocytes, etc.).
Numération réticulocytaire	On établit le pourcentage des jeunes hématies (âgées de 1 ou 2 jours) du sang périphérique. On les différencie par les couleurs que prennent les inclusions d'ARN après traitement aux colorants artificiels d'un frottis sanguin.
Électrophorèse de l'hémoglobine	On expose à un courant électrique une goutte de sang qu'on a placée sur un milieu solide (papier, bloc d'amidon, gel ou acétate de cellulose) et imbibée de solution tampon. Les différentes catégories d'hémoglobines (A, A-2, F, S) se déplacent à des vitesses variées selon leur charge. À la fin de l'épreuve, on colore artificiellement le papier ou le gel pour identifier chacune des hémoglobines.
Test de falciformation	On mélange une goutte de sang avec une goutte d'un agent réducteur (le métabisulfite de sodium) qui prive les hématies de leur oxygène et provoque la falciformation en présence de l'hémoglobine S. Après 30 min, on peut observer, au microscope, les hématies falciformes dans le sang des personnes atteintes du trait drépanocytaire ou d'anémie à hématies falciformes. Le sang normal ne subit aucun changement.
Phosphatase alcaline leucocytaire (PAL)	C'est une enzyme présente en fortes concentrations dans les granulations des neutrophiles. La coloration spécifique d'un frottis sanguin permet d'estimer la quantité de PAL présente dans une cellule. Un résultat normal varie de 20 à 130. Chez un client qui souffre de leucémie myéloïde chronique non soignée, le résultat est inférieur à 20 ; l'épreuve aide à diagnostiquer cette maladie. On obtient des résultats très élevés dans les cas d'infections et de leucocytose provoquée par les stéroïdes.
Test de Coombs	Ce test met en évidence la présence de gammaglobulines (donc d'anticorps) à la surface des hématies (test de Coombs direct) ou dans le plasma (test de Coombs indirect).
Temps de saignement	C'est un test de dépistage des troubles de la fonction plaquettaire. Après avoir fait une scarification standard sur la face antérieure de l'avant-bras, on mesure le temps nécessaire pour que le saignement cesse. Lorsque ce temps est supérieur à la normale, cela peut signifier qu'il existe une anomalie plaquettaire héréditaire ou acquise, par exemple, la maladie de von Willebrand, ou une ingestion d'aspirine.
Agrégation plaquettaire	On mesure le temps nécessaire pour que les plaquettes s'agrègent dans un échantillon de plasma auquel on a ajouté de l'adrénaline ou de l'ADP.
Temps de prothrombine	On évalue la fonction de coagulation du système extrinsèque, y compris le fibrinogène, la prothrombine et les facteurs V, VII et X. On utilise cette épreuve pour surveiller le traitement par le Coumadin et pour diagnostiquer une hépatite.
Mesure du temps de céphaline	Cette épreuve permet de déterminer les déficiences de tous les facteurs de coagulation, excepté les facteurs VII et XIII. Si la quantité de ces facteurs est de 30 % inférieure à la normale, le temps de coagulation se prolonge anormalement. On utilise souvent cette épreuve pour surveiller le traitement par l'héparine.

existe plusieurs modèles d'aiguilles, et la méthode d'extraction varie selon l'aiguille utilisée. Étant donné la grosseur de ces aiguilles, il faut d'abord couper la peau avec une lame chirurgicale nᵒ 9 ou nᵒ 11 pour faire une incision de 3 mm à 4 mm. Cette opération se fait plutôt sur l'os iliaque (*Figure 30-2*) car le sternum est trop mince.

Le principal danger de ces méthodes est un faible risque d'hémorragie. Après le prélèvement de la moelle osseuse, on doit appliquer une pression sur le point de ponction pendant plusieurs minutes. Après une biopsie, on doit appliquer une pression durant une heure sur la crête postérieure de l'os iliaque ; on peut combiner le pansement compressif et la position allongée au lit. La plupart des clients ne ressentent aucun malaise après un prélèvement de

la moelle, mais l'endroit où a été faite la biopsie peut demeurer douloureux pendant quelques jours.

☐ ANÉMIE

Le mot anémie est un terme de laboratoire utilisé pour définir une diminution du nombre de globules rouges, et des taux d'hémoglobine et d'hématocrite se situant sous la normale. Ces taux sont quelque peu arbitraires à cause du grand écart qui existe entre les valeurs normales.

Physiopathologie

L'apparition d'anémie est le signe d'une insuffisance de la moelle ou d'une perte excessive de globules rouges, ou des deux. Une insuffisance médullaire, c'est-à-dire une diminution de l'érythropoïèse, peut être la conséquence d'une carence nutritionnelle, d'une exposition à une substance toxique, d'une invasion tumorale ou comme dans plusieurs cas, avoir des causes inconnues. On perd des globules rouges par hémorragie ou par hyperhémolyse (augmentation de la destruction). L'hyperhémolyse peut provenir d'une anomalie des globules rouges, qui entrave la survie normale des globules, ou d'un facteur extrinsèque au globule rouge qui provoque sa destruction.

La destruction (lyse) des globules rouges se produit surtout dans les cellules phagocytaires du système réticulo-endothélial, spécialement dans le foie et la rate. En tant que sous-produit de ce processus, la bilirubine, formée dans les phagocytes, pénètre dans la circulation sanguine, et toute augmentation de l'hémolyse est indiquée par l'augmentation du taux de bilirubine plasmatique. (La concentration normale est de 1,0 mg/100 mL, ou moins. Des taux supérieurs à 1,5 mg/100 mL produisent l'ictère évident de la sclérotique.)

Si, comme cela se produit dans certains dérèglements hémolytiques spécifiques, les globules rouges sont détruits dans la circulation sanguine, l'hémoglobine apparaît dans le plasma (hémoglobinémie) et, si sa concentration dépasse la capacité de liaison de l'haptoglobine plasmatique, c'est-à-dire si la quantité est supérieure à 100 mg/100 mL, ce pigment peut se diffuser à travers les glomérules rénaux et dans l'urine (hémoglobinurie). Donc, la présence ou l'absence d'hémoglobinémie et d'hémoglobinurie est significative, pour situer le lieu d'une destruction sanguine anormale chez un client présentant une hémolyse, et elle sert également à identifier la nature du processus hémolytique.

Enfin, pour déterminer si l'anémie, chez un client, est due à une activité hémolytique excessive ou à une érythropoïèse diminuée, on peut (1) effectuer la numération des réticulocytes présents dans le sang circulant; (2) étudier le taux de prolifération des jeunes globules rouges dans la moelle osseuse et leur mode de maturation, en pratiquant une biopsie; et (3) rechercher l'absence ou la présence d'hyperbilirubinémie et d'hémoglobinémie. On peut aussi évaluer l'érythropoïèse en mesurant la vitesse à laquelle du fer radioactif injecté s'incorpore dans les hématies circulantes et en déterminant la durée de vie des globules rouges du client (donc, la vitesse de l'hémolyse) en marquant une partie de ces globules avec du chrome radioactif, en les réinjectant au client et en surveillant leur disparition du sang circulant sur une période de plusieurs jours ou de plusieurs semaines. Les méthodes qui permettent de distinguer un type particulier d'insuffisance médullaire d'un autre type, et une maladie hémolytique d'une autre seront traitées respectivement dans les paragraphes qui suivent.

Manifestations cliniques

Quelle que soit la gravité de l'anémie, un certain nombre de facteurs affectent le client anémique et ont une influence sur la gravité et même sur la présence des symptômes: (1) la vitesse avec laquelle l'anémie s'est développée; (2) sa durée, c'est-à-dire sa chronicité; (3) les besoins métaboliques du client; (4) les autres affections ou infirmités dont le client

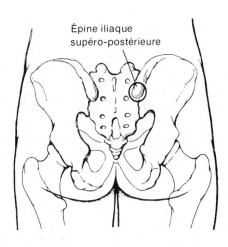

Figure 30-2 Endroit utilisé pour la biopsie de la moelle osseuse.

est atteint; (5) les complications spéciales ou les caractéristiques concomitantes de l'affection qui a produit l'anémie.

Plus le développement de l'anémie est rapide, plus les symptômes sont graves. L'individu normal peut tolérer une diminution graduelle jusqu'à 50% du taux d'hémoglobine, de globules rouges ou d'hématocrite, sans manifester de symptômes importants ou d'incapacité significative, alors qu'une perte rapide de 30% entraîne un collapsus vasculaire très grave chez le même individu. Une personne atteinte d'anémie depuis longtemps et dont le taux d'hémoglobine se situe entre 9 g/100 mL et 11 g/100 mL, ressent peu ou pas de symptômes, sauf une légère tachycardie à l'effort; la dyspnée à l'effort se produit seulement lorsque le taux est inférieur à 7,5 g/100 mL; la faiblesse survient seulement au-dessous de 6,0 g/100 mL, la dyspnée au repos en dessous de 3,0 g/100 mL et l'insuffisance cardiaque à un taux très bas de 2,0 g/100 mL à 2,5 g/100 mL.

Les personnes habituellement actives sont plus sujettes à ressentir des symptômes, et des symptômes plus importants, que la personne sédentaire. Le client atteint d'hypothyroïdisme demande en conséquence moins d'oxygène et peut ne présenter aucun symptôme, aucune tachycardie, ni aucune augmentation du débit cardiaque, avec un taux d'hémoglobine de 10 g/100 mL. Au contraire, les clients souffrant de cardiopathie sont plus susceptibles, quel que soit le type d'anémie, de manifester de l'angine de poitrine ou des symptômes d'insuffisance globale que les clients qui n'ont pas de cardiopathie.

Enfin, comme on le verra plus loin, un certain nombre d'affections anémiques sont compliquées par d'autres anomalies qui ne dépendent pas de l'anémie, mais qui sont associées à ces maladies particulières. Ces anomalies entraînent des symptômes qui cachent ceux de l'anémie, par exemple, les crises douloureuses de l'anémie à hématies falciformes (voir à la page 600).

Il existe un certain nombre d'affections hématologiques dans lesquelles l'anémie est le principal problème, ou le problème le plus grave. Ces affections illustrent tous les facteurs responsables des troubles sanguins et tous les mécanismes pathogènes qui ont fait, jusqu'à présent, l'objet des discussions sur l'anémie.

Classification des anémies

Il y a plusieurs façons de classer les anémies ; l'approche physiologique consiste à déterminer la cause du manque de globules rouges, qui peut être dû à une insuffisance dans la production des globules rouges (anémie hypoproliférative) ou à une insuffisance dans la longévité des globules rouges (anémie hémolytique).

Dans l'anémie hypoproliférative, la durée de vie des globules rouges est normale, mais la moelle est incapable de produire un nombre adéquat de cellules, donc le taux des réticulocytes est diminué. Cette situation peut être le résultat d'une altération de la moelle par des médicaments ou des agents chimiques (chloramphénicol, benzène) ou elle peut être due à un manque d'érythropoïétine (comme dans les maladies rénales), ou encore, à un manque de fer, de vitamine B_{12} ou d'acide folique.

Lorsque l'hémolyse est la cause majeure de l'anémie, l'anomalie se situe habituellement à l'intérieur des globules rouges eux-mêmes (comme dans l'anémie à hématies falciformes et dans la carence en glucose-6-phosphate-déshydrogénase), dans le plasma (comme dans l'anémie hémolytique immune) ou dans la circulation (comme dans l'hémolyse des valvules cardiaques). Dans toutes ces anémies hémolytiques, le taux de réticulocytes est élevé et celui de la bilirubine indirecte est parfois suffisamment haut pour causer l'ictère clinique.

Anémies hypoprolifératives

Anémie aplasique

Physiopathologie.   L'*anémie aplasique* (ou aplastique) est une forme d'anémie due à une diminution des globules au niveau des cellules précurseurs dans la moelle osseuse. Elle peut être idiopathique, c'est-à-dire sans cause apparente ; elle peut résulter de certaines infections ; ou elle peut être causée par des médicaments, des agents chimiques, ou par une lésion due aux radiations ionisantes. Les facteurs responsables de l'aplasie de la moelle sont le benzène et ses dérivés ; les agents antinéoplasiques tels que la moutarde à l'azote et ses congénères, les alcaloïdes de la pervenche, etc. ; les antimétabolites, incluant le méthotrexate et la 6-mercaptopurine ; et certaines substances toxiques telles que l'arsenic inorganique. Parfois, d'autres agents sont responsables de l'aplasie ou de l'hypoplasie de la moelle ; ce sont certains antimicrobiens, anticonvulsifs, antithyroïdiens, antidiabétiques, antihistaminiques, analgésiques, sédatifs, phénothiazines, insecticides et métaux lourds. Parmi ces agents, ceux qui causent le plus souvent l'aplasie ou l'hypoplasie sont les antimicrobiens comme le chloramphénicol et l'arsenic organique, les anticonvulsifs comme la méphénytoïne (Mésantoïne), les analgésiques anti-inflammatoires comme la phénylbutazone, et les composés de l'or. Dans beaucoup de cas, l'anémie aplasique se produit lorsqu'un médicament ou un produit chimique est pris en quantités toxiques. Cependant, chez une minorité d'individus, cette anémie survient même après la prise d'un médicament selon la posologie recommandée. Ces derniers cas peuvent donc être considérés comme un type de réaction médicamenteuse idiosyncrasique chez des individus rendus hypersensibles pour des raisons encore inconnues. Si l'exposition à l'agent agresseur est immédiatement arrêtée, c'est-à-dire dès l'apparition de la réticulopénie, de l'anémie, de la granulopénie ou de la thrombopénie, la guérison peut être prompte et complète. (Malheureusement, on ne peut être aussi optimiste dans le cas des receveurs de chloramphénicol. La réaction des personnes hypersensibles à ce médicament peut n'avoir aucune relation avec le dosage et ne provoquer des changements dans l'hémogramme que lorsque le médicament est arrêté depuis une période assez longue, et conduire à l'aplasie complète et fatale, en dépit des traitements disponibles.)

Quel que soit le médicament en cause, si on continue à l'administrer après l'apparition de signes d'hypoplasie, la destruction de la moelle osseuse se poursuit jusqu'à l'insuffisance complète et irréversible. Il est donc important de procéder fréquemment à des numérations globulaires chez les clients pouvant contracter une anémie aplasique à cause de la prise de certains médicaments ou de l'exposition à certains agents chimiques.

Manifestations cliniques.   La moelle osseuse étant hypocellulaire, lorsqu'on fait des prélèvements de la moelle, on n'obtient souvent que quelques gouttes de sang. Une biopsie est en général nécessaire pour mettre en évidence une diminution importante des éléments essentiels de la moelle et leur remplacement par de la graisse. Le problème a probablement son origine dans la cellule souche, le précurseur des granulocytes, des hématies et des plaquettes. Il en résulte une pancytopénie (diminution de tous les éléments cellulaires sanguins).

L'anémie aplasique commence progressivement et ses symptômes sont la pâleur, la dyspnée à l'effort et d'autres manifestations de l'anémie. Un symptôme que présente environ un tiers des clients est l'hémorragie anormale due à la thrombopénie. Lorsque les granulocytes sont touchés, le client manifeste de la fièvre, une pharyngite aiguë ou d'autres formes d'état septique, en plus de l'hémorragie. Les signes cliniques, sauf la pâleur et l'hémorragie cutanée, sont invisibles. La numération globulaire révèle une pancytopénie plus ou moins aiguë. Les globules rouges ont une taille et une coloration normales. Le plus souvent, les clients ne présentent pas de signes cliniques caractéristiques : l'adénopathie et l'hépatosplénomégalie sont absentes.

Comme l'anémie aplasique affecte toutes les cellules hématopoïétiques, le pronostic est peu encourageant. On utilise couramment trois types de traitements : la greffe de moelle osseuse, l'administration de globulines antithymocytaires et le traitement par les androgènes. Le but de la greffe de moelle est de donner des tissus hématopoïétiques intacts au client. Le succès de la greffe exige la compatibilité entre le donneur et le receveur et dépend également des complications qui peuvent survenir durant la convalescence. On administre les globulines antithymocytaires lorsqu'on est certain que le thymus a, d'une façon quelconque, rendu les cellules hématopoïétiques vulnérables à l'auto-destruction sur une base immunologique. Bien que faisant encore l'objet de recherches, cette forme de traitement semble très prometteuse. On administre des androgènes, car on s'est aperçu que les taux d'hémoglobine, chez l'homme, augmentaient à la puberté. La rémission de la maladie s'est produite chez quelques clients, mais au risque de la virilisation et d'autres complications.

Le traitement de soutien joue un rôle important pour soigner l'anémie aplasique. Tous les médicaments responsables sont arrêtés. On soutient le client par des transfusions de globules rouges et de plaquettes afin de prévenir les symptômes. Ultérieurement, ces clients peuvent créer des anticorps, en réaction aux antigènes mineurs que constituent les globules rouges et aux antigènes plaquettaires, de sorte que les transfusions n'augmentent plus le nombre déjà insuffisant. La mort est habituellement causée par l'hémorragie ou l'infection, même si les antibiotiques modernes, notamment ceux qui sont très actifs contre les bacilles à Gram négatif, ont permis certains progrès. On utilise l'isolement par la technique de la barrière inversée pour protéger les clients atteints de leucopénie importante contre les infections hospitalières. Les antibiotiques ne doivent pas être utilisés de façon prophylactique chez les clients souffrant de leucopénie, puisqu'ils favorisent la production de bactéries et de champignons résistants.

Traitement préventif. Il faut à tout prix éviter les médicaments responsables de l'anémie aplasique. On doit soigneusement surveiller la numération globulaire chez les clients qui reçoivent des médicaments potentiellement toxiques pour la moelle, comme le chloramphénicol. Les individus qui suivent un traitement prolongé par des médicaments toxiques doivent se rendre compte de la nécessité de subir des analyses de sang périodiques et savoir quels symptômes ils doivent signaler.

Les clients qui souffrent d'anémie aplasique sont vulnérables aux effets d'une insuffisance en leucocytes, en hématies et en plaquettes, et on doit les suivre de près pour détecter les signes d'infection, d'hypoxie tissulaire et d'hémorragie. Toute blessure, éraflure ou ulcération d'une muqueuse ou de la peau est un siège potentiel d'infection et doit être protégée. L'hygiène buccale est très importante. Selon le degré de faiblesse ou de fatigue, on devra planifier les soins pour éviter au client de perdre ses réserves d'énergie. Il est important que le client ait des défécations atraumatiques puisqu'il y a possibilité de développement d'hémorroïdes, qui peuvent s'infecter et saigner. Lorsqu'il y a présence de thrombopénie, on doit éviter les traumatismes mineurs, y compris les injections sous-cutanées et intramusculaires.

Aplasie des globules rouges (anémie arégénérative)

L'aplasie des globules rouges est une anémie isolée due à une diminution de la production de globules rouges dans la moelle. C'est un cas rare dans lequel il n'y a que les hématies d'atteintes. La moelle est cellulaire, mais l'élément érythroblastique est pratiquement absent. C'est une anémie grave, sans granulopénie ni thrombopénie. Elle est quelquefois associée aux tumeurs du thymus ou à certains médicaments, comme la diphénylhydantoïne (Dilantin), ou elle peut survenir au cours d'une anémie hémolytique. Quelques clients produisent des anticorps en réaction aux globules rouges immatures, et ce phénomène pourrait être la cause de la maladie. Les soins comprennent le remplacement des globules rouges, la thymectomie et l'administration d'immunodépresseurs comme les corticostéroïdes et la cyclophosphamide.

Anémies myélophtisiques

Les anémies myélophtisiques représentent un groupe varié d'anémies qui diffèrent selon l'agent causal, mais elles sont similaires fondamentalement, du fait que toutes sont associées au remplacement de la moelle normale par du tissu anormal. Ce tissu peut être fibreux (dans la myélofibrose), ou il peut être constitué de cellules plasmatiques (dans le myélome multiple) ou de cellules cancéreuses métastasiques. Une biopsie de la moelle est souvent nécessaire pour faire un diagnostic. Il y a présence de pancytopénie, même si elle est moins aiguë que dans l'anémie aplasique, mais il y a aussi de jeunes cellules myéloïdes dans le sang circulant qui proviennent apparemment d'une libération anormale de la moelle altérée. On remarque également la présence d'une petite quantité de myéloblastes et de globules rouges nucléés. Le traitement est celui de la maladie primaire. L'administration d'androgène donne parfois des résultats satisfaisants.

Anémies liées aux maladies rénales

Les anémies liées aux troubles rénaux peuvent revêtir diverses formes, mais, en général, les clients dont l'azotémie est supérieure à 100 mg/100 mL de sang sont anémiques. Les symptômes d'anémie constituent souvent les problèmes majeurs du client. Habituellement, l'hématocrite diminue à 30% et même à 20%, il est inférieur dans les urémies plus graves, mais il descend rarement au-dessous de 15%. À l'examen du frottis périphérique, les globules rouges semblent normaux.

Cette anémie est due à un léger raccourcissement de la longévité des hématies et à une carence en érythropoïétine. Comme une partie de l'érythropoïétine est produite à l'extérieur du rein, l'érythropoïèse peut continuer dans une certaine mesure, même chez les clients ayant subi l'ablation des reins, et l'on peut observer la production d'hématies dans la moelle osseuse.

- Les clients sous hémodialyse chronique (rein artificiel) perdent du sang dans le rein artificiel et peuvent souffrir d'une carence en fer. Une carence en acide folique survient parce que cette vitamine passe dans le bain de dialyse.
- Les clients hémodialysés doivent être traités par du fer, de l'acide folique et des transfusions occasionnelles.

Il a été prouvé que les androgènes stimulaient suffisamment l'érythropoïèse pour supprimer les besoins de transfusion chez certains clients. La plupart des clients souffrant d'urémie tolèrent une anémie modérée peu symptomatique et on ne doit pas leur faire de transfusion, à moins qu'il n'y ait apparition de symptômes.

Anémies dans les affections chroniques

Plusieurs maladies inflammatoires chroniques sont associées à une anémie de type normochrome et normocytaire. Ce sont l'arthrite rhumatoïde, les abcès pulmonaires, l'ostéomyélite, la tuberculose et plusieurs autres affections malignes. L'hémoglobine descend rarement au-dessous de 9 g/100 mL, et la moelle osseuse contient des cellules normales avec augmentation des réserves de fer. Le taux d'érythropoïétine est bas, probablement en raison d'une diminution de la production, et il existe un blocage dans l'utilisation du fer par la lignée érythroblastique. La plupart de ces clients ne ressentent pas de malaise et ne requièrent pas de traitement pour leur anémie. Une amélioration du trouble de base entraîne l'utilisation du fer de la moelle pour la formation de globules rouges, et une augmentation du taux d'hémoglobine.

Anémie ferriprive

L'anémie ferriprive est le type d'anémie le plus courant chez tous les individus, quel que soit leur âge. La teneur en fer de l'organisme tout entier descend au-dessous de la normale.

Causes.   Les causes les plus courantes de carence en fer, chez l'homme ou chez la femme après la ménopause, sont l'hémorragie (par ulcère, gastrite ou tumeur gastro-intestinale) et la malabsorption (surtout après une résection gastrique). Il y a rarement perte de fer dans l'urine durant l'hémolyse intravasculaire, comme dans l'hémoglobinurie paroxystique nocturne ou l'hémolyse des valvules cardiaques.

Manifestations cliniques et résultats de laboratoire.   Chez les individus présentant une carence en fer, il y a réduction de l'hémoglobine sanguine et du nombre des globules rouges. L'hémoglobine est diminuée dans une proportion plus grande que les globules rouges, et c'est pour cette raison que les globules rouges sont plus petits et relativement dépourvus de pigment, c'est-à-dire hypochromes. L'hypochromie est la marque d'une carence en fer. La cause de cette carence chez le client est l'absence de fer dans son régime alimentaire ou l'impossibilité d'en absorber pour compenser les demandes en fer, liées à la croissance corporelle ou à une perte de fer par hémorragie physiologique (menstruation) ou pathologique.

Le client qui présente une carence en fer manifeste les symptômes d'anémie. Si la carence est importante, il peut avoir une langue lisse et endolorie, des ongles minces en forme de cuillère et du pica (perversion du goût consistant à manger des substances inhabituelles comme de la terre, de l'empois ou de la glace). Tous ces symptômes disparaissent après le traitement.

Les analyses de laboratoire révèlent que l'hémoglobine est proportionnellement inférieure à l'hématocrite et à la numération érythrocytaire, en raison de la petite taille et de la faible teneur en hémoglobine des hématies (microcytose et hypochromie). La numération leucocytaire est généralement normale, alors que la numération plaquettaire est variable.

Traitement.   Il est toujours important de rechercher la cause d'une carence en fer. Elle peut être un signe de tumeur gastro-intestinale maligne, de cancer de l'utérus ou de fibromes utérins. Sauf dans les cas de grossesse, lorsque la cause est évidente, on doit faire une analyse des selles pour y détecter la présence de sang occulte. Il existe plusieurs préparations ferrugineuses à usage oral : les sulfates, les gluconates ou les fumarates ferreux sont également efficaces, mais les comprimés à enrobage entérique sont à éviter à cause de leur mauvaise assimilation possible. Habituellement, de 3 à 4 doses par jour sont nécessaires. L'assimilation est favorisée si le médicament est pris une heure avant les repas. Les sels de fer peuvent causer des

douleurs épigastriques, de la constipation ou de la diarrhée. Cependant, les clients tolèrent bien le traitement si l'on débute par une tablette quotidienne et qu'on augmente graduellement. On doit avertir les clients que les sels de fer changent souvent la couleur des selles, leur donnant une coloration noirâtre.

Interventions infirmières.   L'éducation préventive est importante, car l'anémie ferriprive est très fréquente chez la femme enceinte et durant les menstruations. Les aliments riches en fer comprennent les abats et les autres viandes, les haricots blancs cuits, le raisin, et la mélasse. La vitamine C favorise l'absorption du fer.

On doit poursuivre le traitement pendant plusieurs mois pour refaire les réserves de fer. Dans très peu de cas, il est nécessaire de donner du fer par des injections intramusculaires, c'est-à-dire lorsque le fer par voie orale est mal absorbé ou mal toléré ou, encore, lorsqu'il faut une très grande quantité de fer. L'injection provoque une douleur locale et le fer peut tacher la peau. Pour l'administration parentérale du fer, on peut suivre la méthode suivante :

1. Jeter l'aiguille qui a servi à introduire le médicament dans la seringue. Utiliser une aiguille neuve pour l'injection.
2. Choisir une aiguille de 5 cm de longueur, car le médicament devra être injecté profondément dans le muscle.
3. Tirer la peau *latéralement* au-dessus du muscle avant d'y insérer l'aiguille pour éviter toute perte du médicament qui tacherait la peau (injection en Z).

On peut observer, à l'occasion, des réactions fébriles ou allergiques.

Anémies mégaloblastiques

Les anémies causées par une carence en vitamine B_{12} et en acide folique entraînent des changements identiques dans la moelle osseuse et dans le sang périphérique, parce que ces deux vitamines sont essentielles à la synthèse normale de l'ADN. Dans les deux cas, la moelle est hyperplasique et les cellules précurseurs érythroblastiques et myéloïdes sont grandes et de forme étrange ; quelques-unes contiennent plusieurs noyaux. Cependant, plusieurs de ces cellules meurent à l'intérieur de la moelle, de sorte que le nombre de cellules mûres qui quittent la moelle est diminué. Il apparaît donc une pancytopénie. À un stade avancé, l'hémoglobine peut descendre jusqu'à 4 g/100 mL à 5 g/100 mL, le nombre des globules blancs est entre 2 000/mm³ et 3 000/mm³, et le nombre des plaquettes est inférieur à 50 000/mm³. Les globules rouges sont gros et les polynucléaires sont hypersegmentés.

Carence en vitamine B_{12}

Causes.   La carence en vitamine B_{12} peut avoir de nombreuses causes. Il est rare que la cause soit un régime alimentaire inadéquat, sauf chez les végétariens stricts qui ne consomment aucune viande. Une mauvaise absorption intestinale est plus fréquente. L'*anémie pernicieuse* est due à l'absence du facteur intrinsèque qui est normalement sécrété par la paroi stomacale. C'est un trouble que l'on rencontre surtout chez les personnes âgées, et il peut être héréditaire. Le dérèglement provient de la muqueuse gastrique ; la paroi de l'estomac est atrophiée et ne sécrète plus le facteur intrinsèque, substance qui se lie ordinairement à la vitamine B_{12} alimentaire et l'accompagne jusqu'à l'iléon, où la vitamine est absorbée. Sans le facteur intrinsèque, aucune administration orale de vitamine B_{12} ne peut être assimilée par l'organisme. Même si la vitamine B_{12} et le facteur intrinsèque existent en quantités normales, une carence peut se produire si le trouble qui touche l'iléon et le pancréas gêne l'absorption.

Manifestations cliniques. Après que les réserves de vitamine B_{12} de l'organisme sont épuisées, le client montre des signes d'anémie. Le client devient progressivement faible et pâle. Les effets sur d'autres systèmes, particulièrement le système digestif et le système nerveux, sont concomitants avec les effets hématologiques de déficience. Les clients atteints d'anémie pernicieuse présentent une langue lisse, endolorie et rouge, et de la diarrhée légère. Ils peuvent devenir confus, mais, plus souvent, ils souffrent de paresthésie des extrémités et d'une difficulté d'équilibre, à cause de l'altération de la moelle épinière : ils perdent le sens de position. Ces symptômes sont progressifs et l'évolution est marquée de périodes de rémission partielle spontanée et d'exacerbation. Sans traitement, les clients meurent après quelques années, habituellement d'insuffisance cardiaque secondaire à l'anémie.

Évaluation diagnostique. On utilise l'épreuve de Schilling pour diagnostiquer la cause de la carence en vitamine B_{12}. On fait boire au client une petite quantité de vitamine B_{12} marquée d'un isotope radioactif et diluée dans de l'eau, suivie d'une grande quantité de vitamine B_{12} intramusculaire non radioactive. Lorsque la vitamine orale est absorbée, elle est excrétée dans l'urine, et la dose intramusculaire aide à activer l'excrétion. On procède aux prélèvements des urines pendant 24 h et on mesure la radioactivité. Lorsque seulement une petite quantité a été excrétée, on répète l'épreuve quelques jours plus tard, en ajoutant une capsule orale du facteur intrinsèque à la vitamine B_{12}. Si le client est atteint d'anémie pernicieuse, il y aura cette fois une plus grande quantité de l'isotope radioactif dans les urines de 24 h. Si le problème est causé par une défectuosité au niveau de l'iléon ou du pancréas, on administre des enzymes digestives pour augmenter l'absorption, ce qui entraînera une augmentation de la radioactivité de l'urine.

Traitement. Pour traiter l'anémie pernicieuse, on remplace la vitamine B_{12} qui manque. Les végétariens stricts prendront des vitamines par voie orale et boiront du lait de soya. Lorsque, plus fréquemment, la carence est due à une mauvaise absorption ou à l'absence du facteur intrinsèque, on administre de la vitamine B_{12} en injections intramusculaires. Au début, le client reçoit de la vitamine B_{12} quotidiennement, mais, par la suite, il peut n'avoir besoin que d'une injection intramusculaire de 100 µg par mois. Ce traitement produit des guérisons spectaculaires dans des cas désespérés. En moins d'une semaine, le taux de réticulocytes augmente et, quelques semaines après, les éléments sanguins sont normaux. La guérison de la langue se fait en quelques jours. Les altérations neurologiques demandent plus de temps à guérir et, si la neuropathie est grave avec paralysie ou incontinence, le client peut ne pas se remettre totalement.

- L'administration de vitamine B_{12} doit se continuer pendant toute l'existence du client afin de prévenir la réapparition de l'anémie.

Soins infirmiers. Ces clients ont besoin de soutien, durant les examens de diagnostic, et de soins infirmiers pour certains aspects de leur maladie : anémie, insuffisance cardiaque, neuropathie. Si le client est incontinent ou paralysé, on doit donner les soins nécessaires afin de prévenir les escarres de décubitus et les déformations dues aux contractures. L'épreuve de Schilling est utile seulement si le prélèvement d'urine est complet, et, ici, l'assistance de l'infirmière est essentielle. L'infirmière doit informer le client de l'état chronique de sa maladie et de la nécessité d'injections mensuelles, même après la disparition des symptômes. L'atrophie stomacale associée à l'anémie pernicieuse peut augmenter le risque de cancer de l'estomac. Le client devra alors comprendre qu'il est important pour lui d'être suivi médicalement.

Carence en acide folique

L'acide folique est une autre vitamine nécessaire à la production normale des hématies. Elle est stockée sous forme de divers composés appelés folates. Les réserves de folates de l'organisme étant beaucoup moins importantes que celles de vitamine B_{12}, il est donc beaucoup plus courant de rencontrer des carences alimentaires en folates. Celles-ci surviennent chez les clients qui se nourrissent rarement de légumes et de fruits crus, c'est-à-dire principalement les personnes âgées vivant seules et les alcooliques. Les besoins en acide folique augmentent chez les clients atteints d'anémie hémolytique chronique et pendant la grossesse ; aussi, même si leur alimentation est adéquate, ces clients peuvent-ils présenter de l'anémie.

- Les clients qui reçoivent une alimentation ou une suralimentation par voie intraveineuse pendant une longue période peuvent présenter une carence en folates, à moins qu'on n'administre l'acide folique par voie intramusculaire. Quelques clients atteints de troubles de l'intestin grêle ne peuvent l'absorber normalement.

Signes cliniques et épreuves de laboratoire. Tous ces clients présentent les résultats caractéristiques de l'anémie mégaloblastique, en plus de la langue endolorie. Les symptômes accompagnant les carences en acide folique et en vitamine B_{12} sont semblables et les deux sortes d'anémie peuvent coexister. Cependant, les troubles neurologiques associés à la carence en vitamine B_{12} ne se produisent pas en cas de carence en acide folique, et ils persistent si on ne remplace pas la vitamine B_{12}. On doit établir avec soin la distinction entre les deux formes d'anémies en mesurant les taux sériques des deux vitamines.

Traitement. Le traitement consiste en une bonne alimentation et en l'administration de 1 mg d'acide folique par jour. L'administration intramusculaire ne devrait être utilisée que chez les clients souffrant de malabsorption.

Sauf dans les cas des vitamines administrées lors de la grossesse, la plupart des autres préparations vitaminiques ne contiennent pas d'acide folique, et on doit alors administrer celui-ci sous forme de comprimés séparés.

Anémies hémolytiques

Dans l'anémie hémolytique, la durée de vie des hématies est diminuée. La moelle osseuse est habituellement capable de compenser partiellement, en produisant de nouveaux globules rouges à une vitesse de 3 fois (et plus) supérieure à la normale. En conséquence, toutes ces anémies ont en commun certains résultats de laboratoire : élévation du nombre de réticulocytes, élévation de la fraction de bilirubine indirecte, diminution de l'haptoglobine (protéine de liaison de l'hémoglobine libre). La moelle osseuse est hypercellulaire avec prolifération d'érythroblastes. La seule épreuve d'hémolyse qui puisse vraiment servir au diagnostic est celle de la survie des globules rouges. Habituellement, on n'utilise cette technique que lorsque le diagnostic est difficile à établir. On prélève au client environ 20 mL à 30 mL de sang qu'on laisse incuber avec une substance radioactive de chrome 51 et que l'on réinjecte au client. Le chrome 51 marque exclusivement les hématies. Après que ces hématies se sont mélangées au sang circulant, on prélève des échantillons sanguins à différents intervalles dans les jours et les semaines qui suivent afin de mesurer la radioactivité. Le temps de survie normal du chrome 51 est de 28 à 35 jours. Chez les clients souffrant d'hémolyse aiguë (comme dans l'anémie à hématies falciformes), les hématies n'ont une durée de vie que de 10 jours ou moins.

Anémies hémolytiques héréditaires

Sphérocytose héréditaire

La sphérocytose héréditaire est une anémie hémolytique caractérisée par de petits globules rouges de forme sphérique et une splénomégalie. Ce trouble est rare et le plus souvent héréditaire.

Manifestations cliniques et diagnostic.   La membrane des hématies est anormale et, de ce fait, elles la perdent lorsqu'elles passent à travers la rate ; les hématies deviennent alors sphériques. Ces sphères sont relativement rigides et facilement détruites. Le sang périphérique contient plusieurs de ces cellules sphériques caractéristiques ; le client souffre d'anémie et son état se détériore lors d'infections ou de maladies virales, même mineures. De plus, la rate est hypertrophiée. En général, ce trouble peut être détecté dès l'enfance, mais il peut passer inaperçu jusqu'à l'âge adulte, puisqu'il est presque asymptomatique.

Traitement.   La splénectomie est le traitement recommandé ; elle ne change pas la malformation des hématies, mais elle supprime le lieu où se perd la membrane et où se fait l'hémolyse. Après la splénectomie (voir à la page 612), le taux d'hémoglobine du client redevient normal, avec seulement une légère diminution de la durée de vie des globules rouges et la présence de quelques rares cellules sphériques à l'examen de frottis périphériques. Les clients ont une espérance de vie normale. Par la splénectomie, on prévient les complications majeures : (1) crises aplasiques après une infection, s'accompagnant souvent d'anémie aiguë ; (2) absence de guérison des ulcérations des jambes et des chevilles ; et (3) calculs biliaires.

Anémie à hématies falciformes

L'anémie à hématies falciformes (drépanocytose) est une anémie hémolytique grave résultant d'une anomalie au niveau de la molécule d'hémoglobine, et associée à des accès de douleur. Cette maladie invalidante se trouve surtout chez les Africains et chez les Noirs américains, mais également chez les peuples méditerranéens et dans les pays arabes.

Physiopathologie.   L'anomalie provient de la substitution d'un seul acide aminé dans la chaîne β de l'hémoglobine. Étant donné que l'hémoglobine A normale contient 2 chaînes α et 2 chaînes β, deux gènes sont utilisés pour la synthèse de chaque chaîne. Une personne ayant le trait drépanocytaire n'a hérité que d'un gène anormal, et les globules rouges peuvent donc synthétiser à la fois les chaînes normales β et les chaînes $β^s$. Ainsi elle a une hémoglobine AS. Certains des enfants dont les deux parents ont le trait drépanocytaire peuvent hériter de deux gènes anormaux et n'auront alors que des chaînes B^s et seulement de l'hémoglobine S. Ces enfants souffriront d'anémie à hématies falciformes.

Manifestations cliniques.   L'hémoglobine S possède la propriété fâcheuse d'acquérir la forme de cristaux lorsqu'elle est exposée à une faible pression d'oxygène. La quantité d'oxygène contenue dans le sang veineux est suffisamment faible pour occasionner ce changement ; il en résulte que la cellule contenant de l'hémoglobine S se déforme, devient rigide et falciforme lorsqu'elle est mise en circulation dans les veines (*Figure 30-3*). Ces longues cellules rigides se logent dans les petits vaisseaux, s'empilent les unes sur les autres et ralentissent l'écoulement sanguin dans une partie du corps ou dans un organe. Lorsque l'ischémie ou l'infarctus en résulte, le client manifeste de la douleur, de la diaphorèse et de la fièvre. C'est cette chaîne d'événements qui explique les crises douloureuses de cette maladie, mais on ne comprend pas ce qui déclenche ce phénomène et on ne sait pas comment le prévenir.

Évaluation diagnostique.   Le diagnostic est établi par l'électrophorèse de l'hémoglobine, une technique coûteuse, ou par l'épreuve de falciformation dans laquelle on mélange une goutte de sang à une solution de métabisulfite de sodium que l'on étudie au microscope pour observer le développement falciforme. Dans cette épreuve, la falciformation se produit lorsque le client a le trait drépanocytaire (drépanocytose latente) et lorsqu'il est atteint d'anémie à hématies falciformes (drépanocytose) ; seule l'électrophorèse peut faire la distinction entre ces deux cas. Le client qui a le trait drépanocytaire présente des taux d'hémoglobine et d'hématocrite normaux, de même qu'un frottis sanguin normal, alors que le client atteint d'anémie à hématies falciformes a un taux d'hématocrite diminué. De plus, le frottis révèle la présence d'hématies falciformes.

Trait drépanocytaire.   Le client ayant le trait drépanocytaire est protégé des crises puisque l'hémoglobine A contenue dans ses cellules prévient la déformation de ces mêmes cellules dans des circonstances ordinaires. Il ne montre aucun signe d'anémie, il se sent et paraît en bonne santé. Environ 8% des Noirs américains ont le trait drépanocytaire.

Anémie à hématies falciformes.   Le diagnostic des clients atteints d'anémie à hématies falciformes se fait dès l'enfance, puisqu'ils sont déjà anémiques et que les crises apparaissent vers l'âge d'un ou deux ans. Plusieurs meurent durant les premières années de leur vie, mais l'emploi des antibiotiques, de même que l'éducation des clients et des médecins sur cette maladie ont amélioré l'espérance de vie, au cours des 10 à 20 dernières années, et quelques clients atteignent la soixantaine. On doit examiner tous les membres de la fratrie du client atteint d'anémie à hématies falciformes pour découvrir les signes de cette maladie.

Symptômes.   Les symptômes sont secondaires à l'hémolyse et à la thrombose. Les clients sont toujours anémiques, avec un taux d'hémoglobine se situant entre 7 g/100 mL et 10 g/100 mL. L'ictère est caractéristique, spécialement dans la sclérotique. Dans un effort de compensation, la moelle osseuse se dilate durant l'enfance et conduit à l'hypertrophie des os de la face et du crâne. Par conséquent, les clients peuvent avoir le front et les os malaires proéminents. L'anémie chronique est associée à la tachycardie, aux souffles cardiaques et à la cardiomégalie. Chez les clients âgés, il peut se produire de l'arythmie et de l'insuffisance cardiaque.

Comme les clients atteints de sphérocytose, les clients atteints d'anémie à hématies falciformes peuvent souffrir d'aplasie lors d'infection, de calculs biliaires et d'ulcères des jambes. Ces ulcères peuvent être chroniques et douloureux, et nécessiter des greffes. Ces clients sont extrêmement sujets aux infections, particulièrement aux pneumonies et aux ostéomyélites. L'infection est une des causes de décès les plus courantes.

Tous les tissus et les organes du client sont constamment vulnérables aux interruptions microcirculatoires dues au développement des cellules falciformes, et sont donc prédisposés à n'importe quel moment aux altérations hypoxiques ou aux nécroses ischémiques. Les phases de thrombose peuvent conduire à une légère douleur dans une extrémité, à une douleur aiguë et à l'enflure d'une main ou d'un genou, à une douleur ressemblant à une crise abdominale aiguë, ou encore à l'apparition brutale d'un accident vasculaire cérébral avec hémiplégie. Ces crises sont complètement imprévisibles ; elles peuvent se produire mensuellement, ou très rarement, et durer des heures, des jours ou des semaines. Certains effets de l'infarctus sont permanents, tels que l'hémiplégie, la nécrose aseptique de la tête du fémur et des défauts de concentration rénale.

Traitement.   Il n'existe aucun traitement spécifique de l'anomalie moléculaire de l'hémoglobine. La maladie peut être évitée seulement par des programmes intensifs de consultation en génétique chez les populations à risque élevé, ce qui constitue une tâche difficile et controversée. Encore aujourd'hui, on ne peut prévenir les crises, même si de récentes recherches ont introduit deux nouveaux agents, l'urée et le cyanate, qui laissent entrevoir une possibilité d'antifalciformation par des agents chimiques. Cependant,

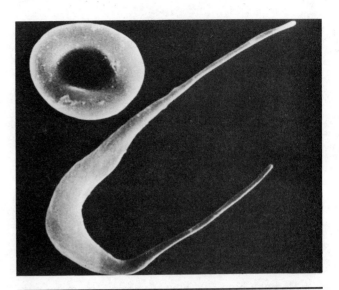

Figure 30-3   Document exceptionnel montrant une hématie falciforme et une hématie normale. (Photo du Dr Bruce R. Cameron, Comprehensive Sickle Cell Center, University of Miami.)

ils n'en sont encore qu'au stade expérimental. Au cours de l'enfance, puisque l'infection semble favoriser l'apparition des crises, il est évident que toute infection doit être traitée rapidement ou évitée lorsque cela est possible. Puisque la déshydratation et l'hypoxie entraînent la multiplication des cellules falciformes, on dit au client d'éviter les hautes altitudes, les anesthésies et les pertes liquidiennes. Ces clients se déshydratent facilement à cause de l'insuffisance rénale. L'administration continuelle d'acide folique est essentielle, puisque les besoins de la moelle osseuse sont augmentés.

Lors des crises, le traitement de base est l'hydratation et l'administration d'analgésiques. L'augmentation de l'apport liquidien aide à diluer le sang et à inverser l'agglutination des hématies falciformes dans les petits vaisseaux sanguins. Le client et sa famille peuvent apprendre à maîtriser les crises à domicile, mais, si la douleur persiste toujours après quelques heures, il peut être nécessaire d'admettre le client au centre hospitalier. Le client présente très souvent de la fièvre et une leucocytose lors des crises ; aussi doit-on soupçonner une infection, une appendicite ou une cholécystite et écarter ces possibilités. L'administration de liquide intraveineux (de 3 L à 5 L par jour chez l'adulte) est essentielle. Des analgésiques narcotiques sont souvent nécessaires, à cause de l'intensité de la douleur, et devraient être administrés selon une posologie adéquate. Ils ne doivent pas être administrés à trop longue échéance cependant, car l'accoutumance se crée chez certains clients.

Les transfusions sanguines sont réservées à des situations particulières : (1) crise aplasique, lorsque l'hémoglobine du client baisse rapidement ; (2) crise grave et douloureuse ne réagissant à aucun autre traitement après plusieurs jours ; (3) période préopératoire, pour diluer la quantité des hématies falciformes ; (4) quelquefois au cours de la dernière moitié de la grossesse, comme tentative de prévention des crises.

Soins infirmiers.   L'infirmière peut aider le client et sa famille à s'adapter à cette maladie chronique et à comprendre l'importance de l'hydratation et de la prévention des infections. Lors de présence d'ulcère de la jambe, le client a besoin de pansement et de protection contre les traumatismes. Si l'ulcère ne guérit pas, des greffes seront nécessaires. Les maladies cardiaques sont surveillées et traitées de la même façon que chez n'importe quel client cardiaque. Durant les crises, le client doit rester calme et se reposer. On ne doit pas faire d'exercices avec le membre enflé. On doit atténuer la douleur. Chez l'homme, on peut observer des épisodes soudains et douloureux de priapisme (érection persistante) ; on peut l'avertir que c'est assez fréquent et qu'il n'y aura pas d'effets nuisibles de longue durée.

Autres hémoglobinopathies

Hémoglobine C.   L'hémoglobine C est moins commune que l'hémoglobine S chez les Noirs américains. Le trait C est asymptomatique et l'anomalie homozygote C donne une anémie hémolytique discrète, avec splénomégalie, mais aucune complication sérieuse.

Thalassémie.   La thalassémie se produit principalement chez les personnes d'origine grecque et italienne. Dans cette maladie, l'hémoglobine A est produite en moindre quantité, mais il n'existe aucune anomalie de l'hémoglobine. La thalassémie mineure donne très peu de symptômes. Par contre, la thalassémie majeure (maladie de Cooley) est une atteinte hémolytique très grave et souvent fatale chez l'enfant. On la rencontre rarement chez l'adulte.

Déficit en glucose-6-phosphate-déshydrogénase (G-6-PD)

L'anomalie se situe dans le G-6-PD, une enzyme à l'intérieur des globules rouges qui est essentielle à la stabilité de la membrane. Certains clients ont hérité d'une enzyme défectueuse et sont atteints d'anémie hémolytique chronique. Le type d'anomalie le plus courant entraîne une hémolyse qui survient seulement lorsque les globules rouges sont soumis à des tensions dans certaines situations, comme la fièvre ou la présence de certains médicaments. Cette maladie a été mise en évidence au cours de la Seconde Guerre mondiale, lorsque des soldats ont présenté une forte hémolyse après l'absorption de primaquine, un antipaludique. Les médicaments qui sont hémolytiques pour les individus souffrant d'un déficit en G-6-PD sont les antipaludiques, les sulfamides, la nitrofurantoïne, les analgésiques à base de goudron de houille (y compris l'aspirine), les diurétiques thiazides, les hypoglycémiants oraux, le chloramphénicol, l'acide para-aminosalicylique (PAS), la vitamine K et, pour certains individus sujets au favisme, la fève. Les Noirs et les gens d'origine grecque et italienne sont principalement atteints. Le type de déficit qu'on trouve chez les Méditerranéens est plus grave que celui des Noirs, l'hémolyse est plus importante et conduit quelquefois à une anémie mortelle. Tous ces types de déficit sont héréditaires et liés au chromosome X ; ainsi, les hommes sont plus prédisposés que les femmes. Aux États-Unis, environ 15% des hommes noirs en sont atteints.

Manifestations cliniques.   La plupart du temps, les clients ne présentent aucun symptôme et ils ont des taux d'hémoglobine et de réticulocytes normaux. Quelques jours après l'exposition à un médicament agresseur, le client manifeste un ictère, de la pâleur, de l'hémoglobinurie, et une augmentation du nombre de réticulocytes. En filtrant le sang périphérique, on trouve des corps d'Ehrlich-Heinz (hémoglobine dégradée). L'hémolyse se poursuit pendant une semaine et puis, spontanément, le taux s'améliore, puisque les nouveaux globules rouges résistent à la lyse. Dans le type méditerranéen, cette guérison ne se produit pas.

Diagnostic et traitement.   Le diagnostic se fait par un test de dépistage ou l'étude quantitative du G-6-PD. Le traitement consiste à cesser l'administration du médicament. La transfusion est nécessaire seulement dans les différentes variétés méditerranéennes. Le client doit être renseigné sur sa maladie et posséder une liste des médicaments à éviter. Ceux-ci incluent les sulfamides, les hypoglycémiants, les antipaludiques, la nitrofurantoïne, la phénacétine, l'aspirine (en grande quantité) et l'acide para-aminosalicylique.

Anémies hémolytiques acquises

Voir le tableau 30-2.

Anémie hémolytique auto-immune

Lorsque des anticorps se combinent avec des hématies, ils peuvent être soit des iso-anticorps, qui réagissent avec les cellules étrangères comme cela se produit dans les réactions à une transfusion ou dans l'érythroblastose fœtale, soit des auto-anticorps, qui réagissent avec les cellules de l'hôte. L'hémolyse auto-immune qui en résulte peut être extrêmement grave. Les anticorps recouvrent les hématies et donnent un test de Coombs positif. Ces cellules sont éliminées par la rate et par le système réticulo-endothélial. Plusieurs de ces cellules sont détruites et d'autres sont remises en circulation comme les sphérocytes, avec réduction de leur membrane et diminution de leur longévité.

On connaît encore mal le processus qui fait que le système immunitaire se met soudainement à produire des anticorps. La maladie est souvent soudaine et débute à partir de la quarantaine. Il n'est pas rare que l'hémolyse soit associée à une maladie systémique (en particulier le lupus érythémateux systémique, la leucémie lymphoïde chronique ou le lymphome). Chez d'autres clients dont les symptômes sont identiques, il y a production d'anticorps en réaction à un médicament comme la pénicilline, les céphalosporines ou la quinidine. Les anticorps ou les complexes médicaments-anticorps s'attachent aux hématies, entraînant l'hémolyse. Les clients qui prennent de grandes quantités de méthyldopa peuvent fabriquer des anticorps qui réagissent à leurs propres globules rouges. Seul un petit nombre de ces clients présentent une anémie hémolytique importante.

Manifestations cliniques.   Les symptômes sont assez variés. Une réaction positive au test de Coombs peut, dans certains cas bénins, être le seul signe. Plus souvent, les signes d'anémie sont présents, soit la fatigue, la dyspnée, les palpitations et l'ictère. Parfois, l'anémie est si grave qu'une hémolyse très étendue et le choc peuvent survenir.

Tableau 30-2 Anémies hémolytiques acquises

Nom	Cause	Manifestations et traitement
Hémoglobinurie paroxystique nocturne	Inconnue — se produit quelquefois à la suite d'anémie aplasique	Urine foncée (hémoglobinurie), surtout le matin Quelquefois pancytopénie Thrombose veineuse multiple Aucun traitement connu
Anémie hémolytique auto-immune	Production d'anticorps quelquefois secondaire aux médicaments (méthyldopa [Aldomet], pénicilline)	Ictère, sphérocytes Réagit aux stéroïdes
Anémie hémolytique micro-angiopathique	Hématies lésées au cours du passage à travers les vaisseaux anormalement petits, comme dans l'hypertension maligne	Présence d'hématies fragmentées à l'étude des frottis Traiter la cause primaire
Hémolyse des valvules cardiaques	Hématies lésées par la régurgitation à travers des prothèses valvulaires inefficaces	Hématies fragmentées Traitement : remplacement de la valvule
Acanthocytose	Maladie hépatique grave, habituellement hypertension portale Augmentation de lipides dans la membrane des hématies	Présence d'acanthocytes Aucun traitement
Infections	Paludisme *Clostridium welchii*, spécialement après les avortements septiques	Hémoglobinurie possible Traiter l'infection
Hypersplénisme	Augmentation du volume de la rate, due à n'importe quelle cause : cirrhose, lymphomes	Quelquefois pancytopénie Traitement : splénectomie

Traitement. On doit cesser tout médicament qui se révèle dangereux. Le traitement consiste à administrer de fortes doses de corticostéroïdes jusqu'à ce que l'hémolyse diminue. Habituellement, on peut, après quelques semaines, diminuer la dose lorsque le taux d'hémoglobine est revenu à la normale. Chez certains clients, on peut arrêter complètement le traitement. Dans les cas d'extrême gravité, les transfusions sanguines sont nécessaires. Puisque les anticorps peuvent réagir aux globules rouges du donneur, on doit déterminer soigneusement les groupes sanguins et effectuer les transfusions avec lenteur et précaution.

Si les stéroïdes sont inefficaces, on procède à la splénectomie qui supprime ainsi un lieu important de destruction des hématies. Si les corticostéroïdes et la splénectomie échouent, on donne des médicaments immunodépresseurs.

☐ POLYGLOBULIE (POLYCYTHÉMIE)

Le terme polyglobulie indique l'augmentation du nombre des globules rouges, soit un taux de globules rouges supérieur à 6 millions/mm³ ou un taux d'hémoglobine dépassant 18 g/100 mL. La polyglobulie vraie correspond à une augmentation de la masse totale des globules rouges de l'organisme. On parle de polyglobulie relative lorsque la masse globulaire est normale, mais que le volume plasmatique est réduit ; cela peut être dû à un traitement diurétique ou à d'autres facteurs inconnus. La masse des globules

rouges peut être déterminée avec précision par une technique isotopique.

Polyglobulie secondaire. La polyglobulie secondaire est due à une production excessive d'érythropoïétine. Celle-ci est secondaire à un phénomène hypoxique, comme c'est le cas dans la bronchopneumopathie chronique obstructive, ou dans la cardiopathie cyanotique, ou encore dans certaines hémoglobinopathies où l'hémoglobine a une grande affinité anormale pour l'oxygène (exemple : hémoglobine *Chesapeake*). Dans certains cas de polyglobulie secondaire, la production d'érythropoïétine n'est pas appropriée puisqu'il n'y a pas d'hypoxémie : cette situation se rencontre chez les clients atteints de carcinome rénal, de kystes rénaux, d'hémangioblastome cérébral, d'hépatome ou de fibrome utérin.

Polyglobulie essentielle. La polyglobulie essentielle ou polycythémie vraie est caractérisée par une prolifération excessive des cellules de la moelle qui semblent échapper à toutes les règles des mécanismes normaux. La moelle osseuse est très active et les taux de globules rouges, de globules blancs et de plaquettes du sang périphérique sont élevés. D'une manière typique, le client présente un teint rougeâtre et une hépatosplénomégalie. Les symptômes correspondent à l'augmentation du volume sanguin (céphalée, étourdissement, fatigue et troubles de vision) ou à une diminution de l'écoulement sanguin (angine, claudication, thrombophlébite). L'hémorragie est également une complication, probablement due à l'engorgement des capillaires. Le prurit est un autre problème fréquent.

Traitement.   L'objectif du traitement est de diminuer la viscosité sanguine. La phlébotomie est une partie importante du traitement et on peut la répéter pour garder le taux d'hémoglobine dans les limites de la normale. On administre du phosphore radioactif ou des alcaylants pour supprimer la fonction de la moelle, mais ils peuvent augmenter les risques de leucémie. On utilise l'allopurinal chez les clients ayant un taux élevé d'acide urique. On peut administrer de la cyproheptadine pour contrôler le prurit.

☐ LEUCOPÉNIE ET AGRANULOCYTOSE

La *leucopénie* est la diminution du nombre des globules blancs au-dessous de la normale. L'*agranulocytose* désigne un état dans lequel il y a disparition presque complète des leucocytes polynucléaires. Un taux de leucocytes inférieur à 5 000/mm^3 et un taux de granulocytes inférieur à 2 000/mm^3 est anormal. Cela peut indiquer une myélopathie généralisée, comme c'est le cas dans l'anémie mégaloblastique, l'aplasie, les tumeurs métastatiques, la myélofibrose ou la leucémie aiguë. La leucopénie peut également être causée par des infections virales et par un état septique bactérien. Le plus souvent, la cause est une intoxication médicamenteuse : les phénothiazines sont le plus fréquemment responsables ; les antithyroïdiens, les sulfamides, la phénylbutazone et le chloramphénicol sont également des facteurs déterminants. Le client ne présente habituellement aucun symptôme, à moins qu'il n'y ait présence d'infection, se produisant ordinairement lorsque les granulocytes sont inférieurs à 1 000/mm^3. Les symptômes les plus fréquents sont la fièvre, le mal de gorge aigu avec ulcération. Quelque temps après, il peut y avoir bactériémie.

Traitement.   On arrête l'administration des médicaments responsables. Si le taux de granulocytes est très bas, on isole le client du personnel hospitalier et des visiteurs en prenant des mesures sévères. Il est essentiel de faire des cultures des prélèvements de tous les orifices et des hémocultures, et lorsque la fièvre survient, on l'enraye par des antibiotiques à large spectre d'action, jusqu'à ce que l'on connaisse la nature du micro-organisme en cause. Les soins d'hygiène buccale sont très importants.

On fait des irrigations de la gorge avec de la solution saline chaude pour la libérer des débris nécrotiques et des exsudats. On supprime la douleur par l'application d'un collier de glace et l'administration d'analgésiques, d'antipyrétiques et de sédatifs, selon la prescription. Non seulement le traitement permet d'enrayer l'infection, mais il vise à éliminer, si possible, le facteur responsable de l'altération de la moelle osseuse. La restauration spontanée de la fonction de la moelle, sauf dans le cas d'affections néoplasiques, se produit dans les 2 ou 3 semaines qui suivent, si l'on peut prévenir la mort due à l'infection.

☐ TUMEURS HÉMATOPOÏÉTIQUES

Les tissus fabriquant le sang sont caractérisés par des cellules qui se renouvellent rapidement et d'une façon continue. Habituellement, la production des globules à partir des cellules souches précurseurs est soigneusement réglée en fonction des besoins de l'organisme. Si le contrôle homéostasique cesse, il en résulte une prolifération de type néoplasique. Une grande variété de tumeurs hématopoïétiques peuvent se développer, et on les classe en fonction de la lignée cellulaire qui est touchée. La *leucémie*, qui signifie sang blanc, est la prolifération néoplasique des leucocytes. On pense que cette perturbation prend naissance à partir des cellules souches hématopoïétiques. Les *lymphomes* sont des néoplasmes du tissu lymphoïde. La maladie de Hodgkin représente 40% de tous les lymphomes et on croit qu'elle est causée par une anomalie des lymphocytes T. La macroglobulinémie de Waldenström et le myélome multiple sont des néoplasmes qui affectent les plasmocytes produits par les lymphocytes B.

Leucémie

La caractéristique commune à toutes les leucémies est la prolifération irrégulière ou l'accumulation de leucocytes dans la moelle osseuse, avec substitution de nouveaux tissus aux éléments normaux de la moelle. Il y a également prolifération au niveau du foie, de la rate et des ganglions lymphatiques, et invasion des organes dont la fonction est non hématologique comme les méninges, l'appareil digestif, les reins et la peau. Le classement des leucémies, en leucémie lymphoïde (lymphocytaire), myéloïde (myélocytaire ou granulocytaire) ou à monocytes (monocytaire), se fait selon le type de cellules touchées, et on les qualifie d'aiguës (cellules immatures) ou de chroniques (cellules différenciées), selon la maturité des cellules malignes. La cause est inconnue, mais certains faits indiquent que des facteurs génétiques et un virus y contribueraient. L'altération de la moelle osseuse par les radiations ionisantes (comme cela s'est produit chez les survivants de la bombe atomique) ou par des agents chimiques (benzène) peut causer la leucémie.

■ ÉVALUATION INITIALE

Bien que le tableau clinique puisse varier selon la variété de leucémie, l'histoire du client peut mettre en évidence toute une série de signes et de symptômes signalés par celui-ci et observés durant l'examen physique. Les manifestations cliniques révèlent la présence de faiblesse et de fatigue, des tendances à saigner, des pétéchies et des ecchymoses, de la douleur, des céphalées, des vomissements, de la fièvre et de l'infection. Les analyses sanguines montrent une altération des globules blancs, de l'anémie et une thrombopénie. Nous indiquons les symptômes spécifiques à chaque variété de leucémie dans les exposés qui suivent.

Problèmes du client et diagnostic infirmier

Les problèmes latents du client comprennent la faiblesse et la fatigue reliées à l'anémie et aux crises d'hémorragie, le développement possible d'une infection liée à la thrombopénie, les tendances aux hémorragies également liées à la thrombopénie, la douleur liée à la prolifération des cellules cancéreuses et l'anxiété créée par le pronostic de la maladie.

■ PLANIFICATION ET INTERVENTION

Objectifs

1. Augmentation de la force et de la résistance du client.
2. Absence d'infection.
3. Absence d'hémorragies.
4. Soulagement de la douleur.
5. Adaptation du client au diagnostic et au pronostic.

Traitement infirmier. Les leucémiques sont souvent dépressifs, effrayés et isolés, comme tous ceux qui souffrent du cancer. L'infirmière qui est bien informée et qui montre de la sympathie peut contribuer énormément à leur bien-être en expliquant les techniques, en les prévenant des effets secondaires des médicaments et en les encourageant à respecter les traitements imposés. Le traitement peut devenir très complexe et, trop souvent, le client pense qu'on en fait bien plus « à lui » que « pour lui ». L'infirmière doit être compréhensive et attentive et doit aider le client à mobiliser ses défenses pour qu'il s'adapte au stress émotionnel et physique. Lorsqu'on place le client en situation d'isolement à cause de la granulopénie, il souffre intensément d'un sentiment de rejet et le personnel infirmier doit être sensible à cela.

On doit employer la même démarche avec ces clients qu'avec ceux qui souffrent d'anémie aplasique et on doit évaluer la présence de thrombopénie, de granulopénie et d'anémie. Le risque d'hémorragie dépend de la gravité de la thrombopénie. En plus d'avoir des pétéchies et des ecchymoses, le client peut souffrir de graves hémorragies si le nombre de ses plaquettes descend au-dessous de 20 000. Pour des raisons inconnues, la fièvre ou l'infection augmente aussi le risque d'hémorragie. On doit signaler une augmentation du nombre de pétéchies, la présence de méléna, d'hématurie et les saignements de nez. On doit éviter les traumatismes excessifs et les injections intramusculaires et on doit administrer de l'acétaminophène, plutôt que de l'aspirine, comme analgésique. On soigne les hémorragies par le repos au lit et par des transfusions de globules rouges et de plaquettes.

À cause de leurs granulocytes immatures et anormaux, les leucémiques sont toujours menacés d'infection, principale cause de décès. Le risque d'infection augmente avec le degré de neutropénie ; donc, si le taux de granulocytes neutrophiles est inférieur à 100/mL de sang, la probabilité d'une infection systémique est très forte. Une immunité défectueuse augmente le risque d'infection. On doit systématiquement évaluer les signes d'infection comme la fièvre, l'érythème ou la douleur. Certains symptômes d'infection, comme l'aspect des exsudats, sont rarement apparents et nécessitent une observation d'autant plus minutieuse. L'hygiène buccale fréquente diminue le risque d'infection buccale. À cause du risque élevé d'infection provenant des canules à intravei-neuses, on porte des gants pour commencer les perfusions, on donne des soins quotidiens au niveau du point de ponction et on change la canule toutes les 48 h. Les abcès du rectum sont fréquents ; c'est pourquoi il est important d'assurer une défécation normale et d'éviter le thermomètre rectal, les lavements et les blessures rectales. Les voies urinaires sont également un foyer d'infection. On évitera

donc le cathétérisme, mais, s'il devient indispensable, on prend des mesures aseptiques scrupuleuses durant l'intro-duction du cathéter et pendant toute la durée de la cathéteri-sation.

L'anémie résulte d'une érythropoïèse défectueuse, d'une destruction rapide des globules rouges et des périodes d'hémorragie. Si le client est faible et se fatigue facilement, on l'aidera à faire un choix des priorités et à alterner le repos et les activités. On évalue la dyspnée, la tachycardie et les autres signes d'oxygénation insuffisante des organes vitaux.

L'infiltration de leucocytes anormaux dans les tissus peut aussi causer une variété de symptômes qui rendent le client invalide. Cette infiltration peut entraîner non seule-ment la douleur, mais aussi l'hypertrophie des organes, des ganglions lymphatiques, des os et des articulations. Des difficultés digestives peuvent aussi causer l'anorexie et augmenter le risque d'hémorragie. Les symptômes d'infiltra-tion du système nerveux central comprennent les maux de tête, la confusion et les manifestations d'une augmentation de la pression intracrânienne. En faisant l'évaluation de chacun des systèmes, on peut identifier ces effets généraux et planifier ainsi les soins pour soulager les symptômes au fur et à mesure qu'ils apparaissent.

La dépression de la moelle osseuse, les troubles gastro-intestinaux et la perte des cheveux (alopécie) se produisent fréquemment à cause des agents chimiothérapeutiques qui détruisent rapidement les cellules proliférantes. Les effets sur la moelle osseuse exacerbent les problèmes de thrombo-pénie, leucopénie et d'anémie décrits plus haut. Les pro-blèmes gastro-intestinaux comprennent l'anorexie, la nausée, les vomissements, la diarrhée et les lésions des muqueuses buccales. Une bonne alimentation est très importante pour le cancéreux et c'est pour cette raison qu'il faut établir un horaire strict pour l'administration des médicaments, utiliser des antiémétiques et choisir les aliments les moins irritants. On peut prévenir l'alopécie en faisant un garrot autour du cuir chevelu avant la chimiothérapie. On doit aider le client qui perd ses cheveux à obtenir une perruque qu'il portera jusqu'à ce que ses cheveux repoussent. La destruction cellulaire massive qui est causée par la chimiothérapie augmente le taux d'acide urique et rend les clients sujets à la formation de calculs rénaux. Par conséquent, le client requiert un grand apport liquidien. La gravité de ces effets toxiques varie selon les agents chimiques, et des effets secondaires se produisent parallèlement. On doit vérifier avec soin les médicaments spécifiques avant de les adminis-trer.

■ ÉVALUATION

Résultats escomptés

Le client réussit à :

1. Augmenter sa force et son endurance :
   a) Expliquer les causes de la faiblesse et de la fatigue.
   b) Répartir les activités sur toute la journée.
   c) Se reposer à intervalles réguliers.
   d) Changer son mode de vie pour s'adapter à la diminution des activités physiques.

e) Montrer de jour en jour une progression de l'endurance aux activités.

2. Éviter l'infection :
   a) Essayer de maintenir un apport nutritionnel adéquat.
   b) Utiliser une méthode et une routine adéquates d'hygiène buccale.
   c) Décrire les signes et les symptômes d'infection et suivre des mesures préventives.
   d) Ne pas fréquenter ceux qui ont une infection.
   e) Alerter le personnel de soins dès les premiers signes d'infection.

3. Éviter les hémorragies :
   a) Respecter le régime thérapeutique.
   b) Éviter les situations qui sont sources de traumatismes physiques.
   c) N'utiliser aucun moyen traumatisant d'hygiène buccale.
   d) Surveiller l'urine, les selles et les pertes vaginales pour déceler les signes d'hémorragie.
   e) Alerter le personnel de soins dès les premiers signes d'hémorragie.

4. Atténuer la douleur :
   a) Prendre les analgésiques prescrits.
   b) Prendre les positions qui diminuent la douleur entraînée par la splénomégalie.
   c) Accepter la radiothérapie.

5. S'adapter au diagnostic et au pronostic :
   a) Verbaliser ses sentiments à l'égard du pronostic à sa famille et à ceux qui le soutiennent.
   b) Utiliser des mécanismes de défense appropriés.
   c) Se fixer des buts réalistes.

Leucémie myéloïde aiguë

Cette forme de leucémie touche les cellules souches hématopoïétiques qui se différencient en cellules myéloïdes variées telles que les monocytes, les granulocytes (basophiles, neutrophiles et éosinophiles), les hématies et les plaquettes. Les personnes de tout âge sont touchées et le risque augmente avec l'âge.

Manifestations cliniques.   La plupart des symptômes proviennent de l'insuffisance de la production d'hématies normales. La facilité à contracter une infection découle de la granulopénie. La faiblesse et la fatigue sont causées par l'anémie et des tendances à saigner résultent de la thrombopénie. La prolifération des cellules cancéreuses conduit à une variété de symptômes additionnels : douleur due à l'hypertrophie du foie et de la rate ; lymphadénopathie ; céphalées et vomissements secondaires à la leucémie méningée (la plus commune des leucémies lymphoblastiques) ; et douleur osseuse causée par l'expansion de la moelle.

Le début est souvent insidieux et les symptômes se produisent sur une période de un à six mois. Les numérations érythrocytaire et plaquettaire diminuent dans le sang périphérique. Que le nombre de leucocytes soit faible, normal ou élevé, le pourcentage de cellules normales est extrêmement bas. Un échantillon de moelle osseuse permet de poser un diagnostic.

Traitement.   La chimiothérapie est la principale modalité de traitement et la rémission obtenue dure environ un an. Les médicaments les plus utilisés comprennent la cytosine arabinoside (Cytosar) et la 6-mercaptopurine (Purinéthol). On fait des transfusions de globules rouges et de plaquettes. Si la compatibilité tissulaire est assez bonne, on fait une greffe de moelle osseuse pour remplacer la moelle cancéreuse détruite par chimiothérapie.

Pronostic.   À l'heure actuelle, les clients traités de cette manière survivent seulement environ 13 mois, l'infection étant habituellement la cause de la mort. Ceux qui ne sont pas traités ne survivent que deux mois.

Leucémie myéloïde chronique

On pense que ce type de leucémie provient d'un cancer des cellules souches de la moelle. Cependant, il y a davantage de cellules normales que dans la forme aiguë et, de ce fait, la maladie est moins grave. Bien que rare avant la vingtaine, son incidence augmente avec l'âge.

Manifestations.   Le tableau clinique est semblable à celui de la forme aiguë, mais les signes et les symptômes sont moins graves. Le début est typiquement insidieux. La leucocytose est toujours présente, parfois à un taux très élevé.

Traitement et pronostic.   Le meilleur médicament est le busulfan (Myleran). La phase finale, chez beaucoup de clients, est le passage à une forme aiguë qui résiste à tous les traitements. Malgré tout, la survie va de 3 à 4 ans. La démarche infirmière est semblable à celle de la leucémie aiguë (page 604).

Leucémie lymphoblastique aiguë

On pense que cette forme de leucémie provient d'une prolifération maligne des lymphoblastes. Cette maladie est plus fréquente chez les jeunes enfants, surtout à l'âge de quatre ans, alors qu'elle devient plus rare après 15 ans.

Manifestations.   Les lymphocytes prolifèrent dans la moelle et les tissus périphériques et gênent le développement des cellules normales. L'hématopoïèse est inhibée et la leucopénie, l'anémie et la thrombopénie se développent. Les hématies et les plaquettes sont peu nombreuses, le nombre de leucocytes peut être faible ou élevé, mais ils comprennent toujours des cellules immatures. Les manifestations de l'infiltration des cellules leucémiques dans les autres organes sont plus fréquentes avec la leucémie lymphoblastique aiguë qu'avec les autres formes.

Traitement et pronostic.   Environ 50% des enfants survivent au moins cinq ans lorsqu'ils sont traités par la prednisone et par un ou plusieurs autres médicaments, comme la vincristine. L'irradiation de la région craniorachidienne et l'injection intrathécale de médicaments préviennent la récidive au système nerveux central.

Leucémie lymphoïde chronique

La leucémie lymphoïde chronique est une affection bénigne qui touche les individus au-dessus de 35 ans.

Manifestations.   Beaucoup de clients ne présentent aucun symptôme, et on détecte la présence de cette forme de leucémie au moment d'un examen médical ou durant un traitement pour une autre maladie. Les manifestations probables comprennent l'anémie, l'infection, ou l'hypertrophie des ganglions lymphatiques et des organes abdominaux. Les numérations érythrocytaire et plaquettaire peuvent être normales ou faibles et la lymphocytose se manifeste toujours.

Traitement et pronostic. Si cette maladie est bénigne, elle n'exige aucun traitement. Lorsque les symptômes sont plus graves, on administre souvent la chimiothérapie par la cyclophosphamide (Cytoxan) et le chlorambucil (Leukeran). La survie moyenne est d'environ sept ans.

Lorsque le traitement n'est plus efficace, on hospitalise le client pour lui donner un traitement de soutien. Après être passé par des phases d'espoir et de désespoir à cause des nombreuses rémissions et récidives de la maladie, le client très fatigué et très malade requiert une évaluation infirmière et un soutien compétents ainsi que des soins très sérieux (voir également la section où l'on traite des soins infirmiers au client atteint de cancer avancé, à la page 225).

☐ LYMPHOME MALIN

Les lymphomes sont des néoplasmes des cellules du système lymphoïde : les lymphocytes et les histiocytes. Ils sont classés selon le degré de différenciation cellulaire et selon l'origine de la cellule maligne prédominante. Ces tumeurs débutent habituellement dans les ganglions lymphatiques, mais peuvent atteindre les tissus lymphoïdes de la rate, de l'appareil digestif (par exemple, les amygdales ou les parois de l'estomac), du foie ou de la moelle osseuse. Les tumeurs s'étendent très souvent à toutes ces régions et prolifèrent jusqu'aux autres tissus (poumons, reins, peau) pour aboutir à la mort du client. La cause de ces tumeurs est inconnue.

Maladie de Hodgkin

La maladie de Hodgkin, comme les autres lymphomes, est une affection maligne de cause inconnue, qui prend naissance dans le système lymphatique et atteint principalement les ganglions lymphatiques. Elle est un peu plus fréquente chez les hommes, surtout au début de la vingtaine et après l'âge de 50 ans.

La cellule maligne de la maladie de Hodgkin, qui constitue sa caractéristique et en vertu de laquelle s'établit le diagnostic, est la cellule de Sternberg, cellule tumorale atypique et gigantesque, de morphologie unique et d'origine incertaine, dont certains disent qu'elle serait un histiocyte aberrant.

On peut classer les clients atteints de la maladie de Hodgkin en plusieurs sous-groupes, selon les critères pathologiques correspondant au degré de malignité et au pronostic. Ainsi, le *paragranulome de Hodgkin*, qui présente moins de cellules de Sternberg et où le bouleversement de la structure ganglionnaire est moindre, permet de donner un pronostic beaucoup plus favorable que le *sarcome de Hodgkin*, où les ganglions lymphatiques sont presque remplacés par des cellules tumorales du type le plus primitif. La majorité des clients atteints de ce que l'on nomme *granulome de Hodgkin* (comprenant deux variétés appelées « scléronodulaire » et « cellulaire mixte ») sont dans une position intermédiaire pour la densité et les effets destructeurs des cellules tumo-

rales, pour les résultats thérapeutiques à espérer, et pour le pronostic global.

Manifestations cliniques

La maladie de Hodgkin débute habituellement par l'hypertrophie non douloureuse des ganglions lymphatiques d'un côté du cou, qui devient de plus en plus apparente. Cependant, pendant plusieurs mois, le prurit généralisé peut être le premier et le seul symptôme qui, avec le temps, devient très pénible. Les ganglions isolés demeurent fermes et discrets (c'est-à-dire qu'il ne se produit ni fusion ni ramollissement), et ils sont rarement mous et douloureux. Quelque temps après, les ganglions lymphatiques d'une autre région, fréquemment ceux de l'autre côté du cou, s'hypertrophient de la même manière. Les ganglions médiastinaux et rétropéritonéaux peuvent également s'hypertrophier, entraînant des symptômes de pression graves : la pression contre la trachée cause de la dyspnée ; la pression contre l'œsophage cause de la dysphagie ; la pression sur les nerfs cause la paralysie laryngée et la névralgie brachiale, lombaire ou sacrée ; la pression sur les veines favorise l'œdème d'une ou des deux extrémités et l'épanchement pleural ou péritonéal ; et, finalement, la pression sur les canaux biliaires provoque l'ictère oblitérant. Par la suite, la rate devient palpable et l'on peut noter une hépatomégalie. Chez certains clients, l'hypertrophie des ganglions commence dans la région axillaire ou au niveau de l'aine. Parfois, le trouble débute par une atteinte des ganglions du médiastin ou du péritoine et peut s'y limiter. Dans certains cas, la splénomégalie est la seule anomalie visible.

Tôt ou tard, l'anémie apparaît progressivement. On note une leucocytose avec un taux anormal de polynucléaires et d'éosinophiles. Environ la moitié des clients ont une légère fièvre, dépassant rarement 38,3°C. Cependant, les clients atteints de tumeurs médiastinales et abdominales présentent une hyperthermie intermittente remarquable. La température atteint des degrés aussi élevés que 40,0°C, pendant des périodes de 3 à 14 jours, revenant à la normale en quelques semaines. Si cette affection n'est pas traitée, elle évolue progressivement ; le client perd de la masse et devient cachectique, l'anémie est marquée, l'anasarque apparaît, la pression artérielle baisse et la mort peut survenir au bout de un à trois ans.

Diagnostic

Le diagnostic de la maladie de Hodgkin repose sur l'identification de ses structures histologiques caractéristiques dans un ganglion lymphatique incisé. Une fois le diagnostic établi selon les critères exigés, il est essentiel d'évaluer aussi précisément que possible l'étendue totale de l'atteinte tumorale et de définir le mécanisme de prolifération. En d'autres termes, on essaie de repérer la localisation exacte de chaque lésion tumorale, à l'intérieur et à l'extérieur du système lymphatique, et d'exclure la présence d'une tumeur dans les organes et les tissus qui ne sont pas encore atteints. Cette opération très difficile, coûteuse et incertaine n'en demeure pas moins extrêmement importante, car elle est fondamentale à l'élaboration de tout traitement.

Traitement

Les conceptions en matière de traitement sont fondées sur les observations suivantes :

1. La maladie de Hodgkin prolifère à partir de sa localisation initiale (habituellement un seul ganglion lymphatique), par la voie lymphatique, pour atteindre les autres ganglions lymphatiques adjacents qui, à leur tour, deviennent des sièges de développement tumoral ; il est rare que ce mécanisme épargne les ganglions lymphatiques sur son trajet pour créer des sièges métastatiques plus éloignés.
2. Il est également rare que la maladie de Hodgkin s'étende hors du système lymphatique pour atteindre d'autres organes et d'autres tissus avant un stade assez tardif dans l'évolution de la maladie.
3. Quatre semaines suffisent pour éliminer complètement, et de façon permanente, la maladie de Hodgkin de tout siège irradié à une dose suffisante entre 35 Gy et 45 Gy. Les techniques de radiation par mégavoltage permettent de soumettre à une telle dose une ou plusieurs chaînes entières de ganglions lymphatiques.
4. Les régions corporelles irradiées tolèrent de telles doses, sans risque d'altérations graves (c'est le cas des régions de la rate et de l'ororhinopharynx, toutes deux fréquemment touchées par la maladie de Hodgkin) ; en ce qui concerne les structures vitales comme les poumons, le foie, l'appareil digestif, les reins et la moelle osseuse, il convient de les protéger par un écran de plomb.

À partir de ces critères, on estime que la maladie de Hodgkin peut être curable par la radiothérapie, à condition cependant qu'elle ne se soit pas étendue au-delà des chaînes des ganglions lymphatiques, de la rate et de l'ororhinopharynx. En cas d'absence d'extension, ces clients devraient pouvoir bénéficier de radiothérapie « curative » qui consiste à administrer des doses tumoricides non seulement au niveau des tumeurs apparentes, mais également sur tous les ganglions périphériques et les chaînes des ganglions lymphatiques. Par contre, s'il y a un signe d'extension au-delà des régions traitables, un tel traitement n'est plus possible. Le client reçoit alors un traitement combinant la chimiothérapie et une radiothérapie palliative.

Soins infirmiers

La radiothérapie exige des séances quotidiennes au centre hospitalier durant de nombreuses semaines. Une dose de 45 Gy est généralement suffisante pour traiter la tumeur et les ganglions lymphatiques voisins. Le client a de la dysphagie, la bouche sèche, des nausées, des éruptions cutanées et il perd ses cheveux. On peut l'aider à supporter ces symptômes avec des pommades, de la lidocaïne par voie orale et des antiémétiques. Une combinaison médicamenteuse fréquemment utilisée comprend la moutarde à l'azote, la vincristine (Oncovin), la prednisone et la procarbazine (MOPP). Les effets secondaires sont la suppression médullaire, les troubles digestifs et l'alopécie.

Les clients atteints de la maladie de Hodgkin sont extrêmement sensibles aux infections ; cet état est dû à l'irradiation et à la chimiothérapie, et aux réactions immunitaires défectueuses entraînées par la tumeur. Bien qu'on protège soigneusement les organes génitaux durant la radiothérapie, il existe un risque de stérilisation temporaire ou permanente.

Stades de la maladie de Hodgkin. Afin de simplifier et d'uniformiser la classification des clients atteints de la maladie de Hodgkin selon l'étendue et l'intensité de la maladie, et, par conséquent, de décider d'un traitement pouvant être efficace, on a recours au système suivant :

Stade I : L'affection n'atteint qu'un seul ganglion lymphatique et les structures contiguës.

Stade II : L'affection atteint plus d'un ganglion lymphatique ou un groupe de ganglions contigus, mais se limite à un seul côté du diaphragme.

Stade III : La partie située au-dessus et au-dessous du diaphragme est touchée, mais la zone atteinte ne va pas au-delà des chaînes des ganglions lymphatiques, de la rate et d'un siège extra-hépatique.

Stade IV : La maladie s'est étendue à un ou plusieurs sièges extra-hépatiques, avec ou sans atteinte des ganglions lymphatiques associés.

On subdivise chacun de ces stades selon la présence ou l'absence de symptômes constitutionnels. Les stades qui en présentent sont désignés par la lettre A, ceux qui n'en présentent pas sont désignés par la lettre B. On administre la chimiothérapie pour les stades IIB et IIIA. Pour les stades IIIB et IV, on utilise la chimiothérapie d'association et on réserve les rayons pour le traitement palliatif des lésions locales qui sont particulièrement dangereuses et douloureuses. Présentement, les clients dont le diagnostic est posé aux stades IA et IIA survivent cinq ans et 90 % sont considérés comme guéris. Les taux de survie diminuent progressivement avec les stades plus avancés.

Lymphomes non hodgkiniens

Les lymphomes lymphocytaires sont moins douloureux et permettent un pronostic plus favorable que les lymphomes histiocytaires. Même si les manifestations sont semblables à celles de la maladie de Hodgkin, le client présente une maladie généralisée des ganglions lymphatiques ou une maladie extraganglionnaire au moment du diagnostic. La radiothérapie est efficace si le foyer cancéreux est localisé. On pratique la chimiothérapie si la maladie est déjà généralisée. L'infection est également le problème fondamental et le système nerveux central est souvent touché.

Mycosis fongoïde

Il s'agit d'un lymphome cutané très rare. Il débute habituellement comme un érythème prurigineux et, après quelques mois ou quelques années, la peau est infiltrée de plaques et de tumeurs. Le corps peut être recouvert d'excroissances de type fongique d'une dimension variant de 1 cm à 5 cm. Il peut y avoir prolifération des tumeurs malignes dans les ganglions, le foie et la rate. L'état général des clients est très altéré en raison des démangeaisons et du défigurement qu'entraîne cette affection. Le traitement avec la moutarde à l'azote (que l'on peut utiliser localement) ou l'irradiation sont des moyens palliatifs.

Le client qui présente des lésions ulcérées douloureuses aura besoin de soins infirmiers. L'emploi d'un cerceau de lit diminuera le poids des couvertures sur les lésions douloureuses. Le médecin peut prescrire des onguents bactériostatiques, comme moyen préventif contre l'infection secondaire et pour isoler les terminaisons nerveuses découvertes de tout contact avec l'air. Les autres aspects du traitement ressemblent à ceux du client atteint de la maladie de Hodgkin.

☐ MYÉLOME MULTIPLE

Le myélome multiple est une affection maligne caractérisée par l'infiltration de cellules plasmocytaires dans les os et les tissus mous. On ne le considère pas comme un lymphome. La cellule maligne est la cellule plasmocytaire, la prolifération néoplasique se produisant surtout dans la moelle osseuse. Les ganglions lymphatiques ne sont pas touchés.

Le client présente généralement une anémie normochrome et normocytaire, des maux de dos et parfois une leucopénie ou une thrombopénie causée par l'infiltration de la moelle par les cellules plasmocytaires malignes. On diagnostique le myélome en pratiquant une ponction ou une biopsie de la moelle. Les radiographies montrent des lésions destructrices de plusieurs os, mais cela ne permet pas de diagnostiquer convenablement la maladie. Les cellules plasmocytaires malignes produisent de grandes quantités de globulines anormales qui apparaissent comme une « pointe » à l'endroit des paraprotéines lors de l'électrophorèse sérique. Des particules de ces globulines sont excrétées dans l'urine sous forme de protéines de Bence-Jones.

Le client peut se trouver totalement invalide en raison de la douleur osseuse constante. Les tumeurs plasmocytaires peuvent apparaître à plusieurs endroits comme la peau, la bouche et la plèvre. Ces régions sont souvent indolores. Les lésions ostéolytiques sont souvent associées à l'hypercalcémie, et les fractures sont fréquentes, spécialement celles des vertèbres et des côtes.

Traitement.   Les médicaments utilisés pour diminuer la masse tumorale et pour soulager les douleurs osseuses sont : le melphalan, (Alkeran), la cyclophosphamide et les stéroïdes. Ils peuvent prolonger la vie d'une, deux ou trois années. La radiation est très utile comme traitement palliatif de la douleur osseuse et pour réduire le volume des tumeurs plasmocytaires hors du squelette. Une bonne hydratation est essentielle pour prévenir les lésions rénales, causées par la précipitation des protéines de Bence-Jones au niveau des tubules rénaux, l'hypercalcémie et l'hyperuricémie. Il est donc important de détecter chez ces clients tout signe et tout symptôme d'insuffisance rénale. Lorsque les clients souffrent, un analgésique narcotique ou une irradiation locale les soulage et, quelquefois, on utilise des orthèses dorsales pour diminuer la pression. Les fractures pathologiques sont également possibles. Il est important de garder le client aussi actif que possible, puisque le repos au lit ne fait qu'augmenter la probabilité d'hypercalcémie. Les infections bactériennes, spécialement la pneumonie, sont communes chez ces clients, puisque leur capacité de production d'anticorps est perturbée. Les clients atteints de myélome multiple ne doivent pas subir d'examen nécessitant d'être à jeun, puisqu'une déshydratation peut provoquer une insuffisance rénale aiguë.

☐ TROUBLES HÉMORRAGIQUES

Physiopathologie

Des mécanismes complexes et interreliés protègent l'organisme contre la perte sanguine excessive et mortelle. Comme l'indique la figure 30-1, l'hémostase comprend trois phases. La première est la *phase vasculaire* au cours de laquelle la vaso-constriction des vaisseaux lésés est immédiate. Ce spasme vasculaire est suffisant pour arrêter l'hémorragie. La seconde phase, ou *phase plaquettaire*, correspond à l'agrégation des plaquettes au niveau de la lésion. Ces cellules infiniment petites sont attirées par l'endothélium lésé et constituent des clous plaquettaires assez étendus qui s'agrandissent encore par l'accumulation d'autres plaquettes et finissent pas se contracter pour former des clous plaquettaires stables. Le clou plaquettaire arrête efficacement l'hémorragie dans les petits vaisseaux comme les veinules et fournit une protection temporaire lors de blessures plus importantes. L'obstruction complète et permanente de la lésion vasculaire s'achève avec la formation d'un caillot sanguin à partir d'une masse adhérante gélatineuse qui contrôle efficacement la plupart des sortes d'hémorragies. Le mécanisme intrinsèque ou extrinsèque ayant amorcé le processus, une réaction en chaîne se produit au cours de laquelle les protéines sanguines sont activées les unes après les autres jusqu'à ce que le facteur X_a soit formé. À ce moment, le facteur X_a interagit avec le facteur V, le calcium et une substance plaquettaire pour transformer la prothrombine en thrombine. Celle-ci est une enzyme très active et à fonctions multiples : l'une est de stimuler l'agrégation des plaquettes, une autre est d'assurer la transformation du fibrinogène en fibrine, cela ayant pour résultat la formation de fibres à proximité du clou plaquettaire, le renforçant et augmentant la surface du caillot. Le caillot de fibrine est stabilisé par la formation de liens entre les molécules, celles-ci étant catalysées par une autre protéine plasmatique, le facteur XIII. La lésion du vaisseau est ainsi oblitérée et l'écoulement sanguin dans cette région est ralenti. Le processus de réparation des tissus de l'endothélium du vaisseau peut alors commencer. Le caillot de fibrine pourra alors être dissous par une autre protéine plasmatique, la plasmine (ou fibrinolysine) qui s'attaque à la fibrine.

De nombreux autres mécanismes d'homéostasie jouent un rôle dans l'hémostase. L'hémorragie causée par la dilacération d'un gros vaisseau est retardée grâce à la chute impressionnante de la pression artérielle (c'est-à-dire le « choc ») qui réduit la circulation dans l'organisme et diminue ainsi la vitesse de la fuite sanguine. La compression du vaisseau lésé par l'accumulation circonscrite de sang (hématome) fournit une autre protection. Enfin, un facteur de grande importance dans la prévention de l'hémorragie, est la résistance physiologique des vaisseaux sanguins aux ruptures mécaniques, soit par la pression du sang à l'intérieur des vaisseaux, soit par une pression traumatique exercée de l'extérieur.

Tableau 30-3   Thrombopénies

Cause	Traitement
I. Insuffisance de production	
Leucémie	Traitement de la leucémie
Tumeur invasive de la moelle	
Anémie aplasique	Greffe de moelle, androgènes, globuline antithrombocytaire
Anémie mégaloblastique	Vitamine B$_{12}$ et acide folique
Toxines	Cesser de prendre ces toxines
Médicaments : thyiazides, chloramphénicol, médicaments cytotoxiques	Cesser de prendre ces médicaments
Infection	Traitement de l'infection
II. Destruction accrue	
Due aux anticorps	
Purpura thrombopénique idiopathique	Stéroïdes, splénectomie
Lupus érythémateux	Stéroïdes, médicaments immunosuppresseurs
Lymphome malin	Stéroïdes
Médicaments : quinine, sulfamides, alcool, or	Cesser de prendre ces médicaments
Due à l'emprisonnement dans une rate hypertrophiée	
Due aux infections	Splénectomie
Septicémie	
Infections postvirales	Traitement de l'infection
III. Utilisation accrue	
Coagulation intravasculaire disséminée	Héparine

Les anomalies qui prédisposent aux maladies hémorragiques peuvent affecter les vaisseaux, les plaquettes et les facteurs de la coagulation plasmatique, la fibrine ou la plasmine. Chez certains clients, les troubles peuvent se produire à différents endroits à la fois. L'hémorragie peut être le signe d'un défaut de coagulation primaire (comme dans l'hémophilie), elle peut être secondaire à une autre affection (comme dans la cirrhose, l'urémie ou la leucémie) ou elle peut être causée par des médicaments (surdosage de Coumadin).

Manifestations cliniques

Les symptômes d'un trouble hémorragique varient suivant la nature de l'anomalie. L'étude des antécédents du client aide souvent à poser le diagnostic. Comme les plaquettes jouent un rôle primordial dans l'arrêt de l'hémorragie provenant des petits vaisseaux, les clients souffrant de thrombopénie présenteront des pétéchies, ou petites taches d'un rouge violacé, souvent agglutinées et visibles sur la peau et les muqueuses. Un traumatisme produit des contusions excessives, mais n'entraîne pas d'hématomes importants. Après une coupure ou une ponction cutanée, une simple pression locale arrête rapidement l'hémorragie qui ne recommence pas lorsque la pression est relâchée. Au contraire, dans l'hémophilie et les anomalies des autres facteurs de coagulation, les plaquettes fonctionnent normalement, de sorte qu'il n'y a pas de pétéchies ni d'hémorragie superficielle. Mais des hémorragies internes se produisent après des traumatismes mineurs, comme des hématomes intramusculaires et des hémorragies dans les interlignes articulaires. L'hémorragie externe réapparaît plusieurs heures après le relâchement de la pression ; ainsi, une hémorragie très importante peut commencer plusieurs heures après une extraction dentaire. Les anomalies du système vasculaire conduisent à une hémorragie locale, habituellement cutanée.

Troubles vasculaires

La rupture spontanée des petits vaisseaux qui sont défectueux ou lésés entraîne une fuite de sang au niveau de la peau, des membranes muqueuses et des surfaces séreuses. On appelle *pétéchies* les plus petites hémorragies, de la grosseur d'une tête d'épingle. Le *purpura* est une hémorragie de plus d'un centimètre de diamètre et l'*ecchymose* est une lésion plus importante et au contour irrégulier.

Un trouble vasculaire peut être causé par une variété de mécanismes. On pense que les altérations de la trame conjonctive qui maintient les vaisseaux expliquent l'hémorragie associée à une carence en vitamine C et à un excès en hormones corticosurrénales. La lésion vasculaire peut aussi être causée par une maladie systémique comme le diabète sucré, par une toxine bactérienne ou, encore, elle peut être régie par une médiation immunologique. On peut invoquer aussi une réaction à un médicament, une infection bactérienne, une allergie ou une maladie du collagène vasculaire. Les effets varient de la lésion locale mineure à la thrombose généralisée ou à l'hémorragie.

Anomalies plaquettaires

L'apparition soudaine de pétéchies, de purpura, de contusions excessives, ou de saignement du nez ou des gencives doit faire penser à une anomalie plaquettaire. La diminution du nombre de plaquettes, ou thrombopénie, est très courante, mais il existe aussi des anomalies de la fonction plaquettaire dans lesquelles le nombre de plaquettes est normal, alors que le profil clinique est celui de la thrombopénie. Les anomalies de la fonction plaquettaire peuvent être diagnostiquées par des examens spéciaux portant sur le facteur plaquettaire 3 et sur la capacité d'adhésion et d'agrégation des plaquettes. Le désordre fonctionnel le plus important à noter est celui qui est causé par l'aspirine : même de petites quantités d'aspirine empêchent l'agrégation normale des plaquettes et le temps de saignement est prolongé quelques jours encore après l'ingestion d'aspirine. Si cette anomalie n'entraîne pas d'hémorragie chez la plupart des gens normaux, les clients souffrant d'un trouble de coagulation (comme la thrombopénie ou l'hémophilie) peuvent être victimes d'hémorragies graves après l'ingestion d'aspirine.

Thrombopénie

La thrombopénie vient soit d'une insuffisance dans la production des plaquettes par la moelle, soit de l'augmentation de la destruction périphérique. Quelques-unes des causes de la thrombopénie sont énumérées au tableau 30-3. Si la déficience en plaquettes est secondaire à une maladie sous-jacente, elle peut être diagnostiquée par un examen du client ou de la moelle osseuse. Lorsque la destruction périphérique est la cause de la thrombopénie, la moelle est hyperactive, avec une augmentation des mégacaryocytes, et une production normale de plaquettes. L'hémorragie et les pétéchies ne se produisent pas lorsque le taux de plaquettes est supérieur à 50 000/mm^3, quoiqu'il puisse se produire des hémorragies excessives après une intervention chirurgicale.

Lorsque le taux de plaquettes est inférieur à 20 000/mm^3, il y a apparition de pétéchies, de saignement excessif lors des menstruations, d'épistaxis et d'hémorragies après une intervention chirurgicale ou une extraction dentaire. Un taux de plaquettes inférieur à 5 000/mm^3 peut provoquer des hémorragies spontanées et fatales du système nerveux central, ou des hémorragies gastro-intestinales.

Traitement. Le traitement de la thrombopénie secondaire est en général celui de la maladie sous-jacente. Lors de perturbation dans la production des plaquettes, les transfusions de plaquettes peuvent aider à augmenter le taux de plaquettes et arrêter l'hémorragie ou prévenir l'hémorragie cérébrale. Lorsque la thrombopénie vient d'une destruction excessive, les plaquettes transfusées seront également détruites et ne produiront aucune augmentation du taux de plaquettes.

Purpura thrombopénique idiopathique

Le purpura thrombopénique idiopathique est une affection de tous les âges, mais il atteint surtout les enfants et les jeunes femmes. Bien que la cause précise demeure inconnue, des infections virales précèdent quelquefois la maladie chez les enfants. Il y a production d'anticorps antiplaquettes qui diminuent considérablement la durée de vie des plaquettes. Parfois, la présence d'anticorps peut être mise en évidence *in vitro*, mais, habituellement, le diagnostic se fait à partir de la diminution du nombre de plaquettes et de leur temps de survie, et de l'allongement du temps de saignement. On doit écarter toutes les autres causes manifestées de thrombopénie. Les symptômes sont soudains, avec présence de pétéchies et de saignement des muqueuses. Le taux de plaquettes est généralement inférieur à 20 000/mm^3. La mort peut survenir par hémorragie cérébrale. Il n'existe aucune autre manifestation physique importante que les hémorragies.

Traitement. Les corticostéroïdes sont le traitement de choix : l'hémorragie cesse après un ou deux jours, et le taux de plaquettes augmente après une semaine. Environ les trois quarts des clients réagissent favorablement aux stéroïdes, mais plusieurs rechutent lorsqu'on cesse la médication. Pour ces clients, de même que pour ceux qui ne réagissent pas favorablement au traitement, on envisagera la splénectomie. La splénectomie produit une rémission permanente chez la plupart des clients, mais, après quelques mois ou quelques années, il peut y avoir réapparition temporaire de la thrombopénie. Les quelques rares clients ne réagissant pas favorablement à la splénectomie sont parfois traités par des immunosuppresseurs comme l'azathioprine ou le cyclophosphamide.

Anomalies de la coagulation

Hémophilie

Il existe deux affections hémorragiques héréditaires que l'on ne peut distinguer cliniquement, mais qui peuvent l'être par des tests de laboratoire : l'hémophilie A et l'hémophilie B. L'hémophilie A est causée par une déficience du facteur VIII, alors que l'hémophilie B provient d'une déficience du facteur IX. La déficience du facteur VIII est environ cinq fois plus commune. Ces deux types d'hémophilie sont héréditaires et liés au chromosome X, si bien que tous les individus atteints sont du sexe masculin ; leurs mères et certaines de leurs sœurs en sont porteuses, mais ne présentent aucun symptôme.

Manifestations cliniques. La maladie, qui peut être très grave, se manifeste par l'apparition de grandes ecchymoses et d'hémorragies musculaires et articulaires, même après un traumatisme minime. Souvent, le client ressent de la douleur dans une articulation avant que l'enflure et la limitation de mouvements ne soient apparentes. Les hémorragies articulaires récurrentes peuvent entraîner une altération si grave qu'il se produit une douleur chronique ou une ankylose (immobilisation) de l'articulation. Beaucoup de clients deviennent invalides avant l'âge adulte. La maladie est diagnostiquée dès l'enfance, habituellement lorsque l'enfant est dans le groupe d'âge des trottineurs (de un an à trois ans).

Avant que l'on ne dispose de concentrés de facteur VIII, beaucoup de clients mouraient de complications avant l'âge adulte. Certains hémophiles moins atteints ont de 5% à 25% du taux normal de facteur VIII ou IX. Ces clients ne manifestent pas les symptômes d'hémorragies douloureuses et invalidantes des muscles et des articulations, mais saignent seulement après une extraction dentaire ou une intervention chirurgicale. Néanmoins, ces hémorragies peuvent être fatales si la cause n'est pas reconnue rapidement.

Traitement. Auparavant, le seul traitement était l'administration de plasma frais congelé qu'il fallait donner en si grandes quantités que le client souffrait d'hypervolémie. Aujourd'hui, il existe des concentrés des facteurs VIII et IX dans toutes les banques de sang. On administre ces concentrés aux clients au moment d'une hémorragie ou comme mesure prophylactique avant une extraction dentaire ou une intervention chirurgicale. On apprend à la famille à l'administrer à la maison, au moindre signe d'hémorragie.

Certains clients fabriquent des anticorps contre les concentrés, si bien que leurs taux de facteurs demeurent peu élevés. Il est extrêmement difficile de soigner ce problème et le traitement a souvent peu de succès. L'acide ε-aminocaproïque est un inhibiteur des enzymes fibrinolytiques. Ce médicament peut ralentir la dissolution des caillots qui se forment et on l'utilise après les interventions chirurgicales de la bouche chez les personnes hémophiles.

En termes de soins généraux, on n'administre jamais d'aspirine et on ne fait jamais d'injections intramusculaires aux clients hémophiles. L'hygiène dentaire est très importante comme mesure préventive, puisque les extractions dentaires sont risquées. Les attelles ou d'autres moyens orthopédiques peuvent être très utiles chez les clients souffrant d'hémorragie musculaire ou articulaire.

Maladie de von Willebrand

La maladie de von Willebrand est un désordre hémorragique courant, héréditaire, à caractère dominant et atteignant également les hommes et les femmes. Il est dû à une légère déficience du facteur VIII (de 15% à 50% de la normale) et associé à une perturbation de la fonction plaquettaire. Les examens de laboratoire donnent un taux normal de plaquettes, un allongement du temps de saignement et une légère prolongation du temps de céphaline. Ces clients présentent souvent des épistaxis, des menstruations abondantes et excessives, et ils saignent de façon excessive lors de coupures et après une intervention chirurgicale. Ils ne souffrent pas d'hémorragie massive, au niveau des tissus mous et des articulations. Ces deux défauts peuvent être corrigés par l'administration de cryoprécipité (tout précipité résultant de refroidissement). (Voir à la page 615.)

Hypoprothrombinémie

La prothrombine, comme nous l'avons déjà exposé, est essentielle au processus de coagulation. Cette protéine est produite par le foie à partir d'une vitamine liposoluble, la vitamine K. Le principal apport de vitamine K provient de l'alimentation et, de plus, elle est synthétisée par les bactéries intestinales. L'activité normale de la prothrombine dans le sang dépend de l'absorption adéquate de cette vitamine par l'appareil digestif et du fonctionnement adéquat du foie pour sa transformation. Par conséquent, la déficience en prothrombine peut survenir par suite de diarrhée, d'une insuffisance biliaire dans l'appareil digestif (nécessaire à l'absorption de la vitamine K) causée par l'obstruction des voies biliaires, de l'ablation d'une grande partie de l'intestin grêle ou d'une lésion de sa muqueuse, d'un traitement prolongé par les antibiotiques ou par suite d'une maladie du foie.

La manifestation principale d'une déficience en prothrombine, comme on l'observe chez les clients atteints d'hémophilie, est l'hémorragie prolongée provenant de vaisseaux sanguins lésés par un traumatisme ou par une maladie, ce qui explique la présence caractéristique d'ecchymoses, d'hématurie, d'hémorragie gastro-intestinale et d'hémorragies postopératoires.

Intoxication par les dicoumariniques. Les dicoumariniques sont des médicaments fréquemment utilisés dans le but exprès d'amener une dépression partielle de l'activité de la prothrombine, puisqu'ils gênent l'action de la vitamine K dans le foie. On planifie le traitement pour prolonger le temps de prothrombine de deux à deux fois et demie le temps normal. De cette manière, on peut inhiber la thrombose et prévenir la thrombophlébite. Cependant, si les dosages sont excessifs, soit intentionnellement, soit par erreur, ou si l'on administre simultanément certains autres médicaments qui interfèrent avec le métabolisme, on peut produire une déficience en prothrombine, ce qui amènera des troubles hémorragiques graves. Parmi les médicaments qui augmentent l'effet anticoagulant des dicoumariniques,

citons la phénylbutazone, l'indométhacine, l'hydrate de chloral et les salicylates. D'autres médicaments, comme les barbituriques, diminuent les effets des dicoumariniques.

Traitement. Lorsque l'hypoprothrombinémie est due à une carence en vitamine K, elle réagit au traitement par l'une des nombreuses préparations disponibles, sous forme orale ou parentérale. Cependant, lorsque des mesures correctives urgentes s'imposent, particulièrement chez les clients atteints de troubles hépatiques ou souffrant d'intoxication par les dicoumariniques, le traitement efficace requiert le remplacement direct de la prothrombine par transfusion, puisque des préparations purifiées de prothrombine ne sont pas encore disponibles.

Maladie hépatique. Les cellules hépatiques fabriquent tous les facteurs de coagulation plasmatique, sauf le facteur VIII. Par conséquent, une maladie hépatique, quelle qu'elle soit, peut altérer la production de ces facteurs. Il y aura prolongation du temps de prothrombine et du temps de céphaline. S'il y a hypertrophie de la rate (comme dans la cirrhose), le taux de plaquettes peut être diminué. Ces clients souffrent facilement de contusion et peuvent avoir des hémorragies provenant d'ulcères peptiques ou de varices œsophagiennes qui mettent leur vie en danger. Le traitement comprend l'administration de plasma frais congelé, de sang frais et de facteur IX complexe (Konyne). L'administration de vitamine K n'améliore nullement le trouble.

Coagulation intravasculaire disséminée

Parfois, il se produit une coagulation étendue dans les petits vaisseaux de l'organisme, entraînant une consommation des facteurs de coagulation et des plaquettes, de sorte que, paradoxalement, le client manifeste un trouble hémorragique caractérisé par une diminution du fibrinogène, un temps de prothrombine et un temps de céphaline prolongés, une insuffisance du facteur VIII, et une thrombopénie. Des hémorragies peuvent se produire au niveau des muqueuses, des points de ponction veineuse et des systèmes digestif et urinaire. Les clients peuvent souffrir d'une insuffisance rénale causée par le dépôt de fibrine dans les petits vaisseaux des reins. Plusieurs affections graves peuvent provoquer ce syndrome: la septicémie, le décollement prématuré du placenta chez une femme enceinte, les tumeurs malignes métastatiques, les accidents hémolytiques post-transfusionnels par incompatibilité de groupe et un traumatisme tissulaire massif. Le meilleur traitement est la correction de la maladie sous-jacente mais, entre-temps, l'administration d'héparine intraveineuse retarde le processus de coagulation, permet la normalisation des tests de coagulation et diminue les manifestations hémorragiques.

☐ MESURES THÉRAPEUTIQUES DANS LES AFFECTIONS HÉMATOLOGIQUES

Splénectomie

L'ablation chirurgicale de la rate est quelquefois nécessaire après un traumatisme à l'abdomen. Puisque la rate est très vascularisée, une hémorragie très grave peut se produire après une rupture splénique. La splénectomie devient alors une intervention d'urgence.

On pratique souvent une splénectomie comme traitement d'un certain nombre d'affections hématologiques. Une rate hypertrophiée peut être un lieu de destruction excessive des cellules sanguines et, lorsque cette destruction menace la vie, l'opération peut être un palliatif. C'est le cas dans l'anémie hémolytique auto-immune ou le purpura thrombopénique idiopathique, lorsque les corticostéroïdes n'ont aucun effet. Certains clients atteints d'anémie grave, causée par des anomalies héréditaires des globules rouges (comme la thalassémie ou le déficit en pyruvate-kinase), seront soulagés par la splénectomie. Les clients atteints d'arthrite rhumatoïde peuvent souffrir de splénomégalie, avec destruction des granulocytes, et de granulopénie; la splénectomie améliore le taux des globules sanguins et diminue la prédisposition aux infections.

L'augmentation excessive et douloureuse du volume de la rate (comme dans la myélofibrose ou la leucémie myéloïde chronique) ne nécessite habituellement pas d'opération, mais lorsque les médicaments n'ont pas d'effets sur les symptômes et sur la numération globulaire, la splénectomie peut devenir utile. Chez la plupart des clients atteints de sphérocytose héréditaire, la splénectomie est le traitement curatif du processus hémolytique.

Lorsque la rate est hypertrophiée, l'opération peut être difficile, mais le taux de mortalité est généralement très faible. La morbidité peut résulter d'atélectasie postopératoire, de pneumonie, de distension abdominale et de formation d'abcès sous-phrénique. Les jeunes clients ont un risque plus élevé d'infections dues aux pneumocoques, pendant plusieurs années après une splénectomie. Les clients dont la numération plaquettaire est élevée (comme ceux atteints de myélofibrose) ont une numération plus élevée après une splénectomie, parfois supérieure à un million, et cela peut les prédisposer à des problèmes thrombotiques ou hémorragiques sérieux.

Transfusion sanguine

Don de sang

Puisque le sang et ses composants sont utilisés fréquemment, presque tous les centres hospitaliers possèdent une banque de sang, et la plupart des grands centres ont aussi des installations prévues pour la collecte de sang des donneurs. Ces cliniques de donneurs sont souvent sous la responsabilité des infirmières qui doivent recruter des donneurs, surveiller les phlébotomies et veiller à l'état de santé et à la sécurité des donneurs.

Entrevue avec les donneurs

Chaque futur donneur est examiné et interrogé avant le prélèvement, pour sa protection personnelle et pour celle du receveur. L'entrevue doit se dérouler avec tact, mais elle doit être complète. Un bon intervieweur saura comment poser chaque question de manière à obtenir le plus de renseignements. Les donneurs doivent paraître en bonne santé et ne présenter aucun des facteurs suivants :

1. Hépatite virale récente ou dans le passé, ou encore un contact étroit avec un client atteint d'hépatite dans les six derniers mois. Pour des raisons de sécurité, tout antécédent d'ictère est une raison d'exclusion, quelle que soit la cause de l'ictère.

2. La réception d'une transfusion sanguine ou l'injection de n'importe quel fragment sanguin, autre que l'albumine sérique ou la gammaglobuline, au cours des six derniers mois.

3. Des antécédents de syphilis ou de paludisme non traités, puisque ceux-ci peuvent être transmis par les transfusions, même après plusieurs années. Si un individu qui a contracté le paludisme ne présente plus aucun symptôme et n'a plus de traitement depuis trois ans, il peut alors être donneur.

4. Des antécédents ou une évidence d'alcoolisme ou de toxicomanie (puisqu'un grand nombre de toxicomanes sont porteurs de germes de l'hépatite).

5. Une infection cutanée, à cause de la possibilité de contamination de l'aiguille à phlébotomie.

6. Des antécédents d'allergie récente à un médicament, d'asthme ou d'urticaire, parce que l'hypersensibilité peut être transférée de façon passive au receveur.

7. Grossesse depuis les six derniers mois, à cause des demandes nutritionnelles de la grossesse sur l'organisme de la mère.

8. Une extraction dentaire ou une intervention chirurgicale de la bouche, dans les dernières 72 h, puisque ces opérations sont fréquemment associées à une bactériémie transitoire.

9. Un récent tatouage, à cause des risques plus grands d'hépatite.

10. Une exposition à une maladie infectieuse durant les trois dernières semaines, à cause des risques de transmission au receveur.

11. Des vaccinations récentes, à cause du risque de transmission de micro-organismes vivants (deux semaines d'attente pour les organismes vivants atténués, deux mois pour la rubéole, un an pour la rage).

12. Présence d'un cancer, à cause du manque de connaissances sur la transmission.

13. Un don de sang dans les derniers 56 jours.

Après avoir répondu favorablement au questionnaire, les donneurs sont examinés : pression artérielle, pouls, température orale, masse et taux d'hémoglobine. Ce dernier est souvent évalué par un test de dépistage qui n'identifie que l'hémoglobine. Les gens de moins de 17 ans et de plus de 65 ans ne sont habituellement pas acceptés. On demande aux donneurs de répondre aux conditions minimales suivantes :

1. La masse corporelle doit excéder 50 kg, pour un don normal de 450 mL. Les gens dont la masse est inférieure à 50 kg peuvent faire don de leur sang dans une proportion moindre.

2. La température orale ne doit pas excéder 37,5° C.

3. Le pouls doit être régulier et se situer entre 50 et 100 battements par minute.

4. La pression artérielle systolique doit être entre 100 mm Hg et 200 mm Hg, et la pression diastolique entre 50 mm Hg et 100 mm Hg.

5. Le taux d'hémoglobine doit se situer à au moins 12,5 g/100 mL pour une femme et à au moins 13,5 g/100 mL pour un homme.

Phlébotomie

On place le donneur en position semi-assise ; la peau du pli du coude est nettoyée soigneusement avec de l'iode ; on applique un garrot et l'on procède à la ponction veineuse. On peut retirer 450 mL de sang en moins de 15 min. Après le retrait de l'aiguille, le donneur doit tenir le bras droit et on applique une pression ferme avec une gaze stérile durant 2 min à 3 min, ou jusqu'à ce que le saignement cesse. On applique ensuite un bandage. On demande au donneur de rester allongé jusqu'à ce qu'il se sente apte à s'asseoir, généralement au bout de 1 min à 2 min. S'il se sent faible, il devra rester au repos pour une plus longue période. Lorsqu'il est capable de se lever, on lui donne à manger et à boire dans une salle de repos où il devra rester encore 15 min. On lui demande de laisser le pansement en place durant plusieurs heures et d'éviter de soulever des objets lourds durant cette période ; il devra aussi s'abstenir de fumer pendant 1 h et de boire de l'alcool pendant 3 h. On lui explique qu'il devra prendre du liquide en abondance durant deux jours et s'assurer de prendre des repas bien équilibrés durant deux semaines. Les étiquettes d'identification devront être vérifiées avant et après le processus pour éviter toute erreur qui pourrait être fatale au receveur.

Complications

Le *saignement excessif* au point de la ponction est quelquefois dû à un trouble hémorragique chez le donneur, mais, la plupart du temps, il est dû à une erreur technique : lacération de la veine, pression excessive du garrot ou pression insuffisante sur le point de ponction après le retrait de l'aiguille.

La *perte de connaissance* est relativement courante et peut être associée à des facteurs émotionnels, à des réactions vaso-vagales ou à une période de jeûne avant le don. Quelquefois, à cause de la perte du volume sanguin, il se produit de l'hypotension et une syncope lorsque le client se lève.

- Si le donneur est pâle et se plaint de faiblesse, on doit le faire coucher immédiatement, ou le faire asseoir en maintenant sa tête entre ses genoux. L'infirmière doit l'observer pendant une période de 30 min.

Il peut se produire des *douleurs thoraciques angineuses* chez les clients ayant une coronaropathie insoupçonnée.

Les clients épileptiques peuvent avoir des *convulsions*. L'angine et les convulsions requièrent une évaluation médicale plus poussée.

Sang et composants sanguins

Une unité de sang prélevé chez un donneur contient approximativement 450 mL de sang entier et 63 mL d'acide-citrate-dextrose pour la conservation du sang. La solution sert d'anticoagulant et fournit aux globules rouges une solution de sucre pour leur métabolisme. On peut garder ce sang à la banque de sang et à une température de 1° C à 6° C pendant environ 21 jours, mais après ce temps, il doit être détruit puisqu'un trop grand nombre de globules rouges ne peuvent survivre *in vivo*. Immédiatement après le don, on prélève toujours un échantillon afin de pouvoir le classer et l'analyser, pour déceler la présence de syphilis, d'hépatite et d'anticorps. Une étiquette collée sur l'échantillon indique le groupe sanguin et certifie que l'échantillon a donné des résultats négatifs à la sérologie syphilitique et à l'antigène du virus de l'hépatite B.

Le sang entier est un tissu complexe avec des composants plasmatiques cellulaires et des composants plasmatiques non cellulaires. Récemment, on a découvert que l'administration de sang entier n'était nécessaire que dans certaines situations cliniques bien précises : très souvent, un traitement constitué de composants peut remplacer la déficience particulière, sans exposer le client à des risques inutiles tels que la surcharge circulatoire. De plus, l'utilisation de composants est plus économique, puisqu'un seul don de sang peut servir à plusieurs clients. Plusieurs banques de sang sont capables de séparer le sang entier en fractions, et tous les composants sanguins sont disponibles à la Croix-Rouge canadienne.

Sang entier. L'administration de sang entier est le traitement convenant pour les hémorragies aiguës et massives, ou pour le choc hypovolémique dû à l'hémorragie. Cependant, elle n'est pas indiquée comme traitement des anémies. Lorsque c'est possible, on peut utiliser les composants sanguins à la place.

Culot globulaire. Les globules rouges sont séparés du sang entier par centrifugation ou sédimentation ; on enlève presque tout le plasma, laissant un hématocrite d'environ 80%. Le culot globulaire est indiqué pour la transfusion chez tous les clients anémiques, avant et après une opération et dans plusieurs cas de perte importante de sang. L'utilisation de culot plutôt que de sang entier diminue le volume. Il est donc plus prudent d'utiliser les culots chez les clients manifestant un début d'insuffisance globale, d'autant que les réactions transfusionnelles dues aux facteurs plasmatiques sont diminuées.

Globules rouges congelés. La méthode de congélation des globules rouges permet l'entreposage pendant de longues périodes de temps, même des années, mais elle est coûteuse. C'est pourquoi on n'utilise les globules congelés que dans certaines circonstances exceptionnelles, comme chez les clients ayant un groupe sanguin extrêmement rare ou fabriquant des anticorps aux antigènes mineurs communs.

Plaquettes. Les clients souffrant de thrombopénie aiguë et d'hémorragie ont souvent besoin de transfusions d'un grand nombre de plaquettes. Les plaquettes provenant de quatre à huit unités de sang sont nécessaires pour rétablir le niveau hémostatique d'un client atteint gravement de thrombopénie. Ainsi, on préférera un petit volume de « plasma riche en plaquettes » plutôt que du sang entier. On utilise plusieurs méthodes pour récolter des plaquettes fraîches : (1) On enlève le plasma après avoir centrifugé une unité de sang frais. Puis on centrifuge à nouveau lentement le plasma pour séparer les plaquettes. On peut ainsi réunir plusieurs « unités » de plaquettes et les donner à un receveur, lequel héritera ainsi des plaquettes de plusieurs donneurs. (2) Un donneur unique peut subir une *plasmaphérèse* ; c'est un processus par lequel, à partir du sang fourni, on sépare les globules rouges qu'on réinjecte immédiatement au donneur ; on centrifuge le plasma pour obtenir de 10 mL à 20 mL de plaquettes, puis on recommence le processus.

On garde généralement les concentrés de plaquettes à la température de la pièce, on les agite et on les utilise dans les 48 h qui suivent la collecte pour assurer leur viabilité. Chaque unité plaquettaire comprend environ 10 000 plaquettes par millimètre cube. Les transfusions plaquettaires faites à partir d'un donneur unique sont particulièrement efficaces chez le client qui a déjà reçu plusieurs transfusions et qui a fabriqué des anticorps pour chacun des composants sanguins, excepté pour le HLA (antigène de transplantation).

Granulocytes. Les clients qui souffrent d'une granulopénie grave accompagnée d'infection peuvent parfois bénéficier de transfusions de globules blancs normaux. On peut leur administrer de grandes quantités de granulocytes dont l'âge est inférieur à 24 h. Les globules blancs du donneur sont enlevés d'une façon continue à mesure que le sang sort d'une veine et retourne constamment à une autre. Ce procédé dure environ 4 h et le donneur doit recevoir des anticoagulants durant tout le procédé.

Plasma. Autrefois, le plasma était utilisé dans le traitement du choc hypovolémique, mais aujourd'hui on préfère d'autres colloïdes (comme l'albumine) ou des solutions d'électrolytes (comme le lactate Ringer). On peut utiliser le plasma pour corriger la déficience en facteurs de coagulation dans les troubles hémorragiques acquis ou héréditaires. Seul le plasma frais congelé (qui peut être conservé pendant 12 mois) contient tous les facteurs de coagulation, incluant les facteurs V et VIII. Cependant, on peut maintenant préparer des fractions de plasma qui remplacent tous les facteurs, sauf le facteur V, dans des concentrés de petit volume. On peut administrer du plasma frais congelé pour remplacer les facteurs de coagulation chez les clients qui sont en phase hémorragique ou à qui on a donné des transfusions massives de sang entier ou de culots globulaires. On peut également utiliser ce genre de plasma pour les clients qui souffrent de maladies hépatiques graves.

Albumine. L'albumine plasmatique est une grosse molécule protéique qui se trouve habituellement dans les vaisseaux et qui est donc responsable de presque toute la pression oncotique plasmatique. Cette substance est utilisée pour augmenter le volume sanguin des clients en choc hypovolémique et pour élever le taux d'albumine en circulation chez les clients présentant de l'hypoalbuminurie. Ces préparations, contrairement aux autres fractions de sang humain, cellulaire ou soluble, sont soumises à une chaleur de 60° C, pendant 10 jours, et l'on est sûr alors qu'elles sont dépourvues de tout virus, notamment du virus de l'hépatite. Alors que le risque de transmission de l'hépatite est une considération importante avec tout autre type de traitement transfusionnel (sauf la gammaglobuline), on n'a jamais connu de telle complication après l'utilisation d'albumine.

Fractions de facteur VIII. Ces composants ont amené une révolution dans le traitement des clients classés comme hémophiles. Alors que l'on avait besoin de grands volumes de plasma pour remédier aux hémorragies importantes entraînées par cette maladie, maintenant, les volumes sont tellement petits qu'il est impossible qu'une surcharge circulatoire se produise. Le cryoprécipité est fabriqué à partir de plasma frais congelé, et la méthode de préparation est assez simple pour qu'on puisse l'utiliser dans la plupart des banques de sang. Lorsque le précipité est séparé, le reste du plasma peut être utilisé pour d'autres besoins. Le cryoprécipité est dissous de nouveau dans du plasma ou dans du soluté salé, et on l'utilise chez les clients qui ont un déficit en fibrinogène, en facteur VIII et en facteur XIII, ou encore dans les cas de maladie de von Willebrand. Un précipité de glycine est maintenant disponible sur le marché (Hemofil).

Complexe de prothrombine. Cette fraction, sous la forme commerciale de Konyne et Proplex, contient de la prothrombine et les facteurs VII, IX et X, et une petite quantité de facteur XI. Elle est utile pour le traitement des hémorragies dans les insuffisances acquises ou congénitales de ces facteurs. Cependant, le risque d'hépatite est important avec cette substance.

Technique de transfusion

Pour administrer du sang ou des composants sanguins, il faut en connaître les techniques adéquates et être au courant des complications possibles. Après avoir vérifié l'ordonnance médicale et avoir expliqué le processus au receveur, l'infirmière doit aller chercher le sang ou les composants sanguins à la banque de sang. Elle vérifie soigneusement les étiquettes avec une autre infirmière. Elle doit également prendre les signes vitaux et les noter avant de commencer la transfusion.

On administre le sang entier ou le culot globulaire dans une grosse veine, avec une aiguille de calibre 19 ou de calibre supérieur. La tubulure doit contenir un filtre afin de retenir le moindre caillot de fibrine ou autres particules. Pour les premières 15 min, la transfusion se déroule très lentement, à une fréquence de 20 gouttes/min, et l'on surveille le client pour détecter le moindre effet fâcheux. Si aucun effet nocif ne se produit, on augmente le débit, à moins que le risque de surcharge circulatoire ne soit trop élevé. On doit poursuivre la surveillance. Le tableau 30-4 donne un résumé des points importants à considérer lorsqu'on administre des composants sanguins.

■ ÉVALUATION INITIALE

Avant de commencer la transfusion, il est essentiel de vérifier que la détermination des groupes sanguins et l'épreuve de compatibilité croisée ont été faites et que les groupes ABO et le facteur Rh inscrits sur les sacs de sang sont compatibles avec ceux du receveur. On doit aussi vérifier que le sang ne présente pas de bulles gazeuses ou une coloration anormale ou encore des précipités en suspension. Les bulles gazeuses indiquent la présence de bactéries en croissance ; une coloration anormale ou des suspensions indiquent une hémolyse. On note les étiquettes identifiant le numéro et le groupe sanguin du donneur et du receveur ; on vérifie l'identité du client directement en lui

Tableau 30-4 Administration des composants sanguins

Composant	Technique d'administration	Principales complications
Culot globulaire	Utiliser un filtre sanguin standard et s'assurer que les cellules en couvrent la surface entière. Administrer seulement avec du NaCl à 0,9%. Secouer le sac pour mélanger les cellules toutes les 20 min ou 30 min. Donner l'unité en 1 h à 2 h. Pour permettre aux cellules de mieux passer, ajouter de 50 mL à 100 mL de NaCl à 0,9% si nécessaire.	Réactions moins fréquentes qu'avec la transfusion de sang entier.
Plaquettes	Utiliser un filtre sanguin non mouillable. Administrer seulement avec du NaCl à 0,9%. Administrer aussi rapidement que le client pourra le supporter, habituellement 4 unités/h.	Réactions fébriles fréquentes.
Granulocytes	Utiliser un filtre sanguin standard. Administrer seulement avec du NaCl à 0,9%. Administrer en plus de 2 h à 4 h.	Réactions fébriles et allergiques fréquentes. Réaction d'agglutination leucocytaire possible conduisant à l'hypotension, à l'anaphylaxie et à la détresse respiratoire.
Plasma	Utiliser la tubulure en ligne directe. Administrer aussi rapidement que le client pourra le supporter.	Risque de surcharge circulatoire. Risque d'hépatite plus grand qu'avec du sang entier (si les donneurs sont multiples).
Albumine	Si le client est normovolémique, administrer l'albumine à 25% non diluée à un débit de 1 mL/min. Si le client est en état de choc hypovolémique, administrer aussi rapidement que possible.	Risque de surcharge circulatoire. Aucun risque d'hépatite.
Facteur VIII	Administrer par seringue ou par goutte-à-goutte.	Réactions allergiques et fébriles fréquentes. Risque d'hépatite aussi grand qu'avec du sang entier.
Prothrombine	Administrer par tubulure en ligne directe.	Réactions allergiques et fébriles possibles. Risque d'hépatite plus grand qu'avec du sang entier.

demandant son nom et indirectement en regardant son bracelet d'identité. On vérifie en même temps le groupe sanguin et le numéro sur le dossier du client. On prend la température, le pouls, la respiration et le groupe sanguin du client afin d'avoir des mesures de base pour comparer par la suite les signes vitaux.

Après le début de la transfusion, on observe étroitement le client pendant 15 min à 30 min pour s'assurer qu'il n'y a pas de réaction ou de surcharge circulatoire. On surveille les signes vitaux à intervalles réguliers comme cela est indiqué.

Problèmes du client

Les problèmes du client comprennent: le développement possible de surcharge circulatoire, d'une réaction fébrile, d'une réaction allergique, d'une réaction hémolytique, d'une réaction hémolytique retardée et des maladies transmises par le sang transfusé (par exemple, hépatite, paludisme et syphilis).

■ PLANIFICATION ET INTERVENTION

Objectifs

Les objectifs principaux visent à éviter les complications suivantes qui peuvent survenir à cause d'une transfusion:

1. Surcharge circulatoire;
2. Réaction fébrile;
3. Réaction allergique;
4. Réaction hémolytique immédiate;
5. Réaction hémolytique retardée;
6. Maladies transmises par le sang transfusé.

Complications à la transfusion

Depuis les dernières années, on a fait beaucoup de découvertes en ce qui concerne la cause des réactions à la transfusion; par conséquent, beaucoup d'effets adverses peuvent être prévenus. Cependant, la transfusion comporte toujours certains risques, et ceux-ci doivent être considérés avant le début du traitement.

Surcharge circulatoire.   Chez les clients ayant un volume sanguin normal (comme dans l'anémie chronique) ou une augmentation du volume sanguin (comme dans l'insuffisance rénale ou l'insuffisance cardiaque), l'administration de sang entier ou de culot globulaire peut provoquer un œdème pulmonaire. L'administration de culot globulaire est plus sûre et, si la vitesse du débit est suffisamment lente, la surcharge circulatoire peut être prévenue.

- Les manifestations à surveiller sont : dyspnée, orthopnée, cyanose ou anxiété soudaine. Si la transfusion est continuée, il peut se produire une dyspnée grave avec présence de crachats écumeux.
- On doit placer le client en position assise, arrêter la transfusion et appliquer des garrots rotatifs. Il peut être nécessaire de pratiquer une phlébotomie si l'état ne s'améliore pas rapidement.

Réactions fébriles.   Les clients peuvent avoir de la fièvre au cours d'une transfusion à cause de la présence de bactéries pyrétogènes, de la sensibilité aux leucocytes ou aux plaquettes, d'épisodes hémolytiques ou d'autres facteurs inconnus. En raison de l'utilisation répandue de matériel de transfusion jetable, les bactéries pyrétogènes sont rarement en cause. Parfois, le sang peut être contaminé par un grand nombre de micro-organismes qui ont survécu à un stockage à 4° C. Si l'on administre ce type de sang, le client peut manifester de la fièvre et des frissons durant les 30 min qui suivent, et un choc se produira sous peu. Même lorsque la cause de cette réaction est identifiée rapidement, le taux de mortalité est élevé. Les réactions aux groupes leucocytaires et aux groupes plaquettaires sont beaucoup plus courantes, surtout chez les clients qui ont déjà reçu des transfusions et chez les femmes qui ont eu des enfants. La température s'élève lors de l'administration de la transfusion, ou immédiatement après, et elle est rarement associée à des frissons, à de l'hypotension ou à des nausées. Ce type de réaction donne un bon pronostic, et le traitement consiste à administrer de l'aspirine. Pour les transfusions suivantes, on devra utiliser du sang pauvre en leucocytes.

Réactions allergiques.   Certains clients peuvent présenter de l'urticaire ou un prurit généralisé et, plus rarement, une respiration sifflante ou de l'anaphylaxie. On croit que la cause de ces réactions est une sensibilité à une protéine plasmatique dans le sang transfusé, ou le transfert passif d'anticorps du donneur qui réagissent avec certains antigènes (par exemple, d'un médicament ou d'aliments) auxquels le receveur est exposé. Pour éviter cette réaction, les individus souffrant d'allergies ne peuvent pas dónner de leur sang. Les réactions sont habituellement bénignes et sont facilement corrigées par les antihistaminiques. Lorsque les symptômes sont importants, on administre de l'adrénaline par voie parentérale.

Réactions hémolytiques.   Le type de réaction le plus dangereux se produit lorsque le sang du donneur est incompatible avec celui du receveur. Les anticorps plasmatiques du receveur se combinent rapidement avec les hématies du donneur, et les cellules sont détruites soit dans la circulation, soit dans le système réticulo-endothélial. L'hémolyse la plus rapide s'effectue dans l'incompatibilité ABO (par exemple, si le donneur est de groupe A et le receveur du groupe O et a donc les anticorps anti-A et anti-B). L'incompatiblité Rh est souvent moins grave.

- Les symptômes comprennent : frissons, douleur lombaire, céphalée, nausées, douleur précordiale suivie de fièvre, d'hypotension et de collapsus vasculaire. Les réactions aiguës débutent habituellement dans les 10 min qui suivent le début de la transfusion. L'hémoglobinurie (urine rouge) apparaît dès la première miction.
- L'infirmière doit pouvoir reconnaître rapidement ces réactions et arrêter immédiatement la transfusion ; les risques de décès sont très diminués si l'injection se limite à moins de 100 mL de sang incompatible.

Le traitement est dirigé vers la correction de l'hypotension et la prévention d'une lésion rénale qui peut suivre l'hémoglobinurie. Le client est soutenu par une administration de colloïde intraveineux et de mannitol comme diurétique osmotique pour maintenir un bon débit urinaire. Une sonde à demeure peut être nécessaire pour évaluer exactement le débit urinaire. Si, après 24 h, le débit urinaire ne peut être maintenu, le mannitol est contre-indiqué, puisque l'on peut supposer qu'il y a présence de néphrite interstitielle aiguë. Les soins et les traitements seront donc ceux de l'affection rénale et comprennent la restriction liquidienne et éventuellement la dialyse, jusqu'à ce que la guérison spontanée ait lieu.

Réactions retardées.   Les réactions hémolytiques retardées se produisent après une ou deux semaines et sont reconnues par une diminution graduelle de l'hémoglobine et un test de Coombs positif. Il n'y a pas d'hémoglobinurie, et ces réactions ne sont pas dangereuses. Cependant, on doit les reconnaître, car les transfusions suivantes peuvent causer une réaction hémolytique aiguë.

Hépatite sérique.   L'hépatite sérique est un risque important du traitement transfusionnel, à la fois pour le sang entier et pour la plupart des composants (voir ci-dessus). Le sang obtenu des donneurs payés comporte un plus grand risque que celui des donneurs volontaires. Les composants sanguins mis en réserve constituent également une source de dangers importante. On les teste couramment pour détecter la présence du virus de l'hépatite B, mais il n'existe pas encore de méthode pour détecter la présence de l'hépatite non A, non B. On trouvera d'autres informations concernant l'hépatite au chapitre 36.

Paludisme.   Le paludisme est quelquefois transmis par du sang donné par des individus ayant séjourné dans le Sud-Est asiatique et qui ne présentent aucun symptôme. Les receveurs manifestent une fièvre importante et des migraines, plusieurs semaines après la transfusion.

Syphilis.   La syphilis est rarement transmise de nos jours, à cause des tests sérologiques requis sur toutes les unités de sang, et parce que le micro-organisme ne peut survivre à la réfrigération.

Interventions de l'infirmière dans les réactions à la transfusion

Si l'infirmière soupçonne une réaction à la transfusion, à cause de n'importe quel symptôme déjà mentionné, elle doit arrêter la transfusion et appeler le médecin immédiatement. Les étapes suivantes doivent être suivies afin de diagnostiquer le type et la gravité de la réaction :

- La tubulure de la transfusion est retirée, mais la tubulure intraveineuse est gardée ouverte par une solution saline ou de glucose, pour le cas où l'on devrait administrer des médicaments intraveineux rapidement.
- *On conserve le sac de sang et la tubulure*, afin de les retourner au laboratoire ou à la banque de sang pour réévaluer le groupe et pour faire une culture.
- On prélève du sang du client pour une étude de l'hémoglobine plasmatique, une culture et une nouvelle détermination du groupe sanguin.
- On recueille un échantillon d'urine dès que possible, et on l'envoie au laboratoire pour déterminer le taux d'hémoglobine. On devrait également recueillir les mictions suivantes pour observation.
- Aviser la banque de sang qu'une réaction à la transfusion s'est produite.

■ ÉVALUATION

Résultats escomptés

1. Pas de surcharge circulatoire.
   Signes vitaux normaux :
     Bruits vésiculaires clairs à l'auscultation.
     Fréquence respiratoire : 14/min à 18/min.
     Respiration facile.
     Pression artérielle dans des limites normales.
2. Pas de réactions fébriles.
   a) Température et pouls normaux.
   b) Absence de frissons, de céphalées et de rougeurs.
3. Pas de réactions allergiques.
   a) Aucun signe d'éruption, de démangeaison ou de pustules.

   b) Fréquence respiratoire normale et respiration non laborieuse.
4. Pas de réaction hémolytique immédiate.
   a) Signes vitaux normaux :
     Température normale
     Pouls normal.
     Pression artérielle normale.
     Urine claire et ambrée.
   b) Dos, tête et poitrine non douloureux.
5. Pas de réaction hémolytique retardée après 5 ou 10 jours.
   a) Température et hématocrite normaux.
   b) Absence d'ictère.
6. Pas de maladies transmises par le sang transfusé.
   Absence d'hépatite, de paludisme et de syphilis.

Greffe de moelle osseuse

La greffe de moelle est un procédé thérapeutique prometteur pour soigner les affections hématologiques. On peut faire une ponction de la moelle d'un donneur sain anesthésié, à l'aide d'une aiguille implantée à plusieurs endroits ; cette moelle est transfusée facilement au receveur par voie intraveineuse. Les cellules médullaires se rendent immédiatement aux espaces médullaires qui ont été vidés par la maladie (c'est-à-dire l'anémie aplasique) ou par la chimiothérapie.

La principale cause d'échec de la greffe provient de l'incompatibilité antigénique entre le donneur et le receveur. Ainsi, les greffes effectuées entre jumeaux univitellins sont presque toujours réussies et celles qui sont effectuées entre frères et sœurs le sont souvent. Un traitement préalable aux immunosuppresseurs est nécessaire si le donneur et le receveur ne sont pas du même système HLA (antigène de transplantation). Beaucoup de receveurs meurent à la suite de greffes, soit à cause du combat entre la moelle greffée et la maladie de l'hôte, soit à la suite d'une infection grave contractée en attendant la guérison de la moelle greffée. Cependant, de grands progrès ont été effectués au cours des dernières années dans les méthodes d'immunosuppression et dans les soins de soutien, et la greffe demeure le meilleur traitement contre l'anémie aplasique. On utilise également cette méthode pour soigner certaines formes de leucémie.

Huitième partie

Les soins infirmiers et les affections du tube digestif

31

Les affections de la bouche et de l'œsophage

La première étape du processus d'ingestion étant la mastication des aliments, il y a un rapport direct entre une bonne nutrition et la santé des dents ainsi que celle de la bouche en général. La présence des dents et leur état influencent le résultat de la nutrition car ils déterminent le genre de nourriture ingérée, de même que l'efficacité avec laquelle la nourriture est mélangée aux enzymes salivaires. Tout malaise affectant la bouche, tel qu'une lésion des lèvres ou une inflammation de la muqueuse buccale, peut nuire à l'ingestion des aliments. Des troubles de l'œsophage liés à la déglutition peuvent aussi affecter l'ingestion des aliments et des liquides, mettant ainsi en danger la santé générale et le bien-être du client.

Étant donné les liens étroits qui existent entre l'ingestion adéquate de la nourriture et l'état de santé de la partie supérieure du tube digestif (lèvres, bouche, dents, œsophage), l'enseignement préventif doit mettre l'accent sur les moyens d'éviter tout malaise ou problème lié à ces segments du tube digestif.

☐ AFFECTIONS DENTAIRES ET SOINS DES DENTS

Soins des dents

L'infirmière, grâce à sa situation particulière dans l'équipe de soins de santé, est à même de faire comprendre au client l'importance des examens dentaires réguliers. En faisant la promotion des programmes communautaires de soins dentaires, en enseignant les techniques appropriées de soins dentaires et en supervisant leur application, l'infirmière contribue à la réalisation d'objectifs thérapeutiques et favorise la coopération du client ainsi que sa persistance dans le programme de soins.

■ ÉVALUATION INITIALE

Une évaluation de l'état de santé des dents du client permet d'identifier des troubles éventuels et de choisir l'enseigne-

ment approprié. L'infirmière demande au client comment il se brosse les dents, s'il utilise de la soie dentaire et s'il va régulièrement chez le dentiste pour un examen et un nettoyage. Elle demande aussi au client s'il a des problèmes dentaires, spécialement ceux qui gênent l'ingestion des aliments, s'il porte un dentier ou s'il a de la difficulté à mâcher. L'infirmière doit se rappeler que les personnes âgées sont les plus susceptibles d'avoir des problèmes de santé dentaire.

L'infirmière examine ensuite les dents et les gencives du client ; elle note l'état d'hygiène général, la présence d'une odeur particulière, l'absence de dents, la présence de caries, ainsi que toute malformation évidente de la denture.

■ PLANIFICATION ET INTERVENTION

Hygiène buccale. L'intervention de l'infirmière consiste surtout à renseigner le client sur une hygiène dentaire adéquate.

Des dents saines exigent un nettoyage soigneux et efficace. Le but du brossage des dents est d'enlever par une action mécanique la plaque bactérienne qui s'accumule autour des dents. Pour obtenir un brossage adéquat, on se sert d'une brosse à soies molles et à bouts arrondis. Les soies de la brosse sont dirigées dans les crevasses gingivales avec un mouvement de va-et-vient horizontal. On recommande de passer environ 10 fois sur chaque surface. La soie dentaire doit être utilisée au moins une fois par jour pour atteindre les régions inaccessibles à la brosse, entre les dents. La soie est insérée entre les dents et déplacée d'avant en arrière, en remontant doucement jusqu'à ce qu'elle atteigne la gencive. Le mouvement des muscles de la mastication et le flot de salive contribuent grandement à garder les dents propres. Pourtant, pour prévenir les caries et les maladies périodontiques, il est nécessaire d'enlever la plaque, une fois toutes les 24 h, de préférence avant le coucher.

Chez de nombreux clients qui ne peuvent ni manger ni saliver normalement, le processus naturel de nettoyage des dents est réduit. Si le client est incapable de se nettoyer adéquatement les dents, en raison d'un trouble vasculaire cérébral ou d'un traumatisme quelconque, le nettoyage doit être effectué par l'infirmière. De toute manière, le nettoyage de la bouche du client avec des tampons glycérinés ou citronnés ne suffit pas car il recouvre les amas de bactéries plutôt que de les déloger. La *meilleure méthode* est le *nettoyage mécanique*. Il est préférable d'essuyer les dents du client avec un gant de toilette que de lui donner un rince-bouche antiseptique. Une brosse à dents électrique est plus efficace pour nettoyer les dents d'une autre personne que la brosse à dents ordinaire. Tout en écartant de sa main gauche les lèvres et les joues du client, l'infirmière dirige de sa main droite la brosse électrique sur toutes les surfaces des dents du client. Elle peut même brosser doucement la langue. Quelle que soit la brosse utilisée, celle-ci doit être soigneusement nettoyée avec de l'eau et du savon et mise à sécher.

■ ÉVALUATION

L'infirmière peut évaluer les résultats de son enseignement en observant la technique de brossage du client et en lui posant des questions sur l'importance d'une hygiène dentaire régulière. L'évaluation à long terme d'un programme d'hygiène buccale est beaucoup plus difficile. Les infirmières qui voient les clients sur de longues périodes (les infirmières des cliniques ou des écoles) peuvent davantage rappeler à leurs clients l'importance d'une hygiène dentaire régulière que les infirmières d'hôpitaux. Cependant, celles-ci aident le client à fixer le rendez-vous d'un examen de contrôle dans un centre de son quartier dès sa sortie de l'hôpital.

Affections dentaires

Plaque dentaire et caries

Tôt ou tard, au moins 95% des Nord-Américains auront des caries. La carie est un processus d'érosion produit par l'action des bactéries sur les glucides fermentescibles présents dans la bouche et producteurs d'acides qui dissolvent l'émail dentaire. Le degré de détérioration des dents dépend de plusieurs facteurs dont les plus importants sont : la présence de la plaque dentaire, la force des acides et la capacité de la salive de les neutraliser, la durée pendant laquelle les acides sont en contact avec les dents et le degré de sensibilité des dents aux caries. La plaque dentaire est une substance gélatineuse et collante, qui adhère aux dents et fournit un milieu de protection aux bactéries. Le processus de détérioration d'une dent commence sous la plaque dentaire.

La carie s'amorce par une petite cavité, située d'ordinaire dans une fissure ou un défaut de l'émail, ou encore dans une région difficile à nettoyer. Si on n'intervient pas, elle s'agrandit en rongeant l'émail jusqu'à la dentine. La dentine n'étant pas aussi dure que l'émail, la carie progresse plus vite et atteint finalement la pulpe. Lorsque les nerfs, les vaisseaux sanguins et les vaisseaux lymphatiques sont exposés, ils s'infectent et un abcès peut se former soit à l'intérieur de la dent, soit à la portion apicale de la racine.

En général, l'inflammation et la douleur accompagnent l'abcès. Si l'infection progresse, le visage peut devenir œdémateux et une douleur pulsatile s'installe. À l'aide de radiographies, le dentiste peut déterminer le degré de détérioration de la dent et le traitement approprié. Il peut être nécessaire d'extraire la dent.

Certaines mesures de prévention et d'enraiement de la carie dentaire comprennent la réduction de l'ingestion de *sucres* (sucres raffinés), la pratique des soins buccaux efficaces, telle que décrite, l'application de fluorure sur les dents ou la consommation d'eau fluorée. Cette information s'avère très utile pour les infirmières des cliniques de soins communautaires qui voient des bébés, des adolescents ou des femmes enceintes, groupes de personnes ayant des besoins dentaires spéciaux.

Fluoruration. Si une quantité appropriée de fluorure (une partie par million) était ajoutée à l'eau de consommation, jusqu'à deux tiers des caries pourraient être évitées. Une telle concentration de fluorure rend l'émail des dents plus résistant aux acides qui se forment dans la bouche. Si elle est consommée de la naissance jusqu'à 10 ans, l'eau fluorée assure une protection permanente. Quelques régions de l'Ouest américain disposent d'une fluoruration naturelle ; d'autres régions des États-Unis et du Canada ont adopté des lois régissant la fluoruration des eaux de consommation publique. Dans ces régions, des études ont révélé une réduction de la carie dentaire. La fluoruration diminue aussi les risques de malocclusion et de maladies gingivales.

Cependant, la plupart des régions ne disposent pas d'eau fluorée et les gens doivent trouver d'autres moyens de bénéficier de l'action du fluorure. Quatre autres méthodes sont possibles. (1) Certaines préparations vitaminées contiennent du fluorure. Le traitement doit débuter à la naissance et se poursuivre jusqu'à l'âge de 10 ans. (2) Le dentiste peut appliquer une solution concentrée directement sur les dents. Cela présente l'avantage d'un contrôle professionnel qui assure la régularité. (3) Du fluorure de sodium peut être ajouté à l'eau de la maison ; cependant, les fluorurateurs domestiques sont coûteux et plus ou moins valables, puisque les enfants boivent la plus grande partie de l'eau ingérée quotidiennement à l'école. (4) On peut se procurer du fluorure de sodium en comprimés ou en solution et l'ajouter à son régime alimentaire, mais ce procédé est également coûteux et souvent peu pratique.

Progrès technologiques. Ces dernières années, les progrès technologiques ont fait apparaître plusieurs nouveaux produits qui se lient à l'émail des dents et le protègent de la carie. Ces résines dentaires sont formées d'une résine époxy et d'une forme d'acide acrylique ainsi que d'éléments consolidateurs, comme des grains de verre ou des morceaux de quartz. Les dentistes peuvent utiliser ces nouveaux matériaux pour obturer les cavités et les fissures des dents lorsqu'elles sont en croissance, afin de prévenir la carie. Ces nouveaux matériaux peuvent également servir à réparer une dent érodée près de la gencive, là où commence souvent la maladie périodontique.

Un nouveau matériau transparent, composé d'un mélange de poudre de verre d'aluminosilicate et d'une solution d'acide polyacrylique, a plusieurs avantages en comparaison avec les plombages conventionnels faits d'acide phosphorique. L'acide polyacrylique est beaucoup moins fort que l'acide phosphorique, qui peut endommager la dent, si la cavité n'est pas tapissée avant d'être obturée. De plus, ce nouveau plombage est adhésif et il n'est donc plus nécessaire de creuser trop dans la dent pour le maintenir.

Abcès alvéolo-dentaire ou périapical

Ce genre d'abcès résulte d'une infection suppurative s'étendant à la région périapicale, touchant ainsi le périoste dentaire apical et les prolongements alvéolaires de la région périapicale. Il peut apparaître sous deux formes. La forme aiguë survient à la suite d'une pulpite suppurative provenant de l'infection d'une carie dentaire. L'infection de la pulpe dentaire s'étend à travers l'orifice apical de la dent et forme un abcès autour de l'apex, à l'endroit de l'implantation dans l'os alvéolaire. L'abcès produit une douleur sourde, lancinante et continue souvent accompagnée de cellulite et d'œdème des régions faciales adjacentes. La gencive située face à l'apex de la dent est d'habitude enflée sur le côté de la joue où l'abcès va apparaître. L'œdème et la cellulite de la face peuvent rendre difficile l'ouverture de la bouche. Un abcès arrivé à maturité peut entraîner une réaction systémique, de la fièvre et une sensation de malaise.

Au stade initial de l'infection, le chirurgien dentiste peut percer un trou dans la chambre pulpaire pour soulager la tension et la douleur et pour procéder à un drainage. D'ordinaire, l'infection se transforme en abcès périapical, et le drainage doit être effectué par une incision de la gencive vers l'os de la mâchoire ; du pus nauséabond est alors libéré sous la pression.

Objectifs et interventions de l'infirmière

Dans la plupart des cas, la chirurgie dentaire se fait en clinique externe. Toutefois, quand un client est hospitalisé pour le traitement d'un abcès alvéolo-dentaire ou périapical, les problèmes causés par l'infection locale aiguë nécessitent des soins infirmiers. Les objectifs généraux de l'infirmière sont donc de soulager la douleur, de combattre l'infection et d'assurer au client une hydratation, une nutrition et un repos adéquats.

Les soins postopératoires consistent à donner au client des solutions salines chaudes avec lesquelles il se rince la bouche, au moins toutes les 2 h, sauf lorsqu'il dort. On peut l'encourager à cracher le pus qui s'écoule dans un bassin mis à portée de sa main. Une application de chaleur externe, sous forme de compresses chaudes ou de bouillotte, accélère la résorption de l'œdème et de la douleur. Chez un client qui a une forte fièvre, on administre habituellement un antibiotique (pénicilline).

Il va sans dire que le repos au lit et un régime de consistance molle sont nécessaires durant la phase aiguë. Des analgésiques sont administrés pour calmer la douleur. L'infirmière doit prendre en compte que la douleur et l'œdème peuvent empêcher l'ingestion d'une quantité suffisante de liquide ; elle doit donc veiller à ce qu'il n'y ait pas de déficit liquidien. Lorsque la réaction inflammatoire est enrayée, la dent peut être extraite, ou l'on peut envisager un traitement radiculaire approprié.

L'*abcès alvéolo-dentaire chronique* est une infection qui progresse lentement, de la même façon que la forme aiguë. Il diffère de la forme aiguë par le fait qu'il peut devenir un abcès mûr, sans que le client ne s'en aperçoive. L'infection conduit éventuellement à un « abcès dentaire invisible » qui est en réalité un granulome périapical. Sa taille peut atteindre 1 cm de diamètre. Il est souvent découvert lors d'un examen radiographique et traité par extraction ou traitement radiculaire, souvent avec apicectomie.

Maladie périodontique

La maladie périodontique (pyorrhée) affecte les gencives et les autres tissus de support (os, cément et membrane périodontique). Au début, elle crée un léger malaise. Par la suite, il peut y avoir saignement, infection, rétraction gingivale et déchaussement des dents, ce qui peut amener la perte des dents ou nécessiter une extraction. Environ 1 personne sur 4 souffre de cette maladie, à l'un ou l'autre stade de son développement, et 90 % des personnes âgées de 40 ans et plus en sont atteintes. Les spécialistes en santé dentaire prétendent que si tant de personnes de 50 ans et plus ont besoin de prothèses, c'est certainement parce que cette maladie est de plus en plus répandue.

La malocclusion, les obturations mal faites et un régime alimentaire déficient sont les principales causes de la maladie périodontique ; de plus, une mauvaise hygiène buccale et un nettoyage insuffisant favorisent l'installation de cette maladie. Le tartre et les calculs qui ne peuvent être délogés par la brosse à dents s'accumulent et doivent être enlevés par des nettoyages professionnels, 2 fois par an, sinon les gencives enflent et deviennent sensibles, l'infection progresse et des poches contenant du pus et des bactéries se forment entre les gencives et les dents. La couche protectrice recouvrant normalement la gencive est détruite, exposant ainsi les vaisseaux sanguins qui saignent plus facilement. Les bactéries croissent grâce aux nutriments qui se trouvent dans le sang et les tissus couvrant l'espace nouvellement exposé. L'os supportant la dent est détruit et celle-ci devient branlante.

Certains spécialistes pensent que cette affection accompagne d'autres maladies systémiques, comme le diabète ainsi que certaines maladies du sang et de la peau, mais cette hypothèse n'est pas prouvée. À l'heure actuelle, le meilleur conseil à donner est encore le brossage des dents, l'usage de la soie dentaire, au moins une fois par jour, et un nettoyage professionnel 2 fois par an. Ce nettoyage devrait comprendre aussi l'intérieur de la gencive. Une malocclusion devrait être corrigée, les dents qui poussent de travers, réalignées, et les dents manquantes, remplacées par des ponts, ou toute autre forme de prothèse partielle. Il n'y a pas très longtemps, les traitements orthodontiques étaient considérés comme un luxe et demandés seulement pour des raisons esthétiques. Aujourd'hui, on considère la valeur d'un tel traitement comme mesure de prévention pour la maladie périodontique et les autres affections buccales. Toutefois, à cause des coûts qu'il entraîne, ce traitement n'est généralement possible que pour les gens ayant des assurances couvrant de tels frais.

Bientôt, grâce aux radiographies tridimensionnelles, les périodontistes seront à même d'évaluer les changements de la forme des gencives et leur retrait et de noter des signes permettant une détection rapide de la maladie.

Correction orthodontique d'une malocclusion

Une malocclusion est un mauvais ajustement des dents, lorsque les maxillaires sont fermés. La correction de cette anomalie requiert trois conditions : un orthodontiste spécialisé, un client coopératif, et suffisamment de temps. La plupart des traitements débutent lorsque le client a perdu sa dernière dent de lait et que ses dernières dents permanentes sont en place, c'est-à-dire lorsqu'il a 12 ou 13 ans.

Pour réaligner les dents, l'orthodontiste les force progressivement à prendre une nouvelle position en utilisant des fils métalliques et des élastiques. Le client peut ne pas aimer l'aspect de l'appareil, mais la perspective de bons résultats lui permettra de surmonter facilement cette gêne psychologique. Durant ce traitement, il est essentiel que le client garde sa bouche très propre. Durant la dernière phase du traitement, un appareil de maintien est porté plusieurs heures par jour. Il supporte les tissus et leur permet de s'ajuster aux nouvelles positions des dents. Il est souvent nécessaire d'encourager le client à traverser cette phase, la plus importante du traitement. Quand un adolescent subissant un traitement orthodontique est admis au centre hospitalier pour d'autres problèmes, il est nécessaire de lui rappeler de porter son appareil de maintien, si cela ne vient pas gêner le traitement de son autre état pathologique.

Les rectificateurs dentaires sont aussi utilisés dans le traitement du syndrome de la mâchoire trop longue ou trop courte. En effet, lorsque la longueur de la mâchoire ne permet pas l'ajustement adéquat des maxillaires, on a recours à la chirurgie orthognathique. Si la mâchoire est trop longue, on enlève une partie du maxillaire, et si elle est trop courte, on insère un greffon osseux ou un matériau inerte. Les soins postopératoires de ces clients sont les mêmes que ceux des clients ayant subi une fracture du maxillaire (voir p. 628).

Implants dentaires et transplantation

À l'heure actuelle, des recherches fructueuses sont en cours sur la transplantation dentaire et sur la possibilité de mettre sur pied une banque de dents. Quelques chercheurs se sont limités à la transplantation de dents non développées ou « bourgeons dentaires », tandis que d'autres essaient de transplanter des dents à divers stades de développement. Cependant, les chirurgiens pratiquant les homotransplantations doivent attendre des découvertes additionnelles leur permettant de combattre le processus de rejet. Les autotransplantations (utilisant les propres dents du client) se sont révélées un succès. Par exemple, une première molaire qui était malade a été remplacée, avec succès, par la troisième molaire.

Plusieurs implantations de dents en acrylique ou en plastique ont été réussies. En 1972, Neff, de l'Université de Georgetown, a signalé qu'une dent artificielle faite de Vacalon, implantée à des babouins, était aussi fonctionnelle qu'une dent naturelle. De nouveaux tissus se sont formés autour de l'implantation et l'os s'est infiltré par les trous des racines implantées, comme dans une dent naturelle. Cette découverte pourrait conduire à des applications similaires chez l'humain. On étudie aussi l'utilisation de racines dentaires en céramique composées d'alumine à haute densité (avec un montant métallique et une couronne en or).

Les implants ne doivent pas se substituer d'emblée aux autres formes de traitement des dents. Ils ne doivent être utilisés que lorsque celles-ci ne permettent pas de rétablir la mastication normale. Les implants dentaires présentent toujours un élément d'incertitude, et ne doivent être envisagés qu'en dernier recours.

Extraction dentaire

L'extraction d'une dent est nécessaire quand celle-ci est malade, endommagée ou qu'elle entrave une correction orthodontique.

La blessure produite par l'extraction se cicatrise d'ordinaire rapidement et sans complication, si de simples précautions sont prises. La réduction des activités générales diminue les risques d'hémorragie. Aussitôt que possible, on commence les applications de froid (sac de glace ou serviette froide et humide) sur le côté de la figure, pendant 15 min par heure sur une période de plusieurs heures, afin de soulager les malaises et l'enflure. Le client ne doit pas se rincer la bouche la première journée, pour ne pas déloger le caillot ; il reprend ensuite graduellement le rinçage et le brossage de ses dents.

Des écoulements de sang peuvent survenir le premier jour. Si le saignement est assez important, on place une compresse de gaze directement sur la plaie et on demande au client de serrer ses dents fermement sur la gaze, en appliquant une pression pendant 30 min. On répète l'opération si nécessaire. Si les saignements se prolongent, avec douleur aiguë et enflure, il faut prévenir le dentiste.

Troisièmes molaires incluses. Il est souhaitable d'hospitaliser le client lorsque les quatre molaires doivent être extraites en même temps. Pendant l'anesthésie générale du client, le chirurgien dentiste introduit dans la bouche un écarteur, pour mieux voir le champ opératoire. Il pratique des incisions latérales dans le maxillaire afin d'atteindre la dent incluse. La mâchoire va fabriquer du tissu osseux pour remplacer celui qui a été enlevé. La muqueuse est ensuite suturée de fil de soie noir. Après l'opération, la douleur et l'œdème sont marqués, mais peuvent être diminués par des analgésiques et des sacs de glace. Les liquides peuvent être offerts dans un contenant pourvu d'un bec si les muscles faciaux sont trop sensibles pour permettre au client de boire avec une paille. Après le 5e jour, les points de suture sont enlevés et le client peut commencer à employer un rince-bouche au peroxyborate monohydraté de sodium (Amosan). Le brossage des dents est repris lorsque les gencives sont guéries. Toute douleur ou enflure encore présente après une semaine doit être signalée ; l'infection est courante, mais facilement traitable par des drainages, des tamponnements et des antibiotiques.

Prothèses dentaires

La plupart des gens remettent sans cesse à plus tard la décision de se procurer des prothèses, même si la réparation des quelques dents restantes est devenue impossible. Pour convaincre le client, l'infirmière insistera sur les trois aspects positifs suivants : une apparence améliorée, une meilleure nutrition et la diminution des risques d'infection. Elle l'encouragera à faire preuve de patience pendant qu'il apprend à se servir de ses nouvelles prothèses.

Les prothèses doivent être nettoyées soigneusement avec une bonne brosse, un savon doux et de l'eau, du sel et du bicarbonate de sodium. Quelques gouttes de chlore domestique désodorisent les prothèses et leur donnent une fraîcheur particulière. La plupart des dentistes recommandent d'enlever les prothèses la nuit, de les brosser et de les faire tremper dans une eau savonneuse. Le phosphate d'hydrochlorite de sodium (Mersene) est reconnu pour ses propriétés nettoyantes.

Toute pression ou irritation causée par les prothèses doit être signalée au dentiste qui effectuera les ajustements nécessaires. Si ces problèmes ne sont pas corrigés, ils peuvent causer des lésions, qui peuvent à leur tour se transformer en néoplasmes.

Plusieurs personnes préfèrent porter leurs prothèses immédiatement après l'extraction. Dans ces cas, on procède habituellement en deux étapes : (1) on extrait les molaires et on laisse les tissus se cicatriser pendant qu'on fabrique les prothèses ; (2) on extrait les dents de devant et on fait porter les prothèses immédiatement.

Les prothèses partielles ne peuvent pas être portées pendant de longues périodes sans être retirées pour un bon nettoyage. Elles sont tenues en place par des crochets métalliques qui encerclent la dent. Ceux-ci peuvent être facilement desserrés avec les deux index, un côté à la fois. Pour remettre les prothèses partielles en place, il suffit de les pousser légèrement.

Rôle de l'infirmière

Les activités infirmières liées aux corrections orthodontiques, aux implants, aux transplantations, aux extractions et aux prothèses commencent par une évaluation du niveau de connaissance du client et de sa famille. L'infirmière doit ensuite fournir l'information manquante et chasser, si nécessaire, les fausses croyances. Grâce à ces activités, les attentes du client sont plus réalistes et il est plus coopératif. L'infirmière peut évaluer les soins dentaires qu'il se donne en posant des questions au client ou en lui demandant de montrer ce qu'il sait faire.

☐ LÉSIONS DES LÈVRES

Chéilite actinique. La chéilite actinique résulte des effets cumulatifs de l'exposition aux rayons solaires et peut être à l'origine d'un épithélioma spinocellulaire. Elle se manifeste par de l'hyperkératose blanchâtre, des fissures et de l'érythème. Le traitement consiste à protéger les lèvres à l'aide d'un onguent à filtre solaire ; dans certains cas, on doit recourir à l'électrochirurgie ou à la cryochirurgie. Des contrôles périodiques sont essentiels dans le dépistage des tumeurs malignes. Certains groupes de personnes, tels que les travailleurs agricoles et les individus au teint très clair, sont particulièrement sensibles à cette maladie.

Eczéma de contact. Le rouge à lèvres, les cosmétiques, les onguents contre les gerçures, et même le dentifrice et la gomme à mâcher, sont des allergènes susceptibles de causer de l'érythème, des vésicules, des brûlures et démangeaisons de la lèvre. On traite cette affection par l'élimination du contact avec l'allergène, l'application d'un onguent topique à base de corticostéroïdes et l'utilisation de cosmétiques hypo-allergènes.

Approche de soins

Les lésions des lèvres et de la bouche peuvent avoir des effets directs sur la nutrition. Les lésions douloureuses sont aggravées par l'ingestion de jus et d'aliments épicés ou rugueux. Comme il n'est pas nécessaire d'hospitaliser le client atteint d'une lésion de la lèvre ou de la bouche, celui-ci se présente plutôt à la clinique externe ou à l'infirmerie scolaire. Ces lésions se voient aussi chez les clients hospitalisés pour d'autres problèmes de santé importants.

■ ÉVALUATION INITIALE

L'infirmière doit d'abord se renseigner auprès du client sur la lésion dont il est atteint. Elle cherche à savoir depuis quand la lésion existe et à connaître ses causes possibles, les traitements utilisés jusqu'à présent ainsi que l'existence de problèmes similaires chez des proches. Elle demande au client de décrire sa lésion, dans ses propres mots.

Elle examine ensuite les lésions et note leur apparence, leur emplacement, leur taille, de même que la présence d'un écoulement, s'il y a lieu.

■ PLANIFICATION ET INTERVENTION

Objectifs

Les objectifs généraux à atteindre sont les suivants :

1. Identifier les problèmes (lésions des lèvres ou de la bouche) et appliquer le traitement médical approprié.
2. Diminuer la douleur causée par les lésions par l'utilisation d'analgésiques, le rinçage fréquent des lésions avec des solutions tièdes, l'ingestion d'aliments mous et non irritants, et l'encouragement à une bonne hygiène buccale.
3. Renseigner le client sur les moyens d'éviter le développement de lésions ou l'aggravation de celles qui existent déjà.

Les observations notées pendant l'évaluation, de même que les méthodes destinées à remédier à la situation doivent être clairement indiquées dans le dossier du client. Le traitement conventionnel consiste à appliquer une compresse froide sur les lèvres du client toutes les trois heures, à lui donner des liquides et des aliments qui n'irritent pas, à lui montrer comment se nettoyer la bouche sans irriter les lèvres et à lui donner des analgésiques si nécessaire.

■ ÉVALUATION

Le soulagement de la douleur et le maintien d'une bonne nutrition sont les facteurs qui permettent d'évaluer si l'intervention de l'infirmière a été adéquate. La guérison des lésions ne peut être un facteur d'évaluation puisque les mesures prises par l'infirmière sont palliatives et non curatives. En questionnant le client, l'infirmière s'assure aussi qu'il saura éventuellement prévenir ou soigner des problèmes de même nature.

☐ AFFECTIONS DE LA BOUCHE

Herpès

L'herpèsvirus de type I entraîne le plus souvent l'*herpès des lèvres* (herpès labial, bouton de fièvre ou aphte). L'infection peut prendre la forme d'une gingivostomatite herpétique aiguë. Le client ressent souvent une brûlure, de 24 h à 48 h avant l'apparition des cloques. De petites vésicules, isolées ou groupées, font éruption sur les lèvres, la langue, les joues et le pharynx. Peu après, celles-ci se rompent et forment des ulcères peu profonds couverts d'une membrane grise. Des infections herpétiques accompagnent souvent d'autres infections fébriles, telles que la pneumonie à streptocoque, la méningite à méningocoque et la malaria. L'application d'analgésiques topiques permet de soulager la douleur. Voici d'autres traitements souvent utilisés : (1) l'application d'essence de camphre, deux fois par jour, (2) l'application d'un astringent sur les vésicules, à l'aide de cotons-tiges, plusieurs fois par jour et (3) l'assèchement des lésions avec une poudre antiseptique contenant de l'iodure formique de bismuth, deux fois par jour.

Certains clients ont entendu dire que le virus de l'herpès simplex est relié au cancer. Bien que l'herpèsvirus de type II ait été associé au cancer du col de l'utérus, rien ne permet d'établir une relation directe entre les deux.

Gingivite

La gingivite (inflammation des gencives) est l'affection la plus commune des tissus de la bouche. La maladie débute par une inflammation et un léger gonflement de la muqueuse gingivale et des papilles interdentaires. Lorsqu'il constate un léger saignement, le client n'ose plus se brosser les dents d'une manière adéquate. Une telle négligence aggrave l'état du client, car les débris d'aliments, la plaque et le tartre dentaire peuvent provoquer une gingivite chronique dégénérative et, plus tard, la maladie périodontique. Une hygiène buccale minutieuse et un nettoyage professionnel périodique peuvent prévenir cette affection.

Gingivite ulcéreuse (gingivite de Vincent, gingivite nécrosante ou angine de Vincent)

La gingivite ulcéreuse est une ulcération pseudo-membraneuse affectant le bord des gencives, la muqueuse buccale, les amygdales et le pharynx. On pense qu'elle est causée par l'action de deux micro-organismes : un spirochète et un bacille fusiforme. Des frottis pratiqués sur les ulcérations révèlent une quantité considérable de ces organismes caractéristiques et confirment le diagnostic. Cependant, la gingivite ulcéreuse peut aussi être due à un manque d'hygiène buccale, à un manque de résistance des tissus ou à une infection produite par plusieurs micro-organismes à la fois.

Les principaux symptômes sont la douleur et le saignement des gencives. Le fait de parler ou d'avaler provoque de la douleur, en particulier lorsque l'infection s'étend aux amygdales et au pharynx. Le client peut présenter une légère fièvre ainsi qu'une hypertrophie des ganglions lymphatiques cervicaux.

Traitement. Les objectifs thérapeutiques de l'infirmière ressemblent à ceux qu'elle se fixe pour tous les clients atteints de lésions des lèvres ou de la bouche. Ils visent à vaincre l'infection, à enrayer l'haleine fétide, à assurer le confort du client et à maintenir sa nutrition. Les soins destinés à combattre le spirochète anaérobique comprennent le lavage et l'irrigation de la bouche du client avec des mélanges riches en oxygène, tels qu'une solution à 2% de peroxyde d'hydrogène ou de perborate de sodium, toutes les heures. La pénicilline procaïnique, donnée par voie intramusculaire, ou la phénoxyméthyl-pénicilline potassique (pénicilline V), donnée par voie orale, est efficace. Des mesures comme la dentisterie préventive et le massage des gencives sont reportées à une date ultérieure, au moment où la réaction inflammatoire aiguë aura tout à fait disparu.

La nourriture doit être de consistance molle ou liquide afin de réduire la possibilité de blessures aux gencives. Les aliments très acides ou très épicés sont exclus, et il est préférable d'éviter le tabac et l'alcool.

La gingivite ulcéreuse affecte souvent les adolescents, à cause de mauvaises habitudes alimentaires, de l'irrégularité des heures de repas ou d'un manque de sommeil. L'infirmière tente d'éduquer le client en insistant sur l'importance de corriger tout problème de la bouche et de prendre l'habitude d'une bonne hygiène buccale afin de prévenir toute récidive.

Lésions blanches de la bouche

Les lésions blanches de la bouche peuvent être kératosiques ou non kératosiques.

Lésions blanches kératosiques. Ces lésions sont surélevées et fermement adhérentes ; elles ont une surface inégale et évoluent lentement.

Kératose focale. Ces lésions sont des plaques blanches, non associées à une maladie particulière, et elles semblent être causées par l'irritation. Le traitement consiste à éliminer les agents irritants tels que le tabac à fumer ou à chiquer, les dents ébréchées, les malocclusions et le mordillement des joues ou des lèvres. Si la lésion persiste, la biopsie s'avère nécessaire.

Lichen plan. Le lichen plan est une maladie cutanéo-muqueuse, caractérisée par des papules blanches siégeant à l'intersection d'un réseau de lésions entrelacées. Souvent, les lésions sont ulcérées et douloureuses. Si ces lésions sont asymptomatiques, le traitement se limitera à rassurer le client. Si elles sont douloureuses, une diète de consistance molle et sans aliments excitants est indiquée. De petites quantités de lidocaïne (Xylocaïne visqueuse à 2%), gardées dans la bouche de 2 min à 3 min, peuvent soulager la douleur au moment de manger. Une application directe d'acétonide de triamcinolone (Kénalog - Orabase), après les repas ou au coucher, favorise la cicatrisation. Des corticostéroïdes administrés par voie générale ou injectés directement dans les lésions ont donné des résultats significatifs.

L'examen périodique des lésions chroniques est nécessaire car elles pourraient devenir malignes.

Lésions blanches non kératosiques.   Ces lésions, dues aux processus d'exsudation et d'ulcération, sont de courte durée et guérissent facilement.

Stomatites aphteuses (ulcérations aphteuses, aphtes).   Les ulcérations aphteuses récidivantes sont parmi les lésions les plus courantes de la bouche. Les ulcérations aphteuses sont des ulcères peu profonds sur la muqueuse de la bouche, le plus souvent situées à l'intérieur des lèvres et des joues et dans le vestibule entre les lèvres et les gencives. Cependant, elles peuvent apparaître partout dans la bouche, même sur la langue. Les lésions débutent par une sensation de brûlure et de picotement, et un léger gonflement de la muqueuse, qui se transforme rapidement en ulcères peu profonds à centre blanchâtre, limités par une bordure rouge. Lorsqu'on mange, ces ulcères sont très douloureux et les aliments épicés ou acides les rendent insupportables. Puisque ces ulcères sont sensibles à la pression, toute éraflure ou tout mouvement de la peau qui entoure l'ulcère a tendance à rendre douloureuse l'action de parler ou de contracter les muscles faciaux. Les ulcères, isolés ou multiples, ont souvent tendance à se cicatriser à un endroit pour récidiver ailleurs. Les ulcères peuvent apparaître à n'importe quelle période de la vie. Le plus souvent, ils le font pendant l'enfance ou l'adolescence et peuvent survenir aussi fréquemment qu'une fois par mois. Dans la plupart des cas, ils apparaissent environ une fois par année. Ces ulcères sont de courte durée, de 10 à 14 jours, et guérissent spontanément sans laisser de cicatrice.

En dépit d'études sérieuses, on n'a pas encore trouvé la cause des aphtes. Une forme en L du streptocoque α-hémolytique a été proposée comme cause microbienne. Le stress émotionnel ou mental semble être un facteur prédisposant, tout comme la fatigue et l'anxiété. Chez la femme, les aphtes apparaissent surtout pendant les règles. En général, la fréquence des aphtes est plus élevée chez les femmes que ches les hommes.

Puisque ces études n'ont identifié aucune cause spécifique, il n'existe donc pas de traitement spécifique contre les aphtes. Lorsque l'anxiété est un facteur causal évident, les tranquillisants peuvent être bénéfiques. Un régime de consistance molle et sans aliments excitants peut diminuer la douleur. Plusieurs antibiotiques et préparations de stéroïdes, appliqués localement ou administrés par voie générale, apportent un certain soulagement. Heureusement, ces ulcères guérissent spontanément et en peu de temps.

Candidose buccale (moniliase, muguet).   Cette affection produit des plaques blanches, caséeuses qui, si on en gratte la surface, laissent une base érythémateuse, souvent saignante. Les facteurs prédisposants comprennent le diabète sucré, le lymphome ou autres affections débilitantes ainsi que l'utilisation des corticostéroïdes et des antibiotiques. On peut améliorer l'état du client en traitant la cause fondamentale de la maladie. De plus, la nystatine (Mycostatin) prise oralement ou en suspension orale est efficace. Le client se rince vigoureusement la bouche avec cette solution médicamenteuse, pendant au moins une minute. Si le trouble devient chronique, il est difficile à traiter et demande une attention dans les soins de base.

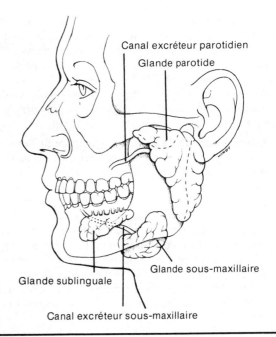

Figure 31-1   Glandes salivaires et canaux excréteurs. (*Source :* E.E. Chaffee et E.M. Greisheimer. *Basic Physiology and Anatomy*, 3ᵉ éd., Philadelphie, J.B. Lippincott.)

☐ TROUBLES DES GLANDES SALIVAIRES

Les objectifs des soins infirmiers dans le cas de clients ayant des troubles des glandes salivaires sont les suivants :

1. Aider à détecter les affections des glandes (comme les infections), en prenant connaissance des antécédents (par exemple, les oreillons pendant l'enfance), et en examinant et en palpant les glandes salivaires (voir la figure 31-1).
2. Prévoir ces désordres chez les clients qui y sont le plus sensibles (les personnes âgées débilitées).
3. Procurer des soins adéquats aux clients souffrant de blocage des glandes, par l'abaissement de la température et le soulagement de la douleur.

Inflammation aiguë — parotidite

L'inflammation des glandes salivaires la plus courante est la *parotidite* (inflammation de la glande parotide) ; cependant, l'infection peut aussi avoir lieu dans les autres glandes. Les oreillons (ou parotidite épidémique) sont une inflammation d'une glande salivaire, habituellement la parotide ; on les connaît surtout comme maladie infantile contagieuse.

Les personnes âgées, gravement malades, et les personnes débilitées, dont les glandes salivaires ne sécrètent pas suffisamment à cause d'une déshydratation générale, contractent souvent une parotidite. Les organismes infectieux passent de la bouche au conduit salivaire. Puisque les personnes âgées ont tendance à avoir la bouche sèche et à ne pas mastiquer suffisamment les aliments solides, leurs mécanismes de défense contre l'invasion des conduits salivaires par les micro-organismes pathogènes sont diminués.

Le micro-organisme pathogène est habituellement le staphylocoque (sauf dans le cas des oreillons). Le début de cette complication est soudaine ; il s'accompagne d'une poussée de fièvre et d'une exacerbation des symptômes de l'affection primaire. La glande enfle, devient tendue et sensible ; le client ressent une douleur dans l'oreille et a de la difficulté à avaler. L'enflure augmente rapidement et la peau devient rouge et luisante.

Intervention de l'infirmière.   Afin de prévenir une parotidite postopératoire chez le client, l'infirmière lui recommande de voir son dentiste avant de subir une intervention chirurgicale. De plus, la préparation optimale comprend le maintien d'un apport liquidien et nutritionnel adéquat ainsi que d'une bonne hygiène buccale.

Après une opération, on peut prévenir l'obstruction des conduits salivaires du client en lui faisant mâcher de la gomme ou sucer des bonbons durs. Dès le début de l'enflure, on peut appliquer un sac de glace sur la glande atteinte et administrer de la pénicilline ou l'un des sulfamidés. Une glande qui suppure nécessite une incision et un drainage.

Calculs salivaires (sialolithiase, lithiase salivaire)

Des calculs salivaires peuvent se former dans la glande sous-maxillaire, à la suite d'une infection glandulaire ou d'un rétrécissement des canaux, dû à un traumatisme ou à une inflammation. Des sialogrammes (radiographies prises après injection d'une substance radio-opaque dans le canal) peuvent être nécessaires pour montrer que le canal est obstrué par sténose. Les calculs salivaires sont composés principalement d'oxalate de calcium. S'ils sont situés à l'intérieur de la glande, ils ont la forme de lobules irréguliers, de 3 mm à 30 mm de diamètre. Les calculs logés dans le canal sont petits et ovales.

Les calculs de la glande salivaire ne causent aucun symptôme avant que l'infection n'apparaisse ; cependant, un calcul qui obstrue le canal excréteur de la glande cause souvent une douleur locale soudaine, à type de colique, qui peut être soulagée par un jet de salive. Cette douleur caractéristique peut être mise au jour dans l'histoire du client. S'il y a présence de calculs, la glande est enflée et très sensible ; le calcul lui-même est souvent palpable et son ombre peut être vue sur les radiographies. Le calcul peut être extrait assez facilement du canal, puis par la bouche ; en agrandissant l'orifice du canal, on peut permettre au calcul de passer de lui-même. S'il y a récidive des symptômes et de la présence de calculs dans la glande, la résection de celle-ci devient nécessaire.

Tumeurs des glandes salivaires

Des néoplasmes de presque tous les types se développent dans les glandes salivaires et la majorité d'entre eux sont malins. Chez 75% de ces clients, les tumeurs apparaissent dans la glande parotide. Les tumeurs demeurent petites et inactives pendant des années, et se mettent brusquement à grossir. Le diagnostic de néoplasme s'établit d'après l'histoire du client et des résultats de son examen clinique ; des tests tels que la biopsie sont contre-indiqués. La sialographie

(scintigraphie au technétium 99 m) a permis des progrès dans la détection des néoplasmes.

Le meilleur traitement d'une tumeur de la parotide consiste dans l'excision complète de la masse tumorale, le plus tôt possible. Heureusement, la plupart de ces tumeurs se développent en surface plutôt que dans le lobe rétromandibulaire profond. D'habitude, on procède à la résection partielle de la glande et de toute la tumeur, ainsi qu'à un curage minutieux afin de préserver le nerf facial (nerf crânien VII). Lorsque la tumeur est plus étendue, il peut être nécessaire de sacrifier le nerf lors d'une parotidectomie. Si la tumeur est maligne ou mixte, la radiothérapie suivra l'intervention chirurgicale. Les récidives locales sont fréquentes. La tumeur qui récidive est d'ordinaire plus maligne que la tumeur primaire. En période postopératoire, l'infirmière doit être avertie que le client souffrira de paralysie faciale (si le nerf n'a pas été excisé) à cause de l'œdème et du traumatisme des tissus. La paralysie faciale va disparaître graduellement.

☐ FRACTURE DE LA MANDIBULE, CORRECTION OU RECONSTRUCTION DE LA MÂCHOIRE

Les fractures de la mandibule peuvent être simples, sans déplacement de l'os, causées par un coup porté sur la mâchoire. Elles peuvent aussi être le résultat voulu d'une intervention chirurgicale, comme la correction de la longueur de la mâchoire, ou encore elles peuvent être très compliquées, à cause d'une perte de tissu et d'os, à la suite d'un accident grave. Les fractures de la mandibule sont habituellement fermées. Dans les fractures simples, sans perte de dents, on immobilise la mâchoire inférieure en la rattachant à la mâchoire supérieure. Les fils métalliques sont passés entre les dents des mâchoires supérieure et inférieure, de chaque côté de la fracture. La mâchoire inférieure est solidement fixée à la mâchoire supérieure à l'aide de fils métalliques ou de bandes élastiques, enroulés verticalement sur les fils passés entre les dents. Cette forme simple de fixation est utilisée lorsque des dents peuvent être employées pour l'immobilisation à l'aide de fils. Dans le cas où certaines dents manquent ou qu'un déplacement de l'os est survenu, on a recours à d'autres moyens de fixation. Par exemple, on peut poser des arcs métalliques dans la bouche du client. D'autres méthodes, où des tiges métalliques sont fixées dans l'os et maintenues en place au moyen d'un plâtre sont beaucoup plus compliquées. Le défi à relever pour l'infirmière consiste à traiter une fracture située dans la bouche d'un client incapable d'ouvrir les mâchoires.

■ PLANIFICATION ET INTERVENTION

Objectifs

Les objectifs des soins infirmiers pour une fracture de la mâchoire sont divisés en deux catégories :

Objectifs préopératoires à court terme
1. Si possible, préparer psychologiquement le client à l'intervention chirurgicale destinée à immobiliser sa

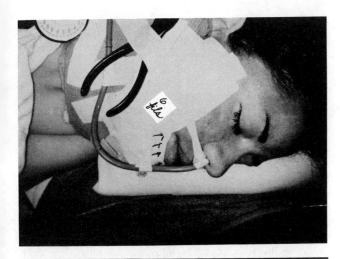

Figure 31-2 Cette cliente, couchée en position de décubitus latéral dans la salle de réveil, a subi une intervention pour un prognatisme mandibulaire qui nécessitait une fixation intermaxillaire. Notez qu'un tube de Levin a été installé, qu'une paire de cisailles a été attachée au pansement (le nombre et l'emplacement des fils intermaxillaires sont indiqués sur le pansement) et qu'un tube nasopharyngien et un cathéter à succion ont été placés à portée de la main. Notez également le manomètre permettant de mesurer la pression artérielle. (*Source :* Marsh Robinson, D.D.S., M.D.)

mâchoire, en lui en expliquant le but et en insistant sur le fait qu'il pourra respirer et avaler normalement après l'opération.
2. Stabiliser l'état du client qui a peut-être subi un traumatisme multiple en maintenant l'ouverture des voies respiratoires, en surveillant les signes vitaux, et en facilitant la circulation.

Objectifs postopératoires à court terme
1. Maintenir une voie d'accès pour l'air.
2. Garder la mâchoire immobilisée.
3. Rassurer le client quant à sa capacité de respirer et d'avaler.
4. Maintenir une hygiène buccale adéquate.
5. Assurer une nutrition adéquate.

Interventions infirmières

Immédiatement après l'opération, le client doit être placé en décubitus latéral, la tête légèrement élevée (*Figure 31-2*). Le tube nasogastrique, introduit durant l'intervention, est branché à un appareil de succion à basse pression, qui vide le contenu de l'estomac et réduit les risques d'aspiration. On administre également des antiémétiques. Il faut surtout prévenir les vomissements, car, si le client vomit et que l'on doit couper les fils qui maintiennent les mâchoires immobiles, il faudra reprendre l'opération et la fixation des mâchoires. Une paire de cisailles, pour couper les fils métalliques, ou de ciseaux ordinaires, si des bandes de caoutchouc sont utilisées, devrait être déposée à la tête du lit, en cas d'urgence.

Un petit cathéter inséré dans l'orifice nasal assure le dégagement du nasopharynx. En insérant un abaisse-langue entre la joue et les dents, on peut faire la succion du contenu de la cavité buccale. On introduit le cathéter là où les dents ne sont pas dans une position fermée, ou dans une brèche que laissent des dents absentes ou, encore, derrière la troisième molaire.

Immédiatement après l'opération, l'infirmière surveille de près l'état du client. À mesure que le client reprend conscience, elle lui rappelle que sa mâchoire est immobilisée à l'aide de fils métalliques, mais que cela ne l'empêche pas de respirer et d'avaler. Lorsque le client est tout à fait éveillé, sa tête peut être surélevée. Si un appareil de soutien est utilisé pour immobiliser la mandibule du client, l'infirmière lui explique comment utiliser l'appareil. De plus, elle applique sur les lèvres du client une pommade contre la sécheresse et les fissures.

L'hygiène buccale revêt une importance capitale et nécessite des lavages de la bouche, avec une solution alcaline chaude ou encore des rinçages oxygénés, au moins toutes les 2 h et après chaque repas. De plus, l'infirmière examine la bouche du client une à deux fois par jour, afin d'assurer une propreté absolue. Une lampe de poche et un abaisse-langue pour écarter les joues constituent le matériel essentiel. S'il y a lieu, elle manie délicatement une brosse à dents à soies molles.

La diète doit nécessairement être liquide, mais elle peut contenir tous les kilojoules et tous les liquides dont le client a besoin. Le client se nourrit sans trop de difficultés à l'aide d'une paille et, de temps en temps, il prend des aliments mous à l'aide d'une cuillère. Après chaque repas liquide, le client devrait se rincer la bouche avec de l'eau.

D'habitude, le client parvient à se lever dès le premier jour qui suit l'opération. Puis, les périodes d'activité sont allongées de jour en jour.

■ **ÉVALUATION**

Objectifs à court terme. L'infirmière s'assure que le client respire facilement et qu'il reçoit un soutien psychologique. Le client est encouragé à participer le plus tôt possible à son hygiène buccale et à son alimentation ; l'infirmière lui fournit tous les renseignements dont il a besoin dans ce domaine.

Objectifs à long terme (après l'opération et après la sortie du centre hospitalier). Les objectifs à long terme visent le maintien de la fixation de la mâchoire, de l'hygiène buccale et d'une bonne nutrition. Le client se charge de ces activités ; on doit donc bien le renseigner avant qu'il ne quitte le centre hospitalier. Puisque le client ne reste à l'hôpital que peu de temps après son opération, les renseignements doivent lui être fournis oralement et sur un papier, afin qu'il puisse s'y référer une fois de retour à la maison.

Enseignement au client. Le départ du centre hospitalier dépend de l'état du client et de son âge. En général, le client quitte le centre hospitalier avant que les fils métalliques ne soient enlevés. Le bon fonctionnement de l'appareil de fixation est d'une importance primordiale. À cette fin, le client va voir son médecin régulièrement. Celui-ci examine

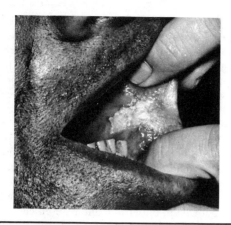

Figure 31-3 Leucoplasie. Notez les plaques blanches au-dessus et à droite des dents.

l'hygiène de la bouche du client, la propreté de son appareil et s'informe de son apport nutritionnel. Le client doit donc savoir comment se soigner la bouche, se nourrir et connaître les types d'aliments qu'il peut absorber. Il doit aussi signaler à son médecin tout signe d'irritation.

☐ LÉSIONS PRÉCANCÉREUSES

La *leucoplasie de la bouche* (appelée aussi «plaque des fumeurs») et la *kératose de la lèvre*, qui en est une forme voisine, surviennent chez des personnes dans la quarantaine. Parmi celles qui en sont atteintes, 80% sont des hommes. Au stade initial, ces affections se caractérisent par la présence d'une ou de deux petites plaques nacrées, minces et érodées sur la muqueuse de la langue, de la bouche, ou des deux. Elles sont causées par la kératinisation de la muqueuse et la sclérose des tissus sous-jacents (*Figure 31-3*). Avec le temps, la langue et la bouche se recouvrent d'une muqueuse crémeuse, blanche, épaisse, fissurée ou papillomateuse, qui se desquame à l'occasion et révèle une surface rouge vif. Cette affection fait suite à une irritation chronique provoquée par des dents mal réparées, infectées ou cariées ou, encore, par le tabac et les aliments très épicés. Avec le temps, elle disparaît, après que le sujet a arrêté de fumer. Cette affection peut aussi être d'origine syphilitique. Assez fréquemment, les cancers s'installent dans les plaques kératinisées. La découverte de ces plaques, par l'histoire du client et l'examen, est donc une des premières responsabilités de l'infirmière.

☐ CANCER DE LA RÉGION BUCCALE

Le cancer de la bouche peut atteindre toutes les parties de la bouche, y compris le pharynx. On peut le guérir à condition qu'il soit dépisté très tôt. Cependant, aux États-Unis, il représente 3% de tous les décès survenus à la suite d'un cancer. Il y a 3,5 fois plus d'hommes atteints d'un cancer de la bouche, que de femmes. Selon Statistique Canada, les décès causés par les tumeurs malignes de la bouche en 1982 se répartissaient de la manière suivante :

Lèvres	3%
Langue	24%
Pharynx	45%
Autres sièges et sièges mal définis	28%

Plus de 90% des cancers de la bouche sont des épithéliomas spinocellulaires (épidermoïdes). Le deuxième type le plus courant, l'adénocarcinome, affecte les glandes sousmuqueuses. Le troisième groupe comprend les tumeurs malignes des os de la mâchoire. Le taux de guérison est inférieur à 30%; cependant, la plupart des cancers de la bouche peuvent être évités par de bons soins dentaires et le non-usage du tabac. Chez les chiqueurs de tabac, le siège de cancer le plus fréquent est la muqueuse des joues. Une dent ébréchée et une mauvaise hygiène dentaire peuvent aussi être des facteurs prédisposants.

Traitement général

Les cancers buccaux sont généralement traités par la chirurgie ou par l'action combinée de la chirurgie et de la radiothérapie. Le traitement est très rigoureux et demande de prodiguer des soins physiques au client et de lui fournir une assistance psychologique, de même qu'à sa famille. En plus d'avoir à faire face au traitement, le client et sa famille sont effrayés par le diagnostic; cette peur n'est pas toujours fondée sur le pronostic du médecin, et l'infirmière doit voir à les renseigner à ce sujet. (Voir l'encadré 31-1 pour un résumé des soins au client atteint d'un cancer de la région buccale.)

Objectifs et interventions de l'infirmière

Les objectifs généraux des soins se divisent en trois étapes principales : le dépistage et la consultation, le traitement, et la réadaptation active.

Évaluation et consultation. La première étape du travail de l'infirmière consiste principalement à noter l'histoire du client et à détecter les symptômes caractéristiques du cancer de la région buccale : douleurs dans la bouche; présence de masses; raideur dans le cou; difficulté à avaler, à mastiquer, ou à parler. De plus, l'infirmière doit examiner attentivement la bouche du client, afin de détecter d'éventuelles plaies ou sources d'irritations. Les clients qui fument ou boivent beaucoup depuis 20 ans et plus, de même que ceux qui n'ont pas une bonne hygiène dentaire sont davantage susceptibles d'avoir un cancer buccal que les autres. De nombreuses infirmières participent à des projets d'enseignement communautaire pour fournir ces informations et accélérer le processus de consultation médicale, si nécessaire.

Traitement. À cette étape-ci, l'infirmière donne au client une préparation physique et psychologique à un traitement chirurgical ou à une radiothérapie. L'aide apportée au client, de même que les réactions de celui-ci différeront selon que le traitement est curatif ou palliatif. Pour préparer le client, il est bon de le rassurer, de lui expliquer le but des tests diagnostiques et de le renseigner sur la technique chirurgicale.

On doit aussi fournir de l'information au sujet des soins périopératoires : soulagement de la douleur, hygiène buccale, soins des drains, nutrition, niveau d'activité possible et moyens de communication. Le client qui sait à quoi s'attendre après l'opération est porté à être plus coopératif. Toutefois, une personne anxieuse peut se sentir écrasée par des informations trop abondantes ou trop spécifiques. En général, l'infirmière donne au client toute information pertinente en présence des membres de sa famille, pour que celle-ci soit en mesure de l'aider par la suite.

Réadaptation active. Cette étape s'ouvre par une évaluation des problèmes émotionnels et physiques causés par la maladie ou le traitement. Les mesures de réadaptation active débutent pendant la période périopératoire. Leur but est d'aider le client à récupérer le plus de fonctions possible, en tenant compte de ses capacités et des limites imposées par la maladie ou le traitement. La plupart des interventions de l'infirmière favorisent la réadaptation du client. Cela est particulièrement vrai pour les mesures qui visent : à nourrir et à hydrater le client ; à lui permettre de réapprendre à parler, d'accepter sa nouvelle image corporelle, de reprendre une vie sociale et de se préparer à des mesures palliatives éventuelles.

Cancer de la lèvre et de la langue

Cancer de la lèvre

Cette tumeur, appelée épithélioma, se manifeste le plus souvent sous forme d'ulcère chronique sur la lèvre inférieure, chez l'homme. Les facteurs prédisposants sont l'irritation chronique causée par le tuyau d'une pipe chaude ou encore l'exposition prolongée au soleil et au vent. Cette leucoplasie a une tendance significative à évoluer vers un cancer épidermoïde de la lèvre. Les caractéristiques de cette lésion sont un ulcère induré, non douloureux, aux rebords surélevés. Une biopsie devrait être pratiquée sur toute verrue ou ulcère de la lèvre qui ne se cicatrise pas en dedans de trois semaines.

Les petites lésions s'enlèvent facilement. Les plus grosses, qui s'étendent sur plus du tiers de la lèvre, relèvent de la radiothérapie, qui assure de meilleurs résultats au plan esthétique. Le choix du traitement dépend de l'étendue de la lésion, de l'habileté du chirurgien ou du radiologiste, et des impératifs de guérison qui respecteront le plus l'intégrité physique du client. Heureusement, seulement 10% à 15% des cancers de la lèvre produisent des métastases. Lorsque le médecin a des raisons de croire que les ganglions lymphatiques sont atteints, il procède sans tarder à un curage du cou.

Cancer de la langue

La langue est un organe musculaire très vascularisé, pourvu d'un abondant réseau de vaisseaux lymphatiques. Si le cancer de la langue se développe, le mouvement constant d'étirement et de contraction de la langue refoule les petites cellules tumorales dans les canaux lymphatiques vers les ganglions lymphatiques avoisinants. Ce cancer est très fréquent chez les hommes âgés.

Manifestations cliniques. Dans sa phase initiale, le cancer de la partie antérieure de la face inférieure et des côtés de la langue prend la forme d'un petit ulcère qui persiste au-delà de trois semaines ou encore d'une région plus épaisse. Après quelques mois, le cancer envahit les muscles sous-jacents de la langue. Le client ressent de la douleur en mangeant des aliments chauds ou très épicés, ainsi que la limitation des mouvements de la langue. À mesure que la tumeur s'étend aux tissus avoisinants, on note l'apparition de symptômes tels qu'une salivation excessive, une mauvaise élocution, des crachats teintés de sang, du trismus et une douleur lors de la déglutition de liquides. S'il n'est pas traité, le client devient incapable d'avaler et il ressent des douleurs constantes, irradiant vers les oreilles, le visage et les dents. Incapable de manger ou de dormir, il succombe finalement à une hémorragie (de l'artère linguale), à des métastases des ganglions cervicaux ou à un affaiblissement général.

Traitement. La radiation et la chirurgie sont les traitements privilégiés. Souvent, une irradiation préopératoire est suivie d'une opération chirurgicale de quatre à six semaines plus tard. L'hypertrophie des ganglions lymphatiques révèle la présence de métastases et nécessite un curage chirurgical plus étendu, combiné à la radiothérapie. Lorsque la langue est atteinte, il est nécessaire de pratiquer une *hémiglossectomie* (résection d'un segment latéral de la langue).

Une tumeur maligne à la base (postérieure) de la langue produit des symptômes moins marqués : légère dysphagie, gorge irritée, salivation et expectoration teintées de sang. Parce que cette région est difficile à irradier de manière efficace, que la glossectomie totale est très mutilante et que les métastases sont fréquentes, le taux de guérison du cancer de la partie postérieure de la langue est très bas. En ce qui concerne l'intervention de l'infirmière, voir la section suivante (Cancer de la bouche).

Cancer de la bouche

Manifestations cliniques. La bouche étant un endroit facilement accessible et observable, il y a lieu d'intensifier les programmes d'éducation destinés aux professionnels et aux clients afin de dépister les lésions de la bouche le plus tôt possible. Aussitôt qu'elle prend connaissance chez le client d'une plaque blanchâtre, de douleurs, d'une ulcération des lèvres, des gencives ou de la bouche qui ne serait pas cicatrisée en dedans de trois semaines, l'infirmière l'encourage fortement à aller voir le médecin.

À leur stade initial, la plupart des cancers de la bouche sont asymptomatiques. Souvent, le client contourne de sa langue une région indurée. Puisque la douleur est souvent un des derniers symptômes à apparaître, un manque de douleur ne devrait pas empêcher l'examen professionnel, surtout s'il y a d'autres symptômes tels que l'enflure, l'engourdissement ou la perte de sensation, dans n'importe quelle partie de la bouche.

La première chose dont le client se plaint peut être l'apparition d'une masse dans son cou, signe de la croissance de métastases. La douleur survient habituellement lorsqu'il y a une infection secondaire ou que la tumeur affecte les tissus adjacents. Il arrive parfois que le client mentionne comme premier symptôme sa difficulté à mâcher, à avaler ou à parler.

Évaluation.   La cytologie exfoliatrice est un moyen de détecter les lésions à l'intérieur de la bouche. Le médecin examine attentivement la bouche du client, puis il déplace la langue avec une compresse de gaze de manière à exposer la région suspecte. Il râcle ensuite la lésion avec une lame humidifiée. S'il y a hyperkératose, il enlève la kératine superficielle afin de prélever les cellules épithéliales plus profondes. Ces cellules sont généralement modifiées par la tumeur maligne. Il étale ensuite ce prélèvement sur une lame de verre ; celle-ci sera plongée délicatement dans de l'alcool et envoyée au laboratoire de cytopathologie.

Un examen adéquat de la cavité buccale requiert un bon éclairage et un miroir frontal. On utilise un abaisse-langue pour écarter la joue et maintenir le larynx vers l'arrière. Pour palper, on utilise un gant ou un doigtier de caoutchouc. On recherche des plaques blanches (leucoplasie), des fissures, des ulcères, des plaques rouges (érythroplasie), des masses ou une pigmentation inhabituelle. On a recours à la biopsie pour établir un diagnostic final. La cytologie exfoliative est un test complémentaire, tout comme les techniques de coloration (par exemple, la coloration au bleu de toluidine).

Traitement.   Il varie selon la nature de la lésion et les préférences du médecin. L'électrocoagulation, la radiothérapie, la résection chirurgicale, ou une combinaison de ces éléments sont efficaces. Lors d'une résection de plus grande envergure, il peut s'avérer nécessaire de greffer un lambeau ou un pédicule de tissu (voir chap. 49). Pour des lésions encore plus graves, atteignant la langue, la mandibule, le pharynx et le cou, la chirurgie radicale totale (désastreuse des points de vue esthétique et fonctionnel) cède la place à un traitement combiné de chimiothérapie et de radiothérapie.

Intervention chirurgicale.   La préparation générale à la chirurgie est sensiblement la même que celle décrite à la page 257. Selon la nature de l'opération, l'anesthésie est locale ou générale. L'intervention chirurgicale peut se limiter à la lèvre, à la langue, ou comprendre la résection du tissu facial et de la mandibule, et possiblement l'extraction de dents. Si des métastases ont envahi les ganglions lymphatiques cervicaux, un curage du cou peut être nécessaire.

Interventions infirmières postopératoires

Voie aérienne libre.   Durant la période postopératoire, l'objectif majeur de l'infirmière est de maintenir les voies respiratoires dégagées. Elle place le client en décubitus dorsal, la tête tournée sur le côté, ou en décubitus latéral, en portant une attention spéciale au drainage de la bouche. Si l'infirmière doit recourir à la succion, elle prend les précautions nécessaires pour éviter toute lésion de la ligne de suture et des tissus sensibles. Elle utilisera un embout dentaire pour la succion, jusqu'à ce que le client soit capable de maîtriser ses sécrétions.

Hygiène buccale.   Deux objectifs importants, avant comme après la chirurgie ou la radiothérapie, sont la réduction du nombre de bactéries et le maintien d'une bonne hygiène buccale. Si le client est autonome, l'infirmière peut lui enseigner les soins efficaces de la bouche. Il peut avoir besoin qu'on lui rappelle ce qu'il doit faire et qu'on lui fournisse le matériel nécessaire, incluant une brosse à dents adéquate, des bâtonnets recouverts de gaze, aussi bien que des rince-bouche antibactériens et des solutions oxygénées. Si le client respire par la bouche, il nécessite plus de surveillance, quant aux soins de la bouche, que les autres clients. L'application de lanoline sur des lèvres sèches et gercées a une action adoucissante.

Le client doit enlever et nettoyer souvent ses prothèses dentaires et, avant de les remettre, il doit se nettoyer la bouche de nouveau. Souvent, il donne une attention particulière à ses dents, mais néglige sa langue, qui est chargée, et la mauvaise haleine persiste.

Afin d'assurer une bonne hygiène buccale, de procurer un certain confort au client et de favoriser la guérison, l'infirmière pratique des irrigations de la bouche. La solution physiologique saline, les solutions de peroxyde d'hydrogène et de bicarbonate de sodium, et les rince-bouche antiseptiques sont les principales solutions prescrites. Un léger lavage, avec un cathéter inséré entre la joue et les dents, dégage le mucus et procure un rafraîchissement. Un vaporisateur puissant a l'avantage d'atteindre les régions inaccessibles.

La responsabilité du maintien d'une bonne hygiène buccale chez un client inconscient incombe à l'infirmière. Celle-ci utilise alors un plateau spécial contenant tout le matériel nécessaire : des bâtonnets, des abaisse-langue coussinés, des rince-bouche, des lubrifiants, etc.

Bouche sèche (xérostomie) ou salivation excessive. L'assèchement de la bouche est une séquelle fréquente du cancer de la bouche, en particulier lorsque les glandes salivaires ont été soumises à la radiation ou à une intervention chirurgicale majeure. On l'observe aussi chez les clients qui reçoivent des agents psychopharmacologiques ainsi que chez ceux qui sont incapables de fermer la bouche et qui prennent l'habitude de respirer par la bouche.

Afin de résoudre ce problème, on conseille au client d'éviter les aliments secs et volumineux, les liquides irritants, de même que l'alcool et le tabac. On l'encourage à augmenter sa consommation de liquide, si cela n'est pas contre-indiqué. Le client obtient un certain soulagement grâce à l'action lubrifiante de certaines substances, comme la gelée de pétrole, l'huile minérale et la glycérine (certaines pastilles contre la toux en contiennent). On peut stimuler la salivation à l'aide de pastilles à saveur de citron ou de gomme à mâcher sans sucre. L'usage d'un humidificateur, lorsque l'air est trop sec, peut améliorer l'état du client.

Que ce soit avant ou après l'opération, la salivation excessive représente un problème ennuyeux pour le client. Les mesures utilisées pour vaincre la salivation excessive dépendent de la cause, de la gravité et de la régularité du dérèglement. Si le problème est modéré ou grave, mais temporaire, comme après une intervention, on utilise un petit cathéter relié à un appareil de succion mécanique. Si le problème est bénin, l'infirmière enseigne au client à déglutir plus souvent, l'encourage et lui administre des agents anticholinergiques (antisialogues), comme ceux qui contiennent de l'atropine ou de la belladone (Banthine, Robinul). Dans les cas extrêmes, la reconstruction de la bouche par un chirurgien plasticien peut s'avérer nécessaire.

L'infirmière met à la disposition du client des compresses et un sac attaché à son lit ou posé sur sa table de chevet pour qu'il s'essuie la bouche et mette au rebut les gazes souillées. Pour fixer des pansements sur la bouche ou la mâchoire inférieure du client, l'infirmière peut utiliser un masque facial qu'elle noue au-dessus de sa tête.

Pour combattre les odeurs désagréables, le médecin prescrit des rince-bouche à base d'agents oxydants, tels qu'une solution de permanganate de potassium à 0,001%, une solution de peroxyde d'hydrogène à 50% ou du perborate de sodium. Dans le cas de lésions étendues de la bouche, un pulvérisateur puissant nettoie efficacement les plaies et facilite l'enlèvement des tissus nécrosés.

Besoins nutritionnels. La bouche reflète souvent l'état physique général d'une personne. Ainsi doit-on maintenir un bon équilibre nutritionnel. Si le client a mauvaise haleine, l'infirmière doit l'encourager et l'aider dans les soins de la bouche, avant et après chaque repas. Une haleine fétide gâte la saveur des aliments et en limite l'ingestion.

D'ordinaire, le client atteint de lésions buccales perd l'appétit. Manger avec une paille ou une petite cuillère sera plus facile pour lui. Il peut même utiliser un biberon. Les aliments doivent être mous ou liquides et non irritants, c'est-à-dire pas trop chauds, ni trop froids, ni trop épicés. On doit disposer les aliments d'une manière appétissante qui tentera le client. Celui-ci devra prendre des repas légers et fréquents plutôt que copieux et espacés. L'infirmière prend en considération aussi bien les désirs du client que ses besoins nutritionnels. Si le client est incapable d'ingérer quoi que ce soit, il devra être nourri par voie parentérale, afin de maintenir un bon équilibre liquidien et électrolytique et de prévenir l'inanition et un bilan azoté négatif. Pour assurer la nutrition adéquate du client, on peut choisir la suralimentation parentérale (voir p. 673), la pharyngostomie latérale (pour prévenir l'inconfort nasal) ou l'intubation nasogastrique. L'infirmière vérifie la position du tube en injectant lentement, goutte à goutte, 1 mL à 2 mL de solution saline. Si le tube est dans l'œsophage, comme il doit l'être, le client ne devrait pas avoir de réaction. S'il est dans la trachée, le client toussera violemment. Les soins du tube sont les mêmes que ceux du tube de gastrostomie (voir p. 668). Lorsque le client semble capable d'insérer son propre cathéter d'alimentation, l'infirmière lui accorde à cette fin le temps, l'intimité, l'aide et l'encouragement nécessaires. Le client peut également s'aider d'un miroir.

Problèmes psychologiques. Les soins à un client atteint de troubles de la figure ou de la bouche demandent de la patience et de la compréhension. Conscient de son aspect et des odeurs que dégage sa bouche, le client a le réflexe de s'éloigner des gens. L'infirmière doit aller au devant du client et gagner sa confiance ; elle l'encourage à exprimer ses peurs et ses préoccupations et elle lui apporte le soutien ou les explications nécessaires. La famille immédiate du client doit prendre conscience de son rôle d'appui ; l'infirmière l'informe donc du traitement choisi et l'invite à y participer.

Les principaux sujets de préoccupation du client sont la peur de souffrir, la salivation excessive, et la difficulté à communiquer, à manger et à avaler. De plus, il peut exprimer un grand désir de solitude et être intimidé à cause de son apparence. (L'infirmière peut envisager d'enlever de la chambre tout miroir de grande dimension, du moins temporairement.) Les résultats de la chirurgie ou de la radiothérapie, et surtout les risques d'un défigurement inquiètent le client. Dans le cas d'une résection étendue, l'infirmière fait part au client de l'éventualité du port d'une prothèse.

Environnement. L'infirmière veille à bien aérer la chambre, tout particulièrement si le client souffre d'une lésion cancéreuse malodorante. Au besoin, elle emploie un désodorisant pour rafraîchir l'air de la chambre.

Rééducation de la parole. Après une intervention chirurgicale, le client atteint d'un cancer de la bouche éprouve des difficultés à parler. Du papier et un crayon, ou une ardoise magique, lui permettront d'exprimer ses besoins et pensées, ce qui peut réduire d'une façon considérable son état dépressif. Souvent, le client est peu disposé à communiquer avec les autres ; il préfère être seul. Lorsque plusieurs clients sont atteints de la même maladie, ils peuvent s'entraider. Il est plus facile, pour eux et pour les autres, qu'ils prennent leurs repas à part.

L'infirmière encourage la famille et les amis du client à lui rendre visite, afin qu'il se rende compte qu'on s'occupe de lui. Elle l'aide à prendre soin de son apparence. L'entraînement à la parole et l'ajustement d'une prothèse lui redonneront l'espoir d'un avenir meilleur.

Radium. Si on utilise des implants contenant du radium, on doit prendre les mêmes précautions que d'habitude vis-à-vis de cette substance radioactive. Lorsque des aiguilles de radium sont implantées, un fil est attaché à chaque aiguille. Tout de suite après l'opération, dès son réveil, on doit avertir le client de l'insertion des aiguilles et du fait qu'il ne doit pas les enlever. Un pulvérisateur puissant sert alors à nettoyer la bouche du client. Le radium peut être implanté dans un moulage (fait à partir de produits qui entrent dans la fabrication des dentiers) et appliqué sur certaines parties de la bouche pour une durée déterminée. D'habitude, il est permis d'enlever le moule pour les repas et durant la nuit. Lorsqu'il est réinséré, l'infirmière s'assure qu'il est en bonne position. (Pour les soins relatifs à la radiumthérapie, voir le chapitre 43.)

Convalescence et soins prolongés à domicile. Les objectifs reliés aux soins de convalescence du client ressemblent à ceux qui avaient été établis pendant son hospitalisation. Le client qui se remet d'un traitement pour une affection de la bouche a besoin de respirer, de s'assurer une bonne alimentation, d'éviter les risques d'infection et de surveiller les signes de complications possibles. Le client, les membres de la famille ou la personne responsable des soins à la maison, l'infirmière, l'orthophoniste, la diététitienne, le psychologue, et tous les autres intervenants, doivent planifier des soins individualisés. Si le client a besoin d'un appareil de succion ou d'une canule à trachéotomie, il est important de lui indiquer le matériel nécessaire, son mode d'utilisation et l'endroit où il peut se le procurer. On doit prendre en considération l'humidification et l'aération de la pièce, aussi bien que les mesures pour contrôler les odeurs. On peut expliquer comment préparer des aliments nutritifs, les

Encadré 31-1   Soins infirmiers au client atteint d'un cancer de la région buccale

---

Objectifs, principes et interventions

Soins préopératoires

A. Fournir un soutien psychosocial au client :
1. Reconnaître le fait que le client est anormalement sensible à son apparence et au défigurement possible causé par l'intervention chirurgicale.
2. Respecter ses sentiments, l'accepter en tant que personne et l'aider à faire face à son traitement.
3. Encourager le soutien par les membres de la famille ; leur expliquer que le client a besoin d'encouragement et de compréhension.
4. Prévoir les soucis du client face au cancer, à l'efficacité du traitement, et à la responsabilité de dissémination du cancer.

B. Assurer la propreté de la région atteinte, afin de minimiser les complications postopératoires dues à l'infection :
1. Demander au client qu'il participe à son hygiène buccale.
2. Fournir le matériel nécessaire ; si une brosse à dents ne peut être utilisée, car elle fait mal, utiliser un morceau de tissu enroulé autour d'un doigt.
3. Utiliser un « Water-pik » ou un atomiseur pour détacher les particules qui adhèrent à la bouche.
4. Utiliser un rince-bouche efficace, non irritant et adoucissant ; certains sont trop forts, alors que le peroxyde d'hydrogène coupé d'eau est plus doux.
5. Utiliser un rince-bouche oxydant : l'action des bulles peut aider à enlever les tissus nécrosés.
6. Nettoyer la bouche avant de remettre les dentiers (propres).

C. Assurer un état nutritionnel optimal :
1. Encourager le client à bien manger et boire ; s'il est anorexique, lui servir fréquemment de petits plats appétissants.

2. S'assurer que l'environnement soit propice à la relaxation pendant les repas.
3. Ajouter des vitamines au régime (particulièrement de la vitamine C, qui aide à la guérison des plaies), de même que d'autres suppléments dont le client a besoin.
4. Éviter les aliments ou les breuvages irritants (trop chauds, trop froids, trop amers ou trop rudes).

D. Préparer physiquement et psychologiquement le client au traitement et à ses éventuels effets secondaires :
1. Si le traitement se fait par radiothérapie, expliquer au client de quelle forme il s'agit.
   Exemples : exposition au cobalt, implant moulé, insertion d'une aiguille de radium.
2. Répondre aux questions au sujet des effets des radiations.
   Exemples : perte des cheveux, visites pendant le traitement, stérilité, irritation de la peau.
3. Si le traitement est chirurgical, vérifier avec le chirurgien comment aborder le sujet de l'opération et quelles sont les informations reçues par le client. Soutenir ce plan de traitement.
4. Informer le client sur ce à quoi il doit s'attendre après l'opération.
5. Renseigner le client sur la façon dont il peut s'aider lui-même et aider ceux qui le soignent :
   a) Prévoir les problèmes de voix et de communication ; utiliser une ardoise magique et d'autres moyens de communication.
   b) Types de pansements et matériel de drainage.
   c) Moyens de soulager la douleur.
   d) Période pendant laquelle il sera dans la salle de réveil.
   e) Où sera sa famille.

---

assaisonner et les servir à la bonne température. Le client peut trouver plus pratique l'achat de nourriture pour bébés que la préparation de repas à consistance molle et liquide, avec un mélangeur. Il doit comprendre l'utilisation et le soin des prothèses, de même que l'importance de la propreté des pansements et des soins de la bouche. La personne qui prend soin du client doit savoir reconnaître les signes d'obstruction, d'hémorragie, d'infection, de dépression, d'abandon et savoir comment faire face à de telles situations. La régularité des contrôles à la clinique ou chez le médecin est importante car elle permet de déterminer l'amélioration ou la régression du client et d'apporter des modifications à sa médication ou à ses soins en général.

Plus de 90 % des cas de récurrence apparaissent durant les 18 premiers mois ; par conséquent, un examen méticuleux par le médecin est essentiel toutes les quatre ou six semaines. La détection précoce des cas de récidive locale ou de métastases, suivie d'un traitement d'attaque, peut guérir jusqu'à 50 % de ces clients. Les visites deviennent moins fréquentes après 2 ans, mais se poursuivent tout au long de la vie, car l'apparition d'autres sièges primaires de cancer

est fréquente. L'élimination de l'alcool et du tabac est un facteur important des soins continus.

Soins palliatifs.   Lorsque la tumeur maligne a produit des métastases et la nécrose des tissus, il peut être médicalement impossible d'empêcher la progression de la maladie. Tous les efforts se concentrent sur des mesures de soulagement physique, psychologique et moral. Avec l'aide de la famille, ces efforts se poursuivent au centre hospitalier ou au domicile du client.

Évaluation

Immédiatement après l'opération, l'infirmière doit vérifier à plusieurs reprises le succès de ses interventions. Celles-ci comprennent : le maintien d'une voie respiratoire ouverte, d'une succion adéquate, de l'hygiène buccale, du soulagement de la douleur, du soin des drains, du soutien psychologique, et d'une communication adéquate. À mesure qu'il s'en sent capable, le client participe à son programme de soins. Cela lui permet d'apprendre à se soigner lui-même et d'avoir de plus en plus confiance dans ses capacités. De plus, on

Encadré 31-1 Soins infirmiers au client atteint d'un cancer de la région buccale (*suite*)

Soins postopératoires

A. Éviter des complications respiratoires et circulatoires :
 1. Maintenir les voies respiratoires libres en plaçant le client en position couchée, la tête tournée sur le côté (ou en décubitus latéral pour faciliter le drainage de la bouche).
 2. Faire la succion avec précaution, pour éviter de blesser les régions opérées.
 3. Instaurer un monitorage consciencieux des signes vitaux et des réactions du client.
 4. Prévoir les réactions physiques du client à son réveil, et se tenir prêt à intervenir.
  a) Administrer des sédatifs, si nécessaire.
  b) Éviter que les mains du client ne se détachent des tubes.
  c) Lui expliquer calmement où il est, et ce qu'il peut ou ne peut pas faire.

B. Soulager la douleur causée par l'incision :
 1. Administrer des analgésiques ou des narcotiques, tel que prescrit.
 2. Prévoir des périodes de repos entre les périodes d'activités.
 3. Rassurer et encourager le client.

C. Maintenir la propreté de la bouche pendant la guérison :
 1. Poursuivre les mesures d'hygiène buccale utilisées avant le traitement.
 2. Appliquer un lubrifiant sur les lèvres sèches.
 3. Utiliser un humidificateur, si la pièce est sèche.
 4. Faire boire le client, s'il a la bouche sèche (xérostomie).
 5. Faire la succion de l'excès de salive, ou placer un morceau de gaze dans le coin de la bouche du client, pour diriger la salive vers un bassin.
 6. Assurer l'asepsie lors du changement des pansements ; être aimable avec lui, et se rappeler qu'il peut voir l'expression des visages.

D. Fournir l'apport nutritionnel nécessaire à l'organisme et à la cicatrisation des plaies :
 1. Utiliser des tubes d'alimentation nasogastrique ou parentérale, tel que recommandé.
 2. Maintenir un bon apport de liquides ; noter les excrétions de liquide.

 3. Encourager le client à faire des exercices, pour stimuler son appétit et sa circulation sanguine.
 4. Servir de petits repas appétissants quand le client commence à se nourrir oralement.
 5. Rendre l'environnement agréable pendant les repas : mettre la radio, converser avec le client, s'assurer que la chambre soit propre, et mettre le client en contact avec d'autres personnes dans le même état.

E. Encourager l'optimisme par un programme psychosocial bien planifié :
 1. Préparer le conjoint ou la famille à aider le client.
 2. Insister sur les aspects positifs de son état, et le féliciter à chaque progrès qu'il accomplit.
 3. Inciter le client à prendre soin de lui-même ; augmenter graduellement ses activités jusqu'à ce qu'il puisse utiliser un miroir et s'occuper de ses soins.
 4. Encourager le client à poser des questions, et y répondre honnêtement.

F. Préparer le client à la convalescence (réadaptation de la parole, soins prolongés, utilisation d'une prothèse) :
 1. Expliquer les objectifs des soins pendant la convalescence :
  a) Maintenir l'apport nutritionnel.
  b) Insister sur la propreté.
  c) Mettre l'accent sur les progrès accomplis.
  d) Trouver des passe-temps.
  e) L'encourager à voir des amis.
  f) Envisager le retour au travail.
  g) Être attentif aux signes d'éventuelles complications et savoir quoi faire si elles apparaissent.
  h) Respecter les rendez-vous de suivi.
 2. Renseigner le client sur l'utilisation d'une prothèse.
 3. Si la parole a été endommagée, l'entraîner à communiquer.
 4. Le client doit reconnaître ses limites, et savoir s'y adapter.
 5. Le client doit retourner voir le médecin une ou deux fois par an, pour un examen.

encourage vivement les membres de la famille à participer aux soins du client.

L'évaluation à long terme des interventions infirmières peut se faire lorsque le client revient au centre hospitalier pour un examen. L'infirmière communautaire évalue la difficulté du client à se soigner ou à reprendre une vie normale. Pour ce client, les membres de l'équipe de santé coordonnent avec lui les soins à domicile.

☐ CURAGE GANGLIONNAIRE CERVICAL ÉLARGI

Les tumeurs malignes de la tête et du cou, incluant les cancers des lèvres, de la langue, des gencives, du palais, des amygdales, et de la muqueuse de la bouche, du pharynx et du larynx, peuvent être traitées relativement tôt et avec succès grâce à la chirurgie, la radiothérapie ou la chimiothérapie, avec des résultats positifs. Ces cancers (stades I et II) siègent à des endroits visibles et permettent ainsi un diagnostic et un traitement précoces. La plupart des observateurs sont d'avis que de tels clients ne meurent pas de récidive au siège de la tumeur primaire, mais plutôt de métastases dans les ganglions lymphatiques cervicaux, qui s'y sont souvent rendus par voie lymphatique, avant que la lésion primaire n'ait été traitée. Les ganglions atteints se trouvent seulement sur un côté du cou, à moins que la tumeur ne se situe sur la ligne médiane, ou près d'elle, auquel cas les ganglions des deux côtés du cou sont envahis de métastases.

Puisque la radiothérapie n'arrive pas à elle seule à bloquer la progression des métastases dans les ganglions lymphatiques du cou, on pratique une intervention appelée « curage ganglionnaire cervical élargi ».

Le *curage ganglionnaire cervical élargi* consiste dans l'enlèvement, en une seule fois, de tous les tissus sous-cutanés, de la branche montante de la mandibule à la clavicule et de la ligne médiane du cou jusqu'à l'angle de la mâchoire. Cela comprend la résection du muscle sterno-cléido-mastoïdien et d'autres muscles plus petits, aussi bien que celle de la veine jugulaire du cou, puisque les ganglions lymphatiques sont répartis dans ces tissus (*Figure 31-4, A*). Lors des stades III et IV (cancer plus avancé), une combinaison de modalités de traitements peut être utilisée.

Pendant ou après cette intervention, une trachéotomie est souvent pratiquée. On place souvent dans la plaie des tubes de drainage pouvant être reliés à un appareil de succion portatif, parce qu'il se peut qu'il y ait un écoulement abondant de sérum et de lymphe, après une intervention d'une telle envergure (*Figure 31-4, B*).

Curage cervical fonctionnel.   Le *curage cervical fonctionnel* est une technique relativement nouvelle qui consiste à faire un curage complet de l'espace cervical latéral et des principaux ganglions lymphatiques du cou, tout en préservant la bordure du maxillaire, la branche auriculaire du plexus cervical superficiel, la veine jugulaire interne, la carotide, les nerfs vague et sympathique, de même que le nerf phrénique et le plexus brachial. Évidemment, cette technique permet d'éviter la radiothérapie radicale et est préférée au curage cervical traditionnel pour contrôler les métastases locales quand la maladie est soit occulte, soit encore confinée aux ganglions lymphatiques.

■ PLANIFICATION ET INTERVENTION

Objectifs

Les soins infirmiers à un client devant subir un curage ganglionnaire cervical élargi consistent à le préparer physiquement et psychologiquement à une opération chirurgicale majeure. En plus d'avoir à faire face à l'opération, le client sait que des métastases se sont propagées jusque dans les ganglions lymphatiques du cou, et cette information soulève chez lui de l'anxiété quant aux résultats de l'opération.

Intervention de l'infirmière

Avant l'opération, le rôle de l'infirmière est de fournir de l'information et une aide psychologique au client, d'évaluer ses mécanismes d'adaptation, et d'établir avec lui de bons rapports.

Le client doit recevoir de l'information au sujet de l'opération qu'il subira, de ce qui se passera dans la salle d'opération (il faut approfondir les explications du chirurgien), et de la période postopératoire. On doit aussi lui permettre d'exprimer ses inquiétudes face à l'opération. Au cours de ces échanges, l'infirmière évalue la capacité d'adaptation du client, l'encourage à poser des questions, et se prépare à lui offrir son aide. Une bonne relation entre l'infirmière et le client facilitera la phase postopératoire, de

sorte que tout sujet de préoccupation de la part du client après l'opération guide l'intervention de l'infirmière. Le soutien moral apporté aux membres de la famille du client fait aussi partie de l'intervention de l'infirmière.

Les soins infirmiers postopératoires généraux sont semblables à ceux décrits aux pages 282 à 290, pour le client ayant subi une intervention chirurgicale importante au cou, et qui peut souffrir de problèmes lors de la respiration et de la déglutition. Les soins spécifiques de ce client consistent à maintenir les voies respiratoires ouvertes, à évaluer constamment l'état du système respiratoire, à soigner les plaies et à changer les pansements (en faisant attention aux hémorragies), à poursuivre le programme d'hygiène buccale, et à nourrir adéquatement le client.

Voies respiratoires libres.   Lorsque le tube endotrachéal a été enlevé, et que le client est bien éveillé après l'anesthésie, on recommande la position de Fowler, car elle l'aidera à respirer plus facilement et lui apportera du confort. Cette position augmente le drainage veineux et lymphatique, facilite la déglutition, et diminue la pression veineuse au niveau des lambeaux de peau.

Les signes de détresse respiratoire, comme la dyspnée, la cyanose, et les changements dans les signes vitaux doivent être surveillés, puisqu'ils indiquent peut-être l'apparition d'œdème, l'irritation de la gorge causée par le tube endotrachéal, une hémorragie ou un drainage inadéquat. La température est prise par voie rectale.

Au début de la période postopératoire, l'infirmière doit être capable d'identifier une respiration striduleuse (le stridor est un son haut et brutal lors de l'inspiration), en auscultant fréquemment la trachée à l'aide d'un stéthoscope. Dans une telle situation, elle doit avertir le médecin.

Afin de favoriser le drainage des sécrétions, on encourage le client à tousser. Pour ce faire, il doit se mettre en position assise et l'infirmière lui soutient la tête. Si cette technique n'est pas efficace, on doit faire la succion des sécrétions du client, tout en protégeant les points de suture. Si la canule à trachéotomie est en place, la succion peut se faire par ce tube en utilisant la technique d'asepsie appropriée.

Soins de la plaie.   Comme les lambeaux sont bien maintenus, grâce au drainage avec un appareil de succion portatif, il n'y a aucune nécessité d'utiliser des pansements compressifs. Le premier jour, environ 80 mL à 120 mL de sécrétions sérosanguinolentes sont drainées à l'aide de l'appareil de succion. Cette quantité diminue par la suite. Si des drains sont placés dans la blessure, le chirurgien peut appliquer des pansements compressifs pour supprimer les espaces morts et faciliter l'immobilisation. Il peut être nécessaire, après un certain temps, de renforcer ces pansements. Une surveillance attentive permet de dépister tout signe d'hémorragie et de constriction, qui pourraient affecter la respiration. Après cinq jours, on peut retirer les drains, avant que les pansements postopératoires ne soient changés. Les pansements légers donnent au client une plus grande liberté de mouvement. L'application d'Aéroplast, ou d'une autre vaporisation plastique antiseptique protège la blessure. D'habitude, le client descend de son lit la première journée après l'opération.

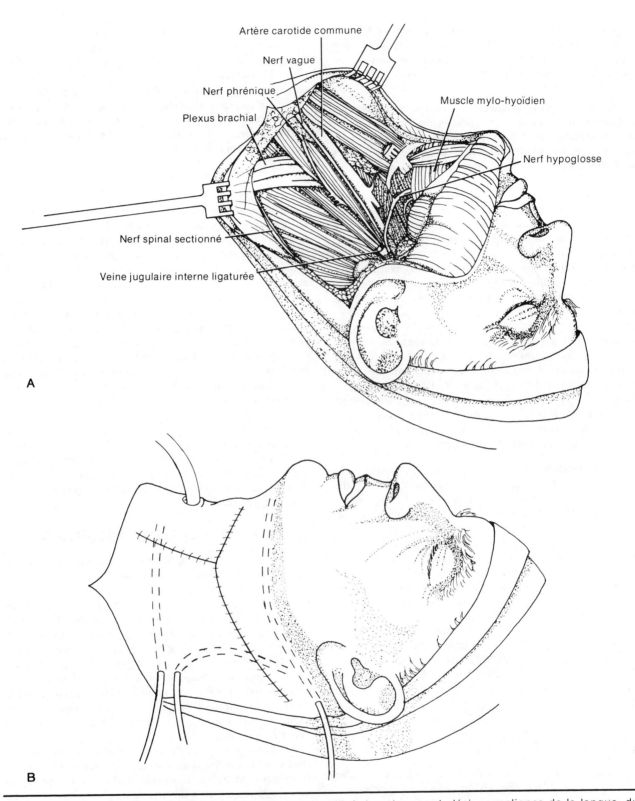

Artère carotide commune

Nerf vague

Nerf phrénique

Plexus brachial

Muscle mylo-hyoïdien

Nerf hypoglosse

Nerf spinal sectionné

Veine jugulaire interne ligaturée

A

B

Figure 31-4 Le curage ganglionnaire cervical élargi est utilisé dans les cas de lésions malignes de la langue, du pharynx et du rhinopharynx, ainsi que de métastases massives dans le cou. **A)** La peau est soulevée pour exposer les parties superficielles du cou. Le chirurgien retire ensuite tous les ganglions lymphatiques, la graisse, les muscles, le tissu conjonctif lâche et les nerfs. *Note :* Les conséquences postopératoires sont : (1) le cou est affaissé, un peu raide, et porte une grande cicatrice ; (2) le nerf spinal est normalement enlevé, ce qui abaisse l'épaule de 1 cm à 2 cm. Les exercices de réadaptation réduisent graduellement ce problème. **B)** Ce dessin montre la suture de la plaie, avec les tubes de drainage en place. (*Source :* J.J. Conley. « Radical neck dissection », *Contemporary Surgery*, 5 septembre 1974, p. 65.)

Hygiène buccale et nutrition.   L'hygiène buccale est nécessaire chez ces clients ; elle aide même à accroître l'appétit, si elle est pratiquée souvent. Dans certains cas, on introduit une sonde nasogastrique pour nourrir le client et pour décomprimer l'estomac.

Soutien psychologique.   Le soutien psychologique postopératoire de l'infirmière s'adresse au client qui a subi un changement radical de son image corporelle et qui s'inquiète du pronostic. Un tel client a aussi des problèmes de communication et se pose des questions sur sa capacité à respirer et à avaler normalement. Le client mettra du temps à s'habituer à son nouvel état, et l'infirmière doit s'assurer qu'il sera aidé et encouragé par les membres de sa famille.

Le client qui a subi une opération importante au cou est souvent sensible au sujet de son apparence physique, surtout lorsque la région opérée est recouverte de gros pansements ou lorsque l'incision est exposée, comme dans le cas de drainage avec un appareil de succion. Si l'infirmière accepte l'apparence du client et manifeste une attitude positive et optimiste à son égard, il sera plus enclin à se sentir rassuré. En dépit d'une résection étendue de tissus, les anomalies esthétiques et fonctionnelles sont, en général, moins importantes qu'on aurait pu le croire. Le client a également besoin d'exprimer ses inquiétudes au sujet de la réussite de l'intervention et du pronostic. La plupart des clients parviennent à garder la même masse ou à engraisser, et retrouvent bientôt leur indépendance économique. (Lorsqu'un traitement palliatif est nécessaire, les principes traités à la page 225 sont toujours applicables.)

Complications possibles.   À cause de l'importance de l'opération chirurgicale, l'hémorragie peut devenir une complication. Plus tard, les problèmes respiratoires postopératoires peuvent entraîner une pneumonie ; pour éviter cela, il faut retourner le client dans son lit, et l'encourager à respirer profondément. L'utilisation de l'appareil de succion portatif plutôt que de pansements compressifs réduit considérablement les risques d'infection de la plaie. Certaines complications neurologiques peuvent survenir si le plexus cervical ou les nerfs spinaux ont été sectionnés.

Une paralysie du bas de la face peut se produire à la suite d'une lésion du nerf facial pendant le curage ; on doit rester vigilant et prévenir le médecin si cela se produisait. De même, si le nerf laryngé supérieur est endommagé, le client peut avoir des difficultés à avaler les liquides et les aliments à cause d'une perte de sensibilité partielle de la glotte.

■ ÉVALUATION

L'évaluation des interventions infirmières doit être continue et systématique. L'évaluation à long terme peut commencer alors que le client est encore hospitalisé. En faisant participer le client à ses propres soins, l'infirmière peut évaluer son niveau de connaissances, son assurance, et ses capacités psychomotrices nécessaires (pour la succion, par exemple). Le fait de demander au client à quelle fréquence il désire effectuer ses auto-soins donne à l'infirmière une occasion de plus de l'encourager. L'infirmière communautaire, par ses observations post-thérapeutiques et son assistance lorsque le client quitte le centre hospitalier, permet l'évaluation des progrès du client sur une plus longue période.

En plus d'évaluer les progrès physiques du client, il faut aussi déterminer s'il a repris son rôle dans la famille, la communauté et au travail. Pour ce faire, l'infirmière doit connaître les antécédents sociaux du client, de même que ses attentes postopératoires. Il faut aussi analyser l'adaptation de la famille, car cette intervention chirurgicale représente un événement très marquant.

Réadaptation après une intervention chirurgicale à la tête et au cou

On peut éviter de nombreux problèmes grâce à un programme d'exercices adéquats. Le but des exercices décrits à la figure 31-5 est de rétablir la fonction maximale de l'épaule et le mouvement du cou, après une opération au niveau du cou. Ces exercices sont recommandés par le médecin, lorsqu'il juge que l'incision au niveau du cou est suffisamment guérie. L'excision de muscles et de nerfs provoque une faiblesse de l'épaule qui peut amener « une épaule tombante » ainsi qu'une courbure vers l'avant. Des exercices aideront le client à retrouver une activité normale.

Les exercices sont faits le matin et le soir. Au début, le client exécute chaque exercice, une seule fois. Il augmente, d'une manière progressive, le nombre de fois qu'il répète le même exercice (soit une fois de plus par jour) jusqu'à ce qu'il fasse chaque exercice dix fois. Il effectue des mouvements amples avec ses bras, d'une manière souple et détendue. Après chaque exercice, on demande au client de se relaxer. Lorsqu'il n'utilise pas son bras ou sa main, et entre les exercices, on encourage le client à poser son bras et sa main sur un support coussiné afin de garder l'épaule légèrement soulevée.

☐ AFFECTIONS DE L'ŒSOPHAGE

L'œsophage, un tube tapissé de mucus, part du pharynx, traverse la cage thoracique et s'étend jusqu'à l'estomac.

Le symptôme le plus fréquent d'une maladie de l'œsophage est la difficulté à avaler (dysphagie). Cette difficulté peut prendre plusieurs formes, de la sensation désagréable que le bol alimentaire reste pris dans la partie supérieure de l'œsophage (avant qu'il ne passe dans l'estomac), jusqu'à une douleur aiguë lors de la déglutition (odynophagie). L'obstruction au passage des aliments (solides ou de consistance molle), et même des liquides, peut se produire n'importe où le long de l'œsophage. Le malade peut souvent localiser l'obstruction dans le premier, deuxième ou troisième tiers de l'œsophage.

Il existe plusieurs formes de maladies de l'œsophage ; elles sont, par ordre croissant de fréquence : l'œsophagite, les tumeurs malignes, la sténose, l'obstruction causée par un corps étranger, et la diverticulose.

Considérations générales sur les soins

Objectifs et interventions de l'infirmière

Les soins infirmiers à apporter au client souffrant d'une maladie de l'œsophage, qu'elle soit diagnostiquée ou soup-

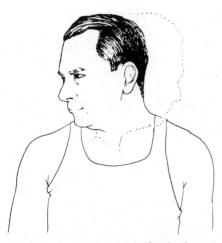

1a. Tourner légèrement la tête de chaque côté et regarder aussi loin que possible.

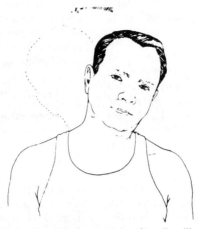

1b. Incliner légèrement la tête, l'oreille droite vers l'épaule droite aussi loin que possible. Répéter du côté gauche.

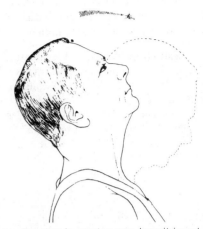

1c. Pencher le menton vers la poitrine et lever la tête en haut et en arrière.

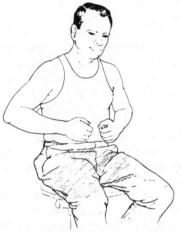

2a. Placer les mains en avant avec les coudes à angle droit, loin du corps.

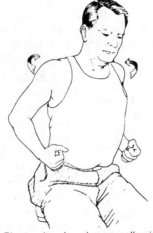

2b. Pivoter les épaules vers l'arrière en faisant suivre les coudes sur les côtés.

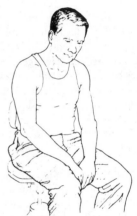

2c. Relaxer le corps tout entier.

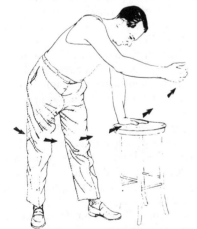

3a. Se pencher vers une table basse (ou une chaise) et s'y appuyer à l'aide de la main du côté non opéré. Fléchir légèrement la taille et balancer l'épaule et le bras de gauche à droite.

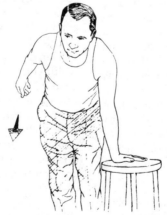

3b. Balancer l'épaule et le bras, de l'avant vers l'arrière.

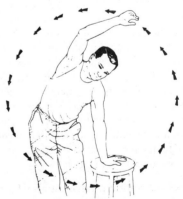

3c. Balancer l'épaule et le bras en faisant un grand cercle, en amenant graduellement le bras au-dessus de la tête.

Figure 31-5 Exercices de réadaptation après une intervention chirurgicale à la tête et au cou. L'objectif est de rétablir la fonction maximale de l'épaule et le mouvement du cou. (*Source: Exercise for Radical Neck Surgery Patients.* Head and Neck Service Department of Surgery, Memorial Hospital, New York, N.Y.)

çonnée, se divisent en trois phases : la détection et l'orientation du client vers un spécialiste, le traitement, et la réadaptation ou phase de maintien.

Évaluation initiale.   L'évaluation initiale a pour but d'identifier les problèmes et les maux reliés à la maladie de l'œsophage, et de faciliter l'évaluation médicale ou les examens de contrôle. L'infirmière atteint ces objectifs de différentes manières : en renseignant les gens sur les dangers de placer des objets pointus dans la bouche, ou d'avaler des produits chimiques ou des solutions inconnues, en notant bien l'histoire et les symptômes du client, et en simplifiant les démarches du client concernant des examens ultérieurs.

Certaines plaintes que le client formule peuvent indiquer à l'infirmière la présence d'éventuels désordres œsophagiens. Par exemple, la diminution ou la perte d'appétit, l'anorexie, la dysphagie, la régurgitation, l'éructation, les brûlures d'estomac, la sensation que la nourriture reste prise dans la gorge, un état de satiété qui survient trop rapidement, les nausées, les vomissements, ou la perte de masse sont des symptômes dont il faut tenir compte. Si le client souffre d'un (ou de plusieurs) de ces maux, l'infirmière doit essayer d'en savoir plus sur les facteurs qui les affectent comme le moment où ils surviennent, leur relation avec l'alimentation, ce qui les soulage ou les aggrave : les changements de position, les rots, les antiacides ou les vomissements. L'infirmière doit aussi se renseigner au sujet des facteurs pathogènes passés ou présents, tels que des infections, ou l'ingestion d'agents chimiques, mécaniques ou physiques irritants. Il faut aussi inclure dans le dossier du client ses habitudes de consommation d'alcool et de tabac.

Traitement.   Les objectifs de l'infirmière pendant la période de traitement consistent à préparer le client physiquement et psychologiquement aux examens de diagnostic, au traitement, et à une intervention chirurgicale éventuelle. Les principales interventions de l'infirmière se résument à rassurer le client et à lui expliquer le but des méthodes utilisées. Certains problèmes de l'œsophage évoluent avec le temps, alors que d'autres sont causés par un traumatisme (brûlures chimiques ou perforations, par exemple). La préparation psychologique et physique des clients du second groupe est beaucoup plus difficile en raison du peu de temps dont on dispose et des circonstances mêmes de la blessure. L'évaluation des interventions de l'infirmière doit se faire au cours du traitement ; celle-ci s'assure que le client a assez d'information pour participer à ses soins et aux examens de diagnostic. Si on a recours à la chirurgie, l'évaluation à court terme et à long terme se fait de la même manière que dans le cas d'un client subissant une opération chirurgicale à la poitrine.

Réadaptation ou maintien.   La réadaptation dépend du type de traitement employé, que ce soit une intervention chirurgicale ou des mesures plus simples, telles qu'une diète, le positionnement, l'utilisation d'antiacides, etc. Si le problème a été corrigé, une évaluation à court terme peut être suffisante. Cependant, si la maladie persiste, l'infirmière doit aider le client à entrevoir une adaptation physique et psychologique et à planifier des soins prolongés. Plusieurs personnes âgées peuvent se trouver dans cette situation. Elles ont besoin d'aide pour la planification de leurs repas, l'utilisation des médicaments et pour la réussite d'une vie intense. La coopération des membres de plusieurs disciplines (diététicien, travailleur social, infirmière et médecin) s'avère utile. Les soins à la maison nécessitent l'aide des membres de la famille du client.

Traumatismes de l'œsophage

Corps étrangers.   Des corps étrangers (dentiers, arêtes de poisson, aiguilles, etc.) peuvent blesser l'œsophage ou l'obstruer. D'habitude on retire les corps étrangers à l'aide de l'œsophagoscope. Lorsque l'objet est métallique (épingle à cheveux, épingle de sûreté, aiguille, punaise, clou, etc.), il n'est pas prudent de le laisser descendre lentement dans l'estomac, puis dans l'intestin. En s'aidant de la fluoroscopie, on peut faire descendre une barre aimantée pendue au bout d'un fil et retirer l'objet. Un spécialiste de l'œsophagoscopie peut réussir à retirer de l'œsophage des épingles de sûreté ouvertes. Si le bol alimentaire est logé dans l'œsophage, on le dissout avec des enzymes protéolytiques. Les blessures de l'œsophage sont des plus sérieuses, puisqu'elles peuvent conduire à un abcès profond du cou ou du médiastin, ou à la formation d'adhérences. Le drainage de tels abcès requiert l'ouverture du thorax.

Brûlures chimiques.   Le client qui avale accidentellement ou intentionnellement un acide fort ou une base forte (comme la soude caustique) est affolé et, de plus, ressent une douleur physique aiguë. Pour pallier cette situation, on procède au nettoyage de l'œsophage avec une grande quantité d'eau. On traite immédiatement l'état de choc, la douleur et les troubles respiratoires, de même qu'on tente de neutraliser la substance chimique.

Une brûlure chimique aiguë de l'œsophage s'accompagne de brûlures graves aux lèvres, à la bouche et au pharynx, d'une douleur lors de la déglutition et, quelquefois, de difficultés respiratoires dues à l'œdème de la gorge ou à l'accumulation de mucus dans le pharynx. Le client peut être sérieusement intoxiqué. On pratique une œsophagoscopie, aussitôt que possible, afin de déterminer l'étendue et la gravité de la brûlure. Si le client est capable d'avaler, on doit lui donner des liquides en petites quantités et faire la succion des sécrétions accumulées dans le pharynx, s'il a de la difficulté à respirer. Si le client a besoin d'une grande quantité de liquides, on peut les lui administrer par voie parentérale.

La corticothérapie permet de supprimer l'inflammation et de réduire l'étendue de la cicatrice et la possibilité de sténose. L'administration d'antibiotiques combat l'infection et empêche le développement d'une médiastinite. On installe une sonde nasogastrique pour assurer l'alimentation du client et l'ouverture de l'œsophage.

Environ une semaine après l'ingestion de substances chimiques, on peut effectuer tous les jours le passage dans l'œsophage d'une bougie dilatatrice (bougirage), en commençant par une bougie n° 28 Fr. Lorsque la lumière du tube est « stable », on peut cesser l'insertion de bougies.

Parfois, un client est admis une fois la phase aiguë passée, mais son œsophage présente plusieurs points de sténose ; on dilate celui-ci par un bougirage peroral. En cas d'insuccès, on tente le procédé de bougirage rétrograde. On pratique une gastrostomie et on demande au client d'avaler un fil de soie tressé. Une extrémité de ce fil sort par l'ouverture de la gastrostomie et l'autre extrémité par le nez. On noue les deux extrémités qui forment alors une boucle complète. On obtient la dilatation désirée en tirant vers le haut, à l'aide du fil, des bougies de plus en plus grosses. Il est important que ce fil demeure en place tout le temps du traitement. On maintient l'ouverture de la gastrostomie à l'aide du tube à gastrostomie, dont on se sert pour alimenter le client, si nécessaire.

Perforation. L'œsophage est un siège courant de blessures. Une perforation peut être causée par une blessure par balle ou par arme blanche dans la région du cou ou de la poitrine, de même que par un instrument chirurgical pendant un examen ou une dilatation. Une perforation spontanée de l'œsophage peut se produire pendant le vomissement.

Le client ressent une douleur spontanée, suivie de dysphagie. Une infection, de la fièvre et une leucocytose peuvent se produire. Dans certains cas, on observe aussi des signes d'emphysème sous-cutané et de pneumothorax. Un examen aux rayons X et une œsophagographie permettent de découvrir le siège de la perforation.

Traitement. À cause du très haut risque d'infection, on donne au client des antibiotiques à large spectre d'action. On introduit une sonde nasogastrique, pour faire la succion et réduire la quantité de sucs gastriques susceptible de refluer vers l'œsophage et le médiastin. Aucune nourriture n'est donnée par la bouche, mais on subvient aux besoins nutritionnels du client par la suralimentation intraveineuse. Lorsque le chirurgien a refermé la plaie, la préoccupation principale de l'équipe soignante est la nutrition du client. On préfère la suralimentation parentérale à la gastrostomie, car celle-ci peut causer un reflux dans l'œsophage. Selon la région de l'incision et la nature de l'intervention chirurgicale, les soins infirmiers postopératoires seront semblables à ceux qu'on donne aux clients ayant subi une opération à la cage thoracique ou à l'abdomen.

Diverticule de l'œsophage

Physiopathologie. Un *diverticule* de l'œsophage est un sac ou une protrusion de la muqueuse et de la sous-muqueuse à travers une paroi musculaire faible (diverticule de *pulsion*). Si la paroi de l'œsophage est tirée vers l'extérieur par des ganglions lymphatiques péribronchiaux enflammés ou scarifiés, on parle alors de *diverticule de traction* (*Figure 31-6*).

Diverticule pharyngo-œsophagien. Le diverticule le plus courant, qui survient plus souvent chez l'homme que chez la femme, est le diverticule pharyngo-œsophagien de pulsion (pulsion de Zenker). Il se produit vers l'arrière, dans la ligne médiane du cou, à travers le muscle crico-pharyngien. Le client a de la difficulté à avaler, et il ressent une gêne au niveau du cou. Il peut se plaindre d'éructation, de régurgitation d'aliments non digérés et de gargouillements après avoir mangé. Le diverticule se remplit de liquide ou de nourriture ; lorsque le client se couche, la nourriture non digérée est régurgitée et entraîne de la toux, à la suite de l'irritation de la trachée. Comme la nourriture logée dans le

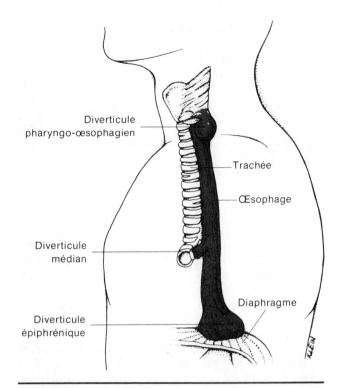

Figure 31-6 Ce dessin montre les endroits où peuvent se produire des diverticules de l'œsophage. Le siège détermine la position de l'incision chirurgicale.

diverticule se décompose, le client a souvent une haleine fétide et un goût amer dans la bouche.

Diagnostic. Pour déterminer la nature exacte et la localisation du diverticule, on fait des radiographies à l'aide d'une substance opaque, le baryum. L'œsophagoscopie est d'ordinaire contre-indiquée, à cause du danger de perforation du diverticule et de la médiastinite qui en résulterait. On doit éviter d'installer le tube nasal sans l'aide de l'œsophagoscope, qui permet une vision directe. Parce que le client est souvent en déséquilibre diététique et liquidien, on évalue son état nutritionnel afin de déterminer ses besoins alimentaires.

Traitement. Lorsqu'un client éprouve des difficultés lors de la déglutition, on limite habituellement son régime aux aliments qui s'avalent facilement. On recommande au client qu'il passe ses repas au mélangeur et qu'il y ajoute des vitamines. L'infirmière organise une rencontre entre le diététicien et le client et sa famille, pour discuter de la poursuite des soins à la maison.

Puisque la maladie est progressive, le seul traitement curatif consiste dans l'enlèvement chirurgical du diverticule. Pendant l'opération, on prend soin d'éviter tout traumatisme à l'artère carotide commune et aux veines jugulaires internes. On libère le sac, et on l'excise de la paroi œsophagienne. De plus, on fait souvent une myotomie du muscle crico-pharyngien, de façon à éliminer la spasticité de la musculature qui contribuerait à la réapparition des symptômes.

Diverticules médian et épiphrénique. L'apparition d'un diverticule dans la partie médiane de l'œsophage est moins fréquente ; les symptômes sont moins aigus, et l'intervention chirurgicale n'est habituellement pas nécessaire.

Les *diverticules épiphréniques* sont des diverticules de pulsion assez gros, qui se situent dans la partie inférieure de l'œsophage, juste au-dessus du diaphragme, et quelquefois plus haut. On pense qu'ils sont reliés à un mauvais fonctionnement du sphincter œsophagien inférieur. On n'a recours à l'opération que si les symptômes sont importants ou qu'ils s'aggravent avec le temps. On utilise alors une approche transthoracique (thoracotomie) ; dans ce cas, les soins infirmiers qui précèdent et qui suivent l'opération sont semblables à ceux donnés aux clients ayant subi une intervention chirurgicale au thorax (voir aux pages 355 à 365).

Après l'opération, le client est nourri avec une sonde nasogastrique qui a été insérée pendant l'opération. On peut lui donner n'importe quel liquide, à condition de bien noter la quantité et la nature de ce liquide. Après chaque gavage, on doit irriguer la sonde soigneusement avec de l'eau. On doit examiner la plaie pour s'assurer qu'il n'y a pas d'écoulement de liquide provenant de l'œsophage et de développement d'une fistule.

Si le risque opératoire est trop grand, le traitement médical est semblable à celui d'un client souffrant d'un ulcère gastro-duodénal : diète légère, antiacides, anticholinergiques, abstinence de café, d'alcool et de tabac (voir à la page 684). De plus, on prévient le reflux par les mesures suivantes : (1) en gardant la tête élevée, (2) en évitant de se coucher dans les deux heures qui suivent le repas, (3) en évitant la compression abdominale causée par la posture et les vêtements, (4) en prenant des repas légers, et (5) en perdant l'excès de masse.

Achalasie de l'œsophage

Le terme *achalasie* est utilisé pour désigner une obstruction fonctionnelle de l'œsophage, ainsi qu'une dilatation importante de celui-ci. Elle s'accompagne d'habitude d'un manque d'activité péristaltique au niveau de l'œsophage et, souvent, de l'incapacité du sphincter œsophagien de se relâcher, après la déglutition. Le rétrécissement de l'œsophage, juste au-dessus de l'estomac, amène une dilatation graduelle de l'œsophage dans la partie supérieure du thorax, causant, comme symptôme, une déglutition difficile des solides et des liquides. Le client a la sensation que la nourriture demeure coincée dans la partie inférieure de l'œsophage ; à mesure que cette affection progresse, la régurgitation des aliments est fréquente. Elle est quelquefois spontanée. Parfois, le client se fait vomir pour se soulager du malaise provenant de la distension prolongée de l'œsophage par les aliments qui y séjournent trop longtemps. Des complications pulmonaires peuvent se produire à la suite d'un reflux du contenu œsophagien (pneumonie par aspiration). On croit que la cause de cette maladie est la dégénérescence des nerfs qui conduisent l'influx nerveux aux muscles involontaires de l'œsophage. Les bouleversements affectifs aggravent la situation. Des cinéradiographies au baryum qui montrent une dilatation marquée de la partie supérieure de l'œsophage et le rétrécissement de sa partie inférieure confirment le diagnostic d'achalasie. On fait aussi une œsophagoscopie pour s'assurer qu'il n'y a pas de cancer.

Traitement. Les opinions divergent quant au traitement le plus adéquat pour l'achalasie de l'œsophage. Le traitement conventionnel de l'achalasie consiste à dilater sans tarder la partie rétrécie de l'œsophage à l'aide du ballon de Mosher, introduit par la bouche puis gonflé (*Figure 31-7*). La dilatation rapide du ballon produit une douleur dans la région sous-xiphoïde ; il faut donc donner au client un analgésique ou un tranquillisant avant le traitement.

D'autres agents de dilatation (bougirage), tels que les bougies French ou les dilatateurs à poids de mercure, ne sont pas efficaces, car l'achalasie n'est pas une sténose mais l'incapacité du sphincter inférieur de l'œsophage de se détendre. La dilatation hydrostatique donne habituellement de bons résultats, mais la dilatation requise peut causer une rupture de l'œsophage, chez un petit nombre de clients.

Dans le cas d'achalasie avancée ou de lésions plus résistantes, on pratique une *œsophagomyotomie*, ou dissociation des fibres musculaires entourant la partie rétrécie de l'œsophage, pour permettre à la muqueuse de déborder par l'ouverture (*Figure 31-7*). Cette intervention produit de bons résultats et permet au client d'avaler des aliments sans qu'il y ait d'obstruction. Cette méthode a pour désavantage qu'environ le tiers des clients souffrent de reflux du contenu gastrique vers l'œsophage. Lorsque l'opération ci-dessus comprend l'extrémité du cardia de l'estomac, elle porte le nom de *cardiomyotomie*.

Récemment, Ellis (Lahey Clinic) a démontré que la chirurgie est préférable dans les cas d'achalasie récente. Son étude indique que la dilatation est douloureuse, traumatique et comprend un risque certain de rupture de la partie distale de l'œsophage. De plus, lorsqu'on pratique une intervention chirurgicale, la technique de dilatation ayant échoué, la scarification de la paroi amincie de l'œsophage, causée par la technique initiale, rend difficile l'obtention du relâchement du sphincter de l'œsophage.

Spasme œsophagien diffus

Le spasme œsophagien diffus est un désordre moteur de l'œsophage, diagnostiqué lors de l'examen de la pression de l'œsophage. Il se manifeste habituellement chez les personnes âgées et dans les premières phases de l'achalasie. Le client a alors de la difficulté à avaler (odynophagie), de la dysphagie, et des douleurs à la poitrine ou au dos.

Le traitement ordinaire consiste à administrer des sédatifs, à éviter les aliments et les liquides qui aggravent les symptômes, et à éliminer les sources de tension. La nitroglycérine et les nitrites à action prolongée placés sous la langue soulagent les douleurs sous-sternales. Plus tard, il peut être nécessaire d'utiliser la dilatation pneumatique, si les examens manométriques indiquent une augmentation de la pression du sphincter œsophagien inférieur.

Hernie hiatale et œsophagite par reflux gastro-œsophagien

Physiopathologie et manifestations cliniques. L'œsophage pénètre dans l'abdomen par une ouverture du diaphragme pour se vider, à son extrémité inférieure, dans la partie supérieure de l'estomac. Normalement, l'ouverture

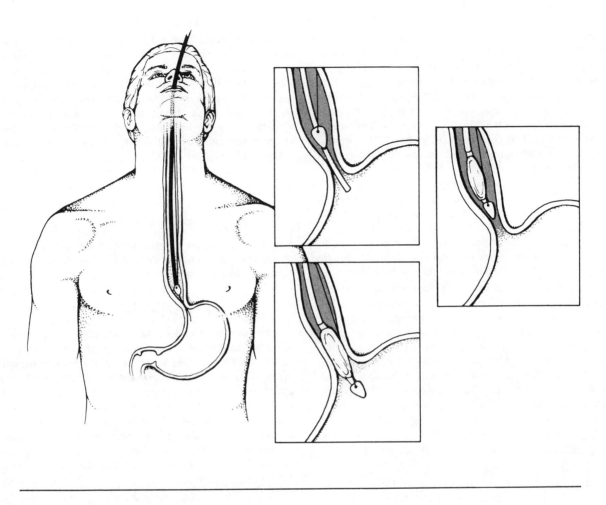

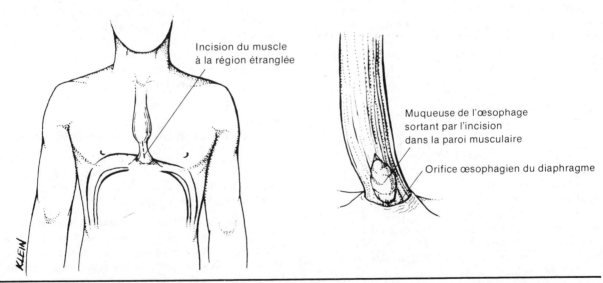

Incision du muscle
à la région étranglée

Muqueuse de l'œsophage
sortant par l'incision
dans la paroi musculaire

Orifice œsophagien du diaphragme

Figure 31-7   (*En haut*) Intervention chirurgicale mineure. Dilatation de la portion inférieure de l'œsophage par la technique du ballon de caoutchouc dans le cardiospasme (achalasie). Le dilatateur est passé, guidé par le fil qui a déjà été avalé, dans la portion supérieure de l'estomac. Lorsque le ballon est dans la bonne position, il est gonflé à une pression suffisante pour dilater la région rétrécie de l'œsophage. (*Source :* Olsen, Ellis and Creamer. « Achalasia of the cardia ». *Amer J. Surg.*, 93, p. 299 à 307.) (*En bas*) Intervention chirurgicale majeure. Traitement de l'achalasie. On atteint le devant de l'œsophage en passant par le côté gauche. On pratique une incision sur le tissu musculaire de l'œsophage, et la muqueuse libérée sort par l'incision. La séparation des fibres musculaires réduit le rétrécissement de la partie inférieure de l'œsophage et permet au client d'avaler de nouveau normalement.

du diaphragme encercle étroitement l'œsophage ; par conséquent, l'estomac s'étend uniquement à l'intérieur de l'abdomen. Dans l'*hernie hiatale* (ou *diaphragmatique*), l'orifice du diaphragme, à travers lequel passe l'œsophage, s'élargit, et la partie supérieure de l'estomac remonte dans la partie inférieure du thorax. Cette complication peut exister sans que le client ne témoigne d'aucun symptôme. Ce n'est que lorsque le sphincter de l'extrémité inférieure de l'œsophage ne fonctionne plus que le reflux se produit et que les symptômes apparaissent.

Les questions à poser au client sont les suivantes : Où se situe la douleur ? Quand a-t-elle commencé ? Se fait-elle sentir avant ou après les repas ? Combien de temps dure-t-elle ? Survient-elle fréquemment ? Quels sont les facteurs qui l'aggravent ou la soulagent ? Quels aliments augmentent la douleur ? La douleur est-elle reliée au changement de position ? Le fait de se redresser soulage-t-il la douleur ?

Il existe souvent une sensation de plénitude au bas du thorax, et un bruit de clapotage, noté dans la région sous-sternale des clients dont l'hernie hiatale est très marquée. De plus, le suc gastrique, produit par la muqueuse stomacale, a tendance à séjourner dans la partie de l'estomac située au-dessus du diaphragme : cela peut entraîner des ulcérations et des saignements. Finalement, l'action érosive du suc gastrique, sur l'estomac et la partie inférieure de l'œsophage, produit une *œsophagite*, accompagnée de douleur et de malaise dans la région sous-sternale.

Tous ces symptômes rendent le client mal à l'aise et souvent très malade, surtout s'il y a des saignements.

Traitement.   Lorsqu'on rencontre par hasard, lors d'un examen radiologique, des hernies asymptomatiques, aucun traitement n'est nécessaire. Plusieurs de ces hernies sont dues à un *glissement* de l'estomac (de type œsophago-gastrique axial) dans le thorax lorsque le client est couché, mais l'estomac reprend sa position normale lorsque le client est debout. Le client atteint de ce type de hernie doit prendre des antiacides et éviter de se coucher après les repas (s'il le fait, la tête de son lit doit être surélevée). Il doit aussi éviter de porter des vêtements serrés et de soulever des charges lourdes. Le traitement, qui consiste en partie à perdre de la masse, donne de bons résultats dans 90% des cas. Pour combattre les douleurs et les brûlures d'estomac aiguës, on peut donner au client une solution orale de mucilage (telle que l'Oxaïne-M, qui contient à la fois un antiacide et un anesthésique local). Certains médecins recommandent de prendre du diazépam (Valium) quelques minutes avant les repas.

La hernie hiatale *par roulement* (concentrique, para-œsophagienne) cause sans cesse des difficultés et nécessite une intervention chirurgicale. Il en est de même pour les hernies par glissement qui présentent des symptômes. Pour corriger le problème causé par le reflux, le traitement chirurgical le plus récent consiste à enrouler la partie supérieure de l'estomac autour de l'œsophage (fundoplication) afin de rétablir une barrière à haute pression contre le reflux. Certains chirurgiens préfèrent utiliser d'autres techniques, la valvuloplastie par exemple.

Soins infirmiers postopératoires.   Les soins postopératoires immédiats sont identiques à ceux que l'on donne à tous les clients ayant subi une thoracotomie ou une laparo-tomie. Chez les clients qui ont subi une thoracotomie, on insère un tube thoracique que l'on relie à un système de succion fermé. Le drain est habituellement enlevé un ou deux jours après l'opération, lorsque les poumons ont repris leur expansion normale. On donne des aliments et des liquides dès le deuxième ou le troisième jour après l'opération, et on en augmente progressivement la quantité, selon la tolérance du client. Chez certains clients, la présence d'œdème à l'endroit où l'œsophage traverse le diaphragme retarde le début de l'alimentation. Cet œdème disparaît habituellement au bout de deux ou trois jours.

Varices œsophagiennes

Les varices de la partie inférieure de l'œsophage sont une manifestation secondaire de la cirrhose du foie. Ce sujet est traité au chapitre 36.

Cancer de l'œsophage

Incidence et causes de la maladie.   Au moins 4% des décès causés par le cancer, aux États-Unis, sont dus au cancer de l'œsophage ; plus des deux tiers des personnes atteintes de cette maladie sont des hommes, dont l'âge varie entre 50 ans et 70 ans. Un traumatisme chronique, causé par l'usage fréquent de l'alcool, du tabac, des aliments épicés, et une mauvaise hygiène buccale semble être un facteur prédisposant. En Orient, on soupçonne que la consommation de grandes quantités de thé très chaud contribue au taux élevé d'affections malignes de l'œsophage.

Physiopathologie.   Malheureusement, le client peut avoir une lésion ulcéreuse de l'œsophage, à un stade avancé, sans qu'il en ressente les symptômes. Une tumeur maligne de type spinocellulaire épidermoïde peut s'étendre sous la muqueuse œsophagienne ou dans les couches musculaires, traverser celles-ci, et atteindre les ganglions lymphatiques. Lors des stades plus avancés de la maladie, on note une obstruction de l'œsophage, qui s'accompagne parfois d'une perforation du médiastin et d'une érosion des gros vaisseaux.

Objectifs et interventions de l'infirmière

Les soins du client que l'on sait atteint d'un cancer de l'œsophage ou chez qui l'on soupçonne cette affection visent la détection et la consultation médicale, ainsi qu'un traitement tant curatif que palliatif.

Évaluation initiale.   Malheureusement, quand les symptômes caractéristiques du cancer de l'œsophage se manifestent, la maladie est déjà très avancée. Ces symptômes sont les suivants : une dysphagie, ressentie d'abord lors de la déglutition des solides, puis des liquides ; une sensation d'avoir une boule dans la gorge, de la douleur lors de la déglutition ; une douleur sous-sternale ou une sensation de plénitude ; et, plus tard, la régurgitation d'aliments non digérés accompagnés d'une haleine fétide et de hoquet. Au début, le client ressent, par intermittence, une difficulté à avaler, et celle-ci augmente graduellement. En premier, seuls les aliments solides causent cette difficulté, mais, à mesure que la tumeur progresse et que l'obstruction devient plus complète, même les liquides ne peuvent plus passer dans l'estomac. La régurgitation des aliments et de la salive apparaît ; l'hémorragie survient parfois et, petit à petit, le client perd de la masse et des forces à cause de l'inanition. Les symptômes ultérieurs comprennent des douleurs sous-sternales, le hoquet, des difficultés respiratoires et une haleine fétide. *Entre l'apparition des premiers symptômes et le moment où le client décide d'aller voir le médecin, il peut s'écouler de 12 à 18 mois.* Par conséquent, l'infirmière doit insister sur le fait que toute personne éprouvant des difficultés à avaler doit voir son médecin immédiatement.

Traitement. L'infirmière cherche à soulager la douleur physique et psychologique du client pendant les examens diagnostiques et le traitement. Ses interventions sont de même nature que celles décrites dans les paragraphes sur le traitement général des maladies de l'œsophage. Elles visent à maintenir ouvertes les voies respiratoires du client, à s'assurer qu'il pratique une bonne hygiène buccale et que sa nutrition est adéquate, ainsi qu'à rassurer le client et les membres de sa famille, consciente de la gravité de la situation.

Soins palliatifs. Les objectifs à long terme visent à aider le client et sa famille à se préparer aux conséquences d'une maladie fatale. L'infirmière doit les aider à identifier leurs ressources et les personnes qui pourront les aider, telles que l'infirmière en santé communautaire, le personnel de l'unité de soins palliatifs et les conseillers spirituels.

Diagnostic et traitement

Diagnostic. La radiographie de l'œsophage, l'examen cytologique, les lavements œsophagiens, les examens radiologiques avec une substance de contraste, et l'œsophagoscopie permettent au médecin de confirmer son diagnostic. Il fait d'habitude une bronchoscopie, surtout lorsque la tumeur siège dans la partie médiane de l'œsophage ou dans son tiers supérieur, afin de déterminer si la trachée a été envahie par la tumeur et s'il est possible d'enlever la tumeur. La médiastinoscopie sert à vérifier si les ganglions et les autres organes médiastinaux sont atteints. Le cancer de la partie inférieure de l'œsophage peut être causé par la propagation d'un adénocarcinome de l'estomac.

Traitement. On traite le client par une excision chirurgicale de la lésion, par radiothérapie, ou par une combinaison des deux. En général, on préfère l'intervention chirurgicale pour lutter contre les tumeurs de la partie inférieure de l'œsophage, tandis que pour le traitement de sa partie supérieure, on opte pour la radiothérapie. La radiothérapie cause un rétrécissement de la lésion, ce qui permet une expansion de la lumière de l'œsophage et facilite la déglutition. Peu de clients obtiennent une guérison totale ; on a donc recours à des traitements palliatifs, tels que la gastrostomie, la jéjunostomie, l'œsophagostomie cervicale, la dilatation de la sténose, l'insertion d'un tube prothétique et la chimiothérapie.

Selon le siège de la tumeur, l'opération chirurgicale peut se faire par le thorax, ou par l'abdomen et le thorax. Pour des lésions à la partie inférieure de l'œsophage, on résèque la partie de l'œsophage où siège la tumeur et on rétablit la continuité du tube gastro-intestinal en remontant l'estomac dans le thorax et en y anastomosant l'extrémité proximale de l'œsophage (œsophagogastrostomie). On ferme le thorax après avoir inséré un drain dans la cavité pleurale et l'avoir branché à un système de succion en circuit fermé.

Les lésions du tiers moyen et du tiers supérieur de l'œsophage se prêtent peu à la résection chirurgicale et, heureusement, surviennent moins souvent. Cependant, la technique dans laquelle le chirurgien crée un tunnel au-dessous du sternum et remplace l'œsophage atteint par un bout de jéjunum ou de côlon, a remporté un certain succès. Le procédé qui consiste à introduire un tube de plastique par une incision cervicale permet d'atténuer les symptômes physiques et les effets psychologiques, et d'améliorer la nutrition du client. Dans certains centres hospitaliers, on utilise la radiothérapie avant l'intervention chirurgicale et dans d'autres, après. La méthode idéale de traitement n'a pas encore été découverte ; on donne au client le traitement qui semble le mieux lui convenir. Si la tumeur s'est révélée non opérable, avant ou pendant l'opération, on pratique une gastrostomie comme traitement palliatif, pour permettre l'ingestion d'aliments et de liquides (voir à la page 668).

Soins infirmiers préopératoires. Les clients atteints de carcinome de l'œsophage ont de la difficulté à avaler (dysphagie), souffrent de malnutrition, et sont préoccupés par la gravité de leur état. Un autre problème ennuyeux auquel ils ont à faire face est l'excès de salive. La planification des soins et des interventions de l'infirmière vise à améliorer l'état nutritionnel et physique du client en vue d'un traitement chirurgical ou de la radiothérapie. S'il peut ingérer des aliments par la bouche, on le soumet à une diète solide ou liquide, à forte teneur énergétique et protéinique, pour qu'il prenne de la masse. Sinon, on le nourrit par suralimentation intraveineuse ou parentérale. La pneumonie par aspiration est une complication postopératoire fréquente ; le programme d'enseignement préopératoire doit mettre l'accent sur la rotation du client après l'anesthésie, la respiration profonde, la toux et les exercices. On peut prescrire au client des expectorants et des bronchodilatateurs pour éviter d'éventuelles complications pulmonaires. On encourage également une bonne hygiène buccale, car les régurgitations laissent un goût désagréable dans la bouche.

On doit familiariser le client avec les mesures postopératoires qui seront prises lorsqu'il reprendra conscience après l'anesthésie ; celles-ci comprennent : le drainage en circuit fermé, la succion nasogastrique, les liquides parentéraux et, peut-être, le tube à gastrostomie.

Soins infirmiers postopératoires. Les soins postopératoires sont les mêmes que ceux que l'infirmière prodigue aux clients qui viennent de subir une intervention chirurgicale à la cage thoracique (voir à la page 362). Au réveil, on place le client en position de semi-Fowler, puis en position de Fowler un peu plus tard, pour éviter le reflux des sécrétions gastriques. Lorsque le client va mieux et qu'il peut prendre des liquides, on observe soigneusement s'il régurgite ou souffre de dyspnée. On surveille toute élévation de température, qui indiquerait le passage de liquide du siège de l'opération vers le médiastin.

Si on a inséré un tube prothétique ou pratiqué une anastomose, le client bénéficie d'un conduit fonctionnel entre la gorge et l'estomac. Il aura besoin d'encouragement et de patience quand il commencera à avaler des petites gorgées d'eau et, plus tard, des aliments en purée. Lorsqu'il devient capable d'ingérer de plus grandes quantités de nourriture, on cesse l'alimentation intraveineuse et parentérale. Un tube prothétique (tube de latex souple maintenu béant par une armature de fil métallique) peut facilement être obstrué si la nourriture n'est pas bien mâchée. Après chaque repas, le client doit rester assis pendant au moins deux heures pour faciliter le passage des aliments dans l'estomac. L'infirmière doit encourager le client à manger, car il a souvent peu d'appétit, surtout s'il est traité par irradiation. La participation de la famille de même que la préparation de ses mets favoris peuvent l'aider à manger. S'il ressent des douleurs gastriques, on peut lui donner des antiacides.

Dans de nombreux cas, avant ou après l'opération, l'obstruction partielle ou totale de l'œsophage provoque la salivation excessive. Le même problème se présente lors d'une œsophagostomie. Dans ces cas, on attache un petit sac de plastique à l'ouverture, ou on place un morceau de gaze dans le coin de la bouche, de façon à diriger la salive sur un pansement ou dans un bassin. L'aspiration de la salive dans l'arbre trachéobronchique pourrait entraîner une pneumonie.

Quand le client est prêt à retourner chez lui, on renseigne la famille sur sa nutrition, sur les signes à observer, sur ce qu'il faut faire en cas de complication, sur la meilleure façon d'assurer le confort au client et sur les moyens d'obtenir de l'aide sur les plans matériel et émotionnel.

Pronostic.   Le dépistage précoce d'une tumeur maligne simplifie l'opération de résection et facilite le maintien du fonctionnement du système digestif. Cependant, le taux de mortalité des clients atteints d'un cancer de l'œsophage est élevé à cause de trois facteurs: (1) D'habitude, ces clients sont âgés et présentent donc une incidence élevée de troubles pulmonaires et cardio-vasculaires. (2) Avant que les symptômes significatifs n'apparaissent, la tumeur a déjà envahi les tissus avoisinants. Il est impossible d'exciser une masse tumorale de grande dimension, à cause de la proximité des structures vitales. (3) Les métastases ont tendance à envahir les ganglions lymphatiques voisins, et le lien unique de l'œsophage avec le cœur et les poumons rend ces organes facilement accessibles aux métastases. On a observé la présence de métastases, durant l'opération, dans 45% à 80% des cas qui nécessitaient une intervention chirurgicale.

32

L'évaluation de la fonction digestive et gastro-intestinale

☐ RAPPEL DE PHYSIOLOGIE

Anatomie du tube digestif

Le tube digestif est un tube continu, qui comprend la bouche, l'œsophage, l'estomac, les intestins et l'anus. L'œsophage est situé dans le médiastin de la cavité thoracique, entre la colonne vertébrale, la trachée et le cœur. C'est un tube contractile qui se distend quand la nourriture passe à travers.

L'estomac est situé dans la partie supérieure de l'abdomen, à gauche de la ligne médiane, juste en dessous du diaphragme. C'est une poche dilatable ayant une capacité d'environ 1500 mL. L'abouchement de l'œsophage dans l'estomac s'appelle cardia ou orifice du cardia. Il est formé d'un anneau de muscle lisse, le sphincter œsophagien inférieur qui, en se contractant, ferme le passage entre l'œsophage et l'estomac. La sortie de l'estomac s'appelle pylore. Le muscle lisse de la paroi du pylore, le sphincter du pylore, contrôle la taille de l'ouverture entre l'estomac et l'intestin grêle.

L'intestin grêle est la portion la plus longue (environ les deux tiers) du tube digestif. Il est replié sur lui-même et occupe une grande partie de la cavité abdominale. Il est divisé en trois parties ; une partie supérieure, le *duodénum* ; une partie médiane, le *jéjunum* ; une partie inférieure, l'*iléon*. Le conduit commun à la bile et aux sécrétions pancréatiques se vide dans le duodénum.

La jonction entre l'intestin grêle et le gros intestin se situe généralement dans la partie inférieure droite de l'abdomen. C'est là que se trouve l'appendice vermiculaire. Entre les deux intestins se situe la valvule iléo-cæcale, qui fonctionne de la même manière que les deux sphincters mentionnés plus haut. Le gros intestin est composé d'un segment transverse qui s'étend de la droite à la gauche de l'abdomen, et d'un segment descendant, du côté gauche de l'abdomen. La partie terminale du gros intestin s'appelle rectum et est reliée à l'anus. Le sphincter anal, contrairement aux autres sphincters du tube digestif, est composé de muscle strié et est sous contrôle volontaire.

Apport sanguin au tube digestif. À cause de sa longueur, le tube digestif est nourri en sang par des artères qui naissent de tout le long de l'aorte thoracique et abdominale. Les vaisseaux nourrissant les intestins — les artères mésentériques supérieures et inférieures — sont particulièrement importants. Ces deux artères forment des boucles, ou arcades, qui encerclent l'intestin, en lui fournissant de l'oxygène et des nutriments. Le sang des veines qui drainent l'intestin est enrichi par des nutriments absorbés par la lumière du tube digestif. Ces veines se fusionnent avec d'autres dans l'abdomen pour former un grand vaisseau, la veine porte, qui apporte le sang riche en nutriments jusqu'au foie. Environ 20 % du sang sortant du cœur irrigue le tube digestif ; cette proportion augmente de façon significative après les repas.

Innervation. Le tube digestif est innervé à la fois par la partie sympathique et la partie parasympathique du système nerveux autonome. Les fibres parasympathiques sont situées dans le nerf vague et les nerfs qui émergent du segment sacré de la moelle épinière. De plus, le sphincter supérieur de l'œsophage et le sphincter anal externe sont contrôlés volontairement, et sont innervés par les nerfs somatiques qui émergent, respectivement, des régions cervicale et sacrée de la moelle épinière.

Processus de la digestion

Afin d'accomplir leurs fonctions, toutes les cellules du corps ont besoin de nutriments qui sont dérivés des aliments contenant des protéines, des lipides, des glucides, des vitamines, des minéraux, ainsi que des fibres de cellulose et d'autres matières végétales sans valeur nutritive.

L'ingestion de nourriture est un acte volontaire contrôlé par les sensations conscientes de faim et de satiété, et modifié par le comportement acquis. Ces sensations proviennent des centres supérieurs de l'encéphale, probablement de l'hypothalamus. Ce dernier est influencé par les sensations visuelles et olfactives, les signaux nerveux et hormonaux provenant du tube digestif, et par les modes de comportement.

Les fonctions principales du tube digestif sont les suivantes :

1. Réduire les particules alimentaires en molécules, pour la digestion.
2. Faire passer dans le sang les petites molécules produites par la digestion.
3. Éliminer les aliments non digérés et non absorbés ainsi que d'autres déchets de l'organisme.

Le trajet que suivent les aliments à travers le tube digestif commence dans la bouche, où ils sont mâchés et avalés. Le bol alimentaire passe ensuite à travers l'œsophage jusque dans l'estomac, où il reste pendant un certain temps. Il pénètre ensuite dans l'intestin grêle, où se produit la plus grande partie de la digestion et de l'absorption des nutriments. La nourriture non absorbée passe ensuite dans le côlon (gros intestin) où elle est encore modifiée et emmagasinée avant d'être éliminée (défécation). La figure 32-1 montre un schéma de la structure du tube digestif. La longueur totale du tube digestif est d'environ sept à neuf mètres.

De grandes quantités de liquides contenant des hormones et des enzymes sont sécrétées dans le tube digestif afin d'aider la digestion, l'absorption et l'élimination. Environ huit litres de sécrétions sont produites quotidiennement par le tube digestif, mais moins de 200 mL sont excrétés dans les fèces. Cela illustre la très grande capacité d'absorption du tube digestif.

- Une modification de la capacité d'absorption du système digestif peut causer de sérieuses altérations à l'équilibre des liquides de l'organisme.

Motilité et sécrétions gastro-intestinales

La *motilité* est la propriété des muscles des parois du tube digestif de se contracter de manière coordonnée afin de déplacer la nourriture et les sécrétions de la bouche à l'anus. On appelle *péristaltisme* ces contractions rythmiques. Alors que la nourriture se déplace à travers le tube digestif, elle entre en contact avec une grande quantité de sécrétions qui permettent la dégradation et la digestion des particules alimentaires (*Figure 32-2*).

Digestion orale.   La première sécrétion rencontrée est la salive, qui est libérée dans la bouche par les glandes salivaires à un rythme d'environ 1,5 L par jour. La salive contient une enzyme, la *ptyaline*, ou amylase salivaire, qui sert à la digestion de l'amidon. Elle sert aussi de solvant aux molécules alimentaires qui stimulent les papilles gustatives. Le réflexe de la salivation se déclenche lorsqu'on mange, qu'on regarde et qu'on sent des aliments, et même lorsqu'on pense à de la nourriture. La fonction principale de la salive est de lubrifier la nourriture lorsqu'elle est mâchée, facilitant ainsi la déglutition.

Déglutition.   La déglutition, le début de la propulsion de la nourriture, est contrôlée volontairement. Elle est contrôlée par le centre de la déglutition, situé dans le bulbe rachidien du système nerveux central. Des efforts volontaires pour déglutir sont inefficaces tant qu'il n'y a pas quelque chose à avaler, comme de l'air, de la salive, ou de la nourriture. Lorsque les aliments sont avalés, l'épiglotte se déplace et couvre l'ouverture trachéale afin de prévenir l'aspiration de nourriture dans les poumons. Lors de la déglutition, le bol alimentaire est propulsé dans la partie supérieure de l'œsophage. Les muscles lisses des parois de l'œsophage entreprennent alors une série de contractions rythmiques de haut en bas qui déplacent le bol alimentaire du haut de l'œsophage jusque vers l'estomac. Pendant le péristaltisme œsophagien, le sphincter œsophagien inférieur, à la jonction de l'œsophage et de l'estomac, se détend, permettant ainsi au bol alimentaire de pénétrer dans l'estomac. Après, ce sphincter se referme afin de prévenir un reflux du contenu gastrique vers l'œsophage.

- Lorsqu'un reflux du contenu acide de l'estomac vers l'œsophage se produit, on ressent un malaise au-dessous du sternum, une sorte de brûlure (pyrosis).

Activité gastrique.   Dans l'estomac, la nourriture est exposée au suc gastrique, dont la caractéristique la plus importante est d'être très acide. Cette acidité (*p*H allant jusqu'à 1) est causée par la sécrétion d'acide chlorhydrique par les glandes de l'estomac. Le volume quotidien des sécrétions gastriques est de 2,5 L. Celles-ci ont pour but de faciliter la digestion, en dégradant la nourriture en composantes plus facilement absorbables. La sécrétion d'acide chlorhydrique est stimulée par l'absorption de nourriture. Entre les repas, le taux de sécrétion d'acide dans l'estomac est faible.

- Les personnes qui sécrètent chroniquement des quantités excessives d'acide gastrique sont susceptibles de souffrir d'ulcère gastrique ou duodénal.

Les sécrétions gastriques contiennent aussi de la pepsine, une enzyme qui joue un rôle important dans la digestion des protéines.

Un autre composant des sécrétions gastriques, le *facteur intrinsèque*, est synthétisé par les cellules de l'estomac. Il se combine à la vitamine B_{12} des aliments afin de lui permettre d'être absorbée dans l'iléon.

- En l'absence du facteur intrinsèque, la vitamine B_{12} ne peut pas être absorbée, ce qui cause l'anémie pernicieuse. Des recherches ont montré que la mort d'un animal après qu'on lui a enlevé l'estomac est causée par la perte du facteur intrinsèque.

Des contractions péristaltiques de l'estomac propulsent son contenu à travers le pylore. Les grosses particules alimentaires ne peuvent pas passer par le sphincter pylorique, et sont ramenées vers l'estomac. De cette façon, la nourriture dans l'estomac est mélangée mécaniquement et est dégradée en plus petites particules. Ainsi, certains repas restent dans l'estomac pendant une demi-heure, alors que d'autres y demeurent plusieurs heures, selon la taille des particules alimentaires, la composition du repas, etc.

Le péristaltisme de l'estomac et les contractions du sphincter pylorique permettent à la nourriture partiellement digérée d'entrer dans l'intestin grêle à un rythme qui permet une absorption efficace des nutriments.

Sécrétions intestinales.   Les sécrétions du *duodénum* proviennent du pancréas, du foie, et des glandes des parois de l'intestin lui-même. La caractéristique principale de ces sécrétions est leur contenu élevé en enzymes digestives.

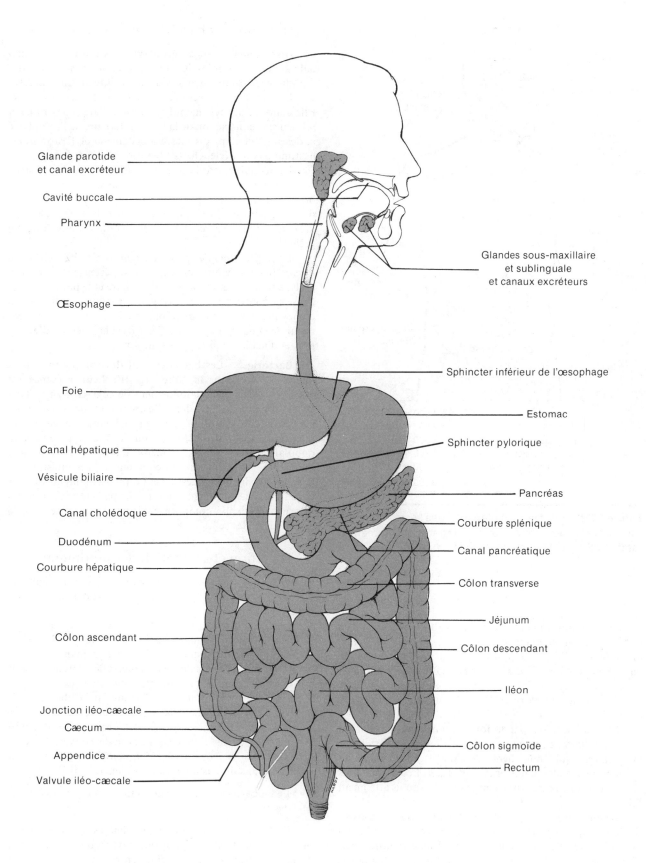

Figure 32-1   Schéma du système digestif. (*Source :* E.E. Chaffee et E.M. Greisheimer. *Basic Physiology and Anatomy*, 3e éd., Philadelphie, J.B. Lippincott.)

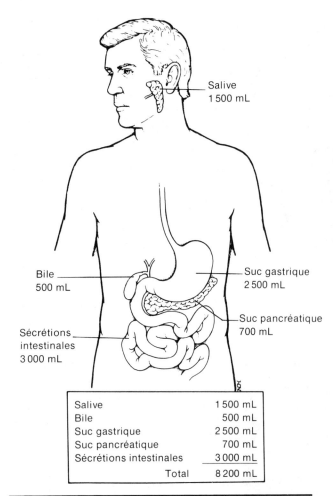

Figure 32-2 Volume quotidien total des sécrétions du tube digestif. (*Source :* A. Bowen. « Intravenous Alimentation in Surgical Patients », *Mod. Med.*)

La sécrétion pancréatique est alcaline, à cause de sa forte teneur en *bicarbonate*. Cela sert à neutraliser l'acide, provenant de l'estomac, qui entre dans le duodénum. Le pancréas sécrète aussi des enzymes digestives : la *trypsine*, qui aide à la digestion des protéines ; l'*amylase*, qui facilite la digestion de l'amidon ; et la *lipase*, qui sert à la digestion des graisses.

La bile (sécrétée par le foie et emmagasinée dans la vésicule biliaire) contient des sels biliaires, le *cholestérol* et la *lécithine*, qui émulsifient les graisses ingérées et les rendent plus faciles à digérer et à absorber. Les sels biliaires sont eux-mêmes réabsorbés dans le sang lorsqu'ils atteignent l'iléon.

Les sécrétions des glandes intestinales sont composées de mucus, qui recouvre les cellules et protège le duodénum des effets néfastes de l'acide chlorhydrique, d'hormones, d'électrolytes et d'enzymes. La quantité quotidienne de sécrétions intestinales est composée d'environ 1 L de suc pancréatique, 0,5 L de bile, et 3 L provenant des glandes de l'intestin grêle.

Hormones et bactéries gastro-intestinales

Hormones.   On a découvert trois hormones principalement responsables du contrôle du taux de sécrétion des liquides gastro-intestinaux et de la motilité du tube digestif.

La *gastrine* est sécrétée par les cellules de l'estomac. Elle contrôle partiellement la sécrétion d'acide gastrique et influence la contraction de la partie inférieure de l'œsophage et des sphincters pyloriques. La distension de l'estomac est le stimulus qui déclenche la libération de la gastrine.

La *sécrétine*, produite par les muqueuses de la partie supérieure de l'intestin grêle, stimule la sécrétion de bicarbonate dans le suc pancréatique et inhibe la sécrétion d'acide gastrique. Le stimulus qui déclenche la libération de la sécrétion est l'entrée d'acide de l'estomac dans l'intestin grêle.

La *cholécystokinine-pancréozymine* (CCK-PZ), elle aussi libérée par les cellules de la partie supérieure de l'intestin grêle, agit à la fois sur la vésicule biliaire et le pancréas : elle cause la contraction de la vésicule et stimule la libération d'enzymes digestives par le pancréas. Le stimulus déclencheur de la libération de la CCK-PZ est la présence d'acides gras et d'acides aminés dans l'intestin grêle.

Bactéries.   Les bactéries sont des composantes normales du contenu du tube digestif. Leur présence est essentielle au bon fonctionnement de celui-ci. Peu de bactéries sont présentes dans l'estomac et dans la partie supérieure de l'intestin grêle, probablement à cause des sécrétions acides de l'estomac, qui les tuent. Toutefois, la population bactérienne augmente dans l'iléon et devient une composante majeure du contenu du gros intestin. Les bactéries facilitent la digestion et synthétisent des nutriments essentiels qui, autrement, n'auraient pas été absorbés. La masse bactérienne compose environ dix pour cent de la masse sèche des selles.

Digestion et absorption des nutriments

La nourriture, ingérée sous forme de lipides, de protéines et de glucides, est dégradée en ses nutriments par le processus de la digestion.

La digestion des *glucides* commence dans la bouche par la dégradation de l'amidon grâce à l'action de l'amylase salivaire. Elle se poursuit dans l'œsophage, mais est freinée dans l'estomac par l'acide gastrique. Elle reprend dans le duodénum grâce à l'action de l'*amylase pancréatique*. L'aboutissement de tout ce processus est la libération de petites molécules de sucre, connues sous le nom de *disaccharides* (sucrose, maltose, galactose). Les enzymes attachées aux cellules de la muqueuse intestinale convertissent les disaccharides en *monosaccharides*, comme le glucose et le fructose, qui sont ensuite absorbés dans le sang.

• Le glucose est la principale source d'énergie des cellules des tissus.

Les *protéines* sont de longues chaînes d'acides aminés liés chimiquement. L'acide chlorhydrique de l'estomac permet de dégrader les protéines en plus petites particules qui sont plus vulnérables à l'action des enzymes digestives. La digestion des protéines débute dans l'estomac par l'action de la pepsine et se poursuit dans le duodénum par l'action des enzymes pancréatiques, telles que la trypsine. Après que les protéines ont été dégradées en acides aminés, ceux-ci sont activement absorbés à travers les cellules de la muqueuse de l'intestin grêle dans le sang. Les tissus utilisent les acides aminés pour synthétiser les protéines dont ils sont constitués.

Les *lipides* doivent être séparés en petites gouttes (émulsifiés), afin d'être attaqués par les enzymes digestives. L'émulsification est le résultat du barattage se produisant dans l'estomac et le duodénum et du contact des graisses avec les sels biliaires. La lipase pancréatique dégrade ensuite les graisses émulsifiées en monoglycérides et en acides gras. Ces *micelles* se dirigent vers la muqueuse intestinale où elles sont absorbées. À l'intérieur de la muqueuse, les acides gras se recombinent en graisse et entrent dans les canaux chylifères (qui font partie du système lymphatique) pour ensuite rejoindre le flux sanguin. Les tissus utilisent les graisses comme combustibles ; la graisse excédentaire est emmagasinée dans les cellules adipeuses qui sont largement répandues à travers le corps.

Les *vitamines* sont absorbées sans avoir été modifiées grandement par le tube digestif. Les vitamines liposolubles A, D, E et K sont absorbées par un mécanisme similaire à celui décrit plus haut, dans le cas des graisses. La vitamine B_{12} est absorbée après avoir été combinée au facteur intrinsèque, dont il a été question plus haut.

Les *minéraux*, tels que le calcium et le fer, sont absorbés au niveau de l'intestin grêle. L'absorption du calcium nécessite la présence de vitamine D, et elle est modifiée par l'action de l'hormone parathyroïdienne.

- L'ingestion de fer est nécessaire pour remplacer les petites quantités de fer perdues normalement par l'organisme, mais seulement une très faible partie du fer ingéré peut être absorbée. Par conséquent, le traitement des personnes souffrant de déficience en fer par thérapie orale est un processus à long terme.

Une faible partie de l'*eau* et des *électrolytes* du régime alimentaire et des huit litres de sécrétions gastro-intestinales quotidiens est excrétée dans les selles.

Péristaltisme intestinal

Le péristaltisme propulse le contenu de l'intestin grêle vers le côlon. Les ondes péristaltiques intenses sont responsables des gargouillements émanant du tube digestif par moments. En plus des contractions péristaltiques, il se produit des contractions segmentaires du muscle lisse intestinal. Ces contractions ne propulsent pas la nourriture vers le côlon ; elles la mélangent et l'écrasent afin de faciliter la digestion et l'absorption. La nourriture qui quitte l'intestin grêle doit passer par la valvule iléo-cæcale avant d'entrer dans le côlon. Cette valvule est habituellement fermée afin de prévenir un reflux du contenu du côlon vers l'intestin grêle. Cependant, elle s'ouvre brièvement après chaque onde péristaltique afin de permettre le passage d'une partie de la nourriture. La première partie d'un repas atteint habituellement la valvule iléo-cæcale environ quatre heures après son ingestion et toute la nourriture non absorbée est passée dans le côlon de huit à neuf heures après la fin du repas.

Les mouvements du côlon consistent en mouvements péristaltiques relativement faibles qui déplacent le contenu de celui-ci lentement, et en fortes contractions péristaltiques qui propulsent la nourriture sur de grandes distances. Lorsque le contenu de l'intestin atteint et distend le rectum, on ressent l'envie de déféquer. Le fait de manger stimule les contractions puissantes du côlon, ce qui donne envie de déféquer peu après les repas. Ce réflexe est la cause de la défécation après les repas chez les enfants. Toutefois, chez les adultes, les habitudes et les facteurs culturels sont plus importants que ce réflexe pour déterminer l'heure de l'élimination. La première partie du repas atteint le rectum environ 12 heures après avoir été ingérée. Le transport du rectum à l'anus est beaucoup plus lent, et jusqu'à un quart du repas peut encore être dans le rectum trois jours après l'ingestion. Ce ralentissement permet une réabsorption efficace de l'eau et des électrolytes.

Défécation

La distension du rectum entraîne, par réflexe, des contractions de ses muscles et la relaxation du sphincter anal interne, qui est ordinairement fermé. Lorsqu'on désire déféquer, le sphincter anal externe se relaxe volontairement, permettant ainsi l'expulsion du contenu du côlon. Normalement, le sphincter anal externe est maintenu en état de contraction tonique. Ainsi, la défécation peut être vue comme étant un réflexe spinal pouvant être inhibé volontairement en gardant le sphincter anal externe fermé. À cet égard, elle est similaire à la miction. La contraction des muscles abdominaux facilite le vidage du côlon.

- La présence de lésions neurologiques qui bloquent l'innervation du rectum affaiblit l'efficacité de l'évacuation réflexe, ce qui peut causer une rétention anormale de matières fécales (fécalome).

En moyenne, les humains défèquent une fois par jour, mais ceci est extrêmement variable. Certaines personnes défèquent plusieurs fois par jour, alors que d'autres ne le font que quelques fois par semaine. Des changements dans les habitudes de défécation peuvent refléter une maladie du côlon. Une augmentation du rythme des défécations est appelée *diarrhée*, alors qu'une diminution est appelée *constipation*.

Fèces et flatuosités. Les fèces (selles) sont composées d'aliments non digérés, de matériaux inorganiques, d'eau et de bactéries. Leur composition est peu affectée par des changements de régime alimentaire, car une grande partie des matières fécales est d'origine non alimentaire, dérivée du tube digestif. Cela explique que des quantités appréciables de matières fécales soient expulsées même après un jeûne prolongé. La couleur brune des fèces est due à la dégradation de la bile par les bactéries intestinales. Lors d'une obstruction du canal cholédoque, la bile est absente de l'intestin, et les selles deviennent blanches (selles acholiques). L'odeur des fèces est en grande partie causée par la formation de produits chimiques, particulièrement l'indole et le scatole, par les bactéries intestinales.

Le tube digestif contient normalement environ 150 mL de gaz. Le gaz expulsé par la partie supérieure du tube digestif (éructation) est causé par de l'air avalé. Le gaz expulsé par la partie inférieure du tube digestif (flatuosités) est composé d'air avalé et de gaz produit par les bactéries dans le côlon. Le gaz du côlon contient du méthane, de l'hydrogène sulfuré, de l'ammoniac et d'autres gaz nuisibles. Ces gaz peuvent être absorbés par la circulation porte et détoxiqués par le foie.

- Les clients souffrant d'une maladie du foie sont fréquemment traités avec des antibiotiques afin de réduire le nombre de bactéries du côlon et ainsi inhiber la production de gaz toxiques.

☐ PHYSIOPATHOLOGIE

Les anomalies de l'appareil digestif sont nombreuses et illustrent chaque type de trouble majeur affectant les autres organes. La figure 32-3 illustre les différents types de troubles gastro-intestinaux. Des lésions congénitales, inflammatoires, infectieuses, traumatiques et néoplasiques ont été rencontrées dans chaque portion de l'appareil digestif, sur toute sa longueur, soit 7,5 m. Comme les autres systèmes organiques, il est soumis aux risques de troubles circulatoires, d'un contrôle nerveux défectueux, et au processus de vieillissement.

Obstruction du tube digestif.   Les obstructions du tube digestif peuvent être causées par des tumeurs de sa lumière, un tortillement de l'intestin, un infarctus dû à l'interruption de l'apport sanguin, des corps étrangers, ou d'autres raisons. À cause de l'obstruction, la force des contractions intestinales augmente, l'intestin se dilate au-dessus de l'obstruction, ce qui cause un gonflement et des douleurs abdominales. Les ondes péristaltiques peuvent renverser leur mouvement, ce qui cause des vomissements. Les vomissements excessifs causent une perte de grandes quantités de liquides, résultant en une *déshydratation*, et d'acide chlorhydrique, causant une *alcalose systémique*. Si l'obstruction se produit au niveau du duodénum, ou en dessous, le vomissement sera verdâtre à cause de la présence de bile. Si le côlon est obstrué, la valvule iléo-cæcale peut se détendre et devenir inefficace; le contenu du côlon reflue et le client vomit alors des matières fécales.

Aspects psychosociaux des troubles gastro-intestinaux

En plus de la multiplicité des troubles organiques qui peuvent avoir un effet sur le tube digestif, il y a plusieurs facteurs extrinsèques — certains reliés à la maladie, d'autres non — qui peuvent interférer avec ses fonctions normales et produire des symptômes. Un état d'anxiété, par exemple, trouve souvent son expression principale dans le syndrome

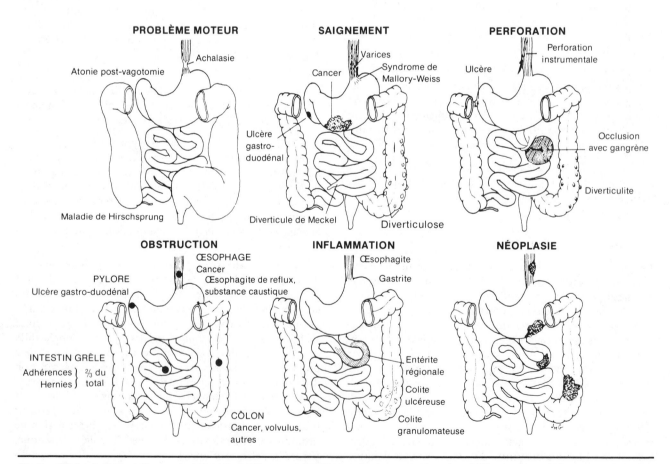

Figure 32-3   Les problèmes du tube digestif se rangent dans plusieurs catégories. L'illustration ci-dessus montre les différentes maladies du tube digestif, classées selon six catégories. (*Source :* J.D. Hardy. *Rhoads Textbook of Surgery*, 5ᵉ éd., Philadelphie, J.B. Lippincott.)

de l'indigestion fonctionnelle, l'anorexie, ou des troubles moteurs de l'intestin, ce qui cause de la constipation ou de la diarrhée. Les étudiants avant un examen ou les cadres stressés ayant à prendre des décisions importantes souffrent souvent de problèmes de ce genre. De plus, on pense que certains problèmes psychologiques jouent un rôle lors de troubles physiologiques. Par exemple, la personnalité peut avoir une influence sur les ulcères gastriques.

En plus de l'état de santé mentale, des facteurs physiques tels que la fatigue ou un changement brusque de régime alimentaire peuvent affecter le tube digestif. Lorsqu'elle évalue l'état du client et lorsqu'elle le renseigne, l'infirmière doit prendre en compte qu'une combinaison de facteurs physiologiques et psychologiques influencent l'état du tube digestif.

□ CONSIDÉRATIONS CHIRURGICALES

Topographie abdominale

Pour faciliter la description, on a divisé l'abdomen en neuf régions par des lignes imaginaires, comme le montre la figure 32-4.

La cavité abdominale contient normalement une petite quantité de liquide, lubrifiant les surfaces péritonéales. Une mince membrane luisante, appelée *péritoine*, tapisse cette cavité. Le péritoine couvre tous les organes abdominaux, formant des replis entre lesquels se logent les anses intes-

tinales. Certains organes (tels que le foie, le pancréas, les reins et la vessie) ne sont pas complètement recouverts par le péritoine; par conséquent, les inflammations de ces structures n'affectent pas toujours la cavité abdominale générale, mais peuvent produire des extensions ou des abcès rétro-péritonéaux.

Incisions abdominales et interventions chirurgicales

Incisions

Le terme *laparotomie* est utilisé pour décrire toute intervention chirurgicale qui nécessite l'ouverture de la cavité abdominale. (Voir l'encadré 32-1 pour les autres termes utilisés au sujet des maladies et des interventions abdominales.) L'incision iliaque de McBurney est la plus simple (*Figure 32-4*). On ouvre l'abdomen en pratiquant une courte incision et en écartant les fibres musculaires à travers lesquelles on passe. Cette incision est particulièrement appropriée pour les opérations de l'appendice. De plus, elle a l'avantage d'être refermée sans tension; elle forme donc une plaie ferme, où les hernies se développent rarement.

Cependant, les incisions verticales pratiquées sur la ligne médiane, ou de chaque côté de celle-ci, sont plus utiles. Celles-ci sont faites de manière à passer entre ou à travers le muscle grand droit. Selon la préférence du chirurgien, plusieurs autres types d'incisions peuvent être pratiquées.

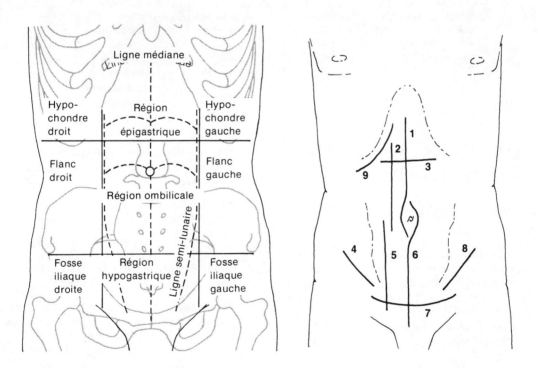

Figure 32-4 (*À gauche*) Régions de l'abdomen. (*À droite*) Schéma montrant les diverses incisions abdominales pratiquées : (1) incision médiane haute, (2) incision haute du muscle grand droit du côté droit, (3) incision transverse de la partie supérieure de l'abdomen, (4) incision iliaque droite, (5) incision basse du muscle grand droit du côté droit, (6) incision médiane basse, (7) incision de Pfannenstiel, (8) incision iliaque gauche, (9) incision sous-costale.

Encadré 32-1   Préfixes et suffixes désignant les maladies et les interventions chirurgicales abdominales.

Avant d'étudier des problèmes gastro-intestinaux spécifiques et les interventions appropriées, l'infirmière doit se familiariser avec les préfixes désignant les organes abdominaux et les suffixes utilisés pour désigner les maladies ou les opérations sur ces organes.

Les préfixes utilisés pour désigner les organes abdominaux sont les suivants :

Préfixe	Organe	Exemple
Gastr	Estomac	Gastrite — inflammation de l'estomac
Pylor	Pylore	Pylorectomie — résection de l'extrémité pylorique de l'estomac
Hépa	Foie	Hépatite — inflammation du foie
Cholécys	Vésicule biliaire	Cholécystite — inflammation de la vésicule biliaire
Cholédoc	Canal cholédoque	Cholédocite — inflammation du canal cholédoque
Entér	Intestin grêle	Entérite — inflammation de l'intestin
Col	Côlon	Colite — inflammation du gros intestin
Appendic	Appendice	Appendicite — inflammation de l'appendice
Cyst	Vessie	Cystite — inflammation de la vessie
Salping	Trompe de Fallope	Salpingite — inflammation de la trompe de Fallope
Ova	Ovaire	Ovarite — inflammation de l'ovaire
Pyél	Bassinet du rein	Pyélite — inflammation du bassinet du rein
Néphr	Rein	Néphrite — inflammation du rein

Les suffixes utilisés pour désigner les maladies et les interventions chirurgicales sont les suivants :

Suffixe	Signification	Exemple
ite	Inflammation	Appendicite — inflammation de l'appendice
otomie	Pratique d'une incision	Gastrotomie — pratique d'une incision dans l'estomac
ostomie	Pratique d'une ouverture ou d'un abouchement	Cystostomie — insertion d'un tube dans la vessie
ectomie	Résection ou ablation	Salpingectomie — ablation de la trompe de Fallope
pexie	Remise en place	Néphropexie — remise en place d'un rein ptosé
orraphie	Réparation d'un défaut	Herniorraphie — réparation d'une hernie
plastie	Amélioration par un changement de la position des tissus	Pyloroplastie — intervention pour agrandir l'ouverture pylorique de l'estomac

☐ ÉVALUATION DE LA FONCTION GASTRO-INTESTINALE

Manifestations cliniques des troubles gastro-intestinaux

L'évaluation de la fonction gastro-intestinale a pour but de détecter des problèmes dont on suspecte l'existence, ou de confirmer l'existence ou l'étendue d'un problème. Les parties principales de l'évaluation sont l'histoire du client, l'examen physique, et les tests de diagnostic.

Les objectifs des soins infirmiers dans le cas de clients ayant besoin d'une évaluation gastro-intestinale sont les suivants :

1. Identification des problèmes potentiels et facilitation de la consultation médicale en vue d'une évaluation plus approfondie.
2. Apport d'une aide physique et psychologique au client au cours de la phase de diagnostic.

3. Obtention des informations essentielles à l'établissement d'un plan de soins et aux interventions infirmières qui y sont reliées.

Les plaintes du client sont un bon point de départ pour l'histoire du client et permettent de constater ses sources d'inquiétude.

Changements dans les habitudes intestinales

Diarrhée.   La diarrhée, définie comme étant la présence d'un nombre élevé de selles quotidiennes, ou une augmentation du volume des selles, est une anomalie importante des fonctions gastro-intestinales. Souvent, la diarrhée est due à une augmentation de la vitesse des mouvements du contenu à travers les intestins ; le temps de séjour n'étant pas suffisant pour l'absorption des sécrétions gastro-intestinales, les selles contiennent davantage de liquide. L'inflammation, les maladies de la muqueuse du côlon, l'infection par des micro-organismes pathogènes ou par des parasites, et l'abus de purgatifs peuvent également entraîner la diarrhée. L'eau et les électrolytes n'étant pas suffisamment réabsorbés, des quantités importantes de liquides atteignent le rectum, augmentant ainsi le volume des selles. La *stéatorrhée*, présence d'une grande quantité de graisses dans les selles, est généralement causée par une affection du pancréas; une diminution de l'activité des enzymes pancréatiques est responsable d'une diminution de la digestion des graisses. Les affections des voies biliaires peuvent également causer la stéatorrhée par l'absence de sels biliaires. Les conséquences de la diarrhée sont: la perte de potassium qui entraîne un déséquilibre des électrolytes; la perte de bicarbonate conduisant à l'acidose; et la perte de nutriments responsables de la malnutrition.

Constipation. La constipation est la rétention ou le retard de l'expulsion des matières fécales. Dans ce cas, l'eau des matières fécales est absorbée, ce qui les rend dures, sèches et d'un volume plus petit que la normale. Plusieurs facteurs peuvent produire la constipation: une diminution de la quantité de nourriture ou de liquides ingérés, une ingestion d'aliments à faibles résidus, une diminution des activités et des exercices, une atonie d'un intestin âgé, des névroses, des lésions du côlon ou du rectum, et des obstructions intestinales.

- Quand l'infirmière évalue des problèmes de diarrhée ou de constipation, elle doit demander des informations concernant les habitudes intestinales actuelles, passées ou habituelles, ainsi que la description de la quantité, de la fréquence et de la consistance des selles selon les types de repas, d'activités ou la présence de douleur.

Indigestion

À la suite de perturbations dans le contrôle nerveux de l'estomac ou d'une maladie affectant un autre organe, un certain nombre de sujets souffrent intensément d'« indigestion », sans que leur estomac montre quelque signe d'atteinte pathologique. Ces clients se plaignent le plus souvent d'une douleur abdominale. Cette douleur se situe habituellement dans la partie supérieure de l'abdomen et est associée à l'alimentation, apparaissant durant ou immédiatement après un repas. Elle se caractérise par des crampes, une sensation de gêne, de ballonnement ou de brûlure. Les types d'aliments causant le plus de malaise sont probablement les aliments gras (les lipides), peut-être parce qu'ils demeurent dans l'estomac plus longtemps, et que ces clients ont souvent une aversion anormale pour ces aliments. Les légumes à haute teneur résiduelle et les aliments très épicés causent aussi une gêne considérable. Les alcalis, tels que le bicarbonate de sodium, n'apportent qu'un soulagement partiel ou quelquefois aucun soulagement. La base du malaise abdominal est, de toute évidence, les mouvements péristaltiques normaux de l'estomac du client. La défécation peut, dans certains cas, soulager la douleur.

Pendant l'évaluation, l'infirmière doit poser des questions au client pour identifier les aliments ou les liquides causant les indigestions, ainsi que les remèdes utilisés par le client et leurs effets.

Gaz intestinaux — Éructation et flatulence

L'accumulation de gaz dans le tube digestif peut causer l'*éructation* (expulsion de gaz par la bouche) ou la *flatulence* (expulsion de gaz par le rectum).

L'air qui atteint l'estomac est rapidement expulsé, mais pas nécessairement par éructation. Périodiquement, le gaz se déplace vers la partie inférieure de l'œsophage (reflux simple) et retourne ensuite à l'estomac, à cause d'une contraction péristaltique de l'œsophage distal. L'éructation se produit quand un reflux simple est accompagné par une contraction des muscles abdominaux supérieurs. Un mouvement de déglutition peut empêcher l'éructation.

Habituellement, les gaz de l'intestin passent dans le côlon et sont libérés sous forme de flatuosités. Les clients se plaignent souvent de gonflement, de distension, ou d'être « pleins de gaz ».

Les *brûlures d'estomac, éructations acides*, etc., sont causées par un péristaltisme inversé, probablement un reflux gastro-œsophagien. Les questions que pose l'infirmière ont pour but d'identifier les aliments ou les liquides ayant causé ces problèmes; certains aliments, comme le chou, peuvent produire des gaz. Les personnes nerveuses, qui ont des dentiers mal fixés, ou qui mangent rapidement, avalent souvent de l'air, qui peut causer des gaz intestinaux.

Douleur

La douleur peut être un symptôme majeur d'une maladie gastro-intestinale. Le caractère, la durée, la fréquence et le moment de la douleur varient grandement en fonction de la cause fondamentale qui affectera aussi la localisation et l'irradiation de la douleur. D'autres facteurs tels les repas, le repos, la défécation et les désordres vasculaires peuvent affecter directement la douleur. Les principales localisations de la douleur sont les suivantes:

Œsophagienne: rétrosternale, peut irradier dans le cou.
Gastrique: épigastrique, peut irradier dans le dos, surtout dans la région sous-scapulaire gauche.
Duodénale: épigastrique; peut irradier dans le dos, surtout dans la région sous-scapulaire droite.
Vésicule biliaire: quadrant supérieur droit ou épigastrique, peut irradier dans le dos ou dans la région sous-scapulaire droite.
Pancréatique: épigastrique, peut irradier dans le dos ou dans le flanc gauche.
Appendiculaire: péri-ombilicale; plus tard dans le quadrant inférieur droit.
Côlon: hypogastrique, dans le quadrant inférieur droit ou gauche.
Rectale: région pelvienne.

Les questions de l'infirmière ont pour but d'identifier le problème, ses caractéristiques, son degré de sévérité, sa durée (douleur constante ou intermittente), sa fréquence et le siège de la douleur, de même que ses relations avec les repas et l'activité du client. Il faut aussi identifier des activités ou les interventions qui soulagent ou aggravent la douleur.

Vomissement

Le vomissement est un acte involontaire où de violentes contractions des muscles abdominaux rejettent avec force le contenu gastrique à travers l'œsophage. Il est précédé par une fermeture de la glotte et du pylore et par une relaxation de la paroi gastrique et de l'orifice du cardia. Les *haut-le-cœur* proviennent des mêmes mouvements, sauf que l'orifice du cardia demeure fermé, de sorte que le contenu gastrique n'est pas expulsé. Les vomissements sont habituellement précédés de *nausées*, sensation désagréable avertissant que les vomissements sont imminents. On associe de tels symptômes aux troubles gastro-intestinaux. L'évaluation comprend l'enregistrement des déclarations du client au sujet des facteurs aggravants, de la fréquence, du temps d'apparition, de la quantité, de l'odeur, de la couleur et du goût des matières vomies.

On appelle *hématémèse* les vomissements de sang. Lorsque cela survient immédiatement après une hémorragie, les vomissements sont d'un rouge clair. Lorsque le sang a été retenu dans l'estomac, les processus de la digestion transforment l'hémoglobine en un pigment brun qui donne aux vomissements l'apparence de café moulu. Quelquefois, le client éprouve de la difficulté à différencier l'hématémèse de l'hémoptysie (expectoration de crachat teinté de sang), particulièrement lorsqu'un paroxysme de toux l'a précédé.

Les questions d'évaluation ont pour but d'identifier les facteurs causals, la fréquence des vomissements, le moment où ils se produisent (spécialement en relation avec les repas) ; le volume, l'odeur, la couleur et le goût de ce qui est vomi ; et la présence de particules alimentaires, de sang ou de mucus.

Anorexie, dysphagie et polyphagie

L'*anorexie* est une perte d'appétit. Le terme *dysphagie* désigne la difficulté à avaler alors que l'*odynophagie* est une déglutition douloureuse. Le terme *polyphagie* désigne une alimentation excessive ou un appétit vorace. Ces signes descriptifs ont peu de signification lorsqu'ils se présentent seuls, mais ont une plus grande importance lorsqu'ils sont associés à d'autres symptômes.

Les questions posées au client ont pour but d'identifier depuis combien de temps ces symptômes existent, de même que les facteurs les soulageant ou les aggravant.

Évaluation générale

On recherche également des informations générales, si elles n'ont pas été déjà découvertes dans l'histoire du client, à propos du problème actuel.

- Alimentation : Quand le client a-t-il mangé pour la dernière fois ? Suit-il un régime spécial ? A-t-il connu récemment un changement d'alimentation ? Sa masse est-elle stable ? Sinon, depuis combien de temps perd-il (ou gagne-t-il) de la masse ? La perte (ou le gain) de masse était-elle volontaire ?
- Élimination : Le client va-t-il à la selle souvent ? Quand y a-t-il été pour la dernière fois ?
- Symptômes associés : Le client a-t-il fréquenté récemment quelqu'un ayant ressenti les mêmes symptômes ?

Évaluation diagnostique

Les techniques de diagnostic des troubles du tube digestif comprennent l'utilisation de rayons X et d'ultrasons, et le passage de différents types de tubes oraux et anaux. En général, l'infirmière joue un rôle d'enseignement et de soutien. Les clients devant passer ces tests sont souvent anxieux, âgés, ou débilités. La préparation à plusieurs de ces tests consiste à jeûner et à prendre des laxatifs ou à subir des lavements ; ces mesures sont mal tolérées par les clients affaiblis. De plus, les clients ont souvent l'impression d'attendre indéfiniment, soit pour que les tests commencent ou prennent fin, soit pour connaître les résultats.

Objectifs et interventions de l'infirmière

Les interventions infirmières, dans le cas d'un client subissant des examens diagnostiques pour troubles gastro-intestinaux, visent à préparer physiquement et émotionnellement le client.

Ces interventions sont les suivantes : (1) Informer le client au sujet des tests, et sur ce qu'il doit faire. Les instructions doivent être communiquées oralement et par écrit, afin que le client puisse les relire. (2) Encourager les membres de la famille du client, ou ses proches, à le soutenir (physiquement et émotionnellement) pendant les tests.

L'évaluation à court terme peut être faite en questionnant le client et sa famille sur les buts et les exigences du test, ainsi que sur leur plan de collaboration.

Radiographie de la partie supérieure du tube digestif

L'ingestion de sulfate de baryum, ou d'un liquide radio-opaque similaire servant de substance de contraste, permet de délimiter complètement aux rayons X le tube digestif. On donne à ingérer cette matière, une poudre sans goût, inodore, non granuleuse et entièrement insoluble (donc non absorbable), sous la forme d'une suspension aqueuse, épaisse ou non, dans le but de faire une étude de la voie gastro-intestinale supérieure (« série G I supérieure »). On peut aussi introduire cette matière dans le rectum pour visualiser le côlon (« lavement baryté »).

Préparation du client. Comme préparation à la série GI, le client est à jeun depuis minuit, la veille du test. On peut prescrire un laxatif afin de vider l'appareil digestif. Le fait de fumer stimulant la motilité gastrique, on incite le client à ne pas fumer le matin de l'examen.

Technique. À mesure que la substance de contraste descend dans l'estomac, on peut visualiser la position, le calibre et la lumière de l'œsophage, ce qui permet à l'examinateur de discerner ou d'exclure tout défaut anatomique ou fonctionnel de l'organe. Il peut faire une observation importante en relation avec le cœur, surtout en ce qui concerne la présence ou l'absence d'hypertrophie de l'oreillette droite. Une oreillette droite hypertrophiée touche invariablement l'œsophage, et il en résulte une pression inhabituelle sur l'œsophage. L'apparence radiologique de l'extrémité inférieure de l'œsophage, après ingestion d'une suspension épaisse de baryum, permet de détecter les varices œsophagiennes, manifestation d'une hypertension porte qui se produit dans la cirrhose du foie.

L'examen fluoroscopique s'étend à l'estomac à mesure que sa lumière se remplit de baryum. On observe la motilité et l'épaisseur de la paroi gastrique, ainsi que l'aspect de la muqueuse, afin de déceler des signes de spasmes, d'ulcérations, d'infiltrations malignes, et d'autres anomalies anatomiques, incluant un défaut de pression de l'extérieur. On observe également le fonctionnement de la valvule pylorique et l'anatomie du duodénum, en portant une attention particulière sur une ulcération possible de la muqueuse, un spasme de la paroi ou un déplacement de la structure entière, dû à une tumeur de la région adjacente.

Durant l'examen fluoroscopique, on expose des radiographies afin d'obtenir un enregistrement permanent des observations. On prend à intervalles réguliers des radiographies additionnelles, pendant 24 h, afin d'obtenir une estimation de la vitesse de vidange gastrique et du degré de motilité de l'intestin grêle.

Études en double contraste.   La technique du double contraste consiste à administrer au client une suspension épaisse de baryum pour souligner l'estomac et la paroi de l'œsophage. Puis, on lui donne des pastilles qui libèrent du dioxyde de carbone en présence d'eau (pour réduire ces bulles, on lui donne du siméthicone). L'avantage principal de cette technique est de montrer de fins détails de l'œsophage et de l'estomac, ce qui permet de noter les signes de néoplasmes superficiels en formation.

Perfusion continue.   Une véritable étude détaillée de l'intestin grêle nécessite la perfusion continue de 500 mL à 1000 mL d'une suspension claire de baryum, à l'aide d'une sonde duodénale. Cela est une technique particulière. La colonne de baryum remplit les anses intestinales et l'on suit la progression par fluoroscope, en prenant des clichés à intervalles fréquents durant le passage à travers le jéjunum et l'iléon.

Radiographie du côlon (lavement baryté)

Le but du lavement baryté est de mettre en évidence la présence de polypes, de tumeurs ou d'autres lésions du gros intestin, et de démontrer une anomalie de l'anatomie ou un mauvais fonctionnement de l'intestin.

Préparation du client.   La préparation du client comprend les mesures nécessaires afin que la partie inférieure de l'intestin soit vide et propre. Habituellement, cela comprend le jeûne après minuit, un lavement évacuant jusqu'à retour d'eau claire et peut-être un laxatif buccal ou/et un suppositoire rectal.

- Si le client souffre d'une inflammation active du côlon, on ne fait que des petits lavements.

Technique.   Dans le service de radiologie, on instille par voie rectale la substance radio-opaque, on l'observe au fluoroscope, puis on prend des clichés. Si le client a été préparé de façon satisfaisante et le contenu du côlon bien évacué par les lavements, le contour du côlon entier, incluant le cæcum et l'appendice, est nettement visible, et on peut observer la motilité de chaque partie. La technique exige environ 15 min et est suivie de l'administration d'un lavement évacuant ou d'un laxatif pour faciliter l'élimination du baryum.

Analyse gastrique

L'examen du suc gastrique est un moyen d'évaluer l'activité sécrétoire de la muqueuse gastrique et de vérifier la présence ou le degré de rétention gastrique, chez les clients que l'on soupçonne de présenter une obstruction pylorique ou duodénale.

- On exclut un diagnostic d'anémie pernicieuse, lorsqu'on trouve de l'acide.
- On peut établir un diagnostic de cancer de l'estomac lorsqu'on découvre des cellules cancéreuses dans le suc gastrique.

On intube le client à jeun en position assise, en passant par une narine un tube de Levin, petit tube de caoutchouc portant des marques à 45 cm, 55 cm, 65 cm et 75 cm de l'extrémité distale. (Voir à la page 662 pour les soins infirmiers durant l'intubation nasogastrique.)

Lorsque la deuxième marque du tube de Levin est sur le point d'entrer dans la narine, l'extrémité du tube, 55 cm plus loin, doit se trouver à l'intérieur de l'estomac. Une fois en place, le tube est fixé sur la joue du client au moyen d'une mince bande de ruban adhésif et on place le client dans une position semi-couchée. S'il semble agacé par le chatouillement, on lui suggère d'haleter doucement, la bouche grande ouverte, afin de diminuer le contact entre le tube et le palais mou. On aspire légèrement, à l'aide d'une seringue, le contenu gastrique.

On peut donner au client de la pentagastrine ou de l'histamine pour stimuler les sécrétions gastriques. On préfère la pentagastrine, car elle ne cause pas d'effets secondaires. Si on utilise de l'histamine, on doit avertir le client qu'il peut avoir des rougeurs ou des étourdissements après l'injection du médicament. On mesure aussi fréquemment la pression artérielle et le pouls, afin de détecter l'hypotension. Des médicaments d'urgence, tels que l'épinéphrine et le chlorhydrate de dipenhydramine (Benadryl), sont gardés à portée de la main. On note sur les échantillons de sécrétions gastriques l'heure à laquelle ils ont été prélevés (avant ou après l'injection d'histamine).

On détermine l'acidité de l'échantillon à l'aide d'un colorant, comme le réactif de Töpfer, d'un papier indicateur ou d'un pH-mètre. Dans des cas spéciaux, les examens peuvent comprendre une étude cytologique à l'aide du test de Papanicolaou, afin d'identifier la présence ou l'absence de cellules cancéreuses. Une analyse enzymatique du suc gastrique est quelquefois indiquée.

Une des données les plus importantes à obtenir d'une analyse gastrique concerne l'aptitude de la muqueuse à sécréter de l'acide chlorhydrique :

- Les clients atteints d'anémie pernicieuse ne sécrètent aucun acide (dans les conditions normales ou après stimulation).
- Les clients atteints d'une gastrite atrophique chronique grave ou d'un cancer de l'estomac sécrètent peu ou pas d'acide.
- Les clients ayant un ulcère gastrique sécrètent invariablement de l'acide ; ceux atteints d'un ulcère duodénal en sécrètent en quantité excessive.

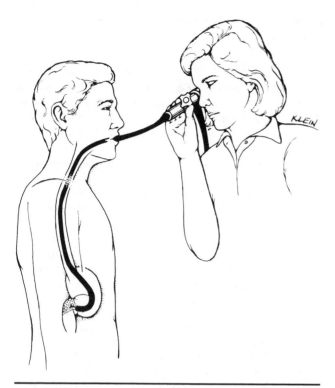

Figure 32-5 Client subissant une gastroscopie. Noter l'extrême flexibilité du tube, le client étant assis.

Fibroscopie de la partie supérieure du tube digestif

Cette méthode permet une visualisation directe de la muqueuse gastrique grâce à un endoscope éclairé (gastroscope); elle est particulièrement précieuse lorsqu'on soupçonne la présence d'une tumeur gastrique (*Figure 32-5*). Les fibroscopes sont des sondes flexibles équipées de lentilles en fibres optiques. Grâce à eux, on peut prendre des photographies ou des films en couleur. Toutefois, on doit prendre des précautions pour protéger la sonde, car les faisceaux de fibres optiques peuvent se briser si la sonde est trop courbée. On utilise un ouvre-bouche pour que le client ne morde pas la sonde.

Préparation du client.   On garde le client à jeun six à huit heures avant l'examen. On lui donne, une demi-heure avant l'examen, du chlorhydrate de mépéridine (Demerol). Habituellement, un gargarisme avec un anesthésiant local accompagné d'une administration intraveineuse de valium juste avant que la sonde soit introduite sera suffisant. Quelquefois, de l'atropine peut être utile pour réduire les sécrétions. On peut aussi administrer au client du glucagon pour détendre les muscles lisses.

Technique.   On pulvérise, sur les lèvres du client, la cavité buccale et le pharynx, du chlorhydrate de trétracaïne (Pontocaïne) et on passe le gastroscope lentement et doucement. Ce gastroscope en fibres est presque entièrement flexible et permet au médecin de voir une grande partie de la paroi gastrique. Les médecins expérimentés peuvent reconnaître un cancer et enlever une partie de la tumeur

pour examen microscopique. Ils peuvent également identifier un ulcère et son état de guérison.

Soins à donner après l'examen.   Après une gastroscopie, le client ne doit ni boire ni manger avant que le réflexe pharyngé ne réapparaisse, soit trois ou quatre heures après l'examen, afin de prévenir l'aspiration dans les poumons. L'infirmière observe des signes de perforation, comme la douleur, un malaise inhabituel, ou une élévation de température. Les maux de gorge mineurs peuvent être soulagés avec des pastilles, des gargarismes salins froids, ou des médicaments oraux analgésiques.

Anuscopie, rectoscopie, sigmoïdoscopie et côlonoscopie

À l'aide d'instruments tubulaires comportant des petites lumières électriques, on peut voir directement la lumière du gros intestin. On utilise l'anuscope pour examiner le canal anal; les rectoscopes et les sigmoïdoscopes (*Figure 32-6*), pour inspecter respectivement le rectum et le sigmoïde, afin de déceler des traces d'ulcération, de tumeurs, de polypes ou d'une autre anomalie.

Le sigmoïdoscope flexible permet l'examen du sigmoïde jusqu'à 40 cm ou 50 cm de l'anus, soit plus de 25 cm de plus que ce qu'on peut voir avec un sigmoïdoscope rigide. Bien que les lésions du côlon se retrouvent plus souvent à sa partie proximale, les polypes et les cancers s'y situent généralement du côté gauche. Lefall recommande que chaque personne subisse un examen avec le sigmoïdoscope flexible à l'âge de 50 ans, puis un an plus tard, et tous les trois ans par la suite.

Préparation du client.   Un tel examen exige que le gros intestin soit nettoyé; on donne donc un lavement à l'eau tiède jusqu'à ce qu'il ressorte clair. On peut exiger que le client ne consomme que des liquides clairs, le jour précédant l'examen. Généralement, on ne lui donne pas de laxatif.

Technique.   Le client prend la position genupectorale, la poitrine repliée sur les genoux, les pieds étendus sur le bord du lit ou de la table d'examen. Les genoux sont écartés pour donner un support solide, le client se penche et repose le côté de sa figure sur le lit ou la table, les avant-bras de n'importe quel côté de la tête, et les mains placées l'une sur l'autre, au-dessus de la tête. Son dos est maintenant incliné à un angle de 45°, et il est dans la bonne position pour l'introduction de l'anuscope, du rectoscope et du sigmoïdoscope. On procure un confort maximal, grâce à une table spécialement conçue pour l'endoscopie rectale — la « table à rectoscopie », qui incline le client dans la position optimale.

- On doit informer le client qui subit une rectosigmoïdoscopie du progrès de l'examen et le féliciter pour sa coopération. On lui dit qu'il va ressentir une sensation de pression et se sentir comme s'il allait déféquer. On lui explique que cela provient de la pression de l'instrument et que cela durera pendant peu de temps. Il peut être nécessaire d'aboucher un appareil de succion à l'extrémité du tube pour retirer toute sécrétion, exsudation, sang ou excreta qui pourrait obstruer la région observée. On doit nettoyer minutieusement

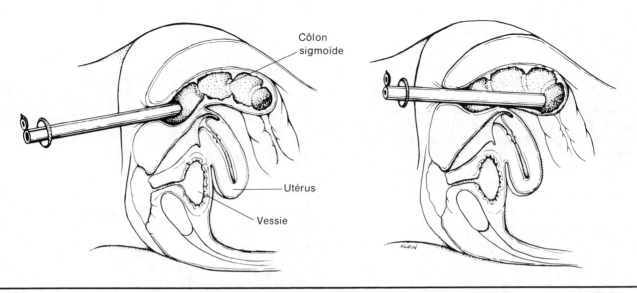

Côlon sigmoïde

Utérus

Vessie

KLEIN

Figure 32-6 Sigmoïdoscopie. (*À gauche*) Direction du mouvement du sigmoïdoscope qui, obturateur en place, pénètre dans le rectum. (*À droite*) Le sigmoïdoscope atteint la jonction recto-sigmoïdienne. À cet endroit, on enlève l'obturateur, on insère une source de lumière et on fixe une lentille grossissante pour une meilleure visualisation.

chacun de ces tubes après l'examen, vider et nettoyer également les bassins. Des sigmoïdoscopes à usage unique sont maintenant disponibles ; ils éliminent la nécessité de nettoyer, mais il faut les jeter dans un endroit sûr.

Une technique appelée *biopsie*, qui consiste à prélever un ou plusieurs petits morceaux de tissu pour étude histologique, peut également faire partie de l'examen endoscopique. On pratique cette technique en introduisant dans l'instrument de petites pinces coupantes. Si des polypes rectaux ou sigmoïdiens sont présents, on peut les enlever à l'aide d'un serre-nœud métallique utilisé pour saisir le pédicule ou la tige, et d'un courant électrocoagulant, pour la couper et prévenir le saignement. Il est extrêmement important que tout le tissu excisé par le médecin soit placé immédiatement dans une gaze humide ou dans un contenant approprié, étiqueté correctement et lisiblement, et ensuite porté sans délai au laboratoire de pathologie.

Côlonoscopie par fibres optiques

L'examen visuel direct du côlon est rendu possible grâce à un côlonoscope flexible. Cette méthode est utilisée comme aide pour le diagnostic, et l'instrument peut être utilisé pour retirer des corps étrangers, des polypes ou un morceau de tissu pour une biopsie (*Figure 32-7*).

Préparation du client. Le client est informé de la technique utilisée, et on lui demande de coopérer et de se détendre pendant l'examen. De plus, son intestin est vidé en limitant son apport alimentaire aux liquides (pendant trois jours), en lui donnant des laxatifs les deux soirs précédant l'examen, et en lui faisant un lavement à l'eau tiède ou saline le matin de l'examen.

Avant l'examen, on peut administrer du Demerol au client. Pendant l'examen, du valium peut être utile pour diminuer l'anxiété.

Technique. Pendant l'examen, le client est couché sur son côté gauche, les jambes remontées. L'instillation d'air dans le côlon (pour l'ouvrir) ou le déplacement de la sonde à l'intérieur de celui-ci peuvent causer un malaise au client. Les complications suite à cet examen sont plutôt rares, quoiqu'une hémorragie ou une perforation soient possibles.

Examen des selles

L'examen de base des selles comprend le prélèvement d'un échantillon de selles, dont on détermine la quantité, la consistance et la couleur, et un test de dépistage du sang occulte. Les examens spéciaux requis pour certains cas sont les dosages d'urobilinogène fécal, de graisses, d'azote, de parasites, de résidus d'aliments ou d'autres substances.

Couleur des selles. La couleur des selles varie du brun pâle au brun foncé. (Les enfants nourris au lait ont des selles jaune d'or, à cause de la bilirubine non modifiée.) Divers aliments et médicaments affectent la couleur des selles : les protéines animales produisent une coloration brun foncé ; les épinards donnent un vert nuancé ; les carottes et betteraves, un rouge ; le cacao, un rouge foncé ou un brun ; le séné et la santonine, un jaune nuancé ; le calomel, un vert ; le bismuth, le fer, la réglisse et le charbon, un noir ; et le baryum, une apparence de blanc laiteux.

- Des quantités suffisantes de sang provenant de la partie supérieure du tube digestif produisent une couleur noir goudron.
- Le sang pénétrant dans la partie inférieure ou passant rapidement à travers le tube digestif sera d'un rouge clair ou foncé.
- On peut soupçonner l'existence de saignement anal ou rectal si on remarque la présence de sang sur la surface des selles ou sur le papier de toilette.

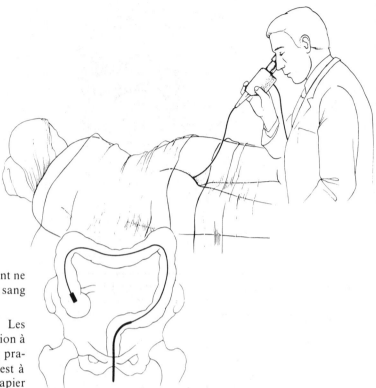

Figure 32-7   Technique de la côlonoscopie. Le client se déplace d'un côté à l'autre pendant que la sonde est avancée, afin d'utiliser la gravité. Le dessin indique le trajet de la sonde flexible à partir du rectum jusqu'au côlon sigmoïde, descendant, transverse et ascendant. Si le médecin désire vérifier la position de la sonde grâce à la fluoroscopie, il doit revêtir un tablier de plomb.

Des quantités considérables d'hémoglobine peuvent ne pas produire une couleur distincte ; on parle alors de « sang occulte ».

Recherche de sang occulte et de méléna.   Les épreuves à la benzidine, à la résine de gaïac et la réaction à l'ortholidine sont les épreuves les plus fréquemment pratiquées sur les selles. L'Hematest est une forme de test à l'ortholidine. On met un échantillon de selle sur un papier filtre qui se colore à la suite du contact entre le comprimé réactif humidifié et l'échantillon de selles.

Consistance et apparence des selles.   Les selles prennent différentes consistances selon la maladie du client.

Dans le cas de *stéatorrhée*, les selles sont généralement volumineuses, graisseuses, mousseuses, malodorantes et de couleur grisâtre avec un reflet argenté.

La selle « acholique » du client présentant une *obstruction biliaire* est d'un gris pâle ou « couleur d'argile » à cause de l'absence d'urobiline.

On peut détecter du mucus ou du pus, lors d'une analyse grossière des selles des clients souffrant d'une *colite ulcéreuse chronique*.

Les clients atteints de *constipation*, de *constipation opiniâtre* ou de *fécalome* peuvent évacuer de petites masses dures et sèches appelées *scybales*. Leur passage peut traumatiser la muqueuse rectale suffisamment pour causer une hémorragie ; les masses sont alors striées de sang rouge.

Échographie

L'*échographie* est une technique de diagnostic non envahissante qui consiste à envoyer des ondes sonores dans le corps du client ; ces ondes sont réfléchies par les structures internes de l'organisme vers un détecteur qui affiche alors un signal sur un oscilloscope. Si on projette les ondes sous plusieurs angles à la fois, et qu'on utilise un ordinateur, on peut produire une image en deux dimensions des organes de l'abdomen. Habituellement, lors d'un examen de l'abdomen, on place un transducteur sur l'abdomen après avoir appliqué une couche de gelée lubrifiante sur la peau.

L'avantage principal de l'échographie est la reproduction des masses dans les plans transverses et longitudinaux. De plus, cette technique n'utilise pas de radiation ionisante, elle ne produit aucun effet secondaire biologique détectable et elle coûte relativement peu cher. Cette méthode de diagnostic est particulièrement utile pour étudier le foie, le pancréas, la rate, la vésicule biliaire et les tissus rétropéritonéaux.

Les inconvénients de cette technique sont les suivants : (1) Elle nécessite une grande habileté de la part de l'opérateur. (2) Elle ne permet pas d'examiner les structures situées derrière du tissu osseux, car celui-ci empêche le passage des ondes sonores. (3) Le gaz dans l'abdomen et l'air dans les poumons posent un problème, car les ultrasons ne se transmettent pas bien à travers le gaz ou l'air.

Tomodensitométrie (Tomographie assistée par ordinateur)

La *tomodensitométrie* est une méthode de diagnostic qui consiste à utiliser un faisceau très étroit de rayons X pour détecter des différences de densité des tissus internes. Ces données sont ensuite traitées par ordinateur, et des coupes transversales du corps sont reproduites sur un écran de télévision.

On utilise cette méthode dans le cas de maladies du foie, de la rate, des reins, du pancréas et des organes pelviens. Toutefois, la présence de graisse est nécessaire pour avoir de bons détails, ce qui signifie que cette méthode n'est pas très efficace pour les personnes très minces et cachexiques. De plus, le balayage dure cinq secondes et il est donc impossible de maintenir une immobilité totale (battements du cœur) pendant l'examen ; c'est la raison pour laquelle les images obtenues ne sont jamais claires. Les doses de radiations reçues par le client pendant cet examen sont appréciables.

33

L'intubation gastro-intestinale et le soutien nutritionnel

□ INTUBATION GASTRO-INTESTINALE

L'intubation gastro-intestinale est l'introduction par la bouche ou par le nez d'un tube de plastique ou de caoutchouc flexible (aussi appelé sonde), de longueur variable, et son insertion se fait dans l'estomac ou l'intestin. L'intubation peut avoir un but préventif, thérapeutique ou diagnostique. La succion par le tube s'accomplit de différentes façons : à l'aide d'une seringue, d'un appareil de succion électrique, ou d'un appareil de succion central. Toute solution peut être administrée dans ce tube à partir d'une seringue ou d'un goutte-à-goutte ; la gravité ou une pompe électrique règlent le débit de la solution.

Tubes courts

Un *tube nasogastrique*, ou tube court, est introduit par la bouche ou le nez dans l'estomac. Il existe deux sortes de tubes courts : le tube (ou sonde) de Levin et le tube-sonde de Salem.

Tube de Levin. Le tube de Levin (n° 14 Fr.) est un tube à une seule lumière en plastique ou en caoutchouc, percé de plusieurs ouvertures à son extrémité. On l'utilise pour retirer des liquides ou des gaz de la partie supérieure du tube digestif ou pour prélever un échantillon du contenu gastrique et le faire analyser au laboratoire. On peut aussi s'en servir pour administrer des médicaments ou des aliments (gavage) directement dans le tube digestif (*Figure 33-1*).

Le tube de Levin porte habituellement des marques circulaires ; lorsque le tube est inséré dans l'estomac, la portion du tube qui se trouve au niveau des narines du client est située entre la deuxième et la troisième marque. En pratiquant la succion, on vide l'estomac des gaz et des liquides accumulés.

Tube-pompe gastrique. Le tube-pompe gastrique (Salem, VENTROL) est un tube nasogastrique radio-opaque de plastique clair, à double lumière (*Figure 33-2*). Il est utilisé pour décomprimer l'estomac et le garder vide. Grâce à un orifice dans sa partie distale, le tube intérieur, plus petit, permet la ventilation du plus grand tube utilisé pour la succion ou le drainage. Cette sonde est insérée de la même façon que le tube de Levin. Elle protège les points de suture de l'estomac, car, si elle est utilisée de la bonne façon, elle ne permet jamais une force de succion de plus de 25 mm Hg, le seuil de fragilité des capillaires. La ventilation est contrôlée par un tube secondaire, le tube de ventilation. On fixe la succion continue à moins de 30 mm Hg et on laisse le tube de ventilation ouvert. Lorsque la succion disponible est intermittente, on peut la fixer entre 80 mm Hg et 120 mm Hg et, ainsi, lorsqu'elle atteint la muqueuse gastrique, elle est réduite à environ 25 mm Hg.

Afin d'éviter le reflux du contenu gastrique par le tube de ventilation, on place toujours son ouverture au-dessus du client ; autrement, le tube agirait comme un siphon. L'irrigation peut se faire soit par le tube principal, soit par le tube de ventilation ; si on utilise celui-ci, l'irrigation doit être suivie de l'injection de 10 mL d'air pour dégager sa lumière.

Tubes longs

Les *tubes longs*, ou *naso-entériques*, sont introduits par le nez, l'œsophage et l'estomac et vont jusqu'à l'intestin. On les utilise pour pratiquer la succion du contenu de l'intestin, afin de prévenir la distension causée par l'accumulation de gaz ou de liquides dans les anses intestinales (décompression).

Les tubes longs sont les tubes de Miller-Abbott, de Harris et de Cantor. On les utilise dans le traitement de l'obstruction intestinale, surtout de l'intestin grêle. On les utilise également d'une manière prophylactique en les insérant au cours de la nuit qui précède une intervention chirurgicale à l'abdomen, pour prévenir une obstruction postopératoire. On enfile aussi l'intestin sur un de ces tubes ; il est ainsi raccourci et tenu compact, ce qui permet d'écarter plus facilement l'intestin lors d'une intervention sur le côlon.

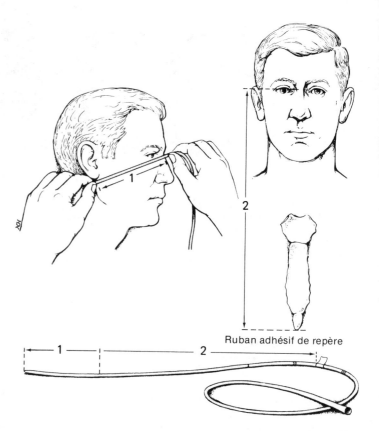

Figure 33-1 Mesure d'un tube de Levin qui doit passer dans l'estomac. (1) Mesurer la distance de l'oreille au nez, plus (2) la distance du nez à l'extrémité inférieure de l'appendice xiphoïde. Marquer la longueur avec un morceau de ruban adhésif.

Ruban adhésif de repère

Comme le péristaltisme décroît ou cesse pendant les 24 h à 48 h après l'opération, à cause des effets de l'anesthésie et des manipulations viscérales, l'utilisation de la succion nasogastrique ou naso-entérique réduit la possibilité de séquelles. On évacue les liquides et les gaz, ce qui évite le vomissement et la tension sur la ligne d'incision. L'œdème qui pourrait causer une obstruction est également réduit et la plaie reçoit un approvisionnement sanguin satisfaisant. On laisse habituellement les tubes en place jusqu'à ce que le péristaltisme reprenne, soit lors du passage de gaz par le rectum.

Tube de Miller-Abbott. C'est un tube à double lumière, de calibre n° 16 Fr. et d'une longueur de 3 m ; on utilise une lumière pour introduire le mercure ou pour gonfler le ballon à l'extrémité du tube ; l'autre lumière, entièrement indépendante, sert à la succion. Avant d'insérer le tube, on doit tester le ballon, mesurer sa capacité et ensuite le dégonfler complètement. On doit lubrifier légèrement le tube et bien le refroidir avant que le médecin n'en introduise l'extrémité dans le nez du client. Les marques sur le tube indiquent de quelle longueur le tube a été enfoncé.

Tube de Harris. C'est un tube à lumière simple alourdi d'un poids de mercure, d'environ 1,8 m de long, avec une lumière de calibre n° 14 Fr. Le tube a une extrémité en métal que l'on insère dans la narine après l'avoir lubrifiée. Le sac de mercure suit, entraîné par la gravité. Comme c'est un tube à lumière simple, que l'on n'utilise que pour la succion et l'irrigation, il n'y a donc aucune difficulté à l'irriguer. On y attache habituellement un tube en Y ; l'appareil de succion est abouté à une

branche et l'autre branche, fermée par une pince, sert à l'irrigation.

Tube de Cantor. Le tube de Cantor mesure 3 m de long et est de calibre n° 18 Fr. Il se distingue des autres, car il est plus gros et se termine par un sac de caoutchouc, contenant de quatre à cinq millilitres de mercure. Avant l'insertion, ce sac est enroulé autour du tube. On lubrifie le tube, puis on l'insère dans la narine et on le laisse descendre dans l'œsophage (*Figure 33-3*). Le client est assis et on lui offre des gorgées d'eau pour faciliter le passage du tube. La fluoroscopie aide à introduire le tube jusqu'au duodénum.

Tube d'Ewald. C'est un tube gastrique, à grosse lumière, pouvant être inséré par la bouche jusque dans l'estomac. Il permet de laver l'estomac des poisons, gros caillots ou autres substances qu'il contient.

Soins infirmiers

Les *objectifs* à se fixer pour les clients ayant besoin de tubes nasogastriques ou naso-entériques sont les suivants : (1) réussir l'insertion du tube, (2) éviter le plus possible toute crainte et tout malaise causés par la présence du tube, et (3) éviter les complications reliées à l'intubation ou à la succion nasogastrique.

Les *interventions infirmières* sont les suivantes :

- Informer le client des buts de l'insertion du tube et des techniques utilisées.
- Procéder à l'insertion et à la progression du tube.
- Veiller à l'entretien du tube (fixation et irrigation) et à la position adéquate du client.
- Favoriser l'hygiène buccale et nasale du client.

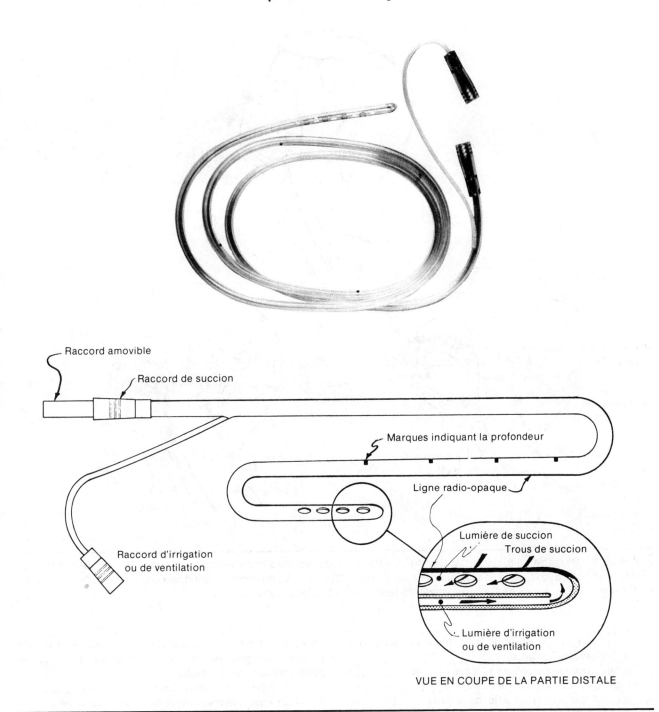

Raccord amovible

Raccord de succion

Marques indiquant la profondeur

Ligne radio-opaque

Raccord d'irrigation
ou de ventilation

Lumière de succion
Trous de succion

Lumière d'irrigation
ou de ventilation

VUE EN COUPE DE LA PARTIE DISTALE

Figure 33-2 Photographie et schéma du tube-pompe VENTROL. Observer la coupe montrant la direction du courant pour la succion et l'irrigation. (National Catheter Co., Argyle, New York.)

Information. Avant toute chose, l'infirmière explique au client les buts de l'intubation. L'information doit amener le client à être plus coopératif et tolérant envers une technique qui peut être pénible au début. Elle revoit ensuite avec lui des activités liées au passage du tube ; par exemple, le client doit respirer par la bouche et peut avoir des haut-le-cœur jusqu'à ce que le tube ait dépassé le niveau du réflexe nauséeux.

Insertion du tube. Pendant l'insertion, le client est habituellement assis, avec une serviette posée comme une bavette sur sa poitrine. Des débarbouillettes devraient être disponibles. On isole le client des autres tout en assurant une lumière adéquate. Quelquefois, le médecin nettoie la narine et pulvérise dans l'oropharynx du chlorhydrate de tétracaïne (Pontocaïne) pour engourdir le passage nasal et le réflexe nauséeux, afin de rendre l'insertion du tube plus tolérable. On peut obtenir le même effet en demandant au client de se gargariser avec un anesthésiant liquide ou en lui mettant des morceaux de glace dans la bouche, pendant quelques minutes. Afin de faciliter l'insertion du tube, on

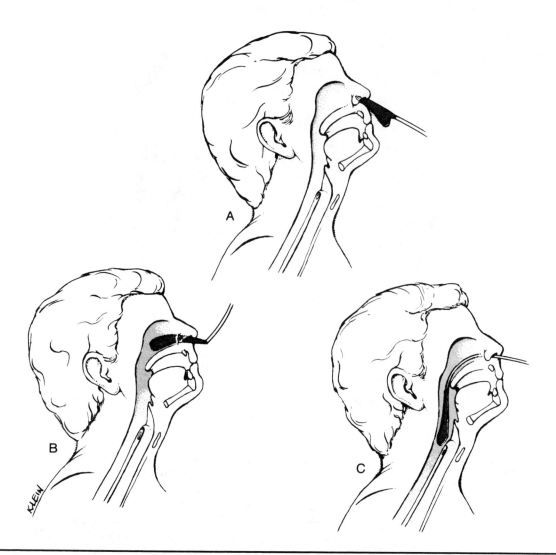

Figure 33-3 Passage du tube de Cantor. **A**) Le tube lesté du mercure pénètre dans la narine. **B**) Le tube est incliné vers le haut pour que le sac puisse descendre par gravité. **C**) La masse du mercure fait descendre le tube. (*Source :* J.D. Hardy. *Rhoads Textbook of Surgery*, 5e éd., Philadelphie, J.B. Lippincott.)

encourage le client à respirer par la bouche ou à haleter et à avaler de l'eau, si c'est possible.

Avant de commencer, on place le tube nasogastrique en caoutchouc stérile dans un bassin contenant de l'eau et des glaçons durant 5 min, afin de le raffermir. (On doit réchauffer un tube de plastique pour le rendre plus souple.)

Après avoir lubrifié l'extrémité du tube avec une gelée hydrosoluble, l'infirmière demande au client de pencher la tête vers l'arrière pendant qu'elle introduit le tube dans sa narine. Lorsque l'extrémité du tube nasogastrique se trouve dans l'estomac, on le fixe au nez, au front ou au-dessus de la lèvre supérieure du client (*Figure 33-4*). Dans le cas d'une intubation naso-entérique, le tube n'est pas fixé immédiatement.

Progression du tube. Une fois que le tube a traversé le sphincter pylorique, l'infirmière peut faire avancer le tube de 5 cm à 7,5 cm toutes les heures, de façon que la gravité et le péristaltisme facilitent la progression du tube. On demande généralement au client de s'étendre deux heures sur le côté

droit, deux heures sur le dos, puis deux heures sur le côté gauche. S'il le peut, on lui conseille aussi de marcher, ce qui permet au tube de descendre.

Si le tube avance trop rapidement, il peut s'entortiller dans l'estomac. Pour vérifier la position du tube, on place le diaphragme d'un stéthoscope au-dessus de l'appendice xiphoïde, pendant qu'on injecte de cinq à dix millilitres d'air dans la lumière du tube ; on entend alors un sifflement. Une autre méthode consiste à pratiquer la succion des sécrétions par le tube et d'en vérifier le pH. Si le pH est supérieur à 7 (alcalin), le tube est dans l'intestin ; s'il est inférieur à 7 (acide), le tube est toujours dans l'estomac. Lorsque le tube a atteint la profondeur voulue, on le fixe.

Surveillance du tube. On abouche le cathéter nasogastrique à un tube, généralement en forme de Y, qui conduit à la bouteille de drainage. L'autre extrémité du tube en Y est attachée à un petit tube de caoutchouc fermé par une pince. Par ce tube, on peut irriguer le cathéter nasogastrique pour assurer sa béance, sinon, des liquides ou des gaz s'accumulent et causent un malaise, des vomissements ou la distension abdominale. On peut aussi faciliter le drainage en modifiant la position du client. Lorsqu'on utilise des tubes à double lumière, il est bon de noter laquelle sert à l'irrigation et laquelle sert à la succion. Pour éviter toute tension sur le tube, on fixe le tube relié au système de drainage au lit, soit par une épingle de sûreté attachée au drap, soit par du ruban adhésif enroulé sur les montants du lit.

Hygiène du nez et de la bouche. Une hygiène consciencieuse et régulière du nez et de la bouche est fondamentale dans les soins du client, car le tube demeure fixé pendant plusieurs jours. On peut utiliser des bâtonnets trempés dans l'eau pour nettoyer les narines. On peut ensuite les badigeonner d'huile hydrosoluble. L'entretien fréquent de la bouche fait du bien au client. Si les muqueuses nasale et pharyngienne sont excessivement sèches, un humidificateur pourra apporter un certain soulagement. Des pastilles, un collier de glace, de la gomme à mâcher (si elle est permise), ainsi que des mouvements fréquents, peuvent aider à soulager les malaises, à garder humides les muqueuses et à prévenir une infection des glandes parotides.

Évaluation

Les clients chez qui on pratique la succion sont sujets à de nombreux problèmes, tels qu'un déficit liquidien, des complications pulmonaires ou une parotidite.

Déficit liquidien
1. Les symptômes sont les suivants :
   - Assèchement de la peau et des muqueuses.
   - Diminution du débit urinaire.
   - Léthargie et épuisement.
   - Chute de la température corporelle.
2. L'évaluation du déficit liquidien nécessite l'enregistrement précis des éléments suivants :
   - Liquide drainé—type, quantité et couleur, toutes les huit heures.
   - Quantité de liquide instillé pour l'irrigation du tube nasogastrique et quantité d'eau prise par la bouche (on utilise une solution isotonique, une solution saline normale par exemple, pour les irrigations afin d'éviter une perte d'électrolytes par le drainage gastrique).
   - Quantité et caractéristiques des vomissements, s'il y a lieu.
   - Durée pendant laquelle l'appareil de succion n'a pas semblé fonctionner.
   - Effets du traitement.

Complications pulmonaires
1. On a démontré que l'intubation nasogastrique, parce qu'elle gêne le réflexe de la toux et l'éclaircissement du pharynx, cause de nombreuses complications pulmonaires postopératoires.
2. L'infirmière ausculte régulièrement les champs pulmonaires pour surveiller la présence d'une congestion. Elle encourage le client à tousser et à prendre de grandes inspirations, à intervalles réguliers. Avant d'instiller quelque liquide que ce soit, l'infirmière vérifie si le tube est placé au bon endroit.

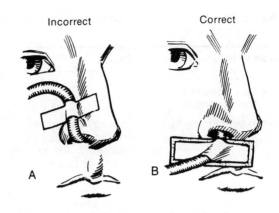

Figure 33-4 Fixation du tube nasogastrique. **A)** On doit éviter un pression excessive du tube sur l'aile du nez. **B)** Méthode satisfaisante pour fixer le tube ; elle prévient les lésions au niveau du nez et du nasopharynx. Méthode pour fixer le tube : appliquer une mince couche de teinture de benjoin sous le nez et placer une bandelette de ruban adhésif hypo-allergène sur la région préparée. On fixe le tube nasogastrique en le maintenant sur le dessus du ruban. En utilisant cette méthode, on peut nettoyer souvent les narines et remettre le tube en place sans causer de malaises au client. (*Source :* C.P. Artz et J.P. Hardy. *Complications in Surgery and their Management*, Philadelphie, W.B. Saunders.)

Parotidite
1. En assurant l'hygiène buccale du client, l'infirmière examine attentivement les muqueuses et note, s'il y a lieu, des signes d'irritation et de sécheresse excessive. De plus, elle palpe la région entourant les glandes parotides afin de détecter la présence de douleur ou de masse, et toute irritation ou nécrose de la peau ou des muqueuses.
2. Les narines, la muqueuse buccale, l'œsophage et la trachée sont sensibles à l'irritation et à la nécrose. On doit examiner fréquemment les régions visibles et vérifier si elles sont suffisamment hydratées. De plus, on recherche la présence d'œsophagite et de trachéite dont les symptômes sont le mal de gorge et l'enrouement.

Retrait du tube. Lorsqu'on désire enlever le tube, il faut dégonfler le ballon et le retirer lentement, de 15 cm à 20 cm toutes les 10 min, jusqu'à ce que son extrémité atteigne l'œsophage ; on retire ensuite rapidement le reste du tube. Si le tube ne s'enlève pas facilement, on ne doit pas avoir recours à la force, mais plutôt avertir le médecin.

À mesure qu'on le retire, on cache le tube dans une serviette, car le client sera enclin à vomir en le voyant. Le client appréciera un bon rince-bouche, après le retrait du tube.

☐ ALIMENTATION PAR TUBE NASOGASTRIQUE

L'alimentation par tube nasogastrique, ou gavage, est utilisée dans les cas où l'ingestion orale est inadéquate ou

Tableau 33-1 Situations nécessitant l'alimentation par gavage

Situation ou besoin	Cause
Préparation préopératoire avec régime élémentaire	——
Problèmes gastro-intestinaux avec régime élémentaire	Fistule, malabsorption par perte anatomique d'un segment de l'intestin grêle, maladie de Crohn, colite ulcéreuse, mauvaise digestion ou malabsorption non spécifiques
Traitement du cancer	Radiothérapie, chimiothérapie
Soins de convalescence	Intervention chirurgicale, blessure, maladie grave
Coma, état de demi-conscience *	Accident vasculaire cérébral, traumatisme crânien
Situations d'hypermétabolisme	Brûlures, traumatisme, fractures multiples, infection
Alcoolisme, dépression chronique, anorexie mentale *	Maladie chronique, désordre psychiatrique ou neurologique
Débilitation *	Sénilité, maladie
Intervention chirurgicale cervicale ou maxillo-faciale	Maladie ou blessure
Paralysie de l'œsophage ou de l'oropharynx *	Maladie ou blessure
Retard mental *	——

* Certains de ces clients peuvent régurgiter ou vomir et aspirer la solution administrée. Chaque cas doit être considéré individuellement.

impossible. Le tableau 33-1 résume les diverses situations dans lesquelles on a besoin de nourrir le client par gavage. Autrefois, la nourriture administrée par gavage était composée d'un mélange de lait et de crème. Cependant, certains clients toléraient mal ce genre de nourriture ; ils montraient des symptômes de diarrhée, de flatulence, de gonflement, de borborygme, et même de nausée et de vomissement. Cette intolérance peut être directement reliée à une déficience en lactose ; on a d'ailleurs démontré que de 6% à 20% des Blancs et 60% des Noirs en souffraient. On a donc modifié les formules, et une grande variété de préparations de régimes liquides sont maintenant commercialisées. Le coût et la composition varient beaucoup d'un produit à l'autre, de même que la présence de « résidus », de lactose, d'acides aminés et d'autres nutriments.

Les produits commerciaux présentent souvent certains problèmes, car leur composition est « fixe ». Certains clients ne tolèrent pas certains ingrédients, tels que le sodium, les protéines ou le potassium. Certaines préparations, plus pratiques, sont préparées commercialement, et le diététicien rajoute les constituants critiques (sodium, potassium ou

lipides), sans oublier d'inclure dans le régime liquide tous les minéraux et vitamines essentiels. On doit évaluer l'ingestion totale de kilojoules et de nutriments quand il y a une réduction de l'ingestion totale ou une dilution excessive de la nourriture.

L'ingestion de produits à forte teneur en protéines ou pauvres en lipides peut causer une déshydratation et une azotémie (excès d'urée et d'autres déchets azotés dans le sang). On doit alors donner au client d'autres liquides afin qu'il augmente ses mictions et, ainsi, excrète les déchets. Des graisses, sous forme d'huiles végétales fortement insaturées, peuvent être ajoutées au régime.

La diarrhée peut survenir si la nourriture est administrée trop rapidement, si elle est trop froide, si son osmolalité est trop élevée (à cause de trop fortes quantités de sucres, d'acides aminés libres et d'électrolytes) ou si elle est contaminée par des bactéries. Il est bon de noter que l'addition d'œufs crus au mélange peut introduire des bactéries de type *Salmonella*.

Certains clients ne supportent pas l'alimentation par tube, et particulièrement l'intubation nasogastrique. Souvent, un tube en Silastic à trous fins ou moyens est mieux toléré qu'un tube de plastique ou de caoutchouc. Afin d'éviter que le tube à petits trous ne se bouche, il faut utiliser une préparation à éléments plus fins.

Jensen souligne qu'il existe à l'heure actuelle une très grande variété de préparations, de contenants, de tubes et de cathéters de gavage, de systèmes de distribution, et de pompes pour l'alimentation par tube. Quand on veut choisir la préparation la plus appropriée et le meilleur système de distribution pour un client donné, il faut, selon Jensen, considérer les points suivants : les sources de nutriments, la concentration, l'osmolalité, la viscosité et le contenu en minéraux de la préparation ainsi que la méthode et la vitesse d'administration, la dextérité du client, le coût, ainsi que la place disponible pour l'entreposage du matériel et la réfrigération de la préparation.

Certains gavages servent de suppléments, d'autres subviennent aux besoins nutritionnels totaux du client. Les diététiciens doivent travailler en étroite collaboration avec les médecins et les infirmières pour trouver la meilleure préparation pour le client.

■ ÉVALUATION INITIALE

L'infirmière participe généralement à l'évaluation des clients chez qui l'on soupçonne des problèmes de nutrition. Une évaluation préliminaire devrait répondre aux questions suivantes :

1. Quel est l'état nutritionnel du client, d'après son apparence physique actuelle, ses habitudes alimentaires et son intolérance à certains aliments, ainsi que la perte ou le gain récent de masse ?
2. Souffre-t-il de maladies chroniques qui pourraient augmenter les besoins métaboliques de son organisme ?
3. Son équilibre hydro-électrolytique est-il adéquat ?
4. Son tube digestif fonctionne-t-il bien ? A-t-il une bonne capacité d'absorption ?
5. Ses reins et son système urinaire sont-ils en bon état ?

6. Quels médicaments prend-il, ou quels soins reçoit-il qui puissent affecter son ingestion et son système digestif ?
7. Le régime qu'on lui prescrit est-il adéquat ?

De plus, une évaluation plus profonde doit être faite chez les clients nécessitant un traitement nutritionnel élaboré. Cette évaluation est faite par une équipe : l'infirmière, le médecin et le diététicien. En plus d'un examen physique et de l'étude des antécédents, l'évaluation nutritionnelle consiste à noter les changements de masse, à déterminer les taux d'albumine sérique et de transferrine, à faire la numération lymphocytaire et le test de l'hypersensibilité retardée ainsi qu'à évaluer le fonctionnement musculaire.

Problèmes du client et diagnostics infirmiers

À partir des manifestations cliniques et des données de l'évaluation diagnostique, les principaux problèmes de soins du client comprennent (1) une modification de l'état nutritionnel causée par une mauvaise absorption de nutriments, (2) des complications possibles reliées aux gavages, et (3) un non-respect du régime par gavage, relié à un manque de connaissance ou à un refus de croire en la nécessité du gavage.

■ PLANIFICATION ET INTERVENTION

Objectifs

Les principaux objectifs pour le client sont les suivants :

1. Atteindre et maintenir un équilibre nutritionnel.
2. Éviter les complications reliées à l'alimentation par tube.
3. Respecter le régime alimentaire par tube.

Interventions

L'infirmière doit administrer la préparation et enseigner au client ainsi qu'à sa famille le but de cette alimentation et, si nécessaire, leur apprendre comment la préparer et l'administrer à la maison. Si le client est alerte, capable de s'asseoir ou de se tenir en position de Fowler basse, et que son estomac est en bon état, l'alimentation nasogastrique est généralement sûre. Cependant, l'administration trop rapide de la solution dans l'intestin grêle peut causer de la diarrhée, des douleurs et de la faiblesse (syndrome de chasse ou « dumping syndrome »). Si le vidage gastrique est retardé, ou si la solution est administrée trop rapidement ou trop fréquemment, il peut se produire un reflux, accompagné d'une aspiration du contenu gastrique. L'infirmière doit donc surveiller attentivement la vitesse d'écoulement de la solution et éviter une administration trop rapide des liquides. Il existe des pompes électriques qui contrôlent la vitesse d'écoulement et la pression des liquides visqueux, mais elles sont relativement lourdes et elles doivent être accrochées à un support pour intraveineuse. Certaines pompes destinées spécialement à l'alimentation entérale, légères et faciles à transporter et à utiliser, commencent à être mises sur le marché.

Le contenu gastrique résiduel doit être vérifié avant chaque gavage. (Cette solution est redonnée au client.) Si le volume de contenu gastrique obtenu est supérieur à 150 mL, le gavage est retardé et on revérifie le contenu gastrique deux heures plus tard. Si le volume n'a pas changé, le médecin doit en être averti.

Avant et après l'administration de la solution nutritive, on injecte environ 50 mL d'eau dans le tube pour s'assurer que celui-ci est béant ainsi que pour diminuer les risques de croissance bactérienne et d'encroûtement ou de blocage du tube.

Une surveillance continue du régime alimentaire par tube est nécessaire pour assurer son efficacité.

- Vérifier la position du tube et du client, et la vitesse d'écoulement de la préparation.
- Évaluer la tolérance du client à la préparation (rechercher les symptômes suivants : sensation de plénitude, gonflement, urticaire, nausées, vomissements, diarrhée et constipation).
- Noter les résultats des tests de laboratoire : azote uréique sanguin, hémoglobine, protéines sériques et hématocrite.
- Évaluer l'état général du client d'après l'apparence de la peau (turgescence, sécheresse, couleur) et des muqueuses, le débit urinaire, l'état d'hydratation, le gain ou la perte de masse.
- Déterminer l'état psychosocial du client face à l'alimentation nasogastrique : est-il bien, tolérant, ennuyé, relaxé ou tendu, troublé ?
- Déterminer les besoins de renseignements supplémentaires du client et de sa famille sur les méthodes d'administration, de réfrigération, de préparation et d'obtention de la solution à la maison. Des informations écrites traitant des soins à domicile sont généralement disponibles dans la plupart des centres hospitaliers ; l'infirmière doit revoir ces instructions avec le client et sa famille avant que celui-ci n'obtienne son congé.
- Vérifier si des arrangements adéquats ont été pris avec le personnel de soins communautaires (médecin, infirmière visiteuse et diététicien), afin d'assurer les soins du client à la maison.

■ ÉVALUATION

Résultats escomptés

1. Atteindre et maintenir l'équilibre nutritionnel :
   a) Bilan azoté positif.
   b) Résultats hématologiques normaux (azote uréique sanguin, hémoglobine, hématocrite, protéines sériques).
   c) Atteinte et maintien de la masse corporelle désirée.
   d) Atteinte et maintien de l'hydratation des tissus corporels.
2. Éviter les complications reliées à l'alimentation par tube :
   a) Tolérance à la préparation utilisée pour l'alimentation par tube.
   b) Absence de distension gastrique, de nausée, de vomissement, de diarrhée ou de constipation.
   c) Débit urinaire suffisant pour excréter les déchets azotés.
   d) Absence de signes de pneumonie par aspiration ou de détresse respiratoire ; bruits respiratoires normaux et radiographie pulmonaire négative.

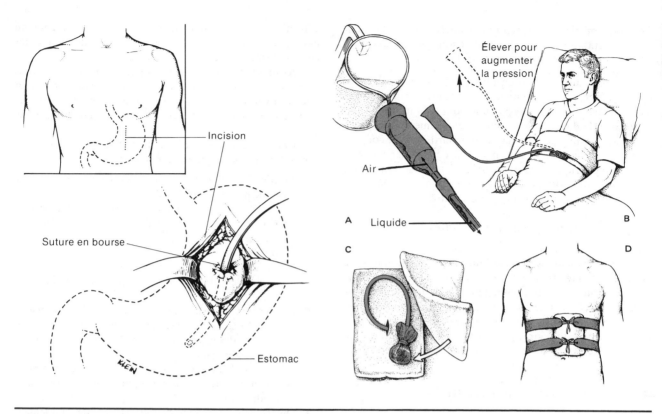

Figure 33-5   Client avec gastrostomie. (*À gauche*) Le dessin montre le siège de l'incision. Un tube est inséré dans la paroi gastrique antérieure et maintenu en place par plusieurs sutures en bourse. (*À droite*) Alimentation par gastrostomie. **A**) La position du réceptacle permet l'échappement de l'air. **B**) L'élévation du réceptacle permet d'augmenter la pression. **C**) Après le gavage, l'ouverture du tube est recouverte de gaze stérile retenue par des élastiques, et la tubulure est enroulée sur elle-même pour être ensuite placée sur le pansement. **D**) La tubulure est recouverte par un pansement ou un coussinet abdominal retenu par des courroies de Montgomery.

☐ GASTROSTOMIE

La gastrostomie consiste à pratiquer une ouverture dans l'estomac, dans le but d'y administrer des liquides et des aliments. Dans certains cas, chez les personnes âgées ou débilitées par exemple, elle peut servir à une alimentation prolongée. La gastrostomie est préférée à l'alimentation nasogastrique chez les clients comateux, car le sphincter œsophagien inférieur reste intact. De plus, la régurgitation qui peut se produire pendant l'alimentation nasogastrique est moins probable avec une gastrostomie.

Lorsqu'il y a rétrécissement imperméable de l'œsophage, la gastrostomie devient permanente. Des tissus cicatriciels contracturés peuvent causer un rétrécissement œsophagien. Chez l'enfant, cela se produit souvent après des brûlures à la soude, alors que chez l'adulte, cela est plus souvent dû à une tumeur maligne.

Préparation préopératoire

On doit expliquer au client le but de l'intervention, afin qu'il ait une meilleure compréhension du déroulement postopératoire. Il doit savoir que le but de l'opération est d'éviter l'utilisation de l'œsophage et que l'on administrera directement des liquides dans son estomac par un tube en plastique ou en caoutchouc ou par une prothèse. Si la gastrostomie est permanente, le client doit en être averti. Psychologiquement, il est souvent très difficile pour le client d'accepter ce traitement ; cependant, le client sera plus enclin à accepter un traitement qui a pour but de le soulager des malaises, des vomissements fréquents, d'un affaiblissement et de l'incapacité de manger.

Soins postopératoires

L'intervention infirmière postopératoire consiste à fournir au client un régime adéquat, une aide psychologique, à prendre soin des tubes et de la peau du client, et à renseigner celui-ci sur sa responsabilité dans les soins.

Nourriture et liquides.   Peu après l'intervention, le chirurgien administre le premier gavage dont la composition habituelle est de 10% de glucose dans de l'eau. Au début, on ne donne que 30 mL à 60 mL à la fois, mais on augmente graduellement cette quantité. La deuxième journée, on donne de 180 mL à 240 mL en un seul gavage, si la quantité est bien tolérée et s'il n'y a aucune fuite de liquide autour du tube. Au début de la période postopératoire (dans certains centres hospitaliers), l'infirmière procède à la succion des sécrétions gastriques et les réinstille ensuite en y ajoutant une quantité de préparation suffisante pour atteindre le volume total désiré. Elle évite, par cette méthode, la dilatation gastrique.

On ajoute graduellement des aliments broyés aux liquides clairs, jusqu'à ce que le régime soit rétabli ; les aliments en poudre sont faciles à liquéfier et disponibles sur le marché. On peut utiliser un mélangeur pour liquéfier un régime normal donné par gavage ; ce procédé permet au client de suivre son régime habituel et facilité l'acceptation du traitement. De plus, les fibres et résidus, semblables à ceux d'un régime normal, favorisent la fonction gastrique. On doit éviter de donner de trop grandes quantités de lait aux clients souffrant d'une déficience en lactose.

Lorsqu'elle prépare le client au gavage, l'infirmière s'assure de l'intimité de la chambre, en fermant la porte ou en tirant les rideaux avant de découvrir le tube de gastrostomie. Elle vérifie si le tube est obstrué en y faisant couler de l'eau à la température de la pièce ; elle répète le procédé à la fin du gavage, afin de nettoyer le tube des particules qui pourraient s'y décomposer. On doit servir le repas à la température de la pièce ou à une température voisine de celle du corps. L'infirmière utilise l'entonnoir ou le cylindre d'une seringue spéciale pour introduire le liquide dans le cathéter. Elle incline le récipient (*Figure 33-5*) pour empêcher l'air d'entrer et d'atteindre l'estomac, et elle laisse la nourriture descendre par gravité. L'infirmière règle la vitesse de l'écoulement en élevant ou en abaissant le récipient, ou en utilisant une pompe électrique. Si elle note des signes d'obstruction, elle suspend le gavage et avertit le médecin du problème.

L'infirmière enregistre la quantité et la composition de chaque gavage, ainsi que les réactions du client. Elle donne habituellement un repas de 300 mL à 500 mL de préparation en 10 min ou 15 min. Les réactions du client déterminent les quantités requises ; s'il se sent « plein », il est préférable de lui donner de petites quantités plus fréquemment. Pour faciliter la digestion, l'infirmière élève la tête du lit pendant au moins une demi-heure après le gavage.

Certains clients hument, goûtent ou mâchent de petites quantités de nourriture avant de recevoir l'alimentation par tube. Cela stimule la sécrétion de salive et de sucs gastriques, et peut donner au client l'impression d'un repas normal. Le client dépose la nourriture mâchée (elle ne doit pas être avalée) dans un entonnoir attaché au tube de gastrostomie. Cette étape peut être désagréable et même inacceptable pour le client ; il est possible qu'il arrive à la tolérer si on respecte son intimité. En plus de ses effets sur la digestion, la stimulation de la salive favorise l'hygiène buccale.

Soins de la peau et du tube. Après 5 ou 6 jours, si le tube est trop lâche, on le retire et on le remplace par un nouveau que l'on enduit de vaseline avant d'insérer. Une mince bande de ruban adhésif est enroulée autour du tube et collée fermement à l'abdomen. Une pince hémostatique ou un bouchon de caoutchouc ferme l'extrémité du tube, immédiatement après un gavage, pour éviter l'écoulement. Le client peut aussi prévenir cet incident en se relaxant pendant quelques minutes, après le gavage. L'infirmière applique une compresse à l'extrémité du tube. Elle fixe la tubulure sur une compresse, par des bandes de Montgomery ou par une ceinture abdominale. Elle montre au client

comment changer le tube, car il doit effectuer cette manœuvre tous les 2 ou 3 jours. Quand l'ouverture de la gastrostomie est bien cicatrisée, les techniques d'asepsie ne sont plus nécessaires lors d'un changement de tube. (Ce dernier peut n'être installé qu'au moment du gavage.) Cependant, on doit assurer la propreté des tubes.

Le client apprend à se nourrir et à choisir ses aliments lui-même. Pendant l'hospitalisation, il faut évaluer les connaissances du client sur les soins à apporter au tube et vérifier s'il peut manipuler le tube et changer ses pansements correctement. Les membres de la famille du client doivent participer à ces activités, car ils auront un rôle important à jouer après la sortie du centre hospitalier.

La peau autour de l'orifice de la gastrostomie requiert des soins spéciaux. Elle peut devenir irritée par l'action enzymatique des sucs gastriques accumulés autour du tube. Si la peau n'est pas soignée, elle devient vite macérée, rougie, écorchée et douloureuse ; des lavages quotidiens à l'eau et au savon et des applications de pommade légère, telle que l'oxyde de zinc ou la vaseline, préviennent l'apparition de ces problèmes.

Après plusieurs semaines, le client peut enlever le tube et le réinsérer de 10 cm à 15 cm, lors des gavages ; entre-temps, une petite compresse de gaze tenue en place par du ruban adhésif protège l'orifice de la gastrostomie.

On doit évaluer quotidiennement l'état de la peau afin de détecter toute dégradation, irritation ou excoriation. On encourage le client et sa famille à participer à cet examen et à l'hygiène en général.

Aspects psychosociaux

L'image corporelle d'un client ayant subi une gastrostomie change d'une manière dramatique. Il ne peut plus tenir pour acquise l'alimentation, une fonction normale du corps. Il faut du temps et de l'aide de la part de sa famille pour qu'il s'adapte à ces changements. L'infirmière doit évaluer si la famille peut aider le client, sinon elle doit voir à ce que celui-ci soit aidé par l'infirmière communautaire ou la travailleuse sociale.

La gastrostomie est une intervention qui n'est effectuée qu'en cas de maladie grave, chronique, ou dans sa phase terminale ; le stress dû à la maladie elle-même affecte donc déjà le client et sa famille. Pour éviter que la gastrostomie ne devienne une situation accablante, il faut discuter calmement avec le client et sa famille de ses objectifs et des soins considérables qu'elle impose.

Responsabilité du client. Afin de favoriser la prise en charge des soins par le client, on doit lui enseigner les soins qu'il se donnera à domicile de la façon la plus régulière possible. Pour ce faire, on lui montre à se nourrir, et à prendre soin de sa peau et de son tube ; on lui pose des questions et on lui demande de faire des démonstrations. Le client (ou quelque autre personne de son entourage) doit se sentir responsable des soins, connaître la technique et la fréquence des gavages, bref avoir le matériel adéquat ainsi que les ressources physiques, financières et sociales pour assurer les soins. En plus de l'enseignement individuel, l'infirmière doit fournir des informations écrites et s'assurer que le client aura toute la supervision et tout le soutien nécessaires quand il sera chez lui.

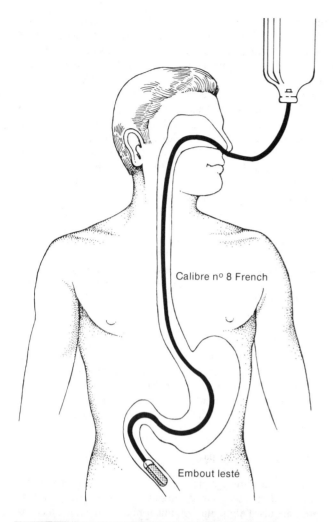

Calibre n° 8 French

Embout lesté

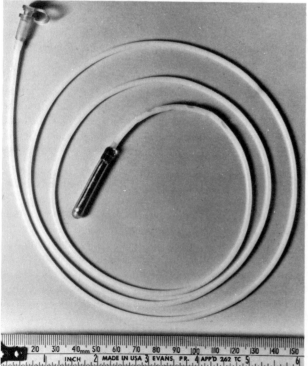

□ THÉRAPIE ENTÉRALE

La nourriture donnée par gavage entéral passe directement dans le duodénum distal ou le jéjunum proximal lorsqu'il est nécessaire de contourner l'œsophage et l'estomac. On peut aussi l'administrer par la voie nasoduodénale, par l'œsophagostomie, la gastrostomie et la jéjunostomie à l'aiguille. La figure 33-6 montre un petit tube de gavage qui passe par le nez, l'estomac et se rend au-delà du pylore. On peut utiliser cette technique quand il n'y a pas d'obstruction œsophagienne ou gastrique et que le tube digestif fonctionne bien.

Rombeau et Barot affirment que le coût de l'alimentation entérale par tube est comparable à celui des repas standard dans les centres hospitaliers et qu'il s'agit d'une méthode de nutrition efficace et sans risques pour des périodes prolongées. Selon eux, les avantages de cette méthode sont les suivants :

- L'administration intraluminale de nutriments préserve l'intégrité gastro-intestinale.
- L'alimentation par tube préserve l'ordre normal du métabolisme hépatique et intestinal, préalable à la distribution des nutriments dans la circulation artérielle.
- La muqueuse intestinale et le foie jouent un rôle important dans le métabolisme des graisses et sont les seuls lieux de synthèse des lipoprotéines.
- Les rapports normaux insuline-glucagon se maintiennent grâce à l'administration intestinale de glucides.

Osmose et osmolalité.   Les préparations très concentrées et certains aliments peuvent briser l'équilibre hydrique normal de l'organisme qui est maintenu par l'*osmose*. C'est le passage de l'eau d'une solution à faible osmolalité vers une solution plus concentrée (osmolalité plus élevée) à travers une membrane, jusqu'à ce que les deux solutions aient la même osmolalité. L'osmolalité normale des liquides de l'organisme est d'environ 300 mOsm/kg. L'organisme essaie de maintenir l'osmolalité du contenu de l'estomac et des intestins à peu près à ce niveau.

Les protéines sont des particules extrêmement grosses et ont donc peu ou pas d'effet osmotique. Toutefois, les acides aminés et les glucides, considérés individuellement, sont de plus petites particules et ont donc un plus grand effet osmotique. Comme les graisses ne sont pas solubles dans l'eau, elles n'ont pas d'effet osmotique. Puisque les électrolytes tels que le sodium et le potassium sont des petites particules, ils ont un effet important sur l'osmolalité et, par conséquent, sur la tolérance du client.

Figure 33-6 Le tube de gavage entérique est radio-opaque, de petit calibre (n° 8 Fr.) et est lesté par un embout rempli de mercure. Il passe facilement dans la narine, l'estomac et le pylore pour permettre un gavage continu au niveau du duodénum distal ou du jéjunum proximal. Fait de polyuréthane, il est stérilisé par l'oxyde d'éthylène. (Le tube de gavage entérique Dubbhoff™ est un produit de Biosearch Medical Products, Inc., Raritan, New Jersey.)

Tableau 33-2   Régimes liquides complets *

| Source de protéines | Produit | mOsm/kg | g/4 180 kJ | | | |
			Protéines	Lipides	Glucides	Lactose
Protéines entières	Sustacal (Mead Johnson)	625	60,3	23,0	137,8	16,7
Isolats de protéines	Ensure (Ross)	450	35,0	35,0	136,7	0
	Isocal (Mead Johnson)	350	32,5	42,0	125,0	0
Hydrolysats de protéines	Flexical (Mead Johnson)	723	22,4	34,0	154,0	0
Acides aminés cristallins	Vivonex (Norwich-Eaton)	500	20,4	1,4	226,3	0
	Vivonex Hyperazoté (Norwich-Eaton)	850	45,6	0,9	202,4	0

* Liste partielle.
Source : J. Rombeau et L. Barot. « Enteral nutritional therapy », *Surg Clin North Am*, 61, juillet 1981, p. 605 à 620.

L'osmolalité est un facteur important pour les clients dont le tube descend au-delà du pylore. Lorsqu'une solution à forte osmolalité est prise en grande quantité, l'eau provenant des liquides qui baignent les organes ainsi que l'eau qui circule dans les vaisseaux se dirigent vers l'estomac et l'intestin. Le client ressent alors une sensation de plénitude et des nausées ; la diarrhée qui accompagne ces sensations peut causer une déshydratation et, dans certains cas, une hypotension et de la tachycardie. L'ensemble de ces symptômes porte le nom de syndrome de chasse (« dumping syndrome »). Ces problèmes peuvent être évités, ou diminués, si on nourrit d'abord le client avec une préparation diluée et si on augmente graduellement la concentration de la préparation.

Certains clients tolèrent mieux que d'autres les effets de l'osmolalité. Habituellement, les clients affaiblis sont plus sensibles à ce genre de problèmes. L'infirmière doit donc être au courant de l'osmolalité des préparations qu'elle administre et elle doit aussi reconnaître et prévenir l'apparition de tels problèmes chez ses clients.

Le tableau 33-2 présente une liste des régimes liquides, complets du point de vue nutritionnel, disponibles sur le marché, ainsi que l'osmolalité et la teneur en protéines, en lipides, en glucides et en lactose de ces préparations.

Préparation du client.   Les objectifs et les soins à donner aux clients recevant une alimentation par tube sont traités à la page 662.

Traitement

Il est essentiel de prendre toutes les mesures d'hygiène nécessaires lors de la préparation et de l'administration des aliments par tube. La température de la préparation, son volume, son débit, de même qu'un apport adéquat de liquides sont des facteurs importants à considérer.

Les nouveaux tubes alimentaires en polyuréthane ou en silicone ont un petit diamètre (n° 6 ou n° 8) et sont munis d'un embout en mercure (plutôt qu'un sac rempli de mercure). Plusieurs tubes sont disponibles (Dubbhoff, Keo-feed, MedPro) et avec chacun sont fournies des instructions visant à faciliter le passage du tube. Puisqu'ils sont doux, plus flexibles et plus minces que les tubes nasogastriques conventionnels, ils assurent plus de confort au client. Toutefois, ils s'entortillent plus facilement ; pour éviter cela, il est recommandé d'utiliser un guide, ou un moyen de raidir le tube, lorsqu'on l'introduit. On insère ce genre de tubes de la même façon que les autres tubes nasogastriques, le client étant en position de Fowler haute ou, si ce n'est pas possible, placé sur le côté droit.

La préparation est administrée soit par gravité (au goutte-à-goutte), soit grâce à une pompe à contrôle continu qui règle le débit de manière volumétrique (mL/h) ou péristaltique (gouttes/h). Lorsque la solution de gavage est administrée directement dans le jéjunum, les pompes à perfusion continue sont habituellement nécessaires. Quoique peu de données soient disponibles pour comparer les effets de l'alimentation jéjunale et gastrique, Rombeau et Barot affirment que la perfusion jéjunale continue de solution d'isolats de protéines est comparable à l'alimentation gastrique intermittente et continue en ce qui concerne le pourcentage de kilojoules distribué et le nombre de jours requis pour atteindre l'absorption énergétique totale.

La pompe est de préférence petite, à contrôle manuel simple, munie d'une pile rechargeable et elle permet au client de se déplacer. La préparation ne contient pas de lactose, son osmolalité est de 300 mOsm/kg, elle n'a pas besoin d'être diluée et elle fournit 4,18 kJ/mL. Une vitesse d'écoulement de 100 mL/h à 150 mL/h (10 000 kJ/jour à 15 000 kJ/jour) permet d'atteindre un bilan azoté positif et un gain progressif de masse sans causer de crampes abdominales ni de diarrhée. Si l'alimentation est intermittente, on

Tableau 33-3 Complications de l'alimentation par tube

Complication	Traitement
Mécanique	
Irritation nasopharyngienne	Glaçons, anesthésiques topiques, décongestionnants
Obstruction du tube	Rincer, replacer le tube
Érosion des muqueuses	Replacer le tube, lavage à l'eau glacée, retirer le tube
Déplacement du tube	Replacer le tube
Aspiration	Arrêter le gavage
Gastro-intestinale	
Crampes/distension	Changer la préparation si le client ne supporte pas le lactose, réduire le débit de la perfusion
Vomissements/diarrhée	Réduire le débit de la perfusion, diluer la préparation, ajouter des anti-diarrhéiques
Métabolique	
Déshydratation hypertonique	Augmenter la quantité d'eau
Intolérance au glucose	Donner de l'insuline, réduire le débit de la perfusion
Coma hyperosmolaire sans cétose	Arrêter le gavage
Encéphalopathie hépatique	Diminuer la quantité de protéines
Insuffisance rénale	Diminuer les phosphates, le magnésium, le potassium ; restreindre les protéines ; solution d'acides aminés essentiels
Insuffisance cardiaque	Réduire le sodium et restreindre les liquides

Source : J. Rombeau et L. Barot. « Enteral nutritional therapy », *Surg Clin North Am*, 61, juillet 1981, p. 605 à 620.

administre de 200 mL à 350 mL en 10 min à 15 min. Afin d'éviter une déshydratation hypertonique, il est bon de donner de l'eau au client après chaque gavage. Au début du traitement, les préparations doivent être diluées d'au moins la moitié, et on ne doit pas en administrer plus de 50 mL à 100 mL à la fois, ou 40 mL/h à 60 mL/h dans le cas d'administration continue au goutte-à-goutte. Cette administration graduelle a pour but d'aider le client à s'adapter à la préparation (particulièrement si elle est hyperosmolaire).

Évaluation initiale. L'évaluation de l'état nutritionnel du client se fait avant le début de l'alimentation par tube. En plus des facteurs mentionnés à la page 665, l'infirmière doit aussi évaluer le besoin d'information du client et de sa famille au sujet de ce traitement.

Intervention

- Le client recevant une alimentation entérale par tube doit être en position verticale pour éviter l'aspiration ou le reflux.
- Si le client peut se déplacer, on doit l'encourager à marcher, car le mouvement facilite l'absorption des aliments. On peut utiliser une pompe portative ou un système à perfusion standard.
- On enregistre soigneusement l'équilibre des liquides afin de détecter une diminution de l'ingestion ou une diarrhée excessive.
- On évalue toutes les six heures la teneur en sucre et en acétone de l'urine.
- On donne des médicaments anti-diarrhéiques, s'il y a lieu.

- L'alimentation est retardée de deux heures si le volume du résidu gastrique est supérieur à 150 mL. Si ce volume reste inchangé, on doit prévenir le médecin.
- On vérifie la masse du client quotidiennement.
- Le client et sa famille doivent participer graduellement au traitement.

Les lignes de conduite à suivre pour l'infirmière qui surveille les soins des clients nourris par tube sont les suivantes :

- Être attentive à tout gain de masse soudain.
- Observer les signes d'œdème (périorbitaire ou bouffissure des parties déclives).
- Observer les signes de déshydratation (muqueuses sèches, soif, baisse du débit urinaire).
- Enregistrer l'ingestion réelle de préparation, en tenant compte des vomissements, de la diarrhée ou de la distension.
- Noter tous les signes d'incapacité du client à communiquer.
- Mesurer le taux de glucose dans l'urine (signaler les concentrations + 3 et + 4).
- Consulter quotidiennement les résultats des tests de laboratoire concernant l'azote uréique sanguin et les électrolytes sériques.
- Vérifier la position du tube.
- Faire attention aux complications possibles (voir le tableau 33-3).
- Évaluer le niveau de connaissance, l'habileté et la confiance du client et de sa famille en ce qui concerne les soins à domicile. Déterminer les besoins de suivi à domicile.

☐ TRAITEMENT PAR SURALIMENTATION PARENTÉRALE (ALIMENTATION PARENTÉRALE TOTALE — APT)

Un *bilan azoté négatif* se produit lorsque l'apport alimentaire d'un client est très inférieur aux besoins énergétiques de son organisme. Dans ce cas, le taux d'utilisation des protéines est plus élevé que l'ingestion de protéines. La suralimentation parentérale consiste à fournir les aliments nécessaires à l'organisme par voie intraveineuse. Ses buts sont de permettre au client d'améliorer son état nutritionnel, de gagner de la masse et d'améliorer sa capacité de guérison.

L'alimentation intraveineuse traditionnelle ne fournit pas suffisamment d'énergie et d'azote pour répondre aux besoins quotidiens du client : l'organisme commence alors à transformer les protéines en glucides par glyconéogenèse. Toutefois, les solutions de suralimentation intraveineuse contiennent de l'eau, des acides aminés, du glucose, des vitamines et des électrolytes en quantité suffisante pour combler les besoins quotidiens du client en énergie et en azote.

L'adulte moyen, en phase postopératoire, a besoin approximativement de 6000 kJ par jour pour éviter de puiser dans ses protéines organiques. Si le client présente des complications, comme de la fièvre, un traumatisme ou un trouble hypermétabolique, ses besoins énergétiques additionnels journaliers s'évaluent à 40 000 kJ. Pour fournir ces kilojoules, le volume de la solution serait si grand qu'il surpasserait la tolérance liquidienne et conduirait à l'œdème pulmonaire ou à l'insuffisance cardiaque. Pour fournir les kilojoules nécessaires en un petit volume, il faut augmenter la concentration et utiliser une voie d'administration qui diluera rapidement les nutriments à un niveau approprié à la tolérance organique.

Quand on administre une solution glucosée hypertonique, cela satisfait les besoins énergétiques du client et permet aux acides aminés d'être utilisés pour la synthèse protéique plutôt que pour fournir de l'énergie. On ajoute du potassium, pour assurer un équilibre électrolytique approprié et permettre le transport du glucose et des acides aminés à travers les membranes cellulaires. Dans le but de permettre la synthèse des tissus et de prévenir des carences, on ajoute d'autres éléments, comme du calcium, du phosphore, du magnésium et du chlorure de sodium.

Le service de pharmacie peut préparer les solutions intraveineuses prescrites. Elles sont mélangées selon des méthodes d'asepsie strictes sous une hotte à courant gazeux laminaire. La solution consiste en une préparation de 25% de glucose et d'acides aminés synthétiques (Freamine) ; elle fournit au client 4000 kJ et 6 g d'azote par litre. On ajoute les électrolytes selon les besoins de chaque client. On range dans un réfrigérateur les solutions apportées à l'unité de soins, puis, lorsqu'on a besoin d'une solution, on la laisse se réchauffer à la température de la pièce. Les préparations utilisées par les centres locaux peuvent être préparées pour chaque client. Les préparations commerciales (Freamine, Travasol et autres) sont disponibles, mais on doit les modifier pour répondre aux besoins individuels.

Application clinique

Les situations cliniques pour lesquelles la suralimentation est indiquée sont les suivantes :

1. Clients dont l'apport alimentaire est insuffisant pour maintenir un état anabolique (brûlures graves, malnutrition, malabsorption par perte anatomique d'un segment de l'intestin grêle) ;
2. Clients incapables d'ingérer la nourriture oralement ou par tube (iléus paralytique, maladie de Crohn avec obstruction, entérite post-radique) ;
3. Clients qui refusent de manger adéquatement (anorexie mentale, vieillards en phase postopératoire) ;
4. Clients qui ne doivent pas être nourris oralement ou par tube (pancréatite aiguë, fistule entérocutanée) ;
5. Clients ayant besoin d'un soutien nutritionnel préopératoire et postopératoire (opération aux intestins).

On doit respecter certains critères avant d'administrer à un client une alimentation parentérale totale (exemple : une perte de masse corporelle de 10%, une incapacité de prendre de la nourriture ou des liquides par la bouche pendant 7 jours en période postopératoire, des situations hypercataboliques telles qu'une infection grave avec fièvre).

Méthodes d'administration

Comme la concentration des solutions pour la suralimentation est de cinq à six fois supérieure à celle du sang (et que leur pression osmotique est d'environ 2000 mOsm/L), elles peuvent endommager l'intima des veines périphériques. Par conséquent, afin d'éviter des phlébites et d'autres complications veineuses, on administre ces solutions par des aiguilles ou des cathéters de gros calibre insérés dans des gros vaisseaux, où le flux sanguin est important. Les solutions concentrées sont ainsi diluées très rapidement dans ces vaisseaux pour atteindre des valeurs isotoniques.

La voie préférée est la veine sous-clavière menant à la veine cave supérieure. La veine jugulaire interne, conduisant à la veine cave supérieure, est une autre voie possible. Si la suralimentation doit se prolonger, le cathéter interne représente une source constante d'infection.

Soins infirmiers

Les objectifs infirmiers sont : (1) assurer le fonctionnement du système, (2) éviter toute contamination et maintenir la stérilité et la perméabilité du cathéter interne, (3) administrer la solution prescrite à un rythme constant sur une période de 24 h, (4) surveiller l'équilibre liquidien, (5) évaluer soigneusement les problèmes possibles et prendre des mesures préventives, (6) maintenir une bonne relation avec le client et (7) préparer le client et sa famille à s'occuper de ses propres soins s'il doit continuer son traitement par suralimentation à la maison.

Préparation du client. On explique le traitement au client, afin qu'il prenne conscience de l'importance de ne pas toucher la région où l'on insère le cathéter, et on lui dit qu'il pourra marcher pendant toute la durée du traitement. Pour l'installation du cathéter, on place le client en décubitus dorsal et on lui fait prendre la position de Trendelenburg (afin d'obtenir une dilatation des vaisseaux du cou et des épaules, qui facilite l'entrée du cathéter et prévient un embolus d'air). On place une serviette enroulée verticalement le long de la colonne vertébrale, jusqu'à l'extrémité de la cage thoracique, dans le but d'obtenir une hyperextension des épaules. On rase la région, si c'est nécessaire, et on

prépare la peau avec de l'acétone ou de l'éther pour enlever toute trace d'huile. La préparation finale comprend le nettoyage de la peau à la teinture d'iode ou avec une solution de povidone-iode (Betadine). On demande au client de tourner la tête du côté opposé au site de ponction ; il ne doit pas bouger, jusqu'à ce qu'on ait inséré le cathéter

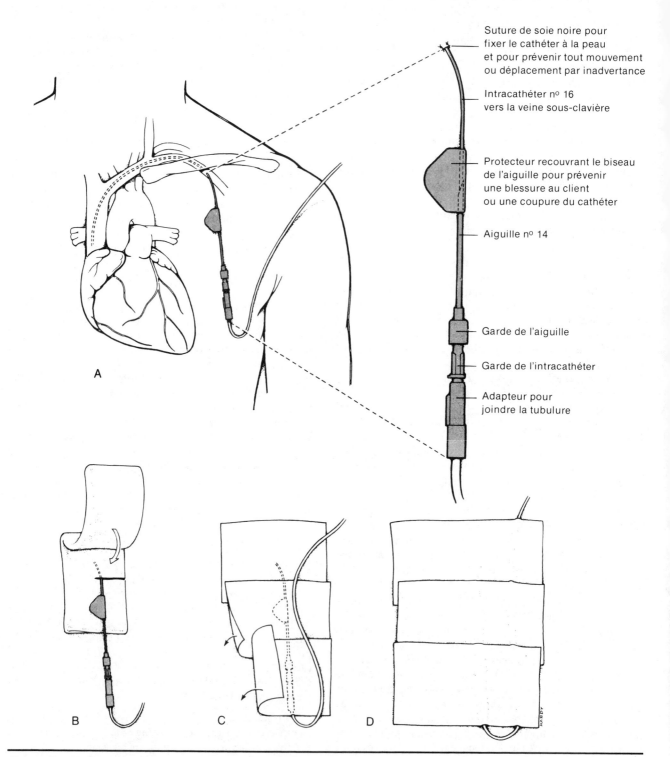

Figure 33-7   Suralimentation. **A**) Insertion de l'aiguille dans la veine sous-clavière. **B**) Une compresse stérile fendue soutient le cathéter, elle-même recouverte d'un autre pansement stérile. **C**) Des pansements adhésifs complètent le pansement occlusif. **D**) Pansement terminé.

et pansé la blessure, afin d'assurer l'immobilisation maximale du tube.

Insertion du cathéter. On injecte de la lidocaïne ou de la procaïne pour effectuer une anesthésie locale de la peau et des tissus sous-jacents. On applique un champ stérile. L'endroit cible est la bordure inférieure du centre de la clavicule (*Figure 33-7*). Parallèlement à la clavicule et sous elle, on insère une aiguille n° 14, longue de 5 cm, aboutée à une seringue, jusqu'à ce qu'elle pénètre la veine sous-clavière. On retire la seringue et on insère un cathéter radio-opaque de 20 cm et de calibre n° 16, à travers l'aiguille jusqu'à la veine, puis on retire l'aiguille. Jusqu'au moment où on retire l'aiguille et où on insère le cathéter, on demande au client de pratiquer la manœuvre de Valsalva (c'est-à-dire une expiration forcée à bouche fermée; on peut aussi accomplir une manœuvre par une compression de l'abdomen). On pratique la manœuvre de Valsalva pour obtenir une phase positive de la pression veineuse centrale, afin de diminuer le risque d'entrée d'air dans le système circulatoire.

L'intracathéter est relié par la tubulure à un sac contenant 250 mL d'une solution de dextrose à 5%. On suture habituellement le cathéter à la peau. On peut vérifier l'extrémité du cathéter par radiographie et confirmer son emplacement, avant d'administrer la solution de suralimentation. On nettoie ensuite la peau avec une solution antiseptique et on applique directement au point de l'insertion un onguent à base d'antibiotiques. Pour obtenir un pansement occlusif, on vaporise de la teinture de benjoin sur la région sous-clavière avant de poser un morceau de 5 cm de longueur.

Intervention infirmière et évaluation. Plusieurs complications potentielles sont reliées à l'insertion d'un cathéter. L'infirmière doit observer le client et noter l'apparition des problèmes suivants:

- Pneumothorax, hydrothorax ou hémothorax (causés par une piqûre de la plèvre ou du sommet du poumon). L'infirmière doit surveiller les symptômes de douleur thoracique ou dorsale, la toux, la dyspnée, l'essoufflement, les changements dans les signes vitaux et la diminution des bruits respiratoires ou de l'expansion pulmonaire.
- Lésions de l'artère sous-clavière ou du canal thoracique. L'infirmière surveille le point de l'incision et les pansements (perte de sang ou de lymphe). Elle note tout changement dans les signes vitaux et surveille l'apparition de toute enflure asymétrique ou de toute asymétrie motrice.
- Perte sensori-motrice (le plexus brachial est situé dans la région d'insertion du cathéter). L'infirmière surveille le bras et la main du côté de l'insertion.

Maintien de l'équilibre hydro-électrolytique. On cherche à réaliser une perfusion continue et uniforme de la solution, sur une période de 24 h. Pour ce faire, on utilise une pompe électrique (pompe à perfusion Imed), mais l'infirmière doit s'assurer que le débit de la perfusion et la quantité de solution administrée soient adéquats.

On calcule la vitesse de perfusion en se basant sur la quantité de liquide prescrit pour une période de 24 h. On

doit maintenir *constant* ce débit (3000 mL pour 24 h = 125 mL/h). On vérifie le débit toutes les 30 min; on peut utiliser un système d'alarme intraveineux. Selon que le volume perfusé, diminue ou augmente, on peut accélérer ou ralentir la vitesse de perfusion de 10% du débit original (à moins que le médecin en ait décidé autrement).

- Si le débit est trop rapide, une diurèse hyperosmolaire apparaît (l'excès de sucre sera excrété), qui peut être assez importante pour causer des convulsions irréductibles, le coma et la mort. Des analyses fractionnaires d'urine, avec des comprimés de Clinitest ou des bandes Tes-Tape doivent être faites toutes les six heures pour voir s'il y a excrétion excessive de sucre; des mesures de la densité relative de l'urine doivent aussi être prises toutes les six heures afin de vérifier si l'apport des liquides est adéquat. Les symptômes d'une absorption trop rapide de liquides sont des maux de tête, des nausées, de la fièvre, des tremblements et une fatigue croissante.
- Si la perfusion est trop lente, le client ne bénéficie pas au maximum de l'énergie et de l'azote.

On pèse le client chaque jour à la même heure et dans les mêmes conditions, pour que la comparaison soit valable. On doit s'attendre à ce que le client gagne entre 0,11 kg et 0,45 kg de tissus maigres par jour, en suivant un tel régime. On conserve les enregistrements précis des ingesta et des excreta, et, si le client prend aussi des aliments par la bouche, on enregistre leur valeur énergétique.

Prévention de l'infection. Un pansement sec occlusif protège le point d'injection. On ne change pas les pansements pendant 48 h. On incite le client à marcher dans la chambre ou ailleurs, comme il préfère. Cependant, il ne doit pas toucher au pansement; si celui-ci le gêne ou cause des démangeaisons, il doit le mentionner.

On mesure les signes vitaux, toutes les 4 h, et on signale une élévation de température. On donne une attention spéciale au drainage de la plaie, aux fistules et aux points de pression.

Changement du pansement

On explique au client que le pansement doit être changé tous les deux jours et on lui demande de se coucher en position de Fowler basse. L'infirmière et le client réduisent les risques de contamination aérogène en portant des masques. On change soigneusement les vieux pansements, en évitant de déplacer le cathéter; on détermine s'il y a fuite, tortillement du cathéter ou réactions de la peau telles qu'une inflammation, une douleur ou de la purulence. On porte des gants stériles et on nettoie le point d'insertion du cathéter avec de l'acétone, puis avec de la teinture d'iode ou du thimérosal (Merthiolate), à l'aide d'une pince à éponge et de compresses de gaze de 7,5 cm × 7,5 cm. On nettoie, du centre vers l'extérieur. On peut utiliser de l'alcool, de la même manière, pour enlever l'iode. On applique un onguent à base d'antibiotiques sur le point d'injection et on le couvre d'un petit pansement avec fente entourant le cathéter. On enlève les gants et on applique de la teinture de benjoin sur la peau entourant le pansement stérile, afin de la

Tableau 33-4 Prévention et traitement des problèmes reliés à la suralimentation parentérale

Mesures de préventions	Problèmes	Conséquences	Intervention de l'infirmière
Assurer l'étanchéité du pansement. Vérifier fréquemment l'état du pansement.	*Pansement lâche* ou tombé.	Danger de contamination → infection.	Renforcer avec 5 cm de ruban adhésif. Si la contamination est possible, changer le pansement.
Vérifier chaque flacon avant l'usage, noter la date d'expiration.	*Contamination possible* de la solution : trouble, particules en suspension.	La solution est un excellent milieu de culture. Danger de contamination → infection, embolie.	Remplacer tout de suite le flacon. Envoyer le flacon contaminé à la pharmacie. Des cultures sont nécessaires. Ajuster les enregistrements des ingesta et des excreta.
Examiner fréquemment les tissus près du point d'injection, noter les plaintes du client.	*Enflure* autour du point d'injection : œdème de la figure et du cou ; douleur à l'épaule ou au bras, du côté du cathéter.	Infiltration du soluté dans les tissus.	Ralentir la perfusion. Vérifier les signes vitaux. Avertir le médecin.
Observer les signes de dyspnée, de difficultés respiratoires, d'œdème pulmonaire et d'insuffisance cardiaque.	*Engorgement des veines* du cou, du bras et de la main, du côté du cathéter.	Surcharge circulatoire et distribution inadéquate des liquides.	Surveiller les signes vitaux et avertir le médecin de tous signes ou symptômes. Se préparer à la réanimation. Rassurer le client.
Surveiller fréquemment le débit afin de le maintenir constant (toutes les 30 min).	*Débit trop rapide :* nausées, lassitude, céphalée.	Hyperglycémie et glycosurie → diurèse cellulaire osmotique et déshydratation extensive.	Surveiller les signes vitaux. Avertir le médecin. Ralentir la perfusion jusqu'au nouveau débit calculé.
Faire des analyses fractionnaires et vérifier la densité relative de l'urine toutes les 6 h. Observer les signes d'hyperglycémie : nausée, céphalée, lassitude.	Les bandes réactives indiquent une glycosurie. Symptômes : agitation, petits mouvements convulsifs, convulsions, léthargie mentale, semi-coma, coma → mort.	Surcharge hypertonique → déshydratation.	Donner de l'insuline si c'est prescrit (en très petites doses). Administrer la solution intraveineuse (isotonique) assez rapidement.
Vérifier la tubulure pour éviter les tortillements. Vérifier le débit de la perfusion fréquemment (toutes les 30 min). Observer les signes d'hypoglycémie : faiblesse musculaire générale, agitation, transpiration, vertige, pâleur, tremblement, sensation de faim à l'épigastre.	*La solution coule trop lentement.*	Hypoglycémie : le client ne reçoit pas les nutriments nécessaires.	Recalculer le débit afin de compenser le ralentissement (ne pas excéder 10% sans prescription du médecin).
Surveiller régulièrement le débit. Évaluer fréquemment l'état du client.	*Le flacon est vide.*	Alimentation déficiente. Possibilité d'embolie gazeuse durant le changement de flacon. Retour du sang dans le cathéter avec formation possible de caillot et occlusion.	Mettre en place le flacon suivant. Retirer l'air de façon aseptique ou changer complètement la tubulure.

Tableau 33-4 Prévention et traitement des problèmes reliés à la suralimentation parentérale (*suite*)

Mesures de prévention	Problèmes	Conséquences	Intervention de l'infirmière
Changer le pansement du cathéter, le client en position de Fowler basse ou en position couchée. Changer rapidement la tubulure et la fixer solidement, pendant que le client fait la manœuvre de Valsalva.	*Embolie gazeuse.*	Il peut y avoir obstruction d'un segment du système vasculaire interrompant la circulation. Signes et symptômes : cyanose, hypotension, pouls faible et rapide, élévation de la pression artérielle, changements des bruits cardiaques → coma.	Être attentive à déceler une douleur thoracique ou un évanouissement. Noter le bruit qui se produit si de l'air est aspiré dans le cathéter lors du changement de tubulure. Changer le tube immédiatement. Placer le client en décubitus latéral gauche, en position de Trendelenburg. Le rassurer et l'empêcher de s'agiter. Prendre les signes vitaux ; avertir le médecin.
Surveiller les signes vitaux toutes les 4 h. Maintenir des mesures d'asepsie en tout temps.	*Frissons ou fièvre.*	Réaction allergique. Sepsie : infection de la plaie, causée par le cathéter, la tubulure ou la solution. Infection causée par la maladie du client.	Avertir le médecin ; se préparer à remplacer la solution de suralimentation par une solution de glucose à 5% dans l'eau. Contrôler la température toutes les 30 min, jusqu'au retour à la normale. Se préparer à la cessation possible de la suralimentation.
Noter chaque jour les ingesta et les excreta, de même que la masse du client.	*Pas de gain de masse*, et peut-être une perte de masse.	Il doit y avoir une raison ; cancer ?	Vérifier les conditions dans lesquelles est prise la masse du client.
Le client doit changer de position fréquemment. Observer les signes de rougeurs autour des régions osseuses. Prendre bien soin de la peau.	*Escarres de décubitus.*	Le client est resté trop longtemps dans la même position.	Traiter les régions touchées de manière adéquate.
Favoriser les exercices physiques actifs et passifs afin d'augmenter la force musculaire.	*Perte de la force musculaire.*	Manque d'exercice.	Encourager les exercices d'amplitude de mouvement au moins trois fois par jour.
Encourager le client à verbaliser ses sentiments.	*Client découragé.*	Mauvaise compréhension ; manque de soutien.	Apporter une aide psychologique et un encouragement. Expliquer tous les aspects du traitement.
Faire attention aux signes de pelage de la peau, de mauvaise cicatrisation des plaies, d'augmentation de la fragilité capillaire et d'alopécie.	*Déficience en acides gras essentiels dans le sang.*	Acides gras non disponibles pour transporter les métabolites.	On peut donner quotidiennement des émulsions de gras aux clients ayant reçu une suralimentation pendant au moins deux semaines.
Mesurer les taux d'électrolytes du client.	*Déficience ou excès en éléments nutritifs essentiels :* calcium, phosphate, sodium, potassium, magnésium, fer, cuivre, acide folique, vitamine A, vitamine D.	Déséquilibre nutritionnel.	Avertir le médecin afin d'entreprendre des mesures correctrices.

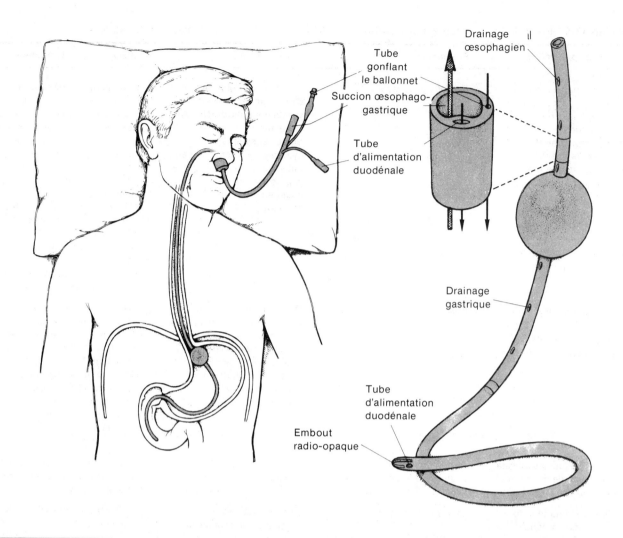

Figure 33-8 Le tube nasogastrique d'alimentation et de décompression possède trois canaux pour fournir : (1) un régime alimentaire complet directement dans le duodénum après l'opération (de tels gavages précoces accélèrent la guérison) ; (2) une succion œsophagienne et gastrique, importante car l'air avalé peut causer l'iléus paralytique ; et (3) de l'air pour gonfler le ballonnet au niveau du cardia. (*Source :* G. Moss. « Postsurgical decompression and immediate elemental feeding ». *Hospital Practice*, mai 1977, p. 74.)

protéger et de faciliter l'application du pansement adhésif (Elastoplast). On change rapidement la tubulure, afin d'éviter le développement de micro-organismes dans la lumière du tube ; on change aussi le filtre si c'est nécessaire. On immobilise, avec du ruban adhésif, la jonction du cathéter et de la tubulure, afin d'éviter qu'ils ne se séparent et ne soient exposés à l'air.

Si le client a une plaie suintante, telle qu'une trachéostomie, près de la région d'insertion, on prend les précautions supplémentaires pour garder la plaie sèche, en appliquant un film de plastique transparent comme celui qu'on utilise dans les salles d'opérations. On utilise du ruban adhésif hypo-allergène, si le client se plaint de prurit avec le ruban adhésif ordinaire. On note les changements de pansement et l'état de la peau, aussi bien que les réactions du client.

Médication et activité du client

Il n'est pas recommandé d'administrer les médicaments par le cathéter central, en les mélangeant avec la solution de suralimentation, à cause des risques d'incompatibilité (l'insuline est une exception). Si l'on doit donner des médicaments incompatibles, on devra les injecter dans une veine périphérique et non dans le tube de suralimentation. On ne doit pas faire de transfusions de composés sanguins par le cathéter central, car les globules rouges peuvent enduire les parois du tube et éventuellement réduire la lumière du cathéter, ce qui diminuerait le débit de la solution.

- On n'effectue pas de prélèvement de sang par le tube de suralimentation pour procéder à des analyses, à moins qu'il ne s'agisse d'une situation d'extrême urgence.

- À cause du danger d'embolie, on injecte quotidiennement une petite quantité (800 à 1000 unités) d'héparine dans le cathéter central.

Lorsque le client est alerte, on l'encourage à marcher et à entreprendre des activités. Avec un cathéter de plastique dans la veine sous-clavière, le client peut remuer ses membres et on devrait l'encourager à garder un bon tonus musculaire. On renforce l'enseignement et les programmes d'exercices commencés en physiothérapie et en ergothérapie.

Problèmes et dangers

Des déséquilibres chimiques peuvent apparaître, ce qui rend nécessaire de fréquentes évaluations des électrolytes sériques (spécialement du potassium) et du glucose. La septicémie est un problème majeur ; c'est pourquoi on met l'accent sur une asepsie rigoureuse durant le traitement. On doit se souvenir de l'incompatibilité et de la détérioration de diverses substances.

L'alimentation parentérale totale comporte des risques ; elle est complexe et doit être réservée à des clients soigneusement sélectionnés. Une surveillance rigoureuse et les soins consciencieux de médecins et d'infirmières expérimentés réduisent les risques de complications.

Le tableau 33-4 présente un résumé des problèmes qui apparaissent durant la suralimentation parentérale, ainsi que des suggestions pour la prévention et le traitement de ces problèmes.

Arrêt de la suralimentation parentérale

On cesse graduellement la suralimentation parentérale, afin de permettre un ajustement à la diminution des niveaux de glucose. Pour prévenir l'hypoglycémie, on administre une solution de glucose isotonique durant plusieurs heures après l'arrêt de la solution hypertonique. La prise de glucides par voie orale raccourcit la période d'ajustement.

Les symptômes spécifiques sont les suivants : faiblesse, défaillance, transpiration, tremblements, sensation de froid, confusion, et augmentation du rythme cardiaque.

Suralimentation postopératoire

La suralimentation d'un client en phase postopératoire permet de contrer les effets du catabolisme excessif et du bilan azoté négatif qui suivent généralement une intervention chirurgicale. Le bilan azoté négatif ralentit la cicatrisation des plaies à cause du dépôt de collagène immature. L'utilisation d'un tube à triple lumière (succion œsophago-gastrique et gavage duodénal), comme le tube G-Moss (*Figure 33-8*), permet de nourrir le client et de retirer tout l'air avalé, afin de prévenir un iléus postopératoire. Le laps de temps pendant lequel le tube doit rester en place varie selon le type d'opération. En résumé, les avantages de la suralimentation postopératoire sont les suivants : une cicatrisation plus rapide des plaies, un client plus alerte mentalement, l'absence d'iléus et une hospitalisation moins longue.

Suralimentation à domicile

Pour que la suralimentation à domicile soit un succès, il faut que le client et sa famille soient bien renseignés sur les techniques à employer. Cet objectif est atteint grâce à un programme intensif d'entraînement et à une supervision post-thérapeutique. Ce travail se fait en équipe. Le coût de tels programmes est inférieur à celui engagé par le centre hospitalier. La mise en œuvre d'un tel programme peut être le seul moyen pour que le client reçoive son congé du centre hospitalier. Avant de décider d'entreprendre un programme de suralimentation à domicile, il faut évaluer la capacité cognitive du client, l'intérêt et le soutien de la famille, les coûts du programme, et le plan de la maison. Les centres hospitaliers qui parrainent des programmes de suralimentation à domicile fournissent des brochures qui donnent des renseignements sur tous les aspects du traitement.

34

Les affections de l'estomac et du duodénum

☐ GASTRITE

Gastrite aiguë

La gastrite (inflammation de l'estomac) est souvent due à une erreur diététique. L'individu mange beaucoup trop ou trop rapidement, ou se nourrit d'aliments nocifs, c'est-à-dire trop épicés ou altérés. Les autres causes de la gastrite aiguë sont l'alcool, l'aspirine, l'urémie ou la radiothérapie. La gastrite peut aussi être le premier signe d'une infection systémique aiguë.

Physiopathologie et manifestations cliniques. La muqueuse de l'estomac devient œdémateuse et hyperémique, et elle subit une érosion superficielle ; elle sécrète peu de suc gastrique qui contient très peu d'acide, mais beaucoup de mucus. Le client ressent un embarras gastrique, des céphalées, des nausées, de la lassitude, de l'anorexie, souvent accompagnés de hoquets et de vomissements. Quelques clients sont cependant asymptomatiques.

La muqueuse gastrique a la capacité de régénérer ses tissus après une crise. Il arrive qu'une hémorragie se produise ; si elle est grave, elle peut nécessiter une intervention chirurgicale. Si l'aliment irritant n'est pas vomi, mais atteint l'intestin, il cause des coliques et de la diarrhée. En général, le client se remet au bout d'une journée ; cependant, il n'aura pas beaucoup d'appétit pendant les deux ou trois jours suivants.

Évaluation initiale. Au cours de l'histoire du client, l'infirmière doit identifier certains éléments : Des excès alimentaires ou des imprudences sont-ils associés aux symptômes actuels ? D'autres personnes de l'entourage du client ressentent-elles les mêmes symptômes ? Le client a-t-il vomi du sang ? Le client a-t-il avalé une substance caustique ? Depuis quand durent les symptômes actuels ? Le client a-t-il tenté de se soigner ? Quels ont été les effets de ses interventions ?

Traitement et interventions infirmières. Le traitement consiste à supprimer l'alimentation par voie orale jusqu'à la disparition des symptômes aigus. Lorsque le client est capable de tolérer des aliments pris par la bouche, une diète légère, complétée éventuellement par des alcalis, est offerte. Si les symptômes persistent, l'administration parentérale de liquide peut être nécessaire.

Évaluation des interventions infirmières. Quand la crise est passée, l'infirmière souligne au client l'importance d'éviter l'agent causal de la gastrite (s'il est connu) et le renseigne sur les médicaments à prendre (les antiacides, par exemple) dans le cas de nouvelles crises. Si un des facteurs est l'alcool, l'infirmière fournira les références appropriées, et si l'alimentation est en cause, elle discutera avec le client d'un régime acceptable et non irritant. Des informations écrites concernant les médicaments et les régimes alimentaires pourront aider le client après le traitement ou la sortie du centre hospitalier.

Gastrite corrosive. Une forme plus grave de gastrite aiguë est causée par l'ingestion d'acides forts ou d'alcalis forts ; le traitement immédiat consiste à diluer et à neutraliser l'agent en cause.

- Pour neutraliser les acides, on utilise des antiacides communs (lait, hydroxyde d'aluminium, etc.) ; pour neutraliser les alcalis, on utilise du jus de citron ou du vinaigre dilué.
- Si la corrosion est étendue et grave, il faut éviter les émétiques et les lavages d'estomac à cause du danger de perforation.

Ensuite, le client reçoit une thérapie de soutien comprenant une intubation nasogastrique, des analgésiques, des sédatifs, des antiacides, ainsi que des perfusions intra-veineuses de liquides et d'électrolytes.

La situation exige quelquefois une vérification endoscopique avec fibroscope. Les tissus perforés ou gangrénés peuvent nécessiter une opération d'urgence. La cicatrisation de la gastrite cause quelquefois une obstruction pylorique qui demande une résection ou une gastro-jéjunostomie.

Gastrite chronique

Physiopathologie. On observe chez le client souffrant de cette affection un épaississement de la muqueuse de l'estomac et la proéminence des replis gastriques. À mesure que le temps passe, la muqueuse et les parois de l'estomac s'amincissent, les sécrétions diminuent en quantité et en qualité, et, éventuellement, ne consistent plus que d'eau et de mucus.

Causes. Une des causes importantes de la gastrite chronique est l'urémie chronique. Parmi les causes locales, on trouve l'ulcère bénin et malin de l'estomac, et la cirrhose hépatique compliquée d'hypertension portale ; cette dernière provoque une congestion chronique des parois gastriques.

Manifestations cliniques. Les symptômes de la gastrite chronique varient grandement. L'appétit diminue (anorexie) ou augmente (boulimie), le client ressent des malaises après les repas (brûlures), il a souvent des éructations, son haleine est désagréable, et il présente habituellement des nausées et des vomissements tôt le matin. Le diagnostic est confirmé par la gastroscopie, les radiographies gastro-intestinales, et l'examen histologique.

Traitement. Le traitement est similaire au régime médical prescrit pour le client souffrant d'un ulcère gastro-duodénal. Dans le cas de gastrite atrophique diffuse, on donne un supplément de vitamine B_{12}.

☐ ULCÈRE GASTRO-DUODÉNAL

Un *ulcère gastro-duodénal* est une cavité qui se forme dans les parois de la muqueuse gastrique, pylorique ou duodénale (*Figure 34-1*). Il est causé par l'érosion d'une surface délimitée de la muqueuse. Cette érosion peut s'étendre profondément jusqu'aux couches musculaires ou à travers les muscles jusqu'au péritoine. L'ulcère gastro-duodénal se produit plus fréquemment au niveau du duodénum que de l'estomac. En règle générale, il n'y a qu'un ulcère à la fois, mais on peut aussi en trouver plusieurs en même temps. Les ulcères gastriques chroniques se produisent surtout dans la courbure inférieure de l'estomac, près du pylore. Le tableau 34-1 présente une comparaison entre les ulcères gastriques et duodénaux.

Causes et facteurs prédisposants

Causes et incidence. La cause de l'ulcère gastro-duodénal est peu connue à ce jour. On sait qu'il apparaît dans les régions du tube digestif exposées à l'acide chlorhydrique et à la pepsine. Cette affection est plus fréquente à l'âge adulte, entre 20 et 60 ans, mais elle est relativement rare chez la femme en âge de procréer ; cependant, elle a été observée chez l'enfant et même chez le nourrisson. L'incidence est plus élevée chez les hommes que chez les femmes bien qu'on note une augmentation de l'incidence chez les femmes. Après la ménopause, l'incidence de l'ulcère gastro-duodénal est presque la même chez les hommes que chez les femmes. Les ulcères du corps de l'estomac se produisant sans la présence de sécrétions acides abondantes, on devrait tenter de distinguer les ulcères gastriques des ulcères duodénaux.

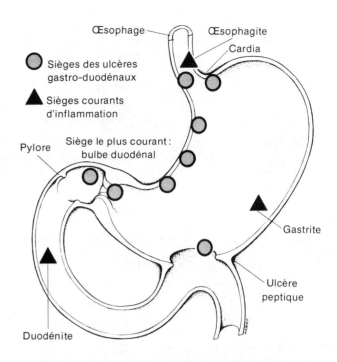

Figure 34-1 Des lésions peuvent apparaître dans l'œsophage (œsophagite), dans l'estomac (gastrite) ou dans le duodénum (duodénite). Noter les sièges des ulcères gastro-duodénaux et des inflammations courantes.

On estime que 5 % à 15 % de la population souffre d'ulcères, mais que seulement la moitié d'entre eux sont identifiés. L'ulcère duodénal, qui a été identifié aux environs de 1900, a vu son incidence augmenter jusque vers les années 1950, puis diminuer régulièrement depuis, sans que la cause en soit très claire.

Facteurs prédisposants. Des expériences se poursuivent qui tentent de cerner la personnalité type de l'individu souffrant d'ulcère gastro-duodénal. Les psychanalystes prétendent qu'il résulte du refoulement de grands besoins de dépendance. D'autres considèrent que le stress professionnel, avec impossibilité d'exprimer son hostilité, est un autre important facteur. L'ulcère gastro-duodénal semble apparaître chez les gens très tendus ; on ne sait cependant pas si la tension est la cause ou l'effet de cet état. Un facteur héréditaire semble aussi être impliqué ; on trouve trois fois plus d'ulcères gastro-duodénaux chez les clients dont la famille en présente déjà des cas. De même, on a découvert que les individus de groupe sanguin O étaient 35 % plus susceptibles de souffrir d'ulcère gastro-duodénal que ceux des groupes A, B ou AB. D'autres facteurs prédisposants associés à l'ulcère gastro-duodénal sont le stress émotionnel, l'usage excessif du tabac et les repas pris à la hâte et à des heures irrégulières. Les ulcères sont causés plus rarement par un excès de gastrine, hormone produite par les tumeurs (gastrinomes, syndrome de Zollinger-Ellison).

Physiopathologie

L'ulcère gastro-duodénal se forme au niveau de la muqueuse gastro-duodénale, car ces tissus semblent incapables de

Tableau 34-1   Comparaison entre l'ulcère duodénal et l'ulcère gastrique

	Ulcère duodénal chronique	Ulcère gastrique chronique
Âge	Habituellement 50 ans	Habituellement 45 ans et plus
Sexe	Homme : femme, 4 : 1	Homme : femme, 2 : 1
Groupe sanguin	Le plus souvent : 0	Pas de différenciation
Classe sociale	Plus souvent chez les individus sujets au stress et aux responsabilités : cadres administratifs, chefs de service en milieux très compétitifs	Plus courant chez les travailleurs
Alimentation générale	Habituellement bien nourris	Souvent mal nourris
Production d'acide : estomac	Hypersécrétion	Normale — hyposécrétion
Douleur	2 h à 3 h après un repas ; durant la nuit ; s'éveille souvent entre une et deux heures du matin. L'ingestion d'aliments soulage la douleur	Apparaît de 30 min à 1 h après un repas ; rarement durant la nuit ; soulagée par les vomissements. L'ingestion d'aliments n'apporte pas de soulagement et augmente quelquefois la douleur
Vomissement	Inhabituel	Courant
Hémorragie	Méléna plus courant qu'hématémèse	Hématémèse plus courante que méléna
Possibilité de malignité	Jamais	Peut-être dans moins de 10% des cas

résister à l'action digestive de l'acide gastrique et de la pepsine. On pense qu'il existe une hypersécrétion ou une hyperactivité chlorhydro-peptique ou une diminution de la résistance normale de la muqueuse.

La sécrétion gastrique comprend trois phases : (1) céphalique, (2) gastrique, (3) intestinale ; une modification d'une de ces phases interactives peut favoriser l'ulcère gastro-duodénal.

Phase céphalique (psychique).   Des stimuli comme la vue, l'odeur et le goût des aliments agissent au niveau des récepteurs du cortex cérébral qui stimulent à leur tour les nerfs vagues : c'est le début de la première phase. Ainsi, un repas peu appétissant provoque un faible effet sur la sécrétion gastrique, alors qu'un repas savoureux et apprêté avec goût stimule la sécrétion gastrique. Cela explique l'accent que l'on met sur les repas sans aliments excitants pour les clients souffrant d'ulcère gastro-duodénal. Aujourd'hui, plusieurs gastro-entérologues prétendent que le régime sans aliments excitants a peu d'effet sur la sécrétion gastrique ou la cicatrisation de l'ulcère. Cependant, une activité vagale excessive durant la nuit, lorsque l'estomac est vide, est une source d'irritation significative.

Phase gastrique.   L'hormone *gastrine* intervient dans la phase gastrique. La gastrine, mesurée par radio-immuno-essai, entre dans le courant sanguin à partir de l'antre du pylore et est transportée aux glandes de la grosse tubérosité et du corps de l'estomac, où elle stimule la production du suc gastrique. L'activité de la gastrine peut être plus importante chez les clients ayant une sténose du pylore. Dans le cas d'un ulcère gastrique, l'antre du pylore contient moins de gastrine que dans le cas d'un ulcère duodénal. Lors d'une gastrectomie partielle ou d'une gastro-jéjuno-stomie (lorsqu'une partie de l'antre est laissée en place, mais n'est pas en contact avec la portion de l'estomac responsable de la sécrétion acide), l'antre continue à déverser la gastrine parce que l'acide ne baigne plus la muqueuse et n'inhibe donc plus la libération de gastrine. Une concentration élevée de gastrine dans le sang peut conduire aux ulcères peptiques (ou anastomotiques). Une concentration élevée en gastrine est aussi présente dans le syndrome de Zollinger-Ellison.

Phase intestinale.   Durant la phase intestinale, une hormone, la sécrétine, est libérée quand l'acide chlorhydrique entre dans le duodénum. La sécrétine, à son tour, stimule le pancréas qui sécrète le bicarbonate neutraliseur de l'acide. La sécrétine inhibe aussi la phase gastrique de la sécrétion.

Barrière de la muqueuse gastrique.   La sécrétion gastrique est un mélange de mucopolysaccharides et de mucoprotéines sécrétés continuellement par les glandes muqueuses. Ce mucus absorbe la pepsine et la protège contre l'acide. La sécrétion d'acide chlorhydrique (HCl) est continue, mais elle augmente à cause de mécanismes neuro-gènes et hormonaux déclenchés par des stimuli gastriques et intestinaux. Si l'acide chlorhydrique n'était pas tamponné et neutralisé, et si la couche extérieure de la muqueuse n'offrait pas de protection, l'acide chlorhydrique et la pepsine détruiraient l'estomac. Le HCl vient seulement en contact avec une petite surface de la muqueuse gastrique (muqueuse glandulaire bordante), dans laquelle il se diffuse avec une surprenante lenteur. Cette impénétrabilité de la muqueuse s'appelle *barrière de la muqueuse gastrique*. C'est le principal moyen de défense de l'estomac contre ses propres sécrétions. D'autres facteurs influencent la résistance de la muqueuse : l'apport sanguin, l'équilibre acido-basique, l'état des cellules muqueuses et la régénération épithéliale (*Figure 34-2*).

Une personne peut donc développer un ulcère gastro-duodénal pour une des deux raisons suivantes : une hyper-sécrétion d'acide et de pepsine ou une faiblesse de la barrière de la muqueuse gastrique. Toute substance qui diminue la production de mucus gastrique ou qui endommage la muqueuse est ulcérogène : les salicylates, l'alcool et l'indométhacine, par exemple.

Manifestations cliniques

Les symptômes de l'ulcère duodénal (l'ulcère le plus courant) peuvent durer quelques jours, quelques semaines ou quelques mois, et même disparaître, pour réapparaître souvent sans cause identifiable. Les crises semblent plus fréquentes au printemps ou en automne. Beaucoup d'individus ont des ulcères sans ressentir de symptômes et, dans 20 % à 30 % des cas, une perforation ou une hémorragie surviennent sans aucun signal d'alarme.

Douleur.   En général, le client souffrant d'ulcère gastro-duodénal se plaint d'une douleur, ou d'une sensation de crampe ou de tiraillement, localisée au creux épigastrique ou à l'arrière. On croit que la douleur survient lorsqu'une augmentation de l'acide contenu dans l'estomac ou le duodénum irrite la lésion et stimule les terminaisons nerveuses exposées. Une autre théorie prétend que le contact de la lésion avec l'acide met en œuvre un mécanisme réflexe local qui provoque la contraction des muscles lisses adjacents.

La douleur apparaît de une à trois heures avant les repas, et devient plus intense vers la fin de la journée ; elle peut également réveiller l'individu entre minuit et trois heures du matin. Cependant, lorsque le client se réveille le matin, il ne ressent aucune douleur, car la sécrétion d'acide est à son plus bas niveau.

La douleur est rapidement soulagée par la prise de nourriture ou d'alcali, neutralisant l'acide libre en contact avec l'ulcère. Si le client ne prend ni nourriture, ni alcali, la douleur disparaît graduellement lorsque la sécrétion d'acide cesse et se déverse dans l'intestin. Le caractère de la douleur peut être décrit comme une sensation de brûlure, de vide, ou une douleur tiraillante assez forte pour que le client souffre intensément. Quand l'ulcère commence à atteindre le pancréas, on peut ressentir une douleur dans le dos.

Une pression locale au creux épigastrique peut soulager la douleur. Une douleur aiguë localisée peut être provoquée par une légère pression à l'épigastre, sur la ligne médiane ou légèrement à droite de celle-ci.

Pyrosis (hypersialorrhée, brûlure d'estomac).   Certains clients ont une sensation de brûlure dans l'œsophage, dans l'estomac et jusque dans la bouche avec quelquefois une éructation acide. Quand l'estomac est vide, l'individu a fréquemment des éructations.

Vomissement.   Bien que rare dans l'ulcère duodénal simple, le vomissement peut être un symptôme d'ulcère. Des spasmes musculaires du pylore ou une obstruction mécanique sont responsables des vomissements. L'obstruction mécanique peut résulter d'adhérences ou d'une enflure

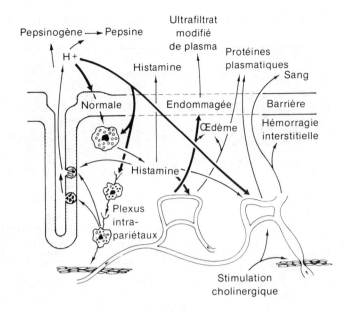

Figure 34-2   Conséquences physiopathologiques de la diffusion de l'acide à travers la barrière de la muqueuse gastrique endommagée. L'acide qui se diffuse lentement à travers la muqueuse normale, entre rapidement à travers celle dont la barrière a été endommagée. L'acide détruit les cellules muqueuses et libère l'histamine qui stimule la sécrétion acide, entraîne la vaso-dilatation, et augmente la perméabilité capillaire aux protéines. La muqueuse devient œdémateuse, et le liquide provenant du liquide interstitiel passe à travers la muqueuse. Ce liquide peut contenir une grande quantité de protéines plasmatiques. L'acide stimule les plexus intrapariétaux et la motilité de l'estomac est accrue. Il stimule également la sécrétion de pepsine, peut-être à cause de la libération d'histamine et peut-être à cause de ses effets sur les plexus. Les capillaires de la muqueuse peuvent être détruits par l'acide, ce qui entraîne une hémorragie interstitielle et un véritable écoulement de sang. Le saignement est plus fréquent et plus abondant quand il y a en même temps une stimulation cholinergique, probablement parce que la contraction des muscles gastriques augmente les pressions veineuse et capillaire. (Source : H.W. Davenport, *Physiology of the Digestive Tract*, 3ᵉ éd. Copyright © 1971 by Year Book Medical Publishers, Inc., Chicago. Utilisé avec permission.)

prononcée de la muqueuse adjacente à l'ulcère. Les vomissements peuvent être précédés de nausées ; généralement, ils suivent un épisode de forte douleur, soulagée alors par le rejet du contenu gastrique acide. Les matières vomies contiennent parfois des particules alimentaires du jour précédent.

Constipation et saignement.   Le client ayant un ulcère duodénal souffre quelquefois de constipation, probablement causée par le régime et les médicaments.

Encadré 34-1   Facteurs prédisposants à un ulcère gastro-duodénal

Antécédents familiaux d'ulcère gastro-duodénal

Stress émotionnel

    Anxiété
    Colère
    Ressentiment

Boissons contenant de la caféine

    Café
    Thé
    Cola

Certains médicaments

    Salicylates
    Indométhacine

Environ 20 % des individus qui ont une hémorragie à cause d'un ulcère duodénal ne s'étaient jamais plaints de problèmes digestifs auparavant ; cependant, les symptômes apparaissent à partir de ce moment.

■ ÉVALUATION INITIALE

L'histoire du client sert de base à l'établissement du diagnostic (*Encadré 34-1*). Deux symptômes sont très révélateurs d'un ulcère duodénal : la douleur soulagée par la nourriture ou les antiacides, et l'absence de douleur au réveil. La présence de sang dans les selles est un élément important du diagnostic. Des échantillons de selles peuvent être pris quotidiennement, jusqu'à ce que les résultats de laboratoire concernant la présence de sang dans les selles se révèlent négatifs.

Le diagnostic de l'ulcère gastro-duodénal est plus facile à établir après un transit gastro-intestinal (étude au baryum de la partie supérieure du tube digestif). L'étude de la sécrétion gastrique est valable pour la détermination du type de traitement, et pour vérifier la présence du syndrome de Zollinger-Ellison. L'analyse du suc gastrique obtenu par un tube est décrite à la page 657. Souvent, on stimule la production d'acide en injectant de la pentagastrine. Cependant, les études des sécrétions gastriques sont remplacées largement par la fibroscopie dans la détermination du diagnostic ou de la guérison d'un ulcère duodénal. C'est une technique qui complète les radiographies et qui permet une observation directe de la muqueuse duodénale (voir à la page 658).

Problèmes du client et diagnostics infirmiers

À partir des manifestations cliniques, de l'histoire du client et des données de l'évaluation diagnostique, les principaux problèmes de soins du client comprennent la douleur liée à l'acidité gastrique et à l'érosion de la muqueuse ; l'anxiété et le stress émotionnel ; le non-respect possible du régime thérapeutique ; et le développement potentiel de complications.

■ PLANIFICATION ET INTERVENTION

Objectifs

Les objectifs principaux du client sont :

1. Le soulagement de la douleur.

2. La diminution de l'anxiété et du stress émotionnel.

3. Le respect du régime thérapeutique.

4. L'absence de complications.

Les objectifs des soins infirmiers pour les clients ayant un ulcère gastro-duodénal sont les suivants : (1) identifier les problèmes qui sont peut-être reliés à l'ulcère gastro-duodénal et aider à la consultation médicale ; (2) fournir un soutien physique et psychologique au client pendant les périodes de diagnostic et de traitement ; (3) soulager les symptômes physiques et émotionnels ; et (4) favoriser le respect du régime thérapeutique.

Pour aider le client à atteindre ses objectifs, le traitement comprendra : (1) le contrôle de l'acidité gastrique, (2) la réduction des agents stressants émotionnels et environnementaux, (3) la guérison de l'ulcère, et (4) l'éducation du client quant à son futur mode de vie.

Traitement

Une fois que le diagnostic a été établi, on doit informer le client qu'il peut apprendre à contrôler son problème, mais qu'il doit s'attendre aussi bien à des rémissions qu'à des récurrences.

Sécrétion gastrique.   Une sédation appropriée et une neutralisation du suc gastrique, par des repas légers pris à intervalles fréquents et réguliers et par des antiacides, permettent le contrôle de l'acidité gastrique. On donne quelquefois des antispasmodiques pour diminuer les pylorospasmes et la motilité intestinale. Des agents anticholinergiques peuvent être prescrits pour inhiber la sécrétion gastrique. Des médicaments qui bloquent l'action de l'histamine et l'empêchent de faire sécréter l'acide (antagonistes des récepteurs H_2) — la cimétidine, par exemple — ou qui produisent une barrière acido-résistante à l'ulcère — le sucralfate, par exemple — sont apparus efficaces dans la guérison des ulcères duodénaux.

L'hospitalisation, si elle est nécessaire, peut se limiter à deux ou trois jours, à moins qu'il n'y ait hémorragie, obstruction, perforation ou douleur nocturne intense.

Repos et diminution du stress.   La diminution du stress causé par l'environnement est une tâche difficile nécessitant à la fois des interventions physiques et mentales de la part du client, et de l'aide et de la coopération de la part des membres de la famille et des proches. Le client peut avoir besoin d'aide pour identifier les situations stressantes ou épuisantes. Un mode de vie pressant ou un horaire irrégulier aggravent les symptômes et sont en opposition avec des repas réguliers pris dans un environnement calme ainsi qu'avec l'absorption régulière de médicaments. On peut également suggérer au client de se reposer régulièrement dans la journée, au moins pendant la phase aiguë de la maladie.

Régime. Puisqu'il y a peu de preuves que les repas sans aliments excitants sont plus bénéfiques que les repas normaux, on encourage le client à manger ce qui lui convient, tout en prenant certaines précautions, surtout au début du traitement. *L'objectif du régime pour les ulcères gastro-duodénaux est d'éviter une hypersécrétion et une hypermotilité du tube gastro-intestinal.* Il faut éviter les températures extrêmes et l'excitation par les extraits de viande, le café, l'alcool et les assaisonnements, surtout le poivre et la moutarde. De plus, on doit faire un effort pour neutraliser l'acide par des aliments tampons tels que le lait, et par l'utilisation d'antiacides. Au début, des repas légers et fréquents seront préférables.

Le régime est une affaire individuelle; si un client tolère un aliment, il peut le manger; si celui-ci engendre de la douleur, il doit l'éviter. Le lait et la crème ne sont plus considérés comme essentiels au traitement. En fait, des régimes riches en lait et en crème sont potentiellement dangereux sur une longue période, parce qu'ils augmentent les lipides sériques, facteurs contribuant à l'athérosclérose. Le lait écrémé stimule la sécrétion jusqu'à un certain point; plus la neutralisation est efficace, plus la sécrétion de nouvel acide est stimulée. Quand le client approche de l'alcalinité, la libération de la gastrine est stimulée et la sécrétion d'acide augmente.

À moins qu'il y ait des problèmes inhabituels, le traitement courant permet des repas normaux trois fois par jour, mangés à la même heure chaque jour, sans collation dans la soirée.

Antiacides. Les antiacides continuent à être un pivot dans le traitement de l'ulcère gastro-duodénal. L'objectif est de sélectionner l'antiacide qui procurera pendant le plus longtemps, et sans risque, une neutralisation de l'acide. Habituellement, l'antiacide quitte l'estomac rapidement et des doses fréquentes sont requises.

Le bicarbonate de sodium est sans doute le meilleur neutralisant de l'acide contenu dans l'estomac, mais on ne le recommande pas, car il quitte trop vite l'estomac et, au bout d'un certain temps, il peut entraîner une alcalose. Les autres antiacides les plus efficaces sont des composés à base de calcium; cependant, ils sont désagréables au goût et entraînent de la constipation. De plus, ils produisent une augmentation de la gastrine sérique et de la sécrétion acide. S'ils sont pris assez longtemps, ils conduisent à l'hypercalcémie et à une détérioration de la fonction rénale. Les préparations à base d'hydroxyde d'aluminium et d'hydroxyde de magnésium sont moins efficaces, mais ce sont les antiacides disponibles les plus efficaces.

La plupart des antiacides contiennent un mélange d'hydroxyde d'aluminium et d'hydroxyde de magnésium, ou un mélange d'hydroxyde de magnésium, d'hydroxyde d'aluminium et de carbonate de calcium, présentés en combinaisons et en suspensions variées. L'hydroxyde de magnésium est un bon antiacide tampon, mais, utilisé seul, il provoque la diarrhée. Une des meilleures combinaisons est l'hydroxyde de magnésium avec du trisilicate de magnésium (qui a souvent un effet laxatif moindre) ou avec de l'hydroxyde d'aluminium (plus constipant). Les gels d'hydroxyde d'aluminium peuvent entraîner l'hypophosphatémie.

Encadré 34-2 Composition des antiacides courants

Antiacides	Composition
Amphojel	Gel d'hydroxyde d'aluminium
Camalox	Hydroxyde d'aluminium, hydroxyde de magnésium, carbonate de calcium
Gélusil	Hydroxyde de magnésium, hydroxyde d'aluminium, siméthicone
Gélusil-M	Trisilicate de magnésium, hydroxyde d'aluminium, hydroxyde de magnésium
Kolantyl-gel	Hydroxyde d'aluminium, hydroxyde de magnésium
Maalox	Hydroxyde de magnésium et hydroxyde d'aluminium, siméthicone
Mylanta	Gel d'hydroxyde d'aluminium, hydroxyde de magnésium, siméthicone
Mylanta II	Gel d'hydroxyde d'aluminium, hydroxyde de magnésium, siméthicone
Riopan	Magaldrate et siméthicone
Robalate	Aminoacétate de dihydroxy-aluminium
Titralac	Carbonate de calcium, glycine

Bien qu'aucun antiacide actuellement connu n'ait la capacité de maintenir un *p*H de 3,5 ou au-dessus (requis pour garder la pepsine inactive) pendant une période de temps plus longue que 30 min à 45 min, les antiacides peuvent prévenir une hypersécrétion acide réactionnelle et une alcalose systémique.

Dans la première phase, on prend des antiacides liquides toutes les heures, 15 mL à 30 mL (1 ou 2 cuillères à soupe), de 1 h après le petit déjeuner jusqu'au coucher (exemple : Gélusil, Mylanta, Maalox, Greamalin, Amphojel). Si le client s'éveille durant la nuit avec une douleur épigastrique, il note l'heure et règle ensuite son réveille-matin pour pouvoir prendre l'antiacide une heure plus tôt (voir la section « Durée du traitement »).

- Pour les clients souffrant aussi d'un problème cardiaque et qui doivent restreindre leur ingestion de sodium, le magaldrate (Riopan) est un antiacide de choix puisqu'il ne contient pratiquement pas de sodium. Il est spécialement recommandé pour les clients âgés.

L'encadré 34-2 énumère les antiacides les plus courants.

Anticholinergiques. Comme complément aux antiacides, on donne habituellement un anticholinergique pour bloquer la stimulation vagale des cellules pariétales et réduire la sécrétion d'acide. Les anticholinergiques diminuent aussi l'activité gastrique, permettant ainsi à l'antiacide de demeurer plus longtemps dans l'estomac; on les administre généralement une demi-heure avant les repas.

Parmi les médicaments qui diminuent les sécrétions, on trouve l'atropine, le bromure de propanthéline (Pro-Banthine), le bromure de méthanthéline (Banthine), le chlorhydrate d'oxyphencyclimine (Daricon), le bromure de methscopolamine (Pamine), et autres. On les recommande habituellement pour une courte période, lorsque les antiacides n'apportent pas encore de soulagement à la douleur. On les utilise parfois la nuit, avec une double dose d'antiacide, pour soulager une douleur persistante.

L'infirmière veille aux réactions secondaires suivantes : sécheresse de la bouche et de la gorge, soif excessive, difficulté à avaler, sécheresse et rougeur de la peau, pouls et respiration rapides, pupilles dilatées et agitation émotionnelle.

- Les médications anticholinergiques ne doivent pas être prises par les clients souffrant de glaucome, de rétention urinaire et d'obstruction pylorique.

Les médecins ont des opinions variées quant à la prescription des médicaments anticholinergiques. Ils sont suggérés pour les clients qui ont une douleur nocturne forte et persistante, mais ils ne sont pas recommandés pour un usage à long terme.

Antagoniste du récepteur H_2 — Cimétidine (Tagamet).   L'histamine a deux récepteurs pour son action : le récepteur H_1 est situé sur la muqueuse bronchique et basale, le tissu cardiaque et les vaisseaux sanguins ; le récepteur H_2 se trouve principalement dans l'estomac. Les antihistaminiques courants bloquent l'action du récepteur H_1 mais n'ont aucun effet sur le récepteur H_2 de l'estomac. La cimétidine, un antagoniste du récepteur H_2, a un effet puissant pour diminuer la sécrétion acide de l'estomac. Une forte dose de médicament réduit la sécrétion acide à un niveau insignifiant.

On prend la cimétidine oralement avec chaque repas et au coucher. Elle soulage la douleur et diminue donc le besoin d'antiacides. Un traitement à court terme à la cimétidine conduit à une complète guérison de l'ulcère, mais un traitement à faible dose peut être nécessaire pour prévenir la récurrence. Bien que les récepteurs H_2 soient distribués dans tous les tissus corporels, seuls les récepteurs gastriques semblent affectés par le médicament, considéré à l'heure actuelle comme un médicament précieux.

Autres médicaments.   Le sucralfate (Sulcrate) est un médicament récent qui agit localement et qui a aussi des propriétés anti-ulcéreuses. Le sucralfate se combine aux exsudats protéiques, tels que l'albumine et le fibrinogène, dans les cratères de l'ulcère et forme une barrière protectrice sur l'ulcère. Cette barrière est acido-résistante ; l'acide n'est pas neutralisé mais il ne passe pas à travers la barrière. Le sucralfate n'étant que très peu absorbé par le tube digestif, il ne dépend donc pas de l'activité systémique pour son effet anti-ulcéreux.

Durée du traitement.   Le client doit suivre le programme décrit antérieurement afin d'assurer une guérison complète de l'ulcère. La plupart des clients deviennent asymptomatiques après une semaine de traitement ; l'infirmière doit insister sur l'importance de poursuivre le traitement prescrit, afin de prévenir un arrêt du processus de guérison et des symptômes d'ulcère chronique. On utilise au besoin les tranquillisants, les sédatifs et le repos, pour améliorer le confort du client. Le traitement à la cimétidine dure généralement quatre à six semaines.

Au bout d'une semaine, on n'utilise plus les antiacides pour soulager les symptômes, mais pour les prévenir. Si l'antiacide est pris à jeun, son action tampon n'est efficace qu'environ 30 min ; par contre, s'il est pris une heure après les repas, son effet tampon peut durer deux à trois heures. De la deuxième à la sixième semaine, il est préférable que le client ait des repas normaux, et qu'il prenne 30 mL d'antiacide une heure après chaque repas et à nouveau 50 mL trois heures après chaque repas et au coucher. Ce mode de traitement concentre l'antiacide dans l'estomac et le duodénum, au moment où la sécrétion d'acide est à son maximum, et produit donc l'effet neutralisant désiré. L'objectif est de conserver le pH du contenu gastrique au-dessus de 4 entre les repas. À ce pH, la pepsine devient relativement peu active.

De la sixième ou septième semaine jusqu'au sixième mois, le client prend les antiacides une heure après les repas et au coucher. Par la suite, on cesse habituellement le traitement aux antiacides. Si l'individu vit une situation stressante ou s'il a été imprudent dans son régime alimentaire, et que les symptômes réapparaissent, il peut reprendre le traitement jusqu'à ce qu'il aille mieux.

Pronostic

La réapparition d'un ulcère est toujours possible et peut se produire dans les deux années qui suivent, chez un tiers des clients, bien qu'on puisse réduire l'incidence par l'usage préventif de médicaments comme la cimétidine. Les risques sont diminués si l'individu évite le thé, le café, l'alcool et les médicaments prédisposants tels que les salicylates, les corticostéroïdes et la phénylbutazone. Si les symptômes réapparaissent, il doit reprendre les médicaments antiacides toutes les heures. (On peut prendre des comprimés antiacides au besoin, au cours d'une journée normale d'activités ; cependant, il est nécessaire de les mâcher complètement et de savoir que 3 ou 4 comprimés équivalent à une cuillerée à soupe d'antiacide liquide.) Si le soulagement n'est pas obtenu, il est préférable de voir un médecin.

Éducation du client

Pour lutter avec succès contre l'ulcère, le client doit comprendre sa situation et les facteurs qui l'aident ou qui l'aggravent. Les éléments qui nécessitent une réflexion, une évaluation et peut-être des modifications, sont les suivants :

- *Médicaments :* Le client connaît-il les médicaments à prendre à la maison, leur nom, leur dosage, leur fréquence et leurs effets secondaires possibles (par exemple, la cimétidine, les antiacides et les anticholinergiques) ? Le client connaît-il les médicaments à éviter (aspirine, bicarbonate de sodium) ?
- *Régime alimentaire :* Le client connaît-il les aliments qui le rendent malade ? Sait-il que le café, le thé, les colas, l'alcool et les épices peuvent augmenter la sécrétion acide ? Sait-il comment prendre des antiacides lorsqu'il

Encadré 34-3   Guide des interventions infirmières auprès du client souffrant d'un ulcère gastro-duodénal

Problèmes du client et diagnostics infirmiers

1. Douleur liée à l'acidité gastrique et à l'érosion de la muqueuse.
2. Anxiété et stress émotionnel.
3. Non-respect possible du régime thérapeutique.
4. Développement possible de complications.

Objectifs des soins et interventions

A. Assurer le repos physique et mental :
   1. Supprimer ou modifier les sources de stress dans l'environnement du client.
   2. Renseigner le client et sa famille sur la valeur du repos et de la relaxation.
   3. Expliquer la nécessité de prendre les médicaments prescrits tels que les sédatifs et les soporifiques pour favoriser la relaxation et le sommeil.
   4. Encourager le client à respecter l'horaire des médicaments et des repas.

B. Soulager la douleur et les malaises, et favoriser la guérison :
   Expliquer le but du traitement par les médicaments :
   a) Antagonistes du récepteur H_2 pour réduire la sécrétion acide, et les autres médicaments contre l'ulcère pour neutraliser les effets de la sécrétion acide.
   b) Antiacides pour neutraliser les sécrétions gastriques et apporter un soulagement symptomatique.
   c) Anticholinergiques pour diminuer la motilité gastrique et réduire le volume des sécrétions gastriques.
   d) Hydratation adéquate pour soulager les effets secondaires des anticholinergiques.

C. Diminuer les activités motrices et sécrétrices de l'estomac grâce à une diète thérapeutique :
   Expliquer les raisons des recommandations suivantes :
   a) Petits repas fréquents pour absorber l'excès d'acide.
   b) Aliments non stimulants pour éviter l'irritation de la muqueuse gastrique.
   c) Repas réguliers pris dans un environnement reposant.

D. Aider le client à accepter et à respecter son régime thérapeutique :
   1. Enseigner l'importance de respecter l'horaire des médicaments prescrits et de l'alimentation.
   2. Aider le client à identifier les causes de sa tension et de ses frustrations.
   3. Insister sur les instructions données par le médecin.
   4. Enseigner l'importance de se modérer dans toutes les activités.
   5. Encourager l'élimination du tabagisme.
   6. Insister sur la valeur des consultations psychologiques pour la famille et le client si elles sont nécessaires.

E. Reconnaître les complications de l'ulcère gastro-duodénal :
   1. Hémorragie
      a) Se préparer à une transfusion sanguine rapide.
      b) Donner la sédation pour apaiser l'anxiété, et garder le client au repos au lit.
      c) Aider à l'intubation gastrique pour la succion du contenu gastrique.
      d) Évaluer la réponse clinique au remplacement sanguin.
      e) Observer continuellement la pression artérielle et la maintenir à un niveau physiologique.
      f) Surveiller la diurèse.
      g) Observer les selles pour la présence de méléna ; prélever un échantillon de selle chaque jour, pour analyse de laboratoire.
      h) Préparer pour l'intervention chirurgicale, si indiqué.
   2. Perforation
      a) Donner une transfusion pour traiter le choc.
      b) Préparer la succion nasogastrique pour retirer les sécrétions gastro-intestinales.
      c) Donner les médicaments pour contrôler la douleur.
      d) Préparer le client pour une intervention chirurgicale immédiate.

fait des abus de nourriture ou d'alcool ? Comprend-il l'importance de repas réguliers pris dans un environnement calme ?

- *Repos et diminution du stress :* Le client est-il conscient des sources de stress dans sa famille ou à son travail ? Est-ce que cette maladie, et d'autres situations, ont produit des symptômes de stress ou de mauvaise adaptation dans sa famille ou à son travail ? Le client est-il conscient que fumer augmente probablement l'irritation de son ulcère ? Le client peut-il identifier des périodes de repos dans la journée ? Le client peut-il planifier des périodes de repos ou de relaxation supplémentaires dans le cas de périodes de stress inévitable ? Le client aurait-il besoin d'une consultation psychologique ?

- *Suivi :* Le client prend-il conscience qu'un contrôle suivi est nécessaire pendant environ un an ? Se rend-il compte que l'ulcère peut réapparaître ? Sait-il où chercher une assistance médicale si les symptômes réapparaissent ?

Les interventions infirmières auprès du client ulcéreux sont données à l'encadré 34-3.

■ ÉVALUATION

Résultats escomptés

1. Le client est soulagé de la douleur :
   a) Il ne souffre pas entre les repas.
   b) Il utilise des antiacides pour prévenir la douleur.
   c) Il évite les aliments et les liquides qui lui causent de la douleur.
   d) Il mange à heures régulières.

e) Il ne souffre pas d'effets secondaires causés par les antiacides (diarrhée, constipation, rétention liquidienne).

f) Il utilise les anticholinergiques comme prescrit.

g) Il ne souffre pas d'effets secondaires causés par les anticholinergiques.

2. Le client réduit son anxiété et son stress émotionnel :

a) Il utilise des sédatifs et des tranquillisants comme prescrit.

b) Il ne souffre pas d'effets secondaires causés par les sédatifs et les tranquillisants.

c) Il identifie les situations qui lui causent du stress.

d) Il identifie les modifications à apporter à son mode de vie pour réduire le stress.

e) Il modifie son mode de vie de façon appropriée.

f) Il fait participer sa famille aux décisions concernant les changements de son mode de vie.

3. Le client respecte son régime de soins :

a) Il alterne des périodes de repos avec ses activités.

b) Il respecte son régime alimentaire.

c) Il prend ses médicaments.

d) Il signale les symptômes d'ulcère récurrent.

e) Il respecte ses rendez-vous avec le médecin.

4. Le client ne présente pas de complications :

a) Il n'a pas d'hémorragie.

b) Il a des signes vitaux stables.

c) Ses résultats de tests sanguins (hémoglobine et hématocrite) sont dans les limites normales.

d) Il n'a pas de sang dans les selles.

e) Il n'a pas d'hématémèse.

f) Il n'a pas de symptômes de perforation.

g) Il ne ressent pas de symptômes d'obstruction pylorique.

h) Il ne montre pas de symptômes d'ulcère rebelle.

i) Il respecte le régime thérapeutique.

Complications des ulcères gastro-duodénaux

Les complications graves de l'ulcère gastro-duodénal sont au nombre de quatre : l'hémorragie, la perforation, l'obstruction pylorique et l'ulcère rebelle.

Hémorragie.   Elle se manifeste par de l'hématémèse, le méléna ou les deux : l'hémorragie est la complication de l'ulcère gastro-duodénal la plus courante. Parfois, elle apparaît sans antécédent dyspeptique. Les premiers symptômes peuvent être des sensations de vertige et de faiblesse ; des nausées peuvent précéder ou accompagner les saignements. Le client peut vomir de grandes quantités de sang, 2000 mL à 3000 mL. Le client peut devenir exsangue et l'on doit faire des transfusions sanguines rapides pour lui sauver la vie. Lorsque l'hémorragie est importante, la plus grande partie du sang est vomie ; lorsqu'elle est mineure, la plus grande partie ou la totalité du sang passe dans les selles ; celles-ci prennent une coloration d'un noir goudronneux, due à la présence d'hémoglobine digérée.

Traitement.   L'hémorragie pouvant être massive et fatale, il faut rapidement arrêter l'écoulement sanguin et remplacer le sang perdu.

- L'évaluation infirmière immédiate comprend l'évaluation des signes vitaux. S'ils sont instables, on doit se préparer à une perfusion intraveineuse périphérique (solution saline, sang ou composants de sang) et centrale pour l'administration de liquides ou la mesure de la pression veineuse centrale. On peut également insérer un angiocathéter de gros calibre (18 ou plus) pour identifier le siège de l'hémorragie.

- On demande au laboratoire d'identifier le groupe sanguin du client et de faire l'épreuve de compatibilité croisée pour six unités de sang.

- On demande d'autres tests de laboratoire tels que les dosages de l'hémoglobine et l'hématocrite. Des tests chimiques (à la benzidine, au gaïac, à l'ortholidine) sont nécessaires pour détecter la présence de sang occulte qui n'altère pas l'aspect macroscopique des selles, puisque ce type de méléna est beaucoup plus courant que les hémorragies intestinales évidentes.

- On installe une sonde à demeure pour surveiller le débit urinaire. Des études diagnostiques spéciales peuvent être demandées : l'endoscopie (pour localiser l'hémorragie avec précision), l'angiographie et les examens avec baryum.

- On peut introduire un tube nasogastrique dans l'estomac pour vérifier la présence de sang frais ou « en marc de café » et pouvoir ensuite en faire la succion.

- Les antiacides sont donnés par le tube nasogastrique alors que la cimétidine est perfusée par voie intraveineuse. Le pH gastrique doit être surveillé et maintenu entre 6 et 8.

- Quelques cliniques utilisent une solution physiologique glacée pour faire un lavage destiné à enlever le sang et les caillots. Souvent, le tube n° 18 French est trop petit et on utilise le tube n° 22 French. La solution physiologique peut être prise par la bouche, et le liquide est retiré à l'aide du tube relié à l'appareil de succion. Habituellement, le tube nasogastrique est laissé en place durant ce traitement. Cela enlève l'acide, prévient les nausées et vomissements, et fournit un moyen de surveiller tout nouveau saignement.

- On utilise les transfusions de sang entier et/ou de plasma pour garder le volume sanguin circulant à un niveau sûr. On ne doit pas attendre une chute de pression pour installer une transfusion, s'il y a des signes de tachycardie, de sudation et de froideur des extrémités.

- On surveille le pouls et la pression artérielle toutes les 15 min à 30 min, lorsqu'un saignement est soupçonné, et on vérifie l'hémoglobine et l'hématocrite fréquemment.

- Il est important d'observer et de noter la couleur, la consistance et le volume des selles et des vomissements.

- Le client est placé en position de décubitus dorsal, les jambes élevées et on lui administre de l'oxygène. (On doit éviter la position de Trendelenburg, car elle restreint la ventilation et peut entraîner l'hypoxémie.)

- Dans le cas d'un choc hypovolémique, les méthodes indiquées à la page 304 sont appliquées.

- Lorsque l'hémorragie cesse, on donne des antiacides toutes les heures et les aliments que le client peut digérer. L'administration d'anticholinergiques est remise à plus tard parce que ceux-ci masquent le pouls.

Lamphier et Lamphier décrivent plusieurs nouvelles méthodes non chirurgicales pour le contrôle de l'hémorragie gastro-intestinale supérieure :

- *Perfusion, à l'aide d'une pompe, de vasopressine intra-artérielle directement dans une artère saignante :* il faut évaluer le traitement par des artériogrammes répétés.
- *Embolisation sélective :* des emboles formés de caillots sanguins autologues avec ou sans Gelfoam (éponge de gélatine absorbable), ou d'un mélange de sang du client, d'Amicar (acide aminocaproïque) et de plaquettes, sont poussés à travers un cathéter jusqu'à un point situé su-dessus de la lésion hémorragique.
- *Électrocoagulation des sièges hémorragiques par endoscopie :* on passe une électrode à coagulation dans le canal à biopsie de l'endoscope, et on électrocoagule les sièges hémorragiques. On peut évaluer le résultat avant d'enlever l'endoscope.

Indications pour l'intervention chirurgicale. Si l'hémorragie réapparaît dans les 48 h suivant le début du traitement médical, ou si plus de 5 unités de sang sont requises par 24 h pour maintenir le volume sanguin, on inscrit le client pour une intervention chirurgicale. Certains hôpitaux ont pour principe d'opérer un client souffrant d'ulcère gastro-duodénal lorsqu'il présente une complication d'hémorragie pour la 3ᵉ fois.

Les autres facteurs déterminants pour une intervention chirurgicale sont : l'âge du client (s'il a plus de 60 ans, une hémorragie grave est trois fois plus dangereuse), une histoire d'ulcère duodénal chronique, et un ulcère gastrique en même temps.

On enlève la section ulcéreuse ou on ligature les vaisseaux sanguins. Chez plusieurs clients, l'intervention chirurgicale a pour but de contrôler la diathèse ulcéreuse ; tel est le cas lorsqu'on pratique la vagotomie et la pylorectomie, ou la gastrectomie.

Perforation. La perforation de l'ulcère gastro-duodénal peut apparaître de façon inattendue, sans évidence d'indigestion. La perforation dans la cavité péritonéale est une catastrophe qui nécessite une intervention chirurgicale. Les signes et symptômes sont les suivants :

- Douleur abdominale vive, soudaine, persistante et très intense.
- Vomissements et collapsus.
- La douleur peut irradier dans les épaules, à cause d'une irritation du nerf phrénique innervant le diaphragme.
- Abdomen très sensible et rigide.
- Signes de choc.

Une intervention chirurgicale immédiate est indiquée, car une péritonite chimique se développe dans les heures suivant une perforation, et se transforme ensuite en une péritonite bactérienne. Par conséquent, on doit oblitérer la perforation aussi rapidement que possible. Pour quelques clients, il semble plus prudent et souhaitable qu'une opération définitive soit tentée, pour traiter l'ulcère en plus de suturer la perforation.

Traitement postopératoire. On insère un tube nasogastrique et on draine le contenu gastrique.

- On surveille l'équilibre des liquides et des électrolytes.
- On recherche la présence d'une péritonite ou d'une infection localisée (augmentation de la température, douleur abdominale, iléus paralytique, bruits intestinaux accrus ou absents, distension abdominale). L'antibiothérapie est donnée par voie parentérale.

Obstruction pylorique. L'obstruction pylorique se produit lorsque la région distale au sphincter pylorique devient sténosée, à la suite d'un spasme, d'œdème ou de la formation de tissu cicatriciel lors de la guérison de l'ulcère. Les symptômes sont habituellement des nausées, des vomissements, de la constipation, un remplissage épigastrique, de l'anorexie, et une perte de masse.

Lors du traitement, le premier objectif est le soulagement de l'obstruction par décompression gastrique. En même temps, on tente de confirmer que l'obstruction est bien la cause du malaise. Pour cela, on mesure la quantité de liquide retiré par le tube nasogastrique. Un résidu supérieur à 200 mL confirme probablement une obstruction. Certains médecins utilisent l'épreuve de charge dans laquelle on injecte 750 mL de solution saline normale par le tube nasogastrique au milieu de l'antre gastrique. On tourne le client pour permettre un vidage gastrique normal ; vingt minutes plus tard, on effectue une succion et, si on retire plus de 400 mL, on confirme la présence d'une obstruction.

Avant d'entreprendre l'intervention chirurgicale, on continue la décompression et on corrige le volume des liquides extra-cellulaires ainsi que les déséquilibres métaboliques et électrolytiques. On mesure chaque jour les liquides ingérés et excrétés. Avec des mesures de soutien, l'état du client doit s'améliorer. On peut refaire l'épreuve de charge ; si elle est négative, le traitement médical continue. Si elle est positive, une intervention chirurgicale est nécessaire (vagotomie et antrectomie). Si le client souffre de malnutrition, on utilise l'hyperalimentation parentérale.

Ulcère rebelle. Un ulcère rebelle est un ulcère qui continue à donner des problèmes et résiste à toutes les formes de traitement. Une histoire attentive du client doit comprendre une revue complète des habitudes alimentaires et médicamenteuses ; celle-ci pourrait révéler un usage à long terme de boissons contenant de la caféine ou de médicaments à base d'aspirine. On évalue attentivement le tube digestif en entier pour trouver d'autres problèmes possibles tels qu'une hernie hiatale, une affection de la vésicule biliaire ou une diverticulite.

On doit informer le client et sa famille qu'une opération chirurgicale ne garantit pas qu'un ulcère ne reviendra pas et que les séquelles postopératoires peuvent être une intolérance aux produits laitiers et aux aliments sucrés.

Traitement chirurgical

On n'intervient chirurgicalement pour un ulcère que lorsque le traitement médical a été un échec, ou lorsque des complications surviennent (hémorragie, perforation ou obstruction pylorique). Ces clients ont pu avoir une longue maladie, avoir été découragés, avoir été obligés d'interrompre leur travail et avoir subi de fortes pressions de la part de leur famille.

Évaluation et intervention infirmière. L'infirmière doit, grâce à l'histoire et à l'évaluation du client, découvrir tous ces facteurs et les utiliser pour trouver ses objectifs d'intervention. En collaborant avec les autres membres de l'équipe de santé et en recherchant leur aide, l'infirmière peut élaborer un plan de soins qui aidera le client à résoudre ses problèmes et à réduire les risques de récidives.

1. *Préparer le client pour les tests diagnostiques :* Le client subit des analyses de laboratoire, des radiographies et un examen physique général avant l'intervention. L'infirmière le prépare pour chaque examen de diagnostic en lui expliquant la nature et les buts de l'examen.
2. *Pourvoir aux besoins liquidiens et nutritionnels du client :* Les besoins liquidiens et nutritionnels sont d'une importance capitale. Les clients souffrant d'obstruction pylorique présentent des vomissements pendant des périodes prolongées, et il en résulte souvent une perte de masse et de liquides. On doit s'efforcer de restaurer un niveau nutritionnel adéquat et de maintenir l'équilibre hydro-électrolytique.
3. *Nettoyer et vider le tube digestif :* Une succion nasogastrique est souvent nécessaire dans les cas d'obstruction pylorique pour vider l'estomac. On insère le tube durant la période préopératoire, et on le laisse en place durant l'opération et la période postopératoire, selon les besoins.

   Il est important de vider le côlon avant l'intervention ; on donne donc un lavement la veille. Si les radiographies du tube digestif ont été faites peu de temps avant le jour de l'opération, il est très important de donner des lavements au client, afin de retirer complètement le baryum du côlon.
4. *Limiter l'absorption de liquides :* On met habituellement le client à la diète liquide pendant les 24 h précédant l'opération.
5. *Raser et préparer la peau :* L'abdomen doit être préparé, des seins à la symphyse pubienne ; l'incision se fait habituellement dans le quadrant supérieur droit ou sur la ligne médiane.

Types d'interventions chirurgicales dans les cas d'ulcères

Vagotomie et gastro-entérostomie ou pyloroplastie. Une méthode de traitement assez connue pour les clients souffrant d'ulcère gastro-duodénal est de sectionner les nerfs vagues (vagotomie) et de compléter en établissant un vidage gastrique. Cette mesure est nécessaire, car la vagotomie est souvent suivie de rétention gastrique ; comme les nerfs vagues fournissent des impulsions motrices à la musculature gastrique, leur sectionnement peut conduire à une atonie gastrique. Le vidage peut être établi grâce à une gastro-entérostomie ou à une pyloroplastie. La vagotomie consiste à sectionner les nerfs responsables de la stimulation de l'hypersécrétion d'acide gastrique rencontrée dans plusieurs cas d'ulcère duodénal. L'intervention pour le vidage permet

non seulement de drainer l'estomac atonique provoqué par la vagotomie, mais diminue aussi la stimulation d'acide gastrique en réduisant la formation de gastrine, dont est responsable l'antre gastrique.

Vagotomie et antrectomie. Étant donné que l'ulcère résulterait de la production d'acide et de pepsine par l'estomac, ces interventions chirurgicales visent à diminuer la production d'acide à un point tel que les récidives ulcéreuses ne soient pas possibles. On réalise cet objectif en supprimant le mécanisme de stimulation de la sécrétion acido-peptique, c'est-à-dire en sectionnant les nerfs vagues et en enlevant l'antre gastrique (vagotomie et antrectomie).

Gastrectomie partielle et possibilité de vagotomie. Une troisième méthode est la gastrectomie partielle avec ou sans vagotomie. Le segment restant de l'estomac est anastomosé au duodénum (opération de Billroth I), ou on fait une résection plus grande de l'estomac et le segment restant est anastomosé au jéjunum (opération de Billroth II).

Vagotomie gastrique proximale sans vidage. Une des méthodes les plus récentes consiste à supprimer les nerfs innervant la masse cellulaire pariétale sécrétrice d'acide, tout en préservant l'innervation vagale de l'antre gastrique et des viscères abdominaux. Cette méthode (appelée aussi vagotomie hypersélective) est sûre et a peu d'effets secondaires tels que le syndrome de chasse. Cependant, il est trop tôt pour évaluer les effets de cette opération sur la récurrence à long terme des ulcères duodénaux. (Voir le tableau 34-2 pour les interventions chirurgicales dans les cas d'ulcères.)

Soins postopératoires. Les soins postopératoires sont les mêmes que pour une intervention chirurgicale à l'estomac (voir à la page 693).

Syndrome de Zollinger-Ellison (gastrinome)

On doit penser au syndrome de Zollinger-Ellison quand un client souffre de plusieurs ulcères gastro-duodénaux ; on l'identifie grâce à trois éléments : l'hypersécrétion de suc gastrique, les ulcères duodénaux multiples (deuxième et troisième portions) et des gastrinomes (tumeurs des îlots de Langherhans) dans le pancréas. L'incidence de cancer est d'environ 65%. La quantité énorme d'acide chlorhydrique sécrété donne l'impression que l'estomac essaie de se digérer lui-même. Le niveau de gastrine sérique s'élève ; on note de la stéatorrhée (gras non absorbé retrouvé dans les selles) parce que l'acide inactive la lipase dans l'intestin, ce qui précipite les sels biliaires, diminue la digestion des graisses, et cause la diarrhée. La gastrine diminue aussi l'absorption de l'eau et du sel, ce qui occasionne également la diarrhée.

Évaluation du client. Les problèmes les plus courants sont la diarrhée et l'hypocalcémie. L'évaluation infirmière révèle souvent que les symptômes du client sont réfractaires à de grandes quantités d'antiacides. Certains clients peuvent boire plusieurs litres de lait par jour sans aucun soulagement de la douleur.

Traitement. Pendant que l'on prépare le client pour l'opération, on peut contrôler l'hypersécrétion d'acide par des agents bloqueurs du récepteur H_2 (cimétidine). Les

Tableau 34-2 Interventions chirurgicales dans les cas d'ulcère gastro-duodénal

Intervention chirurgicale	Description	Mortalité	Récurrence	Avantages	Séquelles
Vagotomie avec vidage : pyloroplastie ou gastro-entérostomie	La vagotomie peut être totale ou partielle (on préserve la branche hépatique des nerfs antérieurs et la branche cœliaque des nerfs postérieurs)	Moins de 1%	10% à 15%	Assez simple Résultats cliniques : 75% - excellents 10% - bons 10% - médiocres	Chez quelques clients, sensation de réplétion après avoir mangé (33%), syndrome de chasse (10%), diarrhée (10%)
Vagotomie et antrectomie	Résection des nerfs vagues et ablation complète de l'antre	3,9%	3,3%	Taux le plus bas d'ulcération récidivante	Chez quelques clients, sensation de réplétion après avoir mangé, syndrome de chasse, diarrhée, anémie, malabsorption
Gastrectomie partielle Billroth I (anastomose gastro-duodénale après résection)	Résection distale du tiers ou de la moitié de l'estomac ; anastomose avec le duodénum	2%		Rétablit une continuité normale	Syndrome de chasse, anémie, malabsorption, perte de masse. Billroth I a un taux d'ulcération récidivante de 4%
Billroth II (anastomose gastro-jéjunale après résection)	Résection du segment distal de l'estomac et de l'antre ; anastomose avec le jéjunum				Billroth II a un taux d'ulcération récidivante de 2%
Vagatomie gastrique proximale sans drainage	Dénervation des cellules pariétales sécrétrices d'acide mais préservation de l'innervation vagale de l'antre gastrique et des viscères abdominaux	Moins de 1%	1% à 9%	Pas de chasse, de gastrite réflexe ou de diarrhée. Pas besoin d'antibiotiques, puisque le tube digestif n'est pas ouvert	Semble être une technique sûre ; nécessite une évaluation à long terme

résultats d'un usage à long terme de cimétidine chez ces clients n'ont pas encore été évalués. On doit contrôler la masse du client ainsi que l'équilibre des liquides et des électrolytes. L'opération, qui s'avère généralement nécessaire, peut être une gastrectomie (pour enlever la surface sécrétant l'acide) et une pancréatectomie partielle (pour enlever les tumeurs). Durant la période postopératoire, on doit surveiller l'alimentation, donner de la vitamine B_{12} tous les mois, et suivre attentivement le client pour détecter la présence de métastases.

Ulcère de stress

Le terme *ulcère de stress* englobe un groupe d'ulcères gastriques ou duodénaux qui surviennent après des problèmes physiologiques.

Physiopathologie et causes. Des conditions stressantes telles que des brûlures, un choc, une infection grave, et des traumatismes multiples aux organes peuvent engendrer de tels ulcères. La fibroscopie, 24 h après l'atteinte, révèle des érosions superficielles de la paroi stomacale ; après 72 h, on observe des érosions gastriques multiples. Alors que la situation stressante continue, les ulcères s'étendent ; quand le client guérit, les lésions régressent, ce qui est typique des ulcères de stress.

Les opinions divergent quant à la cause réelle de l'ulcération de la muqueuse. Généralement, un choc la précède ; celui-ci conduit à une diminution du courant sanguin dans la muqueuse gastrique et à un reflux du contenu duodénal dans l'estomac. De plus, de grandes quantités de pepsine sont libérées. La combinaison de l'ischémie, de l'acide et de la pepsine crée un milieu idéal pour l'ulcération. Quand une ulcération de stress se combine à un traumatisme du système nerveux central, les ulcères de stress sont plus profonds et plus envahissants. Les érosions gastriques sont fréquentes environ 72 h après de graves brûlures (ulcères de Curling).

Traitement prophylactique.   Les antiacides sont à la base du traitement. Si le client est très malade, on lui donne les antiacides par tube nasogastrique. De fréquentes succions gastriques permettent de vérifier le *p*H, pour essayer de le monter à 3,5 ou plus. Le traitement antiacide peut également inhiber l'activité de la pepsine.

Traitement.   On traite vigoureusement les ulcères de stress par les antiacides et la cimétidine. D'autres méthodes de traitement pour l'hémorragie ont été vues à la page 686.

☐ CANCER DE L'ESTOMAC

L'incidence du cancer de l'estomac continue à diminuer pour des raisons inexpliquées ; cependant, il est encore un problème sérieux puisqu'il a fait 2 211 morts au Canada en 1982, surtout des gens âgés de plus de 40 ans. L'incidence en est quatre fois plus élevée au Japon, ce qui a mené à des examens systématiques de la population pour un diagnostic précoce. L'hérédité semble être un facteur prédisposant de même que l'inflammation chronique de l'estomac.

Manifestations cliniques.   Les premiers symptômes sont souvent de nature indéfinie, car la plupart de ces tumeurs débutent dans la petite courbure de l'estomac et perturbent peu les fonctions gastriques. Plus tard, une fois qu'elles ont envahi le cardia et plus spécialement le pylore, la douleur peut apparaître, non à cause du cancer comme tel, mais à cause des troubles de la motilité gastrique. La perte de masse, l'anémie, la faiblesse et quelquefois l'ictère apparaissent tardivement dans cette maladie. La douleur, dans le cancer de l'estomac comme dans les cancers de presque toutes les parties du corps, est le dernier symptôme à apparaître. Tandis que la douleur est en général un indice sensible de trouble physiologique ou de maladie, il est malheureux que dans le cas du cancer, elle prévienne rarement l'individu au moment où il serait encore possible de le traiter.

Les symptômes précoces les plus importants sont :

- Une perte progressive d'appétit.
- L'apparence, ou un changement, des symptômes gastro-intestinaux qui ne sont devenus évidents que depuis quelques semaines ou quelques mois seulement.
- La présence de sang dans les selles.
- Les vomissements. (Si la tumeur obstrue l'orifice du cardia, des vomissements ou une sensation de réplétion suivront immédiatement le repas. Si elle est près du pylore, elle obstruera éventuellement ce canal, et les vomissements seront un symptôme important.)
- Les vomissements de sang à l'aspect marc de café (dans certains cas).

Le sang qui s'écoule lentement de la tumeur (les hémorragies majeures sont rares chez les clients souffrant d'un cancer de l'estomac) s'altère chimiquement et forme de petits caillots ou précipités. Le client peut ne pas les vomir, mais on trouve des traces de sang dans les selles quand on fait des analyses de laboratoire.

Lorsque le suc gastrique obtenu par succion ne révèle pas d'acide chlorhydrique libre, un cancer de l'estomac est à soupçonner. Les biopsies par le gastroscope confirment le diagnostic. Quelquefois, la tumeur est palpable, surtout lorsqu'elle est située près du pylore. Puisque des métastases apparaissent fréquemment avant que les signes révélateurs ne se manifestent, des radiographies, la radioscopie et la gastroscopie sont des plus valables pour déterminer l'étendue du problème.

Des troubles dyspeptiques durant plus de 4 semaines chez un individu de plus de 40 ans nécessitent des examens radiologiques complets du tube digestif.

Traitement chirurgical.   Il n'y a pas de traitement efficace du cancer de l'estomac, excepté la résection de la tumeur. Si la tumeur est enlevée alors qu'elle n'est localisée qu'à l'estomac, le client peut être guéri ; si elle a envahi une autre région qui ne peut être réséquée chirurgicalement, le traitement ne peut être efficace. Cependant, pour plusieurs clients, un soulagement palliatif peut être obtenu en réséquant la tumeur (voir à la page 693 pour les soins infirmiers après une intervention à l'estomac). Si une *gastrectomie radicale subtotale* est faite, le moignon gastrique est anastomosé au jéjunum, comme dans le cas d'une gastrectomie pour un ulcère. Lorsqu'on pratique une *gastrectomie* totale, on assure une continuité gastro-intestinale par l'anastomose d'une anse jéjunale à l'œsophage. Une intervention palliative plutôt que radicale est préférable si des métastases ont envahi d'autres organes vitaux tels que le foie.

☐ SOINS AU CLIENT QUI SUBIT UNE INTERVENTION CHIRURGICALE À L'ESTOMAC

Problèmes du client et diagnostics infirmiers

Les principaux problèmes de soins des clients subissant une opération pour un cancer de l'estomac comprennent : une mauvaise connaissance de la technique chirurgicale et des suites opératoires ; des complications possibles ; et un non-respect potentiel du régime thérapeutique.

■ PLANIFICATION ET INTERVENTION

Objectifs

Les principaux objectifs du client sont :

1. La compréhension de la technique chirurgicale et des suites opératoires.
2. L'absence de complications.
3. Le respect du régime thérapeutique.

Les objectifs des soins infirmiers sont les suivants :

1. Fournir une aide physique et psychologique durant la période périopératoire.
2. Favoriser la compréhension de la technique chirurgicale et des suites opératoires, et diminuer la possibilité de complications postopératoires.
3. Favoriser un respect réaliste du régime, après l'opération et après la sortie du centre hospitalier.

Interventions infirmières préopératoires.   Les *soins infirmiers préopératoires* consistent à expliquer la technique chirurgicale au client et à le préparer pour ce qui l'attend après l'opération, par exemple l'intubation nasogastrique et la perfusion intraveineuse. Cependant, si l'opération est faite d'urgence à cause d'une hémorragie, d'une perforation ou d'une obstruction aiguë, on ne peut faire une préparation psychologique adéquate. Dans ce cas, l'infirmière qui prendra soin du client en période postopératoire devra prévoir ses soucis, ses peurs et ses questions et être capable de lui fournir aide et explications.

Résection gastrique partielle

Les soins postopératoires à un client ayant subi une résection gastrique partielle sont les suivants :

1. *Placer le client :* Lorsque le client est bien réveillé après l'anesthésie, on le met en position de Fowler modifiée afin d'assurer son confort et de faciliter le drainage de l'estomac.
2. *Éviter les complications pulmonaires :* On donne les analgésiques tels que prescrits et l'on fait pratiquer des exercices respiratoires afin de permettre l'expectoration des sécrétions et de prévenir des complications pulmonaires. Ceux-ci pallient la tendance du client à prendre des respirations superficielles par crainte de la douleur causée par la plaie. On demande au client de faire ses exercices respiratoires et de tousser toutes les heures pendant la période postopératoire immédiate. L'infirmière doit surveiller au stéthoscope la présence de congestion pulmonaire.
3. *Surveiller le drainage du tube nasogastrique :* Le liquide de drainage du tube nasogastrique contient un peu de sang pendant les premières 12 h ; cependant, on doit signaler des quantités excessives. Lorsque le péristaltisme reprend et que le tube nasogastrique est en place, on peut donner des liquides par la bouche. L'infirmière surveille le retour du péristaltisme en écoutant au bas de l'abdomen avec le stéthoscope, et observe les signes de distension. Elle prend contact avec le chirurgien pour tout réajustement du tube nasogastrique.
4. *Assurer l'hygiène nasale et buccale :* On peut nettoyer les narines avec un bâtonnet humide, puis les tamponner avec un autre bâtonnet imbibé d'huile minérale. Pour soulager la sécheresse de la bouche, on peut faire des rinçages fréquents. Éponger les lèvres avec de l'eau froide est préférable à donner des morceaux de glace, ce qui intensifie la soif.
5. *Subvenir aux besoins liquidiens :* On donne des liquides par voie parentérale, afin de satisfaire les besoins nutritionnels et liquidiens, et de compenser les pertes causées par les vomissements et le drainage. On enregistre les ingesta et excreta.
   Une fois le tube nasogastrique retiré, on restreint les liquides par voie orale pendant quelques heures, puis, en débutant lentement, on donne de petites quantités d'eau qu'on augmente graduellement si elles sont bien tolérées. Les liquides froids causent habituellement de la souffrance ; un thé léger, plutôt tiède, avec du jus de citron est préférable.
6. *Assurer la nutrition :* On commence une diète légère dès que le client peut prendre 6 petits repas par jour et 120 mL de liquides entre les repas. La façon d'augmenter le contenu de la diète est d'offrir graduellement des aliments, selon la tolérance de chaque client. S'il vomit, il peut avoir mangé trop rapidement ou avoir pris une trop grande quantité de nourriture. Cela peut aussi indiquer la présence d'œdème le long des points de suture, empêchant les liquides et la nourriture d'atteindre le tube digestif. Si une rétention gastrique apparaît, il faut réinstaller le tube nasogastrique et la succion.
7. *Favoriser les déplacements :* Habituellement, dès le premier jour postopératoire, on encourage le client à se lever et on augmente progressivement les activités.
8. *Assurer l'hygiène de la plaie :* Les pansements sont souillés de liquide séro-sanguin provenant des tubes de drainage laissés dans l'incision. Les pansements sont renforcés si c'est nécessaire. Cependant, il faut signaler un écoulement excessif.

Résection totale

L'organisation des soins infirmiers pour les clients ayant subi une résection gastrique totale comprend aussi les soins infirmiers après une intervention chirurgicale thoracique (voir à la page 355) puisque l'on pénètre habituellement dans la cavité thoracique. La succion nasogastrique ne draine pas beaucoup de liquide, puisqu'il n'existe plus de muqueuse pour produire des sécrétions, ni de réceptacle pour permettre à celles-ci de s'accumuler. On enlève le tube nasogastrique dès qu'on entend les bruits péristaltiques. On donne des liquides clairs toutes les heures et on offre de petits repas après 2 ou 3 jours de traitement, lorsqu'il n'y a pas d'évidence d'écoulement au niveau de l'anastomose (élévation de température), d'œdème ou d'obstruction (régurgitations). Si l'infirmière note des régurgitations ou une élévation de température, elle en avertit immédiatement le médecin.

L'encadré 34-4 résume les interventions infirmières auprès des clients ayant subi une résection gastrique.

Traitement nutritionnel après une intervention chirurgicale à l'estomac

Souvent, un client qui a subi une intervention gastrique était mal nourri avant l'opération à cause d'une intolérance alimentaire ou des examens diagnostiques préopératoires. La déficience protéique requiert une alimentation parentérale (voir à la page 673) pendant cinq ou six jours après l'opération. L'alimentation buccale reprend aussitôt que le client a faim et que le péristaltisme est revenu.

Les clients qui ont eu une vagotomie tronculaire souffrent de dysphagie à cause du traumatisme à la partie inférieure de l'œsophage. Ce type de client sera plus à l'aise avec des aliments mous pendant les dix à quinze premiers jours. Pour encourager le client à manger, on lui servira des plats attrayants et appétissants dans une atmosphère agréable. À cause du traitement à long terme de ce client, il faut s'attendre à une perte de masse ; en effet, le client se sent vite rassasié, ce qui lui coupe l'appétit et diminue la quantité d'aliments ingérés. Après une gastrectomie partielle, environ un cinquième des individus souffrent du syndrome de chasse, qui entraîne l'anorexie (voir à la page 695).

L'infirmière doit insister sur les points suivants :

Encadré 34-4 Guide de l'intervention infirmière auprès du client qui a subi une résection gastrique

Problèmes majeurs du client et diagnostics infirmiers

1. Mauvaise connaissance de la technique et des suites opératoires.
2. Développement possible de complications.
3. Non-respect possible du régime thérapeutique.

Objectifs des soins et interventions

A. Soulager la douleur et l'inconfort du client :
   1. Tourner souvent le client pour assurer son confort et prévenir les complications pulmonaires et vasculaires.
   2. Maintenir une hygiène buccale méticuleuse pour diminuer la sécheresse de la bouche.
   3. Donner des analgésiques ou des narcotiques pour soulager la douleur.
   4. Administrer des antibiotiques parentéraux pour prévenir l'infection.
   5. Retarder l'administration des liquides par voie orale jusqu'à ce qu'ils soient permis (pour permettre la cicatrisation de la ligne de suture).
   6. Utiliser la succion gastrique pour retirer les liquides, le sang et l'air de l'estomac.

B. Identifier les complications pouvant survenir après une résection gastrique :
   1. Choc :
      a) Évaluer le liquide qui s'écoule dans le pansement et dans le système de drainage.
      b) Évaluer la pression artérielle, le pouls et la respiration.
      c) Donner le sang et les liquides au moment prescrit.
   2. Hémorragie :
      a) Surveiller la présence de sang dans le liquide s'écoulant dans le système de drainage.
      b) Vérifier s'il y a saignement à la ligne de suture.
      c) Évaluer la pression artérielle, le pouls et la respiration.
      d) Préparer le client pour une transfusion sanguine et la commencer si cela est prescrit.
      e) Si les saignements continuent, préparer le client pour une intervention chirurgicale.
   3. Complications pulmonaires :
      a) Ausculter pour vérifier si les bruits pulmonaires sont clairs.
      b) Encourager le client à respirer profondément et à tousser pour combattre la contraction spontanée du diaphragme.
      c) Inciter à des changements fréquents de position pour mobiliser les sécrétions bronchiques.
      d) Encourager la marche, lorsque prescrit, pour augmenter les échanges respiratoires.
   4. Thrombose et embolie :
      a) Encourager la participation du client à des exercices augmentant la circulation.
      b) Encourager un lever précoce pour diminuer la stase veineuse.
      c) Vérifier le pansement et la bande abdominale, qui peuvent entraver la circulation.
   5. Éviscération de la plaie :
      a) Utiliser la bande abdominale, si c'est prescrit, comme soutien.
      b) Prévenir la distension et l'infection de la plaie.
      c) Soutenir l'incision lorsque le client tousse.

   d) Promouvoir une bonne nutrition.
   e) Vérifier le pansement fréquemment.
   6. Syndrome de chasse :
      a) Enseigner au client à éviter les repas lourds.
      b) Lui faire éviter les aliments salés ou à haute teneur glucidique.
      c) Lui faire prendre des liquides entre les repas.
      d) Lui faire éviter les liquides durant les repas.
      e) Éliminer les sucreries de l'alimentation.
      f) L'encourager à manger régulièrement, lentement et dans un environnement calme.
      g) Lui dire de se coucher après les repas.
      h) Prendre des médicaments anticholinergiques après les repas (comme prescrit) pour diminuer l'activité gastro-intestinale.
   7. Fuite du moignon duodénal (rupture du duodénum) :
      a) Évaluer la douleur, l'élévation de température, l'augmentation du pouls, la rigidité abdominale et la détérioration clinique.
      b) Surveiller la présence de coloration biliaire dans le liquide drainé.
      c) Préparer pour un drainage chirurgical.
         (1) Préparer le matériel de drainage.
         (2) Préparer pour les perfusions intraveineuses et les transfusions sanguines.
         (3) Installer la succion nasogastrique.
         (4) Donner les médicaments et les antibiotiques comme prescrit.
   8. Pancréatite :
      Évaluer la douleur abdominale, l'accélération du pouls et l'élévation de température.
         (1) Assurer une succion gastrique continue.
         (2) Maintenir un bon équilibre hydro-électrolytique et un bon volume sanguin.
         (3) Contrôler la douleur.
         (4) Donner les médicaments et les antibiotiques comme prescrit.

C. Favoriser une nutrition adéquate :
   1. Donner des liquides intraveineux pour prévenir le choc et maintenir l'équilibre hydro-électrolytique.
   2. Donner des liquides par la bouche après la reprise des bruits péristaltiques.
   3. Augmenter les liquides selon la tolérance du client.
   4. Maintenir un régime alimentaire sans aliments excitants.
   5. Donner un supplément de fer et de vitamines pour assurer un apport adéquat.
   6. Lui faire éviter les aliments pouvant favoriser le syndrome de chasse (B.6).
   7. Administrer, si nécessaire, des gavages ou une suralimentation parentérale.

D. Favoriser le respect du régime thérapeutique :
   1. Aider le client à modifier le stress de son environnement.
   2. L'encourager à demeurer sous surveillance médicale.
   3. Favoriser un régime alimentaire passant graduellement à trois repas par jour.
   4. Lui demander de se peser régulièrement.
   5. Lui faire subir des examens médicaux et hématologiques annuellement pour dépister l'anémie pernicieuse.
   6. Organiser une consultation psychologique, si nécessaire.

- Le client doit boire avant ou entre les repas plutôt que pendant les repas.
- Le client doit prendre de plus petits repas mais plus fréquemment.
- Les plats devraient être consistants plutôt que très liquides.
- Le client doit éviter les glucides à petites molécules, tels que le sucrose et le glucose, mais il peut consommer des lipides, au niveau tolérable.
- Le client peut enrichir son régime de vitamines et de triglycérides à chaîne moyenne.

L'infirmière doit surveiller d'autres déficiences alimentaires : (1) la malabsorption du fer organique, compensée par voie orale ou parentérale ; et (2) le faible niveau sérique de vitamine B_{12}, qui peut être compensé par des injections intramusculaires.

Complications postopératoires

(Pour un tableau des complications pouvant survenir après une résection gastrique et les soins infirmiers requis, voir l'encadré 34-4.)

Choc. Le choc a été mentionné comme une complication possible, surtout chez les clients très malades. Le rétablissement de la température normale et l'administration de liquides sont des mesures prophylactiques nécessaires. Pour les symptômes et le traitement de l'état de choc, consulter les pages 300 à 305.

Hémorragie. L'hémorragie peut être une complication après une opération à l'estomac. Le client présente les signes habituels (voir à la page 307) et vomit des quantités considérables de sang clair. Si cette complication rend le client agité, le diazépam (Valium) ou le phénobarbital sont efficaces pour diminuer son appréhension. Le drainage nasogastrique et/ou le lavage sont aussi utiles. On peut donner une solution de chlorhydrate d'adrénaline pour produire une vaso-constriction.

- Dès que l'hémorragie survient, l'infirmière prévient le médecin et commence les mesures anti-choc. Elle prépare le sang ou ses substituts et le matériel de perfusion.
- En même temps qu'elle effectue le traitement d'urgence, l'infirmière rassure le client.

Complications pulmonaires. Les complications pulmonaires se produisent fréquemment après une incision à la partie supérieure de l'abdomen, à cause de la tendance des clients à respirer superficiellement. Par conséquent, l'infirmière doit prévoir et commencer les mesures préventives qui favorisent une bonne circulation et des échanges gazeux maximaux.

Stéatorrhée. La stéatorrhée (graisses non absorbées dans les selles) est causée par un vidage gastrique trop rapide qui empêche le mélange adéquat du contenu avec les sécrétions biliaires et pancréatiques. Dans les cas bénins, la diminution de l'ingestion de graisses et l'absorption d'un médicament ralentissant la motilité peuvent contrôler la stéatorrhée.

Syndrome de chasse (« dumping syndrome »). Le terme *syndrome de chasse* (« dumping syndrome ») désigne un ensemble de symptômes vaso-moteurs et gastro-intestinaux désagréables, qui se produisent après les repas chez 10% à 50% des clients ayant subi une intervention gastro-intestinale ou une des formes de vagotomie.

Manifestations cliniques. Les premiers symptômes sont une sensation de réplétion, de faiblesse, de défaillance, d'étourdissement ; des palpitations, de la diaphorèse, des crampes et de la diarrhée. Ensuite, on note une augmentation rapide du glucose sanguin suivie d'une réaction compensatoire de sécrétion d'insuline. L'hypoglycémie qui en résulte est également très désagréable pour le client. Les symptômes qui surviennent de 10 min à 90 min après les repas sont vaso-moteurs et se manifestent par de la pâleur, de la transpiration, des palpitations, un mal de tête et des sensations de chaleur, d'étourdissement et même de somnolence.

Physiopathologie. On ne comprend pas encore les mécanismes physiopathologiques qui causent ce syndrome, mais il peut y avoir plusieurs facteurs responsables de son apparition. L'un de ceux-ci provient des effets mécaniques de l'intervention : la portion gastrique restante débouche par une grande ouverture dans le jéjunum. Les aliments riches en glucides et en électrolytes doivent être dilués dans le jéjunum avant d'y être absorbés. L'ingestion de liquides durant le repas est un autre facteur qui cause l'évacuation rapide du contenu de l'estomac dans le jéjunum. Les symptômes apparaissent probablement à cause de la distension rapide de l'anse jéjunale anastomosée à l'estomac et d'un retrait d'eau de la circulation sanguine (hypovolémie) pour permettre au jéjunum de diluer la concentration élevée de sucres et d'électrolytes.

Traitement infirmier. Dans le but de prévenir l'apparition du syndrome de chasse, l'infirmière donne des conseils au client à propos de son alimentation.

- Le client doit s'installer en position semi-allongée pendant le repas. Ensuite, il doit s'étendre pendant 20 min à 30 min pour retarder le vidage de l'estomac.
- Le client ne doit pas boire en mangeant, mais une heure avant ou une heure après les repas.
- Le client peut manger des graisses, mais peu de glucides (le sucrose et le glucose sont à éviter).
- Le client peut prendre des antispasmodiques pour retarder le vidage de l'estomac.

On a recours au traitement chirurgical seulement si c'est absolument nécessaire (chez moins de 1% des clients).

Gastrite et œsophagite. Après l'ablation du pylore, qui agissait comme barrière au reflux du contenu duodénal, une œsophagite et une gastrite de reflux biliaire peuvent survenir. Elles se manifestent par des brûlures épigastriques et le vomissement d'une substance contenant de la bile. Ni l'absorption de nourriture ni le vomissement ne soulagent la situation. On a utilisé avec succès certains médicaments comme la cholestyramine, le gel d'hydroxyde d'aluminium ou le chlorhydrate de métoclopramide (Reglan et Maxeran).

Bézoards (Phytobézoards). Les bézoards sont des concrétions (particules durcies) gastro-intestinales de substances végétales digérées (peaux, pépins et fibres de fruits et de légumes). Le client se plaint d'une sensation de réplétion à la partie supérieure de l'abdomen. Les fibres non digérées s'agglomèrent et forment une masse que les sécrétions recouvrent, ce qui constitue un *bézoard*. Les bézoards peuvent irriter la muqueuse gastro-intestinale et causer une ulcération, une hémorragie, une perforation ou une obstruction. Les radiographies ou l'endoscopie permettent d'apercevoir une masse libre et mobile. On peut briser la concrétion en utilisant un endoscope. Pour éviter la formation de bézoards, le client doit mastiquer correctement la nourriture et restreindre sa consommation d'aliments riches en cellulose (surtout les agrumes comme les oranges).

Carence en vitamine B$_{12}$.   La gastrectomie totale provoque l'arrêt complet, brusque et final de la production du « facteur intrinsèque », sécrétion gastrique requise pour l'absorption de la vitamine B$_{12}$ au niveau de l'appareil digestif (voir à la page 648). Par conséquent, il faut suppléer à la carence vitaminique par des injections parentérales et ce, tout au long de la vie, pour éviter que le client ne souffre d'une déficience en vitamine B$_{12}$, car son état devient alors identique à celui d'un client souffrant d'anémie pernicieuse en période de rechute. Toutes les manifestations de l'anémie pernicieuse, incluant l'anémie macrocytaire et les troubles systémiques associés, peuvent se développer durant les 5 années suivantes, devenir plus graves et, en l'absence de tout traitement, avoir une issue fatale pour le client. On évite cette complication par l'injection mensuelle de 100 µg à 200 µg (microgrammes) de vitamine B$_{12}$ par voie intramusculaire, en commençant immédiatement après la gastrectomie.

■ ÉVALUATION

L'évaluation infirmière du client ayant subi une intervention chirurgicale à l'estomac doit être faite à court et à long terme. L'évaluation à court terme porte sur l'absence de complications physiques et sur le comportement d'adaptation du client.

Évaluation à court terme

- *État respiratoire stable :* rythme respiratoire entre 14/min et 20/min ; bruits respiratoires clairs.
- *Absence d'infection, d'écoulement excessif ou d'hémorragie :* signes vitaux stables, minimum de sang dans le contenu gastrique drainé après 12 h.
- *Hydratation et nutrition stables :* ingesta et excreta normaux ; bon drainage urinaire ; tolérance graduelle aux liquides et aux aliments légers ; maintien ou possibilité de gain de la masse ; absence du syndrome de chasse.
- *Augmentation quotidienne des activités et de la marche.*
- *Adaptation psychologique normale :* le client comprend les objectifs de la technique chirurgicale et de la période postopératoire ; il verbalise ses soucis au sujet des résultats chirurgicaux ; il utilise correctement l'aide de sa famille et de ses proches.

Évaluation à long terme.   Cette évaluation porte sur la capacité physique et psychologique du client à retourner chez lui dans la communauté. (Si le client souffre d'un cancer de l'estomac, les objectifs sont le maintien et les soins palliatifs.) Le client et sa famille bénéficient d'une équipe multidisciplinaire qui assure les soins après la sortie du centre hospitalier. Cette équipe comprend : l'infirmière

visiteuse, le médecin, le diététicien, et peut-être le travailleur social. Il est utile de fournir au client des renseignements écrits concernant les repas, les activités, les médicaments et les soins. Pour établir un plan de soins à domicile individualisé, on tient compte de l'état physique du client, de ses ressources et du pronostic. Le plan doit comprendre les éléments suivants :

- *Nutrition et hydratation :* Le client est soit encore aux petits repas fréquents, soit déjà aux repas normaux. Le retour aux repas réguliers peut quelquefois prendre jusqu'à six mois. Si une grande partie de l'estomac a été enlevée, le client requiert une alimentation par gavage ou une suralimentation parentérale (voir au chapitre 33).
- *Activités et repos :* Selon les capacités du client, on encourage un retour graduel à ses activités. Cela peut prendre au moins trois mois, selon les activités antérieures du client. On doit encourager le client à prendre des périodes de repos chaque jour.
- *Analgésiques :* Si le client a besoin de médicaments contre la douleur, on doit lui donner toutes les informations au sujet de l'usage, de l'administration, etc.
- *Suivi :* Le client doit comprendre la nécessité des soins de suivi. Il peut être nécessaire de trouver des arrangements pour les déplacements vers le cabinet du médecin ou le centre hospitalier.
- *Adaptation à long terme :* On doit prévoir une aide pour le client et sa famille qui doivent s'adapter à cette situation. Il faut identifier les services communautaires (église, aide à domicile) qui peuvent les aider.

Résultats escomptés

Le client :

1. Comprend la technique chirurgicale et le déroulement de la période postopératoire :
   a) Exprime ses soucis quant à l'opération.
   b) Exprime ses sentiments à propos de l'opération aux membres de l'équipe de soins et à sa famille.
   c) Discute de la technique chirurgicale et des suites opératoires.
2. Ne présente pas de complications :
   a) Garde un rythme respiratoire de 14/min à 20/min.
   b) A des bruits respiratoires clairs.
   c) A peu de sang dans le contenu gastrique après 12 h.
   d) A des signes vitaux stables.
   e) Absorbe une quantité de liquides adéquate.
   f) A un bon débit urinaire.
   g) Augmente chaque jour ses activités et ses déplacements.
   h) Tolère graduellement les liquides et les aliments non excitants.
   i) Maintient ou gagne de la masse.
   j) N'a pas de symptômes du syndrome de chasse.
3. Respecte son régime thérapeutique :
   a) Retrouve ses activités normales en trois mois.
   b) Alterne les périodes de repos et d'activité.
   c) Respecte ses rendez-vous de suivi au centre hospitalier ou au cabinet du médecin.
   d) Tolère trois repas normaux par jour, six mois après l'opération.

35

Les affections des intestins

☐ CONSTIPATION

La *constipation* est une anomalie dans la fréquence d'élimination des fèces ainsi qu'une sécheresse anormale des selles.

La *constipation opiniâtre* (pas de défécation) est un signe d'obstruction intestinale ou d'iléus paralytique.

Constipation chronique

La plupart des gens éliminent des selles quotidiennement. Certaines personnes, cependant, restent deux, trois ou quatre jours sans éliminer de selles ; leurs selles sont habituellement molles et elles ne souffrent d'aucun malaise. Par ailleurs, d'autres personnes constipées ont parfois une diarrhée de selles liquides, causée par l'irritation du côlon sous l'effet de masses fécales sèches et dures. Celles-ci contiennent beaucoup de mucus sécrété par les glandes du côlon en réaction à la présence de ces masses irritantes. Lors d'une constipation grave, le rectum peut s'obstruer, c'est-à-dire être rempli de matières fécales durcies (fécalome) ; on doit alors retirer ces fèces avec les doigts ou les ramollir par des instillations d'huile, avant de procéder à un lavement.

Physiopathologie. Il existe peu de causes organiques à la constipation chronique. Parmi les plus importantes, on trouve l'accoutumance à la morphine, l'intoxication au plomb et le cancer du gros intestin. Les hémorroïdes douloureuses et les fissures anales qui provoquent un spasme rectal peuvent conduire à une constipation temporaire. La sédentarité, une diète nouvelle, la faiblesse, la débilité, la fatigue et l'incapacité d'accroître la pression intra-abdominale, caractéristique de l'emphysème, sont d'autres facteurs prédisposants.

Dans la plupart des cas, les facteurs responsables de la constipation sont fonctionnels plutôt qu'organiques. Plusieurs clients développent une habitude de constipation en retardant le plus possible l'élimination des selles. La muqueuse et la musculature rectales deviennent insensibles à la présence de matières fécales et, par conséquent, il faut un stimulus de plus en plus fort pour provoquer le péristaltisme nécessaire à la défécation. L'effet initial de cette rétention fécale est de rendre le côlon irritable ; à ce stade, les spasmes du côlon sont souvent plus fréquents, surtout après les repas et causent des coliques dans la région inférieure et au milieu de l'abdomen. Éventuellement, après quelques années, le côlon peut perdre son tonus musculaire et devenir insensible aux stimuli normaux. À ce stade, on peut dire que le client souffre de *constipation atonique*, alors qu'au stade primaire, cette maladie porte le nom de *constipation spasmodique*, mais il s'agit de la même maladie et non de deux entités séparées. L'atonie des intestins survient aussi avec l'âge et peut être accentuée par l'usage régulier de laxatifs.

Évaluation et intervention de l'infirmière

Les objectifs thérapeutiques pour un client souffrant de constipation sont (1) d'assurer un fonctionnement intestinal régulier, et (2) d'adresser les clients qui ont des symptômes inquiétants à un médecin pour une évaluation plus poussée.

Plusieurs clients trouvent embarrassant de discuter avec l'infirmière de leurs habitudes intestinales. L'infirmière doit agir avec tact. Lorsqu'elle consigne l'histoire du client, elle pose les questions plus délicates à la fin de son interrogatoire, quand un climat de confiance a été déjà établi.

Dans le cas d'une constipation simple ou fonctionnelle, le rôle de l'infirmière est d'aider à la rééducation du client. Elle lui explique clairement la physiologie de la défécation, en mettant l'accent sur l'importance de satisfaire à l'envie de déféquer lorsqu'elle survient. Elle propose au client un horaire fixe pour l'élimination des selles, de préférence après un repas. Le fait de penser à l'acte de la défécation, autrement dit l'autosuggestion, contribue à initier le réflexe. Un petit tabouret, qui permet la flexion des cuisses, favorise une position efficace pendant la défécation.

Les clients qui s'inquiètent au sujet de l'élimination quotidienne ont besoin d'être rassurés. Il faut leur expliquer clairement que des personnes saines peuvent aller à la selle trois fois par jour, alors que d'autres ne défèquent que deux ou trois fois par semaine. En lui expliquant que certains aliments séjournent jusqu'à 48 h dans l'appareil digestif, on

Tableau 35-1   Relation entre la diète et son effet sur l'intestin

Diète	Mouvement	Volume	Consistance	Pression de la lumière des intestins	Prédisposition à la maladie
Riche en résidus Aliments volumineux et non raffinés	Rapide	Gros	Molle	Basse	Faible
Pauvre en résidus Aliments concentrés et raffinés	Lent	Petit	Dure	Élevée	Forte

aidera le client à comprendre et à accepter le fait qu'une élimination quotidienne n'est pas toujours nécessaire. On doit cesser l'usage de laxatifs. Si les fèces demeurent trop longtemps dans le rectum, elles deviennent dures et déshydratées. On peut alors recommander au client de s'administrer, au coucher, 60 mL à 90 mL d'huile chaude, sous forme d'instillation rectale. Un petit lavement de solution physiologique, le matin suivant, permet l'élimination des selles.

Les mesures correctrices de la constipation sont :

1. L'établissement d'un horaire régulier pour aller à la selle chaque jour ;
2. L'ingestion d'un grand verre de jus de pruneaux ou de jus de citron dans de l'eau chaude, chaque matin ;
3. La prise d'un laxatif doux qui n'irrite pas l'intestin, comme Metamucil (une cuillerée à thé comble dans un verre d'eau, suivi d'un deuxième verre d'eau, une ou deux fois par jour) ;
4. L'ingestion d'une grande quantité de liquides tous les jours ;
5. L'établissement d'un horaire régulier d'activités physiques.

Le client doit connaître les constituants d'un régime alimentaire normal. On peut mettre l'accent sur les similarités existant entre le régime normal et la diète prescrite. En général, on prescrit une diète riche en résidus et en fibres contre la constipation atonique et une diète pauvre en aliments excitants et en résidus au client dont le côlon est irritable (*Tableau 35-1*). Environ la même quantité d'aliments doit être ingérée à chaque repas, et le client doit boire deux litres de liquide chaque jour (ou plus s'il transpire beaucoup).

Évaluation.   Pour évaluer si le client a réussi à se soumettre au régime suggéré, on peut vérifier les points suivants :

- il a établi un horaire régulier pour l'élimination de selles normales ;
- il a réussi à supprimer les laxatifs ou à se limiter aux laxatifs doux tels que le Metamucil ;
- il a modifié son régime pour y inclure des aliments et des liquides qui favorisent le transit intestinal ;
- il s'est plié à un horaire raisonnable d'activités physiques.

Constipation aiguë

La *constipation aiguë*, contrairement à la constipation chronique, indique toujours une maladie aiguë et souvent grave. Le symptôme peut amener à la prescription d'un laxatif, mais on doit se rappeler que la constipation aiguë peut être un symptôme précoce de l'appendicite aiguë et qu'un purgatif pourrait causer la perforation de l'appendice enflammé. En général, on ne doit pas prescrire de cathartique pour la fièvre, les nausées ou la douleur, parce qu'il n'y a plus de mouvements péristaltiques dans l'intestin ; avant que ce type de médicament soit donné, il faut être certain qu'aucun processus inflammatoire ne soit amorcé au niveau de l'appareil digestif.

Lorsqu'ils sont administrés avec beaucoup de précautions, les lavements ne risquent pas de provoquer la perforation d'une lésion inflammatoire de l'intestin. On peut instiller du sérum physiologique ou de l'eau seulement, mais aucune solution irritante. L'infirmière doit être prête à cesser l'irrigation sur-le-champ, si la douleur débute ou augmente légèrement.

Complications de la constipation

Le maintien de l'élimination constitue la base des soins du client. Les difficultés mécaniques et les malaises physiques associés à la défécation et à la miction chez le client alité sont bien connus. L'effort de la défécation est considérable. Avec l'usage du bassin de lit, la tension musculaire est accrue et lorsque le client souffre en plus de constipation, la défécation peut devenir extrêmement fatigante, sinon épuisante. C'est là une considération importante dans les soins aux clients atteints d'insuffisance cardiaque, à ceux qui ont souffert récemment d'un infarctus du myocarde et qui sont susceptibles de subir une rupture du cœur, ainsi qu'à ceux qui souffrent d'hypertension artérielle.

Pour faciliter l'élimination, le client doit prendre la position appropriée. Dans la plupart des cas, le client est plus à l'aise s'il peut utiliser une chaise d'aisance. On peut également faire asseoir le client sur le bassin, au bord du lit, les pieds appuyés sur une chaise. S'il ne peut pas s'asseoir, on peut placer un support sous la courbure lombosacrée afin de réduire la tension et d'augmenter le confort du client pendant l'utilisation du bassin de lit.

L'effort lors de la défécation a un effet considérable sur la pression artérielle (manœuvre de Valsalva). Durant la période de tension active, l'écoulement du sang veineux au niveau thoracique est suspendu temporairement, à cause d'une augmentation de la pression intrathoracique qui tend à produire un affaissement des grosses veines du thorax. Les oreillettes et les ventricules reçoivent moins de sang et, par conséquent, chassent moins de sang lors des contractions systoliques du ventricule gauche; le débit cardiaque est diminué et il y a une chute temporaire de la pression artérielle. Presque immédiatement après la période d'hypotension, une élévation de la pression survient; la pression reste élevée momentanément à un point excédant de beaucoup le niveau original (phénomène de rebondissement de Holmes). Chez les clients souffrant d'hypertension artérielle, cette réaction compensatrice peut être grandement exagérée et les pics de pression atteints peuvent être dangereusement élevés, suffisamment pour provoquer une rupture d'une artère importante, cérébrale ou autre.

On ne peut que donner une approximation de la fréquence des décès survenant à la suite d'un accident vasculaire dû à une tension trop forte lors de la défécation. Le danger n'est pas suffisamment pris en considération, surtout chez les clients souffrant de maladies vasculaires du même type que celles qui sont décrites plus haut. Dans la mesure où la tension résulte de la constipation, cette dernière ne peut être considérée comme un problème sans importance; au contraire, on doit conclure que la régularité et la consistance des selles, ainsi que les aspects mécaniques de la défécation, sont des points de toute première importance.

□ DIARRHÉE

La diarrhée est un des symptômes fondamentaux d'une affection de l'intestin grêle, bien qu'elle puisse être causée par un stress émotionnel, par des infections ou par des problèmes de l'estomac, du pancréas et du gros intestin. C'est un trouble qui entraîne une fréquence inhabituelle de l'élimination des selles et des modifications dans leur quantité, leur nature et leur consistance. On la définit mieux quantitativement comme une masse de selles de plus de 200 g par jour.

Manifestations cliniques. Dans les cas aigus, les selles sont d'un brun grisâtre, nauséabondes, et remplies de particules de nourriture mal digérées et de mucus. Le client se plaint de crampes abdominales, de ballonnements, de borborygmes intestinaux, d'anorexie et de soif. Des spasmes douloureux (ténesmes) de l'anus peuvent accompagner chaque défécation.

Évaluation diagnostique. La diarrhée et ses symptômes caractéristiques apparaissent dans divers troubles. L'infirmière facilite le diagnostic en enregistrant des observations pertinentes, y compris les symptômes du client, son comportement et ses remarques. Les selles liquides sont caractéristiques d'un trouble de l'intestin grêle, alors que les selles semi-solides et détachées sont plus souvent associées aux troubles du côlon. Des selles volumineuses et graisseuses laissent soupçonner une malabsorption intestinale, et la présence de pus et de mucus dans les selles, une entérite inflammatoire ou une colite. Des gouttelettes d'huile dans l'eau des toilettes indiquent presque toujours une insuffisance pancréatique. La diarrhée nocturne peut être la manifestation d'une neuropathie diabétique. Les questions à poser au client sont les suivantes :

- Avez-vous des selles molles, ou des selles plus fréquentes? Quelle est leur fréquence?
- Quelle apparence ont-elles?
- Depuis quand avez-vous ce problème? Est-ce la première fois?
- Avez-vous la diarrhée seulement pendant la journée? Seulement le matin? La nuit également?
- Est-ce que vous devez aller d'urgence à la toilette? Avez-vous des signes d'incontinence?
- Avez-vous remarqué la présence de mucus dans vos selles? Du sang, du pus ou de la nourriture non digérée?
- Avez-vous fait un voyage récemment? Hors du pays?

Diarrhée aiguë

Physiopathologie. La plupart des diarrhées aiguës sont dues à une sécrétion accrue d'eau et d'électrolytes par la muqueuse intestinale. Le facteur irritant qui provoque la diarrhée peut provenir d'une infection localisée ou d'une ulcération des parois intestinales causée, par exemple, par un carcinome ou une diverticulite. L'irritant peut être chimique. L'huile de ricin, après avoir agi sur les sucs gastriques, est un exemple d'irritant intestinal doux, comme le sont la plupart des cathartiques végétaux. Certains fruits verts, qui causent une diarrhée accompagnée de crampes, appartiennent à cette catégorie.

La réaction inflammatoire causée par ces irritants doux est légère; il n'y a aucune détérioration de la surface de la muqueuse lors de son exposition à ces irritants, à moins que leur concentration dans le liquide intestinal ne soit excessive. Leur effet principal est d'occasionner l'hyperémie (dilatation vasculaire, avec augmentation locale du volume sanguin) de la muqueuse intestinale et d'augmenter la sécrétion de mucus. Il y a aussi apparition d'une réponse motrice d'hyperpéristaltisme, qui persiste jusqu'à l'excrétion de l'irritant. Cela explique les symptômes de la diarrhée accompagnée de crampes.

Diarrhée infectieuse. Les produits de certaines bactéries sont de loin les irritants intestinaux les plus courants, que leur croissance se produise dans l'intestin ou dans la nourriture. Pour les agents pathogènes entériques, tels les organismes responsables de la dysenterie bacillaire, la croissance bactérienne et la libération de toxines se font dans l'intestin. En revanche, pratiquement tous les cas d'intoxication alimentaire, ou d'intoxication à la ptomaïne, sont dus à l'ingestion d'aliments très contaminés qui contiennent déjà la toxine. Par exemple, si on le laisse se développer dans la nourriture, *Staphylococcus aureus* produira une exotoxine qui irritera considérablement les parois intestinales.

Cliniquement, sauf pour la diarrhée, il y a peu de similarité entre un cas d'intoxication alimentaire dû à l'ingestion de nourriture contaminée par des toxines bactériennes et un cas de dysenterie bacillaire. La diarrhée, lors d'une intoxication alimentaire, débute de façon explosive; elle se développe quelques heures après un repas toxique et, sauf dans les cas graves, disparaît une journée ou deux après, aussitôt que l'intestin a excrété la toxine; puis, la réaction inflammatoire s'efface. Il y a peu ou pas de fièvre et habituellement, les seuls symptômes attribuables à la diarrhée sont la déshydratation et la faiblesse.

La dysenterie, due à la croissance d'agents pathogènes gastro-intestinaux dans le tube digestif, se développe par ailleurs de façon graduelle et persiste pendant plusieurs jours ou semaines, avec des symptômes constitutionnels marqués, en plus de la diarrhée.

Ces différences cliniques sont facilement compréhensibles, lorsqu'on se rend compte que les cas de diarrhées infectieuses mettent en cause une invasion bactérienne de la muqueuse intestinale. Par conséquent, les toxines bactériennes doivent être excrétées ou détruites de même que les bactéries, ce qui nécessite beaucoup de temps.

■ ÉVALUATION INITIALE

On établit le diagnostic d'une diarrhée aiguë sur l'évolution de la maladie, c'est-à-dire (1) le début et la progression de la maladie, (2) la présence ou l'absence de fièvre, (3) l'analyse des selles, soit la recherche de bactéries, de sang ou de pus. Si on soupçonne une infection, on pratique une culture bactérienne sur la nourriture mise en cause. Il est très important de se rappeler que la diarrhée est souvent présente dans diverses infections systémiques. Elle peut être la première plainte, souvent trompeuse, du client, dans certains cas d'exanthème avant l'apparition d'une éruption, ou un symptôme précoce de l'hépatite. La diarrhée peut se compliquer ou masquer des affections comme la pneumonie et la pyélite.

■ PLANIFICATION ET INTERVENTION

Objectifs

Les objectifs des soins infirmiers pour le client souffrant de diarrhée sont les suivants :

1. Soulagement de la douleur pendant la phase aiguë ;
2. Maintien d'une bonne hydratation ;
3. Correction du déséquilibre liquidien et électrolytique causé par l'hyperpéristaltisme.

Intervention infirmière. Les clients souffrant d'une diarrhée aiguë sont alités. Un remplacement liquidien et électrolytique, par voie orale ou parentérale, est une mesure extrêmement importante, autant pour la disparition des symptômes que pour le confort du client. Durant les phases aiguës, on fait reposer le tube digestif, en administrant des liquides et des aliments pauvres en résidus ou en interdisant l'alimentation orale. Dans de nombreux cas, le glucose est absorbé normalement et réduit la perte d'eau. Certains médicaments antidiarrhéiques retardent le passage de la nourriture dans l'intestin. Parmi eux, signalons le chlorhydrate de diphénoxylate (Lomotil), l'exilir parégorique (teinture d'opium camphrée) et la codéine. Cette médication est cependant controversée, car dans certaines maladies bactériennes il vaut mieux ne pas donner un médicament qui ralentit la motilité intestinale. Le client apprécie la proximité d'une salle de bains, l'intimité et une bonne hygiène après chaque crise de diarrhée.

Mesures préventives. On doit traiter tous les cas de diarrhée aiguë comme s'il s'agissait d'une diarrhée infectieuse, jusqu'à ce qu'on ait écarté cette possibilité. Si la diarrhée est d'origine infectieuse, on doit rechercher des antécédents de diarrhée dans la famille et l'entourage, et interroger le client sur la provenance de l'eau et de la nourriture qu'il a ingérées récemment. En signalant l'apparition simultanée d'un grand nombre de cas de diarrhée, l'infirmière aide les professionnels de la santé à déterminer s'il y a un début d'épidémie dans la communauté.

On doit prendre des mesures pour éviter la propagation de la maladie par contamination des mains, des vêtements, des draps, etc., par les fèces ou les vomissements du client.

On doit toujours considérer la diarrhée comme un risque potentiel dans les régions surpeuplées ; les manifestations surviennent fréquemment dans des institutions telles que les prisons, les pensionnats, les camps militaires et même dans les centres hospitaliers, à moins que des précautions sanitaires ne soient observées de façon stricte et constante.

Les précautions comprennent le fait de s'assurer qu'il existe des possibilités de réfrigérer ou d'entreposer d'une manière satisfaisante les viandes et les fruits frais. On doit bien cuire les viandes et mettre immédiatement au réfrigérateur toutes les viandes cuites, à moins qu'elles ne soient rapidement consommées. On doit réfrigérer constamment le lait et les produits laitiers. Les aliments particulièrement prédisposés à l'infection et qui procurent un environnement favorable à la croissance bactérienne, sont les garnitures à la crème et la crème pâtissière, comme celles des éclairs, des tartes à la crème, des gâteaux à étages, des choux à la crème, etc. On doit bien cuire de telles préparations et les mettre au réfrigérateur immédiatement après.

La propreté, surtout dans la cuisine, est évidemment très importante dans la prévention de la diarrhée épidémique. On doit nettoyer rigoureusement, et garder propre, tout le matériel utilisé pour la préparation et le service de la nourriture. Tous ceux qui manipulent la nourriture devraient recevoir des instructions détaillées sur les principes d'hygiène et leur mise en pratique, et, dès l'apparition chez eux d'une maladie potentiellement infectieuse, on devrait immédiatement les relever de leur charge.

Évaluation. On doit vérifier les éléments suivants :

- le retour d'un péristaltisme normal, mis en évidence par des bruits intestinaux normaux et l'absence de diarrhée sans la prise de médicaments antidiarrhéiques ;
- un bon équilibre des liquides et des électrolytes, mis en évidence par une turgescence normale des tissus, la moiteur des muqueuses, une élimination urinaire normale, l'absence de fatigue et de faiblesse musculaire, une température normale, la capacité de manger et de boire normalement et l'état alerte du client.

☐ MALADIES DE MALABSORPTION

La digestion est le processus par lequel les aliments sont réduits en particules assimilables par l'intestin. L'absorption intestinale fait passer les nutriments à travers la muqueuse jusqu'au système porte.

En plus des nutriments, l'intestin reçoit un grand volume de liquide et d'électrolytes. Des 1500 mL environ de liquide ingéré plus 7000 mL qui proviennent du tube digestif (sécrétions salivaires, gastriques, biliaires, pancréatiques et intestinales), 8000 mL sont absorbés en amont de la valvule iléo-cæcale. L'intestin modifie continuellement le volume et la composition de son contenu et ainsi remplit son rôle essentiel d'absorption.

Des interruptions dans le processus complexe de la digestion peuvent survenir n'importe où pour causer la *malabsorption*. La conséquence principale de la malabsorption est la malnutrition qui se manifeste par une perte de masse. La diarrhée en est un symptôme important et la stéatorrhée (trop de gras dans les fèces) est encore plus spécifique pour l'établissement du diagnostic.

Les maladies de malabsorption peuvent être regroupées selon les trois classifications suivantes : (1) la maldigestion, (2) la diminution de l'absorption par la muqueuse intestinale et (3) une combinaison de facteurs (*Tableau 35-2*). De plus, certains problèmes inflammatoires de l'intestin tels que la rectocolite hémorragique et l'entérite régionale (maladie de Crohn) causent une augmentation de la dégradation protéinique (catabolisme) dans l'intestin grêle et entraînent une perte de protéines dans la lumière de l'intestin (entéropathie exsudative).

États primaires de malabsorption

Le terme ci-dessus s'applique à trois troubles de l'absorption très liés entre eux : (1) la *sprue tropicale*, (2) la *sprue nostras* (stéatorrhée non tropicale) et (3) la *maladie cœliaque*.

Physiopathologie et manifestations cliniques. La sprue tropicale et la sprue nostras sont des maladies d'adultes ; dans leurs manifestations cliniques et leurs changements pathologiques, les deux maladies sont très semblables. Cependant, leur localisation géographique et leurs causes diffèrent, et elles répondent à des traitements différents. La maladie cœliaque se limite à l'enfance, mais elle ressemble en tous points à la stéatorrhée non tropicale et représente probablement la phase juvénile de cette maladie. La résection étendue de l'intestin grêle et l'infiltration d'une tumeur dans sa paroi en sont d'autres causes.

Le trouble est semblable dans les trois états pathologiques. La lésion principale atteint la muqueuse de l'intestin grêle, surtout les villosités intestinales qui deviennent considérablement émoussées ou qui disparaissent complètement, ce qui amène une réduction substantielle de la surface d'absorption de l'intestin grêle et une diminution correspondante de la quantité de nourriture absorbée. Les signes du *syndrome de malabsorption*, quelles qu'en soient les causes, sont la diarrhée, des selles fréquentes, volumineuses, nauséabondes, qui contiennent plus de graisse et qui sont souvent d'une coloration grisâtre ; de la faiblesse, une perte de masse et des malaises complètent le profil clinique du client atteint.

Si on ne les traite pas, les clients souffrant d'un syndrome de malabsorption deviennent faibles et maigres. Incapables d'absorber les vitamines liposolubles A, D, et K, ils développent les avitaminoses correspondantes. Une carence en vitamine K amène des saignements anormaux et de l'hypoprothrombinémie (voir à la page 612). Une anémie du type macrocytaire, caractéristique d'une carence en acide folique, se développe (voir à la page 599). Une diminution de l'absorption du calcium peut être responsable de la déminéralisation progressive du squelette et, dans le cas d'enfants atteints de la maladie cœliaque, elle est responsable de l'arrêt de croissance. D'ailleurs, une carence en calcium peut amener une hyperirritabilité neuromusculaire extrême, y compris des attaques de tétanie hypocalcémique.

Traitement. Les considérations diététiques importent puisque le facteur de base dans la pathogenèse de la stéatorrhée non tropicale et de la maladie cœliaque est une intolérance spécifique et profonde à une substance protéique (le gluten) contenue dans le blé, le seigle et l'orge. Un composant du gluten, la *gliadine*, pour des raisons imprécises, exerce des effets toxiques sur la muqueuse de l'intestin grêle ; en effet, elle endommage et détruit les villosités et diminue leur fonction. L'incidence familiale élevée pour ces troubles laisse penser qu'un facteur héréditaire, c'est-à-dire une erreur innée du métabolisme, peut gêner les activités enzymatiques responsables de la digestion de la gliadine. Dans tous les cas, la suppression du gluten dans le régime alimentaire du client est suivie d'une amélioration clinique étonnante. Sa diarrhée cesse et son état nutritionnel redevient normal. On peut s'attendre à ce qu'une rémission satisfaisante dure aussi longtemps que le client observe ce régime sans gluten. Malheureusement, la suppression totale du gluten est difficile à réaliser, car cette substance entre dans la composition de plusieurs aliments pour leur donner de l'homogénéité et de la consistance. On le retrouve dans presque tous les produits de boulangerie, dits « sans blé » ou autres, et c'est un ingrédient qui fait également partie d'autres denrées, y compris certaines crèmes glacées.

Les facteurs éminemment responsables de l'installation et de l'évolution de la sprue tropicale, n'ont pas encore été identifiés. Son évolution clinique ne semble pas être affectée par la présence ou l'absence de gliadine dans la diète ; l'intolérance à la gliadine ne semble pas faire partie de sa pathogenèse. L'administration d'acide folique, habituellement prescrite jusqu'à la période de rémission, puis quotidiennement durant quatre à six mois, représente le meilleur traitement. Les antibiotiques à large spectre d'action sont aussi efficaces. Les effets positifs de l'acide folique, chez les clients souffrant de sprue tropicale, apparaissent avec une telle régularité et sont quelquefois si frappants qu'une carence en acide folique semble être la cause de ce syndrome de malabsorption.

☐ APPENDICITE

L'appendice est un petit organe semblable à un doigt, mesurant environ 10 cm de long, attaché au cæcum juste au-dessous de la valvule iléo-cæcale. Chez l'humain, on n'a pu lui découvrir aucune fonction définie. Il se remplit d'aliments et se vide aussi souvent que le cæcum, dont il fait partie. Malheureusement, s'il ne se vide pas suffisamment, sa lumière étant très petite, il est susceptible de s'obstruer ; de plus, il est partiellement vulnérable à l'infection (appendicite).

L'appendicite est la cause la plus courante de l'inflammation aiguë dans le quadrant inférieur droit de la cavité

Tableau 35-2   Aspects cliniques et physiopathologiques des maladies de malabsorption et de maldigestion

Maladies de maldigestion	Physiopathologie	Manifestations cliniques
Résection gastrique avec gastrojéjunostomie	Diminution de la stimulation pancréatique causée par la dérivation duodénale ; mauvais mélange des aliments, de la bile et des enzymes pancréatiques ; diminution du facteur intrinsèque ; stase bactérienne dans l'anse afférente.	Perte de masse, stéatorrhée modérée, anémie (combinaison de malabsorption du fer et de la vitamine B_{12}, carence en folates).
Insuffisance pancréatique (pancréatite chronique, cancer du pancréas, résection pancréatique, fibrose kystique)	Réduction de l'activité enzymatique intraluminale du pancréas, accompagnée de maldigestion des lipides et des protéines.	Antécédents de douleur abdominale avec perte de masse ; forte stéatorrhée, azotorrhée ; intolérance fréquente au glucose (70% des cas d'insuffisance hépatique).
Mauvais fonctionnement de l'iléon (résection ou maladie)	Perte de surface absorbante qui entraîne une réduction de l'absorption des sels biliaires et de la vitamine B_{12} ; dans le côlon, la bile inhibe l'absorption des liquides.	Diarrhée, perte de masse et stéatorrhée, surtout quand la résection dépasse 100 cm ; diminution de l'absorption de la vitamine B_{12}.
Syndromes de stase (rétrécissements chirurgicaux, anses borgnes, fistules entériques, diverticules jéjunaux multiples, sclérodermie)	Croissance excessive de bactéries intestinales intraluminales, surtout des organismes anaérobies dont le nombre peut dépasser 10^6 par mL, qui conduit à la déconjugaison des sels biliaires. Cela entraîne une diminution de l'absorption efficace des sels biliaires ainsi que l'utilisation de la vitamine B_{12} par les bactéries.	Perte de masse, stéatorrhée ; faible absorption de la vitamine B_{12} ; faible absorption du D-xylose.
Syndrome de Zollinger-Ellison	L'hyperacidité du duodénum inactive les enzymes pancréatiques.	Diathèse ulcéreuse, stéatorrhée.
Intolérance au lactose	La carence en lactase intestinale produit une forte concentration de lactose intraluminal et une diarrhée osmotique.	Affecte environ 70% des Noirs américains, possible chez tous les individus non caucasiens ; degrés divers de diarrhée et de crampes après l'ingestion d'aliments qui contiennent du lactose ; épreuve de tolérance au lactose positive, diminution de la lactase intestinale.
Maladie cœliaque (maladie de Gee)	La réaction toxique de l'épithélium de surface à une fraction de gluten conduit à la destruction de la surface absorbante.	Perte de masse, diarrhée, ballonnement, anémie (par manque de fer et de folates), ostéomalacie, stéatorrhée, azotorrhée, absorption faible du D-xylose ; malabsorption du fer et des folates ; la biopsie montre des modifications.
Sprue tropicale	Un facteur toxique inconnu provoque l'inflammation de la muqueuse et l'atrophie partielle des villosités intestinales.	Perte de masse, diarrhée, anémie (par manque de folates et de vitamine B_{12}) ; stéatorrhée ; absorption faible du D-xylose et de la vitamine B_{12} ; la biopsie montre des modifications typiques mais non spécifiques.
Maladie de Whipple	Invasion bactérienne de la muqueuse intestinale.	Arthrite, hyperpigmentation, lymphadénopathie, effusions séreuses, fièvre, perte de masse ; stéatorrhée, azotorrhée, modifications mises en évidence par la biopsie.
Certaines maladies parasitaires (giardiase, strongyloïdiose, coccidiose, capillariose)	Invasion ou atteinte de la muqueuse de surface.	Diarrhée, perte de masse ; stéatorrhée ; on peut voir le micro-organisme grâce à la biopsie jéjunale, ou dans les selles.
Immunoglobulinopathie	Diminution locale des mécanismes de défense de l'intestin, hyperplasie lymphoïde, lymphopénie.	Souvent associée au *Giardia* ; hypogammaglobulinémie ou carence en IgA isolées ; modifications typiques montrées par la biopsie.

Source : J.A. Halsted. *The Laboratory in Clinical Medecine*, W.B. Saunders, Philadelphie.

abdominale. Environ 6% de la population en sont atteints à un moment donné; c'est une maladie qui touche plus les hommes que les femmes, et plus les adolescents que les adultes.

Manifestations cliniques

L'appendicite aiguë commence toujours par une douleur intense, généralisée ou localisée dans la partie supérieure de l'abdomen, qui, dans l'espace de quelques heures, se précise dans le quadrant inférieur droit de l'abdomen. La douleur s'accompagne habituellement d'une fièvre légère et, souvent, de vomissements. On peut provoquer une sensibilité locale lors d'une pression au point de McBurney, situé à mi-chemin entre l'ombilic et l'épine antérieure de l'ilion, et noter de la rigidité à la partie inférieure droite du muscle grand droit. Une leucocytose modérée est souvent présente. Une perte d'appétit est une chose courante.

La localisation de l'appendice, plus que la gravité de l'infection, détermine le degré de sensibilité, la fréquence des spasmes musculaires, la présence ou l'absence de constipation ou de diarrhée, etc. Si l'appendice s'enroule vers l'arrière du cæcum (appendice rétrocæcal), la douleur et la sensibilité irradient dans la région lombaire. Si l'extrémité de l'appendice se trouve dans le bassin, ces signes sont mis en évidence seulement lors d'un toucher rectal; la douleur à la défécation indique que son extrémité se trouve contre le rectum; la douleur à la miction, que l'extrémité est près de la vessie ou comprime l'uretère. Éventuellement, l'appendice enflammé se remplit de pus et est alors prêt à se perforer. Une fois l'appendice perforé, la douleur devient plus diffuse, l'abdomen se distend à cause d'un iléus paralytique et l'état du client se détériore.

■ **ÉVALUATION INITIALE**

Quand ces symptômes se produisent chez l'homme, ils suggèrent très fortement une appendicite aiguë. Chez la femme, entre 10 ans et 40 ans, ils peuvent également faire penser à un kyste ovarien, à la rupture d'un follicule ovarien ou d'un corps jaune, à la rupture provoquée par une grossesse ectopique, ou à une douleur intermenstruelle (syndrome du quatorzième jour).

Lors de l'examen physique, on note une sensibilité locale ou une douleur à la palpation appuyée. Au début, une légère palpation de l'abdomen révèle une sensibilité diffuse autour de l'ombilic et de la partie moyenne de l'épigastre. Au fur et à mesure que la maladie progresse, la douleur passe au quadrant inférieur droit. Si le client tousse ou si on percute la paroi abdominale, la douleur augmente. Le signe de Rovsing peut être provoqué par la palpation du quadrant inférieur gauche (*Figure 35-1*) qui, paradoxalement, crée une douleur ressentie par le client dans le quadrant inférieur droit.

Plus la douleur est forte, plus le client protège son abdomen et accroît sa rigidité musculaire.

Le client fléchit souvent la hanche droite dans une position de protection suggérant l'irritation du muscle psoas par l'appendice enflammé. On peut appliquer un sac de glace (jamais de chaleur) pour soulager le client.

Traitement.   On recommande toujours l'opération lorsqu'on soupçonne une appendicite aiguë, à moins qu'il

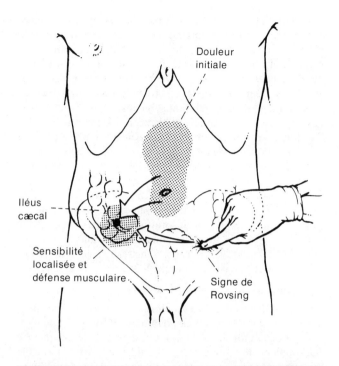

Figure 35-1   Le schéma montre la région de la douleur initiale dans l'appendicite. Au fur et à mesure que l'inflammation progresse, la douleur se déplace vers la partie inférieure droite de l'abdomen. Pour obtenir le signe de Rovsing, on exerce une pression dans le quadrant inférieur gauche, qui intensifie la douleur dans le quadrant inférieur droit. (*Source*: L.E. Gelin et al. *Abdominal Pain: A Guide to Rapid Diagnosis*, Philadelphie, J.B. Lippincott.)

ne soit évident qu'il y ait eu une perforation récente ou le développement d'une péritonite généralisée. Le traitement le plus conservateur consiste à donner au client des électrolytes et des solutions d'acides aminés par voie parentérale, à installer une succion gastrique et à administrer des antibiotiques, en attendant que l'infection se localise et qu'un drainage chirurgical soit possible. Tant qu'une décision chirurgicale n'est pas prise, on ne donne pas de morphine, même lors d'une douleur modérée, puisque cela pourrait masquer les symptômes du client. Une fois que la décision est prise, on peut le laisser reposer confortablement.

■ **PLANIFICATION ET INTERVENTION**

Objectifs

Les objectifs des soins infirmiers pour le client qui doit subir une appendicectomie sont les suivants:

1. Réduire l'anxiété ou le stress précédant l'opération en fournissant des informations au client sur la période périopératoire.
2. Apporter un soulagement physique pendant la période périopératoire.

Préparation à l'opération. Si l'opération s'avère nécessaire, on prépare soigneusement le client ; on procède à une perfusion intraveineuse pour établir un bon débit urinaire et remplacer la perte de liquide. On peut prescrire de l'aspirine pour abaisser la température et des antibiotiques pour prévenir l'infection. S'il y a présence ou probabilité d'iléus paralytique, on installe un tube nasogastrique. On demande au client d'uriner, on lui rase l'abdomen et on lui donne la médication préopératoire prescrite. D'habitude on ne donne pas de lavement, mais si c'est nécessaire, celui-ci devra être léger et donné lentement.

Si le client souffre d'une douleur abdominale aiguë, il voit l'opération comme un soulagement à sa douleur. Cette acceptation de l'opération facilite la période anesthésique et postanesthésique. On peut pratiquer l'intervention sous anesthésie générale ou rachidienne. Les incisions habituelles sont l'incision de McBurney, l'incision avec écartement musculaire et l'incision de Rockey-Davis (transverse).

Soins infirmiers postopératoires

Appendicectomie sans drainage. Aussitôt que le client s'éveille, on doit le placer en position de Fowler. On peut lui donner de la morphine, toutes les 3 h ou 4 h. On commence habituellement l'alimentation liquidienne aussitôt que le client peut la tolérer, à moins qu'il ne soit déshydraté. Dans ce cas, on administre des liquides par voie intraveineuse. Si l'état du client le permet, on peut lui donner à manger le jour même de l'opération. Si sa température est normale et s'il ne ressent pas de douleur trop forte dans la région opérée, il peut quitter l'hôpital 48 h plus tard. On enlève les points de suture entre le 5e et le 7e jour après l'opération, habituellement au cabinet du médecin.

Appendicectomie avec drainage. Si le traitement après une appendicectomie requiert un drainage, il est possible que la maladie du client se soit compliquée d'une péritonite locale ou générale. On installe le client en position de Fowler dès son réveil et on institue le traitement pour la péritonite tel qu'il est décrit à la page 705. On surveille ces clients de près, pendant plusieurs jours, dans le but de déceler des signes d'obstruction intestinale ou d'hémorragie secondaire. Des abcès secondaires peuvent se former dans le bassin, sous le diaphragme, ou dans le foie. Ils causent une élévation de la température, une accélération du pouls et une augmentation du nombre de leucocytes. Une fistule fécale se développe quelquefois, avec évacuation de fèces par la voie de drainage. Cette complication surgit le plus souvent après le drainage d'un abcès de l'appendice. Le chirurgien doit surveiller l'apparition de fèces sur les pansements.

■ ÉVALUATION

L'évaluation à court terme se fait à partir de la vérification des éléments suivants :

- Température normale.
- Signes vitaux stables.
- Rythme respiratoire entre 14/min et 20/min.
- Bruits intestinaux normaux.
- Absence de signes d'infection, tels qu'une plaie rouge et enflammée, de l'œdème, ou un écoulement de la plaie.
- Absorption normale de nourriture et de liquides.

Une évaluation à long terme permet de vérifier par des questions si le client a bien compris les points suivants :

- Les limites imposées lors de son retour au travail ou de ses activités quotidiennes, et la nécessité de prendre du repos ;
- La nécessité d'un suivi (enlèvement des points de suture, soin et inspection de la plaie).

Complications

Si on peut enlever l'appendice avant que l'inflammation ne progresse et qu'il n'y ait perforation, on peut dire que le client est en voie de guérison. On peut refermer l'abdomen immédiatement, et le client peut quitter le centre hospitalier après quelques jours. Cependant, s'il y a eu perforation, le client peut souffrir d'une péritonite généralisée ou d'un abcès appendiculaire et, dans ce cas, les anses intestinales environnantes sont adhérentes et empêchent l'extension de la péritonite. Pour une explication des interventions infirmières dans de telles circonstances, voir le tableau 35-3.

☐ DIVERTICULE DE MECKEL

Le diverticule de Meckel est une anomalie congénitale qui consiste en un tube fermé comparable à l'appendice, qui s'ouvre habituellement dans l'iléon distal, près de la valvule iléo-cæcale. Une partie de ce conduit persiste (diverticule) chez environ 2% de la population. Il est plus fréquent chez l'homme que chez la femme.

L'importance du diverticule de Meckel repose sur le fait que la muqueuse de la paroi peut assez souvent s'enflammer et mener à une obstruction intestinale, et peut même aller jusqu'à se perforer et causer une péritonite.

Les symptômes les plus connus d'une maladie du diverticule de Meckel sont une douleur abdominale, localisée de façon caractéristique à la région ombilicale, ou le passage de sang dans les selles. Le sang est d'un pourpre foncé. (Des saignements gastriques légers, ou ceux d'une lésion intestinale supérieure, sont noirs comme le goudron ; une hémorragie du côlon produit habituellement un écoulement de sang rouge vif.) Le traitement consiste en une excision chirurgicale du diverticule.

☐ PÉRITONITE

La péritonite est une inflammation de la cavité péritonéale, habituellement causée par une infection bactérienne ; les micro-organismes proviennent d'une atteinte du tube digestif, des organes génitaux internes de la femme, et, moins souvent, de l'extérieur, par une blessure ou par l'extension de l'inflammation d'un organe extrapéritonéal, comme le rein. L'*inflammation* et l'*iléus* sont les conséquences directes de cette infection. La figure 35-2 montre les causes les plus courantes de la péritonite. En plus de ces causes, la péritonite est aussi associée à la dialyse péritonéale continue ambulatoire (voir à la page 875).

Physiopathologie. La péritonite est causée par un écoulement du contenu des organes abdominaux dans la cavité abdominale. Elle survient souvent à la suite d'une

Tableau 35-3 Complications possibles à la suite d'une appendicectomie

Une identification rapide de la part de l'infirmière et la conduite d'un traitement efficace peuvent prévenir une incapacité prolongée chez le client.

Complication	Évaluation initiale et intervention infirmière
Péritonite	Surveiller la sensibilité abdominale, la fièvre, les vomissements, la rigidité abdominale et la tachycardie. Maintenir une succion nasogastrique constante. Traiter la déshydratation. Donner des antibiotiques.
Abcès pelvien ou lombaire	Détecter l'anorexie, les frissons, la fièvre et la diaphorèse. Surveiller la « diarrhée » qui pourrait indiquer une abcès pelvien. Préparer le client pour un examen rectal. Préparer le client pour un drainage opératoire.
Abcès sous-phrénique (sous le diaphragme)	Observer les frissons, la fièvre et la diaphorèse. Préparer le client pour l'examen radiologique. Préparer le client pour le drainage chirurgical de l'abcès.
Iléus Iléus paralytique Iléus mécanique	Surveiller les bruits intestinaux. Utiliser l'intubation et la succion nasogastriques. Remplacer par voie intraveineuse les liquides et les électrolytes perdus. Préparer le client pour l'intervention, si un diagnostic d'iléus mécanique est posé.

inflammation, de l'ischémie, d'un traumatisme, d'une perforation tumorale ou, pendant la dialyse péritonéale, de l'introduction d'une substance contaminée. Au début, la substance qui se répand dans la cavité abdominale est stérile (sauf dans le cas de la dialyse péritonéale), mais, au bout de quelques heures, des bactéries la contaminent. Il en résulte l'œdème des tissus, et l'exsudation commence peu après. Le liquide de la cavité péritonéale devient trouble à cause de la quantité accrue de protéines, de globules blancs, de débris cellulaires et de sang. Le tube digestif réagit immédiatement par une hypermotilité, suivie d'un iléus paralytique avec accumulation d'air et de liquide dans l'intestin.

Manifestations cliniques. Les symptômes dépendent de la localisation et de l'étendue de l'inflammation, elle-même déterminée par la cause de la péritonite. Au début, le client ressent une douleur diffuse. Celle-ci a tendance à devenir constante, localisée et plus intense près du siège de l'inflammation. La région abdominale affectée devient extrêmement sensible et les muscles, rigides. Une douleur à la palpation appuyée et un iléus peuvent être présents. Habituellement, des nausées et des vomissements apparaissent, et le péristaltisme diminue. La température et le pouls augmentent, et il y a presque toujours une élévation du nombre des leucocytes. Les manifestations cliniques de la péritonite sont aussi les symptômes de la maladie responsable de cette affection.

Traitement et intervention infirmière. *Les objectifs du traitement sont de déterminer et d'éliminer la cause de la péritonite, de corriger le déséquilibre hydro-électrolytique, de combattre l'infection, et de veiller à ce que le client soit le plus à l'aise possible.*

Comme il y a souvent une perte de liquides et d'électrolytes, il est nécessaire de prévenir l'hypovolémie,

l'état de choc et l'insuffisance rénale. En plus de ces menaces potentielles, du liquide s'accumule dans la cavité abdominale et exerce une pression contre le diaphragme, ce qui diminue la fonction ventilatoire. Pour prévenir ces complications qui mettent la vie du client en danger, on donne la priorité au remplacement des liquides, des colloïdes et des électrolytes. Un enregistrement précis des ingesta et des excreta, incluant les vomissements, aide à calculer les remplacements liquidiens. De plus, une détermination de la pression veineuse centrale peut être utile (voir à la page 491). Une élévation de la pression, de 15 cm et plus, peut indiquer une surcharge circulatoire.

L'intubation intestinale et la succion aident à soulager la distension abdominale et favorisent la fonction intestinale. L'oxygénothérapie par canule nasale ou par masque améliore la fonction respiratoire, mais parfois il peut être nécessaire de recourir à une trachéotomie et à une assistance respiratoire. On enregistre le débit urinaire.

Le traitement consiste à supprimer la cause : si c'est une inflammation aiguë de l'appendice, on pratique une appendicectomie ; si c'est une perforation d'un ulcère duodénal, on referme l'ouverture du duodénum, etc.

Si on supprime la cause de la péritonite au stade primaire, l'inflammation diminue et le client se rétablit. Mais, la plupart du temps, l'inflammation n'est pas localisée, toute la cavité abdominale est atteinte et le client est gravement malade. Il ressent une douleur intense et il doit être traité avec beaucoup d'attention.

Une évaluation adéquate de la douleur est importante. Une description de la nature de la douleur, de sa localisation, et de son irradiation dans l'abdomen, peut aider à déterminer la source du trouble. Comme la septicémie est la cause principale de la mort par péritonite, on commence habituellement très tôt un traitement à base d'antibiotiques puissants. On fait des cultures du liquide péritonéal, et, en attendant

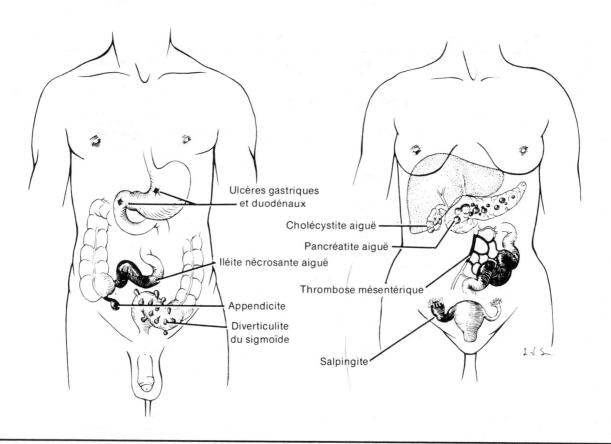

Figure 35-2 Causes les plus courantes de la péritonite. *Source* : J.E. Dunphy et L.W. Way. *Current Surgical Diagnosis and Treatment*, Los Altos, Californie, Lange Medical Publishers.)

les résultats de laboratoire, on donne par voie intraveineuse de fortes doses d'antibiotiques à large spectre d'action.

Éventuellement, à moins qu'on ait éliminé la cause de la péritonite, le client meurt des suites d'une obstruction intestinale, causée par de petites adhérences intestinales et par la formation d'un abcès localisé. Lorsque ces adhérences peuvent être localisées, le drainage chirurgical est efficace.

Intervention chirurgicale. L'intervention chirurgicale peut rétablir le fonctionnement du tube digestif. Ce rétablissement requiert la libération des adhérences, le drainage des abcès, la résection du tissu nécrotique et l'assurance de la continuité du tractus intestinal. La résection et l'anastomose peuvent être nécessaires. Une telle opération, accompagnée du maintien de l'équilibre nutritionnel et liquidien, peut aider le client à se rétablir.

Soins postopératoires. L'infirmière doit assurer une surveillance fréquente et consciencieuse de l'activité cardiaque, de la pression veineuse centrale, de la respiration, de l'absorption de liquides et du débit urinaire.

On insère souvent des drains durant l'intervention, et il est essentiel que l'infirmière observe et enregistre la nature du liquide qui s'en écoule. On doit déplacer le client avec soin pour prévenir le délogement accidentel des drains.

Évaluation. Les signes de l'amélioration de l'état du client sont : une baisse de la température et de la fréquence du pouls, un ramollissement de l'abdomen, le retour du

péristaltisme, et le passage de gaz et de selles. On peut ensuite donner par voie orale de la nourriture et des liquides, en augmentant progressivement les quantités et en réduisant les liquides parentéraux.

L'éviscération de la plaie et la formation d'un abcès sont deux des complications les plus courantes qu'il faut à tout prix surveiller. On doit signaler toute plainte du client concernant la sensibilité ou la douleur d'une région de l'abdomen. La rupture de la plaie se manifeste par un écoulement soudain de liquide sérosanguin (voir à la page 312).

☐ HERNIE ABDOMINALE

Une *hernie* (« rupture ») est la protubérance d'un viscère à travers la paroi de la cavité dans laquelle il se trouve normalement. La définition s'applique à n'importe quelle partie du corps ; par exemple, la protrusion du cerveau après une décompression sous-temporale est appelée *hernie cérébrale*. Cependant, le terme s'applique surtout à la protrusion d'un viscère par un orifice dans la paroi abdominale.

La *hernie inguinale indirecte* est le type le plus courant de hernie (voir le tableau 35-4). Une faiblesse de la paroi abdominale, à l'endroit où le cordon spermatique (chez l'homme) ou le ligament rond (chez la femme) émerge, cause cette hernie. Par cette ouverture, la hernie descend

Tableau 35-4 Incidence de la hernie

Type de hernie	Fréquence (% approximatif)
Inguinale indirecte	70
Inguinale directe	15
Ombilicale	5 à 10
Due à une incision chirurgicale	5 à 10
Crurale	5 ou moins
Autre	2 ou moins

dans le canal inguinal et, souvent, dans le scrotum ou les grandes lèvres (*Figure 35-3*). La hernie inguinale est fréquente chez l'homme et elle peut apparaître à tout âge.

La hernie inguinale est une cause majeure d'hospitalisation, surtout chez les hommes, chez qui elle survient trois fois plus que chez les femmes. La plupart des hernies résultent d'une faiblesse congénitale ou acquise de la paroi abdominale, accompagnée d'une pression intra-abdominale élevée, qui augmente avec la toux et l'effort, ou d'une lésion qui s'étend à l'intérieur de l'abdomen. La taille de la hernie a tendance à augmenter.

Le sac herniaire est formé d'une saillie du péritoine et peut contenir le gros ou le petit intestin, l'épiploon et, parfois, la vessie. Lorsque la hernie vient de se former, le sac ne se remplit que lorsque le client est debout; le contenu du sac herniaire retourne à la cavité abdominale lorsque le client est couché.

La *hernie inguinale directe* passe à travers la paroi inguinale postérieure. Elle est très fréquente chez l'homme, et plus difficile à corriger qu'une hernie inguinale indirecte. De plus, elle réapparaît souvent après la réparation chirurgicale.

La *hernie ombilicale* résulte d'un défaut lors de la fermeture de l'orifice ombilical. Elle se présente le plus souvent chez les femmes obèses ou les enfants, comme une protrusion au niveau de l'ombilic. On la trouve aussi chez les clients atteints de cirrhose et d'ascite.

Les *hernies ventrales, ou dues à une incision chirurgicale ou à une cicatrice*, ont pour cause une faiblesse de la paroi abdominale. Elles sont causées le plus souvent par des opérations antérieures dans lesquelles un drainage a été nécessaire et la fermeture complète des tissus, impossible. Affaibli par l'infection, le client voit d'abord apparaître une légère saillie, qui augmente graduellement jusqu'à la formation d'un sac herniaire défini.

La *hernie crurale* apparaît au-dessous du ligament inguinal (de Poupart), c'est-à-dire sous l'aine, comme un renflement. Elle est plus fréquente chez la femme.

On dit qu'une hernie est *réductible* quand la masse peut être remplacée dans la cavité abdominale. Cette réduction se fait d'une manière naturelle, quand le client se couche, ou artificielle, lorsqu'on repousse la masse dans la cavité. Peu à peu, des adhérences se forment entre le sac et son contenu, et la hernie devient *irréductible*, ou *incarcérée*. Une telle hernie ne peut pas être réduite et elle peut bloquer complètement le flux intestinal.

La *hernie étranglée* n'est pas seulement irréductible, mais la progression intestinale et la circulation sanguine de

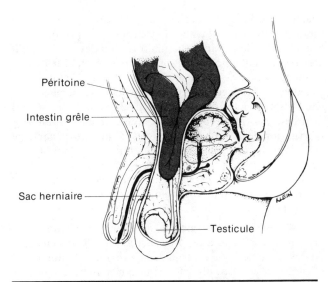

Figure 35-3 Hernie inguinale. Noter que le sac herniaire est formé d'une expansion du péritoine et qu'il contient une partie des intestins et de l'épiploon ou d'autres viscères abdominaux, qui passent dans le sac herniaire par l'ouverture herniaire.

l'intestin sont entièrement bloquées. Cet état apparaît lorsque l'anse intestinale contenue dans le sac est tordue ou enflée et qu'une strangulation se produit au col du sac. Une obstruction intestinale aiguë en résulte, en plus d'un danger de gangrène de l'intestin. Les symptômes sont une douleur au siège de l'étranglement, suivie de coliques et de douleurs abdominales, de vomissement et de l'enflure du sac herniaire.

Traitement

Les objectifs infirmiers sont: (1) détecter les hernies et adresser le client à un médecin, (2) préparer le client à l'opération ou, si l'opération est peu appropriée ou inacceptable, enseigner au client comment soigner sa hernie (réduction mécanique, perte de masse, utilisation d'un bandage herniaire), et (3) apprendre au client à détecter les signes d'incarcération ou d'étranglement de la hernie.

Dans la plupart des cas, on doit soigner la hernie par une intervention chirurgicale; sinon, elle comporte un danger continuel de strangulation. Lorsque celle-ci survient, l'intervention est impérative et très risquée.

Réduction mécanique. Très souvent le client peut réduire sa propre hernie. Afin d'empêcher la masse de saillir, le client peut porter un bandage herniaire (un coussinet fait de tissu ferme, placé sur la hernie et maintenu en place par une ceinture). La plupart des spécialistes s'entendent sur le fait qu'un bandage herniaire crée plus de problèmes qu'il n'en résout. Il peut causer une irritation de la peau et des lésions dues aux frictions constantes. Lorsqu'il n'est pas ajusté correctement, il peut causer l'étranglement de la hernie. Cependant, on peut recommander un bandage herniaire: (1) pour les enfants en bas âge, lorsqu'il faut attendre que leur masse augmente avant d'effectuer l'intervention, ou pour la rémission d'autres problèmes comme une bronchite ou une éruption causée par les couches, (2) pour les adultes qui ont une maladie sous-jacente qui doit d'abord être traitée ou (3) lorsqu'un client a porté un bandage herniaire durant des années, qu'il est terrifié par l'hôpital et ne veut pas se séparer de son bandage. Dans ce cas, le médecin doit faire un ajustement adéquat du bandage. On peut également utiliser la manœuvre de Valsalva, pour vérifier l'efficacité du bandage herniaire. Un bain quotidien et l'usage de fécule de maïs diminuent l'irritation de la peau. Habituellement, on porte le bandage herniaire directement sur la hernie et non sur les vêtements, ce qui pourrait causer un glissement. On doit insister sur le fait qu'*un bandage herniaire ne guérit pas une hernie* ; il empêche simplement le contenu abdominal d'entrer dans le sac herniaire.

Réduction chirurgicale. L'intervention consiste à réséquer le sac herniaire après dissection des tissus environnants, à replacer son contenu dans la cavité abdominale et à ligaturer le col. On suture fermement le muscle aux couches aponévrotiques situées au-dessus de l'orifice herniaire, pour prévenir une récidive. Lorsque les tissus ne sont pas assez forts, on peut les renforcer à l'aide de sutures ou de mèches synthétiques (hernioplastie). La présence de la mèche stimule plus que d'ordinaire l'activité fibroblastique et accroît ainsi la résistance de la plaie. Lorsqu'un étranglement survient, l'opération se complique d'une obstruction intestinale et d'une lésion à l'intestin.

Soins préopératoires. Dans les conditions urgentes de hernie étranglée ou incarcérée, l'infirmière prépare le client comme elle le ferait pour toute intervention urgente. Cependant, la plupart des clients sont dans une bonne condition physique, puisque la herniorraphie est la plupart du temps une intervention différée. Le client peut être motivé par le fait qu'une hernie non réparée peut empirer et qu'il peut même avoir de la difficulté à faire son travail à cause de son état.

Une étape importante de l'évaluation infirmière est de déterminer si le client a une infection des voies respiratoires supérieures, une toux chronique due à un excès de tabac, ou des éternuements dus à une allergie. Il peut être nécessaire de remettre l'intervention à un moment plus propice, puisque la toux et les éternuements affaibliraient la plaie après l'intervention et rendraient celle-ci inutile.

Soins postopératoires. Le client peut se lever le jour même de l'intervention ou le lendemain. Les désirs du client, après une anesthésie locale ou rachidienne, déterminent le régime alimentaire. S'il a subi une anesthésie générale, on défend la prise de liquides et de solides jusqu'au retour du péristaltisme.

La rétention vésicale est courante durant la période postopératoire ; si le client peut quitter le lit pour éliminer, il n'y a habituellement pas de problème. Dans tous les cas, il est nécessaire de prévenir une distension de la vessie ; cela peut nécessiter un cathétérisme, si les autres moyens n'ont pas eu de succès.

Un œdème du scrotum peut suivre la réparation d'une hernie inguinale. Le client sera peu disposé à bouger, car l'œdème est extrêmement douloureux. On peut lui venir en aide en élevant le scrotum avec une serviette enroulée et en y plaçant des sacs de glace de façon intermittente. On peut lui donner un narcotique pour soulager la douleur et des

antibiotiques pour prévenir l'épididymite. Un suspensoir ou un support athlétique procure au client support et confort.

Parfois, une infection vient gêner la cicatrisation. Un endolorissement de la région opérée et une élévation de la température sont des indices de ce problème. On peut avoir recours aux antibiotiques systémiques, ou à une application locale de chaleur sur la plaie, suivie d'une incision et d'un drainage.

Si le client tousse ou éternue après l'opération, on lui demande de soutenir le siège de l'incision avec la main, afin de le protéger et de diminuer la douleur.

Après une réparation herniaire plus étendue, comme celle qu'on effectue pour une hernie importante due à une incision chirurgicale ou pour une hernie ombilicale, on peut utiliser la succion nasogastrique pour prévenir la distension, les vomissements et la tension. On peut prescrire des cathartiques doux pour prévenir l'effort durant la défécation.

Éducation du client. Une fois la hernie réparée, certains chirurgiens permettent au client de faire ce qu'il désire, à condition que cela ne soit pas douloureux, car il faut prévenir une blessure au siège de l'incision. Si le client a subi une anesthésie locale, on lui laisse plus de latitude qu'à un client ayant eu une anesthésie générale.

On peut défendre au client de soulever des poids lourds, pendant deux mois ; cependant, certains chirurgiens croient que les activités de tous les jours aident à la réparation de la hernie. Dans tous les cas, l'infirmière peut revoir les principes de la mécanique corporelle avec le client, afin de prévenir les mouvements dangereux.

Évaluation. L'évaluation à court terme des interventions infirmières peut se faire par la vérification des points suivants : retour du péristaltisme, débit urinaire normal, diminution de l'enflure du scrotum, absence d'infection, soulagement de la douleur et élimination fécale sans efforts. L'évaluation à long terme requiert que l'infirmière vérifie si le client a bien compris les restrictions qui lui sont imposées.

☐ ENTÉRITE RÉGIONALE (MALADIE DE CROHN)

L'entérite régionale (*maladie de Crohn*, colite granulomateuse, iléocolite granulomateuse, iléite régionale) est une maladie inflammatoire transmurale chronique de cause inconnue, qui peut siéger dans n'importe quelle partie du tube digestif.

La maladie est caractérisée par l'inflammation de segments intestinaux séparés par des zones normales. On peut noter également un épaississement du mésentère et de la paroi intestinale, ainsi qu'une hypertrophie des ganglions lymphatiques.

Manifestations cliniques. Le début de la maladie est souvent insidieux, mais les clients souffrent de douleurs abdominales et de diarrhée, non soulagées par la défécation. La formation de tissu cicatriciel et de granulomes diminue le diamètre de la lumière de l'intestin, ce qui gêne le transit des produits de la digestion issus de la partie supérieure du tube digestif, et cause des crampes abdominales douloureuses. Comme le client stimule le péristaltisme intestinal lorsqu'il mange, les crampes surviennent après les repas. Pour éviter la reprise des crampes, le client ne mange pas, ou mange mal ; ses besoins nutritionnels ne sont pas satisfaits et il souffre de perte pondérale, de malnutrition et d'anémie secondaire ou macrocytaire. De plus, des ulcères se forment sur la paroi de l'intestin et d'autres changements inflammatoires surviennent, qui ont pour résultat l'écoulement constant, dans le côlon, de substances irritantes provenant de l'intestin enflé et suintant. Cela cause une diarrhée chronique. Le résultat final est une personne très mal à l'aise, maigre et émaciée par un manque de nourriture et une perte constante de liquides. Dans certains cas, l'intestin enflammé peut se perforer et former des abcès anaux et intra-abdominaux. Le méléna peut se produire, accompagné du syndrome de malabsorption. La fièvre n'est pas un symptôme important, sauf lorsqu'il y a abcès.

Les complications courantes sont le rétrécissement et la formation de fistules. Les fistules s'étendent à la peau ou aux autres anses intestinales ; elles peuvent survenir lorsqu'un client souffrant d'entérite régionale non diagnostiquée subit une appendicectomie.

La maladie affecte également les deux sexes et apparaît plus souvent chez les personnes d'origine juive. On peut dire que c'est une maladie familiale. L'entérite régionale peut survenir dans n'importe quelle période de la vie, mais sa plus haute incidence se situe entre 15 ans et 35 ans.

Évaluation.   Le test diagnostic le plus concluant est l'examen (au baryum) de la partie supérieure du tube digestif ; l'iléon terminal présente les images en ficelle caractéristiques de la constriction d'un segment intestinal.

D'ordinaire, on procède aussi à une proctosigmoïdoscopie, afin d'établir si une inflammation siège dans la région rectosigmoïdienne. S'il s'avère que cette région est normale, on écarte la possibilité d'une colite ulcéreuse.

Traitement.   Pour les crises mineures, le traitement conventionnel comprend un régime alimentaire sans aliments excitants et faible en résidus, ainsi que l'administration de suppléments vitaminés pour améliorer l'état nutritionnel. On prescrit du fer pour enrayer l'anémie concomitante. On traite la diarrhée de façon symptomatique. Les sédatifs améliorent l'état du client. On utilise les stéroïdes dans le traitement des crises aiguës, mais ils n'empêchent pas les récurrences.

Lorsque les symptômes résistent à ces mesures conservatrices ou lorsque des saignements massifs surviennent, un traitement chirurgical est nécessaire. Cependant, on doit considérer chaque cas individuellement. Si on parvient à localiser la lésion, on peut l'enlever. Malheureusement, même après une intervention chirurgicale, cette maladie est récurrente.

☐ COLITE ULCÉREUSE (RECTOCOLITE HÉMORRAGIQUE)

La colite ulcéreuse est une maladie ulcérative et inflammatoire du côlon et du rectum, qui attaque rarement l'iléon distal.

Physiopathologie

La colite ulcéreuse se caractérise par des ulcérations multiples, une inflammation diffuse, et la desquamation de l'épithélium du côlon ; des périodes de poussées aiguës alternent avec des périodes de rémission. Habituellement, la maladie atteint d'abord le rectum et le sigmoïde et s'étend progressivement dans tout le côlon. Les complications de la colite ulcéreuse peuvent être locales ou systémiques. Les complications locales comprennent la perforation, l'hémorragie, les abcès, l'étranglement et le carcinome. Les complications systémiques sont l'arthrite, l'érythème noueux et la lithiase rénale.

La cause de cette maladie est inconnue. Chez certains clients, le mécanisme d'auto-immunité peut être responsable du développement d'une colite ulcéreuse. Certains spécialistes considèrent la colite ulcéreuse comme un exemple de maladie psychosomatique. Il y a plusieurs facteurs précipitants, responsables de l'infection destructive et spontanée de la paroi de la muqueuse du gros intestin. C'est une maladie grave, qui s'accompagne de complications systémiques et dont le taux de mortalité est élevé. Éventuellement, 10% à 15% des clients développent un carcinome du côlon.

Manifestations cliniques et évaluation

Les symptômes habituels sont la diarrhée, la douleur abdominale et le saignement rectal. De plus, il y a perte de masse, fièvre, ténesme et, quelquefois, vomissements. Le client a souvent des crampes, et la sensation d'un urgent besoin de déféquer. La carence en fer et l'hypocalcémie accompagnent fréquemment la maladie.

En établissant le diagnostic de la colite ulcéreuse chronique, il faut écarter la possibilité d'une dysenterie due à des micro-organismes intestinaux, surtout à *Entamœba histolytica*, par un examen minutieux des selles. La sigmoïdoscopie et l'examen radiologique après un lavement baryté sont précieux pour distinguer cette affection des autres maladies du côlon dont les symptômes sont similaires.

- Lors d'une colite ulcéreuse aiguë, les cathartiques sont contre-indiqués lorsqu'on prépare le client pour un lavement baryté, car ils peuvent causer une exacerbation grave de la maladie et mener au mégacôlon (dilatation excessive du côlon), à la perforation et à la mort. Si le client doit subir cet examen de diagnostic, il peut suffire de lui faire suivre une diète liquide pendant quelques jours et de lui donner un lavement d'eau douce du robinet, le jour de l'examen.

Voir le tableau 35-5 pour la comparaison entre l'entérite régionale et la colite ulcéreuse.

Traitement et interventions infirmières

Le traitement de la colite ulcéreuse chronique peut être de trois ordres : médical, chirurgical et psychologique. Les objectifs du traitement médical sont de réduire l'inflammation, de supprimer une réponse immune inappropriée et de mettre au repos l'intestin malade afin qu'il guérisse. Le traitement chirurgical tend à éliminer les symptômes à la source, par la résection des segments malades de l'intestin et

Tableau 35-5 Tableau comparatif de l'entérite régionale (maladie de Crohn) et de la colite ulcéreuse (rectocolite hémorragique)

	Entérite régionale Colite granulomateuse (transmurale)	Colite ulcéreuse (de la muqueuse)
I. *Maladie*		
Précoce	Épaississement transmural	Ulcération de la muqueuse
Tardive	Granulomes profonds et pénétrants	Petite ulcération de la muqueuse
II. *Manifestations cliniques*		
Localisation	Iléon, côlon droit (généralement)	Rectum, côlon gauche
Saignement	Généralement aucun ; mais il peut survenir	Fréquent, abondant
Affection périanale	Fréquente	Rare, légère
Fistules	Fréquentes	Rare
Affection rectale	Dans environ 20% des cas	Dans presque 100% des cas
Diarrhée	Moins grave	Grave
III. *Examens diagnostiques*		
Radiographies	Révèlent des zones saines et un raccourcissement du côlon	Envahissement diffus et aucun raccourcissement du côlon
IV. *Traitement*	Stéroïdes, Azulfidine	Stéroïdes, Azulfidine
	Alimentation intraveineuse	L'azulfidine prévient les récurrences
	Colectomie partielle ou totale et iléostomie ou anastomose	Rectocolectomie et iléostomie
	On peut conserver le rectum chez certains clients	On ne peut conserver le rectum que chez quelques clients
	Récurrences fréquentes	
V. *Évolution de la maladie*	Maladie invalidante, peu évolutive	Crises, rémissions ; peut être mortelle Mégacôlon toxique

le maintien de la fonction intestinale au moyen d'une iléostomie permanente. La psychothérapie vise à déterminer ce qui afflige le client et à essayer de résoudre les conflits afin qu'ils n'aggravent plus l'état du client.

Le traitement chirurgical de cette maladie s'est amélioré considérablement, ainsi que les soins au client ayant subi une iléostomie ; cette évolution permet au médecin d'être plus optimiste quant aux chances de succès du traitement de cette maladie. De plus, le traitement aux stéroïdes soulage le client de symptômes physiques affligeants et provoque une diminution marquée de l'anxiété et de la dépression chez celui-ci.

Les objectifs de soins infirmiers sont de réduire l'inflammation du côlon, d'apporter un soutien psychologique, de diminuer le stress, et de fournir le repos et le confort requis.

Rémission de l'inflammation. On encourage le client souffrant d'une colite ulcéreuse à se reposer après les repas, mais, en général, il n'est pas obligé de garder le lit, à moins que cela ne soit absolument nécessaire. Une activité qui répond à ses capacités physiques est souhaitable, afin qu'il ne se considère pas comme un invalide. Les toilettes doivent être facilement accessibles et l'intimité, assurée.

Des régimes alimentaires hyperprotéiniques faibles en résidus, bien équilibrés, des suppléments de vitamines et de fer sont efficaces pour répondre aux besoins nutritionnels. On corrige le déséquilibre hydro-électrolytique, dû à la déshydratation causée par la diarrhée, par une thérapie parentérale. On doit éviter tout aliment qui augmente la diarrhée. Si le client ne tolère pas le lactose, le lait contribue

à la diarrhée ; de plus, tous les aliments glacés sont interdits, de même que le tabac, puisqu'ils augmentent la motilité intestinale.

On donne des sédatifs et des médicaments antidiarrhéiques pour réduire au minimum le péristaltisme du côlon, afin de permettre à l'intestin enflammé de se reposer. On doit surveiller la constipation, puisqu'elle peut provoquer un mégacôlon susceptible de se perforer. L'infirmière doit être consciente de cette possibilité et surveiller le volume abdominal, en le mesurant.

On continue les médicaments antidiarrhéiques et les sédatifs jusqu'à ce que les selles du client se rapprochent de la fréquence et de la consistance normales. Les sulfamides tels que le sulfasalazine (Salazopyrin) et le sulfisoxazole (Gantrisin) sont souvent efficaces dans le cas d'une colite mineure ou modérée. On utilise les antibiotiques pour des infections secondaires, particulièrement pour les complications purulentes telles que les abcès, la perforation et la péritonite. Pour éviter les récurrences, on donne du Salazopyrin.

L'ACTH et les corticostéroïdes sont plus efficaces au début de la phase aiguë de cette maladie inflammatoire que dans la phase chronique. On note une rémission clinique en dedans de 5 à 10 jours, chez 80% des clients traités, qui se traduit par un meilleur appétit, une meilleure humeur, la diminution de la fièvre et l'absence de diarrhée sanguinolente. Lorsqu'on cesse ou qu'on réduit les stéroïdes, les symptômes de la maladie sont susceptibles de réapparaître. Si on continue à prescrire les stéroïdes, des séquelles fâcheuses comme l'hypertension, la rétention hydrique, les cataractes sous-capsulaires et l'hirsutisme peuvent se développer.

Une évaluation minutieuse et un enregistrement des signes et des symptômes du client, à mesure qu'il réagit à divers médicaments, sont une des tâches les plus importantes de l'infirmière. Cela demande une bonne connaissance des médicaments et de leurs effets secondaires possibles.

Diminution du stress. Les spécialistes s'accordent en ce qu'il n'est pas recommandable de stéréotyper le client souffrant de colite ulcéreuse. Bien que les facteurs affectifs jouent un rôle important dans cette maladie, ils ne doivent pas éclipser l'élément physique. Il est possible que ce trouble soit associé à une série de symptômes psychologiques comme l'immaturité affective, la dépendance, l'ambition, le perfectionnisme, ou une association de ces éléments. Le client peut manifester une dépendance excessive, une humeur changeante, de la dépression, une extrême sensibilité, de l'anxiété et un comportement agressif. S'il en est ainsi, il est important que l'infirmière sache que ce comportement n'est pas dirigé contre quiconque, mais qu'il est l'expression d'un besoin. Évidemment, un client souffrant d'une maladie débilitante comme la colite ulcéreuse ne se maîtrise pas autant que les autres clients. Par conséquent, son humeur varie et ses symptômes fluctuent, selon que son état s'améliore ou se détériore.

L'infirmière doit savoir que de nombreux facteurs, en dehors des aspects fondamentaux de sa personnalité, peuvent affecter le comportement du client. Un client souffrant de malaises causés par des mouvements intestinaux fréquents et de douleurs rectales est anxieux, découragé et dépressif. Il est donc important d'établir une bonne relation infirmière-client, qui le soutienne dans ses tentatives pour se libérer des maux qui le harcèlent. L'infirmière laisse entendre qu'elle compatit aux plaintes du client. Elle l'encourage à parler et à exprimer ses sentiments et écoute tous sujets qui le préoccupent, même si cela semble banal. Elle essaie de diriger l'attention du client sur lui-même et non sur ses problèmes digestifs.

Un des aspects importants du traitement est d'apprendre au client à accepter de vivre avec une maladie chronique. S'il se rend compte que son incapacité sera réduite après une intervention chirurgicale, le client envisage l'opération avec optimisme.

Évaluation. On peut faire une évaluation du succès du traitement à partir des éléments suivants :

Rémission de l'inflammation. Le client :

- Respecte le régime alimentaire ;
- A un meilleur appétit :
- Fait alterner les périodes de repos et les périodes d'activité ;
- Utilise les médicaments selon la prescription et sans complications ;
- N'a plus de diarrhée sanguinolente.

Réduction du stress. Le client :

- Parle avec les membres de l'équipe de santé et de sa famille des sentiments que soulève chez lui la maladie ;
- Modifie son mode de vie pour faire face au stress ;
- Entreprend des activités de travail et de loisir intéressantes.

Traitement chirurgical et soins infirmiers

Environ 15% à 20% des cas de colite ulcéreuse nécessitent une intervention chirurgicale. Les indications pour une opération sont les suivantes : aucune amélioration et une détérioration continue de l'état du client, des saignements importants, une perforation, un rétrécissement, et tout signe de développement d'un carcinome. L'intervention de choix est habituellement la colectomie totale (résection du côlon) et l'iléostomie ; toute technique plus limitée n'apporte qu'un bien-être temporaire à la plupart des clients.

Soins préopératoires. Avant l'intervention, une période de préparation, qui consiste en une perfusion intensive d'éléments de remplacement (liquides, sang, solutions protéinées) est nécessaire. On ajoute des antibiotiques à ce traitement. Si le client a reçu un traitement stéroïdien pendant une longue période de temps, on poursuit ce traitement durant la phase chirurgicale, puis on le diminue graduellement. En attendant, on évalue la possibilité d'une insuffisance adrénalienne, en prenant note du pouls, de la pression artérielle, du débit urinaire, de l'apparence générale, et de la réaction du client.

Habituellement, on soumet le client à un régime pauvre en résidus, servi en petits repas fréquents. Les autres mesures préopératoires sont les mêmes que pour toute opération à l'abdomen. Le chirurgien marque l'emplacement exact de l'ouverture de l'iléostomie sur l'abdomen : l'endroit convenable est choisi avec soin. L'iléostomie est expliquée au client à l'aide de brochures, de modèles anatomiques et de discussions. Le client doit avoir une bonne idée de son opération et savoir à quoi s'attendre en période postopératoire. On devrait même encourager le client à porter le dispositif à iléostomie un jour ou deux avant l'opération. Cela l'aidera à s'ajuster en période postopératoire.

Puisqu'il est assez difficile d'accepter une iléostomie, le client a besoin de tout le soutien possible. Il est nécessaire de l'aider à envisager l'iléostomie comme un défi à relever. Si le client accepte ce traitement avec courage, il peut réussir à mener une vie normale et active. Une telle perspective est difficile à accepter ; l'objectif principal de l'infirmière est d'essayer de susciter chez le client une attitude appropriée à la situation. Elle doit aussi avoir une attitude positive face à l'iléostomie, si elle désire transmettre une vision optimiste au client. D'autres clients ayant subi une iléostomie peuvent être une excellente source de soutien pour le client.

Soins postopératoires. L'ouverture de l'intestin grêle sur l'abdomen (iléostomie) libère continuellement le contenu liquide de l'intestin grêle, car elle ne possède pas de contrôle sphinctérien. Dès que l'intervention est terminée, on place sur la peau autour de l'iléostomie un sac de plastique temporaire, à surface adhésive, que l'on presse fermement. Le liquide qui s'écoule de l'iléostomie est ainsi gardé hors de contact avec la peau, recueilli et mesuré lorsque le sac est plein. Lorsque l'iléostomie est guérie, on ajuste un appareil permanent, tenu en place sur la peau par du ciment (substance adhésive spéciale). Il faut contrôler la taille de l'orifice après trois semaines, lorsque l'œdème a disparu. Trois mois après, alors que la masse du client s'est stabilisée et que la taille de l'orifice a diminué et pris une forme stable, on peut enfin choisir le genre de dispositif qui convient le mieux, ainsi que la taille appropriée.

Parce que ces clients perdent, au début de la période postopératoire, beaucoup de liquides et de nourriture, on mesure soigneusement les liquides ingérés, le débit urinaire et les selles, afin de faciliter l'estimation des besoins liquidiens du client. On donne des liquides, une diète hypercalorique et pauvre en résidus, jusqu'à ce que le client se soit adapté à son nouveau fonctionnement digestif.

☐ ILÉOSTOMIE

Facteurs psychologiques

Dans une iléostomie, l'orifice excréteur est situé dans la partie inférieure de l'abdomen et le client doit s'en occuper plusieurs fois par jour. À cause de cela, il peut penser que tout le monde est au courant de la présence de l'iléostomie. Il peut considérer que l'iléostomie est mutilante en comparaison des autres incisions abdominales qui guérissent et sont cachées. Le client passe souvent par toutes les étapes du processus de deuil après une iléostomie, car il a subi la perte d'une partie de son corps et un changement anatomique important. L'infirmière peut s'attendre à ce que le client subisse un choc, qu'il se montre incrédule, refuse son état, le rejette, manifeste de la colère, puis accepte son état. Le soutien de l'infirmière durant ces étapes est important : c'est la compréhension des réactions du client, dans chacune de ces étapes, qui devrait déterminer sa façon d'aborder le client. Par exemple, toute forme d'enseignement ne sera pas efficace tant que le client n'aura pas accepté le traitement qu'il a subi.

Les soucis du client concernant son image corporelle le poussent à poser des questions sur les relations familiales, la sexualité et (si c'est une femme) la capacité d'être enceinte et d'accoucher normalement.

Enfin, le client a besoin de savoir qu'une personne le comprend et prend soin de lui. L'infirmière doit se montrer amicale et éviter de porter des jugements. Cette manifestation d'intérêt aidera à gagner la confiance du client, si importante dans le traitement aussi bien que durant la période préopératoire. Une bonne relation infirmière-client satisfait les besoins de dépendance du client.

Le traitement de ces clients représente sans doute le défi par excellence pour l'infirmière. Leur maladie chronique les rend irritables, anxieux, et dépressifs. L'infirmière peut coordonner les soins au client, en organisant des réunions auxquelles assistent les médecin, psychologue, psychiatre, travailleur social et diététiste. Le travail d'équipe apporte un soutien à l'infirmière dans son approche d'un problème infirmier complexe.

Par ailleurs, une iléostomie peut changer la vie du client qui a souffert pendant des années. Une fois que les souffrances de la maladie sont estompées et que le client a appris à prendre soin de son iléostomie, il peut devenir une personne normale et affable. Mais avant que le client n'en arrive là, l'infirmière qui se montre empathique et tolérante contribue à la guérison du client.

La camaraderie des autres clients ayant subi la même opération que lui est très précieuse pour le client. Des associations comme l'Association d'iléostomie et de colostomie de Montréal travaillent à la réadaptation de ces clients. Elles fournissent aux clients des informations utiles, par des conférences, des brochures et des démonstrations. Des associations locales assurent un service de visite à domicile par des membres qualifiés et un service de réadaptation destiné aux clients qui ont subi récemment une iléostomie. Les centres hospitaliers locaux peuvent compter un stoma-thérapeute dans leur personnel ; c'est une personne ressource pour le client qui a subi une iléostomie.

Éducation et réadaptation du client ayant subi une iléostomie

Il existe certains problèmes de réadaptation particuliers aux clients ayant subi une iléostomie, dont l'irrégularité de l'élimination intestinale. Le client ayant subi une iléostomie ne peut acquérir des habitudes régulières d'élimination, car le contenu de l'iléon est liquide et est continuellement libéré. Par conséquent, le client doit porter un dispositif (sac de vinyle ou de plastique) jour et nuit. On considère ce dispositif comme une prothèse intestinale.

Quelques jours après l'opération, on mesure soigneusement le diamètre de l'ouverture avec une carte à mesurer spéciale (les différentes ouvertures correspondent à différentes tailles) pour connaître l'ouverture appropriée de l'anneau de montage du dispositif permanent. On assure l'étanchéité au niveau de la peau avec un anneau adhésif permettant au client de mener des activités normales, sans peur des pertes ou des odeurs.

L'emplacement et la dimension de l'orifice sont importants pour le client qui prend en charge les soins de son iléostomie. Le chirurgien cherche à placer l'orifice aussi près que possible de la ligne médiane, et dans une position telle que même le client obèse, ayant un abdomen proéminent, puisse facilement en prendre soin. En général, l'ouverture mesure 2,5 cm de long, ce qui permet l'installation du dispositif.

Au début, l'iléostomie peut être bruyante (passage de gaz), à cause de l'œdème qui amène une légère obstruction des tissus. Avec le temps, cela s'atténue. Au début, le client a une diète pauvre en résidus, composée de fruits et de légumes égouttés. Ces aliments sont des sources importantes de vitamines A et C. Plus tard, il y a peu de restrictions diététiques, sauf les aliments très fibreux ou difficilement digestibles, comme le céleri, le maïs soufflé, le maïs en épi, les graines de pavot ou de carvi et la noix de coco. Les liquides constituent un problème durant la période estivale, à cause des pertes occasionnées par la transpiration aussi bien que par l'iléostomie. Des boissons appropriées aident à maintenir l'équilibre électrolytique. Si les selles sont trop liquides, on interdit les aliments fibreux (céréales à grains entiers, peaux de fruits frais, haricots, maïs et noix). Si les selles sont trop sèches, on augmente la consommation de sel. Une consommation accrue d'eau ou de liquide n'augmente pas la quantité de selles puisque l'excès d'eau est excrété dans l'urine.

L'excoriation de la peau autour de l'iléostomie peut être un autre problème. Non seulement le liquide drainé par l'iléostomie renferme des enzymes qui irritent rapidement la peau, mais, si on utilise un ciment pour fixer le sac, le changement du dispositif peut aussi irriter la peau. Pour éviter ces problèmes, on saupoudre légèrement de nystatine (Mycostatin) la peau qui entoure l'iléostomie pour prévenir l'irritation et la croissance bactérienne.

On établit un horaire régulier pour le changement du dispositif, afin de prévenir les fuites. En enseignant au client comment prendre soin de son dispositif, on insiste sur les points essentiels suivants :

Enlèvement du dispositif

1. S'asseoir ou se tenir debout, dans une position confortable.
2. Remplir un contenant du solvant prescrit. Appliquer quelques gouttes du solvant, avec un compte-goutte, entre l'anneau du dispositif et la peau. *Ne pas tirer sur le dispositif.* Pendant que le solvant agit, le dispositif se décolle, et il n'est pas nécessaire de tirer.

Nettoyage de la peau

1. Utiliser un tampon de coton imbibé de solvant. Humecter la peau autour de l'iléostomie. Pendant le nettoyage, recouvrir l'orifice avec une gaze ou insérer délicatement un tampon vaginal pour absorber l'écoulement, puis nettoyer la peau. Ne pas frictionner, car les solvants sont irritants.
2. Laver la peau avec un tissu non rugueux imbibé d'eau *tiède* et d'un savon doux, ou prendre un bain ou une douche avant de mettre en place le dispositif propre. Si le client le préfère, il peut prendre une douche avant d'enlever le dispositif. Un ruban micropore appliqué autour de l'anneau le garde étanche durant le bain.

Mise en place du dispositif

1. Lorsqu'il n'y a pas d'irritation, on peut appliquer un sac de plastique uniservice directement sur la peau, après avoir enlevé la couverture de la surface adhésive du sac. Presser fermement pendant 30 s.
2. Lorsque la peau est irritée, vaporiser une petite quantité d'aérosol Kenalog (antibiotique), après avoir nettoyé la peau ; assécher le surplus du produit avec un tampon de coton et saupoudrer de nystatine (Mycostatin).
3. Humidifier un anneau de karaya et l'appliquer lorsqu'il est collant.
4. Presser l'anneau adhésif du sac contre l'anneau de karaya. Cela permettra la cicatrisation de la peau pendant que le dispositif est en place.

La période pendant laquelle le client peut garder le dispositif scellé à son corps dépend de la localisation de l'orifice et de la structure de son corps. Habituellement, la durée normale est de deux à quatre jours. On vide le sac toutes les 4 h à 6 h ou en même temps que le client vide sa vessie. On peut vider le sac par l'extrémité, qui est habituellement fermée par un élastique ou une pince conçue à cet effet.

On nettoie et on aère le dispositif selon les indications du fabricant. Habituellement, un bon lavage avec du savon et de l'eau, à l'aide d'une brosse de nylon molle, est efficace. Il existe un grand nombre de désodorisants et de nettoyants

que le client peut utiliser. Il est préférable de faire tremper le sac dans du vinaigre pur plutôt que dans un agent de blanchiment. Certains clients préfèrent les désodorisants liquides commerciaux. Des morceaux de charbon ou deux comprimés d'aspirine écrasés et jetés dans le sac constituent des désodorisants moins coûteux. Les aliments comme les épinards et le persil agissent sur le tube digestif comme des désodorisants. Par contre, des aliments comme le chou, les oignons et le poisson donnent des odeurs. La plupart des clients alternent l'usage des sacs et exposent les sacs propres à l'air frais, à l'abri des rayons du soleil. Pour réduire les odeurs, le client peut prendre trois ou quatre comprimés de sous-carbonate de bismuth par jour. Quelques médecins prescrivent un antidiarrhéique, comme le chlorhydrate de diphénoxylate (Lomotil) par la bouche, pour le contrôle des odeurs.

Finalement, le client ayant une iléostomie peut pratiquer toute activité, sportive ou autre, qu'il désire. Il n'y a pas de restriction concernant l'activité sexuelle ou la grossesse. La seule limitation est la personne elle-même. La plupart des clients s'adaptent très bien, car ils connaissent un état de bien-être nouveau et voient disparaître la douleur. L'encadré 35-1 résume les phases de réadaptation du client ayant subi une iléostomie.

Iléostomie continente (sac de Kock)

Une variété intéressante de l'iléostomie incontinente traditionnelle a été trouvée vers la fin des années 1960 par Nils Kock, chirurgien suédois ; on l'appelle iléostomie continente. Bien que des milliers de clients aient appris à s'adapter à l'iléostomie traditionnelle, un dispositif d'iléostomie qui permet aux clients un contrôle volontaire sur l'évacuation sans le « sac » encombrant suscite un grand intérêt. Ce ne sont pas tous les clients qui peuvent bénéficier de l'iléostomie continente. Les clients qui souffrent d'entérite régionale ne sont pas de bons candidats parce que leur affection touche l'iléon terminal, segment utilisé pour créer le sac de Kock. Les meilleurs candidats sont ceux qui sont atteints de colite ulcéreuse chronique et de polypose rectocolique (ou familiale) ou ceux qui ont déjà subi une iléostomie traditionnelle pour une colite ulcéreuse.

Adaptation physiologique

La quantité de selles sortant d'une iléostomie est d'environ 1000 mL par 24 h. Pour contenir ce volume, on fabrique un réceptacle capable de contenir 500 mL de liquide, destiné à être vidé trois fois par jour. Il faut aussi penser à réduire la pression à la sortie pour prévenir tout reflux dans l'intestin grêle proximal. La méthode de Kock consiste à fendre un segment intestinal du côté opposé au mésentère et à plier deux fois le segment fendu ; ainsi, l'activité motrice des différentes parties du sac se neutralise elle-même, et il n'y a pas d'augmentation de pression dans les lumières malgré la forte activité motrice. On construit une valvule de raccord à la sortie du réceptacle en créant volontairement une invagination d'une partie du segment terminal du réceptacle (*Figure 35-4 C*). On peut créer le réceptacle, ou réservoir, lors de la première iléostomie, ou le construire à partir d'une iléostomie conventionnelle, s'il reste assez d'iléon.

Encadré 35-1 Phases du processus de réadaptation du client ayant subi une iléostomie

I. PHASE PRÉOPÉRATOIRE: PÉRIODE PRÉCÉDANT L'OPÉRATION

Objectif: Diminuer la peur autant que possible

Intervention:

1. Donner des explications précises sur la nature de l'iléostomie.
2. Planifier des répétitions dans la présentation des faits.
3. Donner l'occasion au client de poser des questions au spécialiste.
4. Utiliser des schémas, des photographies et des dispositifs pour renseigner le client au sujet de l'iléostomie.
5. Donner au client le temps nécessaire pour assimiler la perspective d'une iléostomie.
6. Reconnaître la valeur psychologique des rencontres entre le client et un client «stomisé» acceptant sa condition.
7. Expliquer au client ses besoins et répondre aux questions en présence de sa famille.
8. Envisager les changements qui pourraient être nécessaires sur le plan professionnel, pour donner au client le temps de les accepter.

II. PHASE DE LA CRISE: PÉRIODE POSTOPÉRATOIRE IMMÉDIATE

Objectif: Apporter soutien, espoir et sécurité

Intervention:

1. Fournir les soins de façon constante et efficace afin de créer un climat de confiance chez le client.
2. Porter attention aux soins de la peau afin de prévenir l'inconfort et la douleur de l'excoriation.
3. Utiliser plusieurs moyens pour enrayer les odeurs: (a) petites doses de sous-carbonate de bismuth prises par la bouche: (b) soins d'hygiène adéquats; (c) ventilation et désodorisants dans la chambre.
4. Éviter de s'occuper du dispositif peu avant ou peu après les repas.
5. Accepter les sentiments du client (dépression, silence, non-coopération et refus de manger) avec compréhension.
6. Expliquer à la famille que le client pourrait exprimer son anxiété en se montrant exigeant ou grossier.
7. Éviter au client l'expérience du vide émotionnel et intellectuel en lui donnant l'occasion de s'exprimer.
8. Donner la possibilité au client de mettre en pratique de façon graduelle et continue les soins du dispositif.

III. PHASE DE RÉADAPTATION: CONQUÊTE DE L'AUTONOMIE

Objectif: Aider le client à s'accepter, à exprimer ses doutes et à s'adapter totalement à sa situation.

Intervention:

1. Rassurer le client (faire disparaître ses doutes) en soulignant les progrès faits dans sa prise en charge des soins de l'iléostomie.
2. Encourager le client à s'exprimer sur l'acceptation de soi avec un travailleur social sympathique ou un clinicien en psychiatrie.
3. Développer une expression concertée de l'acceptation du client de la part des infirmières, de la famille et des amis.

4. Répéter s'il y a lieu les explications sur l'opération subie et dire au client qu'il n'a pas de cancer (si c'est le cas).
6. Suggérer qu'il est normal, durant la réadaptation, de ressentir occasionnellement des douleurs et des malaises.
7. Obtenir pour le client des brochures d'associations pour «stomisés».
8. Encourager les visites du diététicien afin que le client sache quand et comment reprendre une diète normale. Inviter un membre de la famille lors de ces visites.
9. Laisser le client se prendre progressivement en charge afin qu'il devienne tout à fait indépendant quant à son élimination intestinale.

IV. PHASE DE TRANSITION: RETOUR DANS LA COLLECTIVITÉ

Objectif: Amener le client à passer de la préoccupation qu'il a de lui-même à celle de sa relation avec les autres.

Intervention:

1. Aider le client à envisager sa situation à la maison et à identifier ses peurs et ses sentiments.
2. Conseiller au client d'agir avec circonspection lorsqu'il désire révéler ou cacher son iléostomie à ses amis ou relations de travail: en parler à ceux qui comprendront, mais ne rien dire à ceux qui pourraient ne pas comprendre.
3. Encourager le client à faire de plus en plus de choses pour lui-même, mais faire attention à ce qu'il ne se sente pas abandonné.
4. Bien informer le client sur son dispositif permanent et planifier les soins qu'il se donnera dans sa salle de bains.
5. Donner des directives et de la documentation sur la prévention des problèmes de la peau: la prophylaxie est plus facile que le traitement.
6. Planifier une ou deux sorties du centre hospitalier pour de courtes périodes, afin d'éliminer la peur de perdre l'appareil ou d'attirer les regards.
7. Entreprendre des démarches auprès d'un service de soins à domicile, d'un client «stomisé» et d'un service social, pour y adresser le client selon les besoins.
8. Favoriser la discussion sur le retour de l'activité sexuelle.

V. PHASE DE CONVALESCENCE: PREMIÈRE ANNÉE POSTOPÉRATOIRE

Objectifs: Retrouver un bien-être physique et éliminer toute incapacité physique.
Devenir de plus en plus autonome pour contrer son handicap.
Reprendre son rôle social et achever sa réadaptation.

Intervention:

1. Apprendre au client à déceler les difficultés sérieuses, et lui dire à qui s'adresser pour obtenir de l'aide.
2. Enseigner au client comment prévenir un déséquilibre électrolytique qui pourrait venir d'une obstruction partielle, d'une grippe ou d'un accident. Signaler au médecin une diarrhée de plus de 12 h.
3. Suggérer au client de porter une carte d'identification indiquant: une brève description de la méthode de changement du dispositif, les soins à donner à la peau ainsi que le nom et le numéro de téléphone du chirurgien ou du centre hospitalier à contacter en cas d'urgence.

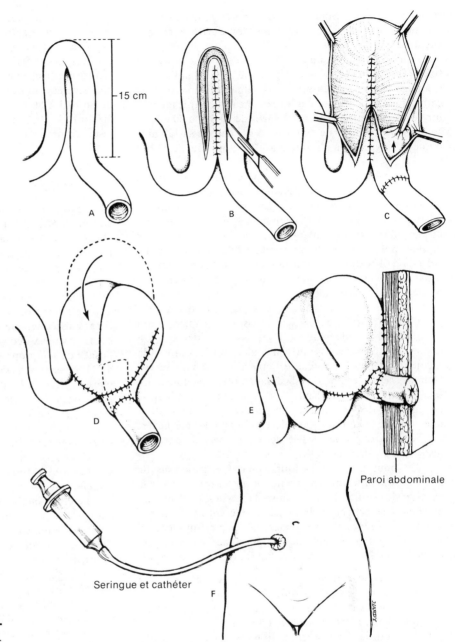

15 cm

Paroi abdominale

Seringue et cathéter

Figure 35-4 Iléostomie continente.

Après avoir réséqué l'iléon terminal et le côlon malade, on construit le sac. À partir de l'extrémité réséquée, on libère environ 45 cm d'iléon. Les premiers 15 cm serviront à créer la valvule de raccord qui sort de l'abdomen (d'environ 6 mm). On plie les 30 cm suivants en une boucle et on les coud ensemble (*Figure 35-4 A*). Puis on fait une incision en *U* sur toute la longueur de la boucle suturée (*Figure 35-4 B*). On resuture la cloison restante (première ligne de suture) afin de rapprocher les bords et former une surface interne lisse au réservoir.

Pour fabriquer la valvule de raccord, on crée une invagination en retournant l'iléon sur lui-même comme un doigt de gant (*Figure 35-4 C*) et on la coud en place pour former l'ouverture sur l'abdomen. On rapproche les bords du sac étalé pour former le réceptacle ou sac (*Figure 35-4 D*).

La pression créée par les fèces qui remplissent le sac oblige la « valvule » à se fermer, ce qui empêche un écoulement fécal par l'ouverture. Lorsqu'on insère un cathéter, l'effluent est libéré. Dans la salle d'opération, on insère un cathéter dans la valvule de raccord et on le relie, après l'opération, à un appareil à succion faible pour éviter que le réceptacle ne s'emplisse avant la cicatrisation complète des sutures et de l'incision (environ dix jours).

Soins infirmiers et éducation du client

La préparation préopératoire est la même que pour les clients subissant une iléostomie traditionnelle. Avant l'opération, on enseigne au client les éléments suivants : le soin des drains, la nature de l'écoulement, la nécessité d'une intubation nasogastrique, de liquides parentéraux ainsi que du méchage périnéal et des soins appropriés à chaque situation.

Après l'opération, un cathéter sort de l'iléostomie et est fixé à un système de succion fermé. On maintient ce drainage pendant à peu près deux semaines ; on irrigue le cathéter généralement toutes les deux heures pour le maintenir béant en introduisant doucement de 20 mL à 30 mL de solution saline normale ou d'eau stérile dans le sac à l'aide d'une seringue. On n'aspire pas le retour de l'eau qui s'écoule par gravité.

La succion nasogastrique, qui nécessite des irrigations fréquentes, fait aussi partie des soins postopératoires immédiats. Le but de la succion nasogastrique est de faciliter la guérison et de soulager la pression sur la suture en empêchant une accumulation du contenu gastrique. Le client reçoit des liquides par voie parentérale pendant quatre à cinq jours. Après, on offre des gorgées de liquides clairs et on augmente progressivement le régime. On surveille la présence de nausées et de distension abdominale qui sont des signes d'obstruction ; s'ils surviennent, on avertit le médecin.

Comme pour les autres clients subissant une intervention abdominale, on encourage le lever assez rapidement. On donne des médicaments contre la douleur si nécessaire. À la fin de la première semaine, on enlève le méchage rectal. Comme cette technique est désagréable, on donne un sédatif au client une heure avant. On peut faciliter le changement des pansements du périnée en les humectant une journée avant de les enlever. Quand la mèche est enlevée, on irrigue le périnée deux ou trois fois par jour jusqu'à la guérison complète.

Au bout de 10 à 14 jours, quand le processus de guérison est suffisamment avancé et qu'on peut enlever le cathéter de l'orifice de l'iléostomie, il est temps d'apprendre au client à s'occuper du drainage du réservoir. Le matériel nécessaire comprend un cathéter, des papiers-mouchoirs, un lubrifiant hydrosoluble, des carrés de gaze, une seringue, une solution d'irrigation dans un bol et un bassin réniforme.

1. Lubrifier le cathéter et l'insérer doucement de cinq centimètres, jusqu'à ce qu'on sente une certaine résistance de la valvule. Quand on presse doucement, le tube entre habituellement dans le réservoir.
2. S'il y a de la résistance, remplir une seringue (de 20 mL) d'air ou d'eau et l'injecter dans le cathéter tout en poussant celui-ci. Cela permet au tube d'entrer dans le sac (*Figure 35-4 F*).
3. Placer l'autre extrémité du cathéter dans un bassin de drainage, placé plus bas que l'ouverture, pour que la gravité facilite l'écoulement. Plus tard, bien sûr, le client fera le drainage à la salle de bains pour envoyer le liquide directement dans la cuvette des toilettes. Le produit du drainage peut contenir des gaz aussi bien que des fèces.
4. Après le drainage, on enlève le cathéter et on nettoie doucement la région de l'ouverture avec de l'eau tiède. Assécher et poser une compresse absorbante sur l'iléostomie. Fixer la compresse avec un ruban adhésif hypoallergène.

Cette opération ne nécessite pas plus de cinq à dix minutes, et au début on la fait toutes les trois heures. On augmente graduellement la période de temps entre les irrigations pour arriver à les faire trois fois par jour.

Quand les selles sont épaisses, on injecte de l'eau par le cathéter pour les délier et les ramollir. L'alimentation affecte la consistance des fèces. Peu à peu, le réservoir va se détendre et, tandis que les premiers drainages éliminaient de 60 mL à 80 mL, le réservoir aura une contenance de 500 mL à 1000 mL. La sensation de pression dans le réservoir détermine la fréquence du drainage.

Éducation du client pour les soins à domicile

Le conjoint et les membres de la famille doivent être au courant des adaptations nécessaires à effectuer quand le client retourne à la maison. Ils ont besoin de savoir pourquoi le client doit occuper la salle de bains pendant dix minutes à certains moments de la journée, et pourquoi un certain matériel lui est nécessaire. Leur compréhension est indispensable : un client détendu a moins de problèmes.

Le client a des demandes psychologiques plus grandes. Il est particulièrement content de ne pas avoir à porter le sac réservé aux iléostomisés et cela l'encourage à maîtriser l'usage de son propre réservoir.

L'ouverture de l'iléostomie devrait être recouverte d'un pansement absorbant d'un côté et plastifié de l'autre. (On peut découper des couches jetables de très bonne qualité en carrés de 7,5 cm × 7,5 cm.) On maintient le pansement en place par du ruban adhésif. Pour réduire l'excoriation de la peau, on place le ruban différemment à chaque fois.

On utilise un lubrifiant hydrosoluble plutôt que la vaseline, qui a tendance à boucher le cathéter et à le rendre difficile à nettoyer.

Le client choisit la position à prendre dans la salle de bains selon sa préférence ; il peut s'asseoir sur le siège des toilettes, se tenir debout devant la cuvette des toilettes, ou s'asseoir sur une chaise face à la cuvette. On suggère d'utiliser un adaptateur et un grand tube et de les relier au cathéter, pour qu'il n'y ait pas d'éclaboussures et que le liquide s'écoule facilement dans la cuvette des toilettes.

L'infirmière doit encourager le client à faire preuve d'initiative lorsqu'il a des problèmes de drainage. Si le cathéter offre de la résistance quand le client tente de l'insérer, l'infirmière encourage celui-ci à se détendre avant de vider son réservoir et à bien lubrifier le tube. Il peut être plus facile pour le client de s'étendre pour insérer le cathéter puis de se relever pour vider son réservoir.

Pour faire pénétrer plus facilement le cathéter à l'intérieur du réservoir, on peut injecter de l'air ou de l'eau. (Les soins de la peau, les odeurs, le régime alimentaire et les activités sont les mêmes que pour les autres clients ayant une « ostomie » ; voir la page 712 et le tableau 35-7, à la page 724.)

☐ DIVERTICULOSE ET DIVERTICULITE

Un *diverticule* est une dilatation sacculaire, un cul-de-sac pour ainsi dire, provenant de la lumière de l'intestin. (Un exemple de cette anomalie est le diverticule de Meckel, une poche dans la paroi de l'iléon.) Les diverticules peuvent apparaître tout le long du tube digestif, de l'œsophage au rectum. Il existe probablement une prédisposition congénitale aux diverticules. Ils peuvent être causés par une dégénérescence et un affaiblissement locaux de la paroi musculaire, ou par une augmentation de la pression mécanique par des contractions anormalement fortes du côlon sigmoïde, amenées par des stimuli neuro-humoraux. La présence de diverticules constitue la *diverticulose*. L'obstruction d'un diverticule provoque infection et inflammation. Cette affection prend le nom de *diverticulite*.

Physiopathologie et pathogenèse

La diverticulite survient chez les clients de plus de 40 ans. Elle n'est pas rare du tout ; environ 10% de la population américaine en sont atteints et elle est plus courante chez les plus de 50 ans ; chez les plus de 70 ans, son incidence atteint 40%. On a estimé qu'environ un tiers des clients ayant des diverticules souffrent à un moment donné de diverticulite. La diverticulite survient surtout dans le côlon sigmoïde. Elle peut survenir sous forme de crises aiguës, ou sous forme d'infection longue et continue. L'inflammation d'un diverticule, si l'obstruction persiste, tend à s'étendre à la paroi intestinale environnante, entraînant une élévation de l'irritabilité et de la spasticité du côlon. Un abcès peut se former et causer une péritonite, tandis que l'érosion des artères peut produire une hémorragie.

Manifestations cliniques et évaluation diagnostique

La constipation causée par le syndrome du côlon spastique se présente souvent de nombreuses années avant le développement d'une diverticulose. De même, l'irrégularité de l'élimination intestinale et la diarrhée sont des symptômes de diverticulose. Le symptôme le plus courant d'une diverticulite aiguë, modérément grave, est une douleur sous forme de crampes dans le quadrant inférieur gauche de l'abdomen ainsi qu'une fièvre légère. Après l'inflammation locale des diverticules, un rétrécissement du gros intestin peut se produire et il s'accompagne d'un étranglement fibreux entraînant des crampes, des selles étroites et une augmentation de la constipation. Avec le développement du tissu de granulation, survient un saignement occulte entraînant une anémie par carence en fer. De plus, le client est faible et fatigué. Si un abcès se forme, on note de la sensibilité, une masse palpable, de la fièvre et de la leucocytose. Si un diverticule enflammé se perfore, une douleur abdominale apparaît, localisée au segment affecté (d'ordinaire le sigmoïde) ; la formation d'un abcès et le développement d'une péritonite résultent de cette perforation. Les symptômes d'une péritonite sont la rigidité et la douleur abdominale, l'arrêt du péristaltisme, et le choc. Des diverticules non enflammés ou légèrement enflammés peuvent éroder des zones proches des branches artérielles et causer des hémorragies rectales abondantes.

L'examen du client révèle généralement les deux principaux symptômes de la diverticulite : une douleur dans le quadrant inférieur gauche en même temps qu'un changement marqué des habitudes d'élimination intestinale (diarrhée ou constipation). Le diagnostic est établi à partir d'une sigmoï-doscopie (visualisation directe) et des résultats de la fluoroscopie et de la radiographie (avec lavement baryté).

Traitement et éducation du client

Les objectifs des soins infirmiers sont : (1) la détection de la maladie et l'orientation du client vers un spécialiste et (2) l'éducation du client en ce qui concerne le régime alimentaire et les médicaments (surtout l'usage de laxatifs émollients).

Le client doit comprendre la nature de son problème et se rendre compte que les objectifs du traitement sont de faire reposer l'intestin et d'éviter la constipation. Autrefois, la diverticulose du côlon était considérée comme relativement bénigne, mais, à cause des problèmes complexes qu'elle peut entraîner, on met aujourd'hui l'accent sur la prévention.

Les opinions diffèrent en ce qui concerne le meilleur régime à prescrire à ces clients. Certains recommandent les aliments raffinés et peu irritants et d'autres, un régime fibreux pour éviter l'accumulation de fèces dans les anses, ce qui produirait de l'infection. À l'heure actuelle, les résultats cliniques semblent montrer clairement qu'un régime riche en fibres améliore la diverticulose ; cependant, même si cette mise en évidence peut persuader, la valeur des fibres n'a pas encore été démontrée.

Si la mastication n'est pas efficace, il faut réduire les aliments en purée. Pour une douleur spastique, on prescrit des anti-spasmodiques comme le bromure de propanthéline (Pro-Banthine) et le chlorhydrate d'oxyphencyclimine (Daricon) avant les repas et au coucher, et, quand c'est nécessaire, on prescrit aussi des tranquillisants et des antimicrobiens. On peut obtenir des selles normales en donnant au client un ou plusieurs des médicaments suivants : une préparation hydrophile, comme le Metamucil ; un émollient comme le docusate de sodium (Colace) ; une instillation d'huile tiède dans le rectum ; et un suppositoire laxatif comme Dulcolax. Ce traitement prophylactique réduit la flore bactérienne intestinale, diminue le volume des selles et amollit les matières fécales, ce qui facilite leur passage dans la région enflammée. Pendant le traitement, les besoins nutritionnels et liquidiens peuvent être comblés par voie intraveineuse.

Diverticulite aiguë sans obstruction

Pour le client qui n'est pas très malade et n'a pas de fièvre, on prescrit le repos au lit, un régime mou ou liquide, et de l'huile minérale pour ramollir les selles. On peut lui fournir un supplément de liquides et d'électrolytes par voie intraveineuse. Si on note une distension abdominale, on installe la succion nasogastrique. Le traitement comprend également des analgésiques, des antispasmodiques et des antibiotiques. S'il y a amélioration de l'état du client, on prescrit le régime prophylactique détaillé ci-dessus.

Traitement chirurgical

On pense à l'intervention chirurgicale si on ne peut venir à bout de l'obstruction par traitement médical ou si une perforation ou une hémorragie réapparaissent. (Chez 80% des clients, une hémorragie diverticulaire s'arrête spontanément.) Il existe deux types d'interventions chirurgicales : (1) la

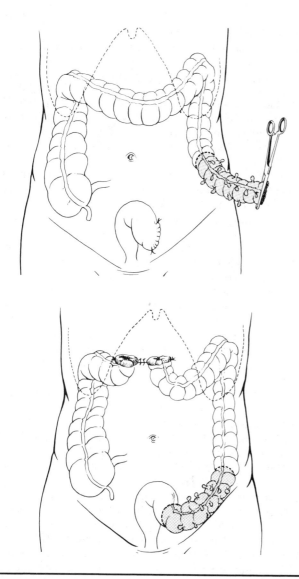

Figure 35-5 *En haut :* résection en deux étapes (Hartmann) pour les cas de diverticulite du côlon. Étape 1 : le segment affecté (ombré) a été séparé à son extrémité distale et on l'a sorti par la paroi abdominale. On l'enlève ensuite en le coupant à sa partie proximale (ligne pointillée) ; on crée ainsi une colostomie saine à la surface de l'abdomen. La partie supérieure du moignon recto-sigmoïdien est fermée. On peut également le sortir sans le fermer. Étape 2 : On libère puis on anastomose les extrémités séparées de l'intestin. *En bas :* résection en trois étapes. Étape 1 : colostomie transverse. Étape 2 : résection du segment affecté (ombré ; les lignes de résection sont indiquées en pointillé) et anastomose des extrémités saines. Étape 3 : fermeture de la colostomie transverse. (Source : J.E. Dunphy et L.W. Way (éd.). *Current Surgical Diagnosis and Treatment*, 3ᵉ éd., Los Altos, Californie, Lange Medical Publishers.)

résection en un temps des segments sigmoïdiens atteints, pour traiter des attaques récurrentes, et (2) l'intervention en plusieurs temps, pour traiter les complications (occlusion, perforation, fistule) (*Figure 35-5*). Des examens radiologiques

au baryum précèdent l'intervention chirurgicale. Au cours de la préparation du client à l'opération, l'infirmière doit être attentive au danger de perforation du côlon ; il peut suffire de donner un laxatif salin doux et d'administrer soigneusement un lavement.

Le genre d'intervention varie selon les constatations opératoires. Lorsque c'est possible, on résèque la section atteinte et on suture les deux extrémités de l'intestin restant (résection et anastomose termino-terminale). On peut pratiquer une résection en deux étapes, dans laquelle le chirurgien résèque complètement le côlon atteint, mais sans faire d'anastomose, et ramène les deux extrémités à la surface de l'abdomen pour former deux orifices (colostomie en double canon de fusil). La deuxième étape consiste à pratiquer ensuite une anastomose des extrémités de la colostomie (*Figure 35-5*). Pour certains clients, une telle opération peut paraître imprudente ou impossible ; dans ce cas, le chirurgien pratique une colostomie au niveau du côlon transverse droit. En déviant les matières fécales de la région atteinte, on permet la diminution du processus inflammatoire ; l'intervention suivante permet la résection du côlon touché et est suivie d'une anastomose. Lorsqu'on choisit cette méthode de traitement, la colostomie est seulement temporaire ; on la ferme après avoir réséqué la section affectée de diverticulite et rétabli la continuité intestinale par anastomose. On effectue donc ce traitement en trois étapes, requérant les soins particuliers à la colostomie durant une partie du traitement (voir à la page 720). Cette colostomie, sur le côté droit du côlon transverse, draine des selles molles et liquides, et requiert le port constant d'un sac. Les irrigations ne sont pas très utiles pour ce type de colostomie, mais des bains ou douches à l'eau et au savon assurent la propreté de la peau entourant l'orifice de la colostomie. (Voir les soins infirmiers au client qui a une colostomie à la page 723.)

☐ POLYPES INTESTINAUX

Les polypes bénins sont beaucoup plus fréquents dans le gros intestin que dans le petit. Lorsqu'ils sont multiples, on parle de *polypose* — anomalie qui semble être congénitale. Dans la polypose, les polypes deviennent fréquemment malins ; ils le deviennent toujours dans la polypose rectocolique (ou familiale). Cependant, la présence d'un seul polype bénin entraîne rarement la malignité. Comme il semble de plus en plus certain que les cancers colo-rectaux se développent à partir de polypes préexistants, on recommande des sigmoïdoscopies régulières ainsi que l'ablation de tous les polypes bénins et des lésions adénomateuses.

☐ CANCER DU CÔLON

Les tumeurs de l'intestin grêle sont rares, alors que les tumeurs du gros intestin sont assez fréquentes. En effet, le cancer du côlon ou du rectum est maintenant le type de cancer interne le plus courant aux États-Unis. Selon Statistique Canada, 5 166 Canadiens en sont morts en 1982 ; cependant, trois clients sur quatre auraient pu être sauvés grâce à un diagnostic précoce et à un traitement rapide. (Voir l'encadré 35-2 pour les facteurs de risque du cancer du côlon.)

Physiopathologie et manifestations cliniques

Le cancer du côlon et du rectum se développe toujours dans l'épithélium de l'intestin; les symptômes dépendent en grande partie de sa localisation.

Comme dans le cas d'un cancer d'une autre partie du tube digestif, les symptômes révélateurs sont le passage de sang dans les selles, l'anémie, l'obstruction et la perforation. L'apparition soudaine d'une obstruction peut être le premier signe d'un cancer du côlon, situé entre le cæcum et le sigmoïde, et comme dans cette région le contenu intestinal est liquide, le développement lent d'une obstruction ne devient évident que lorsque la lumière est pratiquement obstruée. Les premiers symptômes d'un cancer du sigmoïde et du rectum sont l'obstruction partielle, l'alternance de constipation et de diarrhée, des crampes douloureuses dans la région inférieure de l'abdomen et la distension.

- On doit examiner soigneusement un client dont l'histoire révèle des changements inexpliqués dans les habitudes intestinales ou le passage de sang dans les selles, avant d'écarter la possibilité d'un cancer du gros intestin.

La possibilité d'un carcinome rectal existe, c'est pourquoi le toucher rectal comme partie intégrante de l'examen physique de routine est d'une grande importance, car il permet de détecter la tumeur alors qu'elle est encore asymptomatique et opérable. Les symptômes additionnels, souvent présents, sont l'anorexie, une faiblesse progressive, une perte de masse, l'anémie, et une douleur dans la partie inférieure de l'abdomen.

Évaluation diagnostique.   Outre les examens abdominal et rectal, les examens qui permettent la détection d'un cancer du côlon sont les tests de recherche de sang occulte dans les selles (au moyen de lames imprégnées de gaïac) et la sigmoïdoscopie (voir à la page 658). Le test le plus concluant est une biopsie faite grâce à la côlonoscopie (voir à la page 659).

Traitement et interventions infirmières

Les objectifs des soins infirmiers sont (1) de permettre une détection précoce et une rencontre avec un spécialiste et (2) d'apporter du réconfort physique et moral pendant la période périopératoire.

Préparation préopératoire.   Habituellement, le médecin prescrit une diète hypercalorique, pauvre en résidus, quelques jours avant l'opération, si l'état du client le permet. S'il n'y a pas urgence, on le prépare plusieurs jours à l'avance en lui donnant des agents anti-infectieux tels que la kanamycine, l'érythromycine et la néomycine. C'est dans le but de diminuer la flore bactérienne du côlon, d'amollir son contenu et de diminuer le volume de celui-ci que ces médicaments sont donnés par voie orale. De plus, l'infirmière s'assure du nettoyage de l'intestin par une action mécanique (laxatifs, lavements ou irrigations).

L'infirmière accorde une attention spéciale aux plaintes du client en notant la nature, la durée et la localisation de la douleur. Elle enregistre en outre les pertes liquidiennes, comme les vomissements et la diarrhée, pour pouvoir

Encadré 35-2   Facteurs de risque du cancer du côlon

Âge: au-dessus de 40 ans

Sang dans les selles

Antécédents de polypes rectaux

Présence de polypes adénomateux ou d'adénomes des villosités

Antécédents familiaux de cancer du côlon ou de polypose

Antécédents personnels de maladie inflammatoire chronique de l'intestin

fournir les renseignements adéquats qui permettront de régulariser l'apport liquidien et de maintenir l'équilibre hydrique. Si l'hémoglobine est inférieure à 12 g, on peut faire une transfusion sanguine, car l'anémie est fréquente. L'intubation nasogastrique, en période préopératoire, facilite l'intervention chirurgicale sur l'intestin et diminue la distension postopératoire. De même, l'insertion d'une sonde vésicale assure la vacuité de la vessie, durant l'intervention, et aide, en période postopératoire, à garder le pansement périnéal sec. L'infirmière rase l'abdomen et le périnée de la manière décrite à la page 258.

Dans le cas où il existe une possibilité de *colostomie* (ouverture temporaire ou permanente du côlon à la surface abdominale), le chirurgien doit en avertir le client. La colostomie est une mesure salvatrice qui permet au client de mener une vie sociale et professionnelle active. L'infirmière peut aider le client à accepter sa colostomie; avec courage et détermination, il peut s'ajuster à son nouveau style de vie en s'améliorant chaque jour, jusqu'à ce qu'il se soit établi un mode de fonctionnement personnel. Les membres de l'équipe de santé, le stomathérapeute, les membres de sa famille et d'autres clients ayant subi une colostomie peuvent apporter aide et soutien au client.

Traitement chirurgical.   La nature de l'intervention chirurgicale dépend de la localisation et de l'étendue du cancer; lorsque la tumeur est résécable, le chirurgien enlève le côlon affecté ainsi qu'une certaine longueur de tissu sain de chaque côté de la tumeur, et la portion des vaisseaux lymphatiques qui ont été envahis (*Figure 35-6*). Lorsque des métastases ont atteint d'autres organes (foie), on peut enlever la tumeur, comme mesure palliative. Le chirurgien peut réunir les deux extrémités du côlon par une anastomose. Lorsque la tumeur se situe dans la région inférieure du tube digestif, soit au côlon sigmoïde ou au rectum, on résèque le côlon au-dessus de la tumeur et on amène l'extrémité à la surface de l'abdomen, formant un anus abdominal appelé *colostomie*; on enlève ensuite la tumeur par une incision périnéale (*résection abdomino-périnéale, Figure 35-7*).

Dans le cas où la tumeur s'est étendue à des organes vitaux environnants, elle devient inopérable. Lorsque la tumeur du rectum ou du côlon sigmoïde est considérée comme inopérable et que des symptômes d'obstruction partielle ou complète se manifestent, le chirurgien peut pratiquer une colostomie. Par une incision à la partie

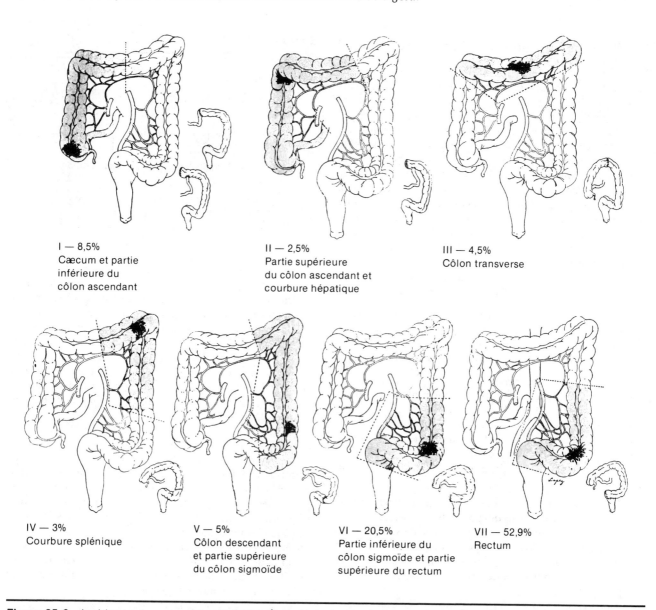

I — 8,5%
Cæcum et partie
inférieure du
côlon ascendant

II — 2,5%
Partie supérieure
du côlon ascendant et
courbure hépatique

III — 4,5%
Côlon transverse

IV — 3%
Courbure splénique

V — 5%
Côlon descendant
et partie supérieure
du côlon sigmoïde

VI — 20,5%
Partie inférieure du
côlon sigmoïde et partie
supérieure du rectum

VII — 52,9%
Rectum

Figure 35-6   Incidence du cancer du côlon aux États-Unis. Le schéma indique également les régions affectées par le cancer, les régions réséquées et (dans le petit dessin) l'anastomose. Si c'est un cancer rectal, on fait une résection abdomino-périnéale et une colostomie. (*Source* : American Cancer Society.)

inférieure gauche du muscle grand droit, il amène une anse du côlon, située près de la jonction du côlon descendant et du côlon sigmoïde, à la surface de l'abdomen et la maintient en place par une tige de plastique ou un tube en caoutchouc inséré sous l'anse. Si l'obstruction est complète, il draine l'anse intestinale en insérant un tube de caoutchouc ou en utilisant un tube à angle droit, maintenu dans l'intestin par des points de suture en bourse. Lorsque l'obstruction est partielle, le chirurgien peut laisser la colostomie fermée pendant quelques jours, pour assurer l'étanchéité de la cavité péritonéale ; le client reçoit une diète liquide durant cette période. Le chirurgien ouvre l'intestin par galvanocautère, car l'hémorragie qui s'ensuit est légère. (Voir le tableau 35-6 pour une comparaison entre la colostomie et l'iléostomie.)

☐ SOINS AU CLIENT QUI A UNE COLOSTOMIE

L'infirmière ne peut donner un enseignement efficace si elle ne connaît pas tous les aspects du problème que présente un client avec colostomie ; par ailleurs, si elle possède une grande connaissance du sujet, mais connaît à peine le client, elle subira un échec. Elle doit savoir ce que le client pense, sent, exprime, refoule, désire, craint, etc. Grâce aux contacts quotidiens qu'elle a avec son client, elle établit un climat de confiance qui facilite l'adaptation du client. L'infirmière doit mettre en pratique ses connaissances en psychologie et appliquer les principes d'apprentissage selon la personnalité du client. En plus du choc causé par la colostomie, le client doit peut-être faire face à un diagnostic de cancer ; ces deux

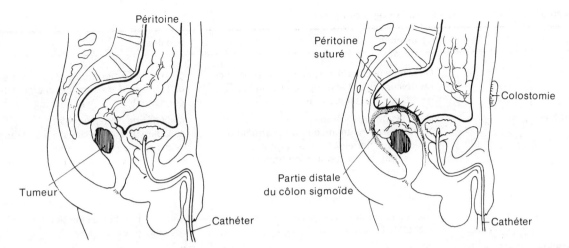

1. Le client avant l'intervention. Noter la tumeur dans le rectum.

2. Durant l'intervention, on résèque le sigmoïde et on forme la colostomie. On dissèque la portion distale libre de l'intestin, on l'amène à un point sous le péritoine pelvien et on la suture au-dessus de l'extrémité fermée du sigmoïde distal et du rectum.

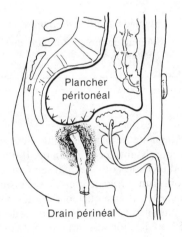

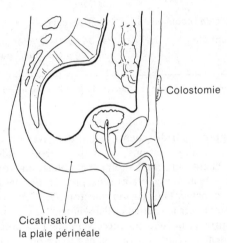

3. La résection périnéale comprend l'ablation du rectum et de la portion libre du sigmoïde. On insère un drain dans cet espace.

4. Le résultat final après la guérison. Noter la plaie périnéale cicatrisée et la colostomie permanente.

Figure 35-7   Résection abdomino-périnéale dans le cas d'un carcinome du rectum.

épreuves peuvent amoindrir sa capacité d'adaptation ainsi que celle de sa famille.

Problèmes du client et diagnostics infirmiers

Les principaux problèmes de soins du client faisant face à une colostomie à cause d'un cancer rectal comprennent : (1) l'anxiété reliée à l'opération imminente et la connaissance insuffisante des techniques chirurgicales et des suites opératoires, (2) les complications liées à l'opération, et (3) le non-respect éventuel du régime thérapeutique parce que le client n'accepte pas son état.

■ PLANIFICATION ET INTERVENTION

Objectifs

Les principaux objectifs du client sont :

1. La capacité de s'adapter au stress de l'opération imminente.
2. L'absence de complications.
3. Le respect du régime thérapeutique.

Éducation du client.   Aujourd'hui, des milliers de personnes ayant une colostomie mènent une vie active. Grâce à la réussite des soins infirmiers et chirurgicaux et au

Tableau 35-6   Comparaison entre la colostomie et l'iléostomie

	Colostomie	Iléostomie
Définition	On amène une portion du côlon à la surface de l'abdomen, créant ainsi une ouverture permanente ou temporaire.	On amène une portion de l'iléon à la surface de l'abdomen, créant ainsi une ouverture permanente.
Indications	Maladies du gros intestin : 1. Processus inflammatoire ou obstructif de la partie inférieure du tube digestif. 2. Interruption congénitale ou traumatique du tube digestif. 3. Cancer du rectum ou du côlon sigmoïde, quand l'anastomose n'est pas possible.	Maladies de l'intestin grêle : 1. Colite ulcéreuse, dans la plus grande majorité des cas. 2. Entérite régionale (maladie de Crohn).
But	Fournir un orifice d'émission des produits de déchet de l'intestin.	Fournir un orifice d'émission lorsqu'on a réséqué le côlon.
Localisation	Côlon	Iléon
Réservoir	Limité	Aucun (sauf dans l'iléostomie continente où la capacité du sac de Kock est de 500 mL).
Fréquence de l'élimination	Toutes les 24 h à 48 h, avec des mesures de contrôle.	Constante (3 fois par jour avec le sac de Kock).
Consistance de l'écoulement	Liquide à solide	Liquide jaune, vert ou brun
Type de contrôle	Pas de contrôle volontaire. Contrôle potentiel avec régime et/ou irrigation.	Aucun contrôle volontaire, dispositif adhérent nécessaire.

Source : « Colostomy and Ileostomy Care. A Guide of Practical Information for Nurses », American Cancer Society.

soutien apporté par des clients vivant déjà avec une colostomie, il est maintenant possible d'apporter une aide véritable au client qui doit subir une colostomie ou une iléostomie. De nombreux centres hospitaliers ont des guides pour l'enseignement aux clients colostomisés. Cependant, il faut individualiser le soutien et l'enseignement au client ; la même approche ne sera pas nécessairement valable pour tous les clients. Avant l'opération, certains trouveront utile la description schématique du fonctionnement de la partie inférieure du tube digestif ; ils pourront ainsi mieux comprendre leur situation particulière. Pour d'autres, la rencontre d'un autre client qui a une colostomie et la discussion sur l'intervention chirurgicale représentent l'occasion appropriée pour exprimer leurs peurs et leurs craintes. Dans d'autres situations, certains clients ne désirent qu'une quantité minimale d'explications en période préopératoire. La préparation psychologique est donc planifiée sur une base personnelle.

Soutien psychologique.   Le client peut être anxieux, bouleversé et affligé par le diagnostic et l'opération imminente. L'infirmière doit s'y attendre et demander aux membres de la famille et aux amis de l'aider à apporter du soutien au client pour qu'il s'adapte à la situation.

Le client a besoin de savoir en quoi consiste une colostomie et quel est son fonctionnement ; il faut qu'il sache qu'elle n'entravera pas sa vie et, qu'avec de la patience aussi bien que par tâtonnements, il sera capable de prendre en charge, de contrôler et d'assumer sa colostomie. Durant la période préopératoire, l'infirmière doit encourager le client à exprimer ses peurs et ses inquiétudes ; c'est de cette façon qu'elle pourra mieux l'aider et le diriger.

Il est bien de se rappeler que c'est une expérience difficile et angoissante pour le client ; il n'a probablement jamais vu d'incision sous des pansements chirurgicaux et encore moins une colostomie. Des dessins, un modèle anatomique, et peut-être quelques photos des changements corporels imminents, montrés en période préopératoire, peuvent réduire le choc ressenti par le client lorsqu'il verra sa plaie pour la première fois. De même, il peut être utile de prévenir le client que l'apparence rougeâtre et la grosseur de l'ouverture de la colostomie diminueront avec le temps.

Soins postopératoires.   Dès le premier jour après l'opération, l'infirmière aide le client pour son premier lever et l'encourage à prendre soin de sa colostomie dès la première irrigation. Le retour au régime normal est rapide, et l'infirmière conjugue ses efforts dans le but d'aider le client à vivre comme avant son opération. Psychologiquement, cela minimise l'aspect anormal de la situation.

Le chirurgien ouvre la colostomie le deuxième ou le troisième jour après l'opération ; à ce moment, il y a souvent évacuation de selles pâteuses. L'infirmière, ayant prévu cela, aura protégé le lit avec un drap de plastique recouvert d'une serviette et placé un bassin réniforme près du client. (Voir l'encadré 35-3 pour un résumé des soins infirmiers au client qui subit une colostomie.)

Régularité de l'élimination par la colostomie

Irrigations de la colostomie.   Les irrigations ou bien l'entraînement de l'intestin à évacuer naturellement sans irrigations permettent d'obtenir la régularité de l'élimination. Le choix dépend souvent de l'individu et de la nature de la

Encadré 35-3 Guide des soins infirmiers au client qui subit une colostomie

Objectifs et intervention *Période préopératoire*	**Raison**
Réduire la flore intestinale au niveau le plus bas possible : 1. Administrer des antiseptiques intestinaux tel que prescrit, souvent plusieurs jours avant l'opération. 2. Donner des laxatifs, un lavement ou des irrigations du côlon tel que prescrit.	1. D'habitude, les sulfamides sont plus efficaces. Non seulement la quantité de bactéries est réduite, mais le contenu intestinal est diminué et amolli. 2. Favorise le nettoyage intestinal.
Favoriser le bien-être physique et psychologique du client : 1. Évaluer les plaintes du client. 2. Aider le client dans ses mécanismes d'adaptation. 3. Vérifier si l'on va pratiquer une colostomie temporaire ou permanente et que le chirurgien en a informé le client.	1. Aide à identifier exactement la source du problème. 2. Permet au client de verbaliser ses sentiments et à l'infirmière de prévoir les soucis du client. On doit respecter l'intimité du client. 3. Un client bien informé participe beaucoup aux soins postopératoires. La préparation du client et l'acceptation de son état lui permettent de s'ajuster avec succès à son nouveau mode de vie.
Maintenir un niveau optimum de toutes les fonctions corporelles : 1. Enregistrer de façon descriptive tous les ingesta et les excreta. 2. Noter l'hématocrite et le taux d'hémoglobine.	1. Des pertes liquidiennes peuvent survenir à cause du vomissement et de la diarrhée ; les électrolytes (potassium, sodium et chlorures) doivent être remplacés. 2. Si le taux d'hémoglobine est inférieur à 12 g, on doit faire une transfusion sanguine.
Prévenir les malaises et les complications postopératoires : 1. Insérer un tube nasogastrique, tel que prescrit par le médecin. 2. Insérer une sonde vésicale à demeure, si prescrit. 3. Prodiguer à ce client les soins de la période préopératoire immédiate.	1. Minimise la distension abdominale et empêche le vomissement. 2. Garde la vessie vide pendant l'opération et aide à éviter une blessure accidentelle. 3. Une préparation systématique favorise l'acceptation psychologique de l'opération.
Période postopératoire *Prodiguer des soins spécialisés pendant la période postopératoire immédiate :* Donner les soins infirmiers particuliers aux clients subissant une intervention à l'abdomen.	Voir aux pages 282 et 284.
Évaluer l'état de la colostomie afin de détecter facilement toute anomalie : 1. Connaître la nature de la colostomie afin de prévoir le type et la fréquence de l'écoulement. 2. Observer l'ouverture de la colostomie et les tissus environnants pour en vérifier le bon état.	1. Colostomie ascendante : fèces liquides Colostomie près de la courbure hépatique : fèces semi-liquides Colostomie transverse : fèces crémeuses Colostomie à la courbure splénique : fèces semi-crémeuses Colostomie descendante : fèces solides 2. La colostomie guérie est rose foncé ou rouge ; elle est humidifiée de mucus. La colostomie doit être de molle à ferme au toucher. La colostomie nouvellement formée est friable. La bordure cutanée doit entourer complètement la colostomie. La peau qui entoure la colostomie doit paraître saine comme celle du reste de l'abdomen.

Encadré 35-3 Guide des soins infirmiers au client qui subit une colostomie (*suite*)

Objectifs et intervention	Raison
Prévoir les problèmes physiques et psychologiques reliés aux soins d'une colostomie : Voir, à l'encadré 35-1, les phases de réadaptation du client ayant subi une iléostomie.	Noter les ressemblances dans les soins de tous les clients ayant des « stomies ».
Planifier les soins à partir des besoins de l'individu : 1. Choisir une méthode de soins de la colostomie et respecter cette méthode.	1. La constance permet le fonctionnement optimal de la colostomie. Le client est probablement moins confus si on lui décrit la technique clairement.
2. Utiliser des substances réputées pour leur efficacité.	2. La gomme karaya se présente sous plusieurs formes et est efficace pour garder la peau saine et non attaquée par l'action enzymatique de l'écoulement venant de la colostomie.
3. L'eau et le savon peuvent quelquefois irriter la peau et la colostomie.	3. Surtout vrai chez les clients âgés. On peut utiliser des savons à base d'huile ou de crème, mais ils empêchent la rondelle de gomme karaya d'adhérer. Il peut être suffisant d'utiliser seulement de l'eau pour laver la peau des personnes âgées.
Pour de plus amples informations au client qui a une colostomie et qui retourne chez lui : Voir *Régularité de l'élimination par la colostomie*, page 722 ; *Choix et entretien du matériel*, page 727 ; *Soins hygiéniques*, page 727 ; *Activité sexuelle*, page 727 ; *Choix d'un régime alimentaire adéquat*, page 727. Revoir également l'encadré 35-1.	

Tableau 35-7 Comparaison entre les « ostomies » intestinales les plus courantes

	Iléostomie	Anse iléale (conduit urinaire)	Colostomie transverse	Colostomie descendante ou sigmoïde
Segment intestinal affecté	Extrémité de l'iléon	Une anse de l'iléon est transformée en sac dans lequel les uretères transplantés drainent l'urine	Côlon transverse	Côlon descendant ou côlon sigmoïde
Écoulement	Liquide, semi-liquide, mou	Seulement de l'urine	Mou et quelquefois ferme ; plus mou vers l'iléon	Descendante : selles bien fermes Sigmoïde : encore plus solides
Odeur	Légèrement odorant	Sans odeur	Très malodorant	Généralement malodorant
Effets sur la peau	Les enzymes sont très irritantes	L'urine irrite une peau non protégée	L'écoulement continu irrite la peau	Assez irritant
Types de dispositifs	Sac ouvert à l'extrémité, porté continuellement ; s'il s'agit d'une iléostomie continente, aucun dispositif n'est porté.	Sac ouvert à l'extrémité, porté continuellement	Sac porté continuellement. (Que ce soit une grande stomie à deux ouvertures ou deux stomies différentes ; l'écoulement d'une stomie est fécal, celui de l'autre est muqueux)	Dépend du client et de son contrôle. Quelques-uns ne portent pas de dispositif, mais s'irriguent régulièrement. D'autres portent un sac fermé si l'écoulement est ferme, un sac ouvert à l'extrémité si l'écoulement est plus liquide.

colostomie ; une colostomie ascendante est difficile à contrôler, et elle exige habituellement une irrigation quotidienne alors qu'une sigmoïdostomie peut demander une irrigation seulement tous les deux ou trois jours, si cela est nécessaire.

L'ouverture sur la paroi abdominale ne possède pas de contrôle musculaire volontaire et peut se vider à intervalles irréguliers. L'horaire du client après sa sortie du centre hospitalier détermine le moment le plus propice à l'irrigation.

Le but de l'irrigation est de vider le côlon des gaz, du mucus et des fèces, pour que le client puisse poursuivre ses activités sans crainte d'un écoulement fécal. En irriguant la colostomie à des heures *régulières*, il y a moins de gaz et de rétention du liquide d'irrigation. Il est préférable de faire l'irrigation après un repas, car l'ingestion de nourriture stimule le péristaltisme et la défécation.

On procède habituellement à la première irrigation le quatrième ou le cinquième jour après l'opération. Il existe deux méthodes d'irrigation de la colostomie : par un lavement (c'est la méthode la plus conventionnelle) ou par une poire.

Irrigation par lavement. On utilise le matériel suivant :

- Nécessaire à irrigation (récipient ou sac de 2 L, tube, adaptateur)
  Cathéter, pince, irrigateur pour colostomie
- Solution à 40,5°C
- Vaseline pour lubrifier le cathéter
- Papier de toilette pour nettoyer le pourtour de la colostomie avant et après l'irrigation
- Journaux ou sac de papier pour y jeter les pansements ou compresses souillés
- Endroit où l'on peut déposer ou suspendre le récipient à irrigation
- Pansements pour couvrir la colostomie après l'irrigation

Le client peut s'asseoir sur une chaise placée en face de la cuvette des toilettes. On peut se servir d'une toile de plastique ou de caoutchouc comme d'un entonnoir pointé vers la cuvette des toilettes. On encourage le client à bien observer la technique et on lui explique chaque étape au fur et à mesure qu'elle est exécutée. Au début, on introduit le cathéter, lubrifié de vaseline pour diminuer la friction, de 5 cm à 7 cm, et on laisse s'écouler la solution dans le côlon. (Un gros cône ou un cône Laird, introduit dans la colostomie sur une longueur de 1,2 cm, permet une irrigation sans fuite ou danger de perforation.)

On peut ensuite introduire délicatement le cathéter de 10 cm à 15 cm. Si l'on rencontre une résistance, un examen digital peut révéler un spasme musculaire ou une accumulation de matières fécales. *L'usage de la force est contreindiqué, car il y a danger de perforation de l'intestin.*

Au début, on ne donne qu'environ 500 mL de solution, puis on peut augmenter graduellement le volume de la solution jusqu'à 1 500 mL. La température de la solution est d'environ 40,5°C, et on place le récipient à irrigation à une hauteur d'environ 45 cm à 60 cm au-dessus du niveau de la colostomie. Comme la distension du côlon est un stimulus efficace pour l'évacuation de l'intestin, la quantité de solution que l'on fait pénétrer et la pression produite doivent être telles que l'intestin soit bien distendu et que le client ait une sensation de réplétion. Si le client se plaint de coliques, on baisse le niveau du récipient afin de diminuer la force de l'écoulement. Le client devra savoir que le débit de la solution varie selon la pression et le calibre du tube. La pression dépend de la hauteur du récipient ; par conséquent, si l'on désire que la pression soit plus forte, il faut le placer plus haut et vice-versa. Les solutions que l'on utilise contiennent du savon, de l'eau claire ou de la solution saline. L'irrigation se fait chaque jour, ou tous les deux ou trois jours selon les habitudes du client. Certains clients aiment prendre un bain tiède après une irrigation ; cela leur donne une sensation de propreté et de détente. Durant l'irrigation, lorsqu'elle se pratique à la maison, une radio peut procurer au client une agréable distraction. En attendant le retour du lavement, il peut en profiter pour lire. (Le traitement complet dure habituellement de 45 min à 60 min.) Entre les irrigations, seuls des gaz et une petite quantité de mucus devraient s'échapper par la colostomie.

Irrigation par une poire. Une autre méthode d'irrigation de la colostomie est la méthode par une *poire munie d'un cathéter*. Ce type d'irrigation stimule le retour fécal plus que l'extraction des selles. Il n'y a pas de séjour prolongé d'eau dans le côlon et pas d'écoulement ou d'accident durant la journée.

Le client s'assoit sur le siège des toilettes. On utilise une poire de 250 mL, de caoutchouc mou et une canule. On coupe le bout rigide de la poire et on raccorde à celle-ci un cathéter n° 24 Fr. *On ne doit pas utiliser plus de 750 mL d'eau.* La figure 35-8 montre la méthode d'irrigation avec poire.

Le client peut se masser la partie inférieure de l'abdomen pour assurer un retour adéquat. On laisse le sac en place pendant 15 min, après quoi on recouvre la colostomie avec une gaze tenue en place par une gaine, une culotte élastique ou une ceinture élastique. Le client complète la technique en lavant le récipient à irrigation et la poire avec de l'eau savonneuse.

Autres types de colostomie

Colostomie humide. Les colostomies « humides » sont celles qui permettent l'excrétion de l'urine en plus des selles, en raison d'une transplantation des uretères dans le côlon. On ne pratique jamais d'irrigation dans ce type de colostomie, à cause du danger d'infection causée par une matière contaminée qui pénétrerait dans les uretères.

Colostomie en double canon de fusil. Dans ce type de colostomie, il existe deux ouvertures, l'une provenant du segment proximal du côlon et l'autre du segment distal. La portion proximale est celle qui assure le fonctionnement du côlon, tandis que la portion distale est irriguée uniquement pour en maintenir la propreté et pour enlever le mucus. S'il se produit une obstruction dans cette partie, il peut être nécessaire de siphonner le liquide. Dans le cas où la tumeur cancéreuse n'a pas été réséquée, il est bon d'irriguer la partie inférieure de la boucle intestinale, en procédant de l'anus jusqu'à la colostomie, tous les deux ou trois jours, afin d'enlever le mucus irritant qui s'y accumule. (Voir le tableau 35-7 pour une comparaison entre les « ostomies » intestinales les plus courantes.)

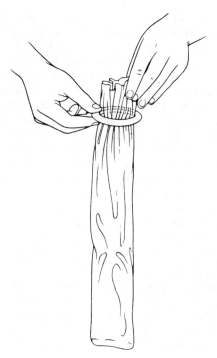

1. Insérer une extrémité du sac de drainage dans l'anneau de plastique.

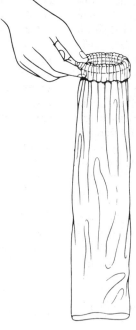

2. Replier les bords du sac et les enrouler également autour de l'anneau.

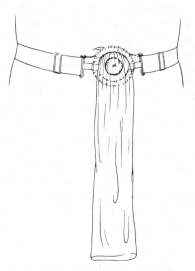

3. Placer l'anneau du sac autour de la colostomie et agrafer les attaches de la ceinture à l'anneau. Cela maintient solidement le dispositif autour de la colostomie.

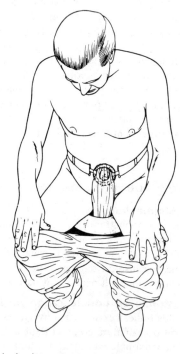

4. Après avoir percé un petit trou dans le sac, près de la colostomie, placer le sac entre les jambes puis directement dans la cuvette des toilettes.

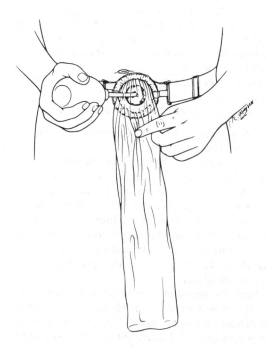

5. Lubrifier le bout du cathéter avec une gelée lubrifiante et l'insérer dans la colostomie par le trou du sac de drainage, à une profondeur de 7,5 cm à 12,5 cm.

Figure 35-8 Méthode d'irrigation de la colostomie avec une poire. (*Source*: A.H. Postel, W.R.N. Grier et S.A. Localio. *Training the Patient in the Bulb Syringe Method of Colostomy Irrigation.* New York, New York University Medical Center.)

Soin de la plaie périnéale

Si on a enlevé la tumeur maligne par la voie périnéale, il faut surveiller la plaie avec soin afin de détecter tout signe d'hémorragie. Cette plaie comporte habituellement un drain ou un tamponnement, que l'on enlève progressivement, de sorte que la plaie se trouve sans drain le 7e jour. Il y a habituellement des fragments de tissu qui se détachent au cours de la semaine ou des dix jours suivants. On accélère ce processus par l'irrigation mécanique de la plaie. Le client apprécie qu'on lui donne l'analgésique prescrit, avant de commencer le traitement. On fait les irrigations avec une solution saline physiologique ou du peroxyde d'hydrogène. Ce dernier est particulièrement efficace, car il mousse et favorise de ce fait le débridement mécanique des tissus. Les enzymes (streptokinase ou streptodornase) sont aussi efficaces parce qu'elles liquéfient les tissus nécrosés. On fait ces irrigations deux ou trois fois par jour et ensuite on en diminue la fréquence graduellement. On doit surveiller et noter dans le dossier l'état de la plaie périnéale, et signaler tout saignement, infection ou nécrose. Durant l'irrigation, il est important de protéger le lit par une toile imperméable et des compresses absorbantes. De plus, l'infirmière devrait planifier l'irrigation de façon qu'elle soit terminée avant la toilette régulière du client.

Le changement fréquent de la position du client d'un côté à l'autre, toutes les 2 h ou 4 h, est important, non seulement parce que la position dorsale est inconfortable, mais parce qu'elle peut causer l'ouverture de la plaie et ainsi retarder la guérison. Au début de la deuxième semaine après l'opération, on peut prescrire des bains de siège pour améliorer la circulation et favoriser la cicatrisation et la propreté. Lorsqu'il s'assoit, le client peut utiliser, pour être plus confortable, un anneau de caoutchouc gonflé d'air.

On laisse pendant plusieurs jours une sonde à demeure dans la vessie pour éviter la rétention urinaire et toute pression sur la région périnéale. On effectue une évaluation continue de la fonction urinaire du client, pour contrôler l'infection et assurer l'hydratation.

Choix et entretien du matériel

Dès le début des soins postopératoires du client ayant subi une colostomie ou une iléostomie, l'emploi d'un sac en plastique qui couvre l'ouverture se révèle efficace pour prévenir l'irritation de la peau ainsi que les mauvaises odeurs. Différents modèles de nécessaire à irrigation sont disponibles dans les pharmacies.

Les sacs à colostomie peuvent être portés immédiatement après l'irrigation ; ensuite, un simple pansement peut être suffisant. On enseigne aux clients à entretenir et à nettoyer le matériel, afin d'en prolonger la durée et d'éviter qu'il ne prenne des odeurs. Le nettoyage à l'eau et au savon et l'exposition à l'air libre sont habituellement suffisants ; cependant, il peut encore être nécessaire de désodoriser le dispositif ; des solutions désodorisantes sont disponibles à cet effet. Un autre aspect du problème est de masquer l'odeur des fèces qui s'accumulent dans le sac. L'addition de comprimés désodorisants qui se dissolvent facilement ou de quelques gouttes d'une solution de chlorophylle suffit parfois pour éliminer l'odeur. De la poudre de charbon ou deux comprimés d'aspirine écrasés, jetés dans le sac, en absorbent les odeurs.

Habituellement, le port des sacs n'est pas nécessaire. Dès que le client a appris à régulariser son élimination, il peut se dispenser des sacs et utiliser un simple pansement jetable, souvent recouvert d'une pellicule de plastique et tenu en place par une bande élastique ou une ceinture. Puisque entre les irrigations, il ne s'échappe de la colostomie que des gaz et un peu de mucus, il n'est pas nécessaire de s'embarrasser d'un sac.

Soins hygiéniques

Les soins de la peau peuvent se résumer à laver la peau à l'eau savonneuse et à bien la sécher. Lorsqu'on remarque des irritations ou rougeurs autour de la colostomie, on peut vaporiser sur la peau, après l'avoir nettoyée et séchée, de l'acétonide de triamcinolone (Kenalog) et appliquer ensuite de la poudre de nystatine (Mycostatin). De la pâte de lait de magnésie, du Maalox ou du Gelusil soulagent aussi l'irritation et favorisent la cicatrisation.

On contrôle la diarrhée et la constipation comme il est indiqué plus loin.

En général, il est bon de rappeler au client qu'une bonne hygiène contribue à son bien-être et favorise son adaptation à la colostomie. Son régime alimentaire doit être adéquat et bien équilibré ; pour ce qui est des laxatifs, ils sont rarement utilisés. Enfin, il est préférable d'adopter des habitudes régulières en ce qui concerne certaines activités, comme les repas, les irrigations, l'exercice et le sommeil.

Activité sexuelle

On doit encourager le client à discuter de son retour à une activité sexuelle normale. Certains clients posent des questions directes, tandis que d'autres ne font que des allusions à leurs préoccupations. D'autres encore voient l'opération comme une mutilation qui met en danger leur sexualité. L'infirmière doit tenter d'identifier les soucis du client. Si ce sujet la rend mal à l'aise ou si les problèmes du client lui semblent trop complexes, elle doit chercher de l'aide auprès de personnes spécialisées telles qu'un sexologue ou un clinicien en psychiatrie.

Choix d'un régime alimentaire adéquat

Le régime est individualisé, tant qu'il est bien équilibré et ne cause pas de diarrhée ou de constipation. Comme certains aliments donnent des gaz et des odeurs, le client voudra sans doute les éviter (fèves, chou, concombre, poisson, radis, oignons).

Si le client a des problèmes de diarrhée, l'utilisation d'élixir parégorique, de sous-gallate de bismuth, de sous-carbonate de bismuth ou de chlorhydrate de diphénoxylate (Lomotil) l'aidera à les résoudre. Pour les problèmes de constipation, le jus de pruneaux, le jus de pommes ou un laxatif doux sont efficaces. Pour le soutien alimentaire en cas de complications, voir le tableau 35-8.

Tableau 35-8 Soutien alimentaire pour les complications courantes du traitement chirurgical du cancer

Intervention chirurgicale	Complications	Soutien alimentaire
Résection de l'intestin grêle	Mauvaise absorption Perte de masse La capacité d'absorption s'améliore avec le temps	Immédiatement après l'opération, nutrition parentérale ou entérale à long terme Plus tard, absorption orale d'un régime riche en protéines, hypercalorique et pauvre en graisses Triglycérides à chaîne moyenne
Iléostomie Colostomie	Au début, perte d'eau et d'électrolytes	Remplacement quotidien des électrolytes, régime complètement liquide, riche en protéines
Opération de dérivation, pour le soulagement de la douleur causée par l'obstruction	Syndrome de malabsorption Maldigestion, diarrhée	Alimentation par voie orale, riche en protéines et en vitamine C Vitamines et minéraux en quantités adéquates

■ ÉVALUATION

Résultats escomptés

Le client :

1. S'adapte au stress de l'opération imminente.
    a) Exprime son inquiétude face à l'opération.
    b) Discute de ses sentiments vis-à-vis de l'opération avec les membres de sa famille et de l'équipe de santé.
    c) Discute de la technique chirurgicale et des suites opératoires avec un client ayant une colostomie ou avec un stomathérapeute.
    d) Exprime ses sentiments sur les changements physiologiques de son corps (élimination).
    e) Reconnaît la nécessité d'apprendre à soigner seul sa colostomie après l'opération.
2. Ne présente pas de complications.
    a) Ingère une quantité suffisante de liquides.
    b) Présente un équilibre entre le débit urinaire et l'absorption liquidienne.
    c) Tolère un régime bien équilibré.
    d) Ne présente ni constipation ni diarrhée.
    e) Régularise son horaire d'élimination.
    f) Présente une peau intacte autour de la colostomie.
    g) Montre des signes de guérison des plaies sans infection.
3. Respecte le régime thérapeutique.
    a) Fixe un horaire régulier pour les autosoins.
    b) Soigne lui-même sa colostomie (irrigation, soins de la peau, changement du sac).
    c) Discute des soins à domicile avec les membres de sa famille et de l'équipe de santé.
    d) Accepte, si nécessaire, les services d'une infirmière visiteuse.
    e) Décrit les mesures à prendre en cas de diarrhée ou de constipation.
    f) Évite les aliments qui causent de la diarrhée, de la constipation, des gaz ou des mauvaises odeurs.
    g) Va régulièrement chez le médecin ou au centre hospitalier.

□ OCCLUSION INTESTINALE

L'occlusion intestinale se définit comme un obstacle à la progression du contenu intestinal dans le tube digestif. Il existe deux types d'occlusion intestinale :

1. L'occlusion mécanique (iléus dynamique, iléus organique, iléus spasmodique), qui est due soit à une obstruction endoluminale, soit à l'oblitération de la lumière par une compression au niveau de la paroi intestinale ;
2. L'iléus paralytique (iléus adynamique), dans lequel la musculature de l'intestin est incapable de propulser son contenu le long du tube. (Les stimuli qui inhibent le péristaltisme intestinal sont : une laparatomie, un traumatisme, une infection, une ischémie du mésentère et des troubles métaboliques.)

L'occlusion peut être partielle ou complète, selon la région atteinte, selon le degré d'obstruction de la lumière intestinale et, surtout, selon le degré de perturbation de la circulation sanguine au niveau de l'intestin. Une occlusion de l'intestin grêle est toujours grave, à cause des vomissements persistants qui amènent un grand déséquilibre électrolytique ; au début, on remarque une alcalose due à la perte d'acide chlorhydrique, puis, un état de déshydratation et d'acidose, causé par la perte d'eau et de sodium au niveau de l'intestin grêle. Si l'occlusion n'est que partielle et évolue lentement, les symptômes seront bénins. L'occlusion du gros intestin, même complète, est relativement peu dramatique, pourvu qu'il n'y ait pas de trouble circulatoire au niveau du côlon. Cependant, si l'apport sanguin est supprimé, les tissus intestinaux meurent et la vie du client est en danger.

Causes et physiopathologie. En amont de l'occlusion, il y a une accumulation de contenu intestinal, de liquides et de gaz. Dans l'intestin grêle, la distension réduit l'absorption des liquides et stimule la sécrétion gastrique, si bien qu'il y a perte de liquides et d'électrolytes. Si la distension augmente, la pression interne de l'intestin fait diminuer la pression veineuse et artérielle des capillaires, ce qui cause de l'œdème, de la congestion, de la nécrose et une éventuelle rupture ou perforation de la paroi intestinale.

Les vomissements entraînent une perte d'ions hydrogène et de potassium dans l'estomac, et provoquent l'hypochlorémie, l'hypokaliémie et l'acidose métabolique. Le choc hypovolémique peut survenir dans le cas d'une grande perte liquidienne. Dans le gros intestin, la déshydratation se fait plus lentement parce qu'il y a moins de perte liquidienne.

Un cas d'occlusion aiguë du côlon sur trois est causé par un cancer du gros intestin (voir à la page 718). Un corps étranger logé dans l'intestin peut quelquefois causer une occlusion intestinale (un noyau de fruit, un calcul, un agglomérat de parasites, etc.). Chez d'autres clients, la cicatrice d'un ulcère de la paroi produit un rétrécissement de la lumière intestinale.

L'intestin peut aussi être emprisonné dans une poche péritonéale (hernie) ou peut être le siège d'adhérences (cause première d'occlusion de l'intestin grêle). Il peut aussi y avoir torsion d'une anse intestinale sur elle-même (*volvulus*).

Le volvulus (*Figure 35-9*) est une obstruction dangereuse parce que la lumière intestinale est bouchée à la fois aux portions proximale et distale. L'accumulation de gaz et de liquides dans la partie bloquée de l'intestin conduit à la nécrose, la perforation et la péritonite.

La hernie (voir aux pages 706 à 708) est l'une des causes les plus courantes et les plus importantes de l'occlusion intestinale (elle vient immédiatement après l'occlusion de l'intestin grêle) et, si elle est étranglée, elle nécessite une opération d'urgence.

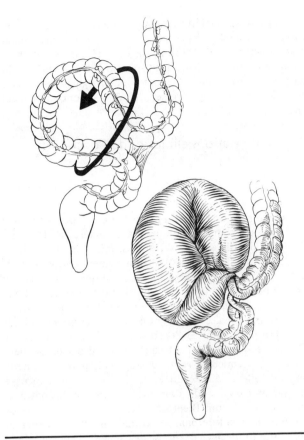

Figure 35-9 Volvulus du côlon sigmoïde. Dans la plupart des cas de volvulus du côlon sigmoïde, la boucle se fait dans le sens contraire des aiguilles d'une montre. Noter l'œdème de l'intestin. (*Source:* J.E. Dunphy et L.W. Way (éd.). *Current Surgical Diagnosis and Treatment*, Los Altos, Californie, Lange Medical Publishers.)

Iléus paralytique

L'iléus paralytique est une paralysie du péristaltisme, à la suite d'une affection traumatique ou toxique des nerfs responsables du mouvement intestinal. L'iléus paralytique fonctionnel après une intervention chirurgicale à l'abdomen peut durer 12 h à 36 h. À cause de cela, on interdit les aliments et les liquides jusqu'au retour normal du péristaltisme que l'on peut vérifier par la présence de bruits intestinaux (que l'on entend grâce au stéthoscope) ou par le passage de gaz. L'iléus paralytique peut se produire après une lésion de la moelle épinière, une opération aux reins ou pendant une péritonite.

Le manque de péristaltisme se manifeste par un ballonnement de l'intestin causé par les gaz provenant de la décomposition du contenu intestinal ou par la déglutition d'air. On entend difficilement ou pas du tout les bruits péristaltiques, et le client est très mal à l'aise, sinon très souffrant. L'intubation intestinale soulage souvent le ballonnement associé à l'iléus paralytique (voir à la page 661).

Invagination

L'invagination est une autre cause d'occlusion intestinale; il y a pénétration d'une portion de l'intestin dans une autre, comme dans un télescope que l'on referme. Ce glissement peut se produire durant les contractions péristaltiques. L'invagination se situe fréquemment au niveau de la valvule iléo-cæcale. Ce télescopage, ou invagination, peut aussi commencer au point d'attache d'une tumeur du côlon, en particulier dans le cas d'une tumeur pédonculée; une contraction péristaltique propulse la tumeur dans le côlon qui entraîne dans la lumière la portion de la paroi où le pédoncule est attaché.

Adhérences postopératoires

Après une opération abdominale, plusieurs régions de l'abdomen ne sont pas complètement guéries et des anses intestinales peuvent y adhérer. De telles adhésions inflammatoires ne sont habituellement que temporaires et inoffensives; cependant, elles peuvent causer le tortillement d'une anse intestinale qui à son tour cause une occlusion. Celle-ci apparaît habituellement le troisième ou le quatrième jour après l'opération, lorsque le péristaltisme est rétabli et que le client a pris des liquides et des solides pour la première fois. Les symptômes sont ceux d'une occlusion intestinale — crampes abdominales, ballonnement, vomissements, etc.

On soulage habituellement le client par une succion naso-entérique. En empêchant la distension de l'intestin au-dessus du point d'occlusion, on peut réduire la réaction inflammatoire et amener la disparition de l'occlusion. Si celle-ci persiste, une intervention chirurgicale peut être nécessaire pour libérer l'anse et rétablir le fonctionnement intestinal.

Manifestations cliniques de l'occlusion intestinale

Les symptômes d'occlusion dépendent de la région intestinale obstruée.

Occlusion de l'intestin grêle. Le premier symptôme est habituellement une douleur à caractère houleux. Le client élimine du sang et du mucus, mais pas de matières fécales ni de flatulences ; les vomissements apparaissent. Cette description est souvent caractéristique. Si l'occlusion est complète, les mouvements péristaltiques deviennent très vigoureux et subissent un changement de direction ; le contenu intestinal est alors propulsé vers la bouche plutôt que vers le rectum. Si l'occlusion se situe au niveau de l'iléon, des vomissements fécaux prennent place. Le client vomit en premier le contenu stomacal, puis le contenu teinté de bile du duodénum et du jéjunum et, finalement, à chaque paroxysme de douleur, le contenu brunâtre et fécaloïde de l'iléon. Bientôt, à cause des pertes d'eau, de sodium et de chlore dans les vomissements, les signes de déshydratation deviennent évidents. Le client se plaint habituellement de soif intense, de somnolence, de malaise généralisé et de douleur. La langue et les muqueuses deviennent sèches, la figure amaigrie. L'abdomen devient distendu et, plus l'occlusion est basse dans le tube digestif, plus la distension est marquée. Si on ne corrige pas la situation, l'état de choc survient, causé par la déshydratation et la perte de volume plasmatique. Le client est prostré ; son pouls devient filant et rapide ; la température et la pression artérielle s'abaissent ; la peau est pâle, froide et moite. À ce stade, la mort peut survenir rapidement.

Occlusion du gros intestin. Du point de vue clinique, l'obstruction du gros intestin diffère de celle de l'intestin grêle, car les symptômes se développent plus lentement. La différence provient du fait que le côlon peut absorber son contenu liquidien et se distendre à un degré considérable, bien au-delà de sa capacité normale. Lorsque l'obstruction se situe au niveau du côlon sigmoïde ou du rectum, le client peut n'avoir pour seul symptôme, pendant plusieurs jours, que la constipation. Éventuellement, l'abdomen se distend, le contour des anses intestinales du côlon devient visible et le client se plaint de coliques douloureuses dans la région inférieure de l'abdomen. Le vomissement de fèces survient. Les derniers symptômes sont ceux d'une occlusion de l'iléon. Il n'y a pas d'état de choc chez les clients souffrant de fécalome.

Évaluation infirmière et intervention

Au cours de l'examen du client, l'infirmière cherche à avoir des renseignements sur le fonctionnement digestif et sur l'élimination intestinale (constipation, constipation opi-

niâtre, diarrhée et leur fréquence). Elle s'informe aussi de l'appétit du client pour savoir s'il a eu des signes d'anorexie, s'il a eu un gain ou une perte de masse, s'il a vomi (fréquence, quantité, description) et s'il a ressenti de la douleur (lieu et description).

L'infirmière ausculte l'abdomen pour vérifier le péristaltisme et le déplacement des gaz. Tandis que les bruits intestinaux sont d'habitude gargouillants et sifflants, on reconnaît l'occlusion à des mouvements péristaltiques précipités qui émettent des sons aigus (des sons intenses et soudains qui montent en crescendo, puis cessent aussitôt). On mesure et on enregistre le tour de taille du client ; bien qu'au début son ventre puisse être plat, il se distend si l'occlusion persiste. Pour avoir un bon point de comparaison, on mesure l'abdomen tous les jours au même moment. Quand l'infection et la nécrose progressent, on note une élévation de la température et du pouls, et la numération leucocytaire atteint rapidement de 15 000 à 20 000. La sensibilité au toucher est souvent un signe d'étranglement.

Lorsque le client élimine, on doit conserver ses selles, les examiner et y vérifier la présence de sang occulte.

Si une hernie incarcérée externe est la cause du trouble, on peut tenter de la réduire, non pas en appliquant une pression pour refouler la masse, mais simplement en couchant le client sur le dos, les genoux fléchis avec un sac de glace placé continuellement sur la masse. Le froid et cette position peuvent réduire l'œdème et l'enflure de l'intestin, et permettre la libération de l'anse de la boucle ou de l'ouverture dans laquelle elle s'est prise.

On évalue les besoins nutritionnels, électrolytiques et liquidiens, et on les satisfait par un traitement parentéral. L'intubation nasogastrique favorise la décompression de l'intestin grêle. Pour confirmer le diagnostic, on effectue des radiographies si possible accompagnées d'un lavement baryté, afin d'explorer l'abdomen. Les soins infirmiers préopératoires sont les mêmes que pour une intervention abdominale majeure (voir à la page 257).

Intervention chirurgicale

Le traitement chirurgical de l'occlusion intestinale dépend grandement de la cause de l'occlusion. Dans les causes les plus courantes d'occlusion, comme la hernie étranglée, les adhérences, etc., l'opération consiste à réparer la hernie ou à sectionner les adhérences qui emprisonnent l'intestin. Dans certains cas de hernie, il peut être nécessaire d'enlever la portion étranglée de l'intestin et de pratiquer une anastomose. Une intervention pour une occlusion intestinale peut être simple ou compliquée, selon la durée de l'occlusion et l'état de l'intestin au moment de l'opération.

Quand le gros intestin est obstrué, habituellement par une tumeur cancéreuse, il est souvent nécessaire de corriger l'obstruction du côlon avant qu'il ne soit possible de réséquer la tumeur elle-même. On insère un large tube dans le cæcum (cæcostomie) ou on pratique une ouverture du côlon au-dessus du siège de l'occlusion et on amène une anse du côlon à la peau. Quand l'ouverture est pratiquée, l'occlusion est corrigée et on peut ensuite traiter la tumeur. Cette intervention s'appelle *colostomie* (voir à la page 719).

Encadré 35-4   Résumé des principes et des objectifs du traitement médical et chirurgical et des soins infirmiers au client qui subit une intervention chirurgicale à l'intestin

Objectifs préopératoires

A. Assurer une préparation optimale du client en vue de l'intervention chirurgicale :
1. Donner du sang entier ou un culot globulaire, comme prescrit, pour le client affaibli par les saignements, l'infection ou une tumeur maligne.
2. Corriger les déficiences hydro-électrolytiques : Donner des perfusions intraveineuses de solution de lactate Ringer, etc., comme prescrit, pour prévenir un déséquilibre électrolytique et une diminution de la fonction rénale durant l'intervention.
3. Assurer la nutrition du client :
   a) Corriger les carences protéiques.
   b) Favoriser la prise de collations entre les repas.
   c) Donner des hydrolysats de protéines ou de l'albumine si indiqué.
4. Contribuer aux examens diagnostiques en évaluant les fonctions pulmonaire, cardiaque, hépatique et rénale du client :
   a) Mesurer la température et la pression artérielle aux intervalles prescrits.
   b) Donner les médicaments et traitements indiqués s'il y a insuffisance cardiaque.
   c) Offrir du soutien au client qui subit des examens diagnostiques de l'intestin.
5. Insérer une sonde à demeure immédiatement avant l'intervention chirurgicale, pour prévenir des manipulations et traumatismes à la vessie.

B. Diminuer les bactéries du tube digestif afin de prévenir l'infection postopératoire.
1. Utiliser des mesures efficaces pour vider le côlon.
   a) Donner des cathartiques comme prescrit pour nettoyer l'intestin.
   b) Donner des lavements et des irrigations coliques pour débarrasser l'intestin des fèces et des gaz.
   c) Offrir un régime faible en résidus pour réduire le contenu fécal de la partie basse de l'intestin.
   d) Mettre le client à la diète liquide, à partir du moment prescrit.
2. Donner des agents antibactériens (antiseptiques intestinaux) pour contrôler la flore bactérienne du tractus gastro-intestinal.
   a) Donner des combinaisons de médicaments (habituellement sulfathalidine et néomycine), comme prescrit.
   b) Surveiller l'apparition des symptômes d'entérocolite pseudo-membraneuse.
      (1) Abdomen distendu et sensible
      (2) Vomissements, diarrhée
      (3) Fièvre

C. Décomprimer le tube digestif au moyen d'un cathéter, pour minimiser les vomissements et la distension :
1. Utiliser un tube de Levin pour l'estomac et la partie haute de l'intestin grêle.
2. Utiliser un tube de Miller-Abbott pour l'intestin.

.../

Évaluation infirmière.   L'évaluation des résultats chirurgicaux se fait de la même manière que pour les clients ayant subi une intervention intestinale (*Encadré 35-4*). Les critères de résultats sont ici le retour du péristaltisme, la suppression de la distension abdominale, le soulagement de la douleur et le retour d'une ingestion et d'une excrétion normales.

☐ AFFECTIONS ANO-RECTALES

Évaluation et manifestations cliniques

Les clients ayant des troubles ano-rectaux recherchent une aide médicale à cause de la douleur et des saignements rectaux. D'autres plaintes fréquentes sont la protrusion d'hémorroïdes, l'écoulement anal, le prurit et l'enflure.

On rencontre fréquemment des saignements dans les affections ano-rectales. (Les hémorroïdes sont la cause la plus courante de saignement rectal.) La description des saignements par le client, aussi bien que l'évaluation par l'infirmière, aide le médecin à établir le diagnostic. Le saignement peut être rouge clair, mais, parfois, il prend une couleur foncée, à cause de son séjour dans l'ampoule rectale avant l'évacuation et aussi de son mélange avec les fèces.

Les saignements du canal anal sont habituellement d'apparence rouge clair.

Lorsqu'elle évalue les signes et symptômes du client, l'infirmière doit insister sur les points suivants :

1. Le sang enduit-il les fèces ou y est-il mêlé ?
2. Est-ce qu'il y a douleur durant l'évacuation ? Y a-t-il aussi une douleur abdominale ?
3. Combien de temps dure la douleur après l'élimination ?
4. Comment le *client* décrit-il la douleur ?
5. Y a-t-il protrusion de l'anus ?
6. Un écoulement est-il évident ? Purulent ? Saignant ?

Examen rectal et préparation du client

L'examen visuel et digital de l'anus et du rectum est indispensable à la détection et à l'identification des lésions. De plus, l'examen rectal est extrêmement utile dans le diagnostic de maladies pelviennes et intra-abdominales, incluant l'appendicite, la diverticulite et la salpingite, des tumeurs de l'ovaire, de l'utérus et du côlon, et des lésions prostatiques de types variés.

Les examens rectaux peuvent se faire en position génupectorale, en position de Sims latérale ou en position inverse, sur une table spécialement conçue pour la rectoscopie. Quelle que soit la position utilisée, on informe le

Encadré 35-4 Résumé des principes et des objectifs du traitement médical et chirurgical et des soins infirmiers au client qui subit une intervention chirurgicale à l'intestin (*suite*)

Objectifs postopératoires

D. Donner des liquides, des électrolytes et des nutriments au client durant la période postopératoire immédiate :
  1. Utiliser un cathéter intraveineux si ce traitement doit durer plusieurs jours.
     a) Choisir le bras comme emplacement du cathéter intraveineux ; cela permet une plus grande mobilité.
     b) Examiner le point d'injection et surveiller l'apparition de thrombophlébite ou de phlébite chimique.
     c) Surélever le dos et la tête du client (après qu'il a repris conscience), pendant la perfusion intraveineuse.
  2. Enregistrer le type de solution intraveineuse, le début et la fin de la perfusion, la quantité absorbée et toute réaction indésirable.
  3. Prendre des mesures minutieuses d'hygiène de la bouche, lorsque le client ne prend pas de liquides par la bouche.

E. Assurer un fonctionnement continu du tube nasogastrique au naso-entérique de façon à diminuer l'aspiration, la distension et l'iléus :
  1. Enregistrer la quantité et l'apparence du contenu gastro-intestinal retiré par la succion.
  2. Surveiller les symptômes d'hypovolémie.
     a) Sécheresse de la peau.
     b) Léthargie.
  3. Favoriser le confort du client intubé.
     a) Lubrifier les narines avec un onguent hydrosoluble.
     b) Tourner fréquemment le client.
     c) Installer un humidificateur dans la chambre pour diminuer la sécheresse des muqueuses.
     d) Appliquer périodiquement sur le cou une compresse froide, si le client se plaint d'irritation de la gorge.

4. Enlever le tube lorsqu'il y a retour du péristaltisme (perçu grâce à l'auscultation, le passage de gaz par le rectum et les symptômes cliniques du client). (Cela se fait sous prescription médicale.)

F. Assurer le confort et la sécurité du client :
  1. Donner des analgésiques selon les symptômes cliniques et les besoins du client.
     a) Surveiller le client pour déceler l'hypotension ou l'agitation.
     b) Apporter une attention spéciale lors de l'administration de narcotiques aux clients âgés.
  2. Combattre l'insomnie par des mesures appropriées et les sédatifs ou hypnotiques prescrits.
  3. Encourager le client à se retourner, à respirer profondément et à tousser à intervalles réguliers. Surveiller la congestion pulmonaire.
  4. Changer le pansement tel qu'indiqué, si le client a une plaie qui coule, une iléostomie ou une colostomie.
  5. Encourager le client à exprimer ses sentiments et ses craintes sur son état.

G. Observer le client et déceler les complications (voir l'encadré 35-5).

H. Encourager le client à subir des examens de contrôle après l'intervention :
  1. Avertir le client qu'il devra subir des examens radiologiques périodiques du côlon, de la poitrine et de la colonne lombaire (spécialement lorsqu'il a un cancer).
  2. Renforcer les directives du médecin concernant les examens de contrôle réguliers.
  3. Recommander au client de signaler immédiatement tout symptôme inexpliqué ou récurrent à son médecin.

client sur la technique et son déroulement. Il est recouvert d'un drap de manière que seule la région rectale soit exposée.

Abcès ano-rectal

L'*abcès ano-rectal* se situe dans les régions pararectales. Généralement, ce sont des micro-organismes pathogènes qui sont responsables de l'infection. L'incidence de l'abcès ano-rectal est plus grande chez les hommes que chez les femmes.

Traitement. Plusieurs régions à l'intérieur ou à l'extérieur du rectum peuvent être affectées par un abcès douloureux qui, souvent, contient du pus malodorant. Si l'abcès est superficiel, on peut observer de l'enflure, de la rougeur et de la sensibilité au toucher. Un abcès profond donne des symptômes toxiques, et même de la fièvre et une douleur dans la partie basse de l'abdomen. Plus de la moitié des abcès rectaux causent des fistules.

Le traitement palliatif comprend des bains de siège et l'administration d'analgésiques. L'incision et le drainage constituent le traitement chirurgical. Quand une infection profonde persiste et qu'il y a une possibilité de fistule, il faut enlever le conduit fistulaire immédiatement ou lors d'une deuxième opération. On a rarement recours au méchage, mais quand c'est nécessaire, on borde la plaie de gaze vaselinée. Plus tard, quand il faut retirer le pansement, on l'imbibe d'abord de peroxyde d'hydrogène.

Les plaies guérissent par granulation. Les fèces doivent être consistantes plutôt que liquides ou molles. D'habitude on n'emploie pas de cathartiques ou d'huile minérale.

Fistule anale

La fistule anale est une mince voie tubulaire qui s'étend dans le canal à partir d'une ouverture située à côté de l'anus (*Figure 35-10*). Du pus et des selles s'écoulent constamment de l'ouverture cutanée et obligent le client à porter un tampon protecteur. Cette affection peut être un des premiers signes de l'entérite régionale.

Traitement. Trois ou quatre heures avant l'opération, on doit raser le périnée et vider entièrement la partie basse de l'intestin, par des lavements savonneux tièdes. On doit permettre au client d'évacuer les lavements sur la chaise d'aisance. Le dernier lavement doit donner un retour d'eau claire et être entièrement évacué.

Au moment de l'opération, on place le client en position gynécologique et on identifie le trajet de la fistule en y insérant une sonde ou en y injectant une solution de bleu de méthylène. On peut ensuite disséquer la région de la fistule ou ouvrir celle-ci par une incision qui va de l'ouverture rectale jusqu'à son orifice d'émission. On procède à la mise en place d'une mèche.

Le traitement postopératoire et les complications sont les mêmes que ceux décrits pour les soins infirmiers aux clients qui subissent une intervention chirurgicale au rectum, aux pages 735-736.

Fissure anale

La *fissure anale* est un ulcère situé dans l'axe longitudinal du canal anal (*Figure 35-10*). Il est fréquemment associé à la constipation et son symptôme le plus prononcé est une douleur atroce lors de la défécation.

Traitement. Plus de la moitié des fissures anales guérissent grâce à un traitement conservateur; les autres requièrent une opération mineure. On évite la constipation avec un laxatif léger et les malaises avec un suppositoire qui contient un anesthésique et un stéroïde. Quelquefois, il est nécessaire de faire une dilatation anale sous anesthésie.

Pour le traitement chirurgical, on utilise la même préparation préopératoire que dans le cas d'une fistule anale. Divers types d'opérations peuvent être exécutés: dans certains cas, on dilate le sphincter externe et on excise la fissure; dans d'autres cas, on divise une partie du sphincter externe, ce qui amène une paralysie du sphincter externe et, par conséquent, un soulagement des spasmes qui permet à l'ulcère de se cicatriser. Lorsqu'il existe une grosse hémorroïde externe surplombante, on pratique l'excision de l'ulcère et de l'hémorroïde.

Hémorroïdes

Les *hémorroïdes* ne sont que des veines variqueuses dans le canal anal. Elles apparaissent et disparaissent, et la majorité des gens en ont, à un moment donné. Elles sont fréquentes lors d'une grossesse. En disparaissant, elles peuvent laisser une trace sur la peau. Les hémorroïdes qui apparaissent au-dessus du sphincter interne sont appelées *hémorroïdes internes* et celles qui surgissent à l'extérieur du sphincter externe sont appelées *hémorroïdes externes* (*Figure 35-10*). Elles causent des démangeaisons, des selles tachées de sang et des douleurs. Les hémorroïdes internes descendent fréquemment dans le sphincter et produisent un inconfort considérable. Si le sang qu'elles contiennent se coagule et s'infecte, elles deviennent plus douloureuses, et sont dites *thrombosées*.

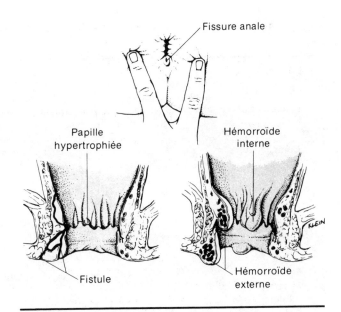

Figure 35-10 Divers types de lésions anales.

Traitement. On peut soulager les symptômes et les malaises causés par les hémorroïdes en ayant une bonne hygiène personnelle et en évitant de forcer au cours de la défécation. Un régime riche en fruits et en son peut suffire comme traitement; un laxatif hydrophile aide si ce régime ne suffit pas.

Beaucoup de médecins ont une médication préférée qui, lorsqu'elle est injectée au-dessus de la muqueuse sensible grâce à un anoscope, n'a pas d'effet direct sur les veines thrombosées, mais induit une réaction fibreuse. Cette réaction des tissus sous-muqueux du canal anal supérieur et du rectum inférieur tend à tirer les tissus vers le haut à leur emplacement normal. Cette méthode a peu d'effet sur les hémorroïdes très avancées.

Le traitement qui consiste à utiliser un élastique est plus conservateur. À l'aide d'un rectoscope, on visualise l'hémorroïde, on en attrape avec un instrument la partie supérieure, au-dessus de la bordure cutanéo-muqueuse, et on glisse par-dessus un petit élastique. Le tissu en aval de l'élastique se nécrose et est enlevé. À cause de la fibrose, la muqueuse anale inférieure est tirée vers le haut et adhère au muscle sous-jacent. Bien que ce traitement se soit montré satisfaisant chez certains clients, chez d'autres, il a engendré de la douleur et même des hémorragies secondaires.

Le traitement le plus récent est l'hémorroïdectomie par cryochirurgie; à l'heure actuelle, on en est à évaluer son efficacité. On gèle les tissus de l'hémorroïde pendant suffisamment de temps pour causer la nécrose; cette méthode agit de la même façon que la précédente mais elle est sans douleur.

Les différentes méthodes de traitement décrites ci-dessus ne sont pas efficaces pour des veines thrombosées depuis longtemps; pour celles-ci, le traitement habituel est l'hémorroïdectomie chirurgicale.

L'opération comprend habituellement la dilatation digitale du sphincter et la résection des hémorroïdes à l'aide d'une pince et d'un cautère, ou par ligature et excision.

Encadré 35-5   Résumé des complications possibles à la suite d'une intervention chirurgicale à l'intestin grêle et au gros intestin

---

L'anticipation et la surveillance des complications sont de toute première importance dans les soins du client pendant la période postopératoire. L'identification et le traitement précoces de ces complications peuvent prévenir une incapacité prolongée et, dans certains cas, la mort du client.

Complications	Évaluation initiale et intervention
Iléus paralytique	Commencer ou continuer la succion nasogastrique.
	Préparer le client pour des examens radiologiques.
	Assurer un remplacement adéquat des liquides et des électrolytes.
Occlusion mécanique	Donner des antibiotiques, si le client a des symptômes de péritonite.
	Évaluer les douleurs coliques intermittentes du client, les nausées et les vomissements.
	Préparer pour l'intubation intestinale, le remplacement des électrolytes et pour une nouvelle opération, si le client ne réagit pas au traitement conservateur.
Infections	
Infections intrapéritonéales	Surveiller l'apparition d'une douleur abdominale constante ou généralisée, d'un pouls rapide et d'une élévation de température.
Infection d'une plaie abdominale	Préparer le client à une décompression de l'intestin par intubation.
	Rétablir l'équilibre hydro-électrique par voie intraveineuse.
	Donner des antibiotiques, comme prescrit.
Conditions septiques intra-abdominales	Surveiller les nausées, le hoquet, les frissons, les pics de température et la tachycardie.
Péritonite	Donner des antibiotiques, comme prescrit.
	Préparer le client pour un drainage chirurgical.
	Instituer un traitement intraveineux de suppléance hydro-électrolytique.
	Préparer le client pour une nouvelle opération si son état se détériore.
Formation d'abcès	Administrer des antibiotiques, comme prescrit.
	Appliquer des compresses chaudes, comme prescrit.
	Préparer le client à un drainage chirurgical.
Complications des plaies	Surveiller les pics de température sur le graphique.
Infection	Observer les rougeurs, la sensibilité et la douleur autour de la plaie.
	Aider à établir un drainage local.
	Prélever un échantillon du liquide drainé et faire faire une culture et un antibiogramme.
Rupture de la plaie	Surveiller l'apparition soudaine d'un écoulement séreux abondant provenant de la plaie.
	Couvrir la région de la plaie de serviettes stériles maintenues en place par une ceinture.
	Préparer immédiatement le client pour l'intervention chirurgicale.
Complications de l'anastomose	Préparer le client pour l'intervention chirurgicale.
Déhiscence de l'anastomose	
Fistules	Pratiquer une décompression de l'intestin.
	Donner des liquides par voie parentérale afin de compenser les pertes liquidiennes et électrolytiques.

Après l'opération, un petit tube, souvent couvert de gaze vaselinée, peut être inséré dans le sphincter pour permettre l'évacuation des gaz et du sang s'il y a hémorragie. Au lieu du tube, certains chirurgiens placent des morceaux de Gelfoam ou de gaze Oxycel sur les plaies anales. Les pansements, dans de tels cas, sont maintenus en place à l'aide d'une bande en T.

Kyste pilonidal

Le *kyste pilonidal* se développe dans le sillon interfessier sur la surface postérieure du sacrum. Certains croient qu'il est formé par un repli sous-cutané du tissu épithélial, pouvant communiquer avec la surface de la peau par une ou plusieurs petites ouvertures sinusales. On voit souvent des poils sortir de ces ouvertures, d'où le mot *pilonidal*, c'est-à-dire nid de poils. Les kystes présentent rarement des symptômes avant l'adolescence, ou au début de la vie adulte, lorsque l'infection produit un écoulement irritant ou un abcès. Cette région est facilement irritée par la transpiration et la friction.

Les traumatismes semblent jouer un rôle important dans l'apparition des réactions inflammatoires de ces kystes.

Traitement. Dans les premiers stades de l'inflammation, on peut enrayer l'infection par une antibiothérapie. Lorsque l'abcès est formé, comme dans le cas de sinus contenant des poils, le traitement chirurgical est indiqué. Lorsqu'un abcès est présent, on pratique une incision et un drainage. Cependant, comme les abcès ont tendance à réapparaître ou à former des sinus secondaires, qui provoquent un écoulement irritant, une excision radicale du kyste est nécessaire. Chez les clients atteints de sinus contenant des poils, mais qui ne présentent pas de réaction inflammatoire marquée, l'opération s'avère nécessaire pour la même raison. On excise entièrement le kyste et le trajet des sinus. Chez plusieurs clients, on peut suturer l'ouverture qui en résulte, mais, chez certains, la plaie est si grande qu'elle ne peut être refermée entièrement. On laisse alors la plaie se cicatriser par granulation.

Les *soins infirmiers* pour ces clients sont relativement simples. Chez ceux qui ont des abcès, on utilise fréquemment des applications chaudes et humides. Après l'excision du kyste, les soins sont les mêmes que pour une plaie superficielle. Pendant les premiers jours, le client est souvent plus à l'aise lorsqu'il se couche sur l'abdomen ou sur le côté, un oreiller entre les jambes. On permet le premier lever assez tôt après l'opération, pour la plupart des clients, et les soins postopératoires se poursuivent à la maison.

Soins au client qui subit une intervention chirurgicale au rectum

Les clients qui doivent subir une opération chirurgicale au rectum sont habituellement nerveux et irritables. L'infirmière doit se préoccuper des problèmes psychologiques du client. Celui-ci a un besoin spécial d'intimité. Le périnée est souvent rasé avant l'opération; cela peut varier selon la nature de l'opération. Habituellement, on prescrit une irrigation de la partie basse de l'intestin, qui doit être faite au moins 2 h avant l'opération. On doit nettoyer la région aussi minutieusement que possible.

Soins infirmiers postopératoires

Problèmes du client et diagnostics infirmiers. Après une opération au rectum, le client peut présenter les problèmes suivants : des complications possibles, telles que la douleur, des difficultés lors de la miction, des hémorragies et un non-respect potentiel du régime thérapeutique.

Objectifs. Les objectifs principaux du client sont (1) l'absence de complications et (2) le respect du régime thérapeutique.

Absence de complications. Pendant les 24 premières heures après une opération au rectum, il peut y avoir des spasmes douloureux du sphincter et des muscles. Le soulagement de la douleur est donc important. Un usage libéral des analgésiques, durant cette période, est nécessaire. Après 24 h, des agents anesthésiques topiques peuvent être utiles pour soulager l'irritation locale et l'endolorissement. La miction peut être un problème pour le client à cause de la présence d'un spasme réflexe du sphincter, à la sortie de la vessie, et de la contraction de certains muscles à cause de l'appréhension et de la douleur. Toutes les méthodes qui favorisent la miction volontaire doivent être essayées avant de recourir au cathétérisme. Après les opérations rectales, on permet habituellement au client de se lever pour uriner.

- Après une hémorroïdectomie, une hémorragie peut provenir des veines qui ont été coupées. Si on a inséré un tube dans le sphincter après l'opération, des traces de sang sont apparentes sur les pansements. Si le client se sent faible, agité, anxieux, et si le pouls augmente, l'infirmière doit craindre une hémorragie interne ou cachée, et donner un traitement approprié jusqu'à l'arrivée du chirurgien.

L'hygiène de la région périanale est importante pour le confort du client. On l'obtient par un léger nettoyage à l'eau chaude et un *séchage* avec du coton absorbant. On doit dire au client d'éviter de frotter la région périanale avec du papier hygiénique.

Pour soulager les malaises et la douleur, on utilise de la chaleur humide sous forme de compresses ou de bains de siège, trois ou quatre fois par jour, surtout après l'élimination. La chaleur humide soulage et relaxe les spasmes du sphincter. Un sac de glace sur la tête ou le cœur prévient la sensation de faiblesse ressentie par plusieurs clients durant les bains de siège. Des pansements humides saturés avec une égale quantité d'eau froide et d'hamamélis aident à soulager l'œdème. On doit appliquer de la vaseline autour de la région anale lorsque les compresses humides sont utilisées de façon continue, pour prévenir la macération de la peau. L'infirmière demande au client de se mettre en décubitus ventral, à intervalles réguliers, parce que cette position facilite le drainage déclive du liquide de l'œdème.

Parmi les médicaments prescrits, on trouve les *suppositoires* qui contiennent des anesthésiques, des astringents, des antiseptiques, des tranquillisants, des anti-nauséeux, et même des bronchodilatateurs. Si on insère le suppositoire correctement, le client sera moins craintif, moins mal à l'aise et donc plus coopératif. Quand on insère le suppositoire, on demande au client de se coucher sur le côté, la jambe du haut fléchie. On développe le suppositoire, on écarte les fesses d'une main et on enfonce le suppositoire de l'autre. Si le suppositoire était dans le réfrigérateur (pour éviter qu'il ne fonde), on le réchauffe à la température de la pièce pour prévenir l'irritation de la muqueuse rectale. On lubrifie les suppositoires hydrosolubles avec de l'eau ou une gelée lubrifiante; les suppositoires au beurre de cacao se lubrifient d'eux-mêmes.

Le client peut avoir peur de la douleur au point de ne pas réagir au signal de défécation, ce qui entraîne la constipation. On évite habituellement les cathartiques. Il est préférable d'avoir une selle ferme plutôt que plusieurs selles liquides ou molles. On peut soulager immédiatement un spasme douloureux du sphincter à l'aide d'un bain de siège chaud ou de compresses chaudes. Le médecin peut prescrire de l'huile minérale. Certains chirurgiens préfèrent l'administration d'un lavement à garder composé d'huile chaude lorsque le client ressent le désir de déféquer; on peut prescrire un lavement d'eau savonneuse à l'aide d'un cathéter bien lubrifié, s'il n'y a aucune défécation durant les trois jours qui suivent l'opération. On offre habituellement au client la nourriture qu'il préfère.

Le client peut adopter toute position confortable. Le décubitus ventral, ou la position couchée sur le côté avec un oreiller entre les genoux, est très confortable pour ces clients. Un anneau de mousse de polyuréthane augmente grandement le confort du client en position assise. On encourage généralement le client à se lever très tôt après l'opération.

Éducation du client. Lorsqu'il est temps pour le client de quitter le centre hospitalier, il doit savoir comment prendre un bain de siège et comment vérifier la température de l'eau. Les bains de siège peuvent se faire dans une baignoire, trois ou quatre fois par jour. S'ils ont tendance à affaiblir le client, les bains de siège peuvent être donnés à l'aide d'un bassin ou d'un récipient contenant assez d'eau pour couvrir le périnée.

On doit bien renseigner le client sur son régime et sur l'avantage des bonnes habitudes alimentaires. Il doit également connaître les laxatifs à prendre avec prudence et comprendre pourquoi l'exercice est important. Le chirurgien indique habituellement l'horaire détaillé des activités de la journée. L'infirmière peut revoir cet horaire avec le client.

Évaluation infirmière. L'infirmière peut évaluer les points suivants :

Résultats escomptés

Le client :

1. Ne souffre pas de complications :
   a) Ne ressent pas de douleur ni de malaises.
   b) A des mictions volontaires et vide sa vessie complètement.
   c) Ne présente pas d'hémorragie.
   d) Ne présente pas d'infection à la plaie.
   e) A une élimination intestinale normale.
2. Respecte son régime thérapeutique :
   a) Prend des bains de siège tel que prescrit.
   b) Mange et boit normalement.
   c) Fait de l'exercice.
   d) Va à ses rendez-vous chez le médecin ou au centre hospitalier.

Neuvième partie

Les soins infirmiers et les affections métaboliques et endocriniennes

36

Les affections hépatiques et biliaires

☐ RAPPEL DE PHYSIOLOGIE

Le foie peut être considéré comme une usine chimique dont le travail est de fabriquer, d'accumuler, de modifier et d'excréter un grand nombre de substances participant au métabolisme du corps. La situation du foie est importante pour sa fonction, puisqu'il reçoit le sang riche en nutriments directement du tube digestif, et qu'ensuite il emmagasine et transforme ces nutriments en substances chimiques utilisées n'importe où dans le corps pour les besoins métaboliques. Le foie est particulièrement important dans la régulation du métabolisme du glucose et des protéines. De plus, il sécrète la bile qui a un rôle majeur dans la digestion et l'absorption des graisses. Il agit comme organe excréteur en retirant les déchets contenus dans le sang et en les éliminant par la bile. Celle-ci est entreposée temporairement dans la vésicule biliaire qui, au moment de la digestion, vide la bile dans l'intestin grêle.

Anatomie

Le foie est situé derrière les côtes, dans la partie supérieure droite de la cavité abdominale. Il pèse environ 1 500 g et il est divisé en quatre lobes. Chaque lobe est recouvert d'une fine couche de tissu conjonctif qui pénètre dans le lobe et le divise en petites unités appelées *lobules* (*Figure 36-1*).

La circulation du sang à l'intérieur et à l'extérieur du foie est de très grande importance. Le sang qui traverse le foie provient de deux sources. Environ 75 % du sang arrive par la veine porte qui draine le tube digestif, et il est riche en nutriments. Le reste du sang entre par l'artère hépatique et il est riche en oxygène. Les ramifications terminales de l'artère hépatique et de la veine porte se joignent pour former les lits capillaires qui constituent les sinusoïdes du foie. Les cellules hépatiques (hépatocytes) sont donc baignées par un mélange de sang veineux et de sang artériel. Les sinusoïdes débouchent dans une veinule qui occupe le centre de chaque lobule et qu'on appelle *veine centrale*. Toutes les veines centrales se rejoignent pour former la veine hépatique qui constitue le drainage veineux du foie et

se jette dans la veine cave inférieure, près du diaphragme. Il faut noter que si le sang a deux voies d'entrée au foie, il n'a qu'une seule voie de sortie.

En plus des hépatocytes, le foie contient des cellules phagocytaires appartenant au système réticulo-endothélial et qu'on appelle *cellules de Kupffer*. Elles débarrassent le sang des bactéries et des corps étrangers. Les autres organes qui contiennent des cellules réticulo-endothéliales sont la rate, la moelle osseuse, les ganglions lymphatiques et les poumons.

Entre les lobules du foie se trouvent les *canalicules* qui sont les plus petits canaux biliaires. Ils reçoivent les sécrétions des hépatocytes et les transportent vers des canaux plus grands qui, ensuite, forment le *canal hépatique*. Le canal hépatique et le canal cystique, venant de la vésicule biliaire, se joignent pour former le *canal cholédoque* qui se jette dans l'intestin grêle. Le débit de la bile vers l'intestin est contrôlé par le sphincter d'Oddi situé à l'entrée du duodénum.

La vésicule biliaire, petit sac creux en forme de poire, d'environ 7,5 cm à 10,0 cm de long, est située dans une dépression peu profonde de la face intérieure du foie auquel elle est reliée par du tissu conjonctif. La vésicule biliaire contient de 30 mL à 50 mL de bile. Ses parois sont surtout composées de fibres musculaires lisses. La vésicule biliaire est reliée au canal cholédoque par le canal cystique.

Fonctions métaboliques du foie

Le foie joue un rôle important dans la régulation de la concentration du glucose sanguin. Après un repas, le glucose contenu dans le sang de la veine porte passe dans le foie où il est transformé en glycogène, lequel est emmagasiné dans les hépatocytes. Par la suite, pour maintenir une glycémie normale, le foie transforme le glycogène en glucose et le libère dans la circulation sanguine selon les besoins. S'il y a un besoin en glucose supplémentaire, le foie, par *glyconéogenèse*, en synthétise à partir des acides aminés provenant de la dégradation des protéines ou à partir de l'acide lactique provenant de l'activité musculaire.

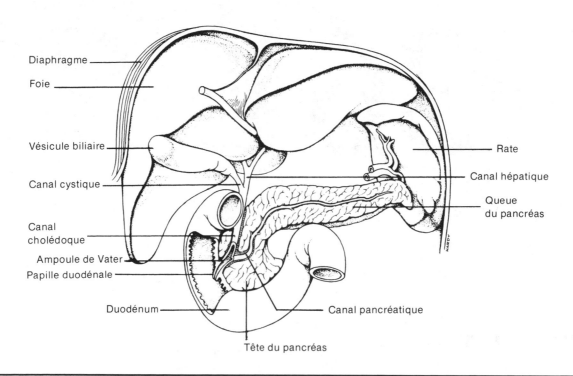

Figure 36-1   Le foie et le système biliaire. (*Source* : E.E. Chaffee et E.M. Greisheimer. *Basic Physiology and Anatomy*, 3ᵉ éd., Philadelphie, J.B. Lippincott.)

L'utilisation des acides aminés pour la glyconéogenèse forme de l'ammoniaque comme sous-produit : le foie transforme cette ammoniaque en urée. L'ammoniaque produite par les bactéries dans l'intestin est également retirée du sang portal pour être transformée en urée. De cette façon, le foie transforme l'ammoniaque, une toxine potentielle, en urée, composé inoffensif qui peut être excrété dans l'urine.

Le foie joue également un rôle important dans le métabolisme des protéines. Le foie synthétise presque toutes les protéines plasmatiques (sauf les gammaglobulines), y compris l'albumine, les globulines α et β, les facteurs de coagulation du sang, les protéines de transport et la plupart des lipoprotéines plasmatiques. Le foie a besoin de vitamine K pour synthétiser la prothrombine et quelques-uns des autres facteurs de coagulation. Les acides aminés sont les constituants de la synthèse des protéines.

Le foie est aussi actif dans le métabolisme des graisses. Les acides gras peuvent être dégradés pour produire de l'énergie et des corps cétoniques (acide acétylacétique, acide β-hydroxybutyrique et acétone). Les corps cétoniques sont de petits composés qui peuvent entrer dans le courant sanguin et fournir de l'énergie aux muscles et aux autres tissus. La dégradation des acides gras en corps cétoniques survient surtout quand la disponibilité du glucose est limitée, comme c'est le cas dans l'inanition ou chez les diabétiques. Les acides gras et leurs produits métaboliques sont également utilisés pour la synthèse du cholestérol, de la lécithine, des lipoprotéines et d'autres lipides complexes. Dans certaines conditions, les lipides peuvent s'accumuler dans les hépatocytes et provoquer un état anormal appelé stéatose hépatique ou dégénérescence graisseuse du foie.

Les vitamines A, B₁₂, D et plusieurs vitamines du complexe B sont emmagasinées en grandes quantités dans le foie. Certains métaux, comme le fer et le cuivre, sont également emmagasinés. Le foie étant riche en ces substances, on utilise des extraits de foie pour le traitement d'un très grand nombre de troubles nutritionnels.

Métabolisme des médicaments.   Plusieurs médicaments, tels que les barbituriques et les amphétamines, sont métabolisés par le foie. Cela aboutit généralement à une perte d'activité du médicament bien que, dans certains cas, on remarque au contraire une activation. Une des voies importantes de métabolisme des médicaments comprend l'altération du médicament par le système cytochrome P-450. Une autre voie de métabolisme exige la conjugaison du médicament avec un autre composé, tel que l'acide acétique ou l'acide glucuronique, pour former des susbtances plus solubles. Les produits conjugués sont alors excrétés dans les fèces ou l'urine, de la même manière que la bilirubine.

Bile

La bile est continuellement formée par les hépatocytes et recueillie par les canalicules et les voies biliaires. Elle est composée essentiellement d'eau et d'électrolytes, tels que le sodium, le potassium, le calcium, les chlorures, les bicarbonates, et contient également de la lécithine, des acides gras, du cholestérol, de la bilirubine et des sels biliaires. La bile est recueillie et emmagasinée dans la vésicule biliaire, puis déversée dans le duodénum au moment de la digestion. La bile a une fonction excrétrice, comme dans l'excrétion de la bilirubine, et elle aide à la digestion grâce à l'émulsion des graisses par les sels biliaires.

Sels biliaires.   Les sels biliaires sont produits par les hépatocytes à partir du cholestérol. Après leur conjugaison avec des acides aminés (taurine et glycine), ils sont excrétés dans la bile. Les sels biliaires, ainsi que le cholestérol et la lécithine, sont nécessaires à l'émulsion des graisses dans l'intestin. Ce processus est indispensable à une bonne digestion et à une bonne absorption. Les sels biliaires sont ensuite réabsorbés, d'abord au niveau de l'iléon distal, dans le sang portal pour retourner ensuite au foie et être de nouveau excrétés dans la bile. Cette voie qui débute par les hépatocytes, qui se continue par la bile et les intestins et qui retourne aux hépatocytes est appelée *circulation entéro-hépatique*. À cause de cette circulation entéro-hépatique, seulement une petite partie des sels biliaires qui entrent dans l'intestin est excrétée dans les fèces. Cela diminue la demande de synthèse des sels biliaires par les cellules hépatiques.

Excrétion de la bilirubine

La bilirubine est un pigment dérivé de la dégradation de l'hémoglobine par les cellules du système réticulo-endothélial, en particulier les cellules de Kupffer du foie. Les hépatocytes captent la bilirubine du sang et la modifient chimiquement par conjugaison avec l'acide glucuronique qui la rend plus soluble dans les solutions aqueuses. La bilirubine conjuguée est sécrétée par les hépatocytes dans les canalicules biliaires adjacents et transportée par la bile jusqu'au duodénum. Dans l'intestin grêle, la bilirubine est transformée en urobilinogène, en partie excrété dans les fèces et en partie absorbé dans le sang portal à travers la muqueuse intestinale. La plus grande partie de cet urobilinogène réabsorbé est reprise par les hépatocytes et sécrétée de nouveau dans la bile (circulation entéro-hépatique). Une petite partie de l'urobilinogène entre dans la circulation systémique et est excrétée par les reins dans l'urine. L'élimination de la bilirubine par la bile représente la principale voie d'excrétion de ce composé. La concentration de la bilirubine dans le sang peut augmenter en cas de maladie du foie ou quand le flux de bile est bloqué (calculs dans la vésicule biliaire, par exemple). Dans le cas d'obstruction des voies biliaires, la bilirubine n'entre pas dans l'intestin et l'urobilinogène ne se trouve donc pas dans l'urine.

Vésicule biliaire

La vésicule biliaire fonctionne comme un entrepôt de bile. Entre les repas, quand le sphincter d'Oddi est fermé, la bile produite par les hépatocytes entre dans la vésicule biliaire. Pendant que la bile est emmagasinée dans la vésicule, une grande partie de l'eau est absorbée par les parois de la vésicule, si bien que la bile est de cinq à dix fois plus concentrée qu'à son origine. Quand la nourriture entre dans le duodénum, la vésicule biliaire se contracte, le sphincter d'Oddi s'ouvre, permettant à la bile de se déverser dans le duodénum. Cette réaction est stimulée par la cholécystokinine-pancréozymine (CCK-PZ), hormone sécrétée par la paroi intestinale.

Physiopathologie

Le mauvais fonctionnement du foie provient d'une atteinte des cellules parenchymateuses, soit directement, par des maladies primaires du foie, soit indirectement, à cause d'une obstruction biliaire ou d'une mauvaise circulation hépatique.

Les maladies qui entraînent un mauvais fonctionnement hépatocellulaire sont causées par des agents infectieux, tels que les bactéries et les virus, ainsi que par l'anoxie, les désordres métaboliques, les toxines et les médicaments, les carences nutritionnelles, et les états d'hypersensibilité. La cause la plus courante d'atteinte parenchymateuse est probablement la malnutrition, surtout dans l'alcoolisme. La réaction des cellules parenchymateuses est presque toujours la même pour la plupart des agents nocifs : remplacement du glycogène par des lipides qui produisent une infiltration graisseuse, avec ou sans destruction cellulaire ou nécrose. Cela est habituellement associé à une infiltration cellulaire inflammatoire et à la formation de tissu fibreux. Une régénération cellulaire peut apparaître si le processus pathologique n'est pas trop toxique. Le résultat final de l'atteinte parenchymateuse chronique est un foie ratatiné et fibrotique tel qu'on l'observe dans la cirrhose.

L'atteinte hépatocellulaire se manifeste par une altération des fonctions métaboliques et excrétrices du foie. La concentration de bilirubine sérique augmente, conduisant à l'ictère, ou jaunissement de la peau, causé par l'obstruction intra-hépatique des voies biliaires. Avec le mauvais fonctionnement hépatique, surviennent des anomalies dans le métabolisme des glucides, des lipides et des protéines. Un métabolisme anormal des protéines entraîne une diminution de la concentration d'albumine sérique et l'œdème. Le tube digestif absorbe l'ammoniaque, sous-produit du métabolisme, mais les cellules hépatiques lésées ne la transforment pas en urée. Un taux élevé d'ammoniaque sérique peut provoquer des signes de détérioration du système nerveux central.

L'architecture vasculaire du foie peut être modifiée et entraîner une augmentation de la pression de la veine porte, ce qui aboutit à un passage des liquides dans la cavité péritonéale, ou ascite, et à des varices œsophagiennes. Une production insuffisante des divers facteurs de coagulation sanguine cause des hémorragies de n'importe quel endroit, mais le client est particulièrement sujet aux hémorragies gastro-intestinales.

La gynécomastie et d'autres troubles du fonctionnement sexuel et des caractères sexuels apparaissent parce que le foie ne peut plus inactiver normalement les œstrogènes.

Une atteinte aiguë du foie peut causer une insuffisance hépatique aiguë, être complètement réversible ou progresser vers une maladie chronique. Le résultat final d'une atteinte hépatique chronique est la cirrhose, caractérisée par le remplacement des cellules parenchymateuses par du tissu fibreux. Il y a insuffisance hépatique quand la capacité du foie d'accomplir ses fonctions métaboliques et excrétrices est inférieure aux besoins du corps. Le coma hépatique survient quand l'atteinte hépatique est si grave que le foie est incapable de retirer de la circulation sanguine les produits du métabolisme.

Tableau 36-1   Examens des fonctions hépatiques

Test	Valeurs normales	Fonctions cliniques
I. *Examens des pigments*		Ils mesurent l'habileté du foie à conjuguer
A. Bilirubine sérique directe	De 0 mg/dL à 0,3 mg/dL	et à excréter la bilirubine. Ils sont
B. Bilirubine sérique totale	De 0 mg/dL à 0,9 mg/dL	anormaux dans les affections du foie et des
C. Bilirubine urinaire	0	voies biliaires qui causent cliniquement
D. Urobilinogène urinaire	De 0 mg/24 h à 1,16 mg/24 h	l'ictère.
E. Urobilinogène fécal (peu utilisé)	De 40 mg/24 h à 280 mg/24 h	
II. *Clairance des colorants*		
A. Excrétion de la bromsulfaléine (épreuve à la BSP)	< 5% de rétention 45 min après l'injection de 5 mg/kg de masse corporelle	La BSP se lie à l'albumine dans le sang. Les cellules hépatiques brisent cette liaison, conjuguent la BSP et l'excrètent dans la bile. L'élimination normale dépend du débit sanguin hépatique, du fonctionnement des cellules hépatiques et de l'absence d'obstruction. La rétention augmente dans les cas de lésion des cellules hépatiques et dans les cas de diminution du débit sanguin hépatique.
B. Vert d'indocyanine	De 500 mL/m^2 à 800 mL/m^2 de surface corporelle/min	Extrait du sang et excrété par le foie. Dépend du débit sanguin hépatique, du fonctionnement des cellules hépatiques et de l'absence d'obstruction.
III. *Examens des protéines*		Le foie fabrique les protéines. Une variété
A. Protéines sériques totales	De 7,0 g % à 7,5 g %	d'altérations hépatiques peuvent modifier
B. Albumine	De 3,5 g % à 5,5 g %	leurs taux.
C. Globuline	De 1,5 g % à 3,0 g %	
D. Électrophorèse des protéines sériques	Albumine de 63 % à 69 % du total α_1 glob. de 3,9 % à 7,3 % α_2 glob. de 3,9 % à 7,3 % α_2 glob. de 6,9 % à 11,8 % β glob. de 6,9 % à 11,8 % γ glob. de 9,8 % à 20,0 %	Albumine Cirrhose Hépatite chronique Œdème, ascite Globuline Cirrhose Maladie hépatique Ictère chronique obstructif Hépatite virale
IV. *Temps de prothrombine* Réaction du temps de prothrombine à la vitamine K	Retour à la normale	Le temps de prothrombine peut être allongé dans les affections hépatiques. Il ne reviendra pas à la normale avec la vitamine K, lors d'atteinte grave des cellules hépatiques.
V. *Phosphatase alcaline*	Varie selon les méthodes, de 2 à 5 unités Bodansky	Fabriquée par les os, le foie, les reins, l'intestin. Excrétée par les voies biliaires. En l'absence de troubles osseux, c'est un critère significatif d'obstruction des voies biliaires.
VI. *Examens des transaminases*		Basés sur la libération des enzymes par les
A. SGOT	De 10 à 40 unités	cellules hépatiques lésées. Ces enzymes
B. SGPT	De 5 à 35 unités	sont élevées lors d'atteinte des cellules
C. LDH	De 165 à 400 unités	hépatiques.
VII. *Ammoniaque dans le sang artériel*	De 20 mg/dL à 50 mg/dL	Le foie transforme l'ammoniaque en urée. Le taux d'ammoniaque s'élève lors d'insuffisance hépatique.
VIII. *Cholestérol* Ester	De 150 mg/dL à 250 mg/dL 60 % du total	Élevé lors d'obstruction biliaire. Diminué lors d'atteinte hépatique parenchymateuse.

☐ ÉVALUATION DIAGNOSTIQUE DE LA FONCTION HÉPATIQUE

Épreuves fonctionnelles hépatiques. Le foie a des pouvoirs remarquables de guérison, et plus de 70 % du parenchyme peut être touché sans que les tests fonctionnels donnent des résultats anormaux. Les fonctions se mesurent en général par rapport à l'activité enzymatique (par exemple, phosphatase alcaline, transaminases, déshydrogénase lactique), à la clairance de la bromesulfonephtaléine (bromsulfaléine ou BSP), aux concentrations sériques de protéines, de bilirubine, d'ammoniaque, de facteurs de coagulation et de lipides. Plusieurs de ces examens permettent l'évaluation de

clients atteints d'affection hépatique; cependant, ils ne permettent pas de déterminer la nature et l'étendue de l'atteinte hépatique. Beaucoup d'autres problèmes peuvent influencer leurs résultats, et on ne peut donc pas les considérer comme des indicateurs sensibles de l'affection hépatique. Le tableau 36-1 présente les épreuves fonctionnelles hépatiques les plus couramment utilisées.

Biopsie du foie. Un examen qui facilite grandement le diagnostic de la plupart des troubles hépatiques est la biopsie du foie, c'est-à-dire le prélèvement de tissu hépatique par aspiration, à l'aide d'une aiguille, en vue d'une étude histologique. Le rôle de l'infirmière dans la biopsie du foie et la raison de sa participation à cet examen sont expliqués dans l'encadré 36-1. Une présentation graphique se trouve à la figure 36-2.

Tableau 36-1 Examens des fonctions hépatiques (*suite*)

Test	Valeurs normales	Fonctions cliniques
IX. *Examens radiologiques* A. Radiographie de l'œsophage (après ingestion de baryum)		Recherche de varices. Les varices œsophagiennes indiquent une hypertension portale.
B. Radiographie simple de l'abdomen		Pour déterminer le volume global du foie.
C. Scintigraphie hépatique avec isotopes radioactifs marqués à l'iode, au rose bengale, à l'or colloïdal ou au technétium		Pour montrer le volume et la forme du foie. Pour mettre en évidence le remplacement du tissu hépatique avec cicatrices, kystes ou tumeur.
D. Cholécystographie et cholangiographie		Pour visualiser les canaux et la vésicule biliaire.
E. Artériographie du tronc cœliaque		Pour visualiser le foie et le pancréas.
F. Splénoportographie		Pour déterminer la valeur de la circulation porte.
X. *Péritonéoscopie ou laparoscopie*		Visualisation directe de la face antérieure du foie, de la vésicule biliaire et du mésentère.
XI. *Biopsie du foie* (voir à la page 743 et la figure 36-2)		Pour déterminer les changements anatomiques du tissu hépatique.
XII. *Mesure de la pression veineuse du système porte*		Élevée dans la cirrhose du foie.
XIII. *Œsophagoscopie / endoscopie*		Recherche de varices œsophagiennes et d'anomalies.
XIV. *Électro-encéphalogramme*		Anormal lors de coma hépatique et d'imminence de coma hépatique.
XV. *Échographie*		Pour montrer la taille des organes abdominaux et l'existence de masses.
XVI. *Tomodensitométrie*		Pour détecter des néoplasmes hépatiques; diagnostiquer les kystes, les abcès et les hématomes; et distinguer les ictères par obstruction des autres.
XVII. *Angiographie*		Pour visualiser la circulation hépatique et détecter la présence et la nature de masses hépatiques.

☐ MANIFESTATIONS CLINIQUES DES AFFECTIONS HÉPATIQUES

Les complications des maladies du foie sont nombreuses et variées. Dans beaucoup de cas, elles se terminent par l'invalidité ou la mort ; leur apparition est inquiétante et leur traitement notoirement difficile.

Parmi les complications les plus importantes, on note :

1. L'ictère, résultant d'une concentration accrue de bili-rubine dans le sang.
2. L'hypertension portale et l'ascite, provenant des chan-gements circulatoires à l'intérieur du foie malade et produisant de graves hémorragies gastro-intestinales ainsi qu'une rétention excessive d'eau et de Na^+.
3. Les carences nutritionnelles, attribuables à l'incapacité des cellules malades de métaboliser certaines vitamines, et responsables de l'altération du système nerveux central et périphérique ainsi que de la tendance aux saignements anormaux.
4. Le coma hépatique, reflétant le métabolisme incomplet des protéines par le foie malade.

Ictère (jaunisse)

Lorsque, pour une raison quelconque, le taux de bilirubine dans le sang est anormalement élevé, tous les tissus corporels, incluant la cornée et la peau, deviennent jaunâtres

---

Encadré 36-1 Biopsie du foie et rôle de l'infirmière

Rôle de l'infirmière	Raison
1. S'assurer à l'avance que les examens d'hémostase ont été demandés, effectués et enregistrés, et que le sang d'un donneur compatible est disponible.	1. Plusieurs clients atteints de désordres hépatiques présentent des troubles de la coagulation et sont portés à saigner de façon anormale.
2. Prendre et enregistrer le pouls, la respiration et la pression artérielle, immédiatement avant la biopsie.	2. Les valeurs prises avant la biopsie fournissent une base de comparaison des signes vitaux et permettent d'évaluer l'état du client durant le procédé.
3. Décrire au client avant la biopsie : a) Les étapes prévues. b) Les sensations attendues. c) Les effets ultérieurs prévus. d) Les restrictions de l'activité imposées après la biopsie	3. Les explications permettent d'apaiser ses peurs, d'obtenir sa participation et de renforcer l'enseignement qu'il a reçu.
4. Fournir un soutien au client durant l'intervention.	4. La présence d'une infirmière compréhensive donne un sentiment de confort et de sécurité au client.
5. Découvrir le côté supérieur de l'abdomen (hypochondre droit).	5. La peau au point de pénétration doit être désinfectée et anesthésiée localement.
6. Demander au client d'inspirer et d'expirer profondément plusieurs fois, et, finalement, d'expirer et de retenir sa respiration en fin d'expiration (*Figure 36-2*). Le médecin introduit rapidement l'aiguille à biopsie par voie transthoracique (intercostale) ou transabdominale (sous-costale), la fait pénétrer dans le foie, aspire et retire l'aiguille. L'intervention dure de 5 s à 10 s.	6. Le fait de retenir la respiration immobilise le thorax et le diaphragme : ce qui évite, par conséquent, la pénétration du diaphragme et diminue le risque de lacération du foie.
7. Informer le client qu'il peut respirer.	
8. Immédiatement après la biopsie, aider le client à se tourner sur le côté droit, et placer un oreiller sous le rebord costal en l'avertissant de garder cette position, allongée et immobile, pendant plusieurs heures.	8. Dans cette position, le thorax comprime l'enveloppe hépatique au niveau du point de pénétration, et arrête le saignement ou la perte de bile par la perforation.
9. Prendre et enregistrer le pouls, la respiration et la pression artérielle toutes les 10 min à 20 min, pendant le temps prescrit, ou jusqu'à ce que l'état du client soit stable et que sa condition soit jugée satisfaisante. Être attentive à détecter et à rapporter rapidement toute augmentation du pouls ou baisse de la pression artérielle, toutes sensations de douleur ou manifestations d'inquiétude.	9. Ces signes peuvent indiquer la présence d'une hémorragie hépatique ou d'une péritonite biliaire, complications les plus fréquentes d'une biopsie du foie.

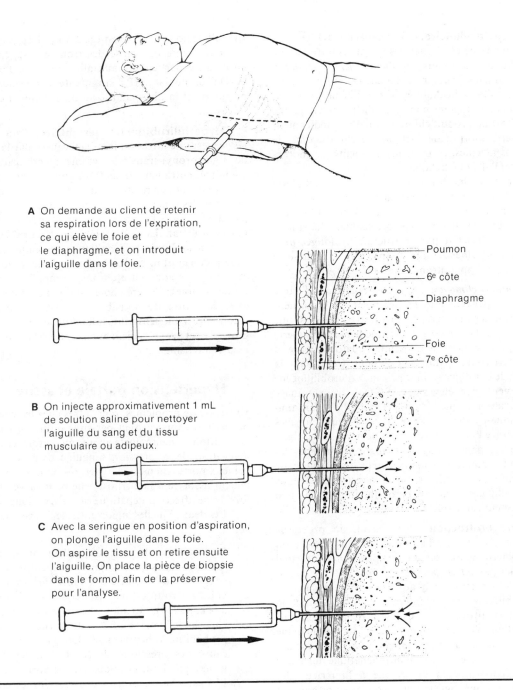

A On demande au client de retenir sa respiration lors de l'expiration, ce qui élève le foie et le diaphragme, et on introduit l'aiguille dans le foie.

Poumon
6e côte
Diaphragme
Foie
7e côte

B On injecte approximativement 1 mL de solution saline pour nettoyer l'aiguille du sang et du tissu musculaire ou adipeux.

C Avec la seringue en position d'aspiration, on plonge l'aiguille dans le foie. On aspire le tissu et on retire ensuite l'aiguille. On place la pièce de biopsie dans le formol afin de la préserver pour l'analyse.

Figure 36-2 Biopsie du foie.

ou verdâtres. On désigne cette affection par le terme *ictère*. Il existe plusieurs types d'ictère : (1) l'ictère hémolytique, (2) l'ictère hépatocellulaire, (3) l'ictère par obstruction, et (4) l'ictère dû à l'hyperbilirubinémie héréditaire. L'ictère hépatocellulaire et l'ictère par obstruction sont les deux types couramment associés à une affection hépatique.

Ictère hémolytique. L'*ictère hémolytique* est dû à une destruction exagérée des globules rouges, qui entraîne si rapidement l'envahissement du plasma par la bilirubine que le foie, même fonctionnant normalement, ne peut excréter la bilirubine à mesure qu'elle se forme. C'est le type d'ictère rencontré chez les clients présentant des réactions hémolytiques post-transfusionnelles et d'autres affections hémolytiques. La bilirubine qui prédomine dans le sang de ces clients est de la bilirubine non conjuguée ou de type « libre » (bilirubine indirecte). L'urobilinogène fécal et urinaire est augmenté, alors que la bilirubine est absente de l'urine. Les clients qui sont atteints de ce type d'ictère, à moins de présenter une hyperbilirubinémie extrême, n'éprouvent pas de symptômes ou de complications en rapport avec l'ictère lui-même. Cependant, un ictère très prolongé même bénin, prédispose à la formation de « calculs pigmentaires » dans la vésicule biliaire et, finalement, à un ictère plus grave. Par exemple, des clients dont le taux de bilirubine non conjuguée se situe au-dessus de 20 mg/100 mL à 25 mg/100 mL présentent un risque certain d'altération du tronc cérébral.

Ictère hépatocellulaire. L'incapacité des cellules hépatiques altérées de conjuguer des quantités normales de bilirubine sérique est la cause de l'*ictère hépatocellulaire*. L'altération cellulaire peut être due à une infection, comme c'est le cas dans l'hépatite A, l'hépatite B, l'hépatite non A, non B (transfusion sanguine contaminée), à la fièvre jaune, ou à la toxicité d'un produit chimique ou d'un médicament (comme le tétrachlorure de carbone, le chloroforme, le phosphore, les arsenics, certains médicaments psychothérapeutiques ou l'alcool éthylique).

La *cirrhose* est une forme d'atteinte hépatocellulaire qui peut produire l'ictère ; elle est habituellement associée — mais pas nécessairement — à l'alcoolisme. Elle peut aussi être le résultat tardif d'une nécrose cellulaire hépatique d'origine virale. Un ictère par obstruction prolongée peut éventuellement entraîner des altérations cellulaires, de sorte que ces deux types apparaîtront simultanément.

Manifestations cliniques. Les clients atteints d'ictère hépatocellulaire peuvent être modérément ou gravement malades, manifester une perte d'appétit avec nausées, une perte de vitalité, de la faiblesse et, éventuellement, une perte de masse. Dans quelques cas d'atteinte hépatocellulaire, il n'y a pas d'ictère comme symptôme clinique. Cependant, la concentration de bilirubine sérique et le taux d'urobilinogène urinaire peuvent être élevés. La SGOT (transaminase glutamique oxalo-acétique sérique) et la SGPT (transaminase glutamique-pyruvique sérique) sont deux enzymes hépatiques intracellulaires libérées lors de nécrose cellulaire et qui augmentent dans le sang en circulation. Au début, les clients peuvent se plaindre de maux de tête, de frissons et de fièvre, si la cause est infectieuse. Selon la cause et l'étendue de l'atteinte cellulaire, l'ictère hépatocellulaire peut ou non être complètement réversible.

Ictère par obstruction. Un calcul, un processus inflammatoire, une tumeur bloquant un canal biliaire ou une glande hypertrophiée exerçant une pression sur le canal peuvent causer un *ictère par obstruction* de type extrahépatique. L'obstruction peut aussi se produire dans les petits canaux biliaires situés à l'intérieur du foie (obstruction intrahépatique) et provenir, par exemple, de la pression sur ces canaux d'un œdème inflammatoire du parenchyme hépatique, ou d'un exsudat inflammatoire à l'intérieur des canaux eux-mêmes. L'obstruction intrahépatique due à une stase et à l'épaississement de la bile à l'intérieur des canalicules est un phénomène peu fréquent se produisant après l'ingestion de certains médicaments que l'on appelle « agents cholestatiques ». Ceux-ci comprennent les phénothiazines, les antithyroïdiens, les sulfonylurées, les antidépresseurs tricycliques et la nitrofurantoïne.

Manifestations cliniques. Que l'obstruction soit intrahépatique ou extrahépatique, et quelle qu'en soit la cause, si la bile ne peut se déverser normalement dans l'intestin, mais est retenue dans le parenchyme hépatique, elle est réabsorbée par le sang et transportée dans tout le corps, colorant la peau, les muqueuses et les sclérotiques. Elle est excrétée dans l'urine, qui prend une coloration orange foncé et une apparence mousseuse. Parce qu'il y a une moins grande quantité de bile dans le tube digestif, les fèces deviennent blanchâtres ou couleur d'argile. Un prurit cutané intense requiert des bains d'amidon ou des bains d'huile répétés.

Une altération de la digestion des lipides, en l'absence de bile dans l'intestin, cause des troubles dyspeptiques avec intolérance particulière aux aliments gras. Le taux de la SGOT et de la SGPT augmente légèrement, mais la bilirubine et la phosphatase alcaline donnent des résultats élevés.

Hyperbilirubinémie héréditaire. La *maladie de Gilbert* est une affection familiale causée par la diminution de la glucoronyl-transférase et une hyperbilirubinémie non conjuguée entraînant l'ictère. Bien que les taux de bilirubine sérique soient augmentés, l'étude histologique du foie et les examens des fonctions hépatiques sont normaux, et il n'y a pas d'hémolyse. D'autres affections liées à une anomalie innée du métabolisme des pigments biliaires comprennent la *maladie de Dubin-Johnson* (ictère chronique idiopathique avec pigmentation du foie) et la *maladie de Rotor* (hyperbilirubinémie conjuguée chronique familiale sans pigmentation du foie) ; l'ictère cholestatique bénin de la grossesse avec rétention de bilirubine conjuguée, probablement secondaire à une sensibilité inhabituelle aux hormones de la grossesse ; et probablement aussi la cholestase intrahépatique récurrente bénigne.

Hypertension portale et ascite

Une série de problèmes, rencontrés chez les clients atteints de cirrhose, apparaissent par suite d'une obstruction de la circulation veineuse porte au niveau du foie, ce qui entraîne l'élévation de la pression sanguine dans tout le système veineux porte. Bien que l'hypertension portale soit généralement associée à la cirrhose, elle peut survenir également lors d'une affection hépatique non cirrhotique.

Les deux séquelles importantes de l'hypertension portale sont :

1. La formation de varices œsophagiennes, gastriques et hémorroïdales qui peuvent facilement se rompre et qui sont souvent la cause d'hémorragies importantes des voies gastro-intestinales supérieures et du rectum (voir à la page 759). Les anomalies de coagulation fréquentes chez les clients souffrant de cirrhose augmentent la probabilité d'hémorragie. Les varices se forment à cause des pressions élevées transmises à toutes les veines qui aboutissent au système porte.
2. L'accumulation excessive de liquide (ascite) dans la cavité abdominale. Tandis que l'ascite se forme, le volume intravasculaire diminue et les reins libèrent la rénine. Les glandes surrénales sécrètent davantage d'aldostérone, ce qui, en retour, force les reins à retenir le sodium et l'eau pour essayer de ramener le volume intravasculaire à la normale. Malheureusement, si l'hypertension portale persiste, la rétention de liquide contribuera à la formation d'ascite supplémentaire.

Évaluation

On peut identifier la présence d'ascite en percutant l'abdomen. Quand du liquide s'accumule dans la cavité péritonéale, les flancs du client, en position couchée, sont bombés. On peut confirmer la présence d'ascite soit en percutant pour déceler la mobilité de la matité (*Figure 36-3, A, B*), soit en détectant le signe du flot (*Figure 36-3, C*). Il est possible que le signe du flot ne soit présent que lorsqu'il y a une grande quantité de liquide. Des mesures et des enregistrements quotidiens de la circonférence abdominale permettent d'évaluer la progression de l'ascite et sa réaction au traitement. Le contrôle de l'ascite par régime alimentaire, médicaments, paracentèse et dérivation est décrit plus bas.

Contrôle de la rétention liquidienne et de l'ascite

Contrôle nutritionnel.   L'objectif des soins est d'obtenir un bilan sodique négatif pour réduire la rétention liquidienne. Le client doit éviter le sel de table, les aliments salés, le beurre salé et la margarine, et tous les produits mis en conserve et congelés. On peut améliorer le goût des aliments non salés en remplaçant le sel par du jus de citron, de l'origan et du thym. On parlera avec le médecin de l'emploi des succédanés que l'on trouve dans le commerce ; certains, par exemple, contiennent de l'ammoniaque pouvant

provoquer le coma hépatique. On devra laisser à la liberté de l'individu l'usage du lait en poudre à faible teneur en sodium et des produits laitiers. Si la rétention d'eau n'est pas maîtrisée par ce régime, on devra restreindre plus sévèrement le sel, c'est-à-dire diminuer la quantité de sodium permise quotidiennement à 200 mg, et prescrire des diurétiques.

Diurétiques.   Une autre façon de diminuer l'œdème et l'ascite est de stimuler la diurèse. On l'obtient par la réduction de l'apport sodique, approximativement à 9 mEq à 22 mEq (de 200 mg à 500 mg) par jour ; par la restriction des liquides, si le sodium sérique est bas ; par l'administration d'un diurétique oral, tel que le chlorothiazide (Diuril). La spironolactone (Aldactone), inhibiteur de l'aldostérone, peut aussi renforcer l'action des diurétiques et prévenir la perte excessive de potassium. Si ces médicaments se révèlent inefficaces, il peut être nécessaire d'utiliser un diurétique plus puissant, comme le furosémide (Lasix). De plus, on peut prescrire l'acide éthacrynique (Edecrin). Lors d'une administration prolongée, on surveille avec

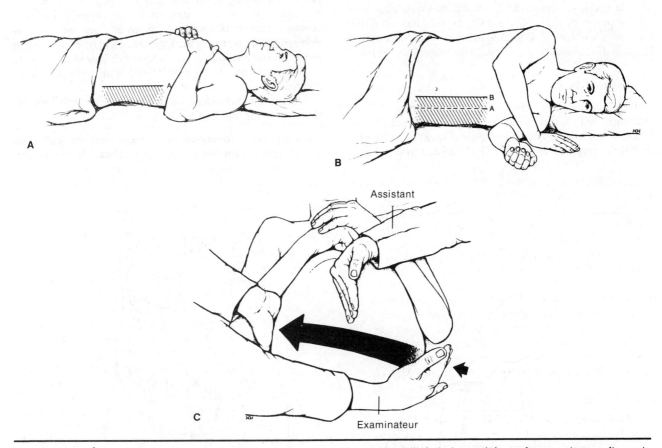

Figure 36-3   Évaluation de l'ascite. **A)** Percussion pour déceler la mobilité de la matité ; on frappe chaque flanc, le client étant en décubitus dorsal. S'il y a du liquide, la matité est présente à chaque flanc et on en marque le niveau comme c'est indiqué en A. On tourne alors le client sur le côté. **B)** Montre ce que devient la zone de matité s'il y a du liquide. **C)** Pour détecter la présence du signe du flot, l'examinateur place une main sur chaque flanc. Un assistant place alors une main, côté cubital en bas, le long de la ligne médiane du client et appuie légèrement. L'examinateur frappe alors un flanc assez fort d'une main, pendant que l'autre main reste à plat sur l'autre flanc pour détecter tout signe de mouvement du liquide. La main de l'assistant amortit tout mouvement du liquide traversant la paroi abdominale. (Copyright © 1974, American Journal of Nursing Company, Reproduit avec la permission de l'*American Journal of Nursing*, 74, n° 9, septembre 1974.)

précaution ces derniers médicaments, car ils entraînent une perte importante de sodium (hyponatrémie). Le chlorure d'ammonium et l'acétazolamide (Diamox) sont contre-indiqués à cause des risques de coma hépatique. La perte de masse quotidienne ne devrait pas dépasser 227 g.

L'infirmière doit surveiller attentivement le client pendant le traitement diurétique à cause des complications possibles : l'encéphalopathie et les problèmes électrolytiques. Quand les réserves de potassium s'épuisent, la quantité d'ammoniaque rénale dans la circulation systémique augmente et modifie le fonctionnement cérébral. Parmi les problèmes électrolytiques, on trouve l'hypokaliémie, l'hyponatrémie et l'alcalose hypochlorémique. L'infirmière doit enregistrer avec précision les ingesta et les excreta, mesurer quotidiennement la circonférence abdominale et peser le client tous les jours.

Une hygiène méticuleuse évite les affections de la peau. On soulagera la pression sur les proéminences osseuses et sur les tissus œdémateux en changeant souvent la position du client, en utilisant un matelas à gonflement alternatif et en surélevant les jambes que l'on protège par un cerceau. Pour augmenter temporairement l'albumine sérique et accroître ainsi la pression osmotique du sérum, on donne, par voie intraveineuse, de l'albumine pauvre en sel. Ainsi, on réduit l'œdème en obligeant le liquide ascitique à retourner dans la circulation sanguine d'où il peut être éliminé par les reins.

Paracentèse

Autrefois considérée comme une forme acceptable de traitement de l'ascite, la paracentèse sert maintenant d'abord à l'examen diagnostique du liquide ascitique, au traitement de l'ascite importante lorsqu'elle résiste aux autres traite-

ments et qu'elle crée de graves problèmes au client, et comme prélude à d'autres procédés, dont les radiographies, le dialyse péritonéale, la réinjection du liquide ascitique ou l'intervention chirurgicale.

Si la paracentèse est justifiée (*Figure 36-4*), on limite chaque ponction à une évacuation lente de 2 L à 3 L, afin de diminuer les symptômes aigus. L'évacuation de grandes quantités de liquide peut causer de l'hypotension, de l'oligurie et de l'hyponatrémie. Si l'on évacue une quantité excessive de liquide, celui-ci se reforme, attirant le liquide extra-cellulaire de l'organisme.

Rôle de l'infirmière. L'infirmière prépare le client au traitement en lui fournissant les instructions et les informations nécessaires et en le rassurant.

• *Avant une paracentèse, le client doit vider complètement sa vessie, pour éviter qu'elle ne soit percée par inadvertance.*

On prépare le matériel stérile et les récipients appropriés. Avant le traitement, on demande au client de se placer en position droite sur le bord de son lit, bien appuyé, les pieds reposant sur un tabouret, et on installe un sphygmomanomètre à l'un de ses bras. On introduit le trocart de façon aseptique par une incision sur la ligne médiane sous l'ombilic et on ponctionne le liquide à l'aide d'un tube relié à un récipient.

Durant le traitement, l'infirmière aide le client à garder la position appropriée.

• Observer l'apparition des symptômes du collapsus vasculaire, comme la pâleur, l'accélération du pouls ou

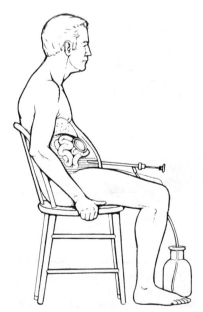

La position assise est préférable ;
elle permet aux intestins de flotter
au-dessus du siège de la paracentèse

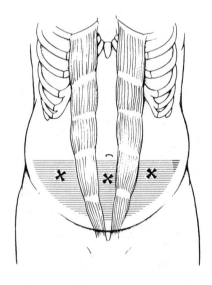

Les sièges indiqués permettent d'éviter
des traumatismes des vaisseaux
épigastriques inférieurs profonds

Figure 36-4   Client subissant une paracentèse.

la chute de pression, que l'on prend à intervalles réguliers durant le traitement.

Quand la ponction est terminée, on place le client en décubitus dorsal. On mesure et on enregistre la quantité de liquide ponctionné, et on envoie des échantillons correctement identifiés au laboratoire pour examen de la sédimentation cellulaire, de la densité, de la concentration protéique et du contenu bactérien.

Technique chirurgicale de dérivation

Bien que les techniques chirurgicales de dérivation (*shunts*) diminuent l'hypertension portale et la formation d'ascite, le haut risque de mortalité chez les clients ayant des affections graves du foie limite la dérivation chirurgicale comme moyen efficace de traitement de l'ascite.

On a essayé de traiter l'ascite en réinjectant le liquide ascitique dans la circulation générale, mais ce traitement présente un grand risque d'infection. De plus, la réaccumulation d'ascite recommence avant deux mois chez plus de 70 % des clients.

La dérivation péritonéo-veineuse au moyen de la valve de Le Veen a réduit l'ascite avec succès. Dans cette méthode, on introduit un tube de silicone perforé dans la cavité péritonéale, par une petite incision abdominale transverse (*Figure 36-5*). L'extrémité proximale du tube est attachée à une valve ; un autre tube émerge de la valve et est suturé sous la peau à la veine cave supérieure. Quand la pression de la cavité abdominale atteint 3 cm d'eau ou plus, la valve s'ouvre et l'excès de liquide est transporté à la veine cave supérieure. Quand la pression diminue, la valve se ferme.

En phase postopératoire, on surveille étroitement le client et on mesure l'hématocrite toutes les 4 h. L'augmentation du volume vasculaire et l'hémodilution proviennent de l'entrée du liquide ascitique. Une hémodilution excessive s'interrompt si le client s'assoit. On peut prescrire un diurétique tel que le furosémide pour éviter l'œdème pulmonaire. On fait des tests sanguins pour surveiller attentivement le profil de coagulation, car la réabsorption de substances dans le liquide ascitique peut inhiber la coagulation et entraîner des hémorragies. On enregistre la masse corporelle, la circonférence abdominale et l'excrétion urinaire toutes les 2 h. D'habitude, l'hématocrite chute, la circonférence abdominale diminue, la masse décroît et l'excrétion urinaire augmente.

Après le soulagement de l'ascite, le régime alimentaire dépend de l'état cardiaque et de la présence d'œdème périphérique. Ces clients requièrent des soins et une surveillance continuels, car, même si l'ascite est guérie, les problèmes hépatiques ne sont pas améliorés par la dérivation péritonéo-veineuse au moyen de la valve de Le Veen.

Carences nutritionnelles

Un apport insuffisant de vitamines spécifiques est un autre type de complication pouvant toucher les clients souffrant d'affections hépatiques chroniques graves. Les carences liées à l'apparition d'états pathologiques sont : (1) la carence en vitamine A, le béribéri, la polynévrite et la psychose de

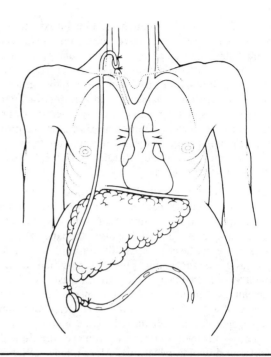

Figure 36-5 Schéma d'une dérivation péritonéo-veineuse au moyen de la valve de Le Veen pour diminuer l'ascite. La valve est située à l'extérieur du péritoine, du côté inférieur droit, et un tube collecteur perforé s'allonge dans la cavité péritonéale. Le tube veineux traverse les tissus sous-cutanés depuis la valve jusqu'au cou, où il entre dans la veine jugulaire interne et va jusqu'à la veine cave supérieure. À noter la cachexie (malnutrition) caractérisée par les bras maigres et la cage thoracique saillante. L'abdomen distendu et le foie hypertrophié poussent le diaphragme vers le haut, ce qui peut exercer une pression sur le cœur et les poumons. (*Source* : L. Schiff et E.R. Schiff (éd.), *Diseases of the Liver*. J.B. Lippincott, 1982).

Wernicke-Korsakoff, attribuables à une carence en thiamine ; (2) les lésions de la peau et des muqueuses, caractéristiques d'une carence en riboflavine, (3) les crises convulsives épileptiformes survenant en période de sevrage chez les alcooliques, probablement dues à une carence en pyridoxine ; (4) l'hypoprothrombinémie (voir à la page 612), caractérisée par des hémorragies spontanées et des ecchymoses, due à une déficience en vitamine K ; (5) les lésions hémorragiques de scorbut, causées par une carence en vitamine C ; (6) les anémies macrocytaires, dues à une carence en acide folique.

- Pour pallier ces carences vitaminiques, on prescrit des suppléments de vitamines A, C, K, du complexe B et de l'acide folique au client atteint de maladie hépatique chronique (spécialement dans le cas d'alcoolisme).

Coma hépatique

Le coma hépatique, une des complications redoutées des maladies hépatiques et une manifestation d'une insuffisance grave du foie, est intrinsèquement une intoxication par l'ammoniaque. Cela peut être dû à une insuffisance hépatocellulaire qui empêche le foie de détoxiquer (en la transformant en urée) l'ammoniaque qui pénètre constamment dans la circulation, par suite de son absorption par les voies gastro-intestinales, de sa production par le métabolisme des tissus rénaux et de sa libération par les contractions des cellules musculaires. La concentration accrue de l'ammoniaque dans le sang cause un dérèglement et une atteinte du cerveau, entraînant l'encéphalopathie hépatique et le coma hépatique.

Évaluation et manifestations cliniques. Les premiers symptômes du coma hépatique, c'est-à-dire les manifestations cliniques d'un coma imminent, sont des aberrations mentales mineures (encéphalopathie hépatique) et des troubles moteurs. Le client apparaît confus, se laisse aller, a des sautes d'humeur, et dort plus ou moins bien. Il semble indolent le jour et vif la nuit, il est atteint d'astérixis, surtout au niveau des mains. Au fur et à mesure que le coma progresse, il a du mal à s'éveiller. Une tâche aussi simple qu'écrire peut devenir très difficile. Un exemple d'écriture, pris chaque jour, peut fournir une évidence graphique de la progression du coma hépatique. Alors que les réflexes du client sont hyperactifs au début du coma, ils disparaissent peu à peu et les extrémités deviennent flasques.

L'électro-encéphalogramme (EEG) montre un ralentissement généralisé, une augmentation de l'amplitude des ondes cérébrales et l'apparition des ondes triphasiques caractéristiques. Sauf pour les ondes triphasiques, toutes les manifestations mentionnées sont malheureusement observables dans d'autres troubles. Parfois, on peut noter l'odeur hépatique, une odeur caractéristique semblable à celle du gazon fraîchement tondu, d'acétone ou de vin veilli. À un stade plus avancé, on remarque des altérations profondes de la conscience, et le client est complètement désorienté dans le temps et l'espace. Plus tard, par suite de la progression de la maladie, il entre franchement dans le coma, et peut avoir des convulsions. Environ 35% des clients atteints de cirrhose meurent d'un coma hépatique.

Facteurs aggravants et déclenchants. Tout ce qui augmente le contenu ammoniacal du sang aggrave ou déclenche le coma hépatique. L'ammoniaque présente dans le sang provient en majeure partie de la digestion enzymatique et bactérienne des protéines (les protéines de l'alimentation et du sang) dans le tube digestif. Des hémorragies gastro-intestinales, une diète hyperprotéique, l'ingestion de sels ammoniacaux (par exemple, chlorure d'ammonium, prescrit comme diurétique), une prolifération bactérienne dans l'intestin et l'urémie augmentent le taux d'ammoniaque en provenance de cette source. Dans le cas d'alcalose ou d'hypokaliémie, de plus grandes quantités d'ammoniaque sont absorbées à partir du tube digestif et du liquide des tubules rénaux. Par ailleurs, l'élimination des protéines du régime alimentaire et l'administration d'antibiotiques antiseptiques intestinaux, comme le sulfate de néomycine, qui réduisent le nombre des bactéries capables de transformer l'urée en ammoniaque, contribuent à *diminuer* l'ammoniaque dans le sang.

D'autres facteurs, non liés à une augmentation de l'ammoniaque sanguine, peuvent générer le coma hépatique

chez des clients sensibles. Ce sont : une hyperdiurèse, une déshydratation, une infection, une opération chirurgicale, de la fièvre, des médicaments qui altèrent la conscience tels que les sédatifs, les tranquillisants et les narcotiques.

Traitement

- On observe fréquemment le client menacé d'un coma hépatique imminent afin d'évaluer son état neurologique. On note chaque jour la qualité de son écriture et son rendement mathématique.
- On note ses ingesta, ses excreta et, si possible, sa masse corporelle chaque jour.
- On prend et on enregistre les signes vitaux toutes les 4 h.
- Il existe souvent des signes d'une infection pulmonaire ou autre ; on les note soigneusement et on les signale aussitôt.
- On surveille quotidiennement le taux d'ammoniaque sérique.
- S'il devient évident que le coma hépatique est imminent, on réduit considérablement ou on élimine complètement les apports protéiniques du client pendant cette période.
- Pour diminuer l'absorption d'ammoniaque au niveau du tube digestif, on prescrit un gros lavement évacuant.
- En plus, on donne un antibiotique, tel que la néomycine, comme antiseptique intestinal.
- On surveille soigneusement l'état des électrolytes et on le corrige, s'il est anormal.
- On administre au client les sédatifs et les analgésiques prescrits en doses très limitées, sous étroite surveillance.

Le *lactulose* (Cephulac), donné pour réduire l'ammoniaque sanguine, agit probablement par un ensemble de mécanismes qui favorisent l'excrétion de l'ammoniaque dans les selles : (1) l'ammoniaque est gardée au stade ionisé et fait chuter le *p*H du côlon, ce qui inverse le passage normal de l'ammoniaque du côlon vers le sang ; (2) un effet cathartique se produit et fait diminuer l'ammoniaque absorbée à partir du côlon ; et (3) la flore fécale est changée en organismes qui ne produisent pas d'ammoniaque à partir de l'urée.

Si le client a deux ou trois selles molles par jour, c'est que le lactulose agit comme prévu. Cependant, une diarrhée ou des selles liquides indiquent une trop forte dose de médicament. Les effets secondaires peuvent être un ballonnement ou des crampes intestinales, disparaissant en une semaine. Pour masquer le goût sucré que certains clients n'aiment pas, on peut diluer le lactulose avec du jus de fruit. On surveille étroitement le client pour éviter l'hypokaliémie et la déshydratation. On ne donne pas d'autres laxatifs pendant un traitement par le lactulose, car leurs effets dérangeraient son dosage. On a également utilisé efficacement des lavements au lactulose dans les cas d'encéphalopathie hépatique aiguë pour des clients comateux ou qui ne pouvaient prendre le médicament par la bouche.

Autres manifestations du mauvais fonctionnement hépatique

Le foie qui fonctionne mal produit moins d'albumine sérique, ce qui entraîne chez le client une hypoalbuminémie et un œdème généralisé. La production des facteurs de coagulation est également réduite et se manifeste par une plus grande incidence de saignements de nez, d'ecchymoses, d'hémorragies à la suite de blessures et d'hémorragies gastro-intestinales. La diminution de la production de certains facteurs de coagulation peut être due, en partie, à une mauvaise absorption de vitamine K par le tube digestif, les cellules hépatiques étant probablement incapables d'utiliser la vitamine K pour fabriquer la prothrombine. L'absorption des autres vitamines liposolubles (A, D et E) ainsi que des graisses alimentaires est également affaiblie par la diminution de la sécrétion des sels biliaires.

On trouve également des anomalies dans le métabolisme du glucose ; le taux de sucre sanguin peut être anormalement haut tout de suite après un repas (comme le montrerait une épreuve d'hyperglycémie provoquée de type diabétique), mais, durant le jeûne, le client souffre d'hypoglycémie à cause de la baisse des réserves hépatiques en glycogène et de la diminution de la glyconéogenèse.

- On doit réduire les doses habituelles de médicaments chez le client souffrant d'insuffisance hépatique à cause de sa capacité moindre de les métaboliser.

La diminution du métabolisme des œstrogènes peut entraîner la gynécomastie, l'atrophie testiculaire, la perte des poils pubiens chez l'homme, et des irrégularités menstruelles chez la femme, ainsi que l'angiome stellaire et le syndrome des paumes rouges (érythème palmaire des cirrhotiques). Une des manifestations fréquentes de l'hypertension portale est une splénomégalie avec hypersplénisme. Chez les clients dont le mauvais fonctionnement hépatique est causé par une obstruction biliaire, on note souvent un prurit engendré par la rétention des sels biliaires.

☐ AFFECTIONS HÉPATIQUES

Hépatite virale

Étant donné la fréquence des cas d'hépatite virale, cette dernière fait l'objet d'une attention particulière de la part des personnes responsables de la santé publique. Bien que le taux de mortalité soit bas, l'importance accordée à cette maladie s'explique par sa facilité de transmission, sa morbidité et l'absentéisme prolongé qu'elle cause à l'école ou au travail.

En 1968, Blumberg a permis une meilleure compréhension de l'hépatite virale en découvrant que l'antigène Australie était un marqueur immunologique spécifique de l'hépatite B. Cela a conduit à une série de nouvelles appellations, et l'antigène Australie se nomme maintenant antigène de surface de l'hépatite B : HB$_s$Ag. On a identifié plus récemment un antigène spécifique de l'hépatite A : HA Ag. On a également mis au point des épreuves pour détecter les anticorps anti-HAV, HB$_s$ et HB$_c$, ainsi que l'antigène E et l'anticorps anti-E associés à l'hépatite B. Cela signifie que des épreuves diagnostiques (réaction de fixation du complément, immuno-adhérence et radio-immunodosage) sont maintenant disponibles pour l'identification des hépatites A et B. On a reconnu également l'existence de virus capables de produire des hépatites non A, non B.

Rôle de l'infirmière. L'infirmière s'intéresse surtout à quatre aspects de cette maladie : (1) les soins au client atteint ; (2) les risques accrus dans les unités d'hémodialyse et chez les individus faisant usage de stupéfiants ; (3) le fait que plusieurs individus qui ont cette maladie n'ont aucun symptôme, ce qui présente des problèmes épidémiologiques sérieux ; (4) les besoins sanitaires évidents de la communauté, nécessaires à l'enraiement de cette maladie. Pour ce dernier problème, on doit considérer les points suivants :

- L'amélioration des conditions d'hygiène publique et domiciliaire.
- L'importance d'une hygiène personnelle consciencieuse en tout temps.
- L'élaboration de règlements sanitaires pour contrôler la préparation et la distribution des aliments.
- L'installation de moyens efficaces pour contrôler la santé dans les écoles, les dortoirs, les casernes et les camps.
- Les programmes continus d'éducation sur la santé.
- La déclaration de chaque cas d'hépatite virale au service de santé publique approprié.

Au tableau 36-2, nous comparons les principales formes d'hépatite virale.

Hépatite virale A (HAV)

L'*hépatite A*, autrefois appelée hépatite infectieuse, est causée par un virus à ARN de la famille des entérovirus. Le mode de transmission de cette maladie est la voie fécale-orale, principalement par l'ingestion d'aliments ou de boissons infectés par le virus. On a trouvé le virus dans les selles de clients infectés, avant le début des symptômes et pendant les premiers jours de la maladie. En général, un enfant contracte l'infection à l'école, l'apporte à la maison où les habitudes hygiéniques plus ou moins rigoureuses font qu'elle se propage dans la famille. La maladie est plus fréquente dans les pays en voie de développement ou dans les cas de surpeuplement et de mauvaises conditions d'hygiène. Une personne infectée qui manipule la nourriture peut répandre la maladie, et les gens peuvent la contracter en absorbant de l'eau ou des coquillages pollués par les eaux d'égout. Elle est rarement transmise par les transfusions sanguines. Les gens qui manipulent les animaux peuvent contracter l'hépatite A de primates infectés.

La période d'incubation peut être de une semaine à sept semaines, avec une moyenne de 30 jours. La maladie peut durer assez longtemps, de quatre semaines à huit semaines ; elle est généralement plus longue et plus grave chez les personnes de plus de 40 ans.

Évaluation et manifestations cliniques. La plupart des clients n'ont pas d'ictère et ne présentent aucun symptôme. Quant les symptômes apparaissent, ils ressemblent à ceux d'une légère infection des voies respiratoires supérieures, avec une fièvre peu élevée. L'anorexie est un des premiers symptômes et elle est souvent sérieuse. On pense qu'elle provient de la libération d'une toxine par le foie atteint ou par une insuffisance des cellules hépatiques lésées à accomplir la détoxication d'un produit anormal. Plus tard, l'ictère et la couleur foncée de l'urine deviennent

Tableau 36-2 Hépatites

	Hépatite virale A (HAV)	Hépatite virale B (HBV)	Hépatite virale non A, non B
Autres noms	Hépatite de type A, hépatite infectieuse ou épidémique ; virus IH	Hépatite de type B, hépatite sérique, virus SH, particule de Dane	Hépatite « C », « D » ; type C
Épidémiologie			
Facteur causal	Virus de l'hépatite A	Virus de l'hépatite B	Un autre virus
Mode de transmission	Voie fécale-orale ; mauvaise hygiène Personne à personne Eau, aliments, coquillages contaminés Rarement par transfusion sanguine	Voie parentérale, ou par contact étroit avec des porteurs ou avec des malades en phase aiguë ; hommes homosexuels Transmission verticale des mères aux bébés Instruments contaminés, seringues, aiguilles ; dialyse rénale *	Transfusion de sang ou de sous-produits du sang Personnel des unités de transplantation rénale ou de dialyse Usages de drogues injectables par voie parentérale Institutions où les résidents demeurent longtemps *
Source du virus/antigène	Sang ; fèces ; salive	Sang ; salive ; sperme ; sécrétions vaginales	Semble être dans le sang
Distribution par âge	Jeunes adultes (15–29) et adultes d'âge moyen qui ont échappé à l'infection dans la jeunesse	Tous les âges, mais surtout les jeunes adultes	Même que HBV
Période d'incubation	De 3 à 5 semaines Moyenne : 30 jours	De 2 à 5 mois Moyenne : 90 jours	Variable : de 14 à 115 jours Moyenne : 50 jours
Occurrence	Mondiale	Mondiale	Mondiale Représente 20% des cas sporadiques
Anticorps	Anti-HAV Présent dans le sérum des convalescents et dans les immunoglobulines sériques	Anti-HB$_c$ (antigène profond) Anti-HB$_s$ (antigène de surface)	—
Immunité	Homologue	Homologue	—
Gravité	Souvent sans ictère et asymptomatique	Plus grave que HAV	Très grande variété, ressemble à HAV ou à HBV. Maladie souvent longue, quelques mois. Peut évoluer en hépatite chronique. *

apparents. Les clients souffrent d'indigestion, à divers degrés, accompagnée de douleur épigastrique vague, de nausées, de brûlures gastriques et de flatulence. Les clients peuvent aussi prendre en horreur le goût de la cigarette ou la présence de fumée ou d'odeurs fortes. Ces symptômes s'atténuent aussitôt que l'ictère atteint son maximum, environ 10 jours après son apparition. Au début, le foie et la rate sont légèrement enflés pendant quelques jours ; à part l'ictère, il y a peu de signes physiques à découvrir.

Traitement. Le traitement et les soins infirmiers comprennent le repos au lit durant la phase aiguë et le maintien d'un régime alimentaire à la fois acceptable et nourrissant. Durant la phase anorexique, le client doit recevoir plusieurs petits repas, et, si cela devient nécessaire, on supplée à ceux-ci par une perfusion intraveineuse de glucose. On doit faire preuve d'ingéniosité pour arriver à stimuler l'appétit du client. Des quantités optimales de

nourriture et de liquides doivent être maintenues pour compenser la perte de masse probable et la période prolongée de récupération. Avant même la phase ictérique, certains clients retrouvent cependant leur appétit ; il n'est alors plus nécessaire de maintenir un régime spécial.

La sensation de bien-être du client ainsi que les résultats des examens de laboratoire sont les meilleurs guides pour savoir s'il est nécessaire de continuer le repos au lit et la restriction des activités physiques. Les déplacements graduels et progressifs semblent hâter la guérison, pourvu que le client se repose après ses activités et n'aille jamais jusqu'au point de fatigue.

Pronostic. Après une hépatite de type A, la guérison est assurée ; de rares cas vont évoluer vers une nécrose aiguë du foie (hépatite fulminante), entraînant une cirrhose et la mort. L'hépatite A confère l'immunité au client ; cependant, il peut contracter une autre forme d'hépatite. Le taux de mortalité de l'hépatite A est d'environ 0,5%. Après l'hépatite

Tableau 36-2 Hépatites (*suite*)

	Hépatite virale A (HAV)	Hépatite virale B (HBV)	Hépatite virale non A, non B
Nature de la maladie			
Signes et symptômes	Peut survenir avec ou sans symptômes : maladie ressemblant à la grippe Phase pré-ictérique : céphalée, fièvre, malaises, fatigue, anorexie, lassitude Phase ictérique : urine sombre, sclérotique jaune, ictère, sensibilité du foie, et peut-être hypertrophie	Peut survenir sans symptômes, transaminase sérique : 1 000 UI/L Peut fabriquer des anticorps contre le virus Semblable à HAV, mais plus grave Fièvre et symptômes respiratoires rares, mais arthralgies et éruptions	Semblable à HBV Moins grave et sans ictère
Méthode diagnostique	Transaminase sérique élevée Taux de fixation du complément Radio-immunodosage	En l'absence de anti-HB$_s$, recherche dans le sérum de HB$_s$AG, HB$_e$Ag et anti-HB$_c$ Transaminase sérique élevée Radio-immunodosage — hémagglutination	(on l'obtient sous forme de tableau)
Gravité	Souvent légère Taux de mortalité : de 0% à 1%	Variable, peut être grave Taux de mortalité : de 1% à 10%	
Traitement spécifique	Liquides, nutrition, repas adéquats	Semblable à HAV En recherche : vaccin anti-viral, chimiothérapie pour éliminer l'état de porteur chronique de HBV	
Prévention	Bonne salubrité Bonne hygiène personnelle Techniques de stérilisation efficaces Sélection méticuleuse des employés affectés à la manipulation de la nourriture Immunoglobulines données peu de jours après la contamination	Immunoglobulines spécifiques de l'hépatite B après contamination par ingestion, inoculation ou éclaboussure par HB$_s$Ag Vaccin de l'hépatite B pour les personnes à risque élevé	Sélection sérieuse des donneurs de sang : (1) pour HB$_s$Ag, 20% (2) pour non A, non B, 80%

* Probablement la même chose pour HBV et non A, non B, d'après les dernières recherches

A, le client n'est pas porteur et ne souffre pas d'hépatite chronique.

Contrôle et prévention. Les règles pouvant réduire les risques de contracter l'hépatite A sont :

- Une bonne hygiène personnelle, insistant sur le lavage soigné des mains (après la défécation et avant de manger).
- L'hygiène publique : des mesures saines d'approvisionnement d'eau et de nourriture aussi bien qu'une évacuation efficace des eaux d'égout.
- L'administration d'immunoglobulines : on peut prévenir l'hépatite A en administrant de la globuline par voie intramusculaire pendant la période d'incubation, à condition que le traitement soit fait de deux à sept jours après la contamination. Cela stimule la formation d'anticorps et assure de six à huit semaines d'immunité passive. L'immunoglobuline peut supprimer les symptômes manifestes de la maladie ; le résultat de cette

hépatite subclinique sera une immunité active aux attaques subséquentes d'hépatite virale A. Bien que rares, des réactions à l'immunoglobuline peuvent survenir.

On doit prendre des précautions quand on traite par les immunoglobulines humaines quelqu'un qui a déjà eu de l'œdème de Quincke, de l'urticaire ou d'autres réactions allergiques. Pour des réactions systémiques ou anaphylactiques, on utilise l'adrénaline.

Hépatite virale B (HBV)

Le virus de l'hépatite B est une particule à double enveloppe contenant de l'ADN. Cette particule est composée de :

HB$_c$Ag — l'antigène profond de l'hépatite B (matériel antigénique central) ;

HB$_s$Ag — l'antigène de surface de l'hépatite B (matériel antigénique du revêtement extérieur) ;

Encadré 36-2   Glossaire des hépatites

HAV	Hépatite virale A
HBV	Hépatite virale B
Non A, non B	Hépatite virale non A, non B
HB_sAg	Antigène de surface de l'hépatite B ; antigène Australie
HB_cAg	Antigène profond de l'hépatite B
HB_eAg	Antigène de l'hépatite B ; antigène e
Anti-HAV	Anticorps du virus de l'hépatite A
Anti-HB_s	Anticorps de l'antigène de surface de l'hépatite B
Anti-HB_c	Anticorps de l'antigène profond de l'hépatite B
Anti-HB_e	Anticorps de l'antigène e de l'hépatite B
HBIg	Immunoglobuline de l'hépatite B
Ig	Immunoglobuline

HB_cAg — une protéine indépendante circulant dans le sang.

Chaque antigène provoque la formation de son anticorps spécifique :

anti-HB_c — persiste pendant toute la phase aiguë de la maladie ; peut indiquer que le virus est encore dans le foie ;
anti-HB_s — détecté pendant la dernière phase de la convalescence ; indique généralement le développement de l'immunité et la guérison ;
anti-HB_e — signifie généralement que l'infection diminue.
(L'encadré 36-2 présente un glossaire des hépatites.)

On peut détecter HB_sAg, circulant de façon temporaire, dans le sang de 80% à 90% des clients infectés. On ne peut détecter HB_cAg dans le sang. On peut trouver HB_sAg dans le sang pendant des mois et des années ; on pense donc que ces individus sont des porteurs ne présentant aucun symptôme si HB_eAg est absent. S'il est présent, ces clients peuvent avoir une hépatite chronique et être plus contagieux.

Du point de vue de la santé communautaire, environ 15% des adultes américains ont un test anti-HB_s positif, ce qui indique qu'ils ont déjà eu l'hépatite B. Ce test est positif chez les deux tiers des consommateurs de drogues injectables.

La transmission de l'hépatite virale B se fait surtout par voie cutanée ou par les muqueuses. On a trouvé le virus dans le sang, la salive, le sperme et les sécrétions vaginales, et il peut être transmis à travers les muqueuses et les écorchures. Donc, les personnes exposées sont : les chirurgiens généraux, les techniciens de laboratoire, les dentistes, les infirmières et les inhalothérapeutes. Les employés et les clients des unités d'hémodialyse et de cancérologie, ainsi que les hommes homosexuels sont aussi plus exposés. La recherche de HB_sAg chez les donneurs de sang a considérablement diminué les cas d'hépatite B après les transfusions sanguines.

Évaluation et manifestations cliniques.   Cliniquement, cette affection est très semblable à l'hépatite de type A. Cependant, la période d'incubation est relativement plus longue : entre deux et cinq mois. Le taux de mortalité est relativement important, pouvant aller de 1% à 10%, selon l'étendue de l'infection et l'état du client.

Les symptômes et les signes de l'hépatite B sont insidieux et variables. La fièvre et les symptômes respiratoires sont rares ; certains clients ont des arthralgies et des éruptions. Le client peut perdre l'appétit, souffrir de dyspepsie, de douleur abdominale, de douleur généralisée, de malaises et de faiblesse. L'ictère peut être visible ou non. S'il survient, il est accompagné de selles claires et d'urine foncée. Le foie peut être sensible et atteindre jusqu'à 12 cm à 14 cm de hauteur. La rate est hypertrophiée et palpable seulement chez un petit nombre de clients ; les ganglions cervicaux postérieurs peuvent aussi être hypertrophiés.

Traitement.   Le repos au lit est important ; il doit être maintenu jusqu'à ce que la progression de l'hépatite soit enrayée. De plus, le client devra restreindre ses activités jusqu'à ce que l'hypertrophie hépatique et l'élévation du taux de bilirubine soient disparues. On doit maintenir une alimentation adéquate ; on restreint les protéines si le foie est incapable de métaboliser les sous-produits des protéines. D'autres mesures thérapeutiques sont employées pour contrôler les symptômes dyspeptiques et les malaises généraux ; elles comprennent l'usage des alcalis, de la belladone et des antiémétiques. Cependant, si le client vomit beaucoup, on doit éviter tous les médicaments et le transporter au centre hospitalier où il recevra un traitement par des liquides.

La période de convalescence peut être longue ; la disparition complète des symptômes demande quelquefois de trois à quatre mois ou plus. Durant cette période, on encourage le client à reprendre progressivement des activités physiques qui sont permises, à condition que l'ictère ait disparu.

L'infirmière tient compte des problèmes psychosociaux, surtout quand la maladie entraîne la séparation et l'isolement. L'infirmière établit, avec le client et la famille, une planification spéciale pour minimiser toutes les modifications de la perception sensorielle.

Pronostic.   Le taux de mortalité due à l'hépatite virale B atteint 10%. Un autre groupe de 10% de clients restent porteurs ou ont une hépatite chronique.

Contrôle et prévention.   Les objectifs sont (1) d'interrompre la chaîne de transmission, (2) de protéger par un vaccin les individus à risque élevé et (3) d'utiliser l'immunisation passive pour les individus non protégés exposés à l'hépatite virale B.

La recherche continue de HB_sAg chez les donneurs de sang permettra d'abaisser les risques de transmission par transfusion. L'utilisation de dérivés sanguins, comme les globules rouges lavés, semble diminuer les risques. L'usage de seringues, d'aiguilles et de lancettes uniservice diminue les risques de toute contamination d'un client à un autre, lors de prélèvements sanguins et de traitement par voie parentérale. Une bonne hygiène personnelle est indispensable pour le contrôle de l'infection. Dans les laboratoires, les zones de travail doivent être désinfectées quotidiennement, on ne doit pas y manger et on doit porter des gants quand on manipule des échantillons positifs pour le HB$_s$Ag.

L'administration de médicaments en ampoules à doses individuelles est essentielle et fait l'objet d'une règle établie dans la plupart des centres hospitaliers. Chez les toxicomanes qui utilisent la même aiguille, plusieurs cas graves d'hépatite sont apparus. Les personnes ayant déjà eu ou ayant une hépatite virale n'ont pas le droit de donner du sang à la Croix-Rouge ou à d'autres organismes de ce genre.

Vaccin de l'hépatite B. On a mis au point, récemment, un vaccin pour la prévention de l'hépatite virale B. Il est recommandé pour les personnes à haut risque, c'est-à-dire les employés des services de santé, les clients des services d'hémodialyse et d'oncologie, les homosexuels mâles et les consommateurs de drogues injectables. Des études préliminaires ont montré que le vaccin produit une immunité active chez 90% des personnes en bonne santé. Il n'apporte aucune protection contre les autres types d'hépatite, ou aux personnes déjà exposées à l'hépatite virale B. Les effets secondaires sont rares; les seules plaintes après l'injection sont une douleur et une rougeur au point de l'injection.

Immunoglobuline de l'hépatite B. On recommande l'injection d'immunoglobuline de l'hépatite B (HBIg) pour les individus non protégés et exposés par une contamination accidentelle des muqueuses ou par des écorchures. L'HBIg, préparée à partir du plasma de donneurs à forte concentration d'anticorps anti-HB$_s$, fournit une immunité passive.

Immun-sérum. Les services de santé recommandent l'HBIg après une exposition à du sang contenant le virus de l'hépatite B, que ce soit par inoculation accidentelle par une piqûre d'aiguille ou par éclaboussure de matériel contaminé sur les muqueuses, comme il peut arriver lorsqu'on aspire du sang ou du liquide à l'aide d'une pipette. On donne l'HBIg par voie intramusculaire aussitôt que possible, mais jamais après sept jours suivant l'exposition. On injecte une deuxième dose de 25 à 30 jours après la première.

Hépatite non A, non B

Les variétés d'hépatite qui ne sont pas identifiées comme des hépatites A ou B sont classées comme hépatites non A, non B. Les épisodes répétés d'hépatite non A, non B et les variations dans les périodes d'incubation suggèrent l'existence de plusieurs agents responsables. L'hépatite non A, non B est véhiculée par le sang et il existe probablement un état de porteur chez les sujets qui ont été atteints. Cette forme d'hépatite est fréquente chez les consommateurs de drogues injectables, et elle est actuellement la cause principale des hépatites virales par transfusion (de 80% à 90% des cas contre seulement 10% à 20% pour l'hépatite B).

L'hépatite non A, non B survient également chez les employés des services de transplantation rénale et chez les individus résidant dans les foyers pour déficients mentaux.

La période d'incubation est variable, ainsi que la gravité, qui ressemble beaucoup à celle de l'hépatite B. La maladie peut se manifester sans ictère, durer plusieurs mois et se transformer en hépatite chronique. Il est possible que les immunoglobulines puissent conférer une protection limitée contre les hépatites non A, non B.

Hépatite toxique et hépatite médicamenteuse

Plusieurs substances ont des effets toxiques sur le foie, et lorsqu'on les prend par voie orale ou qu'on les injecte par voie parentérale, elles produisent une nécrose aiguë des cellules hépatiques, ou *hépatite toxique*. Les substances les plus couramment responsables de cette affection sont le chloroforme, le tétrachlorure de carbone, le phosphore et les sels d'or, véritables hépatotoxines.

Plusieurs médicaments peuvent causer une hépatite, mais ils sont plus sensibilisants que toxiques. L'*hépatite médicamenteuse* qui en résulte est semblable à l'hépatite virale aiguë; cependant, la destruction du parenchyme semble être plus étendue. Parmi les médicaments responsables, citons le cinchophène, l'isoniazide, l'halothane, l'acétaminophène, et certains antibiotiques et antimétaboliques.

Manifestations cliniques et traitement. Au début, l'hépatite toxique ressemble à l'hépatite virale. Il faut connaître les produits chimiques, les médicaments ou les autres substances hépatotoxiques auxquels le client a pu être exposé pour commencer le traitement. Les symptômes habituels sont l'anorexie, les nausées et les vomissements; l'évaluation physique permet de noter un ictère et une hépatomégalie. Les symptômes sont plus intenses chez le client plus gravement intoxiqué.

La guérison de l'hépatite toxique aiguë est rapide si l'on a identifié et retiré très tôt l'hépatotoxine ou si l'exposition à l'agent causal a été brève. Cependant, il y a peu de chances de guérison s'il y a eu une longue période entre l'exposition et le début des symptômes. Il n'existe pas d'antidotes efficaces. La fièvre monte, le client devient profondément intoxiqué et prostré. Les vomissements peuvent être persistants et contenir du sang. Des anomalies de la coagulation peuvent être graves et faire apparaître des hémorragies sous la peau. Les symptômes gastro-intestinaux graves peuvent entraîner un collapsus vasculaire. Le délire, le coma et les convulsions précèdent généralement la mort du client.

Il y a peu de chose à faire sinon prodiguer du confort et fournir du sang, des liquides et des électrolytes. Quelques clients guérissent d'une hépatite toxique aiguë, mais ils souffrent alors d'une hépatite chronique.

Les hépatites médicamenteuses peuvent progresser en insuffisance hépatique. Si le foie guérit, il peut y avoir cicatrisation suivie d'une cirrhose postnécrotique. Selon le médicament, les manifestations peuvent survenir le premier jour de son utilisation ou plusieurs mois plus tard. Généralement, la réaction est brusque, avec des frissons, de la fièvre, des éruptions, du prurit, de l'arthralgie, de l'anorexie et des nausées. Plus tard, on peut voir apparaître un ictère, une urine foncée et un foie sensible et hypertrophié. Quand on peut retirer le médicament, les symptômes disparaissent peu à peu. Cependant, une fois provoquée, la réaction peut être grave sinon fatale, même si l'absorption du médicament est arrêtée. Si un médicament provoque de la fièvre, une éruption ou du prurit, on doit arrêter de le prendre immédiatement.

L'inquiétude grandit au sujet de l'effet, sur le foie, de l'halothane (Fluothane), gaz anesthésiant non explosif employé très souvent. Comme il peut causer des lésions hépatiques graves, et quelquefois fatales, on doit éviter de l'utiliser : (1) chez les personnes ayant une maladie hépatique connue ; (2) plusieurs fois, surtout chez les clients ayant eu une fièvre d'origine inconnue après la première administration d'halothane ; et (3) chez les clients ayant montré une sensibilisation à une administration antérieure. Cette sensibilisation se serait manifestée durant la deuxième semaine postopératoire par l'apparition de fièvre, d'éruption, d'éosinophilie, d'arthralgie ou d'ictère.

☐ CIRRHOSE

La cirrhose signifie une cicatrisation du foie, et l'on en considère habituellement trois types :

1. La *cirrhose de Laënnec* (alcoolique ; nutritionnelle), dans laquelle les tissus cicatriciels entourent de façon caractéristique les espaces portes. L'alcoolisme chronique en est le plus souvent responsable.
2. La *cirrhose postnécrotique*, qui se caractérise par la présence de larges bandes de tissus cicatriciels, secondaire à une hépatite virale antérieure.
3. La *cirrhose biliaire*, avec sclérose du tissu interstitiel des espaces portes et interlobulaires. Cette forme résulte habituellement d'une obstruction biliaire chronique et d'une infection (cholangite), et elle est beaucoup plus rare que la cirrhose de Laënnec et la cirrhose postnécrotique.

La partie du foie principalement atteinte se compose des espaces portes et périportes, là où les canalicules biliaires de chaque lobule communiquent pour former les canaux biliaires. Ces zones deviennent le siège d'une inflammation et les canaux se bouchent de bile et de pus épais. Le foie tente de créer de nouveaux canaux biliaires ; on observe alors une croissance exagérée de tissus, surtout des canaux nouvellement formés, séparés et entourés de tissu cicatriciel. Les manifestations cliniques de la cirrhose comprennent un ictère et une fièvre intermittente et la découverte d'un foie dur, irrégulier et hypertrophié devenant finalement atrophique. Le traitement est le même que celui d'une cirrhose de Laënnec, c'est-à-dire le traitement de n'importe quelle forme d'insuffisance hépatique chronique et, quand c'est nécessaire, une opération chirurgicale peut supprimer l'infection des voies biliaires.

Physiopathologie

Le mécanisme fondamental responsable du développement de la cirrhose de Laënnec reste encore à découvrir. Ce trouble apparaît le plus souvent chez les alcooliques. Cependant, certains spécialistes expliquent le rôle de l'alcool dans la production de la cirrhose en se basant sur les déficiences nutritionnelles qu'elle entraîne, c'est-à-dire l'insuffisance de protéines, plutôt que sur la toxicité de l'alcool, et l'on observe certains cas de cirrhose chez des individus qui ne consomment pas de boissons alcoolisées. Récemment, plusieurs chercheurs ont cependant démontré que si les facteurs nutritionnels sont sans aucun doute en cause, l'alcool doit aussi être incriminé dans la pathogenèse de la stéatose hépatique alcoolique et dans les effets associés.

Certains sujets semblent plus disposés que d'autres à contracter cette maladie, qu'ils soient alcooliques, sous-alimentés ou non. D'autres facteurs entrent en jeu, comme l'exposition à certains agents chimiques (le tétrachlorure de carbone, la naphtaline chlorée, l'arsenic ou le phosphore) ou la schistosomiase infectieuse. Deux fois plus d'hommes que de femmes en sont atteints, et la majorité des clients ont entre 40 et 60 ans.

La cirrhose de Laënnec est une maladie caractérisée par des nécroses successives touchant les cellules hépatiques ; ces épisodes apparaissent souvent à plusieurs reprises au cours de la maladie. Les cellules hépatiques détruites font place à du tissu cicatriciel dont la quantité peut dépasser, avec le temps, celle du tissu hépatique fonctionnel. Des îlots de tissu résiduel normal et du tissu hépatique régénéré sortent des régions contractées et donnent au foie son aspect clouté caractéristique. Cette maladie a un début particulièrement insidieux et une évolution longue pouvant couvrir une période de 30 ans ou plus.

■ ÉVALUATION INITIALE

Manifestations cliniques.   (Voir la figure 36-6). Au début de la cirrhose, le foie a tendance à s'hypertrophier et ses cellules se chargent de graisse. À la palpation, le foie est ferme et son bord est aigu. L'hypertrophie rapide du foie occasionne une douleur abdominale à cause de la tension exercée sur la capsule de Glisson. Plus tard dans l'évolution de la maladie, le foie diminue de volume, le tissu cicatriciel contractant le tissu hépatique. Le bord du foie, s'il est palpable, est bosselé.

Les manifestations tardives sont dues en partie à l'insuffisance chronique de la fonction hépatique et à l'obstruction de la circulation porte. Les veines portes recueillent presque tout le sang provenant des organes digestifs et le transportent au foie. Comme un foie cirrhotique ne peut offrir un libre passage au sang, celui-ci est refoulé dans la rate et dans les voies gastro-intestinales, de sorte que ces organes sont ainsi le siège d'une congestion passive chronique, c'est-à-dire que cette accumulation de sang gêne considérablement leur fonctionnement. De tels clients présentent des troubles dyspeptiques chroniques et des modifications dans les habitudes d'élimination, avec diarrhée ou constipation. Il y a une perte graduelle de masse. Les liquides peuvent s'accumuler dans la cavité péritonéale (ascite). Cela peut s'observer par la percussion pour déceler la mobilité de la matité ou le signe du flot (*Figure 36-3*). Il peut aussi y avoir une splénomégalie. En observant le visage et le tronc, on remarque souvent un angiome stellaire, ou de petites artérioles superficielles dilatées ressemblant à des araignées rouge bleuté.

L'obstruction du flux sanguin dans le foie aboutit à la formation de vaisseaux sanguins collatéraux dans le système gastro-intestinal et à la dérivation du sang des vaisseaux du système porte vers des vaisseaux sanguins à pression plus faible. En conséquence, le client cirrhotique a souvent des vaisseaux abdominaux distendus et proéminents, visibles à l'examen de l'abdomen (tête de méduse), ainsi que des vaisseaux distendus tout le long du tissu digestif. L'œsophage, l'estomac et le rectum inférieur sont souvent le siège de vaisseaux collatéraux. Ces vaisseaux distendus forment des varices ou des hémorroïdes selon leur situation. Ces

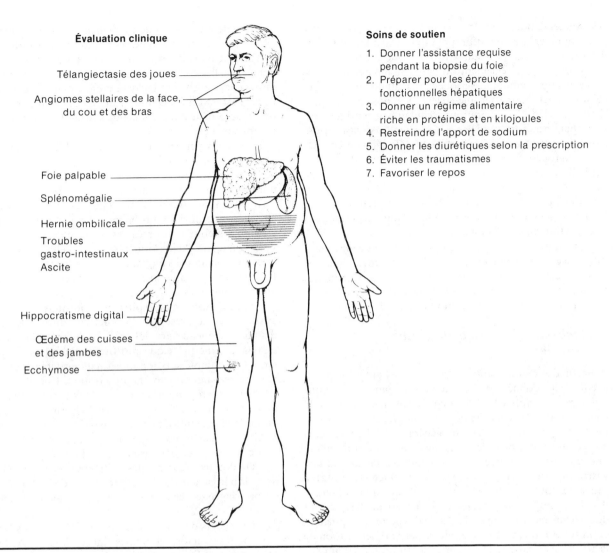

Évaluation clinique

Télangiectasie des joues

Angiomes stellaires de la face,
du cou et des bras

Foie palpable

Splénomégalie

Hernie ombilicale

Troubles
gastro-intestinaux
Ascite

Hippocratisme digital

Œdème des cuisses
et des jambes

Ecchymose

Soins de soutien

1. Donner l'assistance requise
   pendant la biopsie du foie
2. Préparer pour les épreuves
   fonctionnelles hépatiques
3. Donner un régime alimentaire
   riche en protéines et en kilojoules
4. Restreindre l'apport de sodium
5. Donner les diurétiques selon la prescription
6. Éviter les traumatismes
7. Favoriser le repos

Figure 36-6   Évaluation clinique et soins du client atteint de cirrhose.

vaisseaux n'étant pas destinés à subir la forte pression et le volume de sang imposés par la cirrhose, ils peuvent se rompre et saigner. L'observation de l'infirmière doit donc inclure la recherche de sang occulte ou franc provenant du tube digestif. Environ 25% des clients souffrent d'hématémèse légère; d'autres ont des hémorragies abondantes provenant de l'estomac et des varices œsophagiennes.

D'autres symptômes tardifs de la cirrhose sont attribuables à l'insuffisance chronique de la fonction hépatique. Le taux d'albumine plasmatique est abaissé, prédisposant à la formation d'œdème. Une surproduction d'aldostérone apparaît dans la cirrhose, causant une rétention d'eau et de sodium et une excrétion de potassium. À cause de la production, de l'utilisation et du stockage insuffisants de certaines vitamines, notamment les vitamines A, C et K, les signes liés à leur carence sont fréquemment rencontrés, surtout l'hémorragie associée à une déficience en vitamine K. Une gastrite chronique et une insuffisance de la fonction gastro-intestinale, de même qu'une mauvaise alimentation et une fonction hépatique affaiblie expliquent la présence d'une anémie carentielle associée à la cirrhose. L'anémie, l'état nutritionnel déficient et le mauvais état de santé

occasionnent une grande fatigue qui rend le client incapable d'accomplir ses activités quotidiennes.

Parmi les autres manifestations cliniques, on remarque une détérioration de la fonction mentale avec une menace d'encéphalopathie hépatique et de coma hépatique. On doit donc faire une évaluation neurologique du client comprenant son comportement général, ses capacités cognitives, son sens de l'orientation dans le temps et l'espace, et ses habitudes de langage.

En plus de noter l'apparition des manifestations cliniques, l'infirmière doit obtenir une information exacte sur les habitudes du client quant à sa consommation d'alcool et de nourriture. Elle doit également noter si le client a été exposé à des agents toxiques pendant son travail ou ses loisirs. Elle enregistre toute médication, y compris les anesthésiques généraux, et tous les médicaments pris par le client et elle en vérifie l'hépatotoxicité.

Évaluation diagnostique.   L'étendue de l'altération hépatique et le type de traitement sont déterminés après étude des résultats de laboratoire. Le foie étant un organe fonctionnel complexe, les examens sont multiples (voir le tableau 36-1). Le client a besoin de savoir pourquoi on fait ces examens, pourquoi ils sont importants et comment il peut coopérer. La condition physique et mentale du client détermine la conduite à suivre avec chaque client.

Lorsque le dérèglement du parenchyme hépatique est grave, le taux d'albumine sérique tend à diminuer, alors que celui de la globuline sérique s'élève. Les dosages enzymatiques révèlent les altérations cellulaires hépatiques : la phosphatase alcaline sérique s'élève, la cholinestérase sérique peut diminuer et la SGOT et la SGPT augmentent. On évalue la fonction excrétrice du foie par sa capacité d'éliminer la bromesulfonephtaléine (bromsulfaléine). Dans les cas de cirrhose, la BSP est retenue. On fait des dosages de bilirubine pour évaluer la rétention ou l'excrétion biliaire. La laparoscopie, combinée avec une biopsie, permet une visualisation directe du foie.

Des examens échographiques permettent de mesurer la différence de densité entre les cellules parenchymateuses et le tissu cicatriciel. La tomodensitométrie et les examens aux radio-isotopes renseignent sur la taille du foie ainsi que sur le débit sanguin et l'obstruction vasculaire du foie.

Problèmes du client et diagnostics infirmiers

À partir des manifestations cliniques, des antécédents du client et des données de l'évaluation diagnostique, l'infirmière peut identifier les principaux problèmes de soins du client. Ce sont l'incapacité de se soigner lui-même, à cause de la fatigue, de la débilité générale, de l'épuisement musculaire et des malaises ; une mauvaise nutrition reliée à une gastrite chronique, à la diminution de la motilité gastro-intestinale et à l'anorexie ; des problèmes de peau à cause de l'œdème, de l'ictère et de l'état immunologique déficient ; des hémorragies possibles à cause du dérèglement des mécanismes de coagulation et de l'hypertension portale ; et un fonctionnement mental altéré par la détérioration de la fonction hépatique et l'augmentation du taux d'ammoniaque sérique.

■ PLANIFICATION ET INTERVENTION

Objectifs

Les objectifs du client sont :

1. Une capacité accrue de s'occuper de lui-même.
2. Une amélioration de la nutrition.
3. Une amélioration de l'état de la peau.
4. Une diminution des risques d'hémorragie.
5. Une amélioration de l'état mental.

Afin d'aider le client à atteindre ces objectifs, les buts principaux du traitement sont : (1) favoriser le repos pour réduire les demandes au foie lésé, (2) satisfaire les besoins nutritionnels du client, (3) prévenir tout problème cutané, (4) minimiser les risques d'hémorragie et (5) minimiser les dérèglements métaboliques et limiter les facteurs qui pourraient causer davantage de détérioration de l'état mental.

Repos.   Le client atteint d'une maladie hépatique évolutive a besoin de repos et de soutien pour permettre au foie de retrouver son fonctionnement normal. La masse du client et le bilan des ingesta et des excreta doivent être mesurés et enregistrés chaque jour. La position du client dans son lit doit permettre une expansion respiratoire maximale, ce qui est particulièrement important lorsque l'ascite est marquée. Dans l'insuffisance hépatique, l'oxygénothérapie peut aider les cellules affaiblies afin qu'il n'en meure pas plus.

Le repos permet au foie de se rétablir, en limitant les demandes de l'organisme et en augmentant l'apport de sang. Comme le client présente des risques importants d'infection, des efforts particuliers sont faits pour prévenir les troubles respiratoires, circulatoires et vasculaires. On pourra éviter ainsi des problèmes tels que la pneumonie, la thrombophlébite et les escarres de décubitus. Quand l'état nutritionnel du client s'améliore et que celui-ci devient plus fort, on l'encourage à augmenter graduellement ses activités. L'infirmière planifie avec le client des activités et des exercices modérés, aussi bien que du repos.

Satisfaction des besoins nutritionnels.   Les clients cirrhotiques ne présentant pas d'ascite ou d'œdème et ne manifestant aucun signe de coma imminent peuvent recevoir un régime hyperprotéique nutritif, avec suppléments vitaminiques du complexe B et autres (incluant vitamines A, C et K et acide folique), selon la prescription. Une alimentation adéquate est très importante ; on doit faire tout son possible pour encourager le client à manger. Cela est aussi important qu'un médicament. Des petits repas fréquents peuvent être plus facilement acceptés que trois repas copieux, à cause de la pression exercée par l'ascite sur l'abdomen.

On doit tenir compte des préférences du client. On peut nourrir par gavage les clients présentant de l'anorexie aiguë ou prolongée, ou ceux qui vomissent ou mangent difficilement.

Les clients dont les selles sont graisseuses (stéatorrhée) doivent recevoir des vitamines liposolubles — A, D et E (Aquasol A et D, Aquasol E) — sous forme hydrosoluble. On prescrit de l'acide folique et du fer pour prévenir l'anémie. Le client cirrhotique manifestant des signes de coma imminent ou avancé devra recevoir temporairement un régime à faible teneur en protéines ; trop de protéines provenant des viandes peut produire une encéphalopathie hépatique, mais trop peu cause un bilan azoté négatif et de l'épuisement. On suggère, comme aliments protéiques, les œufs, le lait écrémé, les céréales (germe de blé, riz blanc) et le poisson (coquillages, saumon, sardines). On devra maintenir un régime très nutritif et y ajouter des suppléments vitaminiques et minéraux (par exemple, potassium par voie orale, si le potassium sérique est normal ou abaissé et si la fonction rénale est normale). Dès que la situation le permet, on devra rétablir un taux protéique normal ou plus élevé. Le traitement diététique dépend de chaque individu.

Soins de la peau.   On respecte méticuleusement les soins de la peau à cause de l'œdème sous-cutané, de l'immobilité du client, de l'ictère et de la plus grande sensibilité de la peau aux meurtrissures et à l'infection. Pour éviter les escarres de décubitus, le client devra être fréquemment changé de position. Pour prévenir les traumatismes de la peau, on évite les savons irritants et les rubans adhésifs. On prend toutes les mesures pour que le client se gratte le moins possible. Une lotion peut calmer une peau irritée.

Prévention des hémorragies. La production de prothrombine et la synthèse des substances nécessaires à la coagulation étant diminuées, les hémorragies sont possibles. Parmi les mesures de précaution à prendre, on trouve : la protection du client par des ridelles rembourrées, l'application de pression sur le point d'une injection et l'utilisation d'objets non pointus pour éviter les blessures. Il faut surveiller la présence de méléna ou de sang rouge dans les selles, qui serait un signe d'hémorragie interne.

Minimiser la détérioration mentale causée par l'encéphalopathie hépatique. L'encéphalopathie hépatique est un syndrome neurologique qui comprend des combinaisons variées de myélopathie, de mouvements choréo-athétosiques, de dysarthrie, et même de démence. Ce syndrome survient chez les clients qui ont subi une dérivation, ou chez ceux dont la cirrhose est avancée. Il est principalement causé par l'ammoniaque et ses effets sur le métabolisme cérébral. Plusieurs facteurs prédisposent le client cirrhotique à l'encéphalopathie hépatique ; certains sont imprévisibles, mais d'autres peuvent être évités. L'infirmière peut en observer les premiers signes et favoriser un traitement précoce ; elle utilise également des moyens de garder le client en contact avec la réalité.

Éducation du client et soins après l'hospitalisation. Au moment de sa sortie, on donne au client des directives précises, principalement sur ses habitudes alimentaires. Le point le plus important est la suppression de l'alcool. Si cela constitue un problème, le client peut avoir besoin d'une aide psychiatrique, de l'assistance des Alcooliques Anonymes ou d'un conseiller religieux en qui il a confiance.

On continuera la restriction sodique pendant une longue période, sinon de façon permanente ; si la diète doit être suivie avec minutie, on remettra des instructions écrites au client.

Le succès du traitement dépend de la conviction qu'a le client de la nécessité de son entière collaboration au plan thérapeutique. Ce traitement comprend le repos, une bonne hygiène de vie, un régime bien équilibré et l'abstinence d'alcool. On explique aussi au client les symptômes d'une encéphalopathie imminente, les possibilités d'hémorragies et sa grande sensibilité à l'infection. La guérison n'est ni facile, ni rapide ; il y a beaucoup d'échecs et des périodes sans progrès. Pour certaines personnes, la perte du soutien que représentait l'alcool est déprimante. L'infirmière peut jouer un rôle significatif auprès du client en lui offrant soutien et encouragement.

Résumé. Pour une récapitulation des soins infirmiers d'un client cirrhotique, voir l'encadré 36-3.

■ ÉVALUATION

Résultats escomptés

Le client :

1. Montre sa capacité de s'occuper de lui-même :
   a) Planifie ses activités et ses exercices pour permettre une alternance de repos et d'activité.
   b) Signale l'augmentation de ses forces et de son bien-être.
   c) Gagne de la masse sans formation d'œdème ni d'ascite.
   d) Participe à ses soins d'hygiène.
2. Augmente son apport nutritionnel :
   a) Absorbe les bons nutriments et évite l'alcool.
   b) Gagne de la masse sans œdème ni ascite.
   c) Signale la diminution de l'anorexie et des problèmes digestifs.
   d) Identifie les aliments et les liquides qui sont nutritifs et permis par le régime.
   e) Identifie les aliments interdits par le régime.
   f) Respecte le régime vitaminique.
   g) Décrit les raisons pour lesquelles les repas sont petits et fréquents.
   h) Supprime l'alcool.
3. Améliore l'état de sa peau :
   a) A une peau intacte, sans écorchures ni infection.
   b) Obtient une diminution de l'œdème des extrémités et du tronc.
   c) Montre une turgescence normale de la peau des extrémités et du tronc.
   d) Change fréquemment de position.
   e) Inspecte tous les jours ses proéminences osseuses.
   f) Évite tout traumatisme cutané.
   g) Signale une diminution ou une absence de prurit.
   h) Utilise une lotion pour diminuer la démangeaison.
4. A moins de risque d'hémorragie :
   a) N'a pas d'ecchymose ou d'hématome.
   b) N'a pas d'hémorragie du tube digestif (méléna et hématémèse).
   c) N'a pas d'hémorragie occulte du tube digestif, comme le montrent ses résultats d'examens.
   d) Utilise des moyens d'éviter les blessures (se sert d'une brosse à dents souple, se mouche doucement, dispose le mobilier afin d'éviter les coups et les chutes, évite de forcer pendant la défécation).
5. Améliore son état mental :
   a) A un niveau d'ammoniaque sérique dans des limites normales.
   b) S'oriente bien dans le temps et l'espace, et reconnaît les gens.
   c) Montre une durée d'attention normale (est capable de lire complètement des articles, des livres ; est capable de regarder la télévision avec intérêt).
   d) Discute normalement avec les membres de sa famille et de l'équipe de santé.
   e) A une continence urinaire et fécale.

Hémorragie des varices œsophagiennes

Les signes d'ictère, d'ascite, d'hypertension portale sont des manifestations d'une maladie hépatique avancée. Généralement, le client peut avoir des hémorragies et requiert une surveillance sérieuse (tests sanguins, détection de la présence d'hématémèse et de méléna).

Physiopathologie et symptômes

Les *varices œsophagiennes* sont des veines dilatées tortueuses, que l'on trouve habituellement dans la sous-muqueuse du

Encadré 36-3   Soins infirmiers au client atteint d'une cirrhose de Laënnec

Problème	Intervention infirmière
Anorexie	Encourager le client à prendre ses repas et les suppléments nutritifs. Offrir de petits repas fréquents. Accorder de l'attention aux facteurs esthétiques et à l'attrait des plateaux aux heures de repas. Éliminer l'alcool.
Nausées et vomissements	Veiller à l'hygiène buccale avant les repas. Utiliser un collier de glace pour les nausées. Nourrir par gavage, si c'est nécessaire.
Perte de masse et fatigue	Favoriser continuellement un régime riche en protéines et en kilojoules. Donner des suppléments de vitamines (A, complexe B, C et K). Administrer les liquides parentéraux selon la prescription. Aider le client à conserver son énergie.
Douleur abdominale	Assurer le repos au lit pour protéger le foie. Administrer des antispasmodiques et des sédatifs légers. Encourager le client à manger lentement et à bien mastiquer. Observer, noter et rapporter la présence et la nature de la douleur.
Hématémèse	Être attentive aux symptômes d'anxiété, de plénitude gastrique, de faiblesse et d'agitation. Observer l'apparition d'hémorragie et de choc. Enregistrer les signes vitaux à intervalles fréquents. Garder le client au repos et limiter les activités. Surveiller le client durant les transfusions sanguines. Assister le médecin durant l'introduction d'une sonde nasogastrique avec ballonnet pour compression œsophagienne. Mesurer et enregistrer la nature, la durée et la quantité des vomissements. Assurer une hygiène buccale méticuleuse. Garder le client à jeun, si c'est indiqué. Administrer de la vitamine K selon la prescription. Assurer une présence constante durant les épisodes d'hémorragie. Offrir des liquides froids lorsque l'hémorragie arrête (si cela est prescrit).
Méléna	Observer la coloration, la consistance et la quantité de chaque selle.
Constipation	Assurer un apport adéquat de liquides et de nourriture. Encourager le client à faire des exercices.
Diarrhée	Forcer l'hydratation. Donner les médicaments selon la prescription.
Ictère	Observer et enregistrer les divers degrés de l'ictère au niveau de la peau et de la sclérotique. Soulager le prurit par de bons soins de la peau, des bains sans savon, des massages avec des lotions émollientes. Garder les ongles du client courts afin de prévenir les blessures de la peau par grattage. Écouter avec empathie les plaintes et les problèmes du client.
Œdème des extrémités	Restreindre le sodium. Administrer les diurétiques selon la prescription. Donner une attention particulière aux soins de la peau. Changer fréquemment la position du client. Élever les extrémités par intervalles. Peser le client tous les jours. Enregistrer les ingesta et les excreta. Faire pratiquer des exercices passifs d'amplitude de mouvement. Mettre des coussinets de caoutchouc mousse sous les talons, les malléoles, etc. Surveiller soigneusement le débit des perfusions intraveineuses.
Ascite	Restreindre le sodium. Administrer les diurétiques, le potassium et les suppléments protéiniques selon la prescription. Noter les ingesta et les excreta et mesurer chaque jour la circonférence de l'abdomen.

Encadré 36-3   Soins infirmiers au client atteint d'une cirrhose de Laënnec (*suite*)

Problème	Intervention infirmière
	Donner une attention particulière à la peau.
	Élever la tête du lit pour faciliter la respiration.
	Mettre un oreiller sous le rebord costal lorsque le client est placé en décubitus latéral.
	Assister le client durant la paracentèse :
	1. Lui faire vider la vessie avant le traitement ;
	2. Le mettre en position correcte et utiliser des oreillers comme support ;
	3. Enregistrer la quantité et la nature du liquide évacué ;
	4. Protéger le point de ponction par des pansements secs ;
	5. Surveiller le suintement au niveau des pansements et l'apparition d'infection.
	Surveiller les symptômes d'un coma imminent.
Hydrothorax et dyspnée	Élever la tête du lit.
	Laisser le client étendu.
	Changer de position par intervalles.
	Assister le client durant la thoracentèse :
	1. Soutenir et maintenir la position durant le traitement ;
	2. Enregistrer la quantité et la nature du liquide évacué ;
	3. Observer les signes de toux, qui augmentent la dyspnée, ou le pouls.
Fièvre	Enregistrer régulièrement la température.
	Favoriser l'hydratation.
	Donner des bains d'éponge froids si la température est élevée.
	Mettre un sac de glace sur la tête selon la prescription.
	Donner des antibiotiques selon la prescription.
	Prévenir l'exposition aux infections.
	Garder le client au lit.
	Noter le volume et la concentration urinaires.
Manifestations hémorragiques : ecchymoses, épistaxis, pétéchies et ginginorragie	Éviter les traumatismes.
	Assurer la sécurité de l'environnement.
	Éviter de se moucher avec force.
	Prévenir les traumatismes des gencives lors du brossage des dents.
	Veiller à un apport alimentaire à haute teneur en vitamine C.
	Appliquer des compresses froides lorsque cela est indiqué.
	Noter l'emplacement des sièges d'hémorragie.
	Éviter les vêtements constricteurs.
	Utiliser des aiguilles de petit calibre pour les injections.
Augmentation de la stupeur : changements mentaux, léthargie, hallucinations et coma hépatique	Restreindre les protéines.
	Donner des petits repas fréquents, riches en glucides.
	Protéger contre l'infection.
	Maintenir un environnement chaud et sans courant d'air.
	Coussiner les ridelles.
	Limiter les visites.
	Maintenir une surveillance attentive pour assurer la sécurité du client.
	Éviter les narcotiques et les barbituriques.
	Réveiller le client par intervalles.
	Donner des soins attentifs durant la phase terminale.
	Surveiller l'ajustement du tube nasal pendant l'oxygénothérapie.

bas œsophage ; cependant, elles peuvent s'étendre bien au-delà, à l'intérieur de l'œsophage et de l'estomac. L'hypertension portale due à l'obstruction de la circulation veineuse porte à l'intérieur d'un foie cirrhotique (voir à la page 756) cause presque toujours des varices œsophagiennes. L'hémorragie provenant de la rupture des varices œsophagiennes est la cause la plus courante de décès chez les clients cirrhotiques. À cause de l'obstruction accrue de la veine porte, le sang veineux provenant de l'intestin et de la rate cherche une sortie par la circulation collatérale (nouvelles voies de retour à l'oreillette droite). L'effet physiopathologique consiste en une augmentation de la tension, particulièrement sur les vaisseaux de la sous-muqueuse du bas œsophage et de la partie supérieure de l'estomac. Les vaisseaux collatéraux nouvellement formés ne sont pas très élastiques ; ils sont plutôt tortueux et fragiles et saignent facilement. D'autres causes moins importantes de la formation de varices sont les anomalies de la circulation dans la veine splénique ou dans la veine cave supérieure et les thromboses veineuses hépatiques.

Les hémorragies des varices œsophagiennes sont très dangereuses ; elles peuvent engendrer un choc hémorragique qui diminue l'irrigation cérébrale, hépatique et rénale. En retour, à cause de l'hémorragie dans le tube digestif, il y a augmentation du taux d'azote et du taux d'ammoniaque sérique. On peut soupçonner une hémorragie des varices œsophagiennes en présence d'hématémèse et de méléna, surtout chez un client alcoolique. En général, aucun symptôme n'accompagne ces veines dilatées à moins que leur muqueuse ne soit ulcérée. Alors, des hémorragies importantes surviennent et, si elles ne sont pas contrôlées, elles entraînent la mort. Les facteurs pouvant jouer un rôle dans la rupture et l'hémorragie sont des efforts musculaires pour lever des objets lourds, l'effort de défécation, les éternuements, la toux ou les vomissements, l'œsophagite, ou l'irritation des vaisseaux par des aliments peu mastiqués ou des liquides irritants. Les salicylates et autres médicaments érodant la muqueuse œsophagienne, ou interférant avec la réplication des cellules, peuvent aussi causer des hémorragies.

Évaluation

L'histoire du client et l'examen physique permettent de constater le problème. L'évaluation neurologique identifie la possibilité d'encéphalopathie hépatique causée par l'hémorragie dans le tube digestif et l'augmentation du taux d'ammoniaque sérique. Les manifestations vont de l'assoupissement au coma. On peut soupçonner une hypertension portale si l'on aperçoit des veines abdominales dilatées et des hémorroïdes. La rate hypertrophiée peut être palpable, et l'ascite apparente. Les épreuves de laboratoire nécessaires sont des examens variés de la fonction hépatique tels que la rétention de la bromesulfonephtaléine, la transaminase sérique, la bilirubine, la phosphatase alcaline et les protéines sériques. L'œsophagoscopie ou l'endoscopie confirme le diagnostic parce qu'on peut même voir le siège de l'hémorragie. Le siège de l'hémorragie doit être identifié, car un tiers ou plus des clients saignent à d'autres endroits. Une gastrite et un ulcère duodénal coexistent souvent avec la cirrhose. Pour atténuer l'anxiété occasionnée par l'œsophagoscopie ou l'endoscopie, l'infirmière apporte son soutien au client avant et pendant l'examen. Une surveillance attentive peut permettre de détecter les premiers signes d'arythmies cardiaques, de perforation et d'hémorragie. Après l'examen, on ne donne des liquides qu'après le retour du réflexe pharyngé. Des pastilles et des gargarismes aident à soulager les malaises de la gorge.

On peut mesurer la pression veineuse du système porte, à la salle d'opération, en introduisant une aiguille dans la rate ; une lecture du manomètre au-dessus de 20 mL de solution saline est anormale. Un cathétérisme combiné de la veine hépatique et de la veine ombilicale-porte est la méthode la plus pratique pour mesurer la pression portale et, en même temps, permettre l'examen radiologique du lit vasculaire hépatique. On peut aussi faire des examens du débit sanguin, ce qui peut aider à déterminer le débit cardiaque.

La splénoportographie, pour laquelle on utilise l'iodopyracet (Diodrast), se fait par des radiographies en série ou par segments, et permet de détecter une circulation collatérale étendue des vaisseaux œsophagiens qui indiquerait des varices. Les autres examens sont l'hépatoportographie et l'angiographie cœliaque.

L'évaluation infirmière comprend l'identification des besoins affectifs du client aussi bien que de ses problèmes physiques. On évalue les signes vitaux et l'on détermine les besoins nutritionnels. Si le client a été admis pour hémorragie, la situation constitue une urgence.

Traitement

Le client dont les varices saignent est très sérieusement malade et requiert une attention continue de la part de l'infirmière. Elle doit évaluer l'étendue de l'hémorragie et surveiller continuellement les signes vitaux quand le client a de l'hématémèse et du méléna. Elle doit noter les signes d'une hypovolémie potentielle tels qu'une peau moite et froide, de la tachycardie, une chute de pression, de l'agitation et un pouls périphérique faible ou augmenté. On surveille le volume sanguin par un cathéter artériel ou à pression veineuse centrale. L'oxygénothérapie prévient l'hypoxie et maintient une bonne oxygénation du sang. Une transfusion sanguine peut également être nécessaire.

Puisque les clients ayant des hémorragies des varices œsophagiennes sont sujets à un déséquilibre électrolytique, on leur prescrit des liquides par voie intraveineuse pour ramener le volume liquidien à la normale et remplacer les électrolytes manquants. On surveille l'excrétion urinaire et, si nécessaire, on installe une sonde à demeure.

Traitement non chirurgical

Dans le contrôle des hémorragies des varices œsophagiennes, un traitement non opératoire est le meilleur, s'il est possible, à cause du haut taux de mortalité dans les opérations d'urgence et à cause du mauvais état physique du client qui souffre d'une grave affection hépatique.

Traitement par les médicaments. Comme premier mode de traitement, on peut utiliser la vasopressine (Pitressin) à cause de la constriction qu'elle exerce sur le lit artériel splanchnique et de la diminution de la pression porte qui en découle. On peut la donner par voie intraveineuse ou par perfusion intra-artérielle. N'importe quelle méthode demande de la surveillance de la part de l'infirmière. La succion gastrique et les signes vitaux renseignent sur l'efficacité de la vasopressine.

- Si le client souffre de maladie coronarienne, la vasopressine est contre-indiquée, car la vaso-constriction des coronaires peut entraîner un infarctus du myocarde.

On doit évaluer les électrolytes et surveiller l'absorption et l'excrétion des liquides à cause de l'hyponatrémie qui pourrait survenir et à cause de l'effet antidiurétique de la vasopressine.

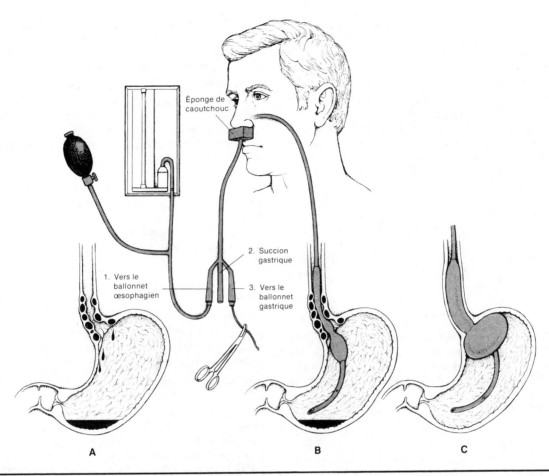

Figure 36-7 Schéma montrant des varices œsophagiennes et leur traitement par compression au moyen d'une sonde à ballonnet (sonde de Blakemore). **A)** Veines dilatées du bas œsophage. **B)** La sonde est en place dans l'estomac et le bas œsophage, mais le ballonnet n'est pas gonflé. **C)** Gonflement de la sonde et compression des veines par le gonflement du ballonnet.

Sonde de Blakemore. Pour contrôler l'hémorragie chez certains clients, on exerce une pression sur la portion cardiale de l'estomac et sur les varices saignantes par un système de doubles ballonnets (sonde de Blakemore, *Figure 36-7*). Les trois voies de la sonde ont des rôles bien spécifiques : la succion gastrique, le gonflement du ballonnet gastrique et le gonflement du ballonnet œsophagien.

On gonfle le ballonnet situé dans l'estomac, puis on tire doucement sur la sonde pour exercer une pression sur le cardia. On irrigue la sonde pour détecter une hémorragie ; si le liquide de retour est clair, on ne gonfle pas le ballonnet œsophagien. Si l'hémorragie continue, on gonfle le ballonnet œsophagien à la pression désirée (dans les deux ballons, elle est de 25 mm Hg à 30 mm Hg), mesurée par le manomètre. Une fois le ballonnet gonflé, il y a possibilité de lésion ou de rupture de l'œsophage. L'infirmière doit donc exercer une surveillance constante durant cette période. On exerce une traction sur la sonde au point d'introduction. Une sonde gastrique introduite dans l'autre narine permet de faire la succion des sécrétions œsophagiennes et pharyngiennes. Cela n'est pas nécessaire avec la sonde Minnesota (*Figure 36-8*) parce que la sonde possède une quatrième lumière qui fournit une voie directe pour la succion œsophagienne.

En général, on introduit dans la sonde un cathartique, comme du sulfate de magnésium, afin d'éliminer le sang du tube digestif ; autrement, l'absorption d'ammoniaque pourrait conduire au coma hépatique et à la mort. Par la suite, on administre de la néomycine pour réduire la flore bactérienne qui est une source d'enzymes produisant de l'ammoniaque.

On peut effectuer une *succion gastrique* en reliant la bonne extrémité de la sonde à l'appareil de succion. On irrigue le tube toutes les heures, et le liquide drainé indiquera si l'hémorragie s'est arrêtée. Certains médecins font circuler de l'eau glacée dans le ballonnet gastrique afin d'obtenir une vaso-constriction gastrique. Dans de tels cas, l'infirmière devra prévoir que le client frissonnera et assurer son bienêtre. On relâche périodiquement la traction et la pression sur les sondes. On continue la compression par ballonnet pendant plusieurs jours et, ensuite, on diminue progressivement pour finalement retirer la sonde s'il n'y a pas apparition d'hémorragie.

Même si cette méthode s'est révélée relativement satisfaisante, il est bon, cependant, de mentionner quelques dangers inhérents. Si on laisse la sonde en place trop longtemps, ou si le ballonnet est gonflé trop loin ou à une

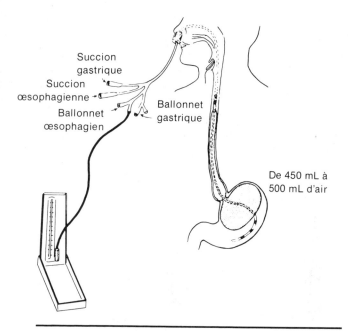

Succion gastrique
Succion œsophagienne
Ballonnet œsophagien
Ballonnet gastrique
De 450 mL à 500 mL d'air

Figure 36-8 Sonde Minnesota à quatre lumières utilisée pour assurer une hémostase par compression des varices œsophagiennes. À noter que cette sonde a une ouverture supplémentaire pour la succion œsophagienne. Cela prévient l'aspiration du suc gastrique régurgité, du sang et de la salive pendant que l'on gonfle le ballonnet gastrique. (Davol, Inc., Cranston, R.I.)

trop forte pression, une ulcération et une nécrose peuvent se produire dans l'estomac ou dans l'œsophage. Si la sonde se rompt brusquement, le résultat est désastreux — obstruction des voies respiratoires et aspiration du contenu gastrique dans les poumons. On peut prévenir ce danger en utilisant une toute nouvelle sonde éprouvée, qui a moins d'un an. Le contrepoids exercé sur la sonde dans l'oropharynx cause un autre problème qui est l'asphyxie. Ces risques demandent des soins intensifs et réfléchis. On peut dégonfler le ballonnet pendant 5 min, toutes les 8 h à 12 h, pour prévenir l'érosion et la nécrose de l'estomac et de l'œsophage.

Les moyens d'assurer le confort comprennent des soins fréquents de la bouche et du nez. On place tout près du client des mouchoirs de papier pour qu'il essuie les sécrétions qui s'accumulent dans sa bouche. Le client qui a une hémorragie œsophagienne est souvent anxieux et effrayé ; il est plus détendu s'il sait que l'infirmière est près de lui et qu'elle va répondre immédiatement à son appel.

Sclérothérapie par injection. Ce mode de traitement a récemment regagné la faveur comme traitement des varices œsophagiennes saignantes chez les clients à mauvais risque chirurgical. On injecte un agent sclérosant, à l'aide d'un fibroscope, dans les varices saignantes pour favoriser la thrombose et la sclérose ultérieure. Bien que la survie à longue échéance après ce traitement n'ait pas été prouvée, la méthode s'est révélée efficace dans le traitement des hémorragies gastro-intestinales. De plus, elle a été utilisée

comme moyen prophylactique pour traiter les varices œsophagiennes avant que l'hémorragie ne survienne. Après le traitement, on doit observer le client pour surveiller une hémorragie, la perforation de l'œsophage et la pneumonie par aspiration.

Autres méthodes. On traite aussi les hémorragies par les sédatifs et le repos complet de l'œsophage (alimentation parentérale). Il faut tâcher de prévenir les efforts et les vomissements. On utilise habituellement la succion gastrique pour garder l'estomac aussi vide que possible. On peut soulager la grande soif par des soins fréquents d'hygiène buccale et l'humidification des lèvres, si cela est permis. L'infirmière surveille étroitement la pression artérielle du client. Souvent, un traitement par la vitamine K et de multiples transfusions sanguines sont indiqués. Un environnement tranquille et du réconfort aident à diminuer l'anxiété du client.

Traitement chirurgical

Les interventions chirurgicales pouvant être pratiquées dans le cas de varices œsophagiennes sont : (1) l'intervention directe pour ligature des varices ; et (2) les interventions de dérivation par anastomose porto-cave ou spléno-rénale.

Techniques de dérivation chirurgicale. La technique la plus courante est la création d'une anastomose entre la veine porte et la veine cave inférieure que l'on appelle *anastomose porto-cave (Figure 36-9).* Lorsqu'on dérive le sang de la veine porte dans la veine cave inférieure, la pression du système porte diminue et, par conséquent, on réduit le danger d'hémorragie des varices œsophagiennes et gastriques. Lorsqu'on ne peut utiliser la veine porte, à cause de thrombose ou d'autres raisons, on peut pratiquer une anastomose entre la veine splénique et la veine rénale gauche (*anastomose spléno-rénale*), après splénectomie. Certains chirurgiens préfèrent cette anastomose à l'anastomose porto-cave, même lorsque la veine cave peut être utilisée.

Un troisième type de méthode de dérivation est l'*anastomose mésentérico-cave*, dans laquelle on sectionne la veine cave inférieure et on fait communiquer l'extrémité proximale de cette veine avec la paroi latérale de la veine mésentérique supérieure.

Ces opérations sont assez importantes, et ne donnent pas toujours un succès complet, à cause des problèmes de coagulation secondaire des veines anastomosées. Toutefois, l'anastomose est le seul procédé pouvant amener une baisse de pression au niveau du système porte, et, puisque les hémorragies des varices œsophagiennes sont souvent fatales, les clients atteints doivent se soumettre à ces risques pour sauver leur vie.

Soins postopératoires. Une hémorragie de n'importe quelle partie du corps est bouleversante, crée de l'anxiété et aboutit à une situation de crise pour le client et sa famille. Si le client est alcoolique, des problèmes de comportement peuvent compliquer la situation. L'infirmière fournit le soutien et les explications pertinentes en ce qui concerne les interventions médicales et infirmières. Une surveillance étroite du client aide à détecter les complications.

Les soins postopératoires sont les mêmes que pour les clients ayant subi une intervention chirurgicale à l'abdomen,

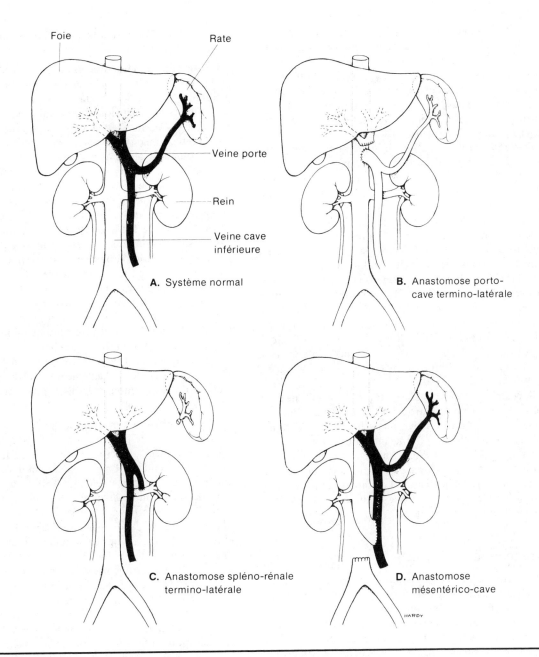

Figure 36-9 Différents types d'anastomoses veineuses du système porte.

mais des complications peuvent survenir : le choc hémody-namique, l'encéphalopathie hépatique, le déséquilibre élec-trolytique, l'alcalose respiratoire et métabolique, et le deli-rium tremens. Ces techniques ne modifient pas le cours de l'évolution de la maladie hépatique, et des hémorragies peuvent réapparaître au fur et à mesure que de nouveaux vaisseaux collatéraux se développent.

Tumeurs hépatiques

Les tumeurs hépatiques sont généralement de nature cancé-reuse. C'est seulement depuis quelques années que les tumeurs hépatiques bénignes ont gagné de l'importance, car leur incidence a augmenté avec l'usage des contraceptifs oraux.

Comme pour les tumeurs cancéreuses, peu de cancers naissent dans le foie. Les cas de tumeur primaire apparaissent habituellement chez les clients cirrhotiques, spécialement de type postnécrotiques. Un tel *hépatome* est généralement non opérable, à cause de l'extension rapide et de l'apparition des métastases ailleurs. Le *cholangiocarcinome* est une tumeur primaire maligne apparaissant habituellement dans un foie normal. Si on l'identifie dès le début, on peut guérir le client ; cependant, les chances de le détecter très tôt sont minimes.

On trouve des métastases dans le foie dans environ la moitié des cancers en phase terminale. La tumeur primaire peut être presque n'importe où, et comme les circulations sanguine et lymphatique des cavités corporelles proches atteignent le foie, les tumeurs malignes situées en un autre endroit du tronc peuvent ultérieurement atteindre cet organe. Par ailleurs, il semble que le foie soit le lieu idéal, pour ces cellules malignes, où s'enraciner et proliférer. Souvent, la première manifestation d'une atteinte cancéreuse d'un organe abdominal est l'apparition de métastases hépatiques, et, à moins de faire une intervention exploratoire ou une autopsie, la tumeur primaire n'est jamais découverte.

On diagnostique une affection maligne du foie, quelle que soit la localisation de la tumeur primaire, lorsqu'il y a une perte récente de masse, une perte de force et une anémie, ce dernier signe étant le symptôme précoce le plus courant des cancers qui influent sur la nutrition. Il peut aussi y avoir une douleur abdominale accompagnée d'une hypertrophie rapide du foie, qui présente une surface irrégulière à la palpation. L'ictère est présent seulement lorsque la pression des nodules malins au hile du foie obstrue les canaux biliaires principaux. L'ascite apparaît si de tels nodules obstruent les veines portes ou si le tissu cancéreux envahit la cavité péritonéale.

On a utilisé, avec plus ou moins de succès, la radiothérapie et la chimiothérapie dans le traitement des affections malignes du foie. Bien que ces traitements prolongent le temps de survie de quelques clients, leur effet principal est surtout palliatif.

Un drainage biliaire transhépatique ou percutané a été utilisé récemment pour court-circuiter les canaux biliaires obstrués par des tumeurs des canaux biliaires, hépatiques ou pancréatiques, chez des clients inopérables ou chez ceux à haut risque chirurgical. Sous fluoroscopie, on introduit un cathéter à travers la paroi abdominale, au-delà de l'obstruction, dans le duodénum. Le drainage biliaire percutané prolonge le temps de survie et diminue les malaises causés par l'ictère et le prurit.

Traitement chirurgical

On peut obtenir des résultats positifs, en cas de cancer, avec la lobectomie hépatique, lorsqu'on peut localiser la tumeur hépatique primaire ou lorsque, dans le cas de métastases, on peut pratiquer une exérèse complète du siège primaire et que les métastases ne s'étendent pas trop. Certains chirurgiens, comptant sur la capacité de régénération des cellules hépatiques, résèquent avec succès 90% du foie.

Évaluation et préparation préopératoires.   On évalue et on satisfait les besoins physiques, affectifs, nutritionnels et liquidiens du client qu'on prépare pour l'opération. Entre-temps, il peut devoir subir des examens de laboratoire et radiologiques nombreux. Le soutien, les explications et l'encouragement donnés par l'infirmière aideront le client à atteindre le meilleur état possible pour l'intervention. Pour diminuer les risques d'accumulation d'ammonium et prévoir une ouverture possible de l'intestin durant l'intervention, il est nécessaire de préparer l'intestin en administrant des cathartiques, en faisant des irrigations du côlon et en donnant des antibiotiques intestinaux. Les études spécifiques comprennent la scintigraphie, la biopsie hépatique, la cholangiographie, l'artériographie hépatique sélective, la biopsie percutanée à l'aiguille, la péritonéoscopie, l'échographie et la tomodensitométrie, et les dosages sanguins, particulière-ment ceux de la phosphatase alcaline sérique et de l'acide glutamo-oxaloacétique.

Intervention chirurgicale.   S'il est nécessaire de limiter le débit sanguin de l'artère hépatique et de la veine porte pendant plus de 15 min (dans des conditions thermiques normales, une occlusion de 15 min est permise), il est probable qu'on aura recours à l'hypothermie.

Dans le soin de ces clients, l'infirmière doit se renseigner auprès du chirurgien pour savoir quel mode d'intervention il a choisi. La division réelle habituelle (fonctionnelle) du foie comprend deux lobes, le lobe droit, le plus important (de six fois), et le lobe gauche, avec deux petits segments compris entre eux, le caudé et le carré. La plupart des chirurgiens préfèrent la division anatomique (chirurgicale) des lobes. Ici, le foie est divisé en un lobe droit et un lobe gauche par un sillon lobaire qui est presque dans l'axe de la vésicule biliaire et de la veine cave inférieure, sur la face viscérale. Selon cette division, les ramifications des vaisseaux hépatiques et de la veine porte se prêtent à une segmentation plus égale. Évidemment, une lobectomie droite du foie selon la division chirurgicale est moins étendue qu'elle ne le serait selon la division fonctionnelle.

Pour une lobectomie droite ou une lobectomie droite étendue (incluant le lobe gauche interne) du foie, on fait une incision thoraco-abdominale. Pour une lobectomie gauche, on pratique une incision abdominale importante.

Soins infirmiers postopératoires.   Il existe des problèmes liés à l'atteinte cardio-pulmonaire, à la circulation générale et porte, au dérèglement respiratoire et hépatique. Les anomalies métaboliques demandent une attention particulière. Pour prévenir une chute brutale de la glycémie, on fait une perfusion de glucose à 10% pendant les premières 48 h. Cette chute du glucose sanguin est le résultat de la diminution de la glyconéogenèse. La synthèse des protéines et le métabolisme des lipides sont aussi altérés et nécessitent une perfusion d'albumine. Si le client perd beaucoup de sang, il reçoit des transfusions sanguines et des liquides par voie intraveineuse. On doit surveiller attentivement le client pendant les 2 ou 3 premiers jours, comme nous l'avons décrit pour les soins infirmiers postopératoires en chirurgie abdominale et thoracique (voir les pages 284 et 353). La régénération du foie est rapide; chez un client qui a eu une résection de 90% du foie, on a observé une masse hépatique reconstituée en 6 mois.

Abcès hépatique

Chaque fois qu'une infection apparaît dans le tube digestif, il y a un risque que les organismes responsables atteignent le foie par les voies biliaires, le système veineux porte, les systèmes lymphatique ou artériel hépatiques. La plupart des bactéries sont détruites rapidement, mais, parfois, quelques-unes demeurent présentes. Les toxines bactériennes détruisent les cellules hépatiques environnantes, et le tissu nécrotique produit sert de paroi protectrice aux organismes pathogènes. Pendant ce temps, les leucocytes atteignent la zone infectée. Il en résulte un abcès rempli d'un liquide contenant des leucocytes morts et vivants, des cellules hépatiques liquéfiées et des bactéries. Les abcès pyogènes de ce type sont habituellement multiples et petits, mais il est possible qu'il n'y en ait qu'un. Le résultat est une affection très grave ; dans le passé, le taux de mortalité était de 100% à cause des symptômes vagues, des moyens de diagnostic peu adéquats et du mauvais drainage chirurgical de l'abcès.

Le tableau clinique est celui d'une infection avec peu ou pas de signes locaux. La température s'élève et est accompagnée de frissons. Le client se plaint d'une douleur abdominale sourde et de sensibilité dans le quadrant supérieur droit de l'abdomen. Il peut apparaître une hépatomégalie, un ictère et de l'anémie. Avec l'aide de la tomodensitométrie et d'une scintigraphie du foie pour un diagnostic précoce, et d'un drainage chirurgical de l'abcès, le taux de mortalité a été grandement réduit.

Le traitement comprend une antibiothérapie intraveineuse, l'antibiotique utilisé dépendant de l'organisme responsable. Le protozoaire *Entamœba histolytica* est la cause la plus courante de l'abcès hépatique. Dans certaines régions du monde, ce sont des bacilles à Gram négatif qui sont responsables, et la fréquence de la maladie augmente. Il est recommandé de fournir des soins de soutien continus, car l'état du client est très sérieux.

Transplantation du foie

On fait une transplantation du foie dans les cas de maladies hépatiques qui menacent la vie du client et pour lesquelles il n'existe aucune autre forme de traitement. Ces maladies comprennent l'atrésie des voies biliaires, la cirrhose et l'hépatite agressive chronique. On ne fait plus de transplantation hépatique pour traiter les néoplasmes malins du foie, surtout à cause de l'incidence de récidive du cancer chez les clients recevant un traitement immunosuppresseur.

On divise les transplantations en deux groupes :

1. *Orthotopique :* remplacement total du foie avec reconstruction anatomique de la vascularisation, ou remplacement du foie par une greffe dans la même section du quadrant supérieur droit. Cette technique est la plus courante, la plus facile à réaliser et celle qui a eu le plus de succès ;
2. *Hétérotopique :* en plaçant un foie auxiliaire ou second foie dans l'aine ou le bassin.

Les principales difficultés rencontrées dans la transplantation hépatique sont des problèmes techniques causant une obstruction, la toxicité des médicaments, le rejet immunochimique, la thrombose artérielle hépatique ou l'abcès hépatique. La transplantation du foie étant faite seulement pour des maladies hépatiques très graves, le client a souvent beaucoup de problèmes systémiques qui influencent les soins préopératoires et postopératoires et, par conséquent, le résultat de l'intervention.

Soins postopératoires. On maintient le client dans un environnement aussi aseptique que possible, parce que les médicaments immunosuppresseurs réduisent les mécanismes naturels de défense. On surveille constamment tous les paramètres cardio-vasculaires, la pression artérielle, les gaz du sang artériel et le *p*H. On fournit une assistance respiratoire à l'aide d'un ventilateur mécanique, une humidification stérile et la succion selon les besoins. Les signes de rejet sont surveillés grâce à des examens de la fonction hépatique tels que la SGOT, des scintigraphies du foie, le dosage de la bilirubine et des cholangiographies. Des examens de coagulation indiquent le fonctionnement du foie transplanté. On prend régulièrement des échantillons de sang, d'urine, de cellules de la gorge, pour faire des cultures.

L'amélioration progressive de l'état du client détermine quand il est prêt à être sevré du respirateur, quand il peut prendre des liquides par la bouche et quand il peut reprendre graduellement des activités physiques.

On doit informer très régulièrement les membres de la famille de l'état du client, car les soins intensifs requis dans la période postopératoire immédiate réduisent leurs contacts avec le client. Celui-ci a besoin d'un soutien psychologique constant pour accepter le fait qu'il a supporté l'opération et qu'il se remet lentement avec un nouveau foie.

Le client et sa famille doivent recevoir des informations concernant les médicaments immunosuppresseurs, les signes et les symptômes de rejet, et l'importance du suivi. Malgré les récents progrès, le taux de survie à longue échéance après une transplantation hépatique reste faible.

□ AFFECTIONS DU SYSTÈME BILIAIRE

Plusieurs problèmes affectent le système biliaire et gênent l'écoulement normal de la bile dans le duodénum. Ces problèmes comprennent les cancers qui obstruent l'arbre biliaire, et les infections du système biliaire. Cependant, la présence de calculs dans la vésicule biliaire est encore le problème le plus courant. Chaque année, un très grand nombre de personnes sont hospitalisées pour des affections de la vésicule biliaire, et les deux tiers d'entre elles sont traitées chirurgicalement. Bien que toutes les infections de la vésicule biliaire (*cholécystites*) ne soient pas reliées aux calculs (*cholélithiase*), 95% des clients souffrant de cholécystite aiguë ont des calculs. D'autre part, de nombreuses personnes ont des calculs sans jamais en être conscientes, car elles n'en souffrent pas. (Voir l'encadré 36-4 pour la terminologie relative aux affections biliaires.)

Encadré 36-4 Terminologie relative aux affections biliaires

Cholécystite — inflammation de la vésicule biliaire
Cholélithiase — calculs dans la vésicule biliaire
Cholécystectomie — ablation de la vésicule biliaire
Cholécystostomie — ouverture et drainage de la vésicule biliaire
Cholédochotomie — ouverture du canal cholédoque, habituellement pour en extraire les calculs
Cholédocholithiase — calculs dans le canal cholédoque
Cholédocholithotomie — extraction de calculs du cholédoque
Cholédochoduodénostomie — anastomose du cholédoque au duodénum
Cholédochojéjunostomie — anastomose du cholédoque au jéjunum

Cholécystite

Parfois, la vésicule biliaire peut être le siège d'une infection aiguë (*cholécystite*) qui cause une douleur aiguë, une sensibilité et une contracture à l'hypochondre droit, associées à des nausées et des vomissements, les signes habituels d'une inflammation aiguë. Cet état est celui de la *cholécystite aiguë*. Si l'on trouve la vésicule biliaire pleine de pus, on dira qu'il y a *empyème* de la vésicule biliaire.

Cholélithiase

La cholélithiase (calculs) se forme en général dans la vésicule biliaire à partir des constituants solides de la bile, et ces calculs varient grandement en taille, en forme et en consistance.

Les calculs sont rares chez les enfants et les jeunes adultes, mais ils deviennent de plus en plus fréquents après 40 ans. L'incidence de la cholélithiase augmente tellement par la suite qu'on a pu estimer qu'à l'âge de 75 ans une personne sur trois aura des calculs.

Physiopathologie

Il y a deux types principaux de calculs : ceux qui sont formés surtout de pigments et ceux qui sont composés essentiellement de cholestérol. Les calculs pigmentaires se forment probablement quand des pigments non conjugués précipitent. Les individus souffrant de cirrhose, d'hémolyse et d'infections des voies biliaires risquent davantage de former de tels calculs. Ceux-ci ne peuvent être dissous et on doit les enlever chirurgicalement.

Ce sont les calculs de cholestérol qui sont les plus fréquents dans les maladies de la vésicule biliaire. Ces calculs se forment quand la bile est sursaturée en cholestérol et que celui-ci précipite. Récemment, des recherches ont montré que la formation de calculs de cholestérol était probablement due à une sécrétion anormalement élevée de cholestérol au niveau des cellules hépatiques, ce qui cause une perte des concentrations et des proportions exactes des sels biliaires. Il semble que le cholestérol existe à l'état sursaturé, de sorte qu'il précipitera au niveau de la vésicule biliaire s'il n'est pas gardé en solution par une concentration adéquate de sels biliaires. Cela indique que le foie serait à l'origine de ce trouble, plutôt que la vésicule biliaire elle-même. Le cholestérol est insoluble dans l'eau ; sa solubilité dépend des acides biliaires et de la lécithine (phospholipides). La bile doit être saturée pour qu'il y ait formation de calculs (lithogenèse). On pense que, chez les clients sujets aux calculs, il y a diminution de la synthèse des acides biliaires en même temps qu'une augmentation de la synthèse du cholestérol. C'est ce qui permet l'augmentation de la sécrétion de cholestérol biliaire et la diminution du taux des acides biliaires qui sont nécessaires pour dissoudre le cholestérol. La bile saturée en cholestérol, en plus de la prédisposition de l'individu à former des calculs, peut agir comme irritant et produire des changements inflammatoires dans la vésicule biliaire.

Quatre fois plus de femmes que d'hommes ont des calculs cholestéroliques et une affection de la vésicule biliaire ; elles ont généralement plus de 40 ans, elles sont multipares et obèses. La formation de calculs augmente avec l'absorption de contraceptifs oraux, d'œstrogènes et de clofibrate ; ces substances augmentent la saturation de la bile en cholestérol. De plus, il y a un risque accru, à cause de la mauvaise absorption des sels biliaires, chez les individus ayant des affections gastro-intestinales, un drain de Kehr ou chez ceux ayant subi une résection ou une dérivation iléale.

■ ÉVALUATION INITIALE

Manifestations cliniques. Les calculs peuvent ne pas se faire sentir, ne causant aucune douleur, mais seulement quelques symptômes gastro-intestinaux discrets. On détecte de tels calculs par hasard, au cours d'une intervention chirurgicale ou d'une évaluation diagnostique d'un tout autre problème.

La personne souffrant d'une affection de la vésicule biliaire causée par des calculs ressent deux types de symptômes : ceux causés par la maladie elle-même et ceux dus à l'obstruction des canaux biliaires par un calcul. Les symptômes peuvent être aigus ou chroniques. Après un repas riche en friture ou en aliments gras, le client peut ressentir un malaise épigastrique, tel qu'une sensation de réplétion, une distension abdominale et une douleur vague dans le quadrant supérieur droit de l'abdomen.

Si un calcul obstrue le canal cystique, la vésicule biliaire s'infecte et se gonfle ; le client a de la fièvre et on peut palper une masse abdominale. Le client ressent une colique hépatique avec douleur aiguë au niveau de l'hypochondre droit, qui s'irradie dans le dos ou à l'épaule droite, habituellement accompagnée de nausées et de vomissements. Ces symptômes sont plus intenses quelques heures après un repas copieux. Le client bouge sans arrêt, incapable de trouver une position confortable.

Cette crise de colique hépatique est causée par des contractions de la vésicule biliaire qui a été stimulée par les graisses et qui libère difficilement la bile, à cause d'une obstruction due au calcul. Quand il est distendu, le fond de la vésicule biliaire vient en contact avec la paroi abdominale dans la région des neuvième et dixième cartilages costaux droits. Cela produit une grande sensibilité du quadrant supérieur droit pendant une inspiration profonde et empêche l'excursion inspiratoire complète. La douleur d'une cholécystite aiguë peut être si forte qu'elle requiert des analgésiques tels que le chlorhydrate de mépéridine ; la nitroglycérine est également efficace. On pense que le sulfate de morphine augmente les spasmes au niveau du sphincter d'Oddi et, à l'heure actuelle, on l'évite. L'ictère peut aussi apparaître dans les affections de la vésicule biliaire ; il est alors causé par l'occlusion du canal cholédoque.

L'excrétion des pigments biliaires par les reins donne à l'urine une couleur très sombre. Les fèces qui ne sont plus colorées par les pigments biliaires sont grisâtres, comme du mastic, et on parle de « teinte argileuse ».

L'obstruction du flux biliaire gêne également l'absorption des vitamines liposolubles A, D, E et K. Si l'obstruction est longue, le client manifeste donc des carences en ces vitamines. La carence en vitamine K, entre autres, entraîne des problèmes de coagulation sanguine.

Si le calcul est délogé et n'obstrue plus le canal cystique, la vésicule biliaire se draine normalement, et le processus inflammatoire disparaît après un temps relativement court. Par contre, si le calcul continue à obstruer le canal, on peut voir apparaître un abcès, une nécrose et une perforation avec péritonite généralisée.

Évaluation diagnostique

Radiographie abdominale. Une radiographie abdominale peut révéler des calculs radio-opaques contenant du calcium, ainsi que d'autres changements dans la vésicule biliaire. Cette radiographie ne requiert pas une préparation spéciale du client, sinon une explication de la technique.

Cholécystographie. On a recours à l'examen radiologique de la vésicule biliaire pour le dépistage des calculs et pour évaluer la capacité de la vésicule biliaire à s'emplir, à concentrer son contenu, à se contracter et à se vider. Très peu de calculs sont suffisamment radio-opaques pour pouvoir être visualisés par les radiographies ordinaires ; on doit les mettre en évidence en tant qu'ombres négatives dans une vésicule biliaire remplie d'une substance radio-opaque. À cette fin, on administre aux clients, par voie orale ou intraveineuse, un colorant iodé que le foie excrète dans la bile et que la vésicule biliaire concentre.

Note : Une cholécystographie par voie orale ou intraveineuse pour un client ayant un ictère évident est une perte de temps, puisque les cellules hépatiques ne transportent pas le colorant aux voies biliaires chez un tel individu. Il est important que l'infirmière le sache, car la requête du médecin peut être rédigée avant l'apparition de l'ictère ; si celui-ci apparaît, l'infirmière avertit le médecin.

Les substances de contraste utilisées sont l'acide iopanoïque (Telepaque), l'iodipamide de méglumine (Cholografin), l'ipodate de sodium (Oragrafin). On donne ces préparations par voie orale en doses de 2 g à 3 g, de 10 h à 12 h avant l'examen radiologique. La cholécystographie intraveineuse demande l'injection d'un iodure, approximativement 10 min avant la radiographie. Durant l'intervalle entre l'administration de l'iodure et la radiographie, le client doit rester à jeun, afin d'éviter de stimuler la vésicule biliaire à se contracter et, par conséquent, à expulser la substance de contraste.

Si l'on ne voit pas la vésicule biliaire au premier essai, on peut répéter la cholécystographie par voie orale, en donnant au client une deuxième dose de la substance de contraste.

Rôle de l'infirmière. Les clients qui doivent subir une radiographie de la vésicule biliaire (cholécystogramme ou des clichés en série de la vésicule biliaire) doivent connaître les points suivants :

1. Une heure ou plus après le souper, et approximativement 10 h avant la radiographie, le client reçoit par voie orale des comprimés, ou capsules, de substance de contraste.
2. Il prend ces comprimés, selon la prescription, avec au moins 250 mL d'eau.
3. On garde ensuite le client à jeun ; seule l'eau est permise jusqu'au coucher. Après cela, même l'eau n'est plus permise jusqu'à ce que la radiographie soit prise. Si le client vomit après avoir pris ces comprimés, le médecin

peut suggérer qu'on redonne le médicament après l'apaisement des nausées ou que l'examen soit reporté.
4. On ne doit pas donner de laxatifs durant la période de préparation à cet examen.
5. On peut donner un lavement salin tôt le matin de l'examen.
6. On omet le déjeuner.

Technique. On fait une radiographie de l'hypochondre droit. Si la vésicule biliaire s'est remplie et a fixé le colorant normalement, on voit une ombre en forme de poire de 5,0 cm à 7,5 cm de long sous le rebord costal droit. Si les calculs sont présents, on voit des taches plus foncées, correspondant à leur contour, se dessiner sur cette ombre. Bien que cela ne fasse pas partie d'une cholécystographie de routine, on peut donner au client un repas gras ou de la cholécystokinine et répéter la radiographie pour vérifier la vidange de la vésicule biliaire. Si l'on trouve que la vésicule se remplit et se vide normalement et ne contient pas de calculs, on conclut à l'absence de trouble biliaire. S'il y a une affection de la vésicule biliaire, celle-ci peut n'être pas visible à cause de l'occlusion par les calculs. Si elle est visible, on peut apercevoir les ombres des calculs.

Cholangiographie transhépatique percutanée. Les techniques orales et intraveineuses que nous venons de décrire permettent une représentation visuelle de la vésicule biliaire (et parfois des larges canaux), à condition seulement que les cellules hépatiques fonctionnent normalement et soient capables d'excréter la substance de contraste dans la bile. La cholangiographie transhépatique percutanée, qui comporte l'injection du colorant directement dans l'arbre biliaire, s'avère efficace quel que soit le fonctionnement du foie. De plus, en raison de la concentration relativement importante de colorant introduit dans le système biliaire, tous les composants de ce dernier, y compris les canaux intrahépatiques, le canal cholédoque sur toute sa longueur, le canal cystique et la vésicule, apparaissent très nettement.

On utilise ce procédé pour distinguer l'ictère causé par un trouble hépatique (ictère hépatocellulaire) de celui dû à une obstruction biliaire ; pour rechercher les symptômes gastro-intestinaux, chez les clients dont la vésicule a été enlevée ; pour localiser des calculs à l'intérieur des canaux biliaires ; et pour diagnostiquer un cancer du système biliaire.

Technique. On couche le client, à jeun et ayant reçu un sédatif, en position de décubitus dorsal, sur la table à rayons X. On désinfecte et on anesthésie avec de la lidocaïne (Xylocaine) le point d'injection, habituellement dans la ligne médioclaviculaire, immédiatement sous le rebord costal droit. On fait une petite incision à ce point, et on introduit une aiguille fine, flexible et munie d'un stylet en direction céphalique, postérieurement, à un angle de 45°, et parallèlement à la ligne médiane. Quand l'aiguille est entrée jusqu'à une profondeur approximative de 10 cm, on enlève le stylet et on le remplace par un tube de liaison en plastique auquel est rattachée une seringue de 50 mL. Tout en faisant doucement la succion, on retire l'aiguille jusqu'à ce que la bile apparaisse dans la seringue. On retire autant de bile qu'il est possible, on injecte la substance radio-opaque et on fait une radiographie. Avant d'enlever l'aiguille, on ponctionne le plus de colorant et de bile possible pour prévenir tout suintement ultérieur dans le sillon de l'aiguille et, par suite, dans la cavité péritonéale, évitant ainsi la possibilité de péritonite biliaire.

Cholangiopancréatographie rétrograde endoscopique. Une nouvelle technique endoscopique permet une visualisation directe de structures qui, auparavant, ne pouvaient être examinées que pendant une laparotomie. La cholangiopancréatographie rétrograde endoscopique (CPRE) nécessite l'introduction d'un fibroscope flexible dans l'œsophage jusqu'au duodénum (*Figure 36-10*). On introduit une canule dans le canal cholédoque et dans le canal pancréatique, et on injecte une substance de contraste dans les canaux, ce qui permet d'examiner et d'évaluer les voies biliaires. La CPRE permet aussi une visualisation directe de ces structures et l'accès au canal cholédoque distal pour retirer un calcul.

Rôle de l'infirmière. La technique requiert un client coopératif pour que l'introduction de l'endoscope se fasse sans léser le tube digestif. Avant l'examen, le client doit recevoir une bonne explication de la technique et du rôle qu'il a à jouer. On lui donne des sédatifs juste avant l'examen. Pendant la CPRE, on peut demander à l'infirmière de surveiller la perfusion intraveineuse des liquides, de donner les médicaments et de placer le client dans la bonne position. Après l'examen, l'infirmière surveille l'état du client en prenant ses signes vitaux et en observant l'apparition de signes de perforation ou d'infection. Elle surveille également si le client a des effets secondaires à tout médicament reçu pendant l'examen, et si le réflexe pharyngé revient après l'utilisation des anesthésiques locaux.

Échographie. L'utilisation des ultrasons est basée sur la détection de la réflexion des ondes sonores au cours de cet examen non envahissant. L'examen ne dépend pas du fonctionnement du foie ou de la vésicule biliaire; on peut donc l'utiliser pour les clients qui ont un ictère, pour les femmes enceintes et pour les clients qui sont allergiques à la substance de contraste. L'échographie détecte un canal cholédoque dilaté ou des calculs dans la vésicule biliaire (dans ce dernier cas, avec 95% d'exactitude).

Problèmes du client et diagnostics infirmiers

À partir des manifestations cliniques et des données de l'évaluation diagnostique, l'infirmière identifie les principaux problèmes de soins du client ayant une affection de la vésicule biliaire. Ce sont : la douleur causée par l'obstruction des voies biliaires, l'inflammation et la distension de la vésicule biliaire, et l'intolérance alimentaire causée par une mauvaise sécrétion de la bile. Le client qui subit une intervention chirurgicale pour le traitement d'une affection de la vésicule biliaire présente les problèmes communs à toutes les interventions abdominales, incluant des troubles respiratoires possibles, à cause de l'incision abdominale haute faite pour la cholécystectomie, et les complications possibles liées au dérèglement de l'écoulement biliaire.

■ PLANIFICATION ET INTERVENTION

Objectifs

Les objectifs du client sont :

1. Le soulagement de la douleur.
2. Le soulagement de l'intolérance alimentaire.
3. L'absence de complications respiratoires.
4. L'absence de complications dans l'écoulement biliaire.

Les principaux objectifs du traitement sont de réduire le nombre de crises de douleur aiguë et de cholécystite par des soins de soutien et un régime alimentaire, et, si possible, d'éliminer la cause de la cholécystite par la pharmacothérapie ou une intervention chirurgicale.

Soins de soutien et régime alimentaire. Environ 80% des clients qui ont une inflammation aiguë de la vésicule biliaire obtiennent une rémission avec du repos, des

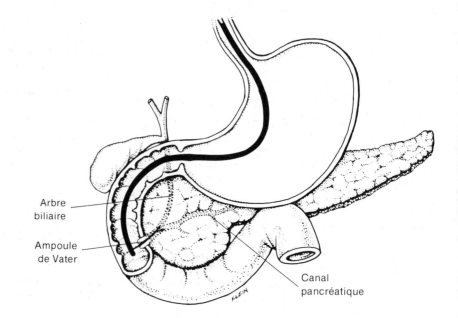

Figure 36-10 Grâce à un duodénoscope, on introduit un cathéter dans l'ampoule de Vater et on injecte une substance de contraste dans les voies biliaires. On peut également évaluer le canal pancréatique. Cette technique est précieuse dans les cas de néoplasmes de l'ampoule ou de son pourtour; on peut alors à la fois visualiser et pratiquer une biopsie. Dans le cas d'une pancréatite aiguë, cette technique est contre-indiquée. (*Source*: P.S. Misra et S. Bank. «Gallbladder disease : guide to diagnosis», *Hosp. Med.*, février 1982, page 136.)

Arbre biliaire

Ampoule de Vater

Canal pancréatique

liquides par voie intraveineuse, une succion nasogastrique, des analgésiques et des antibiotiques. À moins que l'état du client ne se détériore, on retarde l'intervention chirurgicale jusqu'à ce que les symptômes aigus s'estompent et qu'on ait pu faire une évaluation complète.

Le régime, tout de suite après une crise, se limite généralement à des liquides à faible teneur en gras. On peut mélanger des suppléments en poudre riches en protéines et en glucides à du lait écrémé. On peut alors ajouter, selon la tolérance du client, des fruits cuits, du riz et du tapioca, des viandes maigres, de la purée de pommes de terre, des légumes ne provoquant pas de gaz, du pain, du café ou du thé. Il faut éviter les œufs, la crème, le porc, les fritures, le fromage et les vinaigrettes riches, les légumes produisant des gaz, et l'alcool. Le client doit se rappeler qu'une nourriture grasse peut provoquer une nouvelle crise.

Le régime alimentaire peut être le principal mode de traitement chez les clients qui ont eu seulement une intolérance à la nourriture grasse et de vagues symptômes gastro-intestinaux.

Pharmacothérapie.   L'acide chénodésoxycholique s'est montré efficace en dissolvant environ 60% des calculs translucides composés surtout de cholestérol. Le mécanisme d'action semble être l'inhibition de la synthèse et de la sécrétion du cholestérol par le foie, désaturant ainsi la bile. Ce médicament fait donc diminuer de volume des calculs existants, dissout les plus petits et empêche les nouveaux de se former. Le traitement est évidemment plus efficace si les calculs sont petits. La dose d'acide chénodésoxycholique à utiliser dépend de la masse corporelle.

Certains autres médicaments, tels que les œstrogènes, les contraceptifs oraux, le clofibrate et le cholestérol alimentaire peuvent affecter négativement les résultats du traitement par l'acide chénodésoxycholique. Si le client prend ces médicaments, il doit prévenir le médecin.

Les calculs cholésteroliques peuvent réapparaître chez un faible pourcentage de clients après le traitement par l'acide chénodésoxycholique ; on continue donc à prescrire une faible dose de ce médicament pour prévenir la récurrence. Le maintien, par les clients, de ce mode de traitement demande plus d'études et de suivi pour être confirmé.

Si les symptômes aigus de cholécystite continuent ou réapparaissent, la pharmacothérapie ne convient pas et il faut songer à l'intervention chirurgicale.

Traitement chirurgical

Le traitement chirurgical est nécessaire pour soulager les symptômes continus, pour supprimer la cause de la colique hépatique et pour traiter la cholécystite aiguë. L'opération peut être élective quand les symptômes du client ont disparu, ou bien elle peut être faite en urgence si l'état du client l'exige.

Soins préopératoires.   En plus des examens radiologiques de la vésicule biliaire, on fait une radiographie pulmonaire, un électrocardiogramme et des examens des fonctions hépatiques (voir le tableau 36-1). Si le taux de prothrombine du client est faible, on lui donne de la vitamine K ; si le taux est vraiment trop bas, on lui fait une transfusion sanguine avant l'opération pour lui fournir des éléments nécessaires à la coagulation.

On respecte les besoins nutritifs ; si le client a subi un déséquilibre alimentaire, il est nécessaire de lui fournir du glucose et des suppléments d'hydrolysats de protéines par voie intraveineuse, ce qui aidera la cicatrisation de la plaie et la prévention de lésion hépatique. La préparation pour une opération de la vésicule biliaire est la même que pour n'importe quelle laparotomie haute. La veille de l'opération, on donne au client toutes les explications et les recommandations concernant les changements de position et la respiration profonde. L'incision étant située assez haut (sous les côtes), le client est souvent peu disposé à bouger et à se retourner. La pneumonie et l'atélectasie sont deux des complications postopératoires possibles qui peuvent être évitées par les changements de position et les respirations profondes. Pour que le client sache à quoi s'attendre, il faut lui expliquer que des drains sont souvent nécessaires après l'opération, et que, durant la période postopératoire immédiate, on devra lui faire une succion nasogastrique.

Intervention chirurgicale.   On place le client sur la table d'opération, le haut de l'abdomen soulevé par un oreiller ou un sac de sable pour permettre une meilleure exposition.

Cholécystectomie.   Cette opération consiste à faire l'ablation de la vésicule biliaire, après ligature du canal et de l'artère cystique. On pratique cette intervention dans la plupart des cas de cholécystites aiguës et chroniques.

Cholédochostomie.   Dans cette opération, on pratique une incision dans le canal cholédoque afin d'en retirer les calculs. Après avoir enlevé les calculs, on introduit habituellement un tube dans le canal pour drainage. Comme la vésicule contient également des calculs, on pratique une cholécystectomie.

Cholécystostomie.   On pratique cette intervention quand l'état du client empêche une opération plus importante, ou quand une inflammation aiguë cache le système biliaire. On ouvre la vésicule, on enlève les calculs et la bile ou le pus, et on suture un tube dans l'ouverture pour le drainage. Dès que le client est revenu à la chambre, l'infirmière relie ce tube à un sac à drainage placé sur le côté du lit. Si l'on ne fait pas cela, des fuites de bile peuvent se produire autour du drain et s'écouler dans la cavité péritonéale. Quand le client est remis de sa crise, il retourne à la salle d'opération pour une cholécystectomie.

Soins infirmiers postopératoires.   Aussitôt que les effets de l'anesthésie s'estompent, on place le client en position de Fowler basse. On donne les liquides par voie intraveineuse ; la succion nasogastrique (tube inséré immédiatement avant l'opération) prévient la distension abdominale. On peut commencer l'hydratation par voie orale au bout de 24 h, et donner des aliments mous après le retour du péristaltisme intestinal.

À cause de l'emplacement de l'incision sous-costale, le client peut se limiter à prendre des respirations superficielles pour diminuer la douleur. Puisque l'aération complète des poumons est nécessaire pour prévenir les complications respiratoires, on doit donner des analgésiques, selon la prescription, et encourager le client à se tourner et à respirer profondément à intervalles fréquents.

Drainage.   Comme nous l'avons déjà mentionné, chez les clients ayant subi une cholécystostomie ou une cholédochostomie, on doit relier immédiatement le tube à une bouteille ou à un sac à drainage. De plus, on attachera le tube au pansement ou au drap de dessous et on laissera assez de jeu pour que le client puisse remuer sans le déplacer. L'infirmière s'applique à retourner ou à soulever avec soin le client pour ne pas déplacer les tubes. On doit expliquer au client qu'il ne doit pas se coucher sur le tube et que celui-ci doit rester libre en tout temps.

Après une cholécystectomie, on place un drain de Penrose dans la vésicule biliaire et on le fait sortir par l'ouverture de la plaie. Le drainage du sang, des liquides sérosanguins et de la bile est absorbé par les pansements que l'on doit changer dès que c'est nécessaire. Des bandes de Montgomery permettent de maintenir le pansement.

Après une cholécystostomie, on place un drain dans la vésicule biliaire et on le fixe par une suture en cordon de bourse. Le drain est relié à un système de drainage par gravité et à une bouteille ou à un sac.

Dans une cholédochostomie, après qu'on a exploré et dilaté le canal biliaire, et qu'on en a extrait les calculs, on place un drain de Kehr dans le canal cholédoque pour drainer la bile jusqu'à ce que l'œdème disparaisse. Ce drain est relié à un système de drainage par gravité.

Après ces procédés chirurgicaux, on surveille le client pour découvrir toute indication d'infection, de passage de la bile dans la cavité péritonéale et d'obstruction du drainage biliaire. Si la bile ne coule pas correctement, une obstruction oblige peut-être la bile à retourner dans le foie et dans la circulation sanguine. Puisqu'il peut y avoir un ictère, l'infirmière doit être très attentive à la couleur de la sclérotique; elle doit également noter et signaler toute douleur dans le quadrant abdominal supérieur droit, toute nausée et tout vomissement, tout écoulement de bile autour du drain de Kehr, toute selle claire et tout changement dans les signes vitaux.

La bile peut continuer à s'écouler dans le tube de drainage en quantité assez importante pendant une certaine période, ce qui nécessite de fréquents changements de pansements et des soins pour protéger la peau irritée. L'application de pâtes d'oxyde de zinc, d'aluminium ou de vaseline empêchent la bile de « digérer » la peau.

Dans le but d'éviter une perte totale de la bile, on doit placer le tube de drainage ou le sac collecteur au-dessus du niveau de l'abdomen pour que la bile s'écoule dans l'appareil seulement sous l'effet d'une pression dans les canaux. On doit mesurer et noter la quantité de bile recueillie toutes les 24 h, ainsi que sa couleur et son aspect. Au bout de plusieurs jours de drainage, on doit pincer le tube pendant une heure avant et après chaque repas, afin de permettre à la bile de s'écouler dans le duodénum pour aider la digestion. Entre le 7e et le 14e jour, on enlève les drains de la vésicule biliaire ou du canal cholédoque.

Surveillance étroite.   Chez tous les clients subissant un drainage biliaire, on devra observer quotidiennement les fèces et en noter la couleur. À intervalles réguliers, on devra envoyer au laboratoire des échantillons d'urine et de fèces pour la détection des pigments biliaires. De cette façon, le médecin est en mesure de dire si le pigment biliaire disparaît

du sang et s'il s'écoule encore dans le duodénum. On doit enregistrer avec soin la quantité des liquides ingérés et excrétés et en faire le total toutes les 24 h.

Besoins nutritionnels.   La diète de ces clients doit être pauvre en lipides et riche en glucides et en protéines. En général, les clients refusent d'eux-mêmes de manger des aliments gras, à cause des nausées qu'ils ressentent par la suite.

Prévention des complications.   Ces clients sont souvent sujets aux complications pulmonaires, comme tous les clients ayant subi une incision abdominale haute. On leur enseigne à prendre des respirations profondes toutes les heures, afin d'aérer complètement leurs poumons. On favorise le lever précoce, dès qu'il est permis, afin de réduire les risques de thrombophlébite et d'atélectasie pulmonaire, complications plus fréquentes chez les clients obèses. Une bande abdominale (Scultet) peut soulager le client lors du premier lever. Comme il a un sac à drainage attaché lorsqu'il circule, on peut placer le sac dans une poche de la robe de chambre, ou l'y attacher, pour qu'il se trouve ainsi sous la ceinture ou le canal cholédoque.

Éducation du client.   Habituellement, il n'y a pas de règles diététiques spéciales, sauf de maintenir une bonne alimentation et d'éviter les aliments gras. La restriction des graisses est abandonnée en principe en quatre à six semaines quand les canaux biliaires sont assez dilatés pour recevoir le volume de bile autrefois conservé dans la vésicule biliaire, et quand l'ampoule de Vater fonctionne de nouveau. Ensuite, quand le client mange des matières grasses, une quantité adéquate de bile se déverse dans le tube digestif pour émulsionner les graisses et permettre leur digestion. Auparavant, quand les matières grasses n'étaient pas complètement ou correctement digérées, certaines personnes pouvaient souffrir de flatulence. Cependant, le but de l'intervention chirurgicale est de permettre un régime normal.

Le client doit savoir quels médicaments il doit prendre (vitamines, anticholinergiques et antispasmodiques) et pourquoi il les prend. Il doit également être conscient des symptômes à signaler à son médecin : ictère, urine foncée, selles claires, prurit, ou des signes d'inflammation comme la douleur et la fièvre.

Certains clients signalent un « relâchement de l'intestin », consistant en une à trois selles par jour; la cause en est l'écoulement continuel de bile à la jonction du canal cholédoque et du duodénum, entraîné par la cholécystectomie. D'habitude, la fréquence diminue en quelques semaines ou en quelques mois. Le client ne doit jamais se soustraire aux visites de suivi.

■ ÉVALUATION

Résultats escomptés

Le client :

1. Réussit à soulager sa douleur :
   a) Signale une diminution de la douleur liée à la cholécystite et à la cholélithiase, et une absence de douleur au siège de l'incision.

b) Soutient l'incision pour soulager la douleur.

c) Évite les aliments qui causent une douleur.

d) Utilise l'analgésie postopératoire selon la prescription.

e) Fait les exercices préventifs appropriés quand la douleur postopératoire a disparu (changement de position, toux, respiration profonde, déplacement).

2. N'a plus d'intolérance alimentaire :

a) Maintient une bonne alimentation.

b) Évite les aliments qui lui causent des symptômes gastro-intestinaux.

c) Signale une baisse de l'incidence ou une absence de nausées, de vomissements, de diarrhée, de flatulence et de malaises abdominaux.

3. N'a pas de complications respiratoires :

a) N'a pas d'élévation de température, ni de toux, ni d'augmentation du rythme respiratoire.

b) A une excursion respiratoire complète pendant l'inspiration et l'expiration profondes.

c) Tousse efficacement, en utilisant un oreiller pour soutenir l'incision abdominale.

d) Utilise l'analgésie postopératoire selon la prescription.

e) Fait les exercices recommandés (se tourne et marche).

4. N'a pas de complications liées à la modification de l'écoulement biliaire :

a) N'a pas d'élévation de température, de douleur abdominale, de changement dans les signes vitaux ou d'écoulement autour du drain.

b) Montre ou signale une diminution graduelle du drainage biliaire.

c) Signale que la peau, les muqueuses, les selles et l'urine sont de couleur normale.

d) Montre que la peau autour du drain de Kehr ou autour du tube de drainage est intacte et n'a pas d'excoriation.

e) Identifie les signes et les symptômes d'obstruction biliaire à être notés et signalés.

f) A un taux de bilirubine sérique dans des limites normales.

37

Le diabète sucré

☐ RAPPEL

Aujourd'hui, on considère le *diabète sucré* comme un ensemble diversifié de maladies héréditaires caractérisées par une intolérance au glucose. Auparavant, on le définissait comme un trouble chronique plurisystémique caractérisé par une hyperglycémie due à une déficience en insuline ou à une activité insulinique inadéquate ; la définition actuelle reflète les découvertes les plus récentes dans les domaines de l'épidémiologie, de la génétique, de la virologie, de l'immunologie et de la biochimie. Ces nouvelles connaissances, loin d'avoir renié l'ancienne conception, ont mis en relief le fait que nos connaissances étaient plutôt minimes au sujet de cette maladie complexe. Le diabète est caractérisé par des troubles du métabolisme des glucides, des protéines, des lipides et de l'insuline, ainsi que par une structure et un fonctionnement anormaux des vaisseaux sanguins. Toutes ces anomalies expliquent aussi bien les complications aiguës que chroniques de cette maladie.

Variétés de diabètes

Les recherches récentes ont indiqué plus d'une seule cause du diabète et elles ont montré l'existence d'une diversité de définitions, d'expressions et d'évolutions de cette maladie. Afin de normaliser la nomenclature, les définitions et la classification des variétés de diabètes, des experts de plusieurs pays se sont réunis, en 1978. Le but de leurs travaux consistait à :

- Éliminer les confusions dans la terminologie et les diagnostics ;
- Faire disparaître les étiquettes d'ordre psychologique et socio-économique nuisant aux clients plutôt que de leur venir en aide ;
- Normaliser la diffusion de la recherche ;
- Parvenir à un diagnostic plus précis.

C'est en 1979 que les associations américaine, anglaise, australienne et européenne pour le diabète adoptèrent finalement un nouveau système de classification ; c'est ainsi qu'on identifie aujourd'hui les principaux groupes de diabètes sucrés comme suit :

Type I   Diabète insulinodépendant
Type II   Diabète non insulinodépendant
Intolérance au glucose
Diabète gestationnel
Diabète associé à d'autres conditions ou à d'autres syndromes

Le tableau 37-1 donne un résumé des principales catégories de diabètes, de la terminologie courante, de la nomenclature passée et des principales caractéristiques cliniques. Cette classification s'avère plus dynamique que statique, de deux façons. En premier lieu, à mesure que les résultats des recherches sont disponibles, on remarque qu'il existe beaucoup de différences entre les individus de chacune des catégories. En second lieu, avec le temps, des clients peuvent changer de catégorie ; par exemple, une diabétique de type gestationnel peut, après l'accouchement, devenir insulinodépendante (type I). Ces catégories peuvent également se différencier selon l'élément causal, l'évolution clinique, le traitement et les complications à longue échéance.

Il peut exister des troubles à des niveaux cellulaires divers touchant la production et l'utilisation de l'insuline. On classe habituellement les causes en trois catégories :

1. Causes agissant avant la réception de l'insuline:
   - Molécule d'insuline défectueuse ;
   - Transformation incomplète de la proinsuline en insuline ;
   - Circulation d'antagonistes de l'insuline.
2. Causes agissant au niveau du récepteur de l'insuline:
   - Liaison affaiblie entre l'insuline et son récepteur.
3. Causes agissant après la réception de l'insuline:
   - Défaut des systèmes effecteurs en aval de la liaison au récepteur.

Cause et incidence

On n'arrive pas à comprendre parfaitement la cause de la maladie ; il doit probablement exister de multiples causes inhérentes à chaque type et variant d'un individu à un autre. Dans le type I (diabète insulinodépendant), par exemple, on soupçonne des causes génétiques, des virus ou une réaction auto-immune intervenant isolément ou en association. Cependant, dans le type II (diabète non insulinodépendant), les facteurs génétiques et l'obésité jouent un rôle prépondérant.

Facteurs génétiques. On a toujours considéré le diabète comme une maladie héréditaire. Actuellement, aucun facteur héréditaire ne peut expliquer à lui seul et de façon satisfaisante toutes les catégories de diabète. En fait, on a proposé tous les modes mendéliens d'hérédité. Différents types de diabète peuvent être héréditaires de différentes manières chez différentes familles — « hétérogénéité génétique ».

La recherche d'un marqueur génétique est importante pour comprendre l'hérédité du diabète. De récents travaux effectués à partir du groupe leucocytaire HLA (*Human Leukocyte Antigens*), groupe utilisé pour la détermination des groupes tissulaires, ont démontré la relation existant entre quelques antigènes HLA et le diabète. On a mis en évidence la présence de quelques-uns de ces antigènes chez les diabétiques insulinodépendants. Certains chercheurs ont observé une relation entre différents antigènes HLA et les diabétiques présentant des complications à longue échéance. Bien que beaucoup de ces travaux ne soient pas encore concluants, il semble que le risque de voir se développer un diabète chez un individu porteur d'un certain groupe HLA soit augmenté. Il sera peut-être possible prochainement d'identifier des personnes potentiellement diabétiques grâce à ces marqueurs et ainsi de parvenir à enrayer la maladie elle-même.

Facteurs viraux. Bien qu'on ait associé diabète et virus depuis plus d'un siècle, ce n'est qu'à partir de 1965 que la recherche virale s'est développée de façon significative. La constitution génétique des cellules d'un individu détermine probablement comment un virus peut s'accrocher à la surface cellulaire, pénétrer dans la cellule et influencer son métabolisme.

Chez un individu déjà prédisposé génétiquement, l'apparition brutale caractéristique du diabète insulinodépendant pourrait être le résultat d'une infection causée par un virus diabétogène. L'infection serait responsable d'une réaction auto-immune (antigène-anticorps). On connaît depuis quelque temps d'autres maladies à caractère auto-destructif. Par exemple, la thyroïdite est une infection de la glande thyroïde qui force l'organisme à produire des anticorps contre sa propre glande thyroïde. Comme nous l'avons déjà mentionné, on a découvert des anticorps anticellules insulaires chez au moins 50% des diabétiques insulinodépendants.

La preuve d'une cause virale provient *indirectement* d'études épidémiologiques, et plus directement et plus récemment d'études de cas cliniques. Le diabète insulinodépendant apparaît plus fréquemment vers la fin de l'automne et au début du printemps, c'est-à-dire au moment où les virus (grippe) agissent le plus. Puisque l'apparition est brutale et se produit à une époque de l'année où les infections virales sont fréquentes, un virus diabétogène pourrait causer un diabète insulinodépendant. On pense maintenant que ce type de diabète, dans beaucoup, sinon la plupart des cas, est relié à une cause environnementale (c'est-à-dire, des virus qui déclenchent peut-être une destruction auto-immune des propres cellules bêta de l'individu).

Certaines souches virales entraînent la mort des cellules bêta chez les animaux prédisposés génétiquement. Ce n'est qu'en 1979 qu'apparut une preuve *directe*. Un jeune garçon devint comateux après trois jours d'une maladie ressemblant à la grippe et mourut d'acidocétose. L'autopsie montra que beaucoup de cellules bêta étaient détruites et que le virus Coxsackie B4 était localisé dans les cellules insulaires du pancréas. Une culture de ce virus, injectée à un animal prédisposé génétiquement, entraîna une acidocétose létale. Pour déclencher un diabète insulinodépendant, il faut qu'au moins 90% des cellules bêta cessent de produire de l'insuline. Cela peut se produire à la suite d'une attaque virale très puissante ou d'une série d'infections virales qui finissent par détruire les cellules bêta.

Apparemment, il n'existe aucune relation causale entre les virus et le diabète non insulinodépendant. On a trouvé des anticorps contre l'un des virus suspects, le Coxsackie B4, dans le sang des diabétiques insulinodépendants récemment diagnostiqués, alors qu'on n'en a pas trouvé dans le sang des diabétiques non insulinodépendants.

Les éléments suivants apportent la preuve d'une cause virale pour le diabète insulinodépendant :

1. La maladie touche particulièrement les jeunes, plus sujets aux infections virales ;
2. Elle apparaît soudainement, comme les infections virales ;
3. Elle survient aux périodes où les infections virales prédominent ;
4. Les cellules bêta sont enflammées au début de l'infection virale ;
5. Une infection virale apparaît avant que le diabète ne se développe ;
6. La maladie se développe souvent chez un enfant qui n'a aucun antécédent familial de diabète.

Comme moins de 0,2% de la population est atteinte de diabète insulinodépendant et qu'on ignore quel pourcentage de celle-ci a un diabète d'origine virale, il semble donc que beaucoup de recherche reste à faire dans ce domaine. Il existe au moins 20 autres types de virus, en plus du Coxsackie B4, qu'on a associés au développement du diabète insulinodépendant, et cela explique la difficulté à mettre au point des vaccins. On peut prévenir les infections virales qui conduisent au diabète si l'on arrive à isoler le type de virus lésant les cellules bêta et si l'on peut prouver que les virus sont loin d'être une cause minime du diabète.

Facteurs combinés. L'hérédité, les virus et une réaction auto-immune peuvent contribuer, isolément ou non, au développement du diabète insulinodépendant. L'hérédité semble être le facteur le moins important. L'hérédité et l'obésité contribuent au développement du diabète non insulinodépendant et, dans ce cas, l'hérédité semble jouer un rôle plus significatif que dans le diabète insulinodépendant.

Tableau 37-1   Classification des types de diabète sucré et des intolérances au glucose

Nouvelle nomenclature	Ancienne nomenclature	Caractéristiques cliniques	Conséquences pour les soins infirmiers
Type I : Diabète sucré insulinodépendant (de 5% à 10% des diabétiques)	Diabète juvénile Diabète à cétose Diabète labile	Chez les jeunes surtout. Client généralement mince lors du diagnostic. Causes génétiques ou virales, mais probablement une réaction auto-immune anormale. Anticorps anticellules insulaires fréquents. Peu ou pas d'insuline endogène. Nécessité des injections pour maintenir la vie.	Difficulté à maintenir une glycémie normale. Futur vaccin (?) pour immuniser les individus sensibles. Nécessité de surveiller la glycémie diurne pour un bon équilibre. Connaissances accentuées sur : • Les relations entre l'alimentation et l'exercice pour équilibrer la glycémie ; • L'équilibre insulinique ; • L'interprétation des tests urinaires et sanguins. Habiletés dirigées sur : • L'administration de l'insuline ; • La détermination du taux de sucre dans l'urine et dans le sang ; • L'entretien de la pompe.
		Propension à la cétose	Menace de mort ; urgence à détecter ou à prévenir pour sauver la vie du client. Pression des pairs durant l'adolescence et l'âge adulte, reliées au respect du régime, à l'administration d'insuline et aux tests.
Type II : Diabète sucré non insulinodépendant (de 90% à 95% des diabétiques : non-obèses — 20% du type II ; obèses — 80% du type II)	Diabète de l'adulte Diabète de la maturité Diabète cétose-résistant Diabète stable Diabète du jeune à la maturité	À tout âge, habituellement au-dessus de 40 ans, mais occasionnellement au-dessous de 21 ans. La cause peut être l'hérédité ou l'obésité. Client généralement obèse lors du diagnostic. Absence d'anticorps anticellules insulaires. Quantités variables d'insuline endogène, souvent plus élevées que la normale. Peut nécessiter de l'insuline pour éviter l'hyperglycémie. Cétose rare, sauf en cas de stress ou d'infection.	Très important de maintenir la glycémie dans des limites normales. Importance de la réduction de masse, mais existence des problèmes relatifs à la motivation et au respect du régime. Surveillance du sucre dans l'urine moins fiable avec l'âge, car le seuil de glycosurie change. Traitement souvent exagérément utilisé ; entraîne l'obésité si l'usage est impropre. Moins menaçante que pour le type I, mais cette classe renferme la majorité des diabétiques.

Tableau 37-1   Classification des types de diabète sucré et des intolérances au glucose (*suite*)

Nouvelle nomenclature	Ancienne nomenclature	Caractéristiques cliniques	Conséquences pour les soins infirmiers
Intolérance au glucose	Diabète asymptomatique Diabète chimique Diabète infraclinique Diabète limite Diabète latent	Glycémie entre la normale et la valeur ordinaire du diabète. Fréquence de l'athérosclérose au-dessus de la normale. Complications rénale et rétinienne généralement non significatives.	L'obèse et le non-obèse doivent être examinés périodiquement pour le diabète, mais l'obèse doit réduire sa masse.
Diabète gestationnel	Diabète gestationnel	Débute durant ou après la grossesse. Risque de complications périnatales au-dessus de la normale. Intolérance transitoire au glucose, mais récurrence fréquente ; • 50% commencent à développer un diabète patent dans les 15 ans qui suivent ; • 80% commencent à développer un diabète patent après 20 ans, en particulier après la ménopause.	Habituellement, motivation très élevée à maintenir une glycémie normale à cause du bébé. Défi infirmier — conserver la masse idéale ou la réduire ; peut retarder le début du diabète patent.
Diabète sucré en relation avec d'autres états ou d'autres syndromes	Diabète secondaire	Accompagné de conditions reconnues ou soupçonnées de causer le diabète : causes pancréatiques ou hormonales, intoxication par les médicaments ou les composés chimiques, récepteurs insuliniques anormaux, certains syndromes génétiques.	Voir plus haut le type I ou II.
Anomalie antérieure de la tolérance au glucose	Diabète latent Prédiabète	Antécédents d'hyperglycémie. Métabolisme couramment normal du glucose.	Estimation périodique de la glycémie, annuellement après 40 ans ou si des symptômes apparaissent.
Anomalie potentielle de la tolérance au glucose	Diabète potentiel Prédiabète	Pas d'antécédents d'intolérance au glucose. Peut devenir diabétique : • Antécédents familiaux positifs ; • Évidence d'anticorps anticellules insulaires ; • Mères de bébés de plus de 4 kg à la naissance ; • Obèse.	Maintenir la masse idéale ou réduire la masse (voir plus haut — Anomalie antérieure de la tolérance au glucose).

Bien que le mécanisme héréditaire exact n'ait pas encore été expliqué, les membres de la famille de diabétiques reconnus doivent être vigilants toute leur vie et surveiller l'apparition du diabète. Les personnes obèses et les mères ayant donné naissance à de gros bébés font aussi partie des personnes susceptibles d'avoir un diabète. Ces personnes ainsi que celles qui présentent un haut risque (voir l'encadré 37-1) doivent subir régulièrement un examen.

Épidémiologie.   Le diabète sucré est une maladie à longue échéance qui touche environ 5% des Américains. On estime qu'un autre 5% n'a pas été diagnostiqué. La prévalence de la maladie est plus grande après l'âge de 40 ans.

Encadré 37-1 Personnes présentant un haut risque pour le diabète sucré

1. Personnes ayant des antécédents familiaux de diabète
2. Individus obèses
3. Mère ayant donné naissance à des bébés de masse élevée (supérieure à 4 kg) ou ayant eu une histoire obstétricale anormale
4. Personnes chez lesquelles l'artériosclérose a commencé très tôt
   a) Femmes ayant fait un infarctus du myocarde avant la ménopause
   b) Hommes ayant fait un infarctus du myocarde avant l'âge de 40 ans
5. Personnes présentant des infections fréquentes ou chroniques (maladie de la vésicule biliaire, pyélonéphrite, pancréatite, etc.)
6. Clients présentant une diminution temporaire de la tolérance au glucose durant des moments d'agression (infarctus du myocarde, infection, traumatisme, intervention chirurgicale)
7. Clients développant une intolérance au glucose durant un traitement médicamenteux (thiazides, glucocorticoïdes, anovulants)
8. Personnes atteintes de rétinopathie, de néphropathie, de neuropathie ou d'autres manifestations vasculaires

C'est la troisième cause entraînant la mort par maladie et elle augmente à un taux annuel de 6%. Le diabète est responsable de nouveaux cas de cécité chaque jour en Amérique du Nord. La mortalité due au diabète sucré devance celle causée par les maladies cardio-vasculaires et rénales. Les néphropathies sont 17 fois plus communes chez les diabétiques que chez les non-diabétiques. Ce type de complications représente 50% des décès chez les diabétiques insulinodépendants. L'incidence des maladies cardiaques et des maladies vasculaires cérébrales est deux fois plus forte chez les diabétiques. La morbidité est une conséquence de ces complications, de même que les neuropathies diabétiques. L'impuissance qui existe chez plus de la moitié des hommes diabétiques est habituellement la conséquence d'une neuropathie. Le coût du diabète, sans compter celui qui est causé par les complications, dépasse les 5 milliards de dollars annuellement et ne cesse d'augmenter chaque année aux États-Unis.

Physiopathologie

Le diabète sucré est une maladie provenant d'une incapacité de l'organisme de produire ou d'utiliser l'insuline. L'insuline est une hormone puissante sécrétée par les cellules bêta des îlots de Langerhans. Elle joue un rôle essentiel dans les processus métaboliques des carburants métaboliques ingérés. Après un repas, la sécrétion d'insuline facilite l'absorption, l'utilisation et la mise en réserve du glucose, des acides aminés et des lipides. Elle favorise la mise en réserve du glycogène dans le foie, l'utilisation du glucose par les muscles et la mise en réserve des graisses dans les tissus adipeux en augmentant le passage du glucose à travers la membrane cellulaire. L'insuline régularise le taux de glucose sanguin (glycémie), lequel se forme à partir des glucides ingérés ou de la transformation des acides aminés et des acides gras en glucose par le foie (glyconéogenèse).

Chez l'individu en bonne santé, le rythme auquel l'insuline est libérée du pancréas est proportionnel à la quantité de glucose dans le sang. Normalement, les cellules bêta du pancréas stimulent ou freinent la sécrétion d'insuline minute après minute, selon les variations de la glycémie. Chez le diabétique, l'insuline n'est pas sécrétée proportionnellement à la glycémie à cause de nombreux facteurs possibles : insuffisance de la production d'insuline par les cellules bêta ; insensibilité du mécanisme sécrétoire insulinique des cellules bêta ; libération d'insuline retardée ou insuffisante ; ou inactivation excessive par les inhibiteurs chimiques ou « facteurs de liaison » dans la circulation.

Chez certaines personnes non insulinodépendantes atteintes de diabète, cependant, la sécrétion est accrue, entraînant des concentrations plus fortes d'insuline en circulation. Malgré l'excès d'insuline, celle-ci n'est pas utilisée à cause de la quantité insuffisante de récepteurs de l'insuline présents à la surface des cellules. On a observé un tel mécanisme chez les diabétiques non insulinodépendants. Avec la perte de masse, le nombre de récepteurs d'insuline augmente, ce qui permet alors au glucose de pénétrer dans la cellule. Il en résulte une tolérance normale au glucose.

Une glycémie à jeun élevée chez le diabétique reflète une absorption diminuée du glucose par les tissus ou une glyconéogenèse accrue. Si la concentration du glucose sanguin est suffisamment élevée, le rein ne peut pas réabsorber tout le glucose filtré qui apparaît alors dans l'urine (glycosurie).

Avec une glyconéogenèse élevée (qui dépend en partie des hormones corticosurrénales), les protéines et les lipides sont mobilisés plutôt que mis en réserve dans les cellules. Lorsqu'il y a insuffisance d'insuline, les muscles ne peuvent pas utiliser le glucose. Les acides gras libres sont alors mobilisés à partir des cellules adipeuses et dégradés au niveau du foie en corps cétoniques pour fournir de l'énergie. L'acidocétose diabétique est caractérisée par des quantités excessives de corps cétoniques dans le sang. Les clients atteints d'acidocétose diabétique souffrent d'hyperventilation et de manque de sodium, de potassium, de chlorure et d'eau. Le bilan métabolique net du diabète aigu et non équilibré est un déficit en réserves de graisses, en glycogène hépatique, en protéines cellulaires, en électrolytes et en eau. Les conséquences du diabète à longue échéance touchent les gros vaisseaux de l'encéphale, du cœur, des reins et des membres, ainsi que les petits vaisseaux des yeux, des reins et des nerfs. Le mécanisme n'est pas déterminé avec précision, mais de nombreuses hypothèses ont été proposées. Un épaississement de la membrane basale des petits vaisseaux, des anomalies du passage du sorbitol, une prolongation de la maladie et une glycémie non maintenue dans des limites normales sont certainement responsables des complications à longue échéance de la maladie.

☐ ÉVALUATION INITIALE

Manifestations cliniques

Le *diabète insulinodépendant* débute habituellement durant l'enfance, mais il peut survenir à tout âge et il n'est pas rare chez l'adulte. Très tôt au cours de la maladie, l'insuline circulante peut apparaître, mais elle peut disparaître aussitôt. La plupart du temps, l'apparition du diabète est brutale et est accompagnée d'une perte de masse, de faiblesse, de polyurie (excrétion exagérée d'urine), de polydipsie (soif excessive) et de polyphagie (ingestion excessive d'aliments). Lorsque la production d'insuline diminue, l'hyperglycémie se développe par suite de l'incapacité de l'organisme d'utiliser le glucose. L'hyperglycémie dépasse le seuil rénal du glucose à cause de l'épuisement de la capacité de réabsorption des reins. Le liquide s'échappe des reins en entraînant une perte d'eau, de chlorures et de phosphates, de sodium, de magnésium, de calcium et de potassium. Comme l'organisme est incapable d'utiliser les kilojoules ingérés, les tissus sont détruits pour produire des glucides. On observe en premier lieu un appétit accru, mais la voracité peut disparaître aussitôt que le métabolisme devient encore plus déséquilibré. Le catabolisme protéique et lipidique produit une perte de masse et une atrophie musculaire. Le client est susceptible de développer de la cétose (augmentation du taux de corps cétoniques dans les tissus et les liquides). On pose souvent le diagnostic dès que le client est conduit au centre hospitalier, dans un état comateux dû à l'acidocétose. L'insuline est toujours requise.

Le *diabète non insulinodépendant* survient habituellement après la quarantaine. Il peut se produire chez des individus plus jeunes qui ne requièrent pas d'insuline et qui ne sont pas susceptibles de développer une cétose. Ce type de diabète est appelé *diabète du jeune à la maturité*. En général, ces clients ne requièrent pas d'insuline, et le traitement adéquat habituel consiste seulement à suivre un régime.

La majorité (environ 80%) des diabétiques non insulinodépendants sont obèses lorsque la maladie est découverte. Les symptômes peuvent être si légers que l'on ne détecte aucun trouble durant des années, et le diagnostic est établi par suite d'une analyse d'urine de routine. Fréquemment, on découvre le diabète lorsque le client demande à se faire traiter pour certaines complications comme une vision qui décline, une douleur aux jambes, des signes d'impuissance, etc. Souvent, les épreuves de glycémie sont normales et l'hyperglycémie est visible seulement après le repas ou à la suite d'une épreuve d'hyperglycémie provoquée.

Le début est insidieux et les symptômes peuvent être légers. La fatigue, la somnolence postprandiale, l'irritabilité, la nycturie, l'irritation de la peau (surtout au niveau de la vulve, chez la femme), des plaies guérissant difficilement, une vision trouble, une perte de masse et des crampes musculaires sont des symptômes avertisseurs du diabète non insulinodépendant.

Le *traitement* des deux types de diabètes peut être influencé par de nombreux facteurs dont la plupart dépendent du diabétique (par exemple, apport alimentaire, maîtrise de la masse, activité physique) et d'autres qui sont indépendants de sa volonté (comme l'état de santé, etc.). Le traitement est variable suivant le cours de la maladie et requiert un ajustement constant. Un diabète mal équilibré (glycémie élevée), sur une période de plusieurs années, entraîne très rapidement neuropathie, rétinopathie et athérosclérose généralisée. La diminution de la résistance à l'infection est commune lorsque la glycémie est franchement élevée. Il ne faut pas oublier, par ailleurs, qu'un équilibre minutieux du diabète retarde, et peut prévenir, l'apparition de complications à longue échéance.

Tableau 37-2 Analyses de sang pour la recherche de glucose

Avec ruban réactif	Sensibilité
Chemstrip bG (Biodynamics)	20–800
Dextrostix (Ames)	0–250
Visidex (Ames)	20–800

Avec appareil	Sensibilité
Accu-Chek bG (Biodynamics)	40–400
Dextromètre (Ames)	0–400
Glucomètre (Ames)	0–400
Glucoscan II (Lifescan)	50–350
Stat Tek (Biodynamics)	50–800

Évaluation diagnostique

Dosages du glucose sanguin (diagnostic)

Épreuve postprandiale.   La présence de sucre dans l'urine est un indice de diabète et nécessite un dosage immédiat du glucose sanguin, surtout un dosage du glucose postprandial (après un repas) ou une épreuve d'hyperglycémie provoquée. Si le taux de glucose sanguin est normal, le client peut avoir un seuil rénal de glucose peu élevé ou souffrir d'une glycosurie non diabétique. Pour le dosage du glucose sanguin postprandial, on prélève un échantillon de sang 2 h après l'ingestion d'un repas riche en glucides (de 75 g à 100 g). Voir le tableau 37-2 pour les critères spécifiques de diagnostic.

Épreuve d'hyperglycémie provoquée.   L'*épreuve d'hyperglycémie provoquée* par voie orale est l'épreuve la plus fiable pour déceler un diabète. Le client absorbe une alimentation riche en glucides (de 150 g à 300 g) pendant trois jours avant l'épreuve. Après un jeûne de 12 h, on prélève un échantillon de sang. Le client reçoit ensuite environ 75 g de glucides, habituellement sous forme de boisson gazeuse sucrée (Glucola). Le client doit rester tranquille durant l'épreuve sans faire d'exercice, sans fumer ni avaler quoi que ce soit excepté de l'eau.

On prélève des échantillons de sang à des intervalles de 30 min, 1 h et 2 h après les ingestions de glucose. Voir le tableau 37-3 pour les valeurs normales obtenues lors de l'épreuve d'hyperglycémie provoquée.

Comme la courbe des valeurs obtenues à l'épreuve d'hyperglycémie provoquée varie en fonction de l'âge, on

Tableau 37-3   Valeurs normales obtenues lors de l'épreuve d'hyperglycémie provoquée

	Sang veineux entier	Sang capillaire entier
À jeun	< 100 mg/dL	< 100 mg/dL
30 min, 1 h ou 1 h 30 min après l'ingestion de glucose	< 180 mg/dL	< 200 mg/dL
2 h après l'ingestion de glucose	< 120 mg/dL	< 140 mg/dL

tolère des valeurs plus élevées chez l'individu qui dépasse la cinquantaine. Pour l'interprétation de ces épreuves, on tiendra compte du régime alimentaire préexistant, de l'activité physique et des médicaments pris en même temps, tous ces facteurs pouvant être des sources de variations. Les valeurs fournies par les laboratoires peuvent également varier en fonction de la méthodologie suivie.

Le régime alimentaire auquel est astreint le client pour subir l'épreuve est également une variable dont il faut tenir compte. Il est parfois nécessaire de fournir des instructions écrites au client pour s'assurer qu'il ingérera la quantité requise de glucides. On préfère l'épreuve d'hyperglycémie provoquée par voie orale à l'épreuve par voie intraveineuse, car elle tient davantage compte de l'aspect physiologique (par exemple, absorption intestinale du glucose ingéré). Par contre, certains considèrent l'épreuve par voie intraveineuse comme plus fiable, car elle élimine la possibilité que le client fasse une erreur au cours de la préparation pour l'épreuve.

On doit cesser de prendre les médicaments qui pourraient influencer les résultats au moins trois jours avant l'épreuve. Les résultats dépendent également de l'état de santé du client et de la tension qu'il supporte.

Épreuves avec papiers réactifs. On dispose de papiers réactifs variés pour doser le glucose sanguin. Cette méthode est utilisée dans les centres communautaires de dépistage, car elle est pratique et peu coûteuse. Actuellement, on peut soit lire les résultats directement, soit à l'aide d'instruments de mesure qui fournissent des valeurs plus précises.

On dépose une goutte de sang sur le papier réactif. On doit respecter soigneusement les instructions du fabricant quant au lavage du papier et au moment du lavage. Si les instructions sont parfaitement suivies, l'intensité de la coloration sera proportionnelle à la concentration de glucose. Cette épreuve ne devra pas remplacer une analyse de laboratoire plus fiable.

Recherche du glucose dans l'urine (diagnostic)

L'analyse d'urine pour la recherche de glucose ne sert plus à diagnostiquer le diabète, car de nombreux facteurs, en particulier chez l'adulte, peuvent influencer la présence ou l'absence de glucose dans l'urine (c'est-à-dire, glycémie sérique ou plasmatique, âge et seuil rénal). Le seuil rénal

augmente en fonction de l'âge et, bien que la présence de glucose dans l'urine puisse permettre de poser un meilleur diagnostic du diabète, son absence ne doit pas écarter la possibilité que cette maladie existe.

Monitorage du glucose et de l'acétone

Recherche du glucose dans l'urine (épreuve de routine)

La présence de glucose dans l'urine dépend de la glycémie sérique ou plasmatique et du seuil rénal. Lorsque la concentration du glucose dans le sang est plus élevée que le seuil rénal du glucose, ce dernier passe dans l'urine et peut être détecté grâce à une variété d'épreuves. Dans le cas du diabète, le glucose peut être présent dans l'urine lorsque la glycémie dépasse 160 mg/dL à 180 mg/dL.

La glycosurie peut apparaître au cours du diabète diagnostiqué lorsque le client souffre d'une infection, est angoissé, ne prend pas la dose adéquate d'insuline, ne fait pas suffisamment d'exercice ou ne suit pas sérieusement son régime.

Un second échantillon d'urine est nécessaire pour rechercher certains indices de régulation du glucose sanguin. On demande au client d'uriner et de jeter l'urine. On jette cette urine, car elle a été excrétée par les reins pendant quelque temps et qu'elle a séjourné dans la vessie ; c'est donc un mélange d'urine contenant du glucose et d'urine n'en contenant pas. Puis, après une période de 15 min à 30 min, le client urine à nouveau. Cet échantillon est de l'urine *récemment* produite par les reins. Il est utile pour renseigner occasionnellement sur une hypoglycémie ou sur un besoin supplémentaire en insuline. Cependant, cet échantillon ne peut, à ce moment-là, être significatif de la véritable *glycémie*.

Les inconvénients que présentent ces échantillons recueillis après la première miction sont, mis à part l'effort supplémentaire pour uriner et l'inconfort du client, la dilution du glucose due à l'ingestion de liquides entre les échantillons (afin de favoriser la miction), cette dilution pouvant masquer la glycosurie.

L'analyse d'urine pour la recherche de glucose est significative pour les diabétiques non insulinodépendants, car leur diabète est très stable. Cependant, cette méthode n'est pas suffisamment fiable pour le diabétique insulinodépendant qui doit ajuster sa glycémie en fonction des résultats précis des épreuves pour maintenir sa concentration de glucose sanguin proche de la normale. Cependant, cette méthode pourra être utilisée si ce type de diabétique est incapable, pour quelque raison que ce soit, de subir un dosage de glucose sanguin ; en effet, l'analyse pour la recherche de glucose dans l'urine donne une bonne idée de la glycémie.

Comme nous l'avons déjà exposé, le seuil rénal augmente avec l'âge, si bien que les analyses d'urine pour la recherche de glucose peuvent être négatives, bien que la glycémie soit élevée.

De nombreuses méthodes existent pour la recherche du glucose dans l'urine. Mais on peut obtenir des valeurs erronées si les comprimés ou les papiers réactifs utilisés ont perdu leur efficacité ou si les directives d'emploi ne sont pas respectées. Signalons que certains médicaments peuvent aussi fausser les résultats.

Épreuve de réduction du cuivre. La méthode *Clinitest* utilisée pour la recherche de glucose dans l'urine repose sur le fait que le glucose a la propriété de réduire le cuivre. Le comprimé réactif contient du sulfate de cuivre qui vire à l'orange en présence du glucose.

Méthode des deux gouttes. Cette méthode permet une concentration estimée de sucre jusqu'à 5% et est plus fiable à des concentrations plus élevées.

1. En tenant le compte-gouttes droit, mettre 2 gouttes (0,1 mL) d'urine dans l'éprouvette.
2. Rincer le compte-gouttes. Ajouter 10 gouttes (0,5 mL) d'eau dans l'éprouvette.
3. Laisser tomber le comprimé réactif Clinitest dans l'éprouvette. Ne pas agiter l'éprouvette.
4. Attendre 15 s après la fin de l'effervescence.
5. Comparer la couleur de l'urine avec l'échelle de couleurs appropriée. Employer l'échelle de couleurs de la méthode des 2 gouttes qui comporte 7 couleurs, s'échelonnant en valeur de 0% à 5%.

Méthode des cinq gouttes

1. En tenant le compte-gouttes droit, mettre 5 gouttes d'urine dans l'éprouvette.
2. Rincer le compte-gouttes. Ajouter 10 gouttes d'eau dans l'éprouvette.
3. Laisser tomber 1 comprimé réactif Clinitest dans l'éprouvette.
   a) Surveiller jusqu'à ce que la réaction soit achevée. Ne pas agiter l'éprouvette pendant la réaction, ni pendant 15 s après que l'effervescence a cessé.
   b) Observer attentivement la solution dans l'éprouvette *au moment de la réaction et de la période d'attente de 15 s pour déceler les passages rapides d'une couleur à une autre, causés par des quantités de sucre supérieures à 2%.*
      (1) Si la couleur passe à l'orangé et au brun verdâtre, cette évolution rapide révèle une quantité de sucre supérieure à 2%.
      (2) Enregistrer sans comparer la couleur définitive avec l'échelle des couleurs.
4. Après avoir attendu 15 s, agiter doucement l'éprouvette et comparer avec l'échelle des couleurs. Enregistrer les résultats.

Méthodes enzymatiques. Le *Tes-Tape* et le *Diastix* sont des substrats imprégnés d'enzymes et représentent ainsi des méthodes de recherche du glucose dans l'urine par trempage. On humecte le ruban ou le papier avec de l'urine, lequel indique ensuite la présence ou l'absence de glucose. Le temps varie en fonction du type de substrat et il est très important. On compare ensuite la coloration prise par le substrat à une échelle de couleurs spécifiques et on note les résultats.

Les valeurs obtenues par ces deux méthodes, réduction du cuivre et réaction enzymatique, sont exprimées en pourcentages.

Recherche des corps cétoniques dans l'urine (épreuve de routine)

La présence de corps cétoniques dans l'urine est un indice que l'équilibre du diabète est perturbé et que l'organisme a commencé à dégrader les graisses de réserve pour obtenir son énergie. Cette mobilisation des graisses entraîne l'acétonémie et l'acétonurie et on peut la mettre en évidence par l'analyse d'urine pour la recherche d'acétone. On dose les corps cétoniques en cas de glycosurie persistante ou de glycémie élevée, ou lorsque le client ne se sent pas bien.

On peut utiliser deux épreuves pour la recherche d'acétone (corps cétoniques) dans l'urine. L'*Acetest* comprend un réactif chimique dont la couleur change en présence de corps cétoniques; l'intensité de la coloration est fonction de la concentration en corps cétoniques.

Le test *Ketostix* utilise un papier réactif que l'on plonge dans l'urine. Après qu'on a respecté le temps spécifié par le fabricant, une coloration lavande apparaît si des corps cétoniques sont présents. L'intensité de la coloration est comparée avec une échelle de couleurs.

Le *Keto-Diastix* est un papier réactif combiné qu'on utilise pour déterminer la présence des corps cétoniques et du glucose dans l'urine. De grandes quantités de corps cétoniques peuvent réduire le développement de la couleur de la zone d'épreuve de glucose.

L'analyse d'urine pour la recherche de corps cétoniques est encore très importante pour les diabétiques insulinodépendants qui vérifient leur glycémie, car un indice de l'existence de corps cétoniques peut révéler une cétose, condition très dangereuse.

Dosage du sucre dans le sang (épreuve de routine)

Le dosage de *routine* de la glycémie que fait le client a remplacé l'analyse d'urines et sert d'outil au client qui peut ainsi maintenir sa glycémie dans des limites proches de la normale. Le dosage de la glycémie met en évidence la quantité *exacte* de glucose dans le sang au moment de l'examen, contrairement à l'analyse d'urines qui ne donne que le *pourcentage* de glucose dans l'urine au moment où l'échantillon est prélevé.

On obtient une goutte de sang soit à l'extrémité du doigt, soit au lobe de l'oreille grâce à une variété de lancettes. On dépose cette goutte sur un papier réactif (Chemstrip bG ou Dextrostix) et, après 60 s, on l'essuie, s'il s'agit de Chemstrip bG, ou on le passe à l'eau, s'il s'agit du Dextrostix. On obtient le résultat soit par une lecture visuelle, soit avec un appareil électronique. Dans le premier cas, on compare la couleur du papier réactif à une échelle de couleurs; dans le second cas, on insère le papier dans l'appareil pour une lecture exacte (voir la figure 37-1).

Si la lecture visuelle semble assez fiable pour certains diabétiques insulinodépendants, d'autres préfèrent la lecture électronique. C'est au client de faire un choix en tenant compte du coût, du temps et de ses préférences.

En général, le dosage sanguin est plus coûteux que le dosage urinaire. L'appareil électronique coûte plusieurs centaines de dollars, sans compter les accessoires nécessaires quotidiennement.

Hémoglobine A$_{1c}$ (Hémoglobine A$_{1c}$ glycosylée).
Actuellement, cette épreuve ne peut être effectuée que par un laboratoire. C'est une analyse sanguine qui met en évidence le mode de variation des valeurs glycémiques durant une période de temps donnée. Si la glycémie est élevée, une molécule de glucose s'attache elle-même à l'hémoglobine d'un globule rouge. Plus le glucose sanguin est au-dessus de la normale, plus il se forme d'hémoglobine glycosylée. Ce complexe, hémoglobine et glucose, demeure stable et ne disparaît qu'à la mort du globule rouge. Si la glycémie est maintenue proche de la normale malgré quelques augmentations occasionnelles, ce supplément n'est pas excessivement élevé. Cependant, si l'amplitude des variations des valeurs glycémiques demeure élevée, les résultats de l'épreuve le seront également. Les valeurs normales varient d'un laboratoire à un autre, mais un résultat variant de 6 à 8 est considéré comme normal. Des résultats compris dans les limites normales indiquent une glycémie normale, objectif facilement réalisable pour le diabétique insulinodépendant qui surveille lui-même sa glycémie et qui la maintient grâce à de nombreuses injections d'insuline ou grâce à une pompe à insuline (injection sous-cutanée continue d'insuline).

Problèmes du client et diagnostics infirmiers

Les principaux diagnostics infirmiers comprennent l'hyperglycémie relative au métabolisme inadéquat du glucose ; le développement possible de la cétose et de l'acidocétose relié à la déficience en insuline et au métabolisme défectueux des graisses ; le développement possible de l'hypoglycémie relié au déséquilibre entre les besoins en insuline et l'apport d'insuline ; le développement possible de complications à longue échéance reliées à l'hyperglycémie persistante et aux variations athéroscléreuses accélérées qui touchent les vaisseaux sanguins (macro-angiopathie du cœur et de la circulation périphérique, néphropathie, rétinopathie, neuropathie périphérique et le risque grandissant d'infection) ; et le non-respect possible du régime thérapeutique relié à la non-acceptation de la maladie et du régime ou à la méconnaissance quant au régime diététique, à la maîtrise de la masse, au traitement insulinique et au programme d'activité physique.

☐ PLANIFICATION ET INTERVENTION

Objectifs

Les principaux objectifs du client comprennent :

1. Le maintien d'une glycémie normale avec peu de crises d'hypoglycémie ou d'hyperglycémie ;
2. L'absence de cétose et d'acidocétose ;
3. L'absence d'hypoglycémie ;
4. L'absence et le contrôle des complications à longue échéance ;
5. Le respect du régime thérapeutique.

Les objectifs du traitement sont d'aider le client à mener une vie confortable et efficace le plus longtemps possible, à atteindre et à maintenir une masse corporelle optimale, à corriger les anomalies biochimiques et métaboliques, et à prévenir le développement ou la progression des complications à longue échéance par l'éducation du client.

D'une manière idéale, le client dont le diabète est bien équilibré (1) n'a pas de symptômes d'hypoglycémie ou d'hyperglycémie ; (2) a une glycémie normale avec peu de crises d'hypoglycémie ou peu ou pas d'hyperglycémie ; (3) maintient une masse optimale ; et (4) a peu ou pas de glycosurie. L'*American Diabetes Association* a établi l'objectif suivant, valable pour tous les diabétiques : Les buts d'un traitement approprié doivent inclure un sérieux effort pour atteindre des valeurs glycémiques aussi proches que possible de celles du non-diabétique.

Le traitement varie selon le type de diabète. Les soins reposent sur un contrôle diététique, des exercices et des agents hypoglycémiants. L'encadré 37-2 est un résumé des différences entre les soins infirmiers offerts aux diabétiques insulinodépendants et ceux qui sont offerts aux diabétiques non insulinodépendants. L'éducation fournie au client est la base de tout traitement infirmier.

Traitement diététique

L'équilibre du régime alimentaire et la maîtrise de la masse corporelle sont la base du traitement du diabète. Pour parvenir à un résultat raisonnable, il faut :

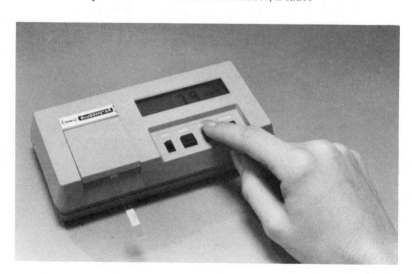

Figure 37-1 Exemple de glucomètre disponible dans le commerce, qui mesure électroniquement la quantité de glucose dans le sang. (Courtoisie de Ames Division, Miles Laboratory, Inc.)

Encadré 37-2 Résumé des différences de soins infirmiers apportés aux diabétiques insulinodépendants et aux diabétiques non insulinodépendants

Diabète sucré insulinodépendant

1. L'évaluation, le diagnostic et le traitement infirmiers doivent tenir grandement compte de l'état de dépendance à l'insuline. Il y a un plus grand besoin de « normaliser » la quantité de sucres sanguins à cause de l'augmentation de la longévité et des risques plus élevés de sérieuses complications à longue échéance.
2. On pense que les causes sont moins génétiques et davantage virales et auto-immunes. Aussi, le futur rôle de l'infirmière sera-t-il d'encourager les individus exposés à se faire immuniser.
3. Les problèmes à brève échéance impliquent un équilibre (hypoglycémie et hyperglycémie à éviter) et une « normalisation » des sucres sanguins sur une base quotidienne.
4. Habituellement, l'obésité n'est pas un problème. La diète, l'exercice et l'insuline sont les moyens de traitement disponibles pour le client. Ces moyens doivent être parfaitement compris et utilisés par le client motivé. Celui-ci y gagnera en suivant le plan de soins, afin de normaliser les sucres sanguins, mais les conséquences ne seront pas immédiates. De plus, les techniques courantes destinées à atteindre des valeurs normales de glycémie (injections multiples, pompes à insuline, etc.) sont encore loin d'être parfaites. Pour ce type de client, la motivation continue est un défi infirmier.
5. Il survient des problèmes à longue échéance avec de graves complications coûteuses comme des troubles rétiniens, rénaux, neuropathiques et artériels (complications microvasculaires et macrovasculaires).
6. Comme ces diabétiques sont davantage menacés de mort, les soins infirmiers sont orientés vers les problèmes aigus et laissent de côté les problèmes potentiels à longue échéance. De plus, s'occuper efficacement d'un diabétique qui présente des complications à longue échéance prend du temps et est parfois difficile à cause des nombreuses complications qui surviennent au même moment et qui se révèlent peu encourageantes.
7. Comme ce groupe correspond à un faible pourcentage de la population diabétique, il attire « particulièrement » l'attention des infirmières. Si ces diabétiques s'appliquent sérieusement chaque jour à normaliser la concentration du glucose sanguin et à maintenir une glycémie à peu près normale, ils peuvent éviter l'hospitalisation. Selon des études infirmières, ces diabétiques doivent être encouragés à s'informer et à développer des habiletés toute leur vie. Cela entraîne de sérieuses implications quant aux soins à longue échéance, aux coûts, au bien-être du client et au retard ou à la prévention des complications à longue échéance.

Diabète sucré non insulinodépendant

1. L'évaluation, le diagnostic et le traitement infirmiers doivent s'orienter vers le maintien des concentrations efficaces d'insuline.
2. Des profils d'hérédité familiale plus fréquents suggèrent une forte base génétique influencée par l'obésité.
3. Les problèmes à brève échéance sont reliés à l'hyperglycémie et au maintien ainsi qu'à la maîtrise de la masse corporelle. On doit temporairement traiter par l'insuline l'hyperglycémie reliée à l'infection, au stress et à l'intervention chirurgicale.
4. Si 80% à 90% sont obèses, l'hyperglycémie et l'intolérance au glucose augmentent habituellement, mais la diminution de la masse corporelle inverse occasionnellement cette situation.
5. Des problèmes à longue échéance sont reliés à l'obésité ou à la perte de masse ainsi qu'à une augmentation des maladies artérielles (macrovasculaires). Les complications rénales et rétiniennes sont rares.
6. Ce type de diabète n'est pas spécialement menaçant pour la vie, mais la majorité des clients en sont atteints.

1. Se procurer tous les aliments essentiels (vitamines, sels minéraux, etc.) ;
2. Atteindre et maintenir une masse idéale ;
3. Satisfaire les besoins en énergie ;
4. Atteindre des taux normaux de glycémie ;
5. Diminuer la concentration sanguine des lipides, si elle est élevée.

Les repas doivent être mesurés et pris à intervalles réguliers. Le menu est varié et on insiste sur les aliments permis plutôt que sur ceux qui sont défendus, tout en prenant en considération les goûts du client, son mode de vie, ses origines ethnique et culturelle.

On remédie à l'obésité dès que possible, car l'individu obèse est plus résistant à l'insuline endogène et à l'insuline exogène à cause du nombre réduit de récepteurs de l'insuline. Beaucoup de clients obèses peuvent parvenir à une glycémie normale, car la perte de masse rétablit le nombre de récepteurs de l'insuline à la surface des cellules. On réussit plus facilement avec le régime alimentaire si l'on adapte le régime au diabétique, plutôt que de forcer le client à s'adapter au régime.

Besoins en kilojoules. La première étape, dans la préparation de la planification des repas, est de déterminer les besoins de base du client en kilojoules en tenant compte de l'âge, du sexe, de la masse corporelle et du degré d'activité. Il existe plusieurs méthodes pour évaluer les besoins énergétiques. Une méthode simple, par exemple, valable pour maintenir la masse la plupart du temps est de multiplier la masse idéale par 120 kJ/kg à 140 kJ/kg. Pour réduire la masse, on maintient un facteur de 60 kJ/kg à 80 kJ/kg de masse idéale. On peut obtenir un régime amaigrissant à longue échéance, pour la plupart des gens, en se contentant de 4 000 kJ à 4 800 kJ par jour. On peut augmenter l'apport en kilojoules jusqu'à un niveau d'entretien lorsque le client atteint la masse désirée.

L'objectif le plus important du traitement diététique du diabétique est de contrôler l'apport total en kilojoules pour atteindre ou maintenir la masse corporelle idéale. Le succès de cette méthode seule est souvent associé à une inversion de l'intolérance au glucose. Dans le cas d'un jeune diabétique insulinodépendant dont la masse est inférieure à la masse idéale, on insistera sur un régime contenant suffisamment de kilojoules pour maintenir une croissance et un développement normaux.

Répartition des kilojoules. Alors que les sources de kilojoules doivent aussi être prises en considération, on insiste moins, aujourd'hui, sur les taux restreints de glucides. Cela donne une plus grande flexibilité dans la diète et améliore la capacité du client de respecter un programme efficace de restriction des kilojoules. On doit également tenir compte du contenu lipidique du régime alimentaire des diabétiques. Des preuves épidémiologiques montrent les effets favorables des régimes riches en amidon et pauvres en graisses sur les concentrations de triglycérides sériques et sur les maladies vasculaires.

Actuellement, les Associations du diabète recommandent la répartition des kilojoules comme suit : de 55% à 60% d'origine glucidique, de 20% à 30% d'origine lipidique et de 12% à 20% d'origine protéique, et cela, pour tous les types de régimes énergétiques.

Glucides. Les glucides doivent être pris surtout sous la forme de polysaccharides (sucres complexes). Environ 15% à 20% des glucides devraient provenir de monosaccharides et de disaccharides sous forme de lactose et de fructose issus respectivement du lait et des fruits. On a montré que l'augmentation de la quantité de glucides non accompagnée d'une augmentation du nombre total de kilojoules quotidiens n'augmentait pas les besoins en insuline. Les diabétiques peuvent tolérer plus de glucides qu'on ne le supposait autrefois.

Lipides. L'augmentation de la quantité de glucides se fait aux dépens de l'apport en lipides qui, actuellement, représente de 20% à 30% de l'apport énergétique. Cet abaissement de la proportion des graisses est un facteur de réduction du développement des maladies coronariennes, causes de décès et de débilité les plus importantes chez les diabétiques.

Protéines. On considère qu'une proportion de 12% à 20% de protéines est appropriée.

Fibres. L'hyperglycémie postprandiale diminue chez le diabétique traité soit par l'insuline, soit par des agents hypoglycémiants, à condition que ses repas soient riches en fibres. Il s'avère également que les besoins en insuline diminuent. Cependant, les avantages à longue échéance, de même que les mécanismes d'action restent encore à établir. On a avancé l'hypothèse que l'ajout de fibres favorise la migration des aliments le long du tube digestif et permet ainsi une moins grande absorption de glucose.

Si l'on ajoute des fibres, on doit le faire lentement. De grandes proportions de fibres (40 g) doivent être maintenues jour après jour à cause des fluctuations possibles de la glycémie. À cause de ces ingestions massives, des problèmes latents peuvent surgir comme la dilatation abdominale, les nausées, les vomissements, une flatulence accrue, un péristaltisme intestinal augmenté et des carences en vitamines et en sels minéraux.

Adaptation au régime. Il est essentiel d'adapter le traitement diététique aux besoins spécifiques de chaque client en se basant sur les épreuves de diagnostic. Par exemple, si un client se situe dans le type IV à hyperlipoprotéinémie, un apport plus faible en glucides sera bénéfique pour enrayer ce type d'anomalie lipidique. Cependant, un client souffrant de fortes concentrations en triglycérides bénéficiera d'un faible apport en graisses (régime inférieur à 30%). Le client hypercholestérolémique exigera même des réductions plus fortes en cholestérol et en lipides saturés. Des guides destinés au traitement du diabète à hyperlipoprotéinémie sont disponibles.

Équivalences de substitution. En 1976, on révisa la « liste des équivalences de substitution alimentaire » selon les apports énergétiques globaux et les modifications de l'apport en lipides et en glucides dans la diète.

Équivalence 1 *Équivalents produits laitiers:* ils sont basés sur le lait exempt de matières grasses. Si on utilise le lait entier ou à faible teneur en matières grasses, on devra déduire les équivalents lipides appropriés.

Équivalence 2 *Équivalents légumes :* ils comprennent tous les légumes, sauf ceux qui sont riches en amidon. Les légumes de l'équivalence 2 correspondent à 100 kJ pour une portion de 125 mL. Les légumes riches en amidon apparaissent parmi les équivalents féculents.

Équivalence 3 *Équivalents fruits :* aucun changement par rapport à l'ancienne équivalence.

Équivalence 4 *Équivalents féculents :* l'équivalence a été augmentée afin de tenir compte d'une plus grande variété de mets préparés. La crème glacée et le gâteau des anges sont exclus à cause de leur richesse en sucre et en énergie. L'ingestion de ces aliments devra être discutée avec chaque client.

Équivalence 5 *Équivalents viandes :* ces aliments comprennent aussi bien les viandes maigres et semi-maigres que les viandes grasses. Leur contenu en kilojoules varie grandement selon leur teneur en graisses. Cette liste comprend d'autres aliments riches en protéines pour les végétariens ou pour ceux qui en prennent comme équivalents viandes. Les végétariens doivent consulter une diététicienne afin d'éviter certains problèmes.

Équivalence 6 *Équivalents graisses :* cette équivalence a été révisée pour tenir compte des différentes sortes de lipides — saturés ou polyinsaturés. On a associé les graisses saturées à une augmentation du cholestérol sanguin (facteur de risque possible pour les coronaropathies). Le médecin devra conseiller une diminution des aliments riches en ce type de lipides. On a associé les graisses polyinsaturées à une diminution du cholestérol sanguin. Le médecin devra conseiller des aliments contenant ce type de lipides aussi souvent que possible. Le livret fournit des renseignements ayant trait à ce concept de régime faible en graisses.

Chacune des équivalences donne des informations additionnelles sur les vitamines et les sels minéraux contenus dans ces aliments conseillés. Les aliments suivants seront exclus : sucre, friandises, miel, confitures, desserts à la gélatine, biscuits, sirops, lait condensé, gomme à mâcher, tartes, gâteaux, ainsi que les boissons gazeuses contenant du sucre.

On devra apprendre au client à déchiffrer les étiquettes. Il devra éviter les aliments étiquetés « diététiques », « sans sucre » et « sans gras », car ils contiennent souvent de fortes proportions de glucides. De plus, ils sont très coûteux et n'ont souvent pas autant de saveur que les aliments qu'ils cherchent à imiter.

Le client devra discuter avec le médecin ou avec la diététicienne de la possibilité d'inclure dans son régime des boissons alcoolisées et des succédanés du sucre.

Des détails concernant ces équivalences de substitution sont facilement disponibles dans les centres hospitaliers, dans les manuels de diététique ainsi que dans les livres sur la nutrition et le diabète. On peut trouver des livres culinaires destinés aux diabétiques et qui contiennent des menus précisant pour chaque portion les quantités exactes de glucides, de lipides et de protéines converties en équivalences de substitution d'un aliment par un autre. Le client doit éviter toute recette qui contiendrait des quantités excessives de sucre.

Pour être pratique et efficace, un programme diététique doit tenir compte du mode de vie du client et de sa motivation, associés à des instructions et à un suivi à caractère purement diététique.

Le grand nombre de sources d'information montre à quel point les équivalences de substitution d'un aliment par un autre deviennent populaires. Certaines grandes compagnies de produits alimentaires ont publié des listes précisant la composition de leurs produits en termes d'équivalences de substitution d'un aliment par un autre. Les associations locales du diabète distribuent des équivalences tenant compte des aliments ethniques et régionaux.

L'infirmière joue un rôle important en renforçant les connaissances du client et sa compréhension de l'importance du régime, sans oublier de considérer l'utilisation efficace des équivalences de substitution. L'effet de ces conseils est de raffermir la motivation du client à suivre le régime diététique prescrit.

■ ÉVALUATION

Résultats escomptés

Le client respecte le régime diététique :

1. Prend trois repas ou plus, régulièrement espacés dans la journée et coïncidant avec l'action de l'insuline ;
2. Se familiarise avec les équivalences de substitution d'un aliment par un autre ;
3. Apprend à suivre un régime calculé ;
4. Connaît la valeur énergétique des aliments consommés fréquemment ;
5. Utilise des mesures culinaires ou des balances étalonnées en grammes jusqu'à ce que les portions soient établies avec justesse ;
6. Évite les produits sucrés concentrés ;
7. Évite aussi bien le jeûne que les festins ;
8. Conserve sa masse corporelle à une valeur optimale ; la normalise
   a) en se pesant chaque semaine,
   b) en notant le résultat ;
9. S'il prend de l'insuline, ajoute des compléments énergétiques avant d'effectuer une activité physique inhabituelle ;
10. Mange une collation avant de dormir s'il prend de l'insuline (si c'est autorisé) ;
11. Évite tout aliment riche en cholestérol.

Exercice physique

À cause de ses effets sur les taux de glucose et d'acides gras dans le sang, l'exercice est extrêmement important dans le traitement du diabète. Il abaisse la glycémie en augmentant l'utilisation du glucose par les muscles. Il favorise également la circulation et le tonus musculaire. Ses effets entraînent une perte de la masse corporelle, font mieux supporter le stress et la tension, et entretiennent une sensation de bien-être. Il élève le taux de lipoprotéines à forte densité, ce qui diminue les taux de cholestérol et de triglycérides. Tout cela est particulièrement important pour le diabétique à cause du risque accru de maladies cardio-vasculaires.

Cependant, les clients dont la glycémie dépasse 300 mg/dL ou dont les urines contiennent des corps cétoniques ne devraient pas entreprendre d'activités physiques avant que leur glycémie ne soit à nouveau normale. Si le diabétique n'en fait aucun cas, l'exercice entraînera une augmentation de la glycémie selon le mécanisme suivant : si la glycémie est élevée, l'exercice peut entraîner une augmentation de la sécrétion du glucagon, de l'hormone de croissance et des catécholamines. Le foie peut alors libérer plus de glucose, ce qui augmentera le taux du glucose sanguin. Ainsi, on ne devra pas faire d'exercices avant que la glycémie ne soit normale.

Il est conseillé au diabétique insulinodépendant de prendre une collation d'environ 10 g de glucides (équivalent fruit) avant d'entreprendre un exercice modéré afin de prévenir l'hypoglycémie. Des suppléments sont nécessaires en cas d'activités plus importantes et n'ont pas à être soustraits du plan alimentaire régulier. La quantité exacte de suppléments ne peut être déterminée que par la méthode d'essais et d'erreurs.

Le diabétique non insulinodépendant qui ne prend pas d'insuline ni d'agent oral ne devra pas prendre de suppléments avant une activité. L'exercice augmente le nombre de récepteurs de l'insuline, et s'il est accompagné d'une perte de masse, le nombre de ces récepteurs continuera d'augmenter. Ultérieurement, la tolérance du client au glucose reviendra à la normale.

Il est conseillé au diabétique de faire des exercices au même moment (de préférence lorsque la glycémie est à son maximum) et en même quantité chaque jour. On doit favoriser l'exercice quotidien régulier plutôt que les exercices sporadiques.

Les complications du diabète peuvent changer les réactions physiologiques à l'exercice à cause de la microangiopathie. La capacité des vaisseaux de se dilater est affectée et la tolérance à l'exercice est amoindrie. De plus, il y a augmentation de la perméabilité capillaire aux liquides et aux protéines. L'exercice diminue également la circulation sanguine dans les reins. La protéinurie augmente et tous ces facteurs peuvent aggraver la néphropathie en augmentant la pression artérielle, ce qui accroît les risques d'hémorragies au niveau du corps vitré ou de la rétine. Chez ceux qui souffrent de maladie cardiaque ischémique, il y a risque de déclencher une crise d'angine ou un infarctus du myocarde.

En général, le diabétique demandera conseil à son médecin au sujet de l'exercice. Un examen physique et un électrocardiogramme sont indiqués pour les personnes de plus de 35 ans.

Traitement par l'insuline

Comme nous l'avons mentionné plus tôt, l'insuline est sécrétée par les cellules bêta des îlots de Langerhans et a pour fonction de diminuer le glucose sanguin, en facilitant l'apport et l'utilisation du glucose par les muscles et les cellules graisseuses, et en diminuant la libération de glucose par le foie. L'insuline est nécessaire au métabolisme normal des lipides et des protides, et sa carence entraîne une dégradation de ces réserves.

Lorsque l'organisme ne produit plus suffisamment d'insuline et lorsque le régime alimentaire ne peut à lui seul équilibrer le diabète, on doit alors administrer de l'insuline. Une ou plusieurs injections quotidiennes sont habituellement nécessaires pour les diabétiques insulinodépendants, de même que pour les diabétiques non insulinodépendants dont le diabète ne peut être équilibré adéquatement par le régime seul ou par le régime et les hypoglycémiants oraux.

Les diabétiques non insulinodépendants et obèses qui n'ont pas de complications, qui présentent peu de symptômes et qui ne souffrent pas de cétonurie peuvent habituellement équilibrer leur diabète au moyen d'une restriction des kilojoules. Cependant, ces mêmes clients, dont le diabète est équilibré par le régime seul ou par le régime et un hypoglycémiant oral, peuvent avoir besoin temporairement d'insuline durant une maladie, une infection, une grossesse, à la suite d'une intervention chirurgicale ou durant quelque autre situation angoissante.

On extrait l'insuline des pancréas de bœufs et de porcs lorsque les animaux meurent à l'abattoir. Il existe un grand nombre de préparations commerciales d'insuline, chacune différant par le début d'action, le moment d'action maximale et la durée de l'effet (*Tableau 37-4*). On classe ces préparations en trois groupes : (1) l'insuline à action rapide ; (2) l'insuline à action intermédiaire et (3) l'insuline à action prolongée. Plusieurs clients reçoivent une combinaison d'insuline à action rapide et d'insuline à action intermédiaire afin de régulariser le métabolisme. Il est moins fréquent d'utiliser les autres combinaisons.

À cause des pénuries potentielles des sources bovines et porcines, les recherches sur la production d'insuline sont aujourd'hui un problème critique.

On a pu produire artificiellement de l'insuline de nombreuses manières. On peut y parvenir en reliant ensemble les acides aminés qui constituent l'insuline. Cependant, cette méthode est trop coûteuse et nécessite une quantité importante de matériel. Une autre méthode consiste à substituer un acide aminé pour obtenir de l'insuline humaine. Cette méthode est actuellement éprouvée pour une utilisation éventuelle.

L'insuline humaine biosynthétique, l'Humulin, est également fabriquée par la bactérie *Escherichia coli*. Elle a été expérimentée chez l'humain et est maintenant disponible en Amérique du Nord. L'un des avantages de l'insuline humaine sur l'insuline animale est l'absence d'anticorps. Cependant, les diabétiques qui utilisent l'insuline humaine produisent malgré tout des anticorps, mais en faibles quantités. On pense que cette production d'anticorps est causée par la voie d'administration (sous-cutanée), qui n'a rien de physiologique, ainsi que par la sorte d'insuline utilisée. On n'a pu encore déterminer si ces anticorps anti-insuline étaient nuisibles. On utilise couramment cette insuline biosynthétisée et on la donne souvent à des diabétiques insulinodépendants chez qui l'on vient de diagnostiquer un diabète.

L'insuline (qui est prescrite en unités) est disponible au Canada en concentration de U-100, qui correspond à 100 unités d'insuline par millilitre de solution. La seringue à insuline est calibrée en fonction de cette concentration d'insuline.

Tableau 37-4   Préparations commerciales d'insuline *

Fabricant	Type d'insuline	Source	Temps d'action (heures)			Degré de pureté (Proinsuline : P.P.M.)
			Début	Pic	Fin	
Connaught	Toronto	Bœuf/porc	0,5–1	2–4	5–8	< 500
Connaught	Actrapid MC	Porc	0,5–1	2–4	5–8	< 1
Lilly	Iletin Régulière	Bœuf/porc	0,5–1	2–4	5–8	< 50
Lilly	Iletin II Régulière	Porc	0,5–1	2–4	5–8	< 10
Nordisk	Velosulin	Porc	0,5–1	2–4	5–8	< 10
Nordisk	Sulfatée	Bœuf/porc	0,5–1	2–4	5–8	< 500
Connaught	Actrapid HM	Humaine	0,25–0,5	1–2	5–8	< 1
Lilly	Humulin R	Humaine	0,25–0,5	1–2	5–8	< 0
Connaught	Semilente	Bœuf/porc	1–3	2–8	12–16	< 500
Lilly	Iletin Semilente	Bœuf/porc	1–3	2–8	12–16	< 50
Connaught	NPH	Bœuf/porc	1–3	6–12	24	< 500
Connaught	Protophane MC	Porc	1–3	6–12	24	< 1
Lilly	Iletin NPH	Bœuf/porc	1–3	6–12	24	< 50
Connaught	Lente	Bœuf/porc	1–3	6–12	24	< 500
Connaught	Monotard MC	Porc	1–3	6–12	24	< 1
Lilly	Iletin Lente	Bœuf/porc	1–3	6–12	24	< 50
Lilly	Iletin II Lente	Porc	1–3	6–12	24	< 10
Connaught	Protophane HM	Humaine	1–2	4–10	16–20	< 1
Connaught	Monotard HM	Humaine	1–2	4–10	16–20	< 1
Lilly	Humulin N	Humaine	1–2	4–10	16–20	< 0
Nordisk	Insulatard	Porc	1,5	4–12	24	< 10
Nordisk	Mixtard	Porc	0,5	4–8	24	< 10
Connaught	Protamine Zinc (PZI)	Bœuf/porc	5–8	16–24	36 ou +	< 500
Lilly	Iletin PZI	Bœuf/porc	5–8	16–24	36 ou +	< 50
Connaught	Ultralente	Bœuf/porc	5–8	16–24	36 ou +	< 500
Lilly	Iletin Ultralente	Bœuf/porc	5–8	16–24	36 ou +	< 50

* Les présentations disponibles au Canada contiennent 100 unités/mL de la préparation d'insuline.
  Source : Association du diabète du Québec, 1984.

Détermination de la posologie

On établit les doses d'insuline selon la glycémie, et le moment où elle est le plus élevée par rapport à l'administration d'insuline et aux repas. On choisit le moment du repas en fonction de l'action maximale de l'insuline et de l'activité physique. La courbe de réaction de l'insuline varie d'un client à un autre, et les réactions individuelles peuvent fluctuer considérablement.

En l'absence de complications, le traitement peut débuter par une injection sous-cutanée de 10 unités à 20 unités d'insuline à action intermédiaire, avant le petit déjeuner. On augmente graduellement la dose, selon la réaction du client à la dose précédente, jusqu'à ce que la glycosurie disparaisse et que la glycémie avant chaque repas soit près de la normale. De plus fortes doses sont parfois

nécessaires, au début, selon le degré d'insuffisance insulinique. Les repas doivent coïncider avec l'action de l'insuline. Durant la phase d'ajustement et lorsque les besoins en insuline varient rapidement (par exemple, durant une crise aiguë), il est courant de donner des injections supplémentaires d'insuline régulière avant chaque repas, en fonction des résultats d'une épreuve récente du glucose et de la réaction précédente du client. Une surveillance constante de la glycémie et une attention particulière de la dose d'insuline et de l'apport alimentaire sont importantes durant la phase aiguë de la maladie.

Il existe une marge étroite entre les effets thérapeutiques et hypoglycémiants de l'insuline. Il est important que le client et l'infirmière sachent quand l'hypoglycémie peut survenir en fonction de chaque type d'insuline (voir le tableau 37-4). On apprend au client à doser son glucose

Encadré 37-3 Auto-injection d'insuline

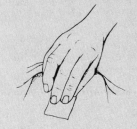

- Après avoir rempli la seringue, désinfecter la peau avec de l'alcool.

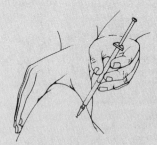

- Tendre la peau de la face antérieure de la cuisse ou la pincer entre le pouce et l'index pour former un repli de tissu sous-cutané. L'une ou l'autre de ces techniques donne l'assurance qu'on introduit l'aiguille dans le tissu sous-cutané et non dans le muscle. Ne pas pincer trop fortement la peau entre les doigts, car cela entraînerait une induration locale.
- Introduire l'aiguille par une poussée rapide dans le tissu sous-cutané profond.
- Si l'on choisit le bras comme point d'injection, il est nécessaire soit de faire appel à une autre personne, soit d'appuyer le bras contre un mur ou contre une porte.

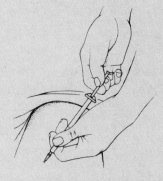

- Avant d'injecter l'insuline, exercer une légère traction sur le piston de la seringue pour s'assurer que l'aiguille ne se trouve pas dans un vaisseau sanguin. (Si du sang apparaît, retirer l'aiguille, choisir un nouveau point et utiliser une nouvelle seringue.)

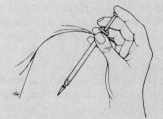

- Injecter alors l'insuline. L'injection terminée, maintenir le tampon d'alcool contre l'aiguille, tout en la retirant, pour prévenir toute douleur au moment du retrait.

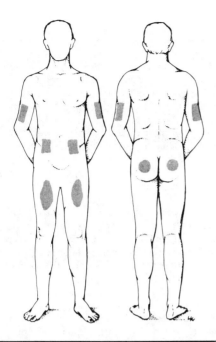

Figure 37-2 Suggestion pour la rotation des points d'injection de l'insuline afin d'uniformiser l'absorption et de prévenir la lipodystrophie due à l'insuline.

avant chaque repas et avant de se coucher pendant que l'insuline peut être ajustée ou durant les périodes de crises. Il est nécessaire que le client prenne en note les résultats et les apporte au médecin ou à la clinique lors de chaque visite afin qu'un ajustement de la posologie de l'insuline puisse être fait au cas où lui-même en serait incapable quotidiennement.

Instructions pour l'auto-injection de l'insuline

Dès que les besoins en insuline sont établis, on apprend au client à s'injecter lui-même l'insuline (*Encadré 37-3*). On doit l'encourager à se faire la première injection dès que possible en adoptant une attitude optimiste, mais ferme. On devrait également enseigner à un membre de la famille ou à un ami comment donner l'injection.

Rotation des points d'injection. Il est nécessaire de faire systématiquement une rotation des points d'injection (*Figure 37-2*) pour éviter l'apparition d'escarres et favoriser une absorption uniforme de l'insuline. Pour s'assurer d'une rotation effective, le client doit noter l'endroit lors de chaque injection.

Les régions qui serviront à un exercice (par exemple, le bras dont on se sert pour jouer au tennis) seront à éviter pour la journée, car une injection à cet endroit entraînerait une absorption trop rapide de l'insuline. Les régions dites « mortes » et munies d'une quantité suffisante de graisse sous-cutanée sont tout indiquées pour l'injection : les faces latérales des bras, les faces antérieures des cuisses, les faces latérales de la paroi abdominale et les faces latérales du dos, juste au-dessus des fesses. Chaque injection doit être distancée de la précédente d'environ 2,5 cm, et chaque point

ne doit pas être utilisé plus d'une fois toutes les trois semaines.

Le taux d'insuline absorbée varie selon le point choisi. L'insuline régulière est absorbée plus rapidement lorsqu'elle est injectée dans la région du deltoïde que dans la face antérieure des cuisses. L'absorption est plus rapide au niveau des cuisses et de l'abdomen que dans les fesses. En général, bien que la rotation des points soit importante, il est préférable de changer de point d'injection dans une même région que de changer quotidiennement de région comme passer du bras à la cuisse, puis à l'abdomen, etc.

Quelques clients ne varient pas les points d'injection, car ils trouvent que des injectons répétées dans la même région deviennent moins douloureuses. Cependant, la lipodystrophie hypertrophique peut se produire et, dans ce cas, l'insuline n'est pas aussi bien absorbée.

L'encadré 37-4 est un résumé des facteurs importants dont il faut tenir compte pour apprendre à administrer l'insuline.

Problèmes engendrés par l'insuline

Réactions allergiques locales. Une réaction allergique locale se manifeste par une rougeur, une enflure, une sensibilité et une induration, ou encore par l'apparition possible d'une marque quelconque au point d'injection. Ces réactions se produisent habituellement au début du traitement et disparaissent avec l'utilisation continue de l'insuline. Ces réactions allergiques deviennent moins fréquentes grâce à la pureté accrue de l'insuline. Le médecin peut prescrire un antihistaminique à prendre une heure avant l'injection si une telle réaction locale se produit.

Parfois, si on ne laisse pas à l'alcool le temps de sécher sur la peau avant l'injection, il se répand dans les tissus et il en résulte une rougeur localisée.

Réactions allergiques systémiques. Les réactions allergiques systémiques varient de l'urticaire à l'œdème de Quincke et à l'anaphylaxie. Le traitement se fait par désensibilisation grâce à des doses d'insuline plus faibles.

Lipodystrophie insulinique. La *lipodystrophie* est causée par un trouble localisé du métabolisme des graisses et peut épouser la forme d'atrophie ou la forme d'hypertrophie. Ces réactions apparaissent au point d'injection soit sous une forme ou sous l'autre, soit en même temps, soit successivement. L'*atrophie provoquée par l'insuline* est un manque de graisse sous-cutanée qui se présente sous la forme d'une légère fossette ou d'une cavité plus profonde. Ce trouble apparaît communément chez la femme et chez l'enfant. L'utilisation de l'insuline U-100, qui est pure à 99%, a presque réussi à éliminer cette complication inesthétique. On traite la lipo-atrophie par des injections d'insuline purifiée faites à la périphérie de la région lipo-atrophique.

La *lipodystrophie hypertrophique* est marquée par le développement de masses fibro-graisseuses au niveau du point d'injection et se produit plus fréquemment chez l'enfant et chez l'homme adulte. La cause est le choix prolongé du même point d'injection. Si l'injection est faite dans des régions cicatricielles, l'absorption s'effectue irrégulièrement et l'action de l'insuline devient imprévisible. C'est

Encadré 37-4 Conseils pour l'administration de l'insuline

Choix et achat du bon équipement

1. Connaître le nom de la compagnie et le type de l'insuline prescrite.
2. Les insulines U-40 et U-80 ne sont plus disponibles ; seule l'U-100 l'est.
3. Tout changement d'insuline doit se faire avec précaution et seulement sous surveillance médicale. Le changement de pureté, de marque (compagnie), de type (lente, NPH, etc.) ou de source (bœuf, porc ou bœuf/porc, biosynthétique humaine) exige un changement du dosage. Lorsqu'on change pour une « insuline purifiée », il est nécessaire de diminuer le dosage. L'ajustement peut se faire dès la première dose ou sur une période de plusieurs semaines. Un nombre restreint de clients exigent un changement significatif de dosage.
4. Le prix de l'insuline peut varier énormément selon la préparation, la pureté et la source.
5. Vérifier, à l'achat, la date d'expiration.
6. Conserver l'insuline dans un endroit frais. Éviter les températures extrêmes.
7. Choisir le type de seringue selon le confort, la facilité d'utilisation et le prix.
   - Les seringues jetables mesurent généralement 1,25 cm, ont un calibre 27 et l'aiguille est lubrifiée.
   - Il existe des seringues jetables de ½ mL, qui contiennent jusqu'à 50 unités, pour les clients qui prennent des doses de moins de 50 unités.
   - Les seringues en verre sont moins chères, mais plus difficiles à se procurer, et demandent du temps et de l'habileté pour le nettoyage quotidien (par exemple, clients arthritiques).

Avant l'injection

1. Connaître les temps d'action de l'insuline (début, pic, fin) et les moments correspondants pour prendre une collation, un repas et faire de l'exercice.
2. Comprendre que beaucoup de diabétiques prennent plus d'un seul type d'insuline et que les injections quotidiennes sont plus ou moins nombreuses pour ramener la glycémie proche de la normale.
3. Conserver l'insuline à être utilisée dans une pièce fraîche. Le surplus doit être gardé au réfrigérateur. La condition la plus importante concernant la conservation est d'éviter les températures extrêmes.

Injection

1. Choisir le bon point d'injection, c'est-à-dire les bras, les cuisses, l'abdomen et les fesses.
2. Changer le point par rotation pour éviter la « lipodystrophie » — les tuméfactions ou les indurations qui peuvent être causées par des injections répétées dans la même région.

3. La rotation du point d'injection favorise l'absorption. L'injection répétée au même endroit est moins douloureuse, *mais* diminue l'absorption. Cela peut retarder l'action de l'insuline et entraîner de graves problèmes.
4. Des guides de rotation gratuits sont disponibles chez :
   - Monoject, 59, rue Beaumont Ouest, Saint-Bruno, Québec, J3V 2P3. Ce guide donne un calendrier mensuel des points d'injection, valable pour une ou deux injections quotidiennes.
   - Becton Dickinson & Company Canada Limited, 1100, boul. Crémazie Est, bureau 5022, Montréal, Québec, H2P 2X2. Ce guide présente un schéma corporel des points d'injection accompagné d'un carnet de bord et d'un sélecteur de points qui permet de déterminer l'espace correct entre deux points.
5. Éviter de faire l'injection dans les régions qui travailleront durant la journée (par exemple, éviter le bras droit si vous êtes un joueur de tennis droitier). L'exercice favorise une absorption plus rapide et provoque une hypoglycémie inattendue.

Après l'injection

1. Parer constamment à une éventuelle hypoglycémie en portant sur soi des bonbons ou du sucre en morceaux. Les friandises au chocolat prennent plus de temps à être absorbées à cause des graisses qu'elles contiennent.
2. En cas de doute pour discerner une hyperglycémie d'une hypoglycémie, toujours traiter pour une hypoglycémie.
3. Certains produits commerciaux à action rapide à base de sucre sont disponibles :
   - Dextrosol (Brown & Pulson) ;
   - Monojel (Monoject).

   Ces produits ne peuvent être utilisés que par des personnes hypoglycémiques qui sont encore capables d'avaler.
4. Le glucagon est l'hormone pancréatique qui augmente la glycémie. Ce produit commercialisé par la compagnie Lilly est disponible sous ordonnance et l'injection se fait par voie sous-cutanée en utilisant une seringue à insuline. Le client doit se l'administrer lui-même en cas de vomissement dû à l'hypoglycémie. Si le client est inconscient, l'injection devra être faite par une personne exercée (c'est-à-dire, membre de la famille, voisin, ou ami).
5. Porter en tout temps une identification médicale visible (bracelet) précisant qu'on est diabétique et qu'on est en traitement insulinique. Ne jamais conserver une carte d'identité dans un portefeuille ou dans un sac à main, car le personnel du service des urgences peut ne pas la trouver.

pourquoi il est si important de faire une rotation des points. On doit donc éviter ces régions cicatricielles jusqu'à ce que l'hypertrophie disparaisse.

Œdème insulinique. On observe parfois une rétention généralisée de liquide après qu'on a établi rapidement l'équilibre du diabète chez un client qui a souffert d'un diabète non équilibré prolongé.

Insulinorésistance. La plupart des diabétiques, à un moment ou à un autre, présentent une résistance à l'insuline à des degrés divers. Cela se produit pour des raisons variées, la plus commune étant l'obésité, et son traitement se fait grâce à une perte de masse.

L'*insulinorésistance vraie* se manifeste lorsque les besoins quotidiens atteignent 200 unités ou plus. Quelques clients ont besoin de 500 unités à 2 000 unités par jour pour une certaine période de temps.

Chez bien des diabétiques insulinodépendants, des anticorps immuns se développent et se lient à l'insuline, réduisant ainsi la quantité d'insuline qui pourra réellement être utilisée. Toutes les variétés d'insulines animales provoquent la formation d'anticorps chez l'être humain, car elles contiennent des acides aminés qui diffèrent de ceux de l'humain.

Certains clients fabriquent de grandes quantités d'anticorps. Plusieurs de ces clients ont interrompu l'insulinothérapie durant de nombreux mois. Le traitement consiste à administrer l'insuline la plus pure possible, et parfois la prednisone peut être nécessaire. Habituellement, cette méthode entraîne une très forte réduction des besoins en insuline.

Durant le traitement, on peut avoir besoin d'insuline U-500 qui n'est disponible que sur commande spéciale à la compagnie Lilly.

Il est rare que l'insuline se dégrade lorsqu'elle est injectée par voie sous-cutanée et qu'on soit obligé d'utiliser la voie intraveineuse.

■ ÉVALUATION

Résultats escomptés

Le client se familiarise avec tous les aspects de l'utilisation d'insuline :

1. Sait à quel moment l'insuline prescrite atteint son action maximale ;
2. Dose l'insuline selon les épreuves de glycosurie et selon la prescription ;
3. Change le point d'injection par rotation systématique ;
4. Conserve la seringue et l'aiguille dans un endroit particulier ;
5. Garde en réserve au réfrigérateur une certaine quantité d'insuline et connaît la date d'expiration inscrite sur le flacon :
   a) conserve le flacon en usage à la *température de la pièce* ;
   b) n'utilise jamais de l'insuline froide, car il peut y avoir des risques de réactions tissulaires ;
6. Se munit d'une seringue supplémentaire ;
7. Connaît les conditions responsables des réactions insuliniques :
   a) omission d'un repas ;
   b) activité physique inaccoutumée ou exténuante ;
   c) dose excessive d'insuline ;
8. Connaît les symptômes d'une réaction insulinique :
   a) sensation inhabituelle ou bizarre ;
   b) faim, transpiration, faiblesse, tremblements, pâleur, palpitations, tachycardie ;
9. Sait comment remédier à une réaction insulinique imminente :
   a) dès que les premiers symptômes se font sentir, prend des glucides sous forme de jus d'orange, de sucre, de friandises ;
   b) analyse son urine ;
   c) a toujours sur soi des glucides sous forme de morceaux de sucre ou de friandises ;
   d) prend des suppléments de glucides avant un exercice vigoureux et au cours d'exercices prolongés, ou encore diminue la dose d'insuline ;
   e) prend une collation avant de dormir ;
10. Utilise un pense-bête pour s'assurer qu'il a bien pris l'insuline ;
11. Porte une carte ou un bracelet d'identité ;
12. En voyage, garde le nécessaire pour les injections dans ses bagages à main.

Systèmes de distribution de l'insuline

Ce n'est qu'à partir des années soixante qu'on a commencé à mesurer les taux d'insuline plasmatique, ce qui a permis aux chercheurs de constater combien l'insulinothérapie était inadéquate.

Chez une personne dont le pancréas fonctionne normalement, les cellules bêta fabriquent à chaque repas de l'insuline expulsée sous forme d'explosions rapides et régulières. Cette sécrétion est régie par :

1. Le système nerveux, grâce au nerf vague et aux catécholamines ;
2. Des hormones digestives comme la GIP (*gastric-inhibitory peptide*) ;
3. Des facteurs hormonaux insulaires (somatostatine, glucagon) de même que des concentrations de substrats de glucose et d'acides aminés, qui règlent la quantité et la durée de la sécrétion d'insuline par le pancréas.

Chez les diabétiques insulinodépendants, ce type de sécrétion est absent. Les injections d'insuline peuvent, au mieux, déclencher des variations sinusoïdales et irrégulières de concentrations d'insuline, mais elles sont habituellement faiblement coordonnées avec les hausses de glucose sanguin. Les concentrations produites quotidiennement par une ou plusieurs injections peuvent prévenir l'acidocétose et l'hyperglycémie chez certains clients. Cependant, très peu de diabétiques insulinodépendants peuvent éviter les fluctuations de glucose, de glucagon, d'acides gras libres, d'hormones de croissance, etc., qui ne sont pas physiologiques. Avec des preuves de plus en plus nombreuses en faveur d'un « contrôle hermétique » pour prévenir ou retarder les complications vasculaires à longue échéance tant redoutées, et le fait que la glycémie proche de la normale fait naître une sensation de bien-être et améliore la croissance et le développement de l'enfant diabétique, il semble logique de faire des recherches pour un meilleur système de distribution de l'insuline.

Mise au point de la pompe à insuline

C'est autour de 1972 que commencèrent les recherches afin de mettre au point des moyens capables de reproduire mécaniquement le travail des cellules bêta. Si l'on pouvait parvenir à implanter chez le client un dispositif suffisamment petit et qui distribuerait de l'insuline, le diabétique pourrait alors être considéré comme porteur d'une cellule bêta artificielle ou d'un pancréas artificiel. Tel est l'objectif à atteindre ! Malgré cet objectif unique, deux systèmes de distribution d'insuline différents, l'un à circuit fermé et l'autre à circuit ouvert, ont vu le jour.

Système à circuit fermé.   En 1973, Albissen mit au point le premier distributeur d'insuline (système à circuit fermé) à l'Hospital for Sick Children de Toronto. Le système consiste à brancher le client à la machine au moyen d'un cathéter veineux. Les dispositifs du système à circuit fermé (rétroaction) sont capables de surveiller la glycémie. La machine fonctionne à la manière d'un circuit fermé analogue à celui que forme le pancréas qui sécrète l'insuline en fonction des concentrations de glucose de l'organisme. Les principaux composants d'un tel dispositif sont un capteur de glucose, une pompe à insuline et un micro-ordinateur. Le capteur de glucose enregistre, d'une manière continue, les valeurs glycémiques du sang veineux. Le micro-ordinateur détermine les taux d'insuline nécessaires grâce à des algorythmes, et la pompe à insuline s'ajuste d'elle-même, sans que le client ait à intervenir, afin de régulariser la glycémie. Le système ajuste également le taux de distribution du glucagon et du glucose. Cependant, le système doit répondre à deux critères : la miniaturisation et l'implantabilité. Si on a pu répondre au premier critère, le second reste à résoudre, car la réaction immunitaire demeure un obstacle.

On a mis au point d'autres types de systèmes semblables qu'on utilise actuellement en clinique. Le premier à avoir été commercialisé est le Biostator, qui se place près du lit et qui est fabriqué par Life Science Instruments (division des Laboratoires Miles). Il est assez gros, peut être branché par voie intraveineuse et on l'utilise seulement dans les centres médicaux importants.

Système à circuit ouvert.   Les systèmes à circuit ouvert diffèrent du système précédent par l'absence du dispositif de rétroaction chargé de la régulation de la glycémie. En d'autres termes, le client joue le rôle du capteur de glucose en surveillant lui-même sa glycémie. Ces systèmes de pompe à perfusion sous-cutanée continue d'insuline exigent ainsi un ajustement alimentaire de tout instant et dépendent du client quant à la distribution de la dose d'insuline avant le repas ; cette distribution est guidée par les résultats de son propre contrôle de glycémie, lequel est très important pour le succès du système.

Ce traitement au moyen d'une pompe débuta en 1974, en France, avec une distribution semi-automatique sous-cutanée d'insuline régulière grâce à une seringue contrôlée électroniquement ; ce dispositif se répandit au Danemark, en Allemagne et au Royaume-Uni.

Pompes à insuline en usage.   Le principe fondamental de ces pompes que les personnes diabétiques utilisent aujourd'hui, hors du centre hospitalier, est une seringue alimentée par une pile et qui libère une quantité de base d'insuline d'une façon continue pendant 24 h (*Figure 37-3*). De plus, cet appareil est capable de libérer une dose avant chaque repas. La quantité d'insuline libérée au cours d'une période de 24 h est déterminée par les résultats des quatre à huit dosages glycémiques que le client exécute. Par la dose de base et la dose d'avant le repas, on essaie de maintenir la glycémie dans des limites normales. Au point de vue physiologique, le taux de sécrétion de l'insuline est faible durant le jeûne, et la dose de base, émise par la pompe, simule le même mécanisme. Après le repas, le taux de sécrétion étant plus élevé, la dose émise par la pompe avant le repas joue un rôle semblable. On a développé des algorithmes pour permettre à la pompe de libérer de petites quantités d'insuline entre les repas, au cours de la nuit ainsi que durant le repas. De cette manière, on peut tenir compte des variations individuelles selon les habitudes quotidiennes, l'apport alimentaire et les activités physiques.

Actuellement, la pompe à insuline qu'on utilise en liaison avec la surveillance glycémique qu'exerce le client essaie de simuler l'activité normale du pancréas. Elle ne peut être employée que sous la supervision directe du médecin.

La pompe (*Figure 37-3*) est constituée d'un compartiment logeant une pile (jetable ou rechargeable), d'un circuit électronique, d'un moteur équipé d'une boîte de vitesses et d'un dispositif activant la seringue. Cette pompe est reliée à un tube de plastique d'une longueur variable, qui est lui-même rattaché à une aiguille de calibre 27 introduit dans le tissu sous-cutané. Les points d'introduction de l'aiguille sont soit l'abdomen, soit la cuisse. L'aiguille ne doit pas servir plus de trois jours.

La pile fournit l'énergie nécessaire au circuit électronique pour faire fonctionner le moteur qui permettra à la seringue de se vider.

Le matériel nécessaire pour utiliser la pompe comprend des seringues, des piles, un équipement à perfusion (cathéter), un diluant, un tableau de dilution, de l'insuline à action rapide (insuline régulière), du ruban adhésif, un boîtier et l'équipement pour surveiller la glycémie.

Actuellement, il existe au moins six modèles de pompes que plus de 6 000 diabétiques insulinodépendants utilisent. Ils diffèrent par la taille, le mode de fonctionnement et le prix.

Sélection des clients destinés à utiliser une pompe.   Ce ne sont pas tous les diabétiques insulinodépendants qui peuvent utiliser une pompe à insuline. L'American Diabetes Association a publié les directives suivantes destinées à sélectionner les clients qui peuvent utiliser une pompe.

Système à circuit fermé (distribution intraveineuse en milieu hospitalier)

1. Traitement initial de l'acidocétose.
2. Maintien de la glycémie durant une intervention chirurgicale ou pour la période postopératoire immédiate.

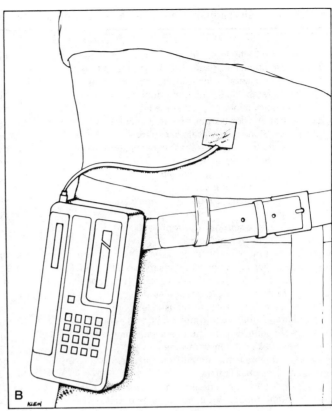

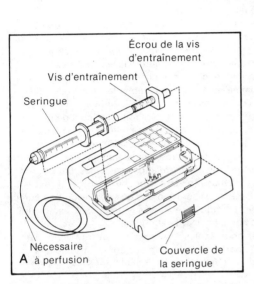

Écrou de la vis
d'entraînement

Vis d'entraînement

Seringue

Nécessaire
A à perfusion

Couvercle de
la seringue

B

Figure 37-3 Pompe à insuline. **A)** Schéma montrant la composition de l'appareil. (Courtoisie de Cardiac Pacemaker Inc., St. Paul, Minnesota.) **B)** Pompe en place.

3. Maintien de la glycémie durant la grossesse, en particulier pour les périodes de travail et de l'accouchement, et au cours des crises d'acidocétose.

4. Maintien de la glycémie durant des maladies graves et médicalement compliquées (infarctus du myocarde ou infection très avancée) lorsque l'insulinothérapie conventionnelle n'est pas satisfaisante. La distribution intraveineuse continue peut également être bénéfique pour le diabétique insulinodépendant recevant une suralimentation ou dont l'alimentation par voie orale est restreinte, comme durant le traitement d'un ulcère peptique hémorragique.

5. Traitement du client chez qui l'insuline injectée par voie sous-cutanée se dégrade avec excès, lorsque les autres méthodes échouent. Cette situation peut nécessiter une perfusion intraveineuse continue avec une ligne centrale, à la maison.

Système à circuit ouvert (distribution sous-cutanée par pompe portable et destinée à un client externe pour traitement à longue échéance)

1. Incapacité d'atteindre un degré acceptable d'équilibre diabétique chez certains diabétiques du type I présentant des fluctuations inhabituelles de glycémie, malgré les efforts soutenus à surveiller leur régime alimentaire et à se faire des injections multiples d'insuline sous forme simple ou combinée.

2. Au cours du dernier trimestre de grossesse lorsque la cliente est hospitalisée. On ignore encore si le traitement par la pompe à insuline est possible chez la femme enceinte diabétique non hospitalisée, car, dans ce cas, la diète et l'exercice physique sont plus difficiles à surveiller.

Pompes à insuline implantables. Les pompes implantables sont encore, à l'heure actuelle, au stade expérimental. Quelques-unes, de la taille d'un disque de hockey, ont été implantées chez des humains (Minnesota, 1980). C'est le réservoir d'insuline et la membrane de la pompe à travers laquelle doit passer l'insuline qui causent des problèmes. Comme cette pompe ne peut contenir une réserve d'insuline suffisante pour la vie entière, il est nécessaire de la remplir régulièrement de l'extérieur par une injection. Un autre inconvénient est qu'elle ne peut libérer de dose au moment des repas. La pompe idéale devra libérer automatiquement un surplus d'insuline lorsque la glycémie s'élèvera, tout comme le fait le pancréas. La pompe implantable actuellement en usage est réservée aux personnes dont le pancréas sécrète encore un peu d'insuline. Un modèle amélioré de cette pompe munie d'une valve magnétique est expérimenté chez des chiens. Il suffit de disposer un aimant sur la peau, à l'endroit où est implantée la pompe, et de le laisser durant une minute ou deux pour qu'une dose supplémentaire soit libérée au moment du repas.

Encadré 37-5 Conseils sanitaires à suivre par les porteurs de pompes à insuline

1. L'objectif du traitement par les pompes à insuline est d'atteindre un meilleur équilibre du diabète et non de fournir un moyen plus facile de donner l'insuline.
2. La pompe rétablit la circulation normale des lipides et des acides aminés de même que les concentrations des hormones anti-insuliniques.
3. L'injection d'une dose basale d'insuline accompagnée d'une dose avant le repas simule le travail normal d'un pancréas sain.
4. La dose d'insuline quotidienne émise par la pompe est habituellement plus faible.
5. Les pompes à insuline n'utilisent que l'insuline régulière.
6. N'utiliser que la seringue appropriée à la pompe pour respecter le débit correct.
7. La durée d'utilisation de la pile varie en fonction de son âge et des conditions de conservation. Pour en prolonger la durée, les piles doivent être conservées au réfrigérateur et non au congélateur.
8. Suivre les méthodes d'asepsie usuelles pour introduire l'aiguille. L'introduire à un angle de 45° La fixer ensuite avec du ruban adhésif comme pour une aiguille à injection intraveineuse.
9. On expérimente actuellement des pompes implantables chez l'humain.
10. L'utilisateur de pompe ne doit pas compter sur elle pour obtenir un bon équilibre du diabète. Cette pompe sert de mémoire « fiable », dont il a besoin pour suivre les règles de survie imposées par le diabète.
11. Les sentiments à l'égard de la pompe varient de la dévotion la plus totale à la tolérance et au mépris absolu. Le client peut les ressentir tous ou n'en éprouver qu'un seul. Les attitudes au sujet de la pompe découlent de la possession d'un dispositif qui améliore la glycémie et qui fait se sentir bien. De plus, elle exige une énorme quantité de motivation, de temps, d'énergie et d'argent.
12. Les clients se plaignent que les pompes prennent « trop de place » et qu'elles leur rappellent qu'ils « ont le diabète ». Le port d'une pompe peut défigurer l'image corporelle et faire que le client se sente dépendant d'une machine. La pompe est considérée comme un remède inacceptable par certains clients. Au début, les clients ont de la difficulté à dormir avec une pompe, mais ils s'y habituent peu à peu. On doit faire attention en faisant sa toilette et en prenant sa douche, car la pompe n'est pas étanche à l'eau. Quelques clients trouvent gênant de la porter durant certaines activités (relations sexuelles, par exemple).
13. Peu d'études (presque aucune en soins infirmiers) ont été faites sur les effets que peut avoir une pompe chez un individu et chez ses proches. C'est un domaine qui mérite attention.
14. Les compagnies d'assurance peuvent rembourser une partie ou la totalité des coûts entraînés par l'utilisation d'appareils servant à surveiller la glycémie.

La pompe implantable est semblable à celles qu'on utilise depuis ces dernières années pour libérer des doses constantes de médicaments destinés à éclaircir le sang ou à traiter le cancer.

Cette pompe comprend deux compartiments dont l'un contient de l'insuline alors que l'autre est rempli de fluorure de carbone sous pression. Toutes les deux semaines, on remplit le réservoir avec 40 cm³ d'insuline à l'aide d'une seringue dont l'aiguille traverse la peau. L'injection de cette insuline comprime le fluorure de carbone en le liquéfiant ; ce liquide se détend graduellement durant 12 à 14 jours et l'insuline est chassée par un étroit conduit dans un tube.

L'encadré 37-5 est un résumé des conseils sanitaires que doivent suivre les clients porteurs de pompes à insuline.

Recherches sur la transplantation du pancréas

Organe entier. Beaucoup d'études ont été faites sur l'utilisation des tissus pancréatiques qui comprennent les parties endocrines et les parties exocrines. Bien que par cette approche on puisse éviter d'isoler des îlots pancréatiques humains, d'autres problèmes surgissent. Par exemple, on doit pourvoir au drainage des enzymes pancréatiques et à l'irrigation sanguine adéquate de l'organe transplanté. D'autres difficultés touchent le traitement immunodépres-

seur et le risque accru de graves infections, problème qui existe chez le non-diabétique, mais qui est encore plus important chez le diabétique. On transplante couramment un pancréas entier ou des parties de pancréas, mais, habituellement, cette opération se fait en même temps que la greffe du rein (à cause de la néphropathie diabétique).

Cellules des îlots de Langerhans. Il y a de nombreux avantages à utiliser des îlots isolés : facilité à manipuler les cellules, car leur petitesse permet de les injecter à l'aide d'une aiguille de très faible calibre, facilité à les approvisionner en oxygène et en nourriture, à éviter les problèmes enzymatiques et risques moins grands de problèmes immunologiques. Ces transplantations se font présentement chez les animaux.

Culture de cellules insulaires. Le taux de succès a augmenté depuis qu'on cultive des cellules insulaires à la température de la pièce avant de les transplanter et qu'on injecte du sérum antilymphocytaire à des rats diabétiques receveurs.

Hypoglycémiants oraux

Les hypoglycémiants oraux peuvent être efficaces pour les diabétiques choisis, stables, non insulinodépendants et non cétosiques qui ne peuvent être soignés par un régime seul,

Tableau 37-5 Hypoglycémiants oraux

Nom générique	Marque de commerce	Fabricant	Durée d'action	Nombre de prises par jour
Tolbutamide	Orinase Mobenol	Hoechst Horner	6 h	1 ou plusieurs
Acétohexamide	Dimelor	Lilly	de 12 h à 18 h	1 ou plusieurs
Glyburide	Diaβeta Euglucon	Hoechst USV	de 6 h à 18 h	1 ou plusieurs
Chlorpropamide	Diabinèse	Pfizer	36 h	1

Source : Association du diabète du Québec.

ou qui sont incapables de prendre de l'insuline, ou qui s'y refusent. Ces médicaments sont très utiles pour les gens âgés ; ceux qui ont une vision diminuée, ceux dont les doigts sont paralysés par de l'arthrite ou ceux dont les mains tremblent ; et ceux qui, pour une raison ou pour une autre, refusent de prendre de l'insuline. (L'insuline est préférable aux hypoglycémiants oraux lorsque la diète ne parvient pas à équilibrer le diabète.)

Au Canada, les principaux hypoglycémiants oraux disponibles sont les sulfonylurées énumérées au tableau 37-5. On pense qu'ils exercent leur action principale en stimulant directement la sécrétion de l'insuline pancréatique. Il est donc nécessaire que le pancréas fonctionne pour que ces médicaments soient efficaces, et ils ne peuvent être d'aucune aide aux clients insulinodépendants et à ceux qui sont sujets à la cétose. Ces médicaments ont des durées d'action variables et leurs effets secondaires sont relativement rares, mais comprennent des réactions hématologiques, hépatiques et dermatologiques. L'hypoglycémie se produit lorsque la dose employée est trop forte, ou lorsqu'on jeûne, ou encore lorsqu'on diminue la quantité de nourriture. On la traite comme à l'ordinaire, mais on sera attentif à ceux qui prennent du Diabinèse à cause de la possibilité d'une hypoglycémie prolongée due à la longue durée d'action de ce médicament. Les sulfonylurées peuvent également interagir avec de nombreux médicaments comme les sulfamides, les salicylates, la phénylbutazone, les composés thiazidiques, l'alcool, les catécholamines, etc.

Pour que le traitement par les hypoglycémiants oraux réussisse, le régime doit être très restreint en kilojoules et en glucides ; de plus, les valeurs glycosuriques et glycémiques doivent être surveillées.

- On doit abandonner temporairement les hypoglycémiants en faveur de l'insuline si le client présente une infection accompagnée de fièvre, est blessé ou est à la veille de se faire opérer.

Si, peu à peu, la glycosurie et la glycémie ne réagissent plus au traitement par les hypoglycémiants oraux, on traite alors le client par de l'insuline. On parle alors de déséquilibre secondaire du diabète. Le déséquilibre primaire se produit lorsque la glycémie demeure élevée après un mois de traitement par les hypoglycémiants oraux.

Des études sérieuses menées par des associations du diabète ont mis en doute la sécurité et l'efficacité de l'usage à longue échéance des hypoglycémiants oraux. On rapporta un plus haut taux de décès dû à des cardiopathies chez des clients traités par le tolbutamide que chez ceux que l'on traitait par un placebo. Cependant, puisque les clients traités par le tolbutamide étaient plus âgés et plus sujets à avoir des cardiopathies que le groupe témoin, les conclusions restent injustifiées.

Actuellement, les diabétologues ne songent pas à restreindre l'utilisation des hypoglycémiants oraux. Cependant, ils reconnaissent que des recherches confirment l'importance d'un régime pour soigner les diabétiques non insulinodépendants. Dès que la maladie est diagnostiquée, les médecins, en accord avec les résultats de ces recherches, traitent certains de leurs clients plus jeunes par de l'insuline.

■ ÉVALUATION

Résultats escomptés

Le client prend les hypoglycémiants oraux selon la prescription :

1. Respecte fidèlement le régime alimentaire ordonné ;
2. Analyse son urine quotidiennement ;
3. Prend le médicament de la manière prescrite.

□ COMPLICATIONS AIGUËS DU DIABÈTE

Il existe trois conditions qui peuvent causer le coma chez le diabétique : l'hypoglycémie, l'acidocétose diabétique et le coma hyperosmolaire.

Hypoglycémie (« réactions à l'insuline »)

L'hypoglycémie (taux anormalement bas de glucose sanguin) survient lorsque le taux de glucose sanguin descend au-dessous de 50 mg/100 mL et provient d'une alimentation défectueuse ou d'un excès d'exercices ou d'insuline. L'hypoglycémie peut survenir de 1 h à 3 h après l'administration d'insuline régulière, de 4 h à 18 h après celle d'insuline NPH ou lente, et de 18 h à 30 h après celle d'insuline protamine zinc ou d'insuline ultralente. La plupart des épisodes surviennent avant les repas, mais ils peuvent se produire à tout moment du jour ou de la nuit.

Lorsque le glucose sanguin baisse rapidement, le système sympathique est stimulé à sécréter de l'adrénaline, entraînant transpiration, pâleur, tremblements, anxiété, tachycardie et palpitations. Lorsque le glucose sanguin chute lentement, il se produit une dépression du système nerveux central provoquant des céphalées, une sensation de « tête vide », de la confusion, des variations d'humeur, des pertes de mémoire, un engourdissement des lèvres et de la langue, un langage brouillé, de l'incoordination, une démarche chancelante, une vision double, de la somnolence, des convulsions et, finalement, le coma. Comme le cerveau dépend du glucose pour obtenir son énergie, lorsque l'hypoglycémie évolue, les fonctions cérébrales se détériorent. L'hypoglycémie prolongée provoque des lésions permanentes au système nerveux central.

La combinaison des signes et des symptômes varie considérablement selon le client et, chez le même client, selon le moment.

- Tout client prenant de l'insuline doit être familier avec les symptômes avertisseurs, de sorte qu'il puisse absorber du sucre rapidement.
- Tout comportement anormal chez un client prenant de l'insuline doit être attribué à l'hypoglycémie jusqu'à preuve du contraire.
- On doit traiter rapidement l'hypoglycémie, car cet état prolongé peut conduire à des convulsions, au coma et à la mort. Dès que les premiers signes avertisseurs sont visibles, le client doit prendre du sucre à action rapide sous quelque forme que ce soit : jus d'orange, sucre, bonbons ou boisson sucrée. Si les symptômes persistent au-delà de 10 min à 15 min, on doit continuer le traitement. Si la situation se produit plus de 1 h avant le prochain repas, le client doit également prendre un aliment riche en glucides et en protéines.
- Tout client qui prend de l'insuline devrait toujours porter sur lui des bonbons, quelques morceaux de sucre, du dextrosol ou du Monojel pour réagir rapidement à l'hypoglycémie.

Prévention et éducation du client. On prévient l'hypoglycémie en suivant un régime régulier pris à heures fixes, en s'administrant de l'insuline et en faisant des exercices quotidiens. Des collations sont souvent nécessaires entre les repas ou avant de dormir pour remédier aux effets de l'insuline. En général, le client peut s'ajuster au moment de l'action maximale de l'insuline en prenant une collation ou en mangeant davantage lorsqu'il sait qu'il va devoir faire des efforts physiques inhabituels. On continue à évaluer la glycémie afin de prévoir les variations des besoins en insuline et de les ajuster en conséquence.

Comme une crise d'hypoglycémie est toujours possible, le client traité par de l'insuline doit porter un bracelet ou une médaille d'identité indiquant qu'il est diabétique.

Quelques diabétiques souffrant de neuropathie du système nerveux autonome ou ceux qui prennent du propranolol ne ressentent pas les symptômes de l'hypoglycémie. Il est donc très important pour ces clients de mesurer régulièrement leur glycémie.

Si le client est inconscient ou est incapable d'avaler, on doit lui administrer de l'hydrochlorure de glucagon par voie sous-cutanée. Cette hormone, fabriquée par les cellules alpha du pancréas, est responsable de la glycogénolyse dans le foie (si les réserves de glycogène hépatique ne sont pas épuisées). Le glucagon augmente suffisamment la glycémie pour que la plupart des clients se réveillent après la première dose et puissent prendre du jus d'orange ou du soda au gingembre par la bouche. Ce « sucre » additionnel est important, car l'élévation de la glycémie qui fait suite à l'administration du glucagon n'est que temporaire, un retour de l'hypoglycémie demeurant un danger réel et constant. Le glucagon se présente en poudre, dans un flacon de 1 mg, et on l'administre comme l'insuline. Il est livré avec un flacon de diluant et, une fois qu'il est mélangé, on doit l'utiliser. Ne jamais utiliser de glucagon après la date d'expiration. On le vend sous ordonnance seulement et il doit faire partie du nécessaire d'urgence des diabétiques insulinodépendants. Il est utile à ceux qui ont peu de signes avertisseurs ou qui n'en ont aucun lorsqu'ils subissent une crise d'hypoglycémie.

Si le client est inconscient et incapable d'avaler, le traitement le plus efficace, dans un centre hospitalier, est de lui administrer 50 mL d'une solution aqueuse à 50% de glucose par voie intraveineuse ; ce traitement est utilisé lorsque la solution est disponible ou lorsqu'une seconde dose de glucagon se révèle inefficace.

Effet Somogyi. L'effet Somogyi est une situation paradoxale au cours de laquelle une chute soudaine de la glycémie est suivie aussitôt par une montée d'hyperglycémie. Cet effet est habituellement causé par l'administration graduelle excessive d'insuline. Le mécanisme profond est que les réactions hormonales à l'hypoglycémie vont à l'encontre de l'action insulinique. L'état du client ne peut plus être équilibré, car l'action de l'insuline administrée est contrariée. On ne peut maîtriser la situation tant qu'on donne davantage d'insuline et le client vit des crises d'hyperglycémie qui suivent les crises d'hypoglycémie. On voit venir l'effet Somogyi lorsque l'hypoglycémie est imminente (irritabilité, confusion, etc.) et que les analyses d'urines révèlent des glycosuries fréquentes. Le traitement consiste à diminuer graduellement les quantités d'insuline jusqu'à ce que le dosage approprié soit atteint.

Acidocétose et coma diabétiques

L'acidocétose diabétique résulte d'une absence ou d'une quantité insuffisante d'insuline, ce qui entraîne l'hyperglycémie et conduit à une série de troubles biochimiques. La physiopathologie découle d'une carence en insuline touchant bien des aspects du métabolisme des glucides, des protéines et des lipides. Par conséquent, il y a réduction de la quantité de glucose qui pénètre dans les cellules, et les lipides sont métabolisés à la place des glucides. Les acides gras libres sont mobilisés à partir du tissu adipeux. Les oxydases hépatiques agissent sur ces acides gras pour produire des corps cétoniques. Ces derniers passent dans le sang, provoquant ainsi une acidose métabolique, accompagnée d'une

Encadré 37-6 Conseils à suivre au cours d'une maladie

- Continuer à prendre de l'insuline ou des hypoglycémiants oraux.
- Les diabétiques insulinodépendants peuvent même avoir besoin de plus d'insuline pour compenser l'augmentation de la glycémie provoquée par la maladie.
- Signaler les nausées, les vomissements et la diarrhée à son médecin, à cause du danger causé par une perte extrême de liquides.
- Vérifier fréquemment la glycosurie et la glycémie. Si l'on ne fait que les épreuves sanguines pour la recherche de glucose, faire l'analyse d'urines pour la recherche des corps cétoniques.
- Suivre son régime alimentaire. Les aliments mous et les liquides peuvent remplacer les mets réguliers pour apporter les kilojoules dont on a besoin.
- Rester en contact avec le médecin.

diminution des bicarbonates sériques, de la P_{CO_2} et du pH. Le tableau clinique final est une hyperglycémie, une perte d'eau et d'électrolytes, l'acidémie et le coma.

Causes. L'acidocétose peut survenir lorsqu'on oublie de prendre de l'insuline, lorsque la dose est insuffisante ou lorsqu'on se montre résistant à l'insuline. Elle peut être causée par une infection (des voies respiratoires, des voies urinaires, du tube digestif ou encore de la peau), par des tensions physiologiques telles qu'une maladie aiguë, une opération, une blessure, une grossesse ou encore par une tension émotionnelle qui diminue l'efficacité de l'insuline prise. (L'encadré 37-6 présente un guide à suivre durant une maladie.) Des facteurs anti-insuliniques (hormone de croissance, glucagon, cortisone) sont libérés durant les moments de tension et peuvent jouer un rôle dans l'apparition de l'acidocétose qui se produit plus souvent chez le diabétique insulinodépendant. C'est une complication sérieuse qui entraîne un taux de mortalité variant de 5% à 9%.

Manifestations cliniques. Les manifestations cliniques se produisent par suite des changements dans les liquides corporels, les électrolytes et l'équilibre acido-basique. Les premières manifestations sont la polyurie (miction excessive), la polyphagie (appétit exagéré) et la polydipsie (soif insatiable). La diurèse osmotique provoque une perte d'eau (déshydratation) et un épuisement des électrolytes. Lorsque le client continue à se déshydrater, l'oligurie (miction diminuée) se produit. Des malaises et des changements visuels peuvent être ressentis par le client. Les maux de tête ainsi que les douleurs musculaires et abdominales sont fréquents, de même que les nausées, les vomissements, et les stases stomacales et iléales. Si l'infection a déclenché l'acidocétose, il peut y avoir de la fièvre. Pour compenser l'acidose, la fréquence respiratoire augmente. Le coma et l'acidose grave sont annoncés par la dyspnée de Kussmaul (respirations très profondes, mais non laborieuses) ainsi qu'une haleine sucrée due à l'acidémie.

Le client est somnolent et devient bientôt comateux. Le glucose sanguin est élevé, les bicarbonates et le pH sanguins

sont diminués, l'urée sanguine est augmentée et la présence de corps cétoniques dans le plasma est très positive. L'urine est fortement positive pour le sucre et l'acétone, et contient aussi de l'albumine. L'état du client est sérieux à ce moment, mais on peut espérer la guérison après un traitement rapide et actif par l'insuline et par des liquides intraveineux.

Traitement. Les objectifs immédiats du traitement de l'acidocétose sont : (1) de rétablir le métabolisme des glucides, des protéines et des lipides ; (2) de supprimer l'hypovolémie et (3) de corriger le déséquilibre électrolytique. On enregistre les signes vitaux, les valeurs cétoniques, la glycémie, les concentrations sanguines d'électrolytes, les gaz artériels, les médicaments et les soins donnés. On procède à un rapide examen physique pour mettre en évidence une infection, un infarctus du myocarde, un accident vasculaire cérébral, etc.

- On commence immédiatement une perfusion de solution isotonique ou hypertonique pour réhydrater le client et améliorer l'état des tissus. Le déficit liquidien peut varier de 6 L à 10 L, et le taux de remplacement dépend de l'état du client.
- On donne de l'insuline pour réduire la glycémie, ce qui favorise l'utilisation du glucose et inhibe la lipolyse (dégradation des lipides), empêchant ainsi l'accumulation des corps cétoniques dans le sang. Les traitements d'insuline qu'on donne couramment varient selon la quantité injectée et le mode d'administration.

Jusqu'à récemment, on donnait de fortes doses d'insuline par voie intraveineuse, intramusculaire ou sous-cutanée, traitement qu'on répétait toutes les 4 h. Cependant, il était difficile de maintenir les concentrations plasmatiques par ce moyen.

On a également tenté de donner de faibles doses dont on augmentait la fréquence. On peut donner de faibles doses d'insuline par voie intraveineuse et de façon continue afin d'obtenir une action immédiate de l'insuline et de maintenir un taux sanguin stable de celle-ci. On peut avoir un certain contrôle sur ces faibles doses, ce qui rend la réaction prévisible. On peut utiliser une pompe à distribution constante ou un goutte-à-goutte pédiatrique (avec de l'insuline diluée dans 250 mL de solution saline à 50% de normalité). On peut ajouter de l'albumine ainsi que d'autres colloïdes à la solution intraveineuse pour éviter que l'insuline n'adhère au réservoir et à la tubulure. On peut également administrer l'insuline par injections intramusculaires intermittentes.

Lorsque la glycémie diminue, on ajoute du glucose et on diminue la concentration d'insuline afin d'éviter l'hypoglycémie.

- Il est essentiel de surveiller étroitement l'état du client, car les paramètres métaboliques varient et exigent une évaluation continue du client, des liquides et des électrolytes. Il est nécessaire de faire de fréquentes analyses de laboratoire quant à la glycémie, aux cétones, au bicarbonate et au potassium sériques.

Au début, le taux de potassium sérique peut être normal ou élevé, mais lorsque la glycémie commence à revenir à la normale, l'hypokaliémie menace le client. Celle-ci se produit lorsque le taux de potassium sérique diminue par suite du passage du potassium et du glucose dans les cellules, sous l'action de l'insuline. L'hypokaliémie se produit aussi lorsque les ions potassium extra-cellulaires remplacent les ions hydrogène intracellulaires pour corriger l'acidose.

- Pour reconnaître précocement l'hypokaliémie, il est essentiel de faire des estimations fréquentes de potassium sérique et une surveillance électrocardiographique. Le remplacement du potassium s'effectue très tôt. Les manifestations cliniques de l'hypokaliémie comprennent les démangeaisons, la paresthésie, la diminution des réflexes tendineux et la dépression respiratoire.

On traite l'hypotension qui ne réagit pas aux liquides intraveineux par l'albumine, le plasma, les vaso-presseurs, etc. Il est important de surveiller la pression veineuse centrale, pour atteindre un équilibre liquidien vital, en particulier chez les clients âgés ou chez les cardiaques. L'intubation et la succion nasogastrique atténuent les vomissements et la dilatation grave de l'estomac, et réduisent la possibilité d'aspiration.

On doit ramener le client à l'état de conscience et corriger les troubles métaboliques dans les 12 h à 24 h. Après avoir corrigé le problème aigu, on ramène le client à l'état normal, comme nous l'avons décrit plus haut. On doit déterminer les causes responsables du coma pour éviter une récidive.

Prévention. Pour prévenir tout risque d'acidocétose diabétique, il ne faut pas hésiter à répéter au client les principes fondamentaux concernant l'administration de l'insuline et les dosages du glucose.

Coma hyperosmolaire sans cétose

Le *coma hyperosmolaire sans cétose* est un syndrome caractérisé par une hyperglycémie et une hyperosmolarité prédominantes, avec diminution de la conscience. En même temps, la cétose est minimale ou absente. Cet état se produit plus fréquemment chez les gens âgés (entre 50 et 70 ans) qui n'ont jamais souffert du diabète ou qui ont présenté un léger diabète de la maturité. Ce trouble peut apparaître à la suite d'une maladie aiguë (pneumonie, infarctus du myocarde, accident vasculaire cérébral), d'une ingestion de médicaments capables de provoquer une insuffisance d'insuline (diurétiques thiazidiques, propranolol) ou d'un traitement thérapeutique (dialyse péritonéale, hémodialyse, gavage parentéral). Le tableau le plus chronique montre des antécédents de polyurie ayant duré de quelques jours à quelques semaines, accompagnée d'une prise liquidienne inadéquate. À l'admission, on décèle une hyperglycémie profonde (« sang sirupeux »), une sérieuse déshydratation et des signes neurologiques variant de la confusion somnolente au coma.

La cause biochimique fondamentale est une déficience en insuline. L'hyperglycémie persistante provoque une diurèse osmotique sous forme de pertes d'eau et d'électrolytes. Pour maintenir l'équilibre osmotique, l'eau intracellulaire gagne l'espace extra-cellulaire. En plus de la glycosurie et de la déshydratation apparaissent l'hypernatrémie et une hyperosmolarité croissante. Les raisons pour lesquelles la cétose est minimale ne sont pas claires.

Le tableau clinique comprend l'hypotension, la déshydratation (muqueuses asséchées, faible turgescence de la peau), la fièvre, la tachycardie ainsi que des signes neurologiques variés (troubles de la conscience, crises d'épilepsie, hémiparésie, etc.). C'est un état sérieux dont le taux de mortalité varie de 5% à 50%.

Traitement. Le but du traitement est de corriger la déplétion du volume sanguin et l'état hyperosmolaire. On en recherche alors les causes. On traite par une solution saline hypotonique dont le titrage dépend de la pression veineuse centrale que l'on surveille constamment. On donne l'insuline soit à faible dose, soit à forte dose. Lorsque le débit urinaire est normal, on ajoute du chlorure de potassium, en surveillant l'électrocardiogramme. On détermine les autres modalités du traitement selon l'état du client et les résultats des évaluations cliniques et biochimiques continues.

☐ COMPLICATIONS À LONGUE ÉCHÉANCE

On a observé une baisse régulière des décès par acidocétose diabétique et infection, mais également une augmentation alarmante des décès dus aux complications cardio-vasculaires et rénales. Les complications à longue échéance sont plus fréquentes à mesure que la longévité des diabétiques augmente.

Les complications athéroscléreuses, avec infarctus du myocarde, accidents vasculaires cérébraux, urémie et gangrène, sont responsables de 70% des décès chez les personnes diabétiques. Il n'existe pas de moyens efficaces pour prévenir ou retarder le développement de l'athérosclérose chez les diabétiques et les non-diabétiques. Cependant, de plus en plus de preuves confirment que le maintien de la glycémie à sa valeur normale ou proche de la normale peut retarder l'apparition des complications à longue échéance. En dépit de tout ce que l'on a écrit sur le sujet, on ne sait toujours pas pourquoi cette affection survient plus tôt et évolue plus rapidement chez les diabétiques.

Complications vasculaires

Le diabète sucré s'accompagne de variations du système vasculaire tout entier. Au fur et à mesure que le diabète se développe, des changements apparaissent au niveau des vaisseaux sanguins, ce qui conduit à des complications à longue échéance de la maladie même. Les complications correspondant aux gros vaisseaux (maladies macro-vasculaires ou macro-angiopathies) sont de nature cardio-vasculaire et touchent le cœur et la circulation périphérique, en particulier celles des jambes. Les complications rattachées aux vaisseaux plus petits (maladies micro-vasculaires ou micro-angiopathies) touchent les yeux, les reins et le système nerveux.

La lésion pathologique spécifique (micro-angiopathie) d'un diabète de longue date est caractérisée par l'amincissement de la membrane capillaire basale dans chaque organe. La prévalence de micro-angiopathie est fonction de la durée du diabète et de son taux de progression, et est probablement associée à un mauvais contrôle de la glycémie.

La glomérulosclérose intracapillaire (syndrome de Kimmelstiel-Wilson) représente la maladie rénale spécifique du diabète et est associée à l'amincissement de la membrane capillaire basale dans les glomérules. Il semble que l'hyperglycémie soit responsable des changements pathologiques des reins. L'insuffisance rénale est fréquente chez les personnes qui souffrent du diabète depuis leur enfance. (Le chapitre 41 traite de la physiopathologie et du traitement de l'insuffisance rénale.)

L'atteinte des capillaires de la rétine conduit à la cécité due à la rétinopathie diabétique. La micro-angiopathie des vaisseaux irriguant la peau, des nerfs périphériques et des parois des artères importantes peut jouer un rôle dans les affections cutanées et la neuropathie diabétique.

Les changements se produisant dans les grosses artères sont semblables aux variations athéroscléreuses qui apparaissent chez les non-diabétiques par suite du processus de vieillissement. Cependant, ces changements se produisent plus tôt chez le diabétique. L'obstruction des vaisseaux majeurs par l'athérosclérose entraîne des accidents vasculaires cérébraux, l'infarctus du myocarde, la claudication intermittente et la gangrène. La maladie vasculaire avancée touchant les grosses artères des jambes aussi bien que les plus petites est fréquente chez le diabétique ; elle est souvent suffisamment grave pour entraîner la gangrène au niveau des membres atteints. De tels changements peuvent s'étendre suffisamment pour provoquer une calcification des parois artérielles. Au niveau des artères les plus petites, le problème est plus sérieux, car une obstruction d'une des grosses artères ne peut être suivie par la formation d'une circulation collatérale adéquate.

Évaluation infirmière de la circulation altérée. Les manifestations cliniques d'une altération de la circulation artérielle périphérique comprennent : la pâleur des membres inférieurs, la réduction du volume pulsatile dans les artères des membres inférieurs, le blêmissement exagéré des pieds et des jambes après avoir surélevé ces dernières durant une minute, et le retour à la coloration normale plus de 10 s après avoir bougé les jambes de la position élevée à la position déclive. De plus, il faut noter la perte des poils à la face dorsale du pied, l'épaississement des ongles d'orteils et l'apparition de taches brunes sur la peau des membres inférieurs.

Les diabétiques souffrant de ces troubles de la circulation périphérique sont sujets à l'infection et à la gangrène qui suit fréquemment une blessure. Le client est inconscient des blessures qu'il se fait aux jambes à cause de la neuropathie périphérique qui accompagne fréquemment le diabète.

Rétinopathie diabétique

La vision du diabétique peut être affectée de plusieurs manières. Des complications peuvent survenir à chacune des parties de l'œil et de l'appareil visuel. Le problème peut rendre nécessaire le port de lunettes mais il peut aussi être assez grave pour causer la cécité totale. Ces changements ont une extrême importance, car le moindre trouble peut influencer le mode de vie (c'est-à-dire, mesure de l'insuline, exécution des épreuves de glycémie et de glycosurie, conduite automobile, etc.).

Les troubles visuels peuvent comprendre :

- Des variations du pouvoir de réfraction ;
- Une paralysie des muscles extrinsèques de l'œil ;
- Des problèmes de la cornée ;
- Le glaucome ;
- La cataracte ;
- La rétinopathie.

Tous ces troubles peuvent modifier la vue, mais, en général, si la maladie atteint la macula et ses fonctions, la vision sera diminuée.

La pathologie oculaire est appelée rétinopathie diabétique. Les petits vaisseaux de la rétine subissent des modifications. La rétine est la membrane de l'œil qui transmet au cerveau les images qu'elle reçoit. Elle est richement vascularisée. La maladie atteint surtout les parois des capillaires de la rétine.

Diagnostic. La rétinopathie apparaît fréquemment des années après le diagnostic du diabète. À l'occasion, elle peut apparaître comme le premier signe clinique du diabète.

Le diagnostic de la rétinopathie se fait grâce à une ophtalmoscopie directe ou grâce à une angiographie à la fluorescéine. Cette technique met en relief le type de rétinopathie et son évolution. On injecte un colorant dans une veine du bras, et ce colorant se rend jusqu'aux vaisseaux de la rétine. L'ophtalmologiste, grâce à des instruments spéciaux, peut voir en détail tous les vaisseaux rétiniens et obtenir des informations que ne pourrait lui fournir un simple ophtalmoscope. On prend des photographies du fond de l'œil en employant des filtres qui excitent la fluorescence de l'œil. Le colorant se lie aux protéines sanguines ; il apparaît en premier dans la choroïde, puis dans les ramifications artérielles de la rétine. Les régions vasculaires perméables et les zones de néovascularisation sont teintées par la fluorescéine.

Les effets secondaires de cette technique sont :

- Des nausées durant l'injection du colorant ;
- Une coloration jaunâtre et fluorescente de la peau et de l'urine qui peut durer de 12 h à 24 h ;
- Une réaction allergique occasionnelle, comme des éruptions urticariennes ou des démangeaisons.

Cependant, cette méthode n'offre généralement aucun danger.

On explique au client les étapes de la technique ainsi que les éléments suivants :

- Méthode sans douleur ;
- Effets secondaires possibles ;
- Grand intérêt de la technique au point de vue des informations recueillies ;
- Gêne légère et de courte durée due aux éclairs de l'appareil photographique.

Les problèmes sanguins de la rétine peuvent surgir avant qu'ils ne soient visibles dans le fond de l'œil. La maladie s'aggrave avec la durée du diabète et le « mauvais équilibre » de la glycémie.

Pathologie. Les changements pathologiques qui touchent les vaisseaux se présentent sous forme de saillies dans les parois des capillaires (micro-anévrismes), et finalement les liquides s'écoulent dans les régions voisines de la

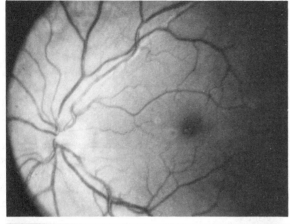

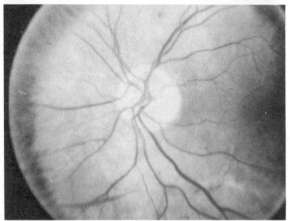

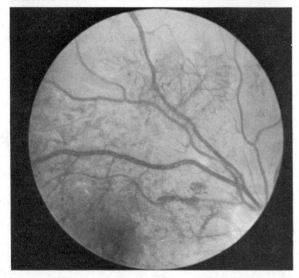

rétine (*Figure 37-4*). Si ces changements sont limités à la rétine, on parle de rétinopathie simple. Elle n'a pas de répercussion sur la vision et se produit chez 50% des personnes qui ont du diabète depuis 10 à 15 ans. Chez certains diabétiques, cet état évolue vers la « rétinopathie proliférante », stade de la formation de nouveaux vaisseaux (néovascularisation) dans la rétine et autour d'elle. Ces vaisseaux se ramifient et croissent dans toutes les autres parties de l'œil. Comme leurs parois sont extrêmement fines, il y a risque d'hémorragie et de formations cicatricielles. À moins que la macula ne soit atteinte, la rétinopathie avancée peut se développer sans interférer sur la vision.

Le microscope électronique a mis en évidence une production croissante de matériel au niveau de la membrane basale des capillaires lorsque les micro-anévrismes prennent naissance. Au fur et à mesure que le matériel vieillit, la membrane basale s'épaissit. Les fragments des parois et les débris passent des capillaires à la région environnante. La perméabilité sélective du capillaire disparaît lorsque l'intégrité de la membrane basale est atteinte. Les capillaires continuent à se transformer en perdant des cellules pariétales et, peu à peu, leurs lumières s'obstruent. Il en résulte une diminution de la circulation sanguine au niveau de la rétine ainsi que la formation de « dérivations » vasculaires par néovascularisation. Ces vaisseaux imparfaits croissent dans l'espoir de nourrir les zones rétiniennes privées de sang (hypoxie rétinienne) à cause du processus morbide. Si l'on n'intervient pas à ce stade, la rétinopathie proliférante gagne l'humeur vitrée. Il se produit dans celle-ci une hémorragie entraînant des problèmes sérieux pouvant conduire à des troubles visuels, au glaucome, à un décollement de la rétine et, finalement, à la cécité.

Rétinopathie non proliférante (ou simple). Il est utile de classer les rétinopathies selon qu'elles sont proliférantes ou non ; cela permet d'améliorer le diagnostic et le traitement, et de fournir de meilleurs conseils. La rétinopathie non proliférante représente 80% des cas, et les diabétiques du type II en sont particulièrement atteints. Cette forme de rétinopathie progresse, puis régresse avec le temps. Une augmentation du nombre de micro-anévrismes correspond habituellement à une activité croissante de la rétinopathie ou à des changements qui conduisent à une vision réduite. Les types de troubles pathologiques qu'on voit au stade simple comprennent :

- La formation de micro-anévrismes (sous l'apparence de taches rouges sur le fond de l'œil) ;

Figure 37-4 Rétinopathie diabétique. **A**) Photographie du fond d'un œil normal. Le halo circulaire visible sur la gauche, vers lequel les vaisseaux sanguins convergent, est la papille optique, derrière laquelle prend naissance le nerf optique. À la droite de la papille optique se trouve une tache plus petite et sombre, la macula. La macula est la partie de la rétine vers laquelle les images situées au centre du champ visuel vont converger. Cette portion de la rétine possède une forte concentration de cellules sensibles à la lumière, appelées *cônes*, qui sont responsables de la vision des détails et des couleurs observés à la lumière vive. **B**) Photographie du fond de l'œil d'un client atteint de rétinopathie diabétique. La papille optique est parcourue de vaisseaux néoformés anormaux. Les petites taches sont des micro-anévrismes, alors que les plus grosses sont des zones hémorragiques. Le petit trait presque horizontal situé dans la partie inférieure gauche est un exemple d'hémorragie. **C**) Photographie du fond de l'œil dans le cas d'une rétinopathie diabétique grave. La néovascularisation est très étendue ainsi que les micro-anévrismes et les zones hémorragiques. (Photo : Courtoisie de National Eye Institute.)

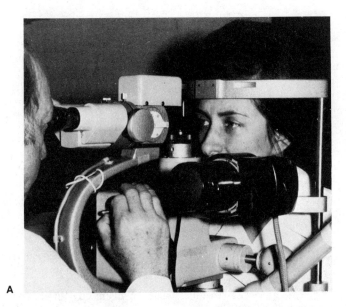
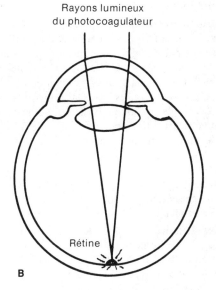

Rayons lumineux
du photocoagulateur

Rétine

A B

Figure 37-5 Photocoagulation. **A)** La photographie montre une personne qu'on traite par le laser à l'argon qui produit un faisceau de lumière bleu-vert fin, mais intense. Au cours de ce traitement, le faisceau est dirigé dans l'œil et est concentré vers une région extrêmement petite de la rétine. (Courtoisie du Dr Arnall Patz, Wilmer Eye Institute, Johns Hopkins Hospital, Baltimore, Marylano.) **B)** Principe de base de la photocoagulation. Le faisceau intense de lumière agit de la même façon que les rayons solaires qui convergent à travers une loupe et produisent une petite brûlure sur une feuille. (Reproduit avec la permission de l'American Association of Workers for the Blind, Inc., Blindness Annual.)

- Des hémorragies intrarétiniennes ;
- Des changements dans les veines : dilatations, formation de « chapelets » et boucles occasionnelles ;
- Des exsudats *
  - Durs : dépôts graisseux jaunes et brillants dans la rétine ;
  - Mous : exsudats rétiniens blancs, ressemblant à de petits flocons de coton — opacification blanche et duveteuse de la couche de fibres nerveuses de la rétine ; traduit des infarctus et des zones d'ischémie ;
- Un œdème maculaire *.

Rétinopathie préproliférante.   Chez 3% à 10% des diabétiques, ce stade conduit bientôt à la rétinopathie proliférante. Les types de troubles pathologiques qu'on observe à ce stade comprennent :

- Une augmentation des anomalies veineuses ;
- Des exsudats rétiniens blancs ;
- Des régions non irriguées ou l'obstruction des capillaires de la rétine ;
- Des micro-anévrismes en forme de grosses grappes ;
- Des hémorragies ponctuelles ou étalées ;
- Un œdème maculaire diffus.

Ce stade évolue vers la forme proliférante si la proportion de nouveaux vaisseaux augmente. Le meilleur moyen de suivre cette progression est de prendre des photographies successives du fond de l'œil.

* Conduisant à une vision réduite.

Rétinopathie proliférante.   Ce stade est le plus grave. Il débute avec l'apparition de nouveaux vaisseaux sur le disque optique ou à la surface de la rétine ; il est associé à l'ischémie rétinienne généralisée. Ces vaisseaux sont fragiles et sujets à l'hémorragie. Ils peuvent causer des hémorragies prérétiniennes ou du corps vitré, ainsi qu'un décollement rétinien de traction.

Œdème maculaire.   On vient tout juste de se rendre compte qu'une perte significative de la vision peut résulter d'un œdème maculaire. Ce type de maladie est caractérisé par une rupture de la barrière sanguine rétinienne accompagnée d'une accumulation de liquide dans la rétine. Les structures rétiniennes deviennent déformées, et des lésions se produisent dans la partie nerveuse de la rétine. Au début, ce trouble est réversible, alors que plus tard il ne l'est pas. Le processus survient lentement, souvent sans hémorragies ni exsudats visibles à l'examen ophtalmologique. Le premier symptôme que remarque le client est la formation d'images déformées, et si le traitement tarde, la vision se détériore.

Néovascularisation.   Cette croissance de nouveaux vaisseaux va à l'encontre du fonctionnement normal de l'œil. Une partie de l'œil, en particulier le corps vitré, qui devrait rester transparent pour transmettre la lumière, s'opacifie à cause du réseau formé par les nouveaux vaisseaux. De plus, ceux-ci deviennent hémorragiques et opacifient davantage le corps vitré. Du tissu fibreux remplace le sang libre et, à mesure que le corps vitré se rétracte, il tire la rétine de sa position normale (décollement rétinien).

Traitement

Photocoagulation. Le principe de la photocoagulation repose sur le fait que l'énergie d'une lumière vive peut se transformer en énergie thermique lorsqu'elle est absorbée par les deux pigments se trouvant dans la rétine, la mélanine (pigment naturel de la rétine) et l'hémoglobine (présente dans les globules rouges des vaisseaux sanguins de la rétine). L'énergie thermique brûle la région que l'on traite et crée une cicatrisation contrôlée (*Figure 37-5*).

Si le traitement par le laser est effectué suffisamment tôt, les vaisseaux anormaux rétrécissent et disparaissent. Ce traitement se fait habituellement au cabinet d'un spécialiste de la rétine, grâce à un équipement très spécialisé. Les clients ne ressentent pas une douleur intense et le malaise varie selon chacun.

Vitrectomie. Lorsque le vitré devient fortement hémorragique, l'humeur se mélange au sang, empêche le passage de la lumière et entraîne la cécité. Jusqu'en 1971, on ne pouvait rien y faire, même avec un laser, car, pour l'utiliser, il est nécessaire de voir la rétine.

La vitrectomie est une intervention chirurgicale qui fait appel à un instrument composé d'une perceuse et d'un appareil de succion. On l'introduit dans le globe oculaire pour faire la succion du contenu hémorragique qu'on remplace par une solution saline ou par un autre liquide. On retire ensuite l'instrument et on scelle la cavité. On peut alors déterminer si le traitement par le laser est nécessaire. L'usage de cette technique est encore limité puisqu'elle est toujours l'objet d'une étude en double insu au National Institute of Health des États-Unis.

Cet instrument peut également servir à sectionner les bandelettes fibreuses qui tirent sur la rétine et qui sont responsables de son décollement.

On utilise cette méthode seulement lorsque l'œil est gravement atteint et lorsque l'hémorragie ne cesse pas d'elle-même.

Les effets secondaires de cette technique comprennent l'hémorragie du corps vitré et celle de la rétine, la rubéose de l'iris et la néovascularisation. Cette méthode n'est donc pas à utiliser à la légère.

Ablation de l'hypophyse. Cette intervention chirurgicale a été utilisée par le passé pour traiter la rétinopathie proliférante. Cependant, on pense, aujourd'hui, que les avantages sont moindres que les effets secondaires.

L'hormone de croissance, produite par le lobe antérieur de l'hypophyse, aggrave le diabète et la rétinopathie. On supprime la glande soit en en pratiquant l'ablation par section de la tige, soit en la détruisant par les rayons X ou par des implants radioactifs. Par suite de l'intervention, les besoins en insuline diminuent très rapidement et on atteint 50 % de réussite dans la régression de l'atteinte oculaire. Il en résulte cependant une perte fonctionnelle des hormones thyroïdiennes, surrénaliennes et sexuelles. Elles doivent donc être remplacées par une hormonothérapie perpétuelle. Une autre conséquence est la sensibilité accrue même à de faibles quantités d'insuline. Dans ces deux cas, il apparaît des difficultés d'ordre diabétique en plus des problèmes visuels. Puisque la rétinopathie a des hauts et des bas, l'ablation de l'hypophyse ne semble donc pas avoir sur la vision l'effet qu'on lui prêtait auparavant.

Conseils sanitaires

Quel que soit le type de traitement de la rétinopathie, on détruit quelque chose pour sauver la vision. On doit présenter au client ainsi qu'à sa famille les faits avec autant d'honnêteté que possible. Les suites engendrées par la rétinopathie peuvent être difficiles et éprouvantes. En conseillant le client, il est nécessaire d'insister sur le fait que :

- L'apparition de la rétinopathie peut se produire après de nombreuses années de diabète et son apparition ne signifie pas nécessairement que le diabète s'aggrave ;
- Les chances de maintenir la vision sont en sa faveur ;
- Les examens fréquents des yeux sont la meilleure façon de préserver la vision, car ils permettent de détecter la rétinopathie.

Lorsqu'un diabétique souffre de troubles visuels, il faut se rappeler les facteurs additionnels suivants :

- Les troubles visuels peuvent être un choc ; la réaction d'une personne qui perd la vue dépend de sa personnalité, de la considération qu'elle a d'elle-même et de ses mécanismes d'adaptation ;
- Comme pour toute perte, la cécité et son acceptation par le client peuvent se produire par étapes ; certains clients peuvent apprendre à accepter d'être aveugles en peu de temps, alors que d'autres ne l'accepteront jamais ;
- Bien que la rétinopathie soit bilatérale, la gravité peut différer d'un œil à l'autre ;
- Beaucoup de complications chroniques du diabète arrivent simultanément. Par exemple, un diabétique aveugle peut également souffrir de neuropathie périphérique et peut présenter des troubles de dextérité manuelle, de sensations tactiles et de perception profonde ;
- Une évaluation complète de l'état physique et des capacités physiques est importante non seulement dès la première visite, mais également pour toute la durée de la rétinopathie. Cette évaluation devra être axée sur :
  les activités de la vie quotidienne,
  l'administration de l'insuline,
  les analyses de sang et d'urines,
  les soins quotidiens des pieds,
  la planification des repas,
  les autres médicaments,
  les activités physiques.

Lorsque le diagnostic du diabète est établi, un examen initial fait par un ophtalmologiste est nécessaire. Par la suite, le diabétique devra subir un examen ophtalmologique comme suit :

- Type I — cinq ans après l'examen initial, puis annuellement ;
- Type II — annuellement.

Pour le diabétique, un bon examen des yeux doit comprendre les épreuves d'acuité visuelle, l'examen de la rétine, du disque optique et des vaisseaux sanguins avec l'ophtalmoscope, de préférence avec la pupille dilatée pour une meilleure observation du fond de l'œil. Pour les diabétiques des types I et II, le médecin généraliste devra faire l'examen de routine du fond de l'œil lors de chacune des visites du client.

Il est recommandé d'aller consulter un ophtalmologiste spécialisé en rétinopathie pour les raisons suivantes :

- Néovascularisation ;
- Hémorragies du corps vitré ;
- Diminution de l'acuité visuelle ;
- Augmentation du nombre de micro-anévrismes ;
- Dilatation des veines ;
- Exsudats maculaires ;
- Exsudats rétiniens blancs ;
- Grossesse ou maladie rénale ;
- Diabète mal équilibré.

Neuropathies diabétiques

La neuropathie (pathologie des nerfs) diabétique du système nerveux périphérique et autonome fait partie des complications fréquentes du diabète. La neuropathie diabétique affecte le système nerveux tout entier, mais on la détecte plus rapidement au niveau des nerfs périphériques. Elle augmente selon l'âge du client et la durée de la maladie.

Pathologie. On ignore les causes de la maladie, mais on soupçonne des mécanismes vasculaires ou métaboliques. On penche pour la théorie des aberrations métaboliques des neurones ou de la gaine de myéline. Dans le diabète mal équilibré, un système d'enzymes (pour l'utilisation du sorbitol) peut être suractivé durant les périodes de carence en insuline ; il en résulte une surproduction de fructose dans la gaine de myéline qui causerait sa rupture, entraînant ainsi l'arrêt de la conduction du nerf.

Manifestations cliniques. L'atteinte du système nerveux autonome entraîne l'hypotension orthostatique, l'impuissance sexuelle et l'éjaculation rétrograde, des changements pupillaires, une transpiration anormale, une paralysie vésicale et gastrique, et de la diarrhée nocturne.

La neuropathie périphérique se manifeste plus fréquemment dans les membres inférieurs, par la douleur et la paresthésie. Cette douleur ennuyeuse, lancinante et accablante occasionne des crampes et des brûlures. Elle s'intensifie durant la nuit et s'atténue en marchant, contrairement à la douleur provoquée par l'insuffisance vasculaire périphérique qui augmente lorsqu'on marche.

On a décrit les paresthésies comme des sensations de picotements ou de brûlures, de refroidissements ou d'engourdissements. À cause de ces sensations variées, il est assez fréquent que le client devienne dépressif et irritable et souffre d'anorexie.

La disparition des sensations peut conduire à l'infection, à la gangrène, puis à l'amputation. Le client peut être inconscient de la formation d'une ampoule, de la présence d'un clou à travers son soulier, d'une brûlure causée par une couverture chauffante, etc. Il est vital d'informer le client ou de renforcer ses connaissances à propos des soins des pieds (voir plus loin).

Évaluation infirmière de la neuropathie des membres

- Placer le client en décubitus dorsal.

- D'une main, lui cacher la vue de son pied, et, de l'autre main, plier et déplier le second orteil de nombreuses fois avec le pouce et l'index.
- Cesser l'exercice et demander au client dans quelle position se trouve l'orteil. La réponse sera correcte si les sensations proprioceptives (qui rendent compte des positions et des mouvements du corps) sont normales. Si la réponse est incorrecte, c'est un signe de neuropathie.
- Vérifier également la réaction à la piqûre d'épingle ou au toucher léger de même que les réflexes rotulien et achilléen. L'absence de ces réflexes est significative.

Traitement. Il n'existe aucune preuve qu'un traitement serait efficace pour la neuropathie périphérique, mais quelques cliniciens pensent qu'un meilleur équilibre du diabète pourrait faire cesser ou retarder son évolution.

Soins des pieds chez le diabétique

Les pieds d'un diabétique sont sujets à l'infection et à l'ischémie à cause de la fonction nerveuse perturbée et de la mauvaise circulation. Si la neuropathie diabétique est douloureuse et cause la paresthésie, le problème le plus important est l'absence de perception de la douleur et de la température au niveau des pieds.

Sans perception de douleur, un traumatisme répété est toléré jusqu'à ce qu'il se produise une formation calleuse, une ulcération ou une altération des articulations. À cause de l'engourdissement de ses pieds, le client peut ne pas sentir un petit clou ou un caillou dans sa chaussure. De plus, des brûlures peuvent survenir lorsque le client ne peut reconnaître qu'une bouillotte ou un bain de pieds est trop chaud. La chaleur externe représente la cause la plus fréquente de gangrène. Conscients de ces dangers, les clients et les infirmières ne doivent jamais appliquer aucune forme de chaleur au-dessous du genou de tout client diabétique.

L'atteinte vasculaire des pieds peut conduire à l'occlusion des petites, des moyennes et des grosses artères, et causer des changements atrophiques de la peau. L'enflure qui résulte de la cellulite peut créer une diminution de la circulation au moment où les besoins sont accrus. (La maladie vasculaire oblitérante peut coexister avec la neuropathie.) Lorsqu'il n'y a pas de réaction aux antibiotiques et au débridement, l'ischémie peut entraîner de la gangrène qui commence aux extrémités des orteils et qui remonte lentement dans la jambe.

L'insuffisance des gros vaisseaux crée une claudication intermittente (douleur à la marche soulagée par le repos), une pâleur des pieds à l'élévation, une rougeur foncée des pieds lorsqu'ils sont pendants, des changements atrophiques de la peau, des pieds froids et, finalement, de la douleur au repos. L'atteinte du système nerveux autonome peut entraîner une absence de transpiration qui rend la peau sèche, ce qui permet aux bactéries de pénétrer dans le pied.

Ainsi, la triade de la neuropathie, de la maladie vasculaire et de l'infection conduit fréquemment à la gangrène et à l'amputation chez les diabétiques plus âgés. En présence de gangrène, on pratique une amputation au plus bas niveau qui possède un apport sanguin adéquat et qui ne renferme pas d'infection. Nous traitons des soins au client qui subit une amputation au chapitre 58.

Traitement.   Les clients diabétiques qui souffrent de neuropathie et de problèmes vasculaires doivent être sous la surveillance d'un spécialiste de la pathologie du pied (podiatre). Cependant, l'infirmière est souvent le seul membre de l'équipe de santé disponible. Le client doit laver et examiner ses pieds chaque jour. Sauf si ses ongles sont durs, sa vision déficiente et la neuropathie sévère, le client doit apprendre à tailler ses ongles lui-même. (Voir l'éducation du client, à la page 178.)

Examen du pied par l'infirmière

1. Demander au client s'il est diabétique. Apporter beaucoup d'attention à toute lésion du pied qui ne guérit pas.
2. Comparer la couleur de la peau du pied avec celle du pied opposé et ensuite avec celle des autres parties du corps (cheville, jambe, main).
3. Rechercher la présence de cyanose légère dans la région digitale ou médio-tarsale. Ce phénomène est causé par une diminution de l'apport artériel aux orteils et par un retour veineux laborieux.
4. Changer la position de l'extrémité et noter les changements de couleur. Une pâleur à l'élévation et une cyanose foncée en déclive indiquent une insuffisance vasculaire.
5. Estimer la température des pieds. Ils doivent être de chaleur à peu près égale.
6. Examiner les ongles d'orteils. Des ongles épais, secs et rigides peuvent être une indication de la perturbation circulatoire et du diabète.
7. Rechercher la présence de *tinea pedis* (infection fongique) entre les orteils et d'onchomycose (infection fongique au niveau des ongles). Bien que l'infection fongique ne soit pas plus fréquente chez les diabétiques, elle est certainement beaucoup plus sérieuse.
8. Rechercher la présence de cals, de cors, d'ampoules, de craquelures et de signes d'abrasion ; regarder entre les orteils et sur les plantes des pieds.
9. Palper les pouls tibial postérieur et pédieux ; l'absence de pouls discernable ou une diminution des pouls indique la présence d'athérosclérose.

Infections

Il semble y avoir une corrélation entre le diabète et la sensibilité à l'infection, peut-être à cause du système immunitaire affaibli et si la concentration du glucose tissulaire est plus élevée que la normale. L'hyperglycémie peut diminuer la capacité des granulocytes de mener à bien un certain nombre de fonctions vitales et elle freine la phagocytose effectuée par les leucocytes.

Les infections sont plus sérieuses chez le diabétique, car sa résistance à l'infection est diminuée par l'hyperglycémie et parce que le diabète devient temporairement plus grave en présence d'infection. Les infections sont favorisées par la déshydratation, les antagonistes de l'insuline, la phagocytose amoindrie et la neuropathie. L'infection est un facteur qui entraîne des complications aiguës telles que l'acidocétose diabétique.

Les membres deviennent vulnérables à l'infection à cause de la circulation artérielle diminuée, ce qui abaisse la résistance à l'invasion bactérienne et aux blessures locales. La cellulite se répand rapidement. Les infections fongiques entre les orteils produisent des fissures qui fourniront plus tard des portes d'entrée aux bactéries. Les infections aux pieds peuvent conduire à la gangrène avec perte des orteils, de la partie antérieure du pied et du pied tout entier, ou même de la jambe. Le diabétique qui souffre d'infections aux pieds requiert généralement l'hospitalisation. (La prévention des problèmes aux pieds est présentée à la page 807.)

Les problèmes dermatologiques sont nombreux avec le diabète sucré. Les infections fongiques, en particulier la candidose de la peau et du vagin, se développent fréquemment chez les diabétiques dont le diabète est mal équilibré. La présence de clous ou de furoncles et de prurit important devrait faire soupçonner davantage la possibilité du diabète.

La prévalence accrue d'infections de l'appareil urinaire, chez les diabétiques, est liée à un vidage incomplet de la vessie, dû à un faible tonus vésical, une complication neurologique qui peut résulter d'une neuropathie diabétique, et peut-être à des cathétérismes plus fréquents. L'infection de la vessie entraîne des infections ascendantes des voies urinaires. Le diabétique est plus sujet à des complications sérieuses de l'infection rénale.

Traitement.   Lorsque le glucose sanguin est élevé, les leucocytes sont incapables de détruire efficacement les bactéries. Toutes les infections, et surtout celles qui sont associées à une leucocytose ainsi qu'à une infection qui se propage, augmentent le besoin d'insuline. L'acidocétose peut survenir si la dose d'insuline n'est pas augmentée adéquatement. Des dosages du sucre et de l'acétone dans l'urine, ainsi que des déterminations fréquentes du glucose sanguin sont nécessaires pour constater et compenser les besoins changeants d'insuline. On doit déterminer la cause de l'infection par des cultures afin d'administrer l'antibiotique approprié.

☐ ÉVALUATION

Résultats escomptés

1. Maintenir la glycémie à son niveau normal et éviter les crises d'hypoglycémie et d'hyperglycémie.
   a) Maintenir la glycémie entre 130 mg et 140 mg.
   b) Empêcher la glycosurie et l'acétonurie (qui ne doit pas dépasser la valeur de la glycosurie).
   c) Ne pas présenter de symptômes d'hyperglycémie.
   d) Ne pas présenter de symptômes d'hypoglycémie.
   e) Être conscient du degré d'équilibre du diabète (voir les résultats spécifiques à l'encadré 37-7, D).
2. Prendre des mesures pour prévenir la cétose ou l'acidocétose.
   a) Prendre la quantité d'insuline prescrite.
   b) Éviter les tensions physiologiques et psychologiques qui diminuent l'efficacité de l'insuline.
   c) Consulter le médecin lorsque les tensions ne peuvent être évitées.
   d) Équilibrer le diabète durant les périodes de maladie (voir l'encadré 37-7, H).
3. Prendre des mesures pour prévenir l'hypoglycémie.

a) Ajuster la dose d'insuline en fonction de l'activité prévue.
b) Éviter toute situation qui entraîne des réactions insuliniques : omission d'un repas, exercices inhabituels ou exténuants.
c) Savoir reconnaître les symptômes d'une réaction insulinique (voir l'encadré 37-7, E, 9).
4. Prendre des mesures pour prévenir ou réduire les complications à longue échéance.
   a) Prendre des mesures pour prévenir ou corriger la macro-angiopathie du cœur et de la circulation périphérique.
      (1) Ne pas présenter de symptômes d'accident vasculaire cérébral ;
      (2) Ne pas présenter de symptômes d'infarctus du myocarde ;
      (3) Ne pas présenter de symptômes de claudication ;
      (4) Ne pas montrer une baisse progressive du volume des pulsations dans les membres inférieurs ;
      (5) Éviter le tabac et les autres vaso-constricteurs ;
      (6) Éviter toute blessure aux membres inférieurs.
   b) Ne pas présenter de symptômes de néphropathie (ou de progression de la néphropathie).
      (1) Valeurs normales de l'azote uréique du sang ;
      (2) Valeurs normales de la créatinine sérique ;
      (3) Valeurs normales du potassium sérique ;
      (4) Volume d'urine émis en corrélation avec les ingesta liquidiens ;
      (5) Valeurs normales de la densité relative de l'urine.
   c) Prendre des mesures pour prévenir ou corriger la rétinopathie
      (1) Prendre un rendez-vous annuel avec l'ophtalmologiste ;
      (2) Bien comprendre l'importance d'un bon équilibre du diabète pour enrayer la progression de la rétinopathie.
   d) Prendre des mesures pour prévenir ou corriger la neuropathie périphérique.
      (1) Ne ressentir aucune douleur (ou aucune progression de la douleur) dans les membres inférieurs ;
      (2) Ne pas présenter de symptômes de paresthésies (ou de symptômes d'évolution de paresthésies) des membres inférieurs ;
      (3) Avoir de bons réflexes rotuliens et achilléens ;
      (4) Comprendre l'importance d'un bon équilibre du diabète pour enrayer la progression de la neuropathie ;
      (5) Prendre soin de ses pieds pour éviter l'infection (voir l'encadré 37-7, G).
   e) Prendre des mesures pour prévenir l'infection.
      (1) Prendre soin de ses pieds ;
      (2) Prendre soin de sa peau ;
      (3) Reconnaître les signes et les symptômes des infections de la peau, du vagin, des voies urinaires et des voies respiratoires.
5. Respecter le régime thérapeutique.
   a) Comprendre ce qu'est le diabète et de quelle manière il atteint l'organisme (voir l'encadré 37-7, A).
   b) Se maintenir en excellente santé.
   c) Suivre un programme d'exercices (voir l'encadré 37-7, B).

d) Suivre le régime diététique prescrit (voir l'encadré 37-7, C).
e) Prendre les moyens de déterminer le degré d'équilibre du diabète (voir l'encadré 37-7, D).
f) Suivre une bonne technique d'insulinothérapie (voir l'encadré 37-7, E).

ÉDUCATION SANITAIRE DU DIABÉTIQUE

Depuis que la responsabilité du traitement du diabète incombe à chaque client, celui-ci doit recevoir l'enseignement nécessaire pour effectuer des tâches habituellement réservées au médecin, à l'infirmière, à la diététicienne et au technicien de laboratoire. Le programme d'enseignement débute au moment du diagnostic et se continue durant toute la vie du client. L'éducation continue renforce l'apprentissage et est nécessaire pour mieux équilibrer la maladie et pour rendre le client et ses proches plus indépendants. Un membre responsable de la famille doit être inclus dans ce programme d'enseignement. L'infirmière de l'unité de santé communautaire joue aussi un rôle important. L'enseignement de groupe représente aussi une méthode efficace d'éducation dans les cliniques de diabétiques, les centres hospitaliers et les centres de santé communautaire.

Les résultats réels de l'éducation fournie aux clients chez qui on vient de diagnostiquer le diabète doivent inclure la compréhension (1) de la physiopathologie du diabète, (2) des concepts de base du régime diététique, (3) de l'administration de l'insuline, (4) du programme d'exercice, (5) des analyses d'urines, (6) des signes et des symptômes de l'hypoglycémie et de l'hyperglycémie, et (7) des principes de base des soins des pieds.

L'encadré 37-7 donne un résumé des informations nécessaires à l'éducation du diabétique.

CLIENT DIABÉTIQUE SUBISSANT UNE INTERVENTION CHIRURGICALE

À cause de la maladie vasculaire généralisée, de la résistance diminuée à l'infection et des besoins en insuline sans cesse modifiés par le stress, on doit suivre le diabétique de près au moment d'une intervention chirurgicale. L'appréhension de l'opération à venir aggrave l'hyperglycémie à cause de la sécrétion accrue d'adrénaline et de glucocorticoïdes. L'agression métabolique due à l'anesthésie augmente également les problèmes d'hyperglycémie et de cétose. De plus, l'opération interrompt la planification du régime alimentaire qui est la base du traitement du diabète.

Soins préopératoires. Au cours de la période préopératoire, le diabète doit être très bien équilibré, et tout problème de déshydratation et de déséquilibre électrolytique doit être corrigé. Le danger le plus grand est l'hypoglycémie, car le système nerveux central est très sensible au manque de glucose ; les signes cliniques de l'hypoglycémie sont difficiles à interpréter lorsque le client est rendu inconscient par l'anesthésie.

Encadré 37-7 Enseignement au client atteint de diabète sucré — résultats escomptés

Le client diabétique doit accepter de jouer un rôle majeur dans le traitement de sa maladie. Il est important d'amplifier, de renforcer et de continuellement mettre à jour l'enseignement, car le diabète est une maladie de longue durée.

Objectif : Maintenir le meilleur équilibre possible du diabète.

A. Se familiariser avec le diabète et savoir comment il affecte l'organisme.
1. Rendre régulièrement visite à son médecin.
2. Se procurer des revues et des études de sources réputées.
3. Obtenir des dépliants de l'Association canadienne du diabète et de l'Association du diabète du Québec.
4. Assister aux classes et autres séances d'information.

B. Maintenir un état de santé maximal.
1. Maintenir une routine quotidienne logique.
2. S'assurer des périodes de sommeil et de repos adéquates.
3. Faire de l'exercice régulièrement et d'une manière conséquente.
   a) Éviter les « sprints » et les exercices fatigants avant les repas ;
   b) Attendre une heure et demie ou plus après les repas pour entreprendre un exercice ;
   c) Garder à la portée de la main une forme quelconque de glucides (sucre, bonbons, jus d'orange) durant les périodes d'exercices ;
   d) Prendre de la nourriture supplémentaire lorsqu'on envisage une activité physique.
4. Rechercher un emploi qui, si possible, exige des heures de travail régulières ; ajuster son régime alimentaire et ses médicaments en fonction de l'emploi.
5. Se faire examiner régulièrement les dents et les gencives pour éviter une parodontolyse.

C. Suivre le régime alimentaire prescrit.
1. Prendre trois repas équilibrés ou plus par jour ; le moment du repas doit coïncider avec l'action de l'insuline.
2. Se familiariser complètement avec les équivalences de substitution d'un aliment par un autre.
3. Apprendre comment suivre un régime calculé.
4. Utiliser des tasses à mesurer ou une balance étalonnée en grammes jusqu'à ce que les portions puissent être jugées à l'œil.
5. Éviter les glucides sous forme concentrée.
6. Éviter les périodes de jeûnes et de festins.
7. Conserver une masse optimale ; la normaliser.
   a) En se pesant chaque semaine ;
   b) En notant les résultats.
8. Si l'on prend de l'insuline, ajouter des compléments énergétiques avant d'effectuer une activité physique inhabituelle.
9. Se servir une collation avant de dormir quand on prend de l'insuline (si c'est autorisé).
10. Éviter tout aliment riche en cholestérol.

D. Prendre des mesures pour déterminer le degré d'équilibre du diabète.
1. Doser la glycémie à intervalles déterminés.
2. Analyser les urines pour la recherche des corps cétoniques lorsque la glycémie est élevée ou lorsqu'on est malade.
3. Savoir que la présence d'acétone dans l'urine indique un besoin accru d'insuline.
4. Protéger de la lumière, de l'humidité et de la chaleur tout l'équipement servant à l'analyse d'urines ; ces facteurs détériorent les réactifs.

E. Se familiariser avec tous les aspects de l'emploi de l'insuline.
1. Savoir quand l'insuline prescrite atteint son action maximale.
2. Ajuster la posologie de l'insuline d'après les analyses d'urines, selon la prescription.
3. Varier les points d'injection de façon systématique.
4. Garder au réfrigérateur la réserve d'insuline ; faire attention à la date d'expiration indiquée sur le flacon.
   a) Conserver le flacon en usage à la température de la pièce ;
   b) Éviter de s'injecter de l'insuline froide, car elle peut alors entraîner des réactions tissulaires.
5. Avoir des seringues en surplus toujours disponibles.
6. Connaître les conditions susceptibles de provoquer une réaction insulinique.
   a) Omission d'un repas ;
   b) Exercice inhabituel ou violent ;
   c) Dose trop forte d'insuline.
7. Connaître les symptômes de cette réaction.
   a) Toute sensation inhabituelle ou bizarre ;
   b) Faim, transpiration, palpitations, faiblesse, tachycardie, tremblements, pâleur.
8. Savoir comment combattre cette réaction.
   a) Prendre des glucides (jus d'orange, sucre, bonbons) lorsque les premiers symptômes se produisent ;
   b) Analyser le sang ;
   c) Avoir sur soi, en tout temps, des glucides (morceaux de sucre et bonbons) ;
   d) Absorber des suppléments de glucides avant un exercice violent ou durant les périodes d'exercices prolongés ou encore réduire la dose d'insuline ;
   e) Prendre une collation au moment de se coucher si c'est autorisé.
9. Conserver un pense-bête pour s'assurer qu'on a pris l'insuline.
10. Porter un bracelet ou une médaille d'identité.
11. Lors d'un voyage, emporter avec soi son matériel dans un bagage à main.
   a) Garder sur soi une lettre du médecin précisant le diagnostic du diabète et une prescription pour des seringues en surplus ;
   b) En cas de changement de fuseau horaire, ne pas changer l'heure à sa montre avant l'arrivée à destination ; ne pas changer le régime de traitement en cours de route.

Encadré 37-7 Enseignement au client atteint de diabète sucré — résultats escomptés (*suite*)

F. Prendre régulièrement les hypoglycémiants oraux prescrits.
1. Suivre fidèlement le régime prescrit.
2. Vérifier l'urine quotidiennement.
3. Prendre des médicaments, selon la prescription.

G. Reconnaître l'importance d'une hygiène adéquate des pieds.
1. Examiner ses pieds régulièrement pour déceler la présence de callosités, de cors, d'ampoules, d'abrasions, de changements cutanés et d'anomalies des ongles.
   a) Utiliser un petit miroir pour examiner le dessous des pieds;
   b) Utiliser une bonne loupe si sa vue est faible ou demander l'aide de quelqu'un.
2. Se laver les pieds quotidiennement à l'eau tiède (jamais chaude).
   a) Ne jamais tremper les pieds dans l'eau pour une durée prolongée;
   b) S'essuyer les pieds soigneusement, en particulier entre les orteils.
3. Se masser les pieds avec une lotion lubrifiante, sauf entre les orteils.
4. Éviter l'humidité entre les orteils, pour empêcher la macération de la peau.
   a) Insérer de la laine d'agneau entre les orteils qui chevauchent;
   b) Utiliser de la poudre pour les espaces entre les orteils, spécialement quand on transpire des pieds.
5. Porter des chaussures et des bas non serrés, assez grands, assez larges, doux, souples et sans hauts talons.
   a) Acheter les chaussures en fin d'après-midi. Les pieds sont plus enflés l'après-midi que le matin;
   b) Vérifier la pointure de ses pieds avant d'acheter des chaussures. Le pied s'élargit en vieillissant;
   c) Vérifier sa pointure lorsqu'on est debout, car, dans cette position, les pieds sont plus grands;
   d) Ne pas « casser » ses chaussures d'un seul coup;
   e) Vérifier souvent la présence de clous traversant la semelle;
   f) Éviter les semelles internes de caoutchouc ou de plastique qui causent la transpiration des pieds et peuvent conduire aux infections fongiques;
   g) Éviter de travailler avec des pantoufles aux pieds.
6. Consulter un podiatre en cas de cors, de callosités ou d'ongles incarnés.
   a) Se couper les ongles droits pour éviter l'incarnation (voir, à la page 178, la manière de se couper les ongles des orteils).
7. Éviter la chaleur, les produits chimiques et les blessures aux pieds. Ne jamais marcher pieds nus ni exposer ses pieds à la chaleur d'une bouillotte, d'une couverture chauffante, de solutions caustiques, etc.
   a) Débrancher la couverture chauffante avant de dormir; conserver ses bas durant le sommeil pour conserver ses pieds au chaud, si nécessaire;
   b) Éviter les bains de pieds bouillants et éviter de s'asseoir trop près d'un feu.
8. Lors d'une blessure aux pieds:
   a) Laver la région à l'eau et au savon doux;
   b) La protéger par un pansement sec et stérile, sans bande adhésive;
   c) Porter des bas blancs; les colorants utilisés pour les bas et la laine sont des irritants lorsque la peau est déjà blessée;
   d) Appeler le médecin.

H. Maintenir l'équilibre du diabète durant les périodes de maladie.
1. Appeler immédiatement le médecin lorsque tout symptôme inhabituel apparaît: ne jamais laisser le diabète devenir impossible à équilibrer.
2. Ajuster son régime alimentaire selon les directives du médecin.
3. Continuer à prendre de l'insuline; le médecin en augmentera la dose durant la maladie.
4. Surveiller la glycémie.
5. Vérifier plus fréquemment la présence d'acétone dans l'urine. En prendre note.
6. Connaître les conditions qui prédisposent à l'acidose diabétique.
   a) Nausées et vomissements;
   b) Oubli d'augmenter la dose d'insuline lorsque la glycémie augmente;
   c) Oubli de prendre de l'insuline;
   d) Excès alimentaires;
   e) Infections;
   f) Tension.
7. Prendre des précautions pour prévenir une acidose diabétique imminente.
   a) Vérifier l'acétonurie possible et prévenir le médecin;
   b) Augmenter la dose d'insuline selon les directives du médecin;
   c) Se mettre au lit et se maintenir au chaud;
   d) Avertir quelqu'un pour être assisté.
   e) Boire un verre de liquide toutes les heures, si possible;
   f) S'assurer de prendre une collation suffisamment riche en énergie pour éviter toute chute de la glycémie.

I. Suivre d'autres directives.
1. Éviter de fumer. La nicotine est un vaso-constricteur qui réduit la circulation sanguine au niveau des pieds.
2. Noter toute démangeaison excessive, qui peut être un signe d'augmentation de la glycémie.
3. Ne prendre que des médicaments prescrits par le médecin. Beaucoup de médicaments augmentent l'effet de l'insuline et des substances antidiabétiques orales.

Si le client prend des hypoglycémiants oraux ou de l'insuline à action lente, on leur substitue de l'insuline régulière la veille ou l'avant-veille de l'opération. On donne la dose minimale de prémédication, car ces clients sont sensibles aux sédatifs et aux narcotiques.

Il existe une variété de méthodes du traitement quant aux besoins nutritionnels et insuliniques avant, pendant et après l'opération, selon le degré de gravité du diabète, la nature de l'intervention, le degré et la persistance de la glycosurie, la présence ou l'absence de cétonurie. Le succès du contrôle dépend de la surveillance attentive des rapides changements possibles qui peuvent affecter l'état métabolique du client.

On détermine la glycémie une heure avant l'opération. Habituellement, on donne une perfusion intraveineuse d'une solution aqueuse de dextrose à 5% ou à 10% pour apporter les kilojoules et les glucides nécessaires ; de plus, on fait une injection sous-cutanée d'insuline à une dose un peu plus faible que celle qui était requise durant la période préopératoire.

Soins postopératoires.   Durant la période postopératoire, on assure l'alimentation avec du dextrose jusqu'à ce que le client soit capable de se nourrir par la bouche. On ajuste l'insuline selon une règle coulissante qui tient compte des résultats des épreuves de glycémie. Si nécessaire, on peut donner des doses supplémentaires d'insuline régulière. Il est préférable de donner l'insuline par voie sous-cutanée, car l'insuline ajoutée à un soluté intraveineux peut adhérer aux parois du flacon et des tubes ; de plus, comme les liquides fournis par voie intraveineuse sont à différentes concentrations, les dosages d'insuline deviennent difficiles à ajuster.

Après l'opération, le diabète peut s'aggraver et devenir impossible à équilibrer. La convalescence est souvent retardée à cause des maladies vasculaires, de la mauvaise circulation et du déséquilibre métabolique. Il peut se produire une plus forte incidence de complications vasculaires (infarctus du myocarde, troubles vasculaires cérébraux) à cause de l'incidence accrue d'athérosclérose chez le diabétique.

38

Les affections endocriniennes

☐ RAPPEL DE PHYSIOLOGIE

Les glandes endocrines, qui déversent directement leurs produits dans la circulation sanguine, se différencient des glandes exocrines, comme les glandes sudoripares, dont les sécrétions sont émises par des canaux à la surface d'un épithélium. On appelle *hormones* les substances chimiques sécrétées par les glandes endocrines. Les hormones, de concert avec le système nerveux, régularisent la fonction des organes. Ce double système régulateur, composé d'une réaction nerveuse rapide et d'une réaction hormonale plus lente, est responsable du contrôle précis de la physiologie de l'organisme qui doit faire face aux changements variés se produisant dans le corps et dans l'environnement.

On connaît l'existence de toute une variété d'hormones qui comprennent des stéroïdes, comme l'hydrocortisone ; des peptides ou des protéines, comme l'insuline ; et des amines, comme l'adrénaline. Ces différentes classes d'hormones exercent leurs actions sur des tissus cibles grâce à différents mécanismes expliqués ci-dessous. La figure 38-1 donne la localisation des glandes endocrines et le tableau 38-1 présente les hormones, leurs tissus cibles et certaines de leurs propriétés.

Certaines caractéristiques histologiques sont communes à toutes les glandes endocrines. Celles-ci sont composées de cellules sécrétrices disposées en grappes minuscules (acini). Il n'existe pas de canaux excréteurs, mais ces glandes sont richement vascularisées, de sorte que les composés chimiques qu'elles produisent peuvent rapidement gagner la circulation sanguine.

La concentration sanguine de la plupart des hormones est relativement constante. Si la concentration augmente, la production de l'hormone cesse et si la concentration diminue, le taux de production de l'hormone s'élève. On appelle *rétrocontrôle* (régulation par rétroaction) ce mécanisme de régulation de la concentration sanguine des hormones. Ce rétrocontrôle est très important pour la régulation de plusieurs processus biologiques.

Mécanisme de l'action hormonale. Une hormone peut influencer le fonctionnement d'un tissu cible en agissant sur des récepteurs chimiques localisés soit sur la membrane des cellules, soit à l'intérieur de celles-ci. Les hormones peptidiques et protéiques agissent sur des récepteurs situés en surface, ce qui stimule une enzyme intracellulaire, l'adénylcyclase. Celle-ci augmente la production de l'adénosine monophosphate 3′, 5′ cyclique (AMP cyclique) qui, à son tour, agit sur les fonctions enzymatiques intracellulaires. L'AMP cyclique représente le « second messager » qui lie l'hormone peptidique se trouvant à la surface de la cellule à un changement dans le milieu intracellulaire. Certaines hormones protéiques ou peptidiques peuvent aussi provoquer des modifications de la membrane cellulaire. Ces hormones agissent avec rapidité, en quelques secondes ou en quelques minutes. Le mécanisme d'action des hormones aminées est semblable à celui qui vient d'être décrit.

À cause de leur taille plus petite et de leur plus grande solubilité dans les lipides, les hormones stéroïdes pénètrent à l'intérieur de la cellule cible et interagissent avec les récepteurs intracellulaires. Le complexe stéroïde-récepteur modifie le métabolisme cellulaire en favorisant la formation d'ARN messager à partir de l'ADN. L'ARN messager stimule la synthèse des protéines à l'intérieur de la cellule. Comme la protéinosynthèse s'effectue en quelques heures, l'action des hormones stéroïdes est beaucoup plus lente que celle des autres types d'hormones.

Hypophyse

L'hypophyse, ou glande pituitaire, est qualifiée de « glande maîtresse » du système endocrinien. Elle sécrète des hormones qui, à leur tour, régularisent la sécrétion des hormones d'autres glandes endocrines. L'hypophyse elle-même est en grande partie contrôlée par l'hypothalamus, région adjacente de l'encéphale. L'hypophyse est une structure arrondie d'environ 1,3 cm de diamètre localisée sous la face inférieure de l'encéphale et reliée à l'hypothalamus par la tige pituitaire. L'hypophyse comprend les lobes antérieur, intermédiaire et postérieur.

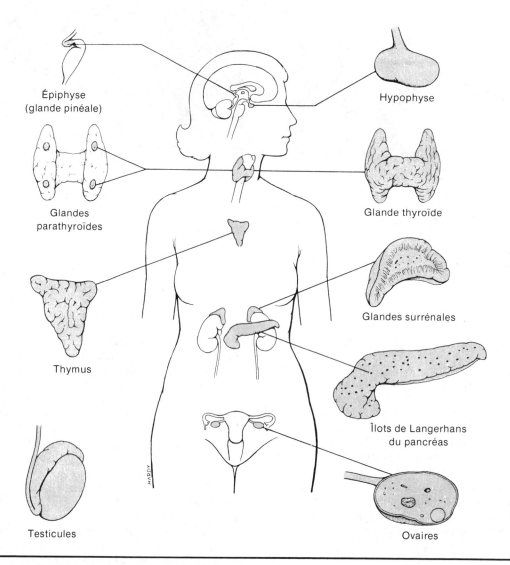

Figure 38-1 Localisation des principales glandes endocrines. (*Source:* E.E. Chaffee et E. Greisheimer. *Basic Physiology and Anatomy*, 4e éd. Philadelphie, J.B. Lippincott, 1980.)

Les hormones sécrétées par le lobe postérieur de l'hypophyse sont la *vasopressine* (hormone antidiurétique ou ADH) et l'*ocytocine*. Ces hormones sont synthétisées par l'hypothalamus et conduites par les cellules nerveuses qui relient l'hypothalamus au lobe postérieur de l'hypophyse où elles sont mises en réserve. La sécrétion de vasopressine est stimulée par une augmentation de l'osmolalité du sang ou par une diminution de la pression artérielle. La fonction principale de la vasopressine est de régulariser l'excrétion de l'eau au niveau des reins. La sécrétion d'ocytocine est stimulée durant la grossesse, en particulier au moment de l'accouchement. Les fonctions principales de l'ocytocine sont, d'une part, de faciliter l'évacuation du lait durant la lactation et, d'autre part, d'augmenter la force de contraction des muscles utérins durant la parturition (expulsion du fœtus). On utilise thérapeutiquement l'ocytocine exogène pour amorcer le travail lors de l'accouchement.

Les hormones du lobe antérieur de l'hypophyse comprennent l'hormone folliculostimulante ou FSH, l'hormone lutéinisante ou LH, la prolactine, la corticotrophine ou ACTH, la thyréostimuline ou TSH et l'hormone de croissance ou GH, encore appelée somatotrophine. La sécrétion de chacune de ces hormones dépend de facteurs stimulants ou RF (*releasing factors*) sécrétés par l'hypothalamus. Ces facteurs stimulants gagnent le lobe antérieur de l'hypophyse par la circulation sanguine dans une circulation spéciale appelée système porte hypophysaire.

Toutes ces hormones antéhypophysaires passent dans le sang et sont acheminées vers les organes cibles correspondants. La TSH, l'ACTH, la FSH et la LH ont, en plus de leur fonction fondamentale, le rôle de faire libérer des hormones d'autres glandes endocrines. Seules la prolactine et l'hormone de croissance agissent différemment. La prolactine agit sur les glandes mammaires pour stimuler la production de lait. L'hormone de croissance a des effets étendus sur beaucoup de tissus cibles, effets que nous exposerons ci-dessous. Nous traiterons des autres hormones stimulantes en même temps que de chacun des organes cibles.

Hormone de croissance. L'hormone de croissance (somatotrophine), de nature protéique, augmente la protéinosynthèse dans beaucoup de tissus, favorise la dégradation des acides gras dans les tissus adipeux et élève la glycémie. Ces rôles de la somatotrophine sont essentiels pour la croissance normale, bien que d'autres hormones, comme l'hormone thyroïdienne et l'insuline, soient également nécessaires. Le stress, l'activité physique et l'hypoglycémie augmentent la production de l'hormone de croissance. La demi-vie de cette hormone dans le sang est d'environ 20 min à 30 min. C'est le foie qui l'inactive en grande partie. Si sa production est insuffisante durant l'enfance, il en résulte une croissance limitée généralisée et du nanisme. Inversement, son hypersécrétion durant l'enfance entraîne le gigantisme et la taille d'un individu peut alors atteindre de 2,10 m à 2,40 m. Chez l'adulte, un excès de sécrétion de cette hormone produit une déformation des os et des tissus mous ainsi qu'une croissance des viscères (acromégalie), mais n'a aucune action sur la taille.

Fonctionnement hypophysaire anormal. Les anomalies de la fonction hypophysaire sont dues à l'hypersécrétion ou à l'hyposécrétion de n'importe laquelle des hormones produites ou libérées par la glande. Les anomalies des lobes antérieur et postérieur se produisent indépendamment. L'hypersécrétion touche fréquemment la corticotrophine ou l'hormone de croissance, ce qui entraîne la maladie de Cushing ou l'acromégalie, selon le cas. L'hyposécrétion touche fréquemment toutes les hormones du lobe antérieur et ce trouble est appelé panhypopituitarisme. Dans ce cas, la glande thyroïde, les cortico-surrénales et les gonades s'atrophient par manque d'hormones stimulantes. Le trouble le plus fréquent du fonctionnement du lobe postérieur cause le diabète insipide, maladie dans laquelle des quantités anormalement grandes d'urine diluée sont excrétées à cause d'un manque d'hormone antidiurétique.

Glande thyroïde

La glande thyroïde est un organe en forme de papillon situé sur la portion inférieure et antérieure de la trachée. Elle est constituée de deux lobes latéraux reliés par un isthme. Elle mesure environ 3 cm de large et 5 cm de long et pèse près de 30 g. Le débit sanguin qui la traverse est très élevé, soit environ 5 mL/min pour chaque gramme de glande, ce qui correspond approximativement à cinq fois le débit sanguin du foie. C'est une preuve que le métabolisme thyroïdien est très actif. Les trois hormones produites par la glande thyroïde sont la thyroxine (T_4), la triiodothyronine (T_3) et la calcitonine.

Hormone thyroïdienne. La thyroxine et la triiodothyronine sont les deux hormones qu'on a l'habitude de réunir sous l'appellation commune : hormone thyroïdienne. Elles sont constituées d'acides aminés reliés à de l'iode moléculaire. T_4 contient quatre atomes d'iode par molécule, alors que T_3 en contient trois. Ces hormones synthétisées et mises en réserve par les cellules thyroïdiennes sont liées à une glycoprotéine, la thyroglobuline ; elles sont libérées dans la circulation sanguine au fur et à mesure des besoins.

Fixation et métabolisme de l'iode. L'iode est essentiel à la glande thyroïde pour la synthèse de ses hormones. En fait, l'utilisation principale de l'iode du corps se fait par la thyroïde et le résultat de la carence en iode de l'organisme est un trouble de la fonction thyroïdienne. L'iode ingéré est absorbé par le sang au niveau du tube digestif. La thyroïde soutire très rapidement l'iode du sang et le concentre dans ses cellules. Là, les ions iodure sont convertis en molécules d'iode qui réagissent avec la thyrosine (l'un des acides aminés les plus communs) pour constituer l'hormone thyroïdienne.

Régulation de la fonction thyroïdienne. La sécrétion de la thyréostimuline ou TSH par l'hypophyse régularise le taux de libération de l'hormone thyroïdienne. En retour, la libération de TSH varie avec la concentration des hormones thyroïdiennes dans le sang. Si celle-ci diminue, la libération de TSH s'élève, ce qui entraîne une hausse du débit de T_3 et de T_4. Cela est un exemple de rétrocontrôle. L'hormone de libération de la thyréostimuline (TRH), sécrétée par l'hypothalamus, exerce une action de modération sur la libération de TSH par l'hypophyse. Des facteurs externes, comme la chute de température, peuvent conduire à une sécrétion accrue de TRH, ce qui entraîne une sécrétion plus forte d'hormones thyroïdiennes.

Rôle des hormones thyroïdiennes. Le rôle fondamental des hormones thyroïdiennes est de contrôler l'activité métabolique des cellules. Le rôle hormonal de la thyroïde s'évalue en mesurant le taux du métabolisme basal (nombre de millilitres d'oxygène consommés par l'organisme au repos pendant une minute). En l'absence de sécrétion de la thyroïde, le taux du métabolisme basal peut diminuer de 30% à 40%. Pour ramener ce taux à la normale, on fait appel à des hormones thyroïdiennes d'origine externe. Une quantité adéquate d'hormones thyroïdiennes est aussi nécessaire pour assurer une croissance normale. Par leurs nombreux effets sur le métabolisme cellulaire, les hormones thyroïdiennes jouent un grand rôle sur l'activité de chacun des organes importants.

Calcitonine. La calcitonine ou thyrocalcitonine est une autre hormone thyroïdienne importante. Sa production n'est pas régularisée par la TSH. Cette hormone est sécrétée par la thyroïde lorsque le taux plasmatique de calcium est élevé ; elle réduit ce taux en augmentant la fixation du calcium dans les os.

Anomalies de la fonction thyroïdienne. Une sécrétion insuffisante d'hormones thyroïdiennes, due à une baisse généralisée des activités métaboliques durant le développement fœtal et néonatal, entraîne un arrêt prématuré de la croissance physique et mentale (crétinisme). Chez l'adulte, l'hypothyroïdie (myxœdème) se manifeste par une léthargie, une intelligence faible et un ralentissement de toutes les fonctions de l'organisme. Au contraire, l'hyperthyroïdie est caractérisée par un taux de métabolisme très élevé. La plupart des autres caractéristiques des clients hyperthyroïdiens reflètent la potentialisation des catécholamines circulantes (adrénaline et noradrénaline) par les hormones thyroïdiennes en excès. Cette hypersécrétion est généralement associée à une hypertrophie de la thyroïde (goitre). Le goitre survient également à la suite d'une

Tableau 38-1 Résumé du système endocrinien

Glande endocrine et hormones correspondantes	Tissus cibles	Rôles fondamentaux
Hypophyse		
a) Lobe antérieur		
Hormone de croissance (somatotrophine)	Organisme entier	Croissance des os, des muscles et des autres organes
Hormone thyréotrope (thyréostimuline)	Thyroïde	Croissance et activité sécrétoire de la glande thyroïde
Hormone corticotrope (corticotrophine)	Cortico-surrénale	Croissance et activité sécrétoire de la cortico-surrénale
Hormone folliculostimulante (folliculostimuline)	Ovaires	Développement des follicules et sécrétion d'œstrogènes
	Testicules	Développement des tubules séminifères et spermatogenèse
Hormone lutéinisante (lutéinostimuline)	Ovaires	Ovulation, formation du corps jaune, sécrétion de progestérone
	Testicules	Sécrétion de testostérone
Prolactine ou hormone lactogène (hormone lutéotrope)	Glandes mammaires et ovaires	Sécrétion du lait ; maintien du corps jaune
Hormone mélanostimulante	Peau	Pigmentation (?)
b) Lobe postérieur		
Vasopressine (hormone antidiurétique)	Reins	Réabsorption de l'eau ; équilibre hydrique
	Artérioles	Pression artérielle (?)
Ocytocine	Utérus	Contraction
	Glandes mammaires	Expulsion du lait
Épiphyse		
Mélatonine	Gonades (?)	Maturation sexuelle (?)
Glande thyroïde		
Thyroxine et triiodothyronine	Organisme entier	Taux du métabolisme ; croissance et développement ; métabolisme intermédiaire
Calcitonine	Os	Inhibe la résorption des os ; fait baisser le taux de calcium sanguin
Glandes parathyroïdes		
Parathormone	Os, reins, intestins	Favorise la résorption des os ; augmente l'absorption du calcium ; élève le taux de calcium sanguin

carence en iodures. Dans ce cas, le taux sanguin d'hormones thyroïdiennes est faible et entraîne une libération accrue de TSH ; celle-ci cause une surproduction de thyroglobuline et une hypertrophie de la thyroïde.

Glandes surrénales

Deux glandes surrénales existent chez l'humain, chacune chevauchant un rein. Chaque glande comprend en réalité deux glandes endocrines. La médullo-surrénale, située au centre, sécrète les catécholamines, et la portion périphérique, la cortico-surrénale, sécrète les corticostéroïdes.

Médullo-surrénale. La médullo-surrénale fonctionne en tant que partie du système nerveux autonome. La stimulation des fibres sympathiques préganglionnaires qui traversent directement les cellules de la glande provoque la libération des catécholamines, de l'adrénaline et de la noradrénaline. L'adrénaline constitue environ 90% des sécrétions de la médullo-surrénale humaine. Les principaux effets de la libération d'adrénaline sont de préparer l'individu

à rencontrer un défi (réaction de combat ou de fuite). L'adrénaline fait diminuer l'irrigation des tissus qui ne sont pas en état d'urgence, comme ceux du tube digestif, et la fait augmenter chez ceux qui sont responsables du combat ou de la fuite, comme le muscle cardiaque et les muscles squelettiques. Les catécholamines provoquent également la libération des acides gras libres, augmentent le taux du métabolisme basal et élèvent la glycémie.

Cortico-surrénale. Les trois sortes d'hormones stéroïdes produites par la cortico-surrénale comprennent les glucocorticoïdes, dont le prototype est l'hydrocortisone ; les minéralocorticoïdes, dont le principal est l'aldostérone ; et les hormones sexuelles, surtout les androgènes (hormones sexuelles mâles).

Glucocorticoïdes. Les glucocorticoïdes doivent leur nom au fait qu'ils jouent un rôle important dans le métabolisme du glucose ; dans le cas d'une hypersécrétion d'hydrocortisone, la glycémie s'élève. En outre, ces glucocorticoïdes influencent énormément le métabolisme de presque tous les organes. Ils sont sécrétés en réaction à la libération de

Tableau 38-1   Résumé du système endocrinien (*suite*)

Glande endocrine et hormones correspondantes	Tissus cibles	Rôles fondamentaux
Glandes surrénales		
a) Cortico-surrénales		
Minéralocorticoïdes (par exemple, aldostérone)	Reins	Réabsorption du sodium ; élimination du potassium
Glucocorticoïdes (par exemple, cortisol)	Organisme entier	Métabolisme des glucides, des protéines et des lipides ; réactions au stress ; action anti-inflammatoire
Hormones sexuelles	Organisme entier (?)	Poussée de croissance précédant l'adolescence (?)
b) Médullo-surrénales		
Adrénaline	Myocarde, muscles lisses, glandes	Fonctions d'urgence ; rôle identique à celui du système nerveux sympathique
Noradrénaline	Organes innervés par le système sympathique	Agent transmetteur chimique ; augmente la résistance périphérique
Îlots de Langerhans du pancréas		
Insuline	Organisme entier	Abaisse la glycémie ; utilisation et mise en réserve du glucose ; diminue la glyconéogenèse
Glucagon	Foie	Élève la glycémie ; glycogénolyse
Somatostatine	Organisme entier	Abaisse la glycémie en inhibant la libération de l'hormone de croissance et celle du glucagon
Testicules		
Testostérone	Organisme entier	Développement des caractères sexuels secondaires
	Organes de reproduction	Développement et maintien ; assure un fonctionnement normal
Ovaires		
Œstrogènes	Organisme entier	Développement des caractères sexuels secondaires
	Glandes mammaires	Développement des canaux galactophores
	Organes de reproduction	Maturation et fonction cyclique normale
Progestérone	Glandes mammaires	Développement des tissus sécréteurs
	Utérus	Préparation à la nidation ; maintien de la grossesse
Tube digestif		
Gastrine	Estomac	Production du suc gastrique
Entérogastrone	Estomac	Inhibe la sécrétion et la motilité
Sécrétine	Foie et pancréas	Production de la bile ; production du suc pancréatique aqueux (riche en $NaHCO_3$)
Pancréozymine	Pancréas	Production du suc pancréatique riche en enzymes
Cholécystokinine	Vésicule biliaire	Contraction et remplissage

Source :   E.E. Chaffee et E. Greisheimer, *Basic Physiology and Anatomy*, 3ᵉ éd. Philadelphie, J.B. Lippincott.

l'hormone corticotrope (ACTH) provenant du lobe antérieur de l'hypophyse. Ce processus est un autre exemple de rétroaction négative. La présence des glucocorticoïdes dans le sang inhibe la libération du CRF (*corticotropin-releasing factor*) par l'hypothalamus et inhibe également la sécrétion d'ACTH par l'hypophyse. La diminution d'ACTH qui en résulte abaisse la quantité de glucocorticoïdes libérés par la cortico-surrénale. Une cortico-surrénale fonctionnelle est essentielle à la vie, bien qu'il soit possible de survivre grâce à un traitement fait à partir d'hormones exogènes.

On administre fréquemment des glucocorticoïdes pour leurs effets thérapeutiques. En doses pharmacologiques, ils inhibent la réaction inflammatoire déclenchée par une lésion des tissus et suppriment les manifestations allergiques. Les effets toxiques des glucocorticoïdes comprennent le développement possible du diabète, de l'ostéoporose, de l'ulcère gastro-duodénal, la dégradation protéique accrue entraînant la fonte musculaire, la mauvaise cicatrisation des plaies et la redistribution des graisses de l'organisme. De grandes quantités de glucocorticoïdes d'origine exogène dans le sang empêchent la libération d'ACTH et des glucocorticoïdes endogènes. À cause de cela, la cortico-surrénale peut s'atrophier. Si l'on cesse soudainement l'administration de glucocorticoïdes exogènes, le cortex atrophié est incapable de réagir convenablement et ne produit pas d'adrénaline en quantité suffisante.

Minéralocorticoïdes. Les minéralocorticoïdes exercent un rôle important sur le métabolisme des électrolytes. Ils agissent principalement sur l'épithélium des tubules rénaux et du tube digestif pour augmenter l'absorption de l'ion sodium en échange de l'excrétion des ions potassium et hydrogène. La sécrétion d'aldostérone n'est que très faiblement influencée par l'ACTH. Elle s'effectue principalement en réaction à la présence d'angiotensine II dans le sang. La concentration d'angiotensine II augmente lorsque la rénine est libérée des reins en réaction à la diminution de la pression de perfusion. La concentration accrue d'aldostérone qui en résulte favorise la réabsorption du sodium par les reins et le tube digestif, ce qui tend à faire revenir à la normale la pression artérielle. La libération d'aldostérone augmente aussi au cours de l'hyperkaliémie. L'aldostérone est l'hormone principale responsable de la régulation à longue échéance de l'équilibre du sel.

Hormones sexuelles des cortico-surrénales (androgènes). Les androgènes, qui constituent la troisième catégorie principale d'hormones stéroïdes sécrétées par les cortico-surrénales, exercent physiologiquement des effets semblables à ceux des hormones sexuelles mâles. Les glandes surrénales peuvent aussi sécréter de petites quantités d'œstrogènes, hormones sexuelles femelles. La sécrétion des androgènes d'origine surrénale est régularisée par l'ACTH. Lorsque leur sécrétion est normale, ces androgènes ont probablement peu d'effets, mais lorsqu'ils sont sécrétés avec excès, comme dans le cas de certaines carences enzymatiques innées, il en résulte chez la femme une masculinisation qu'on appelle *syndrome génito-surrénal.*

Glandes parathyroïdes

Les glandes parathyroïdes, normalement au nombre de quatre, sont localisées dans le cou, nichées à la face postérieure de la thyroïde. On ignore aisément leur présence, et on risque de les enlever au moment d'une opération sur la thyroïde si on ne fait pas très attention pendant l'intervention. Leur ablation par inadvertance est la cause la plus fréquente d'hypoparathyroïdie.

La parathormone, hormone protéique, régularise le métabolisme du calcium et celui du phosphore. Une augmentation de parathormone entraîne une augmentation de l'absorption du calcium en provenance des reins, des intestins et des os, ce qui élève la concentration du calcium sanguin. La vitamine D favorise certaines activités de cette hormone. La parathormone tend également à abaisser le taux de phosphore sanguin. Un excès de parathormone hausse de façon marquée la Ca^{2+} sérique, ce qui constitue un danger certain pour la vie de l'individu. Lorsque le calcium et le phosphore sériques sont concentrés, le phosphate de calcium qui se forme peut donner lieu à la précipitation dans divers organes et y causer une calcification tissulaire.

La sécrétion de parathormone est déclenchée par la concentration sérique des ions calcium. Si celle-ci augmente, la sécrétion diminue, et inversement, ce qui constitue un autre exemple de rétroaction.

Pancréas

Le pancréas, localisé dans la partie supérieure de l'abdomen, possède aussi bien des fonctions exocrines (enzymes digestives) qu'endocrines.

Pancréas exocrine. Les sécrétions de la portion exocrine du pancréas sont déversées dans le canal pancréatique qui rejoint le canal biliaire pour s'ouvrir dans le duodénum au niveau de l'ampoule de Vater. Le sphincter d'Oddi, qui entoure l'ampoule, régularise en partie le débit des sécrétions qui proviennent du pancréas et de la vésicule biliaire.

Les sécrétions du pancréas exocrine comprennent des enzymes digestives et un liquide riche en électrolytes. Ces sécrétions sont très alcalines à cause de leur forte concentration en bicarbonate de sodium, et elles sont capables de neutraliser le suc gastrique fortement acide qui circule dans le duodénum. Les enzymes comprennent: l'*amylase*, qui permet la digestion des glucides; la *trypsine*, qui aide à la digestion des protéines; et la *lipase*, qui favorise la digestion des lipides. D'autres enzymes dont le rôle consiste à dégrader des matières alimentaires plus complexes sont également sécrétées.

Ce sont les hormones provenant du tube digestif qui stimulent la sécrétion de ces sucs pancréatiques. La sécrétine est la plus importante et stimule la sécrétion des bicarbonates par le pancréas, alors que la cholécytokinine-pancréozymine stimule la sécrétion des enzymes digestives. Le nerf vague influence également la sécrétion du pancréas exocrine.

Pancréas endocrine. Les îlots de Langerhans, qui forment la partie endocrine du pancréas, sont constitués de trois types de cellules: les cellules alpha sécrètent le glucagon, les cellules bêta, l'*insuline* et les cellules delta, la somatostatine. Le rôle fondamental de l'insuline est d'abaisser le taux de sucre sanguin et de favoriser l'entrée du glucose dans les cellules du foie, des muscles et d'autres tissus où il y est mis en réserve sous forme de glycogène, ou brûlé pour obtenir de l'énergie. L'insuline contribue également à mettre en réserve les lipides dans les tissus adipeux et à synthétiser des protéines un peu partout dans l'organisme. En l'absence d'insuline, le glucose ne peut pénétrer dans les cellules et il est excrété dans les urines. Cet état, qu'on appelle diabète sucré, peut être diagnostiqué grâce à la forte concentration de glucose dans le sang et dans les urines. Dans le diabète sucré, les graisses et les protéines fournissent l'énergie à la place du glucose, ce qui entraîne une perte de masse corporelle. Chez l'individu en bonne santé, c'est le taux de glucose sanguin qui détermine le taux de sécrétion de l'insuline.

Le rôle du glucagon est de hausser le taux de glucose sanguin (au contraire de l'insuline), principalement en favorisant la transformation du glycogène hépatique en glucose. Le pancréas sécrète le glucagon lorsque le taux du glucose sanguin diminue.

La somatostatine, qu'on a récemment découverte, exerce un effet hypoglycémiant en contrant les effets de l'hormone de croissance d'origine hypophysaire et du glucagon qui, tous deux, augmentent la glycémie.

Régulation endocrinienne du métabolisme des glucides. Le glucose destiné aux besoins énergétiques de l'organisme provient du métabolisme des glucides ingérés et aussi des protéines grâce à la glyconéogenèse. Le système endocrinien contrôle la glycémie en régularisant la synthèse du glucose, sa mise en réserve et sa libération dans la circulation. Grâce à l'action hormonale, la glycémie est normalement maintenue autour de 100 mg de glucose pour 100 mL de sang. L'insuline est la principale hormone qui abaisse la glycémie. Le glucagon, l'adrénaline, les corticostéroïdes, l'hormone de croissance et les hormones thyroïdiennes élèvent la glycémie.

☐ GLANDE THYROÏDE

Épreuves d'évaluation de la fonction thyroïdienne

Le nombre d'épreuves destinées à évaluer la fonction thyroïdienne n'a pas cessé d'augmenter. Aucune ne peut être exécutée à l'exclusion d'une autre. Pour avoir une évaluation complète, il est nécessaire d'en effectuer plusieurs. De plus, on doit observer certains signes cliniques et certains symptômes avant de pouvoir poser un diagnostic.

L'effet stimulant de la glande thyroïde s'exerce par la production et la distribution de deux hormones : la thyroxine (T_4), responsable du maintien du métabolisme à un niveau constant, et la triiodothyronine (T_3), environ cinq fois plus active que la thyroxine, qui exerce un effet métabolique plus rapide. Pour l'épreuve, on mesure les concentrations sanguines de ces deux hormones.

T_4 sérique. Cette épreuve, qu'on utilise très fréquemment, s'effectue par radio-immunodosage ou par des techniques basées sur la liaison compétitive. Un échantillon de sang ne réagit pas avec l'iode exogène. La quantité de T_4 dans le sérum varie normalement de 4,5 μg/100 mL à 11,5 μg/100 mL. T_4 se lie principalement à une globuline et à une préalbumine ; T_3 se lie moins fermement.

La liaison sérique des hormones thyroïdiennes est cliniquement significative, car toutes les liaisons qui s'effectuent changent la concentration totale de l'hormone. Les maladies responsables de pertes protéiques, comme la néphrose, et l'utilisation des androgènes, par exemple, diminuent les liaisons globuline-thyroxine et modifient les résultats des épreuves.

T_3 sérique. Cette épreuve évalue la quantité de triiodothyronine sérique libre et liée, ou totale. Sa sécrétion dépend de la sécrétion de TSH tout comme T_4. Bien que les taux sériques de T_3 et de T_4 augmentent ou diminuent ensemble, le taux de T_3 reste l'indicateur le plus faible de l'hyperthyroïdisme qui est responsable des taux plus élevés de T_3 et de T_4.

Fixation de la T_3 sur une résine échangeuse d'ions. On utilise un réactif à base de triiodothyronine radioactive pour mesurer indirectement le taux d'hormone thyroïdienne sérique en évaluant la quantité d'hormone liée à la thyroglobuline ainsi que le nombre de lieux de fixation disponibles. Normalement, la thyroglobuline n'est pas complètement saturée d'hormone thyroïdienne et des lieux additionnels de fixation sont disponibles pour la combinaison avec la triiodothyronine marquée par l'iode radioactif, ajoutée à l'échantillon de sang du client. Le nombre de lieux de fixation libres donne un indice quant à la quantité d'hormone thyroïdienne déjà existante dans la circulation du client. Le taux de fixation normale de T_3 varie de 25% à 30%, ce qui indique qu'environ un tiers des lieux de fixation de la thyroglobuline est occupé par l'hormone thyroïdienne. Si le nombre de lieux de fixation libres ou inoccupés est faible, comme dans l'hyperthyroïdisme, le taux de fixation de T_3 est supérieur à 35%. Si les lieux disponibles sont nombreux, comme dans l'hypothyroïdie, le taux de fixation est inférieur à 25%.

La fixation de T_3 est utile pour évaluer le taux d'hormone thyroïdienne chez le client qui a reçu des doses diagnostiques ou thérapeutiques d'iode. Les résultats de ces épreuves risquent d'être faussés par l'utilisation d'œstrogènes, d'androgènes, de salicylates, de phénytoïne, d'anticoagulants et de stéroïdes.

Thyréostimuline. La production de T_3 et de T_4 est régularisée par la thyréostimuline (TSH, thyrotrophine) d'origine hypophysaire. Il est utile d'évaluer la concentration sérique de TSH pour diagnostiquer et traiter les troubles de la thyroïde et pour différencier les troubles causés par une maladie de la thyroïde de ceux qui sont dus à une maladie touchant l'hypophyse ou l'hypothalamus.

Dosage de la thyréostimuline (TSH) par radio-immunodosage. On peut mesurer la thyréostimuline dans le sérum par radio-immunodosage ; cette méthode permet de faire plusieurs dosages. Chez les clients atteints d'hypothyroïdie primaire, les taux de TSH sont élevés, tandis qu'il sont faibles en présence d'hyperthyroïdie.

Hormone de libération de la thyréostimuline (TRH). L'épreuve de stimulation de la TRH est un moyen direct de doser les réserves hypophysaires de TSH. Le client jeûne depuis la veille de l'épreuve. Juste avant et une demi-heure après l'administration de TRH, on prélève des échantillons de sang pour doser la quantité de TSH. Dans l'hypothyroïdie primaire, le taux de TSH sérique est élevé. Dans l'hypothyroïdie d'origine hypophysaire ou hypothalamique, la réaction à la TRH est absente ou retardée. On administre la TRH par voies orale ou intraveineuse. Lors de l'administration veineuse, le client peut éprouver certains symptômes transitoires, comme des nausées ou un besoin d'uriner.

Iode lié aux protéines (PBI). L'iode lié aux protéines est une molécule conjuguée formée lorsque la thyroxine s'attache à certains composés protéiques du plasma. On peut évaluer la fonction thyroïdienne par rapport à la concentration sanguine d'iode lié aux protéines. Au cours de cette épreuve, les protéines sériques sont précipitées, lavées et ensuite mesurées pour déterminer leur contenu en iode. Les valeurs normales s'échelonnent de 4,0 μg à 8,0 μg par 100 mL de plasma. Les valeurs supérieures à 8,0 μg indiquent une hyperactivité thyroïdienne, tandis que les concentrations inférieures à 4,0 μg signifient une hypothyroïdie évidente.

Un des inconvénients de cette épreuve est que les résultats ne peuvent plus être fiables lorsque le client a absorbé des médicaments contenant de l'iode.

Tableau 38-2 Iodures inorganiques et iodures organiques

Exemples d'iodures inorganiques	Exemples d'iodures organiques
Solution de Lugol	Substance de contraste pour les rayons X : temps requis pour l'élimination par l'organisme :
Iodure de potassium (KI)	Vésicule biliaire . . . . . . mois
Iodochlorydroxyquin (Vioform)	Bronchographie . . . . années
	Myélographie . . . . vie
	Pyélographie . . . rapidement

Lorsqu'un client doit subir des épreuves de la fonction thyroïdienne, il est nécessaire de savoir auparavant s'il a pris des médicaments contenant de l'iode en quantité capable d'altérer les résultats de certaines épreuves. Les médicaments contenant de l'iode se divisent en 2 groupes : ceux contenant des iodures inorganiques et ceux contenant des iodures organiques (*Tableau 38-2*).

Les antiseptiques, les sirops contre la toux et les fortifiants pour les ongles sont aussi des sources d'iode. Les œstrogènes, les salicylates, les dérivés de la cortisone, les antibiotiques et les diurétiques mercuriels peuvent modifier les valeurs des épreuves de la fonction thyroïdienne. La variété des facteurs d'interférence est une des raisons qui font que cette épreuve devient périmée.

Fixation de l'iode radioactif. Cette épreuve mesure le taux de fixation de l'iode par la glande thyroïde. Le client reçoit une dose traceuse d'iode 131 ($^{131}_{53}$I), et on fait un dosage au niveau de la thyroïde en utilisant un compteur à scintillation qui détecte et compte le nombre de rayons gamma émis par la dégradation de $^{131}_{53}$I. Le rapport de l'activité thyroïdienne à l'activité de la dose administrée (exprimé en pourcentage) représente le taux de fixation. L'épreuve est simple et elle donne des résultats fiables. Elle est modifiée par l'absorption d'iode ou d'hormones thyroïdiennes ; par conséquent, il est essentiel de connaître les antécédents pour apprécier les résultats. Les valeurs normales varient selon les endroits et l'absorption d'iode (de 9% à 16%, de 12% à 30%, etc.). Les clients hyperthyroïdiens accumulent une forte proportion de $^{131}_{53}$I, jusqu'à 90% dans certains cas, tandis que les individus souffrant d'hypothyroïdie ont un taux de fixation très bas (voir également le chapitre 15, à la page 239).

Scintigraphie. Dans cette épreuve, un appareil à balayage automatique déplace un détecteur à scintillations très convergent en un mouvement de va-et-vient au-dessus de la région étudiée en suivant une série de traces parallèles superposées de haut en bas. Simultanément, une imprimante inscrit une marque chaque fois que le détecteur enregistre un nouveau chiffre de comptage prédéterminé. On obtient ainsi une représentation visuelle de la localisation de la radioactivité dans la région étudiée. Bien que le $^{131}_{53}$I ait été l'isotope le plus fréquemment utilisé, le $^{125}_{53}$I et surtout le $^{99m}_{43}$Tc (pertechnétate de sodium) s'utilisent de plus en plus à cause de leurs propriétés chimiques et physiques qui permettent d'administrer au client une dose inférieure de radiations.

La scintigraphie est utile pour déterminer la localisation, le volume, la forme et la fonction anatomique de la glande thyroïde, particulièrement lorsque le tissu thyroïdien est sous-sternal ou étendu. L'identification des régions à activité croissante (régions « chaudes ») ou à activité décroissante (régions « froides ») peut aider à établir un diagnostic. Bien que la plupart des régions à activité décroissante ne soient pas malignes, une absence d'activité dénote une probabilité de cancer, en particulier s'il n'existe qu'une région d'inactivité. Il est possible de faire une scintigraphie du corps entier, dans le but de rechercher des métastases thyroïdiennes fonctionnelles.

Hypothyroïdie et myxœdème

L'hypothyroïdie est une affection dans laquelle il y a évolution lente de l'hypofonctionnement thyroïdien, suivie de symptômes indiquant une insuffisance thyroïdienne. Cette hypothyroïdie est habituellement qualifiée de primaire. Lorsqu'elle est due à une insuffisance de l'hypophyse, on la qualifie de secondaire. Lorsque l'insuffisance est d'origine hypothalamique, elle est tertiaire. On nomme *crétinisme* l'hypothyroïdie de naissance et, dans ce cas, la mère souffre également d'insuffisance thyroïdienne.

L'hypothyroïdie peut être idiopathique ou résulter d'une thyroïdectomie, d'une destruction par l'iode radioactif ou encore d'une maladie auto-immune telle que la thyroïdie d'Hashimoto. Le métabolisme se dégrade proportionnellement à la diminution de la production d'hormone thyroïdienne.

Manifestations cliniques

Les premiers symptômes sont non spécifiques, mais la fatigue empêche souvent la personne de faire sa journée de travail. Des perturbations menstruelles (ménorragie et aménorrhée) se produisent, ainsi qu'une perte de la libido. Le client se plaint de perdre ses cheveux, d'avoir les ongles cassants et la peau sèche ; il éprouve parfois un engourdissement et des fourmillements au niveau des doigts. Quelquefois, sa voix devient rauque et il se plaint d'enrouement.

La bradycardie, l'hypothermie ainsi qu'un gain de masse (les clients souffrant d'hypothyroïdie aiguë peuvent être cachexiques) se manifestent dans les formes plus graves d'hypothyroïdie. La peau s'épaissit à cause de l'accumulation des mucopolysaccharides dans les tissus sous-cutanés (d'où le terme *myxœdème*). Les cheveux s'amincissent et tombent ; l'expression du visage devient impassible et l'individu semble porter un masque.

Au début, le client manifeste de l'irritabilité et se plaint de fatigue, mais, à mesure que l'affection progresse, une attitude apathique prévaut, les réactions émotionnelles sont déprimées et le processus mental ralentit. Le langage est lent, la langue augmente de volume, ainsi que les mains et les pieds. Le client se plaint fréquemment de constipation et ne peut tolérer le froid. La surdité fait aussi partie du processus. L'état de myxœdème avancé peut produire des changements de personnalité.

Le myxœdème affecte les femmes cinq fois plus que les hommes et survient le plus souvent entre 30 et 60 ans. Il n'est pas sans complications, car il s'associe souvent au développement rapide de l'athérosclérose, avec tous les aspects indésirables de cette maladie. Le client atteint de myxœdème avancé peut souffrir d'hypothermie et peut être hypersensible aux sédatifs, aux opiacés et aux anesthésiques.

Traitement

L'objectif principal du traitement est de rétablir un métabolisme normal en remplaçant les hormones qui manquent. La lévothyroxine synthétique (Synthroid) est le médicament de choix pour soigner l'hypothyroïdie et supprimer les goitres non toxiques. Sa posologie se fait selon la concentration de TSH sérique. Habituellement, la posologie quotidienne varie de 0,1 mg à 0,2 mg. On utilise moins souvent de la poudre de glande thyroïde lyophilisée, car elle entraîne une augmentation passagère de la concentration sérique de T_3, accompagnée de symptômes occasionnels d'hyperthyroïdie. Si le traitement de remplacement est adéquat, les symptômes de myxœdème disparaissent et l'activité métabolique normale reprend.

La prévention des refroidissements fait partie des soins infirmiers des clients atteints d'hypothyroïdie, car ceux-ci ne peuvent produire de chaleur et ils deviennent hypothermiques. Une hydratation adéquate, un régime alimentaire contenant des fruits et des légumes, et l'utilisation de laxatifs émollients s'avèrent habituellement nécessaires pour prévenir la constipation et les fécalomes. Cependant, une hydratation excessive doit être évitée, car le client qui souffre d'hypothyroïdie peut ne pas excréter une surcharge liquidienne, même avec des diurétiques, si bien que l'hyponatrémie constitue alors un danger.

Les soins aux clients atteints de myxœdème requièrent du jugement de la part de l'infirmière ainsi que des actions sélectives à cause de la possibilité de plusieurs complications :

1. *L'hypothyroïdie aiguë non traitée s'accompagne d'une sensibilité accrue à tous les médicaments hypnotiques et sédatifs.* Ces agents, même en faibles doses, peuvent provoquer de la somnolence profonde durant plus longtemps que prévu. De plus, ils sont susceptibles de provoquer une dépression respiratoire pouvant facilement devenir fatale.

   C'est pourquoi il ne faut pas l'oublier, les doses de tels médicaments seront plus modérées, c'est-à-dire pas plus de la moitié ou du tiers de la dose normale employée chez des clients du même âge et de la même masse et qui ne sont pas myxœdémateux. Les médicaments de cette catégorie ne sont pas administrés, à moins que les indications ne soient très spécifiques, et s'ils le sont, l'infirmière doit surveiller très attentivement tout signe de narcose imminente ou d'insuffisance respiratoire.

2. *L'ischémie ou l'infarctus du myocarde peuvent survenir en réaction au traitement chez les clients atteints de myxœdème.* Tout client ayant été myxœdémateux pendant assez longtemps est presque certain d'avoir, dans une certaine mesure, un taux élevé de cholestérol sérique, de l'athérosclérose ou une maladie des artères

coronaires. Aussi longtemps que le métabolisme est au-dessous de la normale et que les tissus, incluant le myocarde, requièrent relativement moins d'oxygène, une réduction de l'apport sanguin se tolère bien. Cependant, lors de l'administration d'hormones thyroïdiennes, la situation change : les besoins en oxygène augmentent, mais la livraison ne peut pas être accélérée à moins que (ou avant que) l'athérosclérose ne s'améliore, ce qui se produit très lentement, si jamais cela arrive. L'angine de poitrine est l'indice que les besoins en oxygène du myocarde dépassent son apport sanguin. L'angine de poitrine et l'arythmie peuvent également se produire lorsqu'on commence le traitement de remplacement, car les hormones thyroïdiennes augmentent les effets des catécholamines sur le système cardio-vasculaire.

L'infirmière doit surveiller les signes d'angine surtout au début du traitement, et, si elle les détecte, elle doit avertir immédiatement afin d'éviter un infarctus du myocarde fatal. Évidemment, l'administration d'hormones thyroïdiennes doit être arrêtée immédiatement et, plus tard, lorsque l'état du client s'améliore, le traitement de remplacement doit être administré avec prudence selon une posologie moins élevée et sous la surveillance étroite du médecin et de l'infirmière. Les clients âgés et artérioscléreux peuvent devenir confus et agités si leur taux de métabolisme s'élève trop rapidement en présence de myxœdème.

3. *Le coma myxœdémateux représente, dans certains cas, le stade final d'une hypothyroïdie de longue date, grave et non traitée.* Il survient surtout chez les clients âgés, durant les mois d'hiver. Les symptômes comprennent : hypotension, bradycardie, hypothermie (en dessous de 37°C) et convulsions.

Le traitement consiste à maintenir les fonctions vitales, en mesurant les gaz artériels pour déterminer la rétention du dioxyde de carbone, et à procurer une ventilation assistée pour prévenir l'hypoventilation. On doit administrer les liquides avec prudence, à cause du danger d'intoxication par l'eau. On déconseille l'application de chaleur externe, car les besoins en oxygène augmenteront, et à cause du danger de collapsus vasculaire. En présence d'hypoglycémie, l'administration de glucose concentré prévient la surcharge liquidienne. On administre des hormones thyroïdiennes (TH), habituellement la lévothyroxine sodique (Synthroid), par voie intraveineuse jusqu'au retour de la conscience. Ensuite, le client continue un traitement oral par les hormones thyroïdiennes. À cause d'une insuffisance corticosurrénale associée, un traitement par les stéroïdes peut être commencé en même temps.

On doit donner au client inconscient les soins appropriés (voir le chapitre 54) qui consistent à changer fréquemment la position, à prévenir l'aspiration, et à surveiller la constipation, les fécalomes et la rétention urinaire.

Une amélioration clinique marquée suit l'administration d'une hormone de remplacement ; une telle médication doit se poursuivre toute la vie, même si les signes de myxœdème disparaissent au bout de 3 à 12 semaines.

On doit prendre des précautions tout au cours du traitement à cause des interactions existant entre les hormones thyroïdiennes et les médicaments. Les hormones thyroïdiennes peuvent augmenter la glycémie, ce qui nécessite un ajustement des doses d'insuline ou d'hypoglycémiants oraux. La phénytoïne et les antidépresseurs tricycliques peuvent exagérer les effets des hormones thyroïdiennes. Ces dernières peuvent également augmenter les effets pharmacologiques des glycosides digitaliques, des anticoagulants et de l'indométhacine, ce qui demande, de la part de l'infirmière, une observation et une évaluation soigneuses des effets secondaires de ces médicaments.

Le client peut devenir dépressif lorsqu'il se rend compte que ce trouble a entraîné des conséquences aussi graves. Si tel est le cas, on peut aider le client à s'adapter à cette situation en l'amenant à comprendre son état et, avec le temps, à faire disparaître la peur et la frustration.

Hyperthyroïdie (maladie de Basedow)

L'hyperthyroïdie spontanée constitue une entité pathologique bien définie désignée sous le nom de *maladie de Basedow*, de *maladie de Basedow-Graves*, ou de *goitre exophtalmique*. Sa cause est inconnue, mais on pense que le débit excessif d'hormones thyroïdiennes peut être causé par une stimulation anormale de la glande thyroïde sous l'action des immunoglobulines circulantes. L'activeur thyroïdien à action prolongée (LATS) se trouve en concentration importante dans le sérum de plusieurs de ces clients, et il est relié à un défaut du système de défense immunitaire. Ce trouble, qui atteint cinq fois plus souvent les femmes que les hommes, peut se manifester après un choc émotionnel, une tension nerveuse ou une infection, mais on explique encore mal ces relations.

Évaluation clinique

Les clients atteints d'hyperthyroïdie complète présentent une série caractéristique de signes et de symptômes. La nervosité représente souvent leur symptôme principal. Ils sont hyperémotifs, facilement irritables et craintifs. Ils ne peuvent s'asseoir calmement ; ils souffrent de palpitations ; et leur pouls est anormalement rapide au repos et à l'effort. Ils tolèrent difficilement la chaleur et transpirent abondamment ; leur peau présente continuellement des rougeurs, d'une couleur saumon caractéristique, et a tendance à être moite, chaude et lisse. On peut observer un fin tremblement des mains. Certains clients ont des yeux protubérants (exophtalmie), donnant une expression saisissante à leur visage.

Les autres symptômes importants sont une augmentation de l'appétit (à moins que des symptômes gastro-intestinaux n'apparaissent), une perte progressive de masse, une fatigue musculaire anormale, de la faiblesse, de l'aménorrhée, ainsi que des changements dans les habitudes d'élimination, soit constipation ou diarrhée. Le rythme cardiaque de ces clients varie constamment entre 90 et 160 ; la pression systolique est augmentée, bien que la pression diastolique demeure normale ; la fibrillation auriculaire peut apparaître, et la décompensation cardiaque sous forme

d'insuffisance cardiaque globale se rencontre fréquemment, surtout chez les clients âgés.

La glande thyroïde augmente invariablement de volume, dans certaines limites. Elle est lisse et peut être pulsatile ; on perçoit fréquemment un frémissement vibratoire au niveau des artères thyroïdiennes, signe d'une augmentation du flux sanguin dans l'organe.

Dans les cas plus avancés de la maladie, le diagnostic s'établit rapidement à partir des symptômes et des épreuves décrites précédemment : une augmentation du taux de thyroxine sérique et une augmentation de la fixation d'iode 131 par la thyroïde (plus de 50%).

L'évolution de la maladie peut n'être pas grave, caractérisée par des rémissions et des exacerbations, et se terminant par une guérison spontanée après quelques mois ou quelques années. Par contre, elle peut progresser impitoyablement, le client non traité devenant amaigri, très nerveux, délirant, même désorienté, et son cœur battant à une allure dangereuse.

Traitement

Jusqu'à maintenant, aucun traitement de la cause primaire de l'hyperthyroïdie n'a été découvert. Cependant, la diminution de l'hyperactivité thyroïdienne procure un soulagement efficace des symptômes et élimine la source principale de la majorité des complications importantes.

Trois formes de traitement sont disponibles pour contrôler l'hyperactivité thyroïdienne : (1) la pharmacothérapie, par l'administration de médicaments antithyroïdiens qui interfèrent avec la synthèse des hormones thyroïdiennes et d'autres agents qui contrôlent les manifestations de l'hyperthyroïdie ; (2) la radiothérapie, par l'administration des radio-isotopes $^{131}_{53}$I ou $^{125}_{53}$I qui ont des effets destructeurs sur la glande thyroïde ; et (3) la chirurgie, par l'excision presque complète de la glande thyroïde.

Pharmacothérapie. L'objectif de la pharmacothérapie est d'inhiber une ou plusieurs étapes de la synthèse ou de la libération hormonale ; un autre objectif peut être de réduire la quantité de tissu thyroïdien, diminuant ainsi la production hormonale.

Les antithyroïdiens (thio-urées) inhibent efficacement l'utilisation d'iode en interférant avec l'iodation de la thyrosine et le couplage des iodothyrosines dans la synthèse des hormones thyroïdiennes. Cet arrêt de la synthèse de l'hormone thyroïdienne présente un grand avantage pour le client. Les médicaments les plus fréquemment utilisés sont le propylthiouracile (Propyl-Thyracile) ou le méthimazole (Tapazole), administrés jusqu'à ce que le client atteigne un état euthyroïdien (c'est-à-dire ni hyperthyroïdien ni hypothyroïdien). Ces médicaments inhibent la transformation extra-thyroïdienne de la thyroxine (T_4) en triiodothyronine (T_3). Comme ces antithyroïdiens n'interfèrent pas avec la libération ou l'activité des hormones tryroïdiennes synthétisées antérieurement, cela peut prendre de nombreuses semaines avant que le client ne revienne à un état stable ; on peut alors continuer avec une dose de soutien qu'on supprime graduellement sur une période de quelques mois.

On contrôle le traitement en se basant sur des critères cliniques, comme les variations de pouls, de pression, de masse, de diamètre de la glande et de métabolisme basal. Environ la moitié des clients abordent une période de rémission prolongée de leur hyperthyroïdie après l'arrêt du traitement par les thio-urées. Les complications toxiques des thio-urées sont relativement rares; néanmoins, on ne peut négliger les examens périodiques à cause des risques de sensibilisation au médicament suivie de fièvre, d'urticaire, d'éruption cutanée ou même de granulocytopénie et de thrombocytopénie. On dit au client de cesser la médication, de rendre visite à son médecin et de subir un examen sanguin s'il y a signe d'infection, surtout une pharyngite et de la fièvre. Les clients en traitement antithyroïdien ne doivent pas faire usage de décongestionnants lorsqu'ils ont le nez bouché, car leur organisme les tolère mal. Ces médicaments sont contre-indiqués en fin de grossesse, car ils peuvent produire le goitre et entraîner le crétinisme chez le fœtus.

Parfois, on administre les hormones thyroïdiennes en même temps que les antithyroïdiens, pour laisser reposer la glande. Cette méthode permet d'éviter l'hypothyroïdie, par excès d'antithyroïdiens, aussi bien que la stimulation de la glande par la thyréostimuline. Les hormones thyroïdiennes sont disponibles soit sous forme de thyroïde desséchée, de thyroglobuline (Proloid) et de lévothyroxine sodique (Synthroid). Ces préparations, qui agissent lentement, atteignent leur effet maximal en 10 jours. La triiodothyronine sodique (Cytomel) a un effet plus rapide, mais de courte durée.

Traitement adjuvant. L'iode ou les composés iodés qui étaient autrefois utilisés pour l'hyperthyroïdie ne constituent plus le traitement unique. Ces médicaments diminuent la libération des hormones thyroïdiennes par la glande thyroïde, réduisent la vascularisation et le volume de la thyroïde. Les composés comme l'iodure de potassium, la solution de Lugol et les solutions saturées en iodure de potassium sont utilisés pour préparer les clients à une thyroïdectomie subtotale et dans les cas de crise thyroïdienne. La réduction de la vascularité glandulaire prévient l'hémorragie en période postopératoire.

La solution de Lugol et les composés iodés sont plus agréables au goût dans du lait ou du jus de fruits, et il est préférable d'utiliser une paille pour éviter de tacher les dents. La solution de Lugol réduit plus rapidement le taux du métabolisme que les antithyroïdiens, mais son action est de plus courte durée.

- Les clients que l'on traite par ces médicaments doivent rester sous surveillance en cas d'apparition d'un goitre. On doit les avertir de ne jamais prendre de médicaments contenant des produits iodés, car ceux-ci retarderaient le succès du traitement : les médicaments contre la toux, les expectorants, les bronchodilatateurs et les succédanés du sel peuvent contenir de l'iode et sont donc à éviter.

Les inhibiteurs adrénergiques peuvent également être utilisés pour contrôler les effets du système nerveux sympathique qui se produisent au cours de l'hyperthyroïdie. Ainsi, la réserpine, le propranolol et la guanéthidine aident à réduire la nervosité, la tachycardie et les tremblements.

Iode radioactif. Jusqu'à une période récente, l'iode radioactif était considéré comme la forme de traitement idéale du goitre toxique diffus. L'apparition éventuelle d'hypothyroïdie est cependant l'un des inconvénients majeurs. Presque tout l'iode qui entre dans l'organisme et qui y est retenu se concentre dans la glande thyroïde. Cela s'applique aussi aux isotopes d'iode radioactif, procurant ainsi la base d'un moyen très efficace pour inhiber sélectivement l'activité thyroïdienne par l'administration d'iode radioactif ($^{131}_{53}$I). L'objectif de ce traitement est d'irradier la glande sans nuire aux autres tissus radiosensibles. On a utilisé l'iode radioactif dans les cas d'adénome toxique ou de goitre multinodulaire, dans la plupart des variétés de thyrotoxicose (rarement efficace de façon permanente), et on le préfère pour le traitement des clients de plus de 25 ans atteints de goitre toxique diffus.

Comme traitement primaire, on administre des antithyroïdiens pendant 6 à 18 mois. Quand l'administration se fait de façon temporaire, afin de faire revenir à la normale la production d'hormones, il est possible d'entreprendre la radiothérapie et le traitement chirurgical sans danger.

L'information constitue la principale tâche de l'infirmière auprès de ce client. En effet, le client doit connaître les effets de cet iode radioactif incolore et insipide, administré par le médecin. Si le client est hospitalisé lorsqu'il suit un traitement par l'iode 131, on doit prendre les précautions antiradioactives dictées par le service de médecine nucléaire. Puis, lorsque le client quitte le centre hospitalier, il est suivi par les infirmières en santé communautaire jusqu'à ce qu'il retrouve un état euthyroïdien.

On administre une dose unique du médicament par la bouche (« cocktail » radioactif), de $2,4 \times 10^{-3}$ GBq à $5,9 \times 10^{-3}$ GBq par gramme de masse thyroïdienne estimée. On doit surveiller l'apparition des signes de crise thyréotoxique chez le client (voir à la page 822).

Les symptômes d'hyperthyroïdie disparaissent au bout de 3 à 4 semaines. S'il ne se produit pas de rémission, on répète le traitement après plusieurs mois. Une surveillance étroite, grâce à des visites régulières chez le médecin, est nécessaire pour assurer un fonctionnement normal. Si l'hypothyroïdie résulte de la destruction glandulaire, on administrera des hormones thyroïdiennes au client.

Les personnes responsables des soins au client doivent lui apporter du réconfort, car il a tendance à mal réagir aux médicaments qui requièrent une surveillance spéciale, comme les substances radioactives.

Intervention chirurgicale. L'ablation chirurgicale d'environ 5/6 du tissu thyroïdien (thyroïdectomie subtotale) assure une rémission prolongée chez la plupart des clients atteints de goitre exophtalmique. Avant l'intervention, le client reçoit du propylthiouracile jusqu'à ce que les signes d'hyperthyroïdie disparaissent. On prescrit aussi de l'iode avant ou après l'obtention d'une rémission complète par la propylthiouracile. L'effet de l'iode est de réduire le volume et la vascularité du goitre. On l'administre sous forme de solution de Lugol, d'iodure de potassium ou d'acide iodhydrique.

- Il est important de surveiller l'apparition d'intoxication par l'iode (iodisme) chez les clients recevant cette médication ; il faut alors que l'on arrête immédiatement l'administration du médicament. Les symptômes d'iodisme sont la tuméfaction de la muqueuse buccale, l'hypersalivation, le coryza ainsi que des éruptions cutanées.

Dans le traitement de l'hyperthyroïdie, la thyroïdectomie s'effectue généralement quelques jours après que l'on ait ramené à la normale le métabolisme basal du client.

L'intervention chirurgicale représente une forme moins idéale de traitement à cause de la possibilité d'hypothyroïdie postopératoire permanente (problème semblable à celui du traitement par l'iode radioactif), d'hypoparathyroïdie et d'altération du nerf récurrent. (Voir à la page 822 pour le traitement préopératoire et postopératoire du client subissant une thyroïdectomie.)

Soins infirmiers.   Les objectifs des soins infirmiers sont d'aider le client à surmonter ses symptômes et à retrouver un état euthyroïdien. L'infirmière reste calme quand elle soigne le client, car elle comprend que la plus grande partie de la nervosité et de l'anxiété de ce dernier est indépendante de sa volonté. Le client peut souffrir d'un stress supplémentaire lorsqu'il relie sa perte de masse à un cancer alors que celle-ci est caractéristique de l'hyperthyroïdie. Au début du traitement infirmier, il est nécessaire que l'infirmière fasse disparaître tout soupçon injustifié.

Les interventions suivantes diminuent l'irritabilité du système nerveux due à l'hyperthyroïdie : protéger le client des expériences angoissantes, comme des visiteurs fatigants ou la présence d'autres clients très malades ; procurer un environnement frais et non encombré ; et encourager le client à écouter de la musique agréable, à regarder des émissions de télévision non traumatisantes et à avoir des distractions intéressantes et reposantes.

L'hyperthyroïdie atteint aussi l'appareil digestif. L'appétit est augmenté, mais il peut être satisfait en prenant plusieurs petits repas bien équilibrés, même jusqu'à six repas par jour. On donne des aliments et des liquides appropriés afin de corriger la diarrhée due au péristaltisme accru et qui peut entraîner une perte de masse additionnelle et un déséquilibre nutritionnel. Un environnement tranquille et agréable au moment des repas favorisera la digestion. Les mets très assaisonnés, des stimulants comme le café, le thé, le cola et l'alcool stimulent la diarrhée ; il est nécessaire de les éviter. L'alcool entraîne un problème additionnel ; en effet, si le client est sensible à l'alcool, il peut souffrir d'hypoglycémie s'il boit sans manger.

La protection des yeux est essentielle chez le client qui éprouve des changements oculaires secondaires à l'hyperthyroïdie. L'instillation d'un médicament ophtalmique ne produit pas seulement un effet calmant, mais elle protège la cornée exposée. L'élévation du regard augmente la proéminence des yeux et peut provoquer le strabisme. Puisque l'exophtalmie peut être due à un excès de liquide dans les tissus, il peut être efficace de restreindre l'absorption de sel et d'eau. L'infirmière peut, avec tact, déplacer le mobilier de la chambre afin que le client ne voie pas son image dans le miroir. On avertit aussi les visiteurs de ne pas faire allusion à la protubérance des yeux du client.

Thyroïdite

La *thyroïdite subaiguë* ou *granulomateuse* (thyroïdite de de Quervain), perturbation inflammatoire de la glande thyroïde touchant surtout les femmes dans la cinquantaine, se présente comme une tuméfaction douloureuse à la face antérieure du cou qui dure 1 ou 2 mois et disparaît sans laisser de séquelles. Cette perturbation pourrait résulter d'une infection virale. La thyroïde s'hypertrophie symétriquement et peut être douloureuse. La peau en surface est souvent rouge et chaude. La déglutition est difficile et désagréable. Les manifestations d'hyperthyroïdie, comme l'irritabilité, la nervosité, l'insomnie, une perte de masse, quelquefois des frissons et de la fièvre, sont fréquentes.

Le but du traitement est de juguler l'inflammation. En général, l'acide acétylsalicylique (aspirine) combat les symptômes des cas bénins ; par contre, on l'évitera dans le cas d'hyperthyroïdie, car il déloge l'hormone thyroïdienne de ses lieux de fixation et on la trouve alors en plus grande concentration dans la circulation. Dans les infections plus graves, les glucocorticoïdes (prednisone) agissent bien, mais n'ont pas nécessairement d'effet sur la cause première.

Thyroïdite chronique (thyroïdite de Hashimoto).   La thyroïdite chronique, affectant surtout les femmes de 30 à 50 ans, appelée maladie de Hashimoto, est caractérisée par l'apparence histologique de la glande enflammée. Contrairement à la thyroïdite aiguë, les formes chroniques ne sont habituellement pas accompagnées de douleur, de symptômes de pression ou de fièvre, et l'activité thyroïdienne se maintient à la normale ou sous la normale.

L'expérience a démontré que l'immunité à la médiation cellulaire et une prédisposition génétique jouent un rôle important dans la pathogenèse de la maladie. La maladie non traitée évolue lentement vers le myxœdème.

Le but du traitement est de réduire le volume de la glande thyroïde et de prévenir le myxœdème. On prescrit un traitement par les hormones thyroïdiennes pour réduire l'activité thyroïdienne et la production de thyroglobuline. Si des symptômes d'hypothyroïdie se manifestent, on administre des hormones thyroïdiennes. On peut administrer des antithyroïdiens en présence de thyrotoxicose associée. Il peut être nécessaire de recourir à la chirurgie si des symptômes de pression persistent.

Tumeurs thyroïdiennes

Les tumeurs de la glande thyroïde sont classées selon leur caractère bénin ou malin, la présence de thyrotoxicose associée ainsi que la qualité diffuse ou irrégulière de l'augmentation glandulaire. Si cette augmentation suffit à causer une tuméfaction visible dans le cou, la tumeur porte le nom de « goitre ».

On peut trouver des goitres à tous les stades, de ceux à peine visibles jusqu'à ceux qui enlaidissent réellement. Certains sont symétriques et diffus, d'autres nodulaires. Les uns s'accompagnent d'hyperthyroïdie (goitre toxique), les autres s'associent à un état euthyroïdien (goitre non toxique).

Goitre endémique (déficience en iode).   Le type le plus fréquent de goitre, rencontré surtout dans les régions géographiques où il y a une carence en iode (par exemple, le centre du Canada), est le *goitre simple* ou *colloïde*. Ce type de goitre peut aussi résulter de l'absorption d'importantes quantités de substances goitrigènes chez des individus porteurs de glandes très sensibles. Ces substances comprennent des quantités excessives d'iode ou de lithium, ce dernier étant couramment employé dans le traitement des états maniaco-dépressifs.

Le goitre simple représente une hypertrophie compensatoire de la glande thyroïde, probablement causée par une stimulation de l'hypophyse. L'hypophyse produit une hormone régularisant la croissance thyroïdienne. Cette production est excessive s'il existe une activité thyroïdienne inférieure à la normale, par exemple, lorsque l'iode disponible est insuffisant pour la production d'hormones thyroïdiennes. De tels goitres ne produisent habituellement pas de symptômes, sauf une tuméfaction au niveau du cou qui, si elle est excessive, peut entraîner une compression de la trachée.

Traitement. Plusieurs goitres de ce type régressent après un traitement visant à corriger le déséquilibre iodique. On prescrit un supplément d'iode, comme une solution saturée d'iodure de potassium, afin de diminuer l'activité stimulante de l'hypophyse sur la thyroïde.

Lorsque l'intervention chirurgicale est recommandée, on peut réduire au minimum les complications postopératoires en respectant certaines conditions : (1) personne relativement jeune sans complications médicales, comme le diabète, une maladie cardiaque ou des allergies médicamenteuses ; (2) état euthyroïdien en période préopératoire résultant d'un traitement par les antithyroïdiens ; (3) administration préopératoire adéquate d'iode afin de réduire le volume et la vascularité du goitre ; (4) un chirurgien expérimenté en chirurgie thyroïdienne.

Enseignement au client. Il est possible de prévenir le goitre simple en procurant aux enfants des régions pauvres en iode des suppléments iodés. Si l'apport moyen d'iode est inférieur à 40 μg par jour, la glande thyroïde s'hypertrophie. L'Organisation mondiale de la santé recommande que le sel soit iodé à une concentration d'une partie pour 100 000, concentration adéquate pour prévenir le goitre endémique. Au Canada, le sel est iodé à une concentration d'une partie pour 10 000. L'introduction du sel iodé représente le moyen le plus efficace de prévenir la formation du goitre chez les populations susceptibles d'en être atteintes.

Goitre nodulaire. Certaines glandes thyroïdes sont nodulaires parce qu'une ou plusieurs régions d'*hyperplasie* semblent se développer dans des conditions semblables à celles responsables du goitre colloïde. Il est possible que cet état ne donne lieu à aucun symptôme, mais il arrive que ces nodules augmentent lentement de volume, certains descendant dans le thorax et causant des symptômes de pression locale. Certains nodules deviennent malins, tandis que d'autres s'associent à un état d'hyperthyroïdie. Ainsi, plusieurs thyroïdes nodulaires requièrent ultérieurement une intervention chirurgicale.

Cancer de la thyroïde

Le cancer de la glande thyroïde survient beaucoup moins fréquemment que les autres formes de cancer. Au Canada,

environ 100 personnes meurent d'un cancer de la glande thyroïde chaque année. Le type le plus fréquent est l'*adénocarcinome papillaire*, qui représente plus de la moitié des tumeurs malignes de la thyroïde. Ce type de cancer débute durant l'enfance ou le début de la vie adulte, demeure localisé et peut éventuellement produire des métastases le long des vaisseaux et des ganglions lymphatiques s'il n'est pas traité. Son apparence est celle d'un nodule asymptomatique dans une glande normale.

Il existe une relation entre l'irradiation externe de la tête et du cou durant l'enfance et le développement subséquent du cancer de la thyroïde. Entre 1940 et 1960, on employa la radiothérapie pour détruire les amygdales et les tissus adénoïdes hypertrophiés, pour soigner l'acné et pour réduire la taille du thymus lorsqu'il était hypertrophié. La personne qui a subi un tel traitement devrait consulter un médecin et demander une scintigraphie thyroïdienne ; si une anomalie de la glande est observée, on pratique soit la thyroïdectomie, soit un traitement par les hormones ; si tout est normal, le client doit continuer à se faire examiner annuellement.

L'*adénocarcinome folliculaire* apparaît habituellement après l'âge de 40 ans et représente de 20% à 25% des néoplasmes thyroïdiens. Il se présente sous une forme encapsulée, élastique et caoutchouteuse à la palpation. Cette tumeur peut s'étendre aux os, au foie et aux poumons. Le pronostic n'est pas aussi favorable que pour l'adénocarcinome papillaire.

Les autres types de cancer sont les formes *médullaires* (5%), qui se présentent comme des tumeurs solides et dures, et *anaplasiques* (5%), qui sont des masses dures, irrégulières croissant rapidement et pouvant être douloureuses et sensibles.

Traitement. Le traitement adéquat du cancer de la glande thyroïde est l'ablation chirurgicale, l'étendue de la résection variant d'un centre hospitalier à un autre. La thyroïdectomie totale ou partielle se pratique quand cela est possible.

On fait un curage ganglionnaire cervical modifié si des ganglions lymphatiques sont également atteints. Après l'opération, on pratique l'ablation, grâce à l'iode 131, des tissus thyroïdiens résiduels. L'iode radioactif augmente aussi les chances de découvrir des métastases à un stade plus avancé si l'on exécute une scintigraphie complète du corps.

Puis on fait un traitement par les hormones thyroïdiennes pour réduire le taux de TSH à un niveau euthyroïdien.

Enseignement au client. Durant la période postopératoire, on renseigne le client sur la nécessité de prendre des hormones thyroïdiennes exogènes pour éviter l'hypothyroïdie. Les examens ultérieurs comprennent une évaluation clinique pour détecter la présence possible de nodules ou de masses au niveau du cou ainsi que des signes d'enrouement, de dysphagie ou de dyspnée. On fait des radiographies thoraciques si c'est nécessaire. On fait appel à la scintigraphie complète une fois par an durant les trois années qui suivent l'opération et moins fréquemment par la suite. Un mois avant chaque épreuve, on cesse le traitement hormonal.

On évalue le taux de T$_4$, de TSH, de calcium et de phosphore sériques pour déterminer si un supplément d'hormone est nécessaire et si l'équilibre calcique est maintenu.

Des réactions locales et systémiques, comme la neutropénie ou la thrombopénie, peuvent se produire à la suite d'une irradiation (voir à la page 610), mais elles sont très rares avec l'iode 131. Le traitement par l'iode radioactif ajouté à l'intervention chirurgicale augmente les chances de survie.

Crise thyréotoxique

La crise *thyréotoxique*, ou *thyréotoxicose*, est une variété d'hyperthyroïdie aiguë qui survient en général très rapidement et qui se caractérise par une hyperpyrexie, une tachycardie extrême et un état mental perturbé prenant fréquemment la forme du délire. La crise thyréotoxique est un état particulièrement dangereux qui survient habituellement à la suite d'une agression provoquée par les facteurs suivants: blessure, infection, opération quelconque, thyroïdectomie, extraction dentaire, réaction à l'insuline, acidose diabétique, grossesse, intoxication par la digitaline, suppression brutale de médicaments antithyroïdiens ou palpation vigoureuse de la thyroïde. Tous ces facteurs peuvent entraîner une crise thyréotoxique chez le client hyperthyroïdien mal équilibré ou non traité. Les clients que l'on maintient dans un état euthyroïdien grâce à une posologie adéquate de médicaments antithyroïdiens peuvent être affectés par ces facteurs sans souffrir d'une crise thyroïdienne.

Bien que la crise thyréotoxique soit difficile à diagnostiquer, les signes suivants la laissent présager: (1) tachycardie (plus de 130); (2) fièvre supérieure à 37,7°C; (3) signes et symptômes exagérés d'hyperthyroïdie; et (4) perturbations d'un système organique majeur, par exemple, les systèmes gastro-intestinal (perte de masse, diarrhée, douleur abdominale), neurologique (psychose, somnolence, coma) ou cardio-vasculaire (œdème, douleur thoracique, dyspnée, palpitations).

La crise thyréotoxique non traitée est presque toujours fatale, mais, grâce à un traitement approprié, le taux de mortalité diminue grandement.

Traitement.   L'objectif immédiat est d'abaisser la température et le rythme cardiaque. Les moyens pour réduire la fièvre sont un matelas ou une couverture hypothermique, des sacs de glace, un environnement frais (air climatisé) et l'hydrocortisone. On préfère l'acétaminophène aux salicylates, car l'aspirine déloge T$_4$ et T$_3$ de la globuline fixant la thyroxine, ce qui conduit à une augmentation des hormones thyroïdiennes libres. On donne de l'oxygène humidifié pour faciliter l'oxygénation des tissus et répondre aux besoins importants du métabolisme. On administre des solutions intraveineuses à base de dextrose pour remplacer les réserves de glycogène hépatique qui ont diminué chez l'hyperthyroïdien. On donne du propylthiouracile (Propyl-Thyracile) ou du méthimazole pour interrompre l'hormonogenèse, et de l'hydrocortisone pour traiter le choc ou l'insuffisance surrénale. On administre de l'iode pour diminuer la production de thyroxine par la glande thyroïde.

On donne des agents sympatholytiques pour les problèmes cardiaques comme la fibrillation auriculaire, les arythmies et l'insuffisance cardiaque globale. Quant aux symptômes cardiaques sévères, leur réduction est due à l'efficacité du propranolol combiné à la digitaline.

• L'état du client souffrant de crise thyréotoxique est jugé critique et exige une rare finesse d'observation ainsi que des soins infirmiers excellents durant et après la période aiguë de la maladie.

Thyroïdectomie

Soins préopératoires.   Avant de se faire opérer pour l'hyperthyroïdie, le client doit suivre un traitement médicamenteux approprié pour retrouver un taux d'hormones thyroïdiennes et un taux de métabolisme normaux, et pour réduire le risque de crise thyréotoxique et le risque d'hémorragie après l'opération. L'infirmière s'efforce de gagner la confiance totale du client et de lui épargner les tracas et l'anxiété. Certains types de traitement, comme l'ergothérapie, sont recommandés, car ils favorisent le repos et la relaxation.

Le client hyperthyroïdien arrive souvent de la maison tendu et malheureux, à cause de sa nervosité, de son agitation et de sa perte d'efficacité. Il est nécessaire de le libérer de ses soucis afin d'éviter la crise thyréotoxique. Si les visites de la famille et des amis semblent le perturber, il peut être préférable de limiter les visites durant la période préopératoire.

Le régime alimentaire doit comprendre des glucides et des protéines. Un apport quotidien riche en kilojoules est nécessaire à cause de l'activité métabolique accrue et de l'épuisement rapide des réserves de glycogène. On donne des suppléments vitaminiques, en particulier du chlorure de thiamine et de l'acide ascorbique. On supprime le thé, le café, le cola ainsi que les autres stimulants.

Si l'on fait subir au client des épreuves diagnostiques avant de l'opérer, on lui explique le but des épreuves et des préparatifs préopératoires afin de réduire son anxiété. De plus, on fait un effort tout spécial pour lui assurer une bonne nuit de repos avant l'opération.

Dans son enseignement préopératoire, l'infirmière montre au client comment soutenir son cou avec ses mains pour prévenir la tension au niveau de l'incision. Le fait d'élever les coudes et de placer les mains derrière le cou assure un support et cause moins de tension et d'étirement aux muscles du cou.

Soins postopératoires.   Il est important de changer la position du client avec soin et de veiller au soutien de la tête afin de ne pas exercer de tension au niveau des points de suture. La position la plus confortable est la position semi-Fowler, la tête surélevée et soutenue par des oreillers. On observe le plus grand calme et on administre les narcotiques prescrits contre la douleur. Le client peut recevoir de l'oxygène, les premières heures, pour faciliter sa respiration. L'infirmière doit prévenir son appréhension et lui dire que l'oxygène l'aidera à respirer et à se sentir moins fatigué. Le client peut recevoir des liquides par voie intraveineuse, mais il peut commencer à boire de l'eau dès que les nausées disparaissent. Habituellement, il éprouve quelque difficulté à avaler, mais les liquides froids et la glace seront plus faciles à prendre que d'autres liquides. Souvent, le client préfère un régime de consistance molle à une diète liquide.

L'infirmière vérifie le pansement et le renforce si c'est nécessaire. Elle doit se rappeler que, lorsque le client est en position dorsale, elle doit inspecter les côtés et la partie postérieure du cou aussi bien que la face antérieure pour y déceler tout signe de saignement. En plus de vérifier le pouls et la pression artérielle, pour détecter tout signe d'hémorragie interne, l'infirmière doit écouter les plaintes du client en rapport avec une sensation de pression ou de gêne au point de l'incision. De tels signes peuvent suggérer une hémorragie et doivent être rapportés sans délai.

On demande au client de parler peu, mais lorsqu'il parle, l'infirmière doit noter tout changement de la voix qui pourrait suggérer une atteinte du nerf récurrent situé derrière la thyroïde, voisin de la trachée.

À l'occasion, des difficultés respiratoires se présentent, avec apparition de cyanose et de respiration bruyante, correspondant à un œdème de la glotte ou à une atteinte du nerf récurrent. Cette complication demande l'introduction d'une canule à trachéotomie et on doit appeler le chirurgien immédiatement.

Lorsque l'infirmière n'est pas en permanence au chevet du client, une table de lit s'avère très utile. En effet, on peut y ranger tous les objets que le client utilise fréquemment, comme des mouchoirs de papier, une carafe d'eau et un verre, un bassin réniforme, etc. Ainsi, le client n'a pas besoin de tourner la tête pour les atteindre. Cette table sert aussi au moment des inhalations qui sont administrées pour éliminer les sécrétions muqueuses.

Le client peut habituellement se lever dès le premier jour postopératoire et choisir son menu. Un régime alimentaire bien équilibré et hyperénergétique est prescrit pour regagner la perte de masse. L'excision des points de suture ou des agrafes cutanées se fait habituellement le 2ᵉ jour. Le 5ᵉ jour, en général, le client quitte le centre hospitalier.

Complications. L'hémorragie, l'œdème de la glotte et l'atteinte du nerf récurrent représentent des complications que nous avons exposées précédemment. Parfois, dans les interventions sur la thyroïde, les glandes parathyroïdes peuvent être atteintes ou excisées, créant un déséquilibre du métabolisme du calcium dans l'organisme. Lorsque le calcium sanguin diminue, il apparaît une hyperirritabilité des nerfs, accompagnée de spasmes de la main et des pieds, et de contractures musculaires ; ces symptômes sont classés sous le terme *tétanie* et leur apparition doit être signalée aussitôt, car le laryngospasme, bien que rare, peut survenir. Une tétanie de ce type est habituellement soulagée par l'administration de gluconate de calcium. Cette déficience en calcium peut faire temporairement suite à la thyroïdectomie.

Enseignement au client. Le client ne peut reprendre complètement ses activités et ses responsabilités que lorsque la thyréotoxicose est enrayée. D'abord, on donne des explications, au client et à sa famille, sur l'importance du repos, de la relaxation et d'une bonne alimentation, ainsi que des instructions spécifiques sur les visites de suivi au cabinet du médecin ou à la clinique, visites nécessaires et très importantes.

□ GLANDES PARATHYROÏDES

Hyperparathyroïdie

L'hyperparathyroïdie, due à une sécrétion excessive des glandes parathyroïdes, se caractérise par une calcification des os et la formation de calculs rénaux contenant du calcium. L'hyperparathyroïdie secondaire, dont les manifestations sont similaires, survient chez les clients atteints d'insuffisance rénale chronique, et résulte probablement de la rétention de phosphore et de l'augmentation du taux d'hormone parathyroïdienne.

Manifestations cliniques et diagnostic. Ces clients peuvent ne présenter aucun symptôme, ou bien ils peuvent manifester des signes et des symptômes résultant de l'atteinte de nombreux systèmes. Ces clients présentent des symptômes d'apathie, de fatigue, de faiblesse musculaire, de nausées, de vomissements, de constipation et d'arythmies cardiaques, tous attribuables à une augmentation de la concentration du calcium sanguin. Les manifestations psychologiques peuvent varier, allant de l'irritabilité affective et de la névrose à la psychose à cause de l'effet direct du calcium sur l'encéphale et le système nerveux. Une augmentation de calcium entraîne une hausse du potentiel d'excitation des nerfs et des muscles. On peut parfois poser un faux diagnostic de psychonévrose.

La formation de calculs dans un rein ou dans les deux, reliée à l'augmentation de l'excrétion urinaire du calcium et du phosphore, représente l'une des complications importantes de l'hyperparathyroïdie qui survient chez 55% des clients. L'atteinte rénale provient de la précipitation du phosphate de calcium dans le bassinet et le parenchyme rénal, ce qui entraîne une néphrocalcinose, une obstruction, une pyélonéphrite et de l'urémie.

Les symptômes du système locomoteur accompagnant l'hyperparathyroïdie sont causés par la déminéralisation des os ou par des tumeurs osseuses constituées de cellules géantes bénignes provenant du gigantisme des ostéoclastes. Une douleur et une sensibilité des os se manifestent, en particulier au niveau du dos et des articulations. De plus, on peut observer une difficulté à supporter sa propre masse, des fractures pathologiques ainsi que des déformations et un tassement du corps.

L'hyperparathyroïdie augmente l'incidence d'ulcères gastro-duodénaux et de pancréatites et peut être responsable de bien des troubles digestifs.

Le diagnostic se confirme par l'image clinique, par un taux de calcium sanguin en augmentation constante et par des modifications squelettiques détectées aux rayons X. Il est très rare qu'une tumeur parathyroïdienne puisse être palpée.

Pour diagnostiquer une maladie des parathyroïdes, on évalue la quantité d'hormone parathyroïdienne et on dose le calcium et le phosphore de l'urine et du sérum. Le test de Sulkowitch est une analyse d'urines semi-quantitative du contenu en calcium et on l'utilise comme moyen de dépistage. On ajoute un réactif à un échantillon d'urines, et la réaction produite détermine la quantité de calcium contenu dans les urines. Si la réaction est normale, il se produit un fin nuage blanc dû au précipité de calcium ; en cas d'hypercalcémie, le précipité est laiteux et épais ; il n'y a pas de précipité dans le cas d'hypocalcémie.

Traitement.   L'apparition insidieuse et la nature chronique de l'hyperparathyroïdie, ses symptômes variés et souvent vagues, font que le client devient dépressif et frustré. La famille du client peut considérer sa maladie comme d'origine psychosomatique. La prise de conscience de l'évolution de ce trouble et l'attitude compréhensive de l'infirmière peuvent aider le client et sa famille à mieux accepter les réactions et les sensations qui se manifestent.

Le traitement de l'hyperparathyroïdie primaire consiste en l'ablation chirurgicale des tissus parathyroïdiens anormaux. On doit reconnaître pendant la période préopératoire que l'atteinte du rein est possible, car ces clients sont sujets aux calculs rénaux. On encourage le client à prendre au moins 2 000 mL de liquide par jour pour éviter la formation de calculs rénaux. On suggère le jus de canneberge, car il s'avère efficace pour abaisser le pH urinaire ; pour varier, il est possible de l'ajouter à des jus et à du soda gingembre. À cause de la possibilité de formation de calculs, on filtre l'urine et on conserve toute évidence de calcul pour l'examen en laboratoire. L'infirmière observe le client pour déceler d'autres manifestations, comme une douleur abdominale et une hématurie. Les diurétiques thiazidiques doivent être interdits, car ils diminuent l'excrétion rénale du calcium, ce qui élève, par la suite, le taux de calcium sérique.

On encourage le mouvement (s'asseoir ou marcher) autant que possible, car les os en état de stress normal libèrent moins de calcium. Le repos au lit, au contraire, augmente l'excrétion de calcium et favorise la formation de calculs rénaux.

Il faut satisfaire les besoins nutritionnels du client, mais en évitant les aliments à haute teneur en calcium et en phosphore, comme le lait et les produits laitiers. Si le client souffre également d'un ulcère gastro-duodénal, le médecin lui prescrit des antiacides et des suppléments protéiques. Il faut inciter le client à bien manger, car les cas d'anorexie sont fréquents. Le jus de pruneaux, les laxatifs émollients et l'activité physique, de même qu'un apport liquidien augmenté, éliminent la constipation, problème courant en période postopératoire.

Les soins infirmiers au client subissant une parathyroïdectomie sont essentiellement les mêmes que pour une thyroïdectomie (voir à la page 822). Même si on n'enlève pas tous les tissus des parathyroïdes dans le but de conserver l'équilibre calcium-phosphore, on doit surveiller le client pour détecter tout symptôme de tétanie, complication postopératoire précoce.

Bien qu'elle soit rare, la crise aiguë d'hypercalcémie peut se produire au cours d'une hyperparathyroïdie. Elle apparaît en même temps qu'une augmentation très forte du taux de calcium sérique. Si ce taux dépasse 15 mg de calcium par 100 mL de sérum, il se produit des troubles nerveux, cardio-vasculaires et rénaux qui peuvent être mortels. Le traitement comprend la réhydratation, grâce à de grandes quantités de liquide par voie intraveineuse, à des agents diurétiques qui favorisent l'excrétion rénale de l'excès de calcium ; de plus, on fait un traitement par le phosphate pour corriger l'hypophosphatémie et on abaisse le taux de calcium sérique en favorisant la fixation du calcium dans les os et en diminuant l'absorption du calcium au niveau de l'intestin. Dans les cas d'urgence, on fait appel à des agents cytotoxiques, à la calcitonine et à la dialyse. On doit surveiller de près le client qui souffre de crises aiguës d'hypercalcémie pour éviter toute complication et toute détérioration de son état, ainsi que l'inversion du taux de calcium sérique. Il est nécessaire de soutenir le client et sa famille.

Hypoparathyroïdie

La cause la plus fréquente de l'hypoparathyroïdie est la sécrétion inadéquate d'hormone parathyroïdienne. Celle-ci peut survenir à la suite d'une interruption de la circulation, d'une thyroïdectomie, d'une parathyroïdectomie ou d'un curage ganglionnaire cervical élargi. L'atrophie des glandes parathyroïdes est d'origine encore inconnue et elle ne semble pas entraîner fréquemment l'hypoparathyroïdie.

Physiopathologie.   Les signes et les symptômes d'hypoparathyroïdie proviennent d'un déficit en parathormone qui occasionne une élévation du taux de phosphate sanguin (hyperphosphatémie) ainsi qu'une diminution de la concentration du calcium sérique (hypocalcémie). L'hypocalcémie survient parce que le déficit en parathormone cause une diminution de l'absorption intestinale du calcium alimentaire et une diminution de la résorption de calcium par les os et à travers les tubules rénaux. La diminution de l'excrétion rénale du phosphate entraîne de l'hypophosphaturie, et une baisse du calcium sérique entraîne de l'hypocalcémie.

Manifestations cliniques.   L'hypocalcémie cause une irritabilité du système neuromusculaire et contribue au symptôme majeur d'hypoparathyroïdie, la *tétanie* — une hypertonie musculaire généralisée, accompagnée de tremblements et de contractions spasmodiques ou incoordonnées survenant avec ou sans efforts pour accomplir des mouvements volontaires. Les manifestations de tétanie latente sont des engourdissements, des fourmillements et des crampes des extrémités ainsi que de la rigidité dans les mains et les pieds. Les signes de tétanie patente comprennent un bronchospasme, un spasme laryngé et carpo-pédal (flexion des coudes et des poignets et extension des articulations carpo-phalangiennes — *Figure 38-2*), de la dysphagie, de la photophobie, des arythmies cardiaques et des convulsions. Les autres symptômes comprennent l'anxiété, l'irritabilité, la dépression et même le délire.

Évaluation.   La tétanie latente est mise en évidence lorsque les signes de Trousseau et de Chvostek sont positifs. Le *signe de Trousseau* est positif lorsque l'occlusion du flux sanguin au bras pendant 3 min produit le spasme carpo-pédal (en utilisant un brassard à pression artérielle). Le *signe de Chvostek* est positif lorsque la percussion du nerf facial au niveau de la glande parotide (antérieure à l'oreille) entraîne un spasme de la bouche, du nez et de l'œil.

Le diagnostic est souvent difficile à cause des symptômes vagues de courbatures, de douleurs ainsi que de névroses.

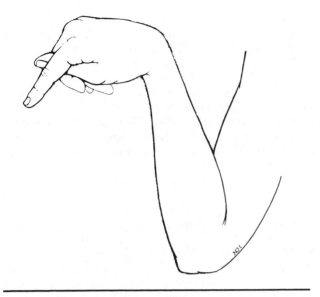

Figure 38-2   Spasme carpo-pédal.

Aussi les examens de laboratoire s'avèrent-ils une aide précieuse. Le calcium sérique est à un taux de 5 mg/100 mL à 6 mg/100 mL lorsque la crise de tétanie apparaît. Le phosphate sérique augmente, et les radiographies des os montrent une densité augmentée. On note de la calcification sur les rayons X des ganglions sous-cutanés ou des ganglions paraspinaux et des noyaux gris centraux de l'encéphale.

Traitement.   L'objectif du traitement est d'élever le calcium sérique à un taux d'environ 9 mg/100 mL à 10 mg/100 mL et d'éliminer les symptômes d'hypoparathyroïdie et d'hypocalcémie. Quand l'hypocalcémie accompagnée de tétanie survient après une thyroïdectomie, le traitement immédiat comporte l'administration de gluconate de calcium intraveineux. Si ce traitement ne supprime pas immédiatement les tendances convulsives, il peut être nécessaire d'administrer de l'hydrate de chloral, du paraldéhyde ou du pentobarbital.

On peut administrer l'hormone parathyroïdienne par voie parentérale pour traiter l'hypoparathyroïdie aiguë et la tétanie. La forte incidence de réactions allergiques à ces injections en limite l'utilisation aux crises aiguës d'hypocalcémie. On doit surveiller étroitement les variations du taux de calcium sérique ainsi que les réactions allergiques qui surviendraient.

À cause de l'excitabilité neuromusculaire, le client requiert un environnement où il y a un minimum de bruit, de courants d'air soudains, de lumières brillantes ou de mouvements brusques. Si le client ne peut surmonter ses problèmes respiratoires, il peut avoir besoin de bronchodilatateurs, d'une trachéotomie ou d'un respirateur mécanique.

Les soins infirmiers donnés au client qui souffre d'une hypoparathyroïdie aiguë possible comprennent les directives suivantes :

- L'attention de l'infirmière, dans les soins postopératoires d'un client ayant subi une thyroïdectomie, une parathyroïdectomie et un curage ganglionnaire cervical élargi, est dirigée vers la détection des signes de tétanie, de convulsions et de problèmes respiratoires.
- On garde du gluconate de calcium ainsi que le matériel nécessaire à son administration intraveineuse au chevet du client. Si celui-ci présente des problèmes cardiaques, s'il est sujet aux arythmies ou s'il reçoit de la digitaline, on administre alors le gluconate de calcium par perfusion lente.
- Le calcium et la digitaline augmentent la contraction systolique et, de plus, ils se potentialisent l'un l'autre. Cet effet peut produire des arythmies potentiellement fatales. En conséquence, le client cardiaque requiert une surveillance constante et doit être sans aucun doute placé sous monitorage cardiaque.

Le traitement d'un client atteint d'hypoparathyroïdie chronique est déterminé après l'étude des taux sanguins de calcium. Le régime alimentaire prescrit est à haute teneur en calcium et faible en phosphore. Bien que le lait, les produits laitiers et le jaune d'œuf soient riches en calcium, ils sont restreints, car ils contiennent d'importantes quantités de phosphore. Les épinards sont défendus, car ils renferment de l'oxalate qui forme des substances de calcium insoluble. Des comprimés de gluconate de calcium par voie orale ajoutent un supplément au régime. On donne aussi du gel d'hydroxyde d'aluminium ou du carbonate d'aluminium (Gelusil, Amphogel) après les repas pour lier le phosphore et favoriser son excrétion par le tube digestif.

Des doses variables d'une préparation de vitamine D, dihydrotachystérol (Hytakerol), ergocalciférol (vitamine D_2) ou cholécalciférol (vitamine D_3), sont habituellement nécessaires et favorisent l'absorption du calcium par le tube digestif.

La période de convalescence est le moment approprié pour informer le client sur le traitement pharmacologique et le régime alimentaire. Il a besoin de savoir pourquoi il doit maintenir un apport élevé en calcium et faible en phosphate, et quels sont les symptômes de l'hypocalcémie et de l'hypercalcémie, pour être en mesure de les signaler à son médecin s'ils se présentent.

☐ GLANDES SURRÉNALES

Phéochromocytome

Le *phéochromocytome* est une tumeur généralement bénigne provenant de la médullo-surrénale et, en particulier, des cellules chromaffines. Chez 90% des clients, la tumeur se développe dans la médullo-surrénale tandis que chez environ 10%, elle apparaît dans le tissu chromaffine extra-surrénalien (aorte, ovaires, rate ou à tout endroit où ces cellules sont localisées). Elle affecte les individus entre 25 et 50 ans, et autant les hommes que les femmes. On doit également soumettre les membres de la famille du client à des tests de dépistage d'une tumeur possible à cause d'un taux de risque très élevé.

Manifestations cliniques.   Les tumeurs fonctionnelles de la médullo-surrénale provoquent de l'hypertension artérielle ainsi que d'autres perturbations cardio-vasculaires. La nature et la gravité de la tumeur dépendent des taux de sécrétion d'adrénaline et de noradrénaline.

L'hypertension peut être intermittente ou persistante. Si elle prend un caractère continuel, il peut être difficile de la distinguer de « l'hypertension essentielle ». En plus de l'hypertension, les symptômes sont essentiellement les mêmes que ceux rencontrés après l'administration d'adrénaline en fortes doses : tachycardie, transpiration excessive, tremblements et nervosité. L'hyperglycémie peut résulter de la transformation du glycogène hépatique et musculaire en glucose, à cause de la sécrétion d'adrénaline.

L'image clinique d'un cas paroxystique de phéochromocytome se caractérise en général par des crises aiguës, imprévisibles, durant plusieurs heures ou seulement quelques secondes, pendant lesquelles le client éprouve de l'anxiété, se sent faible, tremble, et souffre de céphalée, de vertige, de vision trouble, d'un manque d'air, d'un tintement dans les oreilles et de dyspnée. Les autres symptômes sont la polyurie, les nausées, les vomissements, la diarrhée, la douleur abdominale et une appréhension morbide. Les palpitations et la tachycardie sont fréquentes. L'hypotension posturale peut se produire.

Évaluation. Étant donné que, dans les programmes d'éducation de la population, on insiste sur l'importance de la détermination périodique de la pression artérielle, l'infirmière est amenée fréquemment à évaluer des clients hypertendus. Le client qui a des attaques d'hypertension paroxystique demande une attention particulière. Ces manifestations, de même que le facteur précipitant, doivent être bien examinées. Comme l'hypertension paroxystique est une expérience qui effraie, le client ne doit pas être laissé seul. Bien que moins de 1% des clients hypertendus présentent un phéochromocytome, il est important d'en tenir compte, car il est habituellement curable grâce à l'opération.

On peut soupçonner un phéochromocytome si des signes d'hyperactivité sympathique surviennent en association avec une élévation marquée de la pression artérielle. Le dosage des catécholamines plasmatiques et urinaires représente le moyen le plus direct et le plus fiable pour mettre en évidence une hyperactivité de la médullo-surrénale. La détermination de VMA (acide vanillyl-mandélique), en particulier, est préférable (valeurs urinaires normales : de 2 mg/24 h à 6 mg/24 h). De plus, on doit effectuer un dosage des catécholamines dans les urines recueillies sur une période de 2 h à 3 h après une crise d'hypertension spontanée ou provoquée. On élimine le café, la vanille, certains fruits, certains légumes et certains médicaments avant de déterminer le VMA, car ces substances peuvent fausser les résultats.

On peut faire des épreuves pharmacologiques pour le dépistage, bien qu'elles soient rarement nécessaires, sauf si les symptômes cliniques suggèrent fortement le phéochromocytome et si les résultats des recherches de catécholamines dans les urines sont négatifs. Ces épreuves dépendent de la réaction de la pression artérielle aux médicaments *stimulants* et aux médicaments *inhibiteurs adrénergiques*. Les stimulants sont ceux qui élèvent rapidement la pression artérielle, tandis que les inhibiteurs adrénergiques précipitent une chute de la pression artérielle chez les individus atteints de cette maladie. L'agent pharmacologique stimulant le plus couramment utilisé est l'histamine. Les résultats de l'épreuve révèlent un phéochromocytome s'il y a élévation marquée

des pressions artérielles systolique et diastolique, de 1 min à 4 min après l'injection intraveineuse d'histamine. (Les individus normotendus sans phéochromocytome souffrent de céphalée, de bouffées de chaleur et souvent d'une légère baisse de la pression artérielle.)

L'agent diagnostic de choix, parmi les inhibiteurs adrénergiques, est la phentolamine (Rogitine) qui neutralise l'action de l'adrénaline. Même de très faibles doses de cette substance peuvent faire baisser précipitamment la pression artérielle des clients atteints de phéochromocytome. Par conséquent, on doit disposer de noradrénaline (Levophed) ou d'autres vaso-presseurs pour soulager une hypotension grave.

L'épreuve à la tyramine est fondée sur la libération directe des catécholamines par les terminaisons nerveuses. L'injection intraveineuse rapide de tyramine, en doses progressives jusqu'à 2 mg, produira une élévation de la pression artérielle dans les 45 s à 60 s, et atteindra un pic en 1 min à 1,5 min. La réaction dure moins de 3 min. Si la pression systolique s'élève de 20 mm Hg à 80 mm Hg, et la pression diastolique d'environ 40 mm Hg, l'épreuve est considérée positive. (Si l'élévation de la pression artérielle est trop importante ou prolongée, la phentolamine renversera la réaction rapidement.)

En résumé, on peut diagnostiquer un phéochromocytome, chez 90% des clients atteints, par un simple dosage de l'adrénaline et de la noradrénaline urinaires ou par les taux de VMA. Les épreuves pharmacologiques sont dangereuses, mais elles peuvent aider à diagnostiquer cette affection chez les autres 10% des clients qui en sont atteints. On effectue les épreuves à l'histamine et à la tyramine avec prudence, et seulement si la pression artérielle ne se maintient pas au-dessus de 170/100. Les inhibiteurs adrénergiques doivent être employés seulement si la pression artérielle est élevée.

Traitement. Le traitement du phéochromocytome est l'ablation chirurgicale de la tumeur accompagnée généralement d'une surrénalectomie. La préparation préliminaire du client comprend le contrôle méticuleux de la pression artérielle et des volumes sanguins. Généralement, ce contrôle se fait sur une période de 10 jours à 2 semaines. Les inhibiteurs α-adrénergiques comme la phentolamine ou le chlorhydrate de phénoxybenzamine peuvent être employés avec prudence sans causer d'hypotension indue. Ces substances inhibent les effets des catécholamines, mais ne gênent ni leur synthèse ni leur dégradation. Les clients souffrant d'arythmies cardiaques ou ceux qui ne réagissent pas aux médicaments inhibiteurs α-adrénergiques peuvent recevoir des inhibiteurs β-adrénergiques. On doit utiliser avec beaucoup de prudence des inhibiteurs α-adrénergiques et β-adrénergiques, car les clients atteints de phéochromocytome peuvent y être extrêmement sensibles. Les inhibiteurs de la synthèse des catécholamines représentent un autre groupe de médicaments pouvant être utilisés en période préopératoire lorsque les effets des catécholamines ne sont pas diminués par les inhibiteurs adrénergiques.

Durant la période postopératoire, une des fonctions essentielles de l'infirmière est de surveiller les signes vitaux, la pression artérielle, l'électrocardiogramme et l'équilibre liquidien. Les autres soins infirmiers sont ceux des clients qui subissent une intervention chirurgicale à l'abdomen. Habituellement, on corrige l'hypotension par des transfusions sanguines et par l'administration de petites quantités de vaso-presseurs. Dans le cas d'une surrénalectomie bilatérale, un remplacement des corticostéroïdes s'impose. On doit surveiller fréquemment l'apparition de crises d'hypertension et d'hypotension.

Plusieurs jours après l'opération, on recueille les urines pendant 24 h pour doser les catécholamines et leurs métabolites, afin de déterminer l'efficacité de l'intervention. Quand les taux sont revenus à la normale, le client peut quitter le centre hospitalier. Par la suite, des examens périodiques sont nécessaires, surtout chez les clients jeunes ou chez ceux qui ont des antécédents familiaux de phéochromocytome.

Cortico-surrénale (cortex surrénalien)

La cortico-surrénale est considérée comme vitale. Les sécrétions de la cortico-surrénale permettent à l'organisme de s'adapter aux différentes situations de stress. Le degré d'adaptation varie d'un individu à un autre, bien qu'en état de choc aigu il se produise une insuffisance circulatoire périphérique et de la prostration. En l'absence de la cortico-surrénale, il est possible de maintenir la vie par l'administration de substituts nutritionnels et électrolytiques, et de substituts d'hormones cortico-surrénales.

Les hormones cortico-surrénales sont classées en trois groupes : les minéralocorticoïdes, les glucocorticoïdes et les hormones sexuelles. Les *minéralocorticoïdes* agissent sur la rétention d'eau et de sodium, et sur l'excrétion de potassium. Ils comprennent l'aldostérone et la désoxycorticostérone, un précurseur naturel de l'aldostérone. Les *glucocorticoïdes* ont un effet sur les activités métaboliques, notamment sur le métabolisme des glucides. Ils comprennent le cortisol et la corticostérone. Les glucocorticoïdes favorisent la rupture des protéines et des lipides en réserve dans l'organisme qui seront une source d'énergie durant les périodes de jeûne. Ils enrayent l'action de l'insuline, activent le catabolisme des protéines et inhibent la synthèse des protéines. Ils affectent les mécanismes de défense de l'organisme et influencent le comportement affectif directement ou indirectement. En fortes concentrations, ils suppriment l'inflammation et inhibent la formation de tissu cicatriciel. Lorsqu'il y a hypofonctionnement de la cortico-surrénale, les clients peuvent être déprimés et inquiets, alors que lors d'un remplacement excessif, ils ont tendance à devenir optimistes, heureux et euphoriques. Les *hormones sexuelles* sécrétées par la cortico-surrénale sont les androgènes et les œstrogènes.

Les perturbations de la cortico-surrénale surviennent par suite d'une hyposécrétion ou d'une hypersécrétion d'hormones cortico-surrénales. L'insuffisance surrénale résulte d'une maladie, d'une atrophie, d'une hémorragie ou d'une ablation chirurgicale d'une ou des glandes surrénales.

Maladie d'Addison

Physiopathologie et manifestations cliniques. La maladie d'Addison, causée par une insuffisance des hormones cortico-surrénales, survient lors de l'ablation bilatérale des cortico-surrénales ou lors de leur destruction par une atrophie idiopathique ou des infections comme la tuberculose ou l'histoplasmose. Les symptômes d'une insuffisance cortico-surrénale peuvent survenir à la suite d'un arrêt soudain de l'hormonothérapie, ce qui supprime la réaction naturelle de l'organisme au stress et interfère avec les mécanismes normaux de rétroaction. Cette déficience hormonale donne lieu à une image clinique caractéristique. Les signes et les symptômes majeurs sont la faiblesse musculaire, l'anorexie, des symptômes gastro-intestinaux, la fatigue, l'émaciation, une pigmentation foncée généralisée de la peau, l'hypotension, l'hypoglycémie, une baisse du métabolisme basal, l'hyponatrémie et l'hyperkaliémie. Dans les cas graves, le déséquilibre du métabolisme du sodium et du potassium peut être marqué par une déplétion d'eau et de sodium dans l'urine et une déshydratation chronique grave.

Évaluation. Bien que les signes et les symptômes présentés semblent spécifiques, le début de la maladie d'Addison survient habituellement avec des symptômes non spécifiques. Le diagnostic de la maladie d'Addison repose sur les épreuves de laboratoire appropriées. Les résultats de laboratoire, qui sont un indice, comprennent une diminution des concentrations de sucre et de sodium sanguins (hypoglycémie et hyponatrémie), une augmentation de la concentration de potassium sérique (hyperkaliémie) et une lymphocytose relative.

Le diagnostic définitif dépend de la mise en évidence d'un faible taux d'hormones cortico-surrénales dans le sang et l'urine. Si la cortico-surrénale est détruite, les valeurs de base sont peu élevées et une injection d'ACTH ne réussit pas à produire l'élévation normale du cortisol plasmatique et des 17-hydroxycorticostéroïdes urinaires. Si la glande surrénale est normale, mais qu'elle n'est pas stimulée adéquatement par l'hypophyse, on obtient une réaction normale à des posologies répétées d'ACTH exogène, mais aucune réaction ne suit l'administration de métyrapone, qui stimule l'ACTH endogène.

À mesure que la maladie évolue et que l'hypofonctionnement de la cortico-surrénale entraîne une hypotension aiguë, le client se dirige vers une crise addisonienne qui constitue un état d'urgence médicale, marquée par la cyanose, de la fièvre et les signes classiques du choc : pâleur, appréhension, pouls rapide et filant, respirations rapides et hypotension. De plus, le client peut se plaindre de céphalées, de nausées, de douleur abdominale, de diarrhée, et montrer des signes de confusion et d'agitation. Même un léger surmenage, l'exposition au froid, une infection aiguë ou une diminution de l'apport sodique peuvent provoquer un collapsus circulatoire. L'appréhension avant une opération ou la déshydratation causée par la préparation aux épreuves diagnostiques ou à l'opération elle-même peuvent provoquer une crise addisonienne ou une crise d'hypotension.

Traitement. Le traitement immédiat consiste à combattre l'état de choc : restaurer la circulation sanguine, administrer des liquides, surveiller les signes vitaux et installer le client en position couchée avec les jambes élevées (position Trendelenburg). Un réconfort moral doit être donné en même temps que les soins physiques. On administre

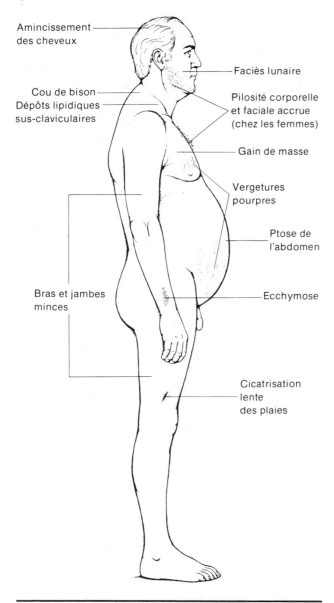

Amincissement des cheveux

Cou de bison
Dépôts lipidiques sus-claviculaires

Bras et jambes minces

Faciès lunaire

Pilosité corporelle et faciale accrue (chez les femmes)

Gain de masse

Vergetures pourpres

Ptose de l'abdomen

Ecchymose

Cicatrisation lente des plaies

Figure 38-3 Les manifestations du syndrome de Cushing incluent invariablement l'obésité du tronc, le faciès lunaire, la minceur des extrémités, le cou de bison ainsi que des dépôts lipidiques sus-claviculaires. Des vergetures pourpres, larges, apparaissent aux points de tension, comme l'abdomen, les hanches et les épaules. La pilosité du visage et du corps est augmentée et l'amincissement des cheveux se remarque seulement si les androgènes sont augmentés.

de l'hydrocortisone par voie intraveineuse, suivie d'une perfusion de dextrose à 5% dans une solution saline normale. Si l'hypotension persiste, on peut recourir à des amines vaso-pressives.

Lorsque l'état du client est de nouveau stationnaire, on doit prendre des mesures pour éviter de créer des situations de stress qui pourraient entraîner une autre attaque hypotensive. On veille à détecter tout signe d'infection qui aurait pu déclencher la crise initiale. Le client doit commencer à se

nourrir dès qu'il le peut. On lui donne du jus de fruits et du bouillon salé pour augmenter l'apport en sodium, dans le but de corriger le déséquilibre électrolytique. À mesure que le client tolère mieux les liquides oraux, on diminue les liquides intraveineux.

Durant la convalescence au centre hospitalier, l'infirmière surveille l'apparition de symptômes de déséquilibre sodique ou potassique. Elle continue à surveiller les signes vitaux et à évaluer l'énergie physique du client ainsi que son état affectif. Elle administre du cortisol (hydrocortisone) selon un horaire simulant la sécrétion normale (niveaux les plus élevés entre 4 h et 6 h, et niveaux les plus bas dans la soirée).

Lorsque le client quitte le centre hospitalier, on établit une posologie de base du cortisol ; cependant, on informe le client qu'il doit augmenter les doses durant les périodes de stress. Il a besoin de connaître les conséquences d'une dose trop forte ou insuffisante, puisque c'est lui qui établira l'horaire de son médicament. On avertit le client de toujours porter sur lui les informations indiquant qu'il reçoit des corticostéroïdes (voir à la page 831).

Syndrome de Cushing

Le syndrome de Cushing est le contraire de la maladie d'Addison. Ses caractéristiques cliniques sont une hyperactivité cortico-surrénale au lieu d'une hypoactivité. Le syndrome peut résulter d'une administration excessive de cortisone ou d'ATCH, ou d'une hyperplasie du cortex surrénal.

Physiopathologie. La lésion primaire responsable du syndrome de Cushing peut être une tumeur se développant dans le cortex d'une des deux glandes surrénales ou un adénome basophile de l'hypophyse (voir à la page 843) occasionnant une croissance excessive des cellules hypophysaires qui libèrent la corticotrophine (ACTH) ; celle-ci stimule la cortico-surrénale malgré les quantités adéquates d'hormones cortico-surrénales en circulation. Les mécanismes naturels de rétroaction chargés de régulariser la fonction de la cortico-surrénale deviennent inefficaces et le modèle diurne de la sécrétion de cortisol disparaît. Les signes et les symptômes du syndrome de Cushing sont principalement causés par la sécrétion démesurée des glucocorticoïdes, des androgènes, ou hormones sexuelles, bien que la sécrétion des minéralocorticoïdes puisse également être perturbée.

■ ÉVALUATION INITIALE

Manifestations cliniques. Quand une surproduction d'hormones cortico-surrénales survient, la croissance cesse et l'obésité ainsi qu'un vieillissement osseux prématuré s'installent.

L'image classique du syndrome de Cushing chez l'adulte est une « obésité de type central » caractéristique, avec un empâtement graisseux de la nuque et du cou (cou de bison), et des régions sus-claviculaires, un tronc large et des extrémités relativement minces (*Figure 38-3*). La peau est mince et fragile ; des ecchymoses et des vergetures apparaissent. Le client se plaint de faiblesse et de lassitude. Le sommeil est perturbé à cause du dérèglement de la sécrétion diurne de cortisol. Un excès de catabolisme protéique survient, ce qui entraîne la fonte musculaire et l'ostéoporose. Il en résulte une cyphose, un mal de dos et des fractures vertébrales de compression. Une rétention de sodium et d'eau causée par l'activité accrue des minéralocorticoïdes entraîne souvent de l'hypertension et une insuffisance cardiaque globale.

La figure du client est ronde (faciès lunaire), sa peau devient de plus en plus huileuse et se couvre d'acné. Le risque d'infection augmente. L'hyperglycémie et le diabète se développent.

Chez les femmes de tous âges, des éléments variables de virilisation se manifestent. Un excès d'androgènes peut aussi causer le virilisme qui est caractérisé par l'apparition de traits masculins et la récession des caractéristiques féminines. Il se produit une croissance excessive des poils au niveau du visage (hirsutisme), les seins s'atrophient, la menstruation cesse, le clitoris s'élargit et la voix de la cliente devient grave. L'homme et la femme perdent leur libido.

Des changements dans l'humeur et dans l'activité mentale se produisent, pouvant même aller jusqu'à la psychose. La détresse et la dépression sont fréquentes et augmentent avec l'importance des changements physiques accompagnant ce syndrome. Si le syndrome de Cushing est causé par une tumeur de l'hypophyse, il se peut que des troubles visuels apparaissent.

Le client peut subir des variations de masse, une perturbation du sommeil et une cicatrisation lente des blessures et des contusions.

Évaluation diagnostique. L'évaluation diagnostique de ce syndrome repose sur une augmentation des taux de sodium et de sucre dans le sang, une baisse de concentration du potassium, une réduction du nombre des éosinophiles et une disparition du tissu lymphoïde. Les analyses habituelles portent sur les urines de 24 h afin d'évaluer les taux de 17-hydrocorticostéroïdes et de 17-cétostéroïdes, de métabolites urinaires du cortisol et des androgènes. Ces taux ainsi que les taux de cortisol plasmatique sont élevés. On prélève plusieurs échantillons de sang à différents moments de la journée pour évaluer le mode de sécrétion du cortisol, car sa variation diurne normale peut être perturbée. Dans le cas de tumeur hypophysaire, l'ACTH plasmatique est élevé.

Problèmes du client et diagnostics infirmiers

Les principaux problèmes du client comprennent : l'incapacité du client de se soigner lui-même à cause de la faiblesse, de la fatigue, de la fonte musculaire et du sommeil perturbé ; la diminution de l'intégrité de la peau : œdème, cicatrisation faible, peau fine et fragile ; l'augmentation du risque de blessures et d'infections à cause du métabolisme protéique perturbé et d'une réaction inflammatoire inefficace ; l'altération de l'image corporelle à cause de la mauvaise apparence physique ; la diminution de la fonction sexuelle et de l'activité sexuelle ; et les perturbations du fonctionnement mental entraînées par l'humeur changeante, l'irritabilité et la dépression.

■ PLANIFICATION ET INTERVENTION

Objectifs

1. Capacité accrue de prendre soin de soi.
2. Amélioration de l'intégrité de la peau.
3. Prévention des blessures et des infections.
4. Amélioration de l'image corporelle.
5. Amélioration de l'activité mentale.

Pour permettre l'atteinte de ces objectifs, le traitement devra viser principalement à supprimer la cause du syndrome de Cushing et à (1) favoriser un équilibre entre l'exercice et le repos, (2) éviter les atteintes à l'intégrité de la peau, (3) minimiser les risques de blessures et d'infections, (4) améliorer l'image corporelle et éviter les altérations futures, et (5) éliminer ou réduire les facteurs responsables de la détérioration de l'activité mentale.

Quand cela est possible, on supprime la cause du syndrome de Cushing. S'il est dû à l'administration des corticoïdes, on réduira la dose. D'autre part, on devra veiller à ce que le trouble pour lequel ces corticoïdes ont été prescrits ne se manifeste plus. Si le syndrome est causé par des troubles hypophysaires, on fait l'ablation de la glande ou on l'irradie. En cas d'hyperplasie des surrénales, le meilleur traitement est encore la surrénalectomie (voir à la page 831). De rares cas d'hyperplasie peuvent être traités principalement en soignant l'hypophyse, par exemple, chez les clients présentant de gros adénomes hypophysaires ou chez ceux souffrant d'un léger hyperfonctionnement des surrénales. Chez ces derniers, on peut envisager la radiothérapie qui donnera des résultats positifs, mais lents à venir.

Exercices et repos. La faiblesse, la fatigue et la fonte musculaire empêchent le client atteint du syndrome de Cushing de poursuivre des activités normales. On doit donc l'encourager à entreprendre des activités modérées pour éviter les complications causées par l'immobilité et l'aider à améliorer son estime de soi. L'insomnie contribue souvent à augmenter la fatigue. On planifie des périodes de repos bien réparties au cours de la journée. On s'efforce de favoriser la relaxation grâce à un environnement calme destiné au repos et au sommeil.

Soins de la peau. Il est nécessaire d'apporter des soins minutieux à la peau fragile pour éviter toute blessure. On évite les rubans adhésifs qui peuvent irriter et étirer la peau lorsqu'on les enlève. On surveille fréquemment la peau et les proéminences osseuses, et on encourage le client à changer souvent de position pour éviter toute irritation de la peau.

Prévention des blessures et de l'infection. On assure un environnement protecteur pour éviter les chutes, les fractures et les autres blessures aux os et aux tissus mous. On aide le client trop faible à marcher pour prévenir les chutes ou les coups contre les coins pointus des meubles. On évite les visites des amis, des membres du personnel ou d'autres clients atteints d'une infection. On surveille fréquemment l'apparition du moindre signe d'infection car les effets anti-inflammatoires des glucocorticoïdes peuvent cacher les signes d'inflammation et d'infection.

Amélioration de l'image corporelle.   Si la disparition des causes du syndrome de Cushing est possible, les principaux changements physiques qui en dépendent vont également disparaître. Cependant, on doit discuter avec le client de la portée qu'ont eu ces changements sur son estime de soi et sur ses relations avec les autres. On soigne l'obésité et l'œdème grâce à un régime alimentaire pauvre en glucides et en sodium. Des aliments riches en protéines diminuent certains autres symptômes gênants.

Aide au client et à sa famille.   On explique au client et à sa famille les causes de l'instabilité émotionnelle pour les aider à s'adapter aux changements d'humeur, à l'irritabilité et à la dépression qui peuvent se produire. Un comportement psychotique peut apparaître chez un petit nombre de clients et on doit en avertir le médecin. On encourage le client et sa famille à verbaliser ce qu'ils ressentent.

De plus, on prépare le client à subir la surrénalectomie si celle-ci est ordonnée et on lui explique la nature des soins postopératoires (voir ci-dessous). L'ulcère gastro-duodénal et le diabète sucré sont fréquents chez ce type de client ; c'est pourquoi les soins comprendront l'examen des selles pour déceler la présence possible de sang, l'examen des urines pour détecter la glycosurie, et les interventions appropriées.

■ ÉVALUATION

Résultats escomptés

Le client réussit à :

1. Prendre soin de lui-même.
   a) Planifie les activités de manière à alterner les périodes de repos et d'exercices ;
   b) Participe aux soins hygiéniques ;
   c) Signale une amélioration du bien-être ;
   d) Dort profondément la nuit et durant les périodes planifiées de repos ;
   e) Ne souffre d'aucune complication due à l'immobilité.
2. Obtenir et maintenir l'intégrité de la peau.
   a) Garde une peau intacte, sans lésion ni infection ;
   b) Montre des preuves que l'œdème régresse au niveau des membres et du tronc ;
   c) Évite toute blessure de la peau ;
   d) Change fréquemment de position ;
   e) Inspecte quotidiennement les proéminences osseuses.
3. Montrer des preuves que les risques de blessures et d'infection diminuent.
   a) N'a pas de fractures ni de blessures des tissus mous ;
   b) Ne présente pas d'ecchymoses ;
   c) Prend des moyens pour éviter les blessures (par exemple, demande de l'aide lorsque c'est nécessaire, dispose les tapis et les meubles pour éviter les chutes et les coups) ;
   d) Évite tout contact avec des personnes atteintes d'un rhume ou d'une grippe ;
   e) Ne présente pas de fièvre, de rougeur, de douleur et d'autres signes d'infection et d'inflammation.
4. Améliorer son image corporelle.
   a) Se maquille et choisit des vêtements qui rehaussent l'apparence ;
   b) Fréquente les autres personnes ;
   c) Soigne son apparence (par exemple, soins de la peau, soins des cheveux) ;
   d) N'augmente pas sa masse ;
   e) Respecte le régime alimentaire (par exemple, beaucoup de protéines, peu de glucides et de sodium) ;
   f) Verbalise ses sentiments face aux changements d'apparence ainsi qu'au fonctionnement et à l'activité sexuels ;
   g) Prend conscience que les changements physiques sont causés par l'excès de corticostéroïdes.
5. Montrer une amélioration du fonctionnement mental.
   a) Identifie la cause des changements d'humeur à un taux trop élevé de corticostéroïdes ;
   b) Parle de ses sentiments à l'infirmière et à sa famille ;
   c) Participe aux activités familiales ;
   d) Parle à l'infirmière, au médecin et à sa famille de ses soucis lorsqu'ils deviennent trop accablants.

Aldostéronisme primaire

L'effet majeur de l'aldostérone est de conserver le sodium de l'organisme. Sous l'influence de cette hormone, les reins excrètent moins de sodium et plus de potassium.

La *production excessive d'aldostérone*, qui survient chez certains clients porteurs de tumeurs fonctionnelles de la glande surrénale, entraîne une série spécifique de modifications biologiques et un ensemble correspondant de signes et de symptômes cliniques qui confirment le diagnostic de cette affection. Chez ces clients, on note un abaissement considérable du taux de potassium sanguin (hypokaliémie) et d'ions hydrogène (alcalose), comme l'indique une augmentation du pH et du pouvoir de combinaison du gaz carbonique. Le taux de sodium sérique est normal ou élevé selon la quantité d'eau réabsorbée avec le sodium. L'hypertension est fréquente, bien que l'aldostéronisme ne soit la cause majeure que de 3 % des cas d'hypertension.

Chez les clients atteints d'aldostéronisme, l'hypokaliémie est responsable de la faiblesse musculaire variable ainsi que de l'impossibilité pour les reins d'acidifier ou de concentrer l'urine. En conséquence, le volume urinaire est excessif ; ces clients se plaignent de polyurie. Leur sodium sanguin, au contraire, est anormalement concentré, ce qui se traduit par une soif excessive (polydipsie) et par l'hypertension artérielle. Une augmentation secondaire du volume sanguin et des effets directs de l'aldostérone sur les récepteurs nerveux, comme le sinus carotidien, représentent d'autres facteurs produisant l'hypertension. L'alcalose hypokaliémique peut abaisser la concentration sanguine en ions calcium et prédispose le client à la tétanie et aux paresthésies. On peut se servir des signes de Trousseau et de Chvostek pour évaluer l'irritabilité neuromusculaire avant que la paresthésie et la tétanie n'apparaissent franchement (voir à la page 824).

En plus d'une concentration sérique élevée ou normale en sodium et d'une concentration sérique faible en potassium, des études diagnostiques ont montré des concentrations sériques élevées en aldostérone et faibles en rénine.

On traite habituellement l'aldostéronisme primaire par l'ablation de la tumeur au cours d'une surrénalectomie.

Surrénalectomie

La surrénalectomie est le traitement qui convient le mieux au syndrome de Cushing et à l'aldostéronisme. On la pratique aussi pour les tumeurs des glandes surrénales ainsi que pour les tumeurs malignes du sein et de la prostate.

Cas de tumeurs de la surrénale.   Toutes les perturbations endocrines, associées à une tumeur fonctionnelle de la région médullaire ou corticale de la surrénale, peuvent être éliminées complètement, et l'état du client amélioré considérablement, par l'ablation chirurgicale de la glande atteinte. La surrénalectomie est pratiquée au moyen d'une incision dans la région lombaire ou l'abdomen. En général, les soins postopératoires ressemblent à ceux de toute intervention chirurgicale à l'abdomen. Après l'ablation de la cortico-surrénale, on peut noter des variations de la teneur en hormones cortico-surrénales, et le client doit subir un traitement par les corticostéroïdes ; on lui administre aussi des liquides et d'autres produits pour maintenir la pression artérielle et prévenir les complications aiguës. On sera également attentif à maintenir une glycémie normale grâce à l'insuline, à des solutions intraveineuses appropriées et à des modifications dans le régime alimentaire.

Les soins infirmiers au cours de la période postopératoire comprennent une évaluation fréquente des signes vitaux afin qu'on puisse détecter les tout premiers signes d'une hémorragie et d'une poussée d'insuffisance cortico-surrénale aiguë. On évitera toute situation de stress en expliquant au client la nature du traitement, en lui assurant un certain confort, en établissant un ordre de priorité des soins et en lui réservant des périodes de repos.

Cas de tumeurs malignes du sein et de la prostate. (Voir aussi aux pages 958 et 985.) Certaines tumeurs malignes, notamment celles du sein et de la prostate, sont affectées par les hormones produites par les glandes endocrines. On sait que les hormones ovariennes ont un effet sur le cancer du sein, et les hormones testiculaires, sur le cancer de la prostate. Chez certains clients, même après la suppression de la stimulation endocrine, les hormones sont encore présentes et proviennent des glandes surrénales. Pour cette raison, on peut pratiquer une surrénalectomie bilatérale, dans le but de corriger les effets d'un cancer récidivant du sein ou de la prostate. On atteint les surrénales soit par voie transabdominale, soit par le lit postérieur de la 12e côte.

En période postopératoire, on administre l'hormone cortico-surrénale, selon la posologie appropriée, pour remédier à la carence brutale en hormones. La posologie de l'hormone est ensuite graduellement réduite, à mesure que l'organisme s'ajuste au nouveau rythme de la production hormonale.

Corticothérapie

Bien que les corticostéroïdes soient utilisés en larges doses dans l'insuffisance surrénale, ils sont aussi très employés pour combattre l'inflammation, enrayer les réactions allergiques et réduire le processus de rejet des greffes. Leur action *anti-inflammatoire* et *anti-allergique* rend les corticostéroïdes efficaces dans le traitement des rhumatismes ou des maladies des tissus conjonctifs comme l'arthrite rhumatoïde et le lupus érythémateux systémique. Des doses

Tableau 38-3   Préparations courantes de stéroïdes

Nom courant	Autres noms
Hydrocortisone	Hydrocortone
Cortisone	Cortone
Prednisolone	Meticortelone
	1,2-déhydrohydrocortisone
Prednisone	Deltasone, 1,2-déhydrocortisone
Méthylprednisolone	Medrol
Triamcinolone	Aristocort, Kenacort
Dexaméthasone	Decadron, Hexadrol, 16-α-méthyl-9-α-fluoro prednisolone
Fludrocortisone	Florinef, 9-fluoro-11β, 17, 21-trihydroxypregn-4-ène-3,20-dione

élevées semblent permettre aux individus de tolérer des situations de stress plus intense. Une telle action *anti-stress* peut être due à la capacité qu'ont les corticostéroïdes d'aider les substances vaso-pressives circulantes à garder la pression artérielle élevée, ou elle peut être due à d'autres effets, comme le maintien du glucose sanguin.

Bien que les stéroïdes synthétiques soient moins dangereux pour certains clients, à cause de leur faible action minéralocorticoïde, la plupart des corticoïdes naturels et synthétiques (*Tableau 38-3*) produisent des effets similaires de toxicité chronique. La posologie requise pour obtenir les effets anti-inflammatoires et anti-allergiques désirés comporte aussi des effets métaboliques, supprime l'action de l'hypophyse et provoque des changements dans la fonction du système nerveux central. De tels changements peuvent rendre le client invalide et mettre sa vie en danger.

Comme nous venons de le voir, même si les corticostéroïdes des glandes surrénales sont des agents thérapeutiques très efficaces, ils peuvent aussi être très dangereux. On modifie fréquemment la posologie de ces médicaments, passant de fortes concentrations, quand c'est absolument nécessaire, à de faibles concentrations, pour en éviter les effets indésirables. Ce traitement nécessite une surveillance étroite du client afin de déceler les effets secondaires et on réduit la posologie dès que possible.

Problèmes rencontrés lors de l'usage clinique

Les doses de corticostéroïdes sont déterminées par la nature et la chronicité de la maladie, ainsi que par tout autre problème médical associé. La polyarthrite rhumatoïde et l'asthme bronchique sont des affections chroniques que les corticostéroïdes ne guérissent pas ; cependant, ces médicaments peuvent être utiles lorsque les autres mesures ne permettent plus la suppression des symptômes. Dans une telle situation, les effets secondaires des stéroïdes sont évalués en fonction des problèmes du client. On peut employer ces médicaments pendant une certaine période de temps, mais on doit les cesser graduellement à mesure que les symptômes du client diminuent. L'infirmière joue un rôle important en encourageant le client et en se montrant compréhensive durant les périodes où il se sent moins bien en prenant des doses diminuées.

On traite les attaques aiguës et les crises par des doses massives de corticostéroïdes, comme dans le traitement d'urgence de l'obstruction bronchique dans l'attaque d'asthme, de la toxicité systémique d'une crise de rhumatisme articulaire aigu et du choc septique causé par une bactérie à Gram négatif. Il existe bien sûr d'autres mesures, comme les agents anti-infectieux et les médicaments pour traiter le choc.

Parfois, on maintient le traitement par les corticostéroïdes après la phase aiguë, afin de combattre les complications possibles qui sont encore plus graves que les effets secondaires des stéroïdes. Le lupus érythémateux systémique est un exemple d'un tel cas.

Un problème différent existe lorsque les glucocorticoïdes sont employés dans le traitement des infections oculaires. Il est possible de traiter une infection externe de l'œil par l'application topique de gouttes oculaires, car celles-ci n'entraînent pas de toxicité systémique. Cependant, une application à longue échéance peut provoquer une augmentation de la pression intra-oculaire, conduisant au glaucome chez certains clients. Chez d'autres individus, l'usage prolongé de stéroïdes peut conduire à la formation de cataracte.

L'administration topique de stéroïdes, sous forme de crèmes, d'onguents, de lotions et d'aérosols, est spécialement efficace dans les affections dermatologiques. L'utilisation de pansements occlusifs, autour de la région atteinte, permet, dans certains cas, une pénétration maximale du médicament. Parfois, des injections intralésionnelles sont nécessaires ; cependant, elles peuvent causer l'atrophie des tissus sous-cutanés. Heureusement, une telle atrophie n'est que temporaire.

Effets indésirables de la corticothérapie

L'apparition des effets secondaires est plus susceptible de se produire lorsque le traitement par les stéroïdes est poursuivi pendant longtemps. En général, les effets sont classés comme suit (voir aussi l'encadré 38-1) :

1. Effets métaboliques. Des changements dans le métabolisme peuvent survenir après l'administration de doses importantes de glucocorticoïdes ou de minéralocorticoïdes. L'activité glucocorticoïde excessive provoque des signes et des symptômes semblables à ceux du syndrome de Cushing (voir à la page 828), comprenant la rondeur caractéristique du visage et la répartition anormale des tissus graisseux.

À cause des changements provoqués par les stéroïdes sur le métabolisme des glucides, des protéines et des lipides, d'autres complications peuvent survenir. Par exemple, certains clients contractent un ulcère gastro-duodénal, le diabète sucré ou de l'ostéoporose. Cela ne signifie pas qu'il faut supprimer le traitement par les stéroïdes, mais qu'un traitement de soutien est nécessaire pour diminuer les risques de complication. Par exemple, il est nécessaire, pour le client présentant des antécédents d'ulcère gastro-duodénal, de continuer les antiacides et peut-être les antispasmodiques. Il est important de savoir que la douleur de l'ulcère gastro-duodénal peut ne pas être présente, comme signal d'alarme, pendant l'administration de corticostéroïdes. Chez le client diabétique, on doit continuer les hypoglycémiants oraux et ajuster la posologie de l'insuline au besoin. En présence d'ostéoporose, il importe de maintenir une alimentation riche en protéines et de prendre des sels de calcium (un supplément de vitamine D), en surveillant l'hypercalciurie possible. On porte une attention particulière afin d'éviter les blessures qui peuvent provoquer des fractures.

Une infection peut s'étendre avec un minimum de symptômes, car le système de défense du client contre les organismes envahisseurs est réduit par les effets métaboliques des stéroïdes. Ce sont les infections virales et fongiques qui créent le plus de problèmes, car elles sont difficiles à traiter.

2. Effets sur le système nerveux central. L'action des corticostéroïdes sur le système nerveux central donne au client un sentiment d'euphorie. Étant donné qu'une telle réaction crée souvent une dépendance psychologique aux stéroïdes, le client peut montrer quelque résistance à interrompre le traitement. L'usage prolongé des corticostéroïdes provoque des sautes d'humeur comprenant l'excitation, la dépression, l'agitation et l'insomnie. Le soutien et la compréhension de l'infirmière sont nécessaires lorsque le client traverse ces périodes. On doit signaler au médecin, avant la prescription des stéroïdes, toute tendance à des perturbations affectives, psychologiques ou psychotiques.

3. Effets endocriniens. Un traitement prolongé par les stéroïdes a tendance à supprimer certaines fonctions de la région antérieure de l'hypophyse. Ainsi, la croissance chez les enfants peut être retardée après un traitement à longue échéance par les stéroïdes, car les glandes surrénales s'atrophient et l'hypophyse est incapable de libérer l'ACTH. Bien que cet effet puisse ne pas être apparent dans des circonstances ordinaires, il est évident durant les périodes de stress inhabituel. Durant ces périodes d'insuffisance surrénale aiguë, des doses massives de corticostéroïdes sont nécessaires pour prévenir le collapsus surrénal.

Horaire des doses

Des chercheurs ont fait des expériences afin de déterminer le meilleur moment pour l'administration des doses pharmacologiques de stéroïdes. Après la suppression des symptômes du client grâce à l'administration du médicament aux 6 h ou 8 h, on change la posologie, afin d'administrer le médicament une fois par jour ou tous les deux jours. D'après la sécrétion naturelle du cortisol, le meilleur moment de la journée pour l'administration de la dose totale de stéroïdes est tôt le matin entre 7 h et 8 h. Un traitement à dose massive à 8 h, moment où la glande est le plus active, produit une suppression maximale de l'action de la glande. De plus, ce traitement matinal permet à l'organisme d'éviter les effets secondaires de 16 h à 18 h, période où les taux sériques sont normalement bas, diminuant ainsi les effets rappelant la maladie de Cushing. Si l'on réussit à supprimer les symptômes de la maladie traitée, un traitement tous les deux jours est bénéfique, car il prévient la neutralisation hypophyse-surrénale chez les clients requérant un traitement chronique.

Retrait des stéroïdes. On réduit graduellement les doses des corticostéroïdes pour permettre le retour de la fonction surrénalienne normale et pour prévenir l'insuffisance surrénale provoquée par les stéroïdes. Des différends demeurent parmi les spécialistes quant aux avantages qu'il y a d'administrer des injections d'ACTH pour aider les glandes surrénales à retrouver leur fonction.

☐ PANCRÉAS

Pancréatite aiguë

On a utilisé plusieurs systèmes de classification pour répartir les différents stades et les diverses formes de pancréatites. Un système décrit la pancréatite aiguë comme une maladie

---

Encadré 38-1 Le client soumis à un traitement par les stéroïdes

---

Effets secondaires acceptables et attendus *

Nature de l'effet	*Action*
Faciès lunaire (syndrome de Cushing)	Peut être minimisé en restreignant l'apport de kilojoules.
Gain de masse	Restreindre l'apport de kilojoules ; peut requérir un changement de médication.
	Peut requérir des diurétiques et du potassium.
Œdème	Prescrire des diurétiques et du potassium.
Perte de potassium	Peut requérir un changement pour un stéroïde synthétique fluoré.
	Administrer des suppléments de potassium.
Acné	Traiter par des médicaments topiques.
Augmentation de la fréquence urinaire et nycturie	Vérifier tout signe d'infection génito-urinaire ou de diabète sucré ; analyse d'urines.
Insomnie, céphalée, fatigue	Traiter symptomatiquement.

Effets secondaires indésirables et inacceptables

Nature de l'effet	*Action (avertir le médecin)*
Réaction allergique à l'ACTH bovin ou aux stéroïdes	Cesser immédiatement le médicament.
	Remplacer par de l'ACTH ou des stéroïdes synthétiques.
Effet sur le système cardio-vasculaire :	
Hypertension	Suggérer une réduction des doses de stéroïdes.
Complications thromboemboliques	
Artérite	
Infection	Suggérer des agents antimicrobiens appropriés.
	Suggérer un traitement local et des mesures d'hygiène.
Effets musculo-squelettiques	Suggérer des hormones sexuelles — œstrogènes ou androgènes synthétiques.
	Suggérer un supplément de calcium et de la vitamine D.
Insuffisance surrénale (après utilisation prolongée) telle qu'elle se manifeste par un collapsus vasculaire périphérique en position debout.	Administrer de l'hydrocortisone rapidement (intraveineuse) ainsi qu'une solution saline.
	Administrer un traitement substitutif par les stéroïdes, le lendemain.

Conseils et exhortations aux clients soumis à un traitement de longue durée par les stéroïdes

1. Reconnaître que les stéroïdes sont des médicaments de valeur et utiles, mais qu'une administration pendant plus de deux semaines entraîne certains effets secondaires.
2. Les effets secondaires « acceptables » comprennent un gain de masse (dû peut-être à la rétention d'eau), de l'acné, des céphalées, de la fatigue ainsi qu'une augmentation de la fréquence urinaire.
3. Les effets secondaires inacceptables, qu'on doit signaler au médecin, comprennent : étourdissement en se levant d'une chaise ou d'un lit (hypotension posturale indiquant une insuffisance surrénale), nausées, vomissements, soif, douleur abdominale ou de tout autre type.
4. Les effets secondaires additionnels à signaler sont : des sentiments de dépression ou de nervosité ou l'apparition d'une infection.
5. Si le client fait une chute ou est victime d'un accident de la circulation, son état peut précipiter une insuffisance surrénale. Cet état requiert une injection immédiate de phosphate d'hydrocortisone. (Les clients qui suivent un traitement de longue durée doivent porter un bracelet Medic Alert et avoir avec eux de l'hydrocortisone.)

---

* Bien que ces effets secondaires puissent être acceptables au point de vue des objectifs thérapeutiques et de toutes les conséquences qui en découlent, le client peut les trouver inacceptables.

au cours de laquelle la structure et le rôle du pancréas réapparaissent après la fin de la phase aiguë. Dans la pancréatite chronique, les anomalies persistent même lorsque la cause a cessé d'agir.

Un autre système de classification décrit les types de pancréatites aiguës d'après les recherches effectuées au cours des laparotomies ou des autopsies ; ainsi il existe des pancréatites interstitielles, hémorragiques, nécrotiques ou gangréneuses.

Sans tenir compte du système de classification en usage, le client admis au centre hospitalier avec un diagnostic de pancréatite est gravement malade et son état exige des soins infirmiers et médicaux spéciaux prodigués par un personnel compétent.

Physiopathologie et étiologie

La pancréatite aiguë (inflammation du pancréas) est le résultat de la digestion de cet organe par les enzymes mêmes qu'il produit, principalement la trypsine. Le mécanisme exact de cette autodigestion n'est pas connu avec certitude. Cependant, de 75% à 85% des clients souffrant d'une pancréatite aiguë présentent des calculs biliaires ou des antécédents d'excès d'alcool. La consommation chronique d'alcool entraîne des transformations de types sécrétoire et structural dans le pancréas. Les calculs biliaires, de leur côté, pénètrent dans le canal cholédoque et s'installent dans l'ampoule de Vater, bloquant le passage du suc pancréatique ou causant un reflux de bile du canal cholédoque vers le canal pancréatique, activant ainsi les puissantes enzymes pancréatiques de la glande. Normalement, ces enzymes demeurent sous une forme inactive jusqu'à ce que le suc pancréatique atteigne la lumière du duodénum. Le spasme et l'œdème de l'ampoule de Vater qui résultent de la duodénite peuvent probablement produire la pancréatite. D'autres causes moins fréquentes sont responsables des pancréatites ; parmi elles, on note les infections d'origine bactérienne ou virale ; ainsi, la pancréatite peut devenir une complication des oreillons.

L'augmentation de l'incidence de la pancréatite a été associée au traumatisme abdominal fermé, à la maladie vasculaire ischémique, à l'hyperlipidémie, à l'hyperparathyroïdie ainsi qu'à l'usage de corticostéroïdes, de diurétiques thiazidiques et de contraceptifs oraux. De plus, on remarque une faible incidence de pancréatites héréditaires.

Classification des pancréatites aiguës.   La gravité d'une pancréatite varie de relativement légère, évoluant spontanément vers la guérison, à rapidement fatale, ne réagissant à aucun traitement. Dans la forme de pancréatite la plus légère, l'œdème et l'inflammation sont limités au pancréas même et on parle de pancréatite interstitielle ou œdémateuse. Même dans ce cas, le client est gravement malade et présente un risque de choc cardio-vasculaire, de déséquilibres liquidien et électrolytique ainsi que de septicémie.

La pancréatite hémorragique aiguë peut représenter une forme plus avancée de pancréatite aiguë interstitielle. La digestion enzymatique de la glande est plus étendue et plus complète. Le tissu devient nécrotique et l'altération s'étend aux ramifications vasculaires ; le sang se déverse alors dans la substance pancréatique et dans les tissus rétropéritonéaux. Les kystes et les abcès du pancréas constituent des complications tardives. Le taux de mortalité due à cette forme de pancréatite atteint 30%.

■   ÉVALUATION INITIALE

Manifestations cliniques.   C'est une douleur importante à l'abdomen qui attire le plus l'attention. Cette douleur et cette sensibilité abdominales accompagnées de maux de dos sont causées par l'irritation et l'œdème du pancréas infecté, ce qui stimule les terminaisons nerveuses. La tension croissante de la capsule pancréatique et l'obstruction des canaux pancréatiques contribuent également à la douleur. Celle-ci est soit localisée à l'épigastre, soit diffuse ; elle est généralement plus sévère après les repas et ne s'atténue pas avec des antiacides. Elle peut être accompagnée d'une distension abdominale et d'une masse abdominale palpable peu définie.

On observe fréquemment des nausées et des vomissements, habituellement d'origine stomacale, mais pouvant être mélangés de bile. Il peut aussi se produire de la fièvre, un ictère, une confusion mentale et de l'agitation.

Bien que l'hypertension soit fréquente dans le cas de pancréatite aiguë, l'hypotension est plus menaçante et peut refléter l'hypovolémie et le choc dans le cas de pancréatite hémorragique aiguë. L'hypovolémie est causée par le passage de grandes quantités de liquides riches en protéines vers les tissus et la cavité péritonéale. En plus de l'hypotension, le client souffre de tachycardie, sa peau est froide et moite, et il devient cyanosé.

La détresse respiratoire est un risque fréquent et le client peut présenter des infiltrations pulmonaires diffuses, de la dyspnée, de la tachypnée et de l'hypoxémie artérielle.

Le diagnostic de la pancréatite aiguë repose sur les antécédents de la douleur abdominale, l'existence de facteurs de risques connus, les examens physiques et les études diagnostiques sélectionnées.

Évaluation diagnostique

Analyses sanguines.   L'amylase sérique est l'indice le plus important dans le diagnostic de la pancréatite aiguë. Les taux les plus élevés sont atteints dans les 24 h avec un retour rapide à des taux normaux dans les 48 h à 72 h. La lipase sanguine et l'amylase de l'urine s'élèvent aussi et demeurent élevées plus longtemps que l'amylase sérique. La numération des globules blancs est généralement élevée ; l'hypocalcémie, présente chez beaucoup de clients, semble être reliée à la gravité de la pancréatite. Quelques-uns souffrent d'hyperglycémie et de glycosurie transitoires et d'un taux de bilirubine sérique élevé.

Examens radiologiques.   Une radiographie de l'abdomen et du thorax est tout indiquée, quoique son seul avantage dans ce cas soit de différencier la pancréatite des autres affections qui causent des symptômes semblables.

Échographie et tomographie assistée par ordinateur. Bien qu'on ne fasse pas une grande utilisation de ces examens pour diagnostiquer la pancréatite, ils sont utiles pour identifier la présence de kystes ou de pseudokystes dans la pancréatite aiguë.

Selles. Habituellement, les selles des clients atteints de maladie pancréatique sont volumineuses, pâles et nauséabondes. Leur contenu en graisses varie de 50% à 90% (normale, 20%).

Problèmes du client et diagnostics infirmiers

Les problèmes majeurs du client comprennent : la douleur et l'inconfort intenses liés à l'œdème et à la distension du pancréas ainsi qu'à l'irritation péritonéale ; l'état liquidien et nutritionnel altéré par les vomissements, la quantité inadéquate de liquide ingéré, la fièvre et la diaphorèse ainsi que les échanges liquidiens ; les difficultés respiratoires reliées à la douleur intense, à la dyspnée et aux infiltrations pulmonaires.

■ PLANIFICATION ET INTERVENTION

Objectifs

1. Soulager la douleur et l'inconfort.
2. Rétablir l'état liquidien et nutritionnel.
3. Rétablir la fonction respiratoire.

Pour y parvenir, le traitement devra (1) soulager la douleur et en éliminer les causes, (2) fournir les liquides et l'alimentation nécessaires aux besoins du client et (3) rétablir la fonction respiratoire et prévenir les complications respiratoires.

Soulagement de la douleur. Étant donné que le processus pathologique responsable de cette maladie est l'autodigestion du pancréas, l'objectif du traitement est de *diminuer la production de ces enzymes.* L'alimentation orale est interrompue pour régulariser la formation et la sécrétion de sécrétine ; le client reçoit des liquides et des électrolytes par voie parentérale. On administre des anticholinergiques pour bloquer les impulsions nerveuses qui stimulent la sécrétion pancréatique, et on utilise la succion nasogastrique. On administre du Demerol pour soulager la douleur. Le client gravement malade doit garder le lit pour abaisser son métabolisme et réduire la sécrétion des enzymes pancréatiques et gastriques. On renseigne le client et les membres de sa famille à propos des relations entre l'alcool et l'apparition de la douleur et des crises de pancréatite. La plupart des crises de pancréatite aiguë interstitielle se limitent à l'organe et durent de trois à quatre jours.

Maintien de l'équilibre liquidien et de la nutrition. Les nausées, les vomissements, la succion gastrique, le passage du liquide des vaisseaux à la cavité péritonéale, la diaphorèse et la fièvre augmentent les besoins du client en liquides et en électrolytes. On administre des solutions intraveineuses et l'on fait des transfusions de sang et d'albumine pour maintenir le volume sanguin. On mesure soigneusement les ingesta et les excreta pour déterminer les besoins liquidiens. Les variations dans les signes vitaux et l'apparition de l'ascite reflètent des changements dans l'état du client et indiquent qu'il est nécessaire d'évaluer avec soin les besoins liquidiens. Le collapsus et le choc circulatoires constituent des complications possibles ; ainsi, il est conseillé

d'évaluer fréquemment l'état du client et de garder toujours disponibles les médicaments d'urgence.

Dès que les symptômes de la phase aiguë diminuent, on recommence graduellement l'alimentation orale. Entre les attaques aiguës, on maintient un régime alimentaire riche en glucides, mais pauvre en lipides et en protéines. On évite les repas copieux ainsi que les boissons alcoolisées.

Soins respiratoires. On maintient le client en position semi-Fowler pour diminuer la pression exercée sur le diaphragme par un abdomen distendu et pour augmenter la dilatation de la cage thoracique. Il est nécessaire de changer fréquemment de position pour prévenir l'atélectasie et l'accumulation de sécrétions respiratoires. On donne des anticholinergiques pour diminuer les sécrétions gastriques et pancréatiques et pour assécher les sécrétions dans les voies respiratoires, sources d'obstruction et d'infection. Il est essentiel d'évaluer l'état pulmonaire pour observer toute variation de l'état respiratoire. On apprend au client les techniques pour tousser et respirer profondément afin d'améliorer la fonction respiratoire.

■ ÉVALUATION

Résultats escomptés

Le client réussit à :

1. Être soulagé de la douleur et de l'inconfort.
   a) Ne souffre pas ;
   b) Prend des anticholinergiques, selon la prescription ;
   c) Évite l'alcool ;
   d) Prend des analgésiques, sans en abuser ;
   e) Signale toute douleur, toute nausée et tout vomissement.
2. Atteindre et maintenir un état liquidien adéquat et une bonne alimentation.
   a) A une turgescence normale de la peau ;
   b) Ingère une alimentation riche en glucides et pauvre en lipides et en protéines ;
   c) Évite toute boisson alcoolisée ;
   d) Maintient une ingestion adéquate de liquide ;
   e) Ne présente pas d'augmentation du volume de l'abdomen ;
   f) Évite tout aliment source de douleur ou de malaises ;
   g) Signale toute sensation de vertige ; diaphorèse ; et peau froide et moite.
3. Améliorer sa fonction respiratoire.
   a) Se maintient en position semi-Fowler au lit ;
   b) Change fréquemment de position au lit ;
   c) Tousse et respire profondément au moins une fois toutes les heures ;
   d) Boit au moins huit verres de liquide par jour pour liquéfier les sécrétions.

L'encadré 38-2 est un résumé des soins infirmiers au client souffrant d'une pancréatite aiguë.

Pancréatite chronique

Après des crises répétées de pancréatite aiguë interstitielle, ou, dans certains cas, après l'usage prolongé de l'alcool en quantités importantes, des clients peuvent présenter une

Encadré 38-2 Guide des objectifs infirmiers et des interventions infirmières dans les soins au client atteint de pancréatite aiguë

Interventions infirmières	Raison
A. Soulager la douleur et les malaises.	A. La douleur intense est probablement causée par l'œdème et la distension de la capsule ainsi que l'irritation péritonéale.
1. Administrer de la mépéridine (Demerol) en dose suffisamment élevée, selon l'intensité de la douleur (à moins que le client ne soit hypotendu).	1. La mépéridine agit en déprimant le système nerveux central et en augmentant ainsi le seuil de douleur du client. Habituellement, la morphine n'est pas donnée, car elle a tendance à produire un spasme du sphincter d'Oddi. La suppression de la douleur est importante, car l'agitation augmente le métabolisme, qui stimule la sécrétion d'enzymes gastriques et pancréatiques. La stimulation vagale de la sécrétion pancréatique est influencée par la douleur et l'anxiété.
2. Aider le client à adopter des positions confortables. Utiliser des oreillers ainsi que des coussins de caoutchouc mousse comme supports.	2. Des changements fréquents de position diminuent les zones de pression et préviennent les complications pulmonaires et vasculaires.
B. Réduire la sécrétion pancréatique.	
1. Administrer les antispasmodiques et les anticholinergiques selon la prescription.	1. Les antispasmodiques et les anticholinergiques réduisent la sécrétion gastrique et pancréatique.
2. Cesser toute alimentation orale.	2. Le stimulus intestinal de la sécrétion pancréatique est influencé par l'apport d'aliments et de liquides.
3. Garder le client au repos au lit.	3. Le repos au lit diminue le métabolisme et réduit ainsi les sécrétions pancréatiques et gastriques.
4. Pratiquer une succion nasogastrique continue. a) Mesurer les sécrétions gastriques à intervalles réguliers. b) Observer et noter la couleur et la viscosité des sécrétions gastriques. c) S'assurer que le tube nasogastrique est perméable et permet un drainage libre.	4. La succion nasogastrique vide le contenu gastrique et empêche les sécrétions gastriques d'entrer dans le duodénum et de stimuler le mécanisme de la sécrétine. La décompression de l'intestin (par intubation intestinale) aide à soulager la détresse respiratoire.
C. Veiller au confort du client intubé.	
1. Utiliser un lubrifiant soluble dans l'eau autour des narines.	1. Pour prévenir l'irritation.
2. Tourner le client à intervalles réguliers.	2. Pour diminuer la pression du tube sur la muqueuse œsophagienne et gastrique.
3. Assurer une bonne hygiène buccale et se servir de gargarismes.	3. Pour soulager la sécheresse et l'irritation de l'oropharynx.
4. Utiliser fréquemment la position semi-Fowler.	4. Pour diminuer la pression sur le diaphragme et permettre ainsi une plus grande expansion pulmonaire.
D. Administrer les médicaments selon la prescription.	
1. Administrer les antibiotiques.	1. L'œdème, l'hémorragie, la nécrose et la suppuration sont présents à des degrés variés dans la pancréatite aiguë. Ces conditions résultent d'une infection secondaire. L'abcès pancréatique et la bactériémie peuvent aussi être présents.
2. Administrer l'insuline selon la prescription.	2. Pour combattre l'hyperglycémie si elle est présente.
E. Prévenir un déficit en calcium sanguin.	E. Garder une réserve de gluconate de calcium intraveineux disponible pour prévenir la crise de tétanie.
F. Remplacer les pertes sanguines et hydro-électrolytiques.	F. Les pertes électrolytiques découlent de la succion nasogastrique, d'une diaphorèse sévère, des vomissements ainsi que de l'état de jeûne.

Encadré 38-2   Guide des objectifs infirmiers et des interventions infirmières dans les soins au client atteint de pancréatite aiguë (*suite*)

1. Administrer le plasma et le sang selon la prescription.

2. Administrer les électrolytes intraveineux (sodium, potassium, chlorures) selon la prescription.

G. Combattre l'état de choc s'il se présente.
   1. Administrer des corticostéroïdes surrénaliens à ceux qui ne réagissent pas au traitement conventionnel.

H. Assurer un bon fonctionnement du cœur et des poumons pour prévenir les complications.
   1. Maintenir le volume sanguin par des transfusions sanguines, du plasma, de l'albumine ou du dextran.
   2. Préserver la réserve cardio-pulmonaire du client.
      a) Évaluer le pouls, le rythme respiratoire et la pression artérielle aux intervalles prescrits.
      b) Administrer la digitaline selon la prescription.

I. Réduire le métabolisme excessif de l'organisme.
   1. Administrer les antibiotiques selon la prescription.
   2. Placer le client dans une chambre climatisée.
   3. Administrer de l'oxygène, comme pour une hypoxie.
   4. Utiliser une couverture hypothermique si nécessaire.

J. Enseigner au client les façons d'éviter des attaques ultérieures de pancréatite.
   1. Prendre des rendez-vous réguliers avec le médecin.
   2. S'abstenir de boissons alcoolisées et éviter les excès de café.
   3. Éviter les repas copieux. S'abstenir de manger si l'on est tendu ou nerveux.

1. Pendant la pancréatite aiguë, il peut se produire une perte de plasma dans la cavité abdominale, diminuant ainsi le volume sanguin.

2. La quantité et le type de remplacement hydro-èlectrolytique sont déterminés d'après la pression artérielle, les examens de laboratoire des électrolytes et de l'azote uréique sanguins, le volume urinaire et l'évaluation de l'état du client.

G. La pancréatite aiguë étendue peut entraîner un collapsus vasculaire périphérique et un état de choc. Il peut se produire une perte de sang et de plasma dans la cavité abdominale, diminuant ainsi le volume sanguin et plasmatique. Les toxines bactériennes d'un pancréas nécrotique peuvent causer un état de choc.

1. Les clients atteints de pancréatite hémorragique perdent d'importantes quantités de sang et de plasma, diminuant ainsi le volume sanguin et la circulation efficace. Le remplacement par du sang, du plasma, de l'albumine ou du dextran restaure le volume de sang circulant.
   La pancréatite aiguë entraîne un œdème rétropéritonéal, une élévation du diaphragme, un épanchement pleural et une ventilation pulmonaire inadéquate. L'infection intra-abdominale et la respiration laborieuse augmentent la demande métabolique de l'organisme, diminuant ainsi la réserve pulmonaire et conduisant à l'insuffisance respiratoire.

I. La pancréatite produit une réaction péritonéale et rétropéritonéale qui entraîne de la fièvre, de la tachycardie et de la polypnée. Une chambre climatisée et l'administration d'oxygène diminuent la surcharge de travail du système respiratoire et l'utilisation tissulaire d'oxygène. La réduction de la fièvre et du pouls diminue les demandes métaboliques de l'organisme.

1. Les causes connues de pancréatite (maladie de la vésicule biliaire, ulcère gastrique ou duodénal, etc.) doivent être recherchées et traitées.
2. L'alcool et le café augmentent la sécrétion pancréatique.
3. Les aliments épicés et les repas copieux sont des stimulants gastriques puissants.

fibrose chronique de la glande pancréatique elle-même, avec obstruction de ses canaux et destruction de ses cellules sécrétrices. Ce type de pancréatite peut apparaître chez les hommes adultes et se caractérise par des périodes de douleurs abdominales hautes et dorsales aiguës récidivantes, accompagnées de vomissements. Les crises sont souvent si douloureuses que la morphine, même en forte dose, ne procure pas de soulagement. À mesure que la maladie progresse, les clients peuvent être intoxiqués par les opiacés. À cause de la destruction de la glande par la fibrose, les sécrétions pancréatiques peuvent être insuffisantes en quantité, ou l'obstruction des canaux par la fibrose peut empêcher le liquide pancréatique d'entrer dans le duodénum et de jouer son rôle dans la digestion. En conséquence, la digestion des aliments, surtout des protéines et des lipides, est interrompue. Les selles deviennent fréquentes, écumeuses (comme du savon) et nauséabondes, dues à l'altération de la digestion des lipides produisant une selle dont le contenu en graisses est élevé. Cet état est désigné par le terme de *stéatorrhée*. À mesure que la maladie progresse, il peut se produire des calcifications de la glande, et des calculs de calcium se forment à l'intérieur des canaux.

Épreuves diagnostiques.   Contrairement à la pancréatite aiguë, le dosage d'amylase sérique et la numération des globules blancs ne présentent rien de particulier. Cependant, dans les derniers stades de la pancréatite chronique, la radiographie de l'abdomen révèle une calcification du pancréas. L'échographie et la tomographie assistée par ordinateur peuvent être utiles en cas de kystes pancréatiques. L'épreuve d'hyperglycémie provoquée peut être anormale, ce qui est un signe de diabète. La cholangio-pancréatographie rétrograde endoscopique, décrite à la page 770, peut permettre d'évaluer l'état du pancréas dans la pancréatite chronique, bien que cette technique ne soit pas recommandée dans le cas d'une pancréatite aiguë.

Traitement.   Le traitement de la pancréatite chronique dépend de la cause soupçonnée chez le client. Quand elle apparaît en association avec une atteinte de la vésicule biliaire, on tente d'éliminer la difficulté en pratiquant une opération sur les voies biliaires, en explorant le canal cholédoque et en retirant les calculs, habituellement en même temps que la vésicule biliaire. De plus, on tente d'améliorer le drainage du canal cholédoque et du canal pancréatique en divisant le sphincter d'Oddi, muscle situé au niveau de l'ampoule de Vater (opération appelée *sphinctérotomie*). Les soins infirmiers après une telle intervention sont les mêmes que ceux indiqués pour tous les clients subissant une opération des voies biliaires. On place habituellement un tube en T dans le canal cholédoque et on le relie à une bouteille de drainage pour recueillir la bile en période postopératoire.

S'il n'y a pas évidence d'une affection du système biliaire, l'alcoolisme chronique représente la cause la plus fréquente de pancréatite chronique. Chez de tels individus, le pancréas devient très fibreux et occasionne une obstruction des canaux pancréatiques. Chez certains clients, l'obstruction peut être éliminée par la sphinctérotomie, mais chez les autres, l'obstruction se situe dans la glande elle-même, et il est alors impossible de faire l'intervention. Les autres interventions possibles comprennent l'ouverture du canal pancréatique et l'insertion de la glande entière à l'intérieur d'une anse du jéjunum; ou la queue du pancréas peut être excisée et le tronçon restant suturé à la région distale d'une anse du jéjunum. On pratique ces opérations, bien qu'elles soient compliquées, afin de drainer le suc pancréatique selon un trajet qui contourne l'obstruction du système de canaux. La morbidité et la mortalité qui font suite à ces techniques chirurgicales sont élevées à cause du mauvais état physique du client avant l'opération et à cause du risque concomitant de cirrhose.

Malgré ces techniques opératoires, le client continuera vraisemblablement à souffrir et aura des difficultés à digérer, jusqu'à ce qu'il abandonne complètement l'usage de l'alcool. L'infirmière doit insister sur ce point, dans son enseignement au client et à sa famille.

Des pancréatectomies totales et des autogreffes de cellules insulaires ont été faites récemment chez les clients atteints de pancréatite chronique et douloureuse qui ne réagissaient à aucun autre traitement. Le client risque de devenir hyperglycémique et de souffrir d'autres complications à cause de sa malnutrition et de son immobilité. On a noté que ces techniques avaient du succès malgré les risques très élevés de complications.

Kystes pancréatiques

À cause de la nécrose locale qui survient au moment d'une pancréatite aiguë, une accumulation de liquide peut se produire au voisinage du pancréas. Elle s'entoure de tissu fibreux et le tout forme un *kyste pancréatique*. C'est le type le plus fréquent de kyste pancréatique, la majorité des autres formes se développant par suite d'anomalies congénitales.

Les kystes pancréatiques peuvent atteindre un volume considérable. À cause de leur situation derrière le péritoine postérieur, quand ils se développent, ils empiètent sur l'estomac ou sur le côlon, qui sont adjacents, et les déplacent. Ultérieurement, par la pression ou par une infection secondaire, ils occasionnent des symptômes nécessitant leur drainage.

Traitement.   Il est possible d'établir un drainage dans le tube digestif ou à travers la surface cutanée de la paroi abdominale. Dans ce dernier cas, le drainage est susceptible d'être profus et risque d'altérer les tissus, à cause de son contenu enzymatique. On doit donc prendre des précautions pour protéger la peau des régions voisines de l'endroit du drainage pour prévenir l'excoriation. Des onguents protègent efficacement la peau s'ils sont appliqués avant l'apparition d'une excoriation. Une autre méthode comporte la succion constante du suc digestif de la voie de drainage, au moyen d'un appareil de succion, permettant ainsi d'éviter le contact avec les enzymes. Cette méthode demande une attention minutieuse de la part de l'infirmière pour garder le tube de succion bien en place et s'assurer que l'appareil fonctionne adéquatement et sans interruption.

Tumeurs pancréatiques

Cancer du pancréas

Un cancer peut se développer dans toutes les régions du pancréas : dans la tête, le corps ou la queue, entraînant des symptômes et des signes qui varient selon le lieu de la lésion et selon que les îlots pancréatiques sécrétant l'insuline sont touchés ou non. Les tumeurs qui prennent naissance dans la tête du pancréas, siège le plus fréquent, donnent une image clinique distincte, et nous les exposerons séparément. Les tumeurs fonctionnelles des îlots, bénignes (adénome) ou malignes, sont responsables du syndrome d'hyperinsulinisme, traité à la page 842. Sauf dans ces cas, le cancer du pancréas n'a pas de symptomatologie caractéristique et, à cause de ses manifestations hétéroclites, il est difficile d'établir chez ces clients un diagnostic précoce.

Évaluation.   Les symptômes suivants sont communs à tous les types de cancer du pancréas : perte de masse rapide, importante, progressive et inexplicable; malaise vague, non défini, de la région supérieure ou médiane de l'abdomen, non relié à la fonction gastro-intestinale, difficile à décrire, qui irradie comme une douleur gênante dans le dos et qui ne dépend pas de la position ou de l'activité. Les gens atteints de carcinome pancréatique se sentent soulagés de leur douleur lorsqu'ils s'assoient accroupis vers l'avant. Étant donné que la position de décubitus dorsal accentue la douleur, un matelas de caoutchouc mousse placé sous le client le soulage beaucoup et protège les proéminences osseuses de toute pression. Un indice très important, lorsqu'il est présent, est l'apparition de symptômes d'une carence insulinique — glycosurie, hyperglycémie et tolérance anormale au glucose. Le diabète représente quelquefois un signe précoce du cancer du pancréas. L'alimentation aggrave souvent la douleur épigastrique; ce signe survient habituellement plusieurs semaines avant l'ictère et le prurit. Les radiographies gastro-intestinales aident beaucoup au diagnostic en mettant en évidence des déformations des organes adjacents, causées par la masse pancréatique envahissante. L'échographie, la tomographie assistée par ordinateur et la cholangiopancréatographie sont utiles pour établir le diagnostic.

Traitement.   Le traitement se limite habituellement à des mesures palliatives. Un traitement chirurgical définitif, c'est-à-dire l'excision totale de la lésion, n'est souvent pas applicable à cause du volume qu'elle a déjà atteint lorsqu'on réussit finalement à établir le diagnostic, et de l'envahissement probable du corps par de nombreuses métastases, en particulier dans le foie, les poumons et les os.

Tumeur de la tête du pancréas

Évaluation.   Les tumeurs de cette région sont détectées parce qu'elles obstruent le canal cholédoque lorsqu'il traverse la tête du pancréas pour rejoindre le canal pancréatique et se déverser dans le duodénum, à l'ampoule de Vater. L'obstruction du flux de bile provoque l'ictère, des selles de couleur d'argile et des urines foncées. Il peut y avoir, dans une certaine mesure, un malaise abdominal et une douleur, et on peut noter la présence de prurit. Des symptômes non spécifiques, comme l'anorexie, une perte de masse et un malaise, peuvent être présents ou non. S'ils sont présents, on soupçonne fortement un cancer des viscères.

On doit différencier cette maladie d'un ictère dû à une obstruction biliaire par un calcul dans le canal cholédoque et qui est habituellement intermittent et apparaît spécifiquement chez les individus obèses, surtout chez les femmes qui ont déjà présenté des symptômes de maladie de la vésicule biliaire. Les tumeurs produisant l'obstruction peuvent provenir du pancréas, du canal cholédoque ou de l'ampoule de Vater.

Traitement.   Lorsque ces clients arrivent au centre hospitalier, ils présentent un état nutritionnel et physique si déficient qu'ils ont besoin d'une assez longue période de préparation avant l'opération. On fait des examens divers du foie et de la fonction pancréatique. Les clients reçoivent de la vitamine K pour restaurer l'activité sanguine de la prothrombine, un régime riche en protéines, des enzymes pancréatiques et, fréquemment, des transfusions sanguines.

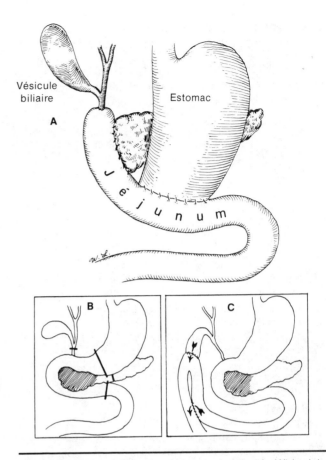

Figure 38-4   Pancréato-duodénectomie (d'après Whipple). **B**) Montre les lignes qui indiquent l'ablation de la tête du pancréas, du duodénum, de la région adjacente de l'estomac ainsi que du segment distal du canal cholédoque. **A**) Indique le résultat final de la résection de la tumeur maligne de la tête du pancréas ou de l'ampoule de Vater. On suture le canal cholédoque, à la portion terminale du jéjunum, et on suture la portion restante du pancréas ainsi que la portion terminale de l'estomac, à la partie latérale du jéjunum. **C**) Autre technique d'intervention lorsqu'on se trouve en présence d'une tumeur inopérable de la tête du pancréas. Dans de tels cas, il est possible de faire une anastomose du jéjunum à la vésicule biliaire, pour permettre à la bile de se déverser encore dans l'intestin. De plus, une opération accessoire a été pratiquée entre les anses du jéjunum.

Après les examens sanguins et radiologiques conventionnels, des techniques plus élaborées peuvent être employées, comme la duodénographie, l'angiographie par l'artère hépatique ou cœliaque, la scintigraphie pancréatique et la cholangiographie percutanée transhépatique. Cependant, la laparotomie avec biopsie du pancréas représente, sans aucun doute, la technique la plus valable.

Traitement chirurgical.   Certains chirurgiens ne font qu'une dérivation entéro-biliaire pour éliminer l'ictère. Cette technique apporte un certain soulagement et donne le temps à une lésion suspecte de se révéler non maligne. D'autres pratiquent une pancréato-duodénectomie.

Encadré 38-3   Traitement infirmier du client qui subit l'opération de Whipple

Objectifs des soins	Interventions infirmières
Faciliter les échanges respiratoires après une longue intervention chirurgicale.	1. Maintenir le client sous respirateur jusqu'à ce qu'il réagisse normalement. 2. Administrer l'oxygène et enregistrer la P_{O_2} et le pH artériels. 3. Administrer la RPPI tel que requis. 4. Surveiller le tube endotrachéal ou la canule à trachéotomie.
Détecter les signes défavorables indiquant un collapsus vasculaire périphérique, une hémorragie ou d'autres complications.	1. Surveiller intensivement les signes vitaux pour les premières 48 h à 72 h ; température, pouls, respiration, pression artérielle et pression veineuse centrale. 2. Pour l'hypotension, assurer l'administration de sang total et d'albumine ; reconnaître les signes d'incompatibilité tels que frissons soudains, urticaire, céphalée, nausées, vomissements. Si ces signes surviennent, cesser la transfusion et avertir le chirurgien.
Évaluer la fonction rénale ; l'insuffisance rénale représente une complication postopératoire fréquente.	1. Maintenir un enregistrement horaire du débit urinaire. 2. Calculer les ingesta.
Soulager la douleur et l'inconfort du client.	1. Administrer du chlorhydrate de péthidine (Demerol) afin d'élever le seuil de la douleur. La morphine s'administre rarement, car elle déprime la respiration. 2. Aider le client à adopter des positions confortables ; des changements fréquents de position éliminent les zones de pression et aident à prévenir les complications pulmonaires et vasculaires.
Surmonter la carence en prothrombine et aider à prévenir l'hémorragie postopératoire et l'insuffisance rénale.	Continuer l'administration de vitamine K, selon la prescription (commencée avant l'opération), jusqu'au retour à l'alimentation orale.
Prévenir les complications thoraciques et contribuer au drainage abdominal.	Faire asseoir le client, le premier jour après l'opération ; offrir des inhalations de vapeur et favoriser les exercices des jambes.
Détecter les signes fâcheux révélés par les examens de laboratoire : 1. Hémoconcentration.	1. Noter une augmentation de l'hématocrite, comme 45% → 50% → 55% → 60%. Cela indique une perte importante de plasma ; être prêt à administrer de l'albumine sérique.
2. Abaissement du taux de calcium sanguin.	2. Observer les variations des taux de calcium sanguin ; s'ils diminuent, avoir du gluconate de calcium disponible pour administration intraveineuse quotidienne.
Procurer une décompression adéquate du segment jéjunal afférent.	Vérifier le drainage adéquat du tube en T ; prévenir les enroulements du tube.
Prévenir la dilatation du jéjunum (qui exercerait une pression sur les anastomoses) et la pression sous-diaphragmatique.	Assurer la succion du tube de Levin ; garder la succion nasogastrique en place jusqu'au retour de la fonction gastro-intestinale.
Maintenir le confort du client intubé et prévenir l'irritation de la muqueuse et de la peau.	1. Aider le client lorsqu'il reçoit des soins pour nettoyer et rafraîchir sa bouche. 2. Appliquer du lubrifiant au niveau des narines. Lui fournir une inhalothérapie pour augmenter l'humidité.

La préparation préopératoire comprend une hydratation et une nutrition adéquates, la correction de la carence en prothrombine par la vitamine K, et le traitement de l'anémie afin de diminuer les risques de complications postopératoires.

Pendant l'intervention, si l'on découvre une tumeur, on peut l'exciser si elle n'a pas envahi plusieurs des structures adjacentes (veine porte, artère mésentérique supérieure). L'opération comporte l'ablation de la tête du pancréas, du duodénum et de la région adjacente de l'estomac, ainsi que

Encadré 38-3   Traitement infirmier du client qui subit l'opération de Whipple (*suite*)

Objectifs des soins	**Interventions infirmières**
Réduire la possibilité d'infection et de formation d'abcès.	1. Administrer les antibiotiques selon la prescription. 2. Maintenir une technique aseptique lors de la manipulation des pansements et du drainage et lors de la succion des sécrétions pulmonaires par le tube endotrachéal ou par la trachéotomie.
Maintenir les besoins nutritionnels de l'organisme et l'homéostasie.	Veiller à remplacer les liquides et les électrolytes lorsque l'évaluation indique qu'il y a perte.
Prévenir les complications gastro-intestinales majeures. 1. Occlusion intestinale partielle ; cela peut entraîner une augmentation de la pression à l'intérieur de la lumière et faire céder un point faible de l'anastomose pancréatico-jéjunale. 2. Fuite pancréatique qui, à son tour, peut promouvoir un iléus paralytique et éventuellement produire une occlusion intestinale partielle.	Défendre l'alimentation orale jusqu'au retour de la fonction gastro-intestinale. Évaluer les bruits intestinaux et la distension abdominale.
Évaluer le besoin d'insuline du client.	Noter tout signe et tout symptôme suggérant un diabète sucré (rare sans l'ablation du pancréas) : irritabilité, démangeaisons cutanées, vision embrouillée, hyperglycémie.
Détecter les signes précoces des autres complications : 1. Infection : abcès sous-diaphragmatique, abcès de la plaie, péritonite. 2. Hémorragie : due aux pertes de suc pancréatique activé et à la digestion des artères voisines. 3. Ictère. 4. Graisses non digérées.	1. Continuer à surveiller les signes vitaux jusqu'à ce que la plaie commence à se cicatriser et qu'il ait été déterminé que toutes les anastomoses sont solides et perméables. 2. Vérifier la présence de sang dans les selles. Reconnaître les variations des signes vitaux indiquant une hémorragie. 3. Observer la couleur de la sclérotique ; les démangeaisons peuvent être un signe d'ictère. 4. Observer les selles ; un aspect mousseux et peu coloré peut indiquer des graisses non digérées. Des tablettes d'enzymes pancréatiques s'avèrent alors nécessaires pour aider à la digestion des graisses.
Préparer le client à la convalescence et à la compréhension des activités après sa sortie du centre hospitalier, y compris l'importance des visites de suivi.	1. Discuter du rôle du pancréas par rapport à l'insuline et à la digestion intestinale et du besoin possible de traitement continu. 2. Si un traitement de chimiothérapie (cancer) s'avère nécessaire après l'opération, insister sur sa nécessité et ses effets. 3. Rappeler au client de prendre de petits repas fréquents au début. 4. Encourager la famille à soutenir le client. 5. Enseigner à la famille à reconnaître les signes fâcheux qu'il faut signaler s'ils surviennent.

Source : L. Brunner, « Whipple procedure », Reproduit avec permission de *Nursing '73*, décembre 1973, Copyright © 1973 by Intermed Communication, Inc., Jenkintown, Pa. 19046.

du segment distal du canal cholédoque (*Figure 38-4*). L'estomac, le reste du pancréas et le canal cholédoque sont ensuite anastomosés au jéjunum (*Figure 38-4, A*). Cette intervention, suggérée au début par Whipple, peut être effectuée en un ou deux temps. Elle a assuré la guérison à plusieurs clients atteints de cancer de l'ampoule et des canaux biliaires, mais elle n'est malheureusement que palliative dans la plupart des cas de cancer de la tête du

pancréas. Quand l'excision de la tumeur ne peut être pratiquée, il est possible de remédier à l'ictère en détournant l'écoulement de la bile dans le jéjunum. Le chirurgien fait cette dérivation en anastomosant la jéjunum à la vésicule biliaire (colécysto-jéjunostomie).

Soins infirmiers après l'opération de Whipple.   Le traitement postopératoire des clients ayant subi l'opération de Whipple est semblable à celui de tout client ayant subi une intervention chirurgicale aux voies gastro-intestinales et biliaires. Cependant, les considérations psychosociales sont plus spécifiques, et l'infirmière doit les aborder de façon adéquate. Étant donné le fait qu'il a subi une opération majeure qui comporte des risques, et qu'il est gravement malade, le client est plus prédisposé à des crises d'angoisse et à la dépression qui auront un effet sur sa réaction au traitement.

Même si certains spécialistes se demandent si l'opération de Whipple se justifie en raison du taux élevé de mortalité, ces doutes ne doivent pas modifier l'attitude de ceux qui dispensent les soins au client. Comme dans toutes ses interventions, l'infirmière doit se donner pour but d'apporter les meilleurs soins possible, tout en essayant de prévenir les complications et d'assurer le bien-être du client (*Encadré 38-3*).

Hyperinsulinisme

L'hyperinsulinisme résulte d'une surproduction d'insuline par les îlots pancréatiques et cause des symptômes qui ressemblent à ceux d'une dose excessive d'insuline et sont attribuables au même mécanisme : une réduction anormale de la concentration du glucose sanguin. Cliniquement, il se caractérise par des épisodes au cours desquels le client ressent une faim inhabituelle, de la nervosité, de la transpiration, des céphalées et de la faiblesse ; dans les cas graves, des crises convulsives et des périodes d'inconscience peuvent se produire. Les constatations durant l'opération ou à l'autopsie peuvent indiquer une hyperplasie (croissance excessive) des îlots de Langerhans ou une tumeur bénigne, ou maligne, affectant les îlots et capable de produire des quantités importantes d'insuline. À l'occasion, des tumeurs d'origine extra-pancréatique produisent une substance ressemblant à l'insuline et qui cause de l'hypoglycémie. Cet état est parfois responsable des convulsions coïncidant avec une diminution du glucose sanguin qui atteint des taux incompatibles avec une fonction cérébrale normale (moins de 30 mg/100 mL).

L'administration orale ou parentérale de glucose soulage tous les symptômes qui accompagnent l'hypoglycémie. L'extirpation chirurgicale du tissu hyperplasique ou néoplasique du pancréas offre la seule méthode efficace de traitement. Environ 15% des gens souffrant d'hypoglycémie spontanée (fonctionnelle) souffriront éventuellement de diabète sucré.

Tumeurs des îlots pancréatiques

Le pancréas renferme les îlots de Langerhans, petits amas de cellules qui sécrètent directement dans la circulation sanguine et qui font ainsi partie des glandes à sécrétion interne (endocrines). La sécrétion, l'insuline, est responsable du métabolisme du sucre. Une sécrétion insuffisante d'insuline produit le diabète sucré. Par ailleurs, des tumeurs au niveau de ces cellules entraîneront une hypersécrétion d'insuline, qui aura pour effet un métabolisme trop rapide du sucre dans l'organisme. Un abaissement du taux de sucre dans le sang (hypoglycémie) produit des symptômes de faiblesse, de confusion mentale et même des convulsions. Ces symptômes peuvent disparaître presque immédiatement

grâce à l'administration de sucre par voie orale ou de glucose par voie intraveineuse. L'épreuve d'hyperglycémie provoquée (5 h) est utile pour diagnostiquer l'insulinome, tumeur des cellules insulaires du pancréas, et pour le distinguer des hypoglycémies fonctionnelles plus fréquentes.

Après l'établissement du diagnostic d'une tumeur des îlots, le traitement chirurgical par l'ablation de la tumeur est habituellement recommandé. Ces tumeurs peuvent être bénignes ou malignes. L'ablation complète entraîne en général une guérison complète. Chez certains clients, de tels symptômes peuvent ne pas être produits par une tumeur réelle des îlots, mais par une simple hypertrophie de ce tissu. Dans ce cas, on pratique une *pancréatectomie* partielle, ablation de la queue et d'une partie du corps du pancréas.

Traitement.   En préparant ces clients à l'opération, l'infirmière doit veiller à tout symptôme d'hypoglycémie et être prête à administrer du sucre, habituellement sous forme de jus d'orange, lors de leur apparition. Les soins infirmiers en période postopératoire sont ceux d'une opération abdominale haute, auxquels s'ajoute une surveillance toute particulière de la glycémie.

Tumeurs ulcérigènes (syndrome de Zollinger-Ellison)

Certaines tumeurs des îlots de Langerhans s'associent à une hypersécrétion d'acide gastrique qui entraîne des ulcères de l'estomac, du duodénum et même du jéjunum. L'hypersécrétion est si importante que, même après une résection gastrique partielle, il peut rester suffisamment d'acide pour produire une ulcération ultérieure. Une tendance marquée à présenter des ulcères gastriques et duodénaux peut faire soupçonner une tumeur ulcérigène des îlots de Langerhans.

On traite ces tumeurs bénignes ou malignes par excision, si possible. Mais, souvent, l'ablation est impossible à cause de l'extension derrière le pancréas. Chez plusieurs clients, une gastrectomie totale peut être nécessaire pour réduire la sécrétion d'acide gastrique, de façon à prévenir une ulcération ultérieure.

☐ HYPOPHYSE

Hypopituitarisme

L'hypopituitarisme est une insuffisance hypophysaire causée par la destruction du lobe antérieur de l'hypophyse. Le *panhypopituitarisme* (maladie de Simmonds) est causé par une absence totale des sécrétions hypophysaires ; c'est une maladie rare.

La destruction de l'hypophyse par l'ablation chirurgicale, par une tumeur ou par une lésion vasculaire supprime tout stimulus normalement reçu par la thyroïde, les gonades et les glandes surrénales. L'endocrinopathie qui en résulte est caractérisée par un amaigrissement extrême, une émaciation, une atrophie de tous les organes et de toutes les glandes endocrines, une perte de cheveux, l'impuissance, l'aménorrhée, un hypométabolisme et de l'hypoglycémie. Le coma et la mort peuvent s'ensuivre si l'on ne remplace pas les hormones manquantes.

Tumeurs hypophysaires

Les tumeurs de l'hypophyse sont de trois types principaux, correspondant à une augmentation (1) des cellules éosinophiles, (2) des cellules basophiles ou (3) des cellules chromophobes (cellules sans affinité pour les colorants éosinophiles et basophiles).

Lorsque les *tumeurs éosinophiles* croissent durant l'enfance, elles produisent le gigantisme. L'individu ainsi atteint peut mesurer plus de 2,10 m, avoir des proportions démesurées du point de vue physique, mais ressentir de la faiblesse et se tenir debout avec difficulté. Si la perturbation débute à l'âge adulte, la croissance squelettique excessive se manifeste seulement au niveau des pieds, des mains, des arcades sourcilières, des protubérances molaires, du nez et du menton, donnant l'image clinique de l'*acromégalie*. L'hypertrophie ne se limite pas au squelette, mais affecte tous les tissus et tous les organes du corps. Certains de ces clients souffrent de céphalées intenses et deviennent partiellement aveugles, car ces tumeurs exercent une pression sur les nerfs optiques. L'évaluation de la vision centrale et du champ visuel révèle une absence de la vision des couleurs, la diplopie et une cécité d'une portion du champ visuel. Une décalcification du squelette, une faiblesse musculaire et des perturbations endocriniennes, semblables à celles qui accompagnent l'hyperthyroïdie, sont aussi associées aux tumeurs de ce type.

Les *tumeurs basophiles* donnent naissance au *syndrome de Cushing* (voir à la page 828), avec des manifestations largement attribuables à l'hypersurrénalisme, comme la masculinisation et l'aménorrhée chez les femmes, l'obésité du tronc, l'hypertension, l'ostéoporose et la polycythémie.

Les *tumeurs chromophobes*, qui comprennent 90% des tumeurs hypophysaires, ne produisent pas d'hormones, mais détruisent le reste de l'hypophyse, causant de l'hypopituitarisme. Les clients atteints de cette maladie ont tendance à être obèses et somnolents, leurs cheveux sont minces et rares, leur peau est sèche et molle, leur teint terreux et ils ont de petits os. Ils souffrent aussi de céphalées, de perte de libido et de troubles visuels évoluant vers la cécité. Les autres symptômes comprennent la polyurie, la polyphagie, une diminution du métabolisme basal et une température corporelle en dessous de la normale.

Le chapitre 54 traite de l'approche transsphénoïdale pour l'ablation d'une tumeur hypophysaire et des soins infirmiers au client qui subit une intervention chirurgicale intracrânienne.

Hypophysectomie

On peut faire une hypophysectomie, ou ablation de l'hypophyse, pour plusieurs raisons, mais surtout pour exciser les tumeurs primaires de l'hypophyse. Dans la rétinopathie diabétique (voir à la page 799), on l'emploie pour ralentir la rétinopathie hémorragique et éviter la cécité. On la pratique aussi pour soulager la douleur osseuse, secondaire à des lésions malignes du sein et de la prostate. Les hormones hypophysaires influencent la croissance du sein normal et stimulent le fonctionnement des ovaires et des glandes surrénales. L'hypophysectomie supprime les influences hormonales de ces glandes. L'intervention crée un environnement hormonal hostile à la croissance continue du néoplasme.

Il existe plusieurs méthodes pour exciser l'hypophyse. On peut pratiquer des interventions chirurgicales par voies transfrontale, sous-crânienne ou oronasale-transsphénoïdale. L'hypophyse peut aussi être détruite par irradiation ou par cryochirurgie (congélation).

L'absence d'hypophyse dégrade les fonctions de plusieurs parties de l'organisme. La menstruation cesse et la stérilité se produit lorsque l'ablation de l'hypophyse est totale ou quasi totale. Un traitement substitutif par des stéroïdes surrénaliens (hydrocortisone) et des hormones thyroïdiennes peut alors être nécessaire.

Diabète insipide

Le diabète insipide est une affection du lobe postérieur de l'hypophyse due à une carence en vasopressine qui est l'hormone antidiurétique (ADH). Cette maladie est caractérisée par une grande soif (polydipsie) et l'émission d'une grande quantité d'urine diluée. La cause reste inconnue, bien que le trouble puisse faire suite à une blessure à la tête, à un néoplasme crânien, à l'ablation chirurgicale ou à l'irradiation de l'hypophyse. Sans l'action de l'ADH sur les tubules distaux des néphrons, il se produit un débit quotidien énorme d'urine très diluée dont la densité relative varie de 1,001 à 1,005. L'urine ne contient pas de substances anormales comme le sucre et l'albumine. À cause de cette soif intense, le client boit de 4 L à 40 L de liquide chaque jour, avec une attirance particulière pour l'eau froide.

Les symptômes primaires peuvent débuter à la naissance. Quand cette maladie survient chez l'adulte, la polyurie peut avoir un début insidieux, mais quelquefois elle survient brutalement et peut être associée à une blessure. Cette maladie affecte peu la santé générale et la durée de vie.

Limiter l'absorption des liquides ne contrôle pas la maladie, car le client souffre d'une soif insatiable. Le besoin urgent de boire et d'uriner crée de l'embarras et entraîne une déshydratation et une hypernatrémie sévères.

Évaluation. L'épreuve de restriction hydrique s'étend sur une période de 8 h à 12 h sans absorption de liquides, ou jusqu'à une perte de masse corporelle de 3%. On pèse fréquemment le client pendant la période de suppression des liquides. On effectue des études de l'osmolalité plasmatique et urinaire en début et en fin d'épreuve. L'impossibilité d'augmenter la densité relative et l'osmolalité urinaire caractérisent le diabète insipide. Le client continue à excréter de grandes quantités d'urine de faible densité relative, il maigrit, son osmolalité sérique augmente ainsi que le taux de sodium sérique. L'état du client exige une évaluation fréquente durant l'épreuve, laquelle prend fin dès que se produisent des problèmes de tachycardie, d'amaigrissement exagéré ou d'hypotension.

Traitement. Les objectifs du traitement sont (1) d'assurer le remplacement adéquat des liquides, (2) de remplacer la vasopressine (habituellement à vie) et (3) de rechercher et de corriger l'affection intracrânienne sous-jacente.

La desmopressine est un médicament synthétique destiné au traitement du diabète insipide ; elle est particulièrement efficace à cause de son action plus durable et du fait qu'elle entraîne peu d'effets secondaires, contrairement aux autres produits qu'on utilisait auparavant. L'administration se fait par voie intranasale en inspirant la solution grâce à un tube de plastique. Deux séances quotidiennes semblent supprimer les symptômes.

Une autre méthode consiste à administrer l'hormone antidiurétique, la vasopressine, sous forme huileuse par voie intramusculaire, toutes les 36 h à 48 h ou plus, réduisant ainsi le volume urinaire pendant une période de 24 h à 48 h. On doit réchauffer l'ampoule, car la chaleur rend l'administration d'une préparation huileuse plus facile. On donne l'injection le soir pour que les résultats optimaux soient obtenus durant le sommeil. Des crampes abdominales peuvent par contre représenter un problème.

On peut également administrer la lypressine qui est absorbée par la muqueuse nasale. Son action est de trop courte durée pour les clients qui sont atteints gravement. Il est important de surveiller le client pour déceler l'apparition d'une rhinopharyngite chronique, possible avec ce type de traitement.

On a récemment découvert que le cyclofibrate, un normolipémiant, pouvait avoir un effet antidiurétique chez les clients ayant un peu de vasopressine hypothalamique résiduelle. On utilise également le chlorpropamide (Diabinese) et des diurétiques thiazidiques dans les formes bénignes de la maladie, car ces substances soutiennent l'action de l'hormone antidiurétique. Le client recevant du chlorpropamide devra être prévenu de la possibilité de réactions hypoglycémiques.

Le client aura besoin d'être encouragé et aidé lors des examens destinés à déceler une lésion crânienne possible. On renseignera le client et les membres de sa famille quant aux soins à poursuivre et aux mesures d'urgence à utiliser. On avisera le client de toujours avoir sur lui des renseignements sur son état ainsi que sur ses médicaments.

Dixième partie

Les soins infirmiers et les affections des reins et des voies urinaires

39

L'évaluation des fonctions rénale et urinaire

☐ RAPPEL DE PHYSIOLOGIE

Le système urinaire comprend les reins, les uretères, la vessie et l'urètre. La fonction fondamentale des reins est d'extraire les substances nuisibles du sang, comme l'eau. Les substances extraites constituent l'urine. Celle-ci est transportée par les uretères vers la vessie pour y être mise en réserve temporairement. Durant la miction, la vessie se contracte et l'urine est expulsée hors de l'organisme par l'urètre. La formation de l'urine a pour but de régulariser la quantité d'eau et la composition en électrolytes des liquides du corps. Bien que l'eau et les électrolytes puissent être rejetés par d'autres moyens, dans la sueur ou dans les matières fécales, ce sont les reins qui doivent régulariser avec précision le milieu interne de l'organisme. La fonction rénale est nécessaire au maintien de la vie. Cependant, contrairement aux systèmes cardio-vasculaire et respiratoire, le dérèglement complet des reins peut ne pas entraîner la mort avant plusieurs jours. De plus, avec les traitements médicaux modernes, il est possible de faire appel au rein artificiel pour remplir certaines fonctions rénales.

Un trait caractéristique du système urinaire est sa capacité de s'adapter à de grandes variations de la charge liquidienne selon les habitudes d'une personne. Fondamentalement, le rein doit être capable d'excréter ce qui a été ingéré au cours de l'alimentation et qui n'est pas éliminé par les autres organes. Les quantités excrétées habituellement en une journée sont de 1 L à 1,5 L d'eau, de 6 g à 8 g de sel (chlorure de sodium), de 6 g à 8 g de chlorure de potassium et 70 mg d'équivalents acides. De plus, les protéines ingérées et métabolisées par l'organisme donnent de l'urée et d'autres déchets qui, eux aussi, sont excrétés dans l'urine.

Anatomie du système urinaire

Les reins sont des organes pairs pesant chacun environ 125 g. Ils sont situés de chaque côté des dernières vertèbres thoraciques, à quelques centimètres à droite et à gauche de la ligne médiane du corps. Un fin tissu fibreux, la capsule, les enveloppe. À l'avant, ils sont séparés de la cavité abdominale et des viscères par le péritoine ; à l'arrière, ils sont protégés par les dernières côtes thoraciques. Il n'existe aucune différence anatomique entre les deux reins, à l'exception du fait que ceux-ci sont localisés de part et d'autre du corps. Chaque rein est alimenté par une artère rénale, et drainé par une veine, la veine rénale. Les artères proviennent de l'aorte abdominale, alors que les veines se jettent dans la veine cave inférieure. Les reins peuvent débarrasser efficacement le sang de ses déchets, en partie parce que le volume du sang qui les traverse est important, puisqu'il représente 25 % du débit cardiaque.

C'est à l'intérieur d'unités fonctionnelles rénales, les néphrons, que l'urine est fabriquée ; puis elle passe dans des tubes collecteurs qui convergent pour former le bassinet de chaque rein. Le bassinet donne naissance à un uretère. Celui-ci est un long tube de 25 cm, dont les parois sont en grande partie composées de cellules musculaires lisses. Chaque uretère relie un rein à la vessie et sert de conduit à l'urine.

La vessie est un organe creux situé sur la face antérieure du corps, juste derrière l'os du pubis. Elle sert de réservoir temporaire d'urine. Les parois de la vessie sont principalement formées de cellules musculaires lisses qui constituent le muscle vésical (détrusor). Celui-ci, par ses contractions, vide la vessie durant la miction. L'urètre, qui provient de la vessie, traverse le pénis ou s'ouvre juste au-dessus du vagin. À une courte distance de son point d'origine, l'urètre est entouré d'un faisceau étroit de fibres musculaires appelé muscle sphincter externe de l'urètre. Celui-ci est le principal site de contrôle de la miction.

Néphron. Le rein est divisé en deux parties : la partie externe, le cortex, et la partie interne, la médulla (voir la figure 39-1). Chez l'humain, chaque rein est constitué d'environ un million de néphrons et chacun d'eux comprend un glomérule de 0,2 mm de diamètre et un tubule mesurant 25 mm à 45 mm de longueur (voir la figure 39-2). Le glomérule, qui forme la tête du néphron, est constitué d'un bouquet de capillaires alimentés par une artériole afférente et drainés par une artériole efférente. Cette dernière, sans être une veine, possède une paroi musculaire épaisse qui aide à maintenir une forte pression dans les capillaires glomérulaires. Comme dans le cas des autres capillaires, la paroi du capillaire glomérulaire est constituée d'une couche de cellules endothéliales et d'une membrane basale. De l'autre côté de la membrane basale se trouvent les cellules épithéliales où commence le tubule. Celui-ci est lui-même divisé en trois portions : le tubule proximal, l'anse de Henlé et le tubule distal. Les tubules distaux se fusionnent et forment des tubes collecteurs de 20 mm de longueur. Ceux-ci traversent le cortex et la médulla et débouchent dans le bassinet. La longueur totale d'un néphron, y compris celle du tube collecteur, est de 45 mm à 65 mm.

Fonction du néphron.   Le processus de formation de l'urine commence dès que le sang traverse la zone glomérulaire. Le liquide est filtré à travers les parois du bouquet de capillaires glomérulaires et passe dans le tubule proximal. Lorsque les conditions sont normales, environ 20 % du plasma qui traverse la zone glomérulaire est filtré dans le néphron, ce qui donne environ 180 L de filtrat par jour. Le filtrat, semblable à du plasma débarrassé de ses protéines, est constitué essentiellement d'eau, d'électrolytes et d'autres molécules très petites. Dans les tubules et les tubes collecteurs, certaines de ces substances sont réabsorbées sélectivement et retournent dans le sang. D'autres substances sont sécrétées dans le filtrat lorsqu'il parcourt le tubule. L'urine et ses constituants forment le liquide qui atteint le bassinet. Quelques substances, comme le glucose, sont entièrement réabsorbées par le tubule et elles n'apparaissent pas dans l'urine. Les mécanismes de réabsorption et de sécrétion dans le tubule exigent fréquemment le transport actif et requièrent l'utilisation de l'énergie issue du métabolisme. Les quantités des diverses substances qui sont normalement filtrées dans le glomérule, réabsorbées par le tubule et excrétées dans l'urine, sont indiquées au tableau 39-1.

Tableau 39-1   Filtration, réabsorption et excrétion de certains constituants normaux du plasma.

Constituant	Filtration (g/24 h)	Réabsorption (g/24 h)	Excrétion (g/24 h) *
Sodium	540	537	3,3
Chlorures	630	625	5,3
Bicarbonate	300	300	0,3
Potassium	28	24	3,9
Glucose	140	140	0
Urée	53	28	25
Créatinine	1,4	0	1,4
Acide urique	8,5	7,7	0,8

* Valeurs normales caractéristiques. De grandes variations peuvent exister en fonction du régime alimentaire.

Composition de l'urine

Le rein est l'organe excréteur le plus important de l'organisme. Il rejette les substances non désirables qui sont ingérées de même que les sous-produits du métabolisme. Chez une personne en santé, la quantité de toutes les matières excrétées quotidiennement correspond exactement à celle des matières ingérées ou fabriquées dans l'organisme, si bien que sur une certaine période de temps, il n'y a pas de changement net dans la composition de l'organisme.

L'urine est fondamentalement composée d'eau. Une personne normale ingère environ 1 L à 2 L d'eau par jour, dont habituellement 400 mL à 500 mL sont excrétés dans l'urine. Le reste sort par la peau, lors de la respiration, et dans les matières fécales. Les électrolytes, tels que le sodium, le potassium, les chlorures, les bicarbonates et d'autres ions moins importants, font partie du deuxième

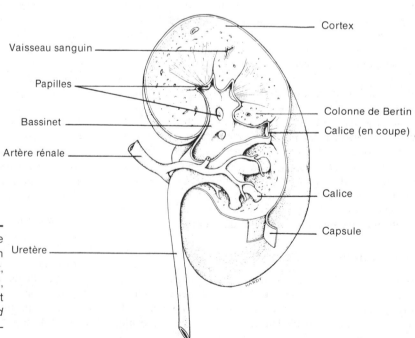

Figure 39-1 Schéma de la structure interne du rein illustrant, dans la région médullaire, les relations entre, d'une part, le bassinet et ses calices et d'autre part, les pyramides. (*Source :* E.E. Chaffee et E.M. Greisheimer. *Basic Physiology and Anatomy*, 4e éd., Philadelphie, J.B. Lippincott, 1980.)

Cortex

Vaisseau sanguin

Papilles

Bassinet

Artère rénale

Uretère

Colonne de Bertin

Calice (en coupe)

Calice

Capsule

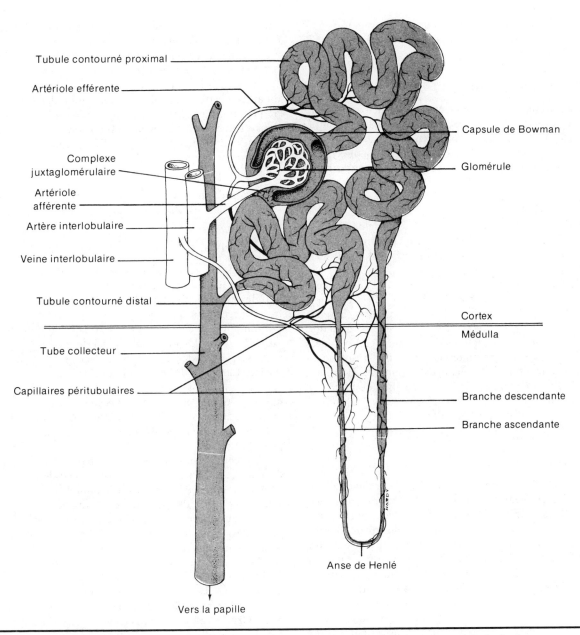

Tubule contourné proximal

Artériole efférente

Complexe juxtaglomérulaire

Artériole afférente

Artère interlobulaire

Veine interlobulaire

Tubule contourné distal

Tube collecteur

Capillaires péritubulaires

Capsule de Bowman

Glomérule

Cortex

Médulla

Branche descendante

Branche ascendante

Anse de Henlé

Vers la papille

Figure 39-2 Schéma du néphron et de ses vaisseaux sanguins. Un tube collecteur reçoit de l'urine provenant de néphrons voisins. Noter que l'anse de Henlé plonge profondément dans la région médullaire. (*Source :* E.E. Chaffee et E.M. Greisheimer. *Basic Physiology and Anatomy*, 4e éd., Philadelphie, J.B. Lippincott, 1980.)

groupe en importance de substances excrétées. Le régime alimentaire quotidien du Nord-Américain contient environ 6 g à 8 g de chlorure de sodium (sel) et la même quantité de chlorure de potassium ; ces électrolytes passent presque intégralement dans l'urine. Le troisième groupe de substances rejetées est constitué des produits de dégradation du métabolisme des protéines. Le plus important d'entre eux est l'urée, dont 25 g sont expulsés quotidiennement ; le phosphate et le sulfate de créatinine le sont aussi. L'urine rejette également l'acide urique qui provient de la dégradation métabolique des acides nucléiques.

Il est à noter que quelques-unes des substances présentes en fortes concentrations dans le sang sont habituellement absentes dans l'urine, comme les denrées alimentaires, le glucose et les acides aminés. Ces substances sont filtrées dans le glomérule et, normalement, complètement réabsorbées par le tubule. Du glucose apparaît dans l'urine lorsque sa concentration sanguine est si forte que sa concentration dans le filtrat glomérulaire excède la capacité de réabsorption du tubule. Chez une personne en santé, le glucose est complètement réabsorbé lorsque sa concentration sanguine est inférieure à 200 mg/100 mL. L'urine du diabétique contient du glucose, car la concentration du glucose dans le sang est trop grande. Les protéines ne se trouvent pas dans l'urine, car la grande taille de ces molécules ne leur permet pas d'être filtrées dans le glomérule.

Lorsqu'elles sont présentes dans l'urine, cela signifie habituellement que les glomérules sont endommagés, comme s'il y avait des « fuites ».

Excrétion de l'acide

La dégradation des protéines donne naissance à des composés acides tels que l'acide phosphorique et l'acide sulfurique. De plus, on ingère quotidiennement une certaine quantité de substances acides. Contrairement au dioxyde de carbone, les acides ne sont pas volatils et ne peuvent être éliminés par les poumons. Comme leur accumulation dans le sang en abaisse le pH et qu'elle inhibe le fonctionnement cellulaire, l'urine doit les rejeter. Une personne en santé doit excréter quotidiennement environ 70 mEq d'acides. Le rein est capable d'en excréter une certaine quantité directement dans l'urine jusqu'à ce que son pH s'abaisse à 4,5, soit 1 000 fois plus que l'acidité du sang.

L'organisme doit éliminer davantage d'acide qu'il ne le peut par les reins sous forme d'acide libre. C'est encore le rein qui s'en chargera, mais cette fois grâce à des tampons chimiques. L'acide (H^+) est sécrété par les cellules tubulaires dans le filtrat où il est tamponné en grande partie par les ions phosphate et par l'ammoniac (NH_3). Le phosphate est présent dans le filtrat glomérulaire et l'ammoniac est produit par les cellules rénales et excrété dans le liquide tubulaire. Grâce à ce mécanisme tampon, le rein est capable d'excréter des quantités plus importantes d'acide en liaison, sans que le pH de l'urine ne soit davantage abaissé.

Excrétion des électrolytes

La quantité d'électrolytes et d'eau excrétés chaque jour varie considérablement et dépend des quantités ingérées. Les 180 L de filtrat formés quotidiennement par les glomérules contiennent environ 1 100 g de chlorure de sodium. La comparaison entre les 2 L d'eau, les 6 g à 8 g de chlorure de sodium rejetés chaque jour et la quantité filtrée reflète la grande capacité de réabsorption du sodium à partir du filtrat qui s'écoule dans les tubules. L'eau du filtrat accompagne le sodium réabsorbé afin de maintenir l'équilibre osmotique. Ainsi, plus de 99 % de l'eau et du sodium filtrés par les glomérules retournent dans le sang au moment où l'urine quitte l'organisme. Par la régulation de la quantité de sodium (et d'eau) à réabsorber, le rein maintient constant le volume liquidien du corps.

- Si la quantité de sodium est exagérée par rapport à la quantité absorbée, le client se déshydrate.
- Si la quantité de sodium excrétée est moindre que celle qui est ingérée, le client retient trop de liquide.

La régulation de la quantité de sodium excrété dépend de l'aldostérone, hormone surrénalienne. Plus il y a d'aldostérone dans le sang, moins il y a de sodium excrété.

La sécrétion d'aldostérone par la glande surrénale est sous le contrôle de l'angiotensine, une hormone peptique fabriquée par le foie et activée dans le poumon. À son tour, le taux d'angiotensine est sous le contrôle d'une autre hormone, la rénine, qui est fabriquée par les cellules rénales. Ce mécanisme complexe s'amorce lorsque la pression dans les artérioles rénales baisse au-dessous de la valeur normale, comme cela se produit lors d'un état de choc cardio-vasculaire ou de déshydratation. Le rôle de ce mécanisme régulateur est d'augmenter la rétention d'eau et, par conséquent, le volume du liquide intravasculaire.

Le potassium, l'ion intracellulaire le plus abondant, est un autre électrolyte dont la concentration dans les liquides de l'organisme dépend du rein. L'excrétion du potassium dans l'urine est directement proportionnelle à la concentration d'aldostérone, alors que l'excrétion du sodium est inversement proportionnelle à la concentration d'aldostérone.

- La rétention du potassium est la complication la plus grave de l'insuffisance rénale.

Excrétion de l'eau

L'excrétion de l'eau est une autre fonction importante du rein. Lorsqu'on boit beaucoup d'eau, on excrète une très grande quantité d'urine diluée. Inversement, l'urine sera très concentrée si l'on boit peu d'eau. Le taux relatif de dilution ou de concentration s'exprime en fonction de l'*osmolalité*. Celle-ci correspond à la quantité de matières solides (électrolytes et autres molécules) dissoutes dans l'urine. Le filtrat du glomérule a la même osmolalité que celle du sang, soit 300 mOsm/L. Lorsque le filtrat passe dans les tubules et les tubes collecteurs, l'osmolalité peut varier de 50 mOsm/L à 1 200 mOsm/L ; ces valeurs représentent la dilution et la concentration maximales que peuvent réaliser les reins.

On peut mesurer l'osmolalité à partir d'un échantillon d'urine. Cette mesure est plus exacte que celle de la densité relative. L'osmolalité représente le nombre de particules de soluté par unité de solution, contrairement à la densité relative qui reflète à la fois la quantité et la nature des particules. Ainsi, les protéines, le glucose et la substance de contraste injectée par voie intraveineuse influent davantage sur la densité relative que sur l'osmolalité. On mesure l'osmolalité lorsqu'il est nécessaire d'évaluer avec précision les pouvoirs de dilution et de concentration du rein. L'osmolalité normale de l'urine varie de 500 mOsm/L à 800 mOsm/L, alors que la densité relative varie de 1,003 à 1,030.

De quelle manière le rein peut-il régler l'excrétion de l'eau et la concentration de l'urine ? Le filtrat glomérulaire a essentiellement la même composition en électrolytes que celle du plasma sanguin, sans compter les protéines. Ainsi, la régulation de la concentration de l'urine s'effectue dans le tubule et consiste en la variation de la quantité d'eau réabsorbée selon le degré de réabsorption des électrolytes. La quantité d'eau réabsorbée est contrôlée par les hormones antidiurétiques (ADH, vasopressine). L'ADH est l'hormone post-hypophysaire qui est sécrétée selon les variations de l'osmolalité du sang. Moins on boit, plus l'osmolalité augmente et plus la sécrétion d'ADH est stimulée. L'ADH agit à son tour sur le rein pour que la réabsorption d'eau augmente, ce qui ramène à la normale l'osmolalité du sang. Lorsqu'on boit trop, la sécrétion d'ADH diminue, ce qui fait baisser la réabsorption d'eau par le tubule rénal. Cette situation a pour effet de faire augmenter le volume urinaire ; c'est ce qu'on appelle la diurèse.

- La perte de pouvoir de concentration et de dilution de l'urine est la manifestation la plus fréquente et la plus précoce d'une maladie du rein.

Dans ce cas, l'urine diluée excrétée a une densité relative constante égale à environ 1,010 et une osmolalité constante d'environ 300 mOsm/L.

Coefficient d'épuration plasmatique rénale

Le moyen le plus fréquemment utilisé pour évaluer la fonction excrétrice du rein est de mesurer son *coefficient d'épuration* (*clairance rénale*). Le coefficient d'épuration d'une substance A est donné par la formule suivante :

Coefficient d'épuration A (mL/min) =
$$\frac{\text{Concentration urinaire de A (mg/mL)} \times \text{Débit urinaire (mL/min)}}{\text{Concentration plasmatique de A (mg/mL)}}$$

Par exemple, si la concentration plasmatique artérielle d'une substance est de 0,1 mg/mL, sa concentration urinaire, de 50 mg/mL et le débit urinaire, de 1 mL/min, le coefficient d'épuration de cette substance est égal à 500 mL/min. Cela signifie que 500 mL de sang sont complètement débarrassés de cette substance en une minute. Dans l'organisme, peu de substances sont réellement complètement épurées du sang au cours d'un seul passage à travers le rein. Dans l'exemple donné, si le sang est épuré de 50 % seulement de cette substance, la concentration urinaire de la substance sera de 25 mg/mL et le coefficient d'épuration, de 250 mL/min. Il est possible de calculer le coefficient d'épuration de chaque substance, mais la seule substance qui mérite une attention particulière est la *créatinine*, déchet émis par les muscles squelettiques. Le coefficient d'épuration de la créatinine donne une bonne idée du taux de filtration glomérulaire qui, chez l'adulte, varie d'environ 100 mL/min à 120 mL/min.

Mise en réserve de l'urine et miction

L'urine fabriquée par les reins est transportée du bassinet à la vessie par les uretères. Ce transport est facilité par les ondes péristaltiques dont la fréquence est de 1/min à 5/min et qui sont produites par les fibres musculaires lisses de la paroi des uretères. L'urine s'écoule dans la vessie à la même cadence que celle des ondes péristaltiques. Il n'existe aucun sphincter à l'entrée de la vessie et, chez une personne saine, le reflux de l'urine dans l'uretère est empêché par la nature unidirectionnelle des ondes péristaltiques et aussi parce que chaque uretère pénètre dans la vessie avec un angle oblique.

- Cependant, lorsque la vessie est dilatée énormément à cause d'une maladie, la pression élevée qui y règne peut se transmettre aux uretères qui se dilatent à leur tour et permettent ainsi à l'urine de refluer. Cela entraîne l'infection des reins (pyélonéphrite) et leur détérioration à cause de la pression trop élevée (hydronéphrose).

La pression dans la vessie est normalement très basse, même lorsque l'urine s'y accumule, à cause du fait que les fibres lisses de la vessie s'étirent au fur et à mesure que le remplissage se fait. Les premières sensations de remplissage se produisent habituellement lorsque 100 mL à 150 mL d'urine ont commencé à s'accumuler. Dans la plupart des cas, l'envie d'uriner se fait sentir lorsque la vessie contient environ de 200 mL à 300 mL d'urine. À 400 mL, on sent que la vessie est pleine.

L'émission d'urine est bloquée par la concentration du sphincter externe de l'urètre. Ce muscle volontaire est innervé à partir de la zone sacrée de la moelle épinière. Le contrôle volontaire de l'émission de l'urine est un réflexe acquis. Lorsqu'on a envie d'uriner, le sphincter se relâche et le muscle vésical se contracte et expulse l'urine dans l'urètre. La pression exercée par la vessie durant la miction est approximativement de 50 cm d'eau à 150 cm d'eau. Chez la femme, l'urine résiduelle de l'urètre s'écoule par gravité et, chez l'homme, elle est expulsée par des contractions musculaires volontaires.

La contraction du muscle vésical est due à un réflexe contrôlé par le système parasympathique. Le centre réflexe se trouve dans la portion sacrée de la moelle épinière. Le système nerveux sympathique ne joue pas de rôle essentiel au cours de la miction, mais il empêche le liquide séminal de pénétrer dans la vessie lors de l'éjaculation.

- Si les nerfs pelviens de la vessie et le sphincter sont détruits, le contrôle volontaire et le réflexe de la miction sont abolis, ce qui force la vessie à se dilater par excès d'urine. Si les influx spinaux, qui partent de l'encéphale, ne se rendent pas à la vessie (par exemple, après une section de la moelle épinière), le réflexe de contraction de la vessie est maintenu, mais le contrôle volontaire du mécanisme est perdu. Dans chacun de ces deux exemples, le muscle vésical peut se contracter et expulser l'urine, mais ces contractions restent généralement insuffisantes pour permettre à la vessie de se vider complètement, ce qui permet à l'urine résiduelle d'y demeurer.

La méthode clinique la plus fréquemment utilisée pour étudier la fonction de la vessie est le cathétérisme (passage d'un cathéter par l'urètre jusqu'à la vessie). Grâce à cette méthode, on mesure la quantité d'urine qui demeure dans la vessie après la miction (urine résiduelle). En temps normal, cette quantité ne dépasse pas 50 mL. Cependant, on doit éviter le plus possible le cathétérisme, car il augmente les risques d'infection. Un autre moyen d'évaluer un trouble de la vessie est d'y mesurer la pression après y avoir fait pénétrer des volumes variés de solution saline. C'est la *cystomanométrie*.

☐ PHYSIOPATHOLOGIE RÉNALE

On peut classer les maladies du rein en fonction du segment du néphron qui est principalement touché. La glomérulonéphrite et les causes variées du syndrome néphrotique affectent principalement le glomérule. Les maladies vasculaires, les infections et les toxines s'attaquent en particulier au tubule bien que quelques troubles glomérulaires puissent coexister. L'obstruction de l'écoulement urinaire causée par des calculs, des protéines ou d'autres matières logées dans les canaux collecteurs ou dans les uretères peuvent éventuellement endommager le néphron tout entier. Lorsque l'état de détérioration du rein est avancé, il se produit une insuffisance rénale qui conduit à une maladie, l'*urémie*.

Maladies glomérulaires

Glomérulonéphrite.   La glomérulonéphrite se présente comme une réaction à plusieurs maladies dans lesquelles l'inflammation du glomérule est prédominante. Les manifestations principales sont l'hématurie, la protéinurie, la rétention de sodium et de liquide, l'hypertension et, parfois, l'oligurie. Ces anomalies sont causées par des atteintes aux capillaires glomérulaires, qui permettent aux globules rouges de s'échapper dans la lumière du tubule. La glomérulonéphrite résulte plus fréquemment de réactions immunes causées par des infections streptococciques, qui surviennent principalement chez les enfants, et par des maladies auto-immunes telles que le syndrome de Goodpasture et le lupus érythémateux. La glomérulonéphrite peut se guérir entièrement, bien que certains sujets restent atteints d'insuffisance rénale.

Syndrome néphrotique.   Le syndrome néphrotique survient à la suite d'une série de maladies glomérulaires reliées à la perméabilité accrue du glomérule aux protéines. Souvent, on n'observe aucune altération du tissu rénal au microscope optique. La maladie se manifeste principalement par une perte de protéines plasmatiques dans l'urine, en particulier une perte d'albumine. Bien que le foie soit capable d'augmenter la production d'albumine de bien des manières, il se révèle incapable de suppléer la perte quotidienne d'albumine par le rein; il en résulte de l'hypoalbuminémie. La pression oncotique résultante décroît, ce qui entraîne un œdème généralisé. Le volume du sang circulant tend à diminuer, ce qui active le système rénineangiotensine; la rétention de sodium se produit et entraîne également le développement de l'œdème. Les clients atteints du syndrome néphrotique ont une forte concentration de lipides dans le sang (lipémie), dont on ne connaît pas la cause. Le syndrome néphrotique peut se produire à la suite de presque toutes les maladies rénales intrinsèques ou à la suite d'une maladie systémique qui touche le glomérule. Voir la page 892 pour de plus amples détails.

Insuffisance rénale

L'insuffisance rénale se produit lorsque l'excrétion de l'eau, des électrolytes et des déchets du métabolisme est insuffisante à cause d'une détérioration du rein. Ce dernier ne peut plus maintenir le milieu interne de l'organisme à l'état normal. D'installation brutale, l'insuffisance rénale aiguë est souvent réversible. Habituellement, l'insuffisance rénale chronique se développe graduellement, mais elle peut aussi se produire à la suite d'une crise aiguë. Lorsque l'un des deux reins est normal, la fonction urinaire est généralement normale, si bien que l'insuffisance rénale ne peut advenir que si les deux reins sont atteints. Les signes et les symptômes de l'insuffisance rénale se manifestent en grande partie lorsqu'il y a déséquilibre hydro-électrolytique. On pose le diagnostic lorsqu'on décèle l'*azotémie*, qui est l'augmentation de la concentration des déchets azotés dans le sang. Lorsque l'insuffisance rénale est grave, il s'agit d'urémie.

Pathogenèse de l'insuffisance rénale.   La détérioration des reins, la diminution de la circulation sanguine rénale ou l'obstruction aiguë de l'écoulement urinaire entraînent une baisse de l'excrétion des déchets métaboliques.

- La baisse du débit urinaire due à l'obstruction totale peut se produire chez les clients qui ont une prostate hypertrophiée, des calculs dans les uretères ou dans l'urètre ou des tumeurs infiltrantes. Des dommages secondaires aux reins et l'insuffisance rénale se produisent, si l'obstruction n'est pas rapidement éliminée.
- Des altérations de la circulation sanguine dans les reins peuvent survenir lors de l'hypotension, l'insuffisance cardiaque, la déshydratation ou la thrombose des artères rénales. Une forte diminution de la circulation sanguine rénale peut conduire à des dommages rénaux secondaires et à une insuffisance rénale. On appelle « urémie extra-rénale » une affection causée par la diminution de l'excrétion des déchets à cause d'une circulation sanguine rénale diminuée, sans qu'il y ait de dommages aux reins.
- L'insuffisance rénale aiguë est causée par une blessure aux reins dont l'origine peut être une vascularite, une glomérulonéphrite aiguë, une hypertension grave (« maligne ») ou, plus fréquemment, une détérioration aiguë des tubules rénaux (néphrite tubulaire aiguë).
- Les maladies cliniques, qui conduisent à la néphrite tubulaire aiguë, comprennent l'hypotension (choc cardio-vasculaire), une exposition à des produits chimiques néphrotoxiques, l'hémolyse intravasculaire accompagnée d'hémoglobinurie (causée par des réactions à des transfusions, par des brûlures étendues ou par la perfusion intraveineuse d'eau), ou l'écrasement d'un membre et la myoglobinurie subséquente.

En plus de l'insuffisance rénale aiguë, les causes de l'insuffisance rénale chronique comprennent l'infection chronique (pyélonéphrite), la néphrosclérose, la néphropathie diabétique, les maladies du collagène ainsi que d'autres maladies chroniques et évolutives. Voir la page 887 pour de plus amples renseignements.

Urémie

On utilise le terme urémie pour désigner les manifestations causées par les dérèglements rénaux chroniques. L'urémie est un état généralisé qui touche tous les systèmes organiques du corps.

Liquides et électrolytes.   Les anomalies hydro-électrolytiques, qui apparaissent dans l'insuffisance rénale, résultent d'une diminution du nombre de néphrons encore fonctionnels. Le trouble physiopathologique fondamental de la fonction rénale se résume à la diminution du taux de filtration glomérulaire. Cette diminution est causée par une baisse du nombre de glomérules fonctionnels, qui conduit à un affaiblissement du coefficient d'épuration, lequel dépend du taux de filtration de chaque substance en fonction de son excrétion. On peut diagnostiquer la baisse du taux de filtration glomérulaire en identifiant une baisse du coefficient d'épuration de l'insuline, de l'urée ou de la créatinine. Lorsque le coefficient d'épuration de la créatinine baisse, la créatinine sérique est en hausse. À cause de sa production qui demeure constante, la créatinine est l'indicateur le plus représentatif et le plus sensible dans le diagnostic d'une maladie rénale. L'azote uréique du sang augmente à mesure que le rein se détériore, mais sa concentration dépend de l'apport nutritionnel en protéines et de la dégradation tissulaire. Le taux d'acide urique augmente également.

En plus du taux de filtration glomérulaire qui diminue, la baisse du nombre de néphrons fonctionnels entraîne une réduction des modifications apportées au filtrat glomérulaire par les tubules avant que celui-ci ne soit excrété en tant qu'urine. En conséquence, l'urine ressemble à un filtrat de plasma, dont la densité relative et l'osmolalité sont fixes. Cette incapacité à concentrer ou à diluer l'urine empêche les reins de réagir aux fluctuations des apports quotidiens en eau et en électrolytes. Une diminution de l'apport en eau ou en sel peut entraîner la déshydratation ou la déplétion du sodium; dans le cas contraire, il y a intoxication par l'eau ou surcharge en sodium. Une baisse de la fonction tubulaire peut également conduire à l'incapacité d'excréter suffisamment des quantités accrues de potassium (K^+) et d'ions acide (H^+). Lors de maladie rénale avancée, la production normale de H^+ par le métabolisme ou la libération de K^+ des cellules endommagées peuvent entraîner l'acidose ou l'hyperkaliémie. La baisse de l'excrétion de l'acide provient principalement de l'incapacité des tubules de sécréter l'ammoniac (NH_3) et de réabsorber le bicarbonate de sodium ($NaHCO_3$). Il peut aussi se produire une baisse de l'excrétion des phosphates des acides organiques. L'excrétion réduite du potassium résulte de l'incapacité des tubules d'excréter cet ion dans l'urine. En plus de l'incapacité d'excréter ces constituants de l'organisme, l'excrétion des médicaments peut être très déficiente et nécessiter l'ajustement de leurs dosages habituels.

Métabolisme du calcium et transformation dans les os. Les principales manifestations de l'urémie sont des troubles du métabolisme du calcium accompagnés par des modifications secondaires dans les os. La diminution de la concentration sérique du calcium en est un des premiers indices. Les mécanismes physiopathologiques qui conduisent à l'hypocalcémie sont divers. Le facteur le plus important est probablement un abaissement réciproque du calcium libre à la suite de l'augmentation du phosphore sérique causée par son excrétion réduite dans l'urine. Une autre cause de l'hypocalcémie est la faible transformation de la vitamine D en sa forme activée à la suite de la détérioration des reins, ce qui entraîne une réduction de l'absorption du calcium dans le tube digestif. La baisse du taux de calcium sérique force les glandes parathyroïdes à augmenter leur production de parathormone, ce qui donne naissance à l'hyperparathyroïdie. Cet état est caractérisé par la déminéralisation des os et par la formation de kystes osseux. Les modifications des os sont aggravées par la non-fixation du calcium à la suite de l'activité décroissante de la vitamine D et de la résorption accrue du calcium à cause de l'acidose chronique. La déminéralisation des os entraîne des fractures nombreuses et la douleur osseuse. On utilise le terme *ostéodystrophie rénale* pour désigner les changements complexes des os entraînés par l'urémie.

Anémie. L'anémie, autre manifestation courante de l'urémie, est généralement causée par une baisse de la production des globules rouges par la moelle osseuse et aussi par l'augmentation de la lyse de ces cellules. La diminution de l'érythropoïèse est associée à la production ralentie de l'érythropoïétine par les reins. Les globules rouges du sang périphérique paraissent être généralement de taille normale (normocytes) et de concentration normale en hémoglobine (normochromes). La perte de sang résultant d'une hémorragie du tube digestif ou d'une autre région peut contribuer à l'anémie.

Manifestations cardio-vasculaires. L'hypertension fréquemment associée à l'insuffisance rénale chronique peut être soit la cause, soit le résultat d'un trouble rénal. L'hypertension primaire entraîne un dommage rénal à la suite de l'athérosclérose des vaisseaux rénaux, qui se manifeste par la néphrosclérose. L'hypertension secondaire survient lorsque la production de rénine augmente à cause du rein malade, ce qui entraîne une vaso-constriction généralisée de même qu'une rétention de sel conduisant à une augmentation du volume vasculaire.

- Les clients, dont la fonction excrétrice est diminuée, sont plus sujets à l'obésité que les personnes normales, car ils sont moins capables de compenser l'augmentation de l'apport d'eau et de sel.
- L'insuffisance cardiaque chronique accompagnée d'un œdème pulmonaire et périphérique se produit fréquemment à la suite d'une maladie cardiaque hypertensive aggravée par les effets de la surcharge liquidienne et de l'anémie.
- L'insuffisance cardiaque provoque une baisse de la circulation sanguine rénale et une augmentation de l'urée sanguine sans commune mesure avec la gravité de la perturbation rénale.

Autres manifestations de l'urémie. Les diverses manifestations de l'urémie sont des symptômes gastro-intestinaux, y compris l'anorexie, les nausées, les vomissements et le hoquet, des symptômes neuromusculaires, y compris l'obscurcissement de la conscience, l'incapacité de se concentrer, les assouplissements, la léthargie, les états de crispation, les convulsions et la tétanie causée par le manque de calcium, et des symptômes dermatologiques, y compris les démangeaisons fortes, le givre d'urée causé par la forte concentration d'urée dans la sueur. L'immunité cellulaire de ces clients est modifiée. Cela se manifeste par une hypersensibilité moins intense et retardée et par une plus grande susceptibilité à l'infection probablement causée par une diminution de la capacité des leucocytes de détruire les bactéries. On n'a pas encore fini d'étudier le mécanisme précis qui déclenche ces diverses maladies. Cependant, la rétention des substances normalement excrétées dans l'urine, telles que l'ammoniac, les phénols et les autres composés organiques ou inorganiques, en serait une cause probable.

Évolution de l'insuffisance rénale

Les principaux mécanismes sous-jacents des changements physiopathologiques de l'insuffisance rénale aiguë et de l'insuffisance rénale chronique semblent être semblables. Cependant, leurs manifestations cliniques sont très différentes. Il existe deux phases dans l'insuffisance rénale aiguë : la phase oligurique et la phase polyurique.

Phase oligurique.   La phase oligurique correspond à l'agression soudaine aux reins, qui se manifeste par une réduction de la formation de l'urine.

- Durant la phase oligurique, les complications éventuelles les plus dangereuses sont liées à la rétention des liquides et des électrolytes (en particulier, l'hyperkaliémie et l'acidose).

Phase polyurique (ou diurétique).   Lorsqu'on traite le trouble original, le taux de filtration glomérulaire augmente graduellement. À ce stade, les cellules tubulaires sont encore capables de réabsorber l'eau et les électrolytes du filtrat glomérulaire dont le volume augmente. Le volume d'urine excrétée est ainsi supérieur à la normale, ce qui constitue la phase polyurique de l'insuffisance rénale aiguë.

- Les complications les plus graves de la phase polyurique sont la déshydratation et la déplétion des électrolytes.

Plusieurs mois sont nécessaires pour guérir complètement de l'insuffisance rénale aiguë. Certains clients n'arrivent pas à se rétablir et peuvent développer une insuffisance rénale chronique. Celle-ci apparaît graduellement et elle est insidieuse. On ne peut en poser le diagnostic que lorsque le client souffre d'anomalies hydro-électrolytiques. À ce stade, la fonction rénale a généralement diminué de moitié et la concentration de créatinine dans le sang est au-dessus de la normale.

☐ ÉVALUATION DE LA FONCTION RÉNALE

Manifestations cliniques du dérèglement urinaire

Les signes et les symptômes qui sont l'indice d'une affection des voies urinaires sont : la douleur, les troubles mictionnels et les symptômes gastro-intestinaux.

Douleur

La douleur génito-urinaire n'est pas toujours présente dans les troubles rénaux, mais elle caractérise habituellement les affections aiguës. La douleur rénale est causée par la distension soudaine de la capsule rénale. L'intensité de la douleur dépend de la rapidité avec laquelle la distension se développe.

La douleur rénale est une douleur sourde qui se manifeste dans la région de l'angle costo-vertébral et qui peut se propager jusqu'à l'ombilic. La douleur urétérale est une douleur dorsale qui irradie dans l'abdomen, dans la partie supérieure des cuisses et dans les testicules ou la vulve. La douleur lombaire (entre les côtes et l'iléon), qui irradie dans le bas-ventre ou dans la région épigastrique, est souvent accompagnée de nausées, de vomissements et d'un iléus néphrétique ; elle peut indiquer une crise de coliques néphrétiques. La douleur vésicale (douleur du bas-ventre ou douleur dans la région sus-pubienne) est causée par une vessie hyperdistendue ou par une infection vésicale. Les mictions impérieuses, le ténesme (envie continuelle d'uriner) et la dysurie sont habituellement présents. Une douleur dans le méat urinaire est l'indice d'une irritation du col

vésical, de la présence d'un corps étranger dans le canal urétral ou d'une urétrite provoquée par une infection ou par une blessure. Une douleur intense dans le scrotum provient d'un œdème inflammatoire de l'épididyme ou du testicule, ou de la torsion du testicule, alors qu'une sensation de pesanteur et une douleur au périnée et au rectum signalent une prostatite aiguë ou un abcès de la prostate. Une douleur dans le dos et dans les jambes peut être causée par les métastases d'un cancer de la prostate, qui auraient migré jusqu'aux os pelviens. Une douleur dans le corps de la verge peut provenir de troubles de l'urètre, alors qu'une douleur dans le gland est généralement causée par la prostatite.

Troubles mictionnels

La miction normale est indolore ; elle survient cinq à six fois par jour et, parfois, une fois la nuit. La personne normale élimine en moyenne 1 200 mL à 1 500 mL d'urine par 24 h. Évidemment, ces valeurs varient en fonction de l'apport de liquides, de la transpiration, de la température ambiante, des vomissements ou de la diarrhée.

La *pollakiurie* désigne une fréquence anormalement élevée de mictions. La norme acceptée est une miction toutes les trois à six heures. Les causes peuvent être très variées : l'infection, les maladies des conduits urinaires, les troubles métaboliques, l'hypertension et l'effet de certains médicaments (diurétiques).

Les *mictions impérieuses* (envies violentes d'uriner) peuvent être dues à des lésions inflammatoires de la vessie, de la prostate ou de l'urètre, à des infections bactériennes aiguës, à la prostatite chronique chez l'homme et à la trigonite chronique chez la femme.

Les *brûlures à la miction* surviennent chez les clients atteints d'une irritation de l'urètre ou d'une infection de la vessie. L'urétrite engendre fréquemment des brûlures durant la miction, alors que la cystite cause des brûlures pendant et après la miction.

La *pneumaturie* (passage de gaz dans l'urine durant la miction) laisse présager une diverticulite de l'anse sigmoïde du côlon ou une fistule qui fait communiquer l'intestin et la vessie, un cancer du sigmoïde, une entérite régionale ou des infections des voies urinaires par des bactéries gazogènes.

La *dysurie* (miction difficile ou douloureuse) peut provenir d'une grande variété d'états pathologiques.

La *strangurie* est caractérisée par une miction lente et douloureuse durant laquelle de petites quantités d'urine sont émises. On note parfois la présence de sang. La strangurie peut se présenter dans le cas d'une cystite grave.

Le *retard de la miction* (retard exagéré et difficulté à commencer à uriner) peut être le signe d'une compression de l'urètre, d'une vessie neurogène ou, encore, d'une obstruction quelconque de l'urètre.

La *nycturie* (miction exagérée durant la nuit) peut provenir d'une baisse de la capacité du rein de concentrer l'urine, d'une maladie cardiaque, du diabète sucré ou d'une évacuation incomplète de la vessie.

L'*incontinence urinaire* (émission involontaire d'urine) provient d'un traumatisme du sphincter urinaire externe, d'affections neurologiques acquises et de mictions impérieuses causées par une infection.

L'*incontinence à l'effort* (fuite intermittente d'urine à la suite d'une tension soudaine) découle d'une faiblesse dans le fonctionnement des sphincters.

L'*énurésie* (incontinence nocturne) est physiologique jusqu'à l'âge de trois ans ; elle est ensuite fonctionnelle ou laisse présager une obstruction des voies urinaires inférieures.

La *polyurie* (émission fréquente et abondante d'urine) est causée par le diabète sucré, par le diabète insipide, par les affections rénales chroniques, par les diurétiques et par l'ingestion d'une quantité excessive de liquides.

L'*oligurie* (émission d'une petite quantité d'urine : diurèse de 100 mL/24 h à 500 mL/24 h) et l'*anurie* (absence d'urine dans la vessie : diurèse inférieure à 50 mL/24 h) indiquent un trouble sérieux de la fonction rénale qui demande une intervention médicale rapide. Elles peuvent être causées par un état de choc, par un traumatisme, par une transfusion sanguine incompatible, par une intoxication médicamenteuse, etc.

L'*hématurie* (globules rouges dans l'urine) est un signe alarmant, car elle peut annoncer un cancer des voies urogénitales, une glomérulonéphrite aiguë ou une tuberculose rénale. La couleur de l'urine sanglante dépend du pH de l'urine et de la quantité de sang présent dans l'urine ; l'urine acide possède une couleur noirâtre, alors que l'urine alcaline est rouge. L'hématurie peut aussi avoir des causes systémiques telles que les dyscrasies sanguines, le traitement aux anticoagulants et les néoplasmes, une blessure ou un effort exagéré.

La *protéinurie* ou *albuminurie* (quantité anormale de protéines dans l'urine) est caractéristique de toutes les formes de maladies rénales aiguës et chroniques. En temps normal, l'urine ne contient pas des quantités persistantes et significatives de protéines.

Symptômes gastro-intestinaux

On peut observer des symptômes gastro-intestinaux en même temps que des troubles urologiques, parce que les voies urinaires et le tube digestif possèdent une innervation sensorielle autonome commune et des arcs réflexes communs. Les rapports anatomiques qui existent entre le rein droit et le côlon, le duodénum, la tête du pancréas, la voie biliaire principale, le foie et la vésicule biliaire peuvent aussi être à l'origine de troubles gastro-intestinaux. Le rein gauche est en relation avec l'angle gauche du côlon, l'estomac, le pancréas et la rate. Les symptômes gastro-intestinaux reliés aux affections urinaires sont les nausées, les vomissements, les diarrhées, la douleur abdominale, l'iléus paralytique et l'hémorragie gastro-intestinale.

Des symptômes urinaires peuvent également accompagner l'appendicite.

Antécédents du client et évaluation infirmière

Lorsque l'infirmière établit les antécédents du client, elle doit s'assurer que celui-ci comprend le sens des questions qui lui sont posées. Au sujet des problèmes uro-génitaux, le client peut « oublier » ou nier l'existence de certains symptômes à cause de son anxiété ou de son embarras. L'infir-mière cherchera malgré tout à s'informer en posant les questions suivantes :

- Pourquoi désirez-vous une consultation ? Qu'est-ce qui vous tracasse ?
- Quelle est votre occupation actuelle ? Qu'avez-vous fait avant ? (Renseignements sur le lieu de travail du client, qui pourraient avoir un rapport avec le système urinaire ; contacts possibles avec des produits chimiques, des plastiques, de la poix, du goudron ou du caoutchouc.)
- Depuis quand fumez-vous ?
- Avez-vous déjà souffert d'infections ou de problèmes urinaires ?
- Existe-t-il des cas d'infections ou de maladies rénales dans votre famille ?
- Quelles maladies avez-vous eues pendant votre enfance ?
- Avez-vous déjà été atteint d'infection urinaire ?
- Uriniez-vous inconsciemment la nuit après l'âge de trois ans ?
- Urinez-vous très souvent la nuit ? Depuis quand ?
- Avez-vous des difficultés à uriner ?

  Les mictions sont-elles douloureuses ? Où se situe la douleur ? À quel moment les mictions sont-elles douloureuses ? Au début de la miction ? À la fin ? Prenez-vous beaucoup de temps avant de commencer à uriner ? Urinez-vous lorsque vous riez trop fort, par exemple ? Est-ce douloureux pendant ou après la miction ?
  Avez-vous remarqué des changements dans la couleur de votre urine ?
  Est-ce que le débit diminue ?
  Urinez-vous inconsciemment sans aucune raison, ou parce que vous êtes stressé ?
  Avez-vous des envies soudaines d'uriner ?
  Avez-vous déjà eu du sang dans vos urines ?
- À quel endroit cela vous fait-il mal ? Quelle est la nature de la douleur ? S'étend-elle ? Combien de temps dure-t-elle ? La ressentez-vous seulement quand vous urinez ? Qu'est-ce qui la déclenche ? Qu'est-ce qui la soulage ?
- Faites-vous de la fièvre ? Avez-vous des tremblements ? Sentez-vous des calculs ?
- Avez-vous déjà eu des lésions génitales ou des maladies transmises sexuellement ?
- Avez-vous des enfants, Madame ? Quel âge ont-ils ?
  A-t-on eu besoin d'utiliser des forceps durant l'accouchement ?
  Avez-vous subi un cathétérisme ? Quand ?
  Avez-vous des pertes vaginales ? Ressentez-vous des démangeaisons ou des irritations au vagin ou à la vulve ?
- Êtes-vous diabétique ? Souffrez-vous d'hypertension ? Avez-vous des allergies ?
- Avez-vous déjà été hospitalisé pour une infection des voies urinaires ?
  Avant l'âge de 12 ans ?
  Avez-vous eu une cystoscopie ? Un cathéter à demeure ? Avez-vous subi des radiographies des reins ?

L'infirmière doit s'informer non seulement sur les douleurs ressenties par le client, mais aussi sur l'état psychologique et sur les besoins en informations de ce dernier. Elle évalue le degré d'anxiété (y compris la perception de menaces sur l'image corporelle), le système de soutien et les habitudes socio-culturelles. En rassemblant les informations recueillies durant l'évaluation initiale et celles qui suivront, l'infirmière pourra extraire des indices au sujet du manque de connaissances du client et, alors, mieux comprendre les besoins de ce dernier.

Examen clinique

À la palpation directe, il est souvent possible de déterminer la grosseur et la mobilité des reins.

- Placer une main sur le dos du client de telle façon que les doigts touchent à peine les dernières côtes. Placer l'autre main à plat sur le ventre afin que les doigts soient au niveau du nombril.
- Demander au client d'inspirer par le nez profondément, puis enfoncer la main qui se trouve devant.

On peut ressentir plus facilement la partie inférieure douce et arrondie du rein droit, car le rein gauche est situé plus haut.

Une douleur à l'angle costo-vertébral (jonction entre la dernière côte et la vertèbre correspondante) peut être ressentie lors de certaines affections rénales.

Chez l'homme, la prostate peut être palpée à l'aide d'un examen rectal. Celui-ci doit faire partie de tout examen clinique de l'homme âgé, car l'hyperplasie de la prostate est assez fréquente après l'âge de 50 ans. (Voir la page 979.)

On examine la région inguinale pour détecter de grosses nodosités, une hernie inguinale ou fémorale et une varicocèle. Chez la femme, on examine la vulve, l'urètre et le vagin.

Évaluation diagnostique

Examens radiologiques

Il existe une variété de techniques radiographiques pour examiner les voies urinaires. L'examen débute par une radiographie complète de l'abdomen (reins, uretères et vessie) pour délimiter la taille, la forme et la position des reins et pour mettre en évidence toute anomalie comme des calcifications (calculs) dans les reins ou dans les conduits urinaires, de l'hydronéphrose, des kystes, des tumeurs ou un déplacement du rein causé par des anomalies des tissus voisins.

Urographie intraveineuse par perfusion. L'urographie intraveineuse par perfusion consiste en la perfusion intraveineuse d'une grande quantité de solution diluée d'une substance de contraste qui met en évidence le parenchyme rénal et qui remplit complètement les conduits urinaires. On utilise cette technique lorsque les méthodes urographiques habituelles destinées à montrer les structures de drainage échouent (par exemple, chez un client dont le sang a une teneur élevée d'azote uréique) ou, encore, lorsqu'on désire faire des tomographies (radiographies d'une section du corps) et qu'à cette fin, l'opacification prolongée des conduits est nécessaire. Les radiographies sont prises à

intervalles réguliers pour observer le remplissage et la distension des conduits. On prépare le client comme pour une urographie intraveineuse, sauf qu'il ne subit pas de déshydratation (voir ci-dessous).

Urographie intraveineuse (pyélographie descendante ou pyélographie intraveineuse). L'urographie intraveineuse se fait après l'injection d'une substance de contraste radio-opaque par voie intraveineuse, qui permet de visualiser les reins, les uretères et la vessie. La substance de contraste est éliminée du sang par le rein. On prend aussi une *néphrotomographie* (tomographie du rein).

L'urographie intraveineuse est utilisée comme moyen d'évaluation initiale, chaque fois que l'on soupçonne un problème urinaire et, en particulier, dans le diagnostic de lésions des reins ou des uretères. Elle permet de faire une première estimation de la fonction rénale. Une substance de contraste, telle que le diatrizoate de sodium (Hypaque de sodium) ou le diatrizoate de méglumine (Renografin-60), est administrée par voie intraveineuse ; puis, l'on prend une série de clichés pour évaluer la progression de la substance de contraste dans les voies urinaires.

Préparation du client. Pour ce procédé, on doit préparer le client comme suit :

1. On lui fait prendre un laxatif la veille de l'examen pour qu'il élimine les matières fécales et les gaz.
2. On lui interdit tout liquide 8 h à 10 h avant l'examen. Cependant, on donnera de l'eau à boire aux clients âgés, dont les réserves rénales sont limitées ou chez qui la fonction rénale est perturbée, ou aux clients atteints de myélomes multiples, qui ne peuvent tolérer la déshydratation. Les clients souffrant de diabète sucré non encore maîtrisé peuvent également être sensibles à cette déshydratation.
3. Malgré tout, l'hydratation excessive devra être évitée pour ne pas diluer la substance de contraste, ce qui gênerait l'observation de ses effets.
4. On devra, auparavant, détecter toute réaction allergique à la substance de contraste.

Si le client a des antécédents d'allergie, une dose-test de la substance de contraste lui est administrée par injection intradermique. Si aucune réaction n'apparaît après 15 min, la dose normale de la substance de contraste est administrée. Bien qu'il soit rare, comme dans le cas de l'administration de tout médicament intraveineux, un choc anaphylactique peut se produire. Cette réaction survient parfois, même si le test de sensibilité était négatif.

- Toutes les salles d'urographie intraveineuse doivent avoir une réserve de médicaments d'urgence (adrénaline, corticostéroïdes, vaso-presseurs, etc.), d'oxygène, un nécessaire à trachéotomie et tout ce qu'il faut pour pouvoir traiter le client atteint d'un choc anaphylactique.

Pyélographie rétrograde. Dans la pyélographie rétrograde, on passe un cathéter dans chaque uretère jusqu'au bassinet, au moyen d'un cystoscope. On introduit ensuite dans les cathéters une substance de contraste (en la laissant s'écouler par gravité ou à l'aide d'une seringue). On utilise cette technique lorsque l'urographie intraveineuse ne donne pas de bons résultats. On l'utilise peu, car les techniques de l'urographie intraveineuse sont de plus en plus perfectionnées.

Cystographie.   On insère un cathéter dans la vessie et on y injecte un produit de contraste pour délimiter les parois vésicales et pour évaluer le reflux vésico-urétéral (retour de l'urine dans l'un des uretères ou dans les deux). On fait la cystographie en même temps qu'on évalue la pression intravésicale.

Cysto-urétrographie.   La cysto-urétrographie permet d'observer l'urètre et la vessie soit par injection rétrograde d'une substance de contraste dans l'urètre et la vessie, soit par radiographies prises lorsque le client élimine la substance de contraste. Dans la *cysto-urétrographie permictionnelle*, on emplit la vessie avec une substance de contraste et l'on prend des clichés rapides alors que le client urine. Lorsque l'image est renforcée, on peut mettre en évidence un reflux vésico-urétéral ou une anomalie congénitale des voies urinaires inférieures. On utilise aussi cette technique pour déceler des problèmes d'évacuation de la vessie ou d'incontinence.

Angiographie rénale.   Le but de l'angiographie rénale est d'observer la circulation artérielle des reins. À l'aide d'une aiguille spéciale, on perce l'artère fémorale (ou axillaire) et on y introduit un cathéter qu'on fait glisser jusqu'à l'aorte ou jusqu'à l'artère rénale. On injecte ensuite par le cathéter une substance de contraste. L'angiographie permet d'évaluer la dynamique du courant sanguin, de mettre en évidence une vascularisation anormale et de différencier un kyste rénal d'une tumeur.

Soins infirmiers.   Avant l'examen, on doit prescrire un cathartique pour éliminer les matières fécales et les gaz du côlon, afin de maximiser la radiographie. On rasera les sites d'injection : l'aine pour l'injection fémorale ou l'aisselle pour l'injection axillaire.

On repérera les endroits où l'on prendra le pouls périphérique après l'examen (pouls radial, fémoral, pédieux). On préviendra le client d'une sensation possible de chaleur le long du vaisseau au moment où la substance de contraste sera injectée.

Après l'examen, on évalue les signes vitaux jusqu'à ce que ceux-ci se soient stabilisés. Si l'on a choisi de percer l'artère axillaire, on prend la pression sanguine dans le bras opposé. On examine, sur le site de ponction, la formation possible d'un enflement ou d'un hématome. On palpe les pouls périphériques ; on note la coloration et la température du membre qui a servi au test et on les compare avec celles de l'autre membre. On applique des compresses froides sur le site d'injection pour réduire l'œdème et soulager la douleur.

Tomographie assistée par ordinateur.   La tomographie assistée par ordinateur est une technique non sanglante qui fournit d'excellentes images de coupes du rein et des voies urinaires. L'ordinateur mesure les légères variations de l'absorption des rayons X et amplifie les différences entre les tissus, si bien qu'on arrive à se faire une bonne idée de l'étendue des lésions rénales. Aucune prépa-

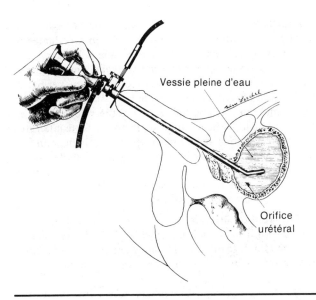

Figure 39-3   Cystoscope introduit dans la vessie, chez un homme. Le fil supérieur est un fil électrique qui alimente la lumière à l'extrémité distale du cystoscope. Le tube inférieur est la tubulure qui conduit l'eau stérile servant à remplir la vessie.

ration spéciale du client n'est nécessaire (voir à la page 233 les détails sur la tomographie assistée par ordinateur).

Échographie.   L'échographie utilise des ultrasons qui fournissent d'excellentes images du système urinaire. On peut facilement identifier des masses, des malformations ou des obstructions. La technique n'est pas sanglante et n'exige aucune préparation particulière du client. Certains appareils permettent un balayage à partir du rectum ou de l'intérieur de la vessie.

Endo-urologie (Endoscopie urologique)

Cystoscopie

La cystoscopie permet de visualiser directement la vessie et l'urètre. Le cystoscope, appareil muni d'un système de lentilles et d'une source lumineuse, donne une image agrandie de la vessie. En le déplaçant, l'urologue peut obtenir une image complète de la vessie et de l'urètre. Un dispositif de guidage peut être ajouté au cystoscope, ce qui permet d'introduire des cathéters dans les uretères et de les pousser jusqu'aux reins. L'urologue peut manipuler le cystoscope pour observer non seulement l'urètre et la vessie mais aussi les orifices des uretères et la portion prostatique de l'urètre. Pour évaluer la fonction rénale, il prélève un échantillon d'urine à partir de chaque rein. Pour effectuer une biopsie, il introduit dans le cystoscope une paire de pinces coupantes. Grâce à la cystoscopie, il est possible de prélever des calculs logés dans l'urètre, dans la vessie ou dans l'uretère.

La visualisation s'est beaucoup améliorée depuis la mise au point des fibres optiques et des mandrins optiques flexibles et interchangeables. On commence d'abord par une urétroscopie. On glisse l'endoscope (sous observation visuelle directe.) Après avoir examiné l'urètre, on change le mandrin pour avoir une meilleure vision de la vessie. On introduit une solution stérile dans la vessie pour la dilater et la nettoyer des caillots sanguins afin de mieux l'observer.

Ensuite, on fait passer le *mandrin optique*, muni de très petites lentilles, à travers le cystoscope, ce qui permet à l'urologue d'observer l'intérieur de la vessie (*Figure 39-3*). Pour prendre des photographies ou des films de la vessie et de l'urètre, on utilise une source lumineuse de forte intensité.

Avant l'examen, on donne un sédatif au client et on fait une anesthésie locale de l'urètre. On peut, dans le cas de certains clients, faire une injection intraveineuse de diazepam (Valium) juste avant l'anesthésie. Parfois l'anesthésie rachidienne ou générale est nécessaire.

Intervention infirmière. Comme pour tous les autres examens, l'infirmière doit informer le client des raisons de l'examen afin de le rassurer. Habituellement, on donne un à deux verres d'eau à boire au client avant de lui faire subir l'examen.

Après l'examen, il est parfois nécessaire de donner certains soins pour soulager le client des malaises qu'il a pu ressentir. Après une cystoscopie, des brûlures lors de la miction, la pollakiurie et des urines teintées de sang peuvent résulter d'un léger traumatisme des muqueuses. L'application de chaleur humide au bas de l'abdomen ou un bain de siège chaud aident à soulager la douleur et favorisent la relaxation musculaire. En raison de l'œdème engendré par l'utilisation d'instruments, les clients ayant une obstruction peuvent souffrir de rétention urinaire après une cystoscopie. Les clients atteints d'hyperplasie de la prostate doivent être particulièrement surveillés. Les bains de siège chauds et les relaxants musculaires aident dans les cas de rétention urinaire, mais il est parfois nécessaire de mettre en place une sonde à demeure.

Biopsie par brossage rénal et urétéral

Les techniques de biopsie par brossage fournissent une information spécifique lorsque les radiographies de l'uretère ou du bassinet révèlent une lésion difficile à identifier ; il s'agit peut-être d'une tumeur, d'un calcul, d'un caillot ou d'un artéfact. On commence par un examen cystoscopique, puis on introduit un cathéter urétéral par lequel on procède à la biopsie par brossage. On gratte la lésion suspecte pour prélever des cellules et des portions d'endothélium en vue d'en faire faire un examen histologique.

Après la biopsie, on effectue une perfusion intraveineuse pour nettoyer le rein et prévenir la formation de caillots. Parfois, l'urine contient du sang qui suinte de la zone grattée. Cependant, ce phénomène disparaît au bout de 24 h à 48 h. Des coliques rénales peuvent aussi se produire après la biopsie à cause de l'utilisation d'analgésiques.

L'*endoscopie rénale* consiste à introduire un fibroscope dans le bassinet lors d'une pyélotomie ou à l'introduire par voie percutanée pour examiner l'intérieur du bassinet, pour ôter des calculs ou de petites lésions dues à la biopsie et pour diagnostiquer une hématurie rénale et des tumeurs.

Biopsie rénale à l'aiguille

La biopsie rénale à l'aiguille s'effectue à l'aide d'une aiguille à biopsie qu'on introduit par voie percutanée jusqu'au tissu rénal ou par une petite incision faite sur le côté. Cette technique est utile pour évaluer l'évolution d'une maladie rénale ou pour procurer des spécimens destinés à la microscopie électronique ou immunofluorescente, surtout s'il s'agit d'une maladie glomérulaire. Avant d'effectuer la biopsie, on fait une série de tests de coagulation pour identifier toute personne susceptible de saigner après la biopsie.

On fait jeûner le client 6 h à 8 h avant la biopsie et on met en place l'alimentation intraveineuse. On prélève un échantillon d'urine qu'on conserve pour comparer avec l'urine récoltée après la biopsie. On informe le client qu'il aura à retenir sa respiration durant l'insertion de l'aiguille pour que le rein ne se déplace pas.

Le prélèvement s'effectue selon la technique suivante : on administre un sédatif au client et celui-ci est couché sur le ventre avec un sac de sable sous l'abdomen. Une anesthésie locale est pratiquée à l'endroit de la biopsie ; puis l'aiguille à biopsie est introduite dans le quadrant externe du rein, juste sous la capsule rénale. On peut localiser l'aiguille grâce à la radioscopie ou grâce aux ultrasons. Dans ce dernier cas, on utilise une sonde spéciale. On peut faire une biopsie ouverte en pratiquant une petite incision sur le côté.

Soins infirmiers après la biopsie. Lorsque le prélèvement est effectué, on applique un pansement compressif. Pour procurer le maximum de repos et pour minimiser tout saignement, on garde le client couché sur le ventre immédiatement après la biopsie. Celui-ci demeure en décubitus dorsal selon la prescription.

L'infirmière doit être vigilante, car l'hématurie peut se manifester peu de temps après la biopsie. Elle doit se rappeler que le rein est un organe très vascularisé : approximativement le quart de la circulation sanguine totale le traverse en 1 min. L'aiguille de la biopsie lacère la capsule rénale et un saignement peut s'étendre dans l'espace périrénal. Généralement, le saignement s'arrête de lui-même, mais, s'il persiste, une grande quantité de sang peut s'accumuler dans cet espace en peu de temps sans signes perceptibles jusqu'à ce qu'un collapsus cardio-vasculaire soit évident.

- Afin de déceler tout indice d'hémorragie, l'infirmière prend les signes vitaux toutes les 5 min à 15 min, durant la première heure qui suit la biopsie et, ensuite, moins fréquemment selon la prescription.
- Les signes particuliers qui peuvent être l'indice d'une hémorragie sont soit une augmentation, soit une chute de la tension artérielle, l'anorexie, les vomissements et une sensation de douleur dans l'abdomen.
- L'infirmière doit signaler toute douleur au dos et aux épaules et tout signe de dysurie.

Une douleur au flanc peut se manifester, mais elle indique habituellement un saignement à l'intérieur d'un muscle plutôt qu'autour du rein. Une crise de coliques néphrétiques peut se développer, si un caillot obstrue l'uretère ; cette douleur lombaire intense irradie dans l'aine.

Toutes les urines du client sont examinées minutieusement si l'on craint une hématurie ; on les compare avec l'échantillon pris avant la biopsie et avec tous ceux recueillis par la suite. Si l'hémorragie persiste, comme peut l'indiquer un hématome qui s'étend, il faut éviter toute palpation ou toute manipulation de l'abdomen. On fait la mesure de l'hémoglobine et de l'hématocrite dans les huit heures pour évaluer le degré d'anémie. Habituellement, on maintient le volume de liquide quotidien à environ 3 L, à moins que le client ne souffre d'insuffisance rénale. S'il y a hémorragie, on prépare le client pour une transfusion et une intervention chirurgicale afin d'arrêter l'hémorragie, qui peut exiger un drainage chirurgical ou une néphrectomie (ablation du rein).

Éducation du client

L'infirmière doit garder en mémoire qu'une hémorragie peut se produire plusieurs jours après la biopsie. Elle prévient le client qu'il doit éviter toute activité exténuante, tout sport éreintant et la levée de toute charge excessive pour au moins deux semaines. On doit signaler au médecin ou au personnel de la clinique les problèmes suivants : douleur au côté, hématurie, légères céphalées, évanouissements, pouls rapide et tout autre signe ou symptôme de saignement.

Examens radio-isotopographiques

Les examens radio-isotopographiques sont des techniques non envahissantes qui ne gênent aucunement les mécanismes physiologiques et qui n'exigent aucune préparation spéciale du client. On injecte par voie intraveineuse des médicaments radioactifs (composé marqué au technétium 99 ou à l'hippurate d'iode 131). On obtient des images grâce à la caméra de scintillation placée derrière les reins alors que le client est en position de décubitus dorsal ou ventral, ou en position assise. L'image obtenue, ou scintigramme, donne la distribution des composés pharmacoradioactifs dans les reins. (Voir également la page 242.)

La scintigraphie au technétium 99 fournit des informations sur la perfusion rénale et elle est parfois utilisée à la place de l'urographie intraveineuse, lorsque la fonction rénale est en baisse. La scintigraphie à l'hippurate renseigne au sujet de la fonction rénale seulement.

Examens urodynamiques. Les examens urodynamiques font appel à des tests physiologiques et anatomiques afin d'évaluer les fonctions vésicale et urétrale ; on mesure (1) le débit urinaire, (2) les pressions vésicales durant la miction et au repos, (3) la résistance interne de l'urètre et (4) la contraction et la détente de la vessie. On combine les techniques de génie biologique avec la technologie des ordinateurs pour étudier les pressions (abdominale, vésicale et celle du muscle vésical), l'activité du sphincter, l'innervation vésicale, le tonus musculaire et le réflexe sacré.

Les examens urodynamiques suivants sont les plus fréquemment utilisés.

La mesure du *débit urinaire* est le volume d'urine qui passe dans l'urètre en un temps donné (mL/s).

La *cystomanométrie* fournit la courbe d'enregistrement des pressions mesurées au cours du remplissage progressif de la vessie. On peut enregistrer la pression lors d'un remplissage intermittent et la comparer aux changements de pression intravésicale. On demande au client d'uriner ; le médecin chronomètre le temps que celui-ci prend pour

commencer à uriner ; il observe la grosseur, la force et la continuité du jet d'urine, le degré de tension, l'hésitation, etc. On place ensuite le client en position gynécologique et on glisse un cathéter à rétention dans l'urètre jusqu'à la vessie. On mesure le volume d'urine résiduelle et on laisse en place le cathéter. On relie le cathéter urétral à un manomètre à eau ; on injecte de l'eau dans la vessie à un débit de 1 mL/s. Le client prévient les techniciens ou le médecin dès qu'il désire uriner, puis dès qu'il sent que la vessie est pleine. À chaque moment, on note le niveau de remplissage de la vessie. On enregistre les deux pressions correspondantes. On prend les pressions positives au niveau de la symphyse pubienne. Les pressions et les volumes à l'intérieur de la vessie sont enregistrés.

La *courbe de pression urétrale* est la mesure de la résistance urétrale le long de tout l'urètre. Du gaz et du liquide sont introduits dans le cathéter, qui est retiré pendant que la pression le long de la paroi urétrale est mesurée.

La *cysto-urétrographie* donne une image de l'urètre et de la vessie soit par injection rétrograde, soit par miction d'une substance de contraste.

Pour la *cysto-urétrographie permictionnelle*, on remplit la vessie avec une substance de contraste et l'on prend des photographies en série lorsque le client urine. Cette méthode peut révéler la présence ou l'absence d'un reflux vésico-urétéral ou d'anomalies congénitales des voies urinaires inférieures. On emploie également cette méthode pour étudier les difficultés d'évacuation de la vessie et l'incontinence.

L'*électromyographie* nécessite la pose d'électrodes dans le plancher pelvien et la musculature pelvienne ou dans le sphincter externe de l'anus. Elle permet d'évaluer l'activité neuromusculaire des voies inférieures.

Analyses d'urine

Les analyses d'urine donnent un grand nombre de renseignements et sont indispensables à toute recherche clinique. On observe et on évalue les éléments suivants :

1. Couleur et limpidité de l'urine.
2. Odeur de l'urine.
3. Acidité et densité relative de l'urine.
4. Présence de protéines (protéinurie), de glucose (glucosurie) et de corps cétoniques (cétonurie) dans l'urine.
5. Examen microscopique des sédiments de l'urine. On centrifuge l'urine pour y rechercher la présence de globules rouges (hématurie), de globules blancs, de corps cylindriques (cylindrurie), de cristaux (cristallurie), de pus (pyurie) et de bactéries (bactériurie).

Dans des cas particuliers, on fait appel à plusieurs autres tests.

Recueil des urines

Idéalement, les analyses d'urine sont effectuées sur un échantillon d'urine frais, de préférence sur la première miction de la journée, car celle-ci est la plus concentrée et les éléments anormaux qu'elle contient seront plus facilement mis en évidence. Toutefois, pour la plupart des analyses, tout spécimen peut être accepté pourvu qu'il soit recueilli dans un contenant propre et qu'il soit protégé adéquatement contre la multiplication des bactéries et la détérioration chimique de ses éléments. La mise en culture de l'urine doit se faire aussitôt après le prélèvement et l'examen microscopique, dans la demi-heure qui suit. Laissée à la température de la pièce, l'urine devient alcaline, les bactéries s'y multiplient et les éléments cellulaires se décomposent. S'il n'est pas possible de faire les examens immédiatement, les échantillons sont réfrigérés à 4° C. *Les échantillons d'urine sont recueillis selon la technique du mi-jet (Figure 39-4).*

Recueil des urines sur 24 h

Beaucoup d'analyses quantitatives demandent l'examen de la diurèse totale de la journée. La technique est la suivante. Demander au client de vider sa vessie à une heure déterminée (par exemple, à 8 h). Cette urine est alors jetée. Recueillir ensuite toutes les urines durant les 24 h suivantes. Le dernier échantillon est recueilli 24 h après le début du recueil (c'est-à-dire à 8 h le lendemain matin).

La vessie du client doit être vide aussi bien au début qu'à la fin du test. On recueille l'urine dans un contenant propre. Selon le type d'analyse demandé, on ajoute un préservatif à l'urine et on la conserve au réfrigérateur. La perte d'une seule miction enlève toute validité au test. La réussite de l'examen dépend de la collaboration du client et de tout le personnel de l'unité de soins.

Échantillon d'urine du milieu du jet (mi-jet)

En raison de l'inévitable contamination de l'urine par les micro-organismes qui résident dans l'urètre et au voisinage du méat urinaire, un échantillon d'urine obtenu suivant la façon habituelle n'est d'aucune utilité lorsqu'on doit pratiquer une culture d'urine. Le cathétérisme vésical permet d'éviter cette contamination. Cependant, les dangers maintenant connus du cathétérisme (pyélonéphrite chronique) ont limité l'utilisation de cette technique, comme méthode de prélèvement urinaire, à quelques indications spécifiques.

Directives pour l'homme

- Décalotter le gland et le nettoyer avec de l'eau savonneuse. Ôter tout le savon avec des tampons imbibés d'eau.
- Ne pas recueillir les premières gouttes d'urine.
- Continuer à uriner dans un récipient stérilisé à large goulot ou dans un tube à essai de gros calibre, fermé par un bouchon stérile.
- Ne pas recueillir les dernières gouttes d'urine, car des sécrétions prostatiques peuvent s'y introduire à la fin de la miction.

Directives pour la femme

- Écarter les lèvres pour découvrir le méat urinaire (voir la figure 39-4).
- Nettoyer le pourtour du méat avec de l'eau savonneuse.
- Nettoyer le périnée de l'avant vers l'arrière.
- Ôter tout le savon avec des tampons imbibés d'eau, de l'avant vers l'arrière.
- Maintenir les lèvres écartées et uriner avec force, mais ne pas recueillir la première partie de la miction. (La partie distale de l'urètre contient des bactéries; au début, la miction nettoie l'urètre de ces agents de contamination.)
- Recueillir le mi-jet en s'assurant que le contenant ne vienne pas en contact avec les parties génitales.

Tests sur la fonction rénale

Les tests sur la fonction rénale sont utilisés pour évaluer la gravité d'une affection rénale et pour suivre les progrès

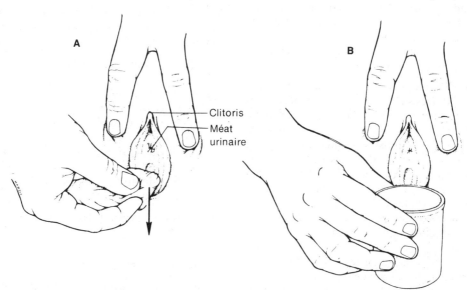

Clitoris
Méat urinaire

Figure 39-4   Chez la femme, prélèvement d'un échantillon d'urine du milieu du jet (mi-jet). **A)** Demander à la cliente d'écarter les lèvres et de laver, à l'aide d'un tampon trempé dans le savon, de l'avant vers l'arrière. **B)** Le récipient stérile est tenu de façon à ne pas venir en contact avec le corps. L'échantillon doit être recueilli lorsque les lèvres sont écartées.

Tableau 39-2 Tests sur la fonction rénale

1. Il n'existe pas de test unique; la fonction rénale varie constamment.
2. L'estimation de la variation de la fonction rénale est plus importante que le résultat donné par un seul test.

Test	Raison	Directives
Épreuve de concentration urinaire Densité relative Indice de réfraction Osmolalité	Évaluation du pouvoir du rein de concentrer les solutés dans l'urine. Lors d'une maladie du rein, ce pouvoir se perd tôt. Ainsi, ce test permet de déceler précocement toute perturbation de la fonction rénale.	Le client n'absorbe aucun liquide entre 12 h et 24 h avant le test. Cela permet d'évaluer le pouvoir de concentration des tubules dans des conditions contrôlées. La densité relative est calculée à des moments déterminés pour évaluer la concentration de l'urine.
Épreuve de la phénolsulfonephtaléine (PSP)	Détermination de la capacité fonctionnelle du rein. On utilise un agent diagnostique (phénolsulfonephtaléine). (On peut aussi utiliser ce test pour évaluer l'urine résiduelle.) L'excrétion retardée survient dans les cas de maladie rénale, d'insuffisance cardiaque et de maladie vasculaire primaire.	Encourager le client à boire 1 h à 1,5 h avant le test. La phénolsulfonephtaléine est administrée par voie intraveineuse. 1. Noter le moment exact de l'administration du colorant. 2. Recueillir l'urine au bout de 15 min, de 30 min et de 1 h.
Coefficient d'épuration de la créatinine endogène	Estimation du taux de filtration glomérulaire. Mesure du volume de sang épuré de créatinine en une minute. Indication précise d'une maladie rénale précoce. Moyen de suivre les progrès de l'état rénal du client.	Recueillir toutes les urines sur une période de 24 h. Prélever un échantillon de sang durant cette période.
Créatinine sérique	Appréciation de l'équilibre entre la production de la filtration par le glomérule rénal. Mesure la plus délicate de la fonction rénale.	Faire le test sur le sérum.
Azote uréique sérique (Azote uréique sanguin — AUS)	Indication du pouvoir excréteur du rein. La quantité d'azote uréique sérique dépend de la production d'urée par l'organisme et du débit urinaire. (L'urée est le produit azoté final du métabolisme des protéines.) Elle varie selon l'apport en protéines et la dégradation tissulaire.	Faire le test sur le sérum.

* Le coefficient d'épuration ou clairance correspond à la quantité de sang purifié d'une substance par unité de temps.

cliniques d'un client. Ces tests donnent également des informations sur l'efficacité des reins à mener à bien leur fonction d'excrétion. On admet que la fonction rénale est dans des limites normales jusqu'à ce que 50 % de ses activités soient inhibées. Pour atteindre une meilleure appréciation de la fonction rénale, on combine différents examens. Le tableau 39-2 indique les tests sur la fonction rénale les plus courants.

40

Les troubles de fonctionnement des reins et des voies urinaires

□ ASPECTS PSYCHOLOGIQUES

Les troubles du système urogénital favorisent souvent l'apparition de stress et de problèmes émotifs. Un client peut se sentir coupable ou honteux lors d'examens ou de traitements de ses organes génitaux externes. S'il est incontinent, au dégoût peut se mêler un sentiment de détresse. Certains clients sont mal à l'aise devant l'éventualité d'un « accident » alors que d'autres semblent ne pas s'en préoccuper.

Chez l'homme, les interventions chirurgicales sur les organes génitaux sont perçues comme une atteinte à la virilité, peu importe l'âge. Même si beaucoup d'hommes mettent leur crainte d'être impotents sur le compte d'un « trouble de la prostate », bien des difficultés sexuelles (problèmes d'érection, éjaculation précoce, etc.) sont d'origine psychologique et ont des causes variées : inquiétude, culpabilité, incompatibilité avec la partenaire, fatigue. À cause de ces craintes cachées, l'homme peut montrer de l'agressivité et de l'hostilité envers ceux qui le soignent. Le client peut aussi rentrer sa colère, ce qui a pour effet de décupler sa douleur. Les clients atteints d'infections urinaires répétées deviennent parfois dépressifs lorsqu'ils sont soumis à des traitements prolongés. L'anxiété, dans toute situation de stress, peut occasionner de la pollakiurie et des mictions impérieuses.

Le client souffrant d'affections urogénitales, comme tous les autres clients, a besoin de sentir qu'il est respecté et que ses problèmes sont compris. Il veut que l'on réponde à ses questions, que ses peurs soient apaisées et que ses douleurs soient soulagées. Un des rôles importants de l'infirmière est de rassurer le client, car ce type de client nécessite plus de soutien et de compréhension que les autres.

□ DÉSÉQUILIBRE HYDRO-ÉLECTROLYTIQUE

Évaluation

Le problème majeur dans les soins aux clients atteints d'affections rénales est le maintien de l'équilibre de l'eau et des électrolytes. Lors de l'observation des signes cliniques de ces clients et de l'enregistrement des données, l'infirmière doit être particulièrement habile et consciencieuse. Pour tous les clients de la clinique de néphrologie, on enregistre systématiquement tout liquide ingéré (par voie orale ou parentérale) ou excrété. La température est prise toutes les 4 h et le client est pesé tous les jours. Toutes les informations obtenues permettent de déterminer, pour un client donné, la quantité de liquide à recevoir.

L'infirmière doit veiller au contrôle de tous les signes et symptômes caractéristiques des déséquilibres hydro-électrolytiques (voir le chapitre 6 ainsi que les pages 848 à 851). Voici une liste des symptômes relatifs au liquide extra-cellulaire, que les clients atteints de problèmes rénaux sont susceptibles de présenter :

1. *Symptômes de déshydratation :* perte de masse subite (de plus de 5 %), baisse de la température corporelle, sécheresse de la peau et des muqueuses, langue plissée, oligurie ou anurie ;
2. *Symptômes de rétention de liquide :* gain de masse rapide (de plus de 5 %), œdème, paupières bouffies, râles pulmonaires humides et souffle court ;
3. *Symptômes d'un déficit en sodium :* crampes abdominales, appréhension, convulsions, oligurie ou anurie ;
4. *Symptômes d'un excès de sodium :* muqueuses sèches et épaisses, peau congestionnée, oligurie ou anurie, soif, langue rugueuse et sèche ;
5. *Symptômes d'un déficit en potassium :* anorexie, distension abdominale, iléus paralytique, faiblesse généralisée, muscles flasques et mous ;
6. *Symptômes d'un excès de potassium :* diarrhées, coliques intestinales, irritabilité et nausées ;
7. *Symptômes d'un déficit en calcium :* crampes abdominales, spasme carpopédal, crampes musculaires, tétanie et paresthésie des extrémités ;
8. *Symptômes d'un excès de calcium :* douleur osseuse, douleur au flanc et hypotonie musculaire ;
9. *Symptômes d'un déficit en bicarbonates :* respiration profonde et rapide (Kussmaul), souffle court à l'effort, stupeur et faiblesse généralisée ;

10. *Symptômes d'un excès de bicarbonates* : respiration lente, hypertonie musculaire et tétanie ;
11. *Symptômes de carence protidique* : perte de masse continuelle, humeur dépressive, pâleur, fatigue chronique, muscles flasques et mous ;
12. *Symptômes d'un déficit en magnésium* : signe de Chvostek positif, convulsions, désorientation, réflexes tendineux hyperactifs et tremblements.

L'infirmière doit s'efforcer de bien comprendre le mécanisme qui régit les apports et les pertes des liquides organiques chez un client et elle doit partager cette information avec les autres membres de l'équipe soignante. Lorsqu'elle surveille un traitement intraveineux, elle ajuste le débit selon la prescription médicale.

Des analyses de sang répétées sont nécessaires pour surveiller l'équilibre électrolytique. C'est habituellement à l'infirmière qu'incombe la responsabilité d'expliquer au client que toutes ces ponctions veineuses sont essentielles.

□ ÉLIMINATION ADÉQUATE DE L'URINE

Pour toute personne, malade ou en santé, l'élimination des déchets de l'organisme par le rein est impérative. La composition des différents liquides du corps humain est principalement déterminée non pas par les nutriments ingérés par le client, mais par ceux que ses reins retiennent dans l'organisme. En bon état, les reins sont remarquablement efficaces ; ils éliminent les substances dont l'organisme n'a pas besoin et retiennent celles qui lui sont essentielles. Lorsque les reins sont endommagés, tous les moyens thérapeutiques sont mis en œuvre pour conserver leurs capacités homéostatiques.

Si les voies urinaires ne permettent plus l'élimination adéquate de l'urine, des cathéters sont insérés dans la vessie, les uretères ou les bassinets. On en trouve de différents calibres et de différentes longueurs, avec une ou plusieurs voies, selon l'usage auquel ils sont destinés. Ils sont fabriqués en caoutchouc souple ou dur, en tissu, en métal, en silicone, en verre ou en plastique. Une extrémité de la sonde peut être pleine ou vide, avoir la forme d'un champignon, comme la sonde de Malécot, ou tout simplement être arrondie ou en biseau.

Cathétérisme vésical

Généralités

Dans bien des cas, le cathétérisme permet de sauver la vie du client, par exemple lorsqu'il ne peut plus uriner. Parfois aussi, il se révèle nécessaire pour mesurer la quantité d'urine résiduelle dans la vessie après une miction, pour obvier à une obstruction ou pour assurer un drainage à la suite d'une opération de la vessie ou d'une prostatectomie.

- On ne fera appel au cathétérisme qu'en cas d'absolue nécessité, car cette technique peut conduire à des infections des voies urinaires.

Les infections urinaires représentent 35% de toutes les infections nosocomiales ; la plupart d'entre elles sont dues à l'emploi d'instruments et, en particulier, de sondes. Les agents pathogènes des maladies associées à l'emploi de cathéters comprennent *Escherichia coli, Klebsiellia, Proteus, Pseudomonas, Enterobacter, Serratia* et *Candida*. Beaucoup font partie de la flore intestinale du client ou se transmettent entre clients, par l'intermédiaire du personnel infirmier ou encore par le contact d'un équipement non stérilisé.

Ces micro-organismes gagnent les voies urinaires de trois façons principales : (1) au moment du cathétérisme, lorsque le cathéter est introduit dans l'urètre et est amené jusqu'à la vessie ; (2) au contact du cathéter et de la fine pellicule de liquide urétral qui recouvre la muqueuse et (3) plus fréquemment, par la lumière d'un cathéter contaminé.

Pour assurer la protection du client, il faut respecter les règles suivantes :

- suivre une technique d'asepsie rigoureuse ;
- nettoyer adéquatement l'urètre ;
- veiller à ce que le cathéter soit plus petit que le méat urinaire pour diminuer les risques de blessures à l'urètre et pour permettre aux sécrétions de s'écouler le long du cathéter ;
- bien lubrifier le cathéter avec un lubrifiant antimicrobien approprié ;
- pousser délicatement, mais d'une main assurée, le cathéter ;
- ôter le cathéter dès que possible.

Soins infirmiers du client dont le cathéter est installé à demeure et entretien du système de drainage en circuit fermé. Lorsqu'on pose un cathéter à demeure, il est nécessaire d'installer un système de drainage en circuit fermé (à l'abri de l'air). Un tel système comprend un cathéter à demeure, un tube de connection et un sac collecteur qu'on peut vider grâce à une valve. Il peut être constitué également d'un cathéter à demeure à trois voies, rattaché à un système de drainage en circuit fermé stérilisé. Ce dispositif permet à l'urine de s'écouler par une des voies ; le ballonnet est gonflé d'air ou d'eau par la deuxième voie ; une solution d'irrigation continue, à laquelle on ajoute habituellement un antiseptique urinaire, circule par la troisième voie.

■ ÉVALUATION INITIALE

Chez le client auquel on pose un cathéter à demeure, il faut observer tout signe et symptôme d'infection des voies urinaires : urine trouble, hématurie, fièvre, frissons, anorexie et malaises. On doit veiller à ce que le méat urinaire ne rejette pas de pus ni ne présente d'excoriation. De fréquentes cultures d'urine (faites tous les jours ou une fois tous les deux jours) constituent le moyen le plus sûr d'évaluer la possibilité d'infection.

L'infirmière doit également surveiller le système de drainage afin de s'assurer qu'il est adéquat. On vérifie si le cathéter est solidement maintenu sans faire de pression sur l'urètre, au niveau de la jonction pénis-scrotum chez l'homme, et sans causer de tension ni de traction de la vessie chez les clients des deux sexes. On note soigneusement les quantités de liquides prises ainsi que le débit urinaire pour voir si l'élimination urinaire du client est normale.

Problèmes du client et diagnostics infirmiers

L'infection des voies urinaires par des agents pathogènes, introduits par le cathétérisme et par le mauvais drainage de l'urine, est le problème le plus important. Les blessures à l'urètre et à la vessie, à cause d'une mauvaise mise en place de la partie externe du cathéter ou d'une non-observation des soins d'entretien du système de drainage, créent d'autres problèmes importants.

■ PLANIFICATION ET INTERVENTION

Objectifs

1. Aucune infection des voies urinaires ;
2. Aucune blessure à l'urètre et à la vessie ;
3. Entretien constant du système de drainage ;

Interventions infirmières

Voici quelques conseils à suivre pour entretenir avec soin un système de drainage en circuit fermé :

- Pour prévenir toute contamination du système, la tubulure ne doit pas être débranchée ; aucune partie du sac collecteur ou du tube de drainage ne doit être contaminée.
- Le sac collecteur doit toujours être placé à un niveau inférieur à celui de la vessie pour éviter le reflux de l'urine contaminée. L'urine devra toujours s'écouler vers le bas.
- On veillera à ce qu'aucune colonne d'urine ne puisse stagner dans le tube afin de maintenir un écoulement d'urine continu et, ainsi, de prévenir l'infection. Le drainage s'avère inefficace lorsque le tube fait des nœuds ou des boucles et que l'urine s'y accumule.
- Le sac collecteur ne doit jamais toucher le sol. Si la contamination se produit, on doit changer le sac et le tube, de même que si l'écoulement de l'urine cesse ou que les connexions perdent leur étanchéité.
- On vide le sac collecteur au moins toutes les huit heures, ou plus fréquemment, selon le volume d'urine drainé, pour éviter toute prolifération bactérienne.
- On veille à ce que le tube de drainage et, en particulier, la valve et le bec ne soient pas contaminés. Chaque client a son propre récipient dans lequel il vide l'urine du sac collecteur.

Le cathéter est un corps étranger pour l'urètre ; il peut entraîner une réaction de suintement de la part de la muqueuse. Auparavant, on nettoyait complètement la zone de contact entre le cathéter et le méat urinaire, pour enrayer la progression des bactéries ; on appliquait ensuite des solutions antimicrobiennes. Des études ont démontré que ces soins causaient, tout au contraire, un risque d'infection plus élevé. Un nettoyage avec du savon non antiseptique au cours du bain quotidien permet d'ôter la majorité des débris et des croûtes de la surface externe du cathéter. On fixe le cathéter le mieux possible afin d'éviter qu'il se déplace dans l'urètre. On trouve un écoulement purulent et des croûtes à l'extrémité de n'importe quel tube du système de drainage. L'encroûtement qui se fait à partir des sels urinaires peut

pénétrer dans la vessie lorsqu'on ôte le cathéter et provoquer la formation d'un calcul. L'utilisation de cathéters en silicone semble causer moins d'encroûtement. L'introduction de 10 mL d'une solution de povidone-iode à 10% dans le tube de drainage, à raison de trois fois par jour après avoir vidé le sac collecteur, empêche les bactéries d'entrer par le bec collecteur.

La prise abondante de liquide favorise l'écoulement mécanique et dilue les substances de l'urine qui causent de l'encroûtement. (La quantité de liquide doit être compatible avec la réserve cardiaque du client.) Le maintien de l'acidité de l'urine aide à prévenir l'obstruction des tubes et l'encroûtement des dépôts urinaires. Pour acidifier l'urine, le client boit de l'acide ascorbique ou du phosphate de potassium acide et prend des acidifiants en poudre mélangés à ses aliments.

Pour surveiller la possibilité d'infection, on fait des cultures d'urine chaque jour. Certains cathéters sont munis d'un orifice d'aspiration (ponction) qui permet de prélever des échantillons d'urine.

On prend des mesures pour éviter toute contamination croisée, qui demeure une source d'infection importante des voies urinaires. Les femmes, les clients âgés très affaiblis et ceux qui sont dans un état critique sont des malades à risques.

- On n'insistera jamais assez sur l'importance de *se laver les mains* quand on va d'un malade à un autre et après avoir manipulé une partie quelconque du cathéter ou d'un système de drainage.
- Les clients contaminés ne doivent jamais partager la même chambre que ceux qui ne le sont pas. Il est préférable qu'un client muni d'un cathéter à demeure repose seul dans une chambre.

Fixation du cathéter à demeure. Le cathéter doit toujours être fixé adéquatement pour éviter tout mouvement et toute traction dans l'urètre. Chez l'homme, la sonde est fixée à l'horizontale sur le haut de la cuisse ou au moyen d'un ruban adhésif (*Figure 40-1*). Une pression prolongée sur l'urètre, à la jonction péno-scrotale, peut conduire à la formation d'une fistule urétro-cutanée. Chez la femme, le tube est fixé sur la cuisse, pour éviter une tension et une traction directe sur la vessie.

■ ÉVALUATION

Résultats escomptés

Le client :

1. N'a pas d'infection des voies urinaires si :
   a) l'urine excrétée est claire, jaune ou ambrée et que sa densité relative est comprise entre 1,005 et 1,025 ;
   b) la culture d'urine donne des résultats négatifs ;
   c) la température est normale ;
   d) la prise de liquides et le débit urinaire sont satisfaisants ;
   e) le drainage n'est pas excessif et l'excoriation autour du méat urinaire est faible.
2. N'a pas de blessures à l'urètre et à la vessie après le retrait du cathéter :

a) ne souffre d'aucune douleur lors de la miction ;

b) élimine de 200 mL à 400 mL d'urine à chaque miction ;

c) ne montre aucun signe d'incontinence.

3. Respecte le régime de soins du cathéter et y participe autant qu'il le peut :

a) nettoie quotidiennement la région cathéter-méat ;

b) évite que le tube de drainage ne se déplace ou fasse des boucles ;

c) maintient le sac collecteur au-dessous du niveau de la vessie ;

d) vérifie périodiquement si l'écoulement de l'urine dans le tube de drainage se fait librement ;

e) fixe solidement le cathéter à la cuisse.

☐ DRAINAGE VÉSICAL SUS-PUBIEN

Le *drainage vésical sus-pubien* est une méthode par laquelle on insère un cathéter (ou un tube) dans la vessie en pratiquant une incision (ou un trou) avec une aiguille (ou un trocart) dans la région sus-pubienne. C'est une mesure temporaire de dérivation prise lorsque le passage de l'urine par l'urètre est impossible (à cause de blessures à l'urètre, d'étranglements, d'obstruction prostatique) à la suite d'opérations gynécologiques qui gênent le fonctionnement de la vessie (hystérectomie par voie vaginale ou réfection vaginale) et à la suite de fractures du bassin.

Le client est en position de supination. On dilate la vessie avec une solution saline stérile qu'on fait passer par un cathéter urétral, qu'on ôtera par la suite, ou on lui donne du liquide par voie orale ou intraveineuse avant de mettre en place le cathéter. La distension de la vessie permet de mieux la localiser quand on emprunte la voie sus-pubienne. On prépare la région sus-pubienne et on localise le site de ponction à environ 5 cm au-dessus de la symphyse pubienne. On procède à l'installation du cathéter soit par incision vésicale (opération ouverte), soit par perforation avec un trocart que l'on dirige vers l'arrière. On vérifie si le trocart se trouve bien dans la vessie en observant le reflux de l'urine par un trou du trocart. Puis, on glisse le cathéter par la canule du trocart (*Figure 40-2*). On ôte ensuite la canule en laissant le cathéter en place ; le cathéter est fixé à la peau au moyen de points de suture, de ruban adhésif ou d'agrafes. Un pansement stérile couvre le cathéter, lequel est relié à un système de drainage en circuit fermé et fixé sur l'abdomen avec un ruban adhésif pour éviter un excès de tension sur le cathéter.

Le drainage vésical sus-pubien demeure continu durant plusieurs semaines. Pour un essai de miction, on clampe le cathéter pendant quatre heures, durant lesquelles le client tente d'uriner. Dès que le malade a uriné, on enlève le clamp et on mesure la quantité d'urine résiduelle. Généralement, on ôte le cathéter lorsque le volume d'urine résiduelle est inférieur à 100 mL lors de deux essais (le matin et le soir). Cependant, si le client se plaint de douleur ou d'inconfort, on maintient en place le cathéter.

Habituellement, les clients qui subissent un drainage sus-pubien peuvent, après avoir été opérés, uriner beaucoup plus tôt que ceux qui doivent porter un cathéter urétral. Le

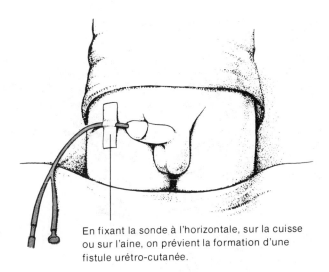

En fixant la sonde à l'horizontale, sur la cuisse ou sur l'aine, on prévient la formation d'une fistule urétro-cutanée.

Figure 40-1 Fixation du cathéter (sonde) à demeure.

drainage sus-pubien est plus confortable que le cathéter à demeure ; il permet une plus grande mobilité du client, favorise la mesure du volume résiduel sans insérer d'instrument dans l'urètre et présente moins de risque d'infection vésicale. On ôte le cathéter sus-pubien dès qu'on en fait la demande et on pose un pansement stérile sur la région du drainage.

☐ RÉTENTION URINAIRE

La *rétention urinaire*, aiguë ou chronique, est l'incapacité d'uriner même lorsqu'on le désire ardemment. La rétention chronique conduit souvent à l'incontinence par regorgement (provoquée par la pression de l'urine retenue dans la vessie) ou à l'accumulation d'*urine résiduelle*, celle qui demeure dans la vessie après la miction.

La rétention peut survenir durant la période postopératoire, en particulier chez le client qui a subi une intervention au périnée ou à l'anus, laquelle déclenche un spasme réflexe des sphincters. La rétention urinaire peut être causée par l'anxiété, l'hypertrophie de la prostate, une maladie de l'urètre (infection, tumeur, calcul), une blessure, un trouble vésical d'origine nerveuse, etc. Les médicaments suivants causent aussi la rétention : les anticholinergiques-antispasmodiques comme l'atropine, les antidépresseurs-antipsychotiques comme la phénothiazine, les préparations antihistaminiques comme l'hydrochlorure de pseudo-éphédrine (Sudafed), les inhibiteurs β-adrénergiques comme le propranolol et les antihypertenseurs comme l'hydralazine.

Les complications entraînées par la rétention comprennent l'infection, qui se développe à la suite de la distension vésicale, ou même des perturbations de la fonction rénale, en particulier si une uropathie obstructive apparaît (changements pathologiques des voies urinaires provoqués par leur obstruction).

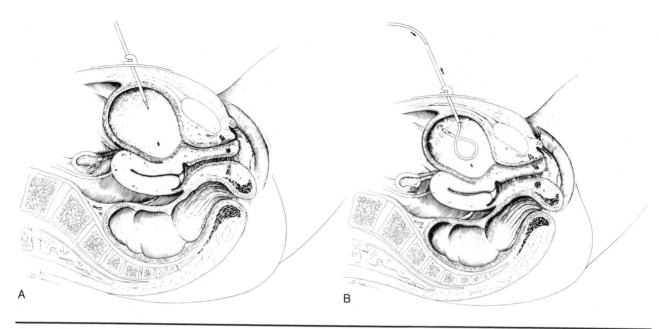

A   B

Figure 40-2   A) Mise en place du système de drainage sus-pubien avec un Cystocath^R en SILASTIC^R (modèle de Reif). En exerçant une pression constante, on dirige le trocart vers la partie postérieure jusqu'à ce qu'on le sente pénétrer dans la vessie. Le schéma le montre en position normale ; on peut vérifier si la position du trocart est correcte grâce au reflux de l'urine par le trocart. **B)** Par la canule, on insère le cathéter en silicone profondément dans la vessie avant que celle-ci ne soit décomprimée. Lorsqu'on retire la canule, on doit maintenir fermement le cathéter afin qu'il ne reste pas pris dans la canule et qu'il ne soit pas retiré par inadvertance. (Avec la permission de Dow Corning Corporation)

Évaluation infirmière

Les signes et les symptômes de la rétention urinaire peuvent facilement passer inaperçus si l'on ne fait pas un effort conscient pour les détecter.

- Déterminer le moment de la dernière miction.
- Le client émet-il fréquemment de petites quantités d'urine ?
- L'urine fuit-elle goutte à goutte ?
- Le client se plaint-il de douleur ou de malaise au bas de l'abdomen? (Noter, cependant, que l'inconfort peut être relativement faible si la vessie se distend lentement.)
- Surveiller l'apparition d'un gonflement provenant du bassin, qui indiquerait une rétention.
- Palper la région sus-pubienne pour sentir la présence d'une masse ovoïde.

Objectifs et interventions

Le but des soins infirmiers est de prévenir la distension vésicale et l'infection qu'elle peut causer, et de traiter la cause sous-jacente. Pour encourager une personne à uriner, il faut lui assurer une certaine intimité, l'aider à se rendre à la toilette ou à la chaise d'aisance afin qu'elle soit dans une position plus naturelle pour uriner ou permettre au client de se tenir debout près du lit et d'utiliser l'urinal, puisque cette position est pour l'homme la plus confortable et la plus naturelle. On peut aussi fournir une source de chaleur pour assurer la détente des sphincters (bains de siège, compresses chaudes pour le périnée, douches), donner à boire du thé chaud, en plus de rassurer et de réconforter le client.

À la suite d'une intervention chirurgicale, on administre l'analgésique prescrit, car la douleur à la région opérée peut rendre la miction difficile. Lorsque le client ne peut uriner, on effectue un cathétérisme pour décomprimer la vessie avant que la surdistension ne se produise. En cas d'obstruction prostatique, les tentatives de cathétérisme (par l'urologue) peuvent échouer, auquel cas il faut faire une cystostomie sus-pubienne.

Incontinence urinaire

Si l'incontinence urinaire (miction involontaire) est d'origine inflammatoire (cystite), elle sera probablement passagère. Mais, si elle est causée par un problème nerveux (paraplégie), elle peut être permanente.

L'*incontinence à l'effort* est la perte involontaire d'urine alors que l'urètre est sain. Elle est causée par l'augmentation soudaine de la pression intra-abdominale. On la trouve le plus souvent chez la femme et elle est d'origine congénitale (vessie ou uretère ectopique) ou provoquée par une blessure obstétricale, des lésions du col vésical, une maladie pelvienne extrinsèque, une fistule, un trouble du muscle vésical, ainsi que par diverses autres causes.

On soigne habituellement cette incontinence par une intervention chirurgicale comme la reconstruction du vagin, la suspension vésicale dans l'abdomen, le relèvement du col vésical, etc. Pour recouvrer la fermeture de l'urètre, on pose un sphincter artificiel composé d'un ballonnet, fait de caoutchouc et de silicone, qui sert de mécanisme auto-régulateur de pression. On peut également stimuler électro-niquement le plancher pelvien à l'aide d'un minuscule générateur à pulsations dont les électrodes sont branchées à une prise intra-anale.

Traitement. La plupart des clients peuvent retrouver le contrôle de leur miction grâce à un entraînement systématique ou par la création d'une vessie automatique. Un tel programme demande à l'infirmière beaucoup plus de temps qu'il n'en faut pour changer un lit mouillé, mais ses efforts sont grandement récompensés par la joie que procure un client qui se libère progressivement des craintes reliées à l'incontinence. La rééducation du client incontinent est expliquée à la page 161.

□ VESSIE NEUROGÈNE

L'appellation *vessie neurogène* désigne toute perturbation vésicale causée par une lésion du système nerveux. Elle peut être causée par une lésion ou une tumeur de la moelle épinière, par certaines maladies nerveuses (sclérose en plaques), par des anomalies congénitales (spina bifida, myéloméningocèle) ou par une infection.

Il y a deux types de vessies neurogènes : la vessie spastique et la vessie flasque. La *vessie spastique* (réflexe ou automatique) est causée par une lésion de la moelle au-dessus de l'arc réflexe, conducteur de l'influx nerveux qui commande la miction (lésion du neurone moteur supérieur). Il y a une perte de la sensibilité consciente et du contrôle moteur cérébral. Le client a une capacité vésicale réduite et une hypertrophie importante de la paroi vésicale. Par conséquent, la vessie réagit de façon réflexe et le client n'a aucun contrôle ou un contrôle minime sur l'activité vésicale.

La *vessie neurogène flasque* (atone, sans réflexe ou autonome) est causée par une lésion du neurone moteur inférieur, le plus souvent due à un traumatisme. La vessie continue à se remplir et se distend excessivement. Le muscle vésical ne se contracte jamais avec force. Une perte de sensibilité peut accompagner une vessie flasque et le client ne sent pas de malaises. Une distension exagérée provoque des dommages à la musculature vésicale, une infection de la vessie, due à la stagnation de l'urine et une infection rénale due à la pression de l'urine vers le haut.

La vessie neurogène se complique principalement d'une infection due à la stase de l'urine et au cathétérisme subséquent. Il peut aussi survenir une hypertrophie des parois vésicales qui entraîne un reflux vésico-urétéral et l'hydronéphrose. L'urolithiase peut se développer à partir d'une stase urinaire et d'une infection ainsi qu'à la suite de la déminéralisation des os consécutive à un repos prolongé au lit. L'insuffisance rénale reste la principale cause de décès des clients souffrant d'une vessie neurogène.

Objectifs et intervention de l'infirmière

Les soins apportés à un client atteint d'une vessie neurogène constituent un défi majeur pour l'infirmière. Plusieurs objectifs à long terme doivent être atteints : (1) prévenir la surdistension de la vessie, (2) vider la vessie régulièrement et complètement, (3) maintenir la stérilité urinaire sans formation de calculs et (4) maintenir une capacité vésicale adéquate sans reflux urétéro-vésical.

Les soins immédiats à donner au client ayant une vessie neurogène consistent à procéder à des cathétérismes inter-

mittents ou à installer un cathéter à trois voies avec un système de drainage fermé, afin de prévenir la surdistension de la vessie. Pour les cathétérismes intermittents, on pose un petit cathéter dans la vessie à intervalles précis (4 h, 6 h ou 8 h). Ce mode d'évacuation intermittent simule assez bien la fonction vésicale et empêche toutes les complications du cathéter à demeure. Cependant, une stricte asepsie est exigée. Toutes les heures, on enregistre les quantités de liquide ingérées et excrétées pour déterminer l'horaire d'élimination du client. On enseigne au client à poser son propre cathéter (voir à la page 868).

Si l'on choisit pour un homme le cathétérisme et le drainage continus, on fixe le cathéter à l'abdomen pour lui éviter de faire un angle aigu et pour prévenir la pression à la jonction péno-scrotale.

Que l'on choisisse les cathétérismes intermittents ou le cathétérisme continu, on doit encourager le client à boire une grande quantité de liquide pour réduire le nombre de bactéries dans l'urine, diminuer la stase urinaire, faire baisser la concentration du calcium dans l'urine et réduire au minimum la précipitation de cristaux urinaires et la formation de calculs subséquents. Le client doit bouger le plus possible ; on l'installe donc sur une table basculante ou dans un fauteuil roulant ou on le prépare à la marche. Le régime comprendra peu de calcium pour éviter le lithiase (présence de calculs).

Études diagnostiques. Dès que l'état du client le permet, on fait des études pour évaluer les problèmes vésicaux ou ceux du col vésical. Les premiers résultats serviront de points de comparaison pour les changements subséquents. Des analyses en séries de l'azote uréique du sang, du coefficient d'épuration de la créatinine et de la créatinine sérique permettent d'évaluer la fonction rénale. Une cystographie révèle l'existence d'un reflux vésico-urétéral. Une urétrographie indique s'il existe des complications urétrales. On étudie la pression et l'écoulement de même qu'on effectue une urographie par voie intraveineuse. On fait un examen cystoscopique pour vérifier une perte de fibres musculaires et de tissus élastiques ainsi que pour évaluer la nécessité d'une biopsie.

Traitement de la phase chronique. Les problèmes relatifs à la vessie neurogène varient considérablement d'un client à un autre. Il est difficile d'évaluer le succès d'une rééducation et le degré d'incapacité urologique éventuel. Dans la mesure du possible, on vise à développer un réflexe de miction spontané et efficace, de la manière suivante :

- On demande au client de boire une quantité précise de liquide entre 8 h 00 et 22 h 00 ; aucun liquide, sauf une petite gorgée, ne sera pris après 22 h 00, pour éviter la surdistension de la vessie.
- À un moment précis, le client essaie d'uriner en comprimant sa vessie, en tapotant son abdomen ou en étirant son sphincter anal avec un doigt pour déclencher la miction.
- Immédiatement après la tentative de miction, on procède au cathétérisme, pour mesurer la quantité d'urine résiduelle. Il faut mesurer l'urine émise naturellement et l'urine retirée par le cathétérisme.
- On palpe la vessie à intervalles réguliers pour déterminer si elle se vide complètement.

- On avertit le client d'être attentif à tout signe qui dénoterait une vessie pleine : transpiration, mains ou pieds froids, sensation d'anxiété, etc.
- On augmente les intervalles entre deux cathétérismes et on continue l'opération jusqu'à ce que la quantité d'urine résiduelle ait suffisamment diminué. On cesse habituellement le cathétérisme lorsque celle-ci est à un niveau acceptable, compatible avec la stérilité de l'urine et avec une image radiographique normale des voies urinaires supérieures.

Vessie flasque

Fréquemment, on soumet le client dont la vessie est flasque au même type de soins que ceux du client qui a une vessie spastique. Il doit uriner toutes les 2 h, afin de prévenir la surdistension. Les parasympathomimétiques, comme le chlorure de béthanechol (Urecholine), peuvent aider à augmenter la contraction du muscle vésical. Le traitement peut s'avérer très efficace en particulier en cas de vessie hypotonique dans laquelle il n'y a pas d'obstruction significative au niveau du col vésical.

On peut enseigner aux clients comment poser eux-mêmes le cathéter à intervalles réguliers, jusqu'à ce que leur vessie se vide complètement et de façon spontanée. Même si on doit avoir recours pendant une période prolongée au cathétérisme intermittent, il semble que ce soit le traitement de choix pour les clients qui ont une vessie neurogène.

Il est parfois impossible pour le client de parvenir à maîtriser le réflexe vésical ou la pose d'un cathéter. Si sa vessie se vide sans difficulté et qu'elle ne contient aucune urine résiduelle, l'homme peut se servir d'un condom urinaire pour pallier son problème d'incontinence. La femme, quant à elle, peut porter une serviette hygiénique ou une culotte étanche. On peut faire une intervention chirurgicale pour remédier aux contractions du col vésical ou au reflux urétéro-vésical ou encore pour mettre en place un système de dérivation de l'urine.

Cathétérisme intermittent fait par le client

Lorsque le client prend la responsabilité du cathétérisme intermittent, cela signifie qu'il draine périodiquement le contenu de sa vessie. C'est le seul traitement valable après une lésion de la moelle épinière. Durant la période d'entraînement au centre hospitalier, on utilise les techniques d'asepsie mais le client pourra, de retour chez lui, suivre une technique dite « propre » (non stérile). Le cathétérisme intermittent fait par le client lui donne plus d'autonomie, entraîne peu de complications et permet des relations sexuelles plus normales. Les objectifs sont de diminuer la morbidité reliée à l'utilisation à long terme d'un cathéter à demeure et de parvenir, dans la mesure du possible, à ne plus utiliser le cathéter.

Lors de l'enseignement de cette méthode, on met l'accent sur la fréquence du cathétérisme et sur sa régularité, quelles que soient les circonstances. La surdistension de la vessie ralentit la circulation sanguine de la paroi vésicale et diminue la résistance du client à l'infection.

La femme a besoin d'un miroir pour localiser son méat urinaire. On lui apprend à insérer elle-même un cathéter de 7,5 cm de longueur dans l'urètre vers le bas et l'arrière. On apprend à l'homme à lubrifier le cathéter, à rétracter le prépuce d'une main tout en maintenant de l'autre son pénis à angle droit avec le corps, ce qui redresse l'urètre et rend plus facile l'insertion du cathéter sur une longueur de 15 cm à 25 cm, jusqu'à ce que l'urine commence à s'écouler. Après avoir retiré le cathéter, on le nettoie si possible avec de l'eau savonneuse, on le rince et on l'enveloppe dans une serviette de papier, ou dans un sac ou une boîte de plastique. Le client qui s'astreint au cathétérisme intermittent consulte périodiquement un urologue pour prévenir les complications, telles que le reflux, l'hydronéphrose et le spasme du sphincter externe.

□ DIALYSE

La *dialyse* est la diffusion de molécules en solution à travers une membrane semi-perméable. Ces molécules se diffusent du milieu le plus concentré vers le milieu le moins concentré. Les liquides traversent la membrane semi-perméable par osmose, c'est-à-dire grâce à la pression externe qui s'exerce sur la membrane. Si le traitement médical se révèle inefficace pour le client atteint d'insuffisance rénale, on a recours à la dialyse pour retirer les déchets de l'organisme. Le but de la dialyse est de maintenir le malade en vie et dans un certain état de bien-être jusqu'à ce que la fonction du rein puisse, dans la mesure du possible, revenir à la normale. Les deux méthodes de dialyse utilisées sont l'*hémodialyse* et la *dialyse péritonéale*.

Si on fait appel à la dialyse pour les cas d'insuffisance rénale, on l'utilise également pour traiter l'œdème rebelle, le coma hépatique, l'hyperkaliémie, l'hypertension et l'urémie. La *dialyse aiguë* est recommandée pour les taux élevés de potassium sérique qui ne cessent d'augmenter, pour la surcharge liquidienne (ou l'œdème pulmonaire imminent), l'acidose prononcée, la péricardite et la confusion mentale grave. En cas d'insuffisance rénale, les raisons principales de l'utilisation de la dialyse chronique sont les nausées et les vomissements accompagnés d'anorexie, de confusion mentale, d'hyperkaliémie chronique, de surcharge liquidienne (malgré l'utilisation de diurétiques et la restriction liquidienne) et une absence générale de bien-être.

Dialyse péritonéale. Dans ce mode de dialyse, le péritoine, qui a une surface d'environ 22 000 cm^2, est utilisé comme membrane à diffusion. On introduit, à intervalles réguliers, dans la cavité péritonéale une solution dialysante stérile (le dialysat). L'urée est extraite à une fréquence de 15 mL/min à 20 mL/min, alors que l'extraction de la créatinine est plus lente. Avec les nouveaux cathéters en silicone non irritant et les solutions dialysantes commerciales, la dialyse péritonéale est assez facile à réaliser. On emploie également ce type de traitement pour la péritonite (inflammation du péritoine). On ajoute des antibiotiques au dialysat afin que la zone infectée soit en contact direct avec les antibiotiques. C'est aussi une sorte de lavage en cas de blessure abdominale, comme après une opération à l'abdomen.

La dialyse péritonéale dure 36 h à 48 h alors que l'hémodialyse ne dure que 6 h à 8 h. La dialyse péritonéale peut être intermittente (plusieurs fois par semaine, chacune d'une durée de 6 h à 48 h) ou continue.

Encadré 40-1   Rôle de l'infirmière qui assiste le client sous dialyse péritonéale — Guide des soins infirmiers

La dialyse péritonéale sert de substitut à la fonction rénale en cas d'insuffisance rénale. Le péritoine joue le rôle de membrane dialysante.

Objectifs :

1. l'élimination de l'organisme des substances toxiques et des déchets du métabolisme.
2. le rétablissement de l'équilibre électrolytique.
3. le retrait de l'excès de liquide.
4. la régularisation de l'équilibre liquidien.
5. le contrôle de la pression artérielle.
6. le contrôle de l'insuffisance cardiaque grave et rebelle, lorsque les diurétiques ne permettent plus l'élimination de l'eau et du sodium.

Rôle de l'infirmière

1. Préparer le client, des points de vue physique et psychologique.

2. Veiller à ce que le consentement opératoire soit signé.
3. Peser le client avant la dialyse, puis toutes les 24 h (de préférence avec une balance dotée d'un dispositif permettant au client de rester au lit).
4. Prendre les signes vitaux (température, pouls, respiration et pression artérielle) avant la dialyse.
5. Demander au client de vider sa vessie.

6. Aider le médecin à insérer le cathéter à pression veineuse centrale, si c'est nécessaire. La surveillance par ECG peut aussi être utilisée.

7. Passer les tubes à la solution dialysante.

8. Installer confortablement le client en décubitus dorsal.
9. Voici un résumé de la méthode d'introduction d'un cathéter péritonéal temporaire (trocart), faite par le médecin en suivant les règles de l'asepsie.
   a) L'abdomen est désinfecté et drapé, comme pour une opération ; une anesthésie locale de la peau et des tissus sous-cutanés est pratiquée.

   b) Une petite incision est faite sur la ligne médiane de l'abdomen, 3 cm à 10 cm sous l'ombilic.
   c) Le trocart muni d'un stylet est inséré par l'incision.
   d) On demande au client de soulever sa tête de l'oreiller, après l'introduction du trocart dans la cavité péritonéale.
   e) Lorsque le péritoine est traversé, le trocart est poussé vers le côté gauche du bassin. Le stylet est retiré et on insère le cathéter par le trocart. On fait couler la solution dialysante dans le cathéter pendant qu'on le met en position.
   f) Après le retrait du trocart, on referme souvent la peau avec une suture en bourse. On enveloppe le cathéter d'un pansement stérile.

Raison

1. Le soutien de l'infirmière et ses explications sur le déroulement de la dialyse péritonéale, adressées au client ainsi qu'à sa famille, permettent au client de poser des questions, d'exprimer ses sentiments et de recevoir des soins physiques adéquats.

3. La masse du client au début du traitement est un point de référence. La pesée quotidienne aide à évaluer les pertes liquidiennes.
4. Les signes vitaux du début de la dialyse permettront la comparaison en cas de changements.
5. Si la vessie est vide, les risques de perforation de la vessie seront moindres lors de l'introduction du trocart dans le péritoine.
6. On mesure la pression veineuse centrale pour évaluer les variations du volume liquidien. Des arythmies cardiaques peuvent se produire à cause des changements de potassium sérique et de la stimulation du nerf vague.
7. On rince abondamment les tubes pour éviter que l'air ne pénètre dans la cavité péritonéale. L'air cause un malaise abdominal et rend le drainage difficile.

9. a) La préparation de la peau diminue ou élimine les bactéries qui se trouvent à sa surface et, par le fait même, diminue les risques de contamination et d'infection.
   b) La ligne médiane est peu vascularisée.

   d) La pression abdominale ainsi créée permet au trocart de pénétrer plus facilement et de ne pas blesser les viscères abdominaux.
   e) Cette mesure empêche l'épiploon d'adhérer au cathéter, ce qui peut gêner sa mise en place et obstruer son ouverture.

   f) On fixe le cathéter à la peau pour éviter qu'il ne glisse dans l'abdomen.

Encadré 40-1 Rôle de l'infirmière qui assiste le client sous dialyse péritonéale — Guide des soins infirmiers (*suite*)

Rôle de l'infirmière

10. Relier le cathéter au dispositif d'administration, lui-même branché au réservoir de solution à dialyse (réchauffé à la température du corps, 37° C).

11. Ajouter au dialysat réchauffé des médicaments (héparine, potassium, antibiotiques, etc.).

12. Permettre à la solution dialysante de s'écouler sans restriction dans la cavité péritonéale, ce qui prend 5 min à 10 min. (Si la douleur survient, ralentir la perfusion.)
13. Veiller à ce que la solution demeure dans la cavité péritonéale durant toute la période prévue (de 15 min à 4 h).

14. Enlever la pince du tube de drainage. Le drainage peut durer environ 10 min à 30 min, bien que le temps puisse varier d'un client à un autre. À la fin de cette période, préparer la solution dialysante pour la prochaine perfusion.

15. Si le liquide ne s'écoule pas correctement, déplacer le client sur un côté puis sur l'autre en soutenant le cathéter, ou lever légèrement la tête du lit. *Ne jamais pousser sur le cathéter* et s'assurer qu'il est efficace. Vérifier si la pince est desserrée, si les tubes sont noués et s'ils contiennent de l'air.

16. Lorsque l'écoulement cesse d'être régulier et que la majeure partie du dialysat est récupérée, pincer le tube de drainage et introduire une solution dialysante fraîche en observant une asepsie stricte.
17. Vérifier la pression artérielle et le pouls toutes les 15 min pendant la première filtration, et toutes les heures par la suite. Surveiller la fréquence cardiaque pour reconnaître les signes d'arythmie.

18. Vérifier la température corporelle toutes les 4 h, surtout après le retrait du cathéter.
19. Répéter le procédé jusqu'à ce que la composition chimique du sang soit à peu près celle du sang normal. Le temps moyen est de 36 h à 48 h. Selon l'état du client, il peut y avoir de 24 à 48 filtrations. Si l'état du client est grave, on ôte habituellement le cathéter au bout de 48 h à 72 h et on insère un nouveau trocart lors du traitement suivant.
20. Tenir un relevé exact du bilan hydrique du client pendant la dialyse.
    a) Connaître la quantité de liquide perdue ou gagnée à la fin de chaque filtration ; vérifier l'état des pansements et les peser avec une balance de précision, si la perte est significative.

Raison

10. On chauffe la solution à 37° C pour procurer du confort au client et lui éviter toute douleur abdominale. La chaleur force les vaisseaux du péritoine à se dilater et augmente le coefficient d'épuration de l'urée.
11. L'héparine empêche la formation de caillots qui pourraient boucher le cathéter. On ajoute du chlorure de potassium si nécessaire, sauf en cas d'hyperkaliémie, et des antibiotiques lorsqu'il y a une péritonite.
12. L'écoulement doit être régulier. Dans le cas contraire, il faut replacer le cathéter, dont la pointe peut être enfoncée dans l'épiploon ou obstruée par un caillot. Le rinçage du cathéter peut être efficace.
13. Pour réussir à enlever le potassium, l'urée et les autres déchets, la solution doit demeurer dans la cavité péritonéale durant le temps exigé (période d'équilibre). Le gradient de concentration transmembranaire maximal a lieu dans les cinq à dix premières minutes pour les petites molécules comme celles de l'urée et de la créatinine.
14. Le drainage de l'abdomen se fait grâce à l'effet de siphon du système clos. Le drainage par gravité se produit très rapidement et on peut alors observer le liquide s'écouler régulièrement dans le contenant de drainage. Le liquide drainé est habituellement incolore ou légèrement jaunâtre.
15. Si le drainage du liquide cesse ou que celui-ci commence à s'égoutter lentement avant que la plus grande partie de la solution ne soit sortie, c'est peut-être un signe que l'extrémité du cathéter est enfoncée dans l'épiploon. Le changement de position du client peut être efficace (il peut être nécessaire que le médecin remette en place le cathéter). Pousser sur le cathéter peut introduire des bactéries dans la cavité péritonéale.

17. Une baisse de la pression artérielle peut indiquer une perte excessive de liquide causée par la concentration en glucose de la solution dialysante. Une variation des signes vitaux peut annoncer un choc cardio-vasculaire ou une hyperhydratation.
18. Les infections se manifestent habituellement lorsque la dialyse est terminée.
19. La durée de la dialyse dépend de la gravité de la maladie, de la taille et de la masse du client.

20. Des complications peuvent survenir si le client perd trop de liquide à cause du drainage péritonéal (collapsus circulatoire, hypotension, déshydratation, choc et mort). On peut ne pas voir de grandes pertes liquidiennes autour du cathéter si on ne surveille pas soigneusement les pansements.

Encadré 40-1 Rôle de l'infirmière qui assiste le client sous dialyse péritonéale — Guide des soins infirmiers *(suite)*

Rôle de l'infirmière	Raison
b) La quantité du liquide de retour doit être approximativement la même ou légèrement supérieure ou légèrement inférieure à la quantité injectée, selon l'état du client.	
21. Veiller au confort du client pendant la dialyse. a) Frictionner fréquemment le dos et masser les points de pression. b) Tourner le client sur un côté puis sur l'autre. c) Soulever de temps en temps la tête du lit. d) Si l'état du client le permet, le faire asseoir durant de brefs instants. Cela n'est possible que si l'implantation du cathéter a été effectuée chirurgicalement. Avec le trocart, le client doit rester allongé.	21. Les séances de dialyse sont longues et fatigantes pour le client.
22. Observer les facteurs suivants : a) Difficultés respiratoires	22. a) Elles peuvent être causées par la pression du liquide dans la cavité péritonéale qui repousse le diaphragme vers le haut et empêche le client de prendre des respirations profondes.
(1) Ralentir l'écoulement du dialysat. (2) S'assurer que la tubulure n'est pas tortillée. (3) Éviter que l'air ne pénètre dans la cavité péritonéale en maintenant la chambre compte-gouttes remplie aux trois quarts de sa capacité. (4) Élever la tête du lit ; encourager le client à tousser et à faire des exercices respiratoires. (5) Changer la position du client.	(3) En cas de difficultés respiratoires graves, on doit drainer immédiatement le liquide de la cavité péritonéale et appeler le médecin.
b) Douleurs abdominales	b) La douleur peut être due à un dialysat qui n'est pas à la température du corps, au drainage incomplet, à l'irritation chimique, à l'irritation due au cathéter, à la péritonite ou à la pression de l'air sur le diaphragme qui provoque une douleur à l'épaule.
c) Fuites (1) Changer fréquemment les pansements entourant le trocart ; prendre soin de ne pas déloger le cathéter. (2) Utiliser des rideaux de plastique stérile, pour prévenir la contamination.	c) Les fuites autour du cathéter prédisposent à la péritonite.
23. Garder à jour un relevé des points suivants : a) L'heure exacte du début et de la fin de chaque filtration, ainsi que de chaque drainage. b) La quantité et le type de solution perfusée et drainée. c) Le bilan hydrique (cumulatif). d) Le nombre de filtrations. e) Les médicaments ajoutés au dialysat. f) La masse du client avant et après la dialyse et la masse quotidienne. g) Le niveau de conscience du client au début, pendant et à la fin du traitement. h) L'évaluation des signes vitaux et de l'état général du client.	

Encadré 40-1   Rôle de l'infirmière qui assiste le client sous dialyse péritonéale — Guide des soins infirmiers (*suite*)

Rôle de l'infirmière	Raison
Complications	

1. Péritonite
  a) Surveiller les nausées, les vomissements, l'anorexie, la douleur abdominale, la sensibilité, la rigidité des tissus et l'opacité du liquide drainé.
  b) Faire faire une numération des globules blancs et des cultures microbiennes, à partir d'échantillons du liquide drainé.
	1. La péritonite est la complication la plus fréquente. On ajoute des antibiotiques au dialysat et on les donne aussi par voie systémique.

2. Saignement	2. Un petit saignement autour du cathéter n'est pas alarmant, à moins qu'il ne persiste. Pendant les premières filtrations, le saignement des tissus sous-cutanés donne souvent un retour de dialyse légèrement sanguinolent. On peut ajouter de petites quantités d'héparine au dialysat pour éviter l'obstruction du cathéter. On demande l'hématocrite à partir du liquide drainé afin de déterminer l'importance du saignement.
3. Constipation	3. L'inactivité, l'alimentation réduite, les composés phosphatés et la présence de liquide dans l'abdomen peuvent causer la constipation.
4. Faible taux d'albumine sérique.	4. Chaque filtration entraîne la perte de petites quantités d'albumine. L'œdème peut se produire en même temps que l'hypotension.

Grâce à un dispositif permanent qui permet d'accéder à la cavité péritonéale (cathéter en silastic implantable par chirurgie), à des machines à dialyse péritonéale en circuit fermé automatisées et à des sacs de plastique contenant le dialysat, cette méthode peut être employée à la maison pour le traitement à long terme de l'insuffisance rénale (L'encadré 40-1 présente le rôle de l'infirmière auprès d'un client sous dialyse péritonéale.)

Hémodialyse

L'*hémodialyse* est un traitement par lequel les toxines urémiques et les déchets sont retirés du sang. On destine ce type de thérapie aux personnes qui sont gravement malades et qui requièrent une dialyse à court terme (quelques jours à quelques semaines) ou à celles qui sont atteintes d'insuffisance rénale au stade ultime et qui nécessitent une thérapie à long terme. Une membrane synthétique semi-perméable remplace les glomérules et les tubules rénaux et joue le rôle d'un filtre pour les reins malades. Pour les clients atteints d'insuffisance rénale chronique, l'hémodialyse procure une espérance de vie et de réadaptation acceptables. Cependant, l'hémodialyse ne peut guérir la maladie rénale et ne peut compenser les pertes relatives aux fonctions endocriniennes et métaboliques des reins. Le client doit poursuivre l'hémodialyse toute sa vie (en général chaque séance dure 4 h et doit se répéter trois fois par semaine ou jusqu'à ce que le client subisse avec succès une transplantation rénale). On place les clients sous dialyse chronique lorsque ce traitement leur est indispensable.

En cas d'insuffisance rénale au stade ultime, l'hémodialyse exige (1) que l'on ait un accès immédiat à la circulation sanguine du client, (2) que le dialyseur à membrane semi-perméable (rein artificiel) soit disponible et (3) que le bain de dialysat soit approprié.

Accès à la circulation sanguine du client

On accède à la circulation sanguine du client grâce à un *pontage* artérioveineux (tube externe en silastic branché à une artère et à une veine adjacentes), à une *fistule* (dispositif interne qui permet d'accéder aux propres vaisseaux du client) ou à une *greffe* (dispositif interne qui fait appel à un matériau étranger).

Pontage artérioveineux.   On peut installer un pontage artérioveineux là où une artère et une veine sont proches l'une de l'autre. Généralement, on place le tube en silastic dans l'artère radiale et la veine adjacente, mais on peut aussi l'installer au niveau de la cheville. Cette méthode était auparavant utilisée pour la dialyse chronique, mais aujourd'hui on ne l'utilise que temporairement (lorsque le client attend que la fistule ou le greffon soit arrivé à maturité ou comme accès immédiat pour traiter l'insuffisance rénale aiguë.

L'utilisation des cathéters fémoral et sous-clavier a grandement réduit l'usage du pontage artérioveineux. Dans le pontage, le tube qui relie l'artère à la veine est à découvert et est lui-même relié à un tube de raccord ; ces tubes constituent un circuit fermé pour la circulation sanguine entre deux dialyses. Au cours d'une séance de dialyse, on ôte le tube de raccord et on insère le tube qui provient de l'artère dans le tube branché au rein artificiel. Le tube qui sort du rein artificiel est quant à lui relié au segment veineux du court-circuit. Le sang peut ainsi passer du système vasculaire du client vers le système de filtration du rein artificiel, puis retourner dans la veine. C'est une pompe qui fait circuler le sang à un débit qui varie de 200 mL/min à 300 mL/min, selon la taille du client, l'état des vaisseaux sanguins qu'on utilise et l'état général de son système vasculaire.

On nettoie le pontage avant chaque séance de dialyse avec une solution antiseptique, après quoi on applique un pansement sec stérile qu'on fixe par un bandage de gaze extensible. On demande au client de regarder plusieurs fois par jour son pontage pour détecter l'apparition de caillots et d'éviter de porter une montre, un bijou ou un sac à main au bras sur lequel le pontage a été pratiqué. Alors que ce dispositif permet d'accéder en tout temps à la circulation sanguine du client, il n'a qu'une durée limitée à cause du risque d'infection et de coagulation. Le raccord du pontage peut se détacher, ce qui peut entraîner une hémorragie et même la mort. Il représente également pour le client un rappel de son incapacité.

Fistule. On construit chirurgicalement la fistule en anastomosant l'artère et la veine, soit côte à côte, soit bout à bout. Il faut attendre de deux à six semaines avant que la fistule ne soit utilisable. C'est un temps suffisant pour que la cicatrisation se fasse et pour que le segment veineux de la fistule se dilate. Il est nécessaire que la dilatation se produise afin de pouvoir placer deux grosses aiguilles creuses de calibre 14 ou 16. On insère ces aiguilles dans le vaisseau pour que l'écoulement s'effectue adéquatement vers le dialyseur. On se sert du segment artériel de la fistule pour l'écoulement du sang artériel, et du segment veineux pour retransfuser le sang dialysé. La fistule a grandement contribué à diminuer l'incidence des problèmes d'infection et de coagulation.

Greffe. Le greffon est soit une portion d'artère carotide de bovin, soit du matériau Gore-Tex (hétérogreffe), soit encore un morceau de cordon ombilical que l'on suture aux propres vaisseaux du client (*Figure 40-3*). Cette méthode permet d'avoir un segment tout préparé et d'y insérer les aiguilles à dialyse. On l'utilise généralement lorsque les vaisseaux du malade ne peuvent pas se prêter à la construction d'une fistule. On installe le greffon dans l'avant-bras, le bras ou la cuisse. Les personnes dont le système vasculaire est fragile, comme les diabétiques, nécessitent souvent le recours à la greffe pour bénéficier de l'hémodialyse.

Les clients subissant des ponctions veineuses trois fois par semaine avec de grosses aiguilles creuses ne peuvent souvent plus accepter de « se faire piquer » même si on utilise de la lidocaïne (xylocaïne) pour anesthésier la région. Dans ce cas, le client peut préférer la dialyse péritonéale.

Principes de la dialyse

L'hémodialyse a pour objectifs d'extraire du sang les substances azotées toxiques et d'enlever l'excès d'eau. Grâce à une pompe, on fait passer le sang héparinisé du client

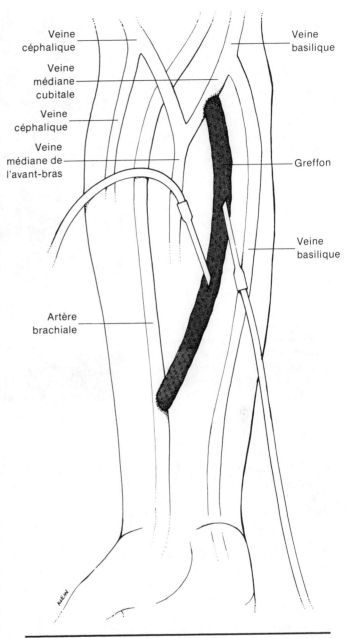

Figure 40-3 Emplacement du greffon pour l'hémodialyse

contre la membrane semi-perméable du rein artificiel alors que le dialysat coule de l'autre côté de cette même membrane. Les toxines et les déchets du sang traversent la membrane par diffusion et passent d'un milieu de forte concentration, le sang, vers un milieu de concentration plus faible, le dialysat. Le sang et le dialysat ne se mêlent jamais. Celui-ci est constitué de tous les électrolytes importants dans des concentrations extra-cellulaires idéales. Les électrolytes du sang ne se perdent pas grâce à l'ajustement adéquat des concentrations du bain de dialyse. (Les pores de la membrane semi-perméable sont trop fins pour permettre aux globules rouges et aux protéines de passer.)

Le surplus d'eau quitte le sang par osmose. Celle-ci est contrôlée par la création du gradient de pression désiré (ultrafiltration). On maintient le système tampon du corps

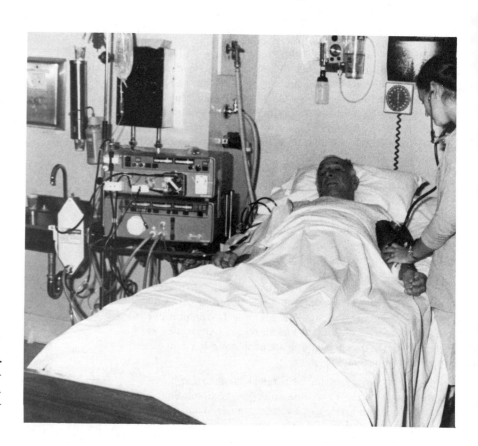

Figure 40-4 Client sous hémodialyse, surveillé par une infirmière. (Courtoisie de Georgetown University Hospital.)

en ajoutant des acétates qui se diffusent du bain de dialyse au sang du client et qui se transforment en bicarbonates par métabolisme. Le sang purifié retourne à l'organisme par une veine. À la fin d'une séance de dialyse, la plus grande partie des déchets toxiques a été enlevée, l'équilibre hydro-électrolytique est restauré et le système tampon est reconstitué.

Durant la dialyse, on surveille constamment le client, la membrane dialysante et le bain de dialyse pour détecter la moindre complication qui pourrait survenir : hépatite, embolie gazeuse, ultrafiltration insuffisante ou excessive, fuite sanguine, infection, problèmes avec le pontage ou la fistule, etc. Dans l'unité de dialyse, l'infirmière joue un rôle important de surveillance et d'aide vis-à-vis du client ; elle doit sans cesse mener à bien un programme d'évaluation et d'éducation du client (*Figure 40-4*).

Membranes dialysantes (dialyseurs) et bain de dialyse. Des développements sans précédent se sont produits dans le domaine des dialyseurs et de la technologie destinée à traiter la maladie rénale au stade ultime, mais la plupart des dialyseurs appartiennent à l'un des types suivants : dialyseurs en bobine, en plaques et à fibres creuses.

Soins du client durant l'hémodialyse à long terme

Le client sous hémodialyse doit suivre avec rigueur le régime diététique optimal, sinon il subit les effets de l'urémie (dépérissement, apport nutritionnel insuffisant, perte de saveur des plats du régime, perte de nutriments durant la dialyse et maladies concomitantes).

- Le régime que doit suivre habituellement le client comprend un ajustement ou une réduction des protéines, du sodium, du potassium et des liquides. Les protéines devront être de bonne qualité et comprendre tous les acides aminés (œufs, viande, lait, poisson) pour prévenir une mauvaise utilisation des protéines, maintenir le bilan azoté positif et remplacer les acides aminés perdus par la dialyse. On ajoute des vitamines et des sels minéraux si les tissus ont perdu beaucoup de nutriments et d'électrolytes solubles dans l'eau pendant la dialyse. Dès que les séances de dialyse ont débuté, l'état clinique du client s'améliore de telle manière qu'on peut diminuer les restrictions.

Les reins excrètent bien des médicaments soit complètement, soit en partie. Les clients qui prennent des médicaments (glucosides cardiotoniques, antibiotiques, antiarythmiques, antihypertenseurs) exigent un contrôle strict afin d'assurer que les taux sanguins et tissulaires de ces médicaments soient maintenus sans qu'il y ait intoxication. On doit penser à ce type d'information lorsque le client demande : « Est-ce que je peux prendre ce médicament pour le mal de tête ? ».

Complications

Bien que l'hémodialyse puisse prolonger la vie indéfiniment, elle ne peut stopper la progression de la maladie rénale, ni même complètement contrôler l'urémie. Le client est sujet à un grand nombre de problèmes et de complications. L'artériosclérose est une cause importante de décès parmi les clients qui subissent une hémodialyse chronique. Les perturbations du métabolisme des lipides (hypertriglycéridémie) sont amplifiées par l'hémodialyse. L'insuffisance cardiaque, la coronaropathie et la douleur angineuse, l'accident vasculaire cérébral et l'insuffisance vasculaire périphérique peuvent handicaper le client. L'anémie et la fatigue contribuent à réduire le bien-être physique et émotionnel, l'énergie et l'intérêt. Les ulcères gastriques et d'autres problèmes d'ordre digestif surviennent à cause du stress physiologique causé par la maladie chronique, les médicaments, etc. Le déséquilibre du métabolisme du calcium conduit à l'ostéodystrophie rénale responsable de la douleur osseuse et de fractures. Les autres problèmes comprennent la surcharge liquidienne associée à l'insuffisance cardiaque, à la malnutrition et au syndrome du déséquilibre provenant d'un changement hydro-électrolytique rapide. On a déjà maintenu en vie durant de nombreuses années des clients n'ayant virtuellement plus de fonction rénale, grâce à l'hémodialyse intermittente. Pour certains, le succès d'une transplantation rénale pourrait éliminer la nécessité d'une hémodialyse à long terme.

La thérapie à long terme représente pour le malade et pour la société un problème de coût et de remboursement. Avec les progrès techniques et le grand nombre de clients sous traitement, le coût d'une dialyse chronique est un sujet de préoccupation croissante.

Considérations psychologiques

Les personnes qui doivent suivre un traitement d'hémodialyse à long terme sont confrontées à de graves problèmes. Il est quelque peu démoralisant d'avoir à manger des plats sans saveur (régime sans sodium ni potassium), à supporter une soif constante et à mener un style de vie compliqué. En général, l'état médical du client est imprévisible et sa vie compromise par des problèmes financiers, des difficultés à garder un emploi, une certaine impotence et une diminution des désirs sexuels, un état dépressif dû à l'état de malade chronique et la peur de mourir. Les jeunes clients se demandent s'ils pourront se marier, avoir des enfants ou s'ils ne représentent pas un fardeau trop lourd pour leur famille.

Le temps accordé à la dialyse perturbe le style de vie de la famille : les activités sociales sont moindres et les conflits, les frustrations, la culpabilité et la dépression s'installent. Fréquemment, on considère le client comme un marginal dont les jours sont comptés. Il peut être difficile pour lui, son conjoint et sa famille d'exprimer de la colère ou des sentiments négatifs.

L'infirmière peut les aider en leur faisant comprendre que les sentiments de colère et de consternation sont naturels dans cette situation. Elle leur fournira des conseils et des informations concernant les ressources disponibles pour les aider, car la famille devra prendre des décisions quant au traitement.

Il est peu étonnant que le taux de suicide soit si élevé chez les clients dialysés. Pour éviter une fin aussi tragique et pour permettre au client de se débarrasser de ses frustrations, on doit lui donner la chance d'exprimer sa peur et ses soucis face aux restrictions imposées par la maladie et le traitement, à ses problèmes financiers, à l'insécurité de son travail, à sa douleur et à son inconfort.

S'il n'exprime pas sa colère, le client est menacé d'une dépression ; s'il jette sa hargne sur les autres, la situation devient insupportable à la maison. Le client a besoin d'une relation profonde avec une personne vers qui il peut se tourner en cas de stress et de découragement. Certains clients ont recours au mécanisme mental de la dénégation pour faire face à l'ensemble de leurs problèmes médicaux (infections, hypertension, anémie, neuropathie, etc.). L'infirmière fait de son mieux pour aider les clients à résoudre leurs problèmes et leurs craintes.

Hémodialyse à domicile

Pour un certain nombre de personnes sélectionnées, il est possible de suivre une hémodialyse à domicile grâce à un matériel semblable à celui du centre hospitalier. Cependant, tous les clients ne peuvent être candidats à ce type de thérapie ; en effet, il faut être grandement motivé et prêt à prendre la responsabilité de mener à bien ce traitement en l'ajustant constamment selon les besoins toujours changeants de son organisme.

Le dialysé et un membre de sa famille, qui agira comme codialyseur, reçoivent un enseignement au centre de dialyse. Ils apprennent à préparer, à mettre en marche et à démonter le rein artificiel, à entretenir et à nettoyer le matériel, à administrer certains médicaments (héparine) et à faire face aux situations d'urgence (rupture de la membrane dialysante, état de choc, convulsions). On veille à ce que les installations d'eau et d'électricité de la maison soient adéquates pour le fonctionnement de l'appareil. L'hémodialyse à domicile a pour objectif de laisser le client assumer la plus grande part de la responsabilité de son traitement. Elle lui donne de l'autonomie dans l'organisation de ses activités quotidiennes. Lorsque l'hémodialyse à domicile n'est pas réalisable, on peut se tourner vers un centre spécialisé pour dialyse situé en dehors du centre hospitalier.

Au Québec, les coûts de l'hémodialyse sont entièrement défrayés par la Régie de l'assurance-maladie. Pour chaque client, la dialyse effectuée dans un centre hospitalier coûte environ trois fois plus cher que la dialyse faite à la maison. C'est pour cette raison que des recherches sont présentement en cours afin de mettre au point des appareils moins encombrants et plus faciles à utiliser.

Dialyse péritonéale continue ambulatoire

La *dialyse péritonéale continue ambulatoire (DPCA)* est une technique récente destinée aux personnes qui désirent prendre une part active dans leur propre traitement. On recommande ce type de traitement à certains malades seulement. Alors que quelques-uns se soignent à domicile, la plupart doivent se rendre dans un centre de dialyse, bien que dans certaines régions, il existe depuis quelques années la possibilité de suivre à domicile un traitement de dialyse péritonéale intermittente (DPI).

La DPCA peut se réaliser à domicile, soit seul, soit avec l'aide d'un membre de la famille spécialement entraîné ;

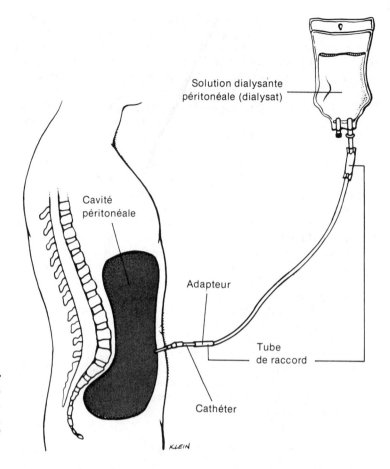

Solution dialysante
péritonéale (dialysat)

Cavité
péritonéale

Adapteur

Tube
de raccord

Cathéter

KLEIN

Figure 40-5 Schéma montrant le principe de la dialyse péritonéale continue ambulatoire (DPCA). (*Source : CAPD : A new alternative in dialysis*, Reproduit avec la permission du National Kidney Foundation, Inc., 1980.)

cette technique peut s'ajuster en fonction des capacités d'apprentissage du client et de ses besoins physiologiques.

La dialyse péritonéale traditionnelle, tout comme l'hémodialyse, fait appel à des appareils, à des infirmières et à des techniciens spécialisés dans cette technique. Le traitement s'effectue par intermittence et chaque séance dure généralement de 12 h à 48 h et exige que le malade soit immobilisé près de l'appareil. Au contraire, avec la DPCA, le client se libère de l'appareil et n'a besoin de personne pour l'aider.

Cette technique vit le jour en 1975, mais ce n'est qu'en 1980 qu'elle a commencé à être couramment utilisée. Au début, le dialysat était livré en bouteilles de verre, ce qui obligeait à débrancher les tubes à la fin de chaque filtration. Dès 1978, les contenants en plastique souple furent approuvés ; cela a permis au contenant et aux tubes de rester reliés tout au long de la dialyse. (Le sac peut se plier sous le vêtement entre les filtrations.) Non seulement cette technique laisse-t-elle une grande liberté au client, mais elle réduit le nombre de connexions et de déconnexions, ce qui abaisse les risques de contamination et de péritonite. Trois facteurs importants ont permis une plus large diffusion de la DPCA : (1) l'utilisation d'un contenant (sac) en plastique pour le dialysat ; (2) le fait que le tube du contenant demeure attaché au cathéter durant et entre les échanges et (3) l'utilisation d'un cathéter abdominal permanent qui n'entraîne aucune infection.

De plus, l'emploi de raccords en titane élimine la possibilité que le cathéter et le tube ne se déconnectent accidentellement. Le succès de la DPCA dépend souvent du maintien du cathéter dans la cavité péritonéale. Les problèmes suivants sont inhérents au cathéter : l'obstruction dans une seule direction, le délogement hors du bassin, le recouvrement par l'épiploon, la fuite du dialysat, l'infection au niveau de son embouchure externe, la formation de caillots de fibrine et la contamination bactérienne et fongique.

Le choix des clients se porte sur la DPCA pour les raisons suivantes : la liberté face à la machine, le contrôle des activités quotidiennes, la levée des restrictions alimentaires et liquidiennes, l'élévation de l'hématocrite sérique, le plus grand contrôle de la pression artérielle, probablement à cause de la baisse du volume plasmatique, l'absence de ponctions veineuses et l'espoir de retirer une impression de bien-être général.

De tous les clients traités par la DPCA, environ un tiers n'avaient jamais essayé d'autres méthodes de traitement avant de choisir la DPCA. Les autres recevaient l'hémodialyse. On invite les clients à passer d'un mode de traitement à l'autre et à envisager une transplantation de rein à tout moment.

Fonctionnement de la DPCA. Environ 2 L de solution dialysante stérile passent par le cathéter abdominal

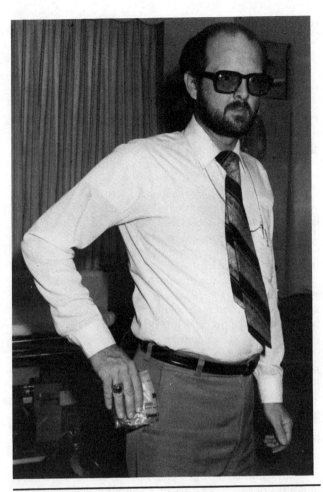

Figure 40-6 Client traité par dialyse péritonéale continue ambulatoire (DPCA), montrant comment ranger le sac et le tube. (Courtoisie du Georgetown University Hospital.)

et sont déversés dans la cavité péritonéale. Le contenant à dialysat (sac en plastique souple) est relié au cathéter par un tube de raccord et maintenu à un niveau supérieur à celui de l'épaule (*Figure 40-5*) afin que la solution s'écoule par gravité. Dès que le contenant est vide, on le roule et on le place sous le vêtement (*Figure 40-6*). Pendant que le client vaque à ses occupations, les déchets toxiques et l'excès d'eau quittent la circulation sanguine par l'intermédiaire du fin réseau vasculaire du péritoine et passent dans la solution de dialysat. Ce passage s'effectue par diffusion et par osmose tout comme pour l'hémodialyse et la dialyse péritonéale intermittente. Au bout d'un certain temps, on déroule le contenant et on l'abaisse au-dessous de l'abdomen afin qu'il puisse drainer le dialysat et le liquide en excès hors de la cavité abdominale. Le contenant ainsi que la solution drainée sont ensuite jetés et une perfusion de solution dialysante fraîche est effectuée. Le nombre de filtrations peut varier de trois à six par jour, sept jours par semaine. Le client peut se fixer un horaire pour les filtrations (par exemple, à 8 h, 12 h, 17 h et 22 h), ce qui lui permet de dormir toute la nuit. Chaque échange peut durer de 30 min à 40 min et comprendre 20 min pour le drainage, 5 min à

10 min pour changer le contenant et 5 min à 10 min pour l'administration du dialysat.

Principe de base.   Comme la DPCA est un traitement continu, les concentrations sanguines des déchets azotés restent très stables ; celles-ci dépendent de la fonction rénale résiduelle, du volume quotidien de dialysat et, bien sûr, du taux de production des déchets. Il se produit moins de fluctuations chimiques dans le sérum, car la dialyse est continue. Les électrolytes sériques demeurent dans des limites normales.

La durée pendant laquelle le dialysat reste dans la cavité péritonéale a un effet positif sur le coefficient d'épuration des molécules de taille moyenne que l'on pense être d'importantes toxines urémiques et cette épuration est plus efficace dans la DPCA que dans l'hémodialyse ou la DPI.

D'une manière générale, les composés de faible masse moléculaire, comme l'urée, se diffusent plus rapidement que les molécules de taille moyenne, mais leur extraction se fait plus lentement au cours de la DPCA que durant l'hémodialyse.

L'extraction de l'excès d'eau durant la dialyse péritonéale s'effectue grâce à l'addition de glucose au dialysat qui devient donc hypertonique et crée ainsi un gradient osmotique. Le sac en plastique souple peut doubler de volume durant la période de drainage, ce qui facilite la récupération du liquide en excès.

Complications

La DPCA comporte aussi des complications dont la plupart sont négligeables mais qui, dans beaucoup de cas, peuvent conduire à des conséquences fâcheuses pour le client si on les néglige. Des hernies abdominales peuvent apparaître à la suite de l'élévation constante de la pression intra-abdominale. Ce sont les clients âgés qui, avec ou sans cicatrices chirurgicales antérieures, sont les plus touchés. Ces hernies peuvent être du type incisionnel, inguinal, diaphragmatique ou ombilical. La pression intra-abdominale toujours élevée peut aggraver les symptômes de l'hernie hiatale et des hémorroïdes. Un grand nombre de clients ayant choisi la DPCA sont parmi les plus âgés et sont sujets très souvent à des complications cardiaques ou cérébrales ; ils développent aussi de l'hypertriglycéridémie qui peut accélérer l'athérogenèse. Cette hypertriglycéridémie, fréquente chez les clients traités par la DPCA, ne semble pas aggraver l'influence des facteurs athérogènes reliés aux lipoprotéines, à savoir la baisse du taux de cholestérol à forte densité et la hausse du taux de cholestérol à faible densité. En fait, chez certains clients, l'augmentation de la concentration de cholestérol à forte densité a un effet plutôt bénéfique. Les autres complications comprennent l'obésité, la douleur au bas du dos, l'anorexie causée par un goût de sucré dans la bouche qui provient du glucose et l'incapacité de manger provoquée par la présence de liquide dans l'abdomen.

Péritonite.   La péritonite est la complication la plus fréquente et également la plus grave. Les crises de péritonite sont dues à la contamination accidentelle par *Staphylococcus epidermidis*. Heureusement, ces crises donnent naissance à de légers symptômes et ne sont pas dangereuses. Par contre, la péritonite provoquée par *Staphylococcus aureus* présente une morbidité plus forte, son pronostic est plus sérieux et sa durée plus longue. Des organismes à Gram négatif peuvent provenir des intestins, en particulier lorsqu'il existe plus d'un seul type d'organisme dans le liquide péritonéal et spécialement lorsque ces organismes sont anaérobies.

Lorsque le client est incapable de continuer à faire lui-même ses propres dialyses, c'est à l'hôpital qu'on traite sa péritonite. On place généralement le client en DPI durant 48 h ou plus en même temps qu'on lui fait subir une antibiothérapie parentérale. Si les symptômes sont bénins et si le client se sent suffisamment bien, on le soigne en consultation externe. On ajoute des antibiotiques au dialysat et on en prescrit par voie orale durant dix jours. L'infection met habituellement deux à quatre jours pour disparaître. Le choix judicieux d'un antibiotique se fait grâce au soin méticuleux apporté aux techniques de culture.

Lorsqu'une infection persiste au niveau de l'embout du cathéter (habituellement causée par *Staphylococcus aureus*), on ne peut la soigner qu'après avoir ôté le cathéter permanent. Lorsqu'on tarde à le retirer, une péritonite se développe souvent, causée par le même type de micro-organisme que celui qu'on a trouvé sur l'embout.

La péritonite fongique et la péritonite pour laquelle trois cultures du liquide péritonéal sont positives nécessitent le retrait du cathéter.

Généralement, après le retrait du cathéter, on maintient le client en hémodialyse durant environ un mois avant de lui en insérer un nouveau.

Complications d'ordre technique. La technique de la DPCA dépend de la fiabilité du matériel. Beaucoup de problèmes techniques peuvent surgir. On note parfois des fuites de dialysat juste après avoir inséré le cathéter. La fuite se produit généralement par l'incision et par le point d'entrée du cathéter dans le péritoine. Les personnes les plus sensibles à ce type de complication sont celles qui ont une paroi abdominale trop souple, celles qui ont eu des grossesses multiples ou encore celles à qui on a donné des doses moyennes ou fortes de corticostéroïdes systémiques au moment de l'insertion du cathéter. Très souvent, la fuite cesse spontanément si l'on supprime la dialyse pendant plusieurs jours, le temps nécessaire pour que l'incision et la paroi abdominale se cicatrisent. Durant cette période, il est important d'éviter ou de réduire au maximum les facteurs qui pourraient retarder la cicatrisation, tels que l'activité excessive des muscles abdominaux ou les efforts lors de la défécation.

Des fuites plus tardives peuvent survenir spontanément quelques mois ou quelques années après la pose du cathéter. Elles apparaissent dans la cavité abdominale à l'endroit où émerge le cathéter ou à l'intérieur de la paroi abdominale.

Saignements. On peut observer, à l'occasion, la présence de sang dans le liquide de drainage, en particulier chez les jeunes filles menstruées, mais, dans la plupart des cas, la cause en reste inconnue. Parfois le déplacement du cathéter peut provoquer un saignement. Parfois aussi, il peut faire suite à un lavement ou à une blessure mineure. Le saignement cesse invariablement après un jour ou deux et n'exige aucune intervention particulière. Durant ce laps de temps, on fait des dialyses plus fréquemment afin d'éviter que le cathéter ne soit bouché par des caillots.

Sélection des clients pour la DPCA

Le client atteint d'insuffisance rénale au stade ultime doit choisir son mode de traitement en fonction de ses préférences mais aussi de son désir de participer à ses propres soins. Il faut également tenir compte de la disponibilité de sa famille et de sa capacité à effectuer lui-même la dialyse.

Parmi les clients qui suivent déjà l'hémodialyse chronique, on conseille la DPCA à ceux qui s'accommodent mal des inconvénients de leur traitement actuel tels que l'accessibilité vasculaire, la soif excessive, l'hypertension grave, les céphalées postdialysaires et les anémies graves qui nécessitent de fréquentes transfusions ; il en est de même pour ceux qui sont traités dans un centre et qui désireraient poursuivre le traitement à domicile.

La DPCA est un traitement de choix pour ceux qui pratiquent la dialyse à *domicile* et pour ceux qui attendent une transplantation rénale ; quant à ces derniers, la dialyse péritonéale est appropriée lors des périodes de rejet.

La DPCA est *obligatoire* pour les diabétiques atteints d'insuffisance rénale au stade ultime, pour la simple raison que l'administration intrapéritonéale d'insuline peut stopper les complications du diabète grâce à un contrôle excellent de l'hypertension, un contrôle de l'urémie et un contrôle satisfaisant de la glycémie.

Les clients qui désirent contrôler tous les aspects de leur vie et qui veulent prendre soin d'eux-mêmes peuvent se tourner vers la DPCA.

Contre-indications. La DPCA est *absolument* contre-indiquée lorsque le coefficient d'épuration des solutés est affaibli à cause des adhérences apparues lors d'opérations précédentes ou de maladies inflammatoires systémiques. Une autre contre-indication est la douleur dorsale chronique accompagnée d'une maladie des disques intervertébraux qu'une pression continue du dialysat dans l'abdomen aggraverait. La colostomie, l'iléostomie ou la néphrostomie peuvent augmenter les risques de péritonite et l'on n'a donc pas intérêt à soigner par DPCA les clients qui ont subi ces interventions. Le traitement immunosuppressif à base de corticostéroïdes ou d'autres produits analogues à doses moyennes ou fortes retarde la cicatrisation du point d'entrée du cathéter dans la cavité abdominale. On ignore si ce type de clients est sujet à la péritonite. Ceux qui souffrent du lupus érythémateux systémique et qui suivent un traitement aux stéroïdes à faibles doses semblent s'adapter à la DPCA alors que c'est le contraire pour ceux qui ont une bronchopneumopathie chronique obstructive.

La motivation du client est certainement l'un des facteurs les plus importants pour le succès de la DPCA. Les clients sujets à la péritonite sont généralement moins motivés et plus dépressifs ; ils ont eu à traverser de grandes épreuves comme la perte de leur travail, des accidents, un divorce ou le décès d'êtres chers.

Les personnes arthritiques ou celles qui n'ont pas de force dans les mains éprouvent de la difficulté à faire les opérations exigées par la DPCA alors que les aveugles ou les clients presque aveugles peuvent les exécuter, la vue n'étant pas indispensable.

Bien que les personnes âgées s'adaptent bien à la DPCA, certaines d'entre elles, lorsqu'elles vivent seules, tendent à se replier davantage sur elles-mêmes et manquent de la stimulation sociale d'un centre de dialyse. D'autres discernent difficilement les véritables problèmes. Celles qui sont dans la vingtaine, par contre, dérogent souvent à leur traitement en voulant exercer un trop grand contrôle sur lui, en prenant des médicaments qui n'ont pas été prescrits et en se tourmentant inutilement à propos de petits détails. Parfois, les jeunes clients ne se détendent pas suffisamment pour permettre à leur traitement de travailler pour eux. Ils sont très en colère du fait que leur rythme de vie a été ralenti par une insuffisance rénale et cette colère les empêche de profiter au maximum de la DPCA.

Considérations sur le régime. Le régime généreux qui accompagne la DPCA est l'un des aspects les plus attrayants de ce traitement. Généralement, on autorise le potassium, le sodium et les liquides. Le régime, bien équilibré, est riche en protéines, car leur perte est relativement importante durant la dialyse, ainsi qu'en son, pour prévenir la constipation. Souvent la masse corporelle du client augmente de 2 kg à 3 kg après un mois de traitement; il doit alors réduire les glucides au minimum.

Il n'est pas rare de perdre en 24 h environ 2 L de liquide en plus des 8 L de dialysat; cela laisse suffisamment d'espace pour l'ingestion d'une quantité normale de liquide, même si les reins ne sont plus du tout fonctionnels. En choisissant la bonne concentration de glucose pour le dialysat, on peut contrôler la perte liquidienne et la pression artérielle. On peut trouver facilement des solutions glucosées à 1,5%, à 2,5% et 4,25% en contenants de 500 mL à 3 L, ce qui laisse un grand choix au client et tient compte de sa tolérance au glucose, de sa taille et de ses besoins physiologiques.

Éducation du client

On peut conseiller la DPCA aux clients, qu'ils soient en milieu hospitalier ou non. S'ils sont stables au plan médical et qu'il leur est facile de se rendre à leur séance d'entraînement, on les traite en consultation externe. Tout en continuant à travailler à l'extérieur, ils peuvent recevoir de l'aide d'un des centres d'hémodialyse. Habituellement, la période d'entraînement dure de 10 à 15 jours. Si le client est hospitalisé ou s'il peut se rendre chaque jour au centre de dialyse, la période d'entraînement est plus courte.

Durant l'entraînement, on enseigne aux clients des rudiments d'anatomie et de physiologie rénales; on leur parle de l'évolution de leur maladie, des mécanismes d'échanges, des complications prévues ou imprévues et des moyens appropriés pour y remédier; on leur apprend à prendre les signes vitaux (en particulier, la mesure précise de la pression artérielle), à prendre soin du cathéter, à se laver soigneusement les mains et, ce qui est le plus important, on leur dit quelle personne appeler en cas de problème. La diététicienne et le travailleur social rencontrent les clients durant ces séances d'information et à intervalles réguliers par la suite.

L'enseignement est adapté aux capacités d'apprentissage et aux connaissances du client; on ne lui demande pas d'apprendre tout sur la DPCA, mais on lui en enseigne autant qu'il peut assimiler.

L'infirmière responsable de l'entraînement du client de même que toutes celles qui s'occupent de la DPCA, deviennent de plus en plus liées avec le client et avec sa famille. Lorsque le client retourne chez lui, les infirmières doivent garder un contact téléphonique avec lui. Le client dépend des infirmières pour vérifier s'il a fait un bon choix concernant le dialysat ou s'il prend bien sa pression artérielle ou tout simplement pour discuter avec elles d'un problème qui le préoccupe. Il est examiné par l'équipe de DPCA comme malade de consultation externe une fois par mois ou plus si nécessaire. On vérifie alors si le client respecte bien la technique d'asepsie lorsqu'il effectue une dialyse. Certains clients prennent facilement de mauvaises habitudes ou apportent des changements à la méthode. Les infirmières changent le tube de raccord toutes les quatre à huit semaines. Moins on change ce tube, moins grand est le risque de contamination. On suit de près les analyses chimiques du sang pour être certain que la thérapie convient au client.

Le dévouement et la compétence de l'équipe infirmière sont en relation directe avec le succès du programme de la DPCA et la santé ainsi que le bonheur du client.

Image corporelle. Même si la DPCA permet au client d'avoir plus de liberté et d'exercer plus de contrôle sur son traitement, cette thérapie n'est pas sans problèmes. Le client se plaint souvent du cathéter abdominal qui change son image corporelle et de la présence du sac et du tube qu'il ne sait jamais où cacher. Son tour de taille augmente de 2 cm à 5 cm à cause du liquide présent dans l'abdomen, ce qui rend difficile le choix des vêtements et ce qui lui donne la sensation « d'être gras ». L'activité sexuelle peut être entravée. Il peut répugner au client et à son conjoint d'avoir des relations sexuelles s'ils sont embarrassés par la présence du cathéter. La présence de 2 L de dialysat, d'un cathéter péritonéal et du sac vide peut altérer la fonction sexuelle et l'image corporelle des clients, en particulier des femmes.

L'image corporelle est parfois si atteinte que certains clients n'osent même plus regarder leur cathéter ni en prendre soin pendant des jours et même des semaines. Le fait d'en parler avec d'autres clients peut être d'une grande aide. D'autres clients ne semblent avoir aucun problème psychologique, car ils considèrent le cathéter comme une bouée et ils sont heureux qu'il puisse les maintenir en vie. Parfois, le client se plaint de ne plus avoir de temps libre, car il lui semble, surtout au début du traitement, qu'il passe sa journée entière à s'occuper des filtrations. Il peut devenir dépressif lorsqu'il rentre chez lui, car il peut se sentir écrasé par la responsabilité d'avoir à se soigner.

La DPCA n'est pas destinée à tous ceux qui souffrent d'insuffisance rénale au stade ultime, mais elle représente une forme de thérapie valable pour un certain groupe de clients (peut-être 15 % à 25 % des cas) qui non seulement désirent se soigner eux-mêmes, mais qui veulent être indépendants d'une machine et de la rigidité des horaires. Si le client accepte d'exécuter ses séances de DPCA comme prévu et qu'il concilie la thérapie avec ses habitudes de vie, il peut vivre normalement et se sentir très à l'aise. Souvent le client avoue qu'il se sent « mieux » avec cette thérapie, qu'il est plus énergique et même qu'il est en meilleure forme

Encadré 40-2 Comparaison entre l'hémodialyse et la dialyse péritonéale continue ambulatoire

Hémodialyse	DPCA
Avantages	
1. Grande disponibilité du système	1. Régime alimentaire moins restreint
2. Valeurs plus normales : protéines totales albumine calcium sérique	2. Simplicité du système
	3. Plus facile que l'hémodialyse à domicile
3. Quantité peut-être plus normale de triglycérides sériques	4. Valeurs plus normales : potassium bicarbonate hématocrite
	5. Probabilité d'une meilleure conservation des lipoprotéines à forte densité
	6. Bon contrôle de la pression artérielle
	7. Liquides non restreints, en général
Inconvénients	
1. Accès vasculaire	1. Présence d'un cathéter abdominal
2. Dépendance envers l'appareil	2. Temps consigné
3. Hémorragie	3. Péritonite
4. Embolie gazeuse	4. Perte des protéines
5. Hépatite	
6. Régime sévère	
7. Restrictions liquidiennes	
8. Moins bon contrôle de la pression artérielle	

qu'il ne l'était avant la maladie. Il le doit au fait que non seulement son état physiologique s'améliore, mais aussi l'image de soi. Il serait néfaste de conseiller la DPCA à tous les clients. Au contraire, on devrait aider chaque client à trouver le traitement qui lui convient le mieux et grâce auquel il pourra accéder à un mieux-être. (L'encadré 40-2 présente une comparaison entre les avantages et les inconvénients de l'hémodialyse et de la dialyse péritonéale continue ambulatoire.)

Dialyse péritonéale à cycle continu

La *dialyse péritonéale à cycle continu* est une combinaison de la dialyse péritonéale intermittente nocturne et de la dialyse au cours de la journée.

Le client se branche chaque soir à une machine à cycle continu qui effectue de trois à cinq filtrations avec 2 L de dialysat chacune, durant toute la nuit ; le matin, il se débranche après s'être instillé 1 L ou 2 L de dialysat frais.

Celui-ci demeure toute la journée dans l'abdomen, jusqu'au moment où le malade se branche de nouveau pour la nuit. Le client peut dormir, car la machine ne fait pas de bruit et le tube de raccord est suffisamment long pour lui permettre de se mouvoir durant le sommeil.

La plupart des tenants de cette technique trouvent qu'elle diminue le risque d'infection et qu'elle laisse une entière liberté au client durant la journée.

☐ CHIRURGIE RÉNALE

Soins infirmiers préopératoires

Toutes les interventions sur le rein ne sont effectuées qu'après un examen complet et une préparation adéquate. *Le principal objectif des soins préopératoires est de s'assurer que la fonction rénale est à son niveau maximal.* Les clients atteints de néphropathie tendent à présenter un risque accru de complications de la fonction rénale. Avant l'intervention chirurgicale, on encourage le client à boire de grandes quantités de liquide pour favoriser une plus grande excrétion des déchets. Afin d'éviter les dangers d'une bactériémie, on administre des antibiotiques à large spectre d'action, car l'infection rénale peut survenir avant l'opération. Si le client est déjà sujet aux meurtrissures et aux saignements, on fait des tests de coagulation (temps de prothrombine, temps de céphaline et numération des plaquettes). La préparation générale pour l'opération est celle qui est décrite aux pages 257 à 263.

Les clients admis au centre hospitalier pour une intervention rénale envisagent l'opération avec appréhension. Ils présentent des symptômes de douleur, d'hématurie, de fièvre, etc. L'infirmière doit aider le client à identifier et à exprimer ses craintes. Le climat de confiance sera renforcé par une communication franche et par des soins personnalisés. Devant la possibilité de perdre un rein, le client peut croire qu'il sera invalide pour toute sa vie. C'est faux ; il faut bien expliquer au client qu'un seul rein est suffisant pour le maintien de la vie.

Considérations préopératoires

Les incisions chirurgicales comprennent l'incision du flanc, l'incision intercostale, l'incision dorsolombaire et l'incision abdominale transverse ou thoraco-abdominale (*Figure 40-7*). Les difficultés de la chirurgie rénale résident dans l'inaccessibilité relative des reins.

Orientations récentes en chirurgie rénale. La *chirurgie rénale extra-corporelle (chirurgie ex vivo)* est une méthode toute récente. Certaines opérations des reins et des uretères sont extrêmement risquées à cause des saignements, de l'exposition difficile des organes et du faible éclairement. Comme les résections tumorales et les techniques complexes de reconstruction rénale exigent d'interrompre la circulation rénale pour des périodes plus ou moins longues, il peut se produire des dommages de la fonction rénale après 20 min à 30 min d'ischémie. (À la température du corps, un dommage permanent survient au bout de 30 min.) Il est devenu récemment possible de remédier aux nombreuses affections pathologiques des artères rénales et des reins et d'accomplir une reconstruction, c'est-à-dire d'ôter le rein, de le placer sur la table d'opération, de réparer la lésion et de réimplanter le rein. On évite d'endommager la fonction rénale grâce à l'hypothermie qui ralentit le métabolisme et prévient les conséquences de l'ischémie. L'hypothermie est réalisée en immergeant le rein dans une solution salée froide et en le rinçant avec une solution froide; on peut aussi la réaliser grâce à une perfusion pulsatile continue, assurée par un appareil de préservation rénale. On utilise cette technique pour réparer certaines lésions vasculaires rénales (sténose artérielle ou thrombose, anévrismes artériels) et pour retirer des néoplasmes, surtout lorsque le malade n'a plus qu'un seul rein.

La *néphrostomie percutanée* consiste à insérer un tube par la peau jusqu'au système collecteur du rein. On la pratique pour faire un drainage externe de l'urine lorsque l'uretère est bouché, pour ouvrir une voie afin d'insérer une sonde urétérale, dissoudre un calcul (voir à la page 901), dilater un rétrécissement, fermer une fistule, administrer des médicaments, insérer une brosse à biopsie ou un néphroscope, etc.

Après le nettoyage et l'anesthésie de la peau, on demande au client de retenir sa respiration alors qu'on introduit une aiguille rachidienne dans le bassinet. On aspire de l'urine pour en faire une culture et on injecte un produit de contraste dans le système pyélocaliciel. Par l'aiguille, on introduit un guide à cathéter angiographique. Puis on ôte l'aiguille et on distend le conduit avec les tubes ou les guides. On introduit alors le tube à néphrostomie et on le fixe par des sutures cutanées dès qu'il est en place dans le rein ou l'uretère; il suffit alors de le brancher à un système de drainage en circuit fermé.

Soins infirmiers postopératoires et intervention infirmière

Le diagnostic postopératoire comprend la douleur et l'inconfort causés par l'opération et la présence des tubes ou des cathéters de drainage, ainsi que les complications possibles reliées au siège de l'incision et à la nature de l'intervention.

Les objectifs sont (1) de soulager la douleur et l'inconfort et (2) d'éviter les complications.

Comme les reins sont très vascularisés, les principaux dangers sont l'hémorragie et le choc cardio-vasculaire. On évalue surtout la pression artérielle, le pouls et le rythme

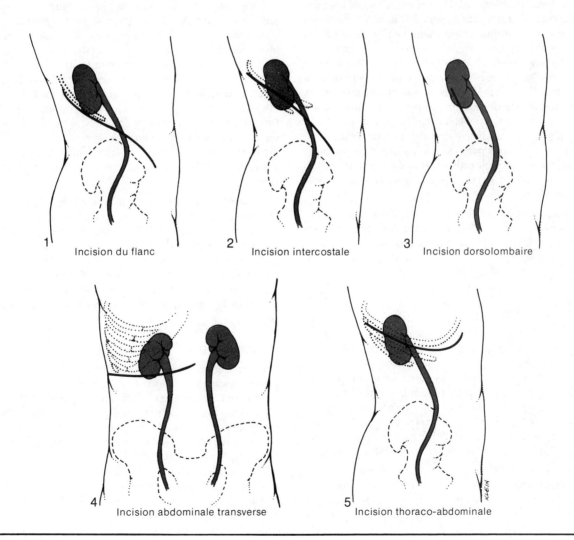

1 Incision du flanc

2 Incision intercostale

3 Incision dorsolombaire

4 Incision abdominale transverse

5 Incision thoraco-abdominale

Figure 40-7 Types d'incisions lors d'une opération au rein.

respiratoire. L'opération prédispose le client à des complications respiratoires et à l'iléus paralytique. Après une incision sous-costale ou postérieure, la respiration et la toux peuvent devenir très douloureuses. Si la plèvre a été transpercée, le pneumothorax peut se révéler un problème. L'incision est généralement faite tout près du diaphragme et, dans une incision sous-sternale, les nerfs peuvent avoir été étirés et contusionnés. La douleur peut également être causée par la distension de la capsule rénale (tumeur, caillot sanguin), l'ischémie (par occlusion des vaisseaux) et l'étirement des vaisseaux intrarénaux. Il est donc nécessaire de soulager la douleur, sinon le client contracte la cage thoracique lorsqu'il respire à fond ou se tourne. Si l'on donne des narcotiques à intervalles réguliers, le client pourra respirer profondément et faire plus efficacement ses exercices de toux. Le spiromètre de stimulation peut aider le client à gonfler au maximum les poumons. On l'encourage à tousser après chaque inspiration profonde afin de se débarrasser des sécrétions. Le client peut également se plaindre de douleurs musculaires causées par la position sur la table d'opération, qui provoque des tensions anatomiques et physiologiques. On obtient un certain soulagement par des massages, une chaleur humide et des analgésiques.

La distension abdominale et l'iléus paralytique sont des complications assez fréquentes, peut-être dues à la paralysie des réflexes péristaltiques et à la manipulation du côlon ou du duodénum lorsqu'on a cherché à atteindre le rein durant l'opération. On évalue l'état du client avec un stéthoscope appliqué sur l'abdomen. On interdit toute boisson jusqu'à ce que l'auscultation révèle l'existence de bruits intestinaux ou jusqu'au passage de gaz. On remplace les liquides et les électrolytes par voie intraveineuse. On atteint un soulagement rapide de la distension abdominale grâce à la décompression obtenue par l'usage d'un tube nasogastrique (voir à la page 729 pour le traitement de l'iléus paralytique). On surveille le débit urinaire pour s'assurer que le fonctionnement du rein est normal.

Médicaments.   Si nécessaire, on donne des antibiotiques d'après le résultat des cultures. On doit faire attention à la toxicité de ces médicaments. On a montré que l'administration sous-cutanée de faibles doses d'héparine pouvait prévenir la thromboembolie chez les sujets atteints de maladie rénale.

Tubes de drainage

Presque tous les clients portent des drains, des tubes ou des cathéters après l'opération. La néphrostomie, la pyélostomie et l'urétérostomie exigent qu'on place directement dans le rein, le bassinet ou l'uretère des tubes de drainage pour détourner le cours de l'urine en attendant que la blessure s'assèche. On doit maintenir tous les cathéters et tous les tubes en état de fonctionner (drainer) pour éviter l'obstruction par des caillots, une cause d'infection. Le passage d'un caillot par l'uretère peut provoquer une douleur analogue à celle de la colique rénale.

Néphrostomie.   On insère un tube à néphrostomie directement dans le rein pour assurer la dérivation temporaire ou permanente de l'urine soit par une opération ouverte, soit par voie percutanée (voir à la page 881). On utilise un tube simple, un tube en U ou un tube circulaire.

Les buts de la néphrostomie sont d'assurer le drainage du rein après une opération, de permettre au tissu rénal lésé par l'obstruction de retrouver son fonctionnement normal et de drainer l'uretère lorsqu'il est bouché. On branche un tube à un appareil de drainage par gravité en circuit fermé ou à un dispositif à urostomie. On surveille le client et les tubes pour déceler les signes de saignement (immédiats ou tardifs), de sables urinaires, de calculs et de fistules.

- Surveiller l'apparition d'un saignement au niveau du siège de la néphrostomie (complication majeure).
- S'assurer que le cathéter joue bien son rôle de drainage. Toute obstruction peut occasionner de la douleur, un traumatisme au niveau du rein, une rupture des sutures, et de l'infection. Si le tube est accidentellement délogé, il faut appeler immédiatement le chirurgien qui le remettra en place avant que l'ouverture créée par la néphrostomie ne se contracte et ne rende difficile la réinsertion du tube.
- *Le tube de néphrostomie ne doit jamais être pincé*; une telle action précipiterait le développement d'une pyélonéphrite aiguë.

Parfois, le médecin pratique une irrigation du tube de néphrostomie. Étant donné le faible volume du bassinet, seulement 10 mL de solution physiologique stérile réchauffée sont utilisés pour l'irrigation. Cela évite des dommages mécaniques au rein ou empêche l'infection causée par un reflux pyélorénal. On recommande au client de boire abondamment, pour permettre une irrigation continue des voies urinaires et pour prévenir la formation de calculs rénaux. Les urines sont gardées acides pour empêcher la formation de dépôts dans la sonde. Si le client a deux tubes de néphrostomie (un dans chaque rein), on enregistre séparément la diurèse de chaque rein. Lorsque le client marche, on attache les cathéters à des urinaux fixés aux jambes.

Entretien d'un tube de néphrostomie introduit par voie percutanée.   À la suite de l'insertion d'un tube par voie percutanée, on surveille les signes et les symptômes de saignement et d'infection, car ce sont les complications les plus importantes. On peut s'attendre à une hématurie temporaire d'une durée de 24 h à 48 h. On note la quantité et la coloration des urines. Les autres problèmes comprennent la fuite d'urine du tube et le déplacement de celui-ci.

Sondes urétérales

Une *sonde urétérale* est un dispositif tubulaire que l'on place dans l'uretère pour maintenir l'écoulement urétéral chez les clients souffrant d'une obstruction (à la suite d'un œdème, d'un rétrécissement, d'une fibrose ou d'une tumeur maligne avancée) pour rétablir la fonction rénale, détourner l'urine, favoriser la cicatrisation et maintenir le calibre de l'uretère après l'opération (*Figure 40-8*).

La sonde, faite de silicone doux et souple, peut être temporaire ou permanente. On l'insère par endoscopie (via le cystoscope), par voie percutanée (grâce au tube de néphrostomie) ou encore par une opération ouverte. Les complications comprennent l'infection causée par un corps étranger dans les conduits urogénitaux, l'encroûtement du tube, le saignement par le tube, l'obstruction du tube par un caillot et le déplacement du tube.

Les nouveaux modèles de sonde permettent d'éviter certaines de ces complications. La sonde urétérale à double J présente une courbe en J à chaque extrémité ; cela évite que la sonde ne se déplace verticalement. On l'utilise à la place de la néphrostomie ou de la pyélostomie, que le drainage urinaire soit à court ou long terme. Le modèle de sonde en queue de cochon présente des extrémités en queue de cochon ; l'une est destinée au bassinet et l'autre à l'orifice de l'uretère. Ces vrilles évitent que la sonde ne bouge lorsque le client se déplace.

Le rôle de l'infirmière est de surveiller l'apparition de saignement, d'observer et d'évaluer le débit urinaire, de remarquer tout écoulement purulent au siège d'insertion de la sonde (si elle a été faite par voie percutanée) ou dans le sac de drainage, et de surveiller un déplacement possible de la sonde, ce qui se manifeste par une colique ou une diminution du débit urinaire.

L'implantation d'une sonde à demeure entraîne souvent une réaction locale au niveau de l'uretère, comme l'œdème des muqueuses qui peut causer une obstruction urétérale temporaire.

Cathéter urétral à demeure. Il faut s'assurer que le cathéter est en position déclive et qu'il draine convenablement l'urine. (Voir à la page 863.)

Éducation du client

Avant qu'il ne quitte le centre hospitalier, le client devra être informé sur les soins à poursuivre à domicile. Si les tubes sont encore en place, on apprend au client et à un membre de la famille à prendre soin des tubes et à changer les pansements.

On encourage le client à boire abondamment. Il doit connaître les signes d'une infection urinaire ; il doit se reposer souvent pendant de courtes périodes et reprendre peu à peu ses activités habituelles.

Évaluation

Résultats escomptés

Le client :

1. Est soulagé de la douleur et des malaises :

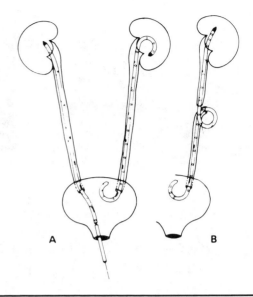

Figure 40-8 A) Passage rétrograde de la sonde urétérale. La sonde à double J a une forme qui empêche son déplacement. L'extrémité proximale est courbée vers le calice inférieur ou le bassinet et l'extrémité distale est dans la vessie. **B)** Mise en place par opération ouverte de la sonde à double J avant une anastomose urétérale. (Courtoisie de Medical Engineering Corporation, Racine, Wisconsin.)

a) Signale la disparition progressive de la douleur ;
b) Prend des analgésiques à intervalles de plus en plus longs ;
c) Marche sans abuser de ses forces.
2. Ne présente pas de complications :
a) La pression artérielle, le pouls, la respiration et la température sont normaux ;
b) Maintient les sons respiratoires aussi clairs que possible ;
c) Utilise le spiromètre de stimulation selon la prescription ;
d) Fait les respirations profondes et les exercices pour les jambes ;
e) Retrouve et maintient des bruits intestinaux ;
f) Maintient son équilibre hydro-électrolytique.

41

Les affections des reins et des voies urinaires

☐ INSUFFISANCE RÉNALE AIGUË

Physiopathologie

L'*insuffisance rénale aiguë* est la perte soudaine et presque complète de la fonction rénale ; elle est provoquée soit par une défaillance de la circulation rénale, soit par une affection glomérulaire, soit par une affection tubulaire. L'insuffisance rénale se produit lorsque les reins sont dans l'incapacité d'extraire de l'organisme les déchets métaboliques et de remplir leur fonction d'homéostasie, c'est-à-dire le maintien d'un milieu interne stable. Les substances normalement éliminées dans l'urine s'accumulent dans les liquides du corps et conduisent à l'arrêt des fonctions homéostatiques, endocriniennes et métaboliques. Cette maladie touche l'organisme tout entier ; elle est l'aboutissement de diverses maladies des reins et des conduits urinaires. Au Québec, plus de 1000 personnes meurent chaque année à cause d'une insuffisance rénale irréversible.

Causes. L'insuffisance rénale aiguë se manifeste par l'oligurie soudaine (volume quotidien d'urine inférieur à 500 mL), par l'insuffisance rénale à fort débit ou l'anurie (moins de 50 mL d'urine par jour) et par une augmentation quotidienne de la créatinine sérique et de certains autres déchets métaboliques issus du rein malade. Chacun des facteurs responsables d'une diminution de la circulation rénale, comme l'hypovolémie, l'hypotension ou le choc cardio-vasculaire, conduit à la réduction de la filtration glomérulaire, à l'ischémie rénale et à un dommage des tubules. La maladie peut également survenir à la suite de brûlures, de l'écrasement des tissus, d'une infection ou de l'action d'agents néphrotoxiques responsables de la nécrose tubulaire ainsi que de l'arrêt temporaire de la fonction rénale. L'insuffisance rénale peut encore se produire à la suite d'une réaction transfusionnelle grave. L'hémoglobine, qui est filtrée par les glomérules rénaux, devient si concentrée dans les tubules qu'elle précipite et bloque l'excrétion de l'urine. À la suite de tous ces désordres, les reins deviennent œdémateux et les cellules épithéliales des tubules se nécrosent (*Encadré 41-1*).

La véritable pathogenèse de cette maladie fait encore l'objet de grands débats. On explique l'insuffisance rénale ou l'oligurie par une variété de mécanismes possibles. Parfois, on peut incriminer avec certitude une maladie sous-jacente, un blocage mécanique des voies urinaires par des calculs ou par une tumeur ou, encore, une obstruction de l'artère rénale.

Les causes de l'oligurie et de l'augmentation de l'azote uréique du sang, deux situations qui peuvent être réversibles, sont (1) l'hypovolémie ; (2) l'hypotension ; (3) l'insuffisance cardiaque ; (4) une obstruction, une tumeur, etc. ; (5) une obstruction bilatérale des artères ou des veines rénales.

En résumé, les facteurs de risque qui conduisent à l'insuffisance rénale comprennent : l'hypotension hypovolémique (choc hypovolémique, hémorragie, déshydratation, brûlures étendues), une maladie infectieuse, les médicaments néphrotoxiques, les blessures, les transfusions sanguines multiples, la circulation extra-corporelle, une opération de l'aorte ou des vaisseaux rénaux, l'ictère obstructif, une opération des voies biliaires et une intervention chirurgicale élaborée dans le cas de la personne âgée.

Prévention et maintien de la santé

L'infirmière cherche à savoir si le client a déjà pris des agents antimicrobiens qui auraient des effets néphrotoxiques. Les reins sont particulièrement sensibles aux effets défavorables des médicaments parce qu'ils reçoivent une forte quantité de sang (25% du débit cardiaque, au repos). Les néphrons sont ainsi exposés à de fortes concentrations de produits antimicrobiens. Puisque les reins constituent une des principales voies excrétrices, ils subissent plus fréquemment les effets toxiques de ces médicaments. C'est d'ailleurs pourquoi il faut évaluer la fonction rénale des personnes traitées avec des médicaments potentiellement néphrotoxiques (aminoglucosides, sulfate de gentamicine, tobramycine,

Encadré 41-1 Causes de l'insuffisance rénale aiguë

1. Ischémie (choc hémorragique grave, opération à cœur ouvert, clampage total de l'aorte)
2. Choc septique
3. Pigment
   a) Hémoglobine (réaction transfusionnelle, fièvre bilieuse hémoglobinurique, anémie hémolytique causée par une insuffisance en glucose (6-phosphate déshydrogénase — G-6-PD)
   b) Myoglobine (blessure d'écrasement, exercices physiques, choc électrique, crises, diabète)
4. Néphrolysines
   a) Aminoglycosides
   b) Antibiotiques
   c) Streptomycine
   d) Arsenic
   e) Mercure
   f) Certains autres produits de forte masse moléculaire

colistiméthate de sodium, sulfate de polymyxine B, amphotéricine B, vancomycine, sulfate d'amikacine, sulfate de capréomycine). On évalue les taux d'azote uréique et de créatinine sérique dans les 24 h qui suivent le début du traitement et au moins deux fois par semaine par la suite. Tous les produits réducteurs de la circulation sanguine peuvent causer une détérioration du rein. L'abus chronique d'analgésiques entraîne une néphrite interstitielle et une nécrose des papilles à cause d'une agression métabolique compliquée.

Les mesures suivantes sont prises pour éviter les complications rénales :

- On doit assurer une hydratation adéquate avant, pendant et après l'intervention chirurgicale.
- L'état de choc lors de n'importe quelle situation clinique doit être prévenu ou traité rapidement par des transfusions sanguines et des perfusions intraveineuses de liquides.
- On mesure la pression veineuse centrale et la diurèse horaire des clients, dont la santé est critique, pour dépister l'insuffisance rénale dès son début.
- Tout état d'hypertension exige des soins rapides.
- Les clients qui doivent subir une série d'examens entraînant la déshydratation (lavement baryté, urographie intraveineuse, etc.) ont besoin de journées de repos. Les clients âgés n'ont pas la réserve rénale adéquate. Il faut éviter la déshydratation.
- Toutes les précautions doivent être prises pour éviter les incompatibilités lors des transfusions sanguines, afin que les réactions graves qui précipiteraient les complications rénales ne se produisent pas.
- Les infections, qui peuvent endommager progressivement les reins, doivent être maîtrisées et des mesures préventives sont prises pour les éviter.
- Il faut porter une attention spéciale aux plaies et aux brûlures qui suppurent, car celles-ci peuvent entraîner une septicémie.

- Des soins méticuleux doivent être donnés aux clients porteurs d'une sonde à demeure afin de prévenir les infections ascendantes des voies urinaires. Les cathéters doivent être enlevés le plus tôt possible.

■ ÉVALUATION INITIALE

La perte du mécanisme de régulation du rein affecte pratiquement tous les systèmes de l'organisme. Le client semble très malade. Il est léthargique et il souffre de nausées, de vomissements et de diarrhées qui persistent ; sa peau et ses muqueuses sont sèches à cause de la déshydratation ; son haleine exhale une odeur d'urine. La somnolence, les céphalées, les contractures musculaires et les convulsions sont des manifestations de l'atteinte du système nerveux central. La diurèse est faible (oligurie), l'urine peut être sanguinolente (hématurie) et sa densité relative est inférieure à la normale (1,010 contre 1,025). On observe une augmentation quotidienne du taux de créatinine sérique en fonction du degré de catabolisme présent.

L'insuffisance rénale aiguë comprend trois phases cliniques : la période d'oligurie, la période de diurèse et la période de convalescence. La *période d'oligurie* (volume urinaire quotidien plus petit que 400 mL à 600 mL) est accompagnée d'une augmentation de la concentration sanguine des éléments habituellement excrétés par les reins (urée, créatinine, acide urique, acides organiques et des cations intracellulaires, tels que le potassium et le magnésium). Cette période dure environ dix jours.

Dans certains cas, la diurèse est de 2 L ou plus, mais la fonction rénale est diminuée et le taux d'azote uréique dans le sang s'élève. Il s'agit de « l'insuffisance à fort débit ». Cette forme non oligurique d'insuffisance apparaît surtout après un traitement aux antibiotiques néphrotoxiques et également à la suite de brûlures étendues, de blessures importantes ou d'une anesthésie aux halogènes.

La *période de diurèse* est marquée par une reprise graduelle du débit urinaire, ce qui indique que la filtration glomérulaire a commencé à se rétablir. Bien que la diurèse atteigne des valeurs normales et même élevées, la fonction rénale peut quand même demeurer anormale.

La *période de convalescence* marque l'amélioration de la fonction rénale et peut durer de 3 à 12 mois. Généralement, le taux de filtration glomérulaire et le pouvoir de concentration tubulaire subissent une réduction partielle permanente.

Problèmes du client et diagnostics infirmiers

Les problèmes auxquels il faut s'attendre comprennent la rétention des déchets métaboliques, le déséquilibre hydroélectrolytique et les troubles de la conscience relatifs à l'irritabilité cérébrale.

■ PLANIFICATION ET INTERVENTION

Objectifs

1. Excrétion des déchets métaboliques
2. Équilibre hydro-électrolytique
3. Rétablissement de la conscience

Les reins ont un pouvoir remarquable de récupération. Par conséquent, le traitement a comme premier objectif d'éliminer la cause de l'insuffisance rénale aiguë, puis de maintenir l'équilibre homéostatique de manière à favoriser la réparation des tissus rénaux et le retour de la fonction rénale. Le traitement et l'élimination de toutes les causes possibles font l'objet de recherches.

La dialyse effectuée dès le début peut prévenir les complications graves associées à l'urémie, telles que la péricardite, les convulsions, etc. La dialyse permet de corriger efficacement les anomalies de nature biochimique, de donner au client de grandes quantités de liquides, de protéines et de sodium, de réduire la tendance aux hémorragies et même de favoriser la cicatrisation. On peut choisir entre la dialyse péritonéale et l'hémodialyse (voir pages 868 à 880).

Maintien de l'équilibre hydro-électrolytique. On essaie par tous les moyens de maintenir l'équilibre hydro-électrolytique et de prévenir l'acidose. La pesée quotidienne, des mesures en série de la pression veineuse centrale, des concentrations sériques et urinaires, des pertes liquidiennes, de la pression artérielle et l'évaluation clinique du client permettent d'atteindre l'équilibre liquidien. On doit prendre en note tous ces paramètres pour évaluer le rythme et la tendance de la détérioration ou de l'amélioration de l'état biochimique du client. Pour remplacer les pertes quotidiennes, on donne de 400 mL à 500 mL de liquide par 24 h (différence entre la perte normale, soit 1000 mL, et l'eau produite par le métabolisme, soit 400 mL à 600 mL, plus les pertes liquidiennes de la période d'oligurie.) Le bilan exact des ingesta et des excreta (urine, aspiration gastrique, selles, écoulement d'une plaie et transpiration) est noté. Le client doit être pesé tous les jours ; une perte de masse de 0,2 kg à 0,5 kg par jour est prévisible. C'est ce qui se produit lorsque le bilan azoté est négatif (apport énergétique insuffisant). Cette perte de masse correspond logiquement à la dégradation tissulaire. Si le client n'a aucune perte de masse et qu'il ne manifeste pas d'hypertension, il souffre de rétention liquidienne. Une surcharge liquidienne se manifeste par la dyspnée, la tachycardie et un gonflement des veines du cou. On ausculte les poumons pour détecter des signes de râles humides. Comme l'œdème pulmonaire est une complication reliée à une surcharge liquidienne, on examine les régions présacrale et prétibiale plusieurs fois par jour, à la recherche d'œdème.

Les diarrhées et les vomissements occasionnent des pertes de sodium qui doivent être compensées. On mesure les concentrations sérique et urinaire de sodium. Les ions hydrogène produits quotidiennement par l'activité métabolique ne peuvent être éliminés par le client oligurique ; le pouvoir de combinaison du dioxyde de carbone (CO_2) est réduit et le pH sanguin s'abaisse. L'acidose s'installe progressivement. En cas de problème respiratoire, les gaz artériels sont évalués régulièrement et des mesures sont prises pour assurer la ventilation. Le client doit recevoir soit un traitement au bicarbonate de sodium, soit une dialyse.

En plus d'un taux de filtration glomérulaire réduit, on peut observer une baisse de la capacité du client à excréter le potassium. Le catabolisme des protéines entraîne la libération du potassium cellulaire dans les différents liquides de l'organisme, ce qui a pour effet de provoquer une intoxication grave. Des taux élevés de potassium sérique sont dangereux, car ils entraînent des arythmies et des arrêts cardiaques. Le potassium est issu de la dégradation tissulaire, du régime alimentaire, du sang se trouvant hors du système vasculaire, tel que le sang présent dans le tube digestif, ou du sang provenant d'une transfusion ou d'une autre source quelconque (perfusions intraveineuses, pénicilline potassique et changement extra-cellulaire en réaction à une acidose métabolique). Ainsi faut-il surveiller constamment chez le client l'apparition de l'hyperkaliémie (intoxication au potassium) : on évalue la concentration des électrolytes sériques (concentration de potassium supérieure à 6 mEq/L), l'ECG (ondes T pointues) et l'état du client. On peut abaisser le taux de potassium sanguin à l'aide de l'administration des résines échangeuses d'ions, telles que le sulfonate de polystyrène sodique (Kayexalate), par voie orale ou par lavement à garder. L'action de ce médicament dépend de la capacité du client à faire circuler la résine dans son intestin. Le médicament Sorbitol, qui provoque la perte d'eau dans le tube digestif, peut être administré par voie orale ou par lavement avec Kayexalate. Il faut surveiller l'apparition d'un fécalome. Si un lavement à garder est donné (le côlon est le principal site d'échange du potassium), un tube rectal muni d'un ballonnet peut être utilisé pour faciliter la rétention de la résine. Le client doit garder le lavement de 30 min à 45 min pour permettre l'échange du potassium.

- Un taux élevé et toujours croissant de potassium sérique exige immédiatement une dialyse péritonéale ou une hémodialyse.
- En cas d'urgence ou comme mesure temporaire contre l'hyperkaliémie, on peut parfois donner par voie intraveineuse du glucose et de l'insuline ou du gluconate de calcium.
- Le bicarbonate de sodium favorise l'augmentation du pH sanguin, car il force le potassium à pénétrer dans les cellules, ce qui a pour effet de réduire la concentration du potassium dans le plasma. Même si ce traitement est à court terme, il est utilisé en même temps que des mesures à long terme.

En cas d'augmentation de la concentration du phosphate sérique, on donne des substances qui se lient au phosphate (hydroxyde d'aluminium) pour empêcher que celui-ci ne soit absorbé dans la circulation et que sa concentration sérique ne continue à s'élever.

Le taux de calcium sérique reste faible à cause de l'absorption accrue du calcium dans l'intestin et de l'augmentation du phosphate sérique.

La circulation sanguine dans les reins est rétablie adéquatement par des perfusions intraveineuses de liquides et de médicaments. Le mannitol, le furosémide ou l'acide étacrynique amorce la diurèse et prévient ou minimise l'insuffisance rénale subséquente.

- Durant la période de diurèse, il faut noter les signes de déshydratation ou d'hypovolémie.
- Si l'hypovolémie est associée à l'hypoprotéinémie, on donne de l'albumine. On contrôle l'état de choc, s'il se produit, et on soigne toutes les infections.

On limite l'apport de protéines à environ 1 g par kilogramme de masse corporelle durant la période d'oligurie. Cela permet de minimiser le catabolisme protéinique et d'éviter l'accumulation de déchets toxiques. Les besoins énergétiques sont comblés grâce aux glucides, car ceux-ci ont un effet d'épargne sur la dépense azotée. On limite les aliments et les liquides riches en potassium et en phosphore (bananes, agrumes, jus d'agrumes et café). Le potassium est généralement restreint entre 40 mEq et 60 mEq par jour et le sodium, à 2 mEq par jour. La suralimentation est parfois nécessaire (voir la page 673).

L'anémie accompagne inévitablement l'insuffisance rénale aiguë. Elle est due à de multiples causes : perte de sang à la suite de lésions gastro-intestinales urémiques, longévité réduite des globules rouges et production faible d'érythropoïétine.

La période de l'oligurie peut durer de 10 jours à 20 jours ; elle est suivie par la période de diurèse, qui marque la reprise de la filtration glomérulaire. On fait des analyses sanguines pour déterminer les quantités de sodium, de potassium et d'eau nécessaires et on évalue les troubles de déshydratation ou d'hyperhydratation.

- Il faut surveiller s'il y a infection des voies urinaires, ce qui est fréquent et potentiellement dangereux durant la période de diurèse.

Dès que la diurèse a repris, on augmente la quantité de protéines et l'apport énergétique. On encourage le client à reprendre graduellement ses activités, car ses muscles se sont affaiblis à la suite du catabolisme excessif.

■ ÉVALUATION

Résultats escomptés

1. Le client excrète des déchets métaboliques :
   a) Les concentrations des composés chimiques suivants dans le sang sont maintenant normales : urée, créatinine, acide urique, phosphate, potassium et magnésium.
2. Le client atteint et maintient son équilibre hydro-électrolytique :
   a) La pression veineuse centrale, la pression artérielle, les concentrations de sodium et de calcium sériques et le pouvoir de combinaison du CO_2 sont dans des limites normales.
   b) Il y a absence de surcharge circulatoire, de dyspnée, de tachycardie, de veines du cou distendues, d'œdème présacral et d'œdème prétibial.
3. Le client démontre que son niveau de conscience est revenu à la normale :
   a) Il s'intéresse aux autres, à l'environnement et au temps.
   b) Il réagit d'une manière appropriée à tous les stimuli.
   c) Il reste attentif longtemps.
   d) Il ne souffre pas de céphalées.
   e) Il ne souffre pas de convulsions.

□ INSUFFISANCE RÉNALE CHRONIQUE (URÉMIE)

L'*insuffisance rénale chronique* est la détérioration progressive de la fonction rénale alors que les mécanismes de l'homéostasie ne sont plus assurés ; elle conduit à l'urémie (excès d'urée et d'autres déchets azotés dans le sang), à moins que l'on intervienne soit par la dialyse, soit par une greffe de rein. Les causes sont nombreuses : glomérulonéphrite chronique, pyélonéphrite, hypertension non contrôlée, lésions héréditaires, telles que la maladie polykystique des reins, troubles vasculaires, uropathie obstructive, maladies rénales causées par une maladie systémique, par des médicaments ou par des substances toxiques, infections, etc.

Physiopathologie. Lorsque la fonction rénale se dégrade, les substances issues du métabolisme des protéines, qui sont habituellement évacuées dans l'urine, s'accumulent dans le sang. Les réactions chimiques de l'organisme sont déséquilibrées et des modifications se produisent dans tous les systèmes, y compris le système reproducteur.

La baisse de la filtration glomérulaire entraîne la hausse du taux de phosphate sérique. Il s'ensuit une diminution de la concentration du calcium ionisable, surtout à cause de son absorption intestinale très réduite. Les glandes parathyroïdes travaillent davantage (hyperparathyroïdie secondaire) ; habituellement, celles-ci augmentent l'excrétion du phosphate et élèvent le taux du calcium sérique. Lors d'une insuffisance rénale, l'excrétion du phosphate chute au-dessous de la normale et l'effet principal des hormones parathyroïdiennes est l'extraction du calcium des os. Les variations de l'équilibre entre le phosphate de calcium et les hormones parathyroïdiennes font apparaître la maladie osseuse urémique (ostéodystrophie rénale). L'évolution de l'insuffisance rénale ralentit la production du métabolite actif de la vitamine D par le rein (1,25-dihydroxycholécalciférol). Par ailleurs, la calcification cesse et l'ostéomalacie apparaît. Comme le rein ne peut plus excréter le magnésium, la concentration du magnésium sérique augmente.

Puisque le sodium et l'eau ne peuvent plus être excrétés, l'œdème, l'insuffisance cardiaque globale et l'hypertension apparaissent. L'hypertension peut également être causée par l'activation du système rénine-angiotensine, qui est concomitante à la sécrétion accrue d'aldostérone.

Quelques clients ont tendance à perdre du sel et courent le risque d'une hypotension et d'une hypovolémie. Des périodes de vomissements et de diarrhée peuvent entraîner l'épuisement des réserves de sodium et d'eau, ce qui a pour effet d'aggraver l'état urémique. L'acidose métabolique survient à la suite de l'incapacité du rein à excréter suffisamment d'ions hydrogène, à produire de l'ammonium et à conserver le bicarbonate.

L'anémie, qui est presque inévitable, apparaît à la suite de la production inadéquate d'érythropoïétine, de la faible longévité des globules rouges, et des saignements, surtout ceux du tube digestif.

Les complications neurologiques de l'insuffisance rénale peuvent se produire à cause de la maladie même, d'une hypertension grave, du déséquilibre des électrolytes, de l'intoxication par l'eau et des effets des médicaments. Il s'ensuit une intelligence moins vive, des changements dans la personnalité et les habitudes, des convulsions et le coma.

La baisse de la libido, l'impotence et l'aménorrhée apparaissent. Des changements dans la peau, tels que le prurit, qui résultent en partie du déséquilibre calcium-phosphate contribuent à augmenter la souffrance du client.

Manifestations cliniques.   Même si l'apparition de l'insuffisance rénale chronique est parfois soudaine, elle débute chez la plupart des clients par un ou plusieurs des symptômes suivants : légère fatigue et léthargie, céphalées, faiblesse généralisée, symptômes gastro-intestinaux (anorexie, nausées, vomissements, diarrhée), tendances à saigner et confusion mentale. La sécrétion de la salive diminue, la soif apparaît ainsi qu'un goût métallique dans la bouche ; il y a perte des fonctions olfactives et gustatives ; la parotidite et la stomatite se produisent. Si un traitement actif est entrepris aussitôt, il peut y avoir une amélioration clinique, sinon, les symptômes déjà présents s'accentuent et d'autres font leur apparition. Les anomalies métaboliques qu'entraîne l'urémie affectent tous les systèmes. Le client est de plus en plus somnolent, la respiration devient de type Kussmaul et un coma profond se développe. Celui-ci est accompagné de convulsions qui prennent la forme d'une légère tétanie ou de spasmes violents (secousses myocloniques), tels que ceux de l'épilepsie. Une poudre blanche, le « givre d'urée », composée principalement de cristaux d'urée, se dépose sur la peau. À moins d'un traitement efficace, la mort est inévitable.

Traitement et soins infirmiers.   Le but principal du traitement est d'aider les reins malades à conserver leurs fonctions homéostatiques le plus longtemps possible. On doit rechercher toute affection qui puisse contribuer à l'installation de l'insuffisance rénale et la traiter (uropathie obstructive, etc.).

Lorsque la fonction rénale se détériore, il est nécessaire de surveiller étroitement les apports en protéines, de compenser les pertes de liquides et de sodium et de réduire quelque peu les apports en potassium. On doit assurer également l'apport énergétique et donner des suppléments vitaminiques. Comme le pouvoir de filtration des reins est grandement diminué, les produits issus de la dégradation des protéines alimentaires et tissulaires, tels que l'urée, la créatinine, l'acide urique et les acides organiques, s'accumulent rapidement dans le sang et nécessitent une réduction de la quantité de protéines ingérées. Les protéines permises (produits laitiers, œufs et viandes) doivent fournir les acides aminés essentiels. Il faut prévoir au moins 25 g de protéines de haute valeur énergétique (de préférence 40 g par jour) avant que la dialyse ne devienne nécessaire. Habituellement, il est permis de prendre 500 mL à 600 mL de liquide de plus que la quantité d'urine rejetée en 24 h.

On détermine les besoins en sodium et en potassium en mesurant leurs concentrations dans le sérum et dans l'urine. Si un client a tendance à perdre du sodium, on lui fournit les suppléments appropriés. On donne aussi des antiacides à base d'hydroxyde d'aluminium, car ceux-ci se lient au phosphore dans les intestins, ce qui a pour effet de faire baisser la concentration du phosphore sérique. (Ces antiacides doivent être pris lorsque des aliments sont présents dans les intestins.) Les glucides et les lipides fournissent l'apport énergétique nécessaire et empêchent le dépérissement. Les suppléments vitaminiques sont nécessaires lorsque le régime alimentaire à faible taux de protéines ne les fournit pas en quantités suffisantes. (De plus, le client peut perdre des vitamines hydrosolubles au cours de la dialyse.)

On maîtrise le volume intravasculaire et on puise dans la grande variété de médicaments antihypertenseurs pour juguler l'hypertension. Habituellement, l'acidose métabolique de l'insuffisance rénale chronique est asymptomatique et, parfois, elle n'exige aucun traitement ; cependant, la dialyse et des suppléments de bicarbonate de sodium sont nécessaires pour la corriger.

On doit surveiller les signes d'anomalies cérébrales, que ce soit la tétanie légère, la céphalée ou le délire. Le client doit être protégé contre les blessures qu'il pourrait s'infliger par des mouvements involontaires ; il est conseillé de matelasser les côtés du lit. L'apparition d'une convulsion est immédiatement signalée au médecin. L'infirmière note dans le dossier l'heure, la durée et les différentes phases de la convulsion, ainsi que le comportement du client, pendant et après la convulsion. Le diazépam (Valium) ou la diphényl-hydantoïne (Dilantin) sont administrés par voie intraveineuse pour contrôler les crises futures. Les soins du client convulsif sont indiqués au chapitre 55. On devra également traiter l'insuffisance cardiaque, l'infection et la diminution du volume sanguin.

Il serait idéal d'envoyer le malade se faire traiter dans un centre de dialyse ou de transplantation du rein, dès le début de la maladie (voir la page 868 ainsi que les paragraphes suivants pour ce qui a trait à la dialyse et à la transplantation du rein). On commence habituellement la dialyse lorsque le malade n'est plus capable de mener une vie normale en dépit du traitement. Malheureusement, on doit sélectionner les candidats à la dialyse ou à la transplantation du rein en tenant compte des problèmes psychologiques et de la phase terminale de la maladie.

☐ TRANSPLANTATION DU REIN

La *transplantation du rein* consiste en la greffe d'un rein d'une personne encore vivante ou décédée à un receveur qui a atteint le dernier stade de l'insuffisance rénale et qui ne peut être maintenu en vie que par la dialyse. La transplantation du rein est moins dispendieuse que la dialyse et elle permet au receveur de mener une vie plus normale. On doit choisir le receveur parmi les clients atteints d'insuffisance rénale irréversible. La transplantation du rein est exécutée avec plus de succès lorsque le donneur est vivant, qu'il est apparenté au client et qu'il est compatible du point de vue du système ABO et des antigènes HLA (*Human Leukocyte Antigen*) que lorsque le donneur est mort.

On peut retirer ou laisser en place les reins qui ne fonctionnent pas. En attendant la disponibilité d'un greffon compatible, le client suit un traitement à la dialyse. La transplantation se fait d'une façon extra-péritonéale dans une des fosses iliaques. L'uretère du nouveau rein est implanté dans la vessie ou anastomosé à l'uretère du receveur (*Figure 41-1*).

Soins préopératoires.   L'objectif des soins préopératoires est de rétablir le métabolisme du client à un niveau

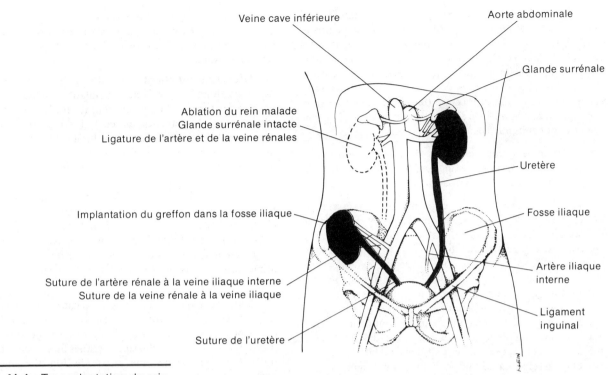

Veine cave inférieure

Aorte abdominale

Glande surrénale

Ablation du rein malade
Glande surrénale intacte
Ligature de l'artère et de la veine rénales

Uretère

Implantation du greffon dans la fosse iliaque

Fosse iliaque

Artère iliaque interne

Suture de l'artère rénale à la veine iliaque interne
Suture de la veine rénale à la veine iliaque

Ligament inguinal

Suture de l'uretère

Figure 41-1 Transplantation du rein.

aussi près de la normale que possible. On procède aux tests d'histocompatibilité sur les tissus du donneur et du receveur et l'on fait aussi l'analyse des anticorps. On donne des immunosuppresseurs, comme l'azathioprine (Imuran) et la prednisone, afin de supprimer ou de combattre le mécanisme de défense immunologique du client. On fait une hémodialyse la veille de la transplantation du rein. On doit s'assurer que le client n'a aucune infection; on traite les maladies gingivales et les caries dentaires. On examine les voies urinaires inférieures afin d'évaluer la fonction du col vésical et de détecter un reflux urétéral possible. Les autres aspects des soins préopératoires sont essentiellement les mêmes que ceux pour une intervention chirurgicale des reins ou des vaisseaux. La plupart des clients ont suivi des séances de dialyse pendant plusieurs mois en attendant qu'un greffon soit disponible. Le client a certainement traversé des périodes de découragement, de dépression et d'anxiété. Une bonne partie des soins préopératoires consiste à relever le moral du client.

Soins postopératoires. L'objectif poursuivi est de maintenir l'homéostasie jusqu'à ce que le rein greffé fonctionne bien. Le principal problème de la transplantation du rein est le rejet du greffon. L'organisme du receveur reconnaît dans ce nouveau rein des protéines étrangères à son système et essaie de les détruire. La survie du rein transplanté dépend du succès des techniques destinées à supprimer la réaction immunitaire du receveur par l'administration d'immunosuppresseurs comme l'azathioprine (Imuran) et de corticostéroïdes (prednisone); on fait une plasmaphérèse, un drainage lymphatique et on lui donne également du sérum antilymphocytaire, du cyclophosphamide et de la cyclosporine A. On ajuste graduellement les doses sur une période de plusieurs semaines selon la réaction immunitaire

du client vis-à-vis du greffon. Il est à noter que cette thérapie se poursuit indéfiniment.

- À la suite d'une transplantation du rein, on doit relever tous les signes et symptômes de rejet: oligurie, œdème, fièvre, hausse de la pression artérielle, appréhension, gain de masse, enflures et sensibilité de la région où la greffe a été faite. On fait des analyses de sang pour déceler toute anomalie et les comptages de leucocytes et de plaquettes doivent être très précis, car les immunosuppresseurs empêchent la formation de ces éléments sanguins.

L'insuffisance du rein greffé peut survenir, au plus tôt, au bout de 24 h à 72 h et, au plus tard, au bout de trois semaines. Les ultrasons permettent de détecter une hypertrophie du rein, alors que la biopsie du rein et les techniques radiographiques servent à évaluer une transplantation non réussie. Lorsqu'on ne peut éviter le rejet ou lorsqu'une dose excessive d'immunosuppresseurs est nécessaire pour maintenir le rein, on est obligé d'ôter le rein transplanté (néphrectomie du greffon); on maintient alors le client en vie grâce à la dialyse.

On surveille sans cesse les signes d'infection lors d'une cicatrisation déficiente, à cause de la thérapie à base d'immunosuppresseurs et des complications de l'insuffisance rénale.

- On doit faire une distinction entre l'infection et le rejet, ce qui n'est pas facile, car ces deux complications entraînent à la fois le dépérissement de la fonction rénale et la fièvre.

Les immunosuppresseurs rendent le client plus vulnérable aux infections opportunistes (moniliase, maladie cytomégalique virale, pneumocystose ou pneumonie à *Pneumocystis carinii*) et aux virus, champignons et protozoaires relativement non pathogènes qui peuvent alors devenir dangereux. On doit assurer l'isolement du client et exiger que les membres de l'équipe de santé portent des masques jusqu'à ce que les doses d'immunosuppresseurs soient diminuées. La septicémie (bactériémie et infections fongiques) est responsable en grande partie des décès parmi ceux qui ont subi une transplantation rénale.

- Les manifestations cliniques de la septicémie comprennent les grands frissons, la fièvre, la tachycardie, la tachypnée et la leucocytose ou la leucopénie.

Les portes d'entrée de la septicémie peuvent être, entre autres, les voies urinaires, les poumons et le siège de l'opération. On fera fréquemment des cultures d'urine, car les risques de bactériémie sont élevés, autant durant les premiers stades de la transplantation que durant les derniers. Il faut considérer tout type de drainage d'une blessure comme une source possible d'infection, car ce qui est drainé constitue un excellent milieu de culture pour les bactéries. Les extrémités du cathéter et des drains sont coupées selon une technique d'asepsie et placées dans des contenants stériles, afin de procéder à des cultures en laboratoire.

On surveille l'accès de la circulation sanguine pour l'hémodialyse afin d'en vérifier l'efficacité et d'évaluer les risques d'infection. On doit cependant noter qu'à la suite d'une transplantation rénale réussie, des caillots se forment habituellement à cet accès. Cela s'explique par le fait que la coagulation est améliorée par le retour de la fonction rénale. Il peut être nécessaire de faire une hémodialyse après la transplantation afin de maintenir l'homéostasie jusqu'à ce que le rein transplanté fonctionne bien. Quelquefois, le rein transplanté provenant d'un donneur vivant fonctionne immédiatement et produit de grandes quantités d'urine diluée. Le rein provenant d'un cadavre peut présenter ou non une nécrose des tubules et ne pas fonctionner durant deux ou trois semaines. Le rein peut produire des quantités d'urine très variables, d'un débit nul à un débit très grand. On mesure le débit urinaire grâce à un cathéter relié à un système de drainage en circuit fermé, toutes les demi-heures ou toutes les heures. Dès qu'on retire le cathéter, on demande au malade d'uriner fréquemment pour éviter que le col de la vessie ne soit tendu. On fait des perfusions intraveineuses de liquides en fonction du volume d'urine et des concentrations sériques d'électrolytes.

L'ulcération gastro-intestinale et le saignement causé par les stéroïdes peuvent survenir. À la suite de l'administration de stéroïdes et d'antibiotiques, des champignons peuvent envahir le tube digestif (surtout la bouche) et la vessie.

Aspects psychologiques.   Le rejet du rein transplanté demeure la principale préoccupation du client, de sa famille et de l'équipe de soins durant de nombreux mois. La crainte du rejet et les complications qu'entraîne la thérapie immunosuppressive (faciès cushingoïde, diabète, fragilité des capillaires, ostéoporose, glaucome, cataractes et acné) créent un stress important chez le client. Il peut s'ajouter à cela la formation d'une tumeur, car les clients soumis à un traitement immunosuppresseur à long terme sont atteints

de tumeurs malignes plus souvent que la population en général. Cela exige de la part du personnel soignant beaucoup de compréhension et des soins experts durant les crises émotionnelles.

Éducation du client.   On doit prévenir le client que les soins donnés après une transplantation du rein sont nécessaires toute la vie durant. On lui fournit un écrit des instructions personnelles en ce qui concerne le régime alimentaire, les médicaments, les liquides, les pesées quotidiennes, les mesures de quantités d'urine émises chaque jour, des ingesta et des excreta, la prévention des infections et la reprise des activités et des sports permis.

On demande au client d'aviser le médecin immédiatement si l'un des événements suivants survient : diminution de la diurèse, gain de masse, malaise, fièvre, détresse respiratoire, sensibilité de la région située au-dessus du rein greffé, anxiété, dépression, changements dans les habitudes alimentaires, liquidiennes ou autres, et variations de la pression sanguine.

Don d'organes.   La Fondation canadienne des maladies du rein envoie à tous ceux qui en font la demande un dépliant explicatif sur le don d'organes. Les personnes qui désirent donner un ou plusieurs organes au moment de leur mort n'ont qu'à signer une « carte de don d'organes » en présence de deux témoins (qui contresignent la carte) et à porter cette carte sur eux en tout temps. On suggère à ces personnes d'avertir leur famille et leur médecin afin d'obtenir leur collaboration. L'obtention du nombre de reins suffisant pour subvenir aux besoins des receveurs potentiels constitue toujours un problème important.

Des recherches sont en cours pour essayer de résoudre le problème du rejet des greffons. Le groupage tissulaire (identification des personnes qui présentent des caractéristiques tissulaires semblables) et les médicaments destinés à supprimer le mécanisme naturel de défense de l'organisme permettent d'éviter de nombreux rejets.

☐ GLOMÉRULONÉPHRITE AIGUË

La *glomérulonéphrite aiguë* désigne un groupe de maladies rénales au cours desquelles il se produit une réaction inflammatoire des glomérules. Il s'agit non pas d'une infection du rein *en soi*, mais plutôt de la conséquence des effets secondaires fâcheux des mécanismes de défense de l'organisme. Dans la plupart des types de glomérulonéphrites, l'immunoglobuline IgG (principale immunoglobuline sérique humaine) est présente dans la paroi des capillaires glomérulaires. À la suite de la réaction antigène-anticorps, il se forme des agrégats de molécules (complexes moléculaires) qui circulent partout dans le corps. Certains d'entre eux se fixent dans les glomérules, siège de la filtration rénale, et entraînent une réaction inflammatoire.

Habituellement, une infection de la gorge par les streptocoques bêta-hémolytiques du groupe A précède la néphrite de deux à trois semaines. Les produits émis par ces streptocoques agissent comme des antigènes et engendrent la formation d'anticorps circulants, ce qui favorise le dépôt de complexes antigène-anticorps dans les glomérules et qui endommage les reins. La glomérulonéphrite peut aussi survenir à la suite de la scarlatine ou de l'impétigo. Il existe plusieurs formes de glomérulonéphrite, telles que la glomérulonéphrite extra-membraneuse, la glomérulonéphrite proliférative, la glomérulonéphrite membranoproliférative, la glomérulonéphrite maligne, etc., dont l'immunopathologie reste à définir de façon plus satisfaisante.

Physiopathologie. La prolifération cellulaire, l'infiltration des glomérules par les leucocytes et l'épaississement de la membrane filtrante du glomérule (membrane basale) réduisent la surface de filtration. Dans la glomérulonéphrite aiguë, les reins deviennent gros, enflés et congestionnés. Tous les tissus rénaux, que ce soient les glomérules, les tubules, les vaisseaux sanguins ou le stroma, sont touchés par toutes les formes de glomérulonéphrite. Dans chacune des formes, les tissus sont atteints à des degrés divers. Chez certains clients, des antigènes d'origine externe, comme les bactéries ou les virus, amorcent le mécanisme pathologique et donnent naissance à des complexes qui se déposent dans les glomérules. Chez d'autres clients, le tissu membraneux du rein est détruit par la maladie et sert d'antigène causal. Grâce à la microscopie électronique et à l'identification par immunofluorescence du mécanisme immun, on peut étudier la nature de la lésion.

Manifestations cliniques. La maladie est parfois si légère qu'on ne la détecte qu'accidentellement par un examen de routine des urines ou par les antécédents du client qui révèlent l'existence d'une pharyngite ou d'une amygdalite accompagnée de fièvre. Dans la forme plus grave de la maladie, le client ressent des maux de tête et des malaises ; il est atteint d'un œdème facial et d'une douleur aux côtes. Une hypertension légère ou grave et une extrême sensibilité de l'angle costo-vertébral font aussi partie des symptômes.

La glomérulonéphrite aiguë se produit surtout chez les jeunes. Lorsqu'elle se manifeste plus tard, elle est souvent une poussée évolutive d'une glomérulonéphrite latente.

Analyses de laboratoire. L'hématurie et l'oligurie (50 mL à 200 mL d'urine par jour) se manifestent au début de la maladie ; il peut y avoir anurie pendant un ou deux jours. L'urine est fortement colorée (couleur de cola) et sa densité relative se situe entre 1,020 et 1,025. Elle contient des sédiments constitués de globules rouges, de leucocytes et des cylindres de toutes sortes. (Les cylindres hématiques indiquent une lésion glomérulaire.) L'urine contient aussi d'importantes quantités de protéines. La diminution du taux de filtration glomérulaire se reconnaît par l'élévation des taux d'azote uréique du sang et de la créatinine plasmatique. Chez la plupart des clients, l'augmentation du taux des antistreptolysines sériques est la caractéristique de l'infection streptococcique initiale. L'anémie résulte de l'hématurie et des changements dans les mécanismes hématopoïétiques.

Lorsque l'état du client s'améliore, la diurèse augmente et la protéinurie ainsi que les quantités de sédiments diminuent. Habituellement, 90% des enfants et peut-être environ 70% des adultes guérissent. Toutefois, certains clients, malgré un traitement soutenu, présentent une insuffisance rénale irréversible et meurent au bout de quelques semaines ou de quelques mois. D'autres clients, après une période de guérison apparente, sont atteints d'une glomérulonéphrite chronique et insidieuse.

Traitement. Les objectifs du traitement visent à protéger les reins qui fonctionnent mal, à identifier et à soigner rapidement les complications. On donne de la pénicilline si l'on soupçonne une infection streptococcique résiduelle. On encourage le client à rester au lit durant toute la phase aiguë, jusqu'à ce que l'urine s'éclaircisse et que le taux d'azote uréique du sang, le taux de créatinine et la pression artérielle soient normaux. Le repos facilite aussi la diurèse. L'urine du client sert de guide pour déterminer la durée du repos au lit, car le retour à la vie active peut augmenter la protéinurie et l'hématurie.

On réduit l'apport en protéines lorsque des signes d'insuffisance rénale et de rétention de l'azote (taux d'azote uréique du sang en hausse) se manifestent. On réduit l'apport en sodium en présence d'hypertension, d'œdème et d'insuffisance cardiaque. Les glucides sont permis parce qu'ils fournissent de l'énergie et qu'ils réduisent le catabolisme des protéines.

Les quantités de liquide ingéré dépendent des pertes liquidiennes et de la mesure quotidienne de la masse du client. On estime que les pertes liquidiennes lors de la respiration et de la défécation s'élèvent entre 500 mL et 1 000 mL. C'est pourquoi les ingesta et les excreta sont mesurés et notés. Habituellement, la diurèse débute une à deux semaines après la manifestation des premiers symptômes. L'œdème et l'hypertension diminuent. Cependant, la protéinurie et une infime hématurie persistent pendant quelques mois. Chez certains clients, la maladie peut évoluer vers la glomérulonéphrite chronique. Les complications comprennent l'encéphalopathie hypertensive, l'insuffisance cardiaque et l'œdème pulmonaire. On considère l'encéphalopathie hypertensive comme un cas d'urgence médicale et le traitement vise à réduire la pression artérielle sans dégrader la fonction rénale.

Éducation du client. On explique au client la nature et l'horaire des évaluations de contrôle : (1) mesure de la pression artérielle, (2) examen des urines pour déceler la présence de protéines et (3) analyse du sang pour déterminer les taux d'azote uréique et de créatinine. Cette dernière analyse permet de déterminer l'évolution de la maladie. On demande au client d'aviser le médecin si des symptômes d'insuffisance rénale se manifestent (fatigue, nausées, vomissements, diminution de la diurèse, etc.). Toute infection est soignée immédiatement.

☐ GLOMÉRULONÉPHRITE CHRONIQUE

Physiopathologie. La glomérulonéphrite chronique peut commencer par une glomérulonéphrite aiguë ou par une simple réaction antigène-anticorps, qui est si minime qu'elle peut passer inaperçue. Lorsque cette réaction se répète plusieurs fois, elle finit par détruire les reins ; ceux-ci sont alors réduits au cinquième de leur taille normale et constitués principalement de tissus fibreux. Le cortex n'est plus qu'une mince couche de 1 mm à 2 mm d'épaisseur et, dans certaines régions, il est complètement disparu. La surface des reins est bosselée, car le tissu rénal est détruit par plaques. Des bandes de tissu sclérosé déforment le tissu rénal restant. Les glomérules sont grandement endommagés.

Plusieurs néphrons ont disparu. Les artérioles rénales sont sclérosées.

Manifestations cliniques.   Les symptômes de la glomérulonéphrite chronique varient d'une personne à l'autre. Certains clients, aujourd'hui très malades, n'ont pas eu de symptômes pendant une longue période de temps. Ils ont appris qu'ils souffraient de glomérulonéphrite chronique après une analyse de sang ou la vérification de leur pression artérielle qui était trop élevée. Des altérations vasculaires ou de petites hémorragies détectées lors d'un examen de la vue peuvent suggérer la présence de la glomérulonéphrite. Les premiers indices de la maladie sont un saignement de nez soudain et abondant, un infarctus ou une convulsion urémique. La plupart des clients remarquent, à la fin de la journée, un léger œdème de leurs chevilles ; l'œdème est beaucoup plus prononcé lors d'une crise de néphrite. La majorité des clients ont des symptômes généraux, comme une perte de masse, de la fatigue, une irritabilité accrue et de la nycturie. Les maux de tête, les étourdissements et les problèmes digestifs sont aussi fréquents.

L'examen clinique peut révéler que le client se nourrit mal, que sa peau a une pigmentation jaune-grisâtre et qu'il existe un œdème périorbitaire et périphérique (œdème déclive). La pression artérielle peut être soit normale, soit très élevée. L'examen de la rétine révèle des signes d'hémorragie, des exsudats, des artérioles tortueuses et rétrécies et un œdème papillaire. Les muqueuses sont pâles à cause de l'anémie.

Les veines du cou sont dilatées à cause de la surcharge liquidienne. La cardiomégalie, le bruit de galop et d'autres signes d'insuffisance cardiaque peuvent se produire. Les poumons laissent entendre des râles. Dans les derniers stades de la maladie, la neuropathie périphérique se manifeste par des réflexes tendineux fortement amortis et par des variations neurosensorielles. Lorsque l'urémie est déclarée, le client montre de la confusion et son attention devient très limitée. Un examen plus approfondi révèle une péricardite accompagnée d'un frottement péricardique et d'un pouls paradoxal.

L'analyse d'urine révèle d'autres faits : densité relative constante de 1,010, protéinurie fluctuante et changements dans les sédiments. Lorsque la filtration glomérulaire devient insuffisante, les perturbations de la créatinine comprennent l'hyperkaliémie et la diminution de la concentration des bicarbonates sériques (acidose métabolique). Une hypermagnésémie fatale peut survenir lorsqu'on donne aux clients atteints d'insuffisance rénale des antiacides contenant du magnésium. Lorsque l'insuffisance rénale évolue, il se produit une anémie consécutive à la diminution de l'érythropoïèse et de la durée de vie des globules rouges, une hypoalbuminémie accompagnée d'un œdème qui prend le godet, et une diminution du taux de calcium sérique qui est parallèle à une augmentation du taux de phosphore sérique. Chez environ 50% des clients, la vitesse de l'influx nerveux diminue dès que le taux de filtration glomérulaire devient inférieur à 50 mL/min. La radiographie met en évidence une hypertrophie du cœur et un œdème pulmonaire. L'échographie permet d'identifier une effusion péricardique chez environ 30% des clients dont l'insuffisance rénale est avancée. L'électrocardiogramme peut soit être normal, soit

refléter une hypertension avec hypertrophie du ventricule gauche et des déséquilibres électrolytiques, tels que l'hyperkaliémie et des ondes T pointues.

Traitement.   Le traitement d'un client sur pied souffrant de néphrite chronique est non spécifique et symptomatique ; il dépend de la situation du moment. Ainsi, s'il y a présence d'hypertension, le traitement vise à réajuster le régime alimentaire et liquidien afin de maintenir le métabolisme à un niveau aussi normal que possible. L'apport en protéines de haute valeur biologique est ajusté en fonction de la réaction du client à un apport énergétique suffisant, afin d'éviter que les protéines ne soient utilisées pour produire de l'énergie. S'il y a présence d'une infection des voies urinaires, qui peut causer plus tard des dommages aux reins, les mesures appropriées sont prises pour la diagnostiquer et la traiter.

- Le traitement d'un client souffrant d'un œdème important soulève de grands problèmes. Le client est assis confortablement dans son lit. Sa masse est mesurée tous les jours. Ses ingesta de liquide et de sodium sont établis en fonction de sa capacité d'excréter l'eau et le sodium dans l'urine. L'utilisation de diurétiques s'avère nécessaire si une surcharge en liquide se produit. L'infirmière doit être vigilante pour déceler tout symptôme d'insuffisance rénale.

☐ SYNDROME NÉPHROTIQUE

Le *syndrome néphrotique* est un trouble clinique caractérisé par (1) une protéinurie marquée, (2) une hypoalbuminémie, (3) un œdème et (4) une hypercholestérolémie. On le rencontre dès que la membrane du capillaire glomérulaire est sérieusement endommagée. Il peut être causé par la glomérulonéphrite chronique, le diabète sucré accompagné d'une glomérulosclérose intercapillaire, l'amyloïdose rénale, le lupus érythémateux systémique et la thrombose veineuse rénale. La physiopathologie du syndrome néphrotique est traitée à la page 852.

Manifestations cliniques.   La rétention liquidienne présente un début insidieux, lequel évolue jusqu'à l'œdème qui prend le godet. Les protéines sont émises par l'urine (protéinurie), ce qui conduit à leur épuisement (hypoalbuminémie). De plus, la cholestérolémie est élevée. On établit le diagnostic en évaluant les signes et symptômes, en faisant un examen clinique, en testant la fonction rénale, en mesurant la protéinurie sur une période de 24 h et en évaluant les électrolytes sériques. L'analyse d'urine révèle une hématurie infime, des cylindres ainsi que d'autres anomalies. La biopsie du rein, pratiquée à l'aiguille, est réalisée en vue d'examens histologiques du tissu rénal afin de confirmer le diagnostic.

Causes.   On peut classer les causes du syndrome néphrotique en cinq catégories principales :
1. Glomérulonéphrite (syndrome néphrotique idiopathique, maladie rénale intrinsèque et maladie rénale primaire) ;
2. Maladies sytémiques (y compris les allergies) ;
3. Problèmes d'ordre circulatoire et mécanique ;
4. Certaines infections ;
5. Causes diverses.

Traitement. Les objectifs du traitement visent à préserver la fonction rénale. Il peut être nécessaire que le client se repose au lit quelques jours pour diminuer l'œdème. Un régime alimentaire à haute teneur en protéines est prescrit, afin de reconstituer les tissus détruits et de restaurer la réserve de protéines de l'organisme. Si l'œdème est grave, le régime alimentaire est pauvre en sodium. On prescrit des diurétiques dans les cas œdémateux graves et des corticostéroïdes (prednisone) pour réduire la protéinurie.

Au début de la maladie, les soins infirmiers sont sensiblement les mêmes que ceux de la glomérulonéphrite aiguë mais, si la maladie s'aggrave, les soins sont plutôt semblables à ceux de l'insuffisance rénale chronique.

☐ NÉPHROSCLÉROSE

La néphrosclérose est le durcissement ou la sclérose du système artériel rénal. Elle est habituellement associée à l'hypertension artérielle d'origine rénale. C'est la manifestation rénale de l'artériosclérose généralisée.

La néphrosclérose maligne, par opposition à la néphrosclérose bénigne, bien qu'elle soit de degré différent, présente à peu près la même situation que celle de la glomérulonéphrite chronique. Elle entraîne la mort en quelques mois. Les différentes étapes de la maladie sont : la protéinurie, l'hypertension artérielle croissante, des altérations de la fonction rénale et des anomalies du fond de l'œil (rétinopathie hypertensive). La mort est causée par l'urémie, par l'insuffisance cardiaque, conséquence de l'hypertension artérielle, ou par un accident vasculaire cérébral. Elle survient surtout chez les adultes de 30 ans à 50 ans. La néphrosclérose serait une affection vasculaire généralisée qui commence dans les reins pour envahir éventuellement l'arbre vasculaire.

La néphrosclérose bénigne atteint surtout les personnes âgées. Celles-ci ne se plaignent habituellement pas de symptômes rénaux, quoique depuis plusieurs années leur urine ait une faible densité relative et qu'elle contienne des traces de protéines ainsi que des cylindres hyalins et granuleux. Après une lente évolution, cette maladie conduit à l'insuffisance rénale.

☐ HYDRONÉPHROSE

L'hydronéphrose est la dilatation du bassinet et des calices d'un ou des deux reins. Elle est causée par l'obstruction du flux urinaire et elle conduit à l'amincissement du parenchyme rénal. L'accumulation de l'urine en amont de l'obstruction crée une pression hydrostatique intrarénale. Si l'obstruction se situe dans l'urètre ou dans la vessie, la pression agit sur les deux reins ; mais si elle se situe dans un uretère (présence d'un calcul ou d'une coudure de l'uretère), un seul rein est affecté.

Le bassinet et les calices forment un sac dans lequel s'écoule l'urine qui provient des pyramides de Malpighi. Le bassinet se rétrécit à sa partie inférieure en un mince tube, l'uretère. La paroi du bassinet est mince et tapissée d'une muqueuse semblable à celle de l'uretère et de la vessie.

Lorsque l'écoulement normal de l'urine est entravé par un obstacle, celle-ci s'accumule et dilate le bassinet et les calices. Si l'urine accumulée est claire et si les parois des calices et du bassinet ne présentent pas de signes d'inflammation, l'affection est appelée une hydronéphrose. L'obstruction est graduelle, partielle ou intermittente, lorsqu'elle dilate le bassinet.

L'obstruction partielle ou intermittente de l'urine peut être causée par un calcul formé dans le bassinet et bloqué dans l'uretère. Aussi, l'uretère peut être comprimé par une tumeur abdominale ou pelvienne, ou par du tissu sclérosé provenant d'un abcès ou d'une inflammation péri-urétérale. L'hydronéphrose peut être causée par une anomalie de la jonction pyélo-urétérale ou par une mauvaise position du rein, qui favorise la torsion ou la coudure de l'uretère. Chez les hommes âgés, la cause la plus fréquente de la maladie est l'obstruction de l'urètre dans la région du col vésical par l'hypertrophie de la prostate.

Quelle que soit la cause de l'obstruction, lorsque l'urine s'accumule de façon intermittente dans le bassinet et les calices, elle en provoque la dilatation. Si ces obstructions sont fréquentes et si la pression à l'intérieur du rein est élevée, celui-ci s'atrophie progressivement et se transforme en une coque à paroi mince semblable à celle d'un kyste. Si seul l'un des deux reins est affecté, l'autre s'hypertrophie graduellement (hypertrophie compensatoire). Le résultat final est la détérioration de la fonction rénale.

Manifestations cliniques. Le début de la maladie est souvent insidieux et asymptomatique. L'obstruction aiguë peut entraîner une douleur aux flancs et au dos. S'il y a une infection, des symptômes d'irritabilité vésicale (dysurie), des frissons, de la fièvre, de la sensibilité et de la pyurie se manifestent. Le rein hydronéphritique peut saigner à la suite d'une congestion, ce qui entraîne de l'hématurie. Les signes et les symptômes d'urémie se développent au fur et à mesure que la maladie progresse.

Traitement. Les objectifs du traitement visent à découvrir et à supprimer, si cela est possible, la cause de l'obstruction, à soigner l'infection et, enfin, à rétablir ainsi qu'à maintenir la fonction rénale.

Pour soulager la douleur du client, on détourne l'urine grâce à la néphrostomie (voir à la page 882) ou à une autre technique de dérivation. On traite l'infection à l'aide d'antimicrobiens, car l'urine résiduelle dans les calices est la cause de l'infection et de la pyélonéphrite. On prépare le client à l'ablation chirurgicale des lésions obstructives (calculs, tumeur, obstruction de l'uretère). On tente d'améliorer le drainage du rein. Si l'un des deux reins est gravement endommagé et si ses fonctions sont anéanties, on pratique la néphrectomie (ablation du rein). Voir à la page 880 les soins destinés aux clients qui doivent subir une opération du rein.

☐ INFECTIONS DES VOIES URINAIRES

Les *infections des voies urinaires* sont causées par la présence de micro-organismes pathogènes dans les conduits urinaires. Elles sont accompagnées ou non de signes et de symptômes. L'infection peut toucher la vessie (cystite), l'urètre (urétrite), la prostate (prostatite) ou le rein (pyélonéphrite). En temps

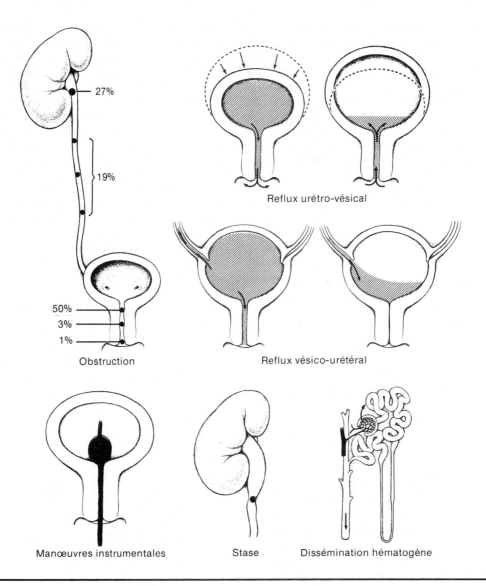

27%

19%

50%
3%
1%

Obstruction

Reflux urétro-vésical

Reflux vésico-urétéral

Manœuvres instrumentales   Stase   Dissémination hématogène

Figure 41-2   Principales causes des infections des voies urinaires et des reins.

normal, les voies urinaires sont stériles, sauf près du méat urinaire.

La *bactériurie* est la présence de germes dans l'urine. L'infection se déclenche lorsque la bactériurie quantitative atteint au moins 100 000 germes par millilitre d'urine prélevée directement ou à partir d'un cathéter. Malheureusement, l'infection d'une partie quelconque des voies urinaires peut persister des mois et même des années, sans qu'il y ait de symptômes.

Les bactéries responsables des infections urinaires sont le colibacille *Escherichia coli* (dans 80% à 90% des cas), *Proteus mirabilis*, une ou plusieurs espèces de *Klebsiella*, de *Enterobacter*, de *Proteus* et de *Pseudomonas* ainsi que différents entérocoques. Tous ces micro-organismes se trouvent dans la flore intestinale.

Facteurs prédisposants.   (Voir la figure 41-2.) On pense actuellement que la majorité des infections sont causées par la migration des micro-organismes d'origine intestinale, qui passent du périnée à l'urètre, qui viennent

s'établir dans la vessie (surtout dans l'urine résiduelle), puis qui se rendent jusqu'aux reins. L'infection urinaire est plus fréquente chez la femme, en raison de la faible longueur de son urètre et de la proximité anatomique de celui-ci par rapport au vagin, aux glandes péri-urétrales et au rectum. Chez l'homme, la longueur de l'urètre et les propriétés antibactériennes des sécrétions prostatiques le protègent contre les infections urétrales ascendantes. L'homme adulte souffrant d'une infection des voies urinaires devrait être examiné, car il peut avoir une obstruction urinaire, une infection de la prostate, des calculs rénaux ou une maladie systémique.

Le *reflux urétro-vésical* désigne le reflux de l'urine de la vessie dans l'urètre. Il est produit par une augmentation de la pression dans la vessie (toux, éternuement), qui fait pénétrer de l'urine dans l'urètre. Lorsque la pression redescend à la normale, l'urine revient dans la vessie en apportant avec elle les bactéries de la région antérieure de l'urètre. Le reflux urétro-vésical peut être aussi provoqué par une anomalie du col vésical ou de l'urètre.

Le *reflux vésico-urétéral (ou urétéro-vésical)* est le reflux de l'urine de la vessie dans un des uretères ou dans les deux. À l'état normal, la jonction vésico-urétérale s'oppose au reflux de l'urine dans les uretères, surtout lors de la miction. Si la valvule urétéro-vésicale ne fonctionne pas bien (malformations congénitales, anomalies de l'uretère), les bactéries peuvent atteindre le rein. Alors, il peut se produire une dilatation de l'uretère, du bassinet et des calices, qui entraîne éventuellement la destruction du rein.

La *contamination du méat urinaire par les matières fécales* constitue une autre porte d'entrée des bactéries dans les voies urinaires. Chez la femme, les organismes peuvent remonter du périnée jusqu'à la vessie au cours des *rapports sexuels*. Les *manœuvres instrumentales* (lors de cathétérisme vésical ou de cystoscopie) sont aussi à l'origine de plusieurs infections. La *stase de l'urine dans la vessie* permet à l'infection de s'installer et d'envahir tout le système urinaire. Toute *obstruction* à l'écoulement de l'urine prédispose le rein au développement d'une infection. Les principales causes de l'obstruction des voies urinaires sont les malformations congénitales, les rétrécissements de l'urètre, les spasmes du col vésical, les tumeurs vésicales, les lithiases urinaires, la compression des uretères et des anomalies neurologiques. L'infection peut aussi atteindre le système urinaire par dissémination hématogène ou lymphogène. Certains *désordres métaboliques* (diabète sucré) prédisposent à l'infection des voies urinaires.

■ ÉVALUATION INITIALE

Manifestations cliniques. L'éventail des signes et des symptômes de l'infection des voies urinaires est vaste. Parfois, le client est asymptomatique et la bactériurie n'est découverte que lors d'un examen médical périodique. Les signes et les symptômes de l'infection des voies urinaires inférieures (cystite) sont des mictions fréquentes causant des brûlures, qui s'accompagnent souvent d'une sensation de pesanteur pelvienne et de spasmes dans les régions vésicale et sus-pubienne. L'hématurie et les douleurs dorsales sont parfois présentes. Les signes et les symptômes de l'infection des voies urinaires supérieures sont la fièvre, les frissons, une douleur au flanc lors de la miction. L'examen clinique met en évidence une douleur et une sensibilité à l'angle costo-vertébral. Les symptômes de l'insuffisance rénale peuvent aussi être présents : nausées, vomissements, prurit, perte de masse, œdème et souffle court. Certaines poussées aiguës d'une infection peuvent être asymptomatiques.

Diagnostic. Une culture d'urine confirme le diagnostic. Le prélèvement urinaire est obtenu par la technique du mi-jet. Une bactériurie quantitative de 100 000 germes par millilitre ou plus, avec ou sans symptômes d'inflammation, est considérée comme le signe d'une infection. Plusieurs cultures d'urine peuvent être nécessaires pour identifier les souches bactériennes. Chez l'homme, on procède à une culture du liquide prostatique ou de l'urine émise après un massage de la prostate. Chez les personnes fortement sujettes à des infections compliquées, on cherche à déterminer si l'infection est secondaire à une anomalie structurale ou fonctionnelle (urographie intraveineuse et cystoscopie).

Cystite (infection des voies urinaires inférieures)

La *cystite* est l'inflammation de la vessie, le plus souvent à cause de l'ascension de bactéries venues de l'urètre. Le reflux urétro-vésical (retour de l'urine, de l'urètre dans la vessie), la contamination du méat urinaire par les fèces, le cathétérisme vésical et la cystoscopie en sont les principales causes. La cystite est plus fréquente chez la femme, car son urètre est plus court que celui de l'homme et qu'il est à proximité du vagin, des glandes péri-urétrales et du rectum. La portion distale de l'urètre est souvent envahie par la flore bactérienne. Chez la femme qui souffre d'infections récurrentes des voies urinaires, la multiplication bactérienne se produit souvent dans le vestibule vaginal. Il peut exister quelques anomalies relatives aux muqueuses de l'urètre, au vagin ou aux organes génitaux externes de ces clientes, qui permettent aux organismes entériques de s'implanter et de se multiplier dans les régions péri-urétrales et d'envahir ensuite la vessie. Les infections aiguës chez la femme sont habituellement déclenchées par *Escherichia coli*. La cystite peut également survenir chez la femme à la suite d'un rapport sexuel ; cela laisse croire que l'ascension des bactéries par la voie urétrale constitue une partie importante de la pathogenèse de la maladie.

Environ 50 % des femmes souffrant de cystite aiguë (mictions nombreuses et dysurie) sans bactériurie présentent le syndrome urétral aigu (dont les symptômes suggèrent une infection des voies urinaires alors que l'urine est stérile).

L'incidence de la cystite est beaucoup plus faible chez l'homme, probablement à cause de la longueur de l'urètre et des propriétés antibactériennes des sécrétions prostatiques. La cystite, chez l'homme, est toujours secondaire à un autre facteur — prostate infectée et épididymite causées par le reflux de l'urine le long du canal déférent ou des vaisseaux lymphatiques périvésicaux ; calculs vésicaux.

Le client se plaint de mictions impérieuses, de pollakiurie, de brûlures à la miction, de nycturie ou d'une sensation désagréable dans la région vésicale ou sus-pubienne. L'urine contient du pus, des bactéries et souvent des globules rouges.

Problèmes du client et diagnostics infirmiers

Les problèmes du client comprennent la douleur, le besoin impérieux d'uriner, la dysurie, la fièvre reliée à l'infection et la possibilité de récurrence de l'infection.

■ PLANIFICATION ET INTERVENTION

On soulage la douleur et on atténue les envies impérieuses, la dysurie et la fièvre ; on prévient les récidives. Les objectifs du traitement médical visent à supprimer les agents pathogènes, à diminuer la morbidité et à prévenir les récidives. Le traitement spécifique dépend de la cause et de la localisation de l'infection. Pour choisir le médicament approprié, on prélève un échantillon d'urine pour procéder à des frottis et des cultures.

Traitement médical. Chez la femme souffrant d'une infection non compliquée, sans obstruction des voies urinaires inférieures, le traitement consiste à donner une dose ou quelques doses d'un médicament antimicrobien auquel les organismes sont sensibles, surtout si les bactéries ne sont pas enrobées d'anticorps. Habituellement, ces infections réagissent favorablement aux antimicrobiens, de sorte que la concentration des médicaments dans l'urine est élevée. L'amoxycilline, le sulfonamide, la nitrofurantoïne, le trimétroprime/sulfaméthoxazole et les dérivés de la tétracycline sont des médicaments utilisés avec succès. Un médicament potentiellement efficace rend rapidement l'urine stérile et fait disparaître les symptômes. Un jour à trois jours après le début du traitement, on procède à d'autres analyses d'urine afin de vérifier si les bactéries ont disparu. Chez l'homme, la prostatite requiert une thérapie antimicrobienne prolongée.

Ces infections ont tendance à récidiver sous deux formes : la réinfection (1) par un organisme différent ou (2) par le même organisme. Si les infections sont récurrentes, on procède à des cultures périodiques d'urine, car la plupart du temps ce sont des infections causées par des organismes différents. Si les infections récurrentes sont fréquentes et peu espacées, on choisit un traitement à long terme et des doses antimicrobiennes faibles. L'administration du médicament se fait habituellement au coucher, car cela facilite l'activité bactérienne dans l'urine vésicale ou dans la zone péri-urétrale, ce qui empêche la réinfection. Pour vérifier l'efficacité de la prophylaxie, on fait des cultures périodiques d'urine.

On continue à faire des études diagnostiques dans le cas des clients chez qui on soupçonne des infections avec complications (obstruction, calculs) ou des infections occasionnées par le manque de réactions à la thérapie antimicrobienne.

L'efficacité de certains médicaments antimicrobiens dépend de la réaction (pH) de l'urine. Lorsque l'urine est alcaline, les antibiotiques à base d'aminosides, tels que le sulfate de streptomycine, le sulfate de kanamycine, le sulfate de néomycine et le sulfate de gentamicine, sont plus actifs. Le bicarbonate de soude alcalinise l'urine. Les tétracyclines, le mandélate de méthénamine et la nitrofurantoïne sont plus efficaces lorsque l'urine est acide. On peut acidifier l'urine en prescrivant de l'acide ascorbique.

On encourage le client à boire de grandes quantités de liquides pour favoriser la circulation sanguine rénale et pour chasser les bactéries hors des voies urinaires. On l'encourage à uriner fréquemment (toutes les deux ou trois heures) afin qu'il vide complètement sa vessie de façon à diminuer fortement la bactériurie quantitative, à réduire la stase urinaire et à prévenir la réinfection. Les mictions peu fréquentes favorisent l'hyperdilatation vésicale, conduisent à l'hypoxie de la muqueuse vésicale qui devient alors plus sensible à l'infection. Les antispasmodiques peuvent être utiles au soulagement de l'irritabilité de la vessie et de la douleur. L'aspirine, le réchauffement du périnée et les bains chauds aident à diminuer les mictions impérieuses, l'inconfort et les spasmes.

Prévention et éducation du client. Comme l'infection des voies urinaires est récurrente, on recommande de poursuivre les analyses d'urine durant deux ans ou plus pour déterminer si une infection asymptomatique est toujours présente. C'est particulièrement important si l'infection se produit durant la grossesse. Les femmes sujettes à des infections répétées des voies urinaires devraient recevoir des informations détaillées au sujet des points suivants :

1. Réduction de la concentration des agents pathogènes à l'entrée du vagin grâce à des mesures d'hygiène.
   a) La douche est préférable au bain, car les bactéries de l'eau du bain ont tendance à pénétrer par l'urètre.
   b) Le nettoyage du périnée et du méat urinaire se fait, après chaque défécation, de l'avant vers l'arrière.
2. Ingestion de grandes quantités de liquide durant la journée pour éliminer les bactéries.
3. Miction à toutes les deux heures ou trois heures durant la journée et évacuation complète de la vessie.
4. Rapports sexuels responsables de la bactériurie :
   a) Uriner immédiatement après les rapports sexuels.
   b) Prendre un antimicrobien oral après les rapports sexuels.
5. Présence continue de bactéries dans l'urine. Un traitement antimicrobien à long terme est nécessaire pour prévenir l'envahissement de la région péri-urétrale par les bactéries et le retour de l'infection. Le médicament est pris le soir après l'évacuation de la vessie et juste avant le coucher. Cela assure une concentration adéquate du médicament durant la nuit.

Le client doit apprendre à faire l'analyse de son urine à l'aide des lames épaisses du type Microstix et des directives suivantes :

1. Bien laver le méat urinaire plusieurs fois. À chaque fois, utiliser une débarbouillette propre.
2. Prendre un échantillon d'urine par la technique du mi-jet.
3. Retirer une lame de son contenant, la baigner dans l'urine et la remettre dans son contenant.
4. Laisser la lame à la température de la pièce selon les directives du fabricant.
5. Lire les résultats en comparant l'aspect de la lame avec l'échelle des densités microbiennes préparée par le fabricant.

On effectue des cultures de contrôle dans le cas de tous les clients sujets aux infections récurrentes. Si le client ressent des brûlures à la miction, il doit prévenir le médecin ou la clinique.

■ ÉVALUATION

Résultats escomptés

1. Le client ressent une atténuation de la douleur, de son besoin impérieux d'uriner, de la dysurie et de la fièvre.
   a) Il prend les antimicrobiens prescrits par le médecin.
   b) Il prend des analgésiques et des bains chauds pour soulager l'inconfort.
   c) Il boit huit à dix verres de liquide chaque jour.
   d) Il urine toutes les deux ou trois heures. Son urine est claire et inodore.

2. Le client prévient la récurrence de l'infection.
   a) Il utilise des lames épaisses pour faire l'analyse de son urine.
   b) Il prend une seule dose d'antimicrobien après les rapports sexuels, comme il est prescrit.
   c) Il avertit rapidement le médecin dès que les symptômes réapparaissent.

Pyélonéphrite (infection des voies urinaires supérieures)

La *pyélonéphrite* est une infection bactérienne aiguë ou chronique du bassinet, des tubules et du tissu interstitiel d'un rein ou des deux reins. Les bactéries accèdent à la vessie par l'urètre et gagnent le rein par les uretères ou par la circulation sanguine. La pyélonéphrite est souvent la conséquence du reflux urétéro-vésical causé par une valvule urétéro-vésicale déficiente, qui permet à l'urine de retourner dans l'uretère, surtout au moment de la miction (voir la figure 41-2). Les autres causes de la pyélonéphrite comprennent l'obstruction des voies urinaires (qui rend les reins plus sensibles à l'infection) ou les maladies rénales.

Manifestations cliniques et physiopathologie. La pyélonéphrite aiguë se manifeste par des frissons, de la fièvre, une douleur latérale, une sensibilité de l'angle costo-vertébral, une leucocytose, la présence de bactéries et de pus dans les urines et souvent par des symptômes d'infection des voies urinaires inférieures comme la dysurie et la pollakiurie. L'infection des voies urinaires supérieures est reliée aux bactéries enrobées d'anticorps qui se trouvent dans l'urine. (Les anticorps enveloppent les bactéries dans la zone médullaire du rein ; lorsqu'elles sont évacuées dans l'urine, les enveloppes d'anticorps peuvent être détectées par l'immunofluorescence.)

Il existe des zones d'inflammation rénale où l'infiltration interstitielle de cellules inflammatoires peut parfois entraîner la destruction des tubules et la formation d'abcès. Si l'inflammation est faible, il y a atrophie et destruction des tubules et hyalinisation des glomérules. Lorsque la pyélonéphrite devient chronique, les reins présentent des cicatrices, se contractent et perdent peu à peu leurs fonctions.

Traitement. On utilise l'urographie intraveineuse ainsi que d'autres tests diagnostiques pour localiser une obstruction des voies urinaires. Il est essentiel de libérer l'obstruction pour éviter la destruction du rein. Le traitement est essentiellement semblable à celui de la cystite. On fait une culture d'urine et un antibiogramme pour identifier l'organisme causal et choisir l'antimicrobien le plus approprié. Le traitement doit assurer une concentration soutenue de médicaments dans le parenchyme rénal. Il doit se poursuivre durant une période assez longue pour prévenir la réinfection.

La difficulté principale du traitement est d'éviter toute récidive qui pourrait persister des mois, sinon des années à l'état asymptomatique. Après l'avoir soumis à un régime antimicrobien initial, on maintient le client en traitement continu jusqu'à ce que toutes les traces d'infection soient disparues, que tous les facteurs prédisposants soient traités et réprimés et que la fonction rénale soit rétablie. On poursuit indéfiniment les cultures d'urine en série et tout

autre test d'évaluation. Pour déterminer la durée de la thérapie à long terme, on détermine le taux de créatinine sérique et la numération globulaire.

Pyélonéphrite chronique (néphrite interstitielle chronique)

Des crises répétées de pyélonéphrite aiguë peuvent conduire à la pyélonéphrite chronique (néphrite interstitielle chronique).

Le client atteint de *pyélonéphrite chronique* (présence permanente de bactéries dans l'urine) ne présente aucun symptôme d'infection, à l'exception des crises aiguës. Les signes perceptibles comprennent de la fatigue, des céphalées, un manque d'appétit, de la polyurie, une soif excessive et une perte de masse. La persistance des infections récurrentes entraîne la cicatrisation graduelle des reins et, éventuellement, l'atrophie et l'insuffisance rénales.

Les complications de la pyélonéphrite chronique comprennent l'urémie (causée par la perte progressive des néphrons à la suite de l'inflammation chronique et de la cicatrisation), l'hypertension et la lithiase rénale (causée par l'infection chronique due à des organismes désagrégeant l'urée, ce qui entraîne la formation de calculs).

Traitement. L'étendue de la maladie est déterminée par une urographie intraveineuse et l'évaluation de la concentration d'azote uréique, du taux de créatinine et du coefficient d'épuration de la créatinine. On entreprend la stérilisation de l'urine si le nombre des bactéries présentes est significatif. On choisit l'antimicrobien en fonction des agents pathogènes identifiés grâce aux cultures d'urine. Si on n'arrive pas à stériliser l'urine, on peut essayer la nitrofurantoïne ou le triméthoprime/sulfaméthoxazole afin de stopper la croissance bactérienne. (Voir à la page 887 le traitement de l'urémie.) On contrôle également avec soin l'hypertension.

Anthrax rénal

L'*anthrax rénal* est une infection d'origine hématogène, en général due au staphylocoque. Il survient habituellement après l'apparition d'un furoncle ou d'un anthrax cutané. Il est caractérisé par de la fièvre, un malaise généralisé et une douleur sourde dans la région rénale. S'il est diagnostiqué, l'anthrax disparaît grâce à la chimiothérapie et à la pénicilline. L'incidence de l'anthrax rénal causé par des bactéries à Gram négatif a récemment augmenté.

Phlegmon périnéphrétique

Le *phlegmon périnéphrétique* est un abcès situé dans la capsule adipeuse du rein. Il peut découler d'une infection du rein ou d'une infection hématogène provenant d'un foyer situé ailleurs dans l'organisme. Il peut aussi provenir d'une infection rénale staphylococcique ou de la diffusion d'une infection des régions voisines, telle que la diverticulite, l'appendicite, etc. Les symptômes sont souvent aigus lorsqu'ils font leur apparition : fièvre, frissons, leucocytose élevée et autres signes de suppuration. On observe localement une sensibilité et une douleur aux côtes et à l'abdomen. Souvent, le client paraît sérieusement malade.

Traitement.   Le traitement consiste à administrer l'antimicrobien approprié et à drainer l'abcès par une incision. On insère habituellement les drains dans l'espace périnéphrétique. Ceux-ci sont laissés en place jusqu'à ce que le drainage cesse. Comme le drainage est souvent important, il faut changer fréquemment les pansements externes. Comme dans le cas des autres types d'abcès, l'infection, l'ingestion et l'excrétion des liquides et la réaction générale du client au traitement font l'objet d'une attention particulière.

Tuberculose du rein et de l'appareil urogénital

Physiopathologie et manifestations cliniques.   La tuberculose du rein et des voies urinaires est provoquée par *Mycobacterium tuberculosis* et elle se propage, par la circulation sanguine, des poumons jusqu'aux reins et aux autres organes de l'appareil urogénital. Au début de la maladie, les symptômes sont légers : un peu de fièvre l'après-midi, une perte de masse et un manque d'appétit. Généralement, la tuberculose rénale commence dans une des pyramides du rein ; ensuite, une ulcération se forme dans le bassinet ; les micro-organismes sont transportés à la vessie par l'urine ; enfin, la vessie s'infecte.

La tuberculose de l'appareil urogénital fait toujours suite à la tuberculose rénale, car l'infection s'est propagée par voie descendante. Chez l'homme, la prostate et l'épididyme peuvent s'infecter.

La tuberculose vésicale n'est pratiquement jamais une lésion primitive. Elle est une extension de la tuberculose rénale. De nombreux petits ulcères se forment dans la vessie, la majorité d'entre eux près du trigone. De façon générale, les symptômes de la tuberculose vésicale sont les mêmes que ceux de la cystite. Cependant, l'irritabilité de la vessie est plus marquée. Les symptômes précoces, qui suggèrent la maladie, sont l'augmentation de la diurèse, une pyurie importante, l'acidité de l'urine (dans presque toutes les pyuries, les urines sont alcalines) et l'hématurie (évidente ou microscopique). Les symptômes, tels que la douleur, la dysurie ou la pollakiurie, font leur apparition lorsque la vessie est infectée. Les symptômes d'irritabilité de la vessie (pollakiurie, nycturie) sont des manifestations tardives de la maladie.

Traitement.   Lorsqu'une tuberculose rénale ou une tuberculose des voies urinaires est découverte, on doit se mettre à la recherche du foyer primitif et déterminer si le client a déjà été en contact avec la tuberculose. On concentre au moins trois échantillons d'urine matinale claire et on en fait des cultures pour identifier la présence de *Mycobacterium tuberculosis*, qui confirmerait le diagnostic.

L'objectif du traitement vise à faire disparaître l'organisme causal. Une combinaison de plusieurs médicaments (chlorhydrate d'éthambritol, isoniazide et rifanipicine) semble freiner le développement de souches résistantes (voir le chapitre 60). On a prouvé l'efficacité de la chimiothérapie à court terme (quatre mois), car elle permet la stérilisation de l'urine et la pénétration efficace du tissu rénal. Puisque la tuberculose rénale est la manifestation d'une maladie systémique, toutes les mesures sont prises pour améliorer

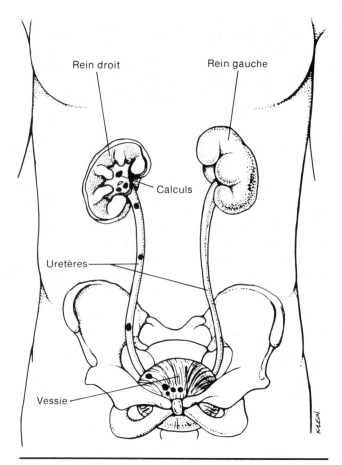

Figure 41-3   Localisations possibles des calculs au cours d'une maladie des voies urinaires (urolithiases).

l'état de santé général du client. L'intervention chirurgicale permet la prévention des problèmes d'obstruction et l'ablation du rein très endommagé. Le client doit prendre conscience de la nécessité de poursuivre les examens (cultures d'urine, urographies) sur une période d'un an.

On recommence le traitement si une rechute se produit et si le bacille envahit de nouveau le système urogénital. La sténose urétérale ou les contractions vésicales constituent les complications qui peuvent survenir pendant la période de cicatrisation.

☐ LITHIASE URINAIRE

La *lithiase urinaire* est la présence de calculs dans l'appareil urinaire. Les calculs sont formés par la précipitation des substances cristallines de l'urine (acide urique, phosphate de calcium, oxalate de calcium). Ils peuvent se trouver n'importe où, des reins à la vessie, et leurs dimensions varient de la grosseur d'un dépôt granulaire, appelé sable ou gravier, à celle d'une orange (*Figure 41-3*).

Certains facteurs prédisposent à la formation de calculs ; ce sont : l'infection, la stase urinaire et l'immobilisation prolongée (responsable du ralentissement du drainage rénal et de la dégradation du métabolisme calcique). L'hypercalcémie (concentration anormalement élevée des composés calciques sanguins) et l'hypercalciurie (quantité anormalement élevée de calcium dans l'urine) peuvent être causées par l'hyperparathyroïdie, l'acidose tubulaire rénale, un apport exagéré de vitamine D, de lait ou d'alcalis et certaines maladies myéloprolifératives (leucémie, polyglobulie essentielle) responsables de la prolifération inhabituelle des globules rouges à partir de la moelle osseuse. Certains calculs proviennent d'un excès d'excrétion d'acide urique, produit final du métabolisme des purines. La formation de calculs urinaires peut être une séquelle d'une maladie des intestins qui se produit chez les personnes qui souffrent d'une inflammation intestinale et chez celles qui ont subi une iléostomie ou une résection intestinale, surtout de l'intestin grêle, car elles absorbent davantage d'oxalate. L'avitaminose A peut être une autre cause de la lithiase urinaire. Cependant, la cause demeure inconnue chez la plupart des clients.

Le problème survient entre les âges de 30 ans et 50 ans et touche plutôt les hommes que les femmes. Ceux ou celles qui ont déjà eu plus d'un calcul ont tendance à en avoir d'autres. La majorité des calculs contiennent du calcium ou du magnésium combiné à du phosphore ou à de l'oxalate. La plupart de ces calculs sont radio-opaques et peuvent donc être détectés par une radiographie.

■ ÉVALUATION INITIALE

Manifestations cliniques. Les manifestations cliniques varient selon qu'il y a obstruction, infection ou œdème. Si un calcul bloque progressivement l'écoulement de l'urine, l'irritation et la stase urinaire dues au calcul peuvent favoriser l'apparition d'une infection urinaire, qui provoque une pyélonéphrite et une cystite accompagnées de fièvre, de frissons et de dysurie. Les calculs logés dans le parenchyme rénal ne produisent que peu de symptômes ; ceux qui se trouvent dans le bassinet sont à l'origine d'une douleur intense et profonde dans la région lombaire, de l'hématurie et de la pyurie. Un calcul rénal crée une augmentation soudaine de la pression hydrostatique et provoque la distension du bassinet et de l'uretère proximal. Cette douleur aiguë et atroce, semblable à celle d'un colique, irradie dans l'abdomen et descend jusqu'à la vessie, chez la femme, ou aux testicules, chez l'homme. Si la douleur devient soudainement plus intense, si la région lombaire devient extrêmement sensible et si des nausées et des vomissements apparaissent, le client souffre alors de *colique néphrétique*. Il peut se plaindre aussi de diarrhées et de malaises abdominaux. Les symptômes gastro-intestinaux sont dus aux réflexes réno-intestinaux et aux rapports anatomiques étroits qui existent entre le rein, l'estomac, le pancréas, le côlon, etc.

Si le calcul se loge dans l'uretère lors de sa migration vers la vessie, une nouvelle crise se déclare. Une douleur aiguë et atroce, semblable à celle d'une colique, irradie dans la face interne de la cuisse et dans les organes génitaux. La douleur est ressentie habituellement par vagues. Le client a une envie impérieuse d'uriner, mais il n'évacue que peu d'urine. L'irritation de la paroi urétérale par le calcul provoque de l'hématurie. Cet ensemble de symptômes constitue la *colique urétérale*. D'une façon générale, le client évacue spontanément les petits calculs dont le diamètre est inférieur à 1 cm. Les autres doivent être retirés. Lorsque les

calculs se logent dans la vessie, ils donnent naissance à des symptômes d'irritation, que l'on peut associer à une infection des voies urinaires et à l'hématurie. Si les calculs bouchent le col vésical, il se produit une rétention d'urine.

On confirme le diagnostic grâce à l'urographie intraveineuse et à la pyélographie rétrograde. Les analyses de sang et l'analyse des urines de 24 h, qui permet d'établir les taux de calcium, d'acide urique, de créatinine et de sodium, le *p*H et le volume total, font partie des évaluations diagnostiques. On retrace également les antécédents du client relatifs au régime alimentaire et aux médicaments.

Problèmes du client et diagnostics infirmiers

Les diagnostics infirmiers se basent sur la douleur causée par l'obstruction, le saignement et l'infection ; on tient également compte des infections potentielles et du non-respect du programme thérapeutique relatif aux restrictions alimentaires.

■ PLANIFICATION ET INTERVENTION

Objectifs

1. Le soulagement de la douleur.
2. La prévention d'une infection.
3. Le respect du programme thérapeutique.

Les objectifs fondamentaux du traitement visent à faire disparaître le calcul, à en définir la nature, à éviter la destruction du néphron, à enrayer l'infection et à éliminer toute obstruction. L'infection et la pression rétrograde entraînées par la rétention urinaire peuvent détruire le parenchyme rénal.

Les crises de coliques néphrétique et urétérale exigent un traitement immédiat ; il faut soulager la douleur du client jusqu'à ce que le calcul soit enlevé. De la morphine ou du chlorhydrate de mépéridine (Demerol) aident à calmer la douleur. Des bains chauds ou de la chaleur humide appliquée sur la région lombaire sont efficaces. Si le client ne vomit pas entre les crises, il boit abondamment afin d'augmenter la pression hydrostatique en amont de l'obstacle et de favoriser ainsi la descente du calcul. L'ingestion régulière de liquides réduit la concentration des cristaux urinaires, augmente la diurèse et abaisse la densité relative de l'urine.

La douleur lors d'une crise néphrétique est si aiguë que le client peut se trouver en état de choc ou s'évanouir. L'infirmière doit intervenir sans attendre.

L'examen cystoscopique et l'introduction d'un fin cathéter urétéral pour déloger le calcul, lorsque cela est possible, diminuent immédiatement la pression rétrograde sur le rein et soulagent la douleur intense.

L'infirmière examine attentivement les urines du client, car celui-ci peut évacuer un calcul spontanément. Toutes les urines sont filtrées à travers une gaze, car certains calculs, comme les calculs d'acide urique, peuvent s'émietter. Les caillots sanguins doivent être écrasés et les côtés de l'urinoir ou du bassin hygiénique bien examinés parce que certains calculs peuvent y adhérer.

Encadré 41-2   Planification d'un régime alimentaire basé sur la restriction du calcium et du phosphore *

Aliments permis

Lait
  Quantité limitée à 250 mL par jour. On peut substituer de la crème à une partie du lait.
Fromage
  Fromage blanc seulement ; quantité limitée à 60 g.
Graisses
  Aucune restriction.
Œufs
  Un seul par jour ; aucune limite pour le blanc d'œuf.
Viandes, poissons et volailles
  Bœuf, agneau, porc, veau, poulet, dinde, poisson : limite de 120 g par jour. Voir les types non permis.
Soupes et bouillons
  Toutes les sortes ; les potages à base de lait seulement selon les quantités de lait permises.
Légumes
  Au moins trois portions sauf les pommes de terre. Une ou deux portions de légumes verts ou jaunes doivent être comprises quotidiennement. Consulter la liste des légumes non permis.
Fruits
  Tous sauf la rhubarbe. On inclut les agrumes quotidiennement.
Pain, céréales, pâtes
  Pain blanc enrichi, brioches et biscuits salés sauf ceux qui sont à base de farine contenant de la levure chimique ; farine non enrichie ; flocons de maïs ; farine de maïs ; semoule de maïs ; riz, céréales de riz ; riz soufflé ; macaroni ; spaghetti ; nouilles.
Desserts
  Tartes aux fruits, salades de fruits, glaces aux fruits, gélatine, crèmes faites avec la quantité de lait et l'œuf permis, gâteau des anges (ne pas employer les mélanges tout préparés).

Boissons
  Café, céréales torréfiées, café décaféiné, thé, soda gingembre.
Condiments
  Sucre, gelées, miel, sel, poivre et épices.

Aliments non permis

Fromages
  Tous sauf le fromage blanc.
Viandes, poissons, volailles
  Cervelle, cœur, foie, rognons, ris de veau, gibier (faisan, lièvre, chevreuil, coq de bruyère), sardines, œufs de poisson.
Légumes
  Bettes à carde, betteraves, bettes poirées, choux, épinards, navets, haricots secs, pois, lentilles, fèves de soya.
Fruits
  Rhubarbe.
Pain, céréales, pâtes
  Pains, céréales et biscuits salés de grains entiers, pain de seigle ; tous les pains à base de farine contenant de la levure chimique ; gruau, riz brun et sauvage ; son et céréales de son ; germe de blé ; toutes les céréales excepté celles qui sont permises.
Desserts
  Tous sauf ceux qui sont permis.
Boissons
  Boissons gazeuses, boissons chocolatées.
Aliments divers
  Noix, beurre d'arachides, chocolat, cacao, condiments à base de calcium et phosphate (lire les étiquettes).

* Ce régime alimentaire contient de 500 mg à 700 mg de calcium et de 1 000 mg à 1 200 mg de phosphore.
  Source : L. Anderson et al. *Nutrition in Health and Disease*, 17ᵉ éd., Philadelphie, J. B. Lippincott Co., 1982.

Lorsqu'on a rassemblé les calculs, on en fait une analyse cristallographique pour en déterminer la nature et l'origine, car le traitement est directement relié à leur composition. Par exemple, les calculs constitués d'oxalate et de phosphate de calcium démontrent que les métabolismes oxalique et calcique sont perturbés, alors que les calculs constitués d'urate suggèrent que le métabolisme de l'acide urique est anormal. Les calculs phospho-ammoniaco-magnésiens causés par une infection comptent pour 15% à 20% des calculs urinaires. En cas d'infection, on administre des antibactériens spécifiques.

Régime thérapeutique.   Un régime alimentaire spécial est prescrit lorsque les calculs sont causés par des problèmes métaboliques, qui augmentent l'excrétion des constituants minéraux de l'urine (hypercalciurie) ou qui altèrent les propriétés biochimiques de l'urine (acidité). La plupart des calculs contiennent du calcium combiné à des phosphates et à d'autres substances. Dans le cas des clients qui en sont affligés, on conseille un régime alimentaire faible en calcium

et en phosphore (*Encadré 41-2*). On acidifie l'urine grâce à des médicaments. Parfois, les calculs cessent de croître lorsque le client boit suffisamment et qu'il s'abstient de prendre certains aliments qui contiennent l'élément principal du calcul (le calcium, par exemple).

Dans l'hypercalciurie rénale, la thérapie thiazidique peut être bénéfique, car elle diminue la fuite du calcium par l'urine et abaisse la concentration relativement élevée de l'hormone parathyroïdienne.

Les clients sujets à développer des calculs à base de phosphates doivent limiter l'apport des aliments riches en phosphore. Pour combattre l'excédent de phosphore, on peut prescrire une gelée à base d'hydroxyde d'aluminium, car elle se combine au phosphore qui est ainsi excrété par le tube digestif plutôt que par le système urinaire.

Pour réduire les calculs d'acide urique, le client doit suivre un régime alimentaire à faible teneur en purines afin de diminuer l'excrétion d'acide urique. L'allopurinol (Zyloprim) est un médicament qui ralentit la formation d'acide urique sérique et en diminue, par le fait même, l'excrétion urinaire. On assure aussi l'alcalinisation de l'urine. Pour les lithiases cystiniques, un régime alimentaire hypoprotéique est prescrit, et les urines sont alcalinisées par du bicarbonate de sodium. L'administration de la pénicillamine permet de réduire la quantité de cystine dans l'urine.

Pour les calculs d'oxalate, on maintient la dilution de l'urine et on réduit l'apport en oxalates. Le client doit éviter la consommation des légumes verts et feuillus, des haricots, du céleri, des betteraves, de la rhubarbe, du chocolat, du thé, du café et des arachides.

Traitement chirurgical.   L'intervention chirurgicale est nécessaire si le calcul cause une obstruction, une douleur sans rémission, une infection qui ne peut être soignée ou une dégradation progressive du rein. On fait également une opération pour corriger une anomalie anatomique du rein afin d'améliorer le drainage de l'urine.

L'ablation d'un calcul situé dans le rein peut se faire par une *néphrolithotomie* (simple incision dans le rein pour retirer le calcul) ou par une *néphrectomie*, si le rein ne fonctionne pas à cause d'une hydronéphrose ou d'une infection. (Voir à la page 881 pour les soins du client après une opération au rein.) On retire les calculs du bassinet par une *pyélolithotomie*, ceux de l'uretère, par une *urétéro-lithotomie* et ceux de la vessie, par une *cystolithotomie*. Certains calculs vésicaux peuvent être broyés à l'aide d'une pince introduite dans la vessie par l'urètre ; c'est la *lithotritie*.

Pour enlever des calculs nombreux logés dans le bassinet ou dans les branches du bassinet, on fait une opération extra-corporelle, ce qui permet de mieux observer et de retirer tous les fragments de calculs par irrigation (voir la page 880).

Ablation d'un calcul par néphrostomie partielle.   La néphrostomie partielle repose sur la dextérité du radiologue et sur celle de l'urologue à extraire les calculs rénaux sans faire appel à une opération majeure. On réalise une néphrostomie percutanée (voir la page 881) et on introduit un néphroscope par l'incision percutanée jusqu'au parenchyme rénal. Selon la taille du calcul, on l'extrait avec des pinces ou un petit panier. On peut également introduire par le tube néphrostomique une sonde à ultrasons dont les ondes pulvérisent le calcul. Les petits fragments et la poussière de calcul qui en résultent sont irrigués et aspirés hors du système collecteur. Les plus gros calculs sont désintégrés dans un premier temps grâce aux ultrasons puis les particules obtenues sont extraites soit avec les pinces, soit avec le petit panier. Par une méthode semblable, on fait passer une décharge électrique pour créer un choc hydraulique et faire éclater le calcul (lithotritie électrohydraulique). On fait passer la sonde par le cystoscope et on dépose l'extrémité du lithotriteur près du calcul. La durée et la fréquence de la décharge peuvent varier. Cette méthode s'effectue sous anesthésie topique.

Après avoir extrait le calcul, le tube qui a servi pour la néphrostomie percutanée est maintenu en place jusqu'à ce que l'on soit assuré que l'uretère n'est pas obstrué par un œdème ou par des caillots sanguins. Les complications les plus fréquentes comprennent l'hémorragie, l'infection et l'épanchement urinaire.

Une très petite incision suffit pour extraire le calcul ; l'hospitalisation est très courte et la morbidité postopératoire minime. Une fois que l'on a retiré le tube, l'incision néphrostomique se referme spontanément.

Dissolution du calcul.   L'utilisation de solutions chimiques (substances alcalinisantes ou acidifiantes, etc.) pour dissoudre le calcul peut remplacer l'opération chez les clients non sensibles ou chez ceux dont les calculs se dissolvent aisément (calculs d'infection). Habituellement, on fait une néphrostomie percutanée (voir la page 881) et on laisse la solution chaude s'écouler sur le calcul de façon continue. La solution ressort soit par l'uretère, soit par le tube à néphrostomie. Durant toute l'opération, on contrôle la pression à l'intérieur du bassinet.

Éducation du client et prévention de la lithiase urinaire.   Du fait que la présence d'un premier calcul laisse présager que d'autres se formeront par la suite, on doit informer le client et l'encourager à suivre un régime alimentaire préventif. L'un des aspects de la prévention est le *maintien d'un apport important de liquides*, car les calculs ont tendance à se former lorsque l'urine est trop concentrée. Une personne qui a tendance à avoir des calculs devrait boire suffisamment pour être capable d'émettre de 3 L à 4 L d'urine toutes les 24 h ; cette même personne devrait suivre le régime alimentaire prescrit et devrait également éviter les augmentations brusques de la température externe, qui peuvent diminuer le volume d'urine émise. Les occupations et les sports qui font suer énormément peuvent entraîner une déshydratation temporaire ; le client boit alors davantage. Il prend des liquides en quantités suffisantes le soir pour éviter que l'urine ne se concentre trop durant la nuit. On fait des cultures d'urine chaque mois ou tous les deux mois durant la première année et périodiquement par la suite. On soigne vigoureusement l'infection rénale récurrente.

Puisque les immobilisations prolongées ralentissent le débit urinaire et altèrent le métabolisme du calcium, on doit encourager le client à marcher le plut tôt possible. L'absorption excessive de vitamines (surtout la vitamine D) et de minéraux est déconseillée.

■ ÉVALUATION

Résultats escomptés

1. Le client est soulagé :
   a) Il a excrété le calcul dans son urine.
   b) Il urine sans difficulté.
   c) Il émet une urine ne contenant pas de globules rouges.
   d) Il commence à marcher progressivement.
2. Le client n'a aucune infection :
   a) Il ne fait pas de fièvre.
   b) Il émet une urine claire.
   c) Il signale rapidement l'apparition de fièvre, de frissons, de douleurs latérales et d'hématurie.
3. Le client se conforme au programme thérapeutique :
   a) Il boit la quantité de liquide prescrite.
   b) Il émet une urine diluée.
   c) Il prend les médicaments qui empêchent la formation de calculs.

d) Il vérifie le *p*H de son urine.

e) Il connaît les aliments permis et les raisons qui justifient ce régime alimentaire.

☐ TUMEURS RÉNALES

Les tumeurs rénales se développent dans la capsule rénale, le parenchyme (carcinome), le tissu conjonctif (sarcome) ou le tissu adipeux. Elles peuvent aussi être d'origine vasculaire ou neurogène. Les adénocarcinomes représentent 86% à 89% de toutes les tumeurs rénales. Cette tumeur, plus fréquente chez l'homme, forme des métastases rapidement dans les poumons, le cerveau, le foie, les os longs et le rein contralatéral. Environ 25% à 50% des clients ont déjà des métastases au moment du diagnostic.

Manifestations cliniques. Un grand nombre de tumeurs rénales ne présentent aucun symptôme. Elles sont détectées par palpation, lors d'un examen clinique de routine. Les trois signes de la tumeur rénale, qui se manifestent tardivement, sont l'hématurie, la douleur et la présence d'une masse au côté. Le *premier signe qui attire l'attention est l'hématurie indolore*, qui peut être intermittente, microscopique ou évidente. Il peut y avoir une douleur sourde dans le dos, qui résulte d'un surcroît de pression causée par la compression de l'uretère, l'extension périrénale ou une hémorragie dans le parenchyme rénal. Une crise de colique néphrétique peut survenir lorsqu'un caillot ou une masse de cellules tumorales migrent dans l'uretère. Les symptômes dus à la présence des métastases sont la première manifestation d'une tumeur rénale : une perte de masse inexpliquée, une faiblesse accrue et l'anémie.

Une série de tests permettent de diagnostiquer les néoplasmes rénaux : l'urographie, la néphrotomographie intraveineuse par perfusion, l'échographie et l'angiographie rénale sélective.

Traitement. L'objectif du traitement vise à supprimer la tumeur avant que les métastases n'apparaissent. Si la tumeur ne peut être ôtée, on préfère la néphrectomie radicale qui comprend l'ablation du rein (et de la tumeur), de la glande surrénale, du tissu adipeux périrénal et du fascia de Gérota ainsi que des ganglions lymphatiques. Dans le cas des clients qui n'ont qu'un seul rein ou de ceux dont les tumeurs sont bilatérales, l'opération rénale extra-corporelle est le seul moyen de faire une dissection méticuleuse de la tumeur et de la séparer des tissus rénaux normaux (voir la page 880). (Voir également à la page 881 les soins infirmiers à prodiguer au client ayant subi une opération au rein.) On peut utiliser la radiothérapie en plus de l'opération. On peut tenter la chimiothérapie ou l'hormonothérapie ; l'immunothérapie se révèle également utile.

Embolisation de l'artère rénale. On peut pratiquer une embolisation de l'artère rénale chez les clients souffrant d'un carcinome rénal accompagné de métastases. Quelques jours après les examens angiographiques, on introduit un cathéter dans l'artère rénale et on y injecte un matériau emboligène tel que Gelfoam, un caillot sanguin autologue ou une petite bobine d'acier ; ceux-ci sont entraînés par la circulation artérielle et bouchent les vaisseaux de la tumeur. Cela diminue le nombre de vaisseaux qui irriguent la tumeur, rend plus facile la néphrectomie subséquente et devrait stimuler une réaction immunitaire. On pense que l'infarctus du carcinome provoque la libération des antigènes associés à la tumeur et qu'il augmente la réaction immunitaire du client vis-à-vis des lésions métastatiques. Cette méthode permet de réduire le nombre de cellules tumorales qui pénétreraient dans la circulation veineuse durant l'intervention chirurgicale.

Après l'embolisation de l'artère rénale et l'infarctus de la tumeur, il se produit un complexe de symptômes caractéristiques surnommé « syndrome postinfarctus », qui dure de deux jours à trois jours. Le client souffre d'une douleur localisée au côté et à l'abdomen ; sa température s'élève et il se plaint de troubles gastro-intestinaux. On soulage la douleur grâce à des analgésiques que l'on administre par voie parentérale, alors que l'aspirine combat la fièvre ; quant à la douleur gastro-intestinale, on la soulage en utilisant des antiémétiques, en réduisant l'alimentation orale et en maintenant les perfusions intraveineuses.

Suivi. Le client qui a subi l'ablation d'une tumeur rénale doit se soumettre à un examen clinique et à une radiographie pulmonaire tous les ans durant toute sa vie, car l'apparition tardive de métastases est fréquente. Toutes les plaintes du client doivent être analysées en fonction de l'existence possible de métastases.

Kystes rénaux

Les *kystes rénaux* peuvent être multiples (reins polykystiques) ou solitaires. La maladie polykystique du rein est une maladie qui se transmet héréditairement sur le mode autosomique dominant ; elle affecte les deux reins. Le client manifeste une douleur abdominale ou lombaire, une hématurie, de l'hypertension, des masses rénales palpables et des infections récurrentes des voies urinaires. L'insuffisance rénale constitue l'aboutissement de cette maladie. La maladie polykystique rénale est aussi reliée à des maladies kystiques d'autres organes, tels que le foie, le pancréas et la rate, et à des anévrismes des artères cérébrales. Elle survient surtout au milieu de la vie.

Traitement. Comme il n'existe aucun traitement spécifique de la maladie polykystique des reins, le traitement général consiste à soulager les symptômes et les complications. On traite activement l'hypertension et les infections des voies urinaires. L'hémodialyse semble être efficace lorsque le client est au stade terminal de la maladie rénale. On renseigne ce dernier sur l'aspect héréditaire de la maladie. On lui demande d'éviter toute activité ou tout sport qui présente des risques de blessures aux reins.

Les kystes solitaires apparaissent généralement sur un seul rein et diffèrent, des points de vue clinique et physiopathologique, de ceux de la maladie polykystique du rein. On peut ponctionner le kyste par voie percutanée.

☐ ANOMALIES CONGÉNITALES

Les anomalies congénitales des reins sont fréquentes. La fusion des deux reins par la base s'appelle *rein en fer à cheval*. Un des deux reins peut être petit, déformé et, le plus souvent, non fonctionnel. Il n'est pas rare que l'uretère soit double ou qu'il présente un rétrécissement congénital. Le traitement de ces malformations n'est nécessaire qu'en présence de symptômes. Toutefois, avant de pratiquer toute opération du rein, il est essentiel de s'assurer que le rein contralatéral est présent et qu'il fonctionne.

☐ TRAUMATISME RÉNAL

Différents types de blessures au flanc, au dos ou à la partie supérieure de l'abdomen peuvent entraîner des contusions, des lacérations ou une rupture du rein, ou même une lésion du pédicule rénal (*Figure 41-4*). Les reins sont protégés, à l'arrière, par la musculature dorsale et, à l'avant, par un coussin formé par la paroi abdominale et les viscères. Ils sont très mobiles et ils ne sont fixés que par le pédicule rénal. À la suite d'un traumatisme, les reins peuvent être plaqués contre les côtes inférieures, ce qui entraîne leur contusion et leur rupture. Une fracture des côtes qui se produit en même temps qu'un déplacement des reins ou une fracture de l'apophyse transverse d'une vertèbre lombaire supérieure peut entraîner la contusion ou la lacération des reins. Les blessures peuvent être dues à un choc (accidents de la route, chute ou blessure athlétique) ou à la pénétration d'un objet (blessure de balle ou coup de poignard). Fréquemment, le traumatisme rénal est associé à d'autres types de blessures.

Les atteintes rénales les plus courantes sont les contusions, la lacération, la rupture et les blessures du pédicule rénal ou une légère lacération interne du rein. Comme la moitié du sang de l'organisme est acheminé aux reins par l'aorte abdominale, on peut comprendre que même une petite lacération peut donner lieu à une hémorragie massive.

Manifestations cliniques. Les manifestations cliniques comprennent la douleur, la colique néphrétique causée par les caillots ou des fragments qui obstruent le système collecteur, l'hématurie, une masse au côté, des ecchymoses et des blessures pénétrantes sur un côté de l'abdomen et au flanc.

Traitement. Les objectifs du traitement visent à arrêter l'hémorragie, à calmer la douleur, à soigner l'infection, à préserver et à rétablir la fonction rénale et, finalement, à maintenir le drainage de l'urine.

L'hématurie reste la manifestation la plus fréquente du traumatisme rénal. Par conséquent, des traces de sang dans l'urine après une blessure à l'aine sont des signes d'une blessure rénale possible. Il n'existe aucune relation entre l'ampleur de l'hématurie et la gravité de la blessure rénale. L'hématurie peut ne pas se produire ou n'être décelable qu'à l'examen microscopique. Toutes les urines sont donc conservées et soumises à des analyses en laboratoire de façon à pouvoir détecter la présence de globules rouges et à suivre l'évolution de l'hémorragie. On note l'heure des mictions et la quantité d'urine émise. Le taux d'hémoglobine et l'hématocrite sont évalués régulièrement pour déterminer les pertes de sang. Une baisse progressive du taux d'hémoglobine et de l'hématocrite indique une hémorragie.

On surveille les signes de choc hypovolémique, car une blessure du pédicule ou l'éclatement d'un rein peuvent conduire à une exsanguination rapide. Un hématome expansif peut causer la rupture de la capsule. On détecte la

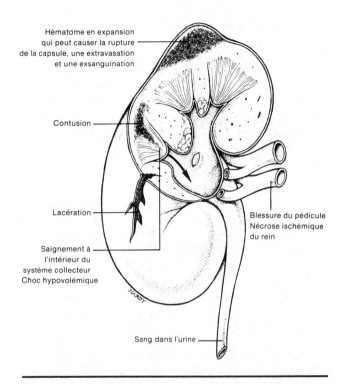

Figure 41-4 Conséquences physiopathologiques du traumatisme rénal.

présence d'un hématome en cherchant par palpation la zone sensible autour des côtes inférieures, des vertèbres lombaires supérieures, du flanc et de l'abdomen. Si la palpation révèle la présence d'une masse sensible au flanc ou à l'abdomen, d'une enflure et d'une ecchymose, il s'agit d'un signe d'hémorragie ou d'extravasation. On trace les limites de la masse à l'aide d'un crayon marqueur, de telle manière qu'il soit possible d'évaluer si la région subit des changements. Il est aussi important d'observer la présence d'abrasions cutanées, de lacérations, de blessures rentrantes ou sortantes dans les muscles de la zone supérieure de l'abdomen, du flanc ou de la base du thorax. Une douleur intense au côté ou dans la région costo-vertébrale peut signaler l'existence d'une blessure au pédicule qui cause parfois une nécrose ischémique du rein. On doit se rappeler qu'un traumatisme rénal est souvent relié à d'autres blessures des organes abdominaux tels que le foie, le côlon et l'intestin grêle.

Dans le cas de blessures mineures du rein, la cicatrisation est assurée par des mesures conservatrices. Le client garde le lit jusqu'à ce que l'hématurie cesse. On fait des perfusions intraveineuses, car le saignement rétropéritonéal peut entraîner un iléus paralytique.

Des antimicrobiens sont donnés pour prévenir l'infection dans l'hématome périrénal ou dans l'urinome (kyste contenant de l'urine). Le client fait souvent un peu de fièvre lorsque l'hématome rétropéritonéal se résorbe.

On doit examiner fréquemment le client, les premiers jours qui suivent le traumatisme pour détecter toute douleur au flanc ou à l'abdomen, tout spasme musculaire et toute enflure du flanc.

- Il faut surveiller tout *changement soudain* de l'état du client, qui pourrait être un signe d'hémorragie et nécessiter une intervention chirurgicale d'urgence. On vérifie les signes vitaux pour déceler tout indice d'hémorragie. On n'administre pas de narcotiques, car ceux-ci peuvent masquer les symptômes abdominaux.

- Il faut préparer le client pour la salle d'opération si son pouls s'accélère, si sa pression artérielle baisse et s'il se trouve en état de choc.

La plupart des plaies par pénétration exigent une exploration chirurgicale à cause de la forte probabilité qu'un autre organe soit touché et que de sérieuses complications se produisent si des soins ne sont pas donnés. On devra faire l'ablation du rein endommagé (néphrectomie), bien qu'il soit possible parfois de le traiter.

On trouve à la page 881 des détails sur les soins postopératoires. Les premières complications (durant les six premiers mois) comprennent la reprise des saignements, les phlegmons, l'infection, l'extravasation de l'urine et la formation d'une fistule.

Suivi.   Les soins à donner après le traitement consistent à évaluer la pression artérielle pour détecter l'hypertension qui peut naître dans le système réno-vasculaire. Les autres complications comprennent la formation de calculs, l'infection, l'apparition de kystes, les anévrismes et la perte de la fonction rénale. Les activités sont ralenties durant le premier mois qui suit le traumatisme, afin que le risque d'un saignement retardé ou secondaire soit réduit au minimum.

☐ TRAUMATISMES VÉSICAUX

Un traumatisme vésical peut résulter d'une fracture de la symphyse pubienne ou, parfois, d'un coup porté au bas de l'abdomen quand la vessie est pleine. Un traumatisme abdominal fermé peut entraîner une contusion (ecchymose d'une partie de la paroi vésicale) ou une rupture de la vessie, qu'elle soit extrapéritonéale ou intrapéritonéale, ou les deux. On doit soigner rapidement les complications de ces blessures, comme l'hémorragie, le choc hypovolémique, l'infection et l'extravasation.

On fait tout de suite une urétrographie rétrograde pour évaluer l'importance du traumatisme et on fait ensuite un cathétérisme.

Traitement.   Le traitement consiste à faire immédiatement une exploration chirurgicale et à réparer la lacération ; on pratique en même temps un drainage sus-pubien et périvésical et on installe un cathéter urétral à demeure.

En plus des soins postopératoires habituels (voir la page 881), on surveille les systèmes de drainage pour s'assurer de leur efficacité, jusqu'à ce que la cicatrisation soit complète. Si la vessie a été rompue, de fortes hémorragies peuvent se poursuivre plusieurs jours après l'intervention chirurgicale. Les complications dues aux traumatismes urétraux comprennent le rétrécissement de l'urètre, l'incontinence et l'impotence.

☐ CANCER DE LA VESSIE

On diagnostique plus fréquemment le cancer de la vessie chez les personnes âgées de 50 ans et plus. En outre, trois fois plus d'hommes que de femmes en sont atteints. Les statistiques démontrent que ce type de cancer représente 2% de toutes les formes de cancer et que son occurrence est en augmentation. Le plus courant est le carcinome de type transitionnel.

Les *facteurs de risque du cancer de la vessie* comprennent l'usage du tabac et le contact des substances cancérigènes de l'environnement, telles que la teinture, le caoutchouc, le cuir, l'encre et la peinture. Il peut même exister une relation entre le café et le cancer de la vessie. La schistosomiase chronique (infection parasitaire qui irrite la vessie) peut également être une cause. Les cancers de la prostate, du côlon, du rectum chez l'homme et des voies génitales inférieures chez la femme peuvent produire des métastases dans la vessie.

Manifestations cliniques.   Ces tumeurs se développent habituellement à la base de la vessie et touchent les orifices urétéraux et le col vésical. L'*hématurie macroscopique indolore* en est le symptôme le plus fréquent. Cependant, l'infection de l'appareil urinaire (pollakiurie, mictions impérieuses, dysurie) est une complication courante. Les modifications dans la composition de l'urine et tous les autres problèmes mictionnels peuvent laisser présager un cancer de la vessie. Les douleurs au pelvis et au dos peuvent être causées par des métastases éloignées.

L'évaluation diagnostique comprend l'urographie, la cystoscopie et l'examen par palpation bimanuelle fait sous anesthésie. Les biopsies de la tumeur et de la muqueuse adjacente constituent les deux derniers procédés diagnostiques.

Les carcinomes de type transitionnel et les carcinomes *in situ* répandent des cellules cancéreuses reconnaissables. L'examen cytologique de l'urine fraîche et les solutions salines du lavage de la vessie fournissent des informations pronostiques sur l'état du client, surtout de ceux qui sont fortement sujets à la récurrence d'une tumeur vésicale primaire. La tomographie et l'angiographie assistées par ordinateur des vaisseaux pelviens permettent d'évaluer le degré d'invasion de la tumeur.

Traitement.   Le traitement du cancer de la vessie dépend du type de tumeur (classé selon le degré de différenciation cellulaire), du stade de croissance (le degré d'invasion locale et la présence ou l'absence de métastases) et de la multiplicité des centres tumoraux. On détermine les modalités du traitement selon l'âge du client et selon ses états physique, mental et émotif.

On effectue la résection ou la fulguration transurétrale dans les cas de papillomes simples, bien que des cellules malignes puissent naître de ces tumeurs. L'un des défis les plus importants à relever est le traitement des clients qui souffrent d'un cancer vésical superficiel, car on sait aujourd'hui que la muqueuse vésicale de ces clients comporte plusieurs anomalies. Non seulement l'endothélium vésical mais aussi les muqueuses du bassinet, de l'uretère et de l'urètre peuvent devenir cancéreuses. Environ 60% des tumeurs vésicales superficielles récidivent après la résection ou la fulguration transurétrale. On doit même effectuer un

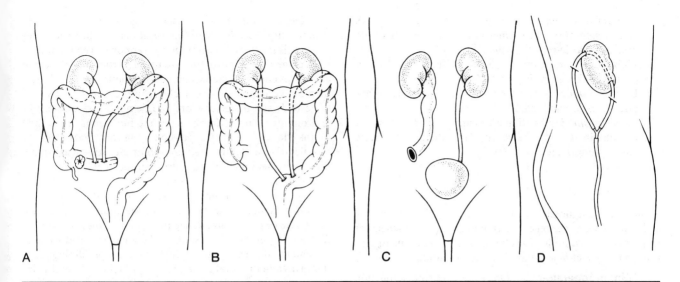

Figure 41-5 Méthodes de dérivation urinaire. **A)** Conduit iléal. **B)** Urétéro-sigmoïdostomie. **C)** Urétérostomie cutanée. **D)** Néphrostomie.

suivi des clients atteints de papillomes bénins (examens cytologiques et cystoscopies périodiques) durant toute leur vie.

On envisage la chimiothérapie topique (chimiothérapie intravésicale) lorsqu'il existe un risque élevé de récidives, lorsqu'il y a un cancer *in situ* ou lorsque la résection de la tumeur a été incomplète. Cette méthode utilise de fortes concentrations de médicaments (thiotépa, adriamycine, 5-fluorouracile) pour détruire la tumeur. Pendant l'instillation, qui dure environ deux heures, le client boit très peu pour éviter d'avoir à uriner. À la fin, on encourage le client à uriner et à boire de grandes quantités de liquides pour évacuer le médicament hors de la vessie.

Parfois, on irradie la tumeur avant l'opération pour limiter la micro-extension du néoplasme et réduire la viabilité des cellules tumorales, ce qui diminue les risques de récurrence d'une implantation locale ou d'une dissémination hématogène et lymphatique. On peut combiner l'irradiation avec l'opération ou utiliser seulement l'irradiation pour contrôler la maladie chez un client inopérable.

On exécute une cystectomie simple (ablation de la vessie) ou une cystectomie radicale pour les cas de cancer envahissant à foyers multiples. Chez l'homme, la cystectomie radicale consiste à retirer non seulement la vessie mais aussi la prostate, les vésicules séminales et les tissus périvésicaux adjacents. Chez la femme, cette même opération consiste à retirer, en plus de la vessie, la partie inférieure de l'uretère, l'utérus, les trompes, les ovaires, la partie antérieure du vagin et l'urètre. On peut ou non pratiquer une lymphangiectomie. L'ablation de la vessie exige une dérivation urinaire (voir plus loin).

Le carcinome de type transitionnel de la vessie réagit faiblement à la chimiothérapie. La cisplatine, l'adriamycine et la cyclophosphamide, qu'on administre en différentes doses et à des moments variés, semblent les plus efficaces.

On peut également soigner un cancer vésical par perfusion directe d'une substance cytotoxique dans l'artère qui irrigue la vessie. Ainsi, on obtient une concentration plus élevée d'agent chimiothérapeutique et une toxicité moindre pour l'organisme. Pour les cancers vésicaux plus avancés ou pour les cas d'hématurie non traitables (surtout après une radiothérapie), on place un ballonnet rempli d'eau dans la vessie, ce qui a pour effet d'entraîner la nécrose de la tumeur par réduction de la circulation sanguine de la paroi vésicale (thérapie hydrostatique). Chez certains clients, l'instillation de formol, de phénol ou de nitrate d'argent a eu raison de l'hématurie et de la strangurie (miction douloureuse et très lente).

☐ DÉRIVATION URINAIRE

La *dérivation urinaire* consiste à détourner l'urine de la vessie de façon qu'elle soit évacuée par une voie nouvelle. On la réalise principalement lorsque la présence d'une grosse tumeur vésicale envahissante nécessite une cystectomie simple. On peut également effectuer une dérivation dans les cas d'une tumeur maligne pelvienne, d'une anomalie congénitale, d'un étranglement ou d'une lésion des uretères et de l'urètre, d'une vessie neurogène et d'une infection chronique responsable de dommages importants aux uretères et aux reins.

Le choix de la meilleure méthode pour établir la dérivation urinaire permanente demeure toujours un sujet controversé. L'âge du client, l'état de la vessie, la constitution morphologique, le degré d'obésité, le niveau d'intelligence, le degré de dilatation des uretères et l'état de la fonction rénale sont les facteurs à prendre en considération.

Les modes de dérivation urinaire les plus utilisés sont :

1. Le *conduit iléal* : transplantation des uretères dans un segment isolé et terminal de l'iléon et abouchement de l'une des extrémités à la paroi abdominale comme dans l'iléostomie (*Figure 41-5, A*). On peut également transplanter l'uretère dans le côlon transverse (conduit colique) ou le jéjunum proximal (conduit jéjunal).

2. L'*urétéro-sigmoïdostomie* : implantation des uretères dans le sigmoïde. Elle permet à l'urine de s'écouler hors du côlon par le rectum (*Figure 41-5, B*).
3. L'*urétérostomie cutanée* : abouchement de l'uretère à la peau de l'abdomen (*Figure 41-5, C*).
4. La *cystostomie sus-pubienne* : drainage de la vessie par une ouverture abdominale.
5. La *néphrostomie* : insertion d'un cathéter dans le bassinet par une incision lombaire ou d'un cathéter percutané dans le rein (*Figure 41-5, D*).

Traitement

Le principal diagnostic infirmier est la possibilité de morbidité et de dépendance reliées au traitement de l'abouchement urinaire et des complications latentes relatives à une opération prolongée et à la nature de l'intervention.

Soins préopératoires.   On évalue avec soin la fonction cardio-pulmonaire avant l'opération, car les clients sont généralement âgés et ils ont de la difficulté à survivre à cette intervention complexe. On nettoie les intestins (pour réduire au minimum la stase fécale, pour décomprimer les intestins et pour minimiser l'iléus postopératoire), on prescrit un régime alimentaire pauvre en résidus et on administre des antimicrobiens pour diminuer la flore intestinale pathogène et pour réduire les risques de complications associées à l'infection des plaies. Le client doit ingérer beaucoup de liquides pour assurer le débit urinaire et pour prévenir l'hypovolémie, car l'intervention est longue. Parfois, les clients souffrant d'un cancer des voies uro-génitales ont de graves problèmes de malnutrition causés par la croissance de la tumeur et l'apport réduit d'aliments. On procède à la suralimentation entérale intraveineuse pour soutenir le client, réduire au minimum la toxicité, favoriser la cicatrisation et améliorer la réaction au traitement.

La collaboration du stomathérapeute dans l'éducation préopératoire du client est très précieuse. Celui-ci explique au client et à sa famille le processus opératoire et les raisons pour lesquelles le client devra porter toute une série d'appareils collecteurs après l'opération. L'endroit de l'ouverture est établi lorsque le client est debout, assis et couché, afin d'éviter les proéminences osseuses, les replis de peau et les bourrelets de graisse. *Le client doit être capable de voir l'endroit de l'ouverture afin qu'il puisse se donner les soins nécessaires.* On repère l'endroit choisi avec une encre indélébile. Il est préférable d'entraîner le malade à porter le sac collecteur à demi rempli d'eau avant qu'il ne se fasse opérer.

Évaluation de l'état psychologique du client et aide à lui apporter

La nécessité de l'ablation vésicale et le fait d'être cancéreux font naître, chez le client, la peur de ne plus être aimé et de perdre son image corporelle, et un sentiment croissant d'insécurité. En plus d'avoir à s'adapter à un appareil collecteur externe, à une ouverture et à une cicatrice, le client doit aussi changer ses habitudes d'hygiène. L'homme doit de plus accepter son impuissance. (On peut considérer l'implant pénien lorsque cela est possible.) La femme doit accepter que son image corporelle subisse des changements.

Le rôle de l'infirmière consiste à aider le client en le soulageant de ses douleurs physiques et psychologiques et en favorisant l'amélioration de ses rapports avec les autres. Cela exige qu'elle porte une attention particulière envers le client, qu'elle respecte la perception que le client a de lui-même et la manière avec laquelle celui-ci réagit au stress et à la perte de son image corporelle. Elle doit aussi aider celui-ci à maintenir un style de vie et une indépendance avec le moins de changements possible. On fait participer la famille dès le début, tant au point de vue programme d'enseignement que soins à fournir au client. Il faut encourager le client à exprimer ses craintes et son anxiété.

Si la maladie progresse et que la mort est inévitable, le travail de deuil commence. Le client passe par les différentes phases de ce processus : dénégation, perte, colère (envers sa famille, le personnel de santé et la société), dépression et isolement. Il a été prouvé que l'aide d'un psychologue ou d'un travailleur social a grandement amélioré la qualité des derniers jours du client. Le rôle de l'infirmière est, d'une part, de ne pas perdre de vue l'être humain qui doit supporter cette rude expérience et, d'autre part, de l'aider à accomplir le travail de deuil jusqu'à la résolution de la crise, l'acceptation de la mort.

Planification et intervention infirmière postopératoires

Les objectifs du client sont l'obtention de la plus grande autonomie des soins et la prévention de toute complication. Les objectifs des soins infirmiers postopératoires sont de préserver la fonction rénale et d'aider le client à s'adapter à une image corporelle quelque peu altérée.

Les soins des voies urinaires et intestinales et de l'abouchement iléal sont semblables à ceux qui suivent une opération des intestins (voir la page 731). On insère un tube nasogastrique durant l'opération pour décomprimer les intestins et soulager la pression exercée sur les anastomoses intestinales ; on le laisse en place de quatre à sept jours. Le client recommence à boire dès que la fonction intestinale reprend, ce que confirment les bruits intestinaux, le passage de gaz et l'élasticité de l'abdomen. Avant que cela ne se produise, on introduit les liquides et les électrolytes par voie intraveineuse. Le client marche dès qu'il le peut. (Le reste des soins postopératoires est fonction du type de dérivation urinaire.)

Conduit iléal

Le *conduit iléal* est l'implantation d'un uretère dans une anse de l'iléon. Une des extrémités s'ouvre sur l'abdomen sous la forme d'une iléostomie. L'anse iléale utilisée sert de lieu de passage de l'urine, des uretères à la surface de l'abdomen. On peut aussi utiliser une anse sigmoïde. Un sac de dérivation urinaire recueille l'urine. La fonction intestinale est conservée par une anastomose des deux bouts restants de l'iléon.

Après l'opération, on applique une crème et un sac à dérivation urinaire transparent et jetable autour du conduit et en liaison avec le système de drainage. Ce dispositif temporaire reste en place tant que l'œdème subsiste et que l'ouverture n'a pas atteint sa taille normale. Le sac permet d'observer l'ouverture, de surveiller ce qui en sort et de s'assurer qu'elle ne se referme pas. Le sac iléal draine de l'urine et non des fèces. Ce premier sac reste en place tant qu'il demeure étanche ; il est alors remplacé.

Interventions infirmières. On mesure le volume d'urine toutes les heures, car un débit inférieur à 30 mL/h peut indiquer une obstruction du conduit iléal, un reflux de l'urine ou une fuite par les anastomoses iléo-urétérales. On peut insérer un cathéter dans le conduit urinaire pour vérifier s'il y a une stase urinaire ou la présence d'urine résiduelle à cause d'une ouverture trop étroite.

On examine fréquemment l'ouverture, car le risque d'hémorragie est élevé. Un saignement faible indique que l'irrigation se fait bien. Si la couleur de l'ouverture vire du rose ou du rouge au pourpre foncé, cela signifie que la circulation sanguine est compromise. Si la congestion et la cyanose persistent, une intervention chirurgicale est requise.

Si l'ouverture est insensible, alors que la peau environnante est sensible, l'ouverture est irritée par l'urine ou par le dispositif. L'examen de la peau vise à détecter (1) des signes d'irritation, de saignement et de friabilité de la muqueuse d'ouverture, (2) une croûte alcaline accompagnée d'une dermatite péristomiale (l'urine alcaline vient en contact avec la peau exposée) et (3) des infections dans la plaie.

C'est l'odeur d'urine autour du client qui avertit le personnel infirmier qu'il s'est produit soit une fuite d'urine autour du dispositif, soit une infection, ou que le client éprouve des difficultés à assurer l'hygiène. Si l'encroûtement s'avère extrêmement alcalin, on doit abaisser le pH de l'urine sous 6,5. On détermine le pH de l'urine qui s'écoule par l'ouverture et non pas de celle qui s'accumule dans le sac collecteur. Il est essentiel que le dispositif soit parfaitement ajusté afin d'éviter que la peau autour de l'ouverture ne soit en contact avec l'urine. Si la peau sent mauvais, on doit sonder l'ouverture afin d'obtenir un échantillon d'urine pour en faire une culture et un antibiogramme, pour vérifier la grandeur de l'ouverture ou, encore, pour détecter la présence d'urine résiduelle. La cicatrisation peut gêner le drainage urinaire.

On encourage le client à boire énormément pour irriguer le conduit iléal et éviter que le mucus ne se gélifie. Une très forte quantité de mucus est émise en même temps que l'urine, car celle-ci irrite les intestins. On doit prévenir le client qu'il s'agit d'une situation tout à fait normale.

Les complications entraînées par cette méthode de dérivation urinaire comprennent l'infection ou la réouverture de la plaie, l'extravasation urinaire, l'obstruction de l'uretère ou de l'intestin grêle et la gangrène de l'ouverture. Les complications plus tardives sont l'obstruction urétérale, la sténose stomiale, la pyélonéphrite et les calculs rénaux.

Éducation du client et réadaptation

Choix du sac. Le sac urinaire est constitué d'une ou de deux pièces ; il est jetable après usage ou réutilisable. Le choix du sac est fonction de l'emplacement de l'ouverture, de l'activité normale du client, de sa constitution morphologique et de ses moyens financiers. Le sac réutilisable comporte un disque adhésif que l'on fixe au corps à l'aide d'un ciment ou d'une colle. Un sac semi-jetable présente un disque adhésif réutilisable, auquel on attache des sacs

jetables après usage. Les sacs jetables après usage ne sont utilisés qu'une seule fois. Leur avantage est d'avoir une surface déjà prête, d'être légers ainsi que faciles à dissimuler.

Détermination de la taille de l'ouverture. Au moment où l'œdème postopératoire se résorbe, on recalibre la grandeur de l'ouverture toutes les trois ou six semaines durant les quelques premiers mois. On mesure avec une règle le diamètre externe le plus grand de l'ouverture pour choisir la taille de la bague du sac. La bague permanente ne doit pas excéder par plus de 15 mm le diamètre de l'ouverture, pour que l'urine ne vienne pas en contact avec la peau.

Changement du sac et soins de la peau

- Changer le sac au moment le plus commode pour le client, c'est-à-dire tôt le matin, avant qu'il ne boive ou lorsque la diurèse est la plus faible. Idéalement, on le change tous les cinq à sept jours.
- Préparer le sac selon les directives du fabricant. (L'entrée centrale du sac est ajustée en fonction de la forme de l'ouverture.)
- Humidifier les bords du disque adhésif avec de l'eau, un solvant ou avec de l'eau savonneuse, puis le retirer doucement. Ne pas utiliser de solvant, si l'on emploie des crèmes protectrices.
- Demander au client de se pencher rapidement en avant et de rester penché durant une minute pour bien vider le conduit iléal avant que la peau ne soit lavée et séchée.
- Enlever le surplus de colle sur la peau avec de l'eau chaude ou un solvant en utilisant un tissu doux. Nettoyer la peau avec une eau savonneuse non grasse. Bien rincer, car un film de savon pourrait empêcher le sac d'adhérer correctement. *Bien assécher la peau, sinon le sac ne peut y adhérer.*
  1. Placer une gaze sur l'ouverture de la stomie afin d'absorber l'urine et de conserver la peau sèche jusqu'à ce que le nouveau sac soit posé.
  2. Examiner la peau pour dépister tout signe d'irritation. Éviter que la peau ne soit en contact avec l'urine.
  3. Appliquer une crème protectrice cutanée si nécessaire. Centrer le sac directement sur l'ouverture et le faire adhérer avec précaution. Appuyer doucement sur la surface adhésive pour chasser les bulles d'air et les plis afin qu'elle adhère bien.
- Appliquer un ruban hypo-allergène sur les bordures de l'anneau du sac. Talquer la peau tout autour du sac. On peut utiliser un couvre-sac pour absorber la transpiration de la peau qui touche le sac et réduire la chaleur qui se dégage du sac.
- L'usage d'une ceinture n'est pas absolument nécessaire, mais si on l'utilise on doit respecter les instructions du fabricant, car une ceinture qui ne va pas bien risque de causer l'abrasion de l'ouverture.

Puisque la saillie de l'ouverture n'est pas la même chez tous les clients, il existe divers accessoires et sacs pour satisfaire chacun.

Enraiement de l'odeur. Il faut éviter les aliments et les médicaments qui donnent une odeur forte à l'urine. À l'aide d'une seringue ou d'un compte-gouttes, on peut introduire par le drain quelques gouttes de désodorisant ou de vinaigre blanc dilué. Le client peut aussi prendre par voie orale de l'acide ascorbique pour acidifier l'urine, ce qui a pour effet d'atténuer les odeurs. De plus, il ne faut jamais oublier que le sac lui-même peut exhaler une odeur, si le client le porte trop longtemps ou s'il n'en prend pas un grand soin.

Soins du dispositif.   Une valve de drainage permet de vider le sac lorsqu'il est rempli au tiers ou à la moitié, puisque la masse de l'urine risque de faire décoller le sac. Certains clients préfèrent que le sac soit fixé à la jambe et relié au dispositif de drainage. Afin d'assurer un sommeil continu, le récipient collecteur et la tubulure sont connectés à un adaptateur qui se visse à l'intérieur du dispositif. On laisse une petite quantité d'urine dans le sac lorsque l'adapteur est vissé pour éviter que le sac ne s'écrase. On glisse la tubulure le long de la jambe du pyjama pour que celle-ci ne se tortille pas.

Nettoyage et désodorisation du sac.   Habituellement, on rince à l'eau chaude le sac réutilisable et on le fait tremper dans une solution d'eau vinaigrée ou de désodorisant commercial durant 30 min. On le rince de nouveau et on le laisse sécher à l'abri du soleil. Lorsque le sac est sec, on le saupoudre de farine de maïs et on le range. Le client doit donc posséder deux sacs : celui qu'il porte et celui qu'il fait sécher.

On suggère au client de contacter les membres de l'association régionale de colostomie et d'iléostomie, qui peuvent lui rendre visite, l'encourager et lui donner de nombreux conseils.

Évaluation

Résultats escomptés

1. Le client se soigne avec le maximum d'efficacité :
   a) Il comprend les dérivations anatomiques créées par l'opération.
   b) Il exprime son acceptation de l'abouchement urinaire et du dispositif.
   c) Il surveille périodiquement le sac transparent pour vérifier si le drainage de l'urine se fait sans difficultés.
   d) Il apporte les soins nécessaires à la peau.
   e) Il change correctement le sac.
   f) Il emploie l'une des trois méthodes d'enraiement de l'odeur.
   g) Il prend régulièrement soin du dispositif.
   h) Il a les numéros de téléphone de certaines personnes-ressources.
   i) Il a les noms, les adresses et les numéros de téléphone des distributeurs de dispositifs pour abouchement urinaire.
   j) Il exprime son désir de reprendre ses activités le plus tôt possible.
2. Le client ne développe aucune complication :
   a) Des bruits intestinaux sont audibles.
   b) Son abdomen est mou.
   c) L'excrétion de l'urine dans le sac se fait sans difficulté.
   d) L'urine est claire.

e) Les résultats de la culture des urines sont négatifs.
f) L'ouverture a une apparence saine, sans aucun signe de rétraction ou de sténose.
g) La plaie n'est pas infectée et elle ne présente aucune désunion des sutures.

Urétéro-sigmoïdostomie

L'*urétéro-sigmoïdostomie* est l'implantation des uretères dans le côlon sigmoïde. On fait habituellement cette opération dans les cas d'irradiation pelvienne étendue, d'une ancienne résection de l'intestin grêle ou de maladies de l'intestin grêle. En plus du régime alimentaire préopératoire habituel, le client doit suivre un régime liquidien spécial durant plusieurs jours, afin que le côlon soit complètement nettoyé. On administre des antimicrobiens comme le sulfate de néomycine pour éviter l'infection des intestins. L'urétéro-sigmoïdostomie requiert que le sphincter anal et la fonction rénale soient efficaces et que le péristaltisme urétéral soit actif. On évalue l'efficacité du sphincter anal selon la capacité du client à retenir les lavements.

On doit informer le client qu'après l'opération, il urinera par le rectum toute sa vie et qu'il devra modifier son style de vie en fonction de la fréquence des mictions (toutes les deux heures), dont la consistance ressemblera à une diarrhée fortement hydratée. La nycturie peut se produire. Il devra planifier ses activités en tenant compte de la fréquence des mictions et du fait que sa vie sociale sera plus restreinte. Cependant, le client a l'avantage de contrôler sa miction, sans avoir à porter le dispositif externe.

Après l'opération, on place un cathéter dans le rectum pour drainer l'urine et prévenir tout reflux vers les uretères et vers les reins. On fixe le tube aux fesses grâce à un ruban adhésif et on prend un soin tout spécial de la peau qui entoure l'anus, afin d'éviter l'excoriation. Lors des irrigations, aucune pression ne doit être appliquée à cause du risque de contamination bactérienne dans les uretères nouvellement transplantés.

Il peut se produire un déséquilibre électrolytique et une acidose, car, dans cette méthode opératoire, de grandes surfaces de la muqueuse intestinale sont en contact avec l'urine et réabsorbent les électrolytes. Les déséquilibres en potassium et en magnésium peuvent se produire à cause de la présence d'urine dans les intestins qui simule la diarrhée. Juste après l'opération, on contrôle l'équilibre électrolytique en déterminant les concentrations sériques des électrolytes et en faisant les perfusions intraveineuses appropriées. On peut prévenir l'acidose grâce à un régime alimentaire faible en chlorures, auquel on ajoute du citrate de potassium et sodium. On demande au client de ne jamais attendre plus de trois heures pour éliminer l'urine de ses intestins, afin d'abaisser la pression rectale et de réduire au minimum l'absorption des constituants urinaires dans le côlon.

Après le retrait du cathéter rectal, le client apprend à contrôler son sphincter anal grâce à des exercices particuliers. Au début, les mictions sont fréquentes. Ensuite, le client parvient à un meilleur contrôle en apprenant à distinguer entre l'envie de déféquer et celle d'uriner.

Chez certains clients, la pyélonéphrite est très fréquente (infection des voies urinaires supérieures produite par l'ascension des bactéries à partir du côlon) et le traitement exige qu'ils suivent une thérapie antimicrobienne toute leur vie durant.

Le régime alimentaire spécial suggère d'éviter les aliments gazogènes, car la flatulence provoque une incontinence d'urine à l'effort et l'émission de gaz malodorants qui sont embarrassants lors des rencontres sociales. On doit également éviter la gomme à mâcher, le tabac et les activités qui font avaler de l'air. L'ingestion de sel est réduite pour éviter l'acidose tubulaire rénale. Comme l'acidose fait perdre du potassium, on augmente l'absorption d'aliments et de médicaments qui en contiennent. L'adénocarcinome du côlon sigmoïde est une complication plus tardive, qui est peut-être causée par le contact de la muqueuse du côlon avec l'urine et qui conduit à des transformations cellulaires.

Urétérostomie cutanée (conduit urinaire cutané)

L'*urétérostomie cutanée* est l'abouchement des uretères à une ouverture pratiquée dans la paroi abdominale. Cette méthode est employée chez les clients qui souffrent d'une obstruction urétérale causée par un cancer avancé de la vessie, chez les sujets à mauvais risque, car elle est plus rapide que les autres interventions de dérivation urinaire, et chez ceux qui ont subi une irradiation abdominale.

Immédiatement après l'opération, on met en place un sac urinaire. Les soins des clients qui ont subi une urétérostomie cutanée sont très semblables à ceux qui ont un conduit iléal (voir la page 906).

Cystostomie

La *cystostomie sus-pubienne* est une méthode de dérivation urinaire peu employée, qu'on réalise en insérant un cathéter spécial par une incision abdominale jusqu'à la vessie ou par une incision de la région inférieure de l'abdomen, ou encore, grâce à une technique utilisant un trocart. L'opération se fait sous anesthésie locale. Habituellement, elle est utilisée dans le cas d'une obstruction en aval de la vessie (obstruction prostatique), lorsqu'il est impossible d'utiliser un cathéter urétral. La cystostomie peut être soit temporaire (jusqu'à ce qu'on ait recours à la chirurgie correctrice), soit permanente.

Cette opération exige que le client boive beaucoup pour éviter l'encroûtement autour du cathéter. La formation de calculs vésicaux, des infections aiguës ou chroniques et des difficultés pour recueillir l'urine peuvent survenir. Le stomathérapeute conseille et aide le client dans le choix d'un sac collecteur et dans son utilisation.

☐ AFFECTIONS DE L'URÈTRE

Caroncule

Une *caroncule* est une excroissance polypoïde rouge et très vascularisée, située sur le bord postérieur du méat urinaire chez la femme. Dans de rares cas, elle ne présente aucun symptôme. De façon générale, elle est très sensible et provoque une douleur locale, amplifiée par l'effort et les mictions fréquentes. La caroncule est traitée par l'excision chirurgicale.

Urétrite

L'*urétrite*, ou inflammation de l'urètre, est généralement une infection ascendante gonococcique ou non gonococcique voir le chapitre 60). Cependant, les deux sources d'infection peuvent coexister chez le même client. L'urétrite, qui n'est pas due à *Neisseria gonorrhoeae*, peut généralement être déclenchée par *Chlamydia trachomatis* ou *Ureaplasma urealyticum*. Chez l'homme, cette maladie est symptomatique : celui-ci peut se plaindre d'une dysurie moyenne ou grave et d'un écoulement urétral faible ou modéré. L'urétrite non gonococcique exige un traitement antimicrobien rapide constitué de tétracycline ou de doxycycline ; on peut remplacer ces médicaments par l'érythromycine lorsque le client est allergique aux tétracyclines ou qu'il n'y réagit pas. Un suivi est nécessaire pour être certain que le traitement a réussi. Les partenaires sexuels d'une personne souffrant d'urétrite non gonococcique doivent subir un examen de dépistage de maladies transmises sexuellement et, s'ils en sont atteints, ils doivent être soignés.

Urétrite gonorrhéique. L'urétrite gonorrhéique, ou gonorrhée, est provoquée par *Neisseria gonorrhoeae* transmis par contact sexuel. Chez l'homme, il donne une inflammation du méat urinaire et des brûlures à la miction. Un écoulement urétral apparaît 4 jours à 14 jours (ou plus) après le contact. Toutefois, la maladie peut être asymptomatique. Chez la femme, il n'y a pas toujours d'écoulement urétral et la maladie est asymptomatique. Cela explique pourquoi, chez la femme, de nombreux cas de gonorrhée ne sont ni rapportés, ni diagnostiqués.

Chez l'homme, l'infection atteint les tissus autour de l'urètre et entraîne la périurétrite, la prostatite, l'épididymite et le rétrécissement de l'urètre. La stérilité est la conséquence de l'obstruction de l'épididyme. Le traitement de la gonorrhée et l'éducation du client sont expliqués au chapitre 60.

Rétrécissement de l'urètre

Le *rétrécissement de l'uretère* est la diminution de la lumière de l'urètre à cause de tissus cicatriciels et de contractions. Il provient de blessures (cystoscopie, sonde à demeure, chirurgie transurétrale, coup ou accident d'automobile), d'une urétrite gonococcique non traitée ou d'une anomalie congénitale. Le rétrécissement de l'urètre se manifeste par une diminution de la force et du calibre du jet urinaire et par des symptômes d'infection et de rétention urinaires. La pression hydrostatique créée engendre une cystite, une prostatite et une pyélonéphrite. À titre préventif, toutes les infections urétrales doivent être traitées le plus rapidement possible, les sondes à demeure évitées et toutes les manipulations cystoscopiques, y compris le cathétérisme, doivent être exécutées avec une extrême précaution.

Traitement. Le traitement peut être palliatif (dilatation avec des bougies de calibre croissant) ou curatif (incision du rétrécissement, urétrotomie). Lorsque le rétrécissement empêche l'introduction d'une sonde, on recherche l'ouverture dans la zone rétrécie au moyen de bougies filiformes. Si la bougie peut franchir le rétrécissement et atteindre la vessie, elle est fixée en place et l'urine peut s'écouler. Si l'on désire dilater l'urètre, on introduit une bougie de plus gros calibre en se servant de la bougie filiforme comme guide. Après une dilatation, des bains de sièges chauds et des analgésiques non narcotiques soulagent la douleur. Des antimicrobiens sont donnés, pendant quelques jours, pour minimiser la réaction infectieuse et diminuer l'inconfort.

Une incision chirurgicale ou une urétroplastie est nécessaire dans les cas graves. Une cystostomie sus-pubienne est parfois pratiquée. Les soins postopératoires de la cystostomie se trouvent à la page 865.

Onzième partie

Les soins infirmiers et les affections du système reproducteur

42

Les soins infirmiers reliés au cycle reproducteur

☐ SANTÉ DES FEMMES

Au cours des dix dernières années, on a accordé une plus grande importance aux problèmes de santé des femmes. Le mouvement de libération de la femme a en effet suscité plusieurs études sur les changements biologiques et psychosociaux qui ont une influence sur la santé des femmes tout au long de leur vie.

Quand les femmes ont commencé à travailler à l'extérieur du foyer, elles ont dû faire face à des changements dans leur mode de vie tels que les nouveaux modèles familiaux, la compétition, l'exposition aux dangers de l'environnement et les mauvaises habitudes relatives au tabac et à l'alcool. À l'heure actuelle, les femmes essaient d'acquérir une plus grande responsabilité vis-à-vis de leur propre santé. Elles retardent souvent le moment d'avoir des enfants jusqu'à ce que leur carrière soit établie. L'usage de la « pilule » et du stérilet surpasse l'utilisation du diaphragme et des autres méthodes contraceptives. Les exercices physiques et les sports de compétition, que l'on considérait autrefois comme non féminins, sont devenus populaires. Les maladies liées au stress ont augmenté, et les programmes de maîtrise du stress sont devenus courants dans les associations féminines.

L'infirmière est mieux informée sur les soins préventifs à fournir aux femmes, particulièrement en ce qui concerne leurs besoins spécifiques. L'infirmière encourage les femmes à fixer leurs propres objectifs de santé. Elle le fait en évaluant leur santé et les manifestations de la maladie, en leur offrant des moyens d'intervention, en leur apportant le soutien, les conseils et l'aide dont elles ont besoin pour atteindre leurs objectifs de santé.

Principes d'hygiène : éducation de la cliente

L'infirmière est la personne toute désignée pour renseigner et conseiller les jeunes filles et les femmes sur les principes de santé et d'hygiène personnelle, et tout particulièrement sur les principes relatifs à l'hygiène des organes génitaux.

Comme pour tous les autres systèmes, une saine alimentation, du repos, de l'exercice et une élimination adéquate favorisent le bon fonctionnement du système reproducteur. En plus de ces principes généraux, l'infirmière se doit de dispenser l'information sur les maladies transmises sexuellement (MTS) ainsi que sur les soins prénatals et postnatals.

La conception de l'hygiène féminine dépend en grande partie de l'appartenance culturelle de l'individu. Les préoccupations de la femme européenne en ce domaine ne sont pas les mêmes que celles de la femme américaine ou japonaise. Une apparence soignée et une propreté impeccable ne sont pas des valeurs essentielles chez certains groupes ; la pratique de certaines habitudes peut s'exprimer par le climat et les coutumes locales. On peut retrouver, dans un même milieu, diverses attitudes en ce qui concerne l'hygiène corporelle. Il n'est pas rare de rencontrer des membres d'une même famille dont les opinions divergent sur le sujet.

L'infirmière doit comprendre les différentes conceptions et pratiques d'hygiène féminine, ainsi que leur relation avec la fonction sexuelle. Pour que les clientes demeurent réceptives à son enseignement, l'infirmière doit aborder avec tact et considération les méthodes d'hygiène qui sont purement empiriques. La douche vaginale, qui nous vient de cultures anciennes, est une des pratiques traditionnelles d'hygiène féminine. Cependant, des études récentes sur la physiologie du vagin démontrent clairement qu'elle n'a pas d'effet bénéfique sur la santé ; au contraire, les douches de routine peuvent irriter la muqueuse vaginale et perturber les moyens de défense naturels du vagin.

Contrairement à la croyance populaire, l'odeur génitale provient rarement du vagin, mais plutôt des huiles sécrétées par la vulve à leur contact avec les bactéries extérieures. Cependant, le vieux sang menstruel et le liquide séminal éjaculé lors d'un coït peuvent parfois laisser une certaine odeur au vagin. Une simple irrigation, à basse pression, avec de l'eau tiède ou, tout au plus, additionnée de 30 mL de vinaigre blanc suffit à l'éliminer. Des pertes vaginales malodorantes justifient une visite médicale. Un tampon ou un autre corps étranger oubliés dans le vagin, ou une affection pathologique peuvent en être la cause. Mais, d'une façon générale, une toilette régulière à l'eau et au savon et un peu de poudre permettent de maintenir la propreté des organes génitaux.

Éducation sexuelle. Voir la section « Soins infirmiers et sexualité » à la page 118.

☐ ÉVALUATION

Antécédents gynécologiques

De nombreuses complications gynécologiques peuvent être évitées si des soins médicaux sont dispensés en temps opportun et si la cliente demeure sous surveillance médicale. L'infirmière, mieux que quiconque, peut informer la jeune fille et la femme d'âge moyen des phénomènes physiologiques de la menstruation et de la ménopause. Un bon nombre des difficultés qu'elles rencontrent peuvent se corriger facilement, mais si elles sont négligées, elles risquent de se transformer en problèmes irréversibles.

- *Les pertes sanguines minimes, irrégulières ou excessives, ou tout saignement postménopausique, sont des symptômes que toute femme doit signaler au médecin.*

Des menstruations douloureuses et persistantes, une leucorrhée ou des problèmes urinaires demandent aussi une consultation médicale. La plupart de ces ennuis peuvent être traités facilement et définitivement. Comme mesure de prévention, l'infirmière doit recommander à toute femme âgée de 30 ans et plus, ou active sexuellement, indépendamment de son âge, de se soumettre à un examen gynécologique annuel.

On étudie actuellement l'efficacité de trousses avec lesquelles une femme pourra faire elle-même ses prélèvements cervicaux et vaginaux, puis envoyer les lames au laboratoire. Ces méthodes sont peu coûteuses, mais moins précises ; d'autre part, un examen par un professionnel peut permettre de détecter d'autres problèmes.

La cliente en gynécologie demande beaucoup de compréhension de la part du personnel soignant, car de nombreuses composantes psychologiques se greffent souvent à son problème physique. Certaines questions ou allusions au sujet de son système génito-urinaire peuvent lui donner l'impression qu'on la soupçonne de mœurs sociales ou sexuelles douteuses et ainsi l'offenser. Ou bien, encore, la cliente se sent effrayée à l'idée d'avoir une anomalie de son système reproducteur. Très souvent, un enseignement sur l'anatomie du système reproducteur et sur le traitement proposé permet d'éclairer cette question. Si l'intervention risque de causer la stérilité de la femme, le médecin doit expliquer avec soin cette éventualité à la cliente et son partenaire. Pour certaines personnes, les croyances religieuses ont plus d'importance que le traitement physique. On doit se rappeler que la décision finale appartient à la cliente ; lorsque cette décision est prise, on doit la respecter et s'y conformer.

À la ménopause, certaines réactions psychiques se manifestent chez la femme. Celle qui n'a jamais eu d'enfant peut être déçue de perdre sa capacité de procréer. Celle dont les enfants sont devenus indépendants peut se sentir inutile ;

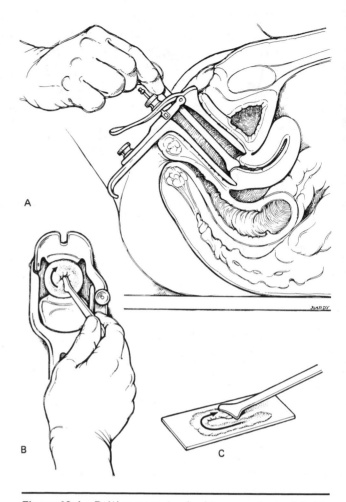

Figure 42-1 Prélèvement de sécrétions cervicales à l'aide d'une spatule d'Ayre. **A)** Le spéculum est en place, et la spatule d'Ayre sur le col de l'utérus. **B)** En tournant la spatule, on obtient un échantillon. **C)** On transfère l'échantillon sur une lame, d'un simple mouvement circulaire.

elle peut craindre les nombreuses heures de loisir maintenant à sa disposition. L'infirmière aide la femme à s'adapter à cette nouvelle situation. Comme différents facteurs influencent la réaction de chaque femme, l'infirmière doit considérer chaque problème individuellement.

Étant donné la nature intime et personnelle des problèmes gynécologiques, les renseignements obtenus de la cliente doivent être gardés confidentiels. Ils ne seront partagés que par les membres de l'équipe soignante qui sont directement responsables des soins de la cliente.

Épreuves effectuées pendant l'examen gynécologique

Cytologie vaginale (test de Papanicolaou, test de Pap). La cytologie vaginale est un examen simple et indolore qui permet le dépistage précoce du cancer du col utérin. Cet examen consiste à prélever des sécrétions du cul-de-sac postérieur, de l'exocol et de l'endocol, que l'on pose sur une lame (*Figure 42-1*). On fixe la préparation en immergeant la lame dans un mélange d'alcool à 95% et d'éther, à parts égales. Pour ne pas fausser les résultats du test, la cliente ne doit pas se donner de douche vaginale avant l'examen, ce qui pourrait enlever les dépôts cellulaires. Le cytodiagnostic comprend les cinq classes suivantes :

Classe I : absence de cellules anormales ou atypiques
Classe II : cellules atypiques, sans évidence de cancer
Classe III : cellules laissant supposer un cancer (de façon non concluante)
Classe IV : cellules laissant fortement supposer un cancer
Classe V : cellules cancéreuses

Un frottis anormal (sauf s'il s'agit de la classe V) ne permet pas de conclure à un cancer, mais il oblige à des examens complémentaires, comme une biopsie ou une dilatation et un curetage. Si la cliente s'inquiète de devoir subir de tels examens, il faut la rassurer en spécifiant que ces examens visent à dissiper un doute.

Prélèvement et biopsie de l'endomètre. Un prélèvement direct de l'endomètre fournit une méthode diagnostique plus précise. On introduit une canule dans la cavité endométriale et on obtient un prélèvement par simple aspiration à l'aide d'une seringue. L'*appareil de Gravlee* (*Figure 42-2*) est une unité jetable qui est sûre, simple à utiliser et économique, pour vérifier s'il y a cancer de l'endomètre. Cet appareil est constitué d'un dispositif intra-utérin qui, grâce à la pression négative, baigne l'endomètre d'une solution isotonique et fait déloger des cellules et de petits fragments de tissu. L'utilisation de la pression négative élimine la possibilité d'envoyer des cellules potentiellement cancéreuses dans les trompes de Fallope.

L'*aspiration utérine* (curetage par succion) est une autre technique dans laquelle on introduit une canule métallique de 21 cm de longueur et de 3 mm de diamètre dans la cavité utérine. L'extrémité distale est légèrement incurvée et ouverte sur la face concave. Près de l'extrémité proximale se trouvent des trous qui équilibrent la pression, ce qui permet à l'examinateur de maintenir une pression négative en les bouchant avec le bout des doigts. On attache l'extrémité proximale à un récipient qui recueille le tissu aspiré et à une pompe aspirante qui génère une pression négative. On place le tissu dans une solution fixatrice et on l'envoie au laboratoire pour une étude histologique. Cette épreuve diagnostique est utilisée pour détecter très tôt un cancer de l'endomètre.

Biopsie de l'endomètre. Bien que les techniques précédentes soient très utiles chez les clientes à haut risque, certains médecins préfèrent la biopsie de l'endomètre parce qu'elle est plus efficace et moins douloureuse. La biopsie se fait dans le bureau du médecin, pendant l'examen gynécologique. Après avoir injecté dans l'utérus une petite quantité d'anesthésique à base de lidocaïne, le médecin introduit une sonde dans l'utérus, puis une curette fine et creuse ; il fait une succion et récupère le tissu endométrial pour analyse.

Test de Schiller. Le test de Schiller peut se pratiquer après une cytologie vaginale, pendant que la cliente est encore en position gynécologique et que le spéculum est toujours en place. Pour ce test, le médecin badigeonne le col

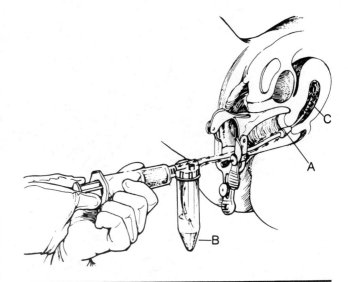

Figure 42-2 Appareil de Gravlee. Pour obtenir un échantillon, on introduit l'extrémité distale de la canule dans la cavité utérine jusqu'à l'endroit **(A)** où un bouchon de caoutchouc ferme le col de l'utérus. Le réservoir vertical **(B)** contient une solution isotonique saline que l'on envoie dans l'utérus **(C)**. La solution revient dans la seringue. L'échantillon liquide est vidé dans une fiole contenant un fixatif et on l'envoie au laboratoire pour l'examen cytologique. (*Source : Patient Care*, 1er janvier 1973. Copyright © 1973, Miller and Fink Corporation, Darien, Conn. Tous droits réservés.)

avec une solution iodo-iodurée de Lugol. Au contact de l'iode, les cellules normales du col, qui contiennent du glycogène, se colorent en brun acajou. Les cellules anormales ou non différenciées ne se colorent pas ; il faut alors pratiquer une biopsie des zones blanchâtres ou jaunâtres.

Biopsie du col

Ce sont les examens antérieurs (cytologie vaginale, examen visuel du col, test de Schiller) qui déterminent l'étendue et le type de biopsie cervicale. Si la lésion est visible à l'œil nu ou au *colposcope*, on peut faire une ou plusieurs biopsies au bureau même du médecin, sans anesthésie. Cependant, si la lésion n'est pas visible, mais que le test de Pap est douteux, il est en général nécessaire de pratiquer une conisation du col. L'intervention se pratique sous anesthésie générale, à la salle d'opération.

Cautérisation (électrocoagulation). La cautérisation, ou électrocoagulation, sera nécessaire pour réprimer les saignements à la suite d'une biopsie du col et pour traiter les cervicites chroniques.

Conseils à la cliente. On demande à la cliente de se reposer pendant 24 h après une biopsie et de laisser la compresse ou le tampon en place pendant le temps recommandé, en général de 8 h à 24 h. Elle doit avertir le médecin de toute hémorragie et attendre qu'il lui indique quand elle pourra avoir de nouveau des relations sexuelles.

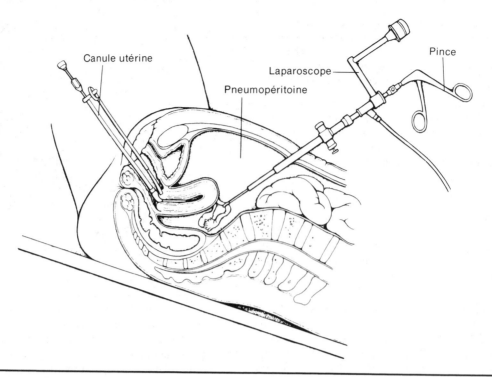

Canule utérine

Laparoscope

Pince

Pneumopéritoine

Figure 42-3   Laparoscopie.

Endoscopie pelvienne

Culdoscopie.   Cette épreuve diagnostique consiste à introduire un appareil optique, le *culdoscope*, par une incision pratiquée dans le cul-de-sac postérieur. Cet examen permet de visualiser l'utérus, les trompes de Fallope, les ligaments larges, les ligaments utéro-sacrés, la paroi du rectum, le côlon sigmoïde et l'intestin grêle. On prépare la cliente, comme pour une opération vaginale, et on la conduit à la salle d'opération où on l'installe en position génu-pectorale. L'anesthésie peut être locale, régionale ou générale. Lorsque l'examen est terminé, on retire le culdoscope et on reconduit la cliente à sa chambre ou à la salle de réveil. L'incision du cul-de-sac se cicatrise facilement sans suture. On demande à la cliente de ne pas se donner de douche vaginale et de ne pas avoir de relations sexuelles jusqu'à la cicatrisation, c'est-à-dire pendant environ deux semaines.

On utilise la culdoscopie quand on soupçonne une grossesse ectopique, dans le cas d'une douleur pelvienne inexpliquée ou de masses pelviennes indéterminées.

Laparoscopie (péritonéoscopie pelvienne).   Dans la laparoscopie, on introduit un endoscope dans la cavité péritonéale par une incision sous-ombilicale (*Figure 42-3*). On utilise la laparoscopie pour les mêmes cas que la culdoscopie. Il est également possible d'effectuer des interventions mineures telles que la ligature des trompes, une biopsie ovarienne et la lyse d'adhérences péritubaires. Avant l'opération, on fait une dilatation et un curetage, non seulement parce qu'ils apportent des informations supplémentaires, mais parce qu'on doit mettre en place un instrument chirurgical (sonde ou canule intra-utérine) qui permettra la manipulation de l'utérus et une meilleure visualisation pendant la laparoscopie. On a également une

meilleure vue du bassin, de la partie inférieure de l'abdomen et des viscères si l'on insuffle une certaine quantité de dioxyde de carbone dans la cavité péritonéale, ce qui sépare les intestins des organes pelviens. On fait une électrocoagulation des trompes et on en enlève un segment pour analyse histologique. Après l'opération, on enlève l'endoscope, et le dioxyde de carbone s'échappe par la canule. On ferme l'incision par des points et on la recouvre d'un pansement adhésif.

On observe attentivement la cliente pendant quelques heures afin de détecter tout signe d'hémorragie, de lésions ou de brûlures par le cautère, ce qui arrive rarement.

Hystéroscopie.   L'hystéroscopie permet une visualisation directe de toutes les parties de la cavité utérine au moyen d'un instrument optique à source de lumière. On préfère effectuer l'hystéroscopie cinq jours après l'arrêt des menstruations (pendant la phase folliculaire du cycle menstruel). On nettoie la vulve et le vagin et on fait une anesthésie péricervicale. On introduit l'*hystéroscope* dans le canal cervical et on l'avance sous vision directe d'environ 1 cm ou 2 cm. On injecte un liquide (solution saline ou dextrose à 5%), par l'instrument, pour dilater la cavité utérine et fournir une meilleure visualisation.

On utilise l'hystéroscopie surtout pour les diagnostics compliqués : stérilité, hémorragie inexpliquée, ou dispositif intra-utérin bloqué. Par contre, l'hystéroscopie est contre-indiquée chez les clientes ayant un cancer du col ou de l'endomètre.

Colposcopie et colpomicroscopie.   Le *colposcope* (grossissement de 10 à 25 fois) et le colpomicroscope (grossissement jusqu'à 400 fois) sont des instruments optiques qui permettent des vues tridimensionnelles de l'épithélium cervical *in situ*, coloré ou non. Ces instruments permettent un accès visuel aux régions tissulaires suspectes, mais la biopsie reste la seule méthode diagnostique précise.

Examens radiologiques

Hystérosalpingographie. L'hystérosalpingographie est la radiographie de l'utérus et des trompes, après injection dans la cavité utérine d'une substance opaque aux rayons X. Elle permet d'évaluer la perméabilité tubaire, dans les cas de stérilité, et de mettre en évidence certaines anomalies de la cavité utérine.

L'examen se déroule dans une salle de radiologie. La cliente est installée en position gynécologique et un spéculum à deux valves permet l'exposition du col. On introduit une canule dans le canal cervical et on injecte lentement la substance de contraste dans l'utérus et les trompes de Fallope. Une série de clichés montre la progression et la distribution de la substance de contraste.

Pour que les gaz intestinaux ne gênent pas les clichés radiographiques, on prépare l'intestin en administrant un laxatif la veille de l'examen et un lavement, le matin même. Pour soulager les douleurs après l'examen, le médecin prescrit un analgésique. Certaines clientes peuvent se plaindre aussi de nausées, de vomissements, de crampes et d'étourdissements. Comme la substance de contraste peut tacher les vêtements, on recommande à la cliente de porter une serviette hygiénique après l'examen.

Artériographie, phlébographie et scintigraphie. On utilise aussi des techniques quand c'est nécessaire. Puisque l'utérus et ses annexes sont situés près des reins, des uretères et de la vessie, on effectue fréquemment des examens diagnostiques urologiques tels que la radiographie des reins, des uretères et de la vessie, et la pyélographie.

Échographie. Cet examen, ajouté à d'autres méthodes diagnostiques, fournit de bons résultats, surtout chez les femmes enceintes et chez les femmes obèses pour lesquelles les radiographies ne sont pas souhaitables ou ne donnent pas de bons résultats. Les clientes apprécient le fait que l'échographie ne les expose pas à des radiations ionisantes.

☐ SOINS INFIRMIERS DES CLIENTES AYANT DES AFFECTIONS GYNÉCOLOGIQUES

On a souvent recours aux *douches* dans les affections gynécologiques, aussi bien avant qu'après une opération ; ces douches sont de deux types : vulvaires et vaginales.

Les *douches vaginales* (ou *irrigations vaginales*) visent à nettoyer ou à désinfecter le vagin, ainsi que ses structures adjacentes, avant ou après une opération. On les utilise aussi en présence d'une inflammation pour calmer la douleur et pour stimuler les tissus relâchés. Il arrive que certains médecins traitent les suintements sanguins au moyen de douches vaginales froides ou chaudes.

Lorsqu'elle doit donner une douche vaginale, l'infirmière doit vérifier les particularités de la prescription médicale. Les solutions pour irrigations les plus fréquemment employées sont l'eau stérile, le soluté physiologique et diverses solutions antiseptiques. En règle générale, le volume d'une irrigation vaginale est de 1 000 mL et la température de la solution est de 43,3°C.

Pour administrer une irrigation vaginale, l'infirmière doit installer la cliente en position gynécologique modifiée, le siège soulevé sur un bassin de lit qu'elle aura pris soin de réchauffer. On recouvre la cliente pour éviter les refroidissements. Le sac ou le récipient d'irrigation est suspendu à une hauteur de 30 cm au-dessus des hanches de la cliente (60 cm est la hauteur maximale tolérée, car une pression trop forte risquerait de pousser la solution à l'intérieur de l'utérus et des trompes). L'infirmière fait une toilette vulvaire si la cliente n'a pu la faire elle-même. Elle ouvre la pince du tube de drainage, puis laisse couler un peu de solution sur la vulve de la cliente afin de permettre aux tissus de s'adapter à la température de l'irrigation. Après avoir écarté les grandes lèvres, elle introduit délicatement la canule (environ 5 cm) en suivant la courbe naturelle du vagin en direction du sacrum. On doit appliquer un mouvement de rotation continue à la canule, pour bien irriguer tous les replis du vagin. Lorsque l'irrigation est terminée (de 5 min à 10 min), l'infirmière demande à la cliente de s'asseoir et de pousser avec ses muscles périnéaux pour expulser tout le liquide du vagin. Elle retire ensuite le bassin de lit et assèche la vulve avec une serviette. Les sacs pour douches vaginales sont jetés tandis que les bocks sont nettoyés puis stérilisés. Si la cliente souffre d'une infection vaginale, on recommande à l'infirmière de porter des gants pour se protéger contre une éventuelle contamination. Certaines irrigations à but thérapeutique doivent être administrées très lentement (de 20 min à 30 min) et, à la suite d'une irrigation chaude, l'infirmière doit demander à la cliente de rester couchée sur le dos pendant au moins 1 h. Lorsqu'une cliente doit s'administrer une douche vaginale à domicile, elle peut s'allonger dans la baignoire et suivre la même technique.

Les *douches vulvaires* (ou *irrigations vulvaires*) sont recommandées après une intervention chirurgicale sur le périnée. On les fait après chaque miction et chaque défécation afin de garder la plaie opératoire propre et exempte d'infection. On installe la cliente comme pour une douche vaginale, puis on laisse couler doucement de l'eau tiède sur la vulve. On assèche la région avec des gazes stériles et l'on applique un pansement sec ou une serviette hygiénique stérile maintenue en place par une bande en T.

Les *médicaments intravaginaux* prennent la forme d'ovules, de gelées ou de crèmes. Ils s'introduisent profondément dans le vagin au moyen d'un applicateur spécial fourni avec le produit. Leur principale indication est le traitement des infections vaginales (ils ont remplacé les douches vaginales). Ils sont également utilisés avant ou après certaines interventions gynécologiques. Pour éviter de tacher les sous-vêtements, on recommande aux clientes de porter une serviette hygiénique.

☐ MENSTRUATION

Rappel de physiologie

Les *gonades* sont les organes qui produisent soit les ovules, soit les spermatozoïdes d'un organisme. Chez la femme, les gonades se nomment *ovaires* et elles sont situées dans l'abdomen. Chez l'homme, les gonades sont les *testicules* et elles sont logées dans le scrotum. En plus de leur rôle dans la reproduction, les gonades sont des glandes endocrines importantes.

Hormones ovariennes.   Les ovaires produisent des hormones stéroïdes, surtout les *œstrogènes* et la *progestérone*. Plusieurs œstrogènes différents sont produits par le follicule ovarien dont le rôle est d'amener à maturation l'ovule et ses cellules environnantes. L'*œstradiol* est l'œstrogène ovarien le plus important. Les œstrogènes sont responsables du développement et du maintien des organes reproducteurs, et des caractères sexuels secondaires chez la femme. Les œstrogènes ont un rôle important dans le développement des seins et dans les changements cycliques de l'utérus qui surviennent chaque mois.

La progestérone joue aussi un rôle dans la régulation des changements qui se produisent dans l'utérus au cours du cycle menstruel. Elle est sécrétée par le *corps jaune* qui n'est autre que le follicule de De Graaf après la libération de l'ovule. C'est la progestérone qui joue le rôle le plus important dans la préparation de la membrane utérine (endomètre) à la nidation de l'ovule fécondé. S'il y a grossesse, le placenta prend le relais et sécrète la progestérone, laquelle est importante pour le maintien d'une grossesse normale. De plus, la progestérone et les œstrogènes préparent les seins à la production et à la sécrétion du lait.

Les ovaires produisent également des *androgènes*, mais en très petite quantité. On connaît peu de chose concernant le rôle des androgènes chez la femme.

Régulation de la sécrétion des hormones ovariennes.   L'*hormone folliculostimulante (FSH)*, sécrétée par le lobe antérieur de l'hypophyse, stimule la sécrétion d'œstrogènes. L'*hormone lutéinisante (LH)* stimule la production de progestérone. Ce sont des mécanismes de rétroaction qui régularisent la sécrétion de FSH et de LH. Une augmentation des taux d'œstrogènes dans le sang inhibe la sécrétion de FSH, mais favorise la sécrétion de LH. Des taux élevés de progestérone inhibent la sécrétion de LH. De plus, des stimuli venant de l'hypothalamus (hormones de libération) affectent la libération des gonadotrophines (FSH et LH).

Cycle menstruel.   Chez la femme, la sécrétion des hormones ovariennes suit un cycle qui conduit à des modifications de l'endomètre et à la menstruation (*Figure 42-4*). Au début du cycle, juste après la menstruation, la quantité de FSH augmente et stimule la sécrétion d'œstrogènes ; l'endomètre épaissit et devient plus vascularisé. Vers la moitié du cycle, la quantité de LH augmente et stimule la sécrétion de progestérone. C'est à ce moment que survient l'ovulation. Sous l'influence combinée des œstrogènes et de la progestérone, l'endomètre atteint un maximum d'épaississement et de vascularisation. Si l'ovule a été fécondé, les taux d'œstrogènes et de progestérone restent élevés et les changements hormonaux de la grossesse suivent. S'il n'y a pas eu fécondation, la quantité de FSH et de LH diminue, la sécrétion d'œstrogènes et de progestérone chute rapidement, l'endomètre vascularisé et épaissi dégénère : c'est la menstruation. Le cycle recommence alors.

Problèmes psychosociaux

L'enseignement sur la menstruation doit commencer avant la première apparition des règles. Il faut insister auprès de la jeune adolescente sur le fait que la menstruation est un phénomène physiologique normal. Il faut aussi éviter d'utiliser l'expression populaire « être malade » qui a souvent un effet psychologique néfaste ; il est plus sain de dire « J'ai mes règles » ou « Je suis menstruée ». Une alimentation saine, une bonne posture, du repos et de l'exercice préviennent bien des malaises. Un ou deux jours avant le début de la menstruation, certaines jeunes filles remarquent une légère sensation de réplétion et une sensibilité des seins. La première journée des règles, elles peuvent observer une fatigue inhabituelle, une sensation de lourdeur dans les jambes, dans la région pelvienne, ainsi qu'une certaine instabilité affective. Il s'agit habituellement de symptômes momentanés qui n'entravent que fort peu les activités journalières normales. S'il en est autrement, cet état nécessite un examen médical.

La majorité des femmes utilisent des serviettes hygiéniques pour absorber l'écoulement menstruel ; on trouve maintenant dans le commerce des « mini-serviettes » pour les jours où l'écoulement est moins abondant. Les tampons vaginaux sont de plus en plus populaires. Leurs principaux avantages sont de ne pas dégager d'odeur et d'être moins encombrants que les serviettes hygiéniques ; cependant, un hymen trop étroit peut rendre leur insertion difficile (voir la section « Syndrome du choc toxique » à la page 938). Si le cordonnet du tampon se brise, il est possible, en s'accroupissant, de retirer le tampon avec les doigts. En cas de difficultés, consulter un médecin.

Comme nous le mentionnions au début du chapitre, l'appartenance culturelle d'un individu influence sa conception de la sexualité ; il en est de même pour la menstruation. Certaines femmes pensent que l'écoulement menstruel doit être abondant et qu'une serviette (ou tampon) dans laquelle s'accumule le sang menstruel stimule cet écoulement. D'autres pensent qu'elles sont plus vulnérables aux maladies pendant la menstruation et qu'elles ne doivent pas se baigner, ni prendre une douche froide, ni se faire donner une permanente, ni se faire obturer une dent, ni manger certains aliments, etc.

La liste de ces croyances est longue ; même si elles ne sont pas toutes exprimées verbalement, l'infirmière doit être consciente qu'elles existent et qu'elles sont profondément enracinées dans la mentalité populaire. Ces fausses croyances doivent être identifiées et corrigées. L'infirmière doit aussi comprendre que plusieurs femmes ont de la difficulté à parler de leurs problèmes gynécologiques. En créant un climat de confiance et de compréhension, elle pourra aider de nombreuses femmes à exprimer leurs inquiétudes et leurs interrogations.

Troubles de la menstruation

Le cycle menstruel dépend de certaines hormones sécrétées par les ovaires : la thyroïde et l'hypophyse. Ces hormones réagissent entre elles selon un processus déterminé et harmonieux. Les troubles de la menstruation sont en général causés par certains facteurs qui viennent troubler cette

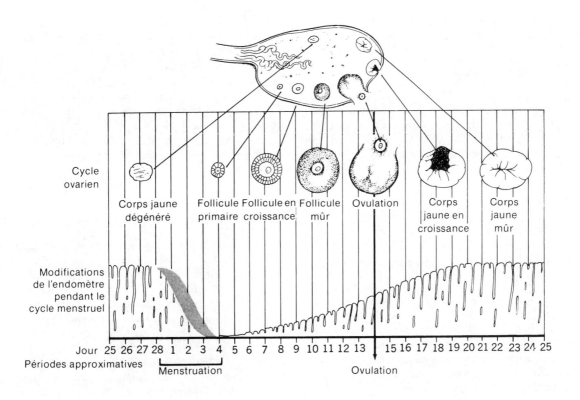

Périodes approximatives

Phase	Menstruelle	Folliculaire	Ovulation	Lutéinique	Prémenstruelle
JOURS	1 2 3 4 5 6 7 8 9 10	11 12 13 14 15	16 17 18 19 20	21 22 23 24 25	26 27 28 1 2
Ovaire	Dégénérescence du corps jaune; début du développement folliculaire	Croissance et maturation du follicule	Ovulation	Corps jaune actif	Dégénérescence du corps jaune
Production d'œstrogènes	Faible	Croissante	Forte	Déclinante, puis s'élevant de nouveau	Décroissante
Production de progestérone	Nulle	Nulle	Faible	Croissante	Décroissante
Production de FSH	Croissante	Forte, puis déclinante	Faible	Faible	Croissante
Production de LH	Faible	Faible, puis croissante	Forte	Forte	Décroissante
Endomètre	Dégénérescence et chute de la membrane superficielle. Les rameaux flexueux de l'artère utérine se dilatent, puis se contractent de nouveau	Réorganisation et prolifération de la membrane superficielle	La croissance continue	Sécrétion active et dilatation glandulaire; fortement vascularisé; œdémateux	Vaso-constriction des rameaux flexueux de l'artère utérine; commencement de dégénérescence

Figure 42-4 Activité hormonale et changements dans l'activité de l'ovaire et de l'utérus. (*Source:* Chaffee, E.E. et Greisheimer, E.M. *Basic Physiology and Anatomy*, 3e éd., Philadelphie, J.B. Lippincott.)

interdépendance soit en augmentant, soit en diminuant la fonction d'une ou de plusieurs de ces glandes.

Tension prémenstruelle

On appelle *tension prémenstruelle* l'ensemble des symptômes qui précèdent la menstruation et qui disparaissent avec son déclenchement. Ses principales manifestations sont les céphalées, la congestion et la sensibilité des seins, les douleurs dorsales et pelviennes, une sensation de réplétion et une instabilité affective. On attribue ces symptômes à une rétention de liquide dans l'organisme, à un œdème cérébral et à un gain de masse. Les formes mineures se tolèrent sans aucun traitement, tandis que les formes plus sérieuses demandent la prescription de diurétiques.

Dysménorrhée (primaire ou fonctionnelle)

La *dysménorrhée* est une menstruation douloureuse, en l'absence de toute lésion organique pelvienne. Elle apparaît habituellement dans les années qui suivent le début des menstruations; elle affecte 35% des adolescentes, 25% des étudiantes du collégial et de l'université, et de 60% à 70% des célibataires âgées de 30 ans et plus. C'est la principale cause d'absentéisme chez les jeunes travailleuses. La dysménorrhée primaire accompagne l'ovulation, puisque les crampes douloureuses sont dues aux effets de la progestérone qui provoque une hypercontractilité myométrale et un angiospasme des artérioles utérines. Une certaine composante psychique n'est pas à négliger, dans plusieurs cas. Certains problèmes psychologiques tels que l'anxiété, la nervosité ou un traumatisme psychique pourraient provoquer ou aggraver la dysménorrhée.

Manifestations cliniques.   Les symptômes sont de légères crampes abdominales qui précèdent de 12 h à 24 h le déclenchement des règles. Elles augmentent d'intensité au début de l'écoulement menstruel et persistent encore de 12 h à 24 h. Les crampes, qui prennent la forme de coliques, s'accompagnent souvent de frissons, de nausées, de vomissements, de céphalées, d'irritabilité et de douleurs dorsales.

Traitement.   Lors d'un examen clinique complet, le médecin recherche d'abord les lésions organiques telles qu'une sténose du col utérin ou du vagin, ou un hymen imperforé. On doit aussi rechercher tout élément psychique. Certaines jeunes filles ont été habituées par leur mère à considérer la menstruation comme un état pathologique. Ce n'est qu'après avoir acquis une perception positive de la menstruation que la jeune fille pourra bénéficier véritablement d'un traitement. Si la jeune fille vient en compagnie de sa mère, il est recommandé de fournir à cette dernière certaines explications pour l'informer et la rassurer.

Il faut insister pour que la cliente poursuive ses activités journalières : le travail intellectuel détourne l'attention de la douleur et l'exercice physique modéré apporte un soulagement physiologique. Les analgésiques simples, comme l'acide acétylsalicylique (Aspirin) et l'acétaminophène (Tylenol), pris toutes les 4 h et absorbés dès le début des douleurs, empêchent l'apparition de crampes plus violentes. Certaines femmes ont besoin d'un antiémétique ou d'un tranquillisant faible. Plusieurs médecins recommandent les contraceptifs oraux, qui agissent sur la dysménorrhée en inhibant l'ovulation. On pense que les prostaglandines sont responsables de la dysménorrhée ; des inhibiteurs des prostaglandines semblent donner de bons résultats : l'ibuprofène (Motrin), le naproxen (Naprosyn), l'acide méfénamique (Ponstan) et le naproxen sodique (Anaprox).

Le curetage ne se pratique que dans de rares exceptions. Lorsque la cause semble être d'origine psychosomatique, ou reliée à un problème psychiatrique plus sérieux, on suggère à la cliente de consulter un psychiatre. La dysménorrhée primaire tend à se dissiper avec les années ; elle disparaît souvent après le premier accouchement.

Aménorrhée (absence des menstruations)

L'*aménorrhée primaire* est la non-apparition de la menstruation chez une jeune fille de 17 ans, présentant par ailleurs les autres caractères sexuels secondaires. Cette situation, alarmante pour la cliente et sa mère, n'est souvent qu'une puberté retardée par un facteur héréditaire, nutritionnel, anatomique ou affectif. L'infirmière qui rencontre cette jeune fille l'incite à parler de ses inquiétudes, de sa gêne d'être différente des autres jeunes filles de son âge et de sa peur d'être stérile. Des antécédents détaillés, un examen clinique complet et quelques examens de laboratoire permettent de détecter une malformation congénitale, une insuffisance endocrinienne ou métabolique et toute autre affection systémique. Le traitement vise à corriger ces anomalies.

L'*aménorrhée secondaire* (d'une durée minimale de 6 à 12 mois) est la suppression de la menstruation chez une femme qui a déjà été menstruée. Elle se produit habituellement pendant la grossesse ou la lactation. Chez l'adolescente, les causes les plus fréquentes sont d'origine affective : changements d'école, nervosité devant le travail scolaire, problèmes personnels, etc. Elle s'accompagne souvent d'un gain de masse ou d'un amaigrissement. Ce type d'aménorrhée, qu'on appelle hypothalamique ou psychique, peut durer quelques années. D'autres types d'aménorrhée sont provoqués par un dérèglement thyroïdien ou hypophysaire. Un traitement approprié peut y remédier. Dans tous les cas d'aménorrhée, il faut consulter un médecin.

Ménorragie, métrorragie

La ménorragie et la métrorragie sont des saignements utérins anormaux. La *ménorragie* est une menstruation abondante et prolongée, tandis que la *métrorragie* est une hémorragie irrégulière et variable (voir aussi la section « Affections de l'utérus » à la page 943).

☐ MÉNOPAUSE

La *ménopause* est la cessation physiologique de la menstruation et de la fonction ovarienne ; on la diagnostique rétrospectivement quand une femme n'a pas eu de menstruation pendant un an. Le *climatère* est la période de transition pendant laquelle la fonction reproductrice de la femme diminue graduellement pour s'arrêter complètement.

Rappel de physiologie

La ménopause, qui marque la fin de la période de fécondité chez la femme, survient habituellement entre l'âge de 49 et 52 ans, mais, chez certaines femmes, elle peut apparaître aussi tôt que 42 ans, ou aussi tard que 55 ans. L'arrêt de la menstruation, engendré par la régression de la fonction ovarienne, s'accompagne de l'atrophie des glandes mammaires et des organes génitaux. Il n'y a plus d'ovules qui parviennent à maturité ; par conséquent, il n'y a plus de production d'hormones ovariennes. L'ovariectomie bilatérale ou l'irradiation des ovaires, avant cette période, crée un phénomène similaire que l'on appelle ménopause artificielle.

La ménopause n'est pas un phénomène pathologique ; en plus de la carence en œstrogènes, de multiples changements psychologiques et physiologiques apparaissent, dont les transformations neuro-endocriniennes liées au processus du vieillissement.

Évaluation et manifestations cliniques

On classe généralement les symptômes de la ménopause d'après leur cause : (1) les changements endocriniens causés par un manque d'œstrogènes ou (2) les changements psychologiques. L'arrêt de la menstruation se fait progressivement. L'écoulement menstruel diminue de volume et devient irrégulier. L'intervalle entre deux cycles peut atteindre plusieurs mois, pour finalement faire place à une aménorrhée définitive. Tout écoulement menstruel prolongé ou toute perte sanguine survenant entre deux cycles doit être rapporté sans délai au médecin. Les bouffées de chaleur, les rougeurs et les sueurs abondantes sont aussi des manifestations de la diminution de la sécrétion hormonale ovarienne.

D'autres manifestations physiques peuvent apparaître : certaines atrophies, une impression de perte de force, un affaissement, une vaginite, une sécheresse de la peau, un gain de masse et des signes de carence en calcium (diminution de la taille, ostéoporose).

Évaluation psychologique

D'autres symptômes, indirectement reliés à la ménopause, précèdent ou accompagnent les changements menstruels : étourdissements, fatigue, nervosité, insomnie, céphalées, difficultés à se concentrer, etc. Ces manifestations seraient d'origine psychologique et s'expliqueraient par le changement de vie qui s'opère à cette période. Plusieurs femmes se sentent devenir inutiles, avec le départ des enfants de la maison. La prise de conscience du vieillissement, la perte de la fonction reproductrice et les modifications corporelles apportent aussi une certaine angoisse, mais plusieurs femmes ne présentent que peu de symptômes pendant leur ménopause ; certaines n'en ont aucun. Quelques-unes, cependant, traverseront cette période avec difficulté.

La ménopause n'entraîne pas de transformation radicale du mode de vie. Elle demande une certaine adaptation qui permet la poursuite d'une vie conjugale heureuse. Les réactions sexuelles sont conservées, parfois même augmentées chez les femmes qui craignaient de devenir enceintes accidentellement. Celles qui ont longtemps souffert de dysménorrhée apprécient ce bien-être nouveau.

Éducation de la femme au sujet de la ménopause

La majorité des femmes réagissent bien à un programme d'éducation qui les incite à modifier leurs habitudes et leur régime de vie. Il est quelquefois nécessaire de donner à certaines femmes des sédatifs légers et des tranquillisants qui les aideront à maîtriser leur nervosité ou leur état dépressif. Quelques-unes ont même de la difficulté à affronter les petits problèmes de la vie quotidienne.

Pour soulager les bouffées de chaleur intenses ou persistantes, le médecin prescrit un traitement par les œstrogènes, sur une base cyclique. Les médicaments les plus utilisés sont le diéthystilbœstrol, les œstrogènes conjugués (Prémarine) et l'éthinyl œstradiol (Estinyl). Le médecin règle la posologie selon les besoins, par exemple en prescrivant le médicament tous les jours, sauf les cinq premiers jours de chaque mois. Il est important que la femme demeure sous surveillance médicale et rapporte sans délai toute hémorragie utérine. Progressivement, les doses d'œstrogènes seront diminuées, puis finalement cessées.

L'utilisation prolongée des œstrogènes pour diminuer les symptômes dégénératifs de la ménopause demeure un sujet très controversé. Certains médecins, par crainte de favoriser le développement d'un cancer dû aux œstrogènes, ne prescrivent de traitement hormonal qu'aux femmes dont les symptômes de déficience œstrogénique sont intolérables, ou qui sont atteintes d'une vaginite sénile ou d'une ostéoporose. La crainte qu'un traitement prolongé ne provoque des changements néoplasiques dans les tissus âgés et sensibles aux œstrogènes restreint la prescription d'œstrogènes à toutes les femmes. On a récemment associé un usage à longue échéance de Prémarine au cancer de l'endomètre ; on pense que l'ajout de progestérone au traitement pourrait éviter ces problèmes.

Les médecins et les infirmières doivent prendre le temps d'expliquer à ces clientes la physiologie de la ménopause. L'arrêt de la menstruation est un phénomène normal, à cet âge, et il ne s'accompagne pas nécessairement de troubles affectifs importants ou de malaises innombrables.

Dans un programme d'éducation auprès de clientes d'âge moyen, l'infirmière doit insister sur le caractère normal de la ménopause et sur les mesures à prendre pour améliorer leur état général. Les points suivants doivent faire partie du programme d'éducation :

1. La période du climatère est normale et transitoire.
2. Le surmenage et les tracas journaliers en accentuent les symptômes.
3. Une alimentation saine et la maîtrise de la masse permettent d'améliorer la condition physique.
4. La participation à des activités à l'extérieur de la maison est un excellent moyen de diminuer l'anxiété et la nervosité.
5. Un programme d'exercices physiques adaptés aux besoins de la femme permet de conserver la vitalité.
6. Les enfants qui ont grandi doivent être traités en adultes.

7. La femme doit raviver les anciennes amitiés, en nouer de nouvelles et s'épanouir.
8. La ménopause est la période idéale pour se développer du point de vue intellectuel et pour tenter de nouvelles expériences.
9. La ménopause ne signifie pas la fin de la vie sexuelle.
10. Un examen clinique annuel est essentiel pour surveiller l'état de santé général.

L'espérance de vie après la ménopause est d'environ 30 à 35 ans. La femme doit prendre conscience que cette période équivaut à peu près au temps qu'elle a consacré à élever ses enfants. Il lui reste encore de nombreuses années à vivre pour réaliser plusieurs projets.

Pendant la ménopause, la femme a tendance à prendre de la masse, surtout au niveau des cuisses, des hanches et de l'abdomen. Comme la perception que la femme a d'elle-même est un facteur déterminant pour une réaction positive face à la ménopause, on conseillera à la femme de surveiller sa masse et de porter une attention particulière à son aspect physique.

☐ PLANIFICATION DES NAISSANCES

Le contrôle de la reproduction humaine a été pratiqué, pour de multiples raisons, depuis les temps les plus anciens. Il existe plusieurs méthodes de contrôle et leur utilisation a fluctué au cours des ans. Il n'existe pas de méthode idéale, chacune a ses avantages et ses inconvénients. La plupart des méthodes s'appliquent aux femmes. Pour l'homme, seul le condom a été accepté ; cependant, les recherches continuent dans l'espoir de trouver des moyens contraceptifs supplémentaires. Selon Mishell, les problèmes concernant la contraception chez l'homme comprennent (1) la difficulté à séparer la spermatogenèse et la production d'androgènes de la fonction testiculaire ; (2) la longue période, généralement trois mois, entre le début du traitement et l'élimination des spermatozoïdes du sperme éjaculé ; (3) les problèmes de réversibilité, c'est-à-dire le délai requis pour le retour de la fertilité, et la production possible de spermatozoïdes anormaux lors de ce retour ; (4) le manque de motivation de la plupart des hommes à utiliser un moyen contraceptif, puisque ce ne sont pas eux qui ont une grossesse.

Les moyens de contraception les plus courants sont :

La *planification familiale* : limiter ou espacer le nombre des enfants. Pour prévenir des naissances non désirées ou non planifiées, on peut utiliser les moyens décrits ci-après.

La *planification naturelle* : l'utilisation de tous les moyens naturels de prévention, sauf les moyens mécaniques et chimiques.

La *contraception* : un moyen d'éviter temporairement une grossesse.

La *stérilisation* : un moyen de prévenir la grossesse de façon permanente.

L'*avortement provoqué* : l'évacuation volontaire du fœtus avant qu'il ne devienne viable.

Méthodes naturelles

Les avantages des méthodes naturelles de contraception sont les suivants : (1) elles ne sont pas dangereuses pour la santé de l'individu, (2) elles ne coûtent pas cher et (3) certaines religions les préfèrent. Parmi les inconvénients, on note la nécessité d'une discipline de la part du couple, les périodes d'abstinence et une moins grande efficacité. L'*abstinence* est le seul moyen complètement efficace de prévenir la grossesse. Dans le *coït interrompu*, l'homme retire son pénis du vagin avant l'éjaculation, ce qui nécessite une grande maîtrise. La présence de spermatozoïdes dans le liquide prééjaculatoire rend cette méthode incertaine.

Méthode rythmique.   La *méthode rythmique*, ou *abstinence périodique*, est difficile à utiliser, car elle est fondée sur la capacité de la femme de déterminer son moment d'ovulation et sur la suppression des rapports sexuels pendant la période fertile. On estime que la période fertile commence environ 14 jours avant la menstruation, bien qu'elle puisse survenir entre le 10e et le 17e jour. Le spermatozoïde peut féconder l'ovule jusqu'à 72 h après le rapport sexuel, et l'ovule peut être fécondé environ 24 h après qu'il a quitté l'ovaire. Les études révèlent que sur 100 femmes qui utilisent la méthode rythmique pendant un an, 40 sont enceintes.

Selon certains chercheurs, si une femme détermine avec exactitude sa « période sûre », fondée sur l'enregistrement précis des dates de sa menstruation pendant au moins un an, et si elle suit une méthode qui a fait ses preuves, elle peut obtenir une protection de 80%. Cependant, cela nécessite une longue période d'abstinence pendant chaque cycle. De nouvelles méthodes pour détecter l'ovulation ont permis d'améliorer les résultats.

Diaphragme

Le *diaphragme* est un moyen contraceptif efficace. C'est un anneau flexible d'environ 7,5 cm de diamètre, couvert d'une membrane de caoutchouc en forme de dôme. On utilise une gelée ou une crème spermicide pour recouvrir la partie concave du diaphragme avant de l'introduire au fond du vagin. Le diaphragme et le spermicide empêchent les spermatozoïdes d'entrer dans le canal cervical. Le diaphragme ne gêne pas puisqu'on le place contre la paroi arrière du vagin et, en avant, contre le bord de l'os pubien. Le diaphragme doit être ajusté à la taille de la femme par un médecin.

Chaque fois que l'on utilise un diaphragme, on doit l'examiner avec attention en le tenant à la lumière pour vérifier s'il n'a pas de petits trous, de fentes ou de déchirures. On doit appliquer la crème ou la gelée spermicide selon la prescription, moins de 2 h avant une relation sexuelle. Ensuite, on place le diaphragme de façon à recouvrir complètement le col de l'utérus (*Figure 42-5*). On laisse le diaphragme en place au moins 8 h après le coït ; quand on le retire, on le lave soigneusement avec de l'eau et du savon, on le rince et on le sèche avant de le ranger dans son contenant.

Préparation

Uriner, puis se laver les mains avant d'introduire le diaphragme. Verser de 5 mL à 10 mL de crème ou de gelée spermicide dans le dôme du diaphragme. (Se référer au mode d'emploi.) Étendre le spermicide à l'intérieur du dôme et tout autour de l'anneau.

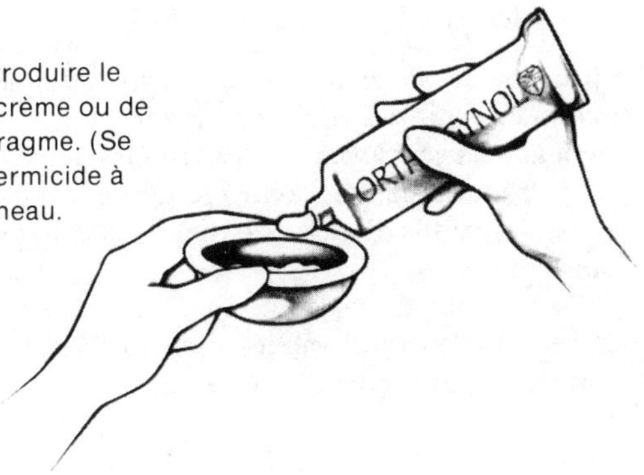

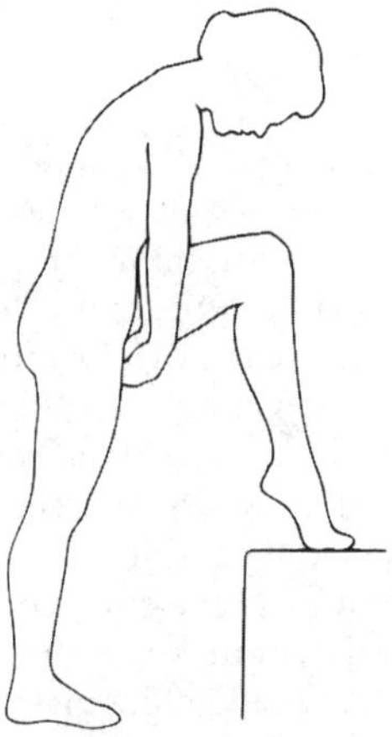

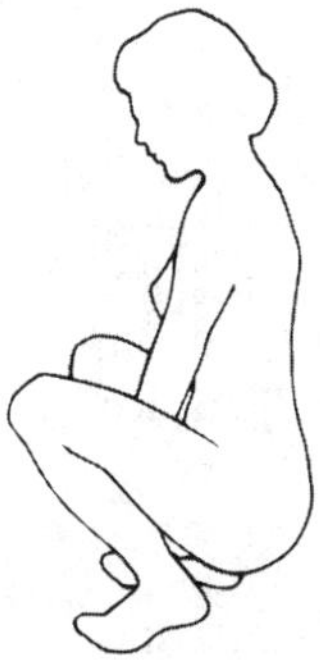

Positions

On peut introduire le diaphragme dans la position debout, une jambe élevée, dans la position accroupie ou couchée.

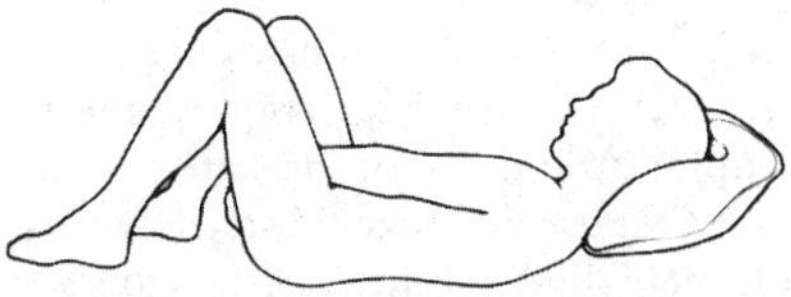

Introduction du diaphragme

Tenir le diaphragme (dôme vers le bas, spermicide vers le haut) et appuyer sur les côtés opposés de l'anneau avec le pouce et le majeur (1).

Écarter les parois du vagin avec la main libre. Tenir le diaphragme pressé, le dôme vers le bas, et pousser doucement vers l'intérieur le long de la paroi vaginale aussi loin qu'il peut aller (2).

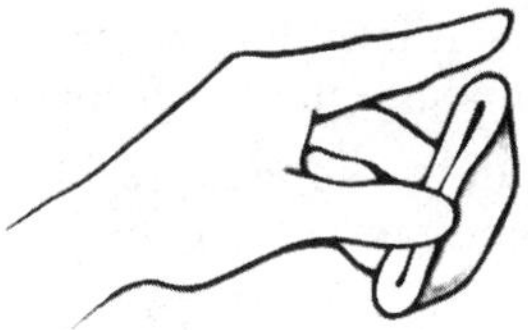

1

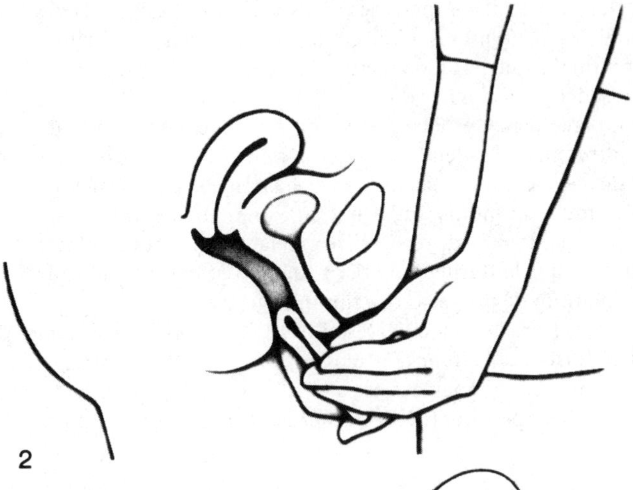

2

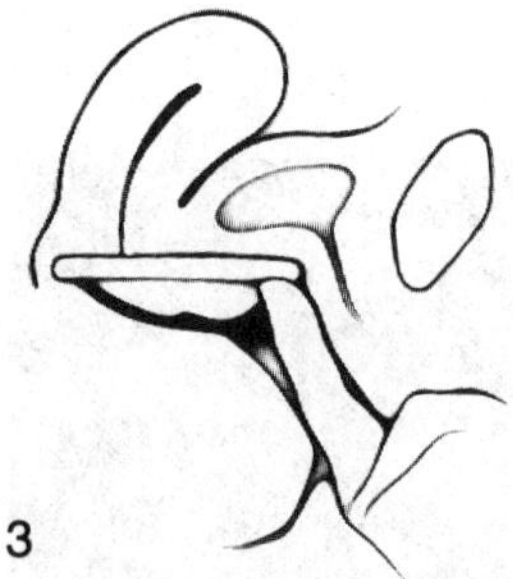

3

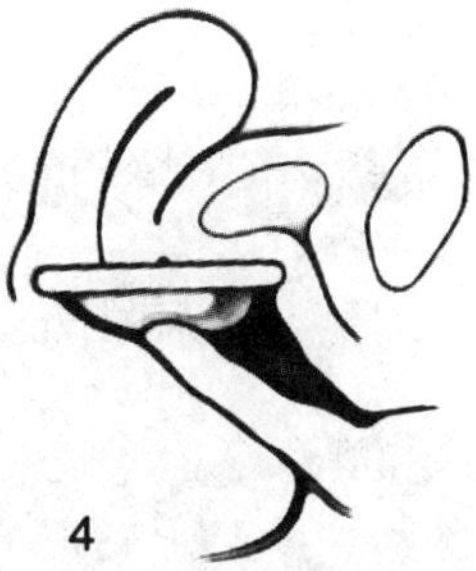

4

Avec l'index, pousser l'avant de l'anneau vers le haut jusqu'à ce qu'il soit fixé en place, juste au-dessus de l'os pubien (3).

Vérifier avec l'index si le diaphragme est bien en place (4). Le diaphragme doit être bien fixé entre le bord supérieur de l'os pubien et la paroi arrière du vagin. On doit pouvoir sentir le col de l'utérus à travers le caoutchouc.

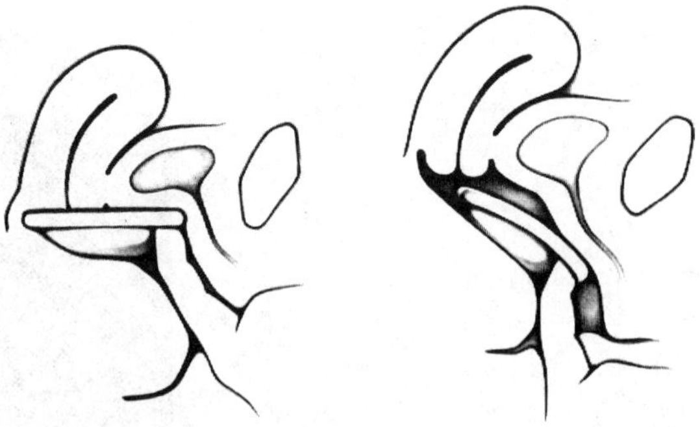

Retrait du diaphragme

Pour enlever le diaphragme, placer l'index derrière l'avant de l'anneau. Tirer le diaphragme et le sortir. Si on doit se lever avant le moment d'enlever le diaphragme, on peut utiliser un tampon ou une serviette hygiénique pour éviter l'écoulement de la crème ou de la gelée.

Figure 42-5 Introduction d'un diaphragme. (Reproduit avec la permission de : Ortho Pharmaceutical Corporation.)

Dispositifs intra-utérins (DIU)

Le principe des *dispositifs intra-utérins (DIU)*, ou *stérilets*, est connu depuis des siècles, mais son utilisation moderne revient au médecin allemand, Ernest Graefenberg, qui, vers 1928, introduisit dans la cavité utérine des catguts de soie et des spirales de fils d'or ou d'argent dans le but d'empêcher la conception.

De nos jours, les stérilets sont faits de plastique ou de métal et sont de formes variées, d'environ 2,5cm × 2 cm. On les introduit par le col de l'utérus dans la cavité utérine. On pense que leur mode d'action est dû à une réaction inflammatoire engendrée par la présence d'un corps étranger dans l'utérus, ce qui semble être toxique pour les spermatozoïdes et les blastocytes.

Un stérilet satisfaisant est facile à introduire, reste en place, est un moyen contraceptif efficace, ne cause pas de problèmes tels que la douleur et l'hémorragie, a rarement besoin d'être enlevé et est économique. La figure 42-6 présente les principaux modèles de stérilets sur le marché. Le cuivre et certains autres métaux augmentent l'efficacité des stérilets, mais les risques que pourrait entraîner leur emploi prolongé n'ont pas encore été établis.

La mise en place du stérilet est relativement simple. Le médecin l'introduit dans la cavité utérine, à l'aide d'un stylet, pendant la période menstruelle. La plupart des modèles sont munis d'un fil de nylon, pour en faciliter l'extraction et pour permettre à la femme d'en vérifier la présence. Le cuivre se dissout peu à peu ; on doit donc remplacer les stérilets à base de cuivre environ tous les quatre ans ; au-delà de cette période, ils ne sont plus efficaces. On n'a pas besoin de changer un stérilet de plastique, à moins qu'il n'y ait une augmentation du saignement un an après sa mise en place. On doit remplacer tous les ans le stérilet qui libère de la progestérone, puisque la quantité de progestérone diminue graduellement.

Les stérilets sont efficaces, n'ont pas d'effets systémiques et réduisent le facteur d'erreur de la femme. Par contre, ils peuvent occasionner des écoulements sanguins abondants, se déplacer, perforer le col de l'utérus, et causer de l'infection.

Il y a aussi le risque de complications dans le cas d'une grossesse, telles que des anomalies congénitales, un avortement spontané et une grossesse ectopique. Cependant, depuis que le stérilet en forme d'écusson a été retiré du marché, la sécurité et la popularité des stérilets ont augmenté. C'est une bonne méthode pour les femmes qui ne veulent plus d'enfants, mais qui refusent la stérilisation, ainsi que pour les femmes plus âgées qui pourraient présenter des risques en utilisant des contraceptifs à base de stéroïdes.

Contraceptifs oraux — la « pilule »

Base physiologique.   Les contraceptifs oraux sont des composés synthétiques d'œstrogènes et de progestérone qui agissent en inhibant la sécrétion de l'hormone folliculostimulante (FSH) par le lobe antérieur de l'hypophyse. En l'absence de la FSH, l'ovaire n'est pas stimulé et il n'y a pas d'ovulation. La prise des comprimés commence le 5e jour du cycle menstruel, à raison de 1 comprimé par jour pendant 21 jours consécutifs. La femme recommence le traitement le 5e jour de chaque cycle menstruel suivant. Certaines compagnies fournissent des boîtes contenant 28 pilules, dont 7 ou 8 sont des placebos, ce qui signifie que la femme prend alors une pilule par jour.

Il existe, sur le marché, deux sortes de méthodes contraceptives : la méthode « combinée » et la méthode « ininterrompue ». La différence entre les deux se situe dans le dosage des progestatifs. Dans la *méthode combinée*, tous les comprimés contiennent des œstrogènes et de la progestérone. La majorité des femmes prennent des contraceptifs oraux de ce type. Les progestatifs modifient la production de glaire cervicale et empêchent l'endomètre de se développer complètement pour recevoir l'ovule fécondé ; l'écoulement menstruel est aussi plus faible. Dans la *méthode ininterrompue*, les comprimés contiennent une plus faible dose de progestatifs et doivent être pris quotidiennement. Seul un faible pourcentage de femmes utilise cette méthode.

Effets secondaires.   Les principaux effets secondaires des contraceptifs oraux sont les nausées, les douleurs

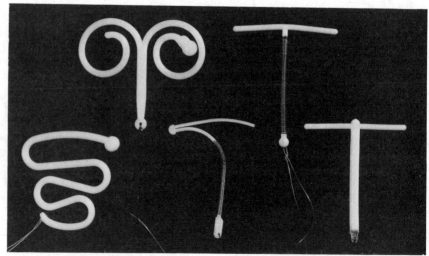

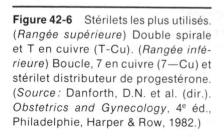

Figure 42-6   Stérilets les plus utilisés. (*Rangée supérieure*) Double spirale et T en cuivre (T-Cu). (*Rangée inférieure*) Boucle, 7 en cuivre (7—Cu) et stérilet distributeur de progestérone. (*Source :* Danforth, D.N. et al. (dir.). *Obstetrics and Gynecology*, 4e éd., Philadelphie, Harper & Row, 1982.)

pelviennes, les lombalgies, l'irritabilité, la dépression, les céphalées, le gain de masse, les crampes aux mollets, la congestion des seins, l'hirsutisme et l'acné. Plusieurs de ces symptômes disparaissent après 3 ou 4 mois d'utilisation ; ils sont imputables en partie à la rétention d'eau et de sodium provoquée par les œstrogènes. Une modification du dosage hormonal est parfois nécessaire, ainsi qu'une réduction du sel dans l'alimentation.

On signale aussi un plus grand nombre de thrombophlébites et de fibromes utérins et quelques cas d'ictère chez les femmes qui prennent des contraceptifs oraux. Pour ces raisons, les contraceptifs hormonaux sont contre-indiqués si la femme a déjà présenté un problème de coagulation, un fibrome utérin, des troubles biliaires ou hépatiques ou du diabète. On note également une augmentation de problèmes cardiaques chez les femmes de plus de 35 ans qui prennent la « pilule ». On attribue aussi à la « pilule » certains problèmes visuels, mais son rôle précis n'a pas encore été démontré. En présence de problèmes visuels, il est préférable de cesser de prendre les comprimés. On rapporte aussi une incidence plus grande de vulvo-vaginite à *Candida*.

Dans certains cas apparaissent des effets secondaires de type nutritionnel tels qu'une carence en acide folique et un besoin accru de vitamine C et B$_{12}$; mais les conséquences des effets métaboliques et nutritionnels de la pilule ne sont pas clairement démontrées. On donnera donc des conseils diététiques sur une base individuelle. Des femmes qui ont de bonnes habitudes alimentaires doivent être capables de satisfaire leurs besoins ; cependant, les femmes dont les ressources nutritionnelles sont amoindries ou limitées doivent prendre des suppléments de vitamines et de minéraux.

Les femmes dont les règles sont peu abondantes ou irrégulières doivent utiliser une autre méthode de contraception. Si elles utilisent les contraceptifs oraux, elles pourront avoir de la difficulté à devenir enceintes ou bien ne pas avoir de menstruations après l'arrêt des pilules. Quant au retour de la fertilité, il est retardé de deux à trois mois chez environ 20% des utilisatrices de contraceptifs oraux ; chez certaines femmes, c'est encore plus long. La femme qui désire être enceinte devrait arrêter de prendre la pilule et utiliser un moyen contraceptif mécanique pendant un mois ou plus si elle désire planifier la date de son accouchement.

Jusqu'à maintenant, on n'a pas trouvé d'effets à longue échéance de l'utilisation prolongée des contraceptifs oraux. Il ne semble pas y avoir d'anomalies fœtales liées à la prise de la pilule, et le cycle menstruel ainsi que la fécondité reviennent normalement (bien que quelque peu retardés, comme nous l'avons expliqué plus haut) après la cessation des contraceptifs oraux. Des recherches et des expérimentations sont en cours pour mettre au point une pilule ou une injection mensuelle qui serait aussi sûre qu'efficace (*Encadré 42-1*).

Interception (« pilule du lendemain »)

L'administration, dans une période de temps déterminée, d'un bon dosage d'œstrogènes après une relation sexuelle peut empêcher la grossesse. La « pilule du lendemain » n'est pas un moyen de contraception à utiliser régulièrement,

Encadré 42-1 Facteurs de risque et surveillance de la cliente

Contre-indications totales à l'utilisation des contraceptifs oraux

1. Néoplasie dépendante des œstrogènes, connue ou soupçonnée
2. Cancer du sein connu ou soupçonné
3. Thrombophlébite ou maladie thromboembolique
4. Des antécédents de thrombophlébite, de thromboembolie ou de maladie thrombotique
5. Maladie vasculaire cérébrale ou coronaire
6. Saignements utérins anormaux de cause inconnue
7. Grossesse connue ou soupçonnée

Autres contre-indications

Hypertension, hyperlipidémie congénitale, diabète sucré, maladie hépatique, ictère cholestatique, aménorrhée, migraine, céphalée, léiomyome de l'utérus, usage abusif du tabac.

Les contraceptifs oraux sont surtout recommandés aux femmes jeunes ; les maladies systémiques et les risques de mortalité causés par l'utilisation de la pilule augmentent avec l'âge.

mais on y a recours dans certaines situations d'urgence, comme une agression sexuelle, une rupture du condom ou du diaphragme, ou après une relation sexuelle « imprévue ». Ce traitement consiste en l'administration d'une forte dose d'œstrogènes sous forme de diéthylstilbœstrol ou d'éthinyl œstradiol tout de suite après la fécondation et avant l'implantation de l'ovule. On poursuit ce traitement pendant cinq jours. Pour diminuer les nausées, on recommande de prendre des comprimés avec de la nourriture ou avec un antiémétique. Les effets secondaires (douleur des seins, irrégularité de la menstruation) ne sont que transitoires.

Stérilisation

La stérilisation devient de plus en plus populaire ; au milieu des années 1970, environ un tiers des couples utilisaient cette méthode. C'est le moyen favorisé par les couples qui ne désirent plus avoir d'enfants. Chez les femmes, on obtient la stérilisation par hystérectomie, ovariectomie ou ligature des trompes ; chez l'homme, la stérilisation est obtenue par vasectomie. Bien que les ligatures puissent être réversibles, on considère que c'est une méthode de stérilisation permanente.

La *stérilisation tubaire* (ligature ou électrocoagulation des trompes de Fallope) permet la stérilisation définitive de la femme sans modifier sa fonction ovulatoire et son cycle menstruel. Le nombre des ligatures augmente chaque année ; elles sont recommandées aux femmes souffrant de maladies cardio-vasculaires hypertensives, à celles qui ont eu au moins deux césariennes et aux multipares. Il existe plusieurs techniques chirurgicales par voie abdominale ou vaginale.

La technique la plus en vogue actuellement est la ligature des trompes par *laparoscopie* (voir à la page 916).

Pour la stérilisation de l'homme par vasectomie, consulter l'exposé à la page 987.

Recherches en contraception

Vaccin anti-grossesse. La gonadotrophine chorionique humaine est l'hormone libérée par un ovule fraîchement fécondé ; elle stimule la libération de la progestérone, qui arrête la menstruation. On a produit un vaccin qui stimule la formation d'anticorps capables de neutraliser la gonadotrophine chorionique, bloquant ainsi son signal. La menstruation suivante survient comme d'habitude, entraînant l'ovule avec elle.

Une « pilule » pour homme. On a mis au point un médicament qui arrête la production de spermatozoïdes. On donne ce médicament en même temps qu'une injection mensuelle de testostérone (pour assurer une activité génitale normale) ; les résultats obtenus sont encourageants.

Éducation de la cliente

De nombreuses brochures traitent des différents moyens de contraception, de la façon de les utiliser, de leur efficacité, de leurs avantages, de leurs inconvénients, etc. Pour dispenser un enseignement adéquat et pour compléter les informations fournies par le médecin, l'infirmière doit se familiariser avec cette documentation et se tenir au courant des dernières découvertes dans ce domaine. Elle doit aussi respecter et comprendre la décision des couples qui se conforment aux directives de leur Église.

☐ AVORTEMENT

Un *avortement* est l'interruption d'une grossesse ou l'expulsion du contenu d'un utérus gravide avant que le fœtus ne soit viable (jusqu'à 20 semaines) ; on parle de *fausse-couche* quand l'interruption a lieu entre la 20e et la 28e semaine. On considère qu'un fœtus est viable après six mois de gestation.

Le fœtus avorté pèse moins de 1 000 g ; au-delà de cette masse, le fœtus est généralement viable et on utilise plutôt le terme d'*accouchement prématuré*. On estime que sur cinq à six conceptions une seule aboutit à un avortement ; c'est souvent le résultat d'une anomalie fœtale ; ainsi, l'avortement est une méthode de sélection naturelle. D'autres avortements sont d'origine maternelle et s'expliquent par des maladies systémiques, des déséquilibres hormonaux ou des malformations des voies génitales.

Avortement spontané

C'est au cours du second et du troisième mois de la grossesse que les *avortements spontanés* sont les plus fréquents. Ils sont principalement provoqués par des anomalies de l'ovule et des anomalies de développement du fœtus et du placenta. Les symptômes de l'avortement sont des pertes sanguines vaginales accompagnées de contractions utérines. On parle de *menace d'avortement* si le col n'est pas dilaté ; dans ce cas, on recommande le repos au lit et une limitation des activités après l'arrêt de l'hémorragie ; on prescrit un sédatif léger si la cliente est très anxieuse. Lorsque aucun traitement ne peut prévenir l'avortement, il devient *inévitable*.

Si une partie seulement du contenu utérin est expulsée, l'avortement est *incomplet* ; si le fœtus et tous les tissus qui l'accompagnent sont expulsés, l'avortement est *complet*.

Avortement habituel

Un *avortement habituel* est une suite d'avortements (trois et plus) dont les causes restent obscures : on soupçonne un rejet immunologique. Pour prévenir ce genre d'avortement, différents traitements sont utilisés, dont le repos au lit pendant toute la durée de la grossesse, l'administration de progestérone pour éviter la dégénérescence de l'endomètre, l'administration d'extraits thyroïdiens et parfois la psychothérapie.

Une des causes connues de l'avortement habituel est la *béance du col utérin*. Cette anomalie mécanique entraîne la dilatation indolore du col pendant le second trimestre de la grossesse et provoque l'expulsion spontanée d'un fœtus non viable. Une intervention chirurgicale utilisant la technique de Shirodkar (cerclage du col) empêche le col de se dilater prématurément. Elle consiste à renforcer le col, en pratiquant au niveau de l'isthme une suture en bourse.

Les infirmières qui sont en contact avec la cliente, y compris les infirmières visiteuses et celles du milieu du travail, doivent connaître l'existence d'une telle suture car, au début du travail, le médecin doit la couper pour éviter une rupture de l'utérus. Si la cliente désire une grossesse ultérieure, la suture est laissée en place et l'on pratique une césarienne.

Avortement thérapeutique

Au Canada, la décision d'un *avortement thérapeutique* relève d'un comité spécialement formé à cette fin dans un centre hospitalier et que l'on appelle *Comité d'avortement thérapeutique*.

> Le Comité d'avortement thérapeutique d'un hôpital accrédité ou approuvé, par décision de la majorité des membres du comité et lors d'une réunion du comité au cours de laquelle le cas de cette personne de sexe féminin a été examiné, déclare par certificat qu'à son avis la continuation de la grossesse de cette personne de sexe féminin mettrait ou mettrait probablement en danger la vie ou la santé de cette dernière [...]

> Le Comité d'avortement thérapeutique d'un hôpital désigne un comité formé d'au moins trois membres qui sont tous des médecins qualifiés, nommé par le conseil de cet hôpital pour examiner et décider les questions relatives aux arrêts de grossesse dans cet hôpital [1].

Même si la libéralisation de l'avortement rend possibles plusieurs avortements légaux, on doit respecter les croyances religieuses des individus.

Traitement. Généralement, on demande l'opinion d'au moins trois médecins pour effectuer un avortement thérapeutique. La cliente doit donner son accord après avoir été bien informée.

---

1. *Source* : Code criminel canadien, chapitre C.-34, article 251.

Une aspiration du contenu utérin, moins de 14 jours après la date à laquelle aurait dû avoir lieu la menstruation, peut se faire dans un cabinet de médecin.

Il existe plusieurs techniques d'avortement thérapeutique ; elles sont utilisées généralement en salle d'opération.

1. *Dilatation et curetage* (voir à la page 944).
2. *Dilatation et évacuation (curetage aspiratif) :* Après une dilatation du col, on introduit une canule aspirante dans l'utérus. Quand le moteur de l'appareil est en marche, l'embryon et le placenta sont aspirés hors de l'utérus. Cette méthode ne s'utilise que pour les grossesses de moins de 12 semaines. Après cette période, le fœtus est trop gros pour être aspiré. Plus récemment, dans certains centres hospitaliers, on a repoussé le délai à 16 semaines et quelquefois plus.
3. *Injection intra-amniotique d'une solution saline hypertonique :* Cette méthode s'utilise après la 14ᵉ semaine de grossesse et sous anesthésie locale. Le médecin pratique une amniocentèse et remplace 200 mL du liquide amniotique par une solution saline hypertonique. Au bout de 8 h à 20 h, et parfois plus, le travail commence spontanément. Pour accélérer ce processus, dans certaines cliniques, on administre par voie intraveineuse, 6 h après l'amniocentèse, de l'ocytocine dans une solution de lactate Ringer. Un curetage complète parfois l'avortement. La cliente doit être avertie des risques inhérents à cette technique, tels que l'injection accidentelle de la solution dans un vaisseau sanguin, qui peut provoquer des convulsions et une insuffisance rénale aiguë.
4. *Administration de prostaglandines :* L'instillation intra-amniotique de prostaglandines naturelles ou synthétiques provoque de fortes contractions utérines, une dilatation du col et l'expulsion du fœtus et du placenta en moins de 24 h. Cette méthode semble plus sûre que l'utilisation de solution saline hypertonique, parce qu'elle élimine les complications de la coagulation intravasculaire disséminée et de l'hypernatrémie.

    Les études sur les prostaglandines continuent ; celles-ci peuvent avoir des effets secondaires tels que les nausées, les vomissements, la diarrhée, des crampes utérines douloureuses ainsi que des problèmes variés selon le médicament, son dosage et sa technique d'administration. L'administration extra-amniotique transvaginale, les suppositoires vaginaux et l'injection intramusculaire de prostaglandines provoquent les contractions utérines. Ces méthodes sont non envahissantes, faciles à administrer et elles diminuent la morbidité.
5. *Laminaire :* Une vieille méthode de dilatation du col refait surface. Les tampons de laminaire proviennent d'une espèce d'algues (*Laminaria digitata*) qui pousse dans les mers froides ; on sèche la tige, que l'on coupe à des longueurs de 6 cm à 8 cm et que l'on modèle en forme de cylindres de diamètres différents : de 2 mm à 4 mm, de 4 mm à 6 mm, de 6 mm à 8 mm et de 8 mm à 10 mm. On passe une cordelette pour former une boucle à une extrémité. Le tampon obtenu, placé dans l'humidité, gonfle de trois à cinq fois la grandeur de son diamètre original. On place le tampon dans le col de l'utérus afin qu'il se dilate ; la plus grande dilatation se produit entre 4 h et 5 h ; cependant, la dilatation se poursuit encore pendant quelques heures.

    On utilise ces tampons avant l'introduction des stérilets, pour des avortements du premier ou du deuxième trimestre, et pour d'autres techniques médicales qui nécessitent une dilatation.

    Les avantages des tampons de laminaire sur les dilatateurs métalliques sont nombreux : le traumatisme cervical est minime, il y a peu de risques de complications sérieuses et ils sont acceptés et bien tolérés par les clientes. Parmi les inconvénients, on peut noter quelques malaises et de légères crampes utérines tout de suite après l'introduction, et des crampes intermittentes, de modérées à fortes, pendant plusieurs heures chez certaines femmes. Il peut aussi y avoir des risques d'endométrite légère. Il est quelquefois difficile d'enlever le tampon, et on a déjà signalé le glissement du tampon dans l'utérus. Les tampons sont stérilisés par les rayons gamma ou par l'oxyde d'éthylène.

    S'il faut introduire le tampon pendant la nuit, il est préférable que la cliente soit hospitalisée. L'infirmière doit être au courant que le tampon est en place (on peut voir la cordelette dans le vagin). Cependant, plusieurs médecins préfèrent utiliser la laminaire seulement pendant 3 h ou 4 h, puis un dilatateur métallique par la suite.
6. *Hystérotomie :* L'hystérotomie est en quelque sorte une césarienne. Elle est réservée aux clientes qui désirent une ligature des trompes. L'hospitalisation est de 3 à 6 jours. Les soins physiques à donner à la cliente sont ceux de toute opération abdominale.

Avortement septique

Dans les pays où les lois sur l'avortement sont très restrictives, plusieurs femmes ont encore recours à l'*avortement septique* ou *clandestin*, pour mettre fin à une grossesse non désirée.

Les méthodes utilisées sont habituellement artisanales et mettent très souvent la vie de la mère en danger. Les avorteurs, la plupart du temps sans aucune préparation médicale, administrent à la jeune mère des doses massives de médicaments (très souvent toxiques pour celle-ci) ou tentent de pratiquer un curetage qui se termine trop souvent par une rupture utérine, une hémorragie ou une infection.

Une femme qui reçoit rapidement des soins médicaux appropriés, après un avortement septique incomplet, a d'excellentes chances de survie. Avant de terminer l'évacuation de l'utérus, on administre des antibiotiques à large spectre et l'on rétablit le volume sanguin et liquidien.

Pour le traitement détaillé de l'avortement septique, consulter les exposés sur l'état de choc, à la page 300 et sur la pelvipéritonite, à la page 953.

Traitement médical et soins infirmiers

Les pertes vaginales et les crampes abdominales sont les signes d'une menace d'avortement. Une femme enceinte, ou qui se croit enceinte, et qui présente ces symptômes doit immédiatement consulter un médecin. Celui-ci lui recommande habituellement le repos au lit, une alimentation légère et la prise de laxatifs pour éviter les efforts à la défécation. Parmi toutes les femmes qui consultent un médecin pour une menace d'avortement, seulement 30% ont un fœtus viable. Environ 80% de ces femmes avorteront, quel que soit le traitement institué [2].

La cliente doit garder tous les tissus ou caillots expulsés par le vagin pour que le médecin puisse les examiner. Si la cliente est très nerveuse, le médecin prescrit des sédatifs ou des tranquillisants faibles. S'il pense qu'il y a infection, il prescrit des antibiotiques. Lorsque les symptômes augmentent d'intensité, la cliente est hospitalisée. Le personnel soignant doit bien examiner les serviettes et le contenu du bassin de lit, à la recherche du fœtus ou des tissus placentaires. Si l'hémorragie devient très abondante, on administre des solutés ou des transfusions sanguines. Les pertes sanguines s'évaluent par le nombre de serviettes hygiéniques utilisées pour une période de 24 h et par leur degré de saturation. Si l'avortement est incomplet, on prescrit de l'ocytocine pour stimuler les contractions utérines, puis l'on pratique une dilatation et une évacuation, ou aspiration utérine. Les soins infirmiers sont les mêmes que ceux que l'on donne après une dilatation et un curetage (voir à la page 944).

Quel que soit le motif d'un avortement, l'arrêt d'une grossesse est une épreuve difficile sur le plan affectif, et la cliente a besoin des soins attentifs et de la compréhension de l'infirmière. La femme qui désirait un enfant depuis de nombreuses années ne réagit pas de la même façon que celle qui refuse sa grossesse ; elle peut néanmoins être troublée par les conséquences d'un avortement. L'infirmière doit offrir à ces clientes l'occasion d'exprimer leurs sentiments, tout en recueillant les données nécessaires à la planification de soins spécifiques.

L'infirmière ne doit jamais perdre de vue que l'avortement — surtout l'avortement spontané — est une épreuve difficile à traverser. Aussi, il arrive souvent que la femme a de la difficulté à exprimer son chagrin, ce qui entraîne d'autres problèmes jusqu'à ce que sa réaction au chagrin éclate. Le retard dans l'expression du chagrin peut s'expliquer de diverses façons : les amis ne savaient peut-être pas que la femme était enceinte ; la femme n'a peut-être pas vu le fœtus et n'a fait qu'en deviner le sexe, la taille, etc. ; il n'y a pas de service funéraire ; ceux qui sont au courant de l'avortement (famille, amis, infirmières) incitent à la dénégation plutôt qu'aux pleurs et à l'expression des sentiments. L'infirmière doit encourager les personnes qui sont près de la femme qui a subi un avortement à exprimer leurs sentiments et à pleurer si elle en ressent le besoin. Si le chagrin n'est pas exprimé, il peut se manifester par des souvenirs incessants des événements entourant la perte du fœtus, une tristesse ou une colère permanente et de fréquentes bouffées d'émotions à la suite du rappel de cette perte. Des signes de chagrin pathologique peuvent nécessiter l'assistance d'un thérapeute (voir aussi l'encadré 42-2).

À cause des complications que l'avortement entraîne inévitablement, il est toujours préférable de le considérer comme un ultime recours, après que toutes les autres méthodes de contraception ont échoué.

---

2. Green, T.H., Jr. *Gynecology*, 2ᶜ éd., Boston, Little, Brown & Co., 1971.

Encadré 42-2 Éducation de la cliente après un avortement thérapeutique

1. Noter qu'une hémorragie semblable à la menstruation persiste pendant 7 jours ou moins.
   - Signaler : Si l'hémorragie est plus abondante que l'écoulement menstruel normal ;
     Si l'hémorragie est suivie de fortes crampes, de mal de dos, de nausée.
2. Pendant l'hémorragie, demander à la cliente de :
   - Ne pas prendre de bain ; on peut prendre une douche ou se laver à l'éponge ;
   - Ne pas nager, ne pas se faire de douche vaginale ;
   - Ne pas utiliser de tampons, mais des serviettes hygiéniques (elle pourra utiliser les tampons pendant la menstruation suivante) ;
   - Ne pas avoir de relations sexuelles ; il vaut mieux attendre le cycle suivant ;
   - Éviter les exercices difficiles pendant au moins une semaine, parce qu'ils pourraient causer une hémorragie plus importante.
3. Médicaments pour l'hémorragie :
   - Si un médicament a été prescrit pour éviter l'hémorragie, il faut s'attendre à quelques crampes et à quelques caillots.
4. Prendre la température pendant 5 à 7 jours.
   - Signaler : Si la température est élevée pendant 24 h à 48 h ;
     Si elle est élevée et accompagnée des symptômes mentionnés en (1).
5. S'attendre à des signes normaux causés par les changements hormonaux (ils seront transitoires).
   - Quelques femmes sont dépressives ;
   - Les seins peuvent être douloureux et peuvent couler. Porter un soutien-gorge de support et restreindre les liquides.
6. Suivi :
   - Dans un mois (ou quand c'est requis), consulter le médecin pour un examen complet.

Source : Easterbrook, B. et Rust, B. Abortion counseling. *Can. Nurse 73*, janvier 1977, p. 30.

☐ INFERTILITÉ DU COUPLE

Un couple est considéré comme infertile lorsque, après un an de relations sexuelles sans aucune contraception, il a été incapable de procréer. Environ 15% de tous les couples présentent un problème d'*infertilité*. Des facteurs physiques, endocriniens, psychologiques et sociaux peuvent être à l'origine du problème ; on ne doit donc négliger aucun de ces aspects durant l'examen du couple. On doit considérer l'infertilité comme un problème de couple et procéder à l'examen des deux conjoints. L'évaluation complète du couple demande la collaboration d'un urologue, d'un gynécologue, d'un endocrinologue et d'un interniste.

Avant de poursuivre l'étude de l'infertilité, il convient de rappeler certaines conditions essentielles à la procréation. Premièrement, le vagin, le col et l'utérus doivent être de constitution normale ; deuxièmement, leurs sécrétions doivent permettre la survie et la progression des spermatozoïdes. Normalement, le liquide séminal et la glaire cervicale sont alcalins, tandis que les sécrétions vaginales sont acides. Chez la femme, les principales causes d'infertilité sont les déviations et les tumeurs de l'utérus, ainsi que les malformations et les inflammations de l'appareil génital. On regroupe dans quatre catégories toutes les causes d'infertilité: (1) les affections ovariennes, qui sont responsables de 20% des cas d'infertilité; (2) les affections tubaires, 30%; (3) les affections cervicales ou utérines, 18% et (4) les affections séminales chez l'homme, 30%.

Diagnostic. Le diagnostic est établi à partir des antécédents des deux partenaires ainsi que des résultats de divers examens cliniques et des analyses de laboratoire. On recherche une malformation congénitale, des problèmes psychosociaux, des antécédents de maladie transmise sexuellement, d'avortements, de tuberculose, d'oreillons, d'orchite, etc.

Facteur ovarien. Des épreuves déterminent la présence d'une ovulation et le développement progestatif de l'endomètre. Ces épreuves comprennent l'étude de la courbe thermique (pendant au moins quatre cycles), une biopsie de l'endomètre, divers dosages hormonaux, etc.

Facteur tubaire. L'insufflation tubaire, ou épreuve de Rubin, permet de vérifier la perméabilité tubaire. L'examen consiste en l'introduction de dioxyde de carbone (CO_2), au moyen d'une canule stérile, dans l'utérus et les trompes de Fallope, et ensuite dans la cavité péritonéale. Si les trompes sont perméables, le médecin qui ausculte l'abdomen entend le passage du gaz dans la cavité péritonéale. Un autre signe positif est une douleur ressentie par la cliente sous l'omoplate, du côté de la trompe perméable. Cette douleur indique la présence de gaz sous le diaphragme qui exerce une pression sur le nerf phrénique. Si la perméabilité tubaire est normale, la pression intra-utérine s'élève progressivement pour atteindre un niveau maximal de 80 mm Hg à 120 mm Hg et baisser brusquement entre 50 mm Hg et 70 mm Hg lorsque le gaz s'infiltre dans la cavité péritonéale. Si la pression atteint 200 mm Hg, l'épreuve est considérée comme négative et indique une obstruction tubaire.

L'*hystérosalpingographie* (voir à la page 917) précise le niveau exact de l'obstruction et permet parfois de déterminer le facteur causal.

La *culdoscopie* ou la *laparoscopie* (voir à la page 916) permet une visualisation directe des trompes et des annexes, ainsi que de l'état de fonctionnement des ovaires.

Facteur cervical. L'examen de la glaire cervicale pendant la période de l'ovulation permet de remarquer certains changements propres à assurer la survie et la progression des spermatozoïdes.

Le test postcoïtal, ou test de Hühner, permet d'évaluer le nombre et la vitalité des spermatozoïdes présents dans la glaire cervicale. De 6 h à 12 h après un rapport sexuel, le médecin prélève les sécrétions cervicales, puis les examine au microscope. La femme ne doit ni prendre de bain, ni se donner de douche vaginale entre le moment du coït et celui du prélèvement. Elle porte une serviette hygiénique au besoin et se rend chez son médecin.

Facteur utérin. Un examen gynécologique et une hystérosalpingographie permettent de déterminer la présence de fibromes, de polypes et de malformations congénitales qui peuvent être des causes de stérilité.

Facteur séminal. L'analyse du sperme permet d'évaluer la fertilité masculine. Après 4 ou 5 jours d'abstinence, une éjaculation normale est composée de 3 mL à 5 mL de liquide séminal alcalin. Le décompte des spermatozoïdes varie de 60 millions/mL à 100 millions/mL. Le sperme est recueilli par masturbation dans un récipient propre. L'analyse qui a lieu de 2 h à 4 h après le prélèvement permet d'apprécier le nombre, la mobilité et la morphologie des spermatozoïdes. Des problèmes anatomiques ou endocriniens sont habituellement à l'origine de la stérilité masculine.

Facteurs divers, incluant les facteurs immunologiques. Ils sont couramment examinés.

Traitement. Le traitement de la stérilité présente des difficultés, car plusieurs facteurs sont souvent à l'origine du problème. On doit mener un programme d'études complet comprenant une évaluation de l'état physique et psychosocial des deux partenaires. Il est surprenant de noter que plusieurs couples examinés pour un problème d'infertilité réussissent à procréer sans aucun traitement. Il arrive cependant que la cause de la stérilité ne soit découverte ni chez l'homme, ni chez la femme. Cependant, il est possible d'élucider de nombreux problèmes d'infertilité et de leur apporter un traitement adéquat. La médecine moderne peut traiter de 25% à 50% des cas d'infertilité.

Le traitement peut comprendre la correction d'une mauvaise technique coïtale, une opération pour corriger une malformation ou un mauvais fonctionnement, la reconnaissance et la correction des facteurs psychologiques.

Insémination artificielle

L'*insémination artificielle* est l'introduction de spermatozoïdes dans l'appareil génital de la femme par des moyens artificiels. Quand le sperme ne peut se rendre dans le canal cervical, on utilise l'insémination artificielle avec le sperme du conjoint. Si le sperme du conjoint ne contient pas de spermatozoïdes (azoospermie), on utilise du sperme de donneurs soigneusement sélectionnés.

On emploie l'insémination artificielle dans deux cas: (1) quand l'homme ne peut déposer le sperme dans le vagin à cause d'une éjaculation précoce, d'un hypospadias prononcé ou d'une dyspareunie (relation sexuelle douloureuse pour la femme) et (2) quand le sperme ne peut progresser normalement jusqu'à l'utérus; cela est généralement causé par de mauvaises conditions chimiques comme une glaire cervicale anormale, et peut être corrigé par la chimiothérapie.

Insémination avec le sperme du conjoint. Certaines conditions doivent être remplies avant de transférer le sperme dans le vagin. La femme ne doit avoir aucune anomalie du système génital, les trompes doivent être perméables et un ovule doit être disponible. Chez l'homme, les spermatozoïdes doivent être normaux en forme, en quantité, en mobilité et en résistance. On doit déterminer avec le plus de précision possible le moment de l'ovulation de la femme afin d'utiliser les deux ou trois jours de fertilité mensuelle. La fécondation se produit rarement après une simple insémination. Généralement, on tente trois essais entre le 10ᵉ et le 17ᵉ jour du cycle. Le sperme est recueilli dans un récipient à large ouverture après une masturbation.

Insémination avec le sperme d'un donneur.   On utilise le sperme d'un donneur inconnu lorsque la stérilité du conjoint est incurable (azoospermie, oligospermie, etc.) ou lorsque celui-ci est porteur d'une tare héréditaire. On doit prendre de très grandes précautions pour éviter tous les problèmes légaux, éthiques, émotifs et religieux. Un consentement écrit protège la femme, le donneur, la femme du donneur et le statut légal de l'enfant.

On sélectionne le donneur de façon qu'il ait le plus de caratéristiques communes (physiques et intellectuelles) avec le conjoint. Le donneur ne doit avoir aucun antécédent d'épilepsie, de diabète ou de tare génétique connue. La réaction de Bordet-Wassermann ou de Kahn doit être négative. L'anonymat du donneur est conservé.

Technique de l'insémination artificielle.   La femme, qui prend sa température basale depuis quelques cycles, se présente à la clinique de 24 h à 48 h avant la date probable de son ovulation. On l'installe en position gynécologique sur la table d'examen, on introduit un spéculum dans le vagin et on désinfecte soigneusement le vagin et le col utérin. À l'aide d'une seringue stérile munie d'une canule, on dirige le sperme vers l'orifice externe du col. Dans certaines circonstances (incompatibilité de la glaire cervicale), on injecte le sperme directement dans le canal cervical. Après avoir retiré la seringue avec précaution, on demande à la cliente de rester allongée pendant 30 min. Elle peut ensuite vaquer à ses activités journalières.

Les chances de succès d'une insémination artificielle sont d'environ 50%. Souvent, de trois à six inséminations sont nécessaires sur une période de deux à quatre mois.

L'insémination artificielle peut poser un problème moral à plusieurs pratiquants, car l'Église catholique romaine tout comme l'Église anglicane et les religions musulmane et juive s'opposent à une telle pratique.

☐ GROSSESSE ECTOPIQUE (EXTRA-UTÉRINE)

Une *grossesse ectopique* est une grossesse dans laquelle l'ovule fécondé s'implante sur un tissu autre que l'endomètre. Le plus souvent, l'ovule reste dans la trompe et s'y développe. Parfois, il s'implante sur l'ovaire ou dans la cavité abdominale (*Figure 42-7*). Dans la grossesse tubaire, l'embryon se développe pendant 4 à 6 semaines. Lorsqu'elle ne peut plus se dilater, la trompe se rompt et déverse son contenu dans la cavité péritonéale.

Causes et incidence.   La grossesse ectopique est souvent une complication tardive d'une salpingite, de l'endométriose, d'une pelvipéritonite, de la chimiothérapie d'une tuberculose pelvienne, de malformations congénitales des trompes ou de spasmes tubaires accompagnés de faiblesse musculaire. Des facteurs inhérents à l'embryon peuvent également prédisposer à une grossesse ectopique. Il semble que l'utilisation croissante de la ligature des trompes et de l'avortement entraîne des grossesses ectopiques. Des études ont montré que l'incidence est alors de 1 pour 100 grossesses, alors qu'elle n'est que de 1 pour 300 normalement.

Évaluation et manifestations cliniques.   Un retard de une à deux semaines dans la menstruation, suivi d'une

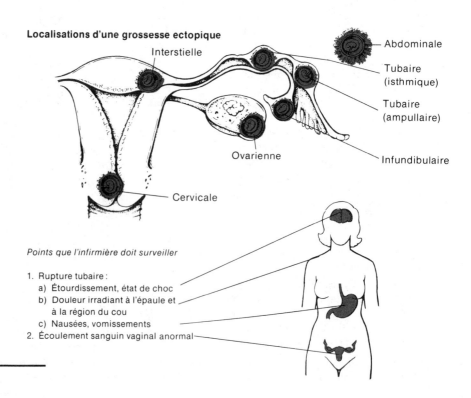

Localisations d'une grossesse ectopique

Interstielle
Abdominale
Tubaire (isthmique)
Tubaire (ampullaire)
Ovarienne
Infundibulaire
Cervicale

Points que l'infirmière doit surveiller

1. Rupture tubaire :
   a) Étourdissement, état de choc
   b) Douleur irradiant à l'épaule et à la région du cou
   c) Nausées, vomissements
2. Écoulement sanguin vaginal anormal

Figure 42-7   Grossesse ectopique.

légère perte sanguine, peut faire penser à une grossesse ectopique. Les symptômes peuvent commencer par une douleur vague sur le côté atteint ; souvent, la cliente souffre de coliques douloureuses. Quand la trompe se rompt, la cliente ressent une douleur atroce, des étourdissements, de la faiblesse, des nausées et des vomissements (voir la figure 42-7). Ces symptômes sont causés par la réaction du péritoine au sang qui s'échappe de la trompe. La cliente semble manquer d'air et présente les symptômes d'un état de choc — pouls rapide et filiforme, chute de la température corporelle, agitation, pâleur, diaphorèse. Par la suite, la douleur envahit tout l'abdomen et irradie vers l'épaule et vers la région du cou, car le sang libéré dans la cavité péritonéale irrite les terminaisons nerveuses du diaphragme. Au toucher vaginal, le médecin peut palper une accumulation de sang coagulé dans le cul-de-sac de Douglas.

Évaluation diagnostique.   Généralement, le tableau clinique rend le diagnostic relativement facile. Par contre, s'il est douteux, on utilise d'autres examens : la culdocentèse, ou aspiration du cul-de-sac de Douglas ; la laparoscopie, qui permet au médecin de visualiser la grossesse ectopique et d'éviter ainsi la rupture de la trompe ; et l'échographie, utilisée avec d'autres épreuves diagnostiques.

Les symptômes d'une grossesse tubaire sont souvent confondus avec d'autres problèmes (pelvipéritonite, kyste ovarien avec pédicule enroulé, problèmes avec un stérilet) ; l'infirmière doit donc questionner longuement la cliente et la surveiller de très près.

Traitement.   L'objectif du traitement est l'ablation chirurgicale de la grossesse ectopique, car c'est un problème dangereux pour la vie de la cliente ; on soulage ensuite la douleur et les malaises.

Si elles sont traitées promptement, la plupart des clientes récupèrent sans difficulté ; mais, sans l'opération, le taux de mortalité est de 60% à 70%. Le type d'opération dépend de la taille et de l'étendue de l'atteinte tubaire ; la gamme des opérations possibles va de la moins mutilante à la plus radicale. Une opération simple consiste à extraire l'embryon de la trompe. Quelquefois, il est nécessaire de réséquer une partie de la trompe et d'anastomoser les deux extrémités. De nos jours, certains chirurgiens font une salpingostomie, évacuent le contenu de la trompe par l'ouverture, répriment l'hémorragie et suturent la trompe pour la conserver. Une opération plus radicale comporte une salpingectomie ou une salpingo-ovariectomie. Selon la quantité de sang perdu, on fait des transfusions et un traitement pour le choc, avant et pendant l'opération. Les soins postopératoires sont identiques à ceux d'une laparotomie. Le taux de grossesse après le traitement est d'environ 50%, tandis que la possibilité d'une autre grossesse ectopique s'élève à 10%.

43

Les affections des organes génitaux de la femme

☐ AFFECTIONS DE LA VULVE

On désigne sous le nom de *vulve* l'ensemble des organes génitaux externes de la femme : le mont de Vénus, les grandes lèvres, les petites lèvres, le clitoris, le vestibule, les glandes de Bartholin et les glandes de Skene.

Inflammations vulvaires (vulvite)

La *vulvite* est une inflammation de la vulve qui accompagne certaines affections systémiques ou locales, comme le diabète, un problème dermatologique, une vaginite, une maladie transmise sexuellement, mais elle peut provenir aussi d'une mauvaise hygiène locale.

Certaines affections sont souvent reliées à la vulvite : la vulvovaginite (candidose ou moniliase), la trichomonase (voir le présent chapitre), les maladies transmises sexuellement (voir le chapitre 60), la névrodermite et le prurit idiopathique de la vulve. Cette dernière affection peut être d'origine psychosomatique (problèmes au travail, difficultés conjugales). Parmi les autres affections, on note la pyodermite, la pédiculose, l'herpès et le lichen scléreux.

Évaluation et manifestations cliniques. Avant de commencer le traitement, le médecin doit faire un examen physique complet, une évaluation gynécologique, des examens de laboratoire (cytologie vaginale, cultures des sécrétions) et une glycémie. L'inflammation se manifeste par un prurit vulvaire et par une sensation de brûlure qui augmente avec la miction et la défécation. Les organes génitaux apparaissent rouges et œdémateux, et l'on peut souvent remarquer un écoulement vaginal.

Le médecin, aidé de l'infirmière, doit tout d'abord déterminer les principaux facteurs responsables de l'inflammation : (1) facteurs physiques et chimiques : augmentation de la transpiration et diminution de l'évaporation, utilisation de désodorisants, de parfums, de poudres ou de gelées contraceptives, manque d'hygiène, écoulement vaginal ; (2) facteurs endocriniens et médicaux : diabète, ménopause, maladies chroniques ; (3) facteurs anatomiques et physiolo-giques : état des tissus cutanés et muqueux, de leurs sécrétions et de leur innervation ; (4) facteurs psychogènes.

Traitement. L'objectif du traitement est d'éliminer l'inflammation. L'évaluation peut révéler un problème spécifique. De plus, on recommande à la cliente d'éviter les toilettes vigoureuses trop fréquentes et de garder la région vulvaire propre et sèche, tout en réduisant au minimum l'emploi de savon. La cliente doit éviter de porter des vêtements trop serrés et des serviettes hygiéniques qui frottent sur la peau déjà endolorie. Elle doit également éviter les tissus synthétiques qui peuvent provoquer une réaction allergique.

Les collants, les pantalons et les jeans causent une augmentation des irritations vulvaires et vaginales à cause des teintures et de la mauvaise aération des tissus. Pour diminuer l'irritation due aux vêtements, la cliente peut appliquer un peu de poudre de talc. Dans la mesure du possible, la cliente doit résister à la tentation de se gratter. Des compresses chaudes et des bains de solutions colloïdales apportent un certain soulagement. Le médecin peut prescrire des antiprurigineux locaux, comme les corticostéroïdes ; en général, il ne donne pas d'autres médicaments avant de connaître la cause spécifique de l'inflammation.

Kystes bénins

Situé à la partie postéro-inférieure de la grande lèvre, le kyste de la glande de Bartholin est la formation kystique vulvaire la plus fréquente : il est causé par l'obstruction du canal de cette glande. Les kystes de petit volume sont en général asymptomatiques et ne nécessitent aucun traitement. S'ils deviennent douloureux, s'ils gênent la cliente par leur volume ou s'ils s'infectent, ils sont excisés chirurgicalement. L'infection de ces kystes par le gonocoque, *Escherichia coli* ou *Staphylococcus aureus*, entraîne la formation d'un abcès périnéal (bartholinite aiguë) accompagné ou non d'une adénopathie inguinale. Une antibiothérapie complète alors le traitement chirurgical.

Tumeurs précancéreuses

Dystrophies épithéliales. Le *lichen scléro-atrophique*, souvent confondu avec la *leucoplasie*, est caractérisé par la présence de petites papules ou macules blanchâtres au niveau de la vulve. Les symptômes sont habituellement minimes ou absents, tandis que la leucoplasie s'accompagne d'un prurit intense. Le lichen scléreux est le précurseur de 10% des cancers de la vulve avec ou sans leucoplasie. La cliente doit subir une biopsie et être surveillée attentivement. En présence de cellules cancéreuses, il est nécessaire de pratiquer une vulvectomie et de garder la cliente sous surveillance médicale.

Cancer de la vulve

Cancer non invasif. On reconnaît trois types de cancers intra-épithéliaux : (1) la maladie de Bowen, (2) la maladie de Paget et (3) l'épithélioma spino-cellulaire *in situ*. Les clientes se plaignent habituellement de prurit ; de la douleur ou des élancements peuvent également être présents. On confirme le diagnostic par une biopsie. Le traitement du cancer non invasif est la vulvectomie totale sans lymphadénectomie (celui du cancer invasif est la vulvectomie radicale, qui est une vulvectomie totale avec lymphadénectomie). On doit se rappeler que le périnée est également une région potentielle de mélanomes (8% des cas de mélanomes).

Cancer invasif. Le cancer primitif de la vulve, qui représente de 3% à 4% de tous les cancers de l'appareil génital féminin, survient habituellement chez des femmes âgées.

■ ÉVALUATION INITIALE

Manifestations cliniques. Chez la plupart des femmes atteintes d'un cancer de la vulve, on trouve des antécédents de prurit vulvaire ; certaines se plaignent également d'un écoulement malodorant, d'hémorragie et de douleur. L'infirmière doit encourager ces femmes à consulter un médecin, car c'est un des cancers les plus faciles à guérir : il est visible et accessible, et sa croissance est lente. La lésion cutanée, qui est visible à l'œil nu, a la forme d'un ulcère ; elle s'infecte facilement et est douloureuse. Cependant, un assez long intervalle de temps sépare trop souvent l'apparition des symptômes et le diagnostic de l'infection. Ce retard provient la plupart du temps de la réticence de la cliente âgée à consulter un médecin. Lorsqu'elle s'y résigne, le cancer est souvent devenu envahissant et le pronostic n'est pas bon.

Évaluation diagnostique. En plus de la biopsie, qui confirme le diagnostic, on peut utiliser le test de Collin pour déterminer l'étendue de la lésion et pour vérifier la présence ou l'absence d'autres lésions dystrophiques. Ce test consiste à colorer la vulve à l'aide d'une solution de bleu de toluidine. On laisse sécher le colorant et on le nettoie ensuite avec de l'acide acétique à 1%. On peut alors identifier les lésions dystrophiques et les autres lésions anormales qui conservent le colorant.

Problèmes de la cliente et diagnostics infirmiers

À partir des manifestations cliniques et des données de l'évaluation diagnostique, l'infirmière identifie les problèmes potentiels de la cliente : une réticence à consulter un médecin parce que la croissance de la lésion est lente et que la cliente s'imagine qu'elle guérira seule ; l'anxiété et le stress émotionnel liés à la peur du cancer et au changement de son mode de vie ; la perte de l'intégrité de la peau causée par l'étendue des lésions ; une rupture dans sa vie sexuelle à cause du prurit et de la dyspareunie qui en résulte ; le développement potentiel d'infection à cause de la proximité des organes excréteurs ; et les complications possibles de l'opération.

■ PLANIFICATION ET INTERVENTION

Objectifs

Les objectifs principaux de la cliente sont :

1. Le contrôle et peut-être l'élimination du prurit et de la dyspareunie ;
2. L'acceptation d'une opération qui cause le moins d'inconvénients possible ;
3. L'absence de complications ;
4. L'arrêt de l'extension de la maladie ;
5. L'adaptation psychosociale à l'affection vulvaire.

Traitement. La vulvectomie est préférable à la radiothérapie. Le type de vulvectomie dépend de l'étendue du cancer ; par exemple, des changements leucoplasiques ne requièrent qu'une vulvectomie partielle, le cancer *in situ* demande une vulvectomie totale, et le cancer invasif nécessite une vulvectomie radicale avec évidement ganglionnaire de l'aine et du bassin. Il faut même parfois enlever une partie de l'urètre, du vagin et du rectum. Avec une telle opération (exentération pelvienne), les taux de guérison sont encourageants.

La femme qui doit subir une vulvectomie redoute les mutilations qu'entraîne une telle intervention et s'interroge sur sa vie sexuelle future. Avant l'opération, le personnel infirmier doit fournir à la cliente l'occasion de poser des questions et d'exprimer ses appréhensions concernant le traitement. Certaines explications pourront diminuer ses craintes et la rassurer. En règle générale, il est possible de reprendre les rapports sexuels et d'avoir des enfants (si la femme est assez jeune) après une vulvectomie simple. La vulvectomie radicale exige l'ablation d'une plus grande quantité de tissus, et la reprise des rapports sexuels peut exiger une réfection du vagin. Pour éviter de malheureux malentendus, il est préférable que l'infirmière consulte le médecin avant de répondre aux questions de la cliente sur ce sujet.

En plus des soins infirmiers décrits à la page 251, on nettoie vigoureusement l'abdomen inférieur, les régions inguinales, les cuisses et la vulve avec un désinfectant plusieurs jours avant l'opération. Le médecin peut prescrire un traitement prophylactique par les antibiotiques et par l'héparine, qui se continuera après l'opération.

Au retour de la salle d'opération, une bande en T maintient les pansements périnéaux en place. Les plaies aux aines peuvent être laissées à découvert ou protégées par un simple pansement sec, mais plusieurs chirurgiens mettent des pansements compressifs dans le but d'empêcher l'accumulation de lymphe et de sérum. Ils peuvent également introduire dans les plaies des drains qu'ils relient à un appareil de succion (Hémovac). Cette technique facilite le rapprochement des tissus et prévient l'accumulation de sérum.

Pendant toute la période postopératoire, l'infirmière doit porter une attention spéciale au confort de la cliente. Les clientes sont très souffrantes, en raison de l'étendue de l'intervention et de la tension appliquée sur les sutures pour rapprocher les tissus. On recommande donc à l'infirmière d'administrer les analgésiques régulièrement aux intervalles prescrits. Les changements de position sont essentiels mais laborieux ; ils exigent du temps et de la patience de la part de l'infirmière tout comme de la cliente. Installée sur le dos, la cliente sera plus à l'aise en position semi-Fowler (position qui diminue la tension sur l'incision). Lorsque la cliente est sur le côté, l'infirmière installera un oreiller entre les deux jambes et un autre contre la région lombaire. Le premier lever a lieu entre le deuxième et le cinquième jour postopératoire.

La prévention des infections, tant au niveau de la plaie qu'au niveau de la vessie, demeure une des préoccupations de l'infirmière. Tous les jours, elle doit nettoyer *délicatement* la plaie périnéale à l'aide d'une solution antiseptique de peroxyde d'hydrogène ou d'une solution physiologique. Puis elle rince avec de l'eau tiède stérile, dans le but de détendre les tissus et de favoriser la circulation sanguine. La région est ensuite asséchée au moyen de compresses stériles ou d'une lampe chauffante, et la plaie est laissée à l'air libre ou recouverte d'un pansement sec stérile. On enlève les drains vers le cinquième jour.

Pour éviter les efforts de défécation et la contamination de la plaie, un régime pauvre en résidus est prescrit pendant les premiers jours postopératoires. Comme les infections vésicales sont fréquentes, l'infirmière doit porter une attention spéciale à la sonde à demeure qui reste en place jusqu'au premier lever. Certaines recherches en soins infirmiers tendent à démontrer que l'utilisation de bains de siège favorise l'infection de la plaie.

Les plaies de vulvectomie guérissent lentement. Puisque de grandes quantités de tissus sont excisés, une cicatrisation de première intention est rarement possible. Le débridement de la plaie permettra à la cicatrisation de seconde intention de s'effectuer dans des conditions satisfaisantes.

La durée de l'hospitalisation et le caractère mutilant de l'opération expliquent l'état dépressif de plusieurs clientes pendant la période postopératoire. L'infirmière a un rôle important à jouer pour aider la cliente à s'adapter à cette situation. Elle prépare la cliente à regarder sa nouvelle vulve. Pendant les traitements, elle assure l'intimité de la cliente : l'arrivée impromptue d'un visiteur ou d'un membre du personnel, lorsque la cliente est dévêtue, ne fait qu'accroître son embarras. Les plaies dégagent parfois une mauvaise odeur. Dans ce cas, l'infirmière change régulièrement les pansements souillés en utilisant des désodorisants en aérosol ; elle assure aussi une aération périodique de la chambre.

Les soins à domicile sont assurés par une infirmière visiteuse ou par un membre de la famille. On encourage la cliente à reprendre progressivement ses activités physiques et sociales. Le taux de survie de plus de 5 ans après un traitement chirurgical se situe entre 50% et 60%. En l'absence d'envahissement ganglionnaire, le taux s'élève de 85% à 90%.

■ ÉVALUATION

Résultats escomptés

La cliente réussit à :

1. Contrôler et peut-être à éliminer le prurit et la dyspareunie.
   a) Accepte l'intervention chirurgicale ;
   b) Maintient la propreté du périnée ;
   c) Prend les médicaments prescrits quand c'est nécessaire ;
   d) Explique le processus du sevrage graduel des médicaments ;
   e) Comprend la nécessité de suivre les directives médicales concernant les relations sexuelles.
2. Tolérer l'opération avec le moins d'inconvénients et de complications possible.
   a) Prend les médicaments prescrits pour les malaises et la détente préopératoire ;
   b) Participe à la toilette du périnée ;
   c) Utilise les ressources disponibles pour s'adapter au stress émotionnel et pour l'atténuer ;
   d) Pose des questions concernant les attentes postopératoires.
3. Éviter les complications.
   a) Signale tout malaise exagéré soit à la plaie, soit ailleurs ;
   b) Commence à bouger sans trop de malaises ;
   c) Devient de plus en plus active afin de faciliter la circulation ;
   d) Assure la propreté du périnée après la miction ou la défécation ;
   e) Exprime ses sentiments de confiance en elle ;
   f) Prévoit qu'elle sera capable de devenir autonome.
4. Empêcher l'aggravation de la maladie.
   a) Décrit avec précision les signes et les symptômes de l'infection ;
   b) Connaît la technique de la toilette périnéale ;
   c) Applique la méthode du bain de siège (s'il est prescrit) ;
   d) Nomme les vêtements qu'elle peut porter et ceux qu'elle ne doit pas porter et elle en explique les raisons ;
   e) Est fidèle à ses rendez-vous chez le médecin.
5. S'adapter psychosocialement à son affection vulvaire.
   a) Participe à ses soins ;
   b) S'intéresse à son apparence ;
   c) Se maquille ;
   d) Choisit ses vêtements selon sa préférence ;
   e) Exprime sa joie quand son conjoint vient la voir ;
   f) Pose des questions à propos des relations sexuelles : le moment, le genre et les problèmes possibles ;
   g) Identifie les signes et les symptômes de problèmes éventuels et elle sait avec qui elle doit en discuter.

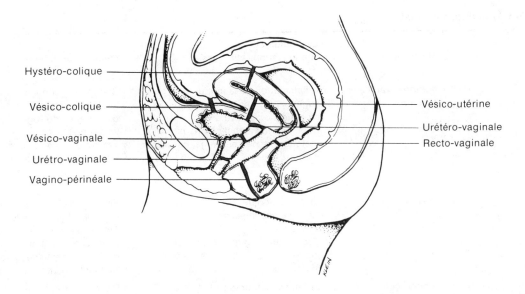

Hystéro-colique
Vésico-colique
Vésico-vaginale
Urétro-vaginale
Vagino-périnéale

Vésico-utérine
Urétéro-vaginale
Recto-vaginale

Figure 43-1 Localisations fréquentes des fistules.

□ AFFECTIONS DU VAGIN

Fistules vaginales

Une fistule est une communication anormale entre deux organes internes ou entre un organe et l'extérieur de l'organisme. La communication pathologique entre le vagin et l'uretère constitue une fistule *urétéro-vaginale* ; celle entre le vagin et la vessie, une fistule *vésico-vaginale* ; et celle entre le vagin et le rectum, une fistule *recto-vaginale* (*Figure 43-1*). Plusieurs fistules sont congénitales, mais, chez l'adulte, elles sont habituellement secondaires à un cancer envahissant ou à une intervention chirurgicale.

Évaluation et manifestations cliniques. La formation d'une fistule n'est pas chose courante à la suite d'une intervention chirurgicale, mais l'infirmière doit demeurer vigilante pour en reconnaître les premiers signes, car une fistule se complique rapidement de problèmes cutanés et infectieux. La personne atteinte d'une fistule vésico-vaginale se plaint habituellement d'incontinence urinaire. Si la fistule est recto-vaginale, des gaz intestinaux et des selles seront évacués par le vagin, et si cette évacuation s'associe à une leucorrhée, le vagin dégagera une odeur nauséabonde difficile à supprimer.

On peut utiliser du bleu de méthylène pour délimiter le trajet de la fistule. Pour une fistule vésico-vaginale, on instille le colorant dans la vessie et celui-ci apparaît dans le vagin. Si le test au bleu de méthylène est négatif, on injecte du carmin d'indigo par voie intraveineuse ; en cas de fistule urétéro-vaginale, le colorant réapparaît dans le vagin.

Traitement. L'objectif du traitement est d'éliminer la fistule et, ainsi, de juguler l'infection et l'excoriation qui l'accompagnent. Certaines fistules se ferment spontanément. Une alimentation saine, un apport supplémentaire de vita-

mine C et de protéines, une propreté locale assurée par l'administration de douches vaginales ou de lavements, du repos et des antibiotiques intestinaux sont d'excellents moyens de favoriser la cicatrisation. Il faut se rappeler que, chez les personnes âgées, le processus cicatriciel est habituellement plus lent en raison d'une diminution de l'activité cellulaire. Si la fistule est recto-vaginale, un régime pauvre en résidus et une irrigation adéquate des tissus affectés permettent souvent la cicatrisation. Dans certains cas, cependant, il faut pratiquer une colostomie temporaire et fermer la fistule chirurgicalement. Pendant la période post-opératoire, les irrigations périnéales tièdes et l'utilisation d'une lampe chauffante stimulent le processus cicatriciel.

Après la correction d'une fistule vésico-vaginale, une sonde à demeure est habituellement laissée en place. L'infirmière doit s'assurer que le drainage de l'urine s'effectue adéquatement. Si la sonde venait à s'obstruer, la pression créée par l'urine risquerait d'endommager les tissus nouvellement réparés. Pour cette même raison, les douches vaginales et les irrigations vésicales seront données à basse pression.

Lorsque la fistule ne peut être corrigée, des soins spéciaux sont prodigués pour assurer le confort maximal de la cliente. Les toilettes fréquentes, les bains de siège, les douches vaginales désodorisantes, ainsi que le port de serviettes hygiéniques et de culottes doublées de plastique assurent la propreté de la région et permettent de supprimer les odeurs. Il faut porter une attention spéciale aux soins de la peau pour prévenir les excoriations. Une mince couche de fécule de maïs et l'emploi de crème adoucissante aident à diminuer l'irritation locale. Dans la planification des soins, on doit aussi tenir compte des besoins sociaux et psycho-affectifs de l'individu. Ces clientes ont tendance à se renfermer en elles-mêmes, et le personnel infirmier devra les stimuler et les encourager à poursuivre le plus longtemps possible leurs activités.

Tableau 43-1 Infections vaginales

Infection	Agent causal	Évaluation et manifestations cliniques	Objectifs du traitement
Trichomonase	*Trichomonas vaginalis* (protozoaire)	Inflammation de la muqueuse vaginale accompagnée de prurit et de sensation de brûlure. Écoulement vaginal spumeux, malodorant, de couleur jaunâtre ou verdâtre.	Supprimer l'écoulement, soulager l'irritation, rétablir l'acidité et la flore bactérienne du vagin ; Flagyl par voie orale. Traitement des infections rebelles ; Flagyl par voies orale et vaginale. En cas de récidive, traiter aussi le partenaire.
Moniliase	*Candida albicans* (champignon)	Inflammation de la muqueuse vaginale accompagnée de prurit et d'irritation. Écoulement vaginal caséeux et inodore. Plaques blanchâtres à la surface de la muqueuse vaginale.	Éliminer le champignon : Mycostatin, en application vaginale. Traiter le facteur causal ; rechercher un diabète latent ou une autre maladie systémique ; arrêter l'antibiothérapie.
Infection des glandes de Bartholin (bartholinite)	*Escherichia coli* *Trichomonas vaginalis* Staphylocoque Streptocoque Gonocoque	Érythème autour des glandes de Bartholin. Tuméfaction et œdème. Formation d'un abcès.	Drainer l'abcès : antibiothérapie suivie du drainage chirurgical de l'abcès ; excision de la glande, si bartholinite chronique.
Cervicite aiguë et chronique	Gonorrhée Streptocoque Autres bactéries pathogènes	Écoulement vaginal purulent et abondant. Douleurs dorsales. Pollakiurie et mictions impérieuses.	Déterminer la cause ; examen microscopique des sécrétions. Traiter la gonorrhée : pénicilline ; spectinomycine ou tétracycline, si présence d'une allergie à la pénicilline. Traiter les autres causes : cautérisation du col.
Vaginite atrophique (postménopausique)	Déficience en œstrogènes	Atrophie de la muqueuse vaginale (atténuation de la couleur et du relief). Prurit et sensation de brûlure.	Reconstituer la muqueuse vaginale : administration d'œstrogènes par voie orale ou par voie vaginale ; améliorer l'alimentation.

Infections vaginales

Voir le tableau 43-1.

Leucorrhée et vaginite non spécifique. La *leucorrhée* est un écoulement vaginal blanchâtre communément appelé pertes blanches. Elle est physiologique au moment de l'ovulation et juste avant la première apparition de la menstruation. L'acidité naturelle du vagin (*p*H situé entre 3,5 et 4,5) et la présence des bacilles de Döderlein assurent normalement la protection du vagin contre les infections. Cependant, lorsque la résistance de l'individu diminue, certains micro-organismes comme *Escherichia coli*, les staphylocoques et les streptocoques peuvent provoquer une inflammation de la muqueuse vaginale appelée *vaginite non spécifique*. Cette vaginite s'accompagne d'un écoulement mucoïde jaunâtre assez abondant ; celui-ci engendre du prurit, de la rougeur, de l'œdème et une sensation de brûlure qui augmente lors de la miction et de la défécation. En raison de la proximité de l'urètre et du vagin, certaines vaginites se compliquent d'une urétrite secondaire.

Le traitement consiste à favoriser la croissance de la flore naturelle du vagin. On peut le faire à l'aide de douche vaginale d'acide faible (15 mL de vinaigre dans un litre d'eau tiède). De plus, on peut utiliser un sucre, le lactose bêta, en suppositoire vaginal (ovule), qui stimule la croissance des bacilles de Döderlein. Un applicateur spécial, fourni à l'achat du médicament, permet l'introduction facile du produit dans le fond du vagin. Les ovules fondent à la chaleur de l'organisme. Pour éviter de tacher ses vêtements, la femme peut porter une serviette hygiénique. En raison de leur pouvoir absorbant, il est préférable de ne pas utiliser les tampons vaginaux. Pour soulager la démangeaison qui accompagne certaines vaginites, les médecins recommandent des bains de siège tièdes additionnés de bicarbonate de sodium, ainsi que l'application locale de crème à base d'hydrocortisone ; après chaque miction et chaque défécation, la cliente doit se nettoyer soigneusement le périnée. Pendant la menstruation, si aucun traitement vaginal n'est en cours et que les serviettes hygiéniques irritent la région vulvaire, on suggère à la cliente de porter des tampons vaginaux.

Vaginite à Trichomonas. *Trichomonas vaginalis* est un parasite protozoaire vivant normalement dans les voies génitales. Sa prolifération est favorisée par une atteinte vaginale, qui modifie le *p*H du milieu, la composition des sécrétions ou l'état de la muqueuse vaginale. L'infection est le plus souvent transmise sexuellement par un porteur qui ne présente aucun symptôme. L'écoulement vaginal est fluide, jaunâtre ou verdâtre, spumeux et malodorant. Il s'accompagne d'une vulvite, qui se manifeste par des sensations de brûlures et un prurit intense. À l'examen au spéculum, la muqueuse vaginale est de couleur framboise ; elle est rouge et parsemée de pétéchies. Chez certaines femmes, l'infection peut devenir chronique.

Le diagnostic de l'infection repose sur la découverte microscopique des protozoaires ovoïdes, animés par des flagelles. On traite la femme par voie orale au moyen de métronidazole (Flagyl) administré trois fois par jour, pendant sept jours consécutifs. Si l'infection résiste au traitement, on associe au traitement oral une application vaginale de métronidazole. En présence d'une récidive, il faut traiter le partenaire. Certains médecins préfèrent traiter les deux partenaires en une seule journée par l'administration d'une ou de deux doses de Flagyl concentré. Certains clients se plaignent d'un goût désagréable, mais temporaire, de métal dans la bouche après avoir pris du Flagyl. On note aussi des nausées, des vomissements, des bouffées de chaleur si le médicament est pris en même temps que de l'alcool. À cause de ces effets secondaires, on recommande aux clients de ne pas prendre d'alcool pendant le traitement. On évite également de donner le métronidazole aux femmes enceintes parce qu'il semble être responsable de tumeurs (les recherches sont en cours).

Moniliase vaginale (candidose).   La *moniliase vaginale* est une mycose provoquée par un champignon très répandu, *Candida albicans*. Cette infection se rencontre fréquemment chez les clientes dont le diabète est mal équilibré, car un milieu riche en glucides favorise la croissance du champignon. La grossesse, l'usage des antibiotiques et des contraceptifs oraux, créant un milieu acide, favorisent également leur développement.

Dans des études récentes, Miles a découvert que si *Candida albicans* se trouve dans des cultures de sécrétions vaginales, on le trouve *toujours* dans les selles ; au contraire, s'il est absent des selles, on ne le trouve *jamais* dans le vagin. On ne peut donc éliminer complètement la vaginite si l'on ne traite pas le tube digestif.

Les pertes vaginales sont irritantes, aqueuses et tenaces, et elles peuvent contenir des particules caséeuses blanches. Ces pertes occasionnent une démangeaison et quelquefois une vaginite grave. À l'examen au spéculum, on remarque de larges dépôts blanchâtres disséminés sur une muqueuse vaginale érythémateuse.

Traitement.   L'objectif du traitement est d'éliminer l'infection. Pour cela, il faut identifier les facteurs sous-jacents qui peuvent contribuer à la croissance des *Candida albicans* : grossesse, diabète, traitement par les œstrogènes ou par les contraceptifs oraux. On doit informer la cliente que l'humidité et l'irritation (transpiration, vêtements trop serrés, collants) sont des facteurs qui favorisent l'infection.

Le médicament qui donne le meilleur résultat est la nystatine (Mycostatin). Puisque les médicaments antifongiques ne sont pas absorbés à partir du tube digestif, on prescrit des ovules de nystatine deux fois par jour pendant

10 à 14 jours. On peut également recommander des antiseptiques à base de propionate de calcium et de sodium. Comme les manifestations cliniques disparaissent rapidement au début du traitement, on doit faire une culture de vérification de quatre à six semaines après la fin du traitement. Certaines clientes ont des récidives désagréables. Dans certains cas, le partenaire sexuel souffre de balanite ; en le traitant et en prolongeant le traitement par la nystatine chez la femme, on finit par supprimer l'infection. Chez la diabétique, on oriente les efforts vers l'équilibre du diabète.

Vaginite atrophique.   À la ménopause, l'atrophie de la muqueuse vaginale favorise le développement des infections. Fréquemment, la femme ménopausée remarque une leucorrhée anormale accompagnée de brûlures et de démangeaisons. Le traitement consiste à reconstituer l'épithélium vaginal au moyen d'œstrogènes administrés par voie orale ou vaginale. On traite l'infection selon l'agent causal.

Infections par l'herpèsvirus de type II (herpès génital, virus de l'herpès simplex)

L'herpès génital est une infection virale qui cause des lésions herpétiques (vésicules) sur le col de l'utérus, le vagin et les organes génitaux externes. C'est une maladie transmise sexuellement (MTS).

Cette forme d'herpès a reçu une publicité considérable ces dernières années, car le nombre de cas a beaucoup augmenté. L'infection n'est pas seulement douloureuse, mais elle peut avoir des récidives et affecter le bien-être de la personne. Il n'y a aucun traitement à l'heure actuelle ; néanmoins, l'affection nécessite un diagnostic exact, des soins efficaces et des mesures spécifiques pour éviter les complications possibles.

Causes.   Parmi les virus du groupe herpès connus, cinq affectent l'homme : le virus de l'herpès simplex de type I (HSV-I), le virus de l'herpès simplex de type II (HSV-II), le virus zona-varicelle, le virus d'Epstein-Barr et le cytomégalovirus. Les lésions génitales et périnéales sont causées à 80% par le HSV-II et à 20% par le HSV-I. Il semble qu'un contact humain peau à peau soit nécessaire pour la transmission de la maladie.

■ ÉVALUATION INITIALE

Manifestations cliniques.   Pour faire une bonne évaluation, il faut rechercher les antécédents sexuels de la personne, et faire un examen clinique et des tests de laboratoire. Au début de l'infection, le stade vésiculaire apparaît sous la forme de boutons qui, peu à peu, se rejoignent, s'ulcèrent et s'incrustent. La zone atteinte devient rouge et œdémateuse, et le client se plaint de douleur et de démangeaisons. Chez la femme, le col de l'utérus est souvent le foyer primaire de l'infection, puis celle-ci gagne les lèvres, la vulve, le vagin et le périnée. Chez l'homme, le gland, le prépuce et le corps du pénis sont atteints. On note, dans les deux cas, une adénopathie inguinale, une élévation de la température, des malaises, des céphalées et de la dysurie. On s'aperçoit qu'il y a une surinfection bactérienne chez la femme quand la leucorrhée se transforme en écoulement purulent.

Les lésions disparaissent en une à quatre semaines, mais le virus reste dans l'organisme et occasionne des récidives. Les symptômes sont alors, chez la femme, de la leucorrhée, des hémorragies anormales, une douleur vaginale et de la dyspareunie.

■ PLANIFICATION ET INTERVENTION

Les objectifs du traitement visent à prévenir la propagation de la maladie, à soulager la cliente, à diminuer les risques pour la santé, à apporter de l'aide et à commencer un programme d'éducation.

L'incidence du cancer du col de l'utérus est plus élevée chez les femmes qui ont déjà eu de l'herpès cervical. Les femmes enceintes atteintes de l'herpès peuvent, en accouchant de façon naturelle, contaminer leur bébé ; on note une morbidité et une mortalité fœtales importantes.

Au début, l'infirmière tente d'aider la cliente et de soulager les symptômes. Elle fait prendre de nombreux bains de siège pour nettoyer parfaitement les lésions et elle applique un anesthésique topique tel que la crème ou la gelée de lidocaïne. Un gel de 2-désoxy-D-glucose est efficace pour soulager la douleur et la dysurie en 12 h à 72 h. L'acyclovir (Zovirax de Burroughs) est un nouveau médicament qui, tout en n'étant pas curatif, semble réduire le temps de guérison des vésicules douloureuses et la période de contagion. Les antibactériens aident à combattre les infections secondaires.

Si les malaises et la douleur sont très forts, ils peuvent nécessiter le repos au lit. Il faut évaluer la quantité de liquides absorbés par la cliente, la distension de la vessie et la fréquence des mictions. On recommande de boire suffisamment ; pour aider la miction, on verse de l'eau tiède sur la vulve, ce qui évite la rétention d'urine et l'infection.

Éducation de la cliente.   L'infirmière doit donner de nombreux conseils et renseigner la personne atteinte d'herpès génital. La cliente doit connaître la nature du virus et son mode de propagation afin d'éviter de répandre la maladie. La fréquence des récidives peut varier de une fois par mois à une fois tous les six mois. On recommande d'éviter les contacts sexuels dès que les symptômes avant-coureurs surviennent (démangeaison, brûlure, douleur) et jusqu'à sept à dix jours après la guérison des lésions.

On doit faire un test de Pap tous les six mois ou tous les ans, à cause de l'incidence très élevée des dysplasies et des cancers cervicaux chez les femmes ayant eu de l'herpès génital.

Le partenaire de la cliente peut désirer assister aux entrevues d'informations données par l'infirmière. Celle-ci doit se tenir au courant des dernières recherches, car de nombreux travaux sur cette affection sont en cours.

Syndrome du DES (diéthylstilbœstrol)

Avant 1970, on considérait que le cancer du vagin survenait surtout chez les femmes après leur ménopause. Cependant, au début des années 1970, une étude a révélé que sept adolescentes avaient eu un adénocarcinome du vagin. Une recherche plus approfondie a montré qu'il existait, dans ces

sept cas, un facteur commun : leur mère avait absorbé du DES. Ensuite, d'autres études sur un grand nombre de femmes dont les mères avaient pris du DES pendant leur grossesse ont montré que chez celles qui avaient été exposées *in utero*, on trouvait dans leurs organes génitaux des anomalies bénignes caractéristiques. On continue les recherches pour savoir si les anomalies bénignes observées représentent des lésions précancéreuses, et quel pourcentage de ces jeunes femmes exposées présente des risques de cancer. Comme partie intégrante de cette recherche, on encourage les filles de femmes ayant pris du DES à avoir des examens réguliers du vagin et du rectum, si possible des culdoscopies ; elles devraient aussi subir le test de Pap tous les six mois, jusqu'à ce que plusieurs tests soient négatifs, et ensuite une fois par an. On doit examiner les jeunes femmes qui ont des hémorragies anormales pour surveiller la possibilité d'un cancer vaginal. Souvent, une dysplasie observée pendant un examen a disparu à l'examen suivant ; on avertit ces femmes de réduire au minimum leur absorption d'œstrogènes.

Bien qu'on ne contre-indique pas l'utilisation des contraceptifs oraux ou des préparations à base de DES pour supprimer la lactation ou pour servir de « pilules du lendemain », on suggère de les utiliser seulement après avoir bien examiné les autres moyens de contraception, les préférences de la cliente et l'opinion du médecin. On recommande également de ne pas utiliser les œstrogènes de remplacement avant ou après la ménopause, sauf chez les femmes dont les symptômes graves du syndrome de la ménopause ne peuvent pas être supprimés par d'autres moyens, et cela pendant le moins de temps possible.

Syndrome du choc toxique

Le *syndrome du choc toxique* est engendré par la toxine de *Staphylococcus aureus* ; il se produit généralement chez des femmes de moins de 30 ans qui utilisent des tampons quand elles sont menstruées. Cependant, on a déjà observé ce staphylocoque chez des femmes non menstruées et chez des hommes. D'abord identifié vers 1975, il a fait l'objet d'une grande publicité en 1980.

■ ÉVALUATION INITIALE

Manifestations cliniques.   Chez une personne en bonne santé, la maladie commence par une fièvre soudaine allant jusqu'à 39°C, des vomissements, de la diarrhée, de la myalgie, de l'hypotension et des signes suggérant un début de choc. Souvent, ces symptômes s'accompagnent d'un érythème maculaire qui, chez certaines clientes, apparaît d'abord sur le corps et, chez d'autres, d'abord sur les mains (paumes et doigts) et sur les pieds (plantes et orteils) ; cette éruption se desquame au bout de sept à dix jours.

La diurèse diminue et l'azote uréique s'élève ; ce mauvais fonctionnement urinaire peut engendrer un grand déséquilibre. On peut aussi noter un syndrome d'insuffisance respiratoire ou des signes de « poumon de choc » causés par un œdème pulmonaire ; de l'hyperémie des muqueuses ; de la leucocytose ; des taux élevés de bilirubine, d'azote uréique et de créatine phosphokinase.

Problèmes de la cliente et diagnostics infirmiers

À partir des manifestations cliniques, des antécédents de la cliente et des données de l'évaluation diagnostique, l'infirmière identifie les principaux problèmes : une affection aiguë due au début soudain de la maladie ; une forte fièvre et une progression rapide vers le choc ; une déshydratation reliée à la fièvre et à la perte des liquides (diarrhée et vomissements) ; une difficulté respiratoire associée à une probabilité de poumon de choc et de bronchopneumonie ; une intoxication par l'infection bactérienne ; de l'anxiété et du stress émotionnel causés par le début soudain de la maladie ; et des complications possibles.

■ PLANIFICATION ET INTERVENTION

Objectifs

Les principaux objectifs de la cliente sont :

1. La guérison du déséquilibre ;
2. Une respiration facile ;
3. L'absence de fièvre ;
4. La suppression de l'infection ;
5. La réduction de l'anxiété et du stress émotionnel ;
6. L'absence de complications ;
7. La non-répétition de cette expérience.

Pour aider la cliente à atteindre ces objectifs, les principaux buts du traitement consistent à : (1) évaluer avec précision et enregistrer les changements rapides des signes vitaux et des symptômes, (2) traiter le choc, (3) soulager les problèmes respiratoires, (4) supprimer l'infection, (5) réhydrater la cliente, (6) réduire les agents de stress émotionnel et (7) donner des conseils à la cliente concernant certaines habitudes qui peuvent engendrer une toxicité (utilisation minutieuse des agents absorbants au niveau du vagin).

Interventions infirmières. Pour assurer une oxygénation suffisante et une bonne fonction pulmonaire, il peut être nécessaire de pratiquer une intubation et de fournir une ventilation assistée. Pendant la phase aiguë de la maladie, il faut surveiller continuellement les gaz sanguins, les signes vitaux, les liquides et le traitement par respirateur.

Il faut observer et enregistrer avec soin les changements dans l'état de la peau, ainsi que l'absorption et la perte des liquides. Il faut également bien connaître la signification des résultats de laboratoire parce qu'ils peuvent suggérer une amélioration ou une aggravation de l'infection, de la déshydratation et des fonctions rénale et respiratoire. On fait des cultures de tous les excreta corporels, ainsi que des sécrétions du nez, de la gorge, du vagin et du col de l'utérus. Les résultats de ces cultures permettent au médecin de prescrire l'antibiothérapie spécifique.

La coagulation intravasculaire disséminée (CIVD) ayant déjà été observée chez des femmes atteintes du syndrome du choc toxique, l'infirmière doit être attentive à toute trace d'hématomes, de pétéchies, de suintements au niveau des points de ponction, de cyanose et de fraîcheur du nez, des doigts et des orteils.

Éducation de la cliente. L'utilisation des tampons pendant la menstruation ayant été associée au syndrome du choc toxique, on recommande de ne pas utiliser de tampons super-absorbants ; d'alterner l'utilisation des tampons et des serviettes hygiéniques ; de changer les tampons fréquemment et de ne jamais les laisser en place pendant plus de huit heures ; d'insérer les tampons avec précaution pour éviter les écorchures ; et d'éviter les tampons dont les bords sont rudes.

■ ÉVALUATION

Résultats escomptés

La cliente réussit à :

1. Retrouver son équilibre.
   a) Ne se plaint pas de confusion ou de désorientation ;
   b) Est capable de dire où elle est (identifie le centre hospitalier et l'unité) ;
   c) Répond correctement quand on s'adresse à elle ;
   d) Suit les directives et répond normalement aux questions.
2. Éviter les problèmes respiratoires.
   a) A un rythme respiratoire normal ;
   b) N'a pas de dyspnée ;
   c) Présente une bonne couleur des lits ungéaux et de la peau en général, ce qui indique une bonne oxygénation.
3. Éviter la fièvre.
   a) A une température normale ;
   b) Ne présente pas de rougeur ou de transpiration.
4. Éviter l'infection.
   a) Ne présente pas d'hyperémie des muqueuses ;
   b) N'a pas d'écoulement vaginal purulent ;
   c) A une température dans des limites normales ;
   d) A une numération leucocytaire normale.
5. Diminuer son anxiété et son stress émotionnel.
   a) Manifeste sa joie de guérir et de se sentir mieux ;
   b) Se détend en écoutant de la musique ou en lisant un livre ; demande qu'on informe sa famille qu'elle va bien ;
   c) S'intéresse à son habillement et à son maquillage ;
   d) Sourit facilement et engage une conversation agréable.
6. Éviter les complications.
   a) A un rythme respiratoire normal ;
   b) A un régime alimentaire bien équilibré ;
   c) Présente peu ou pas de douleur ;
   d) A des signes vitaux normaux ;
   e) A de bons résultats aux examens de laboratoire ;
   f) Est à l'aise psychosocialement ;
   g) Désire quitter le centre hospitalier ;
   h) Respecte son programme de soins.

☐ **RELÂCHEMENT DES MUSCLES PELVIENS**

Cystocèle, rectocèle, entérocèle et déchirures du périnée

Une *cystocèle* est une hernie de la paroi antérieure du vagin entraînant la descente de la vessie vers l'orifice vaginal

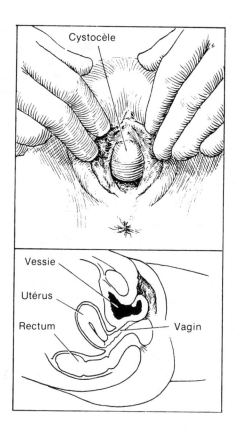

Figure 43-2 Cystocèle. Glissement de la vessie vers le bas, à l'effort, provoqué par le relâchement de la paroi antérieure du vagin.

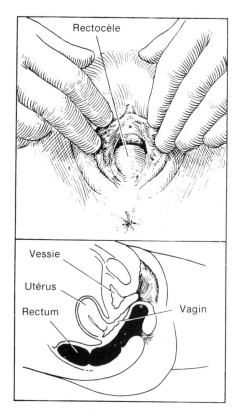

Figure 43-3 Rectocèle. Prolapsus rectal, à l'effort, provoqué par le relâchement de la paroi postérieure du vagin.

(*Figure 43-2*). Elle s'explique par une faiblesse des tissus, le plus souvent acquise lors d'un traumatisme obstétrical. Les symptômes apparaissent habituellement à la ménopause par suite de l'atrophie des organes génitaux.

Lors d'un accouchement, il se produit souvent des déchirures au niveau des muscles et des tissus du périnée. Si ces déchirures ne sont pas réparées immédiatement, le relâchement de la paroi vaginale postérieure entraîne la protubérance du rectum dans le vagin. On appelle cette affection une *rectocèle* (*Figure 43-3*). Quelquefois les déchirures s'étendent tellement qu'elles peuvent sectionner complètement les fibres du sphincter anal (déchirure complète). Une *entérocèle* est la saillie de la paroi intestinale dans le vagin.

■ ÉVALUATION INITIALE

Dans le cas d'une cystocèle, les clientes se plaignent d'une sensation de pesanteur pelvienne, de fatigue et de divers symptômes urinaires tels que l'incontinence à l'effort, la pollakiurie et les mictions impérieuses.

Les symptômes de la rectocèle sont les mêmes que ceux de la cystocèle avec une exception : au lieu de problèmes urinaires, la cliente souffre de constipation et d'incontinence fécale et gazeuse lorsque la déchirure est complète.

Problèmes de la cliente et diagnostics infirmiers

À partir des manifestations cliniques et des données de l'évaluation clinique, l'infirmière peut identifier les problèmes de la cliente : la tendance à différer l'examen gynécologique dans l'espoir que, peu à peu, son état va s'améliorer (croyant que cet état est une conséquence naturelle et acceptable de l'accouchement) ; des problèmes psychosociaux, dont l'arrêt de la vie sexuelle à cause de l'incontinence ; et des complications possibles, parce que la cliente a attendu trop longtemps avant de consulter un médecin.

■ PLANIFICATION ET INTERVENTION

Objectifs

Les objectifs principaux de la cliente sont :

1. L'élimination des problèmes gênants causés par le relâchement des muscles pelviens ;
2. L'acceptation et la préparation de l'intervention chirurgicale si elle est nécessaire ;
3. Le soulagement des symptômes dérangeants et des malaises ;
4. L'absence de complications ;
5. L'amélioration de ses relations sociales.

Plusieurs femmes souffrent des symptômes de la cysto-cèle et de la rectocèle depuis de nombreuses années. Par gêne ou par crainte de l'opération, elles négligent de consulter un médecin et espèrent que ces problèmes se dissiperont avec le temps. D'autres les considèrent comme une conséquence normale d'un accouchement et se sont résignées à leur sort. Grâce à son travail auprès de la population, l'infirmière peut encourager ces femmes à consulter un gynécologue. Elle doit leur expliquer que ces problèmes ne guérissent pas d'eux-mêmes, mais qu'au contraire ils tendent à s'accentuer avec les années. S'ils ne sont pas traités, ils peuvent entraîner diverses complications dont l'infection et l'ulcération du col utérin, les cystites, les hémorroïdes, etc.

Traitement chirurgical. Le traitement est chirurgical. Il consiste à réparer la paroi antérieure du vagin par une intervention vaginale appelée *colporraphie antérieure*. À titre préventif, on doit insister sur la nécessité de faire des exercices périnéaux à la suite d'un accouchement afin de renforcer les muscles affaiblis. Ces exercices peuvent également avoir une certaine efficacité dans les premiers stades de la cystocèle. Si l'intervention chirurgicale est contre-indiquée, ou si la cliente refuse l'opération, on peut suggérer l'emploi d'un pessaire.

Un *pessaire* est un appareil introduit dans le vagin pour maintenir en place un organe tel que la vessie, l'utérus ou l'intestin. Il a généralement la forme d'un anneau ou d'un beignet, fait de plastique ou de caoutchouc. Le gynécologue choisit le type et la taille du pessaire, et il avise la cliente qu'elle doit l'enlever au coucher pour le remettre le matin. Si la cliente ne l'enlève pas elle-même, elle doit le faire retirer, examiner et nettoyer périodiquement par le médecin ou l'infirmière. Le médecin en profitera pour vérifier si les tissus du vagin ne sont pas irrités. Normalement, l'utilisation d'un pessaire n'entraîne ni douleur, ni malaise, ni écoulement vaginal. On recommande une douche vaginale quand il y a un écoulement.

Une *périnéorraphie* ou une *colporraphie postérieure* permettent de corriger une rectocèle ou des déchirures du périnée.

Soins préopératoires. Avant toute intervention gynécologique, la cliente doit être informée de l'étendue et des résultats prévisibles de l'opération proposée, ainsi que des conséquences de cette dernière sur ses fonctions sexuelles. C'est le médecin qui fournit habituellement ces informations à la cliente, mais l'infirmière doit s'assurer qu'elles ont été bien comprises. Souvent, on a besoin d'un échantillon propre d'urine; dans ce cas, on demande à la cliente de faire la toilette du périnée, d'écarter les lèvres et d'uriner dans un bassin stérile.

Dans la salle d'opération, on installe la cliente en position gynécologique. On doit veiller à placer les deux jambes en même temps dans les étriers et à les retirer simultanément des étriers afin d'éviter la tension sur les muscles des cuisses et du périnée. Voir les soins préopératoires, à la page 251.

Soins postopératoires et réadaptation. Un des objectifs des soins infirmiers, après une opération du périnée, est d'éviter les tensions sur les sutures de la plaie opératoire. Afin d'empêcher la distension de la vessie, l'infirmière doit veiller au libre drainage de la sonde vésicale qui reste en place de deux à quatre jours. Si aucune sonde n'a été installée, l'infirmière doit inciter la cliente à uriner dans les 6 h qui suivent l'intervention et, par la suite, toutes les 4 h à 8 h, afin que la vessie ne contienne jamais plus de 150 mL d'urine. Si la cliente est incapable d'uriner ou si elle se plaint de malaises ou de douleurs dans la région vésicale, on fait un cathétérisme vésical. Cette surveillance de la disten-sion vésicale est particulièrement importante lors des cures de cystocèle et lors des déchirures complètes du périnée. Diverses autres méthodes de drainage vésical peuvent être utilisées après une intervention à la vessie (voir le chapitre 40).

La prévention de l'infection est un autre des objectifs des soins infirmiers. Après chaque miction et chaque déféca-tion, l'infirmière doit irriguer la vulve avec une solution physiologique stérile, puis bien l'assécher avec des gazes stériles (voir « douches vulvaires » à la page 917). Dans les centres hospitaliers, on préconise une désinfection des points ou une toilette vulvaire à l'aide d'un savon doux.

Il y a plusieurs méthodes de soins pour les sutures. Dans l'une, on laisse les sutures à elles-mêmes jusqu'à la guérison (environ cinq à dix jours). Ensuite, on donne quotidiennement des douches vaginales d'eau salée stérile pendant toute la convalescence. Dans l'autre méthode, on donne deux fois par jour de petites douches vaginales d'eau salée stérile à partir du lendemain de l'opération, et tout le temps de la convalescence. Évidemment, la méthode utilisée dépend du chirurgien.

Pour atténuer la douleur locale, assécher la région vulvaire et favoriser la cicatrisation, on peut utiliser une lampe chauffante. La vaporisation d'un antiseptique et d'un anesthésique combinés, et l'application d'un sac de glace apportent également un certain soulagement. Il faut se rappeler que le poids de la glace doit reposer sur le lit et non sur la plaie. On diminue la tension appliquée sur les points périnéaux en gardant la tête du lit légèrement soulevée. Les autres soins postopératoires sont identiques aux soins donnés après une opération abdominale.

Cependant, lors d'une déchirure complète du périnée (atteinte du sphincter anal), il faut donner des soins spéciaux à l'intestin afin de permettre la cicatrisation de la paroi intestinale. Pour éviter que la pression intra-abdominale ne distende la plaie, certains médecins gardent la cliente au lit, en décubitus dorsal, avec un oreiller sous la tête. Pendant une période de cinq à sept jours, on prescrit un régime sans résidus; on interdit l'usage du tube rectal et l'administration de lavements. Pour ralentir le péristaltisme intestinal, on peut administrer certains médicaments. Le soir du 6e ou du 7e jour, on donne un laxatif léger (Metamucil, huile minérale) suivi, le lendemain matin, d'un petit lavement huileux (de 90 mL à 120 mL) que la cliente retient quelques minutes. L'alimentation est reprise progressivement.

Lorsque la cliente quitte le centre hospitalier, on lui recommande de continuer la prise de laxatifs légers, jusqu'à la guérison complète de la plaie. On lui donne des conseils concernant les douches vaginales et on lui fixe un rendez-vous.

Les *exercices périnéaux* permettent de renforcer les muscles du périnée. On apprend à la cliente à faire ces exercices 10 à 20 fois toutes les heures. La technique recommandée est la suivante : contracter les muscles du périnée en serrant les fesses l'une contre l'autre ; garder cette position quelques instants ; relâcher. Ces exercices peuvent être pratiqués en position assise ou debout.

■ ÉVALUATION

Résultats escomptés

La cliente réussit à :

1. Obtenir de l'aide pour éliminer les problèmes gênants causés par le relâchement des muscles pelviens.
   a) Prend un rendez-vous avec un gynécologue pour qu'il diagnostique exactement le problème et qu'il planifie un traitement ;
   b) Fournit volontiers des informations concernant ses antécédents ;
   c) Fait part à son conjoint de l'espoir qu'elle a de voir leurs relations s'améliorer grâce à l'intervention chirurgicale ;
   d) Fait des exercices périnéaux ;
   e) Accepte le plan proposé par le chirurgien.
2. Accepter l'intervention chirurgicale et s'y préparer.
   a) Admet expressément la nécessité d'être opérée ;
   b) Participe à ses soins préopératoires ;
   c) Accepte la médication préopératoire ;
   d) Décrit les sortes d'exercices qu'elle devra faire après l'opération ;
   e) Pose des questions concernant les soins postopératoires.
3. Obtenir un soulagement de ses symptômes gênants et de ses malaises.
   a) Ne ressent ni malaise ni douleur ;
   b) N'a pas besoin d'analgésiques ;
   c) Contrôle sa miction ;
   d) Ne se sent pas limitée dans son activité physique ;
   e) Fait des exercices périnéaux pour renforcer ses muscles.
4. Éviter les complications.
   a) Bouge avec le minimum de malaises ;
   b) Se lave seule après la miction et la défécation ;
   c) Est de plus en plus active physiquement ;
   d) Discute des signes et des symptômes qui pourraient suggérer un début de complications et qui nécessitent d'être signalés.
5. Parle de l'amélioration de sa vie psychosociale.
   a) Participe à ses activités de soins ;
   b) Pose des questions concernant la reprise de ses relations sexuelles avec son conjoint ;
   c) Prend le temps de s'occuper d'elle (coiffure, maquillage, habillement) ;
   d) Parle de façon positive de l'avenir, avec son mari.

Déviations de l'utérus

Pour les besoins de la grossesse, l'utérus est un organe extrêmement mobile. Normalement, chez la femme non

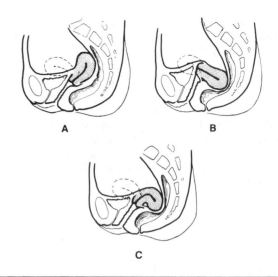

Figure 43-4 Rétrodéviations de l'utérus. **A)** Rétroposition. L'utérus est repoussé en bloc vers l'arrière, sans modification de sa forme. **B)** Rétroversion. Le corps de l'utérus a basculé en arrière autour de son isthme, entraînant le col en haut et en avant, derrière la symphyse pubienne. **C)** Rétroflexion. Le corps utérin, basculé en arrière, s'est plié sans modifier la situation du col.

gravide, en station debout, l'utérus est antéversé et antéfléchi, et il forme approximativement un angle droit avec le canal vaginal. Certaines conditions pathologiques, comme une masse tumorale, la formation d'adhérences ou un relâchement des moyens de fixité de l'utérus, peuvent produire des déviations de la position normale de l'utérus. Ces déviations n'occasionnent souvent que des problèmes mineurs et n'entraînent aucune conséquence sur la vie sexuelle ou sur la fécondité de la femme, mais ils peuvent parfois provoquer des troubles majeurs qui doivent être obligatoirement corrigés.

Rétrodéviations utérines.   Les déviations de l'utérus vers l'arrière, ou *rétrodéviations*, se manifestent par de la douleur dans le bas du dos, une sensation de pesanteur pelvienne, de la fatigue, de la dysménorrhée et de la leucorrhée. Il existe trois principaux types de rétrodéviations : la *rétroposition*, la *rétroversion* et la *rétroflexion* (*Figure 43-4*). Une rétrodéviation très prononcée est, le plus souvent, asymptomatique.

Des troubles fonctionnels importants demandent une correction chirurgicale de la rétrodéviation. L'intervention abdominale consiste à ramener l'utérus vers l'avant et à l'y maintenir en raccourcissant les ligaments de suspension de l'utérus. L'emploi du pessaire permet également de soulager certaines clientes. Un pessaire est une sorte d'anneau de caoutchouc dur ou de plexiglas que l'on installe autour du col utérin. Il permet de garder l'utérus en antéversion, en exerçant une pression sur les ligaments fixés à la partie postérieure du col utérin (*Figure 43-5*). Il est possible qu'après un certain temps l'utérus garde sa position normale. La disparition des symptômes, pendant que le pessaire est en place, et leur récidive après son retrait, permettent au

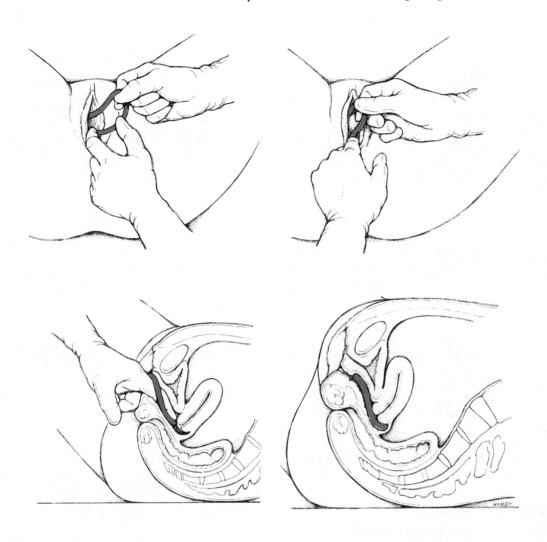

Figure 43-5 Technique utilisée pour la mise en place d'un pessaire vaginal. (Redessiné d'après : J.B. Greenhill. *Office Gynecology*, 9ᵉ éd. Chicago, Year Book Medical Publishers, 1971. Utilisé avec permission.)

chirurgien de confirmer qu'une opération de suspension corrigerait les problèmes de la cliente. Lorsqu'un pessaire est en place, il doit être retiré et nettoyé par le gynécologue à intervalles réguliers.

Prolapsus et procidence.   Par suite d'un relâchement des moyens de fixité de l'utérus, le plus souvent provoqué par l'accouchement, l'utérus peut descendre dans le canal vaginal et entraîner avec lui les parois vaginales, ainsi que la vessie et le rectum (*prolapsus*). Lors d'atteinte assez importante, l'utérus peut même faire saillie à l'extérieur de la vulve (*procidence*). (Voir la figure 43-6.)

Les symptômes d'un prolapsus sont ceux de la rétrodéviation, auxquels s'ajoutent la gêne produite par la protrusion de l'utérus et les troubles urinaires de la cystocèle (incontinence à l'effort, rétention, etc.). La marche, la station debout prolongée, la toux et les efforts en accentuent les manifestations. L'infirmière a un rôle social important à jouer dans le dépistage de cette affection. Lorsqu'elle rencontre une femme qui présente de tels symptômes, que ce soit lors d'une visite à domicile ou lors d'une consultation dans le milieu du travail, elle doit encourager cette femme à

consulter un médecin, en lui expliquant que le temps ne peut régler ses problèmes et qu'un prolapsus non traité peut entraîner des complications plus importantes.

Le choix du traitement tient compte de l'âge de la cliente, de sa vie sexuelle, de son état général et du degré du prolapsus. Le traitement chirurgical consiste à remettre l'utérus à sa position normale. Ce traitement a pour but de diminuer la tension sur les ligaments. Si la femme est ménopausée, on recommande habituellement l'hystérectomie (ablation de l'utérus). Lorsque l'intervention est contre-indiquée, en raison de l'âge de la cliente ou de son état général, le médecin installe un pessaire. La cliente peut apprendre à le nettoyer et à le remettre en place.

☐ AFFECTIONS DE L'UTÉRUS

Hémorragies utérines anormales

Ménorragie.   La *ménorragie* désigne un écoulement sanguin anormalement abondant au moment de la menstruation. Chez la jeune fille, elle est habituellement reliée à un déséquilibre hormonal, tandis que chez la femme plus âgée, elle indique un problème inflammatoire ou tumoral de l'utérus. La tension nerveuse peut aussi influencer l'hémorragie.

Toute femme dont le flux menstruel est excessivement abondant doit consulter un médecin. On peut évaluer le flux menstruel de façon approximative en comptant le nombre de serviettes hygiéniques ou de tampons vaginaux utilisés à chaque menstruation.

Métrorragie. La *métrorragie* désigne toute hémorragie utérine se produisant entre deux cycles menstruels ou après la ménopause. C'est un des symptômes les plus significatifs, en gynécologie, car il indique presque toujours une affection de l'appareil génital, souvent une tumeur bénigne ou un cancer de l'utérus. Les métrorragies, même si elles sont peu abondantes, justifient une consultation médicale.

Déchirures du col

Les déchirures du col surviennent fréquemment à l'occasion d'un accouchement difficile. Lorsqu'elles se cicatrisent, une partie de la muqueuse du col utérin, qui se trouve normalement à l'intérieur du canal cervical, se tourne vers l'extérieur. L'ectropion utérin ainsi formé s'infecte facilement, ce qui provoque une leucorrhée désagréable. Plusieurs chirurgiens croient que l'ectropion prédispose au cancer ; pour cette raison, ils recommandent une surveillance étroite de ces lésions et leur traitement, particulièrement durant la ménopause où les risques de cancer sont les plus élevés.

Dilatation et curetage

La *dilatation* et le *curetage* (D & C) sont les deux étapes d'une intervention chirurgicale qui consiste à élargir le canal cervical au moyen de bougies, puis à racler la cavité utérine avec une curette. Les principales indications sont une cytologie vaginale douteuse, des hémorragies utérines anormales et un avortement incomplet.

L'intervention se fait sous anesthésie générale, à la salle d'opération. Cependant, beaucoup de gynécologues font une dilatation et un curetage sous anesthésie locale et donnent du Valium ou du Demerol. La cliente a le droit de connaître les buts du traitement, qui sont habituellement expliqués par le gynécologue. L'infirmière vérifie la compréhension de ces explications et s'occupe de la préparation physique et psychologique de la cliente. Elle doit renseigner celle-ci sur le repos nécessaire, à la suite du curetage, et sur les douleurs abdominales et les pertes sanguines qui suivent l'intervention. La préparation physique comprend un petit lavement. Certains médecins exigent le rasage du périnée. La cliente doit uriner avant de quitter sa chambre.

À la salle d'opération, la cliente est installée en position gynécologique. Le chirurgien procède à la dilatation et au curetage. S'il est à la recherche d'un cancer, il prélève des tissus de l'endomètre pour une cytologie et pratique une biopsie du col au moyen d'une pince à biopsie ou d'une électrode. Lorsque aucune lésion n'est visible au colposcope, il peut pratiquer une conisation du col, par incision au bistouri ou par électrocoagulation. Le chirurgien fait ensuite

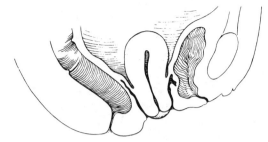

A) Prolapsus du 1er degré. Le col utérin apparaît à la vulve.

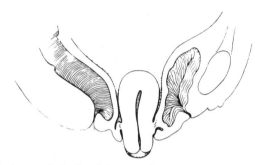

B) Prolapsus du 2e degré. Le col utérin fait saillie à l'extérieur.

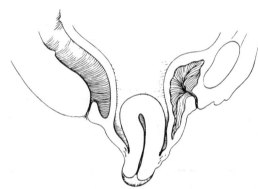

C) Prolapsus du 3e degré (procidence totale). L'utérus fait saillie à l'extérieur.

Figure 43-6 Prolapsus de l'utérus et des parois vaginales.

un tamponnement cervical et vaginal, et met une serviette hygiénique stérile sur le périnée.

Lorsque la cliente revient de la salle d'opération, on utilise une ceinture pour tenir la serviette hygiénique en place. L'infirmière doit surveiller fréquemment les pertes vaginales et rapporter toute hémorragie excessive au gynécologue. Tant que le tamponnement vaginal est en place (habituellement 24 h), on utilise des serviettes hygiéniques stériles. Après l'opération, les clientes ont la permission de se lever, mais plusieurs préfèrent rester au lit pour le reste de la journée, ne se levant que pour aller à la salle de bain. L'alimentation est reprise selon les goûts de la cliente. Si elle se plaint de douleurs abdominales ou dorsales, on administre un analgésique faible.

Endocervicite

L'*endocervicite* est une inflammation de la muqueuse et des glandes du col utérin, provoquée par les micro-organismes pyogènes habituels ou par le gonocoque. Elle survient le plus souvent à la suite d'un avortement, d'un accouchement ou de diverses manipulations intra-utérines. Non traitée, l'infection peut s'étendre à l'utérus, aux trompes et aux autres organes pelviens, ou devenir chronique. Son principal symptôme est une leucorrhée qui peut s'accompagner de douleurs dorsales et abdominales basses, et de problèmes urinaires et menstruels. L'érosion du col peut provoquer des hémorragies.

Traitement. Étant donné les complications de la cervicite aiguë, on doit porter une attention spéciale à la prévention de cette affection. Une meilleure diffusion de l'information sur la gonorrhée et son traitement précoce permettraient d'en diminuer l'incidence. Des soins obstétricaux adéquats aideraient également à en réduire le nombre. Ainsi, lors de l'expulsion du bébé, il vaut mieux attendre qu'il y ait dilatation complète et spontanée du col ; il faut aussi réparer immédiatement les déchirures du col. On doit enfin exiger le suivi médical durant six semaines après l'accouchement. Le traitement de la cervicite aiguë consiste en l'administration d'un antibiotique spécifique.

La *cervicite chronique* est plus difficile à traiter. Puisque ses lésions rappellent celles du cancer du col, des cytologies de contrôle doivent être pratiquées régulièrement. Le traitement palliatif consiste à administrer des douches vaginales ou à badigeonner le col utérin à l'aide d'un antiseptique. Mais, pour obtenir une guérison, il faut le plus souvent détruire les glandes cervicales au moyen de la cautérisation ou de la cryothérapie ; on pratique aussi parfois une conisation du col.

La cautérisation, ou électrocoagulation du col, et la cryothérapie sont des interventions indolores qui se pratiquent habituellement sans anesthésie. Elles exigent cependant un certain repos les jours qui suivent l'intervention. Elles provoquent un écoulement gris verdâtre, malodorant, qui peut se prolonger jusqu'à trois semaines. Le médecin revoit la cliente au bout de deux ou trois semaines et il vérifie la perméabilité du col. En présence d'une sténose, il doit pratiquer une dilatation du col. La cicatrisation complète nécessite en général de six à huit semaines. La cliente ne reprend les relations sexuelles qu'avec l'autorisation du médecin.

La conisation du col exige une hospitalisation d'une journée et une courte anesthésie. Le médecin découpe la muqueuse du canal cervical et électrocoagule les points hémorragiques à l'aide d'une électrode à haute fréquence. À la fin du traitement, il fait un tamponnement vaginal. Les soins postopératoires sont identiques à ceux de la cautérisation. La cliente doit rapporter sans délai à son médecin toute hémorragie excessive.

Tumeurs de l'utérus

Léiomyomes (fibromes, myomes, ou fibromyomes)

Les myomes ou fibromes utérins sont des tumeurs bénignes du tissu musculaire de l'utérus. Ce sont les tumeurs les plus fréquentes de l'utérus et l'on estime qu'ils affectent de 30% à 40% de toutes les femmes. Ils se développent lentement

entre 25 et 40 ans et peuvent s'accroître considérablement par la suite. La présence d'un léiomyome ne produit pas nécessairement de symptômes. Lorsqu'il se manifeste, les clientes consultent principalement pour une ménorragie ou pour divers symptômes, provoqués par la compression des organes adjacents (douleur, mal de dos, constipation, troubles urinaires, etc.). Les myomes sont également responsables de certaines métrorragies et peuvent être à l'origine de problèmes de stérilité.

Traitement. Le traitement des fibromes utérins dépend en grande partie de leurs dimensions et de leur situation. Les clientes qui ne présentent que peu de symptômes demeurent sous surveillance médicale, mais lorsque les symptômes de compression deviennent trop importants, la tumeur doit être excisée. Si la femme est assez jeune, on essaie de préserver sa fertilité par une myomectomie, mais lorsque la tumeur est volumineuse, il faut pratiquer une hystérectomie ; de préférence, on laisse les ovaires en place. Les soins pour une hystérectomie sont décrits à la page 948.

Tumeurs malignes de l'utérus

Incidence et éducation de la cliente. En Amérique du Nord, les tumeurs malignes des organes génitaux de la femme (cancer du sein non inclus) viennent au deuxième rang parmi les causes de mortalité imputables à une lésion cancéreuse. *Statistique Canada* a relevé 992 décès (dont 268 au Québec) causés par le cancer de l'utérus , en 1982. Cependant, le cancer tend à diminuer d'année en année, grâce à son dépistage précoce par le test de Papanicolaou.

Malgré la simplicité de ce test, des études démontrent que 47% des femmes de 20 ans et plus n'ont jamais eu de cytologie vaginale. Les services de santé communautaire et tous les gens engagés dans les différents programmes de prévention s'interrogent sur les raisons qui empêchent une femme ayant reçu l'enseignement sur ce test diagnostique de consulter un médecin pour un prélèvement vaginal. Les femmes bien portantes et en bonne santé auraient-elles peur que l'on croie qu'elles « se cherchent une maladie » ? Ou existerait-il des problèmes de transport, d'horaire, ou de garderie ? Non seulement les professionnels de la santé doivent-ils continuer à diffuser l'information sur le test de Papanicolaou, mais ils doivent également trouver des moyens d'en améliorer l'accessibilité. Pourquoi la cytologie vaginale ne deviendrait-elle pas un examen de routine lors d'une hospitalisation ? Pourquoi ne ferait-elle pas partie des examens de santé requis pour un emploi ou un contrat d'assurance ? Ne pourrait-on pas former des infirmières pour faire ce test ?

Il existe deux types principaux de cancers primaires de l'utérus : le cancer du col utérin, qui est habituellement de type épidermoïde, et le cancer de l'endomètre (ou du corps utérin), qui est le plus souvent un adénocarcinome. Les cancers du col sont trois fois plus fréquents que les cancers de l'endomètre.

Cancer du col

Le cancer du col est le plus fréquent des cancers de l'appareil génital féminin. Il peut survenir à tout âge, mais il se rencontre habituellement chez les femmes âgées de 30 à 50 ans ; il est très rare avant l'âge de 20 ans. Les recherches statistiques indiquent qu'il existe un lien entre l'activité sexuelle et l'incidence du cancer du col : le cancer du col est plus fréquent chez les femmes qui ont eu des relations sexuelles avant l'âge de 20 ans, et chez les femmes de moins de 25 ans qui ont eu plusieurs partenaires sexuels et plusieurs grossesses. Les études faites chez les prostituées tendent à confirmer ces conclusions. Les infections cervicales chroniques et les érosions du col semblent également jouer un rôle dans le développement de ce cancer.

Éducation de la cliente.   Découverts au stade 0, la presque totalité des cancers du col sont curables. De là l'importance de la cytologie vaginale annuelle chez toutes les femmes âgées de 20 ans et plus. Le test de Papanicolaou est également justifié chez la jeune fille de moins de 20 ans qui a des relations sexuelles.

Bien que l'infection par le virus de l'herpès simplex ait été associée au cancer du col utérin, cette relation n'a pas encore été prouvée. Des tests de Pap effectués régulièrement permettent de détecter une dysplasie cervicale précancéreuse ; aussi les femmes qui ont ce type d'infection et qui présentent un test de Pap positif pour une dysplasie cervicale précancéreuse doivent-elles avoir un examen supplémentaire avant six mois.

Évaluation et manifestations cliniques.   À ses débuts, le cancer du col est habituellement asymptomatique. Lorsqu'il se manifeste, ses principaux symptômes sont la leucorrhée et les métrorragies. Pendant longtemps, la leucorrhée peut être le seul symptôme anormal. Elle augmente graduellement en quantité, devient aqueuse, puis prend une coloration foncée et dégage une odeur fétide, en raison de la nécrose tissulaire et de l'infection secondaire. À leur début, les métrorragies sont peu abondantes ; elles ne souillent que légèrement les sous-vêtements. On les remarque habituellement à la suite d'un rapport sexuel, d'une douche vaginale, d'un effort musculaire ou d'une défécation. Au fur et à mesure de l'envahissement, l'hémorragie devient plus abondante et persistante. À l'examen au spéculum, la lésion peut ne pas être visible, ou prendre l'aspect d'un chou-fleur ou d'une ulcération, tout en étant asymptomatique.

À un stade plus avancé, le cancer envahit les tissus environnants ainsi que les ganglions lymphatiques pelviens. Dans un tiers des cas, il s'étend jusqu'au fond utérin. L'atteinte des nerfs de la région sacrée provoque de vives douleurs dans le bas du dos et dans les jambes. Il faut alors soulager la cliente par de fortes doses de narcotiques. Au stade terminal de la maladie, la cliente souffre d'émaciation extrême et d'anémie. Elle présente des périodes de fièvre causée par des infections secondaires et par l'ulcération de la masse tumorale.

Traitement chirurgical.   Le traitement du cancer du col dépend du stade de la lésion (*Tableau 43-2*), de l'expérience du médecin traitant ainsi que des moyens mis à sa disposition. Pour les cancers invasifs, le traitement de choix, à l'heure actuelle, est la radiothérapie. Cependant, on peut avoir recours à la chirurgie radicale lorsque le cancer atteint un stade très avancé, lorsque la cliente ne

peut tolérer les effets secondaires de la radiothérapie ou lorsque la lésion est radiorésistante.

Voici en quoi consistent les principales techniques chirurgicales utilisées pour le traitement du cancer du col :

Hystérectomie élargie (Wertheim) : exérèse de l'utérus, des annexes, de la partie proximale du vagin et des ganglions lymphatiques bilatéraux (lymphadénectomie bilatérale) par voie abdominale.

Hystérectomie vaginale élargie (Schauta) : exérèse par voie vaginale de l'utérus, des annexes et de la partie proximale du vagin. (Remarque : Une hystérectomie « élargie » ou « radicale » signifie que les tissus paracervicaux, parautérins et utérosacrés sont excisés, en plus de l'utérus.)

Lymphadénectomie pelvienne bilatérale (évidement ganglionnaire pelvien) : exérèse des vaisseaux lymphatiques, des ganglions iliaques supérieurs, externes et internes et des ganglions obturateurs.

Exentération pelvienne : voir plus loin à la page 949.

Cancer de l'endomètre

Le cancer de l'endomètre (muqueuse qui tapisse le corps et le fond utérin) est une affection dont le nombre de cas s'accroît considérablement. Alors qu'autrefois le rapport entre le cancer du col et celui de l'endomètre était de 8 contre 1, il est maintenant de 3 contre 1. Cette plus grande incidence s'explique principalement par l'augmentation de la longévité et par une déclaration adéquate des différents cas. Environ 50% des femmes qui présentent des hémorragies après la ménopause souffrent d'un cancer de l'utérus. Cette affection évolue lentement, ne donne de métastases qu'à un stade avancé et, lors de l'apparition des métrorragies, elle est habituellement curable par l'hystérectomie. En présence de métastases, on traite les lésions par la radiothérapie.

La méthode de diagnostic traditionnelle est la dilatation et le curetage. On ne peut se fier à la cytologie vaginale, car elle ne met en évidence que 25% des lésions endométriales. Puisque aucune méthode simple ne permet de dépister un cancer utérin, le diagnostic n'est habituellement établi que lorsque se manifestent les symptômes.

De nouvelles techniques plus simples, plus économiques et moins dangereuses que le curetage permettent également de prélever des cellules endométriales. Ces techniques se sont cependant révélées, jusqu'à aujourd'hui, moins efficaces que le curetage. On les utilise lorsqu'une anesthésie générale ne peut être pratiquée, lorsqu'un manque de temps empêche une hospitalisation ou lorsqu'un curetage doit être répété.

Pour la prévention du cancer de l'endomètre, le rôle de l'infirmière consiste à encourager toutes les femmes âgées de plus de 20 ans à consulter un médecin pour subir un examen physique et un examen gynécologique annuels. Pour les soins infirmiers après une intervention chirurgicale ou une radiothérapie, consulter la page 951.

Œstrogènes et cancer utérin.   Selon des études récentes, des œstrogènes pris pendant ou après la ménopause augmentent les risques de cancer de l'endomètre. Le risque est proportionnel à la dose absorbée et à la durée du traitement (surtout cinq ans ou plus). Les œstrogènes ne doivent pas être prescrits, si ce n'est pour des raisons

Tableau 43-2 Classification internationale du carcinome du col utérin

Stade	Extension	Description	Traitement	Taux de survie après 5 ans
Stade 0	Carcinome *in situ*	Cancer non invasif ; limité à l'épithélium cervical	Conisation — fécondité conservée Hystérectomie si la fécondité n'est pas un facteur à considérer	95% à 100%
Stade I	Carcinome limité au col	Ne tient pas compte du volume ou de la grosseur de la lésion		70% à 85%
Stade IA		Cancer invasif préclinique ou micro-invasif (i.e. que le diagnostic ne peut être fait qu'histologiquement)	Radiothérapie ou hystérectomie élargie (selon l'étendue de la lésion)	
Stade IB		Cancer invasif clinique stade I	Radiothérapie ou hystérectomie élargie Hystérectomie abdominale de Wertheim, avec lymphadénectomie pelvienne ou hystérectomie vaginale radicale de Schauta	
Stade II	Atteinte du vagin	S'étend au-delà du col pour envahir le vagin (mais non son tiers inférieur) ou la région paracervicale		
Stade IIA		Extension limitée au vagin	Radiothérapie de la tumeur primitive ou chirurgie radicale	65% à 75%
Stade IIB		Extension paracervicale, avec ou sans atteinte vaginale	Radiothérapie de la tumeur primitive ; si récidive, exentération pelvienne	50% à 65%
Stade III	Atteinte du tiers inférieur du vagin, ou de la paroi pelvienne antérieure ou postérieure (atteinte de la mobilité de l'utérus et du col)	Ganglions lymphatiques pelviens indurés L'urographie intraveineuse montre une obstruction d'un ou des deux uretères (hydronéphrose)	Radiothérapie de la tumeur primitive Si la tumeur obstrue les deux uretères et que la fonction rénale est compromise : néphrostomie	20% à 30%
Stade IIIA		Extension au tiers inférieur du vagin		
Stade IIIB		Métastase distincte dans la paroi pelvienne (nodules palpables)		
Stade IV	Atteinte de la vessie	Lésions cancéreuses visibles à la cystoscopie ou apparition d'une fistule vésico-vaginale	Radiothérapie	5% à 10%
	Atteinte du rectum Métastases à distance	Carcinome étendu au-delà du bassin	Chirurgie radicale (exentération pelvienne antérieure, postérieure ou totale)	

médicales ; ainsi, ils ne sont pas recommandés pour soulager la nervosité ou la dépression, ou pour permettre aux femmes de se sentir et de paraître plus jeunes. Les œstrogènes sont efficaces pour soulager les symptômes vaso-moteurs de la ménopause, à condition que les doses soient faibles et que le traitement soit limité à moins d'un an.

Hystérectomie

Une *hystérectomie totale* est l'ablation complète de l'utérus, ce qui comprend le corps et le col utérin ; les trompes et les ovaires restent en place. Une *hystérectomie* avec *salpingo-ovariectomie bilatérale* (hystérectomie + SOB) est l'ablation de l'utérus, des trompes et des ovaires. Une hystérectomie provoque la fin de la menstruation et la stérilité définitive ; une hystérectomie avec SOB provoque également l'arrêt de l'activité ovarienne.

Problèmes de la cliente et diagnostics infirmiers

Les principaux problèmes de soins des clientes subissant une hystérectomie sont : une connaissance inadéquate des techniques chirurgicales et des suites opératoires ; des complications potentielles ; et un non-respect possible du traitement.

■ PLANIFICATION ET INTERVENTION

Objectifs

Les objectifs principaux de la cliente sont :

1. La compréhension de la technique chirurgicale et des suites opératoires ;
2. L'absence de complications ;
3. Le respect du traitement.

Aspect psychologique et préparation physique. Nous avons déjà abordé, au début de cette partie, les problèmes psychosociaux que rencontrent les femmes subissant une intervention chirurgicale des organes génitaux (voir à la page 913). Nous ajouterons ici que, lorsqu'un déséquilibre hormonal accompagne une affection gynécologique, la cliente peut devenir dépressive et parfois même irritable. Lorsque l'infirmière évalue le comportement d'une cliente, elle doit se rappeler qu'un tel facteur peut être en cause. En partageant sa compréhension du problème avec les membres de la famille et ceux de l'équipe soignante, l'infirmière contribue à assurer une meilleure attitude des gens à l'égard de la cliente. L'infirmière peut également aider la cliente à s'adapter à sa nouvelle situation, qu'elle soit temporaire ou permanente, si elle sait manifester de l'intérêt, de la sympathie et prêter une oreille attentive.

La préparation physique à une hystérectomie est identique à celle de la cliente subissant une laparotomie, sauf pour le rasage qui s'étend de l'ombilic jusqu'au milieu des cuisses, ce qui comprend le périnée. Avant de conduire la cliente à la salle d'opération, l'infirmière doit s'assurer que la vessie et les intestins sont vidés pour prévenir la contamination ou une lésion accidentelle pendant l'intervention.

Soins postopératoires. Ces interventions se font sous anesthésie générale ou locale. Les soins postopératoires sont les mêmes que ceux donnés après une intervention chirurgicale abdominale (voir à la page 282). L'infirmière doit également surveiller les pertes sanguines vaginales. Étant donné la proximité de la vessie et du siège de l'intervention, les complications urinaires sont à surveiller. L'œdème et l'irritation des nerfs innervant la vessie peuvent rendre la vessie temporairement atonique et demander l'emploi d'une sonde à demeure pendant quelques jours. Si le médecin n'a pas installé de sonde, à la salle d'opération, et si la cliente n'a pu uriner 8 h après l'intervention, on fait un cathétérisme vésical. Si la sonde est en place, on l'enlève

habituellement de trois à quatre jours après l'opération. Un résidu vésical peut causer une infection urinaire ; dans ce cas, on fait un cathétérisme après chaque miction.

Certains chirurgiens introduisent un tube nasogastrique, surtout si les manipulations des viscères ont été nombreuses ou si l'excision d'un volumineux myome risque de provoquer de l'œdème, par suite du relâchement brusque de la pression exercée sur l'intestin. Les restrictions alimentaires ou liquidiennes se poursuivent jusqu'à la reprise du péristaltisme, habituellement une journée ou deux, puis on reprend progressivement l'alimentation. Si la cliente présente une distension abdominale, on peut lui procurer un soulagement par l'installation d'un tube rectal ou par l'administration de liquides chauds. La marche est un excellent moyen de favoriser la reprise de l'activité intestinale.

La phlébothrombose et la thrombophlébite sont les deux complications circulatoires les plus fréquentes. On peut les prévenir en faisant commencer les exercices des membres inférieurs immédiatement après le retour de la salle d'opération et en déplaçant fréquemment la cliente. Il faut éviter la position assise prolongée et la pression au niveau des genoux, qui favorisent la stase veineuse. Les clientes qui présentent des varices doivent être particulièrement surveillées. On leur met habituellement des bas élastiques ou des bandages élastiques du genre Velpeau pour favoriser le retour veineux.

Certaines clientes souffrent d'une anémie due aux méno-métrorragies engendrées par la tumeur génitale. Pour hâter leur convalescence, on recommande à ces clientes un régime à haute teneur protéique, ainsi qu'un supplément ferrique. Si la tumeur était suffisamment volumineuse pour provoquer un relâchement de la paroi abdominale, certains chirurgiens prescrivent le port d'une bande abdominale ou d'un corset pendant la période postopératoire. Cette pratique est cependant à déconseiller, car elle retarde la restauration du tonus abdominal en empêchant les muscles de travailler.

Avant le départ du centre hospitalier, l'infirmière doit s'assurer que la cliente a bien compris la nature de l'opération et les restrictions immédiates et à longue échéance qu'elle peut lui imposer. En cas d'ovariectomie bilatérale, le médecin peut prescrire un traitement hormonal. De nombreuses questions préoccupent souvent la cliente, et l'infirmière doit se rendre disponible pour y répondre. Elle doit informer la cliente sur la reprise des activités physiques et sexuelles, ainsi que sur la durée des hémorragies vaginales. Elle doit également insister sur la nécessité de la visite médicale de suivi, quelques semaines après l'intervention, et, par la suite, de l'examen annuel qui doit comprendre un examen gynécologique.

Hystérectomie vaginale. Lorsqu'une femme présente un prolapsus utérin, un fibrome de petit volume ou divers autres problèmes limités à l'utérus, on utilise habituellement la voie vaginale pour exciser l'utérus. L'avantage de cette technique est de ne pas nécessiter d'incision abdominale. Même si l'ablation des trompes et des ovaires est techniquement possible par la voie vaginale, la plupart des chirurgiens préfèrent la voie abdominale qui offre une meilleure visualisation. Les soins postopératoires de ces clientes sont semblables à ceux des clientes subissant une opération périnéale (voir à la page 941).

La cliente guérit plus rapidement quand elle n'a pas eu d'incision abdominale. Cependant, elle a besoin d'aide psychologique pour s'adapter aux sentiments de découragement, lesquels peuvent être accentués par les crampes abdominales qui surviennent de temps à autre, même si l'utérus a été enlevé. Une perte de sensibilité vaginale peut également se prolonger pendant quelques mois. L'infirmière doit rassurer la cliente en lui expliquant que ces sensations vont disparaître peu à peu.

■ ÉVALUATION

Résultats escomptés

La cliente réussit à :

1. Comprendre la technique chirurgicale et les suites opératoires.
   a) S'intéresse à l'anesthésique utilisé ;
   b) Pose des questions précises concernant les effets de l'opération sur la menstruation, la reproduction, les relations sexuelles et le cancer ;
   c) Discute de la technique chirurgicale et des suites opératoires ;
   d) Pratique la respiration profonde, le changement de position et les exercices des jambes.
2. Éviter les complications.
   a) Est apyrétique pendant 24 h avant sa sortie du centre hospitalier ; ses signes vitaux sont stables ;
   b) Ressent un minimum de malaises et de douleur ;
   c) A une plaie nette (peu ou pas de pansement) ;
   d) Augmente ses activités et ses déplacements chaque jour ;
   e) Boit et urine en quantité normale ;
   f) Se déplace tôt ; ne présente ni douleur aux mollets, ni rougeur, sensibilité ou enflure aux extrémités.
3. Respecter le régime de soins.
   a) Explique la nécessité de se maintenir en bonne santé ;
   b) Alterne les périodes de repos et d'activité ;
   c) Est fidèle à ses rendez-vous chez le médecin ;
   d) Parle du traitement hormonal de remplacement qui lui est prescrit, ainsi que des objectifs de ce traitement.

Exentération pelvienne

Opération pelvienne radicale. Une exentération ou une éviscération pelvienne n'est pratiquée que lorsque toutes les formes de traitement se sont révélées inefficaces pour enrayer l'extension d'un cancer pelvien. Une telle intervention n'est proposée à une cliente que lorsque ses chances de survie à l'intervention et sa capacité de s'adapter aux conséquences de l'intervention ont été bien évaluées.

L'*exentération pelvienne antérieure* est l'ablation de la vessie et de la partie inférieure des uretères. Chez la femme, l'utérus, le vagin, les annexes, les ganglions lymphatiques et le péritoine de la région pelvienne sont également excisés.

L'*exentération pelvienne postérieure* est l'ablation du côlon et du rectum. Chez la femme, l'utérus, le vagin et les annexes sont également excisés. On peut ou non pratiquer une lymphadénectomie.

L'*exentération pelvienne totale* est l'ablation du rectum, du côlon sigmoïde distal, de la vessie, de la partie distale des uretères, de la veine iliaque et de l'artère iliaque. Chez la femme, les organes génitaux pelviens, les ganglions lymphatiques et tout le plancher pelvien (ce qui comprend le péritoine pelvien, le muscle releveur de l'anus et le périnée) sont excisés. Cette technique nécessite des dérivations urinaire et fécale. La cliente sera donc porteuse d'une colostomie. On fera un substitut vésical à partir d'un segment de l'iléon.

Soins infirmiers. Même si l'exentération pelvienne a été incluse dans le chapitre sur la gynécologie, la discussion qui suit se rapporte également aux clients de sexe masculin. La cliente qui subit une exentération pelvienne n'en est habituellement pas à sa première intervention chirurgicale et elle connaît relativement bien toutes les préparations physiques requises pour l'opération. Cependant, étant donné les mutilations physiques qu'entraîne une telle opération, l'infirmière doit se préoccuper tout particulièrement de la préparation psychologique. Cette intervention est habituellement la dernière chance de survie de la cliente, qui signe souvent le consentement opératoire sans poser de questions. La cliente aura cependant besoin de beaucoup d'encouragements pour traverser les difficultés de la convalescence et accepter la nouvelle image de soi.

Pendant la période préopératoire, l'infirmière doit évaluer les besoins psychologiques, sociaux et économiques de la cliente. Pour apporter un support maximal pendant toute la durée de l'hospitalisation, l'infirmière doit établir une communication ouverte avec la cliente. Elle peut l'aider à entrevoir positivement les différentes phases de l'hospitalisation et de la convalescence, si elle réussit à identifier, à modifier et à utiliser, au besoin, les points forts et les faiblesses de la cliente. Le conjoint ou la famille immédiate ont également un rôle important à jouer, pour donner à la cliente de l'espoir et stimuler son goût de vivre malgré les modifications de son apparence physique.

Les réactions les plus importantes de la cliente se manifestent souvent plusieurs jours après l'opération. Elles fournissent souvent des indices sur la perception qu'a la cliente de sa maladie et la relation d'aide à établir. Trois réactions se rencontrent principalement : (1) la cliente ne présente aucun comportement anormal et s'adapte à sa nouvelle situation ; (2) elle est dépressive, apathique et désire mourir (des antidépresseurs sont parfois donnés, mais l'infirmière doit continuer à renforcer les côtés positifs de l'avenir de la cliente) ; (3) la réaction est insidieuse : la cliente dirige alors tout son intérêt sur ses problèmes, donnant l'image d'une martyre. La cliente peut se montrer exigeante et mesquine dans ses demandes, et repousser l'aide de sa famille. Le rôle de l'infirmière consiste à essayer de diriger les pensées de la cliente vers les autres et à l'aider à fixer son attention sur les parties intactes de son corps.

À la suite d'une exentération pelvienne, la cliente passe habituellement quelques jours aux soins intensifs. L'infirmière doit porter une attention spéciale au bilan des ingesta et des excreta, car un déséquilibre hydroélectrolytique peut venir perturber l'état de la cliente. Le péristaltisme intestinal ne reprend qu'au bout de plusieurs jours. (Pour les soins de la colostomie et de l'iléostomie, voir aux pages 720 et 712.)

Les risques de complications étant élevés à la suite d'une intervention chirurgicale radicale, l'infirmière doit connaître les signes et les symptômes des principales complications ainsi que les moyens de les prévenir.

L'enseignement que l'infirmière doit dispenser à la cliente sera réparti d'une façon continuelle et progressive (commencer par des notions simples pour aller vers des notions plus complexes). Il faut ajuster le programme d'enseignement en fonction des réactions et des progrès quotidiens de la cliente. On y intègre les membres de la famille lorsque l'état de la cliente s'améliore. Les encouragements et la compréhension de l'entourage sont essentiels ; ils stimulent la cliente à atteindre de nouveaux objectifs.

☐ RADIOTHÉRAPIE

La radiothérapie joue un très grand rôle dans le traitement des cancers des organes génitaux. Pour le cancer du col utérin, c'est souvent le meilleur traitement ; dans le cas du cancer de l'utérus et des ovaires, la radiothérapie vient compléter l'opération chirurgicale. Quand on soigne le cancer du col par radiothérapie, on emploie à la fois une irradiation pelvienne externe et une irradiation interne intracavitaire ; seuls les cancers micro-invasifs du col à leur tout début sont traités par une irradiation interne. Le taux de guérison du cancer du col s'élève à 85% ou plus ; quand le cancer atteint le paramètre, le taux chute à 65% ; quand il s'étend aux parois pelviennes, seulement un tiers des clientes peuvent être guéries, bien qu'un nombre plus important bénéficie des effets palliatifs de l'irradiation : réduction du volume de la tumeur et suppression de l'infection, de la douleur et des hémorragies.

L'irradiation pelvienne externe, faite par un équipement à haut voltage, dure environ de quatre à six semaines. Ensuite, on traite par irradiation intracavitaire. (On peut intervertir cet ordre, au besoin.) Le col et l'utérus se prêtent bien à l'irradiation interne, puisqu'ils servent de réceptacle aux sources radioactives, généralement le radium et le césium.

Irradiation externe.   Les bêtatrons, les accélérateurs linéaires et les appareils à cobalt 60 envoient une faisceau de fortes doses de rayons sur la tumeur. Les effets secondaires de l'irradiation sont cumulatifs et tendent à se manifester quand la dose totale dépasse la capacité naturelle du corps de réparer l'action de l'irradiation. On note alors une entérite de radiation caractérisée par une diarrhée et des crampes abdominales, et une cystite de radiation qui cause une dysurie ainsi que des envies fréquentes et urgentes d'uriner. Tout cela est la réaction naturelle des tissus normaux à la radiothérapie. Le radiothérapeute et l'infirmière avertissent la cliente des effets secondaires possibles et prennent les moyens nécessaires pour les soulager : un contrôle alimentaire (réduction des fibres), le maintien de l'absorption liquidienne et l'utilisation d'antispasmodiques. Quelquefois, il arrive qu'on doive cesser le traitement pendant un court laps de temps jusqu'à ce que les tissus normaux se réparent.

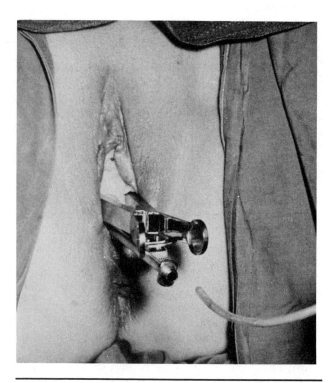

Figure 43-7   Applicateur en place, prêt à être chargé. (*Source* : N. Hilkemeyer. « Nursing care in radium therapy », *Nurs. Clin. North Am.*)

Irradiation interne (intracavitaire).   Dans la salle d'opération, le médecin examine la cliente anesthésiée, puis il introduit un applicateur spécialement préparé dans la cavité vaginale et utérine. Ces instruments ne sont pas chargés de substance radioactive tant que la cliente n'est pas dans sa chambre. Des radiographies permettent de vérifier la position de l'applicateur par rapport à la tumeur. Ce n'est qu'après ces vérifications que le radiothérapeute charge les applicateurs de substance radioactive en quantité déterminée ; cela évite d'exposer aux radiations le médecin et les membres de l'équipe de soins. La cliente reste dans une chambre privée tant que dure l'irradiation. Les précautions à prendre sont les mêmes que celles expliquées au chapitre 15.

Différents modèles d'applicateurs servent au traitement intracavitaire. Certains servent à plusieurs petites sources d'irradiation (capsules de Heyman) ; d'autres se composent d'une partie centrale (le tandem ou tige intra-utérine), que l'on introduit dans l'utérus, et d'une partie vaginale (ovoïdes ou olives vaginales), qui entoure le col utérin (*Figure 43-7*). L'applicateur Fletcher est un modèle bien connu de tandem avec olives, qui se charge après l'introduction.

En même temps que le médecin installe l'applicateur, il met en place une sonde à demeure et il maintient l'applicateur avec un tamponnement vaginal. L'objectif de l'irradiation interne est de conserver une distribution de radiation constante tout au long du traitement, qui dure généralement de 24 h à 72 h selon les doses calculées par le radiothérapeute et le biophysicien.

Soins infirmiers pendant le traitement par le césium

Pendant le traitement, l'infirmière doit observer et soigner la cliente avec beaucoup d'attention, tout en réduisant autant que possible son temps d'exposition aux rayons. Elle ne doit rester tout près de la cliente que pour le temps nécessaire aux soins essentiels et pas plus d'une demi-heure par jour. Naturellement, si une infirmière est enceinte, elle ne s'occupe pas de telles clientes. Les visites à la cliente ne doivent pas être sans motif; la relation entre l'infirmière et la cliente fournit l'occasion à cette dernière de parler de son anxiété et de ses craintes. Pour réduire l'exposition aux rayons, l'infirmière peut se placer au pied du lit ou à l'entrée de la chambre. (Voir aussi le chapitre 15, pages 245 à 247.)

La cliente doit rester au lit pendant toute la durée du traitement; l'infirmière peut lever la tête du lit à 45° ou placer un oreiller derrière le dos de la cliente pour lui permettre de se coucher d'un côté ou de l'autre. On doit encourager la cliente à prendre des respirations profondes, à faire des exercices de toux, des flexions et des extensions des pieds pour étendre les mollets et pour favoriser le retour veineux. La cliente appréciera des frictions du dos, mais l'infirmière ne doit jamais oublier de donner tous les soins nécessaires dans le minimum de temps.

Pour éviter des défécations fréquentes, la cliente suit un régime pauvre en résidus. L'infirmière, tout en surveillant la bonne place de l'applicateur, doit se soucier des problèmes physiques et sociaux de la cliente. Elle inspecte fréquemment la sonde à demeure pour vérifier si le drainage se fait normalement, le plus grand danger étant la distension de la vessie. Bien que l'infirmière ne fasse pas la toilette du périnée pendant l'irradiation, elle doit signaler au radiothérapeute ou au chirurgien tout écoulement anormal.

Une élévation de la température, des nausées et des vomissements pourraient indiquer une infection ou une perforation, et l'infirmière doit donc être attentive à ces signes. Le radiothérapeute vient de temps en temps vérifier si l'applicateur est bien en place; s'il se délogeait, il faudrait saisir la source radioactive avec de longues pinces, la maintenir à bout de bras et la replacer dans le contenant de plomb situé dans la chambre. On ne doit jamais prendre une source radioactive avec les mains nues.

Retrait du césium. À la fin du traitement, le radiothérapeute peut demander à l'infirmière de l'aider à retirer l'applicateur. Le médecin peut retirer les sources radioactives, puisqu'elles ont été placées après l'introduction de l'applicateur. Cette opération ne nécessite pas d'anesthésie (quelquefois un sédatif faible) et se fait dans la chambre de la cliente.

Soins infirmiers après le traitement par le césium. Après cette période de repos forcé, la cliente se lève et se déplace progressivement. Elle peut se laver dès qu'elle le désire, et se faire une douche vaginale à l'eau salée ou vinaigrée. Si elle le tolère, elle reprend peu à peu un régime alimentaire normal.

☐ AFFECTIONS DES OVAIRES ET DE LA CAVITÉ PELVIENNE

Kystes et tumeurs de l'ovaire

Physiopathologie. Des kystes se développent fréquemment aux ovaires. Ils peuvent être une simple augmentation de volume des constituants normaux de l'ovaire, comme les kystes du follicule de De Graaf ou du corps jaune; ils peuvent aussi être causés par la croissance anormale de l'épithélium ovarien. Ces kystes sont considérés comme des tumeurs bénignes pouvant dégénérer en tumeurs malignes.

Les *kystes dermoïdes* sont des tumeurs à croissance lente dont l'origine semble être embryonnaire. Ils contiennent une substance sébacée jaunâtre provenant des glandes sébacées et sudoripares ainsi que de différents débris embryonnaires de dents, de cheveux, de cartilage, de matière cérébrale, d'yeux, etc.

Les kystes ovariens de petit volume ne donnent généralement que peu de symptômes. Lorsqu'ils grossissent, ils se manifestent par une masse palpable au-dessus de la symphyse pubienne, accompagnée de douleurs abdominales aiguës ou chroniques et de divers autres symptômes imputables à la compression des organes abdominaux adjacents. Les principales complications des kystes ovariens sont les torsions et les ruptures, qui ressemblent aux douleurs aiguës de l'abdomen qu'on rencontre dans les cas urgents d'appendicite et de grossesse ectopique.

Le *cancer de l'ovaire* est particulièrement insidieux: il est difficile à diagnostiquer, il peut donner naissance à plusieurs cancers et il peut recevoir les métastases d'autres cancers. C'est le sixième cancer en importance chez les femmes et il a un taux de mortalité élevé. Cependant, on doit faire tous les efforts possibles pour le diagnostiquer à temps.

Évaluation et manifestations cliniques. Les signes et les symptômes du cancer ovarien étant les mêmes que ceux des kystes fonctionnels des ovaires ou de l'endométriose, il faut trouver d'autres moyens de différencier les croissances malignes des croissances bénignes. Les manifestations cliniques sont des menstruations irrégulières, une plus grande tension prémenstruelle, une ménorragie avec sensibilité des seins et une ménopause précoce. Avant la puberté et après la ménopause, il peut se produire un développement anormal des seins ainsi que des hémorragies utérines. On peut aussi remarquer une certaine virilisation. Le cancer ovarien se produit plus souvent chez les femmes stériles, chez les nullipares, chez celles qui n'ovulent pas ou qui avortent spontanément. De plus, une femme de plus de 40 ans qui a toujours eu un mauvais fonctionnement ovarien et chez qui on n'arrive pas à établir un diagnostic définitif pour ses problèmes gastro-intestinaux permanents, doit être examinée attentivement pour découvrir si elle n'a pas un cancer des ovaires. Les symptômes précoces et insidieux comprennent un malaise abdominal vague, de la dyspepsie, de la flatulence, des éructations et une sensation de réplétion après un léger repas.

La combinaison de deux indices importants — (1) des antécédents de mauvais fonctionnement ovarien et (2) des symptômes gastro-intestinaux vagues, persistants et non diagnostiqués chez une femme de plus de 40 ans — doivent toujours faire penser à la possibilité d'un cancer précoce. Certains autres signes peuvent également alerter l'infirmière : une tumeur qui grossit progressivement, ou une masse solide.

Traitement.   Le traitement des kystes ovariens est chirurgical. Le type histologique de la tumeur et l'importance des lésions déterminent l'ampleur de l'intervention (kystectomie, ovariectomie bilatérale). Lorsqu'un cancer de l'ovaire a envahi l'abdomen et s'accompagne d'émaciation (cancer généralisé), l'opération est de peu d'utilité ; on peut instituer un traitement palliatif par la radiothérapie et la chimiothérapie. On peut aussi ponctionner l'abdomen pour réduire la distension causée par l'ascite. Les soins infirmiers à la suite d'une kystectomie sont identiques à ceux de l'hystérectomie. L'ablation d'un kyste volumineux réduit considérablement la pression intra-abdominale et provoque souvent une forte distension de l'abdomen. On peut éviter l'étendue de cette complication en faisant un bandage abdominal bien serré.

Dans les cas de cancer ovarien, l'objectif est l'ablation chirurgicale. La morbidité et la mortalité étant très élevées, on doit tout faire pour circonscrire la tumeur aussi exactement que possible et diriger le traitement médical en conséquence. Les soins peuvent comprendre la suralimentation, l'antibiothérapie, la surveillance par cathétérisme de Swan-Ganz, une intervention agressive et la chimiothérapie. Le cisplatine (Platinol), administré par voie intraveineuse, peut être combiné à la doxorubicine (Adriamycin) pour traiter un cancer ovarien.

Endométriose

Physiopathologie.   L'*endométriose* est une lésion bénigne caractérisée par la présence de tissu endométrial aberrant hors de l'utérus ; les foyers endométriaux se trouvent habituellement dans la cavité pelvienne. L'endométriose atteint particulièrement les femmes jeunes et nullipares. Une affection similaire, appelée *adénomyose*, se rencontre chez les femmes plus âgées et multipares. Longtemps confondues, l'endométriose et l'adénomyose sont maintenant considérées comme deux entités distinctes parmi les affections gynécologiques. Les principales localisations de l'endométriose pelvienne sont, par ordre décroissant, les ovaires, les ligaments utéro-sacrés, le cul-de-sac de Douglas, le péritoine urétéro-vésical, le col utérin, l'ombilic, les cicatrices de laparotomie, les sacs herniaires et l'appendice.

Tout comme la muqueuse utérine, les foyers d'endométriose réagissent à la stimulation hormonale ovarienne et, au moment de la menstruation, ils saignent. Ces hémorragies, qui n'ont généralement pas d'issue, restent emprisonnées et irritent les tissus adjacents, provoquant la douleur et la formation d'adhérences. Lors de l'intervention, le chirurgien découvre de petits nodules irréguliers, de coloration brunâtre ou bleu noirâtre à cause de l'hémorragie. Au niveau de l'ovaire, le sang emprisonné forme un kyste endométrioïde, mieux connu sous le nom de *kyste chocolat*. Il n'y a pas de corrélation entre l'étendue de l'endométriose

et ses manifestations. Quelquefois, une endométriose importante peut ne s'accompagner que de quelques symptômes, tandis qu'une lésion isolée peut provoquer toute une série de symptômes.

Incidence et cause.   Le nombre de clientes atteintes d'endométriose augmente depuis quelques années. Cette affection, très rare chez les femmes de race noire, se rencontre chez 25% à 30% des femmes blanches. Elle serait responsable de 30% à 40% de tous les problèmes de stérilité. Il existe un lien entre la grossesse et l'endométriose. Dans les pays comme l'Inde, où la tradition favorise les mariages et les grossesses en bas âge, l'endométriose est rare. Dans les pays comme le Canada et les États-Unis, les cas d'endométriose sont plus fréquents parmi les femmes qui se marient et qui ont des enfants à un âge plus avancé, et dont les grossesses sont moins nombreuses.

Diverses théories tentent d'expliquer l'origine de ces lésions : (1) le reflux menstruel, par les trompes de Fallope, transporterait des particules d'endomètre dans des régions ectopiques ; (2) lors d'une intervention chirurgicale, du tissu endométrial serait transporté accidentellement par les instruments chirurgicaux ; (3) les vaisseaux sanguins et lymphatiques véhiculeraient des cellules endométriales ; et (4) les cellules qui recouvrent le péritoine pelvien et les ovaires seraient des débris de tissu embryonnaire. La combinaison de tels facteurs serait à l'origine de l'endométriose.

Évaluation et manifestations cliniques.   Le principal symptôme dont se plaignent les clientes est une dysménorrhée, qui se distingue cependant des crampes utérines habituelles. Les douleurs sont profondes et situées au niveau de l'abdomen, du vagin, de la cavité pelvienne postérieure et du dos. Elles apparaissent un ou deux jours avant la menstruation et elles cessent deux ou trois jours après. Certaines clientes présentent un problème de stérilité. L'affection peut cependant se développer d'une façon sournoise et ne donner aucun problème. À l'exploration bimanuelle, le médecin palpe des nodules fixes et douloureux, et l'utérus peut avoir perdu de sa motilité, indiquant la présence d'adhérences. Certaines femmes peuvent se plaindre également d'hémorragies utérines anormales et de dyspareunie.

Traitement et soins infirmiers.   Le choix de la méthode de traitement tient compte de l'âge de la cliente, de son désir de grossesse et de la gravité des symptômes. L'hormonothérapie continue inhibe l'ovulation et permet l'atrophie des lésions, parfois même leur disparition. Ce traitement, qui n'est que temporaire, permet de soulager la dysménorrhée et de retarder l'opération. Si une grossesse est envisagée, le traitement chirurgical est conservateur et ne vise que la destruction des foyers d'endométriose, soit par électrocoagulation, soit par excision. Le taux de récidive est cependant élevé, mais, dans l'intervalle, la cliente aura pu avoir un ou plusieurs enfants, de sorte qu'une intervention plus radicale sera mieux acceptée. Chez la femme plus âgée, on peut laisser le tissu ovarien en place, puisque la ménopause prochaine, en amenant l'atrophie du tissu endométrial, résoudra le problème.

L'atrophie de l'endomètre et une aménorrhée subséquente peuvent être obtenues grâce à un androgène de synthèse, le danazol (Danocrine). Cependant, c'est un médicament qui coûte cher et dont on ne connaît pas encore les effets à longue échéance. Il agit probablement en inhibant la libération des gonadotrophines de l'hypophyse, entraînant une atrophie de l'endomètre intra-utérin ou ectopique. L'endométriose tend à récidiver quand on cesse de prendre le médicament. Les effets secondaires à surveiller sont le gain de masse, une légère acné, de l'œdème, des bouffées de chaleur, une irrégularité menstruelle, une atrophie des seins et du vagin.

Certaines personnes croient qu'il existe un lien entre l'utilisation des tampons vaginaux et l'endométriose; cela est faux, et il est du rôle de l'infirmière de corriger de telles croyances. À cause du nombre croissant d'endométrioses, elle doit également encourager les clientes à subir un examen médical annuel, et leur expliquer que toute hémorragie vaginale anormale justifie une consultation.

Adénomyose.   L'*adénomyose* est l'envahissement du muscle utérin par l'endométriose; elle se rencontre principalement chez les femmes âgées de 40 à 50 ans. Ses principaux symptômes sont l'hyperménorrhée (menstruations abondantes et prolongées), la dysménorrhée progressive, la polyménorrhée (menstruations anormalement fréquentes) et de petits écoulements prémenstruels. À l'examen clinique, le médecin découvre un utérus hypertrophié, ferme et douloureux. Le choix du traitement dépend de l'importance de l'hémorragie et de la douleur, et de la présence d'une endométriose associée. L'hystérectomie est le traitement le plus utilisé.

Pelvipéritonite

Physiopathologie.   La *pelvipéritonite* est une affection inflammatoire de la cavité pelvienne qui peut atteindre les trompes de Fallope (salpingite), les ovaires (ovarite), le péritoine pelvien (péritonite) ou le système vasculaire pelvien. L'inflammation, aiguë ou chronique, est en général secondaire à la migration, par le canal cervical et l'utérus, de micro-organismes provenant de l'extérieur. Ils se propagent à la cavité pelvienne par les trompes utérines, les vaisseaux lymphatiques ou les veines utérines. Les principaux micro-organismes mis en cause sont le gonocoque, le staphylocoque et le streptocoque.

Généralement, le foyer d'infection et le mode de propagation servent à identifier deux types d'infection: gonococcique ou mixte. L'infection par le gonocoque affecte l'urètre, le col utérin ou le rectum. La maladie ne risque pas de s'étendre si on la traite correctement et si on évite une surinfection. Cependant, la femme est souvent réinfectée et les organismes responsables de l'infection secondaire (streptocoques, staphylocoques et *E. coli*) se multiplient et causent un problème chronique. L'infection se répand par le canal utérin dans les trompes et les pavillons.

La plupart des infections proviennent de cellulite pelvienne, par exemple d'une endométrite causée par des complications de grossesse ou par un stérilet. Les organismes pathogènes se répandent par les voies lymphatiques et sanguines. Une telle cellulite est généralement unilatérale, tandis qu'une infection par le gonocoque est bilatérale. Le bacille tuberculeux (bacille de Koch) peut également infecter

les organes pelviens; il est apporté des poumons par la circulation sanguine.

Traitement.   Le traitement vise principalement à empêcher l'infection de se propager aux autres parties du corps ou aux personnes qui viennent en contact avec la cliente. L'infirmière, pour dispenser des soins efficaces, doit connaître la cause, les signes et les symptômes d'une infection pelvienne, ainsi que son mode de propagation. Pour sa protection personnelle et pour celle des autres, elle doit prendre certaines mesures de sécurité: (1) manipuler les serviettes hygiéniques avec des gants, les déposer dans des sacs de papier et les jeter dans un endroit approprié; (2) se laver soigneusement les mains avec un savon germicide; (3) stériliser les instruments, les bassins de lit, les sièges de toilette et les tissus utilisés lors des traitements. La cliente doit être informée des risques de propagation de l'infection. L'infirmière doit l'encourager à participer à la planification des mesures à instituer pour sa propre protection aussi bien que pour celle de son entourage.

Les principaux symptômes de la pelvipéritonite aiguë sont des douleurs abdominales, des nausées, des vomissements, une élévation de la température, une leucocytose, différents malaises et un écoulement vaginal purulent et malodorant.

Pour favoriser le drainage de l'infection, on installe la cliente en position semi-Fowler. L'emploi des tampons vaginaux et les cathétérismes vésicaux sont défendus. Le médecin traite l'infection par des antibiotiques administrés par voie intraveineuse. Si la cliente souffre de nausées et de vomissements, il prescrit également des solutés.

La cliente apprécie un peu de chaleur sur son abdomen pour soulager ses malaises, et on lui prescrit des douches tièdes pour améliorer la circulation. L'infirmière doit noter avec précision les signes vitaux, les réactions physiques et psychologiques de la cliente au traitement, ainsi que l'aspect et l'abondance des pertes vaginales. Le médecin se basera sur ces informations pour décider de la poursuite du traitement.

Les complications de la pelvipéritonite sont nombreuses. Si l'infection aiguë n'est pas adéquatement traitée, elle peut devenir chronique. Le tissu cicatriciel peut obstruer les trompes de Fallope et engendrer la stérilité. Dans le cas d'une trompe partiellement obstruée, si l'œuf fécondé n'arrive pas à franchir l'obstacle, il se produira une grossesse ectopique. L'infection chronique crée des adhérences, ce qui peut obliger l'ablation de l'utérus, des trompes et des ovaires.

Les clientes atteintes d'une pelvipéritonite chronique souffrent de douleurs abdominales, de problèmes menstruels et de constipation. Elles peuvent se sentir bien une journée et se plaindre de divers malaises le lendemain. Pour cette raison, on qualifie souvent leur comportement de « névrotique », ce qui est bien injustifié. Lorsqu'une infirmière travaille auprès d'une cliente présentant une telle symptomatologie, elle doit se rappeler que les malaises physiques peuvent modifier le comportement psychique d'un individu. L'infirmière doit également garder en mémoire l'aspect social des maladies transmises sexuellement, qui sont une cause fréquente de la pelvipéritonite.

44

Les affections des seins

☐ PHYSIOLOGIE DU DÉVELOPPEMENT DES SEINS

Jusqu'à la puberté, il est impossible de déceler au microscope une quelconque différence entre le tissu mammaire du garçon et celui de la fille. Au moment de la puberté, un léger gonflement apparaît chez l'individu du sexe masculin, tandis que chez la jeune fille la poitrine augmente considérablement de volume. Cette modification commence vers l'âge de 10 ans et se poursuit jusqu'à la quatorzième ou la seizième année. Le développement de la glande mammaire résulte d'une action hormonale qui débute à la puberté chez la jeune fille. À ce moment, le mamelon prend sa forme définitive. Chez le garçon, contrairement à ce que l'on croit, le tissu mammaire est toujours existant et peut s'accroître.

Le sein est un organe glandulaire qui comporte un grand nombre de lobules. Ses sécrétions sont amenées aux mamelons par des canaux collecteurs. Chez certaines femmes, il se produit un engorgement cyclique des seins avec picotements et sensibilité. Cette réaction est d'origine hormonale. Les symptômes apparaissent en général en fin de cycle menstruel et disparaissent avec la menstruation. Pendant la grossesse, environ 8 semaines après la conception, les seins augmentent considérablement, les mamelons deviennent plus gros et plus sensibles ; les seins se préparent à allaiter le nourrisson. Après la grossesse et la période de lactation, les seins retrouvent leur volume normal, perdent l'excès de graisse et deviennent parfois flasques et tombants.

Aspects psychologiques

Dans la culture occidentale, la poitrine est un critère de beauté important pour la femme. Par sa tenue vestimentaire, la femme cherche à obtenir une silhouette juvénile ; c'est pourquoi le choix du soutien-gorge a une telle importance. Ainsi, toute maladie, réelle ou soupçonnée, des seins et toute blessure s'y rapportant, sont considérées par la cliente comme une atteinte à son image de soi. Non seulement l'aspect social joue-t-il un rôle déterminant dans la réadaptation de la cliente qui a subi une intervention chirurgicale radicale aux seins, mais la crainte même de la mutilation peut aller jusqu'à empêcher la cliente de consulter un médecin lorsqu'elle a détecté une anomalie.

Une des tâches des professionnels de la santé est de diffuser de l'information sur la prévention et le diagnostic précoce des maladies. Toutes les femmes devraient savoir reconnaître les signes d'une maladie des seins et savoir quoi faire en pareil cas. En ce domaine, le rôle de l'infirmière est très important, autant au point de vue de la prévention et du dépistage qu'au point de vue des problèmes psychologiques soulevés par de telles affections. L'éducation des femmes et la distribution de brochures informatives se font par l'intermédiaire de l'infirmière au sein des entreprises, des cliniques de diagnostic et des centres de santé communautaires.

☐ INCIDENCE DES MALADIES DU SEIN

Bien que la majorité des affections du sein chez la femme soient bénignes, c'est néanmoins l'un des deux organes féminins où se développe le plus souvent un siège primaire de cancer. Durant la menstruation, la grossesse, la lactation et la ménopause, le sein se modifie, et l'on doit pouvoir différencier ces variations des changements pathologiques. Bien que le sein soit d'accès facile à l'examen, il peut être difficile de détecter une maladie du sein et d'en faire un diagnostic précis.

Environ un quart des femmes présentent des irrégularités du sein à un moment donné. Juste avant la menstruation, des irrégularités apparaissent, dues à l'hyperplasie et à l'involution. Ces irrégularités sont perçues comme des granules ou de petits nodules, dans le quadrant supéro-externe du sein. Certaines femmes présentent des irrégularités mammaires permanentes, qui ont l'aspect de plaques ou de grenaille. Ces anomalies ne sont pas considérées comme des masses si elles sont bilatérales et si elles n'augmentent pas de volume. Les masses réelles ont toujours la même taille et sont en général unilatérales.

Chez les hommes et chez les femmes, les lésions bénignes du sein sont plus fréquentes (70%) que les lésions malignes (30%). Parmi toutes les tumeurs malignes, 99% surviennent chez les femmes. Les lésions bénignes sont fréquentes chez les femmes avant la ménopause.

Les lésions bénignes les plus fréquentes sont la maladie fibrokystique (de 20 à 45 ans), l'adénofibrome (de 20 à 39 ans), et l'adénomatose du mamelon (de 35 à 45 ans). C'est à l'âge de la ménopause, et après, qu'apparaît le plus souvent le cancer du sein ; environ 75% des tumeurs apparaissent chez la femme de plus de 40 ans et moins de 2% chez la femme de moins de 30 ans.

Selon Statistique Canada, 3 648 femmes (dont 942 au Québec) sont décédées d'un cancer du sein en 1982 au Canada.

☐ ÉVALUATION

Examen des seins

Un examen des seins par palpation devrait être compris dans l'examen annuel de toutes les femmes. Une telle observation devrait être effectuée deux fois par an chez une femme qui a des antécédents familiaux de cancer du sein.

Auto-examen.   Comme 95% des cancers du sein sont découverts par les clientes elles-mêmes, on doit donner la priorité à l'éducation des femmes pour leur apprendre comment et quand observer leurs seins, d'autant plus que, parmi les cancers découverts, 65% sont des cancers précoces. Malheureusement, seulement 25% à 30% des femmes s'examinent les seins chaque mois, et même parmi elles, beaucoup attendent pour aller consulter un médecin. On étudie encore les raisons qui poussent les femmes à retarder cette consultation, mais il semble qu'un manque d'éducation, la répugnance à agir s'il n'y a pas de douleur, des facteurs psychologiques, la peur, une fausse pudeur et un état dépressif jouent un rôle important. Quelles que soient les raisons, l'infirmière peut, grâce aux contacts qu'elle a avec les femmes, les informer et les éduquer (elle peut emprunter des films à la Société canadienne du cancer). La méthode d'auto-examen des seins est illustrée à la figure 44-1.

On doit insister sur cet auto-examen, surtout à la lumière de récentes découvertes faisant état des « cancers d'intervalle » (cancers qui se développent après un examen négatif et avant la visite suivante chez le médecin).

Certains cancers croissent très rapidement, d'autres très lentement. On a déjà signalé qu'entre le commencement de la maladie et la mort de la cliente, il pouvait s'écouler aussi peu que 120 jours ; au contraire, on a déjà vu un cancer chronique qui a duré 23 ans sans traitement.

Mammographie

La *mammographie* (ou mastographie) est une radiographie de la glande mammaire qui ne nécessite pas l'injection d'une substance de contraste. L'examen dure environ 20 min, est indolore et peut être fait dans de nombreux centres de santé. (On utilise quelquefois un ballonnet quand on appuie pour aplatir le sein, afin de rendre l'examen moins désagréable.) Généralement, on prend deux clichés de chaque sein : une vue crânio-caudale du dessus et une vue médio-latérale.

Cette radiographie permet de diagnostiquer un cancer avant l'apparition des signes cliniques et des symptômes ; cependant, pour interpréter les résultats, il faut des radiologues compétents. La mammographie comporte cependant des limites. Un grand nombre de carcinomes, remarqués lors de l'examen clinique, ne sont pas détectés à la radiographie. Celle-ci n'est pas très efficace dans le cas des seins de faible volume, mais elle est appropriée dans les examens des personnes âgées et de celles dont les seins sont volumineux. Récemment, on a distingué certains modèles de structure mammaire, rendant possible l'identification des femmes ayant un risque de cancer du sein.

On a constaté qu'il existe un seuil au-delà duquel la radiation reçue peut provoquer un cancer. (Une femme peut avoir 20 mammographies dans sa vie avant que l'incidence augmente de 1 sur 13 à 1 sur 12.) C'est pour cette raison que l'on recommande de suivre les règles suivantes pour contrôler l'exposition des femmes aux rayons X, surtout celles qui ont moins de 50 ans :

1. Les femmes de plus de 50 ans peuvent avoir les mammographies qui leur sont nécessaires ;
2. Les femmes qui ont entre 40 et 49 ans et :
   a) qui ont des antécédents familiaux de cancer ou qui ont déjà eu cette maladie doivent avoir une mammographie ;
   b) qui ne présentent aucun symptôme doivent avoir un examen clinique annuel des seins et une mammographie tous les ans ou tous les deux ans ;
3. On ne doit jamais faire de mammographie chez les femmes de moins de 35 ans pour un simple dépistage ;
4. On doit utiliser la mammographie chez une femme de n'importe quel âge quand on soupçonne un néoplasme du sein ;
5. On élimine la thermographie.

L'infirmière doit informer les femmes des avantages et des inconvénients de la mammographie et des récentes décisions prises à propos de son utilisation.

Thermographie et xéroradiographie

La *thermographie* est une méthode diagnostique qui fournit une image de la température de surface des seins. Un détecteur à rayons infrarouges permet d'enregistrer les signes de circulation anormale ; les signaux sont convertis par un oscilloscope qui les fait apparaître sur un écran. Après les mêmes préparatifs et les mêmes recommandations que pour une mammographie, on place la cliente dans une pièce dont la température est maintenue à 21°C pendant 20 min à 30 min. Un détecteur perfectionné de rayonnement thermique permet de mesurer la moindre quantité de chaleur émise à l'intérieur et autour des zones où il y a augmentation de l'apport de sang, indiquant l'existence d'un trouble pathologique. Pour interpréter l'image reçue, il faut un radiologue compétent. Le diagnostic n'est établi qu'après un examen minutieux de l'histoire médicale et un

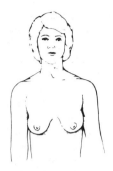

(1) S'asseoir ou se tenir debout en face d'un miroir, les bras le long du corps, et observer tout changement dans le volume ou la forme des seins. Noter tout plissement ou tout bossellement de la peau, tout écoulement et tout changement des mamelons.

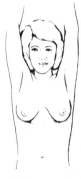

(2) Lever les deux bras au-dessus de la tête et observer la même chose. Noter tout changement depuis le dernier examen.

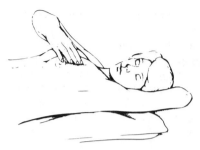

(3) Se coucher sur un lit, mettre un oreiller ou une serviette de bain sous l'épaule gauche, et la main gauche sous la tête. (À partir de ce moment jusqu'à la fin de l'examen, vous devez observer toute masse ou épaississement.) Les doigts de la main droite joints et à plat appuient doucement, mais fermement, en faisant de petits mouvements circulaires pour palper la région médio-supérieure du sein gauche, en commençant au sternum et en allant jusqu'à la ligne du mamelon. Palper aussi autour du mamelon.

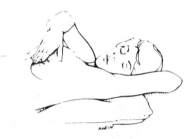

(4) En effectuant la même pression légère, palper la région médio-inférieure du sein. On pourra sentir une zone de tissu ou de chair ferme. Ne pas s'inquiéter, c'est tout à fait normal.

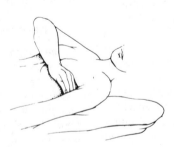

(5) Abaisser ensuite le bras gauche sur le côté et, encore avec les doigts à plat, palper sous le bras.

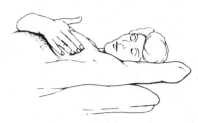

(6) Avec la même pression légère, palper la région latéro-supérieure du sein, à partir du mamelon jusqu'à l'endroit où le bras repose.

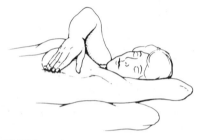

(7) Enfin, palper la région latéro-inférieure du sein, en partant du mamelon.

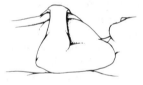

(8) Reprendre tout l'examen pour le sein droit.

Figure 44-1   Auto-examen des seins. (Avec la permission de l'American Cancer Society, Inc.)

bon examen clinique. Cependant, on ne préconise plus la thermographie comme moyen de diagnostiquer le cancer du sein.

La *xéroradiographie* est un examen radiologique des tissus mous du sein avec un minimum de radiations. Une plaque recouverte de sélénium reçoit une charge électrique. L'exposition aux rayons X est effectuée et l'on développe la plaque selon une méthode particulière et sous surveillance étroite. On obtient une image sur laquelle apparaissent, de façon très contrastée dans le détail, tous les tissus du sein, y compris la peau.

Biopsie : cytologie par aspiration

Cette méthode peut être pratiquée en consultation externe ou au bureau du médecin. Après l'injection d'un anesthésique local, on introduit une aiguille n° 22 dans la région du prélèvement. En faisant une succion avec la seringue, on prélève le tissu dans l'aiguille. L'échantillon obtenu est alors étalé sur une lame de verre, fixé et coloré, avant d'être envoyé au laboratoire. Cette technique permet un diagnostic exact de 98% des lésions.

Biopsie-exérèse par rapport à biopsie-incision. Les biopsies peuvent se faire à la salle d'opération, sous anesthésie générale, ou à la clinique externe, sous anesthésie locale. La biopsie peut comprendre toute la lésion (biopsie-exérèse) ou seulement un échantillon (biopsie-incision). On envoie le tissu au laboratoire pour qu'il soit congelé et étudié plus tard, ou on l'examine aussitôt que possible si l'on a besoin d'un résultat rapide. Les coupes très minces de tissu en section transversale sont colorées pour faciliter l'observation microscopique.

☐ AFFECTIONS SPÉCIFIQUES DU MAMELON

Fissure du mamelon. Une *fissure du mamelon* est une ulcération longitudinale qui peut survenir chez toute femme qui allaite un bébé. L'ulcère formé est constamment irrité par la succion du bébé, ce qui entraîne de la douleur pour la mère, avec saignement du mamelon. Un traitement prophylactique ainsi que le lavage et le séchage du mamelon après chaque tétée, permettent d'éviter cet inconvénient. En période prénatale, la cliente peut laver, assécher et lubrifier ses mamelons pour les préparer à l'allaitement et prévenir ainsi l'apparition de l'ulcération. Si la fissure apparaît néanmoins, on procède à un nettoyage régulier de la lésion avec du sérum physiologique stérile, et l'on poursuit l'allaitement en utilisant un mamelon artificiel. Si la cicatrisation n'est pas rapide, ou si le cas s'aggrave, on arrête d'allaiter et l'on a recours à un pompage des seins. Une ulcération qui persiste est l'indice d'un carcinome ou d'une lésion syphilitique primaire.

Hémorragie ou écoulement sanguinolent du mamelon (adénomatose du mamelon). Parfois, du sang s'écoule du mamelon et tache les vêtements. Souvent, il peut y avoir une zone particulière au bord de l'aréole où une pression entraîne l'écoulement. Bien qu'une hémorragie puisse être l'indice d'une tumeur maligne, elle est le plus souvent due à une lésion bénigne qui se développe dans un des gros canaux galactophores au bord de l'aréole. Cette lésion saigne lorsqu'elle est comprimée et le sang se rassemble dans le canal jusqu'à ce qu'il soit exprimé du mamelon. On peut identifier le canal dans le mamelon et le repérer, de sorte qu'on peut exciser le canal et la lésion.

Maladie de Paget. Cette affection du mamelon se rencontre le plus souvent chez les femmes au-dessus de 45 ans. Elle est généralement unilatérale. Le plus souvent, elle commence comme une affection eczématiforme bénigne du mamelon qui peut s'étendre à toute l'aréole et à une partie du sein. Plus tard, le mamelon s'ulcère et s'érode. À un stade plus avancé, le mamelon peut se rétracter. Il s'agit d'un véritable cancer des canaux de la glande mammaire qui convergent vers le mamelon.

Chaque fois qu'une lésion du mamelon n'est pas cicatrisée au bout de quelques semaines de traitement, par de simples mesures d'hygiène et de protection, on soupçonne une maladie de Paget et l'on procède à une biopsie. Si la maladie est confirmée, il faut faire l'ablation précoce et totale du sein.

☐ INFECTION DU SEIN

Mastite. Cette affection peut apparaître au début ou à la fin de la lactation. Une contamination par des micro-organismes qui arrivent à la poitrine par les mains de la cliente ou du personnel qui s'en occupe peut en être la cause. Le bébé qui souffre d'une infection de la bouche, des yeux ou de la peau peut également être une source d'infection. La mastite peut aussi être causée par les organismes qui circulent dans le sang. L'inflammation des canaux galactophores fait stagner le lait dans un ou plusieurs lobules. Le sein devient dur et rude au toucher, et la cliente ressent une douleur sourde dans la région lésée. Tout mamelon d'où s'écoule du pus, du sérum ou du sang doit être examiné.

Le traitement consiste à arrêter l'allaitement pendant quelque temps. On peut administrer des antibiotiques à large spectre à la mère pendant 7 à 10 jours. La progestérone permet de réduire la congestion des seins, ce qui atténue la douleur. La cliente doit porter un bon soutien-gorge et avoir de bonnes habitudes d'hygiène personnelle.

Abcès mammaire dû à la lactation. Un abcès du sein est en général une conséquence d'une mastite aiguë, mais il peut survenir en dehors de toute période de lactation. La zone lésée devient très tendre et rouge sombre, et du pus peut s'écouler du mamelon. On arrête l'allaitement et l'on soutient fermement les seins. On prescrit une chimiothérapie et un traitement par les antibiotiques. On peut aussi recourir à l'incision et au drainage, lorsqu'il y a évidence de pus. Des applications de chaleur humide favorisent l'écoulement et activent la guérison.

☐ KYSTES ET TUMEURS DU SEIN

- Toute masse à l'intérieur du sein doit faire l'objet d'un examen minutieux et doit être retirée, à moins d'une contre-indication.

Maladie polykystique des seins.   Cette affection est caractérisée par la production de multiples petits kystes provenant de la croissance exagérée de tissu fibreux autour des canaux. Son apparition se fait entre 30 et 50 ans. Ces kystes sont labiles, c'est-à-dire qu'ils se développent très rapidement jusqu'à atteindre un volume important en quelques jours et s'éliminent aussi rapidement. Ils peuvent former des sortes de bosses indolores ou être sensibles à la palpation, surtout avant la menstruation. Parfois, une douleur très vive peut être ressentie. Pour soulager la sensibilité des seins, il peut être nécessaire de porter un soutien-gorge jour et nuit. Le kyste en soi est rarement malin, mais des seins qui contiennent une multitude de kystes sont plus sensibles à une prolifération cancéreuse que des seins normaux. La plupart des kystes peuvent être traités par simple succion du liquide, sous anesthésie locale. En général, il n'y a pas de nouvelle accumulation. Si, lors de la succion, on a des doutes quant à la nature du liquide, on fait une biopsie.

Quand la douleur et la sensibilité sont très intenses, on prescrit du danazol (Cyclomen) qui inhibe la sécrétion de FSH et de LH. Ainsi, la production ovarienne d'œstrogènes s'arrête, et la douleur diminue. Les effets secondaires sont l'œdème et des troubles hépatiques.

Adénofibromes (fibro-adénomes).   Les *adénofibromes* sont des tumeurs bénignes, dures, rondes et mobiles qui se forment surtout chez l'adolescente et la jeune adulte. Elles sont indolores et ne sont pas sensibles. On peut les retirer en pratiquant une petite incision. Elles ne dégénèrent pas en tumeurs malignes.

Interventions de l'infirmière.   L'infirmière évalue les besoins physiques et psychologiques de la femme qui a des tumeurs bénignes du sein pour déterminer l'aide et l'enseignement qu'elle lui apportera. La cliente risque évidemment d'avoir d'autres problèmes au sein, dont des manifestations précancéreuses. L'infirmière insiste sur la nécessité d'un auto-examen mensuel et suggère les mesures suivantes : pour la douleur et la sensibilité, porter un bon soutien-gorge 24 h par jour ; utiliser la chaleur ou le froid (compresses chaudes, coussin chauffant, compresses froides, sac de glace) ; prendre des analgésiques doux tels que l'aspirine ou l'acétaminophène ; réduire ou éliminer les méthylxanthines (café, cola, thé, théophylline), ce qui diminue les masses fibrokystiques ; adopter un régime pauvre en sel, surtout les deux semaines qui précèdent la menstruation (on peut aussi prendre des diurétiques) ; et diminuer la peur et l'anxiété grâce à l'information, à l'aide et au suivi.

☐ CANCER DU SEIN

Incidence.   Le nombre de cancers du sein continue de s'accroître depuis 35 ans, mais le taux de mortalité s'est quelque peu modifié. Cela donne quelque espoir dans la lutte contre le cancer du sein et signifie qu'un plus grand nombre de femmes sont traitées plut tôt et que les modalités de traitement se sont améliorées. Le taux de mortalité s'accroît avec l'âge, excepté pendant la ménopause où l'on note une légère baisse de l'incidence (la raison en est encore inconnue). Le taux le plus élevé se trouve chez la femme

Encadré 44-1   Facteurs de risque de cancer du sein

Femmes âgées de 40 ans et plus (Amérique du Nord, Europe de l'Ouest)

Antécédents familiaux de cancer du sein

Femmes nullipares, ou femmes ayant eu leur premier enfant après 30 ans

Ménopause naturelle après 50 ans

Exposition à des substances cancérigènes

Stress psychologique chronique

Existence d'un autre cancer : de l'endomètre, du côlon, du rectum, des glandes salivaires ou des ovaires

célibataire, et la plus faible proportion se rencontre chez les femmes qui ont eu de multiples grossesses ou qui ont eu leur premier enfant avant l'âge de 27 ans. On note aussi des différences raciales, mais on ne peut expliquer pourquoi les Japonaises sont les moins atteintes. Cependant, quand ces femmes émigrent vers les pays occidentaux, leur taux de mortalité par cancer du sein augmente (*Encadré 44-1*).

Causes.   Les origines du cancer du sein sont inconnues. Il semble néanmoins que plusieurs facteurs le favorisent. Le plus important est un facteur génétique. Les femmes présentant des antécédents familiaux de cancer du sein y sont non seulement prédisposées, mais il survient chez elles 10 à 12 ans plus tôt que chez une autre personne. Le cancer du sein semble aussi toucher davantage les femmes qui ont un plus grand nombre de cycles menstruels, alors que les femmes ayant eu beaucoup d'enfants sont moins atteintes. Il est évident que le fait de porter un enfant réduit le nombre de cycles menstruels. L'allaitement semble également protéger contre le cancer du sein. Une contamination virale par le lait maternel a été observée chez la souris, mais les études faites chez l'humain sont insuffisantes pour qu'on puisse se prononcer.

Quant au rôle des œstrogènes dans l'apparition du cancer du sein, il s'agit d'une question encore controversée. Il y a là un rapport avec l'emploi de la « pilule » comme méthode de contraception. Bien que l'expérience ne permette pas encore d'avancer quelque affirmation, on conseille aux femmes qui ont des antécédents familiaux de cancer, de même qu'aux femmes souffrant de la maladie polykystique, d'adénomatose du mamelon ou de cancer d'un sein, d'utiliser une autre méthode de contraception.

Physiopathologie.   Le cancer commence comme une région atypique, progresse en cancer *in situ* (des canaux ou des lobules), puis entre dans une phase micro-invasive (jusqu'à 5 mm). Une fois que le cancer a dépassé cette phase, il y a de grands risques qu'il ait envahi les ganglions lymphatiques et la circulation systémique. Puisque les mêmes facteurs affectent les deux seins, il faut surveiller étroitement le sein non atteint.

La tumeur apparaît très souvent dans le quadrant supérieur externe du sein. À mesure qu'elle grandit, elle se fixe à la paroi thoracique ou à la surface de la peau. En

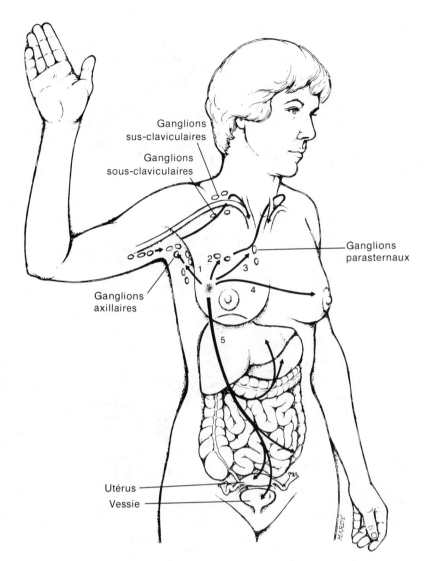

Figure 44-2 Drainage lymphatique de la glande mammaire. Les métastases du cancer de la glande mammaire peuvent emprunter plusieurs voies lymphatiques : **1)** Du quadrant latéro-supérieur vers les ganglions axillaires, sous-claviculaires, sus-claviculaires, etc. **2)** Du quadrant médio-supérieur vers les ganglions intercostaux et parasternaux. **3)** Du quadrant médio-supérieur directement vers les ganglions parasternaux. **4)** Directement par la ligne médiane à l'autre sein. **5)** Des quadrants inférieurs, surtout du côté médian par le muscle grand pectoral, le muscle oblique externe, et la ligne blanche vers le plexus lymphatique sous-péritonéal, puis les régions abdominale et pelvienne.

l'absence de tout traitement, la tumeur envahit les tissus voisins et atteint les ganglions lymphatiques de l'aisselle. Lorsque la tumeur apparaît dans la partie médiane du sein, elle s'étend aux ganglions lymphatiques dans la cage thoracique, le long de l'artère mammaire interne (*Figure 44-2*). Des métastases peuvent apparaître dans les poumons, les os, l'encéphale ou le foie. S'il n'y a pas de traitement, la mort survient en général au bout de 2 à 3 ans.

Système de classification clinique (avant traitement)

Symboles

T — Tumeur primaire
T_1 — jusqu'à 2 cm, peau non atteinte
T_2 — de 2 cm à 5 cm, peau bosselée
$\left.\begin{array}{l} T_3 \\ T_4 \end{array}\right\}$ Varient selon les classifications américaine et internationale

N — Ganglions lymphatiques
N_0 — Pas de ganglions lymphatiques palpables
N_1 — Cliniquement palpables
$\left.\begin{array}{l} N_2 \\ N_3 \end{array}\right\}$ Varient

M — Métastases à distance
M_0 — Pas de métastases
M_1 — Métastases mises en évidence

Stades cliniques

(Voir la figure 44-3.)
Classification plus précise par les désignations TNM.
Ex. Stade I : $T_1 N_0 M_0$
Stade III : $T_3 N_2 M_0$
Stade IV : Tout TN + M_1

■ ÉVALUATION INITIALE

Manifestations cliniques. Malheureusement, les symptômes de la maladie sont insidieux. Une masse insensible, qui peut être mobile, apparaît à l'intérieur du sein,

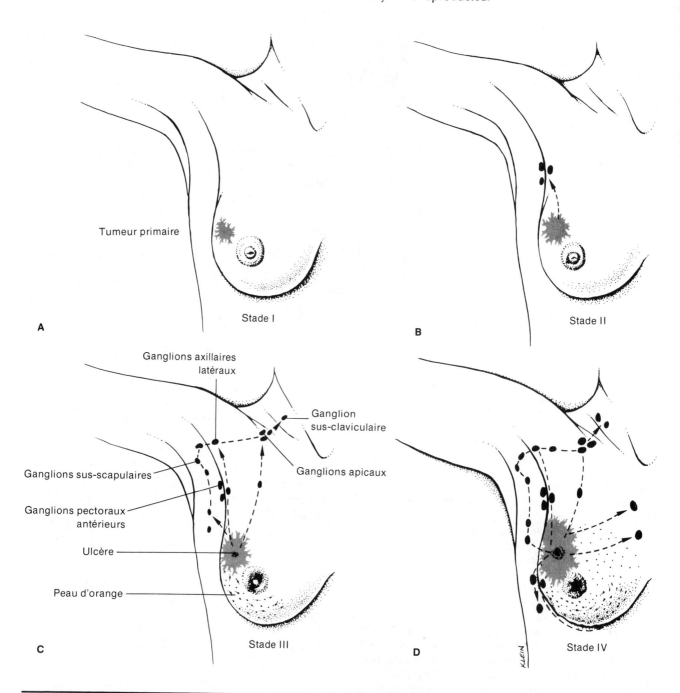

Figure 44-3   Différents stades du cancer du sein. On détermine les stades d'après l'étendue de la dissémination. **A)** Stade I. Le cancer est limité aux lobules mammaires ; aucune atteinte des ganglions régionaux. **B)** Stade II. La maladie s'étend hors des lobules ; les ganglions axillaires contiennent, de façon évidente, des métastases. **C)** Stade III. La tumeur s'est infiltrée dans la peau et cause de l'ulcération, ou bien elle a envahi les vaisseaux lymphatiques et produit une « peau d'orange ». L'infiltration s'étend au fascia profond et quelquefois au muscle grand pectoral. Les métastases s'étendent au-delà des capsules des ganglions axillaires. **D)** Stade IV. La peau est très ulcérée, la « peau d'orange » recouvre tout le sein, et la tumeur s'infiltre jusqu'aux côtes. Il existe des métastases à distance. (*Source* : J.A. McCredie (éd.), *Basic Surgery*. New York, Macmillan, 1977.)

généralement dans le quadrant latéro-supérieur. Il n'y a pas de douleur, sauf à un stade avancé. On peut éventuellement observer une peau bosselée du type « peau d'orange ». En s'examinant dans une glace, la cliente peut noter une certaine asymétrie et une élévation du sein du côté de la lésion. Le mamelon peut être rétracté. Plus tard, le sein adhère plus ou moins à la paroi thoracique et des ganglions apparaissent à l'aisselle. Enfin, une ulcération se produit, bientôt suivie de malnutrition et d'un mauvais état de santé général.

De tous les cancers du sein, le carcinome inflammatoire est le plus rare (de 1% à 2%). Ses symptômes sont différents des symptômes habituellement associés au cancer du sein. La tumeur est sensible et douloureuse. Le sein est anormalement dur et gros. La peau est rouge ou brun foncé. Il y a souvent œdème et rétraction du mamelon. Ces symptômes prennent très vite un caractère très grave et incitent la cliente à consulter un médecin plus rapidement que lors d'un cancer ordinaire du sein.

Pronostic. L'évolution du cancer du sein est plus imprévisible que celle des autres cancers, à cause de la dépendance hormonale, de la réaction immunologique, de la résistance de l'hôte et d'autres facteurs variables. Si les ganglions lymphatiques n'ont pas été envahis, le pronostic est meilleur que s'ils l'ont été. Ce n'est pas parce qu'on n'a pas pu palper les ganglions au cours de l'examen clinique qu'il faut en déduire une absence de cancer (la croissance peut être lente). Cependant, la présence d'un ganglion palpable, même gros, peut refléter une inflammation plutôt qu'une tumeur. L'étendue de la tumeur au moment du traitement est beaucoup plus importante pour faire un pronostic que le type de traitement utilisé.

■ PLANIFICATION ET INTERVENTION

Objectifs

Les objectifs principaux à atteindre par la cliente sont les suivants :

1. La diminution du stress émotionnel et de l'anxiété, et la capacité de s'adapter à la situation ;
2. L'acceptation et le respect du traitement prescrit ;
3. L'absence ou le minimum de complications ;
4. L'adaptation au changement de mode de vie et sans doute à un traitement continu.

Pour aider la cliente à atteindre ces objectifs, les buts principaux du traitement sont de :

1. Préparer la cliente à toutes les épreuves diagnostiques ;
2. Identifier les soucis de la cliente, lui fournir de l'aide et trouver, si nécessaire, des personnes-ressources, pour la réconforter, l'aider à s'adapter, à améliorer son état physique, et à garder une belle apparence ;
3. Préparer la cliente physiologiquement, physiquement et psychologiquement à l'intervention chirurgicale ;
4. Minimiser ou prévenir les complications postopératoires :
   a) Assurer un bon drainage de la plaie ;
   b) Éviter des lésions ;
   c) Commencer un programme d'exercices (pour éviter une perte de fonctionnement de l'épaule et un lymphœdème du bras) ;
5. Apprendre à la cliente à s'adapter et à accepter un changement de son mode de vie, si nécessaire :
   a) En ayant un fonctionnement optimal ;
   b) En détectant très vite une récidive de la maladie ;
   c) En ayant une vision saine de sa vie ;
   d) En réintégrant sa famille et les rapports avec ses amis.

Traitement

La façon de traiter le cancer du sein a changé depuis les dix dernières années, reflétant la prémisse que *cette maladie n'est pas locale, mais systémique*. On ne traite donc pas uniquement le cancer local, mais aussi les métastases qui ont envahi les tissus environnants ou qui sont disséminées à travers le corps. Une intervention chirurgicale et une chimiothérapie auxiliaire sont plus efficaces que l'opération seule pour certaines clientes. On fait encore des recherches pour trouver le meilleur mode de traitement, corriger la combinaison des agents chimiothérapeutiques et déterminer le meilleur moment des différentes interventions.

Un de ces modes de traitement comprend l'utilisation de la manipulation hormonale. On recherche l'indice des récepteurs d'œstrogènes et de progestérone en faisant un essai sur 1 g de tumeur pris à la biopsie initiale. Si l'épreuve est positive, on estime qu'il y a de 70% à 80% des chances que la tumeur réagisse favorablement à la manipulation hormonale.

Plus récemment, une combinaison de médicaments a permis de faire un pas important dans la chimiothérapie séquentielle auxiliaire de l'intervention chirurgicale. L'association du Cytoxan, du méthotrexate et du fluorouracile est particulièrement utilisée, seule ou avec une immunothérapie non spécifique comme le BCG (bacille de Calmette et Guérin).

Chimiothérapie auxiliaire. Dans le cancer du sein, la *chimiothérapie auxiliaire* est l'utilisation de médicaments cytotoxiques après un traitement chirurgical afin d'éliminer les métastases et les micrométastases. Lorsqu'on évalue le traitement, il faut comparer son efficacité par rapport à ses effets toxiques[1].

Après une mastectomie, des clientes n'ayant pas encore leur ménopause et dont les ganglions lymphatiques sont envahis de métastases ont vu leur état s'améliorer grâce à une combinaison de substances chimiothérapeutiques. De tels progrès dans la survie semblent l'emporter sur les problèmes de toxicité. On doit cependant tenir compte de certains autres problèmes tels que les interruptions dans la vie familiale et au travail.

Une chimiothérapie auxiliaire pour une cliente au stade I n'est pas recommandée à l'heure actuelle. Les recherches progressent pour déterminer quelles sont les clientes qui risquent de faire une rechute après l'intervention chirurgicale ; celles-ci auront alors une chimiothérapie auxiliaire.

Les facteurs importants pour déterminer si cette forme de traitement est souhaitable sont : l'envahissement des ganglions lymphatiques axillaires, le niveau des récepteurs d'œstrogènes et la situation de la cliente par rapport à sa ménopause. On doit également évaluer la nature de la toxicité des médicaments, que ce soit à brève ou à longue échéance. Quand on aura plus de résultats des recherches, on pourra établir des traitements plus définitifs (voir aussi le chapitre 14, à la page 213).

---

1. Chimiothérapie courante : CMF — trois produits chimiques : cyclophosphamide, méthotrexate, 5-fluorouracile ; CMF-VP — cinq produits chimiques : cyclophosphamide, méthotrexate, 5-fluorouracile, vincristine et prednisone ; CAF — cyclophosphamide, Adriamycin, fluorouracile.

Traitement chirurgical. Le traitement d'un cancer du sein consiste à exciser ou à détruire la tumeur entière. Il est évident que l'excision totale d'une tumeur ne sera possible que si celle-ci est limitée au sein. L'expérience clinique a démontré un taux de réussite de plus de 80%, lorsque la tumeur se limitait au sein. Dès qu'elle prolifère vers l'aisselle et qu'elle envahit les ganglions, le taux de guérison baisse à 40%.

Les différents types d'interventions chirurgicales sont les suivants[2] :

1. Exérèse simple (tumorectomie), suivie de radiothérapie des tissus restants et des ganglions axillaires.
2. Quadrantectomie : résection du quadrant atteint du sein (généralement le quadrant latéro-supérieur), curage des ganglions lymphatiques axillaires et radiothérapie du tissu mammaire résiduel.
3. Mastectomie simple, suivie d'une irradiation des ganglions lymphatiques axillaires et de la cicatrice.
4. Mastectomie radicale modifiée : ablation du sein entier et des ganglions axillaires, avec ou sans le muscle pectoral (*Figure 44-4*).
5. Mastectomie radicale : ablation du sein entier, des ganglions lymphatiques axillaires et des muscles pectoraux.
6. Mastectomie radicale étendue : semblable à la mastectomie radicale, plus ablation d'autres ganglions lymphatiques (parasternaux).

Certains spécialistes jugent que la mastectomie radicale ou radicale modifiée donne les meilleurs résultats, à moins que la présence de métastases éloignées soit évidente ou que la maladie soit fortement maligne. Le choix du traitement reste cependant un très grand sujet de controverses.

On a tendance, à l'heure actuelle, à perfectionner plutôt des techniques plus conservatrices pour plusieurs raisons : (1) les techniques d'évaluation telles que la mammographie permettent de découvrir des cancers de petites dimensions ; (2) les clientes demandent des opérations moins mutilantes ; et (3) on croit qu'un traitement plus conservateur encouragera les femmes à s'auto-examiner les seins et à consulter un médecin à la première apparition d'une masse au sein.

Préparation psychosociale. (Voir l'encadré 44-2.) La préparation de la cliente, sur le plan émotionnel, débute aussitôt qu'elle apprend la nécessité de l'hospitalisation et de la biopsie, et la possibilité d'une intervention chirurgicale. En fait, toutes les femmes, lorsqu'on les informe qu'elles ont peut-être une affection au sein, devraient être préparées à suivre un traitement quand on fait des découvertes douteuses. Lors de leur admission en milieu hospitalier pour une tumeur douteuse du sein, la plupart d'entre elles ont une crainte réelle du cancer. Malheureusement, c'est souvent cette crainte qui a retardé la visite à un médecin, et la tumeur a eu le temps de former des métastases. La peur vient aussi du choc émotionnel causé par la possibilité de perdre un sein.

---

1. « Mastectomie prophylactique » — mastectomie radicale avec ablation du sein entier, dont le mamelon et l'aréole, pour une maladie bénigne. Technique utilisée chez les femmes qui ont des antécédents familiaux de cancer du sein. C'est une pratique très controversée.

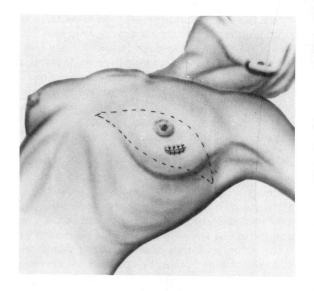

A

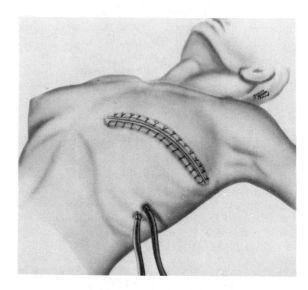

B

Figure 44-4   A) Ligne d'incision dans le cas d'une mastectomie radicale modifiée. À noter l'avantage d'une incision transversale : la cicatrice est sous la ligne des poils de l'aisselle et reste dans la région recouverte par le soutien-gorge. **B)** On a refermé l'incision et installé des drains. On recouvre d'un pansement léger. (*Source :* Hermann et Steiger. « Modified radical mastectomy », *SCNA* (août 1978), p. 749.)

Il faut admettre qu'une mastectomie est une menace importante au sentiment de féminité des femmes. C'est pourquoi l'infirmière doit toujours être prête à écouter et à réconforter la cliente. Elle doit mettre l'accent sur le fait que perdre un sein n'est rien à côté de perdre la vie. Il existe aujourd'hui des prothèses qui permettent de s'habiller aussi élégamment qu'avant l'intervention, même pour ce qui est des maillots de bain.

Cependant, les problèmes peuvent ne pas être seulement d'ordre physique et soulever des questions comme : « Ne vais-je pas être rejetée par mon mari ?», « Va-t-il m'aimer

Encadré 44-2 Problèmes psychosociaux de la cliente atteinte d'un cancer du sein

Ce modèle peut aider à la conception d'un plan de soins ou à l'analyse des besoins des clientes atteintes d'un cancer du sein. Les tableaux résument la plupart des événements critiques et des problèmes psychosociaux reliés au cancer du sein ainsi que les réactions habituelles des clientes et de leur famille. L'évaluation et le plan de soins doivent être faits sur une base individuelle, puisque les besoins et les expériences sont propres à chacun. *Ce modèle peut servir de guide à l'infirmière pour atténuer le stress, faciliter l'adaptation et améliorer les chances de la cliente et de sa famille de se remettre sur le plan émotionnel.*

I. Profil prodromique de la cliente

En évaluant les caractéristiques de la cliente, l'infirmière peut prévoir les réactions et les modes d'adaptation de la cliente à la maladie.

Comment envisage-t-elle les problèmes habituellement?

Quelles sont ses attitudes envers le maintien de sa santé? envers les médecins et les consultations médicales?

Est-elle souple ou rigide quand il faut s'adapter à des situations de crise ou les accepter?

Quelle est sa capacité intellectuelle de prendre ou d'accepter des décisions?

Quel est son état physique?

Quelle est sa relation avec sa famille? Peut-elle compter sur le soutien des membres de sa famille?

La cliente a-t-elle déjà connu personnellement la maladie? le cancer?

Quels renseignements a-t-elle sur le cancer du sein? sur sa propre maladie?

I. Période prodromique

Expérience de la cliente

1. Antécédents de maladie grave, surtout de cancer
2. Expériences avec le système de santé
3. Information concernant le cancer du sein
4. Relation avec des personnes ayant un cancer du sein ou tout autre cancer

Variables de la cliente	*Variables de la famille*
1. Personnalité	1. Stabilité
2. Modèles d'adaptation	2. Nombre de membres et âge
3. Croyances et habitudes de santé	3. Proximité et lien
4. État affectif	4. Interdépendance
5. Capacités intellectuelles et cognitives	5. Ressources
6. Données biographiques	6. Rôles et responsabilités
7. Attitudes envers le cancer du sein	7. Antécédents culturels et ethniques
8. Perception de soi	

Objectif

Aider à planifier des interventions au moment où la cliente et sa famille traversent des événements critiques.

II. Période prédiagnostique

D'habitude, le choc est une des réactions à la découverte de signes ou de symptômes d'une anomalie du sein : masse, peau ridée, écoulement du mamelon, ombre à la mammographie. Ensuite viennent la confusion, la peur, le retrait et même le refus de se faire soigner. La famille est généralement incapable d'apporter le soutien espéré, ce qui oblige la cliente à consulter un médecin et à éclaircir la nature du problème. Donc, après une période de confusion, la cliente cherche à avoir une information plus exacte, ce qui influence en retour sa capacité d'adaptation.

Source : S.G. Thomas. « Breast cancer ; the psychosocial issues », *Cancer Nursing* 1, février 1978, p. 53–60. Copyright by Masson Publishing USA, Inc., New York.)

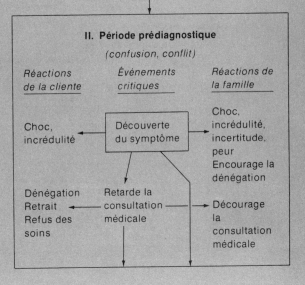

II. Période prédiagnostique

(confusion, conflit)

Réactions de la cliente	*Événements critiques*	*Réactions de la famille*
Choc, incrédulité	Découverte du symptôme	Choc, incrédulité, incertitude, peur Encourage la dénégation
Dénégation Retrait Refus des soins	Retarde la consultation médicale	Décourage la consultation médicale

Encadré 44-2   Problèmes psychosociaux de la cliente atteinte d'un cancer du sein *(suite)*

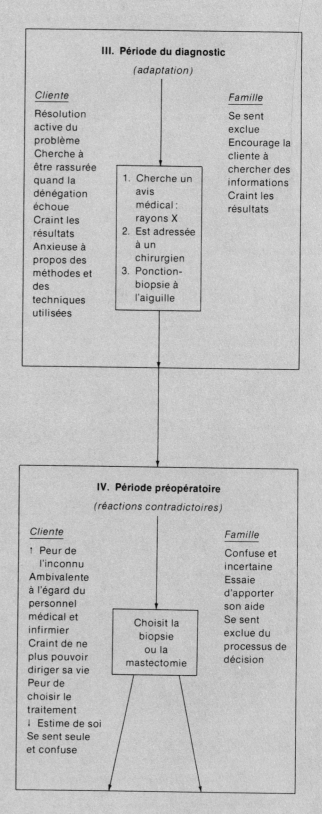

III. Période du diagnostic

La famille est généralement exclue pendant ce temps. La cliente craint probablement les résultats des épreuves et peut même être gênée de subir certains examens. À moins qu'il ne s'agisse d'un problème bénin, elle doit subir une biopsie ou tout autre traitement chirurgical.

IV. Période préopératoire

C'est une période de confusion pour la cliente et sa famille. La cliente se sent généralement bien, mais elle se rend compte qu'elle ne peut être sérieusement rassurée par ceux qui la soignent. Ce sont les autres qui prennent en mains les soins et le contrôle, et la cliente se sent confuse. Elle peut se sentir menacée parce que ce sont les autres qui prennent les décisions. La famille reflète sa confusion.

Encadré 44-2   Problèmes psychosociaux de la cliente atteinte d'un cancer du sein (*suite*)

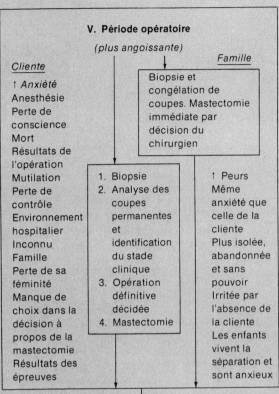

V. Période opératoire

La cliente et sa famille atteignent le maximum d'anxiété. La mastectomie peut être effectuée immédiatement après la biopsie, ou bien en être séparée par un certain temps. Dans certains cas, ce laps de temps permet à la cliente de trouver des mécanismes d'adaptation; pour d'autres femmes, il peut être infernal. Si la cliente a pris part à la décision, elle s'adapte mieux.

VI. Période postopératoire immédiate

Les réactions et les sentiments de la cliente peuvent être de nouveau ambivalents. D'un côté, elle est soulagée parce que l'opération est terminée et qu'elle y a survécu, mais elle peut être furieuse parce qu'elle a perdu un sein. Elle peut même être ambivalente à son propre égard, et se blâmer pour son retard à consulter le médecin. Cela aboutit à de l'insomnie et à de la dépression. Elle pense à sa famille, à sa relation avec son conjoint, à son travail et à son avenir. Les réactions des membres de sa famille sont encore semblables aux siennes.

À la maison, la cliente se sent souvent seule, isolée et inutile puisqu'elle est incapable d'assumer pleinement son rôle à la maison ou de retourner travailler; les autres membres de la famille peuvent exprimer du ressentiment à cause du travail supplémentaire que cela leur occasionne.

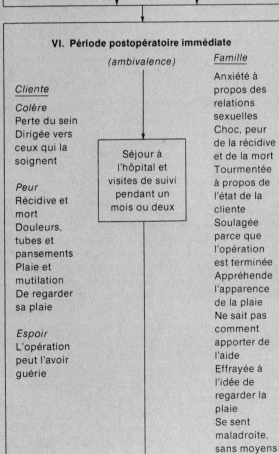

Encadré 44-2　Problèmes psychosociaux de la cliente atteinte d'un cancer du sein (*suite*)

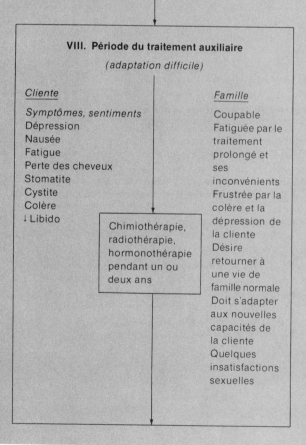

VII. Période postopératoire éloignée

La cliente et les membres de sa famille abordent maintenant une période qu'ils espèrent voir ressembler à la normale. Ils ont moins d'aide et l'anxiété est plus grande. Les réactions des membres de la famille ne sont plus confuses, et ils peuvent trouver difficile de montrer de l'empathie à la cliente. On exprime souvent de la colère.

La cliente doit maintenant faire face à l'épreuve de choisir sa prothèse; ce peut être une expérience pénible.

VIII. Période du traitement auxiliaire

Elle peut ne pas s'appliquer à toutes les clientes, mais pour celles qui la vivent, elle peut être une période difficile. Les effets secondaires toxiques, les ennuis et la longueur du traitement contribuent à rendre cette période pénible pour de nombreuses clientes. Pour d'autres, c'est un moment qui leur permet de voir plus positivement leur situation. La fin de cette période marque le début de la période la plus positive.

Encadré 44-2 Problèmes psychosociaux de la cliente atteinte d'un cancer du sein (*suite*)

IX. Période de convalescence

(*période la plus positive*)

Cliente		*Famille*
Retrouve de l'énergie et une apparence saine		↑ Activité et plaisir de la vie de famille
↑ Intérêt au travail et aux activités sociales		Certaines routines anciennes réapparaissent
Intègre la perte de son sein à son image corporelle	1. Réadaptation physique et émotionnelle	↓ Tension et irritabilité
Optimiste, mais réaliste à propos de l'avenir	2. Chirurgie plastique	Optimiste devant l'avenir
Peut envisager un remodelage pour remplacer la prothèse		↑ Intimité Relations sexuelles plus satisfaisantes
↑ Désir, activité, satisfaction sexuels		Quelques peurs de récidive
↑ Estime de soi	Pas d'évidence de la maladie : suivi	

IX. Période de convalescence

C'est une période de réactions plus positives et de remise en ordre des valeurs et des priorités. Certaines femmes envisagent la possibilité d'une mammoplastie. Un optimisme réaliste devient de plus en plus évident.

X. Période terminale

Cliente		*Famille*
Soucis à propos de sa famille		↑ Anxiété, amertume
↑ Peur, dépression, colère	1. Maladie à un stade avancé	Confusion Désespoir Dépression Insomnie
Marchandage Résignation Désespoir Acceptation possible	2. Métastases 3. Mort	Anorexie ou hyperphagie Abandonnée
A besoin du soutien de sa famille ↑ ou ↓		Peut se sentir soulagée quand la mort survient
Retrait		Chagrin

X. Période terminale

Dans le cas d'une maladie terminale, la personne vit généralement les différentes phases décrites par Kübler-Ross. La qualité de la vie avant la mort l'emporte sur le fait de mourir.

encore ? », « Vais-je pouvoir encore jouer le rôle d'épouse ? », « Comment mes enfants vont-ils réagir ? ». C'est le genre de soucis que connaissent toutes les femmes qui subissent une mastectomie. Étant donné la situation, il est bon que le conjoint assiste à la préparation à l'intervention. Il pourra ainsi apporter son soutien et se montrer plus compréhensif envers sa femme. Une bonne relation affective adoucira les effets de l'intervention, réduira les risques de complications et aidera la cliente à se réajuster à sa nouvelle image. L'infirmière a une place de premier choix pour préparer la cliente à l'opération en faisant appel aux principes de santé mentale.

Soins préopératoires et périopératoires

On ne retardera l'opération que pour effectuer la vérification des besoins physiques et nutritionnels de la cliente. Si l'on prévoit une intervention radicale qui doit entraîner des pertes importantes de liquide et de sang, il faut avoir à sa disposition des quantités de sang de remplacement. Si le chirurgien pense qu'une mastectomie radicale est nécessaire, il doit en informer la cliente. Il ne faut, en aucun cas, qu'une cliente se rende au bloc opératoire persuadée de subir une simple incision pour l'excision de la tumeur, et en revienne après avoir subi une mastectomie radicale. Il faut accorder une grande importance au facteur émotionnel et prodiguer avant tout soutien et réconfort.

On donne un somnifère et l'on fait la préparation de routine propre à toute intervention. La préparation de la peau doit prévoir une incision maximale. Si l'on sait qu'il va y avoir une mastectomie radicale avec greffe, la région où l'on prélève la peau (en général la partie antérieure de la cuisse) doit être rasée et nettoyée.

Techniques opératoires.   Après l'anesthésie générale, la cliente est allongée sur la table d'opération en position de décubitus dorsal, le bras du côté de la lésion remonté vers le haut, de façon à exposer l'aisselle. Après une biopsie, on recouvre tout le champ opératoire d'un nouveau drap stérile et l'on utilise un autre jeu d'instruments pour éviter que des cellules cancéreuses provenant du siège de la biopsie n'aillent contaminer les autres régions de la peau. Une *mastectomie simple* est l'ablation de la glande mammaire, sans curage des ganglions lymphatiques. Une *mastectomie radicale* est l'ablation de la glande mammaire et des muscles sous-jacents jusqu'à la paroi thoracique, après résection des ganglions et des voies lymphatiques de l'aisselle. Une telle opération est nécessaire pour retirer une tumeur et son extension lymphatique.

Les vaisseaux sont ligaturés, et la peau est refermée le mieux possible au-dessus de la cage thoracique. On pratique une greffe si les lambeaux de peau ne sont plus suffisants pour refermer l'incision. L'emploi d'un pansement non adhésif (Adaptic) permet au sérum et au sang de s'écouler entre les bandes. On peut alors appliquer un pansement compressif. On met en place un tube de drainage au niveau de l'aisselle, et un sous le lambeau cutané supérieur. On préfère habituellement un système portatif de succion. Les derniers pansements peuvent être maintenus à l'aide de bandes élastiques. On a souvent recours à une transfusion sanguine durant l'opération pour compenser les pertes.

Problèmes fonctionnels.   L'objectif, à cet égard, est de redonner un fonctionnement normal à la main, au bras et à la ceinture scapulaire. Avant l'opération, le chirurgien choisit le meilleur site d'incision pour l'ablation de la tumeur et des ganglions lymphatiques, en considérant le mode de vie de sa cliente et en essayant d'éviter une cicatrice visible et qui la gênerait dans ses activités. La manipulation des lambeaux cutanés et des tissus se fait avec minutie pour assurer leur viabilité, l'hémostase et un drainage convenables. En injectant de la fluorescéine dans les veines périphériques pendant la fermeture de la plaie, on peut surveiller l'apport sanguin aux lambeaux au moyen d'une lampe de Wood.

■ INTERVENTION

On choisit habituellement un anesthésique général pour une mastectomie simple, une mastectomie radicale modifiée ou une mastectomie radicale. Les soins postopératoires comprennent donc une surveillance du pouls et de la pression artérielle qui donnent une information importante en cas de choc ou d'hémorragie. On doit vérifier les pansements pour déceler toute hémorragie, surtout sous l'aisselle et à l'endroit où repose la cliente. En même temps, on surveille régulièrement les drains.

Une fois les effets de l'anesthésie passés, on administre des analgésiques pour diminuer la douleur et l'on incite la cliente à changer de position et à respirer profondément afin d'éviter les risques de complications pulmonaires. Le pansement doit être confortable et ne pas gêner la dilatation des poumons. Certains chirurgiens préfèrent que le bras (fléchi au coude) soit pris dans le pansement pour faire plus de pression. On peut aussi ajouter de la gaze ou un tampon de mousse au pansement, sous la bande élastique, pour exercer plus de pression.

Chez plusieurs clientes, on introduit un drain dans la plaie au niveau de l'aisselle. Ce drain est relié à un appareil de succion et se termine dans la bouteille de drainage. Grâce à ce système, tout liquide séreux ou sanguin accumulé est très vite aspiré, et les lambeaux de peau sont maintenus bord à bord sur le thorax. On évite ainsi l'accumulation de sérum et la formation d'un hématome. Certains chirurgiens préconisent le retrait du pansement compressif très tôt après l'opération et recourent à un système de succion portatif à la place. Les pansements qui recouvrent la plaie et la région où la greffe a été prise sont changés à la demande du chirurgien.

Soins de la plaie.   Quand on change les pansements, on doit expliquer à la cliente la nature de l'incision, son aspect et les changements graduels qu'elle va subir. La cliente doit savoir qu'elle aura une perte de sensibilité de la région opérée parce que les nerfs ont été sectionnés, mais que l'on doit malgré tout laver et sécher la plaie doucement pour éviter une lésion. On doit décrire les signes d'irritation et d'infection possibles afin que la cliente sache les découvrir et les signaler à son médecin. Il est préférable d'utiliser le mot « incision » plutôt que « cicatrice » qui a une connotation péjorative d'imperfection, de difformité et de laideur pour de nombreuses personnes.

Un massage doux, au beurre de cacao, de l'incision guérie permet d'accroître l'élasticité de la peau et de favoriser la cicatrisation.

La position de la cliente dépend du pansement. La position semi-Fowler est la plus courante. Le bras, s'il est libre, doit être soulevé et chaque articulation placée à un niveau supérieur à l'articulation proximale. L'effet de gravité favorise l'écoulement du liquide par la voie lymphatique et les veines. La flexion ou l'extension du bras dépend des préférences du médecin. L'élévation du bras permet d'éviter le lymphœdème qui peut se former après l'opération et qui est dû à l'obstruction des voies circulatoires et lymphatiques. Que le drainage lymphatique soit satisfaisant ou non après une mastectomie dépend de la quantité de voies lymphatiques collatérales détruites durant l'intervention.

Habituellement, on fait lever la cliente le premier ou le deuxième jour qui suit l'opération. Le bras du côté peut être maintenu en écharpe, pour éviter toute tension sur la plaie. L'aide de l'infirmière n'est indiquée que si elle est nécessaire. Elle soutient la cliente du côté non lésé. On donne un régime alimentaire normal, sauf en cas de nausées. On enlève le drain seulement quand l'écoulement a considérablement diminué ou quand il a cessé.

On peut dire à la cliente qu'elle devra subir des séances de radiothérapie pour détruire les cellules cancéreuses qui auraient pu échapper à la mastectomie. Il n'est pas rare d'observer de l'anorexie, des nausées et des vomissements après les radiations. Ne pas manger ni boire, environ 3 h avant et après le traitement, peut remédier à cet inconvénient. La radiothérapie commence généralement trois ou quatre semaines après l'opération (voir aussi le chapitre 15).

Aspects psychosociaux. (Voir l'encadré 44-2.) Les effets d'une mastectomie peuvent n'être ressentis complètement par la cliente sur le plan psychique qu'au bout de quelques jours et même quelques semaines après l'intervention. Durant cette période, l'infirmière doit prendre le temps de parler avec la cliente et de l'écouter chaque fois que cette dernière en exprime le désir. Les questions les plus courantes concernent la nécessité du drainage, la persistance de l'enflure du bras, les réactions du mari devant la « difformité », la possibilité de porter un maillot de bain ordinaire, l'acceptation sociale (« Est-ce que les gens soupçonneront mon infirmité ? »), la possibilité de nager ou de jouer au tennis et au golf, et de conduire une automobile. L'infirmière doit répondre avec empathie.

Le vrai souci sexuel de la femme est la peur d'être rejetée par son mari ou son partenaire sexuel. Très souvent, une cliente ayant subi une mastectomie se voit mutilée et repoussante. Cette perception fait que son partenaire peut se sentir rejeté et qu'un cycle de malentendus commence. On encourage les partenaires à se parler de leurs soucis respectifs, ce qui assure souvent une meilleure compréhension. La cliente a besoin de quelqu'un à qui se confier ; il faudra donc lui apporter des soins personnels.

Quelquefois, la cliente refuse de regarder le siège de l'incision ; bien qu'elle doive faire face à la présence de la cicatrice, on ne doit pas la forcer, à ce moment-là, à regarder sa poitrine. Ses moyens de défense ne sont peut-être pas suffisants pour subir ce choc supplémentaire. On peut essayer d'amener la cliente à accepter en lui dessinant son incision sur une feuille de papier. Plus tard, à l'occasion d'un changement de pansement, il se peut que la cliente demande à voir sa poitrine. L'infirmière doit s'y prendre doucement, être à l'écoute et respecter toute résistance de la part de la cliente. Chaque femme doit trouver la façon de s'adapter à partir de ses propres besoins psychologiques.

Réadaptation

Un programme de réadaptation bien orchestré doit faire partie du traitement de chaque femme qui a un cancer du sein. C'est un effort d'équipe qui tient compte des facteurs psychosociaux, physiques, fonctionnels et professionnels.

Certains cancers du sein croissent et s'étendent rapidement, tandis que d'autres mettent des années à se répandre. Dans certains cas, l'exérèse complète est impossible, mais le cancer peut être stabilisé pendant longtemps. On commence donc le traitement de réadaptation chez les clientes qui sont guéries et chez celles dont la maladie est stabilisée.

Vêtements

Vêtements au centre hospitalier. À cause des gros pansements et du système de drainage, la cliente porte habituellement la chemise d'hôpital ou une chemise de nuit opaque, très froncée, serrée au cou et avec de larges manches. La cliente et sa famille doivent accepter la nécessité d'un tel vêtement. De plus, la cliente peut porter un soutien-gorge temporaire, facilement lavable, qui lui permettra d'insérer une prothèse. (Voir plus loin.)

Vêtements à la maison. Quelques chirurgiens ne mettent pas de pansements après le premier jour, et ils encouragent la cliente à porter ses vêtements normaux le plus rapidement possible. On peut placer du coton ou un bas roulé dans le soutien-gorge en guise de prothèse temporaire. Quand la cliente quitte le centre hospitalier, si elle a encore des pansements, elle choisit ses vêtements les plus amples et porte le soutien-gorge temporaire jusqu'à ce qu'on lui prescrive une prothèse permanente. Il faut que la plaie soit guérie avant que le chirurgien puisse recommander une sorte de prothèse. Au début, la cliente évitera les vêtements à boutons et à fermeture éclair ; plus tard, elle fera des exercices, surtout avec le bras du côté affecté, pour s'habituer à manipuler les boutons et les fermetures éclair.

La Société canadienne du cancer donne des suggestions de vêtements spéciaux tels que les vêtements de nuit, les maillots de bain ou les robes de soirée. La plupart des grands magasins ont un rayon spécial où le personnel peut aider les femmes ayant subi une mastectomie.

Prothèses. Lorsqu'une prothèse est prescrite, on doit observer ses effets sur le siège de l'incision. Pour corriger l'irritation, un molleton de laine d'agneau est efficace lorsque la prothèse exerce une pression. Le choix de la prothèse se fait en fonction de la personne. De bons modèles existent, et le personnel du fabricant donne des indications et des conseils qui incitent à l'optimisme.

Durant la période de préparation au port de la prothèse, on pourra utiliser un soutien-gorge confectionné avec les moyens du bord et l'aide de la cliente. Du coton hydrophile recouvert de gaze peut être fixé à l'intérieur du soutien-gorge. Le rembourrage peut être fait de n'importe quoi (serviette hygiénique, bas de nylon, caoutchouc mousse, etc.), pourvu que l'on fasse preuve d'un peu d'ingéniosité.

De nombreux modèles de prothèses existent : caoutchouc mousse, remplissage par liquide ou par air. Il est essentiel d'adapter un bon soutien-gorge à une prothèse parfaitement adaptée. Les seins subissent les lois de la gravité et changent de forme suivant les mouvements du corps. Par conséquent, les prothèses les plus adéquates semblent être celles qui sont remplies de liquide épais, à écoulement lent. Souvent, dès qu'une cliente apprend l'existence de telles prothèses, sa crainte de l'enlaidissement diminue.

Quand la cliente est prête à recevoir sa prothèse permanente, on doit l'aider à choisir celle qui lui convient le mieux, selon ses besoins, l'utilisation qu'elle en fait et le coût de la prothèse. Il faut éviter le déséquilibre et l'inconfort ; il faut également faire attention que la prothèse ne paraisse pas quand la cliente porte des vêtements sans manches ou à manches courtes, des maillots de bain ou des robes de soirée.

Quelques clientes peuvent subir une opération de chirurgie plastique qui reconstruit le sein avec une prothèse définitive (voir à la page 975).

Exercices du bras

Au bout de 24 h, on doit faire des exercices avec le bras du côté lésé. On augmente les activités chaque jour ; la cliente commence par se laver les dents seule ; puis le visage ; elle se peigne avec la main du côté de la plaie. Ne pas inciter à faire des exercices comme « grimper au mur avec les doigts » prolonge indûment le non-emploi du bras et entraîne des contractures. Les exercices ne doivent pas être douloureux. Si la cliente a subi une greffe ou si l'incision a été suturée sous forte tension, on limite ces exercices et ils sont effectués progressivement.

Dans certains centres hospitaliers, on donne des cours aux personnes qui ont subi une mastectomie. Ils ont pour objectif de stimuler les femmes qui, autrement, resteraient inoccupées dans leur chambre. Sur les côtés du lit, on peut installer un système de cordes montées sur poulies, reliées à la tringle à rideau ou au montant du lit. Il est facile aussi d'attacher une corde à sauter à la poignée de porte (voir exercices d'entraînement des muscles, à la figure 44-5). Dans tout exercice, il est important d'activer les deux côtés à la fois. De la même façon, on doit veiller à une bonne position du corps ; si la cliente se voûte et n'utilise pas le côté atteint, l'exercice est sans valeur.

Il est évident que la cliente qui a subi une mastectomie radicale classique a beaucoup de difficulté à bouger son bras. Par contre, on encourage la cliente qui a subi une mastectomie simple ou radicale modifiée à se servir presque immédiatement de son bras jusqu'à ce qu'elle atteigne une mobilité complète.

Lymphœdème et exercice.   L'œdème du bras représente une complication qui se rencontre parfois chez une femme ayant subi une mastectomie radicale. Bien que la cause du lymphœdème ne soit pas connue, celui-ci se produit si un certain nombre de vaisseaux lymphatiques sont incapables d'assurer le retour de la lymphe dans la circulation générale. L'œdème peut atteindre seulement la partie supérieure du bras, mais aussi tout le bras, du côté opéré. Un tel gonflement peut apparaître aussitôt après l'opération (œdème postchirurgical), ou plusieurs mois ou années après l'intervention (œdème chirurgical secondaire). L'œdème postchirurgical immédiat « peut être évité par une technique opératoire méticuleuse qui assure une cicatrisation parfaite de la plaie... Cela peut être effectué avec le plus de chances de réussite en faisant une greffe cutanée de la plaie, ce qui évite l'effet de tension sur les lambeaux de peau, la nécrose et l'infection »[3].

Lorsque les ganglions axillaires et les voies lymphatiques ont été retirés, le drainage lymphatique de la main et du bras doit entraîner la formation d'un drainage collatéral (*Figure 44-6*). Cela se fait en un mois et les exercices le favorisent. Bien que 9 personnes sur 10 ne présentent pas cette complication, le lymphœdème pourrait être évité d'une façon certaine, si l'infirmière faisait bien comprendre à la cliente l'importance d'élever, de masser et d'exercer son bras pendant les 3 ou 4 mois qui suivent l'opération.

En cas de lymphœdème marqué, on élèvera le bras, mais *non en adduction*, parce que la position est inconfortable et fait une pression sur l'aisselle. Le bras étant gardé près du corps, le coude est soulevé sur un oreiller de façon qu'il soit plus haut que l'épaule. La main est alors élevée sur un autre oreiller, de façon qu'elle soit plus haute que le coude. Les bandes élastiques ne sont pas recommandées à ce moment, étant donné qu'elles peuvent gêner la formation d'un système de drainage lymphatique collatéral.

Si le lymphœdème est important, on ne doit pas écarter la possibilité d'une infection. Des lymphangites et de la cellulite récidivantes peuvent être secondaires à une infection streptococcique. On applique alors des compresses chaudes et on donne des antimicrobiens. En faisant une évaluation générale de la cliente, l'infirmière peut remarquer que la cliente aurait intérêt à perdre un peu de masse ainsi qu'à utiliser des diurétiques.

Lorsque l'infection aiguë s'apaise, certains médecins préconisent l'usage d'un système de compression pneumatique du bras ; mais la méthode est encore très controversée. En phase chronique, la cliente peut porter un manchon élastique, allant du poignet à l'épaule, le jour lorsqu'elle se lève et circule.

Étant donné qu'un œdème chirurgical secondaire peut survenir, un point sur lequel on insistera auprès de la cliente est que, pendant des mois et des années, elle devra éviter les coupures, les contusions, et toute infection de la main et du bras du côté opéré. Même les soins de manucure peuvent entraîner une infection qui, à son tour, peut produire un lymphœdème. Les autres précautions à prendre sont données à l'encadré 44-3.

Les exercices que fait la cliente au centre hospitalier, et que nous illustrons à la figure 44-5, peuvent être associés aux activités quotidiennes. Poser des plats sur une étagère, enlever la poussière, taper à la machine à écrire et jouer du piano sont des exercices qui favorisent l'entraînement des muscles. On balance les bras en marchant, on porte des

---

3. C.D. Haagensen. *Diseases of the Breast*, 2e éd., Philadelphie, W.B. Saunders, 1971.

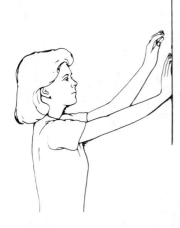

A. *Grimper sur le mur avec les mains.* Se placer devant un mur, les orteils aussi près du mur que possible, pieds écartés. Les coudes un peu pliés, placer les paumes sur le mur au niveau des épaules. En fléchissant les doigts, faire grimper les mains aussi haut que possible jusqu'à ce que les bras soient complètement tendus. Faire redescendre les mains au point de départ.

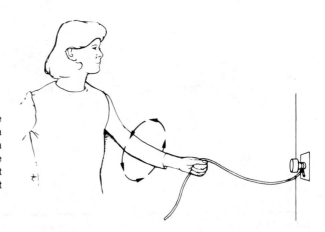

B. *Faire tourner une corde.* Se placer devant une porte. Prendre l'extrémité libre de la corde de la main du côté opéré. Placer l'autre main sur la hanche. Le bras tendu et écarté du corps — presque parallèle au sol — faire tourner la corde en faisant des ronds aussi grands que possible. Lentement d'abord et plus rapidement ensuite.

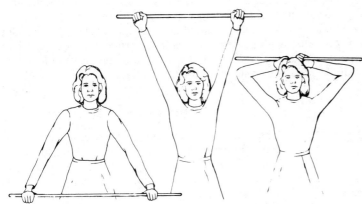

C. *Bâton ou balai.* Prendre le bâton des deux mains, tenues éloignées d'environ 60 cm. Les bras étendus, lever le bâton au-dessus de la tête. Plier les coudes, abaisser le bâton derrière la tête. Inverser la manœuvre, lever le bâton au-dessus de la tête puis revenir à la position de départ.

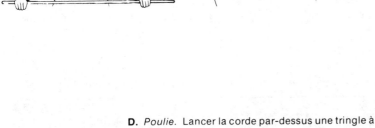

D. *Poulie.* Lancer la corde par-dessus une tringle à rideaux. Se tenir le plus en-dessous possible de la corde. Étendre les bras droits et loin du corps. Lever le bras gauche en tirant vers le bas avec le bras droit, puis inverser le mouvement.

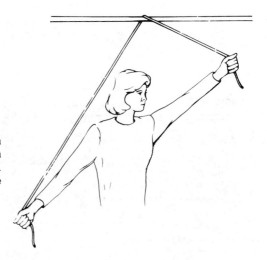

Figure 44-5 L'objectif d'un programme d'exercices est d'assurer l'amplitude de mouvement de l'articulation de l'épaule atteinte. (*Source :* Radler. *A Handbook for Your Recovery*, New York, The Society of Memorial Center.)

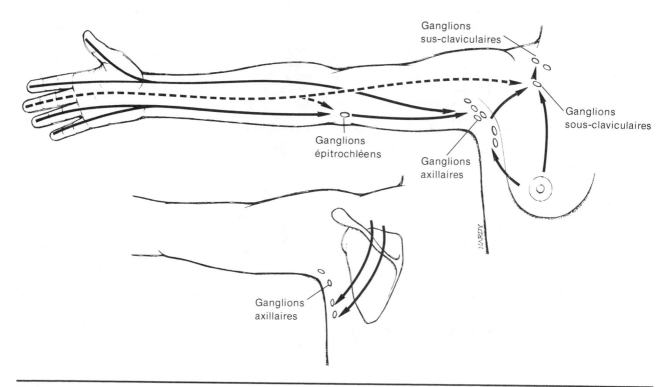

Figure 44-6   Drainage lymphatique du membre supérieur. Les vaisseaux lymphatiques drainant les doigts et la main convergent vers le dos de la main. De là, le drainage lymphatique suit trois trajets. Les vaisseaux lymphatiques drainant le côté cubital (auriculaire et annulaire) accompagnent la veine basilique et s'écoulent dans les ganglions épitrochléens, puis dans les ganglions axillaires. Les vaisseaux lymphatiques drainant le pouce et l'index contournent les ganglions épitrochléens et vont directement aux ganglions axillaires. Les vaisseaux lymphatiques drainant le majeur peuvent s'écouler dans les ganglions épitrochléens axillaires, ou ils peuvent contourner ces deux groupes de ganglions et s'écouler dans les ganglions sous-claviculaires et sus-claviculaires, et finalement dans la circulation sanguine. Les ganglions axillaires reçoivent aussi la lymphe de la région scapulaire postérieure (dessin du bas).

vêtements amples et l'on veille à maintenir très propre le siège de la mastectomie, le dessous du bras et le bras lui-même, et à éviter toute blessure à la main ou au bras.

Les visites médicales de suivi sont très importantes pour évaluer la progression de la cicatrisation, l'état mental, l'état physique général et pour détecter tout signe de récurrence. Si l'aide d'une infirmière communautaire est requise, on informera la cliente des moyens de l'obtenir.

On doit insister sur le fait que l'incidence d'un lymphœdème primaire ou secondaire est nettement réduite chez les clientes qui ont subi une mastectomie radicale modifiée plutôt qu'une mastectomie radicale classique.

Encadré 44-3   Soins spécifiques de la main et du bras du côté opéré après une mastectomie radicale

À éviter	À faire
Coupures, contusions, piqûres d'insectes, brûlures	Protéger la main et le bras du côté opéré
Blessures aux cuticules ou ongles incarnés	Appliquer une crème à la lanoline plusieurs fois par jour sur la main
Détergents puissants	
Travailler près de buissons épineux	Utiliser un dé à coudre
Creuser dans le jardin	Se protéger contre le soleil intense
Tenir une cigarette	Porter une plaque d'avertissement médical (Medic-Alert)
Avancer la main dans un four chaud	portant la mention « Attention, bras atteint de
Prises de sang ou injections	lymphœdème, pas d'analyses, pas d'injections »
Brassard de sphygmomanomètre	Consulter le médecin si le bras devient rouge, s'il enfle
Porter des bijoux ou une montre	ou s'il est anormalement dur
Porter des sacs lourds	

■ ÉVALUATION

Résultats escomptés

La cliente réussit à :

1. Obtenir la diminution de son stress émotionnel et de son anxiété et à s'adapter à son problème.
   a) Sait que son conjoint ou son partenaire a été informé et préparé pour lui apporter du soutien ;
   b) Reconnaît que la perte d'un sein est un petit prix à payer pour garder la vie ;
   c) Comprend qu'il existe des ressources disponibles pour conserver son apparence en utilisant des prothèses ;
   d) Est au courant qu'il existe des associations qui peuvent l'aider ;
   e) Accepte l'aide de sa famille, de ses amis, ou de femmes qui ont subi une mastectomie, pour s'adapter à cette expérience extrêmement difficile.
2. Accepter et suivre le traitement prescrit.
   a) Sait qu'après la biopsie elle peut subir une opération radicale ;
   b) Comprend la possibilité d'une greffe de peau prise dans une autre région de son corps ;
   c) Sait que des transfusions de sang ou de liquide n'indiquent pas une détérioration de son état, mais qu'elles sont nécessaires pour maintenir l'équilibre des liquides et des électrolytes ;
   d) Apprécie les avantages à longue échéance de la chimiothérapie ou de la radiothérapie (si elles sont prescrites), même s'il peut y avoir des effets secondaires désagréables ;
   e) Comprend la nature et l'importance des exercices.
3. Ne pas avoir de complications ou en avoir peu.
   a) N'a plus de fièvre au moins 48 h avant de quitter le centre hospitalier ;
   b) N'a pas de douleur dans la région opérée ;
   c) Ne présente pas d'écoulement de la plaie ;
   d) A une plaie qui guérit bien ; connaît les signes de rougeur, de chaleur et de douleur à signaler.
4. S'adapter au changement dans son mode de vie et à la supervision et au traitement permanent (si nécessaire).
   a) Accepte une image corporelle modifiée ;
   b) Comprend quels signes et quels symptômes annoncent des complications et doivent être signalés ;
   c) Est consciente des effets secondaires de la chimiothérapie ; comprend les mesures à prendre pour diminuer ces effets ;
   d) Évite les coupures, les contusions, l'infection et une tension excessive de la main et du bras du côté opéré ;
   e) Promet de voir son médecin pour les visites de suivi ;
   f) A commencé des démarches pour se procurer la prothèse recommandée.

Soins à prodiguer à la cliente atteinte d'un cancer du sein à un stade avancé

Après une mastectomie radicale, la cliente doit se faire suivre par un médecin, selon un plan établi. En général, c'est tous les 3 mois pendant 2 à 3 ans ; tous les 6 mois pendant 5 ans, puis tous les ans. On espère que la cliente sera exempte de la maladie aussi longtemps que possible. Malheureusement, des cas de récurrence de la tumeur et des métastases se produisent souvent. De la même façon, il y a aussi des femmes qui consultent le médecin pour un cancer primaire, mais quand il est déjà trop tard et que celui-ci est inopérable. Un cancer avancé du sein peut être le signe d'un envahissement du sein et des tissus voisins, ou même de métastases dans une tout autre région de l'organisme. L'état réel de la dissémination peut être déterminé en faisant une série de clichés radiographiques (thorax, crâne, os longs et bassin), des analyses portant sur le foie, une mammographie de l'autre sein et des balayages radioactifs des os, du foie et du cerveau.

Parmi les cas de récidive, environ la moitié présentent des signes de propagation dans la région opérée et les ganglions lymphatiques ; plus d'un quart ont les viscères atteints ; et un autre quart ont les os atteints (moelle épinière, côtes, hanches ou bassin).

Interventions de l'infirmière. L'infirmière doit, dans la mesure du possible, évaluer avec précision l'état physique et psychosocial de la cliente. La famille peut fournir des informations sur les changements de comportement de la cliente. L'infirmière peut aussi aider le médecin à choisir les mesures palliatives qui conviennent à la personnalité de la cliente. Le traitement a pour objectif d'assurer au maximum le confort de la cliente, mais il ne peut enrayer la maladie. On peut seulement souhaiter que la régression et la disparition des symptômes se prolongent le plus longtemps possible. Cependant, on ne peut faire aucune prédiction sur la durée des effets du traitement, qui varie d'une personne à une autre.

Il existe toute une gamme de traitements dont le choix dépend de l'état spécifique de la cliente. Pour une description détaillée des traitements, consulter le tableau 44-1.

☐ CHIRURGIE PLASTIQUE ET RECONSTRUCTIVE DES SEINS

Hypertrophie des seins

Les seins constituent un élément si important de la silhouette féminine que les femmes demandent souvent un traitement chirurgical pour corriger les anomalies de leur forme. Les défauts que l'on rencontre le plus souvent sont un volume trop faible ou trop important. Lorsque les seins sont trop volumineux, on parle d'*hypertrophie*. Lorsque cela vient très tôt dans la vie, on parle d'*hypertrophie virginale des seins*. La plupart du temps, dans ce cas, les deux seins sont touchés, mais il arrive qu'un seul le soit. Plus tard, l'hypertrophie concerne toujours les deux seins.

Symptômes de l'hypertrophie des seins. Les clientes se plaignent d'une sensibilité des seins, de douleur diffuse et de fatigue. La sensibilité et la douleur sont particulièrement intenses en période de menstruation. Le poids des seins se ressent au niveau des épaules et les efforts pour soutenir

Tableau 44-1   Modalités de traitement pour la cliente atteinte d'un cancer du sein à un stade avancé

Traitement palliatif	Objectifs	Effets secondaires	Intervention de l'infirmière
Hypophysectomie Méthode : 1. Craniotomie 2. Implantation nasale d'yttrium radioactif ($^{90}_{39}$ Y) 3. Excision transsphénoïdale de l'hypophyse 4. Cryohypophysectomie stéréotaxique 5. Ondes de fréquence radio stéréotaxique pour détruire l'hypophyse	Supprime la formation de l'ACTH et de toute hormone stimulant les seins.	Peut entraîner une ⎯⎯⎯⎯⎯→ déperdition sodique. Après l'hypophysectomie, le diabète insipide peut apparaître (impossibilité de retenir l'eau dans l'organisme à cause de l'ablation de la partie postérieure de l'hypophyse qui sécrète l'hormone antidiurétique [ADH]). Au bout de 4 à 6 semaines, l'hypothalamus joue le rôle d'une hormone antidiurétique.	⎯→ Remplacer l'hormone surrénale régulatrice du sel : acétate de fludrocortisone (Florinef). Beaucoup de clientes n'en ont pas besoin. Évaluer les besoins en stéroïdes pendant les périodes difficiles, comme une maladie bénigne, une infection, des vomissements graves ou une opération. Autrement, une insuffisance surrénale peut en résulter (symptômes semblables aux crises préalablement décrites). Pour une hypophysectomie transsphénoïdale, une bonne hygiène orale est requise. Observer tout signe d'hémorragie, surtout lorsque le tamponnement nasal est enlevé. Un écoulement nasal transparent et une déglutition constante peuvent indiquer une fuite céphalo-rachidienne. Maintenir la cliente en position de Fowler pour faciliter le drainage du liquide céphalo-rachidien. Dire à la cliente de porter un bracelet d'identité médical avec l'indication de l'opération et du médicament de remplacement.
Note : Quand il est impossible de faire une surrénalectomie ou une hypophysectomie (âge, refus de la cliente, etc.), administrer de fortes doses de cortisone, pour arriver à supprimer l'activité des glandes surrénales, combinées au 5-fluorouracile.			
Chimiothérapie 1. Antimétabolites 5-fluorouracile combinés à une surrénalectomie (Voir à la page 214.)	Est un bon moyen palliatif et permet une activité normale.	Effets toxiques : stomatite, nausées et vomissements, diarrhée, alopécie, sensation de brûlure dans la bouche causée par les aliments acides	Assurer une bonne hygiène de la bouche. Utiliser un anesthésique topique pour la bouche avant les repas. Administrer des antiémétiques. Changer les narcotiques à mesure que la cliente s'y habitue.
2. Agents alcoylants	Lorsque le traitement ci-dessus n'est plus efficace, changer d'agents chimiothérapeutiques : cyclophosphamide (Cytoxan) ; thiotépa.	Dépression médullaire Cystite Alopécie Ictère	
3. Corticostéroïdes (Prednisone)	Supprime la formation des œstrogènes par les glandes surrénales et diminuent les métabolites œstrogéniques de l'urine.	N'entraîne pas d'hypercalcémie, comme le traitement par les androgènes ou les œstrogènes. Bon traitement hormonal pour les métastases à l'encéphale. Donne quelque peu le syndrome de Cushing : face lunaire, prise de masse et œdème des membres inférieurs.	(Voir à la page 831, traitement par les stéroïdes.)

Tableau 44-1 Modalités de traitement pour la cliente atteinte d'un cancer du sein à un stade avancé (*suite*)

Traitement palliatif	Objectifs	Effets secondaires	Intervention de l'infirmière
4. Anti-œstrogènes Citrate de tamoxifène (Nolvadex)	Efficace comme traitement palliatif après la ménopause chez les femmes dont les tests sur les récepteurs d'œstrogènes sont positifs. Peut retarder ou éviter la surrénalectomie ou l'hypophysectomie.	Effets secondaires généralement temporaires : thrombopénie, leucopénie. Semble moins toxique que d'autres substances.	S'attendre à des nausées, à des vomissements et à des bouffées de chaleur. Peut occasionner un gain de masse, des hémorragies et des écoulements vaginaux, des éruptions cutanées, des thrombophlébites et de l'hypercalcémie.
5. Antagoniste enzymatique (Aminoglutamide [AG])	Inhibition de la synthèse des œstrogènes avec les antagonistes enzymatiques.	Inhibiteur surrénalien	
Radiothérapie (Voir à la page 235.)	Efficace pour soulager la douleur. Plus efficace dans le cas de métastases osseuses que dans celui de métastases viscérales.	Dépendant de la région atteinte. Thorax : œsophagite, pneumonie, essoufflement, toux légère Abdomen : altération de la digestion Corps : léthargie générale	Donner un médicament pour soulager la douleur selon le besoin jusqu'à ce que les effets de la radiothérapie soient éliminés. Déterminer si la fatigue vient de la radiothérapie. Lorsque la douleur est supprimée, éviter tout risque de fractures pathologiques : éviter de porter des objets lourds et des enfants, et tout mouvement fatigant comme dans le balayage.
Ovariectomie	L'ablation des ovaires supprime la stimulation hormonale cyclique de la tumeur. Pour la femme avant la ménopause : 1. Intervention chirurgicale ⟶ Retrait immédiat des œstrogènes 2. Radiations ⟶ Retrait des œstrogènes en 4 à 6 semaines. Si le cancer du sein est limité au sein, on peut conseiller ou non l'ovariectomie.		(Voir à la page 951 pour les soins chirurgicaux.)
Hormonothérapie	Androgènes, fluoxymestérone (Halotestin) avant la ménopause Œstrogènes (diéthylstilbestrol) après la ménopause	Masculinisation ⟶ Rétention de liquides Ictère cholostatique Hypercalcémie ⟶	Observer tout signe d'une augmentation de la libido, d'une voix plus grave, de poils faciaux. Noter le taux de calcium sérique. Observer tout signe de : léthargie, insomnie, soif, nausées, vomissements, voix rauque, rétention de liquides, collapsus, coma. Traitement : doses relativement élevées de corticostéroïdes, hydratation abondante, régime alimentaire à faible teneur en calcium.

Tableau 44-1   Modalités de traitement pour la cliente atteinte d'un cancer du sein à un stade avancé (*suite*)

Traitement palliatif	Objectifs	Effets secondaires	Intervention de l'infirmière
Surrénalectomie, bilatérale postérieure, ou antérieure avec ovariectomie	Supprime une autre source d'œstrogènes endogènes. Efficace dans le cas de métastases viscérales ou osseuses.	Suppression d'une hormone vitale	Traitement par la cortisone jusqu'à la fin de la vie, pour éviter toute poussée d'insuffisance surrénale.
Surrénalectomie			Symptômes : hypotension, diarrhée, nausées et vomissements, température élevée, faiblesse, douleur abdominale.

cette poitrine trop développée avec un soutien-gorge adéquat sont vains. La plupart de ces clientes présentent de profonds creux sur les épaules, causés par les bretelles du soutien-gorge.

Les symptômes physiques ne sont pas seuls en cause ; on rencontre aussi des problèmes psychologiques, surtout chez la jeune fille et la jeune femme. Elles n'osent plus porter de maillots de bain, de tricots ou de robes de soirée. Elles restreignent leur vie sociale, deviennent introverties, évitant les contacts humains et même le mariage. Parce qu'elles se trouvent laides, les femmes mariées sont très peu sûres d'elles-mêmes, elles craignent de perdre l'affection de leur mari et redoutent le divorce. Ce sont des problèmes réels qui peuvent avoir des répercussions émotionnelles très fâcheuses.

Mammoplastie.   Une *mammoplastie de réduction* désigne l'opération qui consiste à réduire le volume des seins. Le chirurgien fait une incision sous le sein et une autre à l'avant du sein. Il replace le mamelon à un autre endroit après avoir enlevé le tissu en excès. Il suture les bords de la peau qui reste ainsi que le mamelon. Il introduit des drains dans la plaie et ne les laisse en place qu'un jour ou deux. Il applique un simple pansement de gaze, sans exercer de pression.

Soins postopératoires.   Les soins postopératoires après une telle intervention sont simples. Les clientes peuvent s'asseoir dès le premier jour qui suit l'opération et, peu après, elles peuvent se lever et avoir un régime alimentaire normal. L'opération donne de bons résultats dans la mesure où elle fait disparaître les symptômes. L'hypertrophie ne se reproduit pas et l'intervention n'est pas grave. Le mamelon nouvellement transplanté peut noircir et se couvrir d'une croûte, mais celle-ci disparaît au bout d'une semaine ou deux, à mesure que le mamelon reçoit un nouvel apport de sang en son nouveau siège. La cliente doit savoir que l'allaitement ne sera plus possible après cette opération.

D'habitude, ces clientes sont très heureuses des résultats, mais il n'est pas rare que certaines aient des réactions psychologiques négatives parce qu'elles ont perdu une partie de leur corps. Ces réactions peuvent les rendre anxieuses ; c'est pourquoi il est bon de leur dire que ces sentiments arrivent fréquemment.

Opérations visant à donner du volume aux seins ou à les remonter

Ces opérations sont très souvent demandées aux chirurgiens plasticiens. Bien que des soutiens-gorge rembourrés et autres dispositifs soient disponibles sur le marché, cela ne donne pas toujours les résultats voulus. Les opérations se font par une incision sous le sein qui est remonté, et une poche est formée entre le sein et la paroi thoracique dans laquelle on peut introduire différents types d'implants de matière plastique et synthétique qui grossissent et remontent la poitrine. On appelle cette technique une *mammoplastie d'augmentation*. Un chirurgien plasticien expérimenté peut la faire en clinique externe, sous anesthésie locale. Ces mammoplasties ne sont pas des opérations graves, mais, de temps en temps, quelques complications surviennent et nécessitent le retrait de la substance introduite.

Reconstruction après une mastectomie.   La reconstruction du sein après une mastectomie est une innovation récente. Elle est effectuée chez les clientes qui avaient un cancer du sein peu avancé et pour qui le pronostic est bon. Les découvertes de la dernière décennie indiquent que la peau et le tissu sous-cutané sont bien plus lâches et bien plus souples qu'on ne le pensait auparavant, et que l'apport sanguin suffit généralement pour résister à la séparation d'avec la paroi thoracique ainsi qu'aux effets d'une prothèse fortement comprimée. On ne recommande pas la reconstruction immédiatement après la mastectomie à cause de l'envahissement possible des ganglions axillaires par des métastases et de la forte incidence d'escarre causée par la prothèse. L'implant fait de gel de silicone modelé et soutenu par des compartiments internes semble aussi efficace que les prothèses remplies de solution saline.

On fait une incision transversale dans ce qui deviendra le repli sous-mammaire. Par l'incision, le chirurgien soulève la peau et le tissu adipeux sous-cutané et il place l'implant dans la poche ainsi créée. Un appareil de succion portatif permet de drainer la plaie que l'on referme ensuite. Quelques mois plus tard, on reconstruit le mamelon et l'aréole ; l'aréole est créée grâce à un greffon pris sur les petites ou les grandes lèvres, tandis qu'on reconstruit le mamelon avec une partie de l'autre mamelon ou bien avec une partie du lobe de l'oreille. (*Figure 44-7*)

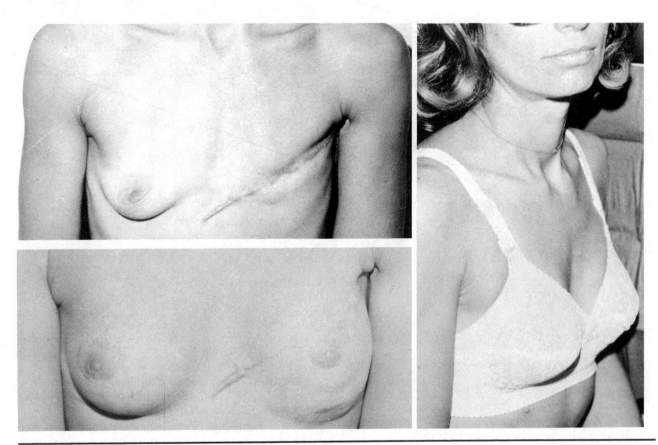

Figure 44-7   Reconstruction du sein gauche et augmentation du sein droit. (*Source :* R.H. Guthrie, Jr. « The case for breast reconstruction after mastectomy », *CA — A Cancer J. for Clinicians*, juillet-août 1978.)

Le chirurgien choisit soigneusement parmi les clientes qui ont subi une mastectomie afin d'avoir les meilleurs résultats possibles. Certains critères rendent impossibles un remodelage : la nécessité de grandes greffes cutanées, l'exposition importante aux radiations et une peau trop tendue ou trop fine. On pense toujours à une récidive possible de la tumeur, mais ce sont les avantages physiques et psychologiques de ce genre d'opération qui l'emportent.

Après l'opération, on demande à la cliente de porter un soutien-gorge jour et nuit pendant au moins un mois, et de limiter les mouvements de son bras jusqu'à ce que les tissus guérissent. Elle doit garder le bras le long de son corps et ne fléchir que l'avant-bras. De plus, elle ne doit pas dormir sur le ventre ni porter d'objets de plus de 13 kg pendant quatre à six semaines.

Dans le cas de tumeurs à un stade très peu avancé, il semble y avoir un grand intérêt à faire la reconstruction en même temps que la première opération. On doit cependant en évaluer sérieusement les avantages et les inconvénients à longue échéance.

□ AFFECTIONS DU SEIN CHEZ L'HOMME

L'affection la plus courante chez l'homme est la *gynécomastie* ou hypertrophie du sein. On voit rarement un adénofibrome chez l'homme ; 99% des lésions malignes surviennent chez la femme. La gynécomastie atteint les garçons prépubères ou les adolescents ; elle est généralement unilatérale et se manifeste par une masse circulaire, ferme et sensible près de l'aréole. Chez l'homme adulte, la gynécomastie diffuse est souvent reliée à l'absorption de certains médicaments tels que la digitaline. Les premiers symptômes sont la douleur et la sensibilité des seins. On peut faire l'ablation de la glande mammaire hypertrophiée par une petite incision autour de l'aréole.

45

Les affections des organes génitaux de l'homme

Chez l'homme, plusieurs organes font partie de l'appareil reproducteur et des voies urinaires. Lorsqu'une anomalie apparaît dans l'un de ces organes, des troubles fonctionnels peuvent se produire dans l'appareil reproducteur et/ou dans les voies urinaires.

☐ RAPPEL DE PHYSIOLOGIE

Les testicules, le canal déférent, les vésicules séminales, le pénis et certaines glandes sexuelles annexes, telles que la prostate et les glandes de Cowper, sont des organes de l'appareil reproducteur de l'homme (*Figure 45-1*). Au cours de la vie embryonnaire, les testicules prennent naissance dans la cavité abdominale près des reins. Pendant le dernier mois de la vie fœtale, ils descendent dans la partie postérieure du péritoine et percent la paroi abdominale dans l'aine. Plus tard, ils suivent le canal inguinal et atteignent le scrotum. Des vaisseaux sanguins, des vaisseaux lymphatiques, des nerfs et des conduits accompagnent les testicules dans leur descente et forment, avec des tissus de soutien et de revêtement, le cordon spermatique. Le cordon spermatique s'étend de l'anneau inguinal profond, à travers la paroi abdominale et le canal inguinal, jusqu'au scrotum. Lors de leur descente dans le scrotum, les testicules sont accompagnés d'un prolongement tubulaire du péritoine. Habituellement, celui-ci s'oblitère, de sorte que la seule portion restante est celle qui enveloppe les testicules, la *tunique vaginale*. (Si ce prolongement du péritoine ne s'oblitère pas et qu'il s'ouvre dans la cavité abdominale, il est possible que des petites anses intestinales s'y infiltrent pour former une hernie inguinale indirecte.)

Les testicules sont constitués de nombreux tubes séminifères où sont formés les spermatozoïdes. Les spermatozoïdes sont transportés dans l'épididyme par un système de tubes collecteurs. L'épididyme est un organe en forme de capuchon, qui repose sur le testicule et qui comporte des canaux tortueux menant au canal déférent. Le canal déférent est une structure rigide qui remonte par le canal inguinal pour entrer dans la cavité abdominale derrière le péritoine. Il

s'étend ensuite jusqu'à la base de la vessie, où il forme une poche, la vésicule séminale, qui sert de réservoir pour les sécrétions des testicules. Cette vésicule est reliée au canal éjaculateur qui passe à travers la prostate jusqu'à l'urètre. Lors de l'acte sexuel, les sécrétions des testicules (les spermatozoïdes) suivent cette voie jusqu'au pénis.

Les testicules ont deux fonctions. La plus importante est associée à la reproduction : formation de spermatozoïdes à partir des cellules germinatives des tubes séminifères. L'autre fonction est la production d'une sécrétion interne. Cette sécrétion est une hormone, la testostérone, qui développe et préserve les caractères sexuels mâles. La testostérone est élaborée par les cellules interstitielles (cellules de Leydig) disséminées entre les tubules séminifères.

La prostate est une glande située sous le col de la vessie. Elle entoure l'urètre à l'arrière. Le canal éjaculateur la traverse latéralement. La sécrétion de la prostate convient aux besoins cliniques et physiologiques des spermatozoïdes lors de leur trajet à partir des glandes génitales.

Le pénis est l'organe de la miction et de la copulation. Il se compose d'un gland, d'un corps et d'une racine. Le gland est l'extrémité du pénis. Il a la forme d'un cône. Il est spongieux et il reste spongieux même lors de l'érection. C'est à son sommet que se termine l'urètre. Le gland est recouvert et protégé par un repli de peau, le prépuce. Le prépuce peut être rétracté pour exposer le gland. Le corps du pénis est constitué d'un tissu érectile pourvu d'un riche réseau sanguin dont les vaisseaux se dilatent lors de l'érection. L'urètre prend naissance à la vessie, traverse la prostate et parcourt le pénis jusqu'à son extrémité pour former le méat urinaire.

Malformations congénitales. Il existe un certain nombre de malformations de l'appareil génital masculin. La plus fréquente est la *cryptorchidie*. Elle est causée par la migration incomplète du testicule dans le scrotum.

Les malformations congénitales de l'urètre masculin sont l'hypospadias et l'épispadias. L'*hypospadias* est caractérisée par l'ouverture de l'urètre sur la face ventrale du pénis, alors que l'*épispadias* est caractérisée par l'ouverture de

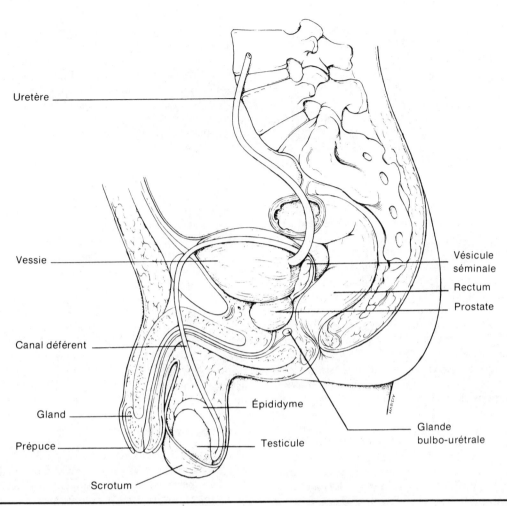

Urètre

Vessie

Canal déférent

Gland

Prépuce

Scrotum

Épididyme

Testicule

Vésicule séminale

Rectum

Prostate

Glande bulbo-urétrale

Figure 45-1 Appareil génital de l'homme. (*Source*: E.E. Chaffee et E.M. Greisheimer. *Physiology and Anatomy*, 3e éd., Philadelphie, J.B. Lippincott.)

l'urètre sur la face dorsale du pénis. Des opérations de chirurgie plastique peuvent corriger ces malformations.

☐ AFFECTIONS DE LA PROSTATE

Hypertrophie de la prostate

Chez la plupart des hommes, une augmentation de volume de la prostate commence à se produire dès l'âge de 50 ans. La prostate hypertrophiée repousse la vessie et peut gêner l'écoulement de l'urine en obstruant l'orifice vésical. Cette augmentation du volume de la prostate est connue sous le nom d'hypertrophie de la prostate. La cause de ce processus est incertaine ; il semble toutefois qu'une action hormonale déclenche l'hyperplasie du stroma de soutien et des éléments glandulaires de la prostate.

Puisque l'hyperplasie bloque le passage de l'urine, elle entraîne progressivement une dilatation des uretères (hydro-uretère) et des reins (hydronéphrose). Les lobes hypertrophiés peuvent obstruer le col de la vessie ou l'urètre prostatique et entraîner une vidange incomplète de la vessie

et une rétention urinaire qui, à son tour, peut être responsable d'une infection des voies urinaires.

Le *prostatisme* est l'ensemble des signes cliniques de l'hypertrophie de la prostate : fréquence de la miction, nycturie, hésitation au début de la miction, diminution dans la taille et la force du jet urinaire, interruption du jet urinaire, fuite postmictionnelle, impression de vidage incomplet de la vessie et rétention urinaire aiguë.

On peut faire une série d'examens pour déterminer le degré d'hypertrophie de la prostate, les modifications des parois vésicales et l'efficacité de la fonction rénale.

Traitement. Le traitement dépend de la cause, de la gravité de l'obstruction et de l'état du client. Si le client est admis d'urgence pour rétention urinaire, un cathétérisme vésical est pratiqué. La sonde ordinaire est souvent trop molle pour franchir l'obstruction. L'urologue utilise alors un guide métallique pour cathéter qui empêche la sonde de s'affaisser lorsqu'elle rencontre une résistance. Dans les cas très graves, un cathéter de métal, dont l'extrémité est courbée pour mieux franchir la *courbe prostatique*, est utilisé. Dans certains cas, on pratique une cystostomie sus-pubienne.

Généralement, à cause de l'obstruction, il faut procéder à une intervention chirurgicale au cours de laquelle on enlève le tissu prostatique hyperplasique mais non pas la capsule. (Les soins infirmiers relatifs à une opération de la prostate sont décrits plus loin.)

Prostatite

La *prostatite* est l'inflammation de la prostate ; elle peut être causée par une invasion bactérienne, par des agents infectieux (champignons, mycoplasme) ou par toutes sortes d'autres problèmes (rétrécissement de l'urètre, hyperplasie prostatique). Les micro-organismes parviennent à la prostate par l'urètre. Les symptômes de la prostatite sont nombreux : malaise périnéal, brûlure à la miction, fréquence et urgence de la miction, etc. Selon la présence ou l'absence de micro-organismes dans le liquide prostatique, la prostatite est dite bactérienne ou non bactérienne.

La *prostatodynie*, ou *myalgie périnéale*, se manifeste par une douleur à la miction et par des douleurs périnéales. Elle ne présente aucun signe d'inflammation et de croissance bactérienne dans le liquide prostatique.

La *prostatite bactérienne aiguë* débute souvent brusquement par de la fièvre, des frissons et des douleurs dorsales, rectales ou périnéales. En même temps, le client peut souffrir de brûlure à la miction, de mictions fréquentes et urgentes, de nycturie et de dysurie en fin de miction. Cependant, certains clients sont asymptomatiques.

Le diagnostic nécessite une recherche soigneuse des antécédents, une culture du liquide ou du tissu prostatiques et, quelquefois, un examen histologique. Pour localiser la source de l'infection génito-urinaire basse (col de la vessie, urètre, prostate), il faut recueillir deux échantillons d'urine séquentiels. Le client rétracte le prépuce et nettoie le gland, puis il urine de 10 mL à 15 mL dans un premier flacon ; c'est l'urine urétrale. Sans s'arrêter, il recueille de 50 mL à 75 mL d'urine dans un second flacon ; c'est l'urine vésicale. Si le client ne souffre pas de prostatite aiguë, le médecin fait immédiatement un massage prostatique pour recueillir le liquide prostatique dans un troisième flacon. S'il est impossible de recueillir du liquide prostatique, le client essaie d'uriner un peu. Cet échantillon peut contenir les bactéries présentes dans le liquide prostatique.

Traitement. Le traitement vise à éviter la formation d'un abcès et une septicémie. On donne un antimicrobien polyvalent (auquel l'organisme en cause est sensible) pendant 10 à 14 jours. Quelquefois, il faut administrer le médicament par voie intraveineuse pour être sûr d'obtenir des concentrations sériques et tissulaires élevées. On recommande au client de rester couché, ce qui a pour effet de soulager les symptômes rapidement. On prescrit des analgésiques, des antispasmodiques et des sédatifs (pour soulager l'irritabilité de la vessie), des bains de siège (pour soulager la douleur et pour réduire les spasmes), des émollients fécaux (pour éviter l'effort à la défécation qui accentue la douleur).

Parmi les complications, on note la rétention urinaire causée par le gonflement de la prostate, l'épididymite, la bactériémie ou la septicémie et la pyélonéphrite.

La *prostatite bactérienne chronique* est une source de rechute des infections des voies urinaires chez l'homme. Le traitement en est difficile parce que les antimicrobiens se diffusent très mal du plasma au liquide prostatique. Le triméthoprime/sulfaméthoxazole, le chlorhydrate de minocycline et la doxycycline sont quelques-uns des médicaments utilisés. Quelquefois on prescrit un traitement continu d'antimicrobiens à faible dose. Il faut prévenir le client qu'il risque de faire des rechutes. Pour améliorer son bien-être, on lui recommande des antispasmodiques, des bains de siège et des émollients fécaux.

Dans le cas d'une prostatite non bactérienne, il faut soulager les symptômes par des bains de siège et des analgésiques. On doit examiner la partenaire sexuelle pour éliminer la possibilité d'une infection croisée.

Éducation du client. Il faut insister auprès du client pour qu'il prenne les antibiotiques pendant toute la période prescrite. Des bains de siège chauds pendant 10 min à 20 min sont recommandés plusieurs fois par jour. Le client doit boire pour satisfaire sa soif, mais sans exagérer afin de conserver une concentration suffisante de médicaments dans l'urine. Il doit éviter les aliments et les boissons diurétiques ainsi que ceux qui augmentent la sécrétion prostatique : alcool, café, thé, chocolat, cola et épices. Au cours des périodes d'inflammation aiguë, le client doit éviter les excitations et les relations sexuelles. Par contre, dans le cas d'une prostatite chronique, les rapports sexuels peuvent être bénéfiques. De plus, le client doit éviter d'être assis pendant trop longtemps. Le suivi médical doit durer de six mois à un an à cause des récidives possibles.

Prostatectomie

Avant la prostatectomie, on doit évaluer l'état de santé général du client et assurer une fonction rénale optimale. On doit opérer avant le développement d'une rétention et d'une infection urinaires aiguës et, bien sûr, avant que les voies urinaires ne soient endommagées. On installe une sonde à demeure si le client souffre de rétention urinaire ou d'azotémie (accumulation de déchets azotés dans le sang). Il peut être préférable de décomprimer la vessie progressivement, pendant plusieurs jours, surtout si le client est âgé et hypertendu, si sa fonction rénale a été altérée et si une importante rétention urinaire durait depuis plusieurs semaines. *Au cours des premiers jours qui suivent l'installation d'un drainage vésical, la pression artérielle peut varier et la fonction rénale, diminuer.* Si le client ne peut tolérer une sonde urétrale, on utilise un drainage par cystostomie (voir la page 865). Très souvent, le client, qui a restreint son apport liquidien en raison de la pollakiurie, est déshydraté. Si sa réserve cardiaque le permet, une hydratation abondante (2 500 mL à 3 000 mL par jour) est encouragée afin de réduire l'azotémie. Le bilan des ingesta et des excreta est calculé et le client est pesé tous les jours.

■ ÉVALUATION INITIALE

Une étude de la fonction rénale est entreprise pour déterminer l'atteinte rénale. Toutes les mesures sont prises pour s'assurer que le client est dans le meilleur état possible pour subir une opération, car les personnes âgées ont souvent des fonctions vitales diminuées. On fait une étude hématologique complète. Étant donné que l'hémorragie est la principale complication postopératoire, il faut corriger tous les problèmes de coagulation. Ces clients présentent souvent des

Tableau 45-1   Comparaison entre les différentes interventions à la prostate

Le choix de l'intervention se fait en fonction (1) de la grosseur de la prostate, (2) de l'importance de l'obstruction, (3) de l'âge du client, (4) de l'état du client et (5) de la présence de maladies connexes.

Intervention	Avantages	Inconvénients	Soins infirmiers
Prostatectomie transurétrale (ablation du tissu prostatique à l'aide d'un résectoscope introduit par l'urètre)	Intervention plus sûre pour les clients à risque Périodes d'hospitalisation et de convalescence plus courtes Taux de morbidité plus faible Aucune incision abdominale Souffrance moins grande	Développement d'une obstruction récidivante, de traumatisme urétral et d'un rétrécissement de l'urètre Hémorragie retardée	Détection des signes d'hémorragie (coloration de l'urine) Détection des symptômes du rétrécissement de l'urètre (dysurie, efforts à la miction, jet urinaire faible)
Prostatectomie sus-pubienne transvésicale	Procédé simple Grande surface d'exploration Détection de ganglions lymphatiques cancéreux Possibilité de traitement de lésions connexes de la vessie	Approche chirurgicale à travers la vessie Difficulté à contrôler l'hémorragie Écoulement d'urine autour du tube sus-pubien Convalescence plus longue et plus difficile	Détection des signes d'hémorragie et de choc Maintien de l'asepsie autour du tube sus-pubien
Prostatectomie périnéale	Approche anatomique directe Possibilité de drainage de l'urine par gravité Visualisation de l'hémostase Taux de mortalité faible Faible incidence de choc Intervention idéale pour les clients âgés ou faibles et les clients à risque ayant une grosse prostate	Risque postopératoire très élevé d'impuissance et d'incontinence urinaire Problèmes de traumatisme du rectum et du sphincter externe de l'urètre Champ opératoire réduit	Contre-indications des tubes rectaux, d'un thermomètre rectal et des lavements Utilisation des coussinets pour absorber le surplus d'écoulement urinaire Fournir un anneau de caoutchouc (beignet) au client Possibilité d'écoulement d'urine par la plaie durant quelques jours après l'intervention
Prostatectomie rétro-pubienne prévésicale	Intervention la plus souple Visualisation directe Aucune incision de la vessie Visualisation facile des vaisseaux incisés et bon contrôle des hémorragies Convalescence courte	Aucun traitement possible des lésions connexes de la vessie Incidence accrue d'hémorragie du plexus veineux de la prostate	Détection des signes d'hémorragie Écoulement postmictionnel durant quelques jours après l'intervention

complications cardiaques et respiratoires. L'infirmière doit se renseigner sur le mode de vie du client avant sa maladie. Était-il actif? Pouvait-il se lever du lit et circuler sans aide? Ces renseignements permettront, après l'opération, une reprise des activités adaptée au client. Deux jours avant l'intervention, on recommande au client d'arrêter de fumer, surtout s'il souffre d'emphysème pulmonaire.

Avant l'opération, on met des bas de soutien au client surtout si celui-ci est placé en position gynécologique lors de l'intervention. On lui fait aussi un lavement pour prévenir l'effort à la défécation, qui est responsable des hémorragies postopératoires.

Problèmes du client et diagnostics infirmiers

À partir des manifestations cliniques, des antécédents et des données de l'évaluation, les principaux problèmes infirmiers du client qui subit une prostatectomie sont: une connaissance insuffisante des techniques chirurgicales et du suivi postopératoire, l'apparition possible de complications et un non-respect éventuel du régime thérapeutique.

Traitement chirurgical

Il existe quatre interventions chirurgicales pour l'ablation des lobes hypertrophiés de la prostate (voir le tableau 45-1). Dans tous les cas, on enlève le tissu hyperplasique mais non pas la capsule prostatique. La prostatectomie transurétrale se fait par les voies naturelles, tandis que les trois autres interventions nécessitent une incision.

La *prostatectomie transurétrale* est l'intervention la plus courante. On introduit un résectoscope par l'urètre jusqu'à la prostate que l'on visualise ainsi directement. Une électrode tranchante en forme de boucle permet de découper la prostate (*Figure 45-2*). L'avantage de cette technique réside dans le fait qu'il n'y a pas d'incision. C'est la technique idéale dans le cas d'un client dont les risques opératoires sont élevés. Elle est utilisée lorsque la prostate est de grosseur modérée. Le temps d'hospitalisation est assez court, mais il est parfois nécessaire de répéter l'opération, car les rétrécissements de l'urètre sont fréquents.

La *prostatectomie sus-pubienne transvésicale* permet l'ablation de la prostate par une incision abdominale. La prostate est enlevée par une ouverture pratiquée dans la vessie (*Figure 45-3*). Cette intervention est utilisée quelle que soit la grosseur de la prostate. Elle comporte peu de complications, quoique les pertes sanguines soient plus élevées que dans le cas des autres interventions. Puisqu'elle nécessite une incision abdominale, tous les risques relatifs à une chirurgie majeure sont présents.

La *prostatectomie périnéale* est l'ablation de la prostate par la voie périnéale (*Figure 45-4*). Cette intervention est utilisée lorsque les autres voies d'approche sont contre-indiquées. Elle est recommandée s'il faut faire une biopsie de la prostate. La plaie périnéale est facilement contaminée, en période postopératoire, à cause de la proximité du rectum. Il y a des risques d'incontinence urinaire, d'impuissance et de traumatisme rectal.

La *prostatectomie rétro-pubienne prévésicale* devient de plus en plus populaire. On pratique une incision abdominale basse et on rejoint la prostate entre la symphyse pubienne et la vessie (la vessie n'est pas ouverte). Cette intervention est utilisée dans le cas des prostates volumineuses. Les pertes de sang sont plus facilement contrôlées et la visualisation est meilleure. Cependant, l'espace rétro-pubien peut être le lieu d'infections.

■ PLANIFICATION ET INTERVENTION POSTOPÉRATOIRE

Objectifs

Les principaux objectifs visés par le client sont :

1. La compréhension de la technique chirurgicale et du suivi postopératoire.
2. L'absence de complications telles que les hémorragies, l'obstruction de la sonde, la douleur, l'infection et la thrombo-embolie.
3. Le respect du régime thérapeutique.

Hémorragie. Puisque la prostate hyperplasique est très vascularisée, les dangers immédiats d'une prostatectomie sont l'hémorragie et le choc. L'hémorragie provient de la cavité prostatique et peut occasionner la formation de caillots qui gênent ou bloquent le jet urinaire. Le liquide de drainage est rosé ou rouge et il commence à s'éclaircir environ 24 h après l'opération.

- Un saignement rouge vif, dont la viscosité et le nombre de caillots s'accroissent, indique une hémorragie artérielle. Un saignement veineux est plus foncé et plus liquide.
- L'hémorragie artérielle nécessite souvent une intervention chirurgicale (suture ou coagulation transurétrale des vaisseaux incisés), tandis que l'hémorragie veineuse est contrôlée par une traction sur la sonde jusqu'à ce

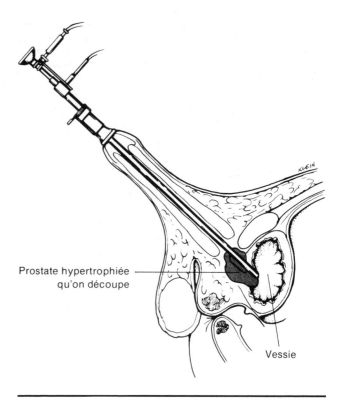

Figure 45-2 Prostatectomie transurétrale. À l'aide d'une électrode tranchante introduite dans le résectoscope, l'urologue découpe la prostate en petits morceaux.

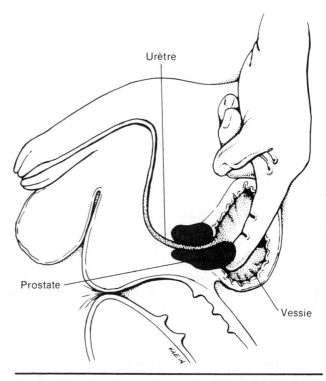

Figure 45-3 Prostatectomie sus-pubienne transvésicale. Le schéma illustre comment la prostate est énucléée de sa capsule avec le doigt.

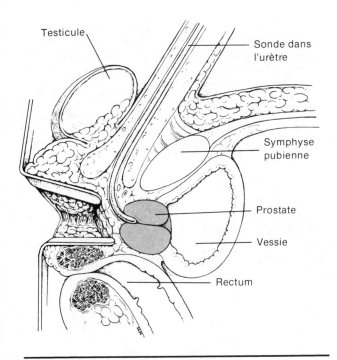

Figure 45-4 Prostatectomie périnéale.

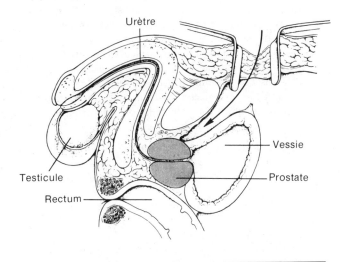

Figure 45-5 Prostatectomie rétro-pubienne prévésicale.

que le ballonnet exerce une pression sur la fosse prostatique.

Blocage de la sonde. Après une prostatectomie transurétrale, la sonde doit drainer parfaitement l'urine de la vessie. Si la sonde est bloquée, elle provoque une distension de la capsule prostatique, qui cause une hémorragie. Quelquefois, on donne au client un médicament à base de furosémide pour accélérer la diurèse postopératoire, ce qui permet à la sonde de rester béante. Il faut :

- Surveiller et palper l'abdomen du client pour s'assurer que la sonde ne se bloque pas. On reconnaît une vessie distendue au gonflement caractéristique au-dessus du pubis.

- Vérifier le sac de drainage, les pansements et le siège de l'incision pour détecter tout saignement.
- Mesurer la pression artérielle, le pouls, la respiration et comparer aux signes vitaux préopératoires pour établir ou non l'existence d'hypotension ; observer, chez le client, la coloration des téguments, l'agitation, les sueurs froides et les variations de la pression artérielle et du pouls.

On draine la vessie par gravité au moyen d'un système collecteur en circuit fermé. Un système à trois voies permet le nettoyage de la vessie et évite la formation de caillots. Certains urologues préfèrent installer une sonde à demeure qu'on irrigue doucement pour retirer les caillots.

- Lorsque le client se plaint de douleurs abdominales, il faut vérifier la tubulure, irriguer le système et supprimer toute obstruction avant de lui administrer un analgésique. Généralement, on irrigue la sonde avec 50 mL de liquide à la fois, car il est important de retrouver la même quantité de liquide dans le sac de drainage.
- Il faut éviter la distension vésicale qui pourrait produire une hémorragie secondaire en compressant les vaisseaux coagulés de la capsule prostatique.
- Il faut enregistrer les ingesta et les excreta, y compris le liquide utilisé pour l'irrigation.

On fixe le tube de drainage (et non pas la sonde) sur la face interne de la cuisse rasée pour éviter une tension sur la vessie. Si le médecin a installé une sonde de cystostomie, on la fixe à l'abdomen. Il faut réexpliquer au client le rôle de la sonde et lui faire comprendre que son envie d'uriner est causée par la présence de la sonde et par des spasmes vésicaux. Il faut aussi lui recommander de ne pas tirer sur la sonde, car il ne ferait qu'augmenter le saignement qui entraîne la formation de nouveaux caillots, l'obstruction de la sonde et la rétention urinaire.

Douleur. Après la prostatectomie, le client doit rester au lit pendant 24 h. S'il souffre à cause de l'irritabilité de la vessie, il peut être tendu, ce qui accroît sa pression veineuse ; il peut alors faire une hémorragie et une rétention de caillots. Avant de lui donner des analgésiques, il faut évaluer sa pression artérielle. On lui donne des liquides (par voie orale ou par voie intraveineuse) en quantité suffisante à moins de contre-indications. Lorsque le client peut se déplacer, on l'encourage à marcher. Cependant, il ne doit pas s'asseoir longtemps, puisque la position assise accroît la pression intra-abdominale et les risques d'hémorragie. Pour éviter les efforts à la défécation, on donne au client du jus de pruneau et des émollients fécaux. S'il doit recevoir un lavement, on prend toutes les précautions pour éviter une perforation rectale.

Prostatectomie périnéale. Après la prostatectomie périnéale, l'urologue change le premier pansement ; puis ce sera le rôle de l'infirmière. Une technique aseptique est de rigueur, car les possibilités de contamination sont nombreuses. Les pansements sont maintenus en place par un bandage en T à double extrémité ou par un suspensoir rembourré. On croise les extrémités du bandage sur la plaie pour doubler l'épaisseur, puis on les remonte de chaque côté du scrotum pour les fixer à la taille.

Le thermomètre rectal, les tubes rectaux et les lavements ne doivent pas être employés, car ils risquent de produire un traumatisme et un saignement dans la fosse de la prostate. Lorsque les sutures périnéales sont enlevées, la lampe à infrarouge est utilisée pour accélérer la guérison. Le scrotum est protégé de la lumière par une serviette. Des bains de siège activent aussi la cicatrisation.

Infection et thrombose.   En plus de l'hémorragie, les infections urinaires et l'épididymite sont des complications possibles après une prostatectomie. Une vasectomie est parfois pratiquée, lors de l'intervention, pour empêcher la descente d'une infection jusqu'à l'épididyme. Le traitement de l'épididymite est décrit à la page 986.

Les clients qui subissent une prostatectomie (sauf dans le cas de la prostatectomie transurétrale) sont sujets aux thromboses des veines profondes et à l'embolie pulmonaire. On peut donner de faibles doses d'héparine à titre préventif.

Retrait de la sonde.   Après le retrait de la sonde (habituellement lorsque l'urine s'éclaircit), il peut se produire, durant quelques jours, un écoulement d'urine par la plaie chez les clients ayant subi une prostatectomie soit périnéale, soit sus-pubienne transvésicale, soit rétro-pubienne prévésicale. La sonde de cystostomie est retirée avant ou après la sonde urétrale. Le client peut souffrir d'incontinence urinaire après le retrait de la sonde urétrale. Il faut alors lui expliquer que cet état disparaîtra sans laisser de séquelles.

Réadaptation et éducation du client

Souvent, le client montre des signes de dépression et de découragement s'il n'est pas capable de contrôler immédiatement sa vessie après le retrait de la sonde urétrale. La pollakiurie et les brûlures durant la miction sont souvent des conséquences du retrait de la sonde. Les exercices périnéaux aident à retrouver le contrôle du sphincter :

- Contracter les muscles du périnée en serrant les deux fesses l'une contre l'autre ; garder cette position ; relâcher. Cet exercice est fait de 10 fois à 20 fois par heure, soit debout, soit assis.
- Essayer d'arrêter le jet urinaire tout de suite après le début de la miction ; attendre quelques secondes, puis continuer à uriner.

Les exercices doivent être pratiqués tant que le contrôle du sphincter n'est pas obtenu. Pour éviter l'incontinence urinaire, recommander au client d'aller uriner dès qu'il en sent le besoin. Il est important que le client sache que la rééducation du sphincter est progressive et que, même s'il y a toujours une fuite postmictionnelle lors de son congé du centre hospitalier, celle-ci diminuera progressivement (le problème peut durer un an). L'urine peut être trouble pendant plusieurs semaines ; elle devrait être claire lorsque la zone prostatique guérit.

Pendant le processus de guérison (de six semaines à huit semaines), le client ne doit pas faire des efforts comme celui de la manœuvre de Valsalva (effort à la défécation, soulèvement d'objets lourds) qui accroîtraient la pression veineuse et produiraient l'hématurie. Il doit éviter les exercices violents et les longs voyages en automobile, qui favorisent l'apparition des hémorragies. Il faut lui recommander de boire beaucoup pour empêcher la déshydratation qui favorise la formation de caillots bloquant l'écoulement de l'urine. Le client doit signaler tout saignement ou toute diminution de la taille du jet urinaire.

La prostatectomie ne rend généralement pas impuissant. (Parfois, la prostatectomie périnéale entraîne l'impuissance à cause de dommages inévitables au nerf honteux interne.) Dans la plupart des cas, l'activité sexuelle reprend au bout de six semaines à huit semaines. Après l'éjaculation, le liquide séminal passe dans la vessie et est excrété dans l'urine. (Les changements anatomiques de l'urètre postérieur entraînent une éjaculation rétrograde.)

Après la prostatectomie radicale (dans les cas de cancer surtout), il faut s'attendre à l'impuissance. Pour le client qui désire poursuivre ses activités sexuelles, on utilise une prothèse qui rend le pénis rigide pour les rapports sexuels.

■ ÉVALUATION

Résultats escomptés

1. Le client comprend le procédé chirurgical et le suivi postopératoire :
   a) Il exprime ses soucis à propos de l'opération.
   b) Il parle de ses sentiments au sujet de l'opération avec les membres de sa famille et ceux de l'équipe de soins.
   c) Il discute du procédé chirurgical et du suivi postopératoire escompté.
   d) Il discute des complications possibles de l'opération.
   e) Il fait les exercices périnéaux et les autres exercices qui aident au contrôle de la fonction urinaire.

2. Le client n'est sujet à aucune complication :
   a) Son urine passe du rouge au rosé 24 h après l'opération.
   b) Son urine passe du rose à l'ambre trois jours après l'opération.
   c) Son débit urinaire se maintient dans des limites normales et il correspond à l'absorption.
   d) Les cultures d'urine sont négatives.
   e) Ses signes vitaux sont dans des limites normales.
   f) Il accroît chaque jour ses activités et ses déplacements.
   g) Il utilise les exercices périnéaux et la méthode de l'interruption du jet urinaire pour améliorer le contrôle de son sphincter.
   h) Il ne présente pas des signes de thrombose veineuse et d'embolie pulmonaire.

3. Le client respecte le régime thérapeutique :
   a) Il s'adapte à l'incontinence urinaire.
   b) Il continue à faire ses exercices après son congé du centre hospitalier.
   c) Il évite les exercices violents après son congé du centre hospitalier.
   d) Il signale au médecin tout changement dans sa fonction urinaire.
   e) Il passe les examens de surveillance post-thérapeutique à la clinique et chez son médecin.

Cancer de la prostate

Le cancer de la prostate est le cancer le plus fréquent chez les hommes qui ont plus de 50 ans.

Évaluation

Manifestations cliniques. À ses débuts, le cancer de la prostate est généralement asymptomatique. Les symptômes d'obstruction surviennent plus tard au cours de la maladie. Ce cancer a tendance à avoir des formes d'évolution variées. Si le néoplasme est assez important, il empiète sur le col vésical ; on note alors des signes d'obstruction : dysurie, pollakiurie, rétention urinaire, diminution dans la taille et la force du jet urinaire. Le cancer de la prostate fait souvent des métastases qui envahissent le système osseux, les ganglions lymphatiques, le cerveau et les poumons. Les symptômes causés par les métastases sont des douleurs au dos et aux hanches, des malaises dans la région périnéale et rectale, de l'anémie, une perte de masse, de la faiblesse, des nausées et de l'oligurie. Quand l'urètre et la vessie sont envahis, on note de l'hématurie.

Détection précoce. Après l'âge de 40 ans, tout homme devrait avoir un toucher rectal lors de son examen annuel de santé. Un diagnostic précoce augmente fortement les chances de guérison. Une palpation de la prostate pendant les examens de routine (de préférence par le même médecin) permet de reconnaître un cancer précoce qui peut apparaître comme un nodule à l'intérieur de la glande ou comme une induration diffuse du lobe postérieur.

Évaluation diagnostique. L'examen rectal permet d'établir la présence d'une zone solide à l'intérieur de la prostate. La lésion plus avancée est fixe et dure comme une pierre. On établit le diagnostic à partir d'un examen histologique des tissus prélevés par une résection transurétrale, une prostatectomie sanglante ou une biopsie par aspiration (périnéale ou transrectale). Le taux de la phosphatase acide sérique augmente lorsque le cancer franchit la capsule prostatique. (La phosphatase acide est présente dans presque tous les tissus mais est 1 000 fois plus concentrée dans la prostate.) Les radio-immunodosages permettent de détecter de petites quantités de phosphatase acide. Le taux de la phosphatase alcaline sérique augmente lorsqu'il y a des métastases osseuses.

D'autres examens sont également utiles : les scintigraphies osseuses pour détecter des métastases osseuses, les radiographies du squelette pour révéler des métastases ostéoblastiques, les urographies intraveineuses pour identifier les changements occasionnés par l'obstruction de l'uretère, les tests de la fonction rénale et la lymphangiographie pour chercher la présence de métastases dans les ganglions pelviens.

Traitement

Le choix du traitement dépend de la phase de la maladie, de l'âge du client et des symptômes. La prostatectomie radicale (ablation de la prostate et des vésicules séminales) reste encore l'intervention la plus courante dans le cas des clients qui ont des chances de guérir et une espérance de vie d'au moins dix ans. Cette opération peut être suivie d'une orchidectomie bilatérale. Une prostatectomie radicale entraîne l'impuissance sexuelle, et de 5% à 10% des clients souffrent d'incontinence urinaire. (Voir la page 982, pour les soins infirmiers d'un client ayant subi une prostatectomie.)

Si l'on découvre le cancer très tôt, le traitement peut être une radiothérapie curative : une téléthérapie à l'aide d'un accélérateur linéaire ou bien une irradiation interstitielle (implantation d'iode ou d'or radioactifs) combinée à une adénectomie pelvienne. On utilise également la radiothérapie comme traitement palliatif des clients en phase cancéreuse très avancée. Les effets secondaires, généralement temporaires, sont la rectite (inflammation du rectum) et la cystite, étant donné la dose absorbée et la proximité du rectum et de la vessie. La radiothérapie préserve mieux la puissance sexuelle : c'est d'ailleurs pourquoi les clients plus jeunes préfèrent ce traitement.

Puisque environ la moitié des clients ont des tumeurs avancées ou des métastases au moment où ils se présentent pour le traitement, ils nécessitent des soins palliatifs. On peut choisir l'hormonothérapie pour supprimer tout stimulus androgénique à la prostate ; cela est réalisé par une orchidectomie ou par l'administration d'œstrogènes (voir plus loin). L'hormonothérapie est un moyen de contrôle plutôt qu'une méthode de guérison, car le cancer de la prostate est hormonodépendant. Lorsqu'on réduit ou qu'on inhibe l'activité des androgènes, l'épithélium prostatique s'atrophie.

L'*orchidectomie* (ablation des testicules) abaisse la concentration de la testostérone plasmatique, puisque 93% de la testostérone est d'origine testiculaire. Cette ablation supprime donc complètement le stimulus testiculaire nécessaire à la croissance prostatique, et aboutit à l'atrophie de la prostate. De nombreux urologues préfèrent l'orchidectomie, parce qu'on ne connaît pas encore les effets secondaires à long terme de l'hormonothérapie. Cependant, la castration chez l'homme entraîne des réactions émotionnelles très grandes. L'administration d'œstrogènes inhiberait les gonadotrophines (responsables de l'activité androgénique des testicules). Le diéthylstilbœstrol est la préparation d'œstrogènes la plus employée.

Le diéthylstilbœstrol permet la régression de la tumeur primitive et des métastases et par conséquent, confère un soulagement de la douleur et une sensation de bien-être. Cependant, des doses élevées de diéthylstilbœstrol entraînent des problèmes cardio-vasculaires, tels que les thrombo-embolies, qui sont souvent responsables du décès du client. La gynécomastie (développement des seins chez l'homme) est une complication désagréable de l'œstrogénothérapie, qui peut être atténuée grâce à une radiothérapie préalable du tissu mammaire. De plus, l'impuissance sexuelle est toujours une conséquence du traitement aux œstrogènes.

Certains urologues utilisent la cryochirurgie de la prostate dans le cas des clients à risque élevé. D'autres ont essayé la chimiothérapie ; la doxorubicine, le cisplatine et le cyclophosphamide font l'objet de recherches.

Dans le cas des clients qui ne réagissent pas au traitement traditionnel, le phosphate d'estramustine disodique (Emcyt), un ester de moutarde azotée de l'œstradiol, a donné de bons résultats dans le soulagement de la douleur. Son action est basée sur le principe qu'une hormone peut être utilisée comme transporteur d'une substance chimique (la moutarde azotée) aux tissus cibles (prostate). Ce médicament est disponible en capsules ; ses effets secondaires sont les nausées, les vomissements et, quelquefois, la diarrhée.

Pour garder l'urètre fonctionnel, des résections transurétrales de la prostate sont pratiquées périodiquement. Lorsque ce traitement devient impossible, le drainage urinaire est assuré par voie sus-pubienne ou par voie transurétrale. Les corticostéroïdes soulagent la douleur, mais ils n'ont aucun effet sur la tumeur.

Des transfusions sanguines sont données pour corriger l'anémie quand les métastases ont envahi la moelle osseuse. La douleur est diminuée par la radiothérapie, les œstrogènes et les narcotiques et, si c'est nécessaire, par la section, dans la moelle épinière, des faisceaux de la douleur. (Voir aussi la page 193 pour les soins du client qui souffre et la page 225, pour les soins du client atteint d'un cancer à un stade avancé.)

AFFECTIONS DES TESTICULES ET DES STRUCTURES ADJACENTES

Cryptorchidie

La *cryptorchidie* est l'absence d'un testicule ou des deux testicules dans le scrotum. Ceux-ci se trouvent soit dans la cavité abdominale, soit dans le canal inguinal. Comme ils ne peuvent se développer à la température interne du corps, un traitement hormonal ou chirurgical (*orchidopexie*) est entrepris pour les faire descendre et retrouver leur position normale.

Lors de l'orchidopexie, le chirurgien pratique une incision au-dessus du canal inguinal et il fait descendre le testicule jusqu'au scrotum. Pour permettre au testicule de se fixer dans sa nouvelle position, il établit une liaison avec la cuisse au moyen d'un fil qui transperce la base du scrotum.

Épididymite

L'*épididymite* est une infection de l'épididyme. Elle provient d'une infection de la prostate ou des voies urinaires. Elle peut être une complication de la gonorrhée, d'une prostatectomie ou d'un cathétérisme urétral. Chez les hommes de moins de 35 ans, l'épididymite est souvent causée par *Chlamydia trachomatis*. L'infection se propage de l'urètre jusqu'à l'épididyme, en empruntant le canal éjaculateur, puis le canal déférent.

Le client se plaint d'abord de douleur et d'élancement dans le canal inguinal, le long du canal déférent. Le scrotum et l'aine deviennent enflés et douloureux. L'épididyme devient aussi enflée et très douloureuse et la température est élevée. Le client peut souffrir de pyurie et de bactériurie avec fièvre et frissons.

Traitement.   Le repos au lit est prescrit. Le scrotum est soulevé (support scrotal) pour éviter une tension sur le cordon spermatique, pour favoriser le retour veineux et pour soulager la douleur. Des antimicrobiens (ampicilline et tétracycline) sont donnés jusqu'à ce que la réaction inflammatoire aiguë disparaisse. Si le médecin voit le client dès les premières 24 h, il peut infiltrer un anesthésique local dans le cordon spermatique pour soulager la douleur. Si l'épididymite est causée par *Chlamydia thracomatis*, il faut traiter également les partenaires sexuelles du client avec des antibiotiques.

L'application de compresses froides par intermittence sur le scrotum aide à diminuer la douleur. Des analgésiques sont aussi prescrits. Lors de la phase de résorption de l'inflammation, l'application de chaleur locale et les bains de siège chauds accélèrent le processus. Il faut surveiller la formation d'un abcès. Lorsqu'une amélioration ne se produit pas au bout de deux semaines, on doit envisager la possibilité d'une tumeur sous-jacente du testicule. L'épididymectomie (ablation chirurgicale de l'épididyme) peut être pratiquée lorsque l'inflammation récidive ou qu'elle devient chronique.

Éducation du client.   Le client doit éviter les efforts et l'excitation sexuelle jusqu'à ce que l'infection soit résorbée. L'épididyme peut mettre quatre semaines ou plus pour revenir à la normale.

Tumeurs des testicules (cancer)

Bien que le cancer des testicules compte seulement pour 1% de toutes les tumeurs malignes, c'est la première cause de mort par cancer chez les hommes de 20 ans à 35 ans. On ne connaît pas la cause des tumeurs testiculaires, mais la cryptorchidie, les infections, des facteurs génétiques et endocriniens semblent jouer un rôle important dans leur développement. Ces tumeurs sont généralement malignes et tendent à produire très rapidement des métastases. Les tumeurs des cellules germinales forment la majorité de ces néoplasmes.

Évaluation et manifestations cliniques.   Les symptômes apparaissent progressivement par une masse dans le scrotum, une hypertrophie indolore du testicule et une sensation de lourdeur du scrotum. Quand la tumeur a produit des métastases, le client souffre de douleur dorsale et abdominale, de perte de masse et de fatigue généralisée. La gynécomastie (développement de tissu mammaire chez l'homme), qui résulte de la sécrétion de gonadotrophines chorioniques par la tumeur testiculaire, est un signe qui entraîne un pronostic défavorable. Les symptômes associés aux métastases sont souvent plus évidents que ceux de la tumeur primitive. L'augmentation indolore du volume d'un testicule est un indice important pour le diagnostic d'une tumeur.

Évaluation diagnostique.   La gonadotrophine chorionique humaine et l'alpha-fœto-protéine sont des antigènes tumoraux présents chez les clients atteints de cancer du testicule. (Les antigènes tumoraux sont des substances synthétisées par les cellules tumorales et libérées dans la circulation en quantités anormales.) De nouvelles techniques immuno-cytochimiques ont rendu possible l'identification des cellules qui produisent ces antigènes. Parmi les autres examens diagnostiques, on retrouve l'urographie intraveineuse, qui permet de détecter une déviation de l'uretère causée par la tumeur, la lymphographie, qui permet d'évaluer l'étendue lymphatique de la tumeur, et la tomographie assistée par ordinateur, qui permet d'identifier les lésions du rétro-péritoine.

Traitement. Le choix du traitement dépend du type cellulaire et de l'étendue de la maladie. On enlève le testicule (orchidectomie) par une incision inguinale et une ligature du cordon spermatique. Après l'orchidectomie, on peut faire l'ablation rétropéritonéale des ganglions lymphatiques pour prévenir la propagation de la tumeur. L'irradiation postopératoire des vaisseaux lymphatiques est le meilleur traitement d'un séminome. Mais après l'ablation des ganglions lymphatiques, le client peut souffrir d'éjaculation sèche (aucune émission de liquide séminal pendant le rapport sexuel). L'orgasme et la libido ne subissent généralement pas de modification, mais le client est stérile. L'homme jeune, qui doit subir une telle opération, peut avoir recours à une banque de sperme pour y déposer du sperme et pour s'assurer ainsi contre la stérilité postopératoire. Pour remplacer le testicule enlevé, on peut implanter une prothèse remplie de gel.

Les cancers des testicules réagissent très bien au traitement par médicaments. L'utilisation du cisplatine associé à d'autres substances (sulfate de vinblastine, sulfate de bléomycine, dactinomycine, cyclophosphamide) donne un très fort pourcentage de guérison. Le traitement doit être prescrit par un spécialiste en cancérologie, car ces médicaments sont toxiques et requièrent un support thérapeutique intense. On obtient également de bons résultats en combinant différents types de traitement : la chirurgie, la radiothérapie et la chimiothérapie. On considère le cancer testiculaire disséminé comme une maladie que l'on peut soigner et guérir.

Éducation et soutien du client. Le client peut avoir de la difficulté à accepter son état. Il a besoin d'encouragement pour conserver une attitude positive tout au long du traitement. La radiothérapie ne l'empêchera pas nécessairement d'avoir des enfants, pas plus qu'une exérèse unilatérale d'une tumeur n'amoindrira nécessairement sa vitalité.

Un client qui a déjà eu une tumeur à un testicule a de grands risques d'en avoir une autre ; c'est pourquoi il doit subir des examens réguliers : des radiographies pulmonaires, des urographies intraveineuses, des radio-immunodosages de gonadotrophines chorioniques humaines et d'alpha-fœto-protéines, et des examens des ganglions lymphatiques.

L'auto-examen des testicules est aussi important pour les hommes (surtout entre 15 ans et 35 ans) que l'auto-examen des seins chez les femmes.

Les testicules sont aisément accessibles pour l'auto-examen et la plupart des tumeurs sont palpables. Le client doit s'examiner tous les mois lors de la douche ou du bain. La marche à suivre pour l'auto-examen des testicules est la suivante :

1. Utiliser les deux mains pour sentir toute anomalie ou toute différence de masse entre les testicules. Examiner le contenu du scrotum.
2. Localiser l'épididyme qui apparaît comme une corde à l'arrière des testicules. Cela est important pour éviter de confondre l'épididyme avec une anomalie.
3. Sentir chaque testicule entre le pouce et les deux premiers doigts de chaque main. Les testicules sont libres dans le scrotum ; ils ont une forme ovale et une texture spongieuse et uniforme ; ils mesurent quatre à cinq centimètres de longueur, trois centimètres de largeur et environ deux centimètres d'épaisseur.
4. Noter la taille, la forme et la présence de toute sensibilité anormale. Une anomalie apparaît comme une zone ferme en avant ou sur les côtés du testicule.
5. Se tenir debout devant le miroir et examiner les changements de taille ou de forme du scrotum. Les tumeurs ont tendance à n'envahir qu'un seul côté.

Hydrocèle et varicocèle

Hydrocèle. L'*hydrocèle* est une infiltration séreuse dans la tunique vaginale du testicule ou à l'intérieur du cordon spermatique. Le liquide infiltré fait distendre la tunique vaginale. L'hydrocèle peut être aiguë ou chronique. Si elle est aiguë, elle s'associe à une épididymite aiguë, à un traumatisme local ou à une infection systémique, telle que les oreillons. Ce type d'hydrocèle disparaît spontanément, si on attaque la racine du mal, et aucun traitement local n'est nécessaire.

L'hydrocèle chronique est secondaire à une infection chronique des testicules ou de l'épididyme. Parfois, il n'y a pas de cause évidente. La transillumination permet de différencier l'hydrocèle de la hernie inguinale indirecte, du fait que l'hydrocèle est translucide et qu'elle laisse passer la lumière.

Le traitement n'est nécessaire que si l'hydrocèle devient tendue et compromet la circulation testiculaire ou si le scrotum devient volumineux et embarrassant.

Dans le traitement chirurgical de l'hydrocèle, on fait une incision dans la paroi scrotale jusqu'à la tunique vaginale distendue. On résèque le sac, ou bien, après l'avoir ouvert, on suture les feuillets pour le dégonfler. Après l'intervention, les clients portent un suspensoir. La principale complication de l'opération est la formation d'un hématome dans les tissus du scrotum. Les soins infirmiers sont les mêmes que ceux donnés dans le cas de la varicocèle.

Varicocèle. La varicocèle est une dilatation anormale des veines du plexus pampiniforme du testicule (réseau de veines du testicule et de l'épididyme constituant une partie du cordon spermatique). La varicocèle survient plus fréquemment du côté gauche chez les adultes et peut être responsable de stérilité. Les quelques symptômes, s'il y en a, sont produits par la dilatation de la veine spermatique et, en général, ils ne requièrent aucun traitement à moins que la stérilité soit un problème pour le client atteint. La varicocèle symptomatique (douleur, sensibilité, malaise dans la région inguinale) se corrige chirurgicalement par la ligature de la veine spermatique externe dans la région inguinale. Après l'opération, on applique pendant quelques heures un sac de glace sur le scrotum pour éviter l'œdème ; ensuite, le client porte un suspensoir.

Vasectomie

La *vasectomie* est la ligature et la section du canal déférent avec ou sans l'ablation d'une portion de celui-ci. On ferme les parties coupées par des ligatures ou par des pinces, ou bien on en coagule la lumière. La vasectomie bilatérale est la stérilisation de l'homme, car elle interrompt le transport des spermatozoïdes. Elle n'affecte en rien la sécrétion des vésicules séminales, de la prostate et des glandes de Cowper. Comme les spermatozoïdes ne constituent que 5% du sperme, il n'y a pas de diminution perceptible du volume de l'éjaculation. Les nouveaux spermatozoïdes formés par le testicule n'ont plus de voie de sortie et ils sont réabsorbés par l'organisme. La vasectomie n'a aucun effet sur la puissance sexuelle, sur l'érection, sur l'éjaculation ou sur la production hormonale.

Après la vasectomie, les clients peuvent avoir deux grands types de réaction. Les individus qui étaient anxieux lors de leurs rapports sexuels, parce que les moyens contraceptifs étaient insuffisants, signalent souvent une diminution de leur anxiété et une augmentation de la spontanéité de leur excitation sexuelle. Par contre, certains hommes adoptent un comportement masculin stéréotypé, soi-disant pour calmer leur crainte de voir leur virilité diminuée par l'opération. Pour éviter ou pour minimiser ce dernier comportement, il est bon d'avoir une discussion claire et précise avec le client avant l'opération. Certaines études tendent à démontrer que la vasectomie peut entraîner des réactions auto-immunes, parce que les anticorps qui agglutinent les spermatozoïdes se forment et qu'ils persistent de nombreuses années après l'opération. Cependant, une augmentation des problèmes auto-immuns après la vasectomie n'a pas encore été prouvée cliniquement.

Le client doit être averti que la vasectomie bilatérale rend stérile, mais qu'elle n'affecte en rien la puissance sexuelle. Habituellement, la vasectomie est irréversible et la stérilité doit être considérée comme permanente. De rares cas de grossesse chez la partenaire ont été signalés à la suite de la reperméabilisation spontanée du canal déférent. Un consentement légal est signé avant l'intervention. Le client doit également savoir que l'opération ne prévient pas les maladies transmises sexuellement.

Période postopératoire.   Des sacs de glace sont appliqués de façon intermittente sur le scrotum, afin de diminuer l'œdème et la douleur. On recommande au client de porter des slips de coton de type « jockey » pour un meilleur support. La décoloration de la peau scrotale et l'œdème superficiel peuvent inquiéter le client. Il s'agit d'un problème fréquent qui disparaît avec des bains de siège. Les complications de la vasectomie sont : l'œdème et les ecchymoses du scrotum, l'infection superficielle de la plaie, la déférentite (inflammation des canaux déférents), l'épididymite ou l'orchi-épididymite, les hématomes et le granulome spermatique. Le granulome spermatique est une réaction inflammatoire à l'accumulation de spermatozoïdes dans le scrotum ; il peut être le début d'une régénération du canal qui rend le client à nouveau fertile.

Éducation du client.   Le client peut reprendre ses relations sexuelles quand il le veut, mais on doit l'informer qu'il sera encore fertile pendant un certain temps, jusqu'à ce que les spermatozoïdes accumulés soient évacués.

Le client sera déclaré stérile après des examens de sperme. Certains médecins font un examen quatre semaines après la vasectomie ; d'autres font deux examens consécutifs à un mois d'intervalle ; d'autres encore considèrent le client comme stérile après 36 éjaculations.

Réversibilité de la vasectomie.   Pour assurer la réversibilité de la vasectomie, on utilise des techniques microchirurgicales qui rétablissent la perméabilité des canaux déférents. Cependant, le taux de réussite de ces techniques n'est pas encore connu.

Banque de sperme.   Avant la vasectomie, le client pourrait mettre en réserve du sperme dans une banque de sperme, au cas où, à cause d'événements tout à fait inattendus dans sa vie, il voudrait procréer. Le succès des grossesses à l'aide de sperme congelé est cependant incertain.

☐ IMPUISSANCE

L'impuissance est l'incapacité pour un homme d'avoir ou de maintenir une érection suffisante pour accomplir le coït ; elle peut être d'origine érectile ou éjaculatoire. L'impuissance d'érection a des causes à la fois organiques et psychologiques ; parmi ces dernières, on note l'anxiété, la fatigue, la dépression et la pression culturelle orientée vers les performances sexuelles. Des recherches récentes démontrent que, contrairement à ce que l'on croyait, les problèmes organiques sont responsables d'un assez fort pourcentage de cas d'impuissance. Parmi ces problèmes organiques, on trouve les maladies vasculaires obstructives, les maladies endocriniennes (diabète, tumeurs hypophysaires, hypogonadisme), les affections génito-urinaires (opération radicale d'un cancer pelvien), les affections hématologiques (maladie de Hodgkin, leucémie), les affections neurologiques (neuropathies, maladie de Parkinson), les traumatismes de la région pelvienne ou génitale et les drogues (alcool, médicaments stimulants, anticholinergiques, drogues illicites).

Le diagnostic de l'impuissance se fait à partir des antécédents sexuels et médicaux, d'une analyse des symptômes, d'un examen physique et des divers examens de laboratoire. Depuis l'avènement des laboratoires du sommeil, on peut effectuer le test de la tumescence nocturne du pénis. Les recherches révèlent que l'homme normal a des érections nocturnes étroitement associées (en fréquence et en durée) au sommeil paradoxal caractérisé par des périodes de mouvements oculaires. Chez les hommes dont l'impuissance est d'origine organique, on note des érections inadéquates pendant le sommeil, qui correspondent à leur performance de réveil. Les modifications de la circonférence du pénis sont enregistrées grâce à un appareil de mesure à mercure placé autour du pénis. Le test de la tumescence permet de déterminer si l'impuissance est d'origine organique ou psychologique.

Pour compléter le diagnostic, on mesure le flux artériel du pénis avec la sonde Doppler et on fait des tests de conduction nerveuse et une évaluation psychologique du client.

Traitement.   Le traitement dépend de la cause ; il peut être médical, chirurgical ou les deux à la fois. On surveille la réaction du client à une thérapie non chirurgicale, telle que le traitement de l'alcoolisme et le redosage des hypertenseurs ou autres médicaments. Un traitement endocrinien peut corriger une impuissance associée à un mauvais fonctionnement de l'ensemble gonade-hypophyse-hypothalamus. Les nouvelles techniques de chirurgie vasculaire permettent de traiter l'insuffisance du flux artériel du pénis. Les clients qui souffrent d'impuissance psychogène sont orientés vers un sexologue (voir la page 132). Quant aux clients dont l'impuissance provient d'une cause organique, ils peuvent envisager la pose d'une prothèse.

Il existe deux types de prothèse pour le pénis : une tige semi-rigide et une prothèse gonflable. La tige semi-rigide, telle que la prothèse de Small-Carrion, ne comporte aucune partie mobile, tandis que la prothèse gonflable simule une érection et une flaccidité naturelle. Après l'implantation de la prothèse, les complications peuvent être l'infection, l'érosion de la peau par la prothèse et une douleur permanente qui peut nécessiter le retrait de la prothèse.

Peu importe son origine, l'impuissance a de grandes répercussions psychologiques et psychosociales pour beaucoup d'hommes. En conséquence, l'infirmière doit écouter attentivement le client et apporter toute son aide aussi bien au client qu'à la partenaire.

☐ AFFECTIONS DU PÉNIS

Infections

Gonorrhée. La gonorrhée, ou blennorragie, est une infection causée par le gonocoque et transmise à l'urètre par un contact sexuel. (Voir le chapitre 60.)

Ulcération du pénis. Le problème peut avoir diverses causes, mais à cause des risques de chancre (syphilis), toute lésion du pénis est considérée comme syphilitique jusqu'à preuve du contraire. Le diagnostic est établi en fonction des antécédents et de l'examen clinique du client, de l'examen au microscope à fond noir d'un prélèvement de la lésion et d'une analyse de sang. Le traitement dépend de la cause de l'ulcère. Il n'est commencé que lorsque le diagnostic a été établi.

Le *chancre syphilitique* est un ulcère vénérien causé par *Treponema pallidum*. Il constitue la principale lésion de la syphilis. Le chancre apparaît après le contact sexuel. Le traitement local de la lésion n'amène pas la guérison de la syphilis et un traitement systémique doit être institué. La pénicilline donne de bons résultats.

Le *chancre mou*, causé par le bacille de Ducrey (*Hæmophilus ducreyi*), est une maladie transmise sexuellement. À l'échelle mondiale, la chancre mou est plus répandu que la syphilis. On le rencontre surtout dans les pays chauds, parmi la population qui vit dans des conditions d'hygiène insuffisantes. Il se manifeste par un ulcère ou plusieurs ulcères sur le pénis et par une adénopathie inguinale. Le traitement général consiste en l'administration de sulfamides ou de tétracycline. Le traitement local est un nettoyage régulier avec de l'eau et du savon doux ; on peut également appliquer une crème antibiotique pour éviter une infection secondaire.

L'*herpès génital*, causé par l'herpèsvirus, est une maladie transmise sexuellement, qui produit des vésicules multiples et bilatérales sur le pénis ou près de celui-ci. Les vésicules deviennent pustuleuses et elles se réunissent pour former un ulcère qui guérit peu à peu. L'herpès génital est souvent accompagné d'urétrite et d'adénopathie inguinale doulou-reuse. Les lésions de la première crise mettent environ quatre semaines à six semaines pour guérir, tandis que les lésions subséquentes guérissent plus rapidement. Très souvent, des lésions symptomatiques récidivantes surviennent tous les mois dans la région génitale et cela pendant de nombreuses années.

Phimosis

Le phimosis désigne l'étroitesse anormale de l'orifice préputial, qui ne permet pas le décalottage du gland. On a tendance à l'heure actuelle à ne plus faire la circoncision de routine chez les nouveau-nés. L'enfant doit donc apprendre très tôt à faire la toilette de son prépuce. Si l'adulte néglige le nettoyage du prépuce, l'accumulation des sécrétions entraîne une inflammation, la *balanite*, caractérisée par des adhérences et des lésions. Les sécrétions épaissies s'incrustent de sels urinaires et se calcifient en formant des concrétions préputiales. Chez les hommes âgés, ces problèmes peuvent conduire à un cancer du pénis. On corrige le phimosis par la circoncision.

Le *paraphimosis* est l'étranglement du gland par le prépuce qui, à cause de son étroitesse et de l'œdème subséquent, ne peut être ramené à sa position initiale pour recouvrir le gland. La réduction manuelle permet de corriger le problème : il faut compresser fermement le gland, pour en réduire le volume, et le pousser en même temps que l'on ramène le prépuce vers l'avant. Lorsque l'inflammation et l'œdème ont disparu, on recommande généralement la circoncision.

Circoncision

La *circoncision* est l'excision du prépuce ; on la fait généralement dans l'enfance à des fins hygiéniques. Chez l'adulte, elle est recommandée dans les cas de phimosis, de paraphimosis, d'infections récidivantes du gland et du prépuce et sur demande du client.

Après l'opération, on surveille les possibilités d'hémorragie, on change les pansements imprégnés de vaseline selon les indications du médecin. On donne des analgésiques au client, si la douleur est trop forte. *La circoncision est une mesure préventive importante contre le cancer du pénis.*

Cancer

Le cancer du pénis affecte la peau du pénis ; il est rare chez les hommes circoncis. Il est indolore, ressemble à une verrue ou un ulcère sur le gland ou le sillon balano-préputial. Il compte pour environ 1% des cancers chez l'homme. On peut supprimer les petites lésions cutanées par biopsie excisionnelle, tandis que l'on doit faire l'ablation partielle ou totale du pénis quand la tumeur ne répond pas au traitement conservateur. On utilise la radiothérapie comme traitement des petits épithéliomas spino-cellulaires du pénis ou bien comme traitement palliatif des cancers avancés ou des métastases des ganglions lymphatiques.

Éducation du client. La circoncision faite dans l'enfance élimine presque toujours les risques de cancer du pénis, car l'irritation chronique et l'inflammation du gland en sont des causes prédisposantes. C'est pourquoi les hommes non circoncis doivent apporter une attention particulière à leur hygiène personnelle.

Priapisme

Le *priapisme* est une érection permanente, incontrôlée, qui rend le pénis très gros, dur et souvent douloureux. Ses causes peuvent être neurologiques ou vasculaires : thrombose à drépanocytes, tumeurs de la moelle épinière, tumeur du pénis ou de ses vaisseaux. Le priapisme, traité ou non, peut aboutir à l'impuissance ou à la gangrène.

On considère le priapisme comme une urgence urologique. Le but du traitement est d'améliorer la circulation veineuse du corps caverneux pour éviter l'ischémie, la fibrose et l'impuissance. Au début, le traitement vise à soulager l'érection et comprend le repos au lit et la sédation. On peut irriguer le corps caverneux avec un anticoagulant qui permet l'élimination du sang stagnant. On peut également tenter certaines techniques de dérivation pour détourner le sang du corps caverneux turgescent vers le système veineux (shunt corps caverneux-veine saphène) ou vers le compartiment gland-corps spongieux.

Douzième partie

Les soins infirmiers et les affections du système immunitaire

46

Le système immunitaire et l'immunopathologie

L'immunité est l'ensemble des réactions de défense spécifiques de l'organisme à toute substance étrangère qui l'envahit. Cependant, si ce système subit des changements pathologiques, la maladie survient. C'est pour cela qu'on emploie le terme « immunopathologie » pour désigner l'étude des maladies causées par la réaction immunitaire, réaction de défense que l'organisme génère mais qui, paradoxalement, peut se retourner contre lui, endommager les tissus et causer une maladie. Cependant, pour comprendre ce qu'est l'immunopathologie, nous devons d'abord comprendre le fonctionnement normal du système immunitaire chez l'humain.

☐ SYSTÈME IMMUNITAIRE

Principes de la réponse immune

Lorsque l'organisme est attaqué par des bactéries ou par des virus, il peut se défendre en utilisant trois mécanismes : la phagocytose, la réponse humorale, ou production d'anticorps, et la réponse à médiation cellulaire.

Le premier mécanisme de défense, la *phagocytose*, fait appel aux globules blancs (granulocytes et macrophages) qui ont la propriété d'ingérer les particules étrangères. Ces cellules peuvent se déplacer vers le lieu de l'attaque, engloutir les corps étrangers et les détruire.

Le deuxième mécanisme, la *réponse humorale*, commence avec les lymphocytes qui peuvent se transformer en cellules plasmatiques productrices d'anticorps. Ceux-ci sont des protéines spécifiques, transportées par le courant sanguin, et capables de mettre hors de combat les envahisseurs.

Le troisième mécanisme de défense, la *réponse à médiation cellulaire*, fait aussi appel aux lymphocytes qui, dans ce cas, se transforment en cellules tueuses (lymphocytes tueurs) capables de s'attaquer directement aux microbes.

C'est la réponse humorale, ou production d'anticorps, qui constitue le plus important moyen de défense employé par le système immunitaire.

Antigènes et anticorps

L'*antigène* est la partie de l'organisme étranger qui stimule la production d'un anticorps. Au point de vue chimique, l'antigène est constitué d'un petit nombre de protéines disposées à la surface des micro-organismes. Une simple bactérie de même qu'une simple macromolécule comme une toxine (diphtérique ou tétanique) peuvent présenter de tels antigènes ou « marqueurs » sur leur surface et peuvent inciter l'organisme à fabriquer de nombreux anticorps différents. Dès qu'un anticorps est produit, il est libéré dans le courant sanguin et s'imbrique à la surface de l'antigène comme une pièce de puzzle (*Figure 46-1*).

Étapes de la réponse immune

Le déroulement de la réponse immune se fait en quatre étapes bien définies : la reconnaissance, la prolifération, la réponse immune et l'effet.

Reconnaissance

La reconnaissance est la base de toute réaction immunitaire. C'est la capacité de notre système immunitaire de reconnaître des antigènes sur un corps « étranger » à l'organisme. La reconnaissance est l'élément déclencheur de toute réaction immunitaire. En effet, l'organisme ne se prépare à réagir qu'après avoir reconnu un corps « étranger ».

Rôle de surveillance des ganglions lymphatiques et des lymphocytes. Le corps assure la surveillance de deux façons : tout d'abord, au lieu d'être concentré dans un organe volumineux, très éloigné des nombreux sièges d'invasion microbienne comme la peau, la bouche, les yeux et la gorge, le système immunitaire est dispersé près des surfaces internes et externes du corps, sous forme d'organes minuscules, les ganglions lymphatiques. En second lieu, ces ganglions déversent constamment dans la circulation sanguine des sentinelles sous la forme de petits lymphocytes qui patrouillent dans les tissus et les vaisseaux voisins du ganglion. Ce sont les ganglions lymphatiques et les lymphocytes qui constituent notre système immunitaire.

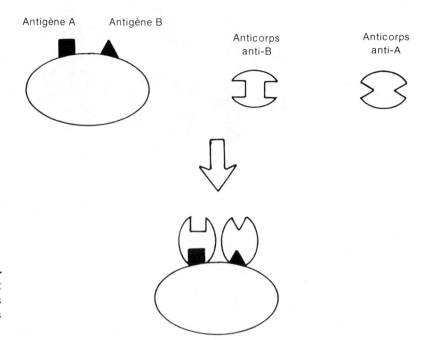

Figure 46-1   Les antigènes A et B stimulent la production des anticorps spécifiques anti-A et anti-B qui se fixent aux antigènes correspondants.

Lymphocytes.   Deux types de lymphocytes coexistent : ceux qui se trouvent dans les ganglions et ceux qui circulent dans le sang. La figure 46-2 montre les voies empruntées par les lymphocytes. Si l'on regroupait tous les lymphocytes de l'organisme, la masse totale serait impressionnante. Le marquage radioactif des lymphocytes circulants a montré que ces cellules étaient en circulation constante, passant de la circulation aux ganglions puis de ceux-ci à la circulation sans cesser de patrouiller. Chose étonnante, ces lymphocytes ont une durée de vie de plusieurs décennies ; quelques-uns vivent aussi longtemps que l'être humain.

On ignore le processus par lequel les lymphocytes reconnaissent les antigènes situés à la surface des corps étrangers. À l'heure actuelle, on pense que la reconnaissance des antigènes étrangers dépend des sites récepteurs spécifiques présents sur la surface des lymphocytes. Il semble que les macrophages, sorte de granulocytes trouvés dans les tissus, jouent un rôle important bien que mal défini ; ils aideraient les lymphocytes circulants à traiter les antigènes. Dès qu'un corps étranger pénètre dans l'organisme, le lymphocyte vient en contact avec sa surface et, aidé par le macrophage, il arrache l'antigène ou, d'une façon ou d'une autre, il prend son empreinte. Lors d'une infection streptococcique de la gorge, par exemple, un lymphocyte circulant dans les tissus du cou vient se coller contre le streptocoque fixé à la muqueuse de la gorge. Le lymphocyte, qui est familier avec les marqueurs des cellules de l'organisme, reconnaît facilement que ceux du microbe sont différents et que le streptocoque est antigénique (corps étranger). Le processus déclenche la deuxième étape de la réponse immune, la prolifération.

Prolifération

Le lymphocyte chargé de son message gagne le ganglion lymphatique le plus proche. Ce lymphocyte « sensibilisé » stimule certains des lymphocytes inactifs qui résident dans le ganglion ; ces derniers grossissent, se divisent, prolifèrent et finalement se différencient en cellules plasmatiques productrices d'anticorps. Il se produit, par exemple, un gonflement des ganglions lymphatiques du cou et la gorge devient douloureuse ; c'est une manifestation de la réponse immune.

Réponse

Durant la phase de réponse, les lymphocytes vont fonctionner selon le mode de réponse humorale ou selon le mode de réponse à médiation cellulaire.

Réponse humorale.   La réponse humorale consiste à fabriquer des anticorps contre un antigène spécifique. Les anticorps sont libérés dans le plasma sanguin, partie liquide du sang ; le terme humoral vient du fait que le sang est l'une des quatre « humeurs » de l'organisme. (La page 995 donne des explications sur le fonctionnement des anticorps.)

Réponse à médiation cellulaire.   Le mécanisme exact de la réponse à médiation cellulaire reste encore inconnu. On pense que le lymphocyte sensibilisé migre dans certaines régions du ganglion lymphatique, autres que celles où se trouvent les lymphocytes destinés à se transformer en cellules plasmatiques, où il stimule les lymphocytes à devenir des cellules qui retournent dans la circulation pour attaquer directement les microbes plutôt que de les combattre par la production d'anticorps (*Figure 46-3*).

Ces lymphocytes transformés sont appelés lymphocytes T tueurs. Pendant le développement embryonnaire du système immunitaire, ils passent quelque temps dans le thymus du fœtus pour y être génétiquement programmés et devenir, sous l'influence des lymphocytes circulants sensibilisés à un antigène, des lymphocytes T tueurs plutôt que des plasmocytes. Ce sont les virus plutôt que les bactéries qui déclenchent la réponse à médiation cellulaire. Celle-ci se

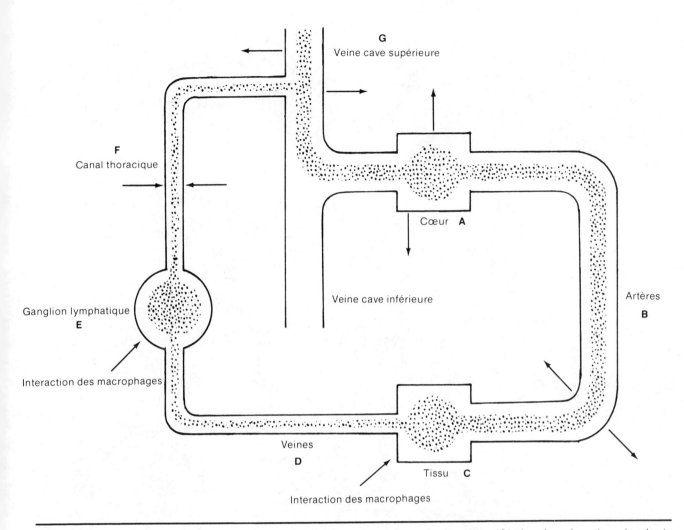

Figure 46-2 Schéma de la circulation des petits lymphocytes à partir du cœur (**A**). Les lymphocytes circulants passent du cœur à l'aorte puis de celle-ci aux artères (**B**) et, éventuellement, dans les tissus (**C**). Ils passent dans les veines et gagnent le ganglion lymphatique le plus proche (**E**). Après avoir traversé le ganglion, ils s'engagent dans un vaisseau lymphatique puis dans le canal thoracique (**F**) et de là sont conduits vers la veine cave supérieure (**G**) après avoir passé par les grosses veines du cou. La veine cave supérieure ramène les lymphocytes vers le cœur afin qu'ils commencent un nouveau circuit qui les mènera vers une autre partie du corps.

manifeste par une augmentation du nombre de lymphocytes qu'on observe dans le frottis sanguin d'une personne atteinte de maladie virale comme la mononucléose infectieuse.

La plupart des réactions immunitaires aux antigènes font intervenir à la fois la réponse humorale et la réponse à médiation cellulaire, bien que, d'ordinaire, un des deux types domine. Au cours du rejet d'un organe transplanté, c'est la réponse à médiation cellulaire qui prédomine alors que dans les pneumonies et les autres infections bactériennes, c'est la réponse humorale qui joue le rôle protecteur dominant (*Tableau 46-1*).

Effet

Au cours de cette dernière phase, l'anticorps issu de la réponse humorale ou le lymphocyte T tueur issu de la réponse à médiation cellulaire se lie à l'antigène situé à la

Tableau 46-1 Comparaison entre la réponse immune à médiation cellulaire et la réponse immune humorale

Réponse à médiation cellulaire	Réponse à médiation humorale
Rejet de greffe	Phagocytose ou lyse
Hypersensibilité retardée —	bactérienne
réaction à la tuberculine	Neutralisation d'un virus et
Dermite de contact	d'une toxine
Réaction du greffon contre	Anaphylaxie
l'hôte	Réactions allergiques : fièvre
Surveillance ou destruction	des foins et asthme
d'une tumeur	Maladie des complexes
Infections intracellulaires	immuns

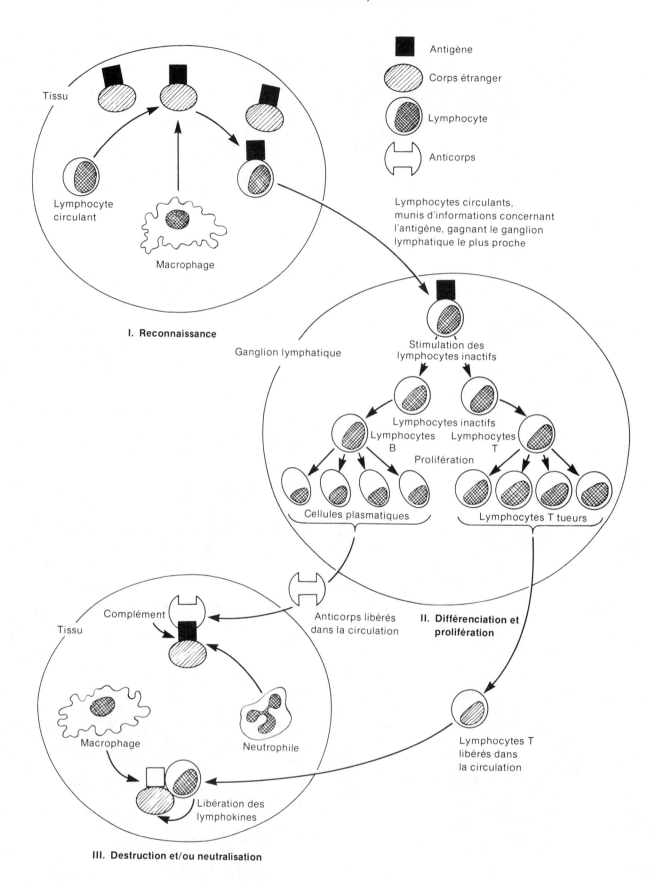

Figure 46-3   Réponse immune.

surface du corps étranger. Cette liaison amorce une série d'événements qui, dans la majorité des cas, entraîne la destruction totale des microbes envahisseurs ou la neutralisation complète de la toxine. Ces événements font intervenir les anticorps, le complément et l'action des lymphocytes T tueurs.

Anticorps. Pour comprendre comment la production d'anticorps protège l'organisme, nous devons savoir à quoi ressemble un anticorps et de quelle manière il agit. La figure 46-4 présente le schéma d'une molécule d'anticorps. Elle se divise en deux fragments : le fragment Fab (*antigen-binding fragment*) et le fragment Fc (*crystalline fragment*).

On désigne les anticorps par les lettres « Ig » qui signifient immunoglobuline. Au début des études sur les différentes sortes de protéines qui circulent dans le sang, on a mis au point des appareils capables de les séparer selon les différences électriques à leurs surfaces. Les anticorps appartiennent à un type de protéines circulantes capables de traverser un champ électrique à une vitesse différente de celles des autres protéines sanguines comme l'hémoglobine ou les facteurs de coagulation.

On a classé les protéines d'anticorps comme des globulines à cause de leurs autres propriétés physiques et chimiques. On les a aussi nommées immunoglobulines, car ces globulines jouent un rôle dans la réponse immune. Nous savons aujourd'hui que l'organisme fabrique cinq classes différentes de globulines qu'on a désignées arbitrairement par IgA, IgM, IgG, IgD et IgE ; chacune diffère par le nombre et l'arrangement des acides aminés (*Tableau 46-2*). Cependant, les anticorps les plus courants appartiennent à la classe IgG. Chaque molécule d'anticorps destinée à un antigène particulier est spéciale par la configuration des acides aminés qui constituent son fragment Fab ; ainsi chaque fragment Fab correspond spécifiquement à l'antigène

pour lequel il est fait (voir la figure 46-4) et jamais à un autre antigène. Le fragment Fab peut être considéré comme l'extrémité de l'anticorps qui assure la reconnaissance. Dès que les fragments Fab se sont liés avec l'antigène, le fragment Fc devient disponible à la circulation, grâce à un changement de la configuration de l'anticorps. Cela signifie qu'il est exposé au sang et que cette exposition lui permet de réagir à la première protéine circulante, d'une série de 20 protéines qui font partie d'un système appelé complément.

Complément. Le terme complément désigne un certain nombre de protéines plasmatiques circulantes, élaborées dans le foie, qui peuvent être activées lorsqu'un anticorps se lie avec un antigène. Après leur activation, ces protéines uniques altèrent les membranes cellulaires sur lesquelles les complexes antigène-anticorps (complexes immuns) se sont formés, permettant ainsi au liquide extra-cellulaire de pénétrer dans la cellule, ce qui provoque éventuellement la lyse et la mort de cette cellule (*Figure 46-5*). De plus, ces molécules de compléments activées attirent les macrophages

Tableau 46-2   Classes d'immunoglobulines dans l'espèce humaine

Protéine	Nombre d'acides aminés dans une chaîne	Masse moléculaire
IgG (IgG 1, IgG 2, IgG 3, IgG 4)	450	150 000
IgA (IgA 1, IgA 2)	470	58 000
IgM	575	950 000
IgD	—	175 000
IgE	550	77 000

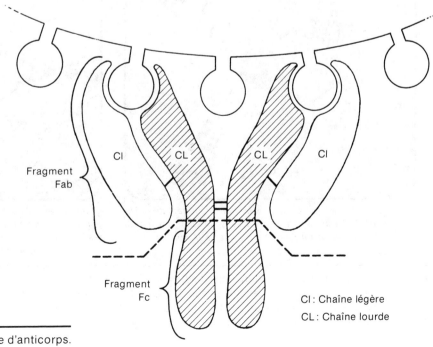

Fragment Fab

Fragment Fc

Cl : Chaîne légère
CL : Chaîne lourde

Figure 46-4   Structure d'une molécule d'anticorps.

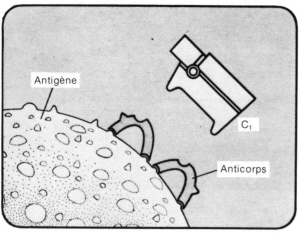

La séquence débute par la combinaison de l'anticorps fixant le complément avec l'antigène. On suppose que, dans certaines conditions, les sites de fixation du complément sont exposés.

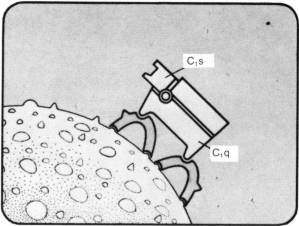

C_1 se fixe à ces sites grâce à C_1q (une gammaglobuline), qui se combine avec l'anticorps. Le pôle enzymatique C_1s est activé et prêt à se lier au facteur suivant.

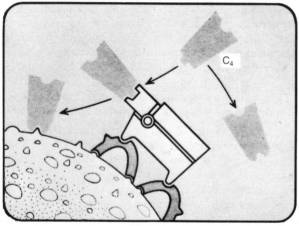

C_4, qui apparaît ensuite, est activé par le site exposé de C_1s et peut ainsi se fixer ensuite à la surface de l'antigène ou à celle de l'anticorps. S'il ne se lie pas, C_4 ne peut pas intervenir au cours de l'hémolyse.

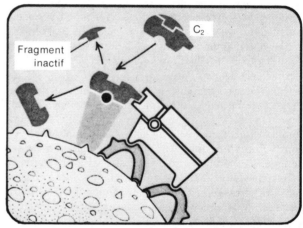

C_2 réagit également avec C_1. La portion inactive de C_2 se détache, ce qui permet au complexe C_4-C_2 de se constituer et de réagir avec le facteur suivant. Le magnésium est nécessaire pour assurer l'intégrité de ce complexe.

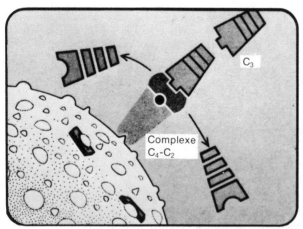

Si C_3 apparaît durant le court laps de temps pendant lequel le complexe C_4-C_2 est activé, il peut se scinder en au moins quatre fragments, dont l'un peut se fixer à la surface de la cellule.

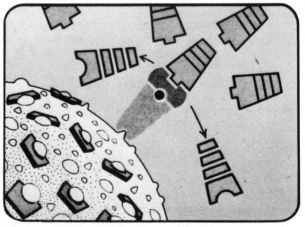

Chacun des complexes C_4-C_2 peut apparemment mobiliser des centaines de molécules C_3, ce qui amplifie énormément les fonctions immunologiques de C_3 et peut-être aussi par la suite celles des autres facteurs du complément.

Figure 46-5 Ensemble des mécanismes d'activation du complément. C_1, le premier facteur du complément à agir, est constitué de trois sous-unités désignées par C_1q, C_1r et C_1s. Les mécanismes d'activation sont expliqués sous chacun des schémas. (*Source*: H. Gewurz. « The immunologic role of complement », *Hospital Practice*, Vol. 2, n° 9, septembre 1967, et R.A. Good et D.W. Fisher (éd). *Immunobiology*, Sinauer Associates Inc., Sunderland, Mass. Dessins de Irving Geiss. Reproduction autorisée.)

et les granulocytes à l'endroit de la réaction antigène-anticorps. Ces cellules continuent à défendre l'organisme par la destruction des microbes recouverts d'anticorps et la libération d'agents antibactériens.

Il est important de se rendre compte que l'anticorps qui se lie à l'antigène n'endommage pas sa membrane ou surface. La destruction cellulaire est causée par l'activation du complément, la venue des lymphocytes T tueurs ou l'attraction des macrophages. Il existe deux façons d'activer le complément : la séquence classique et la voie alterne.

Séquence classique. On qualifie ce mode d'activation de classique, car on l'a découvert en premier. C'est la réaction du premier des facteurs du complément (C_1) avec le site récepteur du fragment Fc de la molécule d'anticorps, après la liaison antigène-anticorps. L'activation du premier facteur du complément entraîne l'activation de tous les autres facteurs selon la séquence suivante : C_1, C_4, C_2, C_3, C_5, jusqu'à C_9. L'ordre des facteurs du complément lors d'une réaction est indiqué de la façon suivante : C_1qrs, C_4, C_2, C_3, C_5, C_6, C_7, C_8 et C_9. C_4 passe avant C_2 parce que les quatre premiers facteurs du complément ont été numérotés avant que l'on ait découvert toute la séquence de la réaction. [1]

Voie alterne. Ce mode d'activation du complément a lieu sans qu'il y ait formation d'un complexe anticorps-antigène. Cette voie alterne peut être amorcée par des substances bactériennes et ne nécessite pas la production d'anticorps ni la liaison antigène-anticorps. Quel que soit le mode d'activation, le complément détruit les cellules dès qu'il est activé.

Cette destruction n'est pas seulement thérapeutique mais elle permet de sauver la vie lorsque la cellule attaquée par le système du complément est un véritable envahisseur étranger comme un streptocoque ou un staphylocoque. Cependant, si cette cellule fait partie de l'être humain, comme une cellule cérébrale ou hépatique, une cellule de la paroi de ses vaisseaux sanguins ou une cellule d'un organe greffé, le résultat peut être désastreux sinon mortel. Le résultat de la réponse immune, c'est-à-dire l'implacabilité de ses attaques dirigées contre toute matière considérée comme étrangère et l'issue mortelle de cette lutte, est évident lorsqu'on observe le pus qui s'accumule dans les blessures infectées et les abcès, et qui est constitué de débris de microbes, de granulocytes, de macrophages, de lymphocytes circulants et de lymphocytes T tueurs, de protéines plasmatiques, de complément et d'anticorps.

Lymphocytes T tueurs et lymphocytes K. Le système du complément n'est pas le seul à pouvoir détruire les cellules étrangères ; il faut considérer aussi les lymphocytes sensibilisés et les lymphocytes T tueurs. La destruction est du type cellulaire plutôt qu'humoral si elle se produit lorsque les lymphocytes T tueurs, en contact avec les antigènes de cellules étrangères, libèrent leurs propres médiateurs chimiques, les lymphokines. La dénomination des lymphokines est fonction de leurs effets biologiques

Tableau 46-3 Action des lymphocytes

Lymphokine	Action
Facteur de perméabilité	Augmente la perméabilité vasculaire, ce qui permet aux globules blancs d'envahir la région infectée.
Interféron	Freine la prolifération virale et ralentit ainsi la propagation de l'infection.
Facteur d'inhibition de la migration des macrophages	Inhibe le déplacement des macrophages, ce qui les force à demeurer dans la région envahie par les corps étrangers.
Facteur de réaction cutanée	Provoque une réaction inflammatoire.
Facteur cytotoxique	Tue certaines cellules antigéniques.
Facteur chimiotactique des macrophages	Attire les macrophages dans la région infectée.
Facteur blastogénique des lymphocytes	Stimule davantage de lymphocytes à rejoindre la région infectée.
Facteur d'agrégation des macrophages	Déclenche l'agrégation des macrophages et des lymphocytes.
Facteur d'activation des macrophages	Facilite l'adhésion des macrophages à la surface des cellules antigéniques.
Facteur d'inhibition de la prolifération	Inhibe la prolifération de certaines cellules antigéniques.
Anticorps cytophile	Se lie à un récepteur Fc des macrophages, ce qui leur permet de se lier aux antigènes.

spécifiques (*Tableau 46-3*). Après un contact avec un antigène, les lymphocytes T tueurs libèrent des facteurs à faible masse moléculaire qui attirent, retiennent et activent d'autres lymphocytes circulants et d'autres macrophages non liés. Un seul lymphocyte T tueur peut, grâce à ses lymphokines, recruter beaucoup d'autres cellules dans la région infestée de cellules antigéniques et ainsi amasser en peu de temps un grand nombre de cellules effectrices pour protéger l'organisme. Malheureusement, comme pour l'activation du complément, une telle activation cellulaire peut causer des blessures tissulaires et entraîner la maladie si les cellules soi-disant étrangères appartiennent en réalité à la personne même.

En plus des lymphocytes T tueurs, il existe des cellules effectrices, appelées lymphocytes K, qui ne s'attaquent qu'aux antigènes déjà liés aux anticorps. Tout comme les molécules de complément, ils portent des sites récepteurs Fc spéciaux qui leur permettent de se lier avec les fragments Fc des anticorps.

Lymphocytes T suppresseurs et lymphocytes T auxiliaires

On sait maintenant que la réponse humorale et la réponse à médiation cellulaire ne sont pas des entités séparées. Les

---

1. K.F. Austen et al. « Nomenclature of complements », *Int Arch Allerg* 1970. 37, p. 661.

Encadré 46-1   Effets fâcheux de l'interaction antigène-anticorps

La différence entre la nature protectrice de la réponse immune et son potentiel pathogène commence lors de la reconnaissance de ce qui est étranger et de ce qui ne l'est pas. Si l'antigène est réellement une substance étrangère, nous sommes biens protégés ; dans le cas contraire, il en résulte une maladie auto-immune. Les interactions entre les anticorps et les antigènes peuvent causer des dommages à l'organisme selon les six modes suivants :

1. Neutralisation — Les anticorps se lient avec des molécules dont l'activité biologique est normale et les neutralisent.
2. Cytotoxicité — Les anticorps détruisent des cellules saines.
3. Complexes immuns circulants — Dépôt de complexes anticorps-antigène dans les tissus et activation du complément ; attraction des granulocytes et des lymphocytes K dans les régions occupées par les complexes immuns.
4. Hypersensibilité retardée — Destruction tissulaire par les cellules lymphoïdes sensibilisées et les lymphocytes T tueurs ; cette destruction est causée par l'infiltration des cellules lymphoïdes dans les tissus.
5. Réactions granulomateuses — Accumulation de grandes quantités de cellules dans une région où il n'est pas facile de déloger ou de détruire l'antigène.
6. Réactions anaphylactoïdes — Combinaison d'un antigène avec un anticorps, c'est-à-dire destruction du mastocyte, ce qui cause la libération immédiate d'agents pharmacologiques.

recherches les plus récentes dans le domaine de l'immunologie ont montré qu'il est artificiel de diviser le champ de l'immunopathologie entre la réponse humorale et la réponse à médiation cellulaire. Alors que les six types de réaction immunitaire sont utiles pour expliquer schématiquement ce qu'on observe cliniquement soit au centre hospitalier, soit au service de consultations externes, on ne peut pas séparer aussi nettement les réactions immunologiques (*Encadré 46-1*), puisque la réponse humorale et la réponse à médiation cellulaire sont interdépendantes. Des expériences ont montré que les lymphocytes T ne comprenaient pas seulement les lymphocytes T tueurs et les lymphocytes K, mais également des lymphocytes T auxiliaires et des lymphocytes T suppresseurs. Si l'on examine une population de lymphocytes T à l'aide d'anticorps spéciaux, on peut clairement identifier ces différents types de cellules. Les lymphocytes T qui réagissent avec les anticorps IgM contre les érythrocytes OX ont le pouvoir d'agir sur les autres lymphocytes B pour augmenter la production d'anticorps et accélérer la différenciation des lymphocytes T tueurs des lymphocytes K. Cette sous-population de lymphocytes T porte le nom de lymphocytes T auxiliaires. Les lymphocytes T qui se lient à un autre anticorps IgG contre les érythrocytes OX suppriment ces réponses ; ils sont donc appelés lymphocytes T

suppresseurs. Les lymphocytes T auxiliaires et les lymphocytes T suppresseurs modulent la réponse immune, car ils maintiennent le degré de réactivité au niveau le plus bas compatible avec la santé et, en même temps, permettent à la personne de combattre l'infection. De plus, les anticorps peuvent fournir une rétroaction au système des lymphocytes T, ce qui modifie la production d'anticorps.

☐ PRINCIPES DE L'IMMUNOPATHOLOGIE

De nos jours, on s'entend sur le fait que la différence entre la nature protectrice de la réponse immune et son potentiel pathogène s'explique par les éléments suivants :

1. Le système immunitaire identifie comme corps étrangers des constituants normaux de l'organisme. Dans la myasténie grave, par exemple, l'organisme fabrique par erreur des anticorps qui agissent contre les récepteurs des terminaisons nerveuses.
2. Des complexes immuns se déposent passivement dans les vaisseaux où le complément est activé et les organes sont endommagés. C'est ce qui se produit dans bien des cas de vascularites et dans certaines maladies rénales.
3. Le fonctionnement des lymphocytes T suppresseurs et des lymphocytes T auxiliaires présente des anomalies. Dans le lupus érythémateux disséminé, les anomalies des lymphocytes T suppresseurs entraînent un manque de contrôle de l'action des lymphocytes B, ce qui conduit à la production d'une forte quantité d'anticorps qui s'attaquent aux propres constituants de l'organisme.

La connaissance exacte du mécanisme par lequel les cellules du système immunitaire « se parlent les unes aux autres » est essentielle non seulement pour comprendre la nature des maladies auto-immunes, mais aussi pour mettre au point des méthodes d'intervention efficaces et précises.

☐ TRAITEMENT

Il existe aujourd'hui deux catégories de traitement des maladies auto-immunes : (1) le retrait des antigènes et (2) l'immunosuppression.

Malheureusement, la plupart des antigènes responsables des maladies auto-immunes n'ont pas encore été identifiés et, même lorsqu'on les connaît, on est incapable de les extraire de l'organisme, car ils constituent des éléments normaux des cellules. La meilleure façon de traiter les réactions immunitaires est encore l'immunosuppression.

Comme la réponse immune dépend de la division rapide des différents sous-groupes de lymphocytes T et de la prolifération des lymphocytes B, il a semblé raisonnable et théoriquement valable d'employer des médicaments capables d'agir sur la division cellulaire. De tels médicaments, appelés antimétabolites, furent tout d'abord utilisés par les cancérologues dans le traitement des tumeurs malignes. Ces médicaments tuent les cellules qui se divisent rapidement, comme les cellules cancéreuses et les lymphocytes T et B.

Antimétabolites

Cyclophosphamide (Cytoxan) et chlorambucil. Ces agents alcoylants pénètrent dans la cellule en division et donnent naissance à des *radicaux libres*, fortement énergétiques, qui endommagent d'une manière spécifique l'ADN situé dans le noyau des cellules. Les lymphocytes T sont plus touchés que les lymphocytes B. Ainsi, quelques jours de ce traitement suffisent à diminuer d'une façon significative le nombre de lymphocytes T circulants.

Azathioprine (Imuran) et 6-mercaptopurine. Ces médicaments ne produisent pas de radicaux libres, mais agissent sur la duplication de l'ADN en présentant une molécule anormale de purine aux enzymes nucléaires ; il en résulte la formation de molécules d'ADN anormales, entraînant la diminution de la division et de la fonction cellulaires.

Les problèmes fondamentaux causés par l'utilisation des antimétabolites sont (1) le risque accru d'infections et (2) le développement de cancers secondaires chez les clients cancéreux et de cancers primaires chez les clients qu'on soigne par immunosuppression. L'emploi des antimétabolites semble augmenter l'incidence de la leucémie aiguë, du lymphome malin non hodgkinien ainsi que du cancer de la peau et de la vessie.

Stéroïdes (prednisone et hydrocortisone)

Contrairement aux antimétabolites, les stéroïdes agissent sur la réponse immune sans exposer le client à une augmentation du risque de développement de tumeurs malignes, bien que les possibilités d'infection augmentent. On ignore encore le mécanisme précis d'intervention des stéroïdes dans la réponse immune, mais il a été établi que les stéroïdes influent sur la différenciation des lymphocytes T.

Des recherches récentes ont montré que les stéroïdes abaissent sélectivement la population des lymphocytes T suppresseurs et ont peu d'effet sur le nombre de lymphocytes T auxiliaires. Ces médicaments agissent aussi sur les cellules affectrices de la réponse immune, car ils inhibent la libération ou l'action des médiateurs biologiquement actifs fabriqués par les neutrophiles et les macrophages. Les stéroïdes ne semblent pas en général influer sur la synthèse des anticorps ; en revanche, ils modifient sélectivement la production des auto-anticorps et enlèvent de la circulation sanguine ces auto-anticorps par le système réticulo-endothélial. Malheureusement, en plus d'augmenter le risque d'infection, les stéroïdes peuvent entraîner l'hypertension, le diabète, le saignement gastro-intestinal, les cataractes, des changements morphologiques et la psychose.

À cause des complications graves, voire fatales, entraînées par l'usage des antimétabolites et des stéroïdes, on doit comparer soigneusement les bienfaits de ces médicaments à leurs risques potentiels. Cependant, l'emploi approprié de ces substances a prouvé qu'elles étaient bénéfiques et parfois capables de sauver des vies.

47

Les réactions allergiques

Beaucoup d'envahisseurs potentiels menacent le corps humain ; ce sont, pour la plupart, des organismes microbiens qui attaquent constamment les défenses de la surface corporelle. Une fois qu'ils ont passé la barrière de défense du corps, ces agents infectieux attaquent l'organisme pour se nourrir ; ils se multiplient sans restriction, brisent son système enzymatique et détruisent ses tissus vitaux. Le corps humain est muni d'un système de blocage élaboré. La première ligne de défense est composée de cellules épithéliales recouvrant la peau, et tapissant les organes respiratoires, digestifs et génito-urinaires. La structure et l'homogénéité de ces surfaces ainsi que la résistance à la pénétration constituent les premières barrières contre les envahisseurs.

Un des moyens de défense les plus efficaces du corps humain est sa rapidité à mobiliser les anticorps spécifiques destinés à combattre un agresseur donné, c'est-à-dire un *antigène* protéique spécifique. Les anticorps réagissent avec les antigènes de différentes façons : (1) en couvrant leur surface, si ce sont des substances particulaires ; (2) en les neutralisant, s'il s'agit de toxines ; ou (3) en les précipitant, s'il s'agit de substances albuminoïdes. Dans tous les cas, les anticorps préparent les antigènes à affronter les phagocytes du sang et des tissus.

☐ RÉACTION ALLERGIQUE : RAPPEL DE PHYSIOLOGIE

Immunité

Quelques individus ont, à la naissance, la capacité de résister à l'agression de certains agents étrangers. La plupart des individus, cependant, doivent acquérir cette résistance en se défendant contre l'envahisseur. On peut obtenir de la résistance par deux autres méthodes :

1. Par l'*immunité acquise active*, en injectant dans le corps une substance antigénique, qui a perdu le pouvoir d'engendrer la maladie, mais qui est capable de stimuler la formation d'anticorps (par exemple, le vaccin antiviral et l'anatoxine tétanique) ;
2. Par l'*immunité acquise passive*, dans laquelle la résistance est acquise par le transfert d'anticorps contenus dans un sérum venant d'un donneur sensibilisé à un receveur normal (par exemple, la gammaglobuline humaine).

Réaction allergique

Le terme *allergie* a été défini, au cours des années, comme une « réactivité modifiée », c'est-à-dire que la réaction du corps à une substance diffère de sa réaction lors d'une première exposition à cette substance. Cependant, les chercheurs ont acquis une meilleure compréhension des événements pouvant survenir lorsque le corps subit une agression étrangère. Par le fait même, la définition de l'allergie a changé.

On en est venu à penser qu'une *réaction allergique* est la manifestation d'une lésion tissulaire provenant d'un processus immunologique (l'interaction d'un antigène et d'un anticorps). Lorsque l'hôte reçoit l'antigène, habituellement une protéine, qu'il reconnaît comme un corps étranger, il se produit une série d'événements dont le but est de rendre inoffensive la substance étrangère et de l'expulser du corps. Si les leucocytes du type lymphocytes réagissent à cette invasion, ils produisent des anticorps.

Un *antigène* est donc toute substance qui, au cours de contacts répétés avec le corps, incite ce dernier à produire une autre substance appelée *anticorps* qui, à son tour, est capable de se combiner avec l'antigène d'une façon très spécifique. Cet anticorps peut se déplacer librement dans la circulation sanguine, comme une globuline, ou il peut être « fixé » dans les tissus. Ordinairement, l'effet définitif est une protection de l'hôte, produisant une immunité, et le stimulus est alors défini comme étant un *immunogène* (*Figure 47-1, A*). Par contre, s'il en résulte une lésion tissulaire, le stimulus est alors défini comme étant un *allergène* (*Figure 47-1, B*).

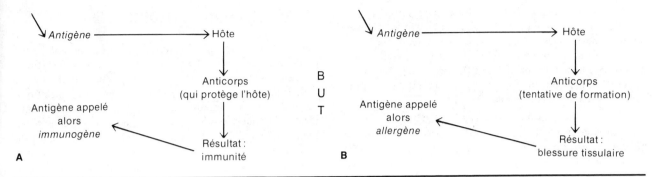

Figure 47-1 **A**) Le schéma décrit l'effet d'un immunogène. **B**) Le schéma décrit l'effet d'un allergène.

L'exposition à l'allergène spécifique provoque la libération de substances chimiques actives appelées *médiateurs* (*Figure 47-2*). Ces médiateurs agissent directement ou indirectement sur les muscles et les glandes de l'arbre trachéobronchique pour produire une constriction bronchique, un excès de mucus et de l'œdème. Ces médiateurs chimiques comprennent l'histamine et les kinines (polypeptides) : sérotonine, bradykinine, SRS-A (*slow-reacting substance of anaphylaxis* : substance à réaction différée de l'anaphylaxie) et acétylcholine.

Les immunogènes et les allergènes sont habituellement des protéines qu'on trouve dans la nature. Mais, parfois, des glucides de masse moléculaire élevée peuvent aussi stimuler le début d'une réaction immunitaire. Un certain nombre de molécules de faible masse moléculaire peuvent s'unir fermement à une protéine tissulaire, et la combinaison qui en résulte est considérée comme étrangère. On appelle *haptènes* les petites molécules qui s'unissent aux protéines. Le nickel et plusieurs médicaments, comme la pénicilline, sont des exemples d'haptènes.

Immunoglobulines

Les anticorps qui sont formés par les lymphocytes et les plasmocytes en réaction à un stimulus immunogène comprennent un groupe de protéines sériques appelées *immunoglobulines*. On peut les trouver dans les ganglions lymphatiques, dans les amygdales, dans l'appendice et dans les plaques de Peyer de l'intestin ; on peut aussi les trouver circulant dans le sang ou dans la lymphe. Ces anticorps se combinent avec les antigènes d'une façon très spéciale, que l'on compare à une clé qui s'adapte à une serrure. Les antigènes (les clés) ne s'adaptent qu'avec certains anticorps (les serrures), d'où l'emploi du terme *spécificité*, en relation avec la réaction spécifique d'un anticorps à un antigène. Beaucoup de variations et de complexités entrent dans ce mécanisme.

Les molécules des anticorps sont *bivalentes*, ce qui veut dire qu'elles ont deux sites de combinaison, ce qui fait que l'anticorps peut réunir entre eux deux groupes d'antigènes (agglutination). C'est par cette action que les envahisseurs sont évacués de la circulation sanguine. L'agglutination est un moyen de déterminer le groupe sanguin dans les analyses de laboratoire.

Il y a cinq classes d'immunoglobulines : IgM, IgG, IgA, IgD et IgE. Les anticorps des classes IgM, IgG et IgA ont des fonctions protectrices définies : la neutralisation des toxines et des virus, et la précipitation, l'agglutination ou la lyse de bactéries ou d'autres matières cellulaires étrangères.

L'*IgM* (« gamma-M ») est la plus grosse molécule ; elle a tendance à rester dans la circulation sanguine et son principal rôle est d'assurer la défense de la région intravasculaire, comme dans une infection de la circulation sanguine. Ainsi, si une infection survient chez une femme enceinte, elle ne traversera pas le placenta. Une concentration forte en IgM, chez le nouveau-né, pourrait être l'indice d'une infection intra-utérine.

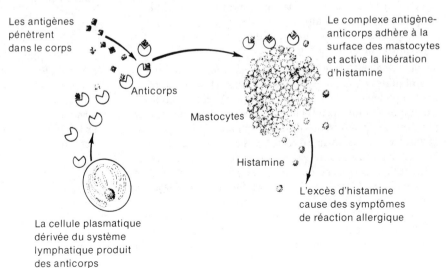

Figure 47-2 Comment débute une réaction allergique. (*Patient Care*, 15 septembre 1973. Copyright © 1973, Miller and Fink Corp., Darien, Conn. Tous droits réservés.)

L'*IgG* (« gamma-G ») est la plus courante et aussi une des plus petites immunoglobulines ; elle peut se diffuser rapidement dans les espaces tissulaires et aider à combattre les toxines tissulaires ou les infections. L'IgG a la propriété de traverser la barrière placentaire, de sorte que les anticorps de cette famille donnent au fœtus une immunité temporaire contre les maladies courantes.

L'*IgA* (« gamma-A ») circule dans le sang, mais son rôle, dans cette partie du corps, est incertain. On est sûr qu'elle est produite dans les sécrétions externes d'où elle assure une première défense. On trouve l'IgA dans la salive, dans les larmes et dans les voies respiratoires, génito-urinaires et gastro-intestinales.

La fonction de l'*IgD* (« gamma-D ») n'est pas encore déterminée. Elle est petite comme l'IgG et sa formule moléculaire est distincte de celle des autres immunoglobulines connues.

L'*IgE* (« gamma-E »), immunoglobuline découverte récemment, est responsable de la plupart des différents types de réactions allergiques que nous exposerons plus loin. Elle est présente en quantité minime dans le sérum sanguin (chez une personne normale, 1 molécule d'immunoglobuline sur 5 000 est de cette classe). Sa propriété particulière est une grande affinité pour l'épithélium humain.

Le rôle de protection de l'immunoglobuline E n'a pas été défini, mais on a supposé que les anticorps de cette catégorie s'emploient à débarrasser l'hôte de certains parasites. On associe une carence en IgE à une augmentation de la sensibilité aux infections. L'aspect le plus important de l'IgE est son association avec des réactions allergiques immédiates de type anaphylactique. Ces réactions apparaissent dans les minutes qui suivent l'injection d'un antigène, chez une personne qui a des anticorps anaphylactiques (ou au bout de 2 h, si les anticorps précipitants sont présents).

Hypersensibilité retardée

La réaction décrite ci-dessus est le contraire de l'*hypersensibilité retardée*, qui survient quand un antigène est injecté par voie intradermique chez un individu sensibilisé et que la réaction inflammatoire atteint son pic dans une période de 24 h à 48 h. La réaction se caractérise par un érythème et une induration.

L'hypersensibilité retardée est due non à des immunoglobulines en circulation (voir plus haut), mais plutôt à des lymphocytes « T » (thymo-dépendants) déjà sensibilisés. Lorsqu'on stimule de tels lymphocytes une deuxième fois et plus, ceux-ci produisent un certain nombre de facteurs qui augmentent le mécanisme de défense chez l'hôte. La réaction cutanée à la tuberculine est un exemple d'hypersensibilité retardée ; on se sert de cette propriété dans un but diagnostique. L'eczéma de contact (*dermatitis venenata*), comme l'herbe à puce, l'allergie aux détergents et les réactions cutanées à un certain nombre de produits chimiques dont les médicaments, est aussi un exemple de lésion tissulaire due à une nouvelle exposition d'un individu déjà sensibilisé.

☐ AFFECTIONS ATOPIQUES

Les *affections atopiques* (rhinite allergique, asthme bronchique, dermatose allergique) sont des manifestations allergiques survenant chez des personnes prédisposées génétiquement à former de la *réagine*, anticorps spécifique de la classe IgE, lorsqu'elles sont exposées à un certain nombre d'allergènes du milieu extérieur. De tels allergènes comprennent différents pollens de plantes, des spores, le contact avec des animaux domestiques et certains aliments. Environ 7% à 10% des individus sont prédisposés aux affections atopiques. On peut en général découvrir des antécédents familiaux d'allergie, mais ce n'est pas toujours le cas. On a découvert récemment que le gène de la réaction immunitaire se trouvait près du locus HL-A (de type tissulaire) sur le chromosome (*HL-A : histocompatibility locus antigen* : locus d'un antigène d'histocompatibilité). On peut ainsi savoir si le tissu receveur peut ou non tolérer une greffe particulière.

Si un individu sensibilisé est exposé de nouveau à un allergène auquel il est devenu sensible, il y a libération d'histamine et d'autres médiateurs, qui ont un effet rapide et profond sur les tissus de l'organe affecté. Cela comprend la dilatation des parois des petits vaisseaux sanguins, avec perte de liquide sanguin dans les tissus, causant de l'œdème. Il y a aussi une contraction des muscles lisses entourant les bronches et le tube digestif. Tandis que les signes et les symptômes d'atopie sont le plus souvent causés par la réaction antigène-anticorps, d'autres manifestations peuvent être déclenchées par divers mécanismes. Des facteurs non spécifiques comme un déséquilibre du système nerveux autonome, une perturbation hormonale, des facteurs psychiques, l'effort et les changements de la pression barométrique entraînent des modifications tissulaires semblables à une réaction allergique.

Évaluation

L'objectif principal de l'infirmière est d'amener le client à éviter les médicaments ou tout comportement pouvant aggraver son cas. Pour bien comprendre le client qui présente une allergie, l'infirmière doit l'écouter et faire preuve d'empathie. Dans ses nombreux rapports avec le client, elle obtient suffisamment d'informations (données et impressions) pour établir le profil psychologique de celui-ci ; elle peut se faire une idée claire de son environnement et déterminer quels sont les facteurs qui déclenchent les crises. Une feuille d'évaluation, comme celle de l'encadré 47-1, s'avère utile pour recueillir les données de base.

L'infirmière doit être capable de faire face à toute situation d'urgence, comme une crise allergique qui se transforme en choc anaphylactique ou en foudroyante crise d'asthme ; en de telles situations, la vie du client dépend souvent de la compétence et de la diligence dont l'infirmière fait preuve (voir plus loin la section traitant de l'anaphylaxie).

Encadré 47-1 Formule d'évaluation d'une allergie

L'HÔTEL-DIEU DE QUÉBEC
ALLERGIE

FEUILLE D'HISTOIRE DE L'ALLERGIE

Consultation demandée par

MALADIE ACTUELLE:
Asthme ___ Rhinite ___ Conjonctivite ___ Urticaire ___
Eczéma ___ Dermite ___ Céphalée ___ Diarrhée ___
Purpura ___ Épilepsie ___ Autres ___

DÉBUT DE LA MALADIE:
GENRE D'ATTAQUE: Dyspnée ___ Toux sèche ___ grasse ___ sib ___ Expects. M ___ P ___
Obstruction nasale ___ Rhinorrhée: aq ___ muq ___ pur ___
Éternuements ___ Larmoiement ___ Autres ___

TEMPS DU JOUR: DURÉE: FRÉQUENCE:

Y a-t-il eu de tels symptômes antérieurement? ___ ou antérieurs ___
Autres symptômes concomitants ___

FACTEURS DÉCLENCHANTS:
SAISONNIERS: Printemps ___ Été ___ Automne ___ Hiver ___
PHYSIQUES: Soleil ___ Lumière ___ Chaleur ___ Humidité ___
Froid ___ Autres ___
CHIMIQUES: Fumée ___ Parfums ___ Peinture ___ Insectes ___
PHYSIOLOGIQUES: Menstruations ___ Grossesse ___ Autres ___
D'ENVIRONNEMENT: Laine ___ Poussière ___ Courants d'air ___ Animaux ___
Fleurs ___ Arbres ___ Oreillers ___ Couv. de laine ___
Chauffage ___ Emploi ___ Autres ___

DÉTAILS ADDITIONNELS: Tests d'allergie antérieurs ___
Traitements antérieurs ___
Autres ___

HISTOIRE D'ALLERGIE FAMILIALE:

ALLERGIE

ÉPREUVES PROTÉINIQUES

ALLERGÈNES	mm	Pseudo-podes	Caractères	ALLERGÈNES	mm	Pseudo-podes	Caractères
1. CAROTTE				16. PORC			
2. FÈVES				17. CHOCOLAT			
3. AMBROISIES				18. POULET			
4. TOMATE				19. LAIT			
5. BANANE				20. P. DE CHEVAL			
6. POMME				21. BŒUF			
7. P. DE VACHE				22. AGNEAU			
8. MAÏS				23. PLUME			
9. BLÉ				24. GRAMINÉES			
10. P. DE CHAT				25. MOISISSURES			
11. SEIGLE				26. POLLENS D'A.			
12. BL. D'ŒUF				27. TABAC			
13. AVOINE				28. R. D'IRIS			
14. POISSON				29. LAINE			
15. P. DE CHIEN				30. POUSSIÈRE			

DIAGNOSTIC:
RECOMMANDATIONS:

TRAITEMENT
DATE: ___ ALLERGÈNE: ___ REMARQUES:

Rhinite allergique («rhume des foins», rhinite allergique chronique, pollinose)

La rhinite allergique est la forme la plus courante d'allergie respiratoire. Environ 8% à 10% de la population en est affectée. Si cette affection n'est pas traitée, elle peut créer d'autres complications comme l'allergie asthmatique, l'obstruction nasale chronique, l'otite moyenne chronique avec perte d'audition, l'anosmie (perte de l'odorat) et, chez les enfants, une déformation dentaire bucco-faciale. On recommande fortement de faire un diagnostic précoce et d'établir un traitement adéquat.

Puisque la rhinite allergique est provoquée par le pollen, elle se caractérise par une apparition saisonnière (voir également la figure 47-3).

Époque	Source	Exemple
Tôt le printemps	Pollen des arbres	Peuplier, chêne, orme
Tôt l'été	Pollen des graminées	Fléole des prés, agrostide
Tôt l'automne	Pollen des mauvaises herbes	Ambrosiacées (herbe à poux)

Les attaques débutent et se terminent environ aux mêmes dates, tous les ans.

Physiopathologie.   Les anticorps IgE qui tapissent la muqueuse nasale et celle de la conjonctive et qui sont spécifiques d'une variété de pollen donné (antigène) se combinent au pollen. Il en résulte une agression des cellules entraînant des sécrétions abondantes, de l'œdème, des éternuements et des démangeaisons locales. Lorsque le pollen est chassé par le vent, l'allergie cesse.

Évaluation

Manifestations cliniques.   La rhinite débute habituellement dans la muqueuse nasale; l'œdème est tellement important que les narines sont complètement bouchées. La muqueuse nasale est irritée, brûlante, et secrète un écoulement irritant, qui provoque de violents éternuements. Les yeux sont larmoyants, rouges et irrités. En période « hors saison », l'examen nasal révèle une muqueuse normale.

Traitement

L'objectif du traitement est de soulager les symptômes gênants qui viennent d'être décrits. Pour y parvenir, on emprunte les voies suivantes :

1. Suppression du pollen offensif (en changeant de climat selon les saisons, air climatisé);
2. Hyposensibilisation grâce à des injections répétées à base de pollens offensifs en faible concentration;
3. Administration d'antihistaminiques, substances qui protègent les cellules des effets causés par l'histamine;
4. Suppression de la réaction immunitaire au moyen de corticostéroïdes.

Un décongestionnant nasal comme l'éphédrine peut aider certaines personnes. Les sinusites et les autres lésions nasales présentes doivent être soignées durant la période « hors saison ». La conjonctivite peut être soignée avec des collyres.

Différentes réactions (intradermique, conjonctivale ou cutanée) confirment la sensibilité du client aux différents pollens responsables des crises, bien que ces réactions ne soient pas toujours spécifiques. Par exemple, une réaction cutanée positive ne veut pas nécessairement dire que les symptômes présentés par le client sont dus à cet antigène. Ces réactions sont assez spécifiques pour mettre en évidence la réagine de l'antigène en question. L'identification juste de l'antigène dépend aussi des données obtenues par une étude des antécédents du client.

Pharmacothérapie

Principe sous-jacent.   L'histamine se trouve dans tous les tissus et liquides du corps ; elle est concentrée dans la peau, les poumons et les tissus gastro-intestinaux. Une enzyme, l'histidine-décarboxylase, catalyse la biosynthèse de l'histamine à partir de l'histidine (un acide aminé précurseur). L'histamine est concentrée dans les mastocytes et les cellules basophiles. À leur dégranulation (il y a eu libération d'histamine) par certains agents, il se produit une réaction semblable à la réaction anaphylactique. À partir de ce moment, le mastocyte est considéré comme étant la cellule cible dans les réactions allergiques aiguës.

Antihistaminiques.   La structure de base des antihistaminiques est une éthylamine substituée. En voici quelques exemples :

- Éthanolamine (Benadryl);
- Éthylènediamine (Pyribenzamine, Histantil);
- Alkylamine (Chlor-Tripolon Dimetane, Polaramine, Actidil).

Les antihistaminiques donnés par voie orale sont rapidement absorbés. Ils sont plus efficaces quand ils sont pris dès les premiers symptômes puisqu'ils préviennent l'apparition de nouveaux symptômes en empêchant la libération d'histamine. L'efficacité de ces médicaments est limitée à certains clients souffrant de rhume des foins, de rhinite vaso-motrice, d'urticaire, d'asthme léger; ils sont rarement efficaces dans d'autres conditions ou bien dans des conditions plus graves, quelles qu'elles soient. Les effets secondaires varient selon les individus ; cela nécessite une posologie selon la tolérance individuelle. Les effets secondaires les plus courants sont la sécheresse de la bouche, l'étourdissement, l'irritabilité, la somnolence et les nausées. Ce sont souvent des signes légers et temporaires. Les hormones stéroïdes peuvent souvent être très utiles pour améliorer des manifestations allergiques.

Médicaments sympathomimétiques.   Les médicaments sympathomimétiques stimulent l'action du système nerveux sympathique. Les principaux agents sont : la noradrénaline et l'adrénaline. Ils ne peuvent pas être pris par

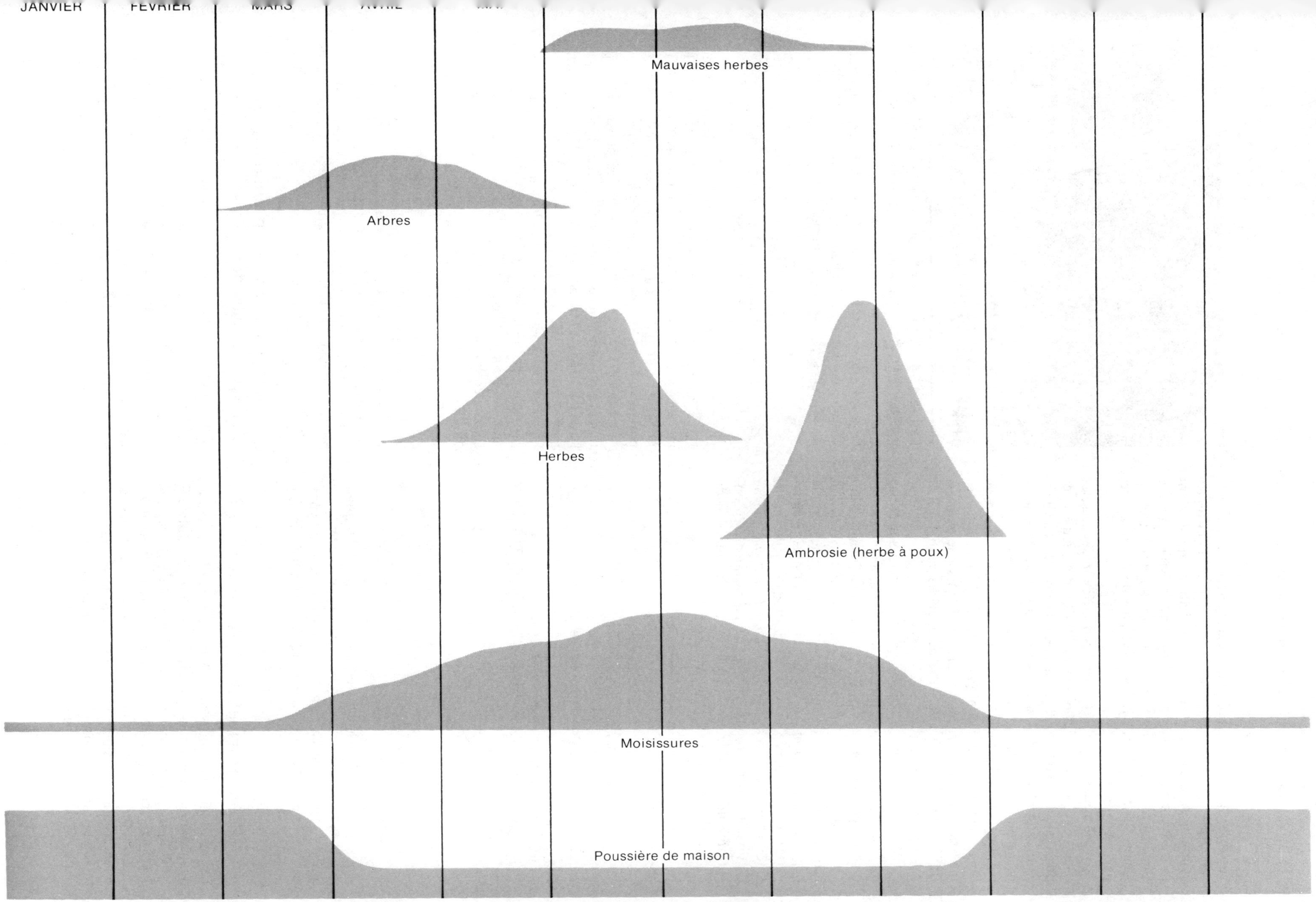

Figure 47-3 Allergènes responsables de la rhinite allergique saisonnière. (*Source* : Laboratoires Syntex, Du Pont du Canada Limitée.)

Arbres

Herbes

Mauvaises herbes

Ambrosie (herbe à poux)

Moisissures

Poussière de maison

JANVIER   FÉVRIER   MARS

voie orale parce qu'ils sont immédiatement détruits dans le tube digestif. Il existe des médicaments sympathomimétiques synthétiques qui ont une action plus spécifique, qui agissent plus longtemps et qui peuvent être pris par voie orale ; ce sont, par exemple : l'isoprotérénol (Isuprel) et le Naldecol (chlorphéniramine, phényltoloxamine, phénylpropanolamine, phényléphrine).

Ces médicaments entraînent la constriction des muscles lisses de la peau, des viscères et des muqueuses, et provoquent une dilatation vasculaire, une broncho-dilatation et une stimulation cardiaque. Ils réduisent donc l'œdème de la muqueuse nasale, mais ils peuvent provoquer de la nervosité et de l'insomnie lorsqu'il y a administration de doses massives. On recommande alors d'administrer ces médicaments avec prudence, surtout chez les clients souffrant d'hypertension artérielle, de maladie cardiaque et d'hyperthyroïdie.

L'infirmière doit être au courant des effets causés par un abus d'agents sympathomimétiques, comme les gouttes ou les vaporisations nasales. Il peut en résulter une affection qu'on appelle *rhinite médicamenteuse*. Après l'application topique de ce médicament, il peut y avoir une période pendant laquelle la muqueuse nasale devient plus œdémateuse et congestionnée qu'avant l'utilisation du médicament. Une telle réaction, appelée *réaction de rebond*, amène l'individu à utiliser plus souvent le médicament (ce qui entraîne un véritable cercle vicieux). L'arrêt immédiat de ces agents topiques corrige de tels problèmes.

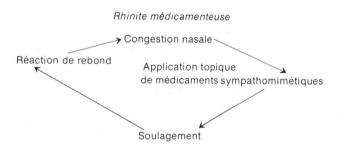

On peut remplacer les médicaments sympathomimétiques systémiques par d'autres. Ces agents doivent être utilisés avec prudence chez les clients souffrant d'hypertension, de maladie cardio-vasculaire, de diabète et d'affection thyroïdienne.

Traitement immunologique

Les réactions allergiques sont déclenchées par la libération de médiateurs chimiques qui suit la réaction d'un antigène spécifique (par exemple, poussière, ambrosiacée) avec son anticorps spécifique. Afin de prévenir cette réaction, il y a deux méthodes d'approche possibles : (1) éviter toute exposition à l'antigène (traitement par suppression), et (2) l'immunothérapie, ou hyposensibilisation, qui consiste à élever le seuil d'apparition des symptômes.

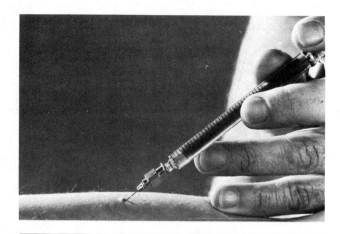

Figure 47-4 Intradermoréaction. Nettoyer le point d'injection avec de l'alcool. Les injections intradermiques d'allergènes se font à la face interne de l'avant-bras et à la face externe du bras, sauf au pli du coude. Les injections intradermiques sont limitées au nombre de 10 à 20 au plus. (Hollister-Stier Laboratories.)

Traitement par suppression

Dans ce traitement, on tente d'enrayer les allergènes responsables des réactions allergiques. Par exemple, si les allergies sont dues aux poils d'animaux, on doit se débarrasser de l'animal ; il en va de même pour les oreillers de plumes que l'on remplace par des oreillers hypoallergènes.

Les allergènes comme le pollen, les poussières et les moisissures sont plus difficiles à supprimer à cause de leur présence dans l'atmosphère. Toutefois, l'individu peut modifier son environnement, par exemple en habitant un logement à climatisation centrale munie d'un filtre qui contrôle l'électricité statique. Mais il est impensable qu'un individu demeure cloîtré. Si l'on ne peut contrôler l'environnement extérieur, on peut toutefois modifier les pièces où l'individu vit le plus souvent. Le matelas et le sommier doivent être recouverts d'un drap de plastique ; on retire aussi de la chambre les meubles rembourrés, les jouets de tissu, le couvre-lit de chenille, etc.

Une autre méthode serait d'habiter une région où les allergènes agresseurs sont absents pendant une période de l'année, mais cela est cher et de moins en moins efficace, puisque les allergènes sont de plus en plus présents dans l'atmosphère.

Tests de sensibilité et immunothérapie (hyposensibilisation)

Comme l'infirmière est la personne la mieux placée pour appliquer le traitement et pour aider le client qui devra subir divers examens, il est important qu'elle connaisse les concepts généraux concernant le traitement des maladies allergènes.

Épreuves cutanées. La méthode de traitement la plus courante est la série d'injections d'un ou de plusieurs antigènes, choisis selon le résultat des *tests cutanés*. Les tests

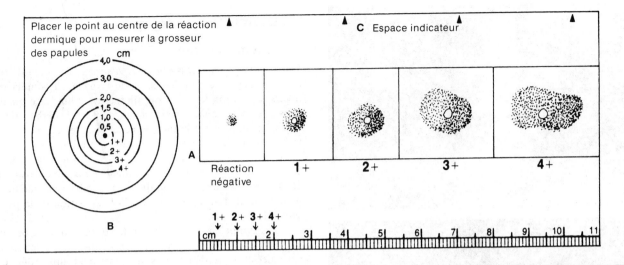

Figure 47-5 **A)** Ces séries de réactions montrent la grosseur des papules quand l'allergologiste les interprète comme ayant les valeurs 1+, 2+, etc. Une réaction négative est illustrée à gauche. **B)** On trace sur un papier transparent (acétate ou film de rayons X) un repère que l'on place sur la papule pour mesurer la grosseur en centimètres ou en +. Le rapport entre les deux mesures est indiqué sur l'échelle métrique au bas de la figure. **C)** Emplacement des points d'injection intradermique espacés uniformément. (*Source : Patient Care*, 15 septembre 1973, Copyright © 1973, Miller and Fink Corp., Darien, Conn. Tous droits réservés.)

cutanés (*Figure 47-4*) comportent l'inoculation intradermique (ou application superficielle) simultanée, en des endroits différents, de solutions contenant des antigènes individuels, qui comprennent un assortiment des allergènes pouvant être responsables de l'allergie du client. Une réaction positive (cutiréaction), mise en évidence par l'apparition d'une papule (*Figure 47-5*) ou d'un érythème localisé à l'endroit de l'inoculation (ou du contact), indique une sensibilité à l'antigène correspondant.

Les tests cutanés ont leur importance ; selon les antécédents du client, ils indiquent lequel parmi les antigènes est susceptible de provoquer les symptômes et ils donnent des indications sur l'intensité de la sensibilisation du client.

La posologie du pollen injecté est aussi très importante. La plupart des clients sont hypersensibles non pas à un, mais à plusieurs pollens ; dans les conditions des tests d'allergie, ces clients peuvent ne pas réagir aux pollens spécifiques provoquant leurs attaques. Le pollen des ambrosiacées semble être le plus puissant de tous. Si la validité du test cutané est encore incertaine, on peut faire un RAST (voir ci-après) ou provoquer une réaction de l'antigène suspect. Par exemple, en appliquant l'antigène sur un organe affecté, comme la conjonctive, la muqueuse nasale, la muqueuse bronchique ou le tube digestif, on pourra observer la réaction qui suivra.

Immunothérapie. Lorsqu'il y a corrélation entre un test cutané positif et des antécédents positifs, une immunothérapie est indiquée *si* l'allergène ne peut être évité. La valeur de telles injections a été prouvée dans des cas de rhinite allergique et d'asthme bronchique dus à la sensibilité à l'un des pollens communs, aux moisissures ou à la poussière de maison. Quoiqu'on parle d'« hyposensibilisation », les effets sont probablement attribués au processus opposé,

l'immunisation, qui semble stimuler la production d'un nouvel anticorps capable de neutraliser les propriétés de l'allergène responsable de l'allergie.

L'immunothérapie ne guérit pas l'affection allergique, mais elle soulage la plupart des individus atteints. Avant de proposer un programme d'immunothérapie, le médecin parle avec son client des objectifs du traitement et de l'importance d'échelonner celui-ci sur plusieurs années. Lorsque les tests cutanés sont faits, on établit une corrélation entre les signes cliniques et les symptômes présentés. Le traitement est basé sur les besoins du client plutôt que sur les résultats des tests.

Le traitement spécifique consiste à injecter des extraits de pollens ou de moisissures, qui provoquent les symptômes chez un client particulier. Les injections sont faibles au début, puis l'on augmente la dose progressivement toutes les semaines, jusqu'à l'obtention du seuil maximal de tolérance. On donne des doses de rappel toutes les 2 à 4 semaines, le plus souvent durant plusieurs années avant d'obtenir de très bons résultats.

Il existe trois méthodes de traitement par injection, qui correspondent à différentes périodes : pendant la saison, avant la saison, et durant toute l'année. Quand le traitement est administré *pendant la saison*, on le commence lorsque le client présente des symptômes. On n'a pas utilisé cette méthode souvent ces dernières années, car elle ne s'avère pas très efficace et elle comporte des risques de réactions systémiques. On peut faire le traitement *avant la saison*, c'est-à-dire de 2 à 3 mois avant le début des symptômes, ce qui laisse du temps pour que l'hyposensibilisation se produise. On cesse le traitement après la saison. On peut aussi donner le traitement *durant toute l'année*, le plus souvent tous les mois ; c'est la méthode idéale parce qu'elle donne des résultats prolongés et plus efficaces.

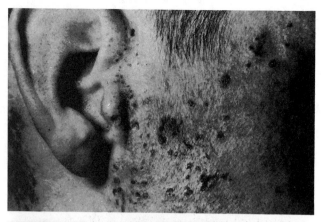

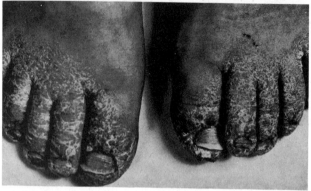

Figure 47-6 Eczéma atopique. (*Source*: G.C. Sauer. *Manual of Skin Diseases*, Philadelphie, J.B. Lippincott.)

Précautions. Il y a toujours le risque qu'une injection d'allergène provoque des réactions systémiques; c'est la raison pour laquelle on administre les injections au bureau du médecin, où il a sous la main de l'adrénaline. Ces injections ne doivent pas être administrées par une personne non habituée ou même par le client, à cause du danger qu'elles présentent. Le client doit rester au moins 20 min à 30 min sous la surveillance du médecin, en cas de réaction. S'il y a développement d'œdème local, la dose suivante ne doit pas être augmentée, car cela peut être l'indice d'une réaction systémique.

Complications. Une réaction systémique est une complication grave pouvant aller d'une urticaire peu importante à une crise d'asthme aiguë, à l'hypotension et même au choc anaphylactique. Le traitement d'urgence est décrit à la page 1020.

RAST. La technique du RAST (*radioallergosorbent test*) est une technique récente pour déterminer en laboratoire la présence des anticorps IgE dans le sérum. Il y a une bonne corrélation entre la sensibilité de cette technique et les tests cutanés effectués soigneusement pour détecter une hypersensibilité immédiate. La technique du RAST n'est probablement pas plus spécifique que les tests cutanés directs, mais elle peut être utilisée pour confirmer les résultats de ces tests, surtout dans les cas douteux. Cette technique peut aussi remplacer les tests cutanés quand ces derniers sont considérés comme dangereux ou quand une dermatite généralisée empêche un test cutané direct.

Dermatoses allergiques

Eczéma de contact

Un *eczéma de contact* (*dermatitis venenata*) est une inflammation causée par une réaction de la peau au contact de divers matériaux irritants ou allergènes. N'importe quelle substance peut causer un eczéma de contact. L'herbe à puce en est probablement le meilleur exemple; les cosmétiques, les savons, les détergents et les produits chimiques industriels sont souvent des agents irritants. La sensibilité de la peau apparaît après une brève ou une longue période d'exposition, et des manifestations cliniques se produisent quelques heures ou quelques semaines après l'exposition de la peau sensibilisée.

Les symptômes de l'eczéma de contact sont: le prurit, une sensation de brûlure, de l'érythème, la présence de vésicules et de l'œdème, puis un suintement, une croûte et, enfin, un dessèchement et une desquamation de la peau. Il peut y avoir présence de bulles hémorragiques dans le cas d'une réaction grave. Les réactions répétées peuvent s'accompagner d'un épaississement de la peau et de changements pigmentaires.

Une peau écorchée par grattage et par frottement constitue un milieu favorable au développement des bactéries. Généralement, il n'y a pas de symptômes systémiques, à moins que l'éruption ne s'étende.

Il est assez facile de poser le diagnostic lorsqu'on connaît le siège de l'éruption et l'histoire de l'exposition. Par contre, il est difficile de poser un diagnostic chez un client non observateur ou lorsque l'agent irritant n'est pas évident; il faut alors faire de nombreux examens par tâtonnements avant de trouver la véritable cause. On fait des épidermoréactions avec les agents soupçonnés d'être responsables de l'eczéma afin d'éclaircir le tableau.

L'aspect le plus important du traitement consiste à supprimer tout contact ultérieur avec l'agent irritant ou l'allergène. Des applications (ou des bains) de solution de Burrow (acétate d'aluminium) sur la peau érythémateuse et sur les vésicules procurent un soulagement; on peut appliquer ensuite une crème ou une pommade à base de cortisone. On donne des antimicrobiens s'il y a infection.

Eczéma atopique. L'*eczéma atopique* ou *constitutionnel* est une affection chronique, de nature prurigineuse et familiale. Il atteint principalement la peau du cou, le visage et les plis de flexion (*Figure 47-6*); il a une activité croissante et décroissante. Quoique la vraie cause reste inconnue, on l'associe souvent à des affections respiratoires allergiques. Les antécédents familiaux révèlent une allergie positive, comme des rhinites allergiques ou de l'asthme. Le dessèchement de la peau est un facteur aggravant; la laine et la lanoline sont des facteurs courants d'irritation de la peau chez ces clients. Les allergies alimentaires peuvent être un autre facteur causal. Un choc affectif et la nervosité aggravent la situation. Les principes du traitement sont les mêmes que pour l'eczéma de contact.

Réactions aux médicaments (eczéma médicamenteux)

Le terme *eczéma médicamenteux* sert à désigner les éruptions cutanées causées par l'administration interne de certains médicaments. Même si, en principe, certains médicaments semblent provoquer des éruptions similaires, les individus réagissent différemment à chaque médicament.

Il semble que l'éruption causée par les médicaments apparaisse brusquement ; elle a une couleur vive particulière, présente des caractéristiques plus spectaculaires qu'une éruption similaire d'origine infectieuse et, à l'exception des éruptions causées par le bromure et l'iodure, elle tend à disparaître rapidement après la suppression du médicament. Les éruptions causées par des médicaments sont accompagnées de symptômes constitutionnels. Lorsqu'on découvre que le client est allergique à un médicament, on lui explique qu'il a eu une réaction à cette médication et on lui recommande de ne plus en prendre. L'infirmière doit porter une grande attention aux réactions cutanées dues à des médicaments, car celles-ci sont le signe d'idiosyncrasies plus sérieuses. Comme c'est souvent elle qui établit le premier contact avec le client, l'infirmière peut signaler toute apparition de lésion afin que le traitement commence le plus tôt possible.

Urticaire et œdème de Quincke

L'*urticaire* est une affection allergique de la peau caractérisée par l'apparition soudaine d'éminences rosées et œdémateuses, de grandeur et de forme variables ; elle s'accompagne aussi de prurit et d'une sensation de brûlure. L'urticaire affecte n'importe quelle partie du corps, y compris les muqueuses, surtout celles de la bouche, du larynx (parfois, avec complications respiratoires graves) et du tube digestif. L'urticaire peut être présente pendant quelques minutes ou quelques heures, puis disparaître. Des éruptions peuvent apparaître durant quelques heures ou quelques jours, puis disparaître et réapparaître de façon intermittente. On désigne cette affection intermittente par le terme *urticaire chronique*.

Les tuméfactions de l'*œdème de Quincke* atteignent les couches profondes de la peau, entraînant une enflure plus diffuse que les lésions discrètes caractéristiques de l'urticaire. Il peut arriver que le dos soit complètement œdémateux. La peau recouvrant l'œdème semble normale, mais elle a souvent une apparence rougeâtre. Il ne se forme pas de godet, comme dans les cas d'œdème ordinaire. Les régions le plus souvent atteintes sont les lèvres, les paupières, les joues, les mains, les pieds, la langue et les organes génitaux ; les muqueuses (du larynx), les bronches et le tube digestif peuvent aussi être atteints, surtout dans les cas de type héréditaire. Un œil peut être complètement fermé ; une lèvre peut être tellement œdémateuse qu'il est impossible de manger, une main peut devenir tellement enflée qu'il est impossible de fléchir les doigts. Ces différents œdèmes peuvent apparaître brusquement en quelques secondes ou en quelques minutes, ou encore lentement, en 1 h ou 2 h. Dans ce dernier cas, la présence d'œdème est précédée de prurit et de sensation de brûlure. Il arrive rarement que plus d'une tuméfaction apparaisse en même temps, bien qu'une tuméfaction puisse apparaître lorsqu'une autre est en voie de disparition. Quelquefois, il y a récidive dans la même région. Les lésions individuelles durent de 24 h à 36 h. Dans des cas très rares, les lésions reviennent périodiquement, toutes les 3 à 4 semaines.

Les tuméfactions de l'œdème de Quincke situées le long du tube digestif provoquent souvent des vomissements et des douleurs aiguës pouvant suggérer une appendicite aiguë, une cholécystite aiguë, une colique néphrétique ou une invagination ; un œdème de la glotte est particulièrement grave puisqu'il peut provoquer une suffocation soudaine.

Traitement.   Un certain nombre de clients sont soulagés par l'administration d'antihistaminiques ; d'autres ont besoin d'injections d'adrénaline. L'administration de corticostéroïdes donne des résultats rapides. Une trachéotomie devient nécessaire si l'œdème du larynx menace d'obstruer la glotte.

Œdème de Quincke héréditaire

Nous incluons l'œdème de Quincke héréditaire dans cette section même si ce n'est pas une affection à caractère immunologique ; nous traitons de cette affection à cause de sa ressemblance avec l'œdème de Quincke allergique et aussi à cause de sa gravité. Les symptômes sont causés par l'œdème de la peau, des voies respiratoires et du tube digestif. Les crises sont précipitées par un traumatisme ou elles se produisent spontanément.

Lorsque la peau est atteinte, l'œdème est plutôt diffus ; il n'y a pas de prurit et, habituellement, pas d'urticaire. L'œdème gastro-intestinal peut causer des douleurs abdominales suffisamment importantes pour nécessiter le besoin d'une intervention chirurgicale. L'œdème des voies respiratoires supérieures peut causer une tuméfaction importante de la luette et du larynx et provoquer une asphyxie. L'œdème laryngé aigu est la manifestation la plus grave de cette affection ; il aboutit à la mort par asphyxie dans près de 20 % des cas. Normalement, les crises diminuent au bout de 3 à 4 jours, mais le client doit rester sous observation afin que l'on détecte tout signe d'obstruction laryngée pouvant nécessiter une trachéotomie. L'adrénaline, les antihistaminiques et les corticostéroïdes font couramment partie du traitement, mais la valeur de ces agents est discutable.

Allergie gastro-intestinale

Pour quelques personnes, certains aliments courants constituent un véritable poison. Certaines ne peuvent manger des framboises ou des fruits de mer sans avoir une crise d'urticaire. D'autres ne peuvent manger de la viande de porc ou du fromage, peu importe la façon dont ces aliments sont apprêtés ; si elles en consomment par inadvertance, elles vomissent immédiatement et ont de la diarrhée, souvent accompagnée de douleurs intenses (il semble que cela soit dû à des lésions d'urticaire tout le long de la muqueuse gastro-intestinale). Souvent, l'asthme et l'urticaire apparaissent à la suite de ces lésions.

Asthme bronchique

L'*asthme* est une forme réversible d'obstruction bronchique provoquée par de nombreux stimuli comme l'allergie, les irritants inhalés, les gaz de l'environnement, l'exercice et l'infection (surtout d'origine virale). L'obstruction elle-même est causée par l'un des trois facteurs suivants : (1) la contraction des muscles des parois bronchiques, ce qui

Tableau 47-2 Comparaison entre l'asthme extrinsèque et l'asthme intrinsèque

	Cause extrinsèque (allergie)	Cause intrinsèque (infection)
Début	3 ans à 35 ans	Avant 3 ans et après 35 ou 40 ans
Symptômes	En certaines saisons ou toute l'année ; en rapport très souvent avec le pollen et les moisissures	S'aggravent en hiver, en particulier avec l'air froid, la pollution de l'air et, fondamentalement, avec l'infection
Mucus	Clair et mousseux	Épais, blanchâtre et décoloré
Antécédents familiaux de l'atopie	Oui	Incidence ne dépassant pas celle de la population en général
Tests cutanés	Positifs et tous en corrélation	Négatifs ou positifs sans corrélation
Taux d'IgE sérique	Élevé ou normal	Normal
Réaction au traitement	Favorable à l'immunothérapie et aux bronchodilatateurs	Faible aux bronchodilatateurs ; aucune réaction à l'immunothérapie

Source : R. Patterson. *Allergic Diseases*, 2ᵉ éd., p. 256, Philadelphie, J.B. Lippincott, 1980.

rétrécit le passage de l'air ; (2) le gonflement des muqueuses bronchiques ; (3) le remplissage des bronches par du mucus épais. Il semble exister une prédisposition héréditaire chez les deux tiers des clients atteints, et plus d'hommes que de femmes sont touchés. Des crises de rhinite allergique se terminent, dans environ 50% des cas, par de l'asthme. Les causes sont généralement d'origine extrinsèque (relatives à l'allergie) ou intrinsèque.

■ ÉVALUATION INITIALE

Manifestations cliniques. Il est intéressant de noter que la toux est le seul symptôme à se manifester chez certains clients. Chez d'autres, en plus de la contraction des muscles lisses, il existe aussi un œdème de la muqueuse bronchique et une production excessive de mucus.

La crise d'asthme débute brusquement par de la toux et une sensation de serrement à la poitrine. Ensuite, la respiration devient lente, laborieuse et sifflante. L'expiration est toujours plus ardue et plus prolongée que l'inspiration, ce qui force le client à s'asseoir droit et à utiliser tous les muscles pouvant aider à la respiration. L'obstruction au passage de l'air donne une sensation de dyspnée. Le client devient cyanosé, à cause de l'hypoxie, et il transpire abondamment ; son pouls est faible, ses extrémités sont froides ; il peut présenter de la fièvre et, parfois, de la douleur, de la nausée, des vomissements et de la diarrhée. Au début, la toux est sèche et rapprochée ; elle devient par la suite plus violente. Le client expectore difficilement un mucus clair contenant des petites masses rondes et géla-tineuses. Ces masses, appelées perles de Laennec, sont des moisissures provenant des bronchioles et contenant des spirales de Curschmann. La crise dure d'une demi-heure à quelques heures. Dans certains cas, elle régresse sponta-nément, mais on ne peut guère compter là-dessus. De telles crises sont rarement fatales. Toutefois, l'état de mal asthmatique (« status asthmaticus ») risque de se produire. Les mesures thérapeutiques sont alors inefficaces et le client présente des crises répétées ou un état d'asthme continu. C'est un état qui met en danger la vie du client (voir à la page 1018).

Réactions associées à l'asthme. Les réactions aller-giques associées à l'asthme sont l'eczéma (présent, à un certain moment durant la vie, chez 75% des clients souffrant d'asthme), l'urticaire et l'œdème de Quincke (présent chez 50% des clients). Un choc affectif peut provoquer une crise, chez une personne asthmatique, de la même façon que n'importe quel organe du corps peut être affecté et stimulé par des facteurs psychiques.

Antécédents du client et diagnostic infirmier. Les facteurs précipitants les plus importants des crises d'asthme comprennent les infections respiratoires non bactériennes, les exercices physiques, les substances irritantes provenant de l'environnement ou du travail et les médicaments.

Afin de déterminer le type d'asthme que présente le client, on examine ses antécédents d'hypersensibilité à des substances connues ayant été ingérées ou inhalées, comme un pollen, un aliment particulier, les plumes, les poils d'animaux, la poudre de riz, etc. ; on examine aussi les antécédents potentiels de sensibilité. La relation étroite entre les crises d'asthme et une rhinite allergique, ainsi que la découverte, durant la crise, de pâleur et d'œdème de la muqueuse nasale, aident à diagnostiquer un cas d'asthme allergique extrinsèque (*Tableau 47-2*). Un nombre élevé de cellules éosinophiles dans le sang et dans les expectorations confirme le diagnostic. L'analyse des gaz sanguins et la simple spirométrie permettent d'évaluer les échanges gazeux et fournissent des données de base pour identifier les risques d'hypoxémie et d'acidose respiratoire.

Un effort physique peut déclencher des spasmes bronchiques chez la plupart des clients asthmatiques. Il semble que la cause première soit la perte de chaleur par les voies respiratoires que provoque l'hyperventilation. Durant un exercice, il est préférable d'inhaler de l'air frais, qui augmente la broncho-constriction, plutôt que de l'air chaud et humide, qui a un effet contraire.

Avec les industries de plus en plus nombreuses qui produisent des irritants chimiques qu'on inhale au travail ou à l'extérieur, il n'est pas étonnant que l'asthme devienne de plus en plus fréquent. Les polluants gazeux communs diminuent la fonction respiratoire. Les individus exposés aux poussières de grains de céréales et à la sciure de bois présentent des symptômes d'irritation respiratoire et de réactions allergiques. Certains médicaments, comme l'aspirine, l'indométhacine et les agents anti-inflammatoires, contribuent à enrayer les crises d'asthme.

Cependant, toute respiration sifflante n'est pas nécessairement de caractère asthmatique. Il faut d'abord bien vérifier s'il n'y a pas une insuffisance cardiaque globale, une obstruction bronchique due à un corps étranger ou une tumeur qui soit la cause sous-jacente ou le facteur prédisposant de cette crise. Chaque fois qu'il y a doute, il est important de faire une radiographie pulmonaire ou une bronchoscopie.

Chez les individus dont les manifestations cliniques ne sont pas évidentes, l'évaluation en laboratoire de la fonction respiratoire montre généralement une obstruction des voies respiratoires. Pour identifier l'asthme, il existe un spiromètre de bureau, comme le débitmètre de pointe qu'on utilise beaucoup en Angleterre et qui est peu coûteux. Le débit expiratoire maximum seconde (DEMS) correspond au débit de pointe enregistré au cours d'une expiration forcée.

Pour évaluer l'ampleur d'une crise d'asthme, on doit poser les questions suivantes :

- Depuis combien de temps est apparue la respiration sifflante ? (Si la réponse indique de nombreux jours, le traitement exige l'hospitalisation.)
- À quoi ressemble la toux ? Est-elle grasse ou sèche ?
- Y a-t-il d'autres symptômes ?
- À quel moment débute la respiration sifflante ? Combien de temps dure-t-elle ?
- Y a-t-il eu la même manifestation auparavant ? À quel moment de la journée ?
- Le client parle-t-il longtemps avant de reprendre sa respiration ou répond-il de manière saccadée comme s'il était à court de respiration ? Peut-il parler ?

Habituellement, la toux est sèche, mais elle devient grasse par la suite. L'oppression thoracique et la résistance aux médicaments antitussifs confirment le diagnostic de l'asthme.

Souvent, on confirme un diagnostic en demandant au client de profiter d'une période de toux pour inhaler un bronchodilatateur en aérosol. Si la respiration sifflante est causée par la bronchite, il n'y a aucun soulagement de la toux ; si l'asthme est la cause sous-jacente, la toux est soulagée. C'est encore en surveillant le DEMS que l'on établit le meilleur diagnostic. Comme il s'agit d'une épreuve simple, on apprend au client à surveiller lui-même ses débits expiratoires. Il a été démontré que le client faisait une évaluation plus fiable de son propre DEMS que ne pourrait le faire un des membres du personnel de santé. De plus, le client est plus apte à juger si l'obstruction s'atténue ou non de jour en jour. Il faut également évaluer la toux ainsi que l'oppression thoracique.

Problèmes du client et diagnostics infirmiers

Les problèmes fondamentaux comprennent les phases aiguës de détresse respiratoire en rapport avec l'obstruction bronchique et l'hypoxie qui en résulte, l'anxiété relative à l'état chronique de la maladie, la propension à des crises asthmatiques aiguës, la nécessité de s'adapter à un autre mode de vie et le non-respect possible du traitement médicamenteux permanent à cause d'un manque d'informations adéquates.

■ PLANIFICATION ET INTERVENTION

Objectifs

Le client doit réussir à :

1. Soulager sa détresse respiratoire.
2. Adopter des mécanismes d'adaptation adéquats pour calmer l'anxiété relative à son état maladif et pour prévenir les crises asthmatiques aiguës.
3. Respecter le traitement médicamenteux permanent qui répond à ses besoins spécifiques.

Médicaments. La pharmacothérapie disponible comprend de nombreux médicaments, y compris l'adrénaline et la théophylline. L'adrénaline est un bronchodilatateur puissant à action rapide. La théophylline agit principalement comme un bronchodilatateur, un vaso-dilatateur pulmonaire et un relaxant des muscles lisses. (Voir le tableau 47-3 pour la pharmacothérapie de l'asthme.)

Les *antibiotiques*, les *sédatifs* et les *tranquillisants* font aussi partie des programmes pharmacothérapeutiques. On administre les antibiotiques quand il y a présence d'infection ; on prescrit, dans certains cas, des sédatifs et des tranquillisants (*Tableau 47-4*).

Soulagement de l'anxiété. Il faut se rappeler que l'asthme est un syndrome pouvant être déclenché par un certain nombre de facteurs différents. Mais le facteur le plus courant est d'ordre affectif. Un client hypoxique est très anxieux ; il est nécessaire que ceux qui s'occupent de lui apaisent son anxiété en agissant avec calme et confiance et, surtout, en corrigeant son état d'hypoxie. Il faut donc remédier à l'obstruction et fournir de l'oxygène pour enrayer l'hypoxie.

On peut améliorer l'efficacité respiratoire et augmenter le bien-être du client en élevant la tête du lit et en plaçant les oreillers de façon à soutenir le client. Le client sera plus à l'aise en se penchant vers l'avant, les bras appuyés sur un oreiller posé sur la table. Après la crise aiguë, on encourage le client à se reposer et à dormir.

On doit garder le client au chaud pour le protéger des frissons, puisqu'il a tendance à transpirer énormément. On doit le changer souvent de chemise et changer au besoin les couvertures (de coton).

Le client devra éviter le plus possible de s'exposer aux antigènes. L'asthme bronchique est une maladie chronique susceptible d'exacerbations qui causent l'apparition des symptômes.

Traitement après la phase aiguë. Il est important d'encourager la personne se rétablissant d'une crise d'asthme à boire beaucoup afin de maintenir les sécrétions intra-bronchiques liquides (hygiène bronchique). Autrement, des sécrétions épaisses peuvent causer une obstruction bronchique et de l'atélectasie. Certains chercheurs ne sont pas d'accord pour qu'on augmente l'hydratation ; ils croient que cela peut créer une tension cardio-vasculaire et respiratoire si l'hydratation est exagérée.

Tableau 47-3 Médicaments destinés à lutter contre l'asthme

Médicaments	Administration	Action	Intervention infirmière
1. Spasmolytiques (méthylxanthines)			
a) Aminophylline	Intraveineuse, en cas de bronchospasme grave	Le bronchodilatateur inverse l'obstruction du passage de l'air en relaxant les muscles lisses bronchiques (par inhibition de la phosphodiestérase) et en prévenant la dégradation de l'adénosine-monophosphate cyclique (détend les muscles lisses.) On doit surveiller les concentrations sanguines ; les limites maximales doivent varier entre 10 μg/mL et 20 μg/mL.	1. Donner les médicaments à des intervalles réguliers sur une période de 24 h de façon à assurer une répartition continue.
b) Théophylline	Orale, à action de courte durée (4 h)		2. Pour éviter toute irritation de l'estomac, administrer les médicaments par voie orale avec un antiacide, du lait ou des biscuits salés.
c) Théophylline (Elixophyllin)	Orale, à action de longue durée (de 8 h à 12 h)		3. Surveiller les concentrations de théophylline sérique pour éviter l'intoxication.
d) Aminophylline (Phyllocontin)			4. Surveiller les réactions contraires et en faire rapport :
e) Théophylline (Theolair, Theo-Dur)			a) Fonction digestive : nausées, vomissements, hématémèse, diarrhée ;
			b) Fonction cardio-vasculaire : palpitations, tachycardie, extra-systoles, hypotension ;
			c) Fonction veineuse : céphalées, insomnies, nervosité, irritabilité.
			5. Reconnaître les effets des autres médicaments et des autres maladies sur les méthylxanthines :
			a) Cimétidine, érythromycine — action prolongée ;
			b) L'usage du tabac écourte l'action ;
			c) Maladie du foie et insuffisance cardiaque globale — action prolongée.
2. Adrénergiques (sympathomimétiques)			
a) Métaprotérénol (Alupent)	Orale : inhalateur avec dosimètre	Bronchodilatateur Stimule les récepteurs bêta$_2$ (en augmentant la quantité d'adénosine-monophosphate cyclique, ce qui détend les muscles lisses) Stimule le cœur (récepteurs bêta$_1$)	1. Espacer les prises de médicaments ; lorsqu'ils sont prescrits avec un spasmolytique, il est préférable de les alterner pour augmenter la bronchodilatation et pour diminuer les effets secondaires.
b) Terbutaline (Bricanyl)	Orale		2. Montrer comment utiliser et comment nettoyer l'inhalateur muni d'un dosimètre.
c) Albutérol, salbutamol (Ventolin)	Solution à inhaler ; inhalateur avec dosimètre		3. Surveiller les effets secondaires :
			a) Usage abusif : tachycardie, palpitations, pyrosis, insomnie, nervosité, vertiges ;
			b) Terbutaline : tremblements, secousses ;
			c) Albutérol : tremblements surtout.
d) Fénotérol (Berotec)	Semblable à l'albutérol (disponible au Canada et en Europe, mais non aux États-Unis)		

Tableau 47-3 Médicaments destinés à lutter contre l'asthme (*suite*)

Médicaments	Administration	Action	Intervention infirmière
e) Isoprotérénol (Isuprel, Medihaler-Iso)	Solution à inhaler ; inhalateur avec dosimètre	Stimule les récepteurs bêta$_1$ et bêta$_2$	
f) Adrénaline (Medihaler-Epi)	Sous-cutanée : renouvelable après 15 min à 20 min si nécessaire	Stimule les récepteurs alpha, bêta$_1$, et bêta$_2$; action de courte durée	Surveiller les effets secondaires : céphalées, vomissements, agitation, hypertension, tachycardie et arythmies.
3. *Corticostéroïdes* Prednisone	Orale	Anti-inflammatoire ; augmente la production d'adénosine-monophosphate cyclique	1. Prescrit seulement lorsque les autres médicaments classiques n'ont aucun effet. 2. Prendre la dose journalière en une seule fois, de préférence le matin avec un aliment antiacide. 3. Surveiller les effets secondaires : dépression, irritation stomacale, hypernatrémie, hypokaliémie, ecchymoses, faiblesse musculaire. 4. Ne jamais interrompre brutalement le traitement par peur d'une crise aiguë des surrénales. 5. Ne pas inhaler de stéroïdes durant une crise d'asthme. 6. Après avoir inhalé la dose prescrite, se gargariser avec de l'eau pour prévenir l'absorption systémique et une infection fongique possible ; si c'est le cas, se soigner avec des antifongiques. 7. Signaler toute situation angoissante. (Voir à la page 832 pour les effets secondaires à longue échéance et les précautions.)
4. *Cromoglycate disodique* (Intal)	Inhalé grâce à un inhalateur à turbine fourni avec le médicament	Prévient les bronchospasmes plus qu'il ne les soigne. Évite la libération de l'histamine et des autres médiateurs (après la réaction antigène-anticorps) qui sont responsables de la bronchoconstriction	1. Apprendre avec patience au client à utiliser et à nettoyer l'inhalateur à turbine. 2. Lui demander d'assister de nouveau à des démonstrations pour s'assurer qu'il utilise la bonne technique. 3. Savoir que ce médicament ne peut pas soigner une crise aiguë et qu'il n'est prescrit que par mesure de prophylaxie. Il semble efficace pour l'asthme allergique et l'asthme provoqué par l'exercice. Son prix est à considérer. 4. S'il se produit une légère irritation de la gorge, une toux ou un enrouement, un aérosol bronchodilatateur les soulagera. 5. Si le cromoglycate ne semble pas être efficace au bout d'un mois, cesser lentement de l'administrer pour éviter toute crise sévère d'asthme. 6. Peut être utilisé pour éviter l'emploi des stéroïdes.

Tableau 47-4 Médicaments à éviter par les clients asthmatiques

Type d'asthme	Médicament	Raison
Aigu ou chronique	Antihistaminiques	Assèchent les sécrétions pulmonaires.
	Anticholinergiques	Assèchent les sécrétions pulmonaires.
	Propranolol	Peut causer un bronchospasme.
	Inhibiteurs de la monoamine oxydase	Déclenchent une crise d'hypertension lorsqu'ils sont combinés avec des médicaments adrénergiques.
	Antitussifs	Empêchent les sécrétions d'être claires ; à utiliser seulement lorsque la toux persiste ou qu'elle empêche de dormir.
État de mal asthmatique	Morphine Sédatifs Tranquillisants	Peuvent déprimer la respiration.

Le client recevra des directives détaillées et précises concernant : (1) l'administration d'injections ou d'inhalations en aérosol à la maison (*Encadré 47-2*) ; (2) les différents types de facteurs qui peuvent provoquer des crises d'asthme et qui sont donc à éviter ; (3) les visites de suivi pour observations durant et après la convalescence ; le travailleur social peut aider à trouver un nouvel emploi si un changement s'impose ; et (4) les activités permises et contre-indiquées.

Activités recommandées (permises).   Un système d'air climatisé peut aider ou aggraver les symptômes. Une humidité maintenue entre 30% et 50% est confortable. Donner au client les recommandations suivantes :

- Rester à la maison les jours où le taux de pollution est particulièrement élevé ;
- Veiller à une bonne hydratation et à bien se reposer ;
- Utiliser un bronchodilatateur, de 15 min à 30 min avant de commencer une activité physique ;
- Pratiquer des exercices respiratoires pour améliorer sa fonction expiratoire. Il faut toutefois expliquer au client qu'on ne connaît pas exactement l'efficacité d'une telle pratique ;
- Il faut l'encourager à prendre les mesures recommandées pour traiter l'allergie, comme le contrôle de l'environnement, surtout si le client est allergique à la poussière, aux phanères et aux moisissures. Le système de chaleur irradiant est préférable aux systèmes à air circulant.

Activités contre-indiquées

- Il faut mettre le client en garde contre la cigarette, qui augmente l'infection bronchique bactérienne en altérant les mouvements ciliaires.
- Il faut lui expliquer qu'il *ne doit pas* utiliser le nébuliseur manuel plus de 4 à 6 fois par jour, parce qu'un usage excessif a des effets nuisibles sur la santé.

Asthme intrinsèque et asthme sensible à l'aspirine.   On traite ces sortes d'asthme d'abord par des médicaments. Cependant, il ne faut pas administrer d'aspirine ou de médicament contenant de l'aspirine au client sensible à l'aspirine.

Prévention.   On doit rechercher, chez tout client souffrant d'asthme périodique, les manifestations pouvant mettre en cause une protéine étrangère à laquelle celui-ci serait hypersensible et qui pourrait déclencher les crises. Si les crises se produisent surtout la nuit, lorsque le client est couché, il devra subir des tests cutanés avec le matériel qui compose son matelas et son oreiller. Si les résultats démontrent qu'il est hypersensible à ces substances, il devra prendre les mesures qui s'imposent. Si les crises semblent être associées à la présence d'un animal particulier, comme un cheval ou un chat, on doit faire des tests cutanés à partir d'un allergène composé de poils ou de particules de la peau de l'animal en question. Le médecin doit rechercher un foyer d'infection bactérienne, par exemple une infection chronique des sinus ou des dents, puisque l'éradication du foyer infectieux s'avère très bénéfique pour certains clients. L'incidence de crises saisonnières chez un client pourrait suggérer un allergène aérogène comme principal agent étiologique. Dans ce cas, on tente un traitement par injection d'extraits de ces pollens. Le système à air climatisé aide à prévenir les crises, encore faut-il que le client soit disposé à vivre dans des pièces à air climatisé durant une période de temps. La solution la plus satisfaisante serait un changement radical d'environnement avec une flore différente, quand cela est possible.

On peut prévenir l'*asthme provoqué par les exercices* en inspirant de l'air à 37°C (température corporelle) et à 100% d'humidité relative. Le client se couvre le nez et la bouche avec un masque et il respire l'air expiré qui a été réchauffé et humidifié au cours de son passage dans les voies respiratoires. Un simple masque facial est une méthode pratique et peu coûteuse pour les asthmatiques qui font des sports d'équipe, de la course à pied et du ski.

Traitement psychothérapeutique associé.   Il est important de se rappeler qu'une fois que les crises d'asthme ont commencé, le client sera sujet à d'autres crises et qu'il peut provoquer celles-ci par autosuggestion.

Complications de l'asthme.   Une crise aiguë d'asthme est en soi rarement grave, mais elle peut parfois être fatale dans le cas d'épuisement respiratoire, surtout si l'on administre des sédatifs sans restrictions.

Les complications de l'asthme (*Figure 47-7*) sont la rupture d'une bulle sous-pleurale, causant un pneumothorax, un emphysème médiastinal ou sous-cutané, une bronchite chronique et récurrente aiguë, une bronchiectasie, une hypertension pulmonaire et une hypertrophie cardiaque

Encadré 47-2 Mode d'emploi de l'inhalateur (nébuliseur)

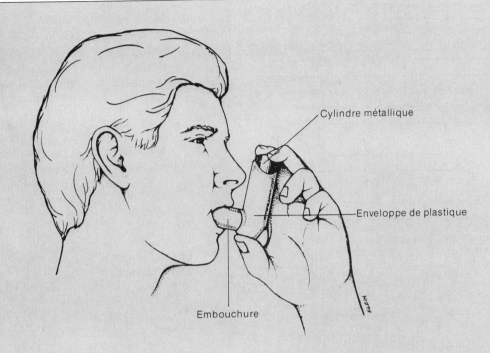

Cylindre métallique

Enveloppe de plastique

Embouchure

Marche à suivre

1. Secouer complètement l'inhalateur juste avant l'utilisation.
2. Enlever le capuchon de l'embouchure.
3. Expirer à fond et d'une manière continue pour vider le plus possible les poumons.
4. Introduire complètement l'embouchure dans la bouche (suivre les instructions du fabricant ; quelques modèles exigent que 2 cm à 3 cm d'embouchure dépassent des lèvres). Maintenir l'inhalateur en position verticale.
5. Inspirer profondément et sans interruption, mais lentement. Appuyer en même temps sur l'extrémité du cylindre métallique avec l'index.
6. Retenir sa respiration aussi longtemps que possible (10 s).
7. Retirer l'inhalateur de la bouche, avant d'expirer, et enlever l'index du cylindre métallique pour éviter toute perte de médicament.
8. Remettre le capuchon sur l'embouchure.
9. Nettoyer fréquemment l'appareil, en enlevant le cylindre métallique et le capuchon.
10. Rincer complètement l'enveloppe de plastique et le capuchon.

Raison

1. Pour détacher les particules médicamenteuses.
2. Pour libérer la sortie du médicament.
3. Cela prépare les tissus à mieux réagir au médicament.

6. Cela permet au médicament de faire le maximum d'effet.

10. Pour éviter que l'inhalateur ne devienne un réservoir de bactéries, lesquelles pourraient parvenir aux bronches et aux poumons.

NOTE: 1. La mauvaise utilisation de l'inhalateur ainsi que son abus peuvent entraîner la tachycardie et une maladie des voies respiratoires supérieures à cause de l'adrénaline inhalée.
2. Respecter la fréquence des inhalations selon ce qui a été prescrit.

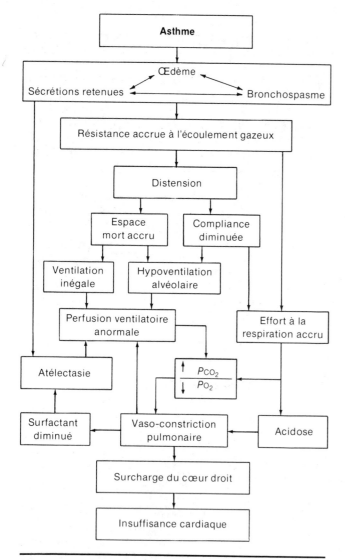

Figure 47-7 Schéma représentant les complications qui peuvent survenir lorsque l'asthme est hors de contrôle. (*Source* : W. Richards et S.C. Siegel. *Emergency Medicine*, 6, février 1974, p. 299.)

droite avec insuffisance cardiaque droite (maladie cardiopulmonaire). L'hypoxie chronique due à ces complications provoque des changements de personnalité.

■ ÉVALUATION

Résultats escomptés

Le client réussit à :

1. Soulager la détresse respiratoire aiguë.
   a) Ne présente aucun signe de toux, d'oppression thoracique, d'effort excessif à l'expiration et de cyanose ;
   b) A un pouls puissant, régulier et de fréquence normale ;
   c) Présente un murmure vésiculaire clair, sans respiration sifflante ;
   d) Présente une composition gazeuse artérielle comparable aux valeurs existant avant la maladie.

2. Adopter les mécanismes d'adaptation appropriés pour calmer l'anxiété causée par son état et pour prévenir les crises aiguës d'asthme.
   a) Prend les mesures appropriées pour prévenir les crises (par exemple, évite les allergènes, les stimuli provoquant le stress) ;
   b) Décrit les progrès qu'il a effectués pour s'adapter à la maladie chronique ;
   c) Sollicite l'aide de sa famille pour modifier son style de vie ;
   d) Recourt aux services de l'équipe de soins pour accomplir les changements nécessaires dans son mode de vie ;
   e) Décrit la manière d'utiliser les médicaments pour prévenir et soigner les crises aiguës d'asthme ;
   f) Est fidèle à ses rendez-vous à la clinique ou chez le médecin.

3. Respecter le traitement médicamenteux permanent.
   a) Prend les médicaments selon la prescription ;
   b) Reconnaît la nécessité de continuer à prendre les médicaments ;
   c) Connaît les moyens de régler les doses pour éviter les effets secondaires des médicaments ;
   d) Est fidèle à ses rendez-vous à la clinique ou chez le médecin pour qu'on surveille sa réaction au traitement médicamenteux ;
   e) Respecte l'antibiothérapie prescrite pour lutter contre les infections ;
   f) S'assure que les membres de sa famille ou ses amis savent comment administrer les médicaments injectables, si c'est nécessaire.

État de mal asthmatique

L'*état de mal asthmatique* est un état grave qui ne réagit pas au traitement clinique par l'adrénaline et par la théophylline. Cet état peut durer plus de 24 h. Il se produit un cercle vicieux par suite de l'infection, de l'anxiété, de l'usage exagéré des tranquillisants, de l'abus des nébuliseurs, de la déshydratation, de l'augmentation des inhibiteurs β-adrénergiques et des irritants non spécifiques. Une phase aiguë peut parfois survenir précipitamment à cause de l'hypersensibilité à l'aspirine.

Physiopathologie.   Une combinaison de certains facteurs, comme la contraction des muscles lisses des bronchioles, la tuméfaction de la muqueuse bronchique ou l'épaississement des sécrétions, contribue à diminuer le diamètre des bronches. Une anomalie dans le rapport perfusion-ventilation naît de l'hypoxémie et de l'acidose respiratoire ou de l'alcalose. C'est pourquoi l'analyse des gaz sanguins est un guide important pour juger de la gravité de l'état et constitue une méthode sûre pour vérifier la réaction du client au traitement.

Il se produit une diminution de la P_{O_2} et une alcalose respiratoire initiale avec la P_{CO_2} qui diminue et le pH qui augmente. Lorsque le mal asthmatique s'aggrave, la P_{CO_2} augmente et le pH diminue, ce qui se manifeste par de l'acidose respiratoire. L'augmentation de la P_{CO_2} indique une insuffisance respiratoire progressive et exige des médicaments très actifs ainsi que d'autres formes de traitement afin d'éviter la mort par insuffisance respiratoire.

Évaluation et manifestations cliniques.   La respiration est difficile et l'expiration demande un effort plus grand. Il y a turgescence des veines du cou et même de celles de la face. L'air expiré s'échappe en sifflant ; cependant, l'ampleur du sifflement n'a aucun rapport avec la gravité de la crise. Le sifflement peut cesser même si l'obstruction s'aggrave.

Traitement et intervention infirmière.   Le traitement est plus efficace dans une unité de soins intensifs pulmonaires où le traitement clinique est étroitement surveillé par un allergologue, un pneumologue, un anesthésiste et une infirmière.

On évalue les risques de déshydratation en examinant la turgescence cutanée et la langue. On corrige la déshydratation, qui est un des problèmes primordiaux, par l'administration intraveineuse de 3 000 mL à 4 000 mL de liquide par jour. L'apport liquidien est essentiel non seulement pour combattre la déshydratation, mais aussi pour détacher les sécrétions et faciliter l'expectoration. On fait de fréquents dosages des électrolytes afin de choisir le traitement qui conviendra le mieux. On administre de l'aminophylline par voie intraveineuse toutes les 6 h jusqu'à ce que le taux adéquat de théophylline dans le sérum soit atteint.

Pour traiter la dyspnée, la cyanose et l'hypoxémie, on commence l'oxygénothérapie à base d'oxygène humidifié et sous faible pression, avec un masque ou un cathéter nasal. La quantité requise varie selon les analyses de gaz sanguins. On maintient la Po_2 entre 65 mm Hg et 85 mm Hg.

On prescrit aussi des corticostéroïdes pour rétablir le fonctionnement bronchique. Les mucolytiques, comme l'acétylcystéine (Mucomyst), sont efficaces après la bronchodilatation. Les antitussifs et les sédatifs sont à éviter. On donne des antibiotiques dès que les symptômes annoncent une infection. La tétracycline, la céphalothine et l'ampicilline sont les meilleurs médicaments, à condition que le client les supporte. On détermine les substances les plus efficaces en fonction des études de crachats par la méthode de Gram. On peut donner de l'adrénaline toutes les 4 h par voie sous-cutanée en cas de dyspnée aiguë ; cependant, on remarque peu d'effet durant les premières 24 h, sinon aucun.

Il est important que l'infirmière surveille constamment le client durant les premières 12 h ou 24 h, ou jusqu'à ce que l'état asthmatique prenne fin. Lorsqu'il est nécessaire de questionner le client, on doit formuler les questions de façon qu'il puisse y répondre par un ou deux mots. La chambre doit être tranquille et exempte d'irritants respiratoires, y compris les fleurs et la fumée de cigarette. L'oreiller ne devra pas être allergène.

L'assistance mécanique peut être nécessaire lorsque le traitement médical échoue. Le relaxateur de volume est préférable au relaxateur de pression parce que de fortes capacités de volumes courants sont nécessaires pour contrer la résistance au passage de l'air. Durant l'utilisation de l'appareil, on doit soigneusement surveiller la fonction cardiaque et les volumes gazeux sanguins pour éviter des complications comme l'insuffisance cardiaque et le pneumothorax.

Éducation du client.   Afin d'obtenir le minimum de récidives, on doit porter une grande attention à l'éducation du client après la période d'hospitalisation. On peut avoir recours à des bronchodilatateurs de façon permanente. On peut augmenter la quantité de certains médicaments lorsque des crises d'asthme surviennent. On maintient une hydratation adéquate à la maison afin que les sécrétions n'épaississent pas. Le client doit être conscient de la nécessité d'éviter toute infection, car elle peut déclencher une crise.

Dans certaines cliniques, on apprend au client à suivre certaines directives (1) pour faire avorter des crises graves et (2) pour qu'il puisse acquérir une certaine indépendance. En plus, on commence un traitement par la théophylline en préparations orales à action de longue durée dont les doses sont étroitement calculées pour éviter les dangers d'une surutilisation. Le client doit utiliser un inhalateur à main muni d'un dosimètre, qu'il peut remplir d'un inhibiteur β_2-adrénergique, comme le métaprotérénol ou l'albutérol, mais qu'il doit employer dans les limites prescrites. Si ces bronchodilatateurs échouent, on demande au client de commencer par utiliser des corticostéroïdes à forte dose, mais à effet de courte durée, généralement la prednisone, en respectant la dose prescrite. Il rendra compte au médecin ou à l'infirmière des progrès accomplis.

☐ MALADIE DU SÉRUM

La *maladie du sérum* est habituellement causée par l'administration d'un antisérum thérapeutique d'origine animale pour le traitement ou la prévention de maladies infectieuses comme le tétanos, la pneumonie, la rage, la diphtérie et le botulisme, et contre les morsures de serpent venimeux et d'araignée (*lactrodectus mactans*). Toutefois, avec l'apparition du sérum antitétanique humain et des antibiotiques, la maladie du sérum est moins répandue qu'auparavant. Par ailleurs, un certain nombre de médicaments — surtout la pénicilline — sont maintenant la cause d'un syndrome identique à celui causé par l'administration d'un sérum étranger.

Manifestations cliniques.   Les symptômes sont causés par la réaction croissante du client et par l'attaque immunologique contre le sérum ou le médicament. Les anticorps semblent être principalement des classes IgE et IgM. Les premières manifestations débutent de 6 à 10 jours après l'administration du médicament et comprennent une réaction inflammatoire au point d'injection, suivie d'une lymphadénopathie régionale et généralisée. Il y a presque toujours une éruption cutanée, que ce soit de l'urticaire ou du purpura, et les articulations sont souvent sensibles et œdémateuses. Une inflammation des vaisseaux peut survenir dans tout organe, mais le plus souvent dans les reins, produisant une protéinurie et parfois des cylindres urinaires. Des complications cardiaques bénignes ou graves risquent de survenir. Une névrite périphérique peut causer une paralysie temporaire des extrémités supérieures ; si elle est généralisée, elle risque de causer le syndrome de Guillain-Barré.

Si cette crise n'est pas enrayée, elle dure de quelques jours à quelques semaines ; habituellement, le client réagit bien au traitement par les antihistaminiques et par les corticostéroïdes.

☐ ANAPHYLAXIE

L'*anaphylaxie* est une réaction allergique immédiate semblable à un choc (qui met la vie en danger) ; elle est causée par l'exposition du client à une substance à laquelle il est extrêmement sensible. Des médicaments tels que des sérums étrangers, la pénicilline, des extraits allergènes utilisés dans l'immunothérapie pour des états allergiques extrinsèques, et le venin des abeilles sont les causes les plus courantes de l'anaphylaxie. Les substances de contraste iodées présentent le même tableau clinique et peuvent être traitées de la même manière.

Évaluation et manifestations cliniques. Les premiers symptômes sont une sensation généralisée de chaleur, un prurit de la paume des mains et de la plante des pieds, l'enrouement de la voix, de la dysphagie, une sensation de serrement à la gorge et une impression de mort imminente. Le client présente un serrement à la poitrine avec une expiration sifflante audible. L'épouvante est évidente et le prurit grave. L'urticaire peut rester localisée, mais elle progresse vers l'œdème de Quincke facial généralisé, typique d'un œdème des voies respiratoires supérieures. La mort peut survenir dans les minutes ou dans les heures qui suivent, due à une insuffisance respiratoire causée par un œdème du larynx ou par un bronchospasme ; mais s'il y a guérison, elle est complète et sans séquelle.

Prévention. On doit établir avec soin les antécédents pathologiques avant l'administration de tout médicament, pour s'assurer qu'il n'y a pas d'hypersensibilité au médicament donné. Tout individu reconnu comme sujet à une réaction anaphylactique doit porter un bracelet d'identité indiquant son allergie.

Quiconque est menacé par une piqûre d'hyménoptère (abeille, guêpe, frelon, etc.) doit porter un nécessaire de soins d'urgence (au printemps et en été) contenant de l'adrénaline à administrer par voie parentérale. Un nécessaire anaphylactique, disponible dans le commerce, contient une seringue préremplie d'adrénaline ainsi qu'un équipement destiné à l'auto-injection.

Si l'on doit administrer un sérum animal, il est primordial de faire un test cutané avant de commencer les injections de doses thérapeutiques. (On utilise encore du sérum de cheval pour les cas nécessitant du sérum antivenin ou antilymphocytaire.)

Tout médicament injectable doit, si possible, être administré à une extrémité distale pour qu'on puisse appliquer un tourniquet proximal, de façon à retarder son absorption dans la circulation.

En présence d'une réaction positive à un médicament qui doit être administré, on procède à une désensibilisation. Cela se fait par l'administration d'une dose minimale du médicament ou du sérum dilué, suivie graduellement d'une augmentation de la dose, toutes les 15 min à 20 min, pour en arriver à la dose thérapeutique. Ce procédé s'avère assez sûr, lorsqu'il est bien fait, mais il n'empêche pas l'apparition ultérieure d'une réaction semblable à la maladie du sérum décrite plus haut.

Traitement et intervention infirmière. On doit réclamer immédiatement de l'aide, mais en ne laissant jamais la personne souffrante sans assistance. On évalue tout de suite les fonctions vitales pour déterminer l'état respiratoire et le battement cardiaque. Si la mort est apparente, on commence le massage cardiaque externe et le bouche-à-bouche.

L'adrénaline reste le traitement le plus efficace d'une réaction allergique aiguë. On fait une injection intramusculaire d'adrénaline diluée à 1/1 000 à raison de 0,1 mL/kg à 0,3 mL/kg dans le bras et on masse toute la région. On applique ensuite un tourniquet à proximité (si possible) du point d'injection de l'allergène. On fait une nouvelle injection d'adrénaline, de 0,01 mL/kg à 0,2 mL/kg, dans le point d'injection de l'allergène afin de restreindre la diffusion de l'antigène à tout le système. Il est recommandé aussi de recourir aux mesures habituelles en cas de choc, c'est-à-dire mettre le client en position de Trendelenburg, lui fournir de l'oxygène et des liquides par voie intraveineuse. Il n'est pas nécessaire d'attendre les résultats des analyses de gaz sanguins pour administrer de l'oxygène, car celui-ci soulage l'hypoxémie et l'hypoxie alvéolaire.

Par la suite, selon l'évaluation clinique de l'individu, les mesures suivantes pourront être adoptées.

Pour l'anaphylaxie : diphénhydramine ;
Pour le bronchospasme : aminophylline, corticostéroïdes et liquides par voie intraveineuse ;
Pour l'hypotension : expanseurs de volume, vaso-presseurs, isoprotérénol ;
Pour l'obstruction laryngée : trachéotomie et oxygénothérapie ;
Pour l'arrêt respiratoire : intubation, oxygénothérapie ;
Pour l'arrêt cardiaque : réanimation cardio-respiratoire, bicarbonate de sodium.

48

Les affections du tissu conjonctif

Les maladies du tissu conjonctif (MTC) ont, depuis quelques décennies, attiré l'attention des chercheurs, car il en existe plus d'une centaine de types différents, qui affectent plusieurs dizaines de millions d'individus de par le monde. Cet ensemble de maladies est l'objet d'étude de la *rhumatologie*, branche de la médecine qui traite des rhumatismes. Un *rhumatisme* est un trouble mal localisé qui affecte principalement les muscles squelettiques, les os et les articulations. La plupart des rhumatismes touchent le tissu conjonctif et sont regroupés du fait de leur symptomatologie commune.

L'expression *maladies du tissu conjonctif* est la plus récente et la plus exacte des appellations pour désigner les maladies du collagène. Non seulement ces troubles affectent-ils le collagène du tissu conjonctif, mais également ses autres constituants protéiques. Plusieurs maladies du tissu conjonctif sont de nature chronique et sont caractérisées par des rémissions et des exacerbations spontanées. La maladie peut débuter d'une manière aiguë ou insidieuse.

☐ RAPPEL DE PHYSIOLOGIE

Le tissu conjonctif se trouve dans tout l'organisme sous la forme de trois types de protéines : le *collagène*, qui est le plus abondant ; l'*élastine*, qui confère au tissu son élasticité ; et la *réticuline*, dont la structure est proche de celle du collagène. Les os, la peau, les muscles, les vaisseaux sanguins, le tissu adipeux, les enveloppes séreuses, le cartilage, les tendons et les ligaments sont autant d'exemples de tissus conjonctifs spécifiques. Leurs fonctions sont d'assurer un support mécanique, de permettre le mouvement, de réchauffer et de constituer certaines structures.

À cause de la répartition du tissu conjonctif à travers tout l'organisme, les manifestations cliniques de son dérèglement sont nombreuses et varient d'un individu à un autre, même pour le même type de maladie. Cela représente un défi pour l'infirmière, dont le rôle est d'évaluer et de traiter tous ces troubles.

☐ ÉVALUATION INITIALE

Pour traiter les maladies du tissu conjonctif, il faut commencer par évaluer complètement et avec précision tous les signes et les symptômes que présente le client. On obtient des données importantes grâce aux antécédents du client et à l'examen physique.

Antécédents du client. La connaissance des antécédents du client est la meilleure aide diagnostique pour procéder à l'examen physique. Si l'on soupçonne une maladie du tissu conjonctif, on s'informe de la nature des douleurs du client. La douleur est la raison la plus fréquente qui amène un client à rendre visite à un médecin. Les autres symptômes comprennent les articulations enflées, les mouvements limités, la raideur, la faiblesse et la fatigue.

Examen général. C'est au cours de la première rencontre avec le client qu'on évalue son apparence. On observe en particulier la démarche, la posture et la charpente au point de vue de la taille et de la structure. On peut noter d'importantes déformations et de grandes anomalies dans le mouvement. Les déviations vers le dehors du corps se nomment déformations *valgus* (par exemple, jambes arquées) et celles vers le dedans du corps se nomment déformations *varus* (par exemple, genoux cagneux). On doit aussi noter dans le dossier la symétrie, la taille et le contour des autres tissus conjonctifs comme la peau et le tissu adipeux.

Comme le tissu conjonctif se répartit dans presque tous les systèmes, il faut faire un examen physique complet. On prête une attention spéciale à chaque articulation et à ses structures adjacentes. Le déroulement de l'examen de la fonction locomotrice est décrit à la section traitant de la polyarthrite rhumatoïde.

Tests diagnostiques. De plus, on fera une série d'études diagnostiques pour confirmer et soutenir une hypothèse de diagnostic.

Les *radiographies* jouent un rôle important dans l'évaluation de ces clients. On peut se rendre compte des rapports entre les os en examinant la densité, la texture, le degré d'usure et les changements de l'os. Les radiographies du cortex osseux permettent d'en détecter l'épaississement, l'amincissement et les irrégularités. L'examen radiologique des articulations peut révéler un excès de liquide synovial, une hypertrophie ou une atrophie et des variations dans la structure même de l'articulation.

L'*arthrographie* consiste à injecter une substance radio-opaque ou de l'air dans la cavité articulaire, du genou ou de l'épaule en particulier, afin de délimiter le contour de l'articulation. On prend une série de radiographies de l'articulation pendant qu'on la bouge dans toute son amplitude de mouvements passifs. Le test terminé, on rassure le client sur le fait que la substance opaque sera systématiquement absorbée et que l'enflure articulaire se résorbera. Il n'est pas nécessaire de prendre des précautions spéciales après le test, mais il faut surveiller les signes d'infection et d'hémarthrose (hémorragie dans l'articulation).

La *myélographie* consiste à injecter une substance radio-opaque ou de l'air dans l'espace sous-arachnoïdien d'une vertèbre lombaire ou cervicale afin de confirmer le diagnostic d'une arthrose de la colonne vertébrale. Cette technique ne permet pas de déceler une maladie du tissu conjonctif à son début (voir à la page 1171).

La *scintigraphie osseuse* donne une idée du degré d'absorption d'un isotope radioactif, comme le technétium 99, par le réseau cristallin de la matière osseuse. Ce degré d'absorption peut être en relation avec une maladie du tissu conjonctif.

La *scintigraphie articulaire* est semblable à la technique précédente et peut mettre en évidence les atteintes articulaires dans tout l'organisme. C'est le test le plus sensible, qui permet de détecter la maladie dès son début.

En général, les *analyses de sang* en rhumatologie reposent sur la théorie selon laquelle la plupart des maladies du tissu conjonctif sont auto-immunes. Comme beaucoup de ces tests sont très complexes et très techniques, aucun d'entre eux n'est suffisant pour diagnostiquer réellement une maladie du tissu conjonctif. Le tableau 48-1 fournit une liste des analyses sanguines les plus courantes avec les valeurs limites acceptables et leur signification. Comme beaucoup de ces tests sont relativement récents et plutôt coûteux, on ne peut les utiliser dans tous les établissements de soins de santé.

On fait une *arthrocentèse* en vue d'analyser le liquide synovial obtenu en particulier au niveau du genou ou de l'épaule. Après une anesthésie locale, on introduit une grosse aiguille dans la cavité articulaire et on aspire un échantillon du liquide synovial. L'asepsie est de rigueur, car cette technique peut permettre l'introduction de bactéries dans l'articulation. Après la succion, il n'est pas nécessaire de prendre des précautions particulières, mais on doit toutefois surveiller les signes d'infection et d'hémarthrose.

Le liquide synovial normal est clair, pâle, de teinte paille, peu abondant et il contient peu de cellules. À partir de l'échantillon prélevé, on détermine le volume, la viscosité et la capacité de former des caillots de mucine. L'examen microscopique permet d'identifier les cellules présentes, d'en faire la numération, d'effectuer la coloration Gram et d'observer les autres éléments figurés. En cas d'inflammation de l'articulation, le liquide synovial est abondant, trouble, laiteux ou jaune sombre ; il contient de nombreuses cellules

inflammatoires, comme des leucocytes et des facteurs du complément. La présence du sang dénote un traumatisme ou une tendance à saigner.

L'*arthroscopie* est une technique endoscopique qui permet de faire une observation directe de l'articulation, particulièrement le genou (voir à la page 1274). Bien qu'on utilise principalement cette technique pour mettre en évidence les blessures ou les lésions, on peut également l'employer pour faire une biopsie du tissu synovial pour fin d'examen microscopique. On peut aussi obtenir un prélèvement au moyen d'une aiguille ou d'une incision chirurgicale.

L'*électromyographie* et la *biopsie musculaire* se pratiquent lorsque les muscles squelettiques sont touchés par la maladie du tissu conjonctif, ce qui permet de déterminer s'il y a inflammation ou dégénérescence du muscle. On fait une biopsie musculaire pour examiner au microscope le muscle squelettique. Cette biopsie s'effectue en salle d'opération, sous anesthésie locale ou générale. L'incision pratiquée, on extrait le spécimen désiré. On applique un pansement compressif, et le membre atteint est immobilisé pour 12 h à 24 h. On peut choisir de faire une biopsie moins envahissante en utilisant une aiguille.

La *biopsie artérielle* permet d'examiner un échantillon de la paroi d'une artère. On choisit très couramment l'artère temporale, à moins que d'autres artères ne soient plus indiquées. La technique se fait par incision, en salle d'opération et sous anesthésie locale. La biopsie artérielle confirme le plus souvent une inflammation de la paroi vasculaire, ou artérite, qui est une sorte de vascularite.

La *biopsie cutanée* confirme une maladie inflammatoire du tissu conjonctif, comme le lupus érythémateux ou la sclérodermie généralisée. On gratte légèrement la peau du client sans que celui-ci en souffre. Une biopsie plus profonde peut se révéler nécessaire lorsque le grattage donne un échantillon insuffisant.

La *thermographie* évalue la chaleur qui irradie à la surface de la peau. On utilise cette technique pour étudier la physiopathologie des articulations enflammées et pour évaluer la réaction du client à la chimiothérapie anti-inflammatoire.

☐ POLYARTHRITE RHUMATOÏDE

Le mot « arthrite » est fréquemment utilisé au lieu des expressions maladie du tissu conjonctif et rhumatisme. Cependant, il s'agit d'un usage impropre puisque le mot arthrite signifie « inflammation d'une articulation ». L'arthrite est donc plutôt un symptôme de la maladie du tissu conjonctif. La polyarthrite rhumatoïde et l'arthrose représentent les deux principaux types de maladies du tissu conjonctif dans lesquelles l'arthrite est la principale manifestation. À cause de la nature chronique de ces maladies, on perd des millions de dollars chaque année en productivité au travail et en allocations d'invalidité.

Physiopathologie

La *polyarthrite rhumatoïde* est une maladie chronique, systémique et évolutive dont on ignore les causes. Elle est principalement caractérisée par une inflammation des diarthroses. Elle touche les personnes de tout âge, mais, le plus

Tableau 48-1 Analyses sanguines courantes pour diagnostiquer les affections du tissu conjonctif

Nom	Description	Valeurs normales	Signification
Facteur rhumatoïde (FR)	1. Démontre la présence d'anticorps anormaux observés dans les MTC. 2. Son évaluation se fait habituellement grâce à un des deux tests suivants : Waaler-Rose Latex F$_2$ (bentonite)	Test de Waaler-Rose = < 1/60 (ou nég.) Test au latex F$_2$ = < 1/80 (ou nég.)	1. Test peu sensible, mais, s'il est positif, il peut faire penser à la polyarthrite rhumatoïde. 2. Test non spécifique pour la polyarthrite rhumatoïde, mais assez sensible pour en déterminer la présence. 3. Un résultat positif peut également suggérer le lupus érythémateux disséminé, le syndrome de Sjögren ou une MTC mixte. 4. Plus le titre est élevé, plus fort est le degré d'inflammation.
Anticorps antinucléaire (AAN)	1. Prouve la présence d'anticorps qui réagissent avec une variété d'antigènes nucléaires (comme cela a été observé dans les MTC). 2. Lorsque les anticorps sont présents, des tests ultérieurs déterminent le type d'AAN circulant dans le sang (par exemple, anti-ADN, anti-ARN). 3. Analyse appelée AANF lorsqu'on utilise la technique de la fluorescence.	< 1/10 (nég.) *Note :* Un petit nombre d'adultes sains présentent une valeur positive du AAN.	1. Un résultat positif est associé au lupus érythémateux disséminé, à la polyarthrite rhumatoïde, à la sclérodermie généralisée, au syndrome de Sjögren et à l'artérite nécrosante. 2. Plus le titre est élevé, plus fort est le degré d'inflammation.
Test pour le lupus érythémateux	1. C'est essentiellement un type de AAN (anti-ADN). 2. Épreuve peu spécifique et peu sensible. 3. Souvent non utilisée, depuis que les études sur l'AAN se sont développées.	< 1/10 (nég.)	1. Valeurs positives chez 75% à 80% des clients souffrant de lupus érythémateux disséminé. 2. Un résultat positif peut aussi être associé à la polyarthrite rhumatoïde et à la sclérodermie généralisée.
Complément (C' ou CH50)	1. Mesure la quantité de facteurs du complément circulant librement dans le sang. 2. Un facteur du complément est une protéine qui se lie au complexe antigène-anticorps pour le détruire. 3. Lorsque la quantité de complexes augmente énormément, les facteurs du complément assurent la lyse, ce qui diminue la quantité disponible dans le sang.	Varient grandement en fonction du type d'analyse utilisé. Surveiller une *diminution*.	1. Une diminution peut s'observer en cas de polyarthrite rhumatoïde (avec manifestations extra-articulaires), de lupus érythémateux disséminé et d'artérite nécrosante systémique. 2. Une diminution indique une activité auto-immune et inflammatoire grave.
Vitesse de sédimentation des hématies (vs)	1. Évaluation de la vitesse à laquelle les globules rouges se déposent en une heure à partir de sang rendu incoagulable. 2. Une augmentation indique que l'inflammation (comme dans une MTC) ou l'infection bactérienne s'accroît. 3. Les méthodes les plus courantes sont celle de Westergren et celle de Wintrobe. 4. La méthode de Westergren semble la plus fiable > 60 mm/h.	Méthode de Westergren = hommes : de 0 mm/h à 15 mm/h femmes : de 0 mm/h à 20 mm/h Méthode de Wintrobe = hommes : de 0 mm/h à 9 mm/h femmes : de 0 mm/h à 15 mm/h	1. Hausse fréquente dans les cas de MTC inflammatoire. 2. Plus la vitesse de sédimentation est élevée, plus l'activité inflammatoire est grande.

souvent, les femmes de 25 à 35 ans sont atteintes. Trois fois plus de femmes que d'hommes souffrent de cette maladie. Ses exacerbations sont fréquemment associées aux périodes de forte tension physique ou émotionnelle.

Pour comprendre la physiopathologie de la polyarthrite rhumatoïde, il est nécessaire de revoir l'anatomie et la physiologie normales d'une articulation. Une articulation est une région du corps où viennent se joindre deux os ou plus ; elle est fondamentalement constituée de tissu conjonctif. Les articulations appartiennent à trois types principaux : (1) *synarthrose* ou immobile (par exemple, articulations des os crâniens) ; (2) *amphiarthrose* ou semi-mobile (par exemple, articulations des vertèbres) ; et (3) *diarthrose* ou mobile (par exemple, articulation du genou). Les diarthroses, ou articulations synoviales, sont le plus couramment touchées par l'inflammation et la dégénérescence, comme elles se produisent dans la polyarthrite rhumatoïde.

On classe les diarthroses selon la forme des surfaces articulaires des os qu'elles unissent. L'articulation à surfaces sphériques, ou *énarthrose*, dont les meilleurs exemples sont la hanche et l'épaule, permet le libre mouvement. L'articulation *à charnière*, représentée par le coude, permet la flexion et l'extension dans un seul plan. L'articulation *condylienne*, représentée par le genou, est semblable à la précédente, mais elle permet en plus d'effectuer une faible rotation. L'articulation carpienne (poignet) est un exemple d'articulation à surfaces planes, ou *arthrodie*, qui permet seulement un mouvement de glissement. La *trochoïde* ne permet que la rotation ; c'est l'articulation qui se situe entre le radius et le cubitus dans l'avant-bras.

Un *cartilage articulaire* recouvre les extrémités osseuses de l'articulation et procure une surface de mouvement douce et résistante. Comme le cartilage n'est pas irrigué, il ne peut se régénérer. Dès qu'il est lésé, la réparation est impossible.

L'espace entre les extrémités osseuses est maintenu par un manchon fibreux qui constitue la *capsule articulaire*. Celle-ci est renforcée par des bandelettes de tissu conjonctif, ou *ligaments*, qui permettent à deux os de rester en relation l'un avec l'autre. On trouve des ligaments le long des deux côtés extérieurs de la capsule et aussi à l'intérieur de la capsule où ils se croisent pour former un pont entre les os. La *membrane synoviale* tapisse la face interne de la capsule et sécrète un liquide dans l'espace entre les os. Le *liquide synovial* agit comme un pare-chocs et comme un lubrifiant pour permettre à l'articulation de jouer librement dans la direction appropriée.

On pense que la polyarthrite rhumatoïde est causée par une réaction auto-immune qui est centrée sur les diarthroses. Au début de la maladie, on observe une inflammation du tissu synovial ou synovite (*Figure 48-1*).

Chacune des diarthroses peut être sujette à l'inflammation accompagnée de tuméfaction et de douleur, d'œdème et d'infiltration par des lymphocytes et des plasmocytes. Les cellules plasmatiques et les lymphocytes commencent à fabriquer des anticorps anti-IgG, anti-IgA ou anti-IgM (facteurs rhumatoïdes) qui réagissent avec l'antigène (IgG) pour constituer des complexes immuns. Cela donne naissance à des réactions inflammatoires caractérisées par la libération d'enzymes lysosomiales et de lymphokines, comme nous

l'avons décrit au chapitre 46. Le nombre de phagocytes augmente pour enlever les débris. Ces cellules produisent des enzymes qui causent davantage de destruction — l'hyperémie, l'œdème, la tuméfaction et l'épaississement de la capsule synoviale continuent. Du tissu de granulation recouvre le cartilage articulaire (pannus synovial) pour le remplacer peu à peu par du tissu conjonctif fibreux. À mesure que le processus s'étend, l'articulation est détruite par suite de l'érosion du cartilage articulaire, ce qui expose l'os dans la cavité articulaire. Cette destruction de l'articulation entraîne l'ankylose et la déformation. Les muscles sont touchés lorsque les fibres musculaires subissent la dégénérescence, ce qui fait perdre aux muscles leur élasticité et leur contractilité.

Les principaux organes et systèmes peuvent également être affectés par la polyarthrite rhumatoïde. En plus de toucher les diarthroses, les complexes immuns se logent dans les organes ou dans les vaisseaux irriguant ces organes. Des réactions inflammatoires se produisent et causent la destruction, la nécrose et, finalement, le dérèglement de tout ce qui est atteint.

■ ÉVALUATION INITIALE

Examen de la fonction locomotrice. En cas de polyarthrite rhumatoïde, on fait un examen physique complet dirigé tout particulièrement sur l'appareil locomoteur. Bien que l'observation des articulations et des muscles squelettiques se fasse en même temps, pour faciliter la compréhension des techniques employées, les détails seront fournis séparément. Pour obtenir des informations sur la fonction locomotrice, il est plus facile de suivre une approche systématique. L'infirmière débute habituellement l'examen par les articulations des membres supérieurs et poursuit par celles du tronc, puis celles des membres inférieurs. Durant tout l'examen, il faut veiller à ce que le client soit à l'aise et relaxé.

Les trois techniques de base utilisées pour l'examen des articulations comprennent l'inspection, la palpation et l'observation de l'amplitude de mouvement. On prend garde à ne pas augmenter la douleur lorsqu'on examine une articulation gravement enflammée et douloureuse. On tient compte, lors de l'évaluation, de l'âge et de la masse corporelle du client.

L'infirmière examine les articulations deux par deux, par exemple les deux épaules simultanément, pour en vérifier la symétrie. Puis elle les observe une par une pour évaluer la grosseur, la forme, la coloration de la peau et l'apparence générale. La grosseur et la forme dépendent du degré de tuméfaction, celle-ci étant peut-être provoquée par l'accumulation du liquide synovial ou par l'hypertrophie de la membrane synoviale ou des os. Une articulation gravement tuméfiée, en particulier au niveau des mains, apparaît raide et luisante, ce qui fait disparaître les « plis » de la peau. La rougeur de la peau indique souvent une inflammation, alors qu'une peau pâle ou cyanosée indique une irrigation défectueuse. Une diminution prolongée de l'irrigation peut entraîner des ulcérations et des lésions vasculaires de la peau.

Après l'examen de l'articulation, on la palpe antérieurement, postérieurement et latéralement pour en évaluer la

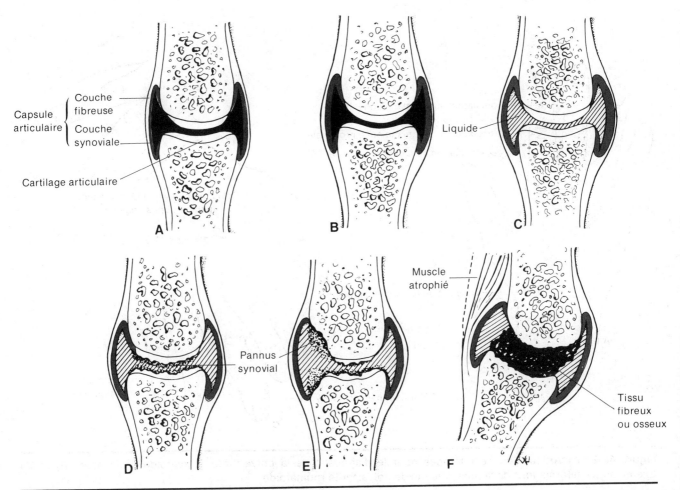

Figure 48-1 Physiopathologie de la polyarthrite rhumatoïde. **A)** Normale. **B)** Enflure synoviale. **C)** Accumulation de liquide. **D)** Pannus synovial. **E)** Érosion du cartilage articulaire. **F)** Ankylose et atrophie du muscle.

température, le degré de tuméfaction et de sensibilité, ainsi que pour repérer toute irrégularité. En cas d'inflammation, l'articulation est chaude, tuméfiée et sensible ; c'est ce qu'on observe dans la polyarthrite rhumatoïde. Si l'articulation est froide, c'est un signe de mauvaise circulation.

La tuméfaction peut paraître spongieuse, comme dans la synovite ; dure, comme dans l'hypertrophie osseuse ; et molle, comme dans l'accumulation de liquide (épanchement). Souvent, la tuméfaction est causée par deux ou trois de ces anomalies ; c'est pourquoi il peut être difficile de certifier la nature exacte de la tuméfaction.

Même si le client ne se plaint pas de douleur en temps normal, son articulation peut se révéler très sensible lors de la palpation. On associe souvent la sensibilité avec la tuméfaction lorsque les terminaisons nerveuses sont compressées par un excès de liquide, par la membrane synoviale ou par les os. La percussion de l'articulation peut aussi provoquer la sensibilité ou démontrer la présence de liquide. Il existe d'autres méthodes pour détecter une accumulation de liquide, mais elles sont habituellement pratiquées par des rhumatologues.

Durant la palpation, l'infirmière doit évaluer le pouls périphérique, surtout en cas de déficiences circulatoires. S'il y a œdème, on en note au dossier l'ampleur et la localisation.

Après l'inspection et la palpation, on évalue l'amplitude des mouvements passifs de l'articulation. L'infirmière devrait se familiariser avec les amplitudes de mouvement maximales que peuvent effectuer les diarthroses normales. Pour chaque articulation, on note l'angle approximatif en degrés, à partir d'une position neutre correspondant à zéro. L'amplitude normale peut ne pas être atteinte chez la personne âgée ou chez l'obèse, bien qu'il n'y ait pas de cause pathologique. On inscrit également au dossier une amplitude de mouvement *plus grande* que la normale.

On peut aussi entendre une *crépitation*, bruit semblable à un crissement, provoquée par les irrégularités des surfaces osseuses à l'intérieur de l'articulation. On peut entendre ces bruits au cours de l'auscultation.

Durant l'étude de l'amplitude de mouvement, on peut se rendre compte de la douleur et de la sensibilité. L'infirmière soutient chaque articulation durant l'évaluation. Si l'inflammation est grave et douloureuse, le mouvement est très limité.

L'infirmière inspecte et palpe la peau et les muscles voisins de l'articulation. La tuméfaction peut apparaître autour de l'articulation sous la forme d'un œdème généralisé ou de nodules. Les nodules sous-cutanés qui se produisent lors de la polyarthrite rhumatoïde sont mous et spongieux.

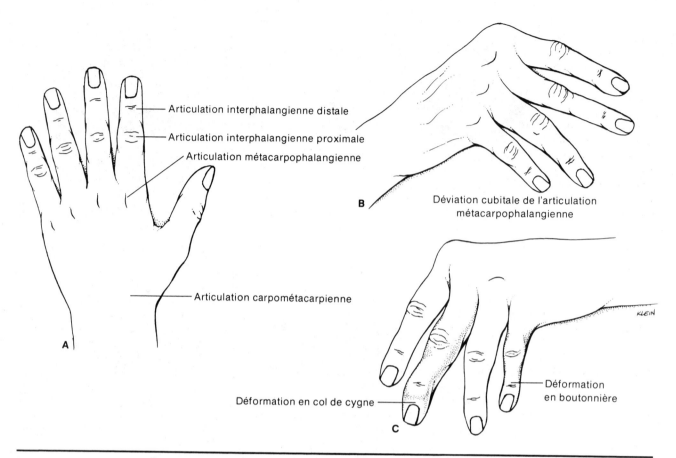

Figure 48-2   A) Articulation de référence pour le diagnostic de la polyarthrite rhumatoïde de la main. **B)** et **C)** Exemples de déformations de la main atteinte de polyarthrite rhumatoïde.

On examine le contour et la grosseur des muscles squelettiques en comparant avec l'articulation opposée. On note l'hypertrophie ou l'atrophie, ainsi que le tonus, la sensibilité et la douleur à la palpation. Chez le client dont l'articulation est douloureuse et peu mobile, à cause de la polyarthrite rhumatoïde, il y a atrophie musculaire due à l'inactivité.

On doit aussi évaluer la force musculaire. On demande au client d'exécuter un certain nombre de mouvements volontaires, par exemple, saisir un livre. On peut obtenir des mesures précises grâce à différents types d'ergomètres. Sinon, on se contente d'évaluer la force musculaire grâce à une échelle variant de 0 à 5, le 0 correspondant à la paralysie totale et le 5 à la force normale. On peut utiliser d'autres échelles de mesures, mais les paramètres utilisés pour chacune sont semblables.

S'il y a réduction des fonctions articulaires et musculaires, on évalue la capacité du client de se mouvoir. Le degré de mobilité idéal correspond à celui qui permet au client d'exécuter ses activités quotidiennes en toute autonomie. On questionne le client sur ses capacités de manger, de s'habiller, de prendre son bain et de marcher. Des instruments précis sont disponibles pour évaluer numériquement les capacités du client d'exécuter toutes ces tâches.

On demande parfois à des clients d'exécuter certains mouvements pour évaluer leur degré de capacité ; par

exemple, le client doit marcher aussi rapidement que possible sur une distance de 15 m. On enregistre le temps que prend le client à parcourir cette distance, et on l'utilise comme mesure de la mobilité. On peut recommencer ce test à intervalles réguliers pour évaluer les progrès accomplis.

Manifestations cliniques.   Le tableau clinique de la polyarthrite rhumatoïde peut varier, mais il est généralement déterminé par le stade et la gravité de la maladie. Au début, le client ressent de la fatigue, une faiblesse généralisée et de l'anorexie. Les signes d'une inflammation articulaire (rougeur, tuméfaction, chaleur, douleur) commencent couramment au niveau des doigts, et plus précisément dans les articulations interphalangiennes proximales et métacarpophalangiennes ; l'inflammation est bilatérale et symétrique. D'autres articulations sont touchées comme celles des poignets, des coudes, des épaules, des genoux et des hanches, dont la mobilité est réduite. La raideur matinale, qui dure plus d'une demi-heure après le lever, est caractéristique, mais elle disparaît lorsque l'activité augmente.

Des déformations permanentes apparaissent fréquemment aux mains et aux pieds en cas de polyarthrite rhumatoïde (*Figure 48-2*). Dans des cas plus graves, les articulations temporomaxillaires (mâchoires) et la colonne vertébrale sont atteintes. Chez environ 25% des clients, il y a présence de nodules rhumatoïdes. Lorsqu'ils se forment dans le tissu sous-cutané voisin de l'articulation, ils sont « spongieux » et mobiles. Ils peuvent également apparaître dans les organes principaux, surtout dans le cœur et les poumons.

L'atteinte cardiaque, rénale et pleurale due à la vascularite ou à l'invasion directe des complexes immuns peut être fatale. Au cours du stade terminal ou grave de la polyarthrite rhumatoïde, on peut observer d'autres problèmes comme l'amaigrissement, la fièvre, l'anémie, l'atrophie musculaire, l'ostéoporose et le syndrome de Sjögren. Ce syndrome est caractérisé par les yeux secs et « graveleux » (kératoconjonctivite sèche), la bouche desséchée (xérostomie) et l'hypertrophie du foie ou de la rate. On pense que les lymphocytes et les complexes immuns s'infiltrent surtout dans les glandes lacrymales et salivaires, ainsi que dans les canaux excréteurs.

Problèmes du client et diagnostics infirmiers

Les problèmes majeurs du client comprennent : la diminution du bien-être, reliée à la douleur et à la raideur causées par l'inflammation et la dégénérescence des articulations et des muscles ; la mobilité restreinte, entraînée par la douleur et les déformations ; les soins personnels déficients, dus à la fatigue, à la douleur et aux déformations ; les altérations de l'image de soi, relativement à la dégradation de l'image corporelle ou à la dépendance ; le mauvais état nutritionnel, causé par l'anorexie, l'amaigrissement et l'anémie ; et le manque de connaissances relié aux contradictions entre les mythes véhiculés par la société et les connaissances techniques des professionnels.

En plus de tous ces problèmes, il peut apparaître la crainte, l'inadaptation individuelle ou familiale, des troubles sexuels, le chagrin par anticipation, des problèmes d'entretien de la maison, le non-respect du plan de soins et des troubles de sommeil.

■ PLANIFICATION ET INTERVENTION

Objectifs

Les objectifs à atteindre varient selon les diagnostics infirmiers pour chaque client. Cependant, les objectifs suivants constituent les grandes lignes relatives aux problèmes du client mentionnés ci-dessus et correspondent à une situation typique :

1. Soulagement de la douleur et de l'inconfort.
2. Augmentation de la mobilité et de la force musculaire.
3. Atteinte d'une indépendance optimale dans les activités de la vie quotidienne.
4. Développement d'une image de soi positive.
5. Obtention d'un état nutritionnel optimal.
6. Participation à un programme d'éducation.

La planification des soins nécessite une approche multidisciplinaire pour faire participer les autres membres de l'équipe de santé, comme les ergothérapeutes.

Soulagement de la douleur et de l'inconfort

Applications de chaleur et de froid.   Les applications de chaleur sont utiles et bienfaisantes, car la chaleur soulage la douleur, la raideur, l'inflammation et les spasmes musculaires. La chaleur peut être appliquée sous forme de bains chauds et de compresses humides chaudes. Les bains de paraffine donnent une chaleur concentrée qui soulage les clients dont les petites articulations et les poignets sont atteints. Après l'application de chaleur, les exercices thérapeutiques se font beaucoup mieux et plus efficacement. Cependant, chez quelques clients, la chaleur peut réellement augmenter la douleur, les spasmes musculaires et le volume du liquide synovial. Si l'inflammation est aiguë, on peut appliquer du froid sous forme d'enveloppements humides ou d'un sac de glace. La chaleur et le froid sont des analgésiques des récepteurs nerveux de la douleur et ils relaxent les spasmes musculaires.

Repos.   Le repos aide également à soulager la douleur. La polyarthrite rhumatoïde étant une maladie systémique, il faut traiter l'organisme tout entier et non seulement les articulations. L'intensité de l'inflammation et l'état du client déterminent la quantité de repos nécessaire. Au lit, le client doit reposer à plat sur un matelas ferme avec un seul oreiller sous la tête à cause du risque de cyphose. (On ne doit à aucun moment disposer un oreiller sous les genoux afin d'éviter les contractures de flexion de ces articulations.)

Des périodes fréquentes de repos au lit, au cours de la journée, soulagent les articulations du poids du corps et de la fatigue. Lorsque l'inflammation est aiguë, le client demeure au repos complet au lit. (Toutefois, il doit faire des exercices d'amplitude de mouvement.) Au lit, le client repose à plat, les pieds appuyés sur une planche. Toutes les articulations doivent avoir un support qui leur permette un mouvement optimal.

Positions et mouvements.   Le client doit reposer sur le ventre plusieurs fois par jour pour éviter les déformations de flexion. À mesure que la raideur et la douleur diminuent et que la fonction augmente, on permet au client d'accroître ses activités hors du lit. Il lui faut prévoir ressentir de la douleur dans les genoux et les hanches lorsqu'il se lève d'une chaise. L'infirmière doit choisir une chaise droite dont le siège est assez élevé pour permettre au client de garder les pieds à plat sur le sol (ou le tabouret) tandis que ses hanches et ses épaules sont appuyées contre le dossier de la chaise. On peut surélever le siège de toilette en fixant un siège conçu à cet effet sur la cuvette des toilettes.

Si le client a des douleurs au cou, un collier cervical évitera le déplacement des vertèbres cervicales. Des gants de caoutchouc peuvent atténuer la douleur aux mains et aux doigts en jouant un peu le rôle d'une éclisse et peut-être aussi en amenuisant la tuméfaction de l'articulation et la stagnation du sang.

Souliers.   Lorsque les pieds sont atteints, la douleur est causée par la surproduction de liquide, la distension de la capsule synoviale et le relâchement des ligaments, ce qui contribue aux déformations de nature mécanique. On peut soulager la douleur des régions métatarsiennes de la partie antérieure des pieds en disposant une barre métatarsienne au point de choc des têtes métatarsiennes de façon à diminuer la masse qui s'appuie sur ce point. On installe des coussinets à certains endroits bien choisis pour soulager la tension et l'irritation. C'est un spécialiste qui les ajuste à l'intérieur même des souliers ordinaires. Si les pieds sont trop déformés, le client porte des souliers fabriqués sur

Tableau 48-2 Médicaments utilisés dans le traitement des maladies du tissu conjonctif

Médicament	Action	Rôle de l'infirmière et évaluation de la tolérance au médicament
Agents anti-inflammatoires *Salycylates* Aspirine (comprimé non enrobé ou à enrobage entérique)	L'aspirine est à la base du traitement, en particulier au début de la maladie comme dans la polyarthrite rhumatoïde. A des effets anti-inflammatoires, antipyrétiques et analgésiques. La posologie optimale produira un taux de salicylates plasmatiques de 20 mg/100 mL à 30 mg/100 mL. Peut être utilisée en association avec d'autres analgésiques et d'autres agents anti-inflammatoires.	Donner des salicylates avec un antiacide ou du lait pour prévenir l'irritation gastrique. Surveiller les symptômes d'acouphène, d'intolérance gastrique, d'hémorragies gastro-intestinales et de tendance au purpura.
Agents anti-inflammatoires *non stéroïdiques* Ibuprofène (Motrin)	Effets anti-inflammatoires, surtout sur les articulations.	Irritation gastrique et érosions hémorragiques, mais moins fréquentes qu'avec l'aspirine. Utilisé chez les clients qui ne peuvent pas tolérer l'aspirine ou qui n'y réagissent pas. Les réactions à ce médicament varient d'un client à un autre.
Fénoprofène (Nalfon)	Mécanisme d'action en relation avec l'inhibition de la prostaglandine-synthétase (les prostaglandines jouent un rôle dans l'inflammation, la douleur et la fièvre).	
Naproxen (Naprosyn)	Demi-vie plus longue, ce qui permet de l'administrer moins fréquemment.	Posologie variant selon l'individu.
Tolmétine (Tolectin) Sulindac (Clinoril)	Anti-inflammatoires, analgésiques, antipyrétiques.	Possibilités d'ulcères gastro-duodénaux et d'hémorragies gastro-intestinales.
Piroxicam (Feldene)	Demi-vie très longue, ce qui permet de ne l'administrer qu'une fois par jour.	
Autres agents *anti-inflammatoires* Indométhacine (Indocin)	Pour le traitement à brève échéance de la synovite active.	Peut produire des effets secondaires importants: effets sur le système digestif et sur le système nerveux central.
Phéhylbutazone (Butazolidin) Oxyphenbutazone (Tandearil)	Agents antiarthritiques non stéroïdiques pour le traitement auxiliaire de la polyarthrite rhumatoïde. Exercent une action analgésique, antipyrétique, anti-inflammatoire. Parfois très efficaces dans la suppression des symptômes articulaires. Le client doit être sous étroite surveillance médicale. Peuvent amener une rétention d'eau et de sel. Utilisés seulement durant de courtes périodes.	Surveiller les effets fâcheux: Effets gastro-intestinaux: Nausées, vomissements, douleurs épigastriques, précipitation et réactivation d'un ulcère gastro-duodénal. Hématologiques: Dépression médullaire, granulocytose, thrombocytopénie purpurique. *Une diminution irréversible des éléments sanguins peut se produire rapidement malgré une bonne surveillance et de fréquents examens.*
Antipaludiques Sulfate d'hydroxychloroquine (Sulfate de Plaquenil)	Il semble n'y avoir aucun élément rationnel pour expliquer la réussite de ce médicament. Utilisé principalement contre le lupus érythémateux chronique et la polyarthrite rhumatoïde.	Utile contre les formes d'arthrites graves et destructives. Insister sur l'examen ophtalmologique régulier du client tous les 4 à 6 mois; *cette médication peut avoir des effets sur la rétine.* Effets toxiques: Céphalées, étourdissements, symptômes gastro-intestinaux, toxicité oculaire et rétinopathie.

Tableau 48-2 Médicaments utilisés dans le traitement des maladies du tissu conjonctif (*suite*)

Médicament	Action	Rôle de l'infirmière et évaluation de la tolérance au médicament
Sels d'or (chrysothérapie) Aurothiomalate de sodium en solution aqueuse (Myochrysine)	Les sels d'or sont utiles lorsque la polyarthrite rhumatoïde ne peut être enrayée par le traitement non stéroïdique.	Effets toxiques : Dermatite, stomatite, néphrite, dyscrasie sanguine. Avant chaque injection, faire une numération globulaire et une analyse d'urines pour la recherche des protéines.
Aurothioglucose de sodium **Note :** On est en train de mettre au point une préparation d'or pour administration par voie orale.	Le traitement par les sels d'or est cumulatif avec apparition lente des effets bienfaisants. Mécanisme d'action inconnu, supprime le processus inflammatoire. Peut apporter une longue rémission lorsque le traitement est continué indéfiniment. Induit la rémission ; de 8 à 14 semaines sont nécessaires avant qu'on puisse noter un effet bénéfique. On peut passer graduellement d'une administration hebdomadaire à une administration mensuelle.	Lors de chaque visite, demander au client s'il souffre de prurit ou d'éruptions et s'il a un goût métallique ou des lésions dans la bouche. Lire les instructions avant l'administration. Administrer profondément par voie intramusculaire dans la région ventro-glutéale pour éviter une irritation locale ou une nécrose des nerfs, complication potentiellement létale de l'injection.
Corticostéroïdes Prednisone (Deltasone) Prednisolone	Les corticostéroïdes sont utilisés dans le traitement de la polyarthrite rhumatoïde, du lupus érythémateux disséminé, de la sclérodermie généralisée et de l'artérite nécrosante. L'utilisation des corticostéroïdes sur de longues périodes peut entraîner toute une variété d'effets secondaires. Les stéroïdes doivent être utilisés avec précaution, en petites doses et pendant de courtes périodes.	Effets toxiques : Ostéoporose, fractures, nécrose non vasculaire ; Ulcère gastrique, problèmes psychiatriques, possibilité d'infection ; Hirsutisme, acné, faciès lunaire, dépôts graisseux anormaux, œdème, troubles affectifs, troubles menstruels ; Hyperglycémie, hypokaliémie ; Hypertension ; Cataracte et glaucome.
Infiltration de corticostéroïdes intra-articulaire	Donnée lorsque la réaction de la polyarthrite rhumatoïde a été freinée et qu'il y a une ou deux articulations qui ne réagissent plus au traitement. Donnée lorsque seulement une ou deux articulations sont atteintes. Donnée au client dont les articulations sont extrêmement douloureuses pour lui permettre de faire sa physiothérapie. Diminue la douleur ; soulagement durable pendant des semaines et des mois.	Une articulation enflammée peut réagir à l'infiltration locale, alors qu'elle n'a pas réagi au traitement systémique général. Les articulations soumises à l'infiltration de corticostéroïdes sont les chevilles, les genoux, les hanches, les épaules et les mains.
Immunosuppresseurs Cyclophosphamide (Cytoxan) Azathioprine (Imuran)	Mécanisme d'action inconnu ; ils affecteraient la production d'anticorps au niveau cellulaire. Suppriment le mécanisme auto-immun. Utilisés seulement dans la polyarthrite rhumatoïde avancée ou le lupus érythémateux disséminé ne réagissant pas au traitement classique. Ces médicaments sont potentiellement tératogènes.	Très toxiques : Dépression médullaire, ulcération gastro-intestinale ; Éruption cutanée, alopécie ; Intoxication vésicale ; *Réduit la résistance du client aux infections.* Le client doit être sous surveillance et subir des examens sanguins et urinaires hebdomadaires. Dire au client d'employer une méthode de contraception.

mesure, dont les contours épousent la forme des pieds pour lui permettre de marcher avec plus d'aisance. On avise le client que le pied peut continuer à se déformer et qu'il devra faire apporter des modifications aux souliers. Dans beaucoup de cas, une opération à caractère correctif peut rétablir le fonctionnement et soulager la douleur.

Pharmacothérapie.   On donne des médicaments pour soulager l'inflammation et la douleur et pour stopper l'évolution de la maladie (*Tableau 48-2*). Les salicylates (aspirine) à pleines doses ont une action anti-inflammatoire autant qu'analgésique et antipyrétique. Ils soulagent souvent avec efficacité la douleur et la raideur et sont peu coûteux. Les salicylates atteignent leur plus grande efficacité thérapeutique dans le sang 2 h après leur ingestion orale, puis le soulagement baisse progressivement. Pour augmenter son efficacité, le client devra prendre de l'aspirine toutes les 3 h ou 4 h, en débutant à son réveil le matin, puis en continuant durant la journée. La concentration sanguine de salicylates varie de 20 mg/100 mL à 30 mg/100 mL, ce qui correspond habituellement à 12 ou 20 comprimés d'aspirine par jour. Il existe des préparations de salicylates à effets prolongés, à prendre à l'heure du coucher, ce qui permet de maintenir la dose thérapeutique durant toute la nuit, mais on utilise le plus souvent de l'aspirine à courte durée d'action. Parce que l'aspirine en fortes doses et de façon continue peut produire des effets secondaires, on demande au client de subir régulièrement des mesures de l'hématocrite pour déceler une éventuelle hémorragie gastro-intestinale. L'emploi régulier de l'aspirine ne conduit ni à l'épuisement de son effet ni à l'accoutumance; il faut donc rassurer le client sur ce point.

Si l'aspirine se révèle incapable de soulager la douleur et l'inflammation, on utilise, en plus, d'autres médicaments dont les noms apparaissent au tableau 48-2. Par leurs actions anti-inflammatoires et analgésiques, ces médicaments peuvent soulager les malaises. Il demeure important que l'infirmière travaillant dans un centre hospitalier ou dans un centre communautaire soit familière avec les effets secondaires et la toxicité possibles de ces médicaments. On doit surveiller de près les clients qui prennent en même temps deux ou trois anti-inflammatoires. On doit avertir tous les clients qui suivent cette pharmacothérapie des dangers concernant le type, l'action, la dose, les effets secondaires et les effets toxiques de chaque médicament.

Augmentation de la mobilité et du tonus musculaire.   La douleur et l'incapacité proviennent de l'inflammation, des cicatrices ou d'autres altérations mécaniques des structures articulaires. Le client, voulant éviter la douleur, a tendance à immobiliser les articulations atteintes et, plus tard, les spasmes musculaires limitent leurs mouvements. En période d'inflammation aiguë, ces articulations doivent reposer dans une attelle, un plâtre ouvert sur les côtés, ou tout autre appareil mécanique qui les maintient en position fonctionnelle. Une simple attelle repose l'articulation et la soutient dans une position optimale pour soulager la douleur et les spasmes, et aide à prévenir les déformations. Il ne faut surtout pas laisser les articulations se figer en position de flexion, ce qui est la tendance naturelle en raison de la force prédominante des muscles fléchisseurs. Dans l'attelle, le genou repose en extension, et le poignet, en

Encadré 48-1   Mesures destinées à protéger les articulations et à conserver l'énergie au cours de la polyarthrite rhumatoïde

1. Simplifier toutes les activités.
2. Procéder calmement aux activités.
3. Déléguer certaines responsabilités à d'autres lorsque c'est possible.
4. Exécuter en position assise toute activité qui dure plus d'une dizaine de minutes.
5. Disposer le matériel, les appareils et les outils à portée de la main.
6. Éliminer toute activité qu'il n'est pas absolument nécessaire d'accomplir.
7. Respecter les principes de la mécanique corporelle.
8. Éviter de se dépêcher.
9. Faire glisser les objets au lieu de les soulever et de les porter.
10. Si l'on est *obligé* de soulever un objet, le prendre avec les deux mains placées au-dessous.
11. Faire toujours travailler les grosses articulations pour accomplir une activité.
12. Se servir du corps entier pour déplacer les objets lourds.
13. Rendre le travail plus facile grâce à un comptoir ou à une table de la bonne hauteur.
14. Éviter de se pencher et de courber le dos.
15. Éviter de rester dans la même position trop longtemps.
16. Travailler avec les doigts en extension pour éviter d'aggraver les déformations dues à la flexion.
17. Tourner toujours la main en direction du pouce pour éviter une déviation du cubitus (comme lorsqu'on tourne une poignée de porte).
18. Éviter de se fatiguer. Se reposer fréquemment.
19. Tenir compte des périodes douloureuses. Faire quelque chose lorsque ce sont de « bons » jours et ne rien faire lorsque ce sont de « mauvais » jours.

légère dorsiflexion. Les attelles peuvent devoir être modifiées en fonction des changements dans les structures articulaires.

Les articulations perdent leur amplitude normale de mouvement à cause de la déformation et de l'atrophie des muscles. On peut prévenir cette perte, jusqu'à un certain point, par des exercices systématiques d'amplitude de mouvement. Lorsque cette activité est douloureuse, l'infirmière peut aider le client (par exercices actifs assistés) à faire les mouvements requis. Elle insistera sur le fait que l'exécution quotidienne de ces exercices thérapeutiques augmente le tonus musculaire, point essentiel pour redonner sa capacité motrice à l'articulation. Les exercices permettent également de renforcer les muscles qui soutiennent l'articulation. Les exercices musculaires isométriques ont une importance particulière, car les articulations restent au repos durant ces exercices.

On doit éviter tout excès de tension, d'effort et de fatigue de l'articulation atteinte. L'encadré 48-1 présente les mesures destinées à protéger l'articulation et à conserver son énergie.

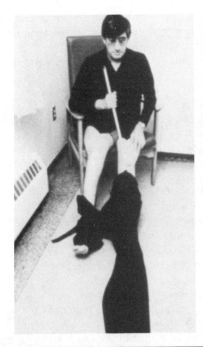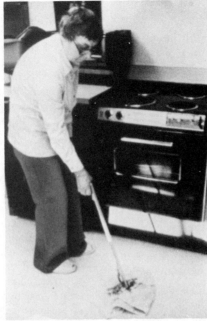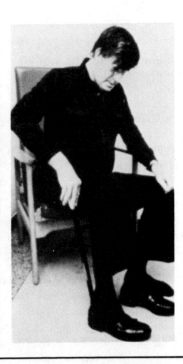

Figure 48-3   Dispositifs munis de manches allongés permettant au client de prendre soin de lui-même plus facilement. (*Source: AHP Arthritis Teaching Slide Collection*, copyright 1980. Avec la permission de l'Arthritis Foundation.)

Indépendance dans les activités de la vie quotidienne.   Pour redonner au client une certaine indépendance, l'infirmière et les autres membres de l'équipe de réadaptation lui donnent des instructions sur ses activités quotidiennes et l'entraînent à les accomplir. Il est important que l'infirmière travaille avec le client pour qu'il puisse prendre soin de lui-même et devenir indépendant.

On doit autoriser le client atteint de polyarthrite rhumatoïde à accomplir le plus d'activités de la vie quotidienne possible, même s'il est nécessaire d'y passer plus de temps. L'infirmière peut aider manuellement le client en cas d'absolue nécessité. Le client a souvent d'énormes difficultés à exécuter des mouvements fins et délicats comme lorsqu'il a à s'habiller ou à ouvrir de petits paquets. L'infirmière doit travailler de concert avec l'ergothérapeute afin d'apprendre au client à mieux accomplir ces actions. Il existe plusieurs dispositifs qui aident le client à s'habiller, à faire sa toilette et à manger lorsqu'il est incapable de le faire seul (voir la figure 48-3 ainsi que le chapitre 11).

Lorsque la marche devient difficile, on peut conseiller des cannes ou des béquilles qui allègent la masse corporelle pesant sur les articulations des membres inférieurs. Le client doit porter des souliers bien ajustés et qui lui fournissent un bon support afin de protéger les articulations et d'éviter les chutes. Des chaussures correctives faites à la main préviennent des déformations ultérieures des pieds et fournissent un meilleur support.

Lorsque la mobilité est fortement compromise et que la douleur n'est pas soulagée par la pharmacothérapie conventionnelle, on peut procéder à une intervention chirurgicale dans le but de corriger l'articulation, ce qui peut rétablir quelques fonctions et réduire la douleur. Plusieurs clients subissent un remplacement intégral de l'articulation afin d'atténuer la douleur et d'augmenter la mobilité (voir à la page 1291).

Image de soi positive.   Les clients qui souffrent d'arthrite ont les mêmes réactions psychologiques fondamentales à leur maladie que tout individu atteint de maladie chronique. Ce sont la peur ou l'anxiété, la dépression, la colère et la frustration. L'évolution de la maladie est si imprévisible et si incertaine qu'elle pousse fréquemment le client à réagir avec colère, amertume et hostilité.

Il y a dégradation de tous les aspects de la vie du client, y compris son rôle de travailleur, sa vie sociale, sa vie sexuelle et sa situation financière. Les changements de son image corporelle peuvent entraîner l'isolement social et la dépression. La tension qui en résulte frappe aussi bien le client que sa famille et contribue à entretenir une attitude négative de la part du client. Il faut éviter de réagir négativement à l'hostilité. Il est préférable que le client exprime son hostilité plutôt que de l'intérioriser et d'interrompre tout contact avec l'équipe de santé. Une absence de communication entraîne également une détérioration des relations avec la famille.

L'infirmière et la famille doivent essayer de comprendre la personnalité du client et ses réactions émotionnelles à la maladie. On peut rassurer le client en lui présentant une vue réaliste, mais optimiste, de son état, en faisant ressortir le fait qu'un très faible pourcentage de clients deviennent totalement invalides. En même temps, on insiste sur les résultats favorables qu'il peut obtenir en suivant fidèlement le programme de réadaptation conçu pour améliorer sa capacité fonctionnelle. Les travailleurs sociaux, les infirmières en soins psychiatriques, les conseillers sexuels et le prêtre seront des ressources valables pour rassurer le client et l'aider à atteindre une image de soi positive.

Obtention d'un état nutritionnel optimal. Les clients atteints de polyarthrite rhumatoïde souffrent fréquemment d'anorexie, d'amaigrissement et d'anémie. Chaque client répond à un questionnaire pour que l'infirmière puisse déterminer ses habitudes et ses préférences alimentaires. On apprend au client à sélectionner les aliments de telle manière que les besoins quotidiens concernant les quatre groupes alimentaires de base soient satisfaits. On insiste en particulier sur les aliments riches en vitamines, en protéines et en fer, en vue de reconstruire et de réparer les tissus. Dans le cas d'une anorexie sévère, on peut prescrire des repas fréquents, mais peu consistants, en augmentant progressivement les suppléments protéiques.

Il faut veiller à prévenir l'obésité. Une masse excessive augmente la tension sur les articulations qui supportent la masse corporelle, ce qui peut les léser davantage. Si le client est déjà obèse, il doit suivre un régime amaigrissant.

Participation à un programme d'éducation. L'infirmière doit évaluer les connaissances du client concernant la maladie, les signes d'exacerbation, la planification du traitement et la pharmacothérapie. Si le manque de connaissances est évident, l'infirmière renseigne le client et sa famille et renforce son enseignement si c'est nécessaire. Tout cela fait partie d'une planification pour permettre au client de quitter le centre hospitalier. L'infirmière de l'établissement de santé communautaire ou de la clinique de consultation externe doit respecter le plan d'enseignement établi.

Un aspect important de l'éducation du client concerne le charlatanisme. Plusieurs millions de dollars se dépensent chaque année en remèdes non approuvés et en « cures » largement annoncées. On doit apprendre au client qu'il n'existe aucune cure pour la polyarthrite rhumatoïde; de plus, il doit se souvenir qu'il est nécessaire de consulter le médecin ou l'infirmière avant de se permettre un écart de son régime de soins. Beaucoup de remèdes « miracles » peuvent entraîner des complications potentiellement fatales.

■ **ÉVALUATION**

Les critères d'évaluation spécifiques dérivent des objectifs variés qui ont été soulignés. Quelques-uns de ces critères observables et mesurables sont les suivants :

Résultats escomptés

Le client réussit à :

1. Obtenir le soulagement de la douleur et de l'inconfort.
   a) Ne montre aucun signe d'inflammation articulaire (rougeur, chaleur et tuméfaction);
   b) Montre une amélioration du mouvement de l'articulation;
   c) Souffre moins grâce aux médicaments prescrits.
2. Augmenter sa mobilité et sa force musculaire.
   a) Va du lit au fauteuil (et vice versa) sans aucune aide manuelle (sauf certains appareils, un siège élévateur ou une rampe);

b) Se déplace à l'intérieur et à l'extérieur de la maison sans aide manuelle (sauf avec une canne ou des béquilles);
   c) Réussit à monter ou à descendre au moins une volée d'escalier;
   d) S'habille, fait sa toilette et mange sans aide manuelle (sauf les dispositifs spéciaux);
   e) Ne montre aucun signe d'atrophie musculaire causée par l'immobilité (ou ne présente aucune nouvelle atrophie après le début du traitement).
3. Être indépendant dans les activités de la vie quotidienne.
   a) Mange sans aide;
   b) Fait sa toilette sans aide;
   c) S'habille sans aide;
   d) Se déplace seul à l'extérieur de la maison (par taxi, autobus, voiture, etc.) pour faire des achats, se rendre à la banque, rendre visite à son médecin et participer à des rencontres sociales.
4. Développer une image de soi positive.
   a) Se sent bien au sein de sa famille;
   b) A de bonnes relations avec les membres de l'équipe de santé;
   c) Converse avec les membres de la famille, les amis, les collègues;
   d) Participe à des activités sociales, comme le bingo;
   e) Démontre un vif intérêt pour un passe-temps ou une activité plaisante et y participe activement (par exemple, télévision, tricot, couture, bowling).
5. Obtenir un état nutritionnel optimal.
   a) Prend au moins trois repas quotidiens bien équilibrés;
   b) Inclut des aliments riches en protéines, en fer et en vitamine C dans son régime alimentaire;
   c) Maintient sa masse corporelle entre la masse idéale et moins de 10% au-dessus de la masse idéale.
6. Participer à un programme d'éducation.
   a) Connaît la physiopathologie de la maladie;
   b) Comprend le plan de soins et ses objectifs;
   c) A des connaissances sur la pharmacothérapie (noms, action, posologie, effets secondaires, effets toxiques);
   d) Respecte le plan de soins, y compris la pharmacothérapie;
   e) Ne se laisse pas entraîner par les « remèdes », les « cures » et les recettes de charlatans;
   f) Maintient le suivi par des rendez-vous à la clinique ou chez le médecin.

Bien qu'il n'existe aucune « cure » spécifique pour la polyarthrite rhumatoïde, il y a beaucoup à faire pour alléger la souffrance et prévenir l'invalidité en suivant des conseils thérapeutiques bien définis. Pour que les résultats soient positifs, le client doit vivre de tout cœur ce projet à longue échéance.

□ ARTHROSE

L'*arthrose* est la maladie du tissu conjonctif la plus fréquente. On estime que 80% des gens âgés de plus de 55 ans souffrent de cette maladie de dégénérescence. Contrairement à la polyarthrite rhumatoïde, l'arthrose n'est pas une maladie systémique et inflammatoire.

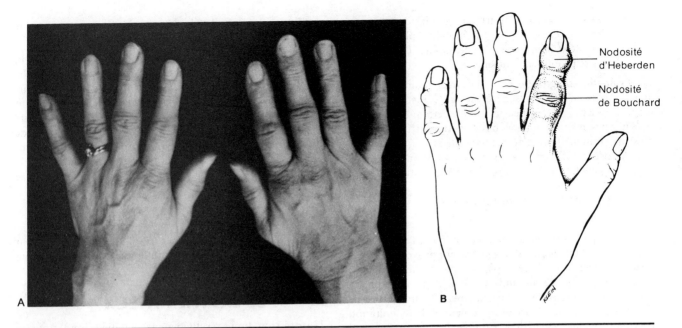

Nodosité d'Heberden

Nodosité de Bouchard

Figure 48-4 Déformations des mains fréquemment causées par l'arthrose. (Photographie reproduite avec la permission de l'Arthritis Foundation Teaching Collection, copyright 1972.)

Physiopathologie

L'arthrose est un processus d'usure dans lequel il y a dégénérescence du cartilage articulaire, suivie d'une formation d'ostéophytes (excroissances osseuses irrégulières). Comme on observe fréquemment ce processus au niveau des articulations qui supportent la masse corporelle, on pense qu'il résulte d'une tension mécanique prolongée. L'arthrose touche deux fois plus souvent les femmes que les hommes et montre une certaine tendance héréditaire. Bien qu'elle affecte surtout les gens âgés, on peut associer cette maladie aux exercices athlétiques, à l'obésité et à des blessures antérieures, ou encore à un travail physique vigoureux chez les individus de tout âge.

Lorsqu'une articulation subit une tension mécanique répétée, l'élasticité de la capsule articulaire, du cartilage articulaire et des ligaments diminue. La surface articulaire se rétrécit et son rôle de pare-chocs diminue. Il se produit une réduction de la cavité articulaire et une perte de stabilité. Lorsque la surface articulaire disparaît, des tubérosités osseuses se forment sur les côtés de la cavité articulaire et les membranes capsulaire et synoviale s'épaississent. Le cartilage articulaire dégénère et s'atrophie, les os se durcissent et s'hypertrophient au niveau des surfaces articulaires, et les ligaments se calcifient. Il en résulte des épanchements de synovie stériles suivis de synovite, en particulier dans les genoux.

■ ÉVALUATION INITIALE

Examen de la fonction locomotrice. L'infirmière doit examiner les articulations pour détecter la présence de tuméfaction, signe de synovite secondaire, d'épanchement ou de croissance de l'os. On peut aussi remarquer un décalage des os. La palpation peut révéler une sensibilité

due à un début de dégénérescence ou une douleur sévère lorsque cette dégénérescence est plus avancée.

Bien que l'arthrose se produise plus souvent dans les articulations qui supportent la masse corporelle (hanches et genoux), celles des doigts sont couramment atteintes. Contrairement à la polyarthrite rhumatoïde qui touche les articulations interphalangiennes proximales et métacarpophalangiennes, l'arthrose s'attaque aux articulations interphalangiennes distales et proximales. Des nodules osseux caractéristiques peuvent exister et être douloureux et enflammés lors de l'examen et de la palpation. Les nodules présents dans les articulations interphalangiennes distales se nomment *nodosités d'Heberden* et celles qui apparaissent dans les articulations interphalangiennes proximales se nomment *nodosités de Bouchard*. Toutes deux représentent des excroissances osseuses et sont bilatérales et symétriques (*Figure 48-4*).

Après l'inspection et la palpation, on évalue l'amplitude de mouvement des articulations. Lorsque la maladie est grave, la mobilité est nettement compromise. On examine également la colonne vertébrale, car elle est couramment touchée dans les cas d'arthrose. Si les mouvements des régions cervicales et lombaires sont limités et responsables d'une douleur croissante, c'est un signe d'atteinte spinale. La technique d'examen des articulations est décrite dans la section traitant de la polyarthrite rhumatoïde.

Manifestations cliniques. La douleur est caractéristique de l'arthrose et elle tend à s'amplifier avec l'activité et à s'atténuer avec le repos, alors que dans la polyarthrite rhumatoïde, le client se sent généralement mieux lorsqu'il est actif et il souffre de raideur après des périodes de repos. La raideur matinale peut se produire avec l'arthrose, mais elle dure le plus souvent moins de 30 min après le lever.

Au cours du mouvement articulaire, on peut ressentir et entendre des crépitations. La mobilité physique est perturbée, surtout la marche et la démarche. Les spasmes musculaires se produisent souvent.

Évaluation diagnostique. L'examen radiologique des articulations en dégénérescence met en évidence l'hypertrophie osseuse et les becs-de-perroquet, ainsi que des irrégularités macroscopiques des structures articulaires. Il n'est pas utile de faire d'autres tests diagnostiques dans ce cas. À l'occasion, une synovite locale est responsable d'une légère augmentation de la vitesse de sédimentation.

Problèmes du client et diagnostics infirmiers

Les principaux problèmes du client comprennent une dégradation du bien-être, due à la douleur provoquée par la dégénérescence articulaire et par les spasmes musculaires ; la mobilité physique amoindrie par la douleur et par la limitation des mouvements articulaires ; et l'incapacité de prendre soin de soi à cause de la douleur et de la limitation des mouvements articulaires. En plus de ces problèmes, il peut exister une inadaptation de l'individu ou de la famille, un manque de connaissances, des difficultés sexuelles, des problèmes d'entretien de maison et des troubles du sommeil.

■ PLANIFICATION ET INTERVENTION

Objectifs

1. Soulagement de la douleur et de l'inconfort.
2. Augmentation de la mobilité physique et de la force musculaire.
3. Atteinte d'une indépendance optimale dans les activités de la vie quotidienne.

Comme pour la polyarthrite rhumatoïde, on doit adopter une approche interdisciplinaire pour soigner les clients souffrant d'arthrose.

Soulagement de la douleur et de l'inconfort. Les mesures à prendre pour diminuer la douleur, la raideur et les spasmes musculaires sont généralement les mêmes que pour la polyarthrite rhumatoïde : du repos alternant avec des périodes d'activités, un programme d'exercices, l'application de chaleur, l'utilisation d'attelles et la protection de l'articulation. De plus, une réduction de masse est nécessaire pour soulager la tension des articulations qui supportent la masse corporelle.

Dans le cas de l'arthrose, contrairement à la polyarthrite rhumatoïde, la pharmacothérapie est très efficace par ses effets analgésiques. Bien qu'on puisse prescrire des anti-inflammatoires non stéroïdiques, comme l'ibuprofène (Motrin) et le naproxen (Naprosyn), leurs effets ne sont pas efficaces contre la dégénérescence. Cependant, pour le soulagement à longue échéance de la douleur, on préfère ces médicaments aux analgésiques plus puissants. L'infiltration intra-articulaire de corticostéroïdes peut temporairement soulager la douleur des articulations gravement atteintes.

Lorsque le traitement symptomatique se révèle inefficace, on remplace totalement l'articulation grâce à une intervention chirurgicale (voir à la page 1291). Les articulations multiples comme celles des hanches et des genoux ont plus souvent besoin d'être remplacées.

Augmentation de la mobilité physique et de la force musculaire ; gain d'indépendance pour accomplir ses activités quotidiennes. Les interventions de l'infirmière pour améliorer la mobilité et l'indépendance sont semblables à celles qu'on fait dans le cas de la polyarthrite rhumatoïde. Bien qu'on ne rencontre pas fréquemment de déformations importantes avec l'arthrose, la douleur articulaire et les spasmes musculaires gênent la mobilité de l'articulation et diminuent la capacité de l'individu de se soigner lui-même.

■ ÉVALUATION

Les critères d'évaluation des résultats spécifiques sont semblables à ceux qui ont été soulignés pour la polyarthrite rhumatoïde.

□ LUPUS ÉRYTHÉMATEUX

L'expression lupus érythémateux signifie « loup rouge ». Autrefois considéré comme une maladie rare, il est aujourd'hui davantage diagnostiqué grâce au progrès des techniques. Bien que cette maladie puisse être fatale, son pronostic semble meilleur quand le diagnostic et le traitement sont précoces.

Physiopathologie

Il existe deux variétés de lupus érythémateux : le lupus érythémateux disséminé (LED) et le lupus érythémateux chronique (LEC), ou discoïde. Le lupus érythémateux disséminé, plus courant, est une maladie inflammatoire systémique chronique qui atteint plusieurs systèmes. Le lupus érythémateux chronique affecte seulement la peau, mais il peut, par la suite, devenir systémique.

Tout comme la polyarthrite rhumatoïde, le lupus érythémateux est de nature auto-immune avec une prédisposition héréditaire. Il se caractérise par des rémissions et des exacerbations spontanées et peut évoluer d'une façon très variable. Les exacerbations, ou « poussées », sont provoquées par le soleil, les rayons ultra-violets, la tension physique, comme la grossesse, et la tension émotionnelle.

Bien qu'il existe deux types de lupus érythémateux, certains médicaments comme l'hydralazine (Aprésoline) et la procaïnamide (Pronestyl) peuvent déclencher un syndrome analogue au lupus érythémateux ; c'est un lupus médicamenteux. Dans ce cas, il suffit de cesser la pharmacothérapie pour voir disparaître le syndrome.

On estime qu'une personne sur 700 est atteinte du lupus et les Blancs sont moins touchés que les autres. Comparativement aux hommes, il y a six fois plus de femmes en âge de procréer qui sont atteintes, dont l'âge moyen est de 30 ans.

■ ÉVALUATION INITIALE

L'infirmière doit faire un examen physique complet du client. Les organes ainsi que les systèmes principaux sont envahis par les complexes immuns qui déclenchent l'inflammation systémique.

Examen de la fonction locomotrice. Beaucoup de clients souffrant de lupus érythémateux disséminé présentent une inflammation des articulations, ou arthrite. Comme pour la polyarthrite rhumatoïde, le lupus arthritique est caractérisé par des déformations. C'est pourquoi l'infirmière doit examiner complètement les articulations et évaluer la force musculaire.

Manifestations cliniques. Le début du lupus érythémateux disséminé peut être insidieux ou aigu. S'il est insidieux, cas le plus fréquent, les symptômes sont légers et vagues. C'est pourquoi il est difficile de le diagnostiquer avant un certain nombre d'années. Au début, le client ressent une fatigue extrême et une faiblesse généralisée ; il devient anorexique. C'est la perte de masse, la fièvre, les éruptions cutanées et l'inflammation articulaire qui forcent le médecin à poser le diagnostic du lupus. L'érythème en papillon est caractéristique et apparaît chez moins de 50% des clients, mais d'autres lésions cutanées sont visibles sur le tronc et les membres. L'éruption se présente soit sous forme diffuse et plane, soit sous forme de taches écailleuses (*Figure 48-5*).

La polymyosite (inflammation des muscles striés squelettiques), l'alopécie et la photosensibilité se manifestent fréquemment. (La polymyosite peut se produire tout à fait indépendamment.) La vascularite (inflammation des parois vasculaires), dont l'issue est fatale, diminue l'irrigation des organes principaux et entraîne la nécrose et le dérèglement fonctionnel. Les complications rénales, cérébrales et cardiaques conduisent souvent à la mort. Les problèmes gastro-intestinaux comme la nausée et les vomissements, l'œsophagite et la douleur abdominale ne sont pas rares. Lorsque les poumons sont touchés, la pneumonite, la bronchopneumopathie chronique obstructive et la fibrose interstitielle sont caractéristiques. La vascularite périphérique entraîne l'hypertension et les maladies vasculaires périphériques.

Le phénomène de Raynaud survient couramment dans le lupus érythémateux et résulte de spasmes vaso-moteurs qui touchent les plus petits vaisseaux des mains et des pieds. Le froid provoque la vaso-constriction caractérisée par les changements de coloration de la peau qui passe du blanc au bleu, puis au rouge. Ces « crises » de vaso-constriction sont douloureuses et entraînent parfois la nécrose ; il peut se produire une auto-amputation des extrémités digitales.

Évaluation diagnostique. Les analyses sanguines montrent une anémie de modérée à grave, une thrombocytopénie et une leucocytose ou une leucopénie. D'autres tests immunologiques appuient le diagnostic, mais sans toujours le confirmer. Lorsque les organes principaux sont atteints, on doit avoir recours à des tests plus appropriés.

Problèmes du client et diagnostics infirmiers

Les problèmes du client comprennent une diminution de l'intégrité de la peau due aux lésions entraînées par les éruptions et la vascularite ; une modification du métabolisme provoquée par la fièvre, la fatigue et l'anorexie ; une perturbation de l'image de soi reliée aux éruptions cutanées, à la fatigue et aux déformations des articulations ; une détérioration du bien-être causée par la douleur et la

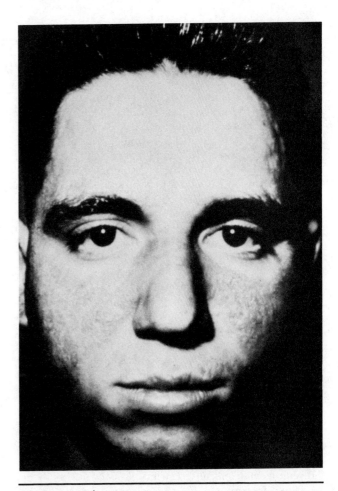

Figure 48-5 Érythème en papillon du lupus érythémateux disséminé. (*Source : AHP Arthritis Teaching Slide Collection*, copyright 1980. Reproduit avec la permission de l'Arthritis Foundation.)

raideur associées à l'inflammation et à la dégénérescence des articulations et des muscles ; le chagrin par anticipation provoqué par le caractère imprévisible de la maladie chronique dont l'issue peut être fatale ; l'incapacité de se soigner entraînée par la fatigue, la faiblesse, la douleur et la déformation des articulations ; et, enfin, un changement dans la nutrition relié à l'anorexie, à l'amaigrissement et à l'anémie.

On peut ajouter à cela la crainte, l'adaptation infructueuse de l'individu ou de sa famille, les troubles sexuels, la modification du débit cardiaque, les changements dans la miction ou la défécation, l'altération de la conscience et les troubles du sommeil.

■ PLANIFICATION ET INTERVENTION

Objectifs

1. Maintien de l'intégrité de la peau.
2. Diminution de la fatigue et de la faiblesse.
3. Retour d'une image de soi positive.
4. Soulagement de la douleur et de l'inconfort.

5. Résolution du chagrin par anticipation.
6. Atteinte d'une indépendance optimale dans les activités de la vie quotidienne.
7. Obtention d'un état nutritionnel optimal.

Maintien de l'intégrité de la peau. L'éruption cutanée caractérisant le lupus érythémateux disséminé et le lupus érythémateux chronique est souvent écailleuse et prurigineuse. Des bains d'eau froide peuvent atténuer l'inconfort et l'aspect écailleux. La peau doit rester propre et l'on doit éviter les poudres et les autres irritants. Pour diminuer l'inflammation, on peut prescrire des crèmes ou des onguents à base de corticostéroïdes. Dans certains cas, on donne des antipaludiques, comme le sulfate d'hydroxy-choroquine (Plaquenil), pour réduire la réaction inflammatoire cutanée. Les principaux effets secondaires et toxiques de ce médicament comprennent la nausée et les vomissements, les éruptions et la diminution de l'acuité visuelle par suite d'une lésion rétinienne.

On doit éviter le soleil et les lampes à ultra-violets (comme l'éclairage par fluorescence). Pour protéger la peau, le client porte des vêtements à manches longues, des chapeaux à large bord et des pantalons longs. Sur les régions découvertes de la peau, le client applique une crème solaire dont le facteur de protection a la valeur maximale, et il porte des lunettes de soleil pour diminuer la photo-sensibilité.

L'infirmière doit surveiller la fréquence et l'apparence des lésions superficielles causées par la vascularite. Des mesures appropriées d'hygiène cutanée, comme le maintien d'une peau propre et sèche, mais bien hydratée, aident à prévenir le fendillement de la peau.

Pour prévenir les lésions buccales ou même lorsqu'elles sont déjà existantes, il faut donner des soins méticuleux. Le client se brosse les dents de telle manière qu'il n'y ait pas d'irritation gingivale ni d'hémorragie subséquente. On peut prescrire des bains de bouche ou des comprimés anti-fongiques contre les infections secondaires aux levures.

Diminution de la fatigue et de la faiblesse. Le client atteint de lupus érythémateux disséminé se plaint souvent d'une grande fatigue et d'une faiblesse généralisée. Pour diminuer cette fatigue, il est nécessaire de se reposer fréquemment et de dormir de 10 h à 12 h chaque nuit. On doit obéir aux principes de conservation de l'énergie pour compenser la faiblesse.

Image de soi positive. L'un des changements majeurs de l'image corporelle est l'existence de l'éruption érythémateuse sur le visage et sur les autres parties du corps. Même lorsque la maladie est en période de rémission, l'éruption demeure. Les clients atteints de lupus, surtout les jeunes femmes, sont particulièrement affligés par ce défigurement. Les dermatologues peuvent aider les clients à choisir les produits cosmétiques appropriés pour masquer les éruptions.

En plus de ces anomalies cutanées, les articulations déformées, la grande fatigue et la faiblesse, ainsi que l'évolution imprécise de la maladie contribuent à appauvrir l'image de soi. L'infirmière et la famille doivent essayer de comprendre cette réaction et doivent approcher le client en étant réalistes, mais optimistes. Les détails de cette démarche sont présentés dans la section traitant de la polyarthrite rhumatoïde.

Soulagement de la douleur et de l'inconfort. La pharmacothérapie utilisée pour le traitement du lupus érythémateux disséminé peut soulager la douleur et l'inconfort, mais elle a principalement pour objectif de diminuer la réaction inflammatoire du corps tout entier. Si la maladie est bénigne, elle peut bien réagir au traitement par les salicylates ou par les anti-inflammatoires non stéroïdes, mais la plupart des clients doivent aussi suivre un traitement par les stéroïdes à doses massives. (Les stéroïdes systémiques ne sont pas utilisés chez les clients souffrant de lupus érythémateux chronique.) Lorsque ce traitement se révèle inefficace, on utilise les immunosuppresseurs ou la cortico-thérapie à doses fortes en perfusions intraveineuses rapides. La plasmaphérèse, procédé par lequel on soustrait du sang les complexes immuns, devient populaire pour soigner le lupus érythémateux disséminé.

En plus des anti-inflammatoires destinés à soulager la douleur articulaire, on utilise les moyens décrits précédemment dans ce chapitre. Une approche interdisciplinaire est très utile pour traiter l'arthrite due au lupus.

Chagrin par anticipation. Comme dans la polyarthrite rhumatoïde, les clients souffrant de lupus érythémateux présentent les réactions caractéristiques devant une maladie chronique. De plus, le client atteint de lupus érythémateux disséminé doit faire face à des complications parfois graves et même mortelles. L'infirmière et les autres membres de l'équipe de soins doivent soutenir le client et l'aider à traverser chacune des étapes du chagrin par anticipation. Grâce à ce processus, le client peut parvenir à accepter la maladie et ses conséquences.

Indépendance dans les activités quotidiennes. Les problèmes articulaires, la fatigue, la faiblesse et l'inflammation des muscles découragent le client à accomplir seul ses activités quotidiennes. Les interventions infirmières ont été soulignées dans la section de la polyarthrite rhumatoïde.

Rétablissement d'une nutrition optimale. L'anorexie peut s'accompagner de dysphagie causée par l'œsophagite. Les aliments du client dysphagique doivent être de consistance aussi molle qu'une purée ou une gélatine, car les liquides et les aliments plus consistants qu'on doit mâcher vigoureusement sont plus difficiles à avaler. Il est conseillé de choisir des aliments riches en protéines, en vitamines et en fer, et de manger suffisamment pour ne pas maigrir.

■ **ÉVALUATION**

Résultats escomptés

Le client réussit à :

1. Maintenir l'intégrité de la peau.
   a) Ne présente aucune desquamation ni aucun prurit ;
   b) Obtient une diminution de l'érythème ;
   c) N'a aucun ulcère cutané ;
   d) Évite de s'exposer au soleil ou à la lumière fluorescente ;
   e) Ne présente aucune lésion buccale.

2. Obtenir la diminution de la fatigue et de la faiblesse.
   a) Dort de 10 h à 12 h par nuit ;
   b) Fait 2 ou 3 siestes d'une demi-heure chaque jour ;
   c) Respecte les principes de conservation de l'énergie ;
   d) Respecte les principes de la mécanique corporelle.
3. Développer une image de soi positive.
   a) Emploie des produits cosmétiques pour masquer l'éruption cutanée ;
   b) Suit des mesures d'hygiène cutanée méticuleuses ;
   c) Se sent bien au sein de sa famille ;
   d) A de bonnes relations avec les membres de l'équipe de santé ;
   e) Converse avec les membres de la famille, les amis et les collègues ;
   f) Participe à des activités sociales, comme le bingo ;
   g) Démontre un vif intérêt pour un passe-temps ou une activité plaisante et y participe activement (par exemple, télévision, lecture, couture.)
4. Obtenir le soulagement de la douleur et de l'inconfort.
   a) Ne présente aucun signe visible d'inflammation articulaire ;
   b) Ne montre aucune limite à la mobilité articulaire ;
   c) Ne souffre pas de douleurs articulaires ;
   d) N'a pas besoin d'analgésiques en plus des médicaments déjà prescrits.
5. Traverser les étapes du chagrin par anticipation.
   a) Verbalise ses sentiments à sa famille, à ses amis et aux membres de l'équipe de soins ;
   b) Parvient à l'étape d'acceptation de la maladie.
6. Être indépendant dans les activités de la vie quotidienne.
   a) Mange, fait sa toilette et s'habille sans aide ;
   b) Utilise les moyens de transport sans aide.
7. Obtenir un état nutritionnel optimal.
   a) Prend au moins trois repas bien équilibrés par jour ;
   b) Inclut des aliments riches en protéines, en fer et en vitamines dans son régime alimentaire ;
   c) Maintient sa masse corporelle entre la masse idéale et moins de 10% au-dessus de la masse idéale.

□ SCLÉRODERMIE GÉNÉRALISÉE

La *sclérodermie généralisée* est une maladie inflammatoire systémique au cours de laquelle il y induration et épaississement du tissu conjonctif du corps tout entier, ce qui se manifeste par une induration de la peau.

Physiopathologie

La sclérodermie est une maladie évolutive du tissu conjonctif, caractérisée par des inflammations, des fibroses et des dégénérescences variées. On pense que c'est une maladie auto-immune qui affecte de deux à trois fois plus de femmes de toutes races que d'hommes. Les premiers symptômes apparaissent généralement entre 30 et 50 ans. Comme le lupus érythémateux, la sclérodermie évolue par périodes de rémissions qui alternent avec des périodes d'exacerbations ; quant à son pronostic, on ne peut pas être aussi optimiste qu'avec le lupus.

La maladie commence par une atteinte cutanée. La réaction inflammatoire produit un œdème qui donne à la peau une apparence tuméfiée, lisse et luisante. La peau subit alors des changements fibreux entraînant une perte d'élasticité et de mobilité. Le tissu cutané dégénère et perd ses fonctions. Cette suite d'événements, allant de l'inflammation à la dégénérescence, se produit également dans les vaisseaux sanguins (vascularite), les organes vitaux et les systèmes, conduisant souvent à la mort.

Évaluation initiale

Examen de la fonction locomotrice.   La sclérodermie rend les diarthroses douloureuses et raides. Dans certains cas, la polyarthrite apparaît, ainsi que la polymyosite qui se manifeste par une faiblesse musculaire grave. L'infirmière doit examiner les articulations et les muscles.

Manifestations cliniques.   L'affection débute de façon insidieuse sur le visage et sur les mains, où la peau se tend et perd ses plis. La peau et les tissus sous-cutanés deviennent tellement tendus et rigides qu'ils ne peuvent être décollés des structures sous-jacentes (sclérodermie). Les plis et les lignes de la peau s'effacent. La peau est sèche, parce que les glandes sudoripares de la région atteinte ne fonctionnent plus.

Le visage est comme un masque immobile et sans expression, et la bouche devient rigide. La muqueuse buccale peut également être touchée. L'affection peut se limiter aux pieds et aux mains pendant plusieurs années, mais elle se dissémine lentement. Les extrémités deviennent rigides et immobiles, les doigts courbés, immobiles et inutiles, et les mains prennent l'apparence de griffes.

Les changements à l'intérieur de l'organisme, quoique invisibles, sont plus importants que les perturbations externes. Le muscle cardiaque devient fibreux, causant la dyspnée ; l'œsophage durcit, causant de la dysphagie ; les poumons se cicatrisent, rendant la respiration difficile ; les perturbations digestives sont dues à l'induration de l'intestin ; une insuffisance rénale évolutive peut se produire. Un grand nombre de perturbations surviennent, incluant la maladie de Raynaud (voir à la page 569), la calcinose (dépôts calciques dans les tissus), la télangiectasie (petites lésions rougeâtres de la peau causées par la dilatation des vaisseaux), la sclérodactylie (sclérodermie des doigts) et l'œsophagite, dont la présence noircit le pronostic.

Planification, intervention et évaluation

Malheureusement, la sclérodermie généralisée ne réagit généralement pas aux anti-inflammatoires qu'on utilise pour la polyarthrite et pour le lupus. Les stéroïdes et les immunosuppresseurs semblent plus efficaces. La planification des soins, l'intervention et l'évaluation des résultats sont très semblables à celles qu'on fait pour le lupus érythémateux.

□ GOUTTE

Contrairement aux maladies du tissu conjonctif que nous venons de décrire, la goutte est une affection dont la cause et le traitement ont été établis depuis plusieurs années. Si le

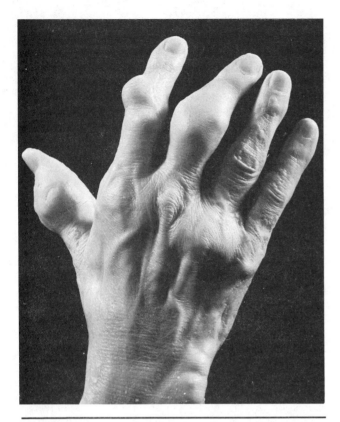

Figure 48-6 Accumulation de cristaux d'acide urique sur les articulations d'un client atteint de goutte. (*Source*: National Institute of Arthritis, Metabolism and Digestive Diseases.)

traitement est approprié, on peut arrêter les changements pathologiques qu'elle entraîne et enrayer l'affection de façon permanente.

Physiopathologie

La goutte se manifeste par une inflammation des articulations; elle est causée par un dépôt cristallin d'acide urique dans les articulations et les tissus conjonctifs. L'acide urique est le produit final du métabolisme des purines. Le client souffre en plus d'hyperuricémie, qui est une augmentation persistante des urates du sang causée par une *surproduction* ou une *excrétion insuffisante* d'acide urique.

La goutte primaire semble être causée par des troubles héréditaires du métabolisme des purines ou par un trouble rénal ayant pour conséquence une diminution de l'excrétion de l'acide urique. Ce trouble survient le plus fréquemment chez les hommes dans la quarantaine.

Au cours de la goutte secondaire (forme acquise), il se produit de l'hyperuricémie lorsqu'il y a une augmentation du renouvellement des cellules (leucémie, myélome multiple, psoriaris) et une augmentation de la dégradation cellulaire. L'hyperuricémie peut aussi survenir lorsque l'excrétion d'acide urique est bloquée. Les autres causes de la goutte et de l'hyperuricémie comprennent l'ingestion prolongée de certains diurétiques (thiazides) et d'aspirine, une blessure ou le traitement du syndrome myéloprolifératif.

À cause de sa faible solubilité, l'acide urique tend à précipiter et à constituer des dépôts aux différents endroits où la circulation est moins active, comme dans le tissu cartilagineux. Ces masses de cristaux d'urates de sodium, nommés *tophi*, se déposent au voisinage des articulations, en particulier celles du gros orteil, sur les articulations des doigts (*Figure 48-6*) et dans les oreilles. Les tophi peuvent causer des sensations de pression, des déformations ou l'ulcération de la peau, et on les considère généralement comme des signes tardifs.

Chez certains clients, une lithiase rénale urique (calculs rénaux) peut représenter la première manifestation de la goutte. Par suite du dépôt des urates, une maladie rénale chronique peut se développer.

■ ÉVALUATION INITIALE

Examen de la fonction locomotrice.   Les résultats de l'examen des articulations d'un client atteint de goutte dépendent du stade auquel elle est arrivée. Durant un accès aigu de goutte, le client présente une violente inflammation articulaire extrêmement douloureuse, en particulier au gros orteil (podagre), à la cheville et au genou. Si la goutte est aiguë, le client ne peut supporter que l'on touche, même légèrement, l'articulation atteinte.

Entre les accès, le client ne présente habituellement aucun symptôme, et un examen physique ne révèle aucune anomalie. Dans le dernier stade ou en cas de goutte chronique, les tophi peuvent être palpables près des articulations et dans les oreilles, ou ils peuvent être internes. Il peut aussi se produire des déformations articulaires.

Manifestations cliniques.   Un accès de goutte aiguë commence habituellement par une douleur intense et soudaine dans une ou plusieurs des articulations périphériques qui présentent une inflammation, une tuméfaction et une sensibilité intenses. Bien que les grosses articulations puissent être touchées, c'est encore la première articulation du gros orteil qui est le plus souvent affectée. On note parfois de la fièvre. Un accès non traité peut durer environ une semaine. Les accès de goutte peuvent être déclenchés par la faim, l'alcool, les manies alimentaires, le stress et certains médicaments comme l'aspirine et les diurétiques thiazidiques.

Les accès ne se produisent généralement pas à intervalles réguliers. Après des accès aigus répétés, la goutte peut devenir chronique, laissant certaines articulations (surtout celles des mains) déformées et douloureuses en permanence. Le diagnostic repose sur la présence des cristaux d'urates dans le liquide qu'on a aspiré de la cavité synoviale. Des dépôts sous-cutanés d'urates (tophi) confirment l'existence de la goutte. Les radiographies des articulations montrent des tophi et des dépôts d'urates.

Presque la moitié des clients atteints de goutte aiguë présentent une lithiase urique. On examine la fonction rénale pour déterminer l'étendue de l'atteinte rénale (voir à la page 859).

Problèmes du client et diagnostics infirmiers

Les principaux problèmes du client comprennent une détérioration du bien-être, une douleur intense due à l'inflammation de l'articulation, une diminution de l'intégrité de la peau reliée à la présence de tophi et une altération de l'élimination urinaire causée par l'insuffisance rénale.

■ PLANIFICATION ET INTERVENTION

Objectifs

1. Soulagement de la douleur articulaire.
2. Maintien de l'intégrité de la peau.
3. Rétablissement de la fonction rénale.

Soulagement de la douleur articulaire. Le traitement d'un accès aigu vise à soulager la douleur et l'inflammation grâce aux anti-inflammatoires non stéroïdiques et à la colchicine (voir le tableau 48-2). Si la colchicine est donnée au début de l'accès, le soulagement est souvent très rapide. Cet effet confirme le diagnostic de la goutte. La colchicine n'a aucune influence sur le métabolisme de l'acide urique. On donne une dose initiale de colchicine, suivie d'autres doses à une ou deux heures d'intervalle, jusqu'à ce que la douleur soit soulagée ou que le client ressente les symptômes d'une irritation gastro-intestinale : diarrhée, nausées et vomissements. On cesse temporairement le traitement. La douleur articulaire et la tuméfaction commencent à disparaître de 6 h à 12 h après le début du traitement.

Les narcotiques et les analgésiques sont nécessaires contre la douleur intense jusqu'à ce que le traitement spécifique soit efficace. On conseille au client de rester au lit ou dans un fauteuil, la jambe atteinte protégée par un arceau de lit et surélevée. Le client doit éviter de rester debout durant l'accès, car la marche trop hâtive peut provoquer une récidive. Si les articulations de la main, du poignet et du coude sont touchées, une attelle est nécessaire pour immobiliser l'articulation chaude et sensible. Des applications de froid sur l'articulation se révèlent parfois efficaces.

On peut donner de l'allopurinol (Zyloprim) aux clients dont la production d'acide urique est trop importante ou à ceux qui souffrent de lithiase rénale ou de mauvais fonctionnement des reins. L'allopurinol, inhibiteur de la xanthine-oxydase, empêche la transformation des produits issus du métabolisme des purines en acide urique. L'administration d'allopurinol entraîne rapidement la chute des concentrations d'acide urique dans le sang et dans l'urine. Durant la chimiothérapie dirigée contre les syndromes myéloprolifératifs, on utilise également l'allopurinol dans un but prophylactique.

Certaines personnes souffrant de goutte chronique ont été soulagées de leurs douleurs articulaires et ont pu retrouver peu à peu la mobilité de leurs articulations. Les tophi cessent de se former et les sinus drainant l'urate guérissent. On dose le médicament en fonction des concentrations sanguines d'urates.

Pour prévenir les complications (arthropathie destructive, néphropathie) et pour éviter les rechutes des accès aigus, on utilise des produits qui diminuent le taux d'acide urique pour un traitement à longue échéance. Un tel médicament empêche la réabsorption de l'acide urique par les tubules rénaux, ce qui en augmente l'excrétion et abaisse ainsi le taux d'urates sanguins. En même temps, non seulement la taille des tophi existants diminue, mais la formation de nouveaux tophi est prévenue.

Le probénécide (Benemid) est l'un de ces médicaments et il n'a que très peu d'effets secondaires, si ce n'est un léger malaise gastro-intestinal occasionnel et une tendance à la constipation. Cependant, ce médicament ne doit pas être administré en même temps que l'aspirine ou tout autre salicylate, car l'un inhibe l'action de l'autre. La sulfinpyrazone (Anturan) est un autre agent uricosurique utile. L'Anturan et les salicylates sont aussi des antagonistes et ne doivent pas être administrés ensemble.

Après le début du traitement par les uricosuriques, la concentration des urates dans l'urine peut s'élever à un tel point que les cristaux précipitent, causant une urolithiase et des complications rénales. Pour éviter ce genre de complications, le client doit prendre au moins huit verres de liquides pour assurer un volume urinaire élevé durant 24 h.

Maintien de l'intégrité de la peau. Les tophi peuvent se transformer en ulcères et être infectés par suite de l'irritation causée par les vêtements et l'écoulement subséquent. On doit prendre un soin particulier à suivre des mesures d'hygiène de la peau et à éviter les blessures dans les régions tophacées. On doit recouvrir les tophi qui coulent et faire des applications topiques d'onguent antibiotique.

Rétablissement de la fonction rénale. À tous les stades de la goutte, à moins qu'il y ait contre-indication, on devrait conseiller au client de boire suffisamment pour favoriser l'excrétion de l'excès d'acide urique qui peut se déposer sous forme de calculs. On surveille l'ingestion de liquide et les mictions.

Les aliments riches en purines sont à éviter : sardines, anchois et coquillages, ainsi que certains abats. Le médecin prescrit un régime alimentaire pauvre en protéines afin de diminuer l'apport en purines.

Si l'urine est alcaline, l'acide urique a plus de difficultés à précipiter sous forme de cristaux d'urates. On conseille donc au client des aliments fournissant des cendres alcalines, comme le lait, les pommes de terre et les agrumes. Le bicarbonate ou le citrate de sodium permettent de maintenir un pH urinaire élevé.

■ ÉVALUATION

Résultats escomptés

Le client réussit à :

1. Obtenir le soulagement de la douleur articulaire.
   a) Ne présente plus d'accès de goutte aiguë ;
   b) Ne présente pas d'inflammation articulaire ni de déformation ;
   c) Continue à prendre les médicaments prescrits, même entre les accès aigus.
2. Maintenir l'intégrité de la peau.
   a) Parvient à diminuer le nombre de tophi ;
   b) Ne montre aucune trace d'ulcération cutanée sur les régions tophacées ;
   c) N'a pas de tophi infectés.
3. Obtenir le rétablissement de la fonction rénale.
   a) Augmente l'apport de liquide à 2 L par jour au minimum ;

b) Évite les aliments riches en purines ;
c) Prend des aliments riches en cendres alcalines pour maintenir le *p*H à 7 ou plus ;
d) Maintient le débit urinaire à 50 mL/h, au moins ;
e) Évite les manies alimentaires, l'alcool, la faim, le stress et les médicaments qui gênent l'excrétion de l'acide urique.

□ AUTRES MALADIES DU TISSU CONJONCTIF

On connaît environ une centaine de maladies du tissu conjonctif dont les plus fréquentes ont été traitées dans ce chapitre. Celles qui suivent seront décrites avec beaucoup moins de détails et l'on pourra déduire les soins infirmiers appropriés des discussions précédentes.

Syndrome de Reiter.   Le syndrome de Reiter touche les jeunes adultes mâles ; il est principalement caractérisé par l'urétrite, l'arthrite et la conjonctivite. Il peut aussi y avoir une dermatite et des ulcérations de la bouche et du pénis. Le traitement comprend les salicylates, les anti-inflammatoires non stéroïdiques et les corticostéroïdes.

Spondylarthrite ankylosante (maladie de Marie-Strümpell).   La *spondylarthrite ankylosante* est une inflammation systémique des articulations cartilagineuses de la colonne vertébrale et des tissus voisins. Lorsque la maladie évolue, la colonne toute entière peut s'ankyloser, gênant la respiration et causant des complications. L'iritis et des troubles de conduction du cœur peuvent se produire. Les salicylates et les anti-inflammatoires non stéroïdiques sont efficaces.

Rhumatisme psoriasique.   Le rhumatisme psoriasique, comme son nom l'indique, est relié à une maladie de la peau, le psoriasis (voir à la page 1062). Les corticostéroïdes soulagent remarquablement les symptômes de la peau et des articulations.

Artérite nécrosante.   L'*artérite* constitue un groupe de maladies dans lequel la vascularite (particulièrement celle des artères) est la principale manifestation. Les organes et les systèmes vitaux sont mal irrigués à cause de l'inflammation des parois artérielles, comme c'est le cas pour la périartérite noueuse (polyartérite), l'artérite giganto-cellulaire (comme l'artérite temporale) et l'artérite de Takayasu (artérite de l'aorte). Dans la plupart des cas, les corticostéroïdes sont efficaces, mais on peut aussi donner des immunosuppresseurs.

Treizième partie

Les soins infirmiers et les affections du système tégumentaire

49

Les affections de la peau

☐ RAPPEL DE PHYSIOLOGIE

La peau est une structure indispensable à la vie humaine. Elle constitue une barrière entre les organes internes et l'environnement et participe à bon nombre de fonctions vitales de l'organisme. La peau est en continuité avec les muqueuses constituant les extrémités des systèmes digestif, respiratoire et uro-génital. Comme elles sont nettement visibles, les maladies de la peau sont, dans bien des cas, la principale raison qui incite le client à consulter le médecin.

Anatomie de la peau

La peau se compose d'une couche externe, ou *épiderme*, qui met l'organisme en contact avec l'environnement et d'une couche interne plus profonde, le *derme*. L'épiderme est constitué de cellules épithéliales vivantes se divisant continuellement ; il est recouvert en surface de cellules mortes qui ont pris naissance en profondeur pour être ensuite repoussées par les nouvelles cellules qui se reproduisent constamment à la base. Les cellules mortes se détachent sans cesse pour constituer des plaques squameuses. Ces cellules contiennent une grande quantité de *kératine*, protéine insoluble qui constitue la barrière cutanée. L'épiderme est dénué de tout vaisseau sanguin et seules quelques terminaisons nerveuses le traversent. Les couches superficielles épidermiques peuvent être enlevées par rasage sans qu'il en résulte la moindre douleur ou le moindre saignement. L'épiderme est différent selon les régions du corps. Au niveau de la paume des mains et de la plante des pieds, il est plus épais et contient davantage de kératine que dans les autres parties de l'organisme. L'épaisseur de cet épiderme augmente avec l'usage comme c'est le cas pour les mains du travailleur manuel.

Le derme est une couche épaisse de tissu conjonctif qui se trouve au-dessous de l'épiderme. Il est composé de collagène et de fibres élastiques et contient des vaisseaux sanguins et lymphatiques. Ce sont les interdigitations situées entre le derme et l'épiderme qui produisent les rides caractéristiques de la surface cutanée. Aux extrémités des doigts, ces rides se nomment *empreintes digitales*. Elles constituent peut-être le trait le plus caractéristique d'un individu et ne changent presque jamais. Avec l'âge, le nombre de fibres élastiques du derme diminue progressivement, si bien que la peau se plisse.

La coloration de la peau est déterminée par le pigment qu'on appelle *mélanine*, lequel est produit par des cellules épidermiques spéciales, les *mélanocytes*. La peau des personnes de race noire et certaines régions sombres chez les individus de race blanche (comme le mamelon) sont plus riches en mélanine. La production de mélanine par les mélanocytes est en grande partie sous le contrôle d'une hormone de l'hypothalamus, la mélanostimuline (MSH). La production de mélanine augmente lorsqu'on s'expose à des rayons ultraviolets, les rayons du soleil, par exemple.

La peau est rattachée aux muscles et aux os sous-jacents par du tissu sous-cutané constitué de fibres conjonctives entrelacées à de la graisse. Cette graisse se distribue différemment selon le sexe et est responsable, en partie, des différences qui existent entre la silhouette de l'homme et celle de la femme. Une suralimentation entraîne un dépôt croissant de graisse sous la peau.

Poils. Tout le corps est recouvert de poils, sauf la paume des mains et la plante des pieds. Le poil est constitué d'une racine implantée dans le derme et d'une tige qui sort de la peau. Il croît à partir d'une cavité nommée *follicule pileux*. C'est la prolifération des cellules folliculaires du poil qui permet la croissance du poil. Les poils ont différentes fonctions selon les parties du corps. Les poils des yeux (cils et sourcils), du nez et des oreilles protègent de la poussière, des insectes et des débris aériens. Chez les animaux, les poils font fonction d'isolant thermique. Cette fonction se fait bien sentir sous l'effet du froid ou de la frayeur, alors que les poils se hérissent (« chair de poule ») par contraction des muscles horripilateurs microscopiques rattachés aux follicules pileux. La réaction érectile qui se produit chez l'humain est probablement un vestige. La coloration du poil est fonction de la quantité de mélanine occupant la tige du poil. Les colorations grise et blanche des cheveux sont une conséquence de la perte des pigments. Les hormones sexuelles sont responsables de la croissance pileuse de certaines régions du corps. Le meilleur exemple est celui des poils du visage (barbe et moustache) et ceux de la poitrine qui sont sous le contrôle des androgènes (hormones masculines).

Ongles.   Sur la face dorsale des doigts et des orteils, la peau est recouverte d'une plaque rigide et translucide faite de kératine et qu'on appelle *ongle*. L'ongle croît grâce à une racine qui est située dans un repli cutané nommé *cuticule*. L'ongle sert à protéger les doigts et les orteils et à préserver leur fonction sensorielle particulièrement bien développée ; il permet également d'accomplir certaines actions très délicates telles que saisir de petits objets.

Glandes.   Les glandes sébacées sont associées aux follicules pileux. Les conduits de ces glandes déversent une sécrétion huileuse dans l'espace situé entre le follicule et la tige du poil. Chaque poil possède sa propre glande sébacée dont les sécrétions, en plus de lubrifier les poils, rendent la peau douce et souple.

On trouve des glandes sudoripares sur presque toute la surface du corps. Elles sont particulièrement concentrées sur la paume de la main et la plante du pied. Seuls le gland du pénis, les lèvres, l'oreille externe et le lit des ongles en sont dépourvus. On subdivise ces glandes en deux catégories : eccrines et apocrines. Les premières se trouvent sur tout le corps et leurs canaux débouchent directement à la surface de la peau. Les secondes sont plus volumineuses et, contrairement aux glandes eccrines, leur sécrétion renferme des débris de cellules sécrétrices. Elles sont localisées aux aisselles, dans la région anale, sur le scrotum et sur les grandes lèvres. Leurs canaux s'ouvrent généralement dans les follicules pileux. Elles commencent à fonctionner à la puberté. Chez la femme, elles grossissent pour s'atrophier ensuite à chaque cycle menstruel.

Les glandes apocrines produisent une sueur laiteuse à laquelle s'attaquent les bactéries, d'où l'odeur particulière qui se dégage au niveau des aisselles. Des glandes apocrines spécialisées, que l'on appelle *glandes à cérumen*, sont localisées dans le conduit auditif où elles sécrètent une cire (cérumen).

La *sueur*, sécrétion aqueuse claire, est produite dans la portion basale enroulée des glandes eccrines et est libérée dans le canal étroit de la glande. La sueur se compose principalement d'eau et est constituée d'environ la moitié de la teneur en sel du plasma. La sueur est libérée en réaction à une température ambiante élevée. La fréquence de la sécrétion est sous le contrôle du système nerveux sympathique. Il peut se produire une sudation excessive de la plante des pieds, de la paume des mains, des aisselles, du menton ainsi que d'autres régions, en réaction à la douleur et au stress.

☐ SOINS GÉNÉRAUX

■ ÉVALUATION INITIALE

Les dermatoses sont fréquentes et environ 7% de la clientèle qui consulte un médecin souffre de problèmes de la peau. Une dermatose se manifeste souvent en même temps qu'une maladie systémique. Le client peut brusquement présenter un prurit et une éruption lorsqu'il est hospitalisé pour un traitement médical ou pour une intervention chirurgicale. Ainsi, par exemple, une hépatite ou un cancer peut être précédé d'une dermatose.

Questionnaire.   Les données de base destinées à orienter l'infirmière dans son diagnostic peuvent être obtenues en posant les questions suivantes :

- Quand avez-vous noté pour la première fois ce problème de peau ?
- S'était-il déjà manifesté auparavant ?
- Mis à part l'éruption, avez-vous remarqué d'autres symptômes ?
- Où cette affection s'est-elle d'abord manifestée ?
- À quoi ressemblait l'éruption ou la lésion quand vous vous en êtes aperçu ?
- À quelle(s) partie(s) du corps s'est-elle étendue et en combien de temps ?
- Avez-vous ressenti des démangeaisons, une brûlure, des picotements ou des fourmillements, ou une perte de sensibilité ?
- L'éruption s'aggrave-t-elle à certains moments ou à une saison particulière ?
- Comment a-t-elle débuté ?
- Avez-vous déjà souffert de fièvre des foins, d'asthme, de varicelle, d'eczéma, d'allergies ?
- Un membre de votre famille a-t-il des problèmes de peau ou des éruptions ?
- Les éruptions sont-elles apparues après que vous ayez mangé certains aliments ?
- Voyez-vous une relation entre la première manifestation de l'éruption ou de la lésion et un événement particulier ?
- Quels médicaments prenez-vous ?
- Quel type d'onguent, de crème ou de pommade avez-vous appliqué sur votre lésion (y compris les médicaments en vente libre) ?
- En quoi consiste votre travail ?
- Dans votre environnement immédiat, y a-t-il des éléments (plantes, animaux, produits chimiques, infections) qui auraient pu provoquer cette éruption ? S'est-il produit quelque chose de nouveau ou y a-t-il eu des changements dans votre environnement ?
- Y a-t-il des éléments qui pourraient, si on les touche, provoquer ces éruptions ?
- Y a-t-il autre chose en rapport avec votre problème dont vous voudriez parler ?

Examen des lésions cutanées.   L'examen doit porter sur toute la surface de la peau, y compris les muqueuses, le cuir chevelu et les ongles. L'*inspection*, de même que la *palpation*, constituent les éléments fondamentaux nécessaires à l'examen de la peau et exigent que la pièce soit bien éclairée et bien chauffée. Le client doit se déshabiller complètement avant de revêtir une blouse.

On doit examiner l'état général de la peau au point de vue coloration, température, moiteur, sécheresse et texture (rude ou douce), sans oublier les cheveux et les ongles. On détermine aussi à la palpation la turgescence et l'élasticité de la peau.

Une observation préliminaire de l'éruption ou de la lésion permet d'identifier le type de dermatose (état anormal

Lésions primaires

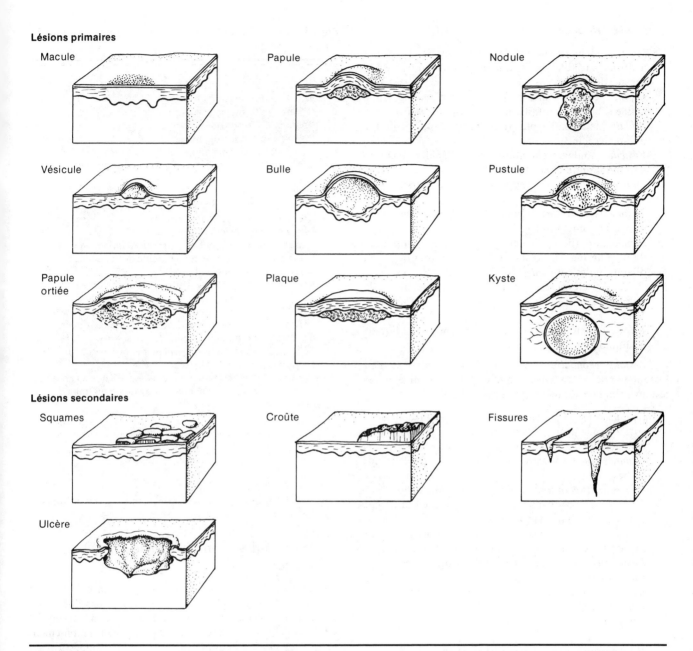

Macule

Papule

Nodule

Vésicule

Bulle

Pustule

Papule ortiée

Plaque

Kyste

Lésions secondaires

Squames

Croûte

Fissures

Ulcère

Figure 49-1 Types de lésions cutanées. (*Source*: J. Lindberg, M. Hunter et A. Kruszewski. *Introduction to Person Centered Nursing*, Philadelphie, J.B. Lippincott, 1983.)

de la peau) et d'indiquer si la lésion est primaire ou secondaire. On notera en même temps la distribution anatomique des éruptions, car certaines dermatoses ont tendance à se localiser en des points très précis et se présentent sous des aspects et des formes bien particuliers. Pour en déterminer l'étendue, on doit comparer les côtés droit et gauche du corps et noter la coloration et l'aspect des lésions. On les palpera pour en déterminer la texture, la forme et les contours et on notera si elles sont molles et remplies de liquide, ou dures et adhérentes aux tissus avoisinants.

On mesure la taille des lésions, afin de déterminer plus tard si elles s'étendent. Dans le dossier du client, on doit décrire la dermatose avec précision et clarté en utilisant une terminologie rigoureuse.

Types de lésions cutanées. Selon le stade d'évolution, on qualifie les lésions cutanées de primaires (caractéristiques d'une maladie précise) ou de secondaires (dont les causes sont externes comme une égratignure, une blessure, une infection ou un changement causé par la cicatrisation). On les classe ensuite selon le type et l'aspect, comme l'indiquent les définitions suivantes (*Figure 49-1*).

Lésions primaires

Macule : tache décolorée, de dimension, de couleur et de forme variables, ne faisant pas de saillie notable à la surface des téguments.

Papule : lésion cutanée palpable, caractérisée par une masse solide en relief (diamètre inférieur à 1 cm).

Nodule : petite saillie plus importante et plus profonde qu'une papule.

Vésicule : soulèvement circonscrit de l'épiderme contenant un liquide séreux transparent.

Bulle : vésicule de grande dimension (diamètre supérieur à 1 cm).

Pustule : soulèvement circonscrit de l'épiderme contenant du liquide purulent.

Papule ortiée (boule d'œdème) : soulèvement temporaire de l'épiderme causé par l'œdème du derme et la dilatation des capillaires qui l'entourent.

Plaque : soulèvement induré de l'épiderme ou de la muqueuse dont le plus grand diamètre est supérieur à 1 cm.

Kyste : tumeur contenant une substance semi-liquide ou liquide.

Lésions secondaires.   Les lésions secondaires se définissent par les changements qui s'opèrent au niveau des lésions primaires ou même qui les modifient.

Squames : lamelles épidermiques qui se détachent de la surface de la peau ; elles résultent, dans certains cas, de changements inflammatoires.

Croûte : couche formée de sérum, de sang ou de pus séchés.

Excoriation : écorchure légère ou traumatisme local.

Fissure : ulcération allongée causée par une peau sèche et une inflammation prolongée.

Ulcère : lésion formée par la destruction locale de l'épiderme et d'une partie ou de la totalité du derme.

Lichénification : épaississement de la peau avec exagération de ses plis naturels.

Cicatrice : tissu fibreux de nouvelle formation qui remplace les tissus détruits.

Atrophie : perte de substance.

Renseignements à porter au dossier.   Après avoir déterminé la distribution anatomique de la lésion, on doit noter clairement et avec précision les renseignements suivants :

- Quelle(s) est (sont) la (les) coloration(s) de la lésion ?
- La lésion est-elle rougeâtre, chaude, douloureuse ou enflée ?
- Quelle est l'étendue de la région touchée ? Où se trouve-t-elle ?
- L'éruption est-elle maculée, papulée, squameuse, effacée, confluente ? Suinte-t-elle ?
- Quelle est la distribution des lésions (symétrique, linéaire, circulaire) ?

L'encadré 49-1 présente une liste des termes couramment utilisés en dermatologie.

Tests diagnostics.   Pour diagnostiquer une dermatose, on doit soumettre le client à des biopsies cutanées, des

---

Encadré 49-1   *Définitions de termes souvent employés en dermatologie*

Annulaire : en forme d'anneau
Arqué : en forme d'arc
Circiné : en forme de cercle
Confluant : lésions qui se joignent
Discoïde : en forme de disque
Eczémateux : inflammation qui tend à s'épaissir, à se desquamer, à former des vésicules, des croûtes ou à suinter
Érythème : rougeur
Généralisé : éruption très étendue
Groupé : agglomération de lésions
Herpétiforme : vésicules groupées
Irisé : en forme de cercle à l'intérieur d'un autre cercle
Kératose : hypertrophie considérable des couches cornées de l'épiderme
Kératosique : épaississement de la couche cornée
Linéaire : en lignes
Moniliforme : vrillé, enroulé
Polymorphe : qui se présente sous différentes formes
Spiralé : dilatation permanente des vaisseaux
Télangiectasie : dilatation permanente des vaisseaux superficiels
Universel : affection touchant toute la surface de la peau
Zostériforme : arrangement linéaire le long du trajet d'un nerf

G.M. Leurs et C.E. Wheeler. *Practical Dermatology*, Philadelphie, W.B. Saunder, 1967.

épreuves immunologiques, des prélèvements, des cultures et des frottis.

Examen des clients à la peau foncée ou noire

Les gradations de couleur chez les personnes à la peau foncée sont, en grande partie, déterminées par l'hérédité. On peut les décrire comme suit : claire, moyenne ou foncée. Chez ces personnes, la mélanine est produite plus rapidement et en plus grande quantité que chez les personnes à peau plus claire. Une peau foncée en santé présente un fond rougeâtre, et la muqueuse buccale, la langue, les lèvres et les ongles paraissent roses.

Lorsqu'on examine une personne à la peau foncée ou noire, il est très important d'avoir un bon éclairage afin d'observer la peau, le lit des ongles et la bouche. On doit palper toutes les régions suspectes.

Érythème.   Il est difficile de déceler un érythème, car une peau noire a tendance à présenter un aspect gris pourpré quand elle est enflammée. Pour déterminer s'il y a inflammation, on doit palper la peau pour mettre en évidence une augmentation de chaleur ou des signes de gonflement (œdème) ou d'induration. On palpera également les ganglions lymphatiques voisins.

Éruption.   En cas de démangeaisons, le client doit en préciser l'endroit exact. On tend ensuite légèrement la peau pour diminuer la rougeur et mettre l'éruption en évidence.

On détermine les différences de textures en palpant légèrement la peau avec le bout des doigts. On parvient généralement à définir les contours de l'éruption. On examine aussi la bouche et les oreilles. (Les personnes atteintes de la rubéole présentent parfois des plaques rouges sur le bord du pavillon de l'oreille.) Pour terminer, on prend la température du client et on palpe les ganglions lymphatiques.

Cyanose. Lorsqu'une personne à la peau noire est en état de choc, la peau prend généralement un aspect grisâtre. Pour déceler les signes de cyanose, on examine le pourtour de la bouche, les lèvres, la partie saillante des joues et le lobe des oreilles, et on note si la peau est froide et moite, si le pouls est rapide et filant, et, enfin, si la respiration est rapide et peu profonde. Lorsqu'on examine la conjonctive palpébrale pour déceler des signes de pétéchies, il est important de se rappeler que des dépôts de mélanine peuvent se former à cet endroit, afin de ne pas les confondre avec des pétéchies.

Dermatoses chez les personnes de race noire. Comme la peau des personnes de race noire peut se décolorer et que ces changements sont très visibles, le client atteint de ce type de problème est souvent très angoissé. C'est le cas, par exemple, de l'hypopigmentation (perte ou diminution de la coloration) qui est causée, dans certains cas, par le vitiligo (destruction des mélanocytes sur des étendues plus ou moins grandes). L'hyperpigmentation (intensification de la coloration) peut être secondaire à une maladie ou à une blessure de la peau. Cependant, on considère comme normales les stries pigmentées des ongles. D'autre part, un repli nasal pigmenté au-dessous de l'œil peut être un signe extérieur d'allergie.

En général, les personnes de race noire souffrent des mêmes types de dermatoses que les personnes de race blanche, bien qu'elles soient moins sujettes au cancer de la peau ; par contre, elles sont plus susceptibles de présenter des chéloïdes et des troubles d'occlusion folliculaire.

Problèmes du client et diagnostics infirmiers

Voici, selon les manifestations cliniques du client et les données recueillies, les principaux problèmes dont peut souffrir le client : altération du bien-être (démangeaisons et inconfort) reliée à la dermatose ; détérioration de la peau (inflammation, suintements et formation de croûtes) due au grattage, au trauma et à l'infection ; et, enfin, anxiété ou dépression reliée au changement de l'image corporelle.

■ PLANIFICATION ET INTERVENTION

Objectifs

Les objectifs du client comprennent :

1. Le soulagement des démangeaisons et de l'inconfort ;
2. L'enraiement de l'inflammation, du suintement et de la formation de croûtes ;

3. La mobilisation de ses ressources psychologiques pour venir à bout de l'anxiété ou de la dépression.

Les principaux buts de traitement sont les suivants : (1) éviter toute détérioration de la peau saine ; (2) prévenir toute infection secondaire ; (3) enrayer le processus inflammatoire ; et (4) soulager les symptômes.

Prévention de la détérioration de la peau saine. Comme on l'a déjà vu, le savon et l'eau peuvent causer de sérieux dommages à une peau déjà lésée. On devra donc modifier la routine du bain selon l'état du client.

Une peau présentant déjà une région desquamée et enflammée, qu'elle soit petite ou étendue, devient très sensible à tout produit chimique ou traumatisme physique. Une friction trop vigoureuse de la peau avec une serviette suffit à déclencher une inflammation sur une lésion déjà existante, qui s'aggravera et s'étendra. Il devient alors essentiel de soigner et de protéger la peau altérée du client, en utilisant un savon doux ou un substitut du savon pour le bain, et de bien rincer la peau avant de l'éponger avec un linge sec. On doit éviter les savons désodorisants.

Certains produits huileux ramollissent les croûtes, les exsudats séchés, et permettent d'enlever plus facilement un pansement adhérant à la peau. On peut aussi imbiber le pansement de sérum physiologique ou de peroxyde dilué (3%), ce qui le ramollit et permet de le retirer sans difficulté.

Prévention de l'infection secondaire. On considère toute lésion cutanée comme infectieuse jusqu'à ce que le diagnostic soit établi (voir à l'encadré 60-2 pour les précautions à prendre concernant les blessures de la peau). Certaines lésions purulentes sont infectées, alors que d'autres, comme celles causées par l'acné, ne contiennent pas d'agents infectieux. Bien que certaines lésions génitales soient suspectes, dans la plupart des cas il s'agit d'irritations mineures.

- Si la lésion est infectieuse, l'infirmière et le médecin doivent porter des gants jetables. Les pansements souillés sont enveloppés de papier, et brûlés dès que possible.

Lutte contre l'inflammation. Le traitement ou la médication varie selon le type de lésion (suintante, infectée ou sèche). En présence d'inflammation, de rougeur et d'œdème, on applique de préférence des pansements humides et des solutions pour calmer la douleur. Pour traiter les cas de dermatoses chroniques dans lesquelles la peau est sèche et desquamée, on utilise des émulsions hydrosolubles, des crèmes, des onguents et des pâtes. On doit modifier le traitement en fonction des réactions dermiques au traitement. On doit aviser le client de se rendre chez le médecin ou au centre hospitalier si les pansements ou la médication semblent irriter sa dermatose. Le succès ou l'échec du traitement dépend de la motivation du client, ainsi que des recommandations et de l'appui qu'il aura reçus du personnel soignant.

Pour avoir un aperçu général du traitement institué aux clients atteints d'une dermatose, se reporter à l'encadré 49-2.

Encadré 49-2   Soins infirmiers au client atteint d'une dermatose

Objectifs et interventions de l'infirmière

Objectifs

- Supprimer le prurit et soulager la douleur
- Faire rétrocéder le processus inflammatoire
- Contrôler le suintement et prévenir la formation de croûtes
- Éviter d'endommager la peau
- Assurer l'efficacité des médicaments à action topique

Interventions infirmières

A. Supprimer le prurit et soulager la douleur :
   1. Examiner la région affectée.
      a) Essayer de découvrir la cause du malaise.
      b) Noter en détail les observations, en utilisant une terminologie descriptive.
      c) Être consciente qu'une crise *soudaine* de prurit généralisé peut provenir d'une allergie à un médicament.
   2. Faciliter la vaso-constriction.
      a) Maintenir une température fraîche dans la pièce.
      b) Réduire au minimum vêtements et couvertures.
      c) Donner des bains tièdes et rafraîchissants.
      d) Appliquer des pansements humides frais.
   3. Lubrifier les régions asséchées (xérosis) à l'aide de crèmes et de lotions. Ces dernières sont appliquées après le bain et avant le séchage, pour faciliter l'hydratation de la peau.
   4. Appliquer des analgésiques sous forme de lotions ou d'onguents.
   5. Fournir des analgésiques et des antiprurigineux, selon la prescription médicale.
   6. Administrer des tranquillisants et des sédatifs, selon les besoins du client.
   7. Recommander au client d'éviter de se soigner avec des lotions ou pommades en vente libre.
   8. Aider le client anxieux à retrouver son assurance, à identifier ses problèmes et à en trouver les solutions.
B. Faire rétrocéder le processus inflammatoire :
   1. Assurer la continuité ou l'intermittence des pansements humides, selon le cas, pour réduire l'intensité de l'inflammation.
   2. Enlever les croûtes et les squames avant l'application du médicament topique.

3. Bien suivre la prescription médicale dans l'application des médicaments topiques à base de corticostéroïdes.
   a) Frictionner légèrement le médicament pour faciliter la pénétration.
   b) Observer les lésions pour apprécier la réponse au traitement.
   c) Prévenir le client que l'utilisation à longue échéance des stéroïdes fluorés à action topique peut produire des effets fâcheux (en particulier sur la face, les paupières et les parties génitales).
C. Contrôler le suintement et prévenir la formation des croûtes :
   1. Donner au client des bains et faire des pansements humides pour détacher les exsudats et les squames.
   2. Retirer le médicament avec de l'huile minérale avant une nouvelle application.
   3. Utiliser des solutions légèrement astringentes pour précipiter les protéines et diminuer le suintement.
   4. Donner une alimentation riche en protéines si le suintement et la perte de sérum sont importants.
   5. Administrer, selon la prescription, des antibiotiques locaux ou oraux.
D. Éviter d'endommager la peau :
   1. Protéger la peau saine contre toute macération, lors de l'application des pansements humides.
   2. Essuyer l'humidité en épongeant la peau et non en la frictionnant.
   3. Faire particulièrement attention au risque de traumatisme par brûlures, quand on applique des pansements très chauds.
   4. Conseiller au client d'utiliser des produits antisolaires, pour prévenir des dommages actiniques (changements chimiques causés par les rayons ultraviolets).
E. Assurer l'efficacité des médicaments topiques :
   1. Se servir de pansements occlusifs, au besoin, pour garder le médicament en contact permanent avec la lésion.
   2. Faire participer le client à son traitement.
   3. Enseigner clairement au client et en détail la marche à suivre dans l'application du traitement.

■ ÉVALUATION

Résultats escomptés

Le client réussit à :

1. Obtenir le soulagement des démangeaisons et de l'inconfort :
   a) N'utilise ni savon ni eau chaude ;
   b) Évite la chaleur externe ;
   c) Maintient un environnement frais et humide ;
   d) Utilise les huiles de bain et des émollients prescrits ;
   e) Évite les irritants physiques et les tissus rêches.

2. Se soigner pour enrayer l'inflammation, le suintement et la formation de croûtes :
   a) Applique des pansements humides, selon les directives du médecin ;
   b) Prend les bains thérapeutiques recommandés ;
   c) Applique des médicaments topiques ;
   d) Exécute ses soins dermatologiques.
3. Mobiliser ses ressources psychologiques :
   a) Utilise des techniques de relaxation musculaire progressives ;
   b) Améliore ses soins personnels ;
   c) Réfléchit sur ses accomplissements ;

d) Poursuit des activités intellectuelles et artistiques pour renforcer son ego ;

e) Exprime des attentes réalistes.

Aspects psychosociaux des problèmes dermatologiques

Étant donné que les personnes atteintes de dermatose (1 sur 20) peuvent voir directement leur problème, elles sont plus susceptibles d'être perturbées que les personnes souffrant d'autres maladies. Les dermatoses peuvent abîmer gravement le visage et entraîner l'isolement social et des privations de toutes sortes. On associe souvent à tort ces maladies à des maladies honteuses et contagieuses. Certaines affections peuvent avoir un effet néfaste sur la vie des personnes qui en sont atteintes, la perte d'un emploi, par exemple. D'autres peuvent se prolonger indéfiniment pour conduire à la dépression, à la frustration, à une prise de conscience de soi négative et au rejet de soi-même. La démangeaison et l'irritation, traits communs à la plupart des dermatoses, peuvent causer une gêne constante. Tous ces malaises entraînent une perte de sommeil, de l'anxiété et de la dépression, lesquelles renforcent l'état de détresse et de fatigue généralisée qui accompagne si fréquemment les dermatoses.

Ces clients comptent sur les bons soins et sur l'appui d'un personnel infirmier compréhensif qui sache faire preuve d'une patience inébranlable. Il faut leur consacrer beaucoup de temps, car ils ont besoin d'un appui soutenu pour surmonter leurs difficultés et accepter leur situation. Il est donc très important de maîtriser son sentiment de répugnance face aux clients atteints d'une grave dermatose et de dissimuler toute réticence à leur égard, afin de ne pas aggraver leur état psychologique. Comme très peu de dermatoses sont contagieuses, on ne doit jamais hésiter à toucher ces clients, car les contacts physiques leur procurent la chaleur humaine et la compassion dont ils ont tant besoin.

Le client doit, dans la mesure du possible, pouvoir exprimer sa peur, son ambivalence et sa détresse. Une approche particulièrement optimiste de la part du personnel infirmier peut aider à faire disparaître ses sentiments négatifs, à le rassurer et à le mettre en confiance.

☐ MODALITÉS DE TRAITEMENT

Pansements humides

On utilise les pansements humides (compresses humides qu'on applique sur les régions atteintes) dans le cas d'inflammations aiguës ou de lésions suintantes. Ils peuvent être stériles ou non, selon le type de dermatose. Ces pansements sont utilisés (1) pour enrayer l'inflammation en provoquant la vaso-constriction (ce qui diminue la vaso-dilatation et la circulation sanguine au niveau de la région enflammée) ; (2) pour débarrasser la peau des exsudats, des croûtes et des squames ; et (3) pour assurer le drainage des régions infectées. On doit se laver les mains à fond, avant d'appliquer ces pansements.

Les pansements humides sont utilisés pour soigner les vésicules, les bulles, les pustules et les ulcères et pour traiter les inflammations aiguës, les érosions ainsi que les lésions croûtées et suintantes.

On emploie généralement de l'eau du robinet ou une solution saline (physiologique), à la température de la pièce. On peut utiliser d'autres solutions qui précipitent les protéines et agissent comme des astringents doux et des antibactériens. On applique la solution médicamenteuse après le pansement humide.

Certains pansements doivent être couverts pour prévenir l'évaporation, mais la plupart ne le sont pas. Les *pansements ouverts* doivent être changés souvent, à cause de l'évaporation rapide, ce qui n'est pas le cas avec les *pansements fermés*. Toutefois, il faut se rappeler qu'un pansement fermé peut provoquer non seulement un ramollissement des croûtes, mais aussi une macération de la peau sous-jacente.

Pour prévenir toute macération, on enduit la peau de vaseline, d'huile de silicone ou encore de pâte d'oxyde de zinc.

Pour faire des pansements, on peut couper de vieux draps ou linges faits de mousseline ou de coton que l'on plie en deux ou en quatre. On fait tremper le pansement dans la solution recommandée avant de l'appliquer sur la peau. On garde généralement les pansements humides au frais ou à la température de la pièce. On les retire ensuite de la solution, on les essore et on les applique toutes les 5 min à 10 min, soit le temps nécessaire pour qu'ils atteignent la température du corps. On applique généralement les pansements humides durant 15 min à 30 min, toutes les deux ou trois heures. Les médicaments qu'on applique sur une peau humide immédiatement après avoir enlevé les compresses sont bien mieux absorbés que lorsque la peau est sèche. Si l'on doit appliquer des compresses humides sur des régions très étendues, on doit garder le client au chaud et se limiter à un tiers des lésions à la fois.

Si des compresses chaudes sont prescrites, il faut agir avec précaution afin de ne pas brûler la peau. Si on emploie des pansements fermés, on peut les maintenir en place à l'aide de linges stériles que l'on recouvre d'une mince pellicule de plastique ; ainsi le pansement demeurera chaud plus longtemps.

Tout le nécessaire à pansements doit être lavé ou jeté au bout de 24 h. Le stade aigu de la dermite prend généralement de 48 h à 72 h à se dissiper : au-delà de cette période, les pansements humides peuvent causer un dessèchement.

Bains thérapeutiques (balnéothérapie)

Les bains thérapeutiques offrent plusieurs avantages. Ils débarrassent la peau des croûtes et des squames, ils facilitent l'application de médicaments sur de grandes étendues et ils soulagent l'inflammation et le prurit qui accompagnent les dermatoses aiguës. L'eau doit être conservée à une température moyenne pendant la durée du bain qui est de 15 min à 30 min. Le tableau 49-1 décrit les différentes sortes de bains et leur utilité.

Médicaments topiques

Les médicaments topiques destinés à soigner les lésions cutanées se présentent sous forme de lotions, de crèmes,

Tableau 49-1 Bains thérapeutiques

Solutions et médicaments	Effet désiré	Intervention infirmière
Eau	Semblable à celui des pansements humides	Remplir à moitié la baignoire.
Eau salée	Pour les lésions largements étendues	Maintenir l'eau à une température confortable.
Solutions colloïdales — Farine d'avoine ou Aveeno	Antiprurigineux et asséchant	
Bicarbonate de sodium	Rafraîchissant	Ne jamais laisser l'eau trop se refroidir.
Amidon		Utiliser un tapis de baignoire — le médicament peut rendre les parois très glissantes.
Médicaments à base de goudron (respecter les directives du fabricant) — Balnetar	Traitement du psoriasis et de l'eczéma chronique	Si l'action émolliente est désirée, on applique un agent lubrifiant après le bain (favorise la réhydratation). Puisque les goudrons sont volatils, bien aérer la salle de bain. Assécher en tamponnant avec une serviette.
Huiles de bain — Alpha-Keri, Lubath, Nutraderm	Antiprurigineux et émollient Pour l'eczéma aigu ou subaigu	Pour éviter les fluctuations de température, maintenir la pièce à la bonne température. On peut les appliquer après le bain pour humidifier la peau. Encourager le client à porter des vêtements légers et amples après le bain.

d'onguents et de poudres. En général, on utilise les pansements humides, avec ou sans médicaments, pour les inflammations aiguës, les lotions et les crèmes, pour les inflammations subaiguës et les onguents, lorsque l'inflammation devient chronique et que la peau se dessèche et présente une desquamation et une lichénification (épaississement de la peau lui donnant l'aspect du cuir).

En plus de rafraîchir la peau par évaporation de l'eau, les lotions ont un effet protecteur, antiprurigineux et asséchant et protègent du soleil. Elles s'appliquent facilement à l'aide d'un pinceau doux, d'une gaze de coton ou à la main ; de plus, il n'est pas nécessaire de nettoyer la peau entre deux applications.

Les poudres sont habituellement à base de talc, d'oxyde de zinc, de bentonite ou de fécule de maïs ; on les applique à l'aide d'un flacon saupoudreur ou d'une éponge de coton. Bien que leur action soit de courte durée, les poudres font fonction d'agents hygrométriques puisqu'elles absorbent l'humidité et réduisent la friction entre les surfaces de peau qui sont en contact et entre la peau et les draps de lit.

Les crèmes sont des suspensions d'huile et d'eau. Les clients les préfèrent généralement à tout autre médicament topique. Pour les appliquer, il suffit de frictionner la peau.

Les gelées sont des émulsions semi-solides qui se liquéfient après application. Le client les accepte bien, car elles disparaissent rapidement, ne sont pas grasses et ne tachent pas. La plupart des médicaments topiques à base de stéroïdes sont prescrits sous forme de gelée, car celle-ci semble mieux pénétrer dans la peau que les autres préparations.

Dans le cas d'inflammations, on utilise des pâtes, qui sont un mélange de poudres et d'onguents. Elles adhèrent plus facilement à la peau ; pour les enlever, on peut utiliser de l'huile minérale ou de l'huile d'olive.

Les onguents offrent une protection à la peau, la lubrifient et empêchent sa déshydratation. Ils sont indiqués pour les cas chroniques ou les lésions localisées. Les pâtes et les onguents s'appliquent à l'aide d'un abaisse-langue ou à la main, en employant des gants, si nécessaire.

On peut utiliser des préparations en vaporisateur et en aérosol pour les lésions étendues, mais elles sont rarement nécessaires.

On doit montrer au client comment appliquer ces préparations. Il peut être aussi nécessaire de couvrir ces médicaments avec un pansement afin d'éviter de souiller les vêtements du client.

Les corticostéroïdes sont fréquemment employés dans le traitement des affections dermatologiques pour enrayer l'inflammation et pour calmer la douleur et les démangeaisons. On doit montrer au client à n'employer la crème stéroïde qu'en petite quantité et à frictionner légèrement la peau pour permettre à la crème de bien pénétrer. On utilise fréquemment les corticostéroïdes topiques avec les pansements occlusifs pour permettre une meilleure pénétration et augmenter la puissance du médicament (voir ci-après). On doit agir avec une extrême précaution lorsqu'on applique des stéroïdes autour des yeux, car les applications répétées dans cette région peuvent causer un glaucome, une cataracte et des infections virales et fongiques. Les mêmes précautions doivent être prises lorsqu'on applique des stéroïdes à action puissante (à base de fluor) sur le visage, car ils peuvent causer une dermatite acnéiforme (dermatose périorale), une acné rosacée provoquée par les stéroïdes et une hypertrichose (développement excessif du système pileux).

La *thérapie intralésionnelle* consiste à injecter une suspension stérile d'un médicament (un corticostéroïde, en général) dans une lésion ou juste au-dessous d'une lésion. Bien que ce traitement ait un effet anti-inflammatoire, il peut causer une atrophie locale si l'injection est faite dans le tissu adipeux sous-cutané. On administre ce traitement dans les cas de psoriasis, de chéloïdes et d'acné kystique. On recourt parfois à ce traitement pour administrer des agents immunothérapeutiques et antifongiques.

Il existe un grand nombre de *médicaments systémiques* pour le traitement des affections de la peau. Ces médicaments comprennent les antibiotiques, les antifongiques, les corticostéroïdes, les antihistaminiques, les sédatifs et les tranquillisants, les analgésiques et les antinéoplasiques.

Pansement des affections cutanées

Les pansements sont utilisés pour calmer les démangeaisons et la douleur, et pour garder le médicament en contact avec la lésion. Le pansement occlusif est très efficace puisqu'il hydrate la peau, en augmente la température et permet une pénétration plus en profondeur du médicament. De plus, comme il retient l'humidité, il empêche le médicament de s'évaporer et, par le fait même, réduit le coût d'un traitement aux stéroïdes. On recouvre la peau et le médicament topique d'une pellicule de plastique pour empêcher l'air d'y pénétrer. Ce pansement offre de nombreux avantages par sa minceur et sa capacité de s'adapter à toutes les structures du corps humain. Lorsque les lésions sont dispersées, on peut utiliser du ruban adhésif de chirurgie renfermant un corticostéroïde. Pour les régions difficiles à recouvrir, on peut improviser des pansements de même type à l'aide de matériel dentaire. Ces pansements ne doivent pas être appliqués pendant plus de 10 h à 12 h par jour. Le client doit observer les directives suivantes : (1) nettoyer la région, puis l'assécher doucement ; (2) faire pénétrer le médicament dans la lésion pendant que la peau est moite ; (3) recouvrir la lésion d'une pellicule de plastique (Saran Wrap, vinyle, sac de plastique, etc.) ; et (4) recouvrir le tout d'un bandage à greffes, d'un bas, d'un pansement ou de ruban adhésif de papier pour fermer hermétiquement les bords.

Il faut se rappeler que l'utilisation prolongée d'un pansement occlusif peut causer une atrophie locale de la peau, des stries, une télangiectasie, une folliculite, des ulcérations non cicatrisantes ou de l'érythème et une absorption systémique de corticostéroïdes. Pour éviter ces complications, on doit enlever ces pansements pendant au moins 12 h par jour.

D'autres types de pansements sont utilisés pour recouvrir les médicaments topiques. Les linges de coton doux font les meilleurs pansements. Les pansements de coton élastiques (Surgitube, Tubegauze) sont surtout employés pour les doigts, les orteils et les extrémités. On peut recouvrir les mains de gants de polyéthylène ou de vinyle jetables, fermés hermétiquement au niveau des poignets ; pour les pieds, on utilise un *sac de plastique* recouvert d'un bas de coton.

On utilise un linge de coton maintenu par un filet tubulaire pour recouvrir les régions étendues. Les couches jetables ou tout autre tissu de même forme sont tout indiqués pour les régions inguinale et périnéale. Les serviettes hygiéniques munies d'un ruban adhésif sont recommandées pour les lésions situées dans les régions pileuses, là où le ruban adhésif pourrait créer des difficultés. Dans les régions axillaires, on utilise un pansement de coton fixé au moyen d'un ruban adhésif ou maintenu en place par les sous-bras du vêtement. Un turban ou encore un bonnet de douche suffit à maintenir en place un pansement sur le cuir chevelu. On peut fabriquer un masque facial à l'aide d'une gaze munie de trous pour les yeux, les narines et la bouche et maintenue aux quatre coins par des attaches de gaze.

☐ PRURIT

Le prurit (démangeaisons) est l'un des symptômes les plus fréquents d'une dermatose. Bien qu'il accompagne le plus souvent une dermatose primaire, il peut aussi être l'indice d'une maladie systémique comme le diabète sucré, les maladies du sang ou le cancer. Il peut aussi accompagner les maladies rénales, thyroïdiennes et hépatiques. Un prurit intense peut être causé par une peau sèche, particulièrement chez les personnes âgées. Les médicaments oraux ou topiques, les savons, les produits chimiques, une transpiration abondante (miliaire) ou le contact direct de la peau avec la laine sont autant de facteurs responsables du prurit. Le prurit peut aussi être causé par certains facteurs psychologiques.

Comme le prurit incite à se gratter, il peut causer comme effets secondaires des excoriations, de l'érythème, des papules, des infections de la peau et des changements au niveau de la pigmentation. Un prurit grave peut devenir débilitant.

Si la cause du prurit est connue, on doit la supprimer. En général, il faut éviter l'eau et le savon. On recommande d'appliquer un agent rafraîchissant à cause de son effet vaso-constricteur. Les huiles de bain (Lubath, Alpha-Keri) contenant un surfactant permettant à l'huile de se mélanger à l'eau du bain peuvent être suffisantes pour nettoyer la peau. (On déconseille fortement aux personnes âgées d'employer des huiles de bain, en raison des risques de chute.) On peut prescrire des bains calmants tièdes à base d'amidon ou de dérivés du goudron hydrosolubles. Le client doit enlever l'excès d'eau et éponger avec une serviette les lésions au niveau des plis de la peau. Il doit éviter de se frotter vigoureusement avec la serviette, afin de ne pas irriter la peau et causer des démangeaisons plus intenses. Immédiatement après le bain, la peau doit être lubrifiée avec un émollient pour enlever tout excès d'humidité.

Les stéroïdes topiques sont efficaces non seulement comme émollients, mais aussi comme anti-inflammatoires, car ils soulagent la démangeaison. L'insomnie peut aggraver le prurit nocturne, c'est pourquoi il est recommandé de porter des vêtements de coton directement sur la peau. On doit baisser le chauffage pendant la nuit, afin de garder la chambre fraîche et humide. Les ongles doivent être portés très courts pour éviter de se blesser en se grattant la nuit.

Le *prurit ano-vulvaire* peut être causé par un manque d'hygiène, par des irritants locaux comme la gale et les poux, par des lésions locales comme les hémorroïdes ou par des infections dues aux levures, aux champignons et aux oxyures. Il peut aussi être associé à la grossesse, à la ménopause et à certaines maladies comme le diabète sucré, l'anémie et l'hyperthyroïdie. Le traitement consiste à éliminer le facteur causal, à cesser de prendre des médicaments en vente libre et à suivre une hygiène anale rigoureuse après la défécation. Le client doit se rincer la région péri-anale avec de l'eau tiède et l'assécher avec des tampons d'ouate.

Éducation du client.   Le client doit éviter les bains trop chauds, ainsi que les produits moussants, le bicarbonate de sodium ou les savons détergents, afin de ne pas assécher sa peau davantage. Les agents vaso-dilatateurs ou les stimulants, comme l'alcool et le café, qui augmentent la tension émotionnelle, et les irritants chimiques comme les tissus rugueux ou laineux sont fortement déconseillés. On recommande de maintenir un taux d'humidité constant à l'aide d'un humidificateur.

☐ TROUBLES SÉCRÉTOIRES

La principale fonction sécrétoire de la peau est assurée par les glandes sudoripares qui aident à régulariser la température du corps. Ces glandes excrètent un liquide (transpiration) qui s'évapore et qui produit, par le fait même, un effet rafraîchissant. Ces glandes sont situées dans différentes parties du corps humain et répondent à des stimuli différents. Les glandes du tronc répondent généralement à des stimuli d'origine thermique. Les glandes de la paume des mains et de la plante des pieds réagissent à des stimuli nerveux, tandis que les glandes axillaires et frontales répondent aux deux stimuli.

Généralement, une peau humide est chaude alors qu'une peau sèche est froide. Mais ce n'est pas une règle absolue. L'infirmière a plusieurs occasions d'observer des sueurs froides, une peau chaude et sèche, chez un client déshydraté, et une peau sèche et très chaude, trait particulier de certains états fébriles.

Dermatoses séborrhéiques

La *séborrhée* est une production excessive de sébum (produit de sécrétion de la glande sébacée). Elle se limite surtout aux endroits où on trouve le plus grand nombre de glandes sébacées (visage, cuir chevelu, sourcils, paupières, replis des ailes du nez, région malaire, oreilles, aisselles, sous les seins, aine, pli interfessier).

La *dermite séborrhéique* se définit comme une inflammation chronique de la peau atteignant surtout les endroits où il y a beaucoup de glandes sébacées et les plis cutanés qui demeurent un lieu riche en bactéries.

Cette dermite peut débuter dès l'enfance avec la formation de fines squames sur le cuir chevelu et peut durer toute la vie. Les squames peuvent être sèches, humides ou graisseuses. Certaines régions cutanées peuvent avoir un aspect jaunâtre et graisseux, avec ou sans desquamation. Le client peut présenter un érythème léger surtout au niveau du visage, du repli naso-labial et du cuir chevelu, ainsi que dans les régions intertrigineuses des aisselles, de l'aine et des seins.

On appelle pellicules les squames desséchées et écailleuses d'aspect poudreux qui se détachent du cuir chevelu. Les formes bénignes de la maladie sont asymptomatiques. Cette desquamation s'accompagne souvent de prurit. Des complications secondaires, comme les infections et les excoriations, peuvent alors résulter d'un grattage intense.

La dermite séborrhéique peut être héréditaire. Les hormones, l'état nutritionnel, l'infection et le stress émotionnel peuvent influencer le cours de la maladie. Il est important d'expliquer au client que son état peut fluctuer, avec des rémissions et des exacerbations.

Traitement.   Comme il n'existe pas de remède spécifique pour la séborrhée, le traitement consistera donc à maîtriser la maladie, en permettant à la peau de se régénérer. On recommande au client d'enlever tout irritant externe, d'éviter les excès de chaleur et de transpiration, puisque toute friction ou grattage peut aggraver son état. L'application d'une crème à base de corticostéroïdes peut être très efficace sur un corps et un visage atteints de dermatite séborrhéique. On doit appliquer la crème avec précaution sur les paupières, puisqu'elle peut provoquer un glaucome chez les personnes prédisposées à cette affection. Une moniliase secondaire (affection provoquée par un champignon) peut se manifester dans les plis cutanés. Pour prévenir cette complication, on recommande de bien aérer la peau et de nettoyer soigneusement les régions intertrigineuses. Une moniliase persistante peut être un indice du diabète; un examen s'avère donc nécessaire pour éliminer la possibilité de diabète.

Un shampooing au sulfure de sélénium (Selsun), durant 5 min à 10 min, deux à trois fois par semaine, peut enrayer les pellicules. On recommande au client de suivre le mode d'emploi. Il existe d'autres shampooings à base de pyrithione de zinc, d'acide salicylique soufré et de goudron, ces derniers contenant du soufre et de l'acide salicylique.

Éducation du client.   On encourage le client à suivre un régime équilibré, riche en vitamines du complexe B. On lui recommande de ne s'exposer à aucun facteur pouvant aggraver son état, comme le surcroît de travail, le manque de sommeil, l'infection et le stress. Le soleil, par contre, peut lui être très bénéfique.

Acné vulgaire

L'*acné vulgaire* est un trouble fréquent des glandes sébacées (huile) et de leurs follicules pileux (follicules pilosébacés). Elle se caractérise par la présence de points blancs, de comédons (points noirs), de papules, de pustules, de nodules et de kystes. Les follicules sébacés sont bien plus nombreux sur le visage, mais on en trouve également dans la partie supérieure du dos et sur les épaules. L'acné apparaît généralement à l'adolescence, mais elle peut se manifester entre l'âge de 8 et 10 ans. Elle s'accentue à la puberté et à l'adolescence, peut-être parce qu'à cet âge, certaines glandes endocrines, qui ont un effet sur la sécrétion des glandes sébacées, fonctionnent à leur maximum. Elle peut persister jusqu'à l'âge adulte. Les causes de l'acné semblent être multiples et comprennent notamment des facteurs héréditaires, hormonaux et bactériens.

Pathogenèse.   Durant l'enfance, les glandes sébacées sont petites et ne fonctionnent pratiquement pas. Elles sont sous le contrôle du système endocrinien, des hormones androgènes tout particulièrement. À la puberté, les androgènes stimulent les glandes sébacées, ce qui les fait grossir et leur fait sécréter une huile naturelle, le sébum, qui s'écoule jusqu'à l'extrémité du poil et se répand à la surface de la peau. Chez les adolescents atteints d'acné, la stimulation androgénique provoque une sécrétion excessive des glandes sébacées. L'acné apparaît lorsque les canaux de ces glandes sont obstrués par le sébum.

■ ÉVALUATION INITIALE

L'acné se manifeste d'abord par l'apparition de *points blancs* formés de lipides et de kératine, qui forment un bouchon dans le follicule dilaté. Les points blancs sont de petites papules blanchâtres, dont l'orifice folliculaire est invisible à l'œil nu. Ces points blancs peuvent se transformer en points noirs ou *comédons*, dont le contenu des conduits communique directement avec l'extérieur. La coloration noire n'est *pas* due à la saleté, mais au mélange de lipides et de mélanine dans les cellules cornées agglomérées.

Bien que la cause exacte soit inconnue, quelques points blancs peuvent se rompre et provoquer une réaction inflammatoire causée par la fuite du contenu folliculaire (sébum, kératine, bactéries) dans le derme. Cette inflammation peut aussi être provoquée par l'action de certaines bactéries comme *Propionibacterium acnes* (autrefois appelée *Corynebacterium acnes*) qui vivent dans les follicules pileux et décomposent les triglycérides du sébum en acides gras libres et en glycérol. Cette inflammation se présente sous forme de papules, de pustules, de nodules, de kystes ou d'abcès.

Problèmes du client et diagnostics infirmiers

Selon les manifestations cliniques, les problèmes du client comprennent l'anxiété et la dépression causées par la vilaine apparence de sa peau, et le non-respect du régime thérapeutique de longue durée que son état nécessite.

■ PLANIFICATION ET INTERVENTION

Objectifs

Les objectifs du client sont :

1. Le soulagement de l'anxiété causée par la mauvaise apparence de sa peau.
2. Le respect du traitement prescrit afin de retrouver la meilleure apparence possible.

Le traitement consiste à juguler l'infection bactérienne, à prévenir l'obstruction folliculaire, à enrayer l'inflammation, à combattre l'infection secondaire, à minimiser la desquamation et à éliminer les facteurs qui prédisposent à l'acné. Le traitement dépend du type de lésion (comédon, papule, pustule, kyste). Il faut choisir parmi plusieurs combinaisons possibles.

Avant de commencer le traitement, on doit faire savoir au client que son affection n'a aucune relation avec la malpropreté, les excès alimentaires, la masturbation, l'activité sexuelle ou toute autre idée préconçue de ce genre. Une fois le traitement commencé, on peut compter de quatre à six semaines avant d'obtenir des résultats. Il est important de prendre les problèmes de l'adolescent au sérieux, de le comprendre, de le rassurer et de l'aider. On doit tenir compte de tous les aspects des facteurs émotionnels en jeu,

y compris la possibilité que l'acné devienne une source de conflit entre le jeune et ses parents.

On conseille au client de se laver le visage avec de l'eau et du savon doux deux fois par jour pour enlever l'huile à la surface de la peau et prévenir l'obstruction des conduits sébacés. On prescrit des savons doux et des agents desséchants pour éliminer la sensation de gras qui inquiète beaucoup de clients. Cependant, il faut éviter une abrasion excessive qui ne fait qu'aggraver l'acné. Il est important aussi de savoir que même le savon peut être un irritant pour la peau. Une petite éponge en polyester, du type Buf-Puf, peut s'avérer très utile pour certains clients, car elle permet d'enlever mécaniquement les cellules superficielles. Le client doit se faire un shampooing une ou deux fois par semaine au moyen d'un produit médicamenteux. On enlève les points noirs les plus visibles à l'aide d'un tire-comédon.

Traitement topique.   Pour les cas d'acné graves, on utilise du peroxyde de benzoyle ; il s'agit d'un antibactérien qui supprime *Propionibacterium acnes* et fait disparaître les comédons. On croit aussi que cet agent abaisse la production de sébum. Au début, ce produit cause des rougeurs et des squames, mais la peau s'habitue rapidement. Le traitement consiste en général à appliquer la gelée une fois par jour. Dans bien des cas, ce traitement suffit à lui seul.

Si l'acné est encore plus tenace, on utilise des agents topiques pour retirer les bouchons de kératine des canaux pilosébacés. Ce traitement consiste à appliquer de la crème à base de vitamine A (trétinoïne [Vitamin A Acid]) afin d'accélérer le métabolisme cellulaire, de forcer l'expulsion des comédons et de prévenir la formation d'autres comédons. Cette méthode est très efficace dans le traitement de l'acné à comédons. Cependant, on doit aviser le client que les symptômes peuvent s'aggraver durant les premières semaines du traitement parce que les lésions non inflammatoires sous-jacentes peuvent se transformer en pustules enflammées avant que la desquamation ne se produise. La peau peut aussi présenter un érythème et se desquamer. On peut compter de 8 à 12 semaines avant de voir les premiers signes d'amélioration. La trétinoïne peut être utilisée seule ou avec d'autres médicaments topiques. Le client qui utilise ce médicament doit suivre les conseils suivants :

1. Lire la brochure fournie avec le produit.
2. Appliquer la crème lorsque la peau est entièrement sèche, car une peau moite augmente les risques d'irritation.
3. Tenir le médicament éloigné des yeux, des replis naso-labiaux et des commissures des lèvres, car il peut s'accumuler dans ces régions et causer une irritation.
4. Appliquer la crème selon la tolérance ; la concentration et la fréquence d'utilisation du produit varient selon la réaction du client.
5. Après application, se laver les mains à fond.
6. Éviter de s'exposer trop longuement au soleil ou aux lampes solaires, car le médicament tend à augmenter la sensibilité aux coups de soleil.
7. Éviter toute autre substance irritante, comme les savons forts.

Antibiotiques topiques.   On recourt très souvent aux antibiotiques topiques pour le traitement de l'acné. Ils stoppent la croissance de *P. acnes*, diminuent la quantité d'acides gras libres à la surface de la peau, font disparaître les comédons, les papules et les pustules et n'ont pas d'effets secondaires. Ces antibiotiques comprennent la tétracycline, le phosphate de clindamycine et l'érythromycine.

Antibiotiques systémiques.   Les antibiotiques oraux administrés en faibles doses et sur de longues périodes sont très efficaces pour le traitement de l'acné modérée et sévère, surtout lorsqu'elle s'accompagne d'une inflammation et cause des pustules, des abcès et des fissures. Les antibiotiques semblent réduire le nombre de *P. acnes* et la quantité d'acides gras à la surface de la peau, et enrayent ainsi l'inflammation. Les doses de tétracycline ou d'érythromycine varient selon la réaction du client. Ce traitement peut durer des mois et même des années. On doit prendre la tétracycline au moins une heure avant les repas ou deux heures après, car ce médicament est mal absorbé au contact d'aliments. Les effets secondaires de cet antibiotique comprennent la photosensibilité, la nausée, la diarrhée et la moniliase (vaginite chez la femme et infection cutanée chez les deux sexes).

Rétinoïdes oraux.   Les composés synthétiques de la vitamine A (appelés « rétinoïdes ») se sont avérés très efficaces chez les malades atteints d'acné kystique grave. Ces médicaments semblent avoir un effet inhibiteur sur les glandes sébacées et un effet anti-inflammatoire marqué. Les effets secondaires comprennent la chéilite, la chute des cheveux, le dessèchement de la muqueuse des yeux, de la bouche et du nez ainsi que la dermatite.

Hormonothérapie.   Le traitement aux œstrogènes (préparations à base de progestérone et d'œstrogènes) empêche la production de sébum et diminue l'aspect huileux de la peau. Il est généralement prescrit aux jeunes filles chez qui l'acné est apparue plus tard qu'à l'accoutumée et qui ont tendance à faire des poussées à certains moments du cycle menstruel, souvent irrégulier. On prescrit des œstrogènes sous forme de contraceptifs oraux à climat œstrogénique, selon un cycle prédéterminé. À cause des effets secondaires indésirables des œstrogènes, cette thérapie n'est pas recommandée pour les hommes.

Traitement chirurgical.   Le traitement chirurgical de l'acné consiste à extraire les comédons, à faire des injections de stéroïdes dans la lésion enflammée et à inciser et à drainer les graves lésions kystiques. On peut aussi recourir à la cryochirurgie (refroidissement à l'azote liquide) pour traiter les cas d'acné kystique ou nodulaire. Pour les cicatrices profondes, on choisit un traitement abrasif profond (abrasion dermique, page 1080) qui consiste à retirer l'épiderme et une partie du derme superficiel juste au-dessous de la lésion.

Extraction des comédons.   On extrait les comédons à l'aide d'un tire-comédon. On nettoie d'abord la région avec un tampon d'alcool puis, au moyen d'une aiguille de calibre 18 ou d'une lame de scalpel, on incise l'orifice folliculaire de manière à l'élargir et à faciliter l'extraction du comédon. On place ensuite l'orifice du tire-comédon sur la lésion et on exerce une pression pour forcer le bouchon à passer dans l'orifice de l'instrument.

L'extraction des comédons peut provoquer un érythème qui peut persister pendant plusieurs semaines. Il arrive souvent que le comédon se reforme après extraction. Cette technique doit être exécutée par une personne expérimentée, mais dans certains cas, on montre au client à utiliser lui-même le tire-comédon.

Éducation du client.   On demande au client de ne pas se toucher le visage avec les mains et de ne pas pincer ses boutons ou ses points noirs. S'il le fait, il ne fera qu'aggraver son problème, car une partie du point noir risque d'être repoussée plus profondément sous l'épiderme, ce qui peut provoquer la rupture du follicule.

Le client doit éviter de se frotter constamment le visage, car l'acné n'est pas causée par la saleté et de simples soins de toilette ne peuvent la faire disparaître. Il devra aussi éviter toute forme de friction et de blessures : s'appuyer les mains contre le visage, se frotter le visage et porter des cols et des casques serrés. Il ne doit employer aucun produit tel que les cosmétiques, les crèmes à raser et les lotions. Il doit avoir le visage bien dégagé et se laver les cheveux chaque jour si nécessaire. Il doit poursuivre le traitement même si son état s'améliore. On prescrit un régime alimentaire à la plupart des clients.

■ **ÉVALUATION**

Résultats escomptés

Le client réussit à :
1. Soulager l'anxiété causée par son apparence :
   a) Examine des croquis de lésions obstructives et inflammatoires ;
   b) Lit des brochures éducatives sur l'acné ;
   c) Évite de se fixer dans un miroir ;
   d) Est conscient que le fait de toucher aux lésions peut aggraver son état et causer des cicatrices profondes ;
   e) Trouve quelqu'un à qui il peut parler de ses problèmes ;
   f) Est optimiste sur les résultats du traitement.
2. Respecter le traitement prescrit :
   a) Accepte que le traitement puisse durer des mois ou des années ;
   b) Prend conscience que le traitement devra continuer même si la peau est redevenue saine ;
   c) Suit un programme d'hygiène rigoureux ;
   d) Évite les nettoyages trop fréquents ;
   e) Prend connaissance de la brochure qui accompagne les produits pharmaceutiques.

☐ INFECTIONS ET INFESTATIONS DE LA PEAU

Infections bactériennes (pyodermites)

Les infections bactériennes de la peau peuvent être primaires ou secondaires. Dans le premier cas, elles prennent naissance dans une peau d'apparence normale et sont causées, en général, par un seul micro-organisme, tandis que dans le second cas, elles proviennent d'une affection cutanée préexistante où plusieurs micro-organismes se sont développés. Les infections bactériennes primaires les plus courantes sont l'impétigo et la folliculite, cette dernière pouvant causer des furoncles ou des anthrax.

Impétigo

L'*impétigo* est une infection superficielle de la peau causée par les streptocoques, les staphylocoques ou autres bactéries. Il se caractérise d'abord par la formation de petites macules érythémateuses qui se séparent rapidement, de vésicules qui se rompent facilement, à cause de la minceur de la couche protectrice, et forment des croûtes jaunâtres (*Figure 49-2*). Ces croûtes s'enlèvent facilement et laissent apparaître une surface moite, rouge et lisse, sur laquelle une nouvelle croûte se forme aussitôt. On observe l'impétigo surtout sur les surfaces exposées du corps, comme le visage, les mains, le cou et les extrémités. L'impétigo est une maladie contagieuse et peut se propager à d'autres surfaces du corps ou aux membres de la famille qui ont touché au malade ou qui ont utilisé des serviettes contaminées.

L'impétigo peut se manifester à tout âge mais il est plus fréquent chez les enfants vivant dans de mauvaises conditions hygiéniques. Il est souvent secondaire à une pédiculose de la tête, à la gale, à l'herpès, aux morsures d'insectes, au sumac vénéneux ou à l'eczéma. Chez l'adulte, l'impétigo peut être provoqué par un mauvais état de santé, un manque d'hygiène et la malnutrition.

L'*impétigo bulleux* est une infection superficielle de la peau causée par *Staphylococcus aureus*, qui se caractérise par la formation de bulles d'origine vésiculaire. Ces bulles se rompent, laissant une plaie rouge et à vif.

Traitement. On recourt généralement aux antibiotiques systémiques pour le traitement de l'impétigo. Pour l'impétigo non bulleux, on utilise de la pénicilline G benzathinique ou de la pénicilline par voie orale. Quant à l'impétigo bulleux, on le traite avec de la pénicilline résistant à la pénicillinase (oxacilline, cloxacilline, dicloxacilline).

On nettoie les lésions avec une solution savonneuse pour éliminer le siège de culture bactérienne et permettre à l'antibiotique d'atteindre le foyer infecté. Après avoir enlevé les croûtes, on applique un médicament topique comme la néomycine ou la bacitracine. On recommence ce traitement plusieurs fois par jour. (Éviter tout contact physique.) On doit porter des gants lorsqu'on administre des soins à ces clients.

Éducation du client. Le client et les membres de sa famille doivent se laver au moins une fois par jour avec un savon bactéricide. La propreté et de bonnes mesures d'hygiène peuvent prévenir la propagation de la maladie à d'autres régions du corps ou aux membres de la famille. Chaque personne doit avoir sa propre serviette et sa propre débarbouillette. Comme l'impétigo est contagieux, l'enfant malade doit rester à la maison.

Folliculite, furoncle et anthrax

La *folliculite* est une infection à staphylocoques des follicules pileux. Les lésions peuvent être superficielles ou profondes. Des papules ou pustules uniques ou multiples peuvent apparaître près des follicules. La folliculite se manifeste surtout au niveau du visage, chez l'homme qui se rase, et au niveau des jambes, chez la femme.

La pseudofolliculite (« bosses du rasage ») est une réaction inflammatoire du visage fréquente chez les hommes aux poils bouclés ; elle est causée par les poils qui, en se

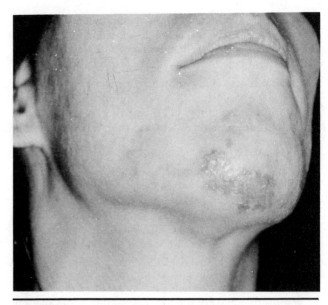

Figure 49-2 Impétigo au niveau du menton. (Avec la permission de Mervyn L. Elgart, M.D.)

retournant, transpercent la peau et l'irritent. Le poil bouclé a une racine recourbée qui le fait pousser à un angle plus aigu qu'à l'ordinaire. Ce problème est très fréquent chez les hommes de race noire, mais il peut aussi survenir chez les hommes de toute autre race. Le traitement initial consiste à se laisser pousser une barbe. Si c'est impossible, on doit déloger les poils au moyen d'une brosse spéciale et appliquer une crème dépilatoire.

Un *furoncle* (clou) est une inflammation aiguë profonde d'un ou de plusieurs follicules pileux qui atteint le derme environnant. Il s'agit en fait d'une folliculite profonde. (La *furonculose* est le nom donné à l'éruption ou à la réapparition d'une série de furoncles.) Les furoncles peuvent apparaître partout sur le corps mais sont plus fréquents dans les régions sujettes à l'irritation, à la pression, à la friction et à la transpiration excessive, comme l'arrière du cou, les aisselles ou les fesses.

Le furoncle se manifeste d'abord par l'apparition d'une petite pustule (bouton) douloureuse et rougeâtre. Il arrive que l'infection se propage à la peau et aux tissus adipeux sous-cutanés environnants, causant une sensibilité au toucher, de la douleur et de la cellulite autour de la région atteinte. La rougeur et l'induration résultent des efforts déployés par l'organisme pour empêcher l'infection de se propager. L'agent bactérien (habituellement un staphylocoque) produit une nécrose des tissus atteints et, quelques jours plus tard, le furoncle apparaît et prend alors la forme d'un bourbillon, coiffé d'une tache jaune ou noire.

L'*anthrax* résulte de la diffusion d'un furoncle qui envahit plusieurs follicules pileux. Il se caractérise par un abcès de la peau et du tissu sous-cutané et est causé par une infection à staphylocoques. L'anthrax apparaît le plus souvent dans les régions les plus épaisses de la peau, où les tissus sous-cutanés sont les plus fibreux. Les localisations les plus communes sont l'arrière du cou et les fesses. L'inflammation peut s'étendre au-delà du site d'infection et causer une poussée de fièvre, de la douleur, une leucocytose, voire une propagation de l'infection dans le courant sanguin.

Les clients atteints d'une maladie systémique sous-jacente, comme le diabète ou la leucémie, et ceux qui suivent un traitement aux immunosuppresseurs pour d'autres maladies sont plus sujets aux furoncles et aux anthrax.

Traitement. Pour traiter une infection à staphylocoques, il est important de ne pas rompre ou détruire la paroi protectrice indurée qui recouvre la région atteinte. C'est pourquoi on ne doit jamais pincer le furoncle ou la pustule.

Ces troubles folliculaires (folliculite, furoncles, anthrax) sont causés par des staphylocoques. Si le système immunitaire est atteint, les micro-organismes en cause peuvent être des bactéries à Gram négatif.

On recourt généralement à l'antibiothérapie, en se basant sur les résultats de l'antibiogramme. Lorsque le client est très atteint ou intoxiqué, on a recours à diverses mesures de soutien comme les perfusions intraveineuses ou les compresses pour faire baisser la fièvre. Les compresses humides et chaudes favorisent la vascularisation et accélèrent la résorption du furoncle ou de l'anthrax. On nettoie doucement la peau avoisinante avec un savon antiseptique et on applique un onguent antiseptique pour prévenir l'essaimage des bactéries en cas de rupture ou d'incision de la lésion.

Lorsque le pus est localisé et mobile (ondes palpables), une incision au bistouri accélérera la résorption en faisant disparaître la tension et en assurant l'évacuation directe du pus et des escarres. On doit panser la lésion incisée et brûler les pansements contaminés après usage. Le personnel infirmier doit respecter à la lettre les mesures d'isolement afin de ne pas propager les staphylocoques. On doit porter des gants lorsqu'on administre des soins à ces clients.

On doit prendre des mesures spéciales pour les furoncles localisés au visage, car le liquide superficiel de la lésion s'écoule directement dans les sinus de la dure-mère. Par suite de la manipulation d'un furoncle à cet endroit, on a constaté l'apparition d'une thrombose sinusale, suivie d'une pyohémie fatale.

On conseille au client qui présente des furoncles au périnée et à la région anale, de garder le lit. De plus, on recommande un traitement aux antibiotiques afin de circonscrire l'infection.

Éducation du client. Pour prévenir et enrayer les infections cutanées à staphylocoques (boutons, anthrax), on doit éliminer l'agent bactérien non seulement de la peau, mais aussi de l'environnement. On doit augmenter la résistance du client et maintenir un environnement propre. Si les lésions se drainent bien, on doit recouvrir le matelas et l'oreiller d'un plastique qu'on désinfectera quotidiennement et laver les draps, les serviettes et les vêtements après chaque usage. Le client doit se doucher et se laver les cheveux avec un savon et un shampooing antiseptiques pendant une période indéfinie et prendre son antibiotique en suivant à la lettre l'ordonnance du médecin.

Infections de la main

Infections mineures. Les coupures, piqûres et écorchures de la peau, surtout au niveau des mains et des doigts, sont des accidents banals qui font partie de la vie de tous les jours. Bien qu'elles puissent s'infecter, ces lésions deviennent rarement des foyers infectieux, si on prend certaines précautions. Un simple nettoyage à l'eau et au savon, l'application d'un pansement adhésif ou d'un autre type de pansement suffisent généralement à guérir une plaie. On recourt au besoin aux antiseptiques, bien qu'ils soient moins efficaces pour prévenir l'infection qu'un bon lavage à l'eau et au savon.

Si l'infirmière présente ce genre de lésions aux mains et aux doigts, elle doit être consciente du fait que, à cause de la nature de son travail, ces lésions peuvent facilement s'infecter. Il est donc très important qu'elle connaisse la cause et, surtout, le traitement prophylactique de ces infections, car elles peuvent causer de graves incapacités et même, dans certains cas, être fatales.

Puisque la plupart des inflammations des mains et des doigts sont dues à l'infection, il est important d'identifier le microbe en cause et de déterminer sa sensibilité aux antibiotiques. L'administration de l'antibiotique approprié permet de prévenir l'infection ou de hâter la résolution de l'infection, en stoppant le processus inflammatoire.

Panaris superficiel. Le *panaris superficiel* (tourniole) est une infection pyogénique des tissus entourant l'ongle. Elle s'étend entre les tissus mous et l'ongle, plus spécifiquement à la face postérieure de l'ongle. L'inflammation s'accompagne de douleur, de tension, d'élancement sur le côté de l'ongle. Si on néglige de traiter cette infection, elle peut s'étendre jusque sous l'éponychium (cuticule) et envahir l'espace sous la base de l'ongle.

Le nettoyage des mains et les soins appropriés des ongles sont les meilleurs agents prophylactiques contre le panaris. Si l'infection survient, on doit tremper le doigt dans l'eau chaude et, au moyen d'une pince, soulever les tissus mous du bord de l'ongle pour faire sortir le pus. On peut aussi insérer une petite gaze dans la cavité. L'inflammation disparaît généralement avec l'évacuation du pus. On fait une culture du pus afin de déterminer l'antibiotique à administrer. Si l'infection est causée par Candida, on applique localement une lotion à base d'amphotéricine B, (Fungizone) ou une crème à base de miconazole ou de clotrimazole.

Infection de la pulpe des doigts. Ce genre d'infection est généralement causé par une simple piqûre d'aiguille ou d'épingle, ce qui permet le passage des bactéries dans les couches de la peau ou les tissus adipeux sous-jacents. Le diagnostic est facile à poser étant donné la formation d'une petite ampoule sensible au toucher, à l'emplacement de la piqûre. On procède à la ponction et à l'ablation de la peau, mettant ainsi à nu la peau sous-jacente; ce procédé peut être fait sous anesthésie locale. Chez les personnes dont la couche superficielle de la peau est épaisse, l'infection ne se propagera pas aussi facilement à la surface, mais traversera plutôt la peau et envahira les tissus adipeux sous-cutanés. Ce processus est connu sous le nom d'*abcès en bouton de chemise*, c'est-à-dire un abcès localisé entre les couches de la peau, relié par un sillon étroit à un deuxième abcès situé sous la peau. Dans le traitement de ce genre d'abcès, il est important d'inciser et de drainer les deux abcès, l'abcès superficiel et l'abcès profond.

Panaris profond. L'infection la plus grave et la plus courante des doigts est due au streptocoque et elle est localisée à la pulpe des doigts. Elle est généralement causée par une piqûre d'aiguille, d'épingle, ou par un autre type de piqûre. En l'espace de quelques jours, il s'ensuit une douleur lancinante insupportable au point de causer l'insomnie. L'infection produit un œdème et une tuméfaction suffisamment importants pour diminuer ou stopper complètement l'apport nutritif de l'artère aux tissus mous. Il peut s'ensuivre alors une nécrose rapide et même une atteinte de l'os. L'incapacité qui en résulte est souvent grave, étant donné l'importance du bout des doigts dans l'utilisation des mains.

Traitement. On procède, dès que possible, à l'incision et au drainage de la lésion afin de prévenir la nécrose. On doit donc faire une grande incision pour ce qui apparaît être une petite région infectée. Un traitement aussi radical'est surprenant, mais il s'avère nécessaire.

Une fois incisée, on garde la plaie ouverte à l'aide d'un drain en caoutchouc ou d'une gaze, et on immobilise le membre, à l'aide d'une attelle. On applique alors des pansements humides chauds jusqu'à ce que la croûte se détache entièrement, après quoi on laisse la plaie se cicatriser.

Prophylaxie. L'infirmière qui vient de se piquer avec une aiguille ou une épingle doit le rapporter aussitôt. Quelquefois, un élargissement de l'incision ou la cautérisation de la piqûre au phénol peut prévenir l'infection. Si la douleur lancinante empire au point de devenir le symptôme prédominant, on doit consulter un chirurgien aussitôt. On administre l'antibiotique approprié.

Infections virales

Herpes zoster (zona)

Herpes zoster (zona) est une inflammation d'origine virale caractérisée par une éruption de vésicules douloureuses, disposées sur le trajet des nerfs reliant certains ganglions postérieurs. Il est causé par le virus de la varicelle ou *Herpesvirus varicellæ*, appartenant au groupe de virus à ADN. (On ne peut distinguer le virus de la varicelle de celui de l'herpès, d'où le nom de *Herpesvirus varicellæ*.) On prétend que le zona est une forme récidivante de la varicelle et est un signe d'affaiblissement du système immunitaire. Après la guérison de la varicelle, on croit que le virus de l'herpès dort à l'intérieur des neurones situés près de l'encéphale et de la moelle épinière. Une fois réactivés, les virus viennent s'installer au niveau de la peau en passant par les nerfs périphériques. Là, le virus prolifère et cause une éruption rougeâtre constituée de petites vésicules remplies de liquide. Environ 10% des adultes sont atteints un jour ou l'autre de zona, généralement à partir de la cinquantaine. Les clients les plus sujets au zona sont ceux dont le système immunitaire est affaibli, en particulier par une leucémie ou un lymphome.

Manifestations cliniques. Les démangeaisons, la sensibilité et la douleur accompagnent ou précèdent l'éruption qui peut s'étendre sur toute la région sus-jacente aux nerfs atteints. La douleur peut se manifester par des brûlures, des élancements ou des sensations de coups de couteau. L'éruption ne cause parfois aucune douleur, alors que dans certains cas elle est précédée d'un malaise et de troubles gastro-intestinaux.

Les plaques constituées de vésicules regroupées apparaissent sur la peau érythémateuse et œdémateuse. Au début, les vésicules contiennent du sérum, puis deviennent purulentes, se rompent et forment des croûtes. L'inflammation est habituellement unilatérale et suit le trajet des nerfs thoraciques, cervicaux ou crâniens. Les vésicules se confinent habituellement dans une étroite région du visage ou du tronc. L'évolution de la maladie s'étend sur une période d'une à trois semaines. Si un nerf ophtalmique est atteint, l'œil devient douloureux. L'inflammation et l'éruption au niveau du tronc peuvent causer une douleur intense au moindre toucher. Le temps de guérison varie entre 7 et 26 jours.

Traitement. Le traitement consiste à calmer la douleur, à réduire ou à prévenir les complications comme l'infection, la formation de cicatrices, une névralgie consécutive à l'herpès et des troubles visuels.

On peut utiliser des corticostéroïdes systémiques pour prévenir la névralgie chez les clients ayant dépassé la soixantaine. Lorsque l'œil est atteint, le malade doit consulter un ophtalmologiste car il peut souffrir d'une kératite, d'une uvéite, d'un ulcère de la cornée et même de cécité.

On soulage la douleur avec des analgésiques, bien que les névralgies consécutives à l'herpès y répondent mal, ce qui cause un grave problème. Les antihistaminiques demeurent efficaces pour calmer les démangeaisons.

Chez l'adulte en santé, le zona est local et bénin. Cependant, chez le malade soigné avec des immunosuppresseurs, la maladie peut s'aggraver et causer une incapacité.

Mycoses

Les champignons font partie des représentants minuscules du règne végétal qui se nourrissent de matières organiques. Ils sont responsables d'un bon nombre d'infections de la peau. Dans certains cas, ils atteignent uniquement la peau et ses annexes (ongles et cheveux). Toutefois, ils peuvent envahir les organes internes. Dans ce dernier cas, la mycose peut être grave au point de menacer la vie du client. Les infections superficielles, d'autre part, répondent bien au traitement et causent rarement une incapacité temporaire. Il peut se produire une infection secondaire due à des bactéries ou à *Candida*.

Avant de poser le diagnostic, on nettoie la lésion et, à l'aide d'un bistouri, on enlève les squames au bord de la lésion. On dépose les squames sur une lame enduite d'hydroxyde de potassium, puis on les examine au microscope et on isole le micro-organisme.

La lumière de Wood (lumière ultraviolette spéciale dont la longueur d'onde est d'environ 363 nm) induit la fluorescence d'un échantillon de cheveux atteints et se révèle utile pour diagnostiquer certains cas de teigne tondante.

Pied d'athlète

Le *pied d'athlète* est la mycose la plus commune. L'infection est superficielle et se manifeste par un processus vésiculoinflammatoire aigu, ou par une éruption squameuse, chronique et érythémateuse, d'apparence foncée, envahissant la plante des pieds et l'espace interdigital des orteils. Les ongles d'orteil peuvent ou non être atteints ; si c'est le cas, ils ont tendance à se décolorer, à s'effriter et à se soulever. Généralement, le prurit varie en intensité. Une surinfection bactérienne peut parfois causer une cellulite ou une lymphangite.

Traitement. Pendant la phase aiguë (vésiculaire), le client doit faire tremper ses pieds dans une solution de Burow, ou une solution à base de permanganate de potassium ou de sérum physiologique, afin de faire tomber les croûtes, les squames et les débris et d'enrayer l'inflammation. On applique ensuite des antifongiques topiques (miconazole, clotrimazole). Ce traitement doit se poursuivre pendant plusieurs semaines, car le taux de récidive est élevé. Dans certains cas, il est nécessaire d'administrer un antifongique par voie orale, comme la griséofulvine. On recommande au client de garder le lit ou d'élever fréquemment les pieds, s'il y a présence d'infection bactérienne secondaire.

Mesures prophylactiques et éducation du client. Puisque les chaussures et les bas sont des milieux propices à la formation des champignons, on conseille au client de garder ses pieds et les espaces interdigitaux des orteils aussi secs que possible, car l'humidité favorise la croissance et la multiplication des champignons. On peut placer des morceaux de coton entre les orteils la nuit, pour absorber l'humidité. Le client doit porter des bas de coton léger. Les matériaux synthétiques n'absorbent pas l'humidité aussi bien que le coton. On conseille au client qui transpire abondamment, de porter un soulier ouvert ou perforé, afin de permettre une meilleure aération du pied. Les chaussures à semelles de plastique ou de caoutchouc sont à éviter. La poudre de talc ou une poudre antifongique (Tinactin) appliquée deux fois par jour permet de garder les pieds au sec. On doit changer de souliers régulièrement et bien les laisser sécher avant de les remettre.

Teigne tondante

La *teigne tondante* est une mycose contagieuse, responsable en grande partie de la perte des cheveux chez l'enfant. *Microsporum* et *Trichophyton* sont les dermatophytes (champignons cutanés) qui infectent les cheveux. Au point de vue clinique, on note la présence d'une ou de plusieurs plaques de rougeur et de desquamation. On peut aussi apercevoir de petites papules ou pustules en bordure de ces plaques. Les cheveux deviennent friables et se cassent facilement à proximité de la région infectée, laissant des plaques de calvitie. Dans la plupart des cas, la teigne ne laisse aucune cicatrice et la perte de cheveux n'est que temporaire. Quelquefois, on observe, dans une région infectée, un renflement qui ressemble à un furoncle. Cette lésion porte le nom de *kérion*.

Il y a quelques années, on a découvert en milieu urbain, une seconde forme de teigne causée par *Trichophyton tonsurans*. Elle se caractérise par une desquamation, similaire à la séborrhée. La peau est légèrement rougeâtre et squameuse et les cheveux se cassent. Pour poser le diagnostic, on examine le cheveu, étant donné l'absence de fluorescence.

Traitement. Dans tous les cas de teigne, on administre un antibiotique antifongique, la griséofulvine. Ce médicament cause des effets secondaires, comme des maux de tête, des éruptions et des troubles gastro-intestinaux. Les agents topiques ne jouent pas un rôle curatif, étant donné que l'infection se produit à la base des racines pileuses et sous le cuir chevelu. Cependant, ils peuvent inactiver les organismes présents sur le cheveu et faire diminuer, par le fait même, la contagiosité de la maladie. Ainsi, le client n'aura pas à subir le traumatisme de se faire raser les cheveux. Seuls les cheveux atteints se casseront. On doit se faire un shampooing deux à trois fois par semaine et appliquer un antifongique pour empêcher la propagation des micro-organismes.

Éducation du client. L'infirmière doit prescrire à la famille certaines règles d'hygiène pour prévenir toute contagion. Chaque membre de la famille doit posséder son propre peigne et sa propre brosse. Tous les membres infectés, de même que les animaux domestiques, doivent être traités, puisque cette infection est relativement fréquente.

Herpès circiné (teigne du corps)

L'herpès circiné, communément appelé *teigne du corps*, se caractérise par l'apparition d'un anneau de vésicules présentant un centre transparent. Cette affection apparaît normalement sur les régions exposées du corps (le visage, les bras, les épaules et même le cuir chevelu) et cause un prurit intense. Le pourtour de la lésion est généralement surélevé et formé de petites papules ou vésicules. Ces lésions peuvent s'agglomérer et former de grandes taches de forme et de contour bizarres. La teigne du corps est souvent transmise par un animal domestique infecté.

Traitement. On recourt aux antifongiques topiques pour les cas mineurs et à la griséofulvine pour les cas plus graves. Les effets secondaires de la griséofulvine comprennent la photosensibilité, les éruptions, les céphalées et la nausée. Le kétoconazole, antifongique découvert récemment, s'avère très efficace pour le traitement des infections chroniques causées par les dermatophytes, y compris celles qui sont très résistantes à la griséofulvine.

Éducation du client. Le client doit changer de serviette et de débarbouillette quotidiennement. Il doit assécher tous les plis et surfaces cutanés qui pourraient retenir l'humidité, car la chaleur et l'humidité favorisent la croissance des champignons. Des vêtements de coton très propres doivent être portés directement sur la peau.

Eczéma marginé de Hebra. L'*eczéma marginé de Hebra* est une infection de l'aine qui peut s'étendre jusqu'à l'intérieur des cuisses et aux fesses. Il est souvent accompagné de pied d'athlète. Il atteint plus fréquemment les jeunes qui s'adonnent au jogging, les obèses et les personnes qui portent des sous-vêtements trop serrés. Cette dermatose commence par de petites taches rougeâtres et squameuses qui, en s'accroissant, forment des plaques circinées dont les bords se desquament ou présentent des vésicules. Elle s'accompagne généralement de prurit.

On peut traiter les infections bénignes avec un agent topique, comme le clotrimazole, le miconazole ou l'halogrine durant au moins trois à quatre semaines pour assurer une guérison complète. On recourt à la griséofulvine, par voie orale, pour les cas plus graves.

Éducation du client. La chaleur, la friction et la macération (provenant de la sécrétion de sueur) prédisposent à l'infection. Le client doit éviter, dans la mesure du possible, la chaleur et l'humidité excessives, les sous-vêtements de nylon trop ajustés et le port prolongé d'un maillot de bain humide. On doit traiter en même temps le pied d'athlète pour réduire les risques de réinfection. On doit laver l'aine, bien l'assécher et y appliquer un antifongique topique (Tolnafnate [Tinactin]) comme mesure préventive, car l'infection peut récidiver.

Onychomycose

L'*onychomycose* (teigne des ongles) est une mycose chronique surtout des ongles d'orteils, et est causée par une variété de trichophytons (*T. rubrum, T. mentagrophytes*), de même que par *Candida albicans*. Elle est associée le plus souvent à une mycose persistante des pieds. Les ongles s'épaississent, s'effritent et ternissent. Des débris s'accumulent sous le bord libre de l'ongle et, finalement, la plaque de l'ongle se détache de la peau (*Figure 49-3*). L'ongle peut être complètement détruit.

Traitement. On administre de la griséofulvine, par voie orale, pendant 6 mois ou un an, si les ongles des doigts sont atteints. Par contre, cet antibiotique n'a aucun effet sur les infections à *Candida albicans*. On traite ce genre d'infection par l'application topique de lotions à base d'amphotéricine B, de miconazole, de clotrimazole, de nystatine ou de préparations comme la teinture de thymol diluée à 4% dans du chloroforme. Mais ces produits pénètrent très peu et l'infection reste difficile à soigner. Il en est de même pour les infections des ongles d'orteils traitées à la griséofulvine. Les ongles ont une croissance si lente qu'il faut de 130 à 160 jours pour que l'ongle pousse de la matrice jusqu'au bord libre du doigt. Ainsi, même en prenant ces médicaments pendant un an ou plus, les chances de guérison sont très limitées. Il arrive très souvent que l'infection réapparaisse lorsqu'on cesse le traitement.

☐ INFESTATIONS PARASITAIRES DE LA PEAU

Pédiculose (infestation par les poux)

Une infestation par des poux peut survenir à tout âge. Trois variétés de poux infestent l'humain : *Pediculus humanus capitis* (pou de tête) ; *Pediculus humanus corporis* (pou du corps) ; et *Phthirus pubis* (pou du pubis ou « morpion »). Les poux sont des ectoparasites, car ils vivent à l'extérieur du corps de l'hôte. Ils se nourrissent donc aux dépens d'un hôte. Ils sucent du sang humain environ cinq fois par jour. En injectant leurs sucs digestifs et leurs excréments dans la peau de l'hôte, ils causent des piqûres qui provoquent un prurit intense.

Pédiculose de la tête

La pédiculose de la tête est une infestation du cuir chevelu causée par le pou de tête, *Pediculus humanus capitis*. La

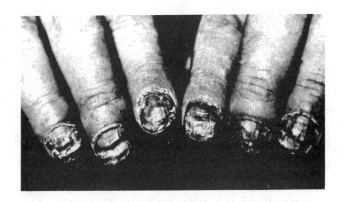

Figure 49-3 Mycose des ongles. On observe que l'infection s'est étendue et englobe la plaque de l'ongle. Les ongles sont hyperkératotiques et cassants. Le client peut éprouver un malaise dû à la pression des ongles affectés. (Avec la permission de Ralph E. McDonnel, M.D., New Haven.)

femelle pond ses œufs (lentes) dans le cuir chevelu ; ceux-ci s'agrippent à la tige du cheveu au moyen d'un ciment. Le jeune pou éclot en 10 jours et atteint la maturité en deux semaines. Les poux de tête se localisent surtout à l'arrière de la tête et derrière les oreilles. Les œufs sont visibles à l'œil nu et ont l'apparence de petits corps ovales, grisâtres et brillants qui sont difficiles à enlever. La morsure de l'insecte cause un *prurit intense* et le grattage qui en résulte entraîne souvent une infection bactérienne secondaire, accompagnée de pustules, de croûtes, de cheveux emmêlés, d'impétigo et de furonculose. L'infestation est plus fréquente chez les enfants et les personnes qui portent les cheveux longs. Les poux de tête se transmettent par contact direct ou par l'intermédiaire des peignes, des brosses, des perruques, des chapeaux et des draps.

Traitement. Le traitement consiste à se laver les cheveux avec un shampooing à base de lindane (Kwellada) en suivant bien le mode d'emploi. Après les avoir rincés à fond, le client doit se peigner les cheveux avec un peigne fin trempé dans le vinaigre pour détacher le reste des lentes. Comme il est extrêmement difficile de les dégager, il faut parfois les enlever une à une avec les ongles. On doit laver à l'eau chaude (50°C) ou nettoyer à sec tous les objets, vêtements, serviettes et draps de lit qui pourraient être infestés de poux et de lentes. On doit passer souvent l'aspirateur sur les meubles rembourrés, tapis et parquets, et nettoyer le peigne et la brosse à l'aide du shampooing. Les membres de la famille, ainsi que les proches, doivent également être traités.

Pour traiter les complications comme le prurit, le pyoderme (infection purulente cutanée) et la dermatite, on recourt aux antiprurigineux, aux antibiotiques et aux corticostéroïdes topiques.

Éducation du client. On doit rassurer le client en lui expliquant que personne n'est à l'abri d'une infestation de poux et que ce n'est pas un signe de malpropreté. Comme ce parasite se propage rapidement, on doit commencer le traitement dès que possible. En cas d'épidémie dans une école, tous les élèves doivent se laver les cheveux le même soir et ne plus prêter leur peigne, leur brosse ou leur chapeau. Chaque membre de la famille doit subir une inspection quotidienne de la tête durant deux semaines au moins. Enfin, il faut savoir que les produits Kwellada peuvent être toxiques s'ils sont mal employés.

Pédiculose du corps

La pédiculose du corps est une infestation du corps causée par le pou *Pediculus hûmanus corporis*. Elle survient chez les gens qui ne changent pas souvent de vêtements. Le pou vit principalement dans les coutures des sous-vêtements et des vêtements auxquels il se crampponne, pour finalement piquer la peau au moyen de sa trompe. La morsure produite forme un point hémorragique caractéristique. D'importantes excoriations peuvent apparaître sur les épaules et dans le dos. Cette affection cause des lésions secondaires, dont une hyperémie, des égratignures linéaires parallèles et un léger début d'eczéma. Dans les cas chroniques, la peau s'épaissit, s'assèche et se desquame, laissant apparaître des régions pigmentées. Les surfaces atteintes sont surtout celles qui sont en contact avec les sous-vêtements, comme le cou, le tronc et les cuisses. Les poux sont visibles à l'œil nu dans les coutures des vêtements. Par conséquent, on doit laver les vêtements ou les nettoyer à sec afin de détruire le parasite et ses œufs. On doit se doucher régulièrement et prendre certaines précautions pour éviter une réinfestation.

On traite les complications, comme le prurit grave, la pyodermie (infection avec formation de pus) et la dermatite, avec des antiprurigineux, des antibiotiques systémiques et des corticostéroïdes topiques. Il faut se rappeler que les poux sont vecteurs de la rickettsiose (typhus épidémique, fièvre des tranchées et fièvre récurrente). L'agent causal peut se trouver dans le tractus gastro-intestinal du parasite et être excrété sur la peau de celui qui est infesté.

La *pédiculose du pubis* est une infestation causée par *Phthirus pubis*, qu'on retrouve dans la région génitale et qui se transmet par contact sexuel.

Les poux excrètent une poussière d'un brun rougeâtre que l'on trouve dans les sous-vêtements. Les poux peuvent même envahir les poils du thorax, des aisselles, de la barbe et des sourcils. On peut observer des macules gris bleu sur le tronc, les aisselles et l'aine. Il peut s'agir, soit de la réaction de la salive des parasites avec la bilirubine (qui la transforme en biliverdine), soit tout simplement d'une substance excrétée par les glandes salivaires d'u parasite. Si on examine le pubis à l'aide d'une loupe, on peut apercevoir les poux ou les lentes collés le long des poils ou contre la peau. Les démangeaisons sont très fréquentes et se produisent surtout la nuit. Ce parasitisme peut survenir en même temps que d'autres maladies transmises sexuellement (gonorrhée, candidose, syphilis).

Traitement et éducation du client.   Le client doit se laver à l'eau et au savon et appliquer, sur les régions atteintes et sur les régions pileuses, un shampooing, une crème ou une lotion à base de lindane (Kwellada), en suivant bien le mode d'emploi. Il peut aussi utiliser un pédiculide à base de pyréthrine (Rid, préparation en vente libre) ou de l'oléate de cuivre à 0,03% (Cuprex). On ne doit pas appliquer de lindane (Kwellada) sur les cils et les sourcils ; on doit plutôt y enlever les lentes à l'aide d'un

bâtonnet ouaté, après y avoir appliqué un onguent ophtalmique à base de physostigmine. Les membres de la famille et toute personne ayant eu des rapports sexuels avec le client doivent être traités. On doit aussi examiner le client pour éliminer tout risque de maladie transmise sexuellement. Le client doit laver ou faire nettoyer tous ses vêtements et sa literie.

Gale

La gale est une infestation de la peau causée par le sarcopte, ou *Acarus scabiei*. On a observé une nette progression de la gale depuis les dix dernières années. Elle est surtout fréquente chez les personnes vivant dans de mauvaises conditions hygiéniques, mais elle atteint aussi les personnes ayant de bonnes habitudes d'hygiène. On l'observe souvent chez les clients ayant une vie sexuelle active ; toutefois, les relations sexuelles ne sont pas le seul facteur en cause, puisque les sarcoptes envahissent aussi les doigts. Un simple contact de la main peut suffire à propager le parasite. Le personnel infirmier doit donc prendre certaines mesures d'hygiène afin de ne pas contracter ces parasites. Chez les enfants, les contacts physiques et les échanges de vêtements sont aussi une source de propagation des parasites.

La femelle adulte creuse des sillons sous l'épiderme, y dépose trois à quatre œufs par jour durant au moins deux mois, puis meurt. Les larves éclosent au bout de six jours, subissent plusieurs mues, puis migrent vers la surface de la peau où elles atteignent la maturité après deux ou trois semaines. À partir du moment où on touche à une personne infestée, il faut compter environ quatre semaines avant de voir apparaître les premiers symptômes.

Évaluation et manifestations cliniques.   Le client se plaint de sévères démangeaisons. Pendant l'examen, on lui demande d'indiquer l'endroit où les démangeaisons sont les plus intenses puis, à l'aide d'une loupe et d'une lampe de poche, on scrute la peau afin de déceler la présence de sillons très étroits. Ceux-ci apparaissent sous la forme de traînées brunes ou noirâtres, linéaires ou sinueuses, surtout localisées entre les doigts, sur les extenseurs du coude et du genou, sur le côté externe du pied, à la pointe du coude, autour des mamelons, dans les plis axillaires, sous les seins, dans l'aine ou la région avoisinante, dans le repli fessier ainsi que sur les plis du pénis ou du scrotum. Des éruptions prurigineuses rougeâtres se manifestent souvent au niveau des régions intertrigineuses, bien que les sillons ne soient pas toujours visibles. Tout client qui présente une éruption peut être atteint de la gale.

Un des symptômes classiques est la démangeaison qui augmente d'intensité la nuit, sans doute parce que la chaleur de la peau a un effet stimulant sur le parasite. L'hypersensibilité à l'organisme et aux produits qu'il sécrète peut aussi causer des démangeaisons. Si l'infection se propage, les autres membres de la famille et les proches se plaindront également de prurit, un mois plus tard environ.

Les lésions secondaires possibles comprennent les vésicules, les papules, les pustules, les excoriations et les croûtes. Une excoriation constante des sillons et des papules peut aboutir à une surinfection bactérienne.

Pour prélever les échantillons qui seront analysés en laboratoire, on place une goutte d'huile sur une lésion afin de ne pas perdre le spécimen, puis on gratte la surface de l'épiderme avec une lame de scalpel. On place ensuite les squames obtenues sur une lame, puis on les examine à l'aide d'un microscope de faible puissance, afin de bien voir les sarcoptes, leurs œufs ainsi que leurs excrétions.

Traitement et éducation du client.   On demande au client de se laver à fond avec de l'eau et du savon pour enlever les squames et les débris de croûtes, de bien s'assécher, puis d'attendre que la peau soit refroidie. Il doit ensuite appliquer une fine couche d'un scabicide, comme le lindane (Kwellada) ou le crotamiton (Eurax, en crème ou en lotion) et frictionner vigoureusement. Il doit appliquer ce médicament sur tout le corps, à partir du cou, et le laisser agir durant 8 à 12 heures avant de se relaver complètement. En général, une seule application suffit. Le client doit porter des vêtements propres et dormir dans des draps récemment lavés. Tout doit être nettoyé à l'eau très chaude.

Après le traitement, il est préférable d'appliquer un onguent doux, car la solution peut irriter la peau. L'hypersensibilité ne cesse pas dès la destruction des sarcoptes. Le prurit peut persister pendant plusieurs jours, en raison probablement des sarcoptes morts, encore emprisonnés dans l'épiderme. Toutefois, ce prurit ne signifie pas que le traitement a échoué. On conseille au client d'utiliser le scabicide avec modération (car il peut causer de l'irritation et accentuer le prurit) et de ne pas trop prendre de douches chaudes (elles risquent d'assécher la peau et de causer des démangeaisons).

Ce traitement doit être suivi simultanément par tous les membres de la famille et les proches. Si la gale a été transmise sexuellement, le client peut avoir contracté une maladie transmise sexuellement et devra être traité aussi pour cette maladie. La gale peut également coexister avec la pédiculose.

Infestation par les punaises

Il existe deux sortes de punaises : *Cimex lectularius* et *Cimex hemipterus*. Les deux envahissent les maisons, surtout celles des quartiers pauvres et vieux des villes. La femelle dépose ses œufs dans les fissures des parquets ou dans les meubles. Les nymphes peuvent survivre un mois sans se nourrir. Puis, les punaises matures sortent la nuit pour aller sucer le sang de leurs victimes ; leurs morsures, regroupées en ligne droite, prennent la forme de points hémorragiques semblables à une pustule ou à une papule. Il peut exister de minuscules points rouges montrant la grosseur des morsures. Les jambes et surtout les chevilles sont le plus souvent mordues. Ces morsures causent, à des degrés variables, un prurit et une sensation de brûlure. Le client peut observer des taches de sang sur son pyjama et ses draps de lit. Une infection secondaire et une pyodermie peuvent parfois accompagner ces lésions. On a démontré récemment que *Cimex* jouait un rôle dans la transmission du virus de l'hépatite B.

Traitement et éducation du client.   En général, ces lésions ne requièrent aucun traitement spécifique. Une lotion antiprurigineuse peut être appliquée sur les régions des morsures. On administre des antihistaminiques pour soulager le prurit intense. On recommande au client d'utiliser un insecticide pour se débarrasser des parasites ; l'insecticide est vaporisé dans les crevasses des meubles, des planchers et des murs, ainsi que sur les matelas et les lits.

☐ DERMITE DE CONTACT

La dermite de contact est une inflammation fréquente, souvent accompagnée d'eczéma et qui est causée par une réaction de la peau à diverses substances irritantes ou allergènes. C'est l'action répétée des agents physiques et chimiques qui endommage l'épiderme. (Les dermatoses allergiques ont été traitées au chapitre 47.) Les agents irritants les plus fréquents comprennent les savons, les détergents, les poudres à récurer, les composés chimiques industriels, etc. Les facteurs qui prédisposent à la dermatite sont l'exposition aux températures extrêmes, l'utilisation fréquente d'eau et de savon et une dermatose préexistante.

Manifestations cliniques.   L'éruption débute au point où l'agent causal entre en contact avec la peau. On note d'abord un érythème intense, des démangeaisons et des brûlures, suivis peu après d'œdème, de papules, de vésicules et de suintement. Dans la phase subaiguë, les changements vésiculaires sont moins prononcés et alternent avec une phase de croûtes, de sécheresse, de fissures et de desquamation. Si les réactions cutanées sont répétées et si le grattage est continuel, on observe alors un épaississement de la peau (lichénification) et il se produit une pigmentation (coloration plus prononcée). Une infection bactérienne peut suivre.

Traitement.   Le traitement consiste à protéger la surface cutanée atteinte, afin qu'elle ne se détériore pas davantage. On détermine le mode de distribution de la réaction afin de distinguer la dermite de type allergique de la dermite de type irritant. On doit aussi connaître les antécédents du client. On doit avant tout identifier l'agent causal et le supprimer. On doit éviter les agents irritants locaux et ne pas utiliser de savon, jusqu'à ce que la dermite soit guérie. Il existe toute une panoplie de préparations pour soulager la dermite. Habituellement, on applique une lotion douce non médicamenteuse sur les surfaces érythémateuses, et des pansements humides froids sur les surfaces vésiculaires. De la glace concassée ajoutée à l'eau a un effet antiprurigineux. Les pansements humides assèchent souvent une lésion eczémateuse suintante. Ensuite, on applique une mince couche de crème à base de corticostéroïdes. Les bains thérapeutiques médicamenteux, à la température de la pièce, sont indiqués pour le traitement de grandes surfaces de peau. (Voir aussi les soins infirmiers au client atteint d'une dermatose, à la page 1048.)

On peut avoir recours à l'administration systémique de sédatifs et d'antihistaminiques pour soulager la sensation de brûlure et le prurit. Les antibiotiques systémiques ne sont prescrits qu'en présence d'une infection bactérienne secondaire. Dans les cas de dermatite plus étendue (causée par le sumac vénéneux, par exemple), on prescrit des stéroïdes systémiques. Les stéroïdes diminuent considérablement l'évolution d'une affection grave.

Éducation du client.   Le client doit suivre les directives suivantes :

1. Éviter la chaleur, le savon et les frottements, car ce sont tous des irritants externes.

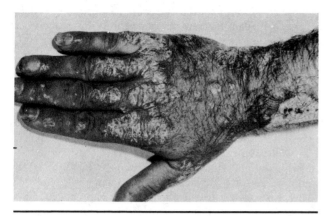

Figure 49-4   Psoriasis de la main. (*Source :* G.C. Saucer. *Manuel of Skin Diseases*, Philadelphie, J.B. Lippincott.)

2. Éviter tout médicament topique, sauf ceux qui sont prescrits.
3. Se laver la peau à fond immédiatement après s'être exposé à des agents irritants ou à des antigènes.
4. Pour laver la vaisselle, n'utiliser que des gants doublés en coton, mais ne pas les porter plus de 15 min à 20 min.
5. Ces directives doivent être suivies pendant les quatre mois suivant la guérison des plaies, car la peau est encore sensible.

□ DERMATOSES INFLAMMATOIRES NON INFECTIEUSES

Psoriasis

Le *psoriasis* est une dermatose inflammatoire chronique caractérisée par la prolifération des cellules de la couche basale de l'épiderme. Dans cette affection, la reproduction cellulaire est de six à neuf fois plus rapide que la normale. Les cellules nouvellement formées sont repoussées si rapidement vers la surface qu'elles forment une profusion de squames ou de plaques. Une cellule peut ainsi prendre de trois à quatre jours, au lieu de 26 à 28 jours, pour passer de la couche basale, d'où elle prend naissance, jusqu'à la couche cornée de l'épiderme. Le processus est si rapide que la maturation et la kératinisation des cellules ne peuvent se produire, ce qui empêche la formation normale des couches protectrices de la peau.

Le psoriasis est une des affections cutanées les plus fréquentes. (Deux Américains sur cent en sont atteints.) On croit que la surproduction de kératine serait causée par une anomalie génétique. Des facteurs héréditaires spécifiques combinés à des stimuli externes peuvent contribuer à déclencher la maladie. Des études récentes ont démontré que le système immunitaire pourrait jouer un rôle important dans la pathogenèse du psoriasis. Le stress, l'anxiété, les blessures, les infections, les changements de saisons ainsi que les modifications hormonales sont autant de facteurs déclenchants. La maladie peut débuter à tout âge, mais elle est plus fréquente chez les sujets âgés entre 10 et 35 ans. Le client atteint de psoriasis peut connaître des périodes de rémission, mais il sera sujet à des rechutes pendant toute sa vie.

▪ ÉVALUATION INITIALE

Manifestations cliniques.   Les lésions apparaissent sous forme de taches de toutes tailles clairement délimitées par rapport à la peau saine et recouvertes d'écailles dures, sèches et argentées (*Figure 49-4*). Lorsqu'on gratte les squames, on expose la couche basale rougeâtre de la lésion, ce qui fait naître de multiples points d'hémorragie. Ces taches ne sont pas moites et peuvent s'accompagner ou non de prurit. Ces lésions peuvent demeurer petites ou bien s'étendre lentement pour fusionner après quelques mois et former des taches étendues et irrégulières. Au point de vue esthétique, le psoriasis peut ne causer qu'un désagrément mineur, mais il peut aussi être incapacitant et aller jusqu'au défigurement. Le psoriasis atteint surtout le cuir chevelu, et la peau des coudes et des genoux, du bas du dos et des organes génitaux.

Le psoriasis se développe le plus souvent sur les faces d'extension des bras et des jambes, sur le cuir chevelu, les oreilles, le sacrum et le pli interfessier. La symétrie bilatérale est une caractéristique du psoriasis. Dans 25% à 50% des cas, les ongles sont atteints et deviennent grêlés, se décolorent, s'émiettent au-dessous des bords libres, puis se détachent de la peau. Lorsque le psoriasis se produit sur la paume des mains et la plante des pieds, il peut causer des pustules. La maladie peut être associée à une arthrite touchant de multiples articulations et invalider sérieusement le client. On comprend mal le rapport entre arthrite et psoriasis. Le psoriasis peut aussi devenir exfoliant, auquel cas la maladie s'attaque au corps tout entier.

Aspects psychologiques.   Cette maladie chronique conduit le client à la frustration et au désespoir. Les gens qui le côtoient ont tendance à le regarder bizarrement, à faire des commentaires, à lui poser des questions embarrassantes et même à l'éviter. Le psoriasis épuise les forces du client, le gêne dans son travail et rend sa vie insupportable. Les adolescents en ressentent tout particulièrement les effets psychologiques, car cette maladie les défigure à un moment de leur vie où l'apparence physique est si importante. La famille est également affectée par le temps qu'il faut consacrer au traitement, par les inconvénients des onguents graisseux et de la desquamation incessante ; tout ceci dégrade l'ambiance à la maison et favorise une certaine rancœur. Très souvent, le client exprime ses frustrations en étant hostile envers le personnel infirmier.

Problèmes du client et diagnostics infirmiers

Les problèmes du client comprennent une anxiété reliée à son aspect physique et, dans certains cas, le non-respect du traitement qui accapare beaucoup de temps et qui nécessite l'emploi constant de produits gras.

■ PLANIFICATION ET INTERVENTION

Objectifs

Les objectifs du client sont :

1. Le soulagement de l'anxiété causée par son apparence physique.
2. Le respect du régime thérapeutique.

Le traitement vise à régulariser le renouvellement des cellules épidermiques et à guérir les lésions causées par le psoriasis. Ainsi, le traitement consiste uniquement à maîtriser le problème, puisqu'il n'existe aucune cure à cette maladie.

Traitement. Le traitement institué doit être bien compris et accepté par le client. Il ne doit donc pas perturber son mode de vie et ne pas demander trop de temps ou d'efforts de sa part et des personnes qui le soignent.

On doit d'abord éliminer tout facteur pouvant aggraver la maladie, puis tenir compte du mode de vie du client, puisque le stress est un des principaux facteurs responsables de la maladie. On doit aussi le prévenir de la longueur du traitement, de son coût élevé et de l'apparence inesthétique possible qui en résultera.

Il existe trois types de traitement : topique, intralésionnel et systémique.

Traitement topique. L'application d'agents topiques est destinée à ralentir l'hyperactivité épidermique sans affecter les autres tissus ; ces agents comprennent les préparations à base de goudron, l'anthraline, l'acide salicylique, les corticostéroïdes, etc. Ils semblent agir en supprimant l'épidermopoïèse. Les préparations à base de goudron se présentent sous forme de lotions, d'onguents, de pâtes, de crèmes et de shampooings. Ils peuvent retarder ou inhiber la croissance rapide du tissu psoriasique. On peut combiner ce traitement avec l'exposition aux rayons ultraviolets à des doses soigneusement mesurées, à condition d'enlever partiellement le goudron avant, pour que les rayons puissent mieux pénétrer. On conseille au client de porter des lunettes protectrices et de respecter le temps d'exposition à l'aide d'un dispositif réglant le temps d'exposition, pour éviter les brûlures. Pour les lésions du cuir chevelu, un shampooing quotidien avec un produit à base de goudron suivi de l'application d'une lotion à base de stéroïdes seront efficaces. On montre aussi au client à utiliser une brosse douce pour enlever les squames, lorsqu'il prend son bain.

Les préparations à base d'anthraline (distillat de goudron de houille) sont efficaces lorsque les plaques psoriasiques sont épaisses et résistantes. Pour appliquer ce médicament, ce client doit porter des gants ou utiliser un abaisse-langue, en prenant soin de ne pas recouvrir les régions saines. Il doit ensuite se laver les mains pour ne pas risquer de provoquer une conjonctivite en se frottant les yeux. Comme l'anthraline tache énormément, on doit la recouvrir d'une matière quelconque (gazes, chaussettes, vieux pyjamas). Le produit doit demeurer sur la peau de 8 à 12 heures.

Stéroïdes topiques. Les stéroïdes topiques ont une action anti-inflammatoire. Après les avoir appliqués sur la peau, on les protège à l'aide d'un pansement occlusif fait d'un film de plastique afin de faciliter la pénétration du médicament et de ramollir les plaques squameuses. Si les plaques psoriasiques sont peu nombreuses mais résistantes, on peut utiliser un ruban adhésif imprégné de stéroïdes. Il faut savoir que si l'on cesse le traitement, le psoriasis peut réapparaître rapidement (phénomène du rebond) et former des lésions plus étendues.

Pansements occlusifs. Dans certains cas, on doit appliquer des pansements occlusifs sur tout le corps. Chez les clients hospitalisés, on utilise un grand sac de plastique dans lequel on perce des ouvertures pour la tête et les bras, et un autre avec des ouvertures pour les jambes. Il ne reste alors que les membres à recouvrir. Dans certaines unités de dermatologie, on utilise des rouleaux de plastique tubulaire pour recouvrir les bras et les jambes (du genre de ceux utilisés par les nettoyeurs). Toutefois, *l'utilisation de ces plastiques exige certaines précautions, puisqu'ils sont inflammables*. Certains de ces plastiques minces brûlent lentement (par une brûlure de cigarette, par exemple), tandis que d'autres s'enflamment rapidement et peuvent ainsi causer des lésions graves. On demande au client de ne pas fumer lorsqu'il est recouvert de ces bandages plastiques. Les clients qui se soignent à domicile peuvent se procurer un ensemble de gymnastique en plastique de vinyle. Ce type d'ensemble a l'avantage d'être lavable à la machine. On applique d'abord la médication qu'on recouvre ensuite de l'ensemble propre. Les mains sont recouvertes de gants tandis que les pieds sont chaussés de sacs de plastique. La tête est recouverte d'un bonnet de douche.

Traitement intralésionnel. Des injections intralésionnelles d'acétonide de triamcinolone faites directement dans les plaques très visibles ou isolées sont très efficaces et entraînent rarement des effets secondaires.

Traitement systémique. Des préparations cytotoxiques, comme le méthotrexate, ont été employées pour traiter des clients atteints d'un psoriasis étendu résistant à tous les autres traitements. Le méthotrexate semble inhiber la synthèse de l'ADN au niveau des cellules épidermiques, réduisant ainsi le temps de renouvellement de l'épiderme psoriasique. Toutefois, ce médicament est très toxique, particulièrement pour le foie, et peut causer des problèmes hépatiques irréversibles. Par conséquent, avant d'administrer ce médicament, on doit s'assurer que les systèmes hépatique, rénal et hématopoïétique fonctionnent bien, en effectuant des épreuves de laboratoire.

Au cours de ce traitement, l'alcool est interdit, car il risque de causer de sérieux dommages au foie. La femme enceinte doit savoir que le méthotrexate est tératogène (cause de graves imperfections physiques chez le fœtus).

Rétinoïdes oraux. Les rétinoïdes oraux (dérivés synthétiques de la vitamine A et de son métabolite, l'acide vitaminique A), retardent la croissance et la différenciation du tissu épithélial ; ils s'avèrent donc très prometteurs pour le traitement des clients gravement atteints de psoriasis.

L'hydroxyurée (Hydrea) est un autre médicament fréquemment employé qui inhibe la réplication de l'ADN. On surveille les signes et symptômes de l'insuffisance médullaire durant tout le traitement.

Photochimiothérapie (PUVA thérapie). La PUVA-thérapie (psoralène et ultraviolet A) est un nouveau traitement très prometteur contre le psoriasis gravement débilitant. Ce traitement combine les effets d'une substance cytotoxique administrée oralement, le psoralène, avec l'irradiation aux rayons ultraviolets de grande longueur d'onde. La molécule de 8-méthoxypsoralène absorbe l'énergie lumineuse pour s'activer et se lier à l'ADN du noyau de la cellule. On pense que le psoralène, qui se modifie sous l'effet de l'énergie ainsi absorbée, ralentit la croissance des cellules psoriasiques. Cependant, ce traitement n'est pas sans danger, puisque les chercheurs constatent une augmentation des cancers de la peau et étudient les effets à long terme de ce traitement sur le système immunitaire et les risques éventuels de cataractes.

Dans ce traitement, on doit prendre le psoralène par voie orale et, deux heures plus tard, s'exposer aux rayons ultraviolets (portion du spectre électromagnétique dont les longueurs d'onde sont comprises entre 180 nm et 400 nm). L'appareil PUVA comprend un compartiment muni de lampes à lumière noire de haut voltage et un système à réflexion externe. La durée d'exposition dépend du type d'appareil utilisé et du degré de tolérance de la peau du client. Celui-ci doit suivre deux à trois séances par semaine jusqu'à ce que le psoriasis disparaisse. Il est nécessaire de respecter un intervalle de 48 h entre deux séances, puisque les brûlures éventuelles n'apparaîtront qu'au bout de cette période. Le client doit ensuite suivre un traitement d'entretien. Que la maladie récidive légèrement ou non, on poursuit le traitement en exposant le client à des rayons moins puissants et en diminuant les doses de psoralène.

Éducation du client.   La PUVAthérapie entraîne la photosensibilisation, ce qui signifie que le client demeure très sensible aux rayons du soleil, jusqu'à ce que le méthoxsalène ait été excrété de l'organisme (environ six à huit heures); le soleil est donc à éviter pendant cette période. Si l'exposition au soleil est inévitable, le client se protégera la peau avec une crème solaire et des vêtements adéquats. Il doit aussi porter des lunettes de soleil (teintées gris ou vert) afin de se protéger les yeux durant et après le traitement et passer un examen de la vue régulièrement. Pour calmer les nausées, on conseille au client de prendre le psoralène avec des aliments. Des lubrifiants et des huiles de bains facilitent l'enlèvement des squames et aident à prévenir le dessèchement de la peau. Sauf sur les surfaces protégées des rayons ultraviolets, on ne doit pas utiliser d'autres huiles ou crèmes. Le client doit suivre une méthode anticonceptionnelle fiable pendant toute la durée du traitement. On doit aussi le surveiller de très près et lui demander de noter tout changement anormal de sa peau.

■   ÉVALUATION

Résultats escomptés

Le client réussit à :

1. Obtenir le soulagement de l'anxiété causée par l'état de la peau :
   a) Verbalise ses ressentiments face aux perturbations que lui cause le traitement ;
   b) S'adonne à des activités plaisantes pour se distraire ;
   c) Prend les anxiolytiques prescrits ;

d) Prend conscience que les traumatismes, l'infection, les changements de saison et le stress émotionnel peuvent être autant de facteurs qui déclenchent le psoriasis.

2. Respecter le régime thérapeutique :
   a) Se lubrifie constamment la peau ;
   b) Montre qu'il est capable de s'appliquer lui-même les médicaments topiques prescrits ;
   c) Se souvient d'au moins trois effets secondaires causés par la pharmacothérapie.

Dermite exfoliatrice

La *dermite exfoliatrice* est une affection grave caractérisée par une inflammation progressive souvent accompagnée d'un érythème et de desquamation plus ou moins généralisés. Elle est souvent associée à des frissons, à de la fièvre, à une intoxication grave, à un état dépressif, à un prurit et à la desquamation de la peau. On observe une perte importante de la couche cornée (couche externe de la peau) causant un écoulement capillaire, une hypoprotéinémie et un bilan azoté négatif. La perte de fer par la peau affectée cause l'anémie. Ainsi, la dermite exfoliatrice peut affecter tout l'organisme.

La dermite exfoliatrice peut être primaire ou secondaire. Elle peut être secondaire à des affections chroniques de la peau tels l'eczéma et le psoriasis, particulièrement s'ils sont traités avec des onguents irritants, pendant une longue période. Elle peut accompagner des lymphomes et peut même en précéder l'apparition. La dermite exfoliatrice peut aussi être une réaction grave de l'organisme à l'ingestion d'un grand nombre de médicaments, comme la pénicilline et la phénylbutazone. On peut donc conclure que ce syndrome peut avoir de multiples causes.

Cette affection débute de façon aiguë, sous forme d'érythème généralisé ou de taches inégales, accompagnées de fièvre, de malaises et, quelquefois, de troubles gastro-intestinaux. La couleur de la peau, qui était rosée, devient rouge foncé, et, au bout d'une semaine, une exfoliation caractéristique (desquamation) débute normalement sous forme de squames minces laissant apparaître une peau rouge, lisse et formant d'autres squames. Les cheveux peuvent aussi tomber. Les récidives de la maladie ne sont pas rares. Les effets systémiques comprennent l'insuffisance cardiaque, l'entéropathie, la gynécomastie, l'hyperuricémie et les troubles de thermorégulation.

Traitement.   Le traitement vise à maintenir l'équilibre hydro-électrolytique et à prévenir les infections cutanées et intercurrentes. Le traitement dépend de la cause. Il s'agit en général d'un traitement d'appoint individualisé. On hospitalise le client, on le met au repos complet et on cesse toute médication. On doit rétablir l'équilibre hydro-électrolytique perturbé par la perte importante d'eau et de protéines de l'épiderme. L'administration d'une solution de remplissage vasculaire est indiquée. On doit maintenir la pièce à une température confortable, en raison de la perte de la thermorégulation causée par les fluctuations de la température entraînées par l'évaporation de l'eau et par la vaso-dilatation.

L'infirmière doit faire des examens continus pour détecter une infection intercurrente et une infection cutanée, car la peau érythémateuse et moite est sujette aux infections, lesquelles aggravent l'inflammation. S'il y a infection, on administre des antibiotiques, en se basant sur les résultats de la culture et sur l'antibiogramme.

- Surveiller les symptômes de l'insuffisance cardiaque, car une hyperémie et une augmentation de la circulation cutanée peuvent causer une insuffisance cardiaque avec débit cardiaque élevé.

L'hypothermie peut aussi se produire, car une augmentation de la circulation cutanée combinée à des pertes d'eau accrues entraîne une perte de chaleur par radiation, conduction et évaporation.

Dans les cas de dermite aiguë, on recourt aux médicaments topiques pour soulager les symptômes. Les bains, les compresses et les lubrifiants émollients sont indiqués dans les cas de dermatites étendues. Le client peut être facilement irritable à cause du prurit intense. Si le traitement classique n'a aucun effet, on administre des stéroïdes par voie orale ou parentérale. Si la cause est spécifique, on peut recourir à un traitement plus spécifique.

Éducation du client. On conseille fortement au client d'éviter, dorénavant, tout irritant et en particulier les médicaments.

Pemphigus vulgaire

Le *pemphigus vulgaire* (ou pemphigus malin) est une grave affection cutanée caractérisée par l'apparition de bulles de différentes tailles (1 cm à 10 cm) sur une peau apparemment saine (*Figure 49-5*) et sur les muqueuses (bouche, vagin).

■ ÉVALUATION INITIALE

Manifestations cliniques. La majorité des clients présentent au début des lésions orales. Les bulles grossissent et se rompent en laissant de grandes lésions érodées et suintantes formant des croûtes. Si l'on exerce une légère pression sur la peau saine, des bulles et des exfoliations se produisent (signes de Nikolsky). La peau se cicatrise ensuite lentement, si bien que des régions plus importantes de la peau sont touchées. La surinfection bactérienne est fréquente. Dans la bouche, apparaissent des surfaces érodées de formes irrégulières, qui sont douloureuses, saignent facilement et se cicatrisent lentement.

Les clients doivent inévitablement être hospitalisés durant la période aiguë de cette affection. Le pemphigus est peut-être la maladie de peau la plus débilitante qui soit. La souffrance constante du client ainsi que l'odeur nauséabonde des lésions peuvent compliquer la tâche de l'infirmière.

Certains signes indiquent que le pemphigus vulgaire est une maladie auto-immune (voir au chapitre 46). Des facteurs héréditaires peuvent également être responsables de cette affection. La maladie atteint généralement les personnes d'âge moyen et avancé.

La biopsie d'une bulle révèle une acantholyse (séparation des cellules épidermiques les unes des autres). L'immunofluorescence indirecte du sérum de presque tous les malades révèle la présence d'anticorps circulants.

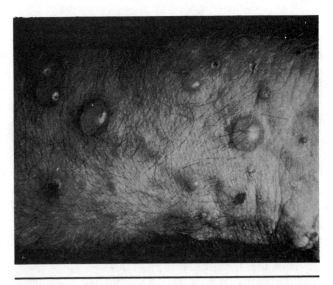

Figure 49-5   Bulles de pemphigus vulgaire sur le poignet. (*Source* : G.C. Sauer. *Manual of Skin Diseases*, Philadelphie, J.B. Lippincott.)

Problèmes du client et diagnostics infirmiers

Les problèmes du client comprennent des lésions buccales douloureuses causées par l'érosion et la rupture des bulles, un déséquilibre hydro-électrolytique possible dû à la perte des liquides tissulaires et une infection latente des régions cutanées endommagées.

■ PLANIFICATION ET INTERVENTION

Objectifs

Les objectifs du client sont les suivants :

1. Le soulagement de la douleur causée par les lésions buccales.
2. Le soulagement de l'inconfort dû à l'état de la peau.
3. Le rétablissement de l'équilibre hydro-électrolytique.
4. La prévention de l'infection.

Le traitement a pour but de maîtriser l'affection le plus tôt possible, de prévenir les pertes de sérum et les infections secondaires et de favoriser l'épithélisation de la peau.

Traitement. On administre des corticostéroïdes (prednisone) à fortes doses pour maîtriser la maladie et prévenir la formation de bulles. On continue à administrer de fortes doses, jusqu'à ce que la rémission soit apparente. On administre la prednisone avec ou après le repas, et un antiacide, au besoin, pour prévenir les complications gastriques. Les évaluations suivantes font partie du traitement quotidien : prise de la masse, mesure de la pression artérielle, épreuve de glycosurie et bilan hydrique. (Les fortes doses de stéroïdes peuvent avoir des effets toxiques graves y compris des épisodes psychotiques.) L'administration d'agents immunosuppresseurs (méthotrexate, cyclophosphamide, or) peut aider à enrayer l'affection et ainsi, diminuer la dose d'entretien des stéroïdes.

Les soins infirmiers ressemblent en quelque sorte à ceux administrés aux grands brûlés. On doit porter une attention spéciale à tout signe d'infection locale ou systémique. On doit aussi maintenir l'équilibre électrolytique et protéique, et garder l'état nutritionnel et l'état hématologique à un niveau normal. On prescrit au client un régime à haute teneur en énergie et en protéines. On constate une perte importante de liquide interstitiel et, donc, de chlorure de sodium. Cette perte de sel est la cause de plusieurs symptômes constitutionnels associés à la maladie, et l'administration de sel par voie parentérale ou autre s'avère nécessaire.

On note aussi une perte importante de protéines et de sang au niveau des surfaces dénudées. On peut faire des transfusions de sang entier ou de composants du sang (globules rouges congelés ou plasma) pour maintenir le volume sanguin et les taux d'hémoglobine et de protéines plasmatiques. Le client est sujet à l'infection parce que la fonction protectrice de la peau est compromise. Les antibiotiques systémiques sont indiqués en présence d'infection cutanée, puisque les bulles sont susceptibles de s'infecter et de causer une septicémie.

Des pansements humides froids, ou des bains, ont un effet protecteur et apaisant. L'odeur nauséabonde que dégagent les bulles diminue si on maîtrise l'infection secondaire. Les bains au permanganate de potassium protègent de l'infection et, dans une certaine mesure, précipitent quelques protéines qui suintent de la peau lésée. Cette substance a aussi des propriétés désodorisantes. Les cristaux de permanganate doivent être complètement dissous, car les cristaux non dissous peuvent brûler la peau. Après le bain, on sèche complètement le client et on le saupoudre de talc, pour lui permettre de se retourner facilement dans le lit. Le ruban adhésif ne doit jamais être utilisé, car il peut produire davantage de bulles. Une hygiène buccale minutieuse est importante, puisque les lésions buccales sont courantes dans le pemphigus. L'hygiène buccale atténue aussi la souffrance du client. Par conséquent, on doit procurer au client des rince-bouche, fréquemment, afin d'apaiser la douleur des surfaces ulcérées et l'encourager à boire beaucoup. L'infirmière doit porter au client la « petite attention spéciale », susceptible d'améliorer son moral, étant donné l'état dépressif dans lequel il se trouve.

■ ÉVALUATION

Résultats escomptés

Le client réussit à :

1. Obtenir le soulagement de la douleur causée par les lésions buccales :
   a) Identifie les traitements qui calment la douleur ;
   b) Utilise des rince-bouche et des aérosols buccaux aux propriétés anesthésiantes et antiseptiques ;
   c) Boit des liquides glacés toutes les deux heures.
2. Obtenir le soulagement de l'inconfort dû à l'état de la peau :
   a) Connaît les buts du traitement ;
   b) Coopère lors des bains et des séances de trempage ;
   c) Rappelle au personnel d'utiliser de grandes quantités de talc pour les draps.

3. Rétablir l'équilibre hydro-électrolytique :
   a) Boit une quantité adéquate de liquides ;
   b) Verbalise la nécessité des perfusions intraveineuses ;
   c) Présente une diurèse normale ;
   d) Présente des résultats d'analyses de sang normaux.
4. Ne pas contracter d'infection :
   a) A des résultats négatifs aux cultures faites à partir des bulles, des orifices et de la peau ;
   b) Montre des signes que la peau est redevenue saine.

Érythrodermie bulleuse avec épidermolyse

L'*érythrodermie bulleuse avec épidermolyse* est une dermatose grave qui peut entraîner la mort et que l'on associe fréquemment à une réaction aux médicaments chez l'adulte, bien qu'elle puisse parfois être déclenchée par des staphylocoques. Elle est caractérisée par de la fièvre, un érythème s'étendant à la peau tout entière, l'apparition de grosses bulles flasques, une nécrose de la peau et un pelage qui s'étend jusqu'à faire tomber une grande partie de la peau. La peau est extrêmement sensible et la perte de la couche superficielle laisse apparaître une surface eczémateuse analogue à une brûlure du second degré. Les médicaments les plus souvent responsables sont les sulfonamides, la phénytoïne, la phénylbutazone, les salicylates, la pénicilline et les barbituriques, parmi une centaine d'autres médicaments suspects. Pour différencier lequel, du médicament ou du staphylocoque, a causé la maladie, on fait des études histologiques à froid à partir d'échantillons de peau pelée, ou des cytodiagnostics à partir de cellules récoltées sur la peau fraîchement dénudée.

Traitement.   Le traitement vise principalement à maintenir l'équilibre hydro-électrolytique et à prévenir l'infection mortelle des grandes surfaces érodées.

On cesse immédiatement d'administrer les médicaments qui ne sont pas essentiels et on commence ensuite un traitement semblable à celui des grands brûlés. On place le client en isolement complet pour réduire les risques d'infection secondaire. Pour les cultures, on fait des prélèvements au niveau du rhinopharynx, des yeux, des oreilles, du sang, de l'urine, de la peau et des bulles non rompues. Lorsqu'on constate une perte de liquide interstitiel, on fait une perfusion intraveineuse pour maintenir l'équilibre hydro-électrolytique. Cependant, la mise en place d'un cathéter intraveineux à demeure peut entraîner une septicémie ; dans un tel cas, on remplace les liquides, dès que possible, par la bouche ou par le tube nasogastrique. Pour stopper la nécrose et la dénudation de la peau, dans les cas d'érythrodermie causés par un médicament, on peut administrer, par voie parentérale, des doses modérées ou fortes de stéroïdes. Les soins locaux de la peau représentent un défi pour l'infirmière. Un épiderme endommagé peut causer une infection secondaire. On applique doucement des compresses chaudes au nitrate d'argent aqueux sur les régions érodées pour diminuer la population bactérienne. Il est plus facile de manipuler le client lorsqu'il est placé sur un lit circulaire qui peut tourner. On doit garder la chambre humide et chaude pour prévenir les pertes de chaleur par la peau. Une hygiène buccale soignée est indispensable pour prévenir une parotidite aiguë. Tous les autres aspects du traitement sont semblables à ceux d'un grand brûlé (voir à la page 1086).

☐ ULCÈRES ET TUMEURS DE LA PEAU

Ulcérations

L'*ulcération* est la perte superficielle de substance du revêtement cutané due à la nécrose des cellules. Un simple ulcère, tel que celui produit par une petite brûlure superficielle du 2e degré, tend à guérir par granulation, si la surface atteinte est gardée propre et protégée contre tout irritant. Si l'ulcère est exposé à l'air, le sérum qui s'écoule de la lésion s'assèche et forme une croûte sous laquelle les cellules épithéliales croissent et recouvrent complètement la surface. Certaines affections causent des ulcères caractéristiques ; l'ulcère tuberculeux et l'ulcère syphilitique en sont des exemples.

Ulcères causés par une déficience de la circulation artérielle. Ces lésions sont observées chez les clients souffrant d'une affection vasculaire périphérique, d'artériosclérose, de la maladie de Raynaud ou encore d'engelure. Chez ces clients, le traitement de l'ulcère doit aller de pair avec le traitement de l'affection artérielle. Il y a un danger d'infection secondaire. Mais souvent, dans ces cas, l'amputation d'un membre s'avère être le traitement le plus efficace.

Escarres de décubitus. Ces ulcères de la peau, qu'on appelle plus communément *plaies de lit*, sont causés par une pression continue sur un endroit bien déterminé de la peau. L'un des objectifs principaux de l'infirmière qui soigne un malade alité pour une longue période est de prévenir la formation de telles escarres (voir à la page 148).

Tumeurs

Kystes

Les *kystes* de la peau sont des cavités recouvertes d'épithélium et contenant du liquide ou des matières solides.

Les *kystes épidermiques* (épidermoïdes) sont très courants. Ils croissent lentement pour former des tumeurs fermes et en relief qu'on trouve souvent sur le visage, dans le cou, au haut de la poitrine et dans le dos. Le traitement consiste simplement à les enlever.

Les *kystes sébacés* se forment souvent sur le cuir chevelu. Ils prennent naissance dans la portion moyenne du follicule pileux et des cellules de la gaine externe du la racine. On en fait l'ablation chirurgicale.

Tumeurs bénignes

Kératoses séborrhéiques. Ces tumeurs sont des lésions bénignes de tailles et de couleurs variées. Elles se forment généralement sur le visage, les épaules, la poitrine et le dos. Ce sont les tumeurs de la peau les plus fréquentes chez les gens d'âge moyen et les personnes âgées. Elles sont inesthétiques et lorsqu'elles sont noires, on peut les confondre avec un mélanome malin. On en fait l'ablation par excision, électrodessiccation, curetage ou en appliquant du dioxyde de carbone ou de l'azote liquide.

Les *kératoses actiniques* sont des lésions cutanées précancéreuses qui se développent dans les régions constamment exposées au soleil. Elles apparaissent comme des taches dures et écailleuses accompagnées d'érythème. On estime de 10% à 20% le nombre de ces lésions qui se transforment peu à peu en carcinomes squameux envahissants.

Verrues. Les verrues sont des tumeurs bénignes fréquentes causées par le virus du papillome qui appartient au groupe des virus à ADN. Les personnes de tout âge peuvent en être atteintes, mais les verrues apparaissent le plus souvent chez les jeunes âgés entre 12 et 16 ans. Il en existe plusieurs variétés. Les verrues sont généralement asymptomatiques, sauf lorsqu'elles se produisent sur des régions qui doivent porter le poids du corps, comme la plante des pieds. On peut les traiter localement par l'application d'azote liquide, de collodions d'acide salicylique ou de cantharidine ou encore par électrodessiccation.

Verrues vénériennes. Ces verrues, qu'on appelle aussi *condylomes acuminés*, apparaissent sur les parties génitales et autour de l'anus. On a démontré qu'elles pouvaient se transmettre sexuellement. Pour les traiter, on y applique de la podophylline teintée par le benjoin, que l'on enlève ultérieurement. Les autres modes de traitement comprennent l'azote liquide, la cryochirurgie, l'électrochirurgie et le curetage.

Angiomes (taches de naissance). Les *angiomes* sont des tumeurs vasculaires bénignes envahissant la peau et les tissus sous-cutanés. Ils se manifestent par des taches rouges, violettes, plates (tache de vin) ou des saillies framboisiformes rouge vif. Ces dernières ont tendance à régresser spontanément. Par contre, les taches de vin sont généralement permanentes et se traitent difficilement. La plupart des clients emploient des produits de maquillage (Covermark) pour camoufler ces imperfections.

Nævi pigmentaires (grains de beauté). Les *nævi* sont des tumeurs cutanées courantes, de différentes formes et grosseurs, et dont la gamme de couleurs peut varier de brun jaunâtre à noir. Les lésions peuvent être maculeuses et plates ou former des papules ou nodules en relief contenant parfois des poils. La plupart des nævi pigmentaires sont sans danger. Toutefois, dans certains cas rares, une dégénérescence maligne peut survenir et un mélanome peut se former au siège du nævus. Il est préférable, selon certains spécialistes, d'exciser les nævi, car ils sont plus sujets à se transformer en tumeurs malignes. On doit enlever les nævi qui changent de taille et de couleur, qui deviennent symptomatiques (démangeaison) ou encore qui développent des bordures à encoches, afin de déterminer si des variations de type néoplasique se sont produites. On doit examiner soigneusement les grains de beauté qui apparaissent à des endroits inhabituels et en déterminer toute irrégularité, toute brèche en bordure et toute variation de couleur. (Les mélanomes précoces peuvent souvent présenter rougeur, irritation et des zones bleutées, là où les cellules pigmentaires se sont enfoncées dans l'épiderme.) On doit examiner tout particulièrement les nævi dont la taille dépasse un centimètre. Ou doit faire une étude histologique des nævi excisés.

Chéloïdes. Les *chéloïdes* sont des excroissances bénignes du tissu fibreux qui se forment à l'emplacement d'une cicatrice ou d'une blessure. Ils prédominent chez les Noirs. Les chéloïdes sont asymptomatiques, mais ils peuvent causer un défigurement. Le traitement n'est pas toujours satisfaisant. Il comprend l'excision chirurgicale, les injections intralésionnelles de corticostéroïdes et l'irradiation du tissu.

Dermatofibromes. Les *dermatofibromes* sont des tumeurs bénignes du tissu conjonctif, surtout localisées aux extrémités. Ils se manifestent par une papule en forme de « dôme » ou par un nodule de la couleur de la peau ou d'un brun rosé. Le traitement recommandé est la biopsie-exérèse.

Neurofibromatose (ou maladie de von Recklinghausen). La *neurofibromatose* est une maladie héréditaire qui se manifeste par des taches pigmentées (taches café au lait), des taches de rousseur aux aisselles et des neurofibromes de tailles variées. Des changements dans le développement du système nerveux, des muscles et des os peuvent aussi survenir. Chez 2% à 5% des clients, il se produit une dégénérescence maligne des neurofibromes.

□ CANCER DE LA PEAU

Le *cancer de la peau* est la forme de cancer la plus répandue aux États-Unis. Si son taux se maintient, on estime qu'un Américain sur sept en sera atteint. Comme la peau est visible à l'œil nu, les cancers de la peau sont rapidement diagnostiqués et se traitent mieux que tout autre type de cancer.

Causes et prévention

Le soleil est la cause principale des cancers de la peau, dont l'incidence varie en fonction de la durée totale de l'exposition. Les dommages causés par le soleil sont cumulatifs et ses effets nuisibles peuvent être très graves à partir de la vingtaine. Cette augmentation des cancers cutanés est probablement reliée aux modes de vie sans cesse changeants et, en particulier, à la grande popularité des bains de soleil. C'est pourquoi il est important de prendre des mesures protectrices dès le jeune âge et de les observer tout au long de sa vie. Les personnes qui ne produisent pas suffisamment de mélanine (pigment protecteur localisé dans le tissu sous-jacent) sont plus sensibles aux dommages causés par le soleil. C'est le cas des personnes d'origine celtique qui ont habituellement les yeux bleus et les cheveux roux, de celles qui ont le teint vermeil ou clair et de celles qui ne bronzent pas. Les autres personnes à risque sont celles qui travaillent à l'extérieur, comme les travailleurs agricoles, les marins, les pêcheurs et les ouvriers qui travaillent de longues heures sous le soleil. Les personnes âgées qui ont une peau endommagée, les personnes qui ont suivi un traitement aux rayons X pour l'acné ou pour des lésions cutanées bénignes et celles qui sont exposées à certains produits chimiques (*arsenic*, nitrate, charbon, goudron et poix, huile et paraffine) présentent aussi des risques. Les personnes qui ont des cicatrices causées par de graves brûlures peuvent développer un cancer de la peau 20 à 40 ans plus tard. Des cellules cancéreuses squameuses peuvent apparaître dans les régions atteintes d'ostéomyélite, qui doivent être drainées constamment. Des changements néoplasiques peuvent aussi se

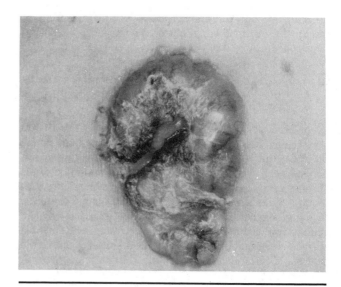

Figure 49-6 Épithélioma basocellulaire. (Avec la permission de Mervyn L. Elgart, M.D.)

produire dans les fistules à caractère chronique. Les ulcères chroniques des membres inférieurs peuvent aussi donner naissance à un cancer de la peau. En fait, tout état qui cause des cicatrices ou une irritation chronique est sujet au cancer. Les clients traités aux immunosuppresseurs sont également sujets à présenter des tumeurs malignes de la peau. On soupçonne aussi des facteurs héréditaires.

Types de cancer de la peau

On établit le diagnostic à partir des résultats de la biopsie et de l'étude histologique. Les cancers de la peau les plus fréquents sont l'*épithélioma basocellulaire*, l'*épithélioma spinocellulaire* et le *mélanome malin*.

Épithélioma basocellulaire. L'épithélioma basocellulaire naît dans la couche basale de l'épiderme ou dans les follicules pileux. C'est le type de cancer cutané le plus fréquent.

Il apparaît généralement dans les régions du corps les plus exposées au soleil et touche les populations qui vivent sous un soleil intense. Le taux d'incidence est directement proportionnel à l'âge du client (en moyenne 60 ans) et à la durée totale d'exposition, et il est inversement proportionnel à la quantité de mélanine dans la peau.

La tumeur se présente en général comme un petit nodule cireux à bords perlés translucides et enroulés avec une télangiectasie (dilatation des vaisseaux éloignés du cœur) des vaisseaux de la surface. À mesure qu'elle se développe, il se forme une ulcération au centre et, parfois, des croûtes (*Figure 49-6*). Les lésions apparaissent le plus souvent au visage entre la lisière des cheveux et la lèvre supérieure. L'épithélioma basocellulaire est caractérisé par l'invasion et l'érosion des tissus voisins, mais il ne forme que très rarement des métastases. Toutefois, si l'on néglige cette lésion, il peut en résulter une perte du nez, de l'oreille ou de la lèvre. D'autres lésions liées à cette maladie peuvent se présenter sous la forme de taches brillantes, plates, grises ou jaunâtres.

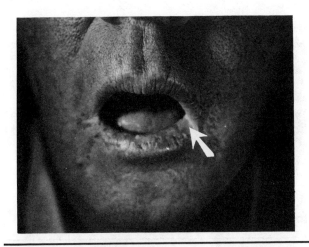

Figure 49-7   Leucoplasie de la lèvre inférieure. La transformation en épithélioma spinocellulaire survient dans 20% à 30% des cas chez les individus porteurs de lésions chroniques. (Avec la permission de Armed Forces Institute of Pathology, Negative No. 53-19363.)

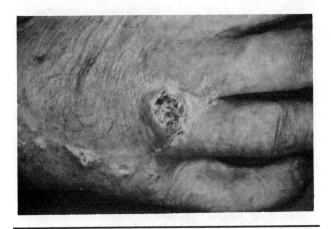

Figure 49-8   Épithélioma spinocellulaire. (Avec la permission de Mervyn L. Elgart, M.D.)

L'*épithélioma spinocellulaire* est une prolifération maligne qui apparaît sur un épiderme endommagé par le soleil, mais qui peut parfois se développer sur une peau saine ou sur une ancienne lésion cutanée. Cet épithélioma est plus grave que le précédent, car c'est un cancer envahissant. Les lésions peuvent être primaires, se produisant à la fois sur l'épiderme et sur les muqueuses, ou se développer à la suite d'un état précancéreux, comme la kératose actinique (lésions qui surviennent sur des surfaces exposées au soleil), la leucoplasie (lésion précancéreuse de la muqueuse, voir la figure 49-7) ou en présence de lésions cicatricielles ou ulcérées. Ces lésions apparaissent comme des tumeurs dures, épaisses et squameuses qui peuvent être asymptomatiques ou hémorragiques (*Figure 49-8*). La circonscription de la lésion peut être plus large, plus infiltrée et plus enflammée que celle de la lésion de l'épithélioma basocellulaire. Il peut survenir une infection secondaire. Les surfaces exposées, surtout les extrémités supérieures, le visage, la lèvre inférieure, les oreilles, le nez et le front, sont les sièges les plus courants.

L'incidence des métastases dépend du type histologique et du degré ou de la profondeur de l'invasion. Généralement, les tumeurs des régions endommagées par le soleil sont moins envahissantes et rarement mortelles, alors que celles de l'épithélioma spinocellulaire dont les causes ne sont ni le soleil, ni l'arsenic, ni la cicatrisation sont plus sujettes à former des métastases. On doit examiner le client pour déceler la présence éventuelle de métastases dans les ganglions lymphatiques de la région touchée.

Traitement.   Le traitement consiste à enlever ou à détruire complètement la tumeur. Le mode de traitement dépend de la localisation de la tumeur, du type de cellules en cause (localisation et profondeur), des désirs du client du point de vue esthétique, des traitements antérieurs et, enfin, de la présence de métastases dans les ganglions lymphatiques.

Le traitement habituel de ces deux types d'épithélioma est le curetage suivi d'une électrodessiccation et d'une excision chirurgicale. On recourt à la chimiothérapie pour traiter des tumeurs inhabituelles et étendues.

Curetage et électrodessiccation.   Le curetage consiste à exciser la tumeur en la grattant avec une curette; l'électrodessiccation qui suit est destinée à produire l'hémostase et à détruire toutes les cellules malignes qui vivent encore sous la lésion ou sur ses bords. Cette technique est efficace pour les petites lésions dont le diamètre est inférieur à 1 cm ou 2 cm. Elle est facilitée par le fait que la tumeur est plus molle que la peau saine environnante et qu'elle peut, par conséquent, être entièrement délimitée par la curette. Une fois la tumeur enlevée, on cautérise la base. On répète l'opération trois fois et la plaie guérit généralement en dedans d'un mois.

Excision chirurgicale.   Une large excision peut s'avérer nécessaire. Après l'excision, on fait un examen microscopique de sections de l'échantillon. Une telle étude histologique du tissu excisé indique si les bordures contiennent ou non des cellules tumorales. Si la cicatrisation ne se fait pas, on effectue une greffe de peau.

Radiothérapie.   La radiothérapie est fréquemment employée dans les cas de cancers de la paupière, de la pointe du nez ou des régions contenant des structures vitales (nerf facial). Cette technique est réservée aux clients âgés, car les changements provoqués par les rayons X n'apparaissent qu'après 5 ou 10 ans et les cellules malignes cicatricielles induites par les rayons n'apparaissent que 15 à 30 ans plus tard.

On doit avertir le client que la peau exposée aux rayons peut rougir et se couvrir de vésicules. Dans ce cas, le médecin peut lui prescrire un onguent pour le calmer. Il va de soi que le malade doit éviter de s'exposer au soleil.

Cryochirurgie.   Dans ce type de traitement, on recourt à la congélation pour détruire de façon sélective le tissu cancéreux. On insère des aiguilles thermocouples à la base de la tumeur. On vaporise ensuite de l'azote liquide sur la tumeur jusqu'à ce que la température ait atteint −40° C à la base de la tumeur. On gèle le tissu tumoral à cette température, on le laisse dégeler, puis on le gèle de nouveau. La région dégèle, devient gélatineuse et se cicatrise spontanément.

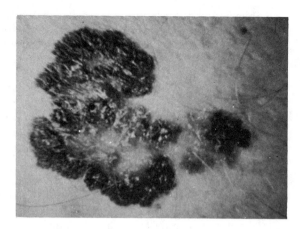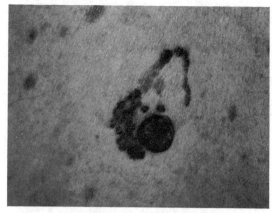

Figure 49-9　Mélanome malin. (*À gauche*) Mélanome superficiel. (*À droite*) Mélanome nodulaire. (Courtoisie Mervyn L. Elgart, M.D.)

Chimiochirurgie sous contrôle microscopique. La chimiochirurgie consiste à appliquer localement des produits chimiques et à faire l'ablation des tissus tumoraux couche après couche. On examine immédiatement au microscope des coupes en congélation pour rechercher des cellules cancéreuses. On répète le processus jusqu'à ce que les échantillons examinés ne révèlent plus la présence de telles cellules et que les extensions périphériques tumorales aient complètement disparu. Cette technique est utile pour les tumeurs récidivantes ou infiltrantes dont les bords sont difficiles à circonscrire.

La *chimiothérapie topique* consiste à appliquer un agent antitumoral (fluorouracile) pour détruire les cellules cancéreuses. Les séances s'étalent sur une période de trois ou quatre semaines. Le client peut développer un érythème et un malaise. Ce traitement n'est efficace que pour les tumeurs très superficielles.

Éducation du client. Les examens de contrôle doivent se faire régulièrement, y compris la palpation des ganglions adjacents. Dans l'enseignement au client, on insiste sur les points suivants :

1. Éviter l'exposition inutile au soleil, surtout au moment où les rayons ultraviolets sont les plus intenses (soit entre 10 h et 15 h) ;
2. Ne jamais attraper de coups de soleil ;
3. Appliquer un filtre solaire si on doit s'exposer au soleil ;
   a) Ces produits sont étalonnés selon le facteur de protection solaire représenté par un chiffre figurant sur le flacon (de 5 à 15) ; plus le chiffre est élevé, plus la protection est efficace ;
   b) Les filtres solaires qui contiennent de l'acide para-aminobenzoïque alcoolisé à 55% ou 70% adhèrent bien à la peau ; par contre, d'autres produits doivent être appliqués fréquemment, surtout lorsqu'on se baigne ou qu'on transpire beaucoup ;
4. Ne jamais utiliser de lampes solaires pour le bronzage et ne pas fréquenter les établissements spécialisés dans les séances de bronzage ;
5. Porter des vêtements protecteurs appropriés (ex. : un chapeau à larges bords, des vêtements à manches longues, etc., mais ceux-ci ne procurent pas toujours une protection complète contre les rayons ultra-violets);
6. Traiter les nævi ou grains de beauté qui, à cause de leur localisation, sont sensibles à la friction et à l'irritation ;
7. Surveiller tout signe de malignité possible d'un nævus (ex. : augmentation de volume, ulcération, saignement ou exsudation séreuse) ;
8. Passer des examens cliniques régulièrement et surveiller l'apparition de nouvelles lésions. (Une tumeur maligne interne peut être associée à un épithélioma spinocellulaire.) ;
9. Veiller à ce que les jeunes enfants dont la peau est particulièrement claire ne s'exposent pas impunément au soleil sans utiliser de filtre solaire.

Mélanome malin

Un *mélanome malin* est une tumeur maligne des mélanocytes (cellules pigmentaires) qui peut prendre l'une des quatre formes suivantes : mélanome à extension superficielle, mélanose de Dubreuilh, mélanome nodulaire et mélanome acrolentigineux. Ces diverses formes de mélanomes ont en commun certaines caractéristiques cliniques et histologiques, mais aussi des comportements biologiques différents. L'incidence des mélanomes a doublé au cours des dernières décennies, peut-être à cause des changements de la mode et des expositions au soleil plus fréquentes.

Le mélanome cause un taux de mortalité plus élevé que toute autre forme de cancer de la peau, bien que le pourcentage de guérisons soit beaucoup plus élevé qu'il ne l'était. Bon nombre de mélanomes prennent naissance dans des nævi préexistants ou se développent dans le tractus uvéal de l'œil. Les mélanomes surviennent fréquemment en même temps que le cancer d'autres organes.

Le *mélanome à extension superficielle*, le plus courant de tous, peut apparaître n'importe où sur le corps. Il touche généralement les individus d'âge moyen, le plus souvent au niveau du tronc et des membres inférieurs. La lésion, généralement circulaire, présente des limites externes irrégulières. Les bords peuvent être plats ou en relief et palpables (*Figure 49-9*). Ce mélanome peut présenter une combinaison de différentes couleurs, avec des tons de beige, de brun, de noir mêlé de gris, de bleu noirâtre, ou de blanc. On note parfois, sur une petite surface de la lésion, une couleur rose fade.

La *mélanose de Dubreuilh*, caractérisée par des lésions pigmentées, évolue lentement. Ces lésions, plus fréquentes chez les personnes âgées, surviennent sur les surfaces exposées de la peau, surtout sur la tête et dans le cou. Au début, elles sont plates et de couleur brun clair, puis changent de couleur et de grosseur avec le temps.

Le *mélanome nodulaire* est un nodule sphérique ayant l'apparence d'un bleuet. Sa surface est relativement lisse et d'une couleur bleu noirâtre uniforme (*Figure 49-9*). Il peut être en forme de dôme et de couleur gris rose ou noir, et se présenter sous la forme d'une plaque irrégulière en relief. Le client peut le décrire comme une « bulle de sang » qui ne se résorbe pas. Le mélanome nodulaire pénètre directement dans le derme sous-jacent (croissance descendante) et son pronostic est plus sombre.

Le *mélanome acrolentigineux* est une variété de mélanome qui apparaît sur des surfaces qui ne sont pas exagérément exposées au soleil et qui sont dépourvues de follicules pileux. Les lésions s'observent sur la paume des mains, la plante des pieds, le lit des ongles et les muqueuses des individus à la peau noire ou foncée. Ces mélanomes prennent la forme de macules irrégulières pigmentées qui se transforment en nodules. Ils peuvent devenir envahissants très tôt.

Pronostic.   Le pronostic est fonction de la profondeur de l'invasion dermique et de l'épaisseur de la lésion. Plus le mélanome est profond et épais, plus les risques de métastases sont élevés. Si le mélanome croît radialement (horizontalement), s'il se caractérise par une croissance périphérique et qu'il envahit peu ou pas le derme, le pronostic est favorable. Lorsqu'il croît en profondeur (invasion dermique) le pronostic est pessimiste ; la présence d'ulcères entraîne ce pronostic pessimiste. Le mélanome malin peut se propager à tous les organes, en empruntant le courant sanguin et les voies lymphatiques.

Les mélanomes malins apparaissent le plus souvent au haut du dos (chez les hommes), sur les jambes (chez les femmes), ainsi que sur la tête, le cou et le tronc. Environ un dixième des mélanomes se produisent dans l'œil. Les mélanomes localisés au niveau du tronc ont un pronostic défavorable, par rapport à ceux des autres régions, car le réseau de ganglions lymphatiques du tronc semble favoriser le développement de métastases. Chez les personnes de race noire, les mélanomes sont plus susceptibles d'apparaître dans les régions les moins pigmentées comme la paume des mains, la plante des pieds, la région sous-unguéale et les muqueuses.

Causes et personnes à risques.   Bien que la cause demeure inconnue, on soupçonne malgré tout les rayons ultraviolets. Des études épidémiologiques révèlent que l'incidence et le taux de mortalité du mélanome malin ont augmenté. D'une façon générale, les clients à haut risque sont ceux qui ont le teint pâle, les yeux bleus, les cheveux roux ou blonds et des taches de rousseur, car ils synthétisent plus lentement la mélanine. Les personnes d'origine celtique ou scandinave, celles qui ne bronzent pas et qui subissent des brûlures sont aussi exposées aux mêmes risques. Dans les régions où les rayons du soleil sont intenses, on constate une augmentation disproportionnée de l'incidence du mélanome malin. Les Américains âgés qui se retirent dans les états du Sud-Ouest semblent être de plus en plus atteints de cette affection.

Plus de 10% des clients qui souffrent de mélanomes proviennent de familles sujettes à ce genre d'affections et qui présentent des formes rares de nævi (dysplasiques) susceptibles de devenir malins. Certaines personnes atteintes du *syndrome dysplasique à nævus* peuvent présenter des formes rares de nævi, plus grands et plus nombreux, des lésions à contours irréguliers et une pigmentation étendue à toute la surface du corps. L'examen microscopique de ces nævi dysplasiques montre que la croissance est désordonnée et anormale.

■ ÉVALUATION INITIALE

Manifestations cliniques.   Il faut utiliser une lentille à fort grossissement et un bon éclairage. Que le nævus soit nouveau ou ancien, on doit en examiner la couleur, la bordure, la topographie et les lésions satellites (qui sont situées près du nævus). On doit surveiller les colorations *bigarrées*. Les colorations pouvant indiquer un carcinome des lésions brunes ou noires sont le rouge, le blanc et le bleu. Les tons de bleu assombrissent le pronostic et le blanc est suspect. Quelques mélanomes malins sont de couleur uniforme comme le noir bleuté, le gris bleu ou le rouge bleuté.

Si le nævus présente une *bordure irrégulière*, on examine les indentations anguleuses possibles, mais quelques mélanomes ont une surface lisse.

Problèmes du client et diagnostics infirmiers

Les problèmes du client comprennent la possibilité d'une lésion provoquée par les rayons solaires, la crainte et la dépression causées par l'état précaire dans lequel il se trouve et le non-respect des mesures préventives relié au manque de connaissances.

Traitement

On prélève une pièce de biopsie par excision pour obtenir des informations d'ordre histologique. Le traitement dépend de la profondeur et du stade de la lésion.

Traitement chirurgical.   Pour les petites lésions superficielles, une simple excision suffit. Une grande excision et une greffe cutanée peuvent s'avérer nécessaires si l'invasion est profonde et la lésion épaisse. Un curage des ganglions lymphatiques à proximité de la lésion peut aussi s'avérer nécessaire. La largeur de l'excision et la nécessité du curage ganglionnaire font actuellement l'objet de recherches.

Chimiochirurgie de Mohs sous contrôle microscopique.   Il s'agit d'une série d'excisions de la tumeur cutanée, suivies d'examens histopathologiques qui se poursuivent jusqu'à ce que la peau ne montre plus de cellules malignes. Cette technique est efficace dans le traitement de certains mélanomes, car les chances de déloger des cellules de mélanome sont minces et on peut enlever un peu plus de peau en bordure du mélanome. À la fin du traitement, on masque les défauts en faisant une greffe de peau.

Perfusion régionale. Si la lésion est accessible (c'est-à-dire sur un membre), on recourt à la perfusion régionale. On isole une région déterminée en contrôlant mécaniquement la circulation artérielle et veineuse. Cette technique permet la perfusion d'une forte concentration des médicaments cytotoxiques, sans entraîner une intoxication systémique trop importante.

Immunothérapie. L'immunothérapie fait appel aux adjuvants immuns pour stimuler le système immunitaire du client (voir le chapitre 46). On administre le bacille de Calmette et Guérin (BCG) par voie intralésionnelle, intradermique ou buccale, ou encore par scarification, pour limiter la croissance de la tumeur et empêcher qu'elle ne réapparaisse. Cette technique permet de prolonger la vie du client. On n'a pas encore déterminé avec certitude le rôle de l'immunothérapie dans le traitement du mélanome malin, mais on pense que le mélanome pourrait être sensible à la manipulation immune.

Chimiothérapie. On fait appel à la chimiothérapie lorsque les métastases réapparaissent. On met souvent au point de nouveaux médicaments ; c'est pourquoi le traitement se fait sous la responsabilité d'un chimiothérapeute. Le chapitre 14 traite des soins à donner aux clients qui subissent une chimiothérapie.

■ PLANIFICATION ET INTERVENTION

Objectifs

Les objectifs du client sont :

1. La disparition de la lésion ;
2. Le soulagement de l'anxiété et de la dépression ;
3. La prévention de la réapparition du mélanome malin.

L'infirmière a pour rôle d'aider le malade durant son traitement et de lui faire comprendre que les examens de contrôle sont indispensables pour éliminer tout risque de récidive.

Interventions. Pour aider le client, on doit le laisser exprimer ses craintes face à la gravité de son néoplasme cutané et lui faire sentir que l'on comprend bien sa peur et sa tristesse. Au moment de poser le diagnostic, l'infirmière répond aux questions du client et l'aide à clarifier certains points ou certaines idées préconçues. En apprenant qu'il est atteint d'un mélanome, le client peut devenir effrayé et angoissé. En se basant sur ses propres ressources et ses mécanismes d'adaptation, et en faisant appel à son système de soutien, il pourra venir à bout des problèmes engendrés par le diagnostic, le traitement et le suivi.

L'ablation chirurgicale des mélanomes localisés dans des régions aussi diverses que la tête et le cou, les yeux, le tronc, l'abdomen, les membres et le SNC représente des défis différents, car il faut tenir compte de l'ablation du mélanome primaire, des voies lymphatiques et des ganglions lymphatiques sur lesquels peuvent se développer des métastases.

Après l'intervention chirurgicale, le personnel infirmier doit voir avant tout au bien-être du client, car une large excision et une greffe cutanée peuvent s'avérer nécessaires. Il doit aller au devant des besoins du malade et lui donner les analgésiques adéquats. Lorsque le client a été mutilé, il est vital de lui apporter une aide psychologique.

Éducation du client. On doit faire comprendre au client que les examens physiques périodiques (examen des ganglions sujets aux métastases, radiographies thoraciques et analyses du sang) sont essentiels.

Pour avoir bon espoir de maîtriser la maladie, le client doit pouvoir déceler tout signe *précurseur* d'un mélanome. On doit insister sans cesse sur l'importance d'examiner les nævi ou les lésions récentes. Le client doit signaler immédiatement au médecin tout nævus qui change de couleur, grossit, croît ou s'épaissit, ou cause un prurit. On doit aussitôt commencer le traitement.

■ ÉVALUATION

Résultats escomptés

Le client réussit à :

1. Obtenir l'éradication de la lésion :
   a) Ne présente pas de fièvre ;
   b) A une plaie chirurgicale qui ne rougit pas, ne suinte pas et n'est pas chaude.
2. Obtenir le soulagement de l'anxiété et de la dépression :
   a) Verbalise ses craintes et ses fantasmes ;
   b) Pose des questions sur son état ;
   c) Se fait réexpliquer certains points concernant le mélanome ;
   d) Identifie des centres d'intérêt et des passe-temps pouvant le distraire ;
   e) Identifie les personnes sur lesquelles il peut compter en cas de besoin.
3. Ne pas présenter de récurrence du mélanome malin :
   a) Connaît les mesures de protection contre le soleil ;
   b) Se renseigne sur les diverses préparations de filtres solaires ;
   c) Se souvient des principaux signes précurseurs de mélanomes : changement au niveau de la taille, de la coloration, de la surface, de la forme et du contour d'un nævus et changement aussi au niveau de la peau limitrophe ;
   d) Montre comment on peut s'auto-examiner la peau chaque mois pour déceler très tôt des changements dans l'apparence des nævi ;
   e) Utilise un miroir pour observer les zones difficilement visibles.

Tumeurs métastatiques de la peau

La peau est un foyer important, quoique peu fréquent, de développement de métastases. Tous les types de cancers peuvent produire des métastases sur la peau, mais le cancer du sein est la principale source des métastases cutanées chez la femme, suivi des cancers du côlon, des ovaires et des poumons. Chez l'homme, les sièges primaires les plus courants sont les poumons, le côlon, la cavité buccale, les reins et l'estomac. On trouve chez les deux sexes des métastases cutanées provenant de mélanomes. Au point de vue clinique, les lésions métastatiques cutanées ont généralement la même apparence, sauf peut-être dans certains cas de cancer du sein où il se produit un durcissement de la peau (cancer en cuirasse). Dans la plupart des cas, les lésions métastatiques se présentent sous forme de papules ou de nodules cutanés ou sous-cutanés, simples ou multiples. Ceux-ci varient en grosseur et peuvent être de couleur chair ou présenter différentes teintes de rouge.

☐ CHIRURGIE PLASTIQUE ET CHIRURGIE RECONSTRUCTIVE DE LA PEAU

Le terme « plastique » vient d'un mot grec signifiant « façonner, modeler ». En chirurgie reconstructive, le « modelage » consiste à transplanter ou à déplacer des tissus. On emploie souvent les termes *plastique* et *reconstructive* l'un pour l'autre. La chirurgie plastique et la chirurgie reconstructive consistent à réparer les malformations et les anomalies extra-viscérales, qu'elles soient congénitales ou acquises. Elles permettent aussi de restituer une fonction et de prévenir toute autre perte de fonction. La chirurgie plastique a occasionnellement un but esthétique et cosmétique ; elle se pratique sur différentes parties du corps et sur différentes structures, comme les structures osseuses, les structures cartilagineuses, les structures du tissu graisseux, les structures de l'aponévrose, des muqueuses, des nerfs et des muscles, et les structures cutanées. On peut faire des incrustations et des transplantations osseuses dans les cas de difformité et de désunion ; on peut transférer des muscles ; on peut refaire et réparer un nerf ; et on peut remplacer le cartilage. On peut, finalement, reconstruire les tissus cutanés autour du cou et du visage ; cela constitue ce qu'on appelle habituellement la *chirurgie esthétique*.

Greffes. On peut transplanter du tissu vivant d'une partie du corps sur une autre partie du corps, ou d'une personne à une autre personne. Un *greffon* est une portion de tissu complètement séparée de son siège original et normal, et transférée en une ou plusieurs étapes, pour corriger une anomalie. Le transfert, ou transplantation, d'un greffon sur la même personne est appelé *autogreffe* ; la transplantation d'une portion de tissu provenant d'une autre personne est appelée *allogreffe*. L'autogreffe est permanente, une fois qu'elle est en place. L'allogreffe, sauf dans le cas de jumeaux identiques, est temporaire et ne dure que quelques jours ou quelques semaines. On peut constituer des banques de certains tissus de transplantation, comme la cornée, les os, le fascia et le collagène. Dans certains cas, on peut utiliser des greffons d'origine animale (*xénogreffe*).

Implants alloplastiques. Les implants alloplastiques sont des matériaux biologiquement inertes destinés à remplacer ou à grossir les tissus mous ou les formations osseuses déformées. En chirurgie plastique, on utilise des substances inertes depuis longtemps. Ces matériaux ne doivent pas irriter les tissus du receveur, ni varier en forme et en consistance. D'un autre côté, la substance doit correspondre qualitativement à la partie remplacée, être capable de remplir la fonction appropriée, et assurer une

belle apparence. Il est fascinant de constater, dans l'histoire de la chirurgie plastique, la variété de substances utilisées (métal, ivoire, os inertes bouillis, caoutchouc et cire). Récemment, on a utilisé le silicone et des matériaux de plastique inerte, comme le Teflon et le Dacron, qui se sont avérés très satisfaisants.

Transplantations. On effectue, depuis des années, des transplantations des reins, des poumons, du foie et du cœur avec plus ou moins de succès. À chaque transplantation, le receveur réagit au nouveau tissu comme à un corps étranger ; les greffes agissent comme un antigène et provoquent chez le greffé la formation d'anticorps. La réaction auto-immune de l'organisme n'est pas entièrement comprise, mais on tente d'éviter ces réactions par l'administration de médicaments immunosuppresseurs, lesquels s'avèrent efficaces.

Services spécialisés offerts au client. Le champ de la chirurgie plastique et reconstructive s'est étendu au point qu'il faut une équipe de plusieurs spécialistes, comme l'orthopédiste, le neurochirurgien et le chirurgien plasticien, pour remplacer une extrémité gravement endommagée, par exemple. La reconstruction maxillofaciale nécessite un travail d'équipe : chirurgien, dentiste, chirurgien plasticien et oto-rhino-laryngologiste. En plus des services de l'infirmière, les services d'un travailleur social, d'un psychologue, d'un psychiatre et d'un aumônier peuvent s'avérer nécessaires.

Le client qui pourrait avoir recours à la chirurgie plastique ou reconstructive peut ne pas être au courant que de tels services existent. Dans ce cas, l'infirmière en santé communautaire est souvent la mieux placée pour donner ces informations. Les parents ayant un enfant atteint d'une anomalie congénitale tardent souvent à demander de l'aide, soit par culpabilité, soit parce qu'ils sont convaincus qu'ils doivent porter seuls leur fardeau, soit encore parce qu'ils sont persuadés à tort que l'infirmité disparaîtra avec la croissance de l'enfant ou parce qu'ils ignorent qu'il existe des remèdes.

Évaluation. Comme pour toute autre forme de traitement, il est important de considérer le client comme un individu à part entière et d'examiner ses problèmes dans leur ensemble. En plus d'identifier les problèmes du client, d'autres aspects de son cas doivent être considérés. Sa difformité est-elle une menace à sa situation et à sa sécurité dans ses rapports quotidiens avec autrui ? Cette difformité nuit-elle à ses relations interpersonnelles ? Les changements de personnalité sont-ils disproportionnés par rapport à l'importance ou à la nature de son problème physique ?

La réaction émotionnelle du client face à son défigurement ou à son anomalie peut être très significative et doit être comprise, si le processus de réparation doit se faire progressivement. Une adolescente peut se sentir menacée, si elle ne « ressemble » pas à la plupart des autres filles. Des cicatrices chez un jeune homme peuvent l'amener à se considérer comme « inférieur » aux autres membres de sa classe. De tels sentiments affectent la personnalité et, par surcroît, le niveau d'accomplissement et d'ajustement face aux expériences significatives de la vie. Se sentant isolée et menacée, cette personne peut se révolter contre sa famille, ses amis et la société. Certains individus attribuent à leur

Tableau 49-2 Types de greffons

Type de greffon	Utilisation	Explication	Avantages	Inconvénients
Greffon de peau partielle mince	Plaies infectées et celles qui ont une vascularisation médiocre	Les greffons plus épais prennent moins bien	La zone donneuse guérit rapidement	Grande incidence de contracture Peu de résistance aux traumatismes Apparence esthétique médiocre
Greffon de peau partielle épaisse	Plaies faciales superficielles et étendues Lésions non infectées sur une région de flexion	Greffons les plus épais	Moins de contracture qu'avec les greffons minces et plus résistant aux traumatismes	Résiste moins bien à la transplantation que les greffons minces Guérison lente de la zone donneuse
Greffon de peau totale	Petites plaies faciales superficielles	Meilleurs résultats esthétiques	Plus semblable à la peau normale Contracture minimale Bonne sensation et très bonne apparence esthétique	Les zones donneuses sont moins accessibles Résiste le moins bien à la transplantation
Greffon pédiculé	Arêtes du nez Plaies ouvertes avec exposition des nerfs et des tendons Bon sur des sièges avasculaires comme le cortex des os, les cartilages ou encore les plaies de brûlure par rayons X	La réparation nécessite plus de peau qu'une greffe de peau partielle épaisse ou de peau totale et exige une meilleure vascularisation Les greffons de peau libre ne survivent pas sur des surfaces non vascularisées	Très peu de contracture Bonne sensation Bonne résistance aux traumatismes Souvent esthétique, selon l'habileté du chirurgien	Requiert une grande habileté technique Normalement, nécessite plusieurs interventions chirurgicales
Lambeau libre	Surface d'une variété de plaies Recouvrement de tendons, d'os ou des vaisseaux sanguins importants qui sont exposés Fermeture de plaies mal irriguées (ulcères irradiés)	Apport d'une grande quantité de tissu dans une région déficiente	Grande surface plus rapidement couverte qu'avec les autres types de greffons	Requiert une grande habileté technique pour anastomoser les vaisseaux (microchirurgie) Nécessite l'immobilisation de la zone receveuse pour de longues périodes

difformité ou à leur défigurement leurs déceptions, leur réussite très limitée dans la vie et leurs malheurs, et croient que la correction chirurgicale leur donnera de meilleures chances de réussite. La personnalité du client et ses espérances doivent être clairement comprises et guidées. Il est parfois nécessaire d'avoir recours à une aide professionnelle afin d'obtenir les meilleurs résultats possible, le client, l'infirmière et le chirurgien poursuivant dans un effort commun le même but thérapeutique.

Préparation préopératoire et enseignement au client. Pendant la période préopératoire, on évalue l'état physique du client. Son état nutritionnel est aussi évalué afin de déterminer si un apport accru de vitamines et de protéines est nécessaire pour faciliter la guérison des tissus. On doit aussi noter le taux d'hémoglobine et le temps de coagulation puisqu'ils peuvent affecter le processus de guérison. Il est important que les tissus en cause soient exempts de toute infection et que les autres affections, comme le diabète sucré, soient traitées. L'état général du client au point de vue nutritionnel et psychologique doit être à un niveau optimal, compte tenu de son âge.

On doit préparer les zones donneuses et les zones receveuses, comme pour toute autre incision chirurgicale. Le client doit connaître les aspects des soins postopératoires qui sont importants, pour l'aider à récupérer sans problème. Le fait que la plaie puisse avoir, à première vue, une apparence très inesthétique, soit rouge, distendue et œdémateuse ne signifie pas qu'elle demeurera toujours ainsi. Le fait que les pansements soient gros (comme les pansements compressifs) ne signifie pas que l'intervention chirurgicale a été très importante. On enlève les miroirs de la chambre selon les circonstances. Évidemment, la famille doit être mise au courant de l'apparence qu'aura le client après l'opération, afin d'éviter toute surprise et toute expression troublée que pourrait déceler le client lors de la première

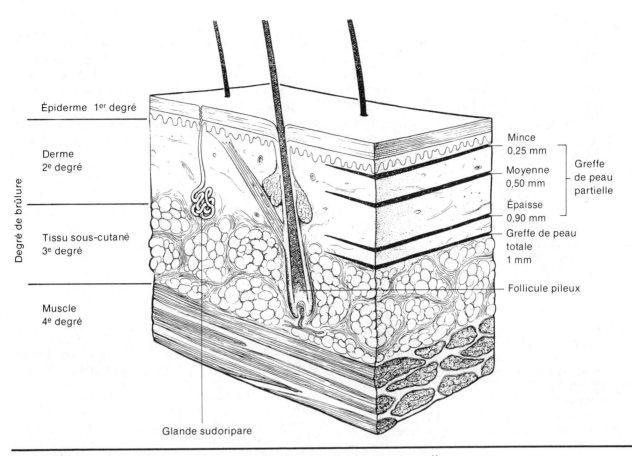

Figure 49-10 Couches de la peau montrant les différentes épaisseurs de greffons.

visite postopératoire. Le client anxieux compte beaucoup sur l'appui et l'encouragement des membres de sa famille.

Cicatrisation de la plaie. Le rapprochement primaire de la peau et des tissus sous-cutanés est la meilleure forme de cicatrisation de la plaie. On peut réussir des cicatrices linéaires « invisibles », si les lignes d'incision sont parallèles aux lignes de la peau de tension minimale, comme les rides ou les lignes d'expression faciale. Si on ne peut suivre ces lignes, des incisions linéaires sont faites à la jonction de tissus différents, comme à la ligne de démarcation du cuir chevelu et du visage, ou sur le bord de l'aréole du sein. Si on doit exciser une lésion, on fait une incision unique, parallèle aux lignes de la peau, là où la tension est minimale, ce qui donne les meilleurs résultats. S'il y a une insuffisance de tissu, on obtient de bons résultats en utilisant des greffons de peau ou des lambeaux pédiculés.

Greffes de peau

Avant de prélever un greffon, la région donneuse est rasée et nettoyée avec un germicide. Pour assurer un plus grand succès de la greffe, le siège à recouvrir doit être exempt de toute infection ou croûtes, puisque les greffes ne prennent ou ne croissent que sur des surfaces propres et des tissus en « granulation ».

Types de greffons

Les greffons sont généralement classés en *greffons de peau libre* et en *greffons pédiculés*. Les *greffons de peau libre* sont complètement séparés de la zone donneuse, ce qui signifie l'interruption complète de l'apport sanguin. Ainsi, la survie du greffon dépend de la vascularisation de la zone receveuse. Les *greffons pédiculés* sont attachés à la zone donneuse ou à un siège de transfert intermédiaires ; ils ont leur propre apport sanguin et, par conséquent ne dépendent pas de la zone receveuse pour survivre. Les greffons de peau libre sont généralement des greffons de peau partielle ou de peau totale, alors que les greffons pédiculés sont habituellement de peau totale. La peau partielle peut être mince, d'épaisseur moyenne ou épaisse (*Figure 49-10*).

Grâce à la microchirurgie, on peut maintenant utiliser la technique du lambeau libre. On prend un lambeau composite complètement indépendant de la zone donneuse et on le relie à la zone receveuse par l'anastomose des artères et des veines.

On prélève le greffon à l'aide d'un des instruments suivants : lame de rasoir, couteau à greffe, ou dermatome manuel ou mécanique. On obtient la peau par succion ou en la faisant adhérer à un tambour. L'habileté du chirurgien, la nature de la zone donneuse et la précision des instruments sont autant de facteurs dont il faut tenir compte lorsqu'on prélève un greffon correspondant à un besoin particulier.

Voir le tableau 49-2 pour un résumé des différents types de greffons.

Application du greffon

Le greffon, une fois appliqué sur la zone receveuse, peut ou non être suturé en place et peut ou non être recouvert d'un

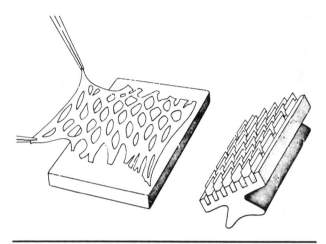

Figure 49-11   Greffon expansible (*Source* : I. Feller et C. Archambeault. *Nursing the Burned Patient*, Ann Arbor, Michigan, The Institute of Burn Medicine.)

pansement. Il peut aussi être incisé et étiré, dans le but de recouvrir une plus grande surface (*Figure 49-11*). La dimension et l'épaisseur exactes du greffon et l'état de la zone receveuse sont autant de facteurs qui déterminent la qualité de la prise d'un greffon. Si on utilise des pansements, la couche primaire comprend souvent une simple couche de gaze fine imprégnée d'onguent pour qu'elle ne colle pas. Le tout est recouvert de plusieurs épaisseurs de gaze coupées à l'exacte dimension de la région : par dessus le tout, on applique des pansements ouatés qu'on entoure d'un pansement pour assurer une pression.

Conditions requises pour une prise satisfaisante

Pour assurer la survie d'un greffon et la réussite d'une greffe, il faut que certaines conditions soient remplies : (1) la zone receveuse doit être bien vascularisée, (2) le greffon doit être complètement en contact avec la zone receveuse, (3) on doit assurer l'immobilisation, et (4) la zone doit être exempte d'infection. S'il y a présence d'infection de la plaie avant l'application d'un greffon, on applique localement des pansements humides imbibés de solution saline, on administre des antibiotiques locaux et systémiques, et on débride délicatement la plaie. Ces quelques soins peuvent assurer une zone receveuse adéquate faite de tissu de granulation propre.

Si on respecte les conditions mentionnées ci-dessus, le pansement peut rester en place sans manipulation pendant 5 à 7 jours. Dans le cas contraire, on change le pansement dans les 24 h à 48 h suivant l'intervention et on vérifie la greffe. On nettoie délicatement toute accumulation de liquide, de pus, de sang ou de sérum, et on débride les tissus nécrosés avant de refaire le pansement.

Zone donneuse

Critères de sélection.   Le choix de la zone donneuse est fonction de plusieurs critères : (1) obtenir une harmonie de couleur aussi parfaite que possible en fonction de la dimension de la greffe désirée ; (2) assortir la texture et la

pilosité des zones ; (3) prélever le greffon le plus épais possible, sans toutefois compromettre le processus de guérison de la zone donneuse (*Figure 49-12*) ; et (4) considérer l'effet esthétique de la zone donneuse lors de la guérison, en prélevant le greffon sur une région peu apparente.

Soins de la zone donneuse.   Les soins méticuleux de la zone donneuse sont tout aussi importants que ceux de la zone receveuse. Généralement, on place une fine gaze non adhérente directement sur la zone donneuse. Un pansement de gaze absorbant recouvre la première gaze, et le tout est recouvert d'un pansement compressif. On vérifie le pansement au bout de 24 h, pour voir si le sang qui a suinté a été absorbé. Si le suintement a cessé, on enlève le pansement recouvrant la couche non adhérente. S'il persiste, on applique un autre pansement pendant encore 24 h. Pendant le processus d'épithélisation, le pansement non adhérent se sépare et est progressivement réduit par le chirurgien, lors des vérifications quotidiennes du processus de guérison.

Lambeau pédiculé

On obtient un lambeau pédiculé en décollant une portion de peau et de tissus sous-cutanés d'un endroit et en la transférant à un autre endroit. Toutefois, un lambeau de peau reste toujours attaché à la zone donneuse. Les lambeaux pédiculés comprennent une couche de tissu adipeux sous-cutané sous la peau, ainsi que des vaisseaux nourriciers qui doivent rester attachés à la base du pédicule afin de pourvoir à l'alimentation (vascularisation). Le pédicule est beaucoup trop épais pour absorber son apport nourricier par osmose de la surface de la plaie, comme cela se produit dans le cas des greffes libres, partielles ou totales.

Des travaux récents sur les techniques d'anastomose microvasculaire (à titre d'expérience surtout) pourront peut-être fournir un procédé de transplantation de pédicules épais sans base d'attachement.

Types de lambeaux pédiculés.   Les greffes pédiculées peuvent être locales ou éloignées, selon la proximité de la zone receveuse. Elles peuvent aussi être attachées à un ou plusieurs points, selon le nombre de points d'attache. Les greffes pédiculées sont classées selon le mode de transfert de la peau. Celui-ci varie selon la nature du tissu et la quantité de peau désirée. Les divers types de greffons pédiculés comprennent le lambeau d'avancement, le lambeau de transposition, le lambeau de rotation, le pédicule cylindrique (*Figure 49-13*), le pédicule en îlot et la transposition en Z.

Transplantations de fascia, de cartilage et d'os

Les transplantations de fascia peuvent être effectuées à plusieurs fins. On prélève généralement du fascia lata de la cuisse, qu'on utilise pour des sutures, pour les réparations de hernies et pour le remplacement de tendons. La transplantation de cartilage peut être immédiate et directe, le cartilage étant pris d'une côte et transféré au nez. Les greffons osseux exigent une technique aseptique rigoureuse et une fixation rigide sur le nouveau siège. On peut les prélever sur la crête du tibia, la crête supérieure de l'os iliaque ou sur une côte. Toutes les zones donneuses doivent recevoir les mêmes soins que ceux donnés à toute plaie chirurgicale.

Soins au client ayant un problème maxillofacial

Le visage est la partie du corps que toute personne désire conserver en parfait état. Beaucoup de gens essaient d'améliorer leur apparence en utilisant des produits cosmétiques ou en adoptant une coiffure qui leur sied. Lorsque le visage est défiguré, il se produit une réaction émotive. Ainsi, un client accidenté dont le visage est lésé présente un problème qui exige, de la part de l'infirmière, des soins attentifs ainsi qu'une compréhension chaleureuse.

La façon dont le client réagit face au personnel médical et infirmier révèle ses sentiments intérieurs, ce qui est très important pour déterminer les mesures à prendre pour l'aider.

Les soins des blessures et des fractures maxillofaciales dépendent de la façon dont est survenue la blessure et de l'évaluation soignée de son étendue. Les premiers soins consistent à libérer les voies respiratoires et à traiter l'état de choc.

Soins préopératoires

L'infirmière est la mieux placée pour préparer le client en phase préopératoire. Le médecin a au préalable informé le client du processus chirurgical et de la possibilité d'une trachéotomie.

Avant toute intervention chirurgicale maxillofaciale, que ce soit pour traiter une blessure ou un cancer, les tissus en cause doivent être nettoyés avec soin pour permettre une meilleure guérison. Toutes les plaies sont nettoyées avec du savon et de l'eau pour enlever les caillots, les croûtes et les corps étrangers. La plaie est ensuite irriguée avec une solution saline normale. Les tissus endommagés qui semblent morts doivent être débridés.

Puisque l'intervention porte sur la région maxillofaciale, il est essentiel d'assurer l'hygiène buccale du client pour diminuer le danger d'infection de la plaie. Des médicaments préopératoires sont prescrits pour relaxer le client, diminuer sa douleur et réduire les sécrétions buccales. Si le client est un homme, on doit lui raser de près la peau du visage et la lui nettoyer avec de l'eau et du savon. Le rasage du visage, du cuir chevelu et autre ne doit se faire que sur ordonnance du médecin. Si on doit raser complètement le cuir chevelu, il est préférable d'obtenir la permission écrite du client.

■ ÉVALUATION POSTOPÉRATOIRE

À la suite d'une intervention maxillofaciale, l'infirmière doit évaluer les paramètres suivants : perméabilité des voies respiratoires, signes vitaux, écoulement de la plaie, gravité et durée de la douleur, besoins liquidiens et nutritionnels, capacité de communiquer et image de soi.

Problèmes du client et diagnostics infirmiers

Les problèmes du client peuvent comprendre : une obstruction des voies respiratoires causée par un œdème laryngé ou par une accumulation de sécrétions trachéobronchiques ; une hémorragie latente provoquée par une hémostase inadéquate dans la région opératoire ; une douleur causée par le

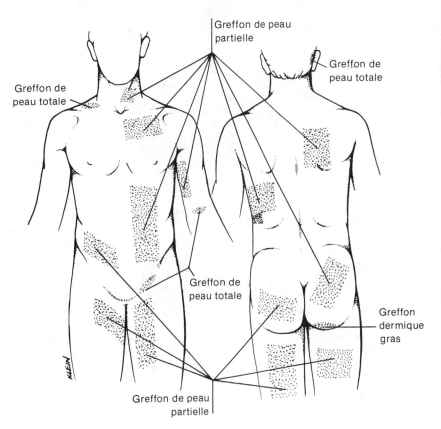

Figure 49-12 Régions généralement utilisées comme zones donneuses des greffons de peau. (*Source* : J.M. Converse et R.A. Brauer. *Reconstructive Plastic Surgery*, Philadelphie, W.B. Saunders.)

traumatisme chirurgical ; une déficience nutritionnelle entraînée par une difficulté à mastiquer ; une incapacité de communiquer liée à la localisation de la plaie ; et une dégradation de l'image de soi reliée au défigurement.

■ PLANIFICATION ET INTERVENTION

Objectifs

1. Assurer la perméabilité des voies aériennes ;
2. Empêcher l'hémorragie ;
3. Soulager la douleur ;
4. Rétablir et maintenir un état nutritionnel adéquat ;
5. Réussir à faire communiquer le client ;
6. Réussir à lui redonner une image de soi positive ;

Voies respiratoires. Les soins postopératoires consistent d'abord et avant tout à assurer la perméabilité des voies respiratoires. L'agitation est le signe d'un apport d'oxygène insuffisant, d'une respiration de Kusomaul et d'une anoxie. Donc, si le client montre des signes d'agitation, on doit vérifier soigneusement ses voies respiratoires, afin de voir s'il présente un œdème du larynx ou une accumulation de mucus dans l'arbre trachéobronchique. On ne doit pas administrer de narcotiques ou de sédatifs à un client en état d'anoxie, sans la permission du médecin.

Position. La position du client est déterminée par la nature de l'intervention. Si un retour veineux est nécessaire, on élève la tête du client. Toutefois, si on lui a administré des médicaments hypotenseurs, le client doit demeurer en position dorsale pendant la période suivant immédiatement l'opération.

Succion. Afin d'éviter le changement fréquent des pansements, on peut utiiser un appareil de succion portatif. Cette succion doit être maintenue à une pression variant entre 40 mm Hg et 60 mm Hg. On doit vérifier l'appareil régulièrement afin de s'assurer qu'il fonctionne bien.

Complications. On doit prendre les signes vitaux régulièrement, afin de détecter toute complication.

Une *hémorragie* précoce peut résulter d'une hémostase inadéquate, nécessitant une simple succion ou le retrait d'un hématome. On peut arrêter l'hémorragie en insérant des gazes dans la bouche, contre la partie de la mâchoire qui saigne. On ferme ensuite la bouche, de sorte que les dents opposées exercent une pression contre les gazes, si le client est inconscient. Si le client est conscient, il peut

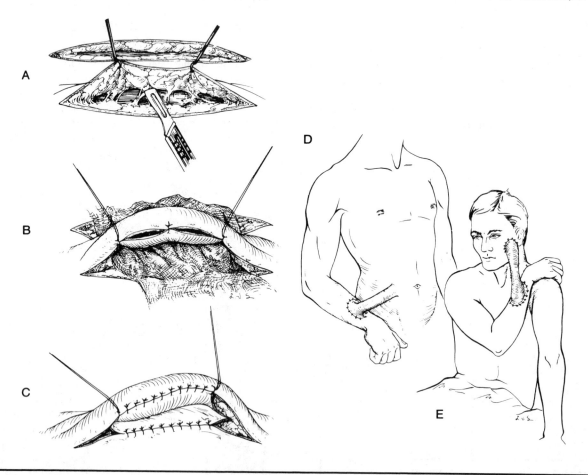

Figure 49-13 Pédicule cylindrique. La peau et les tissus adipeux voisins situés entre deux incisions parallèles sont enroulés et reliés par une ligne de suture (**A, B**). Les lambeaux refermés peuvent être transportés vers une zone receveuse éloignée (**C**). **D** et **E** montrent un moyen de transporter le pédicule par l'intermédiaire du poignet. (Reproduit avec la permission de J.E. Dunphy et L.W. Way. *Current Surgical Diagnosis and Treatment*, 3ᵉ éd., 1977, Copyright 1977 par Lange Medical Publications, Los Altos, Californie.)

coopérer en mordant la gaze. Si l'hémorragie survient au bout de la première semaine, cela signifie habituellement qu'il y a infection. On doit immédiatement arrêter l'hémorragie, par pression digitale directe, jusqu'à ce qu'on puisse procéder à la suture du vaisseau en salle d'opération.

Une *congestion veineuse* peut donner au visage une apparence violacée. On peut y remédier en élevant la tête du lit à 30°. On doit noter la couleur des extrémités pour s'assurer que la décoloration n'est pas due à une mauvaise circulation. On peut noter aussi de l'œdème au visage chez quelques clients, mais il diminue généralement vers le cinquième jour postopératoire.

Douleur. Il est plus probable que la douleur survienne à la suite d'une intervention à la mâchoire qu'à la suite d'une intervention se limitant aux tissus mous. On peut appliquer des sacs de glace pour soulager la douleur postopératoire. On utilise toutes les mesures possibles pour soulager au mieux le client. On peut administrer des analgésiques allant de l'aspirine à la morphine.

La douleur est plus intense si une infection secondaire survient. On peut atténuer cette complication en assurant une hygiène buccale fréquente. On nettoie la bouche après chaque repas pour éviter l'infection. L'utilisation de rince-bouche s'avère insuffisante. Un procédé plus efficace consiste à nettoyer les gencives et les dents à l'aide d'un coton-tige imbibé de peroxyde. On doit noter la localisation exacte des points de suture, afin d'éviter de les accrocher lors du nettoyage. Des compresses humides froides peuvent aider à diminuer l'œdème.

Besoins nutritionnels et liquidiens. Le client ayant subi une intervention maxillofaciale n'a pas besoin d'être privé de liquide pendant une période donnée, comme c'est le cas pour les interventions à l'abdomen. On peut lui donner de la glace concassée ou même de l'eau, dès que les nausées post-anesthésiques sont disparues. On peut commencer une diète liquide dès que le client ressent le désir de manger. Souvent, on donne des purées le lendemain de l'intervention, suivant la tolérance du client.

Certains clients, surtout ceux qui ont subi des fractures de la mâchoire, doivent avoir les dents du haut attachées à celles du bas pendant quelques semaines. Par conséquent, ils auront un régime liquide parce qu'ils ne peuvent mastiquer. Afin d'atteindre l'apport nutritionnel requis, il est souvent nécessaire d'utiliser un tube nasogastrique, de faire une pharyngostomie cervicale ou encore une gastrostomie. Le client doit se nourrir d'aliments en purée pour combler ses besoins en énergie et boire de l'eau pour prévenir la déshydratation. On doit apprendre au client, et même à sa famille, à recourir à ces techniques spéciales d'alimentation, surtout si le client doit encore être nourri par gavage après sa sortie du centre hospitalier.

Communication. Les problèmes de communication peuvent présenter une difficulté majeure. Le client trouvera la communication plus facile s'il peut faire des gestes ou simplement répondre par un oui ou par un non. On peut utiliser une ardoise magique ou un carnet et un crayon. Quelle que soit la méthode de communication employée, la patience et la sympathie envers le client peuvent lui être des plus salutaires.

Aide psychologique. L'infirmière est la mieux placée pour aider le client à accepter plus facilement son état. Il est important de combiner l'aspect physique et l'aspect psychologique pour réadapter le client. La réadaptation dépend non seulement de l'éradication d'une cicatrice mais aussi de la correction d'un traumatisme psychique largement influencé par le passé social et émotionnel du client. Si le client doit porter des prothèses, on doit lui montrer à les utiliser et à les entretenir de manière à acquérir une certaine autonomie. Il doit être capable de s'accepter maintenant tel qu'il est et de se réintégrer dans sa famille et dans la société. On recommande au client d'être fidèle aux visites de contrôle au centre hospitalier.

Dans bon nombre de cas, on doit, pour atteindre l'objectif, procéder à de nombreuses interventions échelonnées sur de longues périodes. La patience est un facteur essentiel. On doit explorer les possibilités de thérapie récréationnelle, occupationnelle et intellectuelle, en tenant compte des intérêts du client.

Même pour le client parfaitement équilibré, le genre de pansement qu'il doit porter, la position inusitée qu'il doit garder, et les incapacités temporaires dont il souffre peuvent être très bouleversants. L'infirmière doit être capable d'apporter espoir et encouragement avec un bon sens de l'humour, tout en ayant du tact et de la patience, et en portant une attention spéciale aux petits détails. L'infirmière soutient le client pendant qu'il reprend de l'assurance et qu'il recommence à se sentir utile et présentable.

■ ÉVALUATION

Résultats escomptés

Le client réussit à :

1. Maintenir la perméabilité de ses voies respiratoires :
   a) Maintient une fréquence respiratoire dans les limites de la normale ;
   b) Est orienté dans le temps, dans l'espace et par rapport aux autres individus ;
   c) Repose confortablement ;
   d) Présente des bruits respiratoires normaux ;
   e) Expectore facilement le mucus.
2. Ne pas présenter d'hémorragie :
   a) A des signes vitaux normaux ;
   b) Ne montre aucun saignement de la plaie.
3. Obtenir le soulagement de la douleur :
   a) Signale que l'analgésique a fait effet ;
   b) A besoin de moins en moins d'analgésique ;
   c) Utilise des sacs de glace pour réduire la douleur ;
   d) Suit les conseils d'hygiène buccale pour prévenir l'infection et la douleur qui pourrait en découler.
4. Rétablir et maintenir un état nutritionnel adéquat :
   a) Boit la quantité de liquide recommandée ;
   b) Comble ses besoins nutritionnels par l'ingestion d'aliments mous ou liquides.
5. Communiquer efficacement :
   a) Se sert des moyens appropriés pour communiquer davantage ;
   b) Est capable d'avoir des rapports avec les membres du personnel infirmer et avec la famille ou les proches.

6. Développer une image de soi positive :
   a) Est capable d'effectuer seul les activités de la vie quotidienne ;
   b) S'administre lui-même des soins (hygiène buccale, changement des pansements, etc.) ;
   c) Utilise ses prothèses sans aide ;
   d) Planifie le retour à ses activités habituelles (par exemple : travail, activités récréatives et familiales) ;
   e) Demande à sa famille ou à des personnes de soutien de l'aider à reprendre ses activités habituelles.

Abrasion chimique

L'*abrasion chimique* (exfoliation faciale, chimio-abrasion, chimiochirurgie, rhytidectomie chimique) consiste à appliquer un cautère chimique (produit caustique) afin de détruire superficiellement l'épiderme et les couches supérieures du derme. On utilise cette technique pour les rides fines, la pigmentation anormale, les taches de rousseur et les cicatrices laissées par l'acné sur le visage. Ce traitement ne peut être exécuté que par un spécialiste en chirurgie reconstructive. On utilise un composé chimique à base de phénol dans une émulsion d'eau et d'huile ou, moins fréquemment, de l'acide salicylique ou de l'acide trichloroacétique. Avant le traitement, on nettoie la peau avec soin, à l'eau et au savon, et on enlève ensuite les résidus huileux avec de l'éther diéthylique. On doit protéger les yeux et veiller à ce que le client n'inhale pas de vapeurs d'éther. On doit administrer une médication (analgésique et tranquillisant) avant le traitement, pour diminuer l'anxiété.

Application du produit chimique.   Le produit chimique est soigneusement appliqué sur le visage avec un bâtonnet ouaté. Ensuite, on applique directement sur la peau un masque de ruban adhésif imperméable, qui est soigneusement moulé à la forme du visage sans toutefois être trop serré. Le client ressent une sensation de brûlure dans les 30 min à 45 min suivant l'application du médicament. Cette sensation varie en intensité selon l'individu ; certains clients peuvent avoir besoin d'analgésiques.

Période suivant l'application.   Six heures à huit heures plus tard, le visage s'œdématise. Aucun mouvement et aucune activité faciale ne sont permis pendant 48 h, sauf pour se rendre aux toilettes. Le client peut boire avec une paille afin de maintenir une bonne alimentation et une bonne hydratation. Le deuxième jour, le client peut ressentir une sensation d'humidité sous le pansement, due au suintement causé par le traitement chimique.

Deuxième journée.   Les pansements sont enlevés au bout de 48 h, laissant apparaître une peau semblable à celle d'une brûlure du deuxième degré. En même temps qu'on enlève le pansement, la peau en est décollée à l'aide d'un bâtonnet ouaté. On administre du chlorhydrate de mépéridine pour calmer la douleur. On applique ensuite un médicament bactériostatique, l'iodure de thymol en poudre, avec un bâtonnet ouaté, sur tout le visage trois à quatre fois durant les 24 h suivantes. La peau brunit et s'encroûte. La croûte est laissée en place pendant plusieurs jours, au bout desquels on applique de la gelée de pétrole (ou un onguent à base de vitamine A ou D) pour hâter sa chute. Vingt-quatre heures après cette application, le visage est lavé à l'eau claire. La croûte se détache ensuite graduellement.

Planification du congé.   Le médecin décide du moment où le client reçoit son congé. La peau aura une apparence granuleuse, durant les deux à trois semaines suivantes. Le traitement se limite à un lavage à l'eau claire et à l'application d'un onguent doux. Au bout de trois semaines, on peut appliquer des produits cosmétiques. L'exposition au soleil n'est pas permise avant trois à six mois, à cause de la diminution de la mélanine (mécanisme naturel de protection contre le soleil) dans la couche basale de l'épiderme.

Les clients qui subissent une abrasion chimique sont choisis avec circonspection. Ils doivent savoir que la technique nécessite de trois à quatre semaines d'isolement social, et qu'ils peuvent avoir des rougeurs faciales pendant plusieurs semaines.

Abrasion chirurgicale (dermabrasion)

La *dermabrasion* (grattage, sablage ou brossage de la peau) se pratique sur une clientèle sélectionnée, ayant des problèmes de défigurement cicatriciel résultant de l'acné, d'un traumatisme de nævi, de taches de rousseur, de la varicelle ou de la variole. Cette technique est contre-indiquée pour les chéloïdes, les cicatrices étendues, les cicatrices de brûlures profondes et les tatouages. Le procédé consiste à enlever l'épiderme et le derme superficiel, tout en conservant suffisamment de derme pour permettre la réépithélisation de la région abrasée (*Figure 49-14*). Les résultats sont meilleurs sur le visage, parce qu'il est plus riche en éléments épithéliaux intradermiques. Le procédé chirurgical se fait soit manuellement avec un papier abrasif rugueux, soit mécaniquement avec un abraseur ou une brosse métallique rotative.

Enseignement au client et préparation.   Le premier objectif de la dermabrasion est d'améliorer l'aspect physique. Le chirurgien explique au client ce qu'il peut attendre de l'intervention. On doit aussi informer le client de la nature des pansements postopératoires, de l'inconfort qu'il peut ressentir, et du temps qu'il faudra avant que le tissu ait une apparence normale. L'étendue de la surface à abraser entraîne la détermination du lieu où se fera l'intervention, soit au bureau du chirurgien, soit à la clinique ou au centre hospitalier ; le plus souvent, on fait une anesthésie générale, et le client est hospitalisé.

On nettoie soigneusement la peau avec du pHisoHex pendant plusieurs jours avant l'intervention. Le rasage n'est pas nécessaire chez la femme ; toutefois, l'homme doit se raser le matin de l'opération.

En plus de l'anesthésie générale, on peut avoir recours à un vaporisateur anesthésique topique, tel que Frigiderm, pour stabiliser et rigidifier la peau. On estime la profondeur de la dermabrasion, et la région anesthésiée est momentanément exsangue. On irrigue la plaie abondamment avec une solution saline, pendant et après l'intervention, pour enlever les débris et faciliter l'examen.

Soins postopératoires et convalescence.   Généralement, on applique des gazes vaselinées ou des bandages de plastique troués (Telfa). L'application de pansements compressifs est à la discrétion du médecin. L'œdème survient la première journée suivant l'opération et peut causer la

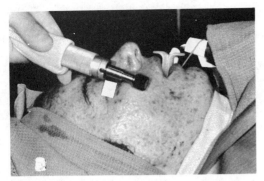

A) Client avec acné avant la dermabrasion.

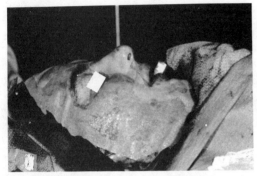

B) L'apparence de la peau, après le saignement, est contrôlée par pression. La lèvre supérieure, les paupières et le bord des narines n'ont pas encore été abrasés.

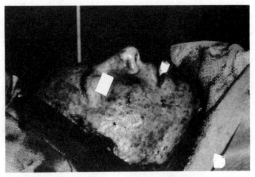

C) On applique une couche d'un pansement à la gelée de pétrole.

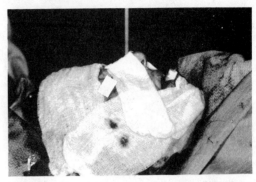

D) On applique des compresses imbibées de solution saline sur le pansement à la gelée de pétrole, ce qui absorbe le suintement et les caillots qui s'infectent facilement.

Figure 49-14 Dermabrasion. Les compresses de solution saline sont enlevées au bout de 12 h à 24 h, et on laisse sécher le pansement à la gelée de pétrole. On l'enlève au bout de 3 à 5 jours. La peau reste rouge pendant 6 à 8 semaines.

fermeture des yeux. On doit aviser le client que l'œdème disparaîtra et qu'un érythème peut se produire.

On enlève le pansement après environ 48 h, et le client ressent comme une sensation de coup de soleil récent. On peut soulager l'impression de rigidité, au moment de la formation de la croûte, en appliquant de la lanoline, du beurre de cacao, ou une crème hypoallergène. On peut observer le suintement lorsqu'on n'applique pas de pansement. Dans certaines cliniques, on utilise un séchoir à cheveux pour assécher la plaie ; on assure une chaleur assez faible pour permettre à l'air de se répandre doucement sur toute la surface. Les croûtes se détachent en 14 jours. La plupart des cicatrices sont alors disparues, même si la peau reste rouge. On conseille au client d'éviter la lumière directe du soleil, pendant une période de trois à quatre mois, et d'utiliser un filtre solaire. On préconise généralement la répétition du traitement. La plainte majeure du client est que le procédé est plus irritant que douloureux. Les résultats obtenus valent bien les inconvénients, pour ceux qui ont été soigneusement sélectionnés pour cette intervention.

Traitement des lésions cutanées au laser à l'argon

Le laser à l'argon donne une lumière bleu-vert non ionisante qui est absorbée par les pigments du derme (par exemple, la mélanine, l'hémoglobine, l'encre de tatouage et les particules étrangères). Cette lumière se convertit en chaleur, puis détruit les lésions cutanées. Ce traitement épargne les tissus dermiques voisins, tels que les glandes sudoripares et les follicules pileux. La lésion produite se cicatrise en laissant le minimum de cicatrices. L'encadré 49-3 donne la liste des lésions qu'on peut traiter avec le laser à l'argon.

Chirurgie esthétique

On pratique la chirurgie esthétique pour améliorer l'image de soi et, par surcroît, la santé mentale, qui est tout aussi importante que la santé physique. La chirurgie esthétique peut corriger une difformité, une cicatrice visible, ou encore neutraliser les effets du processus de vieillissement. Le tableau 49-3 donne la liste des interventions les plus courantes en chirurgie esthétique.

Rhytidoplastie

La *rhytidoplastie* est une opération au visage qui consiste à enlever l'excès de peau résultant d'une élastose et à tendre le reste de la peau. Cette intervention est pratiquée à des fins esthétiques.

Soins préopératoires. On doit bien se nettoyer le visage au moyen d'un germicide pendant les trois jours précédant l'opération et se laver les cheveux la veille de

Encadré 49-3 Lésions traitables au laser à l'argon

Lésions vasculaires cutanées

Angiome plan (tache de vin)
Angiome capillaire caverneux
Angiome tubéreux (fraise)
Télangiectasie
Acné rosacée
Angiome sénile

Lésions inflammatoires

Granulome pyogénique

Lésions nævoïdes

Kératose séborrhéique
Taches « café au lait »
Nævus géant et pileux
Nævus

Tatouage

Décoratif
Traumatique

Autres lésions

Nævus d'Ota
Rhinophyma
Granulome facial
Papule fibreuse
Tache hépatique

Source : D.B. Apfelburg et al. « The argon laser for cutaneous lesions ».
JAMA 1981, 245(20) : 2074. Copyright 1981, American Medical
Association.

l'opération. En salle d'opération, on rase les cheveux en bordure de la ligne d'incision. Une fois que le client est anesthésié, on soulève une portion de peau, on la tend bien, puis on excise la peau en excès.

Pour bien se préparer psychologiquement, le client doit savoir quelles sont les limites de l'intervention, et comprendre que celle-ci ne résoudra pas nécessairement tous ses problèmes émotionnels. On avertit le client qu'une fois le pansement retiré, les tissus seront encore œdémateux et donneront au visage une apparence déplaisante. La disparition de l'œdème demande plusieurs jours. Le résultat final dépend de la condition de la peau du client et de l'habileté du chirurgien.

Soins postopératoires. Le client doit garder le lit les deux premiers jours, jusqu'à ce que le pansement soit enlevé. On recommande le repos, car des hématomes se forment plus souvent lorsqu'il y a trop de mouvements. Le client doit parler le moins possible. On élève la tête et le thorax à un angle d'au moins 30° pour diminuer la pression veineuse. Le client peut boire des liquides à l'aide d'une paille ; certains chirurgiens autorisent les purées.

Si on doit utiliser des drains de succion, il est important de surveiller leur bon fonctionnement. Les plaies ne sont pas tellement douloureuses, bien que dans certains cas on doive tout de même administrer des analgésiques. On a recours généralement à l'antibiothérapie pour combattre l'infection. On peut donner des tranquillisants pour diminuer l'anxiété et calmer le client. On laisse les pansements compressifs en place pendant 48 h. On ne refait pas les pansements. On peut peigner délicatement les cheveux avec un peigne à dents larges qu'on trempe dans de l'eau savonneuse. À partir de ce moment, on peut débarrasser la peau des petits caillots et autres débris.

Tableau 49-3 Interventions les plus courantes en chirurgie esthétique

Intervention	Objectif	Procédé	Prévisions postopératoires
Rhinoplastie (nez)	Améliorer la forme du nez en relation avec le reste du visage.	Prend 1 h à 1 h 30 min. L'excès d'os et de cartilage est enlevé ; le nez est reformé.	Attelle nasale ; tamponnement nasal léger ; pansements de caoutchouc mousse.
Mentoplastie (menton)	Améliorer le profil, comme dans le cas d'un menton fuyant.	L'incision est faite dans la bouche. On implante du silicone ou du plastique.	Guérison complète dans une semaine.
Rhytidoplastie (visage)	Enlever les rides causées par une peau lâche, et resserrer les tissus adipeux.	La ligne d'incision est faite sur la face antérieure de l'oreille ; la peau est séparée du visage et tendue.	L'amélioration peut durer de 5 à 10 ans.
Rhytidoplastie (glabelle)	Enlever les 2 rides verticales entre les sourcils.	Dermabrasion et excision ; une greffe cutanée peut être nécessaire.	
Otoplastie (oreille)	Corriger une difformité de l'oreille, ou des oreilles décollées ou trop collées.	Prend 1 h à 1 h 30 min. On peut se servir d'implants de silicone ou de plastique.	Pansement à l'oreille pendant 1 semaine ; protection de l'oreille la nuit pendant 3 semaines.
Blépharoplastie (paupières)	Enlever les rides et les saillies dues à l'hérédité ou à la vieillesse.	Prend 1 h à 1 h 30 min. Deux incisions : une sur la paupière supérieure et l'autre sur la paupière inférieure.	L'œdème et la décoloration durent une dizaine de jours.

Puisqu'il y a présence d'œdème, d'ecchymose et de torsion des tissus, il est préférable que le client ne se regarde pas dans un miroir pendant cette période.

Le client peut obtenir son congé après deux ou trois jours, mais doit continuer à se faire suivre par son médecin. Il peut aussi reprendre graduellement ses activités. Les sutures de l'incision préauriculaire sont enlevées la cinquième journée, alors que les sutures de la région postauriculaire et temporale sont enlevées plusieurs jours plus tard. Lorsque toutes les sutures sont enlevées, le client peut se laver les cheveux. On assèche les cheveux à l'air tiède et non à l'air chaud.

Une rhytidoplastie peut durer plusieurs années, si le client a une bonne qualité de peau et s'il est âgé entre 45 et 55 ans. Elle dure moins longtemps chez les clients plus âgés. Certains clients subissent deux à trois rhytidoplasties.

Rhinoplastie

La *rhinoplastie* consiste à améliorer la forme du nez. Un nez difforme résultant d'une fracture ou d'une malformation congénitale (une grosse proéminence osseuse, un gros nez, ou un affaissement de l'extrémité du nez) peut être mal accepté par un jeune homme ou une jeune femme. On suggère que la correction soit effectuée lorsque le nez a atteint sa maturité, soit vers l'âge de 16 ou 17 ans. L'intervention se fait par des incisions intranasales, habituellement sous anesthésie locale. L'hospitalisation est de courte durée, mais l'œdème postopératoire et l'ecchymose périorbitaire peuvent durer plusieurs jours.

La rhinoplastie est l'intervention de chirurgie esthétique la plus pratiquée. Si un problème nasal est associé à un menton fuyant, on peut aussi faire une *mentoplastie*.

50

Les soins aux clients ayant subi des brûlures

Au Canada, environ 1 000 personnes par année meurent à la suite de brûlures, et 10 000 autres subissent de graves lésions ou restent informes ou défigurées.

Les autorités estiment que 75% des brûlures pourraient être évitées si les mesures de sécurité préventive étaient suivies. L'infirmière peut jouer un rôle actif dans la prévention des incendies et des brûlures si elle profite des occasions qui lui sont offertes pour enseigner et promouvoir les mesures de sécurité.

Les quatre principaux objectifs relatifs aux brûlures sont les suivants :

1. La prévention.
2. L'établissement de mesures salvatrices pour les grands brûlés.
3. La prévention des handicaps et de la défiguration par l'institution précoce de traitements spécifiques à chaque cas.
4. La réadaptation de l'individu par la chirurgie reconstructive et par des programmes de réadaptation.

☐ SOINS D'URGENCE

- Lorsqu'une personne a subi des brûlures, il faut d'abord et avant tout appliquer des compresses froides sur les lésions ou les faire tremper dans de l'eau glacée, de manière intermittente. Cette mesure de premiers soins calme la douleur de façon étonnante et permet de prévenir l'œdème ou la détérioration des tissus adjacents. Il faut toutefois éviter l'application directe de glace sur la brûlure, car une telle mesure peut aggraver les lésions et causer une hypothermie dans les cas de brûlures étendues.
- La brûlure doit être immédiatement couverte, pour réduire les risques de contamination bactérienne et diminuer la douleur en évitant le contact de l'air avec la plaie. Il est préférable d'appliquer des pansements stériles, mais un linge propre et sec peut servir aussi de pansement en cas d'urgence.

- L'application d'un onguent ou d'une pommade est fortement déconseillée. En fait, il faut éviter l'application de *tout* médicament ou produit autre que le pansement.
- Les *brûlures chimiques*, résultant du contact avec une substance corrosive, doivent être irriguées immédiatement. La plupart des laboratoires de chimie sont équipés d'une douche à haute pression pour les urgences semblables. Si une blessure de ce genre survient à la maison, on doit rincer longuement toutes les régions brûlées sous la douche ou sous toute autre source d'eau courante.
- Si une personne a reçu des éclaboussures d'un produit chimique dans les yeux ou tout près des yeux, on doit lui rincer les yeux immédiatement avec de l'eau propre et fraîche durant 15 min à 20 min. Par la suite, on doit lui instiller dans les yeux deux à trois gouttes d'huile légère (huile minérale ou huile d'olive) et faire venir un médecin le plus tôt possible.
- *Si les vêtements prennent feu*, on éteint les flammes en roulant la victime par terre et en l'enroulant dans une couverture ou tout autre vêtement à portée de la main. Si la victime reste debout, elle sera forcée de respirer les flammes et la fumée, et si elle court, elle activera les flammes.

Dès que les flammes sont éteintes, on asperge les régions brûlées et les vêtements collés à la peau avec de l'eau froide. On fait transporter la victime au service d'urgence le plus proche et on avertit le centre hospitalier qu'une personne brûlée lui est acheminée. Ainsi, l'équipe spécialisée pourra administrer les soins d'urgence nécessaires, sans perdre de temps.

Soins préhospitaliers. En attendant l'ambulance, on étend la victime par terre sans même essayer de lui enlever ses vêtements. Les surfaces brûlées exposées à l'air et à la contamination sont couvertes de linges aussi propres que possible. On prévient la perte de chaleur corporelle en couvrant la victime avec une bonne couverture. Durant le trajet du lieu de l'accident au centre hospitalier, on doit veiller à ce que la victime reste couverte.

Prévention du choc. Il est impératif de prévenir le choc chez une personne ayant subi de graves brûlures. Le médecin peut commencer le traitement liquidien par voie intraveineuse, si on ne peut atteindre l'hôpital dans l'heure qui suit.

- Dans les cas exceptionnels où l'équipe de soins est retardée considérablement, on peut donner à la victime, si elle est consciente, des liquides à boire, dans la mesure où elle peut les tolérer. On ajoute une cuillerée à thé de sel et une demi-cuillerée à thé de bicarbonate de sodium à un litre d'eau (le sel assure l'apport en sodium et le bicarbonate de sodium aide à combattre l'acidose).

- Dans des circonstances normales, on ne doit *rien* donner par la bouche et le client doit être placé de manière qu'il ne puisse pas avaler ses vomissures, car la nausée et le vomissement se produisent souvent par suite d'un iléus paralytique causé par le stress.

C'est généralement un spécialiste en soins d'urgence, un ambulancier ou un pompier qui prend les mesures nécessaires pour refroidir la blessure, libérer les voies respiratoires, fournir l'oxygène et même installer la perfusion intraveineuse. La victime est transportée directement à l'hôpital; en général, on n'administre aucun analgésique avant d'avoir évalué l'état de la victime.

☐ PHYSIOPATHOLOGIE DES BRÛLURES

Les brûlures sont des plaies produites par différentes sortes d'agents thermiques, électriques, radioactifs ou chimiques. Ces agents détruisent les cellules en changeant leur substance protéique. Comme ces agents attaquent l'organisme dans son milieu, les tissus en contact direct avec ce milieu (par exemple, la peau et les muqueuses des voies respiratoires et de la partie supérieure du tube digestif) sont les premiers à être endommagés.

La profondeur de la lésion dépend de la température de l'agent causal et de la durée du contact avec celui-ci. En cas d'ébouillantage, par exemple, de l'eau à 70°C peut causer la destruction de l'épiderme et du derme (brûlure du 3ᵉ degré) en une seconde. Si la peau est en contact avec de l'eau à 56°C pendant 15 s, il en résultera une lésion tout aussi profonde.

Une brûlure a d'abord comme effet de produire une dilatation des capillaires et des petits vaisseaux sanguins, ce qui augmente la perméabilité capillaire. Le plasma s'écoule dans les tissus environnants, produisant ainsi des vésicules et de l'œdème. Le type, la durée, et l'intensité de la brûlure déterminent la quantité et la durée de la perte liquidienne.

La perte liquidienne est généralement très importante dans les premières 24 h à 36 h et atteint son maximum environ 12 h après l'accident. Dans les brûlures étendues, les capillaires continuent à suinter faiblement durant plusieurs semaines. Si plus de 30% de la surface corporelle sont brûlés, le suintement ne reste pas confiné seulement à la région touchée et il n'est pas rare que l'œdème s'étende à tout le corps.

- L'une des premières étapes du traitement des brûlures consiste à remplacer le liquide perdu.

La perte liquidienne réduit le volume sanguin, de sorte que le sang s'épaissit, c'est-à-dire que le volume des éléments cellulaires du sang augmente proportionnellement au volume du liquide (plasma) sanguin. Ce changement entrave la circulation sanguine.

La perte liquidienne fait chuter la pression artérielle, causant ainsi le choc. L'augmentation relative du volume cellulaire se reflète dans le taux croissant d'hématocrite, dont la mesure représente un critère assez précis et fiable des effets systémiques de la brûlure.

Dès que les capillaires commencent à retrouver leur intégrité, les liquides retournent au compartiment vasculaire. Lorsque les fonctions circulatoire et rénale sont rétablies, le client commence à excréter plus d'urine dans les deux à cinq jours suivant l'accident; cette excrétion peut se poursuivre pendant deux semaines ou plus. Le client peut cependant montrer des signes de surcharge liquidienne; si c'est le cas, on doit lui administrer des cardiotoniques et des diurétiques pour soutenir sa fonction circulatoire.

Physiopathologie pulmonaire. Les problèmes pulmonaires reliés aux brûlures sont fréquents et peuvent revêtir quatre formes: empoisonnement au monoxyde de carbone, inhalation de fumée, traumatisme des voies respiratoires supérieures et troubles restrictifs. L'intoxication au monoxyde de carbone et l'inhalation de fumée sont les principales causes de décès chez les victimes d'incendie. On estime que 50% de ces cas mortels pourraient être évités grâce à des détecteurs de fumée.

Le monoxyde de carbone est en cause dans la majorité des cas d'inhalation. Les effets physiopathologiques sont dus à l'hypoxie tissulaire. Le monoxyde de carbone se combine à l'hémoglobine pour former de la carboxyhémoglobine et il se dispute avec l'oxygène pour les sites de liaison de l'hémoglobine. Les affinités de l'hémoglobine pour le monoxyde de carbone sont 200 fois plus fortes que pour l'oxygène. Les facteurs qui aggravent l'empoisonnement au monoxyde de carbone sont la diminution d'oxygène dans la région brûlée et les effets découlant de l'empoisonnement par la fumée.

Les lésions causées par l'inhalation de fumée sont dues à des produits chimiques toxiques qui se forment pendant la combustion (en particulier lorsqu'il s'agit de composés organiques comme les matières plastiques). Ces produits chimiques comprennent le cyanure d'hydrogène, l'acide chlorhydrique, l'acide sulfurique, les halogènes et le benzène.

L'inhalation de fumée entraîne une diminution de la fonction ciliaire et un grave œdème des muqueuses. La congestion déclenche l'atélectasie. Le client peut avoir des expectorations carbonées. Dans les quelques heures qui suivent, il se produit un détachement de la muqueuse trachéobronchique et le client présente une toux ramenant des matières muco-purulentes.

Les traumatismes des voies respiratoires supérieures sont causés par les effets de l'air ou de la vapeur chauffés et des gaz toxiques sur les structures des voies respiratoires. Ils causent une inflammation et un œdème qui peuvent entraîner une obstruction dans les 48 h suivant l'accident.

Les brûlures profondes autour du cou et de la cage thoracique provoquent un œdème de forte intensité qui risque de comprimer la trachée et d'obstruer les voies respiratoires. L'excursion diaphragmatique peut être sérieusement compromise et entraîner une diminution du volume courant. Les échanges hydriques entre le compartiment vasculaire et le tissu interstitiel altèrent le parenchyme pulmonaire et peuvent entraîner une diminution de la compliance pulmonaire, un œdème pulmonaire non cardiogène ainsi que les signes et symptômes de la détresse respiratoire.

Étapes de la physiopathologie des brûlures.   On divise en trois étapes la physiopathologie et le traitement des brûlures. Bien que ces étapes se chevauchent plus ou moins, on peut généralement les distinguer, selon les descriptions données à l'encadré 50-1.

☐ SOINS AUX BRÛLÉS

Étape I

■ ÉVALUATION INITIALE

L'état général et l'état de santé du brûlé, son âge approximatif ainsi que le lieu et les circonstances de l'accident sont des facteurs importants qui peuvent amener à modifier le traitement. Les risques de décès sont plus élevés chez le vieillard et le jeune enfant que chez le jeune adulte, compte tenu du même pourcentage de brûlure. Le cas d'un homme de 60 ans très affaibli qui s'endort avec sa cigarette allumée et qui met le feu à sa chaise présente une physiopathologie et une chance de survie différentes de celles d'un homme de 38 ans dont les vêtements ont pris feu en brûlant des feuilles mortes. Il faut considérer, dans la planification des soins, les traumatismes associés ainsi que les maladies endocriniennes ou pulmonaires préexistantes, les allergies, les maladies métaboliques, des antécédents de toxicomanie ou la limitation du mouvement des articulations, qui peuvent aggraver le problème. L'infirmière doit essayer d'obtenir le maximum d'informations sur le client, avec l'aide de sa famille et de ses amis, y compris sa masse et son état de santé, avant l'accident.

Le lieu de l'accident et les mesures de premiers soins qui ont été prises constituent d'autres renseignements utiles.

Étendue de la surface brûlée (règle des neuf).   Pour déterminer le pourcentage de la surface corporelle totale qui a été brûlé, on divise le corps en multiples de 9 (règle des neuf, *figure 50-1*). On doit réévaluer l'étendue des brûlures la 2e et la 3e journée, parce que les démarcations ne sont généralement pas claires avant ce moment-là.

Profondeur de la brûlure.   Il est souvent difficile, lors de l'examen initial, de déterminer la profondeur d'une brûlure. Dans ce cas, le médecin se fonde sur son jugement et en évalue la profondeur ultérieurement en se basant sur les faits, c'est-à-dire que si la plaie s'est cicatrisée, c'est qu'il s'agissait d'une brûlure superficielle. Il est toutefois utile de classer les brûlures par degrés, pour pouvoir les décrire et les identifier (*Tableau 50-1*).

Les brûlures du *premier degré* ne sont pas considérées comme des brûlures graves, à moins qu'elles ne s'étendent à tout le corps. Les régions atteintes sont rouges et douloureuses.

Les brûlures du *deuxième degré* sont des brûlures associées à la formation de phlyctènes (vésicules), dans lesquelles on constate une destruction des couches superficielles de la peau, mais où les couches profondes demeurent intactes. Les clients présentant de grandes surfaces brûlées au deuxième degré doivent être hospitalisés. Les cellules profondes non atteintes par la brûlure permettront la cicatrisation de l'épiderme.

Les brûlures du *troisième degré* impliquent la destruction de toute l'épaisseur de la peau et souvent des tissus adipeux et des muscles sous-jacents, et même, dans certains cas, de l'os. Il est important de transporter la victime à l'hôpital le plus rapidement possible.

Pour déterminer la profondeur d'une brûlure, il est important de connaître : (1) l'agent causal (flamme, liquide bouillant, etc.) ; (2) la durée de l'exposition ; et (3) l'épaisseur

Encadré 50-1   Étapes des soins aux brûlés

Étape	Durée	Priorités
I	Depuis le moment de l'accident jusqu'au rétablissement de l'équilibre hydrique	• Soins d'urgence • Prévention du choc • Prévention de la détresse respiratoire • Évaluation des plaies et traitement initial • Détection et traitement des lésions coexistantes
II	Du début de la diurèse jusqu'à la fin de la cicatrisation	• Soins et fermeture des plaies • Prévention et traitement des complications, y compris de l'infection • Soutien nutritionnel
III	De la fin de la cicatrisation jusqu'au rétablissement optimal du fonctionnement physique et psychosocial	• Prévention des cicatrices et des contractures • Rééducation physique, ergothérapie et réadaptation professionnelle • Réadaptation fonctionnelle et chirurgie reconstructive • Conseils d'ordre psychosocial

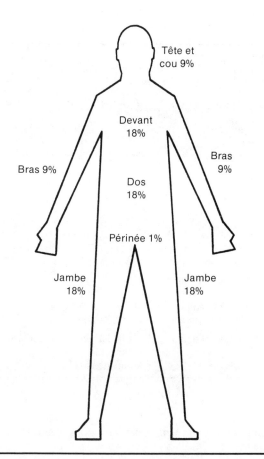

Tête et
cou 9%

Devant
18%

Bras
9%

Bras 9%

Dos
18%

Périnée 1%

Jambe
18%

Jambe
18%

Figure 50-1 Schéma de la « règle des neuf » pour calculer le pourcentage de la surface corporelle brûlée chez l'adulte. (Les valeurs réelles ont été modifiées pour des raisons pratiques.)

de la peau. Une hématurie et un taux élevé d'hémoglobine dans le plasma sont l'indice d'une brûlure profonde. (Voir le tableau 50-2 concernant les types de brûlures et les centres de soins recommandés.)

Pronostic de survie.   Ce sont les enfants et les jeunes adultes âgés entre 5 et 40 ans qui présentent le meilleur pronostic de survie aux brûlures. Dans ce groupe d'âge, les clients présentant des brûlures qui couvrent 60% du corps ont une chance de survie de 50%. Une brûlure couvrant plus de 20% du corps met la vie en danger. Le tableau 50-3 fournit des renseignements précis sur la relation entre l'âge, l'étendue de la surface brûlée et les chances de survie.

Le pronostic dépend de la profondeur et de l'étendue des brûlures mais aussi de l'âge et de l'état de santé du client. Les problèmes les plus fréquents sont le choc, l'infection, la détresse respiratoire, les troubles cardio-vasculaires et rénaux, le déséquilibre hydro-électrolytique, les troubles d'équilibre thermique et les troubles psychiatriques. Ces difficultés peuvent survenir simultanément ou consécutivement. Il est donc nécessaire d'envisager un traitement d'ensemble pour tous les systèmes, et non de se limiter à un seul système.

Manifestations cliniques

Bien que les effets locaux d'une brûlure soient plus évidents, les effets sur l'organisme constituent une plus grande menace. C'est pour cette raison qu'on doit, dès l'arrivée du client au centre hospitalier, s'efforcer de maintenir la perméabilité des voies respiratoires, la respiration et la circulation.

Fonction respiratoire.   Dès les premières minutes, on doit examiner la fonction respiratoire et rétablir la

Tableau 50-1   Évaluation de la profondeur d'une brûlure

Degré	Causes	Couches de la peau atteintes	Symptômes	Apparence	Évolution
Premier (superficiel)	Coup de soleil Étincelles	Épiderme	Picotement Hyperesthésie Douleur Soulagement par le froid	Rougeur; blanchit à la pression Peu ou pas d'œdème	Guérison complète en une semaine Desquamation
Deuxième (partiellement profond)	Liquide bouillant Éclat de flamme	Épiderme et une partie du derme	Douleur Hyperesthésie Sensibilité à l'air froid	Vésicules, base rouge marbrée, épiderme brisé avec surface suintante Œdème	Guérison en 2 ou 3 semaines Peut laisser une cicatrice et de la dépigmentation L'infection peut les convertir en brûlures du 3e degré
Troisième (très profond)	Feu Contact prolongé avec un liquide bouillant	Épiderme, derme et, parfois, tissus sous-cutanés	Sans douleur Signes de choc Hématurie et hémolyse probable	Sèche; blanc pâle ou carbonisée Peau brisée avec exposition du tissu adipeux Œdème	Croûtes Greffes nécessaires Cicatrices, déformations et perte de fonction

Tableau 50-2   Types de brûlures et centres de soins recommandés

	Brûlures majeures	Brûlures modérées sans complications	Brûlures mineures
Définition	2ᵉ degré > 25% 3ᵉ degré > 10% Brûlures de petites surfaces < 2 ans et > 60 ans Brûlures de la face, des mains, des pieds, du périnée Brûlures accompagnées de blessures par inhalation Brûlures électriques Brûlures accompagnées de traumatismes et de maladie	2ᵉ degré : 15% à 25% chez l'adulte 10% à 20% chez l'enfant ou la personne âgée 3ᵉ degré < 10% • Sans complications • Âges moyens • Aucune région corporelle en état critique • Aucun traumatisme ou maladie coexistante	2ᵉ degré < 15% chez l'adulte < 10% chez l'enfant 3ᵉ degré < 2%
Centre de soins recommandé	Centre ou unité spécialisée pour brûlés Soins avancés	Centre ou unité spécialisée pour brûlés Soins intermédiaires	Salle d'urgence d'un centre hospitalier Soins de base

perméabilité des voies respiratoires. Bon nombre de brûlés souffrent de troubles respiratoires concomitants.

Voici les critères indiquant la possibilité d'un trouble respiratoire : (1) l'incendie a eu lieu dans un endroit clos ; (2) brûlures au visage, au cou et autour de la bouche ; (3) poils des narines roussis ; (4) enrouement, voix changée, toux sèche, crachats contenant de la suie ; (5) crachats sanguinolents, respiration difficile, érythème et muqueuses buccale ou pharyngée couvertes de cloques.

On fait une analyse des gaz artériels et les résultats obtenus serviront de référence afin de déterminer par la suite si la pression d'oxygène baisse, ce qui est un signe de troubles respiratoires possibles.

L'évaluation de la poitrine comprend une auscultation visant à déceler, dans les bruits vésiculaires, un bruit striduleux et comporte aussi une radiographie. On doit noter tout symptôme d'empoisonnement au monoxyde de carbone, y compris les céphalées, la confusion mentale, la baisse de vision, la faiblesse, les nausées, l'irritabilité du

Tableau 50-3   Chances de survie selon l'âge et l'étendue de la surface corporelle brûlée

Âge	Étendue de la surface brûlée	Survie	Mort
5 ans et moins	50%	66%	34%
5 ans à 40 ans	50%	80%	20%
40 ans à 60 ans	50%	51%	49%
Plus de 60 ans	50%	9%	91%

système nerveux central et les variations électrocardiographiques.

Circulation.   On doit aussi rapidement évaluer la fonction circulatoire. Il faut surveiller fréquemment le pouls apical et la pression artérielle. Il faut s'attendre à une tachycardie et à une légère hypotension chez le brûlé qui n'a pas encore reçu de soins.

Le *monitorage cardiaque* est nécessaire si le client a des antécédents de maladie cardiaque, s'il a subi des brûlures électriques, s'il a des problèmes respiratoires ou si son pouls est irrégulier et que sa fréquence est anormalement lente ou rapide. On doit aussi vérifier toutes les heures les pouls périphériques des membres brûlés. Au fur et à mesure que l'œdème augmente au niveau des brûlures circonférentielles, la pression exercée sur les petits vaisseaux et les nerfs des extrémités distales bloque la circulation sanguine et cause l'ischémie. Le médecin peut alors se voir obligé d'enlever l'escarre pour apaiser l'effet de constriction provoqué par le tissu endommagé.

Le *débit urinaire* est généralement un excellent critère pour déterminer l'état circulatoire ; on doit l'évaluer toutes les heures. On doit aussi évaluer périodiquement la densité relative de l'urine, son *p*H ainsi que sa concentration en glucose, en acétone, en protéines et en hémoglobine.

Pour déceler les risques d'hypovolémie et de choc, on mesure la *pression veineuse centrale*. D'autres méthodes d'incursion comme la prise régulière de la pression artérielle et le cathétérisme de l'artère pulmonaire (mesure de la pression capillaire pulmonaire) sont aussi très utiles. Cependant, comme le risque d'infection croît avec l'utilisation de ces méthodes, on ne les emploie que lorsque les résultats des autres paramètres ne sont pas satisfaisants pour établir l'état hémodynamique de l'individu.

Température. L'hypothermie accompagne fréquemment les brûlures étendues, car la victime a perdu le système thermorégulateur localisé dans les capillaires cutanés détruits. On doit prendre la température rectale toutes les heures, durant un certain temps, puis espacer à deux ou quatre fois par tour de garde.

Fonction gastro-intestinale. Puisque le système nerveux sympathique réagit à la blessure causée par la brûlure, la motilité gastrique diminue et peut causer un iléus paralytique. Lorsqu'on évalue le péristaltisme régulièrement, il est plus facile de savoir à quel moment la fonction digestive s'est rétablie et à partir de quel moment le client peut commencer à s'alimenter.

Résultats de laboratoire. La réaction au stress peut également causer une hyperglycémie, que l'on peut vérifier par des analyses périodiques du sang. Les autres tests de laboratoire qu'il est important d'obtenir dès l'arrivée d'un brûlé à l'urgence comprennent les électrolytes sériques, l'azote uréique du sang, le taux de créatinine et la numération globulaire.

Douleur. En général, les victimes de brûlures du deuxième degré souffrent énormément. Il est important que l'infirmière puisse distinguer les symptômes de la douleur de ceux de l'hypoxie. L'agitation et l'anxiété peuvent être causées par une respiration de Kussmaul. On doit s'assurer que le client se ventile bien avant de lui administrer des analgésiques.

Problèmes du client et diagnostics infirmiers

Les principaux problèmes du client comprennent : la possibilité que les voies respiratoires soient obstruées et que la fonction respiratoire soit gênée à cause de l'œdème extrinsèque et intrinsèque ; une hypovolémie et un déséquilibre électrolytique dus à la perte de liquide et aux échanges hydriques ; une diminution de la résistance aux infections causée par la perte de la barrière cutanée et l'altération de la réponse immune ; de la douleur et de l'anxiété causées par les lésions nerveuses, l'exposition et le stress ; une diminution de la fonction gastrique causée par la réaction au stress ; une hypothermie provoquée par la perte de la microcirculation cutanée ; la présence de lésions associées ou de maladies chroniques ; et le développement possible de complications en relation avec la gravité des brûlures.

■ PLANIFICATION ET INTERVENTION

Objectifs

1. Maintenir la perméabilité des voies respiratoires et assurer une ventilation adéquate et une bonne oxygénation tissulaire.
2. Rétablir l'équilibre hydro-électrolytique et assurer la perfusion des organes vitaux.
3. Éviter toute invasion d'agents pathogènes.
4. Soulager la douleur et l'anxiété.
5. Rétablir une température normale.
6. Prévenir la distension de l'estomac et les vomissements.
7. Déceler et soigner les lésions et les maladies associées aux brûlures.
8. Éviter toute complication possible ou en diminuer le risque.

Soins immédiats

Dès que le client est admis au centre hospitalier, on lui enlève ses vêtements avec précaution, on note sa masse et sa taille et on le place sur ou entre des draps stériles. Étant donné que le client est habituellement effrayé et qu'il peut être en état de choc émotionnel, le personnel doit lui faire sentir qu'on s'occupe de lui et le rassurer. On doit l'encourager et lui donner toutes les explications désirées. Si le client exprime le désir de voir un prêtre, on doit en faire venir un.

Les techniques d'asepsie doivent être rigoureusement suivies. Le personnel doit porter un masque, un bonnet et une blouse ; si la région brûlée nécessite d'être touchée, le port de gants stériles est obligatoire. Le médecin évalue l'état général de la victime, examine la brûlure, détermine les priorités et supervise le plan de soins propre à l'individu, en séparant bien le traitement systémique des soins destinés à la région brûlée.

On doit prendre des photographies des régions endommagées à ce moment-là et en prendre d'autres tout au long du traitement. De cette manière, on peut déterminer rapidement les progrès de la cicatrisation. De telles preuves ont une valeur inestimable auprès des compagnies d'assurance et des tribunaux.

Préparation de la chambre. La préparation du lit d'un brûlé consiste à recouvrir complètement le matelas d'un drap en plastique recouvert par la suite d'un drap stérile. Par dessus le drap, on place une feuille stérile de Microdon (3M), pour empêcher les plaies d'adhérer au drap lorsqu'elles suintent. Des bonnets, des blouses et des gants stériles, ainsi que des masques jetables sont disponibles pour l'entourage du client. Il est nécessaire d'avoir dans la chambre l'équipement suivant : un plateau à perfusion avec cathéters à pression veineuse centrale ainsi que des liquides (c'est-à-dire du Plasmanate et une solution de lactate Ringer), des seringues, un nécessaire à drainage urinaire, un plateau à trachéotomie, un plateau à phlébotomie (veinotomie), un appareil de succion et le matériel pour l'oxygénothérapie, des paquets de draps stériles et un arceau de lit. C'est la technique particulière à suivre pour soigner la plaie qui détermine les autres besoins.

Dans certains hôpitaux, on installe les clients brûlés gravement au tronc dans des lits circulaires et on les retourne, de la position de décubitus ventral au décubitus dorsal, toutes les trois heures. On peut utiliser aussi le lit Stryker, selon les besoins du client. De plus, un matelas de liquide ou un matelas avec une surface en forme de contenant d'œufs peut être utile.

Soins de la fonction respiratoire

- Le traitement immédiat consiste à rétablir la perméabilité des voies respiratoires, possiblement par succion de l'oropharynx, suivie de l'administration d'oxygène pur. Une telle concentration d'oxygène est rarement disponible dans une situation d'urgence ; toutefois, on administre de l'oxygène avec le masque ou la canule nasale.

Dans la plupart des cas, l'air inspiré est humidifié et on encourage le client à tousser pour qu'on puisse faire la succion des sécrétions. Dans les situations plus graves, on doit retirer les sécrétions par succion bronchique et administrer des bronchodilatateurs et des agents mucolytiques.

- Lorsqu'il y a présence d'œdème oropharyngé, il peut être nécessaire d'intuber la victime. Pour prévenir l'atélectasie, on insufflera de l'air toutes les heures avec un ballon. On doit aussi, dans certains cas, administrer une pression positive continue ou recourir à la ventilation mécanique.
- On analyse les gaz artériels (l'emploi du cathéter de Swan-Ganz peut s'avérer nécessaire pour surveiller la pression capillaire pulmonaire) et on vérifie le débit urinaire.

Les spécialistes ne s'entendent pas sur le choix des antibiotiques à administrer. Pour déterminer le type d'antibiotique nécessaire, on analyse les expectorations en recourant à la coloration de Gram. Si les bactéries sont à Gram positif et si les neutrophiles sont nombreux, on administre de la pénicilline ou des antibiotiques résistant à la pénicillinase. En général, on ne donne pas de stéroïdes, car les inconvénients surpassent les avantages. Les techniques d'asepsie seront suivies rigoureusement pour tous les soins administrés au niveau de la trachée.

Traitement du dérèglement liquidien (échange plasma — liquide interstitiel) et du choc

Après avoir maîtrisé les difficultés respiratoires, il importe en second lieu de remplacer la perte liquidienne et de prévenir un choc irréversible. Il se produit, dans le cas de brûlures étendues (plus de 20% de la surface corporelle), un déséquilibre systémique dangereux du bilan hydrique. Ce dérèglement débute par la perte de liquide dans les tissus voisins de la brûlure et par la perte de liquide causée par l'exsudation et l'évaporation à la surface de la brûlure, ce qui produit une diminution du liquide circulant dans l'organisme. L'épanchement du liquide dans les tissus débute en moins d'une heure et atteint son pic dans les quatre à six heures qui suivent ; la perte liquidienne se poursuit pendant 48 h après la brûlure (*Tableau 50-4*). Il en résulte une hémoconcentration, c'est-à-dire une augmentation relative du rapport entre les globules rouges et le plasma. Il en résulte aussi des effets cumulatifs comme une augmentation de l'hématocrite, une circulation moins efficace et une baisse de la pression artérielle. En plus des signes d'agitation et de désorientation, les signes vitaux peuvent révéler une augmentation de la fréquence cardiaque (tachycardie).

- L'infirmière doit signaler immédiatement un pouls supérieur à 110 battements par minute, car une telle fréquence signifie que le cœur tente de compenser la diminution du volume sanguin.

Le client a souvent très soif, à cause de la déshydratation cellulaire généralisée. Le choc est alors imminent et le client est gravement malade.

Tableau 50-4 Changements hydro-électrolytiques qui surviennent dans les premières 48 h suivant une brûlure grave.
Phase d'accumulation de liquide (phase de choc).
Plasma → Liquide interstitiel (œdème de la région brûlée).

Observation	Explication
1. Déshydratation généralisée	Le plasma sort des capillaires endommagés.
2. Réduction du volume sanguin	Dû à la perte de plasma, à la baisse de la pression artérielle et à la diminution du débit cardiaque.
3. Diminution de la diurèse	Secondaire à : La perte liquidienne La diminution du flux sanguin au rein. La rétention d'eau et de sodium causée par l'augmentation de l'activité des surrénales. L'hémolyse des globules rouges causant une hémoglobinurie et une myonécrose ou une myoglobinurie.
4. Excès de potassium	Un traumatisme cellulaire important provoque la libération de K^+ dans le liquide extra-cellulaire (normalement la plus grande partie du K^+ est intracellulaire).
5. Déficit en sodium	Une grande quantité de Na^+ est perdue dans le liquide et l'exsudat, et par son déplacement vers les cellules (normalement la plus grande partie du Na^+ est extra-cellulaire).
6. Acidose métabolique (déficit en bicarbonate)	Une perte d'ions bicarbonate accompagne une perte de sodium.
7. Hémoconcentration (hématocrite élevé)	Il y a une perte des composants liquides du sang dans l'espace extra-cellulaire.

Source : N.M. Metheny et W.D. Snively. *Nurses' Handbook of Fluid Balance,* Philadelphie, J.B. Lippincott.

C'est pourquoi il est nécessaire de donner immédiatement les soins suivants :

- Mise en place d'une voie intraveineuse au moyen d'un cathéter à demeure, installé de préférence dans une région non brûlée.
- Prélèvements sanguins en vue des examens suivants : hématocrite, gaz artériels, électrolytes, détermination du groupe sanguin et épreuve de compatibilité croisée. On doit surveiller ces paramètres de très près lors de la période de réanimation.
- Installation d'un cathéter urinaire à demeure pour surveiller, toutes les heures, le volume et la densité relative de l'urine. On note la quantité d'urine recueillie dès le début, car elle peut permettre de déterminer

l'importance de la fonction rénale. On analyse aussi l'urine afin de déterminer le taux d'hémoglobine. On doit noter dans le dossier une diurèse inférieure à 30 mL par heure (10 mL chez les enfants).

- On note les signes vitaux à intervalles réguliers : les températures supérieures à 38,3°C ou inférieures à 36°C doivent être notées dans le dossier.

Remplacement des liquides.   On ne connaît pas de moyen d'arrêter l'écoulement des liquides, mais il est possible de les remplacer. Le médecin calcule les besoins en liquide pour les premières 24 h en évaluant l'étendue des brûlures du client. Il s'agit de faire des combinaisons de liquides appropriés : (1) des colloïdes, comme du sang complet, du plasma et des succédanés du plasma ; et (2) des électrolytes, comme du sérum physiologique, la solution de Ringer avec lactate et la solution de Hartmann.

Des formules ont été établies pour estimer la perte liquidienne ; elles sont basées sur le pourcentage de la surface corporelle brûlée et la masse du client. Le médecin les modifie selon les besoins du client.

Formule d'Evans

1. Colloïdes (sang, plasma, dextran) : 1 mL × pourcentage de la surface brûlée × masse corporelle en kilogrammes.
2. Électrolytes (solution saline) : 1 mL × pourcentage de la surface brûlée × masse corporelle en kilogrammes.
3. Solution de glucose à 5% dans l'eau, 2000 mL (pour les pertes insensibles).

Les brûlures du 2ᵉ ou 3ᵉ degré couvrant plus de 50% de la surface corporelle sont calculées sur la base de 50%. De toute façon, on ne peut donner plus de 10 000 mL de liquide par 24 h. On donne la moitié des liquides calculés dans les premières 8 h, l'autre moitié dans les 16 h qui suivent. La deuxième journée après sa brûlure, le client reçoit la moitié des colloïdes, la moitié des électrolytes et tout le liquide de suppléance pour les pertes insensibles.

Formule du Brooke Army Hospital.   Cette formule ne diffère de la formule d'Evans que par sa fraction colloïdale, qui est réduite de 1,0 mL à 0,5 mL, et sa quantité d'électrolytes, qui est augmentée de 1,0 mL à 1,5 mL. Au lieu d'employer la solution saline, on préfère utiliser une solution de lactate Ringer comme base d'électrolytes, à cause de sa faible teneur en chlorure.

Le deuxième jour de son hospitalisation, le client reçoit la moitié des colloïdes, la moitié des électrolytes et toute la quantité de liquide de suppléance pour les pertes insensibles.

Formule de Parkland ou de Baxter.   On donne au brûlé 4,0 mL de solution de lactate Ringer par pourcentage de la surface brûlée, par kilogramme de masse corporelle. On administre le tiers de la quantité dans les premières 8 h, et le reste dans les 16 h qui suivent.

Solution saline hypertonique.   Cette solution est un mélange de chlorure de sodium et de lactate, dans des proportions telles que la solution finale a une teneur en sodium de 300 mEq. On l'administre à une fréquence suffisante pour maintenir le débit urinaire désiré. En général, cette fréquence *ne doit pas* augmenter durant les premières huit heures. Les effets thérapeutiques majeurs résultent de l'hypernatrémie prolongée et de l'augmentation de l'osmola-

lité sérique qui se produit. L'œdème disparaît et les complications pulmonaires dues à la charge liquidienne diminuent.

Formule idéale.   Bien que chacune des formules décrites plus haut puisse être suivie par les médecins pour traiter des victimes de brûlures, la formule la plus populaire est celle qui a été proposée en 1978 lors d'une conférence portant sur les soins aux brûlés. Lors de cette conférence, il a été convenu à l'unanimité que le sel et l'eau sont essentiels aux victimes de brûlures, mais que les solutions colloïdales peuvent être utiles ou non dans les premières 24 h à 48 h.

Selon la formule idéale, le volume de solution saline à être administré dans les premières 24 h doit être limité à 2 mL à 4 mL par kilogramme et par pourcentage de la surface brûlée. Au début, le volume est réglé au minimum, car l'objectif le plus important du traitement liquidien est de maintenir la fonction des organes vitaux avec le minimum de travail physiologique.

En général, on peut administrer aux adultes 2 mL/kg de solution de lactate Ringer, par pourcentage de surface brûlée, et 3 mL dans le cas d'un enfant. Comme pour les autres formules, on administre la moitié du volume total calculé dans les premières 8 h, et l'autre moitié dans les 16 h suivantes. On doit régler la fréquence et le volume de la perfusion selon la réaction du client.

Des études récentes ont démontré que dans le cas de brûlures étendues, le pompage sodium-potassium au niveau cellulaire était défaillant. C'est pour cette raison que certains grands brûlés ont besoin d'une plus grande quantité de liquide, par pourcentage de surface brûlée, que les clients souffrant de brûlures moins étendues.

Exemple du remplacement liquidien

Cas d'une victime de 70 kg dont les brûlures représentent 50% de la surface corporelle

1. Formule idéale : 2 mL à 4 mL × kilogrammes de masse corporelle × pourcentage de la surface brûlée
2. Calcul : $2 \times 70 \times 50 = 7000$ mL/24 h
3. Traitement : premières 8 h : 3 500 mL à raison de 437 mL/h. 16 h suivantes : 3 500 mL à raison de 219 mL/h

ATTENTION : Ces formules ne sont que des guides. La réaction du client est le facteur le plus important et on doit la surveiller au moins une fois toutes les heures.

Traitement liquidien

- On détermine la quantité et la vitesse d'écoulement du liquide administré par un cathéter à demeure en se basant sur le débit urinaire, la pression artérielle et la fréquence du pouls. Le débit urinaire doit être maintenu entre 30 mL et 70 mL par heure ou entre 0,5 mL et 1 mL/kg dans le cas d'un enfant. Cela veut dire que l'infirmière doit recueillir, mesurer et enregistrer la quantité d'urine excrétée toutes les heures. Le pouls doit être inférieur à 110 pulsations par minute. *Ces paramètres sont beaucoup plus importants, en matière de réanimation, que n'importe quelle formule.* En fait, la véritable « formule », *c'est* la réaction du client.
- On doit noter les observations suivantes :
  1. Présence d'hématurie ;

2. Diurèse horaire inférieure à 30 mL par heure (indique que la quantité de liquide absorbée est insuffisante);
3. Diurèse horaire de plus de 100 mL par heure; peut être le signe d'un œdème pulmonaire ou d'une intoxication à l'eau imminente (évoquée par les signes suivants: tremblements, mouvements saccadés, nausée, diarrhée, salivation et désorientation);
4. Pression artérielle inférieure à 90/60.

Si tous les membres sont brûlés, il devient difficile de prendre la pression artérielle. On applique un pansement stérile sous le brassard du sphygmomanomètre pour éviter de contaminer la blessure. Un appareil électronique à effet Doppler (ultrasons) peut s'avérer utile pour prendre la pression artérielle. L'emploi d'un cathéter artériel pour mesurer la pression artérielle et pour prélever des échantillons destinés à l'analyse des gaz artériels peut être indiqué.

L'appareil à effet Doppler est utile pour mesurer les pouls périphériques. Une méthode plus complexe pour déterminer la pression dans les tissus, afin d'intervenir rapidement dans le cas d'un syndrome du compartiment, consiste à utiliser le cathéter de Wick relié à un transducteur.

Le taux d'hémoglobine et l'hématocrite sont des indices importants pour déterminer la quantité de liquide à administrer. On prélève des échantillons de sang, à des intervalles fréquents, pour obtenir ces résultats et déterminer le taux d'électrolytes. Si le taux d'hémoglobine et l'hématocrite diminuent et que la diurèse horaire est supérieure à 50 mL, on peut alors diminuer la vitesse d'écoulement des solutions intraveineuses.

On peut administrer des antibiotiques à l'aide d'un tube en plastique relié à la perfusion intraveineuse, si nécessaire. Si la victime souffre de nausées et vomit, on introduit un tube nasogastrique dans l'estomac et on le relie à un appareil de succion.

L'infirmière doit connaître la quantité maximale de liquide qu'il est permis de donner à la victime; en règle générale, on administre les liquides par voie intraveineuse. Si les liquides sont nombreux, on peut utiliser une pompe à perfusion et un contrôleur de débit. L'infirmière est responsable de la surveillance du traitement par voie intraveineuse, auquel s'ajoutent l'injection d'antibiotiques et la suralimentation.

Évaluation continue.   On doit signaler immédiatement tout changement significatif chez le client. Les problèmes du client et les solutions proposées sont modifiés au fur et à mesure que l'état du client change. On doit noter tout changement survenant dans son apparence et ses réactions, les signes et symptômes significatifs, les ingesta et les excreta, tout traitement et toute modification de traitement. Le client doit donc être surveillé d'une manière constante.

Prévention de l'infection

En plus de voir au bon déroulement du traitement liquidien et de donner des soins constants, l'infirmière est responsable de la propreté du milieu environnant. Elle doit aussi examiner fréquemment la plaie pour déceler tout signe d'infection. On inclut dans les soins de la plaie le lavage et le débridement, ainsi que l'application d'agents antimicrobiens topiques et, au besoin, de pansements physiologiques (voir plus loin).

De récentes observations semblent indiquer que le tube digestif serait la principale source d'infection bactérienne. Une deuxième source importante serait l'environnement. On donne rarement des doses d'antibiotiques, comme mesure prophylactique, sauf si le client présente des lésions pulmonaires. On effectue un antibiogramme avant de donner des antibiotiques. Le choix des antibiotiques se fonde sur les souches pathogènes présentes dans l'unité de soins; ils doivent être efficaces contre *Staphylococcus aureus* et *Pseudomonas*. Leur concentration sérique est calculée en fonction d'une efficacité maximale et d'une toxicité minimale.

On doit identifier et éliminer l'infection localisée. Un des premiers objectifs poursuivis par l'infirmière est de prendre toutes les précautions pour maintenir le client en isolement total. Une combinaison de plusieurs médicaments s'avère parfois utile.

• Pour soigner un grand brûlé, on doit porter un masque et des gants stériles pour prévenir l'infection. Lorsqu'on doit soigner les plaies, il est préférable de porter aussi un bonnet et une blouse.

C'est le médecin ou une infirmière spécialisée qui doit nettoyer et débrider la plaie. Au moment de débrider la plaie, on peut utiliser une solution savonneuse ou un détergent pour bien la nettoyer. Les savons à base d'hexachlorophène sont à éviter, à cause de l'apparente neurotoxicité associée à l'absorption d'hexachlorophène.

Étant donné que les brûlures sont des plaies contaminées, on doit administrer aux brûlés un sérum antitétanique. Si le client a déjà été vacciné mais n'a pas reçu de dose de rappel depuis quatre ans, on doit lui administrer une dose de rappel d'anatoxine tétanique. S'il n'a jamais eu d'anatoxine, on doit lui administrer de la globuline humaine antitétanique hyperimmunisante. La quantité à administrer dépend de l'étendue de la brûlure et de l'environnement où s'est produit l'accident. Si le client a été roulé dans la terre ou s'est écroulé dans la terre, le danger d'avoir contracté le tétanos est plus grand; il recevra donc une dose plus forte d'antitoxine.

Douleur

On administre de la morphine par voie intraveineuse pour soulager la douleur chez le brûlé. Il est dangereux d'administrer de la morphine par voie intramusculaire ou par voie sous-cutanée, parce que la circulation sanguine est altérée. Comme la morphine altère la fonction respiratoire, on doit en administrer des doses plus faibles par voie intraveineuse aux clients ayant des brûlures à la tête et au cou.

• Il faut souligner que, dans les cas d'anémie, de choc et d'hypovolémie (surtout chez les enfants), les narcotiques peuvent provoquer un arrêt cardiaque. C'est pour cette raison qu'il est préférable d'administrer de très faibles doses, plus fréquemment (par exemple, toutes les 30 min), au début de la phase aiguë.

Les brûlures du deuxième degré causent une douleur plus intense que les brûlures du troisième degré parce que, dans ce dernier cas, les terminaisons nerveuses sont détruites. Les terminaisons nerveuses exposées sont sensibles à l'air ambiant froid; c'est pourquoi une couverture stérile peut aider à calmer la douleur. La peur, l'hystérie et une douleur aiguë peuvent provoquer un choc neurogène.

- L'agitation et l'anxiété qu'on attribue à la douleur peuvent, en réalité, être dues à l'hypoxie. C'est pourquoi il est essentiel d'évaluer soigneusement la fonction respiratoire avant de donner des analgésiques dans les premières heures suivant l'accident. La morphine et autres narcotiques sont administrés par voie intraveineuse, selon les besoins du client, mais on doit éviter l'administration de doses massives, pour réduire les risques de détresse respiratoire et ne pas masquer d'autres symptômes.

Les victimes de brûlures sont sujettes au refroidissement. Pour maintenir l'organisme à la bonne température, on utilise des couvertures, des lampes ou des plaques chauffantes fixées au plafond ou encore des couvertures recouvertes d'aluminium. On doit retirer les vêtements et soigner les plaies de manière efficace, afin d'éviter que le client ne soit trop longtemps exposé à la température ambiante et pour réduire le frissonnement et le stress métabolique.

Aspects psychosociaux des soins

L'évaluation de l'état affectif du client révèle souvent un état de stress qui se manifeste par la confusion, la peur de ne pas survivre, des émotions non contrôlées et de l'insomnie. À ce stade, l'infirmière peut apaiser le client en lui disant que ses réactions sont normales et temporaires. Elle peut le rassurer quant à sa peur d'être abandonné, en étant très attentive à ses besoins et en allant le voir régulièrement. S'il montre des signes de délire et de désorientation, on doit l'aider à comprendre où il est, quelle heure il est et qui le soigne.

Lors de l'incendie, le client peut avoir perdu des membres de sa famille ou des amis, sa maison et ses biens. Il peut aussi avoir perdu le fonctionnement d'une partie de son corps. Le personnel infirmier doit l'aider à surmonter les graves problèmes qui l'accablent. Si, dans son approche, le personnel infirmier est cohérent et déterminé, et répond franchement aux questions de la victime, celle-ci acquerra une confiance envers le personnel, ce qui accélérera le processus de guérison.

Les brûlés sont souvent très inquiets de leur apparence, surtout s'ils sont défigurés. Les membres du personnel doivent se rappeler que le client remarquera tout signe de répulsion ou de choc.

Perturbations gastro-intestinales

Il arrive souvent que le brûlé présente des vomissements et de la distension, qui sont des signes de dilatation gastrique et d'iléus paralytique; c'est la raison pour laquelle on installe un tube nasogastrique au tout début du traitement. Dès que le client commence à manger, on doit administrer les liquides par voie orale, mais *très lentement*. La tolérance du client au liquide est notée; s'il ne vomit pas, ne présente pas de diarrhée ou n'a pas de distension abdominale et que le péristaltisme est présent, on augmente les liquides de façon graduelle. Si le client est intubé, s'il est incapable d'avaler ou s'il doit suivre un régime hyperénergétique, on

Tableau 50-5 Changements hydro-électrolytiques qui commencent 48 h après une brûlure grave.
Phase de remobilisation liquidienne (état de diurèse).
Liquide interstitiel → Plasma

Observation	Explication
1. Hémodilution (diminution de l'hématocrite)	Lorsque le liquide pénètre dans le compartiment vasculaire, la concentration des globules sanguins est diluée; il y a perte de globules rouges causée par la brûlure.
2. Augmentation de la diurèse	Le déplacement des liquides vers les compartiments intravasculaires augmente le débit sanguin rénal et provoque l'augmentation de la formation d'urine.
4. Déficit en sodium	Avec la diurèse, il y a perte de sodium avec l'eau; le sodium sérique est dilué par l'eau absorbée.
5. Déficit en potassium (survient quelquefois durant cette étape)	À partir des 4e et 5e jours, le K^+ se déplace du liquide extra-cellulaire aux cellules.
6. Acidose métabolique	La perte de sodium épuise les bases; le contenu en dioxyde de carbone augmente.

Source: N.M. Metheny et W.D. Snively. *Nurses' Handbook of Fluid Balance,* Philadelphie, J.B. Lippincott.

doit lui donner, par voir orale ou par gavage, selon le cas, des aliments riches en protéines et en kilojoules (aliments à base de lait et d'œufs).

■ ÉVALUATION

Résultats escomptés
(Voir également l'encadré 50-2.)

Le client réussit à :

1. Maintenir la perméabilité des voies respiratoires, une ventilation adéquate et une bonne oxygénation.
2. Retrouver l'équilibre hydro-électrolytique et la perfusion des organes vitaux.
3. Ne pas présenter une invasion par des agents pathogènes.
4. Ressentir le minimum de douleur.
5. Maintenir une température corporelle normale.
6. Retrouver une fonction gastrique normale.
7. Ne pas présenter de lésions ou de maladies associées.
8. Ne pas présenter de complications.

Étape II

Aspects physiologiques

Après la période de choc (qui dure de 48 h à 72 h), le client est dans la phase de mobilisation liquidienne (*Tableau 50-5*). C'est à ce moment que le client passe d'une réaction de

Encadré 50-2   Guide des interventions de l'infirmière auprès du client ayant subi des brûlures — Étape I

Problèmes fondamentaux et diagnostics infirmiers

1. Obstruction des voies respiratoires et altération de la fonction respiratoire
2. Pertes et déplacements hydro-électrolytiques
3. Baisse de la résistance à l'infection
4. Douleur et anxiété
5. Hypothermie
6. Diminution de la fonction gastrique
7. Lésions et maladies associées
8. Complications possibles

Objectifs et interventions de l'infirmière

1. Assurer la perméabilité des voies respiratoires et rétablir la fonction respiratoire :
   a) Installer le client dans une position appropriée, enlever les sécrétions et recourir, au besoin, à une sonde endotrachéale ;
   b) Donner de l'oxygène humidifié selon le mode approprié ;
   c) Évaluer les bruits vésiculaires ainsi que la fréquence, le rythme et l'amplitude respiratoires ;
   d) Surveiller le client sous ventilation assistée et observer ses réactions selon l'analyse des gaz artériels ;
   e) Observer les signes de détresse respiratoire ou d'empoisonnement au monoxyde de carbone.

2. Surveiller les pertes et les déplacements hydro-électrolytiques et les remplacer selon l'ordonnance médicale :
   a) Observer les signes vitaux, la diurèse et l'état de conscience pour déceler l'hypovolémie ou la surcharge liquidienne ;
   b) Surveiller les voies intraveineuses en en réglant l'écoulement liquidien selon le débit approprié ;
   c) Rechercher les symptômes d'une déficience ou d'un excès de sodium, de potassium, de calcium, de phosphore et de bicarbonate dans le sérum ;
   d) Noter les résultats des tests de laboratoire et signaler au médecin toute valeur anormale ;
   e) Noter les ingesta et les excreta ;
   f) Peser le client tous les jours.

3. Assurer une protection contre les micro-organismes pathogènes :
   a) Suivre les techniques d'asepsie pour soigner les plaies et pour les techniques envahissantes ;
   b) Soutenir la réponse immune par la prévention du choc ;
   c) Réduire les sources d'infection au minimum ;
   d) Se considérer soi-même comme une source possible d'infection croisée ;
   e) Utiliser les moyens aseptiques appropriés comme la blouse, les gants, etc. ;
   f) Administrer des antibiotiques par voie orale, parentérale ou topique ;

g) Administrer l'immunoglobuline antitétanique ou l'anatoxine tétanique.

4. Calmer la douleur et l'anxiété :
   a) Évaluer la douleur et la distinguer de l'hypoxie ;
   b) Administrer des analgésiques narcotiques par voie intraveineuse ;
   c) Recourir à des techniques de relaxation et enseigner au client à s'administrer de l'oxyde nitreux ou tout autre type de traitement d'appoint ;
   d) Apporter au client un soutien moral et du réconfort ;
   e) Discuter ouvertement et en toute franchise des soins auxquels il devra se soumettre pour recouvrer la santé.

5. Maintenir la température du corps dans les limites de la normale :
   a) Assurer un environnement chaud à l'aide de plaques chauffantes, de couvertures spatiales, de lampes et de couvertures chauffantes ou de vêtements épais ;
   b) Travailler rapidement et de manière efficace, afin de réduire les pertes de chaleur au minimum, lorsque les plaies sont exposées ;
   c) Prendre régulièrement la température rectale.

6. Assurer le bon fonctionnement du système digestif ; prévenir les nausées et les vomissements :
   a) Maintenir le tube nasogastrique à un rythme de succion intermittent et lent jusqu'à ce que le péristaltisme soit présent ;
   b) Ausculter l'abdomen toutes les quatre heures pour écouter le péristaltisme ;
   c) Commencer un régime liquide lorsque le péristaltisme est présent et ajouter des aliments progressivement ;
   d) Faire la succion du contenu de l'estomac avant de procéder au gavage, afin d'évaluer la quantité résiduelle et le pH ;
   e) Administrer les antiacides prescrits, lorsque le pH gastrique est bas.

7. Déceler et soigner les lésions ou maladies associées :
   a) Obtenir un rapport complet sur les événements qui ont entouré l'accident ainsi que sur les antécédents du client ;
   b) Procéder à un examen physique détaillé et demander tous les examens radiologiques et épreuves de laboratoire requis ;
   c) Soupçonner des fractures, un traumatisme à la colonne vertébrale, à la tête ou aux organes internes chez les victimes de brûlures électriques ou d'une explosion et chez celles qui ont subi une chute en voulant fuir ;
   d) Obtenir un rendez-vous avec un ophtalmologiste pour chaque client ayant subi des brûlures au visage ;

Encadré 50-2 Guide des interventions de l'infirmière auprès du client ayant subi des brûlures — Étape I (*suite*)

e) Surveiller les signes d'intensification de maladies chroniques dues au stress causé par les brûlures.

8. Prévenir et traiter les complications possibles :
   a) Surveiller les arythmies cardiaques et obtenir un ECG à 12 dérivations ;
   b) Prendre les pouls périphériques toutes les heures au niveau des membres ayant subi des brûlures circonférentielles ;
   c) Noter tout signe de diminution de la circulation périphérique ou d'ischémie nerveuse ou musculaire et les signaler au médecin ;
   d) Observer la diurèse et faire analyser l'urine pour obtenir le taux d'hémoglobine ;
   e) Mesurer la diurèse toutes les heures et noter les quantités insuffisantes ;
   f) Faire analyser l'urine toutes les quatre heures pour connaître le taux de glucose, de corps cétoniques, de protéines et le *p*H ;
   g) Surélever le pied et la tête du lit pour faire diminuer l'œdème, pour assurer une meilleure circulation et pour permettre au client de mieux respirer.

Évaluation

Résultats escomptés

Le client réussit à :

1. Maintenir la perméabilité des voies respiratoires, une ventilation adéquate et une bonne oxygénation.
   a) Respire spontanément ;
   b) Ne montre aucun signe de dyspnée ou de difficulté respiratoire ;
   c) A une fréquence respiratoire variant entre 12 et 20 ;
   d) Présente des paramètres relatifs à la fonction pulmonaire dans les limites de la normale ;
   e) A des poumons clairs à l'auscultation ;
   f) Ne présente pas de troubles cérébraux causés par l'hypoxie ;
   g) Présente des valeurs de gaz artériels dans les limites de la normale ;
   h) A des sécrétions respiratoires peu abondantes, incolores et claires ;

2. Retrouver l'équilibre hydro-électrolytique et la perfusion des organes vitaux.
   a) A des ingesta, des excreta et une masse corporelle satisfaisants par rapport aux normes physiopathologiques et aux objectifs thérapeutiques ;
   b) A un taux d'électrolytes sériques dans les limites de la normale ;
   c) A une diurèse horaire variant entre 0,5 mL/kg et 1 mL/kg ;
   d) A une pression artérielle supérieure à 90/60 ;
   e) A une fréquence cardiaque inférieure à 110 battements par minute ;
   f) Ne présente pas de troubles de la conscience ;

g) Ne se plaint pas de la soif ;
h) Présente des réflexes et un tonus musculaire normaux, signes d'un équilibre électrolytique normal.

3. Ne pas présenter une invasion par des agents pathogènes.
   a) Ne présente aucun signe d'infection locale ou systémique ;
   b) A des hémocultures négatives ;
   c) A des résultats négatifs aux cultures de tissus brûlés, de crachats et d'urine.

4. Ressentir le minimum de douleur.
   a) Montre que le niveau de bien-être permet un repos adéquat et une participation active aux activités proposées ;
   b) Demande des analgésiques surtout avant le changement des pansements et lors des traitements qui peuvent être douloureux.

5. Maintenir une température corporelle normale. A une température corporelle variant entre 36° C et 38,3° C.

6. Retrouver une fonction gastrique normale.
   a) Fait entendre le péristaltisme ;
   b) A un contenu gastrique normal, sans aucun saignement ;
   c) Tolère une alimentation par voie orale ou par tube nasogastrique ;
   d) A des selles ne présentant pas de sang occulte.

7. Ne pas présenter de lésions et de maladies associées.
   a) A été diagnostiqué et traité ;
   b) A subi un examen physique détaillé ;
   c) A passé des radiographies et des tests de laboratoire dont les résultats ont été inscrits au dossier ;
   d) Suit un traitement pour les traumatismes ou maladies dont il souffre, incorporé au plan de soins général (ex. : immobilisation des fractures).

8. Ne pas présenter de complications :
   a) A un rythme sinusal normal ou une légère tachycardie ;
   b) A des taux d'azote uréique et de créatinine normaux ;
   c) Présente un bon fonctionnement des organes vitaux ;
   d) A des pouls périphériques normaux ;
   e) Ne montre pas de paresthésie ou de symptômes d'ischémie nerveuse ou musculaire (syndrome du compartiment) ;
   f) A des urines claires et jaunes ainsi que des taux de protéines, de glucose, de corps cétoniques, un *p*H et une densité relative dans les limites de la normale ;
   g) A un taux d'hémoglobine et un hématocrite normaux ;
   h) Présente un état neurologique normal.

défense et de panique à la prise de conscience des soins qui seront nécessaires avant qu'il ne recouvre la santé.

- Au cours de cette période (du deuxième au cinquième jour), le liquide est réabsorbé du tissu interstitiel pour être amené dans le courant sanguin, augmentant ainsi le volume sanguin. Cet épanchement exerce une pression sur le cœur, le débit urinaire est augmenté considérablement et le liquide accumulé dans les poumons peut causer un œdème pulmonaire. Le médecin doit être mis au courant immédiatement de ces changements, parce qu'il est très important, à ce moment-là, de restreindre l'apport liquidien (particulièrement par voie intraveineuse).

- Il est très important que l'infirmière observe et note tout signe de détresse respiratoire : râles humides, toux écumeuse et cyanose ; ils peuvent être des signes avant-coureurs d'un œdème pulmonaire fatal.

Besoins électrolytiques, sanguins et liquidiens

La perte liquidienne des plaies, par évaporation, peut atteindre 3 L à 5 L ou plus par 24 h. On mesure la quantité d'eau à remplacer en surveillant le sodium et le potassium sériques ; un taux de sodium supérieur à 140 mEq/L ou 144 mEq/L (normal) suggère un besoin d'eau. L'hyponatrémie, plus fréquente (sodium inférieur à 132 mEq/L), se manifeste entre le 3e et le 10e jour après la brûlure, par une mobilisation rapide du liquide dans la région brûlée.

L'hypokaliémie apparaît à ce moment, à moins que l'apport liquidien et nutritionnel ne compense pour cette perte ; le brûlé peut avoir besoin de 80 mEq à 100 mEq de potassium par jour.

La diurèse et la perte de masse (qui ne doit pas dépasser 1 kg par jour) sont des indices utiles pour déterminer le remplacement liquidien. Si le client ne peut se tenir debout sur une balance, on utilise une balance de lit.

Une transfusion sanguine peut s'avérer nécessaire le 2e ou 3e jour suivant la brûlure, pour combattre l'anémie. Il est important de bien observer la réaction du client à la transfusion.

Fermeture de la plaie

Cette étape est la période où les tissus nécrosés (escarres) se séparent du tissu viable sous-jacent par un processus de liquéfaction. Il en résulte une plaie béante et souvent infectée, tout d'abord par des bactéries à Gram positif, ensuite par des bactéries à Gram négatif et, enfin, par des champignons.

L'infection se manifeste par une élévation graduelle de la température, par une sensibilité localisée, par de la tachycardie et, souvent, par une lymphangite.

- Comme l'infection est presque toujours un facteur à considérer dans le traitement des brûlures, on ferme la plaie dès que possible et, généralement, on ajoute dès le début des antibiotiques aux solutions perfusées par voie intraveineuse.

Des cultures et des antibiogrammes sont faits pour choisir l'antibiotique approprié. La fermeture d'une plaie

peut s'effectuer en deux étapes : (1) réparation de la région brûlée et (2) réparation systémique. La réparation d'une plaie causée par une brûlure ne peut être effectuée avant que la région atteinte ne soit débarrassée de sa croûte. Dans certains cas, le tissu nécrosé de la peau n'inclut pas nécessairement les cellules épithéliales profondes ; la régénération de l'épithélium se produira alors à partir des cellules profondes. Lorsque la peau a été complètement brûlée, on doit réparer la plaie en commençant par les bords. Ce processus est long, lorsque les brûlures sont étendues, et entraîne une surproduction de tissu de granulation.

Pour réduire cette croissance exagérée du tissu de granulation et ainsi hâter la guérison, on a recours à des greffes de peau. On peut quelquefois utiliser de la peau prélevée sur des cadavres (*homogreffes* ou *allogreffes*) et conservée dans une banque prévue à cet effet ; ce procédé peut être excellent temporairement, mais on doit remplacer ces greffons par du tissu appartenant au brûlé. Les *xénogreffes*, aussi appelées *hétérogreffes* (peau de porc), sont une autre méthode de greffe temporaire. Il s'agit en fait d'un pansement biologique que l'on change tous les jours ou tous les trois jours et qui ne sert qu'à préparer la blessure à l'autogreffe.

La *réparation systémique* comprend des mesures telles que la transfusion sanguine, pour combattre l'anémie qui arrive tôt ou tard chez le brûlé grave, et un régime hyperénergétique et hyperprotidique, pour remplacer les éléments nutritifs perdus par l'écoulement de la plaie et compenser pour la faible quantité d'éléments nutritifs administrés au début du traitement. Un apport énergétique supplémentaire est aussi requis en raison de l'hypermétabolisme causé par le stress. Cet état est dû à une incapacité endogène de métaboliser les glucides et au travail requis pour faire évaporer des quantités abondantes d'eau de la surface corporelle. Pour assurer un apport énergétique suffisant, on a parfois recours à la suralimentation par voie intraveineuse, surtout dans les cas de brûlures graves (voir à la page 673).

■ ÉVALUATION INITIALE

Manifestations cliniques. Étant donné la longue période au cours de laquelle le client est moins résistant à l'infection et en état catabolique, il est sujet à bon nombre de complications : infection de la plaie, septicémie, carences nutritionnelles, hémorragies gastro-intestinales, diminution de la mobilité des articulations, perte de masse musculaire et dangers dus à l'immobilité comme la pneumonie, la thrombose veineuse et l'embolie pulmonaire. Le client peut également présenter des troubles mentaux causés par le déséquilibre hydro-électrolytique, ainsi qu'une surcharge ou une carence sensorielle, de la désorientation et une hypoxie cérébrale.

L'infirmière doit examiner le malade de la tête aux pieds à chacun de ses quarts de service jusqu'à ce que les grandes plaies soient refermées. Elle doit noter l'état mental, les signes vitaux, les bruits vésiculaires, le péristaltisme, la motricité, la nature de la douleur, les ingesta et les excreta et les variations de masse ; elle doit également observer les plaies, les greffes et les zones donneuses. Elle doit aussi noter l'écoulement purulent, les colorations anormales, les odeurs nauséabondes, les rougeurs et l'œdème de la peau environnante ainsi que tout signe de cicatrisation. Il est nécessaire d'observer tous ces paramètres à chaque quart de service ou tous les jours, afin de résoudre les problèmes qui pourraient se présenter. L'infirmière doit, sans tarder, aviser le médecin de tout symptôme de septicémie, y compris les signes de tachypnée, de troubles de conscience et de diminution de la motilité gastrique.

Problèmes du client et diagnostics infirmiers

Les problèmes du client comprennent l'infection probable des plaies causée par la perte de la barrière cutanée et par l'invasion des micro-organismes pathogènes ; la crainte face au traitement plus ou moins draconien des plaies pour hâter la cicatrisation ; la douleur déclenchée par les soins ; la nécessité d'un apport nutritionnel soutenu pour supporter l'hypermétabolisme du système immunitaire ; les réactions émotionnelles causées par l'altération de l'image corporelle ; les contractures de flexion au niveau des articulations brûlées dont la cause est la tendance à maintenir une position procurant le bien-être (les muscles fléchisseurs étant plus forts que les muscles extenseurs) ; le manque de connaissances des méthodes chirurgicales et des soins post-opératoires ; et les complications possibles entraînées par le stress, l'immobilité, l'infection généralisée et le traitement à long terme par voie intraveineuse et aux antibiotiques.

■ PLANIFICATION ET INTERVENTION

Objectifs

1. Nettoyer les petites plaies ouvertes pour favoriser la cicatrisation.
2. Fermer les plaies étendues.
3. Soulager la douleur.
4. Faire gagner de la masse au client, lors de la phase anabolique.
5. Faire en sorte que le client s'accepte maintenant comme il est.
6. Faire participer le client au plan de soins.
7. Augmenter la mobilité des articulations.
8. Éviter toute complication.

Soins locaux de la brûlure

Il est essentiel de planifier consciencieusement le traitement de la surface brûlée. Pour enlever la peau morte, on doit suivre rigoureusement les mesures d'asepsie. On rase la peau saine qui borde la plaie, afin d'éviter la contamination par les follicules pileux. On photographie toutes les régions brûlées avant d'instituer un traitement et on insère les photographies au dossier.

L'infection est la principale cause de décès chez les grands brûlés qui ont survécu durant quelques jours après l'accident. Cette infection débute dans la zone brûlée et se propage dans la circulation sanguine. À cause des risques d'infection, on fait des cultures de tissus brûlés au moment de l'admission au centre hospitalier, puis deux fois par semaine, afin de surveiller l'invasion des plaies par des micro-organismes. L'équipement servant à l'hydrothérapie doit être recouvert d'une doublure de plastique, afin de prévenir l'infection croisée.

Quelques-unes des bactéries toujours présentes dans l'atmosphère contaminent la plaie. Ces bactéries (les staphylocoques, *Proteus, Pseudomonas, Escherichia coli* et l'entérobactérie *Klebsiella*) trouvent, dans la plaie, les conditions idéales de croissance. Comme l'escarre est une croûte non viable n'ayant aucun apport sanguin, les leucocytes polynucléaires et les anticorps, y compris les antibiotiques à action générale, ne peuvent l'atteindre. Un nombre phénoménal de bactéries (plus d'un milliard par gramme de tissu) peuvent apparaître et ensuite se propager dans le courant sanguin, ou bien libérer leurs toxines, qui atteindront des régions éloignées.

Durant le processus de cicatrisation ou lors de la préparation de la peau pour une greffe, on doit protéger la plaie contre toute infection. Cette infection est caractérisée par :

1. La présence de 10^5 bactéries par gramme de tissu ;
2. L'inflammation ;
3. La nécrose et la thrombose des vaisseaux du derme ;
4. Les symptômes d'infection habituels.

On a tenté diverses approches, au cours des années, pour faire face à ces problèmes : exposition des plaies, pansements occlusifs, chimiothérapie topique et excision. Toutes ces méthodes comportent des avantages et des inconvénients.

Nettoyage des plaies

Le nettoyage des plaies est une étape essentielle. Dans de nombreux hôpitaux, les soins consistent notamment à immerger la victime dans un bain savonneux contenant des électrolytes et des agents germicides. On peut utiliser une petite piscine dans laquelle le client peut se déplacer, une simple baignoire ou un bain tourbillon. L'agitation de l'eau du bain tourbillon permet un meilleur nettoyage et un massage tissulaire en douceur. On maintient la température de l'eau à 37,8°C et celle de la chambre entre 26,6°C et 29,4°C.

Durant le bain, on encourage le client à faire le plus d'exercices possible. L'hydrothérapie fournit des conditions excellentes pour agiter les membres et nettoyer le corps au complet. Lorsque le client sort de l'eau, on le débarrasse des lambeaux de peau qui adhèrent encore, à l'aide d'un jet d'eau ou sous une douche.

Lorsque les croûtes formées par les brûlures du second degré se ramollissent et font place à une peau rosée, on commence un programme d'activités physiques pour reconditionner les muscles et stimuler la circulation.

Après une semaine ou deux, les tissus brûlés ont tendance à se séparer des tissus sains. On sépare les escarres du tissu vivant sous-jacent (débridement), ce qui laisse apparaître une plaie granuleuse, douloureuse et sanglante. On applique des pansements physiologiques jusqu'à ce que la plaie soit prête pour l'autogreffe. Bon nombre de ces plaies, qui semblent très profondes, montrent un peu d'épithélium qui amorce la cicatrisation. Dans les zones où la peau est complètement détruite, la cicatrisation ne peut se produire naturellement et, dans ce cas, les greffes de peau réussissent mieux.

On recourt fréquemment aux séances quotidiennes d'hydrothérapie pour préparer les zones brûlées à recevoir une greffe. Pendant le bain, qui peut durer de 20 min à 30 min, on enlève délicatement les débris et la peau morte. On utilise des ciseaux et des pinces pour enlever les lambeaux de peau et ouvrir les abcès.

Dès que la plaie devient rouge et granuleuse, mais ne forme pas d'escarres, on peut faire des greffes. Pour donner les soins au client qui se trouve dans le bain, l'infirmière doit porter une blouse, un bonnet, un masque et des gants stériles. Le bain étant une source de tension métabolique, l'infirmière doit constamment surveiller les signes de refroidissement, de fatigue, de modification des signes vitaux et de douleur non atténuée par les analgésiques donnés avant le bain.

Après le bain, on assèche délicatement les plaies à l'aide de serviettes stériles et on administre les soins selon la méthode prescrite. Cette méthode peut varier selon le médecin traitant ainsi que selon les compétences et la disponibilité du personnel infirmier, ainsi que du temps dont il dispose. Quelle que soit la méthode employée, l'important est de protéger la plaie, en empêchant les agents pathogènes de se multiplier et d'envahir les tissus profonds, jusqu'à ce que la cicatrisation ou la greffe ait eu lieu. Il faut aussi tenir compte du bien-être du client et de sa capacité à participer au traitement.

Méthode par exposition

Cette méthode vise à contrôler l'infection de la plaie en l'exposant à la lumière, dans un environnement frais.

Cette méthode est utilisée fréquemment pour soigner les brûlures au visage, au cou et au périnée, et les brûlures étendues du tronc. L'exposition d'une brûlure à l'air ambiant permet à l'exsudat de s'assécher et de former une croûte dure après environ trois jours ; cette croûte protège la plaie. Dans une brûlure du deuxième degré, la peau sous-jacente à la croûte prend environ deux à trois semaines à se régénérer et c'est à ce moment-là que l'escarre tombe. Dans une brûlure du troisième degré, il n'y a pas de formation d'épithélium sous l'escarre. Si la brûlure n'est pas traitée, l'escarre tombe habituellement au bout de deux à trois semaines. Lorsque des brûlures très profondes font toute la circonférence d'un membre ou du tronc, l'escarre fait fonction de garrot et peut compromettre sérieusement la circulation distale ou l'expansion de la cage thoracique.

Le succès de la méthode par exposition dépend des mesures aseptiques qui ont été prises dans l'environnement immédiat. Certains médecins soutiennent que tout ce qui est en contact avec le brûlé doit être stérile. Les draps du client doivent être stériles ; les personnes qui sont en contact direct avec lui doivent porter un masque, une blouse et des gants stériles ; on demande aux visiteurs de porter une blouse et un masque, de ne pas toucher le lit et de ne rien donner au client. Certains médecins se contentent d'un environnement propre et comptent sur la grande efficacité des agents antibactériens topiques pour réduire les risques d'infection de la plaie.

On peut placer un arceau dans le lit du client pour empêcher les draps d'entrer en contact avec la peau, pour diminuer les effets des courants d'air auxquels le brûlé est très sensible, et pour lui procurer une forme de couverture. (Certains individus sont sensibles à une exposition indue.) On peut utiliser des plaques ou des lampes chauffantes pour maintenir la température du corps à la normale, car, en raison de la perte de la microcirculation dans les régions brûlées, le client n'arrive pas à garder sa chaleur corporelle.

L'utilisation d'un paquet stérile pour les soins d'un brûlé facilite la tâche. Ce paquet contient des draps, des taies d'oreillers, une débarbouillette, un drap de bain, une culotte, une chemise et, parfois, une blouse et un masque pour l'infirmière qui aura à soigner le brûlé.

La chambre doit être gardée scrupuleusement propre, les fenêtres doivent être munies de moustiquaires pour empêcher les moustiques et autres insectes d'entrer. Il est préférable d'épousseter avec un linge humide plutôt qu'avec un linge sec, et de passer une vadrouille humide plutôt qu'un balai. Il est nécessaire de régler la température et l'humidité de la pièce pour assurer le confort du client et favoriser la formation des croûtes. Le client ressent vivement les changements de température ; il se sentira plus à l'aise dans une chambre où la température est maintenue à 34°C ± 2°, car la température du milieu ambiant doit toujours être plus élevée que celle de la peau brûlée.

La température de la chambre peut être réglée selon les besoins du client, en surveillant sa température. Une température trop élevée peut causer une perte liquidienne (transpiration) et, du même coup, favoriser la croissance bactérienne. Si la température est trop basse, on peut étendre une couverture sur l'arceau. L'humidité de la pièce doit être maintenue entre 40% et 50%. Une chambre trop sèche asséchera les escarres qui se fissureront et deviendront très douloureuses, alors qu'une pièce trop humide favorisera le ramollissement et le décollement prématuré des escarres. Des humidificateurs ou des déshumidificateurs électriques portatifs sont efficaces pour contrôler l'humidité.

Pour empêcher les plaies d'adhérer au drap, on saupoudre légèrement, sur le drap de dessous, de l'amidon stérile. On peut aussi utiliser des feuilles de Microdon (3M) ou des feuilles de papier d'aluminium.

Lorsqu'on change la literie, on doit éviter de tirer les parties du drap qui adhèrent aux régions brûlées. Pour les décoller, on doit humecter les régions brûlées avec une solution saline stérile. On incite le client à se tourner fréquemment, pour prévenir la pneumonie et les contractures, et pour favoriser la circulation. Le client peut peut-être se tourner seul mais, s'il a besoin d'aide, l'assistant doit porter des gants stériles et manipuler les régions non brûlées. Un fait encore plus important à noter est que le client doit se lever le plus tôt possible, même la première journée, et être encouragé à utiliser ses bras, ses mains, ses doigts et ses jambes.

Les avantages de la méthode par exposition sont les suivants : (1) il n'y a aucun pansement douloureux à changer ; (2) l'équipement est réduit au minimum ; (3) on décèle l'infection plus rapidement ; (4) plusieurs clients peuvent être soignés à la fois, ce qui est un avantage dans les cas de catastrophe.

Les inconvénients de cette méthode sont les suivants : (1) elle ne convient pas dans les cas de brûlures des mains et des pieds, parce qu'il est difficile de maintenir un alignement et une élévation appropriés ; (2) elle est mal adaptée dans les situations où le client doit être transporté sur une longue distance, par exemple d'un champ de bataille jusqu'à un hôpital ; (3) elle est moins efficace quand le client a subi d'autres blessures et qu'il doit être tourné fréquemment ; et (4) elle peut causer un stress métabolique additionnel, à moins qu'on puisse maintenir la température du client en réglant adéquatement celle de la pièce. Dans de tels cas, il est préférable de panser les brûlures.

Pansements occlusifs (compressifs)

Les pansements occlusifs sont surtout utilisés pour les brûlures des mains et des pieds. On applique délicatement sur la brûlure nettoyée une fine gaze imprégnée d'un antibiotique topique que l'on recouvre d'un pansement approprié. Dans ce dernier cas, il peut s'agir d'une gaze stérile, absorbante et bouffante que l'on place de manière qu'elle ne forme pas un amas avec la gaze sous-jacente.

On doit prendre certaines précautions pour empêcher que deux surfaces corporelles ne se touchent, comme les doigts ou les orteils, les oreilles et la tête, la région sous les seins, les points de flexion, ou les plis génitaux. On doit garder le corps en position fonctionnelle ; les doigts et le pouce sont maintenus courbés par des gazes ou un rouleau de bandage, les pieds sont mis en position pour éviter la pronation et la flexion plantaire, et un support est placé sous les genoux.

Certains médecins recommandent de fixer les gazes avec des bandages élastiques ou une stockinette ; d'autres médecins appliquent des coussins abdominaux avant le bandage ajusté. Il existe aussi sur le marché un nouveau bandage de fixation élastique, tubulaire, fait de filet très léger et offert dans toutes les tailles (*Figure 50-2*). Avec ce bandage de fixation, la pression est distribuée également, sans gêner la circulation. On doit vérifier la circulation toutes les trois ou quatre heures, en prenant le pouls et en notant la coloration, la chaleur et les symptômes de paresthésie. En laissant le bout des doigts et des orteils dégagé, on peut mieux observer la circulation.

Enlèvement du pansement souillé. Les pansements sont changés dans la chambre du brûlé, après l'administration d'un analgésique (20 min avant), ou en salle d'opération, alors que le client est sous anesthésie. On change les pansements après ou durant l'hydrothérapie, car les bains facilitent grandement le travail, tant pour l'infirmière que pour le client. On peut aussi simplifier l'enlèvement des pansements, en les imbibant d'une solution saline réchauffée (à raison de deux parties de solution pour une partie de peroxyde d'hydrogène à 2%), afin de ramollir les exsudats et les escarres. Si on remarque une tache d'exsudat, qui est un signe d'humidité, on enlève les pansements humides pour permettre l'assèchement et prévenir la croissance des micro-organismes.

- L'infection d'une plaie se caractérise par une accélération du pouls, une température élevée et, possiblement,

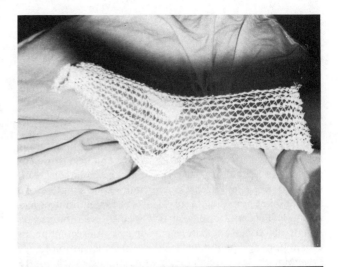

Figure 50-2 Utilisation d'un bandage de fixation tubulaire en filet pour tenir la gaze en place. Lorsque la plaie a été nettoyée et débridée, on applique une gaze mince imprégnée de crème topique antibactérienne (sulfadiazine d'argent ou mafénide). On coupe la gaze selon la grandeur de la plaie pour ne pas recouvrir la peau saine. Le bandage tubulaire est disponible en différentes grandeurs et il est élastique pour faciliter son application sur toutes les parties du corps. (Avec la permission de Shriners Hospitals for Crippled Children, Burns Institute, Galveston, Texas.)

par une odeur nauséabonde ou une coloration jaunâtre ou verdâtre sur le pansement.

Parfois, l'urine devient brunâtre ou verdâtre en raison de la présence des bactéries *Proteus* ou *Pseudomonas.*

Pour changer le pansement, l'infirmière porte un masque et des gants, fend les pansements externes avec des ciseaux à pointes mousses et ouvre les gazes. Elle soulève délicatement le membre pour enlever les pansements souillés, et replace le membre sur un champ stérile. Elle enlève délicatement le reste des pansements souillés au moyen de pinces stériles et débride les escarres décollées.

Débridement. Comme les escarres sont du tissu mort, on peut les couper sans crainte jusqu'au point où la plaie saigne ou devient douloureuse. Le médecin ou une infirmière spécialisée peut débrider la plaie en mettant des gants stériles et en utilisant des pinces et des ciseaux de chirurgie. Si un petit vaisseau se rompt et saigne, on doit appliquer de la cellulose oxydée (Oxycel) ou exercer une pression pour favoriser l'hémostase. Puis, on applique délicatement le médicament et de nouveaux pansements. On doit surveiller les saignements possibles qui pourraient nécessiter une ligature.

Nouveau pansement. Les agents antibactériens topiques sont appliqués selon les préférences du médecin.

Pour prévenir la formation d'œdème, on élève les extrémités à l'aide d'oreillers ou, dans le cas d'une main brûlée, on peut improviser un système de suspension.

Méthode ouverte et chimiothérapie topique

La méthode ouverte, la plus populaire de toutes, combine la méthode par exposition et l'application d'agents topiques. Avec cette méthode, l'évaluation des plaies est simplifiée, la physiothérapie commence plus tôt et la température est plus facile à contrôler. Cependant, le décollement de l'escarre est retardé et le refroidissement du corps peut causer l'infection et l'inconfort du client.

Il faut effectuer des cultures bactériologiques pour surveiller les effets des médicaments topiques. On peut choisir entre la culture par écouvillonnage ou la culture en surface (gaze capillaire). Ces méthodes sont simples, non sanglantes et non douloureuses, mais elles sont limitées à la région où l'échantillon a été pris. Les cultures sur biopsie de plaies (méthode sanglante) peuvent être utilisées pour un échantillonnage quantitatif. On doit utiliser les antibiotiques systémiques avec parcimonie, mais ils sont essentiels contre les infections pulmonaires ou toute autre infection concomitante.

L'agent topique est choisi en fonction des critères suivants : (1) il doit être efficace contre les organismes à Gram négatif, comme *Pseudomonas æruginosa*, *Staphylococcus aureus* et même les champignons ; (2) il doit être cliniquement efficace ; (3) il doit pouvoir pénétrer dans les escarres sans être toxique pour l'organisme ; (4) il ne doit pas perdre de son efficacité afin d'empêcher toute autre infection de se développer ; (5) il doit être rentable, disponible et convenir au client ; et (6) il doit être peu coûteux et facile à appliquer.

Sulfadiazine d'argent (Flamazine)

La sulfadiazine d'argent, couramment utilisée comme médicament topique pour le traitement des brûlures, est un produit de synthèse du nitrate d'argent et de la sulfadiazine de sodium. Elle est offerte sous forme de crème hydrosoluble à une concentration de 1% et est très efficace contre les bactéries à Gram négatif ; son efficacité est meilleure lorsque la surface brûlée ne dépasse pas 60% de la surface totale du corps.

On a démontré que *Pseudomonas* était capable de scinder l'argent de telle sorte que l'argent se trouve lié et la sulfadiazine libérée. Cette liaison semble inhiber la croissance bactérienne.

La sulfadiazine d'argent semble plus efficace que l'acétate de mafénide ou tout autre agent antibactérien ; elle ne cause aucune douleur à l'application et ne perturbe ni l'équilibre acido-basique ni celui des électrolytes, ni même la fonction rénale. De plus, elle ne tache pas et favorise la régénération de l'épithélium. On peut l'appliquer en grande quantité, en utilisant des gants ou des rouleaux de gaze imprégnés du médicament.

La plaie ainsi traitée peut être ou non recouverte d'un pansement. Lorsque le médicament est appliqué sur une brûlure dermique, il se forme en surface un gel à consistance protéique de plusieurs millimètres d'épaisseur, que l'on peut enlever facilement au bout de 72 h.

On a récemment signalé qu'un grand nombre de bacilles à Gram négatif pouvaient devenir très résistants à la sulfadiazine, à cause de l'utilisation exagérée du médicament.

Combinaison de sulfadiazine d'argent et de nitrate de cérium.   On a récemment incorporé du cérium (lanthanide) à la sulfadiazine d'argent, afin d'augmenter son efficacité clinique. Ce mélange, constitué d'un peu moins de 1% de sulfadiazine d'argent et de 2,2% de nitrate de cérium, donne une crème légère qu'on applique localement. Il semble plus efficace contre les bactéries à Gram négatif et c'est à lui que l'on attribue la baisse du taux de mortalité chez les brûlés. On a relevé quelques rares cas de méthémoglobinémie ; cependant, dans l'ensemble, ce médicament semble être très efficace et sûr.

Solution de nitrate de cérium.   On peut utiliser la solution de nitrate de cérium à 1,74% seule, ou avec la combinaison de sulfadiazine d'argent et de nitrate de cérium afin d'augmenter l'efficacité de l'action antibactérienne de ces deux agents. On doit en rajouter toutes les quatre heures et recouvrir d'un gros pansement pour obtenir une efficacité maximale. Pour réduire la perte de chaleur, on peut recouvrir d'un pansement sec comme une stockinette.

Solution de nitrate d'argent (solution aqueuse à 0,5%)

Le nitrate d'argent est un agent efficace pour prévenir la contamination des escarres, surtout si les brûlures représentent 40% ou 50% de la surface corporelle totale. Mais, comme ce médicament ne peut pénétrer dans l'escarre, l'infection peut survenir sous l'escarre. À cause de cette possibilité, il est nécessaire d'inspecter la plaie fréquemment et de la débrider au besoin.

Les opinions sont encore partagées sur la cause du taux élevé de mortalité chez les brûlés graves. Certains l'attribuent aux toxines produites par les brûlures, alors que d'autres croient que ce sont l'inanition et l'infection importante de la surface brûlée, de même que la perte de chaleur corporelle, qui en sont les principaux responsables. Les tenants de cette dernière théorie font remarquer qu'on obtient un contrôle efficace de l'infection en couvrant la surface brûlée de pansements humides, imbibés d'une solution de nitrate d'argent à 0,5%. Selon ce principe, l'action bactéricide de la solution de nitrate d'argent sur les brûlures serait assez efficace pour prévenir l'infection croisée ; il ne serait donc pas nécessaire d'avoir recours à l'isolement. Les blouses, les masques et les bonnets stériles ne sont pas obligatoires, et la famille peut rendre visite au client sans problème, et peut même le faire manger. Par contre, le brossage et le lavage des mains est de rigueur. On utilise des gazes propres (non stériles) comme pansement. Les gants et les masques stériles sont utilisés par les membres du personnel quand ils ont à manipuler directement le client.

Le traitement débute peu après l'arrivée du client au centre hospitalier. On le place dans un bain stérile contenant une solution de Locke chauffée [1] et on enlève, de la région

---

1. La solution modifiée de Locke pour les bains stériles des brûlés est un mélange de différents sels. La meilleure préparation est constituée de deux solutions concentrées, que l'on mélange au moment du bain.

Solution A — g/L		Solution B — g/L	
NaCl	175,5	NaHCO$_3$	73,3
KCl	9,0	NaH$_2$PO$_4$ • H$_2$O	3,8
CaCl$_2$ • 2H$_2$O	11,1		
MgCl$_2$ • 6H$_2$O	9,13		

On ajoute 1 volume de solution A, puis 1 volume de solution B à 23 volumes d'eau.

brûlée, toutes les graisses ou pommades qui ont été appliquées ; cette étape du traitement peut prendre environ une heure. Ensuite, on couvre les brûlures de gazes imbibées de solution de nitrate d'argent à 0,5%. Une concentration supérieure à 1% produit la nécrose des tissus, et une concentration inférieure à 0,5% n'a aucune efficacité antiseptique.

Pour garder ces pansements humides, on applique la solution de nitrate d'argent, à l'aide d'une seringue à poire. Les meilleurs pansements sont composés de six à huit couches de compresses de gaze à quatre épaisseurs ; ils doivent être très mouillés et maintenus en place au moyen de bandages faits de tissu coupé sur le biais. *On ne doit pas utiliser de compresses de gaze dans lesquelles il y a du coton entre les épaisseurs*, pour ne pas diminuer l'efficacité de l'action de la solution de nitrate d'argent et pour empêcher que le pansement n'adhère à la plaie. On peut introduire des cathéters dans l'épaisseur des pansements, afin d'irriguer les gazes toutes les deux ou quatre heures. Les pansements sont changés deux ou trois fois par jour. On recouvre le client d'un ou de deux draps secs et d'une couverture de coton sèche, pour prévenir ou limiter la déperdition de chaleur produite par l'évaporation des pansements humides et de la surface brûlée. Lorsque les draps sont humides, on doit les changer. On tourne le client fréquemment pour bien répartir la pression et l'humidité sur toutes les régions. Dans les cas de brûlés graves, on peut utiliser un lit circulaire ou un lit Stryker.

Il va sans dire que ce n'est pas sans danger qu'on applique des pansements humides imbibés de solution de nitrate d'argent, puisque les électrolytes, surtout le sodium et le potassium, contenus dans les liquides organiques pénètrent dans le pansement. La perte de sodium peut survenir très rapidement, surtout chez les brûlés graves et chez les enfants, et provoquer un déséquilibre électrolytique aigu.

- Il est donc important, dans les premières heures du traitement, de faire des analyses de sang (toutes les deux ou quatre heures) pour déterminer les pertes de sodium, de chlore, de potassium et de calcium. On remplace généralement ces électrolytes en administrant une solution de lactate Ringer par voie intraveineuse.

Lorsque le client peut manger normalement, on ajoute du sel à son régime. On y ajoute aussi du lactate ou du gluconate de calcium pour combler les pertes de calcium, et un élixir de gluconate de potassium pour combler les pertes de potassium. Ces carences sont généralement plus marquées dans les cas de brûlures couvrant entre 50% et 80% de la surface corporelle.

La solution de nitrate d'argent noircit à la lumière du soleil ; ainsi, tout objet mis en contact avec cette solution noircit, y compris les vêtements, les mains, le plancher et autres objets. L'infirmière qui soigne le client traité avec une solution de nitrate d'argent doit porter des gants de caoutchouc pour se protéger les mains contre les taches causées par cette solution. (On peut prévenir ces taches en appliquant, sur les objets en contact avec le nitrate d'argent, une préparation à base d'iode, comme une solution de Wescodyne ou de Betadine, et en les rinçant ensuite à l'eau claire.) Il existe des revêtements de murs et de planchers qui résistent à ces taches, mais de tels matériaux augmentent le coût des soins.

Acétate de mafénide (Sulfamylon)

L'acétate de mafénide (10%) en crème, combiné à une base hydrophile, se diffuse rapidement dans la peau brûlée et dans l'escarre. Il est efficace contre un grand nombre d'organismes à Gram positif et à Gram négatif dans la région sous-jacente à l'escarre. Ce médicament est utilisé uniquement pour soigner les brûlures infectées par des micro-organismes qui ne sont sensibles qu'à lui.

On applique une couche épaisse de cette crème, environ 3 mm à 4 mm (*Figure 50-3*), une à deux fois par jour ; on recouvre ensuite la plaie de gaze mince, que l'on change quotidiennement lors des séances d'hydrothérapie.

Bien qu'il soit relativement non toxique, ce produit est un inhibiteur de l'anhydrase carbonique et peut perturber le *p*H sanguin en causant une réduction de l'action tampon

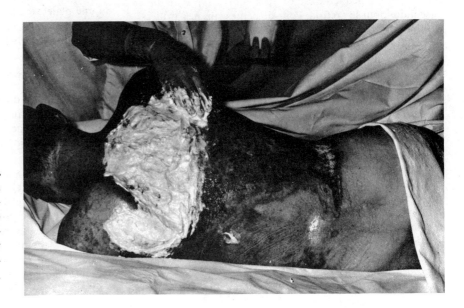

Figure 50-3 Photographie du dos d'un client atteint de profondes brûlures du deuxième degré. On y applique une épaisse couche de crème Sulfamylon avec la main gantée. (*Source :* C.P. Artz et V.A. Mancrief. *The Treatment of Burns*, Philadelphie, W.B. Saunders.)

des tubules rénaux. Son usage prolongé peut produire une acidose métabolique grave, rendant ainsi nécessaire l'arrêt du traitement et la surveillance de la fréquence respiratoire, des gaz artériels et du *p*H sanguin. Une radiographie pulmonaire peut aussi s'avérer nécessaire, en raison des risques d'insuffisance pulmonaire.

Cette forme de traitement a un autre inconvénient : après l'application de la crème, le client se plaint d'une sensation de brûlure pendant quelques minutes. On doit donc, dans certains cas, administrer un analgésique avant d'appliquer cet onguent. De plus, comme l'escarre se détache très lentement de la plaie, on doit retarder la greffe, à moins de débrider brusquement l'escarre.

Autres agents topiques

Le mélange *providone-iode* est une préparation topique vendue dans le commerce sous forme d'une crème brune hydrosoluble, ayant une teneur en iode de 1%. On ne possède pas suffisamment de connaissances sur les effets de ce produit pour pouvoir recommander son utilisation.

Le *sulfate de gentamicine* est un aminoside bactéricide offert en crème (concentration de 0,1%) et employé comme agent topique. Il est efficace à court terme, sur de petites régions infectées. On doit toutefois l'utiliser avec prudence et en surveiller les effets, car quelques cas de surinfection causée par des souches bactériennes résistantes ont déjà été relevés.

Greffes cutanées

L'épithélium peut se régénérer spontanément sur une période allant de 10 jours à plusieurs semaines ou même quelques mois, dans les cas de brûlures ne touchant pas toute l'épaisseur de l'épiderme et du derme (1er degré et 2e degré). Dans le cas de brûlures du 3e degré ayant plus de 2 cm de diamètre ou de brûlures du 2e degré très profondes, qui prendraient de nombreuses semaines à se cicatriser, les greffes cutanées s'avèrent souvent nécessaires. Lorsque la blessure est nettoyée et que les escarres sont enlevées quotidiennement, une assise de tissu de granulation se forme peu à peu et c'est ce tissu qui servira de base vasculaire pour le greffon. Pour de petites surfaces brûlées, comme les mains, il existe une méthode plus aggressive pour fermer les plaies : le traitement par excision.

Greffes de peau partielle. On recourt généralement à la greffe de peau partielle pour couvrir la région brûlée après l'enlèvement de l'escarre. (Voir au chapitre 49 la section traitant des greffes de peau.) Les mains, le visage, les pieds et les articulations sont considérés comme des régions prioritaires pour les greffes.

Les soins infirmiers consistent avant tout à placer le client dans une position optimale et à empêcher le greffon de se déloger. La perte de peau dans des régions telles que le cou et les coudes produit des cicatrices qui se contractent et causent des difformités prononcées. C'est surtout dans ces régions qu'une greffe de peau précoce est le plus efficace.

Les brûlures étendues nécessitent un séjour prolongé au centre hospitalier pour permettre la cicatrisation. C'est une dure épreuve pour le client, et les activités récréatives sont très utiles. L'ergothérapie et d'autres types de thérapie

qui aident le client à oublier ses problèmes sont aussi très utiles. La télévision et la radio sont aussi d'un grand secours, lorsque le client peut manipuler les commandes.

Traitement par excision

Lorsqu'on opte pour le traitement par excision, on enlève les tissus nécrosés jusqu'à ce que les tissus viables apparaissent. Cette méthode, relativement nouvelle, comporte moins de dangers d'infection, crée moins de stress métabolique et permet une réadaptation plus précoce et plus rapide. Lorsque le traitement est terminé, on doit combler la perte de volume sanguin et fournir le soutien nutritionnel adéquat. On utilise des greffons expansibles et on choisit des antibiotiques topiques spécifiques.

Pour exciser le tissu nécrosé, on utilise un couteau à froid ou un bistouri au laser. On préfère le laser, car il entraîne une perte sanguine minime. On procède généralement à l'excision entre le deuxième et le cinquième jour suivant l'accident, mais on peut également attendre plus longtemps dans certains cas. Après avoir enlevé le tissu mort (on ne doit pas exciser plus de 25% de la surface totale du corps à la fois), on referme les plaies excisées avec des autogreffes (greffons expansibles) ou des substituts de peau.

Fermeture temporaire d'une plaie. Dès que le tissu nécrosé est enlevé, il est essentiel de refermer immédiatement la plaie laissée à vif. On préfère les autogreffes lamellaires. Si la plaie couvre plus de 50% de la surface totale du corps, on préfère employer des pansements biologiques (allogreffes) comme substituts temporaires, en attendant que des autogreffes soient disponibles. On peut prélever des greffons dans la même région toutes les deux ou trois semaines, à condition que la cicatrisation soit optimale. Ces greffons peuvent être incisés et étirés, de manière à recouvrir une plus grande surface.

Les pansements adhésifs larges et les pansements barrière, actuellement employés à titre expérimental, s'avèrent très efficaces pour fermer temporairement les plaies. L'hydron (polyhydroxyméthylméthacrylate) est un exemple de pansement barrière que l'on vaporise sur une brûlure vive ou une plaie excisée. Lorsqu'on incorpore ce produit à du polyéthylène-glycol, on obtient un composé qui forme une membrane adhésive flexible, laquelle empêche la pénétration des bactéries. L'hydron se lie avec la plaie, est très flexible et permet au client d'entreprendre un programme de physiothérapie.

La peau de cadavre (homogreffe) conservée dans l'azote liquide est une autre excellente source de greffons. On choisit le type de peau appropriée, on la fait dégeler et on la nettoie avec une solution saline ; en moins d'une heure, elle est prête à utiliser.

Des pellicules de polyuréthane transparent et semi-perméable (OpSite) se sont révélées très utiles pour soigner les petites plaies et les zones donneuses. Ce pansement a pour avantage de procurer un meilleur soulagement de la douleur que les autres types de pansements. L'épithélium met moins de temps à se régénérer et il est facile d'observer la cicatrisation à travers la pellicule. Des études récentes ont démontré qu'une autre matière synthétique, le Biobrane, était tout aussi efficace que l'allogreffe humaine et que l'hétérogreffe porcine pour soulager la douleur et enrayer l'infection. En outre, cette matière adhère très bien à la plaie.

À Boston, John F. Burke et Ioannis V. Yannis ont mis au point, récemment, une peau artificielle. Comme la peau naturelle, ce produit manufacturé se compose de deux couches. La couche interne (dermique) est un mélange de protéines provenant de cuir de vache et de glucides issus de cartilages de requin. La couche simulant l'épiderme est faite d'un plastique adhérant à l'autre couche. Le rôle de cette peau artificielle est de protéger la plaie. Lorsque le tissu cutané naturel se reforme, la couche dermique se détruit et la couche de plastique se desquame. Bien qu'elle soit encore au stade expérimental, cette peau artificielle suscite un grand intérêt parmi les spécialistes des soins aux brûlés.

Fermeture permanente d'une plaie. Le prélèvement des greffons de peau de toute taille et de toute épaisseur s'effectue avec un dermatome. Il existe un dispositif spécial pour étendre les greffons uniformément. Lorsqu'on étire la peau à greffer pour en tripler la surface, on peut couvrir de plus grandes régions. Ces greffons adhèrent au bout de trois ou quatre jours environ. On peut utiliser d'autres types de greffons, que ce soit des lambeaux de rotation, des lambeaux pédiculés ou des greffons de peau libre (voir au chapitre 49).

Soins des régions ayant subi une greffe. Pour que la greffe soit réussie, l'intervention doit être pratiquée au meilleur moment et de la meilleure manière (en suivant les plis naturels de la peau), et l'infection doit être jugulée au maximum. Par la suite, un programme de rééducation bien planifié doit être mis sur pied conjointement avec le chirurgien, l'infirmière, le psychiatre, les thérapeutes, le travailleur social et les membres de la famille. Pour prévenir les contractures au niveau des articulations touchées, le client doit porter des attelles ou des orthèses. On peut utiliser des vêtements élastiques pour maintenir le greffon en place et réduire la formation de cicatrices hypertrophiques. Ces mesures devront être suivies au cours de la première année. Pour réduire la formation de cicatrices hypertrophiques, on fait aussi des massages avec des stéroïdes topiques (ou des injections locales de stéroïdes). Les attelles en plastique transparent aident non seulement à maintenir les articulations en place, mais elles permettent aussi de bien voir les points de pression.

Pour assurer le succès de sa rééducation, le client doit suivre, en consultation externe, un programme dirigé de physiothérapie et d'ergothérapie, se lubrifier la peau fréquemment et se protéger contre toute blessure.

Soutien nutritionnel

Dès que les fonctions gastro-intestinales sont rétablies, le soutien nutritionnel s'impose. On préfère l'alimentation par voie orale, car bon nombre de brûlés sont capables de boire et de manger. Chez les clients dont les brûlures sont étendues, on choisit le gavage afin d'assurer un minimum de kilojoules chaque jour. Dans ce cas, on peut offrir au client un repas et des collations à haute teneur en protéines et en kilojoules, comme supplément alimentaire.

Les boissons riches en protéines sont un excellent supplément alimentaire. On commence à donner des aliments plus consistants vers la fin de la première semaine, lorsque le client les tolère mieux. La réponse catabolique du corps est énorme, comme l'indique la dépense énergétique quotidienne (de 20 000 kJ à 25 000 kJ). Ainsi, pour combler ses besoins nutritionnels, le client doit recevoir un apport nutritionnel équivalent. Il a besoin de 3 g de protéines par kilogramme de masse corporelle. De plus, 20% des kilojoules doivent être sous forme de lipides et le reste en glucides.

La perte de masse est le changement le plus évident chez le client qui se rétablit de brûlures graves. Les réserves de tissu adipeux ont été épuisées durant le rétablissement, des liquides ont été perdus et l'apport énergétique a pu être restreint. Même si le client a peu ou pas d'appétit et même s'il est encore faible, l'infirmière doit trouver des moyens pour améliorer son appétit, afin d'augmenter la résistance à l'infection et à la maladie. Le troisième ou le quatrième jour, on lui offre des aliments solides ou semi-solides et, à mesure qu'il les tolère, on augmente la quantité. Le personnel infirmier doit tenter par tous les moyens d'augmenter l'apport énergétique à 24 000 kJ par jour, en encourageant le client à manger, en satisfaisant ses goûts et en lui offrant des collations à haute teneur en vitamines et en protéines. En règle générale, on lui permet de manger à volonté ce qu'il aime, aussi souvent qu'il le désire, et ensuite on l'encourage à manger plus. Un client pesant 70 kg dont les brûlures couvrent 50% de la surface corporelle doit recevoir un apport énergétique d'au moins 16 800 kJ par jour pour maintenir sa masse.

On recourt à la suralimentation parentérale lorsque le client ne peut pas ingérer, par voie orale, la quantité d'aliments requise. On doit toutefois tenir compte des risques d'infection reliés à l'utilisation d'un cathéter central. Bien que les solutions parentérales les plus couramment utilisées fournissent 4 200 kJ ou plus par litre, elles manquent d'acides gras. C'est pourquoi on administre aussi périodiquement des solutions lipidiques par voie intraveineuse.

L'incidence de l'*ulcère gastro-duodénal* (ulcère de Curling) est proportionnelle à l'étendue de la brûlure. Cette complication se manifeste par une hémorragie évidente dans le tube nasogastrique ou dans les selles. Une baisse soudaine de l'hémoglobine peut être le signe d'une hémorragie. Une intervention chirurgicale peut même s'avérer nécessaire. Pour prévenir cette complication, on doit donner fréquemment de petits repas (par exemple, six petits repas par jour ou plus) ou ajouter du lait et un antiacide au régime alimentaire régulier.

Position appropriée et mobilisation

Afin de prévenir la pneumonie, de contrôler l'œdème et de prévenir les escarres de décubitus et les contractures, il est essentiel que le client fasse des respirations profondes, se tourne fréquemment et soit installé dans une position adéquate, modifiée selon ses besoins. On commence à faire lever le client aussitôt que possible et selon ses capacités.

Dans tous les cas où les membres inférieurs ont été brûlés, on doit appliquer des bandages de type Ace avant de faire lever le client. Dès le premier jour d'hospitalisation, le client doit faire des exercices d'amplitude de mouvements passifs et actifs, et les poursuivre après la greffe, si son état le permet.

Réaction psychosociale

Durant tout le traitement, le client vit une expérience douloureuse et profondément déprimante. Depuis le moment de l'accident, son mode de vie a changé à tel point qu'il est passé de l'état autonome à l'état de dépendance, dans un milieu étrange et apeurant, où l'activité physique est limitée, où la douleur est omniprésente et où il a l'impression d'être entre la vie et la mort ; il gît là, sans ressource, sous la dépendance totale d'individus et d'appareils qui lui sont complètement étrangers.

Dans une telle situation, la communication est de la plus haute importance. On doit fournir au client des explications claires et les lui répéter souvent, afin qu'il se sente mieux intégré à la démarche et qu'il comprenne que ce que l'on fait, c'est pour lui et avec lui. L'une des principales responsabilités de l'infirmière est d'observer constamment les réactions psychosociales du client. Pourquoi est-il craintif ? Craint-il pour sa santé physique, pour sa santé mentale ? A-t-il peur de subir le rejet de sa famille et de ceux qu'il aime ? Craint-il de ne pas pouvoir dominer sa douleur, de ne pas accepter son apparence physique ? Est-il inquiet quant à sa sexualité ? Si elle prend conscience des anxiétés du client et des motifs de ses craintes, l'infirmière sera plus en mesure d'élaborer, en collaboration avec d'autres membres de l'équipe de soins, un plan d'intervention pour l'aider à surmonter ses craintes. Il peut s'agir de médicaments pour l'aider à dormir, à se reposer, à calmer sa douleur et son anxiété ; de sa participation à la planification des soins quotidiens ; de l'appui des membres de sa famille ; et de la collaboration des autres membres du personnel qui sont chargés de procurer des soins aux brûlés.

La crainte s'accompagne souvent de colère. Parfois, le client est en colère contre lui-même, car il peut se sentir coupable d'avoir causé l'incendie ou d'avoir survécu à ceux qu'il aimait ; parfois aussi, il peut s'en prendre à ceux qui se sont sortis indemnes de l'accident ou aux personnes qui le soignent. L'un des moyens d'aider le client à surmonter ses émotions est de le mettre en relation avec une personne à qui il pourra se confier sans crainte de représailles. Une infirmière, un travailleur social, un prêtre ou un membre de sa famille peut très bien jouer ce rôle.

Lorsque le client a exprimé ses sentiments de culpabilité et de dépression, il a besoin qu'on l'aide à traverser les étapes du processus du deuil (voir à la page 108), car il éprouve souvent un sentiment de perte, soit parce qu'il a été défiguré, soit encore parce qu'il a perdu des êtres chers dans l'accident. On doit le divertir et lui faire faire des activités physiques afin de lui faire oublier, momentanément, tous les soins dont il a besoin.

S'il souffre de délire, possiblement à cause d'une psychose ou d'une infection, on doit s'efforcer de le ramener à la réalité. Quiconque entre dans sa chambre doit se présenter ; une horloge, un calendrier et une radio peuvent l'aider à se situer dans le temps ; en l'installant près d'une fenêtre, il aura une idée de l'heure qu'il peut être. Durant cette période de déséquilibre mental, aucun nouveau membre du personnel ne doit s'occuper de lui. Des voix et des visages familiers le sécuriseront.

Le client peut passer par une période de régression avant de montrer des signes d'amélioration. Au cours de cette période, il sera très dépendant et pessimiste. Le brûlé a besoin de l'appui constant d'une personne honnête, sincère, douce, compréhensive et déterminée face à ses objectifs. La famille a aussi besoin de conseils pour être en mesure de comprendre l'état affectif du client. Il faut préparer la famille à suivre les mesures antiseptiques nécessaires et à accepter l'apparence du brûlé ; la brûlure en soi et l'œdème qui l'accompagne peuvent défigurer le client, les pansements peuvent paraître volumineux et certains traitements, comme ceux au nitrate d'argent, sont peu attrayants. Les visiteurs doivent contrôler leurs émotions et ne pas les montrer au brûlé.

À mesure que le brûlé fait des progrès, il prend conscience tous les jours de son état et commence à s'inquiéter et à se poser des questions. Serai-je défiguré ? Combien de temps devrai-je rester au centre hospitalier ? Qu'adviendra-t-il de mon emploi et de ma famille ? Est-ce que je retrouverai mon indépendance ? Est-ce que l'accident est le résultat de ma négligence ? Lorsque le client exprime ses inquiétudes, l'infirmière doit prendre le temps de l'écouter et de l'encourager.

■ ÉVALUATION

Résultats escomptés
(Voir également l'encadré 50-3.)

Le client réussit à :

1. Avoir de petites plaies ouvertes propres.
2. Montrer que la majorité des plaies sont refermées.
3. Obtenir le soulagement de la douleur.
4. Avoir un état nutritionnel optimal.
5. Être réaliste face aux changements de son image corporelle et aux difficultés à accomplir ses activités quotidiennes.
6. Montrer une mobilité articulaire presque parfaite.
7. Verbaliser sa compréhension des modes de traitement et des interventions chirurgicales et à participer aux soins.
8. Ne pas présenter de complications.

Réadaptation — étape III

Après la fermeture de la plaie, celle-ci peut subir certaines transformations pendant un an ou plus. Au cours de cette période, le client fait de sérieux efforts pour prévenir les contractures et les cicatrices hypertrophiques. Pour obtenir les meilleurs résultats possibles, tant au point de vue fonctionnel qu'esthétique, il est recommandé de porter des vêtements élastiques et des attelles et de faire des exercices sous la surveillance d'un physiatre, d'un physiothérapeute et d'un ergothérapeute. Lorsque le client est suffisamment rétabli, la majorité des séances de réadaptation se déroulent en clinique externe ou dans un centre de réadaptation.

Lorsque les phases aiguës de la maladie sont passées, la victime devient de plus en plus centrée sur les changements qui risquent d'affecter son image de soi ainsi que son mode de vie. Il faut, dans certains cas, faire appel à la chirurgie reconstructive pour améliorer les aspects esthétiques et fonctionnels. Toute forme d'aide, tant au plan psychologique que professionnel, peut s'avérer très bénéfique. Les personnes chères au client devront être guidées pour aider celui-ci à recouvrer la santé.

Le client devra être suivi régulièrement par un chirurgien, un physiatre ou, mieux encore, par l'équipe de soins spécialisée dans les brûlures. En ce qui concerne les enfants, ce suivi peut durer de nombreuses années. Il faut commencer à préparer le client à cette réalité dès le début du traitement. C'est un défi énorme pour l'équipe de soins que de préparer un individu à redevenir autonome après avoir vécu un tel drame.

■ ÉVALUATION INITIALE

Manifestations cliniques. Durant l'étape de la réadaptation, le client peut éprouver des sensations inhabituelles, comme des engourdissements, des picotements, des raidissements, des démangeaisons, une grande sensibilité à la chaleur et de la fatigue. Bien que de tels désagréments soient prévus, ils peuvent devenir ennuyeux. On doit rassurer le client en lui expliquant que ces sensations ne sont pas handicapantes et qu'elles disparaîtront avec le temps. Avant que le client n'obtienne son congé, on doit lui donner, ainsi qu'à la famille, des instructions sur les soins des petites lésions non encore cicatrisées, sur le soin général des régions cicatrisées ainsi qu'une marche à suivre, relativement aux exercices physiques et à la pose des attelles. On encourage le client à envisager le retour au travail, aux études et aux activités régulières.

Il faut considérer la réadaptation psychosociale comme un processus continu. Des ajustements sont à prévoir et le client a besoin d'exprimer ses sentiments durant les accès de dépression et d'hostilité ; le personnel infirmier et les membres de l'équipe de réadaptation doivent alors faire preuve de patience et de fermeté, et poursuivre avec acharnement les objectifs établis. Des conférences familiales bien

---

Encadré 50-3 Guide des interventions de l'infirmière auprès du client ayant subi des brûlures — Étape II

Problèmes fondamentaux et diagnostics infirmiers

1. Infection des plaies
2. Mauvaise cicatrisation possible des brûlures
3. Douleur
4. Hypermétabolisme
5. Troubles émotionnels causés par la modification de l'image corporelle
6. Possibilité de contractures de flexion et d'atrophie musculaire
7. Manque de connaissances au sujet des techniques chirurgicales et des soins postopératoires
8. Possibilité de complications

Objectifs et interventions de l'infirmière

1. Prévenir l'infection des plaies :
   a) Se laver les mains avant de toucher au client ;
   b) Prévenir le choc ;
   c) Éviter les pressions sur les plaies ;
   d) Appliquer les produits antibactériens prescrits ;
   e) Prévenir l'infection croisée ;
   f) Éliminer les sources possibles d'infection ;
   g) Porter une blouse, des gants, un masque et un bonnet lorsque les blessures sont exposées ou lorsqu'on doit toucher le client ou le lit.

2. Favoriser la cicatrisation des plaies :
   a) Nettoyer les plaies et tout le reste du corps, y compris les cheveux, quotidiennement ;
   b) Appliquer des agents antibactériens topiques et faire les pansements prescrits ;
   c) Prévenir la pression, l'infection et le déplacement des autogreffons ;
   d) Soigner les zones donneuses ;
   e) Observer et signaler tout signe de rejet du greffon ou de perte de l'intégrité de la peau après la cicatrisation ;
   f) Fournir un soutien nutritionnel adéquat.

3. Minimiser la douleur :
   a) Évaluer avec soin la douleur du client ;
   b) Offrir des analgésiques, des relaxants respiratoires, l'appareil de stimulation électrique

transcutané, de l'oxyde nitreux et autres mesures appropriées ;
   c) Évaluer et noter au dossier toutes les réactions du client aux interventions ;
   d) Aider le client à exprimer sa douleur par des moyens appropriés ;
   e) Enseigner au client comment la douleur évolue lors de la guérison d'une brûlure.

4. Fournir un soutien nutritionnel adéquat :
   a) Donner un régime riche en kilojoules et en protéines, par les voies appropriées ;
   b) Administrer la suralimentation parentérale selon les règlements du centre hospitalier ;
   c) Donner les suppléments vitaminiques et minéraux prescrits ;
   d) Peser quotidiennement le client et noter sa masse sur un graphique ;
   e) Noter l'intolérance du client manifestée par une distension abdominale, de la diarrhée, une diurèse osmotique et une déshydratation.

5. Favoriser l'adaptation et l'acceptation de soi face aux changements de l'image corporelle et du mode de vie :
   a) Déterminer si le client est prêt à exprimer ses sentiments face à son image corporelle et à son nouveau mode de vie ;
   b) Donner au client l'occasion d'exprimer ses pensées et ses sentiments ;
   c) Répondre aux questions de manière positive et franche ;
   d) Utiliser des proches, des conseillers et des personnes-ressources appropriées pour aider le client à s'adapter à sa situation ;
   e) Renforcer les mécanismes d'adaptation que le client utilisait avant l'accident, s'ils sont efficaces.

6. Prévenir les contractures de flexion et l'atrophie musculaire :
   a) Placer le client dans des positions qui évitent la flexion des extrémités brûlées ;

Encadré 50-3   Guide des interventions de l'infirmière auprès du client ayant subi des brûlures — Étape II (*suite*)

b) Faire faire plusieurs fois par jour des exercices d'amplitude de mouvement ;

c) Aider le client à marcher ;

d) Utiliser les attelles et les exerciseurs recommandés par le physiothérapeute et l'ergothérapeute ;

e) Encourager le client à manger seul et à se tourner dans son lit ;

f) Procurer au client des appareils destinés à l'aider.

7. Réduire la crainte et l'anxiété et encourager le client à participer aux soins périopératoires :

a) Passer en revue la technique opératoire et les soins postopératoires avec le client et sa famille ;

b) Se renseigner sur les hospitalisations et opérations antérieures du client ;

c) Répondre aux questions du client en tenant compte de l'anxiété non exprimée ;

d) Définir les attentes face à la participation du client, pour atteindre des résultats optimaux.

8. Prévenir les complications :

a) Changer la position du client toutes les deux heures ;

b) Encourager le client à tousser, à utiliser le spiromètre de stimulation et à respirer profondément toutes les heures (ou pratiquer l'hyperventilation à l'aide d'un masque avec ballon) ;

c) Faire faire la physiothérapie thoracique et le drainage postural selon l'ordonnance ;

d) Maintenir un apport liquidien adéquat ;

e) Inspecter soigneusement la peau pour déceler le moindre signe de pression ou de dégradation ;

f) Suivre les techniques d'asepsie appropriées lors de toute intervention comportant des risques d'infection ;

g) Administrer les antibiotiques systémiques prescrits ;

h) Maintenir le cathéter urinaire en circuit fermé et assurer un drainage adéquat ;

i) Déceler et traiter les infections fongiques ;

j) Changer les cathéters intraveineux toutes les 48 h et les tubulures à perfusion toutes les 24 h ;

k) Déceler et signaler les signes de thrombophlébite ou d'infections causées par les cathéters.

Évaluation

Résultats escomptés

Le client réussit à :

1. Avoir de petites plaies ouvertes propres :

a) A des plaies ouvertes roses dont l'épithélium se régénère et sans signe d'infection ;

b) A des zones donneuses qui se cicatrisent proprement.

2. Montrer que la majorité des plaies se sont refermées :

a) A subi la totalité ou presque des greffes de peau ;

b) Présente une peau intacte sur plus de 80 % de la surface du corps.

3. Obtenir le soulagement de la douleur :

a) Demande des analgésiques seulement à l'occasion, et surtout pour des douleurs musculaires ou articulaires ;

b) Souffre de moins en moins.

4. Avoir un état nutritionnel optimal :

a) Gagne de la masse chaque jour (selon la courbe de masse) ;

b) Ne présente aucune carence en protéines, en vitamines ou en sels minéraux ;

c) A plus d'énergie ;

d) Satisfait ses besoins nutritionnels par l'alimentation orale ;

e) A des valeurs de protéines sériques normales.

5. Être réaliste face aux changements de son image corporelle et aux difficultés à accomplir ses activités quotidiennes :

a) Verbalise avec précision les changements physiques qu'il a subis ;

b) Discute avec l'infirmière des changements qu'il devra apporter à son mode de vie et à ses activités quotidiennes lorsqu'il retournera chez lui ;

c) Manifeste un intérêt pour les moyens auxquels il peut recourir pour améliorer les aspects esthétique et fonctionnel de son corps ;

d) N'est pas dépressif et ne se referme pas sur lui-même.

6. Montrer une mobilité articulaire presque parfaite :

a) Montre que sa mobilité articulaire lui permet de poursuivre des activités quotidiennes ;

b) Améliore quotidiennement sa mobilité articulaire ;

c) Ne souffre pas de calcification périarticulaire.

7. Verbaliser sa compréhension des modes de traitement et des interventions chirurgicales, ainsi que sa participation aux soins :

a) Manifeste son intérêt pour les techniques opératoires et les traitements en en discutant avec l'équipe de soins et avec sa famille ;

b) Décrit avec précision les techniques et les traitements ;

c) Coopère en adoptant des positions adéquates.

8. Ne pas présenter de complications :

a) A une fréquence cardiaque variant entre 60 et 100 battements par minute ;

b) A une fréquence respiratoire variant entre 12 et 20 respirations par minute ;

c) A une pression artérielle normale ;

d) Respire spontanément sans aucune assistance mécanique ;

e) Fait entendre des bruits vésiculaires clairs ;

f) A des valeurs d'hémoglobine et d'hématocrite normales ;

g) A une température corporelle variant entre 36 °C et 38,3 °C ;

h) A une osmolarité et des électrolytes sériques dans les limites de la normale ;

i) Boit suffisamment et a une diurèse normale ;

j) A des émissions fécales quotidiennes normales.

Encadré 50-4 Guide des interventions de l'infirmière auprès du client ayant subi des brûlures — Étape III

Problèmes fondamentaux et diagnostics infirmiers

1. Possibilité de dépendance émotionnelle et physique face à l'équipe de soins
2. Resserrement, assèchement et démangeaison de la peau
3. Douleur lors des exercices
4. Fatigue et faible endurance durant les activités
5. Petites plaies ouvertes
6. Contractures de flexion
7. Manque de connaissances pour se soigner
8. Cicatrices hypertrophiques
9. Affliction et dépression

Objectifs et interventions de l'infirmière

1. Favoriser l'indépendance émotionnelle et physique :
   a) Être très attentive aux réactions verbales et non verbales du client en ce qui concerne sa rééducation et son adaptation à son apparence physique ;
   b) Aider le client à se fixer des objectifs à court terme pour augmenter son autonomie dans les activités de la vie quotidienne ;
   c) Réagir positivement et encourager le client lorsqu'on sent qu'il gagne peu à peu de l'autonomie ;
   d) Faire appel aux personnes appropriées pour aider le client lorsqu'il se trouve en période de régression ;
   e) Aider le client à faire ses exercices de physiothérapie et d'ergothérapie, comme le recommande l'équipe médicale.

2. Se préoccuper de l'état de la peau du client :
   a) Aider le client à appliquer, plusieurs fois par jour, du beurre de cacao, de la crème Nivea ou toute autre crème à action lubrifiante sur les plaies cicatrisées ;
   b) Fournir au client un savon doux pour son bain quotidien ;
   c) Maintenir un environnement frais et confortable ;
   d) Administrer un médicament antiprurigineux ;
   e) Recommander au client de porter des sous-vêtements de coton blanc.

3. Soulager la douleur :
   a) Évaluer la douleur et la décrire dans le dossier ;
   b) Recourir à des analgésiques, à la stimulation électrique transcutanée, à une séance de relaxation ou à toute autre méthode de soulagement de la douleur avant de commencer une période d'exercices.

4. Augmenter la tolérance et l'endurance lors des exercices :
   a) Planifier, en collaboration avec le physiothérapeute et l'ergothérapeute, un programme d'exercices qui exigent une dépense croissante d'énergie ;
   b) Planifier les activités quotidiennes de manière que le client puisse accumuler suffisamment d'énergie pour les traitements qui requièrent une participation active de sa part ;
   c) Planifier les soins de manière que le client puisse avoir des périodes de repos durant la journée et dormir huit heures chaque nuit.

5. Favoriser la cicatrisation des plaies restantes :
   a) Continuer d'appliquer les médicaments topiques et les pansements prescrits, après le nettoyage quotidien des plaies ;
   b) Protéger la peau récemment cicatrisée contre les traumatismes ou la pression ;
   c) Couper les ongles très courts ;
   d) Encourager le client à manger des aliments à haute teneur en énergie et en protéines.

6. Favoriser le rétablissement complet de toutes les articulations :
   a) Encourager le client à faire les exercices planifiés par le physiothérapeute ;
   b) Utiliser des attelles pour diminuer les contractures ;
   c) Administrer des analgésiques, au besoin, avant les exercices de physiothérapie plus élaborés ;
   d) Faire appel à son imagination pour encourager le client à mouvoir ses articulations au cours des activités quotidiennes et des soins personnels.

7. Renseigner le client, sa famille ou ses proches à propos des soins à poursuivre après l'hospitalisation :
   a) Enseigner le soin des plaies et demander une démonstration pour vérifier si le procédé est maîtrisé ;
   b) Montrer comment utiliser les attelles et les vêtements élastiques ;
   c) Faire une démonstration des exercices recommandés ;
   d) Insister sur l'importance d'un régime riche en protéines ;
   e) Souligner l'importance de protéger les plaies cicatrisées du soleil, de la pression et des traumatismes ;
   f) Démontrer l'importance de la lubrification de la peau ;
   g) Passer en revue les activités à réaliser et expliquer les problèmes émotionnels dont le client peut être accablé après son retour à la maison ;
   h) Fournir au client une liste de personnes-ressources ou d'organismes à contacter en cas de problèmes particuliers ;
   i) Donner des directives par écrit sur chacun des aspects décrits plus haut.

8. Prévenir l'apparition de cicatrices hypertrophiques :
   a) Appliquer des bandages élastiques ou des vêtements compressifs sur les régions cicatrisées sujettes à cette complication ;
   b) Enseigner au client à bien utiliser et à entretenir les vêtements élastiques.

9. Réduire les risques de dépression :
   a) Utiliser les principes des soins psychiatriques pour déceler et traiter un état de dépression ;
   b) Aider le client à poursuivre des objectifs à court terme et à vivre « au jour le jour » ;
   c) Comprendre que le client a besoin de pleurer ses pertes ;

Encadré 50-4 Guide des interventions de l'infirmière auprès du client ayant subi des brûlures — Étape III (*suite*)

d) Favoriser les rencontres entre le client et d'autres personnes qui sont parvenues à surmonter des difficultés semblables ;

e) Obtenir une consultation en psychiatrie et administrer des antidépresseurs tricycliques lorsque la dépression tarde à s'atténuer ;

f) Expliquer au client que la dépression est un état normal qui accompagne souvent les traumatismes importants, mais qu'elle disparaît lorsque la santé s'améliore.

Évaluation

Résultats escomptés

Le client réussit à :

1. Parvenir à l'autonomie physique et émotionnelle.
   a) Participe pleinement aux activités de la vie quotidienne ;
   b) Utilise des prothèses ou des appareils de soutien ;
   c) A une vue réaliste de lui-même et planifie l'avenir ;
   d) Signale une certaine capacité à évoluer en famille, en société et au travail.

2. Montrer que la peau s'adoucit et se lubrifie :
   a) Ne présente aucune égratignure révélant qu'il s'est gratté ;
   b) Dort sans être gêné par les démangeaisons ;
   c) Se plaint peu ou pas de démangeaisons ;
   d) Signale que sa peau est douce et lisse ;
   e) Ne montre ni dessèchement ni desquamation de la peau.

3. Ne présenter aucun signe de douleur :
   a) N'a pas besoin d'analgésiques ;
   b) N'éprouve aucune douleur lors des exercices ;
   c) Dort sans être gêné par la douleur.

4. Montrer un degré de tolérance et d'endurance satisfaisant lors des exercices :
   a) Participe à toutes les activités quotidiennes recommandées ;

b) Fait les activités habituelles avec une certaine vigueur.

5. Montrer que la peau est intacte et que sa coloration est normale :
   a) Montre que toutes les plaies se sont cicatrisées ;
   b) A une peau non infectée, sans signes de pression ou de traumatisme ;
   c) Montre que la pigmentation de sa peau est pratiquement redevenue normale.

6. Avoir une mobilité articulaire optimale :
   Présente une mobilité normale au niveau de toutes les articulations.

7. Être conscient des soins qu'il doit s'administrer et des visites régulières qu'il devra rendre au centre hospitalier.
   a) Connaît le plan des soins de suivi ;
   b) Montre qu'il peut se soigner et faire les exercices recommandés ;
   c) Se présente à tous ses rendez-vous à la clinique et en physiothérapie ;
   d) A une liste de personnes et d'organismes à contacter en cas de besoin.

8. Obtenir les meilleurs résultats esthétiques possibles :
   a) S'adapte à son apparence physique et l'accepte ;
   b) Utilise, au besoin, des cosmétiques, une perruque et des prothèses pour avoir une meilleure apparence ;
   c) Considère que les objectifs de la chirurgie plastique ont été atteints.

9. Retrouver un fonctionnement social et professionnel aussi bon, sinon meilleur, qu'avant l'accident :
   a) A un comportement social normal avec ses proches, ses collègues et ses connaissances ;
   b) Est capable de chercher et trouver un nouvel emploi ou de retourner aux études, et de se réintégrer à sa communauté ;
   c) A surmonté l'affliction causée par les pertes survenues lors de l'accident ;
   d) A une attitude optimiste face à l'avenir.

planifiées aident grandement les familles à préparer le retour du convalescent à la maison.

La formation d'os hétérope (apparition d'un dépôt de calcium près des tendons autour des articulations) est une complication qui peut survenir quelques semaines après l'accident. La perte de fonction d'une articulation est la première manifestation d'une ossification. Les résultats de laboratoire pouvant indiquer une calcification sont un taux élevé de phosphatase alcaline et un faible taux de calcium sérique. Une intervention chirurgicale peut être pratiquée, lorsque les rayons X confirment la présence d'une formation osseuse et l'arrêt de sa croissance. En général, cela ne se produit pas avant qu'au moins six mois ne se soient écoulés depuis l'accident. Après l'intervention, le client doit porter

une attelle, suivre des séances d'hydrothérapie et faire de l'exercice pour retrouver l'activité fonctionnelle du membre.

Problèmes du client et diagnostics infirmiers

Les problèmes les plus importants qui surgissent durant l'étape finale de la guérison comprennent : la réduction de la dépendance émotionnelle et physique ; un resserrement et un dessèchement de la peau ; des démangeaisons ; un faible degré de tolérance et d'endurance ; de la douleur lors des exercices ; de petites plaies ouvertes ; des contractures de flexion ; le manque de connaissances du client et de sa famille en ce qui concerne les soins posthospitaliers ; des cicatrices hypertrophiques et de la dépression.

■ PLANIFICATION ET INTERVENTION

Objectifs

Les objectifs du client sont les suivants :

1. Retrouver l'autonomie physique et émotionnelle.
2. Recouvrer la mobilité optimale de toutes les régions du corps.
3. Obtenir les meilleurs résultats esthétiques possibles.
4. Être capable de bien fonctionner à nouveau en société.
5. Être capable de reprendre son travail.
6. Avoir une peau intacte.
7. Savoir bien se soigner à la maison.
8. Participer au suivi planifié.
9. Ne plus souffrir et ne plus ressentir de démangeaisons.

Réadaptation

La réadaptation a pour but de réintégrer le client à la société ; pour ce faire, on doit mettre tout en œuvre pour qu'il se sente le mieux possible, tant du point de vue affectif et esthétique que fonctionnel. Pendant cette période, le soutien moral est capital pour le client. Lorsqu'on commence les exercices passifs, puis les exercices actifs, on doit s'assurer que l'infirmière, le physiothérapeute et l'ergothérapeute travaillent en équipe, avec des objectifs communs.

Les activités de réadaptation peuvent avoir lieu dans un service spécial. On transfère le client dans cette unité lorsqu'il est capable d'assumer de plus en plus la responsabilité de ses soins. Cela est fait progressivement, avec une évaluation quotidienne de ses progrès.

Les pansements doivent encore être changés, et on porte une attention spéciale aux régions cicatrisées, puisque les tissus sont encore très sensibles. On coussine les régions les plus exposées aux blessures et on applique des crèmes ou des lotions lubrifiantes pour ramollir les croûtes.

On pose des attelles, ou autres moyens fonctionnels, aux extrémités pour prévenir les contractures. Les principes

Tableau 50-6 Changements hydro-électrolytiques à la fin de l'étape II

Observation	Explication
1. Déficit en calcium	Puisque le calcium peut être immobilisé dans les escarres de la région brûlée et durant la phase de granulation des brûlures, des symptômes de déficit en calcium se produisent parfois.
2. Déficit en potassium	Le potassium extra-cellulaire se déplace vers les cellules, causant un déficit en potassium dans le liquide extra-cellulaire.
3. Bilan azoté négatif (pendant plusieurs semaines après la brûlure)	Secondaire : Au stress À l'immobilisation À une absorption insuffisante de protéines À une perte protéique par l'exsudat À une destruction directe des protéines dans la région brûlée
4. Déficit en sodium	

Source : N.M. Metheny et W.D. Snively. *Nurses' Handbook of Fluid Balance*, Philadelphie, J.B. Lippincott.

de soins décrits à la page 140 sont appliqués, afin de prévenir des dommages aux nerfs et aux vaisseaux sanguins.

À ce stade de la guérison, on tente d'établir un bilan azoté positif ou un anabolisme pour favoriser la cicatrisation (*Tableau 50-6*). On atteint ce bilan par un régime hyperénergétique et hyperprotidique. On décrit au chapitre 11 les activités de la vie quotidienne et les principes de réadaptation qui s'appliquent ici. Si des interventions de chirurgie reconstructive sont nécessaires, on doit appliquer les principes de soins décrits aux pages 1073 à 1083.

Quatorzième partie

Les soins infirmiers et les affections sensorielles et neurologiques

51

Les problèmes de la vision et les affections de l'œil

☐ RAPPEL D'ANATOMIE ET DE PHYSIOLOGIE

Le globe oculaire, organe sphérique, est situé dans une cavité osseuse nommée *orbite*. Il se tourne aisément dans toutes les directions grâce à six muscles attachés à sa surface extérieure (*Figure 51-1*). Quatre de ces muscles, les *muscles droits*, sont situés de chaque côté, en haut et en bas de l'œil. Chacun de ces quatre muscles se dirige vers l'arrière, à l'apex de l'orbite, et il tourne l'œil vers l'intérieur ou l'extérieur, vers le haut ou vers le bas. Les deux autres muscles de l'œil, les *muscles obliques*, partent du globe et s'étendent jusqu'à la paroi médiane de l'orbite.

Pour les besoins de l'étude, nous diviserons la paroi du globe oculaire en trois membranes ou tuniques. La membrane externe blanche, dense et fibreuse s'appelle la *sclérotique*. La sclérotique se transforme vers l'avant en une membrane transparente, la *cornée*, qui fait légèrement saillie. En arrière, la sclérotique présente une ouverture par où le nerf optique pénètre dans le globe. Le nerf s'épanouit sur les deux tiers de la surface postérieure interne du globe au niveau d'une mince couche appelée *rétine*. Celle-ci contient des chaînes de neurones, dont la stimulation adéquate fait naître des sensations visuelles qui sont transmises à l'encéphale pour être décodées ; c'est le phénomène de la vision.

Entre la sclérotique et la rétine se trouve une couche médiane et pigmentée connue sous le nom d'*uvée*. Trois parties composent cette membrane. Vers l'arrière, la *choroïde* contient la plupart des vaisseaux sanguins qui nourrissent l'œil. Vers l'avant, l'*iris*, tissu musculaire pigmenté, donne la couleur caractéristique de l'œil (bleu, brun, etc.). L'ouverture sphérique au centre, la *pupille*, s'agrandit ou diminue selon l'intensité de la lumière et est activée par deux groupes de fibres musculaires. La contraction des fibres circulaires rétrécit la pupille tandis que les fibres radiales la dilatent. Entre l'iris et la choroïde se trouve la troisième partie de l'uvée, une masse musculaire appelée *corps ciliaire*. Elle se compose de replis conjonctifs disposés en couronne (les procès ciliaires) à partir d'un muscle triangulaire, le muscle ciliaire. De fins ligaments sont reliés à ces procès qu'ils traversent au centre pour s'insérer dans la capsule du cristallin.

Une capsule élastique et translucide contient le *cristallin*, corps semi-solide dont la courbure peut se modifier sous l'influence des muscles ciliaires : les variations de courbure du cristallin permettent l'accommodation à la distance, à mesure que l'œil passe d'un objet à un autre.

Le cristallin divise l'intérieur du globe en deux parties. La partie postérieure contient un liquide gélatineux et translucide, appelé *corps vitré* ou *humeur vitrée*, qui donne sa forme sphérique au globe. La partie antérieure contient un liquide clair et limpide, l'*humeur aqueuse* ; celle-ci est sécrétée par le corps ciliaire. L'humeur aqueuse baigne la surface antérieure du cristallin, passe par la pupille et entre dans la *chambre antérieure*, espace compris entre l'iris et la cornée. Elle sort de l'œil par les vaisseaux lymphatiques (le canal de Schlemm), situés à la jonction de l'iris et de la sclérotique.

Annexes. Les *paupières* forment la couverture protectrice de l'œil. La *conjonctive*, membrane extrêmement sensible et maintenue humide par un courant régulier de sécrétions lacrymales (les larmes), borde les paupières et couvre entièrement la partie antérieure de l'œil. La *glande lacrymale*, située sur la surface supérieure externe de l'orbite, sécrète les larmes. Les larmes sont évacuées vers le bas et vers le dedans par de minuscules canaux (*points lacrymaux*, région de la caroncule). Ces conduits amènent le liquide dans le *sac lacrymal* et le *canal lacrymo-nasal*, qui l'évacuent vers le bas, l'arrière et l'extérieur, par la cavité nasale, derrière le méat inférieur des fosses nasales à environ 3 cm du bord des narines.

☐ SPÉCIALISTES DE LA VISION

On n'insiste jamais assez sur l'importance d'un bon examen de la vue. Trop souvent on rencontre des clients qui portent des lunettes prescrites il y a de nombreuses années et ne convenant plus du tout à leur vision.

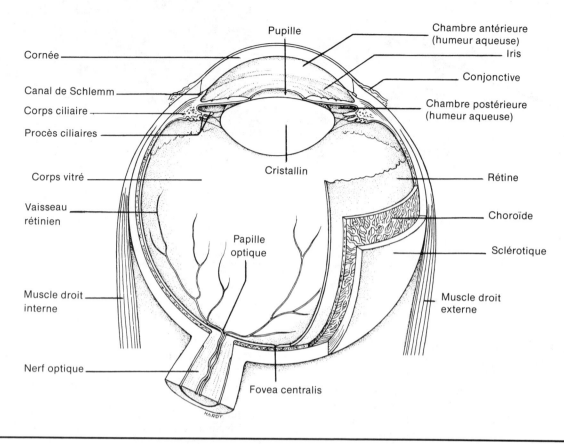

Figure 51-1   Coupe transversale de l'œil. (*Source*: E.E. Chaffee et E.M. Greisheimer. *Basic Physiology and Anatomy*, Philadelphie, J.B. Lippincott.)

Quatre groupes de spécialistes s'occupent du soin des yeux:

1. L'*ophtalmologiste* (parfois appelé oculiste ou ophtalmologue) est un médecin spécialisé dans le traitement de toutes les conditions et affections oculaires. Sa formation et son expérience lui permettent d'examiner l'œil de façon plus poussée et de constater les défauts de réfraction et les autres changements.
2. L'*opticien* n'est pas un médecin, mais il s'occupe de vendre les lunettes et d'ajuster les lentilles aux montures.
3. L'*optométriste* est habilité à examiner les yeux et leurs structures annexes afin de déceler la présence de problèmes visuels, de maladies oculaires ou autres anomalies. Il prescrit et ajuste les lunettes et autre matériel optique.
4. L'*oculariste* est un technicien préposé à la fabrication de prothèses oculaires.

☐ ÉVALUATION DE LA VISION

Échelle de Snellen et microprocesseur

L'*échelle de Snellen* (ou échelle des lettres) est le moyen le plus couramment utilisé pour identifier les problèmes de la vision, bien que sa fiabilité soit limitée. On se sert également d'autres dispositifs comme le microprocesseur et le compteur de cellules endothéliales. De plus, on peut effectuer une échographie. En ce qui concerne l'examen automatisé de l'acuité visuelle, un *microprocesseur* (*Mentor*) reproduit la lettre E en 30 grandeurs différentes sur un écran cathodique. Un ordinateur enregistre les réactions du client qui tient un boîtier manuel. Une imprimante fournit la valeur moyenne de l'acuité visuelle et l'écart type pour un ensemble de 20 essais. La durée du test est d'environ huit minutes.

Échographie

Dans ce type d'*échographie*, des ultrasons à haute fréquence sont émis à partir d'un petit transducteur placé sur l'œil. Après avoir frappé les tissus de l'œil, l'onde acoustique se réfléchit sur le transducteur, qui la transmet à un oscilloscope. En ophtalmologie, on utilise deux types d'échographie:

L'échographie en mode A — Les réflexions s'inscrivent sous forme de pics sur l'oscilloscope (balayage unidimensionnel).
L'échographie en mode B — Les réflexions s'inscrivent sous forme de points continus sur l'oscilloscope (balayage bidimensionnel).

Lorsque ces deux types d'échographie sont utilisés simultanément, on peut détecter et différencier plus d'une centaine de lésions ou d'ensembles de lésions dans l'orbite et dans la région périorbitaire. Grâce à l'échographie, on peut effectuer des mesures concernant le cristallin et que l'ordinateur analysera; cela permettra au chirurgien de déterminer la convergence du cristallin en vue de l'implantation d'un cristallin artificiel et d'en mesurer le pouvoir de réfraction après l'opération.

Compteur de cellules endothéliales

Un *compteur de cellules endothéliales* est un appareil photographique à très fort pouvoir de résolution capable de fournir des détails subtils de la morphologie des cellules endothéliales : taille, forme, densité de la population cellulaire, nature de l'environnement cellulaire, présence de corps intercellulaires et problèmes pathologiques. C'est un appareil très précieux quand on l'utilise avant une opération, car l'existence d'anomalies de l'endothélium peut laisser présager un risque accru de complications postopératoires.

Troubles de la réfraction

La vision est rendue possible grâce au passage des rayons lumineux émis par un objet à travers la cornée, l'humeur aqueuse, le cristallin et le corps vitré jusqu'à la rétine. Pour un œil normal, les rayons émis à une distance de 6 m ou plus atteignent le foyer de la rétine à travers le cristallin lorsque l'œil est parfaitement au repos (emmétropie).

En raison d'anomalies de la structure de l'œil ou du cristallin, une vision défectueuse peut se produire par suite d'une mauvaise mise au point de l'image sur la rétine. Si les images se forment en avant de la rétine, on parle de *myopie* et si les rayons sont projetés en arrière de la rétine, on parle d'*hypermétropie*. Dans de telles conditions, il faut prescrire des lunettes. Celles-ci, associées au cristallin de l'œil, corrigent le défaut et rétablissent la mise au point normale sur la rétine.

Les rayons émis par des objets situés à faible distance (moins de 6 m) demandent une lentille plus « forte » pour les faire converger sur la rétine. Cette mise au point s'effectue par la contraction du muscle ciliaire, qui entraîne le relâchement de la capsule du cristallin et rend celui-ci plus convexe. Cela constitue le mécanisme de l'*accommodation*, qui permet à l'œil de voir distinctement des objets situés à des distances variables. Le processus de vieillissement fait diminuer l'élasticité du cristallin, ce qui produit une vision rapprochée incomplète et floue, connue sous le nom de *presbytie*. Cela explique pourquoi il est si fréquent de voir les personnes âgées lire leur journal en le tenant à bout de bras. L'ophtalmologiste peut prescrire des verres de lecture afin de permettre aux rayons des objets rapprochés de se projeter sur la rétine.

Dans le cas de la presbytie, on peut utiliser des verres bifocaux, ou verres à double foyer, c'est-à-dire un verre pour les distances éloignées et un autre pour la vision de près et la lecture. Avec des verres trifocaux, également disponibles, on ajoute une troisième dimension qui permet une vision très nette entre 68 cm et 127 cm. La plupart des lentilles prescrites sont insérées dans des lunettes, mais on peut aussi appliquer des lentilles directement sur la surface de l'œil (verres de contact).

L'*astigmatisme* provient d'une courbure inégale de la cornée. Au lieu d'être courbée également dans toutes les directions, la cornée ressemble à l'intérieur d'une cuillère. Il se forme alors deux foyers au lieu d'un seul, ce qui rend

Encadré 51-1   Abréviations et termes utilisés en ophtalmologie

OD (Oculus dexter) : œil droit
OG (Oculus sinister) : œil gauche
OU (Oculus uterque) : les deux yeux
D (dioptrie) : unité de mesure d'intensité ou de puissance de réfraction d'une lentille. (Une lentille de 1 dioptrie amène des rayons lumineux parallèles au foyer à 1 m de la lentille.)
M (myopie) : défaut de vision se caractérisant par la focalisation des images en avant de la rétine
H (hypermétropie) : défaut de vision se caractérisant par la focalisation des images en arrière de la rétine
HT (hypertropie) : déviation de l'œil vers le haut (strabisme vertical)
ES (ésotropie) : déviation des axes visuels en dedans (strabisme convergent)
EX (exotropie) : déviation des axes visuels en dehors (strabisme divergent)
+ : plus ou convexe
- : moins ou concave
Diplopie : perception de deux images pour un seul objet
Ectropion : renversement de la paupière en dehors (éversion)
Entropion : renversement de la paupière en dedans (rétroversion)
Ptosis : chute de la paupière supérieure
Epiphora : production excessive de larmes
Hémianopsie : perte de la vision sur la moitié du champ visuel des deux yeux
Photophobie : sensibilité anormale à la lumière
Presbytie : diminution du pouvoir d'accommodation causée par le vieillissement

impossible la mise au point simultanée des rayons horizontaux et verticaux sur la rétine. Des verres cylindriques corrigent ce défaut. Un client myope ou hypermétrope peut souffrir également d'astigmatisme. Dans une telle situation, l'ophtalmologiste prescrit un verre sphéro-cylindrique.

L'*ophtalmoscope* permet de mesurer la puissance et de déterminer le type de lentilles capable de corriger les troubles de la réfraction. À partir des résultats de cet examen, on choisit les lentilles correctrices appropriées, que le client utilise pour lire les lettres de l'échelle de Snellen ; le choix définitif des lentilles se fait en fonction de ce test.

On peut également utiliser des réfractomètres automatiques reliés à des cellules photo-électriques. Le client s'assoit face à l'instrument et doit fixer une cible. Les résultats sont imprimés sur une carte ou un graphique et ils indiquent le trouble de réfraction qu'il faut corriger. Pour d'autres types de réfractomètres automatiques, le client doit ajuster la mise au point en tournant une vis. Un tel équipement est fort coûteux et bien que quelques réfractomètres soient manipulés par des techniciens, on doit faire des évaluations sérieuses pour justifier le remplacement des méthodes conventionnelles. (Voir l'encadré 51-1.)

Verres de contact

De plus en plus d'individus portent des verres de contact (lentilles cornéennes) destinés à corriger les troubles de réfraction. L'amélioration des techniques pour effectuer des mesures oculaires et le développement de méthodes pour conseiller ceux qui désirent porter de telles lentilles les ont rendues très populaires. Pour certains emplois, elles s'avèrent particulièrement efficaces, en plus de répondre à un besoin esthétique. Il y a toutefois des individus à qui l'on doit déconseiller le port de verres de contact ; tous les candidats doivent consulter leur ophtalmologiste.

Dans les cas suivants, le port de verres de contact est indiqué : absence du cristallin (aphakie), absence de l'iris (aniridie), absence congénitale de pigmentation, myopie et hypermétropie, quelques types d'astigmatisme, déformation en cône de la cornée (kératocône) et cils tournés à l'intérieur. Les contre-indications sont les maladies allergiques et inflammatoires (blépharoconjonctivite chronique, infections de la cornée, iritis, uvéite), l'épiphora (écoulement anormal des larmes sur les joues), l'exophtalmie grave, le ptérygion et les néoplasmes locaux.

On ne recommande pas le port de verres de contact pour les personnes dont la vision n'a pas besoin d'être corrigée de façon constante ou pour celles qui manqueraient de dextérité pour les mettre en place ou les retirer. On peut se procurer les verres de contact sous deux formes : souple ou rigide. Les verres de contact rigides ont fait leur apparition au début des années 60 ; les souples, vers la fin des années 60. La plus récente réalisation est un verre de contact fabriqué en silicone.

Verres de contact rigides.

On emploie une matière plastique (polyméthylméthacrylate) extrêmement légère et mince, d'environ 10 mm ou moins de diamètre, pour fabriquer les lentilles cornéennes rigides. Lorsqu'elles sont bien ajustées, les lentilles « flottent » dans le liquide qui recouvre l'œil, et l'attraction capillaire des larmes ainsi que la paupière supérieure les maintiennent en place. Elles bougent avec l'œil et se centrent sur la cornée.

Les verres de contact rigides ont plusieurs avantages sur les lunettes : ils ne s'embuent pas lorsque le client passe du froid extérieur à la chaleur d'une pièce ; ils se nettoient automatiquement à chaque battement de paupières ; ils se portent en toute sécurité quand on fait du sport ; ils éliminent le port de lunettes, moins esthétiques ; ils améliorent la vision périphérique ; et ils ne se brisent pas facilement.

Le port des verres de contact comporte toutefois quelques inconvénients : coût plus élevé que celui des lunettes ; utilisation de solutions nettoyantes coûteuses ; période d'adaptation assez longue ; et risque de les perdre dans un évier ou une piscine. De plus, les verres de contact représentent un danger en cas d'éclaboussure d'un composé chimique dans l'œil ; l'agent chimique peut pénétrer sous la lentille et causer de graves dommages avant que l'on ait eu le temps d'enlever celle-ci.

Verres de contact souples.

Les verres de contact souples sont faits d'un gel de polymère. Comme leur popularité va en augmentant, les fabricants s'emploient à les améliorer. La déshydratation les rend cassants, mais aussitôt qu'ils baignent dans une solution saline ou dans les larmes, ils absorbent l'eau et redeviennent souples.

Lorsque l'ophtalmologiste ajuste des verres de contact rigides, il instille habituellement de la fluorescéine dans l'œil, pour pouvoir suivre la formation de la couche de larmes alors que les paupières battent. On ne peut utiliser la fluorescéine avec les verres de contact souples, car la teinture s'y imprégnerait définitivement. Afin de prévenir l'infection microbienne, on désinfecte les verres de contact, selon une technique spéciale, lorsqu'on les retire pour la nuit.

Les verres de contact souples possèdent quelques avantages sur les verres de contact rigides. Ils sont agréables à porter dès le début et on peut les tolérer plus de 18 h par jour. Ils se déplacent moins aisément que les verres de contact rigides et ont, de ce fait, moins tendance à tomber hors de l'œil. Les sportifs semblent les préférer aux verres de contact rigides, exception faite des nageurs. Comme ces lentilles absorbent les produits chimiques et le sel de mer, on ne peut les porter pour la natation, à moins d'utiliser des lunettes ou un masque de plongée. Même s'il les utilise périodiquement plutôt que quotidiennement, le porteur de verres de contact souples ne perdra pas sa tolérance aux verres de contact, comme cela se produirait s'il avait des verres de contact rigides. Enfin, il est plus facile de passer des verres de contact souples aux lunettes que des verres de contact rigides aux lunettes.

Pour mettre en place les verres de contact souples, le porteur les place dans le creux de la conjonctive inférieure, tout en baissant la paupière inférieure. Après avoir relâché la paupière, il déplace l'œil, ou le masse par-dessus sa paupière fermée, afin de placer le verre de contact sur la cornée. Pour l'enlever, il pince le verre de contact entre le pouce et l'index.

Verres de contact à port prolongé.

Ces verres de contact en plastique très perméable sont plus fins et plus souples encore que les verres de contact ordinaires, souples ou rigides, et on peut les porter d'une façon continue durant des semaines ou des mois. Ils sont plus coûteux et présentent certains inconvénients. Leur ajustement est extrêmement délicat. De plus, ils peuvent causer des problèmes tels que l'on doit cesser de les porter : une accumulation de micro-protéines sur la surface antérieure du verre de contact (détérioration des verres de contact souples) et une revascularisation cornéenne.

La détérioration des verres de contact est causée par le dépôt de corps étrangers et par des transformations physico-chimiques du matériau constituant le verre de contact ou par une invasion bactérienne. Les verres de contact qui subissent ce genre de dégradation sont en acrylique, en vinyle ou en silicone. L'enlèvement de ces dépôts incrustés crée des irrégularités à la surface du verre de contact, ainsi que des défectuosités de la matrice ; on est donc obligé de le jeter. Il n'existe actuellement aucun type de verres de contact souples complètement fiable pour un port prolongé.

Complications.

Un mauvais usage des verres de contact (souples ou rigides) peut provoquer des abrasions et des ulcérations de la cornée. Ces problèmes peuvent provenir de verres de contact mal ajustés, d'une mauvaise technique pour les installer ou les enlever, ou d'une sécrétion de larmes insuffisante sous les verres.

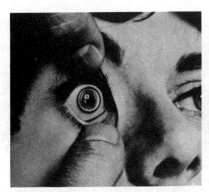

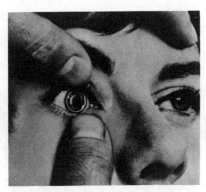

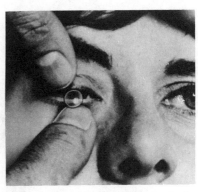

A) Séparer les paupières et remettre la lentille en bonne position, si nécessaire. Ouvrir les paupières de façon à découvrir les bords inférieur et supérieur de la lentille.

B) Amener le bord de la paupière inférieure au bord inférieur de la lentille et faire de même pour la paupière supérieure, puis presser légèrement sur la paupière inférieure, tout en la remontant, pour décoller la lentille.

C) Après que la lentille s'est soulevée légèrement, ramener les paupières l'une vers l'autre ; la lentille glisse alors entre les paupières.

Figure 51-2   Méthode pour enlever les verres de contact rigides en cas d'urgence. (Reproduit avec la permission de l'American Optometric Association.)

Éducation du client

Bien que les avantages des verres de contact soient plus nombreux que leurs inconvénients, l'infirmière, le porteur et son employeur doivent connaître les mesures de sécurité à suivre. Les lentilles cornéennes sont des prothèses *médicales* et non esthétiques, ce qui signifie qu'il faut leur apporter tous les soins nécessaires et prendre toutes les précautions que requiert une prothèse médicale.

1. Se laver les mains soigneusement avant de manipuler les verre de contact, que ce soit pour les mettre ou pour les enlever.
2. Nettoyer les verres de contact seulement avec les solutions recommandées (non caustiques).[1]
3. Garder l'étui de protection propre.
4. Ne pas porter les verres de contact au-delà du temps prescrit.
5. Ne pas dormir avec les verres de contact en place, ce qui peut entraîner l'abrasion et l'érosion de l'épithélium cornéen.
6. Ne pas humecter les verres de contact de salive avant de les mettre en place, car il y a risque d'infection.
7. Éviter de porter trop longtemps les verres de contact afin d'éviter l'abrasion possible de la cornée qui se manifeste par les signes suivants : photophobie, sécheresse, brûlures excessives, larmoiement.
8. Suivre les recommandations du médecin concernant le maquillage des yeux. Certains ophtalmologistes le déconseillent. D'autres préconisent l'application du mascara seulement après avoir mis les verres de contact en place.

9. Éviter que les verres de contact n'entrent en contact avec le savon, les lotions et les crèmes, car ces produits peuvent malheureusement les endommager. Avertir le porteur de tenir les paupières closes au moment de se parfumer ou de vaporiser du déodorant. S'éloigner des endroits de la maison où une vaporisation quelconque a été effectuée.
10. Subir un examen ophtalmologique tous les six mois pour vérifier l'ajustement des verres de contact et s'assurer de l'intégrité de la cornée.

Méthodes pour enlever les verres de contact en cas d'urgence

Les verres de contact sont conçus pour être portés seulement par une personne éveillée et pleinement consciente (à l'exception des verres de contact à port prolongé). Si le porteur devient inconscient, lors d'un accident, d'une maladie ou pour toute autre cause, il faut les enlever par souci de prévention. En cas d'urgence, suivre les recommandations suivantes :

1. Déterminer si oui ou non le client porte des verres de contact. Demander directement au client conscient ou semi-conscient s'il en porte. Si c'est le cas, il pourra peut-être les enlever, seul ou avec de l'aide, selon la gravité de son état. Lorsque le client est inconscient, vérifier s'il porte une pièce d'identité « Medic-Alert », son permis de conduire et d'autres cartes d'identité, qui pourraient révéler que le client porte des verres de contact. Regarder si le client en porte effectivement en écartant prudemment ses paupières. Éclairer l'œil de côté avec un crayon lumineux ; les lentilles reflètent alors la lumière.

---

1. Certaines personnes sont sensibles au thimérosal, agent de conservation contenu dans certaines solutions nettoyantes et qui est responsable de l'irritation des yeux au moment de la mise en place des lentilles. On recommande donc à ces personnes de vérifier la composition des produits qu'elles achètent et d'éviter ceux qui contiennent du thimérosal.

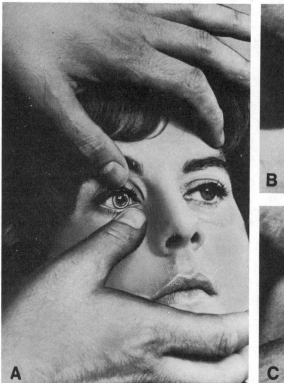
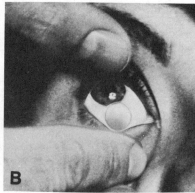
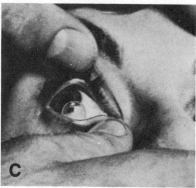

Figure 51-3 Méthode pour enlever les verres de contact rigides en cas d'urgence lorsqu'ils sont : **A)** en position normale, **B)** sur la sclérotique, ou **C)** à cheval sur la cornée et la sclérotique. (Reproduit avec la permission de l'American Optometric Association.)

2. Enlever les verres de contact des yeux du client s'il ne peut le faire lui-même. Après s'être lavé les mains, mettre un pouce sur la paupière supérieure et l'autre sur la paupière inférieure, près du bord des paupières. Écarter les paupières. Un verre bien visible devrait glisser facilement lors d'un mouvement doux des paupières (*Figure 51-2*). Si les lentilles ne sortent pas facilement, les repositionner en suivant les instructions données à la figure 51-3 et les enlever. Se rappeler qu'il ne faut jamais employer la force. Lorsqu'on peut voir les verres de contact, mais qu'on ne peut les enlever, les glisser doucement sur la sclérotique où elles peuvent demeurer en sécurité relative jusqu'à l'arrivée d'une personne compétente.

Si le client porte des verres de contact souples, il est préférable de les faire enlever par quelqu'un d'expérimenté. Même si ces verres de contact restent en place durant des heures, ils ne peuvent causer qu'un dommage très léger. Cependant, en cas d'extrême urgence, on doit suivre les étapes présentées à la figure 51-4.

☐ SOINS GÉNÉRAUX AUX CLIENTS ATTEINTS DE TROUBLES OCULAIRES

Il ne faut pas oublier qu'un client présentant un trouble oculaire peut également souffrir d'autres affections, car le problème oculaire découle souvent de la condition physique primaire. L'apparence des yeux peut avertir le client et son médecin des problèmes ou troubles au niveau d'autres parties du corps, bien avant que ceux-ci ne se manifestent

par d'autres symptômes. L'anxiété vécue par le client en ophtalmologie demande autant d'attention que sa condition physique.

Aspect psychosocial

Lorsqu'une personne entrevoit la possibilité d'une perte temporaire ou permanente de la vue, elle comprend soudain combien elle en dépend. La préoccupation du client se manifeste par la crainte, la peur et la dépression. Parfois, la tension, le ressentiment, la colère et le rejet apparaissent. En encourageant le client à exprimer ses sentiments, l'infirmière peut découvrir les problèmes fondamentaux du client. Une fois ces problèmes identifiés, elle peut prendre les mesures nécessaires pour les résoudre.

Privation sensorielle. Plusieurs clients atteints de troubles oculaires ont à surmonter des problèmes résultant de la perte de la vision, comme c'est le cas au cours de la période postopératoire. Les deux yeux bandés, un client peut souffrir de distorsions de la perception et manifester le « délirium des yeux bandés », avoir un comportement inapproprié, perdre le sens de la position dans le lit, ou ressentir l'étrange sensation de flotter. Souvent, le client amplifie ces problèmes et devient effrayé et bouleversé. Pour aider le client à surmonter ces difficultés, l'infirmière doit le réorienter constamment dans la réalité, en le rassurant, en le renseignant et en se montrant compréhensive.

Il existe plusieurs moyens de remédier à ces problèmes. Toute personne qui entre dans la chambre du client doit parler et s'identifier, de façon à ne pas l'effrayer. Si le client souffre plus de l'immobilité obligatoire que de son pansement oculaire, un massage du dos peut le détendre.

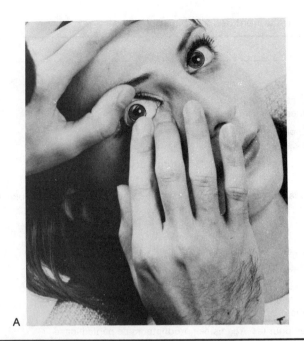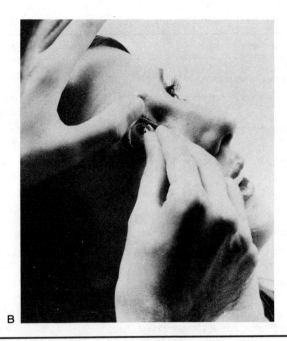

Figure 51-4   Méthode pour enlever les verres de contact souples. 1. Avec les mains propres, abaisser la paupière inférieure avec le majeur et placer l'index sur la partie inférieure de la lentille (**A**). 2. Glisser la lentille vers la partie inférieure du globe oculaire. 3. Serrer doucement la lentille entre le pouce et l'index. 4. Rapprocher le pouce et l'index comme pour «pincer» la lentille, ce qui permettra à l'air de se glisser en dessous (**B**). 5. Enlever la lentille. AVERTISSEMENT: Une blessure grave ou le choc peuvent entraver la production des larmes, ce qui fait adhérer la lentille à l'œil. Si la lentille ne peut être enlevée, asperger l'œil avec une solution saline, attendre quelques minutes puis recommencer les étapes précédentes. (Reproduit avec la permission de l'American Optometric Association.)

L'infirmière peut ouvrir la radio et faire faire de l'ergothérapie pour garder l'esprit du client occupé, lorsque le médecin l'autorise. Elle doit se montrer intéressée et compréhensive, tout en évitant d'irriter le client. L'approche varie selon les clients, car chacun a sa méthode pour oublier ses soucis. Lorsque la cécité est permanente, on confie la rééducation du client à un personnel spécialement entraîné ou à des personnes atteintes d'une affection semblable.

Soins quotidiens

Le client en ophtalmologie doit recevoir les mêmes soins que les autres clients. On doit l'encourager à retrouver son autonomie. L'infirmière l'aide selon ses besoins. Il faut faire manger un client qui ne voit pas ; mais lorsqu'il s'habitue à s'alimenter lui-même, il faut l'encourager à continuer. Une bonne alimentation et des émollients ou des lavements évacuants, administrés selon la prescription, assurent une bonne élimination. Les clients qui se lèvent doivent se reposer chaque après-midi.

On ne permet pas aux clients en ophtalmologie de lire, de fumer ou de se raser, à moins que le médecin ne l'autorise. Il faut les prévenir de ne pas se frotter les yeux et de ne pas les essuyer avec un mouchoir souillé. Tous les clients qui reçoivent de l'atropine doivent porter des lunettes de soleil.

Éclairage réduit.   Il est préférable de traiter le client dans une chambre sombre, car la lumière cause une douleur dans bon nombre d'affections oculaires, et les yeux doivent être au repos autant que possible avant et après une opération. Si de la lumière est nécessaire pour prodiguer des soins au client, on peut utiliser une lumière artificielle réduite.

Gouttes ophtalmiques

Dans le traitement de presque toutes les affections oculaires, on instille dans l'œil diverses solutions médicamenteuses (*Tableau 51-1*).

Avant d'instiller des gouttes, l'infirmière doit s'assurer qu'elle emploie le bon médicament. Certains médicaments (les myotiques et les mydriatiques, par exemple) produisent des effets contraires (*Figure 51-5*), de sorte que si l'un est indiqué dans le traitement d'une affection oculaire, l'autre est contre-indiqué. Il semble superflu d'insister sur une telle mise en garde, mais l'expérience a démontré qu'il est facile de se tromper de flacon, sur un chariot rempli de flacons semblables, dans une chambre à moitié éclairée.

De plus, l'infirmière doit vérifier la qualité de la solution. La présence d'un sédiment ou tout changement de couleur indiquent que la solution se décompose. Si tel est le cas, il faut détruire cette solution et en faire prescrire et stériliser une nouvelle. Il faut insister auprès du client sur le fait qu'il doit éviter d'utiliser tout médicament qui se trouve dans la pharmacie familiale depuis plusieurs mois ou quelques années. L'emploi de petits flacons stériles jetables a solutionné ce problème et, du même coup, a éliminé l'emploi d'un compte-goutte séparé.

Tableau 51-1   Médicaments fréquemment employés dans le traitement des troubles oculaires

Médicaments	Action
Anesthésiques locaux	
Chlorhydrate de tétracaïne (Pontocaine), 0,25%	Anesthésique topique d'usage courant Anesthésie en 1 min à 2 min
Chlorhydrate de proparacaïne (Ophthaïne, Alcaine, 0,5%)	Action plus rapide Moins de malaises durant l'instillation
Chlorhydrate de procaïne, 1% et 2%	Utilisé fréquemment pour la chirurgie oculaire Durée d'action : 45 min
Chlorhydrate de lidocaïne (Xylocaine), 2%	Quelques-uns le préfèrent à la procaïne pour son action plus rapide et prolongée
Antibiotiques et agents chimiothérapeutiques	
Sulfate de néomycine avec polymyxine et bacitracine (Neosporin)	Large spectre, onguent ou solution Seul désavantage : sa nature allergène
Pénicilline	Employée surtout chez les nouveau-nés, en onguent Parfois employée pour l'infection intraoculaire Administrée principalement par voie systémique
Méthicilline sodique (Staphcilline)	Utilisée pour les organismes producteurs de pénicillinase
Bacitracine, onguent à 500 U/g	Bon substitut de la pénicilline pour usage ophtalmique local contre les organismes à Gram positif
Érythromycine, onguent à 1%	Bon substitut de la pénicilline contre les organismes staphylococciques résistants

Sulfamides :
  Sulfisoxazol (Gantrisin), solution à 4%
  Sulfacétamide sodique (Sulamyd sodique)
	Utilisé dans le traitement de la conjonctivite ; parfois efficace contre les virus

Colorants	
(Pour teindre la cornée afin de déceler les abrasions superficielles)	
Fluorescéine sodique	N.B. : On recommande les contenants à dose unique stérile ou le papier de fluorescéine Kimura parce que *Pseudomonas æruginosa*, agent très pathogène pour les tissus de la cornée, croît bien dans les solutions de fluorescéine
Rose bengale, 1%, 2%	Teinture propre à la conjonctive ; rend les dépôts muqueux plus brillants que la fluorescéine
Inhibiteurs de l'anhydrase carbonique	
(L'anhydrase carbonique est une enzyme présente dans les tissus. Elle participe directement à la production de l'humeur aqueuse, dans le corps ciliaire.)	
Acétazolamide (Diamox)	Sulfamide utilisé comme diurétique ; efficace aussi dans le traitement du glaucome pour diminuer la production d'humeur aqueuse par le corps ciliaire
Dichlorphénamide	À cause de ses effets secondaires (irritation gastrique, souffle court, acidose, picotements des extrémités, dermatite, calculs urétéraux), on le prescrit avec une extrême prudence
Médicaments sympathomimétiques	
(Employés surtout comme mydriatiques et, à l'occasion, comme vaso-constricteurs)	
Chlorhydrate de phényléphrine (Neo-Synephrine), 2,5% à 10%	Durée d'action : 3 h
Solution ophtalmique de bromhydrate d'hydroxy-amphétamine, 1%	Durée d'action : 3 h (recommandée dans les cas d'allergie à la phényléphrine)
Chlorhydrate d'épinéphrine (Adrenalin) ; 1 : 1000 ; (Glaucon), 0,5%, 1% et 2%	Diminue la pression intra-oculaire dans le glaucome à angle ouvert (inhibe la production d'humeur aqueuse)

Tableau 51-1 Médicaments fréquemment employés dans le traitement des troubles oculaires (*suite*)

Médicaments	Action
Médicaments parasympathomimétiques	
(Utilisés comme miotiques pour contrôler la pression intra-oculaire dans le glaucome)	
Groupe I : Action directe sur la jonction myoneurale :	
Chlorhydrate de pilocarpine, 0,5%, 1%, 2%, 3%, 4% et 6%	Médicament de choix pour le traitement du glaucome Durée d'action : 6 h à 8 h
Carbachol, 1,5% à 3%	Utilisé si la pilocarpine est inefficace
Groupe II : Inhibiteurs de la cholinestérase :	
Salicylate de physostigmine, 0,25% et 0,5%	Durée d'action : 6 h à 8 h Parce qu'il est allergène, instable et de courte durée d'action, on le remplace graduellement par la phospholine
Iodure d'échothiophate (Iodure de phospholine) 0,06%, 0,125% et 0,25%	Soluble dans l'eau Cause moins d'irritation locale
Isofluorophate (fluorophosphate de diisopropyle) onguent à 0,025%, solution à 0,1%	Myotique soluble dans l'huile Effets secondaires : diarrhées, vomissements et ténesme
Médicaments parasympatholytiques	
(Utilisés comme mydriatiques pour faciliter l'examen ophtalmoscopique, pour la mydriase et la cycloplégie, et dans la réfraction et le traitement de l'uvéite)	
Mydriatiques :	
Adrénaline (Épitrate), 1% à 2%	Durée d'action : 12 h
Chlorhydrate d'eucatropine, 5%	Action de courte durée Peut dilater la pupille sans altérer l'accommodation
Cycloplégiques :	
Bromhydrate d'homatropine, 2% et 5%	Médicament fréquemment utilisé pour la réfraction cycloplégique Durée d'action : 24 h à 36 h Réactions allergiques rares
Bromhydrate de scopolamine, 0,2% à 0,5%	Utilisé pour la réfraction, chez les enfants Utilisé pour le traitement de l'uvéite Comme il est peu allergène, on le préfère à l'atropine Peut causer des étourdissements et de la désorientation, chez les personnes âgées
Sulfate d'atropine, 0,25%, 0,5%, 1% et 2%	Le plus puissant de ce groupe Durée d'action : 10 à 14 jours (pendant cette période, il faut protéger les yeux de la lumière forte) Utilisé pour le traitement de l'uvéite Utilisé pour la réfraction, chez les enfants Contre-indiqué dans le glaucome à angle fermé 5% des personnes développent une sensibilité au médicament (Symptômes : difficulté à avaler, étourdissements, rougeur de la peau avec pâleur autour de la bouche, pouls rapide, délire)
Chlorhydrate de cyclopentolate (Cyclogyl), 0,5% et 1%	Durée d'action : moins de 24 h Médicament très en vogue pour la réfraction cycloplégique
Tropicamide (Mydriacyl), 0,5% à 1%	Plus récent ; courte durée d'action : 6 h

Tableau 51-1 Médicaments fréquemment employés dans le traitement des troubles oculaires (*suite*)

Médicaments	Action
Corticostéroïdes	
(Efficaces pour traiter les affections inflammatoires de l'œil : uvéite, épisclérite, brûlures chimiques. Ils diminuent la vascularisation et la cicatrisation consécutives à des brûlures, à des traumatismes et à de graves inflammations)	
Acétate de cortisone, suspension à 0,5% à 2,5% ; onguent à 1,5%	Le moins coûteux
Hydrocortisone, suspension à 0,5% à 2,5% : onguent à 1,5%	Plus grand pouvoir d'action que la cortisone ; on peut donc l'employer en concentrations plus faibles
Prednisone, prednisolone, dexaméthasone et bétaméthasone	On croit qu'ils sont plus puissants que l'hydrocortisone

Note : Il est dangereux d'employer ces médicaments en présence d'une kératite herpétique. Le client qui prend ces médicaments doit être suivi par un ophtalmologiste. On reconnaît maintenant que tous les stéroïdes engendrent un glaucome chez certains clients prédisposés. Il faut surveiller étroitement l'emploi des stéroïdes à action locale ou systémique.

Instillation. On nettoie les paupières et les cils avant d'instiller le médicament. Le client penche la tête vers l'arrière et l'incline légèrement sur le côté (*Figure 51-6, A*), de sorte que les gouttes coulent du côté opposé au conduit lacrymal. Cette dernière précaution est surtout nécessaire lorsqu'on emploie des solutions toxiques, comme l'atropine, car des symptômes de toxicité peuvent apparaître après l'absorption de l'excès du médicament par le nez et le pharynx. Chez la plupart des clients, il est préférable de presser l'angle intérieur de l'œil après l'instillation de gouttes afin de prévenir l'écoulement de l'excès de solution dans le nez.

- On abaisse la paupière inférieure avec les doigts de la main gauche, puis on demande au client de regarder vers le haut et on instille la solution dans le cul-de-sac de la paupière inférieure.
- *Pour prévenir la contamination ou une lésion oculaire, il faut prendre soin de ne toucher aucune partie de l'œil ou des paupières avec la pipette.*
- Après l'instillation des gouttes (1 à 2 tout au plus), on relâche la paupière et, à l'aide d'un coton stérile, on éponge doucement l'excès de solution sur les paupières et les joues.
- Une fois le médicament instillé, l'infirmière demande au client de fermer lentement les yeux. Les clients ont souvent tendance à serrer les paupières, ce qui vide l'œil de la médication.
- On peut replacer le compte-gouttes dans la bouteille, s'il n'a pas été contaminé, mais il ne doit servir que pour ce client.

Onguents

On utilise fréquemment divers types d'onguents dans le traitement des affections inflammatoires des paupières, de la conjonctive et de la cornée. Les sulfamides, la bacitracine, la néomycine, le chloramphénicol et les stéroïdes sont les onguents que l'on prescrit le plus souvent.

Pour appliquer un onguent, la meilleure méthode consiste à baisser doucement la paupière inférieure et à presser du tube une petite quantité d'onguent que l'on dépose sur la conjonctive de la paupière inférieure. On doit prendre soin de ne pas toucher l'œil ou la paupière avec le tube. On peut masser délicatement la paupière pour distribuer le médicament sur tout le globe oculaire (*Figure 51-6, B*).

Irrigations oculaires

Les irrigations oculaires sont indiquées dans le traitement de diverses inflammations de la conjonctive, afin de préparer le client à une opération de l'œil et pour enlever les sécrétions inflammatoires. On les emploie également pour leur effet antiseptique. Les liquides utilisés varient selon les affections. On doit les réchauffer avant de les utiliser. L'appareil à irrigation se compose d'une bouteille à irrigation, prête à utiliser, contenant une solution ophtalmique stérile. L'infirmière doit aussi se munir d'un bassin réniforme et d'une compresse pour éponger liquide et sécrétions. Chaque client doit avoir ses propres solutions dans un contenant de plastique muni d'un capuchon.

- Le client se couche sur le dos ou s'assoit, la tête penchée en arrière et légèrement inclinée du côté à irriguer. En position assise, il peut tenir le bassin ; s'il est couché, on place le bassin de façon qu'il reçoive le liquide qui s'écoule de l'œil. L'infirmière se tient en face du client.
- Après avoir soigneusement débarrassé les paupières de la poussière, des sécrétions et des croûtes, l'infirmière tient les paupières ouvertes avec le pouce et les doigts d'une main, et lave doucement l'œil en dirigeant le jet du côté opposé au nez. Il ne faut jamais envoyer le liquide vers le nez, car les éclaboussures pourraient contaminer l'autre œil. On irrigue jusqu'à ce que l'œil soit entièrement libre de sécrétions.
- On doit se rappeler qu'il faut agir avec délicatesse, en raison des risques de lésion. Pour la même raison et pour prévenir la contamination, aucune partie de l'irrigateur ne doit toucher l'œil, la paupière ou les cils.
- Une fois l'irrigation terminée, on éponge l'œil et la joue avec la compresse.

Irrigation oculaire continue. Les brûlures chimiques, l'ulcère persistant de la cornée, l'uvéite, l'infection de l'orbite après une énucléation, ou les affections qui nécessitent une médication constante ou un débridement constituent des cas où une irrigation continue est indiquée. Avant d'effectuer l'irrigation, on instille de l'Ophtaïne, un anesthésique local.

Compresses chaudes

La chaleur calme la douleur et augmente la circulation, ce qui favorise l'absorption et réduit la tension oculaire. Elle est surtout indiquée dans les cas de conjonctivite accompagnée de sécrétions excessives. La meilleure façon d'appliquer la chaleur consiste à faire des compresses de sept ou huit épaisseurs de gaze ou de coton, de la grandeur de l'œil.

- Le client se couche au bord du lit et on lui recouvre la poitrine d'une serviette. On peut enduire la peau des paupières et de la joue adjacente d'une crème protectrice ou de vaseline.
- On mouille les compresses dans un bassin d'eau ou autre solution prescrite, préalablement chauffée.
- Les compresses trempent dans une solution dont la température doit être maintenue entre 46°C et 49°C. On les essore et on les applique doucement sur les paupières fermées après avoir vérifié leur température sur le dos de la main.
- Il faut changer les compresses toutes les 30 s à 60 s pendant 10 min à 15 min, et l'on doit répéter cette application toutes les 2 h à 3 h.
- Après chaque application, on sèche délicatement les paupières avec un coton.
- On utilise de nouvelles compresses à chaque application et, si les yeux ont une sécrétion purulente, il faut

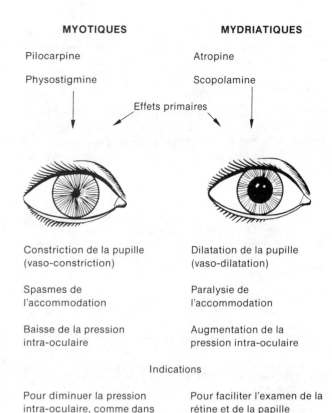

MYOTIQUES	MYDRIATIQUES
Pilocarpine	Atropine
Physostigmine	Scopolamine

Effets primaires

Constriction de la pupille (vaso-constriction)	Dilatation de la pupille (vaso-dilatation)
Spasmes de l'accommodation	Paralysie de l'accommodation
Baisse de la pression intra-oculaire	Augmentation de la pression intra-oculaire

Indications

Pour diminuer la pression intra-oculaire, comme dans le glaucome	Pour faciliter l'examen de la rétine et de la papille optique et pour mettre le corps ciliaire au repos dans les inflammations. Pour prévenir les synéchies dans l'uvéite.

Figure 51-5 Effets et indications des myotiques et des mydriatiques.

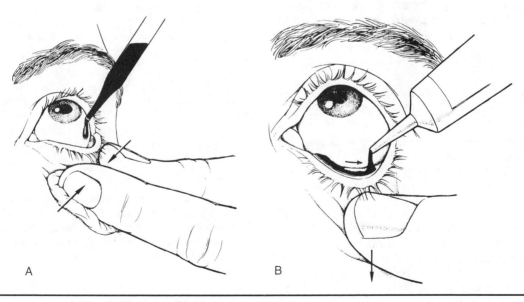

Figure 51-6   A) Pour instiller des gouttes, demander au client de regarder vers le haut, et pincer légèrement la paupière inférieure pour former un réceptacle. **B)** Pour l'application d'onguent, demander au client de regarder vers le haut, abaisser la paupière inférieure et presser l'onguent du tube, le long de la paupière inversée ; commencer dans le coin interne (près du nez) en se dirigeant vers l'extérieur.

appliquer les compresses sur un œil à la fois. On doit changer la solution et le bassin entre les applications pour ne pas propager l'infection d'un œil à l'autre.

Compresses froides

Le froid cause une constriction des capillaires, qui tend à réduire les sécrétions et à soulager la douleur au début des affections inflammatoires aiguës de la conjonctive. Les compresses froides soulagent la démangeaison causée par les conjonctivites allergiques.

On prépare le client de la même façon que pour l'application de compresses chaudes. On humecte les compresses avec une solution d'acide borique et on les place en rang sur un bloc de glace suspendu au-dessus d'un bassin à l'aide de lanières de gaze. On les applique sur les paupières closes et on les change toutes les 15 s à 30 s, pendant une période de 5 min à 15 min, toutes les heures.

- Il ne faut jamais utiliser de compresses froides dans le traitement des inflammations oculaires (kératite, iritis), parce que le froid, en provoquant la constriction des capillaires, diminue l'apport nutritif à la cornée.

□ TRAUMATISMES OCULAIRES

La prévention des lésions oculaires est une étape dans l'éducation de l'enfant et de l'adulte sur laquelle on ne peut trop insister. Il faut fréquemment rappeler aux enfants les risques que représentent les objets suivants : bâtons, flèches, dards, fusils à plomb ou à eau, frondes, bandes élastiques et même les jouets qui semblent inoffensifs. On doit enseigner aux adolescents les principes de sécurité que nécessite l'emploi d'outils électriques. Il faut se protéger des lumières fortes, de la réverbération du soleil sur la neige, des fumées chimiques, des aérosols et du bran de scie ou des copeaux de bois. Les lunettes de sécurité offrent une protection contre la plupart des corps étrangers, mais il est préférable d'utiliser des lunettes fiables munies de verres incassables lorsque des fragments de métal ou de bois risquent de briser les lentilles. Il faut installer des rampes aux endroits dangereux, pour aider les personnes âgées et celles dont la démarche est incertaine.

Voici les mesures générales que l'on doit suivre lorsque l'on prodigue des soins à un client souffrant d'une blessure à un œil :

- Connaître les circonstances de l'accident et consulter immédiatement un ophtalmologiste.
- Irriguer l'œil avec une solution saline ; à noter que dans le cas d'un traumatisme pénétrant, il peut être dangereux d'irriguer.
- Teindre la surface oculaire avec un papier stérile de fluorescéine (Fluor-I-Strip), colorant jaune-vert utilisé pour déceler les abrasions et les ulcères.
- Irriguer l'œil à nouveau.
- Évaluer et traiter le traumatisme selon la prescription.
- Établir les mesures de contrôle.

Corps étrangers

Les corps étrangers (poussières, cendres, etc.) sont souvent très gênants, car ils irritent la conjonctive très sensible. Si le corps étranger vient à peine de pénétrer dans l'œil, une infirmière peut l'enlever. Pour déceler une particule étrangère qui repose sur l'œil, on doit éteindre les lumières de la pièce, puis demander à la personne de fermer les yeux ; ensuite on applique doucement une petite source lumineuse contre la paupière. Le corps étranger se manifestera par une ombre sombre. On soulève la paupière inférieure, on demande au client de lever les yeux et on examine le cul-de-sac conjonctival. Si l'on ne trouve pas la particule, on place la paupière supérieure en éversion et on examine la partie supérieure de l'œil. L'examinateur se tient en face du client et demande à celui-ci de regarder à ses pieds. Il prend les cils entre le pouce et les doigts d'une main et il place une allumette, un bâtonnet ouaté ou un cure-dent en travers de la partie supérieure de la paupière. Il tire les cils vers le bas puis vers l'avant en les éloignant de l'œil, alors qu'il appuie doucement le bâtonnet ouaté vers le bas. Il peut facilement enlever le corps étranger en le touchant délicatement avec un bâtonnet ouaté imbibé de solution saline.

En cas d'échec ou lorsque la particule est dans l'œil depuis très longtemps, on doit éviter toute tentative d'extraction. Elle peut s'être enfoncée dans la cornée, et le risque de traumatisme grave augmente considérablement si des mains inexpérimentées tentent de l'extraire. L'ophtalmologiste a généralement besoin d'un anesthésique local, d'une lampe de poche, de fluorescéine, d'une curette oculaire, de solution saline pour irriguer l'œil, et d'une solution antibiotique à instiller après l'extraction du corps étranger, pour prévenir l'infection. S'il s'agit d'une particule de métal, le médecin peut utiliser un aimant pour l'enlever.

Brûlures par acide et alcali

La négligence reliée à l'utilisation de produits en aérosol a augmenté l'incidence des brûlures chimiques de l'œil.

- Chaque fois qu'un acide ou un alcali entre en contact avec les paupières ou l'œil, il faut agir sans perdre un instant. *Dans un tel cas, il faut asperger généreusement les paupières, la conjonctive et la cornée.*

La méthode la plus simple et la plus rapide consiste à se mettre la tête sous un robinet et à laisser couler l'eau directement sur l'œil. Toutefois, il semble plus sûr d'irriguer l'œil avec une seringue, si possible, en prenant soin de ne pas contaminer l'autre œil, si ce n'est déjà fait. Il est préférable d'irriguer pendant au moins 15 min. L'eau du robinet est tout indiquée dans de telles circonstances.

Lésion actinique

Les rayons ultraviolets peuvent endommager la cornée lors d'une exposition prolongée au soleil, de la cécité des neiges, de l'utilisation d'un arc à souder (éclair de soudure) ou de l'exposition sous une lampe solaire. Le traitement consiste alors à instiller des gouttes anesthésiques et à panser les deux yeux.

Contusions et hématomes
(« Œil au beurre noir »)

Un traumatisme de l'œil produit fréquemment une hémorragie de l'orbite. Le sang qui s'infiltre dans les tissus mous de l'orbite s'étend rapidement et produit une décoloration des paupières et de la peau adjacente. Le traumatisme en lui-même n'est pas très grave, mais souvent la décoloration et l'œdème sont tellement prononcés qu'ils effraient le client. En général, le saignement s'arrête spontanément, mais s'il persiste, on peut le réduire, ainsi que l'œdème, en appliquant des compresses froides. Après 24 h, l'application de compresses chaudes pendant 15 min, à intervalles réguliers durant la journée, accélère l'absorption du sang épanché. Il existe maintenant des médicaments qui activent l'absorption de l'hématome.

Abrasions de la cornée

Une coloration à la fluorescéine sodique (Fluor-I-Strip) permet de voir les lacérations de la cornée. Une source de lumière bleue permet d'identifier plus clairement l'abrasion qu'une lumière blanche.

En général, on instille quelques gouttes d'un anesthésique local et d'un antibiotique, et on recouvre l'œil d'un bandeau pendant 24 h à 36 h. On ne conseille pas au client de s'administrer lui-même l'anesthésique local, car une telle initiative peut empêcher le médecin de diagnostiquer à temps les complications et, par le fait même, entraîner des lésions plus graves. On demande au client de garder ses yeux au repos pour son mieux-être et pour accélérer le processus de la cicatrisation. L'ulcère de la cornée est une complication de l'abrasion cornéenne qu'il faut absolument éviter. S'il n'y a aucune amélioration après 24 h, il est préférable de consulter un ophtalmologiste.

Lacérations

Les *lacérations des paupières* sont graves, car elles causent des cicatrices qui empêchent leur fermeture. Même si les traumatismes palpébraux se traitent de la même manière que les autres plaies, il est préférable de consulter un ophtalmologiste pour le traitement de ces lésions.

Les *lacérations du globe oculaire* sont plus graves, car elles peuvent causer des troubles visuels. Comme le moindre traumatisme additionnel peut endommager l'œil tout entier, il faut invariablement diriger ces cas en ophtalmologie. Ce genre de traumatisme peut nécessiter la transplantation d'une partie de la conjonctive, pour éviter la perte du liquide oculaire, l'excision d'un iris prolabé ou, dans les cas plus graves, l'énucléation.

☐ AFFECTIONS DES PAUPIÈRES

(Voir le tableau 51-2)

Blépharite. La propreté et la prévention de la sécheresse excessive peuvent permettre de contrôler la blépharite, affection fréquente des paupières. Comme la blépharite est souvent associée à la séborrhée, il faut veiller à garder le cuir chevelu propre. Pour enlever les squames, on doit nettoyer les paupières quotidiennement en les frottant délicatement avec un linge propre et humide. En général, on applique sur le bord des paupières, deux fois par jour, un antiseptique, comme des gouttes de stéroïdes-sulfa. Pour une vraie blépharite à staphylocoques, des solutions antibiotiques à action locale et des compresses humides chaudes aident considérablement.

Tableau 51-2 Évaluation des affections aiguës de l'œil

	Conjonctivite aiguë	Iritis aiguë (uvéite antérieure)	Glaucome aigu (à angle fermé)	Ulcère ou traumatisme de la cornée
Incidence	Très fréquente	Fréquente	Rare	Fréquent
Vision	Normale	Brouillée	Très brouillée	Habituellement brouillée
Douleur	Aucune	Modérée	Intense	Peut être douloureux
Pression intra-oculaire	Normale	Normale ou basse	Élevée	Normale
Cornée	Transparente	Transparente	Voilée	Possibilité d'abrasion, de corps étranger ou d'ulcère
Sécrétions oculaires	De modérées à abondantes	Aucune	Aucune	Aqueuses et parfois purulentes
Réaction pupillaire à la lumière	Normale	Faible	Faible	Normale
Grandeur de la pupille	Normale	Petite	Dilatée	Normale ou petite
Vaisseaux conjonctivaux dilatés	Oui	Principalement dans la région péri-cornéenne	Oui	Oui
Pronostic	Guérison spontanée en trois à cinq jours	*Avec traitement:* Bon	*Sans traitement adéquat:* Sombre	Sombre

Orgelet.   Un *orgelet* est une infection de la glande de Zeis ou de la glande de Moll, qui s'épanche sur le bord libre de la paupière. Cette région devient œdémateuse, rouge, sensible et douloureuse quand un orgelet s'y développe. On trouve souvent un cil au centre du point jaune qui se forme. Des compresses chaudes, appliquées au début de l'infection, accélèrent la formation de la pointe de l'abcès. On procède généralement au drainage du pus après l'excision du cil, mais il est parfois nécessaire d'inciser, si la résolution ne commence pas au bout de 48 h. L'antibiothérapie permet de contrôler plus rapidement l'infection ; on instille des gouttes antibiotiques dans le cul-de-sac conjonctival.

Chalazion.   Le *chalazion* est un kyste des glandes de Meibomius. Il apparaît sous forme d'une petite bosse dure et indolore sur la paupière, et survient souvent à la suite d'une infection de la glande qui se produit lorsque l'orifice débouchant sur le bord palpébral s'obstrue. Ce kyste peut parfois s'infecter. Si c'est le cas, on applique des compresses chaudes ; une incision et un drainage peuvent aussi s'avérer nécessaires. Un kyste non infecté peut se résorber par le massage. Toutefois, si la masse gêne la vision, provoque de l'astigmatisme ou devient une préoccupation esthétique, il peut être indiqué d'inciser et de drainer ou même d'exciser le kyste. Quelques ophtalmologistes utilisent un nouveau traitement qui consiste à injecter des stéroïdes directement dans le chalazion.

Trachome.   Le trachome, maladie chronique des paupières, très contagieuse, est une des affections les plus communes chez l'humain. Il atteint environ 15% de la population mondiale et représente la principale cause de perte progressive de la vision à travers le monde. Cette affection est très répandue dans les pays asiatiques et dans les pays entourant la Méditerranée, particulièrement en Égypte. Les cas de trachomes sont assez rares aux États-Unis, sauf chez les Amérindiens du Sud-Ouest et chez les personnes d'origine mexicaine.

Évaluation et manifestations cliniques.   Cette affection se manifeste principalement par une irritation et une légère démangeaison. Des granulations apparaissent sur la conjonctive après la phase d'inflammation aiguë. Une vision brouillée et une gêne croissante s'installent. La partie supérieure de la conjonctive palpébrale est atteinte.

L'évolution de cette affection se divise en quatre stades. Pendant le stade I (trachome débutant), on trouve des granulations non différenciées principalement sur la conjonctive tarsienne supérieure. Du pannus (vascularisation superficielle anormale) se forme à la surface de la cornée. Le stade II (trachome formé) comprend deux types : le type A et le type B. Dans le type A, l'hypertrophie folliculaire est prédominante alors que dans le type B, c'est l'hypertrophie papillaire (trachome aigu). Pendant le stade III, on observe le début des cicatrices conjonctivales sous forme de fines lignes blanches ; le pannus cornéen augmente également. Pendant le stade IV, la conjonctive tarsienne se recouvre de cicatrices lisses, et le pannus vasculaire devient inactif. La conjonctivite bactérienne secondaire augmente les risques d'une ulcération cornéenne qui conduit à la cécité.

Traitement.   Le trachome se propage par contact direct, d'où l'importance d'une bonne hygiène personnelle comme principale mesure préventive. Afin de maîtriser la maladie, il faut isoler les personnes atteintes et instituer l'antibiothérapie le plus tôt possible. Comme traitement médical, on prescrit des sulfamides (trisulfapyrimidines) par voie orale pendant trois semaines. Pendant cette période, on doit surveiller étroitement le client afin de pouvoir déceler tout symptôme de toxicité. Si le client présente de tels signes, on doit remplacer les sulfamides par de la tétracycline. L'Organisation mondiale de la santé met tout en œuvre pour tenter d'éliminer cette affection curable, particulièrement au Japon et aux Philippines.

☐ INFLAMMATIONS OCULAIRES

Conjonctivite.   La conjonctivite peut être causée par des infections bactériennes, virales ou dues à des rickettsies, ou par des allergies, des traumatismes ou des brûlures chimiques.

Quelle qu'en soit la cause, les symptômes sont à peu près les mêmes : rougeur, douleur, œdème et larmoiement. La nature et l'abondance du larmoiement dépendent de l'agent causal ; par exemple, le pneumocoque et le gonocoque causent une abondante sécrétion purulente que l'on peut éliminer par de fréquentes irrigations salines.

On peut enrayer l'infection en un à trois jours en appliquant des compresses chaudes pendant 15 min, trois à quatre fois par jour, ainsi que des onguents comme le sulfacétamide et la gentamicine ou de la chloromycétine en gouttes ou en onguent. Même si elle n'est pas traitée, l'infection se résorbe habituellement au bout de 7 à 10 jours. Il faut prendre des mesures préventives pour ne pas contaminer l'autre œil ou d'autres personnes. On doit se laver les mains avant de procéder au traitement oculaire et n'utiliser que des serviettes propres et individuelles.

Uvéite.   L'*uvéite* est un terme général désignant les états pathologiques inflammatoires du tractus uvéal (iris, corps ciliaire, choroïde). Elle peut toucher une seule ou toutes les parties à la fois et être due à de nombreux agents causals. Le terme *uvéite antérieure* désigne l'*iritis* et l'*iridocyclite*, alors que le terme *uvéite postérieure* désigne la *choroïdite* et la *choriorétinite* ; la *panuvéite* est une inflammation de l'uvée tout entière. La forme la plus fréquente d'uvéite (l'iritis) est habituellement unilatérale et se caractérise par de la douleur, de la photophobie, une vision brouillée, de la rougeur (irrigation péricornéenne) et une pupille contractée.

Certains spécialistes préfèrent classer les différentes formes d'uvéite selon qu'elles sont ou non granulomateuses. Les deux formes ont quelques aspects en commun, mais diffèrent considérablement pour certains autres (*Tableau 51-3*).

Si l'uvéite n'est pas soignée, elle peut entraîner des complications et des séquelles. S'il s'agit d'adhérences, par exemple, l'écoulement aqueux à l'angle de la chambre antérieure sera entravé et le glaucome apparaîtra. Si les adhérences gênent le passage de l'humeur aqueuse de la chambre postérieure vers la chambre antérieure, des cataractes peuvent se former. Un décollement de la rétine peut même se produire, par suite de la pression exercée sur la rétine par l'humeur vitrée.

Tableau 51-3 Comparaison entre l'uvéite granulomateuse et l'uvéite non granulomateuse

	Uvéite granulomateuse	Uvéite non granulomateuse
Localisation	Partout sur l'uvée mais prédilection pour la partie postérieure	Partie antérieure ; iris, corps ciliaire
Début	Insidieux	Aigu
Douleur	Aucune ou minime	Intense
Irrigation péri-cornéenne	Légère	Présente
Photophobie	Légère	Intense
Évolution	Chronique	Aiguë
Pronostic	De bon à sombre	Bon
Récurrence	Quelquefois	Souvent

Traitement. Étant donné que l'ophtalmologiste peut identifier les différentes formes d'uvéites, il institue un traitement spécifique pour chaque type. Dans les cas d'uvéite granulomateuse, il emploie l'atropine pour réduire les adhérences possibles. Il peut aussi instituer un traitement aux antibiotiques ; si ce traitement s'avère inefficace, il administrera des corticostéroïdes. Il prescrit également des analgésiques pour calmer la douleur.

On emploie aussi l'atropine dans les cas d'uvéite non granulomateuse pour garder la pupille dilatée. Le recours à des stéroïdes locaux et, parfois, systémiques, peut s'avérer nécessaire.

L'uvéite non granulomateuse traitée disparaît en quelques semaines. L'uvéite granulomateuse peut durer des mois, et même des années, en dépit du traitement.

Ophtalmie sympathique. L'ophtalmie sympathique est une uvéite granulomateuse bilatérale grave pouvant se manifester de deux semaines à plusieurs années après un traumatisme oculaire. Heureusement, c'est une affection rare, mais des antécédents de lésion traumatique à un œil (œil sympathisant), des symptômes tels que la photophobie, une vision brouillée et une infection à l'autre œil (œil sympathisé) sont tous des indices qui peuvent laisser croire à la présence de cette affection.

Il existe deux méthodes de traitement pour l'ophtalmie sympathique. La première consiste à administrer des corticostéroïdes à action locale et systémique, et de l'atropine à action locale ; ce traitement s'avère efficace. La deuxième méthode, plus radicale, consiste à pratiquer une énucléation préventive de l'œil gravement touché, avant que l'ophtalmie sympathique n'évolue. Cela représente une décision difficile à prendre, et le client peut se faire une idée plus juste et prendre une meilleure décision s'il a le temps et l'occasion d'exprimer ses pensées et ses sentiments au sujet de l'opération. Dans un tel cas, l'infirmière doit bien connaître la nature du problème, l'état et les sentiments du client, ainsi que les buts visés par l'ophtalmologiste. Lorsqu'elle n'est pas traitée, l'ophtalmie sympathique évolue et provoque une cécité bilatérale.

Ptérygion. Le *ptérygion* est un épaississement membraneux de la conjonctive, qui présente la forme d'un triangle à base périphérique et à sommet dirigé vers la cornée. Il survient toujours vers le nez. On croit qu'une irritation chronique par le vent ou la poussière en serait la cause. Une résection chirurgicale entrave sa croissance et prévient la perte de vision. Dans certaines cliniques d'ophtalmologie, on soumet le client à un traitement aux rayons bêta après l'opération, afin d'éliminer tout risque de récurrence du ptérygion. Les clients confondent souvent ptérygion et cataracte.

☐ CHIRURGIE OCULAIRE

Soins infirmiers préopératoires. La préparation du client qui doit subir une opération de chirurgie oculaire nécessite des soins minutieux. Le matin de l'opération, il faut vider le gros intestin et seule une diète liquide sera donnée par la suite. Il faut coiffer les cheveux longs de façon qu'ils puissent demeurer en place plusieurs jours et permettre l'application de bandages. Avant de préparer les yeux pour l'opération, on couvre la tête du client d'un bonnet en jersey. On lui nettoie ensuite le visage et on instille généralement du chloramphénicol ou de la gentamicine (préparation ophtalmique de Garamycin), selon la prescription, avant l'opération, pendant qu'il est encore éveillé.

Soins infirmiers postopératoires. Après l'intervention, on couche le client en décubitus dorsal, avec un petit oreiller sous la tête. On place d'autres oreillers de chaque côté de la tête pour la garder immobile et on remonte les ridelles du lit de sorte que le client se sente en sécurité. L'infirmière lui remet le système d'appel et l'invite à en faire usage plutôt que de remuer ou de s'étirer pour essayer de se débrouiller seul. En général, le client peut se lever quelques heures après l'intervention, si cette dernière s'est déroulée sous anesthésie locale.

Il faut prévenir immédiatement l'ophtalmologiste lorsque le client se plaint de douleur excessive ou que ses pansements sont défaits.

- On ne doit jamais utiliser de morphine chez un client en ophtalmologie, à moins d'être certain que les vomissements ne causeront pas de lésions à l'œil.

L'ergothérapie est indiquée, mais les activités choisies ne doivent en aucun cas fatiguer les yeux. Même l'environnement du client est un facteur dont il faut tenir compte. Les murs et les plafonds devraient être de couleurs pastel. L'éclairage doit être réglé de manière à prévenir l'éblouissement ou la réflexion trop forte.

Avant que le client ne quitte le centre hospitalier, on doit le renseigner sur les médicaments qu'il doit prendre, les lunettes qu'il doit porter, le type de travail qu'il peut faire et les visites qu'il doit rendre régulièrement au médecin.

Orthophorie

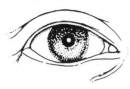
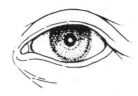

Strabisme convergent de l'œil droit

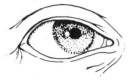
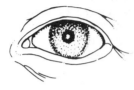

Strabisme divergent de l'œil droit

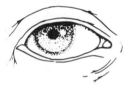
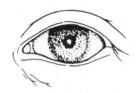

Strabisme vertical de l'œil droit

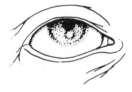
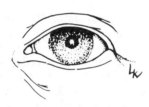

Figure 51-7 Test de Hirschberg basé sur la réflexion de la lumière sur la cornée. Le client fixe une source lumineuse située à environ 32,5 cm. On observe alors le point de réflexion des rayons lumineux par rapport à la pupille. On a choisi d'illustrer chacune des déviations par rapport à l'œil droit.

☐ STRABISME

Le *strabisme* (ou loucherie) est un trouble dans lequel un œil dévie par rapport à l'objet que fixe la personne. Dans le *strabisme convergent* (ésotropie), l'œil dévie en dedans ; dans le *strabisme divergent* (exotropie), l'œil dévie en dehors et dans le *strabisme vertical* (hypertropie), il dévie vers le haut. Le strabisme peut être dû à une paralysie affectant les nerfs des muscles extra-oculaires, survenue à la suite d'une maladie ou d'un traumatisme. Il en résulte une diplopie (perception de deux images pour un seul objet).

L'*amblyopie*, état fréquemment associé au strabisme, est une diminution de l'acuité de la vision centrale, sans cause apparente. (*Amblyopia ex anopsia*: amblyopie par défaut d'usage.)

Voici le test qui sert à déterminer s'il y a strabisme ou non : le client fixe une lumière située à environ 32,5 cm de lui. On observe alors le reflet de la lumière afin de voir s'il tombe au centre de chaque pupille (*Figure 51-7*).

Chez les enfants, des troubles oculaires causent souvent un strabisme. Il se caractérise généralement par une vision unique, parce que l'image transmise par l'œil atteint est supprimée involontairement. Des lunettes bien ajustées corrigent le strabisme chez les enfants.

Des exercices orthoptiques s'avèrent efficaces dans certains cas de troubles musculaires, sans que l'on ait besoin de recourir à la chirurgie. Ce traitement consiste à exécuter une série d'exercices musculaires au moyen de divers instruments, de cartons et d'objets. Les clients atteints de strabisme prononcé subissent généralement une opération après avoir fait les exercices pendant quelque temps ; lorsque les yeux sont corrigés, ils reprennent les exercices. On doit encourager le dépistage précoce ainsi que la consultation médicale immédiate, si l'on veut corriger le défaut de façon satisfaisante.

☐ AFFECTIONS DE LA CORNÉE

Ulcères de la cornée

L'inflammation de la cornée (*kératite*), avec perte de substance, cause un ulcère de la cornée. Lorsque la réaction inflammatoire s'étend en profondeur jusqu'à l'iris (*iritis*), il se forme une accumulation de pus sous forme de dépôt blanc ou jaune derrière la cornée (*hypopyon*). Si l'ulcère se perfore, il peut se produire un prolapsus de l'iris ainsi que d'autres complications.

Étant donné que la cornée est indispensable à la vision, il faut considérer toute ulcération comme grave. Les cicatrices et la perforation dues à une ulcération de la cornée comptent parmi les causes majeures de cécité, soit 10% des cas. La cicatrisation de tout ulcère, même le plus superficiel, laisse un certain degré d'opacité à la cornée et, de ce fait, diminue la vision.

Les symptômes de l'ulcération cornéenne sont : la douleur, une photophobie marquée et une augmentation du larmoiement. L'œil semble « injecté de sang ».

Traitement. Il est beaucoup plus simple de prévenir les ulcères de la cornée que de les guérir. L'extraction prompte de corps étrangers et le traitement diligent des infections peuvent prévenir l'apparition d'un ulcère de la cornée.

Des lunettes de soleil soulagent de la photophobie. On instille des mydriatiques fréquemment. On peut aussi administrer des anesthésiques oculaires pour calmer la douleur. La fluorescéine s'emploie généralement pour délimiter l'ulcère avant l'application de solutions thérapeutiques. L'ophtalmologiste prescrit des solutions antibiotiques ou des agents chimiothérapeutiques, selon le type d'infection, qui peut être d'origine bactérienne, virale ou fongique.

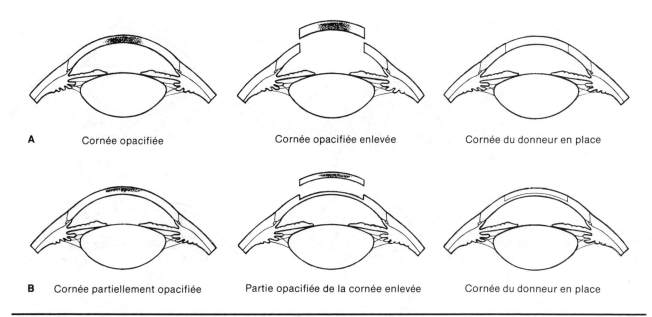

A Cornée opacifiée   Cornée opacifiée enlevée   Cornée du donneur en place

B Cornée partiellement opacifiée   Partie opacifiée de la cornée enlevée   Cornée du donneur en place

Figure 51-8   A) Kératoplastie transfixiante : on enlève toute l'épaisseur de la cornée de l'hôte et on la remplace par un bouton de la même taille, provenant de l'hôte. **B)** Kératoplastie lamellaire : on enlève une mince couche de tissu cornéen de l'hôte. On épargne le stroma et tout l'endothélium.

Kératoplastie (greffe de cornée)

On pratique la kératoplastie pour corriger une opacité de la cornée (cicatrice), un kératocône ou une brûlure chimique de l'œil. Le segment circulaire de la cornée enlevé au client doit être identique au segment de la cornée prélevé chez le donneur (*Figure 51-8*). Pour obtenir les meilleurs résultats, il faut prélever la greffe dans les cinq à six heures suivant le décès du donneur (afin d'éviter le ramollissement de la cornée) et la transplanter avant 2 jours.

Il existe deux sortes de kératoplastie : la *kératoplastie transfixiante* (greffe de toute l'épaisseur de la cornée) et la *kératoplastie lamellaire* (greffe d'une partie de l'épaisseur de la cornée). Cette dernière, autrefois très populaire, est en voie d'être supplantée par la kératoplastie transfixiante (*Figure 51-8*).

Soins préopératoires et peropératoires.   Comme la kératoplastie est une intervention non urgente, le client connaît probablement la nature de l'opération et se montre confiant quant aux chances de réussite. Néanmoins, l'infirmière doit l'aider à exprimer ses appréhensions ou à formuler les questions qu'il pourrait encore se poser. Il faut répondre à ses besoins psychologiques et respecter les inquiétudes liées à son incapacité. Afin de favoriser la guérison postopératoire, le client ne doit présenter aucune infection respiratoire ou oculaire, avant l'opération.

Habituellement, la greffe se fait sous anesthésie locale et prend environ une heure. On applique un trépan ayant le diamètre de la cornée sur la cornée opacifiée, que l'on enlève. Le même instrument sert à prélever la cornée du donneur et procure donc un greffon de taille identique. Des sutures ultrafines maintiennent le greffon en place ; le tout se pratique à l'aide d'un microscope opératoire.

Soins postopératoires.   Les objectifs des soins postopératoires sont les suivants : (1) éviter la pression intra-

oculaire ainsi que la pression externe sur l'œil opéré, (2) assurer le repos de l'œil afin de permettre une guérison rapide, (3) prendre les mesures nécessaires pour prévenir l'infection.

Une pression intra-oculaire élevée diminue l'apport vasculaire et peut causer une atrophie rétinienne ou endommager le greffon. L'infirmière doit connaître les facteurs susceptibles d'élever cette pression (voir à la page 1137), afin d'en prévenir l'augmentation. Une perte d'humeur aqueuse à travers la ligne de suture, due à une pression trop élevée, peut produire un déplacement de la cornée nouvellement transplantée, un prolapsus de l'iris, des adhésions de l'iris à la cornée, ou une malformation de la chambre antérieure. Pour éviter ces problèmes, il faut un personnel compétent pour transférer le client de la table d'opération à la civière et de celle-ci à son lit. On doit transporter le client à l'horizontale et en douceur et veiller à ce que sa tête soit bien appuyée. La pression intra-oculaire se mesure à l'aide d'un appareil électronique très sensible : le tonomètre. Si la pression est élevée, on peut tenter un contrôle pharmacologique à l'aide d'un médicament comme l'acétazolamide, qui inhibe la production aqueuse.

On panse les deux yeux afin d'assurer le repos et de hâter la guérison. Si un œil restait ouvert, ses mouvements affecteraient l'œil opéré, les deux yeux bougeant simultanément. La guérison est lente, car la cornée est avasculaire, ce qui augmente les risques d'infection. On doit suivre des techniques d'asepsie méticuleuses lorsque l'on change les pansements, pour éviter toute infection de l'épithélium cornéen. Une autre façon de réduire le risque d'infection consiste à pourvoir le client de verres de contact souples qui protègent les sutures. Cette technique est particulièrement recommandée chez les clients présentant des brûlures chimiques. L'administration d'un agent antiviral prévient l'infection par le virus de l'herpès.

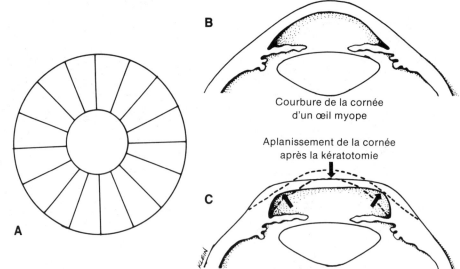

Figure 51-9 Kératotomie radiale. **A)** Aspect de la cornée montrant les incisions. **B)** Coupe longitudinale de la partie antérieure de l'œil myope montrant la courbure de la cornée. **C)** Aspect de la courbure de la cornée après l'opération.

On contrôle le rejet du greffon par l'application topique de corticostéroïdes. Leur usage est restreint, car ils retardent la guérison. Malgré les corticostéroïdes, il y a encore rejet du greffon dans 20% des cas.

Si les soins médicaux décrits ci-dessus sont effectués, le client ayant subi une kérotoplastie transfixiante peut aller aux toilettes le jour même de l'intervention et circuler le lendemain. On enlève les pansements le troisième jour, et le client peut quitter le centre hospitalier une semaine après l'intervention. Il peut reprendre très vite ses activités normales. Les sutures très fines se tolèrent bien et doivent être enlevées sept ou huit mois après l'opération. La guérison est alors complète. Les visites régulières du client chez l'ophtalmologiste permettent de contrôler l'évolution de la guérison.

☐ KÉRATOTOMIE RADIALE

La *kératotomie radiale* est une intervention controversée destinée à corriger la myopie. Elle consiste à faire des incisions (généralement 8 ou 16) dans la cornée sur une profondeur correspondant aux trois quarts de celle-ci, en allant de la périphérie vers le centre ; ces incisions ressemblent aux rayons d'une roue de bicyclette (*Figure 51-9*). La pression du liquide intra-oculaire exerce une tension sur les incisions de manière à aplanir la cornée, ce qui améliore, par le fait même, la myopie. L'opération dure environ 30 min et peut être effectuée en clinique externe. Cette technique fait présentement l'objet d'études visant à en déterminer les effets à court et à long terme.

☐ DÉCOLLEMENT DE LA RÉTINE

Il y a *décollement de la rétine* lorsque les couches de tissu nerveux de la rétine se séparent de son épithélium pigmentaire. La rétine est le tissu oculaire chargé de capter les rayons lumineux et de transmettre les influx nerveux correspondants au nerf optique. Lorsqu'une déchirure se produit dans la rétine, l'humeur vitrée et le transsudat s'infiltrent entre les couches de la rétine, causant ainsi son décollement.

Ces déchirures ou ces trous dans la rétine peuvent se produire soudainement ou lentement, à la suite d'une blessure ou d'une dégénérescence. Ils peuvent aussi être causés par une hémorragie, une exsudation ou une tumeur, sur la face antérieure ou postérieure de la rétine. Des études ont démontré qu'environ 6% de la population pouvait présenter de petits trous ou déchirures au niveau de la rétine. Ces anomalies s'aggravent avec l'âge.

Évaluation et manifestations cliniques. Les symptômes habituels du décollement de la rétine sont des éblouissements, des éclairs ou mouches, ou une vision voilée, qui apparaissent soudainement ; le client peut avoir l'impression que des particules bougent dans son champ de vision. Il s'agit de cellules rétiniennes ou de sang, libérés au moment où la déchirure de la rétine se produit. Une partie du champ visuel s'obscurcit (*Figure 51-10*) et, en quelques jours, le client voit un « voile » qui s'élève ou s'abaisse devant son œil. Finalement, c'est la perte totale de la vision.

La perte brutale de la vision engendre de la confusion et de l'appréhension ainsi qu'une peur de la cécité, chez la plupart des clients. Cela implique également que l'individu doit abandonner son travail ou ses activités, sans avoir le temps de s'y préparer.

Traitement conservateur. On traite le client par le repos strict au lit. On panse l'œil, dans l'espoir que la rétine se replacera d'elle-même le mieux possible avant l'opération.

La position du client dépend de l'endroit du décollement, car il faut garder cette région en position déclive. Par exemple, un client avec décollement temporo-supérieur (le plus fréquent) de l'œil droit doit rester couché sur le dos, la tête tournée vers la droite. Pour un décollement naso-inférieur gauche de la rétine, le client doit rester assis, la tête tournée vers la droite. Un sédatif et un tranquillisant aident le client à demeurer calme et à se reposer.

Intervention chirurgicale

Le traitement chirurgical consiste à créer une cicatrice qui fixera la rétine à la choroïde. Un tel traitement peut

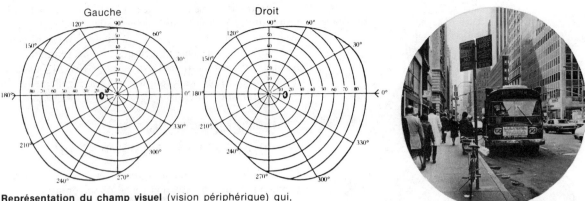

Gauche   Droit

Représentation du champ visuel (vision périphérique) qui, pour les deux yeux, correspond à 180°.

Vision normale. Une personne dont la vision est normale (20/20) voit cette scène.

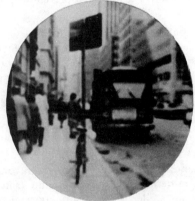

Cataracte. Acuité visuelle diminuée à cause d'une opacification du cristallin. Le champ visuel n'est pas restreint. Il n'y a pas de scotome, mais la personne voit la scène complètement floue, en particulier lorsque la lumière est éblouissante.

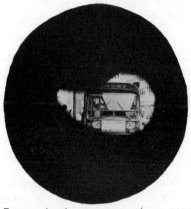

Glaucome. En cas de glaucome avancé, on constate une perte de la vision périphérique alors que la vision centrale de la scène demeure nette.

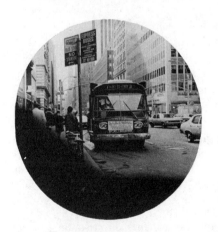

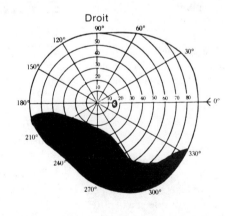

Droit

Décollement de la rétine représenté ici en cours d'évolution. La rétine se soulève, ce qui entraîne une défectuosité du champ visuel. L'individu perçoit une ombre à la périphérie de son champ de vision, soit vers le haut, soit vers le bas comme on le représente ici.

Figure 51-10 Les photographies et les diagrammes de champs visuels illustrant chaque anomalie correspondent à ce qu'un œil droit pourrait voir. (Reproduit avec la permission de The Lighthouse, The New York Association for the Blind.)

s'effectuer de plusieurs façons : photocoagulation, cryochirurgie, diathermie ou plissement scléral.

La *photocoagulation* utilise un puissant jet de lumière (obtenu à partir d'un arc à carbone) qu'on fait passer à travers la pupille dilatée ; il se produit une petite brûlure causant un exsudat inflammatoire entre la choroïde et la rétine. Le *faisceau laser* (lumière amplifiée par émission de

radiation stimulée) peut servir à la photocoagulation. On utilise cette méthode de traitement dans les décollements circonscrits de la rétine et, également, en période postopératoire, pour fixer de petites régions.

Dans la *cryochirurgie*, on applique une sonde réfrigérante sur la sclérotique, ce qui ne cause qu'un léger dommage ; la cicatrice qui en résulte fait adhérer la rétine et

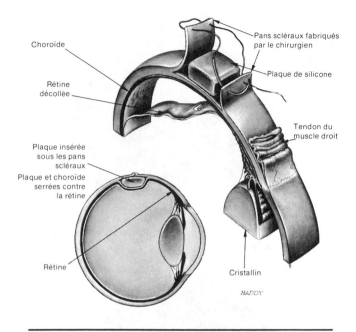

Figure 51-11 Plissement scléral destiné à remédier au décollement de la rétine. (Reproduit avec la permission de Ethicon, Inc.)

la sclérotique. L'avantage de cette méthode, comparée à la diathermie, est qu'elle comporte moins de risques pour la sclérotique.

Dans la *diathermie*, on insère une aiguille-électrode à travers la sclérotique, ce qui permet à l'accumulation de liquide sous-rétinien de s'échapper. Grâce à l'exsudat qui se forme au niveau de la choroïde, la rétine déchirée adhère à la choroïde, laquelle à son tour adhère à la sclérotique. Cette méthode est en voie d'être supplantée par la cryochirurgie.

Le *plissement scléral* consiste à raccourcir la sclérotique pour augmenter le contact entre la choroïde et la rétine. Après l'évacuation du liquide sous-rétinien, le décollement se traite selon une des méthodes décrites plus haut. On force ainsi la région traitée à « s'indenter » à l'intérieur, vers l'humeur vitrée (*Figure 51-11*).

Soins postopératoires

Il faut bander les deux yeux, et le client doit garder le lit pendant plusieurs jours. Ces mesures varient selon la technique chirurgicale employée ; les clients qui ont subi un plissement scléral peuvent se lever plus tôt que ceux traités par la diathermie. On doit prendre des mesures pour éviter que le client ne se cogne la tête. Le client reprend ses activités normales trois à cinq semaines après la reprise graduelle de la fonction.

L'aspect psychologique des soins revêt une grande importance. Les activités qui distraient, comme la conversation, l'écoute de musique ou de l'enregistrement d'un livre intéressant, etc., détendent le client. Ce dernier étant sujet à la dépression, il faut tout mettre en œuvre pour prévenir cette réaction. L'infirmière doit également s'assurer que le client comprend bien les instructions concernant les soins à domicile et les visites de contrôle.

Pronostic.   Le pronostic d'un décollement de la rétine non traité est plutôt sombre : aggravation du décollement et cécité éventuelle. Environ 90% des clients traités obtiennent une guérison complète. Quelques clients requièrent une seconde opération qui peut avoir lieu de 10 à 14 jours après la première. Vingt pour cent de tous les décollements sont ou deviendront bilatéraux.

☐ DÉGÉNÉRESCENCE HÉRÉDOMACULAIRE SÉNILE

La *dégénérescence hérédomaculaire sénile* est une maladie rétinienne qui peut être (1) sèche ou atrophique, ou (2) néovasculaire ou exsudative. C'est une des causes fondamentales de la cécité chez les personnes âgées, mais que l'on peut maintenant retarder et même prévenir par un traitement au laser.

Physiopathologie.   Dans la forme « sèche », la détérioration de la macula s'effectue très lentement et la plupart des clients peuvent continuer à lire. Dans la forme néovasculaire, la détérioration visuelle est plus grave et peut évoluer rapidement. La membrane située entre la rétine et la couche de vaisseaux sanguins sous-jacente se détériore. Les ramifications vasculaires nouvellement formées se déplacent vers la macula. Lorsque le sang ou le liquide suinte dans la macula, les cellules visuelles sont détruites.

Traitement.   On fait converger des rayons laser sur la petite région de la rétine qui est atteinte (sans toucher la macula), pour sceller les vaisseaux anormaux et la petite région rétinienne correspondante, ce qui empêche le liquide de suinter (photocoagulation). Le taux de réussite est remarquable chez les clients qui sont traités très tôt.

☐ CATARACTE

Une *cataracte* est une affection aboutissant à l'opacité du cristallin ou à celle de sa capsule. Parfois, elle survient à la naissance (cataracte congénitale) ou chez les jeunes, à la suite d'un traumatisme ou d'une maladie, mais, le plus souvent, elle frappe les adultes du troisième âge (cataracte sénile).

Physiopathologie.   Le cristallin normal est clair, transparent, et ressemble à un bouton suspendu à l'arrière de l'iris ; il possède une très grande puissance de réfraction. Des changements physiques et chimiques peuvent lui faire perdre sa transparence. Des fibres œdémateuses, par exemple, produisent une distorsion de l'image. Des changements chimiques dans les protéines du cristallin peuvent causer une coagulation et produire une vision brouillée. Des changements métaboliques, qui abaissent le taux de vitamines C et B$_{12}$ dans le cristallin, contribuent également à la formation d'opacités. Même si l'on peut recréer des cataractes en laboratoire par différents procédés, la cause véritable de la cataracte sénile nous échappe encore.

■ ÉVALUATION INITIALE

Diagnostic.   En plus des examens courants de la vue, l'échographie unidimensionnelle et le comptage des cellules endothéliales sont des moyens de diagnostic très utiles. Si le nombre de cellules endothéliales atteint 2000 cellules/mm², la personne est toute désignée pour subir une phacoémulsification et pour recevoir un cristallin artificiel.

Manifestations cliniques. Parce que les rayons lumineux qui pénètrent dans l'œil doivent passer à travers la pupille et le cristallin pour atteindre la rétine, la plus petite opacité du cristallin altère la vision. Les objets paraissent tordus, flous ou estompés. À la lumière vive, une cataracte tend à disperser la lumière, ce qui produit un halo déplaisant. Le client ne souffre pas et la perte de vision est graduelle (*Figure 51-10*). Avec le temps, le processus de dégénérescence continue jusqu'à ce que l'opacité du cristallin soit complète. Normalement, le cristallin est invisible ; toutefois, lors du développement d'une cataracte, la pupille, habituellement noire, devient grise et plus tard laiteuse. La seule méthode pour guérir une cataracte demeure encore l'intervention chirurgicale.

Problèmes du client et diagnostics infirmiers

Les problèmes du client comprennent une diminution de la mobilité due à la détérioration visuelle, des problèmes psychosociaux relatifs à l'acceptation de son état, une crainte face à l'issue de l'opération, si celle-ci représente son seul espoir, la détresse créée par l'indécision quant au type d'intervention qu'il faut choisir et un état dépressif relié à la dégradation générale causée par le vieillissement.

■ PLANIFICATION ET INTERVENTION

Objectifs

Les objectifs du client sont les suivants :

1. Acceptation de la nature évolutive de la cataracte et de la nécessité de se soumettre à un traitement.
2. Adaptation aux soins postopératoires immédiats que requiert l'extraction du cristallin.
3. Adaptation aux altérations de la fonction sensori-visuelle.
4. Respect des exigences physiques que requiert l'extraction du cristallin.
5. Capacité d'effectuer les ajustements psychosociaux nécessaires après l'extraction du cristallin.

Traitement chirurgical. Environ 95% des clients atteints de cataracte sénile sans complications recouvrent une vision satisfaisante grâce à l'opération. Le client choisit lui-même le moment de l'intervention ; en général, il attend que son meilleur œil subisse une perte visuelle importante. Il existe trois moyens pour maintenir une vision acceptable après avoir subi cette opération : les lunettes, les verres de contact et le cristallin artificiel.

Comme cette opération se fait en toute sécurité chez les personnes âgées, même celles de 90 ans et plus, l'infirmière peut donc rassurer la famille de ces clients qui les croit « trop vieux » pour cette intervention. Une amélioration de la vision peut rendre une personne plus heureuse et plus autonome.

Le client doit se familiariser avec sa chambre, pour éviter d'être désorienté au retour de l'opération, alors qu'il aura les yeux bandés. Sa chambre doit être aménagée de manière à tenir compte de ses besoins personnels. Par exemple, l'infirmière place sa table de chevet du côté de l'œil qui possède la meilleure vision. Le client peut ainsi voir ses effets personnels, en bougeant la tête le moins possible. Lors des soins préopératoires, on insiste sur les activités et les restrictions auxquelles il devra se soumettre après l'opération. On lui explique également la position qu'il devra garder au lit.

Préparation préopératoire. Dans certaines cliniques, on recommande de nettoyer le visage du client la veille et le matin de l'opération afin de détruire les micro-organismes pathogènes et d'éviter l'infection postopératoire. On peut aussi administrer des collyres à base d'antibiotiques par mesure prophylactique.

On avertit le client qu'il subira une anesthésie locale dans le bloc opératoire et que l'injection risque d'être douloureuse au début, mais que le malaise ne tardera pas à disparaître. On l'avise aussi que le médecin pourra converser avec lui durant l'intervention.

Habituellement, on prescrit un sédatif la veille de l'intervention. Le matin de l'intervention, le client ne prend qu'un petit déjeuner à base de liquide, dépendant de l'heure à laquelle l'opération a lieu. Le matin également, on donne au client des médicaments dont l'action sera cumulative et progressive comme un sédatif, un narcotique puis un tranquillisant ; les collyres comprendront un mydriatique topique (pour faciliter l'extraction du cristallin grâce à la dilatation de la pupille) et des cycloplégiques (pour analyser les muscles responsables de l'accommodation).

Intervention chirurgicale. Il existe deux méthodes générales d'extraction du cristallin : extra-capsulaire et intra-capsulaire. On utilise plus souvent l'*extraction extra-capsulaire* pour les cataractes congénitales et traumatiques que pour les cataractes séniles. Une incision pratiquée sur la sclérotique, légèrement en dehors de la cornée, puis à travers la capsule du cristallin, permet d'extraire ce dernier en pressant en dessous de l'œil avec une cuillère de métal. Ce traitement est plus classique et plus simple que l'extraction intracapsulaire ; toutefois, chez 30% des clients, il se forme une seconde membrane qui nécessite une *discision* (séparation des membranes).

L'*extraction intracapsulaire* consiste à enlever à la fois le cristallin et la capsule qui le contient.

Procédé opératoire. Pour maintenir les paupières ouvertes, on insère un spéculum (écarteur à crans) entre les paupières. L'ophtalmologiste place des guides et des sutures de traction avant d'inciser la conjonctive. Il part de la position 12 h, puis prolonge son incision jusqu'aux positions 3 h et 9 h. Il saisit ensuite la capsule du cristallin, enlève celui-ci, et fait les sutures finales. Le chirurgien remplit au besoin la chambre antérieure, en injectant une solution saline. En général, on pratique l'iridectomie en même temps que l'extraction du cristallin.

Lorsqu'on prévoit avoir des difficultés à libérer la capsule de ses zonules, on injecte une enzyme fibrinolytique et protéolytique, l'a-chymotrypsine, dans la chambre antérieure, sous l'iris. La lyse s'effectue en deux ou trois minutes et permet d'extraire le cristallin plus facilement.

La *cryochirurgie*, technique chirurgicale qui emploie les basses températures, constitue une autre méthode d'extraction du cristallin. Tous les instruments cryochirurgicaux fonctionnent sur le principe qu'un objet de métal froid adhère à un objet mouillé. Le cryocautère, instrument fin ressemblant à un crayon et se terminant par une électrode en métal (droite ou courbe), fonctionne de façon que l'électrode descende à une température de –30°C à –40°C. On prépare le segment conjonctival et on le dissèque comme s'il s'agissait d'une extraction intracapsulaire ordinaire, après quoi, on place l'instrument cryochirurgical directement sur la capsule du cristallin. En quelques secondes, il se forme une boule de glace et la capsule adhère à l'électrode. Une faible pression exercée vers le haut, puis sur le côté, permet de libérer et de retirer le cristallin. On remet le pan de la cornée en place, au moyen de sutures.

On utilise la cryo-extraction pour des cataractes avancées qui présentent un danger de rupture capsulaire ou encore pour les clients chez qui cette rupture peut aggraver un glaucome ou une uvéite. Le rôle de l'infirmière, avant et après l'opération, est le même que pour une extraction intracapsulaire ordinaire.

La *phacoémulsification* est une extraction extra-capsulaire dans laquelle on utilise un instrument mécanique à 3 fonctions : irrigation, vibrations ultrasoniques et aspiration. Lorsque l'électrode au titane vibre à 40 000 tours/s, le cristallin se désagrège en fines particules aussitôt aspirées. Cette intervention se pratique généralement sous anesthésie locale, au moyen d'un microscope. Après l'opération, on instille des gouttes de glycérine et on applique un pansement ainsi qu'un protecteur oculaire. Le lendemain matin, on enlève le pansement, et le client peut partir. Les soins à domicile consistent à instiller des cycloplégiques et des corticostéroïdes ; le client doit aussi porter un protecteur oculaire la nuit. Il peut reprendre ses activités sans aucune restriction.

Par rapport à l'extraction extra-capsulaire ou intracapsulaire, la phacoémulsification a pour avantage que l'incision cornéosclérale pratiquée est d'à peine 2,5 mm à 3 mm de longueur et ne nécessite donc qu'un ou deux points de suture, ce qui permet à la personne opérée de reprendre plus rapidement ses activités.

Le *cristallin artificiel* est une lentille faite de polyméthylmétacrylate (Plexiglas) munie « d'ailes » latérales servant à la fixer à l'iris, dans une position conforme à l'anatomie de l'œil. Cette prothèse peut être insérée à la suite de n'importe quel type d'extraction du cristallin.

Cette méthode a pour principal avantage que la distorsion de la taille ou de la forme de l'image est réduite au minimum. Le client idéal pour ce genre d'implantation est celui qui a plus de 65 ans et qui souffre possiblement d'arthrite, de tremblements, etc. (et qui pour ces raisons est incapable de prendre soin de lunettes ou de verres de contact).

L'implantation d'un cristallin artificiel n'est pas recommandée pour une personne qui n'a pas encore 60 ans, pour celle qui a déjà subi l'opération, mais qui a fait une réaction, ou encore pour celle dont la cataracte est bilatérale et qui peut porter des lunettes ou des verres de contact. Le risque d'infection est légèrement supérieur à celui d'une simple extraction du cristallin. Si, après l'implantation, la pupille demeure extrêmement dilatée, le cristallin artificiel risque de glisser.

Comme les données sur la sûreté de l'implantation de cristallins artificiels ne sont pas disponibles, la Food and Drug Administration des États-Unis a publié des règlements régissant la pratique de cette intervention, qui en est encore au stade expérimental.

Les soins postopératoires du client ayant subi l'implantation d'un cristallin sont semblables à ceux du client qui n'a subi qu'une simple extraction du cristallin. On instille des collyres à effet constricteur aux personnes qui ont subi une implantation pour éviter que le cristallin artificiel ne se déplace ; l'administration de stéroïdes et d'antibiotiques peut aussi s'avérer nécessaire. Lorsque le client retourne chez lui, il doit porter un protecteur oculaire ou des lunettes de soleil pendant environ un mois, si ses yeux sont sensibles à la lumière et s'ils demeurent constamment mouillés. La durée d'hospitalisation pour une extraction du cristallin peut être de 24 h à une dizaine de jours, selon le type d'intervention pratiquée (ex. : phacoémulsification, implantation d'un cristallin artificiel, extraction extra-capsulaire ou extraction intracapsulaire).

L'encadré 51-2 donne un résumé des soins infirmiers au client qui subit une extraction du cristallin.

Soins postopératoires.   Les soins postopératoires suivant l'extraction du cristallin (sauf pour la phacoémulsification) consistent à prévenir l'hémorragie et la tension sur les sutures. On panse l'œil pendant une journée et on recouvre le pansement d'un protecteur oculaire. On bande seulement l'œil opéré.

Immédiatement après l'opération, on permet au client d'utiliser un petit oreiller dur et d'élever la tête de son lit de 30° à 45°. Des oreillers, placés sous les genoux et dans le bas du dos pendant de courtes périodes, diminuent la tension musculaire. Un peu plus tard dans la journée, selon son état et la prescription médicale, le client peut se lever. L'infirmière recommande au client de bouger doucement et lentement et d'éviter les tensions pendant au moins trois semaines. Par exemple, il ne doit pas se pencher, ramasser des objets sur le plancher ou soulever des objets lourds. De plus, il devrait porter des chaussures sans lacets, afin de ne pas avoir à les attacher. Même s'il peut voir d'un œil, le client ne doit pas circuler seul dans les corridors, afin d'éviter qu'il ne se cogne à cause de son incapacité de voir du côté opéré.

La douleur, généralement minime après une extraction du cristallin, doit attirer l'attention lorsqu'elle devient aiguë ; il faut immédiatement prévenir le chirurgien, car c'est peut-être le symptôme d'une complication grave comme une hémorragie.

Des crèmes, des fromages frais et des gélatines sont offerts comme suppléments au régime liquide, lequel peut être remplacé, lorsque le client le désire, par un régime de consistance molle, ou normale.

Le chirurgien peut instiller de l'atropine, une heure après l'opération, pour calmer la douleur. Il change également les pansements deux fois par jour pendant une période de trois à cinq jours.

Les effets causés par la privation sensorielle peuvent être compensés par des activités récréatives telles que la radio, les livres enregistrés et les visites. Le client quitte le centre hospitalier le lendemain de l'opération, si aucune complication ne survient.

Directives au client.   Les directives fournies au client comprennent l'instillation de gouttes, selon la prescription, l'application de compresses humides et le port d'un protecteur de plastique durant le sommeil. Le client doit éviter de serrer les paupières, pour ne pas endommager les sutures ou causer une hémorragie.

Trois semaines après l'intervention, le client aphaque (sans cristallin) reçoit une paire de lunettes à verres convexes temporaires. L'adaptation à ces lunettes se fait graduellement. Les côtés des lentilles s'incurvent vers l'intérieur, le bas s'incurve vers le haut et le sommet s'incurve vers le bas. Seul le centre du verre donne une image nette. Le client doit s'exercer à évaluer les distances lorsqu'il monte des escaliers ou verse un liquide, par exemple. Les objets semblent d'un tiers plus gros qu'ils ne le sont en réalité. Les verres de contact diminuent cet inconvénient et permettent un meilleur ajustement à la vision binoculaire. Toutefois, certaines personnes ne peuvent s'adapter au port de verres de contact. Après huit semaines, on prescrit des verres permanents. Entre-temps, le client devrait s'être adapté psychologiquement, physiquement et visuellement, de façon satisfaisante. (Voir l'encadré 51-2.)

Troubles de comportement chez les clients ayant subi l'extraction du cristallin.   Les récents progrès réalisés dans l'extraction du cristallin permettent au client de se lever plus tôt, d'éliminer le port d'un bandage pour un œil et, dans quelques cas, pour les deux yeux, en plus d'écourter la durée du séjour au centre hospitalier. Grâce à ces progrès, l'incidence de la psychose postopératoire a été réduite à moins de un pour cent. On a réfuté le fait que la

---

Encadré 51-2   Guide des soins infirmiers au client qui subit une extraction du cristallin

Principaux objectifs du client

1. Acceptation de la nature évolutive de la cataracte et de la nécessité de se soumettre à un traitement.
2. Adaptation aux soins postopératoires immédiats que requiert l'extraction du cristallin.
3. Adaptation aux altérations de la fonction sensori-visuelle.
4. Respect des exigences physiques qui requiert l'extraction du cristallin.
5. Capacité d'effectuer les ajustements psychosociaux nécessaires après l'extraction du cristallin.

Objectifs et intervention de l'infirmière

A. Préparer le client à l'opération :
   1. Orienter le client dans son nouvel environnement.
      a) Faire visiter l'unité au client ;
      b) Expliquer le plan de soins.
   2. Commencer la réadaptation du client aussitôt que possible après son admission.
      a) Montrer au client à se tourner seulement du côté de l'œil sain ;
      b) Montrer au client à se fermer les yeux doucement sans serrer les paupières.
   3. Réduire le nombre de bactéries sur les conjonctives.
      a) Demander une culture conjonctivale, si cela est prescrit ;
      b) Utiliser les antibiotiques à large spectre, selon la prescription ;
      c) Utiliser les techniques d'asepsie lors des traitements oculaires.
   4. Préparer l'œil atteint pour l'opération.
      a) Identifier l'œil qui doit être opéré ;
      b) Instiller un mydriatique local, si le médecin l'a prescrit ;
      c) Vérifier si la pupille est bien dilatée après l'instillation du mydriatique.

B. Donner les meilleurs soins infirmiers postopératoires possibles :
   1. Réorienter le client dans son environnement.
   2. Prévenir l'augmentation de la pression intra-oculaire et de la tension sur les sutures.
      a) Avertir le client de ne pas tousser, de ne pas se moucher ou de ne pas bouger trop rapidement ;
      b) Coucher le client sur le dos ou sur le côté non opéré ;
      c) Élever la tête du lit de 30° à 45°, pour plus de confort ;
      d) Garder un protecteur sur l'œil opéré, pour le protéger des accidents.
   3. Améliorer le confort du client.
      a) L'installer de façon à diminuer les douleurs dorsales ;
      b) Lui administrer des analgésiques faibles pour calmer la douleur ;
      c) Maintenir un environnement calme et détendu ;
      d) S'identifier au moment d'entrer dans sa chambre.
   4. Observer et traiter les complications comme une hémorragie ou de vives douleurs.
      a) Avertir le chirurgien immédiatement si le client se plaint de douleurs oculaires subites ;
      b) Observer et tenter d'atténuer l'agitation.

C. Favoriser la réadaptation du client :
   1. Encourager le client à retrouver son autonomie.
      a) Lui enseigner comment reprendre ses activités graduellement ;
      b) Marcher avec lui quand il se lève.
   2. Enseigner au client et à la famille comment instiller des gouttes.
   3. Recommander une agence spécialisée lorsque le client a besoin de soins à domicile.
   4. Encourager le client à participer à un programme d'activités récréatives durant sa convalescence.
   5. Informer le client que :
      a) Il pourra porter des lunettes de soleil lorsqu'on lui aura enlevé ses pansements ;
      b) On lui prescrira des verres correcteurs temporaires durant sa convalescence ;
      c) On lui prescrira des verres permanents, six à huit semaines après l'opération, à moins qu'il n'ait subi l'implantation d'un cristallin artificiel.

psychose consécutive à l'extraction du cristallin serait causée par la privation sensorielle. Il semble plutôt que les troubles postopératoires du comportement soient une forme aiguë de psychose sénile causée par la tension psychologique.

Le client âgé dépressif a souvent subi toute une série de frustrations : la solitude, l'isolement sans aucune activité pour remplacer ses occupations antérieures, le sentiment d'être inutile, une dégradation progressive et perceptible de ses capacités physiques et mentales, une baisse de son revenu, la sensation d'être rejeté par ses enfants qui vivent probablement loin de lui et le décès de son conjoint ou de ses amis. Par suite de toutes ces tensions, la personnalité fondamentale du client émerge et l'infirmière peut la déceler et la considérer comme dépressive, hypochondriaque, volage, soupçonneuse ou divagante. Lorsque cette tension devient insupportable, le contact avec la réalité cesse et le client devient psychotique (psychose sénile).

Les troubles du comportement comprennent la désorientation, les troubles psychomoteurs, le délire paranoïde, les hallucinations, l'exaltation, les plaintes d'ordre physique et l'anxiété. Certains chercheurs pensent qu'il existe une relation entre les tissus ayant la même origine embryonnaire. Dans ce cas, la cataracte se produirait en même temps que d'autres maladies cérébrales organiques, comme l'alopécie complète et une dégénérescence corticale. Cela expliquerait bon nombre de troubles du comportement.

Les effets des sédatifs sur les clients atteints de maladies cérébrales organiques pourraient constituer une autre cause de troubles de comportement. En somme, il faut concéder que les dégénérescences corticales sont difficiles à diagnostiquer, les divers effets du stress dépendant principalement des réserves émotionnelles de l'individu.

On classe ces troubles du comportement en deux groupes principaux : la dépression et l'excitation. Dans les deux cas, le client essaie de nier la perte de la vision et l'impuissance. En somme, on peut prédire l'apparition de ce type de problèmes postopératoires chez les personnes qui présentent un des problèmes suivants : antécédents de mésadaptation sociale (alcoolisme, tendance à provoquer des bagarres) ; santé excessivement faible ou présence d'une maladie chronique invalidante ; barrière de langue (chez les personnes qui ne comprennent pas la langue employée par le personnel de soins) ; faible estime de soi ; ou tout autre problème dont il a été question dans cette section.

Mesures prophylactiques et intervention de l'infirmière. Pour aider le client à surmonter des troubles postopératoires de comportement, on doit le laisser parler de ses anxiétés et de ses préoccupations. Si on le félicite pour sa coopération, on peut parvenir à élucider bien des tracas, ce qui permet à l'infirmière d'intervenir avec efficacité.

On installe le client dans une unité où règne une ambiance stable et convenant à ses besoins. On permettra à un ami fiable de rester auprès de lui la veille de l'opération et, le soir, en plus des tranquillisants, on pourra lui servir son apéritif habituel et lui laisser une lumière allumée pour la nuit.

Après l'opération, la présence, au chevet du client, de personnes agréables et optimistes peut l'aider à améliorer son moral. On peut lui prescrire des anxiolytiques. Des visites amicales et des émissions agréables, à la radio ou à la télévision, lui seront très bénéfiques. Si la dépression survient, on peut lui administrer des antidépresseurs.

■ ÉVALUATION

Résultats escomptés

Le client réussit à :

1. Accepter la nature évolutive de la cataracte et la nécessité de se soumettre à un traitement.
   a) Discute de son état de santé et de la nécessité d'être opéré ;
   b) Choisit, parmi les interventions possibles, celle qui lui convient le mieux ;
   c) Pose des questions directes relativement à la mobilité durant la période postopératoire ;
   d) S'informe sur le type d'anesthésique qui lui sera administré ;
   e) S'inquiète de la douleur qu'il devra supporter après l'opération.
2. S'adapter aux soins postopératoires immédiats que requiert l'extraction du cristallin.
   a) Se fait aider par l'infirmière au moment de se lever du lit pour la première fois (risque d'hypotension causée par certains médicaments) ;
   b) Décrit la douleur au moment où elle est ressentie (à cause du spasme du muscle ciliaire) ;
   c) Ne s'essuie pas l'œil avec les doigts ou avec un mouchoir (l'œil peut larmoyer ou démanger et la vision peut être troublée à cause des sutures) ;
   d) Réclame des lunettes de soleil lorsque le protecteur oculaire est enlevé (l'œil peut être très sensible à la lumière).
3. S'adapter aux altérations de la fonction sensori-visuelle.
   a) Explique ce qu'il est capable de voir avec « le nouveau cristallin » ;
   b) Décrit l'éventail d'activités auxquelles il peut s'adonner ;
   c) Décrit les précautions à prendre pour avoir une vision optimale.
4. Respecter les exigences physiques que requiert l'extraction du cristallin.
   a) S'adapte aux changements requis, tels que porter des lunettes ou des verres de contact ;
   b) Se lave les mains avant et après les soins de l'œil ;
   c) S'instille des collyres, selon la prescription ;
   d) Démontre qu'il peut garder propre la région périorbitaire, y compris les cils ;
   e) Prend note des visites qu'il devra rendre à son médecin de famille et à son ophtalmologiste.
5. Effectuer les ajustements psychosociaux nécessaires après l'extraction du cristallin.
   a) Décrit son nouveau mode de vie, qui lui permet d'effectuer des activités qu'il était incapable de faire avant l'opération ;
   b) Énumère les occupations qui atténuent le stress, comme écouter de la musique et participer à des activités plaisantes ;
   c) A une attitude positive qui révèle un certain optimisme ;

d) Décrit ses attitudes antérieures, qui conduisaient à la dépression ou au comportement antisocial.

☐ GLAUCOME

Le *glaucome* se caractérise par une augmentation de la pression intra-oculaire et une diminution graduelle du champ de vision (*Figure 51-10*). On l'observe généralement chez les individus de plus de 40 ans ; on le classe en deux catégories : primaire et secondaire.

Primaire :
1. Glaucome chronique simple (à angle ouvert)
2. Glaucome congestif (à angle fermé)
   a) Aigu
   b) Chronique

Secondaire :
Il peut être consécutif à de nombreux états pathologiques : traumatisme, aphakie, iritis, tumeur, hémorragie, etc.

Glaucome primaire

On ne connaît pas la cause du glaucome primaire. Certaines observations démontrent que le glaucome chronique simple, la forme la plus courante, est héréditaire. Au Canada, cette affection se classe au second rang parmi les causes de cécité. Environ 100 000 Canadiens de plus de 40 ans en sont atteints. C'est aux professionnels de la santé qu'incombe la responsabilité d'encourager les clients à subir un examen visuel annuel, car le *dépistage précoce peut diminuer considérablement l'incidence de la cécité causée par le glaucome.*

Physiopathologie. La pression intra-oculaire augmente lorsque le client fait un effort, comme pour courir, monter des escaliers, se pencher pour ramasser un objet, se moucher ou tourner la tête rapidement. Une perturbation émotionnelle peut également faire augmenter la pression (par exemple, l'appréhension au sujet de la nature et du pronostic d'une intervention chirurgicale). Selon toute apparence, l'augmentation de la pression intra-oculaire serait due à un ensemble de facteurs physiques et émotionnels. L'engorgement dû à la pression veineuse du tissu épiscléral provoqué par le phénomène de Valsalva semble être le mécanisme responsable. Le volume total et la pression des liquides intra-oculaires dépendent de l'équilibre entre la formation et la réabsorption de l'humeur aqueuse. Normalement, le mécanisme de contrôle de la pression maintient un équilibre presque constant durant toute la vie. On ne connaît pas le fonctionnement exact de ce mécanisme ; toutefois, des changements pathologiques à l'angle irido-cornéen causent généralement une augmentation de la pression intra-oculaire. Le dépistage précoce d'une pression intra-oculaire élevée (22 mm Hg à 30 mm Hg) ne signifie pas nécessairement que le client présentera un glaucome franc.

■ ÉVALUATION INITIALE

Manifestations cliniques. Les symptômes se déclenchent insidieusement et se développent lentement. Le client peut ressentir un léger malaise, comme une impression de fatigue

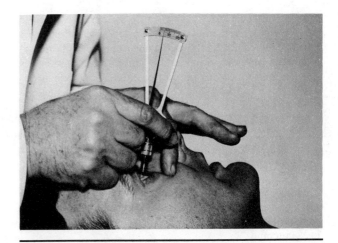

Figure 51-12 Après avoir instillé dans l'œil un anesthésique local, on place doucement le tonomètre de Schiotz sur le globe oculaire ; l'appareil mesure la pression intra-oculaire en mm Hg. (Reproduit avec la permission de F.H. Roy, M.D.)

aux yeux. La vision périphérique se détériore bien longtemps avant que l'on puisse observer le moindre effet sur la vision centrale. Le client prend conscience de la détérioration de la vision périphérique lorsqu'il commence à se heurter contre des objets qu'il n'a pas vus à ses côtés. Conduire une voiture peut aussi constituer un danger pour les autres, car le client n'est pas capable de voir les piétons ou les véhicules qui s'approchent latéralement. Le client peut également noter des halos autour des objets lumineux.

Évaluation diagnostique et mesure de la pression intra-oculaire. On peut sentir une augmentation de la pression intra-oculaire ou un durcissement du globe oculaire en palpant avec les doigts, mais pour obtenir des résultats plus précis, on recourt à la tonométrie, à la tonographie et à l'examen de la vision périphérique. La *tonométrie* est un examen simple et indolore. Le client rejette la tête en arrière et regarde au plafond (*Figure 51-12*). L'ophtalmologiste anesthésie la cornée avec une goutte d'Ophthaïne à 0,5%. Il place le pied stérile du tonomètre sur la cornée et applique une faible pression sur le piston central, forçant ainsi la cornée à s'incurver. La pression intra-oculaire exerce une force qui déplace un indicateur. La pression normale oscille entre 11 mm Hg et 22 mm Hg.

On peut faire une tonométrie électronique, mais elle demande un équipement coûteux. La tonographie donne une représentation graphique de la pression intra-oculaire établie sur une période d'examen de 4 min. C'est un indice valable qui aide le médecin à déterminer les mouvements de l'humeur aqueuse. L'examen de la vision périphérique a pour but de vérifier la vision latérale, car une détérioration de celle-ci est un signe de glaucome. La gonioscopie permet de mesurer l'angle que fait l'iris avec la cornée.

Problèmes du client et diagnostics infirmiers

Les problèmes du client comprennent une détérioration croissante de la vision causée par un drainage inadéquat de l'humeur aqueuse; une dépression consécutive à la perte progressive des sensations visuelles; de l'anxiété relative à l'incapacité de s'instiller les médicaments prescrits; la crainte de ne pas pouvoir dominer les émotions et limiter les activités physiques qui font augmenter la pression intra-oculaire; et les problèmes causés par le changement de mode de vie que son état entraîne.

■ PLANIFICATION ET INTERVENTION

Objectifs

1. Suppression de la progression du glaucome.
2. Acquisition du plus de connaissances possible sur le glaucome.
3. Recours à l'intervention chirurgicale pour contrôler le glaucome, si la pharmacothérapie échoue.
4. Amélioration de la qualité de la vie.
5. Soulagement de l'anxiété et de la dépression.

L'objectif des soins est d'instaurer la méthode de traitement qui parviendra le mieux à contrôler l'évolution du glaucome.

Traitement.   Le traitement dépend du stade d'évolution de la maladie, de la diminution de l'angle entre l'iris et la cornée, de la réaction du client aux médicaments et de la régularité avec laquelle il prend ses médicaments. En général, la pharmacothérapie permet de contrôler l'affection; cependant, d'autres choix s'offrent au médecin (l'opération), y compris le traitement au laser.

Pharmacothérapie et traitement chirurgical.   Le glaucome primaire (à angle ouvert) répond à un, ou à une combinaison, des médicaments suivants: (1) les myotiques, comme la pilocarpine ou le carbachol, pour augmenter l'écoulement de l'humeur aqueuse; (2) les inhibiteurs de l'anhydrase carbonique, comme l'acétazolamide (Diamox) ou la dichlorphénamide pour réduire la production d'humeur aqueuse; (3) les inhibiteurs de la cholinestérase, comme l'iodure d'échothiophate (Iodure de phospholine), pour faciliter l'écoulement aqueux; et (4) les gouttes d'adrénaline pour diminuer la production d'humeur aqueuse et favoriser son écoulement hors de l'œil.

Le maléate de timolol (Timoptic), un inhibiteur des récepteurs β-adrénergiques, est fréquemment utilisé pour le traitement du glaucome primaire à angle ouvert, du glaucome avec aphakie et, chez certains clients sélectionnés, du glaucome secondaire. Il semble être bien mieux toléré que les médicaments utilisés auparavant. En application topique, il diminue la production d'humeur aqueuse et réduit la pression intra-oculaire pendant 24 h. Le diamètre pupillaire ne change pas et le tonus du corps ciliaire demeure intact; c'est pourquoi ce médicament ne gêne aucunement la vision.

La posologie du maléate de timolol est généralement d'une goutte deux fois par jour. Ce médicament peut parfois causer une légère irritation de l'œil ou une vue brouillée pendant de courts instants. On le prescrit avec prudence aux clients qui peuvent présenter des réactions défavorables lorsqu'il est administré par voie générale.

(comme en cas d'asthme, de bloc cardiaque ou d'insuffisance cardiaque).

Une rémission est possible, mais si l'état du client ne s'améliore pas, on peut recourir à la chirurgie. Dans le traitement préopératoire de ces clients, on prescrit souvent des irrigations pour les deux yeux et on instille des solutions plus faibles de pilocarpine dans l'œil non atteint.

Le traitement vise à diminuer l'accumulation de liquide ou à augmenter le débit de l'écoulement dans le canal de Schlemm. Le chirurgien pratique une petite ouverture, avec un bistouri courbé, à la jonction de la cornée et de la sclérotique. Cette opération, appelée *trépanation sclérocornéenne*, laisse une ouverture permanente par laquelle l'humeur aqueuse peut s'échapper. En général, on recouvre la trépanation d'un lambeau de conjonctive. La *trabéculectomie au laser* est de plus en plus populaire; cette opération vise les mêmes objectifs. (La trabéculectomie consiste à réséquer une partie du réseau trabéculaire, ce qui permet au liquide de s'écouler librement.)

Soins postopératoires.   Après l'opération, le client demeure en position allongée et relativement calme pendant 24 h afin de prévenir un prolapsus de l'iris à travers l'incision. Il peut se tourner du côté non opéré. Il doit éviter tout effort, toux, plissement des paupières et autres activités pouvant faire monter sa pression intra-oculaire. On peut lui administrer des narcotiques ou des sédatifs, au besoin, et lui donner un régime liquide. Après le remplacement du premier pansement, le client jouit d'une plus grande liberté. En général, on le garde trois jours au centre hospitalier. Il doit rendre régulièrement visite à l'ophtalmologiste, car le glaucome est une affection qui demande un suivi périodique.

Glaucome aigu (à angle fermé)

(Voir la figure 51-13)

Manifestations cliniques.   Lorsque la pression augmente rapidement, une douleur aiguë survient dans et autour de l'œil. Les lumières artificielles semblent entourées d'un halo et la vision devient brouillée et voilée. L'œil rougit et la cornée est embuée. On peut aussi constater des nausées, des vomissements ainsi qu'une dilatation des pupilles. Il faut agir sans perdre de temps, car un glaucome aigu non traité à temps peut causer la cécité.

Note: Le glaucome aigu à angle fermé peut s'aggraver chez les individus dont l'ouverture angulaire de la chambre antérieure est étroite et qui reçoivent des anticholinergiques comme l'atropine ou la scopalamine.

Traitement.   Le traitement se résume à la pharmacothérapie et à l'intervention chirurgicale.

Pharmacothérapie.   Les myotiques contractent la pupille et éloignent l'iris de la cornée, ce qui permet à l'humeur aqueuse de s'échapper par les espaces lymphatiques, vers le canal de Schlemm. On emploie la pilocarpine, l'ésérine ou le fluorophosphate de diisopropyle. La posologie et la fréquence d'instillation des gouttes sont fonction des besoins de chaque client.

Un autre type de médicament (inhibiteur de l'anhydrase carbonique) réduit l'action de l'enzyme nécessaire à la

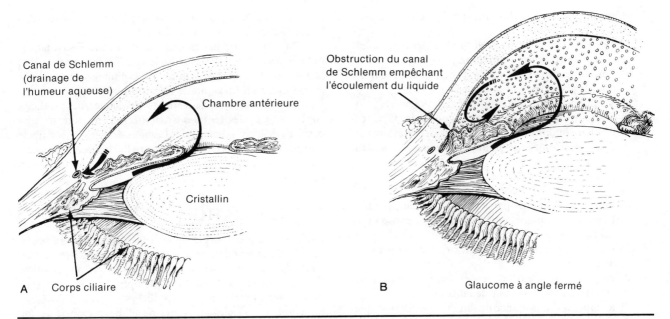

Figure 51-13 A) Circulation normale de l'humeur aqueuse par le canal de Schlemm. **B)** Circulation bloquée par l'obstruction du canal et responsable du glaucome à angle fermé. (*Source :* M. Lechliger et F. Moya. Introduction to the Practice of Anesthesia, 2ᵉ éd., New York, Harper & Row, 1978.)

production de l'humeur aqueuse. Le Diamox, par exemple, aide à mieux préparer le client pour l'intervention chirurgicale et contrôle parfois si bien la pression, que l'opération n'est pas nécessaire.

L'administration de glycérine ordinaire par voie orale réduit la pression intra-oculaire par le biais du mécanisme d'échange de l'équilibre osmotique. La glycérine possède une pression osmotique élevée ; elle attire les liquides oculaires à l'extérieur de la membrane et abaisse la pression. On peut aussi administrer par voie intraveineuse du mannitol à 20%.

Intervention chirurgicale. Dans le glaucome aigu à angle fermé, on pratique une incision dans la cornée, de manière à pouvoir retirer et exciser une partie de l'iris (*iridectomie*). Cette résection peut être périphérique ou pratiquée en un point précis. L'iridectomie empêche l'iris d'avancer pour occuper l'angle de la chambre et permet le drainage de l'humeur aqueuse contenue dans la chambre antérieure, ce qui réduit la pression intra-oculaire. L'*iridencleisis* et autres opérations de l'iris ont toutes le même but : permettre l'écoulement du liquide.

Enseignement au client. Bien que le glaucome soit incurable, il peut néanmoins être très bien contrôlé. Que le client ait subi ou non une opération, il doit savoir où se situent ses limites.

Les activités suivantes augmentent la pression intra-oculaire et sont donc à éviter :

1. Un apport liquidien excessif ;
2. La prise d'antihistaminiques ou de sympathomimétiques, sans surveillance médicale appropriée.

On recommande fortement au client de constamment porter sur lui une carte ou un bracelet indiquant qu'il souffre de glaucome.

■ **ÉVALUATION**

Résultats escomptés

Le client réussit à :

1. Obtenir le contrôle de l'évolution du glaucome.
   a) Consulte régulièrement l'ophtalmologiste ;
   b) Signale aux autres professionnels de la santé le nom des médicaments qu'il prend (au dentiste, par exemple) ;
   c) Note les effets secondaires des médicaments, afin de les signaler au médecin, le cas échéant ;
   d) Accepte de s'instiller lui-même les collyres ;
   e) Évite toute situation éprouvante émotivement.

2. Acquérir le plus de connaissances possible sur le glaucome.
   a) Participe à des séances d'information ;
   b) Lit les brochures fournies par l'infirmière ;
   c) Pose des questions au sujet de ses symptômes ;
   d) S'intègre à un groupe de personnes atteintes de glaucome pour échanger des idées ;
   e) Parle de son état avec son conjoint ;
   f) Incite les membres de sa famille à subir des examens régulièrement, car le glaucome semble héréditaire.

3. Accepter de se faire opérer pour contrôler le glaucome, si la pharmacothérapie échoue.
   a) Pose des questions sur le type d'anesthésique qui sera utilisé ;
   b) S'informe de la durée de l'alitement après l'opération ;
   c) Décrit la technique opératoire après en avoir parlé avec l'ophtalmologiste ;
   d) Avise son conjoint qu'il a accepté de se faire opérer, car les autres solutions comportent trop de risques ;
   e) Parle de ses projets d'avenir.

4. Montrer qu'il veut améliorer la qualité de son mode de vie.
   a) Consulte son ophtalmologiste régulièrement même s'il ne ressent aucun symptôme ;
   b) Porte une carte d'identité spécifiant qu'il est traité pour le glaucome ;
   c) S'administre les collyres à intervalles réguliers ;
   d) Se montre enthousiaste face à un programme récréatif bien équilibré, comprenant des activités demandant un effort visuel et d'autres activités demandant un effort auditif.
5. Venir à bout de son anxiété et de sa dépression.
   a) Parle de ses impressions concernant son état ;
   b) Parle de ses craintes particulières : douleur, cécité ;
   c) Renonce volontairement à conduire, à cause de sa mauvaise vision latérale ;
   d) Identifie des moyens de soutien durant les périodes de crises ;
   e) Parle des diverses façons de soigner le glaucome, afin de dissiper « la peur de l'inconnu » ;
   f) Reconnaît l'importance de faire vérifier périodiquement sa pression intra-oculaire.

□ CÉCITÉ TOTALE OU PARTIELLE

Les lunettes à verres télescopiques et les loupes sont des moyens très accessibles que l'infirmière peut recommander à ceux pour qui les lunettes conventionnelles ne suffisent plus.

Les personnes atteintes d'une grave incapacité visuelle peuvent se servir de dispositifs pour s'aider à se déplacer. La personne doit sentir qu'elle peut se déplacer en toute sécurité d'un endroit à un autre. Seulement 1% des aveugles ont un chien-guide, probablement parce que la plupart d'entre eux sont âgés de plus de 65 ans et qu'à cet âge on a moins confiance dans les chiens, en plus d'avoir de la difficulté à les suivre. L'instrument le plus utilisé est encore la canne qui, par de simples manœuvres, fournit des informations précises et fiables. Cependant, elle ne permet pas de déceler les dangers au-dessus du niveau de la tête.

L'aveugle peut, en plus de la canne, utiliser divers dispositifs pour augmenter son rayon d'action. Un sonar oculaire (Morvat Sensor) émet des ultrasons qui se réfléchissent sur des objets se trouvant jusqu'à quatre mètres de la personne. On a aussi mis au point un émetteur-récepteur intégré à une monture de lunettes et muni d'un écouteur qui convertit les ondes captées en sons d'intensité, de tonalité et de fréquence variées. Plus le son est grave, plus l'objet est proche. Le porteur de cet appareil est capable de distinguer certaines surfaces caractéristiques comme les murs en verre, en ciment ou en bois. L'interprétation des sons peut toutefois poser des problèmes. On tente actuellement de mettre au point un dispositif capable de minimiser la confusion entre les sons, en y adaptant le sonar du mécanisme de mise au point des appareils-photos Polaroid.

Il existe aussi des cannes au laser. Un de ces modèles de cannes émet des rayons dans trois directions : en avant du corps, à la hauteur de la tête et en avant des pieds. Lorsqu'un obstacle est frappé par l'un des rayons, un son est émis. Malheureusement, cet appareil complexe est à l'heure actuelle encore très coûteux.

On a mis au point des appareils de lecture électroniques pour le travail, les études et les loisirs. La personne balaye la page avec une caméra miniature et l'image est amplifiée et transmise sur un écran de visualisation.

Il existe également des verres télescopiques, des prothèses électroniques, des lentilles combinées à des miroirs, des caméras de télévision à circuit fermé et des appareils à fibres optiques. L'infirmière doit connaître l'existence de tous ces dispositifs afin de les recommander aux personnes qui en ont besoin.

□ ÉNUCLÉATION

L'exérèse du globe oculaire, ou *énucléation*, s'avère nécessaire, notamment dans les cas suivants : traumatisme entraînant l'évacuation du contenu du globe, infections et autres lésions risquant de provoquer une ophtalmie sympathique (voir la section traitant de ce problème). Pendant l'exérèse, on coupe les muscles aussi près du globe que possible. On suture ces muscles sur une prothèse de plastique, ce qui permet à la prothèse de se déplacer en coordination avec l'œil sain du client. Le chirurgien remplace le globe oculaire par une balle de plastique, d'or ou de téflon, afin de former une base sur laquelle l'oculariste fixera une prothèse de couleur assortie à l'autre œil. Si l'opération réussit, il est difficile de distinguer la prothèse de l'œil normal.

Dans certains cas, on peut garder la sclérotique et cureter le reste du contenu ; cette méthode est connue sous le nom d'*éviscération*. Elle a pour principal avantage de permettre un meilleur clignement de la prothèse. Par contre, elle n'élimine pas les risques d'ophtalmie sympathique.

On pratique habituellement l'*exentération oculaire* dans les cas de tumeurs malignes avancées ou de blessures de guerre importantes. Au cours de cette intervention, on enlève les paupières, le globe oculaire et tout le contenu de l'orbite jusqu'à l'os. Cette opération est *très* défigurante et les tentatives de l'oculariste pour installer une prothèse donnent des résultats plutôt mauvais ; la région semble réellement sans vie. Ces clients portent habituellement un cache-œil noir.

□ CLIENT ATTEINT DE CÉCITÉ RÉCENTE

On estime à 40 millions le nombre d'aveugles dans le monde, ce qui représente environ 1% de la population. Dans certaines régions, ce taux atteint 4%. Entre 15 et 25 millions de ces cas pourraient être prévenus ou traités facilement. Aux États-Unis, environ 50 000 personnes deviennent aveugles chaque année. Avec les connaissances actuelles, on aurait pu prévenir environ la moitié de ces nouveaux cas de cécité.

Lorsqu'un individu souffre d'une vision très diminuée ou se retrouve aveugle, il requiert énormément de soins afin de bien s'adapter à son état. Une telle aide relève en grande partie des personnes spécialisées dans ce genre de rééducation. Toutefois, l'infirmière peut suivre certaines règles lorsqu'elle prend soin d'un tel client.

L'infirmière doit savoir que ce client traversera probablement les étapes suivantes :

1. Refus. Il ne faut pas empêcher la personne aveugle de nier son état, puisqu'il s'agit d'une étape normale.
2. Changements de valeurs. La personne s'adapte aux dispositifs d'aide, même si elle pensait ne jamais avoir à s'en servir.
3. Conflit entre l'autonomie et la dépendance. La personne essaie d'accepter son état, sans toutefois perdre complètement son autonomie.
4. Adaptation aux préjugés. La personne doit composer avec les préjugés de ceux qui considèrent les aveugles comme des êtres « démunis », « ne pouvant travailler », « dépendants » et « déprimés ».
5. Apprentissage de la communication en société, sans indices visuels.

Objectifs du client et intervention de l'infirmière.- L'objectif fondamental du client est d'accepter sa cécité totale ou partielle. Pour cela, il doit réussir à :

1. S'habituer à utiliser des dispositifs d'aide ;
2. Accepter son état tout en conservant une certaine autonomie ;
3. Continuer à prendre soin de son physique ;
4. S'adapter socialement et à composer avec les préjugés que son état peut susciter ;
5. Apprendre à communiquer sans indices visuels ;
6. Respecter le traitement qui lui a été prescrit.

L'infirmière peut aider le client de différentes manières : (1) en le renseignant, (2) en le réconfortant, (3) en le soignant et (4) en travaillant en collaboration avec le médecin.

L'enseignement au client vise à familiariser celui-ci avec l'anatomie et la physiologie de l'œil. En tenant compte des renseignements que le médecin a fourni au client concernant le diagnostic, le traitement prévu et le pronostic émis, l'infirmière doit pouvoir donner suite à cette intervention en répondant aux questions du client, en lui procurant du soutien et en faisant part à l'ophtalmologiste des réactions du client et des membres de sa famille. Si l'on ne révèle pas tout au client, comme dans les cas où on ne l'informe pas que les chances de retrouver la vue sont infimes, cela entrave le processus de réadaptation. L'infirmière doit également juger du moment adéquat pour intervenir efficacement. On doit encourager le client à exprimer ses craintes, car l'information fournie a pu être mal interprétée. Souvent, les limites qu'on s'impose à soi-même sont plus astreignantes que les incapacités physiques comme la cécité. Même les attitudes ou les convictions de l'infirmière peuvent influencer directement ou indirectement le client. On doit remettre de telles attitudes en question afin de ne transmettre au client que ses véritables impressions. Une attitude positive de la part du personnel infirmier peut avoir un effet bénéfique sur le client et rehausser son amour-propre et sa perception de lui-même.

On doit toujours traiter la personne aveugle avec la même dignité que celle qu'on accorde à tout être humain. Il faut éviter les expressions de pitié et prévenir le découragement chez le client, en veillant à ce qu'il ait quelqu'un à qui parler ou qu'il puisse écouter la radio, par exemple. Il faut l'aider à surmonter son sentiment d'être maladroit lorsqu'il exécute des tâches simples.

S'il a la permission de se lever, l'aveugle doit inspecter sa chambre en touchant les meubles ; après quoi l'infirmière doit s'assurer que ceux-ci demeurent à la même place. Il ne faut jamais laisser une porte à demi-ouverte ; elle doit être ou fermée ou ouverte. Lorsqu'on marche avec un aveugle, il faut lui permettre de nous suivre en nous tenant légèrement le coude ; on ne doit pas le pousser devant soi. Lorsqu'il circule seul, il doit apprendre à se servir d'une canne légère pour éviter les obstacles.

L'apparence physique occupe une place importante dans les soins au client. On doit lui permettre de s'habiller seul, et les femmes peuvent même apprendre à se coiffer et à se maquiller. Avec de la pratique, le client acquiert beaucoup d'habileté pour des activités telles que manger, écrire, etc. L'infirmière doit se renseigner sur les services qu'offrent les organismes comme l'Institut National Canadien pour les Aveugles.

52

Les problèmes de l'audition et les affections de l'oreille

L'oreille, organe très complexe, sert à la fois pour l'audition et l'équilibre (*Figure 52-1*). Le dépistage précoce et le diagnostic précis des affections de l'oreille sont importants, tant chez l'enfant que chez l'adulte. Parmi ceux qui jouent un rôle actif dans le diagnostic des clients atteints de troubles auditifs, on compte les pédiatres, les oto-rhino-laryngologistes, les psychiatres, les neurologues, les psychologues, les orthophonistes, les éducateurs et les audiologistes. Avant qu'un enfant ne parle, il faut qu'il puisse entendre, puis interpréter ce qu'il entend, pour ensuite s'exprimer par la parole. Les troubles causés par un traumatisme à la naissance, les infections infantiles bactériennes ou virales, les effets toxiques de certains médicaments, les dommages causés par le bruit et les changements auriculaires dus au vieillissement ne sont que quelques-uns des problèmes qui requièrent les soins d'un spécialiste de l'audition.

☐ LE BRUIT ET SES EFFETS SUR L'AUDITION

Le bruit (sons inévitables ou non désirés) constitue un des fléaux du XXᵉ siècle. Depuis quelques années, le volume du bruit qui nous entoure quotidiennement est passé d'une simple source d'ennui à une source de danger potentiel, qui cause des dommages physiques et psychologiques.

Sur le plan physiologique, un bruit intense continu peut causer la constriction des vaisseaux sanguins périphériques, des variations de la pression artérielle et du rythme cardiaque (dues à l'augmentation des décharges d'adrénaline), des troubles de l'équilibre et une activité gastro-intestinale accrue. Des recherches plus poussées permettront de répondre à plusieurs questions sur les effets du bruit sur le corps humain. Toutefois, une chose semble certaine : la tranquillité apaise l'esprit. Dans un centre hospitalier, les clients sont plus heureux et moins bouleversés lorsque le bruit est minimal.

Intensité et fréquence du son. Les scientifiques mesurent l'intensité du son (pression exercée par le son) en décibels (dB). Par exemple, le froissement d'une feuille de papier dans un environnement calme correspond à un bruit de 15 dB, une conversation à voix basse, à 40 dB et un avion à réaction à 30 m de nous, à environ 140 dB. Les sons au-dessus de 80 dB commencent à écorcher l'oreille.

Au cours des dernières décennies, les sons les plus forts, auxquels les individus étaient exposés, sont passés de 120 dB (ronflement d'un petit avion bimoteur) à 150 dB (pétarade d'un quadriréacteur). Des expériences ont démontré que des intensités de plus de 160 dB peuvent causer la mort de certains petits animaux à fourrure. Des recherches réalisées dans différentes universités indiquent que l'exposition à un bruit de 90 dB ou plus peut faire rougir la peau, causer la contraction des muscles de l'estomac et provoquer l'irritabilité.

La fréquence du son désigne le nombre d'ondes émises par seconde par une source. Elle est mesurée en hertz (Hz). La hauteur est le terme qui sert à décrire la fréquence d'un son. Par exemple, un son dont la fréquence est de 10 Hz est grave alors qu'un son dont la fréquence est de 10 000 Hz est aigu. Généralement, un jeune adulte peut distinguer les sons dont les fréquences varient entre 16 Hz et 20 000 Hz.

☐ PERTE DE L'OUÏE

Conséquences psychosociales

Une baisse d'audition peut altérer la personnalité et les attitudes d'un individu, sa faculté de communiquer, sa perception de son entourage et même sa capacité à se protéger. En classe, l'élève atteint d'une incapacité auditive peut montrer du désintéressement et de l'inattention, et avoir un mauvais rendement. Une personne à la maison peut penser que « le monde est mort », parce qu'elle ne peut plus entendre le tic-tac de l'horloge, le ronronnement du réfrigérateur, le chant des oiseaux ou le bruit de la circulation. Un piéton peut risquer de traverser la rue au mauvais moment, parce qu'il n'a pas entendu une automobile s'approcher. La personne atteinte de surdité partielle peut perdre des brides de conversation et s'imaginer qu'on parle d'elle. Bon nombre de personnes ne se rendent même pas compte que leur audition diminue.

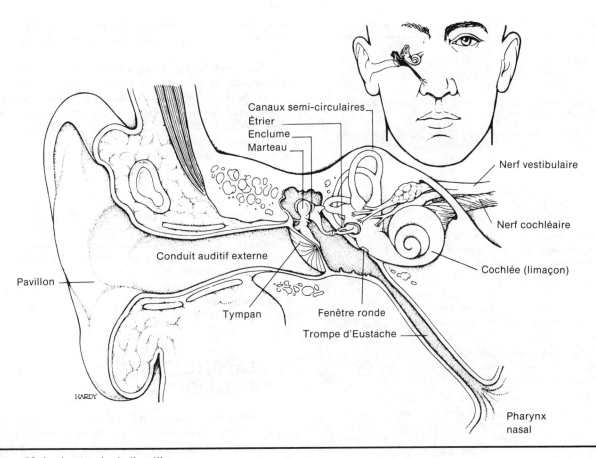

Canaux semi-circulaires
Étrier
Enclume
Marteau

Nerf vestibulaire

Nerf cochléaire

Conduit auditif externe

Cochlée (limaçon)

Pavillon

Tympan

Fenêtre ronde

Trompe d'Eustache

Pharynx nasal

HARDY

Figure 52-1 Anatomie de l'oreille.

Environ 90% des personnes qui souffrent de troubles de l'audition peuvent améliorer leur état grâce à des mesures médicales ou à un appareil auditif. L'infirmière et le médecin de famille jouent donc un rôle important en diagnostiquant une perte d'audition et en dirigeant le client vers un spécialiste. Bien que certains troubles auditifs soient causés par un simple bouchon de cérumen, il est quand même nécessaire de consulter un otologiste[1].

Il n'est pas rare qu'une personne atteinte de surdité partielle refuse de consulter un médecin, parce qu'elle interprète sa baisse d'acuité auditive comme un signe de vieillissement précoce ; plusieurs personnes refusent de porter une prothèse auditive pour cette même raison. D'autres se sentent gênées lorsqu'elles portent une prothèse. L'infirmière doit être consciente de ces attitudes et de ces comportements, lorsqu'elle conseille les clients qui ont besoin de porter un tel appareil.

Manifestations d'une baisse de l'acuité auditive

Les symptômes d'une baisse de l'acuité auditive sont variés, complexes et souvent subtils, comme l'indique l'encadré 52-1.

Les signes d'un trouble auditif important, qui nécessite un examen par un oto-rhino-laryngologiste, sont les suivants :

1. Une déformation congénitale ou traumatique visible de l'oreille.
2. Un écoulement de l'oreille qui subsiste depuis trois mois.
3. Une baisse soudaine ou rapidement évolutive de l'acuité auditive.
4. Des étourdissements ou des bourdonnements d'oreilles aigus ou chroniques.
5. Une perte unilatérale, soudaine et récente de l'audition.
6. Un espace d'air important entre les osselets (identifié seulement par les tests auditifs).
7. La présence visible d'un bouchon de cérumen ou d'un corps étranger dans le conduit auditif externe.
8. Une douleur ou un malaise dans l'oreille.

☐ ÉVALUATION DE LA CAPACITÉ AUDITIVE

Quelques-unes des méthodes les plus simples pour évaluer la capacité auditive consistent à déterminer si une personne entend bien un chuchotement ou un son articulé, le tic-tac d'une montre et les vibrations d'un diapason. Ces instruments d'évaluation donnent des résultats qualitatifs. On obtient des résultats quantitatifs plus intéressants à l'aide

---

1. L'*otologiste* est un médecin qui se spécialise dans le diagnostic et le traitement des troubles de l'oreille. L'*oto-rhino-laryngologiste* est un spécialiste du nez, de la gorge et des oreilles, tandis que l'*audiologiste* est spécialisé dans l'évaluation et la réadaptation non médicales des clients atteints de problèmes auditifs.

Encadré 52-1   Symptômes d'une baisse de l'acuité auditive

Détérioration du langage : Si une personne mâche ses mots, coupe la fin des mots ou parle sur un ton monocorde, il se peut qu'elle n'entende pas correctement. L'oreille guide la voix tant pour la sonorité que pour la prononciation.

Fatigue : Une personne qui a de la difficulté à entendre se fatigue vite à écouter une conversation ou un discours. Dans de telles circonstances, elle peut devenir facilement irritable ou susceptible.

Indifférence : Il n'est pas étonnant qu'une personne soit déprimée et désintéressée de la vie en général, si elle n'entend pas ce que les autres disent.

Retrait social : Une personne qui n'entend pas ce qui se passe autour d'elle peut avoir tendance à éviter les situations embarrassantes.

Insécurité : La perte de confiance en soi et la peur de faire des erreurs créent un sentiment d'insécurité chez un grand nombre de malentendants. Personne n'aime dire des bêtises ou faire quelque chose qui pourrait la discréditer.

Indécision et procrastination : Une perte de confiance en soi rend extrêmement difficile la prise de décisions chez les personnes malentendantes.

Soupçon : Étant donné que le malentendant n'entend pas tout ce qui se dit, il peut soupçonner les autres de parler de lui ou croire que les brèves conversations le concernant sont délibérément discutées à voix basse pour qu'il ne puisse rien entendre.

Fausse fierté : Les personnes atteintes d'un trouble auditif veulent cacher leur faiblesse ; elles prétendent donc entendre alors qu'il n'en est rien.

Solitude et chagrin : Bien que tout le monde désire avoir la paix de temps en temps, un silence *forcé* peut devenir ennuyant et même quelquefois source de crainte. Les personnes ayant des troubles auditifs se sentent souvent mises à part.

Tendance à « accaparer » la conversation : Plusieurs personnes malentendantes tendent à dominer la conversation, sachant qu'aussi longtemps qu'elles la dirigent, elles peuvent la contrôler et éviter les embarras.

Source : Maico Hearing Instruments.

d'un audiomètre calibré électriquement. Les épreuves d'audition aident non seulement à déterminer le type particulier de trouble auditif, mais aussi à établir le potentiel auditif du client.

Audiogramme

Dans la détection de la surdité, l'*audiomètre* constitue l'instrument de diagnostic le plus important. L'examen audiométrique se divise en deux parties : (1) l'*audiométrie tonale*, dans laquelle le stimulus sonore consiste en sons purs ou musicaux (plus le son que le client parvient à capter est fort, plus la perte auditive est grave) ; l'unité de mesure de la force ou de l'intensité du son est le *décibel* ; (2) l'*audio-métrie vocale*, dans laquelle on utilise des mots pour déterminer l'habileté à comprendre et à sélectionner les sons.

Pour plus d'exactitude, on doit faire les examens audiométriques dans une pièce insonorisée. Le client porte des écouteurs et doit faire signe lorsqu'il entend le son, puis lorsqu'il ne l'entend plus. On mesure la conduction aérienne lorsqu'on applique le son directement dans l'ouverture du conduit auditif externe. On enregistre la conduction nerveuse lorsqu'on applique le stimulus sur l'apophyse mastoïde, contournant ainsi le mécanisme de conduction.

L'oreille humaine normale perçoit des sons dont les fréquences varient de 20 Hz à 20 000 Hz ; toutefois, seules les fréquences se situant entre 500 Hz et 2 000 Hz sont importantes pour comprendre le langage de tous les jours. Cliniquement, on appelle cette gamme de fréquences la *zone conversationnelle*. Le niveau critique de l'intensité du son se situe aux environs de 20 dB. Le traitement chirurgical des clients souffrant de surdité partielle a pour but d'élever le seuil auditif à 30 dB ou davantage, à l'intérieur de la zone conversationnelle (*Figure 52-2 et 52-3*).

☐ CLASSIFICATION DES SURDITÉS

Surdité de conduction.   La surdité de conduction est causée par un trouble de l'oreille externe, de l'oreille moyenne ou des deux. L'oreille interne n'est pas touchée dans ce type de surdité ; elle peut capter parfaitement les sons transmis. La correction du problème de base (voir les pages 1145 à 1155) peut être suffisante pour traiter et corriger ce type de surdité. Si le problème ne peut être corrigé (*Figure 52-4*), les personnes qui en souffrent verront leur état s'améliorer avec le port d'un appareil auditif, car, dans la plupart des cas, une simple amplification des sons est requise.

Surdité de perception.   Une affection de l'oreille interne ou des voies nerveuses produit un type de surdité, dans laquelle la sensibilité et la perception des sons sont altérées. Les sons sont transmis sans problème dans l'oreille externe et dans l'oreille moyenne, mais ils ne sont pas captés correctement par l'oreille interne. Étant donné cette perte de sensibilité aux sons, les appareils auditifs ne s'avèrent pas aussi efficaces que lorsqu'il s'agit d'une surdité de conduction. Cependant, on ne doit pas éliminer les appareils auditifs jusqu'à ce que l'on ait évalué la capacité auditive du client avec divers types d'appareils auditifs.

Surdité mixte.   Dans le cas d'une surdité mixte, la personne est atteinte à la fois de surdité de conduction et de surdité de perception.

Surdité psychogène (non physiologique, fonctionnelle).   La surdité psychogène n'est pas reliée à des changements structuraux décelables dans les mécanismes de l'audition. Elle est généralement une manifestation d'une perturbation émotionnelle, et la perte de l'audition est souvent totale. La *surdité stimulée* est semblable à la surdité psychogène, sauf que dans ce cas le sujet entend vraiment.

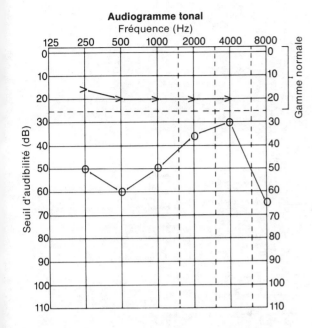

Figure 52-2 L'audiogramme donne la courbe graphique de la capacité auditive d'un individu, telle qu'elle est mesurée par des sons de différentes hauteurs, dont les fréquences varient entre 125 Hz et 8 000 Hz. Ce graphique illustre les seuils de ces différents sons comme ils sont perçus grâce aux conductions aérienne et osseuse. Cette information est importante, car elle détermine le type de surdité. De plus, par l'audiométrie vocale (approximativement entre 300 Hz et 3 000 Hz), on peut déterminer les difficultés rencontrées par un individu pour entendre et comprendre une conversation. Le diagramme à droite indique les codes utilisés sur le graphique. (*Source*: V.S. Dayal. *Clinical Otolaryngology*, Philadelphie, J.B. Lippincott, 1981.)

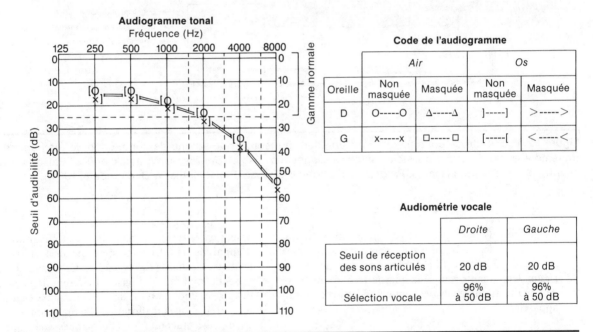

Figure 52-3 L'audiogramme de l'oreille droite indique la perte d'acuité auditive de transmission. Dans cet audiogramme, les tests vocaux utilisés sont le seuil de réception des sons articulés et la sélection vocale. Si la capacité du client à comprendre les sons articulés est faible, une prothèse auditive lui sera peu ou pas utile, pas plus qu'une opération de chirurgie plastique. (*Source*: V.S. Dayal. *Clinical Otolaryngology*, Philadelphie, J.B. Lippincott, 1981.)

□ RÉADAPTATION

Il est important de classer les différents types de surdité, de manière à pouvoir prendre les mesures de réadaptation spécifiques à chaque cas. La Conférence des directeurs des écoles américaines pour les sourds[2] a proposé la clas-

sification suivante en se basant sur: (1) le moment d'apparition de la surdité et (2) l'état fonctionnel de l'audition:

1. Les sourds sont ceux chez qui le sens auditif n'est pas fonctionnel pour les besoins courants de la vie. Ce groupe se divise en deux catégories distinctes:

   a) Les sourds de naissance: personnes qui ont perdu l'audition avant même de commencer à parler.

---

2. W.H. Saunders et al. *Nursing Care in Eye, Ear, Nose and Throat Disorders*, St-Louis, C.V. Mosby, 1968, p. 339.

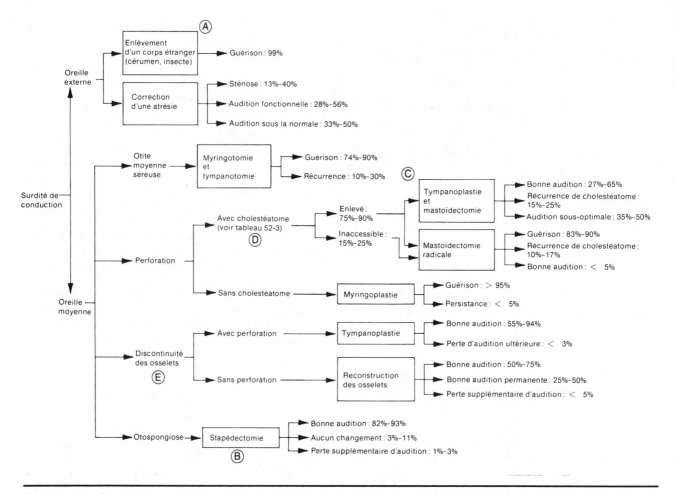

Figure 52-4 Surdité de conduction. Pour un client qui souffre de surdité de conduction, le diagramme indique le traitement et les résultats possibles selon le diagnostic établi. (*Source :* B.W. Jafek et T.J. Balkany. «Conductive hearing loss», dans B. Eiseman, *Prognosis of Surgical Disease*, Philadelphie, W.B. Saunders, 1980.)

b) Les sourds par accident : personnes qui sont nées avec une acoustique normale mais qui sont devenues sourdes à la suite d'une maladie ou d'un accident.

2. Les malentendants sont ceux qui souffrent d'une baisse de l'acuité auditive ; ils peuvent entendre avec ou sans appareil.

Prothèses auditives

La *prothèse auditive* est un appareil doté d'un microphone qui capte les sons de toutes sortes ; les sons sont ensuite convertis en signaux électriques, amplifiés et reconvertis en signaux acoustiques. La prothèse auditive n'est pas une nouvelle oreille ; il ne s'agit que d'un dispositif qui permet d'entendre. Il existe de nombreux types d'appareils pour la surdité de perception, qui réduisent les sons graves et qui améliorent l'audition des sons aigus. L'otologiste est le mieux placé pour déterminer l'utilité d'un appareil auditif. Lorsque la surdité atteint plus de 30 dB entre 500 Hz et 2 000 Hz dans la meilleure oreille, le port d'une prothèse auditive peut améliorer l'audition (mais pas nécessairement

dans tous les cas). Il existe sur le marché toute une gamme d'appareils ; la difficulté est de choisir celui qui conviendra le mieux au client (*Tableau 52-1*). Ce n'est ni au client, ni au vendeur, mais à l'otologiste et à l'audiologiste qu'il revient de faire ce choix. Même dans ce cas, il n'est pas garanti que l'appareil choisi améliorera de façon optimale l'audition du client. Des facteurs psychologiques, tels que la vanité, peuvent avoir un rôle à jouer.

Le client doit savoir que l'appareil ne lui permettra pas d'entendre aussi bien qu'une personne normale, mais qu'il améliorera son audition sur une étendue de 300 Hz à 3 500 Hz (portée du langage élémentaire).

L'appareil auditif amplifie le son, mais il ne le clarifie pas toujours assez pour permettre au client sourd de bien entendre ce qui se dit. Le porteur doit régler les boutons de contrôle de façon à obtenir le résultat optimal. Il doit savoir qu'il n'entendra jamais ce que les autres ne peuvent entendre ou qu'il n'entendra pas aussi bien qu'une personne ayant une audition normale. Il aura peut-être besoin de leçons et d'entraînement pour la lecture sur les lèvres. Cette technique permet d'accroître l'efficacité de l'appareil. De plus, la personne pourra apprendre à interpréter les sons et à

Tableau 52-1 Types de prothèses auditives

Emplacement/Étendue de la surdité	Avantages	Inconvénients
Sur le corps (40 dB à 110 dB)	La distance qui sépare le récepteur du microphone élimine le phénomène de rétroaction, ce qui permet une meilleure amplification.	Cette prothèse est encombrante ; elle nécessite un long fil qui peut être esthétiquement désagréable ; il y a perte des sons de haute fréquence.
Derrière l'oreille (20 dB à 80 dB)	Cette prothèse est esthétiquement agréable, car elle se dissimule facilement sous les cheveux ; elle est confortable et elle ne nécessite pas de long fil.	La proximité du récepteur et du microphone limite l'amplification à cause du phénomène de rétroaction.
Dans l'oreille (25 dB à 55 dB)	Cette prothèse est la plus petite ; elle se dissimule le plus facilement.	L'amplificateur et le microphone sont tellement près l'un de l'autre qu'ils limitent l'amplification. Cette prothèse n'est utilisable que dans le cas des surdités légères ou modérées.
Sur les lunettes (25 dB à 70 dB ; plus grande étendue avec des modifications)	La monture dissimule presque toute la prothèse ; elle permet aux fils, qui relient le récepteur au microphone, d'être dissimulés.	Cette prothèse nécessite le port de lunettes à monture encombrante et peu esthétique.

utiliser avantageusement le peu d'audition qui lui reste. La lecture sur les lèvres l'aide à saisir les mots qui lui ont échappé. Dans l'entraînement auditif, on insiste sur la perception du langage et l'habileté à écouter. L'otologiste ou les membres d'un centre d'audition peuvent renseigner le client sur ce type d'enseignement.

La plupart des appareils auditifs ont l'inconvénient d'amplifier aussi les bruits de fond, ce qui est désagréable pour le porteur. L'utilisation de prothèses auditives stéréophoniques (une prothèse dans chaque oreille) peut s'avérer nécessaire. Ce type d'appareil peut être dissimulé dans la monture de lunettes tout comme un simple appareil.

Mesures préventives. Pour protéger la santé et la sécurité des individus souffrant de troubles auditifs, on recommande de suivre certaines règles relatives aux appareils auditifs :

1. On doit obtenir une autorisation médicale (en s'adressant de préférence à un spécialiste) dans les six mois qui précèdent l'achat d'une prothèse auditive.
   a) Cependant, les adultes (18 ans et plus) peuvent se dispenser d'une autorisation médicale en signant un document à cet effet.
   b) Les enfants doivent toujours obtenir une autorisation médicale.
2. Les distributeurs de prothèses auditives doivent diriger les clients éventuels à un médecin s'ils présentent un des symptômes énumérés dans l'encadré 52-1.
3. Un *mode d'emploi* doit accompagner chaque prothèse auditive et doit comprendre les informations suivantes :
   a) Les modes d'utilisation et d'entretien de la prothèse.
   b) Des recommandations à l'effet que le client doit consulter un médecin avant d'acheter un appareil, surtout s'il présente un des symptômes énumérés dans l'encadré 52-1.

4. Une évaluation médicale est indispensable pour l'établissement du diagnostic et pour l'administration des soins appropriés.

Entretien des prothèses auditives. Il faut faire soigneusement l'entretien d'un appareil auditif. Le contour d'oreille est la seule partie de l'appareil qu'on doit laver tous les jours à l'eau savonneuse. On se sert d'un petit applicateur ou d'un cure-pipe pour nettoyer la canule. Il faut bien assécher le contour d'oreille avant de le fixer au récepteur. Le transmetteur se porte habituellement caché derrière l'oreille ou dans la monture des lunettes. Le porteur doit toujours avoir avec lui une pile et un cordon de rechange.

Lorsque l'appareil auditif ne fonctionne pas bien, on procède de la façon suivante : (1) vérifier si l'interrupteur est ouvert ; (2) vérifier la position des piles ; (3) essayer une nouvelle pile ; (4) s'assurer que le cordon est intact et qu'il est bien raccordé ; (5) s'assurer que le contour d'oreille est propre (voir l'encadré 52-2). Si l'appareil ne fonctionne toujours pas, il faut alors le faire réparer. Habituellement, si la réparation exige quelques jours, la compagnie ou l'organisme qui s'en occupe prête un appareil au client durant ce temps.

Chiens-guides pour sourds

Il existe des chiens spécialement entraînés pour guider une personne sourde. À la maison, le chien réagit à la sonnerie du téléphone, à la sonnette d'entrée, au réveille-matin, aux pleurs d'un bébé, à une personne qui frappe à la porte, au système d'alarme ou à un importun. Le chien n'aboie pas, mais il saute sur la personne pour l'alerter ; ensuite, le chien court vers la source du bruit. En public, le chien se place entre son maître et toute source de danger potentiel que

Encadré 52-2 Problèmes posés par les prothèses auditives

Sifflement

Contour de l'oreille mal ajusté :
  Mal fait
  Mal porté
  Usé
Mauvais choix de prothèse :
  Trop grande amplification requise pour la distance qui sépare le récepteur du microphone
  Mauvais ajustement du contour d'oreille

Mauvaise amplification

Piles usées
Présence de cérumen dans l'oreille
Présence de cérumen ou d'un autre corps étranger dans le contour d'oreille
Fils débranchés
Prothèse fermée ou volume trop faible
Mauvais contour d'oreille
Mauvaise prothèse pour le degré de surdité

Douleur causée par le contour d'oreille

Contour d'oreille mal ajusté
Infection de la peau ou du cartilage de l'oreille
Infection de l'oreille moyenne
Tumeur de l'oreille
Causes indirectes :
  Articulation temporo-mandibulaire
  Gorge ou larynx
  Autre

Source : R.T. Sataloff. « Choosing the right hearing aid », *Hosp Pract 1981*, 16 : 5 (mai), p. 32A.

celui-ci ne peut entendre, telle qu'un véhicule ou une personne hostile.

Le chien possède un collier orange et son propriétaire porte une carte indiquant que le chien a été dressé professionnellement pour servir son maître malentendant et que, comme le chien-guide pour aveugle, il doit accompagner son maître en tout temps.

Communication avec une personne atteinte de surdité

Terry et al.[3] font les recommandations suivantes pour permettre une meilleure communication avec les personnes sourdes qui éprouvent de la difficulté à parler :

1. Portez toute votre attention à ce que la personne dit. Regardez-la et écoutez-la sans faire autre chose.
2. Engagez la conversation sur un sujet où il est possible de prévoir ses réponses. Cela vous permettra de vous habituer aux particularités de son langage.
3. Essayez de saisir l'essentiel de ce qu'elle dit ; on peut souvent comprendre les détails d'après le contexte.
4. N'essayez pas de lui faire croire que vous comprenez, si ce n'est pas le cas.

---

3. F.J. Terry et al. *Rehabilitation Nursing*, St. Louis, C.V. Mosby.

5. S'il vous est impossible de comprendre ou si vous avez de sérieux doutes sur ce que vous avez compris, demandez-lui de vous écrire le message plutôt que de risquer un malentendu. Faites-lui répéter le message, une fois que vous en connaissez le contenu, afin de vous familiariser avec son langage particulier.

Voici d'autres suggestions pour améliorer la communication avec les personnes sourdes qui lisent sur les lèvres :

1. Tenez-vous toujours bien en face de la personne pour lui parler.
2. Assurez-vous que votre visage est aussi visible que possible ; il doit être bien éclairé. Évitez de vous placer près d'une lumière forte ; votre visage ne doit pas être à contre-jour. Ne gênez d'aucune manière la vue de vos lèvres à la personne sourde. Évitez de parler avec quelque chose dans la bouche.
3. Assurez-vous que la personne connaît le sujet de la conversation avant de poursuivre ; cela lui permettra d'utiliser des indices contextuels dans sa lecture sur les lèvres.
4. Parlez lentement et distinctement, en faisant des pauses plus souvent qu'à l'accoutumée.
5. Assurez-vous que la personne vous a bien compris, s'il s'agit d'une directive ou d'un message important.
6. Si, pour une raison ou une autre, votre bouche doit être couverte (par un masque, par exemple) et que vous devez lui communiquer un message, il n'y a pas d'autre solution que de le faire par écrit.

▢ PROBLÈMES DE L'OREILLE EXTERNE

L'oreille externe capte les ondes sonores et les dirige vers le conduit auditif externe. Le *conduit auditif externe*, canal recouvert d'épiderme, se termine sur une structure ovale, le tympan, également recouvert d'épiderme. De petites glandes très spécialisées tapissent l'intérieur du conduit et sécrètent une substance brune et cireuse, le cérumen, qui joue un rôle protecteur. Le conduit auditif externe renferme également des follicules pileux et des glandes sudoripares.

Infections (otite externe)

Les infections bactériennes ou fongiques peuvent survenir à la suite d'une abrasion du conduit auditif externe ou de baignades dans une eau contaminée ; elles sont plus fréquentes pendant la saison estivale. Ces infections sont douloureuses.

Le traitement consiste à soulager l'inconfort, à réduire l'œdème dans le conduit auditif externe et à enrayer l'infection. Le simple fait de toucher ou de remuer le pavillon augmente la douleur. (Dans l'infection de l'oreille moyenne, le mouvement du pavillon n'accentue pas la douleur.) L'aspirine, la codéine et l'application de compresses chaudes procurent un soulagement. Si les tissus deviennent œdémateux, il peut être nécessaire d'insérer doucement un tampon de coton dans le conduit auditif externe afin d'y maintenir les solutions médicamenteuses comme la solution de Burow (acétate d'aluminium à 5%) ou des antibiotiques. Plus tard, on administrera ces médicaments, en gouttes, à la température ambiante. Il s'agit habituellement d'un mélange d'antibiotiques et d'agents anti-inflammatoires. Dans certains cas, l'antibiothérapie systémique est nécessaire. On doit avertir le client de ne pas se baigner et de veiller à ce que de l'eau ne pénètre pas dans son oreille lorsqu'il se lave les cheveux ou qu'il se douche.

Les clients sujets aux « otites du nageur » (otites externes) devraient porter des bouchons protecteurs auriculaires faits d'une matière plastique qui épouse la forme désirée. On doit les prévenir du danger de se nettoyer eux-mêmes les oreilles. (Il ne faut jamais utiliser des bâtonnets ouatés.)

Les otites externes chroniques sont souvent causées par une dermatose, comme le psoriasis ou la dermatite séborrhéique. Même une réaction allergique aux fixatifs, à la teinture ou aux permanentes peut causer une dermatite qui guérit lorsqu'on fait disparaître l'agent causal.

Furoncle du conduit auditif externe

Les infections de la peau et du tissu sous-cutané du conduit auditif externe causent habituellement de vives douleurs. De la fièvre, des céphalées intenses et une tuméfaction des ganglions lymphatiques locaux peuvent apparaître et faire croire à une mastoïdite. L'administration précoce d'antibiotiques et l'application de chaleur réduisent les furoncles. On pratique rarement l'incision et le drainage, puisque de telles mesures peuvent provoquer une périchondrite ou une chondrite. Il est préférable de laisser le furoncle se localiser (clou) et percer spontanément ou se résorber de lui-même.

Cérumen dans le conduit auditif externe

Le cérumen produit par l'oreille varie en couleur et en quantité selon les individus. Normalement, il ne faut pas l'enlever, mais il arrive parfois qu'il forme un bouchon, causant ainsi des troubles d'audition et une *otalgie*. Il est dangereux de nettoyer le conduit auditif externe à l'aide d'une allumette ou d'une pince à cheveux, car ces instruments risquent de léser l'épiderme et de causer ainsi une infection ou une lésion du tympan.

Traitement. Pour ramollir les dépôts de cérumen, on peut instiller quelques gouttes tièdes de glycérine, d'huile minérale ou d'une solution d'acide acétique à 0,5%. D'autres médicaments, tels qu'un mélange de glycérine et de peroxyde (Debrox) sont aussi employés. Cependant, certaines personnes ont une réaction allergique à ces composés, qui se manifeste par une dermatite. Si les dépôts de cérumen ne peuvent être délogés par cette méthode, on doit les retirer avec un instrument spécial sous grossissement. En dernier ressort, on irrigue le conduit auditif, bien que ce mode de traitement soit celui qui comporte le plus d'inconvénients : (1) il peut être désagréable ; (2) il est salissant ; (3) il peut causer des vertiges si la température de la solution est plus élevée ou plus basse que celle de la pièce ; (4) il a tendance à ramollir la peau, augmentant ainsi les risques d'otite externe ; (5) il peut laisser entrer le liquide dans l'oreille moyenne et la contaminer si le tympan est perforé.

Corps étrangers dans le conduit auditif externe

Les jeunes enfants font pénétrer parfois de petits objets dans les oreilles. Ces objets peuvent y séjourner des années sans provoquer de symptômes, s'ils ne sont pas irritants.

Un insecte dans l'oreille peut incommoder beaucoup, mais on peut le déloger facilement en instillant des gouttes d'huile qui le ramolliront et lui permettront de flotter ou d'être rejeté à l'extérieur lors du nettoyage. Toutefois, dans le cas de matières végétales, l'irrigation est contre-indiquée, car celles-ci ont tendance à gonfler. Toute tentative d'exérèse par des mains non compétentes augmente le risque que le corps étranger, une fois poussé dans la partie osseuse du conduit auditif externe, endommage la peau du conduit et perfore le tympan. Il peut en résulter de sérieuses infections de l'oreille moyenne et de l'apophyse mastoïde, qui conduisent à la surdité. Dans le cas d'un enfant, l'extraction de l'objet à l'aide d'un instrument spécial se fait sous anesthésie générale ; il n'y a aucune séquelle quand l'intervention est faite par une personne compétente.

Perforation esthétique du lobe de l'oreille

Plusieurs femmes et quelques hommes se font percer les oreilles de manière à pouvoir porter certains types de boucles d'oreilles sans craindre de les perdre. Cette opération est contre-indiquée chez les personnes atteintes de diabète, d'affections cutanées ou de chéloïde. On recommande de s'adresser à un médecin ou à une infirmière lorsqu'on désire se faire percer les oreilles. Une grosse aiguille droite (calibre 18), dans laquelle on insère par le biseau un fil stérile en or flexible ou en plastique, est poussée, sous anesthésie locale, vers l'arrière du lobe, puis enlevée, laissant le fil dans l'oreille. On attache le fil sans trop le serrer ; la cliente doit le garder 10 à 14 jours. Pendant ce temps, elle doit nettoyer la région quotidiennement à l'eau et au savon ou à l'alcool et y appliquer un onguent antiseptique. Il faut enlever le fil de temps à autre pour s'assurer que l'ouverture du lobe est bien libre. Les cheveux ne doivent pas traîner sur les lobes et, pendant trois semaines, l'utilisation de fixatif, de parfums sous pression, de décolorants ou de teintures est déconseillée. La natation est aussi déconseillée, jusqu'à ce que les lobes soient guéris.

Toutes les techniques de perçage d'oreille entraînent quelques complications : fermeture prématurée du trou, hémorragie dans le lobe de l'oreille, formation de chéloïde et infection secondaire. Certaines personnes font un eczéma de contact et une allergie à divers alliages. Pour cette raison, on recommande de ne porter que des tiges en or 14K ou en acier chirurgical. On doit signaler au médecin tout signe de rougeur, de douleur, d'œdème ou de serrement.

Irrigation du conduit auditif externe

Aujourd'hui, on utilise moins souvent l'irrigation du conduit auditif externe qu'autrefois. Elle est surtout utilisée pour : (1) enlever un bouchon de cérumen (effectué par un médecin) ; (2) effectuer une épreuve thermique en vue d'évaluer la fonction labyrinthique ; (3) faciliter une intervention de l'oreille externe.

Les solutions employées pour irriguer l'oreille doivent être à une température variant entre 40,6° et 43,3°C. Les solutions trop chaudes ou trop froides ou utilisées avec trop de force peuvent causer de la douleur ou des étourdissements. Le client, assis ou couché, tourne la tête du côté de l'oreille atteinte. Il tient le bassin réniforme sous l'oreille pour recueillir la solution. Pour être efficaces, les liquides doivent atteindre le tympan ; c'est pourquoi on tire le pavillon vers le haut et l'arrière, afin de redresser le conduit auditif externe. (Chez les enfants, le conduit peut être dégagé en tirant le lobe vers le bas et l'arrière.) En procédant doucement, on s'assure que le liquide revient aisément et qu'il ne s'infiltre pas dans l'oreille moyenne. Après l'irrigation, on ferme l'entrée du conduit auditif externe à l'aide d'un coton stérile que l'on remplace au besoin. Le client doit ensuite se coucher sur le côté de l'oreille atteinte, de façon à permettre le drainage par gravité.

- **Note :** *Lorsqu'on soupçonne une lésion de la membrane tympanique, l'irrigation est contre-indiquée.*

☐ PROBLÈMES DE L'OREILLE MOYENNE

L'oreille moyenne, constituée des osselets et de ligaments se prolongeant jusqu'au tympan, joue un rôle important dans l'audition. Elle s'étend dans la partie postérieure du nez par la trompe d'Eustache, qui permet d'équilibrer la pression d'air de chaque côté du tympan. Cette trompe, normalement fermée, s'ouvre sous l'action des muscles du palais lors du bâillement ou de la déglutition. Elle sert de canal de drainage pour les sécrétions normales et anormales de l'oreille moyenne et la pression atmosphérique. Lorsque sa membrane est enflammée, elle offre un passage facile à l'infection de l'oreille moyenne.

La *cochlée*, organe de l'audition situé dans le labyrinthe (oreille interne), reçoit les ondes sonores transmises par le tympan aux osselets de l'oreille moyenne. L'étrier est un important osselet ; il oscille sur sa partie osseuse postérieure à la manière d'un piston et transmet les vibrations au liquide contenu dans le labyrinthe. Ces vibrations affectent la membrane basilaire, où sont situées les cellules ciliaires de l'organe de Corti, et se propagent sous la forme d'ondes. Ces ondes déclenchent des influx qui stimulent les différentes parties de la cochlée. Les cellules ciliaires émettent un influx nerveux qui est encodé, puis transmis au cortex auditif logé dans le cerveau, où il est décodé en un message sonore.

Traumatisme de la membrane tympanique (perforation)

La perforation permanente de la membrane tympanique est le plus souvent associée à des fractures du crâne subies lors d'un accident d'automobile. L'autre cause la plus fréquente est l'infection ; les perforations du tympan qui ne parviennent plus à guérir sont souvent dues à une otite moyenne purulente aiguë ou chronique. Des lésions traumatiques risquent aussi de se produire sous l'effet d'une forte explosion ou d'une compression intense causée par un coup

porté sur l'oreille, qui peuvent rompre le tympan. Les étincelles produites par la soudure peuvent aussi brûler le tympan.

La perforation est moins souvent causée par des corps étrangers, par l'eau, par des brûlures à la figure (qui affectent aussi l'oreille externe et le tympan), par des anomalies associées à une myringotomie ou par des coups accidentels ou délibérés portés à la figure.

Depuis quelques années, l'incidence des perforations du tympan a augmenté avec l'utilisation de bâtonnets ouatés pour se nettoyer les oreilles. Quelqu'un peut insérer un bâtonnet ouaté dans l'oreille externe et, par inadvertance, le pousser profondément dans l'oreille en tournant la tête. Aussi, le bâtonnet ouaté peut être frappé et poussé dans le conduit auditif externe. De tels accidents peuvent causer la destruction du tympan, des osselets et même de l'oreille interne. L'infirmière doit déconseiller le nettoyage des oreilles à l'aide de bâtonnets ouatés.

Traitement. La plupart des perforations accidentelles du tympan guérissent spontanément. Quelques-unes persistent, en raison de la croissance de tissu cicatriciel sur les bords de la perforation, empêchant ainsi l'épithélisation et la cicatrisation finales.

- L'infirmière, qui soupçonne une perforation traumatique, doit prévenir le client contre les dangers de l'irrigation. On doit nettoyer soigneusement l'oreille externe avec du coton stérile, mais ne pas toucher au conduit auditif externe tant que l'otologiste n'a pas aspiré le sang et vérifié s'il y a ou non perforation du tympan.

On doit garder sous observation le client victime d'un traumatisme crânien, afin de déceler tout signe d'otorrhée céphalo-rachidienne, tels qu'un écoulement clair et aqueux. On peut faire analyser ce liquide en laboratoire pour déterminer s'il provient du canal céphalo-rachidien.

Épanchement de l'oreille moyenne (otite moyenne séreuse)

Otite moyenne séreuse. Puisque l'*otite moyenne séreuse* touche principalement les enfants, le lecteur doit consulter des manuels en soins pédiatriques.

Otite barotraumatique. L'*otite barotraumatique* se présente comme une forme d'otite moyenne séreuse ; du liquide ou de l'air est emprisonné dans l'oreille moyenne après une baisse d'altitude soudaine en avion (barotraumatisme). Cet état est généralement temporaire. Parfois, il peut persister pendant quelques jours. Pour cette raison, de nombreuses personnes évitent de prendre l'avion lorsqu'elles ont une infection des voies respiratoires supérieures. Voici quelques conseils à suivre pour prévenir cet état : mâcher de la gomme, sucer un bonbon dur, bâiller ou déglutir fréquemment durant la descente de l'avion. On devrait enseigner aux passagers comment faire l'insufflation de leurs oreilles selon la manœuvre de Valsalva. Selon cette technique, on se pince le nez et on expire fortement. Ainsi, l'équilibre de pression est rétabli dans l'oreille moyenne et, du même coup, les symptômes désagréables disparaissent.

Tableau 52-2 Manifestations cliniques de l'otite externe aiguë et de l'otite moyenne aiguë

Manifestation	Otite externe	Otite moyenne
Douleur	Persistante Aggravée par le mouvement des mâchoires	S'apaise au bout de 6 h à 9 h Est soulagée immédiatement par la rupture du tympan Est aggravée par la déglutition et l'éructation
Sensibilité	Prononcée	Aucune
Symptômes généraux	Généralement absents	Fièvre, rhinite, mal de gorge
Surdité	De conduction	De conduction
Tuméfaction du conduit auditif	Prononcée	Aucune
Écoulement	Odeur fétide Pus bleuâtre, jamais abondant	Inodore
Tympan	Enflammé mais intact Aucun liquide dans l'oreille moyenne	Peut être perforé Présence de liquide dans l'oreille moyenne

Source : H.S. Farmer. « A guide for the treatment of external otitis », *Am Fam Physician 1980,* 21 : 6 (juin), p. 98. Publié par l'American Academy of Family Physicians.

Otite moyenne aiguë (infection de l'oreille moyenne)

L'*otite moyenne aiguë* est une infection aiguë (ou abcès) de l'oreille moyenne (*Tableau 52-2*). L'entrée de bactéries pathogènes dans l'oreille moyenne normalement stérile, lorsque la résistance est plus faible ou lorsque la bactérie possède une virulence assez forte pour produire l'inflammation, est la principale cause de cette otite. Les bactéries les plus courantes sont par ordre d'importance : *Streptococcus pneumoniæ*, le staphylocoque et *Hæmophilus influenzæ*. Chez la plupart des clients, le conduit auditif externe et la trompe d'Eustache constituent les principales voies d'entrée des bactéries lors de l'usage abusif de gouttes ou de douches nasales, de mouchages vigoureux ou d'éternuements. Dans de rares cas, l'infection s'installe après une fracture du crâne.

Évaluation et manifestations cliniques. Les symptômes varient selon la gravité de l'infection et peuvent être très bénins et passagers, ou très graves et accompagnés de complications sérieuses. La douleur dans et autour de l'oreille constitue le premier symptôme. La perforation spontanée du tympan ou une myringotomie (voir plus loin) soulage la douleur qui peut être intense. La fièvre varie et, dans les cas graves, elle peut atteindre 40,0°C à 40,6°C. D'autres symptômes sont la surdité, les acouphènes, les céphalées, la perte d'appétit, les nausées et les vomissements.

Traitement. Le dénouement de l'otite moyenne dépend de la virulence de la bactérie, de l'efficacité du traitement et de la résistance du client. Traitée à l'aide d'un antibiotique polyvalent, l'otite moyenne peut guérir et se cicatriser sans laisser de séquelles importantes.

L'infirmière doit savoir que l'antibiothérapie peut masquer les symptômes et, qu'au cours du traitement de l'otite moyenne aiguë, des symptômes tels que la céphalée, un pouls lent, les vomissements et le vertige sont significatifs et qu'ils doivent être inscrits soigneusement au dossier et évalués par l'otologiste. L'antibiotique approprié, souvent déterminé par une culture et par un antibiogramme, joue un rôle important dans la guérison.

L'otite peut devenir subaiguë ; elle est alors caractérisée par un écoulement purulent persistant. La cicatrisation peut se produire et causer une surdité permanente.

La perforation causée par une rupture du tympan peut persister et dégénérer en otite moyenne chronique. D'autres complications secondaires peuvent survenir : atteinte de l'apophyse mastoïde et complications intracrâniennes graves telles que la méningite et l'abcès cérébral.

Myringotomie. La *myringotomie* consiste à pratiquer une incision dans la face postéro-inférieure du tympan dans le but de faire diminuer la pression et d'évacuer le pus accumulé dans l'oreille moyenne. Dans les cas peu graves traités précocement, la myringotomie n'est pas nécessaire. Cependant, lorsque la douleur persiste, la myringotomie devient nécessaire pour effectuer le drainage chirurgical. Elle permet aussi d'identifier facilement le type d'organisme présent et d'en déterminer la sensibilité aux agents chimiothérapeutiques.

L'incision pratiquée se cicatrise rapidement et elle ne cause pas de troubles de l'audition. La myringotomie est beaucoup moins utilisée depuis l'avènement de l'antibiothérapie. Après l'intervention, le médecin insère habituellement un tube de plastique à travers le tympan.

Otite moyenne chronique

L'*otite moyenne chronique* est causée par des otites moyennes répétées qui produisent la perforation persistante du tympan. La virulence particulière des agents infectieux ou la résistance bactérienne aux antibiotiques en seraient responsables. Un écoulement persistant ou intermittent, accompagné ou non de douleur, et la surdité de conduction ou la surdité mixte caractérisent cette maladie. La plupart des otites moyennes chroniques débutent dans l'enfance et durent jusqu'à l'âge adulte.

Classification. L'infection chronique purulente de l'oreille moyenne a été classée en cinq groupes (voir le tableau 52-3).

Évaluation. Les symptômes de l'otite moyenne chronique peuvent être minimes et s'accompagner de divers degrés de surdité et d'un écoulement nauséabond, persistant ou intermittent et de quantité variable. Le client peut ressentir ou non de la douleur. Des symptômes, comme une paralysie faciale soudaine, une surdité profonde ou des étourdissements inhabituels, l'apparition de céphalées accompagnées d'étourdissements et une rigidité cervicale, annoncent le début d'une méningite, d'un abcès cérébral ou d'une

Tableau 52-3   Classification des otites moyennes chroniques

Type	Affection spécifique	Atteinte	Manifestation
I	Otite moyenne chronique simple	Perforation centrale de la membrane tympanique	Écoulement de mucus séreux
II	Otite moyenne chronique avec cholestéatome*	En général, perforation de l'attique (partie supéro-postérieure du tympan) Avec ou sans perforation	Écoulement nauséabond
III	Otite moyenne chronique adhésive	Rétraction marquée de la membrane tympanique	Aucun écoulement Perte auditive importante
IV	Otite moyenne chronique avec tympanosclérose	Tympanosclérose, processus dégénératif du tympan et de l'oreille moyenne Plaques de tissu conjonctif amorphe	Perte auditive importante Aucun écoulement
V	Otite moyenne chronique séreuse	Si non traitée ou négligée, évolue en une surdité grave, une otite moyenne chronique adhésive, un cholestéatome ou une tympanosclérose	Écoulements séreux ou aqueux, à répétition

* Cholestéatome : Excroissance de l'épithélium du conduit auditif externe (épithélium pavimenteux) dans l'oreille moyenne. L'épithélium du conduit auditif externe forme un sac extérieur rempli de tissu dégénéré et de matières sébacées. Le sac est attaché aux structures de l'oreille moyenne et de l'apophyse mastoïde ; il cause des changements en raison d'une nécrose due à une irrigation sanguine insuffisante.

Source : Woodrow D. Schlesser, M.D.

érosion des canaux semi-circulaires. Le diagnostic est fondé sur l'examen clinique. La radiographie de l'apophyse mastoïde indique généralement des changements pathologiques.

Traitement.   Voici les points essentiels du traitement local : (1) nettoyage méticuleux de l'oreille ; (2) instillation de gouttes antibiotiques ; (3) application d'antibiotiques en poudre ; (4) examens radiologiques. Une tympanoplastie précoce prévient des dommages à l'audition et des complications plus graves.

Mastoïdite et mastoïdectomie

La *mastoïdite* est une inflammation de l'apophyse mastoïde, qui est causée par une infection de l'oreille moyenne. Non traitée, elle peut donner naissance à une ostéomyélite. Le client éprouve une douleur et de la sensibilité derrière l'oreille. L'écoulement de l'oreille moyenne et l'œdème de l'apophyse mastoïde constituent les autres symptômes. Les antibiotiques et, à l'occasion, une myringotomie suffisent habituellement pour la guérir.

Lorsque la douleur, la fièvre, les céphalées et l'écoulement sont persistants ou récurrents, il peut s'avérer nécessaire d'extraire l'apophyse mastoïde (mastoïdectomie).

Soins préopératoires.   En plus de la préparation générale préopératoire du client, il faut nettoyer soigneusement la région rétro-auriculaire ou la région endo-auriculaire, selon le choix du siège de l'incision. Pour garder les cheveux hors du champ opératoire, on peut appliquer une gelée hydrosoluble (gelée K Y) sur la lisière des cheveux ou utiliser un champ en plastique, jetable après usage, percé d'un trou central qui expose le siège de l'opération.

L'opération consiste à extraire complètement les cellules mastoïdiennes de l'apophyse mastoïde et, ensuite, à irriguer l'oreille moyenne pour prévenir une contamination des structures environnantes. Grâce à ce procédé, l'oreille moyenne est sauvée et la surdité permanente est évitée.

Soins postopératoires.   Dans les premiers jours qui suivent l'intervention, l'otologiste prescrit habituellement des sédatifs pour soulager la douleur et réduire l'agitation du client. Celui-ci peut boire normalement, aussitôt que l'effet anesthésique est passé. On draine l'apophyse mastoïde au moyen d'un petit tube en téflon. On doit changer le pansement au bout de quatre à cinq jours. On poursuit l'antibiothérapie pendant encore quelques jours.

La paralysie faciale est une complication de la mastoïdectomie. L'infirmière est souvent la première personne à remarquer les signes de cette complication qui est causée par une inflammation ou par une lésion du nerf facial. Le côté atteint de la face reste immobile, de sorte que l'œil ne se ferme plus et que la bouche tombe. Le client ne peut boire sans laisser écouler de l'eau et ne peut siffler. Lorsqu'il parle ou grimace, la paralysie faciale est encore plus prononcée à cause de l'immobilité du côté paralysé. On doit signaler immédiatement les symptômes d'une paralysie faciale à l'otologiste, qui peut décider de ramener le client en salle d'opération, d'ouvrir la plaie et de réparer aussitôt le nerf facial. La méningite et l'abcès cérébral sont aussi des complications possibles (voir la page 1226).

Tympanoplastie

La *tympanoplastie* désigne un certain nombre d'interventions reconstructives de l'oreille moyenne atteinte d'une malformation congénitale ou d'une maladic (voir le tableau 52-4). À l'aide d'un microscope binoculaire à éclairage, l'otologiste visualise et reconstruit le mécanisme de conduction défectueux pour maintenir ou améliorer l'audition. La chimiothérapie ou les antibiotiques gardent la région à l'abri de toute infection, ce qui favorise la cicatrisation.

Principes physiologiques sous-jacents à la conduction du son. Grâce à leurs propriétés de conduction, le tympan et les osselets transforment les ondes sonores en vibrations mécaniques et les communiquent aux liquides endolymphatiques. Le concept physiologique qui prévaut actuellement veut que le rapport établi entre la grande membrane tympanique et la petite fenêtre ovale se combine à l'action de levier des osselets pour transmettre avec une force accrue les stimuli de l'air aux liquides de l'oreille interne.[5] Tout défaut dans la membrane tympanique ou une interruption dans la chaîne des osselets perturbent cette relation et entraînent une baisse du rapport son-pression, ce qui produit une perte de l'acuité auditive.

La physiologie fonctionnelle de la fenêtre ronde et celle de la fenêtre ovale jouent également des rôles importants. Le ligament annulaire borde la fenêtre ovale et la mobilité de la platine de l'étrier reçoit les influx transmis depuis la membrane tympanique par le marteau et l'enclume. La fenêtre ronde, qui s'ouvre du côté opposé au canal cochléaire, permet aux liquides endolymphatiques de bouger sous l'effet des ondes sonores. Dans le cas d'un tympan intact, les ondes sonores stimulent la fenêtre ovale, et un décalage se produit avant que le dernier effet du stimulus n'atteigne la fenêtre ronde. Ce décalage, normalement présent, disparaît lorsqu'une perforation dans le tympan, assez grande pour laisser passer les ondes sonores, permet à celles-ci d'atteindre simultanément la fenêtre ronde et la fenêtre ovale. De ce décalage dépendent l'effet maximal de la mobilité du liquide labyrinthique et l'effet ultérieur de celui-ci sur les cellules ciliaires de l'organe de Corti. Il s'ensuit une perte de l'acuité auditive.

Physiopathologie. Les otites moyennes laissent sur le tympan des séquelles plus ou moins graves. Dans les infections prolongées ou virulentes, il y a risque de nécrose des osselets. Une perte de mobilité amène la fibrose ou la nécrose d'une partie ou de toute la chaîne des osselets. Une perforation qui s'étend détruit souvent le manche du marteau par ostéonécrose. L'apophyse lenticulaire de l'enclume s'effrite en raison d'un apport sanguin appauvri. L'ostéonécrose peut envahir toute la chaîne des osselets, ne laissant que la platine de l'étrier. Des granulomes, des polypes, des plaques fibreuses ou osseuses peuvent gêner la fenêtre ronde et la fenêtre ovale dans leur fonctionnement. Souvent, l'otospongiose accompagne les séquelles de l'otite moyenne. L'orifice tympanique de la trompe d'Eustache risque d'être obstrué par des dépôts de tissus malades ou par une sténose fibreuse, qui peuvent nuire à son bon fonctionnement.

Procédés. La tympanoplastie a pour but de rétablir deux fonctions de l'oreille moyenne : (1) la transformation des sons ; (2) la protection de la fenêtre ronde contre le son.

Autrefois, on définissait cinq types de tympanoplasties (*Tableau 52-4*). Depuis, des modifications et des innovations ont été apportées. Dans les interventions des types I, II et III, les deux objectifs étaient atteints ; par contre, dans les

5. Wever et Lawrence (*Physiological Acoustics*, Princeton University Press) indiquent que le rapport réel est de 21 : 1, mais que le rapport opérationnel est de 14 : 1 (23 dB). Comme le transfert du son de l'air au liquide subit généralement une perte de 30 dB, les actions de la membrane tympanique et des osselets compensent cette perte (jusqu'à 23 dB – 25 dB).

Tableau 52-4   Types de tympanoplasties

Type	Atteinte de l'oreille moyenne	Modes de correction
I	Perforation de la membrane tympanique ; chaîne d'osselets intacte	Fermeture de la perforation ; identique à celui de la myringoplastie
II	Perforation de la membrane tympanique et érosion du manteau	Fermeture par greffe contre l'enclume ou avec ce qui reste du marteau
III	Destruction de la membrane tympanique et des osselets, mais étrier mobile et intact	Greffe touchant l'étrier intact ; protection de la fenêtre ronde contre le son
IV	Similaire au type III, mais aucune tête, ni col ni branches de l'étrier ; platine de l'étrier mobile	Platine de l'étrier mobile laissée exposée ; protection de la fenêtre ronde contre le son assurée par la poche d'air laissée entre la greffe et la fenêtre ronde
V	Similaire au type IV, avec platine de l'étrier fixe	Fenêtre dans le canal semi-circulaire horizontal ; protection de la fenêtre ronde contre le son assurée par la greffe qui obture l'oreille moyenne

Source : D.D. DeWeese et W.H. Saunders. *Textbook of Otolaryngology*, 6e éd., St-Louis, C.V. Mosby, 1982.

interventions des types IV et V, seule la protection de la fenêtre ronde contre le son était obtenue. Il existe maintenant des variantes de ces interventions, grâce aux innovations suivantes : interposition de l'enclume et utilisation de prothèses.

L'interposition de l'enclume consiste à détacher celle-ci du marteau et à en retirer les segments atteints ; les restes de l'enclume sont mis en équilibre sur l'étrier. Le contact est assuré par des morceaux de Gelfoam.

Un *tympan homologue*, y compris l'anneau tympanal et le marteau, peut être prélevé sur un cadavre et utilisé à la place d'un greffon fascial. D'autres prothèses sont formées de cartilage tragien ou d'un morceau d'os cortical façonné qui est prélevé sur l'apophyse mastoïde du client.

Tympanoplastie de type I (myringoplastie)

Indications et traitement. La *myringoplastie* est une technique de chirurgie plastique qui consiste à fermer les perforations de la membrane tympanique. Elle vise deux objectifs : (1) création d'une cavité fermée dans l'oreille moyenne par l'application d'une greffe sur la perforation ; (2) amélioration de l'audition.

L'avantage le plus important de la fermeture du tympan réside dans le fait que celle-ci permet d'éviter la contamination de l'oreille moyenne durant le bain, la baignade ou la plongée. Elle prévient ainsi la reprise évolutive d'une otite moyenne chronique ou d'une mastoïdite. Lorsque les osselets ne sont pas atteints, la fermeture d'une perforation entraîne une amélioration importante de l'acuité auditive.

Une étude audiométrique et l'évaluation des niveaux de conduction air-os permettent d'établir le pronostic d'une amélioration auditive après la fermeture d'une perforation tympanique. Un test préopératoire, qui consiste à mettre, puis à enlever une prothèse sur la perforation, donne une bonne idée de l'amélioration auditive possible. Au cours de l'examen préliminaire du client, on devrait automatiquement recouvrir, de façon temporaire, la perforation avec du papier glacé, du latex ou un disque de collodion.

Lorsque la fermeture temporaire de la perforation n'apporte aucune amélioration audiométrique, on doit alors soupçonner que les osselets sont atteints. Au cours de la myringoplastie, il est essentiel de vérifier soigneusement le contenu de l'oreille moyenne et, tout spécialement, la continuité des osselets.

Contre-indications. La fermeture médicale ou chirurgicale d'une perforation du tympan en présence d'une infection active est généralement contre-indiquée. Ce principe prévaut également dans le cas d'une maladie chronique de l'oreille moyenne, accompagnée d'un trouble de fonctionnement de la trompe d'Eustache et, donc, d'un drainage inadéquat de l'oreille moyenne (la seule sortie possible de l'écoulement). Une atteinte du rhinopharynx, causée par un écoulement infectieux chronique provenant d'une sinusite ou d'une allergie, et des antécédents d'otites moyennes aiguës constituent des contre-indications importantes.

Traitement postopératoire. On administre un antibiotique de routine pendant au moins cinq jours après l'opération. On remplace le bandage externe seulement lorsqu'il est souillé. On enlève, du canal auditif externe, la mèche de gaze le 7e jour, mais on laisse en place le Gelfoam. Pendant ce temps, on évite les succions et l'utilisation de sondes.

Le 20e jour, on procède avec précaution à une succion capillaire pour enlever le Gelfoam et les croûtes. On souffle doucement dans l'oreille pour vérifier l'efficacité du greffon.

Le client rend visite à l'otologiste tous les cinq jours. Il doit éviter de contaminer son oreille lorsqu'il se lave les cheveux ou qu'il se douche. Il doit prendre les antibiotiques prescrits pendant une semaine ou plus longtemps, s'il y a des signes d'infection respiratoire. On prescrit généralement un antihistaminique et un dérivé d'éphédrine, pendant le mois qui suit l'opération. On poursuit le traitement aux antihistaminiques chez les clients atteints de rhinorrée allergique saisonnière ou perpétuelle.

Tympanoplasties des types II à V et variantes

On peut recourir à diverses techniques pour effectuer une tympanoplastie. On utilise soit l'approche postauriculaire, soit l'approche endo-auriculaire. Les greffes cutanées ont été remplacées par des greffes fasciales. L'intervention peut se faire en une ou deux étapes. Lorsqu'elle se fait en deux étapes, la première étape a pour but d'enrayer l'infection ou d'extraire le cholestéatome, alors que la deuxième étape vise à corriger les troubles du système de transmission du son.

Soins préopératoires. On doit étudier la flore bactérienne, chez tous les clients, à l'aide d'une culture et d'un antibiogramme. L'administration parentérale de l'antibiotique approprié réduit la morbidité postopératoire. L'antibiothérapie à action locale ou générale devrait précéder toute opération, lorsque l'oreille du client coule continuellement ou fréquemment.

Intervention. Une des étapes de la tympanoplastie consiste à restaurer la continuité des osselets. L'interruption ossiculaire est très fréquente dans l'otite moyenne, mais ce sont les malformations de l'oreille moyenne et le déplacement des osselets, à cause d'un traumatisme crânien, qui présentent des problèmes de reconstruction.

Pour créer l'effet d'une petite colonne (columelle) de transmission des impulsions de la greffe tympanique à la fenêtre ovale, des tubes en polyéthylène, des fils en acier inoxydable, des os et du cartilage sont employés comme prothèses soit en combinaison avec ce qui reste des osselets, soit comme prothèses totales.

Une opération en deux étapes peut s'avérer nécessaire : (1) extraction de la partie atteinte pour favoriser la cicatrisation et l'assèchement de l'oreille moyenne ; (2) reconstruction proprement dite. L'oreille doit demeurer sèche pendant les deux ou trois mois précédant la deuxième étape de l'opération, soit l'exploration des niches de la fenêtre et la restauration du mécanisme de conduction. Les parties restantes de la chaîne d'osselets, une fois remises en place, assurent la transmission des impulsions à la fenêtre ovale.

Soins postopératoires. On peut consolider le pansement extérieur, lorsqu'il est souillé par du sang ou par un écoulement, mais on ne doit pas toucher au pansement intérieur.

Le client est hospitalisé pendant trois ou quatre jours. Lorsqu'il se lève pour la première fois, il a besoin d'aide, car il peut ressentir des étourdissements et du nystagmus. Le médecin peut prescrire des médicaments contre le vertige et les nausées. On recommande au client de ne pas se moucher et de ne pas mouiller ses pansements pendant le bain. Il pourra éventuellement prendre une douche et nager.

Résultats cliniques. Le client, qui a des antécédents de maladie chronique, peut obtenir une amélioration de l'audition aussi importante que celle du client qui a souffert d'infections moins prolongées. Après la tympanoplastie, l'amélioration de l'audition est meilleure chez le client dont l'oreille, une fois guérie, est demeurée sèche pendant longtemps. Les résultats sont meilleurs chez le client jeune que chez le client âgé. Plus l'intervention chirurgicale est mineure, plus les chances de succès sont élevées. Cela repose évidemment sur l'intégrité fonctionnelle de la chaîne des osselets et l'efficacité du nouveau tympan.

Les recherches se poursuivent en vue d'améliorer les procédés de la tympanoplastie. Dans certains cas, l'intervention a échoué en raison d'une infection, d'un mauvais procédé ou du rejet de la greffe ou de la prothèse.

Otospongiose

L'*otospongiose* est une forme de surdité progressive causée par la formation d'os spongieux dans le labyrinthe, qui immobilise l'étrier et qui empêche les osselets de transmettre les impulsions aux liquides de l'oreille interne.

La cause de la maladie est encore inconnue, mais elle serait associée à un facteur héréditaire. L'otospongiose est plus fréquente chez les femmes ; elle apparaît au moment de la puberté. Elle frappe également les deux oreilles et débute par une perte insidieuse d'acuité auditive et des bourdonnements d'oreilles. Les antécédents du client indiquent une perte progressive et lente de l'audition, sans infection de l'oreille moyenne.

Évaluation. L'examen audiométrique confirme le diagnostic. La vérification à l'aide d'un diapason révèle que la transmission aérienne est de beaucoup inférieure à la transmission osseuse (diapason placé sur l'apophyse mastoïde). Il n'existe aucun traitement médical connu pour cette forme de surdité, sauf peut-être l'aide apportée par un appareil auditif ou, mieux encore, par la stapédectomie.

Stapédectomie

La *stapédectomie* consiste à extraire la lésion otoscléreuse de la platine de l'étrier et à la remplacer par un implant tissulaire et par une prothèse.

Indications. Étant donné le nombre important de régressions survenant après la mobilisation de l'étrier, la stapédectomie était surtout utilisée en tant que procédé opératoire pour pallier l'échec de la mobilisation. Aujourd'hui, la stapédectomie est pratiquée dans le cas de toutes les formes d'otospongioses. Dans certaines cliniques, tous les clients atteints d'otospongiose subissent une stapédectomie de routine. Dans d'autres cliniques, on ne recourt à cette technique qu'en cas d'échec de la mobilisation de l'étrier, mais cela est de plus en plus rare, car la stapédectomie est aujourd'hui l'opération de choix.

Microchirurgie. Le microscope binoculaire otologique est d'une importance particulière en microchirurgie. Pour relier l'enclume à l'oreille interne, on utilise, selon la méthode de Schuknecht, un fil métallique et un implant adipeux tandis que selon la méthode de House, on utilise le Gelfoam et un fil d'acier inoxydable préfabriqué (ces deux méthodes sont très utilisées). Dans la méthode Kos, un fil métallique et un segment de veine servent de bouchon dans la fenêtre ovale, alors que dans la méthode de Shea, on utilise la greffe d'une veine avec un tube de polyéthylène (*Figure 52-5*). Quelle que soit la méthode, la prothèse est façonnée avant que la platine de l'étrier ne soit enlevée. [6]

Soins postopératoires. Durant les 24 h qui suivent l'opération, la position du client dans le lit est habituellement déterminée par le médecin. Certains préfèrent que le client se couche du côté de l'oreille opérée pour faciliter le drainage, tandis que d'autres préconisent le contraire, afin de prévenir un déplacement de la greffe. D'autres encore laissent le client choisir la position dans laquelle il se sent le plus à l'aise. Lors d'étourdissements, l'infirmière apprend au client à changer lentement de position ; le médecin peut prescrire du chlorhydrate de diphénhydramine (Benadryl) ou du diazépam (Valium). Pour prévenir les chutes, l'infirmière lève les ridelles du lit et aide le client à sortir du lit.

Les symptômes inhabituels, comme la fièvre, la céphalée, le vertige ou une douleur auriculaire, avertissent l'infirmière d'une complication possible. Elle demande au client de ne pas se moucher et de ne pas éternuer. Si celui-ci doit le faire, elle lui demande de ne pas faire de mouvements brusques de la tête.

On doit communiquer au médecin tout symptôme subjectif, tel que des douleurs, un changement de goût ou des sensations inhabituelles dans l'oreille.

Éducation du client. Lors de son congé du centre hospitalier (trois à quatre jours plus tard), le client est parfois déprimé parce que son acuité auditive ne s'est pas améliorée de façon appréciable. Comme le tamponnement auriculaire et l'œdème des tissus masquent l'amélioration de l'audition, on explique au client que cela peut prendre d'une à plusieurs semaines après l'opération avant que l'amélioration ne se fasse sentir. Le sixième ou le septième jour, lors de la visite du client, le médecin enlève le tamponnement.

Avant qu'il ne quitte le centre hospitalier, l'infirmière recommande au client :

- d'éviter tout mouvement brusque de la tête et de prévenir tout risque d'infection ;
- de ne pas se mouiller la tête (douche et baignade) pendant six semaines environ ;
- d'attendre deux semaines avant de se laver les cheveux ; après quoi, il pourra le faire, tout en prenant soin, pendant un mois, de ne pas envoyer d'eau dans son oreille ;
- de ne pas prendre l'avion pendant plusieurs mois et de se tenir à l'écart des gens atteints d'une infection des voies respiratoires supérieures.

☐ PROBLÈMES DE L'OREILLE INTERNE

L'équilibre corporel est assuré par les muscles, les articulations, les tendons, la sensibilité viscérale, les yeux et l'oreille interne (appareil vestibulaire). Le rôle le plus important est celui joué par l'appareil vestibulaire. Celui-ci informe l'individu des mouvements et de la position de la tête dans l'espace, coordonne tous les muscles et positionne les yeux lors d'un mouvement rapide de la tête.

L'utricule, le saccule et les canaux semi-circulaires (trois par oreille) composent l'appareil vestibulaire. Chaque canal est disposé selon un plan qui fait un angle droit avec les autres. Les canaux travaillent par paires pour accomplir cette fonction complexe. On peut comparer le mécanisme d'action des canaux semi-circulaires à celui de la cochlée (limaçon) ou organe de l'audition. Ici aussi, les mouvements de la tête ou du corps créent des vibrations liquidiennes qui, à leur tour, stimulent des fibres nerveuses extrêmement délicates. Ces dernières transmettent des messages le long du nerf, sous forme d'impulsions électriques, vers le centre d'interprétation situé dans l'encéphale.

Mal des transports

Le mal des transports est une perturbation de l'équilibre causée par un mouvement constant. Il peut survenir sur un

---

6. La plupart des chirurgiens emploient une greffe tissulaire et un fil métallique comme prothèse. Les greffes les plus fréquemment utilisées sont les greffes veineuses ou graisseuses.

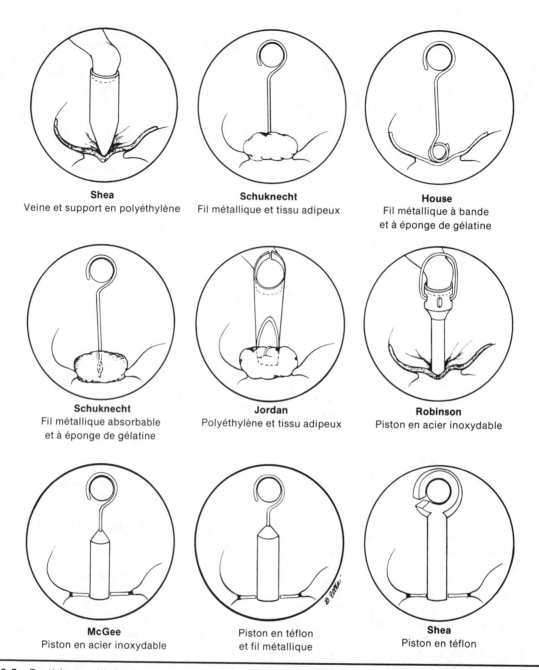

Figure 52-5 Prothèses utilisées dans la stapédectomie. Les six premiers schémas illustrent les différentes prothèses utilisées après l'ablation de la platine de l'étrier. Les trois derniers schémas illustrent les différents pistons insérés dans la platine de l'étrier. (*Source:* W.H. Saunders, M.M. Paparella et A.W. Miglets. *Atlas of Ear Surgery*, 3e éd., Saint-Louis, C.V. Mosby, 1980.)

bateau, dans un carrousel ou sur la banquette arrière d'une automobile. Les symptômes (étourdissements, nausées et vomissements) peuvent durer plusieurs heures après l'arrêt du mouvement. Certains médicaments apportent un soulagement: le dimenhydrinate (Dramamine), le méthylnitrate de scopolamine et autres antiémétiques. Ces médicaments entraînent certains effets secondaires, dont la sécheresse de la bouche, la cycloplégie et la somnolence. Pour réduire ces effets secondaires, on utilise un disque (Trans-derm V)[7]

contenant de la scopolamine. On applique le disque sur la peau, généralement derrière le lobe de l'oreille, quatre à seize heures avant d'entreprendre un long voyage, et on le laisse en place pendant trois jours, si cela est nécessaire. On peut sucer des pastilles pour compenser la sécheresse de la bouche.

Syndrome de Ménière

Le *syndrome de Ménière* est une affection de l'oreille interne associée au mauvais fonctionnement du labyrinthe, dont la cause n'a pas encore été clairement établie. Les théories

---

7. Alza Corp., Pasadena, Californie.

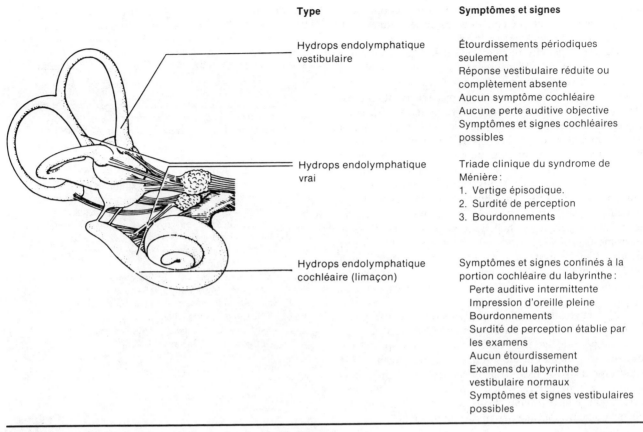

Type	Symptômes et signes
Hydrops endolymphatique vestibulaire	Étourdissements périodiques seulement Réponse vestibulaire réduite ou complètement absente Aucun symptôme cochléaire Aucune perte auditive objective Symptômes et signes cochléaires possibles
Hydrops endolymphatique vrai	Triade clinique du syndrome de Ménière : 1. Vertige épisodique. 2. Surdité de perception 3. Bourdonnements
Hydrops endolymphatique cochléaire (limaçon)	Symptômes et signes confinés à la portion cochléaire du labyrinthe : Perte auditive intermittente Impression d'oreille pleine Bourdonnements Surdité de perception établie par les examens Aucun étourdissement Examens du labyrinthe vestibulaire normaux Symptômes et signes vestibulaires possibles

Figure 52-6 Classification pratique du syndrome de Ménière.

avancées sont les suivantes : une augmentation de la pression endolymphatique ; une rétention de sodium ; un changement vaso-moteur produisant des spasmes dans l'artère auditive interne ; des perturbations émotionnelles ou endocriniennes ; une réaction allergique. Certains attribuent l'altération de la micro-vascularisation de l'oreille interne à la présence de métabolites anormaux (sucre, insuline, triglycérides et cholestérol) dans la circulation sanguine.

■ ÉVALUATION INITIALE

Manifestations cliniques. Le syndrome de Ménière se caractérise par la présence de trois symptômes : accès brusques de vertiges, bourdonnements d'oreilles et surdité de perception. Au début, il peut y avoir seulement un ou deux symptômes ; toutefois, on ne diagnostique le syndrome de Ménière que lorsque les trois symptômes sont présents (*Figure 52-6*).

Le vertige, symptôme caractéristique du syndrome de Ménière, survient brusquement à intervalles irréguliers et peut persister plusieurs heures. Au début, les crises sont séparées par des périodes de calme de plusieurs semaines ou de plusieurs mois, mais graduellement elles se rapprochent, pouvant se suivre à des intervalles d'un à trois jours. Généralement, une seule oreille est touchée.

Certains clients ressentent une épilepsie auditive élémentaire ou certains signes avertisseurs, tels qu'une sensation de pression dans l'oreille, qui les prévient de l'imminence de la crise et leur permet de s'allonger, d'arrêter leur automobile, etc. Chaque crise peut durer de quelques minutes à quelques

heures ou même toute la journée. Le client se plaint alors de voir tourner la chambre autour de lui. Tout mouvement brusque de la tête provoque des vomissements. Ce syndrome est fréquent chez les personnes qui ont des antécédents de maux d'oreilles et d'allergies et, surtout, de rhinite spasmodique. Lorsque les angiospasmes apparaissent, la muqueuse de la cochlée (limaçon) devient œdémateuse et congestionnée, la quantité de liquide augmente, et la pression produite sur le labyrinthe provoque les symptômes du syndrome de Ménière. Le client peut également se plaindre de céphalées, de nausées, de vomissements et d'incoordination ; toutefois, il n'a aucune douleur et ne perd pas conscience. Habituellement, il s'allonge et ferme les yeux.

Entre les crises, le client travaille ou vaque normalement à ses occupations et se plaint seulement de bourdonnements d'oreilles ou d'une diminution de l'acuité auditive. Ces bourdonnements d'oreilles, bas et fluctuants, sont caractéristiques. Ils sont souvent plus forts avant et pendant la crise. La surdité de perception s'applique aux sons graves et ne survient généralement que dans une seule oreille. La maladie s'aggrave progressivement et peut causer d'importants dommages cochléaires si elle n'est pas traitée.

Évaluation diagnostique. Comme le syndrome de Ménière a des symptômes qui s'apparentent à ceux d'un névrome acoustique ou de toute autre tumeur de l'angle ponto-cérebelleux, on doit faire une évaluation diagnostique très méticuleuse. Celle-ci comprendra un audiogramme, une scintigraphie crânienne et des tests d'allergie. Dès le début de la maladie, on évalue la tolérance au glucose et le taux d'insuline. Si les résultats sont anormaux, on considère le client comme prédiabétique et on le soumet à un régime alimentaire pauvre en glucides.

On ne doit pas effectuer l'épreuve thermique au moment des crises. Celle-ci est faite lorsque le client est en rémission et qu'il ne ressent aucun vertige. Il est important de s'assurer que le client ne prenne pas un agent antihistaminique qui pourrait fausser les résultats de l'épreuve. Les études modernes sur la fonction de l'équilibre s'appuient sur l'électronystagmographie (ENG). Le potentiel électrique des mouvements de l'œil lors du nystagmus est enregistré sous forme d'un graphique de la fonction labyrinthique.

Chez le client atteint du syndrome de Ménière, la réaction est hyperactive au début. Au fur et à mesure que la maladie devient chronique et que l'acuité auditive diminue, les réactions deviennent hypoactives ou absentes. Dans le névrome acoustique, la réponse labyrinthique est hypoactive ou absente. Si le nystagmus n'est pas produit par de l'eau à 30°C, on utilise de l'eau glacée. Lorsqu'il n'y a aucune réaction avec 15 mL d'eau glacée, on considère le labyrinthe comme inerte.

L'épreuve bithermale de Hollpike (eau chaude et eau froide) est utilisée pour étudier la prépondérance directionnelle et pour localiser la lésion, lorsqu'on suspecte une tumeur acoustique ou une lésion intracrânienne. Dans le syndrome de Ménière, lorsque le labyrinthe ne fonctionne pas et que la perte auditive est importante, il y a compensation par l'autre oreille. Dans de telles situations, les clients doivent subir une labyrinthectomie totale.

Problèmes du client et diagnostics infirmiers

À partir des manifestations cliniques et des données de l'évaluation diagnostique, les principaux problèmes de soins du client sont : crises de vertige, bourdonnements d'oreilles, surdité causée par un mauvais fonctionnement du labyrinthe, problèmes psychosociaux liés aux crises de vertige et, enfin, soucis et craintes en ce qui concerne la possibilité de surdité de l'oreille atteinte.

■ PLANIFICATION ET INTERVENTION

Objectifs

Les objectifs du client sont les suivants :

1. Le contrôle et, si cela est possible, l'élimination des étourdissements et des bourdonnements d'oreilles.
2. Le soulagement des nausées, des vomissements et des maux de tête.
3. La capacité de reprendre son mode de vie avec confiance.
4. La conservation maximale de l'acuité auditive.
5. Le respect du régime thérapeutique.

Traitement.   Le traitement a pour but d'éliminer les vertiges et d'améliorer ou de stabiliser l'audition du client. Pour atteindre ce but, on recourt, dès le début de la maladie, à différentes méthodes afin de prévenir une perte grave de l'acuité auditive. Lors d'une crise, le client peut prendre la position dans laquelle il se sent le plus à l'aise. Généralement, on installe une voie intraveineuse en vue de

Encadré 52-3 Régime alimentaire du client atteint du syndrome de Ménière (diète de Fürstenberg)

1. Aucune restriction liquidienne ; quantités excessives d'eau à éviter
2. Aucune restriction de protéines ou apport supplémentaire de protéines ; apport énergétique tel que prescrit ; apport en sodium minimal
3. Tous les aliments préparés et servis sans sel
4. Consommation quotidienne des aliments suivants :
   Œufs, viande, poisson, volaille à volonté
   Pain à volonté
   Une des céréales suivantes : farine, avoine, riz, riz soufflé ou blé soufflé
   Pommes de terre et au moins un des aliments suivants : macaroni, spaghetti, riz, maïs, pruneaux, prunes ou canneberges
   Tous les fruits et légumes non mentionnés ci-dessous
   Lait à volonté
   Beurre, crème, miel, confiture, sucre et bonbons (excepté le chocolat) à volonté
5. Aliments suivants défendus en tout temps :
   Poisson et viande salés
   Pain, biscuits et beurre contenant du sel

Carotte	Palourde	Olive
Épinard	Huître	Raisin
Endive	Fromage	Caviar
Pois en cosse	Lait condensé	

6. Aliments suivants permis seulement deux fois par semaine :

Bette poirée	Radis	Melon musqué
Chou-rave	Céleri	Groseilles sèches
Citrouille	Cantaloup	Noix de coco séchée
Cresson	Fraise	Babeurre
Betterave	Lime	Arachides
Chou-fleur	Pêche	Raifort
Navet	Figue	Moutarde
Rutabaga	Datte	

Source : D.D. DeWeese et W.H. Saunders, *Textbook of Otolaryngology*, 6e éd., Saint-Louis, C.V. Mosby, 1982.

l'administration de médicaments, comme le diazépam (Valium), pour contrôler les vertiges. En même temps, l'infirmière surveille les signes vitaux et l'état du client. À l'occasion, le médecin prescrit un suppositoire de dimenhydrinate (Dramamine) et d'autres antiémétiques oraux.

Les trois quarts des clients réagissent bien à un traitement qui comprend un régime alimentaire sans sel mais avec chlorure d'ammonium (*Encadré 52-3*). Si la réaction immédiate à ce régime alimentaire semble favorable, on le poursuit pendant deux ou trois mois, avant de diminuer graduellement le taux de chlorure d'ammonium. Toutefois, le client ne reviendra jamais à une alimentation salée normale. Les résultats des tests d'allergies alimentaires peuvent nécessiter l'élimination de certains aliments du régime.

Des vaso-dilatateurs, tels que l'acide nicotinique, le chlorhydrate de tolazoline (Priscoline) et le bromure de méthanthéline (Banthine), diminuent les bourdonnements d'oreilles.

Le Benadryl et la Dramamine procurent un soulagement aux clients qui ont des allergies (environ 5%), alors que le phénobarbital soulage la tension. On déconseille l'usage de la cigarette, à cause de l'action vaso-constrictrice de la nicotine, ainsi que celui de l'alcool. On prescrit des médicaments antiémétiques à cause de leur effet prolongé.

Intervention infirmière. La démarche employée par l'infirmière, dans le cas d'un client atteint de crises de vertige, comporte deux volets. En premier lieu, le client a besoin de compréhension et d'encouragement, car il lui est souvent difficile de définir un problème qui a des symptômes subjectifs. Il est capable de travailler, mais il ne se sent pas bien. En second lieu, le client a besoin d'assistance pour ralentir ses mouvements et éviter ainsi une nouvelle crise. Ce besoin d'autoprotection s'accentue lors d'une crise de vertige ; le meilleur endroit est un lit dont les ridelles sont relevées. S'il se tient debout, il aura besoin d'aide pour éviter de se blesser en cas de chute. Lors d'une crise, on recommande au client de s'étendre, d'éviter tout mouvement brusque et, s'il conduit une automobile, de quitter la route et de s'arrêter. L'individu qui travaille beaucoup doit réévaluer son mode de vie et, éventuellement, le modifier.

Traitement chirurgical. Il existe divers traitements médicaux et chirurgicaux du syndrome de Ménière. Un de ces traitements peut procurer à un client en particulier le soulagement dont il a besoin. Les recherches se poursuivent en vue de trouver la cause de ce syndrome, ce qui permettrait de mettre au point un traitement définitif.

Lorsque le traitement médical échoue (dans 10% à 20% des cas) et que le client est atteint d'une perte auditive progressive liée à de graves crises de vertige (perte de 60 dB, perte de réaction nerveuse et perception appauvrie), la labyrinthectomie totale (destruction du labyrinthe membraneux — oreille interne) est probablement la technique la plus appropriée. Cette opération se pratique par le conduit auditif externe comme dans le cas de la stapédectomie. Après avoir enlevé l'étrier, on fait la succion de l'endo-labyrinthe et on bourre l'oreille interne de streptomycine.

Le *shunt endolymphatique sous-arachnoïdien* est une méthode préconisée par de nombreux oto-rhino-laryngologistes. Les deux tiers des clients sont soulagés sans perte de fonction. Cette méthode consiste à décomprimer le sac endolymphatique et à sectionner le nerf vestibulaire.

La *cryochirurgie* est un procédé chirurgical. Elle permet, après une incision postauriculaire, d'approcher le canal semi-circulaire horizontal par une simple mastoïdectomie. On applique la sonde cryogénique (– 160°C) pendant six minutes, puis on referme le fascia et la peau. Durant les deux jours suivant l'opération, le client souffre d'étourdissements modérés. Une perte d'équilibre peut persister pendant deux ou trois semaines. Le client est hospitalisé pendant six ou sept jours ; il peut recommencer à travailler un mois après son congé.

La *chirurgie par ultrasons* est un autre procédé qui a été mis à l'essai. On pratique une incision, comme dans le cas de la mastoïdectomie, pour atteindre le canal semi-circulaire horizontal. À l'aide d'une sonde, on applique l'énergie ultrasonique directement sur l'os, dans le canal. Les spécialistes qui ont mis au point le procédé insistent sur le fait qu'il préserve l'audition et élimine le vertige.

Le client qui a subi une labyrinthectomie peut éprouver du vertige pendant les 48 h suivant l'opération. Ensuite, le vertige diminue graduellement de sorte que le client peut se lever. Un manque d'équilibre et du vertige peuvent persister pendant trois à six semaines, mais le client réussit à les contrôler s'il bouge lentement.

Dans le cas de la chirurgie par ultrasons, les effets destructeurs des vibrations durent de trois à cinq jours. Habituellement, le client peut se lever au bout de deux ou trois jours, quitter le centre hospitalier après une semaine et retourner au travail après trois semaines.

La *paralysie de Bell* (faiblesse faciale périphérique caractérisée par une douleur lancinante à l'angle de la mâchoire ou derrière l'oreille) est une complication post-opératoire qui peut prendre de deux semaines à trois mois pour disparaître. On doit prévenir le client de la possibilité d'une telle complication.

■ ÉVALUATION

Résultats escomptés

Le client réussit à :

1. Contrôler ou éviter les étourdissements et les bourdonnements d'oreilles

   a) Signale l'aura avant une crise de vertige ;
   b) Prend les médicaments antiémétiques prescrits ;
   c) Se couche et reste tranquille juste avant une crise ;
   d) Pose des questions au médecin à propos de son état ;
   e) Se soumet volontiers aux diverses épreuves diagnostiques ;
   f) Fournit ses antécédents médicaux, y compris ses antécédents allergiques ;
   g) Identifie les éléments d'un environnement sûr, pour éviter les blessures.

2. Obtenir un soulagement des nausées, des vomissements et des maux de tête

   a) Décrit l'aura qui précède la crise ; connaît les médicaments à prendre : antiémétiques ou Tylenol ;
   b) Explique comment il peut atténuer les symptômes qui suivent une crise : en se couchant, en restant tranquille, en se tournant ou en bougeant lentement ;
   c) Cesse de fumer pour éviter les spasmes et la constriction des vaisseaux ;
   d) Décrit les activités qui le calment : friction du dos ; audition de musique ; application de compresses humides et froides sur le front.

3. Reprendre son mode de vie habituel en adoptant une attitude positive

   a) Prend des sédatifs légers pour l'aider à surmonter son anxiété entre les crises ;
   b) Apprécie l'aide que lui apportent l'équipe de santé et sa famille ;
   c) Dresse des menus qui montrent bien qu'il a compris la nécessité d'un régime sans sel ;
   d) Connaît la nature des médicaments prescrits ainsi que leur but, leur posologie et leurs effets secondaires possibles.

4. Conserver au maximum sa capacité d'audition
   a) Suit toutes les étapes du régime thérapeutique prescrit ;
   b) Discute avec l'otologiste pour comprendre les différentes interventions chirurgicales, au cas où les soins médicaux échoueraient ;
   c) Apprend à lire sur les lèvres, au cas où il deviendrait sourd ;
   d) Accepte l'intervention chirurgicale que le médecin lui suggère pour le soulagement de ses symptômes.

5. Respecter le régime thérapeutique
   a) Bouge et se retourne lentement quand l'aura apparaît ;
   b) Prend les médicaments prescrits ; connaît quel médicament il doit prendre dès l'apparition de l'aura ;
   c) Comprend l'importance d'un régime alimentaire sans sel ou à faible teneur en sodium ;
   d) Participe aux cours de lecture sur les lèvres ;
   e) Planifie avec sa famille un nouveau mode de vie en tenant compte de sa perte d'acuité auditive.

53

L'évaluation du fonctionnement neurologique

☐ RAPPEL D'ANATOMIE ET DE PHYSIOLOGIE

Le système nerveux se compose de l'encéphale, de la moelle épinière ainsi que de tous leurs prolongements et liaisons nerveuses. Sa fonction est de contrôler et de coordonner les activités cellulaires à travers tout le corps. Les messages sont transmis par des impulsions électriques de telle sorte que chaque stimulus soit dirigé exactement dans la région qui doit le recevoir. Ces impulsions se propagent par les fibres nerveuses, qui constituent des voies directes et continues, et les réponses qu'elles provoquent sont pratiquement instantanées, puisque ce sont les variations dans le potentiel électrique qui transmettent les messages.

Encéphale

L'encéphale se divise en trois parties : le cerveau, le tronc cérébral et le cervelet. Il est entouré d'une boîte osseuse rigide, le crâne, À la base du crâne se trouve le trou occipital, ouverture par laquelle la moelle épinière est en liaison continue avec l'encéphale (*Figure 53-1*). L'encéphale est protégé par trois enveloppes : (1) la *dure-mère*, qui constitue la couche la plus externe de tissu fibreux dense qui colle à la partie interne du crâne ; (2) l'*arachnoïde* ; et (3) la *pie-mère*, qui adhère à l'encéphale et à la moelle épinière.

Le *tronc cérébral* se compose, de haut en bas, du mésencéphale, de la protubérance et du bulbe rachidien.

Le *cerveau* est formé de deux hémisphères et divisé en quatre lobes : le lobe frontal, le lobe pariétal, le lobe temporal et le lobe occipital (*Figure 53-2*). Il constitue la plus grande partie de l'encéphale ; sur sa surface, ou cortex, se trouvent les « centres nerveux » à partir desquels les influx moteurs sont transmis aux muscles, et vers lesquels se divisent les influx sensoriels en provenance des différents nerfs sensitifs.

Le *mésencéphale* relie la protubérance et le cervelet aux hémisphères cérébraux. Le *cervelet* se situe en arrière et en dessous du cerveau ; il contrôle ou coordonne les muscles et l'équilibre.

La *protubérance* (pont de Varole) est située en avant du cervelet, entre le mésencéphale et le bulbe rachidien ; elle relie, à la manière d'un pont, les deux hémisphères cérébelleux, ainsi que le bulbe rachidien et les hémisphères cérébraux.

Le *bulbe rachidien* transmet les fibres motrices de l'encéphale vers la moelle épinière et les fibres sensitives de la moelle épinière vers l'encéphale. La majorité de ces fibres se croisent (décussation des pyramides) à ce niveau. Le bulbe rachidien comporte aussi d'importants centres où s'exerce la régulation du cœur, de la respiration et de la pression sanguine, et d'où partent les cinquième, sixième, septième et huitième nerfs crâniens.

Il existe deux glandes dans l'encéphale : l'hypophyse (glande pituitaire) et l'épiphyse (glande pinéale). L'hypophyse fait souvent l'objet d'une intervention chirurgicale. Elle est située à la base de l'encéphale, dans une cavité osseuse que l'on nomme selle turcique, immédiatement derrière le chiasma optique sur lequel elle peut créer une pression lorsqu'elle s'hypertrophie.

Cortex cérébral. Quoique les cellules du cortex cérébral présentent des similitudes, leurs fonctions varient considérablement selon leur position. La figure 53-2 présente la topographie du cortex et en donne les fonctions spécifiques. La partie postérieure de chaque hémisphère (lobe occipital) joue un rôle dans tous les aspects de la perception visuelle ; la région latérale (lobe temporal) contient le centre de l'ouïe. La zone moyenne centrale (zone pariétale), postérieure à la scissure de Rolando, est responsable de la sensibilité somatique ; la portion antérieure à cette scissure est responsable des mouvements des muscles volontaires. La grande partie encore inconnue derrière le front (lobes frontaux) contient les fibres d'association qui déterminent les réactions et les comportements émotionnels, et contribue à la formation des processus de pensée. Une lésion des lobes frontaux, après un traumatisme ou une maladie, ne crée pas d'invalidité sur le plan du contrôle ou de la coordination musculaire, mais elle a des répercussions certaines sur la

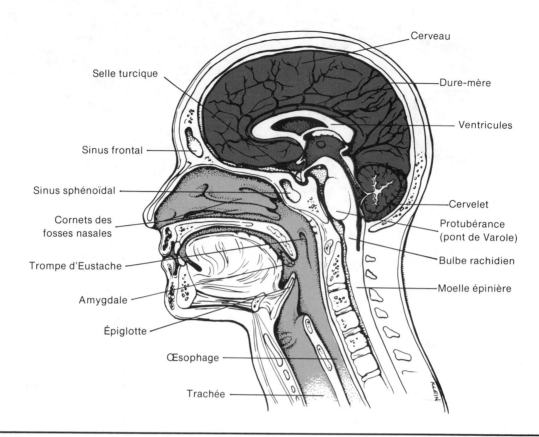

Cerveau

Selle turcique

Dure-mère

Ventricules

Sinus frontal

Sinus sphénoïdal

Cornets des
fosses nasales

Cervelet

Protubérance
(pont de Varole)

Trompe d'Eustache

Bulbe rachidien

Amygdale

Moelle épinière

Épiglotte

Œsophage

Trachée

Figure 53-1   Coupe transversale illustrant la position anatomique et les relations entre les structures de la tête et du cou.

personnalité d'un individu, en particulier sur ses attitudes fondamentales, son sens de l'humour et de l'à-propos, sa maîtrise de soi et ses motivations.

Capsule interne, protubérance et bulbe rachidien.   Les fibres nerveuses de toutes les sections du cortex cérébral convergent dans chaque hémisphère et sortent sous la forme de faisceaux que l'on désigne par le vocable général de « capsule interne ». Après avoir pénétré dans la protubérance et le bulbe rachidien, chaque faisceau croise le faisceau correspondant du côté opposé. Quelques-uns de ces axones rejoignent des axones du cervelet, des noyaux gris centraux, du thalamus et de l'hypothalamus ; d'autres rejoignent les cellules des nerfs crâniens. Enfin, d'autres fibres du cortex et des centres sous-corticaux se rendent à la moelle épinière par la protubérance et le bulbe rachidien.

Moelle épinière et nerfs rachidiens

La *moelle épinière*, prolongement direct du bulbe rachidien, est la partie du système nerveux comprise à l'intérieur de la colonne vertébrale (*Figure 53-3*). Elle a une longueur d'environ 45 cm et son épaisseur équivaut à celle d'un doigt ; elle va du trou occipital, où elle fait suite au bulbe rachidien, jusqu'à la première vertèbre lombaire où elle se termine en « queue de cheval ». La moelle épinière est un important centre des actes réflexes du corps ; elle contient les voies qui conduisent aux centres majeurs de la moelle et de l'encéphale et celles qui en proviennent. Comme l'encéphale, la moelle

épinière se compose de substance grise et de substance blanche. Dans l'encéphale, la substance grise est à l'extérieur et la substance blanche à l'intérieur ; dans la moelle épinière, par contre, la substance grise est au centre et elle est entourée de toutes parts par les fibres blanches. La substance grise et la substance blanche sont toutes deux formées de fibres : les unes sont sensitives et vont en direction de l'encéphale ; les autres sont motrices et proviennent de l'encéphale.

Substance grise.   La substance grise a la forme de deux paires de cornes, les cornes antérieures et les cornes postérieures. La moelle épinière comprend 31 paires de nerfs rachidiens. Chaque paire est formée par l'union de deux racines : une racine antérieure, ou racine motrice, et une racine postérieure, ou racine sensitive, sur laquelle se trouve le ganglion sensitif. Ces deux racines s'unissent pour former l'un des nerfs rachidiens. En conséquence, tous les nerfs rachidiens sont mixtes. Ceux qui sortent de la moelle épinière par le côté droit innervent les muscles, la peau et les organes situés du côté droit du corps et ceux qui sortent de la partie gauche innervent les muscles situés sur le côté correspondant du corps.

Liquide céphalo-rachidien

À l'intérieur de chaque hémisphère cérébral, on trouve une cavité centrale (ventricule latéral) remplie de *liquide céphalo-rachidien* clair. Ce liquide est extrait du sang au moment où il passe à travers les capillaires des plexus choroïdes. Il

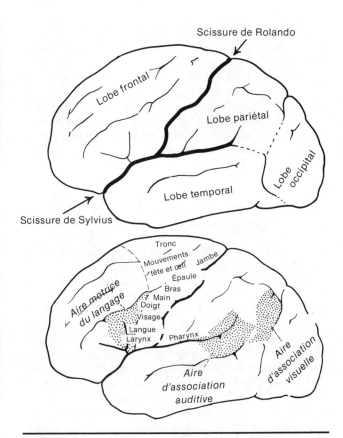

Figure 53-2 (*En haut*) Représentation graphique illustrant la localisation des lobes du cerveau et les principales scissures. (*En bas*) Représentation graphique de la localisation cérébrale des centres moteurs qui régissent les différentes parties du corps. Noter les aires du langage : aire motrice (articulation des mots), aire auditive (images auditives des mots) et aire visuelle (images visuelles des mots).

passe alors, par des canaux bien définis, des ventricules latéraux aux ouvertures tubulaires étroites des troisième et quatrième ventricules. Il quitte cette étroite cavité pour s'engager dans l'espace sous-arachnoïdien, où il baigne la surface complète de l'encéphale et de la moelle épinière. Le liquide céphalo-rachidien est normalement absorbé par les grands canaux veineux du crâne, et le long des nerfs crâniens et rachidiens.

Le liquide rachidien est clair et incolore ; sa masse volumique est de 1,007. Les systèmes ventriculaires et sous-arachnoïdiens de l'individu moyen contiennent environ 150 mL de liquide. La composition organique et inorganique du liquide céphalo-rachidien est semblable à celle du plasma, quoique de concentration légèrement différente.

Certaines maladies produisent des changements dans la composition du liquide céphalo-rachidien. Les déterminations du contenu protéique et des quantités de glucose et de chlorure, présentes dans le liquide, sont l'objet des principaux tests chimiques. Chez un individu en bonne santé, le liquide céphalo-rachidien contient un nombre minime de globules blancs et aucun globule rouge. Les tests permettent aussi de vérifier si le liquide contient des immunoglobulines.

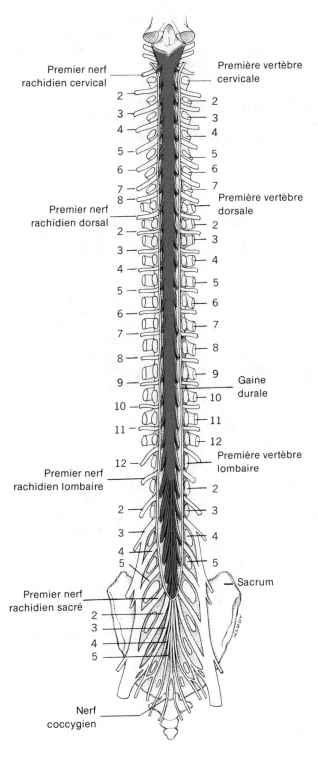

Figure 53-3 Moelle épinière en place dans le canal vertébral ; on a enlevé les apophyses épineuses et les lames des vertèbres et on a ouvert la dure-mère et l'arachnoïde. À gauche, on a numéroté les nerfs rachidiens, tandis qu'à droite on a numéroté les vertèbres. (*Sources :* E.E. Chaffee et E.M. Greisheimer. *Basic Physiology and Anatomy*, 4ᵉ éd., Philadelphie, J.B. Lippincott, 1979.)

En remplaçant le liquide céphalo-rachidien par de l'air, on peut examiner par radiographie la grosseur, la forme et la localisation des ventricules. Toute interférence ou distorsion peut indiquer la présence d'une lésion.

☐ PHYSIOPATHOLOGIE

Vision et cécité corticale

Il existe, à l'arrière de chaque hémisphère, une région précise où aboutissent les fibres du nerf optique. C'est grâce à ces cellules réceptrices que nous voyons. Même lorsque les yeux sont normaux et le nerf optique en parfait état, si les cellules d'un hémisphère sont malades, il s'ensuit une demi-cécité chez la personne atteinte. Dans ce cas, on dit qu'elle souffre de *cécité corticale*. Elle ne voit que d'un côté de la ligne médiane et ne voit que la moitié des objets. Ce trouble constitue l'*hémianopsie* (demi-cécité).

La cécité corticale d'une région optique (c'est-à-dire de la partie postérieure d'un hémisphère cérébral) affecte toujours les deux yeux de façon équivalente. La cécité complète d'un seul œil peut être due à une maladie de l'œil lui-même ou à un trouble de son nerf optique. Immédiatement derrière les deux yeux, les deux nerfs optiques se rejoignent (chiasma optique) et se séparent ensuite pour se diriger vers l'encéphale en deux faisceaux optiques distincts.

À l'intérieur de chacun de ces faisceaux, il n'y a que la moitié de chacun des nerfs optiques de sorte que, si un faisceau est endommagé, il y a cécité complète d'une moitié de chaque rétine. Par exemple, si le faisceau droit est endommagé, le client devient aveugle de la moitié droite de chaque rétine ; ainsi, aucun de ses yeux ne pourra voir à gauche, alors qu'il pourra voir parfaitement du côté droit. Si la région optique corticale de chaque hémisphère vers laquelle se dirige ce faisceau est détruite, il se produit une même forme d'hémianopsie.

L'hypophyse est située immédiatement sous le chiasma optique ; une tumeur de cette glande perturbe souvent le chiasma et provoque la cécité des deux moitiés internes des rétines, étant donné que ce ne sont que les fibres des moitiés nasales des nerfs optiques qui se croisent à cet endroit. Dans plusieurs cas de cécité, il est possible de localiser ainsi le trouble.

Contrôles moteurs : paralysie et dyskinésie

Une bande verticale du cortex de chaque hémisphère cérébral commande les mouvements volontaires du corps : c'est le *cortex cérébral.*

On connaît la localisation exacte des cellules responsables des mouvements volontaires des muscles du visage, du pouce, de la main, du bras, du tronc ou de la jambe. Avant que l'individu ne déplace un muscle quelconque, ces cellules doivent envoyer un stimulus le long de leurs fibres, et lorsqu'elles sont stimulées par un courant électrique, les muscles qu'elles contrôlent se contractent. Comme nous l'avons indiqué précédemment, lorsqu'elles convergent vers la protubérance, les fibres motrices forment un faisceau appelé *capsule interne.* Une blessure relativement légère de ce faisceau entraîne la paralysie d'un plus grand nombre de muscles que dans le cas d'une plus grave blessure faite au cortex lui-même.

Le cerveau est comme un central téléphonique ; un coup de hache au point où les fils quittent la bâtisse sectionnerait tous les fils, alors que le même coup sur le tableau de distribution ne sectionnerait que quelques fils.

La cause habituelle d'un accident vasculaire cérébral entraînant la paralysie d'une moitié du corps (hémiplégie) est une petite hémorragie d'un vaisseau sanguin de la capsule interne. Une hémorragie beaucoup plus importante dans le cortex ou les environs peut paralyser un membre, mais rarement la moitié du corps. L'hémiplégie peut être due à la rupture d'un anévrisme miliaire d'une artère minuscule de la capsule interne ou à une obstruction de cette artère par un thrombus ou un embole et, en corollaire, à la mort des fibres irriguées par le sang.

Immédiatement après un accident vasculaire cérébral, une moitié du corps est habituellement paralysée. Par la suite, la victime retrouve progressivement l'usage de certains muscles : d'habitude ceux de la jambe, souvent ceux du bras, moins fréquemment ceux de la main. Même si l'hémorragie ne détruit véritablement que les fibres de certains nerfs, il s'ensuit une blessure temporaire de toute la région voisine, provoquée vraisemblablement par la pression du sang déjà épanché ou par l'œdème qui l'environne. À mesure que l'œdème causé par l'hémorragie diminue, les fibres de la région voisine retrouvent leurs fonctions, mais celles qui ont été détruites ne les retrouvent plus.

À l'intérieur du bulbe rachidien, les axones moteurs en provenance du cortex cérébral forment deux bandes très définies appelées *faisceaux pyramidaux* (*faisceaux cortico-spinaux*). C'est là que la plupart des fibres s'entrecroisent (ou décussent) pour se diriger vers le côté opposé et former le *faisceau pyramidal croisé.* Les autres fibres pénètrent alors dans la moelle épinière, du côté original, où elles forment le *faisceau pyramidal direct*, et chaque fibre de ce faisceau, enfin, passe de l'autre côté de la moelle, près de son point de terminaison, pour s'arrêter dans la substance grise située du même côté, dans la corne antérieure, à proximité d'un nerf moteur. Les fibres du faisceau pyramidal croisé se terminent à l'intérieur de la corne antérieure, où elles se lient avec les cellules situées du même côté. Toutes les fibres motrices des nerfs rachidiens constituent des prolongements des cellules de la corne antérieure, chacune de ces fibres ne communiquant qu'avec une seule fibre musculaire spécifique.

Ainsi, chaque fibre musculaire est soumise au contrôle volontaire par l'intermédiaire de deux cellules nerveuses combinées. L'une est située dans le cortex cérébral, sa fibre se trouvant dans le faisceau pyramidal direct ou croisé ; l'autre est située dans la corne antérieure de la moelle épinière, sa fibre se dirigeant vers le muscle. La première fibre forme le neurone moteur supérieur et la seconde, le neurone moteur inférieur. Chaque nerf moteur qui commande un muscle est un faisceau de plusieurs milliers de neurones moteurs inférieurs.

La moelle épinière contient plusieurs faisceaux de nerfs moteurs en plus du faisceau pyramidal. Certains faisceaux forment les voies du « système extra-pyramidal », lesquelles établissent des liens entre les cellules de la corne antérieure et les centres du contrôle automatique situés dans les noyaux gris centraux et dans le cervelet. D'autres faisceaux constituent des éléments des arcs réflexes, formant des liaisons synaptiques entre les cellules de la corne antérieure et les fibres sensitives qui pénètrent dans les segments adjacents ou voisins de la moelle épinière.

Paralysie motrice. Des changements pathologiques dans les neurones moteurs supérieur ou inférieur peuvent occasionner la paralysie musculaire. Si un nerf moteur est sectionné quelque part sur son trajet entre le muscle et la moelle épinière, le muscle se paralyse et l'individu ne peut le commander. Par ailleurs, ce muscle ne participe plus aux mouvements réflexes. Il devient flasque et inutile, c'est-à-dire qu'il s'atrophie parce qu'il n'est pas utilisé. La blessure du tronc du nerf rachidien peut guérir; le client retrouve alors l'usage des muscles innervés. Mais, s'il y a destruction des cellules du nerf moteur de la corne antérieure, le nerf ne peut se régénérer et on ne peut plus utiliser ce muscle. La poliomyélite antérieure est un exemple de ce phénomène.

S'il y a destruction du neurone moteur supérieur, l'état du muscle est différent. Les mouvements volontaires sont paralysés, mais les mouvements réflexes (involontaires) ne le sont pas nécessairement, parce que ces derniers émanent des cellules nerveuses de la moelle ou du bulbe. Le muscle ne s'atrophie pas; il ne devient pas flasque. Au contraire, il reste plus tendu que d'habitude. Cette paralysie n'affecte que rarement une partie d'un muscle, un muscle ou quelques muscles; elle affecte la plupart du temps un membre entier, les deux membres ou la moitié du corps (hémiplégie).

La paralysie spasmodique des enfants qui, durant la naissance, ont subi des blessures mécaniques responsables de la rupture d'un vaisseau sanguin des méninges est un bon exemple de cette forme de paralysie. La pression continue du sang épanché peut endommager de grandes aires du cortex cérébral, ce qui occasionne souvent la déficience mentale chez ces enfants; certains d'entre eux souffrent aussi de convulsions. Lorsque ces enfants commencent à marcher, ils ont une raideur dans les jambes et les bras. Pendant toute leur vie, leurs mouvements sont maladroits, raides et empreints de faiblesse. Puisque les muscles qui ramènent ensemble les pieds et les genoux (les muscles adducteurs) sont plus forts que ceux qui les écartent (les muscles abducteurs), ces personnes marchent en croisant les jambes, selon la démarche dite « en ciseaux » : à chaque pas, une jambe avance tout en croisant le devant de l'autre jambe. La *paraplégie* est la paralysie des deux jambes; l'*hémiplégie* est la paralysie du bras et de la jambe d'un même côté du corps. La *quadriplégie* est la paralysie des quatre membres.

L'hémiplégie chez l'adulte est un exemple de paralysie du neurone moteur supérieur. Si une hémorragie, un embole ou un thrombus détruit les fibres de l'aire motrice de la capsule interne, le bras et la jambe du côté opposé raidissent rapidement; ils sont plus ou moins paralysés et les réflexes sont exagérés. La paraplégie spasmodique de l'adulte est un autre exemple d'une affection du neurone moteur supérieur; elle consiste en une raideur chronique des deux jambes, causée par une dégénérescence progressive des fibres du faisceau pyramidal. La personne ainsi atteinte marche avec

raideur, comme si elle avançait péniblement dans l'eau; les genoux se touchent et les pieds ne se lèvent que rarement du sol (démarche spasmodique).

Une paralysie du nerf moteur supérieur ou du nerf moteur inférieur peut être le résultat d'un écrasement de la moelle épinière. Ce type de blessure n'est que trop courant (par exemple, l'enfant qui plonge en eau peu profonde, se heurte la tête et se brise le cou). Lorsque cela se produit, les vertèbres ne sont plus en continuité en un point donné, et la moelle est considérablement écrasée au point de la dislocation. L'affaissement des corps vertébraux causé par la tuberculose peut avoir les mêmes conséquences, à longue échéance. L'écrasement de la moelle a comme résultat la paralysie rigide de tous les muscles du corps, dont les nerfs quittent la moelle sous le point d'écrasement, et la paralysie flasque des muscles, dont les fibres des nerfs moteurs viennent des cellules de l'aire écrasée. Il y a aussi une perte de la sensibilité de la peau sous le point d'écrasement, puisque les fibres sensitives de cet endroit ne s'acheminent plus à l'encéphale. Des tumeurs de la moelle donnent le même tableau clinique, en phase terminale. Au début, la tumeur ne perturbe que la partie de la moelle qui est affectée; mais, à mesure que la tumeur grossit, l'écrasement de la moelle augmente.

Contrôles moteurs extra-pyramidaux. Le cervelet et les noyaux gris centraux sont responsables de la souplesse, de l'exactitude et de la force des mouvements musculaires d'un individu normal.

Le cervelet (*Figure 53-1*), logé derrière le lobe postérieur du cerveau, chef-assistant des hauts centres moteurs du cortex cérébral, est responsable de la coordination, de l'équilibre, de la mise au point et de la synergie de tous les mouvements musculaires dont la réalisation émane de ces centres. Par l'intermédiaire du cervelet, les contractions des groupes musculaires opposés sont réglées les unes par rapport aux autres de façon à obtenir une action optimale; on peut maintenir les contractions musculaires à une tension désirée, et sans fluctuation importante, et on peut reproduire des mouvements réciproques à haute vitesse et à vitesse constante, d'une façon stéréotypée et avec relativement peu d'effort.

Les noyaux gris centraux sont constitués de masses de substance grise dans le télencéphale, sous les hémisphères cérébraux. Ces noyaux se projettent dans les ventricules latéraux ou les entourent, et sont apposés à la capsule interne. Leur fonction est de contrôler les gestes automatiques et de maintenir une « position de base » à partir de laquelle on effectue les mouvements volontaires. Par l'intermédiaire d'organes sensoriels spécifiques, ces noyaux maintiennent le tonus musculaire du tronc et des extrémités dans un état constant d'ajustement, ce qui permet à l'individu de garder son équilibre, quelle que soit la position de son corps, que ce soit dans le noir ou dans la lumière, et quelle que soit la nature du sol sur lequel il pose le pied. Dans une telle situation de contrôle, l'individu peut réagir rapidement, de façon appropriée et automatique, à une odeur, à une vision ou à un bruit qui exigent une réaction immédiate.

Dyskinésie. La perte de la fonction du cervelet, qui peut être due à une blessure intracrânienne, à une hémorragie, à un abcès ou à une tumeur, occasionne de la flaccidité musculaire, de la faiblesse et de la fatigue. Le client manifeste un tremblement prononcé et involontaire qui, associé aux mouvements volontaires, augmente d'intensité. Le client est incapable de contrôler ses mouvements adéquatement, ou de coordonner ses muscles d'une manière souple et efficace ; il pose chaque geste sans continuité, par étapes, ou « d'une manière mécanique ». Il est incapable de faire des mouvements alternés avec rapidité ou harmonie, ce qui constitue la caractéristique d'une maladie cérébelleuse appelée « adiadococinésie ». Lorsque le client marche, il titube, comme s'il était intoxiqué ; il a les pieds écartés, il fait des pas courts et légers ; en fait, il a la démarche vertigineuse et chancelante de l'ataxie cérébelleuse.

La destruction ou le mauvais fonctionnement des noyaux gris centraux ne conduit pas à la paralysie, mais à la rigidité musculaire et, par conséquent, à des troubles de posture et de mouvements. La tendance à effectuer des mouvements involontaires est manifeste chez de tels clients. Ces mouvements involontaires peuvent ressembler : à des tremblements, qui présentent environ six oscillations par seconde ; à une *athétose*, qui comporte surtout des mouvements lents, tordus et contorsionnés ; ou à une *chorée*, marquée par des mouvements spasmodiques et sans but du tronc et des membres, et par des grimaces. Les syndromes cliniques associés aux lésions des noyaux gris centraux comprennent : la maladie de Parkinson (page 1231), la chorée de Huntington (page 1235), la maladie de Wilson, appelée aussi dégénérescence hépatolenticulaire et le torticolis spasmodique.

Affections des voies sensitives

Thalamus.   Le thalamus, important centre de réception et de communication des nerfs sensitifs afférents, est une structure complexe logée dans le diencéphale. Il est situé près du troisième ventricule, dont il forme les parois latérales, et près du ventricule latéral, dont il forme le plancher. Le thalamus est aussi à proximité des noyaux gris centraux et est adjacent à la capsule interne. On attribue au thalamus la conscience vague des sensations décrites comme « sentiments » de plaisir, de malaise ou de douleur. De plus, il est responsable de l'acheminement de tous les stimuli sensoriels jusqu'à leurs destinations multiples, y compris le cortex cérébral qui reçoit ces stimuli et qui les « traduit » par les réactions appropriées.

Voies sensitives.   La transmission des influx sensitifs, depuis leurs points d'origine jusqu'à leurs destinations cérébrales, se fait en passant par trois relais de neurones ; de plus, il y a trois voies principales par lesquelles les influx peuvent être transmis, selon le type de sensation enregistré. Une bonne connaissance de ces voies est indispensable à l'établissement du diagnostic neurologique, lequel vise à localiser, de façon exacte, toute lésion de l'encéphale ou de la moelle épinière chez un client.

L'axone du nerf d'où part l'influx sensitif pénètre dans la moelle par la racine postérieure. Les axones transmettant les sensations de chaleur, de froid et de douleur pénètrent immédiatement dans le cordon gris postérieur de la moelle, où les liaisons avec les cellules des neurones secondaires s'établissent. Les fibres transmettant les sensations de douleur et de température passent immédiatement du côté opposé de la moelle et vont au thalamus. Les fibres transmettant la sensation du toucher, de pression légère et de localisation ne rejoignent pas immédiatement les neurones secondaires, mais remontent la moelle sur une distance variable avant de pénétrer dans la substance grise et d'achever cette liaison. L'axone du neurone secondaire traverse la moelle et va vers le thalamus.

La troisième catégorie de sensations, celles qui sont produites par la stimulation des muscles, des articulations et des os, inclut le sens de la position et le sens de la vibration. L'axone du premier neurone transmet ces stimuli sans croisement, vers le tronc cérébral. Dans le bulbe rachidien, les liaisons synaptiques se font avec des cellules des neurones secondaires, dont les axones traversent la moelle et vont au thalamus.

Pertes sensorielles.   La rupture d'un nerf sensitif a pour effet la perte totale de sensibilité de la région qu'il innerve. La dissection transversale de la moelle épinière provoque l'anesthésie complète de la région au-dessous de la blessure. Une destruction ou une dégénérescence sélective des cordons postérieurs de la moelle, caractéristique de la myélose funiculaire (dégénérescence combinée subaiguë de la moelle), est responsable de la perte du sens de la position, dans les segments distaux de la lésion, sans qu'il y ait perte de la sensibilité tactile, douloureuse ou thermique. Par exemple, un individu atteint est incapable de dire en quelle direction pointent ses pieds s'il ne le vérifie pas du regard. De plus, il est incapable de percevoir les vibrations dans la région affectée. Une lésion telle qu'un kyste dans le centre de la moelle entraîne une dissociation de la sensation, c'est-à-dire une perte de perception de la douleur au niveau de la lésion. Cela est dû au fait que les fibres responsables de la sensibilité thermique ou douloureuse traversent immédiatement la moelle à leur arrivée ; par conséquent, n'importe quelle lésion qui divise la moelle longitudinalement divise ces fibres de la même façon. D'autres fibres sensitives remontent la moelle sur des distances variables ; certaines vont même jusqu'au bulbe lui-même, avant de traverser la moelle, et elles évitent la destruction en contournant ainsi la lésion.

Dysesthésies.   Des lésions irritantes affectant les cordons postérieurs de la moelle épinière et les racines dorsales des nerfs rachidiens créent des douleurs vives et importantes dans les régions innervées. Ce phénomène explique les douleurs du *tabès*. La sensation de picotement aux doigts et aux orteils constitue un symptôme important de la myélose funiculaire ; celle-ci est probablement causée par la dégénérescence des fibres sensitives qui vont au thalamus, c'est-à-dire celles qui appartiennent au faisceau spino-thalamique.

Système nerveux autonome

Le système nerveux autonome contrôle les contractions des muscles qui ne sont pas sous un contrôle volontaire, incluant le muscle cardiaque, les sécrétions de toutes les glandes digestives et sudoripares, et l'activité de certains organes endocriniens. Le terme « autonome » se rapporte au fait que les activités de ce système sont indépendantes des désirs et des intentions de l'individu. Elles ne sont pas soumises à sa volonté, c'est-à-dire qu'elles sont, dans un sens, autonomes.

Parce que le cortex cérébral n'a pas une fonction de régulation du système nerveux autonome, ce dernier ressemble aux systèmes extra-pyramidaux réunis dans le cervelet et les noyaux gris centraux. Néanmoins, le système nerveux autonome est unique pour d'autres raisons. D'abord, sa fonction de régulation ne s'exerce pas sur des cellules individuelles, mais sur des tissus et des organes entiers. Ensuite, les réactions qu'il commande ne s'exécutent pas instantanément, mais seulement après un laps de temps, et elles se maintiennent plus longtemps que les réactions neurogènes. Les réactions commandées par le système nerveux autonome prévoient une efficacité fonctionnelle maximale des organes récepteurs tels que les vaisseaux sanguins et les viscères.

Le système nerveux autonome transmet ses influx en partie par les voies nerveuses et en partie par des médiateurs chimiques, ce qui le fait davantage ressembler au système endocrinien et qui explique la grande qualité de ses influx. Les influx électriques transmis par les fibres nerveuses stimulent la formation d'agents chimiques spécifiques à des endroits stratégiques de la masse musculaire ; la diffusion de ces produits chimiques est responsable de la contraction musculaire.

Hypothalamus. Une des fonctions de l'hypothalamus est la surveillance étroite du système nerveux autonome. L'hypothalamus est une portion du diencéphale ; il est situé sous le thalamus et forme une partie de la paroi et du plancher du troisième ventricule. Il est composé du chiasma optique, du tuber cinereum, de la tige pituitaire (infundibulum), qui y prend naissance, et de l'hypophyse elle-même. On attribue à des groupes importants de cellules situées dans les parties adjacentes de l'hypothalamus le rôle de centres régulateurs autonomes. Ces centres comportent un nombre considérable de faisceaux, qui relient le système nerveux autonome au thalamus, au cortex, à l'appareil olfactif et à l'hypophyse. C'est là que s'effectuent : les mécanismes de contrôle des réactions viscérales et somatiques (à l'origine, elles remplissaient une fonction défensive ou agressive, mais, chez l'être humain, elles sont associées à son état affectif, c'est-à-dire à la peur, la colère et l'anxiété) ; les mécanismes de contrôle des processus métaboliques, soit le métabolisme des lipides, des glucides et de l'eau ; les mécanismes de contrôle de la température corporelle, de la pression artérielle, et de toutes les activités musculaires et glandulaires du tube digestif ; les mécanismes de contrôle des fonctions génitales et du rythme du sommeil. La relation étroite, la ressemblance histologique et les multiples liaisons entre l'hypophyse (la plus importante glande endocrine) et l'hypothalamus laissent penser que cette portion de l'encéphale est le « quartier général » du système nerveux autonome et du système endocrinien, qui commande tous les processus vitaux.

Systèmes nerveux sympathique et parasympathique

Du point de vue anatomique et fonctionnel, le système nerveux autonome se divise en deux parties : le *système nerveux sympathique* et le *système nerveux parasympathique*. La plupart des tissus et des organes qui fonctionnent sous le contrôle autonome sont innervés par les deux systèmes. La noradrénaline met en action les stimuli sympathiques ; l'acétylcholine met en action les influx parasympathiques. Ces composés chimiques ont des effets opposés et mutuellement antagonistes, comme on le voit au tableau 53-1.

Système nerveux sympathique. On retrouve les neurones sympathiques dans les segments dorsaux et lombaires de la moelle épinière ; leurs axones, appelés *fibres préganglionnaires*, émergent des racines antérieures des nerfs de la huitième vertèbre cervicale (C_8) ou de la première vertèbre dorsale (D_1), jusqu'à la deuxième vertèbre lombaire (L_2). Près de la moelle, ces fibres forment une chaîne de 22 ganglions, située tout le long de la colonne vertébrale de chaque côté des vertèbres. Quelques fibres forment de multiples synapses avec les cellules nerveuses de la chaîne. D'autres traversent la chaîne, sans faire de liaison et sans perte de continuité, pour rejoindre les ganglions prévertébraux du thorax, de l'abdomen ou du bassin, ou pour rejoindre un des ganglions terminaux près d'un organe, comme la vessie ou le rectum. Les *fibres nerveuses postganglionnaires* venant de la chaîne sympathique rejoignent les nerfs rachidiens qui alimentent les membres et qui innervent les vaisseaux sanguins, les glandes sudoripares et le tissu musculaire lisse de la peau. Les fibres postganglionnaires des plexus prévertébraux, c'est-à-dire des plexus cardiaque, pulmonaire, splanchnique et pelvien, alimentent respectivement les structures de la tête, du cou, du thorax, de l'abdomen et du bassin, les fibres parasympathiques les ayant rejointes dans ces plexus.

Les glandes surrénales, les reins, le foie, la rate, l'estomac et le duodénum sont sous le contrôle du plexus solaire. Celui-ci reçoit ses composantes sympathiques de trois nerfs splanchniques, composés des fibres préganglionnaires de neuf segments de la moelle épinière (c'est-à-dire de D_4 à L_1 exclusivement) ; il est relié au système parasympathique par le nerf vague. À partir du plexus cœliaque, les fibres des deux systèmes s'acheminent le long des vaisseaux sanguins vers leur organe-cible.

Système parasympathique. Les cellules nerveuses préganglionnaires du système sympathique, comme nous l'avons indiqué plus haut, sont consolidées dans les segments dorsaux et lombaires de la moelle (de D_1 à L_2). Quant à celles du système parasympathique, elles se situent en deux endroits : dans le tronc cérébral et dans les segments situés sous la deuxième vertèbre lombaire (sous L_2). Pour ces raisons, le système sympathique est aussi appelé « système dorso-lombaire » et le système parasympathique, « système cranio-sacré ».

Les nerfs crâniens parasympathiques émanent du mésencéphale et du bulbe rachidien. Les fibres provenant des cellules du mésencéphale cheminent avec le nerf moteur oculaire commun (nerf crânien III) vers les ganglions ciliaires, où les fibres postganglionnaires de cette section s'unissent à celles du système sympathique. Les fibres du nerf moteur oculaire vont innerver les muscles ciliaires de l'œil, qui contrôlent l'ouverture de la pupille. Les fibres parasympathiques du bulbe rachidien cheminent avec le nerf facial (nerf crânien VII), le nerf glosso-pharyngien (nerf crânien IX) et le nerf vague (nerf crânien X). Les fibres du nerf facial aboutissent dans le ganglion sphéno-palatin

Tableau 53-1 Comparaison des effets parasympathiques et sympathiques sur des organes et des tissus spécifiques

Organe ou tissu	Effets parasympathiques	Effets sympathiques
Vaisseaux :		
cutanés	—	Constriction
musculaires	—	Variable
coronaires	Constriction	Dilatation
des glandes salivaires	Dilatation	Constriction
de la muqueuse buccale	—	Dilatation
pulmonaires	Variable	Variable
cérébraux	Dilatation	Constriction
des viscères pelviens et abdominaux		Constriction
des organes génitaux externes	Dilatation	Constriction
Cœur	Inhibition	Accélération
Œil :		
Iris	Constriction	Dilatation
Muscle ciliaire	Contraction	Relaxation
Muscle lisse de l'orbite et de la paupière	—	Contraction
Bronches	Constriction	Dilatation
Glandes :		
sudoripares	—	Sécrétion
salivaires	Sécrétion	Sécrétion
gastriques	Sécrétion	Inhibition ? Sécrétion de mucus
pancréatiques		
acini	Sécrétion	—
îlots	Sécrétion	—
foie	—	Glycogénolyse
surrénales	—	Sécrétion
Muscle lisse :		
de la peau	—	Contraction
de la paroi stomacale	Contraction de manière prédominante	Inhibition de manière prédominante
de l'intestin grêle	Augmentation du tonus et de la motilité	Inhibition
du gros intestin	Augmentation du tonus et de la motilité	Inhibition
de la paroi vésicale	Contraction	Inhibition
du trigone et du sphincter	Inhibition	Contraction
de l'utérus gravide	Aucune	Contraction
de l'utérus normal	Aucune	Inhibition

Source : C.H. Best et N.B. Taylor. *Physiological Basis of Medical Practice,* 6ᵉ éd., Baltimore, Williams and Wilkins.

d'où émanent les fibres qui innervent les glandes lacrymales, le muscle ciliaire et le sphincter de la pupille (iris). Les fibres du nerf glosso-pharyngien innervent la glande parotide. Le nerf vague transporte les fibres parasympathiques préganglionnaires, sans interruption, vers les organes qu'il innerve, s'unissant aux cellules ganglionnaires du myocarde et des parois de l'œsophage, de l'estomac et de l'intestin.

Les fibres parasympathiques préganglionnaires des racines antérieures des nerfs sacrés fusionnent pour former les nerfs pelviens ; elles se consolident et se regroupent dans le plexus pelvien, et se terminent autour des cellules ganglionnaires de la musculature des organes pelviens. Ces fibres innervent le côlon, le rectum et la vessie, inhibant le tonus musculaire des sphincters anal et vésical, et dilatant les vaisseaux sanguins de la vessie, du rectum et des organes génitaux.

Les nerfs vague, splanchnique, pelvien et les autres nerfs autonomes transportent les influx venant des viscères au noyau dorsal du vague, où les connexions se font avec les neurones efférents parasympathiques, formant des séries d'arcs réflexes. Ceux-ci constituent les fondements de l'autorégulation, caractéristique essentielle du système nerveux autonome.

Fonctions autonomes et dérèglements. Le tableau 53-1 donne une liste complète des effets produits par les deux parties du système nerveux autonome. Cette liste met en évidence l'étendue et l'importance de l'activité autonome, par rapport aux différentes fonctions corporelles et du point de vue de la survie elle-même. Les systèmes sympathique et parasympathique sont en constante activité ; l'activité de l'un assure le contrôle de l'activité de l'autre, ce qui maintient les deux systèmes dans un équilibre constant.

Syndromes sympathiques. Certains syndromes sont différents des maladies des troncs nerveux sympathiques. Parmi celles-ci, on trouve : la dilatation de la pupille de l'œil, du même côté qu'une plaie pénétrante au cou (présence d'un dérèglement de la moelle cervicale sympathique) ; la paralysie temporaire de l'intestin (absence de mouvements péristaltiques et distension abdominale causée par les gaz), à la suite d'une fracture d'une vertèbre dorsale inférieure ou d'une vertèbre lombaire supérieure, accompagnée d'une hémorragie à la base du mésentère ; et les variations marquées dans la quantité et le rythme des pulsations qui accompagnent souvent les fractures par tassement des six vertèbres dorsales supérieures.

☐ ÉVALUATION GÉNÉRALE

Pour établir le diagnostic de nombreuses affections neurologiques, l'infirmière doit noter ses observations concernant tous les systèmes. Elle note :

- Tout changement dans la force musculaire et toute perturbation de la sensibilité ;
- L'apparition de la douleur, son type, sa localisation ;
- L'oligurie et l'incontinence ; tout accès de vomissement, avec une description complète (quand et comment cela est arrivé, avec ou sans nausée, la relation avec le repas précédent et la nature du vomissement) ;

- Les symptômes nerveux et mentaux ; elle les observe de façon analytique car leur description complète peut avoir une influence importante sur le diagnostic et le traitement du client. L'attitude générale de celui-ci peut révéler de la dépression ou de l'emphorie ; ses sautes d'humeur peuvent parcourir toute la gamme des émotions depuis l'irritabilité, l'appréhension, la colère jusqu'à l'exaltation.
- Les perturbations de la vision, de l'ouïe, de la parole, de l'odorat, du goût, du toucher, de la pression ou de la douleur, qui peuvent apparaître pendant le traitement du client et qui indiquent alors une modification de son état neurologique.

Évaluation diagnostique

Les objectifs de l'examen neurologique visent à déterminer l'existence d'un dérèglement neurologique et la présence d'une lésion qu'on cherchera à localiser. En plus de subir un examen physique complet, chaque client chez qui on soupçonne une affection neurologique, tout comme chaque client qui doit subir une intervention chirurgicale aux centres nerveux, est soumis à un examen neurologique systématique et détaillé. On évalue l'état mental du client : réactions, intelligence, orientation, capacité à s'exprimer et à comprendre.

On effectue également un examen du système moteur périphérique et du système sensitif. Les tests moteurs consistent, entre autres, à observer la posture, la démarche, les réflexes, la coordination, etc. Les tests sensitifs déterminent la sensibilité de la peau et des tissus profonds ainsi que la capacité à reconnaître des objets par le toucher.

Examens des nerfs crâniens. Les lésions cérébrales affectent les nerfs crâniens et produisent différents dérèglements, tels que la perte de la vue d'un œil, une inégalité pupillaire ou des différences dans les mouvements oculaires, une faiblesse unilatérale du muscle masséter, des perturbations du goût ou de l'odorat, une paralysie faciale, la perte de l'ouïe, une mauvaise déglutition, un enrouement et des difficultés à élever les épaules ou à tourner la tête. Pour identifier la présence de telles lésions, il faut faire des tests sur chaque nerf crânien. Pour que ces tests soient efficaces, le client doit coopérer au maximum, et on ne les commence que s'il a compris ce que l'on attend de lui. Tout l'équipement requis pour les tests doit se trouver au même endroit.

Radiographies crâniennes. Les radiographies crâniennes servent à faire l'évaluation diagnostique des clients souffrant d'affections neurologiques. Elles peuvent révéler la forme, la vascularisation, la calcification intracrânienne et les tumeurs.

Tomographie assistée par ordinateur (tomographie axiale ; tomographie par balayage)

La *tomographie assistée par ordinateur* utilise un étroit faisceau de rayons X pour radiographier la tête par couches successives. Les images produites fournissent des vues transversales de l'encéphale, qui font apparaître les diffé-

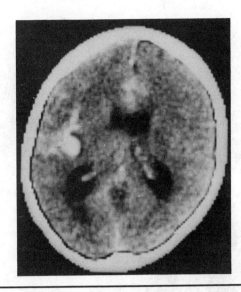

Figure 53-4 Tomographie assistée par ordinateur de l'encéphale. On peut voir un caillot dense dans la scissure gauche de Sylvius et dans la scissure interhémisphérique. Noter la zone d'œdème autour du caillot de la scissure de Sylvius. Consulter aussi la figure 15-5. (Gracieuseté du Toronto General Hospital)

rences de densité des tissus du crâne, du cortex, des structures sous-corticales et des ventricules (*Figure 53-4*).

Les lésions à l'intérieur de l'encéphale apparaissent comme étant des zones de densités différentes de celles des tissus voisins. C'est ainsi que l'on peut découvrir une tumeur, un infarcissement, un déplacement des ventricules, une atrophie corticale, etc.

Généralement, on fait une tomographie assistée par ordinateur sans substance de contraste, puis avec une substance de contraste injectée par voie intraveineuse. Le client est couché sur une table ajustable, et sa tête est maintenue en position fixe pendant que l'appareil tourne autour de celle-ci ; sa tête doit rester parfaitement immobile pendant tout l'examen.

La tomographie assistée par ordinateur est la découverte la plus importante pour le diagnostic des maladies neurologiques ; elle est non envahissante, indolore et très efficace pour la découverte des lésions.

Tomographie par émission de positons (TEP). La *tomographie par émission de positons (TEP)* est une technique qui permet d'obtenir des images d'un organe durant son fonctionnement (*Figure 53-5*). Le client inhale un gaz radioactif ou reçoit une injection de substance radioactive qui émet des particules chargées positivement. Quand ces positons se combinent avec les électrons chargés négativement (en provenance des cellules corporelles), les rayons gamma qui en résultent sont détectés par l'appareil. Cet examen permet de mesurer le flux sanguin, la composition des tissus et le métabolisme de l'encéphale. Avec la TEP, les chercheurs peuvent surveiller ce qui arrive aux substances marquées, telles que l'oxygène ou le glucose à l'intérieur des cellules nerveuses vivantes de l'encéphale. À l'heure actuelle, on considère la TEP comme un instrument de recherche

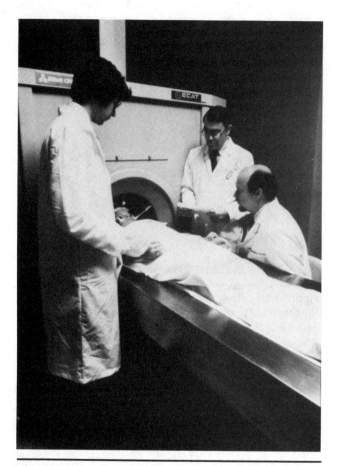

Figure 53-5 Le neuroscanographe (ou neurotomodensitomètre) ECAT est un appareil utilisé pour effectuer des tomographies par émission de positons. Il permet d'étudier les processus dynamiques de l'encéphale atteint. (Gracieuseté du National Institute of Neurological and Communicative Disorders and Stroke)

clinique fort prometteur dans le diagnostic des maladies psychiatriques et neurologiques.

Résonnance magnétique nucléaire (RMN).   Les appareils à résonnance magnétique permettent d'obtenir des vues de très haute résolution du cerveau et du tronc cérébral sans exposition aux radiations. Certaines tumeurs de l'encéphale non détectées par la tomographie assistée par ordinateur apparaissent grâce aux appareils à résonnance magnétique nucléaire (voir aussi la page 243).

Examens utilisant l'air comme substance de contraste

Au cours d'une radiographie, on peut apercevoir les espaces contenant du liquide céphalo-rachidien quand on remplace celui-ci par un gaz. L'air étant moins dense que le liquide, il sert de substance de contraste dans les espaces ventriculaires et sous-arachnoïdiens. Dans une pneumo-encéphalographie et une ventriculographie, on remplace partiellement le liquide céphalo-rachidien par de l'air.

La pneumo-encéphalographie est une technique par laquelle on injecte de l'air au niveau lombaire afin de faire apparaître le système ventriculaire et l'espace sous-arachnoïdien recouvrant les hémisphères et les citernes interpédonculaires. On prélève une petite quantité de liquide céphalorachidien, que l'on remplace par une quantité égale d'air. Une chaise spéciale permet au client de se tourner dans toutes les directions pour que l'air s'installe dans les cavités désirées. Ensuite, on prend des clichés et on les étudie.

Un tel examen, fait généralement sous anesthésie locale ou neuroleptique, s'accompagne d'effets secondaires désagréables : céphalées très fortes, nausées, vomissements, photophobie, diaphorèse, pâleur, agitation et syncope. Le personnel doit être bien formé pour soigner ces complications. On doit informer le client qu'il sentira l'air (injecté dans la colonne) monter jusqu'aux ventricules et qu'il entendra un bruit de « clapotis » quand il bougera la tête.

Bien qu'on l'utilise moins fréquemment depuis l'avènement de la tomographie assistée par ordinateur, la pneumo-encéphalographie est utile pour faire apparaître les lésions de la région hypophysaire, et pour évaluer les lésions intraventriculaires et celles du tronc cérébral.

La *ventriculographie* est une radiographie des ventricules latéraux, dont on a retiré le liquide céphalo-rachidien que l'on a remplacé par de l'air ou par un gaz introduit par des trous dans le crâne. Le client est assis sur une chaise spéciale, et on lui fait une anesthésie locale. On prépare et on drape la moitié postérieure de la tête. Après une incision du cuir chevelu, on fait des trous de trépan et on ponctionne le liquide avec une aiguille spéciale ou un cathéter très fin. On remplace le liquide par de l'air, on retire le cathéter et on referme les incisions du cuir chevelu. Tout changement dans la taille, la forme ou la position des espaces ventriculaires et sous-arachnoïdiens ainsi que des citernes, indique la présence d'une lésion.

Pendant cet examen, le client ressent une céphalée légère, des nausées, des haut-le-cœur et très rarement des convulsions. La réaction à cet examen est généralement plus faible que dans le cas d'une pneumo-encéphalographie.

Préparation du client.   Le client doit avoir une bonne nuit de repos avant une pneumo-encéphalographie ou une ventriculographie. Le matin, il ne prend pas de petit déjeuner pour éviter les nausées et les vomissements.

On administre des sédatifs et des analgésiques au client avant de le conduire à la salle d'opération ou au service de radiologie. On rase l'arrière de la tête pour une ventriculographie, et la tête entière si l'examen est suivi d'une craniotomie. On doit retirer toutes les pinces à cheveux ; cependant il ne faut pas tresser les longs cheveux avant une pneumo-encéphalographie, car les nattes projettent des ombres sur le cliché. Comme dans le cas des autres techniques chirurgicales, on enlève le dentier.

Évaluation du client après l'examen.   On observe tous les signes de changements de la pression intracrânienne (voir p. 1176) ou de choc. Les perturbations de la pression intracrânienne peuvent causer la formation d'un engagement cérébral dans la tente du cervelet et dans les fosses postérieures. Dans ce cas, on doit se préparer à faire une ponction ventriculaire qui assure une décompression rapide. On doit surveiller de très près le client afin qu'il n'aspire pas les matières vomies; on prend souvent ses signes vitaux jusqu'à ce qu'ils redeviennent stables et on contrôle ses signes neurologiques, surtout son niveau de réaction. Quelquefois, il est nécessaire de lui fournir des liquides par voie parentérale pendant les premières 24 h.

Une céphalée intense est la principale douleur ressentie après ces examens; on place un sac de glace sur la tête du client et on lui donne des analgésiques jusqu'à ce que la céphalée cesse. La durée du mal de tête dépend de la rapidité de l'absorption de l'air intracrânial. Les malaises ressentis dépendent de la quantité d'air utilisé; c'est pourquoi on instille à présent de plus petites quantités d'air.

Cisternographie par isotopes. La *cisternographie par isotopes* utilise un marqueur radioactif injecté dans l'espace sous-arachnoïdien lombaire. Cet examen permet d'étudier la circulation du liquide céphalo-rachidien et d'en localiser les fuites; il permet aussi d'évaluer l'hydrocéphalie.

Angiographie cérébrale

L'*angiographie cérébrale* permet d'étudier la circulation cérébrale après l'injection d'une substance de contraste dans une artère.

L'angiographie cérébrale est le premier examen de recherche d'un anévrisme intracrânien, d'une malformation artério-veineuse, d'une maladie vasculaire cérébrale obstructive et d'une circulation collatérale. On l'utilise également pour localiser des lésions et pour aider au diagnostic préopératoire. C'est un examen que l'on fait souvent avant une craniotomie.

La majorité des angiogrammes cérébraux se font par voie fémorale, mais on peut également utiliser l'artère carotide ou l'artère vertébrale, ou bien encore faire une injection rétrograde de substance de contraste dans l'artère humérale.

Préparation du client. Le client doit être bien hydraté; on lui permet donc de boire des liquides clairs jusqu'au moment de l'examen; cependant, il doit uriner avant d'entrer dans le service de radiologie. On marque au crayon feutre le siège des pouls périphériques et on informe le client qu'il doit rester immobile pendant la prise de vues. On le prévient qu'il ressentira une impression de chaleur au visage, derrière les yeux ou à la mâchoire, à la langue et aux lèvres, accompagnée d'un goût métallique dans la bouche.

On rase et on prépare l'aine du client, et on lui administre un anesthésique local pour qu'il ne souffre pas et pour réduire le risque de spasme artériel. Ensuite, on introduit dans l'artère fémorale un cathéter, trempé dans une solution saline héparinée et rempli de substance de contraste. Sous contrôle radioscopique, on avance doucement le cathéter jusqu'aux vaisseaux appropriés. Au fur et à mesure que l'on injecte la substance de contraste, on prend des radiographies des phases artérielles et veineuses de la circulation cérébrale.

Soins du client après l'examen. Dans certains cas, le client peut souffrir d'un blocage artériel causé par une embolie, une thrombose ou une hémorragie, et qui produit une déficience neurologique. Les signes d'un tel accident sont : une perturbation dans le niveau de réaction et de conscience, une faiblesse d'un côté du corps, des déficiences

motrices et sensitives ou des perturbations du langage. Il faut observer le client souvent et signaler ces symptômes aussitôt qu'ils apparaissent.

On surveille le siège d'injection au cas où il s'y formerait un hématome; on peut y appliquer par moments un sac de glace pour soulager les malaises et l'œdème. Il faut également contrôler souvent les pouls périphériques, puisqu'un hématome au siège d'injection, ou une embolie d'une artère éloignée, peut les affecter. On note la couleur et la température de l'extrémité affectée, car c'est aussi un moyen de détecter une embolie.

Myélographie

La *myélographie* est un examen radiologique permettant l'étude des espaces sous-arachnoïdiens intrarachidiens après l'injection d'air ou d'une substance de contraste par voie rachidienne. Elle fait ressortir l'espace sous-arachnoïdien et permet de constater toute déformation de la moelle épinière ou de la dure-mère causée par une tumeur, un kyste, une hernie distale ou toute autre lésion.

Après l'injection de la substance de contraste, on incline la table et on observe, par radioscopie, le cheminement de la substance de contraste.

Un nouvel agent de contraste hydrosoluble, le métrizamide (Amipaque), est absorbé par le corps et excrété par les reins. On n'a pas besoin de le retirer, car il est très soluble et quitte relativement vite le liquide céphalo-rachidien. Parmi les effets secondaires du médicament, on note une céphalée causée probablement par l'irritation du système nerveux central.

Si on utilise de l'iophendylate (Ethiodan), un composé d'iode et d'huile, le radiologue doit le retirer à l'aide de la seringue. Le client peut se plaindre d'une douleur aiguë à la jambe pendant la succion, si une racine nerveuse est touchée. On y remédie en tournant l'aiguille ou en réajustant sa profondeur.

Soins infirmiers. La plupart des clients ont des idées erronées concernant la myélographie; aussi, l'infirmière doit répondre aux questions et clarifier les explications déjà données par le médecin. Le client doit savoir que l'on peut incliner la table d'examen dans diverses directions pendant la myélographie. Il ne doit pas manger avant l'examen, et on lui donne un léger sédatif pour l'aider à supporter un test relativement long.

Après une myélographie au cours de laquelle on a utilisé une substance de contraste hydrosoluble, le client se couche, et on élève la tête du lit de 15° à 30° pour réduire la vitesse de dispersion de la substance vers la tête. Seul le médecin peut autoriser les déplacements.

Après une myélographie au cours de laquelle on a utilisé une substance de contraste huileuse, le client doit rester couché pendant le temps recommandé par le médecin (généralement de 12 h à 24 h) pour réduire l'écoulement du liquide céphalo-rachidien et pour diminuer la fréquence des céphalées. Habituellement, on lui permet de se tourner d'un côté à l'autre.

On encourage le client à boire beaucoup de liquides pour qu'il se réhydrate et qu'il renouvelle son liquide céphalo-rachidien, et pour diminuer l'incidence des céphalées. On surveille les signes vitaux ainsi que les mictions. Les

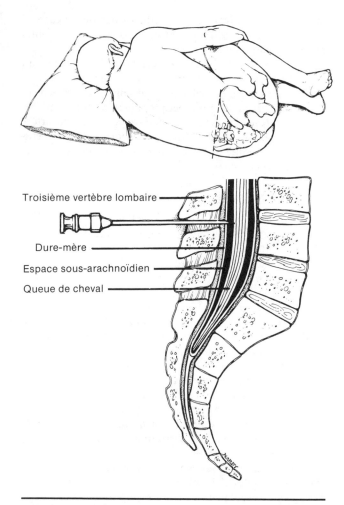

Troisième vertèbre lombaire

Dure-mère

Espace sous-arachnoïdien

Queue de cheval

Figure 53-6   Ponction lombaire. Les intervalles entre les apophyses épineuses de L$_3$ et L$_5$ sont situés juste sous la ligne reliant les épines iliaques antéro-supérieures.

autres symptômes à observer sont : la fièvre, la raideur de la nuque, la photophobie et la méningite chimique ou bactérienne.

Autres radiographies

Phlébographie épidurale lombaire.   Cette technique consiste à insérer un cathéter dans la veine fémorale, que l'on guide jusqu'à la veine lombaire ascendante ou jusqu'aux veines iliaques internes. On injecte alors la substance de contraste pour remplir les veines épidurales recouvrant les espaces discaux et pour opacifier le plexus veineux épidural. Cette technique permet de diagnostiquer les hernies discales lombaires qui ne sont pas apparues à la myélographie. Elle fait apparaître une déviation ou une compression des veines épidurales, causée par une hernie discale ou une tumeur. C'est une technique relativement facile, bien tolérée, presque indolore et n'entraînant pas d'arachnoïdite. La phlébographie épidurale lombaire et la myélographie sont deux examens diagnostiques complémentaires.

Après l'examen, on surveille le siège d'injection au cas où il s'y produirait un hématome.

Discographie.   La *discographie* est une radiographie après injection d'une substance radio-opaque directement dans le disque intervertébral. C'est une technique rarement utilisée, sauf dans quelques cas de hernies discales.

Ponction lombaire

On effectue une *ponction lombaire* en insérant une aiguille dans l'espace sous-arachnoïdien lombaire pour prélever du liquide céphalo-rachidien à des fins diagnostiques ou thérapeutiques. Cette ponction permet d'examiner le liquide céphalo-rachidien, de mesurer et de diminuer sa pression, de vérifier la présence ou l'absence de sang dans le liquide, de déceler un blocage sous-arachnoïdien et, dans certains cas d'infection, d'administrer des antibiotiques directement dans l'espace sous-dural.

L'aiguille est habituellement insérée dans l'espace sous-arachnoïdien, entre les troisième et quatrième vertèbres lombaires. Puisque la moelle épinière se sépare en une gerbe de nerfs au début de la première vertèbre lombaire, on fait la ponction au-dessous de la troisième vertèbre lombaire afin d'éviter de piquer la moelle épinière (*Figure 53-6*).

Pour assurer la réussite d'une ponction lombaire, le client doit être calme puisque toute tension produira une augmentation trompeuse de la pression du liquide céphalo-rachidien. La pression normale d'un client, en position couchée, varie de 70 mm H$_2$O à 180 mm H$_2$O. Une pression supérieure à 200 mm H$_2$O est considérée comme anormale. La ponction lombaire peut s'avérer dangereuse chez un client présentant une masse intracrânienne, car la diminution de la pression peut provoquer une hernie du contenu intracrânien.

Épreuve de Queckenstedt.   On effectue ce test lorsque l'on soupçonne un blocage sous-arachnoïdien rachidien (par une tumeur, une fracture vertébrale ou une luxation). On exerce une pression manuelle simultanément sur les veines jugulaires de chaque côté du cou pendant dix secondes. On peut également utiliser un brassard à pression placé autour du cou du client et gonflé à la pression de 20 mm Hg. On note l'augmentation de la pression causée par la compression. Puis, on diminue la pression et on fait des lectures toutes les dix secondes. Normalement, la pression du liquide céphalo-rachidien monte rapidement en réaction à la compression des veines jugulaires, puis elle redescend très vite à la normale quand on cesse la compression. Une élévation et une diminution lentes de la pression témoignent d'un blocage partiel du passage sous-arachnoïdien rachidien par une lésion. Par contre, s'il n'y a aucun changement dans la pression, on est en présence d'un blocage complet. On ne fait pas ce test quand on soupçonne une lésion intracrânienne.

Soutien du client et soins infirmiers.   Lors des premières explications, le client doit être assuré que l'insertion de l'aiguille dans la colonne vertébrale ne provoquera pas de paralysie. Avant la ponction lombaire, la vessie et les intestins doivent être vidés. Le client est placé sur le côté, le dos tourné au médecin. Les cuisses et la tête sont fléchies le plus possible, pour augmenter l'espace entre les apophyses épineuses des vertèbres. On place un oreiller entre les jambes du client, pour éviter que la jambe du dessus ne

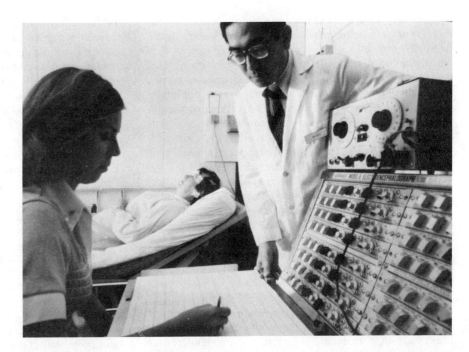

Figure 53-7 Le neurologue et la technicienne surveillent l'électro-encéphalographie de la cliente. L'électro-encéphalogramme est un outil diagnostique très valable dans les cas d'épilepsie ou d'autres problèmes neurologiques. (Gracieuseté du National Institute of Neurological and Communicative Disorders and Stroke)

roule vers l'avant, et un petit oreiller sous la tête pour que la colonne reste horizontale. Il peut être nécessaire de maintenir le client dans cette position pour éviter un mouvement rapide qui entraînerait un traumatisme. Pendant la ponction lombaire, le client doit respirer normalement puisqu'une hyperventilation peut diminuer une pression élevée. Après la ponction, le client doit rester étendu pendant 6 h à 12 h. On doit l'encourager à s'hydrater abondamment.

Examen du liquide céphalo-rachidien. Le liquide céphalo-rachidien doit être limpide et incolore. Un liquide troublé de sang indique une contusion cérébrale, une lacération ou une hémorragie sous-arachnoïdienne. Habituellement, on envoie les échantillons au laboratoire pour la numération cellulaire, pour faire des cultures et des analyses chimiques. On doit les envoyer sans délai au laboratoire, car tout retard risque de provoquer des changements susceptibles d'altérer les résultats. (Voir l'appendice pour les valeurs normales du liquide céphalo-rachidien.)

Céphalée faisant suite à une ponction. De quelques heures à quelques jours après la ponction lombaire, une céphalée occipitale intense et lancinante peut apparaître chez le client qui se tient en position assise ou debout ; la céphalée tend à disparaître lorsqu'il est en position horizontale.

La fuite du liquide rachidien au point de la ponction est la cause de cette complication désagréable. Le liquide, en provenance du canal rachidien, continue d'envahir les tissus par le passage créé par l'aiguille. Il est alors absorbé par le système lymphatique et ne s'accumule jamais assez pour que l'on puisse le localiser correctement. La perte du liquide céphalo-rachidien, due à cette fuite, fait en sorte que la réserve de la boîte crânienne ne peut plus assurer une stabilisation mécanique adéquate de l'encéphale. Lorsque le client est en position verticale, la traction exercée sur les plexus veineux rend la douleur plus intense ; la position horizontale réduit la traction et la douleur tout en réduisant la perte du liquide rachidien.

Si la céphalée persiste, on effectue un *colmatage sanguin épidural*. On prélève du sang de la veine médiane cubitale du client et on l'injecte dans l'espace épidural, généralement par le point d'entrée de la ponction lombaire. Le sang agit comme un bouchon gélatineux pour colmater le trou de la dure-mère, ce qui évite ainsi la perte continue de liquide céphalo-rachidien.

On peut prévenir, dans une certaine mesure, les migraines qui suivent une ponction lombaire si l'on utilise une aiguille aussi petite que possible et si l'on encourage le client à demeurer couché de 12 h à 24 h après la ponction lombaire. Quand on prélève des quantités de liquide supérieures à 20 mL, le client se couche à plat ventre pendant deux heures, puis en position latérale pendant deux heures et, enfin, sur le dos ou sur le ventre pendant les six heures suivantes. Si le client dort à plat toute la nuit, il aura moins de risque d'avoir des céphalées.

D'autres complications peuvent survenir lors d'une ponction lombaire : une hernie du contenu intracrânien, un abcès épidural rachidien, un hématome épidural rachidien et une méningite.

Électro-encéphalographie

Un *électro-encéphalogramme (EEG)* est l'enregistrement de l'activité électrique produite par l'encéphale : pour l'obtenir, on installe des électrodes sur le cuir chevelu ou des micro-électrodes à l'intérieur du tissu nerveux. Il permet d'obtenir une évaluation physiologique de l'activité cérébrale, de diagnostiquer des affections cérébrales telles que l'épilepsie et de dépister le coma ou tout problème organique de l'encéphale. Il sert également à indiquer la mort de l'encéphale. Les tumeurs, les abcès, les lésions, les caillots et les infections entraînent des modifications de la fréquence et de l'amplitude des rythmes de l'activité cérébrale.

On place les électrodes sur le cuir chevelu afin d'enregistrer l'activité électrique de diverses régions de la tête

(*Figure 53-7*). L'activité des neurones, amplifiée, est enregistrée sur une feuille de papier en mouvement constant. Au début de l'examen, pour un enregistrement de référence, le client est allongé, tranquille, et il ferme les yeux. Puis, on lui demande de respirer rapidement pendant trois ou quatre minutes et, ensuite, de regarder une source lumineuse scintillante. Ce sont des techniques d'activation qui visent à susciter des décharges électriques anormales, surtout d'éventuelles crises. On enregistre quelquefois un EEG de sommeil, car certaines ondes cérébrales anormales n'apparaissent que lorsque le client dort. Si l'on ne peut atteindre la zone génératrice d'épilepsie par les électrodes conventionnelles, on utilise des électrodes nasopharyngiennes.

On obtient un enregistrement en profondeur en introduisant les électrodes dans une zone cible de l'encéphale, laquelle est déterminée par le genre de crise du client et par le résultat de l'EEG conventionnel. Cette technique permet de sélectionner les clients chez qui on pourra effectuer l'excision chirurgicale du foyer épileptogène.

Les *examens de potentiel évoqué* concernent les changements et les réactions des ondes cérébrales qui ont été enregistrés par les électrodes et qui ont été provoqués par l'introduction d'un stimulus externe — une lumière, un cliquetis ou un léger choc. Ces changements et réactions sont détectés à l'aide d'instruments électroniques qui extraient le signal, le font passer dans un oscilloscope et emmagasinent les données sur un disque ou une bande magnétique. En pratique clinique, les systèmes les plus souvent utilisés pour les examens de potentiel évoqué sont les systèmes *visuels* (lumière stroboscopique), *auditifs* (déclic acoustique) et *somesthésiques* (stimulus externe). Ces examens sont fondés sur le principe que toute attaque ou dysfonction qui modifie le métabolisme neuronal ou qui perturbe la fonction de la membrane change les réactions suscitées dans les ondes cérébrales.

Préparation du client.   On supprime tous les tranquillisants et les stimulants 24 h à 48 h avant un EEG, car ces médicaments modifient les ondes habituelles ou masquent les ondes anormales des problèmes entraînant des crises. On supprime également le thé, le café et les boissons contenant du cola à cause de leur effet stimulant. Cependant, le client a droit à son repas pour éviter un changement dans le niveau du glucose sanguin qui, lui aussi, pourrait modifier les ondes cérébrales.

On informe le client que l'EEG dure de 45 min à 60 min, ou même davantage si on doit faire un EEG de sommeil. En même temps, il faut l'assurer que l'examen ne cause aucun choc électrique et que l'EEG est un examen et non une forme de traitement.

Électromyographie (EMG)

On obtient un *électromyogramme* en introduisant des électrodes dans les muscles squelettiques pour étudier les changements du potentiel électrique des muscles et des nerfs moteurs. Les potentiels électriques apparaissent sur un oscilloscope et sont amplifiés par un haut-parleur, ce qui permet d'analyser et de comparer en même temps le son et l'apparence des ondes émises. L'électromyographie aide à identifier les problèmes neuromusculaires et les myopathies, et à distinguer une faiblesse causée par une neuropathie

(perturbations pathologiques ou fonctionnelles du système nerveux périphérique), d'une faiblesse d'une autre origine.

Le client n'a pas besoin de préparation spéciale ; on lui explique simplement qu'il ressentira la piqûre de l'aiguille au moment où elle entrera dans le muscle, et que celui-ci sera sensible pendant un court laps de temps après l'examen.

Les *examens de conduction nerveuse* s'obtiennent en stimulant un nerf périphérique en plusieurs points le long de son trajet et en enregistrant le potentiel d'action musculaire ou le potentiel d'action sensitif qui en résulte. On place les électrodes sur la peau au-dessus du nerf pour stimuler les fibres nerveuses.

Scintigraphie cérébrale

Dans cet examen, on injecte au client des substances pharmacoradioactives par voie intraveineuse. La radioactivité transmise ensuite dans le crâne est repérée par un tomographe, qui produit une image à partir du nombre de scintillations reçues pendant que l'encéphale est balayé. On utilise aussi une caméra à scintillation pour contrôler le passage de la substance pharmacoradioactive dans la circulation cérébrale et pour obtenir des informations sur le flux sanguin cérébral (voir aussi la page 242).

Cet examen est fondé sur le principe qu'une substance pharmacoradioactive peut se diffuser à travers une faille de la barrière sang-encéphale vers un tissu cérébral anormal ou dans des zones de nouvelle vascularisation. (Le tissu nerveux normal est relativement imperméable.) La zone anormale ou malade absorbe davantage le matériel radioactif.

La scintigraphie cérébrale permet d'évaluer les lésions vasculaires de l'encéphale et des méninges, et de localiser des néoplasmes vasculaires et des tumeurs cérébrales. Elle est également très utile pour faire la détection précoce et l'évaluation des attaques cérébrales ainsi que des abcès, et pour assurer le suivi d'une opération ou d'une radiothérapie cérébrale. De nouvelles techniques permettent d'évaluer la circulation cérébrale pendant la scintigraphie. Cependant, la tomographie assistée par ordinateur remplace de plus en plus la scintigraphie traditionnelle par radio-isotopes.

Écho-encéphalographie

L'*écho-encéphalographie* est l'enregistrement des échos des structures profondes de la boîte crânienne à l'aide d'ultrasons (sons de haute fréquence). On place le transducteur à ultrasons au-dessus de la zone affectée et les échos reçus sont retransmis sous forme d'images. L'écho-encéphalographie est une technique rapide et utile pour déterminer la position de la ligne médiane des structures cérébrales et la distance qui sépare celle-ci des parois des ventricules latéraux ou du troisième ventricule. Ainsi, on s'en sert pour détecter un déplacement de la ligne médiane cérébrale causé par un hématome sous-dural, une hémorragie intracérébrale, un infarctus massif de l'encéphale et des néoplasmes cérébraux. Puisqu'elle permet de détecter la dilatation des ventricules, cette technique est un outil d'évaluation de l'hydrocéphalie.

L'infirmière doit expliquer au client qu'il s'agit d'un examen non envahissant et qu'on doit lui appliquer une gelée hydrosoluble sur la tête pour éliminer l'air entre le transducteur et sa tête.

54

Les dérèglements neurologiques

☐ DOMAINE DES SOINS NEUROLOGIQUES

Plusieurs affections du système nerveux sont des maladies chroniques qui causent une détérioration fonctionnelle et une incapacité à longue échéance. La guérison d'une maladie organique du système nerveux n'est pas toujours suivie d'un rétablissement complet de la fonction. La réadaptation des clients est habituellement complexe.

L'infirmière peut aider à atténuer les difficultés qu'éprouvent le client et sa famille, en faisant preuve d'optimisme, en dispensant des soins de qualité et en manifestant face à son client de l'intérêt en tant que personne humaine. Les clients souffrant de problèmes neurologiques présentent souvent des signes et des symptômes de troubles de comportement. Après avoir compris que le comportement et la personnalité d'un individu peuvent être grandement atteints à cause de lésions organiques à l'encéphale, on est moins porté à penser qu'il s'agit d'un client insensé qui ne veut pas collaborer : celui-ci devient plutôt une personne qui a besoin d'aide et de compréhension. Le client ne réussit pas toujours à maîtriser toutes ses réactions, et l'infirmière doit en être consciente.

Les nombreuses épreuves diagnostiques auxquelles participe l'infirmière ressemblent à la reconstitution d'un puzzle. Une fois le diagnostic établi, tout ne s'arrête pas là ; il ne s'agit que d'une étape vers la suppression de la cause de la maladie. L'intervention chirurgicale demande beaucoup de précision, sans quoi il y a risque de décès du client ou danger de réduire ses capacités physiques et mentales à leur niveau minimal. Même si les cas de réussite dans ce type d'intervention chirurgicale sont nombreux, il existe des cas où la lésion est trop grave pour pouvoir être réparée et d'autres où la tumeur est trop grosse pour qu'on l'enlève ; le sort du client est alors sans espoir.

L'infirmière doit être sensible et attentive aux besoins du client dont l'objectif est d'atteindre un maximum de bien-être et de fonctionnement.

☐ PROBLÈMES SPÉCIFIQUES DES CLIENTS EN NEUROLOGIE

Soins de la peau. Les problèmes spécifiques des soins infirmiers en neurologie concernent les paralysies, les troubles de perception, les psychoses et le coma. Les clients souffrant de maladies neurologiques chroniques sont souvent atteints d'une déficience physique quelconque, et l'infirmière doit veiller attentivement à ce qu'ils n'aient pas d'escarres de décubitus. (Voir aux pages 148 à 152 pour la prévention des escarres.)

Besoins nutritionnels. Les problèmes d'ordre nutritionnel surviennent lorsqu'il y a perturbation du réflexe de déglutition. On peut surmonter ces problèmes en homogénéisant les repas du client à l'aide d'un mélangeur et en alimentant le client par gavage. On ajoute habituellement des vitamines. Comme le tube digestif est habitué à ce genre d'alimentation, le client tolère bien le gavage et souffre moins de diarrhée. Les clients sujets aux convulsions doivent utiliser des pailles en plastique et, comme les clients comateux, ils ne portent pas leurs prothèses dentaires.

Hygiène buccale. On doit souvent vérifier l'état de la bouche du client, car les structures buccales deviennent excessivement sèches, au bout d'un certain temps de respiration par la bouche. On doit lubrifier systématiquement les lèvres, la langue et les gencives, et maintenir l'hydratation du client à un niveau adéquat.

Soins des yeux. Les clients qui sont incapables de fermer les yeux à cause d'une paralysie faciale ont besoin de soins oculaires spéciaux, soit des irrigations avec une solution ophtalmique stérile et l'instillation d'huile minérale stérile pour prévenir le dessèchement et l'ulcération de la cornée. On doit prodiguer ces soins plusieurs fois par jour et examiner régulièrement les yeux, afin de déceler tout signe d'inflammation. Le client doit porter un pansement protecteur sur ses yeux la nuit. Les clients conscients et coopératifs peuvent se soigner eux-mêmes les yeux en présence de l'infirmière, après avoir reçu un bon enseignement.

Client incontinent. Certains clients atteints de maladies du système nerveux central souffrent d'incontinence urinaire ou fécale au début ou ultérieurement, de façon temporaire ou permanente. Une priorité des soins infirmiers est le soin hygiénique des clients incontinents, parce qu'il est essentiel que ceux-ci soient gardés propres et secs. Les détails sur la conduite à suivre lors de troubles vésicaux dus à une lésion du système nerveux se trouvent à la page 867. Un exposé sur la conduite à suivre lors d'incontinence urinaire due à d'autres causes se trouve à la page 161. Une description d'un programme de rééducation du sphincter anal se trouve à la page 162.

Prévention des déformations. Tout membre paralysé mérite une attention particulière. L'infirmière doit veiller à ce que le client ne repose pas sur ce membre ou à ce que sa circulation ne soit entravée d'aucune façon. Des planches de bois ou des cerceaux de lit empêchent que les draps n'exercent une pression.

Pour prévenir les contractures, l'infirmière doit voir à ce que le client ait une position correcte et qu'il fasse bouger ses articulations de façon active ou passive, selon leur amplitude de mouvement, plusieurs fois par jour. Lorsque l'état du client le permet, des exercices actifs (bain, marche, exercices thérapeutiques) sont souhaitables. On peut masser le client et, par la suite, remplacer le massage par une stimulation électrique. Dans le but de développer la force du client, on doit lui faire faire des exercices passifs et, aussitôt que cela est possible, lui faire pratiquer des mouvements actifs.

La fatigue peut se faire sentir assez tôt, car ces clients peuvent avoir perdu une partie de leurs neurones. En général, il faut encourager le client à faire le plus d'activités possible, selon ses capacités.

Problèmes psychologiques. Les clients souffrant de dérèglements neurologiques font face à de multiples tensions, à des réactions graves et souvent imprévisibles, à une modification de leur propre image et, dans plusieurs cas, à une maladie à longue échéance. Le client et sa famille réagissent fortement au diagnostic et au traitement prolongé. Les réactions du client peuvent être variées : régression, dépression, colère, refus d'accepter la réalité et anxiété.

La famille doit faire face à des modifications de son style de vie, aux changements de rôles et à de possibles conflits intrafamiliaux. Il lui faudra du temps pour réagir aux sentiments d'impuissance, d'ambivalence, de colère et de culpabilité. On doit faire participer les membres de la famille au traitement et leur en expliquer le but. Ils doivent comprendre la nature du problème neurologique du client ainsi que la signification des rémissions et des aggravations. On doit aussi les avertir des changements présents et futurs de l'état du client.

L'objectif des soins infirmiers est d'aider le client à s'adapter à sa maladie et à poursuivre sa vie le plus agréablement possible. L'infirmière doit reconnaître et accepter les réactions d'autodéfense du client, lui fournir de l'information, répondre à ses questions, l'aider à se fixer des objectifs concrets, le rassurer et renforcer ses comportements

d'adaptation positifs. Le personnel des soins de santé a une influence positive à jouer pour que le client et sa famille soient de plus en plus réceptifs, même pendant un moment de crise.

☐ AUGMENTATION DE LA PRESSION INTRACRÂNIENNE

Physiopathologie

La boîte crânienne contient l'encéphale (1 400 g), du sang (75 mL) et du liquide céphalo-rachidien (75 mL), dont la pression et le volume sont normalement en état d'équilibre. À cause de l'espace limité à l'intérieur du crâne, une augmentation de l'un des éléments nécessite une diminution identique du volume des autres composantes soit par un déplacement du liquide céphalo-rachidien, soit par une augmentation de l'absorption du liquide céphalo-rachidien ou par une diminution du volume sanguin cérébral. Normalement, des changements mineurs des volumes du sang et du liquide céphalo-rachidien se produisent constamment lors de modifications de la pression intrathoracique (toux, éternuement, effort), de changements de position ou de pression artérielle et de variations dans la composition des gaz sanguins artériels.

Des situations, telles qu'une blessure à la tête, un accident vasculaire cérébral, des lésions inflammatoires, une tumeur au cerveau ou une opération chirurgicale intracrânienne, peuvent modifier l'équilibre (en pression et en volume) existant entre les composantes cérébrales. Une augmentation de la pression intracrânienne peut réduire de manière importante le débit sanguin cérébral, et l'ischémie qui en résulte stimule le centre vaso-moteur, ce qui a pour effet d'augmenter la pression systémique. L'encéphale est très vulnérable à l'ischémie et il ne retrouvera pas ses fonctions normales s'il est sujet à une ischémie complète durant plus de 3 min à 5 min.

La concentration de CO_2 dans le sang et dans les tissus cérébraux joue aussi un rôle dans la régulation du débit sanguin cérébral. Une augmentation de la P_{CO_2} produit une dilatation des vaisseaux sanguins, ce qui accroît le débit sanguin cérébral et la pression intracrânienne, alors qu'une chute de la P_{CO_2} a un effet vaso-constricteur. Une baisse du débit veineux peut aussi accroître le volume sanguin cérébral, augmentant ainsi la pression intracrânienne. Donc, l'augmentation de la pression intracrânienne provient d'un ensemble de processus physiologiques ; elle influe sur la perfusion cérébrale et cause des déformations et des déplacements des tissus cérébraux.

■ ÉVALUATION INITIALE

Manifestations cliniques. Lorsque la pression intracrânienne augmente au-delà du seuil où les mécanismes compensatoires peuvent agir, les fonctions nerveuses sont altérées ; cela se traduit par des changements dans le niveau de conscience et par des réactions respiratoires et vaso-motrices anormales.

1. Variations dans les niveaux de réaction et de conscience. La mesure des niveaux de réactions et de conscience est le meilleur moyen d'évaluer l'état du client.

- Le signe avant-coureur d'une pression intracrânienne élevée est la léthargie. Il faut surveiller le ralentissement de la parole et le retard dans la réponse aux sollicitations verbales.

Des changements brusques dans l'état du client, comme le passage d'un état de tranquillité à un état d'agitation (sans raison apparente), d'un état orienté à un état confusionnel, ou une augmentation de la somnolence, ont une signification neurologique. Ces symptômes peuvent être produits par une compression du cerveau à cause d'un œdème ou d'une hémorragie, par un processus expansif intracrânien (hématome ou tumeur) ou par les deux.

À mesure que la pression augmente, le client ne peut réagir qu'à un auditoire bruyant ou à des stimuli douloureux. À ce stade, une très grave perturbation de la circulation cérébrale est en train de s'installer et une intervention chirurgicale immédiate peut s'avérer nécessaire. Si l'état de stupeur persiste, le client réagit aux stimuli douloureux en gémissant, mais il n'essaie pas de retirer le membre atteint. Si l'état du client s'aggrave, les extrémités deviennent flasques et les réflexes disparaissent. Les mâchoires s'affaissent et la langue devient flasque, produisant des échanges respiratoires insuffisants. Lorsque le coma est profond, que les pupilles sont fixes et dilatées et que la respiration est altérée, le client est voué à une mort certaine.

Évaluation infirmière. Pour déterminer le niveau de réaction du client, l'infirmière évalue les points suivants : (1) ouverture des yeux, (2) aptitude verbale et (3) observation des réactions motrices. Afin d'informer tous les membres de l'équipe de santé au sujet de l'état actuel du client, l'infirmière enregistre ses observations :

1. Ouverture des yeux
   a) Le client ouvre les yeux spontanément.
   b) Il ouvre les yeux lorsqu'on lui parle.
   c) Il ouvre les yeux lorsqu'il reçoit un stimulus douloureux.
   d) Il ne réagit pas.

2. Réponse verbale : réaction aux ordres
   a) Le client répond rapidement et correctement aux questions ; il peut effectuer un geste lorsqu'on le lui demande.
   b) Il répond avec un certain retard.
   c) Il engage une conversation confuse.
   d) Il ne répond qu'à une question posée à voix haute.
   e) Il ne répond pas.

3. Observation des réactions motrices (aux stimuli douloureux)
   a) Le client obéit aux ordres verbaux ; il change de position.
   b) Il peut localiser sa douleur.
   c) Il s'éloigne du stimulus douloureux par une flexion.
   d) Il exécute une flexion anormale.
   e) Il exécute une extension anormale.
   f) Il ne réagit pas.

2. Changements subtils. De l'agitation, des céphalées ; une respiration forcée, des mouvements incohérents et une confusion mentale peuvent être les premières indications cliniques d'une augmentation de la pression intracrânienne.

3. Changements des signes vitaux. Des modifications des signes vitaux peuvent être des signes tardifs d'une augmentation de la pression intracrânienne.

- Lorsque la pression augmente, le pouls et le rythme respiratoire diminuent tandis que la pression artérielle et la température augmentent. Il faut faire attention aux symptômes suivants : hypertension artérielle, bradycardie et respiration irrégulière ; l'aggravation de l'un de ces symptômes nécessite une investigation plus approfondie. (Les respirations de Cheyne-Stokes ou de Kussmaul sont des irrégularités respiratoires fréquemment rencontrées.)

Les signes corporels compensent de cette façon, aussi longtemps que la grande circulation cérébrale est préservée. Si, par suite d'une compression cérébrale, la grande circulation commence à faire défaut, le pouls et la respiration deviennent rapides et la température augmente, mais non pas de façon régulière. La pression différentielle augmente (différence entre les pressions systolique et diastolique) ; on considère cela comme un fait nouveau et sérieux. Habituellement, il y a une période de changements rapides du pouls, allant d'un rythme lent à un rythme rapide, immédiatement avant le renversement des réactions cliniques. L'intervention chirurgicale est nécessaire ou la mort s'ensuivra.

- Les signes vitaux ne varient pas toujours, même lors d'une augmentation de la pression intracrânienne. Afin d'aider à l'évaluation, on surveille les modifications du niveau de réaction du client et la présence de choc (*Tableau 54-1*).

4. Céphalée. La céphalée est constante, augmente en intensité et s'aggrave par le mouvement ou l'effort.

5. Changements pupillaires. L'augmentation de la pression ou un caillot en expansion peuvent déplacer l'encéphale contre le nerf optique ou le nerf oculo-moteur, produisant des changements pupillaires.

- On examine périodiquement les pupilles avec une lampe de poche afin d'en évaluer le diamètre, la forme et la réaction à la lumière. On examine les deux yeux afin de les comparer.
- On évalue le regard pour voir si les mouvements des yeux sont conjugués ou non.
- On évalue les mouvements d'abduction et d'adduction des yeux (fonction des nerfs crâniens).
- On examine la rétine et le nerf optique afin de déceler la présence d'une hémorragie ou d'un œdème papillaire.

6. Vomissement. Le vomissement est récurrent et peut être en jet.

L'évaluation clinique n'est pas toujours un moyen sûr pour détecter une augmentation de la pression intracrânienne, surtout chez les clients comateux. Dans certains cas, le monitorage de la pression intracrânienne est une partie essentielle du traitement (voir à la page 1179).

Tableau 54-1 Comparaison entre les manifestations d'une augmentation de la pression intracrânienne et celles d'un choc

	Client dont la pression intracrânienne augmente	Client en état de choc
Niveaux de réaction	Variables : Alerte et actif Léthargique → somnolent Engourdi → comateux	Alerte → coma
Pouls	Diminue à 60 ou moins Augmente à 100 ou plus	Rapide
Respiration	Rythme diminuant avec des périodes d'apnée plus longues Rythme irrégulier (respiration de Cheyne-Stokes ou de Kussmaul)	Rapide et superficielle
Pression artérielle	Baisse de la pression diastolique	Baisse
Température interne	Plutôt élevée N'augmente habituellement pas avant que l'encéphale ne soit très comprimé	Inférieure à la normale
Température de la peau (par palpation)	Normale jusqu'à l'apparition de l'hyperthermie	Peau froide et moite jusqu'à l'apparition de l'hyperthermie

Problèmes du client et diagnostics infirmiers

Le diagnostic infirmier, basé sur les manifestations cliniques et sur les données d'évaluation diagnostique, comprend : une altération du niveau de conscience liée à une augmentation de la pression intracrânienne ; les complications potentielles liées au déficit neurologique.

■ PLANIFICATION ET INTERVENTION

Objectifs

Les objectifs du client sont :

1. La reprise et le maintien de la conscience ;
2. L'absence de complications.

Les objectifs infirmiers visent à réduire la pression intracrânienne et à protéger le client des conséquences d'une augmentation de la pression intracrânienne.

Interventions

- Une augmentation de la pression intracrânienne constitue un cas d'urgence qui doit être traité le plus rapidement possible. Lorsque la pression monte, les tissus de l'encéphale sont comprimés. Des phénomènes secondaires causés par un problème circulatoire et par un œdème peuvent entraîner la mort du client.

Le principe soutenant le traitement immédiat est la diminution du volume extra-cellulaire. Pour ce faire, il faut administrer des diurétiques osmotiques et des stéroïdes, drainer le liquide céphalo-rachidien, assurer l'hyperventilation du client, enrayer la fièvre et réduire les demandes métaboliques cellulaires.

On peut donner des *diurétiques osmotiques* (mannitol) afin de déshydrater l'encéphale et de réduire l'œdème cérébral. Ils agissent en déplaçant l'eau extra-cellulaire cérébrale vers le système vasculaire, puis vers les reins. Puisque les solutions hyperosmolaires causent une diurèse lorsqu'elles sont administrées par voie parentérale, on installe généralement un cathéter urétro-vésical à demeure.

On utilise fréquemment le *drainage du liquide céphalo-rachidien*, car il suffit de retirer à peine de 1 mL à 2 mL de liquide céphalo-rachidien pour réduire considérablement la pression intracrânienne.

Les *stéroïdes* (tels que la dexaméthasone) améliorent la situation clinique de l'œdème autour des tumeurs cérébrales lorsque celles-ci sont la cause de l'augmentation de la pression intracrânienne.

On commence le *traitement ventilatoire* afin d'éviter l'hypercapnie et l'hypoxie (voir le chapitre 22). On peut utiliser un ventilateur à volume contrôlé pour assurer l'hyperventilation du client. Celle-ci réduit le volume sanguin cérébral, en favorisant la vaso-constriction cérébrale qui, à son tour, diminue la pression intracrânienne.

La *régulation de la température* a pour but de prévenir une élévation de celle-ci, car la fièvre augmente le métabolisme cérébral et le rythme de formation des œdèmes. On mesure le débit cardiaque si on fait baisser la température du client.

On peut *réduire les demandes métaboliques cellulaires* en administrant de fortes doses de barbituriques, si le client ne réagit pas au traitement conventionnel. Le mécanisme par lequel les barbituriques diminuent la pression intracrânienne et protègent l'encéphale n'est pas connu, mais il semble que l'état comateux qui en résulte réduise les besoins de l'encéphale, lui offrant ainsi une certaine protection.

- Le client qui reçoit de fortes doses de barbituriques subit une perte de tous les paramètres cliniques neurologiques. Les barbituriques sont de puissants dépresseurs cardio-respiratoires. Par conséquent, une anesthésie prolongée par les barbituriques requiert une surveillance et un support constants de la part de l'infirmière, car le client est alors entièrement dépendant et vulnérable à de nombreuses complications. La surveillance infirmière consiste, d'une part, à mesurer régulièrement la pression intracrânienne, la pression artérielle et le taux de barbituriques présents dans le sang et dans le sérum, et, d'autre part, à surveiller l'électro-encéphalogramme.

Autres interventions infirmières. Certaines positions et certaines activités doivent être évitées en cas d'augmentation de la pression intracrânienne.

- Le client doit éviter la position de décubitus ventral, la rotation extrême de la tête, la flexion du cou et la flexion extrême de la hanche.
- Le client doit avoir la tête légèrement surélevée afin de faciliter le drainage veineux, à moins d'une contre-indication.

- Le client doit éviter la manœuvre de Valsalva, produite par l'effort à la défécation ou même par un mouvement au lit. L'infirmière apprend au client à expirer (ce qui ouvre la glotte quand elle le tourne ou le bouge).
- Le client peut prendre un laxatif émollient pour prévenir l'effort à la défécation, mais il doit éviter, si cela est possible, les lavements et les cathartiques.
- Les contractions musculaires isométriques sont aussi contre-indiquées, car elles augmentent la pression artérielle systémique et, donc, la pression intracrânienne.
- Si les mesures des paramètres mentionnés plus haut démontrent que le fait de tourner le client augmente sa pression intracrânienne, il faut le coucher sur un matelas à gonflement alternatif ou sur tout autre appareil du genre, afin d'éviter les escarres de décubitus.
- Les perturbations fréquentes du sommeil et les tensions émotives sont à éviter. On doit maintenir une atmosphère calme autour du client.
- Les activités infirmières (changements de position, succions, etc.) doivent être espacées, et on doit permettre au client de se reposer pendant de longues périodes sans interruption.

Il faut tenir à jour un dossier des observations neurologiques (voir à la page 1253), sur lequel tous les renseignements enregistrés le sont en fonction de l'état initial du client. Afin de noter immédiatement les améliorations ou les détériorations de l'état du client, il faut faire fréquemment une évaluation (quelquefois minute par minute). Si son état se détériore, il faut alors le préparer à une intervention chirurgicale (voir à la page 1206).

■ ÉVALUATION

Résultats escomptés

1. Devenir et demeurer conscient :
   a) s'orienter de mieux en mieux (temps, espace, entourage, situation) ;
   b) avoir des pupilles qui réagissent à la lumière ;
   c) obéir aux ordres verbaux ; répondre rapidement et correctement aux questions ;
   d) mouvoir ses membres de façon réfléchie ;
   e) être capable de résoudre des problèmes et de compter par trois, par quatre et par cinq.
2. Éviter les complications :
   a) changer de position quand on le lui demande ;
   b) maintenir des signes vitaux normaux ;
   c) ne présenter aucune congestion pulmonaire.

Monitorage de la pression intracrânienne

Le *monitorage de la pression intracrânienne (PIC)* est l'enregistrement de la pression exercée sur le crâne par l'encéphale, le sang et le liquide céphalo-rachidien. Le volume de chacune de ces composantes peut augmenter à cause d'une tumeur, d'un traumatisme, d'un œdème, d'une hémorragie, d'une dilatation des vaisseaux cérébraux, etc. Le monitorage de la pression intracrânienne fournit une évaluation continuelle de l'état intracrânien.

Les buts du monitorage de la pression intracrânienne sont les suivants : (1) identifier une augmentation de la pression intracrânienne très tôt (avant qu'elle ne cause des lésions cérébrales) ; (2) quantifier le degré d'anomalie ; (3) permettre d'amorcer un traitement adéquat ; (4) avoir accès au liquide céphalo-rachidien pour un échantillonnage ou un drainage ; (5) évaluer l'efficacité du traitement.

La pression intracrânienne n'est pas constante ; elle fluctue, comme l'indiquent des ondes de haute pression (ondes A—ondes de plateau, ondes B et ondes C) et des périodes de pression relativement normale. Les *ondes de plateau (ondes A)* sont des augmentations récurrentes, transitoires et paroxystiques de la pression intracrânienne, qui peuvent durer de 5 min à 20 min et dont l'amplitude varie entre 50 mm Hg et 100 mm Hg. Les ondes A ont une grande importance clinique et sont habituellement reliées à un trouble cérébral causé par un déplacement ou une déformation du cerveau. Leur amplitude et leur fréquence peuvent augmenter, ce qui reflète une ischémie cérébrale ou une lésion cérébrale survenant avant que des signes et des symptômes d'une augmentation de la pression intracrânienne ne soient décelés cliniquement. Cela est spécialement vrai dans le cas de clients inconscients. Des variations rapides des ondes peuvent aussi indiquer une situation intracrânienne sérieuse. Par conséquent, un monitorage continu de la pression intracrânienne permet une évaluation plus objective des changements précoces de celle-ci que les autres formes d'observation.

Les *ondes B* durent moins longtemps (de 0,5 min à 2,0 min) et leur amplitude est plus faible (jusqu'à 50 mm Hg). Leur signification clinique est moins importante, et elles semblent liées à la respiration de Cheyne-Stokes.

Les *ondes C* sont de petites oscillations rythmiques qui se produisent environ six fois par minute. Elles sont reliées aux variations rythmiques de la pression artérielle systémique.

Il existe un grand nombre d'instruments utilisés pour le monitorage de la pression intracrânienne au moyen de capteurs et de transducteurs qui sont branchés à un cathéter intraventriculaire ou implantés dans le crâne (*Figure 54-1*). Les trois instruments les plus utilisés sont le cathéter ventriculaire, la vis sous-arachnoïdienne, et le transducteur épidural.

Monitorage par cathéter ventriculaire. Le *monitorage par cathéter ventriculaire* consiste à introduire un fin cathéter dans la corne frontale d'un ventricule latéral après avoir fait un trou de trépan. Le cathéter intraventriculaire est relié à un moniteur externe au moyen d'une tubulure remplie de solution saline normale. Le transducteur transmet les impulsions, et les pressions sont enregistrées. L'appareil peut être installé sur un support près du lit, au même niveau que le trou de Monro du client. On peut également installer un petit transducteur directement sur la tête du client. À la sortie du transducteur, la pression est amplifiée et enregistrée sur papier. En plus de fournir des enregistrements de la pression, le cathéter intraventriculaire permet le drainage du liquide céphalo-rachidien, surtout pendant les montées soudaines de la pression.

Chez les clients souffrant de tumeurs cérébrales sous-tentorielles ou d'anévrismes, cette méthode est particulièrement utile. Dans le traitement de l'hypertension intracrânienne, elle s'avère également efficace puisque l'on peut effectuer un drainage continu du liquide ventriculaire en

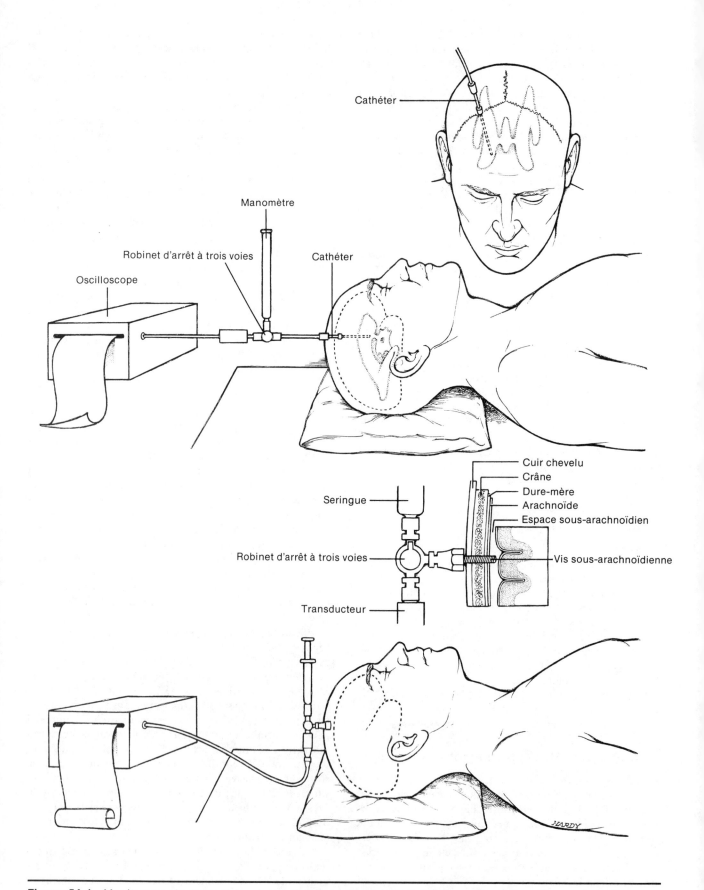

Figure 54-1   Monitorage de la pression intracrânienne. (*En haut*) Cathéter ventriculaire. (*Au centre*) Vis sous-arachnoïdienne. (*En bas*) Système de monitorage relié au transducteur et à l'enregistreur.

surveillant la pression. Cette méthode possède un autre avantage : elle fournit une voie pour l'administration de médicaments ou pour l'utilisation d'air ou de substance de contraste si l'on veut faire une ventriculographie. Certaines complications peuvent survenir : une infection ventriculaire, une méningite et un collapsus ventriculaire.

Vis sous-arachnoïdienne. (Voir la figure 54-1.) La *vis sous-arachnoïdienne* est une vis creuse que l'on fixe dans la voûte du crâne pour enregistrer la pression intracrânienne au-dessus des cavités cérébrales. Cette méthode présente l'avantage de ne pas nécessiter une ponction ventriculaire. On introduit la vis sous-arachnoïdienne par un petit trou fait dans le crâne sous anesthésie locale ; on la relie à un transducteur et on enregistre la pression sur un oscilloscope. Cette technique est utile chez les clients souffrant de traumatisme crânien ou de tumeurs cérébrales sus-tentorielles. De plus, elle a l'avantage d'éviter les complications dues au déplacement cérébral et à la petite dimension des ventricules. Parmi les complications, on note le blocage de la vis par une trop forte pression intracrânienne et les hémorragies causées par l'ouverture de la dure-mère et de l'arachnoïde.

On utilise une tubulure à robinet d'arrêt, à la fois pour les systèmes de monitorage par cathéter ventriculaire et par vis sous-arachnoïdienne, pour relier le client à un transducteur et à un enregistreur. L'ensemble jetable contient un robinet d'arrêt à trois voies fixé à la vis ou au cathéter, et une tubulure rigide remplie de solution saline reliée à une entrée du robinet et au transducteur. Le transducteur transmet l'onde par un circuit électrique à un système d'enregistrement qui permet un monitorage continu. On nettoie le système à intervalles réguliers (toutes les 6 h, par exemple) avec une solution saline afin d'assurer le bon fonctionnement du système.

On peut également utiliser une autre méthode de monitorage en implantant un capteur de pression miniature et un transmetteur dans l'espace épidural.

Note. La mesure de la pression intracrânienne est seulement l'un des paramètres de l'évaluation du client. La pression intracrânienne est obtenue par la mesure des pressions du liquide ventriculaire qui varient normalement de 0 mm Hg à 10 mm Hg. On considère les pressions supérieures à 15 mm Hg comme anormales.

☐ HYPERTHERMIE

Les clients atteints d'affections neurologiques ou ayant subi une intervention chirurgicale du système nerveux présentent souvent de fortes fièvres à cause d'une infection intracrânienne ou d'une lésion du centre de régulation de la température. On doit éviter ces élévations de température qui accroissent les demandes métaboliques de l'encéphale, qui surchargent la circulation cérébrale et l'oxygénation et qui provoquent une détérioration cérébrale. Une hyperthermie persistante indique une lésion du tronc cérébral et elle est d'un mauvais pronostic. Il a été démontré que les températures corporelles fortement sous la normale diminuent l'œdème cérébral, réduisent la quantité d'oxygène et de métabolites requis par l'encéphale et qu'elles protègent l'encéphale d'une ischémie persistante. De plus, la circulation collatérale cérébrale peut fournir un apport sanguin suffisant si l'on peut abaisser le métabolisme corporel.

L'induction et le maintien de l'hypothermie est une méthode clinique importante, qui demande une surveillance et des interventions compétentes de la part de l'infirmière. Il est préférable de commencer le traitement avant que la température du client ne soit trop élevée.

- On doit enlever toutes les couvertures du client (à l'exception peut-être d'un drap léger ou d'une bande-culotte).
- On peut administrer des doses répétées d'aspirine ou d'acétaminophène.
- Pour augmenter la surface de refroidissement, on peut donner au client un bain d'éponge à l'alcool ou à l'eau froide et installer un ventilateur électrique dirigé vers lui.
- La chlorpromazine peut supprimer les frissons.

De nos jours, l'usage de la couverture et de l'équipement hypothermaux est habituellement efficace dans la suppression de l'hyperthermie neurogène.

☐ CLIENT INCONSCIENT

L'*inconscience* est un état dans lequel il y a un abaissement de la fonction cérébrale, allant de la stupeur au coma. En état de stupeur, le client montre des signes d'agacement lorsqu'il est stimulé par quelque chose de désagréable, tel qu'une piqûre d'épingle, des applaudissements bruyants, etc. Il peut retirer ses membres, faire des grimaces ou émettre des sons inintelligibles. Le client dans un coma profond ne réagit de manière adéquate à aucun stimulus et n'a aucun réflexe.

L'inconscience peut être associée à une lésion du cerveau causée par un traumatisme, un accident vasculaire cérébral, une hypotension et des perturbations métaboliques (insuffisance hépatique ou rénale), un surdosage de médicaments ou l'ingestion d'alcool.

■ ÉVALUATION INITIALE

Manifestations cliniques. On mesure l'état de conscience (niveau de réaction) du client en évaluant l'ouverture de ses yeux, ses réponses verbales et ses réactions motrices à une commande ou à un stimulus douloureux. Ces facteurs sont évalués et notés sur la « fiche d'observation » des signes vitaux neurologiques (voir à la figure 55-10). On évalue aussi le diamètre des pupilles, leur égalité et leur réaction à la lumière. On note également le mouvement des yeux, la symétrie faciale, les réflexes de la déglutition et les réflexes ostéotendineux. Les signes importants à évaluer chez le client inconscient sont indiqués à l'encadré 54-1 et l'évaluation d'un client souffrant d'une blessure à la tête, à la page 1250.

Problèmes du client et diagnostics infirmiers

À partir des manifestations cliniques et de l'évaluation diagnostique, les problèmes du client et les diagnostics

Encadré 54-1   Évaluation du client inconscient

Examen	Évaluation clinique	Signification clinique
Niveau de réaction et de conscience	Voir à la page 1176	
Respirations	Cheyne-Stokes	Lésions profondes dans les deux hémisphères, les noyaux gris centraux et le tronc cérébral supérieur
	Hyperventilation	Acidose systémique
	Respiration ataxique, irrégulière en profondeur et en fréquence	Signe sérieux d'une insuffisance imminente des centres médullaires
Yeux : pupilles	Dilatation progressive	Indique une augmentation de la pression intracrânienne
	Diamètre égal ou inégal	Signe de localisation

Taille

Égalité

Examen	Évaluation clinique	Signification clinique
Réaction à la lumière	Réaction ou non à la lumière	Signe de localisation
Mouvements des yeux	Les yeux bougent d'un côté à l'autre	Absents dans les cas de lésion du tronc cérébral et de la protubérance
Réflexe cornéen	Quand on touche la cornée avec un petit bout de coton propre, la réaction de clignotement est normale	Absent dans le cas de coma profond Tests pour les nerfs crâniens V et VII Signe de localisation s'il est unilatéral

Examen	Évaluation clinique	Signification clinique
Symétrie faciale	Asymétrie (flaccidité ; diminution des rides)	Signe de paralysie
Réflexe de déglutition	Baver au lieu d'avaler spontanément	Absent lors d'un coma Paralysie des nerfs crâniens X et XII
Cou	Raideur de la nuque	Méningite ; hémorragie sous-arachnoïdienne
	Absence de mouvement spontané du cou	Fracture ou luxation de la colonne cervicale
Réaction des membres à la douleur	Exercer une pression ferme sur une articulation d'un membre supérieur ou inférieur	Réaction asymétrique lors de paralysie Absente lors d'un coma profond

Encadré 54-1 Évaluation du client inconscient (*suite*)

Examen	Évaluation clinique	Signification clinique
Réflexes ostéotendineux	Frapper les tendons du biceps et de la rotule	Valeur de localisation d'une réaction vive Réaction asymétrique lors de paralysie Absente lors de coma profond
Réflexes pathologiques	Pression ferme sur la plante du pied avec un objet à bout rond, du côté latéral vers l'extrémité antérieure	Fléchissement des orteils, surtout du gros orteil : normal, sauf chez le nouveau-né Fléchissement dorsal des orteils, surtout du gros orteil : pathologie contralatérale du faisceau pyramidal (signe de Babinski) Signes de localisation
Postures pathologiques	Rigidité de décérébration (*en bas, à gauche*) Rigidité de décortication (*en bas, à droite*)	Atteinte du tronc cérébral ; mauvais pronostic Atteinte d'un hémisphère cérébral

Rigidité de décérébration   *Rigidité de décortication*

Tonus musculaire	Rigidité des muscles fléchisseurs ou des muscles extenseurs, ou flaccidité des membres	Indique une paralysie

infirmiers comprennent : des voies respiratoires inefficaces à cause de l'accumulation de sécrétions ; une carence nutritionnelle causée par une incapacité d'ingérer des aliments et des liquides ; une perturbation de l'élimination urinaire et intestinale (incontinence), reliée à l'état inconscient du client ; une détérioration possible de la peau à cause du manque de mobilité ; un manque de soins personnels (hygiène buccale, bain, alimentation, toilette) à cause de l'état inconscient.

■ PLANIFICATION ET INTERVENTION

Objectifs

Les objectifs de soins sont les suivants :

1. Maintien des voies respiratoires.
2. État nutritionnel adéquat.
3. Continences urinaire et intestinale.
4. Absence de détérioration de la peau.

La qualité des soins infirmiers apportés à un client inconscient peut littéralement faire la différence entre la vie et la mort, puisque ses réflexes protecteurs sont altérés. Ainsi, l'infirmière assume la responsabilité du client jusqu'à ce qu'il puisse tousser, cligner des yeux et déglutir, qu'il redevienne conscient et qu'il retrouve son sens de l'orientation temporelle et spatiale. Le principal objectif infirmier est donc de maintenir les réflexes protecteurs du client jusqu'à ce que celui-ci puisse prendre soin de lui-même. Il faut libérer les voies respiratoires et les maintenir libres, évaluer l'état de conscience du client, maintenir un équilibre nutritionnel et apporter un soutien infirmier continu (maintenir les éliminations urinaire et intestinale, prendre soin de la peau et des yeux, faire attention à la position du client, maintenir une température normale, surveiller la fuite de liquide céphalo-rachidien, apporter de la sécurité et aider aux soins personnels). De plus, on doit être attentif aux besoins de la famille.

Maintenir les voies respiratoires ouvertes. La préoccupation la plus importante dans le soin d'un client inconscient est de dégager et de garder libres les voies respiratoires. Le client inconscient risque d'avoir les voies respiratoires obstruées par sa langue tombant dans l'oropharynx.

- Le client est en position latérale ou en position de Sims pour faciliter l'écoulement des sécrétions respiratoires. *(Il ne faut pas permettre à un client inconscient de demeurer sur le dos.)*

L'accumulation de sécrétions dans le pharynx présente un problème grave qui exige un traitement consciencieux et intelligent. Puisque le client est incapable d'avaler et qu'il manque de réflexes pharyngés, on doit retirer ses sécrétions pour éliminer le danger d'aspiration.

- On utilise la succion pour enlever les sécrétions de la partie postérieure du pharynx et de la partie supérieure de la trachée.

Lorsque l'appareil de succion est en position *arrêt*, on lubrifie un cathéter, dont l'extrémité est coupée en biseau, avec un lubrifiant hydrosoluble et on le fait pénétrer jusqu'à l'endroit désiré. On met alors l'appareil en marche (pression négative) et on fait la succion en retirant le cathéter, tout en le tournant entre le pouce et l'index. Cette torsion du cathéter prévient l'irritation des muqueuses trachéale et pharyngée par l'extrémité du cathéter, puisque l'irritation augmente les sécrétions et produit une hémorragie des muqueuses. On doit garder le cathéter de succion méticuleusement propre (si le client a une trachéotomie, on doit le garder stérile). On détermine la fréquence de la succion par la quantité de sécrétions présentes.

La bouche du client inconscient est une autre région qui a besoin de soins consciencieux. La bouche doit être nettoyée soigneusement avec un abaisse-langue recouvert de gaze ou avec une débarbouillette parfaitement rincée. Un lubrifiant lénitif, appliqué à l'intérieur de la bouche et sur les lèvres, prévient le dessèchement et la formation de croûtes.

Évaluation du niveau de réaction du client. On mesure les niveaux de réaction et de conscience du client en évaluant l'ouverture des yeux et les réactions verbales et motrices (voir à la page 1277). Les signes vitaux, les pupilles, les mouvements des yeux et la puissance motrice sont aussi évalués (voir aussi l'encadré 55-10).

Maintien de l'équilibre nutritionnel. On répond aux besoins nutritionnels du client d'abord en lui donnant les liquides requis par voie intraveineuse, puis par gavage ou par gastrostomie.

- Chez les clients souffrant d'affections intracrâniennes, les solutions intraveineuses et les transfusions sanguines doivent perfuser lentement. Si elles sont données trop rapidement, elles peuvent augmenter la pression intracrânienne. On doit limiter la quantité de liquides administrés afin de minimiser les risques d'œdème cérébral.
- Ne jamais donner de liquides par la bouche à un client qui ne peut avaler. Une façon de vérifier si le client est

capable d'avaler sans s'étouffer est de lui faire sucer un tampon imbibé d'eau.

- On peut aussi installer un tube nasogastrique par lequel le client peut recevoir de la nourriture liquide (voir à la page 665).

Éliminations urinaire et intestinale. On palpe la vessie pour déterminer s'il y a rétention urinaire, car une vessie pleine peut être la cause de l'incontinence. L'incontinence urinaire peut être traitée par l'installation d'une sonde à trois voies reliée à un système de drainage continu ou par l'installation d'un système de drainage régulier. Cela est important si l'on utilise des diurétiques pendant le traitement. Le fait de pincer la sonde de temps en temps aide à prévenir une contracture de la vessie ; cette technique ressemble au fonctionnement normal du système urinaire.

On évalue la distension abdominale en écoutant les bruits intestinaux et en mesurant la circonférence de l'abdomen à l'aide d'un ruban à mesurer. On peut administrer des lavements tous les deux ou trois jours afin d'éliminer l'incontinence fécale ou de réduire la fréquence des selles involontaires. Des selles diarrhéiques et fréquentes indiquent la présence d'un fécalome. Les méthodes pour établir la maîtrise des fonctions urinaire et intestinale sont décrites à la page 161.

Soins de la peau et position du client. On porte une attention particulière aux clients inconscients, car ils sont insensibles aux stimuli externes. Ils doivent être tournés fréquemment et placés adéquatement. Cela permet une stimulation proprioceptive et vestibulaire, et soulage la pression. (Voir aux pages 148 à 152 pour la prévention des escarres de décubitus.)

Il faut non seulement maintenir un bon alignement corporel du client, mais aussi lui faire faire des exercices passifs des membres pour éviter les contractures. L'utilisation d'une planche au pied du lit aide à prévenir le symptôme du pied tombant et élimine la pression de la masse de la literie sur les orteils. Les rouleaux trochantériens supportant les articulations des hanches gardent les jambes en bonne position (voir la figure 11-1, à la page 148). Le bras doit être en abduction, les doigts légèrement fléchis et la main en position de légère supination.

Régulation de la température. La température ambiante se règle selon l'état du client. Si sa température est élevée, il devra avoir un drap et peut-être seulement une bande-culotte pour se couvrir.

La température de la pièce peut être maintenue à 18,3°C. Cependant, si le client est âgé et s'il n'a pas subi d'élévation de température, il a besoin d'une atmosphère chaude. Peu importe la température, l'air doit être frais et inodore.

- La température corporelle de ces clients ne se prend jamais par la bouche. On préfère la température rectale à la température axillaire, qui est moins précise.

Soins des yeux. Dans certains cas, en l'absence de réflexe cornéen, il arrive que la cornée soit irritée ou égratignée, causant une kératite ou des ulcères cornéens. Il peut être nécessaire d'irriguer les yeux avec une solution physiologique et de les lubrifier avec de l'huile minérale stérile. Souvent, le client souffre d'un œdème péri-oculaire après une opération à la tête. On peut appliquer des compresses d'eau froide, tout en évitant de toucher la cornée.

Pertes de liquides.   S'il y a une hémorragie auriculaire ou nasale ou un suintement de liquide céphalo-rachidien, on doit aviser le médecin immédiatement. On peut introduire un petit morceau de coton stérile dans la narine ou dans l'oreille, mais il ne faut pas essayer de les nettoyer tant que le client n'a pas subi un examen en profondeur.

Sécurité.   Pour protéger le client, on doit utiliser des ridelles capitonnées. On doit prendre toutes les mesures disponibles et appropriées pour calmer et rassurer le client troublé. Qu'il soit pleinement conscient ou non, il peut tenter de résister à l'application de toutes les formes de contention, et la fureur ainsi provoquée peut conduire à une blessure ou à une dangereuse augmentation de la pression intracrânienne.

Autonomie du client et autosoins.   Le client inconscient est dépendant du personnel infirmier en ce qui concerne toutes ses activités quotidiennes. Dès qu'il redevient conscient, l'infirmière commence à lui enseigner certaines activités ; elle l'aide, l'encourage et supervise ses activités jusqu'à ce que le client redevienne indépendant. (Voir activités de la vie quotidienne, à la page 152.)

Famille du client inconscient.   La famille du client inconscient peut être plongée dans un état soudain de crise ; elle passera par différentes phases d'anxiété, de dénégation, de colère, de remords, de chagrin et d'acceptation. Afin d'aider les membres de la famille à s'adapter à la situation, le personnel infirmier peut leur donner plus d'informations sur l'état du client, leur permettre de s'engager dans le programme de soins, les encourager à faire part de leurs sentiments et de leurs inquiétudes, tout en les aidant à prendre des décisions en ce qui concerne le traitement et le placement du client après l'hospitalisation.

Un résumé des soins infirmiers à donner à un client inconscient se trouve à l'encadré 54-2.

■ ÉVALUATION

Résultats escomptés

1. Maintenir ses voies respiratoires libres :
   a) rejeter ses sécrétions ;
   b) se tourner d'un côté à l'autre ;
   c) ne pas avoir de râle à l'auscultation pulmonaire
   d) réagir aux stimuli.
2. Atteindre et maintenir un bon état nutritionnel :
   a) avoir un bon réflexe de déglutition ;
   b) ne pas montrer de signes de déshydratation ;
   c) avoir un taux d'électrolytes sériques normal ;
   d) révéler des bruits intestinaux à l'auscultation ;
   e) ne pas perdre beaucoup de masse.
3. Maîtriser son élimination urinaire et son élimination intestinale :
   a) ne pas ressentir de distension vésicale ou intestinale ;
   b) essayer d'uriner à intervalles réguliers ;
   c) prendre une part active au programme de rééducation intestinale.

4. Ne pas avoir de problèmes cutanés :
   a) se tourner d'un côté à l'autre ;
   b) utiliser une peau de mouton pour s'étendre.
5. Prendre soin de lui-même :
   a) participer à son hygiène buccale ;
   b) prendre une part active à son bain ;
   c) essayer de se nourrir lui-même ;
   d) demander l'urinal ou le bassin quand il en a besoin ;
   e) participer activement aux exercices de renforcement musculaire.

☐ APHASIE

L'*aphasie* est une perturbation du langage causée par une blessure ou par une maladie des centres nerveux. Elle peut comporter l'altération de la capacité de lire et d'écrire, de même que celle de parler, d'écouter, de calculer et de comprendre les gestes (*Encadré 54-3*). Aux États-Unis, entre un million et un million et demi d'adultes souffrent d'aphasie, dont les principales causes sont les accidents vasculaires cérébraux, les traumatismes crâniens et les tumeurs cérébrales.

La région corticale, qui est responsable de l'intégration de la multitude des voies d'association requises pour la compréhension et la formulation du langage, mesure environ 4 cm^2 (voir l'aire motrice du langage à la figure 53-2). Le centre moteur de la parole, appelé *centre moteur de Broca*, est situé dans une circonvolution attenante à l'artère cérébrale moyenne. C'est là que sont emmagasinées les combinaisons des mouvements musculaires nécessaires pour articuler chaque mot. Il ne s'agit pas là des cellules qui commandent les muscles de la phonation. Ces dernières sont situées dans l'aire somato-motrice du langage elle-même. Chaque mot a besoin, pour être prononcé, d'une combinaison ou d'une succession de combinaisons de contractions musculaires. Non seulement les muscles des cordes vocales doivent se contracter, mais aussi ceux de la gorge, de la langue, du voile du palais, des lèvres et de la cage thoracique. Les informations relatives à ces combinaisons sont stockées dans les cellules de la circonvolution frontale inférieure. Elles régissent les cellules de l'aire somato-motrice, qui font se contracter les muscles au bon moment et selon l'intensité adéquate.

Le centre moteur de Broca est tellement rapproché de l'aire somato-motrice qu'une affection de ce centre a des effets sur le centre du langage. C'est d'ailleurs pour cette raison que de nombreuses personnes paralysées du côté droit (à cause d'une lésion de l'hémisphère gauche) sont incapables de parler, alors que celles qui souffrent d'une paralysie du côté gauche n'ont presque jamais de troubles de langage. Il arrive parfois que certains clients paralysés du côté gauche souffrent de troubles du langage, mais il s'agit habituellement de personnes gauchères dont le centre du langage se situe dans l'hémisphère droit.

Syndromes aphasiques

Il existe une multitude d'altérations du langage ainsi que différentes façons de les classifier. Une des méthodes de classification consiste à les séparer en deux types : *aphasie motrice* et *aphasie sensorielle*. On détermine le type d'aphasie

Encadré 54-2   Soins infirmiers du client inconscient

Objectifs, soins infirmiers et justification des soins

Les principes de base des soins infirmiers sous-jacents aux soins du client inconscient s'appliquent à tous les clients inconscients, peu importe la cause clinique. Il y a deux dangers importants pour le client : (1) la maladie ou le traumatisme qui provoque l'inconscience et (2) la menace de l'état inconscient. Le premier problème est que les réflexes protecteurs normaux du client sont altérés. Le but des soins infirmiers est d'assumer ces mécanismes protecteurs pour le client jusqu'à ce qu'il soit conscient et qu'il puisse fonctionner dans son environnement.

Objectifs et interventions	**Raison**
A. Établir et maintenir adéquats les voies respiratoires, l'échange respiratoire et la circulation.	Des échanges respiratoires inadéquats favorisent la rétention de CO_2, qui peut produire un œdème cérébral diffus. Une obstruction des voies respiratoires aggravera l'œdème cérébral et peut être la cause d'une inconscience continue ou plus profonde.
1. Placer le client en décubitus ventral aux trois quarts ou en position latérale, la tête tournée d'un côté. (Dans le cas d'une augmentation de la pression intracrânienne, élever la tête du lit selon la prescription.)	1. Une position déclive prévient l'obstruction des voies aériennes supérieures par la langue, favorise le drainage des sécrétions respiratoires et facilite les échanges d'oxygène et de dioxyde de carbone.
2. Introduire une canule orale si la langue est paralysée ou si elle obstrue les voies aériennes.	2. Les voies aériennes bruyantes sont des voies obstruées. (Les voies obstruées augmentent la pression intracrânienne.) L'usage d'une canule oropharyngienne est considéré comme une mesure à brève échéance.
3. Se préparer à l'introduction d'une sonde endotrachéale à ballonnet si l'état du client le requiert (réflexe de la toux inefficace, insuffisance respiratoire).	3. L'intubation endotrachéale est plus efficace, car elle permet la ventilation en pression positive. La sonde à ballonnet ferme hermétiquement le tube digestif, prévenant ainsi l'aspiration, et elle permet la succion efficace des sécrétions trachéobronchiques.
4. Utiliser l'oxygénothérapie, les techniques de ventilation assistée en pression positive ou la ventilation artificielle avec un ventilateur lorsqu'il y a menace d'insuffisance respiratoire.	4. Lorsque les gaz artériels révèlent l'insuffisance de ventilation et d'échanges gazeux chez un client, une insuffisance respiratoire peut s'ensuivre.
5. Garder les voies respiratoires libres de sécrétions par une succion efficace.	5. Par l'absence des réflexes de la toux et de la déglutition, les sécrétions s'accumulent rapidement dans le pharynx postérieur et dans la trachée supérieure, et elles préparent le terrain à des complications respiratoires fatales.
a) Relier l'extrémité ouverte du cathéter au tube en Y. b) Garder une des extrémités du tube en Y libre pendant l'introduction du cathéter. c) Lorsque le cathéter a atteint le niveau désiré, boucher l'extrémité libre du tube en Y avec le doigt. d) Mettre la succion en marche et retirer lentement le cathéter dans un mouvement de torsion entre le pouce et l'index.	d) La pression négative (succion en marche) s'applique seulement au moment où le cathéter est retiré. Le mouvement de torsion du cathéter de succion réduit le contact prolongé avec la muqueuse pharyngienne. Une succion énergique irrite la muqueuse, augmente la quantité de sécrétions, produit une hémorragie de la muqueuse et accroît les risques d'infection.

e) Tourner doucement la tête du client d'un côté et de l'autre pendant la succion.
  (1) Limiter la succion trachéale à des intervalles de quelques secondes.
  (2) Permettre au client de se reposer entre les succions.
  (3) Oxygéner le client entre les succions, lorsque cela est nécessaire.	

Encadré 54-2 Soins infirmiers du client inconscient (*suite*)

Objectifs et interventions	Raison
6. Évaluer le pouls (radial, carotidien, apical, pédieux) ; mesurer la pression artérielle.	6. Ces mesures vérifient l'efficacité du système circulatoire.
7. Surveiller périodiquement la Po_2 et la Pco_2 artérielles.	7. Ces évaluations déterminent si le traitement est convenable.
8. Aider à introduire une sonde gastrique.	8. Une sonde gastrique permet la succion du contenu de l'estomac et crée une voie pour l'alimentation buccale.
9. Se préparer à la trachéotomie si le coma devient plus profond et s'il y a évidence d'échanges respiratoires insuffisants.	
a) Garder la canule à trachéotomie très propre.	
(1) Injecter soigneusement de 3 mL à 5 mL de solution saline dans l'ouverture trachéale, puis faire la succion.	(1) La sécheresse des voies respiratoires produit la formation rapide de bouchons muqueux qui sont difficiles à éliminer. Le lavage soigné de la trachée (de 3 mL à 5 mL de solution saline) stimule aussi le réflexe de la toux qui aide à libérer l'arbre trachéobronchique.
b) Porter des gants stériles et utiliser un cathéter stérile chaque fois qu'on fait la succion par la trachéotomie.	
c) Faire la succion du contenu de la trachée autour et à l'intérieur de la canule.	c) En gardant les voies respiratoires supérieures propres et libres de mucus et de sécrétions séchées, on diminue les complications pulmonaires subséquentes.
d) Assurer une humidification adéquate de l'air.	
10. Évaluer la fonction cardiaque.	
11. Donner les antibiotiques selon l'horaire prévu.	11. On maintient une protection à l'aide d'antibiotiques polyvalents, chez le client inconscient, pour prévenir les complications pulmonaires et infectieuses.
12. Aider à faire les épreuves diagnostiques (sang, urine, succion nasogastrique).	12. On fait une prise de sang pour déterminer s'il y a une cause métabolique (hypoglycémie) au coma.
B. Évaluer le niveau de réaction.	
1. Faire une évaluation constante du niveau de conscience du client et des changements dans ses réactions.	1. Le niveau de conscience est la mesure la plus importante de l'état du client. L'état d'un client inconscient peut dégénérer rapidement pour plusieurs raisons cliniques.
2. Enregistrer les *réactions exactes du client* : les mouvements, la qualité de la parole, l'ouverture des yeux, les réponses verbales. Décrire les réactions du client et les stimuli qui les provoquent (voir à la page 1176).	2. Un client inconscient est incapable d'obéir aux ordres ou de prononcer des mots intelligibles.
3. Examiner le diamètre, la forme et la réaction à la lumière des pupilles.	
4. Évaluer le mouvement des membres en réaction aux ordres verbaux ou à un stimulus douloureux.	4. Aucune réaction ou une réaction retardée, ou inadéquate, est un signe clinique défavorable.
C. Évaluer la progression des signes vitaux.	
1. Connaître les signes vitaux de base (initiaux) du client et avertir le médecin s'il y a des variations significatives de la pression artérielle, une instabilité du pouls et des cycles respiratoires.	1. Les fluctuations des signes vitaux indiquent un changement dans l'homéostasie intracrânienne. Le monitorage des signes vitaux est aussi nécessaire pour déceler une hémorragie cachée.
2. Prendre la pression artérielle, le rythme et la régularité du pouls et de la respiration, et la température à de fréquents intervalles jusqu'à ce qu'il y ait une évidence clinique de stabilité.	2. Prendre et enregistrer la température est important, puisque les mécanismes régulateurs de la température peuvent être perturbés. L'hyperthermie est un signe d'un pronostic sombre. La pression artérielle systolique doit être adéquate pour maintenir la pression de perfusion cérébrale. Un pouls faible, une augmentation de la pression artérielle et un ralentissement de la respiration sont associés à une perte des activités cérébrales.

Encadré 54-2   Soins infirmiers du client inconscient (*suite*)

Objectifs et interventions	Raison
D. Maintenir l'équilibre hydro-électrolytique. 　1. Administrer des solutions intraveineuses, selon la prescription. 　2. Ou utiliser la suralimentation. 　3. Ou commencer l'alimentation par sonde (gavage).	1. On fait en laboratoire des évaluations en série des électrolytes lorsque le client reçoit des solutions intraveineuses pour assurer un bon équilibre. 2. Voir à la page 673. 3. L'alimentation par sonde gastrique assure une meilleure nutrition que l'alimentation intraveineuse. L'équilibre électrolytique et protéique est maintenu par l'absorption sélective. De plus, un iléus paralytique est fréquent chez le client inconscient, et une sonde nasogastrique aide à la décompression gastrique.
a) Introduire une petite sonde gastrique par le nez, dans l'estomac. 　　b) Faire la succion du contenu de l'estomac avant chaque gavage. 　　c) Soulever la tête et le thorax du client et administrer lentement de 100 mL à 150 mL de gavage. Administrer une petite quantité au début et augmente graduellement jusqu'à 400 mL à 500 mL à chaque gavage. 　　d) Administrer de 2 000 mL à 2 500 mL de liquide par la sonde, tous les jours.	 b) Si le contenu retiré excède 50 mL, le client peut être en train de développer un iléus. Il peut y avoir distension abdominale et vomissements. c) L'élévation de la tête du client avant, pendant et après le gavage réduit la régurgitation œsophagienne et l'aspiration. d) Un client inconscient a besoin d'une certaine quantité de liquide par jour. Des aliments à haute teneur protéique peuvent produire une diurèse osmotique qui occasionnera une déshydratation et un coma hyperosmolaire, à moins d'assurer un apport de liquide adéquat. La fièvre, une sudation excessive ou toute autre perte de liquide par le corps augmentent les besoins en liquides.
e) Rincer la sonde avec de l'eau après chaque gavage. 　　f) Réfrigérer la nourriture destinée au gavage. 　　g) Mesurer la quantité d'urine excrétée et sa densité relative. 　　h) Se préparer à une gastrostomie si l'état du client le demande.	 h) Une intubation nasogastrique prolongée peut causer une œsophagite (par reflux gastrique) et une érosion de la cloison des fosses nasales.
E. Fournir le soutien nécessaire à mesure que l'état changeant du client l'indique. 　1. Être attentif aux différentes phases d'agitation.	1. Un certain degré d'agitation peut être rassurant, car il peut signifier que le client reprend conscience. Cependant, l'agitation est un symptôme courant de l'hypoxie cérébrale ou d'une obstruction partielle des voies respiratoires, d'une distension vésicale, d'une hémorragie méconnue ou d'une fracture ; cela peut être la manifestation d'une lésion cérébrale.
a) Assurer un éclairage adéquat de la chambre pour prévenir les hallucinations chez le client qui reprend conscience. 　　b) Matelasser les ridelles, mettre des moufles ou des gants bourrés aux mains, ou utiliser tout autre dispositif pour protéger le client. 　　c) Éviter de donner trop de sédatifs au client.	 c) Les sédatifs et les narcotiques abaissent le niveau de réaction, qui est un guide de l'évaluation clinique. Certains médicaments modifient le diamètre des pupilles et leur réaction, qui sont des signes importants.

Encadré 54-2 Soins infirmiers du client inconscient (*suite*)

Objectifs et interventions	**Raison**

Objectifs et interventions

    d) Éviter les contentions le plus possible.

    e) Parler calmement au client, en l'appelant par son nom.

    f) Le toucher le plus doucement possible.

2. Garder la peau propre, sèche et exempte de pression.

    a) Lubrifier la peau avec des lotions émollientes pour prévenir l'irritation des draps, la sécheresse, le frottement et le fendillement.

    b) Examiner les points de pression pour déterminer la présence d'une rougeur ou d'une altération de la peau.

    c) Couper les ongles du client pour éviter les égratignures.

3. Faire des exercices d'amplitude de mouvement de tous les membres, quatre fois par jour.

4. Tourner le client d'un côté à l'autre à intervalles réguliers. Entreprendre la kinésithérapie thoracique, selon la prescription.

5. Observer chez le client les signes d'une distension vésicale.

    a) Utiliser un condom urinaire (homme).

    b) Si le client est incapable d'uriner, introduire une sonde à demeure à trois voies avec un drainage continu.

6. Surveiller la constipation et la diarrhée.

7. Entreprendre les soins buccaux.

8. Protéger les yeux d'une irritation cornéenne.

    a) S'assurer que les draps ne frottent pas contre les yeux du client.

    b) Examiner régulièrement le diamètre des pupilles et l'état des yeux à l'aide d'une lampe électrique.

    c) Enlever les verres de contact s'il y a lieu.

    d) Irriguer les yeux avec une solution saline stérile et instiller des gouttes stériles d'huile minérale dans chaque œil.

    e) Se préparer à une tarsorraphie temporaire (suture des paupières en position fermée) si l'état d'inconscience est prolongé.

9. Protéger le client durant les crises convulsives (voir à la page 1246).

    a) Protéger le client contre les blessures qu'il peut s'infliger.

    b) Observer le client durant les convulsions et enregistrer les observations.

    c) Administrer les médicaments anticonvulsivants prescrits, par la sonde nasogastrique.

Raison

2. Les clients comateux sont prédisposés à la formation d'escarres de décubitus. Toutes ces interventions sont faites pour prévenir la formation de ces plaies aux régions sensibles à la pression.

    a) Voir aux pages 148 à 152 pour d'autres mesures préventives des escarres.

3. Les déformations dues aux contractures se développent tôt chez les clients inconscients.

4. Le fait de tourner le client soulage les régions sous pression et aide à garder les poumons libres en mobilisant les sécrétions. Une pression prolongée sur les membres produit une paralysie par compression des nerfs et des escarres de décubitus.

5. a) Une élimination involontaire indique un état altéré du niveau de conscience.

    b) L'infection suit invariablement l'usage prolongé d'une sonde à demeure qui est reliée à un drainage direct.

6. La constipation est causée par l'immobilisation et le manque de fibres alimentaires. La diarrhée est causée par une infection, des antibiotiques, des aliments hyperosmolaires et un fécalome.

a) La cornée fonctionne comme un bouclier. Si les yeux demeurent ouverts pendant de longues périodes, il y aura un dessèchement, une irritation et une ulcération de la cornée.

d) Cela enlève les déchets et aide à prévenir une vitrification et une ulcération de la cornée.

9. Un client ayant un traumatisme crânien est un candidat éventuel à des crises convulsives.

Encadré 54-2   Soins infirmiers du client inconscient (*suite*)

Objectifs et interventions	Raison
10. Surveiller toute complication. a) Les complications respiratoires (infection, aspiration, obstruction, atélectasie). b) Le déséquilibre hydro-électrolytique. c) L'infection (urinaire, des plaies, du système nerveux central). d) La distension vésicale et gastro-intestinale. e) Des crises convulsives. f) Une hémorragie gastro-intestinale. 11. Assurer un environnement stimulant et des contacts sociaux. a) S'adresser directement au client ; encourager la famille à lui parler. b) Exciter le client ; le toucher ; stimuler ses sens. c) Faire entendre une bande magnétique sur laquelle sont enregistrés les bruits habituels de la maison ou du lieu de travail du client. 12. Expliquer au client ce qui s'est passé pendant sa période d'inconscience. Lui permettre de poser des questions et de parler de son expérience pendant cette période.	 11. Des sons significatifs stimulent le cortex. a) Essayer de stimuler les sens du client pour surmonter sa perte sensorielle. c) Connaître les goûts du client en musique, ses émissions de radio et de télévision préférées, et ses habitudes de vie. 12. Cela aide le client à faire face à son anxiété, mobilise ses mécanismes de défense et favorise la guérison psychologique.

en écoutant le client parler. En général, les clients atteints d'aphasie motrice ont des lésions situées dans la partie antérieure de l'encéphale alors que ceux atteints d'aphasie sensorielle ont des lésions de la partie postérieure.

Aphasie motrice (aphasie de Broca, aphasie expressive).   Ce type d'aphasie est caractérisé par une réduction du langage et des efforts d'élocution. Le client comprend ce qu'on lui dit ; il connaît les mots qu'il veut utiliser, est capable de les écrire et de les lire, mais il ne peut pas effectuer les mouvements buccaux nécessaires pour les prononcer ; lorsqu'il essaie, il produit un son incompréhensible. Il est conscient de son problème, ce qui l'affecte beaucoup. Ce type d'aphasie motrice est dû à la destruction de la circonvolution frontale inférieure par un accident vasculaire cérébral ou par une tumeur. Pour causer une aphasie permanente, la lésion doit (ce qu'elle fait généralement) atteindre la substance blanche sous la circonvolution frontale inférieure, où les fibres se dirigent vers les autres parties de l'encéphale et d'où elles proviennent. Dans le cas où seule la substance grise de la circonvolution frontale inférieure est détruite, l'aphasie peut être temporaire.

L'*aphasie globale* est caractérisée par une perte grave et presque complète de toutes les fonctions reliées au langage : incapacité de parler, de comprendre ce que les autres disent, de répéter, ou de nommer des objets. Il s'agit du plus grave syndrome aphasique ; l'aphasie globale peut être causée par une destruction à la fois du centre moteur de Broca et du champ de Wernicke.

Aphasie sensorielle.   Ce type d'aphasie (qui comprend l'aphasie de Wernicke, l'aphasie de conduction et l'aphasie amnésique de Pitres) est caractérisé par une difficulté de compréhension du langage.

Dans le cas de l'*aphasie de Wernicke (sensorielle)*, le client parle facilement, mais son discours manque de clarté, d'information, de sens, et il est même parfois inintelligible (« jargon »). La région atteinte est la partie postérieure de la première circonvolution temporale (champ de Wernicke), mais les lésions peuvent s'étendre au-delà de cette région. Ce type d'aphasie touche environ 15% des clients aphasiques, et son occurrence augmente avec l'âge du client.

Le client atteint d'*aphasie de conduction* peut comprendre presque tout ce qu'on lui dit, mais il a de la difficulté à prononcer et à répéter des phrases. Cette catégorie constitue environ 10% des cas d'aphasie.

Dans le cas d'*aphasie amnésique de Pitres*, le sujet tient un discours presque normal, mais il a de la difficulté à trouver les mots. Cela se rencontre chez environ 5% des clients aphasiques.

Soins infirmiers

Il existe une grande variété de symptômes et de troubles reliés à l'aphasie. Le traitement est individualisé ; il est basé sur les antécédents et les intérêts du client. Les chances de guérison dépendent de l'étendue de la lésion cérébrale, de la personnalité du client et du soutien (famille et amis) dont dispose celui-ci. Ces chances sont évaluées par l'orthophoniste avec l'aide du neurologue. Certains clients atteints d'une lésion cérébrale étendue ne retrouveront jamais l'usage de la parole.

L'évaluation du client aphasique consiste à l'écouter parler, à lui demander de faire certains gestes (par exemple, « donnez-moi ce crayon ») ou de nommer certains objets, à lui faire répéter des phrases et à le faire écrire.

L'objectif infirmier est de stimuler l'audition du client et de rétablir sa communication orale.

Encadré 54-3   Glossaire de certains termes reliés à l'aphasie *

Acalculie ; dyscalculie : incapacité ou difficulté à effectuer les opérations mathématiques ou d'utiliser des symboles numériques.

Agnosie : trouble de la reconnaissance des objets familiers perçus par les sens.
   Agnosie auditive : incapacité à reconnaître la signification des sons.
   Agnosie chromatique : incapacité à différencier les couleurs.
   Agnosie tactile : incapacité à reconnaître les objets familiers par le toucher.
   Agnosie visuelle : incapacité à reconnaître les objets, avec ou sans perte de l'acuité visuelle.

Agraphie ; dysgraphie : incapacité ou difficulté à écrire des mots et des phrases intelligibles.

Alexie ; dyslexie : incapacité ou difficulté à lire.

Anomie ; dysnomie : incapacité ou difficulté à choisir les mots appropriés, surtout les noms.

Apraxie : incapacité à conformer les mouvements déjà appris au but proposé volontairement.
   Apraxie verbale : incapacité à former et à assembler des mots intelligibles bien que les muscles soient intacts.

Dysarthrie : trouble de l'élocution dû à des causes neurologiques.

Hémianopsie (hémianopie) : perte de la vision portant sur la moitié du champ visuel des deux yeux.

Paraphasie : souvent observée chez les clients aphasiques ; mauvais sens des mots, substitutions de mots, erreurs grammaticales, fautes d'usage ; s'observe à la fois dans le langage parlé et écrit.

Persévération : répétition automatique et continue d'une attitude, d'un mot, d'une phrase qui ne sont plus appropriés.

---

* Le préfixe *a* signifie « absence » ou « privation » (trouble acquis). Le préfixe *dys* signifie « difficulté » ou « perturbation » (d'ordre fonctionnel).

Image de soi positive.   On doit donner le plus de soutien psychologique possible au client aphasique. On utilise la même méthode d'apprentissage avec le client qu'avec un jeune enfant qui apprend à parler. Cependant, le client doit être traité en adulte. Une attitude calme, sans empressement, associée à de l'encouragement, de la patience, et une volonté de prendre tout le temps nécessaire à l'apprentissage donnent de bons résultats. Le réapprentissage du langage et de la parole peut prendre plusieurs années.

On doit accepter le comportement du client, atténuer sa gêne et l'aider en l'assurant que son intelligence n'est pas en défaut et que l'on comprend qu'il sait ce qu'il veut dire. L'environnement doit être calme, et on doit encourager le client à prendre contact avec ses amis et les membres de sa famille. L'individu aphasique type est presque obsédé par l'ordre. Aussi, les membres du personnel infirmier et ceux de la famille du client doivent remettre à leur place les objets qu'ils utilisent dans la chambre de celui-ci.

Augmentation de la stimulation auditive.   On incite d'abord le client à *écouter*. Puisque parler, c'est penser à haute voix, on met l'accent sur la *réflexion*. Le client doit réfléchir et formuler sa pensée. Le fait d'écouter requiert un effort mental ; le client doit lutter contre l'inertie mentale et il a besoin de temps pour formuler sa réponse.

L'infirmière doit toujours se rappeler qu'elle doit *parler* au client lorsqu'elle s'occupe de lui. Ce dernier garde ainsi un certain contact social.

Il est bon de faire face au client, d'établir avec lui un contact oculaire, de lui parler de façon normale, de faire de courtes phrases et de s'arrêter entre chaque phrase. Il faut alors s'assurer que le client comprend ce qu'on lui dit. La conversation ne doit porter que sur des sujets pratiques et concrets, et être agrémentée de gestes, de photos et d'objets. Le client doit nommer les objets qu'il manipule ou qu'il utilise. Il est important d'utiliser les mêmes mots et les mêmes gestes chaque fois que l'on donne des instructions au client ou qu'on lui pose des questions. Puisque le client se fatigue rapidement et qu'il est vite distrait, il faut éviter les bruits et les sons inutiles ; le client ne peut pas exprimer sa pensée lorsqu'il y a trop de bruit et de confusion dans l'environnement.

Recouvrement de la parole.   Lorsque le client essaie de communiquer, l'infirmière doit s'efforcer de le comprendre et doit le traiter en adulte intelligent. Il est important de se comporter ainsi afin de montrer au client qu'on l'accepte en tant qu'être humain à part entière. On ne doit jamais obliger le client à corriger ses erreurs, car cela accroît la tension. L'infirmière ne doit jamais finir les phrases à sa place. Durant les périodes de tension émotive, on doit approcher le client de façon calme, compréhensive, car le client incapable de communiquer souffre souvent de frustration et de dépression. Puisque le discours motivé par les émotions vient en premier lieu (par exemple, les jurons), son contenu doit être ignoré par le personnel infirmier.

Les clients aphasiques doivent être stimulés à la fois intérieurement et extérieurement à passer à l'action. Le traitement est basé sur la reconnaissance des besoins du client, de ses intérêts *antérieurs*, de ses désirs et de sa motivation. Si le discours du client est inintelligible ou truffé de jargon, ses gestes peuvent aider à comprendre ce qu'il veut dire. On continue à l'écouter. De temps en temps, on acquiesce d'un signe de tête et on formule des phrases neutres. Au moment approprié, on oriente la conversation vers un autre sujet d'intérêt.

L'environnement doit fournir au client une stimulation visuelle et auditive. On peut l'encourager à lire pendant de courts intervalles ; le client peut regarder des images alors qu'une autre personne les commente. Les jeux stimulent son esprit et l'aident à organiser ses pensées. On essaie d'obtenir des réponses du client, en lui demandant de bouger la tête s'il comprend ce que l'on dit. On met l'accent sur chaque réponse correcte. La télévision, la radio et le magnétophone peuvent être utilisés comme forme de communication plus détendue.

Aide de la famille.   L'attitude des membres de la famille est un facteur important qui aide le client à s'adapter.

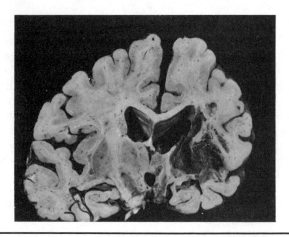

Figure 54-2   Accident vasculaire cérébral. Remarquer la région de l'infarctus cérébral. (*Source* : Armed Forces Institute of Pathology : Neg. N° 55-13956)

On les incite à agir naturellement avec le client et à le traiter comme avant sa maladie. Ils doivent être avertis du fait que la capacité de parler du client varie d'un jour à l'autre et que la fatigue peut nuire à son discours. De plus, son état émotionnel risque de modifier son discours. Certains groupes pour personnes aphasiques peuvent contribuer à la socialisation et à la motivation du client, ainsi qu'au soulagement de son anxiété et de sa tension. Le besoin d'ajustement constant à la maladie, aux demandes et aux besoins du client, de même que le coût financier et le changement de style de vie, créent de fortes tensions dans la famille. En plus d'apprendre à aider le client aphasique, la famille doit poursuivre une vie normale, grâce aux conseils de travailleurs sociaux, de prêtres ou de psychologues.

☐ DÉFICITS NEUROLOGIQUES CAUSÉS PAR UN ACCIDENT VASCULAIRE CÉRÉBRAL

Aux États-Unis, les accidents vasculaires cérébraux constituent la troisième plus importante cause de décès et atteignent plus de 400 000 personnes par année. Les deux tiers de ceux qui y survivent souffrent d'incapacité permanente. Ainsi, aux États-Unis, deux millions et demi de personnes sont rendues invalides par des accidents vasculaires cérébraux.

Physiopathologie.   L'expression accident vasculaire cérébral se rapporte à toute anomalie fonctionnelle du système nerveux central causée par une modification de l'apport sanguin normal à l'encéphale. La maladie peut affecter une artère, une veine, ou même les deux, lorsque la circulation sanguine dans l'encéphale est perturbée à cause d'une occlusion partielle ou totale d'un vaisseau sanguin ou d'une hémorragie causée par une rupture de la paroi vasculaire. Le vaisseau sanguin le plus souvent associé aux accidents vasculaires cérébraux est l'artère carotide interne.

Une maladie vasculaire du système nerveux central peut être causée par une artériosclérose (le plus souvent), de l'hypertension, des malformations artério-veineuses, des angiospasmes, une inflammation, de l'artérite ou une embolie. Par suite d'une maladie vasculaire, les vaisseaux sanguins perdent leur élasticité, deviennent durs et contiennent des dépôts athéromateux, ou plaques, qui peuvent être la source d'un embole. La lumière du vaisseau peut alors se fermer graduellement, ce qui gêne la circulation cérébrale et cause une ischémie de l'encéphale. Si cette ischémie cérébrale est temporaire, il n'y a habituellement aucun déficit neurologique permanent. Toutefois, l'occlusion d'un gros vaisseau cause un infarcissement cérébral (*Figure 54-2*). Le vaisseau peut alors se rompre et causer une hémorragie.

Accident vasculaire cérébral

L'*accident vasculaire cérébral* est une perte soudaine des fonctions cérébrales, causée par un arrêt de l'apport sanguin à une partie de l'encéphale. Bien souvent, il s'agit du point culminant d'une maladie vasculaire cérébrale existant depuis plusieurs années.

Un accident vasculaire cérébral survient généralement à la suite de l'un ou de l'autre des événements suivants : (1) une thrombose (un caillot sanguin à l'intérieur d'un vaisseau de l'encéphale ou du cou), (2) une embolie cérébrale (un caillot sanguin ou un autre produit transporté à l'encéphale, à partir d'une autre partie du corps), (3) une ischémie (baisse du débit sanguin dans une région de l'encéphale) et (4) une hémorragie cérébrale (rupture d'un vaisseau sanguin cérébral avec écoulement sanguin ou pression sur la substance de l'encéphale). L'effet d'un accident vasculaire cérébral est donc une interruption de l'apport sanguin à l'encéphale, ce qui cause une perte temporaire ou permanente de la maîtrise des mouvements, de la pensée, de la mémoire, de la parole ou des sens.

Facteurs de risque et prévention de l'accident vasculaire cérébral

La prévention d'un accident vasculaire cérébral est la meilleure approche possible ; il faut prendre des mesures pour modifier les facteurs et les conditions qui prédisposent certaines personnes aux accidents vasculaires cérébraux ou qui augmentent les risques d'en subir.

- Les plus importants facteurs de risque sont l'âge avancé, l'hypertension et les maladies cardiaques déjà existantes.
- Les personnes à risque doivent être identifiées et on doit les aider à traiter la maladie qui les prédispose à un accident vasculaire cérébral. Cela est spécialement important dans le cas des clients atteints d'hypertension, car cette maladie est fortement associée aux accidents vasculaires cérébraux. Le diabète sucré et l'hypercholestérolémie sont aussi d'importants facteurs de risque.
- L'existence d'accès ischémiques transitoires cérébraux chez les personnes âgées semble être reliée aux accidents vasculaires cérébraux. Les signes de ces accès sont une faiblesse ou une paralysie passagère d'un membre, une perte ou une perturbation du langage, des problèmes visuels, des étourdissements ou des défaillances (voir plus loin). Chez les personnes ayant ces symptômes, on

peut éviter les accidents vasculaires cérébraux grâce à une intervention chirurgicale ou aux médicaments.

- Il faut s'assurer que les personnes qui reçoivent des anticoagulants oraux ont des temps de prothrombine suffisants pour prévenir une hémorragie cérébrale.

- Les clients atteints d'une maladie cardiaque (athérosclérose ou affection valvulaire), ceux ayant des anomalies du rythme cardiaque et des bruits cardiaques et ceux dont l'électrocardiogramme est anormal doivent être traités médicalement, car une embolie cérébrale d'origine cardiaque est une cause d'accident vasculaire cérébral.

- Les contraceptifs oraux sont encore considérés comme des facteurs de risque par certains chercheurs, à la lumière du nombre d'accidents vasculaires cérébraux survenus chez les jeunes femmes utilisant ces médicaments et n'ayant aucun autre facteur de risque.

- Une chute excessive ou prolongée de la pression artérielle après un choc, une hémorragie, une opération chirurgicale et l'ingestion de certains médicaments peuvent causer une ischémie cérébrale. Dans ces cas, on doit surveiller attentivement l'état du client.

- L'abus de drogues est une cause d'accident vasculaire cérébral, surtout chez les adolescents et les jeunes adultes.

- Les jeunes personnes doivent particulièrement surveiller le taux de lipides sanguins (surtout le cholestérol), la pression artérielle, l'usage des cigarettes et l'obésité.

Accès ischémiques transitoires cérébraux

Un *accès ischémique transitoire cérébral* est un épisode transitoire ou temporaire de dérèglement neurologique qui se manifeste habituellement par une perte soudaine des fonctions motrices, sensorielles ou visuelles, durant quelques secondes ou quelques minutes, mais jamais plus de 24 h. Le retour complet à la normale s'effectue généralement entre les accès. Comme nous l'avons déjà indiqué, un accès ischémique transitoire cérébral peut être un signe précurseur d'un accident vasculaire cérébral. La cause de ces accès est une diminution temporaire du débit sanguin dans une région spécifique de l'encéphale et qui peut être due à plusieurs raisons, dont une athérosclérose des vaisseaux irriguant l'encéphale, l'obstruction de la microcirculation cérébrale par un petit embole, la chute de la pression de perfusion cérébrale, des arythmies cardiaques, etc.

Les sièges usuels de l'athérosclérose des artères extra-crâniennes se localisent à la bifurcation de la carotide primitive et à l'endroit où naissent les artères vertébrales. Parmi les artères intracrâniennes, l'artère cérébrale moyenne est l'endroit le plus atteint par l'athérosclérose. S'il y a ischémie dans le système carotidien, le client peut souffrir d'hémiparésie, de cécité d'un œil, d'aphasie ou de confusion. Si l'ischémie se situe dans le système basilaire vertébral, le client peut souffrir de cécité, de troubles de la conscience et de divers signes de perturbations sensitives et motrices.

Évaluation diagnostique. On peut entendre un *souffle* (son anormal qu'on entend pendant l'auscultation) dans la région de l'artère carotide, et on note une absence ou une diminution des pulsations de la carotide dans le cou.

On peut faire une *phono-angiographie carotidienne*, ce qui permet une auscultation, une visualisation directe et un enregistrement photographique des souffles carotidiens. L'*oculopléthysmographie* permet de mesurer la pulsation dans le débit sanguin à travers l'artère ophtalmique. L'*artériographie carotidienne* permet de voir les vaisseaux cervicaux et intracrâniens.

Traitement des accès ischémiques transitoires cérébraux. On traite certains clients par des méthodes de reconstruction vasculaire, telles que l'endartériectomie ou le pontage extra-crânien et intracrânien.

Endartériectomie carotidienne. Une *endartériectomie carotidienne* consiste à enlever la plaque ou le thrombus athéroscléreux de l'artère carotide afin d'éviter un accident vasculaire cérébral chez les personnes souffrant de maladie obstructive extra-crânienne. On fait une dérivation temporaire afin de protéger au maximum l'encéphale pendant l'opération chirurgicale. On pince l'artère en amont et en aval de la lésion, puis on enlève le thrombus ou la plaque athéromateuse et le segment artériel.

- Après l'endartériectomie, on doit évaluer continuellement l'état neurologique du client. Le neurochirurgien doit être averti immédiatement si des déficiences motrices ou sensorielles apparaissent chez le client. Les complications majeures résultant d'une endartériectomie sont des déficits neurologiques (accident vasculaire cérébral), une infection ou un hématome de la plaie et une rupture de la carotide.

- Il faut faire attention à une insuffisance respiratoire provenant d'un œdème causé par la manipulation opératoire ou par un hématome à la région opératoire.

- Il est important de maintenir un niveau adéquat de pression artérielle pendant la période postopératoire immédiate. Il faut éviter l'hypotension afin de prévenir une ischémie et une thrombose cérébrales.

- L'hypertension excessive peut précipiter l'apparition d'une hémorragie cérébrale, d'un œdème, d'une hémorragie de la plaie ou d'une rupture de l'artère dans la région de la plaie. On utilise des médicaments antihypertenseurs à action rapide, tels que le trimétaphan (Arfonad), lorsque le besoin s'en fait sentir.

- Les complications à longue échéance sont l'accident vasculaire cérébral récurrent et l'infarctus du myocarde.

Pontage extra-crânien et intracrânien. Chez les clients atteints de lésions extra-crâniennes et intracrâniennes, on peut tenter une méthode relativement nouvelle pour éviter les accès. On utilise des techniques microvasculaires afin d'effectuer une anastomose de l'artère temporale superficielle et de l'artère cérébrale moyenne ou d'une de ses branches, de manière à augmenter l'apport sanguin collatéral aux régions ischémiques de l'encéphale.

L'évaluation postopératoire consiste à mesurer la pression artérielle et la pression veineuse centrale. La pression et le volume sanguin sont maintenus grâce à des perfusions de colloïdes, d'hypertenseurs et de nitroprussiate. Lorsque le client recommence à marcher, on maintient la pression artérielle par des médicaments oraux. Afin que le greffon reste perméable, on peut donner de l'aspirine et du dipyridamole deux fois par jour pendant six mois.

Pharmacothérapie. Les clients qui ne subissent pas d'intervention chirurgicale peuvent prendre des anticoagulants (Coumadin) pour prévenir des accès ultérieurs et un éventuel infarcissement cérébral. Les médicaments antiplaquettaires (particulièrement l'aspirine) sont très utiles pour diminuer le risque d'un infarcissement cérébral chez les clients ayant subi plusieurs accès ischémiques transitoires cérébraux.

Thrombose, embolie et hémorragie responsables d'accidents vasculaires cérébraux

Thrombose cérébrale. Les principales causes de la thrombose cérébrale, elle-même responsable de l'accident vasculaire cérébral, sont l'artériosclérose cérébrale et le ralentissement de la circulation cérébrale.

La présence de céphalée est plutôt rare au début d'une thrombose cérébrale. Quelques clients peuvent se sentir étourdis et avoir des troubles mentaux ou des convulsions ; d'autres peuvent, au début, présenter des symptômes indiscernables d'une hémorragie intracérébrale ou d'une embolie cérébrale. De façon générale, la thrombose cérébrale ne s'installe pas rapidement, et une perte transitoire de la parole, une hémiplégie ou une paresthésie de la moitié du corps peuvent précéder, de quelques heures ou de quelques jours, le début d'une paralysie grave.

Embolie cérébrale. Les anomalies pathologiques du cœur gauche, telles qu'une endocardite infectieuse, un rhumatisme cardiaque et un infarctus du myocarde, de même que les infections pulmonaires, sont les endroits où l'embolie a son origine. Il est possible que l'introduction d'une valvule cardiaque artificielle puisse déclencher un accident vasculaire cérébral, car il semble y avoir une augmentation de l'incidence d'embolies à la suite de cette opération. Ce taux d'accidents vasculaires cérébraux après l'opération peut être réduit par l'administration d'anticoagulants au client. Une défaillance du stimulateur cardiaque, une fibrillation auriculaire et une cardioversion pour une fibrillation auriculaire sont d'autres causes d'embolies cérébrales et d'accidents vasculaires cérébraux.

L'embole se loge habituellement dans l'artère cérébrale moyenne ou dans ses ramifications, où il interrompt la circulation cérébrale.

• Chez le client souffrant de maladie cardiaque ou pulmonaire, l'embolie cérébrale se caractérise surtout par l'apparition brutale d'une hémiparésie ou d'une hémiplégie, avec ou sans aphasie ou perte de conscience.

Même si on a parfois tenté des endartériectomies des artères intracrâniennes, le traitement de la thrombose cérébrale et de l'embolie consiste principalement en des soins médicaux et des soins infirmiers, semblables aux soins donnés pour une hémorragie intracérébrale.

Hémorragie responsable des accidents vasculaires cérébraux

Une étude, qui a duré 24 ans (*Framingham Study on Heart Disease and Stroke*), a démontré que l'hémorragie est la cause de 15% des accidents vasculaires cérébraux. L'hémorragie peut se produire à l'extérieur de la dure-mère (hémorragie extra-durale), sous celle-ci (hémorragie sous-durale), dans l'espace sous-arachnoïdien (hémorragie méningée) ou à l'intérieur de la substance cérébrale (hémorragie intracérébrale).

Hémorragie extra-durale. L'hémorragie extra-durale (hémorragie épidurale) représente une urgence neurochirurgicale qui requiert des soins immédiats. Elle suit généralement une fracture du crâne accompagnée d'une déchirure de l'artère moyenne ou d'une autre artère méningée. Si l'on ne traite pas le client dans les heures qui suivent l'accident, celui-ci a peu de chances de survie. (Nous étudions ce sujet en même temps que les traumatismes crâniens à la page 1247.)

Hémorragie sous-durale. L'hémorragie sous-durale (à l'exception de l'hémorragie sous-durale aiguë) est fondamentalement semblable à l'hémorragie épidurale. Toutefois, dans le cas d'un hématome sous-dural, il y a déchirure d'une veine reliant des structures. C'est pourquoi l'hématome prend plus de temps à se former et à comprimer l'encéphale. (Nous étudions cette hémorragie en même temps que les traumatismes crâniens, à la page 1247.)

Hémorragie méningée. L'hémorragie méningée (qui se produit dans l'espace sous-arachnoïdien) peut être causée par un traumatisme ou de l'hypertension, mais les causes les plus communes sont un anévrisme qui se rompt dans la région de l'hexagone artériel de Willis et des malformations artério-veineuses de l'encéphale. Toutes les artères à l'intérieur de l'encéphale peuvent être sujettes à un anévrisme. (Le traitement des anévrismes intracrâniens se trouve à la page 1224.)

Hémorragie intracérébrale. L'hémorragie dans la substance cérébrale se produit le plus souvent chez les personnes souffrant d'hypertension et d'athérosclérose cérébrale, car les changements provoqués par ces maladies causent généralement une rupture des vaisseaux atteints. L'hémorragie est habituellement artérielle et survient surtout près du noyau lenticulaire. L'*hémorragie intracérébrale* est parfois causée par des troubles hémorragiques tels que la leucémie ou la thrombopénie, ou une complication après un traitement par des anticoagulants. Le tableau clinique et le pronostic dépendent surtout de l'intensité de l'hémorragie et de l'atteinte cérébrale. Parfois, l'hémorragie entraîne la rupture de la paroi du ventricule latéral et provoque une hémorragie intraventriculaire qui est souvent mortelle.

Habituellement, le déclenchement est brutal et accompagné de céphalée intense. À mesure que l'hématome grossit, un déficit neurologique prononcé se produit sous la forme d'une diminution de la vigilance et d'anomalies des signes vitaux. Si l'hémorragie est limitée ou qu'elle se développe graduellement, elle ne cause pas de pression significative. Cependant, la maladie peut évoluer en quelques heures. Une baisse marquée de la conscience (torpeur, coma) dans la phase initiale est généralement de mauvais augure.

Le traitement de l'hémorragie intracérébrale est controversé. Si l'hémorragie est faible, on traite le client de manière conservatrice et symptomatique.

- On fait baisser la pression artérielle tranquillement avec des antihypertenseurs. L'état neurologique du client peut s'aggraver si la pression baisse trop rapidement ou si elle est à un niveau trop bas. Le traitement le plus efficace consiste à prévenir les maladies vasculaires hypertensives.

Autres causes d'accidents vasculaires cérébraux

Thrombose du sinus caverneux. Des infections de la moitié supérieure de la face, de l'orbite et des sinus de la face peuvent se propager au sinus caverneux et, en provoquant une thrombose, arrêter le drainage veineux de l'œil et des autres veines. Au début, un œdème, une congestion, une exophtalmie (proéminence du globe oculaire) et une douleur apparaissent dans l'œil homolatéral et, plus tard, dans l'œil contralatéral, à cause de la propagation de l'infection à l'autre sinus caverneux. On traite ces clients à l'aide d'antibiotiques et d'anticoagulants et, parfois, on a recours à une intervention chirurgicale.

Thrombose du sinus longitudinal. Des processus infectieux, qui atteignent les sinus frontaux ou les sinus de la face, et l'ostéomyélite du crâne peuvent s'étendre au sinus longitudinal et perturber le drainage veineux cérébral, produisant ainsi une congestion cérébrale et un œdème. Habituellement, il n'y a pas de signes qui permettent de localiser la thrombose, mais des symptômes et des manifestations de l'augmentation de la pression intracrânienne peuvent apparaître.

Malformation cérébrale artério-veineuse. Il y a deux types de malformations cérébrales artério-veineuses : (1) le type caché, qui se situe habituellement dans le tronc cérébral ; (2) le type vaste, qui se situe habituellement sur la surface de l'hémisphère cérébral ou à côté, surtout dans la région pariétale. Ils produisent tous deux des hémorragies méningées ou intracérébrales spontanées, ou convulsions focales. Le traitement consiste en une médication d'anticonvulsifs ou en l'excision chirurgicale de la malformation artério-veineuse.

Fistule caverneuse de la carotide. La fistule caverneuse de la carotide est post-traumatique ; elle survient après une petite déchirure de la portion intracaverneuse de la carotide interne, ou après la rupture d'une de ses ramifications à cet endroit. Par cette communication anormale, le débit à haute pression de la carotide pénètre dans le sinus caverneux et en perturbe le drainage.

Les manifestations cliniques comprennent : céphalées, bruits dans la tête, congestion de l'œil (chémosis), exophtalmie, œdème papillaire et bruit dans l'œil homolatéral. L'angiographie carotidienne permet de visualiser le débit artériel dans le sinus caverneux.

Le traitement consiste à oblitérer la fistule par chirurgie.

■ ÉVALUATION INITIALE

Manifestations cliniques. L'accident vasculaire cérébral peut produire une série de déficits neurologiques qui requièrent un traitement infirmier intensif et soigné depuis la crise jusqu'à la rééducation.

Perte motrice. L'accident vasculaire cérébral est une maladie des neurones moteurs supérieurs, qui entraîne une perte du freinage psychomoteur volontaire. Puisque les neurones moteurs supérieurs se croisent, une perte du freinage psychomoteur volontaire d'un côté du corps peut refléter une lésion des neurones moteurs supérieurs du côté opposé de l'encéphale. L'effet secondaire résiduel le plus commun est l'*hémiplégie* (paralysie d'un côté du corps).

Dans la phase initiale de l'accident vasculaire cérébral, la première manifestation clinique est une paralysie flasque et une perte ou une diminution des réflexes ostéotendineux. Lorsque les réflexes réapparaissent (généralement 48 h plus tard), on observe une augmentation du tonus de même qu'une spasticité (résistance au mouvement) des membres du côté atteint. Chez les personnes hémiplégiques, la récupération neurologique maximale se produit dans les quatre à huit premières semaines suivant l'accident vasculaire cérébral.

Perte de la communication. Les autres fonctions cérébrales touchées par l'accident vasculaire cérébral sont le langage et la communication. Cela se manifeste par : de la *dysarthrie* (difficulté à parler), qui se caractérise par un discours peu compréhensible causé par une paralysie des muscles responsables de la communication orale ; de la *dysphasie* (trouble de l'élocution) ou de l'*aphasie* (perte de la parole), qui est réceptive ou expressive ; ou de l'*apraxie* (incapacité d'accomplir un geste préalablement appris : par exemple, le client tente de se peigner avec une fourchette).

Baisse du champ visuel. L'*hémianopsie homonyme* (perte de la moitié du champ visuel), qui est soit temporaire, soit permanente, peut être causée par un accident vasculaire cérébral. Dans ce cas, le client ne verra que la moitié de sa chambre, et il ne pourra voir la nourriture que sur la moitié du plateau.

Pour évaluer l'hémianopsie, l'examinateur demande au client de le regarder en face. Il place un de ses doigts à environ 28 cm de l'oreille du côté non atteint et le déplace vers l'intérieur en direction du champ de vision du client. L'incapacité de détecter le mouvement du doigt d'un côté ou de l'autre est un signe d'hémianopsie. On doit tenir compte de cette baisse du champ de vision pendant la réadaptation. Les membres du personnel doivent s'approcher du client du côté où la perception visuelle est intacte. Tous les stimuli visuels (horloge, calendrier, télévision, etc.) doivent être placés de ce côté. Le client doit apprendre à tourner sa tête du côté atteint afin de compenser la perte du champ visuel.

S'il y a une perturbation de la *perception visuelle* (ce qui se voit plus fréquemment dans les cas d'hémiplégie gauche), le client aura de la difficulté à accomplir des tâches comprenant l'analyse spatiale et l'organisation perceptuelle.

Perte de la sensibilité. Les pertes de la sensibilité causées par un accident vasculaire cérébral peuvent prendre la forme d'une légère baisse du sens du toucher ou être plus graves : une perte du sens de la position ou une hémianesthésie, perte de sensations sur la moitié du corps.

Troubles urinaires. Parfois, après un accident vasculaire cérébral, la vessie devient atone et le client ne ressent rien lorsqu'elle est pleine. Quelquefois, il y a diminution ou perte de la maîtrise du sphincter urinaire externe.

Pendant cette période, on fait des cathétérismes intermittents en suivant une technique aseptique. Lorsque le tonus musculaire augmente et que les réflexes ostéotendineux reviennent, le tonus de la vessie augmente, et elle peut devenir spasmodique. Puisque la sensibilité consciente du client est touchée, l'incontinence urinaire persistante ou la rétention urinaire sont symptomatiques d'une lésion cérébrale bilatérale. Les incontinences urinaire et intestinale persistantes peuvent refléter une lésion neurologique étendue.

Perturbation de l'activité mentale et effets psychologiques. Si la lésion s'est produite dans le lobe frontal, la capacité d'apprentissage, la mémoire et les autres fonctions intellectuelles du cortex cérébral peuvent être atteintes. De tels problèmes se reflètent par une capacité d'attention limitée, des difficultés de compréhension, des trous de mémoire et une perte d'intérêt, ce qui frustre le client lors de sa réadaptation. La dépression est une réaction normale à de telles difficultés. Il existe plusieurs autres effets psychologiques qui se manifestent par de l'instabilité émotionnelle, de l'hostilité, de la frustration, du ressentiment et de la non-coopération.

Problèmes du client et diagnostics infirmiers

Les principaux problèmes du client, basés sur les manifestations cliniques et sur le diagnostic, sont les suivants : des difficultés de communication reliées à la localisation de la lésion dans l'encéphale ; une activité motrice altérée (perte des mouvements, de l'équilibre et de la spasticité du côté atteint) ; une diminution des fonctions sensorielles reliées à la lésion cérébrale ; des fonctions cognitives affaiblies à cause de la lésion à l'encéphale ; des problèmes de soins personnels (hygiène, toilette, déplacements) associés aux séquelles de l'accident vasculaire cérébral ; une dévalorisation de soi causée par la crise de l'accident vasculaire cérébral ; des perturbations associées à l'élimination urinaire ou à l'élimination intestinale.

■ PLANIFICATION ET INTERVENTION : PHASE AIGUË

Pour un client qui est dans un coma profond lors de son admission au centre hospitalier, on considère le pronostic comme mauvais ; le résultat semble plus favorable lorsque le client est parfaitement conscient.

Objectifs

Les objectifs infirmiers pendant la phase aiguë du traitement sont de garder le client vivant et de minimiser la lésion cérébrale. Il faut donc s'assurer que l'encéphale soit suffisamment oxygéné. Il est important que le personnel soit compétent pour s'occuper d'un client inconscient. (Les principes du traitement des clients inconscients sont résumés aux pages 1186 à 1190.)

- On maintient l'efficacité des voies respiratoires et de la circulation cérébrale.
- Une oxygénation adéquate du sang dans l'encéphale est nécessaire pour minimiser la lésion cérébrale. Les fonctions cérébrales dépendent énormément de l'oxygène disponible fourni aux tissus neuronaux. Pendant la phase aiguë, les vaisseaux sanguins cérébraux atteints sont dilatés au maximum à cause de l'ischémie et de l'acidose des tissus. On doit maintenir la pression artérielle et le débit cardiaque pour fournir un flux sanguin adéquat à l'encéphale ; on doit aussi assurer une hydratation adéquate (par liquides intraveineux) afin de réduire la viscosité du sang et ainsi augmenter le flux sanguin. Si cela est nécessaire, on doit donner de l'oxygène au client, à une pression de perfusion appropriée.

- On place le client en position latérale ou en position de Sims, la tête du lit étant légèrement élevée afin de diminuer la pression veineuse cérébrale.
- L'intubation endotrachéale et la ventilation artificielle sont nécessaires pour les clients souffrant d'un accident vasculaire cérébral grave, car l'arrêt respiratoire est le facteur qui met le plus en danger la vie du client dans cette situation.
- Si le client présente une respiration stertoreuse, on doit procéder à l'intubation endotrachéale. La pression négative produite par la respiration stertoreuse cause une augmentation de la quantité de sécrétions.
- Si l'on doit faire une succion oropharyngienne, le cathéter doit être lubrifié avec de l'eau, pincé et inséré par le nez jusqu'à l'épiglotte. Cela déclenche le réflexe de la toux et rend le processus de succion plus efficace. Une irritation répétée des muqueuses pendant la succion produit une augmentation des sécrétions, ce qui est contraire à l'objectif qui est fixé. La succion peut aussi causer une augmentation de la pression intracrânienne et s'avérer dangereuse dans le cas d'hémorragie cérébrale.
- Examiner le cœur pour détecter des anomalies (taille et rythme) et des signes d'insuffisance cardiaque.
  a) Une arythmie peut avoir causé un embole cérébral et doit être corrigée.
  b) Une embolie cérébrale peut survenir après un infarctus du myocarde ou une fibrillation auriculaire, ou bien provenir d'une valvule artificielle.
  c) Si le client souffre d'hypertension, on doit réduire la pression artérielle.
  d) La pression artérielle ne doit jamais baisser précipitamment, car cela pourrait causer une ischémie cérébrale ou myocardique.

La fiche d'observations neurologiques doit être maintenue à jour pour indiquer les observations suivantes :

1. Une modification du niveau de réaction, caractérisé par des mouvements, une résistance à des changements de position, un changement dans les réactions aux stimuli ; l'orientation (temps, espace, gens qui l'entourent).
2. La présence, ou l'absence, de mouvements volontaires ou involontaires des membres, le tonus musculaire ; la posture du corps et la position de la tête.
3. La rigidité ou la flaccidité du cou.
4. L'ouverture des yeux, le diamètre comparatif des pupilles et leur réaction à la lumière, et la position oculaire.

5. La couleur du visage et des membres ; la température et l'humidité de la peau.
6. La qualité et le rythme des pulsations cardiaques et ceux de la respiration ; la température du corps et la pression artérielle.
7. La qualité de la communication orale.
8. Le volume de liquides ingérés ou administrés, et le volume d'urine excrétée quotidiennement.
9. La mesure des gaz sanguins artériels.

Le traitement médicamenteux des accidents vasculaires cérébraux aigus peut inclure un traitement anti-œdémateux (stéroïdes, agents déshydratants), des anti-coagulants et des anti-agrégants plaquettaires, et un traitement pour améliorer le débit urinaire cérébral et le métabolisme.

Lorsque le client commence à reprendre conscience, des signes de fatigue extrême et de confusion apparaissent à cause de l'œdème cérébral consécutif à l'accident vasculaire cérébral. Pour éviter toute anxiété au client, le personnel doit s'efforcer de l'orienter fréquemment dans le temps et dans l'espace afin de le rassurer. On peut s'attendre à ce qu'une hémiplégie du côté droit soit accompagnée d'aphasie. (Voir l'aide infirmière au client aphasique, à la page 1190.)

On cesse généralement les cathétérismes intermittents, et on fait suivre au client un programme d'éducation sphinctérienne.

■ PLANIFICATION ET INTERVENTION : PHASE DE RÉADAPTATION

Bien que la réadaptation débute le jour même où le client subit un accident vasculaire cérébral, elle s'intensifie durant la convalescence et requiert un effort collectif. Les membres de l'équipe de soins doivent savoir quel était l'état du client avant son accident vasculaire cérébral : ce qu'il pouvait faire, son état mental et émotionnel, ses comportements caractéristiques et ses activités journalières.

Objectifs

Les objectifs du client consistent à :

1. Éviter les déformations ;
2. Améliorer sa mobilité ;
3. Améliorer l'image de soi et ses soins personnels ;
4. Améliorer ses fonctions cognitives ;
5. Retrouver la continence urinaire et intestinale.

Les *objectifs infirmiers immédiats* sont : (1) prévenir les déformations, (2) rééduquer le membre atteint, (3) mobiliser le client, (4) aider le client à prendre soin de lui, (5) aider le client à s'adapter et à s'ajuster à son nouvel état et (6) renseigner le client et sa famille sur la maladie.

Prévention des déformations

Un client hémiplégique est atteint de paralysie unilatérale. Lorsque la maîtrise des muscles volontaires est perdue, les muscles fléchisseurs exercent un contrôle sur les muscles extenseurs. Le bras tend à se rapprocher du plan sagittal médian (les muscles adducteurs sont plus forts que les muscles abducteurs) et à tourner vers l'intérieur. Le coude et le poignet fléchissent, la jambe atteinte a tendance à se

tourner vers l'extérieur, à la hauteur de l'articulation de la hanche, et à fléchir à la hauteur du genou, alors que le pied se courbe à partir de la cheville en flexion plantaire (*Figure 54-3*).

Mise en position du client. Il est très important de donner une bonne position à un client alité (*Figure 54-4*) afin de prévenir les contractures, de diminuer les points de pression, de maintenir un bon alignement corporel et de prévenir les neuropathies par compression, surtout celle des nerfs cubital et musculocutané de la jambe. Une planche de bois placée sous le matelas procure un support ferme au corps. Le client doit demeurer en position horizontale au lit, sauf lorsqu'il accomplit ses activités de la vie quotidienne. Le maintien de la position droite au lit, pendant une période prolongée, est une des plus grandes causes de déformation de la hanche par flexion. On installe une planche de bois au pied du lit pour garder les pieds à angle droit avec les jambes, lorsque le client est en position de décubitus dorsal. Cela empêche la chute du pied (pied tombant) et le raccourcissement du tendon d'Achille causé par la contracture des muscles jumeaux de la jambe. Cependant, certains thérapeutes croient que l'usage continu de la planche de bois stimulera la face plantaire des pieds, entraînant la flexion plantaire. Si le client a un membre spasmodique, on utilise un cerceau de lit pour éviter que la literie ne soit en contact avec ce membre.

Puisque les muscles fléchisseurs sont plus forts que les muscles extenseurs, il est parfois nécessaire d'installer une attelle au membre, afin d'en empêcher la flexion durant la nuit. S'il n'y en a pas de disponible, on peut en improviser une à l'aide d'un plâtre, que l'on adapte au membre atteint et que l'on coupe sur toute sa longueur. On matelasse la partie postérieure. On doit bien matelasser la partie du talon à l'aide de caoutchouc mousse ou de laine de mouton. On place le membre à l'intérieur du plâtre et on l'enveloppe d'un bandage élastique pour le garder en position d'extension. On utilise l'attelle seulement la nuit, pour maintenir une position adéquate au client pendant son sommeil.

Pour empêcher la rotation externe de la hanche, on utilise un rouleau trochantérien qui s'étend de la crête iliaque à la mi-cuisse, puisque l'articulation se situe entre ces deux points (*Figure 54-4, B*). L'utilisation de sacs de sable, placés de chaque côté de la jambe, n'empêche pas la rotation externe, étant donné que ce mouvement a son origine dans l'énarthrose de la hanche et que le genou n'a aucune fonction de rotation. Le rouleau trochantérien agit comme une fixation mécanique, sous la projection du grand trochanter, et empêche le fémur de tourner.

Afin de prévenir l'adduction de l'épaule atteinte, on place un oreiller sous l'aisselle (*Figure 54-4, A*). Cela maintient le bras éloigné du tronc. On place un oreiller sous le bras, et on installe le bras en position neutre (légère flexion) en disposant chaque articulation dans une position plus élevée que la précédente. Ainsi, le coude est plus élevé que l'épaule et le poignet est plus élevé que le coude. L'élévation du bras aide à prévenir l'œdème et la formation de fibrose, laquelle empêchera l'amplitude normale du mouvement si le client retrouve la maîtrise de son bras.

Les doigts doivent être très légèrement fléchis ; la main est placée en légère supination, ce qui est la position la plus fonctionnelle. Si le membre supérieur est flasque, on peut

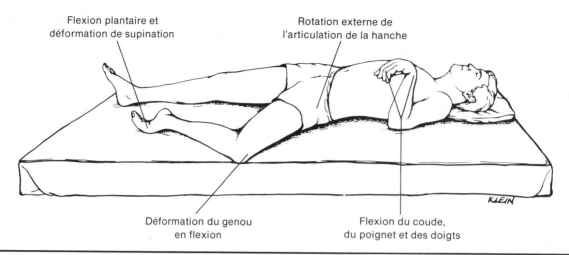

Flexion plantaire et déformation de supination

Rotation externe de l'articulation de la hanche

Déformation du genou en flexion

Flexion du coude, du poignet et des doigts

Figure 54-3   Déformations hémiplégiques. La jambe atteinte subit immédiatement une rotation externe. Le genou, presque invariablement, fléchit. Aussitôt que le genou fléchit, il y a abduction de la partie supérieure de la jambe. Le pied subit une flexion plantaire, aussi y a-t-il toujours une chute du pied (pied tombant) et un raccourcissement du tendon d'Achille. La jambe prend cette position, qu'elle soit flasque ou spasmodique.

Le bras, du côté atteint, est tenu contre le corps. Souvent, on place le bras flasque sur le corps, pour mieux manipuler le client, mais s'il est spasmodique, le coude fléchit à 90° environ. Avec le bras sur le corps, il y a chute du poignet. Si le bras est spasmodique, les doigts se ferment comme un poing, et le pouce est en adduction et fléchi sous les doigts. (*Source*: N.K. Covalt. *Preventive technics of rehabilitation for hemiplegic patients*, G.P. 17: 131.)

Figure 54-4 A)   Positions du client atteint d'un accident vasculaire cérébral. (Le côté sombre du pyjama représente le côté atteint ou hémiplégique.) On place un oreiller sous l'aisselle pour prévenir l'adduction de l'épaule atteinte. On place des oreillers sous le bras, qui est en légère flexion, et chaque articulation, en position plus élevée par rapport à la précédente.

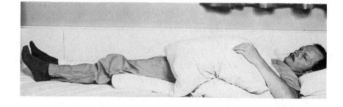

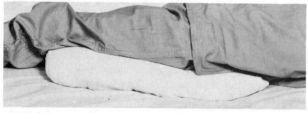

B) Le rouleau trochantérien doit s'étendre de la crête iliaque à la mi-cuisse, puisque l'articulation de la hanche se situe entre ces deux points. Le rouleau trochantérien sert de fixation mécanique sous la projection du grand trochanter et empêche le fémur de tourner.

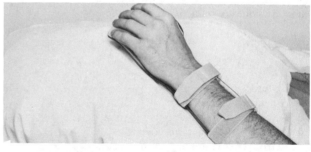

C) Une attelle de repos supporte le poignet et la main s'ils sont flasques.

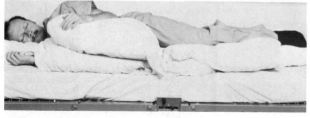

D) Position latérale. On doit tourner le client sur son côté sain. Sa cuisse du dessus doit être en légère flexion.

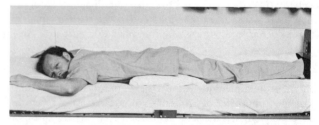

E) Décubitus ventral. On place un oreiller sous le bassin pour promouvoir l'hyperextension des hanches nécessaire à une démarche normale. Remarquer la position des bras.

utiliser une attelle de repos pour supporter le poignet et la main (*Figure 54-4, C*). Si le membre supérieur est spasmodique, on *n'utilise pas* de rouleau, car celui-ci stimule le réflexe de préhension. Dans ce cas, une attelle dorsale permet d'éviter la pression sur la paume de la main.

Changement de positions. On doit changer la position du client toutes les 2 h. Pour installer un client en position latérale, il faut mettre un oreiller entre ses jambes avant de le retourner. On peut tourner le client sur chaque côté, tout en limitant le temps passé sur le côté atteint, à cause de la perte de sensations. On ne doit pas fléchir outre mesure sa cuisse supérieure (*Figure 54-4, D*).

Il est souhaitable d'installer le client en débucitus ventral, de 15 min à 30 min, plusieurs fois par jour. On doit placer un petit oreiller ou un support quelconque sous le bassin, pour qu'il couvre l'ombilic jusqu'au tiers supérieur de la cuisse (*Figure 54-4, E*). Cela aide à promouvoir l'hyperextension des hanches, nécessaire à une démarche normale, et aide à prévenir des contractures du genou et de la hanche. Le décubitus ventral favorise aussi le drainage des sécrétions bronchiques et prévient les déformations dues à la contracture des épaules et des genoux.

Rééducation des membres atteints

Exercices. On doit faire faire des exercices passifs aux membres atteints et des exercices de pleine amplitude de mouvement, de quatre à cinq fois par jour, afin de prévenir le développement de contractures du membre paralysé, d'éviter une détérioration du système neuromusculaire, de raffermir les tissus mous et d'améliorer la circulation. L'exercice est utile pour prévenir la stase veineuse, qui peut prédisposer le client à une thrombose et à une embolie pulmonaire.

Le répétition d'une activité établit de nouvelles voies dans le système nerveux central et, de ce fait, favorise de nouveaux mouvements. Au début, les membres sont habituellement flasques. Si une tension se développe en un endroit, on devra faire faire les exercices d'amplitude de mouvement plus fréquemment. (Voir aux pages 142 à 147 pour les techniques d'exercices d'amplitude de mouvement.) Pendant la période d'exercices, on doit surveiller les signes suivants : difficulté respiratoire, douleur au thorax, cyanose et augmentation du pouls.

De courtes et nombreuses périodes d'exercices sont toujours préférables à de longues périodes d'exercices à des intervalles peu fréquents. La régularité est la qualité la plus importante des exercices. On ne peut obtenir l'amélioration de la force musculaire et le maintien de l'amplitude du mouvement qu'au moyen d'exercices quotidiens.

On doit encourager le client à faire des exercices avec le côté sain et le lui rappeler. Il est bon de faire un tableau horaire des exercices du client et de l'utiliser pour les lui rappeler. C'est le rôle de l'infirmière de surveiller et d'encourager le client pendant ces activités. On peut apprendre au client à poser la jambe saine sous la jambe atteinte, pour la déplacer lorsqu'il se tourne et qu'il fait ses exercices. Les exercices au lit préparent le client au lever et à la marche, et le motivent. On commence tôt les exercices du muscle quadriceps crural et des muscles fessiers, afin

d'améliorer la force musculaire nécessaire à la marche. Ceux-ci sont faits au moins cinq fois par jour, 10 min chaque fois.

Exercices du muscle quadriceps crural. On demande au client de contracter le muscle quadriceps crural (sur la partie antérieure de la cuisse) pendant qu'il lève le talon et qu'il tente de pousser l'espace poplité contre le matelas. Il doit garder la contraction musculaire pendant qu'il compte jusqu'à 5, puis il relâche pendant qu'il compte jusqu'à 5, puis il recommence. Il faut faire faire cet exercice à chaque membre.

Exercices des muscles fessiers. Le client doit contracter, « serrer » les fesses ensemble pendant qu'il compte jusqu'à 5, puis il relâche pendant qu'il compte jusqu'à 5, puis il recommence.

On utilise la rétroaction électromyographique pour la rééducation neuromusculaire afin d'augmenter la force des muscles et de réduire la spasticité.

Soin du bras atteint. Si le bras du client est complètement paralysé, il peut se produire une subluxation (luxation incomplète) de l'épaule à cause de la masse du bras paralysé. Une écharpe évitera cette complication et aidera le client à garder son équilibre lorsqu'il marchera. La subluxation peut être évitée lorsque le client est assis et que l'on place un oreiller entre le bras du client et le bras de la chaise. L'écharpe est déconseillée lorsque la spasticité revient, car la spasticité des muscles de l'épaule aide à prévenir la subluxation.

Le syndrome épaule-main (douleur à l'épaule et à la main accompagnée de tuméfaction) entraîne la sensation d'« épaule gelée » et une atrophie des tissus sous-cutanés. On retire fréquemment l'écharpe afin de permettre au client de faire des exercices avec son bras. Le client doit entrelacer ses doigts en collant les paumes et lever les deux bras au-dessus de la tête plusieurs fois par jour. On peut attacher une corde à une poulie, fixée à un chambranle de porte (ou à la tringle de la douche), et la nouer à la main atteinte. Le client tire la corde de haut en bas avec sa main saine et, ainsi, il fait des exercices avec son bras et son épaule atteints. La combinaison du port de l'écharpe et des exercices empêche la subluxation de l'épaule et la sensation d'« épaule gelée ». Si l'on change la position de la chaise, on peut faire exécuter d'autres mouvements de l'épaule. On enseigne au client à fléchir fréquemment son poignet atteint et à bouger toutes les articulations des doigts atteints.

Mobilisation du client

Le plus tôt possible, on aide le client à sortir du lit. Normalement, lorsque l'hémiplégie a été causée par une thrombose, on commence le programme de rééducation aussitôt que le client reprend conscience ; cependant, un client ayant subi une hémorragie cérébrale ne peut pas participer activement à un programme de rééducation avant que tout signe d'hémorragie n'ait disparu.

Équilibre en position assise. La personne hémiplégique a tendance à perdre son sens de l'équilibre ; elle doit apprendre à garder son équilibre en position assise avant d'apprendre à garder son équilibre en position debout.

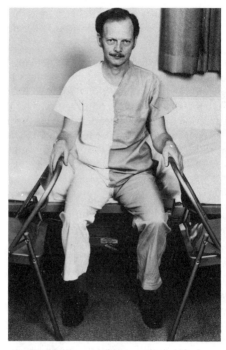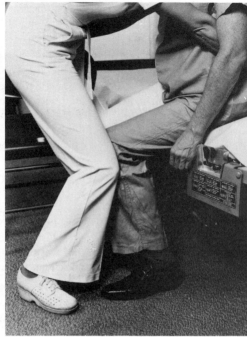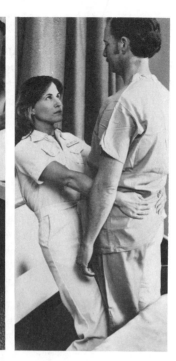

Figure 54-5   Lever du client après un accident vasculaire cérébral. (*À gauche*) Mettre le lit à sa position la plus basse pour que les pieds touchent le sol. Surveiller la réaction du client et augmenter la période en position assise si l'état du client le permet. (*Au centre*) Être prêt à passer en position debout. Les genoux de l'infirmière maintiennent les genoux du client. (*À droite*) Stabiliser le client lorsqu'il se lève et lorsqu'il est debout. Noter que l'infirmière (1) stabilise le bas du dos et les genoux du client et (2) évalue la réaction du client à la position debout. (Reproduit avec la permission de Washington Adventist Hospital ; Glenn Dalby, photographe.)

- Avant que le client n'essaie de se lever, on doit vérifier la pression artérielle, car de l'hypotension orthostatique peut se produire. Une chute de la pression artérielle peut léser davantage la région ischémique.
- Pour acquérir l'équilibre en position assise, relever la tête du lit à la verticale ; apprendre au client à tenir la ridelle avec sa main saine.

On aide ensuite le client à s'asseoir sur le bord du lit :

1. Ajuster le lit en position basse.
2. Montrer au client comment placer sa jambe saine sous sa jambe faible et la soulever jusqu'au bord du lit.
3. Demander au client de fléchir son bras sain à 90° et d'enfoncer son coude dans le matelas afin d'arriver en position assise : celui-ci doit transférer sa masse à l'avant-bras puis à la main pendant qu'il soulève la jambe atteinte à l'aide de la jambe saine jusqu'au bord du lit. La force de gravité, mise en jeu lorsque le client pousse avec la main et qu'il bouge les jambes, est suffisante pour faire pivoter le torse sur les fesses.
4. Étendre le bras fort du client, la main à plat sur le lit derrière son corps, afin de l'aider à garder son équilibre.
5. Se placer en face du client pour l'observer et, si cela est nécessaire, pour l'aider à garder sa position.
   - Un changement dans sa coloration, une difficulté respiratoire, une augmentation du pouls ou une transpiration abondante sont des manifestations qui indiquent qu'on doit recoucher le client. On augmente

la période de temps, pendant laquelle le client est assis, à mesure que son état le permet.

Équilibre en position debout.   Aussitôt que le client a atteint son équilibre en position assise, on lui enseigne à se tenir debout en équilibre. Il doit porter des souliers de marche avec de bons renforts pour toutes les activités ambulatoires.

- On fait asseoir le client sur le bord du lit et on place une chaise droite de chaque côté de son corps (*Figure 54-5*). Si le client manque de force pour prendre et pousser la chaise avec sa main atteinte, on peut attacher celle-ci au dossier de la chaise. Cette stabilisation apporte au client beaucoup plus de soutien.
- On peut aider le client à se lever en le prenant par la taille et en soutenant le genou atteint avec le côté de son genou. Ce soutien empêchera le genou du client de plier. On doit rappeler au client de se pencher vers l'avant lorsqu'il passe de la position assise à la position debout. On doit laisser les bras du client libres pour assurer l'équilibre et le support.
- On se tient derrière le client et on le stabilise en le soutenant à la taille. On peut entourer la taille du client d'une ceinture et la saisir pour soutenir celui-ci.
- Des étourdissements, de la pâleur et une augmentation du pouls indiquent qu'on doit permettre au client de se reposer en position assise. Si les symptômes persistent, on doit remettre le client au lit. Après des efforts répétés, le client tolérera cette activité plus longtemps.

- Le client doit s'entraîner à se lever et à déplacer sa masse d'une jambe à l'autre.

Si le client a de la difficulté à maintenir son équilibre en position debout, une table basculante l'aidera à garder une position verticale. Il devrait y avoir de fréquentes périodes de lever avant qu'il ne commence à marcher.

Marche. Le client est normalement prêt à marcher dès qu'il parvient à garder son équilibre. Des barres parallèles peuvent être utiles lorsque le client commence à marcher. Une chaise ou un fauteuil roulant doit être à la portée du client en cas de fatigue soudaine ou de vertige. La méthode suivante est utile pour aider le client à marcher.

1. Apprendre au client à se tenir debout entre des barres parallèles ou à côté d'une rampe, sa masse étant distribuée également sur chaque pied, et son bras fort posé sur la barre, à 10 cm en avant de lui.
2. Le client doit déplacer sa masse sur sa jambe forte et avancer sa jambe atteinte en s'appuyant sur la rampe.
3. Le client déplace ensuite sa masse sur sa jambe faible. (Si le client a un faible tonus musculaire et s'il ne peut pas avancer sa jambe atteinte, on peut utiliser la stimulation électrique fonctionnelle. La stimulation électrique des muscles peut accroître leur force, éviter l'atrophie et augmenter le freinage psychomoteur volontaire).
4. Encourager le client à regarder ses pieds de temps en temps, car une perte proprioceptive peut accompagner l'hémiplégie.

Les périodes d'entraînement à la marche doivent être courtes et fréquentes. Quand le client aura gagné de la force et de la confiance, il pourra commencer à marcher avec une canne ajustable en aluminium. Généralement, une canne à trois ou à quatre points d'appui fournit un support plus stable au début du programme d'entraînement.

Soutien. Si le muscle quadriceps crural du client est affaibli ou inexistant, on installe une attelle à l'arrière du genou pour soutenir l'articulation. Les contractions réflexes des muscles nécessaires à la station debout sont mises en jeu lorsqu'on pose un support à l'arrière du genou et qu'on laisse le client debout. On peut construire des attelles provisoires avec un plastique léger et des attaches Velcro.

En soutenant les membres avec des attelles et en aidant le client à se lever tôt au début du programme, on offre les avantages suivants : (1) le tonus musculaire est maintenu grâce à l'action réflexe, (2) le client acquiert un meilleur sens de l'équilibre et (3) il retrouve le sens de la position debout. Après un certain temps, le médecin détermine si le client a besoin d'être soutenu sur toute la jambe ou sur une partie seulement.

Fauteuil roulant. Les fauteuils roulants pliants munis de freins à main sont les plus pratiques, car le client peut les manipuler plus facilement. Le fauteuil doit être assez bas pour que le client puisse le faire avancer avec son pied non atteint et assez étroit pour qu'il puisse être utilisé à la maison. Pour déplacer le fauteuil roulant, le client place sa main sur la jante et son pied sain sur le sol afin de guider et de diriger le fauteuil.

Lorsque le client est transféré au fauteuil roulant, on bloque les freins aux deux roues et on procède selon la méthode suivante.

- Placer le fauteuil roulant du côté non atteint du client.
- Le client relève les repose-pieds et se rapproche du fauteuil, en plaçant sa masse sur sa jambe saine.
- Il s'appuie sur son bras et son pied forts.
- Il déplace sa masse vers la jambe forte en gardant le genou faible bloqué.
- Il pivote en direction de sa jambe forte et ramène sa jambe atteinte par-dessus son autre jambe. Il reste debout quelques minutes.
- Il abaisse graduellement son corps dans le fauteuil en utilisant ses membres forts.

Le fauteuil roulant permet au client d'être plus indépendant. Lorsque le client a besoin d'un fauteuil roulant en permanence, on le fabrique en fonction de ses besoins particuliers.

Soins personnels et activités de la vie quotidienne

Dès que le client peut se lever, on l'encourage à s'occuper de sa propre hygiène. On l'aide à se fixer des objectifs réalistes, et on lui apprend une nouvelle technique chaque jour. Pendant la première étape, le client doit s'occuper lui-même du côté sain. Certaines activités, telles que se brosser les cheveux et les dents, se raser avec un rasoir électrique, se laver et manger, peuvent être accomplies avec une seule main. Même si le client se sent maladroit au début, il peut apprendre les différentes activités motrices par répétition, et son côté non atteint se renforcera avec le temps. On doit s'assurer que le client ne néglige pas son côté atteint. Certains ustensiles aident à compenser quelques déficiences.

Activités d'habillage. Le moral du client s'améliorera s'il peut accomplir ses activités ambulatoires lorsqu'il est tout habillé. On demande donc à la famille d'apporter des vêtements qui sont, de préférence, un peu plus grands que ceux portés habituellement. Les vêtements qui se ferment à l'avant ou sur le côté par des fermetures éclairs ou des fermetures Velcro sont les plus appropriés. Le client a un meilleur équilibre s'il peut s'habiller le plus possible en position assise.

Au début, il a besoin de l'aide et du soutien de l'infirmière. On ne doit pas le laisser se fatiguer outre mesure ou se décourager. Même avec un entraînement intensif, certains clients n'arrivent pas à s'habiller seuls. La technique d'habillement suivante s'est avérée efficace pour plusieurs clients. Cependant, l'infirmière doit faire preuve de bon sens et apporter des modifications pour adapter la technique à son client.

Sous-vêtements

- On doit utiliser un caleçon à jambes évasées ou un caleçon de type boxeur possédant une ceinture élastique.
- Avec la main saine, amener la cheville atteinte sur le genou sain.
- Placer la main saine à travers l'ouverture extérieure du caleçon. En passant la main par la jambe du caleçon,

prendre fermement le pied atteint et, de la main saine, tirer le vêtement par-dessus le pied atteint.

- En tenant le caleçon, poser le pied atteint sur le sol. Tirer le vêtement le long de la jambe atteinte.
- Introduire alors la jambe saine dans le caleçon et le remonter le plus haut possible.
- Pour passer le caleçon par-dessus les fesses, il faut se rouler de chaque côté et tirer le caleçon vers le haut, du côté opposé.

Camisole

- Placer la camisole sur les genoux, le dos sur le dessus.
- Passer le bras paralysé à travers l'emmanchure correspondante jusqu'au-dessus du coude.
- Introduire le bras sain à travers son emmanchure.
- Avec le bras sain, remonter le vêtement du côté atteint jusqu'à l'épaule et par-dessus la tête, et ajuster le vêtement avec la main saine.

Soutien-gorge

- Tenir une extrémité du vêtement avec le bras atteint, pendant qu'on l'attache en avant avec la main saine.
- Tourner le soutien-gorge autour du corps, pour placer l'attache dans le dos.
- Utiliser la main saine pour passer le bras atteint à travers la bretelle et placer la bretelle sur l'épaule. Puis passer le bras sain à travers l'autre bretelle.

Chemise, blouse ou robe s'attachant à l'avant

- Boutonner le poignet du côté sain.
- Passer la manche sur le bras paralysé jusqu'à l'épaule.
- Placer la main et le bras à travers l'autre manche.
- Boutonner la manche du côté atteint.
- Il est bon de porter des cols d'une taille plus grande, car il est difficile de boutonner un col serré. On peut porter des cravates à bouton-pression ou des cravates avec de longs bouts, que l'on peut desserrer et passer par-dessus la tête sans les dénouer.

Pantalon

Les bretelles facilitent la remontée du pantalon. On met le pantalon de la même façon que les sous-vêtements. Si le client le préfère, il peut monter par-dessus les fesses le caleçon et le pantalon en même temps. Lorsqu'il a plus d'équilibre, il peut mettre un vêtement qui passe par-dessus la tête (robe, jupon, chandail), de la même manière que celle employée dans le cas de la camisole. On suggère d'utiliser des vêtements qui s'étirent.

Sexualité des personnes venant de subir un accident vasculaire cérébral.   Les fonctions sexuelles peuvent être profondément altérées par l'invalidité. L'accident vasculaire cérébral est une maladie si catastrophique que le client perd souvent sa propre estime et la confiance en ses capacités sexuelles. Bien que les recherches dans ce domaine soient limitées, il semble que la plupart des personnes ayant subi un accident vasculaire cérébral aient des problèmes de fonctionnement sexuel. (Voir la section traitant de la sexualité de la personne handicapée, à la page 139.)

Préparation du client et de sa famille pour le retour à la maison

La famille du client joue un rôle très important dans la guérison. Elle doit être conseillée et recevoir une certaine forme d'aide afin d'éviter que les soins à donner au client ne perturbent trop la santé et le mode de vie de ses membres.

La famille peut avoir de la difficulté à accepter l'invalidité du client et se montrer utopiste dans les résultats escomptés. Il faut dire aux membres de la famille d'éviter de faire des choses à la place du client, lorsque celui-ci peut les faire lui-même. Il faut leur faire comprendre que leur amour et leur intérêt marqué font partie du traitement du client. Ils ont besoin de savoir que la réadaptation d'un client hémiplégique demande des mois et qu'elle progresse lentement. Les gains réalisés par le client pendant son séjour au centre hospitalier doivent être maintenus. Tous doivent se montrer optimistes devant le client et l'encourager.

Le client peut avoir subi des lésions cérébrales et être instable émotionnellement. On doit préparer la famille à faire face à ces épisodes d'instabilité. Le client rit ou pleure facilement. Il est irritable et exigeant, ou déprimé et confus. Le comportement du client peut être modifié par sa difficulté à parler. Les accidents vasculaires cérébraux surviennent fréquemment à un âge avancé ; par conséquent, un déclin intellectuel associé à la démence peut se produire. Il faut expliquer à la famille que si le client rit, cela ne veut pas nécessairement dire qu'il soit heureux, et que, s'il pleure, ce n'est pas qu'il soit forcément triste ; l'état émotionnel se stabilise généralement avec le temps. La famille doit savoir que le client se fatigue facilement, qu'il est irrité ou énervé par de petits événements et qu'il montre moins d'intérêt envers certaines choses. Au fur et à mesure que le programme de réadaptation avancera, ces problèmes diminueront.

Habituellement, la maison du client doit être modifiée en fonction des activités du client et de sa sécurité. Il peut être nécessaire d'élargir les portes et d'installer des rampes afin que le client puisse se déplacer en fauteuil roulant. Il est plus facile pour un hémiplégique de prendre une douche qu'un bain, car il n'aura généralement pas assez de force pour s'asseoir et se relever dans une baignoire. En s'asseyant sur un tabouret de hauteur moyenne avec des embouts en caoutchouc, il pourra se laver plus facilement. Une brosse à long manche et un porte-savon sont utiles au client qui ne peut se servir que d'une seule main. Si une douche n'est pas disponible, on peut installer un petit banc dans la baignoire et un tuyau de douche fixé au robinet. On peut installer des barres d'appui à côté de la baignoire et de la toilette. Il existe, sur le marché, une grande quantité de dispositifs qui peuvent aider le client dans les activités de la vie quotidienne. Certaines associations communautaires ont pour but de donner au client un sentiment d'appartenance en lui faisant rencontrer d'autres personnes atteintes de problèmes semblables.

Lorsque cela est possible, il est préférable que le client puisse reprendre le même travail ou une forme modifiée de ce travail.

Toutes les infirmières en contact avec le client, soit comme membres de l'équipe de santé du centre hospitalier, soit comme infirmières d'un centre de santé communautaire, soit comme infirmières d'usine ou de bureau, doivent l'encourager à *rester actif*, à effectuer régulièrement et fidèlement son programme d'exercices, à accepter ses limites et, malgré tout, à continuer avec confiance à demeurer le plus indépendant possible.

■ ÉVALUATION

Résultats escomptés

1. Réussir à améliorer sa communication :
   a) essayer de communiquer ;
   b) établir des contacts avec sa famille ;
   c) prendre des rendez-vous afin de poursuivre son traitement après sa sortie du centre hospitalier.
2. Parvenir à améliorer sa mobilité :
   a) faire les exercices prescrits ;
   b) réussir à garder son équilibre en position assise avant d'essayer de se lever ;
   c) pratiquer les techniques enseignées qui montrent comment utiliser la jambe forte pour prendre appui et pivoter ;
   d) s'asseoir et se lever de plus en plus souvent chaque jour ;
   e) utiliser le côté non atteint pour compenser les pertes de fonctions du côté hémiplégique.
3. Être conscient de la perte de fonction sensorielle :
   a) surveiller les pieds en marchant entre les barres parallèles ;
   b) travailler avec un thérapeute afin de stimuler les sensations tactiles (toucher et manipuler des objets).
4. Participer au programme d'amélioration des fonctions cognitives :
   a) avoir des aide-mémoire et des stimuli : listes, horloge, calendrier, télévision, radio ;
   b) suivre un horaire quotidien écrit ;
   c) la famille stimule le client en lui lisant le journal, en faisant des casse-tête avec lui, etc. ;
   d) la famille accepte ses périodes de troubles émotionnels sans le juger.
5. Acquérir de l'indépendance dans les activités quotidiennes :
   utiliser des ustensiles qui l'aident.
6. Avoir une meilleure image de soi :
   a) verbaliser ses peurs et son anxiété face à l'état de dépendance ;
   b) se fixer des objectifs à brève échéance ;
   c) participer activement à sa réadaptation ;
   d) la famille a une attitude positive envers le client ;
   e) la famille encourage le client à faire des choses pour lui-même.
7. Acquérir et maintenir une continence urinaire et intestinale : participer à un programme de rééducation sphinctérienne (voir à la page 161).

☐ TRAITEMENT NEUROCHIRURGICAL DE LA DOULEUR

Le traitement d'une douleur chronique nécessite une approche multidisciplinaire. (Voir le chapitre 13 pour un exposé des théories de base au sujet de la psychophysiologie de la douleur et de son traitement.)

La *douleur irréductible* est une douleur qui ne peut pas être soulagée de manière satisfaisante par des médicaments sans causer de toxicomanie ou de sédation qui provoque une incapacité de travail. Une telle douleur est habituellement due à une tumeur maligne (surtout du col de l'utérus, de la vessie, de la prostate ou de la partie inférieure de l'intestin), mais elle peut se produire dans plusieurs autres cas : algies postzostériennes, névralgie essentielle du trijumeau, arachnoïdite de la moelle épinière, ischémie incontrôlable et d'autres formes de destruction tissulaire. On doit essayer une intervention chirurgicale avant que la toxicomanie ou la débilité ne deviennent des problèmes.

L'objectif des traitements neurochirurgicaux est d'interrompre les voies par lesquelles les sensations de douleur sont perçues. Les fibres conductrices peuvent être sectionnées en tout point situé entre leur origine et le cortex cérébral. Le défi est de bien choisir le lieu de l'opération. Évidemment, le traitement définitif de la douleur n'a pas encore été découvert. L'intervention chirurgicale peut détruire certaines parties du système nerveux, ce qui peut causer des taux variés de déficits et d'incapacités neurologiques. Au bout d'un certain temps, la douleur revient à cause de la régénération des axones ou du développement d'autres voies de transmission.

Radicotomie

La *radicotomie* (*rhizotomie*) postérieure est l'interruption chirurgicale des racines nerveuses médullaires postérieures entre le ganglion et la moelle. Cette intervention a pour résultat une perte permanente de sensibilité et peut être faite à n'importe quel niveau de la moelle. L'engourdissement qui s'ensuit n'affecte ni la tête, ni le tronc. En ce qui concerne les extrémités, cependant, le membre semble perdu dans l'espace et est inutile, même si la force musculaire est intacte ; il y a aussi une perte de rétroaction vers la moelle épinière et le cervelet quant à la position.

On utilise fréquemment cette technique pour supprimer une douleur thoracique intense qui peut être ressentie dans le cas d'un cancer pulmonaire, et pour soulager la douleur dans les cas de tumeurs malignes de la tête et du cou.

La longueur de l'incision dépend du nombre de nerfs qui doivent être coupés. La laminectomie est assez importante, et le client doit être capable de tolérer une opération chirurgicale majeure.

Puisque la plupart des clients ayant des métastases peuvent être incapables de tolérer une radicotomie ouverte, on peut effectuer une *radicotomie percutanée*, qui consiste à utiliser un courant à haute fréquence pour coaguler les fibres de la douleur, tout en préservant celles liées à la transmission du toucher et de la proprioception.

Il est maintenant possible de pratiquer une radicotomie chimique, dans laquelle on injecte de l'alcool, du phénol, ou un mélange de phénol et de Pantopaque, dans l'espace sousarachnoïdien. On fait parvenir la médication aux racines nerveuses atteintes, en inclinant le client au niveau désiré. Cela rend les racines nerveuses sensitives non fonctionnelles. Le client ne sent plus la douleur, mais les racines nerveuses motrices ne sont généralement pas touchées.

Chordotomie et sympathectomie

Chordotomie.   La *chordotomie ouverte* est la section du cordon antéro-latéral du faisceau spino-thalamique, à un point élevé de la région cervicale ou thoracique. Cette technique interrompt ou détruit la transmission de la sensibilité thermique et douloureuse, alors que les sens du toucher et de la position sont préservés. La moelle épinière est exposée par laminectomie. On utilise la chordotomie le plus souvent pour supprimer les douleurs intenses dans les cas de cancers en phase terminale, spécialement celles du thorax, de l'abdomen ou des membres inférieurs. Puisqu'une grande partie des chordotomies perdent leur efficacité au bout de un à cinq ans, on pratique ces interventions chez les clients qui n'ont que quelques mois à vivre.

Traitement infirmier postopératoire.   Les activités de soins décrites à la page 1262, pour une laminectomie, s'appliquent aux soins postopératoires et au programme de réadaptation de ce client. Après une chordotomie, le client demeure en position horizontale pour une période de temps prescrite, car il y a ainsi moins de tension exercée sur l'incision, et cette position facilite l'hémostase. On peut mettre en décubitus ventral un client ayant subi une chordotomie thoracique. Le client ayant une incision cervicale ne doit pas avoir d'oreiller lorsqu'il est en position de décubitus dorsal. On évite un traumatisme dans la région de l'intervention, lorsqu'on garde le cou en extension. Il faut deux personnes pour tourner le client en bloc (« comme un billot ») ; celles-ci utilisent une alèse afin de prévenir une torsion du corps et une pression exercée sur l'incision.

Complications.   On doit être attentif à tous signes de complications respiratoires, de fatigue et d'affaiblissement de la voix. Le client peut respirer adéquatement lorsqu'il est éveillé, mais peut ressentir une hypercapnie progressive et une hypoxie quand il dort. Par conséquent, on doit faire le monitorage des gaz sanguins artériels et utiliser la ventilation artificielle assistée lorsque cela est nécessaire.

On doit vérifier le mouvement, la force et la sensibilité de chaque membre toutes les 2 h ou 3 h (ou plus souvent si c'est nécessaire), pendant les premières 48 h après l'opération, car une hémorragie peut occasionner une perte sensorielle et motrice. S'il y a hémorragie, une intervention chirurgicale immédiate s'impose. On doit palper la peau du client, à intervalles réguliers, afin de noter des changements de température, car le client est incapable de les sentir. Le client peut avoir des escarres de décubitus sans s'en rendre compte ; il faut lui enseigner à examiner sa peau à l'aide d'un miroir pour apercevoir les endroits difficiles à voir.

La rétention urinaire est habituellement transitoire. S'il y a une perte permanente du contrôle moteur, due à une opération cervicale à haut niveau, on doit amorcer un programme de rééducation vésicale.

Chordotomie percutanée.   La *chordotomie percutanée* (qui est une forme simplifiée de chordotomie chirurgicale) consiste à produire des lésions dans la partie antéro-latérale de la moelle épinière grâce à un courant à haute fréquence. Sous anesthésie locale, on introduit une aiguille dans le cou, sous et derrière l'apophyse mastoïde. On guide l'aiguille dans la moelle épinière sous surveillance radiologique et on y introduit une électrode. On produit une lésion au niveau désiré de la moelle épinière grâce à des courants à haute fréquence.

On vérifie la position de l'électrode en étudiant les réactions du client aux stimuli. Cette intervention est tolérée par les clients affaiblis et elle soulage complètement la douleur dans 80% des cas. La chordotomie percutanée remplace de plus en plus la chordotomie ouverte.

Enseignement au client et à la famille.   Puisqu'il y a perte permanente de la sensation de la température, il faut informer le client des changements de température extérieure. Un membre de la famille doit vérifier la température de l'eau du bain avant que le client n'entre dans la baignoire. Puisque le client peut subir des gelures et des coups de soleil sans ressentir de malaise, il doit prendre des mesures de protection contre les variations de température. On doit avertir le client des dangers d'une circulation sanguine perturbée et lui recommander d'éviter le port de vêtements constricteurs, comme des souliers attachés trop serrés. La fonction sexuelle est généralement altérée chez les hommes.

Sympathectomie.   La *sympathectomie* est l'interruption des voies afférentes de la section sympathique du système nerveux autonome. On l'utilise pour supprimer la douleur chez les clients ayant des insuffisances vasculaires, spécialement la maladie de Raynaud. L'opération élimine les angiospasmes et améliore la circulation sanguine périphérique. On peut utiliser la sympathectomie pour soulager les douleurs viscérales, car elle détruit les afférents viscéraux qui accompagnent les fibres sympathiques jusqu'aux viscères.

Interventions psychochirurgicales

Le but de ces interventions est de modifier la réaction du client à la douleur. La *thalamotomie* est la destruction (unilatérale ou bilatérale) de groupes spécifiques de cellules dans le thalamus. On perce des trous de trépan dans le crâne du client, par lesquels on introduit des électrodes dans la région cible grâce à des techniques stéréotaxiques ; on dirige ensuite un courant à haute fréquence à travers les électrodes pour créer une lésion. Cette technique est habituellement utilisée dans le cas de tumeurs malignes de la tête et du cou.

La *cingulotomie* est l'interruption unilatérale ou bilatérale du cingulum dans le lobe frontal de l'encéphale. On l'effectue par voie ouverte ou stéréotaxique. Cette opération tend à modifier les réactions affectives du client à la douleur.

Stimulation électrique pour supprimer la douleur (neuromodulation)

La *stimulation électrique*, ou *neuromodulation*, est une méthode de suppression de la douleur qui consiste à utiliser un dispositif électronique pour stimuler les différentes parties du système nerveux. Ce traitement est basé sur la théorie de contrôle du seuil de la douleur (voir à la page 192), qui explique comment des stimuli non destructeurs peuvent empêcher la transmission de la douleur à l'intérieur du système nerveux central. Le mécanisme nerveux des cornes postérieures de la moelle épinière agit comme une barrière qui peut accroître ou décroître l'influx au système nerveux central. On pense que la stimulation électrique soulage la douleur en empêchant les messages de parvenir à l'encéphale. La neuromodulation consiste à appliquer des électrodes sur la peau, lesquels stimulent les nerfs périphériques ou les plexus nerveux périphériques, les surfaces antérieure et postérieure de la moelle épinière, ou à implanter des électrodes dans des régions bien choisies de l'encéphale. Généralement, on implante des électrodes flexibles par voie transcutanée dans l'espace épidural afin de stimuler la moelle épinière. Cette nouvelle technique évite une opération majeure. À l'heure actuelle, la stimulation électrique transcutanée et la stimulation de la colonne dorsale sont les méthodes les plus fréquemment utilisées. De plus, il existe des stimulateurs cérébraux (électrodes) que l'on implante dans la région périventriculaire du troisième ventricule postérieur. Ils permettent de l'autostimulation de la région grise périventriculaire afin de produire l'analgésie.

Les techniques de stimulation électrique, qui remplacent peu à peu leurs contreparties plus destructrices (radicotomie, chordotomie, thalamotomie), constituent la voie de l'avenir dans le traitement des douleurs intenses.

Stimulation nerveuse électrique transcutanée

La *stimulation nerveuse électrique transcutanée* est le passage de faibles courants électriques à travers la peau, afin de supprimer la douleur. Les électrodes stimulatrices sont placées soit sur le siège de la douleur, soit le long des nerfs périphériques principaux qui innervent la région, ou dans le plexus périphérique. Le client règle l'amplitude du courant jusqu'à ce qu'il ressente la stimulation, détectée par une sensation de picotement. Il doit augmenter l'amplitude jusqu'à ce que la sensation soit forte, mais non désagréable. Le client peut régler l'amplitude, la fréquence et la durée du signal électrique. Cette technique semble être très utile chez les clients fortement motivés ayant des problèmes de douleur chronique reliée à une lésion du système nerveux.

Enseignement au client.   On nettoie la peau et on enduit de gel les électrodes que l'on place ensuite sur les nerfs qui desservent la région douloureuse. Les électrodes sont maintenues en place grâce à un ruban adhésif hypoallergène. On donne au client le mode d'emploi fourni par le fabricant, qui décrit les soins à donner à la peau et l'entretien des électrodes ainsi que du générateur. Les principaux problèmes de la stimulation nerveuse transcutanée sont l'irritation et la sensation de douleur de la peau autour de l'électrode, et l'incapacité de certains clients d'apprendre à utiliser le dispositif.

Stimulation de la colonne dorsale

La *stimulation de la colonne dorsale* est une technique utilisée pour soulager une douleur chronique irréductible : un dispositif implanté par une méthode chirurgicale permet au client d'effectuer une stimulation électrique à impulsions sur la partie dorsale de la moelle épinière afin de bloquer les influx nerveux transmettant la douleur. On suppose que la stimulation électrique des plus grosses fibres nerveuses périphériques crée une rétroaction négative qui « ferme la barrière » dans la moelle épinière, ce qui empêche la transmission de la sensation de douleur à l'encéphale.

Certains chercheurs croient que le mécanisme engendré par la stimulation nerveuse périphérique est en réalité un blocage du nerf. Cependant, on ne connaît pas encore l'explication du soulagement de la douleur par stimulation électrique.

Le dispositif de stimulation de la colonne dorsale consiste en un émetteur de stimulation à haute fréquence, d'une antenne émettrice, d'un récepteur radio et d'une électrode. L'émetteur, alimenté par une pile, et l'antenne sont portés extérieurement, alors que le récepteur et l'électrode sont implantés dans le corps du client. On effectue une laminectomie au-dessus du plus haut point d'arrivée de la douleur et on place l'électrode dans l'espace épidural de la partie postérieure de la moelle épinière. (L'implantation des systèmes de stimulation peut varier selon les cas.) On construit ensuite la poche sous-cutanée qui contient le récepteur dans la région de la clavicule (ou ailleurs). L'électrode et le récepteur sont reliés par un tunnel sous-cutané.

Traitement infirmier postopératoire.   Le traitement infirmier postopératoire est semblable à celui qui suit une laminectomie. On surveille chez le client d'éventuels signes de paraplégie, de quadriplégie et d'incontinence urinaire. On évalue aussi la mobilité des membres. On vérifie les fuites de liquide céphalo-rachidien à l'endroit de la laminectomie (car la dure-mère est ouverte pendant l'opération), et d'éventuels signes d'infection au point de l'implantation. Dès que le client est parfaitement conscient, on peut vérifier le système de stimulation : la première vérification peut ne pas être valable, car un bandage recouvre le récepteur. Les complications comprennent l'infection, un traumatisme de la moelle, une perte de liquide céphalo-rachidien et une douleur au point d'implantation.

Enseignement au client.   On fournit au client le mode d'emploi du fabricant afin qu'il se familiarise avec le système. On lui enseigne à prendre soin de sa peau, à attacher l'antenne à la peau, à relier l'émetteur et à régler les commandes. Il doit essayer plusieurs fréquences afin de déterminer celle qui soulage le mieux la douleur ; il prend en note cette fréquence. On conseille aussi au client de garder plusieurs piles de rechange avec lui. (La durée de vie d'une pile dépend de son utilisation.) Le client doit nettoyer l'émetteur et l'antenne selon les directives du fabricant.

Neurostimulation épidurale percutanée

La *neurostimulation épidurale percutanée* est une technique de stimulation nerveuse qui consiste à insérer des électrodes par voie percutanée dans l'espace épidural rachidien. Elle est efficace pour traiter l'arachnoïdite et le névrome d'amputation.

☐ CLIENT QUI SUBIT UNE OPÉRATION INTRACRÂNIENNE

Ces dernières années, certains progrès technologiques ont permis de raffiner les méthodes neurologiques existantes et

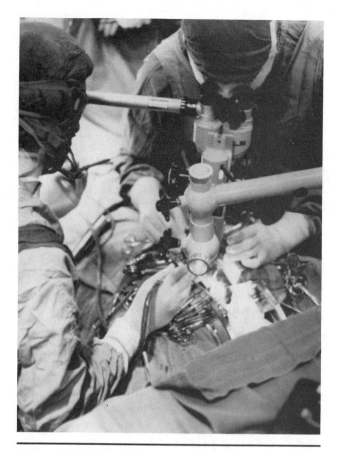

Figure 54-6   Opération chirurgicale intracrânienne.

d'en élaborer de nouvelles. Des techniques neuroradiologiques complexes ont permis de localiser des lésions intracrâniennes, alors que les instruments utilisés en microchirurgie, dont l'éclairage et le pouvoir grossissant ont été améliorés, ont permis d'obtenir une vue tridimensionnelle du champ d'opération (*Figure 54-6*).

Il est maintenant possible de coaguler les vaisseaux adjacents aux structures opérées sans léser les structures elles-mêmes. Les instruments de microchirurgie (sondes, crochets, pinces, supports d'aiguilles miniaturisés) permettent de séparer des tissus délicats sans causer de traumatisme. Des fils de suture plus fins qu'un cheveu humain permettent de suturer et d'anastomoser des nerfs et des vaisseaux très petits.

Techniques chirurgicales

La *craniotomie* est l'ouverture de la boîte crânienne qui permet d'avoir accès aux structures intracrâniennes. On l'utilise pour retirer une tumeur, pour diminuer la pression intracrânienne, pour évacuer un caillot sanguin et pour réprimer une hémorragie. On ouvre le crâne en pratiquant un volet osseux qui, après l'opération, est replacé et maintenu en place par des sutures périostiques ou des fils métalliques. En général, on utilise deux techniques : (1) celle au-dessus de la tente du cervelet (craniotomie sus-tentorielle) dans le compartiment sus-tentoriel ; (2) celle sous la tente du cervelet dans le compartiment sous-tentoriel (fosse postérieure).

Les structures intracrâniennes peuvent être atteintes par des *trous de trépan* (*Figure 54-7*), qui sont des ouvertures circulaires faites dans le crâne, soit avec une perceuse à main, soit avec un craniotome automatique (muni d'un dispositif qui arrête la perceuse dès que l'os est traversé). On fait des trous de trépan dans un but de diagnostic ou d'exploration. On peut les utiliser pour déterminer la pression intracrânienne, de même que la taille et la position des ventricules. Ils permettent aussi d'évacuer un hématome ou un abcès intracrânien, de faire un volet osseux et d'avoir accès aux ventricules pour faire une décompression, une ventriculographie ou pour effectuer des techniques de dérivation.

Les autres techniques de chirurgie crânienne incluent la *craniectomie* (excision d'une portion du crâne) et la *cranioplastie* (réfection d'un défaut du crâne au moyen d'une prothèse métallique ou de matière plastique).

■ ÉVALUATION PRÉOPÉRATOIRE

Afin d'évaluer adéquatement l'état postopératoire du client, il faut connaître son état de santé (signes et symptômes de la maladie) avant l'opération. Il faut évaluer son état de conscience et son niveau de réaction, et noter la présence de tout déficit neurologique. On doit faire des observations sur la paralysie, les troubles visuels, les altérations de la personnalité ou de l'élocution ainsi que sur les troubles vésicaux et intestinaux. On peut évaluer la paralysie de la main par une poignée de main. On devra apporter une attention particulière au mouvement des jambes si le client ne marche pas.

S'il y a une paralysie des membres, on doit installer des rouleaux trochantériens aux deux membres et appuyer les pieds contre une planche au pied du lit. Les clients ayant

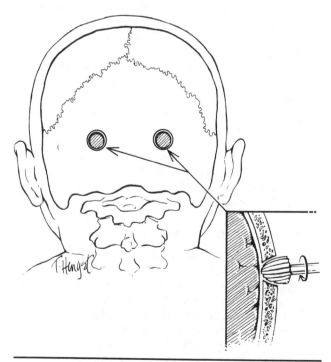

Figure 54-7   Trous de trépan dans une opération chirurgicale intracrânienne (vue postérieure).

des problèmes d'élocution, une baisse de la vue et une perte de l'ouïe mettent à l'épreuve l'ingéniosité de l'infirmière. Si le client est aphasique, on peut utiliser du matériel pour écrire, des cartes avec des mots ou des images illustrant le bassin de lit, un verre d'eau, une couverture, etc., pour l'aider à communiquer. Si le client est capable de marcher, on doit l'encourager à le faire calmement et sans hâte.

La préparation du client sur la plan émotionnel est tout aussi importante ; il faut l'informer de ce à quoi il doit s'attendre après l'opération. L'imposant pansement qui entourera sa tête après l'opération peut modifier son ouïe temporairement. Il aura de la difficulté à voir si ses yeux sont tuméfiés. S'il a une sonde endotrachéale, ou s'il a subi une trachéotomie, il sera incapable de parler. Par conséquent, il faut établir d'autres moyens de communication avant l'opération. Parfois, le client ne se rend pas compte qu'il est sur le point de subir une intervention chirurgicale. De l'encouragement et une attention à ses besoins contribuent à accroître la confiance du client. Quel que soit le degré de conscience du client, la famille doit être prise en considération et encouragée, car elle connaît la gravité d'une opération intracrânienne.

Préparation immédiate à l'opération.   On rase le cuir chevelu, juste avant l'opération, afin de ne pas laisser le temps à une abrasion superficielle (causée par le rasage) de s'infecter. La plupart des clients sont très affectés par cette altération de leur image corporelle. Cependant, ils acceptent bon gré mal gré cette situation lorsqu'on les informe que leur tête sera recouverte de bandages immédiatement après l'opération. On donne du diazépam au client qui manifeste trop d'anxiété avant l'opération ; on donne de la phénytoïne aux clients qui présentent des risques d'épilepsie postopératoire.

Les autres mesures préopératoires *anticipées* comprennent l'administration de stéroïdes (s'il y a risque de déficience), des injections intraveineuses d'agents hyperosmotiques afin de réduire le volume de liquide céphalo-rachidien et l'installation d'une sonde à demeure pour évaluer le volume urinaire pendant l'intervention qui entraîne une déshydratation.

Problèmes du client et diagnostics infirmiers

À partir des problèmes cliniques, des antécédents du client et de l'évaluation, les problèmes postopératoires les plus importants du client comprennent : une détérioration de l'état neurologique reliée à l'intervention intracrânienne ; une privation sensorielle reliée à une baisse de l'ouïe causée par le pansement entourant la tête ; une baisse de la vue due à la tuméfaction des yeux ; une incapacité de parler à cause de la sonde endotrachéale (dans certains cas) ; une altération de l'équilibre hydro-électrolytique reliée à une déficience métabolique et hormonale possible.

■   PLANIFICATION ET INTERVENTION

Objectifs

Les principaux objectifs du client après une opération intracrânienne comprennent :

1. L'amélioration de son état neurologique.
2. La capacité de s'adapter à la privation sensorielle temporaire.
3. Le maintien d'un bon équilibre hydro-électrolytique.

Les objectifs infirmiers sont de maintenir ouvertes les voies respiratoires et d'assurer l'oxygénation de l'encéphale, d'éviter un œdème cérébral postopératoire, de veiller au bien-être du client jusqu'à ce qu'il puisse prendre soin de lui-même, d'éviter les complications importantes et de participer au programme de réadaptation et d'éducation.

L'évaluation et le traitement infirmier vont influencer la convalescence du client. Puisque le client sera inconscient pendant la période postopératoire initiale, nous référons le lecteur à l'encadré 54-2. Les soins infirmiers du client ayant subi une intervention chirurgicale intracrânienne sont résumés à l'encadré 54-4.

Maintien de l'efficacité des voies respiratoires et de l'oxygénation de l'encéphale.   Il faut faire très attention à l'état respiratoire du client, car un léger degré d'hypoxie peut aggraver l'ischémie cérébrale (*Encadré 54-4*).

Assèchement de l'œdème cérébral postopératoire. L'œdème postopératoire peut être asséché grâce à des médicaments, à la vérification du drainage des cathéters ventriculaires et au maintien de l'équilibre hydro-électrolytique.

Médicaments.   Un œdème cérébral peut se produire après l'opération ; ce risque est maximal de 24 h à 48 h après l'opération. C'est la raison pour laquelle le degré de réaction du client peut chuter le deuxième jour après l'opération. L'œdème cérébral peut être traité par l'administration intraveineuse d'agents déshydratants (mannitol, dexamétho-sone, glycérol buccal). On donne au client des antiacides avec les stéroïdes afin de protéger la muqueuse gastrique (voir à la page 1178 pour le traitement d'une augmentation de la pression intracrânienne).

On peut parfois obtenir une décompression externe en enlevant le volet osseux.

Drainage.   On introduit fréquemment des cathéters ventriculaires chez les clients subissant une opération pour l'ablation des tumeurs de la fosse postérieure. Ces cathéters sont reliés à une bouteille de drainage. L'efficacité du cathéter peut être vérifiée par l'examen des pulsations du liquide dans les tubes. De plus, on peut déterminer le degré de pression intracrânienne en mesurant la hauteur du liquide dans le tube au-dessus du niveau du ventricule. On retire le cathéter lorsque la pression ventriculaire est normale et qu'il ne reste plus de liquide à drainer (cela se produit généralement après deux ou trois jours de traitement). On doit avertir le neurochirurgien dès que le cathéter semble obstrué. Depuis quelques années, on utilise des dérivations ventriculo-cardiaques (ventriculo-atriostomie) pour réduire la pression intracrânienne avant certaines opérations, particulièrement chez les clients ayant des tumeurs de la fosse postérieure.

Lorsqu'on n'installe pas de cathéters, un hématome se forme souvent sous le cuir chevelu et s'étale jusqu'à l'orbite, produisant un ecchymose (œil au beurre noir). Quelquefois, le client ne peut pas ouvrir les yeux pendant quelques jours à cause d'un œdème des paupières.

Équilibre hydro-électrolytique.   Un déséquilibre électrolytique, particulièrement dans le cas du sodium, peut contribuer à la formation d'un œdème cérébral postopératoire. On observe une rétention de sodium chez les clients pendant la phase postopératoire immédiate. On évalue le taux d'électrolytes sériques et urinaires, l'azote uréique sanguin, le glucose sanguin, la masse et l'état clinique du client. On mesure les ingesta et les excreta pour évaluer les pertes encourues à cause de la fièvre, de la respiration et du drainage ventriculaire et rachidien. On peut devoir réduire l'apport de liquides. Le régime hydrique postopératoire est calculé sur une base individuelle, et le volume ainsi que la composition des liquides ingérés sont ajustés quotidiennement en fonction des taux d'électrolytes mesurés. Il faut éviter scrupuleusement un apport liquidien trop élevé.

Mesures de soutien.   L'infirmière doit vérifier la position du client, changer ses pansements et supprimer la céphalée.

Position postopératoire.   L'élévation de la tête permet un meilleur drainage veineux. Il faut éviter une rotation extrême de la tête, car cela augmente la pression intracrânienne. Après une opération sus-tentorielle, on place le client sur le côté (le côté non opéré si on a enlevé une grosse lésion), avec un oreiller sous la tête. La tête du lit doit être surélevée de 15° à 45°, selon l'importance de la pression intracrânienne et les recommandations du neurochirurgien. (Habituellement, on garde le client dans la même position que pendant l'opération.) Après une opération à la fosse postérieure (sous-tentorielle), le client doit rester en position horizontale sur le côté, la tête appuyée sur un petit oreiller ferme. On peut le retourner sur l'autre côté, mais sa tête ne doit pas être fléchie sur sa poitrine. Lorsqu'on tourne le client, son corps doit être déplacé en bloc afin d'éviter que la plaie ne s'ouvre ou que les sutures ne se rompent.

On change la position du client toutes les 2 h et on nettoie la peau fréquemment. Si la position est changée trop souvent, l'équipement de surveillance intracrânienne peut être endommagé. Afin de faciliter le déplacement du client, on utilise une alèse, qui va de la tête jusqu'à la mi-cuisse.

Pansements.   Les pansements sont souvent tachés de sang durant la période postopératoire immédiate. Il est donc important de renforcer le pansement avec des gazes stériles, dans le but d'éviter la contamination et l'infection. (Le sang est un excellent milieu de culture pour les bactéries.) Si le pansement est fortement taché de sang ou déplacé, on doit le signaler immédiatement. On place souvent un drain dans la plaie de la craniotomie, pour en faciliter le drainage.

Le liquide céphalo-rachidien peut s'écouler par la plaie, surtout après une intervention sous-occipitale. Cette complication est dangereuse, surtout à cause de la possibilité d'une méningite. On doit signaler sur le champ tout écoulement soudain de liquide d'une plaie crânienne ou rachidienne.

Les clients ayant subi une intervention sous-occipitale ont parfois des pansements résistants, faits d'emplâtres adhésifs, afin de prévenir les mouvements de la tête et du cou.

Suppression de la céphalée.   Le client aura mal à la tête après la craniotomie ; cela est attribué à l'étirement ou à l'irritation des nerfs du cuir chevelu, qui surviennent pendant l'opération. Une administration parentérale de codéine est habituellement suffisante pour soulager la céphalée. On donne des anticonvulsivants (diazépam, phénytoïne) aux clients qui ont subi une craniotomie sus-tentorielle à cause du fort risque d'épilepsie qui suit ce genre d'opération.

Complications postopératoires.   Les complications qui peuvent survenir, quelques heures après l'intervention chirurgicale, sont l'hémorragie intracrânienne, l'œdème cérébral et l'intoxication par l'eau.

- Une chute de la pression artérielle, un pouls et une respiration rapides, de la pâleur et un corps froid sont les manifestations d'un choc hypovolémique après une longue intervention. La transfusion sanguine est le meilleur traitement de ce type de choc.
- Inversement, une augmentation de la pression artérielle et une diminution du pouls accompagnée d'insuffisance respiratoire peuvent signifier une augmentation de la pression intracrânienne.

En plus des complications immédiates postopératoires, d'autres complications peuvent survenir pendant les deux premières semaines, ou plus tard, et mettre en danger la guérison du client. Parmi les plus importantes, il y a l'infection pulmonaire, les escarres de décubitus, l'infection urinaire et la thrombophlébite. On peut éviter la plupart de ces complications par de fréquents changements de position, par la succion rhinopharyngienne, par l'observation et l'auscultation pour déceler des complications pulmonaires, et par des soins apportés à la peau et à la vessie, tels que ceux à donner aux clients souffrant d'un accident vasculaire cérébral.

Un état de mal épileptique (crises épileptiques prolongées, sans reprise de conscience entre les crises) peut survenir, après la craniotomie, comme conséquence d'une lésion intracrânienne. Du phénobarbital intraveineux, de la phénytoïne (Dilantin) ou du diazépam (Valium) peuvent soulager les crises, mais l'anesthésie générale est parfois nécessaire pour les arrêter. Les autres complications sont résumées dans l'encadré 54-4.

Réadaptation et enseignement au client.   La convalescence du client en neurochirurgie dépend de l'étendue du traumatisme et du succès du traitement poursuivi. Lorsqu'on enlève avec succès une tumeur bénigne, il est très agréable d'aider le client dans sa guérison. De bons soins infirmiers éliminent les complications indésirables et permettent de mettre l'accent sur la rééducation des fonctions. En aidant le client à exercer graduellement ses bras et ses jambes, à se lever du lit et à s'alimenter, l'infirmière l'incite à s'aider lui-même. Faire tout à la place du client retarde sa réadaptation. Cependant, on doit accompagner celui-ci lorsqu'il marche, parce qu'il peut avoir des étourdissements ou des évanouissements.

Une collaboration très étroite entre l'infirmière et le physiothérapeute aide le client à atteindre un bon fonctionnement musculaire. S'il est aphasique, le client devra sans doute réapprendre à parler. Cela devient donc un projet à longue échéance nécessitant beaucoup de temps, beaucoup de patience et un encouragement continu de la part de l'infirmière (voir à la page 1190).

Encadré 54-4   Résumé des soins infirmiers du client ayant subi une intervention chirurgicale intracrânienne

Objectifs, interventions et justification des soins

Soins préopératoires

Objectif : Déterminer l'endroit précis de la lésion (caillot, tumeur, anévrisme).

1. Aider le client qui doit passer des épreuves diagnostiques et des examens neurologiques fréquents.

2. Évaluer et noter les symptômes et les signes, en phase préopératoire, dans le but de pouvoir les comparer, en phase postopératoire.

3. Soutenir le client ayant des déficiences sensorielles et motrices.
   a) Bien mettre en position les membres paralysés afin de prévenir les déformations par contracture.
   b) Familiariser le client aveugle avec son environnement.
      (1) Le personnel doit s'annoncer en entrant dans la chambre afin d'aider le client à comprendre les stimuli d'entrée.
      (2) Aider le client à assumer un rôle actif dans ses soins.
   c) Aider le client aphasique à communiquer, en utilisant des cartes imagées, du matériel pour écrire, des gestes, etc.
   d) Protéger la personne confuse.
      (1) Supprimer les stimuli environnants troublants.
      (2) Garder le client orienté dans le temps et dans l'espace ; placer un calendrier mural et une horloge dans son champ de vision.
   e) Renseigner et encourager le client et sa famille au sujet de l'opération à venir.

4. Préparer le client physiquement pour l'opération.
   a) Laver les cheveux avec un shampooing bactéricide ; raser la région opératoire juste avant l'opération.
   b) Noter et signaler s'il y a des signes d'infection du cuir chevelu.
   c) Donner des lavements seulement sur prescription ; l'effort de la défécation augmente la pression intracrânienne.
   d) Administrer les médicaments et les traitements selon la prescription.
      (1) Des stéroïdes, pour diminuer l'œdème cérébral.
      (2) Des anticonvulsivants, pour prévenir les crises d'épilepsie.
      (3) Une sonde rachidienne à demeure reliée à un robinet d'arrêt, pour réduire l'œdème cérébral. Pendant cette opération, on peut arrêter et repartir le drainage lombaire.
      (4) Une sonde urétro-vésicale à demeure, pour évaluer le volume urinaire pendant la période de déshydratation.
      (5) On peut faire les trous de trépan dans l'os pariétal, juste avant l'opération de la fosse postérieure, pour faciliter l'introduction de la canule ventriculaire afin d'effectuer le drainage du liquide céphalo-rachidien.

Soins postopératoires

Objectifs

- Surveiller les complications dangereuses pour la vie : l'augmentation de la pression intracrânienne due à l'œdème et à l'hémorragie.
- Améliorer l'état fonctionnel du client.

1. Établir des échanges respiratoires adéquats et une bonne oxygénation pour éliminer l'hypercapnie systémique et l'hypoxie qui augmentent l'œdème cérébral.
   a) Garder le client en position de Sims ou en position latérale pour faciliter les échanges respiratoires.
   b) Employer avec précaution la succion trachéopharyngée pour enlever les sécrétions. La succion peut augmenter la pression intracrânienne.
   c) Faire des études des gaz sanguins artériels pour déterminer l'efficacité de la respiration.
   d) Surveiller l'ouverture des yeux (spontanée, au son, à la douleur) et la réaction des pupilles à la lumière.
   e) Élever la tête du lit de 30,5 cm après que le client est conscient pour faciliter le drainage veineux de l'encéphale.
   f) Ne rien donner par la bouche au client tant qu'il ne montre pas un réflexe actif de la toux et de la déglutition.

2. Évaluer le niveau de réaction du client.
   a) Réaction aux ordres.
      (1) Répond immédiatement et correctement aux questions.
      (2) Peut exécuter une manœuvre complexe.
      (3) Réagit à un ordre simple.
      (4) A une réaction retardée ou inégale.
      (5) Réagit seulement à une voix forte.
      (6) Ne réagit pas.
   b) Évaluation des réflexes moteurs rachidiens (pincement du tendon d'Achille, du bras ou de toute autre partie du corps).
      (1) Retrait rapide et réfléchi.
      (2) Mouvement flasque ou inutile des membres.
      (3) Grimace.
      (4) Élimination involontaire.
      (5) Pas de réaction.
   c) Observation de l'activité spontanée du client.
      (1) Communication verbale ou autre.
      (2) Changements de position (fréquence).
      (3) Façon de respirer.
      (4) Haut-le-cœur et vomissements.
      (5) Agitation, contractions, tremblements, convulsions.

3. Garder le client à une température normale pendant la période postopératoire, car on peut perdre le contrôle de la température dans certains états neurologiques ; une température élevée augmente les demandes métaboliques de l'encéphale. ·

Encadré 54-4   Résumé des soins infirmiers du client ayant subi une intervention chirurgicale intracrânienne (*suite*)

a) Prendre la température rectale à des intervalles spécifiques.
  (1) Les membres peuvent être froids et secs à cause de la paralysie des mécanismes de la perte de chaleur (vaso-dilatation et sudation).
b) Employer des mesures pour diminuer la fièvre excessive lorsqu'elle est présente.
  (1) Retirer les couvertures ; mettre une bande-culotte au client.
  (2) Administrer de l'aspirine, si cela est prescrit.
  (3) Appliquer des sacs de glace aux aisselles et aux aines ; l'application de froid sur les gros vaisseaux superficiels aide à diminuer la température corporelle.
  (4) Donner des bains d'éponge à l'eau tiède ou à l'alcool.
  (5) Installer un ventilateur pour qu'il souffle sur le client et qu'il augmente le refroidissement de la surface corporelle.
  (6) Utiliser une couverture hypothermique.
  (7) Administrer par voie intramusculaire de la chlorpromazine (I.M.) pour prévenir les frissons.
  (8) Utiliser l'électrocardiographe pour détecter les arythmies pendant les procédés hypothermiques.

4. Surveiller les signes et les symptômes d'une augmentation de la pression intracrânienne.
  a) Évaluer le client (de minute en minute, d'heure en heure) sur les points suivants :
    (1) Diminution dans la réaction aux stimuli ;
    (2) Variations des signes vitaux ;
    (3) Agitation ;
    (4) Faiblesse et paralysie des membres ;
    (5) Céphalées allant en augmentant ;
    (6) Changements ou perturbations de la vue ; pupilles dilatées.
  b) Assécher l'œdème cérébral postopératoire.
    (1) Donner des stéroïdes, des agents osmotiques déshydratants et du glycérol quand ils sont prescrits en phase postopératoire.
    (2) Garder le client *légèrement* sous-hydraté pour combattre l'œdème cérébral.
    (3) Noter la densité relative de l'urine par intervalles, surtout dans les cas d'opération de l'hypophyse et de l'hypothalamus.
    (4) Évaluer l'état électrolytique :
      (a) Un gain très tôt en période postopératoire indique une rétention liquidienne, et une perte de masse plus grande que prévue indique un bilan hydrique négatif.
      (b) La perte de sodium et de chlorures produit de la faiblesse, de la léthargie et du coma.
      (c) Une baisse de potassium amène de la confusion et une baisse dans le niveau de réaction.
    (5) Commencer la méthode hypothermique (voir ci-dessus) pour diminuer le métabolisme cérébral.

  (6) Employer l'hyperventilation, quand elle est prescrite, pour réduire le débit sanguin cérébral.
  (7) Soulever la tête du lit de 20° à 30° pour diminuer la pression intracrânienne et pour favoriser la respiration.

5. Prendre des mesures de soutien jusqu'à ce que le client prenne soin de lui-même.
  a) Changer fréquemment sa position, car les réactions à la douleur et à la tension sont variables.
  b) Administrer des analgésiques qui ne cachent pas le niveau de réaction (codéine, aspirine, etc.).
  c) Aider le client s'il a des crises convulsives (voir à la page 1246).
  d) Atténuer les signes d'œdème périoculaire.
    (1) Lubrifier les paupières et le tour des yeux avec de la vaseline.
    (2) Appliquer des compresses froides légères (mises en place sur l'œil) à des intervalles réguliers.
    (3) Surveiller les signes de kératite si la cornée est insensible.
  e) Faire faire des exercices d'amplitude de mouvement aux membres.
  f) Utiliser des techniques aseptiques dans l'entretien d'une sonde urétro-vésicale à demeure (voir à la page 863).
  g) Évaluer et soutenir le client pendant les phases d'agitation.
    (1) Évaluer s'il y a une obstruction respiratoire, une distension vésicale, une irritation méningée due au liquide céphalo-rachidien sanguinolent.
    (2) Matelasser les côtés du lit et les mains du client pour qu'il ne se blesse pas.
  h) Surveiller s'il y a écoulement du liquide céphalo-rachidien, puisqu'il y a un danger continuel de méningite.
    (1) Différencier le liquide céphalo-rachidien du mucus.
      (a) Recueillir du liquide sur un Dextrostix ; s'il y a présence de liquide céphalo-rachidien, il y aura une réaction positive, car il contient du sucre.
      (b) Déterminer toute élévation modérée de la température et une légère rigidité de la nuque.
    (2) Garder la pression du liquide céphalo-rachidien basse.
      (a) Ponctions lombaires périodiques, pour réduire la pression du liquide céphalo-rachidien et diminuer la pression qu'il exerce sur la plaie.
      (b) On peut introduire un cathéter ventriculaire chez un client qui subit une opération de la fosse postérieure (ventriculostomie) ; le cathéter est relié à un réservoir à circuit fermé.

Encadré 54-4 Résumé des soins infirmiers du client ayant subi une intervention chirurgicale intracrânienne (*suite*)

(c) Élever la tête du lit selon la recommandation.

(d) Administrer les antibiotiques selon la prescription.

i) Renforcer les pansements tachés de sang avec des gazes stériles ; les pansements imbibés de sang servent de milieu de culture aux bactéries.

j) Évaluer le client ayant subi une hypophysectomie (opération de l'hypophyse) pour déceler un diabète insipide.

(1) Masse quotidienne.

(2) Noter les ingesta et les excreta.

6. Surveiller les complications.

a) Hémorragie intracrânienne (une hémorragie postopératoire peut être intraventriculaire, intracérébrale, intracérébelleuse, sous-durale ou extra-durale).

(1) Surveiller toute perturbation progressive dans l'état de la réaction et les signes d'augmentation de la pression intracrânienne.

(2) Préparer le client à une angiographie cérébrale et à une tomographie.

(3) Préparer le client à une nouvelle opération et à une évacuation de l'hématome.

b) Œdème cérébral.

c) Méningite postopératoire.

d) Infections de la plaie (cuir chevelu, volet osseux) ; on peut avoir à rouvrir la plaie.

e) Complications pulmonaires.

f) Épilepsie (le risque est plus élevé lors des opérations sus-tentorielles).

(1) Administrer des anticonvulsivants sur une période à longue échéance.

(2) Surveiller l'état de mal épileptique qui peut survenir après n'importe quelle opération intracrânienne.

g) Ulcération gastro-intestinale (signes et symptômes de l'hémorragie et de la perforation, ou les deux).

La famille doit être avertie des limites du client, informée des progrès et renseignée sur la façon selon laquelle elle peut aider à la guérison.

Lorsque la tumeur, la blessure ou la maladie est de nature telle que le pronostic est mauvais, on oriente les soins de façon que le client soit le plus à l'aise possible.

Avec le retour de la tumeur ou de la compression cérébrale, le client devient moins alerte et moins conscient. La paralysie, la perte de la vue et des crises convulsives sont d'autres séquelles possibles. Quand le chirurgien explique les progrès du client aux membres de la famille, il arrive souvent que l'expression réelle de leurs émotions ne se fasse qu'après le départ du médecin. C'est à ce moment que l'infirmière doit les aider à exprimer leurs sentiments.

Souvent, les soins de ce client incombent à un membre de la famille. Quel que soit le responsable des soins, il doit avoir reçu l'enseignement nécessaire au sujet des soins physiques et affectifs à donner au client. Si aucun membre de la famille ne peut donner ces soins, on pourra faire des arrangements avec l'infirmière visiteuse pour qu'elle en assume une partie, selon les besoins. On peut s'adresser à une travailleuse sociale pour permettre à ce client de recevoir des soins plus complets et pour discuter des aspects financiers.

■ ÉVALUATION

Résultats escomptés

1. Présenter une amélioration de l'état neurologique :

a) ouvrir ses yeux quand on le lui demande ;

b) prononcer des mots intelligibles et parler de mieux en mieux ;

c) être de plus en plus alerte ;

d) obéir aux ordres par des réactions motrices adéquates ;

e) participer au programme d'exercices ;

f) prendre de plus en plus soin de lui-même.

2. S'adapter à la privation sensorielle temporaire :

a) utiliser d'autres moyens de communication (taper des doigts ou bouger la tête).

3. Atteindre un équilibre hydro-électrolytique :

a) avoir une composition du sérum normale, compte tenu des circonstances ;

b) être moins assoupi 36 h après l'opération ;

c) présenter un électrocardiogramme normal ;

d) être de plus en plus alerte ;

e) s'adapter à la restriction de liquides.

Intervention chirurgicale transsphénoïdale

Les tumeurs de l'hypophyse (qui représentent 10% de toutes les tumeurs intracrâniennes) peuvent être traitées par chirurgie ou par radiation. L'ablation chirurgicale peut être effectuée grâce à une craniotomie ouverte (habituellement transfrontale), ou par voie transphénoïdale. Ce choix est déterminé par des considérations anatomiques et par l'étendue et la nature de la maladie.

Les tumeurs logées dans la selle turcique (intrasellaire) et les petits adénomes de l'hypophyse sont retirés par la voie du sinus sphénoïdal (voie transsphénoïdale), généralement par la méthode transseptale labiale ou la méthode transseptale intranasale. Cette intervention, la plus utilisée, permet un accès direct à la selle turcique et minimise les risques de traumatisme et d'hémorragie. Elle évite plusieurs des risques de la craniotomie, et les malaises postopératoires sont semblables à ceux des autres opérations transnasales. On l'utilise aussi pour les hypophysectomies dans le traitement endocrinien du cancer métastasique du sein, du cancer de la prostate et de la rétinopathie diabétique.

Le travail préopératoire inclut une série d'épreuves endocriniennes, une évaluation rhinologique (pour évaluer l'état des sinus et de la cavité nasale) et des études neuroradiologiques. On fait aussi des examens du champ visuel et du fond d'œil, car le plus sérieux effet d'une tumeur de l'hypophyse est une pression sur le nerf optique ou le chiasma. De plus, on fait des cultures des sécrétions rhinopharyngiennes. On peut donner au client de la cortisone avant et après l'opération (quand la source de l'ACTH est enlevée). On peut aussi administrer des antibiotiques de manière prophylactique. On enseigne au client, avant l'opération, à respirer en profondeur. On indique au client qu'une toux ou un éternuement forts peuvent causer des fuites de liquide céphalo-rachidien après l'opération. On lui apprend à presser sur la partie intérieure des narines afin de supprimer l'éternuement.

L'ouverture initiale peut être faite par un oto-rhino-laryngologiste, alors que le neurochirurgien complète l'ouverture dans le sinus sphénoïdal et qu'il expose le fond de la selle turcique. Les techniques de microchirurgie permettent un éclairage, un grossissement et une vue tels que les risques de blesser les structures vitales avoisinantes pendant l'opération sont négligeables.

Traitement postopératoire.   On surveille les signes vitaux ainsi que l'acuité visuelle. On mesure les ingesta et les excreta qui servent de guide pour le remplacement des liquides et des électrolytes. On mesure aussi la densité relative de l'urine après chaque miction. On peut donner des liquides au client quand ses nausées cessent ; après 24 h à 48 h, il peut reprendre un régime alimentaire normal. Les médicaments incluent des antimicrobiens, que l'on donne au client jusqu'à ce qu'on enlève les mèches nasales ; de la cortisone, des analgésiques et des agents pour équilibrer le diabète insipide (pitressine). On élève la tête du lit à 30° afin de diminuer la pression sur la selle turcique et d'éviter les céphalées.

Le principal désagrément du client est causé par le tamponnement nasal ainsi que par la sécheresse de la bouche et la soif, dues à la respiration buccale. Normalement, on évite le brossage des dents jusqu'à ce que l'incision au-dessus des dents soit guérie. Le client utilise alors un bain de bouche, une soie dentaire et un brumisateur.

Le tamponnement nasal est généralement enlevé de quatre à cinq jours après l'opération. On interdit au client de se moucher ou de faire quoi que ce soit qui puisse faire augmenter la pression intracrânienne, comme se pencher ou faire des efforts lors de la miction et de la défécation.

On peut fournir au client un moule nasal protecteur en aluminium et du ruban adhésif, et lui expliquer comment installer ce moule à l'heure du coucher pendant une période déterminée.

La manipulation de l'hypophyse postérieure pendant l'opération risque de causer un diabète insipide transitoire qui peut durer quelques jours, et que l'on traite par de la pitressine. Quelquefois, ce diabète devient permanent. Une autre complication est l'hypopituitarisme, qui peut causer des crises addisoniennes. On surveille, chez le client, les signes de faiblesse, de léthargie, d'hypotension orthostatique, d'étourdissements, de fièvre et de nausées. Des pertes transitoires de liquide céphalo-rachidien et une méningite postopératoire sont d'autres complications possibles.

55

Les affections neurologiques

☐ NEUROPATHIES CRÂNIENNES, RACHIDIENNES ET PÉRIPHÉRIQUES

Nerf crânien I (nerf olfactif)

Les perturbations des bulbes olfactifs causées par des maladies intracrâniennes se manifestent par la perte de l'odorat (anosmie) ou par une altération de ce sens.

Anosmie. La perte de l'odorat survient à la suite de fractures de la base du crâne, qui lacèrent les nerfs olfactifs (fibres minces qui partent des bulbes olfactifs et traversent la lame criblée de l'ethmoïde pour atteindre la muqueuse olfactive). Une anosmie temporaire peut aussi survenir à la suite d'une chute ou d'un coup à l'arrière de la tête, qui ébranle la boîte crânienne en provoquant la contusion des fibres nerveuses. Une tumeur peut également endommager le nerf olfactif (méningiome dans la région du sillon olfactif, par exemple).

Nerf crânien II (nerf optique)

Les maladies ou les dommages causés aux nerfs optiques, quelle que soit leur nature, entraînent une diminution de l'acuité visuelle et un rétrécissement du champ visuel, symptômes qui peuvent évoluer jusqu'à la cécité complète.

Œdème papillaire ou stase papillaire. L'œdème de la papille optique apparaît dans tous les états pathologiques qui provoquent une augmentation de la pression intra-crânienne, tels que les tumeurs cérébrales, les abcès et l'hémorragie cérébrale aiguë.

Atrophie optique secondaire. L'atrophie optique est la conséquence d'un œdème papillaire grave et prolongé, d'une névrite du nerf optique, d'une obstruction de son artère centrale, d'une pression par des tumeurs cérébrales, et de fractures de la base du crâne affectant le trou optique (à travers lequel le nerf optique sort du crâne). L'atrophie optique est aussi un des signes précoces de la sclérose en

plaques. De plus, elle est l'une des manifestations de la syphilis du système nerveux central et une des conséquences de l'empoisonnement au méthanol.

Nerfs crâniens III, IV et VI (nerf moteur oculaire commun, nerf trochléaire, nerf moteur oculaire externe)

Le *nerf moteur oculaire commun* innerve quatre des six muscles qui font mouvoir le globe oculaire. Un des deux autres muscles, le muscle grand oblique, est innervé par le nerf crânien IV (*nerf trochléaire*) et l'autre, le muscle droit externe, qui permet la rotation du globe oculaire vers l'extérieur, est innervé par le nerf crânien VI (*nerf moteur oculaire externe*). La paralysie d'un de ces trois nerfs produit le strabisme, dont le type dépend du muscle paralysé. La paralysie du nerf crânien III produit aussi la ptose et la dilatation des pupilles. Une telle paralysie peut être causée par une tumeur, un anévrisme ou un accident vasculaire cérébral. Une paralysie récente du nerf crânien III chez un client atteint d'une affection neurologique peut être un signe de hernie imminente de l'uncus de l'hippocampe.

Nerf crânien V (nerf trijumeau)

Le *nerf trijumeau* est le nerf qui innerve la peau de la face (sauf l'angle de la mâchoire et la moitié antérieure du cuir chevelu), les dents, les conjonctives, la muqueuse buccale, le nez, les sinus de la face et la majeure partie de la langue. La branche inférieure de ce nerf contient aussi les fibres motrices qui contrôlent les muscles de la mastication (*Figure 55-1*).

Une ou deux ou les trois branches (ophtalmique, maxillaire et mandibulaire) de ce nerf peuvent être affectées par des maladies ou des traumatismes, et les perturbations qui s'ensuivent se situent toujours exactement au niveau des régions innervées par la branche atteinte. Une grave lésion de l'un de ces nerfs, comme une contusion au-dessus de l'échancrure sus-orbitaire ou du trou intra-orbitaire, peut causer l'engourdissement de la région qu'il innerve. Si le

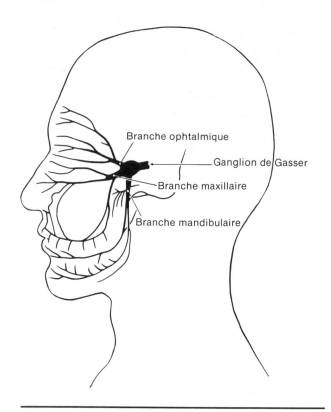

Figure 55-1 Les principales ramifications du nerf trijumeau sont la branche ophtalmique, la branche maxillaire et la branche mandibulaire. Les racines sensitives de ces nerfs sont situées dans le ganglion de Gasser (ganglion semi-lunaire).

traumatisme irrite ou comprime le nerf, il s'ensuit alors une douleur. Toutefois, si le traumatisme provoque une hémorragie dans le tissu environnant du nerf, le tissu cicatriciel formé peut, par la suite, comprimer ses fibres et, quelques mois plus tard, une douleur localisée apparaîtra au front ou à la joue. Cette douleur peut durer indéfiniment.

Autres causes de douleur faciale.   La douleur faciale reliée au nerf trijumeau peut être déclenchée par des lésions qui irritent directement le nerf ou ses ganglions, ou par des maladies touchant d'autres organes et dont la douleur s'étend à la région innervée par le trijumeau. Parmi ces lésions, on note : des processus inflammatoires et des néoplasmes dans les tissus mous et les os de la face ; des infections des sinus de la face ; des dents infectées ; des dents de sagesse non encore poussées ; des tumeurs et anévrismes de la base du crâne ; une thrombose du sinus veineux ; une méningite basilaire ; des tumeurs du ganglion de Gasser ; des maladies du ganglion sphéno-palatin, de l'oreille moyenne et de l'orbite ; des états pathologiques comme la migraine et la sclérose en plaques ; et, dans certains cas plus rares, la syphilis, le diabète, la néphrite et le paludisme. La douleur faciale, dont on ne peut identifier la cause, est qualifiée d'atypique. La névralgie essentielle du trijumeau, ou tic douloureux de la face, est un type très particulier de douleur faciale.

Névralgie essentielle du trijumeau (tic douloureux de la face)

La *névralgie essentielle du trijumeau* est une affection du nerf crânien V caractérisée par des accès subits de douleurs atroces, lancinantes et brûlantes, dans les régions innervées par une ou plusieurs branches du trijumeau, séparés par des périodes de calme absolu. Chaque épisode de douleur est court et aigu, et produit la contraction de certains muscles faciaux, comme le clignement soudain de l'œil ou la crispation de la bouche, d'où le nom de *tic douloureux de la face*. On n'en connaît pas la cause, mais certains chercheurs croient qu'elle pourrait être due à la pression vasculaire exercée par certaines anomalies structurales (boucle d'une artère) sur le nerf trijumeau, le ganglion de Gasser ou la zone dendritique. Les premières attaques, qui se produisent le plus souvent au cours de la cinquantaine, sont généralement faibles et de courte durée. Les périodes d'accalmie vont de quelques minutes à plusieurs jours mais, avec l'âge, les accès de douleur tendent à devenir de plus en plus fréquents et intenses.

La douleur de cette névralgie est sentie au niveau de la peau et non dans les structures les plus profondes, mais elle est plus intense au niveau des régions périphériques innervées par le nerf atteint, notamment la lèvre, le menton, les ailes du nez et les dents. Les crises paroxystiques sont provoquées par une stimulation des terminaisons des branches nerveuses atteintes ; par exemple, elles commencent lorsque le client se lave le visage, se rase, se brosse les cheveux ou les dents, mange ou boit. Un courant d'air froid et une pression directe sur le tronc nerveux peuvent aussi causer de la douleur. Certaines régions sont appelées *zones détentes*, car le plus léger toucher à cet endroit provoque une crise paroxystique. Pour éviter de stimuler ces régions, le client atteint de névralgie essentielle du trijumeau cesse de se toucher ou de se laver le visage, de se raser, de mâcher, et de faire quoi que ce soit qui risquerait de déclencher une attaque. Lorsqu'un client agit ainsi, on doit soupçonner la présence de névralgie essentielle du trijumeau.

Traitement.   Les anticonvulsivants comme la carbamazépine (Tégrétol) et la phénytoïne (Dilantin) soulagent la douleur chez la plupart des clients. On administre la carbamazépine avec les repas et on augmente la dose au besoin, jusqu'à ce que la douleur se dissipe. Les effets secondaires comprennent de la nausée, des étourdissements, de la somnolence et des troubles hépatiques. Les analyses de sang permettent de surveiller l'apparition d'une insuffisance médullaire. La phénytoïne peut aussi entraîner des effets secondaires comme de la nausée, des étourdissements, de la somnolence, de l'ataxie et des allergies cutanées.

Des injections d'alcool dans le ganglion de Gasser et dans les branches périphériques du trijumeau peuvent soulager la douleur pendant plusieurs mois. Cependant, la douleur réapparaît dès que le nerf se régénère.

Destruction du trijumeau par radicotomie percutanée aux ondes radio.   Lorsque les médicaments entraînent de graves effets secondaires, on sectionne la racine sensitive du trijumeau. On détruit par la chaleur aussi bien les fibres myélinisées que non myélinisées du ganglion de Gasser, en utilisant les ondes radio par voie percutanée.

Sous anesthésie locale, on introduit l'aiguille dans la joue du côté atteint. On recourt à la fluoroscopie et on fait pénétrer l'aiguille dans le trou ovale, jusqu'au ganglion de Gasser, dans lequel on traverse successivement les branches mandibulaire, maxillaire et ophtalmique. Alors que le client est éveillé, le nerf est stimulé par un courant de faible intensité. Dès qu'il ressent une sensation de picotement, le client en avise le chirurgien. Lorsque l'électrode est dans la position désirée, on anesthésie le client pendant une courte période et on fait passer un courant radio (courant qui émet de la chaleur capable de détruire le nerf) de manière à détruire le ganglion et ses racines (*Figure 55-2*). On réveille ensuite le client pour vérifier si les sensations sont bien perdues. On peut répéter l'opération jusqu'à ce que l'on obtienne l'effet désiré. Cette intervention prend moins d'une heure et procure à la plupart des clients un soulagement permanent de la douleur. La sensibilité tactile et proprioceptive demeure intacte.

Décompression microvasculaire du trijumeau. On peut utiliser l'approche intracrânienne (craniectomie rétro-mastoïdienne) pour décomprimer le trijumeau, lorsque le tic douloureux est dû à la pression exercée sur la racine nerveuse par une boucle artérielle ou par une veine. À l'aide du microscope, on soulève la boucle pour enlever la pression et on insère un petit dispositif afin de prévenir toute compression sur le nerf. Les soins postopératoires sont semblables à ceux de toute opération intracrânienne.

Soins préopératoires. Les soins préopératoires d'un client atteint de névralgie essentielle du trijumeau consistent à reconnaître que certains facteurs peuvent provoquer une douleur faciale atroce. Une nourriture trop chaude ou trop froide peut causer une telle douleur ; certaines négligences, lors de l'administration des traitements, comme les coups sur le bord du lit, peuvent contribuer à augmenter la douleur. L'infirmière peut atténuer l'inconfort du client en utilisant des tampons pour lui laver le visage, un peigne à dents arrondies pour lui peigner les cheveux, etc.

Nerf crânien VII (nerf facial)

Le *nerf facial* est le principal nerf moteur des muscles de la face. Ses quelques fibres sensitives ne seront pas étudiées ici.

Paralysie faciale. Il y a trois types de paralysie faciale : la paralysie faciale périphérique, la paralysie faciale nucléaire et la paralysie du neurone moteur supérieur. La paralysie périphérique est produite par l'interruption ou le mauvais fonctionnement du nerf facial, dû à l'atteinte de son tronc distal à sa sortie du crâne ou à l'intérieur de l'os temporal, à travers lequel il passe. Les lésions externes sont généralement causées par un traumatisme direct ou une infection suppurante de la glande parotide, alors que les lésions internes sont, le plus souvent, des complications d'une mastoïdite, d'une intervention chirurgicale à l'apophyse mastoïde ou de fractures du crâne qui atteignent l'os temporal.

Une névrite faciale périphérique se manifeste par une paralysie complète du visage, du côté de la lésion. Ainsi, la bouche est tirée vers le côté normal, les rides du front et le pli nasolabial sont supprimés du côté paralysé, et l'œil demeure ouvert, la paupière supérieure tombante et la

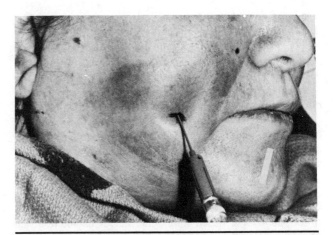

Figure 55-2 Radicotomie percutanée aux ondes radio destinée à soulager la douleur causée par la névralgie essentielle du trijumeau. L'insertion de l'électrode se fait sous contrôle radiologique jusqu'à la région à détruire par la chaleur. Cette intervention ne demande qu'une brève hospitalisation et remplace avantageusement l'opération à crâne ouvert qui exige beaucoup de temps et d'argent et qui est dangereuse. (*Source* : G.D. Silverberg. « Percutaneous radio-frequency rhyzotomy in the treatment of trigeminal neuralgia », *Western J. Med Aug 1970*, p. 98.)

paupière inférieure légèrement retournée, permettant aux larmes de couler sur la joue. Le client ne peut gonfler sa joue, fermer la bouche ou montrer les dents, du côté paralysé. Une des formes de la paralysie périphérique est la paralysie de Bell.

Paralysie de Bell

La *paralysie de Bell* est causée par une atteinte du nerf facial, habituellement d'un seul côté, produisant un affaiblissement ou une paralysie des muscles faciaux. Sa cause est inconnue, mais on croit qu'elle pourrait provenir d'une ischémie vasculaire, d'une maladie virale (herpès, zona), d'une maladie auto-immune ou de tous ces facteurs à la fois.

Physiopathologie. Certains considèrent la paralysie de Bell comme une des paralysies par compression des nerfs. Le nerf enflammé et œdémateux devient comprimé au point d'en être lésé, ou les vaisseaux qui l'alimentent sont obstrués au point de produire une nécrose ischémique du nerf, à l'intérieur de son long canal (conduit très bien ajusté). On observe une déformation des traits et de la douleur au niveau du visage, derrière l'oreille et dans l'œil, ainsi qu'une augmentation du larmoiement. Le client peut avoir des difficultés à parler et peut être incapable de manger du côté atteint, à cause du relâchement des muscles faciaux.

Traitement. Le traitement consiste à maintenir le tonus musculaire du visage et à prévenir ou à minimiser l'énervation. On doit rassurer le client en lui disant qu'il ne s'agit pas d'un accident vasculaire cérébral, et que la guérison spontanée survient au bout de trois à cinq semaines, dans la plupart des cas.

On peut donner des stéroïdes (prednisone) pour enrayer l'inflammation et l'œdème et, ainsi, atténuer la compression vasculaire et rétablir l'irrigation du nerf. Si l'on administre le médicament dès le début, la maladie ne s'aggrave pas, la douleur diminue, et l'énervation est prévenue ou minimisée.

L'œil atteint doit être protégé. En effet, dans la majorité des cas, l'œil ne se ferme pas complètement et le réflexe de clignotement disparaît peu à peu, ce qui rend l'œil vulnérable aux poussières et aux particules étrangères. Le client est sujet à l'irritation et à l'ulcération cornéenne. Dans certains cas, on observe un larmoiement excessif (épiphora) dû à la kératite causée par le dessèchement de la cornée et l'altération du réflexe de clignotement. Le relâchement de la paupière inférieure perturbe le drainage des larmes. Pour résoudre ces problèmes, on doit recouvrir l'œil d'un protecteur durant la nuit. Cependant, celui-ci risque d'éroder la cornée, car il est difficile de garder les paupières closes. L'application d'un onguent oculaire fera coller les paupières l'une à l'autre, et elles le demeureront pendant le sommeil. Si cette méthode est inefficace, on peut suturer temporairement les paupières. Des lunettes de soleil aux bordures adhérentes à la peau ou encore des lunettes de bain sont efficaces pour faire diminuer l'évaporation normale de l'œil.

On administre des analgésiques pour calmer la douleur faciale. De la chaleur peut être appliquée, du côté atteint du visage, pour soulager le client et stimuler la circulation sanguine à travers les muscles. Si le nerf n'est pas trop sensible, on peut masser le visage plusieurs fois par jour pour maintenir le tonus musculaire. Il faut apprendre au client à se masser doucement le visage, selon un mouvement de bas en haut. Des exercices faciaux, comme plisser le front, gonfler les joues et siffler, peuvent être exécutés à l'aide d'un miroir et ont pour but de prévenir l'atrophie musculaire. On doit garder le visage chaud.

On peut appliquer des stimuli électriques sur le visage pour prévenir l'atrophie musculaire, jusqu'à ce que la réinnervation se produise.

Chez certains clients, il est recommandé de décomprimer chirurgicalement le nerf facial œdémateux pour permettre à celui-ci de s'étendre jusque dans le trou stylo-mastoïdien. La décision de pratiquer une telle intervention est difficile à prendre et le choix se fait selon l'état clinique du client, les tests électriques des muscles faciaux et l'expérience clinique du médecin. Bien que le traitement traditionnel soit efficace dans 80% à 90% des cas, on doit, pour certains clients, recourir à l'intervention chirurgicale, non seulement pour rétablir la fonction du nerf facial, mais aussi pour éviter ou minimiser les complications de la dégénérescence et de la régénération du nerf.

Les autres formes de paralysie faciale comprennent la paralysie faciale nucléaire et la paralysie faciale du neurone moteur supérieur.

Paralysie faciale nucléaire.   La paralysie faciale nucléaire est causée par la destruction des noyaux d'où émanent les fibres du nerf crânien VII. Des lésions néoplasiques, vasculaires ou de dégénérescence au niveau de la protubérance (pont de Varole) sont généralement responsables de ce type de paralysie faciale.

Paralysie faciale du neurone moteur supérieur. Quand ce type de paralysie est dû à des lésions (telles que tumeurs, abcès, enfoncement localisé du crâne, etc.) qui altèrent l'aire motrice primaire du cortex cérébral, seuls les muscles de la moitié inférieure du visage sont paralysés. Ceux qui entourent les yeux et le front sont épargnés, parce qu'ils sont innervés bilatéralement à partir du cortex cérébral. La paralysie survient du côté opposé à la lésion. Les clients atteints de paralysie faciale du nerf moteur supérieur ne peuvent faire de sourires forcés, mais ils peuvent sourire involontairement lorsqu'ils sont amusés. Les liaisons entre le nerf crânien et le cortex cérébral sont sectionnées, mais le nerf lui-même est intact et les centres sous-corticaux sont seuls à exercer le contrôle.

Nerf crânien VIII (nerf cochléo-vestibulaire)

Le nerf crânien VIII comporte deux branches : la branche cochléaire et la branche vestibulaire. Des troubles du nerf cochléaire perturbent l'ouïe ; des troubles du nerf vestibulaire provoquent le vertige et le nystagmus. Le syndrome de Ménière, maladie du nerf crânien VIII, est étudié au chapitre 52.

Nerf crânien IX (nerf glosso-pharyngien)

Paralysie glosso-pharyngienne.   Cette paralysie (habituellement associée à des troubles du nerf vague) se manifeste par une difficulté à la déglutition, par une anesthésie de la partie supérieure du pharynx et par une perte du goût sur le tiers postérieur de la langue, du côté de la lésion. Elle est le plus souvent attribuable à des maladies cérébrales comme les tumeurs.

Névralgie glosso-pharyngienne.   La névralgie glosso-pharyngienne, causée par une neuropathie du nerf crânien IX, se caractérise par une douleur intense, s'irradiant de la base de la langue au plus profond de l'oreille, et par une augmentation de la salivation. Elle peut être guérie par la résection du nerf.

Nerf crânien X (nerf vague)

Le *nerf vague* est le nerf moteur des muscles volontaires de la gorge et du larynx. C'est lui qui ralentit la fréquence des pulsations cardiaques et forme le réseau des nerfs parasympathiques qui innervent les poumons, l'estomac, l'œsophage et les autres organes abdominaux.

Névrite.   Une névrite du nerf vague survient parfois lors d'infections aiguës comme la pneumonie et la grippe. Elle peut être causée par l'action de certains agents toxiques comme l'alcool, le plomb et l'arsenic. Le nerf vague (habituellement en même temps que le nerf glosso-pharyngien) est souvent atteint lors des blessures qui lèsent la protubérance et la base du crâne.

Paralysie.   La paralysie d'un nerf vague provoque la paralysie unilatérale du larynx, causant des troubles d'élocution et de déglutition, des modifications temporaires de la fréquence et du rythme cardiaque et, à l'occasion, des vomissements, des douleurs abdominales et une perte d'appétit. La paralysie complète des deux nerfs vagues est suivie d'une tachycardie permanente, puisque les accélérateurs cardiaques (fibres sympathiques) ne sont plus inhibés par les nerfs vagues.

La branche laryngée récurrente de ce nerf, à cause de sa localisation, est endommagée facilement. Il en résulte donc une paralysie du larynx et, par le fait même, un enrouement. Cet enrouement peut être causé par la pression exercée par des tumeurs médiastinales, par la présence de masses de ganglions lymphatiques hypertrophiés dans le médiastin ou dans le cou, par des anévrismes de l'aorte ou de l'artère sous-clavière et par des excroissances malignes de la glande thyroïde ou des structures adjacentes. Ce nerf est parfois sectionné lors de lésions ou d'interventions chirurgicales au niveau du cou, comme la thyroïdectomie.

Nerf crânien XI (nerf spinal)

Le *nerf spinal*, entièrement moteur, innerve le muscle sterno-cléido-mastoïdien et la partie supérieure du muscle trapèze. Des lésions et des maladies de ce nerf réduisent donc la capacité de rotation de la tête, du côté opposé à la lésion, et occasionnent une légère chute de l'épaule du côté de la lésion. Une telle paralysie peut être due à des blessures pénétrantes, à une opération au niveau du cou, à une fracture du crâne, à des lésions et troubles des vertèbres cervicales, au rachitisme, à la poliomyélite unilatérale et à toute maladie touchant la partie supérieure de la moelle cervicale.

Nerf crânien XII (nerf grand hypoglosse)

Le nerf grand hypoglosse, entièrement moteur, innerve les muscles de la langue seulement. Il arrive, bien que rarement, qu'un de ces nerfs soit endommagé (ce qui produit une paralysie du même côté de la langue) par des plaies pénétrantes profondes, des abcès et des tumeurs du cou, et par des traumatismes et la tuberculose des premières vertèbres cervicales. Dans la majorité des cas, cette paralysie est la manifestation d'une maladie cérébrale.

Lorsque la langue est paralysée d'un côté, elle dévie vers le côté faible lorsqu'elle est sortie. Lorsque les deux nerfs hypoglosses sont paralysés, la langue ne peut être déplacée et le client présente des troubles d'élocution, de mastication et de déglutition.

Plexus brachial

La paralysie du plexus brachial et des nerfs qui en émanent peut être consécutive à des mouvements violents de l'épaule, de la tête et du bras, qui étirent excessivement ou même déchirent les racines de ce plexus. Le plexus brachial (ainsi que ses racines) subit parfois la pression de tumeurs locales, d'anévrismes et de masses de ganglions lymphatiques du cou ou de l'aisselle hypertrophiés.

Côtes cervicales.   Une *côte cervicale* est une côte ou une paire de côtes excédentaire reliée habituellement à la 7e vertèbre cervicale. S'il y en a deux, une seule d'entre elles peut produire des symptômes. On les observe plus souvent chez les femmes que chez les hommes, parfois chez plusieurs membres de la même famille, et elles s'accompagnent généralement d'autres anomalies anatomiques.

Une côte cervicale constitue un risque à vie pour le plexus brachial. À cause de sa présence, le plexus peut être écrasé lors d'un accident qui, soudainement, forcerait ou tirerait l'épaule ; ce traumatisme cause une douleur et un engourdissement, ressentis d'abord dans les doigts et graduellement dans l'avant-bras, suivis plus tard d'une faiblesse et d'une atrophie des muscles de cette main et de ce bras. La pression continue d'une côte cervicale sur le plexus brachial (dont les symptômes apparaissent rarement avant l'âge moyen) affecte d'abord ses fibres nerveuses sympathiques, comme le manifestent les signes vaso-moteurs suivants : la cyanose, la froideur, la pâleur et l'œdème (syndrome qui peut faire penser d'abord à une maladie de Raynaud). Plus tard, cette pression cause des perturbations de la sensibilité et finalement l'atrophie des muscles du bras et de la main.

Puisque la présence d'une côte cervicale est fréquemment associée à des anomalies de développement dans la configuration du plexus brachial, les constatations faites lors de l'examen physique sont souvent intrigantes. Ainsi, différents muscles et différentes régions de la peau du bras et de la main semblent innervés par les mauvais nerfs ; les artères de la région de l'épaule peuvent être dans une position inhabituelle ou anormale, selon leur grosseur relative ; et, souvent, le volume du pouls de l'artère radiale de ce bras est faible et la pression artérielle basse. Les côtes cervicales ne sont pas toujours visibles à la radiographie, puisque certaines d'entre elles ne sont que des bandes fibreuses. Cependant, elles exercent une pression aussi importante que les côtes osseuses.

Nerfs du bras

Paralysie du nerf radial.   Cette paralysie, causant la *main tombante*, peut être due à une pression exercée sur le tronc du nerf radial par une béquille ou le dos d'un siège, par-dessus lequel on a passé le bras. Elle fait aussi suite aux coups portés à la face extérieure du bras, où le nerf n'est pas protégé. Le même type de paralysie peut être causé par un garrot appliqué au bras, de façon trop serrée, ou pendant trop longtemps. Une paralysie radiale tardive, apparaissant trois ou quatre semaines après une fracture de l'humérus, est due à la compression graduelle de ce nerf, soit par la formation excessive du cal osseux ou, le plus souvent, par la formation de tissu cicatriciel dans les tissus infiltrés de sang.

Nerf cubital.   On frappe souvent le nerf cubital au coude, endroit où il est le plus exposé. Le simple fait de s'appuyer sur le coude peut provoquer une paralysie, pendant plusieurs semaines, des muscles innervés par ce nerf, à cause de la pression exercée. Une luxation du coude et une fracture des os à proximité de cette articulation peuvent étirer ou comprimer ce nerf et causer la paralysie immédiate des mêmes muscles ou une faiblesse des muscles innervés par les nerfs.

Nerfs intercostaux

Une lésion des nerfs intercostaux peut survenir à la suite de traumatismes à la cage thoracique et de fractures des côtes, provoquant une douleur dans les régions innervées par ces nerfs. La lésion d'un seul nerf ne cause pas d'engourdissement, car deux nerfs adjacents se partagent l'innervation d'une même région.

Névrite.   La névrite intercostale est habituellement due à une maladie d'un nerf particulier (comme dans le zona) ou à une maladie des racines nerveuses dans le canal rachidien (comme dans le cas d'exostoses des vertèbres, d'ostéoarthrite hypertrophique ou de métastases des vertèbres). Elle cause généralement une sensation de brûlure ou une douleur fulgurante.

Plexus lombaire et sacré

Plexus lombaire.   Les tumeurs des vertèbres, les néoplasmes rétro-péritonéaux, les ganglions lymphatiques pelviens hypertrophiés et enflammés et les abcès du muscle psoas compriment parfois le plexus lombaire au point de provoquer une faiblesse ou une paralysie des muscles antérieurs de la cuisse qu'innerve le nerf fémoral.

Plexus sacré.   Le plexus sacré peut être déchiré lors des fractures des vertèbres lombaires inférieures et du sacrum, ou il peut être comprimé par de gros fibromes de l'utérus et des tumeurs malignes à l'intérieur du bassin. Il peut aussi être endommagé lors d'un accouchement difficile. Le principal symptôme est une douleur spasmodique ou continue, souvent appelée *sciatique*.

Sciatique.   Le terme *sciatique* désigne toute affection dont le principal symptôme est une douleur siégeant le long du trajet du nerf sciatique. Dans plusieurs cas, sa cause est incertaine. Certains clients présentent des antécédents d'entorse au niveau des articulations lombo-sacrées ou sacro-iliaques ; chez d'autres clients, une spondylite, un spondylolisthésis ou une rupture d'un disque intervertébral comprimant la queue de cheval peuvent en être responsables.

Neuropathies périphériques

Une *neuropathie périphérique* est une affection des nerfs périphériques moteurs et sensitifs, ou des nerfs autonomes. Les nerfs périphériques, qui relient la mœlle épinière et l'encéphale aux autres organes, transmettent les influx moteurs efférents et relaient les influx sensoriels à l'encéphale. Lorsqu'un seul nerf est atteint, on parle de *mononeuropathie* ; si elle atteint plusieurs nerfs, l'affection est appelée *polyneuropathie*. Lorsque plusieurs nerfs périphériques ou leurs branches sont atteints isolément, on parle de *mononeuropathie multiple*.

Les causes les plus fréquentes de neuropathie périphérique sont le diabète, l'alcoolisme et la maladie vasculaire occlusive. Quantité de toxines bactériennes et métaboliques et de poisons exogènes peuvent aussi altérer la structure et la fonction des nerfs périphériques. En raison de l'utilisation croissante de produits chimiques dans les secteurs industriel, agricole et médical, le nombre de substances responsables de neuropathies périphériques ne cesse d'augmenter. Dans les pays en voie de développement, la lèpre est une cause majeure de maladies nerveuses graves.

Les principaux symptômes d'une déficience de fonctionnement des nerfs périphériques comprennent une perte de sensation, une atrophie musculaire, une faiblesse, une diminution des réflexes ainsi que de la douleur et une paresthésie (picotement, fourmillement) des membres. Le client se plaint souvent que certaines parties du membre sont engourdies. D'autres caractéristiques tout à fait indépendantes comprennent une diminution de la sudation, des diarrhées nocturnes, de la tachycardie, de l'impuissance, des modifications atrophiques de la peau et des changements dans l'apparence des ongles.

Mononeuropathie.   La mononeuropathie n'atteint qu'un seul nerf périphérique et ses branches. Elle survient lorsque le tronc nerveux subit un *traumatisme*, comme un coup produisant une contusion ; un *étirement* causé par la luxation d'une articulation ; une *pression* exercée par une tumeur, une côte cervicale, une béquille ou une exostose osseuse (par exemple, dans le type d'arthrite qui produit un rétrécissement des ouvertures entre les vertèbres adjacentes par où passent les nerfs rachidiens) ; une *ponction* faite par une aiguille servant à injecter un médicament ou un empoisonnement causé par les médicaments injectés ; ou une *inflammation* due à la propagation, jusqu'au tronc nerveux, d'un processus infectieux adjacent. Le client diabétique est souvent atteint de mononeuropathie.

Un type de mononeuropathie apparaît plusieurs mois après un traumatisme ayant causé une importante hémorragie dans les tissus entourant le nerf. Dans les tissus ainsi infiltrés de sang, une quantité importante de tissu cicatriciel se forme et comprime lentement le nerf. De la même manière, une paralysie retardée du nerf fait suite à la guérison d'un abcès, à l'encapsulement d'un corps étranger ou de séquestres d'os et à la guérison d'un os fracturé. Dans ce dernier cas, cependant, le tronc nerveux est enfermé dans le cal.

La douleur est rarement un symptôme évident de mononeuropathie causée par un traumatisme, mais chez les clients présentant un état inflammatoire complexe, comme l'arthrite, ce trait est dominant. Une telle douleur augmente lors des mouvements qui étirent, tendent ou compriment le nerf endommagé, et selon les secousses du corps, comme l'éternuement et la toux. La peau des régions innervées par des nerfs endommagés ou malades peut devenir rouge et lustrée ; son tissu sous-cutané peut devenir œdémateux et l'alimentation des ongles et des cheveux de cette région, déficiente. Les lésions chimiques du tronc nerveux, comme celles causées par l'injection de médicaments à l'intérieur du tronc ou près du tronc, sont souvent permanentes.

Traitement.   Le traitement de la mononeuropathie consiste à enrayer la cause, si possible, en libérant le nerf comprimé, par exemple. L'aspirine ou la codéine peuvent soulager la douleur, et de faibles courants galvaniques peuvent maintenir la fonction musculaire.

Causalgie.   La causalgie (terme formé de deux mots grecs signifiant chaleur et douleur) est l'ensemble des signes et des symptômes consécutifs aux lésions des nerfs périphériques. Les nerfs médian, cubital et radial et les nerfs poplités interne et externe sont les nerfs les plus fréquemment atteints.

Le symptôme majeur de la causalgie est une douleur donnant l'impression d'une brûlure cuisante le long du nerf endommagé. On décrit la douleur comme étant « chaude », « brûlante », « lancinante » ou « écrasante ». Elle est plus ou moins continue, mais des stimuli physiques, comme le contact avec les vêtements, l'aggravent. La peau du membre atteint devient chaude, lustrée et, par moment, tuméfiée ;

elle présente une sudation anormale et, finalement, subit des changements atrophiques atteignant aussi les ongles. Le client garde son membre au repos, car chaque mouvement tend à augmenter la douleur. Des blocages du nerf sympathique, une réparation des lésions nerveuses locales et une physiothérapie énergique font partie du traitement. Des expériences menées sur des blessés de guerre ont démontré que des exercices passifs et actifs, accompagnés d'une mobilisation très précoce, semblaient réduire l'incidence de la causalgie faisant suite à des blessures aux membres.

Polyradiculonévrite. La *polyradiculonévrite* (syndrome de Guillain et Barré) est un syndrome clinique, de cause inconnue, atteignant le système nerveux et caractérisé par des perturbations sensitives et motrices, à des degrés divers. Chez la plupart des clients, le syndrome est précédé d'une infection (respiratoire ou gastro-intestinale), mais, parfois, il peut survenir à la suite d'une vaccination ou d'une intervention chirurgicale. Il peut être causé par une infection virale primaire ou une réaction immune, ou par une combinaison de divers facteurs. Une hypothèse a été émise à l'effet que l'infection virale déclenche une réaction auto-immune qui s'attaque à la myéline des nerfs périphériques.

C'est le plus souvent les portions proximales des nerfs qui sont atteintes, ainsi que les racines nerveuses situées dans l'espace sous-arachnoïdien. Des autopsies ont révélé un œdème inflammatoire et une démyélinisation, avec infiltration lymphocytaire, présents surtout au niveau des racines nerveuses rachidiennes.

Manifestations cliniques. Cette affection peut débuter de différentes façons. Les premiers symptômes neurologiques sont la paresthésie (le picotement et l'engourdissement) et la faiblesse musculaire des jambes, qui peut s'étendre aux membres supérieurs, au tronc et aux muscles faciaux. Cette faiblesse musculaire peut dégénérer rapidement en paralysie totale. Les nerfs crâniens sont souvent atteints, causant ainsi des troubles marqués de déglutition, d'élocution et de mastication. Les perturbations sensitives incluent la perte de sensibilité et des troubles des sphincters de la vessie et du rectum. Le client peut ressentir une douleur lombaire et un endolorissement des muscles et perdre le sens de la position. Dans certains cas, on note une diminution ou l'absence des réflexes tendineux. Le liquide céphalo-rachidien révèle une élévation des protéines totales, sans augmentation de la numération cellulaire.

Traitement. Puisque la cause de la maladie est inconnue, il n'existe pas de traitement spécifique. Le traitement en est un de soutien. La corticothérapie peut s'avérer efficace dans la phase initiale de la maladie, mais elle soulève de nombreuses controverses.

- *On doit évaluer attentivement, et de manière continue, la fonction respiratoire, car une insuffisance respiratoire peut se développer rapidement.* Puisque l'insuffisance respiratoire est la principale cause de décès, on doit surveiller de près la capacité vitale. Les signes à surveiller sont l'essoufflement en parlant, une respiration irrégulière et superficielle, une augmentation de la fréquence du pouls, l'utilisation de muscles accessoires de la respiration et tout autre *changement* sur le plan de la fonction respiratoire. En cas de complications, on peut recourir à la ventilation assistée ou pratiquer une trachéotomie.

Lorsque les nerfs bulbaires sont atteints, les voies respiratoires doivent être protégées contre tout risque de régurgitation et de vomissement. Si le client est incapable d'avaler, on le nourrit par gavage gastrique.

- On surveille les arythmies cardiaques, car l'arrêt cardiaque peut se produire si le nerf vague est touché.

La rétention urinaire peut survenir durant la phase aiguë de la maladie. On effectue des exercices passifs d'amplitude de mouvement au moins deux fois par jour. La prévention des difformités causées par les contractures (voir à la page 140) et des escarres de décubitus (voir à la page 148) constitue un défi pour l'infirmière. Pour les clients gravement paralysés, on peut appliquer les principes de soins infirmiers destinés aux personnes inconscientes (voir à la page 1181), bien que ces clients soient en pleine possession de leurs facultés intellectuelles.

La paralysie, la trachéotomie et l'intubation rendent le client incapable de parler, de rire ou de pleurer ou, en d'autres mots, d'exprimer ses émotions. À tous ces problèmes viennent s'ajouter l'ennui, la dépendance, l'isolement et la frustration. Pour établir une certaine forme de communication, on peut recourir à la lecture sur les lèvres et à des images et établir une convention de clignotement des paupières pour signifier « oui » ou « non ». La télévision, la radio et les visites des membres de la famille peuvent aider à apaiser certaines frustrations ressenties par le malade.

Les clients souffrant du syndrome de Guillain et Barré dépendent, pour leur guérison, de la compétence du médecin et de l'infirmière. À moins d'une insuffisance respiratoire fatale, le taux de guérison est habituellement fonction de la gravité de la maladie ; elle peut donc prendre plusieurs mois, pour certains clients. Cependant, dans la majorité des cas, la guérison est complète.

☐ CÉPHALÉE

La douleur la plus répandue chez l'être humain est probablement la céphalée, ou céphalalgie. La céphalée peut être causée par une infinité de facteurs et faire intervenir divers mécanismes tels que des spasmes vasculaires causés par la contraction musculaire ou une inflammation des structures sensibles à la douleur à l'intérieur ou à l'extérieur du crâne. La plupart des céphalées ne sont pas causées par des maladies structurales ; elles sont plutôt un symptôme des problèmes d'adaptation du client aux situations de la vie quotidienne.

Évaluation initiale

Lors de l'interrogatoire, l'infirmière doit laisser le client décrire sa céphalée *dans ses propres termes*. Elle peut l'aider en lui posant les questions suivantes :

- Où souffrez-vous exactement ? Est-ce unilatéral ou bilatéral ?
- Quel genre de douleur ressentez-vous — une douleur sourde, l'impression qu'on vous enfonce quelque chose dans la tête, ou une sensation de brûlure ?

- La douleur est-elle intermittente, continue ou paroxystique?
- Quelle est la fréquence des céphalées?
- Y a-t-il des facteurs qui pourraient déclencher ces céphalées (comme le soleil ou les changements de température, la nourriture, l'effort, etc.)?
- Qu'est-ce qui aggrave vos céphalées (la toux, l'effort)?
- À quel moment surviennent-elles (le jour ou la nuit)?
- Y a-t-il d'autres symptômes (douleur faciale, larmoiement, scotomes [points aveugles dans le champ visuel])?
- Qu'est-ce qui soulage habituellement vos céphalées (l'aspirine, les préparations à base d'ergot de seigle, la nourriture, la chaleur, le repos, le massage du cou)?
- Avez-vous des nausées, vomissez-vous, vous sentez-vous faible, avez-vous les membres engourdis?
- Faites-vous des allergies?
- Souffrez-vous d'insomnie, de perte d'appétit ou de manque d'énergie?
- Est-ce que des membres de votre famille souffrent aussi de céphalées? En sont-ils gravement atteints?
- Quelle relation y a-t-il entre vos céphalées et votre style de vie: stress émotionnel ou physique?
- Quels médicaments avez-vous déjà pris?

Le traitement consiste à prévenir la céphalée ou à la soulager.

L'examen physique comprend une analyse détaillée des antécédents, un examen de la tête et du cou, un examen neurologique des nerfs crâniens, une évaluation du diamètre et de la réaction des pupilles, un examen du fond de l'œil et un test mesurant la sensibilité et la motricité. Lorsque l'examen neurologique révèle des anomalies, on complète l'examen avec une tomographie assistée par ordinateur et autres types de tests, lorsqu'on soupçonne la présence d'une masse.

Céphalée de tension (céphalée de contraction musculaire)

Le stress émotionnel ou physique peut causer une contraction des muscles du cou et du cuir chevelu et provoquer une céphalée de tension. La céphalée se caractérise, dans certains cas, par une douleur persistante qui commence habituellement au niveau du front, des tempes ou de la nuque. Elle suit souvent une bande et se situe à la base du crâne. Les céphalées de tension sont plus souvent chroniques que graves et constituent probablement le type le plus fréquent de céphalées. On doit rassurer le client en lui disant que sa céphalée n'est pas causée par une tumeur au cerveau. C'est souvent une crainte difficile à exprimer. Une discussion portant sur les problèmes du client (autres que sa céphalée) peut être très utile. Pour obtenir un soulagement à long terme, le client a besoin de comprendre l'origine de tout conflit émotionnel et doit essayer de changer ou de s'adapter au stress et aux situations causant l'anxiété. Il a besoin pour y parvenir d'un appui soutenu et de conseils, y compris la rétroaction biologique, les techniques de relaxation et une thérapie de comportement.

On recourt à divers médicaments pour le traitement des céphalées de tension graves, y compris soins analgésiques non narcotiques, des médicaments anti-inflammatoires sans stéroïdes, des relaxants musculaires, des tranquillisants et des antidépresseurs.

Céphalées vasculaires

Migraine.   La migraine est un syndrome caractérisé par des accès périodiques unilatéraux (ou généralisés) de céphalée intense. On ne connaît pas encore la cause exacte de la migraine, mais il semble que ce soit principalement un trouble vasculaire qui survient surtout chez les femmes. Dans 65% des cas, les clients ont des antécédents familiaux positifs.

Une phase de «prémigraine» ou une «aura» (signal symptôme) peut prévenir la personne qu'un accès va se produire; elle a donc suffisamment de temps pour prendre le médicament prescrit et ainsi éviter un accès intense. L'aura peut se présenter sous forme de symptômes visuels, sensoriels ou moteurs. On décrit parfois ces sensations comme des «scotomes scintillants» ou des «troubles du champ visuel»; on les attribue à une vaso-constriction et à une ischémie au niveau du cortex cérébral et parfois aussi au niveau de la rétine. Parmi les autres phénomènes neurologiques qui précèdent les accès, on note une parésie d'un membre, de l'aphasie et de la confusion.

Physiopathologie et manifestations cliniques.   Les signes et symptômes cérébraux de la migraine sont consécutifs à une ischémie corticale plus ou moins grave. L'accès débute généralement par une vaso-constriction des artères du cuir chevelu et de certains vaisseaux du cerveau ou de la rétine. Le client pâlit et peut présenter des troubles de l'humeur et sensori-moteurs. Les vaisseaux intracrâniens et extra-crâniens se dilatent et causent douleur et malaise. Des études révèlent que l'artère dilatée devient trop perméable et que des réactions inflammatoires locales non induites par des agents pathogènes se produisent à proximité des artères douloureuses et dilatées. On croit que des substances vaso-motrices comme l'histamine, la sérotonine et les plasmokinines participent à cette réaction inflammatoire.

La douleur, le plus souvent unilatérale, débute dans les régions sus-orbitaire, rétro-orbitaire ou temporale et peut s'intensifier à un point tel que le client devient prostré, et souffre souvent de nausées et de vomissements. L'accès peut durer de deux heures à plusieurs jours. Le sommeil tend à soulager les symptômes.

Prévention.   Pour évaluer le problème, on doit d'abord et avant tout obtenir des données médicales et neurologiques précises ainsi qu'un relevé des facteurs touchant l'aspect social, l'environnement et la personnalité du client. Bien que les personnes sujettes à la migraine aient différents types de personnalité, il a été prouvé que les personnes à tendance compulsive et perfectionnistes sont plus vulnérables à cette affection.

On peut aider le client à analyser ses sensations, son comportement et ses conflits, afin qu'il puisse modifier son mode de vie en conséquence. On lui suggère de faire de l'exercice régulièrement, de se relaxer et de ne pas s'exposer à des facteurs déclenchants comme les allergènes, la fatigue, certains aliments et le stress causé par l'environnement. Il doit noter les circonstances dans lesquelles surviennent les accès (activités, aliments, sentiments) afin qu'on puisse en déterminer les facteurs responsables et les éliminer pour éviter d'autres accès.

Traitement de la crise aiguë. Le traitement consiste à prévenir la dilatation douloureuse des vaisseaux crâniens. Les préparations d'ergotamine (inhalées ou prises par voie orale, sublinguale, intra-musculaire ou rectale) s'avèrent parfois efficaces pour empêcher le déclenchement de la migraine, si elles sont prises *très tôt*. Le tartrate d'ergotamine agit sur les muscles lisses, en causant une constriction prolongée des vaisseaux du crâne. La posologie est établie selon les besoins de chaque individu. Les effets secondaires comprennent des douleurs musculaires, des paresthésies, des nausées et des vomissements. Durant la phase aiguë, le client peut obtenir un soulagement de ses maux en se reposant, au calme, dans une chambre non éclairée, la tête légèrement surélevée. Le café noir peut aussi se révéler très utile pour empêcher les accès. Pour soulager les symptômes de la migraine, on administre des analgésiques, des sédatifs et des anxiolytiques.

Traitement entre les crises. Le maléate de méthysergide (Sansert) est une substance prophylactique efficace pour prévenir les accès de migraine fréquents et intenses. Ce produit entraîne toutefois les effets secondaires suivants: malaise abdominal, crampes musculaires, œdème, engourdissement, picotements dans les membres et dépression. On devrait interrompre ce traitement tous les six mois à cause des complications possibles comme la fibrose rétro-péritonéale, pulmonaire et cardiaque.

On a découvert que les migraines pouvaient disparaître chez les clients qui prennent du chlorhydrate de propranolol (Indéral) pour leurs problèmes cardiaques. Chez certains clients, ce médicament s'avère plus ou moins efficace pour le traitement de la migraine. Le chlorhydrate de cyproheptadine (Periactin), antagoniste de la sérotonine et de l'histamine, atténue la douleur chez certains clients et a un effet prophylactique.

Les antidépresseurs, les barbituriques et les tranquillisants peuvent aider le client à s'adapter au stress. À cause de la diversité des traitements, on doit soigner sur un plan individuel et suivre de près le client.

Céphalée vasculaire de Horton. La *céphalée vasculaire de Horton* est une autre forme de céphalée vasculaire que certains considèrent comme une variante de la migraine. Elle est plus fréquente chez les hommes. Les crises se produisent en séries et sont caractérisées par une douleur vive et paroxystique localisée à l'œil et à l'orbite et qui irradie vers les régions faciale et temporale. Cette douleur s'accompagne d'un larmoiement de l'œil et d'une congestion nasale. La douleur ne persiste pas plus d'une heure. Certains attribuent ce type de céphalée à une dilatation de l'artère orbitale et des artères extra-crâniennes à proximité de l'orbite. Ces séries de céphalées peuvent être déclenchées par l'alcool, les nitrates, les vaso-dilatateurs et l'histamine. Les vaso-constricteurs (tartrate d'ergotamine), les antagonistes de la sérotonine comme le méthysergide (Sansert) et la chlorpromazine peuvent procurer un soulagement.

Artérite temporale. L'inflammation des artères crâniennes est caractérisée par une céphalée intense localisée dans la région des artères temporales. Elle peut être ou généralisée, et dans ce cas il s'agit d'une maladie vasculaire, ou localisée, c'est-à-dire que seules les artères crâniennes sont touchées. L'artérite temporale est une maladie des vieillards.

La maladie débute souvent par de la fatigue, des malaises, une perte de masse et de la fièvre. Il arrive fréquemment que les manifestations cliniques soient associées à une inflammation (chaleur, rougeur, tuméfaction et sensibilité ou douleur de l'artère atteinte). On peut parfois voir une artère temporale enflée, nodulaire et sensible. Les troubles visuels sont dus à une ischémie des structures atteintes.

On pense que l'artérite temporale est une vascularite à caractère immun dans laquelle des complexes immuns se déposent dans les parois des vaisseaux atteints, produisant ainsi une lésion vasculaire et de l'inflammation.

Le traitement consiste à administrer très tôt un corticostéroïde pour prévenir la possibilité d'une perte de vision due à l'occlusion vasculaire ou à la rupture de l'artère touchée. Un analgésique assure le bien-être du client. On fait habituellement une biopsie de l'artère temporale.

Autres types de céphalées

Céphalée causée par une tumeur de l'encéphale. La céphalée est un signe fréquent de tumeur de l'encéphale et, en particulier, d'une tumeur qui grossit rapidement et qui exerce une traction sur les tissus sensibles de la tête. Si la tumeur croît lentement, la céphalée peut être légère ou transitoire. Chez environ un tiers des clients, la céphalée se fait sentir dans la région tumorale. *Si le client n'a jamais souffert de céphalées, une céphalée d'apparition soudaine peut être significative.* La céphalée est habituellement accompagnée de faiblesse, d'une perte de la vue ou de crises d'épilepsie.

Céphalée causée par une méningite. L'inflammation et l'étirement des méninges et des vaisseaux sanguins sont les causes de la céphalée dans les cas de méningite. La céphalée est habituellement généralisée et s'accompagne d'une raideur de la nuque. Un léger mouvement de la tête peut l'aggraver sérieusement. La photophobie et la fièvre sont des symptômes courants.

Céphalée causée par une hémorragie sous-arachnoïdienne. Cette céphalée est grave et débute soudainement. On la décrit comme une «sensation d'éclatement violent dans la tête». Elle se situe souvent dans la région occipitale mais peut se généraliser très rapidement. Si l'hémorragie est grave, la perte de conscience est presque immédiate et la mort s'ensuit rapidement. Mais plus souvent, la perte de conscience est de courte durée. Au début, l'hémorragie s'accompagne souvent de vomissements et, dans l'heure qui suit, on note une raideur du cou et un signe de Kernig positif, signes d'une irritation des méninges. Puis la céphalée généralisée, intense et constante s'apaise graduellement; on l'atténue généralement avec des analgésiques comme la codéine. (Voir également la section traitant de l'hémorragie sous-arachnoïdienne.)

Céphalée hypertensive. Ce genre de céphalée peut prendre n'importe quelle forme, mais, le plus souvent, il

Encadré 55-1 Classification des tumeurs cérébrales

Tumeurs prenant naissance dans le tissu cérébral
Gliomes : tumeurs infiltrantes qui peuvent envahir n'importe quelle partie de l'encéphale ; le type le plus courant de tumeurs cérébrales.

Astrocytomes
(grades I et II)
Glioblastomes
(astrocytomes aux
grades III et IV)   Sous-
Épendymomes   classement
Médulloblastomes   selon le type
Oligodendrogliomes   cellulaire
Kystes colloïdaux

Tumeurs se développant dans les enveloppes de l'encéphale
Méningiome : encapsulé, bien défini, se développant à l'extérieur du tissu cérébral ; il comprime plus le cerveau qu'il ne l'envahit

Tumeurs se développant dans ou sur les nerfs crâniens
Neurinome du nerf cochléo-vestibulaire : formé à partir de la gaine du nerf cochléo-vestibulaire
Spongioblastome polaire du nerf optique

Lésions métastasiques (du cancer du poumon et du sein)

Tumeurs des glandes endocrines
Pituitaire (hypophyse)
Épiphyse

Tumeurs des vaisseaux sanguins
Hémangioblastome
Angiome

Tumeurs congénitales

s'agit d'une céphalée occipitale, sourde et percutante présente au réveil et qui tend à s'atténuer au cours de la journée. On ne connaît pas le mécanisme précis de cette céphalée, mais on croit qu'elle émane d'une hyperextension des artères intracrâniennes et extra-crâniennes. Un traitement antihypertensif permet de soulager cette céphalée (voir à la page 572).

☐ TUMEURS DE L'ENCÉPHALE

Une tumeur de l'encéphale est une lésion intracrânienne localisée, qui occupe un espace à l'intérieur de la boîte crânienne et qui a tendance à faire augmenter la pression intracrânienne.

Chez 95% des clients qui présentent une tumeur de l'encéphale, la tumeur prend naissance dans l'encéphale (si l'on inclut les racines des nerfs crâniens et les méninges). Dans les autres cas (soit 5%), il s'agit soit de métastases qui se sont disséminées à partir d'un siège primaire, soit de tumeurs malignes du crâne qui se sont ulcérées dans la cavité crânienne. (Chez l'adulte, l'incidence la plus élevée des tumeurs intracrâniennes se produit entre 55 et 70 ans et la majorité d'entre elles sont situées au-dessus de la tente du cervelet.) Les tumeurs de l'encéphale produisent rarement des métastases à l'extérieur du système nerveux central, mais entraînent la mort en déréglant les fonctions vitales, soit par effet direct, soit en faisant augmenter la pression intracrânienne.

Classification

Les tumeurs de l'encéphale peuvent se classer en trois groupes : (1) les tumeurs des enveloppes de l'encéphale, comme le méningiome dural ; (2) les tumeurs des nerfs crâniens (le neurinome du nerf auditif et le spongioblastome polaire du nerf optique en sont les meilleurs exemples) ; (3) les tumeurs du tissu de l'encéphale, comme les divers gliomes ; et (4) les lésions métastasiques qui se sont formées à partir d'un siège primaire (voir aussi l'encadré 55-1). La préoccupation principale est de localiser la tumeur et d'en déterminer la nature histologique. Les tumeurs peuvent être bénignes ou malignes. Cependant, puisqu'elles occupent parfois une région vitale, les tumeurs bénignes peuvent avoir des conséquences aussi graves que les tumeurs malignes.

Tumeurs particulières

Gliomes. Le gliome malin est le néoplasme de l'encéphale le plus courant. En général, on ne peut pas enlever complètement ces tumeurs, car elles s'étendent par infiltration dans le tissu nerveux avoisinant.

Adénomes hypophysaires. L'*hypophyse* est une petite structure en forme d'olive située dans un petit sac, juste sous les nerfs optiques. Une tumeur peut faire augmenter ou diminuer l'activité de cette glande. Les adénomes qui prennent naissance dans le lobe antérieur de l'hypophyse entraînent un dérèglement endocrinien (en général, une hypersécrétion), le développement d'une masse (en général, une extension sus-sellaire avec troubles visuels), ou une combinaison de ces deux effets. L'augmentation du fonctionnement de l'hypophyse (hyperpituitarisme) accélère la croissance, ce qui se manifeste par le gigantisme chez l'enfant. Chez l'adulte, l'hyperpituitarisme se manifeste par de l'*acromégalie*. Cet état peut aussi provoquer d'autres troubles tels que la maladie de Cushing, une lactation anormale, etc.

Une insuffisance du fonctionnement de l'hypophyse conduit à l'hypopituitarisme, caractérisé par des changements dans la pigmentation de la peau, de l'anémie et la perte des caractères sexuels. En plus de ces troubles de fonctionnement, la tumeur, en exerçant une pression sur les nerfs optiques, cause une perte progressive de la vue, conduisant à la cécité.

La majorité des adénomes hypophysaires sont traités par ablation microchirurgicale en passant par le sphénoïde (voir à la page 1211) alors que les tumeurs qu'on ne peut enlever complètement sont traitées par la radiothérapie.

Angiomes. On trouve les angiomes de l'encéphale (masses composées principalement de vaisseaux sanguins anormaux) soit à l'intérieur de l'encéphale, soit sur sa surface. Quelques-uns demeurent là toute la vie, sans provoquer de symptômes ; d'autres causent des symptômes semblables à ceux d'une tumeur cérébrale. On établit parfois le diagnostic à partir de la présence d'un autre angiome, situé en un autre endroit de la tête, ou d'un bruit perceptible au-dessus du crâne. Comme les parois des vaisseaux sanguins des angiomes sont minces, l'accident vasculaire cérébral se produit souvent. En fait, une hémorragie cérébrale chez une personne âgée de moins de 40 ans devrait toujours faire soupçonner un angiome.

Neurinome du nerf cochléo-vestibulaire. Un *neurinome du nerf cochléo-vestibulaire* est une tumeur du nerf crânien VIII, le nerf de l'audition et de l'équilibre. Il survient habituellement à l'intérieur du conduit auditif interne où il s'accroît fréquemment avant d'occuper l'espace ponto-cérébelleux.

Un neurinome de l'acoustique peut croître lentement et devenir une masse importante avant d'être diagnostiqué correctement. Le client souffre habituellement d'une surdité unilatérale progressive, de bourdonnements, et d'épisodes de vertige et de titubation. À mesure que la tumeur grossit, le client peut ressentir des sensations douloureuses au visage, du même côté, conséquence de la pression exercée par la tumeur sur le nerf crânien V.

On peut faire l'ablation de grosses tumeurs en pratiquant une craniotomie relativement petite, grâce à certaines techniques radiologiques perfectionnées et à l'utilisation du microscope opératoire et des instruments de microchirurgie.

Manifestations cliniques

Les tumeurs de l'encéphale sont symptomatiques lorsqu'elles font augmenter la pression intracrânienne ou qu'elles produisent des signes et des symptômes locaux déclenchés par les effets de la tumeur sur des régions particulières de l'encéphale.

Augmentation de la pression intracrânienne. Ce symptôme provient de la compression de l'encéphale par la tumeur qui se développe. Cette compression a pour effet de rompre l'équilibre qui existe entre l'encéphale, le liquide céphalo-rachidien et le sang cérébral. Au fur et à mesure que la tumeur croît, la compensation est assurée par la compression des veines intracrâniennes, par la diminution du volume du liquide céphalo-rachidien (par une augmentation de l'absorption ou une diminution de la production), par une légère diminution du débit sanguin cérébral et par la réduction de la masse intracellulaire et extra-cellulaire du tissu de l'encéphale. C'est lorsque ces mécanismes compensatoires ne suffisent plus que les signes et symptômes apparaissent.

Les symptômes les plus courants, produits par l'augmentation de la pression intracrânienne, sont la céphalée, les vomissements, l'œdème papillaire associé à des troubles de la vue et à la diplopie, et la stupeur. La céphalée, bien qu'elle ne soit pas toujours présente, survient le plus souvent tôt le matin et est aggravée par la toux, l'effort et les mouvements brusques.

Les céphalées sont habituellement décrites comme profondes ou expansives, ou comme sourdes mais lancinantes. Les tumeurs frontales produisent habituellement une céphalée frontale bilatérale ; les tumeurs de l'hypophyse causent une douleur s'irradiant entre les deux tempes, alors que dans les tumeurs cérébelleuses, la céphalée est ressentie dans la région sous-occipitale.

Les vomissements, non reliés, en général, à l'ingestion d'aliments, sont habituellement attribuables à une irritation des centres bulbaires. S'ils se produisent avec force, on les décrit comme des vomissements en jet.

L'œdème papillaire (œdème du nerf optique) se produit chez un grand nombre de sujets.

Symptômes locaux. Les symptômes locaux se manifestent lorsqu'il y a interférence avec des régions spécifiques du cerveau, provoquant des manifestations cliniques identifiables localement, telles que des anomalies sensorimotrices, des altérations visuelles et des crises convulsives.

Comme on connaît les fonctions des différentes parties de l'encéphale, il est facile de localiser une tumeur ; il suffit d'identifier les fonctions perturbées par la présence de la tumeur. Par exemple, une tumeur du cortex cérébral se manifeste par des mouvements convulsifs localisés d'un côté du corps, formant des crises épileptiques jacksoniennes. Les tumeurs du lobe occipital causent la cécité sur la moitié du champ de vision de chaque œil (hémianopsie), parce qu'elles touchent les voies visuelles d'un côté du cerveau. Les tumeurs du cervelet provoquent des étourdissements et une démarche titubante, avec tendance à tomber du côté de la lésion, une incoordination musculaire marquée et un nystagmus (vibration rythmique des globes oculaires). Les tumeurs du lobe frontal produisent fréquemment des troubles de la personnalité, des changements dans le comportement et l'état émotionnel, ainsi qu'un désintéressement mental. Le client devient souvent extrêmement désordonné et négligé et peut parler de façon obscène.

Les tumeurs de l'angle pontocérébelleux prennent habituellement naissance dans la gaine du nerf cochléovestibulaire et provoquent une série de symptômes qui sont les plus caractéristiques des tumeurs de l'encéphale. D'abord, les bourdonnements d'oreille et le vertige apparaissent, suivis d'une surdité progressive (dysfonctionnement du nerf crânien VIII) ; par la suite, viendront un engourdissement et une sensation de picotement au niveau du visage et de la langue (atteinte du nerf crânien V) suivis plus tard d'une faiblesse ou d'une paralysie du visage (atteinte du nerf crânien VII) ; et, finalement, puisque la tumeur qui se développe comprime le cervelet, le contrôle moteur peut être perturbé.

Plusieurs tumeurs ne se localisent pas aussi facilement, parce qu'elles se logent dans les régions appelées zones muettes de l'encéphale (c'est-à-dire les régions où les fonctions ne sont pas encore identifiées).

La *progression* des signes et symptômes est importante, puisqu'elle indique la croissance d'une tumeur et son développement.

Évaluation diagnostique

L'histoire de la maladie et la manière dont les symptômes ont évolué sont importantes. Un examen neurologique permet de déterminer les régions où le système nerveux central est atteint. Pour bien localiser la lésion, on procède à une série d'examens. La tomographie assistée par ordinateur peut fournir des informations particulières concernant le nombre, la taille et la densité des lésions, ainsi que l'étendue de l'œdème cérébral secondaire. Elle renseigne aussi sur le système ventriculaire et permet de déceler les lésions plus petites. L'angiographie cérébrale permet de voir les vaisseaux sanguins cérébraux et de localiser la plupart des tumeurs de l'encéphale.

Une scintigraphie cérébrale peut s'avérer utile puisqu'un taux anormal de substance radioactive s'accumulera dans la région de la tumeur et que celle-ci sera localisée par le compteur à scintillation. Un électro-encéphalogramme peut permettre d'identifier les ondes cérébrales anormales, dans les régions où loge la tumeur, et de déterminer le risque de crise épileptique du lobe temporal. L'écho-encéphalographie peut indiquer si certaines structures ont été déplacées par rapport à la ligne médiane, en raison de la présence d'une lésion dans un hémisphère. La pneumo-encéphalograhie donne des informations cruciales sur l'état de certains clients.

Pour déceler la présence de cellules malignes, on peut faire des études cytologiques du liquide céphalo-rachidien.

Traitement

Si l'on ne traite pas la tumeur de l'encéphale, elle conduit inévitablement à la mort soit à cause de l'augmentation progressive de la pression intracrânienne, soit à cause des dommages directs à l'encéphale. On doit examiner et traiter le plus tôt possible les clients pouvant souffrir d'une tumeur de l'encéphale, avant que les dommages ne soient irréversibles.

Le traitement consiste soit à enlever le plus possible de la tumeur ou toute la tumeur, sans augmenter les déficits neurologiques (paralysie, cécité), soit à faire une ablation partielle de la tumeur, suivie d'une décompression, de séances de chimiothérapie ou de radiothérapie, ou d'une combinaison de ces moyens. La majorité des personnes atteintes de tumeurs cérébrales subissent une intervention chirurgicale lorsque cela est possible, suivie d'une radiothérapie ou d'une chimiothérapie. Les corticostéroïdes sont très efficaces pour combattre l'œdème cérébral, ce qui permet d'établir un diagnostic complet et de planifier soigneusement l'approche chirurgicale. (Il faut ajouter que des doses appropriées de corticostéroïdes sont efficaces pour le traitement de l'œdème postopératoire et favorisent la guérison.) En général, les clients souffrant de méningiome, de neurinome du nerf cochléo-vestibulaire, d'astrocytome kystique du cervelet, de kyste colloïdal du troisième ventricule, de tumeur congénitale, comme le kyste dermoïde, et de certains types de granulomes obtiennent une guérison complète par ablation chirurgicale de la tumeur. Il n'est pas possible d'extirper complètement les gliomes qui s'infiltrent. Dans ce cas, on fait une biopsie pour établir le diagnostic, puis on procède à une ablation partielle suivie d'une décompression, si nécessaire, et de séances de radiothérapie. On peut aussi recourir à certains agents chimiothérapeutiques que l'on combine à la radiothérapie. Plus récemment, on a fait l'ablation de tumeurs cérébrales profondes en utilisant le laser au dioxyde de carbone, à l'aide de la tomographie assistée par ordinateur et de techniques stéréoscopiques. On continue de mettre au point de nouveaux médicaments et on a bon espoir qu'ils seront utilisés avec succès dans l'avenir. Il est parfois nécessaire de pratiquer une dérivation pour corriger une hydrocéphalie obstructive.

Les soins au client qui subit une opération intracrânienne sont décrits à la page 1205.

Métastases cérébrales

Un grand nombre de clients souffrent de complications au niveau du système nerveux central, consécutives à un cancer généralisé ou à des symptômes neurologiques provoqués par des métastases à l'encéphale. Le cancer du poumon donne naissance à des métastases cérébrales, tout comme les tumeurs du sein, du rein, du tube digestif, de la prostate, de l'utérus, de la glande thyroïde et de la peau (mélanomes). Les symptômes neurologiques comprennent la céphalée, des changements au niveau de la personnalité et au niveau intellectuel (pertes de mémoires et confusion), une faiblesse focale, la paralysie, l'aphasie et des convulsions. Ces problèmes peuvent avoir un effet dévastateur sur le client et sur sa famille.

Le traitement est palliatif et consiste à éliminer ou à réduire le nombre de symptômes graves. Il faut se souvenir que même lorsqu'on recourt à un traitement palliatif, on peut atténuer les signes et les symptômes les plus pénibles et ainsi améliorer la qualité de la vie du client, pour le temps qui lui reste à vivre. Les clients atteints de métastases intracérébrales et qui ne sont pas traités courent tout droit vers la mort.

L'approche thérapeutique comprend l'intervention chirurgicale (en général, lorsqu'il n'y a qu'une métastase intracrânienne), la radiothérapie et la chimiothérapie ou une combinaison de ces trois méthodes. Les adrénocorticostéroïdes sont efficaces pour calmer les céphalées et les troubles de la conscience. On pense que la dexaméthasone et la prednisone diminuent la réaction inflammatoire et l'œdème qui se forment autour des métastases. Les autres médicaments comprennent les substances osmotiques comme le mannitol et le glycérol, qui sont efficaces pour réduire la pression intracrânienne. (On a aussi découvert que des perfusions de mannitol peuvent accroître la quantité de médicaments chimiothérapeutiques assimilés par l'encéphale.) On utilise des anticonvulsivants (phénytoïne) pour prévenir et soigner les convulsions.

L'irradiation totale de l'encéphale est la base du traitement des métastases intracérébrales (bien que l'ablation chirurgicale puisse être indiquée lorsqu'il n'y a qu'une seule métastase). Les dérivés des nitrosourées qui traversent la barrière hémato-encéphalique donnent des résultats encourageants lorsqu'on les utilise conjointement avec la chimiothérapie. (Voir aussi les soins aux clients soumis à la radiothérapie, page 237; à la chimiothérapie, page 213; ainsi que les soins aux clients atteints d'un cancer avancé, page 225.)

☐ ANÉVRISMES ARTÉRIELS INTRACÉRÉBRAUX (RUPTURE D'UN ANÉVRISME ARTÉRIEL INTRACÉRÉBRAL ACCOMPAGNÉE D'UNE HÉMORRAGIE SOUS-ARACHNOÏDIENNE)

Un *anévrisme artériel intracérébral* est une dilatation des parois d'une artère cérébrale (*Figure 55-3*). Il peut être dû à

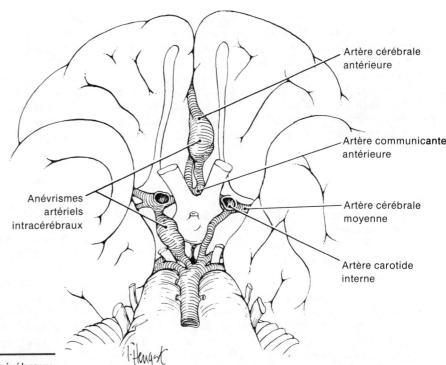

Artère cérébrale
antérieure

Artère communicante
antérieure

Artère cérébrale
moyenne

Artère carotide
interne

Anévrismes
artériels
intracérébraux

Figure 55-3 Anévrismes artériels intracérébraux.

l'athérosclérose, signe d'une anomalie acquise de la paroi vasculaire, avec faiblesse subséquente de la paroi, à une malformation congénitale de la paroi vasculaire, à une maladie hypertensive vasculaire, à un traumatisme crânien ou à la vieillesse. On repère le plus souvent l'anévrisme dans l'artère carotide interne, l'artère cérébrale antérieure, l'artère communicante antérieure et l'artère cérébrale moyenne. Un faible pourcentage se produit dans le territoire vertébro-basilaire. Les anévrismes intracérébraux multiples ne sont pas rares.

Manifestations cliniques

Les symptômes apparaissent lorsque l'anévrisme grossit et comprime les nerfs crâniens voisins ou la matière cérébrale ou, ce qui est plus grave, lorsque l'anévrisme se rompt, causant ainsi une *hémorragie sous-arachnoïdienne.* Cette rupture produit généralement une céphalée *soudaine*, aiguë et très localisée ; le cou devient raide et il se produit souvent une perte de conscience de durée variable. (Les autres causes de l'hémorragie sous-arachnoïdienne comprennent une malformation artério-veineuse, une tumeur, un traumatisme et une dyscrasie.) Il se produit une douleur et un raidissement de la nuque et de la colonne vertébrale à cause de l'irritation des méninges. Des troubles de la vision (perte visuelle, diplopie, ptose) apparaissent lorsque l'anévrisme est adjacent au nerf moteur oculaire. Cet état peut aussi causer des bourdonnements d'oreilles, des étourdissements et une hémiparésie. Le diagnostic est confirmé par la tomographie assistée par ordinateur, la ponction lombaire (qui révèle la présence de sang dans le liquide céphalo-rachidien) et l'angiographie cérébrale.

Parfois, l'anévrisme laisse s'échapper du sang qui se coagule et scelle la zone de rupture. Dans ce cas, le client peut ne présenter qu'un léger déficit neurologique. Il peut aussi se produire une grave hémorragie qui mène au coma puis, rapidement, à la mort.

Les anévrismes qui causent une hémorragie sous-arachnoïdienne surviennent généralement à l'âge moyen. Le taux de mortalité dépend du niveau de conscience et de la gravité du déficit neurologique, mais il est élevé et *immédiat.* Le client qui arrive encore vivant à l'hôpital fait face à deux complications majeures : une nouvelle hémorragie et des complications ischémiques causées par l'angio-spasme cérébral.

Traitement

Le traitement consiste à surveiller de près le client pendant la période suivant immédiatement l'hémorragie et à le préparer en vue de l'intervention chirurgicale qu'il devra subir.

On met immédiatement le client au repos strict au lit, car l'activité et le stress peuvent aggraver l'hémorragie. On doit éviter toute activité qui risque de faire augmenter la pression artérielle ou d'obstruer le retour veineux. Ces activités comprennent la manœuvre de Valsalva, les efforts, les éternuements, les soulèvements dans le lit, la flexion ou la rotation rapide de la tête et du cou (ce qui bloque les veines jugulaires) et l'usage du tabac. Toute activité qui demande un effort est prohibée. En outre, on donne au client des émollients fécaux pour prévenir tout effort lors de la défécation. On peut élever la tête du lit de 30° à 45° pour permettre un meilleur drainage veineux ; toutefois, certains neurologues préconisent le repos à plat, afin d'augmenter la circulation cérébrale et réduire ainsi les risques d'hypoxie.

On doit surveiller le client de très près afin de déceler les détériorations neurologiques provoquées par l'hémorragie récurrente, la pression intracrânienne élevée (voir à la page 1176) ou l'angiospasme et de pouvoir évaluer le meilleur moment pour pratiquer l'intervention chirurgicale. On administre des barbituriques pour éviter toute perturbation émotionnelle et toute hypertension consécutive. Les anticonvulsivants sont administrés pour prévenir les convulsions.

On peut donner des inhibiteurs de la fibrinolyse comme l'acide aminocaproïque (Amicar) pour diminuer la fibrinolyse (dissolution des caillots de fibrine), dans la région où la rupture s'est produite, ce qui réduit le risque d'une nouvelle hémorragie.

- On évalue périodiquement les signes d'une baisse d'attention, l'augmentation de l'intensité de la céphalée et les variations du diamètre de la pupille. On communique au médecin tous les changements observés, car ils sont généralement les signes d'une nouvelle hémorragie. Il faut être prêt à intervenir rapidement si l'on veut prévenir une issue fatale.

Les antihypertenseurs, comme le propranolol et l'hydralazine, sont administrés pour réduire la poussée artérielle systolique qui s'exerce contre la paroi affaiblie et pour diminuer les risques d'hémorragie. Il faut éviter que la pression artérielle ne chute précipitamment, ce qui pourrait entraîner une ischémie cérébrale.

On utilise le mannitol, ainsi que d'autres diurétiques osmotiques, pour faire baisser la pression intracrânienne. L'oxygène peut être nécessaire pour diminuer l'hypoxie.

L'*angiospasme cérébral* (constriction des vaisseaux intracrâniens), qui peut être causé par une modification morphologique de la paroi artérielle, représente une complication grave de l'hémorragie sous-arachnoïdienne et laisse souvent présager un état critique et un pronostic sombre. Le mécanisme responsable de l'angiospasme n'a pas été établi clairement. Le spasme commence à se produire immédiatement après l'hémorragie et exerce probablement un effet protecteur sur l'artère atteinte. Il réapparaît souvent dans les quatre à dix jours qui suivent la première hémorragie. C'est également pendant cette période que le caillot subit le processus de destruction (lyse) et que le risque d'un autre saignement augmente. Les principaux vaisseaux qui se trouvent à la base de l'encéphale peuvent être atteints, compromettant ainsi la circulation sanguine dans cette région. Une hémiparésie, des troubles du champ visuel, des convulsions, de la nébulosité intellectuelle et une paralysie peuvent se produire. Le traitement à l'aminophylline-Isuprel est l'une des méthodes qu'on emploie fréquemment dans le but de modifier l'angiospasme et d'augmenter la circulation cérébrale. Aussi, on peut augmenter le volume sanguin pour améliorer l'irrigation par les vaisseaux spastiques.

Les autres complications consécutives à l'hémorragie sous-arachnoïdienne comprennent l'épilepsie, l'hydrocéphalie et des problèmes psychiatriques et psychologiques. L'anxiété et les états dépressifs peuvent aussi être des facteurs de complication.

Approche chirurgicale

Il existe une grande controverse quant au choix du moment de l'opération pour les clients à faibles risques. Un client gravement atteint d'une hémorragie massive n'est géné-ralement pas un candidat pour une intervention chirurgicale. Depuis l'avènement du microscope opératoire et des techniques de microchirurgie, la morbidité et la mortalité ont diminué chez les clients à faibles risques. Le grossissement et un éclairage perfectionné permettent au neurochirurgien d'observer les détails concernant les relations entre les vaisseaux et d'identifier les anévrismes profonds de l'encéphale.

L'opération a pour objectif de protéger le client contre d'autres hémorragies probables. Pour ce faire, on isole l'anévrisme de la circulation ou on renforce sa paroi. On peut soigner un anévrisme en l'écartant de la circulation au moyen d'une ligature ou d'une pince située en amont (*Figure 55-4*). Si cette méthode se révèle anatomiquement impossible, on renforce l'anévrisme en l'enveloppant avec du plastique, du tissu musculaire ou toute autre substance. On peut créer une dérivation artérielle extra-crânienne/ intracrânienne pour établir une irrigation sanguine collatérale afin d'intervenir chirurgicalement sur l'anévrisme. Ou alors on peut utiliser une méthode extra-crânienne qui consiste à pincer l'artère carotide en amont pour diminuer la pression dans le vaisseau (endartériectomie carotidienne, voir à la page 1193). Après la ligature de l'artère carotide, il existe un faible risque d'ischémie cérébrale et d'hémiplégie soudaine, car il se produit, durant l'opération, une occlusion temporaire de l'irrigation cérébrale (à moins qu'un shunt de dérivation temporaire soit utilisé). Pour anticiper ces complications, on peut mesurer le débit sanguin cérébral et la pression de l'artère carotide interne pour vérifier si le client présente un risque d'ischémie postopératoire.

Les autres complications postopératoires comprennent : apparition de symptômes psychologiques (désorientation, amnésie, syndrome de Korsakoff, troubles de la personnalité), embolie peropératoire, occlusion postopératoire de l'artère interne, déséquilibre hydro-électrolytique (causé par le dérèglement du système neurohypophysaire) et saignement gastro-intestinal. (Les soins au client qui vient de subir une opération intracrânienne sont décrits aux pages 1209–1211.)

☐ INFECTION INTRACRÂNIENNE — ABCÈS CÉRÉBRAL

Les véritables *abcès cérébraux* sont des amas de pus à l'intérieur même de la matière cérébrale. Ils peuvent apparaître par *invasion directe* à la suite d'un traumatisme intracrânien ou d'une opération, par *propagation d'une infection venant des régions voisines* (infections du sinus paranasal, otite moyenne ou mastoïdite) ou par *propagation d'une infection ayant pris naissance dans d'autres organes* (infections pulmonaires, endocardite infectieuse). Par mesure préventive, on doit soigner rapidement l'otite moyenne, la mastoïdite, la sinusite et les infections généralisées pour prévenir les abcès cérébraux.

Manifestations cliniques. Les manifestations cliniques sont le résultat des altérations de la dynamique de la masse intracrânienne (œdème, déviation cérébrale), de l'infection ou de la localisation de l'abcès. Le symptôme le

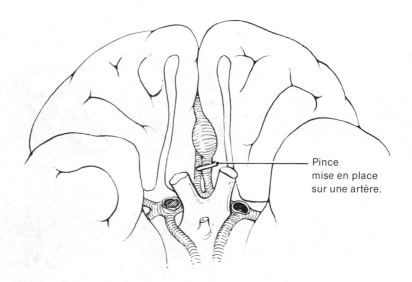

Pince
mise en place
sur une artère.

Figure 55-4   Anévrisme intracérébral isolé au moyen d'une pince.

plus constant est la céphalée, qui est généralement plus intense le matin. Les vomissements sont également très fréquents. Certains signes neurologiques en foyer (faiblesse des membres, baisse de la vision, attaques) peuvent survenir, selon le siège de l'abcès.

Aucun des symptômes localisés qui se produisent n'est aussi caractéristique que ceux de la tumeur cérébrale. Lorsqu'ils surviennent, ils indiquent généralement un état pathologique du lobe temporal ou du cervelet, car bon nombre d'abcès prennent naissance dans le système auditif. Il peut se produire un changement dans l'attention du client et celui-ci peut devenir léthargique, confus et désorienté. Bien que la fièvre soit une caractéristique constante, un abcès dont les parois sont épaisses peut faire baisser la température bien au-dessous de la normale.

Des examens neurologiques répétés et une évaluation continue sont nécessaires pour déterminer avec certitude la localisation de l'abcès. La tomographie assistée par ordinateur est des plus utiles pour repérer le siège de l'abcès et pour suivre l'évolution et la résolution des lésions purulentes, et pour déterminer le moment le plus opportun pour opérer.

Traitement.   Le traitement consiste à éliminer l'abcès.

- On dresse un tableau neurologique continu et on surveille souvent le client pour observer les signes et symptômes d'une augmentation de la pression intra-crânienne (voir aux pages 1176-1177), laquelle peut apparaître soudainement en présence d'œdème cérébral causé par un abcès qui croît rapidement. La compression secondaire du mésencéphale et du tronc cérébral conduit rapidement au coma et à la mort.

On peut traiter l'œdème cérébral avec de la dexaméthasone. Toutefois, l'usage de ce médicament est controversé car les stéroïdes diminuent la résistance à l'infection. L'antibiothérapie est instituée pour éliminer l'agent causal ou réduire sa virulence. De fortes doses sont nécessaires pour pénétrer la cavité de l'abcès jusqu'à ce que ce dernier s'encapsule et soit prêt à être opéré. Les anticonvulsivants, comme la phénytoïne et le phénobarbital, sont des moyens prophylactiques contre les convulsions. L'antibiothérapie seule peut soigner les abcès multiples, mais le client doit être suivi de près au moyen de la tomographie assistée par ordinateur.

Le traitement définitif d'un abcès cérébral est l'intervention chirurgicale ; on pratique alors l'excision de l'abcès ou l'aspiration de son contenu. Le pus peut être évacué avec une aiguille ou un cathéter qu'on introduit dans la cavité de l'abcès. On peut également pratiquer une craniotomie avec soulèvement d'un lambeau osseux et excision de l'abcès. (Voir à la page 1205, les soins du client qui subit une opération intracrânienne.)

Soins postopératoires

- Après l'opération, l'écoulement peut être important. Dès que les pansements sont imbibés, on les change en observant des mesures aseptiques strictes. Le client doit reposer sur le côté opéré pour permettre un meilleur écoulement.

- On administre des antibiotiques à intervalles réguliers, car *la méningite reste un danger omniprésent*. On doit surveiller le patient attentivement et noter tout signe de rétraction de la tête, de raidissement du cou, de céphalées, de frissons et de transpiration, car ce sont tous des symptômes d'une méningite postopératoire.

- Le client doit absolument suivre un régime hyperénergétique.

On soumet le client à une série de tomographies assistées par ordinateur pour vérifier si l'infection a été éliminée. Le taux de mortalité est relativement élevé et les rechutes sont fréquentes. Les troubles neurologiques consécutifs au traitement d'un abcès cérébral comprennent une hémiparésie, des convulsions, des troubles de la vision et une paralysie des nerfs crâniens.

Éducation du client.   Après l'excision ou le drainage de l'abcès, on poursuit l'antibiothérapie pendant trois ou quatre semaines ou plus longtemps. Le client doit continuer à prendre quotidiennement les anticonvulsivants prescrits pendant une période indéfinie.

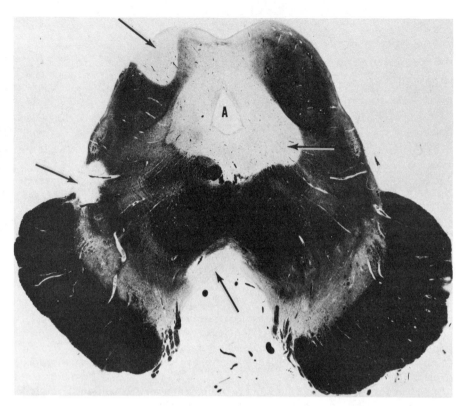

Figure 55-5 Coupe transversale du mésencéphale (environ 3 X) chez un client atteint de sclérose en plaques. L'échantillon a été coloré pour mettre en évidence la myéline (en noir). Les quatre taches claires désignées par les flèches correspondent aux zones de destruction de la myéline. La tache située à la droite de l'aqueduc de Sylvius (**A**) empiète sur la matière grise qui entoure l'aqueduc. Les fibres nerveuses traversant ces taches ont perdu leur gaine de myéline et, par conséquent, la conduction des stimuli dans ces régions est imparfaite ou impossible. (Reproduit avec la permission de Cedric S. Raine, M.D., professeur de pathologie (neuropathologie) et de neurologie, Albert Einstein College of Medecine of Yeshiva University.)

☐ SCLÉROSE EN PLAQUES

Physiopathologie. La *sclérose en plaques* est une maladie chronique du système nerveux central, souvent évolutive, qui se caractérise par l'apparition de petites taches de démyélinisation visibles dans l'encéphale et dans la moelle épinière. (La *démyélinisation* est la destruction de la myéline, substance lipoprotéique qui enveloppe certaines fibres nerveuses et constitue la matière blanche de l'encéphale et de la moelle.) Dans cette maladie, la démyélinisation est dispersée de manière irrégulière dans tout le système nerveux central, mais atteint peu ou pas l'axone (*Figure 55-5*). Parfois, la myéline s'écaille même des axones et ceux-ci dégénèrent. Les plaques ou les taches se sclérosent et interrompent la transmission de l'influx nerveux, entraînant une variété de manifestations, selon les nerfs atteints. Les régions les plus touchées sont le nerf optique et le chiasma optique, les bordures de tous les ventricules, la protubérance, le bulbe rachidien et les pédoncules cérébelleux, ainsi que la moelle épinière.

C'est une des maladies du système nerveux les plus invalidantes qui sévit chez les jeunes adultes de 20 à 40 ans. Le fait qu'elle survienne chez les jeunes augmente les problèmes d'ordre médical, psychologique, social et économique auxquels doivent faire face le client et sa famille.

Causes et épidémiologie. La cause de la sclérose en plaques demeure inconnue. Il est prouvé que les plaques et les lésions subséquentes qui endommagent l'encéphale et la moelle épinière sont déclenchées par une réaction auto-immune. Certains individus ayant un bagage héréditaire particulier (présence de certains antigènes tissulaires) sont peut-être plus sujets à la maladie. Il se peut que cette réponse immune anormale se soit développée en relation avec une infection virale persistante du système nerveux. On a porté un intérêt particulier au rôle joué par un virus lent dans cette maladie. Bien que le mécanisme déclencheur puisse provenir d'une forme quelconque d'infection virale, une réponse immune anormale joue probablement un rôle important dans la pathogenèse de la sclérose en plaques.

L'identification des facteurs épidémiologiques fait l'objet de nombreuses recherches. On a constaté que cette maladie est rare dans les pays tropicaux. Par contre, elle s'aggrave avec les températures extrêmes, en particulier, la chaleur. Les rechutes sont souvent associées aux périodes de stress émotionnel et physique (maladies, blessures et inoculations).

■ ÉVALUATION INITIALE

Manifestations cliniques. Les signes et les symptômes de la sclérose en plaques correspondent à des dérèglements sensoriels et moteurs et à des troubles de coordination. Ils sont variés et multiples et correspondent à l'endroit où se produit la démyélinisation, à l'intérieur du système nerveux central.

On peut confondre facilement les premiers symptômes de la sclérose en plaques avec ceux de la névrose, de la neuropathie périphérique ou des lésions rachidiennes, car bon nombre de régions de l'organisme sont touchées. Les symptômes comprennent des troubles visuels dus aux lésions du nerf optique ou de leurs connexions, un nystagmus, une diplopie transitoire, une vision brouillée, des taches aveugles (scotomes), ainsi que la cécité totale. Les troubles d'élocution peuvent se manifester par un discours « scandé » (lent, monotone et mal articulé). Une démarche et des mouvements ataxiques peuvent se produire si le cervelet est atteint. Des troubles moteurs avec perte du tonus musculaire et tremblement peuvent exister. La faiblesse spasmodique des membres et la perte des réflexes abdominaux sont dus à l'atteinte des principaux faisceaux moteurs (faisceaux pyramidaux) de la moelle épinière. L'hyperexcitabilité émotionnelle et l'euphorie intempestive sont le résultat de la perte des liaisons de contrôle entre le cortex et le noyau lenticulaire. Le client peut souffrir de vertige, de nausées et de vomissements si les noyaux vestibulaires ou leurs liaisons sont atteints ; des perturbations vésicales, rectales et génitales surviennent si la maladie atteint les faisceaux de la moelle en liaison avec le plexus sacré. Les symptômes les plus courants sont la paraplégie spasmodique, de légers troubles d'élocution et le nystagmus.

La maladie se caractérise par des rémissions et des épisodes de crises ou alors par une évolution continue. Cependant, comme la tomographie assistée par ordinateur l'a démontré, beaucoup de plaques ne donnent pas lieu à de graves symptômes et bien des clients ne sont pas gravement handicapés, car les épisodes sont entrecoupés de périodes de rémission. Le pronostic est assez optimiste, quant à l'espérance de vie.

Évaluation diagnostique. Le diagnostic repose sur l'évaluation clinique, les résultats des tests servant à évaluer les troubles de la vision des couleurs et l'analyse du liquide céphalo-rachidien, lequel peut révéler une augmentation importante de l'IgG et des lignées clonales. Dans certains cas, les tomographies et les études de potentiel évoqué sont très utiles. Le scintigramme par résonance magnétique nucléaire est devenu un outil diagnostique fondamental pour distinguer la matière grise de la matière blanche dans l'encéphale.

Problèmes du client et diagnostics infirmiers

Les problèmes du client comprennent une dégradation de la fonction sensorielle ; une altération de la mobilité physique et une perturbation de la fonction vésicale, causées par la démyélinisation ; un manque de soins personnels relié aux effets de la maladie ; et des problèmes psychosociaux reliés à la difficulté d'accepter la maladie et l'isolement social.

■ PLANIFICATION ET INTERVENTION

Objectifs

Les principaux objectifs du client sont les suivants :

1. Adaptation aux altérations de la fonction sensorielle.
2. Adaptation aux altérations de la mobilité physique.
3. Amélioration de la fonction vésicale.
4. Participation à ses propres soins.
5. Adaptation aux problèmes psychosociaux.

Les soins infirmiers consistent *à garder le client actif* et en aussi bonne forme physique que possible, à atténuer les symptômes causés par la démyélinisation, à combattre les troubles musculaires et les difformités causées par les contractures, à rétablir les fonctions vésicale et intestinale, à prévenir les complications (infections urinaires, escarres de décubitus) et à améliorer la qualité de vie. Le personnel infirmier doit aussi s'efforcer de comprendre la personne atteinte de démyélinisation chronique et l'aider à surmonter les difficultés psychosociales auxquelles elle doit faire face. On doit mener de front un programme individualisé de physiothérapie, de rééducation et d'enseignement, tout en apportant au client un soutien émotionnel.

Soulagement des symptômes. Actuellement, il n'existe aucun traitement curatif pour la sclérose en plaques, mais un programme de soins individualisés, organisés et rationnels peut permettre d'atténuer les symptômes du client et de lui apporter un soutien continu. Puisqu'il existe possiblement des mécanismes immunitaires dans la pathogenèse de la sclérose en plaques, on met actuellement à l'essai des immunosuppresseurs comme les corticostéroïdes, les agents alcoylants et les antimétabolites. La corticostimuline (ACTH) peut être efficace pour écourter la durée des crises aiguës, peut-être à cause de ses propriétés anti-inflammatoires et anti-œdémateuses, et améliorer ainsi la conduction nerveuse. Les agents alcoylants (cyclophosphamide) et les antimétabolites (azathioprine) peuvent supprimer les symptômes, mais un tel traitement peut, à longue échéance, augmenter les risques de cancer.

Amélioration des fonctions. Même si les mesures de réadaptation ne peuvent freiner l'évolution de la maladie, le programme de réadaptation vise à améliorer l'état général des fonctions, de sorte que le client puisse exécuter des activités quotidiennes, peu importe qu'il marche, qu'il se déplace en fauteuil roulant, ou qu'il soit confiné au lit. Si la maladie n'évolue pas trop rapidement, on encourage le client à occuper un emploi qui le satisfasse ou à trouver pleine satisfaction dans son emploi actuel. On établit un programme thérapeutique individualisé, à partir d'une évaluation de l'étendue de l'incapacité et de la force musculaire.

Il arrive parfois que le client présente un tableau clinique caractéristique de l'hémiplégie, bien que très souvent il souffre des mêmes incapacités que le paraplégique. Un seul membre ou une combinaison de plusieurs membres peuvent être atteints. C'est pourquoi les principes de rééducation de ces deux types de paralysie peuvent s'appliquer au client qui présente des problèmes semblables, causés par la sclérose en plaques (voir à la page 1197).

Amélioration des fonctions musculaires. On prescrit des exercices quotidiens pour réduire au minimum les contractures des articulations. On s'intéresse plus particulièrement aux muscles du jarret, aux muscles jumeaux de la jambe, aux muscles adducteurs de la hanche, aux biceps et aux fléchisseurs du poignet et des doigts. La spasticité musculaire est fréquente et gêne le fonctionnement normal. Des exercices quotidiens d'étirement — maintien — relâchement aident à la détente et atténuent la spasticité musculaire. La natation et les exercices sur bicyclette fixe sont efficaces, car le fait de soutenir progressivement son corps peut soulager la spasticité au niveau des jambes. L'antispasmodique baclofen (Lioresal) peut être administré pour atténuer la spasticité.

Une intervention chirurgicale s'avère nécessaire pour prévenir l'invalidité dans les cas de spasticité et de contractures graves.

Des exercices de relaxation et de coordination favorisent l'efficacité musculaire ; des exercices de résistance progressifs renforcent les muscles affaiblis, car la diminution de la force musculaire constitue un problème majeur. On doit encourager le client à exécuter chaque exercice jusqu'au seuil de fatigue. Cependant, un exercice prolongé qui fatigue un membre peut entraîner une parésie, un engourdissement et une incoordination. Le client doit se reposer fréquemment pendant de courtes périodes, de préférence en position allongée. Une fatigue extrême peut devenir une cause d'exacerbation de la maladie.

La marche peut améliorer la démarche, en particulier lorsque le client perd le sens de la position de ses jambes. Si certains groupes de muscles sont irréversiblement atteints, le client peut en développer d'autres afin de pallier la situation. Des couvertures chauffantes et des relaxants musculaires peuvent calmer la douleur causée par le spasme musculaire, mais les bains chauds sont à éviter.

Si des troubles moteurs causent des problèmes d'incoordination, le client peut présenter des signes de maladresse et d'ataxie. Pour surmonter cette invalidité, on peut enseigner au client à marcher les pieds très écartés afin d'augmenter la base de support et, par là même, améliorer sa stabilité pendant la marche. Une canne ou un cadre de marche procurent un soutien additionnel. Si le client souffre d'incoordination ou de tremblement d'action des membres supérieurs, on peut utiliser des bracelets ou des poignets lourds. On enseigne au client à effectuer des déplacements et des activités de la vie quotidienne, afin qu'il devienne aussi autonome que possible.

Dérèglement fonctionnel progressif.   L'aggravation des symptômes de la maladie peut être causée par un changement dans le milieu interne ou l'environnement externe du client. Durant ces périodes difficiles, on encourage le client à diminuer ses activités ou à se reposer dans un fauteuil ou au lit, car tout exercice continu risque d'aggraver une crise. On doit porter une attention particulière à tous les facteurs qui pourraient aggraver l'état du client : exposition à la chaleur ou au froid, tensions psychologiques, infections (en particulier, celles du système urinaire), blessures et déséquilibres hydro-électrolytiques.

Au fur et à mesure que la maladie évolue, le client doit utiliser des dispositifs supplétifs pour handicapés tels que ceux qui permettent de manger, des rampes murales, une canne, des attelles, un fauteuil roulant et des rampes d'accès pour pouvoir fonctionner de manière autonome le plus longtemps possible. L'infirmière doit faire preuve de créativité pour inventer, adapter et modifier tout objet qui pourrait être utilisé comme moyen de soutien, afin que le client maintienne son autonomie.

Rééducation vésicale et intestinale.   L'obtention du contrôle de la vessie et des intestins est un des problèmes les plus difficiles à résoudre si le contrôle des sphincters est également atteint. Un problème vésical peut entraîner une insuffisance rénale progressive. Un apport liquidien important aide à réduire le nombre de bactéries dans l'urine et minimise la précipitation des cristaux urinaires et la formation subséquente de calculs. On peut donner de l'acide ascorbique pour acidifier l'urine.

Le client souffrant de pollakiurie, de miction impérieuse ou d'incontinence a besoin d'une aide particulière. Les médicaments qui rétablissent la fonction vésicale (oxybutynine) peuvent atténuer la spasticité vésicale et laisser ainsi plus d'autonomie au client. On doit tenir compte immédiatement du besoin d'éliminer et mettre l'urinoir ou le bassin de lit à portée du client. On doit établir un horaire d'élimination (toutes les 1,5 h ou 2 h, au début, puis en espaçant davantage par la suite). On demande au client de boire une quantité modérée de liquide, toutes les deux heures, et d'essayer ensuite d'uriner 30 min après avoir bu. Un réveille-matin peut être utilisé si le client ne ressent plus l'envie d'uriner.

Si une femme souffre d'incontinence urinaire permanente, on peut mettre en place une dérivation urinaire (conduit iléal). Dans le cas d'un homme, un condom pour collecter l'urine sera nécessaire. Le client peut aussi apprendre à se faire des cathétérismes intermittents.

Les problèmes intestinaux comprennent la constipation, le fécalome et l'incontinence ; on peut les surmonter par un programme de rééducation intestinale (voir à la page 162).

Problèmes sensoriels.   On doit prendre certaines mesures lorsque le client présente des troubles de vision et d'élocution (la sclérose en plaques peut altérer les nerfs crâniens responsables de la vue et de la parole). Le client qui souffre de diplopie (vision dédoublée) peut porter un bandeau ou un cache-œil sur l'un des deux yeux. Des lunettes à prisme seront utiles au client qui doit constamment rester au lit. Lorsque la vision commence à baisser, on peut enduire de peinture fluorescente l'extrémité de la canne ou le bout des chaussures.

Lorsque les nerfs crâniens responsables des mécanismes de la parole sont atteints, il se produit une dysarthrie (troubles d'élocution) caractérisée par une mauvaise articulation, une voix faible et des difficultés de phonation. Il existe aussi des problèmes de respiration superficielle et de pression respiratoire faible. Un orthophoniste peut recommander un traitement pour pallier ces problèmes.

Si la perte sensorielle s'ajoute à la perte de motricité, les escarres de décubitus représentent un danger pour l'intégrité de la peau. Ce problème est d'autant plus grave pour les clients confinés au fauteuil roulant. (La prévention et les soins des escarres de décubitus sont décrits aux pages 148 à 152.)

Sclérose en plaques et sexualité.   Les clients atteints de sclérose en plaques (et leur partenaire) font face à des problèmes qui menacent leur vie sexuelle : la grande fatigue, les conflits causés par la dépendance et l'état dépressif, l'instabilité émotionnelle, la perte de l'estime de soi et de sa propre valeur. Tous ces facteurs tendent à détériorer les relations sexuelles. Les difficultés à rester en érection et l'impuissance chez l'homme, les spasmes adducteurs des muscles des cuisses chez la femme, peuvent rendre les rapports sexuels difficiles, sinon impossibles. L'incontinence vésicale et intestinale, ainsi que les infections des voies urinaires, ne font qu'aggraver le problème.

C'est en partageant ses sentiments, en planifiant l'activité sexuelle (en dehors des périodes de fatigue) et en montrant une volonté d'expérimenter de nouvelles sensations qu'on peut parvenir à profiter pleinement de sa sexualité. La brochure intitulée *Sexualité et sclérose en plaques*, écrite par Michael Barrett et publiée par la Société canadienne de la sclérose en plaques, contient des informations d'ordre pratique et des suggestions de lectures.

Soutien psychologique et éducation du client. La sclérose en plaques impose de nombreuses tensions aussi bien au client qu'à sa famille. Le client peut avoir des réactions étranges, en raison des symptômes embarrassants et humiliants qu'il présente. Comme il se produit des changements organiques dans l'encéphale, le client peut perdre la mémoire, être facilement distrait et montrer une instabilité émotionnelle. On peut s'adapter à la maladie de bien des façons : le refus (avec euphorie), la dépression, le repliement sur soi et l'hostilité. Il faut être compatissant et apporter au client un appui soutenu pour l'aider à s'adapter à sa nouvelle identité de personne handicapée (nouvelle image de soi) et à s'ajuster à cette transformation irréversible. L'infirmière peut l'aider à se fixer des objectifs réalistes à court terme et à les poursuivre. Elle doit l'encourager à s'intéresser autant que possible à la vie, à la société et à ses activités. Les passe-temps aident le client à garder le moral et lui procurent une certaine satisfaction, lorsque sa maladie a évolué au point où il ne peut plus poursuivre ses activités normales.

L'infirmière a la responsabilité d'insister auprès du client et de sa famille sur l'importance de suivre un programme régulier d'exercices, de travail et de moments de détente. Lorsque le client a perdu certaines capacités, il lui est pratiquement impossible de les retrouver. Les capacités physiques peuvent varier d'un jour à l'autre. On peut modifier certains objets, afin de faciliter la poursuite des autosoins (siège de toilette surélevé, dispositifs spéciaux pour prendre son bain, téléphone modifié, peigne muni d'un long manche, pincettes, vêtements modifiés). On doit éviter autant que possible les tensions physiques et émotionnelles, car elles aggravent les symptômes et nuisent au bon fonctionnement. La chaleur semble augmenter la fatigue et celle-ci abaisse les capacités motrices. Il est recommandé d'installer l'air conditionné, du moins dans une pièce. Le froid extrême peut augmenter la spasticité. Le client doit demeurer constamment sous surveillance médicale.

On doit encourager le client à contacter les organismes nationaux de la sclérose en plaques, à lire les brochures publiées sur cette maladie et à fréquenter d'autres clients atteints de sclérose en plaques. Les réunions de groupes sont, pour le client, une occasion de s'identifier à des personnes confrontées aux mêmes problèmes que lui, d'obtenir du réconfort et d'apprendre à se débrouiller en société.

■ ÉVALUATION

Résultats escomptés

Le client réussit à :

1. S'adapter aux altérations de la fonction sensorielle.
   a) Participe à un programme pour corriger les troubles de la marche ;
   b) Inspecte sa peau deux fois par jour pour mettre en évidence les escarres de décubitus ;
   c) Porte un bandeau ou un cache-œil adapté aux lunettes durant les périodes de diplopie ;
   d) Surveille les mouvements de ses mains pour compenser la perte du sens du toucher et du sens de la position ;
   e) Emprunte des livres en gros caractères à la bibliothèque municipale ;
   f) Connaît l'existence des livres enregistrés sur cassettes.
2. S'adapter aux altérations de la mobilité physique.
   a) Établit un programme équilibré d'exercices et de périodes de repos ;
   b) Organise sa journée en fonction des périodes les plus favorables ;
   c) Évite de s'exposer aux infections ;
   d) Évite la chaleur ;
   e) Est capable de demander de l'aide ;
   f) Identifie les moyens destinés à conserver son énergie ;
   g) Se documente sur les techniques mises au point pour simplifier les travaux ;
   h) Utilise, au besoin, des dispositifs supplétifs.
3. Rétablir et maintenir la fonction vésicale.
   a) Maintient un apport liquidien de deux à trois litres toutes les 24 h (si la rétention urinaire ne pose pas de problème) ;
   b) Mesure quotidiennement le *p*H de l'urine ;
   c) Effectue une épreuve bactériologique de l'urine ; est conscient de la nécessité d'appeler le médecin dès les premiers signes d'infection ;
   d) Détecte lui-même une rétention urinaire ;
   e) Recourt à l'auto-cathétérisme, si nécessaire.
4. Participer à ses propres soins.
   a) Utilise des dispositifs d'aide ;
   b) Consulte le physiothérapeute et l'ergothérapeute pour obtenir une évaluation des fonctions et des conseils pour s'adapter aux changements dans ces fonctions.
5. S'adapter aux problèmes psychosociaux.
   a) Accepte de changer son mode de vie et de s'adapter à sa nouvelle image de soi ;
   b) Planifie un nouveau mode de vie ;
   c) Prend des notes pour compenser ses pertes de mémoire ;
   d) Discute de ses problèmes avec une personne en qui il a confiance ;
   e) Remplace les activités qu'il n'est plus capable de faire par d'autres plus simples à réaliser ;
   f) Se joint à un groupe de personnes atteintes de sclérose en plaques.

☐ MALADIE DE PARKINSON

La *maladie de Parkinson* est un trouble neurologique évolutif qui atteint les centres cérébraux responsables du contrôle et de la régulation des mouvements. Cette maladie est caractérisée par de la bradykinésie (mouvements lents), des tremblements et une rigidité musculaire.

Physiopathologie. La lésion semble causée par une perte de neurones pigmentés, et plus particulièrement de ceux qui constituent le locus niger de l'encéphale. (Le *locus*

MANIFESTATIONS CLINIQUES

SOINS INFIRMIERS

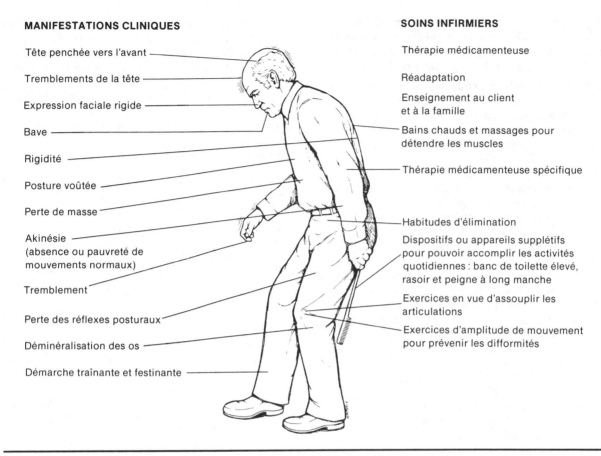

Figure 55-6   Manifestations cliniques et soins infirmiers au client atteint de la maladie de Parkinson.

niger est un amas de noyaux du mésencéphale qui émettent des fibres jusqu'aux corps striés.) L'un des principaux neuro-transmetteurs de cette région de l'encéphale, et d'autres parties du système nerveux central, est la dopamine, qui joue un rôle inhibiteur important dans le contrôle central du mouvement. Bien que la dopamine existe en fortes concentrations dans certaines zones encéphaliques, la maladie de Parkinson est caractérisée par un manque de cette substance dans le locus niger et les corps striés. La bradykinésie, la rigidité et les tremblements sont en relation avec cette déplétion en dopamine dans les noyaux gris centraux.

Chez la plupart des clients, on ne connaît pas la cause de la maladie. Le parkinsonisme artérioscléreux est plus fréquent chez les personnes âgées. Il peut aussi être consécutif à une encéphalite, à un empoisonnement ou une intoxication (manganèse, monoxyde de carbone) ou à une hypoxie, ou encore à la prise de certains médicaments.

■ ÉVALUATION INITIALE

Manifestations cliniques.   Les principales manifestations de la maladie de Parkinson sont : les mouvements incohérents, la rigidité musculaire, les tremblements, la faiblesse musculaire et la perte des réflexes posturaux. Les premiers signes se manifestent par une raideur des membres et une rigidité cireuse dans l'exécution de tous les mouvements. Le client éprouve de la difficulté à commencer,

à poursuivre et à accomplir des activités motrices et exécute les activités normales avec un certain retard. Au fur et à mesure que la maladie évolue, une main ou un bras commence à trembler, puis l'autre et ensuite la tête ; mais ce tremblement peut demeurer unilatéral (*Figure 55-6*).

Le tremblement est caractéristique : lenteur, mouvement de pronation-supination de l'avant-bras et de la main, mouvement du pouce contre les doigts. Si le client est excité, le tremblement empire ; lorsque le client fait un mouvement volontaire, le tremblement cesse, ce qui lui permet d'exécuter des gestes très délicats, comme ramasser une épingle.

D'autres caractéristiques de la maladie touchent le visage, la posture et la démarche. Éventuellement, les membres rigides deviennent définitivement plus faibles. Comme le mouvement des muscles est limité, ce visage a si peu d'expression qu'on le dit « ressemblant à un masque », une particularité que l'on peut voir au premier coup d'œil.

Les réflexes posturaux disparaissent et le client se tient debout la tête penchée vers l'avant ; il marche comme s'il allait tomber face contre terre. Comme il a de la difficulté à pivoter et qu'il manque d'équilibre (vers l'avant ou vers l'arrière), il est exposé à de fréquentes chutes.

Ces clients présentent souvent des signes de dépression, mais on n'a pas encore établi si cette dépression est une forme de réaction à la maladie ou si elle est due à une anomalie biochimique. Le client présente des troubles d'ordre psychique qui peuvent se manifester au plan de la connaissance, de la perception et de la mémoire. La confusion mentale peut tout aussi bien être une caractéristique de la maladie qu'un effet secondaire causé par les médicaments.

Problèmes du client et diagnostics infirmiers

Les principaux problèmes du client sont : une altération de la mobilité causée par la rigidité et la faiblesse musculaire ; les risques de chute reliés à la perte d'équilibre (centre de gravité déplacé) ; une difficulté à se soigner (alimentation, hygiène, habillage) à cause des troubles de motricité et des tremblements et, enfin, la dépression relative à l'évolution de la maladie.

■ PLANIFICATION ET INTERVENTION

Objectifs

Les principaux objectifs du client sont les suivants :

1. Amélioration de la mobilité.
2. Absence de chutes.
3. Autonomie dans les activités de la vie quotidienne.
4. Amélioration de l'état émotionnel.
5. Respect du régime thérapeutique.

Le traitement vise à *garder le client utile et productif, aussi longtemps que possible*. On atteint ce but par la pharmacothérapie, la physiothérapie, des techniques de réadaptation et par l'enseignement au client et à sa famille.

Pharmacothérapie

Les médicaments ont pour but de pallier la déficience en dopamine ; ils comprennent les antihistaminiques, les anticholinergiques, l'amantadine et la lévodopa.

Antihistaminiques. Les antihistaminiques, comme le chlorhydrate de diphénydramine (Benadryl) et le chlorhydrate d'orphénadrine (Dispal), ont de faibles effets anticholinergiques et sédatifs, et peuvent apaiser les tremblements.

Anticholinergiques. Les anticholinergiques, ou antispasmodiques, tels que le trihexyphénidyl (Artane), la cycrimine (Pagitane), la procyclidine (Kemadrin) et le mésylate de benzotropine (Cogentin) sont efficaces pour traiter les parkinsoniens légèrement invalides ou ceux qui réagissent faiblement à la lévodopa ou qui y sont trop sensibles. On peut utiliser les anticholinergiques en combinaison avec la lévodopa. Ils inhibent l'action de l'acétylcholine sur le système nerveux central. (La dominance cholinergique relative semble jouer un rôle dans la symptomatologie.) L'administration d'anticholinergiques entraîne des troubles de l'acuité mentale, allant d'une légère difficulté à se concentrer et à se souvenir à la confusion et aux hallucinations. Les autres effets secondaires comprennent : une bouche sèche, une vision brouillée, une rougeur de la peau, des éruptions, de la constipation et un retard de la miction. On doit surveiller les signes de rétention urinaire chez les parkinsoniens souffrant d'une hyperplasie de la prostate, car un tel trouble peut être causé par l'effet combiné d'une prostate hypertrophiée et des médicaments.

Chlorhydrate d'amantadine. Le *chlorhydrate d'amantadine* (Symmetrel), agent antiviral, est employé dans le traitement précoce de la maladie de Parkinson ; on pense qu'il stimule la libération des réserves endogènes de dopamine par les neurones présynaptiques. Il atténue la rigidité, les tremblements et la bradykinésie sans trop entraîner de réactions indésirables.

Lévodopa. La lévodopa (Larodopa) constitue un élément important du traitement des parkinsoniens moyennement atteints. Les premières tentatives visant à remplacer la dopamine se sont avérées un échec, puisque la dopamine ne traversait pas la barrière hémato-encéphalique (mécanisme biochimique protecteur qui sélectionne les substances qui passent du sang aux cellules du système nerveux central). Toutefois, la lévodopa (précurseur de la dopamine) s'est avérée efficace, car elle traverse la barrière hémato-encéphalique. Il ne faut pas considérer ce médicament comme curatif, mais il est efficace pour contrôler la bradykinésie et la rigidité, du moins pendant un certain temps. Cependant, on doit administrer des doses assez fortes de lévodopa, et pendant une période assez longue, pour atteindre une concentration sanguine efficace et stable, puisqu'une petite partie sera métabolisée en dopamine qui ne traversera pas la barrière hémato-encéphalique. On augmente graduellement la posologie jusqu'à l'apparition des effets secondaires : nausées, vomissements, anorexie, hypotension posturale, troubles psychiques (confusion, agitation, altérations de l'humeur), arythmies cardiaques et mouvements involontaires.

Les effets bénéfiques de la lévodopa se font surtout sentir dans les premières années du traitement. Avec le temps, ces effets bénéfiques diminuent et les effets secondaires s'aggravent. Avec l'utilisation prolongée de ce médicament apparaissent de la confusion, des hallucinations, de la dépression et des troubles du sommeil. Le client passe soudainement de périodes d'immobilité presque totale à des périodes d'activité extrême. La dyskinésie (mouvements involontaires) est l'effet secondaire le plus fréquent causé par la lévodopa.

On administre habituellement la lévodopa conjointement à la carbidopa, agent inhibiteur de la décarboxylase qui ralentit le métabolisme périphérique de la dopa. Grâce à l'administration combinée de ces deux médicaments, la quantité de lévodopa qui se rend à l'encéphale est plus élevée. Le Sinemet (combinaison de lévodopa et de carbidopa) augmente les effets thérapeutiques de la lévodopa en bloquant son métabolisme extra-cérébral ; on peut donc diminuer la dose de lévodopa, ce qui entraîne moins d'effets secondaires.

Antagonistes de la dopamine. Les antagonistes de la dopamine simulent l'action de la dopamine en agissant directement sur les récepteurs postsynaptiques des corps striés. Ils court-circuitent la conversion enzymatique de la lévodopa en dopamine. La bromocriptine est un alcaloïde de l'ergot de seigle qui s'est révélé efficace.

Antidépresseurs. On administre des *antidépresseurs* comme l'imipramine (Tofranil) et l'amitriptyline (Elavil) pour atténuer la dépression.

Intervention chirurgicale.   Chez certains clients, le traitement chirurgical permet d'atténuer les tremblements et la rigidité qui se manifestent unilatéralement. Le but de l'opération est de détruire une partie du thalamus (thalamotomie stéréotaxique) afin d'atténuer certains types de contractions musculaires excessives.

La technique stéréotaxique permet au neurochirurgien de localiser, avec précision, une région profonde de l'encéphale. On recourt à des instruments de guidage spéciaux et à des rayons X rapides pour mettre en place, avec une extrême précision, une électrode ou une cryosonde dans la région visée, afin d'y créer une lésion.

Bien que cette intervention procure un certain soulagement, elle ne freine pas l'évolution de la maladie et n'assure pas une amélioration permanente.

Moyens utilisés pour améliorer la mobilité et les activités de la vie quotidienne

Exercices.   Un programme quotidien d'exercices progressifs accroît la force musculaire, améliore la coordination et la dextérité, atténue la rigidité musculaire et prévient les contractures qui se produisent lorsqu'on ne fait plus travailler ses muscles. La marche, les exercices sur bicyclette fixe, la natation et le jardinage sont tous des exercices qui aident à maintenir les articulations en mouvement. Des exercices d'étirement (étirement — maintien — relâchement) assouplissent les articulations. Les exercices posturaux sont importants pour prévenir la flexion de la tête et du cou vers l'avant et vers le bas. Des techniques de marche spéciales permettent de compenser la démarche traînante et la tendance à se courber vers l'avant, provoquées par des réflexes d'équilibration défectueux. Le client peut aussi marcher avec déséquilibre à cause de la rigidité de ses bras. (Le balancement des bras est essentiel pour marcher normalement.) On apprend très tôt au client à marcher en se tenant droit et en fixant l'horizon, tout en s'assurant une large base de sustentation (c'est-à-dire, marcher les pieds écartés). Il doit faire un sérieux effort pour balancer les bras et soulever les pieds en marchant. De plus, il doit penser à marcher en posant d'abord le talon, puis les orteils au sol, et à faire de grands pas. Des exercices de respiration pendant la marche aident à faire travailler la cage thoracique. Les périodes de repos fréquentes sont nécessaires entre les exercices pour prévenir la fatigue et la frustration.

Les bains chauds et les massages, ainsi que les exercices actifs et passifs, aident à relaxer les muscles et calment la douleur due aux spasmes musculaires qui accompagnent la rigidité.

On doit apporter certaines modifications à l'environnement immédiat du client pour compenser ses incapacités fonctionnelles. Ce client éprouve de la difficulté à se tourner dans son lit, à se lever et à se coucher. Pour qu'il puisse se déplacer dans son lit, on peut laisser les ridelles relevées ou attacher une corde au pied du lit (sur laquelle il peut tirer pour s'asseoir). Il est important de laisser la chaise d'aisance à proximité du lit.

Parole.   Comme sa voix est grave, monotone et faible, le parkinsonien doit faire un réel effort pour s'exprimer lentement. Il doit se tenir face à son interlocuteur, prononcer chaque mot en exagérant et faire de courtes phrases. Un orthophoniste peut lui conseiller quelques exercices. Si le client a la voix faible, on peut lui fournir un petit amplificateur électronique semblable à celui qu'utilisent les laryngectomisés.

Rééducation intestinale.   Le parkinsonien éprouve de sérieux problèmes de constipation, causés par la faiblesse des muscles sphinctériens, le manque d'exercices, un apport liquidien insuffisant, et une faible activité du système nerveux autonome. Les médicaments qu'il doit prendre pour traiter sa maladie inhibent aussi les sécrétions normales de l'intestin. Pour rétablir sa fonction intestinale, le client doit manger à heures régulières, augmenter l'apport de liquides, et consommer des aliments modérément fibreux. Un siège de toilette surélevé facilite la défécation, car le client éprouve de la difficulté à passer de la station debout à la station assise.

Nutrition.   Le client éprouve aussi de la difficulté à garder sa masse. Il peut éprouver de la gêne en raison de son incapacité de manger proprement. Sa bouche est asséchée par les médicaments et il a du mal à mâcher et à avaler. (Ce dernier facteur peut être dû à une pneumonie par aspiration, assez fréquente dans cette maladie.) Certains clients salivent abondamment à cause de leur lenteur à déglutir. Tous ces problèmes entraînent une perte de masse importante. La malnutrition entraîne une déminéralisation, laquelle fait augmenter les risques de fractures, lorsque le client tombe. Des suppléments alimentaires permettront de maintenir son apport énergétique. On peut utiliser une plaque chauffante pour garder les plats au chaud ; le client peut ainsi prendre tout le temps nécessaire pour manger, tout en se reposant. Des instruments comme un plateau fixe, un verre non renversable et des couverts adaptés à ses besoins lui seront très utiles. Il faut apprendre au client à placer les aliments sur sa langue, à rapprocher les lèvres et les dents, à soulever la langue, puis à la renvoyer vers l'arrière pour avaler.

Amélioration du bien-être psychologique et des autosoins

L'infirmière doit aider le client à se fixer des objectifs réalistes (ex. : amélioration de la mobilité). Comme la maladie de Parkinson conduit au repli sur soi et à la dépression, le client doit participer *activement* à son programme thérapeutique, y compris aux événements sociaux et récréatifs. Il faut donc planifier un programme d'activités pour toute la journée, afin d'éviter que le client ne dorme trop pendant le jour et qu'il ne devienne désintéressé et apathique.

On doit mettre tout en œuvre pour encourager le client à subvenir à ses besoins personnels et à conserver son autonomie. « Faire des choses » à la place du client, simplement pour sauver du temps, va à l'encontre du but fondamental du traitement.

Chez le client qui suit un programme régulier d'exercices et de marche, la maladie évolue plus lentement. On doit l'encourager et le rassurer en le félicitant pour sa persévérance et en insistant sur le fait qu'il doit poursuivre ses activités en y participant activement. Dans certains cas, on doit combiner la physiothérapie, la psychothérapie, la pharmacothérapie et la sociothérapie pour aider le parkinsonien à combattre la dépression.

Éducation du client. Il est important de bien expliquer au client la nature de sa maladie afin de l'aider à atténuer l'anxiété et les craintes qui peuvent être aussi démoralisantes que la maladie elle-même. On peut la décrire comme une maladie qui s'attaque à un petit centre moteur à la base de l'encéphale. Bien qu'elle s'aggrave avec les années, elle évolue très lentement puisqu'il peut y avoir des périodes de 5 à 15 ans entre les stades d'évolution des symptômes.

■ ÉVALUATION

Résultats escomptés

Le client réussit à :

1. S'efforcer d'améliorer sa mobilité.
   a) Participe à un programme d'exercices *quotidiens* ;
   b) Exécute des techniques de relaxation musculaire ;
   c) Comprend la nécessité de faire évaluer les articulations à intervalles réguliers ;
   d) Est renseigné sur les sièges à ressort et les appareils supplétifs.
2. Employer des techniques ambulatoires pour éviter les chutes.
   a) S'assoit un moment sur le bord du lit avant de se lever ;
   b) Marche sur une large base de sustentation, les pieds écartés de 25 cm, et en faisant de grands pas ;
   c) Soulève bien les pieds en marchant ;
   d) Exagère le balancement des bras en marchant ;
   e) S'entraîne à marcher au rythme de la musique.
3. Gagner peu à peu de l'autonomie pour effectuer les activités de la vie quotidienne.
   a) Utilise des dispositifs supplétifs ;
   b) S'habille avec des vêtements modifiés qu'il peut mettre lui-même ;
   c) Planifie des activités pour éviter toute précipitation.
4. S'efforcer d'améliorer son état émotionnel.
   a) Se fixe des objectifs réalistes ;
   b) Entreprend un programme planifié d'activités quotidiennes ;
   c) Se repose fréquemment pour éviter les frustrations ;
   d) Parle de ses impressions au sujet des changements survenus dans son mode de vie ;
   e) Discute avec les membres de sa famille des moyens à prendre pour continuer de mener une vie normale.
5. Respecter le régime thérapeutique.
   a) Prend ses médicaments, selon la prescription du médecin ;
   b) Verbalise sa compréhension de l'importance de suivre un régime bien équilibré et de consommer des aliments fibreux avec modération.

□ CHORÉE DE HUNTINGTON

La *chorée de Huntington* est une maladie neurologique évolutive, héréditaire, qui touche aussi bien les hommes que les femmes de toutes races. Comme cette maladie se transmet selon le mode autosomique dominant, chaque enfant d'un parent atteint a 50% de risque d'en être aussi atteint.

Cet état pathologique se caractérise par une perte inexpliquée de neurones du noyau lenticulaire et de certaines parties du cortex cérébral. Selon les recherches effectuées, cette maladie pourrait être reliée à un manque de certaines substances chimiques importantes dans l'encéphale (acide gamma-aminobutyrique et acétylcholine) qui inhibent l'activité nerveuse. Elle débute généralement entre 35 et 45 ans et évolue vers la mort sur une période de 10 à 20 ans. Environ 10% des victimes sont des enfants. Il n'existe actuellement aucun moyen de déceler le gène responsable avant que la maladie ne se déclare.

Évaluation et manifestations cliniques

Les caractéristiques cliniques les plus visibles comprennent des mouvements involontaires anormaux (chorée), un déficit intellectuel et, dans bien des cas, des troubles émotionnels. Au fur et à mesure que la maladie évolue, le corps tout entier se crispe, se tord et manifeste des mouvements incontrôlables. Ces mouvements sont arythmiques et effectués sans but fonctionnel, malgré tous les efforts du client pour les contrôler. Toute la musculature est atteinte. Le visage est atteint de tics et se contorsionne, le langage est perturbé et la voix s'estompe, devient hésitante, souvent explosive et, finalement, inintelligible. Le client éprouve des difficultés à mâcher et à avaler, et le danger de suffocation et d'aspiration est constant. Tout comme la parole, la démarche devient si déréglée que le client n'arrive plus à marcher. Bien qu'on encourage le client à marcher aussi longtemps que possible, il devra, tôt ou tard, se déplacer en fauteuil roulant (finalement, il est condamné à rester au lit, car la chorée évolue au point où il ne peut plus marcher, s'asseoir ni faire aucune activité). Le contrôle vésical et intestinal disparaît. Le sensorium est également atteint et les fonctions intellectuelles se dégradent peu à peu, bien que le client soit généralement conscient que la maladie est responsable de tous les troubles dont il souffre.

Les changements psychiques et émotionnels touchent davantage le client et sa famille que l'incohérence des mouvements. Le client peut être nerveux, maladroit, irritable ou impatient. Dans les premières phases de la maladie, en particulier, le client peut être sujet à des accès de colère, à une profonde dépression, souvent suicidaire, ou à des états d'apathie ou d'euphorie. Le jugement et la mémoire sont perturbés. L'apparition des hallucinations, du délire et de la pensée paranoïde peut même précéder celle des mouvements incohérents. Les symptômes émotionnels ont souvent tendance à s'atténuer, même si la maladie évolue éventuellement vers la démence. En dépit d'un appétit dévorant, particulièrement pour tout ce qui est sucré, le client devient émacié et épuisé. La mort du client est habituellement causée par l'insuffisance cardiaque, la suffocation, une pneumonie, une infection ou une chute.

Traitement

Bien qu'il n'existe aucun traitement pour freiner ou faire régresser le processus de la maladie, plusieurs modes de traitement palliatif donnent d'assez bons résultats. Les

Encadré 55-2   Soins au client atteint de la chorée de Huntington

Objectif des soins infirmiers : Utiliser des méthodes créatives pour satisfaire les besoins complexes du client

Problème	Approche
Agitation continue	Capitonner les ridelles et la tête du lit
	Employer des coussinets en laine d'agneau pour protéger les talons et les coudes
Excoriations	Nettoyer la peau avec grand soin
Abrasions et escarres de décubitus	Appliquer fréquemment un émollient et une lotion pour la peau
Chutes	Employer une literie faite de tissu très doux
	Encourager le client à marcher avec de l'aide pour maintenir le tonus musculaire. En cas d'absolue nécessité, attacher le client à son lit ou à son fauteuil au moyen de dispositifs protecteurs matelassés, en veillant à les détacher fréquemment.
Alimentation	Administrer des phénothiazines avant chaque repas ; efficaces pour calmer certains clients.
Agitation continue	
Difficulté à mâcher ou à déglutir	Parler avec le client avant le repas pour l'aider à se détendre ; profiter du moment du repas pour converser avec lui. Lui donner toute l'attention voulue.
Suffocation et aspiration	
Malnutrition	
Déshydratation	Identifier la position idéale pour *ce* client ; veiller à ce qu'il se tienne le plus droit possible pendant le repas. Lui stabiliser la tête avec une main.
Émaciation	
	Entourer le client d'un bras et s'en approcher le plus possible pour le stabiliser et le soutenir. Pour un support additionnel, on peut utiliser des oreillers.
	Ne pas interpréter ses gestes (devient raide, se retourne ou tourne soudainement la tête) comme un rejet. Ces mouvements incontrôlables sont caractéristiques de la chorée.
	Utiliser une cuillère à long manche, la placer au milieu de la langue et exercer une légère pression.
	Placer de petites quantités de nourriture entre les dents. Servir du pot au feu, des plats en sauce et des liquides épais ; éviter les boissons à base de lait (produisent du mucus).
	Instituer une thérapie contre la dysphagie.
	Ne pas se soucier du fait qu'il se salisse. Traiter l'individu avec dignité.
	Attendre que le client ait fini de mâcher et d'avaler avant de lui donner une nouvelle cuillerée.
	Veiller à toujours lui donner de petites quantités à la fois.

antipsychotiques à base de phénothiazine ou de butyrophénone atténuent les symptômes de la chorée, dans de nombreux cas. On peut aussi recourir à l'halopéridol (Haldol), à la mésoridazine (Serentil), à la trifluopérazine (Stelazine) et à la perphénazine (Trilafon). On doit évaluer les signes de motricité de manière continue, jusqu'à ce que l'effet optimal du médicament soit atteint. L'acathisie (incapacité de rester immobile) chez le client qui prend trop de médicaments demeure un danger, car on peut la confondre avec la vive agitation causée par la maladie et, par conséquent, la négliger.

Dans certains cas où la déficience motrice est semblable à celle de la maladie de Parkinson, on peut obtenir de bons résultats en suivant le même type de traitement. Ceux qui souffrent de troubles émotionnels, comme la dépression, peuvent être soignés par des antidépresseurs. Les antipsychotiques sont généralement efficaces pour supprimer les symptômes psychotiques. La psychothérapie vise à calmer l'anxiété et à combattre le stress. L'infirmière doit se faire un devoir de passer outre à la maladie et de se concentrer sur les besoins et les capacités du client (*Encadré 55-2*).

Il est indispensable d'offrir un programme mené conjointement par des médecins, des psychologues, des travailleurs sociaux, des ergothérapeutes, des orthophonistes et des physiothérapeutes pour aider le client et sa famille à surmonter cette terrible maladie. Plus que toute autre affection, la chorée de Huntington exige un énorme tribut émotionnel, physique, social et financier de la part de chacun des membres de la famille du client. Comme il n'existe aucun moyen de découvrir les porteurs de la maladie, des familles entières doivent souvent supporter le lourd fardeau de l'incertitude, de l'anxiété et de la culpabilité. Le client et sa famille doivent non seulement avoir recours à la consultation en génétique, mais ils ont aussi besoin d'être aidés et conseillés sur les plans psychologique, matrimonial, émotionnel, financier et légal. Dans certains cas, ils ont besoin de soins à domicile, des services de certains centres professionnels et récréatifs et, même, de soins spécialisés à long terme pour les aider à surmonter la

Encadré 55-2 Soins au client atteint de la chorée de Huntington (*suite*)

Problème	*Approche*
	Lui donner des collations entre les repas, car il brûle beaucoup d'énergie en raison de l'agitation. Les clients sont souvent voraces, en particulier pour les aliments sucrés.
	Lui donner des *aliments passés au mélangeur* s'il est incapable de mâcher, en essayant de varier le menu.
	En cas de difficulté à avaler:
	Frotter les joues du client en faisant des cercles avec les doigts.
	Frotter la gorge du client simultanément des deux côtés avec les doigts.
	Exécuter la manœuvre de Heimlich (en cas de suffocation).

Soutien psychologique et communication
  Grimaces
  Paroles inintelligibles
	Respecter le client comme être humain à part entière qui a des droits et des besoins.
	Utiliser le contact visuel. Toucher le client.
	Parler au client même s'il est incapable de répondre.
	Lui faire la lecture.
	Employer des techniques de rétroaction biologique ou de relaxation pour faire diminuer le stress.
	Recourir à l'orthophonie pour maintenir et prolonger la capacité de communiquer.
	Mettre au point un système de communication au moyen de cartons montrant des mots ou des images d'objets familiers, avant que la communication verbale ne devienne trop difficile.
	Le client peut indiquer le bon carton en le touchant avec la main, en «grognant» ou en clignant des yeux.
	Apprendre comment le client exprime ses besoins et ses désirs, en particulier s'il est incapable de les verbaliser (expressions des yeux, réactions).
	Le malade peut comprendre même s'il est incapable de s'exprimer. Ne jamais le laisser dans l'isolement en cessant de communiquer avec lui.

Déficit intellectuel progressif et troubles émotionnels	Mettre à la vue du client une horloge, un calendrier et des affiches murales. Communiquer avec lui d'une façon *créative*. Profiter de la moindre occasion pour dialoguer avec lui. Lui faire écouter de la musique pour le détendre. Garder le client à l'écoute des événements sociaux. Recruter et entraîner des bénévoles pour le contact social. Donner le bon exemple. Ne jamais abandonner le client même si la maladie est rendue au stade terminal. Le client est *vivant* jusqu'à la fin.

Source: R. Perske et al. *Mealtimes for Severely and Profoundly Handicaped Persons*, Baltimore, University Park Press, 1977.

tension continuelle causée par la maladie. Bien que rien ne puisse arrêter l'évolution impitoyable de la maladie, les familles qui ont reçu de bons soins ont pu en tirer d'énormes bénéfices.

Organismes bénévoles. Les organismes bénévoles peuvent apporter une aide précieuse aux familles; leur tâche consiste notamment à sensibiliser les autorités à cette maladie. Ils fournissent aux clients et à leur famille des renseignements, des conseils, des brochures éducatives et ils appuient financièrement la recherche.

☐ MALADIES NEUROMUSCULAIRES

Myasthénie grave

La *myasthénie grave* est un trouble de la transmission neuromusculaire des muscles volontaires. Elle est carac-térisée par une tendance excessive à la fatigue musculaire. Elle touche les jeunes femmes et les hommes d'âge mûr.

Physiopathologie. La maladie est principalement un trouble de transmission des influx nerveux vers les fibres musculaires, causé par l'abolition des récepteurs disponibles ou normaux du côté postsynaptique de la jonction myoneu-rale. Cette maladie est considérée comme une maladie auto-immune dans laquelle les anticorps dirigés contre les récepteurs de l'acétylcholine bloquent la transmission neu-romusculaire.

Évaluation initiale

Manifestations cliniques. La maladie est caractérisée par une *fatigue musculaire extrême* et par un manque de résistance important qui s'aggravent généralement avec l'effort mais qui s'atténuent après une période de repos. Les clients atteints de cette affection se fatiguent simplement en se peignant, en mâchant ou en parlant et doivent faire une pause pour se reposer. Les symptômes varient selon les muscles atteints. Les muscles symétriques sont touchés, surtout ceux qui sont innervés par les nerfs crâniens. Étant donné qu'elle touche les muscles moteurs de l'œil, la diplopie (vision double) et la ptose (chute de la paupière supérieure) sont les premiers symptômes. Comme les muscles du visage sont aussi atteints, le client a une expression figée. Les muscles pharyngés et laryngés étant eux aussi affaiblis, la voix diminue et le client est plus exposé aux risques de suffocation et d'aspiration. *La faiblesse progressive des muscles du diaphragme et des muscles intercostaux peut conduire à une détresse respiratoire ou à une crise myasthénique, deux cas d'extrême urgence.*

Évaluation diagnostique.   Les signes et les symptômes de la myasthénie grave sont parfois si évidents qu'on peut poser un diagnostic de présomption en se basant seulement sur les antécédents du client et sur son examen physique. Une injection d'édrophonium (Tensilon), médicament qui facilite la transmission des influx nerveux aux muscles, permet généralement de confirmer le diagnostic. En effet, 30 s après l'injection, l'état de la plupart des clients s'améliore considérablement et leur force musculaire augmente, temporairement. On peut également mesurer la quantité d'anticorps qui s'attaquent aux récepteurs de l'acétylcholine et effectuer une électromyographie pour mesurer le potentiel électrique des fibres musculaires.

Traitement

Le traitement vise à améliorer la force et l'endurance musculaire du client et à faire disparaître ses maux de façon permanente : (1) en administrant des anticholinestérasiques ; (2) en réduisant la quantité d'anticorps ; et (3) en éliminant les anticorps circulants.

L'administration d'anticholinestérasiques améliore la réponse des muscles aux influx nerveux et en augmente la force.

Les médicaments d'usage courant sont le bromure de pyridostigmine (Mestinon) et le bromure de néostigmine (Prostigmin). La majorité des clients préfèrent la pyridostigmine à cause de ses effets secondaires moins marqués. On en augmente la dose progressivement jusqu'à l'obtention de l'effet désiré (force accrue et fatigue moindre). Toutefois, le client ne retrouvera jamais complètement sa force musculaire et devra s'adapter à certaines incapacités. On administre les anticholinestérasiques avec du lait, des biscuits salés ou d'autres substances tampons. Ces médicaments causent des crampes abdominales, des nausées et des vomissements, que l'on peut atténuer ou prévenir en administrant de faibles doses d'atropine, une ou deux fois par jour. Ils causent aussi des réactions défavorables sur les muscles squelettiques, comme des fasciculations (contractions très faibles), des spasmes et de la faiblesse. Ils agissent aussi sur le système nerveux central en causant de l'irritabilité, de l'anxiété, de l'insomnie, des maux de tête, de la dysarthrie, des syncopes, des convulsions et un état comateux. On peut aussi noter une augmentation de la salivation, de la sécrétion lacrymale, des sécrétions bronchiques et une moiteur de la peau.

- L'infirmière doit d'abord et avant tout administrer le médicament selon un horaire très précis, dans le but de supprimer les symptômes du client. *Tout retard dans l'administration du médicament peut entraîner des troubles de déglutition graves.* Surveiller tout signe d'aggravation de la faiblesse musculaire une heure après avoir administré les anticholinestérasiques et, plus particulièrement, les signes de détresse respiratoire.

Lorsque la dose initiale a été ajustée, le client apprend à prendre ses médicaments selon ses besoins et selon l'horaire établi. On pourra, au besoin, réajuster la dose en présence d'un stress physique ou émotionnel ou d'une infection intercurrente. Le client peut prendre du Mestinon en comprimés Supraspan à l'heure du coucher, en raison de leur effet prolongé.

Traitement par les immunosuppresseurs.   Ce traitement vise à réduire la production d'anticorps antirécepteurs ou tout simplement à les supprimer par la plasmaphérèse. Il comprend l'administration de corticostéroïdes et d'agents cytotoxiques, la plasmaphérèse, et la thymectomie. Les corticostéroïdes sont efficaces dans les cas graves de myasthénie généralisée, car ils suppriment la réponse immune, faisant ainsi diminuer la quantité d'anticorps bloquants. On diminue progressivement les doses d'anticholinestérasiques, tout en évaluant la capacité du client à avaler et à respirer, et on augmente peu à peu les doses de stéroïdes. La prednisone, prise tous les deux jours à cause de ses effets secondaires, semble très efficace pour enrayer les effets de la maladie. Après l'administration des premières doses de stéroïdes, le client présente parfois une diminution marquée de sa force musculaire, mais cet effet n'est que temporaire. On peut lui remettre une sonnette qu'il utilisera en cas d'urgence.

Thymectomie.   Dans certains cas, on a constaté des anomalies histologiques au niveau du thymus. La thymectomie (ablation du thymus) entraîne une rémission importante de la maladie, en particulier chez les clients qui présentent une tumeur ou une hyperplasie du thymus. Pour pratiquer cette intervention, on recourt à la méthode transsternale, car tout le thymus doit être excisé.

On a constaté que lorsqu'elle est pratiquée dès le début de la maladie, la thymectomie est un traitement spécifique, car elle empêche la formation d'anticorps antirécepteurs. Après l'opération, le client est placé sous surveillance dans une unité de soins intensifs ; on doit surveiller de près sa fonction ventilatoire.

Plasmaphérèse.   Le retrait du plasma chargé d'anticorps IgG (plasmaphérèse), en vue d'abaisser leur concentration, peut améliorer la force musculaire chez les clients qui sont insensibles aux anticholinestérasiques, aux corticostéroïdes, à la thymectomie ou qui sont en état de crise. Cette technique, combinée à la prednisone ou à un agent cytotoxique, a permis d'améliorer considérablement l'état de certains clients, mais elle n'élimine pas l'anomalie sous-jacente (production d'anticorps antirécepteurs).

Crise myasthénique

La crise myasthénique débute par une faiblesse musculaire soudaine. Elle se manifeste par une détresse respiratoire qui survient rapidement et par une incapacité de déglutir ou de parler. La faiblesse des muscles respiratoires, laryngés, pharyngés et bulbaires provoque une détresse respiratoire, une obstruction des voies respiratoires, une hypoxie cérébrale accompagnée de ses séquelles sur le système nerveux central et, enfin, la mort.

La crise myasthénique peut être l'aboutissement de la maladie ou elle peut être causée par un choc émotionnel, une infection des voies respiratoires supérieures, certains médicaments, une intervention chirurgicale ou un traumatisme ou, encore, par un traitement à la corticostimuline.

La crise cholinergique survient par suite de l'administration de doses excessives d'anticholinestérasiques, lesquelles libèrent une trop grande quantité d'acétylcholine à la jonction myoneurale. La crise aiguë survient lorsque les récepteurs à la jonction myoneurale deviennent insensibles aux anticholinestérasiques. On ne peut la contrôler par l'augmentation ou la diminution des doses.

Identification de la crise myasthénique et intervention. La détresse respiratoire et divers signes de dysphagie (troubles de déglutition), de dysarthrie (troubles d'élocution), de ptose des paupières et de diplopie, sont les symptômes d'une crise imminente.

- La ventilation assistée est en tête de liste des priorités dans le traitement des clients en état de crise myasthénique.
- On dégage les voies respiratoires par succion, car l'aspiration est un problème courant. On prélève un échantillon de sang artériel, en vue de l'analyse des gaz artériels. L'intubation endotrachéale et la ventilation assistée peuvent s'avérer nécessaires (voir le chapitre 22). On place le client sous surveillance continue, dans l'unité de soins intensifs, car son état peut varier de façon soudaine et intense.

On administre de l'édrophonium (Tensilon) par voie intraveineuse pour déterminer le type de crise. Ce médicament améliore l'état du client en état de crise myasthénique, empire temporairement l'état de celui qui est en état de crise cholinergique et a des résultats imprévisibles chez celui qui est en état de crise aiguë. Si le client est en état de crise myasthénique, on lui administre du méthylsulfate de néostigmine, par voie intramusculaire ou intraveineuse.

Si les résultats de l'épreuve à l'édrophonium (Tensilon) sont incertains, ou si on constate une augmentation de la faiblesse respiratoire, on cesse le traitement aux anticholinestérasiques et on administre du sulfate d'atropine pour diminuer les sécrétions excessives.

Autres mesures de soutien :

- Évaluer les gaz artériels, les électrolytes sériques, les ingesta et les excreta et noter la masse quotidiennement ;
- Établir un drainage postural en surélevant les pieds du lit pendant 20 min toutes les heures, suivi d'un changement de position et d'une succion ;
- Nourrir le client par sonde nasogastrique (20 mL à la fois) s'il est incapable de déglutir. (On doit cesser le drainage postural pendant la demi-heure qui suit le gavage.) ;
- Supprimer les sédatifs et les tranquillisants, car ces médicaments aggravent l'hypoxie et l'hypercarbie, et peuvent causer une dépression respiratoire et cardiaque ;
- Établir une méthode pour maintenir la communication : sonnette, images, signaux de la main, etc. ;
- Réconforter le client en lui disant que la crise va passer et qu'on ne le laissera jamais seul.

Éducation du client. Pour participer à son propre traitement, le client doit tout savoir sur les médicaments anticholinergiques : leur mode et leur durée d'action, l'ajustement de la dose, les symptômes de surdose et leurs effets toxiques. Il faut insister sur l'importance de prendre les médicaments selon l'horaire établi et de ne jamais prendre les anticholinergiques en même temps que la morphine, l'éther, la quinine (produits commerciaux pour soulager les symptômes du rhume), la procaïnamide et certains antibiotiques. La novocaïne peut être mal tolérée ; dans un tel cas, on doit en aviser le dentiste du client.

Les repas doivent coïncider avec le moment où l'anticholinestérasique agit le plus efficacement, si le client éprouve des difficultés à avaler. Si le client suffoque fréquemment, on peut lui donner des aliments passés au mélangeur. À la maison, il sera nécessaire d'avoir toujours à la portée de la main le matériel de succion.

Si la diplopie survient, le port d'un cache-œil (en alternant les deux yeux) peut aider à atténuer ce problème.

Certains facteurs peuvent augmenter la faiblesse et déclencher une crise myasthénique : les émotions, les infections (en particulier, les infections respiratoires), l'activité physique intense, la chaleur (bains chauds, soleil) et le froid. On doit fuir tous ces facteurs. Pour éviter la fatigue, il est recommandé de se reposer *avant* d'être trop fatigué. Un collier cervical sera utile si les muscles du cou s'affaiblissent. Il existe une panoplie d'appareils conçus pour aider le client à mieux supporter sa maladie et lui permettre de jouir de la vie aussi pleinement que possible.

Sclérose latérale amyotrophique

La *sclérose latérale amyotrophique* (ou maladie de Charcot) est une maladie de cause inconnue, caractérisée par une perte de neurones moteurs des cornes antérieures de la moelle épinière et des noyaux moteurs du tronc cérébral inférieur. Après la mort de ces cellules, les fibres musculaires qu'elles innervent s'atrophient. Cette dégénérescence des neurones peut survenir à la fois au niveau des neurones moteurs supérieurs et inférieurs. La sclérose latérale amyotrophique atteint davantage les hommes que les femmes et débute généralement entre 50 et 60 ans.

Évaluation initiale

Manifestations cliniques. La fatigue, la faiblesse, l'atrophie et les fasciculations musculaires constituent les principaux symptômes. Le tableau clinique varie selon la localisation des neurones moteurs atteints, car chaque groupe de fibres musculaires est innervé par des neurones spécialisés. La perte de neurones moteurs au niveau des cornes antérieures entraîne un affaiblissement et une atrophie progressifs des muscles des bras, du tronc ou des jambes. La spasticité est fréquente et les réflexes d'étirement deviennent rapides et suractifs. En général, les sphincters de l'anus et de la vessie sont épargnés. Lorsque les muscles bulbaires sont atteints, le client éprouve des difficultés à parler et à avaler, et la suffocation constitue un problème. Sa voix devient nasillarde et l'articulation des mots si saccadée qu'il est impossible de le comprendre. On peut observer une certaine labilité émotionnelle, mais les fonctions intellectuelles restent généralement intactes. Pour établir le pronostic, on se fonde généralement sur la région atteinte et sur la vitesse d'évolution de la maladie. Le client meurt souvent à la suite d'une maladie secondaire, comme une pneumonie. Environ 50% des clients atteints de sclérose latérale amyotrophique meurent au bout de trois ans, 20% après 5 ans, 10% après 10 ans et plus de 20% atteignent un plateau pendant de longues périodes et, dans certains cas, la maladie disparaît de manière permanente.

La sclérose latérale amyotrophique est une maladie invalidante qui évolue progressivement. Le client et la famille aux prises avec cette terrible maladie ont besoin de compassion et de soutien. Il est très éprouvant d'en discuter avec eux. Lorsque les mouvements volontaires deviennent impossibles, le client ne peut plus se nourrir ni même se tourner dans son lit. Cependant, le client reste mentalement alerte et il se rend compte de son état. Les régions postérieures de la langue et du palais deviennent si faibles que le client ne peut ni rire, ni tousser, ni même se moucher. Parfois, il ne peut même plus avaler et sa fonction respiratoire est compromise. Il s'ensuit inévitablement une profonde dépression et un sentiment de frustration face à cette maladie impitoyable.

Traitement

Il n'existe aucun traitement spécifique. On recourt à un traitement symptomatique et à des mesures de réadaptation pour améliorer la qualité de vie du client. On doit modifier le plan de soins au fur et à mesure que l'état du client change. Il doit rester actif aussi longtemps que possible sans fatiguer les muscles atteints. Des exercices actifs et des exercices d'amplitude de mouvement aident à renforcer les muscles qui ne sont pas atteints et à maintenir la force musculaire à un niveau optimal. Les exercices d'étirement (étirement — maintien — relâchement) sont très bénéfiques. Le client doit cesser les exercices avant de ressentir la fatigue. Lorsque les muscles responsables de la dorsiflexion de la cheville sont affaiblis, le client peut porter une orthèse pour lui permettre de marcher. Une attelle pour la main peut affermir la prise et donner plus d'efficacité à la main, alors que les autres appareils destinés à soutenir les membres affaiblis ou les muscles du cou peuvent maintenir l'articulation en position optimale.

Le baclofen (Lioresal) et le diazépam (Valium) peuvent être efficaces contre la spasticité qui cause des douleurs et freine le client dans ses mouvements. On peut administrer de la quinine, lorsque le client éprouve des crampes musculaires douloureuses. Si l'adduction de la hanche est trop accentuée, on peut essayer d'utiliser des bloqueurs.

Lorsque les muscles sont trop affaiblis, le client peut utiliser un fauteuil roulant pour les sorties. Le client devra utiliser des dispositifs supplétifs afin d'être autonome aussi longtemps que possible. On doit lui apprendre à économiser son énergie et à utiliser des méthodes qui simplifient ses activités. Un fauteuil roulant à propulsion électrique, par exemple, peut s'avérer très utile au client condamné au fauteuil roulant. Dans un tel cas, il est important de prévenir les contractures. Lorsque le client perd toute autonomie, on doit recourir à un levier mécanique pour faciliter ses déplacements. On doit aussi donner des directives spéciales aux membres de la famille, relativement à la meilleure façon de placer le client pour qu'il se sente le plus à l'aise possible. (Voir à la page 148 pour la prévention des escarres de décubitus.)

L'alimentation est très importante, en particulier pour les clients dont les symptômes sont d'origine bulbaire (suffocation, difficultés à avaler et à parler). L'aspiration reste un danger constant. Le matériel pour la succion doit toujours être prêt. On maintient le client en position verticale, le cou légèrement fléchi pour faciliter la déglutition. Les aliments légèrement consistants, comme les plats en sauce, semblent être plus faciles à avaler que les liquides. Le client qui a de la difficulté à maintenir sa tête droite peut porter un collier cervical non rigide. On peut, dans certains cas, recourir à l'alimentation par sonde nasogastrique ou pratiquer une gastrostomie pour nourrir le client.

Si le client a perdu la voix, il doit recourir à un système de communication. S'il peut utiliser ses mains, il peut se doter d'un appareil électronique conçu pour soutenir artificiellement la voix. Il peut aussi tenir un pointeur entre ses dents pour désigner des images ou des mots sur un tableau ou, dans les cas extrêmes, utiliser un code en clignant les paupières pour signifier le « oui » ou le « non ».

Les difficultés respiratoires constituent la complication la plus grave au dernier stade de la maladie, car tous les muscles respiratoires peuvent être atteints. Dans ce cas, on doit généralement recourir à des techniques qui amplifient la fonction respiratoire : exercices respiratoires, succion des sécrétions en excès, physiothérapie thoracique, spirométrie de stimulation et thérapie ventilatoire. Le chapitre 22 traite des soins à donner en cas d'insuffisance respiratoire.

Dystrophies musculaires

Les *dystrophies musculaires* sont un groupe de troubles musculaires chroniques, caractérisés par une atrophie et un affaiblissement progressifs des muscles striés. La plupart de ces maladies sont héréditaires.

Les caractéristiques pathologiques comprennent la nécrose des fibres musculaires, la variation de leur taille, la réaction cellulaire, l'hypertrophie des noyaux et le remplacement du tissu musculaire par du tissu conjonctif.

Toutes ces maladies ont les caractéristiques suivantes communes : divers degrés d'atrophie et de faiblesse des fibres musculaires ; augmentation anormale de la créatine phosphokinase, ce qui indique une perte d'enzymes musculaires ; électromyographie anormale ; myopathies mises en évidence par la biopsie. Elles se distinguent au point de vue du mode de transmission héréditaire, des muscles atteints, de l'âge auquel la maladie débute et du rythme d'évolution.

Traitement

Il n'existe à l'heure actuelle aucun traitement spécifique pour les dystrophies musculaires. Le traitement de soutien vise à maintenir le client aussi actif et normal que possible et à minimiser la détérioration fonctionnelle. On prescrit un programme d'exercices thérapeutiques propre à chaque individu, pour prévenir le raidissement musculaire, les contractures et l'atrophie causée par la non-utilisation des muscles. Le port d'attelles pendant la nuit et des exercices d'étirement retardent les contractures des articulations, en particulier des chevilles, des genoux et des hanches. Des orthèses peuvent compenser la faiblesse musculaire. Si le client est condamné au fauteuil roulant, on le maintient en place au moyen d'une veste en silastic ou on pratique une arthrodèse pour prévenir l'affaiblissement du tronc. On peut pratiquer d'autres interventions chirurgicales pour corriger les difformités. Les appareils supplétifs peuvent aider le client à acquérir une plus grande autonomie.

Les maladies intercurrentes, les infections respiratoires et les fractures dues aux chutes doivent être bien traitées afin de minimiser l'immobilisation, car les contractures articulaires s'aggraveront si le client doit restreindre ses activités encore davantage. En plus de la faiblesse et des contractures musculaires, divers problèmes peuvent se manifester, en rapport avec la maladie sous-jacente. Une faiblesse des muscles faciaux peut causer des troubles de denture et d'élocution, et rendre les soins d'hygiène dentaire impossibles et le langage incohérent. Le tube digestif peut aussi être atteint et il peut s'ensuivre une dilatation aiguë de l'estomac, un prolapsus du rectum et des fécalomes. Finalement, la cardiomyopathie semble être une complication commune à toutes les formes de dystrophie musculaire.

En raison de la nature héréditaire de cette maladie, on doit aviser les parents et les frères et sœurs du client d'avoir recours à la consultation en génétique. Les associations bénévoles pour la dystrophie musculaire tentent de combattre cette maladie, en subventionnant la recherche, en offrant des programmes de services aux clients et de soins cliniques, et en sensibilisant la population et les professionnels de la santé.

☐ MALADIES CONVULSIVES

Crises convulsives (convulsions)

Les *crises convulsives*, ou *convulsions*, sont des épisodes d'activités motrices, sensorielles, autonomes ou psychiques anormales (ou une combinaison de ces activités) causées par une décharge soudaine et excessive par les neurones cérébraux. Une partie de l'encéphale ou tout l'encéphale peut être atteint. Ces crises sont généralement soudaines et transitoires.

Les causes sont variées et on divise les crises convulsives en crises idiopathiques (troubles génétiques, anomalies de développement) et en crises acquises. Les crises acquises sont causées notamment par une hypoxémie provoquée par une insuffisance vasculaire, la fièvre (chez l'enfant), un traumatisme crânien, l'hypertension, des infections du système nerveux central, un état métabolique ou une intoxication (insuffisance rénale, hyponatrémie, hypocal-cémie, hypoglycémie, pesticide, etc.), une tumeur de l'encéphale, le retrait d'un médicament ou des allergies. Il se produit souvent une perte de mémoire pendant la crise et quelque temps après. Les crises peuvent causer une lésion à l'encéphale, si elles sont graves ou qu'elles durent trop longtemps. Le client est sujet à une hypoxie, à des vomissements, à une aspiration pulmonaire ou à des troubles métaboliques persistants.

Le traitement vise d'abord à contrôler la crise et, ensuite, à en découvrir la cause et à la contrôler.

Crises d'épilepsie

Les *crises d'épilepsie* constituent un syndrome de plusieurs troubles de la fonction cérébrale caractérisé par des crises à répétition. Celles-ci peuvent s'accompagner d'une perte de conscience, d'un excès ou d'une perte du tonus musculaire ou des mouvements, ainsi que de troubles du comportement, de l'humeur, de la sensation et de la perception. Ainsi, l'épilepsie n'est pas une maladie proprement dite, mais plutôt un symptôme.

On croit que le principal facteur en cause serait une perturbation électrique (dysrythmie) au niveau des cellules nerveuses dans un endroit de l'encéphale, qui produit des décharges électriques anormales, récurrentes et incontrôlées. La crise épileptique caractéristique est une manifestation de cette décharge neuronique.

Incidence. On estime qu'environ 1% de la population américaine (soit plus de deux millions d'Américains) souffre d'épilepsie et que les soins associés à cette maladie s'élèvent à trois milliards de dollars par année. On a constaté une augmentation de l'incidence de cette maladie et plusieurs facteurs peuvent en être la cause. Grâce à l'amélioration des soins obstétricaux et pédiatriques, on a pu sauver des bébés qui, auparavant, auraient succombé à des malformations cérébrales congénitales ; ces personnes sont prédisposées à des crises intermittentes. L'amélioration des soins médicaux, chirurgicaux et infirmiers prodigués aux clients ayant subi un traumatisme crânien ou souffrant d'une tumeur de l'encéphale, d'une méningite ou d'une encéphalite, a permis de sauver des vies, mais de tels états peuvent causer des perturbations cérébrales et, par conséquent, des crises épileptiques. De plus, les progrès réalisés en électro-encéphalographie ont permis d'identifier les clients épileptiques. La sensibilisation auprès du public a contribué à faire disparaître certains préjugés associés à la maladie, permettant ainsi aux personnes atteintes d'admettre publiquement leur état.

Troubles. Les messages en provenance du corps sont transmis par les neurones de l'encéphale, au moyen de décharges d'énergie électrochimique qui se propagent le long de ces derniers. Ces influx jaillissent lorsqu'une cellule nerveuse a une tâche à accomplir. Parfois, certaines de ces cellules ou des groupes de cellules continuent à fonctionner après l'achèvement d'une tâche. C'est comme si un commutateur demeurait en position « en marche » jusqu'à ce que la source d'énergie soit épuisée, et qu'ensuite il se fermait pour permettre la recharge. Pendant la période de décharges involontaires, les parties du corps contrôlées par ces cellules peuvent fonctionner de façon irrégulière. Le malaise et le dérèglement qui en résultent peuvent être légers ou entraîner une incapacité et causent généralement une perte de conscience. Lorsque ces décharges anormales et incontrôlées surviennent de façon répétée, on dit que la personne est atteinte d'épilepsie.

Causes.   Personne ne sait pourquoi, chez certaines personnes, les cellules de l'encéphale causent l'épilepsie. Des chercheurs ont provoqué des crises convulsives, chez des animaux de laboratoire, par des lésions chirurgicales ou par des stimulations électriques ou chimiques. L'épilepsie fait souvent suite à un traumatisme et à une asphyxie survenus à la naissance, à des traumatismes crâniens, à certaines maladies infectieuses d'origine bactérienne, virale ou parasitaire, à une intoxication (monoxyde de carbone ou plomb), à la fièvre, à des troubles métaboliques et nutritionnels, à une intoxication par la drogue ou par l'alcool. L'épilepsie est aussi associée aux tumeurs, aux abcès et aux malformations congénitales de l'encéphale. Chez certains clients, on dit que l'épilepsie est idiopathique (de cause inconnue). Il semble que pour certains types d'épilepsie, l'atteinte serait héréditaire. Plus de 75% des individus atteints l'ont été avant l'âge de 20 ans.

L'épilepsie a peu de liens avec les facultés intellectuelles, dans la plupart des cas. Si la personne épileptique n'a pas d'autres troubles cérébraux ou nerveux, elle aura un quotient intellectuel dans les limites de la normale. Épilepsie n'est pas synonyme d'arriération ou de maladie mentale ; cependant, plusieurs personnes souffrant d'arriération mentale en raison de graves troubles neurologiques sont souvent atteintes aussi d'épilepsie, portant ainsi le quotient intellectuel moyen de tous les épileptiques au-dessous des limites, soi-disant normales.

Prévention des crises d'épilepsie.   On doit prendre une variété de mesures pour prévenir les crises d'épilepsie. Comme le nouveau-né d'une mère épileptique qui prend certains médicaments pour se soigner est plus exposé que les autres, on doit surveiller cette femme de près, en effectuant notamment des analyses de sang, afin de mesurer la concentration des médicaments antiépileptiques qu'elle a pris durant sa grossesse. On doit identifier les mères à haut risque (les adolescentes, les femmes qui ont eu des accouchements difficiles, les toxicomanes, et les femmes souffrant de diabète et d'hypertension) et les suivre de près pendant la grossesse, car les lésions cérébrales, qui finalement causent l'épilepsie, peuvent se produire chez le fœtus pendant la grossesse et l'accouchement.

On peut prévenir les infections de l'enfance (rougeole, oreillons, méningite bactérienne) grâce aux vaccinations appropriées. L'empoisonnement au plomb est également une cause d'épilepsie qu'on peut prévenir. Les parents dont l'enfant a souffert de convulsions fébriles devront apprendre à utiliser des techniques de régulation de la fièvre (compresses d'eau froide, médicaments antipyrétiques).

Les traumatismes crâniens font partie des principales causes que l'on peut prévenir. Non seulement on peut sauver des vies humaines grâce à des programmes de sécurité routière ou de sécurité au travail, mais on peut aussi prévenir le développement possible de l'épilepsie, consécutif à de tels traumatismes.

Dans ce programme de prévention, on peut aussi inclure des programmes de détection des enfants sujets à des crises convulsives dès le jeune âge, et des programmes basés sur l'emploi judicieux des médicaments antiépileptiques, ainsi que la modification du mode de vie.

■ ÉVALUATION INITIALE

Évaluation diagnostique.   L'évaluation diagnostique vise à déterminer le *type* de crises, leur fréquence et leur gravité, ainsi que les facteurs qui en sont responsables. On interroge le client sur les événements qui ont entouré la grossesse et la naissance, afin de rechercher la présence d'une lésion préexistante. On recherche aussi la possibilité de maladie ou de traumatisme crânien. En plus de l'examen physique et neurologique, on fait des analyses biochimiques, hématologiques et sérologiques. La tomographie assistée par ordinateur permet de déterminer la présence d'une tumeur ou de toute autre anomalie de l'encéphale.

Parmi tous les examens disponibles, l'*électro-encéphalogramme* (EEG) est le plus révélateur, car il fournit une preuve diagnostique chez un très grand nombre d'épileptiques et permet de déterminer le type de crise. Les altérations électro-encéphalographiques demeurent habituellement apparentes entre les crises ou, si elles sont latentes, elles peuvent se manifester lors d'une hyperventilation ou durant le sommeil. De plus, on peut introduire des micro-électrodes dans la profondeur de l'encéphale pour enregistrer l'action des cellules cérébrales une à une. On doit noter, cependant, que certaines personnes atteintes de crises convulsives peuvent avoir un EEG normal, tandis que d'autres qui n'ont jamais eu de crises convulsives peuvent avoir un EEG anormal. On utilise la télémesure et un équipement informatique mis au point par la technologie spatiale, pour enregistrer et stocker les lectures électro-encéphalographiques sur des rubans magnétiques, pendant que les clients continuent leurs activités normales. L'enregistrement des crises au magnétoscope, combiné à la télémesure, permet de déterminer le type de crise, sa durée et son intensité. Ce type de surveillance intensive a révolutionné le traitement de l'épilepsie grave.

Manifestations cliniques.   Selon la localisation des neurones qui se déchargent, les crises peuvent varier d'une simple fixation du regard à des mouvements convulsifs prolongés, accompagnés d'une perte de conscience. Selon un système international, on classe les différentes crises d'épilepsie en crises partielles (simples et complexes), généralisées, unilatérales et non classifiées (*Encadré 55-3*). L'encadré 55-4 donne une définition des différents types de crises.

La manière dont la crise débute indique la région de l'encéphale où elle prend naissance. Il est donc important de déterminer si le client a ressenti une *aura* (sensation qui précède une crise), laquelle peut indiquer l'origine de la crise (par exemple, l'impression d'avoir aperçu une lumière clignotante peut indiquer que la crise a pris naissance dans le lobe occipital).

Dans le cas de crises épileptiques *partielles simples*, seulement un doigt ou une main peuvent s'agiter, ou la bouche peut se mouvoir soudainement de façon incontrôlée. La personne peut parler de façon inintelligible, peut être étourdie et peut ressentir des goûts, des odeurs, des sons et des visions inhabituels ou désagréables, sans toutefois perdre conscience.

Encadré 55-3   Classification internationale des crises épileptiques

I. Crises épileptiques partielles (crises débutant localement)
   A. Crises partielles ayant une symptomatologie élémentaire — généralement sans perturbation de l'état de conscience
      1. Symptômes moteurs (*incluant les crises jacksoniennes*)
      2. Symptômes sensoriels ou somesthésiques particuliers
      3. Symptômes autonomes
      4. Formes composées
   B. Crises partielles ayant une symptomatologie complexe — généralement avec perturbation de l'état de conscience
      (*crises du lobe temporal ou psychomotrices*)
      1. Perturbation de l'état de conscience seulement
      2. Symptomatologie cognitive
      3. Symptomatologie affective
      4. Symptomatologie psychosensorielle
      5. Symptomatologie psychomotrice (automatismes)
      6. Formes composées
   C. Crises partielles devenant généralisées
II. Crises épileptiques généralisées — bilatéralement symétriques et sans début localisé
      1. Absences (petit mal)
      2. Myoclonie bilatérale massive épileptique
      3. Spasmes infantiles
      4. Crises cloniques
      5. Crises toniques
      6. Crises toniques et cloniques (grand mal)
      7. Crises atoniques
      8. Crises akinétiques
III. Crises épileptiques unilatérales (ou à prédominance unilatérale)
IV. Crises épileptiques non classifiées (en raison de données incomplètes)

Source : H. Gastaut. « Clinical and electroencephalographical classification of epileptic seizures ». *Epilepsia*, 11, 1970, p. 102-103.

Lors de crises épileptiques *partielles complexes*, la personne demeure immobile ou s'agite automatiquement, de façon inappropriée dans le temps et l'espace. Elle peut aussi éprouver des émotions excessives de peur, de colère, d'exaltation ou d'irritabilité. Peu importe les manifestations, la personne ne se souvient pas de cet épisode, lorsqu'il est passé.

Les crises épileptiques *généralisées* atteignent les deux hémisphères cérébraux, provoquant ainsi la réaction des deux côtés du corps. Il peut y avoir une intense rigidité de tout le corps, suivie par l'alternance des mouvements musculaires de relaxation et de contraction (phase tonique et clonique généralisée). Souvent, le client se mord la langue et il peut y avoir évacuation involontaire de fèces et d'urine. Après une ou deux minutes, les mouvements convulsifs s'apaisent, le client se détend et repose dans un coma profond, mais sa respiration est bruyante. À ce moment-là, les respirations sont principalement abdominales. Après la crise, le client peut être confus et souffrir de céphalée, de malaises et de nausée.

On classe dans les crises épileptiques généralisées, celles qui atteignent seulement les enfants (spasmes infantiles) et celles qui provoquent une flaccidité musculaire (atoniques), une rigidité musculaire (toniques), des spasmes musculaires (cloniques), des mouvements musculaires rapides et rythmiques (myocloniques) et un collapsus musculaire complet (akinétiques).

Problèmes du client et diagnostics infirmiers

Les problèmes du client comprennent les crises déclenchées par l'activité anormale des cellules cérébrales, les difficultés psychosociales (impossibilité d'obtenir certains emplois) reliées aux préjugés et les réactions émotionnelles négatives (dépression, frustration et faible estime de soi) causées par les formes de stress imposées par l'épilepsie.

■ PLANIFICATION ET INTERVENTION

Le traitement de l'épilepsie se planifie selon un programme à longue échéance qui doit répondre aux besoins particuliers de chaque client et non seulement à la prévention et au traitement des crises. Il n'existe aucune solution simple, car certaines formes d'épilepsie sont consécutives à une lésion cérébrale alors que d'autres sont causées par des dérèglements chimiques du cerveau.

Objectifs

Les principaux objectifs du client sont les suivants :

1. Contrôle des crises.
2. Amélioration de l'adaptation psychosociale.
3. Adaptation aux problèmes émotionnels.

Encadré 55-4   Glossaire

Crise épileptique généralisée : crise convulsive caractérisée par une perte de conscience, des spasmes toniques du tronc et des membres, rapidement suivis de mouvements cloniques généralisés et répétés.

Crise épileptique partielle : crise perturbant temporairement l'état de conscience, souvent associée au papillonnement des paupières et à une légère contraction de la bouche.

Crise épileptique psychomotrice : crise caractérisée cliniquement par une perturbation de la conscience et une amnésie de l'attaque ; elles peuvent être accompagnées d'activité motrice et psychique non pertinente dans le temps et dans l'espace.

Crise épileptique focale : crise débutant par une perturbation focale de la fonction cérébrale.

Crise épileptique jacksonienne : convulsions focales motrices ou sensorielles.

Les objectifs des soins infirmiers consistent à aider le client à contrôler ses crises, à le conseiller pour qu'il ajuste son mode de vie en conséquence et à lui fournir un soutien psychosocial pour l'aider à s'adapter aux effets émotionnels et psychosociaux des crises latentes.

Ajustement du mode de vie. Le client doit apprendre à s'adapter à sa maladie et à en contrôler les manifestations. On doit examiner les habitudes et l'environnement du client afin d'identifier les facteurs qui déclenchent les crises : troubles émotionnels, fièvre, tensions créées par le changement d'environnement, début de la menstruation. On encourage le client à mener une vie régulière, par un régime, un programme d'exercices et des périodes de repos équilibrés. (Un manque de sommeil peut abaisser le seuil de déclenchement des crises.) L'activité modérée est à recommander, mais il faut éviter la dépense excessive d'énergie ainsi que l'excès de stimulation des émotions, comme le fait de regarder la télévision tard le soir. On recommande de limiter la consommation d'alcool, car les crises ont tendance à survenir après en avoir consommé. En somme, le meilleur traitement reste encore le respect du programme thérapeutique.

Pharmacothérapie. Il existe plusieurs médicaments antiépileptiques pour contrôler les crises, bien que leur mécanisme d'action soit encore inconnu. La pharmacothérapie, bien qu'elle ne soit pas employée dans un but curatif, est efficace pour contrôler les crises, avec le minimum d'effets secondaires. On choisit le médicament en fonction du type de crise à contrôler, de son efficacité et de la sécurité de son emploi. Lorsque les médicaments sont prescrits et pris d'une façon appropriée, 50% à 60% des clients contrôlent leurs crises et 15% à 35% arrivent à les contrôler en partie. Dans 15% à 35% des cas, les médicaments actuellement disponibles n'ont aucun effet.

En général, le traitement débute avec un seul médicament dont la dose initiale et la fréquence à laquelle on augmente la posologie dépendent de l'apparition des effets secondaires. On surveille les concentrations du médicament dans le sang, car son rythme d'absorption varie selon chaque individu. On peut combiner plusieurs médicaments ou en prescrire un autre si l'on ne parvient pas à contrôler les crises ou si la toxicité se produit avec l'augmentation des doses. On peut avoir besoin d'ajuster la posologie en raison d'une maladie intercurrente, d'un gain de masse ou de l'augmentation du stress. La suppression soudaine d'un médicament antiépileptique peut accroître la fréquence d'apparition des crises ou déclencher le développement de l'état de mal épileptique.

On peut diviser les effets secondaires de ces médicaments en trois catégories : (1) des troubles idiosyncratiques ou allergiques qui se manifestent principalement par des réactions cutanées ; (2) une toxicité aiguë qui se produit dès le début du traitement ; ou (3) une toxicité chronique qui ne survient que tardivement au cours du traitement. La toxicité se manifeste de différentes façons et peut toucher n'importe quel système. Les clients qui prennent des médicaments reconnus pour avoir des effets toxiques sur les systèmes hématopoïétique, uro-génital ou hépatique doivent se soumettre régulièrement à un examen physique et à des tests de laboratoire. Le tableau 55-1 donne un aperçu des médicaments antiépileptiques d'usage courant.

La mise au point d'une méthode pour mesurer les concentrations des médicaments antiépileptiques dans le sang fut l'un des progrès les plus importants réalisés dans le traitement de l'épilepsie. En surveillant les taux sériques, on peut ajuster la dose avec davantage de précision et, en mesurant la concentration du médicament, on peut savoir si le client prend bien la dose prescrite. Les chercheurs qui étudient l'efficacité des anciens ou des nouveaux médicaments tirent grand profit de cette nouvelle méthode.

Traitement chirurgical. L'intervention chirurgicale est indiquée chez les clients dont les crises d'épilepsie sont dues à des tumeurs, des abcès, des kystes intracrâniens ou à des anomalies vasculaires.

Certains clients souffrent de crises réfractaires et ne réagissent pas à la pharmacothérapie. Cet état peut être causé par un processus atrophique en foyer, consécutif à un traumatisme, à une inflammation, à un accident vasculaire cérébral ou à de l'anoxémie. Si les crises prennent naissance dans une zone assez bien circonscrite de l'encéphale, que l'on peut exciser sans risquer de causer de déficits neurologiques importants, l'ablation du foyer épileptogène semble donner de bons résultats à long terme. Ce type de neurochirurgie a été rendue possible grâce à la mise au point de plusieurs techniques, y compris les techniques de microchirurgie, l'électro-encéphalographie en profondeur, l'amélioration de l'éclairage et de l'hémostase et l'introduction des médicaments neuroleptanalgésiques (dropéridol et fentanyl). Ces techniques, combinées à l'infiltration locale des incisions du cuir chevelu, permet au neurochirurgien de pratiquer l'intervention sur un client conscient et coopératif. On peut circonscrire le foyer épileptogène au moyen d'appareils spéciaux, d'une électrocartographie corticale et en observant la réaction du client aux stimulations. Ensuite, il suffit d'extraire le cortex épileptogène anormal.

On étudie présentement d'autres techniques neurochirurgicales qui s'avèrent très prometteuses, comme la chirurgie stéréotaxique, la chirurgie de déconnexion, la stimulation du cervelet et le refroidissement cérébral.

Aspects psychosociaux. On a noté que les troubles de comportement et les problèmes psychosociaux qui accompagnent fréquemment l'épilepsie constituent un « handicap » plus important que les crises elles-mêmes. L'épilepsie fait naître la crainte, l'aliénation, la dépression et l'incertitude. Le client doit constamment faire face à la crainte d'une crise et de ses conséquences gênantes. Les enfants épileptiques sont exclus des activités scolaires et des jeux de groupe. Ces problèmes se compliquent à l'adolescence, et s'ajoutent au défi des rencontres amoureuses, au fait de ne pouvoir conduire une auto et d'être « différent ». En plus de ces problèmes, les adultes font face à la difficulté de se trouver un emploi et de prendre des décisions concernant le mariage et les enfants, à l'impossibilité de prendre une assurance sur leur vie, à des préjugés de toutes sortes et aux obstacles d'ordre juridique. L'alcool peut compliquer la situation. Le fardeau imposé à la famille est de taille et l'attitude de la famille peut aller du rejet à la surprotection. Il en résulte, pour l'épileptique, des troubles de comportement et des problèmes psychologiques.

L'infirmière doit se faire un devoir d'aider l'individu et sa famille à comprendre l'état pathologique et les limites

Tableau 55-1 Médicaments antiépileptiques *

Nom générique	Marque de commerce	Effets secondaires
Carbamazépine	Tégrétol	Nausées, vomissements, anorexie, dyscrasies sanguines, céphalées
Diazépam	Valium	Somnolence, fatigue, ataxie, dépression, céphalées, tremblements
Éthosuximide	Zarontin	Nausées, éruption cutanée, dyscrasies sanguines, somnolence, hoquet
Méphénytoïne	Mésantoïne	Nervosité, ataxie, nystagmus, pancytopénie, dermite exfoliatrice, somnolence
Méphobarbital	Mebaral	Étourdissements, céphalées, nausées, œdème facial, éruption cutanée
Mésuximide	Celontin	Nausées, vomissements, anorexie, ataxie, éruption cutanée, somnolence, étourdissements, dyscrasies sanguines
Paraméthadione	Paradione	Nausées, anorexie, insomnie, diplopie, éruption cutanée, gencives sanguinolentes, dyscrasies sanguines
Phénobarbital	Luminal	Somnolence, dermite
Phensuccimide	Milontin	Nausées, ataxie, étourdissements, somnolence, éruption cutanée, dyscrasies sanguines, hématurie
Phénytoïne	Dilantin	Éruption cutanée, ataxie, dysarthrie, nystagmus, confusion mentale, crispations motrices, nausées, hyperplasie gingivale, hirsutisme
Primidone	Mysoline	Ataxie, étourdissements, anorexie, fatigue, hyperirritabilité, somnolence
Acide valproïque	Depakene	Troubles digestifs, vomissements, somnolence, gain de masse, alopécie temporaire, hypersalivation, temps de saignement anormal, toxicité hépatique

* La sensibilité à ces médicaments et leurs effets secondaires varient d'une personne à l'autre et, à certains moments, chez la même personne. La posologie individuelle est basée sur les réactions cliniques du client (suppression des crises et effets secondaires).
Source : « Official Names of Antiepileptic Drugs », *Epilepsia*, 18, 1977, p. 123.

qu'elle leur impose. Les rencontres sociales et les activités récréatives sont nécessaires pour maintenir une bonne santé mentale. Certains clients sont incapables de faire face à l'épilepsie, d'autres ont des problèmes psychologiques causés par une lésion cérébrale. Ceux dont les crises prennent naissance dans les lobes temporaux (zones contrôlant la pensée et les émotions) souffrent de problèmes mentaux particuliers. On y associe la schizophrénie, une sexualité sous la normale, un comportement impulsif et irritable. Ces clients ont besoin de services complets de santé mentale.

Éducation du client et de sa famille

La collaboration étroite du client et de sa famille est de la plus haute importance. Ils doivent avoir confiance dans la valeur du traitement institué. On doit aussi insister sur le fait que l'antiépileptique prescrit doit être pris de façon continue et qu'il ne crée pas d'accoutumance. Le client peut prendre ce médicament sans crainte, pendant des années si nécessaire, s'il est sous surveillance médicale et qu'il suit fidèlement les recommandations de son médecin.

Parmi tous les services dispensés par l'infirmière dans le soin d'un épileptique, le plus important réside peut-être dans ses tentatives visant à changer l'attitude du client et de sa famille face à la maladie elle-même. Certaines conceptions qui persistent au sujet de l'épilepsie semblent refléter une ignorance et une brutalité « moyenâgeuses ». Alors que les personnes atteintes de certaines maladies suscitent la sympathie et obtiennent du soutien, les épileptiques font l'objet d'une aversion extrême et de rejet, et ils ont du mal à trouver un emploi.

Pour la personne ordinaire, une crise d'épilepsie est un spectacle terrifiant et repoussant ; en conséquence, pour celui qui la vit, chaque crise est une source inévitable d'humiliation et de honte, qui entraîne inévitablement l'anxiété, la dépression, l'hostilité, la mise au secret et la tromperie, auxquelles les gens réagissent avec aversion ; ainsi, le cercle vicieux est complet. La réaction de honte et les efforts pour duper ne sont pas seulement le lot des personnes épileptiques, mais aussi celui de leur famille.

Afin d'échapper à ce cercle vicieux, les clients épileptiques, leur famille et le public en général ont besoin de connaître les faits suivants : l'épilepsie n'est pas une maladie mystérieuse ; elle n'est pas d'origine surnaturelle. Ce n'est pas un stigmate. L'épilepsie n'est pas plus honteuse que le diabète, l'anémie pernicieuse ou l'hyperthyroïdisme. Ce n'est pas une forme de démence. Elle ne s'aggrave pas avec le temps. Elle peut se contrôler efficacement. Elle ne devrait pas empêcher l'enfant d'étudier, ni l'adulte de travailler. *L'activité tend à inhiber et non à stimuler les crises épileptiques.* Environ 50% à 60% des épileptiques parviennent à contrôler leurs symptômes.

La sensibilisation du public donnera un nouvel espoir à ceux qui font face à des préjugés vieux de plusieurs siècles. On doit encourager les clients épileptiques à mobiliser leurs ressources intérieures, afin de les aider à surmonter les sentiments d'infériorité et de gêne provoqués par les crises convulsives.

On n'a pas encore mis en évidence la transmission héréditaire de l'épilepsie. Le mariage et la procréation doivent se décider sur une base individuelle, mais on ne doit pas priver la personne épileptique de ce droit, simplement à cause de son état. Cependant, on conseille une consultation en génétique.

Les problèmes d'emploi sont encore le handicap majeur de l'épileptique. Des études ont démontré qu'un épileptique heureux dans son travail fournit un bon rendement. Les services de santé et de réadaptation peuvent donner de l'information sur la réadaptation professionnelle. Si les crises de l'individu ne sont pas bien contrôlées, il peut demander des renseignements sur les emplois qu'il peut occuper. De plus en plus, les individus dont les crises sont contrôlées et qui sont qualifiés pourront se trouver du travail. Les compagnies privées sont de plus en plus sensibilisées à cette maladie, et le nombre d'employeurs qui engagent volontairement des épileptiques augmente.

■ ÉVALUATION

Résultats escomptés

Le client réussit à :

1. Maintenir le contrôle des crises.

   a) Se soumet à la pharmacothérapie ;
   b) Comprend la nécessité de prendre les antiépileptiques prescrits et connaît bien les risques d'un arrêt brusque des médicaments ;
   c) Se souvient des effets secondaires des médicaments ;
   d) Se soumet régulièrement à des tests de laboratoire, après avoir quitté le centre hospitalier, afin de faire évaluer la concentration sérique des antiépileptiques ;
   e) Évite les facteurs et les situations qui peuvent déclencher les crises (lumière clignotante, hyperventilation) ;
   f) Mène une vie régulière :
      1) Dort suffisamment ;
      2) Prend ses repas à heures régulières pour éviter l'hypoglycémie ;
   g) Se documente sur l'épilepsie ;
   h) Répond correctement aux principales questions sur l'épilepsie ;
   i) Porte un bracelet ou une carte d'identification.

2. Parvenir à un meilleur ajustement psychosocial.

   a) Revendique ses droits comme personne handicapée (Commission des droits des personnes handicapées) sur les plans éducationnel et récréatif, etc. ;
   b) Avise son employeur qu'il est épileptique et qu'il prend des médicaments pour se soigner ;
   c) Sait qu'il existe des services de consultation professionnelle et de placement pour les épileptiques.

3. Faire face aux problèmes émotionnels.

   a) Identifie les amis et les membres de sa famille avec lesquels il peut parler ;
   b) Est capable d'exprimer ses émotions ;
   c) Identifie deux moyens de dominer sa colère et ses frustrations ;
   d) Est conscient qu'il peut avoir des crises ;
   e) Manifeste son désir de suivre un traitement antistress.

Soins infirmiers en cas de crise convulsive

Pendant une crise convulsive, on doit d'abord et avant tout empêcher que le client ne se blesse, tout en lui apportant un soutien physique et psychologique.

- On doit lui assurer l'intimité et le protéger des spectateurs curieux. Le client qui a une *aura* (avertissement d'une crise) peut avoir le temps de chercher un endroit sûr.
- On doit l'aider à s'étendre sur le sol, si on en a le temps.
- On doit lui protéger la tête au moyen d'un coussin, afin d'éliminer les risques de blessures.
- On doit détacher les vêtements qui serrent.
- On doit déplacer les meubles contre lesquels le client risque de se cogner pendant la crise.
- S'il est alité, on doit enlever les oreillers.
- Si une aura précède la crise et que l'on s'en aperçoit à temps, on peut placer un mouchoir entre les dents pour tenter d'empêcher que le client ne se morde la langue ou les joues. *On ne doit jamais essayer de forcer les mâchoires convulsées pour tenter d'introduire un bâillon dans la bouche.* Une telle intervention peut causer des bris de dents et des lésions aux lèvres et à la langue.
- On ne doit pas essayer de restreindre les mouvements du client pendant la crise, car les contractions musculaires sont fortes et des contraintes peuvent produire des fractures.
- Si possible, on doit placer le client sur le côté, car il est incapable d'avaler pendant la crise convulsive et la position latérale facilite l'écoulement du mucus et de la salive.
- Après la crise, on doit le garder tourné sur le côté, afin de prévenir l'aspiration. On doit s'assurer que les voies respiratoires sont libres.
- Des périodes de confusion suivent généralement les crises convulsives.
- Lorsque le client s'éveille, on doit le réorienter dans son environnement.
- Si le client manifeste une excitation excessive après une crise (post-critique), on doit essayer de le contenir en lui parlant calmement et en le retenant avec douceur.

Évaluation pendant la crise convulsive. La principale responsabilité de l'infirmière est d'observer et de noter le déroulement des symptômes. La nature des crises donne généralement un bon aperçu du traitement à instituer. Avant et pendant une crise, on doit noter :

1. Les circonstances qui ont précédé la crise (les stimuli visuels, auditifs, olfactifs et tactiles, les troubles émotionnels ou psychiques, les troubles du sommeil et l'hyperventilation).
2. La première chose que le client fait lorsqu'il entre en crise, c'est-à-dire quand les mouvements et la rigidité débutent, et la position des globes oculaires et de la tête au début de la crise. Cette information donne des indices quant à la localisation du foyer épileptogène dans le cerveau. (On doit toujours noter si on a pu observer le début de la crise.)
3. Le type de mouvements de la région atteinte.

4. Les régions atteintes. (Enlever les couvertures et regarder le client.)
5. La dilatation des pupilles. Les yeux sont-ils ouverts? Les yeux et la tête se tournent-ils d'un côté?
6. Si des automatismes ont été ou non observés (activité motrice involontaire, comme les lèvres qui claquent ou des déglutitions répétées).
7. Une incontinence d'urine ou de matières fécales.
8. La durée de chaque phase de la crise.
9. L'état d'inconscience, s'il y a lieu, et sa durée.
10. Toute forme de paralysie ou de faiblesse évidente des bras ou des jambes, après la crise.
11. L'incapacité de parler, après la crise.
12. Les mouvements, à la fin de la crise.
13. Si le client dort ou non après la crise.
14. Si le client est confus ou non après la crise.

État de mal épileptique

L'*état de mal épileptique* (crises aiguës continues) est une suite de crises convulsives généralisées, entre lesquelles le client ne reprend pas conscience. On a élargi le sens de ce terme pour y inclure les crises continues cliniques ou électriques qui durent au moins 30 min, même si l'état de conscience demeure. On le considère comme un cas d'urgence majeur. L'état de mal épileptique produit des effets cumulatifs. Il se produit un arrêt respiratoire lorsque la crise atteint son paroxysme, ce qui entraîne une congestion veineuse et une hypoxie du cerveau. Les anoxies et les œdèmes cérébraux répétés peuvent causer une lésion cérébrale irréversible et fatale.

Le retrait des antiépileptiques, la fièvre et une infection intercurrente sont des facteurs qui provoquent souvent l'état de mal épileptique.

Le traitement vise à faire cesser la crise aussi rapidement que possible, à assurer une bonne oxygénation de l'encéphale et à prévenir une nouvelle crise. On doit rétablir le passage de l'air et assurer une bonne oxygénation. On administre de faibles doses de diazépam (Valium), dans l'espoir de faire cesser immédiatement la crise. Dans certains cas, on doit anesthésier le client au moyen d'un anesthésique volatil.

Pour éviter une nouvelle crise, on administre, en plus du diazépam, d'autres antiépileptiques comme la phénytoïne et le phénobarbital. On établit une voie intraveineuse pour surveiller les électrolytes et le taux d'urée et de glucose sanguins. Les traces électro-encéphalographiques peuvent être utiles pour déterminer la nature de l'épilepsie. On doit aussi surveiller constamment les signes vitaux et neurologiques. Si la crise a été provoquée par une hypoglycémie, on doit administrer du dextrose dans la tubulure de perfusion. Dès qu'on a contrôlé la crise, on mesure la concentration sérique de l'anti-épileptique, car une faible concentration peut indiquer que le client n'a pas pris son médicament ou que la dose était trop faible. Les clients qui se remettent d'un état de mal épileptique peuvent mourir dans les jours qui suivent, à la suite d'une complication cardiaque ou d'une dépression respiratoire. Il est aussi probable qu'un œdème cérébral post-critique (après la crise) survienne.

☐ TRAUMATISMES CRÂNIENS

Les *traumatismes crâniens* englobent les traumatismes du cuir chevelu, de la boîte crânienne et du contenu intra-crânien. Ils comptent parmi les troubles neurologiques les plus fréquents et les plus graves; ils ont atteint des proportions épidémiques, en raison des accidents de la circulation. Des études révèlent que 71% des personnes blessées dans des accidents d'automobile subissent un traumatisme crânien et que ce sont les jeunes hommes de 15 à 24 ans qui sont le plus souvent atteints.

Lorsqu'une personne a subi un traumatisme crânien, il faut d'abord et avant tout déterminer si l'encéphale a été touché. L'encéphale meurt lorsque l'apport sanguin est interrompu pendant quelques minutes et les neurones lésés ne se régénèrent pas. *Les traumatismes de la colonne cervicale accompagnent souvent les traumatismes crâniens.* L'état de choc peut aussi être consécutif à d'autres blessures corporelles.

Si une personne a subi un traumatisme crânien et qu'elle doit être transportée au centre hospitalier, on doit la placer sur une planche ou un brancard, la tête et le cou bien alignés avec l'axe du corps. On doit exercer une légère traction sur la tête.

Lésions du cuir chevelu

En raison du grand nombre de vaisseaux sanguins qui le sillonnent, le cuir chevelu peut saigner abondamment par suite d'une lésion, ce qui peut provoquer un état de choc. Les plaies du cuir chevelu sont aussi une porte ouverte aux infections intracrâniennes. Le traumatisme peut causer une abrasion, une contusion, une lacération ou une avulsion. Une injection de procaïne facilite le nettoyage et le traitement de la plaie. On irrigue la région pour enlever les matières étrangères et minimiser les risques d'infection avant la fermeture de la plaie. Si le client est inconscient et en état de choc, on soigne ce type de plaie en tout dernier lieu, sauf pour arrêter l'hémorragie et appliquer un bandage stérile.

Fractures du crâne

Une fracture du crâne est toujours un cas de neurochirurgie, car la fracture en elle-même est moins importante que la lésion cervicale qu'elle peut dissimuler (*Figure 55-7*). Pour cette raison, chaque client ayant subi un traumatisme crânien, même si celui-ci semble bénin, devrait demeurer sous observation constante pendant plusieurs jours. Dans le cas d'enfoncement localisé du crâne, on doit surveiller la pression intracrânienne, car elle risque d'augmenter. Chez tous les clients qui ont subi une fracture du crâne, on doit soupçonner une lésion cérébrale, jusqu'à preuve du contraire, car un traumatisme crânien peut dissimuler d'autres lésions graves.

Manifestations cliniques. Les symptômes, mis à part ceux de la lésion locale, dépendent de l'étendue et de la répartition de la lésion cérébrale. La douleur, persistante ou localisée, indique généralement la présence d'une fracture. Les fractures de la voûte crânienne causent de l'œdème dans la région de la fracture et, pour cette raison, un

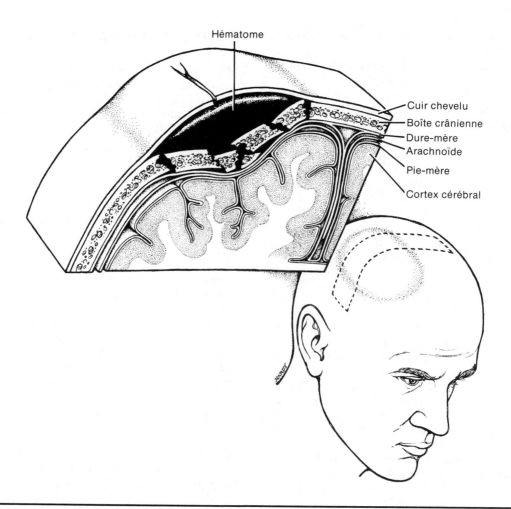

Figure 55-7   Enfoncement localisé du crâne.

diagnostic précis ne peut être posé sans radiographie. Les fractures de la base du crâne produisent fréquemment une hémorragie du nez, du pharynx ou des oreilles. Du sang peut apparaître sous les conjonctives et on peut voir une ecchymose sur l'apophyse mastoïde. La perte du liquide céphalo-rachidien par les oreilles (otorrhée) et par le nez (rhinorrhée) est un signe diagnostique important. Si le liquide est sanguinolent, on peut croire à une lacération ou à une contusion cérébrale.

Évaluation diagnostique.   Par un examen physique rapide et une évaluation de l'état neurologique, on parvient à déceler les lésions cérébrales les plus évidentes. Par contre, pour déceler les anomalies moins apparentes, on recourt à la tomographie assistée par ordinateur. Cette méthode permet de détecter le moindre changement survenu dans les tissus mous en fonction du degré d'absorption des rayons X. Elle permet de déterminer, de façon sûre et précise, la présence, la nature, la localisation et l'étendue de la lésion, et de déceler un œdème cérébral, une contusion, un hématome intracérébral ou extra-cérébral, une hémorragie sous-arachnoïdienne ou intraventriculaire et un changement traumatique ultérieur (infarctus, hydrocéphalie).

Si on ne dispose pas d'un tomographe, on peut recourir à l'angiographie cérébrale pour déceler un hématome sustentoriel, extra-cérébral ou intracérébral ou une contusion

cérébrale. On doit prendre des radiographies latérales et antéro-postérieures du crâne.

Traitement.   En général, une fracture crânienne sans embarrure ne requiert pas d'intervention chirurgicale, mais le client doit être placé sous observation. Toutefois, dans les cas d'embarrure, l'opération est indiquée. On rase le cuir chevelu, on le nettoie bien et on expose la fracture. On élève les fragments osseux et on débride la région. On referme la dure-mère dès que possible, ainsi que la blessure. Les brèches importantes pourront être corrigées plus tard au moyen de plaques de métal ou de polyéthylène. Si la blessure est propre et si la dure-mère est intacte, on peut remettre en place les fragments surélevés, et éviter ainsi la cranioplastie. On débride les plaies pénétrantes afin d'en extraire les corps étrangers et les tissus nécrosés, et contrôler l'hémorragie. On commence immédiatement l'antibiothérapie et on se prépare à faire des transfusions sanguines en cas de nécessité.

Les fractures de la base du crâne sont plus graves, car elles sont habituellement ouvertes (au niveau des sinus de la face ou de l'oreille moyenne ou externe) et causent parfois des infections intracrâniennes. On doit garder le rhinopharynx et l'oreille externe propres et appliquer un tampon de coton stérile dans l'oreille pour absorber les écoulements.

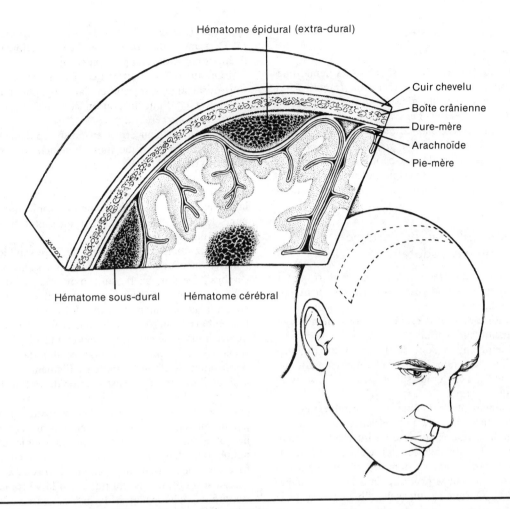

Figure 55-8 Localisations des différents types d'hématomes.

Lésions de l'encéphale

De graves lésions de l'encéphale peuvent survenir à la suite de coups ou de blessures à la tête, avec ou sans fracture du crâne.

On parle de *commotion* cérébrale lorsqu'il n'y a pas de dommage visible ni de trouble neurologique persistant. L'ébranlement du cerveau peut être si léger qu'il ne provoque qu'un étourdissement et des points devant les yeux (on dit, dans le langage courant, « voir des étoiles ») ou une perte totale de conscience d'une durée très limitée. Si le tissu cérébral du lobe frontal est touché, le client peut avoir un comportement irrationnel bizarre, alors qu'une rupture des tissus du lobe temporal peut entraîner une amnésie ou une désorientation temporaire. Si l'amnésie subsiste, c'est que la commotion est grave.

Le traitement de la commotion consiste à observer chez le client les signes de céphalées, d'étourdissements et d'instabilité nerveuse (syndrome post-commotionnel). Pour atténuer ces problèmes, on doit fournir au client certaines explications sur son état et l'encourager.

La *contusion* cérébrale est une lésion cérébrale plus grave, étant donné qu'elle comporte des risques d'hémor-

ragie superficielle. Le client demeure inconscient durant une longue période. Les symptômes sont naturellement plus marqués. Le client gît immobile, le pouls est faible, la respiration peu profonde et la peau est froide et pâle. Il se produit souvent une défécation et une miction involontaires. On peut parvenir à réveiller le client avec difficulté, mais il retourne aussitôt dans un état d'inconscience. La pression artérielle et la température descendent sous la normale et le tableau clinique est semblable à celui de l'état de choc.

En général, chez les personnes qui souffrent de blessures diffuses et qui présentent une motricité anormale, des mouvements oculaires incontrôlés et une pression intracrânienne élevée, le pronostic est sombre. D'autre part, certaines personnes peuvent reprendre conscience et passer par une phase d'irritabilité cérébrale.

Dans la phase d'irritabilité cérébrale, le client n'est plus inconscient. Au contraire, il est facilement troublé par des stimuli de toutes sortes (bruits, lumière, voix) et il peut devenir hyperactif, par moments. Progressivement, le pouls, la respiration, la température et les autres fonctions corporelles reviennent à la normale. Cependant, la guérison ne se fait pas aussitôt. Une céphalée résiduelle, des vertiges, une perturbation des facultés intellectuelles ou l'épilepsie sont souvent consécutifs à une lésion cérébrale irréparable.

Hémorragies épidurale, sous-durale et cérébrale

Les lésions les plus graves sont causées par des hématomes qui se développent dans la voûte crânienne (*Figure 55-8*). L'hématome peut être épidural, sous-dural ou cérébral, selon sa localisation. *Les signes et symptômes d'une ischémie cérébrale résultant de la compression d'un caillot varient selon la vitesse à laquelle les régions vitales sont envahies par ce dernier.* En règle générale, un petit hématome qui se développe rapidement peut être fatal, alors que le client peut s'adapter à un hématome plus important qui se développe lentement.

Hématome épidural (hémorragie ou hématome extradural)

Un traumatisme crânien peut causer une hémorragie au niveau de l'espace épidural (extra-dural). Elle peut être provoquée par la rupture de l'artère méningée moyenne, située entre la dure-mère et le crâne ; ce type d'hémorragie exerce une pression sur l'encéphale.

Plus fréquemment, ce sont des foyers hémorragiques situés le long d'une fracture qui provoquent des hématomes aigus. Les hématomes épiduraux surviennent le plus souvent dans la région temporale.

Le développement de l'hématome entraîne certains symptômes. Il cause une perte de conscience momentanée, au moment de la blessure, suivie d'un intervalle de récupération apparente (intervalle lucide). Cependant, l'intervalle lucide est parfois absent dans les cas d'hématome épidural, alors qu'il peut se produire dans les cas d'hématome sous-dural. Durant cet intervalle, l'hématome qui se développe est compensé par une absorption rapide du liquide céphalo-rachidien et une diminution du volume intravasculaire, ce qui régularise la pression intracrânienne. Cependant, lorsque ces mécanismes ne peuvent plus compenser, la moindre augmentation de volume du caillot sanguin peut faire élever considérablement la pression intracrânienne. Les signes de compression apparaissent alors soudainement et s'accompagnent généralement d'une détérioration de la conscience et de déficits neurologiques en foyer (dilatation et fixation d'une pupille, paralysie d'un membre) ; l'état du client se détériore rapidement.

Traitement.   On doit considérer l'hématome épidural comme un cas d'extrême urgence, car un déficit neurologique important ou même un arrêt respiratoire peut se produire en quelques minutes. Le traitement consiste à pratiquer des ouvertures dans la boîte crânienne (trous de trépan), à extraire le caillot et à arrêter le saignement.

Hématome sous-dural

Il n'est pas rare que, avec ou sans blessure, une hémorragie survienne à la surface de l'encéphale, sous la dure-mère. Une hémorragie sous-durale a le plus souvent une origine veineuse et le sang se répand sur la surface de l'encéphale. Un hématome sous-dural peut être soit aigu, subaigu ou chronique, selon le calibre du vaisseau atteint et la quantité de sang présente. Le client est habituellement comateux et ses signes cliniques sont semblables à ceux de l'hématome

épidural. Une élévation de la pression artérielle avec un ralentissement du pouls et de la respiration indique que l'hématome se développe rapidement.

Le taux de mortalité est élevé dans les cas d'hématome sous-dural aigu, car celui-ci s'accompagne souvent d'une contusion et d'une lacération corticale, ainsi que d'une lésion du tronc cérébral.

Si le client peut être transporté rapidement au centre hospitalier, on pratique immédiatement une craniotomie pour ouvrir la dure-mère et permettre ainsi l'extraction du caillot sous-dural solidifié. Le succès de l'intervention dépend aussi du contrôle de la pression intracrânienne et de la surveillance étroite de la fonction respiratoire. (Voir à la page 1205, les soins au client qui subit une opération intracrânienne.)

L'hématome sous-dural chronique ressemble à d'autres états et on peut le confondre avec un accident vasculaire cérébral. De fait, on l'a surnommé « le grand imitateur ». L'hémorragie est moins abondante et il y a compression du contenu intracrânien. Le sang qui circule à l'intérieur de l'encéphale change de consistance en l'espace de deux à quatre jours et devient plus épais et plus foncé. En quelques semaines, le caillot se rompt et il a la couleur et la consistance de l'huile à moteur. Finalement, il se produit une calcification ou une ossification du caillot. L'encéphale s'adapte à l'invasion de ce corps étranger et les signes cliniques et les symptômes du client varient. Il peut éprouver, par moments, une céphalée intense et présenter des signes neurologiques en foyer alternants, des troubles de la personnalité, une détérioration mentale et des convulsions en foyer. Malheureusement, le client risque de passer pour un « névrosé » ou un « psychotique », si la véritable cause des symptômes échappe au médecin.

Le traitement de l'hématome sous-dural chronique consiste à extraire le caillot par succion ou irrigation. Pour ce faire, on pratique un certain nombre de trous de trépan, ou une craniotomie, dans laquelle on ouvre la dure-mère et on évacue le sang, ainsi que les membranes, si nécessaire.

Hématome cérébral

Les hémorragies cérébrales surviennent le plus souvent chez les personnes âgées, à la suite d'une chute. Dans le cas de lésions cérébrales graves, des hémorragies dispersées peuvent survenir sous forme de pétéchies ou de gros hématome du parenchyme. Les signes et les symptômes neurologiques peuvent être masqués par le coma et la confusion. On peut pratiquer une craniotomie pour extraire le caillot, mais le taux de mortalité est élevé.

Approche générale

■ ÉVALUATION INITIALE

Dès que le client est admis à l'urgence, on fait un examen initial pour évaluer la gravité de la lésion et la fonction cérébrale et pour avoir un aperçu du pronostic. Cette évaluation peut être faussée si le client est sous l'influence de l'alcool ou de médicaments, car ses réactions peuvent être altérées. On peut risquer de passer outre un traumatisme crânien, en raison de traumatismes graves dans d'autres régions du corps.

D'où l'importance des observations suivantes :

- Le client ouvre-t-il les yeux ? En réaction à quel stimulus ?
- Dit-il des mots compréhensibles ?
- Répond-il aux ordres ?
- Bouge-t-il ses membres également des deux côtés ?
- Les pupilles sont-elles symétriques ? Réagissent-elles à la lumière ?
- Saigne-t-il des yeux ? des oreilles ? du nez ? de la bouche ?
- A-t-il des ecchymoses derrière l'oreille, sur l'apophyse mastoïde (signe de Battle) ?
- Présente-t-il des signes neurologiques en foyer (pupille fixe d'un côté, hémiparésie) ?
- Présente-t-il des signes d'une pression intracrânienne élevée (diminution du niveau de conscience, bradycardie, respirations irrégulières, voir à la page 1176) ?

Tous les témoins de l'accident doivent être interrogés. On doit leur poser les questions suivantes :

- Quelle est la cause de l'accident ? Un projectile ? Un coup sur la tête ? Une chute ? Quelles étaient la direction et la force du coup ?
- Le client a-t-il perdu conscience ? Si oui, pendant combien de temps ? Pouvait-on réveiller le client ? (Une amnésie et une perte de conscience consécutives à un traumatisme crânien indiquent généralement une lésion cérébrale importante.)
- Des convulsions se sont-elles produites ?

Surveillance des signes vitaux. Bien que la diminution du niveau de conscience du client soit l'indication la plus sûre d'un danger imminent, on doit surveiller les signes vitaux à intervalles réguliers, afin d'évaluer l'état intracrânien.

- Une augmentation rapide de la pression intracrânienne se manifeste par un ralentissement du pouls et de la respiration et par une augmentation rapide de la pression artérielle et de la température.
- Si la compression cérébrale se fait sentir sur la circulation cérébrale, les signes vitaux tendent à s'inverser : le pouls et la respiration s'accélèrent et la pression artérielle chute. Une fluctuation trop rapide des signes vitaux est de mauvaise augure.
- Une augmentation subite de la température est inquiétante, car l'hyperthermie augmente les demandes métaboliques de l'encéphale.

Cependant, une température de 38,5°C est assez fréquente à la suite d'un traumatisme crânien. On doit rechercher la présence d'une infection (thorax, voies urinaires, plaies) si la fièvre persiste. (Les soins infirmiers du client souffrant d'hyperthermie sont traités à la page 1181.)

Si l'encéphale lésé montre un œdème, on peut s'attendre à une augmentation de la pression intracrânienne. Dans un tel cas, un traitement énergique s'impose : éviter l'hypoxie ; administrer du mannitol, afin d'obtenir une déshydratation par osmose ; assurer une hyperventilation ; administrer des stéroïdes ; relever la tête du client lorsqu'il est au lit ; surveiller la pression intracrânienne ; et, si nécessaire, pratiquer une intervention neurochirurgicale. Si toutes ces mesures échouent, on administre une forte dose de barbituriques (pentobarbital) afin de réduire l'œdème cérébral. (Voir à la page 1178 les soins à donner au client dont la pression intracrânienne est élevée.) Le traitement aux barbituriques exige une surveillance constante de la part du personnel infirmier.

Problèmes du client et diagnostics infirmiers

Les problèmes du client comprennent une mauvaise perméabilité des voies respiratoires, une ventilation et une oxygénation cérébrales inadéquates, en rapport avec l'hypoxie ; des troubles nutritionnels, la perte de l'intégrité de la peau et la perte de la mobilité causés par les troubles de la conscience ; des soins personnels déficients, en raison de la perte de conscience et des troubles neurologiques ; et des troubles mentaux provoqués par le traumatisme crânien.

■ PLANIFICATION ET INTERVENTION

Objectifs

1. Rétablir la perméabilité des voies respiratoires supérieures et assurer une ventilation et une oxygénation cérébrale adéquates.
2. Rétablir l'état nutritionnel.
3. Maintenir l'intégrité de la peau.
4. Améliorer la mobilité.
5. Amener le client à participer à ses soins.
6. Améliorer l'état mental.

Les principaux objectifs infirmiers sont les suivants : (1) assurer une ventilation adéquate ; (2) faire une évaluation régulière des niveaux de réaction et de conscience du client ; (3) surveiller les signes vitaux et faire une évaluation continue ; (4) maintenir un apport nutritionnel et un équilibre hydro-électrolytique adéquats ; (5) prévenir d'autres lésions ou complications consécutives aux processus secondaires (anomalies physiques, physiologiques et métaboliques) ; et (6) instituer un programme d'enseignement au client et de réadaptation. Dès que l'évaluation initiale et les tests diagnostiques sont terminés, on doit tenir un relevé des signes neurologiques du client (voir plus loin). La figure 55-9 donne un résumé sommaire des soins infirmiers, en ce qui concerne les évaluations continues, les priorités en matière de soins infirmiers, les troubles anticipés et la rééducation du client qui a subi un traumatisme crânien.

Rétablissement d'une ventilation adéquate. L'un des objectifs les plus importants dans les cas de traumatismes crâniens est de rétablir et de maintenir la perméabilité des voies respiratoires. L'encéphale est extrêmement sensible à l'hypoxie et un déficit neurologique peut s'aggraver si le client est hypoxique. Le traitement vise à assurer une bonne oxygénation du sang afin de préserver la fonction cérébrale. Une obstruction des voies respiratoires cause une rétention du CO_2 et une hypoventilation, lesquelles produisent un engorgement cérébral et font augmenter la pression intracrânienne.

Les mesures thérapeutiques visant à assurer un échange d'air adéquat sont présentées aux pages 1186-1187 et comprennent les points suivants :

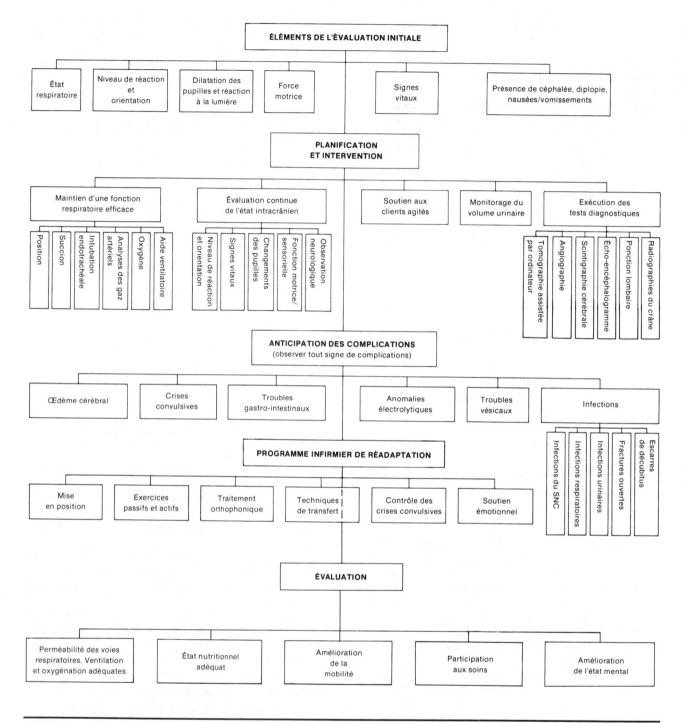

Figure 55-9 Soins infirmiers au client atteint d'un traumatisme crânien.

- Monitorage des gaz artériels afin de déterminer si la ventilation est adéquate. (On doit maintenir les gaz artériels dans les limites de la normale pour assurer un débit sanguin adéquat.)

- Recours à l'intubation endotrachéale et à la ventilation assistée pour traiter l'hypoxie.

- Utilisation de bonnes méthodes de succion. (Les sécrétions pulmonaires déclenchent la toux et l'effort, ce qui augmente la pression intracrânienne.)

- Surveillance des signes d'aspiration et d'insuffisance respiratoire.

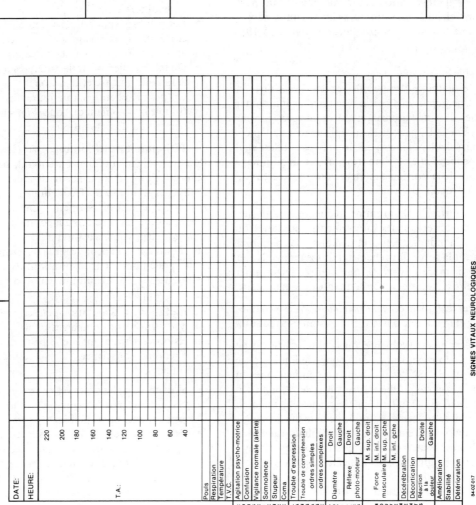

Figure 55-10 Exemple de fiche d'observation des signes vitaux neurologiques.

- Installation du client inconscient en décubitus ventral ou légèrement sur le côté, la tête du lit surélevée d'environ 30° pour faire baisser la pression veineuse intracrânienne.

Évaluation du niveau de réaction. Il est aussi important de faire une évaluation constante du niveau de réaction, car des changements irréversibles se produisent rapidement. Cette priorité, traitée en détail aux pages 1176 et 1181, comprend les étapes suivantes :

- Évaluation de l'orientation du client, de ses réactions aux stimuli auditifs et à la douleur, et de sa réaction aux commandements.
- Évaluation de ses réactions motrices aux stimuli (des réactions anormales entraînent un pronostic sombre).
- Observation de la présence ou de l'absence de paralysie et de réactions spontanées.
- Surveillance des changements, aussi subtils soient-ils, dans le niveau de réaction. (La détérioration de l'état du client peut être provoquée par le développement d'un hématome intracrânien ou par un engorgement ou un œdème cérébral.)
- Surveillance de tout signe neurologique de localisation.

Enregistrement des observations neurologiques (Échelle de coma de Glasgow). Pour obtenir une évaluation simple et objective de l'état neurologique du client, on peut recourir à une fiche d'observation des signes vitaux neurologiques, comme celle qui est reproduite à la figure 55-10.

Évaluation continue

- Évaluer si le client ouvre les yeux.
- Évaluer le diamètre des pupilles et leur réaction à la lumière. Une pupille dilatée qui réagit mal peut indiquer la présence d'un hématome qui exerce une pression sur le nerf crânien III, par suite du déplacement de l'encéphale. Si les deux pupilles demeurent fixes et dilatées, il faut soupçonner une blessure très grave et un dommage intrinsèque de la portion supérieure du tronc cérébral.
- Évaluer les réponses verbales.

Fonction motrice. On examine fréquemment la fonction motrice en observant les mouvements spontanés du client, en lui demandant d'élever et d'abaisser les membres et en comparant la force de préhension de ses mains. Noter s'il bouge un membre davantage que l'autre. Déterminer aussi sa capacité à parler et noter la qualité de son langage.

Écoulement du liquide céphalo-rachidien. Les yeux, les oreilles, le nez et la bouche doivent être examinés avec soin.

- Pour déterminer si l'otorrhée ou la rhinorrhée est de nature céphalo-rachidienne, on éponge le liquide avec une gaze stérile. Si l'écoulement ne contient que du sang, une tache rouge apparaîtra sur la gaze, mais s'il contient aussi du liquide céphalo-rachidien, un halo clair et humide se formera autour de la tache de sang.
- On peut aussi différencier le liquide céphalo-rachidien du simple mucus au moyen du Destrostix (utilisé aussi pour mesurer le glucose). Si l'indicateur tourne au bleu, c'est qu'il y a du glucose. Or, le liquide céphalo-rachidien contient du glucose, alors que le mucus n'en contient pas.

- L'écoulement de liquide céphalo-rachidien du nez ou des oreilles indique une fracture de la base du crâne. Si le client est conscient, on doit l'avertir de ne pas éternuer et de ne pas se moucher.
- On peut appliquer un tampon de coton stérile contre l'oreille ou sous les narines pour recueillir le liquide qui s'écoule.
- On surélève généralement la tête d'environ 30° pour faire baisser la pression intracrânienne et faire cesser l'écoulement. Cependant, quelques neurochirurgiens préfèrent que le client soit à plat. Une otorrhée ou une rhinorrhée persistante requiert généralement une intervention chirurgicale. Il faut aussi considérer que l'écoulement de liquide céphalo-rachidien peut masquer les signes cliniques habituels d'un hématome qui se développe, en empêchant la compression cérébrale.

Liquides et électrolytes. Une lésion cérébrale peut entraîner des dérèglements métaboliques et hormonaux.

- On effectue des analyses des électrolytes sanguins et urinaires et des analyses d'osmolalité, car les traumatismes crâniens peuvent être accompagnés de troubles de la régulation du sodium. La rétention de sodium peut durer plusieurs jours et se transformer en natriurèse. On doit surveiller les signes de léthargie, de confusion et de convulsions, que peut causer un déséquilibre électrolytique.
- Les troubles endocriniens sont évalués en mesurant les concentrations sériques des électrolytes, la glycémie, ainsi que les ingesta et les excreta.
- On fait régulièrement des analyses d'urine pour mesurer le taux de glucose et d'acétone.
- On pèse le client chaque jour, surtout s'il présente un trouble hypothalamique ou si l'on soupçonne le développement du diabète insipide.

Traitement nutritionnel. Après trois à quatre jours d'un traitement liquidien parentéral, on peut commencer l'alimentation par sonde nasogastrique. De petites quantités d'aliments administrées fréquemment diminuent les risques de diarrhée et de vomissements. En surélevant la tête du lit et en faisant la succion du contenu stomacal avant de nourrir le client (pour s'assurer qu'il ne reste pas de nourriture dans l'estomac), on peut éviter la distension, la régurgitation et la pneumonie par aspiration. (Les principes et les techniques de l'alimentation par tube nasogastrique sont traités à la page 665.)

Agitation. L'agitation peut être causée par l'hypoxie, la fièvre, la douleur ou une vessie pleine. Elle peut indiquer une lésion cérébrale, mais elle peut aussi annoncer que le client reprend conscience. (Une certaine agitation peut être bénéfique.)

- S'assurer que les voies respiratoires sont libres et que la vessie n'est pas distendue. On doit aussi s'assurer que les bandages et les plâtres ne serrent pas.
- Il n'est pas conseillé de calmer l'agitation avec des opiacés et des narcotiques, car ces substances inhibent la respiration, contractent les pupilles et altèrent le niveau de réaction du client. Cependant, on peut administrer de faibles doses d'hydrate de chloral, de paraldéhide ou de tranquillisants.

- Pour éviter que le client ne se blesse et ne débranche les tubes, on matelasse les ridelles et on met des moufles au client. On doit éviter les contentions, car tout effort peut faire augmenter la pression intracrânienne.
- Lubrifier la peau avec de l'huile ou une lotion émolliente pour prévenir l'irritation que peut provoquer le frottement contre les draps.
- Si l'incontinence est un problème, on peut installer un condom urinaire (chez l'homme). Puisque l'utilisation prolongée d'un cathéter à demeure entraîne inévitablement une infection, on peut faire des cathétérismes à intervalles réguliers.

Complications. Les traumatismes crâniens qui causent un coma sont fatals chez environ 30% à 50% des clients. Les complications qui font suite à ces traumatismes comprennent la paralysie de certains nerfs (anosmie, anomalies du mouvement extra-oculaire), des déficits neurologiques en foyer (aphasie, pertes de mémoire, épilepsie post-traumatique), une pneumonie, de l'œdème cérébral, une infection et des complications vasculaires. Les effets post-traumatiques dépendent généralement de la gravité du traumatisme et comprennent une céphalée, des étourdissements et du vertige, une instabilité ou une irritabilité émotionnelle, une lésion cérébrale, des névroses et des psychoses.

Crises convulsives. Les crises convulsives qui font suite à un traumatisme crânien (épilepsie post-traumatique) peuvent être dues à une meurtrissure du cortex ou être associées à une hémorragie intracrânienne. La pression intracrânienne peut augmenter considérablement pendant les convulsions. Pour contrôler la crise, on administre du diazépam (Valium) par voie intraveineuse. Lorsque le client est calmé, on lui administre de la phénytoïne (Dilantin).

Rééducation. On recourt à des techniques de rééducation telles que des exercices musculaires, une mise en position adéquate pour prévenir les contractures, des soins de la peau adéquats pour prévenir les escarres de décubitus et un programme d'exercices progressifs. On rétablit, chez le client qui reprend conscience, les notions de temps, de lieu et de personnes. Un éclairage adéquat peut prévenir les hallucinations visuelles.

État de choc. Bien que l'état de choc soit rarement la conséquence d'un traumatisme crânien, il se produit souvent chez le client qui a subi d'autres blessures. Les fractures des membres et des vertèbres, les plaies thoraciques, la rupture d'organes internes, etc., peuvent être des causes extra-crâniennes d'un état de choc chez les polytraumatisés. Puisque l'état de choc est un danger de mort imminente, son traitement immédiat devient prioritaire. Le tableau 54-1 fournit des données comparatives utiles pour l'évaluation clinique du client.

- *On ne doit jamais placer un client qui a subi une lésion cérébrale et qui est en état de choc avec la tête en position déclive, afin de ne pas augmenter les risques d'œdème et d'hémorragie cérébrale.* On peut élever les membres pour augmenter le retour veineux.
- On traite l'état de choc par des transfusions de plasma ou de sang entier. (Le plasma et le sang ont tendance à rester dans le compartiment intravasculaire, alors que les cristalloïdes peuvent traverser la barrière hémato-encéphalique lésée, chez le client qui présente une contusion, une lacération ou une hémorragie cérébrale.)
- On installe un cathéter à demeure afin de mesurer la diurèse horaire et de déterminer si la perfusion est adéquate.
- On prend note des ingesta et des excreta. On doit surveiller la pression veineuse centrale pour déterminer les quantités adéquates de liquides. On peut garder le client légèrement déshydraté pour diminuer le volume de liquide extra-cellulaire.

Éducation du client et de sa famille. On encourage le client à poursuivre son programme de rééducation après avoir quitté le centre hospitalier, car son état peut continuer à s'améliorer pendant trois ans, et même davantage. La disparition des céphalées est un signe de guérison très fiable. Pour assurer le bien-être de la tête durant le sommeil, on peut ajouter un second oreiller ou un appui-dos.

Comme les convulsions post-traumatiques sont fréquentes, on peut prescrire des anticonvulsivants pendant un ou deux ans. On encourage le client à reprendre graduellement ses activités. En cas de lésions cérébrales, les membres de la famille doivent comprendre et s'efforcer de s'adapter aux accès de colère, de pleurs, etc., et ils doivent évaluer avec réalisme les capacités du client. Il est difficile de comprendre et d'accepter les changements de comportement chez un être qu'on aime. On doit aider la famille, que ce soit au travail ou dans les relations avec autrui et lui laisser le temps de s'adapter à la situation.

Si le client quitte le centre hospitalier peu de temps après son accident, on demande à la famille d'observer certains signes et d'avertir le médecin ou la clinique ou encore de ramener le client en urgence s'il présente l'un ou l'autre de ces signes : difficulté à rester éveillé et à parler, confusion, céphalées intenses, vomissements, variations de pouls, dilatation inégale des pupilles ou faiblesse d'un côté du corps.

■ ÉVALUATION

(Voir également les soins au client inconscient, à la page 1181.)

Résultats escomptés

Le client réussit à :

1. Atteindre et maintenir la perméabilité des voies respiratoires supérieures ainsi qu'une ventilation et une oxygénation adéquates.
   a) Obtient les résultats suivants :
      1) gaz artériels dans les limites de la normale ;
      2) bruits vésiculaires normaux ;
   b) Tousse pour éliminer les sécrétions.
2. Retrouver et conserver un état nutritionnel adéquat.
   a) A moins de 50 mL de matières résiduelles dans l'estomac avant chaque gavage ;
   b) Ne présente aucune distension stomacale et ne vomit pas ;
   c) A des ingesta et des excreta liquidiens équilibrés et dans les limites de la normale ;
   d) Maigrit très peu.

3. Retrouver et conserver une peau saine.

Ne présente aucun signe de dégradation de la peau ou d'escarres de décubitus.

4. Montrer une amélioration de la mobilité.
   a) Suit les directives sur le changement de position au lit ;
   b) Ne souffre pas de contractures, de rotation externe de la hanche ou de flexion plantaire ;
   c) Ne présente aucune raideur articulaire lors des exercices passifs d'amplitude de mouvement.

5. Participer à ses soins.

S'efforce de se soigner et de participer aux activités quotidiennes au fur et à mesure que le niveau de réaction s'améliore et que la confusion s'estompe.

6. Montrer que son état mental s'améliore.
   a) Est moins confus ;
   b) Manifeste de l'inquiétude au sujet de son comportement durant la période d'inconscience ;
   c) Fait des exercices pour améliorer sa mémoire ;
   d) Planifie avec réalisme son retour au travail ;
   e) Comprend l'importance de prendre quotidiennement de la phénytoïne.

☐ LÉSIONS DE LA MOELLE ÉPINIÈRE

Les lésions de la moelle épinière sont très fréquentes. La moitié de ces lésions sont causées par des accidents de la route, alors que la plupart des autres se produisent lors d'une chute, d'un accident de travail ou au cours de la pratique d'un sport, ou sont causées par une arme à feu. Les deux tiers des victimes sont âgées de 30 ans ou moins. Ce type de blessure est souvent accompagnée d'autres lésions et de complications médicales. Les traumatismes de la moelle épinière surviennent le plus souvent au niveau de la 5e, de la 6e et de la 7e vertèbre cervicale, de la 12e vertèbre dorsale et de la 1re vertèbre lombaire, en raison de la mobilité accrue de la colonne vertébrale dans ces régions.

Mesures préventives. Pour éviter ces lésions à l'effet dévastateur et catastrophique, on doit suivre les conseils suivants : (1) rouler moins vite, (2) utiliser la ceinture de sécurité, (3) porter un casque en motocyclette, (4) ne pas prendre d'alcool, de drogues ou certains médicaments lorsqu'on doit conduire un véhicule, (5) suivre les règles de sécurité lorsqu'on est sur l'eau, (6) prévenir les chutes et (7) porter un équipement protecteur lorsqu'on pratique certains sports. Le personnel paramédical doit savoir pourquoi il est important de recourir à certaines techniques pour dégager un accidenté coincé dans son véhicule et pour assurer son transport jusqu'au service d'urgence le plus proche, afin d'éviter qu'il ne subisse des dommages irréparables de la moelle épinière.

Pathogenèse des lésions de la moelle épinière. Les lésions de la moelle épinière vont de la simple commotion temporaire (guérissable) à la contusion, à la lacération et à la compression de la moelle et même jusqu'à la section complète de la moelle (qui cause une paralysie de la région au-dessous de la lésion). En cas d'hémorragie de la zone atteinte, le sang s'infiltre dans les espaces extradural, sous-dural ou sous-arachnoïdien du canal rachidien. Immé-diatement après l'accident (contusion ou déchirement), les fibres nerveuses commencent à enfler et à se désintégrer. La circulation sanguine vers la matière grise de la moelle est restreinte. Non seulement le système vasculaire de la moelle est atteint, mais il semble qu'un processus pathogène est responsable de la dégradation progressive de la lésion de la moelle. Une série de réactions se succèdent, provoquant une ischémie, une hypoxie, de l'œdème et des lésions hémor-ragiques, lesquels, à leur tour, causent la destruction de la myéline et des axones.

On a cru pendant longtemps que ces réactions secon-daires étaient en grande partie responsables de la dégé-nérescence de la moelle au niveau de la lésion, mais il semble, aujourd'hui qu'elles seraient réversibles quatre à six heures après l'accident. Ainsi, si la moelle n'a pas subi de lésions irréparables, on doit instituer un traitement *précoce*, pour empêcher que la lésion partielle ne devienne totale et permanente. La dexaméthasone agit comme anti-inflam-matoire ; le mannitol diminue l'œdème et le dextran empêche la pression artérielle de descendre trop rapidement et améliore la circulation capillaire. On étudie actuellement l'efficacité des techniques par le froid ou de la perfusion hypothermique de la région lésée pour contrer les forces autodestructrices qui font suite à ce type de lésion. L'uti-lisation de stéroïdes à fortes doses pour maintenir l'intégrité vasculaire de la moelle, à la suite d'une lésion aiguë, s'avère très prometteuse, selon certains chercheurs.

Soins d'urgence

Les premiers soins donnés au blessé sur les lieux de l'accident sont critiques, car une erreur de manipulation peut causer d'autres lésions et un grave déficit neurologique. Chez toute personne qui a subi un traumatisme à la tête et au cou, on doit soupçonner une lésion de la moelle épinière, jusqu'à preuve du contraire.

- Sur les lieux de l'accident, on doit immobiliser la victime à l'aide d'une planche dorsale, en plaçant la tête et le cou dans une position neutre pour éviter qu'une blessure légère ne s'aggrave.
- Un des membres de l'équipe de sauveteurs se charge de tenir la tête de l'accidenté pour prévenir toute flexion, rotation ou extension.
- Il faut placer ses mains de chaque côté de la tête du blessé pour maintenir la traction et l'alignement, lorsqu'on l'immobilise sur une planche dorsale ou qu'on lui installe un collier cervical.

Il faut au moins quatre personnes pour transférer le blessé sur la planche, en vue de son transport au centre hospitalier. Tout mouvement de torsion peut causer un dommage irréversible à la moelle épinière, car un fragment de vertèbre peut couper, écraser ou sectionner complètement la moelle. Il est préférable de diriger le blessé vers un centre régional spécialisé en traumatismes, où des spécialistes pourront intervenir pour tenter de contrecarrer les effets destructeurs qui peuvent se produire dans les quelques heures qui suivent l'accident.

Transfert du client. Pendant son séjour aux services d'urgence et de radiologie, on place le client sur une planche. Son déplacement sur un lit pose à l'infirmière un problème bien précis :

- Le client doit toujours demeurer en position d'extension. Aucune partie de son corps ne doit subir de torsion et on ne doit jamais l'autoriser à s'asseoir.

Au début, le client devrait être installé sur un cadre de Stryker. Plus tard, si aucune lésion médullaire n'a été diagnostiquée, on peut le transférer, sans danger, dans un lit conventionnel. Toutefois, si le client a réellement subi une lésion de la moelle épinière et qu'on ne dispose pas de cadre de Stryker, on doit le placer sur une planche recouverte d'un matelas ferme. Pour transférer le client de la planche au cadre de Stryker, on doit procéder de la manière suivante :

- Placer la planche directement sur la partie postérieure du cadre.
- Détacher les courroies de la planche, sauf celles qui maintiennent la tête en place.
- Placer une couverture enroulée entre les jambes.
- Mettre en place la partie antérieure du cadre et bien attacher les courroies.
- Retourner le cadre de manière que le client soit en position de décubitus ventral.
- Détacher les courroies et enlever la partie postérieure du cadre. Défaire avec soin les courroies qui retiennent la tête, puis enlever la planche de transfert.

Évaluation et manifestations cliniques

Les conséquences d'une lésion à la moelle épinière dépendent de l'endroit où est survenue la lésion. Il se produit une perte sensorielle totale et une paralysie motrice au-dessous du niveau de la lésion, une perte de contrôle de la défécation et de la miction (en général une rétention urinaire et une distension vésicale), une perte de la sudation et du tonus vaso-moteur au-dessous du niveau de la blessure, et une forte réduction de la pression artérielle, à cause d'un manque de résistance vasculaire périphérique.

Si le client est conscient, il se plaindra probablement d'une douleur locale aiguë qui peut irradier le long du nerf atteint. Souvent, il exprimera sa peur d'avoir une fracture du cou ou du dos.

On procède régulièrement à des examens neurologiques, en portant une attention toute spéciale à la fonction distale correspondant au niveau de la blessure. Il faut noter tout signe d'amélioration ou de détérioration.

Fonction respiratoire

Respiration

- On doit évaluer la respiration, car on observe fréquemment des problèmes respiratoires chez le client qui a subi une lésion de la colonne cervicale ; ces problèmes sont peut-être causés par une paralysie des muscles intercostaux et abdominaux. (L'innervation du diaphragme est assurée en grande partie par le segment C-4, par le biais du nerf phrénique.)
- On évalue la force avec laquelle le client tousse.
- On mesure la capacité vitale qui sert d'indicateur de l'insuffisance respiratoire.

- On commence une oxygénation par voie nasale, pour maintenir la pression partielle en oxygène élevée, surtout en présence d'une atteinte des voies respiratoires.
- On stimule électriquement les nerfs phréniques pour faire contracter le diaphragme, chez les clients atteints d'une paralysie respiratoire associée à une quadriplégie.
- Si l'intubation endotrachéale s'avère nécessaire, on doit l'effectuer en veillant à ne pas repousser la tête vers l'arrière.

Fonction sensori-motrice

(Le niveau de la lésion de la moelle épinière correspond au segment le plus bas de la moelle épinière, sans atteinte des fonctions sensori-motrices.)

- On évalue, dès que possible, les changements sensori-moteurs survenus au-dessous du niveau de la lésion. On doit noter les résultats de ces observations, afin de pouvoir déterminer, avec exactitude, si l'état neurologique du client s'aggrave ou s'améliore.
- On évalue la capacité motrice en demandant au client d'écarter les doigts, de serrer la main de l'examinateur, et de bouger les orteils ou de tourner les pieds.
- On évalue la sensibilité en pinçant la peau ou en la piquant avec une épingle, en commençant au niveau de l'épaule et en descendant le long des deux côtés des membres supérieurs. On demande au client d'indiquer les régions où il ressent la sensation. On note également la présence ou l'absence de sudation, car celle-ci ne devrait pas se produire au niveau des régions paralysées.
- Un œdème de la moelle épinière peut se produire lorsque la lésion est grave et il peut compromettre sérieusement la fonction médullaire. C'est pourquoi il faut constamment observer l'apparition de toute perte sensori-motrice et de tout symptôme qui indiquerait une aggravation de l'état neurologique (*Figure 55-11*). Au moindre signe de changement, il faut aviser immédiatement le médecin. Il peut être impossible de déterminer, dans les premières heures de l'accident, si la moelle a été sectionnée, car les signes et les symptômes d'une section sont analogues à ceux d'un œdème de la moelle.

Choc spinal

- Il est important de déterminer si le client est en état de choc spinal (voir plus loin).

Fonction vésicale

- Immédiatement après une lésion de la moelle épinière, la vessie devient atonique et ne peut se contracter. Cette hyperextension vésicale peut endommager les voies urinaires. Le traitement consiste à effectuer des cathétérismes à intervalles réguliers, pour prévenir l'hyperextension vésicale et l'infection ; dans certains cas, on doit installer un cathéter à demeure.

Fonction gastrique

- On effectue une intubation et une succion gastriques pour restreindre la distension de l'estomac et prévenir les vomissements et l'aspiration.

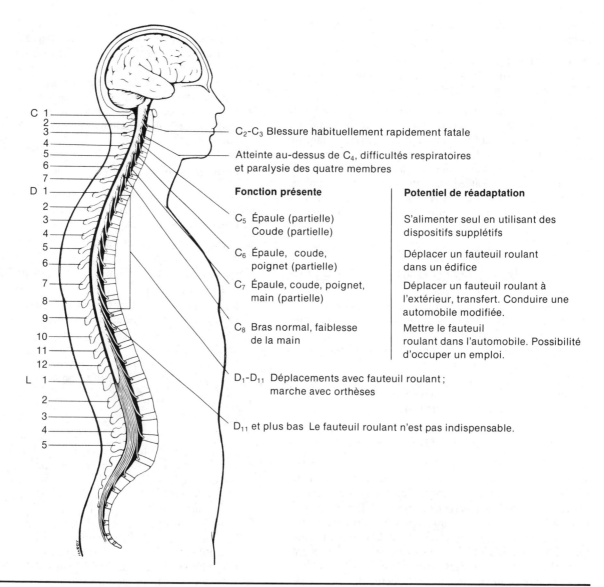

Figure 55-11   Séquelles des lésions de la moelle épinière et possibilités de réadaptation. (Les vertèbres sont numérotées à gauche du dessin et les nerfs rachidiens à droite.)

Fonction sexuelle
- La plupart des clients qui ont subi une lésion de la moelle épinière ont des inquiétudes face à leur vie sexuelle. Le personnel médical doit laisser le client exprimer ses craintes et l'assurer, ainsi que son conjoint, que leur vie sexuelle n'est pas terminée (voir plus loin).

Traitement définitif

Le traitement a pour but de prévenir de nouvelles lésions médullaires et de surveiller les symptômes d'une détérioration neurologique progressive.

Dès que le client a été réanimé et qu'on a stabilisé sa colonne vertébrale, on lui administre du mannitol pour réduire l'œdème de la moelle. On peut aussi utiliser des stéroïdes (dexaméthasone).

Le traitement d'une lésion de la colonne cervicale requiert l'*immobilisation, la réduction précoce et la stabilisation.*

Élongation cervicale.   Pour réduire la luxation des fractures et maintenir en alignement les vertèbres cervicales brisées, on utilise certains dispositifs d'élongation osseuse comme le plâtre ou le corset avec halo et l'étrier. Certains clients doivent subir une réduction ouverte (intervention chirurgicale). Mais, dans ce cas aussi, on doit prendre certaines mesures pour maintenir la réduction.

Élongation avec halo.   L'élongation avec halo, employée dans les cas de lésion de la colonne cervicale, offre certains avantages par rapport à l'élongation avec étrier. Non seulement ces dispositifs sont relativement simples à appliquer et confortables pour le client, mais la durée de l'hospitalisation est considérablement réduite. Les dispositifs

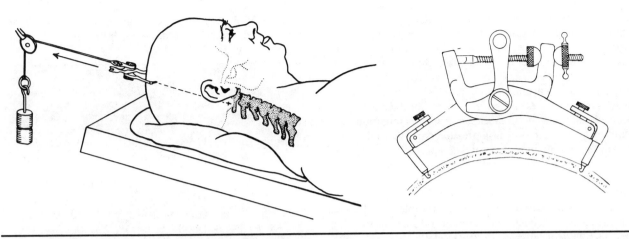

Figure 55-12 Schéma illustrant une méthode d'élongation cervicale. Noter que les pointes pénètrent dans la couche externe du crâne pour produire ainsi une traction directe. (Reproduit avec la permission de l'University of Virginia.)

destinés à l'élongation avec halo sont constitués d'un anneau en acier inoxydable qui s'adapte autour de la tête et que l'on fixe au crâne au moyen de quatre vis d'ancrage. L'ensemble est rattaché à un plâtre moulé au corps ou à un corset de plastique, qui en répartit la masse autour de la poitrine.

Le client peut ressentir une légère céphalée ou un faible malaise au niveau des vis d'ancrage durant les premiers jours. Au début, le client se plaint de l'apparence assez bizarre de ce dispositif, mais il ne tarde pas à l'apprécier à cause du bien-être qu'il lui procure au niveau du cou. Il peut se sentir « en cage » et se plaindre du bruit causé par le choc d'un objet quelconque sur le carcan métallique, mais on doit le rassurer en lui disant qu'il s'y habituera peu à peu.

On rase le cuir chevelu autour des vis d'ancrage pour faciliter l'évaluation et prévenir l'infection. On nettoie quotidiennement ces régions et on surveille l'apparition de rougeur, d'écoulement et de douleur. On doit toujours avoir un tournevis à portée de la main, au cas où les vis du cadre auraient besoin d'être resserrées. Si l'une des vis d'ancrage se détache, il faut stabiliser la tête du client dans une position neutre, pendant qu'une autre personne avertit le neurochirurgien.

Élongation avec étrier. Il existe toute une variété d'étriers à traction osseuse comme les étriers de Crutchfield (*Figure 55-12*), de Barton et de Vinke, que l'on doit ancrer dans le crâne. On les fixe généralement dans la table externe de la boîte crânienne, dans des trous pratiqués, sous anesthésie locale, au moyen d'une perceuse spéciale. L'étrier de Gardner-Wells s'applique directement (ne requiert aucun trou), et les pointes d'ancrage sont serrées à la main jusqu'à la profondeur désirée. Toutes ces opérations s'effectuent généralement en salle d'urgence, sous anesthésie locale.

Pour exercer la traction, on utilise des masses, dont la masse totale dépend de la taille de la tête du client et de l'ampleur du déplacement. (De nouveaux modèles d'étriers ont été conçus pour éviter les problèmes de décrochage dus à une masse excessive, etc.) La force de traction s'exerce le long de l'axe longitudinal des corps vertébraux, alors que le cou est en position neutre. Puis, on augmente graduellement la traction en ajoutant d'autres masses. Au fur et à mesure que la traction augmente, les espaces situés entre les disques intervertébraux s'élargissent et les vertèbres reprennent alors leur position. La réduction a généralement lieu lorsque l'alignement a été effectué correctement. Lorsque toutes les fractures ont été réduites (comme le démontrent les radiographies cervicales et l'examen neurologique), on enlève progressivement les masses, jusqu'à ce que la masse requise pour maintenir l'alignement soit obtenue. Les masses doivent pendre dans le vide, de manière à ne pas entraver la traction. Le client est placé sur un cadre de Stryker. Certains neurochirurgiens ne préconisent pas l'utilisation du lit CircOlectric dans les cas de lésion de la moelle épinière, car la pression exercée sur la fracture est trop forte lorsqu'on retourne le client en position verticale.

- On doit surveiller les signes d'infection, y compris l'écoulement autour des pointes d'ancrage. On examine périodiquement l'arrière du crâne pour y déceler des signes de pression et on peut faire des massages en prenant soin de ne pas bouger le cou.

Intervention chirurgicale. L'intervention chirurgicale s'avère nécessaire pour décomprimer la moelle épinière ou réduire une fracture ou une luxation cervicale, lorsqu'on ne peut traiter le client par l'élongation ou que des fragments osseux sont déplacés ou, encore, que la blessure risque de causer d'autres lésions.

Une laminectomie peut être indiquée dans le cas d'une lésion neurologique ascendante, lorsqu'on soupçonne un hématome épidural ou lorsqu'une plaie pénétrante nécessite un débridement chirurgical. On peut également pratiquer une opération pour mieux observer et explorer la moelle. (Les soins au client qui a subi une laminectomie sont décrits plus loin.)

Autres aspects du traitement

Choc spinal. Le choc spinal se manifeste par une disparition des réflexes médullaire (aréflexie) au-dessous du niveau de la lésion. Les muscles innervés par la section du segment médullaire située sous le niveau de la lésion deviennent complètement paralysés et flacides et les réflexes sont absents. La pression artérielle chute et toutes les parties du corps situées au-dessous du niveau de la lésion perdent toute motricité et toute sensibilité. Quant aux lésions de la moelle aux niveaux cervical et thoracique supérieur, elles entraînent une paralysie des principaux muscles respiratoires accessoires et des problèmes respiratoires : diminution de la capacité vitale, rétention des sécrétions, augmentation de la pression partielle en dioxyde de carbone et diminution de la pression partielle en oxygène, hypoxie, insuffisance respiratoire et œdème pulmonaire. Les réflexes qui amorcent les fonctions vésicale et intestinale sont également atteints. (Les soins au client qui souffre d'une vessie neurogène, c'est-à-dire d'un trouble vésical causé par une lésion du système nerveux central, sont traités à la page 867.) La distension intestinale et l'iléus paralytique causés par la disparition des réflexes peuvent être soignés par décompression intestinale. Le client ne transpire plus dans les régions paralysées, car l'activité du système sympathique est inhibée. C'est pourquoi il faut surveiller attentivement une augmentation brutale de la température. (Pour le traitement de l'hyperthermie, voir à la page 1181.)

- On soutient et on maintient le système de défense jusqu'à ce que le choc spinal s'apaise et que le système se soit rétabli du traumatisme (trois à six semaines). On doit surveiller tout particulièrement le système respiratoire. La pression intrathoracique risque d'être insuffisante pour permettre au client de tousser efficacement. On recourt à la physiothérapie thoracique pour permettre l'élimination des sécrétions pulmonaires.
- Pendant le choc spinal et les périodes d'immobilisation subséquentes, on examine le client pour rechercher des signes de thrombose veineuse, car l'embolie pulmonaire est une des causes principales de décès dans les premières semaines qui suivent l'accident. On peut commencer à administrer de faibles doses d'héparine par voie sous-cutanée.

Habituellement, la période aiguë du choc spinal est temporaire, mais certains effets peuvent durer plus longtemps. Si le client ne s'en remet pas complètement, le pronostic est incertain.

Prévention des escarres de décubitus. Comme le client doit rester immobilisé pendant un certain temps, les escarres de décubitus demeurent omniprésentes et représentent un danger. Dans les régions où les tissus subissent une pression continue et où la circulation périphérique s'effectue mal par suite du choc spinal et de l'immobilisation, les escarres de décubitus peuvent se développer en six heures.

- Pour prévenir les escarres de décubitus et empêcher que le sang et le liquide interstitiel ne s'accumulent dans les régions déclives, on doit tourner le client fréquemment.
- Il est essentiel d'examiner fréquemment la peau et de noter toute rougeur au-dessus des zones particulièrement sensibles.
- Éviter les vêtements serrés et les tisus qui n'absorbent pas l'humidité.
- On doit laver régulièrement la peau du client avec un savon doux, bien la rincer et la sécher en la tamponnant.

Encadré 55-5 Comment tourner un client sous élongation, avec étrier de Crutchfield (le client n'étant pas sur cadre de Stryker)

Si on utilise un étrier de Crutchfield et que le client n'est pas sur cadre de Stryker, on doit obtenir l'autorisation du médecin avant de tourner le client. La tête du client *ne doit jamais être fléchie*, ni vers l'avant, ni sur les côtés, et elle doit en tout temps être gardée en ligne droite avec l'axe de la colonne cervicale.

Pour tourner le client :

L'infirmière qui soutient la tête donne les ordres pendant le changement de position. Placer un oreiller entre les jambes du client pour empêcher que la jambe supérieure ne glisse en avant et que cela n'ébranle la tête du client.
Placer un oreiller longitudinalement sur la poitrine et poser le bras supérieur dessus. L'oreiller empêche l'épaule de fléchir et de tirer sur le cou lorsqu'on retourne le client.
Trois personnes doivent tourner le client « comme un billot » en s'assurant que l'épaule tourne en même temps que la tête et le cou. Une infirmière soutient la tête ; une deuxième, les épaules, et la troisième, les hanches et les jambes. Au moment où on tourne le client, on doit faire suivre la traction pour la garder en ligne droite avec la colonne cervicale. On doit adapter la position du client, de sorte que la traction, la tête du client et la colonne cervicale soient bien alignées. Pendant que l'infirmière soutient encore la tête en position latérale, on place un petit oreiller sous la tête afin de maintenir l'alignement cervical.

Le sacrum, les trochanters, les ischions, les épines iliaques, les genoux et les talons sont des zones particulièrement sensibles. On doit appliquer sur ces régions une crème émolliente afin de les garder douces et bien lubrifiées et les masser doucement dans un mouvement circulaire. La literie du client doit toujours être sèche.

- Le client doit connaître les dangers que représentent les escarres de décubitus et accepter d'assumer une part de responsabilité afin de les prévenir. (Voir à la page 148, pour d'autres aspects de la prévention des escarres de décubitus.)

Position. Le client doit en tout temps être parfaitement aligné. On doit habituellement le tourner toutes les deux heures. S'il n'est pas maintenu sur un cadre de Stryker, il ne faut jamais le tourner sans l'autorisation du médecin. (L'encadré 55-5 fournit des directives à ce sujet.) On place le client en décubitus dorsal, de la manière suivante :

On place les pieds contre une planche matelassée afin de prévenir le pied tombant. Il doit y avoir un espace entre le bout du matelas et la planche pour permettre la suspension libre des talons. Un morceau de bois placé à un bout du matelas empêche celui-ci de pousser contre la planche de bois. On applique des rouleaux trochantériens, de la crête iliaque jusqu'à mi-cuisse, le long des deux jambes, afin de prévenir la rotation externe de la hanche.

Exercices.   Les membres s'atrophient s'ils ne sont pas utilisés. Pour prévenir cette complication, le médecin peut prescrire une série d'exercices passifs d'amplitude de mouvement que le client pourra commencer 48 h à 72 h après le traumatisme. Ces exercices préservent le mouvement de l'articulation et stimulent la circulation. Une articulation immobilisée trop longtemps devient rigide, à cause de la contracture du tendon et de la capsule. On doit faire bouger les orteils, les métatarses, les chevilles, les genoux et les hanches au moins quatre fois et, idéalement, cinq fois par jour. Ces exercices peuvent prévenir plusieurs complications.

Complications.   Les complications pulmonaires, y compris une atélectasie suivie d'une pneumonie causée par une diminution de la ventilation, une toux inefficace, des sécrétions excessives, la succion des sécrétions et du contenu abdominal, etc., sont considérées comme des causes fréquentes de décès. Il peut également se produire des complications rénales et vésicales (infections, calcification, insuffisance rénale), ainsi qu'une exagération des réflexes autonomes. Les complications rénales et vésicales sont traitées à la page 867 et l'exagération des réflexes autonomes, à la page 1266.

Marche.   Après une période d'immobilisation complète (au moyen d'un dispositif en halo ou d'un étrier), dont la durée dépend de la gravité de la lésion et de son mécanisme, on peut permettre au client de se redresser progressivement. Le client doit porter un appareil orthopédique pour réduire le mouvement de sa colonne vertébrale et favoriser la cicatrisation des os. Les appareils orthopédiques les plus couramment employés sont une orthèse à deux pans soutenant le menton et la base de l'occiput, et munie d'une rallonge thoracique, et une orthèse cervicale à quatre pans, munie d'une rallonge thoracique. Dans le cas d'une fracture cervicale sans déficit neurologique, une réduction par élongation, suivie d'une période d'immobilisation de 16 semaines, permet de rétablir la fonction cervicale chez la majorité des clients. (Voir à la page 1265, pour la rééducation du client qui a subi une lésion cervicale permanente, c'est-à-dire le paraplégique.)

Hernie ou rupture d'un disque intervertébral

Le *disque intervertébral* est une plaque cartilagineuse qui forme un coussin entre les corps vertébraux. Une capsule entoure ce cartilage. Une substance gélatineuse ou pulpeuse en forme de boule à l'intérieur du disque constitue le *noyau pulpeux*. Dans une *hernie d'un disque intervertébral* (rupture du disque), le noyau pulpeux du disque fait irruption dans l'anneau fibreux qui entoure le disque, ce qui entraîne la compression du nerf. Cette protrusion ou rupture du noyau pulpeux est généralement précédée de transformations qui entraînent la dégénérescence. L'apparition de craquelures s'étendant dans l'anneau périphérique diminue la résistance à la hernie du noyau. À la suite d'une blessure (chute, accident et stress mineurs à répétition, comme le soulèvement d'objets), le cartilage peut subir une lésion.

Chez la majorité des clients, les symptômes immédiats provoqués par la blessure sont de courte durée et ceux qui sont causés par une lésion du disque n'apparaissent pas avant des mois et même des années. Puis, avec la dégénérescence du disque, la capsule est repoussée dans le canal rachidien, ou bien, elle peut se rompre et permettre au noyau pulpeux d'être expulsé à son tour contre le cul-de-sac dural ou contre un nerf rachidien, jusqu'à ce qu'il fasse saillie dans la colonne vertébrale (*Figure 55-13*). Cette suite de processus cause de la douleur, en raison de la pression exercée dans la région de distribution du nerf atteint. Si la pression persiste, le nerf dégénère et des changements surviennent dans la sensibilité et l'action réflexe.

Évaluation initiale

Manifestations cliniques.   Une hernie discale douloureuse peut survenir n'importe où dans la colonne vertébrale : niveau cervical, thoracique (cas rare) ou lombaire. Les manifestations cliniques dépendent de la localisation, de la vitesse d'évolution (cas aigu ou cas chronique) et des effets sur les structures environnantes.

Une *hernie discale cervicale* siège généralement au niveau des espaces situés entre C_5 et C_6 et entre C_6 et C_7. La douleur et la raideur se font sentir au cou, au-dessus des épaules et dans la région scapulaire. Parfois, le client peut interpréter ces signes comme des symptômes d'un trouble cardiaque ou d'une bursite. La douleur peut aussi se propager dans les membres supérieurs et dans la tête, et s'accompagner d'une paresthésie et d'un engourdissement. Une myélographie cervicale permet, en général, de confirmer le diagnostic.

La majorité des *hernies discales lombaires* siègent sur les disques L_4-L_5 ou L_5-S_1. Ce type de hernie cause des douleurs lombaires basses accompagnées de troubles sensori-moteurs. Le client se plaint de spasmes musculaires et la douleur irradie dans une hanche, puis dans la jambe (sciatique). La douleur s'aggrave lorsque le client effectue des mouvements qui font augmenter la pression du liquide rachidien (flexion, redressement, effort comme durant l'éternuement ou la toux) ; elle s'apaise lorsque le client se repose. Le client présente généralement une déformation posturale, car la douleur gêne le fonctionnement normal de la moelle épinière. Si le client repose sur le dos et tente de lever la jambe en la maintenant droite, la douleur irradie dans la jambe, car ce mouvement cause l'étirement du nerf sciatique. D'autres signes comprennent la faiblesse musculaire, une diminution des réflexes tendineux et une perte sensorielle.

Évaluation diagnostique.   Un myélogramme permet habituellement de mettre en évidence la zone de compression et de localiser la hernie discale. De nouvelles substances hydrosolubles (métrizamide) permettent aux clients de mieux tolérer la myélographie. On peut également faire une tomographie assistée par ordinateur. On effectue un examen neurologique pour déterminer si les réflexes, la sensibilité et la motricité sont normaux, malgré la pression exercée sur la racine du nerf. L'électromyographie permet de localiser avec précision les racines des nerfs rachidiens qui sont touchées.

Les soins infirmiers sont similaires à ceux prodigués dans le cas de douleurs lombaires (voir à la page 1336).

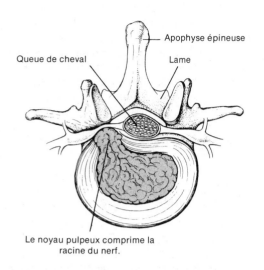

Apophyse épineuse

Queue de cheval   Lame

Le noyau pulpeux comprime la
racine du nerf.

Figure 55-13 Rupture d'un disque intervertébral. (*Source :* E.E. Chaffee et E.M. Greisheimer. *Basic Physiology and Anatomy*, 3ᵉ éd., Philadelphie, J.B. Lippincott.)

Traitement de la hernie discale cervicale

Le traitement a pour but (1) de laisser reposer les vertèbres cervicales pour permettre aux tissus mous de se cicatriser et (2) de réduire l'inflammation des tissus de soutien et des racines nerveuses atteintes. Il est important que le client demeure alité (deux semaines en général), car le repos élimine la tension créée par la gravité et libère les vertèbres cervicales de leur rôle de soutien de la tête. Le repos permet en outre d'enrayer l'inflammation et l'œdème des tissus mous entourant le disque, en décomprimant les racines nerveuses. Une position adéquate sur un matelas dur peut grandement contribuer à calmer la douleur.

La colonne cervicale est maintenue au repos et immobilisée au moyen d'un collier cervical, d'un dispositif d'élongation ou d'une orthèse. Le collier permet l'ouverture maximale des trous de conjugaison et maintient la tête en position neutre ou légèrement fléchie. Pendant la phase aiguë, le client doit porter le collier jour et nuit. On doit examiner la peau sous le collier pour s'assurer qu'elle n'est pas irritée. Lorsque le client n'éprouve plus de douleur, il doit commencer à faire des exercices isométriques pour renforcer les muscles du cou.

L'élongation cervicale s'effectue au moyen d'un dispositif rattaché à un poids et à une poulie. Cette technique distend les vertèbres et décomprime les racines nerveuses. On élève la tête du lit pour créer une contre-traction. Si la peau devient irritée, on matelasse le dispositif de soutien. L'expérience a démontré qu'un homme qui se rase est plus sujet à l'irritation cutanée ; la barbe constitue un coussin naturel.

On applique, à l'arrière du cou, des compresses humides chaudes (10 min à 20 min), plusieurs fois par jour, pour faire augmenter la circulation sanguine vers les muscles, détendre les muscles spastiques et permettre ainsi au client de se relaxer. On administre des analgésiques pendant la phase aiguë pour calmer la douleur, et des sédatifs pour

apaiser l'anxiété associée à la maladie. Les relaxants musculaires amélioreront le bien-être du client en faisant cesser les myospasmes. Les anti-inflammatoires comme l'aspirine, la phénylbutazone (Butazolidin), l'oxyphenbutazone (Tandearil), ou les stéroïdes, atténueront l'inflammation qui atteint les tissus de soutien et les racines nerveuses lésées. À l'occasion, on peut faire une injection de corticostéroïdes dans l'espace épidural dans le but de calmer la douleur radiculaire. On administre les anti-inflammatoires avec des aliments et un antiacide pour prévenir l'irritation gastro-intestinale. On doit effectuer des examens sanguins périodiquement, afin de déceler les dyscrasies possibles.

L'excision chirurgicale du disque hernié peut s'avérer nécessaire si un déficit neurologique grave apparaît, si un déficit déjà présent s'aggrave, si le client présente des signes de compression médullaire ou si la douleur ne disparaît pas ou augmente. Si nécessaire, on pratiquera une discectomie antérieure ou postérieure, dans la région cervicale (voir plus loin).

Éducation du client.   On doit mettre le client en garde contre les dangers d'une flexion, d'une extension ou d'une rotation extrême du cou qui peut survenir lors de travaux manuels. Le client ne doit jamais se coucher en position de décubitus ventral et il doit garder la tête en position neutre à l'aide d'un oreiller de plumes. Il ne doit jamais utiliser plus d'un oreiller, afin de prévenir la flexion du cou.

Pendant la phase aiguë, il doit éviter les longues balades en automobile, en raison des risques qu'entraînent les vibrations. Le client peut mettre jusqu'à six semaines pour se remettre d'une hernie discale grave.

Traitement de la hernie discale lombaire

Le traitement a pour but de calmer la douleur, de freiner l'évolution de la maladie et d'accroître la capacité fonctionnelle du client. On conseille au client de se reposer sur un matelas ferme (pour limiter la flexion de la colonne) afin d'atténuer les effets de la gravité et de décomprimer le disque. On aide le client à prendre une position confortable ; en général, la position de Fowler, avec légère flexion de la hanche et du genou, s'avère la plus satisfaisante.

Comme les myospasmes sont très fréquents dans la phase aiguë, on administre des relaxants musculaires. Les anti-inflammatoires et les stéroïdes à action générale aident à combattre l'inflammation des tissus de soutien et des racines nerveuses lésées. La chaleur humide et des massages atténuent les myospasmes et ont un effet sédatif sur le client.

Chimionucléolyse.   La *chimionucléolyse* (excision, au moyen de substances chimiques, du noyau pulpeux du disque lombaire) est une méthode employée pour traiter un disque lombaire qui fait saillie et qui s'accompagne d'une irritation radiculaire. Le traitement consiste à injecter de la chimiopapaïne dans le disque lésé. La chimiopapaïne est une enzyme extraite du papayer. Par son action protéolytique, elle dissout une partie du noyau pulpeux, ou tout le noyau, ce qui diminue la pression exercée sur les racines nerveuses adjacentes et calme ainsi la douleur.

On considère cette technique comme l'étape ultime du traitement conservateur de la hernie discale lombaire et non pas comme une solution de remplacement à l'ablation chirurgicale d'un fragment discal situé dans le canal rachidien. Signalons que cette enzyme peut entraîner une réaction anaphylactoïde.

Intervention chirurgicale. Une faiblesse et une atrophie musculaire, la perte des fonctions sensori-motrices et une douleur aiguë constante sont les signes d'une grave déficience neurologique. Dans un tel cas, on doit pratiquer une intervention chirurgicale (hémilaminectomie avec exposition de la racine nerveuse atteinte et ablation du fragment discal). Si plusieurs disques sont touchés, la douleur et l'invalidité tendent à réapparaître, et une autre intervention s'avère nécessaire. On pratique alors une arthrodèse (voir plus loin).

Éducation et réadaptation du client. Dès que l'inflammation et l'œdème ont disparu, le client peut commencer à marcher graduellement. Chez les clients dont les muscles abdominaux sont affaiblis, le port d'un corset ou d'un dispositif de soutien peut être nécessaire pour faire rentrer l'abdomen, rétablir la courbure sacro-lombaire et ainsi, atténuer la tension exercée sur les ligaments.

Pour corriger les problèmes mécaniques sous-jacents, souvent responsables des douleurs au bas du dos, on peut planifier des exercices pour renforcer les muscles abdominaux et augmenter la souplesse ainsi que l'élasticité des muscles et des ligaments qui soutiennent la colonne vertébrale. Les exercices suivants sont recommandés :

1. S'allonger sur le sol, les genoux fléchis, les pieds reposant à plat et les bras croisés sur la poitrine.
2. Soulever lentement la tête et les épaules, puis se relaxer. Recommencer plusieurs fois de suite et augmenter la fréquence quotidiennement.
3. Fléchir lentement le tronc, puis relaxer.
4. Faire ces exercices quotidiennement pendant une période indéterminée.
5. Cesser l'exercice si la douleur tend à s'aggraver.

On conseille au client de dormir sur le côté, les genoux et les hanches en flexion (un oreiller entre les jambes). Il ne doit jamais dormir sur le ventre, afin de prévenir l'hyperextension de la colonne vertébrale. Il faut inciter le client à se tenir correctement lorsqu'il se tient debout, s'assoit, marche ou travaille. On doit lui montrer à se relever correctement en pliant les genoux et en maintenant le dos droit ; il ne doit soulever aucun objet au-dessus du niveau des coudes. La personne obèse dont l'abdomen fait saillie et qui souffre de lordose éprouve une douleur dorsale chronique ; il faut l'encourager à suivre une cure d'amaigrissement. (Voir également, à la page 1340, l'éducation du client souffrant de douleurs lombaires.)

Excision chirurgicale d'un disque hernié

L'excision chirurgicale d'un disque hernié s'avère nécessaire lorsque la déficience neurologique évolue (faiblesse et atrophie musculaires, perte de la fonction sensori-motrice et perte du contrôle des sphincters) et que la sciatique persiste. L'intervention a pour but de calmer la douleur en diminuant la pression exercée sur la racine des nerfs. Grâce à la microchirurgie, on peut, en pratiquant une petite incision, extraire le tissu malade, sans trop léser le tissu sain, ce qui cause un moins grand traumatisme à l'organisme. Durant toute l'opération, on surveille la fonction de la moelle épinière au moyen d'un appareillage électronique.

Pour calmer la douleur, on recourt à différentes techniques opératoires, selon le type de hernie discale, le risque de morbidité et les résultats escomptés :

Excision discale : Ablation du tissu discal hernié et des tissus environnants.
Laminectomie : Résection d'une ou de plusieurs lames vertébrales pour exposer les éléments nerveux du canal rachidien ; cette opération permet d'inspecter le canal, de déceler et d'extraire le tissu malade et de diminuer la compression de la moelle et des racines médullaires.
Laminotomie : Séparation de la lame vertébrale d'avec l'apophyse épineuse.
Excision discale et arthrodèse : Greffe osseuse (provenant de la crête iliaque ou d'une banque d'os) employée pour fusionner l'apophyse épineuse ; cette opération a pour but de former un pont sur le disque défectueux, afin de stabiliser la colonne vertébrale.

Pour la région cervicale, on peut pratiquer une incision transversale sur la face antérieure ou postérieure du cou, pour extraire la masse qui a fait saillie dans le canal rachidien et le trou vertébral. Pour la région lombaire, on pratique une laminotomie postéro-latérale, pour extraire la masse.

Soins préopératoires. La majorité des clients éprouvent une certaine crainte face à une opération de la colonne vertébrale. On doit donc les rassurer en leur fournissant des explications détaillées. Lorsque l'infirmière établit le dossier du client, elle doit noter s'il se plaint de douleurs et s'il présente des signes de paresthésie et de myospasmes ; ces données seront comparées avec celles obtenues après l'intervention. L'examen préopératoire doit aussi comprendre une évaluation de la mobilité des membres ainsi que des fonctions vésicale et intestinale. Pour aider le client à se retourner après l'opération, on lui apprend à le faire tout d'un bloc (« comme un billot »). On doit aussi lui montrer, avant l'opération, à respirer profondément, à tousser et à faire des exercices musculaires qui l'aideront à maintenir le tonus musculaire.

Excision d'un disque cervical : soins postopératoires. Pendant toute la période postopératoire, on évalue fréquemment les signes vitaux pour déceler le moindre signe de difficulté respiratoire. Durant l'opération, il arrive que le nerf laryngé récurrent soit lésé par les rétracteurs, ce qui provoque un enrouement et une incapacité de tousser efficacement. L'élimination des sécrétions pulmonaires devient alors un problème qui requiert une physiothérapie thoracique. En général, le client se plaint principalement de maux de gorge, qu'il peut soulager au moyen d'un vaporisateur pour la gorge (Chloraseptic). Les vaporisateurs et les pastilles qui engourdissent la gorge sont à éviter, car ils peuvent causer le choc par leur effet d'engourdissement. Le client peut se plaindre de dysphagie, causée probablement par l'œdème de l'œsophage. Dans ce cas, on peut lui prescrire un régime alimentaire de consistance molle. Par suite de l'excision, par voie antérieure, d'un disque hernié au niveau cervical, on doit surtout surveiller une reprise soudaine de la douleur radiculaire, ce qui peut indiquer que la colonne vertébrale est devenue instable.

Excision d'un disque lombaire : soins postopératoires.

Après l'opération, il faut fréquemment surveiller les signes vitaux et examiner la plaie pour déceler une hémorragie, car la lésion vasculaire est une des complications postchirurgicales. Comme une lésion des racines nerveuses peut causer des déficits neurologiques postopératoires, on évalue périodiquement la sensibilité et la motricité des membres inférieurs, la coloration et la température des jambes, ainsi que la sensibilité au niveau des orteils. Il est important de surveiller aussi l'apparition possible d'une rétention urinaire.

On place un oreiller sous la tête du client et on élève les genoux légèrement, pour détendre les muscles du dos. Cependant, lorsque le client se tourne sur le côté, il doit éviter de trop fléchir les genoux. On doit l'inciter à changer de côté pour faire diminuer la pression et le rassurer sur le fait que le changement de position ne cause pas de lésion. Lorsque le client est prêt à se tourner, on abaisse le lit en position horizontale et on place un coussin entre ses jambes. Puis on le retourne tout d'un bloc, sans que le dos ne subisse la moindre torsion.

Après l'opération, le client peut ressentir des douleurs et des sensations étranges dans les jambes. En général, ces manifestations temporaires sont causées par l'inflammation, l'œdème et la tuméfaction du nerf comprimé. Parfois, même, c'est la présence de fragments du disque à la racine du nerf qui en est responsable. On administre des narcotiques et des sédatifs dans les premières heures suivant l'opération pour calmer la douleur et l'anxiété.

On incite le client à se lever très tôt. Pour l'aider à se lever, on le fait s'étendre sur le côté et on élève la tête du lit. On soutient sa tête et ses épaules, pendant qu'il tente de se mettre en position assise. Pendant ce temps, une autre personne l'aide à mettre ses jambes hors du lit. Tous ces mouvements doivent être accomplis doucement et lentement.

Dans les cas d'ablation discale nécessitant une arthrodèse, le client aura une autre plaie, si les fragments osseux sont prélevés sur la crête iliaque ou sur le péroné. On devra donc soigner cette plaie après l'opération et faire très attention en déplaçant la jambe lésée. On doit utiliser des oreillers pour assurer le maximum de confort et de soutien à la jambe et prendre certaines précautions pour éviter toute flexion ou extension brusque du genou, car de tels mouvements peuvent causer de vives douleurs. Dans ce cas, la convalescence est plus longue, car on doit laisser aux os le temps de bien se souder.

Complications de l'intervention chirurgicale.

Une personne ayant subi une excision discale à un niveau de la colonne vertébrale peut souffrir d'une autre dégénérescence à d'autres niveaux ou au même niveau. La hernie peut récidiver ou une autre peut apparaître n'importe où, si bien que le client peut devoir subir une autre intervention. Une arachnoïdite peut survenir après l'opération (ou après une

myélographie), causant une douleur diffuse, souvent brûlante, au bas du dos et qui irradie jusqu'aux fesses. L'excision discale peut laisser des adhérences et des cicatrices autour des nerfs rachidiens et de la dure-mère, lesquelles entraînent des changements inflammatoires susceptibles de causer une polynévrite chronique et une fibrose du tissu nerveux. L'excision discale peut atténuer la pression exercée sur les nerfs rachidiens, mais elle ne peut annuler les effets entraînés par l'atteinte et la cicatrisation du nerf, ni calmer la douleur qui s'ensuit. Après l'excision d'un disque lombaire, la douleur sciatique peut réapparaître et entraîner une incapacité.

Éducation du client.

Il faut prévenir le client que comme la cicatrisation ligamentaire prend plus de six semaines, il doit augmenter graduellement ses activités jusqu'au seuil de tolérance. Jusqu'à ce que cette cicatrisation ait eu lieu, il doit éviter les activités qui font fléchir la colonne vertébrale (conduite automobile). On peut appliquer de la chaleur dans le dos pour calmer les spasmes musculaires et permettre l'absorption des exsudats par les tissus. Il est important de prévoir des périodes de repos. On conseille au client d'éviter tout travail difficile durant les deux à trois mois qui suivent l'opération. On prescrit des exercices destinés à renforcer les muscles abdominaux et les muscles des gouttières vertébrales. Le port d'une orthèse ou d'un corset dorsal peut s'avérer nécessaire si les douleurs lombaires persistent. (Voir également, à la page 1340, l'éducation du client souffrant de douleurs lombaires.)

Tumeurs de la moelle épinière

Les tumeurs de la moelle épinière ou les tumeurs qui exercent une pression au niveau de la moelle, causent des symptômes pouvant aller de l'affaiblissement et de la perte des réflexes au-dessus du niveau tumoral, accompagnés de douleurs très localisées ou lancinantes, jusqu'à la perte progressive de la fonction motrice et la paralysie. En général, une douleur vive apparaît dans la région innervée par les racines des nerfs rachidiens qui vont de la moelle à la zone tumorale. De plus, une paralysie croissante se développe au-dessus du niveau de la lésion. L'examen neurologique permet de déterminer le niveau de la tumeur ; cependant, il est nécessaire de faire une myélographie pour en déterminer l'emplacement exact.

Traitement chirurgical.

Bien que l'ablation de la tumeur semble être la meilleure solution, elle n'est pas toujours réalisable (surtout si la tumeur est rattachée à la moelle). Cependant, les techniques de microchirurgie ont amélioré le pronostic du traitement chirurgical des tumeurs médullaires. Les soins infirmiers postopératoires sont semblables à ceux d'une excision discale. Les autres modes de traitement comprennent l'ablation partielle de la tumeur, la décompression de la moelle, la chimiothérapie et la radiothérapie.

Si le client souffre d'une compression épidurale de la moelle due à des métastases (provenant d'un cancer du sein, de la prostate ou du poumon), l'administration de fortes doses de dexaméthasone, combinée à la radiothérapie, calmera la douleur.

☐ CLIENT PARAPLÉGIQUE [1]

La *paraplégie* (perte de sensibilité et du mouvement au niveau des membres inférieurs) survient fréquemment à la suite d'un traumatisme causé par des accidents ou des blessures par balle, mais elle peut aussi survenir à la suite de lésions médullaires (disque intervertébral, tumeur, lésions vasculaires), d'une sclérose en plaques, d'infections et d'abcès médullaires, et de malformations congénitales. Le client doit suivre un programme de réadaptation très exigeant, lequel sera moins difficile s'il a reçu les soins infirmiers adéquats pendant la phase aiguë de la lésion ou de la maladie. Les soins infirmiers sont déterminants pour le succès du programme de réadaptation.

Soutien psychologique

Il peut s'écouler un certain temps avant que le client ne se rende compte de toute la gravité de son incapacité. Le client peut traverser différentes phases d'ajustements, comme le choc et l'incrédulité, la dénégation, la dépression, le chagrin et l'acceptation. Au cours de la phase aiguë, la dénégation peut être un mécanisme derrière lequel se cache le client pour ne pas avoir à affronter une terrible réalité. Lorsqu'il se rend compte du caractère définitif de la paraplégie (ou de la quadriplégie), il prend conscience « de ce qui ne sera plus jamais comme avant ». Il s'ensuit une période de dépression coïncidant avec la perte de l'estime de soi, aux plans de son identité, de sa vie sexuelle et de son rôle social. Comme tout être humain, il a besoin de se sentir fort, d'aimer et d'être aimé, mais ces besoins sont tous menacés, en raison de son état. Pour pouvoir surmonter un tel état de dépression, il doit être capable d'entrevoir une amélioration dans l'avenir. Ainsi, on doit l'aider à reprendre confiance en lui pour qu'il puisse prendre soin de lui et acquérir une certaine autonomie. Le rôle de l'infirmière consiste non seulement à le soigner pendant la phase aiguë, mais aussi à le renseigner, à le conseiller et à l'aider à acquérir de la mobilité et de l'autonomie.

Pour s'adapter à son incapacité, le paraplégique doit se fixer des objectifs réalistes pour l'avenir, en exploitant au maximum les capacités qui sont demeurées intactes. S'il rejette son incapacité, il sombrera dans le désespoir et refusera de suivre le programme thérapeutique. Les familles font généralement appel à un travailleur social et à d'autres services de soutien pour les aider à s'adapter aux changements qu'elles devront apporter dans leur mode de vie et dans leur situation socio-économique. (Voir à la page 138, les conséquences psychologiques d'un handicap.)

Support de la masse corporelle

Un client dont la moelle a été complètement sectionnée peut commencer très tôt à faire des exercices de support de la masse corporelle, car la blessure ne peut s'aggraver. Plus tôt les muscles sont renforcis, moins ils risquent de s'atrophier (atrophie due à la non-utilisation des muscles). Plus tôt le client pourra être mis en station debout, moins les os longs risquent de subir des changements dus à l'ostéoporose. Le support de la masse corporelle diminue les risques d'infection urinaire et de formation de calculs rénaux, et stimule de nombreux autres processus métaboliques.

Hypotension posturale. À cause d'un manque de tonus vaso-moteur dans les membres inférieurs, le client devient hypotendu lorsqu'il est debout. On observe une hypotension marquée chez tous ceux qui ont subi des lésions dans la moitié supérieure de la colonne dorsale. L'hypotension posturale survient lorsque les arcs réflexes, responsables de la vaso-constriction en station debout, ont été sectionnés. Il se produit une accumulation de sang dans les veines périphériques et dans le lit splanchnique à cause du manque de tonus musculaire et de la faible turgescence de la peau. Le retour veineux au cœur est réduit, et on constate une hypotension orthostatique et une diminution de la circulation cérébrale.

Pour remédier à ce problème, on peut utiliser une table inclinée afin d'aider le client à surmonter son instabilité vaso-motrice et à tolérer la position verticale. Il peut également porter des bas élastiques pour faciliter le retour veineux dans les jambes et une ceinture abdominale pour faire diminuer l'accumulation de sang dans la région abdominale.

La table inclinée permet de relever graduellement le client en position verticale. Au début, il se peut qu'il ne tolère qu'une inclinaison de 45° (ou moins) mais, graduellement, on augmente le degré d'inclinaison. On doit surveiller les signes d'intolérance comme les nausées, la transpiration, la pâleur, les étourdissements et la syncope. On mesure la pression artérielle avant d'incliner la table et au moment où le client y est installé, car les périodes en position de décubitus favorisent aussi le développement de l'hypotension orthostatique.

Si on ne dispose pas d'une table inclinée, on peut utiliser un fauteuil roulant à haut dossier inclinable et doté d'un dispositif pour étendre les jambes. Pour contrer les effets de l'hypotension, on relève lentement le dossier alors que l'appui-jambe est abaissé graduellement, sur une période de 7 à 10 jours. Lorsqu'il est dans le fauteuil roulant, le client peut ressentir des étourdissements, une tachycardie, de l'hypotension et un début de syncope. En cas d'étourdissements, on bloque les freins de la chaise roulante et on l'incline pendant quelques minutes. Si l'hypotension persiste, il peut se produire une anoxie cérébrale suivie d'un accident vasculaire cérébral, ce qu'il faut éviter à tout prix.

Rééducation intestinale

Le programme de rééducation intestinale vise à assurer une défécation par le conditionnement des réflexes. Cette technique est décrite à la page 162. Si la lésion médullaire s'est produite au-dessus de la région sacrée ou des racines des nerfs sacrés et qu'il y a réflectivité, on peut masser le sphincter anal pour stimuler la défécation. (Si la région sacrée ou les racines des nerfs sacrés sont atteintes, on ne

---

1. La *quadriplégie* (tétraplégie) est une perte de mouvement et de sensibilité au niveau des membres supérieurs et inférieurs. Ces clients ont besoin des mêmes soins infirmiers méticuleux que ceux administrés aux paraplégiques, afin de prévenir les complications. Leurs problèmes de réadaptation sont toutefois plus complexes. C'est pourquoi on traite les quadriplégiques dans des centres de réadaptation qui disposent d'un personnel et d'installations pouvant répondre à leurs besoins spécifiques.

masse pas le sphincter anal, car l'anus peut être relâché et manquer de tonus. Le massage est aussi contre-indiqué si le sphincter anal est en état de spasticité.) Pour masser le sphincter, on introduit un doigt ganté (préalablement lubrifié) dans le rectum sur une longueur de 2,5 cm à 4 cm, puis on imprime un mouvement giratoire le long de la paroi. On peut repérer assez tôt la zone qui déclenche le mieux la défécation. On effectue ce massage à intervalles réguliers (en général toutes les 48 h), après un repas ou au moment qui convient le mieux au client quand il est chez lui. On apprend au client à reconnaître les symptômes de fécalome (selles fréquentes et liquides ; constipation) et on le prévient de surveiller l'apparition d'hémorroïdes. Un programme de rééducation intestinale doit comprendre un régime renfermant une quantité suffisante d'aliments fibreux.

Exercices musculaires

Le régime d'un paraplégique est généralement riche en protéines, en vitamines et en kilojoules. Les parties non touchées du corps doivent être renforcées au maximum, pour que le client puisse se déplacer à l'aide de béquilles et d'orthèses. Les muscles des mains, des bras, des épaules, du thorax, de la colonne vertébrale, de l'abdomen et du cou doivent être renforcés, car toute la masse du client sera portée par ces muscles. Les triceps et les grands dorsaux sont des muscles très importants pour le client qui se soutient avec des béquilles, tandis que les abdominaux et les muscles du dos assurent le maintien de l'équilibre et de la position verticale.

Pour renforcer ces muscles, le client peut faire des tractions (*push-ups*) en décubitus ventral et des redressements assis (*sit-ups*). Il peut aussi étirer les bras en tenant des poids (il peut utiliser des appareils de traction). Il renforcera les muscles de la main en compressant une balle de caoutchouc ou en froissant des journaux.

C'est grâce aux encouragements de tous les membres de l'équipe de réadaptation que le client augmentera sa tolérance aux exercices destinés à améliorer la démarche.

Mobilité

Lorsque la colonne vertébrale est assez stable pour maintenir le client en position verticale, on peut commencer des exercices de mobilisation des membres. Les orthèses et les béquilles permettent à certains clients de se déplacer sur de courtes distances et même de conduire une voiture à conduite manuelle. L'utilisation de béquilles requiert une dépense considérable d'énergie. Les progrès technologiques modernes, comme les fauteuils roulants électriques et les fourgonnettes spécialement équipées, contribuent à augmenter l'autonomie et la mobilité des clients qui ont subi des lésions de la partie supérieure de la moelle épinière.

Un des objectifs fondamentaux des soins infirmiers est d'aider le client à surmonter l'impression qu'il est désormais inutile et de l'encourager dans sa réadaptation affective, ce qui doit être accompli avant qu'il ne réintègre le « monde extérieur ». Pour réaliser cet objectif, il ne faut pas oublier qu'une attitude trop sympathique fait naître chez le client un sentiment de dépendance qui va à l'encontre des objectifs du programme de réadaptation.

L'infirmière doit venir en aide au client lorsqu'il en a besoin, mais elle ne doit pas faire à sa place des activités qu'il pourrait accomplir s'il s'y efforçait. Ce type de soins révèle son efficacité lorsqu'on voit un client complètement démoralisé et démuni reprendre goût à la vie.

Complications

La *dysréflexie du système nerveux autonome* est un cas d'urgence aigu qui se manifeste par des réactions autonomes exagérées aux stimuli. Ce syndrome est caractérisé par une céphalée intense et percutante accompagnée d'une hypertension paroxystique, d'une transpiration abondante (le plus souvent au niveau du front), d'une congestion nasale et d'une bradycardie. Cette dysréflexie survient chez les individus dont la lésion médullaire siège au-dessus du niveau D_6 (centre sympathique du nerf splanchnique). L'élévation soudaine de la pression artérielle peut entraîner la rupture d'un ou de plusieurs vaisseaux cérébraux ou conduire à une augmentation de la pression intracrânienne. Un certain nombre de stimuli peuvent déclencher ce phénomène : la distension vésicale (cause la plus courante), la distension intestinale, la stimulation de la peau (par le toucher, la douleur ou la chaleur) ou la distension ou la contraction des viscères, en particulier les intestins (constipation, fécalome). Comme c'est un cas d'urgence, on doit tenter de supprimer le stimulus responsable et de prévenir toute complication grave.

- Asseoir le client pour faire baisser la pression artérielle.

- Drainer la vessie à l'aide du cathéter. Si le cathéter n'est pas perméable, l'irriguer avec une petite quantité de solution qui amorcera l'écoulement ou en installer un autre.

- Lorsque les symptômes se sont atténués, examiner le rectum pour rechercher la présence d'un fécalome. Si une telle masse est présente, on applique un onguent (Dibucaïne) 10 min ou 15 min avant d'extraire le fécalome, car une distension ou une contraction des viscères peut causer la dysréflexie.

- Tout autre stimulus susceptible de déclencher la dysréflexie, comme un objet sur la peau ou un courant d'air froid, doit être évité.

- Si toutes ces mesures ne parviennent pas à soulager l'hypertension et la céphalée atroce, on administre lentement, par voie intraveineuse, un ganglioplégique comme le chlorhydrate d'hydralazine (Apresoline).

- On doit indiquer sur le dossier du client qu'il fait des allergies.

On doit aviser tous les clients qui ont subi une lésion au-dessus de D_6, qu'ils sont sujets à la dysréflexie et que celle-ci peut même se déclarer à tout moment au cours de leur vie.

Autres complications.   Les autres complications de la paraplégie comprennent les infections vésicale et rénale (voir la section sur la vessie neurogène, à la page 867), les escarres de décubitus (page 148) et la dépression (pages 138 et 1265). L'ostéogenèse hétérotopique (excroissance osseuse) se produit chez 20% à 40% des clients qui ont subi un traumatisme médullaire et atteint les hanches, les genoux, les épaules et les coudes. Cette complication peut entraîner une variété de troubles de la mobilité. On utilise, à titre expérimental, l'étidronate disodique pour prévenir la formation ou retarder le développement de cette complication.

Problèmes de sexualité.   La plupart des clients qui ont subi une lésion de la moelle épinière parviennent à avoir des relations sexuelles satisfaisantes, après avoir surmonté leur anxiété. Les deux partenaires doivent bénéficier de conseils concernant le désir sexuel, les techniques particulières, les positions possibles et la découverte de la sensualité, ainsi que l'hygiène urétrale et anale reliée à certains aspects de l'activité sexuelle. Les hommes qui ont des problèmes d'érection peuvent utiliser des prothèses péniennes. Les services de réadaptation des grands centres spécialisés offrent aussi des services d'éducation et de consultation sexuelle. Les réunions de groupes au cours desquelles les clients peuvent échanger leurs sentiments, recevoir de l'information et discuter des aspects pratiques concernant leur sexualité peuvent les aider à adopter une attitude positive et à mieux s'adapter à leur nouveau mode de vie.

Soins à la maison : soins médicaux et réadaptation continus

Le client court certains dangers durant les premières semaines qui suivent son retour à la maison. Des infections urinaires, des escarres de décubitus et des contractures peuvent apparaître et nécessiter une nouvelle hospitalisation. Pour prévenir ces complications, on enseigne à un membre de la famille à donner des soins cutanés, à voir au cathétérisme, à effectuer les exercices d'amplitude de mouvement, etc., alors que le client est encore au centre hospitalier. L'infirmière des services de santé communautaire rend visite au client régulièrement pour s'assurer qu'il reçoit tous les soins nécessaires et répondre aux questions. Le conseiller attaché au service de réadaptation professionnelle fournit des conseils au client sur les possibilités d'emploi ou sur les programmes de formation scolaire ou professionnelle qui sont offerts.

Le client doit être suivi toute sa vie par un médecin, un physiothérapeute et d'autres membres de l'équipe de réadaptation, car la déficience neurologique est permanente et peut causer d'autres problèmes qui, s'ils sont négligés, risquent d'aggraver l'état physique et psychologique du client.

Quinzième partie

Les soins infirmiers et les affections du système locomoteur

56

L'évaluation de la fonction locomotrice

Le système locomoteur comprend les os, les articulations, les muscles, les tendons, les ligaments et les bourses séreuses. Les problèmes relatifs à toutes ces structures sont très fréquents et touchent tous les groupes d'âge. Bien qu'ils ne soient pas mortels, ils ont des conséquences fâcheuses quant à la productivité et à l'économie d'un pays. Enfin, signalons que l'infirmière, quelle que soit sa spécialisation, aura à traiter ce genre de problème presque quotidiennement.

☐ RAPPEL D'ANATOMIE ET DE PHYSIOLOGIE

Le système locomoteur représente le système le plus important de l'organisme. Les structures osseuses et le tissu conjonctif comptent pour environ 25% de la masse corporelle et la musculature pour environ 50%.

Ce système remplit de nombreuses fonctions : protection, support, locomotion, mise en réserve des sels minéraux, hématopoïese et production de chaleur. Les os protègent les organes vitaux comme l'encéphale, le cœur et les poumons. Le squelette constitue une charpente puissante et robuste et la musculature qui y est associée permet au corps de se mouvoir. Le calcium, le phosphore et le magnésium sont quelques-uns des minéraux mis en réserve dans la matrice osseuse et qui contribuent à la solidité de l'os. La moelle osseuse rouge est responsable de la production des globules rouges et blancs. Les muscles, en se contractant, permettent le mouvement et produisent de la chaleur.

Système squelettique

Anatomie. Le corps humain comprend 206 os divisés en quatre catégories : les os longs (comme le fémur), les os courts (comme les tarses), les os plats (comme le sternum) et les os irréguliers (comme les vertèbres).

Les os longs ressemblent à des tiges arrondies aux extrémités. Le corps de l'os, ou diaphyse, est constitué d'os compact. Les extrémités, ou épiphyses, sont faites d'os spongieux. Le cartilage épiphysaire (cartilage de conjugaison)

sépare la diaphyse de l'épiphyse ; il est ossifié chez l'adulte mais il sert de centre de croissance longitudinale chez l'enfant. Le cartilage articulaire recouvre les épiphyses au niveau de l'articulation. Les os longs sont construits pour supporter la masse corporelle et pour permettre le mouvement.

Les os courts sont constitués de tissu spongieux recouvert d'une couche de tissu compact.

Les os plats jouent un rôle important dans l'hématopoïèse (production du sang) et ils constituent souvent une protection pour les organes vitaux. Ils sont constitués de tissu spongieux recouvert de tissu compact.

Les os irréguliers ont une silhouette adaptée à leurs fonctions. En général, leur structure est semblable à celle des os plats.

Le *périoste* est une membrane fibreuse et dense qui recouvre l'os ; il assure les fonctions de nutrition et de croissance en épaisseur de l'os et sert d'attache pour les tendons et les ligaments. Le périoste contient des nerfs ainsi que des vaisseaux sanguins et lymphatiques. Sa couche la plus interne est constituée d'*ostéoblastes*, cellules qui fabriquent le tissu osseux.

L'*endoste* est une fine membrane vasculaire qui enveloppe la cavité médullaire et qui tapisse les cloisons de l'os spongieux. Les *ostéoclastes*, cellules situées près de l'endoste, dissolvent l'os pour assurer le maintien de la cavité médullaire.

La moelle osseuse est un tissu vasculaire situé dans le corps des os longs et dans les os plats. La moelle rouge fabrique les cellules sanguines. Chez l'adulte, la moelle rouge située dans le canal médullaire des os longs est en grande partie remplacée par de la moelle jaune. Le sternum, l'ilion, les vertèbres et les côtes sont, chez l'adulte, extrêmement riches en moelle rouge.

Le tissu osseux est bien vascularisé. Les artères nourricières traversent le périoste pour pénétrer dans la cavité médullaire afin d'irriguer la moelle et le tissu osseux.

Le système de Havers ou ostéon représente l'unité microscopique fonctionnelle du tissu osseux compact mature.

Au centre de chaque ostéon se trouve un capillaire dont la fonction est de nourrir des cellules osseuses appelées *ostéocytes*, disposées en lamelles circulaires.

Composition du tissu osseux. L'os est composé de cellules, d'une matrice protéique et de sels minéraux. Les cellules se divisent en trois catégories déjà décrites ci-dessus. La matrice comprend 98% de collagène produit par les ostéoblastes et 2% de substances fondamentales constituées de polysaccharides comme les glucosamino-glycanes et de protéoglycanes. La matrice sert de trame pour le dépôt des sels minéraux.

Maintien du tissu osseux. Le tissu osseux fait l'objet d'un remaniement constant, c'est-à-dire qu'il subit continuellement une résorption suivie d'une reconstruction. On considère que le taux de remplacement du calcium chez l'adulte est de 18% par an. Les facteurs responsables de ce remaniement comprennent la tension localisée, la vitamine D, l'hormone parathyroïdienne et la calcitonine.

La tension localisée (due au support de la masse corporelle) entraîne un remodelage important. Ainsi, l'os déformé à la suite d'un accident, par exemple, tend à se redresser à condition qu'on exerce une certaine tension sur lui. Au contraire, le repos prolongé au lit cause la fuite du calcium et retarde le remodelage de l'os.

La vitamine D élève la concentration sanguine du calcium (calcémie) en favorisant l'absorption intestinale du calcium et en accélérant sa mobilisation à partir de la matrice osseuse.

L'hormone parathyroïdienne régularise la calcémie en favorisant son déplacement dans le tissu osseux. Ainsi, un excès de cette hormone causera la déminéralisation de l'os et la formation de kystes osseux. La calcitonine thyroïdienne, quant à elle, accélère la fabrication du tissu osseux.

Articulations

Les os du squelette sont réunis par des *articulations* dont l'anatomie et la physiologie ont été décrites au chapitre 48.

Les bourses séreuses sont des structures associées à certaines articulations. Une bourse séreuse est un sac rempli de liquide synovial et situé au niveau d'une zone de friction pour protéger contre les mouvements les tendons et les ligaments. On les trouve surtout au niveau du coude, de l'épaule et du genou. Leur infection donne lieu à la bursite.

Muscles squelettiques

Anatomie. Les muscles squelettiques ou muscles striés sont responsables du mouvement, de la posture et de la production de chaleur. Ces muscles sont rattachés aux os, au tissu conjonctif, aux tissus mous, à la peau et à d'autres muscles par des cordons de tissu conjonctif fibreux, ou tendons, ou par des lamelles larges et plates de tissu conjonctif, ou aponévroses. La fonction musculaire est bonne lorsque l'individu reste actif; par contre, le vieillissement et la non-utilisation des muscles diminuent cette fonction, car le tissu contractile est peu à peu remplacé par du tissu fibreux.

Un muscle est composé de cellules ou fibres formant plusieurs groupements enveloppés par du tissu fibreux appelé fascia. Chacune des fibres comprend des filaments microscopiques parallèles ou myofibrilles constituées de protéines contractiles.

Contraction des muscles squelettiques. Un muscle se contracte lorsque les protéines des myofibrilles réagissent pour forcer les fibres à se raccourcir. C'est l'ion calcium qui déclenche les réactions des protéines grâce à de l'énergie mise en réserve dans une molécule particulière, l'adénosine triphosphate ou ATP.

La fibre musculaire se contracte sous l'effet d'un stimulus électrique fourni par la cellule nerveuse.

Il existe deux types de contractions musculaires: la *contraction isométrique* au cours de laquelle la longueur du muscle ne varie pas mais la force potentielle augmente; c'est ce qui arrive lorsqu'on pousse contre un mur. La *contraction isotonique* est caractérisée par le raccourcissement du muscle sans que sa tension augmente; c'est ce qui se produit lorsqu'on fléchit l'avant-bras. Au cours d'une activité normale, beaucoup de muscles utilisent ces deux types de contraction. Ainsi, au cours de la marche, les muscles de la jambe se raccourcissent par contraction isotonique pour permettre de la soulever alors que la contraction isométrique permet à cette même jambe de pousser contre le sol.

Même lorsque le muscle paraît décontracté, il est en réalité tout prêt à réagir à un stimulus, car certaines de ses fibres se maintiennent contractées. Cela constitue le tonus musculaire. Ce tonus est au minimum lors du sommeil et au maximum lorsqu'on est anxieux.

Les neurones qui contrôlent l'activité des muscles squelettiques sont appelés *neurones moteurs inférieurs*; ils ont leurs racines dans la corne antérieure de la moelle épinière. Lorsque les neurones moteurs inférieurs sont détruits (comme dans la poliomyélite), les muscles s'atrophient et deviennent *atoniques*. La *flaccidité* est l'état d'un muscle dont le tonus est inférieur à la normale et la *spasticité* est l'état d'un muscle dont le tonus est supérieur à la normale.

Pour maintenir la puissance du muscle et pour qu'il continue à assurer ses fonctions, il est nécessaire de faire des exercices. Ainsi, le sportif voit le volume de certains de ses muscles augmenter (*hypertrophie*). Au contraire, la non-utilisation des muscles durant une longue période de temps entraîne l'*atrophie*.

Si l'immobilité est causée par un mode de traitement (par exemple, plâtrage ou élongation), le client diminuera les effets de l'immobilité en faisant travailler ses muscles grâce à des exercices isométriques. Des exercices actifs effectués en tirant sur des poids suspendus à des systèmes de poulies permettront aux muscles non blessés de ne pas dégénérer.

Lorsqu'un muscle est blessé, il doit être maintenu au repos et immobilisé jusqu'à ce que la réparation se produise. Il est nécessaire de faire des exercices progressifs avec le muscle guéri afin de rétablir son état fonctionnel antérieur.

□ ÉVALUATION INITIALE

L'évaluation de l'infirmière ne se limite pas seulement à un examen détaillé du système locomoteur, car les problèmes de santé touchent au bien-être physique, psychologique et social. L'infirmière doit aider le client à lui parler de ses besoins de santé, ce qui lui fournira le point de départ de son intervention.

Au cours de l'entrevue initiale, l'infirmière doit se faire une idée globale de l'état du client. Un examen général peut révéler l'existence d'une difformité, d'une asymétrie morphologique, d'une tuméfaction, d'œdème, de contusions ou de fissures de la peau. En observant sa posture, ses mouvements et sa démarche, l'infirmière peut s'apercevoir que le client est incapable de faire certains mouvements, qu'il éprouve un malaise ou qu'il exécute certains mouvements involontaires (fasciculations ou crispations). L'infirmière note les antécédents du client et rassemble des informations concernant l'existence de certains problèmes de santé coexistants, les perceptions et les attentes du client face à ces problèmes de santé et les facteurs socio-économiques qui peuvent affecter son rétablissement.

Examen du squelette.   On examine le squelette pour mettre en évidence la présence de difformités et pour vérifier l'alignement des os. On note si les membres sont raccourcis, s'il y a eu des amputations et si certaines parties du corps sont désalignées. Les difformités de la colonne vertébrale comprennent la *scoliose* (déviation latérale), la *cyphose* (flexion de la courbure dorsale) et la *lordose* (exagération de la courbure lombaire). Une angulation anormale des os longs ainsi qu'un mouvement bizarre ailleurs qu'aux articulations sont souvent des signes de l'existence d'une fracture. Dans un tel cas, on peut aussi détecter une *crépitation* (sensation de froissement) à l'endroit où se produit le mouvement anormal. On doit réduire au maximum les mouvements d'un os fracturé pour éviter d'autres blessures. L'examinateur peut, enfin, observer la présence d'excroissances anormales, qui peuvent être dues à des tumeurs.

Examen des articulations.   On examine les articulations en notant la présence de tuméfactions, de difformités, d'ankylose et en évaluant l'amplitude de mouvement. La tuméfaction d'une articulation se produit avec l'arthrite, l'inflammation ou l'épanchement du liquide synovial. La difformité d'une articulation peut être causée par une contracture (raccourcissement des structures voisines de l'articulation), une luxation (séparation complète des surfaces articulaires), une subluxation (séparation partielle des surfaces articulaires) ou la destruction des structures voisines de l'articulation. La faiblesse ou la destruction des structures de soutien de l'articulation peut entraîner un affaiblissement de l'articulation, ce qui l'empêche de fonctionner normalement ; il faut alors la consolider avec des dispositifs de soutien externes. On évalue l'amplitude des mouvements actifs (l'articulation se meut grâce aux muscles) et l'amplitude des mouvements passifs (l'articulation est mue par l'examinateur).

Amplitude de mouvement.   Si l'amplitude de mouvement est restreinte, cela signifie que l'articulation ne peut pas jouer normalement. On effectue une mesure précise de l'amplitude de mouvement avec un goniomètre. Cette limitation du mouvement peut être causée par une difformité du squelette, une maladie articulaire, une faiblesse musculaire, la contracture des muscles et des tendons voisins ou par l'interruption de l'innervation. Lorsque l'infirmière fait bouger l'articulation tout en la palpant, elle peut avoir des informations concernant son intégrité. Normalement, l'articulation se meut avec douceur. Un craquement ou un bruit

sec peut indiquer qu'un ligament patine par-dessus une proéminence osseuse. Des surfaces articulaires rugueuses qui frottent l'une contre l'autre, comme dans l'arthrite, peuvent faire entendre des crépitations.

Examen du système musculaire.   L'infirmière peut évaluer l'état du système musculaire en notant la facilité avec laquelle le client change de position ; elle note aussi la force musculaire et la coordination des mouvements ainsi que la taille de chacun des muscles. La faiblesse d'un groupe de muscles peut être un signe de polyneuropathie, de trouble électrolytique (en particulier, du potassium et du calcium), de myasthénie grave, de poliomyélite ou de dystrophie musculaire. En palpant le muscle au cours d'un mouvement passif, l'infirmière peut évaluer son tonus. Elle peut estimer la puissance d'un muscle en demandant au client d'exécuter certaines tâches avec ou sans aide. Par exemple, on peut évaluer la force du biceps en demandant au client d'étendre son avant-bras puis de le plier alors que l'infirmière le retient. Une simple poignée de mains donne une indication de la force de la prise.

Le clonus musculaire (contractions rythmiques d'un muscle) peut être mis en évidence au niveau de la cheville ou du poignet. On peut aussi observer des fasciculations (crispations involontaires d'un groupe de fibres musculaires). On doit mesurer de temps en temps la circonférence d'un membre afin de surveiller l'apparition d'une tuméfaction causée par un œdème ou un saignement dans un muscle ou de conclure à une atrophie musculaire si la circonférence diminue. On mesure également le membre non atteint afin qu'il puisse servir d'élément de comparaison. Les mesures doivent être prises là où le membre est le plus large et toujours à ce même endroit, et dans une position du membre telle que le muscle soit au repos. Pour que l'endroit où est prise la mesure demeure le même, on doit noter au dossier la distance le séparant d'un point de référence anatomique particulier (par exemple, à 10 cm au-dessous du pli médian du genou pour la mesure du muscle du mollet). Afin de faciliter le repérage de ce point, il suffira de faire une marque sur la peau. Seules les variations de plus de 1 cm sont considérées comme significatives.

Examen de la peau et de la circulation périphérique.   En plus du système locomoteur, l'infirmière doit examiner la peau et évaluer l'état de la circulation périphérique. La présence de coupures et de contusions, la coloration de la peau, les signes d'une mauvaise circulation, ou l'existence d'une infection, influenceront la planification des soins infirmiers. La palpation de la peau révèle si une région est plus chaude qu'une autre et si un œdème est présent. On peut se faire une bonne idée de l'état de la circulation périphérique en palpant le pouls périphérique et en évaluant le temps de remplissage des capillaires.

Données subjectives.   L'infirmière doit noter et évaluer tout ce que le client pourra lui révéler durant l'entrevue et l'examen physique en ce qui concerne la présence de douleur, de sensibilité, de raideur et de troubles sensoriels.

Douleur

La plupart des clients atteints de maladies ou de traumatismes musculaires, osseux ou articulaires éprouvent de la douleur. Une *douleur osseuse* semble sourde et profonde, et ressemble à une perforation, alors qu'une *douleur musculaire* ressemble souvent à une crampe. La douleur causée par une *fracture* est aiguë et pénétrante et elle est soulagée par l'immobilité. La douleur aiguë peut aussi provenir d'une *infection de l'os* accompagnée d'un spasme musculaire ou d'une pression sur un nerf sensitif.

La plupart des douleurs du système locomoteur s'atténuent avec le repos. Une douleur qui augmente lors d'une activité est un signe d'entorse articulaire ou de tension musculaire alors qu'une douleur qui augmente progressivement mais sûrement est un signe d'évolution infectieuse (ostéomyélite), de tumeur maligne ou de complications vasculaires. Une douleur irradiante peut être causée par une pression qui s'exerce sur la racine d'un nerf. Le seuil de la douleur varie et c'est pourquoi il faut en faire l'évaluation pour chaque cas et donner les soins en conséquence.

Évaluation de la douleur

- Que faisait le client avant de se plaindre de douleur ?
- Son alignement corporel est-il bon ?
- Y a-t-il une tension venant de la traction, des draps, d'un plâtre ou d'autres dispositifs ?
- Est-il considérablement fatigué par le manque de sommeil ou par des stimuli excitants, ou a-t-il trop d'activités ?
- Peut-il localiser la douleur ?
- Comment est-elle apparue ?
- Irradie-t-elle ? Si oui, dans quelles directions ?
- Est-ce la seule région affectée par la douleur ?
- Quel est le caractère de la douleur (aiguë, sourde, térébrante, élançante, lancinante ou comme une crampe) ?
- Est-elle constante ?
- Qu'est-ce qui la soulage ?
- Qu'est-ce qui l'aggrave ?

Il est nécessaire d'éliminer la douleur et le malaise. Non seulement la douleur est-elle épuisante, mais sa persistance peut forcer le client à être de plus en plus préoccupé et dépendant.

Troubles sensoriels

Les troubles sensoriels sont fréquemment en relation avec les problèmes locomoteurs. Le client peut souffrir de *paresthésies* (sensations de brûlures ou de picotements) ainsi que d'engourdissements qui sont causés par la compression de nerfs ou une mauvaise circulation. La tuméfaction des tissus mous ou les traumatismes causés à ces structures peuvent endommager leurs fonctions. En évaluant l'état neurovasculaire des régions atteintes, on obtient des informations utiles pour la planification des soins. La perte de fonction peut être causée par l'altération des structures nerveuses et circulatoires.

Évaluation de l'intégrité neurovasculaire

- Le client ressent-il des sensations anormales ou des engourdissements ?
- Quand cela a-t-il commencé ? Est-ce que cela empire ?
- Ressent-il aussi de la douleur ?
- Quelle est la coloration des régions situées en aval de ces troubles ? Pâle ? Sombre ? Cyanosée ?
- Peut-on prendre le pouls au-delà de la région atteinte ?
- Le temps de remplissage des capillaires est-il rapide ? (Comprimer l'ongle du client puis relâcher la pression ; le lit de l'ongle doit reprendre rapidement sa coloration rose.)
- Est-ce que le client est capable de bouger la région qui est atteinte ?
- Y a-t-il présence d'œdème ?
- Un dispositif quelconque ou un vêtement comprime-t-il le nerf ou les vaisseaux ?
- La sensation anormale disparaît-elle lorsqu'on surélève la zone touchée ou lorsqu'on en modifie la position ?

☐ ÉVALUATION DIAGNOSTIQUE

Techniques radiologiques

Les *radiographies* jouent un rôle important dans le diagnostic des problèmes locomoteurs. Les radiographies mettent en évidence la densité de l'os, sa texture et son usure et les modifications au niveau des articulations. On effectue des radiographies en séries pour faire un examen complet. Les radiographies de la diaphyse de l'os mettent en évidence toute modification de l'épaisseur du tissu compact et révèlent la moindre irrégularité. Les radiographies des articulations informent sur la présence de liquide, l'irrégularité des surfaces articulaires, la formation d'excroissances, le rapprochement anormal des os, etc.

La *tomographie* fournit des détails d'un plan particulier de l'os.

La *tomographie assistée par ordinateur* est utile pour identifier les tumeurs des tissus mous ou les blessures des ligaments ou des tendons. Elle permet de localiser et de déterminer l'étendue des fractures dans les régions difficiles à définir (cavité cotyloïde, par exemple). Cette technique est décrite à la page 233.

La *myélographie* met en évidence une hernie discale ou une tumeur. Voir à la page 1171.

La *discographie* permet de détecter les anomalies des disques intervertébraux. Voir à la page 1172.

L'*artériographie* met en évidence l'état de la circulation artérielle, ce qui permet de déterminer avec précision l'ampleur de la région à amputer.

L'*arthrographie* permet d'identifier les déchirures aiguës ou chroniques de la capsule articulaire ou des ligaments du genou, de l'épaule, de la cheville, de la hanche et du poignet.

Autres tests diagnostiques

L'arthrocentèse, l'arthroscopie, la scintigraphie osseuse, la thermographie et l'électromyographie sont d'autres techniques destinées à mettre en évidence les anomalies du système locomoteur. Elles ont été décrites à la page 1022.

Tests de laboratoire

Les analyses de sang et d'urine peuvent fournir des informations concernant un problème locomoteur primaire (par exemple, maladie de Paget) ou le développement d'une infection ; elles peuvent orienter le choix d'un traitement (par exemple, un traitement aux anticoagulants) ou renseigner sur les réactions du client à un traitement. La numération globulaire informe sur la concentration d'hémoglobine, qui est souvent plus faible après un saignement causé par une blessure, et sur la quantité de globules blancs. Avant une intervention chirurgicale, on effectue des tests de coagulation pour déterminer les risques d'hémorragie, car l'os est très vascularisé. Des analyses biochimiques du sang fournissent des données concernant une grande variété de problèmes comme l'ostéomalacie et les lésions musculaires. Les analyses d'urine révèlent les variations de concentrations du calcium (en cas de tumeurs osseuses) et de la créatinine (en cas d'écrasement de certains tissus).

☐ DÉMARCHE DE SOINS INFIRMIERS

L'évaluation permet à l'infirmière d'identifier les problèmes de santé qui feront l'objet de son intervention. Avec le client, elle définit des objectifs et élabore des stratégies pour la résolution des problèmes du client.

L'infirmière doit aider et soigner le client durant les périodes d'examens et de tests. Il est nécessaire de le préparer physiquement et psychologiquement. Avant d'effectuer un test, on renseigne le client sur le déroulement du test et sur sa participation à ce test, afin de réduire son anxiété et de l'encourager à jouer un rôle actif au cours de son propre traitement.

57

Le traitement des problèmes du système locomoteur

☐ INTERVENTIONS GÉNÉRALES

Les individus souffrant de problèmes du système locomoteur ont besoin de soins infirmiers particuliers pour retrouver la santé et pour répondre à leurs besoins, en grande partie reliés aux modalités de traitement utilisées.

Rétablissement de la santé. Les mesures de soins généraux visent à assurer l'homéostasie systémique, à favoriser un état nutritionnel optimal et à prévenir les problèmes causés par l'immobilité. Les problèmes locomoteurs peuvent survenir à la suite d'un traumatisme ou ils peuvent être de nature persistante, récurrente et à long terme. Les conséquences psychologiques et socio-économiques d'un problème du système locomoteur entraînent chez l'individu une variété de réactions. L'infirmière a pour rôle d'aider le client à s'adapter aux problèmes engendrés par l'affection du système locomoteur et par son traitement.

Soutien psychologique. La plupart des clients qui ont de tels problèmes sont anxieux et souffrants. Ils ressentent de la crainte et de l'appréhension avant que le traitement définitif ne commence. Ceux qui souffrent d'incapacités à long terme doivent souvent subir une succession d'opérations reconstructives. Ils sont habitués à la routine du centre hospitalier et ils sont préoccupés par le résultat ultime du traitement. Leur patience et leur espoir ont toutefois des limites. Ces clients ont besoin de l'aide d'une infirmière compréhensive.

Un moyen de soutenir le client consiste à le préparer à la modalité de traitement. Lorsque le client reçoit de l'information sur les mesures préparatoires et qu'il participe à ces mesures, il accepte mieux les soins. Les informations porteront, si possible, sur les moyens (plâtrage, élongation, etc.), sur les dispositifs (trapèze, ambulateur, béquilles, etc.), sur les exercices (entraînement du quadriceps, respirations profondes, etc.) et sur les médicaments (analgésiques, antibiotiques, etc.). Cette préparation diminue l'anxiété du client, qui sait alors ce qui l'attend pendant sa convalescence. Parfois, le client doit s'entraîner pour certaines activités comme l'utilisation d'un urinoir en position allongée.

Traitement de la douleur. Les personnes qui ont des problèmes au niveau des os et des articulations souffrent énormément. Il arrive souvent que l'individu qui a été opéré au pied est dans un moins bon état que celui qui a subi une opération sérieuse au niveau de l'abdomen. On administre des narcotiques ou d'autres analgésiques en tenant compte du type de problème locomoteur, de la corpulence et de l'âge du client. Chez le client traité à long terme, il peut y avoir un risque de dépendance vis-à-vis des médicaments et cela cause un problème d'envergure.

La douleur n'est pas toujours causée directement par le problème locomoteur; elle peut provenir de troubles secondaires. La tuméfaction se produit souvent. Lorsqu'elle se produit en-dessous des bandages ou du plâtre, la circulation est diminuée et il en résulte une douleur atroce. Dans la région située en aval de la constriction, la tuméfaction apparaît, le remplissage des capillaires se fait mal, la peau est froide et elle peut aussi être pâle et bleutée. Les fonctions motrices et sensorielles sont diminuées ou altérées. Généralement, on peut soulager la tuméfaction et la prévenir en surélevant la région atteinte légèrement au-dessus du niveau du cœur et en y appliquant un sac de glace par intermittence.

La pression prolongée causée par certains dispositifs placés au niveau des proéminences osseuses (talon, tête du péroné, tubérosité du tibia, etc.) peut donner naissance à une douleur semblable à une brûlure. On doit donc supprimer la pression pour soulager la douleur et prévenir l'aggravation de la lésion tissulaire.

Les spasmes musculaires peuvent également être douloureux. Lorsqu'un muscle est blessé, il se contracte afin de servir d'attelle pour protéger la région atteinte. C'est la contraction prolongée qui cause la douleur. Des techniques de relaxation, l'élongation ou les médicaments peuvent réussir à atténuer la douleur.

On trouvera au chapitre 13 des informations et des conseils pour aider le client qui souffre.

Rééducation. Durant toute la période de traitement, l'infirmière a la responsabilité de maintenir la santé du client et de rétablir la fonction atteinte. L'immobilité exigée par certains traitements ne doit pas entraîner une détérioration excessive. Les exercices faits avec les muscles et les articulations non lésés permettent de les maintenir en bon état, minimisent la détérioration cardio-vasculaire et préviennent l'ostéoporose. La réalisation des activités de la vie quotidienne (se laver, s'habiller, manger, etc.) procure une sensation d'autonomie et d'accomplissement. Lorsqu'on coordonne les interventions infirmières avec certaines modalités de traitements (physiothérapie et ergothérapie), le client apprend plus facilement les techniques nécessaires. On insiste davantage sur ce que le client est capable de faire tout en respectant les limites imposées par le traitement médical.

Avant que le client ne quitte le centre hospitalier, on doit lui fournir des instructions qu'il est capable de comprendre, en spécifiant les activités qui sont autorisées et celles qui ne le sont pas. Cela ne suffit pas de lui dire « Au revoir, et ne vous en faites pas », il faut qu'il connaisse les signes et les symptômes qui méritent qu'on avertisse le médecin. Il doit prendre conscience de l'importance des visites régulières chez son médecin. En cas de difficultés, il doit savoir où et à qui s'adresser. L'infirmière a une très grande responsabilité dans l'éducation du client avant son retour à la maison (voir également le chapitre 11 pour les principes de rééducation).

☐ TRAITEMENT DU CLIENT PORTEUR D'UN PLÂTRE

Un plâtre est un dispositif d'immobilisation rigide qui moule les contours des régions sur lesquelles on l'applique. On l'utilise pour immobiliser une fracture après réduction, pour corriger une difformité, pour appliquer une pression uniforme sur les tissus mous ou pour soutenir et stabiliser les articulations affaiblies. En général, un plâtre permet au client de se déplacer même si certaines parties de son corps sont immobilisées.

Types de plâtres. Le type et l'épaisseur du plâtre varient selon la région à immobiliser. En général, on plâtre aussi les articulations qui sont situées de part et d'autre de la région traitée. La figure 57-1 illustre quelques exemples de plâtres courants.

Plâtre court du bras — S'étend du dessous du coude jusqu'au pli palmaire proximal.

Gant ou spica de plâtre du pouce — Plâtre identique au précédent mais incluant le pouce.

Plâtre long du bras — S'étend du bord supérieur du pli axillaire jusqu'au pli palmaire proximal; le coude est généralement placé à angle droit.

Plâtre court de la jambe — S'étend du dessous du genou jusqu'aux orteils.

Plâtre long de la jambe — Couvre les deux tiers de la cuisse et s'étend jusqu'aux orteils; le pied est placé à angle droit.

Plâtre de marche — C'est un plâtre court ou long de la jambe muni d'un dispositif pour marcher.

Corset de plâtre — Enveloppe le tronc.

Spica de plâtre — Enveloppe une partie du tronc et un ou deux membres (spica simple ou double).

- *Spica de l'épaule* — Enveloppe le tronc, l'épaule et le coude.
- *Spica de la hanche* — Enveloppe le tronc et le membre inférieur; peut être simple ou double.

Matériel nécessaire pour faire un plâtre

Plâtre. Pour fabriquer un plâtre, on utilise habituellement des rouleaux de crinoline imprégnée de plâtre (sulfate de calcium anhydre réduit en poudre). Afin que la pression soit bien répartie et que le plâtre soit bien moulé au corps, on utilise des rouleaux de bandage élastique imprégnés de plâtre pour la couche de plâtre la plus proche de la peau. Lorsque le plâtre est humidifié, il se produit une cristallisation et un dégagement de chaleur.

- La chaleur peut être incommodante pour le client. C'est la raison pour laquelle on utilise de l'eau froide. Le plâtre doit rester exposé à l'air pour qu'il se refroidisse. La plupart du temps, le refroidissement prend 15 min.

La cristallisation permet au plâtre de durcir. La cristallisation prend de quelques minutes jusqu'à 15 min ou 20 min. L'orthopédiste déterminera la rapidité avec laquelle le plâtre doit être appliqué.

Le plâtre qu'on vient de poser est encore humide et mou. Il ne sera solide que lorsqu'il sera complètement sec. Pendant qu'il est humide, on peut le bosseler si on le soulève avec le bout des doigts plutôt qu'avec la paume des mains. Le plâtre peut aussi être abîmé si on le laisse reposer sur une surface dure ou contre un objet à arêtes vives. Les renforcements produits créent des pressions sur la peau située sous le plâtre. Le plâtre met de 24 h à 72 h pour sécher complètement, selon son épaisseur et les conditions de séchage. Pour le faire sécher, on le laisse à l'air libre sans le recouvrir. Lorsque le plâtre est sec, il est blanc, luisant et résonnant, et il est inodore et ferme, alors que le plâtre humide est gris, terne et peu résonnant, et il sent l'humidité et le moisi.

Polyuréthane. On a mis au point des matériaux de plâtrage analogues à de la fibre de verre; le polyuréthane activé par l'eau présente la souplesse d'utilisation du plâtre et a l'avantage d'être plus léger et plus rigide, résistant à l'eau et de laisser passer les rayons X. Ces plâtres sont faits de tissu lâche et non absorbant contenant des durcisseurs qui lui permettent de sécher complètement en quelques minutes.

Le polyuréthane est poreux, ce qui diminue les problèmes de peau. Il ne ramollit pas à l'humidité, ce qui permet au client de se baigner et de suivre une hydrothérapie. Une fois humide, on peut le sécher avec un sèche-cheveux réglé à basse température. Un séchage complet permet d'éviter que la peau ne se fissure.

Attelles de plâtre. On utilise des attelles de plâtre moulé ou des matériaux thermoplastiques flexibles lorsque l'immobilisation stricte n'est pas requise ou lorsqu'on craint qu'une tuméfaction ne se développe. Les attelles de plâtre doivent immobiliser les articulations adjacentes et soutenir la région en position fonctionnelle. On doit les coussiner pour prévenir la pression, les lésions cutanées et les fissures.

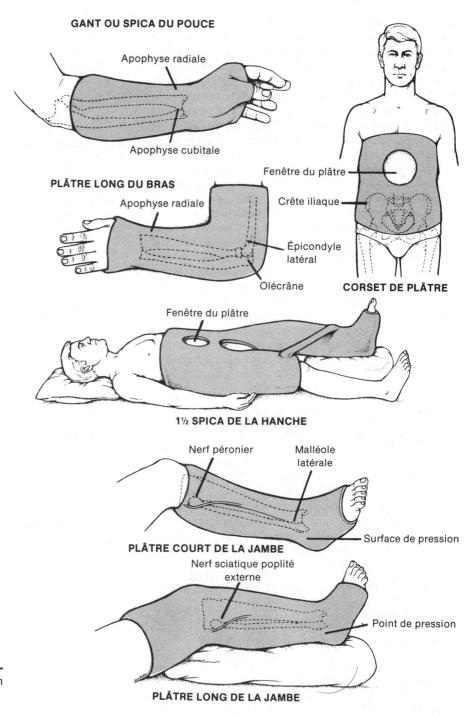

Figure 57-1 Régions de pression dans différents types de plâtres.

Pour prévenir les brûlures, il faut utiliser de l'eau froide et attendre que le plâtre soit refroidi avant de l'envelopper avec un bandage élastique enroulé en spirale. La pression doit être uniforme et ne pas gêner la circulation.

Application d'un plâtre

Il est important que le client soit préparé à l'application du plâtre. Il doit savoir comment va se dérouler l'opération et qu'ensuite la région blessée sera immobilisée. On place le client dans une position facilitant l'application du plâtre et on protège les régions qui ne seront pas plâtrées. La région

traitée est soutenue, de manière à maintenir la réduction et l'alignement durant le plâtrage.

La région à plâtrer doit être propre et sèche. On la badigeonne avec de la povidone-iode (Betadine) afin de diminuer les odeurs. On désinfecte les abrasions cutanées et on les protège d'un pansement. En général, on applique une stockinette de protection sur la peau en évitant qu'elle ne serre trop. On laisse dépasser suffisamment de tissu pour pouvoir replier les bords de la stockinette lorsque le plâtre est presque fini, ce qui permet d'obtenir des extrémités douces et coussinées. On enveloppe la région avec de la ouate non tressée en rouleau. On rajoute de la ouate sur les proéminences osseuses et au niveau des sillons nerveux (nerf sciatique poplité externe ou nerf cubital, par exemple). Avec les plâtres de polyuréthane, on utilise de la ouate non absorbante.

Lorsque la région est coussinée, on peut appliquer le matériau. Le plâtre et le polyuréthane se présentent sous forme de bandages en rouleaux de différentes largeurs pour faciliter le moulage. On applique le bandage d'une manière uniforme, tour après tour, chacun recouvrant le précédent de la moitié de la largeur. L'application se fait d'une manière continue. On lisse chacun des tours pour assurer un bon modelage des formes. Au niveau des articulations et des points de tension possibles, on peut renforcer le plâtre avec des attelles.

Durant toute l'application, on s'assure que la position désirée est maintenue, sinon il peut s'ensuivre des contractures et une mauvaise jonction des fragments osseux.

Pour augmenter le bien-être du client et pour lui permettre de faire des activités, on fait une « finition » soignée. On adoucit les angles et on dispose de la ouate pour éviter les lésions cutanées. On s'assure que les articulations non plâtrées peuvent se mouvoir sans gêne. Si cela est nécessaire, on retravaille et on remodèle le plâtre avec un ciseau à plâtre pour assurer la liberté de mouvement et éliminer toute gêne causée par le plâtre.

On ôte toutes les parcelles de plâtre qui demeurent sur la peau, car elles risquent de s'effriter et de glisser sous le plâtre, ce qui peut causer de l'inconfort et des lésions cutanées.

■ ÉVALUATION INITIALE

La principale préoccupation après l'application d'un plâtre est la prévention des complications. L'expérience a prouvé qu'il faut tenir compte de toute plainte et de tout malaise. Il peut se produire deux types de complications : une insuffisance circulatoire et une compression des tissus ou des os.

Insuffisance circulatoire. Une blessure ou une intervention chirurgicale au niveau d'un membre peut déclencher une tuméfaction due à l'hémorragie ou à l'œdème. Si la tuméfaction demeure, il s'ensuit une circulation insuffisante qui réduira, sinon empêchera, l'irrigation des tissus. Si l'insuffisance persiste, la gangrène peut survenir.

On évalue les signes d'une mauvaise circulation en examinant les orteils ou les doigts du membre plâtré ; ils doivent être roses et chauds et le client doit pouvoir les bouger. On évalue le temps de remplissage des capillaires. Si le lit de l'ongle bleuit, c'est un signe d'obstruction veineuse alors qu'un doigt ou un orteil blanc et froid est un signe d'obstruction artérielle. On compare la température et le pouls du membre plâtré avec ceux du membre sain. L'ischémie se reconnaît par l'incapacité de bouger les doigts ou les orteils, par la douleur lors de l'extension de la main ou du pied et par la froideur du membre. S'il se produit une tuméfaction, le plâtre peut sembler trop serré.

- Il faut signaler immédiatement toute douleur persistante, l'œdème, l'incapacité de bouger les doigts ou les orteils, la pâleur ou la décoloration, les picotements, les engourdissements ou tout changement de température, car de sérieuses complications, comme la paralysie ou la nécrose, peuvent alors se déclarer.

Compression des tissus ou des proéminences osseuses. Tout plâtre qui comprime les tissus peut entraîner la nécrose, des escarres de décubitus et des paralysies d'origine nerveuse ou musculaire ; c'est le cas lorsque le nerf sciatique poplité externe est endommagé. Une escarre de décubitus imminente se reconnaît à une douleur intense au niveau des proéminences osseuses. Lorsque la douleur disparaît par la suite, il est presque certain qu'une ulcération s'est produite. Les endroits susceptibles de subir une escarre sont, au niveau du membre inférieur, le talon, la malléole externe, le dos du pied, la tête du péroné et la face antérieure de la rotule. Au niveau du membre supérieur, ces endroits sont l'épicondyle médian de l'humérus et l'apophyse styloïde du cubitus (voir la figure 57-1).

- Si le client se plaint d'une douleur, on ne doit pas lui donner d'analgésiques avant qu'on en ait déterminé la cause. Il faut tout d'abord demander au client d'indiquer avec précision l'endroit douloureux.

Problèmes du client et diagnostics infirmiers

Les problèmes du client qui vient de subir l'application d'un plâtre peuvent être les suivants : développement d'une insuffisance circulatoire reliée à l'œdème ; développement de nécrose, d'escarres de décubitus et de paralysie nerveuse, reliés à la compression des tissus et des proéminences osseuses ; et non-respect du régime thérapeutique relié à un manque de connaissances.

■ PLANIFICATION ET INTERVENTION

Objectifs

Les principaux objectifs du client sont les suivants :

1. Maintien d'une circulation adéquate dans le membre.
2. Prévention de la nécrose, des escarres de décubitus et des paralysies des nerfs.
3. Respect du régime thérapeutique.

Soins infirmiers en cas de constriction ou de compression due au plâtre. Si le client continue à souffrir, c'est que le plâtre exerce une pression sur un nerf, un vaisseau sanguin ou une proéminence osseuse.

- Si l'on soupçonne une insuffisance circulatoire, on doit ouvrir le plâtre pour soulager la pression. Cette intervention ne dérange pas l'alignement des os.

Pour ouvrir un plâtre, il faut procéder comme suit :

1. Fendre le plâtre sur toute la longueur en deux parties.
2. Couper le rembourrage sous-jacent, car les pansements souillés de sang peuvent rétrécir et gêner la circulation.
3. Écarter les deux parties du plâtre suffisamment pour atténuer la compression.
4. Maintenir les parties antérieure et postérieure du plâtre avec un bandage compressif élastique.
5. Après l'ouverture du plâtre, surélever le membre jusqu'à ce que la circulation soit rétablie, que la tuméfaction ait diminué et que la douleur soit atténuée.

Une autre méthode permettant de vérifier la cause d'un malaise ou de surveiller une plaie chirurgicale consiste à découper une fenêtre dans le plâtre. Une fois la fenêtre exécutée, on insère un tamponnage et on remplace la fenêtre par du ruban adhésif, pour éviter que les tissus sous-jacents n'enflent par la fenêtre et qu'ils ne soient comprimés par les bords de celle-ci.

Soins infirmiers après l'installation d'un plâtre.   Si le plâtre ne prend que quelques minutes pour durcir, 24 h à 72 h seront nécessaires pour qu'il sèche.

1. Ne pas recouvrir le plâtre avec des couvertures avant qu'il ne soit complètement sec.
2. Ne pas faire reposer le plâtre sur une surface dure ou contre des arêtes vives, ce qui peut le bosseler et produire une compression.
3. Surélever le membre à un niveau supérieur à celui du cœur.
4. Vérifier toutes les heures l'état neurovasculaire du membre blessé.
   - Surveiller les indices suivants (valables pour le bras ou la jambe plâtrés): pâleur ou bleuissement des ongles accompagné d'une douleur ou d'un serrement, d'un engourdissement, d'un refroidissement ou d'un picotement.
   - Le membre plâtré doit se trouver à un niveau supérieur à celui du cœur et les doigts ou les orteils doivent pouvoir bouger. Si le problème persiste, appeler le médecin.

Exercices.   Le client qui porte un plâtre doit apprendre à tendre ou à contracter les muscles sans bouger les articulations. S'il n'effectue pas d'exercices, le client peut finir par « oublier » comment commander un mouvement au muscle immobilisé. Des contractions musculaires isométriques (contraction du muscle sans mouvement du membre) préviennent l'atrophie et conservent la force musculaire.

   - Si le client porte un plâtre à la jambe, placer une main sous le genou et lui demander de « pousser vers le bas ». S'il porte un plâtre au bras, lui demander de « serrer le poing ».

Pendant la journée, le client devrait faire ces exercices toutes les heures. Ses doigts et ses orteils ont également besoin d'exercices; il faut lui enseigner à les exercer activement et fréquemment.

Avant d'appliquer le plâtre, on peut poser au niveau des gros muscles un stimulateur musculaire électrique portatif. On branche l'appareil huit heures par jour afin que l'atrophie musculaire due à la non-utilisation ne se produise pas.

Éducation du client.   Lorsque le plâtre est sec, on demande au client de respecter les instructions suivantes:

1. Se déplacer aussi normalement que possible. Éviter de se servir excessivement du membre blessé.
2. Respecter le programme d'exercices prescrit.
3. Lever fréquemment le membre plâtré au-dessus du niveau du cœur pour éviter la tuméfaction.
4. Garder le plâtre sec.
   a) L'humidité ramollit le plâtre.
      (1) Ne pas recouvrir le plâtre d'un plastique ou d'un caoutchouc, car la condensation peut mouiller le plâtre.
      (2) Éviter de marcher sur un plancher ou un trottoir mouillé.
   b) On peut assécher les plâtres de fibre de verre avec un sèche-cheveux réglé à basse température pour éviter les problèmes de peau.
5. Rembourrer les coins rugueux du plâtre avec du ruban adhésif.
6. Avertir le médecin si le plâtre se brise; ne jamais le réparer soi-même.
7. Pour nettoyer le plâtre:
   a) Enlever les taches avec un linge humide.
   b) Recouvrir les régions salies d'une fine couche de cirage blanc.
8. Ne pas se gratter la peau au-dessous du plâtre. Cela peut fissurer la peau et donner naissance à une escarre de plâtre.
9. Surveiller les odeurs du plâtre, les régions tachées et les zones de pression qui pourraient indiquer l'existence d'une escarre de décubitus. Les signaler au médecin.

Retrait d'un plâtre

On peut enlever un plâtre avec une scie à plâtre, scie électrique munie d'une lame circulaire qui oscille dans le plâtre. Avant de procéder, il faut dire au client qu'il sentira quelques vibrations, mais qu'il n'éprouvera aucune douleur. La méthode courante pour ôter un plâtre est de le couper en deux dans le sens de la longueur. Le plâtre se scie par une série de pressions alternatives et de mouvements linéaires le long de la ligne de coupure (*Figure 57-2*). Si la lame repose trop longtemps sur le rembourrage, le client ressentira comme une brûlure causée par l'oscillation rapide de la lame. S'assurer que les yeux du client sont protégés contre les particules de plâtre qui pourraient voler. Le rembourrage est coupé avec une paire de ciseaux ordinaires.

Soins au client après le retrait du plâtre.   Lorsque le plâtre a été retiré, il faut tenir compte du fait que la région qu'il enveloppait a été immobilisée pendant longtemps. Lorsqu'on enlève le soutien et la protection fournis par le plâtre, les parties qui étaient inactives sont soumises aux tensions et à l'effort. Le client ressent de la douleur et de la rigidité, souvent très différentes du traumatisme original, et il se sent déprimé et découragé, car le soulagement tant attendu s'est transformé en nouvelle souffrance.

L'infirmière doit aider le client à s'ajuster à cette nouvelle situation. Une des méthodes pour y arriver consiste à soutenir le membre, de sorte qu'il soit maintenu dans la même position qu'il avait lorsqu'il était plâtré. Un petit oreiller peut soutenir le genou, la région lombaire, etc.; ce soutien est supprimé graduellement. L'infirmière fournit un support adéquat et déplace le membre doucement. Le médecin prescrit des exercices pour redévelopper et augmenter la force musculaire. Si le client faisait des contractions musculaires isométriques, il n'aura pas besoin de réapprendre à contracter ses muscles et son programme de réadaptation évoluera beaucoup plus vite.

Après le retrait du plâtre, il peut demeurer sur la peau une grande quantité d'épithélium desquamé (peau morte). On lave alors soigneusement la peau avec un savon germicide ou un détergent, on l'assèche en tamponnant et on applique

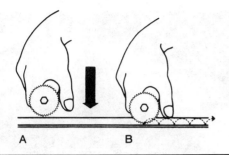

Figure 57-2 Méthode de coupe avec une scie à plâtre. (Reproduit avec la permission de Stryker Corporation.)

une crème émolliente. On avertit le client d'éviter de se gratter la peau, ce qui pourrait entraîner des lésions.

On manipule doucement la peau et les tissus sous-jacents, jusqu'au retour complet de la fonction normale. On peut noter une atrophie de la partie qui était plâtrée, mais elle disparaîtra graduellement avec le retour de la fonction musculaire. Après le retrait du plâtre, il se produit souvent une tuméfaction, qu'on soignera en surélevant le membre et en maintenant les tissus avec des bandages ou des bas élastiques.

S'il est nécessaire de faire un autre plâtre, on doit nettoyer et sécher soigneusement la peau du client. Celui-ci devra se souvenir des précautions à prendre avec le plâtre humide. On devra évaluer son état neurovasculaire et lui enseigner comment prendre soin de son plâtre.

Éducation du client après le retrait du plâtre

1. Nettoyer soigneusement la peau avec un savon doux et de l'eau. Assécher en tamponnant.
2. Appliquer du talc de bébé, de la fécule de maïs ou de l'huile de bébé; éviter de se gratter.
3. Reprendre graduellement ses activités et les exercices.
4. Soulager la tuméfaction en élevant le membre au-dessus du niveau du cœur et en mettant des bandages élastiques comme prescrit.

■ ÉVALUATION

Résultats escomptés

Le client réussit à :

1. Maintenir la circulation dans le membre.
   a) Ne souffre pas;
   b) A une peau normalement colorée;
   c) A une température analogue dans les deux membres;
   d) A un pouls analogue dans les deux membres;
   e) Présente un temps de remplissage des capillaires satisfaisant;
   f) Ne présente pas de tuméfaction, de paresthésies ou de déficience motrice.
2. Ne pas montrer de signes de nécrose, d'escarres de décubitus et de paralysie d'origine nerveuse.
   a) Ne ressent aucune douleur au niveau des proéminences osseuses;
   b) Présente une fonction sensori-motrice normale des nerfs du membre blessé;

c) Ne présente aucune odeur de moisi, aucune tache et aucune région chaude sur le plâtre;
   d) A une peau intacte.
3. Respecter le régime thérapeutique.
   a) Protège le plâtre pendant qu'il sèche;
   b) Surélève le membre plâtré;
   c) Fait des exercices selon les instructions;
   d) Conserve son plâtre sec;
   e) Protège la peau des bordures rugueuses du plâtre;
   f) Signale tout problème qui survient;
   g) Se rend aux rendez-vous à la clinique ou chez le médecin.

Plâtre au bras

Le client doit réapprendre à effectuer beaucoup de tâches routinières lorsque son bras est plâtré et c'est le bras non blessé qui devra assumer tout le travail. La fatigue musculaire est causée par les activités additionnelles et la masse du plâtre. De fréquentes périodes de repos sont alors nécessaires.

Pour diminuer la tuméfaction lorsque le client repose en décubitus, on élève le bras de façon que chaque articulation soit plus élevée que la précédente (c'est-à-dire le coude plus haut que l'épaule, la main plus haute que le coude). Lorsque le client se lève, il peut utiliser une écharpe; toutefois, l'écharpe garde le bras dans une position déclive. Il faut élever le bras plus haut que le niveau du cœur pour obtenir un drainage adéquat. C'est pourquoi on encourage le client à enlever fréquemment son écharpe et à élever le bras au-dessus de la tête.

L'écharpe devrait distribuer la masse du plâtre sur une large surface et non la faire supporter par la colonne cervicale. Les écharpes triangulaires doivent être épinglées sur les côtés et non fixées par un nœud derrière le cou, afin d'éviter la pression sur les nerfs rachidiens de la colonne cervicale.

Une insuffisance circulatoire de la main se manifeste par de la cyanose, de la tuméfaction et l'impossibilité de remuer les doigts.

- La contracture de Volkmann (*Figure 57-3*) constitue une complication de l'insuffisance circulatoire due à un plâtre au bras. C'est une contracture des doigts et du poignet causée par l'ischémie provenant de l'obstruction de la circulation artérielle de l'avant-bras et de la main.

Le client est incapable d'étendre ses doigts, souffre de sensations anormales et présente les signes d'une circulation diminuée dans la main. Par une surveillance et des soins appropriés, l'infirmière peut prévenir cette complication grave.

On doit retirer le plâtre et faire une fasciotomie pour améliorer la circulation et prévenir un dommage permanent qui pourrait se développer en quelques heures.

Plâtre à la jambe

Le plâtre à la jambe restreint les activités du client. Le plâtre peut être un plâtre court montant jusqu'au genou ou un plâtre long, s'étendant jusqu'à l'aine. On doit manipuler le plâtre fraîchement posé de façon qu'il ne soit pas bosselé et qu'il ne se rompe pas.

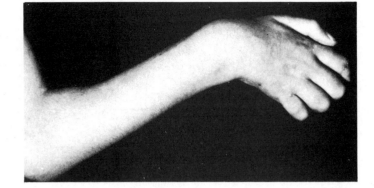

Figure 57-3 Contracture de Volkmann au niveau de l'avant-bras et de la main. (*Source* : C.A. Rockwood et D.P. Green (éd.). *Fractures*, vol. 1, Philadelphie, J.B. Lippincott.)

Comme pour les autres types de plâtre, on doit surveiller l'apparition d'une tuméfaction et on doit veiller à ce que la circulation soit adéquate et que la fonction nerveuse demeure intacte. On surélève la jambe avec des coussins mous pour éviter la tuméfaction et on applique des sacs de glace au niveau de la zone fracturée durant les deux premiers jours. On évalue l'état de la circulation en observant la coloration et la température de la peau, ainsi que le temps de remplissage des capillaires des orteils libres. On surveille la fonction nerveuse en demandant au client de bouger ses orteils et de donner ses impressions à propos de ce mouvement. L'engourdissement, les picotements, ou une sensation de brûlure ou de froid peuvent être causés par une lésion du nerf sciatique poplité externe à la suite d'une compression au niveau de la tête du péroné.

- La lésion du nerf sciatique poplité externe causée par une compression est une cause fréquente du pied tombant.

Lorsque le plâtre est sec, on apprend au client à marcher avec l'aide d'appareils orthopédiques (béquilles ou canne, par exemple). Le type de démarche enseigné dépend du problème du client (c'est-à-dire, s'il peut marcher sur la jambe atteinte ou non). Si le client doit faire porter sa masse sur la jambe plâtrée, il est nécessaire de renforcer le plâtre. On incorpore un talon de marche en caoutchouc au fond du plâtre ou on fournit au client une botte pour plâtre dans laquelle il pourra mettre son pied plâtré (*Figure 57-4*). On préfère la botte au talon, car elle procure une surface portante plus large et elle ne gêne pas l'équilibre du client ou sa posture en surélevant la jambe blessée.

Après que le client recommence à marcher, on doit l'encourager à soulever son plâtre lorsqu'il est assis. Le client doit s'étendre plusieurs fois par jour, car la position assise ne favorise pas un drainage total. Si la peau est irritée par les bords du plâtre, on peut utiliser un rembourrage de molesquine.

Plâtre avec attelles

Le plâtre avec attelles est un type spécial de plâtre dans lequel on incorpore des attelles pour permettre à l'articulation de jouer tout en assurant un alignement et une immobilisation adéquats (*Figure 57-5*). Certains de ces plâtres sont munis de charnières à la hanche, au genou, à la cheville, au coude ou au poignet. On emploie fréquemment le plâtre avec attelles lorsqu'une fracture du corps du fémur commence à guérir et que l'œdème de la cuisse est léger. Habituellement, le client reste en élongation quelques semaines avant qu'on lui applique ce type de plâtre.

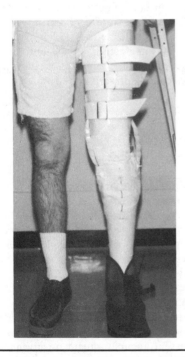

Figure 57-5 Plâtre avec attelles. Ce dispositif soutient le segment fracturé tout en permettant aux articulations voisines de jouer.

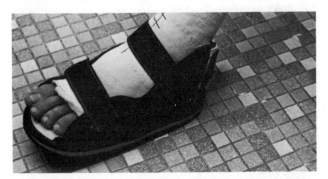

Figure 57-4 Botte pour plâtre. (*Source* : J. Farrell. *Illustrated Guide to Orthopedic Nursing*, 2e éd., Philadelphie, J.B. Lippincott, 1982.)

La confection d'un plâtre avec attelles exige le matériel suivant : un bandage élastique de 10 cm de largeur pour appliquer autour du genou afin de minimiser la tuméfaction ; un plâtre autour de la cuisse et un plâtre court de la jambe permettant la marche ; des attelles en métal ou en polypropylène qu'on dispose de part et d'autre du genou afin de permettre la flexion. On incorpore ces attelles dans les deux plâtres.

La guérison de la fracture est plus rapide avec le plâtre et les attelles. Le fait de supporter la masse stimule la cicatrisation osseuse. De plus, le dispositif produit une pression hydraulique sur les tissus mous, ce qui facilite la guérison et minimise le raccourcissement au cours de la soudure des os.

Grâce au plâtre avec attelles, l'homéostasie est maintenue avec plus de facilité et la rééducation est améliorée grâce au maintien de la force musculaire et de la mobilité de l'articulation. Lorsque le plâtre est sec (après 48 h environ), le client peut marcher avec des béquilles en utilisant la technique de marche à trois temps (voir à la page 159) en s'appuyant légèrement puis totalement sur le membre blessé.

Les problèmes entraînés par ce dispositif comprennent la difformité par angulation au siège de la fracture (mauvais alignement de l'os entraînant sa courbure), l'œdème au niveau du genou, les lésions à la peau de la cuisse provenant d'une pression des bords du plâtre et les souillures du plâtre. On surveille la tuméfaction excessive, les problèmes neurovasculaires et les lésions cutanées. Comme le plâtre peut monter jusqu'à l'aine, on doit prendre des mesures pour protéger cette région des souillures provoquées par les fèces et l'urine. Afin d'améliorer le retour veineux, on surélève le membre lorsque le client est au repos.

Corset de plâtre ou spica

Les plâtres qui enveloppent le tronc (corset de plâtre), et ceux qui recouvrent une partie du tronc et un ou deux membres (spicas), exigent des soins infirmiers particuliers. Le corset, le spica de la hanche, le 1½ ou le double spica de la hanche et le spica de l'épaule sont quelques exemples de ce type de plâtrage. On utilise le corset de plâtre lorsque l'état du client nécessite l'immobilisation de la colonne vertébrale, les spicas de la hanche en cas de fracture du fémur ou à la suite d'une opération sur l'articulation de la hanche, et le spica de l'épaule dans quelques cas de fractures du col de l'humérus. L'infirmière doit préparer le client, le retourner, et veiller aux soins de la peau et à l'hygiène.

L'infirmière prépare le client à l'application du plâtre en lui expliquant le déroulement. Cette approche diminue l'appréhension du client qui doit être plâtré sur une grande surface. Souvent, le client est déjà immobilisé en élongation depuis plusieurs semaines et il craint le retour de la douleur s'il doit se faire plâtrer. Il faut avouer que la table utilisée pour appliquer les plâtres sur une grande surface ressemble à un appareil de torture. Il faut prévenir le client que de nombreuses personnes s'occuperont de lui durant l'application du plâtre, que le soutien de la région atteinte sera adéquat et fait avec douceur. Ces informations aideront à dissiper les craintes du client. Les analgésiques et les relaxants administrés avant le plâtrage aideront le client à se détendre, à se sentir bien et à coopérer durant l'intervention. Pour le rassurer, on le renseignera également sur le procédé de plâtrage.

Après l'application du plâtre, on disposera des coussins mous et imperméables pour soutenir le plâtre jusqu'à ce qu'il soit sec, afin d'éviter qu'il ne se forme des aspérités. Si le support du plâtre est inadéquat, cela entraînera des fissures ou des aspérités qui constitueront des points de pressions. Le matelas du lit devra être ferme pour bien supporter le plâtre encore frais. Trois oreillers placés en croix suffiront à soutenir un corset de plâtre ; pour un spica de la hanche, on place un oreiller au niveau de la taille et deux oreillers successifs sous le membre plâtré. Si les deux membres sont plâtrés, on ajoute deux autres oreillers. Il est important que les oreillers soient l'un contre l'autre, car le moindre espace forcera le plâtre humide à se courber, à s'affaiblir et, même, à se briser. Dans le cas d'un corset de plâtre, il faut veiller à ce qu'aucun oreiller ne se trouve sur la tête et sous les épaules durant le séchage, car cela cause une pression sur le thorax.

On doit retourner le client toutes les deux heures pour soulager la pression et pour permettre au plâtre de sécher complètement. Il faut suffisamment de personnel (au moins trois personnes) pour retourner le client de telle façon que le plâtre frais puisse être adéquatement soutenu par la paume des mains. Les zones vulnérables du plâtre se trouvent au niveau des articulations et elles doivent être soutenues pour éviter que le plâtre ne craque. On demande au client de participer à ce déplacement en s'aidant du trapèze ou de la ridelle du lit. Une barre d'abduction peut être incorporée au spica pour stabiliser le plâtre mais il ne faut *jamais* s'en servir pour retourner le client. On doit remettre les oreillers en bonne position afin que le soutien demeure adéquat et qu'il n'y ait aucune zone de pression. On retourne le client tout d'un bloc vers le côté non blessé pour prévenir la tension sur le plâtre et pour éviter que le corps ne se retourne à l'intérieur du plâtre.

On place le client en décubitus ventral deux fois par jour pour permettre un drainage postural de l'arbre bronchique et pour diminuer la pression au niveau du dos. Pour plus de confort, on peut placer un petit oreiller sous l'abdomen et un autre sous le cou du pied pour éviter que les orteils ne s'enfoncent dans le matelas. Il est parfois plus confortable de laisser pendre les orteils à l'extrémité du matelas.

Pour retourner le client qui porte un spica de la hanche, il faut :

1. Tirer le client d'un bloc vers le bord du lit.

2. Placer des oreillers le long de l'autre côté du lit pour soutenir le plâtre.

3. Apprendre au client à s'aider du bras du côté atteint pour tirer son épaule au moment où on le retourne.

4. Que deux infirmières se placent du côté vers lequel le client est retourné pour soutenir le plâtre et rouler le client vers elles.

5. Qu'une troisième infirmière aide le client à rouler en le poussant par derrière, puis lui ajuste les épaules et remette les oreillers en bonne position.

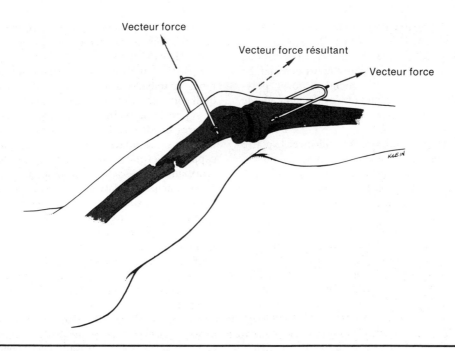

Figure 57-6   Les forces de traction sont appliquées dans deux directions différentes pour obtenir le vecteur force résultant désiré.

6. Retourner le corps du client tout d'un bloc et s'assurer que l'alignement adéquat est conservé.

On doit vérifier fréquemment l'état de la peau en bordure du plâtre pour surveiller les signes d'irritation. On inspectera la peau se trouvant sous le plâtre en la tendant et en l'observant avec une lampe de poche. En passant les doigts sous les bordures du plâtre, on peut ôter des parcelles de plâtre et masser la peau en même temps. On nettoiera fréquemment la peau accessible et on la massera avec un émollient. Il faut retourner le client toutes les deux ou trois heures pour réduire au maximum les zones de pression sur les proéminences osseuses et pour décoller les sécrétions pulmonaires.

La région située autour du périnée doit être protégée contre les excreta. Si l'ouverture laissée dans le plâtre ne permet pas les soins hygiéniques, l'infirmière doit demander que cette partie du plâtre soit modifiée. Lorsque le plâtre est sec, on recouvre la région périnéale avec une serviette et on vaporise la bordure du plâtre avec une matière plastique en aérosol. Avant chaque élimination, on insère des feuilles de plastique propres et sèches sous le plâtre et on les replie sur les bords, pour protéger le plâtre des souillures. Il est plus facile au client qui porte un spica de la hanche d'utiliser un bassin de lit conçu à cet effet. Une bonne hygiène du périnée est essentielle.

Syndrome du plâtre

Les personnes immobilisées dans des plâtres de grande étendue peuvent développer des réactions psychologiques et physiologiques à cette situation. Les caractéristiques psychologiques du syndrome du plâtre sont semblables à celles de la claustrophobie. Le client présente une forte anxiété caractérisée par des changements de comportement et des réactions autonomes (c'est-à-dire, augmentation du rythme respiratoire, diaphorèse, dilatation des pupilles, augmentation du rythme cardiaque, élévation de la pression artérielle). L'infirmière doit savoir reconnaître l'anxiété et fournir un environnement dans lequel le client se sente en sécurité.

La réaction physiologique est reliée à l'immobilité. Avec la diminution de l'activité physique, la motilité de l'appareil digestif diminue. Lorsque les gaz intestinaux s'accumulent, la pression augmente et un iléus paralytique se produit. Le client souffre alors de distension, d'un malaise abdominal, de nausées et de vomissements. Comme pour les autres cas d'iléus adynamique, le traitement consiste à faire une décompression (intubation nasogastrique et succion) et à fournir des liquides par voie intraveineuse jusqu'à ce que la motilité revienne. Si le plâtre comprime l'abdomen, il faut découper une fenêtre au niveau de la région abdominale. Parfois, une occlusion totale se produit ou l'intestin devient gangréneux; il faut alors effectuer une intervention chirurgicale.

L'infirmière doit surveiller le développement possible du syndrome du plâtre chez les clients porteurs d'un plâtre couvrant une grande surface et elle doit veiller à sa prévention ou à son traitement.

☐ SOINS INFIRMIERS AU CLIENT EN ÉLONGATION

L'*élongation* est l'application d'une force de traction sur une partie du corps. Elle est destinée à minimiser les spasmes musculaires, à réduire, aligner et immobiliser les fractures, à atténuer les difformités et à augmenter l'espace entre les surfaces d'une articulation. La force de traction doit être suffisamment grande et être appliquée dans la

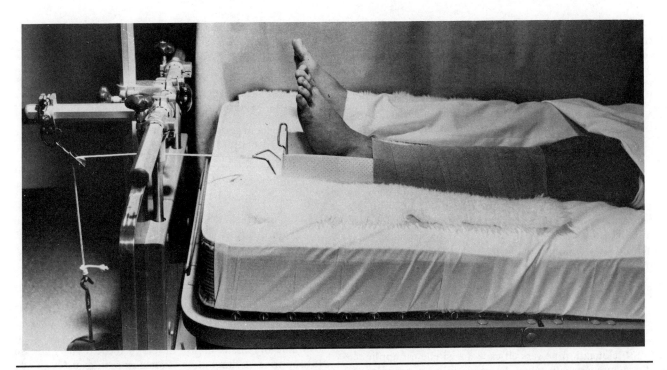

Figure 57-7 Élongation du membre inférieur par l'extension de Buck.

bonne direction, si l'on veut obtenir le maximum d'effets thérapeutiques. On doit éliminer tous les facteurs susceptibles de diminuer l'efficacité de l'élongation.

Parfois, il est nécessaire d'appliquer des forces de traction dans plus d'une direction pour que la force résultante soit dans la direction désirée. Dans ce cas, certaines composantes des vecteurs forces s'annulent; le vecteur force résultant se situe alors entre ces vecteurs forces (*Figure 57-6*). On vérifie par radiographie le résultat de l'élongation et on l'ajuste si nécessaire. Au fur et à mesure que les muscles et les tissus mous se détendent, on change la masse appliquée.

Types d'élongation

Dans l'élongation droite ou extension, la force de traction s'exerce selon la ligne de prolongement du membre. L'extension de Buck (*Figure 57-7*) et l'élongation pelvienne en sont deux exemples.

Dans l'*élongation par suspension équilibrée (Figure 58-8)*, le membre est soulevé du lit; cela permet au client de se mouvoir quelque peu, sans que le vecteur force résultant ne soit modifié.

Figure 57-8 Principes de l'élongation par suspension équilibrée avec l'attelle de Thomas. Elle permet le mouvement vertical du client, en autant que les forces longitudinales soient maintenues. La force, telle qu'elle est utilisée dans l'élongation, signifie qu'on pousse ou qu'on tire dans une direction donnée. Dans les soins d'un client sous élongation, il faut bien comprendre la direction dans laquelle s'exerce la force. Étudier attentivement le dessin; noter que les poulies changent la direction de la force produite par les masses.

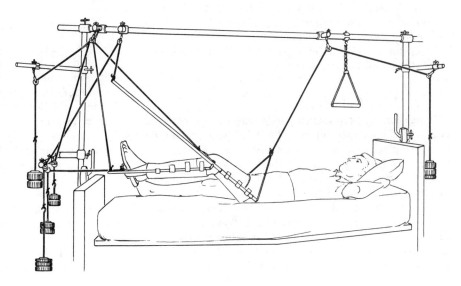

On peut appliquer une traction à la peau (*élongation cutanée*) ou directement à l'os (*élongation transosseuse*), selon l'effet désiré.

L'élongation peut aussi se faire avec les mains (*élongation manuelle*). Cette élongation est temporaire et on l'utilise pendant qu'on fait un plâtre, lorsqu'on donne des soins cutanés au-dessous de la botte de caoutchouc mousse ou pendant qu'on ajuste le dispositif d'élongation.

Principes de l'efficacité d'une élongation

Lorsqu'on applique une force de traction, il faut toujours tenir compte de la contre-traction, force agissant en direction opposée (troisième loi de Newton selon laquelle toute action entraîne une réaction de force égale et de direction opposée). En général, la masse corporelle du client joue le rôle de la réaction. On doit orienter le plan du lit selon l'angle qui fournira la contre-traction désirée.

- La contre-traction doit être maintenue pour que l'élongation soit efficace.

L'élongation ne sera efficace que si elle est appliquée d'une manière constante. Le médecin peut spécifier les types d'élongations qui pourront être interrompues. C'est le cas des élongations cutanées pelvienne et cervicale destinées à réduire les spasmes musculaires.

- Il ne faut jamais interrompre une élongation transosseuse.
- Il ne faut jamais ôter les masses sans que l'on prescrive une élongation intermittente.

Il faut maintenir le vecteur force résultant. On devra éliminer tout facteur susceptible de diminuer ou de faire varier la force de traction.

- Le client sous élongation doit demeurer au milieu du lit avec le corps bien aligné.
- Les masses doivent pendre librement et ne jamais reposer sur le lit ou sur le plancher.
- Les cordes doivent toujours être tendues.
- Les nœuds des cordes ou l'appuie-pied ne doivent jamais toucher la poulie ou le montant du lit.
- Le vecteur force résultant doit toujours être dans le prolongement du grand axe de l'os.
- On doit aider le client à garder sa position pour que l'élongation soit efficace.

■ ÉVALUATION INITIALE

L'élongation peut représenter pour le client une expérience effrayante. L'équipement peut lui faire peur. Avant de mettre en place le dispositif d'élongation, on doit renseigner le client sur le déroulement de l'opération, sur l'objectif du traitement et sur ce qu'on attend de lui. Cela aura pour effet de diminuer son appréhension.

Puisque le client devra demeurer au lit, le matelas doit être ferme et soutenu par une planche. Si l'on désire utiliser un dispositif destiné à minimiser la formation d'escarres de décubitus (matelas à gonflement alternatif), celui-ci doit être installé sur le lit avant le début de l'élongation.

- On doit examiner fréquemment la peau du client pour déceler toute pression ou toute friction au niveau des proéminences osseuses.

Durant l'élongation, le client devra faire fonctionner les muscles et les articulations non immobilisés pour éviter toute détérioration causée par la non-utilisation.

- On encourage le client à faire des exercices actifs avec les articulations non atteintes.

Des mesures préventives actives réduiront au maximum les problèmes associés à l'immobilité qui pourraient affecter d'autres systèmes de l'organisme.

- On doit rechercher immédiatement la cause de toute plainte du client.

Problèmes du client et diagnostics infirmiers

Les problèmes du client en élongation peuvent être les suivants : interruption de l'efficacité de l'élongation ; développement de lésions cutanées reliées à la compression continue des tissus mous ; développement d'une faiblesse locomotrice et diminution de la flexibilité causées par la non-utilisation ; apparition de troubles touchant aux autres systèmes (systèmes respiratoire, circulatoire, urinaire et gastro-intestinal), reliés à l'immobilisation ; et non-respect du régime thérapeutique relié au manque de connaissances.

■ PLANIFICATION ET INTERVENTION

Objectifs

Les principaux objectifs pour le client sont les suivants :

1. Maintien d'une élongation efficace.
2. Adaptation psychologique à l'élongation.
3. Absence de lésions cutanées.
4. Absence de faiblesse musculaire et maintien de l'amplitude de mouvements normale.
5. Absence de problèmes touchant les autres systèmes.
6. Respect du régime thérapeutique.

Élongation cutanée

On obtient une élongation cutanée grâce à une masse qui tire sur du ruban de traction, du caoutchouc mousse ou un matériau de plastique fixé sur la peau. La force de traction exercée sur la peau se transmet aux structures locomotrices. Cependant, l'élongation ainsi réalisée est assez limitée. On ne peut exercer une force de traction supérieure à 2 kg ou 3 kg sur une partie du corps, car la force ne doit pas dépasser le seuil de résistance de la peau. C'est pourquoi il faut utiliser l'élongation transosseuse lorsqu'un traitement prolongé est nécessaire ou lorsque les masses à appliquer doivent être plus importantes.

Chez l'adulte, ce type d'élongation est valable comme moyen temporaire seulement. L'extension de Buck pour une fracture de la hanche et l'élongation de Russell (avec le genou en flexion) pour la fracture du corps du fémur en sont deux exemples.

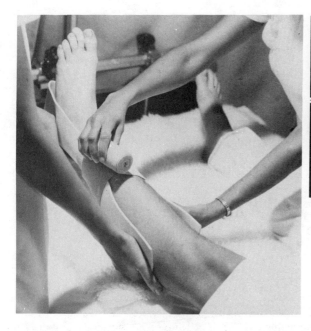

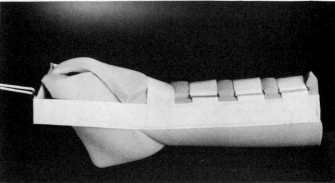

Figure 57-9 (À gauche) Application d'un bandage élastique pour l'extension de Buck. (Ci-dessus) Botte coussinée destinée à l'extension de Buck. (Photo de la botte reproduite avec la permission de All Orthopedic Appliances.)

L'*extension de Buck* (unilatérale ou bilatérale) est une forme d'élongation cutanée au cours de laquelle la traction s'exerce sur un plan. Elle est utilisée lorsqu'on désire faire une immobilisation partielle ou temporaire (voir la figure 57-7), comme dans le cas d'une blessure de la hanche, en attendant la fixation chirurgicale.

Avant d'installer le dispositif d'élongation, on examine la peau pour détecter des abrasions et des troubles vasculaires, car la peau doit être saine pour tolérer l'élongation. On lave et on assèche le membre avant d'appliquer le ruban de traction ou la botte de caoutchouc mousse (*Figure 57-9*). On protège la malléole externe et la partie proximale du péroné à l'aide d'un rembourrage pour plâtre afin de prévenir les escarres de décubitus et la nécrose cutanée. Le ruban de traction est appliqué de chaque côté de la jambe, avec le côté de caoutchouc mousse contre la peau.

Le ruban de traction doit dépasser la plante du pied d'environ 10 cm à 15 cm. Pendant qu'une personne soutient la jambe sous le talon et sous le genou, une autre personne recouvre le ruban de traction d'un bandage élastique, de la cheville jusqu'à la tubérosité du tibia. Ce bandage élastique permet au ruban de mieux adhérer à la peau et l'empêche de glisser. On fixe une barre d'écartement à l'extrémité du ruban pour éviter les pressions sur les côtés du pied. On fixe une corde à la barre d'écartement et on la fait passer sur une poulie fixée à l'extrémité du lit. On suspend ensuite une masse à la corde. Une peau de mouton placée sous la jambe réduit la friction du talon contre le lit.

Compression de la peau et des nerfs. L'élongation cutanée peut irriter la peau et provoquer une pression sur les nerfs périphériques. Le bandage élastique qui entoure le ruban de traction ne doit pas entraver la circulation, mais il doit être suffisamment serré pour que le ruban demeure en contact avec la peau.

- Pour détecter les points de pression pendant une élongation cutanée, on doit palper quotidiennement la région soutenue par le ruban de traction. On doit

également examiner plusieurs fois par jour la zone située sur le tendon d'Achille car la pression sur cette région est fréquente lorsqu'on exerce une traction sur la jambe. On doit prendre soin d'éviter de comprimer le nerf sciatique poplité externe, à l'endroit où il contourne le col du péroné, juste au-dessous du genou. Cette compression peut causer le pied tombant (voir la figure 57-1).

- Lorsqu'on fait une élongation cutanée au niveau du bras, la zone qui entoure le coude, là où le nerf cubital passe, ne doit jamais être comprimée (voir la figure 57-1).

Circulation. Après l'application du dispositif d'élongation, on examine le pied durant quelques minutes pour détecter les difficultés circulatoires et on recommence ensuite toutes les deux heures.

- Vérifier le pouls périphérique ainsi que la coloration et la température des doigts ou des orteils.

Évaluer la présence de sensations anormales. La faiblesse de la dorsiflexion ou des mouvements du pied et l'inversion du pied peuvent indiquer une compression du nerf sciatique poplité externe. On recherche immédiatement la cause de toute douleur ou de toute sensation de brûlure qui pourrait se manifester sous le bandage de traction.

- On enlève le bandage entourant la jambe et on examine la peau trois fois par jour.
- Durant l'examen et les soins de la peau, une seconde infirmière doit soutenir le membre en bonne position.

Pour assurer une élongation efficace, il faut vérifier que le bandage de traction ne glisse pas, qu'il ne fait pas de faux plis et qu'une contre-traction correcte est maintenue. Il est nécessaire de maintenir une position adéquate pour conserver la jambe en position neutre. Le client ne doit pas se tourner sur le côté afin qu'aucun fragment osseux n'aille frotter contre un autre. On installe un appuie-pied pour

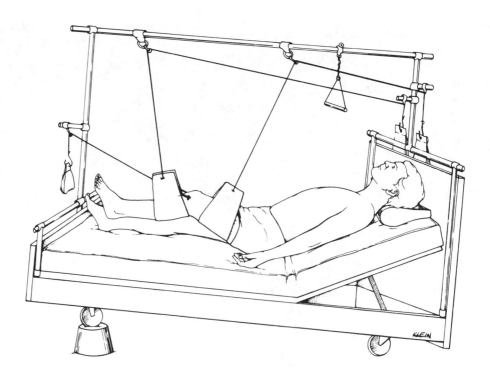

Figure 57-10 Dispositif d'élongation par suspension équilibrée pour les membres inférieurs. La jambe du client est soutenue par des masses qui l'équilibrent dans les élingues.

éviter le pied tombant. On donne régulièrement des soins particuliers au niveau du dos, car le client demeure toujours couché sur le dos. Il faut vérifier la sensibilité du mollet et le signe d'Homans ; si ces signes sont positifs, cela révèle la présence d'une thrombophlébite.

- Encourager le client à faire des exercices actifs avec le pied toutes les heures.

Élongation transosseuse

Dans l'élongation transosseuse, la force de traction est appliquée directement à l'os. Cette méthode est fréquemment utilisée dans les cas de fracture du fémur, de l'humérus, du tibia et de la colonne cervicale. La force de traction est appliquée aux os à l'aide d'une broche métallique (comme la broche de Kirschmer et le clou ou broche de Steinmann), insérée dans l'os se trouvant en aval de la fracture. Pour l'élongation d'une fracture de la colonne cervicale, on fixe un étrier de Crutchfield ou de Gardner-Wells au crâne.

L'élongation transosseuse est installée sous asepsie chirurgicale. On prépare le siège d'insertion de la broche avec du povidone-iode et on administre un anesthésique local. On fait une petite incision et on transperce l'os avec la broche stérile. Le client peut ressentir une pression durant toute l'opération et un certain malaise au moment où le périoste est percé. La préparation du client contribue à son bien-être et lui permet de collaborer. Il arrive fréquemment que cette intervention soit effectuée dans l'unité de soins plutôt que dans le bloc chirurgical.

Après l'insertion, on attache la broche à un étrier ou à un compas de traction. On recouvre les extrémités de la tige avec du liège ou ruban pour que le client ne se blesse pas. On suspend des masses à l'étrier grâce à un système de corde et poulie. L'élongation transosseuse est souvent équilibrée, afin de maintenir le membre atteint, de faciliter certains mouvements et de permettre à l'infirmière de donner des soins sans nuire à l'élongation.

L'*attelle de Thomas avec les attaches de Pearson* sert habituellement dans les élongations transosseuses pour les fractures du fémur (*Figure 57-8*). Elle peut se combiner à une élongation cutanée ou à tout autre dispositif de suspension équilibrée. Une élongation verticale étant requise pour ce genre de fractures, il faut installer le client dans un lit doté d'une tringle. La figure 57-10 montre un autre type d'élongation par suspension équilibrée.

Siège d'insertion de la broche. La plaie au siège d'insertion de la broche nécessite des soins. En général, on la recouvre d'un pansement stérile. Par la suite, les soins sont donnés selon les instructions du médecin. L'objectif est d'éviter l'infection et le développement de l'ostéomyélite. Les soins consistent à nettoyer la plaie deux fois par jour avec du povidone-iode, à appliquer un onguent antibiotique ou un onguent à l'iode ou à protéger la région avec du collodion. L'infirmière doit s'assurer qu'il n'y a aucune infection ou inflammation. Il faut s'attendre malgré tout à ce qu'un léger suintement séreux se produise.

- Examiner le siège d'insertion chaque jour pour noter l'odeur, les signes d'inflammation ou d'autres signes d'infection.

Circulation. On doit inspecter la peau pour y déceler des signes d'insuffisance circulatoire. Il faut évaluer l'état neurovasculaire de la jambe immobilisée au moins toutes les deux heures au début, puis plusieurs fois par jour par la suite.

Pression. On doit surveiller la rougeur et les lésions cutanées sur certains points de pression, en particulier sur la tubérosité ischiatique, le creux poplité, le tendon d'Achille et le talon.

Position.   Le pied doit demeurer en position neutre ; on doit signaler toute rotation vers l'intérieur ou vers l'extérieur. Il faut éviter le pied tombant et on doit installer un dispositif orthopédique pour maintenir le pied en position neutre (appuie-pied). On encourage le client à faire des exercices de flexion-extension du pied.

Pendant l'élongation, il faut s'assurer que les cordes sont bien dans la gorge des poulies et qu'elles ne sont pas éraillées, que les masses pendent librement, et que le client n'a pas glissé vers le pied du lit. De plus, il faut s'assurer que les cordes sont nouées solidement. La figure 57-11 présente un type de nœud très sûr.

Masses.   Les masses qu'on suspend au début sont suffisantes pour empêcher les spasmes musculaires. L'élongation transosseuse exige souvent des masses variant de 7 kg à 15 kg pour assurer les effets thérapeutiques. Quand les muscles commencent à se détendre, on diminue la masse responsable de l'élongation pour éviter que les os ne s'espacent trop et pour accélérer la guérison.

- *Il ne faut jamais enlever les masses chez un client atteint d'une fracture, sauf en présence d'une situation qui met sa vie en danger. La traction par masses et poulies assure une extension constante. Si on enlève les masses pour déplacer le client d'un service à un autre, tout le bénéfice du traitement est perdu.*

Soins de la peau.   Lorsque l'élongation nécessite l'installation d'une tringle, on peut y suspendre un trapèze qui aidera le client à se mouvoir dans le lit et facilitera l'utilisation du bassin de lit. Lorsqu'un client ne peut se coucher sur le côté ou sur le ventre, l'infirmière doit apporter une attention spéciale aux soins du dos et garder le lit sec, sans miettes et sans faux plis. Ces soins sont plus faciles à administrer lorsque le client peut soulever les hanches en se tenant au trapèze fixé au-dessus de lui. Le client utilise souvent le talon de sa bonne jambe comme point d'appui pour se soulever. Cette poussée du talon dans le matelas peut irriter les tissus ; c'est pourquoi il faut masser le talon et vérifier souvent s'il n'existe pas de points de pression. Si le client ne peut se soulever, l'infirmière comprime le matelas d'une main et masse la peau de l'autre main.

Exercices.   Les exercices ont pour effet de maintenir la force et le tonus musculaires, et de favoriser la circulation. On doit les planifier en fonction des limites imposées par l'élongation. Les exercices actifs souvent autorisés comprennent la traction sur le trapèze, la flexion et l'extension des pieds ainsi que les exercices d'amplitude de mouvement et de résistance des articulations saines. Les membres immobilisés bénéficient des exercices isométriques. Les exercices réalisés avec le quadriceps crural et les muscles fessiers favorisent le renforcement de ces muscles, qui jouent un rôle important pour la marche. Sans ces exercices réalisés au lit, le client verra ses muscles s'atrophier et s'affaiblir, ce qui prolongera la période de réadaptation.

La thrombophlébite représente un réel danger pour quiconque doit rester au lit durant une certaine période. Il

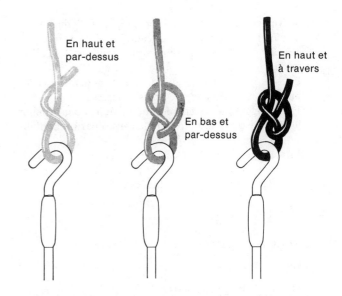

Figure 57-11 Guide de la fabrication des nœuds pour les dispositifs d'élongation. Il est essentiel pour la sécurité du client que les nœuds soient bien faits. L'infirmière n'a qu'à mémoriser les trois étapes suivantes :

En haut et par-dessus
En bas et par-dessus
En haut et à travers

Les nœuds peuvent ensuite être consolidés avec du ruban adhésif. (Reproduit avec la permission de Zimmer Manufacturing Company.)

est donc nécessaire de surveiller l'apparition possible d'un thrombus dans une veine profonde (voir aux pages 576 à 578). Le médecin peut prescrire des bas élastiques, de faibles doses d'héparine par voie sous-cutanée ou 600 mg d'aspirine deux fois par jour, dans le but de prévenir la formation d'un thrombus. Il est essentiel d'identifier rapidement la thrombophlébite et de la traiter dès que possible.

Retrait de la broche.   Lorsque l'élongation est terminée, on retire la broche ; la blessure du siège d'insertion se cicatrise alors en formant une dépression causée par la contraction du tissu fibreux. Pour prévenir cela, on pince le tissu du siège d'insertion au moment où on retire la broche, ce qui a pour effet de briser le tissu fibreux qui s'est formé entre la peau et le périoste.

Élongation par suspension équilibrée

Interventions de l'infirmière

1. Après l'installation du dispositif, examiner fréquemment l'état neurovasculaire.
2. Veiller à ce que les cordes et les poulies demeurent libres et que l'élongation de la jambe se réalise avec sécurité. La traction doit être continue pour que l'élongation soit efficace.
3. Veiller à ce que la peau autour du bandage de traction ne soit pas irritée.
4. Surveiller les odeurs et les signes d'infection.

5. Surveiller la compression possible par l'élingue au niveau du creux poplité et des autres points de pression courants (tubérosité ischiatique, tendon d'Achille, talon).

6. Encourager le client à faire des exercices actifs avec les pieds et utiliser un appuie-pieds si nécessaire.

7. Encourager tout exercice destiné à réduire au maximum la mauvaise condition physique causée par l'immobilisation.

8. Encourager le client à participer à ses soins pour lui éviter la dépression et l'ennui qui surviennent fréquemment durant les semaines que dure le traitement.

■ ÉVALUATION

Résultats escomptés

Le client réussit à :

1. Obtenir l'élongation désirée.
   a) Obtient les résultats désirés ;
   b) Maintient le vecteur force résultant ;
   c) Maintient la contre-traction ;
   d) Maintient l'élongation continue ou l'élongation intermittente, selon ce qui a été prescrit.

2. S'adapter psychologiquement.
   a) Participe au traitement ;
   b) Exécute les activités quotidiennes ;
   c) S'engage dans des activités récréatives ;
   d) Est orienté dans le temps et dans l'espace et reconnaît les gens ;
   e) Montre du respect pour soi et pour les autres.

3. Ne pas présenter de lésions cutanées.
   a) A une peau exempte de rougeurs causées par la pression ;
   b) A une peau intacte, c'est-à-dire douce, souple et bien hydratée.

4. Ne pas présenter de faiblesse musculaire et à maintenir l'amplitude de mouvement normale des articulations.
   a) Fait des exercices avec les articulations et avec les muscles non blessés ;
   b) Se déplace avec facilité ;
   c) Parvient à faire des mouvements d'amplitude normale.

5. Ne pas souffrir de problèmes touchant d'autres systèmes.
   a) A une respiration claire à l'auscultation ;
   b) Ne présente pas de sensibilité du mollet ;
   c) Ne présente pas le signe d'Homans ;
   d) Ne souffre pas d'hypotension orthostatique ;
   e) A des urines claires ;
   f) A une intelligence vive ;
   g) A un régime alimentaire équilibré ;
   h) A une fonction intestinale normale.

6. Respecter le régime thérapeutique.
   a) Comprend l'utilité de l'élongation ;
   b) S'engage dans des activités à l'intérieur des limites imposées par l'élongation ;
   c) Participe au traitement.

□ CHIRURGIE ORTHOPÉDIQUE

Beaucoup d'individus qui souffrent de troubles locomoteurs doivent subir une intervention chirurgicale pour corriger leurs problèmes. Les problèmes nécessitant une correction chirurgicale comprennent les fractures, les difformités, les maladies articulaires, la nécrose ou l'infection des tissus, l'insuffisance circulatoire (syndrome du compartiment, par exemple), les tumeurs et les excroissances.

Les interventions chirurgicales courantes sont les suivantes :

Réduction chirurgicale : Réduction de la fracture et alignement de l'os après dissection chirurgicale et exposition du siège de la fracture.

Fixation interne : Stabilisation de la fracture réduite avec des vis, des plaques, des clous et des broches.

Greffe osseuse : Implantation de tissu osseux (greffons autologues ou homologues) pour favoriser la cicatrisation et la stabilisation ou remplacer du tissu osseux malade.

Amputation : Ablation d'une partie du corps à la suite d'une gangrène ou d'une blessure très importante.

Arthroplastie : Réparation d'une articulation à l'aide d'un arthroscope (instrument qui permet au chirurgien d'observer l'intérieur d'une articulation sans faire une grande incision) ou en ouvrant l'articulation.

Méniscectomie : Excision du cartilage fibreux (ménisque) de l'articulation du genou.

Remplacement articulaire partiel : Remplacement d'une surface articulaire par une pièce de métal ou de plastique.

Remplacement articulaire total : Remplacement des deux surfaces d'une articulation par des pièces de métal ou de plastique.

Ténoplastie : Transplantation d'un tendon pour améliorer le mouvement.

Aponévrotomie : Section du fascia d'un muscle pour soulager la pression ou pour diminuer la contracture du fascia.

Soins physiques préopératoires.   Quelle que soit la méthode utilisée pour préparer la peau du client avant une intervention orthopédique, les principes demeurent les mêmes. La préparation exige beaucoup d'attention, car les infections osseuses sont très difficiles à juguler. Un nettoyage méticuleux et non traumatisant de la peau, au savon germicide et à l'eau, est effectué la veille de l'opération et est répété juste avant celle-ci.

Le lavage quotidien de la peau avec un savon germicide réduit considérablement le nombre de bactéries cutanées. Par conséquent, lorsque l'intervention chirurgicale n'est pas urgente, l'orthopédiste peut demander au client de se nettoyer la peau avec un savon germicide pendant quelque temps avant son admission au centre hospitalier.

Une incapacité permanente pourrait survenir à la suite d'une infection osseuse ou articulaire. On ne doit jamais se fier uniquement aux antibiotiques pour juguler l'infection.

Il est essentiel que le client en orthopédie soit bien hydraté, particulièrement s'il doit être immobilisé pendant une longue période. L'hydratation prévient la formation de calculs, l'infection et les complications rénales. Le débit urinaire doit donc être mesuré.

Les antécédents médicaux révéleront si le client a reçu une corticothérapie durant l'année précédant l'intervention chirurgicale (cela est probable s'il s'agit d'une personne souffrant de polyarthrite rhumatoïde). Il faut en tenir compte durant l'intervention, puisque les corticostéroïdes modifient la réaction du client à l'anesthésie. La dose prescrite du médicament doit être administrée avant l'intervention, pour contrer les effets stressants de celle-ci.

Soins postopératoires. Dans les interventions orthopédiques majeures, l'état de choc peut devenir un problème, car les plaies ont tendance à suinter et à saigner plus que dans les autres types d'intervention chirurgicale. L'infirmière doit donc surveiller l'apparition des symptômes du choc. Une augmentation du pouls ou une baisse lente de la pression artérielle indiquent un saignement persistant ou le développement d'un état de choc. Tout changement dans le rythme respiratoire ou dans la coloration du client est le signe d'une altération des échanges gazeux et de complications pulmonaires ou cardiaques. L'embolie graisseuse (voir à la page 1308) et la thrombophlébite (voir à la page 576) constituent d'autres complications qui surviennent après une opération orthopédique.

L'os ne guérissant pas aussi rapidement que les tissus mous, l'incision cutanée peut être bien cicatrisée, alors que les structures osseuses sous-jacentes demanderont plus de temps pour se consolider. Cela prend une importance particulière dans les interventions sur les membres inférieurs, car, en plus d'effectuer les mouvements normaux, l'os doit supporter et déplacer la masse corporelle. Les broches, les vis, les tiges et les plaques de métal qu'on utilise pour les fixations internes ne sont pas suffisamment résistantes pour supporter la masse corporelle et elles peuvent plier et se casser si on les contraint. La stabilité de la fracture et la guérison osseuse sont les considérations importantes qui permettent de déterminer la masse qu'une fracture réduite peut supporter.

Les autres complications possibles sont identiques à celles qui surviennent chez les clients en chirurgie générale ; distension abdominale, infection de la plaie, et problèmes circulatoires et pulmonaires. Chez les hommes âgés, il faut craindre le prostatisme et, par conséquent, surveiller la diurèse.

Le client reprend une alimentation normale dès que possible. La quantité de lait est cependant limitée chez les clients alités, car le lait augmente la quantité de calcium devant être excrétée par les reins. Cette situation favorise la formation de calculs rénaux.

Les interventions orthopédiques nécessitent souvent que les clients soient alités durant de longues périodes. Par conséquent, la formation d'escarres de décubitus est un risque constant. Il faut tourner le client, et laver, sécher et masser fréquemment la peau, si l'on veut éviter cette complication. Un régime alimentaire bien équilibré, comprenant les protéines et les vitamines adéquates, est nécessaire pour maintenir les tissus en santé et pour la cicatrisation de la plaie.

Reconstruction d'une articulation

Parfois, la maladie ou la difformité ont tellement atteint une articulation qu'une intervention chirurgicale est nécessaire pour soulager la douleur, améliorer la stabilité et permettre le fonctionnement. On peut exciser les tissus endommagés par l'accident ou la maladie, reconstruire certaines structures (comme un tendon déchiré), enlever des tissus qui ne sont plus retenus (débridement), effectuer la fusion immobilisante des os (arthrodèse) et remplacer toutes ou certaines des surfaces articulaires (arthroplastie, prothèse, articulation au complet). Le tableau 57-1 donne un résumé de certains de ces procédés.

On choisit le type d'intervention en fonction du problème diagnostiqué, de l'état de santé physique du client, des conséquences du problème articulaire sur son mode de vie et de son âge. Le moment de l'intervention est important pour que le fonctionnement articulaire soit rétabli au maximum. On doit opérer avant que les muscles voisins ne se contractent et ne s'atrophient et que de sérieuses anomalies structurales ne surgissent. On doit faire un examen complet du client afin de choisir l'intervention qui permette d'obtenir les meilleures chances de succès et les effets bénéfiques les plus durables. Les clients âgés de moins de 60 ans ne subiront pas le remplacement total de la hanche à cause de la durée limitée de la prothèse.

Remplacement articulaire total

On remplace l'articulation au complet lorsque la douleur et l'incapacité articulaire sont graves. Les causes de la dégénérescence articulaire comprennent la polyarthrite rhumatoïde, l'arthrose, un traumatisme ou une malformation congénitale. Parfois, on exécute cette intervention pour sauver le membre souffrant d'une interruption de la circulation et d'une nécrose avasculaire subséquente. Les articulations qu'on remplace le plus fréquemment sont la hanche, le genou, l'épaule et les doigts (*Figure 57-12*). Le remplacement des articulations plus complexes comme le coude, le poignet et la cheville est plus rare.

La plupart des pièces de remplacement d'une articulation sont faites de métal ou de polyéthylène dense. Les prothèses digitales sont généralement en silastic. Le ciment qu'on utilise est du méthyl méthacrylate (un liant de la matière osseuse) dont les propriétés sont semblables à celles de la substance osseuse. La cause la plus courante de l'échec du remplacement d'une articulation est la désagrégation du ciment après 5 à 15 ans. On fait actuellement des tests sur des pièces de remplacement fabriquées d'un matériau poreux recouvert d'un enduit et qui ne nécessiterait pas de ciment ; le tissu osseux pourrait croître dans la pièce, ce qui la fixerait solidement. On espère que ces produits dureront plus longtemps que les prothèses nécessitant un ciment qu'on utilise aujourd'hui. Pour utiliser des pièces qui n'ont pas besoin d'être cimentées, il faut que l'ajustement soit très précis, que la matrice osseuse soit saine et que la circulation soit adéquate.

Lorsqu'on effectue le remplacement total d'une articulation, on peut atténuer la douleur chez 85% à 90% des clients. Le rétablissement du mouvement et du fonctionnement dépend de l'état des tissus mous, de leur réaction et de la puissance de la musculature avant l'intervention. Ce remplacement total peut durer environ 10 à 15 ans. La maladie préexistante et l'activité physique excessive peuvent diminuer la longévité de la prothèse. (Les pièces de

Tableau 57-1   Interventions chirurgicales sur les articulations

Considérations sous-jacentes	Objectifs
1. On conseille l'opération avant que l'articulation ne soit détruite et que la musculature ne se contracte et ne s'atrophie.	1. Permettre au client de continuer à fonctionner en rétablissant le mouvement et la stabilité.
2. L'objectif de l'opération est d'empêcher que l'articulation ne continue à se dégrader. La priorité va aux articulations qui supportent la masse corporelle.	2. Soulager la douleur.
3. On doit considérer l'état général du client avant de choisir le type d'opération.	
4. L'évaluation des articulations voisines est importante.	

Type d'intervention	Description	Indications	Conséquences pour les soins infirmiers
Articulations			
Arthroplastie (remplacement articulaire total, arthroplastie de la capsule articulaire, endoprothèse)	Reconstruction d'une articulation avec des pièces de métal et de polyéthylène dense.	Soulagement de la douleur. Rétablissement du mouvement et de la stabilité. Correction de la difformité.	Surveillance de l'infection postopératoire. Nécessité de maintenir le client dans une position adéquate. Soutien du client dans son programme d'exercices.
Arthrodèse	Fusion osseuse en vue d'éliminer l'articulation ; il en résulte une perte du mouvement de celle-ci.	Permet d'obtenir une articulation stable et non douloureuse. Particulièrement efficace pour le poignet, le genou et le pied. Permet les travaux difficiles.	Maintien de l'immobilité de l'articulation. Surveillance de l'infection.
Opération de Girdlestone	Retrait des pièces implantées dans la cavité cotyloïde et dans le fémur après l'échec de l'arthroplastie.	En cas d'échec de l'arthroplastie totale de la hanche.	Surveillance de l'infection. Réduire les mouvements du membre au minimum jusqu'à la formation du tissu cicatriciel. Raccourcissement du membre. Nécessité pour le client d'utiliser un appareil orthopédique. Le tissu cicatriciel sert de coussin entre les extrémités des os.
Structures para-articulaires			
Ostéotomie	Section de l'os destinée à changer l'alignement, avec ou sans ablation de l'os.	L'ostéotomie du tibia ou du fémur corrige les déformations valgus ou varus du genou. Déplace le point où la tension est au maximum.	Maintien de l'immobilité du membre dans la position corrigée. Surveillance de l'infection.
Tendons			
Ténorraphie	Réparation d'un tendon ; le liquide synovial malade envahit le tendon et gêne son alimentation, ce qui entraîne la nécrose et la déchirure.	Rétablissement du fonctionnement. La rupture du tendon d'un muscle extenseur est fréquente dans l'arthrite, ce qui gêne l'extension du membre.	L'opération n'entraîne généralement pas une extension totale.
Ténosynovectomie	Excision de la gaine épaissie du tendon ou de tissus voisins du tendon.		Encourager le client à bouger très tôt l'articulation pour prévenir son raidissement et l'adhérence des tendons des muscles fléchisseurs.

Tableau 57-1 Interventions chirurgicales sur les articulations (*suite*)

Type d'intervention	Description	Indications	Conséquences pour les soins infirmiers
Ténodèse	Déplacement d'un tendon intact dans une autre position.	Destinée à remplacer un tendon ou à rétablir le fonctionnement d'un muscle à la suite de l'endommagement d'un nerf ou de la rupture d'un tendon.	
Nerfs			
Neurolyse	Libération d'un nerf comprimé par la membrane synoviale malade. Exemples : Syndrome du canal carpien (compression du nerf médian dans le canal carpien) Compression du nerf cubital (excision et relâchement du tissu synovial)	La compression du nerf peut entraîner la perte de la motricité et de la fonction nerveuse. La compression du nerf tibial antérieur et du nerf tibial postérieur (syndrome du tunnel tarsien) peut aussi se produire.	Encourager le client à bouger la main pour prévenir les adhérences et la perte de la fonction. Ces syndromes sont caractérisés par des sensations anormales, des picotements douloureux et un affaiblissement du membre.

remplacement articulaire durent moins longtemps chez le client qui souffre d'arthrose que chez celui qui souffre de polyarthrite rhumatoïde.)

L'infection représente un problème majeur car il n'existe aucun moyen sûr pour sauver l'articulation une fois que la prothèse est infectée et qu'elle ne joue plus son rôle. On doit respecter une asepsie chirurgicale stricte et on doit contrôler rigoureusement l'environnement du bloc opératoire pour réduire le plus possible les risques d'infection. On doit donc examiner le client avec soin avant l'opération afin de s'assurer qu'il ne présente aucune infection. On donne une antibiothérapie prophylactique durant toute la période périopératoire. L'infection se produit deux fois plus souvent chez les clients qui souffrent de polyarthrite rhumatoïde que chez ceux qui souffrent d'arthrose. (Cela est peut-être associé à l'inefficacité des leucocytes polynucléaires, présente chez beaucoup de clients souffrant de polyarthrite rhumatoïde.)

Remplacement total de la hanche

On remplace complètement la hanche lorsque celle-ci est gravement endommagée. Bien qu'il existe une grande variété d'implants, la plupart sont constitués d'une pièce fémorale métallique se terminant par une tête sphérique qui s'adapte à une cavité cotyloïde en plastique. Ces pièces sont collées à l'os par du méthyl méthacrylate (voir la figure 57-12). Lorsque l'opération réussit, la hanche n'est plus ou presque plus douloureuse, elle bouge bien, est plus stable et elle permet généralement d'avoir une démarche normale ou presque normale.

On réserve cette opération aux personnes qui ont plus de 60 ans, qui souffrent constamment et dont l'articulation de la hanche est irréversiblement endommagée. Les cas suivants répondent à ces critères : arthrite (arthrose, polyarthrite rhumatoïde), complication des fractures du col du

fémur, échec de la reconstruction précédente (ostéotomie, arthroplastie de la cavité cotyloïde, remplacement de la tête du fémur), et problèmes causés par une malformation congénitale de la hanche. Plus récemment, on a effectué le remplacement total de la hanche chez certains clients souffrant d'une fracture pathologique causée par des métastases osseuses.

L'intervention est généralement élective (non urgente). L'évaluation et les soins préopératoires visent à s'assurer que le client soit dans le meilleur état possible avant l'intervention. Toute infection qui survient deux à quatre semaines avant l'intervention qu'on a planifiée peut entraîner un ajournement de cette opération ou l'institution d'une antibiothérapie afin d'éviter le développement d'un foyer infectieux.

■ PLANIFICATION ET INTERVENTION PRÉOPÉRATOIRES

Objectifs

Les principaux objectifs du client que l'on prépare au remplacement total de la hanche sont les suivants :

1. Comprendre ce qu'on attend de l'opération, de l'hospitalisation et de la rééducation.
2. Modifier l'environnement dans sa maison pour bien vivre sa convalescence.
3. Être dans un état physiologique optimal pour l'opération.
4. S'exercer avant l'opération à rejeter ses sécrétions pulmonaires, à faire des exercices musculaires, à adopter une bonne position, à se retourner dans son lit et à se déplacer, car ces activités seront nécessaires après l'opération.
5. Respecter le régime thérapeutique.

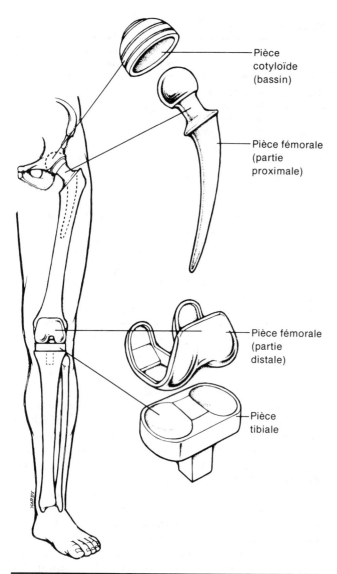

Pièce
cotyloïde
(bassin)

Pièce fémorale
(partie
proximale)

Pièce fémorale
(partie
distale)

Pièce
tibiale

Figure 57-12   Remplacement de la hanche et du genou.

Interventions.   Même si le client s'est mis d'accord avec le médecin pour choisir le remplacement total de la hanche, lui et sa famille peuvent avoir quelques questions à poser au sujet de l'intervention et de l'hospitalisation. Durant l'entrevue avec le client, l'infirmière peut lui apporter toute l'information qu'il demande. Le client participe mieux au traitement lorsqu'il entretient de bonnes relations avec l'infirmière.

On interdit au client de gravir les marches d'un escalier et de se pencher durant les trois premiers mois qui suivent l'opération et de restreindre au maximum ces activités durant les trois mois suivants. S'il y a lieu, les changements nécessaires au domicile du client seront effectués avant qu'il ne quitte le centre hospitalier.

Évaluation.   On exécute un examen préopératoire complet, en mettant l'accent sur les fonctions cardio-vasculaire, respiratoire, rénale et hépatique, puisque cette opération est destinée à des personnes âgées. On met tout

en œuvre pour prévenir l'embolie pulmonaire, car c'est la cause la plus fréquente de mortalité postopératoire. L'obésité, l'œdème de la jambe avant l'opération, un antécédent de thrombose des veines profondes, un état variqueux et l'arthrose augmentent les risques d'embolie pulmonaire. On détermine le groupe sanguin du client et on effectue l'épreuve de compatibilité croisée, au cas où une transfusion sanguine serait nécessaire.

L'infection est la complication qu'il faut craindre le plus, car elle signifie généralement qu'on doit retirer l'implant. On fait des analyses préopératoires pour déceler la moindre source d'infection, car une infection non soignée, où qu'elle se produise, empêche d'opérer. Des cultures d'urine sont nécessaires, car toute infection des conduits urinaires représente une voie de pénétration pour les bactéries. Les recherches semblent prouver que la majorité des infections profondes sont dues à des bactéries qui ont pénétré dans la plaie au moment de l'opération et dont la plupart viennent de l'air ambiant. Durant l'intervention, on doit respecter les principes d'asepsie en portant des gants doublés, un masque doublé et une blouse spéciale dont le devant et les manches sont imperméables, et en utilisant des instruments destinés à aseptiser le plus possible le siège de l'opération. Celui-ci sera nettoyé deux fois par jour avant l'opération, car les micro-organismes se trouvant sur la peau peuvent causer une infection latente.

Avant l'opération, l'infirmière doit examiner les paramètres physiologiques du client ainsi que l'état neurovasculaire des membres inférieurs. On comparera les données postopératoires avec les données préopératoires pour identifier toute déficience et tout changement. Il peut se produire une paralysie nerveuse durant l'opération. L'absence du pouls périphérique après l'opération peut représenter un problème, sauf si celui-ci était déjà absent avant l'opération.

Éducation du client.   Il est nécessaire de renseigner le client au sujet du nettoyage pulmonaire, des activités musculaires, du changement de position, du retournement et des techniques de transfert. On entraîne le client à faire les exercices de toux et de respiration profonde. Les complications pulmonaires comme l'atélectasie et la pneumonie sont fréquentes et relatives à l'âge du client, à une maladie pulmonaire préexistante, à une anesthésie profonde, à l'activité réduite au minimum et aux analgésiques. On peut apprendre au client à utiliser le spiromètre de stimulation et l'équipement pour la respiration en pression positive intermittente, ce qui l'aidera à bénéficier au maximum de ces appareils et du traitement. On lui apprend aussi à faire des contractions isométriques du mollet et des exercices avec le pied et la cheville, pour prévenir la thrombophlébite.

On apprend au client à placer sa jambe en abduction, afin de prévenir la luxation de la prothèse. On lui montre comment utiliser les attelles d'abduction, des oreillers pour caler ou deux à trois oreillers entre les jambes. Le client doit être conscient de son rôle dans le maintien de l'abduction. On lui expliquera et on lui montrera pourquoi l'angle de flexion de sa hanche ne doit pas dépasser 45° à 60°.

On enseigne au client comment renforcer ses membres supérieurs et faire travailler ses quadriceps et ses muscles fessiers. Il doit s'entraîner à marcher avec des béquilles ou avec un cadre de marche sans porter la masse de son corps sur le membre handicapé. Il apprend aussi à passer du lit à la chaise roulante sans fléchir sa hanche au delà des limites prescrites. Il peut utiliser une chaise roulante qui s'incline à moitié, pour éviter de trop fléchir la hanche, ainsi que l'étrier et le trapèze du lit. Lorsqu'il se servira du bassin de lit, il devra fléchir la hanche et le genou non atteints et s'aider du trapèze pour placer le bassin sous le siège, sans s'appuyer sur la hanche opérée.

Plus le client se familiarise avec tout ce qu'il devra faire ou ne pas faire après son opération, meilleures seront ses chances de réaliser ces activités lorsqu'il sera moins agile.

Prévention de l'infection. Les soins préopératoires comprennent les soins de la peau pour réduire les risques d'infection. On administre des antibiotiques à forte dose juste avant ou pendant l'intervention. (Il arrive qu'on fasse faire une culture du tissu articulaire durant l'opération, afin d'identifier et de soigner les infections subséquentes ; c'est pourquoi il se peut qu'on ne commence l'antibiothérapie qu'après avoir obtenu le résultat de la culture.)

L'administration des médicaments durant la période préopératoire se fait dans une région saine, car leur absorption et la réaction tissulaire y sont meilleures que dans les zones où l'on va opérer.

■ ÉVALUATION

Résultats escomptés

Le client réussit à :

1. Manifester ses attentes face à l'opération, à l'hospitalisation et à la rééducation.
   a) Décrit l'intervention en ses propres mots ;
   b) Participe au traitement préopératoire ;
   c) Comprend les activités de rééducation.

2. Faire effectuer des réaménagements dans sa maison, afin de pouvoir respecter les limites imposées pendant la convalescence.
   a) Discute, avec des professionnels de la santé et sa famille, des modifications à apporter ;
   b) Prévoit une aide pour les soins à domicile ;
   c) Prend en considération les problèmes de transport.

3. Atteindre un niveau physiologique optimal pour l'opération.
   a) Participe aux tests préopératoires ;
   b) Suit un régime alimentaire équilibré et riche en protéines.

4. S'exercer à rejeter ses sécrétions pulmonaires, à faire des exercices, à adopter une bonne position, à se retourner dans son lit et à utiliser des techniques de déplacement, en vue de les exécuter après l'opération.
   a) Comprend les raisons de ces exercices ;
   b) Participe à des sessions d'entraînement.

5. Respecter le régime thérapeutique.
   a) Participe aux soins préopératoires ;
   b) Reste à jeun durant la période prescrite, avant l'opération ;
   c) Ne fume pas.

■ PLANIFICATION ET INTERVENTION POSTOPÉRATOIRES

Après le remplacement total de la hanche, les principaux problèmes auxquels il faut s'attendre comprennent la douleur relative à l'opération, les problèmes d'homéostasie et d'infection causés par l'opération et l'inactivité, la luxation de la prothèse et la diminution de la mobilité.

Objectifs

1. Bien-être.
2. Homéostasie.
3. Absence d'infection.
4. Stabilisation de la région dans laquelle on a implanté la prothèse.
5. Respect du régime thérapeutique.

Interventions. On doit munir le lit d'un matelas ferme et d'un cadre avec un trapèze. Un drap de retournement sera utile. On prévoit plusieurs oreillers pour le bien-être et la mise en position adéquate du client.

Position. Le client reposera à plat sur le lit avec le membre opéré maintenu en abduction soit par une attelle d'abduction, soit par des oreillers afin d'éviter la luxation de la prothèse. En général, on ne retourne le client que selon les ordres du médecin. En premier lieu, on retournera le client seulement d'un angle de 45° sur le côté non opéré de telle manière que la hanche demeure en abduction complète et que toute la jambe soit soutenue par des oreillers. Lorsque le client se sera familiarisé avec la routine du retournement, on l'encouragera à participer à l'opération en utilisant le trapèze. On lui apprend à ne pas fléchir ou mettre en abduction la hanche opérée. On n'élève pas la tête du lit à plus de 45°, pour éviter la flexion exagérée de la hanche.

Exercices. Le lendemain de l'opération, le client commence une série d'exercices particuliers sous la responsabilité du physiothérapeute. On se servira d'une élingue suspendue pour faire des exercices actifs de flexion et d'extension du genou, de la hanche et du pied (*Figure 57-13*) s'ils sont autorisés. Ces exercices augmentent l'amplitude de mouvement et renforcent les muscles de la hanche opérée, ce qui facilitera la marche.

Lever. En général, dès le second jour après l'opération, on aide le client à se lever avec l'attelle d'abduction ou les oreillers maintenus entre les jambes. Lorsque le client est hors du lit, il faut maintenir la hanche en extension maximale. Pour aider le client, on lui apprend à pivoter sur le membre non opéré, alors qu'on lui soutient l'autre. S'il s'agit d'une personne âgée ou très affaiblie, plusieurs personnes seront nécessaires pour l'installer dans un fauteuil. On doit toujours inviter le client à participer activement. Il est conseillé de faire souvent lever le client pour de courtes périodes plutôt que de le laisser assis longtemps.

Au début, le client peut seulement se tenir debout à cause de la faiblesse ou du vertige causés par l'hypotension orthostatique. Lorsqu'il est prêt à se déplacer, on lui apprend à se servir d'un ambulateur : le client avance l'ambulateur, puis avance le membre atteint tout en faisant porter la majeure partie de sa masse sur ses mains. Lorsqu'il

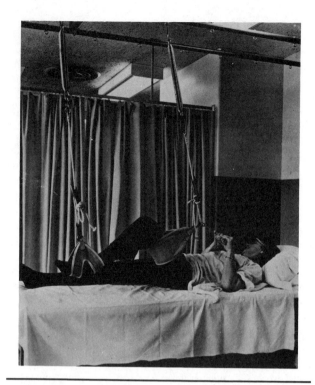

Figure 57-13 Cette cliente utilise une élingue proximale du genou après un remplacement total de la hanche. Une poignée attachée à l'élingue facilite la flexion du genou et de la hanche.

a maîtrisé cette technique, il apprend à utiliser des béquilles selon la technique de marche à trois temps, ce qui signifie qu'il avance la jambe saine, puis simultanément le membre atteint et les deux béquilles ensemble.

Éducation du client. Un programme éducatif doit apprendre au client pourquoi il est si important de maintenir sa hanche constamment en abduction et d'éviter de se pencher. Le client doit aussi se rappeler qu'à moins d'instruction contraire, il peut mettre un oreiller entre ses jambes lorsqu'il repose en supination ou en décubitus latéral ou, encore, lorsqu'il se retourne. Ces précautions évitent que la hanche ne se luxe avant que les tissus mous n'aient eu une chance de guérir et que le contrôle musculaire n'ait été rétabli. Le client ne devra pas dormir sur le côté qui a été opéré jusqu'à ce qu'il soit autorisé à le faire par le chirurgien et il doit garder la jambe opérée surélevée lorsqu'il est assis. Il ne doit jamais croiser les jambes.

Complications postopératoires

Luxation de la prothèse de la hanche. Il est important de savoir identifier ce genre de problème et de réduire la luxation dès que possible pour éviter que n'apparaissent des troubles circulatoires et nerveux. La luxation se produit au cours des mouvements exagérés (même plusieurs jours après l'opération) ou lorsque le client se met dans une position qui dépasse le seuil de tolérance de la prothèse. Les indices d'une luxation comprennent le raccourcissement du membre, l'incapacité de le bouger, le

désalignement, la rotation anormale et le malaise croissant. Lorsque les muscles et la capsule articulaires se cicatrisent, les risques d'un tel problème diminuent. Durant les trois ou six premiers mois, il faut éviter au maximum d'exercer des tensions au niveau de la hanche reconstruite.

Il est essentiel de se placer dans des positions et de faire des activités particulières afin que la tête fémorale artificielle demeure dans la cavité cotyloïde.

Douleur. On contrôle la douleur postopératoire en administrant des narcotiques par voie parentérale. Les points d'injection seront choisis selon une certaine rotation et on évitera la hanche et la cuisse opérées. Les spasmes musculaires peuvent contribuer à la souffrance. Parfois, le client peut s'apercevoir que la douleur est moins intense qu'avant l'opération et qu'il a besoin d'une quantité plus faible d'analgésiques. Dès le deuxième ou le troisième jour, la douleur a, en règle générale, assez diminué pour que les analgésiques oraux fassent effet. On administre un analgésique une demi-heure avant que le client ne fasse ses exercices, ce qui lui permet de participer avec plus d'entrain. On surveille l'œdème causé par l'opération et la quantité du liquide drainé, afin de réduire le malaise causé par la pression. On dispose un sac de glace sur la région opérée pour diminuer l'œdème et le saignement. Un appareil de succion portatif évitera que le liquide s'accumule et qu'un hématome se forme, ce qui pourrait devenir une source d'infection. Il faut s'attendre à recueillir de 200 mL à 500 mL de liquide au cours des premières 24 h. Après 48 h, le liquide recueilli en huit heures a diminué à 30 mL ou moins et on peut alors enlever l'appareil de succion.

Thromboembolie. L'homéostasie doit être monitorée après l'intervention. Les complications respiratoires sont fréquentes chez la personne âgée. Pendant les quatre jours qui suivent l'opération, il n'est pas rare que les valeurs des gaz artériels soient faibles. L'embolie pulmonaire se produit après environ 5% des opérations de remplacement total de la hanche.

On peut réduire l'incidence de la maladie thromboembolique grâce à l'aspirine, au dextran de faible masse molaire et à de faibles doses d'héparine ou de warfarine. L'homme étant plus sensible aux effets anticoagulants de l'aspirine, il n'a besoin que de la moitié de la dose nécessaire à la femme (homme : 600 mg b.i.d. ; femme : 600 mg q.i.d.). L'embolie pulmonaire fatale se produit chez environ 2% des clients qui n'ont pas reçu d'anticoagulants par mesure prophylactique après le remplacement total de la hanche. Les autres mesures préventives consistent à faire travailler les jambes et les chevilles (pour accélérer la circulation et prévenir la stase veineuse), à faire porter des bas élastiques et à s'assurer que l'hydratation est adéquate. On examine quotidiennement les membres pour détecter l'œdème du mollet et sa sensibilité.

Hématome. On évalue la circulation du membre opéré en notant le degré de sensibilité, les pouls, la coloration et la température de la jambe. On compare les résultats obtenus avec ceux du membre non opéré. Une douleur soudaine peut être causée par un hématome, surtout si le client prend des anticoagulants.

Infection. L'infection profonde représente la complication la plus sérieuse et elle peut survenir jusqu'à huit ans après l'opération ; lorsqu'elle survient, cela signifie habituellement qu'on doit enlever la prothèse. L'infection peut être causée par des bactéries introduites au moment de l'opération ou par une septicémie transitoire. Les indices habituels d'infection peuvent s'observer ou le client peut se plaindre, des mois ou des années après l'opération, d'une douleur à la hanche, ce qui peut indiquer la présence d'une infection. Le risque d'infection de la hanche est plus élevé chez les clients qui souffrent de polyarthrite rhumatoïde que chez ceux qui souffrent d'arthrose. Cela est peut-être dû au fait que la polyarthrite rhumatoïde est une maladie systémique qui affaiblit l'état de santé général et la résistance. De plus, ceux qui en souffrent présentent souvent une inefficacité des leucocytes polynucléaires.

Parce que les infections après un remplacement total de la hanche sont si désastreuses, on fera tous les efforts pour en diminuer l'incidence. On évitera les sources possibles d'infection. Si l'on utilise un cathéter urinaire à demeure ou un appareil de succion portatif, on les enlève dès que possible, pour éviter toute infection rétrograde. L'antibiothérapie est administrée durant 7 à 10 jours. Si un hématome important d'origine chirurgicale se développe, l'antibiothérapie sera probablement plus longue. Lorsque le client a plus tard besoin d'un traitement chirurgical, comme l'extraction d'une dent ou une cytoscopie, on administrera probablement des antibiotiques par mesure prophylactique.

Température. Le monitorage de la température du client peut fournir de bons indices sur l'origine d'un problème. L'augmentation de la température dans les premières 48 h est en relation avec l'atélectasie ou d'autres problèmes respiratoires. Par contre, si la température augmente durant les quelques jours qui suivent, c'est un signe d'infection des voies urinaires. Les infections superficielles des plaies opératoires mettent environ cinq à neuf jours pour se développer. La poussée de fièvre associée à la phlébite survient durant la seconde ou la troisième semaine.

Autres complications. Les autres complications comprennent les problèmes liés à l'immobilité, le détachement de la prothèse, l'ossification hétérotopique (formation de tissu osseux dans l'espace situé autour de la prothèse), la nécrose avasculaire et la mort du tissu osseux causée par une irrigation défectueuse. À cause du détachement possible de la prothèse, il est important de bien sélectionner les clients. Actuellement, les pièces de remplacement de la hanche ne durent que de 10 à 15 ans, à cause de la désagrégation du méthyl méthacrylate. Les clients jeunes et actifs et ceux qui souffrent de polyarthrite rhumatoïde voient leur prothèse se détacher beaucoup plus tôt. Il est difficile de recommencer une opération semblable.

Planification du départ du centre hospitalier

Avant que le client ne quitte l'établissement, on lui recommande de continuer à se soigner et de suivre des séances de rééducation. Il doit accepter la responsabilité de son programme de rééducation.

On l'avise de respecter le programme d'exercices quotidiens destiné à entretenir le fonctionnement de l'articulation de la hanche et à renforcer les muscles abducteurs de la hanche ; cela prendra un certain temps. Le client peut utiliser pendant une certaine période des appareils orthopédiques, des béquilles, un ambulateur ou une canne. Lorsque le tonus musculaire lui permettra de marcher sans aucun malaise, il pourra abandonner la canne. En général, le client est capable d'exécuter toutes les activités de routine quotidiennes après trois mois. Pour consolider sa hanche, le client peut faire des marches et de la natation, et utiliser une berceuse (il faut que le siège soit assez élevé par rapport au sol). Durant les premiers trois à six mois, le client doit rester couché sur le dos pendant les relations sexuelles, afin d'éviter l'adduction et la flexion de la nouvelle hanche.

Le client ne devra jamais croiser ses jambes et fléchir la cuisse à un angle supérieur à 90°. On devra l'aider à mettre ses bas et ses chaussures. Il lui sera interdit de s'asseoir sur des chaises basses ou durant plus de 30 min consécutives pour réduire le plus possible la flexion de sa hanche et le risque de luxation de sa prothèse, et pour prévenir le raidissement et les contractures de flexion. Il devra éviter de voyager sur de longues distances à moins qu'il puisse changer souvent de position. Il devra également éviter de faire des exercices exagérés, de porter des objets lourds et de se plier trop en avant en se tournant, comme on le fait en pelletant de la neige.

■ ÉVALUATION

Résultats escomptés

Le client réussit à :

1. Retrouver son bien-être.
   Ne ressent aucun malaise, tant au repos qu'au cours des activités quotidiennes.
2. Maintenir son homéostasie.
   a) A une température normale ;
   b) Respire à un rythme normal ;
   c) A un pouls normal ;
   d) Présente des valeurs normales aux analyses de sang ;
   e) A un signe d'Homans négatif.
3. Ne souffrir d'aucune infection.
   a) A une température normale ;
   b) Présente une cicatrisation sans rougeurs, sans tuméfaction et sans suintement ;
   c) A une température cutanée normale dans la région opérée ;
   d) Ne souffre plus.
4. Présenter une stabilisation de la prothèse.
   a) Présente un membre inférieur d'une longueur normale et sans difformité ;
   b) Montre une amélioration de l'amplitude de mouvement ;
   c) A un état neurovasculaire normal ;
   d) Évite les tensions excessives au niveau de la hanche.
5. Respecter le régime thérapeutique.
   a) Exécute des exercices chaque jour ;
   b) S'aide d'appareils orthopédiques jusqu'à la fin de la guérison ;
   c) Marche tous les jours ;
   d) Évite la flexion et l'adduction ;
   e) Évite toute activité qui imposerait une tension au niveau de la hanche ;
   f) Se rend à ses rendez-vous chez le médecin.

Remplacement total du genou

On remplace le genou lorsque l'articulation entre le tibia et le fémur est complètement détruite. Il existe plus de 300 modèles de prothèses pour le genou mais la plupart peuvent être regroupés en deux grandes variétés : les prothèses à charnière, comme la prothèse de Young et celle de Walldius, et la prothèse à éléments indépendants dans laquelle les pièces tibiale et fémorale sont articulées l'une à l'autre sans lien entre elles mais maintenues seulement par les muscles (genou géométrique ou polycentrique). Très souvent, les clients qui reçoivent ce type de prothèse sont hémophiles.

Problèmes du client et diagnostics infirmiers

Les problèmes du client comprennent la douleur aiguë de l'articulation causée par la maladie ; la restriction des mouvements et l'instabilité marquée dues à la maladie ; la diminution de la qualité de vie reliée à la douleur et à la réduction de la mobilité ; et le non-respect possible du régime thérapeutique.

■ PLANIFICATION ET INTERVENTION

Objectifs

Les principaux objectifs du client sont les suivants :

1. Retrouver le bien être.
2. Accroître sa mobilité et améliorer la stabilité de l'articulation.
3. Améliorer la qualité de la vie.
4. Respecter le régime thérapeutique.

Soins préopératoires.   Puisque la thromboembolie est une des complications qui peut survenir après ce genre d'opération, on administre au client du dextran de faible masse molaire ou de la warfarine pour prévenir ce problème ainsi que l'embolie pulmonaire. Avant l'opération, on prendra des mesures pour enrayer tout foyer d'infection grâce à l'antibiothérapie donnée avant et après l'intervention. On prendra donc les mêmes précautions que pour le remplacement total de la hanche.

Soins postopératoires.   Après l'opération, on applique un bandage élastique autour du genou. On surélève la jambe au-dessus du niveau du cœur grâce à des oreillers et on lève le pied du lit pour éviter la thrombophlébite. La tête du lit n'est élevée que durant les repas. Pour réduire l'œdème, on place des sacs de glace sur la région opérée.

On surveille l'apparition d'un écoulement excessif et on place un cathéter de succion pour effectuer un drainage constant et éviter une accumulation excessive de sang. Le liquide recueilli ne devra pas dépasser 300 mL en huit heures et devra diminuer à 25 mL ou 30 mL au bout de 48 h.

Dès le lendemain de l'opération, on encourage le client à faire travailler le quadriceps crural ainsi qu'à fléchir et à étendre son pied et sa hanche. Lorsque le client est incapable de fléchir le pied, cela peut être un signe de paralysie du nerf sciatique poplité externe causée par la pression du pansement sur le tendon d'Achille ou sur la tête du péroné.

Habituellement, c'est trois à sept jours après l'opération que le physiothérapeute commence à faire exécuter des exercices de flexion du genou à l'aide du dispositif de poulie et d'élingue. La marche avec des béquilles ou avec un ambulateur est autorisée lorsque le client est capable de lever la jambe bien droite, de la fléchir et de l'étendre adéquatement. On interdit au client de se tenir debout en s'appuyant sur sa jambe pendant six semaines, pour permettre aux tissus endommagés situés à l'interface os-ciment de se cicatriser. Si le client est incapable de fléchir le genou d'une manière satisfaisante (60° de flexion, le 14e jour après l'opération), on manipule doucement le genou sans anesthésie générale.

Les complications qui apparaissent très tôt comprennent l'infection, la thromboembolie et la paralysie du nerf sciatique poplité externe. Plus tard, il peut se manifester d'autres complications comme l'infection profonde, le détachement des pièces de la prothèse, sa luxation et son usure, ainsi que la fracture du plateau du tibia. On installera une attelle pour la nuit pendant de nombreuses semaines pour maintenir le genou en extension.

Éducation du client.   On conseille au client de continuer son programme d'exercices pendant un an après l'opération. La bicyclette stationnaire est utile pour améliorer le mouvement et raffermir les muscles. On lui apprend à soulever des masses avec la jambe opérée en commençant par une masse de 250 g et en l'augmentant par la suite, selon la prescription du médecin. Comme le dispositif implanté est d'envergure et que l'apparition d'une infection profonde peut être catastrophique, certains orthopédistes préconisent une antibiothérapie prophylactique lorsque le client doit subir d'autres interventions chirurgicales comme une extraction dentaire ou une cystoscopie.

■ ÉVALUATION

Résultats escomptés

Le client réussit à :

1. Ressentir du bien-être.
   a) Ne ressent aucun malaise, tant au repos qu'au cours des activités quotidiennes ;
   b) Ne souffre pas en marchant ;
   c) N'éprouve pas le besoin de prendre des médicaments ou d'utiliser des moyens de soulager la douleur.
2. Montrer une augmentation de la mobilité et une amélioration de la stabilité.
   Parvient à obtenir une amplitude de mouvement et une stabilité articulaire satisfaisantes.
3. Parvient à améliorer sa qualité de vie.
   a) Participe aux activités quotidiennes ;
   b) Participe à des activités familiales et sociales ;
   c) Jouit d'un niveau d'activité plus important ;
   d) Ressent de moins en moins de fatigue.
4. Respecter le régime thérapeutique.
   a) Fait des exercices selon ce qui est prescrit ;
   b) Se rend à ses rendez-vous chez le médecin ;
   c) Informe rapidement le médecin de l'apparition de certains symptômes.

58

Les traumatismes du système locomoteur

☐ TRAUMATISMES DU SYSTÈME LOCOMOTEUR

Un traumatisme affectant une partie d'un système affecte habituellement les structures adjacentes et les structures qu'elle soutient. Si les os sont fracturés, les muscles ne peuvent fonctionner ; si les nerfs ne conduisent pas l'influx nerveux aux muscles, comme dans la paralysie, les os ne peuvent bouger ; si les surfaces articulaires ne s'emboîtent pas normalement, ni les os ni les muscles ne peuvent fonctionner efficacement. Par conséquent, lorsqu'un os est fracturé, la blessure atteint aussi les muscles entourant cet os ainsi que les nerfs et les vaisseaux sanguins se trouvant dans la région de la fracture.

Dans le traitement des traumatismes du système locomoteur, il faut procurer un support à la partie blessée jusqu'à ce que la nature la guérisse. Ces soutiens peuvent être des bandages, des bandages adhésifs, des attelles ou des plâtres, appliqués sur le membre, et des broches ou des plaques, appliqués directement sur l'os. Il est quelquefois nécessaire d'appliquer un dispositif d'élongation pour corriger le raccourcissement du membre et les déformations.

Lorsque les effets immédiats et douloureux du traumatisme ont disparu, il faut prévenir la fibrose et la rigidité au niveau des muscles et des structures articulaires touchés. *Les exercices actifs exécutés par le client demeurent la meilleure forme de traitement pour prévenir ces effets secondaires.* Dans certains cas, le dispositif de support permet la fonction active dès le début. Dans d'autres, la nature du traumatisme interdit le mouvement ; mais, même dans les cas où une fonction partielle reste possible, on peut aider la nature dans son processus de guérison et hâter le retour à la fonction normale par diverses formes de physiothérapie.

☐ CONTUSIONS, ENTORSES ET LUXATIONS

Contusions

Une *contusion* est un traumatisme des tissus mous provoqué par un choc brutal (coup, chute, etc.). Il y a toujours une hémorragie dans la partie traumatisée (ecchymose), imputable à la rupture de petits vaisseaux sanguins, ce qui produit une décoloration bien connue (les bleus) qui vire graduellement au brun, puis au jaune, avant de disparaître après absorption complète. Lorsque l'hémorragie provoque une accumulation sanguine importante, celle-ci est appelée *hématome*. Les symptômes locaux (douleur, tuméfaction et décoloration) s'expliquent aisément.

Traitement. Le traitement consiste à élever la région atteinte et à appliquer des compresses froides, humides ou sèches, durant les premières 24 h pour produire la vaso-constriction qui diminuera l'hémorragie et l'œdème. L'application de froid doit durer de 20 min à 30 min. Durant la convalescence, on applique des compresses chaudes humides durant 20 min pour favoriser la vaso-dilatation, la résorption et la guérison. Un bandage élastique appliqué autour de la région atteinte permet de diminuer le saignement et de réduire la tuméfaction qui y est associée.

Foulure

La *foulure* est un traumatisme musculaire causé par un étirement ou un stress excessif. Il en résulte un déchirement microscopique et incomplet des fibres musculaires accompagné d'un saignement tissulaire. L'individu ressent une douleur vive, puis la région touchée devient sensible. La douleur se manifeste lorsque le muscle travaille et lorsque le client effectue des contractions isométriques.

Traitement. Il faut laisser le muscle atteint se reposer et se réparer lui-même. On applique des compresses d'eau glacée le premier jour et de la chaleur intermittente par la suite, ce qui assure le bien-être, améliore la circulation et favorise la guérison. L'œdème qui est associé à la foulure peut être réduit en soulevant le membre blessé et en lui appliquant un bandage élastique. Il faut prévenir le client de restreindre l'exercice au maximum, jusqu'à la guérison de la foulure, et de reprendre graduellement ses activités par la suite. L'exercice fait trop tôt et en trop grande quantité peut causer une nouvelle foulure qui retardera la guérison.

Entorses

L'*entorse* est un traumatisme des structures ligamentaires entourant l'articulation, attribuable à une torsion. Le rôle du ligament est de maintenir la stabilité tout en permettant le mouvement. Un ligament étiré ne peut plus assurer ce rôle. Comme dans la contusion, il y a rupture de vaisseaux sanguins, ce qui entraîne une tuméfaction rapide causée par l'épanchement de sang dans les tissus. Les mouvements de l'articulation deviennent douloureux. L'intensité de la douleur et le degré d'incapacité augmentent durant les deux à trois premières heures qui suivent l'accident à cause de la tuméfaction et du saignement qui en résultent. Pour s'assurer que l'os n'est pas touché, on fait passer une radiographie au blessé. En même temps que l'entorse, il peut se produire une fracture par avulsion (un fragment osseux est arraché par un ligament ou un tendon).

Traitement.   On soigne les entorses par l'application de compresses froides et, plus tard, par l'application de chaleur, par l'élévation du membre et son maintien grâce à des attelles ou par l'immobilisation totale. Le froid réduit la douleur qui accompagne l'entorse et entraîne la vaso-constriction, qui freine l'extravasation du sang et le développement de l'œdème. Des bandages élastiques peuvent également être utilisés.

Après 24 h, on applique une compresse tiède durant 15 min à 30 min, quatre fois par jour, pour augmenter la résorption. Si l'entorse est grave (fibres musculaires ou ligaments déchirés), il est nécessaire d'effectuer une intervention chirurgicale ou d'immobiliser le membre dans un plâtre afin que l'articulation demeure stable. Dans ce cas, la guérison peut prendre environ un mois.

Luxations

La *luxation* est un accident qui cause la perte du contact anatomique entre les surfaces articulaires. Les os sont littéralement « désarticulés ». Les luxations sont des cas d'urgence orthopédique, car les structures articulaires, les vaisseaux sanguins et les nerfs ont subi des torsions et des tensions excessives. Il peut se produire une nécrose (mort d'un tissu par anoxie) et une paralysie d'origine nerveuse.

On peut classer les luxations en trois catégories : (1) luxation congénitale (présente à la naissance, causée par un développement anormal et localisée le plus souvent à la hanche) ; (2) luxation spontanée ou pathologique, due à une maladie des structures articulaires ou péri-articulaires ; et (3) luxation traumatique, due à un accident au cours duquel l'application d'une force a fait se déplacer l'articulation.

Les signes et symptômes d'une luxation traumatique sont : (1) la douleur, (2) la déformation de l'articulation, (3) un changement dans la longueur du membre, (4) une perte de la mobilité normale, et (5) un changement dans l'axe des os luxés.

Des radiographies confirment le diagnostic et devraient être prises dans tous les cas, car une fracture accompagne souvent la luxation.

Traitement.   On immobilise le membre pendant qu'on transporte le client en salle d'urgence, en salle de radiographie ou en salle d'examen. La réduction (remise des structures déplacées en position normale) de la luxation se fait généralement sous anesthésie. On remet la tête de l'os luxé dans la cavité articulaire et on immobilise l'articulation avec des attelles et des bandages pour la maintenir en position stable jusqu'à ce que la guérison ait lieu.

Les soins infirmiers pour la réduction d'une luxation sont essentiellement les mêmes que pour la réduction d'une fracture. La période d'immobilisation doit être assez longue pour permettre aux structures ligamentaires entourant l'articulation de bien guérir. Par conséquent, les attelles et les plâtres sont habituellement utilisés. On doit surveiller l'apparition de complications propres à ces dispositifs, comme la cyanose, la douleur et les perturbations ou la perte des sensations et des mouvements, qui sont des signes familiers d'un traumatisme circulatoire ou nerveux causé par des pansements trop serrés. On doit porter une grande attention à la moindre douleur que ressent le client et on doit déceler tout signe de compression qui pourrait survenir à l'intérieur et à l'extérieur du dispositif d'immobilisation.

☐ FRACTURES

Une *fracture* est une interruption de la continuité de l'os et elle se définit par rapport à son type et à son étendue (*Figure 58-1*). La fracture se produit lorsque l'os est sujet à une tension plus importante qu'il n'en peut supporter ; elle est causée par un coup direct, des forces d'écrasement, une torsion soudaine ou même par une contraction musculaire excessive.

Même si l'os est l'organe le plus directement affecté, d'autres structures peuvent aussi être touchées, ce qui produit un œdème des tissus mous, une hémorragie dans les muscles et les articulations, des luxations, ainsi que des lésions des tendons, des nerfs et des vaisseaux sanguins. Certains organes peuvent être atteints par la force qui est responsable de la fracture ou par des fragments d'os cassés.

Types de fractures

Une fracture est *complète* lorsque l'os est intégralement brisé et même déplacé. La fracture est *incomplète* lorsque la cassure ne recoupe pas l'os en entier et qu'il n'y a pas de déplacement.

La fracture est dite *ouverte* lorsque la blessure s'étend à travers les muqueuses et la peau ; elle est dite *fermée* lorsqu'elle ne communique pas avec l'extérieur.

On peut également définir les types de fractures en fonction de la position anatomique des fragments osseux — fracture *déplacée* ou *non déplacée*.

Voici les types particuliers de fractures (*Figure 58-1*) :

Fracture en bois vert : Un côté de l'os est cassé alors que le côté opposé est courbé.
Fracture transverse : Fracture perpendiculaire à l'axe de l'os.
Fracture oblique : Fracture recoupant obliquement l'axe de l'os. Ce type de fracture est moins stable que la fracture transverse.
Fracture spiroïde : La fracture décrit une spirale autour du corps de l'os.

Fracture comminutive : L'os est brisé en de nombreux fragments.

Embarrure : Fracture dans laquelle un ou des fragments osseux s'infléchissent ; on trouve fréquemment ce phénomène dans les fractures du crâne et des os de la face.

Fracture par compression : Fracture dans laquelle l'os fracturé a été comprimé par un ou plusieurs os, comme dans le cas d'une fracture de vertèbre.

Fracture spontanée : La fracture se produit dans une région atteinte par une maladie osseuse (kyste osseux, maladie de Paget, région occupée par des métastases, tumeur).

Fracture par avulsion : Fracture au cours de laquelle un fragment d'os a été arraché par un ligament ou par un tendon et ses attaches.

Fracture épiphysaire : L'épiphyse se sépare du reste de l'os.

Manifestations cliniques

Les symptômes comprennent la douleur, la perte de la fonction, les mouvements anormaux, la difformité, le raccourcissement, une crépitation, la tuméfaction locale et la décoloration. En cas de fracture ouverte, l'os traverse la peau.

1. La *douleur* est lancinante et augmente jusqu'à ce qu'on immobilise les fragments osseux.

2. Après l'accident, la région blessée ne peut plus servir et tend à bouger d'une façon anormale au lieu de demeurer rigide comme avant. Le déplacement des fragments osseux (du bras ou de la jambe) cause une difformité (visible ou palpable). Le membre ne fonctionne plus normalement, car le jeu normal des muscles dépend de l'intégrité des os auxquels ils sont raccordés.

3. Lorsque la fracture touche un os long, il se produit un raccourcissement du membre causé par la contraction des muscles attachés au-dessus et au-dessous du siège de la fracture. Les fragments osseux peuvent se chevaucher sur plusieurs centimètres. Le spasme musculaire qui se produit joue le rôle d'une attelle naturelle afin de minimiser les mouvements des fragments osseux.

4. Lorsqu'on palpe le membre, on entend un genre de crissement, qu'on appelle *crépitation*. Ce bruit est produit par la friction des fragments osseux les uns contre les autres. (La palpation peut aggraver les dommages tissulaires.)

5. La tuméfaction et la décoloration locales de la peau sont causées par le traumatisme et l'hémorragie qui suivent l'accident. Ces signes peuvent n'apparaître que quelques heures ou quelques jours après l'accident.

On n'observe pas nécessairement tous ces symptômes et tous ces signes dans chaque cas de fracture. Plusieurs de ces symptômes ne se produisent pas lorsque la fracture est linéaire ou fissurale ou lorsque les surfaces fracturées s'encastrent les unes dans les autres (fracture engrenée).

Le diagnostic dépend des symptômes, des signes physiques et des résultats de la radiographie.

Traitement d'urgence

Pour transporter le client au centre hospitalier, on doit immobiliser du mieux possible le membre fracturé *avant de déplacer le client*. Si le blessé doit être dégagé d'un véhicule avant qu'on puisse appliquer des attelles, on doit soutenir le membre au-dessus et au-dessous du siège de la fracture et on doit effectuer une traction en suivant l'axe de l'os, pour prévenir une rotation ou un mouvement angulaire. Si des fragments osseux se déplacent, cela aggrave la douleur, la détérioration des tissus mous et l'hémorragie.

Pour immobiliser le membre accidenté, on applique des attelles bien rembourrées qu'on fixe solidement avec des bandages, par-dessus les vêtements. Une immobilisation adéquate s'avère essentielle pour protéger les tissus mous des dommages causés par les fragments osseux. Lorsqu'il s'agit d'un membre inférieur, on peut immobiliser les deux jambes ensemble pour que le membre non blessé serve d'attelle à l'autre. S'il s'agit d'un membre supérieur, on bande le bras contre la poitrine. Pour une fracture de l'avant-bras, on utilise une écharpe. Il faut se rappeler que la douleur associée à une fracture est toujours sévère et que le moyen le plus sûr de la diminuer, d'atténuer l'hémorragie et de prévenir l'état de choc est d'immobiliser l'os blessé de telle manière que les articulations se trouvant au-dessus et au-dessous de la fracture ne puissent plus jouer. Le pouls périphérique en aval de la blessure doit être palpé, afin de s'assurer que la circulation n'est pas entravée.

Dans le cas d'une fracture ouverte, on recouvre la plaie d'un pansement propre (stérile), afin de prévenir la contamination des tissus profonds. On ne doit faire aucune tentative pour réduire la fracture, même si les fragments osseux font saillie par la plaie. Des attelles seront installées, selon la méthode décrite plus haut.

Immédiatement après un traumatisme, le client peut être trop confus pour se rendre compte qu'il y a possibilité de fracture et pourra, par exemple, marcher sur un membre fracturé. Par conséquent, il est important d'immobiliser cette partie du corps, dès que l'on soupçonne une fracture.

Lorsque le client souffrant d'une fracture arrive au centre hospitalier, on lui administre un calmant assez puissant pour soulager sa douleur, à la condition qu'il n'y ait pas de traumatisme crânien. L'injection intraveineuse donne un soulagement rapide et permet d'administrer des doses plus faibles. De plus, elle est efficace pour le client en état de choc.

On enlève les vêtements du client avec précautions et en douceur, premièrement du côté du corps non traumatisé, puis de l'autre côté. On évite de bouger le membre fracturé afin de ne pas aggraver la blessure. Parfois, il est nécessaire de couper les vêtements du côté atteint.

☐ PHYSIOLOGIE DE LA CICATRISATION OSSEUSE

Lorsqu'un os est endommagé, le processus de cicatrisation osseuse conduit à la restauration de l'os à son état antérieur. Les fragments osseux ne sont pas simplement resoudés ensemble avec du tissu cicatriciel, car l'os est capable de se régénérer.

Il y a plusieurs étapes dans la guérison d'une fracture : (1) l'inflammation, (2) la prolifération cellulaire, (3) la formation du cal osseux, (4) l'ossification du cal et (5) la consolidation et le remodelage de l'os.

Inflammation.   La réaction de défense de l'organisme dans le cas d'une fracture est la même que pour toute blessure. Il se produit un saignement et un hématome. La région blessée est œdémateuse, tuméfiée, enflammée et douloureuse. Le caillot commence à s'organiser et la fibrine apparaît. Les terminaisons des fragments brisés meurent, car la circulation y est interrompue. Après quelques jours, la réparation et la cicatrisation des tissus commencent, à partir des tissus sains. La région est envahie par des macrophages qui la débrident. La réponse inflammatoire

Fracture fermée : pas de plaie ouverte

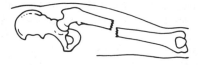

Fracture longitudinale : fracture parallèle à l'axe de l'os

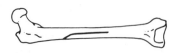

Fracture en bois vert : os fracturé et plié mais encore solide d'un côté

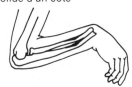

Fracture ouverte : plaie cutanée communiquant avec la fracture

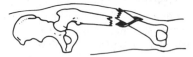

Fracture transverse : fracture perpendiculaire à l'axe de l'os

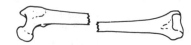

Fracture engrenée : os fracturé et enfoncé dans l'autre partie de la fracture

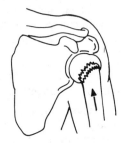

Fracture extra-capsulaire : os fracturé ailleurs que dans l'articulation

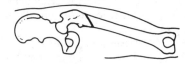

Fracture oblique : fracture oblique à l'axe de l'os

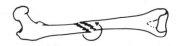

Fracture intracapsulaire : os fracturé dans l'articulation

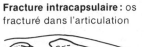
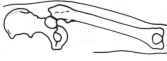

Fracture spiroïde : fracture décrivant une spirale autour de l'os

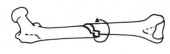

Fracture avec luxation : fracture compliquée par la luxation d'un os

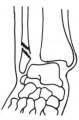

Fracture comminutive : os fracturé en plusieurs fragments

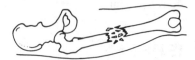

Fracture spontanée : fracture d'un os atteint d'une ostéopathie

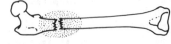

Embarrure : os du crâne fracturé et poussé vers l'intérieur

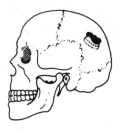

Figure 58-1   Types de fractures. (Reproduit avec la permission de Ethicon, Inc.)

dure quelques jours et sa résolution se caractérise par la diminution de la douleur et de la tuméfaction.

Prolifération cellulaire. Les cellules des tissus adjacents à la fracture se modifient et envahissent la région dans les 48 h à 72 h suivant l'accident. Les fibroblastes et les ostéoblastes (issus des ostéocytes ainsi que des cellules de l'endoste et du périoste) fabriquent du collagène et des protéoglycanes pour construire une matrice de collagène au niveau de la fracture. Il se développe du tissu conjonctif fibreux et cartilagineux. Un anneau de croissance se forme à partir du périoste ; il constitue l'amorce du cal cartilagineux externe. Les capillaires croissent dans le tissu qui prolifère et le nourrissent. L'os qui croît activement présente des charges électronégatives.

Formation du cal osseux. La croissance tissulaire continue et les anneaux cartilagineux de chacun des fragments osseux tendent à se joindre, de manière à remplir l'espace qui existe entre eux. Un cal interne se développe également et envahit le restant du caillot sanguin. La forme du cal osseux et le volume de tissu nécessaire pour assurer le pont entre les fragments sont proportionnels à l'ampleur du dommage et au déplacement des fragments osseux. Ces derniers mettent de trois à quatre semaines pour être réunis par le tissu cartilagineux ou fibreux. Après cette étape, les fragments osseux se maintiennent assez solidement en place.

Ossification. L'ossification du cal qui se développe commence dans les deux à trois semaines qui suivent l'accident. Le cartilage apparu pour la réparation est remplacé grâce au mécanisme d'ossification endochondrale. Le dépôt de sels minéraux continue pour réunir fermement les fragments osseux. La surface du cal demeure toujours électronégative. Chez l'adulte, l'ossification après une fracture d'un os long peut prendre de trois à quatre mois.

Consolidation et remodelage. C'est au cours de cette dernière étape que le tissu mort qui reste disparaît et que le nouvel os se réorganise pour ressembler à ce qu'il était auparavant. L'architecture d'un os est reliée à sa fonction. De l'os compact se développe selon la tension à laquelle l'os réparé est soumis. Selon l'importance de la modification osseuse nécessaire, le remodelage peut prendre des mois ou des années. Lorsqu'il est achevé, la charge électrique de la surface réparée cesse d'être négative.

Cicatrisation osseuse en cas de fixation ouverte. Lorsqu'on soigne des fractures selon des techniques de fixation ouverte, les fragments osseux peuvent être remis en place en les faisant coïncider exactement. L'hématome n'est pas essentiel et n'est guère observé. Il se développe peu ou pas de cal cartilagineux à la périphérie. L'os immature se développe à partir de l'endoste. La régénérescence des cellules osseuses est très active. Celles-ci se développent selon la ligne de fracture grâce à un processus similaire au maintien de l'os normal. La solidité de la réparation est assurée lorsque les nouvelles cellules osseuses se sont mises en place. Si la fixation des sels minéraux s'effectue normalement, l'os de remplacement s'établit en cinq à six semaines.

On suit l'évolution de la cicatrisation de l'os avec des radiographies prises en séries. Il est essentiel d'immobiliser la région blessée jusqu'à ce que la radiographie ait mis en évidence l'apparition d'un cal osseux. L'évolution du régime thérapeutique (comme l'application d'un plâtre avec attelles à un client qui a subi une fracture du fémur réduite et immobilisée par une élongation transosseuse) dépend des données qui montrent que la cicatrisation s'effectue correctement.

Temps de cicatrisation

Bien des facteurs influencent la vitesse de la cicatrisation. On doit assurer la réduction d'une fracture pour permettre sa cicatrisation. L'os endommagé doit demeurer correctement irrigué. De plus, la durée de la cicatrisation varie selon l'âge du blessé et le type de fracture. En général, une fracture d'un os plat (os du bassin, omoplate) se cicatrise assez rapidement. Les fractures au niveau des extrémités des os longs, là où l'os est plus vascularisé et plus spongieux, se cicatrisent plus rapidement que les fractures de la diaphyse (ou corps) de l'os, où le tissu est moins dense et moins riche en vaisseaux sanguins. Le support de la masse corporelle stimule la cicatrisation des fractures stabilisées des os longs des membres inférieurs. De plus, l'activité minimise le développement de l'ostéoporose causée par l'immobilité (réduction de la masse totale de l'os, qui devient poreux et fragile, causée par un déséquilibre dans le métabolisme homéostatique de l'os). Le tableau 58-1 montre la durée approximative de l'immobilisation nécessaire à la réparation de la plupart des fractures courantes.

Si la cicatrisation est interrompue, la réparation peut être retardée ou arrêtée complètement. L'interruption peut être due à une absence d'hématome, à des problèmes circulatoires touchant les tissus adjacents, à un espace excessif entre les fragments osseux, à la présence de tissus mous entre les extrémités osseuses, à l'immobilisation imparfaite, à l'infection, aux complications qui surviennent en cours de traitement et à des problèmes métaboliques.

☐ PRINCIPES DU TRAITEMENT

Les principes du traitement d'une fracture comprennent la réduction, l'immobilisation, et le retour du fonctionnement normal et de la solidité de l'os (réadaptation). Voir l'encadré 58-1.

Réduction des fractures

La *réduction d'une fracture* consiste à replacer les fragments fracturés dans leur position et à assurer leur alignement anatomiques normaux. La réduction peut être obtenue par un traitement orthopédique ou par une intervention chirurgicale.

On doit préparer le client à la réduction. On lui administre des analgésiques. On manipule avec précaution le membre blessé pour éviter des dommages additionnels, on le maintient en élévation pour réduire la tuméfaction au maximum et on le nettoie avec douceur avant de le plâtrer ou de l'immobiliser avec des attelles.

Dans le traitement d'une fracture, les principaux objectifs se définissent ainsi : (1) rétablir le fonctionnement du membre blessé, (2) rétablir et maintenir la position et l'alignement corrects et (3) permettre au client de retourner à ses activités le plus rapidement possible.

Tableau 58-1   Durée approximative de l'immobilisation nécessaire à la réparation d'une fracture

Siège de la fracture	Durée (en semaines)
Phalanges	3–5
Métacarpes	6
Carpes	6
Scaphoïde	10
	(ou jusqu'à ce que la radiographie prouve que la réparation a eu lieu)
Radius et cubitus	10–12
Humérus :	
Fracture supracondylienne	8
Diaphyse	8–12
Épiphyse supérieure (fracture engrenée)	3
Épiphyse supérieure (fracture avec déplacement)	6–8
Clavicule	6–10
Vertèbre	16
Bassin	6
Fémur :	
Fracture intracapsulaire	24
Fracture intertrochantérienne	10–12
Diaphyse	18
Fracture supracondylienne	12–15
Tibia :	
Région proximale	8–10
Diaphyse	14–20
Malléole	6
Calcanéum	12–16
Métatarses	6
Phalanges (des orteils)	3

Sources : E.L. Compere et al. *Pictorial Handbook of Fracture Treatment*, 5e éd., Chicago, Year Book Medical Publishers.

Méthodes employées pour obtenir la réduction d'une fracture

Plusieurs méthodes existent pour obtenir la réduction d'une fracture ; la méthode choisie dépend de la nature de la fracture. La méthode peut être modifiée, mais les principes sous-jacents demeurent les mêmes. Habituellement, on réduit les fractures aussitôt que possible, car les tissus risquent de perdre leur élasticité à cause de l'infiltration d'œdème ou de sang. Dans la plupart des cas, la réduction de la fracture devient plus difficile à mesure que la cicatrisation s'effectue.

Réduction par traitement orthopédique (à peau fermée). En général, la réduction par traitement orthopédique consiste à amener les fragments osseux en apposition par *manipulation* ou *élongation manuelle*. Le client reçoit un anesthésique, pour soulager la douleur et relaxer les muscles.

Après la manipulation, des radiographies servent à évaluer l'alignement osseux. Un plâtre assure l'immobilité du membre et maintient la réduction. L'infirmière devra peut-être maintenir la traction sur le membre atteint pendant l'application du plâtre.

Élongation. On peut employer une méthode d'élongation pour réduire la fracture et l'immobiliser. On ajuste la force de traction appliquée selon l'évolution du spasme musculaire. On fait des radiographies pour surveiller la

Encadré 58-1   Traitement des fractures

Principes de soins dans le traitement des fractures

1. Replacer les fragments osseux dans leur position anatomique normale (réduction)
2. Maintenir la réduction en place jusqu'à la guérison (immobilisation)
3. Redonner à la partie atteinte son fonctionnement antérieur et sa force normale (réadaptation)

Méthodes utilisées pour obtenir la réduction d'une fracture

1. Réduction par traitement orthopédique
2. Élongation
3. Réduction chirurgicale

Méthodes utilisées pour maintenir la réduction d'une fracture (immobilisation)

1. Plâtre ou attelles plâtrées
2. Attelles
3. Élongation continue
4. Technique des broches avec plâtre
5. Moyens de fixation interne
    a) Clous   c) Vis   e) Tiges
    b) Plaques   d) Fils d'acier
6. Dispositif de fixation externe
7. Prothèses internes

réduction et le rapprochement des fragments osseux et pour mettre en évidence la formation du cal osseux. Lorsque ce dernier est bien établi, on plâtre le membre pour maintenir l'immobilisation. Les techniques d'élongation et les soins infirmiers au client sous élongations sont décrits au chapitre 57.

Réduction chirurgicale. Certaines fractures nécessitent une réduction chirurgicale. L'incision pratiquée au cours de l'intervention permet de replacer les fragments osseux pendant qu'on les voit directement. Des dispositifs de fixation, comme des broches, des fils, des vis, des plaques, des clous et des tiges, peuvent être employés pour maintenir les fragments en place jusqu'à la guérison de l'os. Les dispositifs de fixation interne peuvent être attachés sur les côtés des os, passés à travers les fragments ou insérés directement à travers la cavité médullaire de l'os (*Figure 58-2*). Ces dispositifs assurent un meilleur maintien de l'alignement des fragments.

Après la fermeture de la plaie, on immobilise le membre à l'aide d'un plâtre ou d'un dispositif d'élongation. La fixation interne permet très souvent au client de reprendre ses activités beaucoup plus tôt. La solidité effective de la fixation détermine l'intensité du mouvement et de la tension que le membre peut supporter. Le chirurgien estime le degré de solidité qu'il a pu obtenir.

Lorsque la consolidation osseuse a eu lieu, le médecin peut procéder à l'exérèse du dispositif de fixation interne. Toutefois, le dispositif est laissé en place chez la majorité des clients, à moins qu'il ne cause des problèmes. La douleur et la diminution de la fonction sont les premiers indices de l'existence d'un problème. Ceux qui peuvent survenir à cause des dispositifs de fixation interne comprennent : les défauts mécaniques (insertion et fixation inadéquates) ; les défauts du matériel utilisé (dispositif défectueux ou endommagé) ; la corrosion du métal, responsable d'une inflammation locale ; la réaction allergique à l'alliage dont est fait le dispositif ; et le remodelage ostéoporotique dans la région adjacente au dispositif de fixation (la tension nécessaire à la solidité de l'os est supportée par le dispositif, ce qui cause l'ostéoporose par la non-utilisation).

Soins infirmiers après une réduction chirurgicale. Durant la période postopératoire immédiate, les soins infirmiers sont les mêmes que pour toute autre intervention chirurgicale majeure (voir au chapitre 18). Si l'immobilisation en élongation est nécessaire, le dispositif d'élongation peut être appliqué en salle d'opération, immédiatement après la réduction. Même si l'élongation n'est pas nécessaire, un trapèze suspendu au-dessus de la tête du client facilitera les soins postopératoires. Le membre blessé est surélevé et on évalue fréquemment l'état de la circulation en comparant la coloration et la température cutanée du membre atteint avec celles du membre sain.

- Les symptômes comme la douleur, la pâleur, l'absence de pouls, la paralysie, la paresthésie et la froideur indiquent des changements circulatoires anormaux ou des troubles neurologiques.
- L'orthopédiste doit être prévenu immédiatement ; il pourra ainsi desserrer les pansements ou couper le plâtre pour soulager la compression. Il faut inspecter les pansements régulièrement.

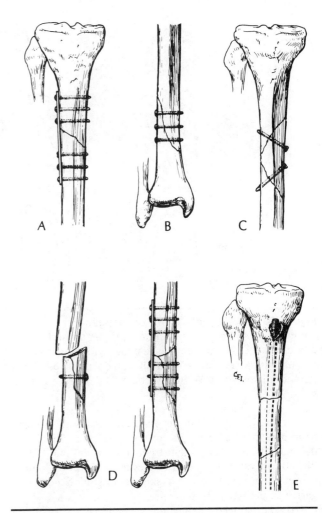

Figure 58-2 Techniques de fixation interne. (**A**) Plaque avec 6 vis pour une fracture oblique courte ou une fracture transverse. (**B**) Vis pour une fracture oblique longue ou une fracture spiroïde. (**C**) Vis pour un fragment en aile de papillon long. (**D**) Plaque avec 6 vis pour un fragment en aile de papillon court. (**E**) Clou médullaire pour une fracture segmentaire. (*Source* : H. Smith. « Fractures », dans A.H. Crenshaw (éd.), *Campbell's Operative Orthopaedics*, vol. 1, St-Louis, C.V. Mosby.)

L'évaluation et le traitement de la douleur postopératoire doivent se faire selon une base individuelle. Il faut se rappeler qu'après son réveil, le client est facilement influençable. L'infirmière le rassure en l'informant que l'intervention est terminée et que quelqu'un veille à son chevet. Durant la période postopératoire immédiate, des narcotiques peuvent s'avérer nécessaires. En général, une personne âgée requiert moins de narcotiques qu'un client plus jeune. Aussitôt que possible, des analgésiques oraux non narcotiques remplacent les narcotiques, car les clients ayant subi une intervention orthopédique sont sujets aux douleurs musculaires et osseuses prolongées. On peut soulager la nervosité, l'anxiété et les malaises généraux par des soins infirmiers appropriés, du réconfort et de la physiothérapie, ainsi que par d'autres formes de traitement.

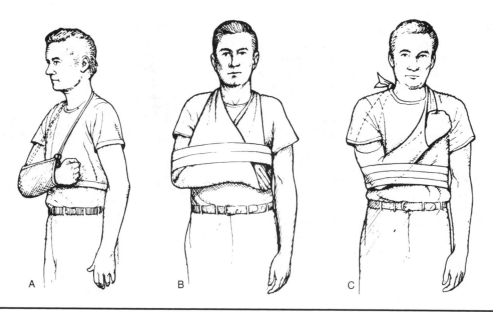

Figure 58-3 Différents types de bandages immobilisants utilisés pour les fractures de la partie supérieure de l'humérus. (**A**) Écharpe et bande de type commercial qui permettent de dégager facilement le bras pour exécuter des exercices et qui ne gênent pas le cou. (**B**) Écharpe et bande classiques. (**C**) Utilisation d'un fourreau élastique Velpeau et d'un bandage en cas d'instabilité du col chirurgical de l'humérus ; ce dispositif permet au grand pectoral de demeurer détendu. (*Source* : C.A. Rockwood et D.P. Green. *Fractures*, Philadelphie, J.B. Lippincott.)

Les plaies orthopédiques ont tendance à suinter beaucoup plus que les autres plaies chirurgicales. La dissection des muscles externes produit fréquemment des plaies dont l'hémostase est mauvaise. Les plaies refermées après l'application d'un garrot peuvent saigner lorsqu'on enlève le garrot en période postopératoire.

Il est essentiel de maintenir une bonne asepsie lorsqu'on soigne des clients opérés aux os. L'ostéomyélite (inflammation des os) est difficile à soigner et on doit essayer de la prévenir. Il faut respecter les techniques d'asepsie durant le soin des plaies. De plus, on doit installer un appareil de succion portatif (relié à un drain de Penrose) pour éviter l'apparition d'une infection aux endroits où le sang s'accumule.

Immobilisation d'une fracture

Après la réduction d'une fracture, les fragments osseux doivent demeurer en place jusqu'à ce que la consolidation soit complète. Cette immobilisation peut se faire à l'aide d'une fixation interne ou externe. Pour une fixation externe, on peut utiliser des bandages, des plâtres, des attelles, l'élongation continue, la technique des broches ou du plâtre ou un dispositif de fixation externe. Pour une fixation interne, on utilisera des dispositifs métalliques implantables comme les clous, les plaques, les vis, les fils et les tiges. Tous ces moyens jouent le rôle d'attelles pour maintenir l'alignement des os pendant la cicatrisation.

Pour immobiliser certaines fractures, on utilise des bandages de mousseline ou des bandes élastiques. On utilise la bande Velpeau pour les fractures du cubitus, de la clavicule ou de l'humérus (*Figure 58-3*). Pour une fracture d'une vertèbre, on fabrique une attelle avec une ceinture élastique qui soutient le dos. Les attelles (en plastique ou en plâtre) servent pour l'immobilisation temporaire ou permanente des fractures, en particulier pour celles du membre supérieur. Les attelles gonflables sont assez fréquemment utilisées par le personnel d'urgence paramédical. Pour prévenir la pression, il faut que les attelles qui n'épousent pas parfaitement les courbes des membres soient bien rembourrées.

Traitement des fractures ouvertes

La fracture ouverte (fracture associée à une plaie) présente des risques d'infection comme l'ostéomyélite, la gangrène gazeuse et le tétanos. Le traitement vise à minimiser les risques d'infection de la plaie, des tissus mous et de l'os et à favoriser la cicatrisation.

C'est en salle d'opération qu'on nettoie la plaie, qu'on la débride (exérèse des corps étrangers et des tissus nécrosés) et qu'on l'irrigue. On fait des prélèvements pour une culture et un antibiogramme. On enlève habituellement les petits fragments osseux morts. On réduit avec précaution la fracture et on l'immobilise avec un dispositif de fixation externe. On répare les vaisseaux sanguins, les tissus mous, les muscles, les nerfs et les tendons. On laisse ouverte une plaie qui a été gravement contaminée ; on la panse avec de la gaze stérile jusqu'à ce qu'on soit certain que l'infection a été jugulée. La plaie sera ensuite refermée avec des sutures ou avec des greffons autogènes. On donne le traitement prophylactique contre le tétanos et on commence une antibiothérapie par voie intraveineuse pour prévenir ou soigner toute infection sérieuse.

Lorsque le client revient de la salle d'opération, on surveille les signes de choc, car une perte considérable de sang se produit souvent durant l'opération. On surélève le membre blessé pour diminuer l'œdème au maximum. On

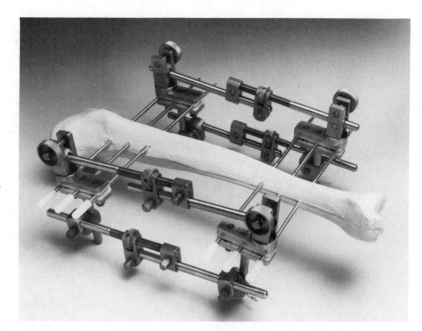

Figure 58-4 Dispositif de fixation externe. On insère les broches dans les fragments osseux. On réduit la fracture et on aligne les fragments osseux. On stabilise la réduction en fixant les broches à un cadre portatif rigide. Le dispositif facilite les soins aux tissus mous dans les cas de fractures compliquées. (Reproduit avec la permission de Ace Orthopedic Company, Inc.)

prend les pouls distaux et on surveille l'apparition possible d'une ischémie. On prend régulièrement la température et on surveille également tout signe d'infection.

Dispositifs de fixation externe

Il est devenu courant d'utiliser des dispositifs de fixation externe pour traiter les fractures ouvertes (*Figure 58-4*). Ces dispositifs procurent une bonne stabilité pour les fractures comminutives et permettent de traiter efficacement les tissus mous endommagés. Les fractures compliquées de l'humérus, de l'avant-bras, du fémur, du tibia et du bassin sont immobilisées avec des dispositifs de fixation externe. La fracture est réduite, alignée et immobilisée à l'aide d'une série de broches insérées dans les fragments osseux. Ces broches sont maintenues en position grâce à un cadre portatif. Ces fixateurs procurent du bien-être au client, favorisent une mobilité plus rapide, facilitent les exercices actifs des articulations voisines non atteintes et écourtent la durée du séjour au centre hospitalier. Le client peut en effet quitter le centre hospitalier dès que les tissus mous se sont cicatrisés et qu'il n'y a plus de danger d'infection. Le dispositif de fixation est retiré dès que la cicatrisation osseuse est réalisée.

Il est important de préparer psychologiquement le client à la fixation externe, car le dispositif peut lui paraître étrange et compliqué. Pour aider le client à l'accepter, on le rassure sur le fait que le dispositif ne fait pas mal une fois installé et on lui explique qu'il sera plus rapidement sur pieds. Après la mise en place du dispositif de fixation, on demande au client de participer à ses propres soins.

Après l'application du dispositif de fixation, on surélève le membre pour diminuer la tuméfaction. On surveille l'état neurologique du membre atteint, et on vérifie que les régions blessées et que les points d'implantation des broches ne sont pas infectés. On doit s'attendre à un écoulement séreux en provenance des points d'implantation. Il faut évaluer la rougeur, le suintement, la sensibilité et la douleur

au point d'insertion de chaque broche, et vérifier que celles-ci sont toujours solidement implantées. Il est nécessaire de nettoyer les points d'implantation des broches deux fois par jour, avec du peroxyde d'hydrogène et une solution saline, et d'appliquer l'antibiotique prescrit. L'utilisation d'applicateurs stériles est importante dans la prévention de l'infection.

- Ne JAMAIS ajuster les pinces du cadre du dispositif.

On encourage le client à faire des exercices isométriques et actifs tout en évitant d'endommager les tissus. Lorsque la tuméfaction a disparu, on permet au client de déambuler, selon les limites imposées par ses blessures. Ainsi, si le tibia est maintenu avec un dispositif externe, le client devra marcher avec des béquilles. Il faut également limiter la masse supportée par le membre atteint. Les dispositifs de fixation externe accélèrent la cicatrisation et le traitement des fractures compliquées, tout en minimisant les risques de complications reliées à l'immobilité et à la non-utilisation du membre blessé.

☐ COMPLICATIONS DES FRACTURES

Les complications immédiates qui surviennent après une fracture comprennent : l'*état de choc*, qui peut être fatal quelques heures après l'accident ; l'*embolie graisseuse*, qui peut se produire après 48 h ou davantage ; le *syndrome du compartiment*, qui peut entraîner une perte permanente de la mobilité du membre ; *l'infection* ; la *thromboembolie* (embolie pulmonaire), qui peut causer la mort quelques semaines après l'accident ; et la *coagulation intravasculaire disséminée*.

État de choc

L'hémorragie (tant externe qu'interne) et la perte de liquide extra-cellulaire dans les tissus endommagés causent le choc hypovolémique ou traumatique. L'état de choc accompagne surtout les fractures des membres, du thorax, du bassin et de la colonne vertébrale. Comme le tissu osseux est très vascularisé, les fractures (surtout celles du fémur et des os du bassin) peuvent entraîner la perte d'une grande quantité de sang.

Le traitement consiste à remplacer le sang perdu, à soulager la douleur du client, à procurer une immobilisation adéquate et à protéger le client contre les dommages ultérieurs.

Syndrome de l'embolie graisseuse

L'embolie graisseuse peut survenir après une fracture d'un os long ou du bassin, ou après des fractures multiples. Elle se produit surtout chez le jeune adulte (20 à 30 ans) et chez la personne âgée (60 à 70 ans). D'innombrables globules lipidiques peuvent envahir le sang, car la pression médullaire est plus élevée que la pression capillaire. De plus, l'élévation de la concentration des catécholamines causée par la réaction au stress peut aussi mobiliser les acides gras et favoriser la production des globules lipidiques. Ceux-ci se combinent aux plaquettes pour former des emboles qui obturent les petits vaisseaux de l'encéphale, des poumons, des reins, ainsi que d'autres organes. Les symptômes évoluent rapidement et peuvent apparaître de quelques heures à une semaine après l'accident, bien qu'ils se manifestent habituellement 48 h après.

Le dérèglement mental est généralement le premier signe de l'embolie graisseuse. Les symptômes peuvent varier de l'agitation et de la confusion légères au délire et au coma. Ils sont causés par l'hypoxie cérébrale.

Les réactions respiratoires comprennent la tachypnée, la dyspnée, les râles, les sifflements et l'émission de grosses quantités de crachats épais et blanchâtres. La Pa_{O_2} descend au-dessous de 60 mm Hg. La radiographie thoracique met en évidence une infiltration typique en forme de « tempête de neige ».

En cas d'embolie systémique, on peut noter des pétéchies sur les muqueuses buccales, les sacs conjonctivaux, le palais dur et le fond de l'œil, ainsi que sur le thorax et les plis axillaires antérieurs. L'urine peut contenir des graisses libres lorsque l'embolie touche les reins.

- Les changements de personnalité, l'agitation, l'irritabilité ou la confusion indiquent la nécessité de faire immédiatement des analyses des gaz artériels. L'occlusion d'un grand nombre de petits vaisseaux fait monter la pression pulmonaire, ce qui peut déclencher une insuffisance du cœur droit. L'œdème et les hémorragies au niveau des alvéoles gênent le transport de l'oxygène, ce qui conduit à l'hypoxie. On note aussi une augmentation du rythme respiratoire ainsi qu'une douleur thoracique précordiale, de la toux, de la dyspnée et un œdème pulmonaire aigu.

Traitement.   Le traitement vise à soutenir le système respiratoire et à rétablir l'équilibre homéostatique. On demande une analyse des gaz artériels pour déterminer le degré de détérioration respiratoire, car l'insuffisance respiratoire demeure la cause la plus fréquente de décès. On fournit de l'oxygène en fortes concentrations pour soutenir

la respiration. Le ventilateur à pression positive en fin d'expiration avec volume contrôlé est utilisé pour diminuer et inhiber la formation d'un œdème pulmonaire. On administre des stéroïdes pour diminuer l'inflammation pulmonaire et pour contrôler l'œdème cérébral. Le dextran de faible masse molaire peut améliorer la circulation pulmonaire à cause de son action diluante. On utilise l'héparine pour son action lipolytique (destruction des globules lipidiques), mais ses effets anticoagulants peuvent causer une hémorragie au siège de la fracture.

Les clients sous respirateur peuvent recevoir de la morphine pour calmer l'appréhension, soulager la douleur et décomprimer le centre respiratoire.

L'embolie graisseuse est une cause importante de décès chez les clients qui ont subi une fracture. Il est essentiel d'utiliser très tôt les méthodes de soutien respiratoire. Les premiers résultats du traitement se font souvent sentir dans les 48 h.

Syndrome du compartiment

Le syndrome du compartiment se produit lorsque la circulation au niveau du muscle est gênée par l'œdème musculaire ou par la tuméfaction tissulaire de la région plâtrée. L'avant-bras et la jambe en sont fréquemment atteints. Si l'état persiste plus longtemps que six à huit heures, il peut se produire une perte permanente de la fonction. La contracture de Volkmann (voir la figure 57-3) est causée par la compression ou une lésion de l'artère humérale.

Le drainage veineux cesse à cause de l'œdème mais le sang artériel continue à s'écouler, ce qui augmente la pression tissulaire. Le client se plaint d'une douleur intense, qui n'est pas soulagée par les narcotiques. On peut parfois observer la disparition du pouls, la diminution du remplissage des capillaires ou la cyanose des lits unguéaux, ainsi que la paralysie ou la paresthésie. Si le muscle est palpable, il se révèle tuméfié et dur. L'étirement passif du muscle produit une douleur aiguë. Dans le cas contraire, le client souffre probablement de la compression d'un nerf. On peut surveiller directement la pression tissulaire en insérant une aiguille à l'intérieur du compartiment suspect et en mesurant la pression grâce à un manomètre au mercure ou grâce à un dispositif similaire à celui qu'on utilise pour la pression hémodynamique. (La pression normale est inférieure à 20 mm Hg.) Lorsque la pression augmente, les tissus nerveux et musculaires se détériorent.

Traitement.   On peut prévenir le syndrome du compartiment en élevant le membre au-dessus du niveau du cœur et en appliquant de la glace juste après l'accident. Si le syndrome survient, il faut desserrer les pansements compressifs. Il est nécessaire de faire une fasciotomie si les autres méthodes ne rétablissent pas la circulation et ne soulagent pas la douleur en une heure.

Autres complications

La thromboembolie (voir à la page 576), l'infection (toutes les fractures ouvertes sont considérées comme contaminées) et la coagulation intravasculaire disséminée sont d'autres complications possibles qui peuvent survenir après une fracture. La coagulation intravasculaire disséminée est un trouble de la coagulation dont les causes sont diverses; l'une d'entre elles est le traumatisme tissulaire massif. La coagulation intravasculaire disséminée se manifeste par des ecchymoses, un saignement inattendu après l'opération et des saignements à partir des muqueuses, des points de ponction veineuse, du tube digestif et des voies urinaires. Voir à la page 612 pour un résumé du traitement de la coagulation intravasculaire disséminée.

Complications retardées des fractures

Nécrose avasculaire de l'os. La nécrose avasculaire survient lorsque l'os n'est plus irrigué et qu'il meurt. Elle peut se produire à la suite d'une fracture (en particulier du col du fémur), d'une luxation, d'un traitement prolongé de stéroïdes à fortes doses, d'une maladie rénale chronique, de l'anémie à hématies falciformes, etc. L'os nécrosé peut s'effondrer ou être réabsorbé et remplacé par du tissu osseux nouveau. Le client a des mouvements limités et il souffre. La radiographie montre une décalcification et un collapsus structural. Le traitement consiste habituellement à tenter de revitaliser l'os grâce à des greffes d'os, une prothèse ou une arthrodèse (fusion osseuse au niveau d'une articulation).

Retard de consolidation et non-consolidation. On parle de retard de consolidation lorsque la guérison ne progresse pas selon les critères donnés pour le type de fracture et sa localisation. La non-consolidation est l'absence de contact entre les fragments de l'os fracturé. Le retard de consolidation et la non-consolidation peuvent être causés par : une infection au siège de la fracture ; du tissu interposé entre les fragments osseux ; l'immobilisation et la manipulation inadéquates, qui entravent la formation du cal ; et un contact osseux limité, associé à un apport sanguin réduit. Si la consolidation ne se produit pas après une immobilisation adéquate, on dit que la fracture est non consolidée.

Dans la non-consolidation, les fragments osseux n'ont entre eux que du tissu fibreux ; aucun sel osseux ne s'y est déposé. Ces clients présentent souvent une fausse articulation (pseudoarthrose) à l'endroit fracturé. Lorsqu'une telle situation se présente, le recours à des orthèses peut redonner au client l'usage de son membre. On peut effectuer une intervention chirurgicale, au cours de laquelle on gratte les extrémités des fragments osseux et on tente de les unir par un greffon provenant d'un autre os. Ce greffon sert de pont entre les deux fragments. Les fractures du tiers moyen de l'humérus, du col du fémur chez les gens âgés, et du tiers inférieur du tibia sont les plus prédisposées à la non-consolidation.

Stimulation électrique de l'ostéogenèse. On a développé de nouvelles méthodes pour stimuler la croissance de l'os sans avoir recours à des greffes dans les cas de retard de consolidation ou de non-consolidation. L'environnement tissulaire est modifié par la stimulation électrique, qui favorise la fixation des sels minéraux et la formation de l'os. Dans certains cas, des tiges jouant le rôle de cathodes sont insérées à travers la peau directement dans le siège de la fracture, et un courant électrique est envoyé dans la fracture. Une autre méthode non envahissante consiste à fournir des champs électromagnétiques à impulsions durant 10 h à 12 h

par jour dans la région fracturée grâce à une bobine implantée dans le pansement qui protège la zone non consolidée (*Figure 58-5*). Ces deux méthodes semblent efficaces et le taux de réussite est semblable à celui des greffes osseuses. De plus, elles semblent entraîner la disparition des infections bénignes qui existent dans la région stimulée. Durant toute la période de stimulation électrique, il est nécessaire d'immobiliser la région atteinte.

☐ SIÈGES DES FRACTURES

Pour soigner un client atteint d'une fracture, l'infirmière doit connaître l'étendue de la fracture, l'objectif thérapeutique, le traitement à appliquer pour atteindre cet objectif, ainsi que les soins requis pendant la convalescence. L'objectif général consiste à redonner un fonctionnement aussi normal que possible à la région atteinte.

Un traumatisme osseux peut varier d'une simple fracture linéaire à un écrasement sérieux. Le type et la localisation de la fracture, ainsi que l'importance de l'atteinte des structures environnantes, déterminent le programme thérapeutique.

L'encadré 58-2 présente le plan de soins fondamental pour un client qui a subi une fracture simple. Les fractures du crâne et de la colonne vertébrale ont été traitées au chapitre 55 avec les soins des affections neurologiques. Le chapitre 31 traite des fractures des mâchoires.

Fractures de la clavicule

La fracture de la clavicule est fréquente et elle se produit à la suite d'une chute sur le bras étendu ou d'un coup appliqué directement sur l'épaule. La clavicule retient l'épaule vers le haut, vers l'extérieur et vers l'arrière du thorax. Ainsi, lorsque cet os subit une fracture, il faut maintenir l'épaule en position normale grâce à une réduction non chirurgicale et une immobilisation à l'aide d'attelles externes comme la ceinture claviculaire, l'écharpe, le bandage en huit ou l'attelle en T.

Plus de 80% des fractures se produisent aux tiers moyen et proximal de la clavicule; on utilise alors un bandage en huit ou une sangle claviculaire disponible dans le commerce (*Figure 58-6*) pour tirer les épaules vers l'arrière et les soutenir. Lorsqu'on utilise la sangle claviculaire, il faut protéger les aisselles avec du rembourrage pour prévenir la compression qui léserait le plexus brachial et l'artère axillaire. Il ne doit y avoir aucune gêne circulatoire ou détérioration de la fonction nerveuse dans les deux bras.

Lorsque la fracture se produit au niveau du tiers distal de la clavicule et qu'il n'y a pas de déplacement ou de rupture ligamentaire, on utilise une écharpe pour restreindre l'utilisation du bras. Lorsque ce type de fracture est accompagné d'une rupture du ligament coracoclaviculaire, il se produit un déplacement et la cicatrisation est plus difficile. La réduction chirurgicale et la fixation interne avec la broche de Kirshner sont alors recommandées. Il est nécessaire d'immobiliser l'épaule avec une bande Velpeau ou un spica de l'épaule pour maintenir la réduction et l'alignement.

Les complications d'une fracture de la clavicule comprennent le traumatisme des nerfs du plexus brachial et de la

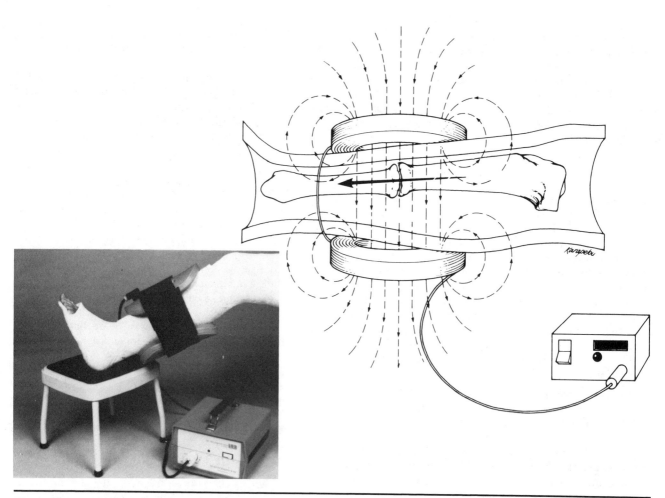

Figure 58-5   Stimulation électrique de la cicatrisation de l'os au moyen de champs électromagnétiques. (Reproduit avec la permission de E.B.I. Medical Systems.)

Encadré 58-2   Guide des soins infirmiers au client qui a subi une fracture simple

Principaux objectifs du client

1. Ressentir du bien-être.
2. Respecter le régime thérapeutique.
3. Identifier l'apparition des problèmes qui peuvent survenir durant le traitement et rechercher rapidement de l'aide pour en contrer les effets au maximum.
4. Participer aux activités quotidiennes durant la cicatrisation.
5. Retrouver son niveau d'activité antérieur sans aucun déficit résiduel.

Principaux problèmes du client	**Interventions de l'infirmière**	**Résultats escomptés**
1. Douleur et sensibilité relatives à la fracture et aux lésions des tissus mous.	Encourager le client à décrire le type et la localisation du malaise.	Ne cache pas sa douleur.
	Décrire la cause physiologique du malaise.	Connaît les raisons pour lesquelles il ressent ce malaise aigu.
	Mettre des attelles dans la région blessée.	Réduit au maximum les mouvements de la région blessée.
	Immobiliser la fracture et les articulations voisines.	

Encadré 58-2 Guide des soins infirmiers au client qui a subi une fracture simple (*suite*)

Principaux problèmes du client	Interventions de l'infirmière	Résultats escomptés
	Instaurer des mesures qui modifient l'expérience de la douleur. Évaluer si la douleur s'estompe. Évaluer si le comportement du client démontre qu'il se sent mieux.	Se sert de techniques qui permettent de percevoir la douleur autrement. Ressent un mieux-être Exprime son bien-être. Paraît détendu et bouge sans trop de craintes.
2. Tension émotionnelle reliée à la blessure, au mode de traitement et aux autres problèmes associés à la blessure.	Encourager le client à exprimer ses soucis et à parler de sa blessure et des problèmes qui y sont reliés. Être à son écoute. Reconnaître et encourager l'utilisation des mécanismes d'adaptation.	Parle de sa blessure et de ses conséquences sur son avenir. Utilise les ressources disponibles et ses mécanismes d'adaptation pour modifier la tension émotionnelle.
	Faire participer les proches du client et les services d'aide lorsque la situation l'exige. Faire participer le client à l'élaboration du plan de soins. Expliquer au client les différentes facettes du traitement et son rôle en tant que participant. Encourager le client à participer activement aux activités quotidiennes dans des limites raisonnables.	Participe à l'élaboration du plan de soins. Participe aux activités quotidiennes.
3. Tuméfaction causée par l'œdème et le saignement des tissus blessés.	Décrire au client les causes de la tuméfaction. Surveiller l'état neurovasculaire du membre touché. Encourager les exercices d'amplitude de mouvement passifs et actifs des régions non immobilisées situées en aval de la blessure. Évaluer l'état neurologique des régions situées en aval de la blessure. Surélever la région atteinte au-dessus du niveau du cœur. Soutenir la région blessée en position thérapeutique. Appliquer de la glace sur la blessure durant les premières 48 h. Réduire au maximum le temps que passe le membre atteint en position déclive.	Reconnaît la présence de tuméfaction. Bouge les régions saines en aval de la blessure. Ressent des sensations normales dans les régions en aval de la blessure. Réduction de la tuméfaction.
4. Spasmes musculaires reliés à la réaction de l'organisme à la blessure et à l'immobilisation.	Expliquer au client les notions physiologiques relatives aux spasmes musculaires. Fournir les soins qui réduisent les spasmes : Fournir du support au membre atteint. Changer doucement la position du client. Réduire au maximum les causes de spasmes. Suggérer au client des techniques de relaxation. Donner au client les relaxants musculaires prescrits.	Décrit l'existence de spasmes musculaires. Utilise des techniques de relaxation.

Encadré 58-2   Guide des soins infirmiers au client qui a subi une fracture simple (*suite*)

Principaux problèmes du client	Interventions de l'infirmière	Résultats escomptés
		Parvient à se relaxer et à ressentir du bien-être.
5. Ecchymoses causées par le saignement des tissus mous voisins de la fracture.	Expliquer au client les notions physiologiques relatives aux ecchymoses entraînées par les fractures.	Manifeste le malaise relié aux ecchymoses.
	Surélever la région blessée.	Surélève la région blessée.
	Appliquer du froid pendant les premières 48 h, puis de la chaleur intermittente.	Suit le traitement thermique.
		Retrouve une coloration et une texture cutanées normales.
6. Complications possibles des fractures simples et du régime thérapeutique.		
Troubles neurovasculaires	Surveiller le développement de troubles neurovasculaires :	Décrit les signes et les symptômes des troubles neurovasculaires.
	Intensification de la douleur	
	Température cutanée basse	
	Augmentation de la tuméfaction	
	Diminution du fonctionnement moteur	
	Sensations anormales	
	Diminution du remplissage des capillaires	
	Apprendre au client à reconnaître les signes et les symptômes des troubles neurovasculaires.	
Lésions cutanées	Surveiller le développement de lésions cutanées :	Décrit les signes et les symptômes des lésions cutanées.
	Abrasion cutanée	
	Régions chaudes sur le plâtre	
	Suintement	
	Irritation	
	Apprendre au client à reconnaître les signes et symptômes des lésions cutanées.	
7. Possibilité de lésions reliées au mauvais usage des modalités de traitement et des dispositifs orthopédiques.	Apprendre au client à utiliser les modalités de traitement et les dispositifs orthopédiques d'une manière sûre.	Utilise les modalités de traitement et les dispositifs orthopédiques d'une manière sûre.
	Superviser l'utilisation des modalités de traitement et des dispositifs orthopédiques, pour assurer une certaine sécurité.	
Diminution de la fonction musculaire.	Encourager le client à faire des exercices actifs et des exercices d'amplitude de mouvement des régions non immobilisées.	Participe aux activités destinées à minimiser la diminution de la fonction musculaire.
	Encourager le client à faire des exercices isométriques des régions immobilisées.	

région de la veine ou de l'artère sous-clavière par un fragment osseux.

Éducation du client.   On avertit le client de ne pas élever le bras au-dessus du niveau de l'épaule durant environ six semaines, c'est-à-dire jusqu'à ce que la fracture soit guérie. On l'encourage aussi à faire des exercices avec le coude, le poignet et les doigts dès que possible. Lorsqu'il s'en sent capable, on lui prescrit des exercices avec les épaules (*Figure 58-7*) pour en favoriser les mouvements. Les activités intenses sont limitées pour une période de trois mois.

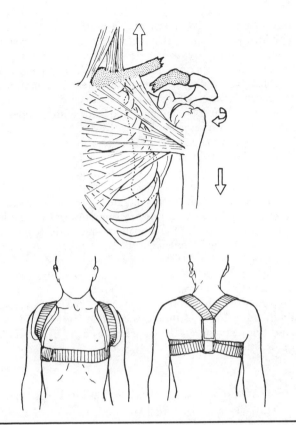

Figure 58-6 Fracture de la clavicule. (*En haut*) Vue antéro-postérieure montrant un déplacement typique dans une fracture du tiers moyen de la clavicule. (*En bas*) Méthode d'immobilisation à l'aide d'une sangle claviculaire. (*Source* : J.D. Hardy. *Rhoads Textbook of Surgery*, Philadelphie, J.B. Lippincott.)

Fractures des côtes

Les fractures simples des côtes sont courantes et se consolident habituellement très bien, sans perte de fonction. Toutefois, elles rendent la respiration douloureuse. C'est pourquoi le client a tendance à diminuer son amplitude respiratoire et à éviter de tousser. Cela entraîne la rétention des sécrétions trachéobronchiques, la diminution de la ventilation pulmonaire, et une prédisposition à la pneumonie et à l'atélectasie. Un blocage des nerfs intercostaux avec de la procaïne diminue la douleur et permet une toux productive.

Habituellement, on ne bande pas le thorax pour immobiliser une fracture de côte, car l'expansion thoracique en est gênée et il peut en résulter des complications respiratoires telles que la pneumonie et l'atélectasie. La douleur associée à ce type de fracture diminue beaucoup au bout de trois ou quatre jours et la guérison se produit en six semaines.

D'autres problèmes sérieux peuvent découler des fractures des côtes. Des fractures multiples des côtes peuvent causer le volet thoracique (voir à la page 436), tandis que les fractures graves peuvent perforer le poumon et laisser échapper dans la cavité pleurale de l'air (pneumothorax) ou du sang (hémothorax). Voir à la page 437 pour le traitement de ces clients.

Fractures du membre supérieur

Fractures des cols de l'humérus

Les fractures survenant à la partie supérieure de l'humérus touchent soit au col chirurgical, soit au col anatomique. La fracture la plus fréquente du bras et de l'épaule est celle du

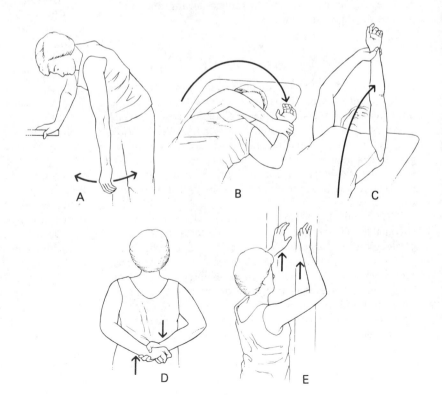

Figure 58-7 Exercices destinés à améliorer l'amplitude de mouvement de l'épaule. **A**) Pendule. **B**) Rotation externe. **C**) Élévation. **D**) Rotation interne. Au cours de ces exercices, on se sert de la force du bras non blessé. **E**) Ascension des mains.

col chirurgical de l'humérus. Une telle fracture se produit souvent lors d'une chute où le bras demeure étendu devant soi (fracture engrenée). Le client se présente à l'urgence en soutenant de l'autre main le bras traumatisé pendant à son côté. Ce type de fracture est fréquent chez la femme âgée.

Il est essentiel de faire un examen neurovasculaire du membre blessé pour évaluer sérieusement l'étendue de la blessure.

Beaucoup de fractures engrenées du col chirurgical n'exigent aucune réduction. Le bras est soutenu par une attelle et enveloppé d'une bande Velpeau modifiée. Dans ce cas, on place un coussinet sous l'aisselle pour éviter la macération de la peau.

Dans toutes les fractures du bras, l'immobilité amène la limitation du mouvement et une raideur de l'épaule. C'est pourquoi les exercices du pendule doivent commencer aussitôt que le client peut les tolérer. (Dans le pendule, ou exercices de circumduction, le client doit se pencher vers l'avant et faire faire des mouvements d'abduction et de rotation à son bras atteint.) Les mouvements précoces de l'articulation ne devraient pas déplacer les fragments osseux, si le mouvement respecte le seuil de la douleur.

Lorsqu'il y a déplacement des fragments osseux, le traitement consiste à faire une réduction à peau fermée (sous surveillance radiographique), une réduction chirurgicale, ou à remplacer la tête de l'humérus par une prothèse. Il est nécessaire que le membre ait été immobilisé durant une certaine période avant que l'on ne commence les exercices.

Éducation du client. Lorsque la fracture n'est pas déplacée, il faut commencer tôt les exercices de mouvement actif de l'articulation de l'épaule pour prévenir la limitation du mouvement et la raideur de l'épaule. La guérison peut prendre de six à huit semaines et le client doit éviter toute activité vigoureuse comme le tennis durant une autre période de quatre semaines.

Fractures du corps de l'humérus

Les fractures du corps (ou diaphyse) de l'humérus sont le plus souvent causées (1) par un choc direct qui provoque une fracture transverse, oblique ou comminutive ou (2) par une torsion indirecte qui donne naissance à une fracture spiroïde. Le nerf radial peut être affecté, car il passe dans la gouttière radiale, adjacente au milieu du corps de l'humérus. Il est essentiel de faire une évaluation initiale de l'état neurovasculaire pour identifier une lésion du nerf et pour la soigner.

Très souvent, la masse même du bras permet de corriger le déplacement, si bien que l'intervention chirurgicale n'est pas nécessaire. Si l'accident a provoqué un raccourcissement du corps de l'humérus, on plâtre le bras sans le soutenir ; la masse du plâtre maintenu en position déclive suffira à exercer une force de traction continue le long du grand axe du bras. On recommande au client de dormir en position assise afin de maintenir continuellement la force de traction. Le client doit commencer des exercices des doigts aussitôt que le plâtre a été appliqué, alors que les exercices de mouvements pendulaires permettent à l'épaule de demeurer fonctionnelle et préviennent les adhérences de la capsule articulaire. Lorsque le plâtre a été enlevé, on applique une écharpe et le client commence des exercices pour l'épaule, le coude et le poignet. Avec ce type de traitement, la guérison prend environ dix semaines. Les problèmes produits par ce mode de traitement comprennent l'espacement excessif des fragments osseux, causé par un plâtre trop lourd, et l'angulation de la fracture, causée par un excès de mouvements.

Pour ce type de fracture, on peut utiliser une orthèse fonctionnelle. Durant une semaine, on immobilise le bras dans un plâtre pendant, puis on applique une manche en thermoplastique fermée par des bandes Velcro autour du bras. Dès que la tuméfaction diminue, on resserre davantage le velcro pour maintenir une pression uniforme et stabiliser la fracture. L'orthèse fonctionnelle permet l'utilisation active des muscles et les mouvements de l'épaule et du coude, tout en favorisant la consolidation des fragments osseux. Le cal qui se forme est important et on peut enlever l'orthèse après neuf semaines environ.

On utilise des dispositifs de fixation externe dans les cas de fractures ouvertes du corps de l'humérus. La réduction chirurgicale est nécessaire en présence de paralysie nerveuse ou de fracture spontanée.

Fractures supracondyliennes de l'humérus (au-dessus du coude)

Ce type de fractures se produit tout près du nerf médian et de l'artère brachiale. Ainsi, la complication la plus sérieuse d'une fracture supracondylienne est la contracture de Volkmann qui résulte de la compression et des lésions de l'artère brachiale (voir la figure 57-3). La tuméfaction antébrachiale peut entraîner la compression neurovasculaire.

Le traitement de ce genre de fracture est très variable. Lorsque c'est possible, on aligne les fragments osseux par manipulation sous anesthésie générale. Après la réduction, le coude doit demeurer plié à un angle de 90° à 110°, dans un plâtre long du bras. Une fenêtre peut être pratiquée au niveau de la fosse antécubitale (fosse olécrânienne) ou on peut utiliser une attelle postérieure, ce qui permettra au tissu d'enfler sans qu'il y ait compression neurovasculaire.

En cas de blessures plus graves, on applique un dispositif d'élongation transosseuse avec le bras suspendu au-dessus du visage (*Figure 58-8*) ou avec le bras de côté (*Figure 58-9*). L'élongation se fait grâce à une tige de Kirschner passant au travers de l'olécrâne. Ces méthodes permettent de maintenir l'élongation et la réduction de la fracture, de minimiser l'œdème, et d'améliorer la circulation, ce qui réduit le risque de contracture de Volkmann.

On remplace l'élongation par un plâtre long du bras et, après huit semaines, le plâtre est lui-même remplacé par une attelle. Le client commence alors à faire des exercices d'amplitude de mouvement avec son coude, mais on remet l'attelle en place après chaque séance d'exercices. La guérison peut prendre environ 12 semaines.

Parfois, il s'avère nécessaire de faire une réduction chirurgicale et une fixation à l'aide de broches ou de vis.

Une des tâches importantes de l'infirmière consiste à vérifier l'état de la circulation dans l'avant-bras et dans la main.

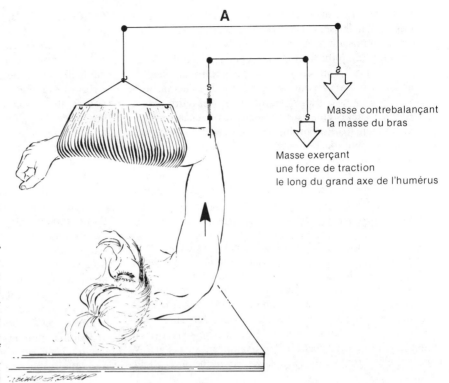

Figure 58-8 Traitement d'une fracture supracondylienne : Ce mode d'élongation est efficace lorsque la tuméfaction est assez importante pour bloquer la circulation, car il élève suffisamment le membre atteint. (*Source* : R.C. Lewis. *Handbook of Traction, Casting and Splinting Techniques*, Philadelphie, J.B. Lippincott.)

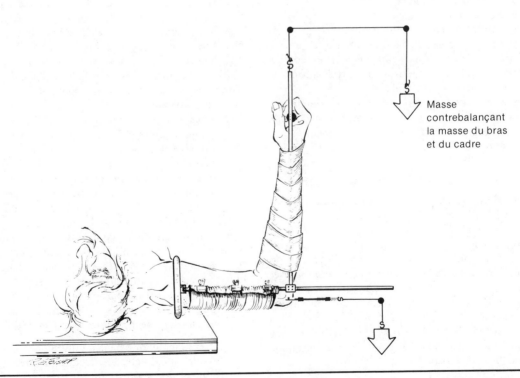

Figure 58-9 Dispositif d'élongation équilibrée latérale du bras. On passe un anneau autour de l'épaule. On peut régler dans toutes les directions l'attache verticale de l'avant-bras en fonction de la longueur de l'humérus. Une gouttière en tissu permet de soutenir le bras. On fixe une broche dans l'olécrâne afin de pouvoir appliquer la force de traction. Deux supports verticaux maintiennent l'avant-bras grâce à un bandage élastique. Une corde passant par une poulie maintient l'avant-bras en position verticale grâce à une masse qui contrebalance la masse du bras et du cadre. Une autre masse exerce la traction par l'intermédiaire de la broche. (*Source* : R.C. Lewis. *Handbook of Traction, Casting and Splinting Techniques*, Philadelphie, J.B. Lippincott.)

- Observer si la main enfle, si la peau bleuit et si les ongles blanchissent et vérifier la température de la peau en la comparant avec celle du membre sain.
- Évaluer l'amplitude du pouls radial. S'il s'affaiblit ou s'il disparaît, on doit en avertir *immédiatement* le chirurgien, car il peut en résulter une ischémie irréversible. La fasciotomie peut devenir nécessaire.
- Évaluer l'existence de paresthésies (sensations de picotements ou de brûlures) à la main, car cela peut être un signe de lésion d'un nerf ou d'une ischémie imminente. Les soins doivent être exécutés rapidement pour rétablir la circulation avant qu'il ne soit trop tard.
- Encourager le client à bouger ses doigts fréquemment.

Fractures de l'olécrâne (coude)

Les fractures intercondyliennes au niveau de l'olécrâne sont causées par des accidents de la circulation, une chute sur le coude ou avec le coude fléchi, ou un coup direct. Si la fracture n'est pas accompagnée de déplacement, on plâtre le bras avec le coude replié à un angle de 45° à 90° ou on le soutient avec un pansement élastique et une écharpe.

Lorsqu'il y a déplacement des fragments osseux, on fait une réduction chirurgicale et une fixation interne. Parfois, on excise les fragments osseux. On applique une attelle plâtrée.

Ce type de fracture peut s'accompagner d'une lésion du nerf médian, radial ou cubital. On évalue l'existence de paresthésies et les signes d'une circulation anormale dans l'avant-bras et dans la main.

Le client peut commencer à faire des exercices graduels environ une semaine après la fixation interne et quatre semaines après la réduction par traitement orthopédique. Le mouvement accélère la guérison des articulations en forçant le liquide synovial à se déplacer.

Les exercices actifs avec le coude doivent commencer au moment prescrit, puisque les fractures du coude entraînent souvent une limitation des mouvements si on n'effectue pas un programme intensif de réadaptation.

Fractures du radius et du cubitus

Tête et col du radius.　Ce type de fracture se produit fréquemment lors d'une chute sur la main à plat avec le coude en extension. Si du sang s'est accumulé dans l'articulation du coude (hémarthrose), on en fait la succion pour diminuer la douleur et pour accélérer la reprise du mouvement. On utilise une écharpe pour immobiliser l'avant-bras.

En cas de déplacement, on fait une réduction chirurgicale avec excision de la tête du radius si nécessaire. On immobilise ensuite l'avant-bras avec un plâtre et une écharpe. On encouragera le client à suivre un programme de mouvements actifs du coude et de l'avant-bras.

Corps du radius et du cubitus.　Ces fractures de l'avant-bras sont fréquentes chez les enfants et assez courantes chez les adultes. Le radius ou le cubitus, ou les deux os à la fois, peuvent subir une fracture à tous les niveaux. L'avant-bras a pour unique fonction la pronation et la supination; on doit préserver ces mouvements en rétablissant une bonne position et un bon alignement

anatomique. Le cubitus possède un apport sanguin assez pauvre et, malheureusement, une non-consolidation de cette fracture survient de temps à autre.

Une fracture sans déplacement se traite par réduction manuelle suivie de l'application d'un plâtre long du bras. Celui-ci englobe tout le bras jusqu'au pli proximal de la paume de la main. On peut incorporer une boucle en broche dans le plâtre, près du coude, à l'intérieur de laquelle passe une écharpe empêchant le plâtre de fléchir sur l'avant-bras. L'immobilisation dure environ 12 semaines. Durant les six dernières semaines, on utilise une orthèse fonctionnelle de l'avant-bras pour permettre au client de mouvoir son poignet et son coude.

Après avoir posé le plâtre, on évalue la circulation et l'amplitude de mouvement de la main. On surélève la main pour minimiser l'œdème. On encourage le client à exécuter fréquemment des mouvements de flexion et d'extension des doigts pour réduire l'œdème. Il est essentiel de mouvoir activement l'épaule.

En cas de déplacement, on fait souvent une réduction chirurgicale avec fixation interne en plaçant une plaque de compression avec des vis ou en insérant d'autres dispositifs de fixation (clou intramédullaire, tiges, broches avec plâtre). On immobilise l'avant-bras dans une attelle plâtrée ou dans un plâtre jusqu'à ce que la cicatrisation soit évidente.

Fractures du poignet et de la main

Fractures du poignet.　La fracture de la partie distale du radius (fracture de Pouteau-Colles) est fréquente et survient généralement à la suite d'une chute sur la main à plat. Elle se produit chez les personnes âgées qui souffrent d'ostéoporose.

Le traitement consiste habituellement à faire une réduction par traitement orthopédique et à immobiliser avec un plâtre ou à installer un plâtre avec broches. Si la fracture est très grave, un dispositif d'élongation peut être utilisé pour maintenir la longueur de l'avant-bras. Il est aussi possible d'insérer une broche de Kirschner dans les fragments osseux distaux pour maintenir la réduction.

Après cette réduction, on surélève le poignet et l'avant-bras durant 48 h. On surveille l'apparition de l'œdème des doigts (causé par le mauvais retour veineux et lymphatique) et on le soigne rapidement. Il faut enlever au plus tôt les plâtres et les bandages compressifs. On examine le nerf médian pour en évaluer le fonctionnement (en piquant l'index pour la sensibilité et en demandant de joindre l'index avec le pouce pour la motricité). Les mouvements actifs des doigts, de l'épaule et du coude restent essentiels.

Pour réduire l'œdème et prévenir le raidissement, on apprend au client à exécuter les exercices de doigts suivants :

1. Lever la main au-dessus du niveau du cœur.
2. Étendre les doigts, les fléchir, maintenir et relâcher. (Répéter au moins 10 fois toutes les demi-heures pendant la journée.)
3. Utiliser la main pour les activités quotidiennes.
4. Faire des exercices actifs avec l'épaule et le coude.

Fractures de la main.　Les accidents qui concernent la main sont toujours un problème très complexe et l'on doit recourir à la chirurgie reconstructive. On invite

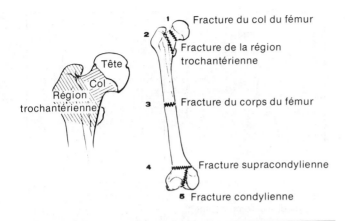

1 Fracture du col du fémur

2 Fracture de la région trochantérienne

Tête

Col

Région trochantérienne

3 Fracture du corps du fémur

4 Fracture supracondylienne

5 Fracture condylienne

Figure 58-10 Sièges des fractures du fémur.

l'étudiante à consulter des ouvrages spécialisés. L'objectif du traitement vise toujours à rétablir le fonctionnement maximum de la main.

En cas de fracture non déplacée au niveau d'une phalange distale, on immobilise le doigt endommagé contre le doigt voisin afin de soulager la douleur et pour protéger l'extrémité du doigt contre un autre accident. Des bandages analogues à ceux qu'utilise le boxeur sont efficaces pour les blessures qui peuvent causer un œdème. On réduit les fractures ouvertes avec des broches de Kirschner.

Fractures du membre inférieur

Le traitement des fractures du membre inférieur a pour objectifs : (1) d'obtenir une consolidation adéquate avec un alignement normal et une longueur maximale, sans angulation ou rotation, (2) de restaurer la puissance musculaire et la mouvement articulaire et (3) de rétablir l'état ambulatoire comme il était avant l'accident.

Soins infirmiers spéciaux pour la rééducation

- Il faut éviter de laisser le membre fracturé en position déclive pendant trop longtemps, car l'œdème est un problème fréquent qui accompagne tous les traumatismes des membres inférieurs.
- On encourage le client à exercer régulièrement toutes les articulations qui ne mobilisent pas les fragments osseux.
- Il faut soulever le membre de temps à autre, lorsque le client peut marcher, afin de réduire les risques de réapparition de l'œdème. Il est préférable que le client s'étende lorsqu'il élève le membre atteint.
- Le port d'un bas élastique après le retrait du plâtre soutient la circulation veineuse et réduit l'œdème.

Comme presque toutes les fractures du membre inférieur exigent l'utilisation de béquilles, d'un ambulateur ou d'une canne durant la convalescence, le centre hospitalier doit posséder des dispositifs orthopédiques ajustables. On trouvera au chapitre 11 des conseils pour utiliser avec sécurité ces dispositifs particuliers.

Fractures du fémur

Les différents sièges d'une fracture du fémur sont illustrés à la figure 58-10. Lorsque la fracture affecte la tête, le col ou la région trochantérienne du fémur, il y a fracture de la hanche.

Fractures de la hanche

On constate une forte incidence des fractures de la hanche chez les gens âgés à cause de l'ostéoporose et des chutes provoquées par une faiblesse du quadriceps de même que par la fragilité caractéristique de la vieillesse et de la vie sédentaire. Il faut également tenir compte qu'à cet âge, on assiste à une diminution de la circulation artérielle cérébrale (ischémie transitoire, anémie, embolie, maladies cardio-vasculaires, effets des médicaments). Le traitement et les soins infirmiers se compliquent souvent de maladies associées (troubles cardio-vasculaires, respiratoires, rénaux et endocriniens). Les fractures de la hanche sont la cause la plus fréquente de décès dû à un traumatisme chez les personnes âgées de plus de 75 ans ; elles se produisent plus fréquemment chez la femme et souvent lors d'un accident insignifiant. La fracture de la hanche est considérée par le client et par sa famille comme une situation catastrophique qui aura un effet négatif sur le mode de vie du client.

Classification. Il existe deux types principaux de fractures de la hanche. La *fracture intracapsulaire*, qui touche le col du fémur, et la *fracture extracapsulaire*, qui atteint la région trochantérienne (entre la base du col et le petit trochanter) et la région sous-trochantérienne.

Les fractures du col du fémur guérissent plus difficilement que celles de la région trochantérienne, car le système vasculaire de la tête et du col du fémur est souvent endommagé lors de l'accident. Les vaisseaux nourriciers de l'os sont endommagés et les cellules osseuses peuvent mourir. Pour cette raison, ces clients souffrent souvent de non-consolidation ou de nécrose aseptique.

Les fractures intertrochantériennes extra-capsulaires possèdent un bon apport sanguin, ce qui permet une guérison rapide.

Manifestations cliniques. À cause de la fracture, le membre inférieur se raccourcit et se tourne vers l'extérieur. Le client se plaint d'une légère douleur dans l'aine ou sur le côté médian du genou. Dans la plupart des fractures du col du fémur, le client souffre et la douleur augmente lorsqu'il bouge la jambe. Le client peut obtenir un certain soulagement s'il fléchit un peu la jambe en la tournant vers l'extérieur. Une fracture engrenée du col du fémur entraîne une douleur modérée même lorsqu'on fait un mouvement ; elle permet au client de se tenir sur ses jambes et elle n'entraîne pas un raccourcissement ou une rotation importants. Lorsque la fracture est extra-capsulaire, le membre est très raccourci, il présente une rotation vers l'extérieur plus grande qu'avec une fracture intracapsulaire. Un spasme musculaire se produit, et empêche de garder une position neutre. Ce type de fracture entraîne un gros hématome ou une grande ecchymose.

On confirme le diagnostic d'une fracture de la hanche avec la radiographie.

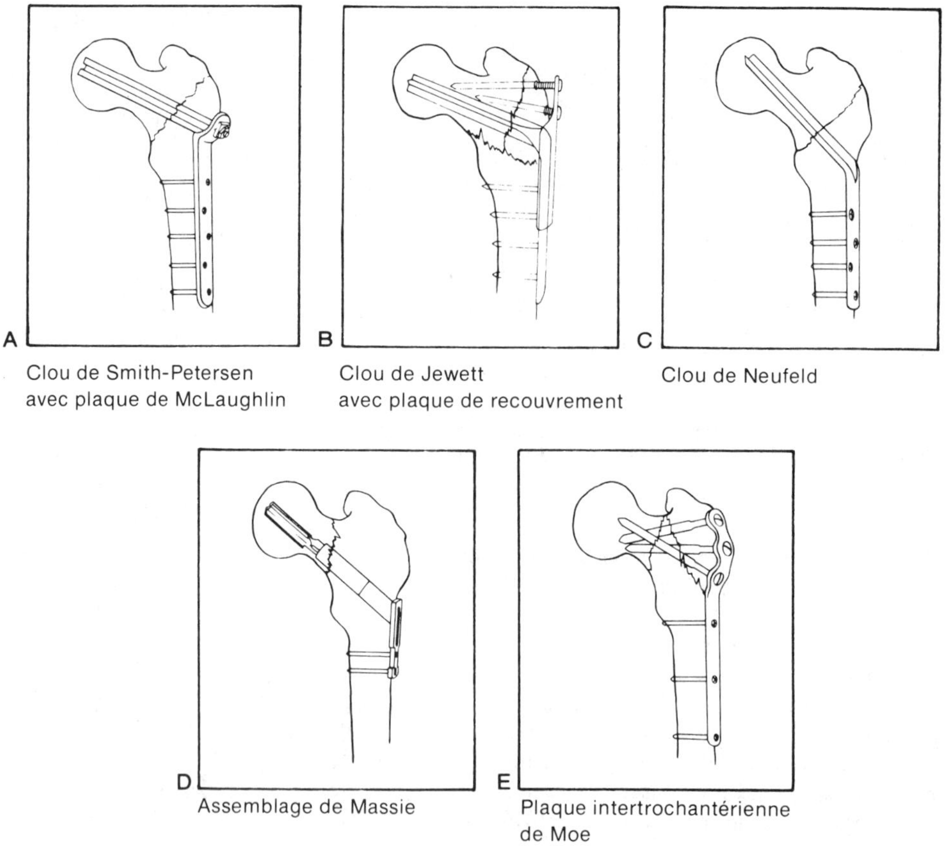

Figure 58-11 Exemples de dispositifs de fixation interne pour fractures trochantériennes. Lorsque le col du fémur et la région trochantérienne ont subi une fracture, la fixation interne est réalisée grâce à des clous qui sont disposés différemment pour stabiliser l'os par l'intérieur et grâce à des plaques qui procurent une stabilité et une fixation additionnelles. (Reproduit avec la permission de Zimmer-USA, Warsaw, Indiana.)

A Clou de Smith-Petersen avec plaque de McLaughlin

B Clou de Jewett avec plaque de recouvrement

C Clou de Neufeld

D Assemblage de Massie

E Plaque intertrochantérienne de Moe

Traitement. L'objectif majeur du traitement vise à rétablir aussitôt que possible le rôle actif que jouait le client dans la société. L'immobilité prolongée a des conséquences désastreuses chez la personne âgée. De plus, on constate qu'à cet âge des problèmes d'ordre médical peuvent coexister. Ceux-ci doivent aussi être traités.

Les objectifs des soins infirmiers sont les suivants :

1. Favoriser la guérison de la fracture.
2. Prévenir les problèmes médicaux secondaires.
3. Prévenir la dépendance du client aux points de vue physique, psychologique et social.
4. Mettre le client sur pied dès que possible.
5. Rétablir la fonction ambulatoire de l'articulation de la hanche, si le client pouvait encore marcher avant l'accident.

Soins préopératoires. On pratique l'intervention chirurgicale aussitôt que possible après l'accident. L'objectif est de s'assurer que le client est dans un état favorable. Le traitement des fractures déplacées du col du fémur est considéré comme une urgence élective ; la réduction et la fixation interne sont faites entre 12 h et 24 h après l'accident. Cela a pour but de minimiser les effets de la diminution de l'apport sanguin et du développement d'une nécrose avasculaire.

On peut appliquer une élongation cutanée temporaire selon la technique de l'extension de Buck (voir à la page 1286) afin de diminuer la douleur ou on peut utiliser des sacs de sable pour contrôler la rotation vers l'extérieur.

Durant la période préopératoire, on doit évaluer si le client est orienté dans le temps et l'espace et s'il reconnaît les gens. Beaucoup de ces personnes âgées sont confuses non seulement à cause du stress dû à l'accident, mais aussi à cause d'une maladie systémique sous-jacente. La confusion peut être provoquée par une légère ischémie cérébrale. L'examen des jambes peut révéler la présence d'un œdème causé par l'insuffisance cardiaque congestive et la disparition des pouls périphériques entraînée par l'artériosclérose. La fonte musculaire peut être évidente.

De plus, on évalue la déshydratation, qui est fréquente chez les personnes âgées. On encourage le client à mouvoir toutes ses articulations, sauf celles de la hanche et du genou ainsi qu'à faire des exercices de respiration profonde et de toux pour que la ventilation pulmonaire soit adéquate. Pour prévenir la thromboembolie, on administre des anticoagulants, comme l'héparine à faible dose par voie sous-cutanée, la warfarine, le dextran de faible masse molaire et l'aspirine, à partir du moment de l'admission jusqu'à ce que la personne puisse se déplacer facilement.

Traitement chirurgical. L'objectif du traitement chirurgical pour une fracture de la hanche est de réaliser une fixation satisfaisante pour que l'immobilisation ne dure pas trop longtemps et pour éviter les complications médicales secondaires. L'opération consiste à (1) réduire la fracture et à faire une fixation interne ou à (2) remplacer la tête du fémur par une prothèse.

Après l'anesthésie, générale ou rachidienne, on réduit la fracture du col du fémur sous image radiographique amplifiée.

On fixe la fracture avec des clous, un clou-plaque, des broches multiples ou des dispositifs avec vis compressives (*Figure 58-11*). Le dispositif de fixation est choisi en fonction

Encadré 58-3   Guide des soins infirmiers au client âgé qui a subi une fracture de la hanche

Selon les manifestations cliniques et l'évaluation initiale de l'infirmière, le client âgé dont la hanche est fracturée fait face à certains problèmes que les interventions de l'infirmière doivent aider à résoudre.

Principaux objectifs du client

1. Ressentir du bien-être.
2. Respecter le régime thérapeutique.
3. Avoir une convalescence sans complications.
4. Participer aux activités quotidiennes durant la cicatrisation.
5. Retrouver son niveau d'activité antérieur sans aucun déficit résiduel.

Objectifs des soins infirmiers

1. Favoriser la guérison de la fracture.
2. Prévenir les problèmes médicaux secondaires.
3. Prévenir la dépendance physique, psychologique et sociale du client.
4. Faire marcher le client aussitôt que possible.
5. Rétablir la fonction ambulatoire de l'articulation de la hanche (si le client était capable de marcher avant l'accident).

Principaux problèmes du client	Interventions de l'infirmière	Résultats escomptés
PÉRIODE PRÉOPÉRATOIRE		
1. Douleur et sensibilité relatives à la fracture et aux lésions des tissus mous.	Encourager le client à décrire le type et la localisation de la douleur.	Ne cache pas sa douleur.
	Manipuler doucement le membre blessé. Utiliser les techniques adéquates pour changer le client de position. Trouver la bonne position pour le bien-être du client.	Bouge au minimum le membre blessé.
	Appliquer l'extension de Buck ou stabiliser la fracture avec des sacs de sable jusqu'à la fixation chirurgicale.	
	Instaurer des mesures qui modifient l'expérience de la douleur.	Rapporte une diminution minimale.
	Donner des analgésiques en fonction de l'état du client.	
	Évaluer les réactions du client aux médicaments.	
	Rassurer le client en lui disant que le malaise diminuera après la réduction et la fixation.	
2. Tension émotionnelle reliée à la blessure, à la dépendance et à l'intervention chirurgicale.	Encourager le client à exprimer ses soucis et à discuter des conséquences de la fracture de la hanche.	Parle de sa blessure et de ses conséquences sur son mode de vie.
	Reconnaître et encourager l'utilisation des mécanismes d'adaptation.	Utilise les ressources disponibles et ses mécanismes d'adaptation pour modifier la tension émotionnelle.
	Faire participer les proches du client et les services d'aide lorsque la situation l'exige. Contacter les services sociaux si nécessaire.	
	Expliquer au client le traitement envisagé pour favoriser une attitude positive face à la rééducation.	Participe à l'élaboration du plan de soins.
	Enseigner les exercices suivants : amplitude de mouvement, exercices respiratoires, exercices isométriques et contraction des mollets.	

Encadré 58-3 Guide des soins infirmiers au client âgé qui a subi une fracture de la hanche (*suite*)

Principaux problèmes du client	Interventions de l'infirmière	Résultats escomptés
	S'assurer que le client est dans le meilleur état possible avant l'opération : Coordonner les tests d'évaluation des systèmes cardio-vasculaire, pulmonaire, rénal et hématologique. Éviter d'épuiser la réserve cardiaque en administrant lentement les liquides par voie intraveineuse. Encourager le client à suivre un régime alimentaire équilibré et riche en protéines et en vitamine C. Encourager le client à poser des questions à propos de son opération. Expliquer au client les routines et les procédés.	Participe à la préparation préopératoire.
	Encourager le client à participer aux activités quotidiennes en fonction de ses capacités.	Participe aux activités quotidiennes.
3. Possibilité de développement d'une confusion mentale reliée à une maladie systémique sous-jacente ou à un milieu étranger.	Évaluer l'état du client avant sa blessure.	Prouve qu'il est orienté dans le temps et dans l'espace et qu'il reconnaît les gens.
	Encourager le client à utiliser ses lunettes et son appareil acoustique. Effectuer des activités et fournir des objets favorisant l'orientation (identification des personnes et de l'heure, horloge, calendrier, télévision et photographies). Réduire au minimum le nombre de personnes qui travaillent avec le client.	
	Encourager le client à participer à des conversations.	Est mentalement alerte.
	Encourager le client à participer à son hygiène et à son alimentation.	Participe à ses soins.
4. Problèmes possibles reliés à l'immobilité. Lésions cutanées	Changer fréquemment la position du client pour soulager les régions comprimées. Employer un matelas à gonflement alternatif ou un matelas de caoutchouc mousse pour minimiser le risque d'escarres de décubitus. Inspecter et masser fréquemment les régions comprimées au niveau des proéminences osseuses (talon, sacrum, épaules, coudes). Placer une peau de mouton sous les jambes.	Coopère lors des changements de position et des massages.
	Garder la peau sèche pour prévenir les lésions.	Ne présente pas de lésions cutanées.
Stase veineuse et thromboembolie	Surélever le pied du lit de 30° si possible, pour favoriser le drainage veineux.	
	Enseigner des exercices pour les mollets et encourager le client à les faire.	Contracte ses mollets toutes les heures.

Encadré 58-3 Guide des soins infirmiers au client âgé qui a subi une fracture de la hanche (*suite*)

Principaux problèmes du client	Interventions de l'infirmière	Résultats escomptés
	Encourager le client à porter des bas élastiques, sauf si c'est contre-indiqué. Examiner les jambes pour détecter les signes de thrombophlébite. Administrer les anticoagulants à faibles doses qui ont été prescrits.	Porte les bas élastiques prescrits.
Problèmes respiratoires	Ausculter les poumons pour déceler les bruits respiratoires adventices ou la diminution des bruits respiratoires. (La pneumonie est une cause fréquente de décès chez les personnes âgées.)	Présente des bruits respiratoires clairs.
	Encourager le client à faire des exercices respiratoires. Encourager le client à boire.	Respire profondément et tousse toutes les deux heures.
Problèmes des voies urinaires	Éviter le cathéter à demeure et les cathétérismes pour réduire les risques d'infection. Encourager le client à utiliser le bassin de lit ou l'urinal pour réduire la stase urinaire. Encourager le client à boire beaucoup de liquides, mais en respectant les limites cardio-rénales.	Maintient une diurèse adéquate.
	Surveiller la coloration, l'odeur et le volume de l'urine émise.	Ne présente pas d'infection des voies urinaires.

PÉRIODE POSTOPÉRATOIRE

(Les problèmes préopératoires peuvent persister durant la période postopératoire et les soins infirmiers permettent de les résoudre.)

Principaux problèmes du client	Interventions de l'infirmière	Résultats escomptés
1. La douleur et l'inconfort reliés à l'opération et aux lésions des tissus mous.	Soulager la douleur. Encourager le client à prendre des analgésiques et à suivre des stratégies destinées à soulager la douleur.	Manifeste sa souffrance.
	Évaluer les réactions du client aux mesures destinées à atténuer la douleur. Changer fréquemment la position du client, soutenir le membre blessé. Placer des oreillers entre les jambes pour soutenir le membre blessé.	Montre qu'il souffre moins grâce aux analgésiques et aux autres moyens. Signale que la douleur a diminué, 24 h à 48 h après l'opération. Semble à l'aise et détendu. Bouge avec plus de facilité au fur et à mesure que la guérison avance.
2. Perte de l'autonomie reliée au besoin d'aide pour réaliser les auto-soins.	Évaluer l'aide nécessaire au client pour son hygiène, son alimentation et ses mouvements.	Reconnaît la nécessité de se faire aider.
	Fournir l'aide nécessaire au client très rapidement pour réduire sa frustration d'être dépendant.	Accepte de l'aide lorsque c'est nécessaire.
	Encourager le client à participer le plus possible en bâtissant avec lui un horaire des soins.	Fait une planification des soins de base avec le personnel.
	Encourager le client à participer à ses soins si son état le permet.	Prend la responsabilité d'une plus grande partie des soins à mesure que son état s'améliore.
	Féliciter le client pour ses efforts et ses accomplissements.	

Encadré 58-3 Guide des soins infirmiers au client âgé qui a subi une fracture de la hanche (*suite*)

Principaux problèmes du client	Interventions de l'infirmière	Résultats escomptés
	Établir le niveau d'indépendance qui favorise la guérison de la fracture. Planifier avec le client et sa famille l'aide requise après l'hospitalisation.	Recherche de l'aide lorsque c'est nécessaire. Est satisfait des activités réalisées pour se soigner et se maintenir en santé.
3. Possibilité de mauvaise cicatrisation de la fracture ou de la plaie.	Esquisser un plan de soins anticipé. Modifier ce plan avec le client pour qu'il puisse y participer. Encourager le client à participer aux changements de position. Entraîner le client à : Contracter ses mollets Faire des exercices d'amplitude de mouvement Faire des exercices isométriques avec les quadriceps et les muscles fessiers. Respirer profondément et à tousser Encourager le client à prendre beaucoup de protéines et de vitamines. Rappeler au client qu'il doit garder les jambes en abduction grâce à un oreiller ou rester en position neutre. Surélever la jambe pour favoriser le drainage veineux. Faire porter des bas élastiques pour réduire l'œdème en aidant la circulation veineuse. Évaluer l'état neurovasculaire du membre blessé. Surveiller le drainage de la plaie. La quantité recueillie doit diminuer au cours des premières 24 h à 48 h. Surveiller les signes vitaux pour détecter toute anomalie. Surveiller la cicatrisation de la plaie.	Connaît bien le régime thérapeutique. Planifie avec l'infirmière la mise en œuvre du traitement. Participe aux activités qui favorisent la guérison de la fracture.
		Présente une cicatrisation de la plaie et une ossification de la fracture.
4. Immobilité reliée à la fixation interne et à la fracture.	Encourager le client à bouger pour diminuer les effets de l'alitement. Assurer les ajustements cardio-vasculaires lorsque le client est assis avant qu'il ne se déplace. Aider le client à se mettre dans le fauteuil roulant plusieurs fois par jour aussitôt que possible (habituellement 24 h à 72 h après l'opération). Faire observer les limites du support de la masse par la jambe que le médecin a prescrites et qui sont reliées à la stabilité de la réduction (aucun support ou support partiel). Superviser et encourager le client à : Faire des exercices avec les muscles fessiers et les quadriceps Faire des dorsiflexions avec les pieds Fléchir et étendre les genoux pour éviter les contractures Renforcer les membres supérieurs	Change de position dans le lit sans aucune aide. Participe à son déplacement vers le fauteuil.
		Fait des exercices pour augmenter l'endurance, la force musculaire et la mobilité.

Encadré 58-3 Guide des soins infirmiers au client âgé qui a subi une fracture de la hanche (*suite*)

Principaux problèmes du client	Interventions de l'infirmière	Résultats escomptés
	Collaborer avec le physiothérapeute pour la progression des activités. Superviser l'utilisation des dispositifs orthopédiques. Revoir avec le client les conditions de sécurité à respecter lorsqu'il utilise des dispositifs orthopédiques. Évaluer si le client se sert des dispositifs orthopédiques d'une manière sûre. Vérifier que le client marche en respectant les limites prescrites pour le support de la masse. Évaluer le niveau de mobilité du client avant qu'il n'obtienne son congé. Planifier avec le client et sa famille les modifications requises pour les soins posthospitaliers, reliées à l'immobilité résiduelle.	Marche en utilisant des béquilles, une canne ou un ambulateur. Observe les règles de sécurité lorsqu'il utilise des dispositifs orthopédiques. Respecte les limites prescrites pour le support de la masse. Se déplace suffisamment pour être capable d'effectuer ses activités quotidiennes. Retrouve la fonction ambulatoire de l'articulation de la hanche (après l'hospitalisation, lorsque la cicatrisation est complète). Retrouve son niveau d'activité antérieur sans déficit résiduel.

5. Problèmes possibles entraînés par l'immobilité
  Lésions cutanées
  Stase veineuse et thromboembolie
  Problèmes respiratoires
  Problèmes des voies urinaires
	(Voir les interventions de l'infirmière durant la période préopératoire.)	(Voir les résultats escomptés durant la période préopératoire.)

6. Problèmes à long terme reliés à l'opération et à la fracture. Infection	Évaluer la persistance d'un malaise modéré à la hanche, d'une température légèrement au-dessus de la normale et d'un taux de sédimentation élevé 2 à 3 mois après l'hospitalisation. Demander une évaluation radiologique de la hanche.	Ne montre pas de signes d'infection profonde.
Non-consolidation et nécrose avasculaire	Évaluer la persistance des malaises et la limitation de l'amplitude de mouvement. Demander une évaluation radiologique de la hanche.	Ne présente pas de non-consolidation ou de nécrose avasculaire visibles à la radiographie.
Défaillance du dispositif de fixation interne	Évaluer l'existence d'un désalignement, d'une difformité, d'un malaise croissant et de diminution de l'amplitude de mouvement. Demander une évaluation radiologique de la hanche.	Ne montre pas de défaillance du dispositif de fixation interne.

de l'endroit fracturé et des préférences du chirurgien. Une réduction adéquate est importante pour assurer la guérison (meilleure est la fixation, plus rapide sera la guérison).

On installe une prothèse pour remplacer la tête du fémur lorsqu'on ne peut pas réduire la fracture d'une façon satisfaisante ou lorsque les clous ne peuvent pas être fixés adéquatement. Certains orthopédistes préfèrent cette méthode, car la non-consolidation et la nécrose avasculaire de la tête fémorale sont des complications fréquentes lorsqu'on pratique la fixation interne. Il semble cependant qu'avec la prothèse, le taux de morbidité (infection et luxation de la prothèse) et le taux de mortalité sont plus élevés qu'avec la réduction par fixation interne. On préfère généralement tenter de sauver la hanche plutôt que d'installer une prothèse. Le remplacement total de la hanche (voir à la page 1293) se fait chez des clients sélectionnés qui ne peuvent être soignés avec grande satisfaction.

Soins postopératoires. Les soins postopératoires immédiats sont semblables à ceux des autres clients ayant subi une intervention chirurgicale majeure. Il faut cependant prêter plus d'attention à la prévention des problèmes médicaux secondaires et au rétablissement précoce de la mobilité du client afin que le fonctionnement autonome puisse être assuré.

Durant les premières 24h à 48h, on fait tout pour atténuer la douleur et pour prévenir les complications respiratoires. On encourage le client à faire des activités au lit. Un oreiller placé entre les jambes maintient l'alignement et procure le soutien nécessaire pour tourner le client. Des flexions des pieds doivent s'effectuer toutes les heures (exercices de contraction des mollets). On administre des antibiotiques par voie intraveineuse par mesure prophylactique. On surveille l'hydratation, la nutrition en général et les excreta.

Retournement. On retourne le client sur le membre non blessé en utilisant la méthode suivante :

- On place un oreiller entre les jambes pour garder le membre atteint en position d'abduction. On tire ensuite très lentement le client sur le côté. Lorsque la douleur initiale s'est atténuée et que l'incision est guérie, on tourne le client de la même manière sur la hanche blessée.

Exercice. Il est aussi très important que le client fasse le plus d'exercices possible en s'aidant du trapèze suspendu au-dessus de son lit. En plus d'utiliser le trapèze, le client doit continuer à faire des exercices avec les triceps et avec les épaules afin de mieux se préparer à la marche.

Dès le second ou le troisième jour après l'opération, le client se sent généralement mieux et il peut s'asseoir dans un fauteuil avec de l'aide. Dès le troisième jour, il peut commencer à marcher, mais avec l'aide de quelqu'un. La masse qu'il a l'autorisation de faire porter sur le membre atteint dépend de la stabilité de la réduction et de la localisation de la fracture. C'est le médecin qui fixe cette masse et le délai au bout duquel le client pourra supporter toute sa masse avec le membre fracturé. Les physiothérapeutes travaillent avec le client pour qu'il puisse marcher et qu'il utilise les béquilles ou l'ambulateur d'une manière sûre.

Il faut compter de 10 jours à trois semaines après la réduction pour que le client puisse quitter le centre hospitalier. Il sera peut-être nécessaire de réaliser quelques modifications à la maison pour que le convalescent puisse utiliser les béquilles ou l'ambulateur d'une manière sûre et qu'il puisse continuer à se soigner.

Complications. Les personnes âgées qui souffrent d'une fracture de la hanche sont particulièrement sujettes à développer des complications qui peuvent exiger un traitement plus énergique que la fracture elle-même. Parfois, le choc causé par l'accident peut leur être fatal. En outre, lorsque la réaction est moins forte, le choc peut déclencher une incontinence vésicale, bien que le contrôle urinaire puisse être graduellement rétabli. En général, il vaut mieux éviter d'installer un cathéter à demeure. Des problèmes urinaires peuvent survenir ; c'est pourquoi il faut vérifier la coloration, l'odeur et la quantité d'urine émise pour détecter les problèmes comme la rétention urinaire, qui est si fréquente après une intervention orthopédique et en particulier chez la personne âgée. Il est important que le client boive à volonté pour assurer une fonction rénale adéquate.

La thromboembolie est également très fréquente. Pour la prévenir, on administre souvent un traitement prophylactique aux anticoagulants avant et après l'opération. Il faut observer chaque jour les jambes du client, pour mettre en évidence les signes de thrombophlébite.

Les complications pulmonaires ne sont pas rares. Les exercices de respiration profonde, un changement de position au moins toutes les deux heures et l'utilisation possible d'un spiromètre de stimulation peuvent aider à les prévenir. On doit évaluer les bruits respiratoires pour l'apparition, le cas échéant, de bruits adventices ou de faiblesse des bruits normaux.

Des escarres de décubitus apparaissent souvent, car la circulation du client est faible et il demeure dans la même position. Pour soulager la pression constante, on donne des soins cutanés appropriés, en particulier au niveau du dos et des talons ainsi que sous les hanches et sous les épaules. On peut également utiliser un matelas à gonflement alternatif ou un matelas de caoutchouc mousse.

Bien que les fractures du trochanter se consolident bien parce que l'apport sanguin est bon, le taux de mortalité est élevé, car les clients sont généralement plus âgés (70 à 85 ans) et l'opération présente pour eux un grand danger. Leur état est compromis par la gravité des dommages aux tissus mous. On peut prévoir des difficultés additionnelles lorsqu'il s'agit d'une fracture comminutive et instable, comme c'est fréquemment le cas.

Les complications retardées d'une fracture de la hanche comprennent la pénétration du dispositif de fixation à travers la cavité cotyloïde, la fatigue du métal dont est constitué le dispositif, la nécrose avasculaire de la tête du fémur (en particulier dans les fractures intracapsulaires), la non-consolidation et l'infection. On peut soupçonner cette dernière lorsque le client se plaint d'une douleur modérée dans la hanche, que sa température est légèrement en hausse et que son temps de sédimentation est modérément élevé.

L'encadré 58-3 présente un résumé des soins infirmiers au client qui a subi une fracture de la hanche.

Fractures du corps du fémur

Chez l'adulte, il faut une force considérable pour casser le corps du fémur. La plupart du temps, ce type de fracture se produit chez le jeune homme qui a subi un accident de la circulation ou qui est tombé d'une certaine hauteur. On peut fréquemment observer en même temps les problèmes associés aux lésions multiples.

La cuisse est grosse, déformée et sensible. La fracture peut être transverse, oblique, spiroïde ou comminutive. Le client est souvent en état de choc imminent, car la perte de deux à trois unités de sang à travers les tissus est fréquente. On doit examiner l'état neurovasculaire du membre et en particulier la circulation au niveau du pied. (Vérifier les pouls poplité et pédieux ainsi que le remplissage des capillaires des orteils.) Il peut également coexister une luxation de la hanche et du genou.

Le traitement commence par une élongation cutanée pour immobiliser la fracture afin d'éviter que les tissus mous ne soient endommagés davantage. En général, on applique un dispositif d'élongation transosseuse (élongation par suspension avec l'attelle de Thomas et les attaches de Pearson ou avec des élingues) durant une certaine période pour obtenir l'éloignement des fragments osseux avant la fixation interne ou pour réussir la réduction et l'immobilisation de la fracture avant la pose d'un plâtre avec attelles (*Figure 58-12*).

Pour préserver la puissance musculaire, le client doit exécuter régulièrement des exercices avec la jambe, le pied et les orteils. La diminution de la mobilité du genou est une complication fréquente après une fracture du corps du fémur. Il faut donc commencer le plus tôt possible à faire exécuter des exercices avec le quadriceps. Dès qu'il est guéri, le client doit faire des exercices actifs et passifs avec le genou. Pour se préparer à la marche, le client doit faire des exercices destinés à augmenter graduellement la puissance des membres supérieurs. Une surveillance continue de l'état neurovasculaire est nécessaire.

La fixation interne est habituellement effectuée de 7 à 10 jours après l'accident. On insère une tige de Küntscher, de Schneider ou de Sampson à l'intérieur du canal médullaire, ce qui accélérera la reprise des mouvements. Les exercices actifs sont importants pour améliorer la circulation et accroître les charges électriques au siège de la fracture, ce qui favorise la guérison. Il est aussi possible d'utiliser deux plaques de compression mais celles-ci doivent être stabilisées par un spica ou un plâtre. De plus, ces plaques doivent être enlevées ; l'ostéoporose peut alors créer un problème.

Pour les fractures médiane et distale du corps du fémur, on utilise souvent le plâtre avec attelles. Deux à quatre semaines après l'accident, lorsque la douleur et la tuméfaction ont disparu, on cesse l'élongation transosseuse et on installe un plâtre avec attelles (voir à la page 1282). Le client commence par appuyer une masse minimale sur le membre atteint et progresse ensuite jusqu'à lui faire porter toute sa masse. La marche accélère la cicatrisation. Le plâtre avec attelles se porte durant 12 à 14 semaines.

Fractures du tibia et du péroné

La fracture la plus fréquente qui se produit au-dessous du genou est celle qui touche le tiers inférieur (distal) du tibia

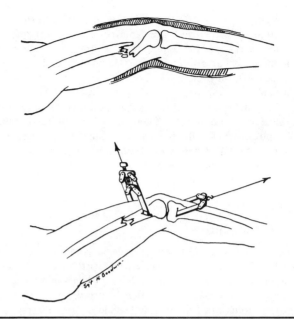

Figure 58-12 Schéma présentant une élongation transosseuse à deux broches pour une fracture du tiers distal du fémur. (*En haut*) Difformité lors de l'admission au centre hospitalier. (*En bas*) Réduction adéquate lorsqu'une broche additionnelle a été insérée dans le fragment fémoral inférieur et que la force verticale est appliquée. (*Source* : O.P. Hampton Jr. *Wounds of the Extremities in Military Surgery*, St-Louis, C.V. Mosly, p. 273.)

(ou du péroné) et elle résulte d'un coup direct ou d'une torsion de la cheville. Une fracture du tibia s'accompagne souvent d'une fracture du péroné. Les symptômes sont la douleur, la difformité, un hématome évident et un œdème important. Généralement, les tissus mous sont très endommagés, car il existe peu de tissu sous-cutané à cet endroit. On doit déterminer si le nerf sciatique poplité externe a été touché. (Le client est incapable de fléchir dorsalement le gros orteil et la sensibilité au niveau du premier espace interdigital est diminuée.) On évalue l'artère tibiale d'après le remplissage capillaire. Il peut se produire le syndrome du compartiment antérieur (les symptômes comprennent une douleur intense, la paresthésie, la douleur lors de mouvements passifs et la diminution du remplissage des capillaires).

On soigne la plupart des fractures fermées du tibia en faisant une réduction par traitement orthopédique et une immobilisation initiale grâce à un plâtre long de la jambe. La réduction doit se faire selon l'angulation et la rotation. Au bout de 7 à 10 jours, le client peut marcher normalement, ce qui diminue l'œdème, augmente la circulation et abaisse considérablement les risques de déplacement de fragments osseux, car le plâtre exerce une influence sur la distribution des forces au niveau de la fracture. Au bout de trois à quatre semaines, on change le plâtre long pour un plâtre court qui permet alors au genou de bouger. La guérison peut prendre de 16 à 24 semaines.

On soigne les fractures ouvertes et comminutives grâce à l'élongation (en utilisant l'attelle de Thomas ou le cadre de Böhler) ou à un dispositif de fixation externe. La technique des broches avec plâtre s'utilise lorsque la réduction est difficile à maintenir. Durant six semaines, aucune masse ne doit être supportée par le membre. Dans certains cas, on préfère installer des clous de Lottes et des plaques de compression.

Comme pour toutes les fractures du membre inférieur, il est nécessaire de surélever la jambe pour réduire l'œdème et de poursuivre l'évaluation neurovasculaire. Il faut détecter rapidement l'apparition du syndrome du compartiment antérieur et le traiter dès que possible, sinon la déficience fonctionnelle peut devenir permanente.

Fractures de la colonne dorsale et lombaire

Les traumatismes des vertèbres de la colonne dorsale et lombaire peuvent affecter (1) le corps vertébral, (2) la lame et l'apophyse articulaire et (3) les apophyses épineuses ou transverses. On associe des déficits neurologiques à environ 5% ou moins des fractures de la colonne causées par des blessures indirectes comme le port d'objet trop lourd, la contraction soudaine d'un muscle ou un mouvement qui dépasse les limites physiologiques. L'ostéoporose contribue au collapsus des corps vertébraux. Ce sont les vertèbres D_{12} et L_2 qui sont les plus vulnérables aux fractures.

Une fracture de la colonne vertébrale se caractérise par une sensibilité aiguë, une tuméfaction, un spasme des muscles vertébraux et un changement possible dans les courbures ou un espace entre les apophyses épineuses. L'évaluation la plus importante consiste à déterminer si la moelle épinière a subi un dommage et si la fracture est stable ou non. Pendant ce temps, l'immobilisation est essentielle. Si l'on constate un trouble neurologique, il faut décomprimer immédiatement la moelle épinière en faisant une laminectomie suivie d'une fusion.

En cas de fracture vertébrale stable, seule la structure antérieure de la colonne (corps vertébraux et disques intervertébraux) ou la structure postérieure (arc neural, apophyses articulaires et ligaments) s'est rompue. Les fractures instables se produisent dans les cas de luxations et la rupture touche alors à la fois les portions antérieure et postérieure de la colonne.

Les fractures stables de la colonne (causées par la flexion, l'extension, la compression axiale, les courbures latérales ou l'étirement) se traitent d'une façon conservatrice. Le client reste alité jusqu'à ce que la douleur disparaisse (de quelques jours à deux ou trois semaines). On prescrit un corset lorsque le client commence à se déplacer et à reprendre ses activités. On peut conseiller des exercices de flexion du dos (comme les exercices de Williams) pour amplifier la flexion de la colonne vertébrale et pour renforcer les muscles dorsaux et abdominaux.

Dans les cas de fracture instable de la colonne, le client doit rester au repos complet au lit jusqu'à ce que l'on ait fait la réduction chirurgicale et la fixation grâce à une arthrodèse et à l'implantation de la tige de Harrington. Le client peut commencer à marcher aussitôt après l'opération avec l'aide d'un support externe comme un corset ou un plâtre. Le traitement conservateur consiste en un repos strict au lit pendant 12 semaines avec un alignement adéquat. Il faut

s'attendre à voir apparaître les problèmes associés à l'immobilité.

L'éducation du client doit porter sur une posture correcte, des mouvements respectant la mécanique corporelle et, lorsque la guérison est suffisamment avancée, sur des exercices pour renforcir le dos.

Fractures du bassin

Les fractures du bassin surviennent fréquemment lors d'accidents de la circulation, d'écrasements et de chutes du haut d'un édifice ou d'un échafaudage. Les principaux symptômes comprennent la tuméfaction locale, la sensibilité de la symphyse pubienne, des épines iliaques antérieures, de la crête iliaque, du sacrum ou du coccyx et l'incapacité de supporter sa masse sans souffrir. De plus, il peut survenir un choc et une hémorragie. Les fractures du bassin sont graves, car les deux tiers au moins de ces clients présentent des blessures multiples et importantes (les soins au client ayant subi des blessures multiples sont décrits au chapitre 61). C'est pourquoi le taux de mortalité est élevé. La mort peut être causée par une hémorragie locale parce que le bassin est richement irrigué et que le saignement dans la région rétro-péritonéale est très important et difficile à déceler. L'hémorragie peut aussi provenir des surfaces spongieuses des fragments osseux et des veines et des artères lacérées par des éclats d'os. Le danger peut aussi provenir d'une hémorragie intra-abdominale causée par une déchirure de l'artère iliaque. En plus de ces hémorragies, la vessie, l'urètre et les intestins peuvent être perforés, ce qui constitue un problème beaucoup plus sérieux que la fracture elle-même.

Traitement.   Le traitement vise à soigner les lésions à la vessie, au rectum, aux intestins et aux autres organes abdominaux. L'urine du client est analysée afin de détecter la présence de sang, qui indiquerait une lésion des voies urinaires. Si l'on soupçonne une telle lésion, on complète l'évaluation par un cysto-urétrogramme et un urogramme intraveineux. On examine également l'abdomen et on fait un lavage péritonéal pour détecter les signes d'une hémorragie intra-abdominale. On note les pouls périphériques des deux membres inférieurs, car leur absence peut signifier que l'artère iliaque ou l'une de ses branches a été endommagée. La manipulation du client se fera avec prudence afin de ne pas aggraver les saignements et le choc. Le traitement des fractures passe après celui de l'hémorragie et des blessures intra-abdominales, thoraciques et crâniennes.

Dès que l'état du client est stabilisé, on s'occupe des fractures du bassin. On maintient une évaluation continue des autres systèmes. L'iléus paralytique peut survenir, à cause de la fracture du bassin et de l'immobilité. La plupart des fractures du bassin guérissent rapidement, car les os iliaques sont constitués en grande partie par de l'os spongieux dont la vascularisation est riche. Le traitement n'exige pas d'opération mais un repos au lit avec élongation transosseuse à l'aide d'une élingue pelvienne ou avec un double spica de la hanche, afin d'immobiliser la fracture. Le type d'immobilisation dépend du siège de la fracture et de la stabilité résultante de la ceinture pelvienne.

Pour beaucoup de personnes qui souffrent de fractures du sacrum et du bassin sans rupture de la ceinture pelvienne

Fractures de segments qui ne servent pas au support de la masse corporelle

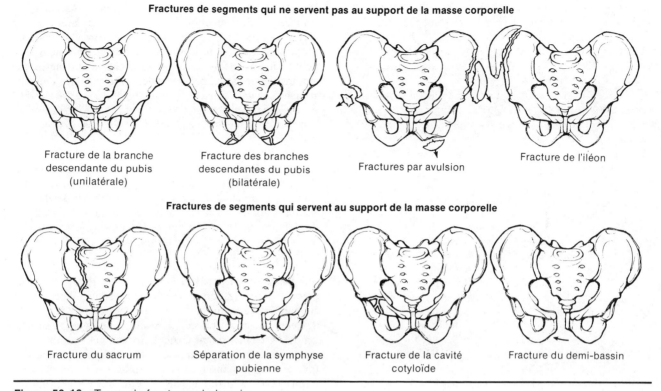

Fracture de la branche descendante du pubis (unilatérale)

Fracture des branches descendantes du pubis (bilatérale)

Fractures par avulsion

Fracture de l'iléon

Fractures de segments qui servent au support de la masse corporelle

Fracture du sacrum

Séparation de la symphyse pubienne

Fracture de la cavité cotyloïde

Fracture du demi-bassin

Figure 58-13 Types de fractures du bassin.

(*Figure 58-13*), le repos au lit est le seul traitement nécessaire. Pour donner plus de stabilité, on place une planche sous le matelas. On retourne le client tout d'une pièce.

Pour les fractures qui atteignent la ceinture pelvienne et celles qui touchent aux régions supportant la masse corporelle, on fait une élongation transosseuse pour réduire le déplacement et on place le client sur le côté avec un spica ou un fixateur externe.

Lorsque les deux côtés du bassin ont subi des fractures, on utilise une élingue pelvienne pour immobiliser le bassin d'un seul tenant, ce qui permet au client de bouger le reste de son corps en souffrant moins. Cette élingue permet au bassin de moins peser sur le matelas (*Figure 58-14 A*). L'élingue peut être repliée sous les fesses afin que le client puisse utiliser le bassin de lit. (Quelques orthopédistes acceptent que l'élingue soit relâchée pendant certains soins infirmiers lorsque l'état du client le permet.) Comme les soins de la peau restent un problème, on peut placer une peau de mouton sous les fesses pour éviter l'excoriation. Il est essentiel de passer les mains entre l'élingue et les fesses pour donner les soins nécessaires.

Si la symphyse pubienne s'est séparée, on doit appliquer une force de compression en croisant les cordes reliant les extrémités de l'élingue aux masses (*Figure 59-14 B*). On ajoute l'élingue pelvienne pour qu'elle exerce une compression d'un côté vers l'autre afin de corriger la séparation des os. Puisque l'élingue exerce une pression sur la région trochantérienne, le client peut souffrir d'escarres dans cette région.

Lorsqu'il s'agit d'une fracture de la cavité cotyloïde, il est généralement nécessaire de faire une réduction chirur-

gicale et une fixation à l'aide de plusieurs vis ou d'établir une élongation transosseuse latérale directe en insérant une grosse vis trochantérienne à l'intérieur de la tête du fémur.

Durant la période d'immobilité, les exercices (flexion des jambes, exercices respiratoires, amplitude de mouvement et renforcissement musculaire), les bas élastiques et l'élévation du pied du lit permettent de lutter contre les effets de l'alitement prolongé. Lorsque la cicatrisation osseuse a eu lieu, le client commence à marcher en utilisant généralement des béquilles.

Déplacement interne du genou

Les traumatismes de la plupart des articulations résultent en un déchirement des ligaments. Dans l'articulation du genou, il peut aussi se produire un déplacement ou un déchirement des cartilages semi-lunaires. Ces deux cartilages en forme de croissant s'attachent aux bords peu profonds de la surface articulaire de la tête du tibia. Normalement, ils bougent légèrement d'avant en arrière pour se conformer aux changements de la forme des condyles du fémur lorsque la jambe passe de la flexion à l'extension. Dans les sports ou à l'occasion de certains accidents, le corps se tord alors que le pied reste fixe. Comme l'articulation du genou permet peu de torsion, le cartilage est soit arraché de son point d'attache sur la tête du tibia, soit déchiré ou fracturé lui-même.

Ces traumatismes laissent un cartilage lâche dans l'articulation du genou. Ce cartilage peut glisser entre le fémur et le tibia et empêcher l'extension complète de la jambe.

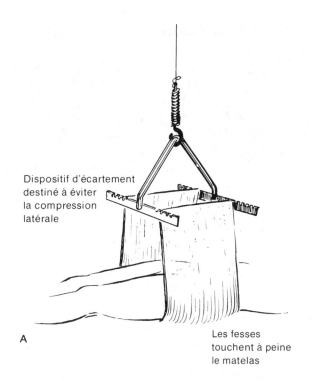

Dispositif d'écartement destiné à éviter la compression latérale

Les fesses touchent à peine le matelas

A

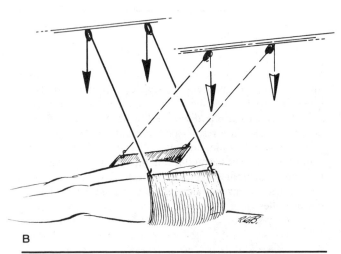

B

Figure 58-14 Suspension du bassin dans une élingue pour les fractures du bassin. **A)** Bassin suspendu sans compression. L'élingue est suspendue à un cadre métallique et les masses sont calculées pour contrebalancer la masse du bassin qui ne « pèse » alors plus rien. Le client peut faire des mouvements sans que les fragments du bassin ne soient déplacés. **B)** Méthode utilisée pour appliquer une compression dans le cas d'une rupture de la ceinture pelvienne en particulier au niveau de la symphyse pubienne. Ce dispositif ne permet pas une suspension aussi importante que le précédent, mais il reste assez efficace. Le bassin subit une compression d'un côté vers l'autre afin de corriger tout diastasis qui se serait produit. On ne peut éviter la douleur qui se produit au niveau des points de pression sur les trochanters ; elle limite malheureusement souvent la durée de la compression. (*Source* : R.C. Lewis. *Handbook of Traction, Casting and Splinting Techniques*, Philadelphie, J.B. Lippincott.)

Lorsque ce phénomène se produit durant la marche ou la course, le client explique souvent que sa jambe « s'est dérobée » sous lui. Le client peut entendre ou sentir un déclic dans son genou lorsqu'il marche, spécialement lorsqu'il étend sa jambe alors qu'elle porte sa masse (en montant un escalier, par exemple). Si le cartilage demeure attaché à l'avant et à l'arrière, mais qu'il est étiré latéralement, il peut glisser sous les os et se coincer entre les condyles, ce qui empêche la flexion et l'extension complètes et donne comme résultat un genou « barré ».

Ces différents traumatismes sont appelés déplacements internes de l'articulation du genou. Ils sont gênants pour le client qui ne sait jamais quand son genou deviendra récalcitrant. Le traitement de cette incapacité consiste à enlever le cartilage atteint en faisant une incision dans l'articulation du genou ou une arthroscopie. L'articulation retrouve sa fonction normale et aucune incapacité apparente ne résulte de la perte du cartilage.

Soins infirmiers postopératoires.   Un pansement compressif recouvre les sutures et entoure le genou. Ce pansement est parfois maintenu par une attelle postérieure. La jambe demeure élevée sur des oreillers, avec une légère flexion du genou. L'épanchement articulaire est une complication fréquente et très douloureuse. Pour soulager le malaise, il faut couper le pansement compressif et en appliquer un moins serré. L'orthopédiste peut réduire la pression en faisant la succion du liquide articulaire sous anesthésie locale.

Pour prévenir l'atrophie des muscles de la cuisse, il faut apprendre à ces clients à contracter leurs quadriceps lorsqu'ils sont au lit. Au bout d'un jour ou deux, le client marche à l'aide de béquilles pour supporter sa masse. Peu de temps après (1 à 2 semaines), il peut marcher en faisant porter sa masse sur le genou. Un bandage élastique soutient le genou pendant quelques semaines encore. Des exercices supplémentaires viennent s'ajouter au programme de raffermissement des quadriceps. Le retour à la fonction complète et normale devrait se situer aux alentours de 6 à 8 semaines après l'opération. Les périodes de rééducation et de convalescence pour les problèmes qu'on peut traiter grâce à l'arthroscopie sont d'une durée plus courte, le client pouvant reprendre certaines activités 24 h après l'opération.

Rupture du tendon d'Achille

La rupture du tendon d'Achille se produit souvent. La contraction soudaine des muscles trijumeaux alors que les pieds reposent solidement sur le sol peut entraîner la rupture du tendon et de sa gaine. Le client s'aperçoit rapidement qu'il est blessé, car il a très mal et est incapable de fléchir la plante du pied. L'opération immédiate permet de réparer la blessure avec des résultats satisfaisants et on fait un plâtre avec flexion plantaire que le client garde 6 à 8 semaines.

☐ AMPUTATION

L'amputation d'un membre devient souvent nécessaire à la suite d'une maladie vasculaire périphérique, d'une blessure, (écrasement, brûlure, gelure, brûlure électrique), d'une malformation congénitale ou d'une tumeur maligne. Parmi toutes ces causes, la maladie vasculaire entraîne la majorité des amputations des membres inférieurs.

Aspects psychologiques. L'amputation force l'individu à faire d'énormes efforts pour s'adapter. Même les personnes qui ont souffert d'une maladie débilitante et douloureuse causée par des troubles circulatoires doivent s'adapter à la perte d'un membre. L'adaptation du client à l'amputation dépend non seulement de son état physique et de la possibilité d'utiliser une prothèse mais aussi de la perception qu'il a de son handicap. La modification de l'image corporelle doit être intégrée sans perte de l'estime de soi.

Une amputation amène un handicap physique permanent qui a des effets certains sur les plans physiologique, psychologique et social. Le client doit accepter ses limites de façon réaliste. Le médecin, les infirmières, le prothésiste et les physiothérapeutes collaborent tous pour aider le client à apporter les changements nécessaires dans son mode de vie, en dérangeant le moins possible ses activités quotidiennes.

■ ÉVALUATION INITIALE

Manifestations cliniques. Avant l'opération, il faut évaluer l'état de la circulation du membre grâce à des examens physiques (coloration, température, pouls palpables, réactions au changement de position) et à l'artériographie. Pour évaluer la circulation artérielle, on peut utiliser un appareil à effet Doppler. On doit également évaluer l'état circulatoire du membre sain. S'il y a une infection ou une gangrène, on fait des cultures et tous les efforts sont orientés vers le traitement de l'affection. On évalue l'état nutritionnel et, lorsque cela s'avère nécessaire, on planifie un traitement nutritionnel. Si le client souffre d'autres problèmes comme la déshydratation, l'anémie, l'insuffisance cardiaque et le diabète sucré, on le soigne afin qu'il soit dans le meilleur état possible avant l'opération.

L'état psychologique du client affecte directement sa réaction à l'amputation et à la rééducation. La victime d'une amputation traumatique est souvent un jeune homme qui a subi un accident de la circulation. Il lui faudra généralement une longue période pour accepter cette perte permanente. Les réactions sont imprévisibles et peuvent varier de l'hostilité franche et amère à l'euphorie. Les amputations thérapeutiques à la suite de longues maladies peuvent soulager le client de la douleur, de l'incapacité et de la dépendance. Ces clients ont eu du temps pour réfléchir à leur état et pour parvenir à accepter l'amputation.

Problèmes du client et diagnostics infirmiers

Les problèmes du client comprennent: la dégradation de l'image corporelle entraînée par l'amputation; les complications possibles à la suite de l'opération; la perte de l'autonomie causée par la maladie ou l'amputation; et le non-respect possible du régime thérapeutique relié à un manque de compréhension.

■ PLANIFICATION ET INTERVENTION

Objectifs

Les principaux objectifs du client sont les suivants:

1. Accepter la modification de son image corporelle.
2. Ne pas avoir de complication associée à l'amputation.
3. Retrouver son autonomie.
4. Respecter le régime thérapeutique.

Préparation psychologique. On ne doit pas négliger la préparation psychologique. Le fait de savoir ce qui l'attend peut réduire l'anxiété du client. On peut entretenir l'optimisme et la motivation du client en l'aidant à se rendre compte que l'amputation est la première étape vers son rétablissement et qu'il lui sera alors possible d'effectuer ses activités quotidiennes et de devenir autonome.

Lorsque l'amputation s'avère nécessaire à la suite d'un accident, il est difficile de préparer psychologiquement le client. Pour l'aider à accepter la perte de son membre, on doit adopter une approche réaliste et l'aider à participer à ses soins et à des activités de rééducation.

Durant toute la période de rééducation, on doit aider l'amputé afin qu'il apprenne à vivre sans son membre perdu. L'infirmière doit accepter les frustrations qu'il peut exprimer ainsi que son comportement. Le client peut être dépressif et renfermé. La participation active du client à ses propres soins et à l'établissement d'objectifs réalistes peut améliorer son état psychologique. Il faut aussi compter sur l'aide et l'acceptation de la famille pour arriver à ces fins.

Amputations du membre inférieur

Niveaux d'amputation. Les amputations sont généralement effectuées en rabattant un lambeau de tissus mous pour recouvrir l'extrémité de l'os. Deux facteurs déterminent le niveau d'amputation: la circulation dans le membre et les conditions requises pour le port d'un membre artificiel (prothèse). En général, on tente de préserver la plus grande partie du membre possible et de conserver le genou intact. (La figure 58-15 montre les différents niveaux d'amputation.) Presque tous les niveaux d'amputation permettent l'ajustement d'une prothèse. La dépense d'énergie et les demandes cardio-vasculaires reliées à l'utilisation d'une prothèse pour marcher augmentent d'autant plus que le niveau de l'amputation est élevé.

Prothèse. Quelques clients peuvent être sélectionnés pour porter une prothèse. Dans ce cas, le médecin discutera avec le client des possibilités d'en utiliser une. Les clients qui ne peuvent pas porter de prothèse sont ceux qui souffrent d'infection, d'un retard de la cicatrisation du reste du membre (moignon) et d'une maladie des vaisseaux périphériques. Les autres raisons qui empêchent la marche avec une prothèse comprennent le diabète sucré, la maladie cardiaque, l'accident vasculaire cérébral, l'artériosclérose oblitérante et l'âge avancé.

Conditionnement physique préopératoire. Si l'amputation n'est pas urgente, il faut faire des efforts pour renforcer les membres supérieurs ainsi que le tronc et les muscles abdominaux. Les muscles extenseurs du bras et les

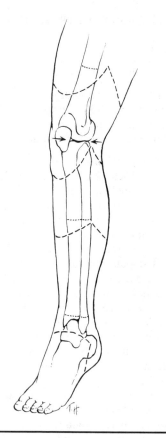

Figure 58-15 Niveaux d'amputation pour le membre inférieur.

muscles abaisseurs de l'épaule doivent particulièrement être renforcés car ils ont un rôle important à jouer dans la marche avec béquilles. Le client peut étendre et fléchir les bras en tenant des masses. Il peut aussi faire des tractions avec les bras, en position ventrale, et se soulever en s'appuyant sur la paume des mains, en position assise, ce qui renforcera les triceps.

En plus de renforcer les muscles de ses bras, le client doit s'entraîner à marcher avec des béquilles afin d'être mieux préparé à le faire après l'opération (voir à la page 157).

Soins postopératoires. Durant les premières 24 h, spécialement chez les personnes âgées, une situation semblable à un état de choc apparaît fréquemment, et le client ne se rend pas vraiment compte que sa jambe a été amputée. La prise de conscience peut lui donner un choc, même s'il savait avant l'intervention qu'on pratiquerait une amputation. À cause du traumatisme psychologique, il est important d'accepter le sentiment de frustration et le comportement du client, et de l'aider à modifier son image de soi après l'amputation ; cet ajustement demande beaucoup de temps.

Complications possibles Après n'importe quelle intervention chirurgicale, l'infirmière doit veiller au rétablissement de l'homéostasie et à la prévention des problèmes relatifs à l'anesthésie et à l'immobilité. Elle doit évaluer la fonction respiratoire et encourager le client à tousser et à respirer profondément, rétablir l'équilibre liquidien et nutritionnel et surveiller la fonction excrétoire. Le plan de soins

comprend aussi les changements de position et les soins d'hygiène générale. La douleur au niveau de l'incision chirurgicale peut être soulagée. Les amputés ressentent souvent le phénomène du *membre fantôme*, et peuvent alors décrire des douleurs survenant dans la partie amputée du membre. Ces douleurs existent réellement et le client ainsi que l'infirmière doivent les accepter.

Ces sensations anormales disparaîtront éventuellement mais elles inquiètent néanmoins le client. La pathogenèse de ce phénomène demeure inconnue. Cependant, l'incidence du membre fantôme diminue *si le client reste actif*. Le membre fantôme survient de deux à trois mois après l'opération, surtout chez ceux qui ont été amputés au-dessus du genou.

Si l'amputé est une personne âgée et affaiblie, et qu'elle souffre du diabète ou de l'artériosclérose, des soins particuliers lui seront donnés pour éviter que le moignon ne s'infecte. Ce type de client souffre fréquemment d'incontinence urinaire et fécale qui souille le pansement et la partie du membre restante. Dans ce cas, on nettoie celle-ci à l'eau et au savon. Une feuille de plastique fixée par un ruban adhésif autour du membre peut le protéger des souillures.

Bandages des moignons

Pour soigner le moignon, on utilise soit un bandage légèrement compressif, soit un bandage rigide, chacun d'eux demandant un traitement différent.

Bandage légèrement compressif. Immédiatement après l'opération, on enveloppe le moignon avec un bandage lâche. Le problème qu'il faut craindre le plus est l'hémorragie massive causée par une ligature qui se relâche. On doit donc surveiller tout signe ou symptôme de saignement. Il est nécessaire de surveiller les signes vitaux et d'observer fréquemment le drainage par succion.

- Immédiatement après l'opération, le saignement peut survenir lentement ou prendre la forme d'une hémorragie massive causée par le relâchement d'une ligature.
- On dispose près du lit un grand garrot qu'on utilisera si nécessaire.
- Prévenir rapidement le chirurgien si un saignement excessif se produit.

Selon les préférences du chirurgien, on placera le membre restant en extension ou en élévation pour une brève période après l'opération.

Dans le cas d'une élévation, on soulève le pied du lit.

- Pour éviter une contraction de flexion au niveau de la hanche, on évite de placer un oreiller sous le membre amputé. La contracture de l'articulation voisine du moignon demeure une complication courante.

Parfois, si l'amputation est faite à cause d'une infection, on opère selon la méthode de la guillotine sans tenter de suturer la peau. Pour prévenir la rétraction de la peau, on fait une élongation et la cicatrisation peut éventuellement se produire. Les principes concernant les soins infirmiers du client sous élongation s'appliquent dans ce cas (voir à la page 1284).

Bandage rigide.   Immédiatement après l'opération, on fait un bandage plâtré rigide et on l'équipe pour recevoir une extension (pilon) et un pied artificiel. On recouvre le moignon d'une stockinette stérile après l'amputation. On place des coussins feutrés aux endroits sensibles à la pression. En commençant à la partie distale, l'orthopédiste enveloppe le moignon de bandages élastiques imprégnés de plâtre de Paris, en maintenant une pression ferme et égale (*Figure 58-16*). Il prend soin de ne pas comprimer la circulation. Cette technique du pansement rigide s'emploie pour créer une emboîture afin d'ajuster une prothèse immédiatement après l'amputation. Ce type de pansement réduit l'œdème, minimise la douleur lors des mouvements et améliore la cicatrisation de la plaie et la maturation du moignon. Il contribue à faire commencer la rééducation du

client plus tôt. Dès que le bandage plâtré est sec, on applique la prothèse constituée d'une extension et d'un pied artificiel. La longueur de l'extension varie selon chaque individu.

- Le point le plus important est que le moignon *doit demeurer dans sa gaine plâtrée et ce, pendant la durée complète de l'hospitalisation du client*. Si, par malheur, le plâtre tombe, le moignon doit être immédiatement enroulé dans un bandage élastique compressif. Il faut aussitôt avertir l'orthopédiste, de sorte qu'un autre plâtre puisse être mis en place, sinon un œdème excessif se développera très vite et retardera la réadaptation.

On surveille l'apparition de toute complication, y compris la douleur croissante ressentie au niveau du moi-

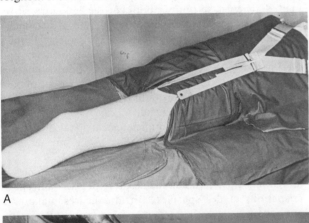

A

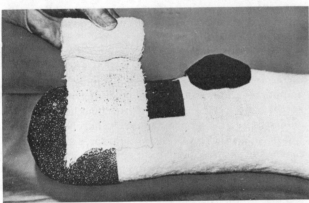

B

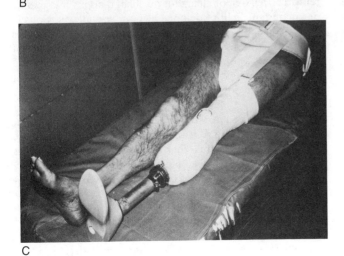

C

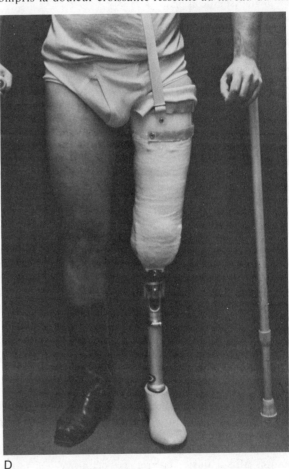

D

Figure 58-16   Ajustement d'une prothèse immédiatement après l'amputation. **A)** Une stockinette stérile est maintenue sous une tension ferme pendant qu'on applique un pansement rigide. **B)** On place des coussinets feutrés aux points de pression et un coussinet de polyuréthane à l'extrémité avant d'appliquer le pansement de plâtre de Paris. **C)** Assemblage complet des éléments de la prothèse chez un client amputé au-dessous du genou. **D)** Client amputé au-dessus du genou en position pour la marche. (Reproduit avec la permission de Prosthetics Research Study, Veterans Administration Contract V663P-784.)

gnon, l'hématome, l'odeur émanant du plâtre, l'infection et la nécrose du moignon. Si le client se plaint d'une douleur continue aiguë, c'est probablement à cause d'une pression anormale sur la proéminence osseuse. On y remédie en fendant le plâtre ou en le remplaçant par un autre. Naturellement, il faut en avertir le chirurgien.

Il faut expliquer au client qu'il peut ressentir durant un certain temps la présence du pied amputé et que cette sensation l'aidera à diriger le pied artificiel lorsqu'il s'entraînera à se servir de sa prothèse. Dès qu'il se sent prêt, le client peut se tenir debout entre des barres parallèles ou se lever grâce à une table basculante pour poser le pied sur le sol avec le *minimum* de support de la masse corporelle.

- Il faut éviter une pression excessive qui pourrait entraver la guérison de la plaie.

À ce moment, le prothésiste aligne la prothèse. On permet au client de toucher le sol avec son pied artificiel au bout d'une période qui dépend de son âge, de sa condition physique et de l'état de son autre pied, etc. Le bandage rigide est nécessaire mais il se peut que le support de la masse de son corps ne soit pas toujours réalisable. Les amputés qui souffrent d'une maladie débilitante, d'un diabète grave ou d'une maladie des vaisseaux périphériques doivent attendre plus longtemps avant de commencer ce genre d'activité.

Le fait de commencer tôt à prendre appui sur sa prothèse entraîne peu de douleur. En fait, ces clients ne se plaignent pas d'une douleur grave ni du malaise du membre fantôme comparativement à ceux qui ont subi un traitement plus conventionnel. Généralement, des opiacés légers suffisent pour soulager de la douleur durant la période postopératoire immédiate.

Le client doit en général se tenir debout entre les barres parallèles deux fois par jour. Lorsque son endurance augmente, il commence à marcher en s'aidant des barres mais il ne doit pas s'appuyer totalement sur son membre amputé. Lorsque le client retrouve son équilibre, il peut commencer à utiliser les béquilles mais l'appui complet sur le membre amputé ne sera autorisé que lorsque la prothèse permanente sera ajustée.

On laisse en place le plâtre d'origine pour une durée de 10 à 14 jours à moins que la température corporelle augmente, que la douleur s'aggrave, que le plâtre devienne trop lâche, etc. On applique ensuite un second plâtre pour une durée analogue. On en profite pour prendre des mesures afin d'ajuster la prothèse définitive. On fait un plâtre léger ou on applique un bandage de tension pour limiter l'œdème pendant que le client ne porte pas sa prothèse permanente.

L'entraînement à la marche se continue sous la supervision d'un physiothérapeute jusqu'à ce que le client se sente prêt à marcher seul. Le prothésiste ajuste la prothèse selon les variations que subit le moignon durant les six premiers mois qui suivent l'opération.

Rééducation

Pour réussir la rééducation d'un amputé, il faut que tous les membres de l'équipe de rééducation mettent leurs efforts en commun. Le chirurgien, l'infirmière, le physiatre, le prothé-siste, le physiothérapeute et l'ergothérapeute travailleront de concert pour que l'ajustement du client à la prothèse se fasse d'une manière satisfaisante. Les cliniques spécialisées en traitement orthopédique ont amélioré la condition des amputés. Avec l'aide d'une orientation professionnelle et d'un entraînement approprié, beaucoup de personnes amputées peuvent retourner sur le marché du travail.

Avant la pose d'une prothèse, des soins efficaces sont importants pour qu'elle s'ajuste bien. Les problèmes majeurs qui peuvent retarder l'ajustement de la prothèse sont : (1) les déformations par flexion, (2) le non-rétrécissement du moignon et (3) les déformations par abduction de la hanche. Ces déformations peuvent être évitées.

Après les premières 24 h à 48 h suivant une amputation du membre inférieur et selon les prescriptions médicales, on incite le client à se tourner d'un côté et de l'autre, et à se coucher sur le ventre pour étirer ses muscles fléchisseurs et prévenir la contracture de flexion de la hanche. On peut placer un oreiller sous l'abdomen et le moignon ; le bout du pied sain dépasse le bord du matelas. Lorsque le client est en décubitus ventral, il rapproche ses jambes pour prévenir les déformations par abduction. Le client doit savoir pourquoi il doit bouger son moignon.

On doit examiner quotidiennement l'état du membre qui n'a pas été amputé et il faut éviter que les draps n'exercent une pression sur le pied.

Pendant la convalescence, alors que les muscles du moignon s'ajustent d'eux-mêmes, il se produit souvent des crispations et des spasmes. On atténue ces malaises en appliquant de la chaleur, en changeant le client de position ou en plaçant un léger sac de sable sur la cuisse pour contrer l'action du psoas-iliaque.

Les exercices d'amplitude de mouvement (voir aux pages 142 à 146) sont commencés très tôt, car les difformités dues aux contractures apparaissent rapidement. Pour les amputations au-dessous du genou, on effectue ces exercices avec la hanche et le genou, tandis que pour les amputations au-dessus du genou, on les fait avec la hanche.

Parfois, les clients utilisent un trapèze suspendu pour changer de position au lit. Tout en permettant au client de changer de position, cela renforce également les biceps. Cette paire de muscles n'est pas aussi nécessaire pour la marche avec béquilles que ne le sont les triceps. Pour renforcer ceux-ci, on demande au client d'appuyer la paume des mains sur le lit et de pousser pour se soulever. Sous la surveillance du physiothérapeute, le client fait d'autres exercices, comme l'hyperextension du moignon, qui aident à renforcer les muscles, à augmenter la circulation, à réduire l'œdème et à prévenir l'atrophie. Lorsque le client se lève, il ne doit pas oublier de maintenir une bonne posture.

Avant de pouvoir quitter le centre hospitalier, le client doit être capable de se tenir relativement bien en équilibre sur une jambe et de marcher avec des béquilles. Plusieurs semaines ou plusieurs mois peuvent s'écouler avant que le client ne reçoive sa prothèse. Voici des exercices qui permettent de développer l'équilibre :

1. Se lever d'une chaise et se tenir debout.
2. Se lever sur ses orteils en se tenant à une chaise.
3. Plier le(s) genou(x) en se tenant à une chaise.

Encadré 58-4   Guide pour le bandage du moignon dans une amputation au-dessus du genou

But: Le but du bandage est de rétrécir et de modeler le moignon pour y ajuster une jambe artificielle.

Problèmes: Un bandage mal fait causera les problèmes suivants:
a) Une compression du moignon;
b) Un retard de la cicatrisation;
c) Des lésions cutanées;
d) La formation de plis ou de tissu adipeux à la partie distale.

Principes de base: Le bandage est appliqué avant le lever du client après une période de décubitus. Il est porté continuellement et refait lorsque la tension a disparu. On doit appliquer la pression grâce à une tension modérée sur tout le moignon et éviter de produire un effet semblable à celui d'un garrot à la partie proximale. Il faut garder le moignon en hyperextension pendant l'application du bandage.

Technique pour l'application du bandage

1. Commencer les tours verticaux sur la surface antérieure du moignon, juste sous le ligament inguinal (*Figure 58-17 A*).
   Passer le bandage sur le bout distal du moignon jusqu'au pli fessier. Le client participe en retenant les tours en place. Faire deux tours additionnels sur les parties médianes et latérales du moignon.

2. Retenir les tours verticaux par plusieurs tours obliques (*Figure 58-17 B*).
   Pour retenir les tours verticaux, les tours obliques débutent sur le côté latéral, passent par la partie postérieure et se terminent sur le côté médian.
   Lorsque les tours verticaux sont solidement maintenus, amener le bandage au bas et autour du moignon et remonter en utilisant des tours obliques ou une figure en 8.
   Éviter la pression sur la partie distale du moignon; la pression doit s'exercer vers le haut et en s'éloignant de la partie distale. Ne pas faire de tours qui ne soient pas obliques, car les tours horizontaux entravent la circulation.

3. Débuter le spica de la hanche à la partie médiane antérieure du moignon et l'amener latéralement sur la surface antérieure du moignon, dans la région inguinale (*Figure 58-17 C*). Le spica de la hanche retient le bandage et couvre le haut des tissus de l'aine ainsi que les surfaces latérales de la hanche, éliminant ainsi la formation de saillies dans cette région.
   Amener le bandage autour du corps au niveau de la crête iliaque.

4. Retourner autour du moignon en faisant une figure en 8, et amener le bandage encore une fois autour du bassin. Finir le bandage en faisant des tours obliques sur le moignon.
   Attacher le bandage avec des épingles de sûreté à la surface latérale ou antérieure du moignon. Attacher la fin du bandage ainsi que le croisement du spica à la hanche (*Figure 58-17 D*).

Source: L.W. Nattress Jr. *Orthopedic and Prosthetic Applicance Journal.*

4. Se tenir en équilibre sur une jambe sans support.
5. Sautiller sur un pied en se tenant à une chaise.

L'infirmière se tient derrière le client et le retient par la taille pendant qu'il apprend à exécuter ces exercices. Le client doit apprendre à avoir une démarche normale lorsqu'il marche avec des béquilles. Le moignon doit bouger d'avant en arrière lors de la marche avec béquilles; il ne doit pas demeurer en flexion, ce qui pourrait entraîner une difformité permanente.

Conditionnement du moignon. Après la guérison de la plaie, l'infirmière demande au chirurgien de quelle façon il veut que le moignon soit bandé. Elle peut ensuite enseigner au client ou à un membre de sa famille la méthode adéquate pour le bandage.

Il faut modeler le moignon pour qu'une prothèse puisse s'y ajuster correctement. (Toutefois, l'infirmière doit se rappeler que ce ne sont pas tous les clients qui pourront porter une prothèse.) Le rétrécissement et le modelage du moignon en forme conique, pour permettre de prendre des mensurations exactes ainsi que pour assurer un confort maximal et un bon ajustement de la prothèse, s'obtiennent par l'application de bandages, d'un rétrécisseur élastique, d'une attelle pneumatique ou en appliquant un plâtre aussitôt après l'intervention.

Les bandages supportent les tissus mous et réduisent la formation d'œdème lorsque le moignon est en position déclive. Il faut appliquer le bandage de façon que les muscles qui restent, nécessaires au fonctionnement de la prothèse, soient aussi fermes que possible (*Figure 58-17*). Les muscles devenus inutiles vont s'atrophier. Un mauvais bandage élastique engendre des problèmes circulatoires et un modelage imparfait. (Voir le guide pour le bandage d'un moignon à l'encadré 58-4.)

Pour « durcir » le moignon et le préparer à recevoir la prothèse, le médecin prescrit habituellement des exercices de conditionnement du moignon. On demande au client de pousser avec son moignon dans un oreiller mou; il augmente progressivement sa résistance en poussant dans un oreiller plus ferme, puis contre une surface dure. On lui enseigne à masser son membre de façon à mobiliser la cicatrice, à diminuer la sensibilité et à augmenter la vascularisation. On

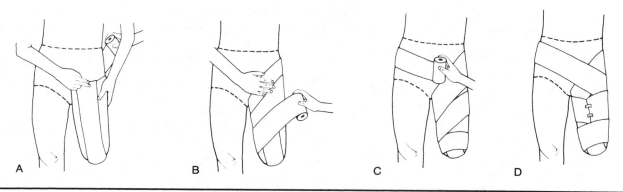

Figure 58-17   Bandage du moignon dans une amputation au-dessus du genou. En appliquant le bandage élastique, prendre soin de l'enrouler uniformément et sans plis, car ceux-ci pourraient causer des problèmes circulatoires et des lésions cutanées.

commence habituellement les massages dès que la cicatrisation a commencé et c'est le physiothérapeute qui s'en occupe au tout début.

Amputés ne pouvant marcher.   Les problèmes que l'on rencontre le plus fréquemment dans la réadaptation des amputés sont l'obésité, l'insuffisance circulatoire et l'hypertension, qui augmente à l'effort. Lorsqu'un client ne peut utiliser une prothèse, on doit l'aider à retrouver son autonomie en lui apprenant à se servir d'un fauteuil roulant.

On recommande un fauteuil roulant conçu pour amputés aux personnes ayant perdu une ou les deux jambes ; à cause de la diminution de la masse à l'avant, un fauteuil roulant ordinaire risque de renverser en arrière lorsqu'un amputé l'utilise. Dans les fauteuils spéciaux, l'essieu arrière a été reculé de 5 cm pour distribuer la masse d'une manière adéquate.

Éducation du client.   Une hygiène soignée de la peau est essentielle pour prévenir l'irritation, l'infection et l'apparition de lésions. Il faut laver et sécher doucement le moignon au moins deux fois par jour. On examine la peau pour y détecter les zones de pression, la présence d'eczéma et de cloques. Habituellement, on coiffe le moignon d'une chaussette pour absorber la transpiration et éviter que la peau ne soit directement en contact avec l'emboîture de la prothèse. Cette chaussette sera changée tous les jours. De plus, elle doit être bien ajustée, pour éviter que des plis n'irritent la peau. L'emboîture de la prothèse est lavée avec un savon doux, on la rince ensuite et on la sèche avec un linge propre. On avertit le client de ne pas mettre la prothèse avant que l'emboîture ne soit complètement sèche.

■ ÉVALUATION

Résultats escomptés

Le client réussit à :

1. Accepter les changements de son image corporelle.
   a) Utilise le moignon pour faciliter les mouvements ;
   b) Utilise sa prothèse pour faciliter les mouvements ;
   c) Se considère comme un individu complet ;
   d) Participe à la planification des soins.

2. Ne pas présenter de complications reliées à l'amputation.
   a) Ne montre aucun signe d'hémorragie ;
   b) Ne montre aucun signe ou symptôme d'infection ;
   c) Ne montre aucun signe de pression sur la peau ou de lésions cutanées ;
   d) Obtient une amplitude de mouvement normale ;
   e) Ne souffre pas.

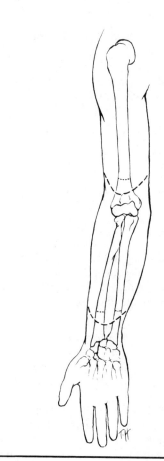

Figure 58-18   Niveaux d'amputation pour le membre supérieur.

3. Retrouver son autonomie.
   a) Participe au programme de rééducation ;
   b) Réalise les activités de la vie quotidienne ;
   c) Reconnaît ses capacités ;
   d) Demande de l'aide lorsque c'est nécessaire ;
   e) Utilise les services et les ressources communautaires lorsque c'est nécessaire.
4. Respecter le régime thérapeutique.
   a) Fait ses exercices en suivant le plan de soins ;
   b) Soigne quotidiennement son moignon ;
   c) Signale tout de suite les problèmes concernant le moignon, la prothèse ou le dispositif orthopédique ;
   d) Se rend à ses rendez-vous à la clinique et avec le médecin.

Amputations du membre supérieur

La perte d'un membre supérieur, à cause de la fonction hautement spécialisée de celui-ci, est plus pénible que la perte d'un membre inférieur. Les raisons majeures de l'amputation d'un bras comprennent des traumatismes graves (lésions aiguës, brûlures électriques, gelures), les tumeurs malignes, l'infection (gangrène gazeuse, ostéomyélite chronique) et les malformations congénitales.

Si le temps le permet (et ce n'est pas le cas avec un traumatisme grave), le client est capable de se renseigner sur les prothèses et sur les dispositifs destinés à aider l'amputé à rester autonome. Malgré tout, le client a besoin d'un soutien psychologique destiné à l'aider à s'adapter aux changements qu'il devra effectuer dans son mode de vie.

L'objectif de l'opération est de conserver le plus long possible du membre, tout en enrayant le processus pathologique (*Figure 58-18*). Après l'opération, on met un bandage plâtré rigide auquel il est possible d'adapter une prothèse temporaire ou on fait un bandage compressif. Généralement, on fait un drainage de succion pour éliminer l'hématome et pour mieux rapprocher les tissus. Au début, on peut surélever le moignon pour prévenir l'œdème.

Des exercices du moignon (contractions musculaires et mobilisation des articulations) débutent dès que le client peut les tolérer, afin de raffermir le tonus musculaire et de mobiliser les articulations. Le physiothérapeute supervise habituellement ces exercices. Il faut exercer les muscles des deux épaules, car un amputé du membre supérieur utilise ses deux épaules pour faire fonctionner sa prothèse. Le client qui a subi une amputation au-dessus du coude, ou une désarticulation de l'épaule, peut présenter une déforma-tion posturale causée par la perte de la masse du membre amputé. Ainsi, les exercices de posture seront bénéfiques.

Habituellement, on examine la plaie et on retire les points de suture 7 à 10 jours après l'opération. Si le client porte un pansement rigide, on lui met une nouvelle emboîture en plâtre munie d'une prothèse temporaire. Ce traitement permet au client de s'entraîner à porter une prothèse en attendant qu'on lui ajuste une prothèse permanente.

S'il porte un pansement compressif, on réenveloppe le moignon trois ou quatre fois par jour pour maintenir une tension adéquate capable de réduire l'œdème et de modeler le moignon afin que la prothèse puisse s'y adapter. Le moignon reste toujours bandé, sauf lors du bain et des exercices.

L'ajustement de la prothèse dépend du niveau de l'amputation, de l'âge du client, de la force de l'articulation voisine du moignon et de son amplitude de mouvement.

Éducation du client. On apprend au client à exécuter ses activités quotidiennes avec un seul bras. Un trapèze suspendu l'aidera à sortir du lit. L'ergothérapeute lui enseigne à manger, à faire sa toilette, etc.

Un amputé du membre supérieur doit porter un maillot de corps en coton pour éviter que le harnais ne touche à la peau et pour mieux absorber la transpiration. Le prothésiste lui apprend à nettoyer les parties lavables de son harnais. On examine périodiquement la prothèse pour déceler les problèmes possibles.

Complications. Les complications de l'amputation du membre supérieur comprennent la formation d'un névrome d'amputation (tumeur des cellules de l'extrémité des nerfs endommagés) et les problèmes de peau. Ces derniers sont causés par une dermatite de contact qui survient par la faute d'irritants dans les pièces de la prothèse, par le manque de ventilation ou par une mauvaise hygiène cutanée. Il peut se produire une contracture du moignon ou des problèmes reliés à la forme du moignon. L'infection, la nécrose des bords cutanés et le membre fantôme constituent les autres complications. Les problèmes psychologiques (dénégation, retrait) sont influencés par le type de soutien que le client reçoit de la part de l'équipe de rééducation et par la rapidité avec laquelle on lui a appris à fonctionner avec un seul bras. Pour pouvoir sentir qu'il maîtrise son handicap, le client doit connaître tous les dispositifs et prothèses disponibles. Le client n'est pas complètement rééduqué tant qu'il n'a pas reçu une prothèse et qu'il n'a pas appris à l'utiliser. Cet entraînement se fait dans une unité ou un centre de rééducation spécialisé.

59

Les affections du système locomoteur

☐ DOULEURS LOMBAIRES BASSES

La douleur lombaire est un problème très répandu. On estime que 80% de la population souffre de temps à autre de douleurs lombaires au cours de la vie. Les troubles du dos et des vertèbres constituent le tiers des incapacités de travail. Les limitations des mouvements imposées par les douleurs lombaires sont graves. Les coûts liés à cette perte de productivité se chiffrent à des millions de dollars. Les visites médicales imposées par les douleurs lombaires viennent au second rang après les maladies des voies respiratoires supérieures.

Les causes des douleurs lombaires sont multiples. La plupart dérivent de problèmes locomoteurs (tension lombo-sacrée aiguë, ligaments lombo-sacrés instables et muscles affaiblis, arthrose de la colonne vertébrale, sténose rachidienne, problèmes des disques intervertébraux, longueurs inégales des membres inférieurs, etc.). Les autres causes comprennent les troubles rénaux, les problèmes du bassin, les tumeurs rétropéritonéales, les anévrismes abdominaux et les maladies psychosomatiques. La plupart des douleurs dorsales dues à des troubles locomoteurs s'aggravent avec l'activité alors que la douleur due à d'autres raisons n'est pas influencée par l'activité.

Les personnes qui souffrent de douleurs lombaires chroniques sont souvent obèses; elles ont des problèmes causés par le stress et elles souffrent de dépression et d'un manque d'autonomie. Elles peuvent être dépendantes de l'alcool ou des analgésiques.

Physiopathologie. La colonne vertébrale peut être comparée à une tige élastique constituée par des unités rigides (vertèbres) et par des unités flexibles (disques intervertébraux), qui sont maintenues ensemble par des articulations complexes à facettes, par plusieurs ligaments et par les muscles paravertébraux. L'architecture unique de la colonne permet une grande flexibilité tout en assurant le maximum de protection à la moelle épinière. Les courbures de la colonne absorbent les chocs verticaux provoqués par

la course à pied et les sauts. Le tronc aide à stabiliser les vertèbres. Les muscles abdominaux et thoraciques jouent un rôle important lorsqu'on lève des objets. Le non-usage de ces muscles affaiblit toutes ces structures de maintien. L'obésité, les difficultés posturales, les problèmes de structure et les tensions excessives sur les vertèbres peuvent causer des douleurs lombaires.

Les disques intervertébraux changent de caractéristiques en fonction du vieillissement. Chez l'enfant, le disque est constitué principalement de cartilage fibreux et d'une matrice gélatineuse. Chez les personnes âgées, il devient plus dense, et le cartilage fibreux devient irrégulier. C'est la dégénérescence discale qui cause le plus fréquemment les douleurs lombaires, et cette dégénérescence touche surtout les disques L_4-L_5 et L_5-S_1, qui sont également sujets à une plus grande tension mécanique. La protrusion discale (hernie nucléaire discale) ou les variations au niveau des facettes articulaires peuvent entraîner une pression sur les racines nerveuses qui traversent le canal rachidien, ce qui cause une douleur nerveuse irradiante. Environ 12% des personnes qui souffrent de douleurs lombaires ont une hernie nucléaire discale. (On trouvera les soins des maladies des disques intervertébraux à la page 1261.)

■ ÉVALUATION INITIALE

Manifestations cliniques. Les antécédents du client révèlent une douleur aiguë qui dure moins de trois jours ou une douleur dorsale chronique accompagnée de fatigue. Durant l'entrevue initiale, l'infirmière doit localiser la douleur et déterminer si elle irradie à partir d'une racine nerveuse (sciatique). Si la douleur est d'origine locomotrice, le client précisera quel mouvement augmente la douleur.

L'examen physique peut révéler un spasme des muscles paravertébraux (tonus musculaire fortement augmenté des muscles dorsaux responsables de la posture). La courbure lombaire peut s'accentuer et entraîner une déformation de la colonne. Lorsque le client est en décubitus ventral, ces muscles se détendent et les déformations d'origine spasmodique disparaissent. On évalue la démarche, la mobilité de la colonne, les réflexes, la longueur des membres inférieurs, la force motrice, la capacité sensorielle et le mouvement des membres inférieurs (c'est-à-dire l'élévation de la jambe tendue).

Si le client présente une radiculopathie (problème de racine nerveuse) ou une douleur dorsale chronique, on fera des tests additionnels.

Évaluation diagnostique. La radiographie de la colonne montre la présence d'une fracture, d'une luxation, d'une infection, d'une arthrose ou d'une scoliose. L'électromyographie et les études de conduction nerveuse permettent d'identifier les radiculopathies. La myélographie peut montrer des protrusions discales et des compressions de racines nerveuses. Dans certains cas difficiles à diagnostiquer, on peut faire une discographie (radiographie d'un disque intervertébral dans lequel on a injecté une petite quantité de substance de contraste), qui révélera la dégénérescence ou la rupture du disque. On utilise plus fréquemment le tomodensitomètre pour identifier avec précision un problème sous-jacent. Les techniques courantes de tomographie permettent d'identifier les lésions cachées des tissus mous, adjacentes à la colonne vertébrale, et les problèmes précis rattachés aux disques. Les ultrasons aident à diagnostiquer l'étroitesse du canal rachidien. Les phlébographies des veines de la dure-mère peuvent révéler un déplacement de ces veines.

Parfois, il est impossible d'identifier la cause d'une douleur dorsale sur des bases organiques. La douleur devient chronique (durée supérieure à deux mois sans aucun soulagement) et elle peut être due à une réaction à un stress émotionnel continu ou à des raisons secondaires reliées au fait d'être handicapé (par exemple, compensation du travailleur, changement de rôle relaxant). Le fait de travailler auprès de ces clients représente un défi pour l'infirmière, car les réajustements majeurs sont reliés au mode de traitement.

Problèmes du client et diagnostics infirmiers

Les problèmes majeurs du client comprennent la douleur, reliée à la physiopathologie de la région lombaire et à la tension exercée sur la colonne lombo-sacrée; la diminution de la mobilité et de la souplesse, causée par des spasmes musculaires ou par d'autres dégradations du système locomoteur; la faiblesse des muscles du dos et du tronc, entraînée par le non-usage ou par des tensions excessives; la mauvaise posture et les défauts de mécanique corporelle, relatifs aux habitudes; l'obésité possible, due à la suralimentation; et un mode de vie non productif, conséquence secondaire des problèmes lombaires.

■ PLANIFICATION ET INTERVENTION

(Voir également l'encadré 59-1.)

Objectifs

L'objectif fondamental que vise le client souffrant de douleurs lombaires est d'atténuer ces douleurs. L'infirmière est capable d'aider le client à retrouver son bien-être par des traitements physiques comme le repos au lit, l'application de chaleur et le massage, par l'administration d'analgésiques, d'anti-inflammatoires et de relaxants musculaires; elle apprend aussi au client à faire des exercices portant sur la posture et la mécanique corporelle.

Moyens physiques. Puisque la plupart des cas de douleurs lombaires s'atténuent avec l'inactivité, le client doit rester constamment au lit, sur un matelas ferme et parfaitement plan. Les spasmes musculaires aigus s'estompent au bout de trois à sept jours. La position de décubitus dorsal modifiée, avec légère flexion lombaire — tête du lit relevée de 30° et genoux légèrement fléchis (*Figure 59-1*) — et la position de décubitus latéral, avec genoux et hanches fléchis, sont les meilleures. On évite la position de décubitus ventral, car elle accentue la lordose. On permet au client d'utiliser la salle de bains, mais toutes les autres activités à faire en dehors du lit sont proscrites (par exemple, répondre au téléphone, surveiller les enfants, faire toutes sortes d'activités à cause de la nervosité).

Souvent, le client est incapable de rester au lit lorsqu'il est chez lui. On l'hospitalise donc afin de lui administrer un « traitement conservateur actif ». On prescrit une élongation du bassin avec des masses de 8 kg à 15 kg. L'élongation améliore la flexion lombaire (*Figure 59-2*). Le client a l'impression que n'importe quoi peut faire disparaître sa douleur et il participe alors activement à l'élongation. On l'encourage à rester au lit en légère flexion lombaire. Cet alitement entraîne des effets secondaires comme l'atrophie musculaire et la décompensation circulatoire, causées par l'immobilité et pour lesquelles l'infirmière doit demeurer vigilante lorsque le client commence à se lever.

La physiothérapie peut diminuer la douleur et les spasmes musculaires. On peut faire appel à la thermothérapie (application de froid, chaleur irradiante émise par les infrarouges, pansements humides et chauds, ultrasons, diathermie, bain tourbillon). Si le client a déjà souffert de douleurs lombaires et que certains traitements aient été efficaces, on peut recommencer le même genre de traitement. Chaque forme de traitement doit convenir au client; par exemple, les clients qui souffrent d'hypertension ou de polyarthrite rhumatoïde ne peuvent supporter les techniques à base de glace. Ceux qui ont une mauvaise circulation, une sensibilité diminuée et des blessures tolèrent mal les pansements chauds. Le bain tourbillon exige que le client fasse des mouvements qu'il peut être incapable d'exécuter à cause des effets de la vaso-dilatation périphérique importante sur son système cardio-vasculaire. Les ultrasons produisent une forte chaleur en profondeur, qui peut augmenter la gêne causée par la tuméfaction au cours des périodes de souffrance aiguë; ce traitement est aussi contre-indiqué chez la personne cancéreuse ou chez celle qui est sujette aux hémorragies. Un massage des tissus mous, fait avec douceur, peut diminuer les spasmes musculaires et augmenter la circulation dans les tissus.

Pharmacothérapie. La douleur aiguë doit être soignée par des médicaments. Les analgésiques à base de narcotiques sont nécessaires au début pour faire cesser la douleur cyclique due aux spasmes musculaires et pour diminuer les spasmes des muscles paravertébraux. On ajoute

Encadré 59-1   Guide des soins infirmiers au client qui souffre de douleurs lombaires

Principaux objectifs du client

1. Retrouver son bien-être.
2. Augmenter sa mobilité et sa souplesse.
3. Renforcer sa musculature dorsale et celle du tronc.
4. Améliorer sa posture et utiliser de bonnes mécaniques corporelles.
5. Retrouver sa masse idéale.
6. Retrouver son mode de vie productif et rempli d'activités.

Principaux problèmes du client	Interventions de l'infirmière	Résultats escomptés
1. Douleur relative à la physiopathologie de la région lombaire ou à la tension exercée sur la colonne lombo-sacrée.	Encourager le client à décrire sa douleur et à la localiser.	Décrire sa douleur.
	Promouvoir le repos au lit.	S'accommoder du repos au lit.
	Aider le client à trouver une position qui ne favorise pas la lordose.	
	Encourager le client à accepter une élongation du bassin en position de Williams (tête du lit relevée de 30° à 45° et genoux fléchis).	Subir l'élongation du bassin lorsqu'on l'a prescrite et parvenir à souffrir moins.
	Utiliser des moyens physiques pour soulager la douleur :	Parvenir à diminuer son inconfort grâce aux mesures de nature physique, pharmaceutique ou psychologique.
	• Changement de position	
	• Activités limitées	
	• Massages	
	• Thermothérapie	
	Donner des médicaments selon les prescriptions et les besoins du client :	
	• Analgésiques	
	• Relaxants musculaires	
	• Anti-inflammatoires	
	• Tranquillisants	
	Utiliser des moyens psychologiques pour diminuer le stress.	
	Évaluer les réactions du client aux modalités du traitement destinées à atténuer la douleur.	
	Assurer le client que la gêne diminuera lorsque les muscles se détendront.	Retrouver son bien-être.
2. Diminution de la mobilité et de la souplesse causée par des spasmes musculaires et par d'autres dégradations du système locomoteur.	Planifier, avec le client, des activités qu'il sera capable de reprendre.	Reprendre graduellement ses activités.
	Limiter les activités en fonction de la gêne qui peut s'installer.	
	Évaluer la reprise des activités selon la planification envisagée.	Se conformer à reprendre graduellement ses activités.
	Faire retrouver au client sa pleine mobilité et sa souplesse.	Continuer à retrouver progressivement sa pleine mobilité et sa souplesse.
3. Faiblesse des muscles du dos et du tronc entraînée par le non-usage ou par des tensions excessives.	Revoir avec le client les notions de physiologie et de biophysique concernant les muscles du dos et ceux du tronc.	Reconnaître que la musculature faiblit.
	Expliquer au client les raisons des exercices graduels.	Participer au programme d'exercices graduels.
	Encourager le client à suivre le régime d'exercices.	
	Faire reprendre au client les exercices les plus courants.	Reconnaître la nécessité des exercices à longue échéance.
	Faire une évaluation de la puissance musculaire et du tonus.	Retrouver la puissance de la musculature du dos et du tronc.
		Retrouver un mode de vie productif et rempli d'activités.

Encadré 59-1 Guide des soins infirmiers au client qui souffre de douleurs lombaires (*suite*)

Principaux problèmes du client	Interventions de l'infirmière	Résultats escomptés
4. Mauvaise posture et défauts de mécanique corporelle relatifs aux habitudes.	Aider le client à constater que sa posture et ses gestes sont inadéquats. Apprendre au client comment y remédier. Enseigner au client les effets d'une bonne posture et de gestes adéquats sur le bien-être du dos. Inciter le client à prendre des moyens pour améliorer sa posture. Encourager le client à adopter de bonnes postures et à faire les gestes adéquats au cours des activités quotidiennes.	Comparer sa posture et ses gestes avec ceux qu'il devrait avoir. Développer une technique pour améliorer sa posture. Développer de bonnes attitudes et des gestes adéquats.
5. Obésité possible due à la suralimentation.	Expliquer au client les relations existant entre une masse excessive et les douleurs lombaires. Encourager le client à planifier un régime amaigrissant. Surveiller comment le client s'y prend pour maigrir. Le féliciter s'il y parvient.	Reconnaître la nécessité de maigrir. Suivre un régime amaigrissant. Se donner des objectifs réalistes. S'accommoder du régime amaigrissant. Parvenir à la masse désirée.
6. Mode de vie non productif, conséquence secondaire des problèmes lombaires.	Encourager le client à reprendre une vie active et pleine, et à retrouver son emploi aussi rapidement que son état le lui permet. Demander au client de se renseigner en ce qui concerne son emploi et d'obtenir des conseils d'ordre psychologique, si nécessaire.	Retrouver son emploi lorsque le problème s'estompe. Identifier les fractures qui retardent son retour à la vie active. Changer d'emploi si c'est nécessaire.

des anti-inflammatoires si une réaction inflammatoire se produit en même temps. S'il y a irritation des racines nerveuses, un traitement de courte durée par les corticostéroïdes peut diminuer la réaction inflammatoire des nerfs et prévenir le développement de la neurofibrose qui provient des variations ischémiques. Des injections de corticostéroïdes dans l'espace épidural diminuent la douleur et servent aussi à poser le diagnostic. Les relaxants musculaires et les tranquillisants aident le client à se détendre et favorisent la relaxation des muscles en état de spasme, ce qui atténue la douleur. Une infiltration d'anesthésiques locaux dans les muscles paravertébraux entraîne leur relaxation et diminue la douleur.

L'*électrostimulation transcutanée* s'effectue grâce à un appareil portatif non envahissant destiné à atténuer la douleur, ce qui permet au client de participer aux activités sans ressentir de gêne et sans avoir recours aux médicaments. Cet effet de soulagement semble être causé par l'intensité de la douleur qui dépasse un certain seuil (théorie du seuil de contrôle de la douleur) et par la stimulation des endorphines. Comme l'électrostimulation transcutanée est une méthode relativement nouvelle, les personnes qui travaillent auprès du client doivent en comprendre le mécanisme et convenir de la réussite de cette technique. On adapte des électrodes aux régions du corps pour lesquelles le client est capable de sentir un soulagement maximum de sa douleur. Le client règle la longueur d'onde émise par le stimulateur ainsi que l'intensité afin de se sentir mieux (voir aussi à la page 1204). Les personnes qui portent un stimulateur cardiaque doivent s'abstenir de subir une électrostimulation transcutanée. Celles qui travaillent avec des machines doivent être conscientes de la possibilité de subir un choc électrique accidentel.

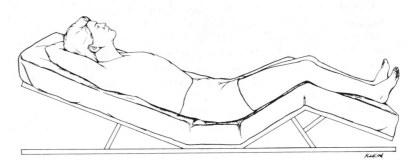

Figure 59-1 Position destinée à fléchir la colonne lombaire.

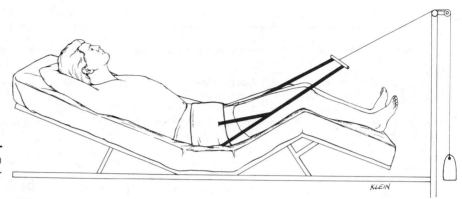

Figure 59-2 Élongation du bassin avec flexion lombaire pour atténuer la douleur lombaire.

En général, le client utilise cet appareil pendant un à deux mois, puis il en diminue graduellement l'usage au fur et à mesure que la douleur disparaît et que la puissance des muscles dorsaux s'améliore grâce à des exercices gradués.

Programme d'exercices. Lorsque le client se sent mieux au repos, il peut alors commencer graduellement à faire des exercices planifiés. *L'objectif est d'augmenter la mobilité, la force musculaire et la souplesse.* Chaque exercice doit se faire lentement, et le client commence par des exercices de relaxation. Le but de beaucoup d'entre eux est de minimiser la lordose lombaire. Ce programme d'exercices se fait sous la responsabilité du physiothérapeute et selon les capacités de chaque client. L'infirmière doit encourager le client à le suivre. Des exercices faits irrégulièrement n'ont aucun effet bénéfique. Pour la plupart des exercices, il est suggéré au client de les exécuter deux fois par jour en augmentant graduellement leur nombre. La figure 59-3 montre les exercices suggérés pour augmenter la force et la souplesse des muscles du dos ainsi que ceux de l'abdomen. Après quelques mois, le client peut trouver ennuyeux de faire les exercices routiniers. On peut permettre les activités récréatives que le client préfère, mais elles ne doivent pas entraîner de tension excessive au niveau lombaire, ni de torsion, ni de gêne. Le niveau de difficulté augmente selon la tolérance du client. Il faut éviter l'équitation ainsi que les poids et haltères.

Mécanique corporelle et maintien. L'infirmière évalue de quelle manière le client se tient debout et se déplace ; elle lui donne des conseils si c'est nécessaire. Cela prend six mois pour qu'une personne corrige ses habitudes de maintien. En outre, une bonne mécanique corporelle et une posture adéquate sont essentielles pour éviter que la douleur dorsale ne réapparaisse. Le fait de fournir une liste de suggestions aide le client à effectuer ces changements à longue échéance. Si une femme porte des talons hauts, on lui suggère de porter des talons bas. En position assise, les genoux doivent être au même niveau que les hanches, ou un peu plus haut, pour réduire les risques de lordose. Les pieds doivent reposer sur le sol. Si le client doit demeurer longtemps debout à la même place, il doit changer fréquemment de pied pour supporter sa masse corporelle et mettre un pied sur un tabouret, ce qui diminue la lordose. Il doit surveiller sa posture en vérifiant, dans un miroir, si sa poitrine est haute et si son estomac est rentré. Il faut éviter de raidir les genoux quand on est debout. L'infirmière

s'assure que le client connaît la bonne manière de lever des objets, c'est-à-dire en utilisant les puissants muscles quadriceps des cuisses et non en faisant appel à ses muscles dorsaux faibles. Il doit dormir sur le côté, les genoux et les hanches fléchis, ou en décubitus dorsal, les genoux soutenus en flexion. Il faut éviter de dormir en décubitus ventral.

Le fait de respecter ces directives entraîne le renforcement naturel du dos et la diminution des risques de récidive des maux de dos.

Éducation du client

Les positions debout, assise et couchée et le soulèvement de tout objet doivent être exécutés adéquatement pour conserver un dos en santé.

Position debout

- Éviter de demeurer debout et de marcher pendant une longue période.
- Si l'on a à rester debout, on doit reposer le pied sur un petit tabouret ou sur une petite boîte pour atténuer la lordose.

Position assise

La tension dorsale est plus importante en position assise qu'en position debout.

- Éviter de rester assis trop longtemps.
- S'asseoir sur une chaise dont le dossier est droit et haut. Garder les genoux à un niveau supérieur à celui des hanches. Utiliser un repose-pied.
- Effacer le creux du dos en s'asseyant les fesses « rentrées ».
- Éviter la tension des genoux et des hanches. Lorsqu'on conduit une voiture, le siège doit être repoussé le plus possible vers l'avant pour augmenter le confort. Placer un petit coussin dans le creux du dos pour assurer un meilleur soutien.
- Prendre garde aux tensions causées par l'extension, par exemple chercher à atteindre quelque chose, pousser quelque chose ou s'asseoir les jambes raides.
- Faire alterner les périodes de station assise avec les périodes de marche.

Position couchée

- Se reposer de temps à autre, car la fatigue contribue à déclencher les spasmes des muscles du dos.

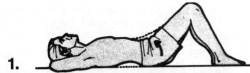

1.

Couché sur le dos, genoux pliés et mains croisées sous la nuque. Pieds à plat sur le sol. Inspirer profondément et se détendre. Presser le bas du dos contre le sol et contracter les muscles épigastriques et fessiers. Cela permet à la partie distale du bassin de s'élever vers l'avant et d'aplatir le dos contre le sol. Rester ainsi pendant 5 s. Se détendre.

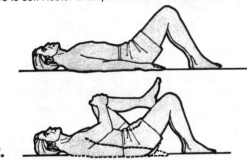

2.

Couché sur le dos, genoux pliés. Pieds à plat sur le sol. Inspirer profondément, repos. Prendre un genou à deux mains et le rapprocher aussi près que possible du thorax. Retour à la position initiale. Recommencer avec l'autre jambe.

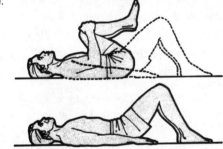

3.

Couché sur le dos, genoux pliés, pieds à plat sur le sol. Inspirer profondément, repos. Tenir les *deux* genoux et les amener aussi près que possible du thorax. Attendre 3 s, puis retour à la position initiale. Déplier les jambes et se détendre.

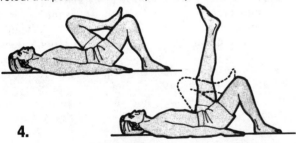

4.

Couché sur le dos, genoux pliés, pieds à plat sur le sol. Inspirer profondément, repos. Plier un genou vers le thorax, puis élever la jambe aussi haut que possible. Retour à la position de départ. Détente. Recommencer avec l'autre jambe. (*Remarque* : cet exercice s'avère utile pour les tendons raides des mollets, mais n'est pas recommandé aux clients souffrant de douleur sciatique associée à une hernie discale.)

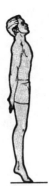

5.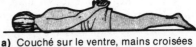

a) Couché sur le ventre, mains croisées derrière le dos. Tirer les épaules vers le bas et l'arrière en poussant les mains vers les pieds. Rapprocher les omoplates et lever la tête. Inspirer profondément, attendre 2 s. Repos.

b) Debout, une main tenant le pouce de l'autre main derrière le dos, pousser vers l'avant sur le sol. Se tenir sur les orteils et regarder au plafond en exerçant la poussée. Attendre quelques secondes, puis détente. Répéter 10 fois, à intervalles de 2 h, lorsqu'on est au travail. Prendre une pause exercices au lieu d'une pause café.

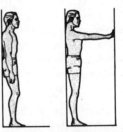

6. Debout, le dos appuyé contre le chambranle d'une porte. Placer les talons à 10 cm du montant. Inspirer profondément, se détendre. Presser le bas du dos contre le chambranle. Contracter les muscles épigastriques et fessiers, tout en pliant les genoux légèrement. Cela permet à la partie distale du bassin de s'élever vers l'avant (comme dans l'exercice 1). Presser le cou vers le haut contre la porte. Presser les deux mains contre le côté opposé de la porte et raidir les deux genoux. Attendre 2 s, puis se détendre.

On ne devra commencer les exercices suivants (7, 8, 9) que lorsque la douleur aura disparu et qu'on aura fait les autres exercices pendant quelques semaines.

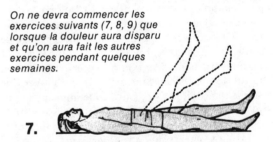

7.

Couché sur le dos, jambes étendues, genou droit et bras de chaque côté. Inspirer profondément, se détendre. Élever les jambes à tour de rôle aussi haut que possible et descendre aussi lentement que possible. Répéter 5 fois pour chaque jambe.

8.

En s'appuyant sur une chaise ou une table, s'accroupir, puis fléchir la tête vers l'avant. Se soulever et s'accroupir deux ou trois fois, revenir debout.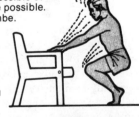

9.

Couché sur le dos, genoux pliés, pieds à plat sur le sol. Inspirer profondément, se détendre. S'asseoir en gardant les genoux pliés. Redescendre. Repos. Cet exercice est plus facile lorsque quelqu'un tient les pieds.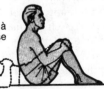

Figure 59-3 Exercices dorsaux. (Riker Laboratories, Inc. et Everett et Everett J. Gordon, M.D. « Clinical Associate Professors », *Orthopedic Surgery*, Georgetown University.)

- Placer une planche rigide sous le matelas.
- Éviter de dormir en position de décubitus ventral.
- Lorsqu'on est couché sur le côté, placer un oreiller sous la tête et un autre entre les jambes fléchies.

Soulèvement d'un objet

- Lorsqu'on soulève quelque chose, garder le dos droit et tenir la charge aussi près que possible du corps. Lever avec les jambes et non avec le dos.
- Éviter de tourner le tronc, de lever une charge au-dessus de la ceinture et de la maintenir les bras tendus, quelle que soit la durée de l'action.
- S'accroupir en conservant le dos droit lorsqu'il est nécessaire de soulever un objet situé sur le sol.

Exercices

- Il est important de faire des exercices quotidiens pour éviter les problèmes de dos.
- Il est recommandé de marcher à l'extérieur en augmentant progressivement la distance à parcourir.
- Exécuter les exercices prescrits deux fois par jour.

Traitements additionnels.   Il arrive qu'un client qui souffre de douleurs lombaires doive commencer à suivre un programme d'amaigrissement. Le fait de perdre de la masse diminue les tensions exercées au niveau lombaire. Il est important de maigrir tout en suivant le programme.

On peut prescrire des ceintures de renforcement lombaire pour limiter le mouvement de la colonne, pour corriger la posture et pour diminuer les tensions au niveau de la colonne vertébrale. Les gens dont le métier exige de lever des objets lourds doivent porter des ceintures de cuir rigide (ceintures trochantériennes) pour atténuer la tension au niveau du dos. Lorsqu'il faut prescrire ces moyens de soutien, le client ne doit pas y recourir constamment, car ils entraînent l'atrophie des muscles, leur affaiblissement et leur perte d'élasticité, ce qui cause les douleurs lombaires. Il est essentiel que le client suive un programme d'exercices individuel afin que ses muscles puissent lui fournir le support nécessaire.

Aspects psychologiques.   Parfois, la douleur lombaire est d'origine psychosomatique ou elle provient d'une réaction de l'individu à son environnement et au stress qu'il subit dans sa vie. Les problèmes émotionnels entraînés par l'anxiété et les tensions peuvent déclencher les spasmes musculaires, lesquels causent à leur tour l'anxiété et le stress, augmentent les spasmes et intensifient la douleur. Chez certaines personnes, les conflits d'ordre psychique se manifestent par des symptômes physiques. Il existe des composantes psychologiques dans toutes les maladies, et la douleur chronique produit un effet d'ordre émotionnel. Afin d'aider ces personnes, on doit connaître leurs relations avec la famille, les facteurs du milieu qui peuvent les influencer et les problèmes qu'elles rencontrent dans leur travail. Si les problèmes de dos sont dus à un récent accident, il est possible qu'un litige en soit le facteur causal. Un traitement psychiatrique peut être nécessaire pour soigner la dépression chronique et le syndrome de la douleur lombaire.

Si la convalescence se prolonge et que l'incapacité due à la douleur ait procuré au client certains gains secondaires (par exemple, compensation du travailleur, mode de vie plus facile et charge de travail moins lourde), il peut se produire une « névrose du mal de dos ». La psychothérapie ou des conseils peuvent être nécessaires pour aider l'individu à retrouver une vie active et productive. Certains centres spécialisés dans le traitement de la douleur peuvent aider les clients en leur apprenant ce qu'est la douleur et quels sont les moyens et les techniques pour en venir à bout (voir à la page 202).

☐ PROBLÈMES COURANTS DU MEMBRE SUPÉRIEUR

Syndrome de l'épaule douloureuse.   Les structures intrinsèques et extrinsèques de l'épaule sont fréquemment le foyer de syndromes douloureux. Avec l'âge se produit une dégénérescence dans toutes les articulations, y compris celles de la ceinture pectorale (articulations gléno-humérale, sterno-claviculaire et acromio-claviculaire). La douleur peut provenir d'une tendinite sus-épineuse ou bicipitale accompagnée d'une inflammation, qui gagne les gaines tendineuses, les autres tendons ainsi que leurs gaines (ténosynovite), les bourses séreuses, les capsules articulaires, la synoviale, le cartilage, l'os et les muscles voisins. Le tableau 59-1 présente les syndromes les plus courants.

Éducation du client.   Les conseils suivants sont destinés à protéger l'épaule contre de nouveaux traumatismes :

1. Appuyer le bras atteint sur des oreillers afin d'éviter qu'il ne se déplace et qu'il ne lèse l'épaule durant le sommeil.
2. Éviter de travailler et de porter des objets les bras au-dessus des épaules, ou encore, de pousser un objet avec une épaule « bloquée ».
3. Exécuter quotidiennement des exercices d'amplitude de mouvements pour renforcer la ceinture scapulaire et les muscles gléno-huméraux.

Épicondylite (*tennis elbow*).   L'*épicondylite* est un état douloureux causé par des gestes de l'avant-bras trop souvent en pronation et en supination (par exemple, tennis, canotage, manipulation d'un tournevis). La douleur est caractérisée par une irradiation qui gagne la face d'extension de l'avant-bras, qui devient très sensible. La plupart du temps, le soulagement survient en mettant le bras au repos, en appliquant un pansement humide et chaud, en donnant des analgésiques et en injectant localement des corticostéroïdes.

Kyste synovial.   Le *kyste synovial* est une proéminence ronde et ferme, habituellement située près du poignet. C'est une accumulation de tissu de consistance gélatineuse près des gaines tendineuses et des articulations. Les entorses, les contusions ou une série de tensions mineures répétées affaiblissent graduellement les tissus de la gaine atteinte et les distendent. Les kystes synoviaux sont généralement indolores, mais les articulations atteintes deviennent souvent faibles et assez douloureuses par suite de la pression locale. On soigne le kyste synovial par succion ou par excision. On peut être obligé de répéter la succion, car le liquide peut s'accumuler de nouveau. L'excision chirurgicale peut comprendre une opération de la capsule articulaire afin de faire une ablation complète.

Tableau 59-1   Syndrome de l'épaule douloureuse

Syndromes	Caractéristiques cliniques	Manifestations cliniques	Traitement
Tendinite sus-épineuse Ténosynovite	Réaction à une tension mécanique et à une tension causée par une dégénérescence, réaction qui s'accompagne d'une inflammation traumatique.	Douleur à l'épaule, sensation d'avoir l'épaule «compressée». Le client agrippe son épaule avec la main opposée. Douleur nocturne. Incapacité de se coucher du côté atteint. L'abduction supérieure à un angle de 60° est douloureuse (lorsque les tendons et la coiffe des rotateurs empiètent sur l'arcade coraco-acromiale).	Applications intermittentes de chaleur ou de froid. Exercices de mouvements pendulaires. Anti-inflammatoires. Salicylates (aspirine) jusqu'au seuil de tolérance. Injection locale de stéroïdes ou d'anesthésiques à l'intérieur de l'articulation de l'épaule.
Tendinite calcifiante des courts rotateurs de l'épaule	Dépôt de sels de calcium dans les tendons, qui entraîne une réaction dans les bourses séreuses sous-jacentes. La bursite accompagne fréquemment la tendinite calcifiante.	Fréquente chez les jeunes et les personnes très actives. La douleur intense se manifeste rapidement en un à quatre jours. Toute l'épaule et tous les mouvements du bras sont douloureux. La phase aiguë est suivie d'un soulagement.	Infiltration dans la région sous-acromiale et succion des dépôts. Analgésiques. Anti-inflammatoires (aspirine, phénylbutazone, indométacine). Applications de chaleur ou de froid. Injection d'anesthésiques et de stéroïdes à effets locaux. Nécessité d'une opération pour l'excision des dépôts calcifiés.
Rupture de la coiffe des rotateurs	Les ruptures se produisent au point d'insertion de la coiffe des rotateurs, à l'intérieur de l'os, probablement par des changements dus à la dégénérescence.	Courante après la cinquantaine. Douleur brutale dans la région du deltoïde. Incapacité de faire l'abduction de l'épaule. Sensation de «cliquetis» (crépitations) à l'épaule au moment de l'abduction ou de la rotation.	La rupture partielle est soignée par des méthodes conventionnelles. Infiltration d'anesthésiques locaux pour atténuer la douleur. Confirmation du diagnostic grâce à l'arthrogramme. Réparation chirurgicale en cas de rupture complète.
Syndromes bicipitaux (lésions de la longue portion du biceps) Tendinite Ténosynovite	Affection de la longue portion du biceps par les mouvements du bras et de l'épaule.	Douleurs chroniques de la région antéro-latérale de l'épaule, associées à un spasme musculaire et à une douleur dans le trapèze, le scalène et le deltoïde.	Repos du membre affecté. Exercices légers jusqu'aux limites de la tolérance. Salicylates. Applications de chaleur pour réduire l'inflammation. Éviter les mouvements qui forcent le tendon du biceps à s'étirer.
Bursite	Presque toutes les bursites sous-acromiales sont précédées d'une tendinite, ou d'une ténosynovite de la coiffe des rotateurs, du tendon et de la gaine du biceps, ou encore d'une inflammation de l'os ou de l'articulation. L'évolution de l'inflammation vers la bourse séreuse se produit par la suite.	Douleur profonde dans l'épaule lorsqu'on tourne le bras.	Localisation et traitement du facteur causal de la bursite.

Source :   J.E. Bateman. *The Shoulder and Neck*, Philadelphie, W.B. Saunders, 1978.

Syndrome du canal carpien.   Le *syndrome du canal carpien* est une neuropathie due à la pression exercée sur le nerf médian du poignet par la gaine épaissie du tendon du muscle fléchisseur, par l'empiètement d'un os ou par des tissus mous. Le client ressent une douleur, un engourdissement, une paresthésie et une faiblesse possible le long du nerf médian (pouce, index et majeur). La douleur nocturne est courante. Le port d'une attelle, la suppression de tout travail qui exige une flexion du poignet et des injections de cortisone peuvent atténuer les symptômes. Il peut être nécessaire de libérer le ligament carpien transverse par une opération.

Maladie de Dupuytren.   La *maladie de Dupuytren* se caractérise par la rétraction lente et progressive de l'aponévrose palmaire, provoquant la flexion de l'auriculaire, de l'annulaire et très souvent du majeur, et rendant ces doigts plus ou moins fonctionnels (*Figure 59-4*).

C'est une maladie assez fréquente, mais dont on ne connaît pas encore la cause. Elle débute par un épaississement de l'aponévrose palmaire, puis s'étend jusqu'à la paume distale, produisant une contracture des doigts dans lesquels s'insère l'aponévrose. Elle commence toujours dans une seule main, mais elle atteint finalement l'autre main et provoque des déformations symétriques. La chirurgie esthétique, par l'exérèse totale de l'aponévrose palmaire atteinte, offre un soulagement appréciable.

Soins infirmiers à la suite d'une opération à la main ou au poignet.   Après une opération à la main ou au poignet, il est important d'élever la main et d'y appliquer des sacs de glace pour réprimer la tuméfaction. Il faut également surveiller les signes neurovasculaires sur les doigts laissés à découvert. Il faut noter la description que le client fait de ses sensations et de sa capacité de bouger les doigts. En général, le client n'est hospitalisé que pour une brève période. Il est nécessaire que le client sache comment élever la main, comment surveiller les signes neurovasculaires, quand prendre les antibiotiques et les analgésiques et comment soigner ses plaies. On insiste sur l'importance du régime médical.

☐ AFFECTIONS DES PIEDS

Les affections des pieds ne sont pas seulement le résultat d'un mauvais ajustement des chaussures, mais elles peuvent aussi être héréditaires. Le pied en soi ne causerait sans doute que peu de douleur ou d'incapacité, si ce n'était de la civilisation moderne qui ne tient pas compte de la physiologie du pied. Les chaussures sont davantage conçues pour répondre à un besoin esthétique que pour répondre à la fonction du pied. Dans de telles chaussures, les pieds se déforment et deviennent douloureux.

Les malaises reliés à la fatigue du pied sont soulagés par le repos, l'élévation, la physiothérapie, les bandages élastiques, le soutien et les orthèses. Pour améliorer la circulation et renforcer le pied, rien ne vaut la marche et les exercices actifs.

Maux de pied les plus répandus

Un *cor* est une hyperkératose (hyperplasie de la couche cornée de l'épiderme) produite par une pression venant de

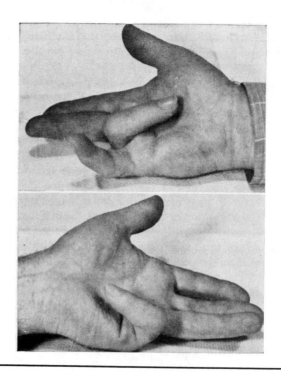

Figure 59-4   Maladie de Dupuytren. (*Source* : J.H. Boyes. *Bunnell's Surgery of the Hand*, 5ᵉ éd., p. 228. Philadelphie, J.B. Lippincott.)

l'intérieur (par exemple, une anomalie congénitale ou acquise, comme l'arthrite, qui rend l'os sous-jacent proéminent) ou de l'extérieur du pied (souliers). On trouve le plus souvent les cors sur le petit orteil, mais tous les orteils peuvent être atteints.

Le traitement consiste à faire tremper et à gratter la couche cornée, puis à poser un pansement protecteur, ou encore à exciser chirurgicalement la structure osseuse nuisible.

Les *cors mous* se situent entre les orteils ; l'humidité et la macération les gardent mous. Le traitement consiste à assécher les endroits affectés et à séparer les orteils atteints. Bien souvent, un client devra consulter un spécialiste du pied (podologue) pour éliminer le problème fondamental.

Une *callosité* est un épaississement et un durcissement d'une région de l'épiderme par suite d'un frottement ou d'une pression persistante. La formation d'une callosité est habituellement le résultat d'un mauvais mécanisme du pied. On doit consulter un podologue pour l'excision du durillon, si celui-ci devient trop douloureux. Un onguent kératolytique (Whitfield) peut être appliqué et une talonnière en plastique mince peut recouvrir le talon, si le durillon se trouve dans cette région. Il existe également des pansements de feutre auxquels sont accolés des adhésifs et qui préviennent et réduisent la pression. Des orthèses enlèvent la pression exercée sur la protubérance osseuse ; le médecin peut aussi exciser la protubérance.

L'*ongle incarné* est causé par la pénétration du bord libre de l'ongle dans la peau voisine soit latéralement, soit vers l'avant. Cet état s'accompagne d'une infection secondaire ou d'une granulation tissulaire. Cet effet douloureux

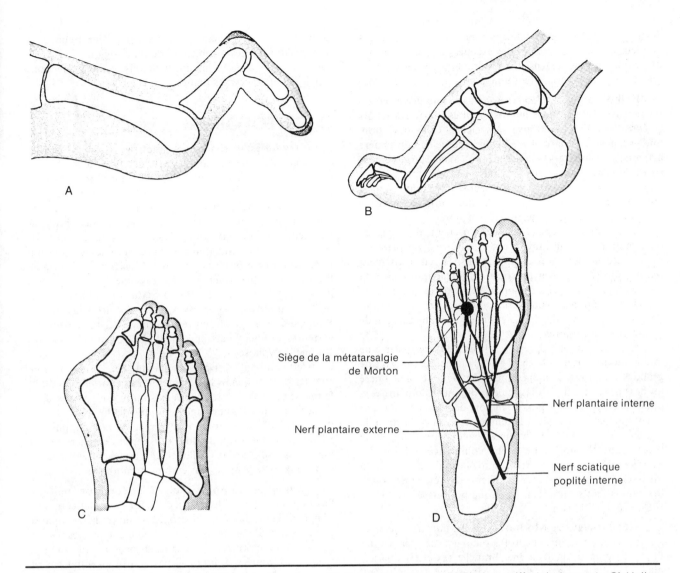

Figure 59-5 Déformations du pied les plus répandues. **A)** Orteil en marteau. **B)** Pied en griffe (pied creux). **C)** *Hallux valgus.* **D)** Siège de la métatarsalgie de Morton.

provient de soins inadéquats, d'une pression d'origine externe (chaussures étroites et chaussettes ou bas trop serrés) ou d'origine interne (orteils déformés, excroissance au-dessous de l'ongle), d'une blessure ou d'une infection. Le fait de se couper correctement les ongles peut prévenir ce problème. Le traitement actif consiste à diminuer la douleur en supprimant la pression qu'exerce l'ongle sur les tissus mous. En cas d'infection grave, il faut exciser l'ongle. Si un néoplasme ou la gangrène survient, le client est immédiatement hospitalisé pour recevoir les soins appropriés.

Déformations du pied les plus répandues

Pied plat.   Le *pied plat* (*pes planus*) est une affection courante qui se présente sous différentes formes. Elle est le plus souvent héréditaire. Les exercices pour renforcer les muscles et pour améliorer la posture ainsi que la démarche sont une aide précieuse. Il existe plusieurs appareils qui servent à procurer un support additionnel aux pieds.

L'orthopédiste ou le podologue traitent habituellement les problèmes sérieux de pied plat.

Orteil en marteau.   L'*orteil en marteau* est une déformation de flexion des articulations interphalangiennes qui touche parfois plusieurs orteils (*Figure 59-5 A*). Elle peut être congénitale ou acquise. Les orteils sont tirés vers le haut, poussant le métatarse (avant-pied) vers le bas. De la corne se forme au sommet des orteils, et des durillons mous sous la région métatarsienne. Le traitement consiste à exécuter des exercices de manipulation, à porter des sandales ouvertes ou des souliers adaptés à la forme du pied, à protéger les articulations par des coussinets ou à corriger chirurgicalement les orteils en les redressant.

Pied en griffe.   Le *pied en griffe* (pied creux) est un pied qui présente une voûte plantaire anormalement élevée (*Figure 59-5 B*). Cela a pour effet de raccourcir le pied et d'augmenter la pression, ce qui entraîne la formation de durillons dans la région métatarsienne ainsi que sur le dos du pied. Le médecin prescrit des exercices qui ont pour but d'étirer les muscles extenseurs des orteils ; dans les cas plus graves, il pratique une ostéotomie pour remodeler le pied.

Hallux valgus.   L'*hallux valgus* est une déformation progressive dans laquelle le gros orteil est dévié en dehors (*Figure 59-5 C*). On trouve, associée à cette déviation, une proéminence marquée de la face interne de la première articulation métatarso-phalangienne, avec élargissement osseux du côté interne de la première tête métatarsienne, et au-dessus de laquelle une bourse peut se développer (par la suite de la pression et de l'inflammation). En langage populaire, on appelle cette bourse « oignon ».

Le traitement dépend de l'âge du client, du degré de déformation et de la gravité des symptômes. En présence d'une déformation sans complications, le seul traitement requis consiste à porter un soulier qui s'adapte bien à la forme du pied, ou qui a été modelé en fonction de celle-ci, afin de prévenir la pression sur la protubérance. Autrement, l'excision chirurgicale de l'oignon et le réalignement de l'orteil sont nécessaires.

Après avoir été opéré, le client peut ressentir une intense douleur pulsatile au siège de la plaie, ce qui exige de grandes quantités d'analgésiques. On élève le pied opéré au-dessus du niveau cardiaque pour diminuer l'œdème et la douleur. On surveille le gros orteil pour déceler une mauvaise circulation et pour évaluer la température, la coloration, la capacité de bouger les orteils, l'engourdissement et le picotement possibles. Le client commence à faire des exercices de flexion et d'extension de l'orteil, car la flexion est essentielle pour marcher. La cliente doit éviter de porter des talons hauts durant une période prolongée, car il y a risque de dorsiflexion.

Métatarsalgie de Morton.   La *métatarsalgie de Morton* (névrome plantaire, neurofibrome) est caractérisée par l'hypertrophie de la troisième branche (externe) du nerf plantaire interne (*Figure 59-5 D*). Le troisième nerf collatéral dorsal, localisé dans le troisième espace intermétatarsien, est le plus fréquemment touché. Comme le quatrième métatarsien n'est pas solidement ancré à la base, sa tête peut jouir d'une grande amplitude de mouvement, laquelle devient une source chronique d'irritation de la portion terminale du troisième nerf collatéral dorsal.

Il en résulte une douleur pulsatile et une sensation de brûlure que le repos suffit à calmer. La douleur peut parfois irradier jusqu'à la jambe. Le traitement classique consiste à porter une semelle à l'intérieur du soulier, une barre métatarsienne et un coussinet pour séparer les têtes métatarsiennes et pour équilibrer la posture du pied. Des injections locales d'hydrocortisone et d'anesthésiques peuvent soulager. Si ces moyens échouent, l'intervention chirurgicale devient nécessaire.

Autres problèmes du pied.   De nombreuses maladies systémiques affectent le pied. Dans les cas de polyarthrite rhumatoïde, il se produit des déformations. Les diabétiques sont sujets à développer des cors et des neuropathies périphériques accompagnées d'une diminution de la sensibilité, ce qui conduit à la formation d'ulcères aux points de pression du pied. Les personnes qui souffrent de maladies vasculaires périphériques et d'artériosclérose se plaignent de brûlures et de démangeaisons suivies d'égratignures et d'excoriations. Les problèmes dermatologiques affectent souvent les pieds et se manifestent sous forme d'infections fongiques et de verrues plantaires.

☐ OSTÉOPOROSE

L'*ostéoporose* est un syndrome caractérisé par une réduction de la masse osseuse totale sans changement de la composition minérale. Il y a un déséquilibre du renouvellement homéostatique normal de l'os. Le taux de résorption de l'os est plus élevé que le taux de formation, ce qui entraîne une diminution de la masse osseuse. Les os deviennent progressivement plus poreux, plus cassants et plus fragiles. Ils subissent plus facilement une fracture due à des tensions qui ne fractureraient pas un os normal. L'ostéoporose entraîne fréquemment des fractures par tassement des vertèbres dorsales et lombaires, des fractures du col du fémur et des portions intertrochantériennes ainsi que des fractures de Pouteau-Colles. Les fractures multiples par tassement des vertèbres donnent naissance à des déformations osseuses comme la cyphose.

Cette anomalie est plus fréquente chez les femmes que chez les hommes, mais les femmes noires et orientales, dont la masse osseuse est plus élevée, y sont moins sujettes. Plus de la moitié des femmes âgées de plus de 45 ans montrent des signes d'ostéoporose, révélés par la radiographie. À 80 ans, les femmes ont perdu le tiers ou les deux tiers de leur masse osseuse. Avec le vieillissement, les fractures associées à l'ostéoporose sont de plus en plus nombreuses.

Causes et pathogenèse.   L'ostéoporose reliée à l'involution ou au vieillissement est la forme la plus courante. L'arrêt de la production d'œstrogènes, durant la ménopause et par suite d'une ovariectomie, augmente la résorption osseuse qui continue à affaiblir les os pendant environ une vingtaine d'années. L'homme, par contre, ne subit pas de variations hormonales aussi brutales. De plus, la masse osseuse est plus élevée chez les hommes et chez les femmes noires, ce qui entraîne un taux d'ostéoporose plus faible que pour le reste de la population.

L'ostéoporose peut être causée par des substances cataboliques soit endogènes, soit exogènes. Des quantités exagérées de corticostéroïdes, le syndrome de Cushing, l'hyperthyroïdie et l'hyperparathyroïdie contribuent à la perte osseuse. La gravité de l'ostéoporose est fonction de la durée de la glucocorticothérapie. Lorsqu'on cesse le traitement ou lorsqu'on parvient à corriger le problème, l'ostéoporose cesse, mais, malheureusement, le remplacement de la masse osseuse perdue n'a pas lieu.

L'immobilité est un autre facteur qui entraîne l'ostéoporose. La formation de l'os augmente grâce à la tension exercée par la masse corporelle et par l'activité musculaire. Lorsque l'immobilisation est causée par un plâtre, par une paralysie ou par l'inactivité, la résorption osseuse évolue plus rapidement que sa formation, et l'ostéoporose apparaît.

Certains facteurs nutritionnels contribuent également à déclencher l'ostéoporose. Le régime alimentaire doit comprendre des quantités adéquates de calcium et de vitamine D pour assurer les transformations osseuses et les fonctions corporelles. Leur carence sur une période de plusieurs quelque chose ou qu'on se plie. La douleur peut être locale ou elle peut irradier vers l'abdomen et vers les flancs. La région au-dessus du foyer de la fracture devient très sensible. Le fait de se retourner est douloureux, et des spasmes se produisent dans les muscles paravertébraux. Le collapsus graduel d'une vertèbre peut être asymptomatique durant un certain temps et faire penser à une cyphose progressive.

Les fractures de D_{10} à L_2 peuvent entraîner, quelques jours après la fracture, le développement d'un léger iléus, qui disparaît de lui-même sans aucun traitement particulier.

La cyphose s'accompagne d'une diminution de la taille (*Figure 59-7*). Après la ménopause, certaines femmes peuvent rapetisser de 2,5 cm à 15 cm à la suite du collapsus de plusieurs vertèbres. Le relâchement des muscles abdominaux est alors une conséquence de ces changements, et l'estomac devient proéminent. Cette déformation peut entraîner une insuffisance respiratoire, et plusieurs clientes se plaignent d'être fatiguées.

Évaluation diagnostique. Les analyses de laboratoire (par exemple, calcium et phosphate sériques, phosphatase alcaline, calciurie, excrétion de l'hydroxyproline par l'urine, hématocrite, vitesse de sédimentation des hématies) et les radiographies permettent d'exclure d'autres diagnostics comme le myélome multiple, l'ostéomalacie, l'hyperparathyroïdie et le cancer.

Problèmes du client et diagnostics infirmiers

Les problèmes du client atteint d'ostéoporose comprennent la douleur causée par la fracture et par les spasmes musculaires, l'iléus possible relié à l'immobilité, l'apparition d'autres fractures entraînées par la porosité et la fragilité des os, la diminution de l'activité physique qui résulte du vieillissement et le non-respect du régime thérapeutique à cause du manque de connaissances.

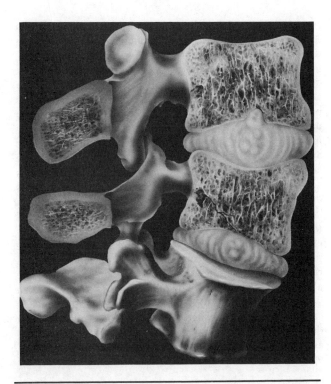

Figure 59-6 Représentation schématique des pertes osseuses ostéoporotiques progressives et des fractures par tassement. (Reproduit avec la permission de Ayerst Laboratories, New York, New York.)

années entraîne l'ostéoporose. La quantité de calcium quotidien recommandée chez l'adulte est de 800 mg, alors que la moyenne réelle absorbée est de 300 mg à 500 mg. De plus, chez la femme âgée, le calcium est absorbé moins efficacement, et les reins l'excrètent très facilement. Après la ménopause, la femme doit consommer quotidiennement environ 1 500 mg de calcium. La vitamine D est nécessaire à l'absorption du calcium et à la minéralisation normale de l'os. Le lait enrichi est encore la meilleure source de calcium et de vitamine D.

La cirrhose, l'ostéogenèse imparfaite, l'ostéonécrose due aux radiations et un traitement à longue échéance par l'héparine contribuent au développement de l'ostéoporose. On relie souvent cette maladie à la polyarthrite rhumatoïde, à la bronchopneumopathie chronique obstructive, au diabète juvénile et à l'hépatite chronique.

La radiographie et les analyses biochimiques permettent de différencier les types d'ostéoporose.

■ ÉVALUATION INITIALE

Manifestations cliniques. Les symptômes de l'ostéoporose n'apparaissent qu'au moment d'une fracture (*Figure 59-6*). Les fractures les plus fréquentes dans ce cas se produisent au niveau de la moitié inférieure de la colonne dorsale et au niveau de la colonne lombaire. Une douleur vive et soudaine se fait sentir au niveau lombaire par suite d'une fracture par tassement d'une vertèbre, due généralement à une tension quelconque produite lorsqu'on soulève

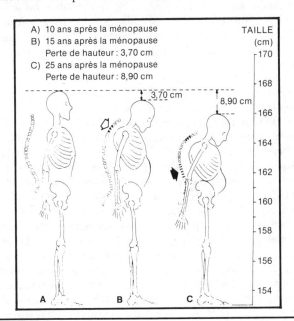

Figure 59-7 Diminution typique de la taille associée à l'ostéoporose et au vieillissement (Courtoisie de Wilson Research Foundation.)

■ PLANIFICATION ET INTERVENTION

Objectifs

1. Supprimer la douleur.
2. Ne pas avoir d'iléus.
3. Empêcher que d'autres fractures ne se produisent.
4. Augmenter son activité physique.
5. Respecter le régime thérapeutique.

La douleur disparaît avec le repos au lit, en décubitus dorsal ou couché sur le côté, durant quelques jours et jusqu'à une semaine. Le matelas doit être ferme et plan. Pendant les premiers jours, on administre des analgésiques à base de narcotiques, mais il peut s'ensuivre une constipation. Ensuite, le client prend des salicylates et d'autres analgésiques sans narcotiques.

Si le collapsus vertébral touche le segment D_{10} à L_2, l'iléus peut se produire, et l'infirmière surveille les ingesta et l'activité intestinale.

Les fractures par tassement guérissent d'elles-mêmes. Le traitement vise à freiner l'évolution de l'ostéoporose et à prévenir d'autres fractures.

L'activité physique demeure essentielle pour renforcer les muscles, pour éviter qu'ils ne s'atrophient et pour retarder la déminéralisation des os. Les activités doivent se faire à l'extérieur et en plein soleil. Les exercices isométriques renforcent les muscles du tronc. La marche, la natation et les exercices à la bicyclette stationnaire sont bien tolérés. On encourage le client à avoir une bonne mécanique corporelle et à se tenir correctement, et il doit éviter de se pencher brusquement, de se cogner et de soulever des objets lourds.

On prescrit un régime alimentaire riche en calcium, en protéines et en vitamine D pour ralentir le taux de déminéralisation. Le régime quotidien comprend deux repas ou davantage avec viande rouge, poulet ou poisson, ou leur équivalent protéique, ainsi que trois verres de lait écrémé ou de lait entier. On ajoute un supplément de calcium, sous forme de carbonate de calcium, car bien des personnes âgées souffrent d'une carence en calcium. Des suppléments de vitamine D, nécessaire à l'absorption du calcium, sont fournis sous forme de lait enrichi de vitamine D ou de suppléments calciques contenant de la vitamine D.

Un traitement substitutif par les œstrogènes (Premarin) peut retarder la perte du tissu osseux et prévenir les risques de fractures additionnelles. Les œstrogènes diminuent la résorption osseuse de même que la formation de l'os. Ils n'en augmentent pas la masse. Ils sont incapables de retarder indéfiniment le taux de perte osseuse et sont inefficaces à longue échéance. Durant ce traitement, la cliente doit examiner chaque mois ses seins et subir un examen gynécologique, y compris le test de Pap, car les œstrogènes entraînent l'hyperplasie des glandes mammaires et de l'endomètre, ainsi que le cancer. Chez la femme qui a subi une ovariectomie ou chez celle qui a vécu une ménopause précoce, l'ostéoporose peut se développer très tôt. Il est alors nécessaire que cette personne suive un traitement substitutif par les œstrogènes.

Pour ralentir la résorption osseuse, la calcitonine, hormone thyroïdienne, s'est révélée efficace lors de certains essais cliniques. Les effets thérapeutiques durent environ 18 mois. De plus, on fait des recherches sur l'utilisation d'un régime à base de fluorure et de calcium.

Chez la personne atteinte d'ostéoporose progressive et de collapsus vertébraux, il peut se produire un *mal de dos chronique* en même temps que la cyphose évolue. Des périodes de repos intermittentes, quotidiennes et en position de décubitus permettent de diminuer la tension sur les muscles affaiblis, due à la posture anormale. Ce repos améliore le bien-être. Afin de demeurer productive et de conserver son autonomie, la personne doit exécuter ses activités quotidiennes en respectant une période de repos dès qu'elle ressent un malaise.

L'ostéoporose demeure un problème et seule la *prévention par des moyens éducatifs* semble être efficace. Les exercices et l'activité physique sont d'une grande importance pour augmenter la densité de l'os, qui devient alors plus résistant au développement de l'ostéoporose. Un régime alimentaire équilibré et adéquat, riche en calcium et en vitamine D, pendant toute la vie, avec des suppléments en calcium au cours de l'âge adulte, protège l'individu de la déminéralisation. Il faut encourager les individus à faire des activités au soleil, car celui-ci permet de produire de la vitamine D.

■ ÉVALUATION

Résultats escomptés

Le client doit parvenir à :

1. Ne plus souffrir :
   a) ne ressent plus de douleur au repos ;
   b) ne ressent plus de douleur au cours des activités quotidiennes ;
   c) présente une diminution de la sensibilité au foyer de fracture.

2. Éviter de souffrir d'un iléus :
   a des bruits intestinaux normaux et une activité intestinale normale.

3. Ne pas avoir d'autres fractures vertébrales :
   a) a un maintien correct ;
   b) utilise une bonne mécanique corporelle ;
   c) ne présente aucun mal de dos soudain à cause d'une nouvelle fracture.

4. S'engager à augmenter son activité physique :
   a) participe aux activités quotidiennes ;
   b) fait quotidiennement des exercices dans des limites physiologiques normales ;
   c) marche tous les jours.

5. Respecter le traitement prescrit :
   a) suit un régime riche en calcium, en protéines et en vitamine D ;
   b) fait quotidiennement des exercices ;
   c) se repose en se couchant quelques fois durant la journée ;
   d) participe à des activités extérieures ;
   e) prévient les chutes et les blessures mineures.

☐ MALADIE DE PAGET

La *maladie de Paget* est une ostéopathie déformante dont la cause demeure inconnue et qui est caractérisée par une résorption osseuse exagérée et par une formation osseuse perturbée. Il se produit une importante prolifération des ostéoclastes (cause de la résorption osseuse), suivie d'une augmentation compensatoire de l'activité des ostéoblastes chargés de la réparation. Cette destruction suivie d'une construction provoque une distorsion de l'os normal (par exemple, l'os grossit et se déforme, et la vascularisation augmente). À mesure que le remaniement du tissu osseux continue, la matrice osseuse adopte une structure en mosaïque caractéristique. Ce processus touche en particulier les vertèbres lombaires et sacrées, le crâne, les os du bassin, le fémur et le tibia.

Les hommes sont plus touchés que les femmes. Les risques augmentent avec l'âge, et de 3% à 4% de la population en est atteinte après la cinquantaine. La maladie frappe surtout les Anglo-Saxons, et on pense que c'est une affection familiale.

■ ÉVALUATION INITIALE

Manifestations cliniques.   La maladie est insidieuse. Un tiers des clients ignorent qu'ils en sont atteints, un second tiers ne présentent aucun symptôme, à part la déformation du squelette, et l'autre tiers montrent des caractéristiques symptomatiques. La radiographie de routine ou l'examen effectué pour tout autre problème permet de diagnostiquer la maladie. L'os se sclérose, le squelette se déforme (par exemple, courbure du fémur et du tibia, cyphose, augmentation du volume crânien) et les os s'épaississent. La scintigraphie permet de poser très tôt le diagnostic.

La concentration de phosphatase alcaline dans le sang et celle de l'hydroxyproline dans l'urine augmentent généralement; la phosphatase alcaline s'élève parallèlement à l'évolution de la maladie. C'est l'augmentation du nombre, de la taille et de l'activité des cellules osseuses qui est responsable des anomalies biochimiques.

Bien que la maladie puisse débuter n'importe où dans le squelette, elle se manifeste habituellement au niveau du crâne, de la colonne vertébrale, du bassin ou des os longs. La palpation des os déclenche la douleur et révèle une forte sensibilité. Cette douleur, que le client attribue faussement au vieillissement ou à l'arthrite, peut précéder de plusieurs années les modifications que subit le squelette. La vascularisation croissante de l'os entraîne une augmentation de la température de la peau qui le recouvre. Chez la plupart des clients, il y a déformation du crâne et des os longs. Lorsque le crâne s'élargit, le client se plaint que son chapeau ne lui va plus. Dans certains cas caractéristiques, le crâne augmente de volume, mais la face demeure la même et paraît toute petite et de forme triangulaire. Cette déformation s'accompagne généralement d'une perte de l'audition.

La colonne se courbe vers l'avant et devient rigide, alors que le menton se rapproche de la poitrine. Le thorax est comprimé et ne se soulève pas lors de l'inspiration. Le tronc est fléchi sur les jambes pour maintenir l'équilibre. Les bras, recourbés vers l'extérieur et vers l'avant, paraissent très longs par rapport au tronc, et l'individu ressemble à un singe. Les jambes sont exagérément arquées, ce qui donne une démarche laborieuse qui simule celle du canard. La cyphose et la courbure des jambes réduisent la stature d'environ 30 cm. Les os atteints sont fragiles et sujets à des fractures fréquentes.

Complications.   Les problèmes qui accompagnent la maladie de Paget sont les suivants: l'insuffisance cardiaque due à un débit sanguin élevé vers l'os atteint; les séquelles neurologiques secondaires à la compression cérébrale, aux pincements des nerfs crâniens et des racines nerveuses des nerfs rachidiens, dus à la dégénérescence pathologique des os; enfin, l'insuffisance vasculaire et l'hypercalcémie relatives à l'incapacité des reins d'excréter le calcium, dont la concentration sanguine augmente. La maladie de Paget annonce, chez quelques clients, la formation d'une tumeur osseuse et principalement d'un sarcome ostéogène.

Problèmes du client et diagnostics infirmiers

Les problèmes du client comprennent la douleur osseuse causée par le métabolisme squelettique anormal, la déformation osseuse et les fractures relatives à l'évolution pathologique, la diminution de l'audition (à cause de la compression des structures auditives par les os crâniens qui augmentent de volume) et le non-respect du régime thérapeutique par manque de connaissances.

■ PLANIFICATION ET INTERVENTION

Objectifs

1. Supprimer la douleur.
2. Empêcher les déformations osseuses et les fractures pathologiques.
3. Pallier les difficultés de l'audition par des moyens compensatoires.
4. Respecter le régime thérapeutique.

En général, tant que les symptômes ne se manifestent pas, on ne commence aucun traitement. Le traitement symptomatique et de soutien consiste à donner de l'aspirine, de l'indométhacine (Indocid) ou de l'ibuprofène (Motrin), qui ont des effets analgésiques et anti-inflammatoires.

Les clients dont la maladie varie de modérée à grave peuvent bénéficier d'un traitement efficace. Il existe actuellement plusieurs substances qui inhibent fortement la résorption osseuse et qui, dans certaines conditions, permettent à de l'os lamellaire normal de remplacer les structures atteintes: les calcitonines, l'étidronate disodique et la mithramycine. Toutes ces substances bloquent la résorption osseuse, mais seulement grâce à des mécanismes de médiation.

Le traitement par la calcitonine permet le remaniement de l'os atteint grâce à de l'os lamellaire normal. Cette hormone polypeptidique retarde la résorption en augmentant le nombre d'ostéoclastes disponibles. Elle atténue la douleur et aide à faire disparaître les complications de nature neurologique et biochimique. Trois variétés de calcitonine sont disponibles: celle du saumon, celle du porc et celle de l'humain. Le client peut se donner lui-même le médicament par injection sous-cutanée. Les effets secondaires sont le rougissement du visage et les nausées. Ils ont tendance à décroître avec le temps, ou on peut les atténuer en prenant le médicament au moment de se coucher ou encore avec un antihistaminique. Le traitement peut durer environ trois mois.

L'étidronate disodique, un composé diphosphorique, diminue rapidement le taux de remaniement osseux et atténue la douleur. Il réduit aussi la concentration sérique de phosphatase alcaline et la concentration urinaire d'hydroxyproline. Il est facile à administrer puisqu'il se prend par voie orale. La diarrhée peut être un effet secondaire, et on la supprime en espaçant les administrations. Le traitement peut durer plus de six mois.

La mithramycine (Mithracin), un antibiotique cytotoxique, contrôle la maladie, car celle-ci est semblable, sous certains aspects, à une évolution néoplasique de faible intensité. Ce médicament a cependant des effets secondaires sur les concentrations sériques de calcium et de phosphatase alcaline et sur la concentration urinaire d'hydroxyproline, peut-être parce que la mithramycine est toxique pour les ostéoclastes. On l'administre par voie intraveineuse, et il est nécessaire de surveiller les fonctions hépatique, rénale et myéloïde durant tout le traitement.

La rémission peut durer plusieurs mois après qu'on cesse de prendre ces médicaments.

On soigne les fractures selon leur localisation. La guérison ne se produit que si la réduction, l'immobilisation et la stabilité sont adéquates. Si les fragments osseux n'arrivent pas à se souder en cas de fracture du col du fémur, le traitement consiste à poser une prothèse interne.

On pallie la perte progressive de l'audition par des amplificateurs et des techniques de communication comme la lecture sur les lèvres, le langage gestuel, etc.

■ ÉVALUATION

Résultats escomptés

Le client doit parvenir à :

1. Ne pas souffrir :
   a) ne ressent aucune douleur ;
   b) ne ressent pas de sensibilité à la palpation des os.
2. Empêcher les os de se déformer et ne plus présenter de fractures pathologiques :
   a) ne montre aucune progression des déformations ;
   b) ne présente pas de fractures pathologiques.
3. Compenser la perte progressive de l'audition :
   a) se sert de prothèses auditives ;
   b) utilise la lecture sur les lèvres pour comprendre la communication verbale ;
   c) comprend la plupart des gens qui communiquent verbalement.
4. Respecter le régime thérapeutique :
   a) prend les médicaments prescrits ;
   b) signale les symptômes et les problèmes reliés aux médicaments ;
   c) se rend régulièrement à ses rendez-vous pour des examens médicaux.

□ OSTÉOMALACIE

L'*ostéomalacie* est une maladie osseuse d'origine métabolique, qui se caractérise par une minéralisation insuffisante. (Chez les enfants, cette même affection se nomme rachitisme.) Chez ces clients, une grande partie de l'os remodelé ne subit aucune calcification. On pense que la cause principale est attribuable à un passage défectueux du calcium et du phosphate du liquide extra-cellulaire jusqu'aux zones de calcification de l'os. Par suite de cette minéralisation anormale, le squelette se ramollit et s'affaiblit, entraînant la douleur, la sensibilité au toucher et la courbure des os. Chez l'adulte, cet état devient chronique, et les déformations ne sont pas aussi graves que chez l'enfant parce que le squelette a achevé sa croissance.

Physiopathologie. Les causes de l'ostéomalacie sont très variées et elles résultent d'un dérèglement généralisé du métabolisme des sels minéraux. Les facteurs responsables comprennent une alimentation déficiente, des troubles d'absorption, une gastrectomie, une insuffisance rénale chronique, une pharmacothérapie de longue durée (phénytoïne, phénobarbital), des demandes excessives de calcium durant la grossesse et la lactation et une carence en vitamine D (régime alimentaire et exposition au soleil trop insuffisants).

L'ostéomalacie peut être déclenchée par une consommation inadéquate d'ions calcium et d'ions phosphate, par le fait que ces ions sont mal absorbés au niveau de l'intestin, ou parce qu'ils sont excrétés trop exagérément hors de l'organisme.

La malnutrition (carence en vitamine D accompagnée d'une faible consommation de calcium) est principalement due à la pauvreté, mais les mauvaises habitudes alimentaires et le manque de connaissances sur la nutrition peuvent aussi être des facteurs. Elle sévit dans les pays où les aliments ne sont pas enrichis de vitamine D, où la nourriture se fait rare et où le soleil ne se montre pas souvent.

Chez les personnes âgées qui ont des difficultés financières et sociales, il faut veiller à ce que l'alimentation soit plus adéquate. Puisque le soleil est nécessaire, on doit les encourager à en profiter de temps en temps.

Lorsqu'il y a troubles digestifs, les graisses sont mal absorbées et les vitamines liposolubles, comme la vitamine D, et le calcium (dont l'absorption intestinale est favorisée par la vitamine D) sont rejetés avec les matières fécales. Ces troubles comprennent la maladie cœliaque, l'obstruction chronique des voies biliaires, la pancréatite chronique et les résections au niveau de l'intestin grêle ou des dérivations opératoires (gastrectomie) qui touchent l'intestin grêle.

L'insuffisance rénale grave déclenche l'acidose. Pour la combattre, l'organisme mobilise le calcium disponible et l'hormone parathyroïdenne continue à provoquer la libération de calcium du tissu osseux afin de rétablir le pH physiologique. C'est durant ce drainage continu du calcium d'origine squelettique que se produit la fibrose osseuse et que se forment les kystes osseux. La glomérulonéphrite chronique, les uropathies obstructives et l'intoxication par les métaux lourds entraînent une réduction de la concentration sérique du phosphate et la déminéralisation de l'os.

De plus, certaines maladies du foie et des reins peuvent entraîner une insuffisance en vitamine D, car ces organismes la convertissent en forme active. Enfin, l'hyperparathyroïdie conduit à la décalcification osseuse, donc à l'ostéomalacie, en favorisant l'excrétion urinaire des ions phosphate.

■ ÉVALUATION INITIALE

Manifestations cliniques. La douleur et la sensibilité des os représentent les symptômes les plus courants de l'ostéomalacie. Par suite de la décalcification, les muscles s'affaiblissent. Le client boite et marche difficilement. Lorsque la maladie est plus avancée, les jambes se courbent sous l'effet de la masse corporelle et la pression des muscles. Les vertèbres ramollies se tassent, ce qui raccourcit le tronc et déforme le thorax. Le sacrum est affaissé vers l'avant et le bassin est compressé latéralement. À cause de la forme particulière de leur bassin, les femmes atteintes d'ostéomalacie doivent accoucher par césarienne. Par ailleurs, la faiblesse et le déséquilibre représentent un danger de chutes et de fractures.

Problèmes du client et diagnostics infirmiers

Les problèmes du client comprennent la douleur et la sensibilité osseuses entraînées par les troubles du métabolisme des sels minéraux ; la perte du calcium des os et de certains organes causée par le métabolisme anormal ; et le non-respect du régime thérapeutique dû à un manque de compréhension du processus évolutif de la maladie.

■ PLANIFICATION ET INTERVENTION

Objectifs

1. Atténuer la douleur et amoindrir la sensibilité.
2. Présenter une minéralisation de la substance osseuse.
3. Respecter le régime thérapeutique.

Interventions. On peut soigner l'ostéomalacie avec succès sur une base individuelle. La cause sous-jacente doit être corrigée dès que possible.

Le traitement de bien des formes d'ostéomalacie consiste à fournir de la vitamine D, dont les effets thérapeutiques se combinent pour augmenter les concentrations de calcium et de phosphore du milieu extra-cellulaire, ce qui rend ces ions disponibles pour une minéralisation adéquate. Si la maladie est d'origine alimentaire, on ajoute de la vitamine D au régime normal. Si la carence en vitamine D est due à une mauvaise absorption intestinale, on fournit au client des doses plus importantes de vitamine D, en plus des suppléments de calcium. Mais les doses élevées de vitamine D sont toxiques et augmentent les risques d'hypercalcémie ; c'est pourquoi il faut surveiller le calcium sérique.

En cas de mauvaise absorption, le traitement par les ultra-violets peut se révéler efficace. On encourage le client à s'exposer au soleil, car les rayons ultra-violets sont nécessaires pour transformer le cholestérol existant dans la peau en vitamine D.

Il est fréquent que les problèmes du squelette associés à l'ostéomalacie se guérissent d'eux-mêmes à condition qu'on soigne adéquatement les causes sous-jacentes ou les carences nutritionnelles. Certaines déformations persistantes méritent d'être corrigées par des corsets orthopédiques ou par une intervention chirurgicale (ostéotomie des os longs).

■ ÉVALUATION

Résultats escomptés

Le client doit parvenir à :

1. Ne ressentir ni douleur ni sensibilité des os.
2. Montrer une minéralisation de la substance osseuse :
   a) prouve que les déformations cessent de progresser ;
   b) a des preuves radiologiques que la minéralisation a repris.
3. Respecter le régime thérapeutique :
   a) consomme des quantités thérapeutiques de calcium et de vitamine D ;
   b) s'expose au soleil ;
   c) fait surveiller son taux de calcium sanguin durant tout le traitement ;
   d) va régulièrement à ses rendez-vous chez le médecin ou à la clinique.

☐ INFECTIONS OSSEUSES ET ARTICULAIRES

Ostéomyélite

L'*ostéomyélite* est une infection des os plus difficile à soigner qu'une infection des tissus mous. Les causes de l'infection peuvent être : la propagation hématogène (par voie sanguine) à partir d'un foyer infectieux localisé au niveau des amygdales, d'un furoncle, des dents ou des voies respiratoires supérieures ; le voisinage de tissus mous infectés, comme ceux de l'oreille moyenne ou ceux de certains ulcères de décubitus ou d'origine vasculaire ; ou encore, la contamination directe des os au cours d'une fracture ouverte, d'une blessure par balle ou d'une opération. L'ostéomyélite aiguë d'origine hématogène est plus fréquente chez les enfants, alors que l'ostéomyélite chronique se rencontre plus souvent chez les adultes. *Staphylococcus aureus* est responsable de 70% à 80% des infections de l'os. D'autres agents pathogènes responsables de l'ostéomyélite sont *Proteus*, *Pseudomonas*, les bacilles du côlon et *Salmonella*. On observe une recrudescence des infections nosocomiales, des infections dues à des germes anaérobies, à des bactéries à Gram négatif et à des agents pathogènes résistants à la pénicilline.

Physiopathologie. L'ostéomyélite d'origine hématogène apparaît dans les régions osseuses ayant subi un traumatisme clinique qui en a diminué la résistance. Elle atteint les os longs chez les enfants, et les vertèbres chez l'adulte. Peu importe l'origine du microbe pathogène, la réaction débute par une inflammation de l'os, une augmentation de sa vascularisation et un œdème. Après deux à trois jours, on observe une thrombose dans les vaisseaux de la région ; il en résulte une ischémie accompagnée de nécrose osseuse, causée par la croissance tissulaire et par la compression médullaire. L'infection se propage dans le canal médullaire et sous le périoste. Le pus transmet l'infection aux tissus mous voisins et aux articulations. Des abcès de l'os apparaissent si on ne parvient pas à enrayer rapidement la progression de l'infection.

Au cours de l'évolution normale, l'abcès peut aboutir et suppurer, mais le plus souvent, l'orthopédiste pratique une incision et un drainage. Des taches de tissus nécrosés, causées par l'abcès, tapissent la cavité, comme dans tous les abcès; cependant, dans ce cas précis, il s'agit de tissus osseux qui ne peuvent se liquéfier facilement et être drainés comme du pus. La portion d'os nécrosée s'appelle *séquestre*. La guérison d'un abcès osseux est plus difficile que celle d'un abcès des tissus mous, car la cavité ne peut pas se refermer et guérir. L'*involucre*, ou tissu osseux nouveau, se forme, dans une tentative de guérison. Souvent, il croît suffisamment pour entourer un séquestre, mais, au moment même où la guérison semble évidente, il reste un séquestre chroniquement infecté qui risque en tout temps de produire des abcès récurrents (*ostéomyélite chronique*).

Ostéomyélite aiguë

■ ÉVALUATION INITIALE

Manifestations cliniques.   Lorsque l'infection est véhiculée par le sang, la maladie débute soudainement et se manifeste par des frissons, une forte fièvre, un pouls rapide et un malaise généralisé. Chez les enfants dont la maladie commence généralement par une épiphysite aiguë, ces symptômes peuvent masquer complètement les signes locaux. Lorsque l'infection s'étend de la cavité médullaire au cortex osseux, elle atteint le périoste et les tissus mous; les membres deviennent alors douloureux, tuméfiés et extrêmement sensibles. Le client se plaint d'une douleur continue et pulsatile, qui s'intensifie avec le mouvement et qui est causée par la pression du pus accumulé.

Les symptômes relatifs à la septicémie n'apparaissent pas lorsque l'ostéomyélite est causée par la contamination directe ou à partir d'une zone adjacente. La région est tuméfiée, chaude, douloureuse et sensible au toucher.

Évaluation diagnostique.   Une radiographie faite dès le début révèle seulement une tuméfaction des tissus mous. Après environ deux semaines, des zones de décalcification distribuées irrégulièrement, des bosses périostiques et la formation d'un nouveau tissu osseux deviennent évidentes. Les analyses sanguines montrent une augmentation du nombre des leucocytes et une accélération de la vitesse de sédimentation. Pour choisir l'antibiotique efficace, on fait des hémocultures et des cultures du contenu des abcès.

Problèmes du client et diagnostics infirmiers

Les problèmes du client comprennent l'infection elle-même, la douleur provoquée par l'accumulation des débris infectieux, la diminution de la résistance de l'organisme entraînée par l'infection et le non-respect possible du régime thérapeutique dû à un manque de compréhension.

■ PLANIFICATION ET INTERVENTION

Objectifs

1. Supprimer l'infection.
2. Supprimer la douleur.
3. Rétablir la résistance de l'organisme.
4. Respecter le régime thérapeutique.

Traitement.   Le premier objectif du traitement consiste à rester maître de l'infection et à juguler sa progression. Les hémocultures, les frottis et les cultures du contenu de l'abcès permettent d'identifier l'agent infectieux et de sélectionner le meilleur antibiotique. Si la propagation est hématogène, on fait des cultures à partir des autres foyers. Si le staphylocoque est l'agent responsable, on commence immédiatement l'antibiothérapie par une pénicilline semi-synthétique comme la nafcilline, la méticilline, la céfalotine ou la céfazoline, qu'on administre par voie parentérale. Il est important de maintenir la concentration sanguine de l'antibiotique à un niveau élevé (de 4 à 10 fois la dose minimale) et d'en faire l'administration à l'heure prescrite. L'objectif est de juguler l'infection avant que la circulation ne soit empêchée par une thrombose. Lorsqu'on connaît les résultats de la culture, on peut remplacer l'antibiotique par celui auquel l'organisme est le plus sensible. Une fois que l'infection est jugulée, on peut administrer l'antibiotique par voie orale, et ce, pendant trois à quatre semaines après que le client n'a plus de fièvre. Pour favoriser l'absorption intestinale des antibiotiques, il est préférable de ne pas les prendre avec des aliments.

On aspire à l'aiguille le pus des régions suspectes. Si le client ne réagit pas au traitement, on l'opère pour exposer l'os atteint; on enlève les matières purulentes et nécrotiques et on irrigue directement la zone avec une solution physiologique saline stérile. On continue à maintenir une concentration sanguine élevée d'antibiotiques.

Interventions de l'infirmière.   Les objectifs visés par l'infirmière consistent toujours à atténuer la douleur et à favoriser le bien-être du client.

L'ostéomyélite est une maladie qui exige des soins infirmiers très sérieux. Les plaies elles-mêmes sont souvent très douloureuses, et on doit les manipuler avec soin et douceur. Il faut soutenir les articulations au-dessus et au-dessous de la région blessée, et faire bouger les membres avec délicatesse. On immobilise la zone atteinte avec une attelle jusqu'à ce que la plaie soit cicatrisée. Cette immobilisation diminue la douleur et les spasmes musculaires.

Il faut surveiller constamment l'apparition d'autres régions douloureuses ou les soudaines augmentations de température, ce qui peut indiquer soit une extension de l'infection, soit une infection secondaire.

Durant la phase aiguë et la période de convalescence, on doit surveiller l'état de santé du client ainsi que ses besoins nutritifs. On veille à lui fournir la quantité de liquide adéquate et un régime équilibré riche en protéines, en vitamine C et en vitamine D. L'homéostasie électrolytique et un bilan azoté positif favorisent la guérison.

Si la plaie doit être drainée, on isole le client pour que le drainage ainsi que les soins de la plaie et de la peau soient faits avec précaution en fonction de l'étendue de l'infection.

Il est essentiel de se laver soigneusement les mains pour éviter une infection croisée.

Lorsque le client quitte la section des soins intensifs, il doit à tout prix respecter le régime thérapeutique. Le traitement adéquat requiert l'antibiothérapie appropriée et un environnement qui favorise la guérison de l'os. Si le traitement s'effectue dès le début, l'infection peut être éliminée et l'os guérir ; sinon, l'ostéomyélite chronique s'installe.

■ ÉVALUATION

Résultats escomptés

Le client parvient à :

1. Ne plus montrer de signe d'infection osseuse :
   a) suit jusqu'au bout l'antibiothérapie prescrite ;
   b) a une température normale ;
   c) ne présente aucun signe de drainage purulent ;
   d) présente des paramètres normaux quant aux analyses sanguines.
2. Ne plus souffrir :
   a) ne ressent plus aucune douleur ;
   b) n'éprouve aucune sensibilité dans la région infectée ;
   c) ne ressent aucun malaise en faisant des mouvements ;
   d) n'a plus besoin d'analgésiques.
3. Montrer une amélioration de la résistance à l'infection :
   a) suit un régime alimentaire équilibré ;
   b) a des résultats d'analyses sanguines normaux ;
   c) fait des activités avec le minimum de fatigue ;
   d) prend les précautions habituelles pour éviter les refroidissements et les autres infections.
4. Respecter le régime thérapeutique :
   a) reprend peu à peu ses activités ;
   b) suit un régime alimentaire équilibré ;
   c) signale immédiatement tout retour de la douleur et de la fièvre ;
   d) va régulièrement à ses rendez-vous à la clinique ou chez le médecin.

Ostéomyélite chronique

Évaluation et manifestations cliniques. Le client qui souffre d'ostéomyélite chronique présente un sinus qui suinte constamment ; la douleur, l'inflammation, la tuméfaction et le drainage récidivent périodiquement. L'infection, lente à évoluer, persiste dans le tissu cicatrisé, où la circulation est réduite. La radiographie laisse voir de grandes cavités irrégulières et des séquestres, ou encore des structures osseuses assez denses.

Traitement. Dans l'ostéomyélite chronique, il faut enlever tout tissu osseux et cartilagineux, mort ou infecté, pour qu'une guérison permanente ait lieu. Cette opération, appelée *séquestrectomie*, consiste à enlever assez d'involucre, à l'aide d'un maillet et d'un ciseau, pour permettre à l'orthopédiste d'enlever le séquestre. Souvent, on prélève suffisamment de tissu pour convertir une cavité profonde en une soucoupe plate. Les antibiotiques jouent un rôle de soutien pour prévenir la septicémie et l'infection locale massive. On les administre avant, pendant et après l'opéra-

tion pour s'assurer que l'hématome causé par l'intervention demeure stérile, ce qui empêche toute infection. Cette antibiothérapie dure au moins six semaines.

On peut refermer la plaie de manière à ne conserver aucun espace libre ; ou bien, on peut la tamponner et attendre que la granulation apparaisse pour la fermer ; ou encore, on peut faire une greffe. Pour réprimer l'hématome et enlever les débris, on peut installer un système de succion-irrigation à circuit fermé en utilisant du liquide physiologique durant sept à huit jours. Si l'irrigation se prolonge davantage, il faut craindre l'apparition d'une infection superposée à la première.

Tuberculose osseuse et articulaire

La *tuberculose* est une maladie infectieuse engendrée par le bacille tuberculeux, *Mycobacterium tuberculosis*. Alors que les poumons sont les organes généralement envahis directement, l'atteinte des os et des articulations est secondaire à une tuberculose localisée ailleurs dans l'organisme. C'est pourquoi il est préférable de rechercher d'autres foyers actifs lorsque les os sont atteints. La tuberculose osseuse est rare (3% de toutes les formes de tuberculose) et elle se manifeste surtout chez les enfants. Les os sont touchés dans les deux années qui suivent la première lésion tuberculeuse.

La tuberculose d'un os ou d'une articulation est une infection de faible degré et elle progresse lentement. Le fait qu'une seule articulation (monoarticulaire) ou qu'un seul os (mono-osseux) est atteint est une caractéristique. Ce sont les vertèbres qui sont le plus souvent atteintes (mal de Pott) et, dans certains cas, le hanche, le genou et la cheville le sont également. Les signes et les symptômes locaux comprennent la tuméfaction (causée par l'inflammation de la synoviale), la douleur et la sensibilité, les spasmes musculaires, une raideur précoce (qui évolue jusqu'à limiter les mouvements actifs ou passifs à cause de la fibrose ankylosante), une chaleur légère au niveau de la région atteinte, l'augmentation du liquide synovial et l'atrophie musculaire. Les manifestations cliniques comprennent la fatigue, l'anorexie, l'amaigrissement, et une fièvre légère et intermittente. Pour poser le diagnostic, on fait des tests cutanés, des radiographies et une biopsie de la synoviale.

Le traitement consiste à faire disparaître l'infection, à rétablir le bien-être du client et à favoriser la guérison des os et des articulations malades grâce à l'immobilisation et à une saine nourriture.

Interventions de l'infirmière. Dès le début, les efforts portent sur la maîtrise et l'arrêt de l'infection. On administre plusieurs médicaments antituberculeux pour détruire les microbes aussi rapidement que possible et pour réduire les risques que des micro-organismes résistants aux médicaments ne demeurent vivants. (La chimiothérapie est traitée à la page 1392.) L'infection secondaire qui touche l'os est combattue par l'antibiotique approprié. En cas d'un abcès à drainer, d'un os à exciser ou d'une articulation à fixer, il faut faire une intervention chirurgicale de nature orthopédique.

Lorsque l'articulation est atteinte, le cartilage et le tissu osseux sous-chondral peuvent être détruits. Au cours de l'opération, il est parfois nécessaire d'enlever la synoviale tuberculeuse tuméfiée.

L'infection de la vertèbre peut conduire à la formation d'un abcès paravertébral, à la paraplégie causée par cet abcès ou par la compression de la moelle épinière par le tissu granuleux, ou à la méningite tuberculeuse entraînée par la rupture de l'abcès à travers la dure-mère. La tuberculose osseuse peut ainsi produire des abcès ossifluents.

L'articulation atteinte doit être immobilisée pour réduire la douleur et favoriser la guérison. On peut conseiller au client un repos complet au lit avec un plâtre ou un brassard plâtré ; on peut aussi souder les os pour favoriser l'immobilisation.

Une bonne alimentation et des mesures sanitaires contribuent également à accélérer la guérison. Pour assurer le métabolisme normal de l'os, l'administration d'une quantité adéquate de vitamine D peut se révéler nécessaire.

Les autres aspects des soins et de l'éducation du client sont présentés à la page 1392.

□ TUMEURS OSSEUSES

Il existe bien des types variés de néoplasmes osseux : tumeurs bénignes, sarcomes malins primitifs ou carcinomes secondaires à des cancers primitifs de n'importe quelle partie du corps. Les cellules osseuses, cartilagineuses, fibreuses et médullaires, de même que les cellules nerveuses, vasculaires et adipeuses peuvent se transformer en cellules cancéreuses au niveau d'un os. L'existence d'une tumeur au niveau de l'os force les tissus sains à réagir en augmentant la réabsorption ostéoblastique locale ou en accélérant la réaction ostéoblastique autour de la tumeur. Le type de tumeur, son mode de croissance et les métastases auxquelles elle donne naissance ainsi que la manière de réagir de l'os expliquent la symptomatologie et les résultats radiologiques, et dirigent la planification du traitement médical. Certaines de ces tumeurs osseuses sont assez fréquentes, alors que d'autres sont excessivement rares. Certaines ne présentent aucun problème, alors que les autres entraînent rapidement la mort. Certaines tumeurs bénignes peuvent devenir malignes.

Traitement.   Le traitement des tumeurs osseuses comprend l'excision chirurgicale (excision locale, amputation ou désarticulation), l'irradiation lorsque la tumeur est sensible aux rayons et la chimiothérapie pour détruire les métastases. On poursuit les recherches en vue d'un traitement possible par l'immunothérapie. On obtient de très bons résultats en pratiquant une excision en bloc, puis en faisant une greffe ainsi qu'un traitement chimique. On obtient alors une meilleure qualité de vie et le taux de survie augmente.

■ ÉVALUATION INITIALE

Manifestations cliniques.   Il existe une variété de problèmes qui accompagnent la tumeur osseuse. Le client peut ne présenter aucun symptôme ; il peut aussi ressentir une douleur (de légère et occasionnelle à continue et intense), différents degrés d'incapacités et, parfois, une croissance évidente de l'os ou encore des fractures pathologiques.

Le diagnostic différentiel repose sur les antécédents du client, l'examen physique, la radiographie, y compris la tomographie, la scintigraphie, l'artériographie (si nécessaire), les analyses biochimiques du sang et de l'urine et, finalement, la biopsie en vue d'une identification histologique (*Figure 59-8*).

Problèmes du client et diagnostics infirmiers

Les problèmes du client comprennent la douleur et l'incapacité reliées à la croissance néoplasique, la possibilité de fractures pathologiques causées par les variations structurales de l'os, la possibilité de métastases relatives à la nature du néoplasme, les complications possibles par suite du régime thérapeutique médical et la possibilité que le client ne respecte pas le régime thérapeutique à cause d'un manque de compréhension.

Tumeurs osseuses bénignes

Habituellement, les tumeurs osseuses bénignes croissent lentement et sont bien circonscrites ; elles présentent peu de symptômes et n'entraînent pas la mort.

L'*ostéochondrome* est la tumeur bénigne la plus courante ; il se présente sous la forme d'une grosse masse située à l'extrémité d'un os long (niveau du genou ou de l'épaule). Il se développe au cours de la croissance pour devenir stable par la suite. La coiffe cartilagineuse de l'ostéochondrome peut devenir maligne à la suite d'un traumatisme et donner naissance à un chondrosarcome.

L'*enchondrome* est une tumeur courante du cartilage hyalin, qui apparaît au cours de la croissance au niveau des mains, des côtes, du fémur, du tibia, de l'humérus et du bassin. En général, le seul symptôme est une légère douleur. Des fractures pathologiques peuvent se produire.

L'*ostéome ostéoïde* est une tumeur douloureuse qui sévit chez l'enfant et chez le jeune adulte. Le tissu néoplasique (foyer morbide) est entouré d'une formation osseuse réactionnelle qui en permet l'identification radiologique.

Les kystes osseux sont des lésions croissant à l'intérieur de l'os. On observe des *kystes anévrismaux des os* chez les jeunes adultes. Ce type de kyste se présente sous la forme d'une masse palpable et douloureuse située sous les os longs, les vertèbres et les os plats. Les *kystes osseux uniloculaires* apparaissent chez l'enfant, bien que peu gênants, ils peuvent provoquer des fractures pathologiques de la partie supérieure de l'humérus et du fémur. Ces kystes peuvent guérir spontanément.

La *tumeur à cellules géantes*, bien que bénigne, peut envahir les tissus de la région et entraîner leur destruction. Elle apparaît chez le jeune adulte. De consistance molle, elle peut produire des hémorragies. Quelques-unes de ces tumeurs peuvent récidiver et se transformer en sarcomes et donner naissance à des métastases.

L'approche thérapeutique générale consiste à exciser complètement le tissu tumoral et à reconstruire l'os grâce à des greffes. On remplit la région excisée de fragments d'ilion pour stimuler la cicatrisation.

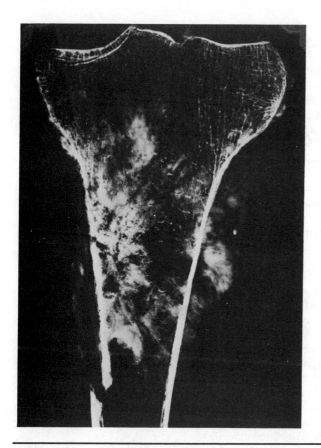 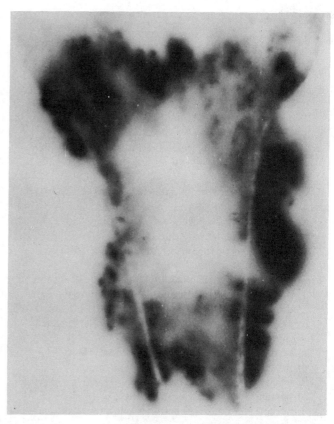

Figure 59-8 (*À gauche*) Radiographie montrant un ostéosarcome de l'extrémité proximale du tibia. À noter la destruction de l'anatomie normale de l'os. (*À droite*) Autoradiographie du même client ayant reçu une injection intraveineuse de $^{85}_{38}$ Sr pour la scintigraphie osseuse. À noter la forte absorption (taches noires) dans la crête de croissance périphérique et le manque relatif d'absorption au centre. (*Source*: Armed Forces Institute of Pathology. Négatifs n°s 67-4-8, 67-4-9.)

■ PLANIFICATION ET INTERVENTION

Objectifs

1. Faire disparaître la douleur et rétablir le fonctionnement.
2. Empêcher toute fracture pathologique.
3. Guérir l'os opéré.
4. Empêcher toute complication d'apparaître après l'excision.
5. Respecter le régime thérapeutique.

Interventions. Les soins à donner au client qui a subi l'excision d'une tumeur osseuse sont semblables, sous bien des aspects, à ceux que l'on donne au client qui a subi une opération du squelette. La région opérée doit être élevée pour réduire la tuméfaction ; on doit évaluer l'état neurovasculaire du membre. En général, on immobilise la région avec des attelles, un plâtre ou des bandages compressifs jusqu'à ce que l'os guérisse. On surveille l'équilibre hydro-électrolytique et on encourage le client à suivre un régime riche en protéines avec des quantités adéquates de vitamines, en particulier de vitamines C et D, et de calcium.

La plaie opératoire et la zone de prélèvement du greffon sont douloureuses. Dans la période qui suit immédiatement l'intervention, on administre des narcotiques. Par la suite, on donne des analgésiques sans narcotiques, par voie orale, pour atténuer la gêne.

Les complications postopératoires sont reliées à l'immobilité, aux pertes de sang et à l'infection. L'ostéomyélite est à craindre. On administre un traitement prophylactique par les antibiotiques et l'on suit des techniques de pansements strictement aseptiques afin de diminuer les risques de cette complication redoutée. Au cours de la cicatrisation, on évite toute autre infection, comme un refroidissement, afin qu'aucune propagation hématogène ne puisse entraîner l'ostéomyélite.

Selon la région opérée, on peut avoir recours à des appareils orthopédiques. Pour rétablir le fonctionnement du membre, on planifie un programme d'exercices. On encourage le client à participer activement à ce programme ainsi qu'à des activités de rééducation.

Dès que le client est sur le point de quitter le centre hospitalier, il faut l'informer des soins à poursuivre à la maison. On revoit avec lui tout ce qui concerne les médicaments et les exercices à faire. L'infirmière l'encourage à prendre des rendez-vous afin d'avoir un suivi.

■ ÉVALUATION

Résultats escomptés

Le client doit parvenir à :

1. Ne pas souffrir et retrouver le fonctionnement de son membre :
   a) ne ressent aucune douleur au repos ni au cours des activités ;
   b) ne ressent aucune sensibilité au niveau de la plaie opératoire ni au niveau de la zone de prélèvement du greffon ;
   c) montre un jeu normal des articulations et une force musculaire normale ;
   d) retrouve l'usage normal de l'os opéré ;
   e) participe aux activités quotidiennes.
2. Ne pas souffrir de fractures pathologiques.
3. Sentir l'os opéré guérir.
4. Ne pas souffrir de complications à la suite de l'excision :
   a) a une température, un pouls et une respiration dans des limites normales ;
   b) ne présente aucune sensibilité du mollet ni aucun signe d'Homan ;
   c) ne montre aucun symptôme d'ostéomyélite ;
   d) présente un état neurovasculaire normal.
5. Respecter le régime thérapeutique :
   a) participe aux exercices quotidiens ;
   b) accepte de limiter ses activités selon les recommandations ;
   c) prend les médicaments prescrits ;
   d) va régulièrement à ses rendez-vous chez le médecin.

Tumeurs osseuses malignes

Les tumeurs osseuses malignes peuvent être primitives et provenir de cellules osseuses (sarcomes) ou d'éléments myéloïdes (myélomes) ; elles peuvent aussi être secondaires (carcinomes) et causées, dans ce cas, par des métastases issues de cancers du sein, de la prostate, du rein, de la thyroïde ou du poumon. Les métastases naissant dans les os parviennent fréquemment aux poumons.

Le *sarcome ostéogène* (ostéosarcome) est le plus courant et représente la tumeur osseuse maligne primitive qui entraîne le plus de décès. Il est caractérisé par des métastases parvenant très tôt aux poumons par voie hématogène. Le taux de mortalité est élevé, car le sarcome a souvent atteint les poumons lorsque le client consulte le médecin.

Le sarcome ostéogène frappe plus souvent les individus de sexe masculin âgés de 10 à 25 ans ainsi que les personnes plus âgées qui souffrent de la maladie de Paget. Il se caractérise par la douleur, un œdème, des mouvements limités et un amaigrissement de mauvais augure. La masse osseuse est palpable, sensible et fixe ; la température cutanée à ce niveau augmente et les veines se distendent. La lésion primitive peut atteindre n'importe quel os. L'extrémité inférieure du fémur, les extrémités supérieures du tibia et de l'humérus sont les régions les plus fréquemment atteintes.

Traitement. L'objectif du traitement est de détruire ou d'enlever le tissu malin en utilisant la méthode la plus efficace possible. Cela exige une approche multidisciplinaire qu'on ne trouve généralement que dans un centre anticancéreux.

L'ablation chirurgicale de la tumeur entraîne généralement l'amputation du membre atteint avec une démarcation qui traverse l'os ou l'articulation en amont de la tumeur afin de pouvoir supprimer localement la lésion primitive. (Voir, à la page 1330, les soins infirmiers donnés après une amputation.) Dans certains centres, on parvient à faire une résection locale de l'os, sans amputer, en installant des prothèses métalliques ou en faisant des allogreffes pour remplacer l'os.

À cause du danger réel que représentent les métastases issues de ce type de tumeur, on commence une chimiothérapie combinée avant l'opération afin de détruire la moindre métastase naissante. On espère que cette chimiothérapie sera des plus efficaces, avec un taux d'intoxication faible et une résistance minimale aux médicaments. On utilise des combinaisons variées de vincristine, de méthotrexate à haute dose avec acide folinique, de doxorubicine et de cyclophosphamide. De fortes doses de méthotrexate inhibent la synthèse de l'ADN et elles sont plus tolérables lorsqu'on les administre avec de l'acide folinique, ce qui « sauve » le client de la toxicité extrême du méthotrexate. Cette combinaison augmente le taux de survie.

Les soins infirmiers du client qui subit une chimiothérapie se trouvent à la page 213. Le client atteint d'une tumeur osseuse a besoin qu'on le comprenne et qu'on l'aide à supporter les effets secondaires désagréables du traitement et l'issue incertaine de la maladie.

Un *chondrosarcome* est une tumeur maligne du cartilage hyalin. C'est la tumeur osseuse primitive la plus fréquente après le sarcome ostéogène. Cette tumeur croît lentement, puis elle s'étend et devient encombrante. Elle se développe à l'âge adulte et touche plus fréquemment les hommes. Elle apparaît généralement au niveau du bassin, des côtes, du fémur, de l'humérus, des vertèbres, de l'omoplate et du tibia. Chez 50% des clients, les métastases atteignent les poumons. Si la tumeur est parfaitement différenciée, l'excision d'une grande région ou l'amputation du membre atteint peut donner un taux de survie appréciable. Malheureusement, ces tumeurs peuvent récidiver.

■ PLANIFICATION ET INTERVENTION

Objectifs

1. Supprimer la douleur et réduire l'incapacité au minimum.
2. Empêcher les fractures pathologiques.
3. Arrêter l'évolution de la maladie et éviter l'apparition des métastases.
4. Éviter les complications dues au régime thérapeutique.
5. Respecter le régime médical continu.

Interventions. On élimine la tumeur soit par excision, soit par amputation. Les soins sont semblables à ceux que l'on donne lors d'une opération du squelette ou lors d'une amputation. On fait des examens pour évaluer les réactions de la région que l'on traite.

On atténue la douleur grâce à l'immobilisation, à une manipulation en douceur, à l'utilisation de narcotiques et d'analgésiques sans narcotiques.

On surveille les signes vitaux et on fait certains examens pour suivre le développement possible des complications comme la thrombophlébite, l'embolie pulmonaire, l'infection, les contractures et l'atrophie due à l'inactivité.

Le client commence très tôt les activités de rééducation. On l'encourage à participer activement à des exercices et à des activités quotidiennes. On doit aider le client et sa famille à s'adapter émotionnellement à ce type de cancer des os.

On combine généralement l'intervention chirurgicale et la chimiothérapie. On encourage le client à accepter les médicaments. Pour identifier le plus tôt possible l'apparition de métastases ou le retour du cancer, il est nécessaire d'effectuer un suivi à longue échéance.

■ ÉVALUATION

Résultats escomptés

Le client doit parvenir à :

1. Ne plus souffrir et avoir le minimum d'incapacité :
   a) ne ressent aucune douleur ni au repos, ni durant les activités, dans la région opératoire ;
   b) participe aux activités quotidiennes ;
   c) fait chaque jour des exercices ;
   d) se sert d'appareils orthopédiques, si nécessaire ;
   e) utilise des prothèses, si nécessaire.
2. Ne plus présenter de fractures pathologiques.
3. Ne plus présenter de signe de tumeur ni de métastases aux poumons ou ailleurs.
4. Ne pas souffrir de complications causées par le traitement :
   a) présente des signes vitaux se situant dans la normale ;
   b) ressent un minimum d'effets secondaires de la chimiothérapie ;
   c) ne montre aucun signe d'ostéomyélite.
5. Respecter le régime médical continu :
   a) prend les médicaments prescrits ;
   b) va à ses rendez-vous chez le médecin ;
   c) signale la réapparition des symptômes.

Myélome multiple

Le *myélome multiple* (myélome plasmocytaire, plasmocytome) est un néoplasme malin des cellules plasmocytaires qui se propage dans les os et les tissus mous, et qui apparaît de façon caractéristique chez les femmes d'âge moyen. Cette tumeur a son origine et son siège principal dans la moelle osseuse. Dans les stades plus avancés, elle atteint les ganglions lymphatiques, le foie, la rate et les reins. On remarque une prolifération considérable de cellules plasmocytaires différenciées dans la cavité médullaire, sur tout le squelette. Les os les plus touchés sont ceux des régions médullaires hématopoïétiques très actives comme la colonne, le crâne, les côtes, le sternum, le bassin et l'extrémité supérieure de l'humérus.

■ ÉVALUATION INITIALE

Manifestations cliniques. Le client ressent constamment une douleur osseuse aiguë due à l'érosion de la cavité médullaire et du cortex. La radiographie révèle la présence de géodes dans l'os, sans qu'il y ait sclérose ou formation osseuse réactionnelle. Les lésions du squelette entraînent la tuméfaction, la sensibilité, la douleur et les fractures pathologiques. Le symptôme le plus courant est la douleur lombaire qui est due à la fracture par tassement du corps vertébral.

Le remplacement de la moelle par des cellules néoplasiques entraîne l'anémie. La destruction du squelette comporte un risque constant d'hypercalcémie, d'hypercalciurie et d'hyperuricémie. Les cellules plasmocytaires malignes sécrètent en proportions anormales une immunoglobuline ou des éléments de celle-ci (la protéine de Bence Jones), que l'on décèle habituellement dans le sérum ou dans l'urine par l'immunoélectrophorèse.

Les symptômes d'insuffisance rénale apparaissent par suite de la précipitation d'immunoglobulines dans les tubules, ou d'une pyélonéphrite, d'hypercalcémie, d'une augmentation d'acide urique, de l'infiltration du rein par les cellules plasmocytaires (myélome rénal) et de la thrombose veineuse rénale.

Une tendance pathologique à l'hémorragie caractérise le myélome pour deux raisons majeures : (1) une diminution du nombre de plaquettes (thrombopénie), due à la destruction dans la moelle des mégacaryocytes qui les engendrent ; et (2) le fonctionnement perturbé des plaquettes, la macroglobuline ayant tendance à recouvrir ces éléments et à interférer avec leurs fonctions hémostatiques.

C'est en examinant la moelle osseuse obtenue par ponction-biopsie du sternum ou de la crête iliaque qu'on peut poser un diagnostic.

Problèmes du client et diagnostics infirmiers

Les principaux problèmes du client comprennent la douleur reliée à l'érosion de l'os, les fractures pathologiques possibles consécutives à l'affaiblissement de la structure du squelette, l'insuffisance rénale aiguë éventuelle reliée à la physiopathologie, l'infection massive possible sans symptômes évidents causée par une production insuffisante d'anticorps, les complications hématologiques dues à une hématopoïèse et le non-respect éventuel du régime thérapeutique dû à un manque de compréhension des phénomènes.

■ PLANIFICATION ET INTERVENTION

Objectifs

1. Atténuer la douleur.
2. Faire cesser l'évolution pathologique.
3. Empêcher les fractures pathologiques.
4. Empêcher l'insuffisance rénale aiguë.
5. Empêcher l'infection.
6. Empêcher les complications hématologiques.
7. Respecter le régime thérapeutique.

Traitement. Les objectifs principaux du traitement sont d'enrayer la croissance des plasmocytes et d'atténuer la douleur. L'administration d'alcoylants pour diminuer la masse tumorale demeure la base du traitement. Chez la plupart des clients, l'association de plusieurs médicaments semble plus efficace. On utilise souvent le melphalan (Alke-ran) et le cyclophosphamide (Cytoxan) avec ou sans predni-sone. On fait appel à d'autres agents chimiothérapeutiques lorsque cette méthode échoue. (Un exposé des soins à donner au client qui subit une chimiothérapie se trouve à la page 213.) L'allopurinol peut parfois contrôler l'hyperuricé-mie. La survie du client dépend de sa réaction à la chimiothérapie.

Interventions.   Pour le client, le problème majeur est la douleur. Pour parvenir à l'atténuer, la chimiothérapie et les stéroïdes peuvent être efficaces. On a recours à la radiothérapie pour éliminer la douleur osseuse des lésions importantes (en particulier celle qui est causée par la compression d'un nerf ou par des fractures) et pour réduire la taille des tumeurs plasmocytaires situées en dehors des os. Lorsque la douleur est aiguë, il peut être nécessaire d'utiliser des analgésiques et des narcotiques.

Il est important que le client puisse se déplacer le plus longtemps possible, à moins que des lésions de la colonne vertébrale (plasmacytome extra-dural) ne risquent de com-primer la moelle épinière. Si cela se produit, le client subit une radiothérapie afin de prévenir une paraplégie, ou l'on pratique une laminectomie pour décomprimer la moelle épinière et prévenir les fractures des vertèbres, car le client est sujet aux fractures pathologiques.

Le client doit boire énormément pour produire une diurèse quotidienne variant de 2 500 mL à 3 000 mL, ce qui permet de contrôler les concentrations de calcium sanguin et de prévenir l'hypercalcémie et l'hyperuricémie. Il faut éviter que le client ne se déshydrate, sinon l'insuffisance rénale aiguë survient rapidement.

- Avant la radiothérapie ou les analyses de laboratoire, il *ne faut donc pas* trop restreindre la quantité de liquides que doit boire le client souffrant d'un myélome multiple.

Complications.   Comme la capacité du client de produire des anticorps est amoindrie, l'équipe médicale doit surveiller la réapparition possible de l'infection. Celle-ci peut aussi être causée par l'atteinte importante de la moelle osseuse et par les effets de la chimiothérapie, de la radiothé-rapie et des stéroïdes qui entraînent la leucopénie. On surveille de près la température ainsi que les signes d'une infection possible des voies respiratoires et urinaires. Les clients qui prennent des stéroïdes ont des symptômes d'infection peu évidents. C'est pourquoi il est nécessaire de noter le moindre signe d'apathie et de léthargie.

En plus de l'infection, la vie du client est toujours menacée par les complications neurologiques (la paraplégie entraînée par le collapsus de certaines structures de soutien, l'infiltration des racines nerveuses ou la compression de la moelle épinière par les tumeurs plasmocytaires), les fractures pathologiques et les complications rénales et hématologiques. Le dérèglement du système immunitaire rend toujours possible la formation de tumeurs multiples.

Lorsque la maladie se révèle fatale, les seuls instruments qui restent à l'infirmière sont une attitude compatissante et les soins de soutien.

On trouvera, à la page 609, un exposé concernant les rapports entre cette maladie et les organes hématopoïétiques.

■ **ÉVALUATION**

Résultats escomptés

Le client doit parvenir à :

1. Moins souffrir :
   ne ressent qu'une légère douleur au repos et durant les activités.
2. Montrer que la maladie a cessé de progresser :
   a) présente un arrêt de croissance des plasmocytes ;
   b) sent une amélioration de l'état anémique et hémato-logique ;
   c) montre des résultats biochimiques normaux.
3. Ne pas subir de fractures pathologiques :
   ne présente aucun symptôme de compression des racines nerveuses.
4. Ne pas souffrir d'insuffisance rénale aiguë :
   a) a des résultats d'analyses urinaires améliorés ;
   b) a une diurèse normale.
5. Ne pas souffrir d'infection :
   a) a une température normale ;
   b) est alerte et actif.
6. Ne pas souffrir de complications hématologiques :
   ne présente aucun signe d'anémie ni aucune tendance à saigner.
7. Respecter le régime thérapeutique :
   a) prend les médicaments selon la prescription ;
   b) va régulièrement à ses rendez-vous chez le médecin ;
   c) prend des repas bien équilibrés.

Cancer secondaire des os

Le *cancer secondaire des os* est plus fréquent que toute tumeur osseuse maligne primitive. Les tumeurs qui se développent dans les différents tissus peuvent envahir l'os et produire une destruction locale, présentant des symptômes cliniques semblables à ceux des cancers osseux primitifs. Ceux-ci proviennent en général des cancers du rein, de la prostate, du poumon, du sein, de l'ovaire et de la glande thyroïde. Les métastases tumorales s'attaquent le plus souvent au crâne, à la colonne, au bassin, au fémur et à l'humérus. La scintigraphie fournit un bon diagnostic.

L'augmentation des phosphatases acides sériques cons-titue un signe diagnostique important, chez les clients atteints de cancer secondaire de la prostate. La première manifestation de la maladie, dans un cas semblable, peut être une fracture osseuse pathologique. Dans les stades ultérieurs, le sang périphérique peut donner des signes d'interférence de la moelle osseuse. La ponction-biopsie ou la biopsie chirurgicale de la tumeur osseuse peut fournir des informations quant au foyer primitif si toutefois on ne le connaît pas.

Il n'y a pas d'autre traitement pour le cancer secondaire des os que le traitement palliatif, et le but thérapeutique consiste à soulager le client dans la mesure du possible. On encourage le client à rester autonome et à vaquer à ses occupations le plus longtemps possible. En cas de fracture d'un os long, il faut procéder à l'opération.

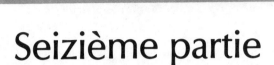

Seizième partie

Les soins infirmiers dans les maladies infectieuses et dans les situations d'urgence

60

Les maladies infectieuses

□ DÉFI QUE REPRÉSENTENT LES MALADIES INFECTIEUSES

Les maladies infectieuses menacent encore la santé de la majorité de la population mondiale. Dans les pays en voie de développement, la principale cause de décès demeure les maladies infectieuses et parasitaires ; aussi faut-il en venir à bout pour assurer l'auto-suffisance économique et le développement d'une nation. Dans les pays industrialisés, le taux de mortalité causée par les maladies infectieuses a chuté rapidement, mais il n'en demeure pas moins que ces maladies constituent les plus fréquents problèmes requérant l'attention des professionnels et elles représentent un fort pourcentage du coût des soins de santé.

Bien qu'on ait réussi à vaincre beaucoup de maladies infectieuses, de nouveaux problèmes ont surgi. Les maladies transmises sexuellement constituent les maladies les plus courantes en Amérique du Nord. Les micro-organismes résistant à une grande variété d'antibiotiques ont augmenté. De plus, le nombre de personnes dont les défenses immunitaires ont été diminuées par un traitement immunosuppresseur n'a cessé de grandir rapidement. Les personnes âgées appartiennent à ce groupe et elles sont sensibles à des micro-organismes que l'on considère généralement comme peu pathogènes.

D'autre part, les progrès de la médecine moderne ont conduit au développement de plus d'antibiotiques, ils ont permis de cultiver des virus à partir de milieux tissulaires et ils ont augmenté le domaine de connaissances à propos de l'immunité.

□ ÉVOLUTION DE L'INFECTION

L'*épidémiologie* est la science qui étudie l'histoire et l'occurrence d'une maladie ainsi que les facteurs qui contribuent directement ou indirectement au développement d'une maladie (*Tableau 60-1*).

Il est nécessaire que toute une chaîne d'événements se produisent pour qu'une maladie infectieuse se propage.

Tout commence par un *agent causal*, ou organisme envahisseur, qui peut être une bactérie, un virus, un champignon, un helminthe, une richettsie ou un protozoaire. L'infection causée par ces différents types de micro-organismes déclenche des réactions spécifiques dans l'organisme infecté.

Le deuxième maillon de la chaîne est un *réservoir*, c'està-dire un endroit où les organismes envahisseurs peuvent vivre et proliférer. Le réservoir est l'environnement dans lequel on peut trouver l'agent infectieux. Ce peut être un être humain, un arthropode, une plante, le sol ou de la matière inanimée ; par exemple, l'être humain est le réservoir de la syphilis, le sol est le réservoir du tétanos et les animaux sont le réservoir de la brucellose. La plupart des maladies infectieuses humaines se contractent par contact avec une personne infectée.

Le troisième maillon est le *mode d'échappement* du réservoir. Les portes de sortie peuvent être les différents systèmes de l'organisme, comme les voies respiratoires (la plus courante, si le réservoir est un humain), la voie intestinale et les voies génito-urinaires ; les lésions ouvertes ; ou un moyen mécanique, comme une piqûre d'insecte.

L'agent infectieux ne devient dangereux, une fois qu'il s'est échappé du réservoir, que s'il s'est trouvé un moyen d'atteindre un hôte. Ce *mode de transmission* (le quatrième maillon) peut être direct (contact de personne à personne, piqûre d'insecte, milieu ambiant) ou indirect (contact éloigné grâce à un intermédiaire tel que de l'eau, du sérum ou un contage). Le bacille de la thyphoïde est un exemple de micro-organismes à transmission indirecte qui est capable de survivre longtemps en dehors de l'organisme humain. La maladie peut aussi se transmettre par la nourriture, l'eau, les médicaments et le sang contaminés, par les gouttelettes de l'air ou par un vecteur comme un arthropode.

Le cinquième maillon de la chaîne est le *mode d'entrée* de l'agent infectieux chez un hôte. Tout comme les portes de sortie, les portes d'entrée peuvent être les voies respiratoires, l'appareil digestif, une infection directe des muqueuses, ou l'infection d'une lésion cutanée.

Le sixième et dernier maillon de la chaîne est l'*hôte éventuel*. La présence d'un agent infectieux n'entraîne pas

Tableau 60-1 Épidémiologie, traitement et moyens de contrôle des maladies contagieuses

Maladie	Agent infectieux	Sources	Porte d'entrée	Mode de contagion	Période d'incubation	Chimiothérapie*	Prophylaxie
Amibiase	Entamœba histolytica	Aliments et eau contaminés	Tube digestif	Clients et porteurs ; voie fécale-orale ; contacts oraux et sexuels	Variable	Métronidazole ; émétine ; chloroquine ; iodoquinol ; chlortétracycline	Dépistage des porteurs et interdiction pour eux de manipuler les aliments ; protection de la tuyauterie
Brucellose	Brucella militensis et micro-organismes associés	Lait, viande, tissus, sang, fœtus et placentas provenant de bétail, de chèvres, de chevaux et de porcs contaminés	Tube digestif	Ingestion de matières infectées ou contact avec ces matières	De 5 à 30 jours (variable)	Tétracycline, streptomycine ou chloramphénicol	Pasteurisation du lait ; contrôle de l'infection chez les animaux
Chancre mou	Bacille de Ducrey	Humains atteints ou porteurs	Organes génitaux	Contacts sexuels directs	De 3 à 5 jours	Sulfamides ; sreptomycine ; tétracycline	Dépistage efficace des cas et traitement de l'infection
Coqueluche	Bordetella pertussis	Humains atteints	Voies respiratoires	Sécrétions bronchiques infectées	Ordinairement 7 jours	Érythromycine ; ampicilline	Immunisation active par vaccination ; isolement des cas
Diphtérie	Corynebacterium diphteriæ	Humains atteints ou porteurs ; contages ; lait cru	Rhinopharynx	Sécrétions nasales et buccales ; gouttelettes des voies respiratoires	De 2 à 5 jours	Anatoxine diphtérique ; pénicilline ; érythromycine	Immunisation active par l'anatoxine diphtérique
Dysenterie bacillaire (shigellose)	Shigella diphteriæ type I	Aliments et eau contaminés	Tube digestif	Clients et porteurs ; voie fécale-orale	De 24 h à 48 h	Ampicilline ; chloramphénicol ; tétracycline	Dépistage et contrôle des porteurs ; contrôle des manipulateurs d'aliments ; décontamination des réserves d'eau
Encéphalite épidémique (équine de l'est et de l'ouest des États-Unis)	Virus	Poulets et mites d'oiseaux sauvages ; chevaux ; serpents en hibernation	Peau	Moustiques	Variable	Aucune	Vaccination (vaccin en poudre)
Fièvre paratyphoïde	Salmonella paratyphi A et B et micro-organismes associés	Nourriture, lait, eau contaminés ; sondes rectales et lavements barytés	Tube digestif	Urines et fèces infectées	De 7 à 24 jours	Chloramphénicol ; ampicilline	Contrôle des eaux de consommation, des vendeurs et des manipulateurs d'aliments ; traitement des porteurs

Tableau 60-1 Épidémiologie, traitement et moyens de contrôle des maladies contagieuses (*suite*)

Maladie	Agent infectieux	Sources	Porte d'entrée	Mode de contagion	Période d'incubation	Chimiothérapie*	Prophylaxie
Fièvre pourprée des montagnes Rocheuses	*Rickettsia rickettsii*	Rongeurs sauvages, chiens, tiques des bois et tiques des chiens infectés	Peau	Piqûres de tiques	De 3 à 10 jours	Tétracycline ; chloramphénicol	Évitement des régions infectées de tiques ou port de vêtements de protection ; recherche et enlèvement immédiat des tiques du corps ; vaccination des personnes exposées
Fièvre typhoïde	*Salmonella typhi*	Aliments et eau contaminés	Tube digestif	Urines et fèces infectées	De 1 à 3 semaines	Chloramphénicol ; ampicilline	Décontamination de l'eau ; pasteurisation du lait ; vaccination des individus à risque élevé ; contrôle des porteurs
Gonorrhée (blennorragie)	*Neisseria gonorrhoeae*	Sécrétions urétrales et vaginales	Muqueuses urétrale et vaginale ; pharynx ; rectum	Activité sexuelle	De 2 à 7 jours	Pénicilline G procaïne en suspension aqueuse, en association avec le probénécide ou tout autre additif conseillé par le Service de santé public	Examen de cultures ; traitement des partenaires sexuels
Granulome inguinal	*Calymmatobacte-rium granulomatis*	Exsudats infectieux	Organes génitaux externes ; col de l'utérus	Rapports sexuels	Inconnue, peut-être de 8 à 80 jours	Tétracycline ; triméthoprime/ sulfaméthoxazole	Chimiothérapie pour les porteurs et ceux qui ont été en contact ; dépistage et traitement des clients
Grippe	Virus	Humains atteints	Voies respiratoires	Au cours de la respiration	De 24 h à 72 h	Amantadine	Vaccin antiviral spécifique
Lymphogranulome vénérien	*Chlamydia trachomatis*	Humains atteints	Organes génitaux externes ; muqueuse vaginale ou urétrale	Rapports sexuels ; contact indirect avec des objets ou des vêtements contaminés	De 5 à 21 jours	Tétracycline	Dépistage et traitement
Méningite méningococcique	*Neisseria meningitidis*	Humains atteints ou porteurs	Nasopharynx ; amygdales	Gouttelettes des voies respiratoires	De 2 à 10 jours	Pénicilline ; chloramphénicol	Vaccination des personnes à risque ; rifampine ou sulfadiazine pour les porteurs et les personnes qui ont été en contact

Tableau 60-1   Épidémiologie, traitement et moyens de contrôle des maladies contagieuses (*suite*)

Maladie	Agent infectieux	Sources	Porte d'entrée	Mode de contagion	Période d'incubation	Chimiothérapie*	Prophylaxie
Mononucléose infectieuse	Virus d'Epstein-Barr	Humains atteints ou porteurs	Bouche	Probablement par voie oro-pharyngée; par transfusion sanguine chez les receveurs sensibilisés	De 2 à 6 semaines	Aucune	Aucune
Oreillons	Virus	Humains atteints	Voies respiratoires supérieures	Gouttelettes des voies respiratoires	De 12 à 16 jours (moyenne de 18 jours)	Aucune	Vaccin antiourlien vivant
Paludisme	*Plasmodium vivax*; *P. falciparum*; *P. malariae*; *P. ovale*	Humains atteints	Peau	Moustiques (*Anopheles*)	Variable; selon la résistance du client	Chloroquine; primaquine; amodiaquine; quinine; proguanil	Contrôle coordonné des moustiques sur une vaste échelle; dépistage hâtif et traitement efficace des cas; médicaments suppresseurs dans les régions où sévit le paludisme
Pneumonie à pneumocoques	*Streptococcus pneumoniae*	Humains porteurs; pharynx du client	Muqueuse respiratoire	Gouttelettes des voies respiratoires	Variable	Pénicilline	Vaccin antipneumococcique polyvalent; contrôle des infections des voies respiratoires supérieures; intoxication alcoolique à éviter
Poliomyélite	Poliovirus (types I, II, III)	Humains atteints ou porteurs	Tube digestif	Fèces infectées; sécrétions pharyngiennes	De 7 à 12 jours	Aucune	Vaccin antipoliomyélitique oral; ce vaccin de virus atténués contient les trois types de polio-virus; entraîne une immunité durable chez la plupart des individus vaccinés
Rougeole	Virus	Humains atteints	Muqueuse respiratoire	Sécrétions rhinopharyngiennes	De 8 à 13 jours	Aucune	Vaccin antimorbilleux

Tableau 60-1 Épidémiologie, traitement et moyens de contrôle des maladies contagieuses (*suite*)

Maladie	Agent infectieux	Sources	Porte d'entrée	Mode de contagion	Période d'incubation	Chimiothérapie*	Prophylaxie
Rubéole	Virus	Humains atteints	Muqueuse respiratoire	Sécrétions rhinopharyngiennes	De 14 à 21 jours	Aucune	Vaccin antiviral contre la rubéole ; immunoglobuline sérique (humaine) donnée aux personnes ayant eu un contact ; avortement indiqué chez les femmes enceintes qui ont contracté la rubéole au début de la grossesse
Scarlatine	Streptocoque hémolytique du groupe A	Humains atteints ; aliments infectés	Pharynx	Sécrétions nasales et orales	De 3 à 5 jours	Pénicilline	Isolement ; chimiothérapie prophylactique par la pénicilline ; asepsie durant les interventions obstétricales ; chimioprophylaxie spécifique pour les personnes atteintes de rhumatisme articulaire aigu
Syphilis	*Treponema pallidum*	Exsudats ou sang infectés	Organes génitaux externes ; col de l'utérus ; surfaces muqueuses ; placenta	Rapports sexuels ; contact avec des lésions ouvertes ; transfusion sanguine ; inoculation transplacentaire	De 10 à 70 jours	Pénicilline ; érythromycine ; tétracycline	Dépistage par une sérologie de routine et d'autres méthodes, et traitement adéquat des individus infectés
Tétanos	*Clostridium tetani*	Sol contaminé	Plaies pénétrantes et d'écrasement	Selles de chevaux et de vaches	De 4 à 21 jours (moyenne 10 jours)	Pénicilline ; immunoglobuline antitétanique humaine	Débridement de la plaie ; dose d'anatoxine de rappel, pour les clients immunisés antérieurement, et dose d'anatoxine tétanique et d'immunoglobuline antitétanique humaine (points d'injection et seringues différents), pour les gens non immunisés

Tableau 60-1   Épidémiologie, traitement et moyens de contrôle des maladies contagieuses (*suite*)

Maladie	Agent infectieux	Sources	Porte d'entrée	Mode de contagion	Période d'incubation	Chimiothérapie*	Prophylaxie
Trichinose	*Trichinella spiralis*	Porcs infectés	Tube digestif	Ingestion de porc infecté, mal cuit	De 2 à 28 jours	Stéroïdes, thiabendazole	Réglementation pour les éleveurs de porcs ; inspection adéquate de la viande ; cuisson adéquate de la viande de porc
Tuberculose	*Mycobacterium tuberculosis*	Expectorations humaines ; lait des vaches infectées	Muqueuse respiratoire	Expectorations ; gouttelettes des voies respiratoires	Variable	Isoniazide ; streptomycine ; éthambutol ; rifampine, pyrazinamide	Dépistage précoce et traitement adéquat des cas actifs ; pasteurisation du lait
Tularémie	*Francisella tularensis*	Rongeurs sauvages et lapins	Yeux ; peau ; tube digestif	Manipulation d'animaux infectés ; ingestion de viande infectée, insuffisamment cuite, d'eau contaminée ; piqûres de mouches et de tiques infectées	De 1 à 10 jours	Streptomycine ; tétracycline ; chloramphénicol	Utiliser des gants de caoutchouc pour le dépeçage et la manipulation des animaux sauvages qu'on soupçonne d'être infectés ; éviter les contacts avec les rongeurs susceptibles d'être infectés ; cuisson adéquate du lièvre ; vaccination des chasseurs, des bouchers et des employés de laboratoire exposés
Typhus (endémique)	*Rickettsia typhi*	Rongeurs infectés	Peau	Morsures de puces	De 1 à 2 semaines	Tétracyclines ; chloramphénicol	Épouillage ; quarantaine
Varicelle	Virus	Humains atteints	Probablement le rhinopharynx	Probablement les gouttelettes des voies respiratoires	De 14 à 16 jours	Aucune	Globulines immunisant contre la varicelle et le zona pour les enfants à haut risque exposés aux virus dans les 72 h

* Les progrès de la recherche entraînent des changements dans la thérapie médicamenteuse. On recommande au lecteur de lire des brochures et des articles sur les médicaments, pour obtenir des informations à jour.

Encadré 60-1   Glossaire des termes utilisés dans les maladies infectieuses

Anatoxine : toxine atténuée capable de stimuler la formation d'anticorps.

Antigène : agent qui, une fois introduit dans le corps humain, est capable de produire des anticorps.

Antisérum : sérum contenant des anticorps, donné pour immuniser contre une maladie spécifique. Cette protection est habituellement temporaire.

Atténuation : affaiblissement de la toxicité ou de la virulence d'un agent infectieux.

Bactéricide : agent qui détruit les bactéries.

Bactériémie : présence de bactéries dans la circulation sanguine.

Cas : exemple particulier d'une maladie.

Contages : agents inanimés, autres que la nourriture, le lait, l'eau ou l'air, qui servent de moyens de transmission des organismes infectieux.

Contagieuse : maladie qui se transmet d'une personne à une autre, directement ou indirectement.

Contaminé : personne ou objet qui a été en contact avec des agents ou des produits infectieux.

Désinfection : destruction des agents pathogènes par des moyens chimiques ou physiques.

Endémique : maladie qui se manifeste habituellement dans une région donnée.

Épidémique : maladie se manifestant en même temps, dans un même endroit, chez un grand nombre de personnes.

Exanthème : éruption cutanée.

Immunisé : protégé contre la maladie.

Infectieux : agent capable de causer une infection ou une maladie.

Infection : envahissement de l'organisme par un agent étranger pouvant s'y multiplier.

Infection endogène : infection causée par des microbes appartenant à la propre flore de l'hôte.

Infection exogène : infection causée par des microbes d'origine externe.

Infection nosocomiale : infection acquise lors d'une hospitalisation ; ni présente ni en période d'incubation au moment de l'admission.

In vitro : dans un tube (en dehors de l'organisme).

In vivo : dans un organisme vivant.

Isolement : méthodes visant à séparer un client infecté des autres personnes.

Pandémique : maladie qui atteint une grande partie de la population ; épidémie importante.

Pathogène : qui produit une maladie.

Période d'incubation : intervalle entre la contamination et l'apparition des premiers signes et symptômes de la maladie.

Porteur : individu ou animal qui porte en lui le germe spécifique d'une maladie sans en manifester les symptômes, bien qu'il puisse contaminer son entourage.

Prodrome : signes avant-coureurs d'une maladie.

Prophylaxie : ensemble de mesures pour prévenir la maladie.

Sujet-contact : personne qui a été ou qu'on croit avoir été exposée à une maladie infectieuse.

Surveillance : système dynamique qui consiste à rassembler, à mettre en tableau, à analyser et à mettre sous forme de rapport toutes les données concernant l'occurrence et la distribution d'une maladie.

Taux de morbidité : nombre de cas d'une maladie par rapport à la population. Ce taux est mesuré selon l'*incidence* (nombre de cas apparaissant dans la population par an) ou selon la *prévalence* (nombre de cas existant dans la population).

Taux de mortalité : rapport entre le nombre des décès et le chiffre de la population, pendant une période déterminée.

Toxine : substance toxique produite par un micro-organisme.

Toxoïde : toxine modifiée capable de stimuler la production d'anticorps.

Vaccin : suspension d'antigènes morts ou atténués capables de conférer une immunité artificielle active.

---

nécessairement la maladie. Le fait qu'un individu tombe ou non malade à la suite de l'invasion de micro-organismes infectieux dans son corps dépend de nombreux facteurs comme la quantité d'agents pathogènes, la durée de l'exposition, l'âge de la personne, sa condition physique, mentale, émotionnelle ou nutritionnelle, son système hématopoïétique, un manque d'immunoglobulines ou la présence d'immunoglobulines anormales, ainsi que la quantité de lymphocytes T et leur pouvoir d'action.

L'objectif visé par tout service de santé publique est d'éliminer l'un des maillons de la chaîne du cycle de l'infection.

L'encadré 60-1 présente un glossaire des termes utilisés dans le domaine des maladies infectieuses.

☐ DÉCLARATION D'UNE MALADIE INFECTIEUSE

Dès l'apparition d'une maladie contagieuse dans une communauté, le médecin doit la signaler au ministère des Affaires sociales. La méthode de déclaration dépend de chaque province. On peut téléphoner, télégraphier ou écrire la déclaration sur une formule spéciale. Le médecin envoie cette information au ministère des Affaires sociales, qui, lui, envoie des rapports réguliers au ministère de la Santé et du Bien-être social du Canada. Ce rapport, le *Rapport hebdomadaire des maladies au Canada*, est ensuite envoyé à tous les centres de santé au Canada. Cette publication représente une mise à jour de toutes les notes et de toutes les tendances épidémiologiques.

En Amérique du Nord, les maladies qui sont les plus fréquemment rapportées sont la gonorrhée, la varicelle, la syphilis, la rougeole, la tuberculose, l'hépatite virale de type A, la salmonellose (fièvre thyphoïde), les oreillons, la rubéole, l'hépatite virale de type B et la shigellose (dysenterie bacillaire).

L'Organisation mondiale de la santé (OMS) regroupe les informations relatives aux maladies contagieuses provenant de tous les pays du monde. Les épidémiologistes régionaux surveillent attentivement les tendances régionales des maladies et diffusent l'information aux individus et aux services intéressés des différents pays. On utilise les ordinateurs comme moyen de diffusion rapide des données.

Le choléra, la fièvre jaune, la peste et la variole sont les maladies qui font l'objet de règlements internationaux de santé. Les maladies comme la grippe, la poliomyélite, la rougeole, la rubéole, les maladies transmises sexuellement, le paludisme, la fièvre récurrente et le typhus demandent une surveillance globale. Les problèmes de santé varient d'un pays à un autre, ainsi que la disponibilité du personnel médical et des ressources financières nécessaires à l'application de programmes de surveillance adéquats. Il n'est possible de prévoir la flambée d'une maladie et de prendre les mesures destinées à la circonscrire que si l'on exerce une attention vigilante.

☐ ÉVALUATION

Plusieurs des symptômes précoces caractérisant les maladies infectieuses ne sont pas spécifiques. La maladie peut commencer par un malaise constitué de troubles comme l'apathie, la léthargie, les étourdissements, la céphalée, l'anorexie, l'arthralgie, et la perte de masse. La fièvre survient habituellement au cours de l'évolution de la maladie bien qu'en général les vieillards ne présentent pas aussi facilement un état fébrile que les adultes plus jeunes. Les clients ayant été traités récemment par des antibiotiques ou par des immunosuppresseurs ne présentent pas de fièvre non plus. Un frisson précède la fièvre dans certaines infections comme la pneumonie bactérienne, l'infection à streptocoques, la grippe, etc. La bactériémie ainsi que certaines infections comme le paludisme, déclenchent des frissons à répétition et des accès de fièvre.

La première étape dans l'identification d'une maladie infectieuse est de découvrir l'*ordre* et la *progression* des symptômes :

- Le client a-t-il souffert d'une infection locale ou systémique ?
- A-t-il fait un voyage dernièrement ?
- A-t-il eu des contacts avec des animaux ou des produits animaux : laine brute, abri d'animaux, sang ?
- Est-ce qu'il a été mordu par un animal ou un insecte ? Est-ce qu'un chat l'a griffé ? A-t-il eu un contact avec des oiseaux ?

- De plus, il est important de savoir si le client a une maladie systémique qui altère les défenses de son organisme, comme c'est le cas dans une maladie rénale chronique ou dans une maladie maligne comme la leucémie et le lymphome, ou s'il reçoit des agents immunosuppresseurs ou des stéroïdes qui augmentent la sensibilité aux infections.

On diagnostique souvent une maladie infectieuse à partir de l'examen clinique. Une gorge irritée et des ganglions lymphatiques hypertrophiés sont compatibles avec plusieurs maladies infectieuses. Des éruptions et des lésions cutanées typiques amènent le client à consulter un médecin.

Pour établir le diagnostic des infections, il est souvent essentiel de faire des examens de laboratoire des exsudats (pus, expectorations et prélèvements provenant de plaies), des liquides corporels (urine, liquide céphalo-rachidien, liquide synovial) et des tissus (sang et moelle osseuse).

☐ PRINCIPES DU TRAITEMENT DES MALADIES INFECTIEUSES

L'infirmière qui soigne un client atteint d'une maladie infectieuse doit connaître le processus infectieux et être en mesure de préciser les questions suivantes :

1. Quelle est la nature du micro-organisme infectieux ?
2. Où loge-t-il chez l'hôte (le porteur ou le client) ?
3. Comment l'hôte réagit-il à l'agent pathogène ?
4. Quelle est la principale porte d'entrée de ce micro-organisme ?
5. Comment l'agent infectieux peut-il survivre hors de l'hôte (dans quelles circonstances) et combien de temps peut-il survivre ?
6. Comment peut-on acquérir ou conférer l'immunité contre cet agent infectieux et quelle en est la durée ?
7. Quelles sont les précautions à prendre et les techniques d'isolement à respecter dans les soins d'un client ayant cette maladie infectieuse ?

Techniques d'isolement

Dans tous les établissements de santé, les techniques d'isolement ont pour but de prévenir la propagation d'un agent infectieux et de protéger le client, le personnel et les visiteurs. Après avoir examiné les mesures prises dans les centres hospitaliers pour les clients atteints de maladies infectieuses, un comité formé de spécialistes en épidémiologie a recommandé des méthodes pour l'isolement de la maladie, non du client (*Encadré 60-2*).

Toutes les techniques d'isolement entrent dans une des catégories suivantes :

Isolement absolu
Isolement pulmonaire
Isolement inversé (pour protéger le client)
Précautions entériques
Précautions concernant la peau et les plaies
Précautions concernant les écoulements
Précautions concernant le sang

Encadré 60-2 Classification des maladies infectieuses qui nécessitent un isolement ou des précautions

Isolement absolu

Chambre à un lit : *nécessaire* ; la porte doit rester fermée.
Blouse : doit être portée par toute personne pénétrant dans la chambre.
Masque : doit être porté par toute personne pénétrant dans la chambre.
Mains : doivent être lavées en entrant dans la chambre et en sortant.
Gants : doivent être portés par toute personne entrant dans la chambre.
Matériel : doit être jeté ou enveloppé avant d'être envoyé au service central pour désinfection ou stérilisation.

Maladies nécessitant l'isolement absolu

1. Anthrax, inhalation
2. Brûlures étendues, infectées par *Staphylococcus aureus* ou par un streptocoque du groupe A
3. Diphtérie (pharyngée ou cutanée)
4. Fièvre de Lhassa
5. Fièvre de Marburg
6. Infection cutanée étendue causée par *Staphylococcus aureus* ou par un streptocoque du groupe A
7. Infection néonatale disséminée causée par *Herpesvirus hominis* (herpès)
8. Peste pulmonaire
9. Pneumonie à *Staphylococcus aureus* ou à streptocoques du groupe A
10. Rage
11. Syndrome de la rubéole congénitale
12. Vaccine (généralisée et progressive ; eczéma vaccinatoire)
13. Varicelle
14. Variole
15. Zona disséminé

Isolement pulmonaire

Chambre à un lit : *nécessaire* ; la porte doit rester fermée.
Blouse : pas nécessaire.
Masque : doit être porté par toutes les personnes sensibles entrant dans la chambre.
Mains : doivent être lavées en entrant dans la chambre et en sortant.
Gants : pas nécessaires.
Matériel : le matériel contaminé par les sécrétions doit être désinfecté.

Maladies nécessitant l'isolement respiratoire

1. Coqueluche
2. Méningite méningococcique
3. Méningococcémie
4. Oreillons
5. Rougeole
6. Rubéole
7. Tuberculose pulmonaire, y compris la tuberculose des voies respiratoires, soupçonnée ou à crachats positifs (frottis).

Isolement inversé (pour protéger le client)

Chambre à un lit : *nécessaire* ; la porte doit rester fermée.
Blouse : doit être portée par toute personne entrant dans la chambre.
Masque : doit être porté par toute personne entrant dans la chambre.
Mains : doivent être lavées en entrant dans la chambre et en sortant.
Gants : doivent être portés par toute personne en contact direct avec le client.
Matériel : voir les règlements en usage dans le centre hospitalier.

Maladies nécessitant l'isolement inversé

1. Agranulocytose
2. Brûlures étendues, non infectées
3. Dermites non infectées, vésiculeuses, bulleuses et eczémateuses, graves et étendues
4. Certains clients souffrant de lymphomes et de leucémie (en particulier durant les derniers stades de la maladie de Hodgkin et de la leucémie aiguë)

Précautions entériques

Chambre à un lit : *nécessaire seulement pour les enfants*.
Blouse : doit être portée par toute personne en contact direct avec le client.
Masque : pas nécessaire.
Mains : doivent être lavées en entrant dans la chambre et en sortant.
Gants : doivent être portés par toute personne en contact avec le client ou le matériel contaminé par des selles.
Matériel : des précautions spéciales sont nécessaires pour la manipulation des objets contaminés par des selles et des urines. Le matériel doit être désinfecté ou jeté.

Maladies nécessitant des précautions entériques

1. Choléra
2. Diarrhée aiguë dont la cause infectieuse est soupçonnée
3. Entérocolite à staphylocoques
4. Fièvre typhoïde (*Salmonella typhi*)
5. Gastro-entérites causées par :
   Escherichia coli entéropathogène ou entérotoxique
   genre *Salmonella*
   genre *Shigella*
   Yersinia enterocolitica
6. Hépatites virales de type A ou B ou autres

Précautions concernant la peau et les plaies

Chambre à un lit : souhaitable.
Blouse : doit être portée par toute personne en contact direct avec le client.
Masque : pas nécessaire, sauf pour changer les pansements.
Mains : doivent être lavées en entrant dans la chambre et en sortant.
Gants : doivent être portés par toute personne en contact direct avec la région infectée.
Matériel : des précautions spéciales sont nécessaires pour la manipulation des instruments, des pansements et de la literie.

Encadré 60-2 Classification des maladies infectieuses qui nécessitent un isolement ou des précautions (*suite*)

Maladies nécessitant des précautions concernant la peau et les plaies

1. Brûlures étendues, non infectées par *Staphylococcus aureus* ou par un streptocoque du groupe A et qui ne sont pas recouvertes ou suffisamment protégées par des pansements (voir isolement absolu)
2. Gangrène gazeuse (causée par *Clostridium perfringens*)
3. Infections de la peau et des plaies qui ne sont pas recouvertes d'un pansement, ou qui donnent naissance à une suppuration purulente qui n'est pas retenue par le pansement sauf celles qui sont infectées par *Staphylococcus aureus* ou par un streptocoque du groupe A, ce qui exige un isolement absolu.
4. Infections de la peau et des plaies qui sont recouvertes d'un pansement de telle manière que la suppuration soit retenue adéquatement, y compris celles qui sont infectées par *Staphylococcus aureus* ou par un streptocoque du groupe A; infections mineures des plaies comme des abcès aux sutures qui nécessitent seulement des précautions concernant les écoulements
5. Mélioïdose extra-pulmonaire avec sinus suintant
6. Peste bubonique
7. Septicémie puerpérale à streptocoques du groupe A, écoulement vaginal
8. Zona localisé

Précautions concernant les écoulements

A. Précautions concernant les exsudats (lésions)

1. Ne pas toucher à la plaie ou aux pansements avec les mains.
2. Suivre sérieusement les techniques de lavage des mains.
3. Se laver les mains avant et après les contacts avec le client; changer le pansement en utilisant du matériel stérile; utiliser un double sac pour jeter les pansements et le matériel souillé.
4. Ces précautions ne s'appliquent qu'en cas de lésions qui produisent des exsudats.

Maladies; durée des précautions

1. Actinomycose — durant toute la période d'écoulement
2. Anthrax cutané — jusqu'à ce que les résultats des cultures soient négatifs
3. Brucellose — durant toute la période d'écoulement
4. Candidose cutanéo-muqueuse — durant toute la maladie
5. Coccidioïdomycose — durant toute la période d'écoulement
6. Conjonctivite bactérienne aiguë (y compris celle causée par les gonocoques) — durant les 24 h qui suivent le début du traitement
7. Conjonctivite gonococcique du nouveau-né — durant les 24 h qui suivent le début du traitement
8. Conjonctivite virale — durant toute la maladie
9. Dermatite pustuleuse contagieuse ovine (orf) — durant toute la maladie

10. Gonorrhée — durant les 24 h qui suivent le début du traitement
11. Granulome inguinal — durant toute la maladie
12. Herpès, excepté l'herpès néonatal disséminé — durant toute la maladie. Pour l'herpès néonatal disséminé, voir l'isolement absolu; pour l'herpès buccal, voir les précautions concernant les sécrétions orales
13. Infections mineures des brûlures, de la peau et des plaies — durant toute la période d'écoulement
14. Kérato-conjonctivite infectieuse — durant toute la maladie
15. Listériose — durant toute la maladie
16. Lymphogranulome vénérien — durant toute la maladie
17. Nocardiose — durant toute la maladie
18. Syphilis cutanéo-muqueuse — durant les 24 h qui suivent le début du traitement
19. Trachome aigu — durant toute la maladie
20. Tuberculose extra-pulmonaire — durant toute la période d'écoulement
21. Tularémie — durant toute la période d'écoulement

B. Précautions concernant les sécrétions orales

1. Les maladies dont la liste apparaît ci-dessous peuvent contaminer les personnes sensibles par contact direct grâce aux sécrétions orales.
2. On doit porter une grande attention lorsqu'on jette les sécrétions orales pour éviter de répandre l'infection.
3. Apprendre au client à tousser ou à cracher dans un mouchoir jetable qu'il tient contre sa bouche; jeter les mouchoirs dans un sac imperméable situé près du lit.
4. Jeter dans un sac imperméable le cathéter de succion et les gants si le client a subi une succion nasotrachéale ou une trachéotomie.
5. Bien sceller le sac avant de le faire incinérer.

Maladies; durée des précautions

1. Angine streptococcique — durant les 24 h qui suivent le début du traitement
2. Fièvre Q — durant toute la maladie
3. Herpangine — durant toute l'hospitalisation
4. Herpès buccal — durant toute la maladie
5. Maladie respiratoire infectieuse aiguë — durant toute la maladie
6. Mélioïdose pulmonaire — durant toute la maladie
7. Mononucléose infectieuse — durant toute la maladie
8. Pneumonie à mycoplasmes — durant toute la maladie
9. Pneumonie bactérienne — durant toute la maladie
10. Psittacose — durant toute la maladie (il est conseillé de garder le client souffrant d'une psittacose aiguë et qui tousse ou qui crache sans cesse en isolement pulmonaire)
11. Scarlatine — durant les 24 h qui suivent le début du traitement

Encadré 60-2 Classification des maladies infectieuses qui nécessitent un isolement ou des précautions (*suite*)

C. Précautions concernant les excrétions

1. Les maladies dont la liste apparaît ci-dessous peuvent contaminer les personnes sensibles par voie orale en contact avec les excreta fécaux d'une personne infectée.
2. On devra prêter une attention extrême en se lavant les mains après chacun des contacts avec le client et en particulier après avoir été en contact avec les excrétions.
3. Apprendre au client qu'il sera nécessaire de se laver soigneusement les mains après avoir déféqué.
4. S'assurer qu'il existe une manière sûre de jeter les excrétions ; un système standard de tout-à-l'égout est adéquat.

Maladies nécessitant ces précautions et durée de ces précautions

1. Amibiase — durant toute la maladie
2. Giardiase — durant toute la maladie
3. Herpangine — durant toute l'hospitalisation
4. Intoxication alimentaire par *Clostridium perfringens* (*C. welchii*) — durant toute la maladie
5. Intoxication alimentaire par les staphylocoques — pour la durée des symptômes
6. Leptospirose (seulement l'urine) — durant toute l'hospitalisation
7. Lymphocytose infectieuse — durant toute l'hospitalisation
8. Méningite à liquide clair — durant toute l'hospitalisation
9. Oxyurose — durant toute la maladie
10. Pleurodynie — durant toute l'hospitalisation
11. Poliomyélite — durant toute l'hospitalisation
12. Syndrome pieds-mains-bouche — durant toute l'hospitalisation
13. Tæniase (seulement avec *Hymenolepsis nana* et *Tænia solium* [porc]) — durant toute la maladie
14. Autres maladies virales (gastro-entérite, péricardite, myocardite, méningite à Coxsackie) — durant toute l'hospitalisation

D. Précautions concernant le sang

1. Dans les maladies dont la liste apparaît ci-dessous, l'agent pathogène circule dans le sang ; il faut être conscient du mode de transmission.
2. Des précautions doivent être prises durant la maladie ou aussi longtemps que l'agent pathogène circule dans le sang ; on prête une attention particulière aux clients qui sont HB_s Ag-positifs.
3. Pour les soins aux clients en isolement, on utilise des aiguilles et des seringues jetables. On ne doit jamais les réutiliser.
4. On ne remet pas le capuchon sur les aiguilles utilisées ; on les place dans un contenant bien identifié, imperméable et à parois épaisses, prévu à cet effet. On ne courbe pas les aiguilles pour éviter de se piquer.
5. On place les seringues utilisées dans un sac imperméable. On incinère les sacs contenant les aiguilles et les seringues ou on les passe à l'autoclave avant de les jeter.
6. On rince les aiguilles et les seringues réutilisables à l'eau froide ; on place les aiguilles dans un contenant rigide et à parois épaisses ; on place le contenant à aiguilles et les seringues dans un double sac qu'on envoie au service de décontamination et de stérilisation.
7. Toutes ces précautions concernent les aiguilles, les seringues et l'identification des échantillons de sang. Bien spécifier le diagnostic en identifiant les échantillons de sang afin que l'on puisse prendre les précautions nécessaires.

Maladies ; durée des précautions

1. Fièvre rouge (dengue) — durant toute l'hospitalisation
2. Hépatites virales de type A ou B ou autres (déjà signalées dans la rubrique « précautions entériques ») — durant toute l'hospitalisation
3. Paludisme — durant toute l'hospitalisation

Source : Isolation Techniques for Use in Hospitals, 2e éd., U.S. Department of Health, Education and Welfare, Center for Disease Control, 1975.

Les principes de l'isolement sont applicables dans n'importe quel centre de soins, comprenant les centres hospitaliers, les établissements de soins de longue durée et les établissements de soins psychiatriques, bien que les techniques spécifiques puissent nécessiter certaines modifications.

Le but de l'*isolement inversé* est d'assurer la protection du client dont la résistance à la maladie est diminuée.

- Les clients qui nécessitent ce genre d'isolement sont ceux qui souffrent d'agranulocytose, ceux qui reçoivent des immunosuppresseurs et des quantités abondantes de radiations, ainsi que certains clients atteints de lymphomes ou de leucémie.

L'objectif de l'isolement est de maintenir un niveau d'asepsie semblable à celui qu'on trouve dans une salle d'opération. On met le client dans une chambre individuelle avec salle de bains. Tout le personnel ainsi que les visiteurs doivent porter des bonnets propres, des masques et des blouses stériles dans la chambre. Les personnes qui ont un contact direct avec le client doivent porter des gants. Tout ce qui vient en contact avec le client doit être stérile ou propre. Dans le cas de personnes à risque très élevé, on peut utiliser une chambre à courant gazeux laminaire.

Les mesures suivantes sont applicables dans les soins de tout client atteint d'une maladie infectieuse.

Lavage des mains. *Le lavage des mains est la base du contrôle de toute maladie infectieuse.* Le lavage des mains peut réduire ou éliminer le transport des organismes pathogènes par les mains. On recommande un lavage bref, mais vigoureux, au savon et à l'eau claire courante. Un savon antiseptique peut être utilisé dans les chambres d'isolement, pour les soins aux nouveau-nés et avant d'effectuer des traitements envahissants.

Les membres du personnel doivent toujours se laver les mains dans les circonstances suivantes : avant une intervention envahissante, avant et après avoir soigné des plaies, avant d'être en contact avec des clients sensibles à l'infection, après avoir été en contact avec des foyers de contamination riches en micro-organismes virulents et en agents pathogènes proliférant dans le centre hospitalier, et entre les contacts avec les clients, en particulier si ceux-ci se trouvent dans des unités de soins spécialisés.

Blouses.   Tout le personnel en contact direct avec le client infecté doit porter une blouse, surtout dans les cas nécessitant un isolement absolu ou inversé. La blouse doit aussi être portée dans les cas de contact direct avec les clients requérant des précautions entériques, ou concernant la peau et les plaies. On ne doit utiliser les blouses qu'une seule fois et on les dépose dans un sac prévu à cet effet, avant de quitter la chambre. Il devrait y avoir des blouses propres disponibles à l'entrée de la chambre, en tout temps. On utilise des blouses stériles pour les clients en isolement inversé et dans les cas de brûlures étendues et de plaies infectées.

Masques.   Les masques doivent être fabriqués de telle façon qu'ils filtrent la moindre gouttelette ; ils doivent s'appliquer étroitement sur le nez et la bouche. On doit changer de masque toutes les heures ou lorsqu'il devient humide. On ne doit pas le garder autour du cou ni l'utiliser de nouveau. On le jette avant de quitter la chambre. Une réserve de masques jetables doit être disponible à l'extérieur de l'unité d'isolement.

Gants.   On utilise des gants jetables pour les clients nécessitant un isolement absolu, un isolement inversé, et dans les cas nécessitant des précautions entériques et concernant la peau et les plaies. Il est nécessaire, dans certains cas, de porter des gants stériles. On change les gants aussitôt qu'il y a eu un contact direct avec les sécrétions ou les excrétions du client, même si les soins ne sont pas terminés.

Pansements, mouchoirs de papier et autres articles jetables.   On fournit au client des mouchoirs et un sac de papier uniservice qu'on installe près de son lit, pour s'assurer que les sécrétions nasales et buccales soient jetées comme il convient. On donne au client des crachoirs jetables munis d'un couvercle et on lui montre comment s'en servir. On ramasse dans un grand sac de plastique, à intervalles réguliers, tout ce qui est jetable, ce qui inclut les mouchoirs, les crachoirs, les pansements souillés ainsi que les verres, la vaisselle, les ustensiles uniservices et les restes de table enveloppés de papier, pour les faire brûler. C'est la méthode la plus efficace pour détruire les microbes.

Selles et urines.   Chaque client doit posséder son propre bassin de lit et son urinoir, de préférence jetables, pour que, à la sortie du client, on puisse brûler le tout. Si le bassin n'est pas jetable, on le nettoie et on le passe dans l'autoclave, à la sortie du client. Dans la plupart des établissements, les installations sanitaires sont aménagées pour permettre l'élimination de tous les excreta par le système d'égouts publics qui dessert le centre hospitalier.

Toutefois, s'il n'y a pas un tel système de tout-à-l'égout, on doit alors jeter dans un contenant couvert, prévu à cet effet, les selles, les urines, les vomissements et les restes alimentaires liquides. On ajoute une solution désinfectante, comme de chlorure de chaux à 5% ou de la créosote à 5% et on attend une heure avant de jeter le tout aux égouts. Les selles doivent être réduites en petites particules pour permettre à la chaux d'entrer en contact avec toutes ces particules.

Literie.   On groupe la literie contaminée dans un sac de couleur, codé à cet effet, que l'on ferme hermétiquement. On sort le sac de la chambre et on le dépose dans un autre sac propre que l'on étiquette « contaminé ». Tous les vêtements et la literie doivent être stérilisés par autoclave avant d'être lavés avec le linge non contaminé. À la maison, on peut laver la literie avec du savon ou du détergent dans de l'eau *chaude.*

Instruments et matériel.   On enveloppe dans un sac de plastique imperméable et étiqueté « contaminé » tout objet ayant été en contact avec des matières infectieuses ou ayant été utilisé par des clients en isolement ; on envoie les sacs au service spécialisé en décontamination, en désinfection ou en stérilisation. Cette mesure permet au personnel d'être exposé le moins possible aux agents pathogènes. On stérilise avec de l'oxyde d'éthylène certains articles qui ne peuvent passer par l'autoclave. On recommande fortement l'utilisation de seringues, d'aiguilles et de matériel jetables qui sont disponibles sur le marché. On place les aiguilles usagées dans un sac identifié et il faut à tout prix éviter de les courber ou de les casser avec les mains à cause du danger d'une piqûre accidentelle.

Contrôle de l'environnement.   Les microbes logés sur le plancher et sur d'autres surfaces se propagent dans l'atmosphère durant le balayage du carrelage et l'époussetage, et lorsque des polisseuses et des aspirateurs sans filtre sont utilisés. On doit éviter de tels procédés, et le personnel chargé du nettoyage doit suivre des méthodes adéquates pour conserver un environnement sain. Comme faire un lit contribue à la pollution bactériologique, on évite de secouer la literie. Une ventilation adéquate est également essentielle, et une odeur persistante est une preuve que la ventilation est faible. La porte de la chambre du client doit rester fermée, et on utilise un système de ventilation artificielle pour rejeter l'air vicié à l'extérieur.

La méthode la plus efficace pour supprimer la poussière du plancher est l'utilisation d'un linge humide et d'un aspirateur humide muni d'un filtre. Si on utilise des vadrouilles, il faut qu'elles soient jetables ou fraîchement lavées et séchées à la machine (les mêmes mesures s'appliquent pour les linges à épousseter). La vadrouille doit être changée toutes les 4 h. Une vadrouille humide souillée ne sert qu'à étendre les bactéries vivantes sur le plancher. Lorsqu'on utilise un désinfectant dans le seau de la vadrouille, la charge de saleté et de bactéries peut atteindre un niveau assez élevé pour rendre la solution désinfectante inefficace. On doit donc changer l'eau souvent et on doit désinfecter le seau avant de le remplir à nouveau. Il va sans dire que le seau ne doit pas être utilisé en dehors de l'unité d'isolement. Les murs et les autres surfaces planes (autres que les planchers) présentent rarement des problèmes de contamination. On doit faire une vaporisation désinfectante de la pièce plutôt que de la laver.

Lorsque le client quitte le service, on nettoie à fond la chambre, ce qui comprend l'incinération des articles jetables, le nettoyage et l'étiquetage du matériel pour désinfection ou stérilisation, le lavage des meubles et des couvre-matelas, le lavage des taches sur les murs et le lavage du plancher.

☐ IMMUNITÉ

L'immunité est l'ensemble des facteurs qui protègent une personne contre la maladie. L'immunité peut être naturelle ou acquise. L'immunité naturelle est la résistance à une bactérie, non acquise par un contact antérieur avec cet agent infectieux. Les mécanismes de cette immunité sont mal connus. L'immunité acquise est une résistance obtenue par suite d'un contact avec un agent infectieux donné ou avec un produit de sa sécrétion (toxines). L'immunité acquise peut être active ou passive.

Immunité active. L'immunité active s'acquiert par suite d'une stimulation naturelle ou acquise qui force l'organisme à fabriquer ses propres anticorps. Elle peut se produire spontanément, à la suite d'une infection clinique ou infraclinique (l'individu « attrape la maladie »), ou bien elle peut être provoquée par l'injection de micro-organismes morts ou vivants, de leurs constituants antigéniques ou, encore, de vaccins ou de toxines inactivées.

En médecine préventive, l'immunisation active représente l'outil le plus important et le plus efficace. Ses meilleurs effets se font sentir à partir d'exotoxines bactériennes (anatoxines diphtérique et tétanique) et de virus. La plupart des vaccins contenant des virus vivants provoquent rapidement mais transitoirement la production d'immunoglobulines spécifiques (IgM suivies d'une production soutenue d'IgG spécifiques). Ces vaccins peuvent déclencher une légère maladie clinique accompagnée de fièvre et d'une éruption.

Les vaccins et les toxines inactivées donnés en une seule injection provoquent une réaction moins complète ; on doit donc les administrer en plusieurs doses pour obtenir une réponse des IgG de longue durée ainsi qu'une protection efficace contre l'infection. Ces injections peuvent entraîner une légère réaction locale au point d'injection ainsi que des symptômes systémiques de fièvre, de malaise et de céphalées.

Les agents d'immunisation active administrés aux adultes sont les suivants : l'anatoxine tétanique et diphtérique, l'anatoxine tétanique de type adulte, les vaccins antigrippal, antiourlien, antipoliomyélitique, antimorbilleux et antirubéolique, ainsi que les vaccins contre l'hépatite virale de type B et la pneumonie à pneumocoques. Il existe aussi des vaccins contre la peste, la rage, la fièvre typhoïde, le typhus, la fièvre jaune, le choléra et la variole.

Certains organismes internationaux, comme celui de l'Organisation mondiale de la santé établi à Genève (Suisse), et certains centres de recherches spécialisés en microbiologie, comme celui de l'Institut Armand Frappier établi à Laval-des-Rapides (Québec), fournissent des recommandations quant à l'utilisation des vaccins et du matériel biologique destinés à la prévention des maladies.

Immunité passive. L'*immunité passive* fournit une protection temporaire contre une maladie ; on la produit en injectant un sérum contenant des anticorps fabriqués par un autre être vivant. On fait appel à ce type d'immunisation dans le but de fournir une protection immédiate contre une maladie donnée et pour laquelle les agents immunisants ne sont pas disponibles (par exemple, immunoglobulines pour l'hépatite virale de type A) ou lorsque le temps disponible est insuffisant pour que la personne puisse acquérir l'immunité active après avoir été exposée aux agents infectieux. (L'immunité passive n'est pas totalement satisfaisante à cause du risque inhérent au passage d'anticorps d'un animal à un autre.)

Pour conférer l'immunité passive, on utilise les nombreux types de préparations suivantes : l'immunoglobuline standard (pour l'utilisation générale), les immunoglobulines sériques spécifiques contenant un anticorps reconnu contre une maladie particulière, les sérums et les antitoxines d'origine animale. Les produits dérivés du sérum d'un animal peuvent causer une réaction de type anaphylactique ou des maladies sériques. C'est pourquoi, lorsque c'est possible, il est préférable d'utiliser des sérums d'origine humaine.

Programme d'immunisation. La législation fédérale a établi un programme de vaccination pour les provinces contre la poliomyélite, la diphtérie, la coqueluche, le tétanos, la rougeole, le rubéole, et d'autres maladies infectieuses pour lesquelles on dispose d'un vaccin. Des études ont montré que les individus à revenu moyen ou faible ne bénéficient pas du programme d'immunisation ; on doit trouver la raison de cette situation, et c'est là le rôle des professionnels de la santé. Faire accepter ce type de soins préventifs entraînera l'acceptation des autres services de santé. En étant gentiment persuasive, l'infirmière peut découvrir et écouter les objections des individus et leur démontrer les bienfaits de l'immunisation.

L'encadré 60-3 présente un résumé des soins infirmiers au client atteint d'une maladie infectieuse.

☐ MALADIES TRANSMISES SEXUELLEMENT

Les *maladies transmises sexuellement* (MTS) se répandent par les relations sexuelles et comprennent les maladies vénériennes (gonorrhée et syphilis) ainsi que les infections non spécifiques de l'urètre et des organes génitaux. On a aussi démontré qu'une nouvelle maladie, le SIDA (syndrome d'immunodépression acquise), peut parfois se transmettre au cours des activités sexuelles. L'expression « maladies transmises sexuellement » remplace l'expression « maladies vénériennes ». En Amérique du Nord, les maladies transmises sexuellement sont à l'état d'épidémie.

Alors que les maladies transmises sexuellement, comme la gonorrhée et la syphilis, existent depuis des siècles, l'incidence d'autres maladies transmises sexuellement, comme celles qui sont causées par *Chlamydia*, le virus de l'herpès simplex, les mycoplasmes et le cytomégalovirus, a grandement augmenté. Plus de 15 maladies infectieuses sont actuellement considérées comme des maladies transmises sexuellement. Tout cela est causé par la variété dans les relations sexuelles (homosexualité, pratiques ano-génitale et oro-génitale), la libération sexuelle, la mobilité des

Encadré 60-3   Résumé des soins infirmiers au client atteint d'une maladie infectieuse

Objectifs et interventions de l'infirmière

A. Aider à identifier l'agent causal et à établir le diagnostic
   1. Obtenir des échantillons de sang, d'urine, de selles, d'expectorations, de prélèvements dans la gorge, de sécrétions nasales et d'exsudats pyogènes, pour fin d'étude bactériologique.
   2. Aider à l'obtention des frottis sanguins et d'autres matériaux pour l'examen microscopique.
   3. Aider à la succion de liquide céphalo-rachidien, de moelle osseuse et d'autres liquides ou tissus corporels, pour des examens cytologique, sérologique et bactériologique.
   4. Exécuter les tests cutanés appropriés pour obtenir des réactions diagnostiques spécifiques.

B. Juguler l'infection
   1. Administrer les agents antimicrobiens appropriés, selon la prescription.
   2. Aider à l'administration du traitement immunitaire spécifique, si c'est possible, en utilisant un antisérum immun, de la gammaglobuline, une antitoxine, une anatoxine ou un vaccin, ou un mélange approprié d'antigènes et d'anticorps selon les circonstances.
   3. Observer attentivement le client pour dépister des signes de sensibilité à un médicament ou à un sérum.

C. Prévenir la propagation de l'infection
   1. Se laver les mains immédiatement après chaque contact avec un client et avec le matériel contaminé et potentiellement infectieux.
   2. Utiliser les blouses requises par la maladie du client.
      a) Ne les porter qu'une seule fois et les mettre dans le récipient adéquat.
      b) Rassembler la literie dans un sac soluble dans l'eau, recouvrir d'un autre sac et inscrire « ISOLEMENT ».
   3. Porter des gants, si la maladie du client l'exige.
      a) Il est préférable d'utiliser des gants uniservices.
      b) Porter les gants une fois et les jeter dans le récipient prévu.
   4. Manipuler les aiguilles et les seringues avec grand soin.

   a) Éviter de courber ou de briser l'aiguille avec les mains après l'avoir utilisée.
   b) Placer les aiguilles et les seringues dans un contenant étiqueté, imperméable et à parois épaisses. Mettre le contenant dans un sac propre situé dans la zone contaminée, puis le tout dans un second sac propre situé à l'extérieur de la chambre du client.
   5. Désinfecter et manipuler les déchets avec les précautions requises.
   6. Manipuler la literie et les contages avec soin.
   7. Exécuter simultanément la désinfection des contages.
   8. Contrôler la dissémination des gouttelettes infectieuses.
      a) Encourager le client à se couvrir le nez et la bouche lorsqu'il tousse ou éternue.
      b) Envelopper les mouchoirs de papier et les objets contaminés dans du papier avant de les jeter.
   9. Enrayer la poussière.
      a) Éviter de faire de la poussière, par exemple, en secouant la literie.
      b) Exiger un époussetage humide des meubles et le lavage des planchers.
      c) Garder l'environnement propre ; enlever la saleté des murs aussitôt qu'elle apparaît.
      d) Réduire au minimum l'activité du personnel dans la chambre du client.
   10. Aérer la chambre du client au moyen d'un système qui envoie l'air ambiant à l'extérieur. Garder la porte de la chambre fermée.

D. Protéger le client qui prend des immunosuppresseurs ou qui est immuno-incompétent (greffe d'organes, leucémie, etc.).
   1. Se laver méticuleusement les mains.
   2. Instaurer un isolement inversé ou utiliser une unité d'isolement inversé (îlots d'isolement, courant gazeux laminaire) si c'est possible.
   3. Se souvenir que chaque objet qui se trouve dans la chambre est potentiellement dangereux pour le client.
   4. Certains spécialistes conseillent d'enlever les fleurs, les plantes et toute source d'eau pour éviter que le client ne soit en contact avec les bactéries et les champignons qui y sont associés.

individus, le grand nombre de bébés nés après la guerre et qui ont maintenant atteint l'âge où l'activité sexuelle est à son niveau le plus élevé, la popularité des méthodes contraceptives et le problème d'identification et de traitement de tous ceux qui en sont atteints. Les personnes à risque élevé sont les partenaires sexuels des individus infectés, ceux qui ont plusieurs partenaires sexuels ainsi que les hommes homosexuels aux partenaires nombreux.

Les problèmes et les complications qui découlent de ces infections représentent un défi important. Les maladies transmises sexuellement existent fréquemment chez des individus qui ne présentent aucun symptôme. Beaucoup de ces maladies touchent les femmes sans qu'elles en aient

connaissance. Il existe une forte incidence d'infections conjointes et certains individus qui souffrent d'une maladie transmise sexuellement peuvent contracter une infection concomitante (c'est-à-dire, gonorrhée et infection par *Chlamydia*). Bien que quelques micro-organismes responsables de certaines de ces maladies soient sensibles à l'antibiothérapie, d'autres y sont très résistants. Un autre problème est le fait que certains médicaments peuvent prédisposer à la surinfection. Des maladies qui touchent la muqueuse génitale peuvent également gagner d'autres muqueuses, comme celle du pharynx, qui servent aux activités sexuelles.

Les infections génitales par *Chlamydia* (*C. trachomatis*) sont épidémiques. Elles entraînent chez les hommes une

Encadré 60-3 Résumé des soins infirmiers au client atteint d'une maladie infectieuse (*suite*)

E. Donner un soutien physiologique au client
1. Assurer une hydratation adéquate en cas de perte liquidienne importante causée par des vomissements, de la diarrhée ou une transpiration excessive.
   a) Encourager le client à boire.
   b) Préparer l'administration intraveineuse de liquide, selon la prescription.
2. Atténuer la fièvre.
   a) Administrer les médicaments antipyrétiques, selon la prescription.
   b) Éponger avec soin le client à l'eau tiède, selon les indications.
3. Prendre et noter fréquemment les signes vitaux : température, pouls, respiration.
4. Prendre la pression artérielle à intervalles réguliers, si le client a une tendance au collapsus vasculaire.
5. Peser régulièrement le client, de préférence à la même heure et avec le même pèse-personne.

F. Procurer un soulagement des symptômes
1. Combattre les douleurs et les malaises généraux.
   a) Utiliser des applications de chaleur et des massages, selon les indications.
   b) Appliquer des compresses froides pour les maux de tête.
   c) Administrer les analgésiques, selon la prescription.
   d) Veiller à l'hygiène buccale.
   e) Limiter l'activité physique.
2. Soulager la toux.
   a) Humidifier l'air inspiré.
   b) Administrer des gargarismes chauds pour la gorge.
   c) Procurer des expectorants ou des sirops antitussifs, selon les indications et la prescription.
3. Réduire l'anxiété et la dépression.
   a) Ne pas se constituer en juge devant un client atteint d'une maladie transmise sexuellement.
   b) Reconnaître la solitude du client isolé.
   c) Encourager le client devant faire face à l'idée d'une convalescence prolongée.

G. Protéger les individus exposés et le public en général contre les maladies infectieuses
1. Rendre disponibles et faciles les méthodes de vaccination qui sont reconnues pour être efficaces et qui sont indiquées pour la stimulation de l'immunité active chez les individus exposés et sensibles.
2. Fournir l'immunsérum spécifique (hétérologue ou d'humain en convalescence) ou la gammaglobuline humaine, si cela est indiqué, pour assurer une immunité passive et une protection temporaire aux sujets-contacts les plus vulnérables.
3. Isoler les clients atteints de maladies infectieuses transmissibles de même que les porteurs et les sujets-contacts connus, si cela est nécessaire.
4. Éduquer le public sur les sujets suivants :
   a) L'accessibilité et l'importance de l'immunisation prophylactique.
   b) La façon dont se propagent les maladies infectieuses et les moyens d'éviter la propagation.
   c) L'importance de consulter le médecin, dans l'éventualité d'une maladie fébrile ou d'une éruption cutanée.
   d) L'importance de la propreté de l'environnement et d'une bonne hygiène personnelle.
   e) L'importance d'une maison propre et d'une nourriture adéquate.
   f) Les moyens de prévenir la contamination des aliments et des sources d'eau.
      (1) Discipline, propreté et inspection des manipulateurs d'aliments.
      (2) Dangers de la marchandise périssable ; identification des aliments ayant tendance à promouvoir la croissance bactérienne ; et moyens de préservation des aliments.
      (3) Signification de la pasteurisation du lait.
      (4) Indications et moyens de stériliser les aliments par la chaleur.
      (5) Importance d'inspecter les aliments.
   g) Les insectes, les rongeurs et les autres animaux vecteurs et les réservoirs d'infections humaines, et l'importance de leur élimination.

urétrite et une épididymite non gonococcique. Chez les femmes, elles causent une cervicite mucopurulente et sont responsables de l'augmentation de l'incidence de la pelvipéritonite. Transmises au nouveau-né par la mère atteinte, les infections par *Chlamydia* représentent une cause majeure de conjonctivite et de pneumonie néonatales chez les enfants âgés de un à trois mois. Les infections à *Chlamydia* ont été reliées à l'infertilité pour les deux sexes et on les a associées avec bien d'autres problèmes de santé. Le contrôle de ce type d'infection représente aujourd'hui un souci important.

L'herpès génital se trouve parmi les maladies transmises sexuellement les plus fréquentes et les plus pénibles psychologiquement. Nous traitons de ce cas à la page 937.

Les hommes homosexuels présentent un profil de maladies infectieuses qui diffère de celui de la population en général. En plus des maladies transmises sexuellement les plus fréquentes, ils contractent une variété d'infections entériques (hépatite virale de type B, dysenterie bacillaire, amibiase, giardiase), de condylomes acuminés, d'infection due au virus de l'herpès simplex et d'urétrites à gonocoques ou non. Il semble également qu'ils présentent une incidence plus élevée de SIDA. Leurs comportements sexuels sont des facteurs à considérer dans l'épidémiologie et la pathologie des maladies transmises sexuellement. Les hommes homosexuels tendent à avoir plusieurs partenaires sexuels, ce qui augmente le nombre d'individus pouvant contracter une infection. Le comportement sexuel anonyme de certains d'entre eux empêche d'identifier les contacts sexuels. De plus, comme ils n'ont pas besoin d'utiliser de moyens anticonceptionnels (comme le condom qui peut empêcher la propagation de la gonorrhée), le risque d'être infecté est plus élevé. Certains ne se font pas soigner parce qu'ils souffrent d'anxiété et qu'ils craignent les attitudes de la société. Il n'en demeure pas moins que ces personnes commencent à reconnaître que les maladies transmises sexuellement représentent l'ennemi numéro un parmi leurs problèmes de santé.

La *maladie de Kaposi* est un néoplasme malin assez rare qu'on peut observer chez les hommes hétérosexuels et homosexuels, et chez les hommes exclusivement homosexuels. Le prodrome, qui peut durer des semaines ou des mois, montre un amaigrissement, un malaise généralisé et une adénopathie. Des macules et des papules pourpres non douloureuses apparaissent sur les membres inférieurs et évoluent en plaques ou en nodules. Plusieurs de ces clients ont déjà souffert de graves infections (pneumonie à *Pneumocystis carinii*), qui conduisent souvent à la mort. Le dénominateur commun de toutes ces infections semble être un déficit immunitaire sous-jacent. Bien des clients dont le diagnostic vient d'être établi ont déjà souffert de maladies transmises sexuellement, ce qui fait penser que des infections antérieures ou concomitantes sont en rapport avec la maladie de Kaposi chez les hommes homosexuels.

Les maladies transmises sexuellement représentent un problème de santé majeur chez les femmes, car la plupart des complications graves les touchent particulièrement. L'herpès génital peut être un précurseur de la dysplasie cervicale et du cancer du col de l'utérus. La pelvipéritonite (maladie entraînée par une infection ascendante des voies génitales) est la complication la plus importante des maladies transmises sexuellement, et sa microbiologie est reconnue comme étant complexe : gonocoques, *Chlamydia*, mycoplasme et un mélange de micro-organismes aérobies et anaérobies. Bien que les coûts économiques soient exorbitants, la stérilité, les grossesses ectopiques et les douleurs chroniques du bassin entraînent des problèmes et des souffrances encore plus pénibles. (Voir la rubrique traitant de la pelvipéritonite à la page 953.)

Afin de réduire la propagation de ces maladies, les cliniques de gynécologie et d'obstétrique, les services externes et les cliniques d'urgence doivent être équipés pour les diagnostiquer et les soigner. On doit informer les femmes que le risque de contracter ces infections augmente lorsque leurs partenaires de sexe masculin ne sont pas traités et lorsqu'elles ont de nombreux partenaires de sexe masculin. Chaque nouvelle récidive de pelvipéritonite augmente les risques d'infertilité. Certaines méthodes de contraception (condom, diaphragme avec spermicide) peuvent avoir une valeur prophylactique contre les maladies transmises sexuellement.

■ ÉVALUATION INITIALE

Au cours de l'entrevue portant sur les antécédents sexuels, on note les dates des rapports sexuels, les symptômes ressentis, la localisation des lésions et des écoulements, les types de maladies transmises sexuellement déjà contractés

et les soins que la personne s'est donnés. L'infirmière doit être discrète et ne pas porter de jugement sur la vie sexuelle de la personne. Bien que les manifestations cliniques puissent varier selon la maladie, la dysurie et les écoulements urétraux et vaginaux sont les plus fréquents. Il est important d'obtenir les noms des partenaires sexuels afin qu'eux aussi puissent subir un traitement.

Problèmes du client et diagnostics infirmiers

Les problèmes du client comprennent la dysurie et les écoulements urétraux ou vaginaux, les éruptions, et les lésions ulcéreuses relatives à l'infection ; les complications qui font suite au caractère envahissant de ces maladies ; et la possibilité que l'infection se manifeste à nouveau si le régime thérapeutique n'est pas respecté.

■ PLANIFICATION ET INTERVENTION

Objectifs

Les objectifs du client sont les suivants :

1. Obtenir la guérison de la maladie.
2. Ne pas souffrir de complications.
3. Éviter les récidives de la maladie.

De plus, l'objectif majeur des professionnels de la santé est de briser la chaîne responsable de la contagion en soignant tous les individus qui font partie du foyer d'infection. Cela signifie qu'il faut retracer rapidement tous les sujets-contacts, les soigner et favoriser chez les clients des comportements d'autoprotection. On trouvera tous les éléments du traitement des maladies transmises sexuellement dans les exposés sur la gonorrhée et sur la syphilis.

■ ÉVALUATION

Résultats escomptés

Le client réussit à :

1. Obtenir la guérison de la maladie.
   a) Respecte le plan de soins ;
   b) Ne souffre pas de dysurie ni d'écoulements urétraux ou vaginaux ;
   c) Se fait examiner régulièrement pour fins de tests.
2. Ne pas souffrir de complications.
   a) Va jusqu'au bout du traitement antimicrobien ;
   b) Sait que la rechute est possible si l'on interrompt le traitement ;
   c) Prend conscience que des complications surviendront si la maladie n'est pas traitée ;
   d) Comprend que le risque d'infertilité et de complications augmente toutes les fois qu'une infection pelvienne aiguë récidive.
3. Participer activement à un programme de prévention des récidives.
   a) Identifie ses partenaires sexuels pour qu'ils se fassent soigner ;
   b) Reconnaît que les méthodes de contraception mécaniques et chimiques offrent une certaine protection contre les maladies transmises sexuellement ;

c) Connaît les symptômes qui caractérisent les maladies transmises sexuellement les plus courantes ;

d) Connaît les facteurs de risque responsables d'une récidive : partenaires sexuels nombreux, rapports sexuels avec des inconnus ; activités sexuelles orales et anales ;

e) S'examine pour déceler les lésions et les éruptions ;

f) Se fait soigner rapidement pour toute infection des voies génitales.

Gonorrhée (blennorragie)

La *gonorrhée* est une infection des muqueuses des voies génito-urinaires, du rectum et du pharynx. L'agent responsable est le gonocoque *Neisseria gonorrheæ*. Cette maladie est transmise sexuellement, sauf dans le cas de la conjonctivite gonococcique du nouveau-né. Elle se contracte au cours des rapports sexuels et des attouchements de nature oro-génitale ou génito-anale, que les partenaires soient de sexes opposés ou non.

La gonorrhée est en voie d'augmentation dans le monde entier et, en Amérique du Nord, elle est la plus fréquente des maladies infectieuses. Bien que, entre 1965 et 1975, les cas rapportés aient triplé, on n'a pas noté d'augmentation significative depuis ; cela est dû aux nombreux efforts des clients et du personnel de santé qui se sont engagés à prévenir la transmission de cette maladie.

Le fait que la période d'incubation soit de courte durée contribue à sa propagation rapide. Ce problème est accentué par le fait que les porteurs masculins ou féminins qui ne présentent pas de symptômes sont en augmentation et qu'il y a une tendance croissante à ne plus utiliser de barrières contraceptives. Celles-ci (condoms et spermicides vaginaux) peuvent empêcher la propagation de quelques-unes des maladies transmises sexuellement. L'infection à gonocoques chez les hommes homosexuels est devenue un problème important. De plus, la gonorrhée coexiste souvent avec d'autres maladies transmises sexuellement.

Le taux d'incidence de la gonorrhée culmine chez les individus âgés de 20 à 24 ans, suivi de ceux qui ont entre 15 et 19 ans, avec une montée rapide chez les adolescents de moins de 15 ans.

Physiopathologie. Le gonocoque (*Neisseria gonorrhoeæ*) entraîne une infection superficielle et ascendante, par les voies génito-urinaires dans la plupart des cas. L'infection primaire survient dans l'urètre, chez l'homme, et dans le col de l'utérus, l'urètre et le rectum, chez la femme. Elle disparaît spontanément en quelques jours s'il y a un bon drainage. Toutefois, l'infection de l'urètre prostatique, chez l'homme, ou l'infection des glandes urétrales et vaginales (bartholinite), chez la femme, les prédispose à une infection chronique pouvant avoir des séquelles graves. La femme est portée à contracter ensuite une infection mixte de l'endomètre et des trompes de Fallope constituant une infection pelvienne, entraînant par la suite une pelvipéritonite. La menstruation, les douches et les traumatismes associés aux rapports sexuels ou aux manipulations déclenchent la propagation de l'infection aux organes de la reproduction.

■ ÉVALUATION INITIALE

Manifestations cliniques et complications. Chez l'homme, la période d'incubation dure de 3 à 14 jours, puis une urétrite antérieure aiguë se produit, accompagnée d'une miction douloureuse avec écoulement urétral purulent. L'infection peut gagner la partie postérieure de l'urètre et atteindre la prostate, les vésicules séminales et l'épididyme, ce qui cause une prostatite, une adénite inguinale, une douleur pelvienne et de la fièvre. Chez l'homme, la complication la plus importante demeure l'urétrite et le rétrécissement urétral avec tous les problèmes qui en découlent, c'est-à-dire les difficultés à uriner, à vider sa vessie et les infections subséquentes. L'urétrite gonococcique apparaît chez un quart à un tiers des hommes qu'on soigne pour une gonorrhée. Plusieurs cas d'urétrites non gonocciques apparaissent à la suite d'une infection due à *Chlamydia*. Chez les hommes qui ne présentent pas de symptômes et qui sont porteurs de la gonorrhée, il existe un problème particulièrement grave, car le diagnostic est difficile à poser par les méthodes de surveillance classiques. Ces individus demeurent infectés, non soignés, ils ne présentent aucun symptôme et ils peuvent naturellement infecter leurs partenaires sexuels.

Chez la femme, l'infection est souvent silencieuse, si bien qu'un fort pourcentage d'entre elles ne présentent aucun symptôme et ignorent qu'elles en sont atteintes. Un petit nombre d'entre elles ont des écoulements vaginaux, urinent fréquemment et présentent une dysurie. Les régions les plus touchées sont l'urètre et le col de l'utérus. Lorsque l'infection endocervicale gonococcique monte dans les voies génitales, l'infection pelvienne apparaît et cause l'endométrite, la salpingite ou la pelvipéritonite. On estime que de 10% à 17% des femmes infectées par le gonocoque contractent une infection pelvienne, qui se manifeste par la douleur abdominale, la sensibilité annexielle, la fièvre et les écoulements vaginaux. L'infection pelvienne provoque des adhérences sur les organes du bassin et dans le rectum, ce qui entraîne directement l'infertilité. Elle conduit aussi à la grossesse ectopique et à l'inflammation pelvienne chronique, dont les conséquences exigent l'intervention chirurgicale.

Autres manifestations de la gonorrhée. Les *manifestations anales* comprennent les démangeaisons et l'irritation de l'anus (à cause d'un érythème et d'un œdème des cryptes anales), une sensation que le rectum est rempli, une rectorragie ou une diarrhée, des fèces chargées de mucus et une défécation douloureuse. La gonorrhée de l'anus et du rectum représente de 28% à 55% des cas chez les hommes homosexuels qui se présentent dans des cliniques spécialisées dans les maladies transmises sexuellement.

Les *manifestations buccales* peuvent provenir d'un contact direct entre les micro-organismes infectants et le pharynx ou d'une propagation de l'infection de n'importe quelle partie de l'organisme vers la cavité buccale. Bien que la plupart des infections du pharynx soient asymptomatiques, on observe parfois les manifestations suivantes : angine ; inflammation ulcéreuse et douloureuse des lèvres ; gencives rouges, spongieuses et sensibles ; langue rouge et sèche ; rougeur et œdème du voile du palais et de la luette. L'oropharynx peut se recouvrir de vésicules.

Les *manifestations systémiques* peuvent devenir apparentes, car des foyers secondaires de l'infection peuvent se développer dans chacun des organes, entraînant ainsi une infection gonococcique disséminée (bactériémie gonococcique). L'infection gonococcique disséminée apparaît lorsque les germes envahissent la circulation à partir d'un des foyers primaires de l'infection. Le client présente une ténosynovite des petites articulations et une éruption cutanée de type hémorragique. De deux à trois semaines plus tard, le client qui n'a pas été soigné peut souffrir d'une arthrite septique, présentant des articulations chaudes, rouges et tuméfiées.

Les autres complications systémiques comprennent l'endocardite et la méningite gonococcique, et la gonococcémie fulminante.

Examen physique.   On examine la personne nue pour déceler la présence de lésions, d'éruptions, d'adénopathie et d'écoulements urétral, vaginal et rectal.

Examens de laboratoire.   Il existe une variété de moyens pour identifier la gonorrhée à partir de diagnostics biologiques. On peut trouver les diplocoques intracellulaires à Gram négatif dans les frottis ou par des réactions d'immunofluorescence directe, ou encore on peut les cultiver sur des milieux sélectifs comme ceux de Thayer-Martin, de Martin-Lewis ou de Ville de New York. On devrait faire des cultures à partir de prélèvements provenant du pharynx et de l'anus des personnes qui ont des activités sexuelles orales et rectales, mais ces cultures doivent être faites sur des milieux séparés. Chez l'homme, les prélèvements se font à partir de l'urètre, du canal anal et du pharynx, selon les antécédents sexuels du client et ses tendances. Chez la femme, on prélève dans la région endocervicale et dans le canal anal des échantillons qu'on cultive séparément. L'infirmière doit porter des gants stériles et jetables toutes les fois qu'elle fait de tels prélèvements (voir l'encadré 60-4).

Pour inoculer le milieu de culture, on roule le bâtonnet ouaté en formant un grand « Z » pour y déposer les organismes (*Figure 60-1*). On fait immédiatement des stries en lacets à l'aide d'une boucle métallique stérile ou de l'extrémité d'un bâtonnet afin d'isoler les colonies de *N. gonorrheæ* des contaminants qui peuvent croître à l'occasion sur le milieu de culture. On place la culture dans une atmosphère enrichie de CO_2 (une jarre à bougie ou un système de sac de plastique contenant un comprimé dégageant du CO_2), car *N. gonorrheæ* exige une atmosphère riche en CO_2. On incube les cultures à 35°C ou 36°C.

Problèmes du client et diagnostics infirmiers

Les principaux problèmes du client comprennent l'écoulement urétral et vaginal ainsi que la polyurie causés par *N. gonorrheæ* et les complications possibles reliées au non-respect du régime thérapeutique.

■ PLANIFICATION ET INTERVENTION

Objectifs

Les principaux objectifs du client sont les suivants :

1. Obtenir la guérison de l'infection gonococcique.
2. Prévenir les complications.

Les objectifs du traitement sont de faire disparaître les agents pathogènes et de renseigner le client sur son état.

Interventions de l'infirmière.   On réalise les objectifs visés grâce à la pharmacothérapie, au dépistage et à l'information donnée au client. La pénicilline reste le meilleur antibiotique, car elle est efficace, peu coûteuse et capable d'enrayer la syphilis qui peut être en incubation. Le client doit demeurer à la clinique de 20 min à 30 min après l'injection, en cas de réaction anaphylactique.

On recommande le traitement suivant :

- Tétracycline HCl : 500 mg par voie buccale, 4 fois par jour durant 7 jours, ou
- Amoxicilline ou ampicilline : Amoxicilline, 3 g, ou ampicilline, 3,5 g, avec 1 g de probénécide par voie orale, ou
- Pénicilline G procaïne en suspension aqueuse : 4,8 millions d'unités injectées par voie intramusculaire à deux endroits, avec 1 g de probénécide par voie buccale.

On utilise d'autres traitements pour les personnes qui souffrent en même temps d'infection due à *Chlamydia*, ce qui représente 45% des cas de gonorrhée dans lesquels on a effectué une culture pour *Chlamydia*.

Malheureusement, certaines lignées de gonocoques sont devenues résistantes à la pénicilline. Dans beaucoup de pays, la souche de *N. gonorrheæ* qui produit de la pénicillinase est résistante à la pénicilline et à l'ampicilline. On peut utiliser la céfoxitine, agent bactéricide dérivé de la céphamycine, contre *N. gonorrheæ*, y compris les souches résistantes. On soigne la gonorrhée pharyngée par le sulfaméthoxazole/triméthoprime ou par la tétracycline ou, encore, par la pénicilline G procaïne en suspension aqueuse.

Toutes les personnes souffrant de gonorrhée devraient subir un examen sérologique de la syphilis, et on devrait essayer de dépister chez elles d'autres maladies transmises sexuellement. Celles qui souffrent de gonorrhée et de syphilis suivent un traitement additionnel qui varie selon le stade de la maladie. On avertit le client d'éviter toute réinfection par contamination sexuelle jusqu'à ce que ses partenaires soient soignés eux-mêmes. De trois à sept jours après la fin du traitement, on fait d'autres cultures à partir des endroits appropriés, car aucun traitement n'est efficace à 100%. On fait d'autres cultures, de quatre à six semaines après le traitement, pour détecter une réinfection possible. Si ces cultures donnent des résultats positifs, c'est la plupart du temps un signe de réinfection à la suite de contacts sexuels. On soigne les complications comme l'endocardite ou la bactériémie selon une base individuelle.

On demande à chacun des clients les noms de ses partenaires sexuels afin qu'on puisse les soigner dans les dix jours. Certains programmes de santé visent à retracer les partenaires et à enrayer la contagion par des rapports, des diagnostics, des traitements et un suivi.

Technique d'isolement.   Respecter les précautions concernant les sécrétions durant toute la maladie, jusqu'à ce que les lésions cessent de suinter (voir à la page 1370).

Éducation du client.   Le contrôle de la propagation de la gonorrhée exige l'engagement du client, son éducation

Encadré 60-4   Prélèvement et mise en culture pour le diagnostic de la gonorrhée

Chez la femme

Culture de l'oropharynx
Frotter la partie postérieure du pharynx et les cryptes amygdaliennes à l'aide d'un applicateur muni de coton.

Culture cervicale
1. Humecter le spéculum avec de l'eau chaude. Ne pas utiliser d'autre lubrifiant.
2. Écarter les lèvres. Appuyer sur le périnée et la paroi postérieure du vagin avec un doigt de l'autre main.
3. Introduire doucement le spéculum à double valve.
4. Enlever le mucus cervical en excédent avec un tampon de coton maintenu par des pinces.
5. Introduire le bâtonnet ouaté stérile dans le canal endocervical (*Figure 60-1 A*).
   a) Balayer complètement les parois cervicales.
   b) Attendre 30 s pour que les micro-organismes soient absorbés par le coton.

Culture du canal anal (culture rectale)
1. Prélever l'échantillon anal *après* avoir fait le prélèvement cervical.
2. Introduire le bâtonnet ouaté stérile dans le canal sur une longueur de 2,5 cm (*Figure 60-1 B*).
3. Balayer complètement les parois du canal anal.
4. Attendre de 10 s à 30 s pour que les micro-organismes soient absorbés par le coton.

Chez l'homme

Culture de l'oropharynx
(Identique à celle chez la femme)

Culture de l'urètre
Utiliser une boucle bactériologique métallique stérile ou un bâtonnet urétral stérile imprégné d'alginate de calcium pour prélever un échantillon de la partie antérieure de l'urètre en grattant doucement la muqueuse (*Figure 60-1 C*). Ne pas introduire la boucle ou le bâtonnet sur plus de 2 cm.

Culture du canal anal
(Identique à celle chez la femme)

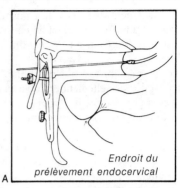

A   *Endroit du prélèvement endocervical*

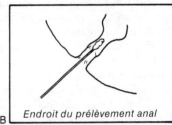

B   *Endroit du prélèvement anal*

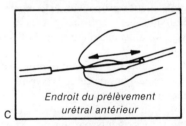

C   *Endroit du prélèvement urétral antérieur*

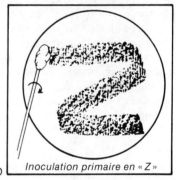

D   *Inoculation primaire en « Z »*

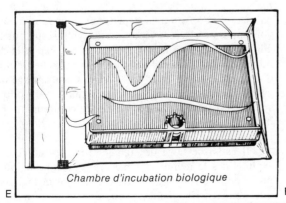

E   *Chambre d'incubation biologique*

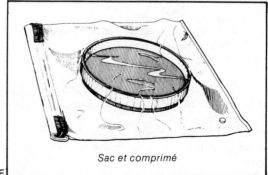

F   *Sac et comprimé*

Figure 60-1   Prélèvement et mise en culture pour le diagnostic de la gonorrhée. (*Source: Criteria and Techniques for the Diagnosis of Gonorrhea*, U.S. Public Health Service, Center for Disease Control.)

et son acquiescement. On doit insister sur les points importants suivants :

1. On contracte une maladie transmise sexuellement au cours d'un rapport sexuel de nature vaginale, anale ou orale ainsi que par un contact direct avec une personne infectée.
2. Toute personne qui soupçonne avoir une maladie transmise sexuellement ou qui a eu des rapports sexuels avec une personne qui pourrait en être atteinte doit se faire examiner. Le traitement doit commencer dès les premiers symptômes.
3. Toute personne qui a des rapports sexuels avec un grand nombre de partenaires doit subir des examens réguliers.
4. On peut avoir une protection limitée en se lavant les organes génitaux avant et après tout rapport sexuel et en utilisant un condom.
5. Les pilules contraceptives et les dispositifs intra-utérins ne confèrent aucune protection contre les maladies transmises sexuellement.
6. La gonorrhée et la syphilis sont des maladies différentes dont les agents pathogènes sont différents et qui pénètrent dans l'organisme par des voies différentes ; mais elles se propagent de la même manière. Le même individu peut contracter à la fois la gonorrhée, la syphilis ainsi que d'autres maladies transmises sexuellement.
7. Il ne semble pas exister d'immunité naturelle ou acquise contre la gonorrhée et la syphilis, qui peuvent donc récidiver constamment.
8. Une femme enceinte souffrant de syphilis peut transmettre les agents pathogènes à son fœtus. Si elle est atteinte de gonorrhée, elle peut transmettre sa maladie à son bébé au moment de la naissance.
9. Les agents de la gonorrhée peuvent pénétrer dans la circulation sanguine et affecter les articulations et les membranes synoviales, les valvules du cœur, etc.
10. Les établissements de santé et certains organismes spécialisés fournissent gratuitement des informations concernant les maladies transmises sexuellement.

■ ÉVALUATION

Résultats escomptés

Le client réussit à :

1. Obtenir la guérison de l'infection gonococcique.
   a) Se présente pour un traitement ;
   b) Se présente pour des cultures de suivi ;
   c) N'a aucun écoulement urétral ou vaginal ;
   d) Donne le nom et l'adresse de ses partenaires sexuels afin qu'ils puissent subir des tests et se faire soigner.
2. Éviter les complications.
   a) Sait qu'une réinfection peut se produire ;
   b) N'a aucun contact sexuel avec des personnes non soignées ;
   c) Utilise les méthodes de contraception qui diminuent les risques d'infection ;
   d) Se présente aux examens gynécologiques de routine et se fait faire des cultures pour détecter la gonorrhée ;

   e) Retourne immédiatement à la clinique ou chez le médecin dès le premier signe d'écoulement urétral, de dysurie ou d'une douleur dans le bas de l'abdomen.

Syphilis

La syphilis est une maladie plurisystémique infectieuse aiguë et chronique causée par *Treponema pallidum* (un spirochète). Elle peut être congénitale ou elle peut s'acquérir au cours des rapports sexuels.

Treponema pallidum est un spirochète en forme de filament qui mesure de 6 µm à 20 µm de long ; il se déplace par des mouvements actifs, et il est tordu en forme de spirale. Il produit toujours un effet local, jamais un effet à distance comme dans le cas d'une toxine. Le tréponème meurt rapidement s'il est exposé quelques minutes à l'air, à la chaleur ou à la sécheresse.

Une lésion initiale simple apparaît à l'endroit où le tréponème s'est introduit dans le corps. Ensuite, apparaissent des manifestations cutanées et viscérales, transitoires et étendues, et, après quelques années, il se développe des lésions granulomateuses dégénératives, très dispersées.

Les lésions ouvertes non traitées contiennent des spirochètes. Les lésions ainsi que le matériel contaminé peuvent transmettre la maladie. Chez la femme enceinte, le fœtus est infecté par la mère, par voie transplacentaire. Mais la plupart des cas sont contractés par les rapports sexuels ; le danger de transmission de la maladie par contact direct est plus grand dans les quatre premières années de la maladie.

L'infection syphilitique suscite une grande résistance chez l'individu, et une immunité temporaire à une nouvelle infection se développe très tôt dans l'évolution de la maladie. Environ 10% à 15 % des clients non traités présentent, quelques années plus tard, des manifestations de la maladie dans le système nerveux central, le cœur, les os, les téguments et les viscères.

Aspect épidémiologique

Depuis l'avènement du traitement par la pénicilline, dans les années 40, l'incidence de cas rapportés de syphilis a baissé considérablement. Mais, depuis quelques années, une baisse dans le contrôle de la maladie a donné lieu à une élévation de son incidence ; il ne fait pas de doute que la maladie est loin d'être enrayée et qu'il faut conserver des mesures sévères pour la dépister et pour la contrôler. On voit apparaître de nouveaux cas de syphilis surtout chez les adolescents, les jeunes adultes, les homosexuels et dans les milieux défavorisés. Elle est plus répandue chez les hommes que chez les femmes, et on la retrouve davantage dans les grands centres urbains. Tout individu ayant contracté la syphilis est une source potentielle de contamination, étant donné que chaque individu a une moyenne de 4,6 contacts récents dont 2 sont infectés.

Il est nécessaire de signaler tous les cas connus de syphilis dès le début. Des mesures épidémiologiques sont prises pour retrouver la source et l'étendue de la maladie, en questionnant les clients connus pour découvrir les sujets-contacts. On doit procéder à une investigation rapide, pour identifier ces contacts dans une période de temps minimale, afin de prévenir le plus possible la propagation de la maladie. Tous les sujets-contacts connus doivent alors recevoir un traitement préventif.

Évaluation initiale

Diagnostic. Comme la syphilis simule très bien d'autres maladies, il est important de retracer l'histoire clinique et d'exécuter des épreuves de laboratoire. Il existe deux types de tests sérologiques.

1. Le premier type de tests vise à détecter la présence d'une substance semblable à un anticorps, la réagine, dans le sérum des clients infectés. La réaction de micro-agglutination sur lame (VDRL), le test de réaction rapide de la réagine plasmatique (RPR) et le test de réaction automatique de la réagine (ART) sont parmi les plus courants ; ils sont fiables, simples à faire et peu coûteux.
2. Le deuxième type de tests vise à mesurer les anticorps spécifiques de *T. pallidum*. On recommande ces tests pour les clients dont les réactions à la réagine sont positives et qui présentent des signes atypiques de syphilis primaire ou secondaire, et pour diagnostiquer une syphilis tardive. Ces tests sont le test d'immunofluorescence absorbée (FTA-ABS) et le test de microhémagglutination (MHA-TP).

Manifestations cliniques. La syphilis est capable de détruire les tissus dans à peu près n'importe quelle partie du corps, d'où la diversité des manifestations cliniques. Certaines de ces manifestations sont désignées comme précoces et d'autres comme tardives. L'intervalle entre la syphilis précoce et la syphilis tardive est d'environ quatre ans. Durant cette période, le client a acquis une immunité partielle et une réaction tissulaire altérée au spirochète.

La période d'incubation est de 10 à 90 jours, la moyenne étant de 21 jours. Durant cette période, on ne note aucun symptôme ni aucune lésion. Toutefois, le sang du client contient des spirochètes et il est infectieux.

Syphilis primaire. Durant la phase primaire (précoce), la phase la plus infectieuse, le chancre, ou lésion primaire, apparaît à l'endroit où le tréponème est entré dans l'organisme — organes génitaux, anus, rectum, lèvres, cavité buccale, seins et doigts *(Figure 60-2)* — selon la technique sexuelle utilisée. La lésion primaire typique, ou chancre, est une papule indurée et indolore qui devient érodée et guérit après quatre à six semaines. (Le chancre peut devenir douloureux lorsque la lésion est surinfectée par d'autres bactéries.) Chez quelques clients, on ne distingue aucune lésion primaire. Les ganglions lymphatiques voisins grossissent invariablement. Les tests sérologiques sont généralement positifs peu après l'apparition du chancre. Chez le client non soigné, le chancre peut guérir en trois à six semaines, mais l'adénopathie peut persister durant des mois.

Même avant l'apparition du chancre et pendant sa présence, le tréponème a commencé à s'étendre dans tout le corps, par voie lymphatique et par voie sanguine. Certains clients deviennent apathiques, ont une légère poussée de fièvre et présentent une perte de masse ; d'autres n'ont

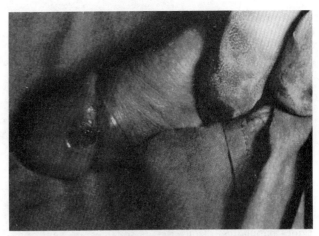

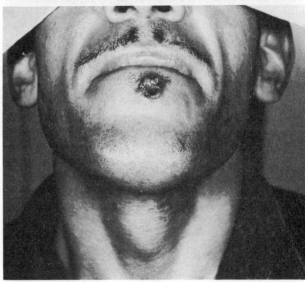

Figure 60-2 *(En haut)* Chancre syphilitique situé sur la face externe du prépuce. *(Source :* H. Elliott et K. Rhyz. *Venereal Diseases : Treatment and Nursing*, London, Baillière Tindall, 1972.) *(En bas)* Syphilis primaire. Chancre huntérien typique sur la lèvre inférieure. *(Source : Syphilis — A synopsis*, U.S. Department of Health, Education and Welfare, Public Health Service.)

aucun symptôme apparent durant cette période de dissémination.

Syphilis secondaire. Dans les six à huit semaines qui suivent l'apparition du chancre, les symptômes qualifiés de secondaires surviennent. Ceux-ci comprennent des manifestations cutanées (voir ci-dessous), des ganglions lymphatiques généralement hypertrophiés, des articulations douloureuses et une hypertrophie de la rate et du foie. Chez certains clients, l'iritis est le premier et l'unique symptôme. Parfois, on peut observer un enrouement et une angine chronique.

Les éruptions (qui peuvent ne pas apparaître) sont tellement variées qu'elles peuvent simuler à peu près toutes les maladies de peau connues. Toutefois, il y a des caractéristiques plus ou moins communes à tous ces types : les lésions sont bilatérales, symétriques et généralisées ; les éruptions sont invariablement polymorphes (c'est-à-dire qu'il n'y a pas qu'une seule sorte de lésions cutanées, comme des macules seulement ou des papules seulement) ; et bien qu'elles puissent subsister durant des semaines, les lésions sont non prurigineuses et indolores. Si elles ne sont pas traitées, elles disparaissent graduellement. Si elles sont traitées, elles disparaissent rapidement. Les lésions sont souvent accompagnées d'alopécie, parfois en plaques, donnant au cuir chevelu une apparence mitée.

L'éruption maculaire (la roséole syphilitique), qui apparaît normalement assez tôt, peut couvrir le tronc en entier, mais épargner le visage. Elle peut simplement être une éruption rosée diffuse, des taches rosées, ou une éruption maculaire bronzée légèrement surélevée. Des lésions syphilitiques papulaires, recouvertes de squames, peuvent apparaître sur la surface corporelle. Ces papules peuvent s'infecter secondairement, et les éruptions pustulaires qui en résultent peuvent ressembler à celles de l'acné ou de l'impétigo. Il peut aussi se développer des petites lésions dermiques nodulaires, de couleur rouge bleuâtre ou brune. Ces nodules peuvent persister pendant des années et, lorsqu'ils disparaissent, ils laissent des régions de pigmentation.

Les lésions qui se développent sur des surfaces cutanées humides, par exemple, autour de l'anus ou des organes génitaux, prennent la forme de larges plaques verruqueuses (dites condylomes) qui tendent à se fissurer et à s'ulcérer. Celles qui apparaissent sur les muqueuses de la bouche et de la langue sont brillantes et ont l'apparence de plaques planes, circonscrites, légèrement surélevées, habituellement recouvertes d'un exsudat blanc ou jaunâtre. Ces papules, dites plaques muqueuses, sont les plus caractéristiques, les plus persistantes et les plus contagieuses de toutes les lésions syphilitiques. D'autres papules, sèches et squameuses, se forment sur la paume des mains et sur la plante des pieds. Celles qu'on trouve sur le bout des doigts détruisent quelquefois la racine des ongles qui deviennent friables et fissurés.

Syphilis tardive.   On note une période d'apparente bonne santé après la disparition des manifestations précoces (chez les clients non traités ou chez les clients traités de façon inadéquate). Beaucoup de clients ne manifestent pas d'autres problèmes, avec ou sans traitement, mais chez certains, après 3 à 10 ans ou davantage, apparaissent des signes de syphilis tardive (autrefois qualifiée de tertiaire). On trouve principalement ces lésions granulomateuses sur la peau et les os, mais elles peuvent aussi atteindre le foie, le système cardio-vasculaire et le système nerveux central. En fait, chacun des organes peut être touché. La réaction inflammatoire peut gagner le cœur et les gros vaisseaux comme l'aorte, l'artère pulmonaire et les vaisseaux importants qui partent de l'aorte. Ces lésions peuvent entraîner une aortite et un anévrisme. La maladie envahit le système nerveux central durant la première phase de l'infection, mais, en l'absence de soins, quelques clients peuvent être atteints d'une syphilis nerveuse symptomatique, y compris celle des vaisseaux méningés ou celle du parenchyme. La syphilis des vaisseaux méningés entraîne l'occlusion vasculaire cérébrale, l'infarcissement, l'encéphalomalacie, alors que la syphilis parenchymateuse comprend la parésie et le

tabes accompagnés d'un changement de la personnalité et de signes neurologiques variés.

Les lésions cutanées de la syphilis tardive produisent des ulcères importants, profonds et perforés au niveau des jambes ; les cicatrices sont caractérisées par des aréoles pigmentées et des bases atrophiées. Les lésions particulières situées autour du coude sont formées de croûtes stratifiées. Les lésions à l'intérieur de la bouche, de la gorge et du nez s'ulcèrent et perforent le voile du palais ou la cloison du nez, ce qui donne au nez l'apparence d'une selle et rend la langue épaisse.

Traitement

Les services de santé publique recommandent, selon la phase de la maladie, le traitement suivant :

- *Syphilis précoce* (primaire, secondaire ou latente d'une durée inférieure à une année) : Pénicilline G benzathine en une seule injection intramusculaire de 2,4 millions d'unités ; c'est le médicament de choix, car il est efficace avec une seule dose.
- Pour les *clients allergiques à la pénicilline* : Chlorhydrate de tétracycline, 500 mg par voie buccale, quatre fois par jour durant 15 jours ; le client peut avoir de la difficulté à respecter ce régime et il faut alors l'encourager à le faire.

En ce qui concerne la syphilis d'une durée supérieure à un an, le traitement optimal a été moins bien établi que pour la syphilis précoce de moindre durée. En général, elle exige un traitement de plus longue durée.

Bien qu'on recommande un traitement pour la syphilis cardio-vasculaire, il est possible que les antibiotiques ne renversent pas le processus pathologique (perte des tissus élastiques de la paroi de l'aorte) associé à la maladie.

On examine le liquide céphalo-rachidien des clients chez qui on soupçonne une syphilis nerveuse symptomatique ainsi que celui des clients dont la syphilis dure depuis plus d'un an, afin d'exclure la possibilité de syphilis nerveuse symptomatique. En cas de syphilis tardive, aucun traitement ne peut réparer les lésions structurales qui se sont déjà produites.

La *réaction de Jarisch-Herxheimer* est une réaction qui survient dans les quelques heures qui suivent le début du traitement contre la syphilis, en particulier au cours de la phase secondaire. Cette réaction se manifeste par une fièvre et des symptômes analogues à ceux de la grippe, c'est-à-dire un malaise, des frissons, des céphalées et une myalgie qui disparaissent au bout de 24 h. On pense que cette réaction est causée par la libération soudaine d'une grande quantité d'antigènes du tréponème accompagnée de la réaction antigène-anticorps subséquente. L'aspirine et le repos au lit demeurent le seul traitement.

Technique d'isolement.   On prend les précautions concernant les sécrétions (voir à la page 1370), si le client présente des manifestations au niveau de la peau et des muqueuses et ce, jusqu'à 24 h après le début du traitement.

Prévention : Éducation du client
1. On soigne comme pour une syphilis précoce les clients exposés à la syphilis dans les trois mois qui précèdent.

2. Tous les clients qui ont eu une syphilis précoce doivent subir des tests de réaction de la réagine 3 mois, 6 mois et 12 mois après le traitement. Ceux dont la syphilis dure depuis plus d'un an doivent en plus subir des tests sérologiques pour les anticorps du tréponème 24 mois après le traitement.

3. Avertir le client atteint d'une syphilis primaire qu'avec un traitement adéquat et un suivi sérieux, le chancre disparaîtra (en une semaine ou deux) et que le test sérologique devrait (mais pas toujours) être négatif dans l'année qui suit.

4. On recommande au client de n'avoir aucun contact sexuel avec ses partenaires antérieurs qui n'ont pas été soignés.

5. On devrait instaurer un programme d'éducation sexuelle et de dépistage épidémiologique. Il faudrait effectuer des tests de dépistage chez les groupes d'individus qui présentent une incidence élevée de maladies transmises sexuellement.

6. S'informer auprès des centres hospitaliers, des centres médicaux et des centres de planification des naissances pour toutes questions relatives aux maladies transmises sexuellement.

Syndrome d'immunodépression acquise (SIDA)

Le *syndrome d'immunodépression acquise* (SIDA) est une maladie dont on ignore la cause, mais qui est probablement d'origine virale ; elle est responsable du dérèglement total du système immunitaire de l'organisme sans doute causé par un défaut de l'immunité à médiation cellulaire (régulation anormale de la réponse immune cellulaire). Le système immunitaire s'affaiblit, rendant le client vulnérable à la moindre infection, comme la pneumonie à *P. carinii* et les infections disséminées à cytomégalovirus, ou aux néoplasmes malins non courants comme la maladie de Kaposi.

Causes. On ne connaît ni la cause ni le mode de transmission de ce nouveau syndrome, mais il semble qu'il existe une relation entre l'infection et les facteurs héréditaires, environnementaux et comportementaux. Il se transmet probablement par les transfusions sanguines, le sperme et la salive, mais il n'en existe aucune preuve. Il semble que la période d'incubation puisse prendre de six mois à deux ans.

Les personnes à risque élevé sont les hommes homosexuels et bisexuels, les utilisateurs de drogues injectées par voie intraveineuse, les partenaires sexuels des porteurs du SIDA, les personnes ayant reçu du sang (ou des fractions du sang) infecté et les enfants nés d'une mère porteuse du SIDA.

Le nombre de cas s'est accru fortement et le taux de mortalité est très élevé, mais il n'existe aucun traitement. Tous les centres spécialisés dans le contrôle des maladies ont commencé à faire d'intenses recherches épidémiologiques pour essayer de régler ce sérieux problème de santé publique.

Manifestations cliniques. Les symptômes du SIDA comprennent l'infection et la fièvre récurrentes, le gonflement des ganglions lymphatiques, l'anorexie, l'amaigrissement et la sensation générale d'être « à plat ». Ces manifestations s'aggravent durant les semaines et les mois qui suivent. Un grand nombre de clients meurent d'infection grave et de tumeurs métastasiques. Grâce à l'analyse des anticorps monoclonaux, on est parvenu à trouver que ces clients présentaient un manque de lymphocytes T auxiliaires et un surplus de cellules T suppressives. Le rapport entre ces deux types de cellules est donc inversé par rapport à la normale.

Quelques clients souffrent d'un type de cancer, la maladie de Kaposi, qui est rare en Amérique du Nord. La caractéristique principale est l'apparition soudaine de lésions bleutées ou brunâtres sur les jambes. D'autres clients contractent des infections opportunistes foudroyantes (une infection opportuniste est une maladie qui survient chez un individu dont l'activité immunitaire est temporairement supprimée, comme c'est le cas au moment d'une transplantation d'organe ou lorsqu'on souffre d'une maladie comme la leucémie). Dans les deux cas, le taux de mortalité est élevé.

Traitement. Les soins aux clients atteints du SIDA consistent à surveiller les symptômes et à donner un traitement de soutien pour chacune des manifestations. L'infirmière peut soupçonner le SIDA lorsqu'elle observe les symptômes nommés plus haut. Le SIDA est une maladie qui doit être rapportée puisque des études sont en cours sur ses causes et sur son traitement. Lorsqu'on doit traiter des personnes atteintes du SIDA, il est nécessaire de prendre les précautions suivantes :

1. Éviter à tout prix de se blesser accidentellement avec des instruments contaminés et de mettre en contact des lésions cutanées ouvertes avec du matériel provenant de personnes souffrant du SIDA ;

2. On doit porter des gants toutes les fois qu'on manipule des échantillons de sang, des objets souillés de sang, des liquides corporels, des excrétions et des sécrétions ainsi que des objets ou du matériel qui y ont été exposés ;

3. On porte une blouse lorsque les vêtements peuvent être souillés par des liquides corporels, du sang, des sécrétions ou des excrétions ;

4. On se lave les mains après avoir retiré les gants et la blouse et avant de quitter la chambre d'une personne atteinte du SIDA ou soupçonnée d'en être atteinte. On se lave aussi les mains dès qu'elles ont été contaminées par du sang ;

5. On doit identifier clairement le sang et les autres échantillons d'une étiquette spéciale portant la mention « Sang-Danger » ou « SIDA-Danger ». Si la paroi extérieure du contenant d'un échantillon est visiblement contaminée par le sang, il faut la nettoyer avec une solution à 5,25% d'hypochlorite de sodium (eau de Javel). On doit placer tous les échantillons de sang dans un second contenant, comme un sac imperméable, afin de les transporter. Il faut examiner soigneusement le contenant pour déceler les fuites ou les fissures ;

6. On doit nettoyer le plus rapidement possible la moindre goutte de sang répandue sur quoi que ce soit avec une solution désinfectante comme l'hypochlorite de sodium (voir plus haut) ;

7. Tous les objets souillés de sang doivent être placés dans un sac imperméable immédiatement étiqueté « SIDA-Danger » avant de les envoyer à la stérilisation ou de les jeter. On peut aussi placer ces objets contaminés dans des sacs de plastique d'une couleur particulière destinés seulement à être jetés par le service spécialisé du centre hospitalier. Tout ce qui est jetable devrait être incinéré ou mis à l'écart selon les directives du centre hospitalier. Ce qui est réutilisable doit être stérilisé selon les politiques du centre hospitalier concernant les objets contaminés par le virus de l'hépatite de type V. Les instruments munis de lentilles doivent être stérilisés après qu'on les a utilisés pour examiner des clients atteints de SIDA ;

8. On ne doit pas courber les aiguilles après usage, mais on doit les placer immédiatement dans un contenant spécial destiné à être jeté. On ne doit jamais remettre les aiguilles dans leur gaine d'origine avant de les jeter dans les contenants spéciaux, car cela est une cause fréquente de blessure ;

9. Il est conseillé d'utiliser des aiguilles et des seringues uniservices. On ne devrait utiliser que des seringues qui assurent bien le blocage de l'aiguille ou des ensembles d'une seule pièce pour faire la succion des liquides des clients, afin que ces liquides puissent être éliminés de l'aiguille en toute sécurité ;

10. Il est essentiel d'offrir une chambre individuelle à toute personne qui est trop faible pour s'assurer une bonne hygiène, comme celle qui souffre d'une diarrhée abondante, d'une incontinence fécale ou d'un comportement modifié par suite des infections du système nerveux central.

☐ INFECTIONS BACTÉRIENNES SPÉCIFIQUES

Infections nosocomiales (contractées au centre hospitalier)

Une *infection nosocomiale* est une infection contractée durant la période d'hospitalisation ; elle n'est ni présente ni en période d'incubation au moment de l'admission du client, à moins que l'infection ne soit reliée à une hospitalisation antérieure.

Environ 5% des clients admis dans des centres hospitaliers contractent une infection. Ce problème est responsable de la prolongation de l'hospitalisation et d'un coût d'hospitalisation supplémentaire exorbitant.

Infections causées par les bactéries à Gram négatif

Les bactéries à Gram négatif sont responsables de la majorité des infections nosocomiales. Ces bactéries sont, par ordre d'importance décroissante, *Escherichia coli*, les genres *Klebsiella—Enterobacter—Serratia, Pseudomonas æruginosa* et les genres *Proteus* et *Providentia*. On a constaté récemment que l'invasion de ces micro-organismes dans la circulation sanguine (bactériémie) des clients hospitalisés est plus fréquente que la bactériémie due aux staphylocoques. De telles infections sont causées par la propre flore du client

ou par les micro-organismes opportunistes qui envahissent le client durant l'hospitalisation, ou elles proviennent d'autres sources. Les bacilles à Gram négatif sont fréquemment responsables des infections du sang et des voies urinaires et respiratoires. La plupart de ces bacilles ne sont pas gênants chez l'individu sain, mais ils le deviennent chez le client hospitalisé qui a une maladie sous-jacente et une résistance affaiblie, chez celui qui a subi un traitement immunosuppresseur, chez celui qui porte une prothèse cardiaque ou qui subit des examens diagnostiques envahissants et qui est surveillé par des dispositifs internes.

- Ces micro-organismes peuvent infecter les brûlures ou les plaies, s'introduire dans la vessie par la sonde à demeure, être inhalés par l'intermédiaire d'un équipement contaminé (en particulier par les nébuliseurs à réservoir) ou être transportés directement dans la circulation sanguine par les cathéters intravasculaires et les appareils de monitorage. Les interventions chirurgicales au niveau de l'appareil digestif et des canaux biliaires, les trachéotomies et les dispositifs contaminés sont responsables d'un grand nombre de ces infections.

Le risque de voir se développer une infection nosocomiale est fonction de la gravité de la maladie sous-jacente. Les infections par des bactéries à Gram négatif touchent les très jeunes enfants, les personnes âgées, les clients dont le système immunitaire est défectueux, ou qui souffrent de dyscrasies, de brûlures, de blessures ou de diabète mal équilibré, ceux qui subissent un traitement prolongé qui entraîne une lésion tissulaire étendue et ceux chez qui un corps étranger a été implanté. Les immunosuppresseurs et les médicaments cytotoxiques puissants, les stéroïdes, la radiothérapie, etc., diminuent peu à peu les mécanismes de défense du client. Les antibiotiques altèrent la flore naturelle et favorisent la croissance démesurée des agents pathogènes hospitaliers qui leur sont résistants. Ainsi, toute personne sensible qui doit subir des épreuves envahissantes pour un diagnostic quelconque et qui doit tolérer un équipement de monitorage est prédisposée à développer une infection de ce type. Cependant, chez certains clients, il est impossible d'identifier l'agent responsable de la bactériémie.

Le tableau 60-2 présente le foyer d'origine, le facteur déterminant et les agents responsables des infections les plus fréquentes dues à des bactéries à Gram négatif.

Prévention.   La première étape de la prévention de telles infections consiste à être conscient d'un risque d'infection chez les clients hospitalisés.

- Pour juguler l'infection, il demeure fondamental de se laver les mains correctement et d'utiliser des techniques d'asepsie stricte pour tout procédé diagnostique ou thérapeutique qui exige l'utilisation de cathéters, d'une stimulation cardiaque ou d'une perfusion intraveineuse ainsi que pour une trachéotomie, l'installation d'un drain et les soins d'une plaie.

- Les infections des voies urinaires associées à la sonde sont la principale cause des infections nosocomiales et c'est pourquoi on n'utilise un cathéter à demeure qu'en cas d'absolue nécessité. Un client peut être infecté par sa propre flore intestinale, par contamination croisée avec un autre client ou avec la flore hospitalière, ou

Tableau 60-2   Origine, facteurs déterminants et agents responsables de la bactériémie

Foyer d'origine	Facteurs déterminants	Agents responsables les plus fréquents
Voies uro-génitales	Sonde à demeure	*E. coli*
	Instruments	*Klebsiella-Enterobacter-Serratia*
	Obstruction	genre *Proteus*
		P. æruginosa
Tube digestif Intestins	Obstruction	*Bactéroïdes*
	Perforation	*E. coli*
	Abcès	*Klebsiella-Enterobacter-Serratia*
	Néoplasie Diverticules	*Salmonella*
Voies biliaires	Cholangite	*E. coli*
	Obstruction (calculs)	*Klebsiella-Enterobacter-Serratia*
	Interventions chirurgicales	
Système reproducteur	Avortement	*Bactéroïdes*
	Instruments post-partum	*E. coli*
Système vasculaire	Dissections veineuses	*P. æruginosa*
	Cathéters intraveineux	genre *Acinetobacter*
	Stimulateurs cardiaques	*Serratia*
	Interventions chirurgicales	*Erwinia*
		E. cloacæ
Peau	Leucémie	*P. æruginosa*
	Agranulocytose	genre *Acinetobacter*
	Agents immunosuppresseurs et chimiothérapeutiques	*Serratia*
Voies respiratoires	Trachéotomie	*P. æruginosa*
	Ventilation mécanique	*Klebsiella-Enterobacter-Serratia*
		genre *Acinetobacter*
		E. coli
	Aspiration	*E. coli*
		Bactéroïdes
		Klebsiella-Enterobacter-Serratia

Source: W.R. McCabe. « Gram-Negative Bacteremia », *Disease-A-Month*, décembre 1973. Copyright © 1973 by Year Book Medical Publishers, Inc.

encore par exposition à des solutions contaminées ou à un équipement non stérilisé. Toutes les fois que cela est possible, il faut utiliser d'autres moyens de drainage que le cathéter à demeure, comme le condom urinaire, le cathétérisme sus-pubien ou le cathétérisme intermittent (voir aux pages 863 à 865 pour les soins à donner aux clients qui ont un cathéter).

On évite les traitements prolongés par voie intraveineuse et, lorsqu'on ne peut faire autrement, on doit fixer solidement le cathéter intraveineux pour qu'il ne bouge pas dans la veine. Il faut introduire l'aiguille avec grande précaution, protéger le point d'injection, surveiller le dispositif de perfusion et en prendre soin. On doit changer les canules intraveineuses au moins toutes les 48 h à 72 h.

On doit faire attention en utilisant et en désinfectant l'équipement pour le traitement respiratoire. Le traitement au moyen du respirateur à pression positive intermittente doit être remplacé si possible par d'autres méthodes tout aussi efficaces et plus simples, comme la méthode de respiration profonde ou la spirométrie de stimulation. On change le tubage du respirateur au moins toutes les 24 h. On doit prendre toutes les précautions pour diminuer les risques d'aspiration.

Les transducteurs peuvent aussi être des foyers d'infections nosocomiales. On doit nettoyer et stériliser les transducteurs et les dômes après chaque usage. On utilise des techniques d'asepsie lorsqu'on manipule l'équipement de monitorage.

Dans chaque centre hospitalier, on devrait trouver un personnel spécialisé dans le contrôle des infections chargé de surveiller si les directives sont appliquées. Tous ceux qui doivent procurer des soins devraient suivre toutes les méthodes de surveillance connues pour prévenir ce genre de problèmes.

■ ÉVALUATION INITIALE

Manifestations cliniques.   Les bactéries à Gram négatif sont responsables de bactériémies qui peuvent être spontanément résolutives, transitoires, intermittentes ou constantes. Habituellement, la bactériémie débute brutalement par des frissons et une élévation rapide de la température, souvent jusqu'à 40°C. (Chez la personne âgée et affaiblie ou chez celle qui reçoit des corticostéroïdes, la température peut être moins élevée.)

Au moment où les bacilles sont détruits par les mécanismes de défense de l'hôte, les endotoxines sont libérées et entraînent les effets suivants : irrigation sanguine inadéquate, insuffisance circulatoire, augmentation de la résistance périphérique, stagnation du sang dans la microcirculation, diminution du débit cardiaque et hypoxie. Lorsque la circulation cérébrale diminue et que l'état de choc se produit, le client souffre de confusion et de désorientation ; il montre des signes d'hypotension, de tachycardie ; son pouls est faible et filant ; sa peau est froide et moite ; il présente une cyanose périphérique, de l'oligurie et une alcalose respiratoire suivie d'acidose métabolique. On observe souvent diverses anomalies de coagulation intravasculaire (coagulation intravasculaire disséminée, thrombopénie). Le développement de l'état de choc augmente le taux de mortalité due aux bactériémies à Gram négatif, et ce sont les personnes âgées qui sont le plus touchées.

Problèmes du client et diagnostics infirmiers

Les problèmes du client comprennent la fièvre relative à l'invasion de la circulation sanguine par les bactéries ; la possibilité d'hypotension et d'état de choc causés par l'irrigation sanguine inadéquate ; l'insuffisance circulatoire ; et la diminution du débit cardiaque.

■ PLANIFICATION ET INTERVENTION

Objectifs

Les objectifs du client sont les suivants :

1. Diminution de la fièvre.
2. Prévention ou guérison de l'état de choc grâce à la mobilisation de ses mécanismes de défense.

L'objectif des soins infirmiers est d'identifier et de mettre en œuvre le traitement contre la bactériémie, de surveiller les signes et les symptômes de l'état de choc et de ses complications et d'aider à améliorer l'irrigation sanguine des organes vitaux.

Traitement de la bactériémie.   On examine le client pour repérer le foyer de l'infection, on isole l'agent responsable après l'avoir identifié par des hémocultures ou des cultures faites à partir de foyers extra-vasculaires. En général, le client est trop malade pour qu'on attende les résultats des cultures et des antibiogrammes. On commence immédiatement le traitement par des agents efficaces à large spectre antibactérien et en tenant compte des souches résistantes de bactéries qui dominent dans le centre hospitalier. On administre des antibiotiques par voie intraveineuse afin de maintenir de fortes concentrations dans le sang, les tissus et les liquides des cavités corporelles.

On enlève toute cause possible d'infection comme les cathéters intraveineux et urinaires. On doit assurer le drainage chirurgical de toute infection locale.

Surveillance de l'état de choc et des complications. L'infirmière doit veiller aux paramètres suivants : la force de réaction ; la température, la moiteur, la coloration et la turgescence de la peau ; l'aspect des muqueuses et des ongles ; le rythme respiratoire ; le pouls, la pression artérielle ; la quantité de liquide absorbée et la diurèse.

Irrigation sanguine des organes vitaux.   On peut avoir à mettre en place deux ou trois gros cathéters intraveineux pour remplacer les liquides et le sang afin d'assurer l'irrigation des organes vitaux. Des mesures de pression veineuse centrale servent de guide pour rétablir le taux et la quantité du remplissage vasculaire. On utilise du sang entier, du plasma, du dextran de faible masse molaire ou du soluté physiologique pour remplacer le volume liquidien et pour contrer le collapsus vasculaire. On introduit un cathéter de Swan-Ganz pour surveiller la pression artérielle pulmonaire et pour obtenir des informations concernant le mode de remplissage du ventricule gauche. On évalue les gaz et le pH sanguins pour déterminer les besoins du client en matière de ventilation. On administre de l'oxygène pour maintenir la Po_2 au taux désiré. Des échanges respiratoires inadéquats constituent une cause fréquente de décès dans les cas de choc causé par les bactéries à Gram négatif.

On traite l'acidose métabolique, qui se produit plus tardivement, par du bicarbonate de sodium. On surveille les électrolytes sériques. On administre, selon les besoins, des médicaments vaso-moteurs, de la digitaline, des diurétiques et d'autres médicaments. De multiples insuffisances organiques peuvent se produire par suite d'une septicémie irrépressible.

■ ÉVALUATION

Résultats escomptés

Le client réussit à :

1. Obtenir la diminution de la fièvre.
   a) Montre une baisse progressive de la température sur une durée de trois jours ;
   b) Ne montre aucun effet secondaire causé par les antibiotiques ;
   c) A des hémocultures négatives.
2. Combattre l'état de choc.
   a) Réagit mieux à l'environnement ;
   b) Réagit bien aux remplacements liquidiens par une diurèse accrue ;
   c) Montre une augmentation progressive de la pression artérielle dans des limites raisonnables ;
   d) Présente une température, une turgescence et une coloration normales de la peau ;
   e) A des concentrations de gaz artériels dans des limites normales.

Staphylococcies (infections à staphylocoques)

Les staphylocoques sont très largement répandus dans la nature, et les humains en sont les réservoirs les plus importants. Ces bactéries constituent une bonne proportion de la flore de l'organisme et on les trouve aussi sur la peau, dans la bouche, dans le nez et dans la gorge. On estime qu'entre 30% et 50% des adultes en santé et non hospitalisés transportent *Staphylococcus aureus* dans leurs fosses nasales. Les germes qui logent dans le nez peuvent se propager à d'autres personnes ou à des objets, en particulier par le contact manuel. C'est ainsi que les aliments deviennent contaminés par une personne infectée qui les manipule et qui transporte les bactéries par l'intermédiaire des fosses nasales ou des lésions cutanées. (Le principal mode de transmission des staphylocoques est le contact manuel direct.) L'air en transporte également (ainsi une plaie peut devenir contaminée lorsqu'on change les pansements), ainsi que les aiguilles contaminées et les animaux.

Lorsque l'intégrité de la peau a été détruite (abrasion, blessure, incision chirurgicale, brûlure, infection virale cutanée), le client est très sensible à une infection par les staphylocoques.

Les staphylocoques sont responsables de la plupart des infections cutanées humaines. Le furoncle, communément appelé clou, est presque toujours un abcès à staphylocoques, et l'anthrax commun à l'arrière du cou est en somme une agglomération d'abcès à staphylocoques. La plupart de ces abcès demeurent localisés dans les tissus sous-cutanés et ne s'étendent pas au-delà. Ultérieurement, sous l'effet d'une pression croissante, leur contenu purulent jaillit au-travers de la peau, laissant la cavité évidée se remplir de tissu de granulation, puis se refermer et guérir.

On peut faire une erreur en considérant que cette suite d'événements courants et généralement bénins est une preuve que le staphylocoque n'est pas un microbe si dangereux. Loin de là ! Du point de vue agressivité, pouvoir de destruction, ténacité et résistance, ce micro-organisme n'a pas d'équivalent. En plus d'être responsable de la plupart des infections superficielles, le staphylocoque entraîne des infections graves au niveau des poumons, de la cavité pleurale, des valvules cardiaques, des os, des reins et des plaies chirurgicales. Certaines souches produisent une entérotoxine responsable d'intoxications alimentaires.

La tendance que montre cet organisme à coloniser les régions superficielles du corps rend compte de sa force extrême en tant qu'antigène capable de provoquer les mécanismes de défense jusqu'à entraîner une forte fièvre ; le pus volumineux qui caractérise les lésions démontre l'effet mortel que cet organisme a sur les cellules et sur les leucocytes en particulier.

Staphylococcies systémiques

L'infection peut s'étendre ou envahir la circulation sanguine, accompagnée de toxémie grave, si les défenses périphériques sont incapables de maîtriser le staphylocoque. Une invasion des ganglions lymphatiques peut entraîner un abcès axillaire, cervical, médiastinal, rétro-péritonéal ou sous-diaphragmatique. Une invasion de la circulation sanguine peut produire une endocardite bactérienne aiguë, une pneumonie staphylococcique, un empyème, un abcès périnéphrétique, un abcès hépatique, une entérite staphylococcique, une arthrite infectieuse, une méningite, une ostéomyélite ou une septicémie généralisée. Les symptômes généraux sont extrêmement graves.

Indépendamment de leur localisation, les lésions à staphylocoques ont plusieurs caractéristiques communes, comprenant différents degrés de nécrose, une tendance à se localiser et à persister, en dépit de la chimiothérapie, jusqu'à ce que l'exsudat soit évacué ou sorte spontanément.

Sa résistance au traitement s'explique, en partie, par sa capacité extraordinaire d'adaptation à un milieu défavorable. On observe souvent une résistance aux antibiotiques courants dans les souches de staphylocoques. Ainsi, quoique la réaction à une chimiothérapie par les antibiotiques semble favorable au début, elle peut diminuer jusqu'à un point de résistance effective.

Staphylococcies nosocomiales

Plusieurs centres hospitaliers à travers le monde ont vécu une recrudescence des infections staphylococciques responsables d'un grand nombre de décès.

- Les clients qui souffrent de maladies chroniques et d'une grande faiblesse, ceux qui suivent un traitement systémique par les stéroïdes ou une chimiothérapie anticancéreuse, ceux qui doivent subir une intervention chirurgicale majeure ou de longue durée, de même que les nourrissons gardés dans la pouponnière sont sujets à des staphylococcies.

Plusieurs facteurs ont contribué à produire cette situation, entre autres la capacité du staphylocoque de développer une résistance à la plupart des antibiotiques, sa capacité de pénétrer la peau et de détruire les tissus, et sa prévalence, surtout dans les centres hospitaliers, où il est omniprésent.

Mesures de contrôle et prévention. Le mode de transmission des staphylocoques le plus répandu à l'intérieur d'un centre hospitalier est de loin la contamination de personne à personne. Pour prévenir ces staphylococcies nosocomiales, il est nécessaire de former un comité spécialisé chargé de les contrôler, de suivre d'excellentes techniques d'asepsie et d'isoler immédiatement les clients souffrant d'une infection à staphylocoques.

Traitement. Le médicament à choisir est celui qui est le plus susceptible d'enrayer rapidement l'infection. Les médicaments les plus efficaces, qui sont choisis en fonction des résultats de l'antibiogramme, comprennent les variétés de pénicillines résistantes à la pénicillinase (oxacilline, méthicilline, naficilline) et les céphalosporines (céphalothine). On les administre par voie intraveineuse à cause des fortes doses requises. Afin de prévenir l'infection des valvules cardiaques, le traitement peut durer de quatre à six semaines.

Techniques d'isolement requises contre les staphylococcies (*S. aureus*)

1. Brûlures : isolement absolu, précautions concernant les plaies, la peau et les sécrétions, selon l'étendue de l'infection, pour toute la durée de la maladie (pour les blessures ou les lésions, jusqu'à ce que le suintement cesse).
2. Entérocolite : précautions entériques jusqu'à ce que l'antibiothérapie ne soit plus nécessaire et que les résultats des cultures soient négatifs.
3. Gastro-entérite : précautions concernant les excrétions pour toute la durée de la maladie.
4. Abcès pulmonaire se drainant : isolement absolu pour toute la durée de la maladie (jusqu'à ce que l'écoulement cesse).
5. Pneumonie : isolement absolu pour toute la durée de la maladie.
6. Infections cutanées : isolement absolu, précautions concernant les plaies et la peau ou précautions concernant les sécrétions pour toute la durée de la maladie (selon l'étendue de l'infection).
7. Infection des plaies : mesures identiques à celles des infections cutanées.

Streptococcies (infections à streptocoques)

Il y a beaucoup de souches de streptocoques hémolytiques, mais le streptocoque du groupe A de Lancefield est responsable de la majorité des infections chez l'homme. On inclut dans ce groupe le streptocoque bêta-hémolytique, qui pénètre dans le corps surtout par les voies respiratoires supérieures ; cette infection se contracte au contact de personnes ayant une infection à streptocoques ou de porteurs. On compte parmi ces infections la pharyngite streptococcique, la scarlatine, la sinusite, l'otite moyenne, l'abcès amygdalien, la péricardite, la pneumonie et l'empyème, une variété d'infections des plaies et de la peau (dont l'impétigo), les infections puerpérales et l'érysipèle. À la suite d'une infection à streptocoque du groupe A, le rhumatisme articulaire aigu et la glomérulonéphrite aiguë peuvent se déclarer.

Angine streptococcique

L'infection streptococcique la plus commune est l'angine streptococcique due au streptocoque du groupe A qui s'établit dans les tissus lymphoïdes et produit rapidement les symptômes suivants : mal de gorge, fièvre (38,2°C), frissons et céphalée. Le client se plaint de mal de gorge s'aggravant avec la déglutition ou simplement en tournant la tête. Il peut avoir un écoulement nasal, une toux et une otalgie. En examinant le pharynx, on peut voir de la rougeur à des degrés variables et de l'œdème ; il peut être couvert d'un exsudat. (Une culture confirmera la présence de streptocoques.) Chez certains clients, on peut voir apparaître une éruption débutant au cou et à la poitrine et s'étendant à l'abdomen et aux extrémités. Si l'éruption s'intensifie, le client a contracté la scarlatine. (L'éruption de la scarlatine disparaît souvent au bout de 12 h à 18 h.) Bien que ces symptômes soient ceux de l'angine streptococcique, la plupart des clients en ont quelques-uns, mais pas tous.

Traitement.   La pénicilline, quelle qu'en soit la forme, est le meilleur médicament contre les infections à streptocoques (sauf celles du groupe D). Si le client est allergique à la pénicilline, on lui administre des céphalosporines, de l'érythomycine ou de la clindamycine. Le traitement doit se poursuivre pendant au moins 10 jours pour éliminer les micro-organismes, réduire la fréquence des complications purulentes, prévenir la majorité des cas de rhumatisme articulaire aigu (et, moins efficacement, la glomérulonéphrite) et pour éviter la propagation des streptocoques.

Il faut s'assurer que le client comprend l'importance du respect du traitement par les antibiotiques, puisque celui-ci peut l'aider à prévenir les complications de cette infection, comme le rhumatisme articulaire aigu et la glomérulonéphrite aiguë.

En plus de l'administration de pénicilline, le régime thérapeutique et le soutien de l'infirmière sont orientés vers le soulagement des symptômes du client.

Techniques d'isolement

Maladies à streptocoques (du groupe A)

1. Brûlures : isolement absolu, précautions concernant les plaies et la peau, précautions concernant les sécrétions (selon l'étendue de l'infection) jusqu'à ce que l'écoulement des plaies ou des lésions cesse.
2. Endométrite (septicémie puerpérale) : précautions concernant les plaies et la peau durant les 24 h qui suivent le début de l'efficacité du traitement.
3. Angine : précautions concernant les sécrétions durant les 24 h qui suivent le début d'un traitement efficace.
4. Pneumonie : isolement absolu durant les 24 h qui suivent le début d'un traitement efficace.
5. Scarlatine : précautions concernant les sécrétions durant les 24 h qui suivent le début d'un traitement efficace.
6. Infections cutanées : isolement absolu, précautions concernant les plaies et la peau ou précautions concernant les sécrétions (selon l'étendue de l'infection) jusqu'à ce que l'écoulement des plaies ou des lésions cesse.
7. Infection des plaies : isolement absolu, précautions concernant les plaies et la peau ou précautions concernant les sécrétions (selon l'étendue de l'infection) jusqu'à ce que l'écoulement des plaies cesse.
8. Maladie à streptocoques (non du groupe A), à moins qu'elle ne soit traitée ailleurs : aucune.

Prévention et éducation du client.   On entreprend des programmes éducatifs pour mettre l'accent sur les relations qui existent entre les infections à streptocoques et les maladies cardiaques et la glomérulonéphrite. Les personnes atteintes de ces maladies, en particulier le rhumatisme cardiaque, sont des personnes à risque qui ont parfois besoin d'un traitement prophylactique de longue durée par la pénicilline. Comme mesure préventive, dans certains autres cas, on protège les clients hospitalisés qui sont à risque, y compris les clientes en soins obstétricaux, contre le personnel et les visiteurs qui peuvent avoir des infections respiratoires ou cutanées. Pour la santé du public en général, on informe les personnes qui manipulent les aliments des techniques d'hygiène à respecter et on veille à ce qu'elles les suivent.

Tuberculose pulmonaire

La tuberculose est une maladie infectieuse causée par *Mycobacterium tuberculosis, M. bovis* et, plus rarement, par *M. avium*. Elle attaque surtout les poumons, mais elle peut s'attaquer à d'autres organes et à d'autres tissus et causer des lésions importantes. Le terme *Mycobacterium* décrit bien la bactérie qui est un bacille semblable à un champignon. Ces organismes à multiplication lente sont des organismes aérobies acido-alcoolo-résistants que la chaleur, les rayons solaires, l'assèchement et les rayons ultraviolets peuvent détruire.

Contrairement aux agents responsables de la majorité des maladies infectieuses, le bacille de la tuberculose, dès qu'il s'est installé dans une région de l'organisme, y demeure à l'état de repos durant des années après que le système immunitaire a jugulé l'infection primaire. Si, durant cette période de tranquillité, la résistance de l'hôte s'est affaiblie, le germe commence alors à se multiplier, entraînant l'un des nombreux types de tuberculose. Si l'organisme du client reprend le dessus, les bacilles redeviennent inactifs.

En Amérique du Nord, la tuberculose est rapidement devenue une maladie qui touche surtout les gens âgés, car quelques-uns d'entre eux ont abrité le microbe à l'état latent depuis le début du siècle. C'est aussi une maladie courante chez certains immigrants qui viennent des pays en voie de développement.

Transmission ; facteurs de risque. La tuberculose est une maladie qui est transmise par les fines gouttelettes de salive véhiculées par l'air ambiant et qui proviennent généralement des voies respiratoires d'une personne infectée lorsque celle-ci parle, tousse, chante ou éternue. Pour contracter la maladie, un individu doit constamment être exposé à l'air exhalé par une personne infectée.

Les personnes à haut risque sont celles qui avaient antérieurement été infectées ; celles chez qui le microbe reste vivant, mais inactif ; celles qui sont en contact étroit avec une personne tuberculeuse ; celles dont les épreuves à la tuberculine viennent tout juste de virer ; celles dont la résistance est affaiblie par l'alcoolisme, etc. ; les personnes âgées qui vivent en foyer et dont l'infection est à l'état latent, celles qui sont diabétiques ou cancéreuses ou qui sont en corticothérapie ; celles qui reçoivent des immunodépresseurs ; les clients qui souffrent d'insuffisance rénale chronique et qui doivent être maintenus en hémodialyse ; ceux qui ont subi une intervention au niveau de l'intestin pour traiter l'obésité ; et tous les individus qui souffrent de silicose, ou de diabète sucré, ou qui ont subi une gastrectomie.

La promiscuité, les revenus faibles, les logements insalubres et les soins de santé inadéquats contribuent à propager la tuberculose. Cette maladie est courante à travers le monde, car la plupart des gens vivent dans la pauvreté.

Types de tuberculoses. Comme le bacille de la tuberculose peut s'installer de lui-même dans presque tous les tissus humains et comme aucun organe ne peut résister à cette colonisation, les manifestations cliniques de la tuberculose sont extrêmement nombreuses et variées. La plus commune des tuberculoses demeure la tuberculose pulmonaire qui atteint une partie du parenchyme pulmonaire ainsi que les bronches et les bronchioles, les ganglions lymphatiques du médiastin et la plèvre. Les ganglions lymphatiques, les intestins, les reins, l'encéphale, les méninges, le foie et la rate sont très souvent touchés.

Physiopathologie

Dès qu'il est inhalé par un hôte sensible, le bacille de la tuberculose, acheminé par les gouttelettes de salive, passe par les voies respiratoires et se dépose sur la surface alvéolaire où il commence à se multiplier.

La tuberculose est l'une des maladies appelées *granulomateuses*, c'est-à-dire que lorsque les microbes envahissent les tissus sains, ils réagissent en formant de nouvelles masses tissulaires qu'on appelle *granulomes infectieux*. Le follicule tuberculeux (petite tumeur), la lésion caractéristique de la tuberculose, est un tout petit granulome infectieux sphérique, juste assez gros pour être visible à l'œil nu.

Il y a également une autre réaction tissulaire caractéristique, plus diffuse, qui se produit en réaction au bacille tuberculeux. Les bacilles tuberculeux sont transportés par la lymphe et la circulation sanguine, et se logent en petits amas dans les tissus sensibles. Les cellules des tissus voisins s'accumulent rapidement autour de chaque amas pour former un mur protecteur et enrayer la propagation des bacilles ou même les détruire. Si l'immunité est bonne, les microbes meurent au bout de quelque temps, et les follicules tuberculeux sont transformés en de petites masses de tissus

fibreux. En même temps, le tissu du follicule peut se nécroser et se transformer en une masse caséeuse ; ce procédé est connu comme étant la caséification. Si ce processus survient, les bacilles emprisonnés sont libérés, et la lymphe les transporte dans les tissus environnants ; ceux-ci réagissent à la présence des bacilles en les enfermant dans de nouveaux follicules tuberculeux. Les follicules miliaires originaux (comme des grains de millet) grossissent alors en masses irrégulières de plus en plus larges.

Le sort du client dépend de la prédominance de l'un ou l'autre de ces deux processus. Si la barrière tissulaire résiste, les bacilles tuberculeux cessent de se multiplier et peuvent mourir. Des sels de chaux (calcium) provenant du sang se déposent dans les tissus caséeux morts, et du tissu cicatriciel se forme autour de la région infectée, et y demeure toute la vie sous forme d'une masse calcifiée cicatrisée. Toutefois, si les organismes survivent et sont libérés du follicule tuberculeux, ils se multiplient et sont transportés par la lymphe dans les tissus voisins et par le courant sanguin dans d'autres organes, où ils se logent, et le même processus se répète.

Mécanismes de défense de l'hôte. Les individus ayant eu une première infection tuberculeuse, ou primo-infection, sont sensibilisés ou sont allergiques aux constituants chimiques du bacille. Alors, tout contact avec le bacille mort ou vivant déclenche une inflammation aiguë locale des tissus. Cette réaction est à la base de l'épreuve à la tuberculine ; on injecte dans la peau une suspension de bacilles tuberculeux morts, obtenus par culture. Si le client est allergique, c'est-à-dire s'il a déjà eu une infection tuberculeuse, on voit apparaître une réaction dermique locale, mais s'il n'y a pas d'allergie, il n'y a pas de réaction.

Une réaction inflammatoire similaire se produit dans les poumons d'un sujet sensibilisé au préalable au bacille tuberculeux, si, par la suite, le poumon est envahi par un plus grand nombre de bacilles que ne peut le supporter le processus immunitaire du sujet. Contrairement au type primaire silencieux et doux de la tuberculose pulmonaire, l'évolution de ce type de réinfection se complique d'une nécrose et d'une ulcération consécutive du tissu pulmonaire infecté. Comme dans le type primaire de tuberculose, des amas de follicules tuberculeux se forment aussitôt autour des îlots microbiens, mais, étant donné la sensibilité tissulaire, ils sont encerclés par des zones de réaction inflammatoire. Les alvéoles de la région atteinte se remplissent d'exsudat, c'est-à-dire qu'il se développe une bronchopneumonie tuberculeuse. Le tissu tuberculeux de cette région devient graduellement caséeux et s'ulcère dans une bronche, formant une cavité. Au même moment, à mesure que les ulcérations guérissent, il y a formation locale considérable de tissu cicatriciel, surtout autour des cavités. La plèvre du lobe infecté, surtout le lobe supérieur, s'enflamme, s'épaissit et se rétracte à cause du tissu cicatriciel.

Ce cycle de bronchopneumonie inflammatoire conduit à l'ulcération, avec la formation d'une cavité, suivie du processus de cicatrisation. À moins que ce processus ne soit arrêté, il se propage lentement vers le bas du hile lobaire et s'étend graduellement aux lobes adjacents. L'activité de ce processus peut être prolongée et se caractérise par de longues périodes de rémission, si bien que le processus semble inhibé, mais il reprend de la vigueur ultérieurement.

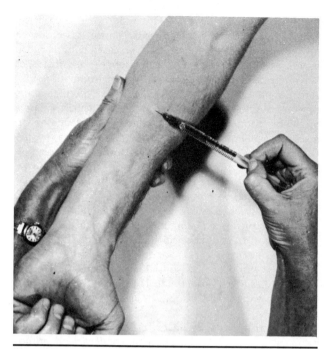

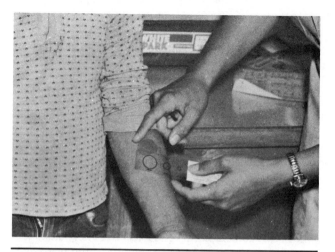

Figure 60-4   Interprétation du test de Mantoux. On mesure la région indurée avec plus de précision à l'aide d'une règle de plastique avec cercles concentriques de diamètres spécifiques. (Reproduit avec la permission de l'American Lung Association.)

Figure 60-3   Intradermoréaction de Mantoux. À l'aide d'une seringue à tuberculine et d'une aiguille sous-cutanée, le biseau vers le haut, on injecte l'extrait de bacilles tuberculeux dans la peau de l'avant-bras pour former une papule. (Reproduit avec la permission de l'American Lung Association.)

Selon que le caractère pathologique prédominant de l'infection est une ulcération ou une fibrose, on l'appelle *tuberculose pulmonaire ulcérative chronique* ou *tuberculose fibreuse chronique*. La tuberculose fibreuse est cette forme d'infection dans laquelle le processus de guérison est suffisant pour prévenir la caséification marquée des régions tuberculeuses, mais ne peut empêcher l'infection. Il en résulte une transformation graduelle d'un lobe, ou même d'un poumon complet, en une masse de tissu fibreux. La plèvre devient épaisse et adhérente. Les bronches sont dilatées et leurs parois étirées, en raison de la contraction du tissu cicatriciel dans les poumons. Le thorax du côté atteint se rétracte et la colonne vertébrale est déviée latéralement.

Selon les données de Statistique Canada, il y a eu, en 1982, 2 472 Canadiens qui ont été atteints par le bacille de la tuberculose. La grande majorité des cas proviennent de la minorité de la population déjà infectée.

ÉVALUATION INITIALE

Manifestations cliniques.   Le début et l'évolution de la tuberculose pulmonaire sont insidieux. Une personne ayant une tuberculose active peut ne présenter aucun symptôme jusqu'à ce que la maladie soit très étendue. Les premiers symptômes laissent rarement soupçonner une atteinte des poumons. Le client se rend compte qu'il perd de la masse. Il se sent un peu plus fatigué, surtout l'après-midi, même s'il se sent très bien lors de son lever le matin. Son teint est plus pâle, son appétit diminue graduellement et il peut souffrir d'« indigestion ». Progressivement, il se met à

tousser, ou à « s'éclaircir la gorge » tous les matins. Sa température est normale le matin, mais peut être élevée tous les après-midi. Le client peut penser qu'il a un rhume qui ne guérit pas.

Lorsque la maladie progresse, l'anorexie et l'« indigestion » peuvent être marquées. Le client peut présenter des douleurs abdominales ou il peut même vomir après les repas. On peut confondre sa toux avec celle d'une bronchite ou celle due à la cigarette, mais elle devient plus embarrassante, et les expectorations augmentent. Il n'y a plus de doute sur la fièvre de l'après-midi ; le client peut avoir des sueurs nocturnes. Il y a une perte rapide de masse et de force.

L'hémoptysie (expectoration de sang ou crachats striés de sang) n'est pas rare dans la tuberculose pulmonaire. Ce peut être le premier symptôme que remarque le client. L'hémorragie est normalement peu abondante, mais en de rares occasions, lorsqu'une artère est ulcérée, elle peut être abondante et même mortelle. L'hémorragie survient de façon inattendue et tout à fait indépendante d'un effort ou d'une activité. En fait, elle peut survenir durant le sommeil. Par ailleurs, il peut n'y avoir que des expectorations striées de sang.

Évaluation diagnostique.   L'évaluation initiale comprend l'intradermoréaction ; l'examen d'un échantillon de crachat (frottis et culture) et une radiographie des poumons.

Intradermoréaction : test de Mantoux.   L'intradermoréaction de Mantoux est une épreuve courante utilisée pour identifier les personnes infectées. On inocule des extraits de bacilles tuberculeux (tuberculine) dans la couche intradermique de la face intérieure de l'avant-bras. On utilise normalement des tuberculines purifiées (PPD). La seringue à tuberculine doit être tenue près de la peau, pour que le centre de l'aiguille (de calibre 26 ou 27) la touche lorsqu'on l'introduit dans le derme, le biseau tourné vers le haut. Cela réduit l'angle de l'aiguille, par rapport à la surface de la peau, et facilite aussi l'injection de la tuberculine dans la couche superficielle de la peau pour former une papule (*Figure 60-3*). On fait la lecture de l'épreuve de 48 h à 72 h après l'injection, car l'intradermoréaction correspond à une hypersensibilité retardée qui se manifeste lorsque l'induration est le plus visible.

La lecture doit être effectuée sous une bonne lumière avec l'avant-bras légèrement fléchi. Après avoir repéré une induration (durcissement et épaississement des tissus), on palpe la région qui a servi à faire l'injection en allant de la peau normale vers la bordure de la zone indurée. On fait une marque au stylo lorsqu'on ressent l'induration (à ne pas confondre avec un érythème), puis on mesure le plus grand diamètre en millimètres (*Figure 60-4*). On ne prend généralement pas en considération un érythème ou une rougeur non indurée. On note le résultat au dossier ainsi que la force de l'antigène injecté, la date de l'épreuve, la date de la lecture et le numéro du lot de tuberculine utilisé, s'il est disponible.

Interprétation des résultats. Une région *indurée*, mesurant 10 mm de diamètre ou plus, est interprétée comme une réaction positive.

Une réaction douteuse mesurant entre 5 mm et 9 mm nécessite que l'on refasse l'épreuve à un autre endroit. (Les individus ayant été en contact avec des personnes atteintes de tuberculose active et qui ont des réactions dermiques mesurant entre 5 mm et 9 mm doivent être considérés comme des individus à réaction positive et devraient recevoir un traitement préventif.) En général, une induration inférieure à 4 mm n'est pas considérée comme une réaction positive. Elle peut correspondre soit à un manque de sensibilité à la tuberculine, soit à une sensibilité extrêmement faible qui n'est probablement pas causée par *M. tuberculosis*.

- *Une réaction positive indique qu'un client a été en contact avec le bacille tuberculeux. Cela ne veut pas dire que le client a la maladie active.* La grande majorité (plus de 90%) des clients ayant un résultat positif ne présenteront pas la tuberculose. (Mais tout client qui a une réaction positive est susceptible d'avoir une tuberculose active.)

Plus la réaction est intense, plus la probabilité d'une infection active est grande. Au point de vue du diagnostic, une réaction négative est même plus valable, car elle indique l'absence d'une tuberculose active, sauf chez les clients qui ont une tuberculose miliaire et qui perdent leur capacité de réagir à la tuberculine, et chez ceux qui reçoivent des corticostéroïdes, et qui peuvent ne pas réagir à une infection active.

On dit d'une personne qu'elle a viré sa réaction à la tuberculine lorsque celle-ci varie d'un diamètre inférieur à 10 mm à un autre supérieur à 10 mm et avec un écart d'au moins 6 mm (cette variation indique généralement une infection récente).

Autres tests cutanés. On fait des tests cutanés à piqûres multiples pour la surveillance et le dépistage dans des groupes importants de la population; ces tests ne sont pas recommandés pour établir des diagnostics positifs, car il n'existe aucun moyen de standardiser la quantité de tuberculine introduite. Le test consiste à introduire de la tuberculine dans la peau (*Figure 60-5*) soit par piqûres que

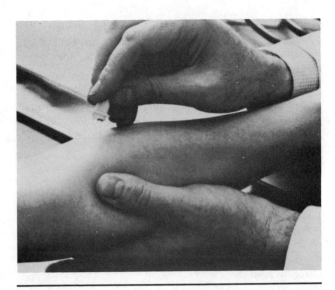

Figure 60-5 Ce test pour dépister la tuberculose chez les humains est facile à faire, précis, et il est uniservice. Appelé *Tuberculin Tine Test*, il fut mis au point par Lederle Laboratories, une division de American Cyanamid Company.

l'on produit avec un instrument dont les aiguilles sont enduites de tuberculine sèche, soit en appliquant cet instrument dans la peau préalablement recouverte d'un film de tuberculine liquide. On effectue la lecture de 48 h à 72 h après l'administration du test. Si la réaction se manifeste sous forme de papules, on mesure soit le diamètre de la papule la plus large, soit le plus grand diamètre de l'induration coalescente. S'il y a présence de vésicules, la personne est sensible à la tuberculine et on la qualifie de « sujet qui présente une réaction positive ». Cependant, tous ces sujets ne sont pas infectés par la tuberculose et, pour le vérifier, on leur fera subir le test de Mantoux ainsi qu'une radiographie pulmonaire.

La plupart des nouveaux cas de tuberculose active viennent de lésions qui étaient latentes et qui deviennent actives. On se sert des épreuves à la tuberculine pour identifier le groupe ayant le plus de risque de contracter cette maladie.

Examen des crachats. La découverte de bacilles acido-alcoolo-résistants dans le frottis des crachats confirme le diagnostic de la tuberculose. On recueille les crachats soit par la toux naturelle, soit en provoquant la toux par des vapeurs que le client inhale et qui irritent la trachée. On peut également obtenir des échantillons de crachats par broncho-aspiration au moyen d'un fibroscope bronchique ou par aspiration transtrachéale. Un échantillon prélevé tôt le matin est plus important et moins contaminé. Si le client est incapable de rejeter les crachats, mais qu'il les avale, on prélève un échantillon gastrique au moyen d'une sonde gastrique afin de pouvoir analyser le crachat avalé. On fait le prélèvement tôt le matin, après 8 h à 10 h de jeûne, et de préférence quand le client est encore au lit. On peut également prélever des bacilles tuberculeux pour culture à partir du liquide ascitique, du liquide pleural, du liquide céphalo-rachidien, de l'urine et du pus qui provient d'un abcès. On peut faire des cultures de tissus prélevés au niveau du foie, des os et des ganglions lymphatiques.

Radiographies. Toute personne dont les radiographies pulmonaires sont anormales peut souffrir de la tuberculose. Une telle radiographie qui présente des cavités ou de la fibrose peut exister avant que les manifestations cliniques ne se produisent. On vérifie l'efficacité du traitement grâce à d'autres radiographies.

Problèmes du client et diagnostics infirmiers

Les principaux problèmes du client comprennent des anomalies de la fonction respiratoire entraînées par l'infection et le non-respect possible du traitement causé par un manque de connaissances au sujet du déroulement et de la durée de celui-ci.

■ PLANIFICATION ET INTERVENTION

Objectifs

Les objectifs du client sont les suivants :

1. Soulagement des symptômes respiratoires.
2. Respect du régime thérapeutique.

- Tous les cas de tuberculose active doivent être signalés aux services de santé locaux pour que soient examinées les personnes qui ont été en contact avec eux. On traite les sujets-contacts au moyen d'une chimiothérapie prophylactique (normalement de l'isoniazide) pour prévenir le développement d'une maladie active.

Les objectifs du traitement sont (1) d'atténuer les symptômes pulmonaires et systémiques en éliminant les bacilles vivants ; (2) de rétablir la santé du client afin qu'il retourne chez lui le plus rapidement possible et qu'il puisse reprendre son travail ; et (3) d'éviter que la maladie ne se propage. Si l'infection est très grave, si des soins de soutien sont nécessaires et si l'isolement pulmonaire (voir à la page 1369) ne peut pas être pratiqué à la maison, on hospitalise le client afin d'assurer un rétablissement plus complet.

Chimiothérapie. Le traitement de la tuberculose active se fait généralement par l'administration simultanée d'au moins deux médicaments auxquels les micro-organismes sont sensibles. On poursuit ce traitement jusqu'à ce que la maladie disparaisse. Cette chimiothérapie combinée vise à détruire le plus de micro-organismes pathogènes possible en un temps restreint et à minimiser la résistance des micro-organismes aux médicaments. Bien que le bacille tuberculeux soit sensible à de nombreux médicaments, aucun d'eux n'est d'une efficacité absolue à cause des mutations qu'effectue l'agent pathogène. L'utilisation de plusieurs médicaments en même temps rend l'un d'entre eux capable de détruire les mutants.

On fait appel à plusieurs combinaisons de médicaments choisis parmi les suivants : isoniazide (INH), rifampicine (RIF), streptomycine (SM), éthambutol (EMB) et pyrazinamide (PZA). Le tableau 60-3 donne une liste des médicaments courants (et moins courants), leurs posologies et leurs effets secondaires les plus fréquents.

On poursuit le traitement jusqu'à ce que la radiographie montre une amélioration et que les résultats des cultures de crachats soient négatifs. On donne ensuite une chimiothérapie additionnelle durant un certain temps. La durée totale du traitement peut varier de 9 à 24 mois. On a découvert récemment que la rifampicine et l'isoniazide étaient fortement bactéricides, très efficaces, très peu toxiques et exigeaient peu du client. De plus, ce traitement ne dure que neuf mois au total ; il est beaucoup moins coûteux que les anciens traitements qui étaient très longs.

Traitement chirurgical. Depuis l'apparition de la chimiothérapie, il est rarement nécessaire de pratiquer une intervention chirurgicale. On peut effectuer une résection pulmonaire lorsqu'il y a risque de cancer coexistant ou dans le but de supprimer les lésions qui restent stationnaires après plusieurs mois de traitement. De telles lésions peuvent contenir des bacilles résistants ou être réactivées plus tard. L'hémoptysie récurrente ou massive et la fistule bronchopleurale par suite d'un empyème tuberculeux peuvent aussi exiger l'opération.

Techniques d'isolement. Bien que la tuberculose soit une maladie contagieuse, la chimiothérapie est le moyen le plus efficace pour en éviter la transmission. Cependant, l'isolement pulmonaire (voir à la page 1369) est recommandé jusqu'à ce que le traitement soit considéré comme un succès, c'est-à-dire lorsque trois échantillons d'expectorations prélevés consécutivement donnent des résultats négatifs. Généralement, la chimiothérapie diminue rapidement l'infection, de telle façon qu'après deux semaines le danger de propagation est réduit et qu'on permet au client de reprendre ses activités normales.

Si les cultures faites à partir de frottis de crachats sont positives, on isole le client dans une chambre particulière bien ventilée grâce à un système expulsant l'air vers l'extérieur. Le point le plus important pour prévenir la propagation de la tuberculose est d'assurer une ventilation adéquate avec de l'air frais pour réduire le nombre de particules atmosphériques contaminées. On peut irradier l'air de la chambre avec des rayons ultraviolets dont l'effet bactéricide correspond approximativement à 30 changements du volume d'air en une heure.

On demande au client de se couvrir la bouche et le nez avec un mouchoir de papier de deux épaisseurs lorsqu'il tousse ou qu'il éternue ; il le jette ensuite dans un sac qui sera brûlé. (Se couvrir la bouche avec les mains nues n'empêche pas les gouttelettes de passer.) Si le client refuse de se couvrir la bouche, ou s'il ne le peut pas, il devra porter un masque.

Les contages ne constituent pas un risque important d'infection. Il n'est donc pas nécessaire d'avoir des techniques spéciales de lavage de vaisselle ou de lavage du linge. Un lavage des mains adéquat est suffisant pour enlever les bacilles des mains.

Éducation du client et prévention. Un suivi médical et des soins infirmiers de contrôle et de soutien sont essentiels. On doit expliquer au client les aspects de la maladie et surveiller tout sujet-contact. Des visites médicales fréquentes au cabinet du médecin ou à la clinique, avec

Tableau 60-3   Médicaments les plus utilisés pour le traitement de la tuberculose

| Nom | Posologie | | Effets secondaires les plus fréquents | Test mettant en évidence les effets secondaires [a] | Remarques [a] |
	quotidienne	bihebdomadaire			
Isoniazide	De 10 mg/kg à 20 mg/kg jusqu'à 300 mg po ou IM	15 mg/kg po ou IM	Névrite périphérique, hépatite, hypersensibilité	SGOT/SGPT [b] (ne pas utiliser comme une routine)	Effet bactéricide ; 10 mg de pyridoxine comme prophylaxie de la névrite ; de 50 mg à 100 mg s'il s'agit du traitement même.
Éthambutol	De 15 mg/kg à 25 mg/kg po	50 mg/kg po	Névrite optique (effet réversible avec l'interruption du traitement ; effet très rare avec 15 mg/kg), éruption cutanée	Distinction entre le vert et le rouge et acuité visuelle [3]	À utiliser avec prudence en cas de maladie rénale ou lorsque les examens de la vision ne peuvent être faits
Rifampicine	De 10 mg/kg à 20 mg/kg jusqu'à 600 mg po	600 mg/kg po	Hépatite, réaction fébrile, purpura (rare)	SGOT/SGPT (ne pas utiliser comme une routine)	Effet bactéricide. Urine de teinte orangée. Modifie l'activité des autres médicaments.
Streptomycine	De 15 mg/kg à 20 mg/kg jusqu'à 1 g IM	De 25 mg/kg à 30 mg/kg	Lésion du nerf crânien VIII, néphrotoxicité	Fonction vestibulaire, audiogrammes [c] ; BUN et créatinine	À utiliser avec prudence chez les personnes âgées ou chez celles qui souffrent de maladie rénale.
Pyrazinamide	De 20 mg/kg à 40 mg/kg jusqu'à 2 g po		Hyperuricémie, hépatotoxicité	Acide urique, SGOT/SGPT	Fait l'objet de recherche comme médicament de première ligne pour un traitement de courte durée.

Médicaments moins utilisés

| Nom | Posologie | | Effets secondaires les plus fréquents | Test mettant en évidence les effets secondaires [a] | Remarques [a] |
	quotidienne	bihebdomadaire			
Capréomycine	15 mg/kg jusqu'à 1 g IM		Lésion du nerf crânien VIII, néphrotoxicité	Fonction vestibulaire ; audiogrammes [c] ; BUN et créatinine	À utiliser avec prudence chez les personnes âgées ; rarement utilisée en cas de maladie rénale.
Kanamycine	15 mg/kg jusqu'à 1 g IM		Toxicité auditive, néphrotoxicité, toxicité vestibulaire (rare)	Fonction vestibulaire, audiogrammes [c] ; BUN et créatinine	À utiliser avec prudence chez les personnes âgées ; rarement utilisée en cas de maladie rénale.
Éthionamide	De 15 mg/kg à 30 mg/kg jusqu'à 1 g po		Troubles digestifs, hépatotoxicité, hypersensibilité	SGOT/SGPT	Des doses séparées peuvent atténuer les troubles digestifs.
Acide para-aminosalicylique	De 200 mg/kg à 300 mg/kg jusqu'à 12 g po		Troubles digestifs, hypersensibilité, hépatotoxicité, charge sodique	SGOT/SGPT	Troubles digestifs très fréquents qui rendent difficile la coopération du client.
Cyclosérine	De 10 mg/kg à 20 mg/kg jusqu'à 1 g po		Psychose, changements de personnalité, convulsions, éruptions	Tests psychologiques	Utilisation présentant des difficultés. Les effets secondaires peuvent être annulés grâce à la pyridoxine, aux neuroliptiques ou aux anticonvulsivants.

a. Consulter les directives accompagnant chaque produit concernant le dosage et les contre-indications.

b. SGOT : Sérum glutamique oxalo-acétique transaminase ; SGPT : sérum glutamique pyruvique transaminase.

c. Les niveaux initiaux peuvent être déterminés dès le début du traitement, en cas d'interaction de médicaments ou de réactions adverses et pendant le monitorage.

Source : L.S. Farer. *Tuberculosis : What the Physician should know*, p. 11, New York, American Lung Association Thoracic Society, 1982.

dosage des urines, sont importantes pour vérifier si le client prend bien ses médicaments. Une brochure intitulée *Renseignements à l'usage du client tuberculeux* est disponible à la Ligue antituberculeuse ; elle aidera le client à approfondir sa compréhension et sa connaissance de la maladie.

- *Une raison majeure de l'échec du traitement est que le client ne prend pas ses médicaments régulièrement et pendant la longue période où ils sont prescrits.* Une des fonctions d'enseignante de l'infirmière en santé communautaire est d'insister sur l'importance de prendre les médicaments en respectant en tous points ce qui est prescrit.

Le client doit apprendre à reconnaître les effets secondaires et à les signaler dès qu'ils se manifestent. Il doit comprendre l'importance d'un examen physique périodique, incluant une radiographie pulmonaire, jusqu'à ce qu'il ait fini son traitement et que celui-ci ait réussi.

Le client et sa famille doivent connaître les complications possibles : hémorragie, pleurésie et autres symptômes qui indiqueraient une rechute de la tuberculose active. L'alcoolisme chronique est une complication gênante pouvant rendre difficile le traitement ambulatoire. On demande au client de fréquenter une clinique de désintoxication alcoolique.

Habituellement, le client peut reprendre son ancien emploi. Il doit toutefois éviter une exposition à des quantités excessives de silicone (travaux qui exposent à la poussière dans les fonderies, carrières de pierre et travaux de sablage), car la poussière de dioxyde de silicium peut être nuisible aux poumons.

Traitement préventif.   La prévention, le dépistage, l'éducation de la population et l'amélioration du niveau de vie sont des mesures importantes pour éliminer la tuberculose. La plupart des cas de tuberculose se manifestent chez les personnes reconnues comme des sujets qui présentent une réaction positive à la tuberculine. Ces clients constituent le réservoir qui alimente plus de 90% des cas. On doit identifier les personnes atteintes et donner un traitement préventif (isoniazide) à celles qui présentent un fort risque de contracter la maladie et de la transmettre. On recommande aux groupes suivants de suivre un traitement préventif :

1. Les membres de la famille ainsi que les personnes proches de ceux chez qui on a décelé une maladie tuberculeuse ;
2. Les personnes récemment infectées ;
3. Les sujets qui présentent une réaction positive à l'intradermoréaction et dont la radiographie pulmonaire présente un voile ;
4. Les sujets qui présentent une réaction positive à l'intradermoréaction et qui reçoivent un traitement par les stéroïdes, qui souffrent du diabète, de silicose ou qui ont subi une gastrectomie ;
5. Tous les sujets qui présentent une réaction positive à l'intradermoréaction et qui ne sont pas encore âgés de 35 ans ;
6. Tous les sujets qui présentent une réaction positive à l'intradermoréaction, qui sont âgés de plus de 35 ans en période d'épidémie.

Un autre moyen de prévention consiste à administrer le vaccin BCG (bacille de Calmette et Guérin) aux personnes non infectées, mais qui risquent de le devenir. Ces personnes doivent avoir une réaction tuberculinique négative, car le vaccin n'apporte rien de plus à celles qui ont déjà été infectées. Cependant, le vaccin BCG peut faire virer une réaction négative en une réaction positive (pour une durée limitée), ce qui abolit la valeur diagnostique de l'intradermoréaction. On ne l'utilise pas souvent au Canada, parce que les conditions socio-économiques et médicales sont plus favorables et qu'il existe d'autres moyens de contrôle et de traitement.

Dans les pays en voie de développement, dont les ressources limitées doivent être concentrées sur la détection et le traitement des personnes qui montrent des résultats d'analyse de crachats positifs, le BCG semble être un succès pour évincer la maladie. L'OMS s'est énormément servi du vaccin BCG pour enrayer la tuberculose dans les pays qui présentaient des taux élevés de contagion.

La Ligue antituberculeuse est une organisation de santé à but non lucratif, consacrée à la prévention et au contrôle des maladies pulmonaires. La publication officielle de cette association au Québec, *Le poumon*, dispense l'information sur les maladies tuberculeuses et respiratoires au public et aux groupes professionnels. La Société de thoracologie du Québec regroupe des médecins spécialistes faisant partie de l'Association pulmonaire du Canada, qui est une filiale de l'« American Lung Association ». Cette dernière publie mensuellement le journal *The American Review of Respiratory Disease*, destiné à ses membres.

■ ÉVALUATION

Résultats escomptés

Le client réussit à :

1. Obtenir le soulagement des symptômes respiratoires.
   a) Ne crache plus et ne tousse plus ;
   b) N'a pas de fièvre ;
   c) Planifie son retour au travail.
2. Respecter le traitement.
   a) Encourage les sujets-contacts à se faire examiner ;
   b) Prend régulièrement ses médicaments ;
   c) Note sur un calendrier le moment auquel il prend ses médicaments ;
   d) Se fait faire des analyses de crachats tous les mois ;
   e) Se fait faire des analyses concernant le SGOT (sérum glutamique oxalo-acétique transaminase) ;
   f) Se souvient de trois effets secondaires que le médicament peut entraîner ;
   g) Signale les nausées, les vomissements, la fièvre, l'ictère ou les pétéchies sans aucun retard.

Tuberculose miliaire

La *tuberculose miliaire* est le résultat d'une invasion des bacilles tuberculeux dans la circulation sanguine. C'est la forme de tuberculose la plus grave. L'origine de ces bacilles qui envahissent la circulation sanguine est soit un foyer chronique qui s'est ulcéré dans un vaisseau sanguin, soit une multitude de follicules miliaires tapissant la face interne du canal thoracique. Les microbes, déversés des foyers dans la circulation sanguine, sont transportés à travers le corps et se localisent dans tous les tissus, provoquant partout la formation de follicules miliaires, aussi petits que des grains de mil, au niveau des poumons, de la rate, du foie, des reins, des méninges ou d'autres organes.

L'évolution clinique de la tuberculose miliaire varie selon les organes qui sont atteints les premiers et le plus gravement. L'image clinique habituelle est une fièvre prolongée élevée et irrégulière, sans frisson, accompagnée d'une intoxication grave. Au début, il n'y a pas de signes locaux, sauf une splénomégalie, de l'anémie et une leucopénie, la distinguant des autres formes de bactériémie. Toutefois, une radiographie pulmonaire révèle, dans les quelques semaines qui suivent, de petites opacifications dispersées de façon diffuse à travers les deux poumons ; ce sont les follicules miliaires qui augmentent progressivement de volume. Lorsqu'on examine le thorax, il y a très peu de signes révélateurs, mais le client, à ce stade, souffre d'une toux grave et harcelante, de dyspnée et de cyanose. Le traitement est le même que pour la tuberculose pulmonaire.

Mycobactérie atypique

Récemment, on a découvert qu'il y avait des bactéries donnant une réaction de coloration semblable à celle de *Mycobacterium tuberculosis*, mais présentant des caractéristiques de culture et de croissance différentes. Elles peuvent produire une infection pulmonaire cliniquement semblable à la tuberculose. Jadis, lorsque la tuberculose était une maladie plus courante et que les techniques de prélèvements bactériologiques plus complexes n'existaient pas, on ne tenait pas compte de ces infections ou on écartait la possibilité de ces microbes comme agents de contamination. Aujourd'hui, on classe avec plus de précision ces souches de mycobactéries, appelées mycobactéries atypiques. On a identifié plus d'une douzaine d'espèces de mycobactéries atypiques. Parmi les neuf espèces reconnues pour être pathogènes chez l'humain, on pense que *M. kansasii* et *M. avium-intracellulare* sont responsables de la plupart des infections pulmonaires. On trouve la majorité de ces espèces dans des milieux très différents, y compris la poussière des maisons, l'eau potable, les eaux courantes et côtières, le sol et le lait. Il n'existe aucune preuve d'une contamination de personne à personne.

Les médicaments contre la tuberculose sont souvent sans effets sur les infections causées par les mycobactéries atypiques.

Maladie des légionnaires

La *maladie des légionnaires* est une infection respiratoire aiguë causée par une bactérie à Gram négatif, *Legionella pneumophila*. L'origine de ce nom vient du fait que cette maladie s'est déclarée à Philadelphie, en 1976, chez des personnes qui participaient au congrès de l'American Legion. On a pu isoler l'agent responsable en 1977, à partir de tissus prélevés au cours de l'autopsie des clients qui moururent ; on sait, aujourd'hui, que cette bactérie était responsable de la maladie depuis 1965.

Des preuves épidémiologiques concluent que la maladie des légionnaires transmet par inhalation des microbes transportés par l'atmosphère et qui sont issus du sol et de l'eau. On émet l'hypothèse qu'une des voies empruntées par le bacille aérobie à partir du sol est le système de refroidissement par air climatisé, dans lequel le microbe se multiplie et par lequel il est ensuite distribué par la ventilation de l'appareil. On ne considère pas cette maladie comme très contagieuse. Les personnes à risque comprennent les gens d'âge moyen ou plus âgés, en particulier ceux qui fument, qui boivent trop et qui travaillent sur ou près des chantiers de construction ou qui sont déjà atteints d'une maladie.

Manifestations cliniques. L'organe cible semble être le poumon. Les symptômes les plus précoces comprennent un profond malaise, des myalgies, de légères céphalées et une toux sèche. En l'espace de 24 h, le client voit sa température monter rapidement et il frissonne. Cette fièvre se maintient entre 39°C et 41°C jusqu'à ce que le traitement spécifique débute. Parfois, la diarrhée précède les autres symptômes. À cela s'ajoutent une douleur pleurale, de la confusion et une insuffisance rénale. La radiographie montre l'existence d'une pneumonie, dont la tachypnée et la dyspnée révèlent l'étendue. Le diagnostic repose sur l'augmentation des anticorps sériques spécifiques et sur les résultats des cultures bactériennes.

Physiopathologie. L'examen des tissus prélevés au cours d'autopsies a montré différents degrés d'induration pulmonaire distribuée d'une façon variée. Le modèle histologique suggère une pneumonie aiguë fibrinopurulente qui ressemble à un stade de la pneumonie lobaire. On peut trouver dans les espaces alvéolaires un exsudat riche en neutrophiles, en macrophages et en fibrine.

Traitement. L'érythromycine administrée très tôt est efficace. Ces clients sont très malades, et la mort peut survenir par suite d'un état de choc qu'on ne peut pas traiter et d'un collapsus hémodynamique. Les soins infirmiers sont ceux de la pneumonie (voir à la page 409).

Technique d'isolement. Les personnes susceptibles d'avoir contracté la maladie des légionnaires doivent être gardées en isolement pulmonaire.

Salmonelloses (infections à salmonelles)

La *salmonellose* est un ensemble d'infections causées par des bactéries appartenant au genre *Salmonella*. Cette maladie peut se manifester sous quatre formes. La gastro-entérite (forme la plus courante), la fièvre entérique (comme la typhoïde ou la paratyphoïde), la bactériémie avec ou sans foyer extra-intestinal et une forme asymptomatique. On trouvera, à la page 1397, des informations concernant l'infection causée par *S. typhi* (fièvre typhoïde). Bien qu'environ 2 000 sérotypes aient été reconnus, *S. typhimurium* est le plus courant.

Les maladies résultant de ces infections sont cliniquement semblables, et les microbes infectieux se répandent de la même façon que le bacille de la typhoïde. Le client est contaminé par l'ingestion d'aliments eux-mêmes contaminés par des micro-organismes présents dans des fèces humaines ou animales, dans des œufs complets ou des produits à base d'œufs, dans des viandes ou des produits de la viande, dans la volaille (surtout la dinde) et dans les produits pharmaceutiques d'origine animale. Il y a eu une augmentation régulière de l'incidence de salmonellose due à un réservoir considérable de produits alimentaires contaminés et à une révolution dans la manière d'apprêter les repas et d'en assurer la distribution. On a émis l'hypothèse qu'un grand nombre d'œufs et de poules sont contaminés par les bactéries du genre *Salmonella*. Les aliments causant une infection à salmonelles sont : les pâtés apprêtés à la viande, la volaille, les saucisses, les aliments contenant des œufs et des produits des œufs, ainsi que le lait et les produits laitiers non pasteurisés.

Manifestations cliniques.   Les symptômes se manifestent généralement dans les 8 h à 48 h qui suivent l'ingestion d'un aliment contaminé. Le client souffre de céphalées, de crampes abdominales, d'une légère fièvre et d'une diarrhée aqueuse qui contient du sang et du mucus. Certains clients ne présentent que des céphalées et des selles diarrhéiques occasionnelles. L'agent infectieux peut se localiser et causer une nécrose de n'importe quel tissu du corps, entraînant des abcès, une cholécystite, de l'arthrite, une endocardite, une méningite, une péricardite, une pneumonie et une pyélonéphrite. Le client peut présenter des pétéchies, de la splénomégalie et une leucopénie.

Pour diagnostiquer une salmonellose, on doit isoler le micro-organisme à partir des selles et du sang. Un peu plus tard, lorsque le stade aigu est passé, on fait un sérodiagnostic de Widal.

Traitement.   On administre un traitement de soutien, comprenant la restriction des aliments, jusqu'à la cessation des douleurs abdominales, des nausées et des vomissements. On peut donner une diète hydrique, selon la tolérance du client, et on corrige les pertes liquidiennes et électrolytiques par l'administration de liquide intraveineux. On administre des antispasmodiques (anticholinergiques, élixir parégorique), mais ils peuvent avoir un effet contraire en ralentissant le péristaltisme, ce qui rallonge la période d'infection en empêchant le nettoyage normal du tube digestif. On adopte des précautions entériques durant toute la maladie. Si le client souffre d'une maladie systémique ou d'un foyer infectieux (abcès), le traitement est semblable à celui de la fièvre typhoïde (voir à la page 1397) et on lui administre des antibiotiques par voie parentérale.

Prévention et éducation du client.   Il n'y a pas d'immunisation active ou passive. On doit éviter de boire des œufs crus ou des boissons à base d'œufs, on ne doit pas utiliser d'œufs craquelés ou sales. On doit *bien cuire* tout aliment d'origine animale, surtout la volaille, les produits des œufs et les plats apprêtés de viande. Tout employé d'un établissement alimentaire doit connaître les maladies qui peuvent être transmises par les aliments et il doit éviter toute contamination des aliments, les mettre en réserve, les préparer, les nettoyer et les servir avec prudence (le bec contaminé d'un appareil de remplissage automatique peut contribuer à la contamination) ; de plus, il doit s'astreindre à une bonne hygiène personnelle. On doit réfrigérer les aliments mis en réserve et les protéger des insectes et des rongeurs. Les poulets, les canards et les tortues (ainsi que d'autres animaux domestiques) sont des foyers d'infection.

Le client doit se laver les mains après avoir été à la toilette, surtout au cours de la maladie et de l'état de porteur (plusieurs mois) afin d'éviter de transmettre l'infection aux autres personnes. Chez le jeune enfant, il faut diagnostiquer le plus rapidement possible la maladie, car ce groupe de la population est particulièrement touché par les salmonelles.

Shigellose (dysenterie bacillaire)

La *shigellose* est une infection bactérienne aiguë qui touche les intestins. Il existe environ 40 sérotypes appartenant au genre *Shigella*, lequel comprend les quatre espèces suivantes : *Shigella dysenteriæ, S. flexneri, S. boydii* et *S. sonnei*, cette dernière étant la plus courante que l'on ait isolée dans les pays industrialisés. Le foyer infectieux se trouve dans les selles d'une personne infectée, et la contagion se fait par voie oro-fécale. Les espèces de *Shigella* commencent à jouer un rôle important dans les maladies transmises sexuellement (voir à la page 1373). La shigellose peut se propager du papier de toilette aux doigts. On a aussi trouvé le bacille dans le lait, les œufs, le fromage et les crevettes.

La dysenterie bacillaire est endémique dans les pays tropicaux, surtout dans les endroits où il y a des épidémies graves, mais on peut la trouver dans tous les pays, surtout dans les milieux défavorisés ou les communautés, les garderies, les camps militaires, les colonies de vacances, etc.

Pathogenèse.   Dans les cas graves, la shigellose est causée par des micro-organismes qui gagnent l'intestin grêle. Là, ils se multiplient et libèrent une toxine qui entraîne la sécrétion d'eau et d'électrolytes à partir de la région jéjunale. On pense que *Shigella* envahit aussi l'iléon distal et le côlon, où il s'établit dans les cellules épithéliales, se multiplie, gagne les cellules voisines et les détruit. Ces micro-organismes envahissants sont capables de déclencher une inflammation importante des muqueuses, ce qui se traduit par l'apparition de petites taches ulcéreuses qui peuvent s'agglomérer pour former des ulcères assez volumineux.

Manifestations cliniques.   Au début de la maladie, il y a présence de fièvre et de crampes abdominales. La diarrhée apparaît quelque temps après, suivie d'une dysenterie effective avec le passage d'une quantité variable de sang, de mucus et de pus. Il peut aussi se manifester de la fièvre. Les symptômes sont graves et la prostration est profonde lorsque l'infection est à son paroxysme. Le client a un besoin constant de déféquer et l'effort est fatigant à chaque fois. La maladie se limite d'elle-même chez l'adulte en santé et on note une amélioration au bout d'une semaine environ. Les cas moins graves guérissent en l'espace de 8 à 10 jours. Il y a des cas qui durent de deux à trois semaines ; à moins qu'ils ne soient bien soignés, il y a des cas chroniques qui peuvent durer plusieurs mois, voire plusieurs années. Dans des cas plus graves, l'état de choc, la déplétion liquidienne et le déséquilibre électrolytique peuvent survenir.

Traitement.   Les objectifs du traitement sont de maintenir l'équilibre hydro-électrolytique et d'éliminer la propagation de la shigellose aux contacts du client, c'est-à-dire d'éliminer l'état de porteur.

On peut trouver le micro-organisme dans les selles ; on fait alors des antibiogrammes afin de déterminer l'antibiotique approprié, car l'agent pathogène peut être résistant à certains médicaments. On ne doit pas administrer d'antidiarrhéiques (Lomotil), car ils peuvent diminuer l'efficacité de l'antibiotique en réduisant la diarrhée, et les cultures risquent d'être moins positives ; il s'ensuit une diminution des mécanismes de défense naturels du client.

Les antibiotiques qui sont absorbés par les intestins et auxquels *Shigella* est sensible (ampicilline, tétracycline, sulfaméthoxazole/triméthoprime) peuvent écourter le cours de la maladie et diminuer la durée d'excrétion des microorganismes.

On administre des liquides par voie intraveineuse pour maintenir l'équilibre électrolytique et pour prévenir la déshydratation complète due à une perte excessive d'eau et de sels (sodium, potassium, chlorures, bicarbonates), par les selles diarrhéiques. On évalue la perte de masse du client, la turgescence de sa peau et la sécheresse de ses muqueuses ; on vérifie ses signes vitaux et le volume urinaire. Le client peut avoir besoin d'un supplément de potassium. Durant la phase aiguë, on peut lui offrir une diète liquide par la bouche.

Pour éliminer la contagion, on questionne le client sur les voyages qu'il a faits dans les pays en voie de développement, sur ses séjours dans les institutions bondées, sur la nature des eaux dans lesquelles il s'est baigné et sur ses activités sexuelles de type oral et anal. On fait des recherches concernant l'eau potable et la nourriture prise à la maison et dans les restaurants. On avertit ensuite les autorités locales et gouvernementales.

Technique d'isolement.   On prend les précautions entériques jusqu'à ce que les résultats de trois cultures successives faites à partir des selles et prises 24 h après la fin de l'antibiothérapie soient négatifs.

Prévention et éducation du client.   Le bacille de la dysenterie se propage par l'eau potable polluée par les excreta humains infectés, par les rapports sexuels et par les aliments manipulés par les porteurs de shigellose, les uns ayant la maladie de façon active, les autres ne présentant aucun symptôme. Pour prévenir la dysenterie, on doit prendre les mêmes précautions et appliquer les mêmes règles de surveillance des sources d'eau et de la manipulation des aliments que pour la fièvre typhoïde. On doit aussi insister sur un bon lavage des mains, sur des mesures sanitaires efficaces, sur un système d'égout adéquat, sur un programme de lutte contre les mouches et sur le dépistage des porteurs. Les partenaires sexuels du client qui ne sont pas soignés, surtout les homosexuels, peuvent le réinfecter.

Fièvre typhoïde

La *fièvre typhoïde* est une infection bactérienne transmise par l'eau, le lait, les crustacés ou des aliments contaminés par *Salmonella typhi* véhiculé par les excreta humains. Ce bacille n'a pas de spores. Il peut toutefois, dans des conditions favorables, vivre quelques mois hors du corps humain, et puisque ce bacille est éliminé par les selles et l'urine des clients, il peut entrer dans la nourriture et l'eau par les égouts, les mouches et les doigts sales. Aujourd'hui, la maladie se répand surtout par les porteurs, clients guéris, mais dont les selles et les urines peuvent répandre le bacille pendant des années. L'ingestion d'huîtres et de crustacés, infectés par des égouts se déversant au large, est une autre source courante d'infection. La fièvre typhoïde, qui est très rare au Canada, représente un sérieux problème de santé publique dans plusieurs régions du monde.

Physiopathologie.   Le bacille pénètre dans le corps par la bouche et envahit les parois du tube digestif. Il se multiplie rapidement et produit une bactériémie importante pendant environ 10 jours. Le bacille se localise surtout dans les ganglions lymphatiques mésentériques et dans les masses de tissu lymphatique dans la muqueuse de la paroi intestinale, appelées *plaques de Peyer*, ainsi que dans les petits follicules lymphatiques solitaires, nombreux dans l'iléon et le côlon. Les vaisseaux sanguins des plaques de Peyer sont thrombosés, les masses tuméfiées des tissus lymphatiques meurent et se détachent, laissant une muqueuse ulcérée, exposant aussi bien la musculature que le péritoine. Si le péritoine est atteint, il peut y avoir perforation des ulcères, causant ainsi une péritonite. Les follicules solitaires peuvent ou non s'ulcérer, mais ils sont si petits qu'ils ne sont pas dangereux. La guérison commence alors et il n'y a bientôt plus de trace apparente d'ulcères.

Manifestations cliniques.   Les signes cliniques de la fièvre typhoïde sont une fièvre prolongée, une éruption de taches rosées, une augmentation du volume de la rate et une leucopénie. La période d'incubation dure de une à trois semaines et elle semble dépendre du nombre de bacilles ingérés. Sans traitement, la température s'élève de façon régulière pour atteindre 40°C à 41°C, en 3 à 7 jours. Durant cette période de fièvre, la plupart des clients ressentent des maux de tête intenses et présentent une toux improductive. Durant la deuxième semaine, la température demeure constamment élevée. Durant la troisième semaine, cependant, la fièvre diminue peu à peu ; elle est un peu plus basse tous les matins et ne s'élève pas beaucoup l'après-midi.

Le pouls est relativement lent en dépit de la forte fièvre (dissociation entre fièvre et pouls).

Les autres manifestations cliniques comprennent l'hépatomégalie, la splénomégalie, le délire, des points roses (papules rose rougeâtre sur l'abdomen) et l'hémorragie intestinale.

Évaluation diagnostique.   Le nombre de globules blancs descend au-dessous de 5 000 et parfois il est aussi bas que 1 500 globules par mm^3 (leucopénie). L'hémoculture et la coproculture sont positives après la première semaine. Les cultures d'urine peuvent ou non présenter des signes d'une invasion bactérienne. La réaction d'agglutination du sérum sanguin est positive, normalement vers la fin de la deuxième semaine.

Complications.   Beaucoup d'organes peuvent être contaminés durant la fièvre typhoïde : les poumons, la plèvre, le péricarde, le cœur, les reins et les os. Toutefois, l'hémorragie intestinale et la perforation de l'intestin, avec péritonite, demeurent les complications les plus graves. Depuis l'apparition d'une chimiothérapie efficace, ces complications ont diminué.

L'*hémorragie intestinale*, due à l'érosion des vaisseaux sanguins de l'intestin grêle et du côlon ascendant ulcérés, survient durant la troisième semaine, chez 10% des clients. Quelques clients ont plusieurs de ces hémorragies. Les signes d'hémorragie sont : l'appréhension, la transpiration, la pâleur, un pouls rapide et faible, l'hypotension et des selles sanguinolentes et goudronneuses. Durant ces épisodes, on garde le client à jeun et on lui administre des transfusions sanguines. Il est recommandé d'opérer (résection de l'anse intestinale atteinte par l'ulcère) lorsque l'hémorragie peut être fatale et que le client ne réagit pas à la transfusion massive.

La complication la plus grave, la *perforation intestinale*, peut survenir à n'importe quel moment, mais surtout durant la troisième semaine. La perforation se produit surtout dans la partie inférieure de l'iléon. La perforation survient lorsque l'ulcère causant une escarre atteint toute l'épaisseur de la paroi intestinale. Le contenu intestinal se déverse dans la cavité abdominale et produit immédiatement une péritonite. Le client accuse des douleurs abdominales aiguës. Il y a simultanément une rigidité et une sensibilité abdominales. Toutefois, la douleur peut ne durer que quelques secondes et s'arrêter, et le client peut s'endormir profondément en quelques minutes. Si de tels signes surviennent, on utilise une sonde gastrique et on perfuse des liquides par voie intraveineuse pour rétablir l'équilibre hydro-électrolytique. On referme généralement la perforation.

La thrombophlébite, les infections urinaires, la cholécystite, l'anémie et l'hépatite constituent les autres complications de la fièvre typhoïde. La cholécystite peut provenir d'une infection directe de la vésicule biliaire, causée par le bacille typhique ; les symptômes présentés sont l'apparition d'une douleur irradiant dans le quadrant supérieur droit, avec sensibilités, nausées, vomissements et ictère. On soulage la douleur par des sédatifs, des antispasmodiques et des liquides par voie parentérale.

Pharmacothérapie.   L'ampicilline, l'amoxicilline, le chloramphénicol ou des combinaisons triméthoprime-sulfamide sont les médicaments destinés au traitement de la typhoïde. La fièvre cesse généralement en trois à cinq jours après le début de l'antibiothérapie. La guérison bactériologique n'est toutefois pas obtenue chez tous les clients. Il peut y avoir des récidives, et on a obtenu des coprocultures positives après un traitement par les antibiotiques, et même après plusieurs traitements par les antibiotiques. Même si le chloramphénicol a diminué considérablement le taux de mortalité due à la fièvre typhoïde et a diminué l'excrétion des bacilles typhiques durant la convalescence, il n'a pas réduit la fréquence des complications ou l'incidence des porteurs chroniques après une fièvre typhoïde.

Soins infirmiers.   L'objectif des soins est de soutenir le client et d'observer tout signe de complication, comme la perforation intestinale.

Dans la forme grave de la maladie, le délire est courant, et le client a besoin d'un soutien spécial durant cette période. Il peut être somnolent, indifférent à son entourage et faire de l'incontinence fécale et urinaire. On doit prendre la température du client par le rectum, puisqu'on ne peut pas s'assurer qu'il gardera la bouche fermée pour tenir le

thermomètre. Si la température est de 40°C, on donne des bains d'éponge froids et on encourage le client à boire beaucoup pour rétablir les pertes causées par la transpiration. On peut prescrire des stéroïdes pour les clients intoxiqués et délirants.

On doit réveiller le client au moment de le tourner, de prendre sa température, de lui administrer des médicaments et de le faire boire et manger. Il y a des clients qui sont tellement intoxiqués qu'ils ne sentent plus le besoin d'uriner, ce qui entraîne une distension vésicale. On doit mesurer les apports et les pertes de liquide et les noter au dossier pour pouvoir établir le bilan hydrique. La rétention urinaire et la rétention des matières fécales peuvent poser un problème. On administre de petits lavements salins pour soulager l'intestin de son contenu. Il est très important de se rappeler qu'on doit être très prudent en donnant ces lavements ; on doit les administrer à basse pression, pour diminuer les risques de perforation intestinale pouvant être causée par une augmentation de la pression ou du volume liquidien dans le côlon. On peut diminuer la distension en insérant le tube rectal pendant une courte période (20 min). On donne un régime à haute teneur en kilojoules et pauvre en résidus durant la période fébrile.

Technique d'isolement.   On doit prendre des précautions entériques jusqu'à l'obtention de trois coprocultures négatives, prélevées toutes les 24 h et à partir seulement du deuxième mois qui suit le début du traitement, c'est-à-dire après l'antibiothérapie.

Suivi.   Étant donné que la fièvre typhoïde est une maladie grave, la période de récupération peut être lente. Lorsqu'un client est guéri, on doit vérifier ses selles pour voir s'il est porteur, ce qui se produit chez 2% à 5% des clients. Ces porteurs véhiculent le bacille et l'excrètent dans leurs urines et leurs selles. Après quatre mois, une coproculture positive indique que le client est porteur du microbe. Ces personnes ne doivent manipuler ni le lait, ni les aliments. On leur administre de l'ampicilline ou de l'amixicilline avec du Benemid dans l'espoir de supprimer l'état de porteur. (La plupart des porteurs sont atteints d'infections biliaires.) Les services de santé continuent de surveiller les porteurs, car l'occurrence de la fièvre typhoïde est presque toujours retraçable à partir d'un porteur reconnu ou non.

Prévention et éducation du client.   La prévention de la maladie dépend de l'hygiène personnelle, de la propreté respectée pour préparer la nourriture et les repas et de l'élimination adéquate des eaux d'égout. On doit protéger et épurer les sources d'eau potable. Le lait et les produits laitiers doivent être pasteurisés et réfrigérés. Toute personne qui manipule de la nourriture doit respecter les techniques adéquates de lavage des mains. On doit lutter contre les mouches en recouvrant les aliments soit d'une moustiquaire, soit d'un film de plastique, et on doit aussi limiter leur reproduction en enlevant adéquatement les déchets et en les éliminant. On consomme les fruits de mer ne provenant que de sources approuvées. Les clients, les convalescents et les individus porteurs doivent se laver les mains après avoir déféqué. Il n'existe aucun substitut à une bonne hygiène.

La vaccination antityphique de routine n'est plus recommandée pour les habitants des États-Unis et du Canada.

L'immunisation sélective est cependant indiquée pour les personnes suivantes :

1. Celles qui fréquentent intimement un porteur reconnu ;
2. Celles qui sont amenées à voyager dans des régions reconnues pour leur risque élevé de typhoïde à cause de leur faible hygiène alimentaire. On doit cependant insister sur le fait que même après une vaccination antitypique, ces personnes doivent être prudentes lorsqu'elles choisissent des aliments et de l'eau dans ces mêmes régions.

Il n'existe aucune preuve en faveur de l'efficacité d'un vaccin antitypique aux États-Unis et au Canada pour circonscrire les épidémies. De plus, il n'y a aucune raison de vacciner les personnes qui vivent dans une zone sinistrée, comme à la suite d'une inondation, ou celles qui passent l'été dans des colonies de vacances.

Immunisation primaire.   En se basant sur les recommandations qui précèdent, on peut donner aux adultes (et aux enfants âgés de plus de 10 ans) 0,5 mL de vaccin antitypique par voie sous-cutanée en deux fois, à quatre semaines ou plus d'intervalle. On donne une dose de rappel au moins tous les trois ans si la personne est exposée constamment ou périodiquement. Il existe depuis peu un vaccin oral préparé à partir de germes vivants et atténués (lignée Ty21a) qu'on a essayé avec succès dans les régions où la maladie est endémique.

Méningite méningococcique

La *méningite* est une inflammation des méninges périencéphaliques ; elle est causée par une bactérie, une mycobactérie ou un virus. *Neisseria meningitidis*, *Streptococcus pneumoniæ* (chez l'adulte) et *Hæmophilis influenzæ* (chez les enfants et les jeunes adultes) sont les bactéries les plus fréquemment responsables de la méningite purulente aiguë.

La méningite est souvent asymptomatique, mais elle peut débuter comme une infection du nasopharynx ou des amygdales, suivie d'une septicémie à méningocoques qui gagne les méninges de l'encéphale et de la partie supérieure de la moelle épinière. Il existe de nombreuses souches différentes de méningocoques, mais celles qui appartiennent aux groupes A, B et C sont les plus importantes. Cette maladie est l'une des maladies contagieuses les plus fulminantes.

L'agent pathogène se transmet par contact direct, y compris par les gouttelettes et les sécrétions provenant du nez ou de la gorge des personnes infectées et par les porteurs sains. Parmi les individus qui s'y exposent, une grande majorité ne contracte pas l'infection, mais ils deviennent des porteurs, logeant le micro-organisme durant des mois dans la partie postérieure du rhinopharynx.

La méningite méningonococcique est endémique un peu partout dans le monde et elle apparaît le plus souvent en hiver ou au printemps. Les épidémies se manifestent surtout dans les quartiers surpeuplés des villes, dans les institutions, les quartiers militaires ou les prisons, mais la maladie peut aussi sévir dans les régions rurales.

Physiopathologie.   Les facteurs qui prédisposent à la maladie comprennent les infections des voies respiratoires supérieures, l'otite de l'oreille moyenne, la mastoïdite, la drépanocytose (ou les autres hémoglobinopathies), une intervention chirurgicale récente sur le système nerveux, une blessure à la tête et des troubles immunologiques. Le réseau veineux qui dessert la partie postérieure du rhinopharynx, l'oreille moyenne et l'os mastoïde se dirige vers l'encéphale où il côtoie le réseau veineux méningé, ce qui favorise la prolifération bactérienne.

Les méningocoques pénètrent dans la circulation sanguine et entraînent une réaction inflammatoire au niveau des méninges et du cortex sous-jacent, ce qui déclenche une vascularite avec thromboses et réduction de la circulation cérébrale. Le tissu cérébral présente un métabolisme anormal dû à la présence d'un exsudat méningé, à la vascularité qui empêche une irrigation normale et à l'œdème cérébral. Un exsudat purulent peut se propager à la base de l'encéphale et gagner la moelle épinière. L'inflammation atteint aussi la membrane tapissant les ventricules cérébraux. Dans les cas graves, cependant, le client meurt à cause des toxines bactériennes avant que la méningite ait eu le temps de se développer. Chez ce type de client, la méningococcémie frappe lourdement, entraînant des lésions des glandes surrénales, un collapsus cardio-vasculaire et des hémorragies très étendues (syndrome de Waterhouse-Friderichsen) qui apparaissent par suite d'une destruction de l'endothélium et d'une nécrose vasculaire déclenchée par le méningocoque.

Manifestations cliniques.   Le début de la maladie peut être brusque ou insidieux. Les symptômes résultent d'abord de l'infection et puis d'une augmentation de la pression intracrânienne.

Durant chaque épidémie, certains clients ne sont presque pas malades, alors que d'autres, accablés instantanément par la toxémie, présentent soit une température élevée, soit une température en dessous de la normale, avec présence de purpura sur la peau, et ils meurent quelques heures après le début de la maladie (de type foudroyant).

La maladie peut se présenter sous deux formes. En général, le client se plaint d'une céphalée intense qui débute brusquement, d'une douleur et d'une raideur cervicale (à cause d'un spasme des muscles extenseurs causé par l'irritation des méninges) et de fièvre. Il a de la difficulté à fléchir le cou. Les autres signes d'irritation méningée comprennent :

1. Le *signe de Kernig positif* : lorsque le client est couché sur le dos et qu'il fléchit sa cuisse contre l'abdomen, il est incapable d'étendre complètement sa jambe.
2. Le *signe de Brudzinski positif* : l'antéflexion du cou déclenche la flexion des genoux et des hanches ; la flexion passive d'un membre inférieur provoque un mouvement similaire de l'autre membre.

Il peut se produire des convulsions et des vomissements ainsi qu'une léthargie et une confusion mentale. Une éruption allant de la simple pétéchie à un mélange de pétéchies et d'ecchymoses apparaît chez environ 75% des clients.

Chez environ 10% à 20% des clients, une infection fulgurante survient, accompagnée de signes de septicémie grave : une brusque élévation de la température, des lésions pourpres et étendues (sur la face et sur les membres), un état de choc et des signes de coagulation intravasculaire. La mort peut survenir dans les quelques heures qui suivent.

Évaluation diagnostique.   Le diagnostic repose sur la présence du méningocoque dans le liquide céphalo-rachidien et dans le sang. Au lieu d'être clair, le liquide céphalo-rachidien est tellement rempli de pus qu'il a une apparence laiteuse. Le liquide est sous une haute pression et la coloration de Gram du liquide peut révéler immédiatement la présence du microbe. Parfois, le liquide céphalo-rachidien est clair et cela est dû à l'antibiothérapie effectuée auparavant. Le comptage par immuno-électrophorèse est couramment utilisé pour détecter la présence d'antigènes bactériens dans les liquides internes, en particulier dans le liquide céphalo-rachidien et dans l'urine.

Traitement.   L'objectif immédiat des soins est d'observer et de traiter le collapsus vaso-moteur et l'état de choc en remplaçant les liquides et en soutenant l'organisme au point de vue cardio-respiratoire.

L'antibiothérapie dépend de l'agent causal et le but est de le faire disparaître de l'espace sous-arachnoïdien. Les antibiotiques courants sont la pénicilline et le chloramphénicol. On administre des doses massives d'antibiotiques par voie intraveineuse, puisque la plupart des antimicrobiens pénètrent avec difficulté dans le liquide céphalo-rachidien et le système nerveux central.

- Les chances de guérison du client peuvent dépendre des soins de soutien. Dans la méningite, il faut toujours vérifier l'état clinique du client ainsi que ses signes vitaux, parce qu'un état de conscience altéré peut conduire à une obstruction des voies respiratoires. Il peut être nécessaire de mesurer les gaz artériels, d'introduire une sonde endotrachéale (ou de faire une trachéotomie) et de fournir une ventilation mécanique. On peut donner de l'oxygène pour maintenir la P_{O_2} artérielle au niveau désiré.
- On mesure la pression veineuse centrale, pour évaluer un état de choc pouvant précéder une défaillance cardiaque ou pulmonaire. On peut noter une vasoconstriction généralisée, une cyanose péribuccale et des extrémités froides. On doit réduire la forte fièvre pour diminuer la surcharge cardiaque et la demande en oxygène de l'encéphale.
- Il est nécessaire de remplacer rapidement les liquides par voie intraveineuse, mais il faut veiller à ne pas trop hydrater le client à cause des risques d'œdème cérébral.

Les signes avant-coureurs d'une crise convulsive seraient une combinaison de fièvre, de déshydratation, de diminution d'absorption liquidienne et d'alcalose subséquente. Il peut s'ensuivre une obstruction des voies respiratoires, un arrêt respiratoire ou une arythmie cardiaque. L'œdème cérébral peut survenir. On administre des diurétiques osmotiques (mannitol, urée par voie intraveineuse), pour diminuer l'œdème cérébral. On peut administrer du diazépam (Valium) ou de la phénytoïne (Dilantin), pour contrôler les crises convulsives. (Les soins au client pendant une crise convulsive sont donnés à la page 1246 et les soins au client inconscient, à la page 1186.)

La planification de soins continus pour le client très malade nécessite l'évaluation constante de son état clinique, une hygiène attentive de la peau et de la bouche, le monitorage des ingesta et des excreta, ainsi que l'adoption de mesures destinées à favoriser le bien-être du client et sa protection durant les crises convulsives et le coma.

Technique d'isolement.   L'isolement pulmonaire (voir à la page 1369) est nécessaire pendant 24 h après l'instauration d'un traitement efficace.

Prévention et éducation du client.   Toute personne qui a eu des contacts étroits avec le client doit subir un traitement prophylactique (rifampicine). On observe les sujets-contacts et on les examine si la fièvre ou tout autre signe et symptôme de la méningite apparaissent.

Il existe actuellement trois types de vaccins polysaccharidiques antiméningococciques destinés à un usage restreint aux États-Unis et faisant encore l'objet de recherche au Canada : le vaccin monovalent A, le vaccin monovalent C et le vaccin bivalent A et C.

Tétanos

Le *tétanos* est une maladie grave causée par le bacille tétanique, *Clostridium tetani*, dont les spores s'introduisent dans l'organisme lorsqu'une blessure est contaminée par la terre, la poussière des rues ou par des fèces d'origine animale ou humaine. Le bacille est anaérobie (il ne peut pas vivre en présence d'oxygène). On le trouve surtout dans les plaies ayant de petits orifices et chez les toxicomanes. On peut le trouver dans des plaies plus profondes qui ont été contaminées par de la terre ou qui abritent un corps étranger. Il est fréquent que le foyer d'infection commence par une blessure mineure, et la porte d'entrée du bacille est si petite qu'on a parfois du mal à la repérer. Les plaies peuvent être des blessures mineures, une égratignure, une piqûre d'abeille, une lacération, une gelure et une petite griffure faite par un animal ; elles peuvent aussi provenir d'un avortement, d'une circoncision, d'une intervention chirurgicale ou d'un traumatisme dentaire ou buccofacial. L'incidence de la maladie est plus élevée chez les personnes qui ne sont pas immunisées et chez les femmes ainsi que les personnes âgées qui n'ont jamais été immunisées au cours de leur enfance ou dont l'immunité n'est pas valable.

Physiopathologie.   *C. tetani* est reconnu pour produire trois exotoxines : la tétanospasmine, une neurotoxine qui a une affinité particulière pour le tissu nerveux, surtout pour la moelle épinière et les nerfs crâniens, et qui provoque des spasmes musculaires violents et graves ; une neurotoxine non convulsivante ; et la tétanolysine, dont les effets sont hémolytiques et cardiotoxiques. Ces neurotoxines sont absorbées au niveau des nerfs périphériques et transportées jusqu'à la moelle épinière où elles provoquent une réaction qui stimule les tissus nerveux. Les nerfs sensitifs réagissent au moindre stimulus, et les nerfs moteurs hypersensibles transmettent des influx nerveux qui déclenchent des spasmes musculaires dans les régions qu'ils innervent.

Manifestations cliniques.   Les premiers symptômes apparents sont l'irritabilité, l'agitation, la céphalée et un peu de fièvre. Le premier groupe de muscles atteints est celui des mâchoires. Le client a de la difficulté à avaler et à ouvrir la bouche, à cause du spasme des muscles de la mastication ; cette constriction caractéristique des mâchoires fait qu'on donne parfois le nom de *trismus* à cette maladie.

Les spasmes des muscles faciaux produisent un rictus assez caractéristique qui persiste même durant la convalescence.

La spasticité gagne ensuite d'autres groupes musculaires jusqu'à ce que le corps entier soit atteint, en même temps qu'on observe une oppression thoracique et une rigidité de la paroi abdominale, du dos et des membres. Le spasme des groupes musculaires est continu, mais la plus légère excitation ou le moindre stimulus (une porte qui se ferme, des voix fortes) peut provoquer une contracture généralisée de tous les muscles. En fait, des fractures des corps vertébraux peuvent se produire lors de spasmes assez violents. La tête se renverse, les pieds sont en complète extension et le dos est arqué, parce que les muscles extenseurs sont plus forts que les muscles fléchisseurs. Durant une convulsion, l'arrière de la tête et les talons peuvent supporter toute la masse du corps. On appelle cet état *opisthotonos*. Le client demeure éveillé et il souffre. La mort peut survenir par suite d'une asphyxie, causée par la spasticité des muscles respiratoires, et d'une pneumonie.

Traitement. Les objectifs du traitement sont de rétablir le passage de l'air pour prévenir les complications respiratoires et cardio-vasculaires, et de neutraliser les toxines qui circulent encore.

En cas de tétanos bien établi, on administre immédiatement au client une immunoglobuline tétanique humaine de 1 h à 2 h avant de débrider la plaie afin que les neurotoxines libérées dans la circulation durant l'opération ne puissent s'attaquer aux terminaisons nerveuses. Dès le début, on commence aussi à faire une immunisation active au moyen de l'anatoxine tétanique, car même le tétanos grave ne produit aucune immunité. Lorsqu'on administre en même temps l'anatoxine et l'immunoglobuline, on doit utiliser des seringues différentes et on doit choisir des points d'injection différents.

On débride la plaie, car le tissu nécrosé favorise la croissance du bacille tétanique. On lave abondamment la plaie pour enlever les fragments tissulaires et les corps étrangers, et on la laisse ouverte afin de mettre en place un système de drainage.

On peut également faire une infiltration d'immunoglobulines dans la plaie. Généralement, on administre la pénicilline G à forte dose (ou un autre antibiotique) par voie intraveineuse ou intramusculaire pour détruire *C. tetani* et les autres agents pathogènes qui subsisteraient encore.

- En cas de grave infection tétanique, l'un des objectifs les plus importants de l'infirmière consiste à donner des soins de soutien continus pour assurer la fonction respiratoire. Les convulsions paroxystiques, et en particulier celles qui touchent les muscles respiratoires, empêchent les échanges respiratoires en gênant la déglutition normale et en créant une obstruction des voies respiratoires.
- Les spasmes du larynx, du pharynx et des muscles respiratoires se produisent généralement au cours des convulsions, ce qui peut conduire à l'asphyxie et à la mort. La rigidité et le spasme des muscles du tronc contribuent aussi à l'insuffisance de la ventilation. En fait, la ventilation cesse durant les convulsions.

- Le client a besoin de soins respiratoires dans une unité de soins intensifs et, très tôt, d'une intubation endotrachéale et d'une ventilation mécanique. Les sécrétions buccales sont constantes et abondantes, si bien qu'on recourt fréquemment à la succion.

On utilise le diazépam pour réduire l'agitation et l'appréhension (qui peut causer les spasmes), pour ses effets amnésiques et pour relaxer les muscles. Les agents bloquants neuromusculaires (iodure de métocurine [Metubine]) sont efficaces contre le tétanos grave. Lorsque les convulsions sont importantes, on utilise les médicaments curarisants. Voir, à la page 1246, les soins à donner au client qui souffre de convulsions et, au chapitre 22, le traitement du client qui nécessite des soins respiratoires intensifs.

Puisque la moindre stimulation peut entraîner des spasmes paroxystiques, on doit éviter les stimuli soudains et la lumière en gardant le client dans une ambiance calme et une semi-obscurité. L'infirmière concentre ses soins durant les périodes où la sédation atteint son effet maximal afin que le client soit dérangé le moins possible, car même la moindre stimulation tactile peut provoquer des spasmes. En général, une veine est laissée ouverte en cas d'urgence, comme un arrêt cardiaque ou respiratoire, et pour maintenir l'équilibre hydro-électrolytique. Les pertes liquidiennes insensibles sous forme de transpiration et de salivation peuvent causer une déshydratation qui entraîne une thrombose veineuse profonde ou une embolie pulmonaire si le contrôle cardio-vasculaire est insuffisant et si le système nerveux sympathique est hyperactif. On peut recourir à l'alimentation par voie parentérale et abandonner l'ingestion par voie buccale, car il y a un risque de pneumonie par aspiration.

On porte une attention constante aux yeux, à la bouche, à la peau, à la vessie et aux intestins. On surveille les signes d'infection (peau, voies urinaires, pneumonie par aspiration). L'hyperactivité du système nerveux sympathique, qui se manifeste par la tachycardie, les arythmies, la pression artérielle labile, l'hyperthermie ainsi que par la transpiration et la salivation excessives, peut éventuellement conduire à l'insuffisance circulatoire et à la mort. Une augmentation importante du rythme cardiaque et de la pression artérielle moyenne peut indiquer un besoin d'agents bloquants adrénergiques pour amoindrir les lésions possibles du myocarde causées par les catécholamines. Aussi, est-il essentiel de surveiller la fonction cardiaque. La phentolamine aide à réduire les phases d'hypertension. On peut administrer de la cimétidine pour prévenir l'hémorragie gastro-intestinale qui peut également se produire.

Il faut surveiller l'apparition de la rétention urinaire qui se produit lorsque les muscles du périnée sont affectés. L'immobilité prolongée peut entraîner des escarres de décubitus et des contractures qu'il est nécessaire de prévenir (voir le chapitre 11). Malgré toutes ces précautions, le taux de mortalité due au tétanos peut égaler ou dépasser 50%.

Prévention. Il existe des programmes d'immunisation consistant à administrer trois doses d'anatoxines tétanique et diphtérique de type adulte suivies d'une dose de rappel tous les dix ans. Toute lésion cutanée peut servir de porte d'entrée à *C. tetani*.

- L'étape la plus importante dans la prévention du tétanos est de laver et de nettoyer la plaie pour enlever tous les corps étrangers et les tissus nécrosés. Cette précaution élimine le bacille de la plaie et permet de retirer toute matière qui pourrait constituer un foyer de développement des spores.

Après une blessure, on détermine, selon l'état d'immunisation du client, s'il est nécessaire d'immuniser activement par l'anatoxine tétanique ou d'immuniser passivement par la gammaglobuline tétanique. On doit tenir compte de la nature et de l'ancienneté de la blessure, et des circonstances dans lesquelles l'individu s'est blessé pour décider du traitement. Il faut encourager le client à tenir à jour un carnet d'immunisation.

Gangrène gazeuse

La *gangrène gazeuse* est une infection grave des muscles squelettiques, causée par plusieurs espèces de bacilles à Gram positif du genre *Clostridium*, qui entraîne des complications à la suite de blessures, de fractures multiples, de contusions ou de lacérations en produisant des exotoxines qui détruisent les tissus. Les espèces suivantes sont responsables de la gangrène gazeuse : *Clostridium perfringens* (aussi appelé *C. welchii*), *C. septicum*, *C. histolyticum*, *C. sporogenes*, etc. Ce sont des organismes anaérobies et sporulés. On les trouve normalement dans l'intestin de l'être humain et dans le sol. Leur croissance a lieu surtout dans les plaies profondes où l'apport d'oxygène est réduit et, particulièrement, lorsque la présence de corps étrangers ou de tissus nécrosés a amené une plus grande réduction de la pression d'oxygène dans la plaie.

Les plaies contaminées dont la circulation est défectueuse constituent un milieu qui favorise la croissance des spores et la production d'exotoxines responsables de l'hémolyse, de thromboses, et de lésions du myocarde, du foie et des reins.

Les spores formées par les bacilles anaérobies sont très résistantes à la chaleur, au froid, au soleil, à la sécheresse et à plusieurs agents chimiques. Puisqu'on trouve ce bacille dans l'intestin de l'être humain, il est probablement l'agent responsable de l'infection des plaies des cuisses après les amputations, surtout si le client est incontinent. On trouve souvent une combinaison de gangrène, de maladie vasculaire périphérique, d'incontinence et de débilité, chez les clients diabétiques, et c'est l'extrémité du membre amputé (moignon) du diabétique qui est la plus prédisposée à la gangrène gazeuse.

Manifestations cliniques.   La gangrène gazeuse débute habituellement par une douleur soudaine et intense au siège de la blessure ; elle est due à la présence de gaz et d'œdème dans les tissus, se produisant de un à quatre jours après la blessure. La plaie devient très sensible. Au début, la peau autour de la plaie paraît normale, blanche et tendue, mais, par la suite, elle devient bronzée, brunâtre et même noirâtre. Des vésicules remplies de liquide rougeâtre apparaissent et on peut entendre des crépitations (craquements) produites par les gaz. De la plaie s'échappe un liquide écumeux et nauséabond. Les gaz et l'œdème font croître la pression locale, ce qui gêne la circulation du sang et le suintement de liquide. Les muscles voisins noircissent ou deviennent rouge pourpre (nécrose). Il est parfois nécessaire d'amputer le membre, car l'infection peut se propager rapidement et empoisonner tous les systèmes.

Le client est pâle, léthargique et appréhensif, mais habituellement très éveillé. Le pouls et la respiration sont très rapides et la température ne dépasse pas 38,3°C. Le client peut présenter des symptômes d'anorexie, de diarrhée, de vomissements et de collapsus vasculaire. La mort, due à la toxémie, est fréquente.

Prévention.   On peut éviter la gangrène gazeuse si l'on excise et si l'on débride tous les tissus nécrosés et infectés en faisant de larges incisions pour empêcher *Clostridium* de croître.

Traitement.   Le traitement exige l'intervention chirurgicale et l'administration d'antibiotiques et parfois d'oxygène à haute pression. Dès que l'infection s'est installée, les incisions étendues des régions atteintes permettent à l'air d'empêcher la croissance des organismes anaérobies. L'antibiothérapie se combine au débridement précoce de la plaie.

L'oxygène à haute pression semble extrêmement efficace pour venir à bout de la gangrène gazeuse. L'oxygène dissous dans le système artériel augmente la pression partielle du gaz inspiré, ce qui empêche la formation des toxines et la réplication microbienne. Cette oxygénothérapie hyperbare peut permettre d'éviter l'amputation du membre atteint et le débridement d'une très grande région. Comme la maladie entraîne une toxémie intense, on doit surveiller la pression capillaire pulmonaire, la pression veineuse centrale et la diurèse. On perfuse des liquides pour soutenir le système cardio-vasculaire et pour maintenir l'équilibre hydro-électrolytique. On peut faire des transfusions de plasma, d'albumine et de sang entier pour rétablir l'équilibre protéique qui manque chez presque tous les clients et pour corriger l'anémie. La thérapie entérale (voir à la page 670) ne permet pas de rétablir correctement l'équilibre nutritionnel.

Technique d'isolement.   On doit prendre les précautions concernant les plaies et la peau (voir à la page 1369) jusqu'à ce qu'il n'y ait plus d'écoulement de la plaie.

Botulisme

Le *botulisme* est une forme d'intoxication alimentaire qui affecte le système nerveux central. Il est causé par l'ingestion d'aliments dans lesquels la bactérie *Clostridium botulinum* s'est multipliée et a produit des toxines. Celles-ci sont extrêmement virulentes et sont très rapidement absorbées par le tube digestif pour gagner le tissu nerveux, entraînant ainsi un syndrome de paralysie nerveuse. Cette intoxication provient de l'ingestion d'aliments contaminés : conserves faites à la maison, aliments séchés et fumés ou mal préparés.

Parmi les huit sérotypes toxiques de *C. botulinum*, les types A, B, E et F se sont révélés dangereux pour l'espèce humaine.

Manifestations cliniques.   Les symptômes apparaissent de 12 h à 36 h après l'ingestion de la nourriture contaminée. S'ils se produisent en moins de 24 h, la maladie est plus grave, et le taux de mortalité plus élevé.

La toxine entraîne la paralysie des muscles squelettiques en empêchant la libération de l'acétylcholine. Les manifestations cliniques débutent au niveau des nerfs crâniens pour descendre ensuite. L'atteinte des nerfs crâniens provoque la diplopie, la ptosis, une vision trouble (atteinte de la musculature extrinsèque), la dysphagie et la douleur pharyngienne (atteinte du pharynx), et la dysphonie (atteinte du larynx). La paralysie survient alors, gagnant lentement la partie inférieure du corps et touchant tous les groupes musculaires d'une façon symétrique. Durant toute cette évolution, le client garde l'esprit clair. Des problèmes respiratoires surviennent chez les trois quarts des clients. De plus, on observe des nausées, des vomissements, une douleur abdominale, une diarrhée qui se manifeste dès le début, des étourdissements et parfois une rétention urinaire.

La présence de la toxine dans le sang, le contenu gastrique, les selles et dans la nourriture incriminée confirme le diagnostic. On considère que les tests sérologiques effectués sur la souris sont très utiles. Les ensembles musculaires touchés montrent des caractéristiques électrophysiologiques anormales. Dès qu'un cas de botulisme est signalé, les centres sanitaires locaux, provinciaux et fédéral en sont avisés.

Traitement. Les objectifs du traitement sont de prévenir l'insuffisance respiratoire et d'éliminer la toxine et *C. bolutinum* du tube digestif.

Les antitoxines botuliniques pentavalentes (A, B, C, D, E) ou trivalentes (A, B, E) s'avèrent efficaces pour neutraliser toute toxine qui se trouve dans la circulation ; de plus, on fait appel à un équipement de ventilation et l'on administre des médicaments d'urgence lorsque la vie du client est en danger.

On élimine du tube digestif les micro-organismes et la toxine qui n'a pas encore été absorbée en faisant un lavage gastrique, et en utilisant des cathartiques et des lavements. Ces mesures sont à prescrire en cas de paralysie respiratoire et d'iléus.

- Comme les neurotoxines produites par *C. botulinum* peuvent entraîner des syndromes de paralysie nerveuse, on fournit au client des soins respiratoires pour éviter toute complication pulmonaire responsable de la majorité des décès dus au botulisme. On prépare le client à l'intubation endotrachéale et à la ventilation mécanique. (Les détails concernant les soins respiratoires fournis au client paralysé sont exposés au chapitre 22.)

On surveille l'activité cardiaque pour déceler le plus rapidement possible les signes d'arrêt cardiaque. Les soins de la peau et le changement de position sont des facettes importantes du traitement pour éviter les escarres de décubitus et les complications de nature locomotrice.

De plus, on peut utiliser de l'hydrochlorure de guanidine pour combattre la paralysie des muscles oculaires et celle des membres. Les infections qui peuvent se développer en même temps sont traitées par des antibiotiques. Le botulisme entraîne généralement une convalescence de longue durée.

Technique d'isolement. Aucune précaution n'est nécessaire, car le botulisme est une intoxication et non une infection.

Prévention et éducation du client. Les conserves faites à la maison présentent un sérieux danger d'infection par *C. botulinum*, car celui-ci produit des spores qu'on n'arrive pas à détruire rapidement par l'ébullition. (Les conserves fabriquées commercialement sont stérilisées à 120°C, température à laquelle les spores sont détruites.) La nourriture contaminée est molle, riche en bulles gazeuses et elle présente une odeur de pourriture. Cependant, elle peut parfois avoir un aspect et un goût normaux. La nourriture en conserve doit subir des températures supérieures à 80°C durant 30 min ou être bouillie durant 10 min, car les toxines sont sensibles à la chaleur et elles sont détruites lorsqu'on cuit adéquatement les aliments. Si les légumes tels que les champignons, les haricots, les tomates, les betteraves, les piments, le maïs et les asperges ont donné lieu à des intoxications, la viande, le poisson et les volailles en ont aussi entraîné.

On doit donc prendre soin de préparer les conserves alimentaires en les portant à très haute température pour réussir à détruire les spores et il est recommandé d'utiliser un autocuiseur.

On doit avertir les gens de ne pas utiliser de boîtes de conserve trouées ou bombées ainsi que des bocaux à conserve dont le couvercle est défectueux.

Lèpre (maladie de Hansen)

La *lèpre* est une maladie infectieuse chronique causée par *Mycobacterium lepræ*, un bacille qui produit des lésions cutanées et qui lèse les nerfs périphériques. Ce micro-organisme présente beaucoup de ressemblances avec le bacille de la tuberculose. On ne sait pas exactement de quelle manière ce bacille pénètre dans l'organisme, mais on sait qu'il se transmet par contact direct (peau à peau), ou par des contages, ou en pénétrant par les muqueuses nasale et buccale. Cette maladie est peu contagieuse, et un peu plus de 90% de la population mondiale semble être immunisée.

Lorsque le bacille se multiplie, il envahit la peau avoisinante et s'introduit dans les axones au niveau des terminaisons des nerfs cutanés. Lorsque l'infection progresse, les bacilles se répandent dans diverses régions cutanées pour y produire des macules et des papules rendues indolores à cause de la destruction des terminaisons nerveuses par le bacille.

Incidence. On estime à 11 ou 12 millions le nombre d'individus qui, de par le monde, souffrent de cette maladie effrayante et défigurante dont les origines sont très anciennes. L'infection sévit dans les pays du Tiers-Monde (en Afrique plus particulièrement), démunis de personnel spécialisé et de ressources financières capables d'en venir à bout. Au cours des dix dernières années, on a observé une recrudescence de la maladie dans les pays à forte immigration et à cause des facilités de voyager de par le monde.

Manifestations cliniques. La lèpre affecte principalement la peau et les nerfs périphériques. Elle se manifeste tout d'abord par des lésions cutanées, un peu n'importe où sur le corps. Ces lésions se présentent sous trois formes : la forme tuberculoïde, la forme lépromateuse et la forme borderline. La lèpre tuberculoïde donne lieu à des lésions soit décolorées, soit brun rougeâtre. Le premier signe décelable est l'insensibilisation d'une petite région de la peau qui résulte de la lésion des terminaisons nerveuses du derme. Il s'ensuit des troubles musculaires et osseux. Dans la lèpre lépromateuse, la croissance bacillaire est peu apparente, et des lésions cutanées (macules, papules, nodules ou plaques) recouvrent presque tout le corps. Les nodules ressemblent à des tumeurs ou à des escarres. Au niveau de la face, les nodules, de même que la perte des cils et des sourcils, donnent un aspect léonien au visage du client. Comme les nodules sont souvent infectés et donnent lieu à des ulcères profonds qui guérissent lentement, les cicatrices déforment la face. L'évolution de la maladie entraîne la destruction du nez, des doigts et des orteils, et la perte de la vision.

Dans la lèpre borderline, les lésions sont variables ; cette forme de lèpre varie entre la forme tuberculoïde et la forme lépromateuse.

On pose le diagnostic en fonction de l'aspect des lésions, de l'existence du bacille de Hansen qu'on met en évidence grâce à des frottis prélevés au niveau des lésions et à partir de la muqueuse nasale.

Traitement.   L'objectif du traitement est d'administrer une chimiothérapie spécifique jusqu'à complète guérison, de prévenir et de soigner les déformations. Les meilleurs médicaments appartiennent au groupe de sulfones (apparentés chimiquement aux sulfamides) ; on administre donc du dapsone (DDS) par voie buccale si l'infection y est sensible. Si cette chimiothérapie est efficace, le bacille est éliminé des lésions cutanées au bout de nombreux mois, mais le traitement doit se poursuivre pendant des années, selon la forme de lèpre. Pour prévenir l'apparition de souches mutantes résistantes, on utilise des médicaments sous forme combinée (rifampicine, clofazimine, éthionamide ou prothionamide).

Les lésions des muqueuses réagissent plus fortement que les autres et disparaissent en peu de mois, ce qui soulage l'obstruction nasale et fait disparaître les lésions laryngées. Les plus petites lésions nodulaires de la peau disparaissent par absorption, ne laissant que de toutes petites taches pigmentées. Les lésions plus étendues prennent une forme disséminée et ne laissent que d'éventuelles cicatrices. Cependant, les bacilles peuvent persister malgré tout, ce qui donne lieu à des rechutes.

La chirurgie reconstructive et la rééducation pour les mains, les pieds, le visage, etc., lésés exigent l'intervention de spécialistes en chirurgie plastique, de physiothérapeutes, d'orthopédistes, etc. À cause de la défiguration qu'entraîne la lèpre, la chirurgie plastique est absolument nécessaire si le client désire vivre à nouveau en société.

Pour remédier aux effets handicapants de la maladie, le client doit comprendre l'importance de maintenir la mobilité de ses membres atteints et de prévenir les déformations. Les mesures à prendre sont semblables à celles qui sont nécessaires dans la polyarthrite rhumatoïde (voir à la page 1027). On encourage le client à examiner quotidiennement les régions susceptibles d'être touchées (yeux, mains, pieds), car elles sont peu sensibles et on risque de les négliger. La peau doit rester hydratée, et on doit appliquer un émollient pour en maintenir la souplesse.

On poursuit encore des recherches dans l'espoir de mettre au point des tests cutanés pour identifier la présence de la lèpre. Les chercheurs ont réussi à inoculer la lèpre à des tatous afin de produire un vaccin qui semble donner des résultats prometteurs.

Technique d'isolement.   Il n'est pas nécessaire d'isoler le client, puisque l'infection décline rapidement avec la chimiothérapie.

Ornithose (psittacose)

L'*ornithose* est une forme atypique et infectieuse de pneumonie ou de maladie fébrile systémique transmise aux humains par les oiseaux infectés. L'agent causal appartient au genre *Chlamydia* (micro-organismes intracellulaires obligatoires que l'on considérait autrefois comme des virus, mais que l'on classe aujourd'hui parmi les bactéries). Ces micro-organismes causent le trachome, la lymphogranulomatose vénérienne et l'ornithose. On les trouve dans les sécrétions nasales ainsi que dans le plumage, les selles et le sang des oiseaux malades. *Chlamydia psittaci* se transmet aux humains par les fientes desséchées des oiseaux infectés, ou par contact direct avec ces oiseaux, ou de personne à personne, ce qui est plus rare. Des oiseaux de la famille des perroquets (perruches, perroquets, etc.), tout comme beaucoup d'autres espèces d'oiseaux (canaris, moineaux, pigeons, dindes) peuvent être infectés.

Manifestations cliniques.   La maladie peut avoir l'apparence d'une grippe transitoire ou d'une pneumonie grave, ou bien elle peut être asymptomatique. Après une période d'incubation de 4 à 15 jours (cela peut aller jusqu'à six semaines chez l'humain et jusqu'à six mois chez le perroquet), la maladie commence brusquement par des malaises, de la céphalée, de la photophobie et des frissons. Son évolution est caractérisée par une fièvre élevée, une grande faiblesse, une dépression marquée, du délire et, fait surprenant, un pouls lent et une respiration très lente. La toux est le symptôme le plus caractéristique. Les poumons sont atteints, et l'on observe de l'œdème, des mononucléaires et des lymphocytes localisés dans les alvéoles et les espaces interstitiels. La radiographie révèle la présence d'une pneumonie interstitielle. La convalescence peut être très longue.

Traitement.   L'ornithose réagit à une antibiothérapie par les tétracycliques. Le traitement de soutien comprend le repos au lit, de l'oxygène au besoin et des mesures pour faire baisser la fièvre. Les rechutes sont fréquentes.

Prévention.   Les personnes à risque sont celles qui travaillent dans les animaleries, celles qui sont en contact continuels avec les poules et les pigeons, les amateurs d'oiseaux, les personnes qui manipulent la chair d'oiseaux pour des préparations alimentaires et les vétérinaires. Ils devraient se protéger des poussières provenant du plumage et des déchets des cages. Les oiseaux infectés doivent être soignés ou tués. Il n'existe aucun vaccin.

Technique d'isolement.   Il est nécessaire de prendre les précautions concernant les sécrétions pour toute la durée de la maladie.

Actinomycose

L'*actinomycose* est une affection granulomateuse suppurante chronique. Chez l'humain, l'agent pathogène est généralement une bactérie filamenteuse ramifiée, anaérobie, à Gram positif, *Actinomyces israelii*, micro-organisme commensal que l'on peut trouver dans les cryptes amygdaliennes, dans les caries dentaires et dans le côlon des personnes apparemment en santé. L'évolution infectieuse peut être provoquée par une blessure mineure, une aspiration ou une intervention chirurgicale. On a toujours classé l'actinomycose parmi les mycoses ou maladies fongiques, car cette maladie est caractéristique des mycoses, mais *Actinomyces* est maintenant classé parmi les bactéries.

Manifestations cliniques. Les lésions caractéristiques sont des granulomes fermes et indurés qui se propagent lentement dans les tissus adjacents et se rompent pour former des sinus multiples qui atteignent la surface. L'exsudat, provenant des sinus, contient des granules de soufre caractéristiques qui sont des agglomérats visibles du micro-organisme.

L'actinomycose peut prendre trois formes : l'infection cervico-faciale, l'infection viscérale et l'infection thoracique.

L'actinomycose cervico-faciale, qui est la plus courante, débute par un œdème à l'intérieur et autour des dents. Elle s'étend à la région sous-maxillaire et au cou, produisant une masse tuméfiée, plane, indurée et indolore, à surface lisse et régulière, de consistance épaisse et uniforme, qui se fixe fermement à la mâchoire. Une induration noduleuse ferme s'étend à partir de cette masse jusqu'au cou ; l'induration est recouverte de peau plissée et elle est rouge foncé. Plus tard, ce granulome se rompt et se crible d'abcès qui se perforent vers l'extérieur. Ce processus peut, par diffusion, envahir les joues, le crâne et l'encéphale.

Dans la forme viscérale, tout viscère peut être atteint, y compris les organes pelviens, surtout les ovaires et les trompes de Fallope, mais plus spécialement l'appendice et le cæcum. À la longue, il se développe une masse tumorale inégale ressemblant à un carcinome. La tumeur peut s'étendre, atteignant la paroi abdominale et suintant à l'extérieur par les sinus ouverts.

Dans la forme thoracique, contractée par l'inhalation de spores d'actinomycètes, la réaction inflammatoire aiguë et chronique peut atteindre les poumons, la plèvre, le médiastin ou la paroi thoracique. Cela peut causer une douleur thoracique, de la fièvre, de la toux et de l'hémoptysie.

Traitement. Les lésions dues à *Actinomyces* réagissent à la pénicilline, le médicament de choix. On administre quotidiennement des doses massives, sans interruption pendant des semaines et des mois. Si le client est allergique à la pénicilline, on lui donne un autre antibiotique. Il peut être nécessaire d'effectuer un drainage chirurgical ou une résection des tissus lésés, ou d'exciser les sinus et les fistules.

Technique d'isolement. Pour les lésions qui donnent naissance à des écoulements, les précautions concernant les sécrétions sont nécessaires jusqu'à ce que l'écoulement cesse.

Éducation du client. Il faut encourager le client à avoir une bonne hygiène dentaire pour réduire l'infection autour des dents. Il semble exister une relation entre l'utilisation des dispositifs intra-utérins et l'envahissement des voies génitales par *Actinomyces*, en particulier lorsqu'il y a infection pelvienne.

☐ INFECTIONS VIRALES

Influenza (grippe)

L'*influenza* est une infection aiguë causée par un myxovirus à ARN. Elle est caractérisée par des symptômes respiratoires et constitutionnels. Elle se répand à travers le monde tous les 20 ans environ, atteignant jusqu'à 40% des individus des régions touchées. L'élément de force de ces épidémies est la rapidité avec laquelle elles se propagent et le taux extrêmement élevé de sujets atteints.

Les épidémies typiques de grippe sont caractérisées par trois vagues successives, séparées par de brèves intermittences. La première vague dure de trois à six semaines. Elle a un début explosif, elle est très répandue et, dans la plupart des cas, elle a une forme bénigne comportant peu de complications. La deuxième vague est aussi répandue, mais elle dure plus longtemps, les atteintes sont plus aiguës et les complications, plus graves. La troisième vague est encore plus longue (de 8 à 10 semaines), elle atteint moins de sujets, mais les complications sont très graves. Durant les années qui suivent une épidémie majeure, il survient des vagues locales dispersées, de gravité décroissante, et on note des cas sporadiques de grippe durant ces intervalles.

Causes. Un virus filtrant est le facteur causal primaire de la grippe. On en a isolé trois souches majeures, soit les types A, B et C. On associe les types A et B aux épidémies. Les nombreuses souches mutantes sont appelées sous-types.

Il est difficile d'enrayer l'influenza, car les antigènes de surface des virus peuvent subir des variations. La plupart des antigènes subissent des mutations, et de nouvelles souches humaines pandémiques apparaissent de temps en temps. Cela explique la raison pour laquelle les anticorps fabriqués antérieurement contre une grippe donnée ne peuvent se révéler efficaces contre une souche nouvelle, tout dépendant de la grandeur de la surface qui a subi des modifications. On a observé que, lorsqu'une souche nouvelle domine dans une région, l'ancienne souche disparaît.

La transmission se fait par contact direct ou par des gouttelettes provenant des voies respiratoires des personnes infectées. Le virus est aérogène et se multiplie dans les voies respiratoires supérieures, envahissant les cellules des muqueuses du nez, de la trachée et des bronches.

Manifestations cliniques. Chez la majorité des individus, la grippe débute après une courte période d'incubation (de 24 h à 72 h) par des frissons, de la fièvre, des céphalées, des maux de dos et un grand malaise. Les caractéristiques respiratoires comprennent une toux sèche, une angine, une obstruction nasale et un écoulement prononcé. D'autres clients présentent une sinusite aiguë, une bronchite, une pleurésie ou une bronchopneumonie. Ces symptômes ont toujours un début brutal et ils entraînent un état de prostration ; par contre, d'autres clients présentent des symptômes gastro-intestinaux, des nausées, des vomissements, des douleurs abdominales et de la diarrhée. Enfin, dans chaque épidémie, il y a des cas qui se développent sans symptômes locaux, mais qui présentent des frissons et une fièvre persistante. Normalement, s'il n'y a pas de complication, le client récupère en une semaine.

Complications.   Les personnes qui sont le plus susceptibles d'avoir des complications à la suite d'une grippe sont celles qui ont plus de 65 ans, celles qui souffrent d'une maladie pulmonaire ou cardiaque chronique (en particulier d'une valvulopathie rhumatismale) et celles qui sont atteintes du diabète ou d'une autre maladie métabolique ou rénale chroniques. Le virus grippal lèse l'épithélium ciliaire de l'arbre trachéo-bronchique, rendant le client vulnérable à d'autres envahisseurs secondaires, comme le pneumocoque ou le staphylocoque, *Hæmophilus influenzæ*, diverses variétés de streptocoques et d'autres microbes.

La présence de dyspnée, au stade précoce de l'affection, indique une bronchopneumonie, la complication la plus grave. La pneumonie peut être d'origine virale, virale mixte ou bactérienne. Les autres symptômes présents sont la toux avec expectoration visqueuse, la tachycardie et la cyanose. On recommande des soins de soutien très énergiques tels que la succion trachéale, de l'oxygène et éventuellement une ventilation mécanique. Les autres complications comprennent la myocardite, la myosite et la méningo-encéphalite.

Traitement.   Les objectifs du traitement consistent à soulager les symptômes, à prévenir et à soigner les complications. Il n'existe pas de traitement spécifique pour la grippe. Habituellement, le client se couche parce qu'il est épuisé. Les antipyrétiques et les analgésiques tels que l'aspirine réduisent la fièvre et soulagent la céphalée et les myalgies. Le client doit prendre ces médicaments régulièrement pour éviter les accès de fièvre, de diaphorèse et de frissons entraînant un état de prostration et de déshydratation. Si le client reprend ses activités, il doit s'assurer que sa bonne forme et l'absence de fièvre ne sont pas dues à l'aspirine.

Un sirop peut calmer une toux sèche et pénible. Un humidificateur peut réduire l'irritation de la muqueuse respiratoire. À cause de la fièvre, on encourage le client à prendre beaucoup de liquides.

Prévention et éducation du client.   On recommande à toutes les personnes âgées de plus de 65 ans et à toutes celles qui n'ont pas encore 65 ans, mais qui souffrent d'une maladie chronique, de se faire vacciner contre la grippe. Cependant, on ne conseille pas cette vaccination comme un traitement de base de routine, car une grippe simple évolue spontanément vers la guérison et le taux de mortalité est faible. L'efficacité du vaccin est variable, et la protection est relativement brève. Mais les vaccins qu'on fabrique depuis peu contiennent plus d'antigènes et donnent de bien meilleurs résultats.

Un programme d'immunisation suivi, aux États-Unis, en 1976, a révélé qu'il pouvait y avoir une relation entre la vaccination contre la grippe et l'apparition du syndrome de Guillain-Barré. Il n'y a encore aucune preuve que le nouveau vaccin présente les mêmes risques, mais la possibilité demeure.

Le risque d'avoir une grippe est aussi relié à la promiscuité et aux contacts étroits qui existent entre les groupes d'individus. C'est pourquoi il est préférable de restreindre les visites dans les établissements de soins, durant les épidémies, afin de minimiser le risque d'y propager la grippe.

L'amantadine, médicament antiviral, permet d'éviter la grippe de type A; elle agit dès les premières étapes de la réplication du virus. On l'administre seulement aux personnes les plus sensibles, car la plupart des gens qui s'exposent à la grippe ne requièrent aucune mesure prophylactique. L'amantadine n'a aucun effet contre la grippe de type B de caractère endémique. On l'administre aussi pour le traitement de la grippe symptomatique de type A qui, dans ce cas, dure moins longtemps et est moins grave. Les effets adverses, que l'on observe principalement chez les personnes âgées, comprennent l'intoxication du système nerveux central, la confusion, les étourdissements, la dysarthrie, des céphalées, des troubles de sommeil et des hallucinations visuelles. Pour qu'elle soit efficace, on doit administrer l'amantadine avant et pendant toute la durée de l'exposition à la grippe de type A. La rimantadine protège également contre la grippe de type A en ne causant que peu d'effets secondaires.

Technique d'isolement.   L'isolement et les précautions ne sont pas nécessaires pour le client ordinaire. L'isolement pour les voies respiratoires peut être requis dans certains cas, spécialement si l'on a pu faire un diagnostic dès l'admission ou peu de temps après.

Mononucléose infectieuse

La *mononucléose infectieuse* est une maladie infectieuse aiguë du système lymphatique, causée par le virus d'Epstein-Barr (VEB), un virus à ADN du groupe des virus de l'herpès. Un autre virus, le cytomégalovirus, peut provoquer des symptômes presque identiques. Un troisième micro-organisme infectieux, *Toxoplasma* (un protozoaire), peut aussi produire un portrait clinique similaire.

Le principe de base de la maladie est une intense prolifération des tissus du système lymphoïde (ganglions lymphatiques, rate, amygdales), mais tous les organes peuvent être atteints. La mononucléose infectieuse cesse généralement d'elle-même, mais il arrive que des complications et même la mort surviennent.

Épidémiologie.   La maladie se manifeste le plus souvent entre l'âge de 14 et 30 ans. On a montré que lorsque la primo-infection se produisait durant l'enfance, la maladie était bénigne et sans aucune particularité, ou encore qu'elle passait inaperçue; l'enfant est ainsi immunisé pour plusieurs années. La mononucléose infectieuse se produit seulement chez les individus qui n'ont aucun anticorps contre le virus d'Epstein-Barr. Si une personne sensible (adolescent ou jeune adulte) qui n'a pas subi de primo-infection contracte la maladie, les manifestations cliniques se produisent dans 50% des cas. C'est ainsi que la mononucléose est plus fréquente dans les pays où le niveau de vie est élevé alors qu'ailleurs les enfants ont plus de risque d'avoir une primo-infection. Au Canada, le nombre de cas chez les jeunes est de trois à cinq fois plus important que pour le reste de la population.

La maladie se transmet par voie orale. Le virus demeure dans le pharynx pendant des semaines ou des mois. Un grand nombre de jeunes adultes sont probablement des porteurs. Le virus peut aussi se propager par les transfusions sanguines. La période d'incubation varie de 30 à 50 jours.

Manifestations cliniques.   Les premières manifestations cliniques sont généralement vagues et simulent celles d'une angine à streptocoques, d'une leucémie ou d'une hépatite. La fièvre, le mal de gorge et l'hypertrophie des ganglions cervicaux font réellement penser à la mononucléose. Une manifestation typique commence par de la fièvre et des frissons, de l'anorexie, un mal de gorge et une myalgie. La céphalée et la diarrhée peuvent aussi s'observer. Les ganglions lymphatiques deviennent œdémateux et très sensibles, vers la deuxième ou la troisième journée ; habituellement, il y a d'abord atteinte des ganglions cervicaux postérieurs et ensuite atteinte des ganglions cervicaux antérieurs. Ce phénomène cause de la douleur dans le cou. Une adénopathie généralisée peut aussi se manifester. Chez 50% à 75% des clients, on observe, dès les premiers stades, un œdème sus-orbitaire et une hypertrophie de la rate. Bien que l'hépatomégalie se produise dans moins de 25% des cas, la majorité des clients souffrent de troubles hépatiques. Une faible éruption érythémateuse ou maculo-papuleuse peut aussi se manifester très tôt.

Évaluation diagnostique.   On pose le diagnostic selon les caractéristiques du tableau clinique typique, mais aussi à partir des tests de laboratoire qui mettent en évidence une lymphocytose caractérisée par des lymphocytes atypiques, une fonction hépatique anormale, la présence d'anticorps hétérophiles (test MNI) et d'anticorps anti-VEB. Dans le test MNI, qui est positif dans 90% des cas, des anticorps hétérophiles présents dans une petite quantité de sang d'un client atteint de mononucléose infectieuse agglutinent des globules rouges de mouton ou de cheval. Ce test peut être effectué en moins de 3 min dans le cabinet du médecin à l'aide d'une lame spécialement préparée contenant des globules rouges de mouton ou de cheval fixés dans le formaldéhyde. (À noter que chez un client atteint de mononucléose, le test peut donner un résultat négatif.) L'analyse de sang peut aussi révéler la présence d'IgM et d'IgG spécifiques au virus d'Epstein-Barr.

Traitement.   Le traitement est symptomatique et de soutien : on encourage le client à garder le lit pendant que la fièvre persiste, et à se reposer pendant sa convalescence. On administre de l'aspirine pour soulager la céphalée et les douleurs musculaires. On doit éviter que le client soit constipé, car il peut s'ensuivre une augmentation soudaine de la pression à l'intérieur de la veine porte, provoquant ainsi la rupture de la rate. On administre des stéroïdes en cas de complications qui pourraient être fatales : dérèglement hépatique manifeste, manifestations neurologiques, thrombopénie, anémie hémolytique et obstruction des voies respiratoires. La plupart des clients guérissent au bout d'une à trois semaines.

Éducation du client.   La fatigue et le besoin de sommeil peuvent persister. La rate hypertrophiée, observée dans la mononucléose infectieuse, est vulnérable aux blessures ; elle risque de se rompre sous l'effet d'un traumatisme relativement léger. Par conséquent, toute activité physique ardue et tous les sports de compétition doivent être évités jusqu'à la récupération complète du client. Pour un athlète, cela peut signifier un arrêt des activités pour plus de six mois. On ne peut cependant pas fixer une limite, car la rate peut se rompre après que les examens cliniques, hématologiques et sérologiques ont confirmé la complète guérison.

La rupture de la rate peut avoir des conséquences graves, puisqu'un volume important de sang peut s'échapper dans la cavité péritonéale, accident que la douleur abdominale révèle habituellement. Le sang accumulé peut irriter le diaphragme et causer une douleur à l'épaule. Le traitement requis comprend des transfusions sanguines et une splénectomie immédiate.

Rage

La *rage* est une infection virale grave qui touche le système nerveux central et qui se transmet aux humains par la salive des animaux infectés, habituellement par une morsure ou par contact de la salive de l'animal avec une muqueuse ou une plaie. La maladie atteint généralement les animaux sauvages, en particulier les mouffettes, les renards, les ratons laveurs et les chauves-souris, et elle est en nette recrudescence. Le virus de la rage fait partie des rhabdovirus ; il se propage de la plaie aux nerfs périphériques et au système nerveux central, et il peut s'ensuivre une encéphalite virale rabique.

Les premiers signes qui apparaissent chez un animal enragé sont une mauvaise humeur et un comportement bizarre, de la fièvre, une perte d'appétit et un changement de ton dans les aboiements (chez le chien).

Les chiens, heureusement, présentent habituellement des signes d'infection avant qu'ils ne deviennent infectieux. L'agent causal est un virus ultramicroscopique présent dans la salive et dans le système nerveux central. La présence de corps arrondis de Négri, dont la grosseur correspond au quart du diamètre d'un globule rouge, dans les tissus cérébraux est un critère si constant de la maladie qu'on peut alors la diagnostiquer avec certitude.

Soins de l'animal qui a mordu.   L'animal qui a mordu est capturé (lorsque cela est possible) et gardé sous la surveillance d'un vétérinaire ou d'un spécialiste du contrôle des animaux. Cette mesure permet d'éviter que l'individu blessé ne soit vacciné inutilement. Si l'animal demeure en santé durant une dizaine de jours, c'est un signe qu'il n'est pas enragé.

Cependant, si l'animal devient malade, on avertit le service de santé. On tue l'animal pour lui prélever la tête afin de l'envoyer, réfrigérée, à un laboratoire spécialisé qui examinera l'encéphale afin d'y déceler les corps de Negri. On doit tuer tout animal sauvage qui mord une personne sans que celle-ci l'ait provoqué, et on envoie l'encéphale pour examen. Si les résultats sont négatifs, cela signifie que la salive était exempte du virus et qu'il n'est pas nécessaire de vacciner la personne blessée.

Traitement prophylactique

Traitement local de la blessure.   On nettoie immédiatement la morsure durant trois à quatre minutes avec de l'eau savonneuse afin d'enlever la salive, de diluer la concentration virale et de permettre au savon de détruire les virus. On pince la plaie pour qu'elle saigne, ce qui améliore le nettoyage. Puis on achemine le blessé en salle d'urgence où la blessure est de nouveau nettoyée, débridée, si cela s'avère utile, et de nouveau lavée à l'eau savonneuse. Par mesure de précaution, on applique de l'alcool à 70% sur la plaie. On traite le client contre le tétanos et on lui administre des antibiotiques pour combattre une éventuelle autre maladie transmise par l'animal.

Prophylaxie.   Les mesures prophylactiques visent à éviter que la rage ne se développe chez la personne exposée. La décision d'instaurer ces mesures est prise selon les caractéristiques propres à chaque cas de morsure : l'animal incriminé (mouffette, chauve-souris, renard, raton laveur), les circonstances de l'accident, si l'animal a été ou non capturé, s'il était vacciné ou non et si la rage a été signalée dans la région.

On recommande d'effectuer une combinaison d'immunisation, passive et active. Pour ce faire, on utilise : (1) de la globuline, pour une protection rapide ; (2) un vaccin qui déclenche une réponse immune active qui apparaît plus lentement. On administre dès que possible une immunoglobuline antirabique (provenant du sérum d'un donneur immunisé et exempt d'antisérum animal dangereux) ; on infiltre une partie de la dose autour de la plaie afin qu'elle s'y infiltre et on administre le reste par voie intramusculaire dans une fesse. On administre en même temps, par voie intramusculaire également, un vaccin cultivé sur cellules diploïdes humaines (HDCV) qu'on répète 3, 7, 14 et 28 jours après la première injection. Ce vaccin entraîne une meilleure immunité que les autres vaccins antirabiques et cause bien peu d'effets secondaires. À la fin de la série, on prélève un échantillon du sérum pour tester les anticorps antirabiques afin de s'assurer que l'immunité active est bien acquise.

Évolution de la rage chez l'humain

Évaluation diagnostique.   Le diagnostic repose sur l'histoire du client (morsure ou contact avec la salive infectée), sur l'apparition de certains symptômes caractéristiques, sur la présence d'anticorps antirabiques dans le sang du client ainsi que sur les corps de Négri observés sur des échantillons de tissus cérébraux prélevés sur l'animal.

Évolution clinique chez l'humain.   La durée de la période d'incubation chez l'humain est extrêmement variable et dépend de la localisation et de la gravité de la blessure ainsi que de la longueur du nerf le long duquel le virus doit cheminer pour atteindre l'encéphale. Cette période d'incubation peut varier seulement de 10 jours à quelques semaines pour une morsure au visage et de 60 à 90 jours et même jusqu'à un an pour une morsure à une autre partie du corps.

Il existe plusieurs phases cliniques. Durant le prodrome, le client ressent des sensations anormales autour de la morsure, il se sent mal à l'aise et anxieux, et il peut être dépressif et irritable. Il a des céphalées, des nausées, une angine et une perte de l'appétit, ou il éprouve une sensibilité inhabituelle aux sons, à la lumière et aux changements de température.

La phase de l'excitation vient ensuite. Au cours de cette phase, des périodes d'excitation irrationnelle alternent avec des périodes de calme. Des convulsions peuvent survenir. Le fait d'essayer d'avaler ou même de regarder un liquide quelconque déclenche des spasmes si graves et si douloureux des muscles de la déglutition et de la respiration que le client se tord et suffoque, ce qui peut entraîner l'apnée (d'où l'ancien nom donné à la rage : *hydrophobie* ou peur de l'eau). La mort survient généralement à ce stade à cause de l'insuffisance cardiaque ou respiratoire.

Si le client survit à cette phase, les spasmes et l'agitation cessent. La phase paralytique est celle d'une paralysie ascendante progressive qui se termine par le coma et la mort.

Traitement des clients atteints de la rage.   Il n'y a pas de traitement spécifique et les soins sont plutôt des soins de soutien. On administre un traitement symptomatique par des barbituriques, des phénothiazines et du paraldéhyde. On place le client dans l'unité de soins intensifs, avec monitorage cardiaque et pulmonaire continu. On doit maintenir la chambre obscure et calme. L'issue est habituellement fatale.

- Il faut se rappeler que le virus de la rage se trouve dans la salive des clients infectés, ce qui peut causer un certain risque chez le personnel qui le soigne. Tout le personnel doit être mis en garde contre le danger d'être mordu par un tel client ou d'être contaminé par sa salive sur une égratignure. Si cela se produit, le personnel doit recevoir le même traitement que le client, ce qui inclut le sérum antirabique et le vaccin contre la rage.

Technique d'isolement.   On applique la technique d'isolement absolu pendant toute la durée de la maladie.

☐ INFECTIONS À RICKETTSIES

Fièvre pourprée des montagnes Rocheuses

La fièvre pourprée des montagnes Rocheuses (typhus à tiques) est caractérisée par une fièvre persistante. Elle est causée par la piqûre d'une tique contaminée, par l'écrasement d'une tique infectée sur la peau, ou par la contamination de la conjonctive par le liquide provenant de tiques infectées. Le micro-organisme responsable est *Rickettsia rickettsii*. Les vecteurs les plus courants de la transmission de cette maladie à l'être humain sont la tique des bois, *Dermacentor andersoni*, et la tique du chien, *Dermacentor variabilis*.

Manifestations cliniques.   Chez l'être humain, *R. rickettsii* loge et prolifère dans l'endothélium des petits vaisseaux où il produit une tuméfaction et une dégénérescence étendues. Cette vascularite généralisée explique les manifestations de la maladie comme les lésions cutanées et les dérèglements viscéraux. Elle peut envahir tous les organes.

Les premiers symptômes apparaissent quelques jours après la piqûre de la tique infectée, et l'individu souffre d'une céphalée intense, de malaise, d'anorexie, de photophobie, d'une fièvre légère et d'une douleur musculaire et articulaire. En peu de jours, la fièvre, l'éruption et l'œdème s'aggravent. L'éruption est la manifestation la plus caractéristique de cette infection et elle se manifeste par des macules rosées, de tailles variables, sur les poignets, la paume des mains, les chevilles, et la plante des pieds pour gagner peu à peu le corps tout entier. Les macules se transforment en papules rouge sombre où légèrement noirâtres, puis, après quelques jours, elles prennent une allure pétéchiale ou purpurique (*Figure 60-6*). De grandes hémorragies sous-cutanées peuvent apparaître. Dans les cas plus graves, la peau devient nécrosée par suite d'une endartérite (obstruction artériolaire d'origine inflammatoire), phénomène qui se manifeste sur les lobes des oreilles, les doigts, les orteils et le scrotum, régions situées à l'extrémité du système vasculaire. On observe une thrombopénie marquée causée par l'inflammation des vaisseaux communiquant avec la moelle osseuse. Un œdème généralisé se produit par suite de cette vascularite et de l'écoulement du sérum qui en résulte.

Parmi les symptômes angoissants, on note la fatigue, l'insomnie et l'hyperesthésie. Le délire est courant, au paroxysme de la fièvre, mais les convulsions sont rares. La rate est hypertrophiée et sensible. Les symptômes gastro-intestinaux comprennent l'abdomen sensible et douloureux, et une certaine rigidité musculaire. On remarque une légère leucocytose et une anémie secondaire bénigne. Une pneumonie peut survenir. La confusion mentale, la surdité et les troubles de la vision sont fréquents et peuvent persister pendant quelques semaines.

Il est important de poser le diagnostic très tôt en se basant sur les observations cliniques. Les examens sérologiques (réaction de fixation du complément, réaction d'immunofluorescence indirecte, réaction d'hémagglutination passive, réaction d'agglutination au latex ou micro-agglutination) peuvent ne pas donner de résultats positifs avant les 10 à 14 jours qui suivent le début de la maladie.

Traitement. Les tétracyclines ou le chloramphénicol sont les deux types de médicaments efficaces si on les administre dès les *premiers* stades de la maladie. La fièvre pourprée des montagnes Rocheuses peut évoluer d'une façon fulgurante et, malgré l'efficacité des tétracyclines et du chloramphénicol, les taux de morbidité et de mortalité demeurent encore impressionnants. Comme c'est une vascularite infectieuse, le client peut souffrir de troubles physiologiques, y compris de collapsus circulatoire, d'hypotension, d'oligurie, d'hyperazotémie, d'hypoprotéinémie et d'œdème. On mesure la pression veineuse centrale pour mieux doser la quantité de liquides et d'électrolytes à remplacer. On fait des transfusions de globules rouges concentrés et de plaquettes. L'héparine permet de traiter les troubles graves de coagulation. On donne des soins de soutien pour combattre la fièvre, l'agitation et la douleur, et pour améliorer le bien-être du client. Si le traitement se fait dès le début, la majorité des clients guérissent.

Prévention et éducation du client. La fièvre pourprée des montagnes Rocheuses sévit de plus en plus aux États-Unis, et 80% des cas se manifestent dans les états du Sud (côte atlantique et centre du pays). La maladie a presque disparu de son lieu d'origine, les Rocheuses.

Comme un nombre croissant de touristes aussi bien américains que canadiens participent de plus en plus aux activités de plein air, il y a davantage de personnes qui

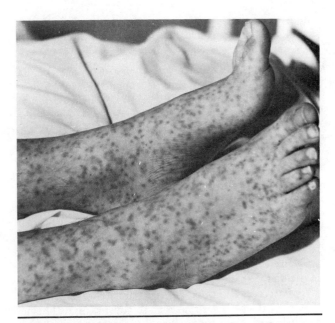

Figure 60-6 Éruption caractéristique de la fièvre pourprée des montagnes Rocheuses. (*Source* : Armed Forces Institute of Pathology, Neg. n° N-67987-3.)

s'exposent à la maladie. Le port de vêtements protecteurs ainsi que la recherche et la destruction consciencieuses des tiques sont des aspects importants de la prévention. Les personnes qui demeurent dans les régions infestées de tiques ou qui y viennent en visite doivent examiner leur cuir chevelu, leur peau et leurs vêtements deux ou trois fois par jour. Cette mesure est importante, car la tique infectée doit généralement demeurer attachée au corps et s'y nourrir quelques heures avant de pouvoir transmettre la maladie. On peut appliquer des produits qui éloignent les tiques sur les parties exposées du corps et sur les vêtements, en particulier sur les bras et les revers de pantalons ainsi que sur toutes les ouvertures des vêtements (col, bas de pantalons et autour des boutons).

On doit détacher les tiques avec des pinces à épiler (ou une brindille, ou encore avec les doigts recouverts de papier). On doit prendre soin de ne pas écraser la tique afin d'éviter de contaminer la peau piquée avec les sécrétions infectieuses. Il faut désinfecter immédiatement la piqûre. Même si les mains ont été protégées par des gants ou du papier, il faut absolument les laver après l'opération. Une autre manière de se débarrasser des tiques consiste à les enduire d'essence ou d'un onguent épais. On doit prendre la précaution d'examiner régulièrement les animaux domestiques.

Toute personne qui est exposée à *R. rickettsii* au cours de travaux de laboratoire doit être vaccinée.

☐ INFECTIONS À PROTOZOAIRES

Paludisme (malaria)

Le *paludisme* est une infection aiguë causée par un protozoaire dont la transmission se fait par un hôte intermédiaire, la femelle du moustique du genre *Anopheles*. Le paludisme peut se transmettre aussi par les transfusions sanguines et par les aiguilles et les seringues que se partagent les toxicomanes.

Incidence.   Le paludisme atteint environ 150 à 200 millions d'individus à travers le monde. Il semble qu'en Afrique un quart des adultes en souffre ou en a souffert au moins une fois dans sa vie. Cette maladie cause plus d'incapacités et un plus lourd fardeau économique que toute autre maladie parasitaire. Les voyages internationaux et la récente entrée d'immigrants venant d'Asie et du Moyen-Orient sont responsables de la réapparition de la maladie dans beaucoup de pays non tropicaux. En outre, plus de 20 espèces d'anophèles se sont révélées résistantes à la plupart des insecticides courants.

Variétés de paludisme.   Il existe quatre espèces de parasites responsables du paludisme et qui appartiennent au genre *Plasmodium* ; chacune d'elles déclenche un type particulier de paludisme : *Plasmodium falciparum, P. vivax, P. malariæ* et *P. ovale*. Chaque parasite paludéen vit à l'intérieur des globules rouges en se nourrissant de l'hémoglobine. À sa maturité, il se divise (se segmente) en 10 ou 20 petits parasites jeunes, appelés *hyalines* (ou segments), qui font éclater le globule rouge ; cet éclatement provoque des frissons chez le client. Libérées dans le plasma, la majorité de ces hyalines meurent, mais quelques-unes se frayent un chemin vers de nouveaux globules rouges, et le processus décrit se répète.

Évaluation initiale

Manifestations cliniques.   Chez la majorité des clients, on observe une crise paroxystique de frissons, de fièvre et de transpiration, ainsi que des nausées, de la fatigue et des étourdissements, en même temps que d'intenses céphalées et des douleurs musculaires. Les crises de frissons et de fièvre durent environ 12 h, après quoi le cycle se répète quotidiennement, tous les deux jours ou tous les trois jours.

Les complications apparaissent le plus souvent avec *P. falciparum*. Les clients atteints gravement de n'importe quelle forme de paludisme peuvent devenir comateux et mourir (paludisme pernicieux) ; ils souffrent d'insuffisance rénale causée par le précipitation de l'hémoglobine libérée dans les tubules rénaux, de graves troubles gastro-intestinaux ou de symptômes cérébraux dus à l'accumulation des parasites dans les vaisseaux sanguins des organes atteints.

Évaluation diagnostique.   On demande au client d'où il vient. Le fait de voyager ou de vivre dans un pays où le paludisme sévit à l'état endémique est un excellent indice pour le diagnostic. Celui-ci est confirmé lorsqu'on trouve *Plasmodium* dans le sang du client. On doit analyser le sang dès que le client se présente pour le traitement. Il est nécessaire d'effectuer plus d'une analyse, car le diagnostic peut être erroné à partir d'un seul frottis de routine.

Traitement

L'objectif du traitement est de détruire les trophozoïtes et les schizontes des parasites logés dans le sang et responsables des manifestations cliniques et des effets pathologiques caractéristiques de la maladie.

Le choix des médicaments antipaludéens dépend du stade auquel est rendu le cycle évolutif du parasite. On détermine l'espèce du parasite par un frottis sanguin.

On administre de la chloroquine dans les cas d'infections dues à *P. malariæ* ou à *P. falciparum*. Dans les infections dues à *P. ovale* et à *P. vivax*, on ajoute à ce traitement du phosphate de primaquine. On donne de la quinine soit avec de la pyriméthamine et de la sulfadiazine ou de la tétracycline pour les souches de *P. falciparum* résistantes à la chloroquine.

On peut prendre des mesures de soutien en donnant de l'aspirine pour enrayer la fièvre, et soulager les douleurs musculaires et les céphalées ; on peut aussi abaisser la fièvre par des bains d'éponge froids. L'équilibre hydrique est évalué pour chaque client, et les complications sont soignées au fur et à mesure qu'elles se présentent.

Malheureusement, *P. falciparum* est souvent résistant aux médicaments, et on pose le diagnostic lorsque le client est en phase critique. Ces clients doivent être hospitalisés, car l'infection les accable rapidement. On peut considérer leur état comme un cas d'urgence. Lorsque le client vient d'une région où le paludisme est résistant aux médicaments, on administre de la quinine (par voie orale, si possible, ou par perfusion lente chez ceux qui sont touchés gravement), de la pyriméthamine ou l'un quelconque des sulfamides. Il faut surveiller l'intoxication neurologique que peut entraîner la quinine donnée en perfusion : crispations musculaires, délire, confusion, convulsions et coma.

On peut fournir de l'oxygène, car l'anoxie tissulaire est courante. On évalue la possibilité d'un ictère relié à la densité de *P. falciparum* dans le sang. La fonction hépatique est souvent anormale dans ce type de paludisme. La gravité de l'anémie dépend de la gravité de l'infection. On observe un saignement anormal (saignement du nez, suintement sanguin aux points de ponctions veineuses, passage de sang dans les selles) dû soit à la diminution des facteurs de coagulation à cause du foie lésé, soit à la coagulation intravasculaire disséminée.

La complication qu'il faut craindre le plus est l'accès pernicieux qui apparaît chez environ 2% des clients atteints d'une infection aiguë à *P. falciparum*. On observe des pertes de conscience, des changements de comportement, des crises convulsives et un œdème cérébral. Il faut surveiller de près le client.

Techniques d'isolement.   Durant toute la période d'hospitalisation, il faut prendre des précautions concernant le sang. On place le client dans une chambre dont les fenêtres sont munies de moustiquaires, si le climat est de type tropical.

Prévention et éducation du client.   Le principe du contrôle du paludisme est l'éradication du paludisme en tant que maladie endémique. On a atteint cet objectif dans plusieurs régions du monde. Afin d'éviter le paludisme, il faut éviter les moustiques anophèles qui se sont nourris de sang de clients porteurs du paludisme depuis environ trois semaines. Pour réduire les risques d'être piqué par un anophèle, il faut porter des chemises à manches longues et des pantalons longs après le coucher du soleil et appliquer des produits anti-moustiques sur les régions où la peau est à nu. On doit dormir sous une moustiquaire, vaporiser la chambre et protéger toutes les pièces où l'on vit par des fenêtres munies de moustiquaires.

On peut obtenir, auprès de certains centres de contrôle des maladies tropicales, une liste des pays où sévit le paludisme et des régions où *P. falciparum* est résistant à la chloroquine. Toute personne qui prévoit se rendre dans un pays où *P. falciporum* n'est pas résistant à la chloroquine doit en prendre avant son départ et doit continuer ce traitement un certain temps après son retour. Elle doit se faire soigner rapidement si elle souffre d'une fièvre après avoir cessé le traitement.

Toute personne qui revient d'une région où sévit le paludisme ne pourra pas donner de son sang pendant au moins trois ans.

Amibiase (dysenterie amibienne)

Les *amibes* sont des protozoaires dont la taille est supérieure à celle des leucocytes et qui se déplacent au moyen de pseudopodes (mouvements amiboïdes). Seules quelques espèces infectent l'être humain. L'une des plus importantes est *Entamœba histolytica*, responsable de la dysenterie amibienne. Cette variété d'amibes survit hors de l'organisme sous forme de kystes résistants.

L'*amibiase* est une maladie parasitaire qui sévit à l'échelle mondiale et elle atteint le gros intestin. Elle se transmet lorsqu'on ingère *Entamœba histolytica* au stade de kyste dans la nourriture ou dans l'eau contaminées par des selles humaines infectées, par des mouches ou par les mains de ceux qui manipulent les aliments ; elle se transmet aussi par les contacts sexuels de type oro-anal ou oro-génital (entre partenaires homosexuels ou hétérosexuels).

Dans les pays où l'hygiène laisse à désirer, le taux d'infection peut dépasser 50%. On estime à 5% le nombre de Nord-Américains qui souffrent d'amibiase. Les immigrants, les visiteurs qui viennent des pays en voie de développement, les voyageurs qui reviennent de ces pays et les homosexuels dont la sexualité est active, sont toutes des personnes à risque.

Physiopathologie. Les amibes se frayent un chemin dans la muqueuse intestinale où elles se nourrissent principalement de bactéries. Des sacs purulents se forment et ils présentent de petits orifices s'ouvrant dans l'intestin et donnant naissance à de nombreuses fistules qui s'étendent dans toutes les directions, et sur des distances considérables sous la muqueuse. C'est là que l'amibe survit. Des abcès se développent pour s'exfolier éventuellement et mettre à nu un ulcère dont la taille peut varier de 1 cm à 2 cm. Le gros intestin peut être recouvert de ces ulcères, à un point tel qu'il ne reste que très peu de muqueuse normale. Habituellement, ces ulcères recouvrent la paroi profonde de la muqueuse intestinale. Ils peuvent perforer la paroi entière et causer une péritonite fatale.

Dans l'intestin grêle, l'amibe peut éroder la muqueuse, envahir le circulation sanguine et se rendre jusqu'au foie par la veine porte.

Manifestations cliniques et évolution. Les symptômes varient avec la localisation du foyer parasitaire, et 50% des clients ne présentent aucun symptôme. L'amibiase est une maladie aussi bien intestinale qu'extra-intestinale. S'il s'agit d'une amibiase intestinale, la diarrhée accompagnée de crampes et de douleurs abdominales demeure le symptôme le plus représentatif. Cette diarrhée peut être légère ou ce peut être une dysenterie grave avec des selles contenant de grandes quantités de sang, d'exsudat ou de mucus, ce dernier fourmillant d'amibes. En cas de maladie chronique, on observe une perte de masse et de l'anémie. L'amibiase peut stimuler le syndrome de l'intestin irritable. La maladie peut faire penser à une appendicite, à une masse abdominale ou à une obstruction intestinale partielle.

Les deux éléments importants de cette maladie sont la chronicité (les accès de dysenterie aiguë se suivent et ils sont entrecoupés par des périodes de constipation qui durent des mois) et la tendance de l'infection à produire des abcès hépatiques à cause des métastases transmises par la veine porte. Les complications comprennent la péritonite, la formation d'abcès, des hémorragies et une maladie extra-intestinale.

Le diagnostic repose sur la découverte de trophozoïtes ou de kystes dans un échantillon de selles fraîchement expulsées ou non. (Les trophozoïtes se désintègrent à la température ambiante, ce qui peut fausser les résultats des examens.) La biopsie rectale peut révéler la présence du parasite. L'examen procto-sigmoïdoscopique révèle que la muqueuse est légèrement friable. Si l'on suppose que l'examen est faussement négatif, il existe des techniques sérologiques permettant de détecter l'amibiase. Dans le cas de l'amibiase intestinale, la réaction d'hémagglutination passive est considérée comme la plus sensible.

Traitement. Les objectifs du traitement sont de détruire le parasite, de soulager les symptômes et de réajuster l'équilibre hydro-électrolytique.

On ne sait pas avec certitude quel peut être le meilleur traitement, car un grand nombre de clients exigent des traitements fort différents. Les médicaments destinés à soigner l'amibiase comprennent la tétracycline, la paromomycine, le métronidazole et les quinoléines halogénées (chlorhydrate de quinacrine, chloroquine, furazolidone). On utilise généralement deux de ces médicaments, l'un pour se débarrasser des trophozoïtes intestinaux et l'autre, pour chasser les kystes.

Pour maintenir le bon état général du client, on lui administre des solutions intraveineuses pour corriger le déséquilibre liquidien et électrolytique résultant de la diarrhée. Celui-ci doit garder le lit pendant la phase aiguë de la diarrhée, et on lui donne une alimentation non irritante à faible teneur résiduelle.

Contrôle ; éducation du client. Les mesures de contrôle incluent l'évacuation sanitaire des selles humaines, la protection de l'approvisionnement de l'eau potable et un programme d'éducation en matière d'hygiène personnelle, ce qui inclut le lavage des mains après une défécation, avant de préparer les repas et avant de manger. On doit examiner les personnes qui ont eu des contacts avec le client, et celui-ci doit s'abstenir d'avoir des rapports sexuels de style oro-anal ou oro-génital durant toute la durée du traitement. Les selles des partenaires sexuels du client doivent faire l'objet d'examens.

Technique d'isolement.   On observe les précautions concernant les selles durant toute la maladie.

Amibiase hépatique

L'*amibiase hépatique* est la complication extra-intestinale la plus fréquente de l'amibiase. Elle survient lorsque l'amibe, provenant du système porte, s'introduit dans le foie. Elle se produit chez environ 3% à 9% des clients atteints d'amibiase.

Le lobe droit du foie est touché chez la plupart des clients, et il peut exister un ou plusieurs abcès. Le client se plaint le plus souvent d'une douleur dans la partie supérieure droite de l'abdomen (due à l'hypertrophie du foie et à la dilatation de la capsule), d'une douleur dans la région supérieure droite du thorax (causée par l'hypertrophie ascendante du foie), de fièvre, d'anorexie et d'une perte de masse. L'examen physique révèle un foie hypertrophié et sensible (présence de l'abcès) et des anomalies auscultatoires du champ pulmonaire droit (causées par l'extension directe ou la rupture de l'abcès hépatique contigu). Si l'abcès se situe dans le lobe gauche du foie, on note une masse épigastrique sensible. La fièvre, la transpiration, la perte de masse et la pâleur s'installent. La scintigraphie hépatique permet de poser le diagnostic tout en identifiant l'emplacement, la taille et le nombre de lésions; on utilise aussi cette méthode pour suivre la résolution de l'abcès. On se sert aussi de l'échographie, des techniques immunologiques et en particulier des analyses sérologiques pour poser le diagnostic. Il faut insister sur le fait qu'il n'est pas rare de trouver inopinément des abcès chez l'individu qui a peu de symptômes suggérant l'amibiase ou qui n'en a aucun.

En général, le client réagit rapidement au traitement amoebicide. Le métronidazole (Flagyl) est souvent efficace, et on peut l'administrer en même temps que d'autres médicaments. Il est parfois nécessaire de faire un drainage de l'abcès avec une aiguille si l'on craint qu'il ne se rompe et qu'il cause une péritonite, mais aussi après la rupture afin de diminuer la propagation de l'infection ou encore lorsque la maladie persiste même après une pharmacothérapie adéquate. Le traitement de soutien est le même que pour l'amibiase.

☐ MYCOSES SYSTÉMIQUES (INFECTIONS FONGIQUES)

Les *champignons* sont des organismes primitifs qui tirent leur nourriture à partir des plantes et des animaux ainsi que des matériaux organiques en putréfaction. Ils se présentent sous forme de levures ou de moisissures et peuvent passer d'une forme à l'autre. Leur contrôle représente un problème sérieux, car ils envahissent tous les milieux (sol, végétation en décomposition et fientes aviaires). Parmi les milliers d'espèces actuellement connues, une centaine peuvent être pathogènes pour l'humain. Les trois principaux types de mycoses (infections fongiques) sont déterminés par le niveau tissulaire où se fixe le champignon:

1. Les mycoses systémiques ou mycoses profondes envahissent principalement les organes internes; généralement, elles se logent dans les poumons;

2. Les mycoses sous-cutanées envahissent la peau, les tissus sous-cutanés et parfois les os;
3. Les mycoses superficielles ou cutanées se développent sur la surface externe de la peau (épiderme), sur les cheveux et sur les ongles.

Personnes à risque.   Les mycoses systémiques sont devenues plus fréquentes ces dernières années, surtout chez les personnes dont la résistance immunologique est déficiente et chez celles qui suivent un traitement à base d'immunosuppresseurs (stéroïdes, sérum antilymphocytaire, chimiothérapie anti-cancéreuse). Plusieurs clients, qui reçoivent ce genre de traitement, qui sont affaiblis ou gravement malades, ou qui ont un système de défense diminué, deviennent les victimes d'invasions fongiques qu'ils pourraient vaincre en temps normal.

En plus de celles qui reçoivent des immunosuppresseurs, il faut ajouter les personnes suivantes: celles atteintes de certaines déficiences immunologiques ou de tumeurs malignes avancées, celles ayant subi une transplantation du rein ou d'un autre organe, une opération à cœur ouvert ou des brûlures graves, celles ayant reçu une alimentation intraveineuse prolongée et, enfin, celle souffrant d'insuffisance rénale et de diabète.

On contracte généralement une infection systémique par une inhalation accidentelle (spores transportées par le vent), parfois par une blessure infectée par de la terre ou des matières végétales contaminées ou encore par l'emprise pathologique d'un organisme commensal normal, lorsque la résistance de l'hôte est affaiblie. Elle n'est jamais transmise d'un individu à un autre.

L'*histoplasmose* est une infection fongique systémique chronique causée par une spore appelée *Histoplasma capsulatum*. Cette mycose très infectieuse est transmise par la poussière de l'atmosphère qui contient les spores de *Histoplasma capsulatum*. Les excréments partiellement putréfiés des pigeons, des poules et des oiseaux offrent un milieu excellent pour la croissance de ce champignon.

Manifestations cliniques.   Les signes et les symptômes ressemblent d'assez près à ceux de la tuberculose pulmonaire: fièvre, toux, dyspnée, anorexie, perte de masse et affaiblissement. Les maladies fongiques ressemblent à d'autres maladies, et on peut trouver des signes de lymphome, y compris l'anémie, la thrombopénie, la splénomégalie et l'hépatomégalie.

Traitement.   La plupart des clients ne requièrent aucun traitement. Le repos au lit et des soins de soutien semblent suffisants. L'amphotéricine B a toujours été la base du traitement des maladies pulmonaires disséminées ou aiguës, car elle présente un large spectre contre les infections fongiques. On l'administre par voie intraveineuse seulement en cas d'infection grave, car elle est extrêmement toxique.

Éducation du client.   On doit éviter de soulever la poussière en ratissant et en balayant autour des perchoirs d'oiseaux. On doit éviter le plus possible de s'exposer à la poussière d'un milieu clos (cage à poules). On peut vaporiser de l'eau sur la poussière qui jonche le sol.

Technique d'isolement.   Aucune n'est requise, puisque la maladie ne se propage pas d'une personne à une autre.

☐ HELMINTHIASES

Les principales infections à helminthes (vers) font partie des maladies infectieuses humaines les plus tenaces. Les parasites intestinaux de l'humain font partie de trois principaux groupes d'helminthes : les nématodes (vers ronds), les cestodes (tænias) et les trématodes (douves).

Trichinose

La *trichinose* est une infection par le parasite *Trichinella spiralis*, l'un des vers ronds. Elle se contracte par l'ingestion de viande infectée, habituellement celle du porc.

Manifestations cliniques et évolution.   La trichinose est une maladie du porc et des ours. Les larves du parasite *Trichinella spiralis* s'enkystent dans les fibres musculaires du porc infecté. Ces kystes calcifiés sont peu visibles à l'œil nu et ils apparaissent dans la viande comme de petits grains de sable. Si l'on ne cuit pas suffisamment la viande de porc et qu'on la mange, les larves sont libérées par le suc gastrique et elles se développent dans l'intestin, durant la semaine qui suit, et deviennent des vers adultes de 3 mm à 4 mm de longueur. Ces vers se frayent un chemin dans la muqueuse intestinale et produisent une myriade de larves. La phase intestinale débute environ 24 h après l'ingestion de la larve, causant les troubles gastro-intestinaux suivants : nausées, vomissements, diarrhée et douleurs abdominales.

Les larves, transportées par la circulation sanguine ou grâce à leurs propres mouvements, migrent partout dans l'organisme. Les symptômes qui surviennent lorsque les muscles sont envahis (à cause d'une inflammation) comprennent un œdème des paupières, des hémorragies sclérales, une douleur lorsque le client tourne les yeux, une douleur généralisée et des sensations musculaires pénibles. La trichinose cause une forte fièvre. L'éosinophilie périphérique est constante. Le cœur présente parfois des irrégularités du rythme (à cause des parasites logés dans le muscle cardiaque) qui peuvent être fatales. Des difficultés à respirer, à mastiquer, à avaler ou à parler se manifestent aussi.

Évaluation diagnostique.   Une biopsie pratiquée sur un muscle douloureux (muscle deltoïde, biceps et muscles jumeaux du triceps) révèle la présence de larves. Les examens sérologiques sont positifs. Les titres sont révélateurs, de trois à quatre semaines après l'infection. La numération des polynucléaires éosinophiles commence à s'élever durant la deuxième semaine. Un test cutané utilisant un extrait de trichines est positif après 16 à 20 jours, et peut l'être encore durant des années.

Traitement.   Le traitement de la trichinose est symptomatique. Le thiabendazole (Mintezol) produit des améliorations cliniques, mais son effet sur les larves situées dans les muscles n'est pas définitif. Les effets secondaires de ce médicament sont les nausées, le vertige, la céphalée et la faiblesse. On garde le client au lit et on lui administre des analgésiques pour soulager les douleurs musculaires. Durant la phase aiguë, on donne des corticostéroïdes pour minimiser les allergies et soulager les symptômes. Les électrocardiogrammes mettent en évidence la présence d'une myocardite.

Prévention ; éducation du client.   On doit éduquer le public en ce qui concerne l'importance d'une cuisson suffisante du porc et de ses produits, surtout la saucisse. Le porc bien cuit n'a aucune teinte rosée. Le four à micro-ondes ne détruit pas les larves. Le fait de fumer la viande de porc, de la mariner, de l'assaisonner et de l'épicer ne la rend pas plus sûre, à moins qu'elle ne soit cuite. La viande de bœuf hachée peut être contaminée par un hachoir qu'on a déjà utilisé pour du porc.

Les déchets donnés aux porcs doivent être cuits au préalable. Finalement, la viande de porc doit être vérifiée régulièrement par les inspecteurs des viandes pour déceler toute présence de cette maladie.

Ankylostomiase

L'*ankylostomiase* est le résultat de l'infection de l'intestin grêle par un ou deux vers ronds similaires d'une longueur d'environ 1,2 cm. Les deux espèces qui parasitent l'intestin humain sont *Necator americanus* (qui prédomine en Amérique) et *Ancylostoma duodenale*. On contracte l'infection en marchant pieds nus, ce qui permet aux larves infectées de pénétrer dans la peau.

Incidence.   On compte environ 700 à 900 millions d'individus atteints d'ankylostomiase. Celle-ci sévit principalement dans les régions tropicales et subtropicales, en particulier en Asie, dans la zone méditerranéenne, en Amérique du Sud, en Afrique et dans la plus grande partie de l'hémisphère occidental. Aux États-Unis, la maladie a une prédilection pour les états du Sud-Est.

Pathologie et évolution clinique.   Les larves de ce ver, écloses des œufs qui sont passés dans les selles humaines, puis dans le sol, vivent dans la poussière, le sable, l'argile et contaminent facilement l'être humain. Elles pénètrent par la bouche, si l'individu mange avec des mains sales, ou elles se frayent un chemin à travers des individus qui se promènent pieds nus (prurit du sol). Lorsqu'elles ont pénétré dans les vaisseaux sanguins et les vaisseaux lymphatiques, elles sont transportées par le courant sanguin jusqu'aux poumons. De là, elles passent des capillaires pulmonaires aux alvéoles, puis migrent vers les bronches et la trachée, dépassent l'épiglotte, puis descendent jusqu'aux intestins en passant par l'œsophage. Les vers s'accrochent à la muqueuse intestinale et sucent le sang. Cette succion de sang et les hémorragies aux points d'ancrage entraînent une anémie ferriprive. En cas d'infection grave et d'un régime pauvre en fer, l'anémie peut être très prononcée. Le client souffre de lassitude, de dyspnée, d'anorexie et d'œdème des pieds. Si l'anémie est grave, des symptômes cardiaques se produisent. La maturation des vers dans l'intestin peut provoquer une diarrhée et d'autres symptômes gastro-intestinaux. Une toux sèche et une dyspnée résultent de la rupture des larves à travers les capillaires et de leur diffusion dans l'arbre bronchique.

Traitement.   Le mébendazole ou le pamoate de pyrantel (Antiminth) sont deux médicaments efficaces contre la maladie. Puisque l'ankylostomiase survient chez les clients souffrant de malnutrition, on doit donner à ces derniers une alimentation bien équilibrée. L'administration de suppléments de protéines et de fer aide à corriger l'anémie.

Prévention.   La prévention de l'ankylostomiase consiste dans l'élimination sanitaire des excréments humains et dans le port de chaussures. On ne doit jamais utiliser les excréments humains et les eaux d'égout à des fins de fertilisation.

Ascaridiase (infection par des vers ronds)

L'*ascaridiase* est une infection causée par le nématode *Ascaris lumbricoides* (ver rond intestinal) qui vit dans les intestins humains. C'est le ver le plus commun qui parasite l'intestin de l'humain, et l'on estime à un milliard le nombre d'individus infectés à travers le monde.

La maladie se développe généralement dans les régions surpeuplées où l'hygiène est inexistante. La dissémination de la maladie se fait par le sol contaminé d'excréments humains. La défécation dans les champs, les rues, les pas de portes est une source importante d'œufs infectieux. L'humain s'infecte en mangeant des légumes contaminés par des selles humaines servant d'engrais et en buvant de l'eau polluée.

Cycle vital du ver et caractéristiques cliniques.   Les œufs avalés passent dans les intestins où ils se transforment en larves. Celles-ci entrent dans la circulation sanguine, vont jusqu'aux poumons qu'elles traversent et reviennent dans les intestins où elles grossissent, deviennent adultes et s'accouplent. Un grand nombre de vers peuvent migrer dans différents organes du corps et obstruer la trachée, les bronches, les canaux biliaires, l'appendice et le canal pancréatique. Une grande quantité de vers dans l'intestin est responsable de troubles gastriques, de douleurs abdominales intenses et de vomissements. La fièvre, des frissons, la dyspnée, la toux et la pneumonie peuvent survenir à la suite d'une invasion des poumons par des vers. Ceux-ci peuvent migrer dans l'ampoule de Vater et gagner le pancréas ou les canaux biliaires, entraînant une douleur aiguë et insupportable.

On diagnostique l'ascaridiase grâce à la présence d'œufs ou de vers dans les excréments.

Traitement.   On administre deux fois par jour, durant trois jours, du mébendazole (Vermox). La pipérazine (Antepar) et le pamoate de pyrantel (Antiminth) sont tout aussi efficaces.

Techniques d'isolement.   Aucune technique d'isolement, ni aucune précaution ne sont nécessaires.

Prévention.   Les mesures prophylactiques comprennent des installations sanitaires adéquates et l'enseignement sur l'importance d'une hygiène personnelle. On doit traiter tous les clients infectés.

Oxyurose (entérobiase)

L'*oxyurose* (entérobiase) est l'infection helminthique la plus commune aux États-Unis, avec plus de 42 millions de cas. L'oxyure (*Enterobius vermicularis*) est un petit ver blanc filiforme d'environ 0,5 cm de longueur, trouvé dans le rectum de l'enfant. C'est une infection qui sévit dans le monde entier, et ce sont les individus vivant en groupes qui

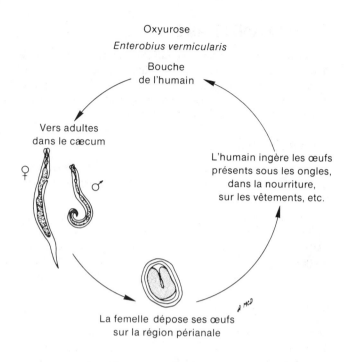

Figure 60-7 Cycle vital d'*Enterobius vermicularis* (*Source* : Armed Forces Institute of Pathology, Neg. n° 75-10881-13.)

semblent les plus touchés (familles, personnes vivant en institutions). Chez les homosexuels, l'incidence est croissante.

Le cycle vital de l'oxyure commence par la reproduction qui a lieu dans l'intestin humain (*Figure 60-7*). La femelle gravide migre dans le gros intestin, puis vers l'anus où elle dépose ses œufs dans la région de la muqueuse péri-anale et de la peau du périnée. Ces œufs sont infectieux. Une femelle peut pondre de 5 000 à 15 000 œufs. Le fait de se gratter favorise la transmission, de l'anus vers la bouche, par les doigts contaminés. L'infection peut aussi se produire en ingérant des œufs présents dans la nourriture, la poussière et les contages. D'autres personnes à la maison peuvent être contaminées par les mains, les aliments, l'eau potable, les vêtements et la literie, car les œufs demeurent viables durant plus de deux semaines.

Les symptômes les plus importants incluent d'intenses démangeaisons nocturnes autour de l'anus, l'agitation et la nervosité. La vaginite peut survenir si les oxyures migrent dans le vagin.

On peut apercevoir les vers sur les selles fraîches et dans la région de l'anus. On confirme le diagnostic en prenant une impression de l'anus sur une bande adhésive transparente, le matin avant que le client aille à la selle ou prenne son bain, car les œufs adhèrent à la peau de cette région. On colle ensuite la bande sur une lame qu'on examine au microscope.

Traitement.   Une simple dose de mébendazole, qu'on répète au bout de deux semaines, reste le traitement à privilégier, mais on peut aussi administrer le pamoate de pyrantel ou la pipérazine. Tous les membres de la famille doivent être traités le même jour, sinon l'infection peut récidiver.

Prévention de la réinfection ; éducation du client.
On doit couper les ongles court et éviter de se les ronger, car les œufs peuvent rester accrochés sous les ongles des personnes infectées. On encourage les enfants qui ont tendance à se ronger les ongles à porter des gants jusqu'à ce que l'infection soit enrayée. Avant de se coucher, on se brosse les ongles. On doit laver la région anale en se levant le matin et y appliquer un onguent ou une pommade, pour prévenir la propagation des œufs. Les personnes infectées devraient porter des culottes de coton très serrées afin d'éviter le contact des mains avec la région périnéale et la contamination des draps du lit. Le client contaminé doit dormir seul, et on doit manipuler soigneusement son linge de nuit et ses draps. Dans des conditions normales, les œufs sont viables pendant au moins deux semaines. Pour prévenir l'infection, on nettoie les vêtements, les draps et les rideaux qu'on suppose contaminés. L'air ambiant peut également infecter une maison. La présence d'oxyures ne signifie pas un manque d'hygiène ou une maison mal tenue. L'infirmière rassure les clients en leur disant que la maladie est une infection et que n'importe qui peut la contracter.

Technique d'isolement. Les précautions concernant les excrétions sont nécessaires pour toute la durée de la maladie.

Infections par les cestodes (tænia)

Tænia du bœuf. *Tænia siginata*, le tænia du bœuf, est le ver le plus commun en Amérique. Il pénètre chez l'humain par l'ingestion de bœuf cuit de façon insuffisante (bœuf contenant ce ver sous sa forme larvaire). Dans l'intestin de l'humain, ce ver grossit jusqu'à une longueur de 4,5 m à 6,0 m. La tête a la grosseur d'une tête d'épingle et elle est munie de ventouses. Les anneaux ont à peu près 0,5 cm de largeur et 1,0 cm de longueur ou plus. Des anneaux pleins d'œufs se brisent de la chaîne et passent souvent dans les selles.

Tænia du porc. *Tænia solium*, le tænia du porc, est rare en Amérique. On l'acquiert en mangeant de la viande de porc contaminée, cuite de façon insuffisante. Il est plus petit que le tænia du bœuf, mesurant seulement de 1,8 m à 3,6 m de longueur ; ses anneaux sont plus petits. La tête est aussi plus petite, et elle est munie de ventouses et de crochets. Il est plus difficile à expulser que celui du bœuf.

La *cysticercose* est une infection due à un cestode au stade larvaire, et elle peut être fatale.

Si un individu avale un œuf au lieu de la forme larvaire du tænia du porc, l'embryon éclot dans l'intestin. Il pénètre dans la muqueuse de l'intestin et peut être transporté par la circulation sanguine dans presque tous les organes du corps (cœur, poumons, foie, reins, encéphale). Quel que soit l'endroit où il s'implante, il s'enkyste et, de ce kyste larvaire, d'à peu près 1 cm de diamètre, seule la tête du tænia se développe.

Les organes internes et la peau des personnes infectées peuvent contenir un ou des milliers de kystes. Si les kystes sont localisés dans la peau ou dans les tissus sous-cutanés, ces régions enfleront douloureusement. En outre, dans les yeux, les cysticerques (formes larvaires) peuvent entraîner de la douleur et des symptômes visuels ; dans l'encéphale, ils peuvent causer une méningite, des crises d'épilepsie et une augmentation de la pression intracrânienne.

Le traitement de ces kystes est l'ablation chirurgicale.

Tænia du poisson. *Diphyllobothrium latum* est un tænia commun en Europe et dans les pays de l'Est, mais plus rare en Amérique. On l'acquiert en ingérant des poissons contaminés crus. Il peut grossir jusqu'à atteindre de 7,6 m à 9,1 m de longueur.

Manifestations et diagnostic. Les tænias du bœuf et du porc causent peu de symptômes, sinon aucun, sauf ceux que suggère le fait de savoir qu'on a le tænia. Cependant, le tænia du poisson est parfois associé à une anémie assez semblable à l'anémie pernicieuse.

Le diagnostic de toutes les formes de tænias est facile à établir, puisque les anneaux sont présents dans presque toutes les selles du client. On ne peut se tromper, une fois qu'on les a vus. On peut observer les larves du ver par l'examen microscopique des selles.

Traitement. On traite les infections au tænia par une seule dose du nouveau médicament, le niclosamide (Yomesan), ou par l'agent chimiothérapeutique, le chlorhydrate de quinacrine (Atabrine), administré en deux doses à 30 min d'intervalle, au client à jeun. On donne ensuite du sulfate de magnésium et un lavement, 2 h plus tard. On doit observer et conserver toutes les selles du client, pour déterminer si le tænia, particulièrement la tête et le cou, est passé.

Techniques d'isolement. Pendant la durée de l'affection, on doit prendre des précautions en ce qui concerne les excréments d'un client ayant le tænia du porc. Pour le tænia du bœuf, aucun isolement n'est nécessaire.

Prévention. Les produits de porc et de bœuf, ainsi que le poisson doivent être inspectés, réfrigérés et entièrement cuits. L'élimination adéquate des excréments humains et une bonne hygiène personnelle constituent d'autres mesures préventives.

61

Les soins infirmiers dans les situations d'urgence

On a toujours défini les soins d'urgence comme des soins devant être donnés à des clients présentant des besoins urgents et critiques. Cette conception s'est élargie et repose maintenant sur le fait qu'on qualifie d'urgent tout ce que le client ou sa famille considère comme tel. Le personnel doit se sentir obligé de traiter le client avec compréhension et en respectant l'anxiété que celui-ci ressent indubitablement. Si cela n'est pas, le processus thérapeutique risque d'être compromis.

Un nombre important de personnes sollicitent des soins d'urgence pour des affections cardiaques très graves, comme un infarctus du myocarde, une insuffisance cardiaque aiguë, un œdème pulmonaire et des arythmies cardiaques. Les priorités du traitement de telles affections cardiaques sont exposées aux chapitres 25 et 28. Dans le présent chapitre, nous étudierons principalement le traitement d'urgence des traumatismes et des autres états pathologiques dont il n'a pas été question dans ce volume. Nous présumons que ce traitement est donné sous la surveillance d'un médecin.

☐ ASPECTS PSYCHOLOGIQUES DES SOINS DANS LES SITUATIONS D'URGENCE

Relations avec le client

Tout traumatisme corporel dérange l'équilibre physiologique et psychologique, et exige par le fait même une guérison physiologique et psychologique. Dans un cas d'urgence, l'un des objectifs visés consiste à éviter que le client ne soit atteint psychologiquement.

Si le client est inconscient, on doit le traiter comme s'il était conscient, c'est-à-dire en le touchant, en l'appelant par son nom et en lui expliquant chaque étape des soins qu'on lui donne. Dès que le client reprend conscience, on doit s'assurer qu'il connaît son nom, la date et le lieu où il se trouve. Si cela est nécessaire, on lui répète ces informations

à plusieurs reprises. Le retour à la réalité se fera dans le calme et dans une atmosphère rassurante.

Les clients qui ont subi une blessure ou une maladie soudaine sont souvent très anxieux, car ils n'ont pas eu le temps de mobiliser leurs ressources pour s'adapter à la crise. Ils ressentent une peur réelle et terrifiante de la mort, de la mutilation, de l'immobilisation et des autres agressions à leur individualité et à l'intégrité de leur organisme. Le personnel du service d'urgence doit agir avec assurance et compétence afin d'apaiser l'anxiété excessive. Afin de rassurer le client, le personnel tâche de personnaliser la situation autant que possible, de lui parler, de réagir à ce qu'il fait et de répondre à ses questions avec attention. De plus, le personnel donne des explications de telle manière que le client puisse les comprendre — un client informé surmonte le stress psychologique et physique de façon plus positive. Un contact humain continu réduit la panique d'une personne gravement blessée, et des paroles rassurantes aident à dissiper l'inconnu. Si le personnel du service d'urgence se montre optimiste et préoccupé par le bien-être du client, et qu'il fasse preuve de calme et d'assurance, le client émotionnellement perturbé aura plus de facilité à retrouver ses ressources psychologiques.

Relations avec la famille

Dans la salle d'admission, on dit à la famille où se trouve le client et quel type de soins il reçoit. En cas de traumatisme majeur, de défiguration grave ou de mort subite, la famille traverse différentes étapes, à commencer par une anxiété insupportable, pour ressentir ensuite de la dénégation, du remords, de l'affliction, de la colère et enfin de l'acceptation. On encourage les membres de la famille à exprimer toute leur anxiété. L'approche consiste à compatir, puis à faire accepter la réalité aussi calmement, mais aussi rapidement que possible. Bien que la dénégation soit un mécanisme d'autodéfense destiné à se protéger contre une réalité douloureuse et les troubles qu'elle entraîne, il ne faut absolument pas encourager cette attitude ni l'entretenir, car on doit préparer la famille à la réalité du présent (et non à ce qu'elle désirerait qu'elle soit) et aux possibilités du futur.

On entend souvent les gens exprimer du remords et de la culpabilité ; ils s'accusent eux-mêmes ou quelqu'un d'autre de négligence ou d'oublis mineurs. L'infirmière doit leur permettre d'exprimer leur remords, si cela semble absolument nécessaire, jusqu'à ce qu'ils se rendent compte que ce qu'ils auraient pu faire n'aurait pas pu éviter l'accident ou la maladie.

Le fait d'exprimer de la colère est normal lorsque la situation est grave ; c'est une façon de combattre l'anxiété. Cette colère est souvent dirigée contre le client, mais également contre quelqu'un d'autre, par exemple le médecin, l'infirmière ou le préposé à l'admission. Sans condamner cette réaction, il faut permettre à l'individu de dissiper sa colère afin de l'aider ensuite à exprimer ses sentiments de frustration.

L'affliction est une réaction émotive complexe devant une perte anticipée ou réelle. À ce stade, l'infirmière doit intervenir en aidant les membres de la famille à surmonter cette affliction et en les soutenant dans leurs mécanismes d'adaptation habituels, leur laissant savoir qu'il est normal dans un tel cas d'être si affligés.

Les conseils suivants constituent un guide à suivre pour aider la famille à supporter la mort subite d'un des siens en salle d'opération :

- Accompagner la famille dans un endroit privé.
- S'adresser à tous les membres de la famille en même temps.
- Assurer la famille que tout ce qui était possible de faire a été fait ; l'informer du genre de traitement que le client décédé a reçu.
- Permettre à la famille de parler du défunt et de ce qu'il représentait pour chacun des membres (ce qui leur permet d'exprimer leurs sentiments à l'égard de la perte de l'être cher).
- Encourager la famille à parler des événements qui ont précédé l'admission à l'urgence.
- Encourager les membres de la famille à s'aider les uns les autres et à exprimer leurs sentiments de perte, leur colère, leur désespoir, leur incrédulité et à se laisser aller à pleurer.
- Éviter de leur fournir des informations inutiles (le client était un alcoolique, etc.).
- Éviter de leur donner des sédatifs qui peuvent masquer ou retarder l'expression de la colère, qui est si utile pour retrouver l'équilibre émotionnel et pour prévenir une dépression prolongée.
- Leur permettre de voir le corps du défunt s'ils le désirent (cela aide à accepter la perte) ; recouvrir les régions mutilées. Les membres de la famille ont besoin de constater que le défunt est « réellement mort ».

☐ PRIORITÉS ET PRINCIPES DES SOINS D'URGENCE

Priorités des soins d'urgence

Lorsqu'on administre des soins à un client dans une situation d'urgence, certaines décisions importantes doivent être prises. De telles décisions demandent un jugement judicieux, basé sur une bonne compréhension de l'état qui cause l'urgence et de son effet sur la personne.

Les objectifs majeurs du traitement médical d'urgence sont de : (1) préserver la vie, (2) prévenir la détérioration avant de recourir à un traitement plus définitif et (3) permettre au client de reprendre une vie normale.

À l'arrivée du client à la salle d'urgence, on tâche de déterminer l'étendue de la blessure (maladie) et d'établir les priorités du traitement. Ces priorités sont déterminées par les dangers éventuels pour la vie de la personne. Les blessures ou les états qui entravent une fonction physiologique vitale (obstruction des voies respiratoires, hémorragie massive) font partie de ces priorités. Habituellement, les blessures au visage, au cou et au thorax, qui gênent la respiration, exigent des soins immédiats. Chaque membre de l'équipe d'urgence doit être attentif à l'état général du client, le corps étant un tout et non un ensemble de parties isolées.

Principes des soins d'urgence

Les principes suivants sont applicables au traitement d'urgence de tout client :

1. Maintenir les voies respiratoires libres et fournir une ventilation adéquate ; employer des moyens de réanimation en cas de nécessité. Examiner les blessures thoraciques et évaluer le degré d'obstruction qui en découle.
2. Réprimer l'hémorragie et ses conséquences.
3. Évaluer et rétablir le débit cardiaque.
4. Prévenir et traiter l'état de choc ; maintenir ou rétablir une circulation efficace.
5. Faire un examen physique suivi, car l'évaluation clinique d'une personne blessée ou gravement malade est rarement stationnaire.
6. Évaluer si oui ou non le client peut exécuter des ordres ; évaluer le diamètre et la rapidité de réaction des pupilles ainsi que les réponses motrices.
7. Commencer le monitorage par électrocardiogramme si c'est nécessaire.
8. Immobiliser les fractures suspectes, y compris les fractures de la colonne cervicale chez les clients ayant des blessures à la tête.
9. Protéger les plaies par des pansements stériles.
10. Vérifier si le client porte une pièce d'identité « Medic Alert » ou quelque chose de semblable concernant les allergies.
11. Commencer à enregistrer les signes vitaux, la pression artérielle, l'état neurologique, etc., pour orienter la prise de décision.

Collecte des données

Si possible, le client, ou la personne qui l'accompagne au service d'urgence, récapitule les faits qui ont précédé l'accident ou la maladie. Cette histoire de l'accident ou de la maladie doit comprendre les réponses aux questions suivantes :

1. Quelles étaient les circonstances, l'importance, le lieu et le moment de l'accident ?
2. À quel moment sont apparus les symptômes ?

3. Par quels moyens le client s'est-il rendu au centre hospitalier ?
4. Quel était l'état de santé du client avant l'accident ou la maladie actuelle ?
5. Y a-t-il des antécédents pathologiques à la maladie ? A-t-il déjà été admis en urgence ?
6. Prend-il des médicaments régulièrement, surtout des hormones, de l'insuline, de la digitaline, des anticoagulants ?
7. A-t-il des allergies ?
8. Est-il sujet aux hémorragies ?
9. Quand a-t-il pris son dernier repas ? (important s'il y a nécessité d'anesthésier)
10. Est-il traité par un médecin ? Quel est le nom de son médecin ?
11. Quelle est la date de sa plus récente immunisation contre le tétanos ?

Enregistrement des données

Le consentement du client à se faire examiner et à se faire soigner doit être porté au dossier établi à la salle d'urgence. Le client doit absolument consentir à subir des interventions plus complexes comme l'angiographie ou la ponction lombaire. Si le client est inconscient en arrivant à la salle d'urgence et que sa famille ou un de ses amis ne l'accompagne pas, il faut le noter au dossier. Après le traitement, on note au dossier tout ce qui concerne l'état du client au moment de sa sortie ou de son transfert ainsi que les instructions données quant au suivi des soins.

☐ MESURES DE RÉANIMATION D'URGENCE

La priorité dans le traitement de tout état d'urgence est de maintenir l'intégrité des voies aériennes. Si les voies respiratoires sont obstruées, l'hypoxie qui en résultera entraînera une lésion cérébrale permanente ou la mort, en une période de 3 min à 5 min, selon l'âge du client.

On reconnaît facilement l'*obstruction complète des voies respiratoires* aux signes suivants : le client ne respire plus, est inconscient et en collapsus total.

L'*obstruction partielle des voies respiratoires* se reconnaît aux signes suivants : regard craintif, sifflement à l'inspiration et à l'expiration, travail laborieux des muscles accessoires (tirage sus-sternal et intercostal), narines dilatées, anxiété croissante, agitation et confusion. La cyanose des lobes des oreilles et des dessous d'ongles apparaît plus tardivement. L'obstruction partielle des voies respiratoires peut entraîner peu à peu l'hypoxie et l'hypercapnie, et conduire à l'arrêt respiratoire et cardiaque.

Soins d'urgence

1. Tourner le client sur le côté ou tourner sa tête sur un côté pour éviter que la langue n'obstrue les voies respiratoires.
2. Placer les doigts à l'arrière de l'angle mandibulaire et tirer vers l'avant pendant que la tête du client est maintenue étendue vers l'arrière au niveau de l'articulation occipito-atloïdienne.
3. Si le client se trouve encore en détresse respiratoire :
   a) tirer la langue vers l'avant ;

b) si les mâchoires sont serrées, introduire l'index derrière la dernière molaire et chercher à écarter les mâchoires, puis agripper la langue pour la tirer vers l'avant ;
   c) enlever toute matière se trouvant dans la bouche, à l'aide de l'autre index, ou utiliser l'appareil de succion s'il est disponible.
4. Si ces opérations ne suffisent pas et que le client ne respire toujours pas :
   a) retirer tout corps étranger qui pourrait encore obstruer le passage de l'air (voir plus bas et l'encadré 61-1) ;
   b) suivre l'une des étapes suivantes : (1) introduire une canule oropharyngée (voir à la page 1419) et commencer la réanimation à l'aide du masque avec ballon, (2) introduire un obturateur œsophagien (voir à la page 1419), (3) introduire une sonde endotrachéale (voir à la page 1421) ou (4) faire une crico-thyroïdotomie (voir à la page 1421).
5. Commencer la respiration artificielle dès que les voies respiratoires supérieures sont libres.

Ventilation artificielle

On entreprend la ventilation artificielle sur une personne qui ne respire plus. On la pratique soit par la technique du bouche-à-bouche, soit par la technique du bouche-à-nez.

Si le client est inconscient et que le pouls carotidien ou fémoral ne soit plus palpable, on doit commencer immédiatement la réanimation cardio-pulmonaire (RCP). Celle-ci consiste à établir un passage pour l'air, à fournir une ventilation artificielle et une circulation artificielle par le massage cardiaque externe (voir à la page 494). Dans les cas extrêmement urgents de réanimation cardio-pulmonaire, on fait appel à la défibrillation électrique (voir à la page 475), à l'intubation endotrachéale (page 1422) et à la pharmacothérapie.

La libération des voies respiratoires est traitée au chapitre 21 ; la ventilation artificielle est traitée au chapitre 22.

Traitement en cas d'obstruction des voies respiratoires supérieures par un corps étranger

L'obstruction des voies respiratoires supérieures par de la nourriture (*café coronary*) est une cause de mort subite. Chez l'adulte, c'est un morceau de viande qui est la cause la plus courante d'obstruction. Les facteurs qui contribuent à entraîner un état de choc à cause de la nourriture sont la consommation d'alcool, l'âge avancé et la mauvaise dentition. Dans les établissements de soins de longue durée, les sédatifs et les hypnotiques ainsi que les maladies touchant la coordination motrice (maladie de Parkinson) et les fonctions mentales (sénilité, retard mental) sont des facteurs qui augmentent le risque d'asphyxie par la nourriture.

Le traitement des obstructions causées par des corps étrangers demeure controversé, mais les données cliniques suggèrent de combiner le coup dans le dos ou l'étranglement abdominal (manœuvre de Heimlich, *Figure 61-1*) avec

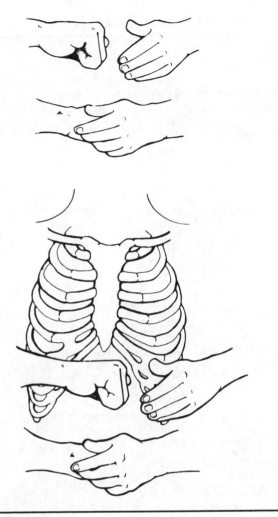

Figure 61-1 Position des mains pour l'étranglement abdominal. (*Source: Supplement to Journal of the American Medical Association*, 1er août 1980, Copyright 1980, The American Medical Association. Reproduit avec la permission de l'American Heart Association.)

l'étranglement thoracique plutôt que d'utiliser seulement une de ces techniques à la fois.

Soins d'urgence

Cas de l'obstruction partielle (le client respire et peut tousser spontanément)

1. Demander au client de prendre une profonde inspiration puis de tousser.
2. En cas d'échec, amener le client au service médical le plus proche afin de retirer le corps étranger avec des instruments par visée directe.

Cas de l'obstruction complète
  Voir l'encadré 61-1.

Introduction de la canule oropharyngée

La *canule oropharyngée* est un dispositif semi-circulaire de plastique, de caoutchouc ou de métal, qu'on introduit dans la partie postéro-inférieure du pharynx, à l'arrière de la langue, chez un client qui respire spontanément ; cette technique empêche que la langue ne bloque le passage de l'air et permet de faire la succion des sécrétions.

Soins d'urgence

1. Étendre la tête vers l'arrière en plaçant une main sous le cou, à la hauteur de l'occipital, et soulever doucement le cou. En même temps, avec l'autre main, abaisser la tête vers l'arrière en pressant sur le front.
2. Introduire la canule à l'envers et la retourner de 180° lorsqu'elle a dépassé la langue et qu'elle se trouve contre le pharynx.

OU

3. Introduire la canule par l'un des côtés de la bouche et la retourner pour la mettre en bonne position.

Introduction de l'obturateur œsophagien

L'*obturateur œsophagien* (*Figure 61-2*) est un appareil de ventilation qu'on utilise dans les cas d'urgence respiratoire afin de réanimer l'individu. Il se compose (1) d'un masque facial qui recouvre le nez et la bouche, et qui maintient l'obturateur ; (2) d'une sonde flexible munie d'ouvertures au niveau du pharynx pour permettre la ventilation des poumons ; et (3) d'un ballonnet situé à l'extrémité de la sonde et destiné à boucher l'œsophage, ce qui diminue les risques d'aspiration du contenu gastrique. Un autre modèle d'obturateur œsophagien, creusé d'une lumière centrale, permet d'introduire une sonde gastrique pour faire la succion du contenu gastrique et pour décompresser l'estomac.

On introduit la sonde par la bouche et on la fait glisser dans l'œsophage juste au-dessus de la bifurcation de la trachée. La partie proximale de la sonde présente deux trous situés au niveau du pharynx, par lesquels on insuffle de l'air dans les poumons.

Cet appareil est destiné à ventiler le client inconscient et en état d'apnée ; on recourt à cette technique plutôt qu'à

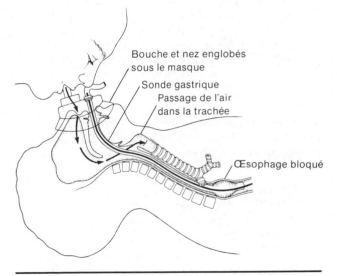

Bouche et nez englobés sous le masque
Sonde gastrique
Passage de l'air dans la trachée
Œsophage bloqué

Figure 61-2 Technique de l'obturateur œsophagien, avec sonde gastrique. (Reproduit avec la permission de Brunswick Mfg. Co., Inc.)

Encadré 61-1   Guide des soins infirmiers dans les cas d'obstruction des voies respiratoires par un corps étranger

---

Manifestations cliniques

Toux faible et inefficace ; sons aigus à l'inspiration
Détresse respiratoire

Incapacité de parler ou de respirer
Cyanose ; collapsus

Rôle de l'infirmière

Donner une série de coups dans le dos, d'étranglements manuels et dégager le corps étranger avec le doigt.

Raison

Coups dans le dos

1. Donner quatre coups secs avec l'intérieur du poignet contre l'épine dorsale, entre les deux omoplates, tout en maintenant le client avec l'autre main appliquée sur le sternum. Les coups doivent être puissants et se succéder rapidement ; la victime peut être en position assise, debout ou couchée sur le côté.
2. Faire en sorte que la tête du client soit plus basse que la poitrine.

1. Un coup dans le dos augmente la pression dans la poitrine du côté opposé à l'objet qui obstrue.

Étranglements manuels

1. Étranglement abdominal chez le client en position debout.
   a) Se placer derrière le client et entourer la taille avec les bras en mettant les mains juste au-dessus de la ceinture.

   a) L'étranglement manuel, appliqué à la partie supérieure de l'abdomen (étranglement abdominal) ou à la partie inférieure du thorax (étranglement thoracique), force l'air des poumons à sortir et déclenche une toux artificielle qui peut réussir à dégager le corps étranger.

   b) Agripper d'une main l'autre main refermée sur elle-même (poing) de telle manière que le côté interne du poing repose contre l'abdomen entre la taille et la cage thoracique (voir la figure 61-1).
   c) Compresser avec le poing quatre fois de suite l'abdomen du client en resserrant les bras rapidement.

   c) Des coups dans le dos et des étranglements manuels peuvent être efficaces pour soulager l'obstruction.

2. Cas du client couché (inconscient)
   a) Placer le client sur le dos.
   b) S'asseoir à califourchon sur les hanches du client et en direction de sa tête ; placer une main sur l'autre, la main inférieure appliquée contre l'abdomen du client entre la taille et la cage thoracique.

   b) L'accroissement soudain de la pression abdominale peut blesser la rate et le foie.

   c) Compresser l'abdomen plusieurs fois de suite.

---

l'intubation endotrachéale lorsque le personnel spécialisé ou l'équipement particulier n'est pas disponible, ou lorsqu'il est impossible de faire une intubation ou que celle-ci est contre-indiquée.

Équipement
Obturateur œsophagien
Seringue d'une capacité de 50 mL
Gel hydrosoluble
Masque avec ballon

Soins d'urgence
1. Lubrifier la sonde et la fixer au masque facial.
2. Avec la main gauche, introduire le pouce le plus profondément possible vers l'arrière de la langue pour la tirer et, à l'aide des autres doigts, écarter le maxillaire le plus possible.
3. Introduire l'obturateur par la bouche en guidant la sonde dans sa course jusqu'à l'œsophage, puis le tourner de 180°.
4. Cesser de faire avancer la sonde lorsque le masque touche le visage et appliquer fermement le masque contre le visage.
5. Ventiler le client en insufflant un peu d'air par la sonde ou en y fixant un ballon de ventilation. SI LA SONDE SE TROUVE DANS L'ŒSOPHAGE, LA POITRINE SE SOULÈVERA.
6. Si la poitrine ne se soulève pas, l'obturateur se trouve peut-être à l'entrée de la trachée ; retirer l'appareil tout

Encadré 61-1 Guide des soins infirmiers dans les cas d'obstruction des voies respiratoires par un corps étranger (*suite*)

Rôle de l'infirmière	Raison
Étranglement thoracique (autre technique)	
1. Se placer derrière la victime en encerclant la cage thoracique avec les mains passant sous les aisselles.	
2. Placer un poing fermé, le pouce dirigé vers le client, juste sur le corps du sternum. Éviter de placer le poing sur l'apophyse xiphoïde ou sur les bords de la cage thoracique.	
3. Agripper le poing avec l'autre main et exercer quatre étranglements de suite.	3. Chaque étranglement a pour but de soulager l'obstruction sans avoir besoin d'en faire quatre.
Dégagement avec le doigt	
1. Ouvrir la bouche du client en écartant, avec les doigts, la langue et la mâchoire inférieure.	1. Cela permet de tirer la langue vers l'avant et de la dégager du pharynx pour qu'elle ne recouvre pas le corps étranger.
2. Introduire l'index, replié en forme de crochet, à l'intérieur de la bouche pour déloger et retirer le corps étranger.	2. L'utilisation du doigt peut aggraver la situation ; on devrait se servir de cette technique seulement lorsqu'on peut voir le corps étranger ou qu'il n'y a pas d'autre recours.
3. Si la victime reste inconsciente, exécuter la technique du bouche-à-bouche et répéter au besoin les coups dans le dos, l'étranglement manuel et le dégagement avec le doigt.	

Source : Standards and guidelines for cardiopulmonary resuscitation (CRP) and emergency cardiac care (ECC), *JAMA*, 1er août 1980, 244 :5, p. 464–467.

en continuant à ventiler le client (avec le ballon de ventilation) ; réintroduire l'appareil.

7. Ausculter afin de vérifier si les *deux* poumons reçoivent suffisamment d'air et si l'obturateur est bien situé dans l'œsophage et *non* dans la trachée.

8. Insuffler environ 30 mL d'air dans le manchon gonflable (ballonnet), ce qui obstrue l'œsophage, réduit le risque de régurgitation et prévient les fuites d'air.

9. Relier l'extrémité de l'obturateur à un ballon de ventilation ou à un ventilateur mécanique, ou encore continuer à ventiler en soufflant dans la sonde.

10. Ne pas retirer l'appareil avant que le client n'ait repris conscience ou qu'il n'ait un réflexe pharyngé, *OU* jusqu'à ce que l'on fasse l'intubation endotrachéale. Il faut dégonfler le ballonnet avant d'enlever l'obturateur. Si l'on retire la sonde trop prématurément, la régurgitation et l'aspiration sont presque inévitables.

11. Cette technique est contre-indiquée chez les clients conscients ou semi-conscients, ou chez ceux qui souffrent d'une intoxication par une matière corrosive, chez ceux qui ont une maladie œsophagienne ou un corps étranger dans la trachée.

Techniques endotrachéales d'urgence

Intubation endotrachéale

Le but de l'intubation endotrachéale est de rétablir et de maintenir le passage de l'air chez les clients qui souffrent d'insuffisance respiratoire ou d'hypoxie. On recommande l'intubation endotrachéale dans les cas suivants : (1) pour rétablir la respiration lorsque la canule oropharyngée est inefficace, (2) pour obvier à une obstruction des voies respiratoires supérieures, (3) pour prévenir l'aspiration, (4) pour permettre le raccordement avec un sac de réanimation ou un respirateur mécanique et (5) pour faciliter le retrait des sécrétions trachéobronchiques.

Comme cette technique exige de la dextérité, on ne l'exécute qu'après avoir suivi un entraînement intensif en s'exerçant sur un mannequin. On la pratique seulement sous la supervision du médecin.

Pour de plus amples informations concernant l'intubation endotrachéale, consulter l'encadré 61-2 et la figure 61-3.

Crico-thyroïdotomie ou ponction du ligament crico-thyroïdien

La *crico-thyroïdotomie* consiste à percer ou à inciser le ligament crico-thyroïdien du larynx à l'aide d'une aiguille de gros calibre ou d'une lame destinée à cet effet (*Figure 61-4*). On utilise cette technique lorsqu'il est impossible de faire une intubation endotrachéale : obstruction des voies respiratoires par suite d'une blessure de la colonne cervicale, laryngospasmes, œdème laryngé (causé par une allergie), hémorragie des tissus du cou ou obstruction du larynx.

Encadré 61-2   Assistance lors d'une intubation endotrachéale d'urgence

---

Signes cliniques nécessitant l'intubation

1. Arrêt respiratoire
2. Insuffisance respiratoire ; effort respiratoire marqué, tirage sous-sternal, battement des ailes du nez, augmentation ou diminution du pouls, rythme respiratoire augmenté ou diminué, changement de coloration (*la cyanose est un signe tardif*)
3. Obstruction des voies aériennes (asphyxie)

Matériel

1. Laryngoscope (avec lame courbe ou droite) ; source de lumière (vérifier la pile et l'ampoule périodiquement)
2. Sondes endotrachéales munies de ballonnets à basse pression (pour bloquer l'air) et d'adapteurs (pour relier la sonde à un respirateur ou à un masque avec ballon)
3. Stylet pour la sonde endotrachéale
4. Canule oropharyngée (grandeurs variées) et abaisse-langue
5. Ruban adhésif, pour fixer la sonde
6. Gelée lubrifiante
7. Seringues
8. Masque avec ballon

Rôle de l'infirmière	**Raison**
1. Enlever les prothèses dentaires.	
2. S'assurer que la source lumineuse du laryngoscope fonctionne.	
3. Choisir une sonde endotrachéale d'une taille appropriée. Pour un adulte moyen, le diamètre interne doit varier de 7,5 mm à 9,0 mm. Gonfler et dégonfler le ballonnet pour s'assurer qu'il fonctionne bien.	
4. Lubrifier la sonde. Introduire le stylet si la sonde est très flexible.	

Mesures à suivre	
1. Si la colonne cervicale ne montre aucune blessure, placer la tête de la victime de façon qu'elle soit le plus possible courbée vers l'arrière.	1. Dans cette position, les voies respiratoires supérieures sont ouvertes au maximum, et la bouche de la victime peut s'ouvrir plus facilement.
2. Ventiler et fournir de l'oxygène à l'aide d'un ballon de réanimation avant d'exécuter l'intubation.	2. Cela diminue les risques d'arythmies cardiaques provoquées par l'hypoxie.
3. Tenir le manche du laryngoscope de la main gauche ; ouvrir la bouche du client avec la main droite en croisant les doigts (voir la figure 61-3, A).	3. L'ouverture de la bouche, par le croisement du pouce et de l'index, procure une meilleure puissance de levier.

Soins d'urgence

1. Tendre le cou de la victime.
2. Identifier le cartilage thyroïde (pomme d'Adam) et glisser un doigt le long de l'axe central jusqu'à la dépression située entre le bord inférieur du cartilage thyroïde et le bord supérieur du cartilage cricoïde. La dépression correspond au ligament crico-thyroïdien.
3. Introduire l'aiguille, ou tout autre instrument pointu, avec une inclinaison variant de 10° à 20° en direction du sternum et au centre de l'axe juste au-dessus du bord supérieur du cartilage cricoïde.
   a) Vérifier au son si l'air qui va et vient à travers l'aiguille correspond à la respiration du client.
   b) Enfoncer l'aiguille.
   c) Fixer l'aiguille avec du ruban adhésif.

4. Une autre méthode consiste à faire une incision transversale à travers le ligament crico-thyroïdien lui-même et à y introduire une canule à trachéotomie en direction de la trachée.
5. Préparer le nécessaire pour l'intubation endotrachéale. Cette méthode est généralement suivie d'une trachéotomie élective (voir à la page 385).

Noyade

La noyade fait partie des trois causes majeures de morts accidentelles à travers le monde. Les facteurs suivants contribuent à causer de tels accidents : l'ingestion d'alcool, le fait de ne pas savoir nager, les accidents en cours de plongée, l'hypothermie et l'épuisement. Il ne faut pas

Encadré 61-2 Assistance lors d'une intubation endotrachéale d'urgence (*suite*)

Rôle de l'infirmière	**Raison**
4. Introduire la lame du laryngoscope en longeant le côté droit de la langue, après avoir repoussé celle-ci vers la gauche ; à l'aide du pouce et de l'index droits, écarter la lèvre inférieure des dents (voir la figure 61-3, B).	4. Le fait de repousser la lèvre loin des dents peut éviter qu'elle ne reste coincée entre les dents et la lame du laryngoscope.
5. Repousser le laryngoscope vers l'avant pour exposer l'épiglotte.	
6. Incliner le laryngoscope à 45° pour exposer la glotte (cordes vocales).	6. Cette manœuvre étire le ligament à la base de l'épiglotte, replie l'épiglotte vers le haut et permet de voir la glotte.
7. Lorsque l'épiglotte est repoussée vers la langue, on peut apercevoir les cordes vocales par l'ouverture du larynx.	7. Ne pas utiliser la force du poignet, mais seulement celle des épaules et des bras pour éviter de prendre appui sur les dents, qui pourraient alors se casser.
8. Dès que les cordes vocales sont visibles, introduire la sonde du côté droit de la bouche et la glisser, en s'aidant de la lame du laryngoscope et en gardant les cordes vocales toujours bien en vue.	8. S'assurer que la sonde ne passe pas dans l'œsophage ; la muqueuse œsophagienne est rosée, et l'ouverture est horizontale plutôt que verticale.
9. Pousser doucement la sonde par l'espace triangulaire que forment les cordes vocales.	9. Si les cordes vocales sont l'une contre l'autre, attendre quelques secondes avant de faire passer la sonde.
10. Arrêter la progression de la sonde dès que le ballonnet a disparu derrière les cordes vocales.	10. Le fait d'avancer la sonde plus loin risque de la faire pénétrer dans la bronche droite (généralement), causant ainsi un collapsus du poumon non ventilé.
11. Retirer le laryngoscope en laissant la sonde endotrachéale en place (voir la figure 61-3, C).	
12. Gonfler le ballonnet avec le minimum d'air nécessaire pour obstruer la trachée. Relier la sonde à un respirateur mécanique ou à un masque de réanimation si c'est nécessaire.	12. La quantité d'air à insuffler dépend de la taille du ballonnet et du diamètre de la trachée.
13. Introduire une canule oropharyngée ou protéger la sonde contre une morsure possible.	13. Cela empêche le client de mordre la sonde, ce qui obstruerait les voies respiratoires.
14. Observer si le thorax se soulève des deux côtés à la fois et ausculter les murmures vésiculaires.	14. L'observation et l'auscultation aident à vérifier si la sonde reste en position, si elle n'a pas glissé dans la bronche droite et si les deux poumons sont bien ventilés.
15. Faire une marque à l'encre ou avec un ruban adhésif à l'extrémité proximale de la sonde.	15. Cette précaution permet de déceler tout changement de position de la sonde.
16. Fixer la sonde, avec du ruban adhésif, au visage du client.	16. Fixer la sonde avec un ruban adhésif évite qu'elle ne soit expulsée.
17. Vérifier la position de la sonde par une radiographie.	

abandonner trop tôt les efforts qu'on a entrepris pour sauver une victime de noyade, car la réanimation s'est avérée un succès chez des personnes qui sont restées immergées de 10 min à 40 min.

Après la réanimation, les principaux problèmes de la personne qui a failli se noyer sont l'hypoxie, l'hypercapnie ainsi que l'acidose métabolique et respiratoire, qui requièrent des soins d'urgence immédiats. Les changements physio-pathologiques et les lésions respiratoires varient selon la nature de l'eau (douce ou salée) et la quantité absorbée. Lorsque de l'eau a été aspirée, on peut craindre des troubles importants de la fonction respiratoire. Mais même si la victime a survécu, le syndrome de détresse respiratoire aiguë peut encore survenir.

Soins d'urgence au service des urgences

Les soins ont pour but de traiter l'insuffisance ventilatoire, l'hypoxie et l'acidose qui en résulte.

1. Évaluer l'état des voies respiratoires, la respiration, la circulation, les signes vitaux et le degré de réactions.
   a) Se servir d'une sonde rectale pour déterminer le degré d'hypothermie si le client était immergé dans l'eau froide.
   b) Commencer le réchauffement de la victime (réchauffement extra-corporel, dialyse péritonéale avec des liquides réchauffés, inhalation d'oxygène réchauffé et frictions cutanées) ; ces moyens peuvent ne pas être absolument nécessaires.

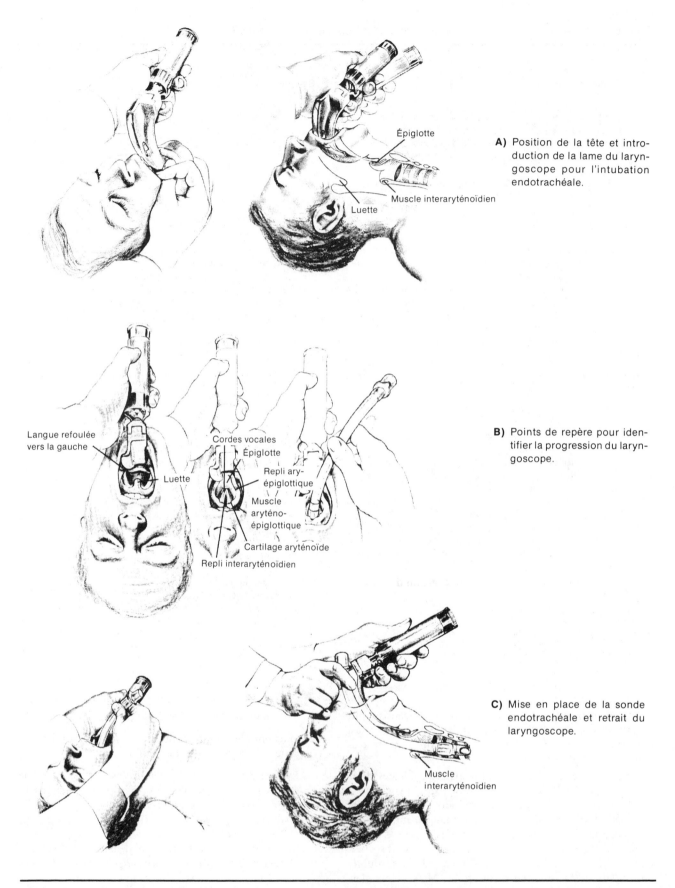

A) Position de la tête et introduction de la lame du laryngoscope pour l'intubation endotrachéale.

Épiglotte

Muscle interaryténoïdien

Luette

Langue refoulée vers la gauche

Luette

Cordes vocales

Épiglotte

Repli aryépiglottique

Muscle aryténoépiglottique

Cartilage aryténoïde

Repli interaryténoïdien

B) Points de repère pour identifier la progression du laryngoscope.

C) Mise en place de la sonde endotrachéale et retrait du laryngoscope.

Muscle interaryténoïdien

Figure 61-3   Principales étapes d'une intubation endotrachéale. (*Source: Nursing Update*, mai 1972. Copyright© Miller and Fink Publishing Corporation, Darien, Conn. Tous droits réservés.)

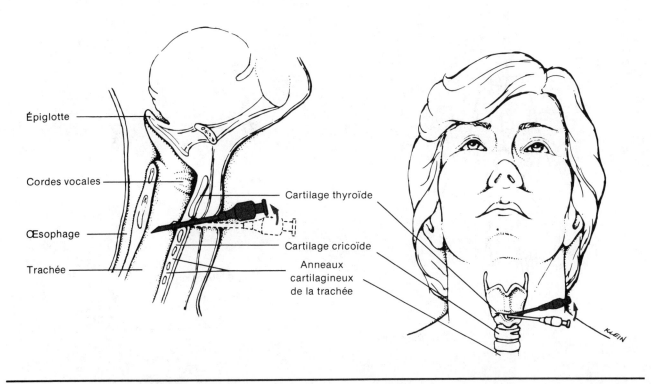

Épiglotte

Cordes vocales

Œsophage

Trachée

Cartilage thyroïde

Cartilage cricoïde

Anneaux
cartilagineux
de la trachée

Figure 61-4 Crico-thyroïdotomie ou ponction du ligament crico-thyroïdien.

2. Commencer une perfusion intraveineuse ; prélever du sang artériel pour évaluer les besoins en oxygène et les surplus de dioxyde de carbone, le pH et la quantité de bicarbonates ; ces paramètres aideront à déterminer le type de soutien ventilatoire requis et la quantité nécessaire de bicarbonate de sodium à fournir.
3. Commencer l'intubation endotrachéale avec ventilation en pression positive pour favoriser l'oxygénation, pour garder les alvéoles en état de fonctionner et pour corriger le shunt pulmonaire et les anomalies de ventilation-perfusion entraînées par l'aspiration d'eau. Si le client respire spontanément, continuer à fournir de l'oxygène à 100% par le masque et, dans le cas contraire, utiliser une sonde endotrachéale.
4. Vider l'estomac avec la sonde nasogastrique pour éviter la régurgitation.
5. Continuer à surveiller de près la victime : signes vitaux, mesures en série de la pression des gaz artériels, pH, électrocardiogramme, pression intracrânienne, électrolytes sériques et radiographies en séries.
6. Introduire une sonde à demeure pour mesurer la diurèse ; l'acidose métabolique peut compromettre la fonction rénale.
7. Conduire la victime à une unité de soins intensifs, car son état physique peut l'exiger. Les complications qui peuvent survenir lorsqu'une personne a failli se noyer, et qui peuvent conduire à la mort comprennent :
   a) le syndrome de détresse respiratoire aiguë (voir à la page 380) ;
   b) l'infection pulmonaire surajoutée à la lésion d'un des poumons ;
   c) l'œdème cérébral et l'augmentation de la pression intracrânienne.

□ ARRÊT DE L'HÉMORRAGIE D'ORIGINE TRAUMATIQUE

L'une des causes primaires de l'état de choc est la réduction du volume sanguin circulant. Seuls quelques états pathologiques, comme une obstruction des voies respiratoires ou une plaie thoracique pénétrante, ont la priorité sur l'arrêt immédiat d'une hémorragie. L'arrêt de l'hémorragie est essentiel à la survie des individus dans une situation d'urgence ou lors d'un désastre. Cependant, une hémorragie mineure s'arrêtera en général spontanément, sauf si le client présente un trouble de la coagulation. La plus grande partie du sang perdu sera de type veineux. Les objectifs des soins d'urgence sont de réprimer l'hémorragie, de maintenir une quantité adéquate de sang circulant pour oxygéner les tissus et de prévenir l'état de choc.

Soins d'urgence
1. Couper rapidement les vêtements du client pour identifier les régions hémorragiques et effectuer un bref examen physique.
2. Appliquer une pression ferme et directe sur la région hémorragique ou sur l'artère touchée (*Figure 61-5*). Presque toutes les hémorragies peuvent être arrêtées par pression directe (sauf en cas de blessure grave d'une artère majeure). Une hémorragie artérielle passée inaperçue peut entraîner la mort.
3. Appliquer un pansement compressif. Élever le membre blessé pour arrêter l'hémorragie veineuse et capillaire. Immobiliser le membre blessé pour faire cesser la perte de sang.
4. Introduire une canule intraveineuse en vue de faire des transfusions sanguines.

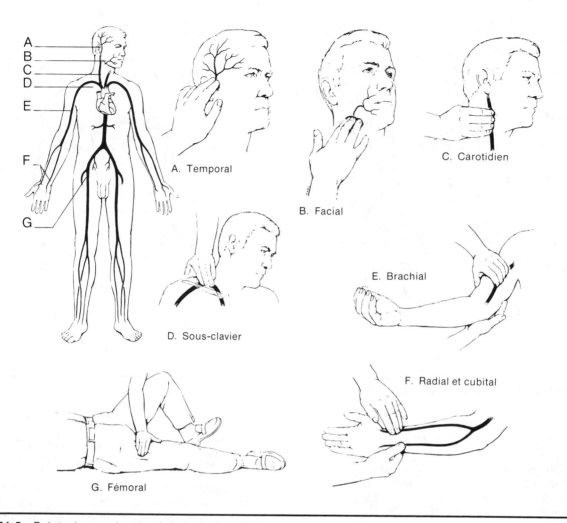

Figure 61-5   Points de pression destinés à réprimer l'hémorragie.

a) Prélever des échantillons de sang pour les analyses, la détermination du groupe sanguin et l'épreuve de compatibilité croisée.

b) Donner des liquides substitutifs comprenant les solutions isotoniques d'électrolytes, les solutions de plasma et de protéines plasmatiques, et du sang complet (selon les résultats du type et du volume de liquides perdus).

   (1) On fait des perfusions de sang frais lorsque la perte est importante afin de prévenir la déficience en plaquettes et en facteurs de coagulation.

   (2) On donne des plaquettes et des facteurs de coagulation en supplément lorsqu'il s'avère nécessaire de transfuser de grandes quantités de sang, car le sang transfusé est pauvre en facteurs de coagulation.

   (3) Réchauffer le sang au préalable (avec un appareil commercial ou avec un bassin d'eau chaude). Le sang transfusé en grosses quantités a des effets de refroidissement qui peuvent causer un arrêt cardiaque.

c) Le débit de perfusion dépend de la gravité de l'hémorragie et des signes cliniques de l'hypovolémie.

5. Suivre les étapes suivantes en cas d'hémorragie interne.
   a) Soupçonner une hémorragie interne chez les clients en état de choc hypovolémique ne présentant pas de signes externes d'hémorragie : rythme pulsatif croissant, chute de la pression artérielle, soif, appréhension, peau froide et moite.
   b) Donner du sang entier ou des solutés macromoléculaires en fonction du débit de l'hémorragie.
   c) Préparer immédiatement le client pour une intervention chirurgicale.
   d) Revêtir le client d'un vêtement gonflable (vêtement compressif) pour réprimer l'hémorragie interne et pour faciliter la circulation sanguine vers les régions vitales (*Figure 61-6*).
   e) Faire analyser les gaz sanguins ; surveiller la pression veineuse centrale qui sert d'indice à la quantité de liquide que peut tolérer le client.

6. Appliquer un tourniquet seulement en *dernier ressort*, lorsque l'hémorragie ne peut être réprimée par une autre méthode. Il faut s'attendre à perdre le membre auquel on a appliqué un tourniquet.
   a) Appliquer le tourniquet (garrot) à proximité de la plaie ; l'attacher assez serré pour contrôler le flux artériel.

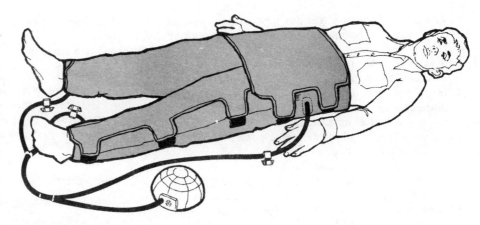

Figure 61-6 Pantalon anti-choc clinique. Ce dispositif neutralise l'hémorragie interne et l'hypovolémie grâce à la contre-pression appliquée autour des membres inférieurs et de l'abdomen ; il produit ainsi une résistance périphérique artificielle, ce qui favorise une perfusion coronarienne adéquate. (Avec la permission de David Clark Company, Inc.)

b) Marquer sur le front du client, avec un crayon à encre délébile ou un ruban adhésif, un « T » donnant la position du tourniquet et l'heure de son application.

c) Desserrer le tourniquet selon les directives afin d'éviter toute lésion vasculaire ou neurologique irréparable si le client se trouve au service des urgences. S'il n'y a pas d'hémorragie artérielle, enlever le tourniquet et appliquer un pansement compressif.

d) Dans l'éventualité d'une amputation traumatique, laisser le tourniquet en place jusqu'à ce que le client soit dans la salle d'opération.

7. Surveiller l'arrêt cardiaque ; les clients en hémorragie sont des candidats à l'arrêt cardiaque causé par l'hypovolémie accompagnée d'anoxie secondaire.

8. Voir à la page 305 les détails concernant l'hémorragie.

□ CONTRÔLE DE L'ÉTAT DE CHOC HYPOVOLÉMIQUE

L'*état de choc* est dû à une insuffisance du volume du sang circulant ; il en résulte une irrigation déficiente du tissu ou de l'organe, qui peut conduire à un trouble métabolique des cellules (voir aussi à la page 300). Dans toute situation d'urgence, il est prudent de prévoir l'état de choc avant qu'il n'apparaisse. Toute personne blessée doit être examinée le plus rapidement possible pour qu'on puisse déterminer l'existence d'un état de choc. Il faut en déceler la cause sous-jacente (choc hypovolémique, cardiogène, neurogène, septique), l'hypovolémie étant la plus fréquente.

On distingue plusieurs degrés de gravité de l'état de choc selon les signes et les symptômes suivants : baisse de la pression artérielle, accélération du pouls, peau froide et moite, pâleur, soif, diaphorèse, sensibilité diminuée, oligurie, acidose métabolique et hyperpnée. La valeur de la pression artérielle est, de tous les signes, celui qui est le plus important. Commencer le traitement dès le premier signe d'état de choc.

Soins d'urgence

Le traitement vise à rétablir et à maintenir l'irrigation tissulaire et à corriger les anomalies physiologiques.

1. Établir et maintenir l'intégrité des voies respiratoires ; entreprendre les procédés de réanimation, si c'est nécessaire. Administrer de l'oxygène pour augmenter la capacité du sang artériel de transporter l'oxygène. Fournir une ventilation additionnelle si c'est nécessaire.

2. Rétablir le volume sanguin circulant en remplaçant rapidement les liquides et le sang afin de corriger l'hypotension et de maintenir l'irrigation tissulaire.

a) Mettre en place un cathéter à pression veineuse centrale à l'intérieur ou à proximité de l'oreillette droite (voir à la page 491), ce qui guide le débit à attribuer au remplacement liquidien. Les lectures continues de la pression veineuse centrale donnent les changements par rapport aux données de base ; le cathéter sert aussi à donner les liquides en cas d'urgence.

b) Introduire des aiguilles ou des cathéters de fort calibre dans les veines périphériques ; il peut s'avérer nécessaire d'utiliser plus d'un cathéter pour un remplacement liquidien plus efficace et pour rétablir rapidement la stabilité hémodynamique ; on met l'accent sur le rétablissement volumique.

(1) Mettre en place des cathéters intraveineux à la fois aux membres inférieurs et supérieurs si l'on soupçonne une rupture dans un vaisseau important du thorax ou de l'abdomen.

(2) Prélever des échantillons de sang : gaz artériels, biochimie, détermination du groupe sanguin, épreuve de compatibilité croisée et hématocrite.

3. Commencer la perfusion intraveineuse avec un fort débit jusqu'à ce que la pression veineuse centrale devienne satisfaisante ou jusqu'à ce que l'état clinique du client s'améliore.

a) Au début, la solution de Ringer avec lactate est utile, car elle laisse le temps de prélever du sang en vue de la détermination du groupe sanguin, de l'épreuve de compatibilité croisée et pour rétablir la circulation ; cette solution est un additif au sang entier.

b) Commencer la transfusion des éléments sanguins, surtout si la perte de sang a été importante ou si la victime continue à perdre du sang.

c) Réprimer l'hémorragie qui peut causer l'état de choc. Si l'on soupçonne une hémorragie continue, faire des hématocrites en série.

d) Maintenir la pression systolique à un niveau satisfaisant en administrant des liquides et du sang.

4. Introduire une sonde vésicale à demeure et noter la diurèse toutes les 15 min ou 30 min. Le volume d'urine révèle si la perfusion rénale est adéquate.

5. Faire un examen physique rapide pour déterminer la cause de l'état de choc.

6. Maintenir une surveillance complète et continue de la victime : pression artérielle, rythmes cardiaque et respiratoire, température et coloration de la peau, pression veineuse centrale, gaz artériels, électrocardiogramme, hématocrite, hémoglobine, vitesse de coagulation, électrolytes et diurèse. Ces mesures permettent d'évaluer comment le client réagit au traitement. Noter l'évolution continue de tous ces paramètres qui, après analyse, montrent si l'état du client s'améliore ou, au contraire, se détériore.

7. Surélever légèrement les pieds pour améliorer la circulation cérébrale et favoriser le retour du sang veineux vers le cœur. (*Cette position est tout à fait contre-indiquée en cas de blessures à la tête*). Éviter tout mouvement inutile.

8. Administrer les médicaments spécifiques (bicarbonate de sodium, dopamine, etc.) selon l'état de la victime.

9. Soutenir les mécanismes de défense de l'organisme.
   a) Rassurer le client et le réconforter ; les sédatifs peuvent être nécessaires pour diminuer l'appréhension.
   b) Soulager la douleur grâce à l'utilisation *prudente* des analgésiques et des narcotiques.
   c) Maintenir la température corporelle.
      (1) La fièvre déclenche la vaso-dilatation, qui va à l'encontre des mécanismes compensatoires de vaso-constriction et qui augmente aussi la perte liquidienne par la transpiration.
      (2) Le client victime d'un état de choc septique doit être maintenu à une température relativement basse, car la fièvre exagérée risque d'aggraver les effets métaboliques du choc sur les cellules.

☐ PLAIES

Les *plaies* (lésions tissulaires) peuvent varier d'une simple lacération à des traumatismes graves causés par un écrasement. Les problèmes vitaux tels que l'obstruction des voies respiratoires, l'hémorragie et l'état de choc doivent être réglés avant qu'on ne s'occupe de la plaie elle-même.

Soins d'urgence

Le traitement consiste à éviter toute complication, à favoriser une cicatrisation rapide, à réduire au minimum l'importance de la cicatrice et à prévenir les déformations.

1. Demander au blessé *quand* et *comment* l'accident s'est produit ; si on commence le traitement plus de 3 h après l'accident, on augmente les risques d'infection.

2. Examiner la blessure, en utilisant une technique aseptique, pour déterminer l'importance des lésions causées aux structures sous-jacentes.
   a) Raser la peau autour de la plaie (sauf les sourcils) seulement en cas de nécessité.
   b) Nettoyer la peau autour de la plaie avec un antibiotique. Ne pas répandre du produit dans la blessure, ce qui aggraverait la situation.
   c) Faire une anesthésie locale par voie intradermique en bordure de la plaie ou faire une anesthésie régionale.

3. Nettoyer et débrider la plaie.
   a) Laver doucement mais copieusement avec une solution physiologique stérile pour enlever les poussières de surface.
   b) Enlever les tissus nécrosés et les corps étrangers pour éviter l'infection.
   c) Clamper et nouer les petits vaisseaux hémorragiques (ou encore les cautériser).

4. Suturer la plaie (ce qui est généralement fait par le médecin) s'il est nécessaire de la refermer (selon la nature de la blessure, le temps écoulé depuis l'accident, le degré de la contamination et la vascularisation des tissus).
   a) On suture lâchement le tissu adipeux sous-cutané pour combler les espaces libres.
   b) On ferme alors la couche intradermique.
   c) On recoud l'épiderme en plaçant des points de suture près des bords de la plaie soigneusement remis en contact pour éviter une cicatrisation irrégulière.
   d) On utilise des bandes microporeuses renforcées pour refermer les plaies superficielles propres.

5. Appliquer un onguent hydrosoluble, si nécessaire.

6. Appliquer un pansement pour protéger la plaie. Il peut servir d'attelle, mais il peut aussi servir de pense-bête au client afin qu'il n'oublie pas qu'il a été blessé.

7. Pour une fermeture importante différée :
   a) appliquer une fine couche de gaze (qui assure le drainage et qui prévient la stagnation de l'exsudat), recouverte d'un pansement compressif ; ou encore, utiliser des xénogreffes de cadavre humain ou de porc pour isoler la plaie et la protéger ;
   b) protéger la plaie par une attelle et la mettre dans une position telle qu'elle ne puisse pas bouger ;
   c) fermer la plaie, après avoir fait une anesthésie locale, s'il n'y a aucun signe de suppuration.

8. Administrer des antibiotiques si c'est nécessaire (selon la nature de la blessure, le moment où l'accident s'est produit, la possibilité d'une infection due à la présence de terre, etc.).

9. Si la plaie est contaminée, l'immobiliser et élever la partie blessée pour limiter l'accumulation de liquide dans les espaces interstitiels.

10. Assurer la prophylaxie antitétanique selon l'indication.

□ BLESSURES INTRA-ABDOMINALES

Blessures pénétrantes

Les *blessures abdominales pénétrantes* (plaies par balles ou par arme blanche) sont graves, et exigent généralement une intervention chirurgicale. Dans ce type de blessure, il est important de considérer la vitesse de pénétration de l'objet dans le corps. Les balles entraînent des lésions tissulaires très étendues. Presque toutes les blessures provoquées par une balle exigent une exploration chirurgicale. On peut soigner une blessure faite par un couteau d'une façon plus conservatrice.

Évaluation des blessures abdominales

- Connaître de quelle manière l'événement s'est produit.
- Examiner le blessé pour déceler l'évolution d'un étirement des chairs, d'une défense musculaire involontaire, d'une sensibilité, d'une douleur, d'une rigidité musculaire ou d'une sensibilité causée par le rebondissement de l'objet, de la diminution des bruits intestinaux, d'une hypotension et d'un état de choc.
- Ausculter les bruits intestinaux ; s'ils sont absents, on peut soupçonner un signe précoce de complication intrapéritonéale. S'il y a irritation péritonéale, on fait généralement dès que possible une cœliotomie (laparotomie ou incision chirurgicale dans la cavité abdominale).
- Inscrire au dossier tous les signes physiques à mesure qu'on examine le client.
- Faire attention aux blessures thoraciques qui accompagnent fréquemment les blessures intra-abdominales.

Soins d'urgence

Le traitement vise à réprimer l'hémorragie et à maintenir le volume sanguin.

1. Maintenir le client sur une civière, car tout mouvement peut amener la fragmentation d'un caillot dans un gros vaisseau et déclencher une hémorragie importante.
   a) S'assurer que les voies respiratoires sont libres et que les systèmes respiratoire, circulatoire et nerveux fonctionnent normalement.
   b) Couper les vêtements tout autour de la plaie.
   c) Évaluer le nombre de plaies.
   d) Vérifier s'il y a des blessures au niveau du visage et du périnée.
   e) Si le blessé est dans le coma, immobiliser le cou jusqu'à ce que des radiographies cervicales soient prises.
2. Évaluer les signes et les symptômes d'hémorragie. *Une hémorragie accompagne fréquemment une blessure abdominale*, surtout si le foie et la rate ont été touchés.
3. Réprimer l'hémorragie et maintenir le volume sanguin jusqu'au moment de l'intervention.
   a) Appliquer une compression au niveau des plaies externes et une occlusion au niveau des plaies thoraciques.
   b) Introduire un cathéter intraveineux pour assurer un remplacement liquidien rapide afin de restaurer la dynamique circulatoire.
   c) Surveiller l'apparition d'un état de choc après une réaction initiale au traitement par les transfusions : c'est souvent le premier signe d'une hémorragie interne.
4. Faire la succion du contenu de l'estomac avec une sonde gastrique. Cette intervention aide aussi à déceler les blessures gastriques et à prévenir des complications pulmonaires résultant d'une aspiration.
5. Couvrir les viscères abdominaux qui font saillie avec des pansements salins stériles afin de prévenir le dessèchement de ces viscères.
   a) Fléchir les genoux du client, car cette position empêchera qu'ils ne sortent davantage.
   b) Ne pas donner de liquides afin de diminuer le péristaltisme et de prévenir les vomissements.
6. Introduire un cathéter urétro-vésical à demeure pour vérifier la présence d'hématurie et enregistrer le débit urinaire.
7. Enregistrer constamment les signes vitaux, le débit urinaire, la pression veineuse centrale (si c'est demandé), l'état neurologique et les valeurs d'hématocrite.
8. Se préparer à faire une paracentèse ou un lavage péritonéal (*Encadré 61-3*) si l'on soupçonne une hémorragie intrapéritonéale.
9. En cas de blessure par arme blanche, se préparer à faire une péritonéographie pour déterminer s'il y a eu ou non pénétration jusqu'à la cavité péritonéale.
   a) On exécute une suture en bourse tout autour de la plaie.
   b) On introduit un cathéter de faible calibre par la plaie.
   c) On injecte une substance de contraste par le cathéter et des radiographies révéleront si la lame a pénétré jusqu'à la cavité péritonéale.
10. Assurer la prophylaxie antitétanique, comme cela est indiqué.
11. Administrer un antibiotique à large spectre pour prévenir l'infection, car la contamination bactérienne représente une complication fréquente (selon les causes et la nature de la plaie).
12. Si le client continue à montrer des signes d'état de choc, de perte de sang, d'épanchement gazeux, d'éviscération, d'hématurie, etc., le préparer en vue d'une opération.

Contusions abdominales

La *contusion abdominale* peut résulter d'un accident d'automobile, d'une chute ou d'un coup porté à l'abdomen. Ce type de traumatisme représente un défi à cause de l'existence possible de blessures cachées, qu'il est difficile de déceler. Les complications qui peuvent en résulter sont plus nombreuses que dans les cas de blessures pénétrantes. C'est particulièrement vrai lorsque la contusion concerne le foie, les reins, la rate et le pancréas. Les contusions abdominales sont souvent reliées aux blessures extra-abdominales localisées au thorax, à la tête, aux membres, etc., et l'évaluation ainsi que le traitement relatifs à ces dernières doivent être faits avant de s'occuper de la région abdominale.

Les manifestations cliniques relatives à la contusion abdominale comprennent la douleur (en particulier lors d'un mouvement), l'extrême sensibilité due à l'impact lui-même ou au rebond de l'objet (c'est un signe d'irritation péritonéale par le sang ou les liquides gastro-intestinaux), la défense musculaire et la diminution ou l'absence totale des bruits intestinaux.

Soins d'urgence

1. Réanimer et examiner en même temps le blessé.
2. Prendre en détail les événements qui se sont produits et les antécédents du client (bien que les renseignements soient souvent inexacts, trompeurs ou impossibles à obtenir).
   a) Nature de l'accident.
   b) Début des symptômes.
   c) Place occupée par le passager ; le conducteur souffre souvent d'une rupture de la rate ou du foie.
   d) Heure du dernier repas ou de la dernière prise de liquide.
   e) Le blessé a-t-il tendance à saigner ?
   f) De quelles maladies souffre-t-il et quels médicaments prend-il ?
   g) Contre quoi est-il immunisé ? (Est-il immunisé contre le tétanos, en particulier ?)
   h) Souffre-t-il d'allergies ?
3. Faire continuellement un examen physique : inspection, palpation, auscultation et percussion de l'abdomen. Les changements notés durant les examens ultérieurs peuvent révéler la présence d'une blessure abdominale non décelée.
   a) Éviter de déplacer le blessé jusqu'à ce que l'évaluation soit achevée. Tout mouvement risque de fragmenter un caillot et d'entraîner une hémorragie massive.
   b) Vérifier si la cage thoracique a subi des blessures, en particulier s'il existe des côtes inférieures fracturées.
   c) Examiner l'avant, les côtés et le dos de la partie inférieure du tronc pour déceler le bleuissement, l'asymétrie, les abrasions ou les contusions.
   d) Évaluer les signes et les symptômes de l'hémorragie qui accompagne fréquemment les traumatismes abdominaux, en particulier si le foie et la rate semblent avoir été atteints.
   e) Noter s'il existe des signes de sensibilité, de douleur à la palpation appuyée, de défense musculaire, de rigidité ou de spasmes.
      (1) Exercer une pression sur la région la plus sensible (celle que le blessé désignera).
      (2) Retirer rapidement les doigts ; la douleur peut être un signe d'irritation péritonéale.
   f) Vérifier l'existence d'une distension abdominale croissante. Évaluer le tour de taille au niveau de l'ombilic, dès l'admission ; cette mesure servira de guide pour évaluer les changements.
   g) Ausculter pour déceler l'existence de bruits intestinaux ; l'absence de tels bruits est un signe d'irritation péritonéale.
   h) Noter le manque de matité au niveau des organes comme le foie ou la rate, ce qui peut être une preuve

que de l'air s'est infiltré dans la région. La matité au niveau des régions qui contiennent des gaz en temps normal indique la présence de sang.
4. Aider à l'examen rectal ou vaginal, destiné à diagnostiquer une blessure du bassin, de la vessie et des intestins.
5. Éviter d'administrer des narcotiques durant la période d'observation, car ils peuvent masquer certains symptômes.
6. Surveiller soigneusement et fréquemment les signes vitaux qui peuvent représenter les seuls indices d'une hémorragie intra-abdominale.
7. Faire faire les analyses de laboratoire de base.
   a) L'analyse d'urines pour déceler des lésions des voies urinaires (hématurie) et pour surveiller la diurèse.
   b) Les taux d'hémoglobine et d'hématocrite relevés en série pour constater la présence ou non d'une hémorragie.
   c) La numération globulaire, car le nombre de globules rouges peut être très élevé en cas de rupture de la rate.
   d) Le taux d'amylase sérique dont la valeur élevée peut indiquer une blessure du pancréas ou un traumatisme intestinal.
8. Faire faire des radiographies abdominales et thoraciques, qui peuvent révéler la présence d'air sous le diaphragme, ce qui est un signe de perforation d'un viscère.
9. Se préparer à faire un lavage péritonéal pour constater ou non la présence de sang dans la cavité péritonéale (voir l'encadré 61-3) ; on arrive à diagnostiquer une lacération ou une hémorragie au niveau d'un organe grâce à l'examen macroscopique ou microscopique du liquide recueilli par le lavage péritonéal.
10. Aider à l'introduction de la sonde gastrique pour prévenir les vomissements et l'aspiration qui pourraient se produire. Il s'avère aussi très utile de décompresser le tube digestif (en enlevant l'air ou le liquide qui s'y trouve).
11. On doit hospitaliser un blessé soit à des fins d'observation, soit pour exécuter une laparotomie exploratoire (en particulier pour une hypotension réfractaire, une hémorragie qu'on ne peut réprimer, une éviscération, la présence d'air dans l'abdomen).

Blessures par écrasement

Les *blessures par écrasement* surviennent lorsqu'une personne est écrasée par des débris ou par une machine.

La première étape consiste à évaluer la présence de choc hypovolémique résultant de l'extravasation de sang et de plasma au niveau des tissus blessés, après le relâchement de la compression. L'extrémité atteinte peut être paralysée, œdémateuse, érythémateuse, tendue et dure, et la peau couverte de phlyctènes. Si le choc persiste, l'hypotension prolongée peut entraîner une altération du rein et une insuffisance rénale aiguë.

Soins d'urgence

1. Contrôler l'état de choc.

2. Observer attentivement la présence de signes d'insuffisance rénale aiguë. Une blessure dorsale peut causer une lésion rénale importante.

3. Immobiliser les blessures majeures aux tissus mous pour réprimer l'hémorragie et soulager la douleur dès le début.

4. Élever l'extrémité atteinte. Inciser l'aponévrose, si l'apport de sang est entravé, afin d'atténuer la pression du liquide extravasé.

5. Administrer des médicaments pour soulager la douleur et l'anxiété.

Blessures multiples

Le client atteint de blessures multiples requiert une approche d'équipe dirigée par une personne responsable pour assurer la coordination. À la suite du traumatisme, une diminution des fonctions corporelles peut conduire à des complications comme l'hypotension, un manque d'oxygène dans le sang et dans les organes importants, des arythmies et une insuffisance respiratoire et cardiaque. On pense aussi que le système immunitaire est affaibli, ce qui généralise la faiblesse de tous les organes. La mortalité dans ces cas de blessures varie selon leur gravité et le nombre de systèmes ou d'organes atteints.

Le traitement vise à déterminer l'étendue des blessures et à établir les priorités thérapeutiques. Il faut rétablir en premier lieu la libre circulation de l'air et soutenir la respiration et la circulation. En même temps, l'équipe d'urgence doit s'occuper de maintenir le blessé en vie. Dès que le client est revenu à lui, on coupe ses vêtements et on fait un rapide examen physique. On ne doit jamais déplacer un client gravement blessé.

Soins d'urgence

Faire un *rapide* examen physique pour vérifier si le client respire, saigne ou est en état de choc ; déterminer l'état de ses réactions et noter s'il souffre de blessures graves ou de fractures (voir la figure 61-7). Certaines des techniques de soins présentées ci-dessous doivent être effectuées simultanément si la vie du client est en danger. Ces techniques sont indiquées par un astérisque (*).

1. Rétablir une respiration libre. *
   a) Noter les caractéristiques et le degré de symétrie des mouvements respiratoires et le type de respiration. Ausculter la poitrine.
   b) Demander au client conscient s'il éprouve des difficultés à respirer et s'il ressent des douleurs thoraciques.
   c) Faire une succion pour nettoyer la trachée et l'arbre bronchique.
   d) Introduire une canule oropharyngée pour éviter l'occlusion par la langue.
   e) Ventiler le client (ensemble masque et ballon) pour soulager l'hypoxie.
   f) Se préparer pour une intubation endotrachéale (voir à la page 1421) si l'on ne peut pas maintenir un libre passage de l'air.
   g) Soupçonner des blessures intrathoraciques graves si la détresse respiratoire persiste après la libération des voies respiratoires. Voir aux pages 435 à 439 concernant les soins à donner en cas de blessures au thorax.

2. Évaluer la fonction cardiaque et traiter l'arrêt cardiaque. L'hypoxie, l'acidose métabolique et le traumatisme thoracique peuvent déclencher l'arrêt cardiaque. *
   a) Pour l'arrêt cardiaque, commencer le massage cardiaque à thorax fermé et la ventilation (voir à la page 494).
   b) Si le thorax est instable (volet costal), il faut faire une thoracotomie d'urgence et un massage manuel.
   c) Donner du bicarbonate de sodium (par intraveineuse) pour compenser l'acidose, si c'est nécessaire. Les blessés graves qui ont des traumatismes respiratoires et circulatoires peuvent souffrir d'acidose métabolique.

3. Réprimer l'hémorragie. *
   a) Appliquer une pression sur les points de saignement, si l'hémorragie est évidente.
   b) S'attendre à une perte importante de sang chez les clients ayant une fracture du corps du fémur, des fractures multiples ou un traumatisme majeur au bassin.
   c) Utiliser la méthode du tourniquet si l'hémorragie artérielle est importante au niveau des membres et si la pression ne suffit pas à l'arrêter.
   d) Se préparer à une intervention chirurgicale immédiate, si le client présente une hémorragie interne.

4. Prévenir et traiter le choc hypovolémique.
   a) Introduire au moins deux (sinon quatre) tubes à intraveineuse, l'un au-dessus du diaphragme et l'autre au-dessous. Faire une dissection veineuse si nécessaire.
   b) Prélever des échantillons de sang pour les analyses de laboratoire, si c'est indiqué (détermination du groupe sanguin, épreuve de compatibilité croisée, numération globulaire de base, électrolytes, azote uréique, glucose, temps de prothrombine).
   c) Introduire un cathéter dans la veine centrale pour surveiller la réaction du client à la perfusion liquidienne, pour prévenir la surcharge et pour donner des liquides.
   d) Commencer la perfusion intraveineuse.
      (1) Donner une solution physiologique, du plasma ou une fraction de protéines plasmatiques en quantité suffisante pour maintenir la pression artérielle jusqu'à ce qu'on puisse faire une transfusion sanguine.
      (2) Donner du sang, selon la prescription. Les transfusions massives ont un effet de refroidissement tel qu'elles peuvent provoquer une irritabilité cardiaque et un arrêt cardiaque ; il faut donner du sang préalablement réchauffé.
   e) Administrer la perfusion intraveineuse assez rapidement pour garder la pression veineuse centrale entre 5 cm et 15 cm d'eau ; surveiller les variations qui peuvent se produire (paramètres importants).
   f) Introduire un cathéter urétro-vésical à demeure pour surveiller la diurèse. Ne pas forcer la pénétration du cathéter, ce qui pourrait rompre l'urètre.

Encadré 61-3   Lavage péritonéal

Le *lavage péritonéal* est une technique qui consiste à irriguer le péritoine et à examiner le liquide de lavage afin d'évaluer les conséquences de la blessure abdominale.

Objectifs

1. Déceler une hémorragie intra-abdominale à la suite d'un accident.
2. Noter les lésions qui exigent un traitement chirurgical.
3. Identifier les blessés chez qui les résultats sont équivoques.
4. Éviter toute opération inutile, en particulier chez les personnes dont l'état de conscience est perturbé (par suite de traumatismes crâniens, à cause des médicaments ou de l'alcool) et lorsque les examens physiques ne sont pas fiables (lésion de la moelle épinière).

Contre-indications

1. Cicatrices abdominales multiples
2. Grossesse

Matériel

Plateau à dialyse péritonéale
Solution stérile (solution de Ringer avec lactate et solution saline normale)
Nécessaire à intraveineuse
Cathéter à dialyse péritonéale (avec perforations nombreuses)
Anesthésiant local cutané, gants stériles

MARCHE À SUIVRE

Rôle de l'infirmière	Raison
Phase préparatoire	
1. Expliquer le déroulement des opérations au client ; veiller à ce que la feuille de consentement soit signée.	
2. Vider la vessie (par un cathétérisme, si c'est nécessaire).	2. Pour éviter une perforation vésicale.
3. Préparer l'abdomen comme pour une opération.	3. Pour réduire ou éliminer les bactéries superficielles et pour diminuer les possibilités de contamination et d'infection de la plaie.
4. Remplir le tube à intraveineuse avec la solution en suivant une technique d'asepsie rigoureuse.	
Phase opératoire (pratiquée par le médecin)	
1. Infiltration de la peau à 2 cm ou 3 cm au-dessous de l'ombilic, sur la ligne médiane, avec un anesthésiant local.	1. La zone médiane est très peu vascularisée.
2. Incision verticale en direction de la ligne blanche.	
3. Compression locale pour bloquer l'écoulement dans les capillaires. Ligature des vaisseaux qui saignent.	3. Évite qu'on fasse une confusion avec une hémorragie intra-abdominale.

g) Surveiller l'électrocardiogramme pour noter les variations.

h) Continuer à faire une évaluation clinique pour constater l'amélioration ou la détérioration de l'état du blessé ; l'augmentation du degré de réaction, le réchauffement cutané, la vitesse de remplissage des capillaires, etc., montrent que l'état de choc s'améliore.

i) Se préparer pour une intervention chirurgicale immédiate si le blessé ne réagit ni aux perfusions liquidiennes ni aux transfusions sanguines. L'impossibilité de rétablir la pression artérielle et le volume circulatoire indique généralement une hémorragie interne majeure.

5. Évaluer les blessures à la tête et au cou.

a) Définir clairement l'état neurologique de base du client par son niveau de réaction, le diamètre et la réaction de ses pupilles, ainsi que sa force motrice et ses réflexes.

b) Prendre des radiographies du cou (et du thorax) ; en cas de blessure de la colonne cervicale, mettre un collier cervical rigide au client.

c) Surveiller la pression intracrânienne (voir à la page 1179).

Encadré 61-3 Lavage péritonéal (*suite*)

Rôle de l'infirmière	Raison

Rôle de l'infirmière

4. Dégagement à vue du péritoine et mise en place d'un cathéter à dialyse péritonéale à l'intérieur de la cavité péritonéale.

5. Raccordement du cathéter à une seringue et succion du contenu de la cavité péritonéale.

6. S'il n'y a pas de sang, on relie le cathéter à la tubulure à intraveineuse : injection de 500 mL à 1 000 mL de solution dans la cavité péritonéale par le tube relié au cathéter à dialyse.

7. Fermer le presse-tube. Décrocher le flacon à intraveineuse vide et le déposer à terre.

8. Détacher la prise d'air du bouchon de caoutchouc en enlevant le tube à intraveineuse. Réintroduire ce tube à même l'ouverture de la prise d'air. Ouvrir le presse-tube pour permettre de siphonner le liquide hors de la cavité abdominale.

9. On examine à l'œil nu le liquide recueilli à partir de la cavité péritonéale, puis on l'envoie au laboratoire pour le comptage cellulaire et l'examen microscopique d'un échantillon centrifugé.

Raison

5. Si l'on obtient une grande quantité de sang (ou de bile ou de contenu intestinal), la ponction est positive et on prépare le client pour une laparotomie immédiate (incision de la cavité abdominale).

6. Si l'état du blessé le permet, on peut le retourner d'un côté à l'autre pour s'assurer que la solution baigne toute la cavité abdominale.

7. Le fait de mettre le flacon à terre crée un effet de siphon, qui pompera le liquide en excédent. On siphonne ainsi le plus de liquide possible hors de la cavité abdominale.

Interprétation

1. *Examen macroscopique (à l'œil nu)*
   Si l'on est incapable de lire un texte au travers du tube à intraveineuse, cela signifie généralement que la quantité de sang présente est suffisante pour nécessiter une laparotomie.

2. *Résultats de laboratoire (cas d'un test positif)*
   Succion facile du sang ou liquide sanguinolent en grande quantité
   Numération érythrocytaire supérieure à 100 000/mm³
   Numération leucocytaire supérieure à 500/mm³
   Présence de bactéries — cas pathologique
   Présence de bile — cas pathologique

1. Si les résultats sont positifs, on fait généralement une laparotomie ; dans le cas contraire, on retire le cathéter et on referme la plaie.

2. Si les résultats sont ambigus, on laisse le cathéter en place et on recommence l'opération de lavage. Si les résultats sont légèrement positifs, on fait une échographie et une artériographie, à condition que l'état du client reste stationnaire.

Suivi

1. Examiner le client pour déceler des complications possibles.

2. Surveiller de près le client pour toute sorte de détérioration de son état.

1. Les complications comprennent les problèmes de la plaie, le traumatisme viscéral et le retour liquidien défectueux.

2. On devra faire des *examens physiques répétés* si l'on soupçonne la présence d'un traumatisme intra-abdominal.

6. Administrer de la dexaméthazone selon la prescription. Les corticostéroïdes semblent protéger la fonction pulmonaire chez les clients qui souffrent de blessures multiples et ils aident à prévenir les insuffisances pulmonaires post-traumatiques. (Cependant, ces effets paraissent controversés.)

7. Immobiliser les fractures pour prévenir un traumatisme ultérieur aux tissus mous et aux vaisseaux sanguins et pour soulager la douleur ; noter la présence ou l'absence de pouls au niveau des membres fracturés.

8. Évaluer le client pour déceler la présence de blessures gastro-intestinales.

   a) Examiner le client régulièrement pour déceler la présence de douleur abdominale, de rigidité musculaire, de sensibilité, de douleur à la palpation appuyée, de bruits intestinaux diminués, d'hypotension et de choc.

   b) Se préparer au lavage péritonéal pour évaluer une hémorragie possible.

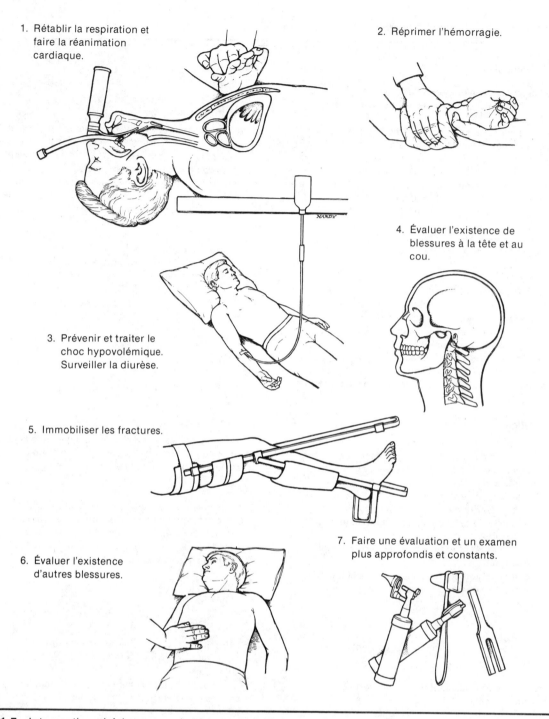

1. Rétablir la respiration et faire la réanimation cardiaque.

2. Réprimer l'hémorragie.

3. Prévenir et traiter le choc hypovolémique. Surveiller la diurèse.

4. Évaluer l'existence de blessures à la tête et au cou.

5. Immobiliser les fractures.

6. Évaluer l'existence d'autres blessures.

7. Faire une évaluation et un examen plus approfondis et constants.

Figure 61-7   Interventions à faire en cas de blessures multiples.

c) Introduire une sonde gastrique si l'on soupçonne des hémorragies digestives hautes ou s'il y a distension de l'estomac due à la présence de gaz; cela diminuera l'incidence de vomissement et d'aspiration.

d) Se préparer à une laparotomie, si le client montre des signes continus d'hémorragie non localisée et de détérioration.

9. Continuer à surveiller la diurèse toutes les heures; elle est à l'image du débit cardiaque et de l'état de perfusion des viscères.

a) Évaluer l'hématurie et l'oligurie.

b) Reporter toutes les valeurs au dossier.

10. Évaluer l'existence d'autres blessures et commencer le traitement approprié sans oublier l'immunisation antitétanique.

11. Faire un examen physique plus approfondi après la réanimation du blessé et le traitement des priorités énumérées ci-dessus.

☐ FRACTURES

La façon de traiter une fracture peut déterminer le pronostic et entraîner la guérison du client ou une infirmité. En examinant une fracture, on doit tenir la partie délicatement en la manipulant le moins possible ; on doit aussi couper les vêtements afin de minimiser le traumatisme dans cette région. On évalue la douleur au-dessus ou près de l'os ; on cherche tout signe de tuméfaction (du sang, de la lymphe et de l'exsudat infiltrant le tissu) et de perturbation circulatoire. On vérifie la présence d'ecchymoses, de sensibilité et de crépitation. Il faut se rappeler *que le client peut avoir des fractures multiples accompagnées de blessures sérieuses à la tête, au thorax et ailleurs.*

Soins d'urgence

A. Être attentif à l'état général du client. S'il y a possibilité de fractures multiples, le client doit être complètement dévêtu, puis couvert d'un drap. On l'examine à intervalles réguliers.
  1. Évaluer la présence de difficultés respiratoires résultant d'un œdème dû aux blessures du visage et du cou, d'une accumulation de sécrétions dans les voies respiratoires, etc.
    a) Examiner le thorax pour déceler tout signe de plaies thoraciques pénétrantes, de pneumothorax, de volet costal, etc.
    b) Se préparer à une intubation trachéale ou à une trachéotomie d'urgence.
  2. Réprimer l'hémorragie.
    a) Arrêter l'hémorragie veineuse en appliquant une pression directe et une pression du doigt sur l'artère la plus proche du siège de l'hémorragie.
    b) Penser à une hémorragie interne (pleurale, péricardique ou abdominale), en présence d'un choc continu et de blessures au thorax et à l'abdomen.
  3. Traiter l'état de choc qui résulte habituellement de la perte sanguine et de la douleur, chez les clients présentant des fractures.
    a) Déterminer s'il y a une baisse de la pression artérielle, si la peau est froide et moite, et si le pouls est rapide et filiforme.
    b) Se rappeler que la perte d'une quantité importante de sang peut accompagner les fractures du fémur et du bassin.
    c) Maintenir la pression artérielle par des perfusions intraveineuses, du plasma ou des succédanés du plasma sanguin.
    d) Faire les transfusions sanguines ou donner des composés sanguins dès que du sang est disponible.
    e) Administrer de l'oxygène, car une gêne cardio-pulmonaire diminue l'apport d'oxygène aux tissus et entraîne un collapsus circulatoire.
    f) Administrer des analgésiques pour soulager la douleur. (L'immobilisation des extrémités et le soulagement de la douleur sont essentiels dans le traitement du choc accompagnant les fractures).
    g) Vérifier s'il existe des blessures à la tête, au thorax ou ailleurs.

B. Examiner le(s) membre(s) fracturé(s).
  1. Observer le corps en entier, en faisant un examen clinique complet ; rechercher la présence de lacérations, de tuméfactions et de déformations.
  2. Rechercher la présence d'*angulation*, de *raccourcissement* et de *rotation*.
  3. Palper le pouls en aval de la fracture du membre. Vérifier tous les pouls périphériques.
  4. Déterminer la région de sensibilité et l'importance de la perte de fonction ; noter toute pâleur, froideur, diminution ou absence dans les pulsations ; ces signes indiquent une atteinte des nerfs ou un apport sanguin inadéquat.
  5. Bouger le membre délicatement et aussi peu que possible.

C. Appliquer une attelle avant de déplacer le client, ce qui soulage la douleur, améliore la circulation, prévient une blessure ultérieure aux tissus et empêche une fracture fermée de devenir une fracture ouverte.
  1. Immobiliser l'articulation au-dessus et au-dessous de la fracture.
     Placer une main en aval de la fracture et faire une certaine traction en plaçant l'autre main sous la fracture pour la soutenir.
  2. Étendre les attelles bien au-delà des articulations adjacentes à la fracture.
    a) Utiliser les vêtements du client (chemise, cravate) comme rembourrage, s'il n'y a rien d'autre de disponible.
    b) Utiliser des journaux, des revues, des oreillers, des branches d'arbre et des planches, comme attelles, s'il n'y a rien d'autre de disponible. Des attelles perfectionnées sont disponibles dans les ambulances et les centres hospitaliers.
    c) Immobiliser les articulations en position fonctionnelle.
  3. Vérifier l'état vasculaire de l'extrémité après l'immobilisation ; vérifier la couleur, la température, le pouls, la pâleur du lit unguéal.
  4. Évaluer la présence de troubles neurologiques causés par la fracture.
  5. Appliquer un pansement stérile si la fracture est ouverte.

D. Chercher la cause de toute plainte relative à une douleur ou à une pression.
E. Transporter le client avec précaution.
F. Voir aux pages 1309 à 1328 pour le traitement des fractures selon leur siège.

☐ COUP DE CHALEUR

Le *coup de chaleur* est une urgence médicale de type aigu, causée par une insuffisance des mécanismes régulateurs de la chaleur lors des vagues de chaleur, et en particulier lorsque le taux d'humidité est élevé. Les personnes à risque sont celles qui ne sont pas habituées à s'exposer à la chaleur, celles qui ont un âge avancé, celles qui sont incapables de prendre soin d'elles-mêmes, celles qui souffrent de maladies chroniques et débilitantes et celles qui prennent certains médicaments comme les tranquillisants, les anticholinergiques, les diurétiques et le propranolol. Une autre forme de coup de chaleur, le *coup de chaleur survenant au cours d'un exercice physique intense*, est une cause importante de mort chez les athlètes.

Le coup de chaleur cause des lésions thermiques à l'échelle cellulaire et il en résulte des lésions importantes au niveau du cœur, du foie, des reins et du système de coagulation du sang. L'examen du client exige qu'on note les paramètres concernant le dérèglement grave du système nerveux central (confusion, délire, comportement bizarre, coma), la fièvre (40,6°C ou plus), la température cutanée élevée, la peau sèche et généralement l'absence de transpiration.

Soins d'urgence

Le traitement vise à faire baisser la fièvre aussi rapidement que possible. La mortalité est fonction de la durée de l'hyperthermie.

1. Réduire la température corporelle à 39°C (température rectale) aussi vite que possible. La surveiller constamment pour éviter l'hypothermie. Si possible, utiliser une sonde à thermistance et la laisser en place. Les méthodes destinées à abaisser la température sont les suivantes :
   a) immerger le blessé dans un bain d'eau glacée. Lui masser les extrémités et la peau durant toute l'immersion (ce qui améliore la circulation et maintient la vaso-dilatation cutanée) ;
   b) donner des bains d'éponge continus avec de l'eau glacée ; faire fonctionner un ventilateur en direction du blessé afin d'augmenter l'évaporation ;
   c) si la température ne baisse pas, administrer des lavements d'eau saline glacée.
2. Surveiller de près le blessé ; les signes vitaux, l'électrocardiogramme, la pression veineuse centrale et le degré de réaction varient selon les changements rapides de la température corporelle.
3. Administrer de l'oxygène pour répondre aux besoins tissulaires exagérés par l'hypermétabolisme. Mettre en place une sonde endotrachéale à ballonnet et la relier à un respirateur, si nécessaire, pour compenser l'insuffisance du système cardio-pulmonaire.
4. Commencer la perfusion intraveineuse, selon la prescription, pour remplacer les pertes liquidiennes et pour maintenir une circulation adéquate ; l'administrer lentement pour éviter une lésion du myocarde due à la température corporelle élevée et à la fonction rénale affaiblie.
5. Fournir les soins de soutien comme ils sont prescrits :
   a) dialyse en cas d'insuffisance rénale ;
   b) diurétiques (mannitol) pour favoriser la diurèse ; surveiller de près la pression artérielle pour éviter l'hypotension ;
   c) anticonvulsivants pour supprimer les crises d'épilepsie ;
   d) potassium pour l'hypokaliémie et bicarbonate de sodium pour corriger l'acidose métabolique, en fonction des résultats de laboratoire.
6. Mesurer la diurèse. Il faut craindre une nécrose aiguë des tubules rénaux.
7. Continuer à surveiller l'électrocardiogramme à cause de la possibilité d'ischémie ou d'infarctus du myocarde.
8. Faire une série de tests concernant les diathèses hémorragiques (coagulation intravasculaire disséminée) et les enzymes sériques pour estimer la gravité de l'hypoxie thermique aux niveaux hépatique et musculaire.
9. Faire admettre le client dans une unité de soins intensifs, car il peut se produire des lésions permanentes au niveau du foie, du cœur et du système nerveux central.
10. *Éducation du client :*
    a) aviser le client d'éviter une réexposition immédiate à des températures élevées, auxquelles il restera sensible très longtemps ;
    b) insister sur l'importance de prendre beaucoup de liquides, de porter des vêtements légers et de réduire ses activités lorsqu'il fait chaud ;
    c) les athlètes doivent surveiller leurs pertes liquidiennes, remplacer les liquides et commencer graduellement leur entraînement physique afin d'habituer leur corps aux efforts qu'on va exiger de lui.

☐ BLESSURES PAR LE FROID

Gelure

La gelure est un traumatisme causé par une exposition au froid intense, qui entraîne la congélation des liquides cellulaires et interstitiels et qui lèse les vaisseaux. Les pieds, les mains, le nez et les oreilles sont les parties les plus sensibles aux gelures. Lorsqu'un doigt est gelé, il devient dur, froid et sensible au toucher ; il blanchit ou se couvre de taches bleu-blanc. On ne connaît pas toujours l'étendue des lésions lorsqu'on commence à examiner le client.

Soins d'urgence

Le traitement vise à rétablir la température corporelle normale.

1. Interdire au client de marcher si les membres inférieurs sont gelés.
2. Enlever tous les vêtements qui serrent.
3. Réchauffer rapidement les membres à une température variant entre 38°C et 42°C, en utilisant un bain tourbillon, jusqu'à ce que les extrémités des parties blessées commencent à rougir (il faut compter environ 20 min). La rougeur indique que la circulation et la vaso-dilatation sont parfaitement rétablies. Un dégel précoce peut limiter la perte tissulaire.
   a) Administrer un analgésique, car le dégel peut être très douloureux.
   b) Manipuler avec soin les régions touchées pour éviter les lésions mécaniques.
   c) Protéger la région gelée ; ne pas ouvrir les ampoules qui peuvent apparaître une heure ou quelques jours après le réchauffement.
   d) Placer de la gaze ou du coton stérile entre les doigts et les orteils pour prévenir la macération.
   e) Surélever la région blessée pour permettre de réduire la tuméfaction.
   f) Installer un cerceau de lit pour éviter que la literie ne touche les pieds atteints.

4. Faire un examen physique pour déceler des blessures concomitantes (lésions des tissus mous, déshydratation, coma alcoolique, embolie graisseuse).

5. Rétablir l'équilibre électrolytique, car la déshydratation et l'hypovolémie sont fréquentes.

6. Utiliser l'isolement pour protéger le client en suivant une technique stérile (draps, blouse, gants, masque stériles), car les clients qui souffrent de gelures sont sujets à l'infection.

7. Assurer la prophylaxie antitétanique selon le type de traumatisme qui accompagne la gelure.

8. On peut adopter les mesures suivantes dans certains cas appropriés :
   a) bain tourbillon (avec un désinfectant) pour les membres blessés ; cette mesure améliore la circulation, débride les tissus nécrosés et aide à prévenir l'infection ;
   b) incision des escarres pour prévenir une aggravation des lésions tissulaires, pour rétablir la circulation et pour permettre le mouvement de l'articulation ;
   c) aponévrotomie pour soigner le syndrome du compartiment ;
   d) sympathectomie en cas de nécrose grave.

9. Encourager le client à bouger toutes les heures les doigts ou les orteils atteints pour en favoriser le fonctionnement maximal et pour prévenir les contractures.

10. Interdire l'usage du tabac à cause de ses effets de vaso-constriction.

Hypothermie accidentelle

L'*hypothermie accidentelle* se produit à la suite d'une exposition au froid, et la température interne peut descendre au-dessous de 35°C.

La détérioration se produit progressivement en s'accompagnant d'apathie, d'une intelligence affaiblie, d'ataxie, de dysarthrie, de somnolence et éventuellement de coma. Les frissons sont supprimés à une température au-dessous de 32,2°C. Au-dessous de cette température, les mécanismes d'autoréchauffement de l'organisme deviennent inefficaces. Le battement cardiaque et la pression artérielle peuvent être si faibles que la pulsation périphérique devient impalpable. Des irrégularités cardiaques peuvent aussi se manifester, ainsi que l'hypoxémie et l'acidose.

Soins d'urgence

Le traitement consiste à poursuivre une surveillance continue, à réchauffer le corps et à fournir des soins de soutien.

1. Surveiller le client : signes vitaux, pression veineuse centrale, diurèse, gaz artériels, analyses de sang (azote uréique, créatinine, glucose, électrolytes), radiographie.
   a) Surveiller la température interne à l'aide d'une sonde thermique œsophagienne ou rectale.
   b) Effectuer une surveillance continue par l'électrocardiogramme. Le froid rend le myocarde irritable, ce qui entraîne des troubles de conduction, surtout la fibrillation ventriculaire.
   c) Maintenir une voie artérielle afin de mesurer la pression artérielle et de prélever facilement des échantillons de sang.

2. Réchauffer le client par des méthodes actives internes ou externes, ou par des méthodes passives ou spontanées. L'utilisation de toutes ces méthodes en même temps fait l'objet de controverses.

3. Les soins de soutien durant le réchauffement comprennent :
   a) le massage cardiaque externe si cela est indiqué ;
   b) la ventilation artificielle avec pression positive en fin d'expiration, et avec de l'oxygène réchauffé et humidifié pour maintenir l'oxygénation tissulaire ;
   c) la perfusion intraveineuse de liquides (réchauffés) pour corriger l'hypotension et pour maintenir la diurèse ;
   d) la perfusion de bicarbonate de sodium pour corriger l'acidose métabolique ;
   e) la défibrillation électrique des ventricules ;
   f) l'administration de médicaments pour le traitement de l'arythmie cardiaque si nécessaire ;
   g) la mise en place d'un cathéter urétro-vésical à demeure pour surveiller l'état liquidien.

☐ CHOC ANAPHYLACTIQUE

Le *choc anaphylactique* est une réaction d'hypersensibilité systémique aiguë, qui se produit quelques secondes ou quelques minutes après une exposition à des substances étrangères comme des sérums, des médicaments ou des venins d'insectes. L'administration répétée d'agents thérapeutiques parentéraux ou oraux peut également déclencher une réaction anaphylactique.

Le choc anaphylactique est le résultat d'une interaction entre un antigène et un anticorps chez un individu sensibilisé qui, par suite d'une exposition antérieure, a fabriqué une variété spéciale d'anticorps (immunoglobuline) spécifique de cet allergène particulier. L'immunoglobuline IgE est responsable de la grande majorité des cas d'allergies humaines ; l'individu devient sensible à un antigène particulier, une fois qu'il a fabriqué l'IgE correspondant à cet antigène.

Le choc anaphylactique entraîne toute une série de manifestations cliniques.

- Les *signes respiratoires* comprennent : (1) la détresse respiratoire possible, qui progresse rapidement et qui est causée par un bronchospasme ou un œdème du larynx ; (2) l'éternuement et la toux ; (3) l'oppression thoracique ; et (4) d'autres difficultés respiratoires, comme la respiration bruyante, la dyspnée et la cyanose.

- Les *manifestations cutanées* apparaissent sous forme de rougeur avec une sensation de chaleur et d'érythème diffus. *Un prurit généralisé sur tout le corps indique le développement d'une réaction systémique généralisée.* De l'urticaire peut aussi apparaître. Quand un œdème de Quincke facial se développe, un œdème des voies respiratoires supérieures peut survenir.

- Les *manifestations cardio-vasculaires* comprennent la tachycardie ou la bradycardie et le collapsus vasculaire périphérique, qui se manifeste par la pâleur, le pouls imperceptible, la chute de la pression artérielle et l'insuffisance circulatoire conduisant au coma et à la mort.

- Les *troubles gastro-intestinaux*, comme les nausées et les vomissements, les coliques abdominales ou la diarrhée, peuvent contribuer à l'état général de malaise.

Soins d'urgence

1. Rétablir la respiration pendant qu'une autre personne administre de l'adrénaline.
   a) Tourner le visage du client sur le côté et soutenir la mâchoire.
   b) Mettre en place une sonde oropharyngée ou endotrachéale ; faire une succion oropharyngée en cas de sécrétions excessives.
   c) Employer des méthodes de réanimation (en particulier pour le client dont la respiration est sifflante et qui souffre d'un œdème pulmonaire progressif).
   d) En cas d'œdème de la glotte, inciser le ligament crico-thyroïdien pour permettre à l'air de passer.
   e) Faire une oxygénothérapie à pression positive à l'aide du masque et du ballon à compression.
   f) Faire un massage cardiaque à thorax fermé, si nécessaire.
2. Administrer de l'adrénaline en solution aqueuse, selon la prescription pour obtenir un soulagement rapide de la réaction d'hypersensibilité. Une autre personne, pendant ce temps, rétablit la respiration. Le choix du mode d'administration de l'adrénaline doit se faire avec circonspection.
   a) Voie sous-cutanée si les symptômes sont atténués et d'ordre général.
   b) Voie intramusculaire ou sublinguale lorsque la réaction est plus grave et ne fait qu'empirer, ou lorsque le collapsus vasculaire risque d'inhiber l'absorption.
   c) Voie intraveineuse (adrénaline diluée dans une solution physiologique administrée *lentement*) que l'on choisit en de rares circonstances, c'est-à-dire en cas de perte totale de la conscience et de collapsus cardio-vasculaire grave ; cette méthode peut déclencher des arythmies cardiaques.
3. Appliquer un tourniquet au-dessus du point d'injection, si le choc anaphylactique suit une injection (ou piqûre d'insecte), pour retarder l'absorption de l'antigène.
   a) Infiltrer de l'adrénaline dans le point d'injection selon l'indication.
   b) Desserrer le tourniquet à intervalles réguliers pour rétablir la circulation dans le membre.
4. Commencer la perfusion intraveineuse d'une solution physiologique en cas d'hypotension.

Soins additionnels selon l'indication

5. Administrer des antihistaminiques comme le chlorhydrate de diphénydramine (Benadryl) par voie intramusculaire pour empêcher que l'histamine ne se lie aux cellules cibles.
6. Administrer *lentement* par voie intraveineuse de l'aminophylline durant toute la période de bronchospasmes et de sifflements. Surveiller les signes vitaux.
7. Soigner l'hypotension prolongée par des cristalloïdes ou des colloïdes et des vaso-presseurs ; surveiller la pression artérielle. En cas de débit cardiaque faible, faire une perfusion d'isoprotérénol ou de dopamine.
8. Administrer de l'oxygène en cas de déficience respiratoire ou cardio-vasculaire importante.
9. Surveiller les arythmies et l'arrêt cardio-respiratoire qui peuvent survenir.
10. En cas de convulsions, faire une injection intraveineuse de barbituriques ou de diazépam à action rapide durant quelques minutes.
11. Administrer des corticostéroïdes en cas de réaction prolongée et d'hypotension ou de bronchospasmes persistants.

Mesures préventives

1. Être conscient du danger d'un choc anaphylactique et des premiers signes d'anaphylaxie.
2. Demander au client s'il a déjà fait des allergies aux médicaments ; si oui, ne pas administrer de médication ou d'injection.
3. Interroger le client avant d'administrer un sérum étranger ou d'autres agents antigéniques pour déterminer s'il les a déjà reçus.
4. Lui demander s'il a déjà fait des réactions allergiques à la nourriture ou au pollen.
5. Éviter d'administrer des médicaments aux clients présentant de l'asthme, de la fièvre des foins et d'autres troubles allergiques, sauf en cas d'absolue nécessité.
6. Éviter d'administrer des médicaments par voie parentérale, sauf en cas d'absolue nécessité, car les réactions anaphylactiques sont plus fréquentes par ce mode d'administration.
7. Faire des tests de sensibilisation cutanée avant d'administrer certaines substances qu'on sait capables de déclencher des réactions anaphylactiques, comme le sérum chevalin. Mais attention, de tels tests peuvent déclencher l'anaphylaxie chez les individus hypersensibles.
   a) Un résultat négatif ne signifie pas toujours la sécurité absolue.
   b) Par mesure de précaution, avoir à sa disposition de l'adrénaline et l'équipement destiné aux perfusions intraveineuses, à l'intubation et à la trachéotomie.
8. Si le client est soigné en clinique externe, le garder au moins 30 min après lui avoir injecté une substance quelconque. Avertir le client de l'importance de revenir si des symptômes surviennent.
9. Recommander aux clients sensibles aux piqûres d'insectes de porter sur eux le matériel nécessaire pour traiter celles-ci (tourniquet, adrénaline).
10. Encourager les individus allergiques à porter un bracelet d'identification.

☐ INTOXICATION

Un *poison* est une substance quelconque qui, lorsqu'elle est ingérée, inhalée, absorbée, appliquée sur la peau ou créée par l'organisme en quantités relativement minimes, a un effet nocif sur l'organisme par son action chimique. L'intoxication par inhalation et ingestion de substances toxiques (de façon accidentelle ou délibérée) constitue un danger majeur pour la santé. L'intoxication est un problème qui ne cesse de prendre de l'ampleur.

Poisons ingérés

Les objectifs du traitement d'urgence sont : (1) d'éliminer ou de rendre inoffensif le poison avant son absorption, (2) d'administrer des soins de soutien, (3) d'employer l'antidote spécifique et (4) d'accélérer l'élimination du poison absorbé.

Soins généraux

1. Tâcher de connaître la nature et la quantité du produit avalé, le temps écoulé depuis l'ingestion, les symptômes survenus, l'âge et la masse de la victime ainsi que ses antécédents cliniques. Appeler le centre antipoison le plus proche si le poison avalé n'est pas connu ou, s'il est connu, pour en identifier l'antidote.
2. Maintenir l'intégrité des voies aériennes ; en l'absence de lésion cérébrale ou rénale, le pronostic repose grandement sur un traitement efficace des systèmes circulatoire et respiratoire.
   a) Donner la respiration artificielle en cas d'insuffisance respiratoire. La pression positive en fin d'expiration peut permettre aux alvéoles de se gonfler (masque avec ballon).
   b) Administrer de l'oxygène pour combattre la dépression respiratoire, l'inconscience, la cyanose et l'état de choc.
   c) Prélever des échantillons de sang artériel pour mesurer le pH et les pressions des gaz sanguins.
   d) Prévenir l'aspiration du contenu gastrique en changeant la position du client, en utilisant une canule oropharyngée et en effectuant une succion.
   e) Stabiliser la fonction cardio-vasculaire.
   f) Mettre en place une sonde vésicale à demeure pour surveiller la fonction rénale.
   g) Évaluer l'état du système nerveux central.
3. Donner des soins de soutien, car plusieurs systèmes peuvent avoir été touchés si plusieurs substances ont été avalées.
   a) Soigner l'état de choc de façon appropriée.
   b) Surveiller l'électrocardiogramme, car certains agents peuvent être toxiques pour le système cardio-vasculaire.
4. Faire un lavage gastrique ou provoquer le vomissement si l'état du client exige d'éviter l'absorption des substances ingérées ; mettre de côté le résidu gastrique pour dépistage toxicologique.
5. Soutenir le client qui a des convulsions ; certains poisons excitent le système nerveux central, mais le client peut aussi avoir des convulsions par manque d'oxygène.
6. Administrer un traitement spécifique. Administrer un antidote chimique spécial ou un antagoniste pharmacologique spécifique dès que possible.
7. Surveiller la pression veineuse centrale selon l'indication.
8. Surveiller la venue d'un déséquilibre hydro-électrolytique.
9. Faire baisser la température.
10. Administrer des analgésiques avec prudence ; une douleur aiguë entraîne un collapsus vaso-moteur et une inhibition réflexe des fonctions physiologiques normales.
11. La surveillance infirmière doit être constante, avec une attention particulière au client comateux ; le coma dû à une intoxication résulte d'une interférence avec la fonction cellulaire cérébrale ou le métabolisme.
12. Participer aux opérations destinées à accélérer l'évacuation des substances ingérées : diurèse forcée, modification du pH urinaire, dialyse.
13. Aider à mettre de côté et à l'abri les échantillons de sang, d'urine, les contenus gastriques et les vomissures.

Poisons corrosifs

Les poisons corrosifs comprennent : les *substances acides* ; les *substances qui ressemblent à des acides*, comme le sulfate acide de sodium (détergents pour la cuvette des toilettes), l'acide acétique, l'acide sulfurique, l'acide nitrique, l'acide oxalique, l'acide hydro-fluorique (décapant pour la rouille), l'iode ou le nitrate d'argent ; les *corrosifs alcalins*, comme l'hydroxyde de sodium (lessive, nettoyeurs pour tuyauterie), les détergents pour la vaisselle, le carbonate de sodium (soude du commerce), l'ammoniaque et l'hypochlorite de sodium (agent de blanchiment domestique).

On doit examiner les clients que l'on soupçonne d'avoir ingéré des poisons corrosifs afin de déceler tout signe de douleur aiguë et de sensation de brûlure dans la bouche et la gorge, de dysphagie ou d'incapacité d'avaler, de destruction de la muqueuse buccale, de vomissements et d'écume dans la bouche.

Soins d'urgence

1. Si le client peut avaler après l'ingestion d'un poison corrosif, lui donner du lait qui agira comme émollient.
2. *Ne pas provoquer de vomissements si la personne a ingéré un acide fort, un alcali fort ou tout autre corrosif.*

Poisons non corrosifs

Soins d'urgence

1. Éliminer immédiatement le poison de l'estomac en provoquant des vomissements. *Ne pas provoquer de vomissements si la personne a ingéré un acide fort, un alcali fort, ou tout autre corrosif ou solvant d'hydrocarbure. Ne pas provoquer de vomissements si le client est comateux, inconscient ou présente des convulsions.*
   a) Donner de 3 à 4 verres de lait ou d'eau pour diluer le poison.
   b) Provoquer les vomissements en administrant du sirop d'ipéca ou en introduisant l'index ou le manche d'une cuillère dans l'arrière-gorge.
2. Faire un lavage d'estomac pour éliminer le poison non absorbé (*Encadré 61-4*). Ce traitement *n'est pas* effectué lorsque des substances corrosives ou des solvants d'hydrocarbure ont été intégrés (térébenthine, varsol, essence, cire liquide, liquide allume-feu, etc.). Dans le cas d'une intoxication par les hydrocarbures, faire une radiographie pulmonaire pour évaluer la présence d'une pneumonie chimique.
3. Demander à la famille d'apporter le reste du poison au centre hospitalier pour identification.
4. Connaître le centre antipoison (de toxicologie) de la région ; appeler ce centre si le poison avalé n'est pas connu ou, s'il est connu, pour en identifier l'antidote.

Encadré 61-4   Rôle de l'infirmière durant un lavage gastrique

Le *lavage gastrique* est la succion du contenu gastrique et le nettoyage de l'estomac au moyen d'une sonde gastrique. Ce procédé est contre-indiqué après l'ingestion d'un acide ou d'un alcali, d'hydrocarbures ou de distillats du pétrole, d'agents puissamment corrosifs et en cas de convulsions.

Objectifs

1. Retirer le poison non absorbé après l'ingestion d'un poison.
2. Diagnostiquer une hémorragie gastrique et l'arrêter.
3. Nettoyer l'estomac avant de l'observer avec l'endoscope.
4. Retirer les liquides et les fines particules logés dans l'estomac.

Matériel

Tubes de Levin : n° 20 (0,5 cm) et n° 30 (1,5 cm)
Seringue de 50 mL avec un adapteur
Grand entonnoir de plastique avec un adapteur qui s'ajuste au tube
Lubrifiant hydrosoluble
Eau du robinet ou antidote approprié (lait, solution de bicarbonate de sodium, jus de fruit, charbon activé)
Récipient pour recueillir le liquide
Appareil de succion
Abaisse-langue ; sondes endotrachéales ou nasotrachéales avec ballonnets
Contenants pour les échantillons à analyser

MARCHE À SUIVRE

Rôle de l'infirmière	Raison
1. Enlever les prothèses dentaires et inspecter la cavité buccale pour déceler la présence de dents branlantes.	1. Pour prévenir une aspiration accidentelle.
2. Mesurer la distance entre l'arête du nez et l'appendice xiphoïde. Marquer le tube au moyen d'un crayon indélébile ou d'un ruban adhésif.	2. Cette distance correspond à celle qui est nécessaire pour permettre au tube d'atteindre l'estomac.
3. Lubrifier le tube avec un lubrifiant hydrosoluble.	
4. Si le client est comateux, il est intubé avec une sonde endotrachéale ou nasotrachéale munie d'un ballonnet.	4. Une sonde endotrachéale munie d'un ballonnet prévient l'aspiration du contenu gastrique.
5. Placer le client en position de Trendelenburg.	5. Cette position prévient le risque d'introduction de liquide dans la trachée et l'aspiration des vomissements.
6. Introduire le tube par la bouche ou par le nez, en gardant la tête en position neutre. Le pousser jusqu'au ruban adhésif ou à environ 50 cm. Après le passage du tube, abaisser son extrémité proximale. Avoir un appareil de succion disponible.	6. La longueur du tube à introduire varie selon la taille du client. Si le tube a pénétré dans le larynx au lieu de l'œsophage, le client éprouvera de la dyspnée et de la toux.
7. Immerger la portion libre du tube dans l'eau au moment de l'expiration.	7. Si le tube se trouve dans les poumons, il se forme des bulles d'air dans l'eau à chaque expiration.
8. Faire la succion du contenu gastrique avec la seringue avant d'instiller l'eau ou l'antidote. Garder l'échantillon pour analyse ultérieure.	8. On fait la succion pour vider le contenu de l'estomac.
9. Enlever la seringue. Relier l'entonnoir au tube de Levin ou utiliser une seringue de 50 mL pour mettre la solution dans le tube ; n'en mettre qu'une petite quantité.	9. Un remplissage excessif de l'estomac peut entraîner une régurgitation et une aspiration ou forcer le contenu de l'estomac vers le pylore.
10. Élever le tube au-dessus de la tête du client et irriguer ensuite l'estomac avec 150 mL à 200 mL de la solution prescrite.	
11. Abaisser le tube et siphonner le contenu gastrique dans le récipient destiné à cet effet.	
12. Garder des échantillons des deux premiers lavages.	12. Garder les résidus des premiers lavages, isolés des autres, pour analyse possible.

Encadré 61-4 Rôle de l'infirmière durant un lavage gastrique *(suite)*

Rôle de l'infirmière	Raison
13. Refaire d'autres lavages jusqu'à ce que le liquide retourné soit clair et exempt de particules.	
14. À la fin du lavage :	
a) l'estomac doit être complètement vide ;	
b) on instille une substance absorbante (poudre de charbon de bois activé mélangée à de l'eau jusqu'à ce que la consistance soit celle d'une soupe épaisse) par le tube et on la laisse dans l'estomac ;	14. b) La substance absorbante limite l'absorption du produit ingéré.
c) on peut instiller un cathartique par le tube.	c) Le cathartique facilite le transport du charbon de bois et force le poison ingéré à demeurer dans les intestins pour éviter qu'il soit absorbé.
15. Pincer le tube pour le retirer ou maintenir la succion.	15. Pour prévenir l'aspiration et éviter d'entraîner un réflexe nauséeux. Le fait de garder la tête plus basse que le corps assure aussi cette protection.
16. Administrer un cathartique s'il est prescrit.	16. Un cathartique peut être administré si le poison n'entraîne pas d'action corrosive sur l'intestin. Le cathartique aidera à éliminer de l'intestin la substance non absorbée.

Poisons inhalés

Soins généraux

1. Transporter immédiatement le client dans un lieu aéré ; ouvrir toutes les portes et les fenêtres.
2. Desserrer tous les vêtements serrés.
3. Pratiquer la respiration artificielle si nécessaire.
4. Prévenir les frissons ; envelopper le client dans des couvertures.
5. Le maintenir dans l'état le plus calme possible.
6. Ne pas administrer d'alcool sous aucune forme.

Intoxication par le monoxyde de carbone

L'intoxication par le monoxyde de carbone peut provenir d'un accident en milieu industriel ou à domicile, ou d'une tentative de suicide. Ce gaz cause davantage de décès que tout autre agent toxique, l'alcool mis à part. Il se lie à l'hémoglobine circulante pour réduire la capacité du sang de transporter l'oxygène. L'affinité entre le monoxyde de carbone et l'hémoglobine est de 200 à 300 fois plus forte que celle entre l'oxygène et l'hémoglobine (le monoxyde de carbone combiné à l'hémoglobine forme la carboxyhémoglobine). Il en résulte une anoxie tissulaire.

Le système nerveux central a un énorme besoin d'oxygène, si bien qu'un individu ayant absorbé du monoxyde de carbone paraîtra intoxiqué (hypoxie cérébrale). Les autres signes et symptômes comprennent les céphalées, la faiblesse musculaire, les palpitations, les étourdissements et la confusion mentale qui se transforme rapidement en coma. La coloration de la peau n'est pas un critère très fiable ; elle peut être rose, rouge cerise ou cyanosée et pâle. Le fait de savoir que le client a été exposé à du monoxyde de carbone justifie un traitement immédiat.

Soins d'urgence

Le traitement vise à contrecarrer l'hypoxie du cerveau et du myocarde et à éliminer rapidement le monoxyde de carbone.

1. Administrer de l'oxygène à 100% à la pression atmosphérique ou à une pression hyperbare afin de lutter contre l'hypoxie et d'accélérer l'élimination du monoxyde de carbone.
2. Prélever des échantillons de sang pour mesurer les concentrations de carboxyhémoglobine et administrer l'oxygène jusqu'à ce que la concentration de carboxyhémoglobine soit inférieure à 8%.
3. Surveiller constamment la victime. La psychose, la paralysie spastique, l'ataxie, les troubles visuels et la dégradation de la personnalité peuvent persister même après la réanimation et constituer des symptômes de lésions permanentes du système nerveux central.

Contamination de la peau

Soins d'urgence

1. Mouiller la peau avec de l'eau (douche, boyau d'arrosage, robinet).
2. Appliquer un jet d'eau sur la peau en enlevant les vêtements.
3. Nettoyer complètement la peau avec de l'eau ; la rapidité du lavage est très importante pour réduire l'étendue de la blessure.

Poisons injectés

Piqûres d'insectes (abeilles, frelons, guêpes)

Certaines personnes réagissent de façon extrême au venin des hyménoptères (piqûres d'abeille, de frelon et de guêpe). On pense que l'allergie aux insectes correspond à une réaction allergique au venin dont le médiateur est une IgE. Cela constitue un cas d'urgence grave. Les piqûres à la tête et au cou sont particulièrement graves, bien que les piqûres dans les autres régions du corps puissent entraîner le choc anaphylactique.

Les réactions cliniques peuvent varier d'une crise d'urticaire généralisée, de démangeaisons, de malaises et d'anxiété à un œdème laryngé, à un bronchospasme grave, à un état de choc et à la mort. En général, plus les symptômes apparaissent rapidement après la piqûre, plus le pronostic est mauvais.

Soins d'urgence

1. Administrer de l'adrénaline en solution aqueuse comme cela est indiqué et masser le point d'injection pour accélérer l'absorption du médicament. Si la piqûre est située au niveau de l'extrémité d'un membre, appliquer un tourniquet avec une compression suffisante pour bloquer les circulations veineuse et lymphatique.
2. Voir à la page 1348 pour le traitement du choc anaphylactique.
3. Recommander aux personnes qui sont particulièrement allergiques aux piqûres d'hyménoptères de transporter une trousse contenant de l'adrénaline, une seringue et une aiguille, des comprimés d'antihistaminiques et de l'éphédrine. On peut se procurer cette trousse grâce à une prescription médicale.
   a) Apprendre au client à s'injecter l'adrénaline immédiatement après avoir été piqué.
   b) Faire partir l'insecte piqueur d'un coup d'ongle ou avec un couteau.
   c) Ne pas écraser le sac à venin, car une plus grande quantité de venin pourrait être injectée.
   d) Se rendre au centre médical le plus proche pour se faire examiner.
4. On doit envisager l'immunothérapie antivenimeuse pour la personne allergique.
5. Recommander au client d'éviter de s'exposer aux piqûres d'insectes en :
   a) ne fréquentant pas les lieux où ils sont abondants (terrain de camping et site de pique-nique) ;
   b) ne restant pas dans les zones où ils se nourrissent (parterres fleuris, vergers où les fruits sont mûrs, dépôts d'ordures, champ de trèfles) ;
   c) ne marchant pas pieds nus à l'extérieur de la maison (certains insectes nichent sur le sol) ;
   d) n'utilisant pas de parfums, de savons odorants et en ne portant pas de vêtements vivement colorés (ce qui attire les abeilles) ;
   e) gardant les vitres de la voiture fermées ;
   f) vaporisant les boîtes à ordures avec un insecticide à action rapide ;
   g) faisant appel à des exterminateurs professionnels pour enlever les nids et les ruches qui seraient dans les environs de sa maison ;
   h) cessant de bouger dès qu'il entend autour de lui un bruissement d'insecte (le mouvement, et en particulier le fait de courir, augmente le risque d'être piqué) ;
   i) apprenant à s'injecter lui-même de l'adrénaline.
6. Toute personne particulièrement allergique devrait porter un bracelet indiquant son état d'hypersensibilité.

Intoxication alimentaire

L'*intoxication alimentaire* est une maladie soudaine, brutale qui peut survenir après l'ingestion de nourriture ou de boissons contaminées. (Le botulisme, une forme grave d'intoxication alimentaire, est traité à la page 1402, car le traitement diffère et le client requiert une surveillance constante.)

Soins d'urgence

1. Déterminer la source et le type de l'intoxication alimentaire.
   a) Demander à la famille d'apporter la nourriture suspecte au centre hospitalier.
   b) Établir l'histoire de l'intoxication :
      (1) Combien de temps après le repas les symptômes sont-ils apparus ? Une apparition immédiate suggère une intoxication chimique, animale ou végétale.
      (2) Qu'a-t-il mangé au repas précédent ? Est-ce que la nourriture avait une odeur ou un goût inhabituel ? La plupart des aliments causant une intoxication bactérienne n'ont pas d'odeur ni de goût inhabituel.
      (3) Y a-t-il d'autres personnes qui ont mangé la même nourriture et qui ont été malades ?
      (4) Y a-t-il eu des vomissements ? Quelle était leur apparence ?
      (5) Y a-t-il eu de la diarrhée ? La diarrhée n'accompagne habituellement pas le botulisme, ni les intoxications par les crustacés, ni par les autres poissons.
      (6) Y a-t-il présence de symptômes neurologiques ? Ils surviennent avec le botulisme, les intoxications par les produits chimiques, végétaux et animaux.
      (7) Le client présente-t-il de la fièvre ? La fièvre accompagne les salmonelloses, le favisme (ingestion de fèves) et certaines intoxications par des poissons.
      (8) Quelle est l'apparence du client ?
2. Prélever des échantillons de nourriture, du contenu gastrique, de vomissures, de sang et de matières fécales pour les examens de laboratoire.
3. Enregistrer les signes vitaux de façon continue.
   a) Évaluer la respiration, la pression artérielle, le niveau de conscience, la pression veineuse centrale (si c'est prescrit) et l'activité musculaire.
   b) Peser le client pour des comparaisons futures.
4. Soutenir le système respiratoire. La mort par paralysie respiratoire peut survenir dans les cas de botulisme, d'intoxication par les poissons, etc.
5. Maintenir un équilibre hydro-électrolytique ; un vomissement important entraîne de l'alcalose, et une diarrhée importante produit de l'acidose ; de grandes quantités d'eau et d'électrolytes sont perdues par les vomissements et la diarrhée.
   a) Surveiller l'apparition du choc hypovolémique dû à des pertes importantes de liquide et d'électrolytes.
   b) Évaluer la présence d'apathie, de pouls rapide, de fièvre, d'oligurie, d'anurie, d'hypotension et de délire.
   c) Faire l'étude des électrolytes sanguins.
6. Corriger et stabiliser l'hypoglycémie.
7. Faire cesser les nausées.
   a) Administrer un antiémétique par voie parentérale si

le client ne peut prendre de liquides ni de médicaments par voie orale.

b) Donner des gorgées de thé léger, de boissons gazeuses, d'eau du robinet, pour les nausées légères.

c) Donner une diète hydrique de 12 h à 24 h après la diminution des nausées et des vomissements.

d) Établir progressivement un régime de consistance molle et pauvre en résidus.

☐ USAGE ABUSIF DE CERTAINES SUBSTANCES

L'*usage abusif de certaines substances* comprend celles qui sont destinées à modifier l'humeur et le comportement.

Usage abusif des drogues

L'*usage abusif des drogues* est l'utilisation des drogues à d'autres fins que les buts médicaux légitimes. Les manifestations cliniques peuvent varier selon les drogues, mais les principes de base du traitement demeurent les mêmes. Au tableau 61-1, nous énumérons les drogues les plus fréquemment employées, ainsi que leurs manifestations cliniques et le traitement thérapeutique.

Parmi les consommateurs de drogues, il existe une tendance croissante à utiliser simultanément l'alcool, les barbituriques, les tranquillisants et les sédatifs, ce qui entraîne des effets cumulatifs. Le traitement immédiat des individus souffrant d'intoxication par les drogues consiste à soutenir les systèmes respiratoire et cardio-vasculaire, puis à s'occuper intensivement des lésions causées par l'usage abusif de telles drogues. De plus, si le client est inconscient et si l'on pense à un usage abusif de drogues, on doit le dévêtir et rechercher les traces d'aiguille ainsi que les cicatrices antébrachiales.

Réaction aiguë aux drogues

Soins d'urgence

1. Vérifier si la respiration est adéquate. Rétablir au besoin le passage de l'air, la ventilation et l'oxygénation.
   a) Employer une sonde endotrachéale avec ballonnet et assurer une ventilation assistée, chez un client en dépression respiratoire et dont les réflexes nauséeux et tussigène sont absents.
   b) Mesurer les gaz artériels pour déceler l'hypoxie causée par l'hypoventilation et le déséquilibre acido-basique.
   c) Administrer de l'oxygène.
2. Régulariser l'état du système cardio-vasculaire (ce qui doit être effectué en même temps que le rétablissement des voies respiratoires).
   a) Commencer un massage cardiaque externe et la respiration artificielle en cas d'arrêt cardiaque.
   b) Commencer la surveillance par l'électrocardiogramme.
   c) Prélever des échantillons de sang à des fins d'analyses (glucose, électrolytes, azote uréique, créatinine) et de dépistage toxicologique.
   d) Commencer la perfusion intraveineuse des liquides.

3. Si on connaît le nom de la drogue, administrer le médicament antagoniste ; le chlorhydrate de naloxone (Narcan) est le plus utilisé ; on peut aussi donner de l'eau dextrosée à 50%.
4. Éliminer la drogue de l'estomac aussitôt que possible.
   a) Provoquer les vomissements si le client arrive au centre hospitalier peu après l'ingestion. Prélever des vomissures pour procéder à des examens toxicologiques.
   b) Faire un lavage gastrique si le client est inconscient ou s'il n'existe pas de moyen de déterminer le moment de l'ingestion de la drogue.
      Chez les clients dont les réflexes nauséeux et tussigène sont absents, effectuer cette technique seulement après l'intubation au moyen d'une sonde endotrachéale avec ballonnet pour prévenir l'aspiration gastrique.
   c) Du charbon de bois activé peut se révéler utile après le vomissement ou le lavage.
   d) Prélever des échantillons du contenu gastrique pour procéder à des examens toxicologiques.
5. Donner des soins de soutien.
   a) Prendre la température rectale. Il faut identifier les valeurs extrêmes de la thermorégulation (hyperthermie ou hypothermie) et les corriger.
   b) Faire cesser les convulsions.
   c) Aider à l'hémodialyse ou à la dialyse péritonéale en cas d'intoxication qui pourrait être mortelle.
   d) Essayer de maintenir un bon débit urinaire, car la drogue et les métabolites sont excrétés par les reins.
6. Effectuer un examen physique complet pour déterminer la possibilité d'un choc insulinique, d'une méningite, d'un hématome sous-dural, d'un accident vasculaire cérébral, etc.
   a) Rechercher les traces d'aiguille et de blessures externes.
   b) Faire un rapide examen neurologique (degré de réaction, diamètre de la pupille et réaction pupillaire, réflexes, recherche des foyers neurologiques déficients).
   c) Ne pas oublier que certains toxicomanes s'adonnent à plusieurs drogues en même temps.
   d) Il existe une incidence élevée d'hépatite infectieuse chez les adeptes de la drogue, résultant de l'usage commun d'aiguilles et de seringues non stériles.
   e) Sentir l'haleine du client pour déceler les odeurs d'alcool, d'acétone, etc.
7. Essayer d'obtenir des renseignements sur la consommation antérieure de drogues (du client lui-même ou de la personne qui l'accompagne).
   a) Essayer d'établir une relation de soutien, empathique et réaliste, avec le client.
   b) Ne pas le laisser seul ; il est possible qu'il cherche à se blesser ou à blesser le personnel.
8. Faire admettre le client à l'unité de soins intensifs s'il demeure inconscient ; si le client a pris volontairement une quantité importante de drogues, des soins psychiatriques seront nécessaires.
9. Faire tout son possible pour que le client s'inscrive à un programme de désintoxication et de rééducation afin qu'il soit capable de changer son mode de vie.

Alcoolisme

Intoxication alcoolique aiguë

L'*alcool* est un psychotrope qui agit sur l'humeur, le jugement, le comportement, la concentration et la conscience. Il existe un pourcentage élevé d'alcooliques parmi les clients admis en urgence. Étant donné que les clients alcooliques reviennent souvent au service des urgences, ils se montrent désagréables et exaspérants, mettant à l'épreuve la patience des professionnels de la santé qui s'occupent d'eux. De tels clients ont besoin, malgré tout, d'un traitement bien réfléchi et approprié.

L'*éthanol* (alcool) est une toxine qui affecte directement plusieurs systèmes et qui exerce un effet dépresseur sur le système nerveux central en entraînant la somnolence, l'incoordination, un langage embrouillé ou agressif, de l'exagération et un comportement sans inhibition. Il peut déclencher un état de stupeur et de coma et, s'il est consommé en quantité exagérée, il peut même mener à la mort.

Soins d'urgence

Le traitement vise à : (1) désintoxiquer le client, (2) le guérir et (3) le rééduquer.

1. Traiter le client d'une manière objective, sans le condamner ni lui faire de reproches.
   a) S'attendre à ce qu'il utilise les mécanismes de dénégation et de défense.
   b) Adopter une attitude ferme, constante, tolérante et raisonnable envers lui.
   c) Parler calmement.
   d) S'il paraît ivre, il l'est probablement, même s'il nie toute ingestion d'alcool.
2. Faire un alcootest selon l'indication.
3. Permettre au client somnolent de dépasser l'état d'intoxication alcoolique. L'intoxication alcoolique aiguë se résorbe habituellement spontanément en quelques heures.
   a) Surveiller les symptômes de dépression du système nerveux central ; garder le client en observation.
   b) Protéger les voies respiratoires.
   c) Déshabiller le client et le recouvrir d'une couverture.
4. Administrer un sédatif au client bruyant et agressif, selon la prescription.
   a) *Surveiller attentivement le client.*
   b) Surveiller les signes vitaux, le rythme cardiaque et prendre la pression artérielle.
5. Examiner le client pour déceler la présence de blessures et de maladie organique qui peuvent être facilement masquées par l'intoxication alcoolique. (Les alcooliques souffrent de plus de blessures que la population en général.)
   a) Évaluer l'état neurologique ; rechercher les symptômes d'un traumatisme crânien.
   b) Évaluer l'existence de coma alcoolique, qui est une urgence médicale.
   c) Évaluer l'existence d'une infection pulmonaire.
      (1) Les infections pulmonaires sont très fréquentes chez les alcooliques ; cette situation est causée par le système immunitaire affaibli et par une tendance à aspirer le contenu gastrique.
      (2) L'examen révèle une faible augmentation de la température ou de la numération des globules blancs.
   d) Surveiller l'hypoglycémie.
6. Hospitaliser le client si nécessaire, ou le faire admettre dans un centre de désintoxication ; on s'efforcera d'examiner les problèmes sous-jacents à l'alcoolisme.

Delirium tremens (hallucinose alcoolique)

Le *delirium tremens* représente un état toxique aigu qui survient après une période prolongée de consommation régulière, ou une diminution, ou un sevrage de l'apport d'alcool. Il peut être déclenché par une blessure ou une infection aiguë.

Les clients soupçonnés de delirium tremens présenteront des signes d'anxiété, de peur insurmontable, de tremblements, d'irritabilité, d'agitation et d'insomnie. Ils sont loquaces et préoccupés, et ont des hallucinations visuelles, tactiles, olfactives et auditives qui sont souvent terrifiantes. Une suractivité autonome se produira et se manifestera par la tachycardie et une transpiration abondante. En général, en cas d'intoxication alcoolique, tous les résultats concernant les signes vitaux ont des valeurs élevées. Le delirium tremens est une complication grave qui requiert un traitement d'urgence.

Soins d'urgence

Le traitement vise à procurer une sédation et une aide appropriée pour permettre au client de se reposer et de guérir sans risques de blessure ou d'épuisement.

1. Prendre la pression artérielle, dont les résultats orienteront le choix du médicament à administrer.
2. Faire un examen clinique pour identifier les maladies ou les blessures préexistantes (blessures crâniennes, pneumonie, etc.).
3. Administrer des sédatifs en quantité suffisante pour réduire l'agitation, prévenir l'épuisement et favoriser le sommeil.
   a) On emploie une variété de médicaments ou de combinaisons de médicaments : hydrate de chloral, diazépam (Valium), hydroxyzine (Vistaril), chlordiazépoxide (Librium), etc.
   b) On ajuste les doses selon les symptômes (agitation, anxiété) et la variation subséquente de la pression artérielle.
4. Placer le client dans une chambre individuelle où on pourra l'observer étroitement.
   a) Garder la chambre éclairée pour réduire l'incidence des hallucinations visuelles.
   b) Garder les portes des toilettes et de la salle de bains fermées pour éliminer les ombres.
   c) Garder l'environnement calme et non menaçant.
   d) Observer étroitement le client ; il peut devenir homicide ou suicidaire en réaction à ses hallucinations.
   e) Avoir quelqu'un pour demeurer avec lui autant que possible. La présence d'une autre personne a un effet rassurant et calmant, et aide le client à maintenir le contact avec la réalité.

Tableau 61-1 Soins d'urgence en cas d'usage abusif de drogues

Drogue	Manifestations cliniques	Traitement

Narcotiques
Héroïne (la plus fréquente)
Opium ou parégorique
Morphine, codéine, narcotiques synthétiques (méthadone)
	Intoxication aiguë :
	  Pupilles contractées
	  Dépression respiratoire marquée
	  Stupeur → coma
	  Récentes marques d'aiguille sur le trajet d'une veine superficielle
		1. Soutenir les fonctions respiratoire et cardio-vasculaire.
		2. Administrer un antagoniste des narcotiques (chlorhydrate de naloxone — Narcan) pour combattre la dépression respiratoire grave et le coma.
		3. Continuer à surveiller le degré de réaction, l'état de la respiration, le pouls et la pression artérielle. La durée d'activité du Narcan est plus courte que celle de l'héroïne ; il peut être nécessaire de répéter les doses.
		4. Mettre en place un cathéter intraveineux ; il peut être utile de donner du glucose au client pour diminuer le risque d'hypoglycémie.
		5. Faire analyser un spécimen d'urine ; les opiacés peuvent être décelés dans l'urine.
		6. Mettre en sécurité un échantillon de sang à des fins d'analyses chimiques et toxicologiques qui serviront de références.
		7. Faire un électrocardiogramme.
		8. Ne jamais laisser le client sans surveillance ; il peut sombrer rapidement dans le coma ; son état clinique peut varier d'une minute à l'autre.
		9. L'hémodialyse peut être indiquée pour une intoxication grave.

	Syndrome de manque d'héroïne
	  Léthargie, bâillement
	  Transpiration, larmoiement, nez qui coule
	  Pupilles dilatées peu réactives à la lumière
	  Chair de poule, douleurs musculaires
	  Petits mouvements convulsifs répétés, anorexie, nausées, vomissements, douleur abdominale
	  Frissons et fièvre
		1. La méthadone peut être prescrite si le client reçoit un traitement dans un centre de traitement à la méthadone, ou un traitement de substitution doit être administré dans un centre hospitalier.
		2. Administrer des liquides intraveineux, car le client est déshydraté à cause des vomissements ; peut évoluer vers un délire toxique.
		3. Évaluer la présence de problèmes médicaux concomitants (hépatite, pneumonie, diarrhée grave).
		4. Placer le client dans un environnement protégé, sous une surveillance médicale adéquate.
		5. Encourager par tous les moyens le client à participer à un programme de désintoxication.

Barbituriques
Pentobarbital (Nembutal)
Sécobarbital (Seconal)
Amobarbital (Amytal)
	Intoxication aiguë
	  Figure rouge
	  Pouls diminué
	  Nystagmus accru
	  Réflexes tendineux diminués
	  Vigilance mentale diminuée
	  Difficulté à parler
	  Coordination motrice déficiente
	  Coma ; mort
		1. Maintenir libres les voies respiratoires et soutenir la respiration.
		2. Faire une intubation endotrachéale ou une trachéotomie si les échanges respiratoires sont inadéquats.
		  a) Surveiller fréquemment les voies respiratoires.
		  b) Faire des succions à intervalles *réguliers.*
		3. Soutenir les fonctions cardio-vasculaire et respiratoire. La plupart des décès résultent d'une défaillance de ces systèmes.

Tableau 61-1 Soins d'urgence en cas d'usage abusif de drogues (*suite*)

Drogue	Manifestations cliniques	Traitement
		4. Vider l'estomac dès que possible soit par les vomissements, soit par un lavage.
		5. Commencer la perfusion intraveineuse en utilisant une aiguille de gros calibre ou un cathéter intraveineux pour maintenir la pression artérielle. Le coma et la déshydratation proviennent de l'hypotension et réagissent à la perfusion des liquides et à l'augmentation de la pression artérielle.
		6. Administrer du bicarbonate de sodium pour alcaliniser l'urine. Cette mesure augmente l'excrétion du phénobarbital.
		7. Participer à l'hémodialyse en cas de concentration sanguine élevée de drogue.
		8. Tenir à jour les résultats de l'état neurologique et ceux des signes vitaux.
		9. Au réveil, le client qui a abusé d'une drogue peut montrer de l'hostilité ; ce qui donne lieu à des réactions d'agressivité de la part du personnel. Demander une consultation psychiatrique pour évaluer la possibilité d'un suicide par abus de drogues.
	Syndrome de manque Tremblement, anxiété, irritabilité musculaire, hypotension orthostatique Tachycardie Crise d'épilepsie Psychose de déficience Hyperthermie Mort	*Les symptômes de manque de barbituriques sont sérieux parce que l'abstinence soudaine met en danger la vie du client.* 1. Maintenir les voies respiratoires libres ; stimuler la respiration. 2. Administrer du pentobarbital, selon la tolérance du client. 3. Réduire progressivement la concentration de barbituriques jusqu'à ce que le syndrome de manque soit combattu. 4. Procéder à un lavage gastrique pour évacuer l'estomac. 5. Administrer de l'oxygène, des antibiotiques, des liquides intraveineux selon les besoins. 6. Réduire graduellement le dosage des barbituriques. 7. Surveiller l'agitation excessive, la confusion et les convulsions. 8. Conseiller au client de se rendre dans un centre spécialisé de désintoxication.
Drogues du type amphétamine (« pep pills », « uppers », « speed ») Amphétamine (Benzedrine) Dexamphétamine (Dexedrine) Méthamphétamine (Desoxyn)	Développement brutal et insidieux de troubles du comportement Type de comportement agressif Irritabilité ; insomnie Troubles de perceptions visuelles ; hallucinations auditives Anxiété et dépression craintives ; hostilité froide et distante Suractivité ; élocution rapide ; euphorie	1. Essayer de communiquer avec le client. La psychose paranoïde due aux amphétamines est fréquente. a) Le client peut souffrir de persécution, d'obsession, d'hallucinations visuelles et auditives, de transformations de son image corporelle, d'hyperactivité, d'excitation. b) Maintenir un contact verbal. 2. Administrer des médicaments pour supprimer l'état d'agitation, si cela est recommandé. a) En général, dans les 24 h qui suivent la dernière dose d'amphétamine, le client éprouve le besoin de dormir de plus en plus.

Tableau 61-1 Soins d'urgence en cas d'usage abusif de drogues (*suite*)

Drogue	Manifestations cliniques	Traitement
		b) Faire en sorte que le client soit rassuré et reste tranquille ; il peut devenir aggressif et être pris de panique. 3. Prélever des échantillons d'urine pour l'analyse des amphétamines. 4. Placer le client dans un environnement non dangereux. Surveiller les tentatives suicidaires. a) Utiliser des techniques d'approche qui conviennent pour les individus paranoïaques ; ne pas se placer trop près du client ni derrière lui. b) Éviter de faire appel à des mesures physiques et pharmacologiques pour calmer le client. c) Éviter de le garder dans un espace restreint ; consulter un manuel de soins infirmiers en psychiatrie.
Drogues hallucinogènes Diathylamide de l'acide d-lysergique (LSD) Phencyclidine (PCP) Mescaline, psilocybine Graine du *Datura stramonium* («Jimson weed»)	Confusion marquée voisine de la panique Incohérence ; suractivité Comportement dangereux — délire ; manie ; automutilation Hallucinations *Retour des hallucinations (flashback)* — récurrence d'un état semblable à celui que provoque le LSD sans avoir absorbé la drogue ; peut survenir des semaines ou des mois après l'absorption de la drogue. Convulsions ; coma ; collapsus circulatoire ; mort	*Soins d'urgence* 1. Déterminer si le client a pris un hallucinogène ou s'il souffre de psychose toxique. 2. Essayer de communiquer avec le client, le rassurer en «l'anesthésiant par la voix». (Ne pas utiliser ce moyen avec ceux qui ont fait un abus de PCP.) a) Le fait de «parler calmement» montre au client qu'on le comprend et cela l'aide à apaiser ses craintes au moment où il reprend contact avec la réalité. b) Faire comprendre au client que la peur est courante avec ce type de problème. c) Rassurer le client en lui disant qu'il ne perdra pas la raison, que c'est un effet de la drogue et que cela disparaîtra. d) Demander au client de garder les yeux ouverts, ce qui diminue l'intensité de la réaction. e) *Réduire les stimuli sensoriels* (bruits, lumière, mouvement, stimulation tactile). f) Ne jamais laisser le client seul. 3. Administrer un sédatif s'il s'avère impossible de maîtriser sa suractivité : diazépam (Valium) ou barbiturique. 4. Rechercher des traces de blessures. Les utilisateurs d'hallucinogènes ont tendance à «vivre» leurs hallucinations. 5. Soigner les convulsions ; diriger le client vers une unité de soins intensifs. 6. Surveiller de près le client ; son comportement peut devenir dangereux. 7. Surveiller la venue possible d'une crise d'hypertension si l'état de psychose se prolonge. 8. Placer le client dans un environnement non dangereux, sous une surveillance médicale adéquate pour prévenir toute blessure qu'il pourrait s'infliger.

Tableau 61-1   Soins d'urgence en cas d'usage abusif de drogues (*suite*)

Drogue	Manifestations cliniques	Traitement

		Soins propres aux utilisateurs de phencyclidine
		
		1. Placer le client dans un environnement calme où les stimuli sont réduits au minimum ; l'empêcher de se mutiler.
		2. Éviter de lui « parler calmement ».
		3. Soigner les symptômes dès qu'ils surviennent.
		  a) Les effets de la drogue sont imprévisibles et de longue durée.
		  b) Les symptômes sont susceptibles de s'exacerber ; le client devient incapable de se maîtriser.
		4. Diriger le client vers un centre spécialisé.

Médicaments entrainant la sédation, l'intoxication, la dépendance psychologique et physique (sédatifs non barbituriques)
Glutéthimide (Doriden)
Méthyprylone (Nodular)
Éthchlorvynol (Placidyl)
Éthinamate (Valmid)
Méprobamate (Miltown, Equanil)
Chlordiazépoxide (Librium)
Diazépam (Valium)
	Intoxication aiguë
	  Vigilance mentale diminuée
	  Confusion
	  Dysarthrie
	  Ataxie
	  Œdème pulmonaire
	  Coma ; mort
		Traitement
		1. Introduire une sonde endotrachéale comme mesure de précaution ; utiliser le respirateur.
		    Surveiller l'apparition d'apnée soudaine et de spasme laryngé (surtout chez les clients habitués au Doriden).
		2. Commencer la surveillance par électrocardiogramme.
		    Faire attention à l'état instable du système cardio-vasculaire à la suite d'arythmies.
		3. Surveiller l'hypotension.
		  a) Mettre en place une sonde vésicale à demeure chez le client comateux. Une diminution du volume urinaire indique que la circulation rénale est réduite ou qu'il est apparu un collapsus vasculaire.
		  b) Augmenter le volume vasculaire en donnant du soluté physiologique, du plasma ou du dextrose selon les besoins.
		4. Aider au lavage gastrique.
		5. Faire une hémodialyse si nécessaire

Intoxication par les salicylates
Aspirine (présente dans tous les analgésiques composés)
	Douleur abdominale, hématémèse (tôt)
	Signes et symptômes tardifs :
	  Hyperpnée
	  Déséquilibre acido-basique
	  Tintements d'oreilles et vertige
	  Aberrations mentales
	  Hyperventilation
	  Convulsions ; coma
		1. Traiter la dépression respiratoire.
		2. Procéder à un lavage gastrique ; éliminera des quantités importantes de salicylates jusqu'à 10 h après l'intoxication, ou administrer de l'ipéca.
		3. Donner de l'eau, du lait ou du charbon activé pour retarder l'absorption du poison.
		4. Maintenir le client avec des perfusions intraveineuses pour corriger le déséquilibre électrolytique et assurer l'hydratation.
		5. Administrer des transfusions sanguines, selon la prescription, et corriger les troubles acido-basiques.
		6. Préparer à la dialyse péritonéale (voir à la page 868) ou à l'hémodialyse dans les cas d'intoxication grave.
		7. Administrer de la vitamine K pour les hémorragies ; les salicylates réduisent la prothrombine plasmatique en interférant avec l'utilisation de la vitamine K au niveau du foie.
		8. Surveiller les électrolytes.

f) Lui expliquer ses illusions visuelles pour renforcer ses liens avec la réalité.

g) Lui expliquer en détail chacune des interventions qu'on lui fait.

h) Éliminer tous les bruits forts ; appeler le client par son nom.

i) Conduire le client à la salle de bains, si c'est permis.

j) Des contentions sont nécessaires si le client n'est pas en observation directe constante.

5. Maintenir l'hydratation et l'équilibre hydro-électrolytique par voie orale ou intraveineuse. Les pertes liquidiennes peuvent être très importantes à cause de la transpiration et de l'agitation.

6. Prendre note fréquemment de la température, du pouls, du rythme respiratoire et de la pression artérielle (toutes les 30 min dans les cas graves de delirium) afin de prévenir le collapsus circulatoire périphérique ou l'hyperthermie (les complications les plus fatales).

7. Administrer de la phénytoïne (Dilantin) ou d'autres médicaments prescrits, pour prévenir ou faire cesser les convulsions alcooliques ou épileptiques.

8. Évaluer les fonctions respiratoire, hépatique et cardio-vasculaire du client ; la cirrhose, la pneumonie et l'insuffisance cardiaque représentent des complications du delirium tremens.

a) L'hypoglycémie peut accompagner le sevrage, car l'alcool diminue les réserves hépatiques en glycogène et détériore la glyconéogenèse ; de plus, beaucoup d'alcooliques souffrent de malnutrition.

b) Administrer du dextrose par voie parentérale si les réserves glycogéniques s'épuisent.

Donner du jus d'orange ainsi que d'autres substances riches en glucides pour stabiliser la glycémie et empêcher les tremblements.

9. Donner des compléments vitaminiques et un régime riche en protéines ; le client souffre souvent d'avitaminose.

10. Diriger le client vers un centre de désintoxication pour assurer un suivi et la rééducation.

☐ URGENCE PSYCHIATRIQUE

Une *urgence psychiatrique* est une perturbation urgente et grave du comportement, de l'affect ou de la pensée qui rend le client incapable de faire face aux situations de la vie et à ses relations interpersonnelles. Les clients se présentant avec une urgence psychiatrique peuvent être : (1) suractifs ou violents, (2) déprimés ou (3) suicidaires.

La préoccupation la plus importante du personnel du service des urgences est de savoir si l'individu peut se blesser ou blesser les autres. En général, le but des soins est d'essayer que le client garde son estime de lui-même (et qu'il veuille continuer à vivre) en même temps qu'on l'examine et qu'on le traite. On demande au client s'il est présentement en traitement psychiatrique.

Clients suractifs

Les clients suractifs démontrent un comportement perturbé, non coopératif et paranoïaque, ainsi que de l'anxiété et des sensations de panique. Ils peuvent être sujets à des impulsions agressives et destructives, et à un comportement social anormal. Leurs manières perturbées et bruyantes peuvent provenir d'une intoxication alcoolique ou médicamenteuse.

Soins d'urgence

1. Déterminer, avec l'aide de la famille ou d'une autre source fiable, si le client a des antécédents de maladie mentale, d'hospitalisations, de blessures ou de maladies graves ; s'il consomme de l'alcool ou des drogues, ou s'il a eu des crises dans ses relations interpersonnelles ou des conflits intrapsychiques.

2. Être conscient que des pensées et un comportement anormaux peuvent être une manifestation d'un trouble physique sous-jacent, comme l'hypoglycémie, l'accident vasculaire cérébral, l'épilepsie et l'intoxication par les drogues, incluant l'alcool.

3. Essayer d'avoir la situation en main.

a) Approcher le client d'une manière calme, confiante et ferme ; cette attitude est thérapeutique et aidera à le calmer.

b) Se nommer.

c) Lui dire : « Je suis là pour vous aider. »

d) L'appeler de temps en temps par son nom.

e) Parler en phrases claires et non ambiguës.

g) Se montrer intéressé et l'écouter ; l'encourager à verbaliser ses pensées et ses *sentiments*.

h) Fournir les explications appropriées. Dire la vérité.

4. Administrer un tranquillisant ou un psychotrope pour le traitement d'urgence de la psychose fonctionnelle. La chlorpromazine (Largactil) et l'halopéridol (Haldol) agissent spécifiquement contre les symptômes psychotiques concernant la fragmentation de la pensée et les aberrations de la perception et du comportement.

a) La dose initiale varie selon la masse du client et la gravité des symptômes.

b) Observer le client après qu'il a reçu la dose initiale pour déterminer le degré de variation de son comportement.

c) Les doses subséquentes varieront selon les réactions du client.

d) Si le comportement est dû aux hallucinogènes (LSD ou autres), on ne donne pas de psychotropes (qui exercent un effet sur le psychisme).

5. Recourir aux contentions, en dernier ressort.

6. Admettre le client à l'unité psychiatrique ou organiser un traitement psychiatrique en clinique externe.

Clients violents

Le comportement violent et agressif est généralement périodique et il est un moyen d'exprimer de la colère, de la crainte ou du désespoir. Habituellement, le client est sujet à des accès de rage, de mauvaise humeur ou il est de nature impulsive. Les individus qui ont tendance à être violents perdent fréquemment le contrôle d'eux-mêmes lorsqu'ils sont sous l'emprise de l'alcool ou d'une drogue. Les membres de la famille sont les victimes les plus fréquentes de leur aggression. Les clients qui ont tendance à être violents comprennent les alcooliques et les toxicomanes, les individus qui sont en période de sevrage, ceux qui souffrent de syndrome cérébral organique, de psychose aiguë, de paranoïa, de déséquilibre psychopathique ou ceux qui sont marginaux.

Il faut absolument empêcher que le client ne se blesse et ne blesse les membres du personnel. Si la personne qui fait passer l'entrevue au client se sent anxieuse et mal à l'aise devant les réactions de celui-ci, on demandera à un gardien de sécurité ou à un autre membre du personnel (ou encore à un membre de la famille) de rester dans les environs afin de pouvoir intervenir le cas échéant. Pour cette entrevue, on doit se trouver dans une pièce particulièrement calme. Tout objet qui pourrait servir d'arme devra être hors de la vue du client.

Soins d'urgence

1. Garder la porte de la pièce ouverte et rester bien en vue du personnel. Faire en sorte que le client puisse sortir sans rencontrer aucun obstacle, sinon il pourrait se sentir emprisonné et il deviendrait alors menaçant.
2. Donner de l'espace au client. Ne jamais faire de mouvements brusques. Si le client porte une arme sur lui, lui demander de la mettre dans un endroit que personne ne pourra atteindre.
3. Ne jamais laisser le client seul ; il pourrait interpréter ce fait comme un rejet ou bien il pourrait essayer d'attenter à sa vie.
4. Utiliser une approche calme et dénuée de tout sens critique, et garder la situation bien en main. Une ambiance calme peut aider le client à se contrôler davantage.
5. Laisser parler le client et l'écouter attentivement.
   a) Le fait d'intervenir durant la crise a plus d'effet lorsqu'on montre de l'intérêt pour le bien-être du client et lorsqu'on reste en accord avec lui en demeurant ferme.
   b) Reconnaître l'état d'agitation du client, « Je désire vous aider à soulager votre détresse, etc. »
   c) Permettre au client d'exprimer verbalement sa colère.
   d) Essayer d'écouter attentivement ce que dit le client.
   e) Faire espérer au client qu'il recouvrera un comportement approprié et lui faire comprendre qu'il trouvera de l'aide pour reprendre le contrôle de lui-même.
      (1) Lui faire savoir que son comportement peut effrayer ceux qui l'entourent et que la violence est inacceptable.
      (2) Lui indiquer où il peut trouver de l'aide lors d'une crise : clinique, salle d'urgence, service de santé mentale.
      (3) Lui offrir à manger ou à boire si le fait de parler n'améliore pas la situation.
6. Autoriser un gardien de sécurité ou un policier à intervenir si le client ne se calme pas.
   a) Offrir au client la protection du centre hospitalier. Cela est bien accepté par le client qui a peur de perdre le contrôle ou de se blesser, ou de blesser une autre personne.
   b) Lui offrir un médicament (tranquillisant à action rapide — halopéridol, diazépam, chlorpromazine)

si l'aide précédente n'a pas réussi à réduire la tension, l'anxiété et la suractivité.
   c) Utiliser des moyens de contention lorsque la situation l'exige, mais en exerçant le minimum de force.
      (1) Les utiliser en intervenant verbalement pour calmer le client et le rendre plus docile.
      (2) Les appliquer à condition d'avoir l'aide suffisante de la part du personnel.
   d) Diriger le client vers un service de psychiatrie pour un traitement suivi, une fois que sa combativité, son agitation et sa crainte ont disparu.

Clients déprimés

Le client déprimé sera craintif, lent à répondre, tourmenté par des sentiments de dévalorisation, de culpabilité, d'ambivalence et d'indécision ; il affiche une humeur plus maussade le matin, il a une expression faciale triste, des désirs d'isolement et il est sujet à l'insomnie.

Soins d'urgence

1. L'écouter d'une manière calme, sans empressement.
   a) Le client en profitera pour exprimer ses sentiments.
   b) Lui donner l'occasion de parler de ses problèmes.
   c) Prévenir toute tentative de suicide.
   d) Chercher à savoir s'il a des pensées suicidaires.
      (1) « Avez-vous déjà pensé à vous suicider ? », « Avez-vous déjà tenté de le faire ? »
      (2) Le client est généralement soulagé du fait qu'il a pu parler de ses problèmes.
   e) Chercher à savoir si le client souffre d'une maladie, supposée ou réelle.
   f) Évaluer s'il y a eu une aggravation soudaine de la dépression.
   g) Avertir les parents proches. Ne pas le laisser seul, car le suicide est habituellement un acte commis dans la solitude.
2. Administrer des antidépresseurs ou des antianxiolytiques, selon la prescription.
3. Faire comprendre au client qu'on peut traiter la dépression.
4. Se renseigner sur l'existence de services communautaires fournissant de l'aide en cas de crise : le counseling téléphonique, les centres de prévention du suicide, la thérapie de groupe, la thérapie de couple et la thérapie familiale, et les programmes d'aide.
5. Diriger le client pour une consultation psychiatrique ou vers une unité de soins psychiatriques.

Clients suicidaires

Le suicide est un acte qui dérive de la dépression (la perte d'un être cher, la frustration physique ou psychique, l'image de soi détériorée) ; on peut le considérer comme un cri ultime de désespoir. Les personnes à risque comprennent les gens âgés, les hommes, celles qui ont souffert d'un stress ou d'une perte inhabituelle, qui sont en chômage, qui sont divorcées, qui vivent seules ou qui souffrent d'une dépression importante (amaigrissement, troubles du sommeil, plaintes somatiques et préoccupations suicidaires), sans oublier les personnes qui ont déjà tenté de se suicider ou qui souffrent d'une maladie mentale.

Soins d'urgence

1. S'occuper des conséquences entraînées par le suicide raté (blessures par coup de feu, usage abusif de médicaments, etc.).
2. Prévenir toute récidive de blessure ; un client qui a déjà tenté de se suicider peut répéter son geste.
3. Utiliser un mode d'intervention lors d'une situation de crise (forme de psychothérapie de courte durée) pour évaluer la possibilité de suicide ; découvrir les causes de la dépression ou du conflit ; chercher à savoir comment le client se sent le mieux aidé, et déterminer ce qui est le meilleur pour lui ; hospitalisation, consultation psychiatrique, etc.
4. Faire admettre le client à l'unité de soins intensifs (si son état le justifie), planifier des soins pour un suivi ou admettre le client à l'unité psychiatrique s'il y a possibilité de suicide.

Prévention

1. Savoir reconnaître une personne à risque.
2. Déterminer si la personne a montré des *intentions suicidaires* par les paroles suivantes :
   « Je suis fatigué de la vie »,
   « J'ai mis mes affaires en ordre »,
   « C'est mieux, une fois mort » ;
   ou si elle est préoccupée par la mort :
   « Je suis une charge pour ma famille » ;
   ou si elle parle du suicide d'une autre personne :
   « C'est une bonne solution quand on a trop de problèmes ».
3. Déterminer si la personne a déjà tenté de se suicider ; dans ce cas, le risque est plus élevé.
4. Y-a-t-il déjà eu un membre de sa famille qui s'est suicidé ?
5. La personne a-t-elle perdu un de ses parents alors qu'elle était jeune ?

☐ AGRESSION SEXUELLE

L'*agression sexuelle* est définie légalement comme un acte sexuel commis sur une femme, contre sa volonté, en utilisant la force ou la menace par la force. C'est l'une des formes de violence dont l'incidence est la plus croissante. Le mouvement féministe s'est penché sur les droits et les soins des victimes d'agression sexuelle, et le système judiciaire se montre de plus en plus sévère face à ces crimes. Les centres pour victimes d'agression sexuelle leur offrent un soutien important, les informent et les aident à supporter les conséquences juridiques.

La manière de recevoir et de traiter une victime d'agression sexuelle dans une salle d'urgence est des plus importantes pour le bien-être psychologique futur de cette personne. L'intervention en situation de crise doit commencer dès que la victime est admise dans un établissement de soins, et on doit l'examiner immédiatement. Dans la plupart des centres hospitaliers, on utilise un formulaire qui tient compte des besoins physiques et émotionnels de la victime de même que des démarches à suivre pour les procédures légales.

Soins d'urgence

Le traitement vise à fournir un soutien de sympathie, à réduire le traumatisme émotionnel de la victime et à rassembler toutes les preuves possibles destinées à permettre les poursuites judiciaires.

1. Respecter l'intimité et la sensibilité de la victime ; avoir une attitude aimable et réconfortante.
   a) Le traumatisme émotionnel peut persister des semaines, des mois et même des années. La victime peut traverser les phases psychologiques suivantes :
      (1) phase de désorganisation : terreur, culpabilité, humiliation, colère, blâme envers soi ;
      (2) phase de résolution (crainte que l'événement ne se reproduise) ; la victime peut souffrir de troubles du sommeil, de phobies, de peurs sexuelles.
   b) Rassurer la victime en la prévenant que l'anxiété est naturelle et que des soutiens appropriés sont disponibles auprès de certains professionnels ou de certains services communautaires.
   c) Accepter les réactions émotives de la victime (crise d'hystérie, stoïcisme, accablement, etc.).
   d) Ne jamais laisser la victime seule.
2. Aider à l'évaluation physique.
   a) Obtenir une permission écrite de la victime (ou d'un parent ou d'un tuteur si la victime est mineure) pour un examen et pour la prise de photographies, si nécessaire, à des fins de recherches judiciaires.
   b) Noter les circonstances de l'agression sexuelle *seulement* si la victime n'en a pas encore parlé à un officier de police, à une personne s'occupant de l'intervention en situation de crise, etc. Ne pas faire subir à la victime un second interrogatoire.
   c) Chercher à savoir si la victime s'est baignée, douchée, lavé les dents, a changé de vêtements ou a été à la selle depuis l'agression ; cela peut effacer certaines preuves nécessaires aux recherches ultérieures.
   d) Noter au dossier le moment de l'admission, celui de l'examen et celui de l'agression sexuelle, ainsi que l'apparence générale de la victime.
      (1) Inscrire au dossier toute preuve de traumatisme : ecchymoses, meurtrissures, lacérations, sécrétions, traces de sang, vêtements déchirés et tachés de sang.
      (2) Noter l'état émotionnel de la victime.
   e) Aider la victime à se dévêtir et la couvrir adéquatement.
      (1) Garder les vêtements et les identifier ; noter s'ils sont déchirés ou troués.
      (2) Remettre ces vêtements aux autorités policières.
3. Aider à l'examen gynécologique, rectal et physique.
   a) Renseigner la victime sur la nature et la nécessité de chacune des interventions ; fournir des réponses justifiées aux questions posées.
      (1) Utiliser un spéculum humecté d'eau ; ne pas utiliser de lubrifiant.

(2) Noter la coloration et la consistance de tout écoulement présent.

b) Aider au prélèvement des échantillons de laboratoire.

   (1) Recueillir le liquide aspiré au niveau du vagin afin d'y déceler immédiatement la présence de spermatozoïdes mobiles ou non.

   (2) Utiliser un tampon stérile pour faire des prélèvements vaginaux en vue d'analyser les phosphatases acides, les antigènes sanguins du sperme et d'effectuer les tests de précipitine quant au sperme et au sang.

   (3) Obtenir des frottis différents à partir de la muqueuse vulvaire.

   (4) Prélever des échantillons au niveau des différents orifices pour identifier la gonorrhée (voir à la page 1378).

   (5) Faire un test de grossesse, si nécessaire.

   (6) Prélever les matières étrangères (feuilles, herbe, boue) et les placer dans une enveloppe propre.

   (7) Peigner la toison pubienne avec un peigne stérile et placer les échantillons récoltés dans un contenant à part.

   (8) Examiner les ongles pour noter s'ils sont cassés et si des matières étrangères s'y trouvent cachées.

   (9) Étiqueter tous les échantillons au nom de la victime ; noter la date et les initiales des membres du personnel qui ont effectué les prélèvements afin d'obtenir des preuves ; envoyer les échantillons à un médecin pathologiste ou à toute personne autorisée (laboratoire de médecine légale) et obtenir des formulaires de décharge pour chaque échantillon.

   (10) Faire prendre des photographies par une personne désignée à cet effet ; la pellicule est envoyée à la police pour le développement et le tirage.

4. Soigner toutes les blessures comme cela est indiqué.

5. Donner à la victime le choix du traitement prophylactique concernant les maladies transmises sexuellement.

a) Comprimés de probénécide, suivis d'une injection intramusculaire de pénicilline, 30 min plus tard.

b) En cas d'allergie à la pénicilline, utiliser un autre traitement (voir à la page 1378) bien qu'il puisse être inefficace contre la syphilis ; la victime devra subir une analyse sérologique au bout de six semaines.

6. Envisager des mesures anticonceptionnelles si la victime est pubère et n'utilise pas de contraceptifs et si son cycle menstruel est au stade ovulatoire.

a) Après le test de grossesse, on peut donner des contraceptifs postcoïtaux (pilules du lendemain) à base d'éthinylœstradiol (Estinyl) ou d'œstrogènes conjugés (Prémarine).

b) En cas de malaises accrus causés par des effets secondaires, on peut donner des antiémétiques.

c) Prévenir la victime qu'en cas d'absence de menstruation, elle aura le choix entre la menstruation provoquée ou l'avortement.

7. Faire une douche vaginale, si la victime le désire.

8. Conseiller la victime concernant les services qui lui sont offerts :

a) Obtenir un rendez-vous pour un suivi dans la surveillance d'une grossesse ou d'une maladie transmise sexuellement.

b) Encourager la victime à reprendre ses activités, dès que possible.

c) Informer la victime qu'il existe des services d'aide destinés à prévenir les effets psychologiques à longue échéance ; ces services devraient être disponibles pour la famille.

d) Au moment de quitter le service de santé, la victime devrait être accompagnée d'un membre de sa famille ou d'un ami.

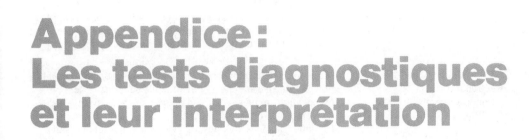

Appendice :
Les tests diagnostiques
et leur interprétation

Abréviations

kg = kilogramme = 1 000 g
g = gramme
mg = milligramme = 1×10^{-3} g
µg = microgramme = 1×10^{-6} g
ng = nanogramme = 1×10^{-9} g
pg = picogramme = 1×10^{-12} g

L = litre = 1 000 mL
dL = décilitre = 100 mL
mL = millilitre

m = mètre
cm = centimètre = 0,01 m
mm = millimètre = 0,001 m
µm = micromètre = 1×10^{-6} m

mm^3 = millimètre cube
mm Hg = millimètre de mercure = 0,133 322 kPa

U = unité
mU = milliunité
µU = micro-unité
UI = unité internationale
mUI = milliunité internationale
mEq = milliéquivalent

mol = mole
µmol = micromole
nM = nanomolaire
mOsm = milliosmole

Tableau A   Valeurs normales — Hématologie

Détermination quantitative	Valeur normale *	Signification clinique
Globules blancs (leucocytes)		
Numération (par mm³)	Total : 5 000 à 10 000	Augmentés dans les infections aiguës. Les neutrophiles augmentent surtout dans les infections bactériennes, alors que les lymphocytes et les monocytes augmentent dans les maladies du collagène, les allergies et les parasitoses intestinales. Augmentés dans la leucémie aiguë, après la menstruation et après une intervention chirurgicale ou un traumatisme. Inhibés dans l'anémie aplasique et l'agranulocytose, et par les agents toxiques, comme les agents chimiothérapeutiques utilisés pour traiter les affections malignes.
Basophiles	0% à 0,5%	
Éosinophiles	1% à 4%	
Granulocytes neutrophiles	60% à 70%	
Lymphocytes	20% à 30%	
Monocytes	2% à 6%	
Globules rouges (érythrocytes)		
Numération (par mm³)	Homme adulte : 4 600 000 à 6 200 000 Femme adulte : 4 200 000 à 5 400 000	Augmentés dans la diarrhée grave et la déshydratation, la polyglobulie essentielle, la polyglobulie secondaire, les intoxications aiguës, la fibrose pulmonaire et la maladie D'Ayerza. Diminués dans les anémies, dans les leucémies et après une hémorragie, lorsque le volume sanguin a été rétabli.
Concentration globulaire moyenne de l'hémoglobine	33% à 38%	Faible dans les anémies hypochromes graves.
Fragilité osmotique	Augmente si l'hémolyse se produit dans une concentration de NaCl de plus de 0,5%.	Augmentée dans la sphérocytose congénitale, les anémies hémolytiques idiopathiques acquises, les maladies hémolytiques iso-immunes et la maladie hémolytique ABO du nouveau-né. Diminuée dans l'anémie à hématies falciformes et la thalassémie.
	Diminue si l'hémolyse qui a lieu est incomplète dans une solution de NaCl de 0,3%.	
Réticulocytes	0,5% à 1,5% des globules rouges	Augmentés dans toutes les affections qui stimulent une augmentation de l'activité de la moelle osseuse, comme une infection et une perte sanguine (aiguë ou chronique) ; augmentés à la suite d'une médication martiale pour l'anémie ferriprive et une polyglobulie essentielle. Diminués dans toutes les affections qui dépriment l'activité de la moelle osseuse, la leucémie aiguë et les phases tardives des anémies graves.
Teneur globulaire moyenne en hémoglobine (ng/cellule)	27 à 32	Augmentée dans les anémies macrocytaires. Diminuée dans les anémies microcytaires.
Vitesse de sédimentation (mm/h)	H : 0 à 9 F : 0 à 20	Augmentée dans les maladies inflammatoires ou dégénératives lors de destruction tissulaire, et pendant la menstruation, la grossesse et les maladies fébriles aiguës.
Volume globulaire moyen (µm³)	80 à 94	Augmenté dans les anémies macrocytaires. Diminué dans les anémies microcytaires.
Hématocrite	H : 42% à 50% F : 40% à 48%	Diminué dans les anémies, l'anémie de grossesse et l'hémorragie massive aiguë. Augmenté dans la polyglobulie réactionnelle, de toute origine, et dans la déshydratation ou l'hémoconcentration associées au choc.
Hémoglobine (g/dL)	H : 13 à 16 F : 12 à 14	Diminuée dans les anémies, la grossesse, l'hémorragie grave ou prolongée, et lors d'un apport liquidien excessif. Augmentée dans la polyglobulie, dans les bronchopneumopathies chroniques obstructives, dans le manque d'oxygénation dû à l'insuffisance cardiaque globale, et chez les gens qui demeurent en haute altitude.
Hémoglobine A₂	1,90% à 3,86%	Augmentée dans certaines formes de thalassémie.
Hémoglobine F	Moins de 2%	Augmentée chez le nourrisson et l'enfant, dans la thalassémie et dans plusieurs anémies.

Tableau A Valeurs normales — Hématologie (*suite*)

Détermination quantitative	Valeur normale *	Signification clinique
Phosphatase alcaline leucocytaire	40 à 100	Diminuée dans la leucémie myélocytique chronique et la leucémie lymphocytique chronique. Augmentée dans la leucocytose non leucémique et les maladies myéloprolifératives.
Plaquettes, numération (par mm³)	200 000 à 350 000	Augmentées dans la leucémie granulocytique chronique et l'hémoconcentration. Diminuées dans le purpura thrombopénique, la leucémie aiguë, l'anémie aplasique et pendant la chimiothérapie anticancéreuse.
Temps de coagulation (min)	5 à 10	Se prolonge dans les maladies hémorragiques et dans différentes déficiences des facteurs de la coagulation.
Consommation de prothrombine	Plus de 20 s	Altérée dans la déficience des facteurs VIII, IX et X.
Facteur V	75% à 125%	Facteur proaccélérine.
Facteur VIII (facteur antihémophilique)	50% à 150%	Déficient dans l'hémophilie classique.
Facteur IX (thromboplastine)	75% à 125%	Déficient dans la maladie de Christmas (pseudohémophilie).
Facteur X (facteur de Stuart)	75% à 125%	Défaut de coagulation Stuart.
Fibrinogène (mg/dL)	200 à 400	Augmenté dans la grossesse, la pneumonie, les infections accompagnées d'hyperleucocytose et la néphrose. Diminué dans le cas d'atteinte hépatique grave, la cirrhose, la fièvre typhoïde, les intoxications au chloroforme et le décollement prématuré du placenta.
Fibrinolyse (sang entier)	Aucune lyse pour 24 h	Activité augmentée associée à l'hémorragie massive, aux interventions chirurgicales majeures et aux réactions à une transfusion sanguine.
Temps de céphaline, temps de thromboplastine partielle (s)	20 à 45	Se prolonge dans les déficiences des facteurs VIII, IX et X.
Temps de prothrombine	60% à 100% de contrôle	Se prolonge dans les déficiences du facteur X et autres maladies hémorragiques et dans la cirrhose, l'hépatite et la nécrose toxique aiguë du foie.
Temps de saignement (min)	0,5 à 6	Se prolonge dans le purpura hémorragique où il y a réduction des plaquettes et dans les intoxications au chloroforme et au phosphore.

* Les valeurs normales des résultats des tests de laboratoire peuvent varier selon la méthode utilisée.

Tableau B Biochimie normale — Sérum, plasma, sang entier

Détermination quantitative	Valeur normale (adulte)	Signification clinique	
		Augmentation	Diminution
Acétoacétate et acétone (mg/dL)	0,3 à 2,0	Acidose diabétique Jeûne Toxémie de la grossesse Régime alimentaire sans glucides Régime alimentaire à haute teneur en lipides	
Acide ascorbique (vitamine C, mg/dL)	0,4 à 1,5	De fortes doses d'acide ascorbique prises comme mesure prophylactique contre le rhume	Rhumatisme articulaire aigu Maladies du collagène Apport insuffisant de vitamine C Maladies rénales et hépatiques Insuffisance cardiaque globale

Tableau B   Biochimie normale — Sérum, plasma, sang entier (*suite*)

Détermination quantitative	Valeur normale (adulte)	Signification clinique	
		Augmentation	Diminution
Acide folique, RID* (ng/mL)	4 à 16		Anémies mégaloblastiques chez le nourrisson et grossesse Alimentation inadéquate Maladie du foie Syndrome de malabsorption Anémies hémolytiques graves
Acide lactique du sang entier (mg/dL)	9 à 16	Activité musculaire augmentée Insuffisance cardiaque globale Hémorragie État de choc Certaines formes d'acidose métabolique Certaines infections fébriles Peut être en augmentation dans des affections graves du foie.	
Acide pyruvique du sang entier (mg/dL)	0,3 à 0,7	Diabète Déficience grave de thiamine Phase aiguë d'une infection, peut-être causée par une augmentation de la glycogénolyse et de la glycolyse	
Acide urique (mg/dL)	2,5 à 8,0	Goutte Leucémie aiguë Lymphomes traités par chimiothérapie Toxémie gravidique	Xanthinurie Réabsorption tubulaire déficiente
Acides gras (mg/dL)	Total : 250 à 300	Diabète Anémie Néphrose Hypothyroïdie Néphrite	Hyperthyroïdie
ACTH : hormone corticotrope du plasma, RID (pg/mL)	Moins de 100	Syndrome de Cushing hypophysaire Atrophie primaire des surrénales	Tumeur corticosurrénalienne Insuffisance surrénale secondaire à l'hypopituitarisme
Adénosine monophosphate cyclique du plasma (nM/L)	H : 17 à 33 F : 11 à 27	Valable pour différencier le diabète insipide néphrogénique du diabète insipide primaire d'origine hypothalamique. L'administration d'hormone antidiurétique ne provoque pas l'augmentation de l'adénosine monophosphate cyclique dans le diabète insipide néphrogénique	
Aldolase (mU/mL)	0,5 à 3,1	Nécrose hépatique Leucémie granuleuse Infarctus du myocarde Maladie des muscles squelettiques	
Aldostérone du plasma, RID (ng/dL)	Couché : 3 à 10 Debout : 5 à 30 Veine surrénale : 200 à 800	Hyperaldostéronisme primaire (syndrome de Coon) Hyperaldostéronisme secondaire	Maladie d'Addison

* Radioimmunodosage.

Tableau B Biochimie normale — Sérum, plasma, sang entier (*suite*)

		Signification clinique	
Détermination quantitative	**Valeur normale (adulte)**	**Augmentation**	**Diminution**
Alpha-l-antitrypsine (mg/dL)	200 à 400	Début d'un processus inflammatoire Pneumonie Abcès Arthrite	Maladies pulmonaires chroniques
Alpha-l-fœtoprotéine	Non détectée	Carcinome primaire du foie Carcinome métastatique du foie Carcinome des cellules germinales des testicules et des ovaires	
Alpha-hydroxybutyrate-déshydrogénase (mU/mL)	Jusqu'à 140	Infarctus du myocarde Leucémie aiguë granuleuse Anémies hémolytiques Dystrophie musculaire	
Ammoniaque du plasma (µg/dL)	5 à 70	Maladie hépatique grave Décompensation hépatique	
Amylase (U/dL)	15 à 200	Pancréatite aiguë Oreillons Ulcère duodénal Carcinome de la tête du pancréas Élévation prolongée dans le cas d'un pseudokyste du pancréas	Pancréatite chronique Fibrose et atrophie pancréatiques Cirrhose Alcoolisme aigu Toxémie gravidique
Androsténedione, RID (ng/mL)	F : 0,6 à 3,0	Hirsutisme et virilisme	
Antigène carcino-embryonnaire, RID (ng/ML)	0 à 2,5	Utile dans le diagnostic des cancers du côlon, du rectum, du pancréas et de l'estomac	
Arsenic (µg/dL)	6 à 20	Empoisonnement accidentel ou volontaire Exposition professionnelle excessive	
Azote des acides aminés alpha (mg/dL)	3,0 à 5,5	Intoxications par le phosphore, l'arsenic, le chloroforme, le tétrachlorure de carbone Hépatite infectieuse Éclampsie	Pneumonie bactérienne Administration d'extraits d'hypophyse antérieure Administration d'insuline
Azote non protéique (mg/dL)	20 à 35	Néphrite aiguë Reins polykystiques Uropathie obstructive Péritonite Insuffisance cardiaque globale Grossesse	
Azote uréique sanguin (mg/dL)	10 à 20	Glomérulonéphrite aiguë Uropathie obstructive Intoxication par le mercure Syndrome néphrotique	Insuffisance hépatique grave Grossesse
Bilirubine (mg/dL)	Total : 0,1 à 1,0 Directe : 0,1 à 0,2 Indirecte : 0,1 à 0,8	Anémie hémolytique (indirecte) Obstruction biliaire Lésion hépatocellulaire Anémie pernicieuse Maladie hémolytique du nouveau-né Éclampsie	
Brome-sulfone-phtaléine (BSP)	Rétention de moins de 5% en 45 min	Maladies hépatiques aiguës	

Tableau B   Biochimie normale — Sérum, plasma, sang entier (*suite*)

Détermination quantitative	Valeur normale (adulte)	Signification clinique	
		Augmentation	Diminution
Calcitonine (pg/mL)	Basale : non détectable (sous 400)	Carcinome médullaire de la glande thyroïde Certaines tumeurs non thyroïdiennes Syndrome de Zollinger-Ellison Anémie pernicieuse Insuffisance rénale chronique	
Calcium (mg/dL)	8,5 à 10,5	Tumeur ou hyperplasie des parathyroïdes Hyperparathyroïdie Hypervitaminose D Myélome multiple Néphrite avec urémie	Hypoparathyroïdie Diarrhée Maladie cœliaque Rachitisme Ostéomalacie Malnutrition Néphrose Après la parathyroïdectomie
Calcium ionisé (mEq/L)	2,04 à 2,44	Le calcium ionisé est un indicateur plus sensible des états pathologiques que le calcium total. Utile pour le diagnostic de l'hyperparathyroïdie chez les clients dont les taux de calcium sont normaux ou près de la normale. Détermination nécessaire dans le traitement des clients sous hémodialyse.	Hypothyroïdie
Carotène-bêta (μg/dL)	70 à 250	Caroténémie Hypothyroïdie Diabète Hyperlipémie	Syndromes de malabsorption Maladie hépatique Déficiences alimentaires
Catécholamines du plasma, RID (ng/L)	Couché : 200 à 600 Debout : 300 à 1 000	Phéochromocytome	
Céphaline (test ou réactions de Hanger)	Négatif jusqu'à 1+	Maladies hépatiques graves Pneumonie virale atypique Paludisme Syphilis Mononucléose infectieuse Insuffisance cardiaque globale	
Céruloplasmine (mg/dL)	H : 29 à 80 F : 32 à 156	Grossesse Infarctus du myocarde Cirrhose	Maladie de Wilson (dégénérescence hépatolenticulaire)
C_1 estérase, inhibiteur de	50% à 100% du contrôle normal		Œdème de Quincke Troubles lymphoprolifératifs
Chlorures (mEq/L)	95 à 105	Néphrite Obstruction urinaire Décompensation cardiaque Anémie Anesthésie à l'éther	Diabète Diarrhée Vomissement Pneumonie Intoxication aux métaux lourds Syndrome de Cushing Brûlures Occlusion intestinale Affections fébriles
Cholestérol (mg/dL)	150 à 300	Lipémie Ictère rétentionnel Diabète Hypothyroïdie	Anémie pernicieuse Anémie hémolytique Hyperthyroïdie Infection grave Phase terminale d'une maladie débilitante

Tableau B   Biochimie normale — Sérum, plasma, sang entier (*suite*)

Détermination quantitative	Valeur normale (adulte)	Signification clinique	
		Augmentation	**Diminution**
Cholestérol estérifié	60% à 70% du total		Le facteur estérifié diminue dans les maladies hépatiques.
Cholinestérase (delta *p*H)	Sérum : 0,61 à 1,50 Globules rouges : 0,60 à 1	Néphrose Exercice	Intoxication par un gaz asphyxiant (effet plus important sur l'activité des globules rouges) Insecticides, phosphates organiques (effet plus important sur l'activité plasmatique)
CO_2 (mEq/L)	Adulte : 24 à 32 Nourrisson : 18 à 24	Tétanie Maladie respiratoire Occlusion intestinale Vomissement	Acidose Néphrite Éclampsie Diarrhée Anesthésie
Complément C_3 (mg/dL)	H : 88 à 252 F : 88 à 206	Certaines maladies inflammatoires	Glomérulonéphrite aiguë Lupus érythémateux disséminé avec atteinte rénale
Complément C_4 (mg/dL)	14 à 51	Certaines maladies inflammatoires	Maladies immunologiques surtout dans le lupus érythémateux disséminé. Œdème de Quincke
Complément total (hémolytique)	90% à 94% du complément	Certaines maladies inflammatoires	Glomérulonéphrite aiguë Méningite épidémique Endocardite bactérienne subaiguë
Cortisol, RID (µg/dL)	À 8 h : 7 à 25 À 16 h : 2 à 9	Stress : maladies infectieuses, intervention chirurgicale, brûlures, etc. Grossesse Syndrome de Cushing Pancréatite Éclampsie	Maladie d'Addison Hypofonctionnement de l'hypophyse antérieure
Créatine (mg/dL)	0,2 à 0,8	Obstruction biliaire Grossesse Néphrite Destruction rénale Traumatisme musculaire Myopathie pseudohypertrophique de Duchenne	
Créatine phosphokinase (mU/mL)	H : 50 à 325 F : 50 à 250	Infarctus du myocarde Maladies des muscles squelettiques Injections intramusculaires Syndrome de Bywater Hypothyroïdie Delirium tremens Maladie vasculaire cérébrale	
Créatine phosphokinase (isoenzymes)	Isoenzyme MM présente (muscles squelettiques) Isoenzyme MB absente (muscle cardiaque)	Isoenzyme MB présente dans l'infarctus du myocarde	
Créatinine (mg/dL)	0,7 à 1,4	Néphrite Maladie rénale chronique	
Créatinine, clairance de la	100 mL à 150 mL de sang épuré par minute		Maladies rénales

Tableau B   Biochimie normale — Sérum, plasma, sang entier (*suite*)

Détermination quantitative	Valeur normale (adulte)	Signification clinique	
		Augmentation	Diminution
Cryofibrinogène du plasma (détermination qualitative)	Négatif	Néoplasmes Rhumatisme articulaire aigu Glomérulonéphrite aiguë Rectocolite hémorragique États thromboemboliques	
Cryoglobulines (détermination qualitative)	Négatif	Myélome multiple Leucémie lymphoïde chronique Lymphosarcome Lupus érythémateux disséminé Polyarthrite rhumatoïde Endocardite bactérienne subaiguë Certaines tumeurs malignes	
Cuivre (µg/dL)	70 à 165	Cirrhose Grossesse	Maladie de Wilson
11-Désoxycortisol (µg/dL)	0 à 2	Variété hypertensive de l'hyperplasie surrénalienne virilisante causée par un déficit en 11-β-hydroxylase	
Dibucaïne (« nombre dibucaïne »)	Normal : 70% à 85% d'inhibition Hétérozygote : 50% à 65% d'inhibition Homozygote : 16% à 25% d'inhibition		Important pour détecter les porteurs d'un déficit en cholinestérase qui sont très sensibles au suxaméthonium et et qui risquent de faire un choc anesthésique.
Dihydrotestostérone (mg/dL)	H : 50 à 210 F : Non détectable		Syndrome du testicule féminisant
Eau, contenu en (g/dL)	92,6 à 94,3	Utile pour l'étude de l'équilibre hydrique et électrolytique	
Érythropoïétine (mU immuno-chimiques/mL)	7 à 36	Nombreuses anémies des globules rouges Certains cas de polyglobulies secondaires Possible comme manifestation précoce du rejet après une transplantation rénale	Maladie de Vaquez Certains types de maladies rénales
Fer (µg/dL)	65 à 170	Anémie pernicieuse Anémie aplasique Anémie hémolytique Hépatite Hémochromatose	Anémie ferriprive
Fer, capacité de fixation (µg/dL)	CFF : 150 à 235 CFF totale : 250 à 420 % de saturation : 20 à 50	Anémie ferriprive	Maladies infectieuses chroniques
Ferritine, RID (µg/mL)	H : 10 à 270 F : 5 à 100	Hémochromatose Certaines maladies néoplasiques Leucémie myéloblastique aiguë Myélome multiple	Carence en fer
Fibrinogène, produits de dégradation du (µg/mL)	Moins de 10 (Négatif en dilution de 1 : 5)	Épisodes thrombotiques de toutes sortes, y compris l'infarctus du myocarde, la thrombose postopératoire des veines profondes et certains troubles de la grossesse.	

Tableau B Biochimie normale — Sérum, plasma, sang entier (*suite*)

Détermination quantitative	Valeur normale (adulte)	Signification clinique	
		Augmentation	**Diminution**
Galactose-l-phosphate-uridyl-transférase	Au-dessus de 18 unités d'activité par gramme d'hémoglobine 0,05 à 1,5 : sans doute galactosémique 0 à 0,05 : galactosémique		Galactosémie
Gamma-glutamyl transpeptidase (UI/L)	H : moins de 45 F : moins de 30	Maladies hépatiques et biliaires Alcoolisme anictérique Atteinte due à un traitement médicamenteux	
Gastrine, RID (pg/mL)	À jeun : 50 à 155 Postprandial : 80 à 170 Syndrome de Zollinger-Ellison : 200 à plus de 2 000 Anémie pernicieuse : 130 à 2 260 (moyenne 912)	Syndrome de Zollinger-Ellison Ulcère gastro-duodénal Anémie pernicieuse	
Glucose (mg/dL)	À jeun : 60 à 110 2 h après un repas : 65 à 140	Diabète Néphrite Hyperthyroïdie Début de l'hyperpituitarisme Lésions cérébrales Infections Grossesse Urémie	Hyperinsulinisme Hypothyroïdie Hyperpituitarisme avancé Vomissement pernicieux Maladie d'Addison Lésion hépatique étendue
Glucose, test de tolérance par voie orale (mg/dL)	Réactions normales : 1. À jeun : 60 à 125 2. Pas de sucre dans l'urine 3. Limites supérieures de la normale à jeun : 125 après 1 h : 190 après 2 h : 140 après 3 h : 125	(Courbe droite ou inversée) Hyperinsulinisme Insuffisance corticosurrénalienne (maladie d'Addison) Hypofonctionnement antéhypophysaire Hypothyroïdie Sprue et maladie cœliaque	(Courbe haute ou constante) Diabète Hyperthyroïdie Hyperplasie ou tumeur primaire de la corticosurrénale Anémie grave Certains troubles du système nerveux central
Glucose-6-phosphate déshydrogénase (globules rouges)	Dépistage : décoloration en 20 min à 60 min Quantitativement : 1,86 UI/mL à 2,50 UI/mL de globules rouges		Anémie hémolytique due aux médicaments Maladie hémolytique du nouveau-né
Glycoprotéine (mg/dL)	110 à 140	Néoplasme Tuberculose Diabète compliqué d'une maladie vasculaire dégénérative Grossesse Polyarthrite rhumatoïde Rhumatisme articulaire aigu Maladie hépatique infectieuse Lupus érythémateux	
Haptoglobine (mg/dL)	50 à 200	Grossesse Traitement aux œstrogènes Infections chroniques Maladies inflammatoires Destruction ou nécrose des tissus	Anémie hémolytique Accidents hémolytiques postransfusionnels par incompatibilité
Hémoglobine du plasma (mg/dL)	2 à 7	Réactions aux transfusions Hémoglobinurie paroxystique nocturne Hémolyse intravasculaire	

Tableau B   Biochimie normale — Sérum, plasma, sang entier (*suite*)

		Signification clinique	
Détermination quantitative	**Valeur normale (adulte)**	**Augmentation**	**Diminution**
Hexosaminidase totale $\left(\dfrac{nM/mL}{h}\right)$	Contrôle : 333 à 375 Hétérozygotes : 288 à 644 Maladie de Tay-Sachs : 284 à 1 232 Diabète : 567 à 3 560	Diabète Maladie de Tay-Sachs	
Hexosaminidase A	Contrôle : 49% à 68% du total Hétérozygotes : 25% à 45% du total Maladie de Tay-Sachs : 0% à 4% du total Diabète : 39% à 59% du total		Maladie de Tay-Sachs et hétérozygotes
Hormone de croissance, RID (ng/mL)	H : jusqu'à 3 F : jusqu'à 5	Acromégalie	Insuffisance à stimuler l'arginine ou l'insuline — hypopituitarisme
Hormone chorionique gonadotrophique β, RID (UI/L)	0 à 5	Grossesse Môle hydatiforme Chorio-épithéliome	
Hormone chorionique somato-mammotrophique (lactogène placentaire)	Non détectable	Grossesse	

Hormone folliculo-stimulante (FSH), RID (mUI/mL)	Homme normal : 5 à 25
	Femme normale :
	  Phase folliculaire : 5 à 20
	  Ovulation : 12 à 30
	  Phase lutéinique : 5 à 15
	  Après la ménopause :
	  40 à 200
		Ménopause et insuffisance ovarienne primaire	Insuffisance hypophysaire

Hormone lutéinisante (LH), RID (mUI/mL)	Homme : 6 à 30
	Femme :
	  Phase folliculaire : 2 à 30
	  Pic ovulatoire : 40 à 200
	  Phase lutéinique : 0 à 20
	  Après la ménopause :
	  35 à 120
		Tumeur hypophysaire
		Insuffisance ovarienne
			Diminution ou absence de pic : insuffisance hypophysaire

17-α-hydroxyprogestérone, RID (μg/mL)	H : 0,4 à 4,0 F : 0,1 à 3,3 E : 0,1 à 0,5	Hyperplasie surrénalienne congénitale Grossesse Certains cas d'adénomes surrénaliens ou ovariens	
Icterus index (U)	1 à 6	Obstruction biliaire Anémies hémolytiques	Anémies secondaires
Immunoglobuline A, IgA (mg/dL)	H : 60 à 297 F : 48 à 295	Myélome (Gamma A) Syndrome de Wiscott-Aldrich Maladie auto-immune Cirrhose	Ataxie-télangiectasie Agammaglobulinémie Hypogammaglobulinémie transitoire Dysgammaglobulinémie Entéropathies avec perte de protéines
Immunoglobuline D, IgD (mg/dL)	0 à 30	Myélome multiple IgD Certains clients ayant des maladies infectieuses chroniques	
Immunoglobuline E, IgE (ng/mL)	20 à 740	Allergies Infestations parasitaires	

Tableau B Biochimie normale — Sérum, plasma, sang entier (*suite*)

		Signification clinique	
Détermination quantitative	**Valeur normale (adulte)**	**Augmentation**	**Diminution**
Immunoglobuline G, IgG (mg/dL)	H : 635 à 1 400 F : 645 à 1 300	Myélome IgG Après hyperimmunisation Maladies auto-immunes Infections chroniques	Hypogammaglobulinémie congénitale ou acquise Myélomes IgA, macroglobulinémie de Waldenström (IgM) Certains syndromes de malabsorption Très grande perte de protéines
Immunoglobuline M, IgM (mg/dL)	H : 41 à 248 F : 59 à 280	Macroglobulinémie de Waldenström Parasitoses Hépatite	Agammaglobulinémie Certains myélomes IgG et IgA Leucémie lymphoïde chronique
Insuline, RID (μU/mL)	5 à 25	Insulinome Acromégalie	Diabète sucré
Iode protéique sanguin (μg/dL)	4,0 à 8,0	Hyperthyroïdie	Hypothyroïdie
Isocitrico-déshydrogénase (U)	50 à 180	Hépatite, cirrhose Ictère rétentionnel Carcinome métastatique du foie Anémie mégaloblastique	
Lactico-déshydrogénase (LDH) totale (mU/mL)	100 à 225	Anémie pernicieuse non traitée Infarctus du myocarde Infarctus pulmonaire Maladie du foie	
Isoenzymes de la lacticodéshydrogénase LDH1 LDH2 LDH3 LDH4 LDH5	20% à 35% 25% à 40% 20% à 30% 0% à 20% 0% à 25%	LDH1 et LDH2 augmentent dans l'infarctus du myocarde, l'anémie mégaloblastique et l'anémie hémolytique. LDH4 et LDH5 augmentent dans l'infarctus pulmonaire, l'insuffisance cardiaque globale et les maladies du foie.	
Leucine-aminopeptidase $\left(\dfrac{\mu \text{ mol/h}}{\text{mL}} \right)$	1 à 3	Maladies du foie ou des voies bilaires Maladies du pancréas Carcinome métastatique du foie et du pancréas Obstruction biliaire	
Lipase (U/mL)	0,2 à 115	Pancréatite aiguë et chronique Obstruction biliaire Cirrhose Hépatite Ulcère gastro-duodénal	
Lipides totaux (mg/dL)	400 à 1 000	Hypothyroïdie Diabète Néphrose Glomérulonéphrite	Hyperthyroïdie
Lipoprotéines de haute densité HDL (cholestérol HDL)	Âge (années) Homme (mg/dL) Femme (mg/dL) 0 à 19 30 à 65 30 à 70 20 à 29 35 à 70 35 à 75 30 à 39 30 à 65 35 à 80 40 à 49 30 à 65 40 à 85 50 à 59 30 à 65 35 à 85 60 à 69 30 à 65 35 à 85		Le taux de cholestérol HDL est plus bas chez les clients qui présentent des risques accrus de maladie coronarienne.

Tableau B   Biochimie normale — Sérum, plasma, sang entier (*suite*)

Détermination quantitative	Valeur normale (adulte)	Signification clinique	
		Augmentation	Diminution
Lipoprotéines de basse densité LDL (cholestérol LDL)	*Âge* (années) (mg/dL) 0 à 19 50 à 170 20 à 29 60 à 170 30 à 39 70 à 190 40 à 49 80 à 190 50 à 59 80 à 210	Le taux de cholestérol LDL est plus haut chez les clients qui présentent des risques accrus de maladie coronarienne.	
Lithium (mEq/L)	0,5 à 1		
Lysozyme (µg/mL)	2,8 à 8	Certains types de leucémie (leucémie aiguë monoblastique) États inflammatoires et infections	Leucémie aiguë lymphoblastique
Magnésium (mEq/L)	1,3 à 2,4	Ingestion de sulfate de magnésie (sels d'Epsom) Parathyroïdectomie	Alcoolisme chronique Toxémie gravidique Maladie rénale grave
Manganèse (µg/dL)	0,08 à 0,26		Troubles de la croissance
Mercure (µg/dL)	Jusqu'à 10	Intoxication par le mercure	
Myoglobine, RID (ng/mL)	Jusqu'à 85	Infarctus du myocarde	
5'Nucléotidase (UI/L)	3,2 à 11,6	Maladie du foie et des voies biliaires	

Œstradiol, RID (ng/dL)	Homme : 0,5 à 50
	Femme :
	  Menstruation : 1,5 à 7,5
	  Phase folliculaire : 2,0 à 20
	  Ovulation : 12 à 40
	  Phase lutéinique : 10 à 30
	  Après la ménopause : 1,0 à 5,0
		Grossesse	Diminution ou absence de pic : insuffisance ovarienne

Œstriol, RID (ng/mL)	Homme : moins de 0,5
	Femme non enceinte : moins de 0,5
	Femme enceinte :
	  1er trimestre : jusqu'à 1
	  2e trimestre : 0,8 à 7,0
	  3e trimestre : 5 à 25
		Grossesse	Diminution ou absence de pic : insuffisance ovarienne

Œstrogènes (total), RID (ng/dL)	Homme : 47 à 74
	Femme :
	  Menstruation : 43 à 74
	  Phase folliculaire : 40 à 103
	  Pic de l'ovulation : 75 à 139
	  Phase lutéinique : 47 à 113
		Grossesse Mesurès quotidiennement, ils permettent d'évaluer la réaction des femmes hypogonadotrophiques et hypœstrogéniques à la gonadotrophine hypophysaire ou à la gonadotrophine de femmes ménopausées.	Détresse fœtale Insuffisance ovarienne

Œstrone, RID (ng/dL)	Femme : Jours 1 à 10 : 4,3 à 18 Jours 11 à 20 : 7,5 à 19,6 Jours 21 à 30 : 13,0 à 20,0 Hommes : 2,5 à 7,5	Grossesse	Diminution ou absence de pic : insuffisance ovarienne
Osmolalité (milliosmoles/kg)	280 à 300	Utile pour l'étude de l'équilibre hydrique et électrolytique	Sécrétion inappropriée de l'hormone antidiurétique
Oxygène artériel du sang entier, saturation	96% à 100%	Polycythémie Anhydrémie	Anémie Décompensation cardiaque Bronchopneumopathie chronique obstructive

Tableau B   Biochimie normale — Sérum, plasma, sang entier (*suite*)

		Signification clinique	
Détermination quantitative	**Valeur normale (adulte)**	**Augmentation**	**Diminution**
Parathormone, PTH (pg/mL)	163 à 347	Hyperparathyroïdie	
P_{CO_2} artérielle du sang entier (mm Hg)	35 à 45	Acidose respiratoire Alcalose métabolique	Alcalose respiratoire Acidose métabolique
pH artériel du sang entier	7,35 à 7,45	Vomissements Hyperpnée Fièvre Occlusion intestinale	Urémie Acidose diabétique Hémorragie Néphrite
P_{O_2} artérielle du sang entier (mm Hg)	95 à 100	Reliée directement à la saturation en oxygène	
Pepsinogène (U/mL)	200 à 425		États qui diminuent l'acidité gastrique Anémie pernicieuse Achlorhydrie
Peptide C, réactivité (ng/mL)	1,5 à 10	Insulinome	Diabète

Phénotype lipoprotéinique : Résumé des résultats dans les hyperlipoprotéinémies primaires

				Coloration des lipoprotéines				
Type	**Apparence**	**Triglycéride**	**Cholestérol**	**β**	**Pré-β**	**α**	**Chylo-microns**	**Causes secondaires**
Normal	Clair	Normal	Normal	Modéré	Zéro à modéré	Modéré	Faible	
I	Crémeux	Augmentation marquée	Normal à augmentation modérée	Faible	Faible	Faible	Augmentation marquée	Dysglobulinémie
II	Clair	Normal à faible augmentation	Augmentation faible à marquée	Fort	Zéro à fort	Modéré	Faible	Hypothyroïdie, myélome, maladie du foie, syndrome néphrotique, macroglobulinémie et régime riche en cholestérol
III	Clair, nuageux ou laiteux	Augmenté	Augmenté	Base intense et large	S'étend jusqu'à β	Modéré	Faible	
IV	Clair, nuageux ou laiteux	Augmentation faible à marquée	Normal à augmentation faible	Faible à modéré	Modéré à fort	Faible à modéré	Faible	Hypothyroïdie, diabète sucré, pancréatite, glycogénose, syndrome néphrotique, myélome, grossesse et contraceptifs oraux
V	Nuageux à crémeux	Augmentation marquée	Augmenté	Faible	Modéré	Faible	Fort	Diabète sucré, pancréatite et alcoolisme

Les types I et II sont induits par les lipides ; III et IV par les glucides ; V par les lipides et les glucides.

Phénylalanine (mg/dL)	Première semaine : 0,6 Ensuite : 0,7 à 3,5	Phénylcétonurie Maladie des urines à odeur de houblon	

Tableau B   Biochimie normale — Sérum, plasma, sang entier (*suite*)

Détermination quantitative	Valeur normale (adulte)	Signification clinique	
		Augmentation	Diminution
Phosphatase acide totale (UI/L)	0 à 11	Carcinome de la prostate Maladie de Paget avancée Hyperparathyroïdie	
Phosphatase acide prostatique, RIN	0 ng/mL à 10 ng/mL État limite : 2,5 UI/L à 3,3 UI/L	Carcinome de la prostate	
Phosphatase alcaline (mU/mL)	Adulte : 30 à 115	Affections qui reflètent une augmentation de l'activité ostéoblastique de l'os Rachitisme Hyperparathyroïdie Maladies du foie	
Phosphatase alcaline, fraction thermostable	Fraction thermostable supérieure à 35% : maladie hépatique et maladie combinée à composant hépatique dominant. Fraction thermostable entre 25% et 35% : maladie combinée des os et du foie Fraction thermostable inférieure à 25% : maladie osseuse avec augmentation de l'activité ostéoblastique	Maladie hépatique	
Phosphohexo-isomérase (UI/L)	20 à 90	Cancer Maladies du cœur, du foie et des muscles squelettiques	
Phospholipides (mg/dL)	125 à 300	Diabète Néphrite	
Phosphore inorganique (mg/dL)	2,5 à 4,5	Néphrite chronique Hypoparathyroïdie	Hyperparathyroïdie
Plomb dans le sang entier (µg/dL)	Jusqu'à 40	Intoxication par le plomb	
Potassium (mEq/L)	3,5 à 5,0	Maladie d'Addison Oligurie Anurie	Acidose diabétique Diarrhée Vomissement
Progestérone RID (ng/mL)	Phase folliculaire : jusqu'à 0,8 Phase lutéinique : 10 à 20 Fin du cycle : moins de 1 Grossesse : jusqu'à 50 à la 20ᵉ semaine	Dégradation des tissus ou hémolyse Utile dans l'évaluation des problèmes menstruels, de l'infertilité et du fonctionnement placentaire pendant les grossesses compliquées de toxémie, de diabète sucré ou d'une menace de fausse-couche.	
Prolactine, RID (ng/mL)	H : 7 à 18 F : 6 à 24	Grossesse Problèmes anatomiques ou fonctionnels de l'hypothalamus Section de la tige pituitaire Tumeur de l'hypophyse Hypothyroïdie primaire	
Protéines, total (g/dL) Albumine (g/dL) Globuline (g/dL)	68 3,5 à 5 1,5 à 3	Hémoconcentration État de choc Myélome multiple (fraction globulinique) Maladie du foie (globuline)	Malnutrition Hémorragie Perte de plasma des brûlures Protéinurie

Tableau B Biochimie normale — Sérum, plasma, sang entier (*suite*)

Détermination quantitative	Valeur normale (adulte)	Signification clinique	
		Augmentation	Diminution
		Infections chroniques (fraction globulinique)	
Électrophorèse (acétate de cellulose)			
Albumine (g/dL)	3,3 à 5,0		
Globuline alpha 1 (g/dL)	0,2 à 0,4		
Globuline alpha 2 (g/dL)	0,6 à 1,0		
Globuline bêta (g/dL)	0,6 à 1,2		
Globuline gamma (g/dL)	0,7 à 1,5		
Protoporphyrine, érythocyte du sang entier (µg/dL)	15 à 100	Intoxication par le plomb Porphyrie érythropoïétique	
Pyridoxine (ng/mL)	3,6 à 18		Très grande variété d'affections : dépression nerveuse, neuropathie périphérique, anémie, convulsions néonatales et réactions à certains médicaments
Rénine, RID $\left(\dfrac{ug/mL}{h}\right)$	Régime alimentaire normal : Position couchée : 0,3 à 1,9 Position debout : 0,6 à 3,6 Régime alimentaire à faible teneur en sel : Position couchée : 0,9 à 4,5 Position debout : 4,1 à 9,1	Hypertension réno-vasculaire Hypertension maligne Maladie d'Addison non traitée Néphropathie avec perte sodique primaire Régime alimentaire hyposodé Traitement aux diurétiques Hémorragie	Aldostéronisme primaire Apport sodique augmenté Thérapie aux stéroïdes qui retiennent le sel Thérapie à l'hormone antidiurétique Transfusion sanguine
Riboflavine du sang entier	0,9 à 1,31 (coefficient d'activité)		Carence en riboflavine
Rouge Congo	60% à 100% retenu dans la circulation		Des dépôts de substance amyloïde dans les tissus absorbent le rouge Congo. Dans la maladie amyloïde, moins de 40% du colorant demeure dans le plasma ; dans les cas graves, moins de 10%.
Sodium (mEq/L)	135 à 145	Hémoconcentration Néphrite Obstruction du pylore	Déficit alcalin Maladie d'Addison Myxœdème
Sulfates (mg/dL)	0,5 à 1,5	Néphrite Rétention d'azote	
Testostérone, RID (ng/mL)	H : 300 à 800 F : 25 à 100	F. : Ovaires polykystiques Tumeurs virilisantes	H. : Orchiectomie pour maladie néoplasique de la prostate ou du sein Traitement aux œstrogènes Syndrome de Klinefelter Hypopituitarisme Hypogonadisme Cirrhose
T_3, captation de	25% à 35%	Hyperthyroïdie Déficit en TBG	Hypothyroïdie Grossesse

Tableau B Biochimie normale — Sérum, plasma, sang entier (*suite*)

Détermination quantitative	Valeur normale (adulte)	Signification clinique	
		Augmentation	**Diminution**
		Androgènes et stéroïdes anabolisants	Œstrogènes et médicaments anovulatoires Excès de TBG
T_3, triiodothyronine (totale), RID (ng/dL)	75 à 200	Grossesse Hyperthyroïdie	Hypothyroïdie
T_4, thyroxine, RID (µg/dL)	4,5 à 11,5	Hyperthyroïdie Thyroïdite Cas d'augmentation de la globuline liant la thyroxine, provoquée par les contraceptifs oraux Grossesse	Hypothyroïdie primaire et hypophysaire Affection idiopathique Cas de diminution de la globuline liant la thyroxine, provoquée par des stéroïdes androgènes et anabolisants Hypoprotéinémie Syndrome néphrotique
T_4, thyroxine libre (ng/dL)	1 à 2,2	Des clients enthyroïdiens ayant des taux normaux de thyroxine libre peuvent avoir des taux anormaux de T_3 et T_4 à cause de certains médicaments.	
Thyréostimuline (TSH), RID (µUI/L)	0 à 10	Hypothyroïdie primaire	
Thyroxine, globuline fixant la (µg/dL)	10 à 26	Hypothyroïdie Grossesse Traitement aux œstrogènes Contraceptifs oraux Génétiques et idiopathiques	Stéroïdes androgènes et anabolisants Syndromes néphrotiques Forte hypoprotéinémie Maladie hépatique
Transaminase (SGOT), asparate aminotransférase (mU/mL)	7 à 40	Infarctus du myocarde Maladie des muscles squelettiques Maladie du foie	
Transaminase (SGPT), alanine aminotransférase (mU/mL)	10 à 40	Mêmes affections que SGOT, mais augmentation plus marquée dans les maladies du foie	
Transferrine, sidérophiline (mg/dL)	230 à 320	Grossesse Anémie ferriprive causée par une hémorragie Hépatite aiguë Polyglobulie Contraceptifs oraux	Anémie pernicieuse (rechute) Thalassémie et anémie à hématies falciformes Hémochromatose Maladies hépatiques ou néoplasiques
Transcétolase du sang entier $\left(\dfrac{\mu \text{ mol/h}}{\text{mL}}\right)$	Utilisation des pentoses : 9,66 à 15,5		Déficit en thiamine
$\left(\dfrac{\mu \text{ mol/h}}{10^9 \text{ globules rouges}}\right)$	1,70 à 3,04		
Triglycérides (mg/dL)	10 à 150	Voir *phénotype lipoprotéinique*	
Tryptophane (mg/dL)	1,4 à 3,0		Syndrome de malabsorption spécifique du tryptophane
Turbidité au thymol (U/mL)	1 à 4,5	Maladie du foie Maladies infectieuses avec production d'anticorps	
Tyrosine (mg/dL)	0,5 à 4,0	Hyperthyroïdie Tyrosinose	
Viscosité	1,4 à 1,8 par rapport à l'eau à 37° C	Clients qui ont une forte augmentation des gammaglobulines	

Tableau B Biochimie normale — Sérum, plasma, sang entier (*suite*)

Détermination quantitative	Valeur normale (adulte)	Signification clinique	
		Augmentation	Diminution
Vitamine A (µg/dL)	50 à 220	Hypervitaminose A	Déficit en vitamine A Maladie cœliaque Sprue Ictère obstructif Fibrose kystique Giardiase Maladie hépatique parenchymateuse
Vitamine B_1, thiamine (µg/dL)	1,6 à 4		Anorexie Béribéri Polyneuropathie Cardiomyopathies
Vitamine B_6, phosphate de pyridoxal (ng/mL)	3,6 à 18		Alcoolisme chronique Malnutrition Urémie Convulsions néonatales Malabsorption comme dans le syndrome cœliaque
Vitamine B_{12}, RID (pg/mL)	130 à 785	Atteinte des cellules hépatiques en association avec les perturbations myéloproliférantes. (On voit les taux les plus élevés dans la leucémie myéloïde.)	Végétarisme strict Alcoolisme Anémie pernicieuse Gastrectomie totale ou partielle Résection iléale Sprue et maladie cœliaque Infestation par le tænia du poisson
Vitamine E (mg/dL)	0,5 à 2,0		Déficit en vitamine E
Xylose, test d'absorption du (mg/dL)	2 h : 30 à 50		Syndrome de malabsorption
Zinc (µg/dL)	55 à 150	Le zinc est essentiel pour la croissance et la propagation des cultures cellulaires et le fonctionnement de plusieurs enzymes.	
Zinc, turbidité au (U/mL)	2 à 12	Même signification clinique que la turbidité au thymol.	

Tableau C Valeurs normales — Urines

Détermination quantitative	Valeur normale	Signification clinique	
		Augmentation	Diminution
Acétone et acide acétoacétique	Zéro	Diabète sucré non équilibré Privation de nourriture	
Acides cynurénique et xanthurénique (mg/24 h)	Acide cynurénique : jusqu'à 18 Acide xanthurénique : jusqu'à 4	Carence en vitamine B_6 Fièvre typhoïde aiguë Fièvre à phlébotome Tularémie	
Acide Δ-amino lévulinique (mg/dL)	0,00 à 0,54	Intoxication par le plomb Porphyrie hépatique Hépatite Carcinome hépatique	
Acide homogentisique, alcaptone (détermination qualitative)	Négatif	Alcaptonurie Ochronose	

Tableau C   Valeurs normales — Urines (*suite*)

Détermination quantitative	Valeur normale	Signification clinique	
		Augmentation	**Diminution**
Acide homovamillique (mg/24 h)	Jusqu'à 15	Neuroblastome	
Acide hydroxy-5-indole-acétique (détermination qualitative)	Négatif	Tumeur carcinoïde maligne	
Acide phénylpyruvique (détermination qualitative)	Négatif	Phénylcétonurie	
Acide vanilmandélique (mg/24 h)	0,7 à 6,8	Phéochromocytome Neuroblastome Café, thé, aspirine, bananes et plusieurs médicaments	
Acide urique (mg/24 h)	250 à 750	Goutte	Néphrite
Acidité titrable (mEq/24 h)	20 à 40	Acidose métabolique	Alcalose métabolique

Aldostérone (µg/24 h)	Régime alimentaire salé normal :
	  Normal : 4 à 20
	  Rénovasculaire : 10 à 40
	  Tumeur : 20–100 µg/24 h
	Régime alimentaire à faible teneur en sel
	  Normal : 10 à 40
	  Rénovasculaire : 20 à 100
	  Tumeur : 20 à 100
		Hyperaldostéronisme primaire (tumeur corticosurrénalienne)
		Hyperaldostéronisme secondaire
		  Déplétion sodée
		  Surcharge de potassium
		  ACTH en doses importantes
		  Insuffisance cardiaque
		  Cirrhose avec ascite
		  Néphrose
		  Grossesse	

Amylase	35 à 260 unités excrétées par heure	Pancréatite aiguë	
Aryl-sulfatase A (U/mL)	Plus que 2,4		Leucodystrophie métachromatique
Azote des acides aminés alpha (mg/24 h)	64 à 199	Leucémie Diabète Phénylcétonurie Autres maladies métaboliques	
Azote de l'urée (g/24 h)	9 à 16	Catabolisme excessif des protéines	Altération de la fonction rénale
Bence-Jones (protéines de)	Non détectées	Myélome	
Calcium (mg/24 h)	Moins de 150	Hyperparathyroïdie Intoxication par la vitamine D Syndrome de Fanconi	Hypoparathyroïdie Carence en vitamine D
Catécholamines (µg/24 h)	Total : 0 à 275 Adrénaline : 10% à 40% Noradrénaline : 60% à 90%	Phéochromocytome Neuroblastome	
17-cétostéroïdes : total (mg/24 h)	H : 10 à 22 F : 6 à 16	Tumeur des cellules interstitielles du testicule Parfois, hirsutisme simple Hyperplasie surrénalienne Syndrome de Cushing Cancer de la surrénale, virilisme Arrhénoblastome	Thyrotoxicose Hypogonadisme féminin Diabète sucré Hypertension Maladie débilitante, légère, modérée ou grave Eunuchoïdisme Maladie d'Addison Panhypopituitarisme Myxœdème Néphrose
fractionnement alpha-bêta	Concentration alpha de 85% ou plus	Carcinome de la surrénale (dans la fraction bêta)	
Chlorures (mEq/24 h)	70 à 250	Les niveaux de chlorures urinaires dépendent de l'excrétion du sodium, du potassium, de	

Tableau C   Valeurs normales — Urines (*suite*)

Détermination quantitative	Valeur normale	Signification clinique	
		Augmentation	**Diminution**
		l'ammoniaque et des bicarbonates.	
Coproporphyrine (µg/24 h)	50 à 300	Poliomyélite Intoxication par le plomb Porphyrie hépatique Porphyrie érythropoïétique Porphyrie cutanée tardive	
Cortisol libre (µg/24 h)	20 à 90	Syndrome de Cushing	
Créatine (mg/24 h)	0 à 200	Dystrophie musculaire Fièvre Carcinome du foie Grossesse Hyperthyroïdie Myosite	
Créatinine (g/24 h)	0,8 à 2,0	Fièvre thyphoïde Salmonelloses Tétanos	Atrophie musculaire Anémie Dégénérescence avancée du rein Leucémie
clairance de la créatinine (mL/min)	100 à 150		Mesure le taux de filtration glomérulaire Maladies rénales
Cuivre (µg/24 h)	20 à 70	Maladie de Wilson Cirrhose Néphrose	
Cystine (mg/24 h)	10 à 100	Cystinurie	
11-Désoxycortisol (µg/24 h)	20 à 100	Forme hypertensive d'hyperplasie surrénalienne virilisante causée par une carence en 11β-hydroxylase	
Diagnex bleu (mg)	Supérieur à 0,6 Hypochlorhydrite présumée: 0,3 à 0,6 Achlorhydrie présumée: moins de 0,3		Hypochlorhydrie Achlorhydrie
D-xylose (5), épreuve du	Excrétion de 16% à 33% du D-xylose ingéré		Syndrome de malabsorption
Éthiocholanolone (mg/24 h)	H: 1,9 à 6,0 F: 0,5 à 4,0	Syndrome génito-surrénal Hirsutisme idiopathique	

FSH, hormone folliculo-stimulante, RID (UI/24 h)	Homme: 5 à 25
	Femme:
	    Phase folliculaire: 5 à 20
	    Phase lutéinique: 5 à 15
	    Ovulation: 15 à 60
	    Ménopause: 50 à 100
		Ménopause et insuffisance ovarienne primaire	Insuffisance hypophysaire

Glucose	Négatif	Diabète sucré Perturbations hypophysaires Pression intracrânienne Lésion dans le plancher du 4e ventricule	
Gonadotrophine chorionique, qualitative (test de grossesse)	Négatif	Grossesse Chorio-épithéliome Môle hydatiforme	

Tableau C   Valeurs normales — Urines (*suite*)

Détermination quantitative	Valeur normale	Signification clinique	
		Augmentation	Diminution
Hémoglobine et myoglobine	Négatif	Brûlures étendues Transfusion de sang incompatible Augmentation de myoglobine dans les traumatismes graves (syndrome d'écrasement)	
17-hydroxycorticostéroïdes (mg/24 h)	2 à 10	Syndrome de Cushing	Maladie d'Addison Hypofonctionnement de l'hypophyse antérieure
Hydroxyproline (mg/24 h)	25 à 77	Maladie de Paget Dysplasie fibreuse Ostéomalacie Maladie osseuse néoplasique Hyperparathyroïdie	

LH, hormone lutéinisante (UI/24 h)	Homme : 5 à 18
	Femme :
	  Phase folliculaire : 2 à 25
	  Pic ovulatoire : 30 à 95
	  Phase lutéinique : 2 à 20
	  Après la ménopause :
	  40 à 110
		Tumeur hypophysaire
		Insuffisance ovarienne
			Diminution ou absence de pic : insuffisance hypophysaire

Lipase (U/mL)	0,1 à 0,75	Pancréatite	
Mélanine de la bile	Zéro	Mélanome avancé Ochronose	
Métanéphrines, total (mg/24 h)	Moins de 1,3	Phéochromocytome ; certains clients ayant un phéochromocytome peuvent avoir un haut taux de métanéphrines urinaires mais un taux normal de catécholamines et d'acide vanilmandélique	
Mucopolysaccharides acides	Négatif	Syndrome de Hurler Syndrome de Marfan Maladie de Morquio-Ulrich	

Œstriol (placentaire)	*Semaines de*
	grossesse *mg/24 h*
	  12 moins de 1
	  16 2 à 7
	  20 4 à 9
	  24 6 à 13
	  28 8 à 22
	  32 12 à 43
	  36 14 à 45
	  40 19 à 46
			Les indices diminuent lors de détresse fœtale due à plusieurs affections, dont la prééclampsie, l'insuffisance placentaire et le diabète mal équilibré.

Œstrogènes, total par fluorométrie (µg/24 h)	Femme : Début de la menstruation : 4 à 25 Pic de l'ovulation : 28 à 99 Pic de la lutéine (progestérone) : 22 à 105 Après la ménopause : 1,4 à 19,6 Homme : 5 à 18	Hyperœstrogénisme dû à un néoplasme surrénal ou gonadique	Aménorrhée primaire ou secondaire
Osmolalité (mOsm/kg)	H : 390 à 1090 F : 300 à 1090	Utile pour l'étude de l'équilibre hydrique et électrolytique	
Oxalate (mg/24 h)	Jusqu'à 40	Hyperoxalurie primaire	
Phénolsulfonephtaléine (PSP)	Excrétion d'au moins 25% dans 15 min	Mesure avant tout la fonction tubulaire rénale	Retardée dans les maladies rénales

Tableau C   Valeurs normales — Urines *(suite)*

Détermination quantitative	Valeur normale	Signification clinique	
		Augmentation	**Diminution**
	40% dans 30 min et 60% dans 120 min		Diminuée dans la néphrite, la cystite, la pyélonéphrite et l'insuffisance cardiaque globale
Phosphore inorganique (g/24 h)	0,8 à 1,3	Fièvre Épuisement nerveux Tuberculose Rachitisme Intoxication chronique	Infections aiguës Néphrite Chlorose Grossesse
Plomb (µg/24 h)	Jusqu'à 150	Intoxication par le plomb	
Porphobilinogène (détermination qualitative)	Négatif	Porphyrie aiguë Maladie du foie	
Porphobilinogène (mg/dL)	0 à 0,03	Porphyrie aiguë Maladie du foie	
Porphyrines (détermination qualitative)	Négatif	Voir lignes suivantes	
Porphyrines (µg/24 h) (détermination quantitative)	Coproporphyrine : 50 à 300 Uroporphyrine : jusqu'à 50	Porphyrie hépatique Porphyrie érythropoïétique Porphyrie cutanée tardive Intoxication par le plomb (augmentation de la coproporphyrine seulement)	
Potassium (mEq/24 h)	40 à 65	Hémolyse	
Prégnandiol (mg/24 h)	Homme : 0,1 à 2,0 Femme : Phase de prolifération : 0,5 à 1,5 Phase lutéinique : 2 à 7 Ménopause : 0,2 à 1,0 Grossesse : *Semaines de grossesse* 10 à 12 5 à 15 12 à 18 5 à 25 18 à 24 15 à 33 24 à 28 20 à 42 28 à 32 27 à 47	Kyste du corps jaune Lorsque du tissu placentaire demeure dans l'utérus après l'accouchement Certains cas de tumeurs corticosurrénaliennes Grossesse	Dysfonction placentaire Menace d'avortement Mort intra-utérine
Prégnanetriol (mg/24 h)	0,4	Hyperplasie surrénalienne androgénique congénitale	
Protéines (mg/24 h)	Jusqu'à 100	Néphrite Insuffisance cardiaque Intoxication par le mercure Protéine de Bence-Jones dans le myélome multiple États fébriles Hématurie Amyloïdoses	
Sodium (mEq/24 h)	130 à 200	Utile pour détecter les grosses modifications de l'équilibre de l'eau et du sel	
Urobilinogène	N'importe quelle urine : moins de 0,25 mg/dL Urines de 24 h : jusqu'à 4 mg/24 h	Maladies du foie et des voies biliaires Anémies hémolytiques	Obstruction biliaire complète ou presque complète Diarrhée Insuffisance rénale
Uroporphyrines (µg/24 h)	Jusqu'à 50	Porphyrie	
Zinc (mg/24 h)	0,15 à 1,2	Le zinc est un nutriment essentiel.	

Tableau D   Valeurs normales — Liquide céphalo-rachidien

Détermination quantitative	Valeur normale	Signification	
		Augmentation	Diminution
Acide lactique (mg/dL)	Moins de 24	Méningite bactérienne Hypocapnie Hydrocéphalie Abcès cérébraux Ischémie cérébrale	
Albumine (mg/dL)	15,5 à 32	Certaines affections neurologiques Lésion du plexus choroïde ou blocage de la circulation du liquide céphalo-rachidien Altération de la barrière sang-SNC (système nerveux central)	
Chlorures (mEq/L)	100 à 130	Urémie	Méningite aiguë généralisée Méningite tuberculeuse
Glucose (mg/dL)	50 à 75	Diabète sucré Coma diabétique Encéphalite épidémique Urémie	Méningite aiguë Méningite tuberculeuse Choc insulinique
Glutamine (mg/dL)	6 à 15	Encéphalopathies hépatiques, dont le syndrome de Reye Coma hépatique Cirrhose	
IgG (mg/dL)	0 à 6,6	Altération de la barrière sang-SNC Sclérose en plaques Neurosyphilis Pancéphalite sclérosante subaiguë Phases chroniques des infections du SNC	
Lacticodéshydrogénase	1/10 de celle du sérum	Maladie du SNC	
Lymphocytes, numération des	0 à 5 leucocytes mononucléaires/mm³	Méningite bactérienne Neurosyphilis Poliomyélite antérieure Encéphalite léthargique	
Or colloïdal	Zéro	Méningite aiguë Neurosyphilis	

Protéines (mg/dL)
  cisternales
  lombaires
  ventriculaires
	
	15 à 25
	15 à 45
	5 à 15
		Méningite aiguë
		Méningite tuberculeuse
		Neurosyphilis
		Poliomyélite
		Syndrome de Guillain et Barré	

Protéines, électrophorèse des (acétate de cellulose) Préalbumine Albumine Globuline Alpha₁ Globuline Alpha₂ Globuline Bêta Globuline Gamma	*% du total* 3 à 7 56 à 74 2 à 6,5 3 à 12 8 à 18,5 4 à 14	Une augmentation du taux d'albumine seulement peut provenir d'une lésion du plexus choroïde ou d'un blocage de la circulation du liquide céphalo-rachidien. On note un taux élevé de globulines gamma avec un taux normal d'albumine dans les cas de sclérose en plaques, de neurosyphilis, de panencéphalite sclérosante subaiguë et dans les phases chroniques d'infections du SNC. La barrière sang-SNC a pu être grandement altérée pendant ces maladies ; et l'albumine du liquide céphalo-rachidien peut également être élevée.	

Tableau E Autres valeurs

Détermination quantitative	Valeur normale	Signification clinique
Acétaminophène	Zéro	Niveau thérapeutique (µg/mL) : 10 à 20
Aminophylline (théophylline)	Zéro	Niveau thérapeutique (µg/mL) : 10 à 20
Bromures	Zéro	Niveau thérapeutique (mg/dL) : 5 à 50
Digitoxine	Zéro	Niveau thérapeutique (ng/mL) : 5 à 30
Digoxine	Zéro	Niveau thérapeutique (ng/mL) : 0,5 à 2,0
Dilantin (phénytoïne)	Zéro	Niveau thérapeutique (µg/mL) : 10 à 20
Éthanol	0% à 0,01%	Niveau d'intoxication selon la loi : 0,08% ou plus
		0,3% à 0,4% : forte intoxication
		0,4% à 0,5% : stupeur alcoolique
Gentamicine	Zéro	Niveau thérapeutique (µg/mL) : 4 à 10
Librium (chlordiazépoxide)	Zéro	Niveau thérapeutique (µg/mL) : 1 à 3
Méthanol	Zéro	Peut être fatal en concentration aussi basse que 10 mg/dL
Monoxyde de carbone	0% à 2%	Symptômes apparaissent pour une saturation supérieure à 20%
Mysoline (primidone)	Zéro	Niveau thérapeutique (µg/mL) : 5 à 12
Phénobarbital	Zéro	Niveau thérapeutique (µg/mL) : 15 à 40
Quinidine	Zéro	Niveau thérapeutique (mg/dL) : 0,2 à 0,5
Salicylates	Zéro	Taux thérapeutique (mg/dL) : 10 à 25
		Taux toxique : plus de 30 mg/dL
Sulfamides	Zéro	Taux thérapeutiques
		Sulfadiazine (mg/dL) : 8 à 15
		Sulfaguanidine (mg/dL) : 3 à 5
		Sulfamérazine (mg/dL) : 10 à 15
		Sulfanilamide (mg/dL) : 10 à 15
Valium (diazépam)	Zéro	Niveau thérapeutique (µg/dL) : 0,5 à 2,5

Analyse gastrique		Augmentation	Diminution
Acidité différentielle (mEq/L)	10 à 15	Syndrome de Zollinger-Ellison	Gastrite atrophique chronique
Acidité totale (mEq/L)	10 à 45	Ulcère gastro-duodénal	Carcinome gastrique
HCl libre (mEq/L)	0 à 30	Névroses	Anémie pernicieuse

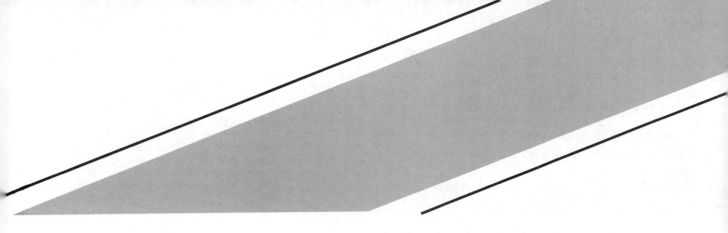

Lectures complémentaires

Livres d'intérêt général

Barnabel, C. *Manuel de médecine à l'usage des infirmières*, Paris, Flammarion, 1984.

Bates, B. *Guide de l'examen clinique*, Saint-Hyacinthe, Edisem, 1980.

Bourgeois, J., Gariépy, Y., Julien, J.-Y. et J. Matte. *Précis de pharmacologie*, Éditions du Renouveau Pédagogique Inc., 1977.

Doyon, D. et P. Pétrel. *Guide pratique des examens radiologiques, scintigraphiques, ultrasonores*, Paris, Masson, 1979.

Fishman, M.C. *Principes de médecine*, Saint-Hyacinthe, Edisem ; Paris, Maloine, 1983.

Flammarion. *Dictionnaire de médecine*, Paris, Flammarion, 1982.

Garnier, M. et V. Delamare. *Dictionnaire des termes techniques de médecine*, 21e éd., Paris, Maloine, 1985.

Green, J.H. *Manuel de physiologie clinique*, 2e éd., Paris, Masson, 1984.

Grossiord, A. et J.P. Held. *Médecine de rééducation*, Paris, Flammarion, 1981.

Hegglin, R. et W. Siegenthaler. *Le diagnostic en médecine interne*, 2e éd., Paris, Masson, 1982.

Kozier, B. et G. Erb. *Soins infirmiers. Une approche globale*, Montréal, Éditions du Renouveau Pédagogique Inc., 1983.

Osenat, P. *Manuel de l'aide-soignante et de l'infirmière auxiliaire*, 4e éd., Paris, Masson, 1981.

Orsini, P. *Manuel de l'aide en chirurgie*, 3e éd., Paris, Masson, 1980.

Quevauvilliers, J. et L. Perlemuter. *Connaissances de base. Soins courants*, 2e éd., Paris, Masson, 1980.

Quevauvilliers, J. et L. Perlemuter. *Dictionnaire médical de l'infirmière*, Paris, Masson, 1985.

Robertis, E. de et E.-M.-F. de Robertis. *Biologie cellulaire et moléculaire*, Québec, Les Presses de l'Université Laval ; Paris, Maloine, 1983.

Sears, W.G. et R.S. Winwood. *Manuel d'anatomie et de physiologie à l'usage des professions paramédicales*, Paris, Masson, 1978.

Sears, W.G. et R.S. Winwood. *Manuel de médecine à l'usage des professions paramédicales*, Paris, Masson, 1982.

Spence, A.P. et E.B. Mason. *Anatomie et physiologie. Une approche intégrée*, Montréal, Éditions du Renouveau Pédagogique Inc., 1983.

Villey, R. *Dictionnaire médical des symptômes et syndromes*, 2e éd., Paris, Masson, 1982.

Première partie

Les besoins et les soins de santé

LIVRES

Association des infirmières et infirmiers du Canada. *Définition de la pratique infirmière, normes de la pratique infirmière*, Ottawa, A.I.I.C. 1980.

Byers, V. *L'infirmière et l'observation*, Saint-Hyacinthe, Edisem, 1978.

Defontaine, J. *Connaissance de la personne soignée*, Paris, Masson, 1982.

Goyette, D. et J. Bourget-Huel. *Études de cas en soins infirmiers*, Saint-Hyacinthe, Edisem, 1982.

Hermet, L. et L. Quillet. *La base du soin infirmier : le vécu corporel*, Paris, Masson, 1984.

Laurin, J. *Évaluation de la qualité des soins infirmiers*, Saint-Hyacinthe, Edisem ; Paris, Maloine, 1983.

Ordre des infirmières et infirmiers du Québec. *Hypothèse de cadre conceptuel en « nursing »*, Montréal, O.I.I.Q., 1981.

Orlando, I.J. *La relation dynamique infirmière-client*, Montréal, Éditions HRW, 1979.

Riopelle, L. et L. Leduc-Lalonde. *Individualisation des soins infirmiers*, Montréal, McGraw-Hill, 1982.

ARTICLES DE REVUES

Adam, E. « Modèles conceptuels », *Nursing Papers/Perspectives en nursing*, vol. 15, no 2 (été 1983), p. 10–21.

Bergeron, L. « L'hôpital : un danger pour les infirmiers », *L'infirmière canadienne*, vol. 25, no 7 (août 1983), p. 33–35.

Henderson, V. « Questions et réponses relatives au schème conceptuel », *L'infirmière canadienne*, vol. 25, no 3 (mars 1984), p. 27–31.

Lambert, C. « Splendeurs et misères de la formation infirmière », *Nursing Québec*, vol. 1, no 4 (mai-juin 1981), p. 26–32.

Larose, O. « L'avenir de la profession d'infirmière », *L'infirmière canadienne*, vol. 23, no 4 (avril 1981), p. 22–24.

Lazure, H. « Petit guide illustré de problémation », *L'infirmière canadienne*, vol. 24, no 7 (juillet-août 1982), p. 19–23.

Pellerin, M. « L'intégration des objectifs des soins infirmiers aux objectifs de l'établissement », *Administration hospitalière et sociale*, vol. 30, no 2 (mars-avril 1984), p. 11–16.

Phaneuf, M. « La communication et la relation d'aide : éléments de compétence de l'infirmière, 1re partie », *Nursing Québec*, vol. 2, no 2 (janvier-février 1982), p. 14–17.

Phaneuf, M. « La communication et la relation d'aide : éléments de compétence de l'infirmière, 2e partie », *Nursing Québec*, vol. 2, no 3 (mars-avril 1982), p. 8–13.

Phaneuf. M. « La communication et la relation d'aide : éléments de compétence de l'infirmière, 3e partie », *Nursing Québec*, vol. 2, no 5 (juillet-août 1982), p. 4 et 5.

Rainville, T. « Vers un nursing holiste », *L'infirmière canadienne*, vol. 26, no 3 (mars 1984), p. 20–23.

Rousseau, L. « Le toucher thérapeutique », *Nursing Québec*, vol. 3, no 6 (septembre-octobre 1983), p. 14–16.

Rousseau, N. « La démarche "nursing" et le plan de soins », *L'infirmière canadienne*, vol. 23, no 4 (avril 1981), p. 16–18.

Schmouth-Valois, D., L. Rahal et C. Ouimet. « Une approche conceptuelle dans l'enseignement des soins infirmiers médico-chirurgicaux », *L'infirmière canadienne*, vol. 25, n° 7 (août 1983), p. 31-32.

Deuxième partie

La santé et la maladie : aspects biophysiques

LIVRES

Bensabat, S. *Stress : de grands spécialistes répondent*, Paris, Hachette, 1980.

Canada. *Le manuel du guide alimentaire canadien* (révision), Ottawa, ministère de la Santé nationale et du Bien-être social, 1982.

Creff, A.-F. *Manuel de diététique en pratique médicale courante*, Paris, Masson, 1984.

Deetjen, P. et J. Baylan. *ABC de physiologie du rein et l'équilibre hydroélectrolytique*, Paris, 1978.

Gardner, M.L.G. *L'équilibre acido-basique en médecine*, Paris, Vigot, 1980.

Jacotot, B. et J.C. Le Parco. *Nutrition et alimentation*, Paris, Masson, 1983.

Seyle, H. *La sagesse du stress*, Montréal, Nouvelle optique, 1981.

Smith, K. *Équilibre hydro-électrolytique des bases théoriques à la clinique*, Saint-Hyacinthe, Edisem ; Paris, Medsi, 1981.

Tilkian, S.M. *Applications cliniques des examens de laboratoire*, Saint-Hyacinthe, Edisem ; Paris, Maloine, 1980.

ARTICLES DE REVUES

Gattereau, A. et P. Hamel. « L'hypercalcémie et l'hypocalcémie », *L'union médicale du Canada*, vol. 112, n° 7 (juillet 1983), p. 650-652.

Héroux, R.-M. « La prévention : une affaire de nutrition », *L'infirmière canadienne*, vol. 25, n° 3 (mars 1983), p. 18-20.

Troisième partie

La santé et la maladie : aspects psychosociaux

LIVRES

Bernard, P. *Le développement de la personnalité*, 5e éd., Paris, Masson, 1979.

Encyclopédie de la vie sexuelle de la physiologie à la psychologie, Paris, Hachette, 1980.

L'Anglais, H. *Sexualité de la femme adulte*, Montréal, Le Lion, 1980.

Levy, J. J. et A. Dupras. *La sexualité au Québec : perspectives contemporaines*, Longueuil, Éditions Iris, 1981.

Papalia, D. E. *Le développement de la personne*, Montréal, Éditions HRW, 1979.

Wilson, H. S. et C. R. Kneisl. *Soins infirmiers psychiatriques*, Montréal, Éditions du Renouveau Pédagogique Inc., 1982, p. 237-253.

ARTICLES DE REVUES

Besner, G. « Apprendre à se soigner », *L'union médicale du Canada*, vol. 113, n° 6 (juin 1984), p. 540-542.

Boisvert, C. « Accompagner le mourant : est-ce possible ? », *L'infirmière canadienne*, vol. 22, n° 6 (juin 1980), p. 26 et 27.

Doherty, G. « Souffrance et culpabilité », *L'infirmière canadienne*, vol. 21, n° 11 (décembre 1979), p. 24.

Guay, L. « L'infirmière et la mort », *L'infirmière canadienne*, vol. 24, n° 4 (avril 1982), p. 37-39.

Pierre Soucie, J. « La sexualité au 3e âge », *Nursing Québec*, vol. 2, n° 4 (mai-juin 1982), p. 18-23.

Rousseau, L. « Les problèmes sexuels rencontrés chez la personne handicapée », *Le médecin du Québec*, vol. 17, n° 1 (janvier 1982), p. 87-91 et 94.

Quatrième partie

Les soins infirmiers : aspects et défis particuliers

LIVRES

Amiel, J. L., J. Rouëssé et al. *Cancérologie*, 2e éd., Paris, Masson, 1984.

Amoroso, H. *Le stress dans le processus de vieillissement*, Paris, Centre international de gérontologie sociale, 1980.

Berthaux, P. et J.-P. Aquino. *Gérontologie-gériatrie*, Paris, Masson, 1980.

Bourlière, F. *Gérontologie*, Paris, Flammarion, 1982.

Desgrez, A., J. L. Moretti et al. *Médecine nucléaire*, Paris, Masson, 1977.

Dutreix, J., A. Desgrez, B. Bok et al. *Biophysique des radiations*, 2e éd., Paris, Masson, 1980.

Hoerni, B. *Observations cliniques en... cancérologie*, Paris, Masson, 1979.

Mamo, H. *La douleur*, 2e éd., Paris, Masson, 1982.

Martin, E. et J.-P. Junod. *Gérontologie*, 3e éd., Paris, Masson, 1983.

Melzack, R. et P. D. Wall. *Le défi de la douleur*, Saint-Hyacinthe, Edisem ; Paris, Maloine, 1982.

ARTICLES DE REVUES

April, Y. « L'envers des crèches... plaidoyer pour les vieillards », *L'infirmière canadienne*, vol. 24, n° 2 (février 1982), p. 34-37.

Bergeron, F. et M.-P. Grégoire. « Les soins infirmiers aux mourants : une spécialité à développer ou une approche à généraliser ? », *Nursing Québec*, vol. 3, n° 6 (septembre-octobre 1983), p. 18-23.

Bergeron, F. et J. B. Xénos. « La douleur : un mal qui s'apprivoise », *Nursing Québec*, vol. 4, n° 3 (mars-avril 1984), p. 20-27.

Bergeron, F. et J. B. Xénos. « La souffrance des cancéreux en phase terminale », *Le médecin du Québec*, vol. 19, n° 6 (juin 1984), p. 45-52.

Bérubé, L. « Les soins à domicile pour les malades cancéreux : une future spécialité », *Nursing Québec*, vol. 4, n° 2 (janvier-février 1984), p. 33-35.

Borges, L. « Vieillir en pleine forme », *L'infirmière canadienne*, vol. 22, n° 4 (avril 1980), p. 18.

Coutu-W., G. « Le respect du vieillard », *L'infirmière canadienne*, vol. 24, n° 2 (février 1982), p. 38-40.

Frappier-Davignon, L. et B. Lavergne. « Le BCG peut-il être un moyen de prévention du cancer chez l'adulte ? », *Nursing Québec*, vol. 3, n° 2 (janvier-février 1983), p. 40.

Gauvin, J.-P. « Surveillance médicale du personnel exposé aux radiations ionisantes », *L'union médicale du Canada*, vol. 110, n° 10 (octobre 1981), p. 909-912.

Jomphe Hill, A. « La prévention : les différentes étapes », *Nursing Québec*, vol. 3, n° 3 (mars-avril 1983), p. 12-15.

Julien, C. « Les plaies de pression : la prévention est le meilleur traitement », *L'infirmière canadienne*, vol. 22, n° 8 (septembre 1980), p. 23-28.

Landry, R. « La prévention primaire », *L'infirmière canadienne*, vol. 25, n° 3 (mars 1983), p. 28-31.

Pouliot, S. « La validation dans la relation infirmière-patient en phase terminale », *L'infirmière canadienne*, vol. 26, n° 7 (août 1984), p. 17 et 18.

Preston, G. « Les maladies du cœur et le cancer — comment les prévenir », *L'infirmière canadienne*, vol. 27, n° 1 (janvier 1980), p. 23-27.

Ross, M. « Pour gens âgés aimant la vie ? Les besoins des personnes en santé », *L'infirmière canadienne*, vol. 24, n° 2 (février 1982), p. 25-29.

Routier, P. « En côtoyant la vieillesse et la mort : les dessous d'une réaction », *Nursing Québec*, vol. 4, n° 1 (novembre-décembre 1983), p. 18-21.

Union médicale du Canada. « L'imagerie médicale », *L'union médicale du Canada*, vol. 112, n° 10 (octobre 1983), p. 879-952.

Cinquième partie

Les soins infirmiers périopératoires

LIVRES

Atlas des soins. *Soins intensifs*, (coll. Atlas des soins), Paris, Vigot, 1983.

Detrie, P. *Petite chirurgie*, 3e éd., Paris, Masson, 1980.

François, G. et M. Cara. *Médecine d'urgence, anesthésie, réanimation*, 3e éd., Paris, Masson, 1983.

Larcan, A. et M.-C. Laprévote-Heully. *Urgences médicales*, 2e éd., Paris, Masson, 1982.

Marisot, P. *L'anesthésie et l'analgésie péridurales*, 2e éd., Paris, Flammarion, 1976.

Nappée, M.-L. *Les bandages en pratique journalière et en pratique d'urgence*, 2e éd., Paris, Masson, 1963.

Ordre des infirmières et infirmiers du Québec. *Procédé de soins*, Montréal, O.I.I.Q., 1982.

Orsini, P. et J.-L. Orsini. *Manuel de la panseuse*, Paris, Masson, 1982.

Orsini, P. *Manuel de l'aide en chirurgie*, 3e éd., Paris, Masson, 1980.

Orsini, P. *Soins pré et post-opératoires, à l'usage des infirmières*, 2e éd., Paris, Masson, 1979.

Rapin, M. et J.-R. Legall. *ABC des techniques de réanimation et de soins intensifs*, 2e éd., Paris, Masson, 1980.

Van Steenberg, A. *L'anesthésie péridurale*, Paris, Masson, 1969.

ARTICLES DE REVUES

Grenier, R. et L. Lévesque. « Développement d'une mesure de rétablissement postopératoire », *Nursing Papers/Perspectives en nursing*, vol. 14, no 2 (été 1982), p. 13–36.

Grenier, R. « L'enseignement préopératoire : rôle de tout professionnel infirmier », *L'infirmière canadienne*, vol. 25, no 2 (février 1983), p. 20–25.

Hardy, J.-F. et J. L. Perrault. « La prévention des complications pulmonaires postopératoires : une approche physiologique », *L'union médicale du Canada*, vol. 112, no 9 (septembre 1983), p. 852–856.

Sixième partie
Les soins infirmiers et les affections respiratoires

LIVRES

Bignon, J. *Bronchite chronique et emphysème*, Paris, Flammarion, 1982.

Bourgeois, P. *Maladies de l'appareil respiratoire*, 2e éd., Paris, Flammarion, 1978.

Brambilla, I. *Épreuves fonctionnelles respiratoires*, Paris, Masson, 1982.

Cara, M. et M. Poisvert. *Premiers secours dans les détresses respiratoires*, 5e éd., Paris, Masson, 1980.

Darragon, T. *Réanimation*, 3e éd., Paris, Masson, 1984.

Diziain, A.-M. et M. Plas-Bourey. *Rééducation respiratoire*, 2e éd., Paris, Masson, 1983.

Eschapasse, H. *L'opéré thoracique*, Paris, Masson, 1982.

Geubelle, F. *La mécanique ventilatoire*, Paris, Masson, 1971.

Hinaut, G., P. Daumet, A. Le Guével et al. *Pneumologie-tuberculose*, 3e éd., Paris, Masson, 1980.

Israel-Asselain, R. *Respiration et maladies respiratoires*, 3e éd., Paris, Flammarion, 1980.

Le Huche, F. *La voix sans larynx, manuel de rééducation vocale des laryngectomisés*, Paris, Maloine, 1980.

ARTICLES DE REVUES

Brassard, C. et L. Gagnon. « La trachéotomie : principes et techniques de soins ». *L'infirmière canadienne*, vol. 25, no 11 (décembre 1983), p. 18–23.

Delorme, J. « Les infections pulmonaires chez les gens âgés », *L'union médicale du Canada*, vol. 111, no 4 (avril 1982), p. 327-328 et p. 330-331.

Frappier-Davignon, L. et B. Lavergne. « Le BCG peut-il être un moyen de prévention du cancer chez l'adulte ? », *Nursing Québec*, vol. 3, no 2 (janvier-février 1983), p. 40.

Lanctôt, L. « Les infirmières et la lutte contre les maladies respiratoires », *Nursing Québec*, vol. 1, no 3 (mars-avril 1981), p. 32-36.

Septième partie
Les soins infirmiers et les affections cardio-vasculaires, circulatoires et hématologiques

LIVRES

Acar, J. *Cardiopathies valvulaires acquises*, Paris, Flammarion, 1985.

Bacourt, F. *L'opéré vasculaire*, Paris, Masson, 1981.

Blondeau, M. et M. Hiltgen. *Électrocardiographie clinique*, Paris, Masson, 1980.

Brun, B. *Hématologie*, 2e éd., Paris, Masson, 1979.

Cohn, L.H. *Traitement de l'ischémie myocardique aiguë: approche médico-chirurgicale intégrée*, Saint-Hyacinthe, Edisem, 1980.

Cywinski, J. et B. Tardieu. *L'essentiel sur la surveillance de la pression sanguine*, Paris, Masson, 1981.

Darragon, T. *Réanimation*, 3e éd., Paris, Masson, 1984.

Detweiler, D. *Physiologie cardiovasculaire*, Paris, Masson, 1980.

Dreyfus, B. *Hématologie*, Paris, Flammarion, 1984.

Englert, M. et R. Bernard. *Exercices d'électrocardiographie*, 2e éd., Paris, Masson, 1982.

Eylat, O. *La relaxation psychomotrice du cardiaque*, Paris, Masson, 1981.

Fillette, F. et G. Fontaine. *L'essentiel sur l'enregistrement Holter de l'ECG*, Paris, Masson, 1983.

Fontaine, G. et Y. Grosgogeat. *L'essentiel sur les pacemakers*, 2e éd., Paris, Masson, 1979.

Goepfert, P.C. et J.C. Chignon. *Rééducation et réadaptation cardio-vasculaire*, Paris, Masson, 1984.

Hampton, J.R. *L'ECG facile*, Saint-Hyacinthe, Edisem ; Paris, Medsi, 1982.

Heller, L.J. et D.E. Mohrman. *Physiologie cardiovasculaire*, Saint-Hyacinthe, Edisem, 1982.

Laurenceau, J.L., M.C. Malergue et B. Tardieu. *L'essentiel sur l'écho-cardiographie*, Paris, Masson, 1980.

Longpré, B. et D. Shapcott. *Anémies : notions fondamentales*, Paris, Masson, 1983.

Rénou, P. *Appareil cardio-vasculaire*, 3e éd., Paris, Masson, 1982.

Rullière, R. et D. Safran. *ABC de soins intensifs cardiologiques*, 3e éd., Paris, Masson, 1984.

Rullière, R. *ABC d'électrocardiographie*, 2e éd., Paris, Masson, 1979.

Rullière, R. *Électrocardiographie pratique*, 2e éd., Paris, Masson, 1978.

Tartière, S. *Guide des techniques élémentaires de réanimation d'urgence*, Paris, Masson, 1984.

ARTICLES DE REVUES

Besner, G. « Les vasodilatateurs coronariens : quiz ? », *L'infirmière canadienne*, vol. 23, no 2 (février 1981), p. 16-18.

Bourbonnais, F. et J. Bédard. « Ensemble des soins infirmiers au patient ayant subi une transplantation de la moelle osseuse », *L'infirmière canadienne*, vol. 25, no 2 (février 1983), p. 29-34.

Gagnon, L. « Perceptions du coronarien en soins intensifs », *L'infirmière canadienne*, vol. 24, no 3 (mars 1982), p. 24-26.

Harvey, M. et P. Dupuis. « Un cœur sain », *Le consommateur canadien*, vol. 14, no 2 (février 1984), p. 6-12.

Klingen, M. « L'observation de la thérapie après un infarctus du myocarde », *L'infirmière canadienne*, vol. 26, no 7 (août 1984), p. 32-39.

Lebrun, H. « Le traitement de l'obésité », *Nursing Québec*, vol. 4, no 1 (novembre-décembre 1983), p. 12-17.

Lussier, M. « Éléments de programme de soins du receveur adulte d'une greffe de moelle osseuse », *L'infirmière canadienne*, vol. 26, no 6 (juin 1984), p. 30-31.

Macdonald, S. « Complications de l'infarctus aigu du myocarde », *L'infirmière canadienne*, vol. 27, no 1 (janvier 1980), p. 28-30.

Preston, G. « Les maladies du cœur et le cancer — comment les prévenir », *L'infirmière canadienne*, vol. 27, no 1 (janvier 1980), p. 23-27.

Union médicale du Canada. « Hématologie », *L'union médicale du Canada*, vol. 112, no 5 (mai 1983), p. 407-470.

Huitième partie
Les soins infirmiers et les affections du tube digestif

LIVRES

Benhamou, J.P. et H. Sarles. *Foie, pancréas et voies biliaires*, 3e éd., Paris, Flammarion, 1980.

Bernier, J.J. *Gastro-entérologie*, Paris, Flammarion, 1984.

Blanc, D., J.-L. Préel et J.-M. Hay. *Foie — Voies biliaires et chirurgie digestive*, 2e éd., Paris, 1979.

Blanc, D. *Tube digestif*, 3e éd., Paris, Masson, 1983.

Champault, G. *L'opéré abdominal*, Paris, Masson, 1982.

Dechaume, M. *Précis de stomatologie*, 5e éd., Paris, Masson, 1980.

Hughier, M. et P. Bernades. *Traitement médical et chirurgical des maladies digestives*, Paris, Masson, 1982.

ARTICLES DE REVUES

Corbeil, M. et J. Léveillée-Lessard. « Le porteur d'une colostomie et les soins appropriés », *L'infirmière canadienne*, vol. 21, no 8 (septembre 1979), p. 12-18.

Côté, P. et S. Beaudoin. « L'iléostomie continente », *L'infirmière canadienne*, vol. 21, n° 8 (septembre 1979), p. 23-25.

Côté, P. et F. Bernier. « L'iléostomie », *L'infirmière canadienne*, vol. 21, n° 8 (septembre 1979), p. 19-22.

Latouche, S., G. Dumais et R. Lapointe. « Techniques originales de stomothérapie dans le traitement des fistules et stomies », *L'infirmière canadienne*, vol. 23, n° 2 (février 1981), p. 19-21.

L'infirmière canadienne. « Stomothérapie », *L'infirmière canadienne*, vol. 21, n° 7 (juillet-août 1979), p. 16-36.

Neuvième partie

Les soins infirmiers et les affections métaboliques et endocriniennes

LIVRES

Bricaire, H., E.E. Baulieu et J. Leprat. *Glandes endocrines*, 3ᵉ éd., Paris, Flammarion, 1980.

Catellier, C. et G. Thobroutsky. *Le diabète sucré: reconnaître — comprendre — traiter*, Saint-Hyacinthe, Edisem; Paris, Maloine, 1984.

Guilhaume, B. et L. Perlemuter. *Endocrinologie-diabète*, 2ᵉ éd., Paris, Masson, 1980.

Hazard, J. et L. Perlemuter. *Endocrinologie*, 2ᵉ éd., Paris, Masson, 1983.

Mery, J.P. *Hépatite à virus B et hémodialyse*, Paris, Flammarion, 1975.

Perlemuter, L. *ABC du diabète sucré*, Paris, Masson, 1983.

Sarles, H. et H.T. Howat. *Le pancréas*, Paris, Flammarion, 1980.

ARTICLES DE REVUES

Chiasson, J.-L. et P. Hamel. « Le diabète sucré », *L'union médicale du Canada*, vol. 112, n° 12 (décembre 1983), p. 1126-1127.

Ducharme, F. « La cirrhose alcoolique: complications et soins infirmiers », *L'infirmière canadienne*, vol. 27, n° 3 (mars 1980), p. 14-17.

Le May Prémont, M. « L'alimentation et le traitement du diabète non insulino-dépendant », *Le médecin du Québec*, vol. 18, n° 9 (septembre 1983), p. 147-155.

Union médicale du Canada. « Cancer de la thyroïde », *L'union médicale du Canada*, vol. 112, n° 12 (décembre 1983), p. 1108-1125.

Verdy, M. et A. Gattereau. « L'hyperthyroïdie et l'hypothyroïdie », *L'union médicale du Canada*, vol. 112, n° 6 (juin 1983), p. 585-586.

Dixième partie

Les soins infirmiers et les affections des reins et des voies urinaires

LIVRES

Baccon-Gibod, L. *L'opéré des voies urinaires*, Paris, Masson, 1982.

Buzellin, J.-M. *Urodynamique. Bas appareil urinaire*, Paris, Masson, 1984.

Charbonnier, A. et P. Boisgisson. *Échographie urologique*, Paris, Masson, 1979.

Cibert, J. et J. Civert. *Urologie clinique*, 2ᵉ éd., Paris, Masson, 1979.

Deetjen, P. et J. Baylan. *ABC de physiologie du rein et de l'équilibre hydro-électrolytique*, Paris, Masson, 1978.

Denis, B. *Guide thérapeutique urologique*, Paris, Masson, 1983.

Hamburger, J., J.P. Grünfeld et J. Auvert. *Néphrologie — urologie*, 3ᵉ éd., Paris, Flammarion, 1980.

Jungers, P. et J. Zingraff. *L'essentiel sur l'hémodialyse*, 2ᵉ éd., Paris, Masson, 1984.

Legrain, M. et J.-M. Suc. *Abrégé de néphrologie*, 2ᵉ éd., Paris, Masson, 1981.

Moreau, J.F. et J. Affre. *L'urographie intraveineuse*, Paris, Flammarion, 1980.

Patte, D. *Abrégé illustré des maladies des reins et des voies urinaires*, Paris, Masson, 1981.

Schimmel, F. et P. Jungers. *Néphro-urologie*, 3ᵉ éd., Paris, Masson, 1980.

ARTICLES DE REVUES

Bichet, D. « Approche physiopathologique à quelques problèmes courants en néphrologie. Première partie: l'indice d'insuffisance rénale », *L'union médicale du Canada*, vol. 111, n° 3 (mars 1982), p. 209-211.

Bichet, D. « Approche physiopathologique à quelques problèmes courants en néphrologie. Deuxième partie: hyponatrémie et hypernatrémie », *L'union médicale du Canada*, vol. 111, n° 4 (avril 1982), p. 314-315 et p. 318-321.

Clark, R., L. Creamer, P. Tracey et E. Lawson. « Le contrôle des infections: un travail d'équipe efficace », *L'infirmière canadienne*, vol. 21, n° 10 (novembre 1979), p. 23-26.

Côté, S. « "Subsister" par la dialyse péritonéale continue ambulatoire », *Nursing Québec*, vol. 2, n° 4 (mai-juin 1982), p. 29-31.

Lacroix, M. et M.-A. Lacourcière. « Les soins aux porteurs de dérivations urinaires », *L'infirmière canadienne*, vol. 21, n° 8 (septembre 1979), p. 26-31.

Turgeon-Rhéault, L. et R. Plante. « La rééducation vésicale et l'auto-sondage dans l'incontinence urinaire », *L'infirmière canadienne*, vol. 23, n° 6 (juin 1981), p. 27-29.

Onzième partie

Les soins infirmiers et les affections du système reproducteur

LIVRES

Allard, M. *La planification des naissances, un vieux concept, des nouveaux besoins*, Montréal, DSC Maisonneuve-Rosemont, 1983.

Belliveau, N.J. *Le cancer du sein*, Montréal, Chenelière et Stanké; Paris, Maloine, 1983.

Guy, M. *L'entrevue psychosociale en matière de contraception, de stérilisation et d'avortement*, Québec, Université Laval, École de service social, 1980.

Maillard, G.-F. et D. Montandon. *Chirurgie du sein — Plasties et reconstructions*, Paris, Masson, 1983.

Mauvais-Jarvis, P., R. Sitruck-Ware et F. Labrie. *Médecine de la reproduction*, tome I, Paris, Flammarion, 1982.

Michelin, J. *Atlas d'échographie mammaire et de mammographie*, Paris, Masson, 1982.

Plantureux, G., E. Michez et M. Moulinet. *Gynécologie*, 3ᵉ éd., Paris, Masson, 1983.

Schaison, M. *Médecine de la reproduction masculine*, Paris, Flammarion, 1984.

Tourris, H. de, M. Le Guillou et C. Bocquentin. *Andrologie (illustré): maladies de l'appareil génital de l'homme*, Paris, Masson, 1976.

Wilson, H.S. et C.R. Kneisl. *Soins infirmiers psychiatriques*, Montréal, Éditions du Renouveau Pédagogique Inc., 1982, p. 277-303.

ARTICLES DE REVUES

Fugère, P. « Les stérilets: état actuel au Canada », *L'union médicale du Canada*, vol. 113, n° 6 (juin 1984), p. 538-539.

Grenon-Plante, D. « La contraception: oui, mais à quel prix? », *L'infirmière canadienne*, vol. 24, n° 10 (novembre 1982), p. 27-31.

Lavigne-Pley, C., C. Lamontagne-Germain et P. Dumais-Beaudoin. « La ménopause », *L'infirmière canadienne*, vol. 23, n° 10 (novembre 1981), p. 26-31.

Phaneuf, D. « Schéma thérapeutique. Les ulcérations génitales », *Le médecin du Québec*, vol. 18, n° 4 (avril 1983), p. 117 et 118.

Poisson, R., S. Legault-Poisson, J.-P. Mercier et al. « Étude pilote sur le traitement individualisé et non mutilant des cancers du sein », *L'union médicale du Canada*, vol. 113, n° 6 (juin 1984), p. 494-501.

Union médicale du Canada. « L'obstétrique », *L'union médicale du Canada*, vol. 113, n° 3 (mars 1984), p. 154-194.

Douzième partie

Les soins infirmiers et les affections du système immunitaire

LIVRES

Bach, J.F. et Lesavre. *Immunologie*, Paris, Flammarion, 1980.

Blamoutier, J. *Les maladies allergiques*, (coll. Les précis pratiques), Paris, Maloine, 1982.

Charpin, J. *Allergologie*, Paris, Flammarion, 1980.

Letonturier, P. *Immunité générale*, 2ᵉ éd., Paris, Masson, 1982.

Marcelle, R. *La maladie asthmatique*, Paris, Masson, 1976.

Molina, C. et G. Roche. *Urgences respiratoires en allergo-immunologie*, Paris, Masson, 1980.

Parcel, G., K. Tierman, P.R. Nader et al. *J'apprends à vivre avec mon asthme*, Saint-Hyacinthe, Edisem ; Paris, Maloine, 1980.

ARTICLES DE REVUES

Brasier, S. « Les remèdes aux allergies », *Le consommateur canadien*, vol. 14, nº 7 (juillet 1984), p. 14–20.

Steben, M., R. Marchand, Y. Robert et al. « Immunisations », *Le médecin du Québec*, vol. 18, nº 11 (novembre 1983), p. 87–118.

Treizième partie

Les soins infirmiers et les affections du système tégumentaire

LIVRES

Arnon-Brunetière, R. *Guide de thérapeutique dermatologique*, Paris, Masson, 1982.

Degos, R. *Dermatologie*, Paris, Flammarion, 1981.

Ducombs, G., G. Chabeau et al. *Dermato-allergologie de contact*, Paris, Masson, 1979.

Graciancy, P. et M. Larrègue. *Dermatologie — syphillis*, 2ᵉ éd., Paris, Flammarion, 1980.

Simon, L. et J. Dossa. *Brulûres et médecine de rééducation*, Paris, Masson, 1981.

Wilson, D. *Les affections de la peau*, Saint-Lambert, Héritage, 1981.

ARTICLES DE REVUES

Doré, N. « Documentation professionnelle — L'actualité en immuno-dermatologie », *Le médecin du Québec*, vol. 18, nº 1 (janvier 1983), p. 31–44.

Giroux, J.-M. « Dermato — cette peau qui nous parle », *L'union médicale du Canada*, vol. 110, nº 9 (septembre 1981), p. 832-833.

Journet, M. et G. Decroix. « Dermato — quelle relation ? », *L'union médicale du Canada*, vol. 110, nº 11 (novembre 1981), p. 1003.

Labrecque, N., L. Toulgoat, A. Wellman et al. « La thérapie à air fluidisé : une révolution dans les soins », *L'infirmière canadienne*, vol. 26, nº 5 (mai 1984), p. 34–37.

Nursing Québec. « L'ulcère de pression », *Nursing Québec*, vol. 4, nº 5 (juin-juillet 1984), p. 12–22.

Sei, J.-F. et G.P. Raymond. « La cryothérapie en dermatologie », *L'union médicale du Canada*, vol. 110, nº 10 (octobre 1981), p. 859-860.

Quatorzième partie

Les soins infirmiers et les affections sensorielles et neurologiques

LIVRES

Augustin, P. *Neurologie*, 3ᵉ éd., Paris, Masson, 1984.

Bernard, P. *Les affections O.R.L. courantes : reconnaître — comprendre — traiter*, Saint-Hyacinthe, Edisem ; Paris, Maloine, 1984.

Bouvier, G., J. Pleines et J.C. Giroux. *Le nursing en neurologie et en neurochirurgie*, Saint-Hyacinthe, Edisem, 1978.

David, M., H. Pourpre, D. Dilenge et J. Lepoire. *Neurochirurgie*, Paris, Flammarion, 1961.

Derouesné, C. *Pratique neurologique*, Paris, Flammarion, 1982.

Hector, M.-L. *L'enregistrement électroencéphalographique*, 2ᵉ éd., Paris, Masson, 1976.

Jost, G., D. Chauvaud et P. Laudenbach. *O.R.L. ophtalmologie-stomatologie*, 3ᵉ éd., Paris, Flammarion, 1981.

Loiseau, P. et P. Jallon. *Les épilepsies*, 2ᵉ éd., Paris, Masson, 1981.

Pouliquen, Y. *Précis d'ophtalmologie*, Paris, Masson, 1984.

Rascol, A. et A. Bès. *La sclérose en plaques*, Paris, Masson, 1980.

Sénéchal, G., J.-J. Bertrand et E. Michez. *O.R.L. ophtalmologie*, 3ᵉ éd., Paris, Masson, 1982.

ARTICLES DE REVUES

Dumont, Y. « Les aspects psycho-sociaux de la sclérose en plaques », *Intervention*, nº 62 (automne 1981), p. 43–47.

Fortin, G. « Les causes de la paralysie cérébrale », *Le médecin du Québec*, vol. 19, nº 8 (août 1984), p. 39–41.

Messier, C. « Le syndrome de Guillain-Barré », *L'infirmière canadienne*, vol. 23, nº 7 (juillet-août 1981), p. 16–19.

Picard, M. « Le vieillissement de l'audition », *L'infirmière canadienne*, vol. 24, nº 2 (février 1982), p. 30–33.

Zola, S. « L'observation des signes neurologiques », *L'infirmière canadienne*, vol. 24, nº 1 (décembre 1981), p. 14–17.

Quinzième partie

Les soins infirmiers et les affections du système locomoteur

LIVRES

Albert, A. *Rééducation neuromusculaire de l'adulte hémiplégique*, Paris, Masson, 1980.

Bobath, B. *Hémiplégie de l'adulte*, 2ᵉ éd., Paris, Masson, 1984.

Borgi, R. et F. Plas. *Traumatologie et rééducation*, tome I, Paris, Masson, 1982.

Borgi, R. et F. Plas. *Traumatologie et rééducation*, tome II, Paris, Masson, 1982.

Cohen de Lara, A., S. Arfi et M.-J. Fournier-Royer. *Rhumatologie-orthopédie*, 3ᵉ éd., Paris, Masson, 1983.

Grieve, G. *Les mobilisations vertébrales*, Paris, Masson, 1984.

Happenfeld. *Examen clinique des membres et du rachis*, Saint-Hyacinthe, Edisem, 1984.

Lahbadi, S. *Traitement non sanglant des fractures*, tome I, Paris, Maloine, 1983.

Maury, M. *La paraplégie chez l'adulte et chez l'enfant*, Paris, Flammarion, 1981.

Minaire, P. *Paraplégie et tétraplégie*, 2ᵉ éd., Paris, Masson, 1982.

Patel, A. et F. Honnart. *L'opéré orthopédique*, Paris, Masson, 1983.

Piganiol, G.G. *Examen du traumatisé*, Paris, Masson, 1980.

Ryckewaert, A. *Os, articulations, rhumatologie*, 3ᵉ éd., Paris, Flammarion, 1980.

Serratrice, G. et J.-L. Gastaut. *Maladies musculaires*, Paris, Masson, 1982.

Simon, L. *Genou et médecine de rééducation*, Paris, Masson, 1979.

Simon, L. *La hanche opérée et médecine de rééducation*, Paris, Masson, 1981.

Vidal, M. *L'infirme moteur cérébral spastique*, Paris, Masson, 1982.

ARTICLES DE REVUES

Caron, C., C. Léger et J.M. Pépin. « Les lésions artérielles dans la dysplasie osseuse », *L'union médicale du Canada*, vol. 3, nº 5 (mai 1982), p. 424–428.

Cloutier, J.-M. « L'arthroplastie totale du genou par prothèse Cloutier », *L'union médicale du Canada*, vol. 113, nº 6 (juin 1984), p. 512–516.

Gauthier, J.-L. « Problèmes d'adaptation des personnes handicapées », *Santé mentale au Canada*, vol. 29, nº 4 (décembre 1981), p. 23–26.

Labrecque, N., L. Toulgoat, A. Wellman et al. « La thérapie à air fluidisé : une révolution dans les soins », *L'infirmière canadienne*, vol. 26, nº 5 (mai 1984), p. 34–37.

Michaud-Arsenault, G. « La dystrophie musculaire », *L'infirmière canadienne*, vol. 24, nº 5 (mai 1982), p. 15 et 16.

Trigueiro, M. « Soins des points d'une broche pour traction osseuse », *L'infirmière canadienne*, vol. 25, nº 8 (septembre 1983), p. 28–30.

Seizième partie

Les soins infirmiers dans les maladies infectieuses et dans les situations d'urgence

LIVRES

Arcadio, F. et A. Maulay. *Conduites d'urgences*, 2ᵉ éd., Paris, Masson, 1983.

Association canadienne d'hygiène publique. *Colloque sur le rôle de l'intervenant à la recherche des contacts de MTS, Université de Montréal, mai 1982*, Ottawa, l'Association, 1983.

Bastin, R., G. Charmot, J. Frottier et al. *Maladies infectieuses et parasitaires*, Paris, Flammarion, 1981.

Béjot, J. *L'homme et l'agression microbienne : maladies infectieuses et parasitaires*, Ville Saint-Laurent, Études vivantes, 1981.

Bertrand, A. *Le traitement des maladies infectieuses*, Paris, Flammarion, 1981.

Breton, J.-P. et G.M. Martineau. *Recueil de renseignements pratiques sur les maladies infectieuses*, Québec, ministère des Affaires sociales, 1978.

Chassaigne, M., C. Debras et Y. Louville. *Ranimation, premiers secours*, 4e éd., Paris, Flammarion, 1983.

Cherniak, D. *Les maladies transmissibles sexuellement*, Montréal, Presse de la santé, 1984.

Darragon, T. *Réanimation*, 3e éd., Paris, Masson, 1984.

Euzeby, J. *Les parasitoses humaines d'origines animales*, Paris, Flammarion, 1984.

François, G. et M. Cara. *Médecine d'urgence, anesthésie, réanimation*, 3e éd., Paris, Masson, 1983.

Fréjaville, J.P. *Les urgences médicales et chirurgicales*, Paris, Flammarion, 1982.

Gaulon, M. *Les urgences : reconnaître — comprendre — traiter*, Saint-Hyacinthe, Edisem ; Paris, Maloine, 1984.

Gentilini, M. et B. Duflo. *Médecine tropicale*, 3e éd., Paris, Flammarion, 1982.

Gillespie, O. *L'herpès, comment l'éviter sinon comment mieux vivre avec...*, Montréal, Chenelière et Stanké ; Paris, Maloine, 1983.

Golvan, Y. et P. Ambroise-Thomas. *Nouvelles techniques de parasitologie*, Paris, Flammarion, 1984.

Gourgues, J.H. et M. Guay. *Le viol*, Québec, ministère de la Justice, 1979.

Graciancy, P. et M. Larrègue. *Dermatologie — syphilis*, 2e éd., Paris, Flammarion, 1980.

Jacquemin, J.-L. *Abrégé de parasitologie*, 2e éd., Paris, Masson, 1980.

Kleinknecht, D., R. Assan, P. Babinet et al. *Principes de réanimation médicale*, 3e éd., Paris, Flammarion, 1982.

Lefèvre, M.-J. *Urgences toxicologiques : produits chimiques industriels non pharmaceutiques*, Paris, Masson, 1980.

Mondor, H. *Diagnostics urgents*, 9e éd., Paris, Masson, 1979.

Pattyn, S.R. et P. Dackx. *La lèpre*, Paris, Masson, 1981.

Payet, M. et L.-J. Bruce-chwatt. *Hygiène et santé du voyageur en zone tropicale*, 2e éd., Paris, Masson, 1981.

Pechère, J.-C. *Les infections : reconnaître — comprendre — traiter*, 2e éd., Saint-Hyacinthe, Edisem ; Paris, Maloine, 1983.

Pecko-Drouin, K. *Évaluation de l'implantation et de l'impact d'un programme d'information sur les agressions sexuelles*, Montréal, DSC Maisonneuve-Rosemont, 1984.

Proust, J. *Maladies infectieuses — parasitologie*, (collection de l'infirmière, fasc. 4), Paris, Vigot, 1982.

Siboulet, A. *Maladies sexuellement transmises*, Paris, Masson, 1984.

Tartière, S. *Guide des techniques élémentaires de réanimation d'urgence*, Paris, Masson, 1984.

Tenicek, M. et R. Cléroux. *Épidémiologie : principes, techniques, applications*, Saint-Hyacinthe, Edisem ; Paris, Maloine, 1982.

ARTICLES DE REVUES

Aumais, G., R. Mousseau et al. « Données biologiques et cliniques de quelques parasitoses d'importation », *L'union médicale du Canada*, vol. 110, no 9 (septembre 1981), p. 794–797.

Beaulne, C. « L'oxygénothérapie hyperbare », *Nursing Québec*, vol. 1, no 5 (juillet-août 1981), p. 33 et 34.

Boivin, P. « Les staphylocoques nosocomiaux : 1re partie », *L'union médicale du Canada*, vol. 112, no 11 (novembre 1983), p. 1065–1068.

Boivin, P. « Les staphylocoques nosocomiaux : 2e partie », *L'union médicale du Canada*, vol. 112, no 12 (décembre 1983), p. 1130–1134.

Boivin, P. « Les staphylocoques nosocomiaux : 3e partie », *L'union médicale du Canada*, vol. 113, no 1 (janvier 1984), p. 50–53.

Brabant, R.M. « Importance du dialogue dans la consultation pour MTS », *Le médecin du Québec*, vol. 18, no 4 (avril 1983), p. 52–58.

Caron, J. « Épidémiologie de la trichinose », *Le médecin vétérinaire du Québec*, vol. 13, no 4 (novembre 1983), p. 127–130.

Couture-Gagné, F. « L'urgence au quotidien — intoxications médicamenteuses : nouveautés et controverses », *Le médecin du Québec*, vol. 6, no 6 (juin 1982), p. 93–95.

Déchène, G. « La salpingite », *Le médecin du Québec*, vol. 18, no 4 (avril 1983), p. 84–87.

Denault, A. « La bilharziose en Égypte », *Le médecin du Québec*, vol. 19, no 8 (août 1984), p. 47–56.

Lefebvre-Thivierge, H. « Le triage, une réalité efficace », *L'infirmière canadienne*, vol. 22, no 11 (décembre 1980), p. 17–19.

Lefebvre, H. « L'observation infirmière et l'examen physique », *L'infirmière canadienne*, vol. 22, no 8 (septembre 1980), p. 35 et 36.

Le médecin du Québec. « Le syndrome d'immunodéficience acquise », *Le médecin du Québec*, vol. 18, no 4 (avril 1983), p. 72–76.

Lettre médicale. « Traitement des maladies sexuellement transmissibles », *La lettre médicale*, vol. 7, no 20 (janvier 1984).

Meunier-Maggiar, L. et M. Guy. « La tularémie », *L'infirmière canadienne*, vol. 25, no 4 (avril 1983), p. 17–19.

Nantel. A. « Le diagnostic clinique des intoxications médicamenteuses », *Le médecin du Québec*, vol. 17, no 11 (novembre 1982), p. 45 et 47.

Nursing Québec. « Le sida : une nouvelle maladie du siècle », *Nursing Québec*, vol. 3, no 6 (septembre-octobre 1983), p. 33.

Persons Batten, C. et R.L. Tabor. « Soins infirmiers au client atteint d'immunodéficience acquise », *L'infirmière canadienne*, vol. 25, no 10 (novembre 1983), p. 17–21.

Prud'homme, M., C. Vaillancourt, D. Lacasse et al. « Le viol », *L'infirmière canadienne*, vol. 21, no 11 (décembre 1979), p. 26–31.

Thomas, R. « Les MTS chez les homosexuels », *Le médecin du Québec*, vol. 18, no 4 (avril 1983), p. 90–95.

Union médicale du Canada. « Le syndrome d'immunodéficience acquise (S.I.D.A.) », *L'union médicale du Canada*, vol. 112, no 7 (juillet 1983), p. 604–610.

Veilleux, M. « Soins immédiats en réanimation cardio-respiratoire », *L'infirmière canadienne*, vol. 26, no 4 (avril 1984), p. 27–30.

Viens, P. « Feuille volante — Le trophée — malaria », *L'union médicale du Canada*, vol. 112, no 3 (mars 1983), p. 282 et 283.

Wood, J. « Les maladies exotiques : dangereuses... et transmissibles », *L'infirmière canadienne*, vol. 24, no 2 (février 1982), p. 20–24.

Yelle, J. « Techniques diagnostiques applicables aux MTS », *Le médecin du Québec*, vol. 18, no 4 (avril 1983), p. 60–64.

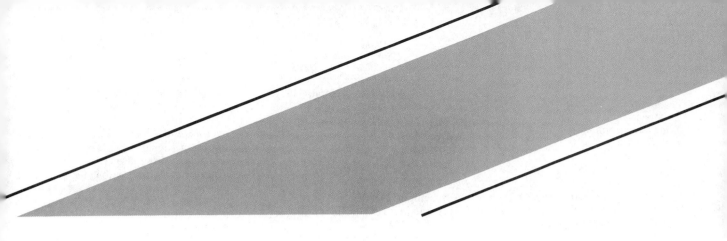

Index

E

N

T